Inhalt

I	**Allgemeine Behandlungsverfahren**			III.5	Atemorgane	
I.1	Symptomatische Allgemeinmaßnahmen	3		III.6		
I.2	Grundlagen der Notfall- und Intensivtherapie	33		III.7		
II	**Pharmakotherapie**					
II.1	Allgemeine Grundsätze für den Einsatz von Arzneimitteln	121		III.8	Nieren und Harnwege	625
II.2	Immunsuppressive Therapie	129		III.9	Blutbildendes und lymphatisches System	703
II.3	Diuretikatherapie	147		III.10	Hämostase	747
II.4	Antiinfektive Pharmakotherapie	161		III.11	Onkologie	765
II.5	Antithrombotika und Fibrinolysetherapie	219		III.12	Rheumatischer Formenkreis	835
II.6	Psychopharmakotherapie	247		III.13	Endokrinium	875
II.7	Spezielle klinisch-pharmakologische Aspekte bei der Therapie	257		III.14	Ernährung und Stoffwechsel	917
III	**Spezielle Therapieverfahren bei Erkrankungen von Organen und Organsystemen**			III.15	Infektionskrankheiten	1013
III.1	Elektrolyt- und Säure-Basen-Haushalt	279		III.16	Neurologische Krankheiten	1053
III.2	Herz	305		III.17	Interpretation von Laborwerten anhand von Referenzbereichen	1075
III.3	Peripheres Gefäßsystem	405		III.18	Kapitelübergreifende Tabellen	1091
III.4	Arterielle Hyper- und Hypotonie	437		**IV**	Verzeichnisse	1099

In den vorangegangenen Auflagen waren folgende Autoren für die genannten Fachgebiete verantwortlich:

Prof. Dr. med. **S. Abdelhamid**, Wiesbaden; Endokrinium, 1.–3. Auflage 1975–1981
Prof. Dr. med. **Jürgen Beyer**, Mainz; Krankheiten von Hypothalamus und Hypophyse, Krankheiten der Nebenschilddrüse, Krankheiten der Nebenniere, Erektile Dysfunktion, Über- und Unterernährung, Diabetes mellitus, Hypoglykämien, 4.–14. Auflage 1983–2003
Prof. Dr. med. **A. Distler**, Berlin; Arterielle Hyper- und Hypotonie, 1.–15. Auflage 1975–2005
Prof. Dr. med. **K. Ewe**, Mainz; Magen-Darm-Trakt, Leber, Pankreas und Gallenwege, 1.–10. Auflage 1975–1995
Prof. Dr. med. **R. Ferlinz**, Ober-Olm; Antituberkulöse Therapie, 5.–12. Auflage 1985–1998
Prof. Dr. med. **J. Fischer †**, Mainz; Blutbildendes und retikuläres System, Onkologie, 1.–4. Auflage 1975–1982
Dr. med. **W. Fischer**, Mainz, Duisburg, Göttingen-Wede; Onkologie, 2.–4. Auflage 1977–1983
Prof. Dr. med. **E. Fuchs**, Wiesbaden; Allergische Krankheiten, Atemorgane, 1.–7. Auflage 1975–1989
Prof. Dr. med. **H.-U. Gerbershagen**, Mainz; Schmerz, 9.–12. Auflage 1992–1998
Prof. Dr. med. **E. Hecking**, Bochum; Künstliche Ernährung, Gicht und Hyperurikämie, 5.–14. Auflage 1985–2002
Prof. Dr. med. **F. Hertle †**, Bad Ems; Atemorgane, Allergische Krankheiten, 1.–4. Auflage 1975–1983
Prof. Dr. med. **D. Höffler**, Darmstadt; Antibiotikatherapie, 1.–14. Auflage 1975–2002
Prof. Dr. med. **J. Jahnecke**, Bonn; Immunsuppressive Therapie, Peripheres Gefäßsystem, 1.–4. Auflage 1975–1983
Prof. Dr. med. Dr. H.c. **H. Just**, Freiburg; Herz, 1.–12. Auflage 1975–1998
Priv. Doz. Dr. med. **L. Kanz**, Freiburg; Blutbildendes und lymphatisches System, 9. Auflage 1992–1993
Prof. Dr. med. **G. J. Kremer**, Mainz, Oberhausen; Ernährung und Stoffwechsel, 1.–11 Auflage 1975–1997
Prof. Dr. med. **F. Krück**, Bonn; Elektrolyt- und Säure-Basen-Haushalt, 1.–8. Auflage 1975–1991
Prof. Dr. med. **E.-M. Lemmel**, Homburg/Saar; Rheumatischer Formenkreis, 1.–14. Auflage 1975–2002
Prof. Dr. med. **K. Mainzer**, Hamburg; Onkologie, 1. Auflage 1975
Prof. Dr. med. **K.-H. Meyer zum Büschenfeld**, Mainz; Immunsuppressive Therapie, Arzneimitteltherapie bei Lebererkrankungen, Erkrankungen der Leber, 5.–12. Auflage 1985–1998
Prof. Dr. med. **W. Ohler**, Mainz; Antithrombotika und Fibrinolysetherapie, Hämostase, 1.–13. Auflage 1975–2000
Prof. Dr. med. **M. Philipp**, Landshut; Psychopharmakatherapie, 8.–16. Auflage 1990–2006
Prof. Dr. med. **P. Pfannenstiel**, Mainz; Endokrinium, 1.–13. Auflage 1975–2000
Prof. Dr. med. **J. Preiß**, Saarbrücken; Erbrechen, Onkologie, 5.–16. Auflage 1983–2006
Dr. med. **W. Quarz**, Wiesbaden, Immenhausen; Antiinfektiöse Pharmakotherapie (Antituberkulöse Therapie), 1.–5. Auflage 1975–1985
Prof. Dr. med. **H.-P. Schuster**, Hannover; Grundlagen der Notfall- und Intensivtherapie, 8.–12. Auflage 1990–1998
Prof. Dr. med. **J. Schrezenmeir**, Kiel; Diabetes mellitus und Hypoglykämien, 1.–13. Auflage 1975–2000
Prof. Dr. med. **P. M. Shah**, Frankfurt am Main; Antibiotikatherapie, Antivirale Therapie, Antimykotische Therapie, Antiparasitäre Therapie, Infektionskrankheiten, 12.–16. Auflage 1998–2006
Prof. Dr. med. **H. J. Weis**, Bamberg; Diarrhö, Obstipation, Magen-Darm-Trakt, Erkrankungen des Pankreas, Erkrankungen der Gallenblase und Gallenwege, 1.–14. Auflage 1975–2002
Prof. Dr. med. **H. P. Wolff**, Mainz, München; Nieren und Harnwege, 1.–4. Auflage 1975–1983, und Diuretikatherapie, 1.–5. Auflage 1975–1984
Prof. Dr. med. **J. Wollenweber**, Wiesbaden; Peripheres Gefäßsystem, 2.–14. Auflage 1977–2002
Prof. Dr. med. **H. Wollschläger**, Amberg; Herz, 12. Auflage 1998

Wolff · Weihrauch

Internistische Therapie 2008 · 2009

17., neu bearbeitete Auflage mit 236 Tabellen

Herausgegeben von T. R. Weihrauch

Mit Beiträgen von

H. C. Diener
E. Erdmann
V. Hach-Wunderle
D. Häussinger
C. M. Kirchmaier
H. Köhler
H. Lode
K. Mann

E. Märker-Hermann
R. Mertelsmann
C. M. Niederau
T. Philipp
T. Poralla
W. A. Scherbaum
H. Schinzel
R. Stahlmann

H. Steppling
P. Thürmann
M. R. Weihrauch
T. R. Weihrauch
K. Werdan
E. Windler

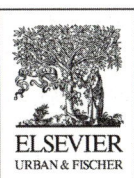

URBAN & FISCHER
München · Jena

Zuschriften und Kritik an:
Elsevier GmbH, Urban & Fischer Verlag, Lektorat Medizin, Karlstraße 45, 80333 München, medizin@elsevier.de

Wichtiger Hinweis für den Benutzer:
Die in diesem Buch enthaltenen Angaben zu diagnostischen und therapeutischen Maßnahmen sind durch die Erfahrungen der Autoren und den aktuellen Stand der Wissenschaft bei Drucklegung begründet. Autoren und Herausgeber haben große Sorgfalt darauf verwendet, dass die Angaben zu Dosierungen, Nebenwirkungen, Wechselwirkungen, Kontraindikationen etc. exakt dem Wissensstand bei Fertigstellung des Werkes entsprechen. Dennoch ist der Benutzer aufgefordert, die Packungsbeilage bzw. die Fachinformation zu den verwendeten Präparaten zu prüfen, um sich in eigener Verantwortung zu versichern, ob die dort angegebenen Empfehlungen von den Angaben in diesem Buch abweichen. Die vollständige Aufzählung aller im Handel befindlichen Präparate ist nicht möglich; dies gilt auch für generische Spezialitäten, die nach Patentablauf des Originalpräparates in den Handel gebracht werden. Für diese gelten die Dosierungsangaben der Originalpräparate nur insoweit, als der wissenschaftliche Nachweis der Bioäquivalenz geführt wurde. Ebenso liegt die Verantwortung bezüglich der Erstattungsfähigkeit der genannten Arzneimittel bei „off label use", d.h. bei Anwendung ohne gültige Zulassung für diese Indikation durch die zuständige Behörde, beim Benutzer.

1. Auflage 1974 – 15. Auflage 2004 – 16. Auflage 2006 – 17. Auflage 2008
1. Italienische Auflage 1978 – 1. Polnische Auflage 1996 – 2. Polnische Auflage 2003

Bibliografische Information Der Deutschen Bibliothek
Die Deutsche Bibliothek verzeichnet diese Publikation in der Deutschen Nationalbibliografie; detaillierte bibliografische Daten sind im Internet über http://dnb.d-nb.de abrufbar.

Alle Rechte vorbehalten.
17. Auflage 2008
© Elsevier GmbH, München
Der Urban & Fischer Verlag ist ein Imprint der Elsevier GmbH.

08 09 10 11 12   5 4 3 2 1

Das Werk einschließlich aller seiner Teile ist urheberrechtlich geschützt. Jede Verwertung außerhalb der engen Grenzen des Urheberrechtsgesetzes ist ohne Zustimmung des Verlages unzulässig und strafbar. Das gilt insbesondere für Vervielfältigungen, Übersetzungen, Mikroverfilmungen und die Einspeicherung und Verarbeitung in elektronischen Systemen.

Um den Textfluss nicht zu stören, wurde bei Patienten und Berufsbezeichnungen die grammatikalisch maskuline Form gewählt. Selbstverständlich sind in diesen Fällen immer Frauen und Männer gemeint.

Planung: Dr. med. Bernadette Aulinger, München
Projektmanagement: Elisa Imbery, München
Redaktion und Register: Susanne C. Bogner, Dachau
Herstellung: Sibylle Hartl, Valley
Satz: Mitterweger & Partner, Plankstadt
Druck und Bindung: LegoPrint, Lavis, Italien
Umschlaggestaltung: Spieszdesign, Büro für Gestaltung, Neu-Ulm

ISBN 978-3-437-21804-0

Aktuelle Informationen finden Sie im Internet unter www.elsevier.de und www.elsevier.com

Vorwort zur 17. Auflage

„Mit dem Wissen wächst der Zweifel".
Johann Wolfgang v. Goethe

Mit einem Satz charakterisierte Goethe treffend das zu seiner Zeit – ebenso wie heute noch – gültige Dilemma der Wissensflut, der Bewertung von Neuerungen und deren Umsetzung. Auch wenn uns heute zahlreiche Leitlinien mit Begründungen auf Evidenzebenen (Evidenzgraden, EBM) zur Verfügung stehen, so entbinden sie doch nicht die Ärztinnen und Ärzte vor Ort, Verantwortung beim individuellen Patienten zu übernehmen und gegebenenfalls abweichend von einer offiziellen Therapieempfehlung zu entscheiden. In der 17. Auflage wurde noch stärker auf die neuesten, auch internationalen, Leitlinien der Fachgesellschaften Bezug genommen und eine Referenztabelle zur EBM aufgenommen.

Der Wert eines Standardwerkes und damit seiner Lebensdauer, wird nicht vom Verlag, dem Herausgeber oder den Autoren bestimmt, sondern von den Lesern, die dieses Buch regelmäßig in ihrem ärztlichen oder studentischen Alltag als Ratgeber einsetzen. Somit können wir uns mit der vorliegenden Auflage und der Konzeption des Werkes erneut aufgerufen und bestätigt sehen durch eine kompakte und aktuelle Darstellung Ärztinnen und Ärzten wichtige Informationen und Unterstützung bei diagnostischen und therapeutischen Entscheidungen zu liefern, wie dies bereits seit über 30 Jahren – seit der Erstauflage der Internistischen Therapie – erfolgreich geschieht.

Der Erscheinungstakt im Zwei-Jahres-Rhythmus hat sich in Anbetracht der raschen Zunahme des medizinischen Wissens bewährt. Das Ziel der vorliegenden Auflage ist es wieder, dem unter Handlungszwang stehenden Arzt wissenschaftlich begründete und unmittelbar anwendbare Behandlungsrichtlinien zu vermitteln. Alle Kapitel wurden gründlich überarbeitet oder in Teilen neu abgefasst. Die Beiträge wurden außerdem wieder mit den Leitlinien der Deutschen Gesellschaft für Innere Medizin „Rationelle Diagnostik und Therapie", Urban & Fischer im Elsevier Verlag, abgestimmt, um eine evidenzbasierte Therapie zu gewährleisten.

Außerdem wurde die 17. Auflage um einen **Online-Zugang** für jeden Leser erweitert, der exklusive Inhalte im Internet freischaltet.

Alle **Inhalte des Buches** können von jedem Internetzugang, egal ob von privat oder aus der Klinik oder Praxis, eingesehen werden. Auch eine noch schnellere Suche nach Stichworten ist dadurch möglich.

Interaktive Fallbeispiele aus den unterschiedlichen Schwerpunktbereichen ermöglichen die Anwendung und spielerische Erprobung des Wissens.

Auch diesmal finden Sie wieder **CME-Fragen** aus den verschiedenen Schwerpunktbereichen für den Erwerb von insgesamt bis zu **30 CME-Fortbildungspunkten**. Das Einreichen erfolgt bequem online. Die erworbenen Punkte werden direkt auf dem persönlichen Punktekonto bei der Landesärztekammer gutgeschrieben.

Erneut waren wir für wertvolle Hinweise von aufmerksamen, kritischen Lesern und Rezensenten dankbar. Sie stellen auch wieder für diese Auflage eine wichtige Qualitätskontrolle dar und sind daher stets willkommen.

Autoren und Herausgeber danken dem Verlag Urban & Fischer bei Elsevier, besonders Frau Elisa Imbery und Frau Dr. med. Bernadette Aulinger, Lektorat Medizin, sowie Frau Susanne C. Bogner, Redaktion, und Frau Sibylle Hartl, Herstellung, für das große Engagement und Verständnis für die Wünsche von Herausgeber und Autoren, das sorgfältige Lektorat sowie für die ausgezeichnete Teamarbeit und das effektive Projektmanagement. Ohne diese Voraussetzungen wäre die rechtzeitige Neuauflage der „Internistischen Therapie" nicht denkbar gewesen.

Herausgeber und Verlag danken den Autoren, die wiederum durch Kompetenz, hohen persönlichen Einsatz bei einem engen Zeitrahmen (um größtmögliche Aktualität beim Erscheinungstermin zu erreichen), Bereitschaft zur Teamarbeit, Zuverlässigkeit und kreative Vorschläge das vorliegende Werk weit über ihren eigenen Bereich hinaus mitgestaltet haben.

Im Februar 2008
Thomas R. Weihrauch

Vorwort zur 1. Auflage

Mit dem vorliegenden Buch haben die Herausgeber und Autoren eine pragmatisch orientierte und zugleich wissenschaftlich begründete Darstellung der Therapie innerer Krankheiten versucht.

Die Auswahl des Stoffes berücksichtigt unter bewußtem Verzicht auf Vollständigkeit nur die in Praxis und Klinik häufigeren und dringlichen therapeutischen Indikationen. Die Darstellung will besonders für den unter Handlungszwang stehenden Arzt eindeutige, detaillierte und unmittelbar anwendbare Behandlungsrichtlinien in einer knappen, übersichtlichen Form vermitteln. Zahlreiche Tabellen sollen diagnostische und therapeutische Schnellinformationen liefern.

Pharmaka und Therapieverfahren mit breiter Indikation werden in einleitenden Spezialkapiteln ausführlicher behandelt. Den Kapiteln der Organkrankheiten sind kurze Hinweise zur Ätiopathogenese, klinischen Symptomatik und Differentialdiagnose als Grundlage der therapeutischen Rationale und Indikation vorangestellt. Die Therapieempfehlungen berücksichtigen neben geeigneten Pharmaka, Indikationen, Kontraindikationen, Nebenwirkungen, Sofort- und Dauermaßnahmen auch besonders das stufenweise Vorgehen vor und nach Klinikeinweisung bei Notfällen. Der Auswahl der Präparate lagen die persönlichen Erfahrungen der Autoren zugrunde; sie stellt keine Wertung dar. Mit der kurzen Darstellung der Technik wichtiger diagnostischer und therapeutischer Eingriffe soll auch dem weniger Geübten eine Hilfestellung in Notsituationen gegeben werden.

Herausgeber und Autoren sind sich bewußt, daß sie mit ihren Beiträgen nur z.T. das erreicht haben, was ihnen vorschwebte. Für die Übermittlung von Kritik und Anregungen wären sie daher besonders dankbar.

Das Buch entstand in enger, z.T. täglicher Zusammenarbeit von derzeitigen und ehemaligen Angehörigen der beiden Mainzer Medizinischen Universitätskliniken und Ärzten der Deutschen Klinik für Diagnostik in Wiesbaden. Ihnen allen sei für ihre engagierte und geduldige Mitarbeit herzlich gedankt. Dem früheren Mitarbeiter der I. Med. Universitätsklinik Mainz, Herrn Hein-Jürgen Nord, jetzt University of South Florida, Tampa, möchten wir unseren Dank sagen für seine Hilfe bei der Vorbereitung des Notfall-Kapitels. Ein besonderer Dank gebührt auch dem Verlag Urban & Schwarzenberg für die entgegenkommende und schnelle Verwirklichung unseres Vorhabens.

Mainz, im März 1975
H. P. Wolff
T. R. Weihrauch

Inhaltsverzeichnis

I Allgemeine Behandlungsverfahren

I.1 Symptomatische Allgemeinmaßnahmen

T. R. Weihrauch, H. C. Diener, M. R. Weihrauch

1	**Fieber**	3
2	**Prinzipien der Schmerztherapie**	5
3	**Husten**	14
4	**Erbrechen**	15
5	**Singultus**	19
6	**Diarrhö**	21
6.1	Akute infektiöse Diarrhö (Dauer < 2 Wochen)	21
6.1.1	Unkomplizierte akute Diarrhö	22
6.1.2	Schwer verlaufende akute Diarrhö	23
6.1.3	Reisediarrhö	25
6.2	Antibiotika-assoziierte Diarrhö	25
6.2.1	Segmental hämorrhagische Diarrhö	25
6.2.2	Pseudomembranöse Kolitis	25
6.3	Chronische Diarrhö (Diarrhö > 2 Wochen)	26
6.4	Diarrhö bei AIDS-Patienten	27
7	**Obstipation**	28

I.2 Grundlagen der Notfall- und Intensivtherapie

K. Werdan unter Mitarbeit von M. Ruß

1	**Indikationen zur Intensivmedizin**	34
2	**Allgemeine Techniken der Notfall- und Intensivmedizin**	36
2.1	Lagerung	36
2.2	Venöser Zugang	36
2.2.1	Periphere Venenpunktion	38
2.2.2	Vena jugularis externa	38
2.2.3	Zentrale, thoraxnahe Venen	38
2.2.4	Vena femoralis	40
2.3	Arterielle Punktionen	40
2.4	Venendruck und zentralvenöse Sauerstoffsättigung ($ScvO_2$)	41
2.4.1	Klinische Beurteilung des zentralen Venendrucks	41
2.4.2	Zentrale Venendruckmessung	41
2.5	Pulmonalarterienkatheter (PAK)	42
2.5.1	Einsatzmöglichkeiten	42
2.5.2	Technik	43
2.5.3	Komplikationen	43
2.6	Blasenkatheter	44
2.7	Magensonde	44
3	**Monitoring des Notfall- und Intensivpatienten**	45
3.1	Monitoring-Konzepte	45
3.1.1	Präklinische Notfallmedizin	45
3.1.2	Notfall- und Intensivstation	46
3.2	Herz-Kreislauf-System	48
3.2.1	Herzfrequenz und Blutdruck	48
3.2.2	Pulmonalarterienkatheter	48
3.2.3	Echokardiographie (TTE/TEE)	48
3.3	Atmung und Beatmung	49
3.4	Nierenfunktion	50
3.5	Körpertemperatur	50
3.6	Labor-Monitoring	50
4	**Intubation und Respiratortherapie**	52
4.1	Indikationen zur Intubation und Beatmung	52
4.2	Vorgehen bei orotrachealer Intubation	53
4.3	Durchführung der maschinellen Beatmung	54
4.3.1	Methoden	54
4.3.2	Verbindung zum Respirator	55
4.3.3	Stufenplan beim Einsatz von Atemhilfen und Beatmung	55
4.3.4	Wahl und Einstellung des Beatmungsmusters	56
4.3.5	Begleitende Maßnahmen zur Beatmungstherapie	59
4.3.6	Volumenmanagementstrategie bei Beatmung	59
4.3.7	Sedierung während der Beatmung	60
4.4	Entwöhnung von der Beatmung (Weaning off) und Extubation	62
5	**Schock**	63
5.1	Grundlagen	63
5.2	Schockformen	71
5.2.1	Kardiogener Schock	71
5.2.2	Septischer Schock	74
5.2.3	Hämorrhagischer/hypovolämischer/traumatischer Schock	77
5.2.4	Anaphylaktischer Schock	79
5.2.5	Schock bei Intoxikationen	82
5.2.6	Neurogener Schock	88
5.3	Transfusionsreaktionen	88

5.3.1	Der akute hämolytische Transfusionszwischenfall ... 89	9.5.2	Septische Enzephalopathie ... 111
5.3.2	Weitere Komplikationen bei der Übertragung von Erythrozytenkonzentraten ... 91	9.6	Rhabdomyolyse des kritisch Kranken ... 111
		9.7	Hyperthermiesyndrom mit Hypermetabolie und Muskelrigidität ... 112
6	**Koma und Delir** ... 91	**10**	**Prophylaxemaßnahmen in der Intensivmedizin** ... 113
6.1	Koma ... 91	10.1	Allgemeine Infektionsprophylaxe ... 113
6.2	Delir ... 96	10.2	Prophylaxe katheterassoziierter Infektionen ... 113
7	**Akute exogene Vergiftungen** ... 99		
7.1	Allgemeines ... 99	10.2.1	Ursachen ... 113
7.2	Spezielle Vergiftungen ... 105	10.2.2	Prophylaxe ... 114
7.2.1	Schlafmittelvergiftungen ... 105	10.2.3	Katheterwechsel ... 115
7.2.2	Alkoholintoxikation ... 105	10.3	Stressulkusprophylaxe ... 115
7.3	Biogene Drogen und Designerdrogen ... 107	10.3.1	Indikation ... 115
8	**Akutes Abdomen** ... 108	10.3.2	Durchführung ... 115
9	**Spezielle Krankheitsbilder des Intensivpatienten** ... 108	10.4	Selektive Dekontamination des Verdauungstrakts (SDD) ... 115
9.1	Ventilatorassoziierte Pneumonie ... 108	10.5	Infektionsprophylaxe mit Immunglobulinen ... 115
9.2	Sinusitis ... 109		
9.3	Akalkulöse Cholezystitis ... 109	10.6	„Single-Shot"-Antibiotikaprophylaxe bei perkutaner endoskopischer Gastrostomie (PEG) ... 116
9.4	Stressulkus und Stressulkusblutung ... 110		
9.5	Enzephalopathie, Neuropathie und Myopathie des kritisch Kranken ... 110		
		10.7	Prophylaxe der nosokomialen Pneumonie ... 116
9.5.1	Neuropathie und Myopathie des kritisch Kranken ... 110	10.8	Dekubitusprophylaxe ... 116

II Pharmakotherapie

II.1 Allgemeine Grundsätze für den Einsatz von Arzneimitteln

P. Thürmann

1	**Vorbemerkung** ... 121	**9**	**Arzneimittel-Wirkungsänderungen durch Mahlzeiten und Nahrungsinteraktionen** ... 125
2	**Therapeutische Wirksamkeit** ... 122		
3	**Pharmakokinetik** ... 122	9.1	Arzneimittelwirkung und Nahrungsaufnahme ... 125
4	**Messung der Arzneimittelkonzentration im Blut (Therapeutic Drug Monitoring, TDM)** ... 122		
		9.2	Wechselwirkungen mit Nahrungsbestandteilen (Nahrungs-Arzneimittel-Interaktion) ... 126
5	**Bioäquivalenz von Generika** ... 123		
6	**Einfluss genetischer Faktoren auf die Arzneimittelwirkungen (Pharmakogenetik, genetischer Polymorphismus)** ... 123	**10**	**Empfehlung für einen sinnvollen Einsatz von Arzneimitteln** ... 126
		11	**Informationsmöglichkeiten über Arzneimittel** ... 126
7	**Einsatz von Kombinationspräparaten** ... 124		

II.2 Immunsuppressive Therapie

T. Poralla, E. Märker-Hermann

1	**Prinzipien der immunsuppressiven Therapie** ... 129
2	**Immunsuppressiv wirksame Substanzen und Verfahren** ... 131
2.1	Glukokortikoide ... 131

8 **Unerwünschte Arzneimittelwirkungen (UAW) und Interaktionen** ... 124

2.2	Nichtsteroidale Immunsuppressiva 137		4.2.1	Gruppenspezifische UAW und Komplikationsrisiken der Diuretika-
2.2.1	Antimetaboliten 138			therapie 154
2.2.1.1	Azathioprin (z.B. Imurek®) 138		4.2.2	Kontraindikationen der Diuretika-
2.2.1.2	6-Mercaptopurin (Puri-Nethol®) 138			therapie 155
2.2.1.3	Methotrexat (z.B. Methotrexat		4.3	Hyperosmolare Diuretika 156
	„Lederle") 139		4.4	Antikaliuretische Diuretika 156
2.2.1.4	Mycophenolsäure (Myfortic® oder		4.4.1	Spironolacton und Eplerenone 157
	CellCept® = Mycophenolatmofetil) 140		4.4.2	Triamteren und Amilorid 157
2.2.2	Alkylierende Substanzen 140		4.4.3	Gruppenspezifische UAW und Kontra-
2.2.2.1	Cyclophosphamid (Endoxan®) 140			indikationen der Antikaliuretika 158
2.2.2.2	Chlorambucil (Leukeran®) 141		4.5	„Refraktäre" Ödeme 158
2.2.3	Ciclosporin (z.B. Immunosporin®) 141		4.6	Verlaufskontrolle der Diuretikatherapie .. 159
2.2.4	Tacrolimus (Prograf®) 143		4.7	Unterstützende Maßnahmen der
2.2.5	Leflunomid (Arava®) 143			Diuretikatherapie 159
2.3	Biologische Agenzien 143			
2.3.1	Anti-TNF-α-Therapie 143			
2.3.2	IL-1-Rezeptor-Antagonisten 144			
2.3.3	Rituximab (Mabthera®) 144		**II.4**	**Antiinfektive Pharmakotherapie**
2.3.4	Abatacept (Orencia®) 145			R. Stahlmann, H. Lode
2.3.5	Efalizumab (Raptiva®) 145			
2.3.6	Intravenöse Immunglobuline 145		**1**	**Antibiotikatherapie** 162
2.3.7	Monoklonale Antikörper in der		1.1	Allgemeine Grundlagen 162
	Transplantationsmedizin 146		1.1.1	Wirksamkeit gegen den Erreger 162
2.4	Weitere immunsuppressive Behandlungs-		1.1.2	Antibiotikaspiegel am Wirkort 163
	verfahren 146		1.1.3	Verträglichkeit der Therapie
				(therapeutische Breite) 167
			1.2	Praktisches Vorgehen 167
II.3	**Diuretikatherapie**		1.2.1	Identifizierung der Erreger 168
	T. Philipp		1.2.2	Beurteilung der Resistenzprüfung
				(Antibiogramm) 168
1	**Definition** 147		1.2.3	Prophylaktische Antibiotikagaben 169
2	**Indikationen und Pathophysiologie**		1.2.4	Kombinationstherapie 169
	verschiedener Indikationsgebiete .. 147		1.2.5	Auswahl des geeigneten Mittels 170
2.1	Generalisierte Ödeme und		1.2.6	Wahl der Applikationsform 170
	Höhlenergüsse 148		1.2.7	Antibiotikatherapie bei Nieren-
2.2	Akutes Lungen- und Hirnödem 148			insuffizienz 170
2.3	Arterielle Hypertonie 149		1.2.8	Antibiotikatherapie in der
2.4	Akutes Nierenversagen (ANV) 149			Schwangerschaft 171
2.5	Vergiftungen 149		1.2.9	Dosierung und Dauer der Therapie 171
2.6	Diabetes insipidus 149		1.3	Antibiotisch wirksame Substanzen 173
2.7	Kalziumoxalatsteine 149		1.3.1	Aminoglykosid-Antibiotika 173
2.8	Hyperkalzämie 150		1.3.2	Carbapeneme 174
2.9	Chronische Herzinsuffizienz 150		1.3.3	Cephalosporine 175
2.10	Seltene Indikationen für Diuretika 150		1.3.4	Chloramphenicol 177
3	**Praktisches Vorgehen** 150		1.3.5	Clindamycin 177
3.1	Abklärung der Ausgangslage 150		1.3.6	Fosfomycin 178
3.2	Auswahl und Dosierung des		1.3.7	Fusidinsäure 178
	Diuretikums 151		1.3.8	Glykopeptid-Antibiotika
4	**Diuretisch wirksame Substanzen**			(Vancomycin und Teicoplanin) 178
	und ihre Anwendung 151		1.3.9	Fluorchinolone 179
4.1	Schleifendiuretika		1.3.10	Glycylcline (Tigecyclin) 181
	(„High Ceiling"-Diuretika) 151		1.3.11	Lipopeptide (Daptomycin) 181
4.2	Benzothiadiazinderivate (Thiazide) und		1.3.12	Makrolide/Ketolide 182
	-analoga („Low Ceiling"-Diuretika) 154		1.3.13	Metronidazol 183

1.3.14	Monobactame (Aztreonam) ... 183		4	**Antimykotische Therapie** ... 209
1.3.15	Nitrofurantoin ... 183		4.1	Amphotericin B (Amphotericin B,
1.3.16	Oxazolidinone (Linezolid) ... 184			Ampho-Moronal®) ... 209
1.3.17	Quinupristin/Dalfopristin (Q/D) ... 184		4.2	Nystatin (Biofanal®, Candio-Hermal®,
1.3.18	Penicilline ... 185			Moronal®) ... 209
1.3.19	Sulfonamide ... 187		4.3	Flucytosin (Ancotil®) ... 209
1.3.20	Tetrazykline ... 188		4.4	Azol-Antimykotika ... 210
1.3.21	Trimethoprim und Sulfamethoxazol		4.4.1	Miconazol (Daktar®) ... 210
	(Co-trimoxazol) ... 188		4.4.2	Ketoconazol (Nizoral®) ... 210
2	**Antituberkulotische**		4.4.3	Fluconazol (Diflucan®) ... 210
	Therapie ... 189		4.4.4	Itraconazol (Sempera®, Siros®) ... 211
2.1	Prophylaxe ... 190		4.4.5	Posaconazol (Noxafil®) ... 211
2.1.1	Prophylaxe und Früherkennung ... 190		4.4.6	Voriconazol (Vfend®) ... 211
2.1.2	Chemoprophylaxe ... 190		4.5	Echinocandine ... 212
2.1.3	Präventive Chemotherapie ... 190		4.5.1	Caspofungin (Cancidas®) ... 212
2.1.4	Medikamente ... 191		**5**	**Antiparasitäre Therapie** ... 213
2.2	Therapie ... 191		5.1	Antimalariamittel ... 213
2.2.1	Medikamentöse Therapie ... 191		5.1.1	Chloroquin (Resochin®, Weimer®quin) ... 213
2.2.2	Therapie der Meningitis tuberculosa ... 198		5.1.2	Chinin ... 213
2.2.3	Rezidivbehandlung ... 198		5.1.3	Mefloquin (Lariam®) ... 213
2.2.4	Interaktionen ... 199		5.1.4	Proguanil (Paludrine®) ... 214
2.2.5	Chirurgische Therapie ... 199		5.1.5	Primaquin (in Deutschland nicht mehr
2.3	Beurteilung des Behandlungserfolgs ... 199			zugelassen) ... 214
2.4	Kontrolluntersuchungen nach Abschluss		5.1.6	Atovaquon (Wellvone®) ... 215
	der Behandlung ... 200		5.1.7	Atovaquon + Proguanil (Malarone®) ... 215
2.5	Antituberkulotische Medikamente in der		5.2	Anthelminthika ... 215
	Schwangerschaft ... 200		5.2.1	Pyrantel (Helmex®) ... 215
2.6	Erkrankungen durch andere		5.2.2	Mebendazol (Vermox®) ... 215
	Mykobakterien (MOTT) ... 201		5.2.3	Niclosamid (Yomesan®) ... 216
3	**Antivirale Therapie** ... 201		5.2.4	Praziquantel (Biltricide®, Cesol®,
3.1	Vorbemerkungen ... 201			Cystide®) ... 216
3.2	Virustatika ... 202		5.2.5	Albendazol (Eskazole®) ... 216
3.2.1	Aciclovir (Zovirax®), Valaciclovir		5.2.6	Ivermectin (Stromectol®) ... 217
	(Valtrex®, Valtrex® S) ... 202			
3.2.2	Adefovir (Hepsera®) ... 203		**II.5**	**Antithrombotika und**
3.2.3	Amantadin (Aman®) ... 203			**Fibrinolysetherapie**
3.2.4	Brivudin (Zostex®) ... 204			H. Schinzel
3.2.5	Cidofovir (Vistide®) ... 204			
3.2.6	Entecavir (Baraclude®) ... 204		**1**	**Vorbemerkungen** ... 219
3.2.7	Famciclovir (Famvir®) ... 205		**2**	**Grundsätze des Einsatzes von Anti-**
3.2.8	Foscarnet (Foscavir®) ... 205			**thrombotika und Fibrinolytika** ... 220
3.2.9	Ganciclovir (Cymeven®),		**3**	**Allgemeine Kontraindikationen zur**
	Valganciclovir (Valcyte®) ... 205			**Anwendung von Antithrombotika**
3.2.10	Oseltamivir (Tamiflu®) ... 206			**und Fibrinolytika** ... 222
3.2.11	Ribavirin (Virazole®, Rebetol®) ... 206		**4**	**Allgemeine Risiken bei der**
3.2.12	Telbivudin (Sebivo®) ... 206			**Anwendung von Antithrombotika**
3.2.13	Zanamivir (Relenza® Pulver zur			**und Fibrinolytika** ... 222
	Inhalation) ... 206		**5**	**Antithrombotika und ihre**
3.3	Antiretrovirale Substanzen ... 207			**Anwendung** ... 223
3.4	Immunmodulatoren ... 207		5.1	Unfraktionierte Heparine (UFH) ... 223
3.4.1	Interferone (α-Interferon, Intron A®,		5.2	Niedermolekulare Heparine (NMH) ... 225
	Roferon®-A 3; β-Interferon, Fiblaferon®,		5.3	Pentasaccharide ... 227
	γ-Interferon, Polyferon®) ... 207		5.4	Direkte Thrombininhibitoren ... 228
3.5	Hyperimmunglobuline ... 209			

5.4.1	Argatroban	228	1.3.1	Typische Neuroleptika	252
5.4.2	Hirudin	229	1.3.2	Atypische Neuroleptika	253
5.4.3	Bivalirudin	230	1.4	Nootropika und Antidementiva	253
5.5	Heparinoide	230	**2**	**Internistische Indikationen der**	
5.6	Vitamin-K-Antagonisten	231		**Psychopharmaka**	253
5.7	Thrombozytenfunktionshemmer	238	2.1	Schlafstörungen	253
5.8	Dextran	240	2.2	Anxiolyse und Erregungszustände	254
6	**Fibrinolytika und ihre**		2.3	Depressionszustände	255
	Anwendung	240	2.4	Schmerzzustände	255
6.1	Streptokinase	241			
6.2	Urokinase	244			
6.3	Anisoylierter Plasminogen-Streptokinase-Aktivatorkomplex Anistreplase	245	**II.7**	**Spezielle klinisch-pharmakologische Aspekte bei der Therapie**	
6.4	Rekombinante Gewebeplasminogen-aktivatoren (rt-PA)	245		P. Thürmann	
6.4.1	Alteplase und Reteplase	245	**1**	**Klinisch relevante Arzneimittel-**	
6.4.2	Tenecteplase	246		**interaktionen**	257
			2	**Pharmakotherapie bei Nieren-**	
				insuffizienz	263
II.6	**Psychopharmakotherapie**		**3**	**Pharmakotherapie bei**	
	P. Thürmann			**Lebererkrankungen**	264
			3.1	Vorbemerkungen	264
1	**Überblick über Psychopharmaka**	247	3.2	Einteilung der Medikamente	264
1.1	Tranquilizer (Benzodiazepine)	247	**4**	**Pharmakotherapie im Alter**	267
1.1.1	Kontraindikationen	247	4.1	Vorbemerkungen	267
1.1.2	Unerwünschte Arzneimittelwirkungen	248	4.2	Empfehlungen für Verschreibung von Arzneimitteln bei älteren Patienten	268
1.2	Antidepressiva	248	**5**	**Pharmakotherapie in Schwanger-**	
1.2.1	Nichtselektive Monoamin-Rückaufnahme-inhibitoren (NSMRI)	249		**schaft und Stillzeit**	271
1.2.2	Selektive Serotonin-Wiederaufnahme-inhibitoren	250	5.1	Vorbemerkungen	271
1.2.3	Monoaminoxidasehemmer (MAO) und α_2-Adrenozeptor-Antagonisten	250	5.2	Risikoklassifizierung von Arzneimitteln	271
			5.3	Regeln für die Planung einer Arzneitherapie	272
1.2.4	Selektive Noradrenalin- und Serotonin-/Noradrenalin-Rückaufnahmeinhibitoren (SSNRI, SNRI)	251	5.4	Arzneimittel der Wahl in Schwangerschaft und Stillzeit	272
1.3	Neuroleptika	251	5.5	Arzneimittel und Genussmittel mit embryo-/fetotoxischem Potenzial	274

III Spezielle Therapieverfahren bei Erkrankungen von Organen und Organsystemen

III.1	**Elektrolyt- und Säure-Basen-Haushalt**		1.2	Störungen des Natrium- und Wasserhaushalts	279
	H. Köhler, T. Philipp		1.2.1	Vorbemerkungen	279
			1.2.2	Ätiologie und Pathogenese von Störungen des Natrium- und Wasserbestands	281
1	**Störungen des Wasser- und Elektrolythaushalts**	279	1.2.3	Hyponatriämie	282
1.1	Grundlagen	279	1.2.4	Hypernatriämie	285
			1.3	Störungen des Kaliumhaushalts	286

1.3.1	Vorbemerkungen ... 286	3.4.2	Sinusbradyarrhythmie ... 366
1.3.2	Hypokaliämie ... 287	3.4.3	Sinuatrialer Block ... 367
1.3.3	Hyperkaliämie ... 289	3.4.4	AV-Block ... 367
1.4	Störungen des Kalziumhaushalts ... 290	3.4.5	Herzschrittmachertherapie ... 370
1.4.1	Vorbemerkungen ... 290	**4**	**Koronare Herzkrankheit und**
1.4.2	Hypokalzämie ... 291		**Angina pectoris** ... 372
1.4.3	Hyperkalzämie ... 293	4.1	Koronare Herzkrankheit ... 372
1.5	Störungen des Magnesiumhaushalts ... 294	4.2	Angina pectoris ... 376
1.5.1	Vorbemerkungen ... 294	**5**	**Herzklappenerkrankungen,**
1.5.2	Hypomagnesiämie ... 294		**Endokarditis** ... 385
1.5.3	Hypermagnesiämie ... 295	5.1	Herzklappenerkrankungen ... 385
2	**Störungen des Säure-Basen-**	5.1.1	Allgemeine Bemerkungen zu
	Haushalts ... 295		Herzklappenerkrankungen ... 385
2.1	Grundlagen ... 295	5.1.2	Mitralstenose ... 388
2.2	Metabolische Azidose ... 296	5.1.3	Mitralinsuffizienz ... 389
2.3	Metabolische Alkalose ... 300	5.1.4	Aortenstenose ... 389
2.4	Respiratorische Azidose ... 301	5.1.5	Idiopathische, hypertrophische,
2.5	Respiratorische Alkalose ... 303		subvalvuläre Aortenstenosen ... 390
		5.1.6	Aortenklappeninsuffizienz ... 391
III.2	**Herz**	5.1.7	Pulmonalstenose ... 391
		5.1.8	Pulmonalklappeninsuffizienz ... 392
	E. Erdmann	5.1.9	Trikuspidalstenose ... 392
		5.1.10	Trikuspidalinsuffizienz ... 392
1	**Notfälle** ... 305	5.1.11	Aortenisthmusstenose ... 393
1.1	Herzstillstand ... 306	5.2	Bakterielle Endokarditis ... 393
1.2	Kardiogener Schock ... 311	5.3	Rheumatische Karditis ... 398
1.3	Lungenödem ... 316	**6**	**Myokarditis, Kardiomyopathie** ... 400
1.4	Herzbeuteltamponade ... 319	**7**	**Perikarditis** ... 401
1.5	Myokardinfarkt und Infarkt-	**8**	**Synkope** ... 403
	komplikationen ... 321		
2	**Herzinsuffizienz und chronisches**		
	Cor pulmonale ... 332	**III.3**	**Peripheres Gefäßsystem**
2.1	Herzinsuffizienz ... 332		V. Hach-Wunderle
2.2	Pulmonale Hypertonie und chronisches		
	Cor pulmonale ... 346	**1**	**Arterielle Gefäßkrankheiten** ... 405
3	**Herzrhythmusstörungen** ... 349	1.1	Akuter Verschluss einer Extremitäten-
3.1	Vorbemerkungen ... 349		arterie ... 405
3.1.1	Reizbildung und Erregungsleitung am	1.2	Chronische periphere arterielle
	Herzen ... 350		Verschlusskrankheit (pAVK) ... 408
3.1.2	Anmerkungen zur Therapie mit	1.3	Entzündliche Gefäßkrankheiten/
	Antiarrhythmika ... 351		Vaskulitiden ... 416
3.2	Tachykarde Rhythmusstörungen ... 353	1.4	Funktionelle Gefäßkrankheiten/
3.2.1	Sinustachykardie ... 353		Raynaud-Syndrom ... 417
3.2.2	Paroxysmale, supraventrikuläre	1.5	Andere funktionelle Gefäß-
	Tachykardie ... 353		krankheiten ... 418
3.2.3	Vorhofflattern ... 357	1.5.1	Ergotismus ... 418
3.2.4	Vorhofflimmern ... 359	1.5.2	Akrozyanose ... 418
3.3	Extrasystolie ... 362	1.6	Arterielle Aneurysmen ... 418
3.3.1	Supraventrikuläre Extrasystolie ... 362	**2**	**Venöse Gefäßkrankheiten** ... 420
3.3.2	Ventrikuläre Extrasystolie ... 362	2.1	Phlebothrombose ... 420
3.3.3	Kammertachykardie	2.2	Varikose ... 428
	(auch Kammerflimmern) ... 364	2.3	Thrombophlebitis/Varikophlebitis ... 430
3.4	Bradykarde Rhythmusstörungen ... 366	2.4	Chronische venöse Insuffizienz (CVI) ... 432
3.4.1	Sinusbradykardie ... 366	2.5	Thromboseprophylaxe ... 434

3	**Lymphgefäßkrankheiten** 435		4.2	Emphysem 474
3.1	Lymphödem 435		4.3	Lungenemphysem bei α_1-Proteinasen-Inhibitor-Mangel 476

III.4 Arterielle Hyper- und Hypotonie

T. Philipp

1	**Hypertonie** 437
1.1	Essenzielle Hypertonie 437
1.2	Spezielle therapeutische Probleme 452
1.2.1	Hypertensive Notfälle 452
1.2.2	Maligne Hypertonie 454
1.2.3	Hochdrucktherapie bei Niereninsuffizienz 454
1.2.4	Hochdrucktherapie und Narkose 454
1.2.5	Hypertonie und Schwangerschaft 455
1.3	Operativ heilbare Hochdruckformen ... 455
1.3.1	Hypertonie bei endokrinen Störungen .. 455
1.3.2	Hypertonie bei Aortenisthmusstenose .. 457
1.3.3	Hypertonie bei Nierenarterienstenose .. 457
1.3.4	Hypertonie bei einseitiger Schrumpfniere 457
1.4	Therapie der Hochdruckkomplikationen 457
2	**Hypotonie** 458

III.5 Atemorgane

H. Steppling

1	**Respiratorische Insuffizienz (RI)** 461
1.1	Pulmonal bedingte Gasaustauschstörungen 461
1.2	Akute respiratorische Insuffizienz des Erwachsenen 466
2	**Allgemeine therapeutische Maßnahmen bei Erkrankungen der Atemwege** 467
2.1	Aerosoltherapie 467
2.2	Medikamentöse Therapie 467
2.2.1	Bronchospasmolyse 467
2.2.2	Expektoranzien 470
2.2.3	Antibakterielle Therapie 471
2.2.4	Schleimhautabschwellung und Entzündungshemmung durch Glukokortikoide 471
2.2.5	Entzündungshemmung durch DNCG und Antileukotriene 472
2.3	Physiotherapie und Rehabilitation 472
3	**Akute Tracheobronchitis und Bronchitis** 473
4	**Chronische Bronchitis und Emphysem** 473
4.1	Chronische Bronchitis 473

5	**Schlafapnoesyndrom (SAS)** 477
6	**Asthma bronchiale** 478
7	**Chronisches Cor pulmonale (CPC)** .. 484
8	**Krankheiten im Lungenkreislauf** 487
8.1	Vaskuläre pulmonale Hypertonie 487
8.2	Lungenembolie – Lungeninfarkt 488
8.3	Lungenödem 491
9	**Lungenblutung – Bluthusten** 492
10	**Pneumonien** 493
11	**SARS (Severe Acute Respiratory Syndrome)** 498
12	**Pleurakrankheiten** 500
12.1	Pleuritis sicca 500
12.2	Pleuraergüsse 500
13	**Pneumothorax (PnTh)** 502
13.1	Spannungspneumothorax 502
13.2	Geschlossener Pneumothorax 503
14	**Mediastinalemphysem** 504
15	**Lungenmykosen** 505
16	**Lungensarkoidose (Morbus Boeck)** 506
17	**Fibrosierende Alveolitis (interstitielle Lungenkrankheiten)** .. 508
18	**Bronchialkarzinom** 510

III.6 Magen-Darm-Trakt

T. R. Weihrauch

1	**Akute obere gastrointestinale Blutung** 511
2	**Krankheiten der Speiseröhre** 515
2.1	Gastroösophageale Refluxkrankheit (GERD) 515
2.2	Achalasie und verwandte Motilitätsstörungen 521
2.3	Infektionen des Ösophagus 522
2.4	Schädigung der Speiseröhre durch Medikamente, Säuren und Laugen 523
2.5	Mallory-Weiss-Syndrom, Boerhaave-Syndrom 524
2.6	Ösophaguskarzinom 524
3	**Gastritis** 524
3.1	Akute Gastritis (hämorrhagische, erosive Gastritis) 525
3.2	Chronische Gastritis 525
4	**Funktionelle Störungen des Magen-Darm-Trakts** 526
5	**Ulcus pepticum („Ulkuskrankheit")** 529
5.1	Unkompliziertes peptisches Ulkus 529

5.2	Ulzera durch nicht-steroidale Antirheumatika (NSAID) 533	1.5.1	Primäre biliäre Zirrhose (PBC) 589	
5.3	Stressulkus 534	1.5.2	Primäre sklerosierende Cholangitis (PSC) 590	
5.4	Therapieresistentes Ulcus pepticum 535	1.5.3	Hämochromatose 591	
5.5	Ulkuskomplikationen 535	1.5.4	Morbus Wilson 592	
5.5.1	Ulkusblutung 535	1.6	Komplikationen bei Leberzirrhose 593	
5.5.2	Penetration und Perforation 535	1.6.1	Aszites 593	
5.5.3	Magenausgangsstenose 536	1.6.2	Spontane bakterielle Peritonitis (SBP) ...595	
5.6	Therapierefraktäre Ulzera und häufige Rezidive 537	1.6.3	Portale Hypertension – Ösophagusvarizenblutung 595	
5.7	Operationsindikationen bei Ulkuskomplikationen 537	1.6.4	Hepatische Enzephalopathie (HE) 599	
5.8	Verdauungsstörungen nach Magenoperationen 538	1.6.5	Gerinnungsstörungen 601	
5.8.1	Verdauungsstörungen nach Vagotomie ..538	1.6.6	Nierenfunktionsstörungen, so genanntes hepatorenales Syndrom (HRS) 602	
5.8.2	Dumping-Syndrom 538	1.7	Alkoholische Leberschäden 603	
5.8.3	Postoperative Mangelsyndrome 539	1.8	Toxische Leberschäden 604	
5.8.4	Ulcus pepticum jejuni 539	1.9	Leberfunktionseinschränkungen bei Stoffwechselerkrankungen 605	
6	**Maligne Magentumoren** 539	1.10	Lebertumoren 605	
7	**Malabsorptions- und Maldigestionssyndrome** 539	1.10.1	Leberzelladenome 605	
7.1	Morbus Crohn (Enteritis regionalis) 541	1.10.2	Hämangiome 606	
7.2	Morbus Whipple 541	1.10.3	Fokal-noduläre Hyperplasie 606	
7.3	Maldigestion durch Gallensäurendekonjugation 541	1.10.4	Primäres Leberzellkarzinom 606	
7.4	Sprue (Zöliakie) 541	1.11	Arzneimitteltherapie bei Lebererkrankungen 607	
8	**Diarrhö** 543	**2**	**Erkrankungen der Gallenblase und Gallenwege** 607	
9	**Akutes Abdomen und Appendizitis** 543	2.1	Cholezystolithiasis 607	
9.1	Akutes Abdomen 543	2.2	Choledocholithiasis 611	
9.2	Appendizitis 547	2.3	Cholezystitis 612	
10	**Ileus** 548	2.4	Cholangitis 613	
11	**Morbus Crohn** 550	2.5	Karzinome der Gallenblase und des Gallenwegssystems 615	
12	**Colitis ulcerosa** 556	**3**	**Erkrankungen des Pankreas** 615	
13	**Divertikel** 562	3.1	Akute Pankreatitis 615	
13.1	Divertikulose, Divertikulitis 562	3.2	Chronische Pankreatitis 622	
13.2	Divertikelblutung 563	3.3	Pankreaskarzinom 624	
14	**Akute Darmblutung (Hämatochezie)** 564			
15	**Chronische Obstipation** 565	**III.8**	**Nieren und Harnwege**	
16	**Hämorrhoidalleiden** 565		H. Köhler	
17	**Tumoren des Dünn- und Dickdarms** 568	**1**	**Akutes Nierenversagen (ANV)** 625	
		2	**Hepatorenales Syndrom (HRS)** 634	
III.7	**Leber, Gallenwege und Pankreas**	**3**	**Chronische Niereninsuffizienz (CNI)** 635	
	D. Häussinger	**4**	**Pharmakotherapie bei Niereninsuffizienz** 645	
1	**Erkrankungen der Leber** 569	**5**	**Blutreinigungsverfahren und Nierentransplantation** 645	
1.1	Akute Virushepatitis 569	5.1	Blutreinigungsverfahren 645	
1.2	Akutes Leberversagen 576	5.1.1	Vorbemerkungen 645	
1.3	Chronische Hepatitis 579	5.1.2	Indikationen von Dialyse und Hämofiltration 646	
1.4	Leberzirrhose 585			
1.5	Besondere Formen der Leberzirrhose 589			

5.1.3	Indikationen der Plasmaseparation 654		**III.9**	**Blutbildendes und lymphatisches System**
5.2	Nierentransplantation 655			
5.2.1	Vorbemerkungen 655			
5.2.2	Immunsuppression 656		R. Mertelsmann	
5.2.3	Akute Transplantatabstoßungsreaktion 657		**1**	**Anämien** 703
5.2.4	Organspende 657		1.1	Hypochrome Anämien 703
6	**Glomerulonephritis (GN)** 658		1.1.1	Eisenmangelanämien 704
6.1	Akute GN 660		1.1.2	Hypochrome Anämien ohne Eisenmangel 706
6.1.1	Akute Poststreptokokken-GN 660		1.1.3	Anämie bei chronischen Krankheiten ... 706
6.1.2	Andere postinfektiöse Nierenerkrankungen 662		1.2	Hyperchrome Anämien 707
6.2	Rasch progrediente GN (RPGN) 662		1.3	Hämolytische Anämien 709
6.3	Chronische GN 665		1.3.1	Korpuskuläre Defekte 710
6.4	Asymptomatische Proteinurie und/oder Hämaturie 667		1.3.2	Extrakorpuskuläre – erworbene – Störungen 711
6.5	Nephrotisches Syndrom 668		1.4	Aplastische Anämien 713
7	**Systemkrankheiten mit Glomerulonephritis** 675		**2**	**Granulozytopenien** 716
			3	**Thrombozytopenien** 717
7.1	Lupus erythematodes disseminatus (LED, SLE) 675		3.1	Immunthrombozytopenische Purpura 718
7.2	Polyarteriitis nodosa 677		3.2	Thrombotisch-thrombozytopenische Purpura (TTP, M. Moschcowitz) und hämolytisch-urämisches Syndrom (HUS) .. 719
7.3	Purpura Schoenlein-Henoch 678			
7.4	Wegener-Granulomatose und mikroskopische Polyangiitis 678		3.3	Heparininduzierte Thrombozytopenie (HIT) 720
7.5	Sklerodermie 680			
7.6	Goodpasture-Syndrom 680		**4**	**Myelodysplastisches Syndrom (MDS)** 722
8	**Hämolytisch-urämisches Syndrom (HUS) und thrombotisch-thrombozytopenische Purpura (TTP)** 680		**5**	**Akute Leukämie (AL)** 723
			6	**Maligne Lymphome** 729
			6.1	Morbus Hodgkin (Lymphogranulomatose) 729
9	**Harnwegsinfektion (HI)** 681			
10	**Interstitielle Nephritis (IN)** 687		6.2	Maligne Non-Hodgkin-Lymphome 731
10.1	Akute nicht-bakterielle interstitielle Nephritis 687		6.3	Chronisch-lymphatische Leukämie 736
			6.4	Haarzell-Leukämie 738
10.2	Chronische nicht-bakterielle interstitielle Nephritis 689		6.5	Paraproteinämien 738
			6.5.1	Einteilung 738
11	**Medikamentöse Nierenschäden** 689		6.5.2	Multiples Myelom (Plasmozytom; MM) .. 739
12	**Nephrolithiasis** 690		6.5.3	Makroglobulinämie (M. Waldenström) ... 740
13	**Nieren- und Hochdruckkrankheiten in der Schwangerschaft** 696		**7**	**Myeloproliferative Syndrome** 741
			7.1	Chronische myeloische Leukämie 741
14	**Diabetische Nephropathie (DN)** 700		7.2	Polyzythämie 742
15	**Hereditäre Nephropathien** 702		7.3	Chronische idiopathische Myelofibrose (CIMF) 744
15.1	Autosomal-dominante polyzystische Nierenerkrankung (ADPKD 1 und 2) 702			
			7.4	Essenzielle Thrombozythämie 745
15.2	Autosomal-rezessive polyzystische Nierenerkrankung (ARPKD) 702			
			III.10	**Hämostase**
15.3	Alport-Syndrom 702			
			C. M. Kirchmaier	
			1	**Hämorrhagische Diathesen** 747
			2	**Hyperfibrinolytische Syndrome** 757
			3	**Verbrauchskoagulopathie** 758
			4	**Inhibitorendefizite und thrombophile Gerinnungsstörungen** 760

5	Lupusantikoagulans	763
6	Faktor-VIII-Erhöhung	764
7	Hyperhomocysteinämie	764

III.11 Onkologie

M. R. Weihrauch

1	Allgemeine Grundlagen	765
1.1	Zytostatika	766
1.1.1	Indikationen, Toxizität, Interaktionen, Besonderheiten	766
1.1.2	Allgemeine Toxizität von Zytostatika	787
1.2	Tumorklassifikation	787
1.3	Erfolgsbeurteilung	789
1.4	Tumormarker	790
1.4.1	Indikationen	790
1.4.2	Regeln	791
1.4.3	Einteilung	791
1.5	Besondere Therapieformen	791
1.5.1	Adjuvante Chemotherapie	791
1.5.2	Primäre systemische (neoadjuvante) Therapie	792
1.5.3	Regionale Therapie	792
1.5.4	Immuntherapie, Biomodulatoren und Signaltransduktionshemmung	796
1.5.5	Supportive Therapie	797
2	**Chemotherapie solider Tumoren**	798
2.1	Mammakarzinom	798
2.1.1	Mammakarzinom der Frau	798
2.1.2	Mammakarzinom des Mannes	805
2.2	Urogenitalkarzinome	807
2.2.1	Prostatakarzinom	807
2.2.2	Nierenzellkarzinom	809
2.3	Bronchialkarzinom (BC)	809
2.3.1	Nicht-kleinzelliges Bronchialkarzinom	810
2.3.2	Kleinzelliges Bronchialkarzinom	812
2.4	Gastrointestinale Tumoren	814
2.4.1	Ösophaguskarzinom	815
2.4.2	Magenkarzinom	816
2.4.3	Kolorektale Karzinome	817
2.4.4	Tumoren des Pankreas	825
2.4.5	Primäre Lebertumoren	826
2.4.6	Gallenblasenkarzinom	827
2.4.7	Neuroendokrine Tumoren des gastroenteropankreatischen Systems (GEP-NET)	827
2.5	Schilddrüsenkarzinome	829
2.6	KUP-Syndrom	829
3	**Therapie wichtiger Komplikationen**	830
3.1	Hyperkalzämie	830
3.2	Obere Einflussstauung	831
3.3	Querschnittssyndrom	831
3.4	Hirnmetastasen	831
3.5	Zytostatika-Paravasate	832
3.6	Allgemeine Komplikationen	832

III.12 Rheumatischer Formenkreis

E. Märker-Hermann, T. Poralla

1	Vorbemerkungen	835
2	**Krankheiten des rheumatischen Formenkreises im engeren Sinn („entzündliche rheumatische Erkrankungen")**	836
2.1	Rheumatoide Arthritis (RA)	836
2.2	Sonderformen der rheumatoiden Arthritis	847
2.2.1	Polyartikuläre Form der juvenilen idiopathischen Arthritis (JIA)	847
2.2.2	Felty-Syndrom	848
2.2.3	Adultes Still-Syndrom	848
2.3	Spondyloarthritiden (SpA)	848
2.3.1	Spondylitis ankylosans (Morbus Bechterew-Marie-Strümpell)	849
2.3.2	Reaktive Arthritiden und Reiter-Syndrom	850
2.3.3	Enteropathische Spondyloarthritiden	851
2.3.4	(Spond-)Arthritis psoriatica	851
2.4	Kollagenosen	852
2.4.1	Systemischer Lupus erythematodes (SLE)	852
2.4.2	Systemische Sklerose	854
2.4.3	Polymyositis – Dermatomyositis	856
2.4.4	Primäres Sjögren-Syndrom	858
2.4.5	Mixed Connective Tissue Disease (Sharp-Syndrom, MCTD)	858
2.5	Systemische Vaskulitiden	859
2.5.1	Klassische Panarteriitis nodosa	859
2.5.2	Wegener-Granulomatose	860
2.5.3	Mikroskopische Polyangiitis	861
2.5.4	Churg-Strauss-Syndrom	861
2.5.5	Riesenzellarteriitis und Polymyalgia rheumatica	862
2.6	Behçet-Syndrom	863
2.7	Infektiöse Arthritis	863
2.8	Lyme-Arthritis	864
2.9	Rheumatisches Fieber	865
2.10	Para- und postinfektiöse Arthritiden bei viralen Infektionen	867
2.11	Sonstige Begleitarthritiden	867
2.12	Arthritis urica	867
2.13	Weitere entzündliche System- und Gelenkerkrankungen	867

Inhaltsverzeichnis **XVII**

3	**Nicht-entzündliche rheumatische Erkrankungen** 868		4.1.2	Sekundäre Nebennierenrindeninsuffizienz (sekundär hypothalamische oder hypophysäre Nebennierenrindeninsuffizienz) . 909
3.1	Arthrose 868		4.2	Cushing-Syndrom und M. Cushing 909
3.2	Fibromyalgie-Syndrom (FMS) 870		4.3	Adrenogenitales Syndrom mit und ohne Hypertonie und Salzverlustsyndrom 912
3.3	Osteoporose 871			
3.4	M. Paget (Osteodystrophia deformans) 874		4.4	Hirsutismus 913
			4.5	Das „Inzidentalom" der Nebennieren .. 914
			5	**Erektile Dysfunktion** 914

III.13 Endokrinium

K. Mann

III.14 Ernährung und Stoffwechsel

W. A. Scherbaum, E. Windler, T. Poralla

1 Krankheiten von Hypothalamus und Hypophyse 875
1.1 Partielle und vollständige Hypophysenvorderlappeninsuffizienz 875
1.2 Akromegalie 877
1.3 Hyperprolaktinämie 879
1.4 Hypophysäres Koma 880
1.5 Diabetes insipidus 880
2 Krankheiten der Schilddrüse 882
2.1 Iodmangelstruma 882
2.2 Schilddrüsenautonomie 885
2.3 Basedow-Hyperthyreose 888
2.4 Thyreotoxische Krise 892
2.5 Immunogene Orbitopathie/ Dermatopathie 893
2.6 Thyreoiditiden 894
2.6.1 Akute Thyreoiditis 894
2.6.2 Subakute Thyreoiditis 895
2.6.3 Immunthyreoiditis 895
2.6.4 Postpartale Thyreoiditis 895
2.6.5 Silent Thyreoiditis 896
2.6.6 Strahlenthyreoiditis 896
2.6.7 Arzneimittelinduzierte Thyreoiditis 896
2.6.8 Thyreoiditis Riedel 896
2.6.9 Spezifische Thyreoiditiden 896
2.7 Hypothyreose 897
2.8 Hypothyreotes Koma 899
2.9 Schilddrüsenkarzinome 899
3 Krankheiten der Nebenschilddrüse 901
3.1 Hyperparathyreoidismus 901
3.1.1 Primärer Hyperparathyreoidismus 901
3.1.2 Akuter Hyperparathyreoidismus 903
3.1.3 Sekundärer Hyperparathyreoidismus 903
3.1.4 Tertiärer Hyperparathyreoidismus 904
3.2 Epithelkörperchenunterfunktion 904
3.2.1 Hypoparathyreoidismus 904
3.2.2 Pseudohypoparathyreoidismus 905
4 Krankheiten der Nebenniere 905
4.1 Nebennierenrindenunterfunktion 905
4.1.1 Primäre Nebennierenrindenunterfunktion 905

1 Über- und Unterernährung 917
1.1 Adipositas 917
1.2 Chronische Unterernährung 924
1.3 Anorexia nervosa/Bulimie 927
2 Diabetes mellitus 928
2.1 Spezielle klinische Situationen 960
2.2 Diabetisches Koma und andere Komazustände des Diabetikers 961
2.2.1 Diabetische Ketoazidose 961
2.2.2 Differenzialdiagnose: Alkoholische Ketoazidose 968
2.2.3 Hyperosmolares nicht-ketoazidotisches Koma 969
2.2.4 Laktatazidose 969
2.3 Therapie häufiger Begleiterkrankungen des Diabetes 971
2.3.1 Arterielle Hypertonie 971
2.3.2 Hyperlipidämien 971
2.3.3 Necrobiosis lipoidica 972
2.4 Therapie häufiger Folgeerkrankungen des Diabetes 972
2.4.1 Nierenkomplikationen 972
2.4.2 Augenkomplikationen 973
2.4.3 Diabetische Neuropathie 974
2.4.4 Diabetischer Fuß 976
3 Hypoglykämien 977
4 Gicht und Hyperurikämien 980
5 Hyper- und Dyslipoproteinämien .. 987
6 Hepatische Porphyrien 1008
6.1 Akute intermittierende Porphyrie (und andere akute hepatische Porphyrien) ... 1009
6.2 Porphyria cutanea tarda (PCT) 1010

III.15 Infektionskrankheiten

H. Lode, R. Stahlmann

1 Bakterielle Infektionskrankheiten . 1013
1.1 Septikämie (Sepsis) 1013
1.2 Meningitis 1016

XVIII Inhaltsverzeichnis

1.3	Lues (Syphilis)	1019
1.4	Gonorrhö	1021
1.5	Leptospirosen	1022
1.6	Listeriose	1023
1.7	Brucellosen	1024
1.8	Dysenterie (Ruhr)	1024
1.9	Salmonellosen	1025
1.10	Cholera	1027
1.11	Tuberkulose	1028
1.12	Endokarditis	1028
1.13	Atemwegsinfektionen	1028
1.14	Gallenwegsinfektionen	1028
1.15	Harnwegsinfektionen	1028
1.16	Toxinvermittelte Erkrankungen	1028
1.16.1	Nahrungsmittelvergiftungen	1028
1.16.2	Hämolytisch-urämisches Syndrom	1028
1.16.3	Botulismus	1029
1.16.4	Tetanus	1030
1.16.5	Diphtherie	1030
1.16.6	Toxic-Shock-Syndrom	1031
1.17	Aktinomykose	1031
1.18	Bazilläre Angiomatose	1032
1.19	Lyme-Borreliose	1032
2	**Virusinfektionen**	**1034**
2.1	Grippe (Influenza)	1034
2.2	Infektiöse Mononukleose	1035
2.3	AIDS (Acquired Immune Deficiency Syndrome/erworbenes Immundefektsyndrom)	1036
2.4	Enzephalitis	1038
2.5	Herpes simplex labialis und genitalis	1040
2.6	Virushepatitis	1040
3	**Protozoenerkrankungen**	**1040**
3.1	Malaria	1040
3.2	Toxoplasmose	1043
3.3	Lambliasis	1044
3.4	Amöbiasis	1044
3.5	Trichomoniasis	1045
4	**Systemmykosen**	**1046**
5	**Wurminfektionen**	**1048**

III.16 Neurologische Krankheiten

H. C. Diener

1	**Zerebrale Durchblutungsstörungen**	**1053**
1.1	Primärprävention	1053
1.2	Vorhofflimmern und absolute Arrhythmie	1053
1.3	Asymptomatische Stenosen und Verschlüsse hirnversorgender Arterien	1054
1.4	Transiente ischämische Attacke (TIA)	1054
1.5	Akuter ischämischer Insult	1055
1.6	Subkortikale arteriosklerotische Enzephalopathie (SAE, Morbus Binswanger)	1057
1.7	Zerebrale Blutung	1057
1.8	Subarachnoidalblutung	1058
1.9	Sinus- und Hirnvenenthrombosen	1059
2	**Epileptischer Anfall und Status epilepticus**	**1059**
2.1	Grand-mal-Anfall	1059
2.2	Status epilepticus (generalisiert)	1059
3	**Akuter Migräneanfall und Prophylaxe der Migräne**	**1061**
3.1	Akuter Migräneanfall	1061
4	**Akuter Schwindel**	**1065**
5	**Periphere Fazialisparese**	**1066**
6	**Morbus Parkinson**	**1067**
6.1	Parkinson-Syndrom	1067
6.2	Akinetische Krise	1069
7	**Restless-legs-Syndrom**	**1069**
8	**Alkoholdelir**	**1070**
9	**Polyneuritis und Polyneuropathie**	**1071**
9.1	Akute Polyneuritis und -radikulitis (Guillain-Barré-Syndrom, GBS)	1071
9.2	Chronisches Guillain-Barré-Syndrom (GBS, chronisch inflammatorische demyelinisierende Polyradikuloneuropathie = CIDP)	1072
9.3	Meningoradikulitis und Polyneuritis bei Borreliose	1072
9.4	Polyneuropathie	1073
10	**Alzheimer-Demenz**	**1073**

III.17 Interpretation von Laborwerten anhand von Referenzbereichen

C. M. Niederau 1075

III.18 Kapitelübergreifende Tabellen

T. R. Weihrauch

Tabelle III.18.1	Ermittlung der Körperoberfläche aus Größe und Gewicht	1092
Tabelle III.18.2	Tabellennomogramm zur Bestimmung des Body Mass Index (BMI) aus Körpergröße in m und Gewicht in kg	1093
Tabelle III.18.3	Infusionsnomogramm zur Bestimmung von Tropfzahl/min und Infusionsdauer in Stunden	1094
Tabelle III.18.4	Umrechnungsfaktoren von g in mval	1095

Tabelle III.18.5	Natriumgehalt verschiedener Nahrungsmittel 1095
Tabelle III.18.6	Kaliumgehalt verschiedener Nahrungsmittel 1096
Tabelle III.18.7	Puringehalt verschiedener Lebensmittel 1097
Tabelle III.18.8	Hierarchie der wissenschaftlichen Evidenz: Evidenzgrade (Level) und Evidenztyp 1098

IV Verzeichnisse

Medikamentenverzeichnis 1101

Sachverzeichnis 1169

Abkürzungsverzeichnis 1287

Herausgeber

THOMAS R. WEIHRAUCH, PROF. DR. MED.,
FFPM
Professor an der Universität Düsseldorf
Medizinische Fakultät, Gastroenterologie
Am Scheidt 16, 40629 Düsseldorf
Tel.: 0211/293966, Fax: 0211/285664
E-Mail: weihrauch@uni-duesseldorf.de

Autoren

HANS CHRISTOPH DIENER, PROF. DR. MED.
Klinik für Neurologie
Universitätsklinikum Essen
Hufelandstr. 55, 45122 Essen
Tel.: 0201/723 24 60, Fax: 0201/723 59 01
E-Mail: hans.diener@uni-duisburg-essen.de

ERLAND ERDMANN, PROF. DR. MED.
Herzzentrum der Universität zu Köln
Kerpener Str. 62, 50937 Köln
Tel.: 0221/47 83 25 11, Fax: 0221/47 83 25 12
E-Mail: erland.erdmann@uni-koeln.de

VIOLA HACH-WUNDERLE, PROF. DR. MED.
Krankenhaus Nordwest
Steinbacher Hohl 2–26, 60488 Frankfurt am Main
und Gemeinschaftspraxis Innere Medizin
Fahrgasse 89, 60311 Frankfurt am Main
Tel.: 069/207 07; Fax: 069/50 93 00 94
E-Mail: Hach-Wunderle@t-online.de

DIETER HÄUSSINGER, UNIV.-PROF. DR. MED.
Universitätsklinikum Düsseldorf
Medizinische Klinik und Poliklinik
Klinik für Gastroenterologie, Hepatologie und
Infektiologie
Moorenstr. 5, 40225 Düsseldorf
Tel.: 02 11/ 811 75 69; Fax: 02 11/811 88 38
E-Mail: haeussin@uni-duesseldorf.de

CARL M. KIRCHMAIER, PRIV.-DOZ. DR. MED.
Deutsche Klinik für Diagnostik
Aukammallee 33, 65191 Wiesbaden
Tel.: 0611/577-0, Fax: 0611/57 75 577
E-Mail: kirchmaier.hst@dkd-wiesbaden.de

HANS KÖHLER, PROF. DR. MED.
Ärztlicher Direktor und Vorstandsvorsitzender
Universitätsklinikum des Saarlandes
66421 Homburg/Saar
Tel.: 06841/162 40 14, Fax: 06841/162 32 79
E-Mail:
prof.hans.koehler@uniklinikum-saarland.de

HARTMUT M. LODE, PROF. DR. MED.
Head
Research Center for Medical Studies (RCMS)
Affil. Institut für Klinische Pharmakologie
Charité – Universitätsmedizin Berlin
Hohenzollerndamm 2, 10717 Berlin
Tel.: 030/88 71 97 92, Fax: 030/88 71 93 86
E-Mail: haloheck@zedat.fu-berlin.de

KLAUS MANN, PROF. DR. MED.
Universität Essen
Direktor der Abteilung für Endokrinologie
Zentrum für Innere Medizin
Hufelandstr. 55, 45147 Essen, Ruhr
Tel.: 0201/723-28 20, Fax: 0201/723-59 72
E-Mail: klaus.mann@uni-essen.de

ELISABETH MÄRKER-HERMANN,
PROF. DR. MED.
Klinik Innere Medizin IV (Schwerpunkt
Rheumatologie, Klinische Immunologie und
Nephrologie)
HKS Dr. Horst Schmidt Kliniken GmbH
Aukammallee 39, 65191 Wiesbaden
Tel.: 0611/43 64 45, Fax: 0611/43 64 64
E-Mail:
Elisabeth.Maerker-Hermann@hsk-wiesbaden.de

Anschriften der Autoren

ROLAND MERTELSMANN,
PROF. DR. MED. DR. H.C.
Medizinische Universitätsklinik, Abteilung
Hämatologie und Onkologie
Universitätsklinikum Freiburg
Hugstetter Str. 55, 79106 Freiburg
Tel.: 0761/270-34 06, Fax: 0761/270-32 06
E-Mail:
roland.mertelsmann@uniklinik-freiburg.de

CHRISTOPH M. NIEDERAU, DR. MED.
Facharzt für Laboratoriumsmedizin
Leopoldstr. 10, 44147 Dortmund
Tel.: 0231/86 02 728, Fax: 0231/86 02 729
E-Mail: christoph.niederau@docnet.de

THOMAS PHILIPP, PROF. DR. MED. DR. H.C.
Ehem. Direktor der Klinik für Nieren- und
Hochdruckkrankheiten
Medizinische Klinik und Poliklinik
Universitätsklinikum Essen
Hufelandstr. 55, 45122 Essen
Tel.: 0201/723-22 80, Fax: 0201/723-59 54
E-Mail: thomas.philipp@uk-essen.de

THOMAS PORALLA, PROF. DR. MED.
Medizinische Abteilung I am
St. Joseph Krankenhaus
Akademisches Lehrkrankenhaus der Charité
Universitätsmedizin Berlin
Bäumerplan 24, 12101 Berlin
Tel.: 030/78 82 22-15; Fax: 030/7882-27 67

WERNER A. SCHERBAUM, PROF. DR. MED.
Direktor der Klinik für Endokrinologie,
Diabetologie und Rheumatologie
Universitätsklinikum Düsseldorf
WHO Collaborating Centre for Diabetes
European Training Centre in Endocrinology and
Metabolism
Moorenstr. 5, 40225 Düsseldorf
Tel.: 0221/811 7810, Fax: 0221/811 7860
E-Mail: scherbaum@uni.duesseldorf.de

HELMUT SCHINZEL, PROF. DR. MED.
DR. PHIL. NAT.
II. Medizinische Klinik, Klinikum der Johannes-
Gutenberg-Universität
Langenbeckstr. 1, 55131 Mainz
Tel.: 06131/17-72 64, Fax: 06131/17-66 17
E-Mail: schinzel@2-med.klinik.uni-mainz.de

RALF STAHLMANN, PROF. DR. MED.
Charité – Universitätsmedizin Berlin
Campus Benjamin Franklin
Institut für Klinische Pharmakologie und
Toxikologie
Garystr. 5, 14195 Berlin
Tel.: 030/84 45 17 70, Fax 030/84 45 17 63
E-Mail: ralf.stahlmann@charite.de

HARALD STEPPLING, PROF. DR. MED.
Chefarzt der Klinik für Innere Medizin II –
Pneumologie
Clemenshospital GmbH
Akademisches Lehrkrankenhaus der Westfälischen
Wilhelms-Universität Münster
Düesbergweg 124, 48153 Münster
Tel.: 0251/976-25 00, Fax: 0251/976-2502
E-Mail: h.steppling@clemenshospital.de

PETRA THÜRMANN, PROF. DR. MED.
Direktorin des Philipp Klee-Instituts für Klinische
Pharmakologie
HELIOS Klinikum Wuppertal
Lehrstuhl für Klinische Pharmakologie der
Universität Witten/Herdecke
Heusnerstr. 40, 42283 Wuppertal
Tel.: 0202/896-18 51, Fax: 0202/896 18 52
E-Mail: petra.thuermann@helios-kliniken.de

MARTIN R. WEIHRAUCH, DR. MED.
Klinik I für Innere Medizin
Universitätsklinikum Köln
Joseph-Stelzmann-Str. 9, 50924 Köln
Tel.: 0221/478 40 04, Fax: 0221/478 64 59
E-Mail: martin.weihrauch@uni-koeln.de

THOMAS R. WEIHRAUCH, PROF. DR. MED.,
FFPM
Professor an der Universität Düsseldorf
Medizinische Fakultät, Gastroenterologie
Am Scheidt 16, 40629 Düsseldorf
Tel.: 0211/293966, Fax: 0211/285664
E-Mail: weihrauch@uni-duesseldorf.de

KARL WERDAN, PROF. DR. MED.
Universitätsklinik und Poliklinik für
Innere Medizin III
Martin-Luther-Universität Halle/Wittenberg
Universitätsklinikum Halle/Klinikum Kröllwitz
Ernst-Grube-Str. 40, 06120 Halle/Saale
Tel.: 0345/557 26 01
E-Mail: karl.werdan@medizin.uni-saale.de

EBERHARD WINDLER, PROF. DR. MED.
Endokrinologie und Stoffwechsel des Alterns
Universitätsklinikum Hamburg-Eppendorf
Martinistr. 52, 20246 Hamburg
Tel.: 0163/557 60 82, Fax: 040/57 14 91 01
E-Mail: Prof.Windler@t-online.de

Mitarbeiter der 17. Auflage

BRIGITTE M. LOBNIG, DR. MED.
Klinik für Endokrinologie, Diabetologie und
Rheumatologie
Universitätsklinikum Düsseldorf
Moorenstr. 5, 40225 Düsseldorf
E-Mail: lobnig@med.uni-duesseldorf.de

BENEDIKT C. OSTENDORF,
PRIV.-DOZ. DR. MED.
Klinik für Endokrinologie, Diabetologie und
Rheumatologie
Universitätsklinikum Düsseldorf
Moorenstr. 5, 40225 Düsseldorf
Tel.: 0221/811 78 17, Fax: 0221/811 64 55
E-Mail: ostendorf@med.uni-duesseldorf.de

THOMAS ROTTHOFF, DR. MED., MME
Klinik für Endokrinologie, Diabetologie und
Rheumatologie
Universitätsklinikum Düsseldorf
Moorenstr. 5, 40225 Düsseldorf
Tel.: 0211/811 87 71, Fax: 0211/810 15 87 71
E-Mail: rotthoff@med.uni-duesseldorf.de

MARTIN RUSS, DR. MED.
Klinik für Innere Medizin III
Martin-Luther-Universität Halle/Wittenberg
Ernst-Grube-Str. 40, 06120 Halle/Saale
E-Mail: martin.russ@medizin.uni-halle.de

MARCUS SCHMITT, DR. MED.
Klinik für Gastroenterologie, Hepatologie und
Infektiologie
Universitätsklinikum Düsseldorf
Moorenstr. 5, 40225 Düsseldorf
Tel.: 02 11/ 811 75 69; Fax: 02 11/811 88 38

I Allgemeine Behandlungsverfahren

1 Symptomatische Allgemeinmaßnahmen

T. R. WEIHRAUCH, H. C. DIENER, M. R. WEIHRAUCH

1	Fieber ... 3	6.1.2	Schwer verlaufende akute Diarrhö ... 23
2	Prinzipien der Schmerztherapie .. 5	6.1.3	Reisediarrhö ... 25
3	Husten ... 14	6.2	Antibiotika-assoziierte Diarrhö ... 25
4	Erbrechen ... 15	6.2.1	Segmental hämorrhagische Diarrhö ... 25
5	Singultus ... 19	6.2.2	Pseudomembranöse Kolitis ... 25
6	Diarrhö ... 21	6.3	Chronische Diarrhö
6.1	Akute infektiöse Diarrhö		(Diarrhö > 2 Wochen) ... 26
	(Dauer < 2 Wochen) ... 21	6.4	Diarrhö bei AIDS-Patienten ... 27
6.1.1	Unkomplizierte akute Diarrhö ... 22	7	Obstipation ... 28

1 Fieber

T. R. WEIHRAUCH

Definition: Fieber bezeichnet eine durch zentrale Verstellung des Sollwertes bedingte Überschreitung der Körpertemperatur. Bei gesunden Erwachsenen werden als Referenzwerte Körpertemperaturen zwischen 36,0 und 37,7 °C bei sublingualer Messung gefunden. Morgendliche orale Temperaturen > 37,2 °C bzw. abendliche orale Temperaturen > 37,7 °C gelten als erhöht. Rektale Messungen ergeben um 0,5–0,6 °C höhere Werte. Die Körpertemperatur wird durch die rektale Messung am genauesten erfasst: Subfebril < 38,5 °C, febril > 38,5 °C.

Physiologie: Die Körpertemperatur ist individuellen Schwankungen unterworfen und variiert außerdem aufgrund physiologischer Faktoren, z.B. tageszeitlich (morgens 0,5 °C niedriger als abends), oder bei sportlicher Betätigung. Bei Frauen erhöht sie sich nach der Ovulation sowie im ersten Trimenon der Schwangerschaft durchschnittlich um 0,5 °C. Zu den physiologischen Folgen von Fieber gehören
(1) erhöhter Grundumsatz (um ca. 10 % je 1 °C),
(2) vermehrte Perspiratio insensibilis (ca. 300–500 ml/m^2 KO täglich je 1 °C),
(3) Pulsbeschleunigung (um ca. 10 Schläge/min je 1 °C).

Messung: Wird bei Tachypnoe oral gemessen, kann die Temperatur sogar bis zu 3 °C (im Mittel 0,93 °C) niedriger als bei rektaler Messung liegen, speziell bei hohem Fieber also falsch niedrig sein.

Ätiologie und Pathogenese: Der Hypothalamus reguliert bei Fieber den Sollwert in engen Grenzen, sodass die Körpertemperatur 41 °C fast nie überschreitet. Der Fieberreaktion kommt über eine immunmodulierende Wirkung wahrscheinlich eine Bedeutung bei der Überwindung einer Infektion zu (Aktivierung von Lymphozyten und Neutrophilen, Bildung von Akute-Phase-Proteinen).

Fieber ist Zeichen einer Reaktion des Körpers auf Bakterien, Viren, Pilze sowie immunologischer Prozesse und entsteht als Folge sequenzieller Vorgänge: Exogene Pyrogene, wie bakterielles Lipopolysaccharid, induzieren die Bildung und Freisetzung der endogenen Pyrogene (Proteine) Interleukin-1 (IL-1) sowie Tumornekrosefaktor (TNF-α) und Interleukin-6 (IL-6) des Monozyten-Makrophagen-Systems. Diese Pyrogene werden auch als Akute-Phase-Zytokine bezeichnet; sie greifen in die Regulation des Temperaturzentrums ein und führen dadurch zu Fieber: IL-1 gelangt systemisch zum Thermoregulationszentrum im Hypothalamus und induziert dort die Bildung von Prostaglandin E_2 (PGE_2). PGE_2 als lokaler Mediator führt zu einer Sollwertverstellung im Thermoregulationszentrum. Durch Wärmekonservierung (Vasokonstriktion) und Wärmeproduktion (Muskelzittern und gesteigerter Metabolismus in der Leber) kommt es zum Anstieg der Körpertemperatur, es entsteht – zentral vermittelt – Fieber. Die antipyretische Wirkung von z.B. Acetylsalicylsäure (Aspirin®) und anderen Cyclooxygenasehemmern liegt in der Hemmung der PGE_2-Bildung im Hypothalamus. Wahrscheinlich wird jedoch bei hohen Plasmaspiegeln der Akute-Phase-Zytokine auch außerhalb der Blut-Hirn-Schranke PGE_2 gebildet, das ebenfalls Fieber induziert.

Differenzialdiagnose und Therapieindikationen: Als Ursachen erhöhter Körpertemperatur müssen folgende Faktoren differenzialdiagnostisch in Erwägung gezogen werden: Infektionen viraler, bakterieller, parasitärer oder mykotischer Genese, maligne Erkrankungen, hämatologische Erkrankungen, Kollagenosen, Erkrankungen des Zentralnervensystems, kardiovaskuläre Erkrankungen, Erkrankungen des endokrinen Systems, Erkrankungen aufgrund physikalischer oder chemischer Einflüsse. Medikamente (drug fever), Störungen im Wasserhaushalt, Traumen oder operative Eingriffe.

Bei fehlenden anderen Hinweisen auch an selbstinduziertes oder habituelles („konstitutionelles") Fieber („Pseudofieber") denken. Fieber unklarer Genese (engl. **f**ever of **u**nknown **o**rigin [FUO]) ist definiert als Temperaturen $> 38,3\,°C$, die seit mindestens 3 Wochen bestehen und trotz mehr als einwöchiger stationärer Diagnostik nicht abgeklärt werden konnten. Heute bezeichnet man auch andere fieberhafte Zustände als FUO: Nosokomiales Fieber unklarer Ursache (im Krankenhaus aufgetreten), neutropenisches Fieber unklarer Ursache (Neutropenie ohne klinischen Fokus und ohne Erregernachweis).

Ätiologie des klassischen FUO:
(1) Infektionen ca. 25 %,
(2) Malignome ca. 10–15 %,
(3) Kollagenosen/Autoimmunopathien/Sonstiges ca. 40 %,
(4) ungeklärt ca. 20–25 %.

Typ und Höhe des Fiebers können aufschlussreiche diagnostische Hinweise geben. Zudem ist der Verlauf der Fieberkurve ein wichtiges Kriterium für die Effektivität der angewandten Therapie, insbesondere der Behandlung mit Antibiotika.

> **! WICHTIG:**
> Routineanwendungen von fiebersenkenden, v.a. medikamentösen Maßnahmen sind daher bei allen Fällen, in denen die Ursache des Fiebers unklar ist, nicht indiziert. Pneumonien und rezidivierende Pyelonephritiden können durch unkritische Antipyretikagaben verkannt werden, was zu einem verspäteten Beginn einer adäquaten antibiotischen Behandlung führen kann. Da Fieber nur selten ein Risiko für den Patienten darstellt, den Patienten meist in seinem Befinden nur gering beeinträchtigt und die Abwehrmechanismen möglicherweise günstig beeinflussen kann, sollten fiebersenkende Pharmaka sparsam gebraucht werden. Es gibt jedoch Situationen, in denen temperatursenkende Maßnahmen von vitaler Bedeutung sein können, so beim Hitzschlag, bei der malignen Hyperthermie, bei Grand-Mal-Epilepsien und anderen ZNS-Erkrankungen, bei koronarer Herzkrankheit und Herzinsuffizienz, bei älteren Patienten (cave: Hypotonie, Verwirrtheit) sowie in der Schwangerschaft. Ein schädlicher Einfluss einer Fiebersenkung auf die Infektionsabwehr ließ sich bisher nicht nachweisen.

THERAPIE

Spezielle Behandlung der ursächlichen Erkrankung
Siehe entsprechendes Organkapitel.

Symptomatische, nicht-medikamentöse Maßnahmen
(1) Übermäßig wärmende Bekleidung und Decken entfernen.
(2) Orale zusätzliche Flüssigkeitszufuhr zur Prophylaxe einer Dehydratation.
(3) Kühlung: Maßnahmen zur Abkühlung wie Wadenwickel oder „cold packs" sind nicht sehr effektiv und subjektiv unangenehm, wenn der Temperatursollwert noch erhöht ist. Sie verstärken dann noch die periphere Vasokonstriktion und den Schüttelfrost. Darüber hinaus war in Studien die Kombination von Kühlung und Antipyretika der alleinigen Gabe von Antipyretika nicht überlegen. Mit Ausnahme einer bestehenden Kontraindikation gegen Antipyretika sind periphere Kühlungsmaßnahmen bei Fieber daher nicht mehr indiziert.

> **WICHTIG:**
> Bei Hyperthermie, bei der der Temperatursollwert nicht verstellt ist, sind Kühlungsmaßnahmen weiterhin indiziert. Bei Verdacht auf Medikamentenfieber Abbruch der Behandlung, Normalisierung der Körpertemperatur meist innerhalb von 24–48 h (auch abhängig von der Halbwertszeit des jeweiligen Medikaments).

Pharmakotherapie
Die Antipyretika haben ihren Angriffspunkt im Thermoregulationszentrum im vorderen Hypothalamus und hemmen dort die IL-1-induzierte PGE_2-Freisetzung. Ziel der antipyretischen Medikation ist die Normalisierung des Temperatursollwertes mit konsekutiver Normalisierung der Körpertemperatur. Applikation möglichst vor Erreichen des Fiebergipfels, um die mit der kritischen Entfieberung einhergehende Kreislaufbelastung zu vermeiden. Bei hochfieberhaften Patienten Gabe der Antipyretika kontinuierlich alle 4–6 h, um starke Temperaturschwankungen zu vermeiden.
(1) *Acetylsalicylsäure* (Aspirin®, auch gepuffert bzw. als Brauseformulierung): 0,5 g alle 4–6 h p.o.
(2) *p-Aminophenolderivate:* Paracetamol (z.B. ben-u-ron®) 0,5 g alle 4–6 h p.o. bzw. rektal.
(3) *Ibuprofen* (z.B. Aktren®): 0,2–0,4 g alle 6–8 h p.o.

2 Prinzipien der Schmerztherapie
H. C. DIENER

Definitionen: Schmerz ist nach der Definition der Internationalen Gesellschaft zum Studium des Schmerzes (IASP) ein unangenehmes Sinnes- und Gefühlserlebnis, das mit aktueller oder potenzieller Gewebeschädigung verknüpft ist oder mit Begriffen einer solchen Schädigung beschrieben wird. Im Folgenden werden einige für die Nomenklatur wichtige Begriffe erklärt.
(1) *Allodynie:* Schmerzauslösung durch Reize, die normalerweise keinen Schmerz verursachen (z.B. Berührung).
(2) *Analgesie:* Fehlende Schmerzempfindung bei physiologisch schmerzhaften Reizen.
(3) *Dysästhesie:* Unangenehme oder abnorme Empfindungen, entweder spontan entstehend oder provozierbar, z.B. durch Berührung.
(4) *Hyperästhesie:* Verstärkte Empfindung auf schmerzhafte und nicht-schmerzhafte Reize (Schwellenerniedrigung).
(5) *Hyperalgesie:* Verstärkte Schmerzempfindung auf einen physiologisch schmerzhaften Reiz.

(6) *Hyperpathie:* Verstärkte Reaktion auf Reize, insbesondere wiederholte Reize bei erhöhter Schwelle.

(7) *Kausalgie:* Komplexes Syndrom, das durch einen brennenden Dauerschmerz, Allodynie und Hyperpathie nach einer Nervenläsion gekennzeichnet ist und mit vegetativen und trophischen Veränderungen einhergeht.

(8) *Neuralgie:* Schmerz im Versorgungsgebiet eines oder mehrerer Nerven.

(9) *Neuropathie:* Funktionsstörung oder pathologische Veränderung eines Nervs (Mononeuropathie), verschiedener Nerven (Polyneuropathia multiplex) oder distal und bilateral (Polyneuropathie).

Akuter Schmerz tritt im Rahmen eines akuten Ereignisses, z.B. eines Traumas, einer Operation, einer entzündlichen Nervenläsion oder bei der Migräne, auf.

Von einem **chronischen Schmerz** spricht man je nach Definition bei einer ununterbrochenen Schmerzdauer von 3–6 Monaten und Beeinträchtigungen

(1) auf kognitiv-emotionaler Ebene durch Störungen von Befindlichkeit, Stimmung und Denken,

(2) auf der Verhaltensebene durch schmerzbezogenes Verhalten,

(3) auf der sozialen Ebene durch Störung der sozialen Interaktion und Behinderung der Arbeit,

(4) auf der physiologisch-organischen Ebene durch Mobilitätsverlust und Funktionseinschränkungen.

THERAPIE

Grundlagen der konservativen Schmerztherapie

Akuter Schmerz wird mit Schmerzmitteln (**Tab. I.1.1**) oder Opioiden in adäquater Dosis behandelt. **Chronischer Tumorschmerz** wird nach dem Stufenschema der WHO therapiert (**Tab. I.1.2**). Bei **neuropathischen Schmerzen** stehen trizyklische Antidepressiva und Antikonvulsiva im Vordergrund.

Medikamentöse Schmerztherapie
Nichtopioidanalgetika

(1) *Acetylsalicylsäure* (ASS): Gut wirksames Analgetikum, Antiphlogistikum und Antipyretikum; kann auch i.v. appliziert werden.

(2) *Paracetamol:* Gut wirksames Analgetikum (mit überwiegend peripherem Angriffspunkt) und Antipyretikum ohne antiphlogistische Wirkung; relativ gute Verträglichkeit, keine Toleranz- und Abhängigkeitsentwicklung, geringe therapeutische Breite.

(3) *Metamizol:* Hohe analgetische Potenz, wirkt außerdem antiinflammatorisch, fiebersenkend und spasmolytisch. Zu Unrecht wegen der extrem seltenen Agranulozytosen (1 : 20 000) in Misskredit geraten. Bei zu rascher i.v.-Gabe kann ein Schock provoziert werden. Indikationsgebiete sind kolikartige Schmerzen und Schmerzen bei malignen Tumoren.

(4) *Nichtsteroidale Antirheumatika (NSAR):* Besonders geeignet zur Behandlung von Knochen-, Gelenk- und Muskelschmerzen (Polyarthritis, Lumbago). Peripherer und zentraler (spinal und am Hirnstamm) Ansatzpunkt. Indometacin, Diclofenac, Naproxen und Ibuprofen sind in ihrer analgetischen Wirkung vergleichbar. Das freiverkäufliche Ibuprofen hat dasselbe UAW-Profil (vorwiegend gastrointestinal) wie die anderen verschreibungspflichtigen NSAR.

(5) *Hemmer der Cyclooxygenase-2 (COX-2):* Analgetische und antiphlogistische Wirkung entsprechen denen der NSAR, jedoch weniger UAW im Magen-Darm-Trakt. Zugelassen sind der präferenzielle COX-2-Hemmer Meloxicam sowie die selektiven COX-2-Hemmer Celecoxib und Etoricoxib. Rofecoxib wurde 2004 aufgrund gehäufter Herzinfarkte und Schlaganfälle und Valdecoxib 2005 wegen schwerer Hautschäden (Stevens-Johnson-Syndrom) vom Markt

Tabelle I.1.1 Nichtopioidanalgetika und zentral wirksame Analgetika ohne opioidähnliche Wirkung

Arzneimittel (Beispiel)	Dosierung (mg)	Dosierungs-intervalle	Bemerkungen	UAW Kontraindikationen (K)
Acetylsalicylsäure (Aspirin®)	500–1000	6–8-stdl.	wirkt auch entzündungshemmend	GI-Schmerzen (UAW), Ulkus, Asthma, Blutungsneigung (K)
Paracetamol (ben-u-ron®)	500–1000	6–8-stdl.	wirkt antipyretisch	Leberschäden (K)
Metamizol (Novalgin®)	500	5–6-stdl.	wirkt spasmolytisch	Allergie, Schock (i.v.), Agranulozytose (UAW)
Ibuprofen (Aktren®)	400–600	6–8-stdl.	nichtsteroidales Antirheumatikum	GI-Schmerzen (UAW), Ulkus (K)
Diclofenac (Voltaren®)	50–100	8-stdl.	wie Ibuprofen	wie Ibuprofen
Indometacin (Amuno®)	25–50	8–12-stdl.	wie Ibuprofen	wie Ibuprofen, plus Kopfschmerzen, Ödeme (UAW)
Celecoxib (Celebrex®)	100 200	12-stdl. 24-stdl.	COX-2-Hemmer Osteoarthrose rheumatoide Arthritis	Magenschmerzen, Hautreaktion, Ödeme (UAW), Ulkus, entzündl. Darmerkrankung, KHK, Schlaganfall (K)
Etoricoxib (Arcoxia®)	60 90 120	24-stdl. 24-stdl. 24-stdl.	Arthrose, rheumatoide Arthritis, akute Gichtarthritis	Magengeschwür, Hautreaktion, Ödeme (UAW), Hypertonie, KHK, Schlaganfall (K)
Rarecoxib (Dynastat®)	40 i.v., i.m.	6–12-stdl.	Kurzzeittherapie postoperativer Schmerzen	Magengeschwür, Hautreaktion, Ödeme (UAW), Hypertonie, KHK, Schlaganfall (K)
Flupirtin (Katadolon®)	100	8-stdl.	NMDA-Antagonist muskelrelaxierend	Müdigkeit (UAW)

Tabelle I.1.2 Stufenschema der WHO

1. Nichtopioidanalgetika		kausale Therapie
2. Nichtopioidanalgetika + schwache Opioide	+	additive Therapie invasive Therapie
3. Nichtopioidanalgetika + starke Opioide		je nach individueller Gegebenheit

zurückgezogen. Gemäß aktueller Empfehlungen der europäischen Arzneimittelagentur EMEA besteht eine Kontraindikation für die Anwendung aller noch im Handel befindlichen COX-2-Hemmer bei Patienten mit ischämischer Herzkrankheit oder Schlaganfall, eine zusätzliche Kontraindikation besteht für Etoricoxib bei Patienten mit hohem Blutdruck sowie die Empfehlung, diese Arzneimittel immer in der tiefstmöglichen Dosis und für so kurze Zeit wie möglich zu verwenden. Die Substanzen erhöhen den INR-Wert bei Patienten, die antikoaguliert werden.
(6) *Flupirtin:* Zentral wirksames Analgetikum, das nicht über Opioidrezeptoren wirkt, sondern als selektiver Öffner neuronaler Kaliumkanäle. Anwendung zur Zeit mit einer Wirktrias aus analgetischer, muskelrelaxierender und chronifizierungshemmender Wirkung bei akuten und chronischen Schmerzen, z. B. bei der Behandlung von Rückenschmerzen.

Periher wirksame Analgetika wirken nach oraler Applikation vergleichbar oder sogar besser als nach i.m.-Injektion. Es gibt daher keine Rechtfertigung für die häufig geübte Praxis, NSAR lokal zu injizieren (z.B. im Bereich der kleinen Wirbelgelenke oder intraartikulär). Weder Kombinationen verschiedener peripher wirksamer Analgetika noch die Kombination mit zentral wirksamen Analgetika (Codein) oder Tranquilizern sind für die Behandlung banaler oder chronisch rezidivierender Schmerzen zu befürworten, da ein nicht unerhebliches Abhängigkeitspotenzial besteht.

Opioidanalgetika

Analgetika vom Opiat-Typ binden spezifisch an Opiatrezeptoren zentraler schmerzleitender Strukturen. Nach neuesten Erkenntnissen wirken sie aber auch peripher. Einige Opioide, wie Morphin, wirken am Rezeptor ausschließlich als Agonisten. Buprenorphin ist ein partieller Agonist mit zusätzlichen opioidantagonistischen Eigenschaften. Opioide sollten für schwerste Schmerzzustände (nozizeptiver Schmerz) oder für chronische, sonst nicht therapierbare Schmerzen reserviert bleiben. Wichtigste Indikation für Opioide ist die Behandlung des postoperativen Schmerzes und des Tumor- und Deafferentierungsschmerzes. Die wichtigsten zentral wirksamen Analgetika können der **Tabelle I.1.3** entnommen werden. Abhängigkeit und Toleranzentwicklung werden offenbar bei einer ausschließlichen Bedarfsmedikation bei Schmerzspitzen gefördert. Es sollte daher ein möglichst gleichmäßiger Spiegel der Medikamente durch Gabe in festen Zeitintervallen bzw. durch Gabe retardierter Präparate (z.B. transdermale Systeme) erreicht werden. Bei Tumorpatienten wird leider die Abhängigkeitsgefahr häufig überschätzt und diesen Patienten eine wirksame Schmerztherapie vorenthalten. Opioide haben keine organspezifische Toxizität. Bei gleichzeitiger Gabe von Benzodiazepinen kann sich eine bedrohliche Störung des Atemantriebs entwickeln. Zu Beginn der Opioidtherapie kann es zu Übelkeit und Erbrechen kommen. Hier sind Antiemetika wie Dimenhydrinat (Vomex®) und Triflupromazin (Psyquil®) hilfreich. Hauptproblem bei längerer Anwendung von Opioiden ist die Obstipation (Behandlung **s. Kap. I.1.7**).

Schwach und mittelstark wirksame Opioide

(1) *Codein:* In vielen analgetischen Mischpräparaten enthalten. Begrenzte analgetische Potenz. Bei Kopfschmerzpatienten kann es medikamenteninduzierte Dauerkopfschmerzen hervorrufen.

(2) *Dihydrocodein* hat in retardierter Form eine vernünftige Halbwertszeit, führt aber sehr häufig zu Obstipation.

(3) *Tramadol* in retardierter Form wird gut toleriert, kann auch rektal und i.v. appliziert werden.

(4) *Tilidin:* In der Kombination mit dem Opioidantagonisten Naloxon nicht BtM-pflichtig. Es sollte bei chronischen Schmerzen in der retardierten Form eingesetzt werden.

(5) *Pentazocin* und *Pethidin* spielen nur in der postoperativen Analgesie eine Rolle. Beide haben eine zu kurze Wirkungsdauer und können zu Halluzinationen führen (BtM-pflichtig).

Stark wirksame Opioide

(1) *Morphin:* Liegt in Form oraler Retard-Präparate vor, mit denen die Morphingabe auf 2–3 Tagesdosen verteilt werden kann. Bei Schmerzspitzen kann Morphinlösung zusätzlich gegeben werden. Für Patienten mit Schluckstörungen gibt es ein Granulat.

(2) *Buprenorphin:* Partialantagonist mit Ceilingeffekt (höhere Dosen sind nicht besser wirksam), wird relativ gut toleriert; auch als transdermales System verfügbar.

(3) *Fentanyl* steht zur transdermalen Applikation zur Verfügung. Umstellung von oralem Morphin auf Fentanyl gemäß Anwendungsvorschriften.

(4) *Oxycodon:* Ähnlich gute analgetische Wirkung wie Morphin.

2 Prinzipien der Schmerztherapie

Tabelle I.1.3 Zentral wirksame Analgetika (Opioide)

Substanz	Name (Auswahl)	Appl.-Form	Dosis	Bemerkung
schwach wirksame Opioide				
Dihydrocodein	DHC®	oral ret.	2–3 × 60–180 mg	schwaches Opioid, max. 240 mg, starke Obstipation
Tramadol	Tramal®	oral	6 × 50–100 mg	schwaches Opioid, Obstipation selten, bei Beginn starke Emesis und Sedierung
	Tramal long®	oral ret.	3 × 100–300 mg	
	Tramundin®	oral ret.		
Tilidin + Naloxon	Valoron®,	oral	6 × 50–100 mg	schwaches Opioid, keine Spasmen der glatten Muskulatur
	Valoron ret.	oral ret.	2–3 × 100–200 mg	
Pentazocin	Fortral®	oral	6–8 × 180 mg	Partialagonist, keine Dauertherapie, Psychosen, Orthostase
		i.m.	6–8 × 30 mg	
Pethidin	Dolantin®	oral, i.v., s.c.	6–8 × 300 mg	keine Spasmen der glatten Muskulatur, keine Dauertherapie, Partialagonist
stark wirksame Opioide (BtM-pflichtig)				
Morphin	MST Mundipharma ret®	oral ret.	3 × 10–400 mg	Standardopioid
	M long®	oral ret.	2 × 10–800 mg	
	Capros®	oral ret.	2 × 800 mg	
	Severedol®	oral	10–60 mg	
	MSR Mundipharma®		4 × 10–400 mg	
	MSI Mundipharma®	rektal	1/3 orale Dosis	
		i.v., s.c.	1/3 orale Dosis	
		epidural	1/10 orale Dosis	
		intrathekal	1/30 orale Dosis	
Piritramid	Dipidolor®	i.v., i.m.	3 × 15 mg	zur postop. Schmerztherapie, kaum Orthostase
		rektal	3 × 100 mg	
Buprenorphin	Temgesic®	sublingual	3–4 × 0,3–1,5 mg	Partialagonist, max. 5 mg/Tag
		i.v., i.m., transdermal	3–4 × 0,3–1,5 mg	
Fentanyl	Fentanyl transdermal®		ab 25 µg/h	Anwendungsvorschriften beachten
Oxycodon	Oxygesic®	oral, retard Supp.	2 × 10–400 mg	

Bei Patienten, bei denen mit einer oralen Opiatgabe keine ausreichende Schmerzlinderung erzielt werden kann, kommt eine kontinuierliche intrathekale oder epidurale Morphingabe in Frage. Diese Art der Schmerztherapie soll aber nur bei Personen durchgeführt werden, bei denen Schmerzen durch Metastasen im Abdomen und in den unteren Extremitäten (Syringomyelie, spinaler Tumor, traumatischer Querschnitt) bestehen. Die Applikation erfolgt entweder über ein subkutan liegendes Reservoir oder bei Langzeittherapie über eine computergesteuerte subkutane Pumpe.

Additive Schmerztherapie
Antidepressiva

Eine Reihe von trizyklischen Antidepressiva sind auch analgetisch wirksam. Die Wirkung der Thymoleptika erfolgt über die Hemmung zentraler aszendierender Schmerzimpulse. Zusätzlich erfolgt zentral und im Rückenmark eine Faszilitation schmerzhemmender absteigender Systeme, die Schmerzsignale abschwächen. Thymoleptika werden als Monotherapie beim Spannungskopfschmerz und beim chronischen posttraumatischen Kopfschmerz eingesetzt. Als Adjuvans oder als Monotherapie sind sie bei neuropathischen Schmerzen unterschiedlicher Genese (Deafferentierungsschmerz, Polyneuropathie, postzosterischer Brennschmerz) indiziert. Hierzu zählen auch Schmerzsyndrome, bei denen eine Schmerzkomponente einen neuropathischen Charakter aufweist (z.B. Tumorschmerz, chronischer Rückenschmerz mit Radikulopathie oder epidurale Fibrose).

Bei Patienten mit gleichzeitig bestehenden Schlafstörungen (entweder durch die Schmerzen oder unabhängig hiervon) sollte man eher sedierende Thymoleptika, wie Amitriptylin, Amitriptylinoxid und Doxepin, vor dem Zubettgehen einsetzen (**Tab. I.1.4**). Bei Antriebsminderung und depressiver Verstimmung kommen antriebssteigernde Thymoleptika wie Imipramin oder Clomipramin in Dosierungen morgens und mittags zum Einsatz. Bei gleichzeitig bestehender Depression erfolgt Aufdosierung bis in antidepressiv wirksame Bereiche. Wichtig bei der Auswahl des Antidepressivums sind auch das Nebenwirkungsprofil und die jeweiligen

Tabelle I.1.4 Additive Schmerztherapie mit Antidepressiva

Substanzen	Evidenz	Startdosis	Zieldosis	Besonderheiten
TCA (Serotonin, NA) Amitriptylin (z.B. Saroten®) Nortriptylin (Nortrilen®)	PZN (↑↑) PNP (↑↑) PTN (↑) STR (↑)	10–25 mg 0–0–1	50–75 mg (150 mg)	**Cave:** AV-Block II./III. Grades, Glaukom, Prostataadenom, Hypotension
TCA (NA) Desipramin (z.B. Petylyl®) Maprotilin (z.B. Ludiomil®)	PZN (↑) PNP (↑)	10–25 mg 1–0–0	50–75 mg (150 mg)	wie Amitriptylin
SSRI Citalopram (z.B. Cipramil®) Fluoxetin (z.B. Fluctin®) Paroxetin (z.B. Seroxat®)	PNP (↔)	–	–	wenig NW
SNRI Venlafaxin (z.B. Trevilor®) Duloxetin (z.B. Cymbalta®)	PNP (↑↑) PNP (↑)	37,5 mg 1–0–1 60 mg 0–0–1	50–75 mg (150 mg); 60 mg (120 mg)	NW: Übelkeit, Erbrechen

Abkürzungen: NA = Noradrenalin, PNP = Polyneuropathie, PTN = posttraumatische Neuralgie, PZN = postzosterische Neuralgie, SNRI = Serotonin-Noradrenalin-Wiederaufnahme-Hemmer, SSRI = selektiver Serotonin-Wiederaufnahme-Hemmer, STR = Stroke, TCA = tri- bzw. tetrazyklisches Antidepressivum.

Evidenzstufen:

↑↑ Aussage zur Wirksamkeit wird gestützt durch mehrere adäquate, valide klinische Studien (z.B. randomisierte klinische Studien) bzw. durch eine oder mehrere valide Metaanalysen oder systematische Reviews. Positive Aussage gut belegt.

↑ Aussage zur Wirksamkeit wird gestützt durch zumindest eine adäquate, valide klinische Studie (z.B. randomisierte klinische Studie). Positive Aussage belegt.

↔ Es liegen keine sicheren Studienergebnisse vor, die eine günstige oder ungünstige Wirkung belegen. Dies kann bedingt sein durch das Fehlen adäquater Studien, aber auch durch das Vorliegen mehrerer, aber widersprüchlicher Studienergebnisse.

Kontraindikationen. Dazu gehören bei den trizyklischen Antidepressiva das Engwinkelglaukom, kardiale Erregungsleitungsstörungen, obstruktive Blasenentleerungsstörungen, schwere Leberfunktionsstörungen und eine erhöhte Krampfbereitschaft.

Beim Einsatz von Antidepressiva in der Schmerztherapie sollten die folgenden Punkte beachtet werden:

(1) Den Betroffenen muss erklärt werden, dass die Antidepressiva zur Schmerztherapie und nicht primär zur antidepressiven Behandlung eingesetzt werden.

(2) Die meisten Beipackzettel von Antidepressiva enthalten keine Hinweise auf die schmerztherapeutische Wirkung.

(3) Die Dosierung sollte zu Beginn sehr niedrig erfolgen und angepasst an die UAW sehr langsam gesteigert werden. Ist ein ausreichender Effekt erzielt, sollte auf ein retardiertes Präparat umgestellt werden.

(4) Die schmerztherapeutische Dosis beträgt zwischen 10 und 50 % der antidepressiv wirksamen Dosis.

(5) Die Patienten müssen zu Beginn der Behandlung auf die zunächst sehr unangenehmen, meist anticholinergen UAW (**s. Tab. I.1.4**) hingewiesen werden.

(6) Die Patienten müssen darauf aufmerksam gemacht werden, dass die schmerzlindernde Wirkung meist mit einer zeitlichen Verzögerung von einigen Tagen bis zu 2 Wochen eintritt. In dieser Zeit werden die UAW geringer.

(7) Die modernen selektiven Serotonin-Wiederaufnahmehemmer sind schmerztherapeutisch nicht wirksam (z.B. Fluoxetin, Citalopram, Paroxetin). Dies gilt auch für die modernen selektiven MAO-Hemmer (Moclobemid, Aurorix®).

(8) Einige Serotonin-/Nordadrenalin-Wiederaufnahmeinhibitoren sind schmerztherapeutisch wirksam (Duloxetin, Venlafaxin, Mirtazapin).

Neuroleptika

Neuroleptika selbst haben keine eigenständige analgetische Wirkung. Ihre Hauptwirkung in der adjuvanten Schmerztherapie ist sedierend und anxiolytisch. Neuroleptika werden in der adjuvanten Schmerztherapie bei chronischen neurogenen Schmerzen oder Tumorschmerzen zur Distanzierung vom Schmerz und zur Verminderung der Toleranzentwicklung von Analgetika eingesetzt und eignen sich auch zur Behandlung von Agitiertheit und Verwirrtheit unter Opioiden.

Antikonvulsiva

Die Antikonvulsiva Carbamazepin (z.B. Tegretal®, Tagesdosis 400–1000 mg), Gabapentin (Neurontin®, Tagesdosis 1600–2400 mg) und Pregabalin (Lyrica®, Tagesdosis 300–600 mg) sind in Deutschland zur Behandlung neuropathischer Schmerzen zugelassen (**s. Tab. I.1.5**). Carbamazepin inhibiert Natrium- und Kaliumströme. Da nicht nur neuronale Natriumkanäle, sondern auch Ionenkanäle anderer Organe blockiert werden, ergeben sich Kontraindikationen z.B. bei Herzrhythmusstörungen (AV-Block 2. und 3. Grades). Gabapentin wurde als strukturelles GABA-Analogon entwickelt, hat jedoch keine direkte GABAerge Wirkung. Man nimmt an, dass es seine Wirkung über $\alpha_2\delta$-Kalziumkanäle entfaltet. Pregabalin ist zur Behandlung von Patienten mit peripheren Neuropathien und als Antiepileptikum bei fokalen Anfällen zugelassen. Wie Gabapentin ist Pregabalin ein GABA-Analogon ohne sichere Wirkung am GABA-Rezeptor, es verringert die Freisetzung mehrerer unterschiedlicher Neurotransmitter und wirkt schmerzlindernd, angstlösend und entkrampfend.

Bei der Verwendung der meisten anderen Antikonvulsiva handelt es sich um individuelle Heilungsversuche. So hat sich Oxcarbazepin (Trileptal®, Tagesdosis 600–2400 mg), bislang nur für die Epilepsietherapie zugelassen, in mehreren kleinen Studien bei Patienten mit Trigeminusneuralgie, diabetischer Polyneuropathie und postzosterischer Neuralgie als gut wirksam und

1 Symptomatische Allgemeinmaßnahmen

Tabelle I.1.5 Additive Schmerztherapie mit Antikonvulsiva

Substanzen	Evidenz	Startdosis	Zieldosis	Besonderheiten
Gabapentin (z.B. Neurontin®)	PZN (↑↑) PNP (↑↑) CRPS(↑) PHAN (↑) RM (↑) MIX (↑) CANC (↑)	300 mg 0–0–1	1200–2400 mg (3600 mg)	wenig NW, keine Interaktionen
Pregabalin (Lyrica®)	PZN (↑↑) PNP (↑↑)	75 mg 1–0–1	150 mg (600 mg)	wenig NW, keine Interaktionen, lineare Plasmakonzentration, schneller Wirkeintritt
Carbamazepin (z.B. Tegretal®)	PNP (↑)	100–200 mg 0–0–1	600–1200 mg (1400 mg)	effektiv bei Trigeminusneuralgie häufige NW: Blutbildveränderungen, Leberschäden, Hyponatriämie, Medikamenteninteraktionen wegen Enzyminduktion
Oxcarbamazepin (Trileptal®)	diabetische PNP (↑)	300 mg 1–0–1	600–2400 mg	Hyponatriämie, Hautausschläge
Lamotrigin (Lamictal®)	RM (↑)	25 mg 0–0–1	100–200 mg	extrem langsame Aufdosierung, Exanthem, Insomnie

Abkürzungen: CANC = neuropathischer Tumorschmerz, CRPS = komplexes regionales Schmerzsyndrom, MIX = gemischtes Kollektiv, NW = Nebenwirkungen, PHAN = Phantomschmerz, PNP = Polyneuropathie, PZN = postzosterische Neuralgie, RM = Rückenmarkläsion.
Evidenzstufen:
↑↑ Aussage zur Wirksamkeit wird gestützt durch mehrere adäquate, valide klinische Studien (z.B. randomisierte klinische Studien) bzw. durch eine oder mehrere valide Metaanalysen oder systematische Reviews. Positive Aussage gut belegt.
↑ Aussage zur Wirksamkeit wird gestützt durch zumindest eine adäquate, valide klinische Studie (z.B. randomisierte klinische Studie). Positive Aussage belegt.

verträglich erwiesen. Vorteile im Vergleich zu Carbamazepin sind das bessere kognitive Nebenwirkungsprofil und die fehlende Autoinduktion bei sonst vergleichbarem Nebenwirkungsprofil. Lediglich die Inzidenz einer Hyponatriämie ist unter Oxcarbazepin wahrscheinlich höher (etwa 23 %) als unter Carbamazepin. Für bestimmte Schmerzzustände (z. B. Trigeminusneuralgie) sind auch Phenytoin (Phenhydan®, Tagesdosis 300 mg) oder Lamotrigin (Lamictal®, Tagesdosis 200 mg) als Reservemedikamente zu betrachten. Hauptnachteil von Lamotrigin ist, dass es zur Vermeidung allergischer Hautreaktionen nur langsam eindosiert werden darf (Erhöhung um 25 mg alle 2 Wochen).

Wesentlich sind die folgenden allgemeinen Behandlungsregeln:
(1) Bei Carbamazepin. Gabapentin und Pregabalin muss die Dosis langsam einschleichend erhöht werden. Optimal ist ein Zeitraum von 4 Wochen bis zum Erreichen der Enddosis.
(2) Unter Carbamazepin treten zu Beginn sehr unangenehme UAW auf, über die der Patient aufgeklärt werden muss (Schwindel, Müdigkeit, Ataxie, Doppelbilder).
(3) Valproinsäure ist in der Schmerztherapie nur wenig wirksam.
(4) Clonazepam (Rivotril®) ist zu stark sedierend und wird deswegen auf Dauer meist nicht toleriert.

Antikonvulsiva werden bei neuropathischem Schmerz mit attackenförmiger Verstärkung oder triggerbarer Komponente, typischen Neuralgien (Trigeminusneuralgie, postzosterische Neuralgie, radikuläre Schmerzen mit attackenförmiger Komponente, Polyneuropathie) eingesetzt. Carbamazepin soll in retardierter Form gegeben werden.

Kortikosteroide

Cortison kann relativ großzügig bei Tumorerkrankungen mit schlechter Prognose eingesetzt werden. Langzeit-UAW sind besonders zu beachten beim Einsatz gegen benigne Schmerzen und im Rahmen von Gelenkschmerzen. Hier ist eine sorgfältige Nutzen-Risiko-Abwägung notwendig. Die Wirkung ist multifaktoriell. Neben einer analgetischen Wirkung bei Knochenmetastasen haben Kortikosteroide einen positiven Effekt auf Stimmung und Appetit. Sie können auch durch ihre antiödematöse Wirkung die Kompression schmerzsensibler Strukturen verringern. Weitere Einsatzgebiete sind zerebrale Tumoren (durch die Reduktion des Hirnödems nimmt der Kopfschmerz ab) und die Behandlung des Status migraenosus.

Nichtmedikamentöse Schmerztherapie (Verhaltenstherapie und andere Verfahren)

(1) *Krankengymnastik und Sporttherapie:* Schmerz führt häufig zu Inaktivität und damit sekundär zu Fehlhaltung, Muskelhypotrophie und Gelenkimmobilisation. Je nach Intensität der Schmerzen ist Krankengymnastik und Bewegungstherapie bei fast allen Arten von chronischem Schmerz sinnvoll. Ausdauersportarten wie Jogging, Rudern, Schwimmen und Radfahren haben eine günstige Wirkung auf viele chronische Schmerzen.

(2) *Kognitive Verhaltenstherapie:* Bei diesem Therapieverfahren wird versucht, dem Schmerzkranken die Kontrolle über seinen eigenen Schmerz zu ermöglichen. Der Patient soll lernen, seine eigene wahrgenommene Hilflosigkeit und Hoffnungslosigkeit zu überwinden.

(3) *Stressbewältigungstraining:* Hier geht man davon aus, dass belastende Alltagssituationen, die mit Stress und Hektik verbunden sind, bestehende Schmerzen verstärken oder – z.B. bei Kopfschmerzen – Migräneanfälle auslösen können. Der Patient soll lernen, Stress auslösende Situationen zu erkennen und zu vermeiden.

(4) *Relaxationstraining* (Progressive Muskelrelaxation nach Jacobson): Bei dieser Entspannungstechnik werden nacheinander bestimmte Muskelgruppen isometrisch angespannt und danach wieder aktiv entspannt. Zur Behandlung von Schmerzzuständen (z.B. chronische Rückenschmerzen) hat sich die Progressive Muskelrelaxation in vielen kontrollierten Studien als wirksam erwiesen. Dies ist für das autogene Training nicht der Fall.

(5) *Biofeedbacktraining:* Mit Hilfe von Biofeedback werden physiologische Vorgänge, die üblicherweise nicht bewusst wahrgenommen werden, mit akustischen oder optischen Signalen gekoppelt und so dem Bewusstsein zugänglich. Das Vasokonstriktionstraining wird zur Therapie der Migräne angewandt, das EMG-Biofeedback bei chronischen Rückenschmerzen.

(6) *Transkutane elektrische Nervenstimulation (TENS):* Bei der TENS wird mit Hilfe kleiner Stimulatoren eine elektrische Reizung afferenter, nicht schmerzleitender Fasern durchgeführt. Gereizt wird dabei entweder direkt über dem Schmerzareal oder über dem peripheren Nerv, der das Schmerzareal innerviert. 30–50 % aller Patienten mit chronischen Schmerzen berichten über eine Schmerzlinderung.

(7) *Akupunktur:* Prospektive kontrollierte Studien zur Akupunktur zeigen in den meisten Fällen nur einen Effekt, der dem Placeboeffekt entspricht. Ein Therapieversuch ist gerechtfertigt bei rheumatischen Schmerzen, Lumbago und beim chronischen Spannungskopfschmerz.

(8) *Homöopathie:* Alle bisher durchgeführten placebokontrollierten Studien zum Einsatz der Homöopathie bei akuten oder chronischen Schmerzen haben keinen Beleg für die Wirksamkeit dieses therapeutischen Ansatzes gezeigt.

Grundlagen der invasiven Schmerztherapie

(1) *Diagnostische und therapeutische Blockaden:* Diagnostische Blockaden mit Lokalanästhetika in unterschiedlicher Konzentration sind besonders beim Übergang vom akuten zum chronischen Schmerz hilfreich, um sympathisch unterhaltene Schmerzen von Schmerzen, die über

myelinisierte Fasern vermittelt werden, zu differenzieren. Therapeutische Blockaden kommen beim akuten Herpes zoster und bei der sympathischen Reflexdystrophie in Betracht. Neurolytische Blockaden mit Alkohol oder Phenol werden fast ausschließlich bei durch Opioide nicht beeinflussbaren Schmerzen im Rahmen maligner Tumoren eingesetzt. Diese Methode kann verwendet werden zur Destruktion peripherer Nerven, zur intrathekalen chemischen Rhizotomie und bei der Blockade des Plexus coeliacus im Rahmen maligner Tumoren des oberen abdominellen Abschnitts (z.B. Pankreaskarzinom) und des Plexus hypogastricus superior bei malignen Tumoren des kleinen Beckens. Destruierende Neurolysen müssen nach Möglichkeit bei benignen Schmerzen vermieden werden, da als Spätfolge eine Kausalgie resultieren kann. Die ganglionäre lokale Opioidanalgesie (GLOA) erfolgt mit 0,03 mg Buprenorphin in 2 ml NaCl 0,9 % am Ganglion cervicale superior beim Herpes zoster im Gesichtsbereich und am Ganglion stellatum bei der sympathischen Reflexdystrophie der oberen Extremität.

(2) *Neurochirurgische Techniken:* Neurochirurgische Techniken der Schmerztherapie sollten nur zum Einsatz kommen, wenn alle konservativen Therapieverfahren nicht ausreichend wirksam sind, der Schmerz objektiviert werden kann (maligner Tumor, Metastasen etc.) und eine Schmerzakzentuierung durch psychische Faktoren oder eine Begleitdepression ausgeschlossen ist. Die offene oder perkutane Chordotomie, die mehrere Segmente oberhalb der Schmerzregion durchgeführt werden muss, kommt fast ausschließlich bei therapieresistenten einseitigen Schmerzen im Rahmen von Malignomen zum Einsatz. Dies gilt auch für die „dorsal root entry zone coagulation" (DREZ). Bei dieser Technik werden mehrere Läsionen im Bereich des Hinterhorns in Höhe der betroffenen Segmente sowie ober- und unterhalb gesetzt. Infraläsionelle Paraplegie- und Phantomschmerzen sprechen auf DREZ-Läsionen nicht an und bilden nach neueren Erfahrungen ebenso wenig eine Indikation wie postherpetische Schmerzen.

(3) *Stimulationsverfahren:* Vorübergehend wurden in größerem Umfang elektrische Stimulatoren mit Einsatzpunkt im Bereich der Hinterstränge, des Hirnstamms und im Thalamus eingesetzt. Da diese Verfahren meist nur vorübergehend wirksam sind, sollten sie nicht bei chronischen benignen Schmerzen eingesetzt werden.

3 Husten

T. R. WEIHRAUCH

Vorbemerkung: Husten ist das häufigste Symptom einer Atemwegserkrankung, die überall zwischen Larynx und Alveolen lokalisiert sein kann. Daneben kann er Symptom einer Herzinsuffizienz (**s. Kap. III.2.2**), einer gastroösophagealen Refluxkrankheit (**s. Kap. III.6.2.1**) mit nächtlicher Aspiration oder durch zerebrale Prozesse bedingt sein. Er kann als trockener Reizhusten bestehen oder mit Sekretion und Expektoration einhergehen, chronisch sein oder ein akutes Krankheitsbild begleiten. In den meisten Fällen kann kurz dauernder, erkältungsbedingter Husten mit Selbstmedikation (Sekretolytika, Inhalation, ätherische Öle etc.) abgemildert werden.

THERAPIE

Kausale Therapie

Vor jeder symptomatischen Maßnahme zur Bekämpfung des Hustens sollte die Ursache geklärt und, wo möglich, spezifisch behandelt werden:

(1) *Ausschalten chronisch-toxischer Einwirkungen* wie Rauchen, Staub etc., z.B. bei chronischen Bronchitikern.

(2) *Antibiotikatherapie,* wenn bakterielle Infekten vorliegen (**s. Kap. III.5.2.2.3**).

(3) *Broncholytika* und schleimhautabschwellende/entzündungshemmende Therapie (**s. Kap. III.5.2.2.4**) bei Asthma bronchiale oder obstruktiver Bronchitis. Evtl. hier Ausschalten von Allergenen, Hyposensibilisierung.
(4) *Operation oder Bestrahlungstherapie* von Tumoren der Lunge und des Mediastinums.
(5) *Therapie bei nicht-pulmonalen Ursachen* s. spezielle Organkapitel (kardiovaskulär: Lungenembolie, Herzinsuffizienz; thorakale Pleuritis, Pleuraerguss, Zwerchfellreizungen; gastrointestinal: gastroösophagealer Reflux, Ösophagustumoren; neurologisch: Hirntumoren, u.a. neurologische Erkrankungen; psychogen: Neurosen).

Symptomatische Therapie
Pharmakotherapie

(1) *Antitussiva:* Medikamente zur Unterdrückung des Hustens durch Dämpfung des Hustenzentrums und/oder der sensiblen Rezeptoren („Hustenrezeptoren") im Bronchialtrakt. *Indikationen*: Trockener Reizhusten, heftiger, quälender, produktiver Husten. Hierbei sollte der Husten allerdings nicht völlig unterdrückt werden. Es empfiehlt sich nicht, Sekretolytika in Kombination mit Antitussiva zu geben. Sekretolytika (siehe dort) allein können häufig schon quälenden Husten durch Sekretverflüssigung mildern.
(2) *Codein* (Codeinum phosphoricum Compretten®, Tricodein® Retardkps., Codipront® mono Retardkps.): Substanz mit sehr guter antitussiver Wirkung, die in höheren Dosen in der Regel auch zur Unterdrückung sehr starken Hustens ausreicht. Gleichzeitig besteht eine atemdepressorische, leicht analgetische und sedative Wirkung. UAW: Nausea und Obstipation. Kontraindikationen (Ateminsuffizienz, akuter Asthmaanfall, Schlafapnoesyndrom) beachten! Dosierung: 50 mg 1- bis 3-mal/Tag p.o., Retardform morgens und abends je 1 Kps.
- Dem *Codein ähnlich* wirkende Substanz: *Dihydrocodein* (Paracodin®, Remedacen®): 10–30 mg 3-mal/Tag oder 20 mg als Retardform zur Nacht.
- *Dextromethorphan* (z.B. NeoTussan® Saft) 15–30 mg (= 15–30 ml) alle 6–8 h, nach den Mahlzeiten, bei Bedarf zusätzlich eine Dosis vor dem Schlafengehen. In den USA gegenüber Codein bevorzugt. Anwendungsbeschränkung: eingeschränkte Leberfunktion. UAW: Müdigkeit, Übelkeit, Schwindel. Wechselwirkungen mit anderen Medikamenten beachten.

(3) *Expektoranzien (Sekretolytika):* **s. Kap. III.5.2.2.2**.

Physikalische Therapie

(1) *Inhalation* mit Aerosolen: Wirksame Maßnahme zur Sekretolyse bzw. Broncholyse (**s. Kap. III.5.2**).
(2) Insbesondere zur Unterstützung der Therapie chronischer Bronchial- oder Lungenerkrankungen dienen *krankengymnastische Maßnahmen* oder *Vibration des Thorax* (**s. Kap. III.5.2.3**).

4 Erbrechen
M. R. WEIHRAUCH

Ätiologie und Pathogenese: Den Symptomen Übelkeit und Erbrechen liegen eine Vielzahl von Ursachen zugrunde:
(1) Erbrechen durch Störungen verschiedener Art im Bereich des gesamten *Verdauungstraktes* – vom Pharynx bis zum Rektum, einschließlich Leber, Pankreas und Gallenwegsorgane – wie Entzündungen, mechanische Hindernisse oder toxische Reizungen.
(2) *Zentrales Erbrechen:* Ursachen sind Reizungen des Brechzentrums in der dorsolateralen Formatio reticularis bzw. der Chemorezeptortriggerzone (CTZ) in der Area postrema des IV. Ventrikels oder Vestibularisreizung (s.u.) entweder mechanisch (Commotio, intrakranielle

Druckerhöhung), toxisch (Emetika wie Morphin oder Apomorphin, Digitalisintoxikation, Zytostatika, endogen-toxisch) oder durch zerebrale Hypoxie (zerebrale Anämie oder Blutung).
(3) Erbrechen durch *Vestibularisreizung* (Bewegungskrankheit, Menière-Symptomenkomplex).
(4) *Schwangerschaftserbrechen*, das in seiner eigentlichen Ursache noch weitgehend ungeklärt ist.
(5) *Psychogenes Erbrechen:* Über das limbische System Einflüsse auf Brechzentrum und CTZ. Antizipatorisches Erbrechen bei Chemotherapie wird so ausgelöst (s.u.).

Zytostatikabedingtes Erbrechen: Das therapiebedingte Erbrechen ist zeitlich zu differenzieren:
(1) Einsetzen vor Therapiebeginn – *antizipatorisches Erbrechen* (Erwartungserbrechen als konditionierte Erfahrung früherer Therapien) – spricht auf Antiemetika nur bedingt an – in der Regel durch Psychopharmaka zu beeinflussen, selten ganz zu beherrschen. Der Patient muss daher schon beim ersten Zyklus vor „schlechten Erfahrungen" bewahrt werden.
(2) *Akutes Erbrechen:* Abhängig von der emetogenen Potenz des Zytostatikums (**Tab. I.1.6**), von der Dosis und der Konstitution des Patienten. Frauen neigen häufiger zu Erbrechen als Männer, junge Patienten mehr als ältere, und nach langjährigem höherem Alkoholkonsum kann der Brechreiz fast vollständig verschwinden. Beginn des akuten Erbrechens ist 1–6 h nach Applikation, es hält in der Regel nicht länger als 48 h an.
(3) *Verzögertes Erbrechen:* Häufig nach Cisplatin, setzt nach 12–24 Stunden ein und hält mehrere Tage an. Vermutlich vermittelt durch Substanz P.
Beim akuten Erbrechen wird die sensible Chemorezeptortriggerzone in der Area postrema aktiviert, die wiederum die Stimuli an das Brechzentrum leitet, das in der lateralen medullären Formatio reticularis lokalisiert ist. Die CTZ kann sowohl direkt über das kapilläre Blut als auch über vagale Afferenzen aus dem GIT erregt werden. Beim antizipatorischen Erbrechen nimmt das limbische System Einfluss. Die Genese des verzögerten Erbrechens ist noch nicht geklärt.

THERAPIE

Beim akuten, nur kurzfristigen Erbrechen, wie es nach Ernährungsfehlern, Alkoholexzessen etc. vorkommt, oder bei der morgendlichen Übelkeit mit gelegentlichem Erbrechen in der Frühschwangerschaft erübrigt sich eine Behandlung bzw. besteht lediglich in der Verordnung leicht verdaulicher Nahrungsmittel. Wenn Übelkeit oder Erbrechen jedoch ausgeprägt und lang anhaltend sind, das allgemeine Befinden erheblich beeinträchtigen und evtl. zu Störungen im Elektrolyt- und Wasserhaushalt führen, ist eine Therapie notwendig.

Kausale Therapie

Sie besteht in der internistischen oder chirurgischen, evtl. neurochirurgischen Behandlung der ursächlichen Erkrankung: s. Spezialkapitel.

Tabelle I.1.6 Emetogene Potenz der wichtigsten Zytostatika und Antikörper

Sehr schwach	Bleomycin, Busulfan, Chlordeoxyadenosin, Fludarabin, Vinblastin, Vinorelbin, Bevacizumab
Schwach	Taxane, Mitoxantron, Topotecan, Etoposid, Premetrexat, Methotrexat, Mitomycin, Gemcitabin, Cytarabin, 5-Fluorouracil, Bendamustin, Botezomib, Cetuximab, Trastuzumab
Mittel	Carbo-/Oxaliplatin, Doxo-, Dauno-, Epi- und Idarubicin, Irinotecan, Cyclophosphamid, Ifosfamid, Melphalan
Hoch	Cisplatin, Streptozotozin, Cyclophosphamid ($> 1\,500$ mg/m^2), Carmustin, Dacarbazin Jede Hochdosistherapie

Symptomatische Therapie

Sie dient der Unterstützung der spezifischen Behandlung und wird allein nur dort angewandt, wo eine ursächliche Therapie nicht möglich ist.

Ernährung

Bei der Ernährung muss zunächst vor allem auf ausreichende Flüssigkeits- und Elektrolytzufuhr geachtet werden. Falls diese oral nicht möglich ist, sind u.U. Infusionen erforderlich (s. **Kap. III.1**). Im Allgemeinen soll bei akut einsetzendem Erbrechen (v.a. von Seiten des Verdauungstraktes) jegliche Nahrungsaufnahme zunächst für einige Stunden unterlassen werden, um dann im Anschluss nur Tee und – wenn dieser toleriert wird – trockene, leicht verdauliche Nahrungsmittel (z.b. Zwieback, gesalzene Kräcker) in häufigen, kleinen Mahlzeiten aufzunehmen.

Medikamentöse Behandlung

(1) *Antihistaminika* (H_1-Rezeptor-Antagonisten) mit ausgeprägter zentralnervöser Hemmwirkung finden als Antiemetika Verwendung. Bei Bewegungskrankheit ist eine Prophylaxe ca. 1 h vor Antritt der Reise zu empfehlen. Antihistaminika wirken unterschiedlich stark sedierend. Sie sind im ersten Trimenon einer Schwangerschaft nur bei strenger Indikation bedingt erlaubt (s. **Tab. II.7.5**). Haupt-UAW: Schläfrigkeit, Mundtrockenheit, selten Sehstörungen. Kontraindikationen: Blasenentleerungsstörungen, Glaukom. Schwangerschaft (s. **Kap. II.7.5**). Interaktionen mit Sedativa, Tranquillanzien, Alkohol → gesteigerte Schläfrigkeit.

- *Meclozin* (Diligan®, Postafen®) eignet sich besonders zur Behandlung der Bewegungskrankheit. Dosierung: 1(–2) Tbl. (25 mg) oral 1 h vor Antritt der Reise, dann alle 4 h; bei bereits bestehendem Erbrechen 1 Supp. (50 mg) rektal.
- *Dimenhydrinat* (Vomex A®) findet besonders Anwendung bei der Therapie der Bewegungskrankheit, aber auch bei anderen Formen des Erbrechens. Dosierung: 1 Depot-Drg. im Abstand von 8–10 h oder 1 Supp. 3- bis 4-mal täglich oder 1–2 Amp. i.v. oder i.m. täglich (Depot-Drg. 0,2 g, 1 Supp. 0,15 g, 1 Amp. i.v. 0,065 g in 10 ml, 1 Amp. i.m. 0,1 g in 2 ml).

(2) *Phenothiazine*: Zentral dämpfende Mittel aus der Gruppe der Neuroleptika. Durch Blockierung von Dopaminrezeptoren in der Area postrema beeinflussen sie wirksam Erbrechen verschiedener Genese mit Ausnahme der Bewegungskrankheit. Nur Piperazin-substituierte Chlorpromazinverwandte, z.B. Decentan®, sind auch dort wirksam. Zum Teil beträchtliche UAW: Sedierung, Störungen des Vegetativums und des extrapyramidalen Systems, allergische Hauterscheinungen, Agranulozytose u.a. Im ersten Trimenon einer Gravidität nur bei strenger Indikationsstellung bedingt erlaubt (s. **Tab. II.7.5**). Interaktionen mit Sedativa/Tranquillanzien, Alkohol, Anticholinergika und Dopaminantagonisten (s.u.).

- *Perphenazin* (Decentan®) als Antiemetikum auch zur Therapie der Bewegungskrankheit geeignet. Dosierung: 4–8(–12) mg/Tag p.o. Bei ambulanten Patienten sollte eine Tagesdosis von 12 mg nicht überschritten werden.
- *Fluphenazin* (Lyogen®). Dosierung: 1–2 mg/Tag (1 Tbl. – 1 mg, 1 Amp. bis 1 mg). Bei ambulanten Patienten Tagesdosen von 2 mg nicht überschreiten.

(3) *Scopolamin* (Scopoderm® TTS): Anticholinergika wie Scopolamin (M-Cholinorezeptor-Antagonist) sind besonders wirksam in der Prophylaxe von Übelkeit und Erbrechen vestibulären Ursprungs (Reise- bzw. Seekrankheit). Dosierung: 1 Membranpflaster etwa 4–6 h oder am Abend vor Reiseantritt. Die Wirkung hält bis zu 3 Tage an. UAW wie bei dieser Substanzklasse bekannt, Wirkungsverstärkung durch Interaktion mit Alkohol.

(4) *Dopaminantagonisten*: Antiemetika mit zentraler Blockierung des Dopamin(D_2)-Rezeptors und zusätzlicher peripherer antiemetischer Wirkung durch Steigerung der gastrointestinalen Motilität bei hypotonen Funktionsstörungen des Magen-Darm-Trakts. UAW: Dyskinetisches Syndrom (Antidot: Biperiden [Akineton®]). Interaktionen mit Digoxin, Cimetidin (Absorption↓), Levodopa, Paracetamol, verschiedenen Antibiotika, Lithium (Absorption↑).

- *Metoclopramid* (Paspertin®) wirkt in hoher Dosierung auch am 5-HT$_3$-Rezeptor (s.u.); Dosierung: 2- bis 3-mal 10 mg/Tag rektal oder 3-mal 5–10 mg/Tag p.o., als Tropfen 3-mal 20 Tr./Tag; wenn nötig, 1- bis 3-mal 10 mg/Tag i.m. oder i.v.
- *Alizaprid* (Vergentan®) 2- bis 3-mal 50 mg i.v.
- *Domperidon* (Motilium®): Nur peripher wirkender D$_2$-Antagonist, daher ohne zentralnervöse UAW; Dosierung 3-mal 10–20 mg p.o.

(5) *Serotonin(5-HT)-Antagonisten (Setrone):* Selektiv wirkende Substanzen, die den 5-HT$_3$-Rezeptor an der Area postrema blockieren, aber wahrscheinlich auch an Rezeptoren im Gastrointestinaltrakt eine serotoninantagonistische Wirkung haben, ohne die UAW der Dopaminantagonisten (keine Dyskinesien; gelegentlich Flush, Kopfschmerzen, Obstipation, Sedierung, Hypotension). Hohe antiemetische Potenz, besonders für die Strahlen- und Zytostatikatherapie. Substanzen: *Ondansetron* (Zofran®, Zofran Zydis®), Tropisetron (Navoban®), Granisetron (Kevatril®), Dolasetron (Anemet®), Palonosetron (Aloxi®); Dosierung s.u.

(6) *Neurokinin-1(NK1)-Rezeptorantagonisten:* Tachykinine, besonders ein Peptid „P", binden an den NK1-Rezeptor und potenzieren die Emesis besonders unter einer Chemotherapie. Rezeptorantagonisten können diesen Einfluss unterbinden. Der orale NK1-Rezeptorantagonist, Aprepitant (Emend®), kann die Wirkung von 5-HT$_3$-Antagonisten und Dexamethason deutlich verstärken.

(7) *Dexamethason* potenziert die Wirkung der Setrone deutlich und sollte bei stark emetogenen Zytostatikaapplikationen mit diesen kombiniert werden.

Behandlung bei zytostatikabedingtem Erbrechen

Ziel der Therapie ist der Zustand ohne Übelkeit! Aufgrund der Vielzahl gut wirksamer Antiemetika ist dies bei konsequenter Therapie bei ca. 60–80 % aller Patienten zu erreichen. Nausea/Emesis bei tumorkranken Patienten führt zu einem nicht tolerablen Verlust an Lebensqualität und zu hohen Sekundärkosten, sodass die Kosten der teuren Antiemetika akzeptiert werden müssen. Die wichtigsten Substanzen sind 5-HT$_3$-Antagonisten, Steroide und Neurokinin-1-Rezeptorantagonisten.

Die antiemetische Therapie richtet sich nach der emetogenen Potenz der verwendeten Zytostatika und der subjektiven Empfindlichkeit des Patienten. Bei den sehr schwach emetogenen Zytostatika (**s. Tab. I.1.6**) ist in der Regel keine Therapie notwendig.

Die Begleittherapie richtet sich nach der emetogenen Potenz der verwendeten Zytostatika, dabei ist zu berücksichtigen, dass durch die Kombination mehrerer mittelgradig emetogener Zytostatika die Gesamttherapie hoch emetogen sein kann!

Jeder Patient mit Nausea/Erbrechen wird beim nächsten Zyklus mit der höheren Gruppentherapie behandelt. (MASCC-Richtlinien siehe **Tab. I.1.7**)

(1) *Gering emetogene Chemotherapie* (z.B. Taxan-Monotherapie): Dexamethason (2-mal 8 mg Tag 1 bis Tag 2), evtl. Metoclopramid 4-mal 30 Tr./Tag (8–10 mg) p.o. oder als Kurzinfusion prophylaktisch kurz vor der Chemotherapie (alternativ Alizaprid) bei extrapyramidalen UAW: Dimenhydrinat (Vomex®), Domperidon (Motilium®). Sollte trotzdem Übelkeit auftreten, muss beim nächsten Zyklus ein 5-HT$_3$-Antagonist (mit Dexamethason) angewendet werden.

(2) *Moderat emetogene Chemotherapie:* Dexamethason 2-mal 8 mg tgl. p.o. Tag 0 bis Tag 2 und ein Setron der 2. Generation vor Therapie

(3) *Hoch emetogene Chemotherapie:* Setrone, Dexamethason 20 mg als Kurzinfusion vor Ther. und 2-mal 8 mg Tag 0 bis 2 und Aprepitant (Emend®) 120 mg Tag 1, 80 mg Tag 2 und 3. Lorazepam (Tavor®) 1–2 mg i.v. (p.o.), kann bei antizipatorischem Erbrechen hilfreich sein.

Applikation und Dosierung der 5-HT$_3$-Antagonisten und weitere Informationen:

- Alle Setrone der 2. Generation sind in oraler und intravenöser Form verfügbar und in beiden Formen gleich wirksam. Das Setron der 3. Generation (Palonosetron) ist nur i.v. verfügbar.
- Grundsätzlich sollte die orale Gabe (30 min vor der Therapie) durchgeführt werden.

Tabelle I.1.7 MASCC[1]-Richtlinien zur Therapie von Emesis/Nausea (Perugia 2004)

Risikogruppe	Patienten (%)	Akutes Erbrechen	Verzögertes Erbrechen
Hoch	> 90 %	5-HT$_3$-Antagonisten + Dexamethason + Aprepitant (Einzeldosis)	Dexamethason + Aprepitant (Tag 2 + 3)
Moderat	30–90 %	5-HT$_3$-Antagonisten + Dexamethason (Einzeldosis)	Orales Dexamethason (1. Wahl), 5-HT$_3$-Antagonisten (alternativ)
Niedrig	10–30 %	z.B. Dexamethason	Keine präventiven Maßnahmen
Minimal	< 10 %	Keine präventiven Maßnahmen	Keine präventiven Maßnahmen

[1] Multinational Association for Supportive Care in Cancer. June 2004.

Tabelle I.1.8 Äquivalenzdosen der 5-HT$_3$-Antagonisten

	HZW (h)	Rezeptoraffinität (pKi log-Skala)	i.v.	per os
Ondansetron	4,0	8,4	8–16 (–32) mg	8–16 (–32) mg
Topisetron	9,0	8,7	5 mg	5 mg
Granisetron	9,0	8,9	2 mg	2 mg
Dolasetron	7,3	7,6	100 mg	200 mg
Palonosetron	40,0	10,5	0,35 mg	Nicht verfügbar

- Setrone der 2. Generation wirken gering bei der verzögerten Form des Erbrechens, wiederholte Gaben sind wenig wirksam. Besser ist die Gabe eines Setrons der 3. Generation wegen längerer HWZ und größerer Rezeptoraffinität (Palonosetron) oder Versuch mit Metoclopramid und Dexamethason bzw. Versuch mit Dimenhydrinat (Vomex®) und Dexamethason.
- UAW: Kopfschmerzen, Obstipation, leichte Flush-Symptomatik.
- Äquivalenzdosen siehe **Tabelle I.1.8**. Ondansetron liegt auch als Sublingualform vor (Zofran Zydis®), diese Form dient nur der einfachen Applikation, es findet keine bukkale Resorption statt.

Bei protrahierter Übelkeit nach platinhaltiger oder Hochdosischemotherapie empfiehlt sich bei stationären Patienten zusätzlich *Alizaprid* (Vergentan®) 6 Ampullen (6-mal 50 mg) über 24 h als Dauerinfusion zu geben.

5 Singultus

T. R. WEIHRAUCH

Ätiologie und Pathogenese: Multifaktoriell, vom gelegentlichen „idiopathischen" Schluckauf bei raschem Trinken von eisgekühlten Getränken bis zum Singultus bei Malignomen der Speiseröhre. Ursachen im Einzelnen: *Psychische* Erkrankungen, *zentralnervös* (Alkoholintoxikation), infektiös-toxisch (z.B. bei Meningitis, Enzephalitis), tumorbedingt (z.B. Hirnstammtumoren) sowie zerebrovaskuläre Insulte (Schädel-Hirn-Trauma) und *peripher* ausgelöst (zervikale, mediastinale, pleuro-pulmonale, ösophageale und abdominelle Tumoren, Entzündungen und Verdrängungen, wie thorakales Aortenaneurysma, Achalasie und Magendistension [opulentes Mahl, Gastroparese, maligne Magenausgangsstenose u.a.]).

1 Symptomatische Allgemeinmaßnahmen

THERAPIE

Die weitaus häufigste Manifestation ist der *passagere Schluckauf*, der mit „Hausmitteln" zu beenden ist. Beim *persistierenden Schluckauf*, der durch Allgemeinmaßnahmen nicht zu beseitigen ist, richtet sich die Therapie nach der zugrundeliegenden Erkrankung (entsprechende Diagnostik durchführen!).

Allgemeine Maßnahmen

Beim harmlosen gelegentlichen Schluckauf allgemeine Maßnahmen wie Atemanhalten, Bauchpresse und/oder 1 Teelöffel trockenen Zucker schlucken, psychische Ablenkung.
In hartnäckigen Fällen Vagusreizung durch pernasales Einführen einer Magensonde und Reizung der Pharynxhinterwand durch mehrmaliges Drehen der Sonde für ca. 30 sec oder direkte Gaumenmassagen mit weichem Katheter am Übergang vom weichen zum harten Gaumen. Bei Verdacht auf Singultus durch Magendilatation (z.B. Blutung oder postoperativ) Sonde zur Entlastung im Magen platzieren.

Medikamentöse Therapie

Die Therapie ist weitgehend empirisch: Prokinetika und Protonenpumpenhemmer sollen durch Beschleunigung der Magenentleerung und Hemmung der Säuresekretion den afferenten Reiz unterdrücken. Baclofen als Reflexbogenhemmer soll durch GABAerge Wirkung die zentrale Erregbarkeit und Auslösbarkeit des Schluckaufreflexes herabsetzen. Häufig liegt eine gastroösophageale Refluxkrankheit vor.

(1) *Motilitätswirksame Medikamente:* Metoclopramid (Paspertin®) 3- bis 4-mal 10 mg/Tag bzw. Bromoprid (Cascapride®) oder Domperidon (Motilium®). Die Wirkung lässt sich durch Motilitätssteigerung (Magenentleerung!) und zentralen Angriffspunkt erklären.
(2) *Psychopharmaka:* Triflupromazin (Psyquil®) 20 mg i.m. oder 5–10 mg i.v., anschließend 1 Supp. bei Bedarf; Haloperidol (Haldol®): 3-mal 5 mg p.o.
(3) *Andere Pharmaka:* Valproat (Ergenyl®): Antikonvulsivum besonders bei neurogenem Schluckauf: 20 mg/kg KG auf 2–4 Tagesdosen verteilt für eine Woche! Amitriptylin (Saroten®) 3-mal 10–20 mg/Tag; Baclofen (Lioresal®) 2-mal 5 bis 3-mal 30 mg/Tag.
(4) *Omeprazol* (Antra®), 20 mg tgl.

In einer nicht-kontrollierten Studie über 6 Monate besserte die Dreierkombination Cisaprid (30 mg/Tag), Omeprazol (20 mg/Tag) und Baclofen (45 mg/Tag) den Schluckauf signifikant (Z. Gastroent. 36, 559–566, 1998). Da Cisaprid nicht mehr im Handel ist, könnte Metoclopramid bzw. Domperidon (s.o.) eine Alternative sein.

Operative Therapie

Als Ultima Ratio kann eine ein- oder beidseitige Durchtrennung des N. phrenicus (Ausschaltung der efferenten Strecke des Reflexes) notwendig werden, wenn der fortschreitende Kräfteverfall des Patienten es erfordert. Allerdings ist diese Maßnahme nicht immer erfolgreich; außerdem besteht die Gefahr einer kompletten Zwerchfellparese mit konsekutiven respiratorischen Problemen.

> **! WICHTIG:**
> Bei Wiederauftreten von lang anhaltendem Schluckauf (> 48 h) Suche nach einer zugrundeliegenden Erkrankung veranlassen.

6 Diarrhö

T. R. WEIHRAUCH

Definition: Eine Diarrhö bei mitteleuropäischer Kost wird definiert durch mehr als 3 wässrig-ungeformte Stühle/Tag und ein Gesamtstuhlgewicht über 250 g/Tag. Von etwa 9 l Wasser, die normalerweise durch den oberen Gastrointestinaltrakt fließen, gelangen nur 1,5 l durch die Bauhin'sche Klappe in das Zökum, nur 100–200 ml werden pro Tag mit dem Stuhl ausgeschieden. Im Dünndarm ist die Wasserrückresorption an Natrium- und Glukoseresorption gekoppelt, was therapeutisch zu beachten ist.

Ätiologie und Pathogenese: Man unterscheidet 4 Hauptursachen:
(1) *Osmotische Diarrhö* (durch schwer resorbierbare und osmotisch aktive Substanzen im Darmlumen): Bei Einnahme von Lactulose, Magnesiumsulfat, gastrokolischer Fistel, Kurzdarmsyndrom beträgt die Stuhlmenge meist 500–1000 ml/Tag. Der Durchfall sistiert, wenn der Patient fastet bzw. den schwer resorbierbaren Stoff nicht mehr einnimmt. Die Messung der Stuhlosmolalität ergibt eine Differenz über 40 mval zur doppelten Summe von Natrium und Kalium im Stuhl (= osmotische Lücke).
(2) *Sekretorische Diarrhö* (durch intestinale Wasser- und Elektrolytsekretion): Enterotoxine (Shigellen, Staphylococcus aureus, Clostridium perfringens, Vibrio cholerae etc.), Gastrin (Zollinger-Ellison-Syndrom), Kalzitonin, Serotonin (Karzinoid), kongenitale Chlorid- und Natriumdiarrhö, VIP (Vipom), Laxanzien (Bisacodyl, Anthranoide, Rizinus etc.) sowie sezernierendes villöses Adenom führen zu Stuhlmengen über 1 l/Tag, auch bei Fasten des Patienten. Es besteht keine osmotische Lücke zwischen Stuhlosmolalität und der doppelten Summe von Natrium und Kalium im Stuhl.
(3) *Schleimhautveränderungen:* Morphologische Schleimhautveränderungen mit Exsudation (von Schleim, Protein und Blut) bestehen z.B. bei Sprue, M. Whipple, bakteriellen Infektionen mit Mukosa-Invasion, z.B. enteropathogene E. coli, Amöben, Shigellen, aber auch bei Strahlenenteritis, Kollagenosen, Dünndarmlymphom, M. Crohn, Colitis ulcerosa, kollagener Kolitis, Amyloidose. Diagnostik durch Endoskopie mit Biopsie und Nachweis der Erreger im Stuhl.
(4) *Gesteigerte intestinale Motilität:* Eine gestörte intestinale Motilität mit Diarrhö aus extraintestinaler Ursache besteht bei Karzinoid, Hyperthyreose, Diabetes mellitus mit Neuropathie, Reizdarmsyndrom (irritables Kolon, IBS) mit erhöhter Motilität und Sensitivität des Darms. Bei Sklerodermie und Amyloidose oft Hypomotilität.

Klinik: Klinisch ist die Einteilung in akute und chronische Diarrhö sowie in entzündliche und nicht-entzündliche Diarrhö von Bedeutung. Eine entzündlich bedingte Diarrhö besteht mit hoher Wahrscheinlichkeit, wenn Erbrechen, Fieber, Bauchkrämpfe und Blut im Stuhl vorliegen. Ein hämolytisch urämisches Syndrom (HUS, mit hämolytischer Anämie, Thrombopenie und Nephropathie) kann durch E. coli 0157:H7 in 10 % ausgelöst werden. Nicht-entzündlich bedingte Diarrhöen durch toxinbildende Bakterien verursachen kein Fieber, kein Blut und keine Leukozyten im Stuhl (**Tab. I.1.9**).

6.1 Akute infektiöse Diarrhö (Dauer < 2 Wochen)

Ätiologie und Pathogenese: Häufigste Ursachen sind akute Gastroenteritiden (bakterielle Nahrungsmittelvergiftung) durch Bakterien im Darm (z.B. Salmonellen, Shigellen, E. coli [enterotoxinbildende E. coli häufigste Ursache der **Reisediarrhö!**], Proteus, Pyocyaneus, Yersinia enterocolitica, Campylobacter jejuni, Chlamydien; Inkubationszeit mehrere Stunden bis Tage) **oder** durch in der Nahrung gebildete Toxine, die mit dem Essen aufgenommen werden (z.B. Toxine von Staphylokokken, Bacillus cereus und Clostridien; Inkubationszeit wenige Stunden). Daneben zahlreiche andere bakterielle (Typhus, Paratyphus, Cholera), virale (Noroviren

1 Symptomatische Allgemeinmaßnahmen

Tabelle I.1.9 Ursachen akuter Diarrhöen

Ohne Entzündung	Mit Entzündung
• Rotavirus	• Shigellen
• Norwalk-Virus	• Salmonellen
• Lamblien	• Campylobacter
• Staphylococcus aureus	• Amöben
• Clostridium perfringens	• Yersinien
• E. coli enterotoxisch (ETEC)	• Clostridium difficile
• Vibrio cholerae	• E. coli enteroinvasiv (EIEC)
• Bacillus cereus	• E. coli enterohämorrhagisch (EHEC)

[Norwalk-like Viren] bis zu 50 % der nicht-bakteriellen Diarrhöen bei Erwachsenen, Rotaviren bis zu 70 % bei Kindern), Antibiotika-induzierte (Clostridium difficile), parasitäre (Amöben, Lamblien, Askariden), allergische (Nahrungsmittelunverträglichkeit) und medikamentöse Ursachen (Laxanzien, Zytostatika, Antibiotika, Digitalisüberdosierung).

Klinik: Die Symptomatik wird durch Art und Schwere der Noxe bestimmt. 90 % sind leichte Verlaufsformen der akuten Gastroenteritis mit Nausea, Erbrechen, Temperaturen < 38,5 °C und breiigen bis wässrigen Diarrhöen von kurzer (2- bis 3-tägiger) Dauer.

Diagnostik: Bei akuter Diarrhö ergibt die Diagnostik in > 80 % keine eindeutige Ursache und ist bei unkomplizierten Verläufen entbehrlich.

> **! WICHTIG:**
> Bei schwerer Beeinträchtigung des Allgemeinbefindens, Temperaturen > 38,5 °C und/oder blutigem Stuhl bzw. Dehydratationszeichen mit Kollapsneigung ist die sofortige differenzialdiagnostische Abklärung als Grundlage für eine kausale Therapie durchzuführen. Richtlinien für das praktische Vorgehen zeigt **Tabelle I.1.10**.

6.1.1 Unkomplizierte akute Diarrhö

THERAPIE

Zielsetzung: Aufrechterhaltung eines normalen Elektrolyt- und Wasserhaushalts, Besserung der Diarrhö.

(1) *Antidiarrhoika:* Bei stärker ausgeprägten Diarrhöen können Opioide (Loperamid, z.B. Imodium akut® Kps., Imodium akut lingual®) eingesetzt werden, die keine zentralen UAW mehr haben (**s. Tab. I.1.10**). Vorteil: schneller Wirkungseintritt. Bei relativer Überdosierung Obstipation und Benommenheit. Kontraindikationen (mögliche Verschlechterung): Subileus, Obstipation, blutige Diarrhö, schwere toxische Verlaufsformen.

(2) *Orale Rehydratation:* Kohlenhydrate fördern die Resorption von Natrium und Wasser und verringern so den Elektrolyt- und Flüssigkeitsverlust und die Diarrhö (**s. Tab. I.1.10**). Bei akutem Brechdurchfall und Dehydratation parenterale Ernährungstherapie.

(3) *Diät:* Da die Resorptionsfunktion des Dünndarms bei der infektiösen Diarrhö meist intakt ist, sollte die Nahrungsaufnahme dem Krankheitszustand angepasst und sollten nur wenige Restriktionen auferlegt werden (bei Übelkeit, Erbrechen, Bauchkrämpfen, Appetitlosigkeit), keine strengen Restriktionen bei normalem Appetit. In jedem Fall jedoch: Ausreichend trinken (s. [2]).

(4) *Unterstützende Maßnahmen:* Adsorbenzien (Kaoprompt-H® 4–8 Essl., Entero-Teknosal® 4–8 Essl./Tag). Spasmolytika bei stärkeren abdominellen Beschwerden (Buscopan® 3-mal 1–2 Drg./Tag).

Tabelle I.1.10 Praktisches Vorgehen bei akuter Diarrhö

Ambulante Behandlung ohne eingehende Diagnostik, wenn Fieber < 38,5 °C, keine Zeichen der Dehydratation, kein Blut im Stuhl. Wenn unter symptomatischer Behandlung kein Rückgang der Krankheitssymptome innerhalb 1 Woche eintritt, dann fachärztliche Untersuchung, evtl. **Klinikeinweisung.**

Diese auch bei

1. Auftreten einer Durchfallserkrankung innerhalb von 48 h nach Rückkehr aus subtropischen, tropischen oder verseuchten Gebieten (Ausschluss einer Cholera) oder
2. bei Fieber > 38,5 °C, Zeichen der Dehydratation und/oder blutigen Durchfällen.

Diagnostisches Vorgehen (nur bei schwer verlaufender Diarrhö)

1. Laboruntersuchungen: Blutbild, Elektrolyte, harnpflichtige Substanzen, Säure-Basen-Haushalt, CRP, 3 Blutkulturen bei Sepsis.
2. Stuhlbeschaffenheit: Erbsbreistuhl bei Salmonellose, Reiswasserstuhl bei Cholera, blutig-eitriger Stuhl bei Ruhr und Colitis ulcerosa, schaumiger Stuhl bei Gärungsdyspepsie.
3. Bakteriologische Stuhldiagnostik: Salmonellen, Shigellen, Campylobacter, Wurmeier, Norwalk-, Rotaviren, bei HIV auch Cryptosporidium parvum; Stuhldirektpräparat für Leukozyten, Lamblien, Amöben.
4. Serodiagnostik: Salmonellen, Shigellen, Campylobacter, Yersinien (IgM, IgA), Clostridium difficile (Toxin A und B), Amöbenantikörper nach Tropenaufenthalt.
5. Darmbiopsien zum Ausschluss von M. Whipple und Lambliasis (Duodenum), Amöbiasis (Kolonulkusrand).

Therapie

1. Diät: Wenig Restriktionen, viel Flüssigkeit (3–4 l/Tag).
2. Rehydratation: Elotrans®, Oralpädon®, 1 Btl. auf 200 ml Wasser, 4–6 Btl./Tag oder WHO-Trinklösung: 2 l Wasser mit NaCl (7 g), $NaHCO_3$ (5 g), KCl (3 g), Glukose (40 g), noch besser mit 100 g Maisstärke pro 2 l.
3. Antidiarrhoika: Imodium® Startdosis 4 mg (2 Kps.), 1 Kps. nach jedem wässrigen Stuhlgang, bis zu 6 Kps./Tag.
4. Unterstützende Maßnahmen: Adsorbenzien, Spasmolytika.
5. Antibiotika (**s. Tab. I.1.11**) nur bei schwer verlaufender Diarrhö.

! Wichtig:
Adsorbenzien können die Resorption anderer Medikamente beeinträchtigen.

Darmantiseptika sind wegen fehlender therapeutischer Wirkung nicht indiziert. Die Wirksamkeit oraler Bakteriensubstitution (Probiotika, speziell Lactobacillus- und Saccharomyces-Stämme) ist bei dieser Indikation noch nicht ausreichend belegt. Antibiotika sind bei leichten Verlaufsformen (kein Fieber, kein Blut im Stuhl) nicht indiziert, da sie die Ausscheidung pathogener Keime wie Salmonellen verlängern. Ausnahmen: Patienten mit Immunschwäche (AIDS, Transplantierte) bzw. künstlicher Herzklappe sollten frühzeitig mit Antibiotika behandelt werden.

6.1.2 Schwer verlaufende akute Diarrhö

Kinder, alte Menschen und resistenzgeminderte Personen sind durch eine infektiöse Diarrhö besonders gefährdet. Bei schweren Durchfällen, die mit Fieber über 38,5 °C, Exsikkose und blutigen Diarrhöen einhergehen, muss die Diagnose der Ursache und des Erregers angestrebt und eine entsprechende Antibiotikatherapie durchgeführt werden (**s. Kap. III.15.1.9** und **Tab. I.1.11**). Elektrolyt- und Wassersubstitution muss, falls erforderlich, parenteral erfolgen, außerdem stationäre Einweisung.

Tabelle I.1.11 Antibiotische Therapie bei bakteriellen Darmerkrankungen

Erreger	Medikament	Dosierung	Anwendungsdauer (Tage)
Salmonella typhi/ paratyphi	1. Ciprofloxacin	4 × 250 mg p.o	14
		4 × 200 mg i.v	14
	2. Ceftriaxon	1 × 2 g i.v.	14
Salmonella enterica	1. Ciprofloxacin	2 × 500 mg p.o.	7
	2. Co-trimoxazol	2 × 160/800 mg p.o.	7
Shigella	1. Ciprofloxacin	2 × 500 mg p.o.	5
	2. Co-trimoxazol	2 × 160/800 mg p.o.	5
	3. Ampicillin	4 × 500 mg p.o.	5
Yersinia	1. Ciprofloxacin	2 × 500 mg p.o.	7
	2. Co-trimoxazol	2 × 160/800 mg p.o.	7
Campylobacter	1. Clarithromycin	2 × 0,25 g p.o.	7
	2. Ciprofloxacin	2 × 500 mg p.o.	7
	3. Tetrazyklin	4 × 500 mg p.o.	7
E. coli (ETEC, EIEC, EHEC)	1. Co-trimoxazol	2 × 160/800 mg p.o.	5
	2. Ciprofloxacin	2 × 500 mg p.o.	5
	3. Doxycyclin	2 × 100 mg p.o.	5
Entamoeba histolytica	1. Metronidazol	3 × 750 mg p.o.	10
	2. Tinidazol	2 × 1 g p.o.	7
Giardia lamblia	1. Metronidazol	3 × 250 mg p.o.	10
	2. Tinidazol	3 × 200 mg p.o.	10
Clostridium difficile	1. Vancomycin	4 × 250 mg p.o. (nur!)	10
	2. Teicoplanin	2 × 200 mg p.o. (nur!)	10
	3. Metronidazol	4 × 250 mg p.o., i.v.	10
Vibrio cholerae	1. Doxycyclin	1 × 300 mg p.o.	1
	2. Ciprofloxacin	2 × 500 mg p.o.	3
	3. Co-trimoxazol	2 × 160/800 mg p.o.	3

THERAPIE

(1) *Parenterale Substitution:* Diese Lösungen sind entsprechend dem geschätzten Verlust unter Kontrolle des Hämatokriten, der Serumelektrolyte und des Säure-Basen-Haushalts zu infundieren. Die Infusionsmenge richtet sich nach den enteralen Verlusten und der oral verabreichten Flüssigkeitsmenge.

(2) *Antibiotische Therapie:* **s. Tab. I.1.11**. Chinolone (z.B. Ciprobay®) oder Trimethoprim-Sulfamethoxazol (z.B. Bactrim®) sind bei den meisten infektiösen Durchfällen wirksam.

6.1.3 Reisediarrhö

Ätiologie und Pathogenese: Erreger und Übertragung: Enterotoxische E. coli (50 %), Shigellen, Campylobacter, Salmonellen, Yersinien, Lamblien, Amöben; meist durch Leitungswasser, Eiswürfel, Salate, ungeschälte Früchte etc. übertragen.

THERAPIE

Ciprofloxacin (Ciprobay® 500 mg) 2 × 1 Tbl. oral über 5 Tage. Wichtig ist eine gute orale Rehydratation, am besten mit Elektrolyt-Glukose-Lösungen (Elotrans®, in den Tropen bei Apotheke WHO oral Rehydration Formula). Bei hoher Stuhlfrequenz (> 5/Tag) Loperamid (Imodium® 2–6 Kps./Tag, Imodium® lingual 2–6/Tag).

Prophylaktisch am besten nur gekochte Nahrungsmittel, geschälte Früchte („Cook it, peel it or forget it") und in Flaschen abgefüllte Getränke zu sich nehmen. Bei kurzem Aufenthalt (< 10 Tage) prophylaktische Gabe von Ciprofloxacin (Ciprobay® 500 mg 1 × 1 Tbl. tgl.) möglich.

6.2 Antibiotika-assoziierte Diarrhö

Unter der Gabe von Antibiotika treten bei 2–20 % der Patienten Diarrhöen auf, sowohl schon nach wenigen Stunden als auch bis zu 2 Monate danach. Pathophysiologische Ursachen: Sekretorische oder osmotische Diarrhö, Stimulation der Peristaltik, toxische Wirkung auf die Darmschleimhaut und Störung der bakteriellen Standortflora.

THERAPIE

Nach Absetzen der Antibiotika verschwindet die Diarrhö meist spontan und bedarf keiner besonderen Therapie.

6.2.1 Segmental hämorrhagische Diarrhö

Besonders nach oraler Einnahme von Penicillin kann es zu blutigen Diarrhöen mit starken Leibschmerzen kommen. Endoskopisch imponiert eine segmental hämorrhagische Kolitis mit Ödem, Schleimhauteinblutungen und gelegentlich Ulzerationen.

THERAPIE

Absetzen der Antibiotika und symptomatische Therapie.

6.2.2 Pseudomembranöse Kolitis

Fast alle Antibiotika, besonders häufig aber Lincomycin und Clindamycin, verändern die Zusammensetzung der normalen Darmflora, sodass Clostridium difficile überwuchern und durch sein Toxin die Schleimhaut schädigen kann. Typisch sind weißliche Pseudomembranen aus nekrotischer Mukosa und Fibrin als Bedeckung von Ulzera mit Granulozyteninfiltrationen. Prädisponiert sind Patienten mit schlechtem Allgemeinzustand, konsumierenden Erkrankungen bei gleichzeitiger Zytostatika- oder immunsuppressiver Therapie.

Leitsymptome und -befunde: Wässrige, gelegentlich blutige Durchfälle, abdominelle Krämpfe, Tenesmen und Fieber. Dehydratation, Elektrolytverlust, Leukozytose, BKS-Erhöhung, intestinaler Eiweißverlust. Diese Symptome treten in der Regel 2–28 Tage nach Beginn der Antibiotikatherapie und bis 3 Wochen nach dem Absetzen ein.

Komplikationen: Toxisches Megakolon, Perforation, Sepsis. Die Letalität ohne adäquate Therapie ist hoch.

Diagnose: Rektoskopie, Koloskopie: Weißlich-gelbliche Plaques. Nachweis der Clostridium-difficile-Toxine A und B durch Immunoassays zur Sicherung der Diagnose.

THERAPIE

(1) *Infusions- bzw. Transfusionsbehandlung:* Ringer-Laktat-Lösung, der 10–20 mmol/l Kalium zugesetzt wurden. Bei Bedarf Substitution von Blut oder Plasma (blutige Diarrhö, exsudative Enteropathie).
(2) *Absetzen der vorher verabreichten Antibiotika,* wenn es das Grundleiden gestattet.
(3) *Vancomycin® Enterocaps (Mittel der Wahl):* 4-mal 250 mg/Tag oral in gleichmäßigen Zeitabständen oder Metronidazol (Clont®) 4-mal 400 mg oral/Tag über 10–14 Tage oder Teicoplanin (Targocid®) 2-mal 200 mg oral aus der Injektionsflasche.
Die Behandlungserfolge mit Bacitracin, Tetrazyklinen oder Metronidazol sind nicht so sicher. Diese Behandlung muss so lange fortgesetzt werden, bis der Stuhl erregerfrei ist, meist nach 1–2 Wochen, oder, falls keine Nachweismöglichkeit vorhanden, bis zur klinischen Besserung. Unter der Vorstellung des Wiederaufbaus der Darmflora Gabe von Probiotika, z.B. Lactobacillus-Stämmen, oder Saccharomyces boulardii (Perenterol®) 3-mal 2 Kps./Tag über 2 Wochen als Versuch; erste placebokontrollierte Studien haben einen positiven Trend gezeigt, wird aber noch kontrovers beurteilt. Rezidive sind möglich und müssen wiederum nach dem angegebenen Schema behandelt werden. Hierbei konnte zusätzlich gegebenes Probiotikum das Risiko weiterer Rezidive senken (Evidenzlevel I).

> **WICHTIG:**
> Kontrolle der Hör- und Nierenfunktion, insbesondere bei zusätzlicher Gabe anderer neuro- oder nephrotoxischer Medikamente. Relativ kontraindiziert bei vorbestehenden Schäden der Nn. vestibularis und cochlearis.

6.3 Chronische Diarrhö (Diarrhö > 2 Wochen)

Die chronische Diarrhö ist keine Krankheit, sondern ein Symptom, dem die verschiedenartigsten Störungen oder Erkrankungen zugrunde liegen können.

Ätiologie und Pathogenese: Die wichtigsten Ursachen sind funktionelle Störungen (irritables Kolon, Reizdarmsyndrom: 20 % der Bevölkerung leiden darunter, Frauen : Männer 2 : 1, Ursache unbekannt, psychosoziale und genetische Faktoren, aber auch Auftreten nach akuter Diarrhö, pathophysiologisch veränderte gastrointestinale Motilität und erhöhte Darmsensitivität gegenüber Dehnungsreizen, z.B. durch Blähungen, = Hyperalgesie), organische Dickdarmerkrankungen (Karzinome, Divertikulitis, Colitis ulcerosa, M. Crohn, kollagene und ischämische Kolitis), Dünndarmstörungen (Malabsorptionssyndrome, bakterielle Fehlbesiedelung, M. Crohn, Sprue, Laktoseintoleranz, M. Whipple, Kurzdarmsyndrom), Postgastrektomiesyndrome. Medikamentöse Ursachen (Laxanzien, Antibiotika, Zytostatika, Digitalis), Maldigestionssyndrome (besonders bei Pankreaserkrankungen), hepatobiliäre Erkrankungen, Nahrungsmittelallergien (Milch, Fisch, Obst), endokrin-metabolische Störungen (Hyperthyreose, M. Addison, Karzinoidsyndrom, Diabetes mellitus), Infektionen (Amöben, Lamblien).

> **WICHTIG:**
> Nach heutigem Wissensstand führt Candida albicans nicht zu chronischen Diarrhöen (pathogen nur in Plattenepithelien, nicht in der Darmmukosa).

Klinik: Leitsymptome und -befunde: Abhängig von Art, Schwere und Verlauf der Grunderkrankung. Wichtig für eine gezielte Therapie ist die Erkennung des Grundleidens. Beim irritablen Kolon/Reizdarm können Diarrhö und Obstipation entweder jeweils dominieren oder auch abwechseln. Die Beschwerden bessern sich kurzzeitig nach Defäkation.

Diagnostische Hinweise: Stuhl auf pathogene Keime (diagnostisches Vorgehen s. Tab. I.1.10) und Parasiten (Würmer, Lamblien) sowie okkultes Blut prüfen. Rektoskopie mit Biopsie (Amyloidose, Colitis ulcerosa, kollagene Kolitis), Koloskopie mit Ileoskopie (M. Crohn) oder KKE, Gastroskopie mit Dünndarmbiopsie (Sprue, M. Whipple), MDP mit Dünndarmdarstellung, Sonographie, ERCP, H_2-Atemtest, Serotonin, 5-Hydroxyindolessigsäure, Gastrin.

Stuhlbeschaffenheit: Breiig-wässrig mit Blut- und/oder Eiterbeimengung bei Colitis ulcerosa, Rektumkarzinom; Schleimauflagerung bei Reizdarmsyndrom; Fettstühle bei Malabsorptions- und Maldigestionssyndromen; schaumig-flüssig-sauer bei intestinaler Gärungsdyspepsie (Kohlenhydratmalabsorption); faulig-stinkend-alkalisch bei intestinaler Fäulnisdyspepsie. **Paradoxe Diarrhö** bei Kotstein (fäkale Impaktion): Dünner Darminhalt umfließt den Kotballen und entleert sich durch den reflektorisch dilatierten Analsphinkter (bes. im Alter oder als Medikamenten-UAW, z.B. Medikamente gegen M. Parkinson). Therapie: Digitale Ausräumung.

THERAPIE

Symptomatische Therapie

(1) *Allgemeinmaßnahmen, Diät, Flüssigkeits- und Elektrolytzufuhr sowie Adsorbenzien:* **s. Kap. I.6.1.**
(2) *Antidiarrhoika:* Imodium® (3-mal 1–2 Kps./Tag), Imodium lingual®, Lop-Dia® Tropfen, Kaoprompt-H® (4–8 Essl./Tag).
(3) *Parasympatholytika:* Buscopan® (3-mal 2 Drg./Tag). Kontraindikationen der Parasympatholytika s. **Kap. III.6.5.1.**
(4) *Irritables Kolon (irritable bowel syndrome, IBS):* Bei hohem Leidensdruck Psychotherapie und Gabe von Antidepressiva (trizyklische Antidepressiva, Serotoninantagonisten/5-HT$_3$-Rezeptorantagonist Alonsetron s. **Kap. II.6**).

Kausale Therapie
Sie richtet sich gegen das Grundleiden der Diarrhö (**s. Tab. I.1.11**).

6.4 Diarrhö bei AIDS-Patienten

Ätiologie und Pathogenese: Rund 50 % der AIDS-Patienten erkranken an Durchfall, wobei neben den üblichen pathogenen Bakterien wie Salmonellen etc. opportunistische Erreger wie Zytomegalievirus, Cryptosporidium, Microsporidia, Mycobacterium spp. beobachtet werden. Bei einigen Patienten kann keine bakterielle Ursache gefunden werden (AIDS-Enteropathie).

Klinik: Starke Durchfälle, die häufig mit hohem Fieber und Bauchschmerzen einhergehen.

> **! WICHTIG:**
> Bei jedem AIDS-Patienten müssen die gleichen diagnostischen Erwägungen und Maßnahmen durchgeführt werden wie üblich. Verliert der Patient bei Diarrhö über 2 Wochen mehr als 10 % seines vorherigen Gewichts, spricht man vom AIDS-Diarrhea-Wasting-Syndrom.

Diagnostik: Außer den üblichen Stuhlkulturen sollten Stuhlausstriche auf säurefeste Bakterien wie Mykobakterien, Cryptosporidien und Isospora belli untersucht werden. Koloskopie mit Biopsie auf Zytomegalievirus.

Therapie

Rund 60 % der Patienten sprechen auf Loperamid (Imodium® 6–12 mg 3–6 Kps./Tag) an, wenn eine opportunistische Infektion vorliegt. Bei Erregernachweis, aber auch ungezielt bei fehlendem Keimnachweis und entsprechendem klinischem Schweregrad Ciprofloxacin (Ciprobay®) 2-mal 500 mg täglich bis zum Sistieren der Durchfälle.

7 Obstipation

T. R. WEIHRAUCH

Definition: Nach den ROM-II-Kriterien: Innerhalb der letzten 12 Monate müssen in 3 Monaten mindestens zwei Kriterien vorhanden sein wie: Stuhlentleerung weniger als 3-mal/Woche und nur unter starkem Pressen, Gefühl der unvollständigen Entleerung, manuelle Unterstützung der Stuhlentleerungen (Bauchmassage). Die chronische Obstipation ist ein Symptom, keine Krankheit per se, mit stark subjektivem Leidensdruck desjenigen, der sich für obstipiert hält und klagt über „zu selten, zu schwer, zu hart, zu wenig Stuhlgang". Wichtig ist daher eine genaue Anamnese! Unterschieden werden die „Slow-transit-Obstipation" (kologen = Reizdarm) und die anorektale Obstipation (Kontraktion des externen Analsphinkters).

Ätiologie und Pathogenese: Die Obstipation hat meistens funktionelle, seltener organische Ursachen. Sie ist häufig Bestandteil funktioneller Bauchbeschwerden, speziell des Reizdarms (irritables Kolon, irritable bowel syndrom [IBS]) (s. Kap. III.6.4). Im Alter zunehmend, leiden Frauen 2- bis 3-mal häufiger als Männer an Obstipation.

(1) *Funktionelle Ursachen:* Schlackenarme Kost, zu wenig orale Flüssigkeitsaufnahme (< 2 l/Tag) bei Rückgang des Durstgefühls im Alter, wenig körperliche Bewegung bei vorwiegender Tätigkeit im Sitzen, Unterdrücken des Stuhlgangs, z.B. Hast im Berufsleben, Schmerzen im After (Analfissur). Stress, Angst, Ärger, Depression und Schmerzen beeinflussen Darmmotilität und Menge der Nahrungsaufnahme (Anorexie, Bulimie, Laxanzienmissbrauch zur Gewichtsabnahme). Bei manchen Patienten, meist Frauen, ist die reflektorische Erschlaffung des anorektalen Kontinenzorgans beim Pressen gestört („Anismus"). Als Manifestation im Sinne eines irritablen Kolons/Reizdarms (IBS) können Obstipation und Diarrhö entweder jeweils dominieren oder auch abwechseln. Die Beschwerden bessern sich kurzzeitig nach Defäkation (s. I.1.6.3).

(2) *Medikamente:* Opiate, Loperamid, Antazida (Aluminiumhydroxid, Kalziumkarbonat), Sedativa, Psychopharmaka, Anticholinergika, Anti-Parkinson-Mittel, Diuretika, Eisenpräparate, Bariumsulfat als orales Röntgenkontrastmittel.

(3) *Gastrointestinalerkrankungen:* Reizdarmsyndrom, Divertikulose, Hernie, Kolontumor, Stenose (entzündlich oder durch Kompression von außen), Megakolon mit aganglionärem Segment (M. Hirschsprung), Analfissur, Rektozele, innerer vorderer Prolaps des Rektums.

(4) *Andere Systemveränderungen und Erkrankungen:* Endokrine Erkrankungen wie Diabetes mellitus, Hypothyreose, Hyperparathyreoidismus, M. Addison; Schwangerschaft, Hyperkalzämie, Hypokaliämie, Urämie, Amyloidose, Sklerodermie, multiple Sklerose, M. Parkinson, autonome Polyneuropathie, Querschnittslähmung, intestinale Pseudoobstruktion.

Klinik: Oft verläuft die Obstipation ohne Beschwerden; erst das Bewusstsein realer oder eingebildeter „zu seltener oder zu geringer Stuhlentleerung" bzw. die Angst, sich innerlich zu vergiften (Horror autotoxicus), wird zum krankmachenden Faktor. Häufig werden Beschwerden wie allgemeines Unwohlsein, Völlegefühl, Appetitlosigkeit, Leibdruck und/oder -schmerz, Blähungen darauf zurückgeführt. Bei chronischer Obstipation kann eine paradoxe Diarrhö auftreten durch fäkale Impaktion (Fäkolith, digitale Ausräumung!) (meist bettlägerige Patienten mit Exsikkose).

> **WICHTIG:**
> Bei erstmaligem Auftreten einer chronischen Obstipation im Erwachsenenalter ohne fassbare Ursache Ausschluss eines kolorektalen Karzinoms.

Diagnostik: Die Anamnese ist die wichtigste Maßnahme bei der Obstipation! Palpation (Tumor?); rektal-digitale Untersuchung (Sphinkterrelaxation beim Pressen; fäkale Impaktion); Blut im Stuhl (Haemoccult-Test®). Ultraschall des Abdomens. Prokto- und Koloskopie. Evtl. Kolonkontrasteinlauf. Selten erforderlich: Anorektale Manometrie, Defäkographie (Rektozele), Transitmessung:

THERAPIE

Ansatzpunkte für eine *kausale Behandlung* ergeben sich bei den organischen Ursachen, Medikamenten etc., wie sie unter Ätiologie und Pathogenese genannt sind.

Basistherapie

(1) Bei *unkomplizierter* chronischer Obstipation hat sich das folgende *Therapieschema* bewährt, ohne dass alle Maßnahmen wissenschaftlich untermauert sind:
- Morgens vor dem Aufstehen Bauchmassage entlang der Dickdarmwand.
- Bahnung des gastrokolischen Reflexes: Auf nüchternen Magen 1 Glas kaltes Wasser trinken.
- Zum Frühstück: Vollkornbrot, Bohnenkaffee und 2 Essl. Leinsamen (ganz oder geschrotet) oder Weizenkleie (vorher einweichen).
- Versuch einer Darmentleerung auch bei fehlendem Stuhldrang (mindestens 5 min) täglich (ohne aber zu stark zu pressen) nach dem Frühstück (Konditionierung bei Stuhlpropulsion durch gastrokolischen Reflex).
- Körperliche Bewegung besonders bei Patienten mit sitzender Tätigkeit (morgendliche Gymnastik, Weg zum Arbeitsplatz ganz oder teilweise zu Fuß).
- Übrige Mahlzeiten schlackenreich (Gemüse, Obst, Salate, Vollkornbrot), ferner Joghurt und Quark. Ausreichend trinken (2 l/Tag).
- Je nach Erfolg zum Frühstück, evtl. zusätzlich auch zur Abendmahlzeit, 2 Essl. Leinsamen oder Weizenkleie oder Leinsaat 2–3 Esslöffel mit reichlich Flüssigkeit.

Wenn nach 2 weiteren Tagen keine ausreichende Stuhlentleerung erfolgt, sind folgende Maßnahmen sinnvoll:
- Lokale Entleerungshilfe durch kleinen Einlauf, z.B. Practo-Clyss® und weitere, konsequente Befolgung der o.g. 7 Punkte.
- Weiter ärztliche Ermunterung und Führung des Patienten.
- Wenn Laxanzien trotz dieser Maßnahmen nicht vermieden werden können, sollte ihre Applikation nur jeden 2. oder 3. Tag erfolgen.

Das Konzept soll dem Patienten erläutert werden, und er soll es mindestens 2 Wochen konsequent einhalten. Danach Rücksprache. Der Circulus vitiosus, der durch die Laxanzien in Gang gesetzt wird (Laxanzien – Entleerung – Obstipation – Laxanzien), muss unterbrochen werden. Viele Menschen halten einen täglichen Stuhlgang für physiologisch notwendig zur „Entgiftung und Entschlackung", was zu Laxanzienabusus führt. Aufklärung ist hierbei die wichtigste Therapie!

(2) Bei *Kaliummangel* (Serumkalium < 3,5 mval/l) kaliumreiche Nahrungsmittel, Kaliumchloridpräparate (**s. Kap. III.1.1.3.2**).

(3) Bei *spastischer* Obstipation (IBS) mit ungenügender Wirkung der Basistherapie zusätzlich Versuch mit *Parasympatholytika* oder *Spasmolytika*.

(4) Bei *rektaler* Verstopfung (Dyschezie) mit ungenügender Wirkung der Basistherapie zusätzlicher Versuch mit Glyzerin-Supp. (Glycilax®) oder kleinen Einläufen (Microklist®, Practo-

Clyss®) oder Suppositorien, die CO_2 im Rektum freisetzen (Lecicarbon®). Beim „Anismus" Versuch mit Biofeedback. Volle Hüftbeugung beim Pressen zum Stuhlgang erleichtert die rektale Entleerung.

Laxanzientherapie

> **! WICHTIG:**
> Chronischer Laxanzienabusus kann zu intestinalen Verlusten von Na^+, K^+, Ca^{2+}, H_2O (Osteoporose, Hypokaliämie, Exsikkose), evtl. auch zur Schädigung der myenterischen Neurone führen! Daher möglichst nur kurzfristigen Einsatz anstreben.

Indikationen
(1) Bettlägerige, besonders ältere Patienten mit Obstipation,
(2) Patienten, die Pressen beim Stuhlgang vermeiden sollen (nach Myokardinfarkt, apoplektischem Insult, großen Hernien),
(3) Patienten mit schmerzhaften Analläsionen (z.B. Analfissur, perianale Thrombose),
(4) Entleerung vor KKE und Koloskopie,
(5) nach Gabe obstipierender Substanzen, z.B. von Röntgenkontrastmitteln (Bariumbrei),
(6) schwere Obstipation mit verlangsamtem Transit.

Kontraindikationen
(1) Mechanischer Ileus,
(2) Verdacht auf perforierende oder abszedierende Prozesse im Abdomen,
(3) Colitis ulcerosa mit gleichzeitiger Stuhlverstopfung,
(4) erhebliche abdominelle Beschwerden unklarer Ursache.

Wirkstoffe und Präparate
Viele Menschen benutzen Laxanzien ohne ärztlichen Rat und Kontrolle. Da sie oft mit chronischer Obstipation und den Nebenwirkungen von jahrzehntelangem Laxanzienabusus zur Behandlung kommen, wird hier auf die Pharmakotherapie näher eingegangen. An das optimale Laxans werden hohe Anforderungen gestellt, wie rein kolotrope Wirkung, keine Metabolisierung, bekanntes Wirkprofil, Atoxizität und fehlende Absorption, fehlende Interaktionen, steuerbare Dosierung mit entsprechender Wirkungsintensität, tägliche Defäkation eines weichen Stuhls, kein Gewöhnungseffekt, einfache Dosierbarkeit, Akzeptanz durch alle Patienten, guter Geschmack und einfache Einnahme. Nur wenige Laxanzien erfüllen diese Forderungen!
(1) *Quell- und Ballaststoffe:* Immer mit viel Flüssigkeit (> 2 l/Tag) einnehmen. Kontraindikationen: Verengungen im Magen-Darm-Trakt und Ileus können hier zu fäkaler Impaktion führen. *Präparate:* Leinsamen, Weizenkleie 2-mal 1–2 Essl./Tag; Plantago ovata (Mucofalk® Apfel/Orange/Pur-Granulat; Metamucil® Citrus/Orange) 1–2 Beutel/Tag; UAW: Meteorismus.
(2) *Osmotisch wirkende Substanzen:* Dazu gehören Lactulose, Sorbitol, Lactitol, die eine vermehrte Darmgasbildung als UAW haben, und Polyethylenglykol, das UAW-frei ist. *Präparate:* Lactulose (Bifiteral® Sirup 20–40 ml/Tag, Laktofalk Granulat® 1 Btl./Tag); Lactitol (Importal® 1 Btl./Tag); Polyethylenglykol (Movicol® 2–3 Btl./Tag). Sorbitol (1-mal Klysma Sorbit®, Yal®) 1 Klysma täglich.
(3) *Stimulierende Substanzen:* Dazu gehören Bisacodyl, Phenolphthalein und die Anthrachinone mit ihren Glykosidderivaten aus Senna, Faulbaumrinde, Rhabarberwurzel und Aloe. *Prä-

parate: Bisacodyl (Dulcolax® Drg. 5 mg; Supp. 10 mg; Laxbene® Tbl. 5 mg; Agaroletten® Drg. 7,5 mg; Mediolax® Tbl. 10 mg). Die *Abführmitteltees* sind meist Substanzgemische von Anthrachinonderivaten, die ungenau dosiert mit Teelöffel in heißem Wasser unterschiedlich lange extrahiert werden. Sie werden daher nicht empfohlen.

> **! WICHTIG:**
> Vor dem Einsatz der Anthrachinone wurde wiederholt gewarnt und ihr Einsatz vom Deutschen Bundesinstitut für Arzneimittel und Medizinprodukte auf Kurzzeitgebrauch beschränkt. Sie sind kontraindiziert in Schwangerschaft und Stillzeit. Phenolphthalein wird bis zu 15 % im Darm absorbiert, dessen Epithel so weit zerstört werden kann, dass eine eiweißverlierende Enteropathie auftritt. Paraffinöl kann am Darmepithel eine Fremdkörperreaktion auslösen und zur Malabsorption von fettlöslichen Vitaminen und Medikamenten führen. Bei Bettlägerigen kann durch Regurgitation und Aspiration eine Lipidpneumonie ausgelöst werden. Rizinusöl ist ein sehr starkes Abführmittel, das zu Durchfall, Bauchschmerzen und Elektrolytstörungen führt. Anthrachinone, Phenolphthalein, Paraffinöl und Rizinusöl werden daher nicht mehr empfohlen.

Laxanzien-Stufentherapie

Die folgenden Stufen der Therapie sollten jeweils 2 Wochen auf ihre Wirksamkeit getestet werden, wobei der Patient jeden 3. Tag einen kleinen Einlauf, z.B. mit Prakto Clyss®, Yal®, erhalten kann. Muss auf die nächste Stufe übergegangen werden, sollen die Präparate in den vorangehenden Stufen weiter verabreicht werden.

Voraussetzungen: Ausschluss organischer Ursachen entsprechend Ätiologie und Pathogenese und Versagen der Basistherapie:

(1) Ballaststoffe: Weizenkleie oder Leinsamen, 2–4 Esslöffel tgl. in Flüssigkeit einnehmen, evtl. Mucofalk® 1–2 Btl./Tag mit viel Flüssigkeit (> 2 l/Tag) „titrieren", bis Stuhlkonsistenz weich und geformt ist.
(2) Lactulose: Bifiteral® Sirup (20–40 ml/Tag) oder Laktofalk® Granulat (1–2 Btl./Tag). Bei starken Blähungen unter Lactulose Ersatz durch Movicol® (2–3 Btl./Tag).
(3) Bisacodyl (Dulcolax® 5 mg) 1–2 Tbl./Tag oder ein Suppositorium 10 mg/Tag.
(4) Natriumpicosulfat (Laxoberal®) 5–20 Tr./Tag oral.

2 Grundlagen der Notfall- und Intensivtherapie

K. WERDAN
unter Mitarbeit von M. RUSS

1	Indikationen zur Intensivmedizin 34
2	Allgemeine Techniken der Notfall- und Intensivmedizin 36
2.1	Lagerung 36
2.2	Venöser Zugang 36
2.2.1	Periphere Venenpunktion 38
2.2.2	Vena jugularis externa 38
2.2.3	Zentrale, thoraxnahe Venen 38
2.2.4	Vena femoralis 40
2.3	Arterielle Punktionen 40
2.4	Venendruck und zentralvenöse Sauerstoffsättigung (ScvO$_2$) . . 41
2.4.1	Klinische Beurteilung des zentralen Venendrucks 41
2.4.2	Zentrale Venendruckmessung 41
2.5	Pulmonalarterienkatheter (PAK) 42
2.5.1	Einsatzmöglichkeiten 42
2.5.2	Technik 43
2.5.3	Komplikationen 43
2.6	Blasenkatheter 44
2.7	Magensonde 44
3	Monitoring des Notfall- und Intensivpatienten 45
3.1	Monitoring-Konzepte 45
3.1.1	Präklinische Notfallmedizin 45
3.1.2	Notfall- und Intensivstation 46
3.2	Herz-Kreislauf-System 48
3.2.1	Herzfrequenz und Blutdruck 48
3.2.2	Pulmonalarterienkatheter 48
3.2.3	Echokardiographie (TTE/TEE) 48
3.3	Atmung und Beatmung 49
3.4	Nierenfunktion 50
3.5	Körpertemperatur 50
3.6	Labor-Monitoring 50
4	Intubation und Respiratortherapie 52
4.1	Indikationen zur Intubation und Beatmung 52
4.2	Vorgehen bei orotrachealer Intubation 53
4.3	Durchführung der maschinellen Beatmung 54
4.3.1	Methoden 54
4.3.2	Verbindung zum Respirator 55
4.3.3	Stufenplan beim Einsatz von Atemhilfen und Beatmung 55
4.3.4	Wahl und Einstellung des Beatmungsmusters 56
4.3.5	Begleitende Maßnahmen zur Beatmungstherapie 59
4.3.6	Volumenmanagementstrategie bei Beatmung 59
4.3.7	Sedierung während der Beatmung . . . 60
4.4	Entwöhnung von der Beatmung (Weaning off) und Extubation 62
5	Schock 63
5.1	Grundlagen 63
5.2	Schockformen 71
5.2.1	Kardiogener Schock 71
5.2.2	Septischer Schock 74
5.2.3	Hämorrhagischer/hypovolämischer/ traumatischer Schock 77
5.2.4	Anaphylaktischer Schock 79
5.2.5	Schock bei Intoxikationen 82
5.2.6	Neurogener Schock 88
5.3	Transfusionsreaktionen 88
5.3.1	Der akute hämolytische Transfusionszwischenfall 89
5.3.2	Weitere Komplikationen bei der Übertragung von Erythrozytenkonzentraten 91
6	Koma und Delir 91
6.1	Koma 91
6.2	Delir 96
7	Akute exogene Vergiftungen 99
7.1	Allgemeines 99
7.2	Spezielle Vergiftungen 105
7.2.1	Schlafmittelvergiftungen 105
7.2.2	Alkoholintoxikation 105
7.3	Biogene Drogen und Designerdrogen . 107
8	Akutes Abdomen 108
9	Spezielle Krankheitsbilder des Intensivpatienten 108
9.1	Ventilatorassoziierte Pneumonie 108
9.2	Sinusitis 109

9.3	Akalkulöse Cholezystitis ... 109		10.2.1	Ursachen ... 113
9.4	Stressulkus und Stressulkusblutung ... 110		10.2.2	Prophylaxe ... 114
9.5	Enzephalopathie, Neuropathie und Myopathie des kritisch Kranken ... 110		10.2.3	Katheterwechsel ... 115
			10.3	Stressulkusprophylaxe ... 115
9.5.1	Neuropathie und Myopathie des kritisch Kranken ... 110		10.3.1	Indikation ... 115
			10.3.2	Durchführung ... 115
9.5.2	Septische Enzephalopathie ... 111		10.4	Selektive Dekontamination des Verdauungstrakts (SDD) ... 115
9.6	Rhabdomyolyse des kritisch Kranken ... 111		10.5	Infektionsprophylaxe mit Immunglobulinen ... 115
9.7	Hyperthermiesyndrom mit Hypermetabolie und Muskelrigidität ... 112		10.6	„Single-Shot"-Antibiotikaprophylaxe bei perkutaner endoskopischer Gastrostomie (PEG) ... 116
10	**Prophylaxemaßnahmen in der Intensivmedizin ... 113**		10.7	Prophylaxe der nosokomialen Pneumonie ... 116
10.1	Allgemeine Infektionsprophylaxe ... 113		10.8	Dekubitusprophylaxe ... 116
10.2	Prophylaxe katheterassoziierter Infektionen ... 113			

Notfallmedizin heute ist nicht mehr nur das möglichst rasche Transportieren des akut kritisch Kranken in das nächstgelegene Krankenhaus mit Aufrechterhaltung der Vitalfunktionen, sondern vielmehr die Erkennung des Risikopatienten sowie bereits der Beginn einer effizienten Diagnostik und einer – möglichst kausalen – Therapie!

1 Indikationen zur Intensivmedizin

Behandlung, Überwachung und Pflege von Patienten, bei denen die für das Leben notwendigen vitalen oder elementaren Funktionen von Atmung, Kreislauf, Homöostase und Stoffwechsel lebensgefährlich bedroht oder zerstört sind, mit dem Ziel, diese Funktionen zu erhalten, wiederherzustellen oder zu ersetzen, um Zeit für die Behandlung des Grundleidens zu gewinnen. Diese Definition impliziert, dass der Patient nach erfolgreicher Intensivbehandlung auch ohne Intensivtherapie mit zufriedenstellender Lebensqualität weiterleben kann.

Die amerikanischen Intensivmedizinischen Gesellschaften (Task Force of the American College of Critical Care Medicine, Society of Critical Care Medicine) empfehlen die **Aufnahme von Patienten auf die Intensivstation**

(1) bei folgenden Erkrankungen:

- **Herz-Kreislauf-Erkrankungen:** Akuter Myokardinfarkt mit Komplikationen; kardiogener Schock; komplexe Arrhythmien mit der Notwendigkeit zu engmaschigem Monitoring und Intervention; akute kongestive Herzinsuffizienz mit respiratorischer Insuffizienz und/oder der Notwendigkeit zur hämodynamischen Unterstützung; hypertensiver Notfall; instabile Angina pectoris, besonders in Verbindung mit Arrhythmien, hämodynamischer Instabilität oder persistierender Symptomatik; Herzstillstand; Perikardtamponade oder Perikardkonstriktion mit hämodynamischer Instabilität; dissezierendes Aortenaneurysma; AV-Block III. Grades.
- **Lungenerkrankungen:** Akute respiratorische Insuffizienz mit Beatmungspflichtigkeit; Lungenembolie mit hämodynamischer Instabilität; Patienten auf einer Intermediate Care Station mit Verschlechterung der Lungenfunktion; Notwendigkeit einer intensivpflichtigen Bronchialtoilette; massive Hämoptysen; respiratorische Insuffizienz mit der Notwendigkeit zur sofortigen Intubation.

- **Neurologische Erkrankungen:** Akuter Apoplex mit Bewusstseinstrübung; metabolisches, toxisches oder anoxisches Koma; intrakranielle Blutung mit Gefahr der Einklemmung; akute Subarachnoidalblutung; Meningitis mit Bewusstseinstrübung oder respiratorischer Beeinträchtigung; ZNS- oder neuromuskuläre Erkrankungen mit zunehmender Verschlechterung der neurologischen oder pulmonalen Funktion; Status epilepticus; Vasospasmus; Patienten mit schwerem Schädeltrauma; hirntote oder möglicherweise hirntote Patienten als potenzielle Organspender.
- **Intoxikationen:** Hämodynamische Instabilität; beträchtliche Bewusstseinstrübung mit inadäquatem Atemwegsschutz; Krämpfe.
- **Gastrointestinale Erkrankungen:** Lebensbedrohliche Blutungen mit Hypotension, Angina, anhaltender Blutung oder mit Begleiterkrankungen; fulminantes Leberversagen; schwere Pankreatitis; Ösophagusperforation mit oder ohne Mediastinitis.
- **Endokrine Erkrankungen:** Diabetische Ketoazidose, kompliziert durch hämodynamische Instabilität, Bewusstseinstrübung, respiratorische Insuffizienz oder schwere Azidose; Thyreotoxikose oder Myxödemkoma mit hämodynamischer Instabilität; hyperosmolarer Zustand mit Koma und/oder hämodynamischer Instabilität; andere endokrine Störungen wie Nebennierenkrisen mit hämodynamischer Instabilität; ausgeprägte Hyperkalzämie mit Bewusstseinstrübung und der Notwendigkeit zur hämodynamischen Überwachung; Hypo- oder Hypernatriämie mit Krämpfen, Bewusstseinstrübung; Hypo- oder Hypermagnesiämie mit hämodynamischer Beeinträchtigung oder Arrhythmien; Hypo- oder Hyperkaliämie mit Arrhythmien oder Muskelschwäche; Hypophosphatämie mit Muskelschwäche.
- **Postoperative Situationen,** die eines hämodynamischen Monitorings/einer Atemunterstützung oder intensiver Pflege bedürfen.
- **Septischer Schock** mit hämodynamischer Instabilität; Notwendigkeit eines hämodynamischen Monitorings; Notwendigkeit zur Intensivpflege; Blitzschlag; Beinahe-Ertrinken; Hypo-/Hyperthermie; neue/experimentelle Therapieansätze mit möglichen Komplikationen.
- **Suizidalität und mögliche Suizidalität.**

(2) bei folgenden Krankheitsbefunden:
- **Vitalfunktionen:** Puls akut < 40/min oder > 150/min; systolischer Blutdruck < 80 mmHg oder 20 mmHg unter dem für den Patienten üblichen Wert; mittlerer arterieller Blutdruck < 60 mmHg; diastolischer Blutdruck > 120 mmHg; Atemfrequenz > 35/min.
- **Laborwerte** (erstmalig festgestellt): Serum-Na^+ < 110 mval/l oder > 170 mval/l; Serum-K^+ < 2,0 mval/l oder > 7,0 mval/l; paO_2 < 50 Torr (< 6,67 kPa); pH < 7,1 oder > 7,7; Serum-Glukose > 800 mg/dl (> 44,4 mmol/l); Serum-Ca^{2+} > 15 mg/dl (> 3,74 mmol/l); toxische Spiegel von Medikamenten oder anderen chemischen Substanzen bei einem hämodynamisch oder neurologisch beeinträchtigten Patienten.
- **Bildgebung** (erstmalig festgestellt): Zerebrale Blutung, Kontusion oder Subarachnoidalblutung mit Bewusstseinstrübung oder fokalneurologischen Zeichen; Ruptur von Darm, Harnblase, Leber, Ösophagusvarizen oder Uterus mit hämodynamischer Instabilität; dissezierendes Aortenaneurysma.
- **EKG:** ST-Strecken-Elevationsmyokardinfarkt (STEMI) mit komplexen Arrhythmien, hämodynamischer Instabilität oder kongestiver Herzinsuffizienz; anhaltende Kammertachykardie oder Kammerflimmern; AV-Block III. Grades mit hämodynamischer Instabilität.
- **Körperliche Untersuchungsbefunde** (erstmalig festgestellt): Seitendifferente Pupillen bei einem bewusstlosen Patienten; Verbrennungen > 10 % der Körperoberfläche; Anurie; Atemwegsobstruktion; Koma; anhaltende Krämpfe; Zyanose; Perikardtamponade.

Die Prognose der **HIV-/AIDS-Patienten** hat sich seit der Einführung der hochaktiven antiretroviralen Therapie (HAART) deutlich verbessert. Demzufolge kann auch ein HIV-infizierter Patient durchaus von einer intensivstationären Behandlung profitieren [Intensivmed 2003; 40: 276–284].

Entsprechend der oben zitierten Empfehlung ist die **Rückverlegung eines Intensivpatienten** auf die Intermediate Care Station (Wachstation) bzw. Allgemeinstation möglich, sobald der Zustand des Patienten sich stabilisiert hat und die Notwendigkeit zur Intensivüberwachung, Intensivtherapie und Intensivpflege nicht mehr gegeben ist. Auch der Patient, dessen Zustand sich verschlechtert hat und bei dem keine aktiven Interventionen mehr geplant sind, kann auf die Intermediate Care Station/Allgemeinstation zurückverlegt werden.

2 Allgemeine Techniken der Notfall- und Intensivmedizin

2.1 Lagerung

Die Wahl der richtigen Lagerung hängt im Einzelfall vom Bewusstseinszustand des Patienten sowie vom Vorliegen von Kreislauf- und Atemstörungen ab.

Es gelten folgende **allgemeine Grundregeln**:

(1) Stabile Seitenlagerung bei jedem bewusstlosen, noch nicht intubierten Patienten, zur Aspirationsprophylaxe und zum Freihalten der oberen Luftwege. Die Seitenlagerung ist nach endotrachealer Intubation nicht mehr obligat: Der Trachealtubus garantiert freie Atemwege, und die blockierende Tubusmanschette verhütet Aspirationen.

(2) Flache Rückenlagerung bei Patienten mit Atem- und Kreislaufstillstand zur kardiopulmonalen Reanimation sowie bei Patienten im nicht-kardiogenen Schock. Bei Volumenmangelschock können die Beine angehoben ("Schocklage") oder eine leichte Schräglagerung mit gesenktem Oberkörper (maximal 15°) und angehobenen Beinen hergestellt werden.

(3) Oberkörperhochlagerung bei allen Patienten mit Atemnot, mit offenkundigen Störungen der Atemtätigkeit oder respiratorischer Insuffizienz bzw. mit Zeichen der Herzinsuffizienz oder eines kardiogenen Schocks. Bei akutem kardialem Lungenödem kann eine Lagerung in sitzender Position erforderlich werden. Patienten mit akutem Abdomen werden ebenfalls mit leicht angehobenem Oberkörper gelagert, gleichzeitig können zur Entspannung der Bauchdecken die Beine in den Hüftgelenken und Knien angebeugt und diese Lage durch entsprechende Kissen fixiert werden. Alle beatmeten Patienten sollten zur Prophylaxe einer beatmungsinduzierten Pneumonie mit angehobenem Oberkörper (45°) gelagert werden.

(4) Bei allen Patienten mit akuten intrakraniellen Erkrankungen werden zur Senkung des intrakraniellen Drucks Kopf und Oberkörper – nicht nur der Kopf! – leicht hochgelagert (15–30°).

2.2 Venöser Zugang

> **WICHTIG:**
> Die sichere Beherrschung der unterschiedlichen Gefäßpunktionen ist als „Conditio sine qua non" in der Notfall- und Intensivmedizin anzusehen.

Der venöse Zugang ist für jeden **Notfallpatienten** obligat. In der Regel reicht ein periphervenöser Zugang, bei **Akutkranken** und **Intensivpatienten** gibt es für das Legen eines zentralen Venenkatheters sichere und mögliche Indikationen.

(1) Sichere Indikationen für das Legen eines zentralvenösen Katheters:
- Unmöglichkeit, einen anderen Venenzugang zu finden,
- Applikation von Medikamenten und Infusionen, die nur zentralvenös verabreicht werden dürfen (parenterale komplette Ernährung, Chemotherapeutika),

- Messung des zentralvenösen Drucks und der zentralvenösen Sauerstoff-Sättigung,
- Einlegen eines Pulmonalarterienkatheters oder einer passageren Schrittmachersonde,
- Dialysekatheter.

(2) Mögliche Indikationen für das Legen eines zentralvenösen Katheters:
- Sichere Zufuhr von hochwirksamen, für den Patienten essenziellen Substanzen (z.B. Katecholamine) mittels Infusomaten oder Spritzenpumpen,
- Medikamente, die keinesfalls paravenös laufen dürfen (z.B. Zytotatika),
- häufige Blutentnahmen bei schlechten peripheren Venenverhältnissen.

Zum „Offenhalten" eines Venenkatheters werden mit langsamer Geschwindigkeit Basislösungen, wie 0,9 %iges NaCl, Ringer-Laktat, Vollelektrolytlösungen oder 5 %ige Glukose, infundiert.

Zugangswege für die Anlage eines ZVK sind V. subclavia, V. jugularis interna (seltener V. jugularis externa) und V. femoralis (sog. „zentrale Venenpunktion") und V. cubitalis (seltener V. cephalica) als so genannter „peripher eingeführter ZVK". Nachteile des peripher eingeführten ZVK sind häufigere Phlebothrombosen (V. cubitalis: 2,5–5 %; V. jugularis interna bzw. V. subclavia < 1 %). Die Anlage eines ZVK wird meist über die Seldinger-Technik vorgenommen, deren wesentlicher Vorteil die nur geringe Traumatisierung des Gefäßes ist: Auch bei dicklumigen Kathetern genügt die Punktion mit einer dünnen Kanüle.

> **! WICHTIG:**
> Muss möglicherweise eine Fibrinolysetherapie im weiteren Krankheitsverlauf durchgeführt werden, ist kritisch zu prüfen, ob nicht ein peripherer Zugang ausreicht.

Dokumentation und Überwachung

(1) Jeder Gefäßzugang sollte bezüglich der folgenden Kriterien überwacht und deren Veränderung dokumentiert werden:
- Datum und Uhrzeit der Anlage und des letzten Verbandwechsels.
- Richtige Lage? Röntgenologische Kontrolle und Dokumentation der Katheterspitze: In 10–20 % ist mit einer Fehllage des Katheters zu rechnen.
- Geeignete Fixation des Katheters?
- Anzeichen für Paravasat?
- Periphere Ischämie bei arteriellen Kathetern (**s. Kap. I.2.3**)?
- Kathetermaterialschäden?
- Infektions- und Thrombosezeichen?

(2) Da Infektionen die häufigste Komplikation von Gefäßzugängen darstellen, muss man bei Anlage und Verbandwechsel streng auf die korrekte Einhaltung der *hygienischen Richtlinien* achten. Konnten diese in einer Akutsituation nicht eingehalten werden, sollte man den jeweiligen Katheter nach Stabilisierung des Patienten neu anlegen.

(3) *Infektionen* bei liegendem ZVK können bei allen Zugangswegen auftreten, abhängig von Liegedauer, Grundleiden, Immunstatus des Patienten, aseptischem Vorgehen bei Anlage und Pflege und begleitender Antibiotikatherapie. Bei unklarem, anhaltendem Fieber muss stets an die Möglichkeit einer Kathetersepsis gedacht werden! Falls von den Vitalbedingungen her vertretbar, sollte in dieser Situation der ZVK entfernt werden! Bei V.a. katheterinduzierte Sepsis muss die Katheterspitze nach Ziehen des ZVK mikrobiologisch auf pathogene Keime und deren Resistenz untersucht werden. Blutkulturen aus dem Venenkatheter beweisen weder eine katheterinduzierte Infektion, noch schließen sie diese aus. Katheterbedingtes Fieber geht nach Entfernen des ZVK in der Regel innerhalb von 24 h zurück.

(4) Prophylaxe katheterassoziierter Infektionen (**s. Kap. I.2.10.2**).

2.2.1 Periphere Venenpunktion

Punktionsort: Von den Ellenbeugevenen kann die **V. basilica/V. cubitalis** zum Legen eines zentralen Venenkatheters benutzt werden, ihre Punktion ist am einfachsten und praktisch komplikationslos. Da die V. cubitalis über die medial gelegene V. basilica und die V. axillaris direkt in die V. subclavia führt, lässt sich der Gefäßkatheter i.d.R. leicht bis in die V. cava sup. vorschieben, während die lateral am Arm gelegene **V. cephalica** wegen ihrer nahezu rechtwinkligen Einmündung in die V. subclavia häufig das weitere Vorschieben des Gefäßkatheters verhindert und deshalb weniger geeignet ist. Nachteile des liegenden **V.-cubitalis-Katheters** sind die relativ hohe Rate an Phlebothrombosen der katheterführenden Vene (2,5–5 % der Fälle, bei V.-subclavia- und V.-jugularis-Katheter unter 1 %) sowie die Belästigung des Patienten durch die teilweise Immobilisierung des betroffenen Arms.

> **WICHTIG:**
> Durch eine liegende Kunststoffkanüle darf der Stahlmandrin nicht wieder eingeführt werden: Eine geknickte Kanüle kann dadurch perforiert oder abgeschert werden! Fehlplatzierte Infusionsnadeln sollte man zunächst belassen, um bei einer erneuten Stauung und Punktion einen größeren Blutaustritt zu verhindern. Falls eine notfallmäßige Substitution großer Volumina notwendig ist, v.a. bei akuten und massiven Blutungen, ist die Infusion über ≥ 2 großlumige Verweilkanülen (Größe 16 G oder größer) Methode der Wahl.

Risiken und Komplikationen: Hauptnachteile sind die bei längerer Verweildauer häufig eintretende Thrombophlebitis und die Infektionsgefährdung. Anfänglich gelegte Plastikverweilkanülen sind bei zu erwartender Infusionsdauer von 3 oder mehr Tagen durch einen zentralen Venenkatheter zu ersetzen. Das häufig geübte „Liegenlassen" von Venenverweilkanülen zur bequemeren Handhabung von Blutentnahmen und Medikamenteninjektionen (v.a. Antibiotika) sollte zumindest bei Hochrisikopatienten (bakterielle Endokarditis oder Zustand danach, Herzklappenfehler, künstliche Herzklappen, Dialyseshunt) unterbleiben.

2.2.2 Vena jugularis externa

Beim **reanimationspflichtigen Patienten** bietet sich die V. jugularis externa als einer der beiden bevorzugten Zugänge (s. Tab. I.2.1) wegen des raschen Wirkungseintritts injizierter Medikamente an. Die Vene verläuft sichtbar am Hals vom Kieferwinkel über den M. sternocleidomastoideus nach kaudal und mündet nicht mehr sichtbar in den Venenwinkel.
Punktionstechnik: Bei der Punktion wird der Kopf des flach liegenden Patienten überstreckt und zur Gegenseite gedreht. Hilfreich ist die Oberkörpertieflage oder eine Erhöhung des intrathorakalen Drucks durch entsprechende Atmung/Beatmung. Stauversuche durch Abdrücken oberhalb der Klavikula stören aus räumlichen Gründen eher, als dass sie nützen. Die Punktion erfolgt über dem mittleren Drittel des M. sternocleidomastoideus mit straff gezogener Haut. Nach erfolgreicher Punktion steigt das Blut meist nur verzögert in der Kanüle auf, was bei der Beurteilung der korrekten Katheterlage zu berücksichtigen ist.

2.2.3 Zentrale, thoraxnahe Venen

Die Punktion erfolgt im Allgemeinen in **Seldinger-Technik**; diese ist wegen der Erstpunktion mit einer kleinkalibrigen Nadel, der Abdichtung der Gefäß- und Hautpunktionsstelle durch den Katheter und wegen der Möglichkeit einer Anlage von Mehrlumenkathetern vorteilhaft. Durch einen zu tief eingelegten Führungsdraht ausgelöste Rhythmusstörungen sistieren i.d.R. nach Rückzug des Drahtes. Primärer Punktionsort sollte die rechte Seite sein, weil hier die Pleurakuppel tiefer steht, der Ductus thoracicus links mündet und die Punktion für einen Rechtshänder einfacher ist.

2 Allgemeine Techniken der Notfall- und Intensivmedizin

Tabelle I.2.1 Entscheidungshilfe für die Gefäßwahl bei zentralvenöser Punktion

Kriterium	bevorzugtes Gefäß	Erläuterung
Respiratorische Insuffizienz, künstliche Beatmung	V. jugularis int.	geringeres Pneumothoraxrisiko
Gerinnungsstörung	V. femoralis oder V. jugularis externa	unmittelbare Kompression einer fehlpunktierten Arterie möglich
Schock, Hypovolämie	V. subclavia	offenes Lumen durch bindegewebige Fixierung, knöcherne Leitstrukturen
Bevorstehende Operation	V. jugularis interna, V. subclavia oder V. femoralis	Beachtung des voraussichtlichen Op.-Gebiets und der intraoperativen Zugänglichkeit
Akutes Nierenversagen	V. jugularis int. oder V. femoralis	falls Venenthrombose auftritt, keine Behinderung einer ggf. notwendigen Shuntanlage am Arm
Chronisch obstruktive Lungenerkrankung, Emphysem	V. jugularis int.	geringeres Pneumothoraxrisiko
Reanimation	V. femoralis	zur Punktion keine Unterbrechung der Reanimation notwendig
	V. jugularis ext.	rascher Wirkungseintritt der injizierten Pharmaka

Vena subclavia

(1) Hauptvorteile: Grundsätzlich einfache Punktionstechnik und die Tatsache, dass die V. subclavia auch bei schwerer Hypovolämie und im Volumenmangelschock aus anatomischen Gründen nicht kollabiert, sondern aufgespannt und gut punktierbar bleibt.

(2) Komplikationen: Pneumothorax, Hämatothorax bei Verletzung der A. subclavia, Infusionsthorax bei Perforation der Venenwand.

(3) Punktionstechnik: Als knöcherne Leitstrukturen dienen Schlüsselbein, Manubrium sterni und die 1. Rippe. Zur Punktion wird der Patient in Kopftieflage gebracht (bessere Gefäßfüllung, Vermeidung einer Luftembolie), die Arme an den Körper angelegt und der Kopf zur Gegenseite gedreht. Die V. subclavia verläuft zwischen der 1. Rippe und dem Schlüsselbein zum Sternoklavikulargelenk. Der Einstich zum infraklavikulären Zugang erfolgt 1–2 cm unterhalb des Schlüsselbeins, etwas medial der Medioklavikularlinie. Nach Lokalanästhesie wird die Nadelspitze unter dem Schlüsselbein unter ständigem leichtem Knochenkontakt flach, in einem Winkel von 30° zur Körperoberfläche, in Richtung auf das Sternoklavikulargelenk geführt. Nach Überwinden eines Widerstands (Lig. costoclaviculare) trifft man in 4–6 cm Tiefe auf die Vene, gekennzeichnet durch schlagartiges Aspirieren venösen Blutes. Je nach verwendeter Technik wird nun der Katheter oder der Führungsdraht eingeführt. Je nach Körpergröße beträgt die Kathetereinführungslänge rechts 10–15 cm und links 14–18 cm.

Vena jugularis interna

(1) Vorteile: Der liegende V.-jugularis-Katheter ist der für den Patienten angenehmste und für die Pflege günstigste Zugangsweg. Außerdem finden sich hierbei die wenigsten Fehllagen, durch Verwendung eines Taschendopplers oder durch ultraschallgesteuerte Punktion (B-Mode) gelingt eine primäre Punktion in mehr als 95 %.

(2) Hauptkomplikation: Verletzung der A. carotis.

(3) Punktionstechnik: Bei Punktion der V. jugularis interna erfolgt die Lagerung des Patienten wie zur V.-subclavia-Punktion. Orientierungspunkte sind die palpable A. carotis, der sternale und klavikuläre Bauch des M. sternocleidomastoideus und die V. jugularis externa.

Mit der linken Hand wird die A. carotis in Höhe des Kehlkopfes getastet und die Kanüle etwa 1 cm lateral der Arterie, im Kreuzungsbereich der schräg verlaufenden V. jugularis externa mit dem M. sternocleidomastoideus, in einem Winkel von etwa 45° eingestochen. Zielrichtung für die vorzuschiebende Kanüle ist der mediale Rand des klavikulären Anteils des M. sternocleidomastoideus. In 2–4 cm Tiefe findet sich die V. jugularis interna, die besonders leicht und unbemerkt durchstochen wird. Eine Blutaspiration ist dann beim Zurückziehen der Nadel möglich. Die größenabhängigen Einführungslängen der Katheter betragen rechts 12–15 cm und links 14–17 cm.

2.2.4 Vena femoralis

Gelingt keine periphere Venenpunktion, empfiehlt sich in Notfallsituationen die Kanülierung der V. femoralis.

(1) Vorteile: Vene kollabiert kaum im Schock, andere Maßnahmen an Kopf und Oberkörper des Patienten werden nicht behindert.

(2) Risiken und Komplikationen: Kaum Risiken. Bei einer Fehlpunktion der Femoralarterie lässt sich die Blutung nach Kanülenentfernung durch längere Kompression (etwa 10 min) sicher beherrschen. Aufsteigende Infektionen oder Thrombosierungen mit der Gefahr einer Lungenembolie als Komplikation einer Punktion der V. femoralis treten erst bei längerer Liegedauer auf und sind für die Akutversorgung ohne große Relevanz.

(3) Punktionstechnik: Die Punktion erfolgt etwa 1 cm *medial* der gut tastbaren A. femoralis, 3 cm unterhalb des Leistenbandes, schräg in kranialer Richtung. Bei adäquater Punktion lässt sich dunkles, nach Absetzen der Spritze nicht pulsierendes Blut aspirieren. Falls dies nicht gelingt, sollte die Kanüle unter Sog in das Gefäß zurückgezogen werden, da gelegentlich die Vene durch den Druck der Nadel kollabiert und das Gefäß durchstochen worden ist. Bei Verwendung längerer Katheter sollte die Katheterspitze in Nabelhöhe liegen.

2.3 Arterielle Punktionen

(1) Punktionsorte: A. radialis und A. femoralis.

(2) Indikationen zur arteriellen Kanülierung in der Intensivmedizin:
- Kontinuierliche Blutdruckmessung (Kreislaufinstabilität),
- häufig erforderliche Blutgasanalysen (Beatmung, Störungen des Säure-Basen-Haushalts),
- kontinuierliche arteriovenöse Hämofiltration und Hämodialyse (A. femoralis),
- intraaortale Ballongegenpulsation bei kardiogenem Schock (A. femoralis).

(3) Punktionstechnik: Die Punktion der *A. radialis* erfolgt nach Prüfung ihres Kollateralkreislaufs (Allen-Test, klinisch oder mit der cw-Doppler-Sonographie) bei leicht überstrecktem Handgelenk medial des Processus styloideus radii, unter palpatorischer Kontrolle, in einem Winkel von 30° zur Haut. Da auch ein positiver Allen-Test nicht immer über eine ausreichende Kollateralversorgung Aufschluss gibt, muss die Durchblutung der Hand regelmäßig klinisch kontrolliert werden.

> **! Wichtig:**
> Bei nicht angelegter, verschlossener oder insuffizienter A. ulnaris sollte die Punktion der A. radialis vermieden werden!

Die **A. femoralis** wird – ähnlich der V. femoralis – ungefähr 3 cm unterhalb des Leistenbandes nach palpatorischer oder sonographischer Kontrolle punktiert.

2.4 Venendruck und zentralvenöse Sauerstoffsättigung (ScvO$_2$)

Parameter für die Größe des zirkulierenden Blutvolumens (Hydratationszustand) und den Funktionszustand des rechten Ventrikels (rechtsventrikuläre Förderleistung).

(1) Ein **erniedrigter zentraler Venendruck** (ZVD) (evtl. bis auf negative Werte) zeigt eine Hypovolämie an.

(2) Ein **erhöhter ZVD** bedeutet Hypervolämie oder Rechtsherz- bzw. Globalherzinsuffizienz. Weitere Ursachen eines erhöhten Venendrucks sind mechanische Hindernisse im kleinen Kreislauf (Lungenembolie, Perikardtamponade) oder eine Zunahme des intrathorakalen Drucks (Husten, Pressen, Spannungspneumothorax, Hämatothorax, Überdruckbeatmung).

> **! WICHTIG:**
> Für die Beurteilung des linksventrikulären Füllungsdrucks und der linksventrikulären Funktion ist der zentrale Venendruck nicht geeignet.

(3) **Zentralvenöse Sauerstoffsättigung (ScvO$_2$):** Mittels spezieller Venenkatheter lässt sich die zentralvenöse Sauerstoffsättigung in der V. cava superior messen. Eine ScvO$_2$ < 60 % spricht für eine verstärkte Gewebesauerstoff-Ausschöpfung infolge eines beträchtlich erniedrigten HZV. Patienten mit schwerer Sepsis und septischem Schock haben mit einem ScvO$_2$ von ≥ 70 % in den ersten 6 Stunden – spontan oder therapeutisch erzielt – eine beträchtlich geringere Letalität als die mit einem ScvO$_2$ < 70 %.

2.4.1 Klinische Beurteilung des zentralen Venendrucks

Der Venendruck kann aufgrund der Inspektion grob abgeschätzt werden. Wenn bei aufrechter Körperhaltung die Halsvenen kollabieren, kann man annehmen, dass der zentrale Venendruck nicht über 15 cmH$_2$O liegt. Umgekehrt führt ein erhöhter Venendruck zu einer Füllung der V. jugularis externa im Liegen über den oberen Rand des M. sternocleidomastoideus hinaus sowie zu einer auch im Sitzen und bei Inspiration bestehen bleibenden Venenfüllung. Lässt man den pronierten Arm langsam anheben, ergibt die Höhendifferenz zwischen rechtem Vorhofniveau und Hand zum Zeitpunkt des Venenkollapses am Handrücken einen Anhalt für den peripheren Venendruck.

2.4.2 Zentrale Venendruckmessung

Exakte Werte erhält man durch die Messung des zentralen Venendrucks (ZVD). Als ZVD gilt unter klinischen Bedingungen der Druck im klappenlosen oberen Hohlvenensystem (V. cava sup. oder Vv. brachiocephalicae). Die Normwerte liegen zwischen 4 und 12 cmH$_2$O. Wegen dieses weiten Normbereichs und der Abhängigkeit von der äußeren Markierung des Bezugspunktes (rechter Vorhof) sind weniger Absolutwerte, sondern vor allem Veränderungen des ZVD aussagekräftig. Zur zentralen Venendruckmessung ist ein zentraler Venenkatheter erforderlich, der mit einem Venotonometer verbunden wird. Die zentrale Lage des Katheters zeigt sich an den respiratorischen Druckschwankungen, sie ist röntgenologisch zu kontrollieren. Als Bezugsebene (Null-Linie der Messskala) dient die Höhe des rechten Vorhofs (an der äußeren Thoraxwand mit einem Farbstift markieren). Bei flach liegenden Patienten ist dies der Übergang von den oberen 2/5 zu den unteren 3/5 des sagittalen Thoraxdurchmessers in Sternummitte. Eine weitere gebräuchliche Bezugsebene liegt 5 cm unterhalb des Angulus sterni oder 10 cm über der Auflagefläche des Patienten. Exakte, reproduzierbare Messwerte sind nur bei Horizontallage und ruhiger Atmung möglich.

Die rechts- und linksatrialen Füllungsdrücke (ZVD, PAOP) galten lange Zeit als Goldstandard zur Evaluation eines Flüssigkeitsbedarf bei verschiedenen Schockzuständen. Verschiedene Studien der letzten Jahre haben jedoch gezeigt, dass die Füllungsdrücke nur wenig Rückschlüsse auf den tatsächlichen Volumenbedarf des Patienten erlauben (Osman, Ridel et al. 2007). So kann ein hoher ZVD bei normalem Volumenstatus und eingeschränktem HZV (z.b. kardiogener Schock) ebenso wie bei normalem HZV und Volumenüberladung (z.b. dekompensierte Niereninsuffizienz) vorliegen. Andererseits kann bei hohem HZV der ZVD trotz Normovolämie niedrig sein, während ein niedriger ZVD bei normalem HZV auf einen Volumenmangel hinweist. Weiterhin hat die Compliance insbesondere des linken Ventrikels einen beträchtlichen Einfluss auf die ermittelten Füllungsdrücke.

Beim beatmeten Patienten wird dies dadurch erschwert, dass sich der positive inthrathorakale Druck in unterschiedlichem Maße zum gemessenen ZVD addiert.

Die derzeit empfohlenen Füllungsdrücke bei Sepsis mit einem ZVD von 8–12 mmHg und 12–15 mmHg beim spontan atmenden bzw. beatmeten Patienten sollten somit lediglich als Richtwerte dienen und der tatsächliche Volumenbedarf auf individueller Basis ermittelt werden.

Zusätzliche Hinweise auf einen eventuellen Flüssigkeitsbedarf ergeben sich durch die Variabilität des ZVD im Respirationszyklus und das Verhalten auf eine Volumengabe:

(1) Ein Abfall des ZVD während der Inspiration ist ein guter Prädiktor für einen Anstieg des HZV nach Volumengabe; bei fehlender Variabilität des ZVD unter Beatmung ist nicht davon auszugehen, dass sich durch Gabe von Volumen das HZV ändert.

(2) Forcierte Volumengabe („fluid challenge"): Hierbei wird innerhalb weniger Sekunden die Menge an Volumen appliziert, die den ZVD um 2 mmHg ansteigen lässt; hat dies einen Anstieg des HZV von mindestens 0,3 l/min zur Folge, ist von einem Volumenbedarf auszugehen. Eine einfache Möglichkeit, einen eventuellen Volumenbedarf zu prüfen, ist das Anheben der Beine oder des Bettes am Fußende; bei Volumenmangel zeigt sich kein Anstieg des ZVD.

Alternativ oder als Erweiterung zum ZVD stellt die Echokardiographie eine einfache Möglichkeit zur Evaluation des Volumenstatus sowohl vom rechten als auch vom linken Ventrikel dar.

2.5 Pulmonalarterienkatheter (PAK)

> **! WICHTIG:**
> Voraussetzungen für ein effizientes und sicheres Arbeiten mit dem PAK sind adäquates Erlernen der Technik, Sorgfalt bei der Messung und Erfahrung bei der Interpretation der Daten!

2.5.1 Einsatzmöglichkeiten
(s. Kap. I.2.3.2.2)

Der Pulmonalarterien-Einschwemmkatheter (Swan-Ganz®-Thermodilutionskatheter; PAK) ermöglicht die Messung der pulmonal-arteriellen Drücke, des pulmonal-kapillären Verschlussdrucks (pulmonalkapillärer Okklusionsdruck, PCOP), der Drücke im rechten Vorhof und Ventrikel, des Herzzeitvolumens (Herzindex) sowie die Bestimmung der O_2-Sättigung in den herznahen Venen, des rechten Vorhofs und rechten Ventrikels und in der Pulmonalarterie. Darüber hinaus lassen sich systemischer und Lungen-Gefäßwiderstand(-Index), Schlagvolumen(-Index) sowie rechts- und linksventrikuläre(r) Schlagarbeit(-Index) berechnen. Damit ist bei kritisch Kranken eine umfassende hämodynamische Überwachung möglich, einschließlich der Bestimmung des erniedrigten systemischen Gefäßwiderstands zur Schweregradbestimmung des septischen Schocks sowie der Diagnosestellung einer pulmonalen Hypertonie (z.B. bei ARDS), Perikardtamponade, Pericarditis constrictiva (Dip-Plateau-Phänomen, enddiastolischer Druckangleich in rechtem Vorhof, rechtem Ventrikel, Pulmonalarterie und Pulmonalkapillare) und eines Ventrikelseptumdefekts nach Herzinfarkt (O_2-Sättigungssprung rechter Vorhof–Pulmonalarterie).

Der Einsatz des PAK in der Intensivmedizin ist sehr umstritten, da einerseits die Korrelation des PAOP mit dem Volumenbedarf gering ist und zum anderen keine Studie einen Überlebensvorteil zeigen konnte.

Wir halten den Einsatz des PAK dennoch indiziert zur Steuerung der Balance zwischen Volumen- und Katecholamintherapie bei schwer kranken Patienten mit
(1) kardiogenem Schock,
(2) schwerer Sepsis und septischer Kardiomyopathie.

Der Swan-Ganz®-Bipolar-Pacing-Katheter ermöglicht die simultane Elektrostimulation. Weiterentwicklungen des Pulmonaliskatheters erlauben die Messung der rechtsventrikulären Auswurffraktion sowie der rechtsventrikulären Volumina (hilfreich z.B. bei Rechtsherzinfarkt zur Diagnosesicherung und Therapiesteuerung; z.B. REF-Katheter® der Fa. Edwards) und die kontinuierliche Bestimmung der gemischtvenösen O_2-Sättigung und des Herzzeitvolumens (z.B. Vigilance®-System der Fa. Edwards).

2.5.2 Technik

Für die Einführung des PAK eignen sich V. subclavia, V. jugularis interna, V. femoralis und V. mediana cubiti/V. basilica; eine Einführung über die V. femoralis ist meist nur unter Durchleuchtung möglich.

Vor dem Einführen Druckwandler an das proximale Ende des distalen Lumens (Austrittsöffnung an der Katheterspitze) und des proximalen Lumens (Austrittsstelle 30 cm proximal der Katheterspitze) anschließen, alle Katheterlumina sorgfältig mit 0,9 %iger NaCl-Lösung (500 ml) spülen, Gerät eichen („Nullebene" in Höhe der mittleren Axillarlinie) und Ballon durch Aufblasen auf Dichtigkeit prüfen.

Den Katheter (5–8F) mit desuffliertem Ballon über eine – etwas größere – Schleuse nach der Seldinger-Technik einführen und in der Vene vorschieben. Nach Passage der Schleuse Ballon nach ca. 15 cm aufblasen und die Druckkurve am Monitor beobachten. Nach dem Passieren der Trikuspidalklappe zeigt sich eine rechtsventrikuläre Druckkurve mit Nullrückgang in der frühen Diastole; anschließend – nach dem Passieren der Pulmonalklappe – erscheint auf dem Monitor der Pulmonalisdruck mit diastolischen Werten deutlich über null. Beim weiteren Vorschieben mit dem aufgeblasenen Ballon verkeilt sich der Ballon in einem Ast der A. pulmonalis in Verschlussdruckposition („Wedge-Position"), die Druckkurve nimmt eine vorhofdruckähnliche Form in Höhe des diastolischen Pulmonalisdrucks an (pulmonal-kapillärer Verschlussdruck, Wedge-Druck). Erscheint bei Desufflation des Ballons wiederum die Pulmonalis-Druckkurve, hat der Katheter seine gewünschte Position erreicht, in der er bis zu einigen Tagen belassen werden kann. Er sollte dabei in der Zone 3 nach West – in der unteren Lungenhälfte – liegen, in der pulmonal-arterieller und pulmonal-venöser Druck höher sind als der alveoläre Druck und damit keine Obstruktion der Lungengefäße erfolgt (wichtig für den Rückschluss von pulmonal-kapillärem Druck auf den linksatrialen und linksventrikulär-enddiastolischen Druck). Schließlich Lage des Katheters mit einer Röntgenaufnahme kontrollieren und dokumentieren. Bei den täglichen Kontrollen zeigt der adäquate Kurvenverlauf den richtigen Sitz des Katheters und die Intaktheit des Messsystems an. Die Herzzeitvolumen-Messung erfolgt nach den Angaben des Herstellers.

2.5.3 Komplikationen

Diese ergeben sich einerseits aus der Punktion einer Zentralvene (Punktionskomplikationen [0,4–11 %], Thrombose [0,5–3 %], Infektion [1 % katheterassoziierte Bakteriämien]), andererseits durch das Passieren des Herzens und das Platzieren des Katheters im Lungenkreislauf (Rhythmusstörungen [5–69 % geringfügig; 0,3–3 % schwerwiegend], Knotenbildung [ca. 0,7 %], Verletzung von Trikuspidal- und Pulmonalklappe, Perforation des rechten Herzens mit Perikardtamponade, Herzwandthrombosen, Lungenembolie/-infarkt infolge des zu lange aufgeblasenen Ballons [0,06–0,3 %], Ruptur einer Pulmonalarterie [0,1–0,2 %]).

2.6 Blasenkatheter

Für die Katheterdrainage der Harnblase gibt es in der Notfall- und Intensivmedizin zwei Indikationsbereiche:

(1) **Pflege des Patienten mit Harnblasenentleerungsstörungen,** insbesondere des Bewusstlosen.

(2) **Kontrolle der Diurese** zur Bilanzierung des Flüssigkeitshaushalts, zur Überwachung der Zirkulation und zur genauen Bilanzierung bei der Osmotherapie im Rahmen der Behandlung des Hirnödems.

Als Methoden können der transurethrale Blasenkatheterismus oder die suprapubische Blasenpunktion mit Drainagekatheter eingesetzt werden. Die meisten Kliniken wählen für die kurz- und mittelfristige Blasenkatheterisierung den transurethralen Zugangsweg und favorisieren bei länger dauernder Harndrainage, insbesondere bei männlichen Patienten, einen suprapubischen Katheter. Zur **Prophylaxe von Harnwegsinfekten** muss die Katheterisierung bzw. suprapubische Blasendrainage unter aseptischen Bedingungen durchgeführt werden. Bei Anwendung der als Einzelset erhältlichen streng geschlossenen Harnableitungs- und Sammelsysteme sind nosokomiale Harnwegsinfektionen relativ selten geworden. Der Wechsel des Katheters bzw. der Blasenpunktionsfistel erfolgt nicht routinemäßig, sondern nur bei Bedarf (wenn der Katheter nicht mehr durchgängig ist). Neben der sorgfältigen Katheterisierung, dem geschlossenen Harndrainagesystem und einer möglichst kurzen Liegedauer der Katheter wirkt ein ausreichender Harnfluss einer Infektion entgegen.

> **WICHTIG:**
> Keine Antibiotikaprophylaxe!

2.7 Magensonde

Die Magensonde hat diagnostischen, prophylaktischen und therapeutischen Wert:

(1) Der Mageninhalt gibt Aufschluss über Vorkommen und Schwere einer Blutung oder Art einer peroralen Intoxikation (Giftnachweis).

(2) Art und Menge des Magensekrets können Informationen über einen duodenogastrischen Reflux liefern und hilfreich bei der Diagnostik eines beginnenden Ileus sein.

(3) Die Messung des Magensaft-pH gibt Aufschluss über die Effizienz der Stressulkusprophylaxe.

(4) Mittels spezieller Magensonden (Tonometriesonden) lässt sich der so genannte intramukosale pH-Wert bzw. der pCO_2-Wert bestimmen (fakultativ); sie zeigen eine beginnende Mikrozirkulationsstörung im Splanchnikusgebiet an (z.B. in der Frühphase einer Sepsis oder eines Schockgeschehens).

(5) Die rechtzeitige Entleerung des Magens verhindert Erbrechen und Aspiration bei Magen-Darm-Atonie sowie eine weitere Giftresorption bei peroraler Intoxikation.

(6) Die Magensonde ermöglicht die Spülung des Magens, die Zufuhr von Antazida und anderen Pharmaka sowie die Durchführung einer gastralen Sondenernährung.

Die Magensonde sollte im Kühlschrank aufbewahrt werden, da sie sich im starren Zustand leichter einführen lässt. Magensonde mit einem Gleitmittel (Xylocain®-Gel) bestreichen und durch die Nase oder den Mund einführen. Den Kopf des Patienten dabei nach vorne beugen. Da der Abstand vom Naseneingang zum unteren Ösophagussphinkter 38–48 cm (nach Körpergröße) und von der Zahnreihe zum Mageneingang 32–42 cm (nach Körpergröße) beträgt, nasogastrale Sonde 55–60 cm und orogastrale Sonde 50–55 cm weit vorschieben. Das entscheidende „Druckhindernis" für die Sonde ist dabei der obere Ösophagussphinkter (Ruhedruck von 60–100 mmHg), das beim wachen Patienten durch Schlucken überwunden werden kann. Bei Beatmungspatienten sollte keine Tubusentblockung erfolgen. Die schwierige Einführung der Magensonde ist gelegentlich dadurch bedingt, dass die Sonde auf die Epiglottis stößt und dieses Hindernis nicht überwinden kann. In diesen Fällen kann die Sonde durch Einlegen der Hand in den Mund mit dem Mittelfinger ertastet und über die Epiglottis oder über den lateral gelegenen Recessus piriformis in den Ösophagus geleitet werden. Die Lage der Magensonde wird durch Aspiration und dann durch Einblasen von ca. 10 ml Luft bei gleichzeitiger Auskultation über dem Epigastrium kontrolliert. Im Zweifelsfalle ist eine Röntgenkontrolle hilfreich.

> **! WICHTIG:**
> Elektrolytverluste über die Sonde bei der Gesamtbilanzierung berücksichtigen und entsprechend korrigieren, insbesondere weil der Magensaft sehr kaliumreich ist: Magensaft enthält ca. 10 mval K^+/l und je nach pH-Wert 40–100 mval Na^+/l und 70–120 mval/l Cl^- (**s. Kap. III.1.1**).

3 Monitoring des Notfall- und Intensivpatienten

3.1 Monitoring-Konzepte

Adäquates Monitoring dient dazu,
(1) eine kontinuierliche Patientenüberwachung zu gewährleisten,
(2) frühzeitig korrekturbedürftige Normabweichungen von Patientenvariablen zu erkennen,
(3) die Wirksamkeit von Therapiemaßnahmen zu überprüfen.

Zur frühen Erfassung unerwünschter Abweichungen (z.B. des Atemwegswiderstands bei beatmeten Patienten, des Blutdrucks, der Herzfrequenz) können obere und untere Alarmgrenzen des überwachten Parameters festgelegt werden.

3.1.1 Präklinische Notfallmedizin

Die präklinische Notfallmedizin entwickelt sich zunehmend von einer „Load and Go"- zu einer „Stay and Play"-Disziplin. Mit der Ausweitung der therapeutischen Bemühungen nimmt damit auch die Notwendigkeit zum präklinischen Monitoring im Rettungsdienst zu (**s. Tab. I.2.2**).

Das bei den verschiedenen Transportbeatmungsgeräten verfügbare Monitoring variiert aufgrund der Bauart erheblich, der **Beatmungsdruck** wird aber bei allen eingesetzten Ventilatoren überwacht. Hiermit lassen sich ein abgeknickter Tubus, der mit Sekreten verklebte Beatmungsfilter, die Diskonnektion und der sich entwickelnde Spannungspneumothorax rechtzeitig erkennen. Die **Kapnometrie** (Infrarot-Absorptionsspektrometrie der exspiratorischen CO_2-Konzentration) ist eine Ergänzung des Monitorings zur Kontrolle der Tubuslage, zur Überwachung von Ventilation und Luftwegen während eines Transports und ggf. zur Beurteilung der Effektivität einer kardiopulmonalen Reanimation. Aufgrund der Störanfälligkeit v.a. bei peripherer Vasokonstriktion sollte die Tubuslage nach Umlagerung des Patienten stets klinsch (Auskultation) geprüft werden.

Mit transportablen Geräten lässt sich bereits präklinisch eine Basis-Labordiagnostik (Blutgasanalyse, Säure-Basen-Status, Elektrolyte, Hämoglobin/Hämatokrit, Blutzucker, Laktat, Troponin I etc.) durchführen. Mögliche Indikationen ergeben sich z.B. bei der kardiopulmonalen Reanimation zur Bestimmung des Säure-Basen-Status, bei beatmeten Patienten zur Steuerung der Ventilation und bei Patienten mit Verdacht auf ein akutes Koronarsyndrom

Tabelle I.2.2 Patientenüberwachung im Rettungsdienst

Kernmonitoring (Minimalstandard)

- Überwachung des Patienten durch Notarzt und Rettungssanitäter/Rettungsassistent
- Inspektion, Perkussion und Auskultation
- Nicht-invasive Blutdruckmessung
- EKG-Monitoring/EKG-Defibrillator-Einheit
- Pulsoxymetrie: periphere Sauerstoffsättigung – anzustreben ≥ 96 % – und Pulsfrequenz
- „Stix"-Laboranalytik (z.B. Glukose)

bei beatmeten Patienten zusätzlich

- Beatmungsdruck
- Kapnometrie (sehr wünschenswert)

Erweitertes Monitoring

- Blutgasanalyse, Säure-Basen-Status
- Weitere Laborparameter (z.B. Hämoglobin/Hämatokrit, Troponin I, Elektrolyte)
- Interhospitaltransfer: invasive arterielle Blutdruckmessung
- Körpertemperatur

zur Sicherung der Diagnose (Troponin I). Die **invasiv-kontinuierliche arterielle Blutdruckmessung** ist im Wesentlichen dem Interhospitaltransfer vorbehalten. Die Messung der **Körpertemperatur** mittels Infrarot-Tympanon-Thermometrie liefert verlässliche Ergebnisse, ist praktikabel und kann in Einzelfällen relevante Zusatzinformationen liefern (z.B. Ausmaß der Unterkühlung); bei Verwendung konventioneller Temperatursonden rektal und ösophageal ist dagegen die Messungenauigkeit in der präklinischen Notfallsituation meist recht hoch.

3.1.2 Notfall- und Intensivstation

Auf der **Notfall- und Intensivstation** stehen effiziente und risikoarme Monitoringverfahren für die Kurz- und Langzeitüberwachung des kritisch Kranken zur Verfügung (**Tab. I.2.3**). Im Einzelnen sollten – falls erforderlich – verfügbar sein:

(1) **Kontinuierliches Monitoring und Anzeige** von
- Elektrokardiogramm,
- direkt gemessenen Druckwerten: arteriell, zentralvenös, pulmonal-arteriell, Atemwege, intrakraniell,
- Körpertemperatur,
- Atemfrequenz und Atemzugvolumen,
- arterielle O_2-Sättigung,
- endexspiratorische CO_2-Konzentration.

(2) **Häufige Messung und Anzeige**
- des nicht-invasiv gemessenen Blutdrucks,
- des Herzzeitvolumens,
- der inspiratorischen O_2-Konzentration.

(3) **Speicherung, Wiederfindung und Reproduktion** von Kurveninformation und Daten.

(4) **Berechnung, Speicherung, Wiederfindung und Reproduktion** abgeleiteter hämodynamischer und respiratorischer Variablen, z.B. Gefäßwiderstände, rechts-/linksventrikuläre Schlagarbeits-Indices, Atemwegscompliance, alveoloarterielle Gradienten, Shuntverhältnisse, O_2-Transport und O_2-Verbrauch.

(5) **Optional:**
- Kontinuierliches Monitoring von Herzzeitvolumen, systemischem Gefäßwiderstand und zentral-/gemischt-venöser Sauerstoffsättigung,

Tabelle I.2.3 Patienten-Monitoring auf der Notfall- und Intensivstation

1. Klinische Beurteilung durch Ärzte und Pflegepersonal
2. Monitoring des Herz-Kreislauf-Systems
   - EKG
   - Blutdruck (nicht-invasiv, invasiv)
   - zentraler Venendruck (**s. Kap. I.2.2.4**)
   - Pulmonaliskathetermessungen (**s. Kap. I.2.2.5, I.2.3.2.2**)
   - transthorakale/transösophageale Echokardiographie (**s. Kap. I.2.3.2.3**)
3. Oxygenation
   - Pulsoxymetrie
   - intermittierende arterielle Blutgasanalyse
4. Ventilation (bei beatmeten Patienten)[1] (**s. Kap. I.2.3.3 und I.2.4**).
   - intermittierende arterielle Blutgasanalyse
   - Kapnometrie fakultativ
   - Diskonnektionsalarm
   - Stenosealarm
   - inspiratorische O_2-Konzentration
5. Perfusion des Gastrointestinaltrakts
   - intramurale gastrale pH/pCO_2-Tonometrie (fakultativ)
6. Zentrales und peripheres Nervensystem, Skelettmuskulatur (**s. Kap. I.2.9.5**).
7. Nierenfunktion (**s. Kap. I.2.3.4**).
8. Körpertemperatur (**s. Kap. I.2.3.5**).
9. Laborbasisprogramm (**s. Kap. I.2.3.6**).

[1] Nach Sydow & Neumann: Intensiv- und Notfallbehandlung 1999; 24:53-66.

- endexspiratorische CO_2-Konzentration: sie gibt nur einen Anhalt für den pCO_2; je kürzer die Exspirationszeit (hohe Atemfrequenz, hohes Inspirations-Exspirations-Verhältnis), desto größer die Abweichung vom tatsächlichen pCO_2! Ein sinnvoller Einsatz ergibt sich bei pulmonalen Erkrankungen.

(6) Trendanalysen der aufgezeigten Parameter sollten bei Bedarf verfügbar sein, ebenso wie der dokumentierte Zeitverlauf vor Einsetzen des Alarms.

(7) Wünschenswert sind weiterhin **Online-Analysen**, wie z.B. die Mehrkanal-EKG-Analyse von ST-Strecken-Änderungen.

Während sich Funktionseinschränkungen und Schäden an Lunge, Herz-Kreislauf-System, Nieren und Leber gerätetechnisch und laborchemisch gut quantifizieren lassen, ist der Intensivmediziner bei der Beurteilung der **zerebralen Situation** primär auf die klinische Untersuchung sowie das EEG und sekundär auf die bildgebenden Verfahren angewiesen. Bei der **hämodynamischen Überwachung** kann ein Basismonitoring (Monitor-EKG, invasiv-kontinuierliche Blutdruckmessung, Diurese, Pulsoxymetrie und Zentralvenendruck) von einem erweiterten Monitoring bei hämodynamisch instabilen und kritisch herzkranken Patienten unterschieden werden. Zu diesem **erweiterten hämodynamischen Monitoring** zählen vor allem der Einsatz des Pulmonalarterienkatheters inkl. Thermodilution (**s. Kap. I.2.2.5, I.2.3.2.2**) und der transthorakalen/transösophagealen Echokardiographie (**s. Kap. I.2.3.2.3**).

Das Herzzeitvolumen lässt sich auch mit weniger invasiven Verfahren (Doppelindikatordilution [COLD]; arterielle Pulskonturanalyse [PiCCO®, Vigileo®]; transösophageale Dopplermessung; Impedanzkardiographie; Lithium-Dilution [LiDCO]; partielle CO_2-Rückatmung [NICO-Monitoring]) bestimmen. Diese Verfahren liefern weiterhin Informationen über das intrathorakale Blutvolumen als Parameter der kardialen Füllung/Vorlast, das totale zirkulierende Blutvolumen und das extravaskuläre Lungenwasser. Die Methoden sind erfolgversprechend und einige schon ausreichend validiert; eine Letalitätssenkung kritisch Kranker ist hierdurch jedoch bisher ebenso wenig gezeigt wie für das Monitoring mit dem Pulmonalarterienkatheter [Janssens and Graf 2007].

3.2 Herz-Kreislauf-System

Die Kontrolle der einzelnen Parameter sollte in Abhängigkeit von der Erkrankung und der Therapie anfänglich fortlaufend oder engmaschig wiederholt und später in größeren Zeitabständen erfolgen.

3.2.1 Herzfrequenz und Blutdruck

(1) **Herzfrequenz und -rhythmus** sollten ständig über den EKG-Monitor überwacht werden.

(2) Die **periphere Pulsfrequenz** kann getrennt registriert werden, um ein Pulsdefizit oder beim Schrittmacherpatienten eine Asystolie zu erfassen. Eine fortlaufende Pulsregistrierung ist über einen photoelektronischen Transmissionsrezeptor (am Ohr oder am Finger) möglich. Sie erfolgt heute i.d.R. im Rahmen der Pulsoxymetrie.

(3) Die **fortlaufende intraarterielle Blutdruckmessung** in der A. femoralis ist bei instabilem Blutdruck und im Schock wünschenswert. Die Blutdruckmessung in kleineren Arterien, wie der A. radialis, ist insbesondere bei Vasokonstriktion nicht ganz so zuverlässig, in den meisten Fällen aber Zugang der Wahl für die kontinuierliche arterielle Druckmessung (oberflächlicher Verlauf des Gefäßes, daher leicht zu finden und zu kanülieren; Kanülierung schmerzarm; meist ausreichender Kollateralkreislauf und damit geringe Gefahr einer distalen Ischämie; **s. Kap. I.2.2.3**). Unblutige Druckmessungen sind außerhalb von Schocksituationen mit den modernen Messapparaturen in Notfall- und Intensivmedizin zuverlässig möglich.

(4) Der **zentrale Venendruck** lässt sich zwar kontinuierlich registrieren, meist genügt jedoch die regelmäßige Kontrolle nach dem oben beschriebenen Verfahren (**s. Kap. I.2.2.2.4**), um die Volumenzufuhr sicher zu steuern.

3.2.2 Pulmonalarterienkatheter

Der Einsatz des **Pulmonalarterien-Einschwemmkatheters** (**s. Kap. I.2.2.5**) wird von den intensivmedizinischen Gesellschaften bei folgenden Indikationen empfohlen:

(1) Akuter Myokardinfarkt mit progressiver Hypotension, kardiogenem Schock oder mechanischen Infarktkomplikationen,
(2) Rechtsherzinfarkt mit Hypotension,
(3) schwere oder progressive kongestive Herzinsuffizienz,
(4) pulmonale Hypertonie: zur Diagnostik und zur Steuerung der Vasodilatatorentherapie,
(5) Schock, bei ausbleibender Besserung auf die Gabe von Volumen oder Vasopressoren,
(6) kardiochirurgische Eingriffe bei Hochrisikopatienten, vor allem mit klinisch relevanter linksventrikulärer Dysfunktion,
(7) gefäßchirurgische Eingriffe,
(8) Aortenchirurgie bei Patienten mit linksventrikulärer Dysfunktion oder signifikanter koronarer Herzkrankheit,
(9) Polytrauma,
(10) septischer Schock, ohne Ansprechen auf Volumengabe und niedrig dosierte Gabe von inotropen/vasopressorischen Pharmaka,
(11) verschiedene Formen der respiratorischen Insuffizienz.

Kritisch angemerkt werden muss allerdings, dass diese Empfehlungen auf Expertenmeinungen und nicht auf Ergebnissen evidenzbasierter Studien beruhen. Eine Verbesserung der Prognose im Sinne einer Letalitätssenkung bei Einsatz des PAK-Monitorings konnte bisher für keine der Indikationen in kontrollierten Studien aufgezeigt werden.

3.2.3 Echokardiographie (TTE/TEE)

Die transthorakale (TTE) und – bei eingeschränkten Untersuchungsbedingungen in 10–30 % der Fälle – die transösophageale Echokardiographie (TEE) bieten anatomische, funktionelle und hämodynamische On-line-Informationen innerhalb von 10–20 min: Bei 50 % der untersuchten Patienten werden zusätzliche Informationen erhalten, mit therapeutischen Konsequenzen in 17–60 % und Indikationsstellungen zur Operation in bis zu 29 %. Portable Echokardiographiegeräte werden in Zukunft den Einsatz dieser Technik auf der Intensivstation noch erleichtern.

Als wesentliche Indikationen gelten:
(1) Hypovolämie/verminderte Vorlast als Ursache anhaltender Hypotonie: Linksventrikuläres Cavum klein.
(2) Systolische Dysfunktion: Vergrößerter linker Ventrikel mit eingeschränkter Auswurffraktion.
(3) Diastolische Dysfunktion: E/A-Verhältnis < 1.
(4) Perikardtamponade: Ergussflüssigkeit, „Swinging heart".
(5) Messung des Herzzeitvolumens: cw-Doppler.
(6) Linksventrikulärer Infarkt und Myokardischämie: Regionale Kontraktionsstörungen.
(7) Rechtsventrikulärer Infarkt: Dilatierter, hypokinetischer rechter und kleiner linker Ventrikel.
(8) Stumpfe und perforierende Herzverletzungen.
(9) Lungenembolie: Dilatierter, hypokinetischer rechter Ventrikel, Trikuspidalinsuffizienz und pulmonale Hypertonie, evtl. Thrombusnachweis in Pulmonalarterie.
(10) Vitien: Klappenstenosen (Druckgradienten, Klappenöffnungsflächen) und Klappeninsuffizienzen; akute Mitralinsuffizienz nach Myokardinfarkt.
(11) Endokarditis: Klappenvegetationen.
(12) Dissezierendes thorakales Aortenaneurysma: Dissektionsmembran, wahres und falsches Lumen, begleitende(r) Aorteninsuffizienz und Perikarderguss.
(13) Ulzerierte Aortenplaques: Flottierende Läsionen.
(14) Intrakardiale Shunts: Offenes Foramen ovale, Ventrikelseptumdefekt nach Myokardinfarkt.
(15) Thromben und Tumoren: Vorhofthromben, Myxome, Ventrikelthromben nach Myokardinfarkt.

In der Hand des Geübten sind die **Risiken der TEE** gering: Bei ambulanten Patienten beträgt die Letalitätsrate < 0,01 % und die Morbiditätsrate 0,2 % (Laryngospasmus, Rhythmusstörungen). Die perioperative TEE bei intubierten bzw. narkotisierten Patienten ruft selten schwerwiegende Komplikationen hervor, selbst bei mehrstündigem Einsatz oder maximaler Flexionsstellung. Allerdings muss bei beatmungspflichtigen Intensivpatienten mit einer vorübergehenden Hypotension gerechnet werden, die bei älteren Patienten (> 50 Jahre) drei- bis viermal so häufig beobachtet wird wie bei jüngeren.

Bei schwieriger Platzierung eines Pulmonaliskatheters ist die Einschwemmung unter TEE-Führung eine Alternative zur Durchleuchtung.

3.3 Atmung und Beatmung

Eine gestörte Atmung ist am **Atemtyp**, an der **Atemtiefe** und an der **Atemfrequenz** zu erkennen. Weitere Hinweise ergeben sich aus Bewusstseinslage, Hautfarbe (Zyanose), physikalischer Untersuchung (abnormes Atemgeräusch, feuchte und trockene Rasselgeräusche), Blutgasen und **Säure-Basen-Status** sowie der **Röntgenuntersuchung** des Thorax.

Eine Störung der Ventilation lässt sich bei bewusstseinsgetrübten Patienten oft durch einfache Reklination des Kopfes, Absaugen und Einlegen eines **oropharyngealen (Guedel-)** oder **nasopharyngealen (Wendl-)Tubus** beseitigen. Die Überwachung der arteriellen Sauerstoffsättigung auf transkutanem Wege mittels der **Pulsoxymetrie** ist heute für die Intensivmedizin obligat und in der Notfallmedizin äußerst hilfreich. Reichen diese Maßnahmen nicht aus oder ist akut ein Atemstillstand eingetreten, so muss der Patient **endotracheal intubiert** werden (s. **Kap. I.2.4.2**). Meist wird man die technisch einfachere orotracheale Intubation durchführen; die Indikation zur primären nasotrachealen Intubation ist selten (Gesichtsverletzung, Operationen im HNO- oder MKG-Bereich).

3.4 Nierenfunktion

Die **Urinausscheidung** lässt sich am besten mit einem Dauerkatheter erfassen. Notwendigkeit und Nachteile der Katheterisierung müssen sorgfältig gegeneinander abgewogen werden. Ist die Urinproduktion < 500 ml/24 h oder < 20 ml/h, spricht man von **Oligurie,** bei Werten < 100 ml/24 h von **Anurie** (s. **Kap. III.8**).

Je nach Literatur wird ein Antieg des Kreatinins um 0,5 mg/dl (44 µmol/l) über den Ausgangswert, ein Anstieg des Kreatinins um 50 % des Ausgangswerts, eine Reduktion der errechneten Kreatinin-Clearance um 50 % oder eine Einschränkung der Nierenfunktion, die zur Dialyse führt, als akutes Nierenversagen bezeichnet. Ein akutes Nierenversagen kann prä-, intra- oder postrenale Ursachen haben (**Tab. I.2.4**).

Bei Oligurie oder Anurie sollte zunächst der Urinkatheter geprüft, angespült und ggf. neu gelegt werden. Bei unauffälligem Katheter folgt die sonographische Untersuchung zum Ausschluss eines postrenalen Nierenversagens.

Akute Folgen des Nierenversagens sind Hyperkaliämie, Urämie (Perikarditis!), Volumenüberladung und metabolische Azidose. Reichen konservative Maßnahmen zur Normalisierung des Kaliums (s. **Kap. III.8.1**, „Therapie der Komplikationen") und der metabolischen Azidose nicht aus, sollte frühzeitig eine Dialyse durchgeführt werden. Hierbei scheint kein Unterschied zwischen intermittierender und kontinuierlicher veno-venöser Dialyse zu bestehen; bei hypotonen Patienten scheint die kontinuierliche Dialyse besser verträglich; dies konnte in Studien bisher jedoch nicht belegt werden.

Durch Bestimmung von Kreatinin, Elektrolyten und Harnstoff im 24-h-Sammelurin lassen sich weitere wichtige Berechnungen durchführen (z.B. Kreatinin-Clearance, Elektrolytbilanz, Eiweiß- und Stickstoffbilanz).

3.5 Körpertemperatur

Die rektale und vesikale Temperatur entspricht der Kerntemperatur des Körpers. Der Vergleich mit der Hauttemperatur gibt Aufschluss über eine Kreislaufzentralisation (**s. Kap. I.1**). Die Körperkerntemperatur kann über Thermosonden im Rektum oder integriert in den Harnblasenkatheter kontinuierlich am Monitor überwacht oder aber auch repetitiv mit üblichen Quecksilberthermometern gemessen werden.

3.6 Labor-Monitoring

Laboruntersuchungen und ihre Kontrollen können nur teilweise schematisch festgelegt werden, weil sie sich nach Art und Verlauf der Erkrankung richten müssen.
Zu unterscheiden sind
(1) Schnelltests,
(2) ein Laborbasisprogramm, das bei allen Notaufnahmepatienten sowie täglich bei Intensivpatienten zu bestimmen ist,
(3) weiterführende Laborprogramme, die diskriminiert angeordnet werden.
Die gebräuchlichen **Schnelltests** erleichtern oft die Differenzialdiagnose und erlauben in manchen Fällen eine Kontrolle der Behandlung. Mit kombinierten Teststreifen (Labstix®, Fa. Merck) lassen sich im Urin Glukose, Ketonkörper, Eiweiß, pH und Blut innerhalb von 1–2 min bestimmen. Mit Blutzuckerteststreifen (Dextrostix®, Fa. Merck; Hämoglucotest®,

Tabelle I.2.4 Differenzialdiagnose des akuten Nierenversagens

Lokalisation	Ursachen	Urinstix	Sedimentanalyse	Urinosmolalität in mosmol/kg	Fraktionelle Natriumausscheidung in %
Prärenal	Exsikkose, Fieber, Diuretika, ACE-Hemmer, Herzinsuffizienz, Sepsis/septischer Schock, NSAID, Ciclosporin, Tacrolimus	Keine Proteinurie, ggf. geringe Spuren	Wenige hyaline Zylinder möglich	> 500	> 1
Intrarenal	Tubuläre Schädigung, Ischämie	Leichte bis moderate Proteinurie	Pigmentierte granuläre Zylinder	< 350	> 1
	Nephrotoxine (Aminoglykoside, i.v. Kontrastmittel, Chemotherapeutika)	Leichte bis moderate Proteinurie	Pigmentierte granuläre Zylinder	> 350	> 1
	Akute interstitielle Nephritis	Leichte bis moderate Proteinurie, Hämoglobin, Leukozyten	Leukozyten und Leukozytenzylinder, Eosinophile und eosinophile Zylinder, Erythrozyten	< 350	> 1
	Akute Glomerulonephritis	Leichte bis moderate Proteinurie, Hämoglobin	Erythrozyten und Erythrozytenzylinder, dysmorphe Erythrozyten	> 500	> 1
Postrenal	Obstruktion der ableitenden Harnwege	Keine Proteinurie, ggf. geringe Spuren	Kristalle, Leukozyten und Erythrozyten möglich	< 350	> 1

Fa. Boehringer) kann man sofort zwischen hypo- und hyperglykämischen Zuständen unterscheiden. Im Stuhl lassen sich mit dem Ames®-Test noch ganz geringe Blutbeimengungen feststellen. Schnelltests für Troponin T und I erlauben mit einem Zeitaufwand von 15 min die Verdachtsdiagnose „akutes Koronarsyndrom" (s.u.).

Die Bestimmung des BNP, die als Schnelltest quantitativ zur Verfügung steht, konnte in einer Studie von Maisel bei einem Cut-off von 100 ng/l mit einer Sensitivität von 90% und einer Spezifität von 76% zwischen kardialen und nicht-kardialen Ursachen der Luftnot unterscheiden [Maisel et al., N Engl J Med 2002; 347(3): 161–167], eine Unterscheidung in Bezug auf eine erhaltene oder reduzierte linksventrikuläre Pumpfunktion durch die Bestimmung des BNP gelingt nicht [Maisel et al., Journal of the American College of Cardiology 2003; 41(11): 2010–2017]. Die Bestimmung des BNP ist der Durchführung einer Echokardiographie in der Diagnostik einer kardial bedingten akuten Luftnot gleichwertig, die zusätzliche Durchführung einer Echokardiographie bringt jedoch additiven Nutzen in der Diagnostik einer Herzinsuffizienz [Steg. et al., Chest 2005; 128: 21–29].

Anders als die Schnelltests sind die Analysen des Basisprogramms sowie die Zusatzuntersuchungen an ein Labor gebunden, sollten jedoch jederzeit verfügbar sein. Komponenten eines typischen **Notfallprogramms** sind: Erythrozytenzahl, Hämoglobin, Hämatokrit, Leukozyten, Differenzialblutbild, Natrium, Kalium, Kreatinin, Harnstoff, Blutzucker, Thrombozyten, Thrombinzeit (Quick), partielle Thromboplastinzeit (PTT), CK, CK-MB, ASAT (GOT), Serumeiweiß, Lipase, Blutgasanalyse, Säure-Basen-Status, Laktat.

Weiterführende Laborprogramme beinhalten Fibrinogen, Antithrombin III (AT III) und Fibrinspaltprodukte als wichtige Parameter zur Diagnostik und Therapie bei **disseminierter intravasaler Koagulopathie** (DIC; im Rahmen von Sepsis und Multiorgan-Dysfunktions-Syndrom), sonstigen Gerinnungsstörungen, Venenthrombose und Lungenembolie. Zur laborchemischen Diagnose einer **Sepsis** scheint das Serum-Prokalzitonin ($> 0,5$ ng/ml: Infektion sehr wahrscheinlich) derzeit der geeignetste Marker zu sein. Beim **akuten Koronarsyndrom** (s. Kap. III.2.1.5, „Leitsymptome und Befunde") werden nicht nur bei akutem Myokardinfarkt, sondern auch bei instabiler Angina pectoris erhöhte Troponin-T- (Cut-off-Wert $> 0,1$ ng/ml) und Troponin-I-Spiegel (Cut-off-Wert testverfahrenabhängig) gefunden. Erhöhte Troponinwerte sind allerdings erst ab 3 h nach Einsetzen des ischämisch bedingten Thoraxschmerzes nachweisbar; der maximale Serumspiegel findet sich bei Troponin T nach 24 h, bei Troponin I nach 12–48 h; eine Normalisierung erfolgt innerhalb von 10–14 Tagen. Erhöhte Troponinwerte sind u.U. auch nachweisbar bei akuter Linksherzdekompensation, Perimyokarditis, Lungenembolie, septischer Kardiomyopathie und traumatischer Herzverletzung. Erhöhte Werte ohne kardiale Ursache sind v.a. für Troponin T bei Patienten mit (höhergradiger) Niereninsuffizienz beschrieben worden.

Elektrolytstörungen können i.d.R. schnell erfasst werden. Die Entwicklung einer ionisierten Hypomagnesiämie korreliert bei Intensivpatienten mit einer erhöhten Diuretika-, Sepsis- und Sterblichkeitsrate.

4 Intubation und Respiratortherapie

An dieser Stelle können nur die Grundprinzipien der Indikation und Durchführung einer Beatmung besprochen werden. Beim herzkranken Patienten sind sowohl negative als auch günstige Wirkungen der Beatmung auf die eingeschränkte Herzfunktion zu erwarten.

4.1 Indikationen zur Intubation und Beatmung

Die Indikation zur Beatmung sollte vorrangig von Pathogenese und Schweregrad der respiratorischen Insuffizienz abgeleitet werden.

In der Inneren Medizin können prinzipiell 3 Hauptmechanismen unterschieden werden, die zu einer **Beatmungsbedürftigkeit** führen können:

(1) bronchiale Obstruktion bei Asthma bronchiale und akuter Exazerbation eines chronisch obstruktiven Syndroms,

(2) pulmonale Insuffizienz bei Linksherzinsuffizienz, Schock, Pneumonie, Sepsis, Intoxikationen, Aspiration, Pankreatitis,

(3) Störung des mechanischen Atemantriebs bei zentralnervösen und neuromuskulären Erkrankungen.

Die **Indikation zur Intubation** ist gegeben, falls unter nicht-invasiver Atemunterstützung (O_2-Insufflation, Maskenbeatmung) eine bedrohliche Zunahme der respiratorischen Insuffizienz auftritt, erkennbar anhand des klinischen Bildes, der Blutgase und atemmechanischer Messgrößen:

(1) Hypoxie (paO$_2$ < 55–60–70 mmHg/ < 7,35–8,02–9,36 kPa) und Hyperkapnie (paCO$_2$ > 50 mmHg/ > 6,63 kPa) trotz Therapie (maximales FiO$_2$ unter Maskenbeatmung, FiO$_2$ = 0,4–0,5) zunehmend,
(2) arterielle Sauerstoffsättigung länger als 20 min < 80 % oder progredienter Abfall unter 80 % (Pulsoxymetrie),
(3) Zunahme von Angst, Atemnot, muskulärer Erschöpfung und Hyperventilation (> 30 Atemzüge/min) trotz laufender Therapie; paradoxe Atembewegungen,
(4) zunehmende psychische Alteration (z.B. Somnolenz, Verwirrtheit, Desorientiertheit),
(5) arterielle Hypotonie (< 70 mmHg) und zunehmende Tachykardie,
(6) Umschlagen einer Tachykardie in eine Bradykardie oder Auftreten sonstiger schwerwiegender Arrhythmien,
(7) Lungenmechanik: Vitalkapazität < 10–15 ml/kg; Ein-Sekunden-Kapazität < 10 ml/kg; maximale inspiratorische Muskelkraft als Sog < 25 cmH$_2$O; Totraumvolumen V_D /Atemzugvolumen V_T > 0,60; alveolär-arterielle O$_2$-Differenz (AaDO$_2$) > 400 mmHg (FiO$_2$ = 1,0); Tachypnoe > 30/min.

4.2 Vorgehen bei orotrachealer Intubation

> **! WICHTIG:**
> Bei der Notfallintubation ist der Patient wegen der ungewissen Nahrungskarenz immer als nicht nüchtern und somit als aspirationsgefährdet anzusehen. Daher muss immer eine leistungsfähige Absaugvorrichtung griffbereit sein! Obligat (außer bei kardiopulmonaler Reanimation) ist die Anlage eines venösen Zugangs.

Zur – technisch einfacheren und in den meisten Fällen indizierten – orotrachealen Intubation den Kopf des Patienten unter leichter Überstreckung im Atlantookzipitalgelenk mit einem Kissen oder einer Decke etwa 8–10 cm erhöht lagern (außer bei V.a. Halswirbelkörperfraktur), um sowohl Mund, Pharynx, Larynx und Trachea in annähernd eine Achse zu bringen. Falls die Kreislaufverhältnisse dies zulassen, Oberkörper des Patienten 30–45° erhöht lagern, um die Gefahr einer passiven Regurgitation zu mindern. Diese Position erleichtert auch eine blind-nasale Intubation bei dyspnoeischen Patienten. Vorhandene Zahnprothesen entfernen. Während der gesamten Intubationsvorbereitung sollte der spontan atmende Patient durch O$_2$-Insufflation unter hohem Flow mittels einer dicht sitzenden, transparenten Gesichtsmaske präoxygeniert werden. Als Intubateur hinter dem Kopf des Patienten sitzen oder stehen. Als Rechtshänder mit der linken Hand das Laryngoskop an der rechten Mundseite bis zur Plica glossoepiglottica einführen und dabei die Zungenweichteile zur linken Seite der Mundhöhle drängen. Dann Spitze des Laryngoskopspatels anheben (evtl. unter Sicht absaugen), Stimmritze darstellen und den mit Xylocain®-Gel gleitfähig gemachten Tubus (Ø 7,5–9 mm) unter Sicht und ohne Widerstand mit der rechten Hand in die Trachea einführen. Anschließend Abdichtungsmanschette mit 5–10 ml Luft aufblasen, bis unter Überdruckbeatmung keine Luft mehr neben dem Tubus aus der Trachea entweichen kann. Nach endotrachealer Absaugung kann die richtige Tubuslage durch Insufflation von Luft mit dem Beatmungsbeutel unter gleichzeitiger Auskultation beider Lungenober- und -unterfelder überprüft werden. Danach einen Guedel-Tubus einlegen, der zusammen mit dem endotrachealen Tubus fixiert werden kann. Die durchschnittliche Distanz der Tubusspitze bis zur vorderen Zahnreihe beträgt bei Männern etwa 23 cm, bei Frauen 21 cm; bei der nasotrachealen Intubation müssen etwa 4 cm hinzugerechnet werden.

Zur Intubation je nach Vigilanz und Kreislaufstabilität des Patienten eine Analgosedierung mit ggf. notwendiger Muskelrelaxation durchführen. Diese Kurznarkose sollte beim ansprechbaren Patienten aus der Gabe eines Kurzzeithypnotikums (z.B. Etomidat [Hypnomidate®] 5–10 ml = 10–20 mg [0,15–0,3 mg/kg KG] i.v., Nachinjektion von 0,1 mg/kg KG) und der Injektion eines kurz wirksamen Opiats (z.B. Fentanyl 2–10 ml = 0,1–0,5 mg i.v.) bestehen. Da sowohl bei Sepsispatienten als auch bei polytraumatisierten Patienten ein Zusammenhang zwischen der Gabe von Etomidate und einer erhöhten Letalität beobachtet wurde, sollte der Einsatz dieser Substanz bei diesen Patientengruppen restriktiv gehandhabt werden [Lipiner-Friedman, Sprung et al. 2007]. Eine vollständige Relaxation ist durch die Applikation eines nicht depolarisierenden Muskelrelaxans erzielbar, z.B. Cisatracurium (Nimbex®) 0,1 mg/KG i.v. oder Suxamethonium (Lysthenon®) 1–1,5 mg/kg KG i.v.

> **WICHTIG:**
> Nach Intubation die Atemluft über den Tubus oder den Respirator anfeuchten (Verwendung von „künstlichen Nasen" oder Respiratorverneblern).

4.3 Durchführung der maschinellen Beatmung

4.3.1 Methoden

Vorbemerkungen: Die technischen Möglichkeiten moderner Respiratoren gestatten eine große Variabilität wählbarer Beatmungs- und Atmungsmuster mit dem Ziel einer individuellen, pathophysiologisch orientierten Anpassung des Respirators an den einzelnen Patienten. Die Möglichkeiten der Atem- und Beatmungsmuster reichen von der Unterstützung einer reinen Spontanatmung über die assistierte bis hin zur komplett kontrollierten künstlichen Beatmung. Die Möglichkeiten einer Hochfrequenzventilation sind speziellen Indikationen vorbehalten. Die verschiedenen Beatmungsmuster als Variationsmöglichkeiten der apparativen Beatmung und assistierten Spontanatmung, die weitgehend miteinander kombiniert werden können, lassen sich in **Variationen der Steuerung und Kontrolle des Beatmungszyklus und Variationen im Druck-Volumen-Fluss-Zeitlauf** einteilen.

Muster der Steuerung und Kontrolle der Beatmung

(1) **Kontrollierte Beatmung:** Beatmungsfrequenz und Beatmungszyklus werden komplett vom Gerät kontrolliert.
(2) **Assistierte Beatmung:** Der Patient löst die Inspiration aus und bestimmt damit die Atemfrequenz (Triggerung), das Gerät übernimmt den weiteren Beatmungszyklus.
(3) **Assistierte/kontrollierte Beatmung:** Das Gerät liefert eine einstellbare Zahl an Beatmungszyklen (Sicherheitsfrequenz), der Patient kann zusätzlich Beatmungszyklen triggern.
(4) **Augmentierende Beatmungsformen** (Atmung mit unterstützten oder „augmentierten" Spontanatemzügen):
- *SIMV* (synchronisierte intermittierende maschinelle Ventilation, synchronized intermittent mandatory ventilation): Der Patient kann spontane Atemzüge zwischen die Beatmungszyklen einschalten, wobei Art und Anzahl der maschinellen Beatmungszyklen einstellbar sind.
- *IA* (inspiratorische Assistenz) oder *ASB* (assistance spontaneous breathing): Die spontane Inspiration des Patienten wird durch einen vom Respirator gelieferten Gasfluss oder Druck unterstützt.

Muster des in- und exspiratorischen Druckablaufs und des Atemzeitverhältnisses

(1) **IPPV** (intermittent positive pressure ventilation): Überdruck in den Atemwegen nur in der Inspirationsphase, in der Exspiration Druckausgleich zum atmosphärischen Druck.
(2) **PEEP** (positive end-expiratory pressure): Herstellen eines positiven Atemwegsdrucks am Ende der Exspiration.

(3) **CPPV** (continuous positive pressure ventilation): Beatmung mit kontinuierlichem, d.h. sowohl in- als auch exspiratorischem Überdruck in den Atemwegen.
(4) **CPAP** (continuous positive airway pressure): Spontanatmung mit kontinuierlichem Überdruck in den Atemwegen.
(5) **IRV** (inversed ratio ventilation): Beatmung mit umgekehrtem Atemzeitverhältnis: Inspiration zu Exspiration 1 : 1 bis 3 : 1.
(6) **BIPAP** (biphasic airway pressure): Modifikation einer druckkontrollierten Beatmungsform mit rhythmischer Schaltung eines niedrigen bzw. normalen und eines hohen PEEP-Niveaus. Sie erlaubt auf beiden Niveaus die Spontanatmung des Patienten. Die spontanen Atemzüge können zusätzlich noch unterstützt werden, mit Reduzierung der maschinellen Atemzüge bei zunehmender Eigenleistung. So lässt sich ein fließender Übergang von der vollständig kontrollierten Beatmung bis zur Entwöhnung mit demselben Beatmungsmodus erreichen. Das Verfahren ist besonders zur Behandlung milderer Formen der respiratorischen Insuffizienz geeignet.
(7) **PRVC** (pressure-regulated volume control): Druckkontrollierte Beatmungsform mit einem dezelerierenden inspiratorischen Fluss. Die Höhe des Inspirationsdrucks über dem PEEP-Niveau wird von dem Beatmungsgerät automatisch von Atemzug zu Atemzug neu eingestellt, um ein vorgegebenes Atemzugvolumen (AZV) zu gewährleisten. Die Beatmungsform automatisiert die klinische Praxis, die bei druckkontrollierter Beatmung den Beatmungsspitzendruck je nach Größe des gewünschten AZV modifiziert. Bei PRVC ist das Atemzugvolumen der primäre Einstellparameter, der damit die sekundäre Anpassung des Druckniveaus erzwingt. PRVC kombiniert die physiologischen Vorteile einer druckkontrollierten Beatmungsform mit der Sicherheit einer ausreichenden Ventilation. Eine sichere obere Druckgrenze sollte nicht überschritten und frühzeitig durch Alarme angezeigt werden.
(8) **„Open Lung Concept"**: Druckkonstantes, zeitgesteuertes Beatmungskonzept, bestehend aus alveolären Rekruitmentmanövern und anschließendem Offenhalten der Lunge mittels lungenprotektiver Beatmung (Atemzugvolumen ≤ 6 ml/kg KG; hoher PEEP).

4.3.2 Verbindung zum Respirator
Die Beatmung erfolgt i.d.R. über einen **Endotrachealtubus**. Eine Ausnahme bildet lediglich die kurzfristige CPAP-Atmung oder assistierte Beatmung, die bei Patienten mit Lungenödem oder bronchialer Obstruktion angewendet und über eine dicht aufsitzende **Atemmaske** appliziert werden kann. Eine primäre **Tracheotomie** ist in der inneren Medizin praktisch nie indiziert. Über die Notwendigkeit einer sekundären Tracheotomie nach anfänglicher Tubusbeatmung entscheiden Grundleiden und erwartete Dauer der Beatmung (Schwierigkeiten in der Entwöhnungsphase [**s. Kap. I.2.4.4**], wochenlange Beatmung von Patienten mit neurogenen Grundleiden oder mit chronisch obstruktivem Syndrom mit Cor pulmonale).
Die angewendeten **Endotrachealtuben mit großvolumiger Niederdruckmanschette** erlauben lange Beatmungsdauern. Die Intubation kann **orotracheal** oder **nasotracheal** erfolgen, beide Methoden haben Vor- und Nachteile.

4.3.3 Stufenplan beim Einsatz von Atemhilfen und Beatmung
(1) Indikationsstellung.
(2) Festlegen des Atem- und Beatmungsweges.
(3) Stufenplan für das gewählte Behandlungskonzept:
- Stufe A: Atemtherapie – Physiotherapie.
- Stufe B: Stufenplan für die Beatmung:
  – Phase 1: Optimierte Spontanatmung als kontinuierlicher Atemwegsdruck (CPAP), auch nasal appliziert (nCPAP). Biphasic-Airway-Pressure(BIPAP)-Beatmung über Maske, Tubus oder Tracheostoma.

- Phase 2: Unterstützte (augmentierte) Spontanatmung als intermittierende (IMV-), druckunterstützte (PSV-), BIPAP-Beatmung.
- Phase 3: Druckkontrollierte Beatmung (PC, PRVC) mit Eröffnung atelektatischer Lungenareale und Offenhaltung durch angepassten PEEP, BIPAP.
- Phase 4: PC wie oben, aber mit verlängerter Inspirationszeit, „intrinsic PEEP", Versuch der Bauchlagerung, „down with the good lung".
- Stufe C: Alternative Beatmungsmethoden:
  - Permissive Hyperkapnie (keine Beatmungsform, sondern Akzeptanz einer CO_2-Retention, solange der pH > 7,2 ist, bei gleichzeitig druck- und atemzugvolumenlimitierter, lungenschonender, aber zur alveolären Hypoventilation führenden Beatmung, v.a. bei ARDS).
  - Stickstoffmonoxid (NO) oder Prostazykline.
  - Extrakorporale Oxygenierung und CO_2-Elimination an Membranen (extrakorporale Membranoxygenierung [ECMO], extrakorporale CO_2-Elimination [$ECCO_2R$], intravaskuläre Oxygenierung [IVOX]).
  - Surfactant.
  - Hochfrequenzbeatmung.
  - Perfluorcarbon.
  - Intratracheale Ventilation.
- (4) Entwöhnung durch Verfahren der Phasen 1 und 2.

4.3.4 Wahl und Einstellung des Beatmungsmusters

Wahl des Beatmungsmusters: Bei der Wahl des Atem- und Beatmungsmusters konkurrieren Vor- und Nachteile von erhaltener Spontanatmung, die im Einzelfall gegeneinander abgewogen werden müssen:

(1) Erhaltene Spontanatemzüge:
- Hauptvorteile: Weitgehend erhaltener physiologischer Atemvorgang, Koordination der Atemmuskulatur bleibt trainiert.
- Hauptnachteile: Atemarbeit muss geleistet und damit verbundener Energiebedarf aufgebracht werden. Ermüdung der Atemmuskulatur mit Problemen in der Entwöhnungsphase.

(2) Nicht-invasive Beatmung: Versuch, die Vorteile der Spontanatmung und der kontrollierten Beatmung zu verbinden. Bei spezifischen Indikationen, z.B. bei akuter Exazerbation einer chronisch-obstruktiven Lungenerkrankung.

(3) Assistierte/kontrollierte protektive Beatmung:
- Hauptvorteile: Reduktion von Atemarbeit und damit verbundenem Energiebedarf. Erholung einer erschöpften Atemmuskulatur.
- Hauptnachteile: Völlig unphysiologischer Atemvorgang. Bei Langzeitbeatmung Störung der Koordinationsfähigkeit der Atemmuskulatur mit Problemen in der Entwöhnungsphase durch Atemmuskeldesintegration.

Einstellung des Beatmungsmusters

(1) Wir empfehlen die maschinelle Beatmung von Beginn an, spätestens jedoch nach initialer Stabilisierung, entsprechend den Kriterien einer lungenschonenden Ventilation durchzuführen. d.h., es sollte ein Tidalvolumen von 6 ml/kg des berechneten Körpergewichts bei einem maximalen Inspirationsdruck von 30 cmH$_2$O bei einem FiO$_2$ von 1, der im Verlauf der Blutgassituation angepasst werden sollte [The ARDS Network, NEJM 2000; 342(18): 1301–1308], erreicht werden. Das Körpergewicht wird wie folgt berechnet: Männer: 50 + 0,91 × (Größe [in cm] – 152,4), Frauen: 45,5 + 0,91 × (Größe [in cm] – 152,4); in der Praxis: Normalgewicht = Körpergröße in cm – 100. Generell sollte hierbei eine druckkontrollierte Beatmung durch-

geführt werden. Dieses ursprünglich von Patienten mit ARDS stammende Beatmungsregime konnte auch bei Patienten ohne akute Lungenschädigung zu Beatmungsbeginn die Entwicklung eines beatmungsinduzierten Lungenschadens im Vergleich zum bisherigen Beatmungsstandard (Atemzugvolumen 10–12 ml/kg KG) deutlich reduzieren [Gajic et al., Crit Care Med 2004; 32: 1817–1824]. Da bei der druckkontrollierten Beatmung das Atemzugvolumen nicht direkt einzustellen ist, nähert man sich dem angestrebten Atemzugvolumen durch Variation der Parameter PEEP, Spitzendruck und Inspirations-Exspirations-Ratio (I : E-Ratio) an, wobei hier zwischen den Blutgaskontrollen nur kleine Veränderungen an den Einstellungen durchgeführt werden sollten. Im Konzept der lungenschonenden Beatmung ist der PEEP kein primärer Zielwert; es ist jedoch offensichtlich, das durch die Limitierung des Spitzendrucks ein kontinuierlicher positiver Druck in den Alveolen notwendig ist, um ein endexspiratorisches Kollabieren der Alveolen zu vermeiden. Dieser endexspiratorische Druck auf dem Niveau der Alveolen wird als „Gesamt-PEEP" bezeichnet und kann näherungsweise durch eine kurze Beatmungspause am Ende der Exspiration („expiratory hold") mit den meisten Beatmungsgeräten gemessen werden. Der Gesamt-PEEP ist abhängig vom PEEP am Beatmungsgerät („extrinsischer PEEP"), von der Compliance der Alveolen, der Resistance des Bronchialsystems, der Beatmungsfrequenz und der I : E-Ratio („intrinsischer PEEP"). Ein hoher PEEP, eine hohe Atemfrequenz und eine hohe I : E-Ratio wurden und werden noch häufig als Zeichen einer „sehr invasiven Beatmung" verstanden und zu vermeiden versucht; dies ist jedoch meist nur durch Steigerung des Beatmungsspitzendrucks bzw. des Atemzugvolumens möglich. Ziel einer kontrollierten Beatmung ist jedoch die Oxygenierung und der CO_2-Abtransport unter Minimierung der pulmonalen Schädigung durch die Beatmung selbst, sodass hohe Atemfrequenzen (bis 60/min und darüber), eine hohe I : E-Ratio und ein hoher PEEP wichtige Hilfsmittel einer lungenschonenden Beatmung sind. In Abhängigkeit des FiO_2 ergeben sich folgende Anhaltswerte für den (extrinsischen) PEEP:

- FiO_2 0,3 → PEEP 5 cmH_2O,
- FiO_2 0,4 → PEEP 5–8 cmH_2O,
- FiO_2 0,5 → PEEP 8–10 cmH_2O,
- FiO_2 0,6 → PEEP 10 cmH_2O,
- FiO_2 0,7 → PEEP 10–14 cmH_2O,
- FiO_2 0,8 → PEEP 14 cmH_2O,
- FiO_2 0,9 → PEEP 14–18 cmH_2O,
- FiO_2 1,0 → PEEP 20–24 cmH_2O.

> **! WICHTIG:**
> Die kontrollierte Beatmung ist stets unphysiologisch! Ziel ist ein Beatmungsmuster mit geringstmöglicher Lungenschädigung, keine Nachahmung der physiologischen Atmung.

Eine kontrollierte Beatmung mit hohem PEEP, hoher I : E-Ration und hoher Atemfrequenz begünstigt zunächst die Oxygenierung des Blutes auf Kosten einer alveolären Hypoventilation, die bei schwerer Lungenschädigung zur Retention von CO_2 und konsekutiv zur pH-Erniedrigung führen kann. Dies kann bis zu einem pH von > 7,2 akzeptiert werden (permissive Hyperkapnie), ist jedoch bei Patienten mit erhöhtem intrakraniellem Druck kontraindiziert. Zudem können durch den hohen Gesamt-PEEP kollabierte Alveolen für die Beatmung rekrutiert werden, sodass die alveoläre Hypoventilation verbessert wird und zunehmend CO_2 abgeatmet werden kann; eine Langzeitbeatmung bei schwer geschädigter Lunge ist nur möglich, wenn es gelingt, einen Anteil der Alveolen zu eröffnen bzw. offen zu halten, der sowohl die Oxygenation als auch eine ausreichende CO_2-Abatmung gewährleistet, ohne hierdurch eine weitere Lungenschädigung zu verursachen.

Eine Intensivierung der supportiven Therapie in Bezug auf die Kreislaufsituation (Katecholamine, Volumengabe, Diurese) ist hierdurch auf Dauer nicht notwendig [Cheng et al., Crit Care Med 2005; 33(1): 63–70], jedoch ist insbesondere zu Beginn der Beatmung darauf zu achten, dass kein Volumenmangel besteht. Die kontrollierte Beatmung ist trotz der Fortschritte der letzten Jahre keine Therapie der Grunderkrankung, die zur Ateminsuffizienz geführt hat; eine optimale Beatmung verlängert jedoch das Zeitintervall, das für die Therapie der Grunderkrankung zur Verfügung steht.

Wir empfehlen zur Einstellung der Beatmung folgendes Grundmuster:
- druckkontrollierte Beatmung,
- Atemfrequenz 30/min,
- PEEP 10–15 cmH$_2$O,
- inspiratorischer Beatmungsdruck 30 cmH$_2$O,
- Inspirations-Exspirations-Verhältnis von 1:1,
- FiO$_2$ 1,0.

Durch meist nur geringe Variation des PEEP und der I:E-Ratio unter Beibehaltung des inspiratorischen Spitzendrucks von maximal 30 cmH$_2$O kann mit diesen Grundeinstellungen schnell das angestrebte Tidalvolumen von 6 ml/kg KG (bezogen auf das Normalgewicht) erreicht werden.

(2) Bietet der Patient unter dieser Einstellung eine Sättigung von > 90 % und klinisch den Eindruck einer ausreichenden Beatmung, kontrolliert man nach 10–15 min die Zielgrößen der Beatmung:
- paO$_2$ Altersnorm, zumindest aber > 60 mmHg/ > 8,02 kPa; SaO$_2$ ≥ 90 %.
- pH > 7,2 bzw. paCO$_2$ > 30 mmHg/ > 3,97 kPa und < 48 mmHg/ < 6,36 kPa (Ausnahme: ausgeprägte chronische respiratorische Azidose).

(3) In Abhängigkeit vom paO$_2$/pH- bzw. -paCO$_2$-Verhältnis sollten das Inspirations-Exspirations-Verhältnis und der PEEP gesteuert werden: Bei *hohem paO$_2$ und einem pH < 7,2 oder progredientem Anstieg des paCO$_2$* sollte ein eher niedriger PEEP und ein Inspirations-Exspirations-Verhältnis von ≤ 1, bei *niedrigem paO$_2$ und niedrigem paCO$_2$* ein eher hoher PEEP und ein Inspirations-Exspirations-Verhältnis von 1 eingestellt werden. Bei *hohem paO$_2$ und niedrigem paCO$_2$* können die Beatmungsdrücke – PEEP und Spitzendruck – insgesamt reduziert werden. Am schwierigsten gestaltet sich die Beatmungseinstellung bei *niedrigem paO$_2$ und hohem paCO$_2$*; hier sollte man zunächst versuchen, durch Steigerung des PEEP bei einem Inspirations-Exspirations-Verhältnis von mindestens 1 die Oxygenation zu verbessern. Gelingt dies, kann eine zwischenzeitliche Hyperkapnie (permissive Hyperkapnie) akzeptiert werden, solange der pH > 7,2 beträgt. Der pH-Wert ist der limitierende Faktor für die permissive Hyperkapnie. Dennoch erlaubt der Verlauf des paCO$_2$ eine wertvolle Einschätzung der alveolären Ventilation, da ein progredienter Anstieg des paCO$_2$ nach Erschöpfung der Pufferkapazität einen Abfall des pH zur Folge hat. Eine Rekrutierung ehemals verschlossener Alveolen, die sich durch erhöhte Tidalvolumina bei unveränderter Respiratoreinstellung zeigt, führt im Verlauf der Beatmung auch zu einer besseren Elimination des CO$_2$. Dieser Effekt eines hohen Gesamt-PEEP ist häufig erst nach mehreren Stunden zu beobachten.

Die Schädigung, die durch hohe Sauerstoffkonzentrationen (FiO$_2$) verursacht wird, ist geringer einzuschätzen als die, die durch ein hohes Tidalvolumen und hohe inspiratorische Spitzendrücke verursacht wird; für die Langzeitbeatmung sollte der FiO$_2$ jedoch < 0,65 liegen.

(4) **Verschlechterung des Patienten im Verlauf der Beatmung:**
Tritt eine Verschlechterung der Beatmungssituation ein, ist zu klären, ob dies durch eine Störung der Atemwege (Verlegung durch Schleim, Sekret) oder durch eine Zunahme der Lungenschädigung (Exazerbation der Infektion, Zunahme des ARDS) verursacht wurde. Eine Verlegung der Atemwege kann durch Auskultation sowie Analyse der Flusskurven am Respirator diagnostiziert werden; hier zeigt sich insbesondere in der Exspiration ein oszillierender Fluss.

In diesem Fall sollte endobronchial abgesaugt werden. Ergibt sich kein Anhalt für eine Verlegung der Atemwege, ist von einer Verschlechterung des alveolären Recruitments auszugehen; in diesem Fall sollte die Beatmung mit dem Ziel einer Erhöhung des Gesamt-PEEP intensiviert werden. Intensivierte Absaugmanöver, auch bronchoskopische Absaugmanöver oder eine bronchoalveoläre Lavage, sind in diesem Fall wenig erfolgversprechend und führen eher zu einer Verschlechterung der Beatmungssituation, da gleichzeitig der Surfactant geschädigt wird bzw. Alveolen durch Wegfall des PEEP kollabieren. Eine alleinige Erhöhung des FiO_2 hat ebenfalls nur eine temporäre Verbesserung des SaO_2 zur Folge, ohne dass sich die Situation der für den Gasaustausch zur Verfügung stehenden Alveolen verändert.

Bei Patienten mit ARDS sind darüber hinaus die Verfahren einer kinetischen Therapie (Lagerungswechsel Rücken, Seite, Bauch) wirksam. Die relativ neuen Verfahren der inhalativen Therapie mit Stickoxid bzw. Prostazyklin senken bei ARDS und pulmonaler Hypertonie anderer Genese den Lungengefäßwiderstand und bessern die Lungenfunktion.

4.3.5 Begleitende Maßnahmen zur Beatmungstherapie
(1) **Befeuchtung der Atemgase und Vernebelung** (s. Kap. I.2.4.2).
(2) **Atemgymnastik und physikalische Therapie.**
(3) **Endotracheales Absaugen:** Dies kann am intubierten und nicht-intubierten Patienten entweder peroral, leichter aber durch die Nase geschehen, unter kontinuierlichem EKG-Monitoring (ausgeprägte Bradykardie bis Asystolie möglich), nach ausreichender Präoxygenierung, ggf. unter Oberflächenanästhesie mittels Spray. Ein Blähen der Lungen nach der Absaugung ist nutzlos und sollte nicht durchgeführt werden. Die Indikation zur endotrachealen Absaugung ergibt sich aus der Unfähigkeit des Patienten, angesammelten Schleim selbständig abhusten zu können. **Tipp:** Die Routineabsaugung ist kein unerlässlicher, in regelmäßigen Abständen durchzuführender Bestandteil einer jeden „guten" Beatmungstherapie (Gefahr von Infektion, Schleimhautverletzung, Bradykardie, Hypoxie). Akzeptiert sind als Indikationen deutlich vermehrte auskultierbare und sichtbare Sekretansammlungen, durch Verschleimung verursachte Veränderungen des Exspirationsflusses, die Materialgewinnung für mikrobiologische Untersuchungen, die Absaugung nach Sekretmobilisation durch ausgiebige atemgymnastische Atemtherapie und vor Extubation.
(4) Die **fiberoptische bronchoskopische Absaugung** kommt bei Erfolglosigkeit der endotrachealen Absaugung bei besonders zäher Verschleimung und zur Wiedereröffnung von verlegten Atemwegen zum Einsatz.
(5) Die **Bronchoskopie** hat neben dem therapeutischen auch einen wichtigen diagnostischen Wert bei der Suche nach Erregern.
(6) Die **bronchoalveoläre Lavage** erweitert das diagnostische Spektrum in semiquantitativer Hinsicht (Mikrobiologie, Zytologie, Zytokinbestimmungen).

4.3.6 Volumenmanagementstrategie bei Beatmung
Im Vordergrund des Volumenmanagements steht zunächst die hämodynamische Stabilität, d.h. insbesondere bei der Beatmung aufgrund eines Schockgeschehens steht die dem jeweiligen Schockmuster angepasste Volumentherapie im Vordergrund (s. **Kap. I.2.5.2.1, Kap. I.2.5.2.2, Kap. I.2.5.2.3, Kap. I.2.5.2.4, Kap. I.2.5.2.5, Kap. I.2.5.2.6, III.15.1.1** sowie **Tabelle I.2.11**. Bei primärer akuter Lungenschädigung, z.B. im Rahmen einer Pneumonie, scheint eine eher restriktive Gabe von Flüssigkeit (ausgeglichene Volumenbilanz nach 7 Tagen) einer liberalen Strategie (kumulative Bilanz nach 7 Tagen ca. + 6 l) in Bezug auf Lungenfunktion, Beatmungszeit und Verweildauer auf der Intensivstation überlegen zu sein, auch wenn sich kein signifikanter Vorteil in Bezug auf die Mortaliät ergibt [The National Heart Lung and Blood Institute ARDS Clinical Trials Network 2006 NEJM].

4.3.7 Sedierung während der Beatmung

Patienten müssen während der Beatmung ausreichend analgosediert werden, aber nur so weit, als unbedingt erforderlich ist. Vor allem nach der Stabilisierung der ersten Tage sollten die Patienten zumindest stets erweckbar und ansprechbar sein. Diese Sedierung nach Bedarf kann durch intermittierende i.v. Bolusgaben oder durch kontinuierliche i.v. Zufuhr der Medikamente erreicht werden. Die kontinuierliche vegetative Abschirmung mit Clonidin kann als Basis einer Analgosedierung dienen.

Die Sedierungstiefe sollte in regelmäßigen Abständen (3-mal pro Tag) anhand eines Scores objektiviert werden. Hierzu ist von den derzeit gebräuchlichen Scores der RASS-Score (Richmond Agitation Sedation Scale) am besten evaluiert (**Tab. I.2.5**)

Die Analgosedierung sollte so eingestellt werden, dass Patienten einen Score von −2 erreichen. Zeigt sich eine Verbesserung der Beatmungssituation, kann versucht werden, den Patienten täglich vollständig aufwachen zu lassen. Hierdurch können die Beatmungsdauer und die Weaningphase verkürzt werden.

Tabelle I.2.5 Richmond Agitation Sedation Scale

Score	Bezeichnung	Beschreibung
+4	ankämpfend („combative")	Ankämpfend oder gewalttätig, aktuelle Gefährdung für die Belegschaft
+3	starke Agitation („very agitation")	Zieht an oder entfernt Katheter oder zeigt aggressives Verhalten gegenüber der Belegschaft
+2	agitiert („agitated")	Häufige unwillkürliche Bewegungen oder Patient-Ventilator-Dyssynchronizität
+1	ruhelos („restless")	Ängstlich oder unruhig, jedoch keine aggressiven oder unkontrollierten Bewegungen
0	wach und ruhig	
−1	schläfrig („drowsy")	Nicht vollkommen wach, verzögertes Erwachen (> 10 sec), dann Augenkontakt auf Ansprache
−2	leichte Sedierung („light sedation")	Kurzes Erwachen (< 10 sec) mit Augenkontakt auf Ansprache
−3	moderate Sedierung („moderate sedation")	Jegliche Reaktion, jedoch kein Augenkontakt auf Ansprache
−4	tiefe Sedierung („deep sedation")	Keine Reaktion auf Ansprache, aber jegliche Reaktion auf physische Stimuli
−5	nicht erweckbar („unarousable")	Keine Reaktion auf Ansprache oder physische Stimuli

Vorgehen:
1) Patient beobachten. Ist der Patient wach und ruhig (Score 0)? Zeigt der Patient ein ruheloses oder agitiertes Verhalten (Score +1 bis +4 entsprechend den oben gelisteten Kriterien)?

2) Ist der Patient nicht wach, soll der Patient mit lauter Stimme beim Namen genannt und aufgefordert werden, die Augen zu öffnen und in Richtung des Untersuchers zu blicken. Falls notwendig, einmalige Wiederholung der Aufforderung.
   – Patient hat Augen geöffnet und Augenkontakt; dies wird für mehr als 10 sec aufrechterhalten (Score −1)
   – Patient hat Augen geöffnet und Augenkontakt, dies jedoch für weniger als 10 sec (Score −2)
   – Jede Reaktion des Patienten außer Augenkontakt (Score −3)

3) Wenn der Patient nicht auf Ansprache reagiert, soll er zunächst an der Schulter gerüttelt und, bei fehlender Reaktion, am Sternum gerieben werden.
   – Patient zeigt jegliche Reaktion (Score −4)
   – Patient zeigt keine Reaktion auf Ansprache oder physische Stimulation (Score −5)

Die Analgosedierung sollte nach vorgegebenen Zielen erfolgen und in Abhängigkeit dieser Ziele modifiziert werden:
Fühlt sich der Patient offensichtlich nicht wohl, erfolgen zunächst eine kurze Anamnese und der Versuch einer nicht-pharmakologischen Intervention, z.B. eine Veränderung der Lagerung, Verdunklung des Raumes, Absaugen bei Tracheostoma etc. Führt dies nicht zum Ziel, erfolgt die aktive Evaluation der Schmerzen des Patienten mit Hilfe einer Schmerzskala (z.B Visuelle Analogskala [VAS]). Dies ist wichtig, da in einer Studie gezeigt werden konnte, dass 70 % der Patienten, die intensivmedizinisch behandelt wurden, Schmerzen als unangenehme Erinnerung angeben, während ärztliches und pflegerisches Personal zu 70–90 % die Meinung vertraten, dass diese Patienten schmerzfrei gewesen seien [Whipple JK et al., Pharmacotherapy 1995; 15(5): 592–599].

Für die Analgesie stehen insbesondere *Opiate* zur Verfügung. Hierbei ist *Morphin* i.v. (Einmalgabe 2–5 mg alle 5–30 min, Tagesdosis: 100 mg bis 2–3 mg/kg KG; Erhaltungsdosis 30–60 mg/24 h bzw. 30–70–100 µg/kg KG/h) Analgetikum der Wahl bei akutem Myokardinfarkt und Lungenödem. Nachteile bei der Analgosedierung sind Histaminliberation und konsekutive Hypotonie, die die Anwendung bei hämodynamisch instabilen Patienten erschweren und die im Vergleich zu anderen Opioiden geringe analgetische Potenz und lange Halbwertszeit.

(1) Für analgetische Therapie bieten sich an:
- *Fentanyl* i.v.; Einmalgabe 1–10 µg/kg KG; 100–200 µg 1- bis 2-stdl.; Erhaltungsdosis 1–2(–6) µg/kg KG/h.
- *Sufentanil* i.v.; Einmalgabe 0,7–2 µg/kg KG; Erhaltungsdosis 0,2–0,7(–1,0) µg/kg KG/h; Vorteil des Sufentanils gegenüber anderen Opioiden ist die zusätzliche sedierende Wirkung.
- *Remifentanil* i.v.; Einmalgabe 0,7–2 µg/kg KG; Erhaltungsdosis 1,5–18 µg/kg KG/h; Vorteil des Remifentanils ist die sehr kurze Halbwertszeit.
- *S-Ketamin* 0,2–0,5(–1,5) mg/kg KG/h ist ein stark analgetisches, aber nur schwach hypnotisches Analgetikum, das aufgrund der damit verbundenen unangenehmen Traumerinnerungen und deliranten Erregungen nur in Kombination mit Propofol oder einem Benzodiazepin angewendet werden soll. Vorteile der Kombination Ketamin/Midazolam bzw. Ketamin/Propofol sind eine nur geringe Beeinträchtigung der Darmmotorik, die gute Kooperationsfähigkeit mit dem analgosedierten Patienten und die Einsatzmöglichkeiten bei hypotoner Kreislaufregulation und bronchialer Obstruktion. Bei Vorliegen einer pulmonalen Hypertonie, einer koronaren Herzkrankheit, einer arteriellen Hypertonie und einer intrakraniellen Druckerhöhung ist besondere Wachsamkeit beim Einsatz von Ketamin geboten bzw. ist dieser kontraindiziert. Sind die Schmerzen kontrolliert, erfolgt die Analyse der Agitation und Angst bzw. der Sedierung mit Hilfe einer Sedierungsskala (RASS).

(2) Für die akute Sedierung bietet sich die intermittierende Bolusgabe von *Midazolam* (2–5 mg alle 10–15 min) an.

(3) Für die kontinuierliche Sedierung stehen zur Verfügung:
- *Midazolam* (Dormicum®) 0,01–0,218 mg/kg.
- *Propofol* 0,8–4(–12) mg/kg KG/h. Bei längerer Anwendung (> 5 Tage) ist bei bis zu 50 % der Patienten die Entwicklung einer Toleranz oder erhöhten Clearance zu beobachten. Regelmäßig Blutfettspiegel kontrollieren, da etwa 20 % der Patienten eine Hypertriglyzeridämie (> 500 mg%) entwickeln. Hersteller-Anwendungsbeschränkung von 7 Tagen.
- *γ-Hydroxybuttersäure* (Somsanit®) i.v. 10–20 mg/kg KG/h. Vorteile: Kardiovaskuläre Stabilität auch bei katecholaminpflichtigen Patienten, Erhaltung der Kooperativität des gering sedierten Patienten in der Entwöhnungsphase, eine schlafregulative Wirkung und nur eine geringe Inzidenz deliranter Syndrome. Cave: Hypernatriämie.
- *Clonidin* (Catapresan®) i.v. 1–3 µg/kg KG/h; als Analgosedierung-Basismedikation in niedriger Dosierung: 0,3–1,0 µg/kg KG/h (günstige Beeinflussung des Opiat- und Narkosemittelverbrauchs). Ein ausschleichendes Absetzen des Medikaments ist notwendig.

Ist eine Sedierung mit einem Sedativum alleine nicht möglich, können diese Sedativa kombiniert werden, wobei sich insbesondere die Kombination mit Clonidin anbietet.
Letzter Schritt ist die Evaluation eines Delirs mit Hilfe des CAM-ICU (s. **Kap. I.2.6.2**). Kann dieses diagnostiziert werden, erfolgt eine antipsychotische Therapie mit Haldol® oder DHBP. Die adäquate Erkennung und Behandlung einer deliranten Erregungslage führt häufig zur Einsparung von Sedativa.
(1) Haloperidol (Haldol®): 2–5 mg i.v. alle 10–20 min, 25 % dieser Dosis als Erhaltungsdosis auf eine 4-mal tägliche Gabe verteilt.
(2) *Droperidol* (Dehydrobenzperidol®) i.v.; Einmaldosis 0,05–0,3 mg/kg KG.
Muskelrelaxanzien sind nur ausnahmsweise erforderlich, wenn auf andere Weise eine Kontrolle der Beatmung nicht zu erreichen ist (in der Inneren Medizin vor allem bei Patienten mit schweren abdominellen Erkrankungen, hochgestelltem Zwerchfell und eingeschränkter Thoraxgesamtcompliance). Die Relaxierung muss keineswegs immer eine Langzeitrelaxation sein, vielmehr genügt manchmal schon die intermittierende Gabe für 1–2 Stunden, gelegentlich 12–24 Stunden, damit dann eine Beatmung auch ohne Relaxation befriedigend durchgeführt werden kann.
Die Therapieziele sollten mindestens eimal täglich evaluiert werden. Bei konstanten Befunden im Zielbereich sollte versucht werden, die Dosis täglich um 10–25 % reduzieren. Zudem sollte ein tägliches Aufwachen des Patienten erwogen werden.

4.4 Entwöhnung von der Beatmung (Weaning off) und Extubation

Die Mehrheit aller Patienten bedarf nur einer kurzzeitigen Unterstützung durch ein Beatmungsgerät und kann problemlos entwöhnt werden. Bei Problempatienten kann die Weaning-Phase allerdings bis zu 40 % und mehr der Gesamtbeatmungszeit betragen. Das Vorgehen nach einem standardisierten Entwöhnungsprotokoll im Vergleich zum Weaning nach individuellen Entscheidungen reduziert die Beatmungsdauer und führt zu einer höheren Erfolgsrate.
(1) **Voraussetzungen für den Beginn der Entwöhnung:**
- Ursache für Beatmung gebessert oder beseitigt,
- Gasaustausch: $paO_2/FiO_2 > 200$ bei PEEP ≤ 5 mbar,
- Herz-Kreislauf-System stabil (keine Unterstützung durch Vasopressoren),
- Patient wach,
- Atemminutenvolumen < 15 l/min,
- $f/V_t < 105$ (f = Atemfrequenz/min; V_t = Atemzugvolumen = Tidalvolumen in l).

(2) **Versuch der Spontanatmung:** Druckunterstützte Beatmung (7 mbar) oder T-Stück für 30 min:
- Versuch der Spontanatmung erfolgreich (gute Toleranz): Extubation;
- Versuch der Spontanatmung nicht erfolgreich (schlechte Toleranz): Ventilatorischer Support mit erneutem graduellem Entzug entsprechend oben: Versuch der Spontanatmung 1-mal/Tag mit druckunterstützter Beatmung < 8 mbar oder T-Stück für 2 Stunden: bei guter Toleranz Extubation, bei schlechter Toleranz weiter wie oben.

(3) **Probleme im Weaning** (Erschöpfung der Atemmuskulatur, septische Enzephalopathie, vermehrter Ventilationsbedarf; Critical-Illness-Neuropathie und -Myopathie) zeigen sich beim Patienten als Schwitzen, Nasenflügelatmen, Zyanose, Tachypnoe, Tachykardie, paradoxe abdominelle Atmung, interkostale, suprasternale und supraklavikuläre Einziehungen, trachealer Deszensus und als erhöhte Aktivität des M. sternocleidomastoideus.

(4) **Vorsichtsmaßnahmen in der Weaning-Phase:**
- Bei Patienten, bei denen das Offenhalten der Atemwege nicht gewährleistet ist, sollte die reguläre Extubation so lange hinausgezögert werden, bis ein Luftstrom am entblockten Cuff vorbei eindeutig nachweisbar ist.

- Absaugen von Schlund- und Trachealsekret und Präoxygenierung vor der Extubation.
- Engmaschige Beobachtung und Überwachung aller Patienten in der unmittelbaren Postextubationsperiode.

5 Schock

5.1 Grundlagen

Definition, Klassifikation, MODS: Schock ist ein Zustand, der zu einer tief greifenden und ausgedehnten Reduktion der effektiven Durchblutung und/oder zu einer schweren Beeinträchtigung essenzieller Zellfunktionen lebenswichtiger Organe führt, zunächst reversibel (Multiorgan-Dysfunktions-Syndrom) und schließlich – falls prolongiert – mit irreversibler Zellschädigung und Tod. Die Reduktion der effektiven Gewebeperfusion kann dabei hervorgerufen werden durch eine Abnahme der Herzleistung, Störungen der Makro- und Mikrozirkulation mit verminderter Perfusion, eine kritische Abnahme des Blutvolumens sowie eine Beeinträchtigung der O_2-Aufnahme in der Lunge und der O_2-Abgabe im Gewebe. Zur Einschränkung essenzieller Zellfunktionen kommt es im Gefolge exogener Intoxikationen, einer endogenen Überschwemmung mit Mediatoren (z.B. reaktive O_2-Verbindungen, Zytokine) oder endokriner/metabolischer Krisen. Entsprechend den primär schockauslösenden Störungen unterscheidet man die in **Tabelle I.2.6** aufgeführten **Schockformen**.

Der Schock – vor allem in seiner prolongierten Form – führt zum prognosebestimmenden **Multiorgan-Dysfunktions-Syndrom (MODS)**. Die Organfunktionsstörung während der manifesten Schockphase wird als „Organ im Schock" bezeichnet, die persistierende Organschädigung nach Behebung des Schockzustandes als „Schockorgan". Wesentliche **Organdysfunktionen** sind: Lungenödem und ARDS; akutes Nierenversagen; septische Enzephalopathie, Neuropathie und Myopathie des kritisch Kranken; septische Kardiomyopathie, Myokardepres-

Tabelle I.2.6 Die verschiedenen Schockformen und ihre Pathogenese

Wesentlicher pathogenetischer Faktor	Bezeichnung
Verminderung des zirkulierenden Blutvolumens	Hämorrhagischer/hypovolämischer/traumatischer Schock bei Verlust von Blut, Plasma, Extrazellulärflüssigkeit[1,2]
Störung der kardialen Förderleistung	Kardiogener Schock (**s. a. Kap. III.2**)[2] • bei myokardialer Pumpstörung • bei massiven Herzrhythmusstörungen
Obstruktion des Blutflusses	Extrakardial-obstruktiver Schock • Schock bei Lungenarterienembolie • Schock bei Herztamponade • Aortendissektion
Zirkulationsstörung und Toxin-/Mediator-induzierte Zytotoxizität	Septischer Schock (**s. a. Kap. III.15**)[1,3] SIRS[4]-Schock[1,3]
Hypovolämie Vasotonusverlust Mediator-induzierte Zytotoxizität	Anaphylaktischer/anaphylaktoider Schock
Akuter Vasotonusverlust	Neurogener Schock[3]

[1-3] Zusammenspiel mehrerer Schockursachen bei spezifischen Schockformen:
[1] Myokarddepression;
[2] Mediator-induzierte Zytotoxizität;
[3] (relative) Hypovolämie;
[4] Systemisches Inflammations-Reaktions-Syndrom (sepsisähnliches Schockgeschehen nicht-infektiöser Genese).

sion bei nicht-kardiogenen Schockformen und systemischen Inflammations-Reaktions-Syndromen (SIRS), autonome Dysfunktion; bakterielle/Endotoxin-Darmtranslokation, Ileus, submuköse Darmblutungen, erosive Gastritis, Stressulkus(blutung), akalkulöse Cholezystitis, Pankreatitis; ischämische Hepatitis, intrahepatische Cholestase, „Schockleber"; disseminierte intravasale Koagulopathie (DIC), Verdünnungsthrombozytopenie; Stoffwechsel-Dysfunktion; Immunparalyse („compensatory anti-inflammatory response syndrome", CARS), sekundäres Antikörper-Mangelsyndrom.

Dieses komplexe, prognosebestimmende, von Patient zu Patient variierende MODS kann auch nach Schockstabilisierung persistieren; es ist derzeit therapeutisch nur überwiegend symptomatisch angehbar.

Klinik: Klinische **Leitsymptome und -befunde** der schockbedingten Minderdurchblutung sind:
(1) blasse, kalt-schweißige Haut (neurogene, septische und anaphylaktische Schockbilder können anfänglich und unter adäquater Volumentherapie mit einer warmen, trockenen Haut einhergehen),
(2) Trübung des Sensoriums,
(3) Tachykardie,
(4) arterielle Hypotonie (systolische Werte < 90 mmHg) mit kleiner Blutdruckamplitude (normale arterielle Blutdruckwerte sprechen nicht gegen einen bestehenden Schockzustand, da der Blutdruckabfall anfänglich durch die Kreislaufzentralisation abgefangen werden kann. Weiterhin können initial hypertensive Blutdruckwerte bestanden haben).
(5) Oligo-Anurie.

Diagnostische Hinweise: Die Diagnose Schock ist durch die typische Symptomatik meist rasch zu stellen. Häufig bereitet jedoch die Erkennung der Schockursache Schwierigkeiten, insbesondere weil der protrahierte Schock, gleich welcher Genese, einen uniformen, sich perpetuierenden Charakter annimmt. **Tabelle I.2.7** liefert einige diagnostische Hinweise.

Für die Diagnostik und Prognoseabschätzung des kardiogenen Schocks wurde mit der „Cardiac Power (CPO)" und dem auf die Körperoberfläche bezogenen „Cardiac Power Index (CPi)" ein Parameter evaluiert, der die bisher beste Korrlation eines hämodynamischen Parameters mit der Mortalität zeigen konnte [Fincke et al., J Am Coll Cardiol 2004; 44: 340–348]. Berechnung: CPO [in W] = HZV × MAP × 0,0022 bzw. CPi = HI × MAP × 0,0022. So determiniert ein CPO ≤ 0,53 W mit einer Sensitivität und Spezifität von jeweils 0,66 die intrahospitale Mortalität beim kardiogenen Schock.

ALLGEMEINE SCHOCKTHERAPIE

Behandlungsziele
(1) Rasche **Behebung der Schockursache**,
(2) **Beseitigung der Schocksituation:** Werden die in **Tabelle I.2.8** aufgeführten Zielkriterien erreicht, kann von einer stabilisierten Herz-Kreislauf-Situation ausgegangen werden.
(3) **Differenzialdiagnose** der unterschiedlichen Schockformen (sehr wichtig!).
(4) Neben der notwendigen **symptomatischen Behandlung** baldmöglichst kausale Therapiemaßnahmen anstreben (s.a. bei den speziellen Organkapiteln)!
(5) Frühzeitige *Prophylaxe und Therapie des Multiorgan-Dysfunktions-Syndroms* (MODS) (s.a. bei den speziellen Organkapiteln)!

Allgemeine Behandlungsmaßnahmen und deren Monitoring
(1) **Flache Lagerung.** Ausnahmen: Bei ausgeprägter kardialer Insuffizienz und bei Blutungen im Bereich von Kopf und Respirationstrakt Oberkörper um 20–30° anheben.

Tabelle I.2.7 Differenzialdiagnose verschiedener Schockformen

	(Fremd-)Anamnese	Körperlicher Befund	Technische Untersuchungsbefunde
Kardiogener Schock	Z.n. Myokardinfarkt, schwere Herzkrankheit (koronare Herzerkrankung, Myokarditis, Kardiomyopathie, Herzfehler)	Infarktschmerz, Rhythmusstörungen, Zeichen der Herzinsuffizienz (Lungenödem), Herzauskultation	EKG, Echo, CK, CK-MB, Troponin, Laktat, Rö-Thorax, Herzkatheter
Extrakardialobstruktiver Schock	Immobilisierung, Z.n. Operation, M. embolicus, Dialysepatient, arterielle Hypertonie	V.a. Lungenembolie, V.a. Venenthrombose, V.a. Perikardtamponade, V.a. Aortendissektion, Zyanose, Tachykardie, Dyspnoe	EKG, Echo, Gefäßdoppler, Blutgase, Fibrinspaltprodukte (D-Dimere), Laktat, CT, NMR
Septischer Schock	Symptome der bakteriellen Infektion, Operationen, Katheterismus (Gefäße, Blase), chron. Hämodialyse, Immundefizienz, Diabetes mellitus, maligne Erkrankung, Kortikosteroid- und Zytostatikatherapie	Fieber, Schüttelfrost, starkes Schwitzen, warme Peripherie, Blutungsneigung, Bewusstseinstrübung, Pneumonie/ARDS, Gerinnungsstörungen (sekundär)	meist Leukozytose und Linksverschiebung, Mikrobiologie: nur jede dritte Blutkultur positiv (je 50 % Gram+/−), Procalcitonin, Gerinnungsparameter, EKG, Fokussuche Rö-Thorax, Echo, Sonographie, CT, NMR; ggf. PAK-Monitoring
Hämorrhagischer/ hypovolämischer/ traumatischer Schock	Durchfall, Erbrechen, Teerstuhl, hämorrhagische Diathese, Antikoagulanzienbehandlung, Trauma, Ulkusleiden, Extrauteringravidität	kollabierte Venen, äußere oder innere Blutung (rektale Untersuchung, Magensonde)	Hb und Hämatokrit, Elektrolyt- und Gerinnungsparameter, EKG, Echo
Anaphylaktischer Schock	Sofortreaktion, meist iatrogen: Medikamente (Penicillin!), iodhaltige Rö.-Kontrastmittel, Seren, Plasmaersatzmittel, Lokalanästhetika, Testallergene, Insektenstich	Juckreiz, Urtikaria, Atemnot, Bronchospasmus	Ø
Neurogener Schock	Medikamente (Sedativa, Hypnotika, Narkotika, Antihypertensiva), Schlaganfall, Rückenmarkstraumatisierung, Sympathektomie	meist ausgeprägte Bewusstseinstrübung, anfänglich warme Peripherie	(Giftnachweis)
Intoxikationsschock	Anamnese, Tablettenreste	Koma, Hypothermie, Hypovolämie, Rhythmusstörungen	Giftnachweis

Echo: Echokardiographie; CT: Computertomographie; NMR: Kernspintomographie; PAK: Pulmonaliskatheter

(2) **Venöser Zugang** (zentraler Venenkatheter, s. Kap. I.2.2.2).
(3) **Sauerstoffzufuhr:** 4–6–10 l O$_2$/min und – falls erforderlich – frühzeitige Respiratorbehandlung einleiten (s. Kap. I.2.4).
(4) **Überwachung der Vitalfunktionen** (s. Tab. I.2.2 und I.2.3).
(5) **Wichtige Laboruntersuchungen** (s. Kap. I.2.3.6): Bei Verdacht auf hämorrhagischen Schock sofort Blutgruppe bestimmen und Blut kreuzen lassen! Die regelmäßige Kontrolle

2 Grundlagen der Notfall- und Intensivtherapie

Tabelle I.2.8 Zielkriterien der Herz-Kreislauf-Therapie bei Schock

Mittlerer arterieller Blutdruck	• ≥ 60–65 mmHg; höhere Werte bei Koronarkranken
Pulmonalkapillardruck	• ≤ 15–18 mmHg; bei kardiogenem Schock müssen ggf. höhere Werte akzeptiert werden; bei septischem Schock werden Werte um 14–18 mmHg angestrebt
Herzindex	• ≥ 2,2 l/min/m²: kardiogener und extrakardial-obstruktiver Schock • ≥ 4,0–4,5 l/min/m²: septischer Schock, erstversorgter traumatischer und hämorrhagischer Schock
Optimierung der Sauerstoff-Versorgung	• Hämoglobin ≥ 80–100 g/l bzw. Hämatokrit ≥ 30 % • Arterielle O₂-Sättigung > 92 % • Anzustreben: Normalisierung des Serum-Laktats (< 2,2 mmol/l) • Gemischt-venöse O₂-Sättigung > 60 %; zentral-venöse O₂-Sättigung ≥ 70 % (bei schwerer Sepsis/septischem Schock, validiert für Frühphase)

von Blutbild, Thrombozyten und Gerinnungsparametern (Verbrauchskoagulopathie), Elektrolyten und Blutgasanalyse, Serumkreatinin und Blutlaktat ist zur Überwachung des Schocks besonders wichtig. Bei Verdacht auf septischen Schock wiederholt Entnahme von Blutkulturen! Bei kardiogenem Schock schnellstmöglich klären, ob ein akuter Myokardinfarkt dafür verantwortlich ist (EKG, CK-MB, Echokardiographie), da die Wiedereröffnung eines verschlossenen Koronarinfarktgefäßes die 12-Monate-Überlebenschance von 35 auf 50 % erhöhen kann.

(6) **EKG, Röntgenaufnahmen** von Thorax und Abdomen.
(7) **Augenhintergrund** (Blutung, septische Metastasen).
(8) **Neurologische Untersuchung.**
(9) Ggf. **Blasenkatheter** (s. Kap. I.2.2.6), ggf. *Magensonde* (s. Kap. I.2.2.7).
(10) Schmerzen, Angina pectoris bei akutem Koronarsyndrom und Stress sollten schnellstmöglich mit *Morphin, Nitraten* und *Sedierung* beseitigt werden.
(11) **Venendruckgesteuerte Volumenzufuhr** (Ausnahme: kardiogene Schockzustände). Als Richtwert zur Steuerung der Volumentherapie gilt ein zentraler Venendruck von 10–12 cmH₂O/Pulmonalkapillardruck 10–14 mmHg, da das Herz im Schock einen höheren Füllungsdruck benötigt; beim septischen Schock sind höhere Drücke einzustellen (**s. Kap. I.2.5.2.2,** „Therapie"). Liegt der zentrale Venendruck deutlich < 10 cmH₂O, ist eine weitere Volumenzufuhr unter Kontrolle von ZVD, Blutdruck, wenn möglich Pulmonalkapillardruck, angezeigt. Auskultation von Herz und Lunge nicht vergessen! Bleibt der ZVD < 10 cmH₂O und treten keine Herzinsuffizienzerscheinungen auf, Volumensubstitution fortsetzen. Flüssigkeitszufuhr verringern oder abbrechen, wenn der ZVD rasch und deutlich auf > 12 cmH₂O ansteigt, weil dann eine Volumenüberladung oder eine kardiale Insuffizienz anzunehmen ist. Liegt der ZVD primär > 15 cmH₂O, erfolgt keine Volumenzufuhr, sondern die Gabe von vasoaktiven Substanzen mit positiv inotroper Wirkung (**s. Kap. I.2.5.1,** „Substanzprofile").
(12) Der **Einsatz vasoaktiver Substanzen mit positiv inotroper Wirkung** richtet sich nach der Beeinträchtigung des Gefäßsystems bei den spezifischen Schockformen:
- Bei *septischem Schock* ist die mediatorbedingte Vasodilatation neben der Myokarddepression für das hämodynamische Schockgeschehen verantwortlich; demzufolge sind Volumensubstitution und vasopressorische/positiv inotrope Substanzen primäre therapeutische Ansatzpunkte. Bei *anaphylaktischem* und *neurogenem Schock* dominiert die Vasodilatation; Volumensubstitution und vasopressorische Substanzen stehen therapeutisch im Vordergrund.

- Beim *kardiogenen bzw. hypovolämischen Schock* kommt es dagegen sekundär zur reaktiven Vasokonstriktion und damit Nachlasterhöhung, als Folge der primären Pumpfunktionseinschränkung des Herzens bzw. des intravaskulären Volumenverlustes. Beim kardiogenen Schock ist primär eine Nachlastsenkung zur Entlastung des Herzens indiziert (systemischen Gefäßwiderstand von ca. 800 dyn × sec × cm^{-5} anstreben; Normalwert 1100 ± 200), wofür Vasodilatatoren sowie die positiv inotrope Wirkung von Dobutamin geeignet sind. Im Falle des hypovolämischen Schocks steht die Volumensubstitution im Vordergrund; positiv inotrope Pharmaka können bei der häufig begleitenden Myokarddepression indiziert sein (**s. Tab. I.2.6**). Nur bei intraktablem Schock ist bei diesen beiden Schockformen der Einsatz primär vasokonstriktorischer Katecholamine indiziert.

(13) Vermeidung thromboembolischer Komplikationen und der disseminierten intravasalen Koagulopathie (DIC): Bei Fehlen von Kontraindikationen können initial 2500–5000 E Heparin und anschließend eine kontinuierlich niedrig dosierte Heparingabe zur Thromboseprophylaxe verabreicht werden. Die frühzeitige Heparingabe zur Prophylaxe einer Verbrauchskoagulopathie ist wahrscheinlich wirkungslos.

(14) Pufferung: Die Bedeutung der Puffertherapie einer metabolischen Azidose im Schock wurde lange überschätzt. Bei adäquater Volumen- und Schocktherapie bessert sich der Säure-Basen-Status i.d.R. von selbst. Nur eine extreme Azidose (pH < 7,0) ist sicher kardiodepressorisch. Indiziert scheint Natriumbikarbonat bei ischämisch-hypoxisch bedingten Azidosen nur bei arteriellen pH-Werten < 7,1. Eine Blindpufferung ist kontraindiziert, die Wahl der Dosis (initial 50 mmol bzw. 1 mval/kg KG) erfolgt im Weiteren nach der Analyse des Säure-Basen-Status; die Therapie muss durch wiederholte Blutgasanalysen überwacht werden.

(15) Nach kardiopulmonaler Reanimation mit hypoxischer Hirnschädigung und bei refraktärem postkardiochirurgischem kardiogenem Schock wurde über günstige Effekte einer induzierten Hypothermie (33–35 °C) berichtet [Crit Care Med 2003; 31: 2041-2051].

Volumentherapie
Allgemeine Aspekte

Zur Volumentherapie stehen kristalloide und kolloidale Lösungen (**Tab. I.2.9**), Humanalbumin und Erythrozytenkonzentrate zur Verfügung.

Kristalloide und kolloidale Lösungen haben Humanalbumin (5 % und 20 %) bei der Volumentherapie weitgehend ersetzt (Ausnahme: Hypalbuminämie < 2,5 g/dl bzw. ein Gesamteiweiß < 4,0–4,5 g/dl beim Erwachsenen). Kristalloide und kolloidale Lösungen können als gleichwertige Volumenersatzmittel angesehen werden. Von den kolloidalen Substanzen wird in Deutschland am häufigsten Hydroxyethylstärke (HES) eingesetzt. Auch eine Kombination kolloidaler mit kristalloiden Lösungen – z.B. im Verhältnis 1 : 1 – ist möglich.

Das aktuelle Konzept der Volumentherapie basiert auf dem Prinzip der Hämodilution: Bei einem Hämatokrit von 30 % liegt eine maximale Sauerstofftransportkapazität ohne Gefahr einer Gewebshypoxie vor. Während der primären Volumentherapie – in der initialen Phase der Hypovolämie – ist aus diesem Grund ein Hämoglobinwert von 10–11,5 g/dl bzw. ein Hämatokrit von 30–35 % als ausreichend anzusehen. Nachfolgend – bei Normovolämie, erzielt durch Volumensubstitution – ist eine **Substitution von Erythrozytenkonzentraten** erst ab Hämoglobin-Werten < 7,0–9,0 g/dl indiziert.

Als „Small-volume Resuscitation" wird der Einsatz **hyperosmolarer/hyperonkotischer Infusionslösungen** (7,2–7,5 % NaCl in einer Dosis von 4 ml/kg KG in 6–10 % Dextran 60/70 oder HES 200 000/0,5–0,62) in der Frühphase des hypovolämischen Schocks und anderen Schockformen mit Volumenmangel bezeichnet. Eine Überlegenheit hypertoner gegenüber konventioneller Lösungen ist bisher nicht belegt.

Tabelle I.2.9 Charakteristika von Volumenersatzlösungen

Kristalloide Lösungen

0,9 %ige Kochsalz-Lösung, Ringer-Laktat-Lösung	geeignet für kurzzeitige Plasma-Expansion ungefähr 25 % des Volumens verweilen für eine Stunde im Intravasalraum
5 %ige Glukose-Lösung	Intravasale Verweildauer deutlich kürzer **Sollte nicht zur Plasmaexpansion verwendet werden!**

Kolloidale Lösungen

Substanz	Mittlere rel. Molekülmasse	Initialer plasma-expandierender Effekt (%)	Wasserbindungs-Kapazität (ml/g)	Wirkungsdauer (h)	Anaphylaktoide Reaktionen (%)
6 % Dextran	70 000	ca. 130	ca. 20	ca. 5–6	0,069
6 % HES 450	450 000	ca. 100	14	ca. 6–8	0,085
10 % HES 200	200 000	ca. 130	14	ca. 3–4	0,085
4 % Gelatine	30 000	ca. 70	40–50	ca. 1–2	0,066–0,146
5 % Albumin	69 000	ca. 100	14	ca. 3–4	0,011

HES: Hydroxyethylstärke

Volumentherapie bei spezifischen Schockformen

(1) Hypovolämischer Schock (**s. Kap. I.2.5.2.3**).
(2) Septischer Schock (**s. Kap. I.2.5.2.2, Kap. III.15.1.1**).
(3) Anaphylaktischer Schock (**s. Kap. I.2.5.2.4**).
(4) Schock bei Intoxikationen (**s. Kap. I.2.5.2.5**).
(5) Neurogener Schock (**s. Kap. I.2.5.2.6**).
(6) Schock bei Rechtsherzinfarkt (**s. Kap. I.2.5.2.1, s. Tab. I.2.11**).

Therapie mit vasopressorischen und positiv inotropen Substanzen
Allgemeine Aspekte

Je nach Schockform sind Substanzen mit vasopressorischen und/oder positiv inotropen Eigenschaften erwünscht (**s. Kap. I.2.5.1, „Substanzprofile"**). Eine entsprechende Differenzialtherapie lässt sich aufgrund der unterschiedlichen Wirkprofile mit Katecholaminderivaten (Dobutamin, Dopamin), Katecholaminen (Noradrenalin, Adrenalin), Phosphodiesterase-III-Hemmstoffen (Enoximon, Milrinon, Amrinon) und dem Kalzium-Sensitizer Levosimendan durchführen. Neben den Auswirkungen auf den Gesamtkreislauf werden zunehmend auch die Effekte der einzelnen Substanzen auf die regionale Zirkulation (Splanchnikusperfusion, Magenmukosaperfusion, Nierenperfusion) und den Stoffwechsel (Laktat) bei der Präparatewahl berücksichtigt (**Tab. I.2.10**). Das **Ansprechen auf die Therapie** manifestiert sich als klinische Besserung und hämodynamische Stabilisierung, als Rückgang des MODS, Anstieg der eingeschränkten Diurese, Abnahme des Serum-Laktats und Anstieg des erniedrigten Magenmukosa-pH/pCO_2.

Bei nicht ausreichendem Erfolg können die Substanzen auch kombiniert werden; die Auswahl sollte sich dabei nach der primären hämodynamischen Schockschädigung und den Wirkprofilen der Pharmaka richten. Die Entwicklung einer Katecholamin-Toleranz im prolongierten Schock innerhalb von Stunden erfordert ggf. höhere Dosierungen als angegeben.

Tabelle I.2.10 Wirkprofil von Katecholaminen und Katecholaminderivaten

Substanz	HZV	positiv inotrop	RR	vasopressorisch	Splanchn.-Perfusion	pHi	Ren. Perf.	Laktat
Noradrenalin	↑	+	↑	+	↑, (←→)	↑		↓
Dobutamin	↑	+	←→	∅	↑↑, (←→)	↑↑, (←→,↓)		↓
Dopamin								
• Niedrigdosis	(↑)		(↑)		↑,←→, ↓	←→, (↓)	↑	
• mittlere/hohe Dosis	↑	+	↑	+	↑,←→, ↓	←→, (↓)		
Adrenalin	↑	+	↑	+	↓↓	↓		↑

Zusammenstellung anhand von Literaturdaten. pHi: Magenmukosa-pH; Ren. Perf.: renale Perfusion

Substanzprofile

(1) *Dobutamin* (Dobutrex®; 2,5–20 µg/kg/min) wirkt infolge der β_1-Adrenozeptorstimulation positiv inotrop und steigert das Herzzeitvolumen, im mittleren Dosisbereich ohne wesentliche Zunahme der Herzfrequenz. Da sich die vasokonstriktorische α-Adrenozeptor- und die vasodilatatorische β_2-Adrenozeptorwirkung des L- bzw. R-Isomers weitgehend neutralisieren, kommt es zu keiner Nachlasterhöhung. Der myokardiale Blutfluss wird durch Dobutamin stärker gesteigert als durch Dopamin, der pulmonal-arterielle Druck durch Dobutamin nicht erhöht, wohl aber durch Dopamin.

(2) *Dopamin* (1,5–20 µg/kg/min) stimuliert im niedrigen Dosisbereich (< 2 µg/kg/min) vorwiegend die Dopaminrezeptoren von Niere und Splanchnikusbereich (Perfusionszunahme) und steigert die Diurese. Der mittlere Dosisbereich ist durch die positiv inotrope und positiv chronotrope Wirkung der β_1-Adrenozeptorstimulation und durch die Vasokonstriktion der α-Adrenozeptorstimulation charakterisiert. Bei hohen Dosen (> 5 µg/kg/min) überwiegt die vasokonstriktorische α-Adrenozeptorwirkung an den peripheren Widerstandsgefäßen mit einem Blutdruckanstieg infolge der Zunahme des systemischen Gefäßwiderstands und damit aber mit einer potenziell für das Herz ungünstigen Nachlasterhöhung; das Herzzeitvolumen wird mäßig gesteigert. UAW: Ausgeprägte Tachykardie und Arrhythmogenität. Die Diuresesteigerung durch Dopamin in „Nierendosis" scheint nicht stärker ausgeprägt zu sein als eine vergleichbare Erhöhung des Perfusionsdrucks mit anderen Substanzen. Das Auftreten eines akuten Nierenversagens lässt sich durch Dopamin in „Nierendosis" nicht verhindern und ein bestehendes nicht günstig beeinflussen. Da weiterhin bereits bei der „Nierendosis" eindeutig auch potenziell ungünstige Herz-Kreislauf-Wirkungen möglich sind, kann die routinemäßige Gabe von „Dopamin in Nierendosis" nicht empfohlen werden.

(3) *Noradrenalin* (Arterenol®; 0,02–0,1–0,5 µg/kg/min) wirkt über die β_1-Adrenozeptorstimulation positiv inotrop und bewirkt über die α-Adrenozeptorstimulation einen Anstieg des systemischen Gefäßwiderstands mit Vasokonstriktion und Nachlasterhöhung. Es resultiert eine Blutdruckstabilisierung, während ein Anstieg des Herzzeitvolumens entweder ausbleibt oder nur gering vorhanden ist, nicht zuletzt auch wegen der Aktivierung des Barorezeptorreflexes mit peripherer Vasokonstriktion.

(4) *Adrenalin* (Suprarenin®; 0,02–0,1–0,5 µg/kg/min) ist ein potenter α-, β_1- und β_2-Adrenozeptoragonist. Bei der kardiopulmonalen Reanimation wird vor allem die vasokonstriktorische α-Adrenozeptorwirkung genutzt. Im Schock steigert Adrenalin – eingesetzt nach unzureichender Wirkung von Dobutamin, Noradrenalin und Dopamin – das Herzzeitvolumen und stabilisiert den Blutdruck. Aufgrund des UAW-Profils (Sinustachykardie, Arrhythmogenität,

Verschlechterung der Splanchnikusperfusion, Laktatanstieg) sollte es möglichst bald nach hämodynamischer Stabilisierung reduziert, ab- oder umgesetzt werden.

> **WICHTIG:**
> In einer multizentrischen Kohorten-Beobachtungsstudie (Sakr, Reinhart et al. 2006) mit 1058 mit Katecholaminen behandelten (Dopamin, Dobutamin, Adrenalin und Noradrenalin) Schockpatienten (SOAP-Studie) wiesen die mit Dopamin therapierten Patienten eine um 20 % erhöhte Sterblichkeit auf; gleichzeitig stellte die Dopamingabe einen unabhängigen Risikofaktor für das Versterben dar. Auch für die Gabe von Adrenalin zeigte sich eine Übersterblichkeit, wobei sich hier in der multivariaten Analyse kein unabhängiges Risiko für die Gabe von Adrenalin ergab. Aufgrund dieser Ergebnisse sollten Dobutamin und Noradrenalin als Katecholmine der Wahl eingesetzt werden. Zumindest auf Dopamin sollte verzichtete werden

(5) *Phosphodiesterase-Hemmstoffe:* Insbesondere bei kardiogenem Schock nach Herzoperationen, aber auch generell beim kardiogenen Schock wird zusätzlich mit Phosphodiesterase-(PDE)-III-Hemmern (Enoximon, Milrinon, Amrinon) intravenös therapiert, in der Regel in Kombination mit Katecholaminen. Sie steigern β_1-Adrenozeptor-unabhängig (Umgehung der Katecholamintoleranz) die Kontraktionskraft des Herzens. Als Folge der ebenfalls bewirkten Vasodilatation mit Nachlastsenkung resultiert als Gesamtwirkung eine Erhöhung von Herzindex, Herzfrequenz und Schlagvolumen sowie ein Abfall von Pulmonalkapillardruck, rechtsatrialem Druck, mittlerem pulmonal-arteriellem Druck und systemischem Gefäßwiderstand. Als Dosierungen werden empfohlen: Enoximon (Perfan®): mit kontinuierlicher Infusion von 2,5–10 µg/kg/min; Milrinon (Corotrop®): 0,375–0,75 µg/kg/min; Amrinon (Wincoram®): 5–10 µg/kg/min. In Kombination mit Adrenalin können PDE-Hemmer bei herzchirurgischen Patienten die rechtsventrikuläre Funktion verbessern. Aufgrund der teilweise ausgeprägten Hypotonie sollte auf eine Bolusgabe verzichtet werden.

> **WICHTIG:**
> Die PDE-Hemmer-Gabe muss unter sorgfältigem Kreislaufmonitoring erfolgen, da initial eine relative Hypovolämie infolge der Vasodilatation ggf. durch Volumengabe ausgeglichen werden muss; ggf. ist auch die kurzfristige Gabe von Noradrenalin erforderlich, um den initialen Blutdruckabfall abzufangen.

Nachteilig für die Steuerung ist die im Vergleich zu Katecholaminen lange Halbwertszeit der PDE-Hemmer. Als wichtige UAW der Therapie gilt die Thrombozytopenie, die insbesondere nach Gabe von Amrinon auftritt. Die Infusion von Milrinon sowie Enoximon während kardiochirurgischer Eingriffe hatte in randomisierten Studien keine signifikante Thrombozytopenie zur Folge.

(6) Der Kalziumsensitizer *Levosimendan* bindet bei ansteigenden Kalziumspiegeln – wie sie während der Systole gefunden werden – an Troponin C. Diese Bindung führt zu einer Steigerung der Kontraktilität der Herzmuskelzelle. Levosimendan beeinflusst nicht die Diastole. Weiterhin kann die Substanz zusätzlich über eine durch die Öffnung der Kaliumkanäle vermittelte Vasodilatation die Vor- und Nachlast des Herzens senken; häufig ist daher eine Volumengabe zur Wiederherstellung einer optimalen Vorlast notwendig. Indikationsgebiet für Levosimendan ist die schwere dekompensierte Herzinsuffizienz (Bolus 24 µg/kg KG, 0,1 µg/kg/min über 24 h), allerdings ohne günstigere Wirkung als Dobutamin. Als UAW sind Kopfschmerzen und asymptomatische Blutdruckabfälle berichtet worden.

Therapie mit vasopressorischen und positiv inotropen Substanzen bei spezifischen Schockformen

(1) *Hypovolämischer Schock:* (s. **Kap. I.2.5.2.3**).
(2) *Septischer Schock:* (s. **Kap. I.2.5.2.2, Kap. III.15.1.1**). Derzeit am meisten favorisiert werden Noradrenalin und Dobutamin: Noradrenalin gelangt zum Einsatz, wenn die Kreislaufschädigung mit Vasodilatation das Schockgeschehen dominiert (Herzindex > 4,0 l/min/m² KOF). Dobutamin ist bei Dominanz der septischen Kardiomyopathie (Herzindex < 4,0 l/min/m² KOF) Substanz der Wahl. Bei nicht ausreichender Monotherapie können beide Substanzen kombiniert werden.
(3) *Kardiogener Schock:* (s. **Kap. I.2.5.2.1, Kap. III.2.1.2**). Dobutamin gilt als Substanz der Wahl. Stabilisiert Dobutamin den Blutdruck nicht ausreichend, so kann es mit Noradrenalin, alternativ mit Dopamin kombiniert werden; bei dominantem Vorwärtsversagen des Herzens mit ausgeprägter arterieller Hypotonie kommen Noradrenalin und ggf. Adrenalin zum Einsatz.
(4) *Anaphylaktischer Schock* (s. **Kap. I.2.5.2.4**).
(5) *Schock bei Intoxikationen* (s. **Kap. I.2.5.2.5**).
(6) *Neurogener Schock* (s. **Kap. I.2.5.2.6**).

5.2 Schockformen

5.2.1 Kardiogener Schock

Der kardiogene Schock wird ausführlich in **Kapitel III.2.1.2** besprochen. An dieser Stelle sollen nur einige spezifische Aspekte aufgezeigt werden.

THERAPIE

(1) Zur *vasodilatatorischen Vor- und Nachlastsenkung* dient in erster Linie das Nitroprussid-Natrium, in zweiter Linie das Nitroglyzerin. Die Nitroprussid-Natrium-Infusion wird häufig mit 0,3 µg/kg/min begonnen und bis zum maximal erwünschten Effekt alle 2 Minuten bis zu einer Dosis von 1–6 µg/kg/min gesteigert, Nitroglyzerin wird in einer Dosierung von 0,3–6,0 mg/h gegeben. Tachykardie und Blutdruckabfall können den Einsatz limitieren. Problematisch kann die Nitroprussid-Natrium- und Nitroglyzerin-Zufuhr bei bereits vorbestehend eingeschränktem Gasaustausch sein, da mit einer Erhöhung des intrapulmonalen Rechts-links-Shunts (Qs/Qt) mit Verschlechterung der Oxygenation und Erhöhung der alveolo-arteriellen Sauerstoffpartialdruck-Differenz zu rechnen ist, bedingt durch eine Hemmung der hypoxischen pulmonalen Vasokonstriktion.
(2) Hämodynamische Steuerung im kardiogenen Schock:
Ziel der Therapie des kardiogenen Schocks ist die Etablierung einer ausreichenden Zirkulation unter maximaler Entlastung des Herzens, insbesondere durch Senkung der Nachlast und unter minimaler Therapie mit Katecholaminen. Außer im Falle eines myokardinfarktbedingten kardiogenen Schocks (s.u.) sollte nach Diagnose des kardiogenen Schocks ein hämodynamisches Monitoring durchgeführt werden. Hier sind drei verschiedene Konstellationen möglich:

- **MAP < 50 mmHg:** Hierbei ist zunächst keine Nachlastsenkung möglich, da eine weitere Absenkung des Blutdrucks eine Verschlechterung der bereits sehr kritischen Situation zur Folge hat. Als alleinige Therapie steht hier zunächst die Kreislaufunterstützung mit Katecholaminen (Dobutamin für die Inotropie, Noradrenalin für die Vasokonstriktion); diese Konstellation ist häufig im bereits protrahierten kardiogenen Schock anzutreffen. Häufig zeigt sich schon ein erniedrigter SVR als Zeichen der Aktivierung der Transmitterkaskaden mit schlechter Prognose. Levosimendan oder ggf. PDE-Hemmer können hier nur additiv gegeben werden.

- **MAP 50–70 mmHg:** Hier sollte anhand des SVR entschieden werden, ob zunächst die Nachlast weiter gesenkt wird (SVR > 1000 dyn × sec × cm^{-5}) oder ob zunächst eine Steigerung der Inotropie und der Vasokonstriktion notwendig ist (SVR < 800 dyn × sec × cm^{-5}). Steht die Nachlastsenkung im Vordergrund, steht Levosimendan als Alternative zur Verfügung, bei bereits niedrigem SVR kommt dies nur als Therapieerweiterung in Frage.
- **MAP > 70 mmHg:** Hierbei besteht bereits Spielraum für eine Nachlastsenkung mit Nitroprussid-Natrium. Kommt es zum Abfall des Blutdrucks, sollte zunächst evaluiert werden, ob dies nicht durch Gabe von Volumen ausgeglichen werden kann. Besteht kein Volumenmangel, reicht meist eine niedrig dosierte Gabe von Dobutamin aus, um den Kreislauf zu stabilisieren. Aufgrund der inodilatativen Eigenschaften von Levosimendan kommt dies in dieser Konstellation auch als alleinige Therapie in Betracht.

Angestrebt wird ein CPO von > 0,6 W (dies entspricht einem MAP von 65 mmHg bei einem SVR von 850 dyn × sec × cm^{-5} und einem HZV von 5 l/min) unter minimalem Einsatz von Katecholaminen. Abhängig von Echokardiographie und hämodynamischen Messungen kann auch im kardiogenen Schock, insbesondere nach Vasodilatation, die Gabe von Volumen notwendig sein. Hierbei kommt es darauf an, einerseits den Frank-Starling-Mechanismus optimal zu nutzen, andererseits jedoch eine Überwässerung zu vermeiden.

(3) Bei nicht ausreichendem Erfolg der medikamentösen Therapie kann der Einsatz der *intraaortalen Ballongegenpulsation* bei folgenden Indikationen hilfreich sein:
- Therapierefraktäres myogenes Pumpversagen oder anhaltende myokardiale Ischämie in Vorbereitung auf eine Herzkatheteruntersuchung und ggf. PTCA,
- zur Überbrückung der Zeitspanne bis zur notfallmäßigen Operation bei instabilen Patienten mit einer mechanischen Herzkomplikation (akute Mitralinsuffizienz, Ventrikelseptumruptur),
- als Bridging bis zur Herztransplantation bei ausgewählten Patienten mit irreversiblem Schock.

(4) Bei **kardiogenem Schock** infolge Herzinfarkt ist nicht die Thrombolyse, sondern die perkutane Koronarintervention (Koronardilatation mit oder ohne Stentimplantation, PCI) das Verfahren der Wahl, in ausgewählten Fällen (Koronarbefund: linkskoronare Hauptstammstenose bzw. schwere koronare Dreigefäßerkrankung) auch die notfallmäßige aortokoronare Bypass-Operation. Nur mit diesem Vorgehen lässt sich die erschreckend niedrige 12-Monate-Überlebensrate von 35 auf 50 % anheben.
- Im Rahmen eines akuten Myokardinfarkts können unterschiedliche Formen des kardiogenen Schocks auftreten (**Tab. I.2.11**).
- Bei Hinterwandinfarkt kommt es in 35–50 % gleichzeitig zu einem *Rechtsherzinfarkt,* mit einem überproportional hohen Schockanteil und einer Hypotonierate von 40 %. Hinweise darauf sind ST-Strecken-Hebungen in den rechtspräkordialen Ableitungen V_{3R} und V_{4R}. Der Rechtsherzinfarkt – charakterisiert durch einen Schockzustand (Hypotonie, niedriges Herzzeitvolumen) ohne Lungenstauung – lässt sich echokardiographisch als großer, hypokinetischer rechter Ventrikel erkennen. Vorgehen der Wahl bei Rechtsherzinfarkt mit oder ohne begleitenden Schock ist die Akut-PCI. Bei Rechtsherzinfarkt ist das HZV in besonderem Maß von einer ausreichenden Vorlast abhängig, sodass meist eine Volumengabe notwendig ist; die Gabe von Nitroglyzerin kann durch Senkung der Vorlast schwere Hypotonien auslösen.

Tabelle I.2.11 Differenzialdiagnose des kardiogenen Schocks bei akutem Myokardinfarkt

Erhöhter Pulmonalkapillardruck

- **Primäre Pumpstörung des linken Ventrikels bei ausgedehntem Infarkt (80 %)**
  - Schocksymptomatik bereits bei Aufnahme vorhanden oder Entwicklung in den folgenden Tagen
  - Fakultativ: (neu auftretender) 3./4. Herzton
  - Häufigste Schockursache
  - Andere Schockursachen ausgeschlossen
  - Therapieoption: Akut-PCI, intraaortale Ballongegenpulsation

- **Akuter Ventrikelseptumdefekt durch Septumruptur (4 %)**
  - Lautes Systolikum (p.m. 4. ICR li.), oft mit Schwirren
  - O_2-Sättigungssprung im rechten Ventrikel (PAK-Katheter)
  - Doppler-Echokardiographie: Links-rechts-Shunt
  - (Ventrikulographie: Links-rechts-Shunt)
    Therapieoption: baldmöglichst herzchirurgische Versorgung!
    ggf. überbrückend: intraaortale Ballongegenpulsation

- **Akute Mitralinsuffizienz durch Papillarmuskelischämie/-ruptur (7 %)**
  - Variables Systolikum, p.m. Apex, teils in die Karotiden ausstrahlend
  - Doppler-Echokardiographie: Mitralinsuffizienz
  - Erhöhte v-Welle in der Pulmonalkapillare (PAK-Katheter)
  - (Ventrikulographie: Mitralinsuffizienz)
    Therapieoption: baldmöglichst herzchirurgische Versorgung!
    ggf. überbrückend: intraaortale Ballongegenpulsation

- **Perikardtamponade durch Ruptur der freien Ventrikelwand (1,5 %)**
  - Massiver Druckabfall oder elektromechanische Entkopplung
  - Leise Herztöne
  - Doppler-Echokardiogramm: Perikarderguss, Kollaps des rechten Ventrikels
  - Diastolischer Druckangleich in den Herzhöhlen und der Pulmonalarterie (PAK-Katheter)
  - Therapieoption: sofortige Perikardpunktion, Herz-Lungen-Maschine, herzchirurgische Versorgung

Niedriger Pulmonalkapillardruck

- **Rechtsventrikulärer Myokardinfarkt (3 %)**
  - Bei Hinterwandinfarkt daran denken!
  - ST-Strecken-Hebungen in den rechtspräkordialen Ableitungen (V_{3R}, vor allem V_{4R})
  - Keine Besserung der Schocksymptomatik, trotz Katecholamingabe
  - REF-Katheter (**s. Kap. I.2.2.5.1**): erniedrigte rechtsventrikuläre Auswurffraktion
    Therapieoption:
    - Akut-PCI
    - zusätzlich zur Standardtherapie: Volumensubstitution unter invasivem hämodynamischem Monitoring

- **Hypovolämie**
  - Medikamente (Nitroglyzerin, Streptokinase, Phosphodiesterasehemmer)
  - Blutverlust, Sepsis, Exsikkose

Die Prozentzahlen in Klammern geben die Häufigkeit der jeweiligen Schockform wieder.

5.2.2 Septischer Schock

Entsprechend den Guidelines der Surviving Sepsis Campaign empfehlen wir wie folgt vorzugehen:

THERAPIE

(1) Erstversorgung/„Resuscitation"-Behandlung
- Frühestmöglicher Behandlungsbeginn bei Patienten mit Hypotonie oder erhöhten Laktatspiegel (Therapiebeginn nicht bis zur Aufnahme des Patienten auf die Intensivstation verzögern). Hämodynamik:
  - Zentraler Venendruck 8–12 mmHg (bei maschineller Beatmung 12–15 mmHg),
  - mittlerer arterieller Blutdruck $\geq$ 65 mmHg,
  - Diurese $\geq$ 0,5 ml/kg/h,
  - zentralvenöse oder gemischtvenöse O_2-Sättigung $\geq$ 70 %.

Falls innerhalb der ersten 6 Stunden das Ziel „zentralvenöse oder gemischtvenöse O_2-Sättigung $\geq$ 70 %" mit der Einstellung des zentralvenösen Venendrucks auf 8–12 mmHg durch Flüssigkeitsgabe nicht erreicht wird, sollten Erythrozytenkonzentrate transfundiert, damit ein Hämatokrit von $\geq$ 30 % erzielt und/oder Dobutamin bis zu einem Maximum von 20 mg/kg/min infundiert werden.

- Diagnose: Zur Erregerdiagnostik sollten mindestens 2 Blutkulturen vor Beginn der Antibiotikabehandlung abgenommen werden. Mindestens eine Blutkultur sollte perkutan und jeweils eine aus jedem länger als 48 Stunden liegenden Gefäßkatheter entnommen werden. Weitere Kulturen aus anderen Körperregionen entnehmen: Liquor, Atemwegssekrete, Urin, Wunden und andere Körperflüssigkeiten.

(2) **Antibiotikatherapie:**
- Beginn der intravenösen Antibiotikagabe innerhalb der ersten Stunde nach Feststellung der schweren Sepsis.
- Gabe eines oder mehrerer Antiinfektiva, die gegen wahrscheinliche bakterielle oder Pilzerreger aktiv sind. Dabei sind die bakteriologischen Resistenzmuster der Region und des Krankenhauses in Betracht zu ziehen.
- Antibiotikaregime 48–72 Stunden nach Beginn daraufhin überprüfen, ob auf ein Antibiotikum mit engem Wirkspektrum umgesetzt werden kann.
- Bei neutropenischen Patienten und bei Pseudomonasinfektionen Kombinationsregime in Betracht ziehen.
- Antibiotikabehandlung umgehend beenden, sobald sich eine nicht-infektiöse Ursache des Krankheitszustands herausstellt.

(3) **Fokuskontrolle:**
- Patienten auf fokale Infektionen untersuchen, um ggf. Maßnahmen einer Fokuskontrolle inklusive Abszessdrainage oder Gewebe-Débridement einleiten zu können.
- Die Fokussanierungsmethode wählen, die die geringste physiologische Dysbalance hervorruft.
- Fokussanierung nach Fokusidentifizierung baldmöglichst einleiten.
- Intravasale Katheter, die potenzielle Infektionsquellen darstellen, unmittelbar nach Legen eines neuen Katheters entfernen.

(4) **Flüssigkeitstherapie:**
- Natürliche oder künstliche Kolloide oder Kristalloide sind als gleichwertig anzusehen (Empfehlungsgrad C).
- Bei Patienten mit V.a. inadäquate Gewebedurchblutung Infusion von Kristalloiden bzw. Kolloiden mit einer Geschwindigkeit von 500–1000 ml bzw. 300–500 ml in 30 min. Wiederholung dieser Maßnahme, falls Blutdruck und Diurese nicht ansteigen und es keinen Hinweis auf eine intravasale Volumenüberladung gibt.

(5) Vasopressoren:
- Beginn der Vasopressorentherapie, falls die Flüssigkeitsgabe keinen adäquaten Blutdruck und keine adäquate Organperfusion wiederherstellen kann, oder vorübergehender Einsatz von Vasopressoren so lange, bis die Flüssigkeitsgabe eine adäquate Perfusion wiederhergestellt hat.
- Initiale Vasopressoren der Wahl sind sowohl Noradrenalin als auch Dopamin, appliziert über einen zentralen Venenkatheter (Empfehlungsgrad D).
- **Nicht indiziert** ist niedrig dosiertes Dopamin zur Nierenprotektion.
- Bei Vasopressoren-pflichtigen Patienten einen arteriellen Katheter zur invasiven Blutdruckmessung legen, sobald es die Zeit erlaubt.
- Vasopressingabe in Erwägung ziehen bei Patienten mit refraktärem Schock trotz adäquater Flüssigkeitssubstitution und Hochdosis-Gabe eines konventionellen Vasopressors. Vasopressin ist nicht zu empfehlen als Medikament der ersten Wahl anstelle von Noradrenalin oder Dopamin. Infusion von Vasopressin bei Erwachsenen mit 0,01–0,04 E/min.

(6) Inotrope Therapie:
- Dobutamin bei Patienten in Erwägung ziehen, die trotz adäquater Flüssigkeitssubstitution einen niedrigen Herzindex haben. Dabei sollte die Vasopressorentherapie mit einer Dosierung fortgesetzt werden, die einen mittleren arteriellen Blutdruck von ≥ 65 mmHg aufrechterhält.
- **Nicht indiziert** ist die Anhebung des Herzindex zur Steigerung des Sauerstoffangebotes (DO_2) auf einen aufgrund von Studien/Erfahrungswerten definierten vorgegebenen Wert.

(7) Steroide:
- Patienten, die trotz adäquater Volumensubstitution Vasopressoren benötigen, sollten mit 200–300 mg Hydrocortison pro Tag behandelt werden. Die Gabe sollte in drei oder vier Dosen oder mittels kontinuierlicher Infusion für 7 Tage erfolgen.
- Optional:
  - ACTH-Stimulationstest (250 mg), um Responder (Cortisol-Anstieg > 9 mg/dl innerhalb von 30 min nach ACTH-Stimulation; etwa $1/3$ aller Patienten) zu identifizieren und bei diesen die Hydrocortisonbehandlung zu beenden. Ergebnis des ACTH-Tests jedoch nicht abwarten, um mit der Hydrocortison-Behandlung zu beginnen.
  - Reduktion der Hydrocortisondosierung, sobald die septische Schocksymptomatik abgeklungen ist.
  - Ausschleichende Beendigung der Hydrocortisonbehandlung.
  - Zusätzliche Gabe von Fludrocortison (50 mg täglich) additiv zur Hydrocortisongabe.
- **Nicht indiziert** zur Behandlung des septischen Schocks ist die Gabe von > 300 mg Hydrocortison täglich.
- **Nicht indiziert** ist die Kortikosteroidbehandlung einer Sepsis ohne Schockzustand, es sei denn, eine Steroidmedikation im Rahmen einer Grunderkrankung muss fortgeführt werden oder die Gabe von Steroid-Stressdosen ist aus endokrinen Gründen indiziert.

(8) Rekombinantes humanes aktiviertes Protein C (rhAPC; Drotrecogin alfa aktiviert, Xigris®): rhAPC sollten die Sepsispatienten erhalten, die ein hohes Sterblichkeitsrisiko und keine absoluten oder relativen Kontraindikationen haben, die den potentiellen Nutzen der rhAPC-Gabe zunichte machen würden. Zu diesen Hochrisikopatienten gehören diejenigen mit einem APACHE-II-Score ≥ 25, einem sepsisinduzierten Multiorganversagen, einem septischen Schock oder einem sepsisinduzierten ARDS. Sobald ein Patient als Hochrisikopatient identifiziert ist, sollte mit der Gabe unverzüglich begonnen werden.

(9) Gabe von Blutprodukten:
- Nach Beseitigung der Gewebe-Minderperfusion und bei Fehlen einer signifikanten koronaren Herzkrankheit oder einer akuten Blutung sollten bei einem Hb-Abfall auf < 7,0 g/dl (< 70 g/l) Erythrozytenkonzentrate transfundiert werden, um einen Anstieg des Hb-Wertes auf 7,0–9,0 g/dl (70–90 g/l) zu erzielen.

- **Nicht indiziert** ist der Einsatz von Erythropoietin zur Behandlung einer Anämie im Rahmen einer Sepsis. Erythropoietin kann aber auch bei Sepsis-Patienten bei sonstigen akzeptierten Indikationen eingesetzt werden.
- **Nicht indiziert** ist die Gabe von frisch gefrorenem Plasma (FFP) zur Korrektur von labormäßig erfassbaren Gerinnungsstörungen, solange keine Blutung vorliegt und keine invasiven Prozeduren geplant sind.
- Nicht indiziert ist die Gabe von Antithrombin.
- Transfusion von Thrombozytenkonzentraten bei einem Thrombozytenabfall auf < 5000/mm^3 (5 × 10^9/l) unabhängig vom Vorliegen einer Blutung, weiterhin bei Thrombozytenzahlen von 5000–30 000/mm^3 (5–30 × 10^9/l) und vorhandenem signifikantem Blutungsrisiko. Höhere Thrombozytenzahlen ($\geq$ 50 000/mm^3 [50 × 10^9/l]) sind für chirurgische und invasive Prozeduren erforderlich.

(10) Maschinelle Beatmung bei sepsisinduziertem Lungenschaden (s. **Kap. I.2.4**).

(11) Blutzuckerkontrolle:
- Bei Patienten mit schwerer Sepsis muss nach initialer Stabilisierung der Blutzuckerspiegel < 150 mg/dl (< 8,3 mmol/l) gehalten werden. Als Applikationsweise sollte die kontinuierliche Infusion von Insulin und Glukose gewählt werden. Initial häufige Blutzuckerkontrollen (alle 30–60 min) und nach Stabilisierung des Blutzuckers regelmäßige Kontrollen.
- Bei Patienten mit schwerer Sepsis ist in die Strategie der Blutzuckerkontrolle ein Ernährungsprotokoll mit einzubeziehen, bevorzugt im Sinne der enteralen Ernährung. Falls der Patient nicht bereits ausgeprägt hyperglykämisch ist, kann dieses Regime mit einer Infusion von 5- oder 10 %iger Glukose beginnen; anschließend kann man mit dem Ernährungsprotokoll – bevorzugt enteral – fortfahren.

(12) Nierenersatzverfahren: Bei akutem Nierenversagen ohne hämodynamische Instabilität werden die intermittierende Hämodialyse und die kontinuierliche veno-venöse Hämofiltration (CVVH) als äquivalent angesehen. Bei hämodynamisch instabilen Patienten ist die CVVH einfacher zu handhaben.

(13) Bikarbonat-Therapie: Nicht indiziert ist die Gabe von Bikarbonat zur Behandlung der Hypoperfusions-induzierten Laktatazidose mit einem pH $\geq$ 7,15 in der Absicht, die Herz-Kreislauf-Situation zu stabilisieren oder Vasopressoren einzusparen. Für niedrigere pH-Werte gibt es zum Einsatz von Bikarbonat keine Studiendaten, ebenso wenig wie für den Einfluss der Bikarbonatgabe auf die Prognose für den gesamten pH-Bereich (Empfehlungsgrad C).

(14) Prophylaxe der tiefen Venenthrombose: Patienten mit schwerer Sepsis sollten als Thromboseprophylaxe entweder Low-Dose-UFH oder niedermolekulares Heparin erhalten. Bei Kontraindikationen gegen Heparin (Thrombozytopenie, schwere Koagulopathie, frische Blutung, kurz zurückliegende intrazerebrale Blutung) angepasste Kompressionsstrümpfe oder intermittierende Kompressionsgeräte verwenden, soweit keine Kontraindikationen wie eine periphere arterielle Verschlusskrankheit vorliegen. Bei Patienten mit sehr hohem Thromboserisiko, z.B. bei Patienten mit schwerer Sepsis und tiefer Venenthrombose in der Vorgeschichte, wird die Kombination von pharmakologischer und physikalischer Thromboseprophylaxe empfohlen.

(15) Substitution von Selen: Die hochdosierte Gabe von Natriumselenit konnte in einer prospektiven randomisierten Studie die Sterblichkeit der Sepsis signifikant senken. Aufgrund der unzureichenden Power dieser Studie müssen die Ergebnisse jedoch erst in einer größeren multizentrischen Studie bestätigt werden, bevor die Gabe von Selen allgemein empfohlen werden kann [Angstwurm, Engelmann et al. Crit Care Med 2007; 1: 118–26].

(16) Therapiebegrenzung: Das geplante weitere Vorgehen sollte mit dem Patienten und seiner Familie diskutiert werden, einschließlich einer realistischen Einschätzung von Prognose und erreichbaren Therapiezielen. Eine Entscheidung zu einer weniger aggressiven Therapie oder der Entzug von Behandlungsmaßnahmen kann im Einzelfall im besten Interesse des Patienten sein.

5.2.3 Hämorrhagischer/hypovolämischer/traumatischer Schock

Ätiologie und Pathogenese: Der Verlust von Blut (**hämorrhagischer Schock**), Plasma oder extrazellulärer Flüssigkeit (**Dehydratationsschock**) kann durch die akute Verminderung des zirkulierenden Blutvolumens zum Schock führen. Das klinische Erscheinungsbild wird vom Ausmaß des Volumenverlustes bestimmt: Ein Verlust von 10 % des zirkulierenden Blutvolumens wird i.d.R. gut toleriert, lediglich die auftretende Tachykardie mag auffällig sein. Trotz einer kompensatorischen Steigerung der Myokardkontraktilität kann hämodynamisch ein geringer Abfall des Herzindex resultieren, verbunden mit einer leichten Zunahme des systemischen Gefäßwiderstands, insbesondere dann, wenn der Blutdruck durch Sympathikusstimulation konstant gehalten wird. Bei einem Volumenverlust von 20–25 % beginnen die Kompensationsmechanismen zu versagen, es treten eine milde bis mäßige Hypotonie, eine Abnahme des Herzindex und eine Orthostase auf. Der systemische Gefäßwiderstand nimmt beträchtlich zu, das Serum-Laktat kann ansteigen.

Ein hypovolämischer Schock manifestiert sich bei einem Verlust von über 40 % des zirkulierenden Volumens, es resultiert ein Abfall des Herzindex und der Gewebeperfusion auf weniger als die Hälfte der Norm; die auftretende Laktatazidose kündigt eine ungünstige Prognose an. Besteht der Blutverlust von 40 % oder mehr über einen Zeitraum von 2 h oder sogar länger, muss bereits mit einem stark verminderten Ansprechen der eingeleiteten Maßnahmen gerechnet werden. Weitere, prognostisch ungünstige Faktoren sind die Geschwindigkeit des Auftretens des Volumenverlustes (je rascher, desto ungünstiger) und eine vorbestehende Einschränkung der Herzfunktionsreserve (z.B. bei Z.n. Herzinfarkt).

> **! WICHTIG:**
> Der hypovolämische Schock ist mehr als nur eine mechanische, adaptiv-kompensatorische Reaktion auf den eingetretenen Verlust des zirkulierenden Blutvolumens: Er beinhaltet auch das Ingangsetzen fehllaufender, weil überschießender Antworten des Organismus im Sinne eines systemischen Inflammations-Reaktions-Syndroms (SIRS) und damit die Ausbildung eines Multiorgan-Dysfunktions-Syndroms (MODS). Diese Eskalation dürfte entscheidend mitverantwortlich dafür sein, dass bei einem prolongierten hypovolämischen Schock die eingeleitete Therapie trotz adäquater Volumensubstitution nicht mehr den erhofften Erfolg bringt (s.o.).

Ursachen: Zum hämorrhagischen Schock führen äußere und innere Blutverluste (Intestinal-, Urogenital- und Respirationstrakt, Gefäßruptur), zum Dehydratationsschock Flüssigkeitsverluste (Plasma, extrazelluläre Flüssigkeit), die ebenfalls nach außen (z.B. renal, gastrointestinal, Schweiß) oder nach innen (z.B. Peritonitis, Ileus) erfolgen können.

Klinik: Bei der klinischen Untersuchung finden sich allgemeine Schockzeichen (**s. Kap. I.2.5.1**, „Klinik").

> **! WICHTIG:**
> Die Blutdruckwerte können durch die Kreislaufzentralisation oder bei vorbestehender Hypertonie trotz fortgeschrittenen Schocks noch im Normbereich liegen, dann jedoch meist mit kleiner Blutdruckamplitude!

Diagnostische Hinweise: Anamneseerhebung (**s. Tab. I.2.7**), körperliche Untersuchung (rektaler Befund!), eine diagnostische Magensonde, Röntgenaufnahmen von Thorax und Abdomen sowie Laboruntersuchungen helfen, die Schockursache aufzudecken. Hämoglobin und Hämatokrit können noch normal sein und erlauben anfänglich keine Aussage über die Menge des verloren gegangenen Blutvolumens, da diese Werte erst nach 6–8 h als Folge des Einstroms interstitieller Flüssigkeit abfallen. Das verlorene Blut wird kompensatorisch ersetzt durch Flüssigkeit (innerhalb von Stunden), Plasmaproteine (innerhalb von Tagen) und Erythrozyten (innerhalb von Wochen).

Der zur Abschätzung des Volumen-/Blutverlustes berechenbare Schockindex (Quotient aus Puls und systolischem Blutdruck; normal 0,5 [Blutverlust < 10 %]; drohender Schock 1 [Blutverlust < 20–30 %]; manifester Schock 1,5 [Blutverlust > 30–50 %]) ist keine große Hilfe und kann zu Fehleinschätzungen führen (große Variabilität; Interferenz mit Vormedikation [β-Blocker] und Begleiterkrankungen [arterielle Hypertonie]).

THERAPIE

Die **allgemeinen Maßnahmen der Schockbehandlung** (s. Kap. I.2.5.1, „Allgemeine Schocktherapie") bilden die Basis. Falls möglich, kann Flachlagerung in Kombination mit Beinhochlagerung bzw. Kopftieflagerung den venösen Rückstrom erhöhen und damit die Hämodynamik verbessern. Besonders wichtig sind ein oder zwei großlumige peripher-venöse Zugänge zur sofortigen Volumenzufuhr. Beim hämorrhagischen Schock sind die Blutgruppe zu bestimmen und Erythrozytenkonzentrate zu kreuzen! Hervorzuheben sind weiterhin O_2-Zufuhr, Magensonde und vor allem die Therapie des zur Blutung führenden Grundleidens (ggf. schnelle chirurgische Intervention).

Volumenersatz

Die Volumensubstitution – initial rasch 1000–1500 ml – stellt den entscheidenden kausaltherapeutischen Schritt dar, über den durch Erhöhung des venösen Rückstroms ein Wiederanstieg des Herzzeitvolumens und schlussendlich die Unterbrechung der schockinduzierten sympatho-adrenergen Stressreaktion erreicht wird: Steigerung des Intravasalvolumens, Zunahme der verminderten kardialen Vorlast, Verbesserung des globalen O_2-Angebotes und der mikrovaskulären Perfusion.

(1) *Kristalloide* sind Mittel der Wahl zur Primärbehandlung von Dehydratationszuständen wie diabetischem Koma und gastroenteraler Flüssigkeitsverluste. Bei hämorrhagischem und traumatischem Schock werden Kolloide von vielen Therapeuten bevorzugt: Bei Gabe von 6 % HES bzw. 6 % Dextran 60 reicht ein Viertel bis ein Drittel der Volumenmenge aus, die man beim Einsatz von Kristalloiden benötigen würde; demzufolge ist die Zeitspanne bis zum Erreichen eines ausreichenden Blutdrucks wesentlich kürzer. *Hyperosmolare/hyperonkotische Infusionslösungen* (**s. Kap. I.2.5.1** „Volumentherapie") sind v.a. bei Massenanfall eine Alternative.

(2) Zur Gabe von *Erythrozytenkonzentraten* siehe **s. Kapitel I.2.5.2.2**, „Therapie".

(3) Die sofortige hämodynamisch gesteuerte **Volumenzufuhr** ist zur Behebung eines hypovolämischen Schocks die entscheidende und oft ausreichende Behandlung. Der Therapieerfolg lässt sich ablesen an
- Abnahme der tachykarden Pulsfrequenz,
- Blutdruckanstieg mit Verbreiterung der Blutdruckamplitude,
- Zunahme der Urinausscheidung,
- Erwärmung der Haut,
- Rückgang von Bewusstseinstrübung und motorischer Unruhe.

Vasoaktive und positiv inotrope Pharmaka

Führt die adäquate Volumengabe nicht zur Behebung des Schockzustands und erreicht der ZVD > 15 cmH_2O bzw. der Pulmonalkapillardruck > 18 mmHg, ist die Gabe von vasopressorischen/positiv inotropen Katecholaminderivaten/Katecholaminen erforderlich (**s. Kap. I.2.5.1**, „Therapie mit vasopressorischen und positiv inotropen Substanzen"). Hierbei handelt es sich dann entweder um ein weit fortgeschrittenes Stadium eines protrahierten hypovolämischen Schocks, um eine vorbestehende schwere kardiale Grunderkrankung oder um eine kombinierte Schockform unter Beteiligung einer kardiogenen oder septischen Ursache.

> **WICHTIG:**
> Nur in dieser Situation ist zur Stabilisierung der Makrohämodynamik ein Therapieversuch mit positiv inotropen und vasoaktiven Substanzen angezeigt, während die frühzeitige Gabe von Katecholaminen vor ausreichender Volumenzufuhr als grundlegender Therapiefehler anzusehen ist!

5.2.4 Anaphylaktischer Schock

Ätiologie und Pathogenese: Der anaphylaktische Schock ist die schwere Verlaufsform einer **Überempfindlichkeitsreaktion.** Klassische anaphylaktische Reaktionen sind IgE-vermittelte allergische Ereignisse als Reaktion auf ein meist bivalentes Antigen, die perakut und generalisiert ablaufen (Antibiotika, Insekten- und Schlangengifte, Impfstoffe, Seren, Kolloide, Nahrungsmittel). Von der klassischen Anaphylaxie abzugrenzen sind IgE-unabhängige anaphylaktoide Reaktionen mit einem sehr ähnlichen oder identischen klinischen Bild, bei denen es durch chemische, physikalische oder osmotische Stimuli zur Mediatorfreisetzung aus Mastzellen und Basophilen kommt (Röntgenkontrastmittel, Salizylate, Opiate, Kolloide). Der Begriff „anaphylaktoide Reaktion" kann auch als Oberbegriff für akute Unverträglichkeitsreaktionen mit den Symptomen einer Anaphylaxie verwandt werden, ohne damit eine Aussage zum Pathomechanismus zu implizieren. Die häufigsten auslösenden Substanzen betreffen:

(1) **Therapeutische und diagnostische Eingriffe:** Röntgenkontrastmittel, Arzneimittel (besonders Penizillin, Allergenextrakte, Hauttestungen, Desensibilisierungen), kolloidale Volumenersatzmittel (**s. Kap. I.2.5.1,** „Volumentherapie").

(2) **Tierische Gifte:** Bienen-, Wespen-, Hornissen- und Hummelstiche. Die anaphylaktische Reaktion führt über eine Freisetzung von Mediatorsubstanzen – initial vor allem aus aktivierten Mastzellen, sekundär auch aus Granulozyten und Makrophagen – zur Weitstellung der systemischen Widerstandsgefäße und venösen Kapazitätsgefäße mit Verminderung des systemischen Gefäßwiderstands. Der pulmonal-vaskuläre Widerstand ist erhöht. Durch Zunahme der Kapillarpermeabilität kommt es zu einer Extravasation von Plasma und dadurch zu einer zusätzlichen Verminderung des zirkulierenden Blutvolumens. Unzureichender venöser Rückstrom, erhöhter Lungengefäßwiderstand und wahrscheinlich auch eine direkte Myokarddepression führen zur Erniedrigung des Herzzeitvolumens.

(3) **Nahrungsmittelallergien:** Eine der führenden Anaphylaxie-Ursachen ist die Nahrungsmittelallergie. Nuss- und insbesondere Erdnussallergien sind für die meisten der nahrungsmittelbedingten lebensbedrohlichen Anaphylaxien verantwortlich. Auch sie können sich mit bronchopulmonalen und kardiovaskulären und nicht nur mit harmloseren gastrointestinalen Symptomen manifestieren.

Klinik: Die Überempfindlichkeitsreaktion wird allgemein in die Schweregrade 0–IV eingeteilt (**Tab. I.2.12**). Die Stadien folgen keineswegs regelhaft aufeinander, vielmehr können hohe Schweregrade auch ohne vorherige Symptome abrupt auftreten, z.B. ein anaphylaktischer Schock ohne prodromale Hauterscheinungen oder Allgemeinsymptome. Die klinische Diagnose ist bei Beachtung der Gesamtsituation in der Regel eindeutig.

> **WICHTIG:**
> Der anaphylaktische Schock kann innerhalb von Minuten entstehen, einen dramatischen Verlauf nehmen und nach kurzer Zeit tödlich enden!

Tabelle I.2.12 Schweregradeinteilung bei Überempfindlichkeitsreaktionen

Grad	Symptome
0	**Lokal begrenzte kutane Reaktion**
I	**Leichte Allgemeinreaktion** • Disseminierte kutane Reaktion (z.B. Flush, generalisierte Urtikaria, Pruritus) • Schleimhautreaktionen (z.B. Nase, Konjunktiven) • Allgemeinreaktionen (z.B. Unruhe, Kopfschmerz)
II	**Ausgeprägte Allgemeinreaktion** • Kreislaufdysregulation (Blutdruck-, Pulsveränderung) • Luftnot (leichte Dyspnoe, beginnender Bronchospasmus) • Stuhl- bzw. Urindrang
III	**Bedrohliche Allgemeinreaktion** • Schock • Bronchospasmus mit bedrohlicher Dyspnoe • Bewusstseinstrübung, -verlust, ggf. mit Stuhl-/Urinabgang
IV	**Vitales Organversagen** • Atem-, Kreislaufstillstand

THERAPIE

Die Notfalltherapie anaphylaktischer und anaphylaktoider Reaktionen ist identisch.

Sofortmaßnahmen

Die erforderlichen Sofortmaßnahmen richten sich nach dem Schweregrad und der Organmanifestation der Überempfindlichkeitsreaktion (Tab. I.2.13):

(1) Bei lediglich leichten Hauterscheinungen oder geringen Allgemeinsymptomen genügt das Abbrechen der Infusion, Injektion oder Transfusion.

(2) Bei ausgeprägten Hauterscheinungen und Allgemeinsymptomen werden H_1- und H_2-Rezeptorantagonisten injiziert: Clemastin (Tavegil®) ($\geq$ 4 mg i.v.) und Cimetidin (Tagamet®) $\geq$ 400 mg i.v.; zusätzlich können nach Ermessen Kortikosteroide gegeben werden (z.B. Prednisolon 100–250 mg i.v.).

(3) Bei hämodynamischen Veränderungen oder ausgeprägten gastrointestinalen Symptomen sind Kortikosteroide zusätzlich zu den H_1-/H_2-Rezeptorantagonisten in der angegebenen Dosis in jedem Fall indiziert.

(4) Bei schweren Reaktionen mit Schockzeichen, bedrohlicher Atemwegsobstruktion oder Bewusstseinstrübung ist vom Erstversorgenden die Reihenfolge Adrenalin (beim Erwachsenen: 0,5 mg i.m.) vor Kortikosteroiden und Volumenzufuhr einzuhalten. Adrenalin wird vom medizinisch Geschulten in einer Dosis von 0,1 mg i.v. injiziert; diese Dosis kann in Abständen von initial 1–2 min, später 5–10 min wiederholt werden; ggf. auch intratracheale Instillation. In schweren Fällen lässt sich manchmal eine hämodynamische Stabilisierung nur durch kontinuierliche intravenöse Infusion von Adrenalin erzielen (angegebene Richtdosen 1–10 µg/min oder 0,05–0,5 µg/kg KG/min). Der entscheidende Vorteil von Adrenalin ist der sofortige Wirkungseintritt. Hauptproblem ist die Steigerung von Herzfrequenz und myokardialem Sauerstoffverbrauch, was vor allem bei älteren Patienten mit vorbestehender koronarer Herzkrankheit zu akuter myokardialer Ischämie führen kann. Daher Dosis und Dauer der Adrenalintherapie so gering und kurz wie möglich halten. Sobald die initiale hämodynamische Stabilisierung erreicht ist, diese durch kontrollierte Volumensubstitution ohne weitere Adrenalingaben aufrechterhalten. Bei persistierender Bronchospastik kann zusätzlich Theo-

Tabelle I.2.13 Differenzialtherapie anaphylaktischer/anaphylaktoider Reaktionen

Stadium	Kutane Reaktionen – Perioperativ	Kutane Reaktionen – Sonstige Situationen	Pulmonale Reaktionen	Kardiovaskuläre Reaktionen	Progredienz/ unzureichender Therapieerfolg	Progredienz erwartet
0	Keine Therapie	Keine Therapie				
I	Keine Therapie	H_1- (+H_2)-Antagonist[1] (50–125 mg Prednisolon-äquivalente i.v.)[2]	Möglichst: i.v.-Zugang, Sauerstoff	Möglichst: i.v.-Zugang, Sauerstoff		Kortikosteroide i.v. (H_1- +H_2-Antagonist)
II	Evtl. H_1-(+H_2)-Antagonist[1] (250–500 mg Prednisolon-äquivalente i.v.)[2]	H_1-(+H_2)-Antagonist[1] (250–500 mg Prednisolon-äquivalente i.v.)[2]	Obligat: i.v.-Zugang, Sauerstoff 1. $β_2$-Mimetika-/Adrenalin-inhalation[3] 2. 250–500 mg Prednisolon-äquivalente i.v.	Obligat: i.v.-Zugang, Sauerstoff 1. Ringer-Laktat (≥ 500 ml) 2. Kolloide	Bei zunehmender Kreislaufsymptomatik trotz Volumengabe: H_1- + H_2-Antagonist[1] Bei zunehmender Kreislaufsymptomatik trotz Volumengabe und H_1- und H_2-Antagonisten: Adrenalin i.v.: 1 mg/10 ml: 0,1 mg/min (oder Adrenalin i.m., siehe Text)	Kortikosteroide i.v. (H_1- +H_2-Antagonist)
III			Obligat: i.v.-Zugang, Sauerstoff 1. $β_2$-Mimetika-/Adrenalin-inhalation[3] 2. 1000 mg Prednisolon-äquivalente i.v. 3. 5 mg/kg KG Theophyllin i.v. (weiter: 10 mg/kg/ 24 h, cave: Tachykardie)	Obligat: i.v.-Zugang, Sauerstoff 1. Kolloide (z.B. HES[4] 200 000: 1–2 l) 2. Ringer-Laktat (unter Umständen > 2 l) Katecholamine: Adrenalin i.v. (1 mg/10 ml: 0,1 mg/min) oder intratracheal (siehe Text) Dopamin i.v. (2,5–5 mg/70 kg/ min, ggf. ↑ nach 10 min)	Bei unzureichendem Therapieerfolg nach Volumengabe und Adrenalin: Nach etwa 1 mg Adrenalin: 1. Noradrenalin (1 mg/10 ml: 0,05–0,1 mg/min) 2. H_1- + H_2-Antagonisten: Dimetindenmaleat ≥ 8 mg oder Clemastin ≥ 4 mg (H_1-Blocker); Cimetidin ≥ 400 mg oder Ranitidin ≥ 100 mg (H_2-Blocker)	
IV				Reanimation: allgemeine Maßnahmen, Adrenalin, (+ Dopamin, Noradrenalin), Volumen		

[1] H_1-Antagonisten: Dimetindenmaleat 8 mg oder Clemastin 4 mg; H_2-Antagonisten: 1. Cimetidin 400 mg, 2. Ranitidin 100 mg
[2] Bei Patienten mit bekannter Allergiedisposition (z.B. Hyposensibilisierung, Allergietestung),
[3] Bis zum Auftreten von Tremor und/oder Tachykardie.   [4] HES = Hydroxyethylstärke

phyllin i.v. gegeben werden: 5 mg/kg KG i.v., dann 10 mg/kg KG/24 h (cave Tachykardie); hier ist zusätzlich der Einsatz hoch dosierter Kortikosteroide erforderlich.

Prophylaxe nach anaphylaktischer/anaphylaktoider Reaktion

Substanzen, die anaphylaktisch/anaphylaktoid wirken, sollten möglichst vermieden werden. Ist dies nicht möglich, wird eine Prämedikation mit H_1- und H_2-Rezeptorantagonisten sowie Kortikosteroiden empfohlen.

Risikofaktoren für das Auftreten einer Überempfindlichkeitsreaktion sind erfahrungsgemäß:
(1) bekannte allergische Diathese,
(2) erneute Kontrastmittel(KM)-Exposition nach vorangegangener KM-Unverträglichkeit,
(3) Erkrankungen mit erhöhten Histaminspiegeln (Lungenerkrankungen, schwere Magen-Darm-Erkrankungen, Nahrungsmittelallergie),
(4) Asthma bronchiale,
(5) Alter > 70 Jahre,
(6) manifest dekompensierte kardiale, respiratorische oder hepatische Insuffizienz,
(7) Viruserkrankungen.

Vorgehen bei bekannter Allergie auf jodhaltige Kontrastmittel

Bei einer positiven Allergieanamnese und besonders bei früherer KM-Reaktion erhöht sich das Risiko einer KM-UAW um ein Mehrfaches. Bei derartigen Patienten möglichst auf Untersuchungen ohne KM-Anwendung ausweichen. Die Vortestung einer geringen Dosis des Kontrastmittels hat bei einem anaphylaktoiden Reaktionsmechanismus wenig Sinn. Es gibt Empfehlungen, bei Hochrisikopatienten im Falle einer vorgesehenen KM-Exposition eine β-Blocker-Therapie abzusetzen, da durch sie anaphylaktische/anaphylaktoide Reaktionen verstärkt und die therapeutische Wirkung zugeführter Katecholamine abgeschwächt werden können; das Für und Wider muss im Einzelfall abgewogen werden.

Eine wirklich validierte Prophylaxe gibt es nicht. Bei bekannter KM-Überempfindlichkeit kann folgendes Vorgehen praktiziert werden:
(1) 20–30 min vor der KM-Gabe: In 250 ml Infusionslösung als Kurzinfusion Dimetinden (Fenistil®) ≥ 8 mg (2 Ampullen à 4 mg) oder Clemastin (Tavegil®) ≥ 4 mg + Cimetidin (Tagamet®) ≥ 400 mg,
(2) 12 h und 2 h vor KM-Gabe 50 mg Methylprednisolon i.v. (einmalige Gabe nur 2 h vor Exposition scheint nicht ausreichend zu sein),
(3) Verwendung nicht-ionischer, niederosmolarer KM, insbesondere bei Patienten mit eingeschränkter Herzleistung,
(4) Bereitstellung des Notfallinstrumentariums (einschließlich Intubationsbesteck, Sauerstoffquelle).

5.2.5 Schock bei Intoxikationen

Ätiologie und Pathogenese: Der Schock ist eine typische Komplikation schwerer Vergiftungen unterschiedlichster Art. Die Pathogenese ist komplex. Allgemein wirkende Faktoren mischen sich mit speziellen toxischen Effekten einzelner Noxen zu einem nicht ganz einheitlichen Muster hämodynamischer Veränderungen. Etwa 5 % aller als schwer oder mittelschwer klassifizierten Intoxikationen betreffen Herz-Kreislauf-Mittel im engeren Sinne; unter Einbeziehung von Antihistaminika und Psychopharmaka sind es etwa 30 % aller Intoxikationen, bei denen manifeste Symptome der Kardio- und Vasotoxizität auftreten.

Zu diesen Arzneimittelgruppen gehören:
(1) *Antiarrhythmika* (Chinidin, Prajmalin, Lidocain, Flecainid, Propafenon; β-Blocker wie Propranolol und Metoprolol, Sotalol; Kalziumantagonisten wie Verapamil, Nifedipin und Diltiazem),

(2) *Antidepressiva* (Amitriptylin, Imipramin),
(3) *Neuroleptika* (Thioridazin),
(4) *Antihistaminika* (Diphenhydramin, Doxylamin, Chlorpheniramin, Terfenadin),
(5) *Antihypertensiva* (α-Methyldopa, Clonidin, Captopril, Enalapril),
(6) *Antiobstruktiva* (Theophyllin, Terbutalin),
(7) *Kardiaka* (Digoxin, Digitoxin, Nitrate),
(8) *Lokalanästhetika* (Bupivacain),
(9) *Schlafmittel* (s. Kap. I.2.7.2.1),
(10) *Diverse* (Lithium, Chinin, Kokain, Amphetamine).

Klinik: Die kardiovaskulären Symptome reichen von schwer traktablen malignen brady- und tachykarden Rhythmusstörungen bis hin zur Schocksymptomatik infolge einer massiven Gefäßschädigung mit Vasodilatation und/oder Myokarddepression. Volumenmangel, Koma und Hypothermie können den Verlauf weiter komplizieren.

THERAPIE

Allgemeine Maßnahmen

Von den allgemeinen Maßnahmen der Schocktherapie (**s. Kap. I.2.5.1**, „Allgemeine Schocktherapie") stellt auch bei Intoxikationen die Volumenzufuhr die Basis der Behandlung dar. Falls durch hämodynamisch kontrollierte Volumenexpansion die Hämodynamik nicht normalisiert werden kann (anhaltende arterielle Hypotension und erniedrigtes Herzzeitvolumen trotz Anstiegs des ZVD auf etwa 12 cmH$_2$O und des Pulmonalkapillardrucks auf etwa 16 mmHg), werden Katecholamine kontinuierlich i.v. infundiert (**s. Kap. I.2.5.1**, „Therapie mit vasopressorischen und positiv inotropen Substanzen"). Bei anfänglicher ausgeprägter Bradykardie kann initial Orciprenalin infundiert werden (Alupent® 10–20 µg/min).

Spezielle Maßnahmen

(1) Da die schockauslösenden hämodynamischen Störungen teilweise direkte Effekte der aufgenommenen Noxe darstellen, sollten bei schweren Vergiftungen die Maßnahmen der primären und sekundären *Giftelimination* möglichst frühzeitig und vollständig durchgeführt werden (**Tab. I.2.14, s. Kap. I.2.7**). Die meisten Substanzen mit hoher Kardiotoxizität haben eine schnelle und vollständige Resorption und gute Bioverfügbarkeit aus dem Magen-Darm-Trakt, mit kurzer Latenzzeit (1–3 h) bis zum Auftreten der ersten Vergiftungserscheinungen. Nach oraler Aufnahme ist deshalb die gastrointestinale Dekontamination durch Magenspülung oder provoziertes Erbrechen in der Regel nur innerhalb einer Stunde nach Ingestion effektiv!

> **! WICHTIG:**
> Wegen des hohen Risikos pulmonaler Komplikationen sollte die Magenspülung nur noch sehr zurückhaltend und keinesfalls mehr als Standardmethode eingesetzt werden. Stets sollte jedoch eine Aktivkohlesuspension instilliert werden.

(2) Weiterhin können folgende *Antidots* im engeren und weiteren Sinne bei der Behandlung der Intoxikationen hilfreich sein:
- *Aktivkohle* (Carbo medicinalis, Ultracarbon, Kohle pulvis)
  – Indikation: als Adsorbens bei oralen Intoxikationen.
  – Kontraindikationen: orale Intoxikation mit Säuren oder Laugen.
  – Dosierung: im Wasser aufgeschwemmt 0,5–1,0 g/kg KG oder über Magensonde, langsam applizieren.

2 Grundlagen der Notfall- und Intensivtherapie

Tabelle I.2.14 Primäre und sekundäre Detoxikationsverfahren: Wertigkeit bei Intoxikationen mit kardio- und vasotoxisch wirkenden Substanzen

Giftentfernung	Verfahren und Durchführung	Bemerkungen
Primäre Detoxikation	**Provozierte Emesis[1] –** Sirupus Ipecacuanhae Schulkinder und Erwachsene: 30 ml	Nur bei erhaltenen Schutzreflexen. Reichliche Flüssigkeitszugabe (s. Kap. I.2.7)
	Magenspülung[1] Einbringen eines großlumigen Magenschlauchs (Ø 12–18 mm). Pro Spülvorgang ca 3 ml/kg KG körperwarmes Wasser einbringen und wieder ausheben. Gesamtspülvolumen: 10–20 l. Anschließend: Instillation von Aktivkohle und Natriumsulfat (siehe unten)	Ohne tracheale Intubation nur bei erhaltenen Schutz-Reflexen. Mikroaspiration häufig! Nicht unkritisch anwenden (Zeitfenster!).
	Orale Instillation von Aktivkohle[1] 1 g/kg KG initial, immer kombinieren mit salinischem Laxans: 2–3 Esslöffel (20–30 g) Natriumsulfat (Glaubersalz) in Wasser aufgelöst	Sog. „Universaladsorbens". Kohlesuspension bevorzugen!
Sekundäre Detoxikation	**Repetitive Aktivkohle-Instillation[1]** bei schweren Vergiftungen in 3- bis 4-stündlichen Abständen (0,5 g/kg KG)	
	Forcierte Diurese Induktion eines Harnflusses von 500–2000 ml/h durch Diuretika i.v. bei gleichzeitiger Flüssigkeits- und Elektrolytsubstitution	Sehr begrenzte Indikation bei kardio- und vasotoxisch wirkenden Substanzen
	Hämodialyse Extrakorporale Giftelimination mittels üblicher Dialysemembranen	Sehr begrenzte Indikation bei kardio- und vasotoxisch wirkenden Substanzen
	Hämoperfusion Extrakorporale Giftelimination mittels Adsorbaten (Aktivkohle, Austausch-Harze)	Begrenzte Indikation bei kardio- und vasotoxisch wirkenden Substanzen
	Plasmaseparation Extrakorporale Giftelimination mittels spezieller mikroporöser Membranen	Begrenzte Indikation bei kardio- und vasotoxisch wirkenden Substanzen

[1] Dosisangabe für Erwachsene. (Aus Schmidt et al.: Intensiv- und Notfallbehandlung 1998; 23:27–49; siehe dort auch die substanzspezifische Aufschlüsselung effektiver extrakorporaler Therapieverfahren.)

- *Äthanol* (Alkoholkonzentrat 95 %):
  - Indikation: Intoxikation mit Methanol.
  - Dosierung: 10 %ige (v/v) Lösung in 5 %iger Glukose. Initial 5–7,5 ml/kg KG der 10 %igen Lösung. Erhaltungsdosis 1–1,5 ml/kg KG/h. Zielwert der Alkoholkonzentration im Blut 0,5–1,0 ‰.
- *Äthylendiamintetraacetat* (EDTA, Calcium vitis®):
  - Indikation: Intoxikation mit Blei, Chrom, Eisen, Kobalt, Kupfer, Mangan, Nickel, Plutonium, Quecksilber, Thorium, Zink, Uran.
  - Dosierung: Initial 15–20 mg/kg KG in 2 h i.v. (in 0,9 %igem NaCl); Erhaltungsdosis: bis 50 mg/kg KG/Tag, aufgeteilt in 3 Dosen, bei Langzeitbehandlung nach maximal 5 Tagen Pause.
- *Atropinsulfat:*
  - Indikation: Intoxikation mit Alkylphosphaten, Carbamaten.
  - Dosierung: Initial 2–10 mg i.v.; Titration nach Symptomatik (Puls etc.); Erhaltungsdosis 0,5–2,0 mg/h i.v.

5 Schock

- *Beclomethason-Dosieraerosol* (Ventolair®):
  - Indikation: Bei Inhalation von Reizgasen zur Prophylaxe eines Lungenödems.
  - Dosierung: 1 Aerosoldose, 2 Hübe/5 min.
- *Biperiden* (Akineton®):
  - Indikation: Intoxikation mit Psychopharmaka bei extrapyramidaler Symptomatik.
  - Dosierung: Initial 0,04 mg/kg KG langsam i.v. (2- bis 4-mal/Tag).
- *Botulismus-Antitoxin* (Behring):
  - Indikation: gesicherter oder dringender Verdacht auf Botulismus.
  - Dosierung: nach intrakutaner Verträglichkeit (0,1 ml des 1 : 10 verdünnten Antitoxins) 2-mal 250 ml langsam i.v.
- *Calciumgluconat* (Calciumgluconat 10 %, 20 %):
  - Indikation: äußerliche Kontamination mit Flusssäure.
  - Dosierung: Extremitäten: sofortige intraarterielle Injektion von 1–2 Amp. (ca. 10 ml) Calciumgluconat 10 %, in der Klinik intraarterielle Perfusion der betroffenen Gliedmaßen mit Calciumgluconat (10 ml Calciumgluconat 20 % + 40 ml NaCl 0,9 %) über 4 h bis zum Sistieren der Schmerzen (falls möglich, verfahren wie bei Kopf/Rumpf). Kopf/Rumpf: lokale Infiltration von Calciumgluconat 10 % und Auflegen von Calciumgluconat-Kompressen.
- *D-Penicillamin* (Metalcaptase®, Trolovol®):
  - Indikation: chronische Intoxikation mit Kupfer, Blei, Zink, Gold, Quecksilber.
  - Dosierung: 1000 mg/Tag (Erwachsene), bei Langzeitbehandlung 40 mg/kg KG/Tag.
- *Deferoxamin* (Desferal®):
  - Indikation: Intoxikation mit Eisen, Aluminium (Serumspiegel bestimmen).
  - Dosierung: p.o. bis 12 g (Erwachsene) über Magensonde (sehr bitter!) in der Frühphase der Vergiftung; i.v. 15 mg/kg/h (maximal 80 mg/kg KG in 24 h), 2 g mit Aqua ad inj. zu einer 10 %igen Lösung verdünnen, falls Weiterverdünnung erforderlich, mit Glukose 5 % verdünnen (Deferoxamin ist inkompatibel mit isotoner NaCl-Lösung).
- *Diazepam* (Valium®):
  - Indikation: Intoxikation mit Chloroquin.
  - Dosierung: Initial 1 mg/kg KG in 15–20 min i.v. (evtl. Dosis verdoppeln!), Erhaltungsdosis: 0,1 mg/kg KG über 48 h.
- *Digitalis-Antitoxin* (Digitalis-Antidot):
  - Indikation: gesicherte lebensbedrohliche Intoxikation mit Digitalis.
  - Dosierung: In Abhängigkeit vom Digitalis-Körperbestand, wobei 1 mg Digitalisglykosid von 80 mg Digitalis-Antitoxin gebunden wird. Bekannter Serumspiegel: Berechnung des Körperbestandes: Digoxin: (Serumkonzentration [ng/ml] × 5,6 × KG)/1000 = Bestand in mg. Digitoxin: (Serumkonzentration [ng/ml] × 0,56 × KG)/1000 = Bestand in mg. Antikörperdosis (i.v.) in mg = Bestand in mg/0,015. Unbekannter Serumspiegel: 160–240 mg Antidot, danach 30 mg/h (cave: allergische Reaktionen)!
- *Dimercaptopropansulfat* (DMPS-Heil®, Dimaval®, Mercuval®):
  - Indikation: akute und chronische Intoxikationen mit Quecksilbersalzen (organische und anorganische), Quecksilberdämpfe, chronische Intoxikationen mit Blei und Silber, Intoxikationen mit Arsen, Antimon, Chrom, Gold, Kobalt, Kupfer, Plutonium, Uran.
  - Dosierung: Parenteral (nur wenn orale Applikation nicht möglich): verteilt auf Einzeldosen à 250 mg i.v. 1. Tag: 2000 mg/24 h, 2. Tag: 1500 mg /24 h, 3. Tag: 1000 mg/24 h, 4.–6. Tag: 750 mg/Tag bzw. orale Gabe. Oral: initial bis 2400 mg/Tag in mehreren Dosen verteilt bis zum 2. Tag, ab 3. Tag Erhaltungsdosis 300–400 mg/Tag.
- *4-Dimethylaminophenol* (4-DMAP):
  - Indikation: Intoxikation mit Zyaniden.

2 Grundlagen der Notfall- und Intensivtherapie

- Dosierung: 250 mg (= ca. 3–4 mg/kg KG) mit reichlich aspiriertem Blut langsam i.v.; anschließend Natriumthiosulfat; bei Kombinationsvergiftungen mit Kohlenmonoxid u.U. niedrigere Dosierung.
- *Dimeticon* (sab simplex®, Lefax®):
  - Indikation: orale Intoxikation mit Schaumbildnern.
  - Dosierung: 10 mg p.o.
- *Eisen(III)-hexacyanoferat, Berlinerblau* (Antidotum Thallii-Heyl®, Radiogardase®-CS):
  - Indikation: Intoxikation mit Thallium, Caesium.
  - Dosierung: Initial 3000 mg oral; Erhaltungsdosis: mit 250 mg/kg KG/Tag oral (in 2–4 Dosen), bis Thalliumausscheidung im Urin auf 0–10 µg/24 h abgefallen ist.
- *Fomepizol* (Fomepizole Opi®):
  - Indikation: Intoxikation mit Äthylenglykol und Methanol.
  - Dosierung: Initial 15 mg/kg KG (in 250 ml 0,9 %iger NaCl-Lösung oder 5 %iger Glukoselösung) verdünnt über 45 min i.v.; danach weiter mit 10 mg/kg KG alle 12 h (wegen Dosierung immer Giftinformationszentralen anrufen); während Hämodialyse 1–1,5 mg/kg KG/h als Dauerinfusion.
- *Flumazenil* (Anexate®):
  - Indikation: Intoxikation mit Benzodiazepinen.
  - Dosierung: 0,3–0,6 mg i.v. (Erwachsene); bei Bedarf wiederholen (bis Gesamtdosis 1 mg).
- *Folinsäure* (Leucovorin®):
  - Indikation: Intoxikation mit Methotrexat, Folsäureantagonisten.
  - Dosierung: Initial 6–15 mg/m² KOF i.v.; Erhaltungsdosis: 6–15 mg/m² KOF i.v. alle 6 h i.v. Bei Methotrexat: 15–90 mg/m² KOF i.v. alle 6 h; exakte Dosierung nach Serumspiegelnomogramm.
- *Glaubersalz* (Natriumsulfat als Abführmittel):
  - Indikation: Im Rahmen der primären Giftelimination zum Abführen.
  - Dosierung: 15–30 g verdünnt oral (Erwachsene).
- *Hydroxycobalamin* (Cyanokit 2,5 g):
  - Indikation: Intoxikation mit Zyaniden (wenn kein 4-DMAP vorhanden, auch bei Verdacht).
  - Dosierung: 2,5 g Trockensubstanz auf 100 ml 0,9 %ige NaCl. Initial 70 mg/kg KG als Kurzinfusion i.v., ggf. Wiederholung der Dosis bis 2-mal (über jeweils 30 min) nach Symptomatik.
- *Ipecacuanha-Sirup* (Orpec®):
  - Indikation: Induktion von Erbrechen bei oraler Intoxikation.
  - Dosierung: Erwachsenen 20–30 ml, Kinder von 1–2 Jahren 20 ml, Kinder ab 2 Jahren 20 ml.
- *Methylenblau* (Methylenblau vis® 1 %):
  - Indikation: Intoxikation mit Met-Hämoglobin-Bildnern.
  - Dosierung: 1 %ige Lösung (10 mg/ml): 1–2 ml/kg KG, entspricht 0,1–0,2 ml/kg KG der 1 %igen Lösung: Bei Bedarf Wiederholung der Dosis nach 30 min, maximale Gesamtdosis: 7 mg/kg KG.
- *N-Acetylcystein* (Fluimucil®-Antidot):
  - Indikation: Intoxikation mit Paracetamol (Acrylnitril, Methacrylnitril, Methylbromid).
  - Dosierung: Initial 150 mg/kg KG in 200 ml Glukose 5 % über 60 min; Erhaltungsdosis 1: 50 mg/kg KG in 500 ml Glucose 5 % über 4 h; Erhaltungsdosis 2: 100 mg/kg KG in 1000 ml Glucose 5 % über 16 h; Gesamtdosis: 300 mg/kg KG in 21 h.
- *Naloxon* (Narcanti®):
  - Indikation: Intoxikation mit Opiaten.

- Dosierung: 5–10 µg/kg i.v. oder s.c.; bei nachlassender Wirkung Wiederholung oder als Dauerinfusion.
- *Natriumthiosulfat* (Na-Thiosulfat 10 %):
  - Indikation: Intoxikation mit Zyaniden nach Gabe von 4-DMAP; Natriumthiosulfat allein bei Intoxikation mit Alkylanzien wie Stickstofflost.
  - Dosierung: bei Zyaniden 50–100 mg/kg KG langsam i.v. (nach Gabe von 4-DMAP), bei Bedarf Wiederholung bis zu 500 mg/kg KG; bei Stickstofflost: sofort 100–500 mg/kg KG i.v. (10 %ige Lösung mit 1 g Natriumthiosulfat/10 ml).
- *Obidoxim* (Toxogonin®):
  - Indikation: Intoxikation mit Parathion.
  - Dosierung: Initial 3–4 mg/kg KG i.v. als Bolus innerhalb der ersten 6 Stunden nach Intoxikation; Dosis kann 3- bis 4-mal in 24 Stunden wiederholt werden; Erhaltungsdosis: 1. Tag: 2,0 mg/kg KG, 2. Tag: 1,5 mg/kg KG, 3. Tag: 1,0 mg/kg KG, danach selten sinnvolle Therapie.
- *Penicillin G* (Penicillin G):
  - Indikation: Intoxikation mit Amantadin (Knollenblätterpilz).
  - Dosierung: 0,5–1,0 Mio. I.E./Tag.
- *Physiostigmin* (Anticholium®):
  - Indikation: Intoxikation mit Atropin und anderen Anticholinergika (trizyklische Antidepressiva).
  - Dosierung: 1–2 mg (Erwachsene) langsam i.v. unter fortlaufender Herzrhythmuskontrolle.
- *Polyethylenglykol 400* (Lutrol-E®, Roticlean-E®):
  - Indikation: Äußerliche Anwendung bei Hautkontamination mit Phenolen, Dioxinen, Furanen, organischen Lösungsmitteln.
  - Dosierung: Kontaminierte Hautareale damit einreiben, anschließend mit Wasser und Seife abwaschen.
- *Pyridoxin* (Vitamin B_6, Benadon®):
  - Indikation: Intoxikation mit Isozyanid, Crimidin.
  - Dosierung: Initial 1 g i.v. als Bolus pro 1 g Isozyanid; bei unbekannter Menge 5 g i.v., maximal 40 g.
- *Silbinin* (Legalon®SIL):
  - Indikation: Intoxikation mit Amanitin (Knollenblätterpilz).
  - Dosierung: Initial 5 mg/kg KG als Bolus i.v. über 1 h; Erhaltungsdosis 20 mg/kg KG/Tag i.v. als Dauerinfusion über 4–5 Tage.
- *Toluidinblau* (Toluidinblau):
  - Indikation: Met-Hämoglobinämie durch Intoxikation mit Met-Hb-Bildnern (Nitrite, Anilin).
  - Dosierung: 2–4 mg/kg KG i.v.: Wirkung innerhalb von 10 min; bei Met-Hb-Anstieg > 40 % einmalige Wiederholung.
- *Vitamin K* (Konakion®):
  - Indikation: Intoxikation mit Cumarinderivaten (Vitamin-K-Antagonisten).
  - Dosierung: p.o.: 25 mg/Tag; i.v.: 0,3 mg/kg KG langsam; cave: Bei i.v. Gabe Schockgefahr!
- *Glukagon* (Intoxikation mit β-Blockern).
- *Kalium* (Intoxikation mit Sotalol, Amiodaron).
- *Kalzium* (Intoxikation mit Kalziumantagonisten).
- *Katecholamine* (Intoxikation mit α- und β-Blockern, trizyklischen Antidepressiva, Neuroleptika, Antihistaminika).
- *Lidocain* (Intoxikation mit trizyklischen Antidepressiva, Neuroleptika, Antihistaminika).
- *Magnesium* (Intoxikation mit Sotalol, Amiodaron).

- *Natrium* (Intoxikation mit Klasse-I-Antiarrhythmika, trizyklischen Antidepressiva, Neuroleptika).
- *Phosphodiesterase-III-Hemmer* (Schock bei β-Blocker-Intoxikation).
- *I.v. β-Blocker wie Esmolol oder Propranolol* (Intoxikation mit β-Sympathomimetika, Kokain, Amphetaminen, Xanthinen).

(3) Maligne Rhythmusstörungen sind manchmal nur sehr schwer mit *Elektrostimulation* bzw. *Defibrillation* zu beherrschen.

(4) Mit Standardmethoden intraktable Schockzustände und Herz-Kreislauf-Stillstände können für einige Stunden bis Tage mit *mechanischen Kreislauf-Assistenz-Systemen* (intraaortale Gegenpulsation, Herz-Lungen-Maschine) überwunden werden.

(5) Bei intoxikierten Patienten mit **schwerer Unterkühlung** (Temperatur rektal < 32 °C) ist die aktive Wiedererwärmung angezeigt: Erwärmte Infusionslösungen, Hämofiltration/Hämodialyse mit erwärmtem Hämofiltrat/Dialysat (Magen-Darm-Spülungen mit erwärmten Lösungen); die Temperatur dieser Lösungen sollte etwa 40 °C betragen. Gegebenenfalls kann auch der Einsatz der Herz-Lungen-Maschine indiziert sein.

(6) Patienten mit **therapierefraktärem Kammerflimmern** bei ausgeprägter Hypothermie sollten notfallmäßig an die Herz-Lungen-Maschine angeschlossen und aufgewärmt werden; bei Zunahme der Körpertemperatur lässt sich dann auch das Kammerflimmern mittels Defibrillation beherrschen.

5.2.6 Neurogener Schock

Ätiologie und Pathogenese: Toxische, hypoxische oder traumatische Läsionen des zentralen Nervensystems können über die akute Erweiterung der Gefäßperipherie mit vermindertem venösem Rückstrom und Abnahme des Herzminutenvolumens zum Schock führen.

Klinik: Die Haut ist infolge der weit gestellten Peripherie meist warm. Die Bewusstseinsstörung ist ausgeprägt, da i.d.R. mit dem Vasomotorenzentrum andere zerebrale Strukturen geschädigt werden.

Diagnostische Hinweise: Die Fremdanamnese einer vorausgegangenen Erkrankung oder Traumatisierung des ZNS (z.B. Unfall, Sympathektomie, Spinal- oder Epiduralanästhesie) erleichtert die Diagnose.

THERAPIE

Allgemeine Maßnahmen
(**S. Kap. I.2.5.1**, „Allgemeine Schocktherapie")
Besonders zu beachten ist die gründliche, wiederholte neurologische Untersuchung.

Spezielle Maßnahmen
Beseitigung der relativen Hypovolämie und der peripheren Vasodilatation:
(1) *Hämodynamisch gesteuerte Volumenzufuhr* (s. Kap. I.2.5.1, „Volumentherapie").
(2) Bei mangelhaftem Ansprechen werden zusätzlich *vasopressorische Katecholamine mit positiv inotroper Wirkung* gegeben: Dopamin, bei nicht ausreichender Wirkung Noradrenalin (Arterenol®) (s. Kap. I.2.5.1, „Therapie mit vasopressorischen und positiv inotropen Substanzen").

5.3 Transfusionsreaktionen

Die Risiken und UAW von Transfusionen verschiedener Blutbestandteile können eingeteilt werden in:
(1) Häufigste UAW bei der Transfusion von Erythrozytenkonzentrationen:

- **Hämolytische Transfusionsreaktionen vom Soforttyp** (AB0-Inkompatibilität, intravasale Lyse durch vollständige Komplementaktivierung, selten präformierte Alloantikörper im Empfängerserum gegen andere Blutgruppen-Merkmale),
- **hämolytische Transfusionsreaktionen vom verzögerten Typ** (Hämolyse infolge Reexpositionen und Boosterung nach initialem Abfall der Konzentrationen von Alloantikörpern),
- febrile **nicht-hämolytische Transfusionsreaktionen** (kontaminierende Leukozyten im Erythrozytenkonzentrat),
- **allergische Transfusionsreaktionen** (Antikörper im Empfängerserum gegen Plasmaproteine des Spenders),
- **posttransfusionelle Purpura** (thrombozytenspezifische Allo-Antikörper im Blut des Empfängers, selten),
- **transfusionsassoziierte Graft-versus-Host-Krankheit (GVHD)** durch Übertragung von proliferationsfähigen T-Lymphozyten des Spenders auf einen in der Regel immunkompromittierten Empfänger,
- **Transfusionsreaktionen durch bakterielle Kontamination,**
- **transfusionsassoziierte Virusinfektionen** (HIV, HCV, HBV, CMV, HHV-8, HTLV I/II),
- **transfusionsassoziierte Parasitosen** (Plasmodien, Trypanosomen, Leishmanien, Toxoplasma u.a.).

(2) Nach Gabe von Thrombozytenkonzentraten im Vordergrund stehende Transfusionsreaktionen:
- **Febrile Transfusionsreaktionen** (Antikörper des Empfängers gegen kontaminierende Leukozyten im Thrombozytenkonzentrat),
- **allergische Transfusionsreaktionen** (Antikörper im Empfängerserum gegen Plasmaproteine des Spenders),
- **transfusionsassoziierte akute Lungeninsuffizienz** (leukozytäre Antikörper im Spenderplasma; aktivierte Leukozyten führen zu einer interstitiellen Veränderung des Lungengewebes [ARDS]; häufig letaler Verlauf),
- **Transfusionsreaktionen durch bakterielle Kontamination.**

(3) Transfusionsreaktionen nach Gabe von gefrorenem Frischplasma: **Allergische Transfusionsreaktionen** (Antikörper im Empfängerserum gegen Plasmaproteine des Spenders. Cave: Hochtitrige Antikörper gegen Immunglobulin A bei Empfängern mit angeborenem IgA-Mangel).

(4) Transfusionsreaktionen nach Gabe von Plasmaderivaten: **Pseudoallergische Reaktionen und Allergien** (nicht-immunologische Pseudoallergie [anaphylaktoide Reaktion] oder allergische Typ-I-Reaktion [IgE-vermittelte Histaminfreisetzung; anaphylaktische Reaktion]).

> **! Wichtig:**
> Eine Leukozytendepletion ist gesetzlich vorgeschrieben, um eine Kontamination von Erythrozyten- und Thrombozytenpräparaten mit Leukozyten des Spenders zu verhindern; unerwünschte Reaktionen durch Leukozytenkontamination sowie eine Virusübertragung durch Leukozyten (z.B. CMV) sollen dadurch vermieden werden.

(5) Die **Häufigkeiten unerwünschter Wirkungen** bei der Therapie mit Blutkomponenten und Plasmaderivaten sind in **Tabelle I.2.15** dargestellt.

5.3.1 Der akute hämolytische Transfusionszwischenfall

Notfallmedizinisch im Vordergrund steht die akute hämolytische Transfusionsreaktion vom Soforttyp bei AB0-Inkompatibilität. Die Zahl tödlicher AB0-inkompatibler Transfusionsreaktionen wird mit 1 auf 1,3–2 Mio. transfundierte Einheiten angegeben. Es handelt sich um eine

2 Grundlagen der Notfall- und Intensivtherapie

Tabelle I.2.15 Risiko unerwünschter Wirkungen bei der Therapie mit Blutkomponenten und Plasmaderivaten

Unerwünschte Wirkung	Risiko je transfundierter Einheit
Hämolytische Transfusionsreaktion vom Soforttyp	
• Ohne tödlichen Ausgang	1 : 6000–1 : 80 000
• Mit tödlichem Augang	1 : 250 000–1 : 600 000
Hämolytische Transfusionsreaktion vom verzögerten Typ	1 : 1000–1 : 4000
	1 : 100 000[1]
Febrile, nicht-hämolytische Transfusionsreaktion	< 1 : 200 (EK[2])
	< 1 : 5 (TK[3])
Allergische Transfusionsreaktion	
• Mit mildem Verlauf	1 : 33–1 : 333
• Mit schwerem Verlauf	1 : 20 000–1 : 50 000
Posttransfusionelle Purpura	Einzelfälle
	1 : 600 000[1]
Transfusionsassoziierte Graft-versus-Host-Krankheit (taGVHD)	1 : 400 000–1 : 1 200 000
Transfusionsassoziierte akute Lungeninsuffizienz (TRALI)	1 : 5000–1 : 72 000
	< 1 : 180 000[1]
Bakterielle Kontamination	1 : 500 000–1 : 4 700 000 (EK[2])
	1 : 900–1 : 100 000 (TK[3])
Transfusionsassoziierte Virusinfektion durch	
• HIV	< 1 : 10^6
• HBV	1 : 10^5–1 : 10^6
• HCV	< 1 : 10^6
Transfusionsassoziierte Parasitosen Plasmodium (alle Spezies)	< 1 : 10^6

[1] Zahlen abgeleitet aus Meldungen an das britische Register Serious Hazards of Transfusion (SHOT) http://www.shot.demon.co.uk.
[2] Erythrozytenkonzentrat
[3] Thrombozytenkonzentrat

akute intravasale Lyse durch vollständige Komplementaktivierung, die stürmisch verlaufen kann. Präformierte Alloantikörper im Empfängerserum gegen andere Blutgruppenmerkmale sind selten die Ursache einer Sofortreaktion.

Cave: Nicht selten wird durch fehlende Beachtung bestehender Sicherungsmaßnahmen eine tödliche Reaktion herbeigeführt.

Symptome: Fieber, Schweißausbruch, Tachykardie, Hypotonie/Schock, Schüttelfrost, Unruhe, Angst, Rücken-/Flanken-/Brustschmerzen, Gesichts-/stammbetonte Hautrötung, Übelkeit und Erbrechen, Dyspnoe, Blutungen, Hämoglobinurie, disseminierte intravasale Gerinnung, Nierenversagen.

> **! WICHTIG:**
> Tritt der Transfusionszwischenfall während der Narkose auf, sind Hypotonie und ungewöhnlich starke Blutungen im Wundgebiet häufig die einzigen Symptome.

THERAPIE

(1) Transfusion unterbrechen, venösen Zugang offen halten, zweiten großvolumigen Zugang legen; falls noch kein ZVK vorhanden ist, ZVK legen,

(2) Sicherstellung der renalen Ausscheidung (forcierte Diurese, ggf. frühzeitige Hämodialyse oder Hämofiltration),
(3) Überwachung des Gerinnungsstatus,
(4) Allgemeine Schockbehandlung, v.a. Volumensubstitution,
(5) Transfusion weiterer Blutkomponenten möglichst erst nach Klärung der Ursache,
(6) Sicherstellung der Blutprobe und der Kreuzprobe, Feststellung der Menge des transfundierten Blutes; Dokumentation der unerwünschten Reaktion und Meldung an den Transfusionsbeauftragten bzw. Transfusionsverantwortlichen. Austauschtransfusion bei einem transfundierten Volumen von > 100 ml erwägen.

5.3.2 Weitere Komplikationen bei der Übertragung von Erythrozytenkonzentraten

(1) **Übertragungen viraler Infektionen:** HIV $1:1,3 \times 10^6$ bis $1:3 \times 10^6$, HBV $1:200\,000$ bis $250\,000$, HCV $1:350\,000$ bis $375\,000$.

(2) **Verzögerte hämolytische Reaktionen infolge sekundärer Antigen-Antikörper-Reaktionen:** Die Konzentration von Alloantikörpern kann beim Empfänger unter die Nachweisgrenze absinken, bei erneuter Exposition des immunisierten Empfängers kommt es durch Boosterung zum verzögerten Auftreten der Alloantikörper und konsekutiver Hämolyse in einem Zeitraum bis zu 14 Tagen nach der Transfusion. Die Häufigkeit wird, abhängig von der Anzahl transfundierter Einheiten, mit etwa $1:2000$ bis $1:8000$ Einheiten angegeben. Die Zahl tödlich verlaufender hämolytischer Transfusionsreaktionen vom verzögerten Typ wird mit etwa 1 auf 1,8 Mio. transfundierter Einheiten beschrieben. Bei diesen Zwischenfällen zeigen die Patienten Symptome und Befunde wie Anämie, Ikterus, Hämoglobinurie, selten disseminierte intravasale Gerinnung oder Nierenversagen.

(3) **Allergische Transfusionsreaktionen:** Antikörper im Empfängerserum gegen Plasmaproteine des Spenders. Bei einem Empfänger mit angeborenem IgA-Mangel können hochtitrige Antikörper gegen Immunglobulin A zu schweren allergischen Transfusionsreaktionen führen. Patienten mit angeborenem IgA-Mangel sollen kein gefrorenes Frischplasma erhalten.

6 Koma und Delir

6.1 Koma

Ätiologie und Pathogenese: Koma bedeutet eine länger anhaltende Bewusstlosigkeit (Stunden oder Tage), wobei der Patient nicht ansprechbar und nicht erweckbar ist, die Augen nicht öffnet und auf Schmerzreize keine oder nur ungezielte Reaktionen zeigt. Die Ursache des veränderten Bewusstseins liegt in einer funktionellen oder organischen Störung des Zentralnervensystems. Die Differenzialdiagnose von Komata (**s. Tab. I.2.16**) unterscheidet zerebrale und extrazerebral bedingte Ursachen.

Klinik: Die Einteilung der **Tabelle I.2.17** erlaubt einen gewissen Rückschluss auf den Grad der Störung und hilft, den Verlauf und therapeutischen Erfolg zu beurteilen.

Diagnostische Hinweise:

(1) **Fremdanamnese:** Wann, wie, wo ist das Koma aufgetreten, erstmalig? Suizidales Geschehen (depressive Verstimmtheit, Suizidideen, Tabletten in der Umgebung)? Zucker-, Herz-, Nieren-, Hochdruck-, Leber-, Schilddrüsenerkrankungen? Tumorleiden, neuropsychiatrische Erkrankung? Alkoholkonsum (Beruf)? Trauma (freies Intervall)? Vorangegangener Infekt, Tuberkulose?

(2) **Gesichtsfarbe:**
- *rot:* Hochdruckleiden mit seinen Folgen (Hirnblutung), Diabetes mellitus,
- *blass:* urämisches Koma,
- *ikterisch:* hepatisches Koma.

2 Grundlagen der Notfall- und Intensivtherapie

Tabelle I.2.16 Klinische Differenzialdiagnose von Komata

Komaform	Symptome	Mögliche Ursache
Zerebrale Komaformen	Lähmung, Rigor, Spastik, Meningismus, Augensymptome, pathologische Atmungstypen, Myoklonien	Verletzung, Anfallsleiden, Blutung, Infarkt, Tumor, Meningitis, Enzephalitis, Abszess
Respiratorisch-kardiovaskuläre Komaformen	Zyanose, Tachypnoe, Herzrhythmusstörungen, kardiale Stauungszeichen, Schock	zerebrale Hypoxie infolge Myokardinfarkt, Schock, Rhythmusstörungen
Metabolische Komaformen	Kussmaul-Atmung, Azetongeruch, Dehydratation	Diabetes mellitus
	Hautfarbe grau-bräunlich, Foetor uraemicus	Urämie
	Hydratationszustand, Hautturgor	Wasserintoxikation, Exsikkose
Hepatische Komaformen	Ikterus, Lebergeruch, Aszites, Hepatomegalie	Leberzirrhose, Leberversagen
Intoxikationen	Auffindesituation, Einstichstellen, Mydriasis, Miosis	Suizid, akzidentelle Intoxikation, Drogenabusus
Endokrine Komaformen	Anamnese, Hypothermie, Hypotonie	Thyreotoxikose, Myxödem, Addison-Krise, Hyperkalzämie
Physikalisch ausgelöste Komaformen	Hitzeexposition, Unterkühlung	Hitzschlag, Hypothermie

(3) **Hautbeschaffenheit:**
- *trocken:* Exsikkose, urämisches, diabetisches, hypothyreotes und Addison-Koma,
- *schweißig:* Hypoglykämie, hyperthyreotes Koma.

(4) **Mund- und Körpergeruch:**
- *obstartig (Azeton):* diabetisches Koma, Hungerazidose,
- *erdig (frische Leber):* hepatisches Koma,
- *urinös:* urämisches Koma,
- *alkoholisch:* Alkoholintoxikation, wobei oft gleichzeig eine zusätzliche Störung vorliegt (Schlafmittelvergiftung, Hypoglykämie, Schädel-Hirn-Trauma)!

(5) **Gezielte Untersuchung:** Nach Injektionsstellen suchen (diabetisches, hypoglykämisches Koma, Drogen); Zungenbiss (Epilepsie); Hinweise auf ein Schädel-Hirn-Trauma; orale, rektale Blutung (hämorrhagischer Schock).

(6) **Atmung:**
- *Hypoventilation bis Atemstillstand:* mechanische, hypoxische oder toxisch-metabolische Schädigung des Atemzentrums,
- *Hyperventilation:* häufig bei Mittelhirnkompression,
- *große, tiefe (Kussmaul-)Atmung:* metabolische Azidose (diabetisches, urämisches, hepatisches Koma),
- *periodische (Cheyne-Stokes-)Atmung:* zerebraler Insult (Hirninfarkt, Hirnblutung), Hirninsuffizienz, mechanische oder toxisch-metabolische Schädigung des Atemzentrums.

(7) **Augenveränderungen:**
- *weite, meist starre Pupillen:* Vergiftungen mit Atropin, Alkohol, Kokain, Amanita,
- *enge, meist starre Pupillen:* Vergiftung mit Morphin, Opiaten, Nikotin,
- *Anisokorie:* Hirnstammsyndrom, bei einseitigem raumforderndem Prozess,
- *Lichtreaktion:* bei Schlafmittelvergiftungen meist noch erhalten, bei intrazerebraler Raumforderung Pupillen dagegen häufig lichtstarr,

Tabelle I.2.17 Grade der Bewusstseinsstörung nach der World Federation of Neurosurgical Societies

Grade der Bewusstseinsstörung

1. *Benommenheit/Desorientiertheit:* verlangsamte, unpräzise Reaktion
2. *Somnolenz:* weckbar, auf Anruf gezielte Reaktion
3. *Sopor:* schlafähnlicher Zustand, durch starke äußere Reize kurzfristig zu unterbrechen
4. *Koma:* bewusstlos, keine spontane Aktivität

Komastadien

Koma-Stadium	Motorik Funktion Reaktion auf Schmerz	Pupillen (Form, Weite, Reaktion)	Augenbewegung	Synonyme (nicht völlig identisch)	entspricht Glasgow-Coma-Scale
I	gezielte Beugereaktion	normal	intakt	MHS I „light coma"	6–8
II	Verlangsamung, abnorme Flexion, Parese, Anfälle	normal/(leichte) Anisokorie	intakt	MHS II; „decorticate rigidity" (bei abnormer Flexion der Arme)	5–6
III	Strecksynergismen mindest. einer Extremität (spontan/Reize)	normal oder Anisokorie	Störung möglich (Divergenz)	MHS III (= Mittelhirnsyndrom i.e.S.); „decerebrate rigidity"	4
IV	fehlend, schlaff, hypoton	beidseits reaktionslose Dilatation	fehlend	Bulbärhirnsyndrom	3

MHS = Mittelhirnsyndrom
Glasgow-Coma-Scale: Summe der Punkte aus:
1. Augen öffnen: 4 (spontan), 3 (Aufforderung), 2 (Schmerz), 1 (nicht).
2. Beste motorische Antwort: 6 (gezielt nach Aufforderung), 5 (gezielt nach Schmerz), 4 (ungezielt nach Schmerz), 3 (Beugemechanismen), 2 (Streckmechanismen), 1 (keine).
3. Verbale Antwort: 5 (orientiert), 4 (verwirrt), 3 (inadäquat), 2 (unverständlich), 1 (keine).

- *Sinoziliarreflex:* Intaktheit des oberen Halsmarks/Sympathikus,
- *Okulozephalreflex:* periphere oder zentrale Augenmotilitätsstörung; bei hemisphärischer lokaler Schädigung „schauen die Augen den Herd an";
- *Augenhintergrund:* zu achten ist besonders auf das Vorkommen von Stauungspapille, Fundus hypertonicus, Mikroaneurysmen, Blutungen, septischen Metastasen, Miliartuberkulose.

(8) **Allgemeine neurologische Veränderungen:** Grad der Bewusstseinsstörung (Somnolenz, Sopor, Koma), Spontanmotorik, Reflexverhalten (Seitendifferenz, Areflexie als Maß der Bewusstseinsstörung), Muskeltonus (Rigidität bei Mittelhirnläsion, die bei zusätzlicher Schädigung von Pons und Medulla verschwindet), Meningismus (Subarachnoidalblutung, Meningitis, intrakranielle Drucksteigerung); Myoklonien (spontan oder durch äußere Reize getriggert): Symptom erhöhter zerebraler Erregbarkeit (z.B. zerebrale Hypoxie, metabolisches Koma).

(9) **Kreislaufveränderungen:** Arterielle Hypertonie: Hypertensive Enzephalopathie, Hirnblutung, Schock.

THERAPIE

Allgemeine Maßnahmen
Sofortmaßnahmen

(1) Beim bewusstlosen Patienten zunächst **Überprüfung von Atmung** und Puls. Liegt ein akuter Atem-/Herz-Kreislauf-Stillstand vor, werden Wiederbelebungsmaßnahmen eingeleitet, sofern sie von der Gesamtsituation her indiziert sind. Sind Atmung und Herz/Kreislauf ausreichend funktionsfähig, bleibt für das weitere Vorgehen etwas mehr Zeit.

(2) Lagerung: Stabile Seitenlage (s. Kap. I.2.2.1).

(3) Atemwege freihalten: Reinigung der Mundhöhle, Entfernen von Prothesen, Vorziehen des Unterkiefers, Absaugen, Naso- oder Oropharyngealtubus einlegen.

(4) Venöser Zugang: (s. Kap. I.2.2.2): Unter klinischen Bedingungen wird ein zentraler Venenkatheter gelegt.

(5) Blutzuckerschnelltest und wichtige Laboruntersuchungen: (s. Kap. I.2.3.6): Erythrozyten, Hämoglobin, Hämatokrit, Leukozyten, Differenzialblutbild, Natrium, Kalium, Kalzium, Chlorid, Kreatinin, Harnstoff, Blutzucker, Thrombozyten, Quick, PTT, CK, ASAT, ALAT, Serumeiweiß, Lipase, α-Amylase, arterielle Blutgasanalyse, Säure-Basen-Status und Urinstatus (Glukose, Ketonkörper, Eiweiß, pH). Der Blutzuckerschnelltest ersetzt nicht die anschließende exakte Blutzuckerbestimmung. Besteht Verdacht auf eine Vergiftung, außerdem Blut und Urin zur toxikologischen Untersuchung entnehmen.

(6) Bei nachgewiesener oder bei Verdacht auf **Hypoglykämie** (Blutzuckerschnelltest) sofortige intravenöse Gabe von 50 ml 20- bis 40 %iger Glukose. Klinische Zeichen der Hypoglykämie treten meist bei Blutzuckerwerten < 50 mg/dl (< 2,8 mol/l) auf. Bei Diabetikern mit raschem Blutzuckerabfall und bei älteren Patienten können schon Werte zwischen 50 und 100 mg/dl zu hypoglykämischen Erscheinungen führen. Glukosegabe ist sinnvoll, da bei Vorliegen einer Hypoglykämie der gehirnzellenschädigende Faktor rasch beseitigt wird und eine Reihe von komatösen Zuständen mit oft schweren Hypoglykämien einhergeht (hypophysäres, hypothyreotes und Addison-Koma, Alkoholintoxikation). Neben diesem protektiv-therapeutischen Effekt ohne zu befürchtende UAW hat die Glukosegabe einen gewissen differenzialdiagnostischen Wert, weil sie bei Hypoglykämie meist rasch eine Aufklärung des Bewusstseins bewirkt.

Anamnese und Untersuchung

Eingehende Fremdanamnese und gründliche Untersuchung des Patienten (s.o.) im Anschluss an diese Sofortmaßnahmen. Dabei besonders auf den Grad der Bewusstseinsstörung achten und Befund schriftlich fixieren. Nach der körperlichen Untersuchung lässt sich schon oft eine gezielte Behandlung der zugrunde liegenden Störung in die Wege leiten (z.B. Volumenzufuhr bei hypovolämischem Schock, neurochirurgische Intervention bei intrazerebralem Hämatom, primäre und sekundäre Detoxikationen bei Intoxikationen, Behandlung der hypertensiven Enzephalopathie).

Weitere Versorgung und Überwachung des Patienten

(1) Kontinuierliche **Überprüfung der vitalen Funktionen** (s. Kap. I.2.3): Herzfrequenz, Blutdruck, Atmung, Pulsoxymetrie, Urinausscheidung (Blasenkatheter: erste Harnportion ggf. zur toxikologischen Untersuchung!, Glukose, Ketonkörper) und **entsprechende Behandlung.** Ist die Atmung gestört, frühzeitige Intubation (**s. Kap. I.2.4.2**), gründliches Absaugen und maschinelle Beatmung (**s. Kap. I.2.4**).

(2) Magensonde: (s. Kap. I.2.2.7): Entleerung des Magens, um Erbrechen, Aspiration oder eine eventuelle Giftresorption zu verhindern (cave bei fehlenden Schlundreflexen); ggf. erste Portion zur toxikologischen Untersuchung.

(3) **Augenhintergrundbeurteilung** (s.o.).
(4) EKG, Röntgen-Thorax.
(5) **Röntgen-Schädel und Computertomogramm** in Abhängigkeit von den klinischen Befunden.
(6) **EEG:** Es liefert wichtige Hinweise, z.b. auf Benzodiazepinintoxikation, metabolische Ursachen, nonkonvulsiven Status epilepticus, zerebrale Hypoxie.
(7) Eventuell **Lumbalpunktion** (nach Hirnödemausschluss) und Liquoruntersuchung (Druck, Erythrozyten, Zellzahl, Eiweiß, Bakteriologie, Glukose). Simultan mit der Liquorzucker die Blutzuckerbestimmung durchführen!
(8) Dekubitusprophylaxe, Blasenkatheterpflege, Augen- und Mundpflege, Physiotherapie.
(9) Ernährung: Zunächst parenteral, frühzeitiger Beginn mit gleichzeitiger oder alleiniger Sondenernährung.

> **! Wichtig:**
> Wiederholte Kontrolle der Bewusstseinslage: Ansprechen auf Therapie, Zeitpunkt der Extubation!

Spezielle Maßnahmen
Die spezielle Behandlung richtet sich nach der jeweiligen zugrunde liegenden Störung.

Hirnödemtherapie
Komata mit intrazerebraler Ursache (Schädel-Hirn-Trauma, Tumor, Hirninfarkt, Hirnblutung, Status epilepticus und auch die hypertensive Enzephalopathie), aber auch solche mit metabolischen Ursachen gehen häufig mit einem Hirnödem einher. In diesen Fällen sollte ein begleitendes Hirnödem (Bildgebung) sofort behandelt werden, da dieses die zerebrale Hypoxie verstärkt, die wiederum zur Zunahme des Hirnödems führt.
(1) **Basismaßnahmen** zur Verhinderung von Hypoxie und Hypotonie.
(2) **Lagerung:** Oberkörperhochlagerung (15–30 %) bei Patienten mit stabilen Kreislaufverhältnissen; bei hypotonen/hypovolämischen Patienten keine Oberkörperhochlagerung. Wichtig: Nicht nur den Kopf, sondern den ganzen Oberkörper anheben!
(3) **Hyperventilation:** Intubation und kontrollierte Beatmung mit mäßiger Hyperventilation ($paCO_2$ 30–35 mmHg; 4,0–4,6 kPa) senkt zumindest vorübergehend (6–48 h) den Hirndruck und ist v.a. in der Lage, Hirndruckspitzen abzufangen.

> **! Wichtig:**
> Bei Patienten mit schwerem Schädel-Hirn-Trauma ist der zerebrale Blutfluss insbesondere in den ersten 24 h typischerweise sehr niedrig. Eine unkritische prophylaktische Hyperventilation sollte bei diesen Patienten in der Akutsituation nicht durchgeführt werden (Gefahr der weiteren Verminderung der Hirndurchblutung), sondern allenfalls kurzfristig und gezielt, z.B. zur Überbrückung der Zeit vor einer entlastenden Operation.

(4) *Kortikosteroide:* Ein therapeutischer Effekt ist nur bei Hirntumoren gesichert. Dexamethason (Decadron®, Fortecortin®) wird wegen seiner geringen mineralokortikoiden Wirkung bevorzugt. *Dosierung:* Initial 12 mg i.v., anschließend 4 mg im Abstand von 6 h. Bei Hirninfarkt und Hirnblutung ließ sich in kontrollierten Studien kein positiver Effekt nachweisen. Bei Schädel-Hirn-Traumen ist der Nutzen einer Steroidtherapie nach wie vor umstritten.
(5) *Osmotherapeutika:* Osmotherapeutika senken den intrakraniellen Druck ohne direkte Beeinflussung des Hirnödems, sie machen dem ödematösen Gewebe Platz durch Volumenverminderung des normalen Hirngewebes. Sie sollten nicht generell, sondern nur gezielt bei nach-

gewiesener intrakranieller Drucksteigerung eingesetzt werden. Bei intrakranieller Blutung kann die Osmotherapie zur Abnahme des Hirnvolumens auf der gesunden Seite und zu Massenverschiebungen mit Einklemmungserscheinungen führen. Bei einem Hirnödem infolge Schädel-Hirn-Trauma sollte die Osmotherapie deshalb nur bei drohender Hirneinklemmung bzw. bei akuter Verschlechterung des neurologischen Status (Anisokorie, Streckmechanismen) durchgeführt werden; in der präklinischen Phase verzichtet man darauf aus Angst vor der Verstärkung einer intrakraniellen Blutung infolge rascher Druckentlastung. *Dosierung:* Mannit 20 % (Eufusol M20®, Osmofundin®, Osmosteril® 20 %) 250 ml i.v. rasch innerhalb weniger Minuten. Wiederholung im Abstand von 6 h.

(6) Bei sich entwickelndem Hirnödem, z.B. bei malignem Mediainfarkt, sollte frühzeitig eine große **Kraniotomie** (Durchmesser 12–14 cm) in Erwägung gezogen werden, da hierdurch Behinderungen vorgebeugt und die Überlebensrate verbessert werden kann.

6.2 Delir

Definition und Symptomatik: „Delir" umfasst alle Störungen kognitiver Funktionen. Diese imponieren als Denk- und Wahrnehmungsstörungen. Die Folge sind Beeinträchtigungen des Bewusstseins, der Affektivität und Psychomotorik sowie des Schlaf-wach-Rhythmus. Aus der Verwirrtheit und motorischen Unruhe kann ein erhebliches pflegerisches Problem erwachsen. Der Genesungsprozess wird stark beeinträchtigt [Intensivmed 2003; 40: 265–268]. Insbesondere beatmete Patientin mit Delir haben eine schlechtere Prognose als eine nicht delirante Vergleichsgruppe [Lin et. a., Crit Care Med 2004 Vol. 32, No. 11].

Ursachen: Die **Ursachen deliranter Symptome** sind vielfältig (der Kursivdruck soll auf häufige Ursachen hinweisen):

(1) Erkrankungen des zentralen Nervensystems:
- vaskulär (*zerebrovaskuläre Insuffizienz mit intra- und extrakraniellen Stenosen,* Hirninfarkt, Subarachnoidalblutung),
- entzündlich (Meningitis, Enzephalitis, Abszess),
- neoplastisch (Hirntumor, Metastasen),
- psychiatrisch (*Angst,* Depression, Manie, Schizophrenie),
- Liquorabflussstörungen,
- postiktal nach Krampfanfall,
- traumatisch (Commotio und Contusio cerebri, intrakranielle Blutung).

(2) Systemische Erkrankungen und exogene Ursachen:
- Sauerstoffmangel (pulmonal oder kardial bedingt, anämisch, CO-Intoxikation),
- vaskulär (hypertensive Enzephalopathie),
- metabolisch (*Leber- und Niereninsuffizienz,* diabetische Ketoazidose),
- Störungen des Elektrolythaushalts (v.a. Na^+, Ca^{2+}, Mg^{2+}),
- endokrin (Hypo- und Hyperthyreose, Nebennierenrinden- und Hypophyseninsuffizienz),
- Substratmangel (*Hypoglykämie*),
- thermisch (Unterkühlung, Hitzschlag),
- infektiös (*Sepsis,* Endokarditis),
- toxisch (*Alkohol, Drogen,* chemische Gifte),
- medikamentös (Anticholinergika, *Digitalis, Theophyllin,* Glukokortikoide, Chemotherapeutika, u.v.a.m.),
- Vitaminmangel (Thiamin, Nikotinsäure, Vitamin B_{12}),
- *psychische Belastung (Schlafentzug,* hochgradige Erschöpfung, *Schmerzen*).

Aufnahmegrund „Delir"

(1) Notarzteinweisung „Der Patient mit Delir": Hier kommt die Vielfalt deliranter Syndrome eindrucksvoll zum Tragen. Entscheidend sind hier die möglichst rasche Ursachenklärung und die Einleitung der kausalen Therapie. Die symptomatische Behandlung des Delirs ist dagegen eher von sekundärer Bedeutung.

(2) „Der Patient mit Delir" von der Normalstation: Bei älteren Patienten sind delirante Zustände häufig. Bei der Übernahme deliranter Patienten von der internistischen Normalauf die internistische Intensivstation stellt sich häufig eine respiratorische Insuffizienz als Ursache heraus. Eine beginnende Sepsis und ein Alkoholentzugsdelir sind weitere, relativ häufige Ursachen.

(3) „Der Patient mit Delir nach Operationen": Während der postoperativen Phase treten delirante Syndrome mit einer Häufigkeit von 10 % auf, nach gefäß- und kardiochirurgischen Eingriffen sowie bei geriatrischen Patienten in bis zu 30 % und mehr. Nur in wenigen Fällen finden sich leicht behebbare Störungen, wie z.B. ein Relaxanzienüberhang oder eine akute Harnabflussstörung. Ein zentral-anticholinerges Syndrom sollte differenzialdiagnostisch erwogen und ggf. durch Applikation von Physostigmin (Anticholium®) ausgeschlossen werden.

Diagnose des Delirs: Zur Diagnose des Delirs hat sich der CAM-ICU (Confusion Assessment Method for the Intensive Care Unit) bewährt (**Tab. I.2.18**).

Eine schnelle Diagnose mit nachfolgend adäquater Behandlung des Deliriums ist wichtig, da durch eine Fehlbehandlung, insbesondere durch Sedativa anstatt Antipsychotika, ein bestehendes Delir meist verstärkt und zu einem paradoxen Anstieg der Agitation führt.

THERAPIE

Allgemeine Therapie des Delirs

In vielen Fällen wird die Therapie des Delirs symptomatisch bleiben müssen, entweder als perakuter Handlungsbedarf bei einem **akuten aggressiven Psychosyndrom** oder aber als länger dauernde Behandlung bei einem subakuten bis hin zum **chronischen Delir**.

(1) Beim **akuten aggressiven Psychosyndrom** ist Haloperidol (Haldol®; 1–5 mg i.v., 4- bis 6-mal täglich, p.o. oder i.m.) Therapie der Wahl. Hierbei empfiehlt sich zu Beginn der Therapie die wiederholte Gabe kleiner Dosen von Haloperidol (2,5–5 mg) in kurzen Abständen (10–20 Minuten), bis eine Behandlungstoleranz herbeigeführt wird. Sedativa sollten vermieden werden, da diese zur Verschlimmerung des Delirs und, häufig nach einer kurzen Ruhephase, zu einer paradoxen Agitationssteigerung führen können. In einer retrospektiven Studie zeigte sich eine Verbesserung des Überlebens beatmeter Patienten durch die Gabe von Haloperidol (durchschnittliche Dosis > 5,1 mg/Tag) [Milbrandt et al., Crit Care Med 2005; 32: 2254–2259]; ob dieser Effekt auf antipsychotischen oder antiinflammatorischen Effekten des Haloperidols beruht, ist nicht geklärt.

(2) Beim **subakuten Verlauf und „chronischen Delir"** soll der verwirrte Patient eigentlich nicht sediert werden. Vielmehr muss mit einer Dämpfung der motorischen Unruhe eine Besserung der Kooperationsfähigkeit erreicht werden.

- Neben *Haloperidol* (s.o.) wird von Intensivmedizinern auch die Behandlung mit dem Neuroleptikum *Perazin* (Taxilan®), 200–450 mg/Tag, mit rascher Aufsättigung (50 mg alle 30 min bis zum Erreichen eines zufriedenstellenden Zustandes) und relativ rascher Reduzierung in den folgenden Tagen empfohlen.
- Bei entsprechender vegetativer Ausgangslage wird mit *Clonidin* (s. **Kap. I.2.4.3.7**) kombiniert.

(3) Bei eher stuporösen Patienten erscheinen die Normalisierung der Homöostase und die intensive pflegerische und physiotherapeutische Betreuung wichtiger als die ebenfalls geübten

Tabelle I.2.18 Kurztest zur Diagnose des Deliriums auf der Intensivstation (Confusion Assessment Method for the Intensive Care Unit)

Merkmal	Zu beantwortende Fragen
1. Akute Veränderung des mentalen Status oder stark fluktuierender Verlauf	Gibt es Anhalt für eine akute Veränderung des mentalen Status im Vergleich zum Aufnahmestatus? Hat das auffällige Verhalten innerhalb der letzten 24 h stark fluktuiert (On-Off-Phänomen, Veränderung in der Schwere der Ausprägung)? Gibt es Veränderungen auf der Sedierungs- oder der Komaskala (GCS)?
2. Aufmerksamkeitsstörung	Hatte der Patient Schwierigkeiten, die Aufmerksamkeit zu fokussieren? Ist die Fähigkeit, die Aufmerksamkeit aufrechtzuerhalten oder einem neuen Thema zuzuwenden, reduziert? Welchen Score erreicht der Patient in einem Aufmerksamkeitstest („Attention Screening Examination [ASE] Score")? (Ein visueller Aufmerksamkeitstest misst die Fähigkeit des Patienten, sich an zehn vorher gezeigte Bilder zu erinnern, bei einem auditiven Aufmerksamkeitstest veranlasst man den Patienten, die Hand zu drücken oder zu nicken, immer wenn der Buchstabe A in einer Reihe zufällig genannter Buchstaben kommt.)
3. Konfuse Gedanken	Beim extubierten Patienten ist zu ermitteln, ob der Patient konfuse oder unzusammenhängende Gedanken hat, die sich z.B. in irrelevanter Kommunikation, unklarem oder nicht logischem Gedankenfluss oder Gedankensprüngen äußern können. Bei beatmeten Patienten soll dieser die folgenden Fragen beantworten: – Können Steine auf einem Fluss schwimmen? – Gibt es Fische im Meer? – Wiegt 1 Kilogramm mehr als zwei? – Kann man mit einem Hammer einen Nagel einschlagen? War der Patient in der Lage, den Fragen und Aufforderungen während der Befragung zu folgen? – Haben Sie unklare Gedanken? – Halten Sie so viele Finger hoch! (Untersucher zeigt dem Patienten 2 Finger) – Nun machen Sie das Gleiche mit der anderen Hand (ohne die Anzahl der Finger dem Patienten erneut zu zeigen)
4. Veränderte Bewusstseinslage (jedes andere Level als wach, wie z.B. hyperaktiv, stuporös, komatös)	Wach: normal, spontan vollkommen bewusst über die Umgebung, interagiert angemessen. Vigilant: hyperalert. Lethargisch: schläfrig, aber leicht erweckbar, manche Dinge der Umgebung werden oder sind nicht bewusst, Patient kommuniziert spontan mit dem Untersucher, wird nach minimaler Aufforderung vollkommen bewusst und interaktiv. Stupor: schwierig erweckbar, kaum Bewusstsein über die Umgebung, keine spontane Interaktion mit dem Untersucher, gelangt auch nach Schmerzreiz nur zu einer inkompletten Orientierung. Kann nur durch starke und wiederholte Stimuli erweckt werden; ohne Stimulus schläft der Patient sofort wieder ein. Koma: unerweckbar, ohne Bewusstsein, keine spontane Interaktion, keine Reaktion auf starke Schmerzreize

Ein Delirium kann diagnostiziert werden bei Vorliegen der Merkmale 1 und 2 sowie zusätzlich eines Merkmals aus 3 oder 4.

Behandlungsversuche mit dem Nootropikum Piracetam. Schlafende Patienten müssen tagsüber aufgesetzt und in ihrem Vigilanzdefizit stimuliert werden.

Therapie des Alkoholentzugsdelirs

Ein Alkoholentzugsdelir mit psychotischen Symptomen kann sich bei internistischen Intensivpatienten innerhalb der ersten wenigen Tage und postoperativ ab dem zweiten Tag bemerkbar machen.

(1) **Standardtherapie** ist die Gabe von Diazepam (5–10 mg alle 2–4 h i.v.). Zur Dämpfung der psychotischen Symptomatik wird Haloperidol verwendet (5–10 mg), vegetative Symptome werden mit Clonidin, β-Blockern (cave: Kombination aus β-Blocker und Clonidin kann Bradykardien auslösen) und evtl. mit Carbamazepin behandelt. Ebenso kommen Haloperidol + Diazepam (5–10 mg) sowie Phenobarbital (Luminal®, 3 × 100 mg) zum Einsatz.
(2) **Beatmete Patienten** werden meist mit Midazolam (Dormicum®; **s. Kap. I.2.4.3.7**), seltener mit GHBS (s.o.) sediert. Die Notwendigkeit eines Analgetikums muss individuell festgelegt werden. Bei psychotischen Zuständen in der **Aufwachphase** ist die Applikation von Haloperidol indiziert, bei starker motorischer Unruhe eher das Neuroleptikum Perazin (s.o.).
(3) Schließlich können erhebliche Probleme aus der fehlenden Substitution mit Thiamin oder aus dem zu schnellen Ausgleich einer chronischen Hyponatriämie mit Folge einer zentralen pontinen Myelinolyse resultieren.

Unabhängig vom Auftreten eines Alkoholentzugsdelirs kommt es bei Patienten mit Alkoholabhängigkeit häufiger zu septischen Komplikationen, Organversagen und einer insgesamt höheren Krankenhausletalität [O'Brien, Lu et al. Crit Care Med 2007; 35: 345–50].

Prophylaxe deliranter Syndrome

In der **Phase der Intensivtherapie,** in der die Patienten vom Respirator entwöhnt, aber noch nicht verlegungsfähig sind, fehlt oft die Zeit für die intensive pflegerische Zuwendung. Die Einbindung von Angehörigen kann sehr hilfreich sein. Ein **Pflegeplan** (Stundenplan) mit Einhaltung notwendiger Pausen für den Patienten ist ebenso wichtig wie die kontrollierte Zuwendung.
In der Nacht muss die größtmögliche Ruhe erreicht werden: Die Alarme sollten zentral erfasst werden. Zusätzlich können die Patienten mit Oropax versorgt werden. Piepende Beatmungsgeräte sind meist falsch eingestellt.
Tipp: Die wichtigste Prophylaxe besteht in der personellen Zuwendung am Tag und in der Einhaltung oder Herbeiführung eines Schlaf-wach-Rhythmus!

7 Akute exogene Vergiftungen

7.1 Allgemeines

An dieser Stelle können nur Grundprinzipien der Behandlung von Intoxikationen aufgezeigt werden. **Giftinformationszentralen** (**Tab. I.2.19**) geben Ärzten und Laien rasch telefonische Auskunft, inwieweit eine zugeführte Substanz schädlich ist und welche Maßnahmen ggf. zu ergreifen sind.
In ausreichend hoher Dosierung und bei entsprechender Applikation kann prinzipiell jede Substanz eine Vergiftung hervorrufen. In der Praxis sind es jedoch ganz bestimmte, allerdings viele Stoffgruppen, die als Gifte in Frage kommen. Am häufigsten sind Intoxikationen mit Benzodiazepinen, rezeptfrei als Schlafmittel vermarkteten Antihistaminika wie Diphenhydramin und Doxylamin, trizyklischen Antidepressiva, Neuroleptika, Paracetamol und Acetylsalicylsäurederivaten; diese Substanzen werden oft zusammen mit Alkohol eingenommen. Bei Erwachsenen handelt es sich in zwei Drittel um **Vergiftungen in suizidaler Absicht,** wobei in 95 % aller Fälle eines Suizidversuchs der Selbsttötungswunsch zurückgenommen wird; bei Kindern sind es dagegen meist **akzidentelle Vergiftungen** (Haushaltsprodukte, Trinken aus falsch beschrifteten Flaschen, herumstehende Medikamente). **Gewerbliche Vergiftungen** sind vergleichsweise selten. Meist erfolgt die Aufnahme der Noxe oral. Inhalative Vergiftungen machen etwa 10 % aller Vergiftungen aus, eher selten ist die parenterale oder kutane Aufnahme einer Noxe.

2 Grundlagen der Notfall- und Intensivtherapie

Tabelle I.2.19 Informations- und Behandlungszentren für Vergiftungen mit 24-Stunden-Dienst. Im Notfall gilt für die Giftinformationszentralen bundesweit die **Notrufnummer 1 92 40** mit entsprechender Vorwahl.

Zentrale	Adresse	Telefon (Durchwahl) Telefax*
• 13353 Berlin Virchow-Klinikum Med. Fakultät der Humboldt-Universität zu Berlin	Station 43b Internistische Intensivstation Augustenburger Platz 1 E-Mail: Giftinfo@charite.de	(0 30) 4 50-5 35 55 (0 30) 4 50-5 35 65 (0 30) 4 50-5 39 09*
• 14050 Berlin Beratungsstelle für Vergiftungserscheinungen und Embryonaltoxikologie	Spandauer Damm 130 E-Mail: Berlintox@giftnotruf.de	(030) 1 92 40 (030) 32 68 0-7 21*
• 53113 Bonn Informationszentrale gegen Vergiftungen	Zentrum für Kinderheilkunde der Universität Bonn Adenauerallee 119 E-Mail: gizbn@mailer.ukb.uni-bonn.de	(02 28) 2 87-32 11 (02 28) 2 87-33 33 (02 28) 2 87-33 14*
• 99089 Erfurt Gemeinsames Giftinformationszentrum der Länder Mecklenburg-Vorpommern, Sachsen, Sachsen-Anhalt und Thüringen	Giftnotruf Erfurt c/o Klinikum Erfurt Nordhäuser Straße 74 E-Mail: shared.ggiz@t-online.de	(03 61) 7 30 73-0 (03 61) 7 30 73 17*
• 79106 Freiburg/Breisgau Informationszentrale für Vergiftungen	Universitätskinderklinik Mathildenstraße 1 E-Mail: giftinfo@kikli.ukl.uni-freiburg.de	(07 61) 1 92 40 (07 61) 2 70-43 00 (07 61) 2 70-43 01 (07 61) 2 70-43 61*
• 37075 Göttingen Giftinformationszentrum-Nord (GIZ-NORD) der Länder Bremen, Hamburg, Niedersachsen und Schleswig-Holstein	Zentrum Pharmakologie und Toxikologie der Universität Robert-Koch-Straße 40 E-Mail: Giznord@med.uni-goettingen.de	(05 51) 1 92 40 (05 51) 38 31 80 (05 51) 3 83 18 81*
• 66421 Homburg (Saar)	Universitätskinderklinik Klinik für Kinder- und Jugendmedizin E-Mail: kigift@med-rz.uni.sb.de	(0 68 41) 1 92 40 (0 68 41) 16 83 14
• 55131 Mainz Beratungsstelle bei Vergiftungen	Klinische Toxikologie II. Medizinische Klinik und Poliklinik, Universität Mainz Langenbeckstr. 1 E-Mail: Mail@giftinfo.uni-mainz.de	(0 61 31) 1 92 40 (0 61 31) 23 24 66 (0 61 31) 17 66 05*
• 81675 München Giftnotruf München	Toxikologische Abteilung der II. Med. Klinik rechts der Isar der TU München, Ismaninger Straße 22 E-Mail: tox@lrz.tum.de	(0 89) 1 92 40 (0 89) 41 40-24 67*
• 90419 Nürnberg	Toxikologische Intensivstation II. Med. Klinik des Städt. Klinikums, Nürnberg-Nord, Flurstraße 17 E-Mail: muehlberg@klinikum-nuernberg.de	(Zentrale) (09 11) 3 98 26 (Durchwahl) (09 11) 3 98 24 51 (09 11) 39 82 22 05*
• Österreich A-1090 Wien Vergiftungsinformations-Zentrale Sprachen: Deutsch, Englisch, (Französisch)	Allgemeines Krankenhaus Währinger Gürtel 18–20	(00 43) (1) 4 04 00/22 22 Notruf (00 43) (1) 4 06 43 43
• Schweiz CH-8030 Zürich Schweizerisches Toxikologisches Informationszentrum Sprachen: Deutsch, Englisch, Französisch, (Italienisch)	Klosbachstraße 107	(Notfälle) (00 41) (0) 1/2 51 51 51 (nicht dringliche Notfälle) (00 41) (0) 1/2 51 66 66 (00 41) (0) 1/25 28 833*

Klinik: (1) Die Vielzahl der möglichen Gifte hat auch eine vielgestaltige Symptomatik zur Folge (**s. Tab. I.2.20**). Bei schweren Vergiftungen stehen jedoch zentralnervöse, respiratorische und kardiovaskuläre Störungen im Vordergrund. Ausgesprochen häufig tritt Erbrechen auf. Wegweisend für die Diagnose können auffälliger Fötor und Hauterscheinungen sein.

(2) „Ins Auge springen" **Störungen der Augenmuskelmotorik** bei Intoxikationen:
- *Mydriasis:* Amphetamine, Antihistaminika, Atropin, Kokain, Koffein, Dopamin, LSD, MAO-Inhibitoren, trizyklische Antidepressiva (Nikotin);
- *Miosis:* Opiate, Clonidin, Äthanol, Barbiturate, Sedativa, Isopropylalkohol, Hypnotika, Organophosphate, Phencyclidin, Phenothiazine (Nikotin);
- *Nystagmus:* Barbiturate, Carbamazepin, Äthanol, Äthylenglykol, Lithium, Organophosphate, Phencyclidin, Phenytoin, Strychnin.

Diagnostische Hinweise:

(1) Diese ergeben sich aus der Situation (Tablettenreste, Abschiedsbriefe, Flüssigkeitsreste in Gläsern oder Flaschen, Kanüleneinstiche) und aus der Fremdanamnese (Verstimmtheit, Selbstmordäußerungen).

(2) Das **EKG** kann mit dem Nachweis von Rhythmusstörungen zur Diagnostik beitragen:
- *Bradykardie/AV-Block:* Digitalisglykoside, Insektizide, Lithium, trizyklische Antidepressiva;
- *supraventrikuläre Tachykardie:* Adrenergika, Anticholinergika, Benzodiazepine, Äthanol, Theophyllin, Digitalisglykoside (paroxysmale Tachykardie mit Block);
- *ventrikuläre Tachykardie:* Amphetamine, Kokain, Digitalisglykoside, Phenothiazine, Theophyllin, trizyklische Antidepressiva.

(3) Auch **Blutzucker- und Elektrolytentgleisungen** können diagnostisch weiterhelfen:
- *Hypoglykämie:* Insulin, orale Antidiabetika, Diazoxid, Phenothiazine, Salizylate;
- *Hyperglykämie:* Azeton, β-Blocker, Koffein, Theophyllin, LSD;
- *Hypokaliämie:* Adrenalin, Barium, β-Adrenergika, Koffein, Theophyllin;
- *Hyperkaliämie:* α-Adrenergika, β-Blocker, Digitalisglykoside, Fluoride, Lithium.

Differenzialdiagnose: Sämtliche komatösen Zustände (**s. Kap. I.2.6**).

Tabelle I.2.20 Leitsymptome bei Vergiftungen

Symptomatik	in Frage kommende Noxe
Koma	zentralnervös wirksame Substanzen wie Benzodiazepine, Antidepressiva, Opiate, Alkohol
Miosis	Hemmstoffe der Acetylcholinesterase, Opiate
Mydriasis	Antidepressiva, Neuroleptika, Antihistaminika
Tachykardie/Tachyarrhythmie	Antidepressiva, Stimulanzien, Antihistaminika, Alkohol, Theophyllin, selten Digitalis
Bradykardie/Bradyarrhythmie	Digitalis, β-Blocker, Kalziumantagonisten, Acetylcholinesterasehemmstoffe
Schock	kardio- und vasotoxisch wirkende Pharmaka und Drogen (**s. Kap. I.2.5.2.5**)
Hyperthermie	Atropin, Neuroleptika, Stimulanzien
Hypothermie	Neuroleptika
Zyanotisches Hautkolorit	alle zentral dämpfenden Substanzen, v.a. Opiate
Graues Hautkolorit	Methämoglobinbildner
Rosiges Hautkolorit	Kohlenmonoxid
Hypersalivation, Bronchorrhö, Hyperperistaltik	Hemmstoffe der Acetylcholinesterase
Delirante Symptomatik	Alkohol, Stimulanzien, LSD, Phencyclidin, Theophyllin, selten Antihistaminika

THERAPIE

Behandlungsstrategie

(1) **Aufrechterhaltung und Stabilisierung der Vitalfunktionen.**
(2) **Symptomatische Maßnahmen.** Diesen kommt die größte Bedeutung zu, weil nur wenige Prozent der Intoxikationen mit einem spezifischen Antidot behandelt werden können und viele Vergiftungen durch mehrere Substanzen gleichzeitig bedingt sind.
(3) **Primäre Detoxikation** (s. Tab. I.2.14); Verhinderung der Resorption, d.h. der systemischen Aufnahme.
(4) **Sekundäre Detoxikation** (s. Tab. I.2.14).
(5) Bei den sehr seltenen Intoxikationen, wo dies möglich ist: Sofortige **Verabfolgung von Antidots** bei vital bedrohlichen Vergiftungen (s.a. **Kap. I.2.5.2.5**, „Spezielle Maßnahmen"), z.B.

- Äthanol bei Intoxikationen mit Äthylenglykol oder Methanol,
- Atropin bei Intoxikationen mit Alkylphosphaten,
- Acetylcystein bei Intoxikationen mit Paracetamol (Acetaminophen),
- Biperiden bei Dyskinesien unter Substanzen mit antidopaminerger Wirkung,
- Desferoxamin bei Intoxikationen mit Eisen(-III) oder Aluminium,
- Dexamethason bei Reizgasinhalation,
- Digitalis-Antikörper bei bedrohlicher (Brady-)Arrhythmie unter Digitalisglykosiden,
- Dimercaptopropansulfonat bei Vergiftungen mit Schwermetallen,
- Dimethylaminophenol (4-DMAP®) bei Blausäure-Intoxikation,
- D-Penicillamin bei Intoxikationen mit Kupfer oder Zink,
- Flumazenil bei Ateminsuffizienz unter Benzodiazepinen (Flumazenil [Anexate®] ist allenfalls diagnostisch einzusetzen, therapeutisch wird der Benzodiazepin-Antagonist – in Abstimmung mit den Notärzten und Giftzentralen – bei durchweg benignem Verlauf der Benzodiazepinintoxikation und den teils erheblichen unerwünschten Wirkungen des Antagonisten nicht empfohlen);
- Fomepizol bei Intoxikationen mit Äthylenglykol oder Methanol,
- Hydroxycobalamin-Cynokit® bei Blausäure-Intoxikationen (UAW-frei und deshalb schon bei Verdacht auf, nicht erst bei gesicherter Blausäure-Intoxikation verabreichbar),
- Methylenblau bei Intoxikation mit Methämoglobinbildnern,
- Naloxon (Narcanti®) bei Ateminsuffizienz unter Opioiden,
- Natriumbikarbonat (8,4 %) bei Intoxikation mit trizyklischen Antidepressiva,
- Natriumperchlorat bei Jodintoxikation,
- Obidoxim, Atropin nach Alkylphosphaten,
- Physostigmin bei Arrhythmien/Krampfanfällen unter Anticholinergika und bei Intoxikation mit trizyklischen Antidepressiva,
- Silibin bei Vergiftungen mit Amanitin (Knollenblätterpilz),
- Toluidinblau bei Intoxikationen mit Methämoglobinbildnern,
- Vitamin K bei Intoxikationen mit Kumarinderivaten.

Allgemeine Maßnahmen

(1) **Lagerung:** Stabile Seitenlage zur Vermeidung einer Aspiration. Zur Magenspülung Oberkörpertieflage (20°).
(2) **Atemwege freihalten:** Mund reinigen, Prothesen entfernen, Kopf reklinieren und Unterkiefer nach vorne ziehen, Oropharyngealtubus (Guedel) oder Nasopharyngealtubus (Wendl) einlegen. Evtl. Intubation.
(3) **Venöser Zugang:** (s. Kap. I.2.2.2): Bei schweren Vergiftungen zentraler Venenkatheter, bei leichten Vergiftungen zumindest eine Verweilkanüle.

(4) Wichtige Laboruntersuchungen: (s. Kap. I.2.3.6), außerdem Venenblut zur Identifikation des Giftes und dessen Blutspiegelbestimmung.
(5) Blasenkatheter: Erste Urinmenge zur toxikologischen Untersuchung.
(6) Überwachung der Vitalfunktionen: (s. Kap. I.2.3): Atmung, Herz/Kreislauf, Urinausscheidung und Temperatur. Frühzeitig die Indikation zur Beatmung stellen.
(7) Neurologische Verlaufsuntersuchung.

Primäre Detoxikation bei nicht-gastroenteraler Giftaufnahme

(1) Maßnahmen bei inhalativer Aufnahme des Giftes: Den Vergifteten sofort an die frische Luft bringen. Bei Reizgasinhalation mit topischer Kortikoidprophylaxe beginnen. Sauerstoffzufuhr, bei toxischem Lungenödem Überdruckbeatmung. Im Fall einer massiven Staubinhalation oder Aspiration von chemischen Flüssigkeiten oder partikulären Stoffen ist eine Bronchiallavage indiziert.
(2) Maßnahmen bei perkutaner Aufnahme des Giftes (Anilin, E 605, Phenole, Tetrachlorkohlenstoff): Entfernen der kontaminierten Kleidung mit Gummihandschuhen. Gründliche Hautreinigung mit Wasser, bei fettlöslichen Toxinen mit Seife. Neutralisationsversuche nach Hautverätzungen sind nicht nur zwecklos, sondern aufgrund zusätzlicher Verletzungsgefahren zu unterlassen.
(3) Maßnahmen bei konjunktivaler Giftaufnahme: Sofortiges gründliches Spülen (10–15 min) des Auges unter dem nächsten Wasserhahn. Augenärztliche Weiterbehandlung, insbesondere im Fall einer Verätzung. Neutralisationsversuche sind nicht indiziert.

Primäre Detoxikation bei gastroenteraler Giftaufnahme

Hierfür stehen die **Gabe von Aktivkohle**, die **Magenspülung** und das **provozierte Erbrechen** zur Verfügung (s. Tab. I.2.14). Die Gabe von Aktivkohle ist bereits im Notarzteinsatz gut praktikabel.
(1) Die Gabe von *Aktivkohle* (0,5–1,0 g/kg KG bzw. 25–100 g Kohlesuspension für Erwachsene! Keine Kohlecompretten!) in Verbindung mit *Glaubersalz* (20–30 g = 2–3 Esslöffel, in Wasser aufgelöst) als salinischem Laxans ist eine einfache und komplikationsarme Maßnahme, die generell bei Intoxikationen vom Notarzt durchgeführt werden sollte. Eine wirksame Eliminationssteigerung gelingt bei Vergiftungen mit Carbamazepin, Chinin, Dapson, Phenobarbital, Salizylaten und Theophyllin. Nicht binden kann Aktivkohle allerdings die gut wasserlöslichen Verbindungen wie Methanol, Äthanol, Glykol, die meisten Schwermetalle, Lithium, anorganische, leicht wasserlösliche Verbindungen (z.B. Chlorate, Bromide) und Ätzstoffe.
(2) Die **Magenspülung** ist eine wirksame Methode der Dekontamination bei schweren oralen Vergiftungen, wenn sie innerhalb der ersten Stunde nach Ingestion erfolgt. Darüber hinaus ist die Magenspülung auch nach diesem Zeitpunkt sinnvoll, wenn es sich um schwere Intoxikationen mit toxikologisch relevanten Mengen handelt, insbesondere bei Magen-/Darmatonie und/oder Retardpräparaten.
- *Kontraindikationen:* Unzureichende Ausrüstung, Ingestion korrosiver Substanzen (z.B. Säuren, Laugen) bei zu vernachlässigender Systemtoxizität, Perforationsgefahr und vorher erforderliche Elementarhilfe. Die vorherige Intubation und Abdichtung der Trachea mit der Tubusmanschette muss immer dann durchgeführt werden, wenn Husten- und Schluckreflexe sowie Atmung gestört sind oder wenn eine ausgeprägte Bewusstseinsstörung vorliegt.
- *Praktisches Vorgehen:* Patient in Kopftieflage bringen (Bett um ca. 20° kippen). Bei Intubation ist Rückenlage möglich, in den übrigen Fällen streng auf Seit-(oder Bauch-)Lagerung achten; ggf. ist eine Fixierung notwendig. Einen großlumigen (ca. 18 mm Durchmesser), vorher mittels der Handbreitregel (Abstand Nasenwurzel bis Xiphoid plus eine Handbreite) abgemessenen weichen Magenschlauch vorsichtig, ohne grobe Gewalt aus dem Handgelenk heraus zur angezeichneten Markierung einführen. Hat man sich von der richtigen Lage des

Schlauches, der ausreichenden Durchgängigkeit der Atemwege und einer genügend tiefen Atmung überzeugt, zunächst versuchen, nach den Gesetzen der Schwerkraft den Mageninhalt auslaufen zu lassen. Die erste Portion toxikologisch untersuchen lassen. Erst dann mit lauwarmem Wasser – in Portionen von 100–300 ml (3 ml/kg KG) – bis zum klaren Rückfluss spülen (Gesamtspülvolumen 10–20 l). Abschließend ca. 0,5–1,0 g/kg KG aufgeschwemmte Aktivkohle und ca. 20–30 g Natriumsulfat (2–3 Essl. Na_2SO_4, in Wasser aufgelöst) instillieren. Den großlumigen Magenschlauch dann abklemmen, entfernen und durch eine transnasale Magensonde ersetzen (**s. Kap. I.2.2.7**). Bewusstlose Patienten im Anschluss an die Magenspülung wegen der Gefahr des Erbrechens in Bauchlage, rechter oder linker Seitenlage lagern und beaufsichtigen.

(3) Das **provozierte Erbrechen** ist bei fehlenden Kontraindikationen dann indiziert, wenn es innerhalb der Ein- bis Zweistundenfrist erfolgt und insbesondere wenn keine Ingestion mit Substanzen vorliegt, die rasch eine Bewusstseinsstörung bewirken können („Paradebeispiel": trizyklische Antidepressiva). Nach den vorliegenden Studien ist das evozierte Erbrechen sogar effektiver als die Magenspülung.

> **WICHTIG:**
> Kontraindikationen sind Bewusstseinstrübung mit fehlenden Schutzreflexen, kardiorespiratorische Erkrankungen, Atemdepression, Kreislaufschock, Krampfneigung, hohes Alter, Ingestion von Korrosiva, organischen Lösungsmitteln oder schaumbildenden Substanzen.

- Verabreicht wird *Ipecacuanha-Sirup*. Erwachsene erhalten 30 ml, Kinder 10 ml (< 1,5 Jahre), 15 ml (1,5–4 Jahre), 20 ml (> 4 Jahre) bzw. 30 ml (Schulkinder). Die Kinder werden dann bäuchlings mit herunterhängendem Kopf über das Knie eines Erwachsenen gelegt. Das Erbrechen kann durch Reizen des Rachenringes beschleunigt werden.
- Die Patienten sollten nach Einnahme des Brechsirups reichlich Flüssigkeit trinken, um den Brechreflex zu verbessern.
- Die Emesis setzt i.d.R. nach einer Latenz von 15–30 min ein.
- Bei zentral depressiv wirkenden Substanzen muss eine mögliche Zunahme der Bewusstseinstrübung einkalkuliert werden. Erfolgt nach 30 min keine Emesis, kann nochmals die halbe Dosis verabreicht werden. Bei abermaligem Versagen trotz mechanischer Reizung der Rachenhinterwand ist aufgrund der Eigentoxizität des Emetikums eine Magenspülung anzuschließen.

> **WICHTIG:**
> Bei Säure-Laugen-Verätzung kein Erbrechen provozieren! Sofortiges Trinkenlassen von max. 300 ml Wasser (Abspüleffekt), weiterhin von Milch oder Puffersubstanzen (Gelusil®-Lac, Aludrox®).

(4) Zur Elimination von unresorbierten Residuen und entero-enteral rückresorbierten Giften dient die Magen-Darm-Spülung mit oraler oder Sondenapplikation einer Darmspüllösung vom Typ Golytely (1–2 l/h) unter Beachtung entsprechender Kontrollmaßnahmen.

Sekundäre Detoxikation

Die verschiedenen Formen der verstärkten Giftelimination müssen sehr substanzspezifisch eingesetzt werden.

(1) **Forcierte Diurese,** bis zu 16–18 l Harn/Tag:
- *Indikation:* Vergiftungen mit Thallium und Herbiziden aus der Gruppe der Phenoxykarbonsäuren.

- *Weitgehend verlassene Indikationen:* Leichte bis mittelgradige Vergiftungen mit Salizylaten, Phenobarbital, Barbital. Massive Intoxikationen mit diesen Substanzen können wesentlich effektiver mit extrarenalen Eliminationsverfahren behandelt werden.

(2) **Hämodialyse:** *Indikationen:* Wie bei forcierter Diurese; zusätzlich Äthanol (Kind > 3 ‰, Erwachsene > 4 ‰ Blutalkohol bei entsprechender Klinik), Methanol, Äthylenglykol, Diäthylenglykol, Butylglykol, Thallium, Quecksilbersalze, Natrium-, Kaliumchlorat, Lithiumsalze.

(3) **Hämoperfusion:** *Indikation:* Schwere Vergiftungen mit Meprobamat, Theophyllin, Insektiziden und Herbiziden.

(4) **Hämofiltration:** *Indikation:* Keine; Verfahren ist der Hämodialyse und Hämoperfusion unterlegen.

(5) **Plasmaseparation:** *Indikation:* Toxine mit hoher Plasmaproteinbindung; kaum berechtigte Anwendung, da der Hämoperfusion deutlich unterlegen.

7.2 Spezielle Vergiftungen

7.2.1 Schlafmittelvergiftungen

Bei den Schlafmittelvergiftungen überwiegen heute bei weitem die Intoxikationen mit Benzodiazepinen, gefolgt von Diphenhydramin.

Tiefe und Dauer der zentralen Lähmung hängen außer von der eingenommenen Dosis wesentlich von der chemischen Struktur und damit von der Entgiftungsgeschwindigkeit der einzelnen Verbindungen ab. Alle Schlafmittel wirken bei höherer Dosierung länger und sind im Allgemeinen in 10- bis 15facher Normdosis gefährlich. Hauptgefahren sind die durch die respiratorische Depression eingeleitete Hypoxämie und die damit zusammenhängende gefürchtetste Komplikation, der irreversible Schock (**s. Kap. I.2.5.2.5**).

Klinik: Folgende Stadien können unterschieden werden:
(1) Symptomlose Schlafmittelvergiftung.
(2) Leichte Schlafmittelvergiftung – Patient ansprechbar.
(3) Leichte Schlafmittelvergiftung – Patient soporös.
(4) Mittelschwere Schlafmittelvergiftung – Patient motorisch reaktiv.
(5) Schwere Schlafmittelvergiftung – Patient areaktiv.
(6) Schwere Schlafmittelvergiftung – Patient areaktiv und vital gefährdet.

THERAPIE

(1) Atem- und Kreislaufhilfe „vor Ort".
(2) Giftentfernung i.d.R. erst nach Transport in die Klinik, wobei aufgrund der raschen Absorptionskinetik der Benzodiazepine und ihres raschen Wirkungseintritts eine primäre Giftelimination im Allgemeinen nur innerhalb maximal 1 Stunde post ingestionem effektiv ist.
(3) Flumazenil (Anexate®) nicht therapeutisch, sondern allenfalls als Benzodiazepin-Screening einsetzen. Die bei schweren Vergiftungen beobachtete Kreislaufhypotonie lässt sich am wirksamsten durch Volumensubstitution beheben. Intensivmedizinisches Monitoring und Intensivtherapie je nach Schweregrad der Intoxikation.

7.2.2 Alkoholintoxikation

Äthylalkohol wird rasch resorbiert (50 % in 15 min; Maximalspiegel nach 1–1,5 h) und hat eine ausgeprägte, anfänglich erregende, später lähmende Wirkung auf das Zentralnervensystem. Die Äthanolvergiftung verläuft in vier Stadien: Euphorisches, Rausch-, narkotisches und asphyktisches Stadium (**Tab. I.2.21**).

2 Grundlagen der Notfall- und Intensivtherapie

Tabelle I.2.21 Blutalkoholkonzentration und klinische Symptomatik

Blutalkohol-konzentration	Klinische Symptomatik
≥ 0,25‰	Stimmungsänderungen: Euphorie, gesteigertes Selbstvertrauen, Einschränkung feinmotorischer Fähigkeiten, beginnende Koordinationsschwierigkeiten.
≥ 1,0‰	Deutliche mentale Veränderungen: zunehmende Enthemmung, eingeschränkte geistige Aufnahmefähigkeit und Urteilsfähigkeit, Sprechstörungen, Diplopie, Nystagmus, Gangunsicherheit.
≥ 2,0–2,5‰	Sinneswahrnehmungsstörungen einschließlich eingeschränkter Schmerzwahrnehmung, Konfusion, Lethargie, Schwierigkeiten, ohne Unterstützung zu sitzen.
≥ 3‰	Apathie, Koma, Inkontinenz, zunehmende Temperaturregulationsstörung.
≥ 5‰	Lebensbedrohung durch Verlegung der Atemwege, Aufhebung der Schutzreflexe und zunehmende Atemdepression.

Leitsymptome und -befunde: Im Stadium der **Asphyxie** bestehen Bewusstlosigkeit, Reflexlosigkeit und respiratorische Insuffizienz (Gefahr der Atemlähmung). Häufig liegt eine kombinierte Vergiftung vor (Alkohol, Schlafmittel und Psychopharmaka).

Notfalldiagnose „Alkoholintoxikation":
(1) Bewusstseinseinschränkungen und neuropsychologische Auffälligkeiten sollten nicht von vornherein der akuten Alkoholwirkung zugeschrieben werden.
(2) Fahndung nach stattgehabten Traumen (besonders Halswirbelsäulen- und Schädel-Hirn-Verletzungen) und nach Zeichen der Infektion.
(3) Symptome der Hypovolämie (z.B. gastrointestinale Blutung), eines akuten Abdomens; neurologische und muskuläre Auffälligkeiten.
(4) Erstmalig auftretende Krampfanfälle, fokale Anfälle oder andere fokale neurologische Zeichen: Durchführung einer kranialen CT-Untersuchung.
(5) Oft besteht gleichzeitig eine Hypoglykämie (Äthanol hemmt die hepatische Glukoneogenese), die den weiteren Krankheitsverlauf bestimmen kann, wenn sie unkorrigiert bleibt!

! WICHTIG:
Eines der größten Probleme beim Umgang mit alkoholisierten Patienten besteht darin, relevante Begleiterkrankungen nicht zu übersehen (s.u.)! Die anästhetikaähnliche Wirkung des Äthanols setzt Schutzreflexe, Sensibilität und Schmerzempfinden herab, die Diagnose von Begleiterkrankungen wird erschwert.

Differenzialdiagnose: Folgende Differenzialdiagnosen sind bei der Bewusstseinstrübung bei Alkoholintoxikation zu berücksichtigen:
(1) Mischintoxikationen (Medikamente, Drogen, andere Alkohole);
(2) neurologische Ursachen:
- Schädel-Hirn-Trauma,
- Terminalschlaf oder postparoxysmaler Dämmerzustand nach Grand-Mal-Anfall,
- ZNS-Infektion,
- Wernicke-Enzephalopathie,
- hepatische Enzephalopathie;
(3) metabolische Ursachen:
- Hypoglykämie,
- Ketoazidose,

(4) Elektrolytentgleisungen;
(5) Hypothermie;
(6) Schock (Hypovolämie, Sepsis);
(7) Hypoxämie (pulmonale Aspiration, Pneumonie).

THERAPIE

(1) Kontrolle der Vitalfunktionen einschließlich Pulsoxymetrie, Kontrolle der Körpertemperatur, Blutzucker.
(2) Der **Patient ohne Schutzreflexe und mit Atemdepression** ist zu intubieren und zu beatmen; bei grenzwertiger Einschränkung der Schutzreflexe sollte der Patient in stabiler Seitenlage kontinuierlich überwacht werden.
(3) Jeder aufgefundene Alkoholiker sollte bis zum Beweis des Gegenteils als **hypotherm** angesehen werden!
(4) Venöser Zugang bei einem Patienten mit eingeschränktem Bewusstseinszustand, der nicht ohne Unterstützung sitzen kann, hypovolämisch erscheint, Krampfanfälle hat oder eine komplizierende Begleiterkrankung aufweist. In all diesen Fällen muss mit potenziell vital bedrohlichen Komplikationen gerechnet werden! Als Infusion bietet sich isotone Kochsalzlösung oder eine Vollelektrolytlösung an; bei Nachweis einer Hypoglykämie sollten zusätzlich 25 g Glukose gegeben werden.
(5) Den **unruhigen Alkoholintoxikierten** mit 5–10 mg Haloperidol (Haldol®) i.v. behandeln, der Wirkungseintritt erfolgt innerhalb von 10 min; eine kardiorespiratorische Depression oder Beeinträchtigung der neurologischen Beurteilbarkeit ist nicht zu erwarten.
(6) Eine **Magenspülung** kann bei schweren Vergiftungen (unter Berücksichtigung der schnellen Äthanolresorption) und bei Mischintoxikationen angezeigt sein, nach der Magenspülung Magenschlauch einlegen.
(7) Die Gabe von **Aktivkohle ist nur bei Mischintoxikationen** sinnvoll, da Äthanol nicht adsorbiert wird.
(8) In schwersten Fällen *Hämodialysebehandlung* (**s. Kap. I.2.7.1**, „Sekundäre Detoxikation").
(9) Die Antidots Naloxon (Narcanti®), Flumazenil (Anexate®) und Physostigmin sollten nur aus diagnostischen Gründen zum Ausschluss einer Mischintoxikation eingesetzt werden.

> **! WICHTIG:**
> Distraneurin® darf im akuten Stadium der Äthanolvergiftung wegen der gleichsinnigen atem- und kreislaufdepressiven Wirkung nicht appliziert werden!

7.3 Biogene Drogen und Designerdrogen

Das Drogenspektrum ändert sich

(1) Im Drogenkonsum und bei Drogenintoxikationen haben in den letzten Jahren neben altbekannten Drogen wie Haschisch, Heroin, Kokain und LSD immer mehr „neue" Drogen Bedeutung erlangt. Zu diesen „neuen" Drogen zählen biogene Drogen („Stechapfel", „Magic mushrooms") und Designerdrogen („Ecstasy", „MDMA"). Gerade junge Menschen sind dabei aufgrund neugierigen Probierverhaltens und fehlender Erfahrung in Bezug auf **Überdosierungen** mit u.U. lebensbedrohlichen Symptomatiken besonders gefährdet.
(2) Begünstigt wird das Auftreten unerwarteter Wirkungen u.a. dadurch, dass der Wirkstoffgehalt und bei den Designerdrogen auch **die Art des Wirkstoffs** sowie eventuelle **Zusatzstoffe** (z.B. Ephedrin, Amphetamine) i.d.R. nicht bekannt sind. Hieraus ergibt sich derzeit ein wach-

sender Bedarf an Kenntnissen und Strategien zur Handhabung von medizinischen Komplikationen nach Gebrauch von Ecstasypräparaten oder biogenen Drogen.

THERAPIE

(1) Bei Intoxikationen mit biogenen Drogen und Designerdrogen [pädiat prax 2000; 58: 593–604] sind neben einer vornehmlich sympathomimetisch oder anticholinerg geprägten **Allgemeinsymptomatik** (Agitation, Tachykardie, Mydriasis u.a.) und einer **psychischen Alteration** (Angstgefühl, Depression, Psychose u.a.) auch **gefährliche Komplikationen** (Krampfanfall, Hyperthermie, Kreislaufdepression, Rhabdomyolyse u.a.) beschrieben.

(2) Die **Indikation zur klinischen Überwachung** ist damit bei Zwischenfällen jeglicher Art gegeben, auch wenn initial noch eine relativ blande Symptomatik vorherrscht. Monitoring, Diagnostik und symptomorientierte Therapie stehen beim klinischen Management dieser Intoxikationen im Vordergrund.

(3) Eine **primäre Giftelimination** ist wegen der schnellen Kinetik der Substanzen von geringer Bedeutung.

8 Akutes Abdomen

(S. Kap. III.6.9.1)

9 Spezielle Krankheitsbilder des Intensivpatienten

9.1 Ventilatorassoziierte Pneumonie

Die ventilatorassoziierte Pneumonie (VAP) bezeichnet eine Infektion des Lungenparenchyms nach Intubation und einer Beatmungszeit von mindestens 48 Stunden; sie findet sich bei 47 % der beatmeten Patienten und geht mit einer erhöhten Mortalität und längerem Intensivaufenthalt einher. Vorwiegend betroffen sind Männer, Patienten mit hohem Alter, COPD, nach Notfalloperation und Trauma. Ein hoher APACHE-II-Score, Hämodialyse, Hypalbuminurie und Urämie sind ebenso assoziiert mit einer VAP wie Beatmungszeit, Reintubation, Bronchoskopie, Tracheotomie, Anlage einer Magensonde/enterale Ernährung, parenterale Ernährung, zentralvenöse Katheter, vorausgegangene Antibiotikatherapie, H_2-Rezeptorantagonisten/Sucralfat, Kortikosteroide, kontinuierliche Sedierung und Bluttransfusionen.

Diagnostik: Der Verdacht auf eine ventilatorassoziierte Pneumonie ergibt sich meist aufgrund der Klinik: eitriges Trachealsekret, Körpertemperatur > 38,5 °C oder < 36,5 °C, Leukozytose oder Leukopenie, Verschlechterung der Beatmungssituation (Abfall des paO_2 um 15 % innerhalb von 48 h), persistierendes Infiltrat im Röntgenthorax. Eine bronchoalveoläre Lavage (BAL) führt entsprechend einer Metaanalyse häufig zu einer Veränderung der antibiotischen Behandlung und kann hierdurch zur Einengung der antibiotischen Breite und somit zur Vermeidung von Resistenzen führen [Shorr et al., Crit Care Med 2005; 1: 46–53]. Andere Methoden zur diagnostischen Probensammlung sind das bronchoskopische Absaugen, das blinde Absaugen mit einem Absaugkatheter oder die Probengewinnung mittels Bronchialbürsten.

Keime: Staphylococcus aureus, darunter auch MRSA und Pseudomonas aeruginosa verursachen 50–70 % der VAP, weitere häufige Keime sind Acinetobacter baumanii, E. coli, Enterobacter, Klebsiella pneumoniae, Stenotrophomonas maltophila, Proteus mirabilis, Aspergillus und Candida.

Therapie

Prophylaxe

Die aszendierende Besiedlung und nachfolgende Aspiration intestinaler Keime hat eine große Bedeutung bei der Entstehung der VAP. Orale Hygienemaßnahmen (Mundsäuberungen und Spülungen mit Chlorhexidin, selektive orale Dekontamination mit einer Lösung aus 2 % Gentamicin, 2 % Colistin und 2 % Vancomycin alle 6 h) können die Inzidenz der VAP reduzieren. Wenn möglich sollte vor Intubation der Versuch einer nichtinvasiven Maskenbeatmung durchgeführt werden.

Weitere Prophylaxemaßnahmen sind die Gabe von Sucralfat anstatt H_2-Rezeptorantagonisten oder Protonenpumpeninhibitoren bei geringem Risiko einer gastrointestinalen Blutung, eine Oberkörperhochlagerung von 30–45° zur Vermeidung eines gastroösophagealen Refluxes, ein geschlossenes tracheales Absaugsystem und eine Jejunalsonde anstatt einer gastralen Ernährung.

Therapie

Die Sterblichkeit der inadäquat behandelten VAP ist hoch; da die auslösenden Organismen zwischen den Krankenhäusern variieren, sollte jedes Krankenhaus ein Regime entwickeln, das die häufigsten prävalenten Keine erfasst. Bei Verbesserung der klinischen Situation ist eine Behandlungsdauer von 8 Tagen ausreichend. Aufgrund der Häufigkeit von S. aureus und P. aeruginosa sollten diese Keime stets im antibiotischen Spektrum enthalten sein.

MRSA sollten mit Vancomycin, Teicoplanin oder Trimethoprim-Sulfamethoxazol oder Linezolid behandelt werden. Multiresistente A. baumanii sprechen z.T. auf Doxycyclin, Minocyclin oder intravenöses Colistin an.

9.2 Sinusitis

Die Sinusitis ist eine häufige, aber zu wenig diagnostizierte Infektion bei kritisch Kranken. Bis zu 95 % aller nasotracheal und ungefähr 60 % aller orotracheal Intubierten entwickeln innerhalb von 7 Tagen sonographisch nachgewiesene pathologische Veränderungen der Kieferhöhlen (Schleimhautödem, Sekretverhalt). Sedierung und analgetische Therapie verschleiern häufig den Gesichtsschmerz, umso wichtiger sind die bildgebende Diagnostik (Sonographie, Röntgen, Computertomographie) und die Punktion der Kieferhöhlen. Im Keimspektrum dominieren oft multiresistente Staphylococcus-aureus- und Pseudomonas-aeruginosa-Stämme.

Therapie

Beseitigung aller nasalen Fremdkörper, Applikation von abschwellenden und mukolytischen Medikamenten und systemische antibiotische Therapie. Letztere besteht – unter Beachtung des anaeroben Keimspektrums – in einem Breitspektrumpenicillin + β-Lactamaseinhibitor, in einem Carbapenem oder Chinolon + Metronidazol oder in einem Cephalosporin der 3. Generation + Metronidazol. Die Wertigkeit der Sinusdrainage wird unterschiedlich eingeschätzt.

9.3 Akalkulöse Cholezystitis

Ätiologie und Pathogenese: Die Stresscholezystitis ist eine potenziell lebensbedrohliche Komplikation, die im Verlauf verschiedener intensivmedizinischer Krankheitsbilder, nach Polytrauma und Verbrennungen und postoperativ auftritt. Sie findet sich bei 18–20 % aller Intensivpatienten, ist in 87–95 % akalkulös und führt bei 0,5–4,2 % zur Cholezystektomie. Bis zu 60 % der unbehandelten Formen verlaufen kompliziert. Bei unklarer Sepsis muss die akalkulöse Cholezystitis – zumindest bei einem Drittel mit steriler Galle – als Sepsisquelle in Erwägung gezogen werden.

Klinik: Die **Diagnostik** ist schwierig: Die üblichen klinischen Cholezystitiszeichen (rechtsseitiger Oberbauchschmerz, Abwehrspannung) sind beim beatmeten Intensivpatienten schwer festzustellen, die laborchemischen Parameter (Leukozytose, Cholestaseparameter) können bereits im Rahmen von Sepsis und MODS verändert sein. Der frühzeitigen Diagnose durch bildgebende Verfahren (initial Sonographie) kommt deshalb ein hoher Stellenwert zu.

THERAPIE

Die Therapie umfasst zum einen die Gabe von Antibiotika, die das i.d.R. gramnegative, aber auch gelegentlich anaerobe Keimspektrum abdecken muss, zum anderen die Cholezystektomie oder – bei Inoperabilität – die Gallenblasenpunktion und/oder Drainage (primäre Erfolgsrate > 90 %, in 50 % kurativ).

9.4 Stressulkus und Stressulkusblutung

Ätiologie und Pathogenese: Die **Pathogenese** des Stressulkus bei Intensivpatienten ist komplex und unterscheidet sich von der durch Säure und Helicobacter pylori hervorgerufenen Verursachung: Durch eine mukosale Minderversorgung mit oxygeniertem Blut als Folge von Schock oder Hypoxie wird ein schleimhautschädigender Circulus vitiosus in Gang gesetzt, bestehend aus venöser Stase, Sludge, Vasospasmus, Gewebehypoxie, Mediatorenfreisetzung, Radikalbildung und Autokongestion der Gefäße. Das Auftreten einer **Stressulkusblutung** verschlechtert die Prognose des Intensivpatienten entscheidend.

Risikofaktoren für das Auftreten einer Stressulkusblutung sind nach Studienlage:
(1) Maschinelle Beatmung für mehr als 4 Tage (15,6faches Risiko),
(2) Koagulopathie mit weniger als 50 000 Thrombozyten/µl oder verlängerter partieller Thromboplastinzeit (4,3faches Risiko).

THERAPIE

Prophylaxemaßnahmen (**s. Kap. I.2.10.3**).

9.5 Enzephalopathie, Neuropathie und Myopathie des kritisch Kranken

Das systemische Inflammations-Reaktions-Syndrom (SIRS) und die Sepsis sind durch die Aktivierung einer Vielzahl humoraler und zellulärer Störungen der Homöostase geprägt. Sie führen auch zu verschiedenen Beeinträchtigungen des neuralen und neuromuskulären Systems, vermutlich durch Permeabilitäts- und Mikrozirkulationsstörungen, Toxin- und Mediatorwirkungen. Die beiden Hauptmanifestationen – Polyneuropathie des kritisch Kranken und septische Enzephalopathie – treten bei bis zu 70 % der Schwerkranken auf. Eine gesicherte spezifische Therapie ist nicht bekannt; die zum Teil prolongierte Ausheilung korreliert mit der Beherrschung von SIRS und Sepsis.

9.5.1 Neuropathie und Myopathie des kritisch Kranken

Klinik: Das klinische Bild von Polyneuropathie und Myopathie ist durch eine Schwäche der Extremitäten, Hyporeflexie, verzögerte Respiratorentwöhnung und eine komplikationsreiche, verlängerte motorische Rehabilitation mit erhöhter Letalität gekennzeichnet. Muskelrelaxanzien und Kortikosteroide können zusätzliche schädigende Effekte am neuromuskulären System hervorrufen, die sich als transiente neuromuskuläre Blockade, axonale motorische Neuropathie oder Myopathie der dicken Filamente zeigen. Wegen der eingeschränkten klinisch-neurologischen Beurteilung eines Intensivpatienten kommt den elektrophysiologischen Untersuchungen (Elektromyo- und Elektroneurographie), der Messung der Kreatininkinase im Serum, der Muskel- und Nervenbiopsie, der Liquorpunktion und gelegentlich der Kernspintomographie eine große diagnostische und differenzialdiagnostische Bedeutung zu.

THERAPIE

Eine gesicherte **Therapie** der Critical Illness Neuropathie und Myopathie ist nicht bekannt. In einer retrospektiven Analyse fanden sich bei Patienten mit gramnegativer Sepsis und MODS signifikant seltener Polyneuropathien bei den Patienten, die frühzeitig mit intravenösem Immunglobulin (ivIgGMA, Pentaglobin®) als supportives Sepsistherapeutikum behandelt worden waren. Remissionen treten oft erst nach Wochen bis Monaten auf, manchmal verbleibt ein neuromuskuläres Defizit.

9.5.2 Septische Enzephalopathie

Die septische Enzephalopathie ist eine reversible Dysfunktion des Zentralnervensystems ohne erkennbare strukturelle Schäden, die bei 9–23 % der Patienten mit Sepsis und bei 50–71 % der Patienten mit schwerer Sepsis vorkommt.

Ätiologie und Pathogenese: Noch unzureichend bekannt.

Klinik: Konzentrationsstörungen, Irritabilität, Agitation, Desorientiertheit, Konfusion, Somnolenz, Stupor oder Koma sind die **klinischen Manifestationen**. Stets müssen bei der Diagnosestellung zahlreiche andere Differenzialdiagnosen einer zerebralen Störung mit bedacht werden. Hilfreich ist das EEG, während Bildgebung und Liquoruntersuchung meist unauffällig sind. Als prognostisch aussagekräftigster Parameter gilt derzeit der Glasgow Coma Score (s. Legende zu **Tab. I.2.17**), dessen Höhe invers mit der Sterblichkeit dieser Patienten korreliert. Es besteht eine Korrelation von gramnegativer und grampositiver Bakteriämie und Schweregrad der septischen Enzephalopathie.

THERAPIE

Bei erfolgreicher Behandlung der Sepsis kommt es zu einer raschen Besserung der septischen Enzephalopathie.

9.6 Rhabdomyolyse des kritisch Kranken

Das **Leitsymptom** der Rhabdomyolyse ist die schmerzhafte Lähmung geschwollener Muskeln als Ausdruck mehr oder weniger ausgedehnter Muskelnekrosen. Im Vollbild des Krankheitsbildes stehen lebensbedrohliche systemische (Nierenversagen, metabolisches Koma, Herzrhythmusstörungen, Gerinnungsstörungen) und lokale Komplikationen (Kompartmentsyndrome, Atemmuskelbeteiligung).

Laborchemisch-diagnostisch imponiert der dramatische Anstieg der Kreatinkinase (CK, meist Werte > 1000 IU/l), der zur Urinverfärbung führende Myoglobinanstieg mit Werten von 250 µg/ml (normal bis 5 ng/ml) kommt sogar noch etwas früher.

Als **Auslöser** kommen mechanische Ursachen (direktes Trauma-Crush-Syndrom, Unterkühlung, Hitzschlag, Koma, maligne Hyperthermie, Intoxikationen, Koma, prolongierte Reanimation, Extremsport), Medikamente und Intoxikationen (Alkoholexzess, Lipidsenker, Amphetamine wie LSD und Ecstasy, Kokain, Heroin, Opiate) und Prädispositionen (Myopathien, Autoimmunerkrankungen, Sepsis, Virämie) u.a. in Frage.

THERAPIE

Therapeutisch sind Absetzen des Triggers, Volumen- und Elektrolytsubstitution, Harnalkalisierung und ggf. Nierenersatzverfahren angezeigt. Letztere dienen in fortgeschrittenen Fällen auch zur Detoxifikation [Intensivmed 2003; 40: 294–300].

9.7 Hyperthermiesyndrom mit Hypermetabolie und Muskelrigidität

Definition und Klinik: **Hyperthermie** ist definiert als gesteigerte Wärmeenergieproduktion des Körpers, die die Möglichkeit des Körpers zur Hitzeabgabe übersteigt. Die resultierende Hyperthermie ist häufig von einem massiv gesteigerten Skelettmuskelmetabolismus begleitet, der zu Muskelrigidität, extensiver Rhabdomyolyse (**siehe Kap. I.2.9.6**) und Hyperkaliämie führt. Die augenfälligsten klinischen Zeichen der speziellen Form der **malignen Hyperthermie** sind Tachykardie, Rigor oder Masseterspasmus, Hyperkapnie, metabolisch-respiratorische Azidose und Rötung der Haut, gefolgt von Hypoxie und Zyanose, Hypotension, kardialen Arrhythmien, Temperaturanstieg, Hyperkaliämie und Rhabdomyolyse. Abortive Verlaufsformen sind häufig.

Ursachen: (1) **Medikamentöse Ursachen** sind Medikamente, die die maligne Hyperthermie, das neuroleptische maligne Syndrom sowie das serotonerge, das anticholinerge und das sympathomimetische Syndrom verursachen.

(2) *Nicht-medikamentöse Ursachen* sind die letale Katatonie, der Hitzschlag, ZNS-Infektionen und der Tetanus [Eur J Emerg Med 2003; 10: 149–154].

(3) Die spezielle Hyperthermieform der **malignen Hyperthermie** ist ein potenziell lebensbedrohliches hypermetaboles Syndrom der Skelettmuskulatur. Es wird durch volatile Inhalationsanästhetika und depolarisierende Muskelrelaxanzien ausgelöst. Eine unkontrollierte sarkoplasmatische Ca^{2+}-Freisetzung über den Ryanodin-Rezeptor aktiviert die kontraktilen Filamente mit dem klinischen Bild des Rigors und steigert den mitochondrialen Energieumsatz mit exzessiver Erhöhung des Sauerstoffverbrauchs und der Kohlendioxidproduktion. Für die Veranlagung zur malignen Hyperthermie scheinen verschiedene Mutationen auf dem Gen des sarkoplasmatischen Kalziumkanals des Skelettmuskels (RYR1) verantwortlich zu sein.

THERAPIE

(1) Wichtigste Maßnahmen beim **Hyperthermiesyndrom** sind das Absetzen des Triggers, ein möglichst kausales Vorgehen sowie die adäquate, kontinuierliche Messung der Körperkerntemperatur, die konsequente Kühlung – bis hin zur extrakorporalen Zirkulation – bis auf Werte von 38,0–38,8 °C. Antipyretika sind nicht hilfreich. Sedativa bei Agitation und die Behandlung der Rhabdomyolyse (**siehe Kap. I.2.9.6**, „Therapie") sowie der Hyperkaliämie sind weitere wichtige Bestandteile der Therapie [Eur J Emerg Med 2003; 10: 149–154].

(2) Bei der speziellen Form der **malignen Hyperthermie** beinhaltet die kausale Therapie das Absetzen des Triggers, die gesteigerte Ventilation und die Oxygenierung mit 100 % O_2 sowie die intravenöse Infusion von Dantrolen, einem Inhibitor der sarkoplasmatischen Ca^{2+}-Freisetzung. Zur symptomatischen Therapie zählen die Gabe triggerfreier Anästhetika, die Behandlung von Azidose, Volumen- und Elektrolytstörungen sowie die Prophylaxe sekundärer Organschädigungen wie Nierenversagen oder disseminierter Koagulopathie unter intensivmedizinischer Überwachung [Intensivmed 2003; 40: 324–335].

10 Prophylaxemaßnahmen in der Intensivmedizin

10.1 Allgemeine Infektionsprophylaxe

Invasive medizinische Maßnahmen sind die dominierenden **Risikofaktoren nosokomialer Infektionen**. Nosokomiale Infektionen verschlechtern nicht nur die Prognose quoad vitam, sondern verlängern auch den Intensivstations- und Krankenhausaufenthalt um ein Mehrfaches. Das Infektionsrisiko steigt in folgendem Maße: Verweildauer auf der Intensivstation von mehr als 3 Tagen: 2,5, von 5–6 Tagen: 15; Blasenkatheter (> 10 Tage): 3,2; intrakranielles Druckmonitoring: 2,5; maschinelle Beatmung: 1,75; zentralvenöser Katheter: 1,35; Pulmonaliskatheter: 1,2.

Grundlage der **Infektionskontrolle** ist die konsequente Einhaltung folgender Hygienemaßnahmen:

(1) Händedesinfektion und Händewaschen,
(2) Hygienedisziplin aller Personen, auch der Ärzte und Chefärzte,
(3) hygienisch einwandfreie pflegerische Tätigkeiten zur Verhütung von Blasenkatheterinfektionen, Venenkatheterinfektionen, Pneumonien bei Beatmung und Wundinfektionen,
(4) Einsatz von speziellem Personal (Hygienefachschwester, -pfleger),
(5) sichere und sinnvolle Desinfektions- und Sterilisationsverfahren,
(6) sichere und einfache Isolierungstechniken (z.B. Kohort-Isolierung, Kittelwechsel, Einwegschürze),
(7) ausreichende Pflegepersonal-Patienten-Relation (zu wenig Personal bedeutet weniger Hygiene),
(8) sorgfältige Indikation für Antibiotikatherapien und möglichst wenig Antibiotikaprophylaxe (schriftliche Richtlinien)!
(9) Möglichst wenig und möglichst kurze Verweildauer von Fremdkörpern (Venenkatheter, Blasenkatheter, arterielle Katheter, Hirndrucksonden etc.).

10.2 Prophylaxe katheterassoziierter Infektionen

Katheterassoziierte Infektionen sind die häufigste **Ursache nosokomialer Bakteriämien** auf der Intensivstation, mit einer Bakteriämieinzidenz von 2,1–30,2/1000 Zentralvenenkatheter-Tagen und einer Letalität von 0,2 % bei bakteriellen und bis zu 81 % bei Pilzinfektionen. Bereits infizierte Patienten haben diesbezüglich ein überdurchschnittlich hohes Risiko.

10.2.1 Ursachen

Von den möglichen Kontaminationsursachen spielt die **primäre Keimbesiedlung der Punktionsstelle** eine wesentliche Rolle; weitere Quellen sind die hämatogene Besiedlung insbesondere der Katheterspitze bei Bakteriämien und Fungämien, Kontaminationen der Infusionssysteme einschließlich Zubehör und unsterile Infusionslösungen. Mundpflege und intratracheale Absaugung bedeuten bei beatmeten Patienten – insbesondere mit Subclavia- oder Jugularis-Venenkathetern – nicht zu unterschätzende Infektionsquellen. Bei Kathetern zur arteriellen Druckmessung und bei Pulmonaliskathetern stehen vor allem die **häufigen Manipulationen am System zur Druckmessung** und weniger das lokale Infektionsrisiko an der Punktionsstelle im Vordergrund: Die Kontamination mit unsteriler Kalibrierungslösung, das häufige Abnehmen von Blutproben sowohl zur Blut- als auch zur Blutgasanalyse und der Einsatz von Mehrweghähnen (günstiger: Ansatzstücke mit selbstdichtendem Diaphragma) bedeuten zusätzliche Kontaminationsmöglichkeiten und erfordern jedes Mal strenges aseptisches Arbeiten.

10.2.2 Prophylaxe

Der Einsatz **Antibiotika-/Antiseptika-(Silber-)beschichteter Katheter** senkt weder die Kolonisierungsrate noch die Häufigkeit von Katheterinfektionen (Pierre, de Vaumas et al. 2007). Antimikrobielle Salben zur Abdeckung der Punktionsstelle zeigen ebenfalls keinen gesicherten Nutzen.

Die wichtigsten **Pflegetechniken** zur Verhinderung von Venenkatheter-assoziierten Infektionen sind im Folgenden aufgeführt.

(1) Sichtkontrolle der Infusionsbehälter auf Haarrisse, Trübung oder Ausflockung.

(2) Zumischen von Medikamenten erst unmittelbar vor Gebrauch: Die Einstichstelle im Gummistopfen ist zu desinfizieren.

(3) Händedesinfektion vor Legen des Venenkatheters.

(4) Bei peripher-zentralen und zentralen Venenkatheterisierungen sowie bei Venae sectio sind sterile Handschuhe und sterile Abdeckung erforderlich.

(5) Sorgfältige Desinfektion der Einstichstelle durch mehrmaliges Abreiben mit einem sterilen Tupfer (1 min Einwirkzeit bei zentralen, 20 sec bei peripheren Venenkathetern).

(6) Unabhängig vom gewählten Zugangsweg steigt das Infektionsrisiko mit der Dauer des Katheterisierungsvorgangs. Die Insertionen zentralvenöser und arterieller Katheter sind als chirurgische Maßnahmen aufzufassen. Alle Beteiligten sollten demzufolge Mundschutz, sterile Mäntel und Handschuhe tragen.

(7) Katheter sorgfältig fixieren!

(8) Händedesinfektion vor Manipulationen an Venenkatheter, Verbindungsstellen und Dreiwegehähnen.

(9) Wechsel der Infusionssysteme: Für Blut und Blutprodukte 24 h, für Lipidlösungen 12 h, für lipidhaltige Lösungen 24 h.

(10) Für Gefäßkatheter gibt es keine festen Wechselintervalle. Das Risiko des Auftretens von Phlebitis, katheterassoziierter Infektion und Verschluss steigt zeitabhängig linear an.

(11) Die Verweildauer peripherer Kunststoffdauerkanülen soll 72 h nicht überschreiten. Blande zentrale Venenkatheter sollten nur bei Verdacht auf Venenkathetersepsis entfernt werden.

(12) Infusionssysteme und Systeme zur Messung des zentralen Venendrucks sind alle 72 h auszuwechseln.

(13) Zahl der Verbindungsstellen und intravenösen Zugänge so gering wie möglich halten.

(14) Punktionsstelle täglich durch sanfte Palpation durch den Verband bzw. Inspektion untersuchen. Bei Fieber unklarer Genese oder Schmerzen an der Punktionsstelle Verband entfernen und Einstichstelle inspizieren.

(15) Eine Inspektion der Einstichstelle mit Verbandswechsel ist spätestens nach 72 h vorzunehmen. Okklusive Folienverbände erhöhen die Venenkathetersepsisrate.

(16) Blutentnahme aus Venenkatheter nur in Notfallsituationen oder unmittelbar vor dem Entfernen.

(17) Bei eitriger Thrombophlebitis, Entzündungen der Venenkathetereintrittsstelle und bei Venenkathetersepsis Entfernung des gesamten Infusionssystems einschließlich Verweilkanüle, ebenso – möglichst – bei Phlebitis ohne Infektionszeichen.

(18) Die Verwendung so genannter Sterilfilter in Infusionssystemen kann als routinemäßige Maßnahme zur Infektionsprophylaxe nicht empfohlen werden.

(19) Alle angestochenen und wieder gebrauchten Infusionsflaschen sind im Kühlschrank bei 4 °C aufzubewahren. Lösungen, denen andere Lösungen beigemischt wurden, sollten nicht länger als 12 h im Kühlschrank bei 4 °C gelagert werden.

(20) Zeitpunkte des Legens von Venenkathetern, Verbandswechsel und jede Art von Infusionen sind im Krankenblatt zu vermerken.

(21) Notfallmäßig gelegte Katheter bergen ein erhöhtes Infektionsrisiko; sie sind spätestens nach 24 h zu entfernen.

10.2.3 Katheterwechsel
Der Austausch eines zentralvenösen Katheters über einen Führungsdraht führt zu einer im Trend geringfügig erhöhten Rate der Katheterkolonisierung (relatives Risiko 1,26). Der Vorteil dieses Vorgehens ist die Senkung der mechanischen Komplikationen (relatives Risiko 0,48). Vom routinemäßigen Katheterwechsel alle 3 Tage mit oder ohne Führungsdraht ist abzuraten. Demzufolge wird folgendes Vorgehen empfohlen:
(1) Wechsel eines **infizierten Katheters** mit Platzierung des neuen Katheters an einer anderen Lokalisation.
(2) Wechsel eines **nicht funktionsfähigen Katheters** mit dem Führungsdraht, falls sich kein Hinweis auf eine lokale Infektion ergibt.
(3) Katheterwechsel mit einem Führungsdraht trotz des **Verdachts auf eine Katheterinfektion** bei blander Punktionsstelle (kein Erythem, kein Eiter); findet sich im Verlauf eine positive Blutkultur, so ist der platzierte Katheter zu entfernen.

10.3 Stressulkusprophylaxe
10.3.1 Indikation
Patienten mit länger als 4 Tage dauernder Beatmung, mit einer Koagulopathie (Thrombozyten < 50 000/µl, Spontan-PTT > das Doppelte der Norm) und mit arterieller Hypotonie. Auch Patienten mit Schädel-Hirn-Trauma, Sepsis und MODS sowie Pfortaderhochdruck können von einer Stressulkusprophylaxe profitieren.

10.3.2 Durchführung
Zur Verfügung stehen Sucralfat (Ulcogant®; p.o./Magensonde, 2–4–[6]-mal 1 g/Tag), Antazida (häufige Gaben, Magen-pH-Kontrolle: Anheben auf pH > 4), H_2-Rezeptorantagonisten und – am geringsten validiert – Protonenpumpenhemmer. Dem Sucralfat wird derzeit aufgrund der Ergebnisse von Meta-Analysen der Vorzug gegeben wegen vergleichbarer Wirksamkeit, geringerer Kosten und einer niedrigeren Inzidenz an Beatmungspneumonien. In einer Studie mit 1200 beatmeten Intensivpatienten [Cook et al., N Engl J Med 1998; 338: 791–797] erwies sich allerdings der H_2-Rezeptorantagonist Ranitidin (Sostril®, Zantic®, 50 mg i.v. alle 8 h) als das effektivere Ulkusprophylaktikum gegenüber Sucralfat (1 g via Magensonde alle 6 h): Blutungshäufigkeit 1,7 versus 3,8 % (p < 0,02); beatmungsassoziierte Pneumonien 19,1 versus 16,2 % (nicht-signifikant), Letalität 23,5 versus 22,8 % (nicht-signifikant), Verweildauer auf der Intensivstation 9 Tage versus 9 Tage (nicht-signifikant).

10.4 Selektive Dekontamination des Verdauungstrakts (SDD)
Bei einer insgesamt niedrigen Prävalenz von Vancomycin-resistenten Enterokokken oder Methicillin-resistenten Staphylokokken kann die SDD, bestehend aus oraler/enteraler Gabe von Polymyxin, Tobramycin und Amphotericin B, in Kombination mit einer 4-tägigen Gabe von Cefotaxim möglicherweise die Mortalität senken [Jonge, Lancet 2003 (362) 1011–1016].

10.5 Infektionsprophylaxe mit Immunglobulinen
(1) Durch prophylaktische Gabe von Immunglobulinen (Ig) kann das Auftreten von Infektionen bei verschiedenen Intensivpatienten-Kollektiven gesenkt werden. Diese supportive Maßnahme stellt jedoch derzeit keine Standardmaßnahme für den generellen Einsatz von Immunglobulinen dar.
(2) **Prophylaktische Gabe von ivIgG nach Operationen mit hohem Infektionsrisiko:** Nach klassifizierten Operationen mit hohem Operationsrisiko (s.u.) senkt die prophylaktische Gabe von IgG (jeweils 0,4 g/kg KG, erstmals unmittelbar nach der Operation, dann wöchentlich,

maximal 4-mal) die Häufigkeit von Infektionen, insbesondere von Pneumonien (um 50 %), und verkürzt die Verweildauer der Patienten auf der Intensivstation (um 2 Tage) und im Krankenhaus (um 7,5 Tage). Bei diesen Operationen handelt es sich um:
- Ösophagustumorchirurgie,
- kontaminierte abdominelle Operationen (z.B. Abszess, Fistel, Perforation),
- abdominelle „Second look"-Operation nach einem Misserfolg des vorausgegangenen chirurgischen Eingriffs,
- operative Behandlung einer schweren, transfusionspflichtigen (> 10 Einheiten) gastrointestinalen Blutung,
- Peritoneallavage wegen schwerer Pankreatitis (mit mehr als 3 erfüllten Kriterien nach Ranson),
- rupturiertes Bauchaortenaneurysma oder Aneurysma mit einem Transfusionsbedarf von > 20 Einheiten,
- schweres abdominelles oder retroperitoneales Trauma mit Transfusionsbedarf von > 10 Einheiten und Intubationspflichtigkeit länger als 24 h.

(3) Bei Patienten mit schwerem Trauma (Injury Severity Score 16–50) senkt die prophylaktische Gabe von ivIgG (0,25 g/kg KG an den Tagen 1, 2, 3, 6) zwar die Häufigkeit von Infektionen, insbesondere Pneumonien (um mehr als 50 %), die durch die Infektion verursachte Morbidität und Letalität wird allerdings nicht vermindert.

10.6 „Single-Shot"-Antibiotikaprophylaxe bei perkutaner endoskopischer Gastrostomie (PEG)

Die häufigsten Komplikationen nach Anlage einer enteralen Ernährungssonde mit der perkutan-endoskopischen Technik sind lokale und systemische Infektionen mit einer Häufigkeit bis zu 30 %. Eine einmalige Antibiotikaprophylaxe (1 g Ceftriaxon i.v. bzw. 2,2 g Amoxicillin/Clavulansäure i.v.) 30 min vor PEG-Anlage kann das Auftreten dieser Infektion wirksam reduzieren.

10.7 Prophylaxe der nosokomialen Pneumonie

Besonders gefährdet sind folgende Patienten:
(1) Alter < 1 oder > 65 Jahre,
(2) vorbestehend schwere Grunderkrankungen, die zu einer Reduktion der Immunabwehr und/oder des Bewusstseins führen,
(3) Vorerkrankungen des Respirationstrakts,
(4) thorakale und abdominelle operative Eingriffe und
(5) insbesondere die Notwendigkeit maschineller Beatmung.

Allein durch die konsequente Einhaltung hygienischer Basismaßnahmen kann eine bis zu 30 %ige Reduktion nosokomialer Pneumonien erzielt werden. Weitere Maßnahmen sind die Vermeidung einer Fehlbesiedlung des Oropharynx und des oberen Gastrointestinaltrakts, die Reduktion von Makro- und Mikroaspirationen sowie Strategien zur Vermeidung invasiver Maßnahmen. Die entsprechenden Leitlinien finden sich in [Intensivmed 2000; 37: 653–661].

10.8 Dekubitusprophylaxe

> **! WICHTIG:**
> Schwerkranke Intensivpatienten sind stark dekubitusgefährdet. Pflegepersonal und Ärzte teilen sich die Verantwortung für die Durchführung einer optimalen Dekubitusprophylaxe!

(1) **Pflegehilfsmittel, die nicht mehr eingesetzt werden sollen,** sind
- echte und künstliche Felle,
- Fersen-, Hacken- und Ellenbogenschoner,
- Wasserkissen (gilt nicht für Wassermatratzen oder Wasserbetten),
- Watteverbände,
- Gummiringe,
- kleinzellige Antidekubitusauflagen.

(2) Tipps für eine **gelungene Dekubitusprophylaxe und Dekubitustherapie** sind:
- Ernennen Sie einen Mitarbeiter zum Dekubitus-Beauftragten.
- Führen Sie regelmäßige Pflegevisiten durch.
- Wenden Sie Prävalenz- oder Inzidenzmessungen an.
- Führen Sie Vor-Ort-Schulungen durch.
- Ermitteln Sie das Dekubitusrisiko mit Hilfe der verschiedenen Skalen.
- Vermeiden Sie ritualisierte Lagerungspläne und nutzen Sie immer den Fingertest.
- Legen Sie Ihr Hauptaugenmerk auf die Förderung von Mikrobewegungen.
- Lassen Sie alle ineffizienten Pflegehilfsmittel und Pflegemaßnahmen im Bereich der Dekubitusprophylaxe und -therapie weg.

Pharmakotherapie

II

1 Allgemeine Grundsätze für den Einsatz von Arzneimitteln

P. THÜRMANN

1	Vorbemerkung 121	8	Unerwünschte Arzneimittelwirkungen (UAW) und Interaktionen 124
2	Therapeutische Wirksamkeit 122	9	Arzneimittel-Wirkungsänderungen durch Mahlzeiten und Nahrungsinteraktionen 125
3	Pharmakokinetik 122	9.1	Arzneimittelwirkung und Nahrungsaufnahme 125
4	Messung der Arzneimittelkonzentration im Blut (Therapeutic Drug Monitoring, TDM) 122	9.2	Wechselwirkungen mit Nahrungsbestandteilen (Nahrungs-Arzneimittel-Interaktion) ... 126
5	Bioäquivalenz von Generika 123	10	Empfehlung für einen sinnvollen Einsatz von Arzneimitteln 126
6	Einfluss genetischer Faktoren auf die Arzneimittelwirkungen (Pharmakogenetik, genetischer Polymorphismus) 123	11	Informationsmöglichkeiten über Arzneimittel 126
7	Einsatz von Kombinationspräparaten 124		

(Unter Berücksichtigung der Leitlinien zur Pharmakotherapie, W. Kirch/Deutsche Gesellschaft für Klinische Pharmakologie und Therapie, K.-Fr. Sewing/Deutsche Gesellschaft für Experimentelle und Klinische Pharmakologie, Hrsg., In: Rationelle Diagnostik und Therapie der Inneren Medizin, Urban & Schwarzenberg, 1998).

1 Vorbemerkung

Für eine optimale, individuell angepasste Arzneimitteltherapie, d.h. Erzielung der gewünschten Wirkung bei geringstmöglicher UAW-Rate, ist es von entscheidender Bedeutung, die Grundcharakteristika des Pharmakons (Pharmakokinetik, Pharmakodynamik) zu kennen und in Beziehung zur Situation des Patienten zu setzen: Alter, Körpergewicht, eingeschränkte Nieren- und Leberfunktion und Begleitmedikation (cave: Wechselwirkungen). Genetische Polymorphismen sowohl an den Rezeptoren und Enzymen (z. B. genetische Varianten an den β_2-Rezeptoren determinieren das Ansprechen auf β_2-Mimetika) als auch im Arzneistoffwechsel (schnelle/langsame Metabolisierer) werden in der Zukunft auch in der Routine gemessen werden und die Therapie beeinflussen. Die Beachtung der genannten Charakteristika ist besonders relevant bei Arzneimitteln mit enger therapeutischer Breite, steiler Dosis-Wirkungs-Beziehung, nicht-linearer Kinetik und/oder potenziell hoher Toxizität. Die engmaschige Überwachung der Therapie durch Bestimmung der Plasmakonzentration (Therapeutic Drug Monitoring, TDM) kann in solchen Fällen ratsam sein (s.u.).

2 Therapeutische Wirksamkeit

Von der pharmakologischen Wirkung (z. B. Senkung des Blutdrucks) ist die therapeutische Wirksamkeit im Hinblick auf klinisch relevante Endpunkte (z.b. Reduktion der kardiovaskulären Morbidität und Mortalität) zu differenzieren. Der Beleg der therapeutischen Wirksamkeit – in der Regel durch kontrollierte klinische Studien, bevorzugt randomisierte Doppelblindstudien – ist eine grundlegende Voraussetzung für die sinnvolle Anwendung eines Arzneimittels (= Evidenz-basierte Medizin, EBM).

3 Pharmakokinetik

Zur Beurteilung eines Arzneimittels sind Informationen zu seiner Pharmakokinetik erforderlich. Diese beschreibt den Weg des Arzneimittels im Organismus in Abhängigkeit von der Zeit. Wichtig sind dabei Ausmaß und Geschwindigkeit der Resorption, Metabolismus, Eliminationsweg und Eliminationshalbwertszeit. Dosierung und Dosierungsintervalle haben sich an diesen Kenndaten zu orientieren. Arzneimittel mit geringer therapeutischer Breite müssen individuell auf Körpergewicht, Körperoberfläche bzw. Funktion der Ausscheidungsorgane bezogen dosiert werden, um das Risiko unerwünschter Arzneimittelwirkungen zu reduzieren. Bei der Arzneimitteltherapie im **Alter** müssen die damit verbundenen physiologischen Besonderheiten bei der Pharmakotherapie berücksichtigt werden (**s. Kap. II.7.4**).

Arzneimitteltherapie bei eingeschränkter **Nieren- und Leberfunktion:** Insbesondere der Funktionszustand der für Arzneimittel wichtigen Ausscheidungsorgane Nieren und Leber stellt eine wesentliche Einflussgröße bei der Arzneimitteltherapie dar (**s. Kap. II.7.2 und II.7.3**). Während das Ausmaß einer Niereninsuffizienz durch die Kreatinin-Clearance einigermaßen zuverlässig ermittelt werden kann, gibt es für eine Leberinsuffizienz keine routinemäßig zu erhebenden zuverlässigen Funktionsparameter, die Auskunft über eine eventuell vorzunehmende Dosisreduktion von Arzneimitteln geben, die überwiegend hepatisch eliminiert werden. Hier kann im Einzelfall nur die Ermittlung von Blutspiegeldaten informativ sein (TDM, s.u.).

4 Messung der Arzneimittelkonzentration im Blut (Therapeutic Drug Monitoring, TDM)

Für verschiedene Arzneimittel ist deren Konzentrationsbestimmung in Blut, Plasma oder Serum ein allgemein akzeptiertes Hilfsmittel zur Optimierung der Therapie. Dies beruht auf der in bestimmten Fällen berechtigten Annahme, dass sowohl die therapeutisch erwünschten als auch die unerwünschten Arzneimittelwirkungen eher mit der Konzentration im Gewebe und in Körperflüssigkeiten als mit der verabreichten Dosis in Beziehung zu setzen sind.

Die Arzneimittelkonzentration im Organismus kann variabel sein, was durch verschiedene Einflussgrößen bestimmt ist
(1) Variabilität der Bioverfügbarkeit,
(2) Aktivität der arzneistoffmetabolisierenden Enzyme,
(3) Eiweißbindung,
(4) Wechselwirkung mit anderen gleichzeitig verabreichten Arzneimitteln,
(5) Alter und Geschlecht,
(6) Funktionsstörungen der Hauptausscheidungsorgane Leber und Niere.

Ein regelmäßiges TDM ist sinnvoll und erforderlich für Arzneimittel mit enger therapeutischer Breite, wenn der erwünschte therapeutische Effekt einer Objektivierung nicht oder nur schwer zugänglich ist und daher zu niedrige Konzentrationen ein Therapieversagen und zu hohe Konzentrationen gravierende unerwünschte Wirkungen erwarten lassen (z.B. Immunsuppression in der Organtransplantation) (s.a. **Tab. III.7.1**).

Ein zeitlich begrenztes TDM kann erforderlich werden, wenn
(1) die individuell optimale Dosierung ermittelt werden muss,
(2) unerwünschte Wirkungen auftreten,
(3) die erwartete therapeutische Wirkung ausbleibt,
(4) der Verdacht auf mangelnde Compliance besteht,
(5) Begleiterkrankungen die Konzentration von Arzneimitteln im Organismus beeinflussen können,
(6) Funktionsstörungen der Ausscheidungsorgane Leber und Niere vorliegen,
(7) der Verdacht auf Arzneimittelwechselwirkungen gegeben ist.

Es ist substanzabhängig zu beachten, ob Blutentnahmen vor der Einnahme der nächsten Dosis oder in einem definierten Abstand danach stattfinden müssen.

5 Bioäquivalenz von Generika

Bei Generika handelt es sich um Arzneimittel mit patentfreien Wirkstoffen, die entweder unter Verwendung des internationalen Freinamens oder unter einem neuen Handelsnamen erhältlich sind. Voraussetzung für den Ersatz von ehemals patentgeschützten Markenpräparaten durch Generika ist die **therapeutische Äquivalenz**. Dies bedeutet, dass Arzneimittel verschiedener Hersteller mit dem gleichen Wirkstoff und Wirkstoffgehalt die gleichen Wirkungen aufweisen müssen. Sie kann dann auch ohne beweisende Therapiestudie als gegeben vorausgesetzt werden, wenn die galenische Zubereitung und die Bioverfügbarkeit (maximale Plasmakonzentrationen und Fläche unter der Plasmakonzentrations-Zeit-Kurve, AUC) des Arzneistoffs nachweislich vergleichbar sind (Bioäquivalenz). Therapeutisch wichtig ist eine Bioäquivalenz insbesondere bei hochwirksamen Medikamenten, die eine geringe therapeutische Breite haben und daher eine besonders exakte Dosierung erfordern (z.B. Antiepileptika, Digitalisglykoside, Antiarrhythmika, Immunsuppressiva). Hier **kann die Umstellung auf ein Generikum** ohne hinreichende Bioäquivalenz **zu Therapieversagen oder toxischen Wirkungen führen** und damit eine unmittelbare Gefährdung des Patienten zur Folge haben.

6 Einfluss genetischer Faktoren auf die Arzneimittelwirkungen (Pharmakogenetik, genetischer Polymorphismus)

Die Elimination von Arzneimitteln durch Metabolisierung kann einer genetisch bedingten Variabilität unterliegen. Das kann zur Folge haben, dass bei einem mehr oder weniger großen Anteil der behandelten Patienten die Wirkung verstärkt und/oder verlängert ist. So kann die muskelrelaxierende Wirkung von Suxamethonium bei einer genetisch bedingt verminderten Aktivität der Plasmacholinesterase wesentlich verlängert sein. Einzelne Subtypen des Cytochrom-P450-Systems der Leber (CYP4502D6, 2C19 etc.) sind, insbesondere in Abhängigkeit von der ethnischen Zugehörigkeit, genetisch bedingt unterschiedlich exprimiert. So werden bei etwa 8 % der europäischen Bevölkerung z.B. Flecainid, Metoprolol und Nortriptylin sehr langsam metabolisiert und eliminiert. Diese **„langsamen Metabolisierer"** laufen bei der Behandlung mit einer „Standarddosis" Gefahr, unerwünschte Wirkungen zu entwickeln. Eine mangelhafte Ausprägung des Enzyms Thiopurin-Methyltransferase (TPMT) wird bei etwa 0,3 % der Bevölkerung beobachtet. Hier wird allerdings in der Regel nicht der Genotyp bestimmt, sondern die Enzymaktivität gemessen, um eine erhöhte Toxizität unter Azathioprin zu vermeiden bzw. retrospektiv zu erklären. Einer ausgeprägten Toxizität unter 5-Fluorouracil kann ein Mangel der Dihydropyrimidin-Dehydrogenase zugrunde liegen. Obwohl zahlreiche Polymorphismen für dieses Enzym bekannt sind, kann eine Genotypisierung im Einzelfall hilfreich sein. Bei überschießenden Reaktionen unter Standarddosierungen von hepatisch metabolisierten Arzneimitteln ist neben Interaktionen an genetische Polymorphismen zu denken, bei einigen Stoffen kann die Konzentrationsmessung hilfreich sein (TDM, **s. Kap. II.1.4**).

7 Einsatz von Kombinationspräparaten

Für den Einsatz von Kombinationspräparaten können folgende Grundsätze gelten:
(1) Jede Komponente eines Kombinationspräparats soll zu dem zu erzielenden therapeutischen Effekt beitragen.
(2) Die einzelnen Komponenten sollten in ihrer Wirkungsdauer nicht wesentlich voneinander abweichen.
(3) Je größer die Zahl der in einem Kombinationspräparat enthaltenen Komponenten ist, umso erheblicher ist auch das Risiko von unerwünschten Wirkungen und die Möglichkeit des Auftretens unvorhersehbarer Wechselwirkungen.
(4) Die gegebenenfalls erforderliche und bei einem Monopräparat mögliche individuelle Dosierung eines Arzneistoffs wird durch Einsatz in einem Kombinationspräparat erschwert.
(5) Beim Auftreten von unerwünschten Wirkungen und Überempfindlichkeitsreaktionen ist deren Zuordnung wesentlich erschwert, eine Reexposition unter Umständen gefährlich.
Die Anwendung von Kombinationspräparaten ist sinnvoll, wenn
(1) der erwünschte therapeutische Gesamteffekt durch Addition oder Potenzierung der Einzeleffekte zustande kommt oder verbessert wird,
(2) durch die Kombination eine gewollte Verlängerung der Wirkungsdauer erreicht wird,
(3) durch die Kombination die Schwere und Häufigkeit von unerwünschten Wirkungen reduziert wird,
(4) durch die Kombination der Missbrauch einer Komponente verhindert wird,
(5) durch die Kombination die Compliance gesteigert wird.

8 Unerwünschte Arzneimittelwirkungen (UAW) und Interaktionen

Eine UAW ist nach neuerer Definition „eine nennenswert schädliche oder unangenehme Reaktion, die durch den Gebrauch eines Arzneimittels hervorgerufen wird und die auf eine Gefahr durch zukünftigen Gebrauch hinweist, welche Prävention, eine spezielle Therapie, eine Änderung des Dosierungsschemas oder ein Absetzen des Präparats erforderlich macht".
Ferner unterteilt man in UAW, die pharmakologisch ableitbar sind (Typ A, z.B. Knöchelödeme bei Kalziumantagonisten) und so genannte idiosynkratische UAW (Typ B), die entweder immunologisch (Penicillinallergie) oder genetisch (z.B. durch langsamen Metabolismus) erklärbar sind. Die Mehrzahl der UAW gehören zu den Typ-A-Reaktionen.
Bei der Auswahl eines Arzneimittels aus einer Reihe von Medikamenten mit gleicher Indikation bestimmen nicht zuletzt die möglichen unerwünschten Wirkungen den Einsatz. Jedes Arzneimittel sollte daher unter Berücksichtigung der Schwere der Erkrankung und Abwägung der möglichen therapeutischen Alternativen angewendet werden. Ebenso wichtig ist die Kenntnis der Häufigkeit insbesondere von schweren unerwünschten Wirkungen.
Da eine zahlenmäßig exakte Häufigkeitsangabe kaum möglich ist, werden z.B. in der Fachinformation von Arzneimitteln Häufigkeiten wie folgt deklariert:

> 10 % „sehr häufig",
< 10 % und > 1 % „häufig",
< 1 % und > 0,1 % „gelegentlich",
< 0,1 % und > 0,01 % „selten",
< 0,01 % (auch Einzelfälle) „sehr selten".

Folgende Umstände begünstigen das Auftreten unerwünschter Wirkungen:
(1) hohe Dosierungen,
(2) Zahl der gleichzeitig verabreichten Arzneimittel (Interaktionen),
(3) funktionelle Störungen der Ausscheidungsorgane, insbesondere von Leber oder Nieren,
(4) Lebensalter,
(5) Modifikation der Dosis-Wirkungs-Beziehung durch Erkrankungen,
(6) immunologischer Status (z.B. HIV-Infektion).

Nach der Berufsordnung für Ärzte soll jeder Arzt die ihm bekannt werdenden UAW an die Arzneimittelkommission der Deutschen Ärzteschaft melden, insbesondere schwere oder bisher unbekannte UAW sowie unerwartete UAW mit neu zugelassenen Arzneimitteln.

9 Arzneimittel-Wirkungsänderungen durch Mahlzeiten und Nahrungsinteraktionen

9.1 Arzneimittelwirkung und Nahrungsaufnahme

Für die optimale Wirkung und Verträglichkeit von Arzneimitteln kann es von großer Bedeutung sein, **wann** das Arzneimittel eingenommen wird. Die meisten Medikamente werden unabhängig von der Nahrungsaufnahme gut resorbiert, damit ist ihre Wirksamkeit und Verträglichkeit gesichert. Allerdings gibt es Medikamente, die mindestens 30–60 Minuten **vor** dem Essen eingenommen werden müssen, und andere, die **zum** bzw. 2 Stunden **nach** dem Essen eingenommen werden sollen. Da die Bioverfügbarkeit und die Verträglichkeit bei fehlerhafter Einnahme erheblich verändert sein können, findet sich für diese Medikamente im Allgemeinen ein Hinweis auf den besten Einnahmezeitpunkt in der Packungsbeilage (Gebrauchsinformation) bzw. in der Fachinformation, die daher sorgfältig unter diesem Aspekt gelesen werden muss.

Ursachen für mögliche Beeinflussungen der Arzneimittelwirkung in Abhängigkeit vom Zeitpunkt der Mahlzeit sind:

(1) *Beeinflussung der Pharmakokinetik:*
- *Physiologische Mechanismen:* Verzögerung der Magenentleerung, intestinale Transitzeit ↑; Gallen-, Magensäure-, Enzymsekretion ↑; Induktion und Inhibition des Arzneimittelmetabolismus, Kompetition im aktiven Transport.
- *Physiko-chemische Mechanismen:* Nahrung als eine mechanische Absorptionsbarriere, verändertes Lösungsverhalten der Pharmaka (pH-, Lipophilie-abhängig), Chelatbildung und Adsorption.

(2) *Pharmakodynamische Effekte:* Veränderung der Enzymaktivität (z.B. MAO-Hemmer), Änderung der Homöostase (z.B. Antidiabetika).

Manche oral eingenommenen Arzneimittel werden verzögert und eingeschränkt resorbiert, wenn sie mit der Nahrung eingenommen werden. Der Grund hierfür ist die **Verzögerung der Magenentleerung** durch die Nahrungsaufnahme, eine verminderte Auflösung des Wirkstoffs im gefüllten Magen (mit hoher Azidität statt im alkalischen Dünndarmsaft) sowie eine physikalische Bindung des Wirkstoffs an Nahrungsbestandteile. Auf **leeren Magen** eingenommen werden sollen daher Arzneimittel wie Penicilline, Rifampicin, INH, Levodopa, Tetrazykline, um die Bioverfügbarkeit zu erhöhen. Wird die Nüchterngabe nicht vertragen, können diese Arzneimittel gegebenenfalls auch zu einem leichten Essen gegeben werden; allerdings führt dies zu einem gewissen Wirkverlust, was eine Dosisanpassung nötig machen kann. Es gibt aber auch Arzneimittel, deren Aufnahme in die Blutbahn und damit ihr Transport zum Wirkort durch die gleichzeitige Nahrungsaufnahme verbessert wird. Dies sind lipophile Medikamente wie Griseofulvin, Spironolacton, Phenytoin, Ketoconazol, Benzodiazepine, Erythromycinäthylsuccinat, Cefuroximaxetil, Propranolol, Metoprolol, Hydralazin, Hydrochlorothiazid.

9.2 Wechselwirkungen mit Nahrungsbestandteilen (Nahrungs-Arzneimittel-Interaktion)

(1) *Milchprodukte:* Tetrazykline, Chinolone und Eisenpräparate: Absorption ↓ (Bildung schwerlöslicher Chelate).
(2) *Kaffee:* Sympathomimetikawirkung ↑, Schilddrüsenhormone: Herz-Kreislauf-Wirkung ↑, orale Kontrazeptiva, Cimetidin und Disulfiram: Coffeinabbau ↓, Barbiturate: Coffeinabbau ↑, Gyrasehemmer: Coffeinelimination ↓, Theophyllin: Theophyllinelimination ↓.
(3) *Alkohol:* Psychopharmakawirkung ↑, UAW von Metronidazol ↑, Propranololabsorption ↓, UAW von Ketoconazol ↑ u.a.
(4) *Tyramin-haltige Nahrungsmittel,* z.B. Käse: MAO-Hemmer (RR ↑) durch Anstieg von Katecholaminvorstufen.
(5) *Vitamin-K-reiche Nahrung* (Spinat, Kohl): Dicumarol-(Marcumar®-)Wirkung ↓.
(6) *Grapefruitsaft:* Kalziumkanalblocker, Terfenadin, Benzodiazepine, einige Statine (bes. Simvastatin), Ciclosporin: Plasmakonzentration ↑.

10 Empfehlung für einen sinnvollen Einsatz von Arzneimitteln

(1) Arzneimittel einsetzen, deren Wirkung wissenschaftlich zweifelsfrei belegt ist (*Evidenzbasierte Medizin*).
(2) Vor Einsatz eines neuen oder selten verwendeten Arzneimittels *Information* über seine Eigenschaften einholen. Dazu eignen sich die vom pharmazeutischen Unternehmen obligat zu erstellende „Fachinformation" und „Gebrauchsinformation" (s.u.).
(3) Bei Beginn einer Pharmakotherapie Festlegung der *Zielkriterien,* anhand deren der Therapieerfolg geprüft wird.
(4) Versuch, vom Patienten sämtliche von ihm eingenommenen Arzneimittel genannt zu bekommen, um das *Potenzial möglicher Interaktionen* abschätzen zu können.
(5) Versuch, durch eine gute Information des Patienten bei ihm eine möglichst *hohe Compliance* zu erzielen.

11 Informationsmöglichkeiten über Arzneimittel

Für den Arzt ist vor allem die **„Fachinformation"** eines Arzneimittels eine wichtige und ergiebige Informationsquelle. Die Fachinformation ist ein „offizielles" Dokument, da sie als Anlage zu dem Zulassungsbescheid eines Pharmakons alle wichtigen Angaben zu diesem Arzneimittel enthält, deren Inhalt strikt auf dessen Prüfergebnissen basiert und durch das Bundesinstitut für Arzneimittel und Medizinprodukte (BfArM) nach Anhörung der Zulassungskommission freigegeben ist. Im Arzneimittelgesetz (AMG) ist die Pflicht zur Erstellung einer Fachinformation in § 11a gesetzlich verankert. Der pharmazeutische Unternehmer muss für die ab dem 1.2.1987 zugelassenen Arzneimittel den Fachkreisen auf Anforderung eine Fachinforma-

tion zur Verfügung stellen. Die meisten Fachinformationen stehen im Internet kostenlos zur Verfügung (Adresse s. u.).
Für den Patienten ist die **„Gebrauchsinformation" (Packungsbeilage)** wichtig, um sich über ein Arzneimittel zu informieren. Auch sie ist ein „offizielles Dokument", das der Zulassung durch das BfArM unterworfen ist. Wenngleich die Gebrauchsinformation im Regelfall in einer für den Patienten verständlichen Sprache abgefasst sein sollte, enthält sie doch – nicht selten aus juristischen Erwägungen – Inhalte, die für den Patienten schwer verständlich sind und der Erläuterung bedürfen. Somit kommt vor Beginn einer Pharmakotherapie auch aus haftungsrechtlichen Gründen der Beratung des Patienten durch den behandelnden Arzt über Therapiekonzept, Heilungsaussichten und mögliche unerwünschte Wirkungen eine besondere Bedeutung zu.

Auskünfte: Informationen zu Arzneimitteln können abgefragt werden bei:
(1) Bundesinstitut für Arzneimittel und Medizinprodukte, Kurt-Georg-Kiesinger-Allee 3, 53175 Bonn, Telefon: +49 (0)228 207-30 (Zentrale), Fax: +49 (0)228 207-5207, Internet: http://www.bfarm.de
(2) Arzneimittelkommission der deutschen Ärzteschaft, Geschäftsstelle Herbert-Lewin-Platz 1, 10623 Berlin, Telefon: 030/400456-500, Fax: 030/400456-5555, Internet: http://www.akdae.de
(3) Fachinfo-Service (kostenfrei): Rote Liste® Service GmbH, Internet: www.fachinfo.de (einmalige Registrierung und Nachweis der Approbation erforderlich)
(4) dem jeweiligen pharmazeutischen Unternehmen (Adressen: grüner Teil der Roten Liste).

2 Immunsuppressive Therapie

T. PORALLA, E. MÄRKER-HERMANN

1	Prinzipien der immunsuppressiven Therapie ... 129		2.2.2.2	Chlorambucil (Leukeran®) ... 141
2	Immunsuppressiv wirksame Substanzen und Verfahren ... 131		2.2.3	Ciclosporin (z.B. Immunosporin®) ... 141
2.1	Glukokortikoide ... 131		2.2.4	Tacrolimus (Prograf®) ... 143
2.2	Nichtsteroidale Immunsuppressiva ... 137		2.2.5	Leflunomid (Arava®) ... 143
2.2.1	Antimetaboliten ... 138		2.3	Biologische Agenzien ... 143
2.2.1.1	Azathioprin (z.B. Imurek®) ... 138		2.3.1	Anti-TNF-α-Therapie ... 143
2.2.1.2	6-Mercaptopurin (Puri-Nethol®) ... 138		2.3.2	IL-1-Rezeptor-Antagonisten ... 144
2.2.1.3	Methotrexat (z.B. Methotrexat „Lederle") ... 139		2.3.3	Rituximab (Mabthera®) ... 144
			2.3.4	Abatacept (Orencia®) ... 145
2.2.1.4	Mycophenolsäure (Myfortic® oder CellCept® = Mycophenolatmofetil) ... 140		2.3.5	Efalizumab (Raptiva®) ... 145
			2.3.6	Intravenöse Immunglobuline ... 145
2.2.2	Alkylierende Substanzen ... 140		2.3.7	Monoklonale Antikörper in der Transplantationsmedizin ... 146
2.2.2.1	Cyclophosphamid (Endoxan®) ... 140		2.4	Weitere immunsuppressive Behandlungsverfahren ... 146

1 Prinzipien der immunsuppressiven Therapie

Schwerwiegender Nachteil der bisher eingeführten Verfahren ist ihre mangelnde Spezifität. Dadurch werden die gewünschen Effekte mit einer erhöhten Infektionsgefährdung, in gewissem Umfang mit einer gesteigerten Entwicklung von Tumoren sowie weiteren substanzspezifischen UAW erkauft. Eine selektive Suppression von Autoimmunreaktionen ist Gegenstand intensiver Forschungen. Leider stehen derartige Behandlungsverfahren für die klinische Routine noch nicht zur Verfügung.

Die immunsuppressive Therapie orientiert sich an empirisch gewonnenen Schemata, verlangt jedoch eine individuelle Planung für jeden einzelnen Patienten. Richtschnur bilden dabei die Gefährdung durch die jeweilige Erkrankung auf der einen und mögliche UAW auf der anderen Seite.

Für die immunsuppressive Therapie gelten folgende Grundsätze:

(1) Eine immunsuppressive Behandlung ist grundsätzlich nur bei gesicherter Diagnose einer Autoimmunerkrankung indiziert; andere Ursachen der Symptome (z.B. malignes Lymphom) sind auszuschließen.

(2) Die Indikation zu einer immunsuppressiven Therapie und die Auswahl bestimmter Substanzen hierfür werden i.d.R. nicht durch die Diagnose einer bestimmten Erkrankung per se gestellt. Entscheidend sind die entzündliche Aktivität sowie Art und Ausmaß des Organbefalls. So wird z.B. beim systemischen Lupus erythematodes ein zerebraler Befall zu einer intensiven und primär kombinierten Immunsuppression veranlassen. Sind die Symptome dagegen auf Haut und Gelenke beschränkt, ist eine immunsuppressive Behandlung häufig nicht oder nur in Form einer niedrig dosierten Steroidmonotherapie angezeigt. Bei bestimmten Erkrankungen wie der Arteriitis temporalis sollte allerdings unverzüglich mit einer empirisch bewährten, ggf. initial auch hoch dosierten Immunsuppression begonnen werden.

(3) Immunsuppressiv Behandelte bedürfen regelmäßiger ärztlicher Kontrollen, auch bei subjektivem Wohlbefinden sind bestimmte Zusatzuntersuchungen erforderlich (**s. Tab. II.2.3**). Die Patienten sollten über ihre Erkrankung und Therapie möglichst gut unterrichtet sein. Hierdurch lässt sich am besten erreichen, dass sie die Behandlung zuverlässig anwenden, UAW oder hinzutretende Zweiterkrankungen rasch wahrnehmen und den Arzt hierüber unverzüglich informieren.

(4) Im Verlauf ist regelmäßig zu überprüfen, ob eine Reduktion der Dosis, eine Umstellung auf UAW-ärmere Substanzen, das Absetzen einzelner Medikamente oder ein Ende der Therapie möglich ist. Auf der anderen Seite darf eine therapieinduzierte Remission nicht zum voreiligen Abbruch der Behandlung veranlassen. Dosisreduktionen sollten vielmehr schrittweise erfolgen; im Fall einer kombinierten immunsuppressiven Therapie sollte zum gegebenen Zeitpunkt jeweils nur eine der Substanzen reduziert oder abgesetzt werden. Zu beachten ist auch, dass für einige Autoimmunerkrankungen, z.B. die Autoimmunhepatitis, empirisch eine Mindesttherapiedauer definiert werden konnte, die nicht unterschritten werden sollte.

(5) Alkylanzien (z.B. Cyclophosphamid) sollten ausschließlich bei Befall lebenswichtiger Organe eingesetzt werden. Im Verlauf ist zu prüfen, ob eine Umstellung auf Antimetaboliten (z.B. Azathioprin) möglich ist.

(6) Neben der immunsuppressiven Therapie bedarf es ggf. zusätzlich symptomatischer Behandlung (z.B. Antihypertensiva); dies kann auch für UAW der Therapie (z.B. steroidinduzierter Diabetes) gelten.

(7) Interkurrent auftretende Zweiterkrankungen sind frühzeitig und konsequent zu behandeln. Dies gilt insbesondere für Infektionen, die i.d.R. nicht etwa zum Abbruch einer zum gegebenen Zeitpunkt noch indizierten immunsuppressiven Therapie veranlassen sollten. Es kann vielmehr sogar eine Erhöhung der Glukokortikoiddosis bei inadäquater Reaktionsfähigkeit der Nebennierenrinde nach längerfristiger Steroidtherapie notwendig sein.

Nur bei lebensbedrohlicher Infektion sollte ein Abbruch der immunsuppressiven Therapie, z.B. nach Nierentransplantation dann auch unter Inkaufnahme eines Transplantatverlusts, erwogen werden.

(8) Längerfristig mit Kortikosteroiden behandelten Patienten droht unter bestimmten Umständen (Unfall, Operation, schwere Infektion) eine Addison-Krise. Eine ausreichende Substitution ist dann erforderlich (**s. Tab. II.2.2**).

(9) Immunsuppressiv Behandelte müssen einen Notfallausweis erhalten (und bei sich tragen), der Erkrankung, ggf. Zweiterkrankungen oder Komplikationen sowie Art, Dauer und Dosis der Medikation angibt.

(10) Eine Schwangerschaft sollte erst geplant werden, wenn die immunsuppressive Therapie bereits wieder abgesetzt oder auf eine niedrig dosierte Steroidmonotherapie reduziert werden konnte. Prednison (= prodrug) erscheint dabei gegenüber Prednisolon vorteilhaft, da es in der fetalen Leber vermindert zu Prednisolon metabolisiert wird. Bei höher dosierter (> 20 mg/Tag) Prednisontherapie in späteren Schwangerschaftsmonaten steigt das Risiko einer Frühgeburt und eines reduzierten Geburtsgewichts. Allerdings stellt eine unzureichend kontrollierte entzündliche Aktivität einer Autoimmunerkrankung für Mutter und Kind im Allgemeinen das größere Risiko dar! Unter einer Therapie mit Alkylanzien und Antimetaboliten ist für eine zuverlässige Konzeptionsverhütung zu sorgen, und zwar unabhängig davon, ob der weibliche oder männliche Partner therapiert wird. Dies ist auch noch mindestens 3 Monate über das Absetzen dieser Substanzen hinaus erforderlich. Trotz Teratogenität in Tierversuchen sind allerdings unter Azathioprin inzwischen mehr als 2000 Schwangerschaften ohne erhöhte Fehlbildungsrate ausgetragen worden. Sofern eine intensive Immunsuppression bei bereits bestehender Schwangerschaft unbedingt erforderlich ist, sind Steroide in höherer Dosis (ggf. auch Stoßtherapie), Azathioprin, Ciclosporin oder intravenöse Immunglobuline (nicht jedoch Methotrexat, Cyclophosphamid oder Chlorambucil) zu verwenden.

Unter einer Anti-TNF-α-Therapie liegen (für Infliximab und Etanercept) inzwischen Berichte über mehr als 100 Geburten vor, bei denen keine signifikante Häufung von Fehlbildungen beobachtet werden konnte. Dennoch ist die Gabe vor und in der Schwangerschaft wegen der langen Halbwertszeit von 2 Wochen, die eine vollständige Elimination erst nach Monaten gewährleistet, sowie wegen des nachgewiesenen Übergangs von Infliximab in das Serum des Neugeborenen und der fehlenden Langzeitbeobachtungen betroffener Kinder mit großer Vorsicht zu betrachten.

(11) Unter nichtsteroidalen Immunsuppressiva sollte grundsätzlich nicht gestillt werden, da sie wegen langsamer Metabolisierung im Kind kumulieren können. Unter Prednison (gegenüber Prednisolon vorteilhaft [vgl. (10)]) kann bei niedrig dosierter Therapie („Grenzdosis", s.u.) gestillt werden (Tabletteneinnahme am besten nach dem morgendlichen Stillen).

(12) Andere, die körpereigene Abwehr schwächende Einflüsse, insbesondere Rauchen, sollten gemieden, ein ggf. bestehender Diabetes mellitus gut eingestellt werden.

(13) Unter immunsuppressiver Therapie kann und sollte den einschlägigen Empfehlungen entsprechend durchaus mit Totimpfstoffen geimpft werden, z.B. Tetanus, Hepatitis A und B, Diphtherie, Pneumokokken und Influenza (beide bei Immunsuppression grundsätzlich indiziert!), Typhus (Totimpfstoff), Pertussis, Polio (Totimpfstoff), Tollwut, Meningokokken. Impfungen mit Lebendimpfstoffen sind dagegen prinzipiell kontraindiziert (Typhus, Gelbfieber, Masern, Mumps, Röteln, Varizellen und BCG). Im Einzelfall ist hierüber jedoch insbesondere bei Jugendlichen individuell zu entscheiden (z.B. wird eine niedrig dosierte Methotrexat- oder Prednisolontherapie nicht grundsätzlich als Kontraindikation angesehen). Im Übrigen im Notfall Immunglobuline. Bei einer hoch dosierten Glukokortikoid- (über 0,5 mg/kg Prednisolon-Äquivalent) oder kombinierten Therapie insbesondere unter Einschluss von Cyclophosphamid ist auch eine Pneumocystis-jiroveci-Prophylaxe (Trimethoprim 160 mg + Sulfamethoxazol 800 mg, z.B. Bactrim®, 3-mal pro Woche [kontraindiziert bei Methotrexat-Therapie!], ersatzweise Pentamidin-Aerosol 300 mg monatlich) in Betracht zu ziehen. Gleiches gilt für eine INH-Prophylaxe bei Patienten mit durchgemachter Tuberkulose bei einer Steroidtherapie, die über mehr als 2 Monate etwa 15 mg Prednisolon-Äquivalent/Tag (s.a. Kap. II.2.3.1) beinhaltet, oder bei einer kombinierten Immunsuppression.

2 Immunsuppressiv wirksame Substanzen und Verfahren

2.1 Glukokortikoide

Wirkungsmechanismen: Glukokortikoide entfalten ihre immunsuppressive Wirkung durch eine Vielzahl von Einzeleffekten, zu denen eine Hemmung proinflammatorischer Zytokine wie IL-1, IL-2, IL-8, TNF-α, eine Verminderung der NO-Synthese, eine Hemmung der Prostaglandin- und Leukotriensynthese sowie der Migration von Leukozyten und der Makrophagenfunktion, die Stabilisierung von Membranen und die Induktion der Apoptose von Lymphozyten gehören.

Pharmakokinetik: Glukokortikoide werden nach oraler Aufnahme rasch und nahezu vollständig resorbiert. Die Absorption wird durch gleichzeitige Nahrungszufuhr kaum beeinflusst. Eine parenterale Applikation ist daher nur bei schwerwiegenden Erkrankungen des Magen-Darm-Trakts oder gravierenden Systemerkrankungen indiziert. Die Plasmahalbwertszeit für Prednisolon liegt bei 2–4 h, die maximale Wirkung wird nach 2–8 h erreicht, die biologische HWZ beträgt allerdings 18–36 h (durch genomische Wirkungen der Glukokortikoide).

Präparatewahl: Die verschiedenen Glukokortikoide unterscheiden sich in ihrer relativen Wirkungsstärke sowie ihrer biologischen HWZ und in geringerem Umfang ihrer mineralokortikoiden Potenz. **Tabelle II.2.1** gibt hierzu einen Überblick, wobei die Grenzdosis (auch so ge-

Tabelle II.2.1 Äquivalenzdosen und biologische Halbwertszeit gebräuchlicher Glukokortikoide

Wirkstoff	Handelspräparat (Beispiele)	Grenzdosis	Biologische Halbwertszeit
Prednison	Decortin®	7,5 mg	12–36 h
Prednisolon	Decortin®-H	7,5 mg	12–36 h
6-Methylprednisolon	Urbason®	6 mg	12–36 h
Deflazacort	Calcort®	9–12 mg	24–48 h
Fluocortolon	Ultralan®	7,5 mg	24–48 h
Triamcinolon	Volon®	6 mg	36–72 h
Dexamethason	Fortecortin®	1,5 mg	36–72 h

nannte „Cushing-Schwellendosis", etwa äquivalent zur normalen endogenen Cortisoltagesproduktion) bei längerfristiger Anwendung möglichst nicht überschritten werden sollte. Dabei ist jedoch hervorzuheben, dass die „Schwelle", bei deren Überschreiten vermehrt UAW auftreten, individuell erheblich variieren kann. Eine „Schwellendosis", unterhalb deren die Glukokortikoidtherapie langfristig als frei von UAW zu betrachten wäre, existiert nicht.

Derivate mit langer biologischer HWZ sind wegen ihrer ausgeprägten Hemmwirkung auf die Hypothalamus-Hypophysen-Nebennierenrinden-Achse prinzipiell als Immunsuppressiva problematisch; in noch stärkerem Maße gilt dies für intramuskulär zu applizierende Depotpräparate. Grundsätzlich sind Präparate mit kurzer HWZ zu bevorzugen. Die mineralokortikoide Wirksamkeit von Fluocortolon, Methylprednison und Deflazacort ist im Vergleich zu Prednisolon geringer, sodass diese bei arterieller Hypertonie oder Ödemen bevorzugt werden können.

Eine Sonderstellung unter den oral zu verabreichenden Glukokortikoiden nimmt Budesonid (Budenofalk®, Entocort®) ein, da es nach enteraler Resorption (bevorzugt im Ileozökalbereich) zu 90 % einem First-Pass-Metabolismus in der Leber unterliegt, sodass nur etwa 10 % in die systemische Zirkulation gelangen und daher wesentlich geringer ausgeprägte UAW auftreten. Budesonid ist nach oraler Gabe deshalb nur im Bereich des Darms (M. Crohn, mikroskopische Kolitis) und der Leber (bei Autoimmunhepatitis) wirksam. Nach initial höherer Prednisolon-Dosis sollte schrittweise umgestellt werden: Nach Reduktion des Prednisolons auf 30 mg mit Budesonid (9 mg tgl.) beginnen und Prednisolon dann in wöchentlichen Intervallen auf 20 mg tgl., 10 mg tgl. und 10 mg jeden 2. Tag reduzieren, bevor mit Budesonid allein weitertherapiert wird. Auch nach Budesonid-Therapie kann in „Stress"-Situationen eine Substitutionstherapie (**s. Tab. II.2.2**) erforderlich sein.

Applikationsweise: Infolge der langen biologischen HWZ ist eine einmal tägliche Applikation für die überwiegende Mehrzahl der Patienten ausreichend wirksam. Angesichts des zirkadianen Rhythmus der endogenen Cortisolsekretion Glukokortikoide möglichst in ungeteilter Dosis morgens zwischen 6.00 und 8.00 Uhr verabreichen, um die Suppression des endogenen Regelkreises möglichst gering zu halten. Ist im Einzelfall (z.B. bei nächtlich besonders ausgeprägtem Asthma bronchiale) eine 2-malige Applikation notwendig, zwei Drittel der Dosis morgens und ein Drittel möglichst schon um 15.00 Uhr geben (Verschiebung auf 20.00 Uhr stört den endogenen Regelkreis noch stärker), wobei zu beachten ist, dass eine Dosisaufteilung trotz gleich bleibender Gesamtmenge pro Tag faktisch eine Dosiserhöhung bedeutet, da die Clearance nach einmaliger höherer Dosis größer ist.

Bei niedrig dosierter Prednisolontherapie einer rheumatoiden Arthritis kann eine galenische Zubereitung, die nach abendlicher Einnahme den Wirkstoff gegen 2.00 Uhr freisetzt (Lodotra®), bei ausgeprägter Morgensteifigkeit Vorteile bieten.

Eine deutlich geringere Suppressionswirkung auf den endogenen Regelkreis bewirkt eine alternierende Gabe nur jeden 2. Tag, die sich leider jedoch nur bei sehr wenigen Patienten bewährt hat. Eine Umstellung sollte ggf. schrittweise erfolgen und nicht gleichzeitig mit einer Reduktion der Gesamtdosis verbunden sein. Alternierende Gabe ist bei sekundärer Nebennierenrindeninsuffizienz kontraindiziert.

Dosierung: Die Dosierung von Glukokortikoiden muss prinzipiell auf die individuelle Situation ausgerichtet sein. Starre Schemata sind zumindest über längere Anwendungszeiträume nicht empfehlenswert. Grundsätzlich gilt: „So viel wie nötig, so wenig wie möglich!"

Mit gewisser Vereinfachung sind drei Dosisbereiche zu unterscheiden:

(1) *„Low dose" Therapie:* Hier wird mit kleinen Dosen (z.B. 5 mg Prednisolon tgl.) begonnen, bei unzureichender Wirkung dann ggf. allmählich gesteigert (nächster Schritt z.B. 7,5 mg).

(2) *Mittel- bis hoch dosierte Therapie:* Häufig werden initial 0,2–0,3 mg/kg tgl. (niedrige), 0,5–1 mg/kg tgl. (mittelhohe) oder 1–2 mg/kg tgl. (hohe Dosierung) Prednisolon-Äquivalent verwendet. Die Therapie sollte anschließend möglichst bald reduziert werden, wobei der Zeitpunkt der Reduktionsschritte von der zu behandelnden Erkrankung und ihrer entzündlichen Aktivität abhängt (i.d.R. in Intervallen zwischen 5 und 10 Tagen). Dabei muss (bei einer Gesamttherapiedauer von mehr als 2–3 Wochen) der Dosisabbau in umso kleineren Schritten erfolgen, je niedriger die zuletzt verwendete Dosis lag (z.B. 75 mg → 60 mg → 50 mg → 40 mg → 30 mg → 25 mg → 20 mg → 15 mg → 12,5 mg → 10 mg → 7,5 mg). Als Richtlinie gilt, nicht mehr als 20 % der zuletzt eingenommenen Dosis auf einmal abzubauen. Überdies empfiehlt es sich, in niedrigen Dosisbereichen auch die Intervalle zu verlängern. Trotz der dann im Vergleich sogar höheren endogenen Steroidproduktion kann bei einigen Autoimmunerkrankungen (z.B. bei einem Teil der Patienten mit Polymyalgia rheumatica) auch eine Glukokortikoiddosis unterhalb der genannten Grenzdosen (**s. Tab. II.2.1**) durchaus in der Lage sein, eine Remission der Erkrankung zu erhalten, während nach deren Absetzen eine Reaktivierung auftritt. In solchen Fällen ist eine behutsame Dosisreduktion von z.B. 5 mg Prednisolon in 1-mg-Schritten (mit Hilfe von Decortin® H1 leicht zu realisieren) bis zur individuellen Erhaltungsdosis angezeigt.

(3) *Ultrahoch dosierte Stoßtherapie:* Sie kann indiziert sein in besonders bedrohlichen Situationen oder nach Versagen der unter (2) genannten Therapie mit der i.v. Infusion von z.B. 15 mg/kg Methylprednisolon/Tag (über 30 min in 250 ml physiologischer NaCl-Lösung) über 3(–6) Tage, die ggf. noch 3- bis 6-mal in 4- bis 6-wöchigen Abständen wiederholt werden kann. Der Steroidbedarf ist danach häufig nur relativ gering (z.B. 20 mg Prednisolon/Tag und weniger), sodass diese Therapieform auch als Induktionstherapie z.B. bei Riesenzellarteriitis in Frage kommt. Alternativ hat sich (bei idiopathischer thrombozytopenischer Purpura) eine Dexamethason-Stoßtherapie mit 40 mg/Tag über 4 Tage, die dreimal im Abstand von 28 Tagen wiederholt wird, als gut wirksam und verträglich gezeigt.

Besonderheiten bei der Anwendung: Aufgrund der supprimierenden Wirkung exogen zugeführter Glukokortikoide auf den endogenen Regelkreis, der nach längerfristiger Anwendung zur Atrophie der Nebennierenrinde (NNR) und der übergeordneten Zentren führen kann, sind besondere Regeln zu beachten sowohl beim Absetzen einer längerfristig verabreichten Steroidtherapie als auch in Situationen, die mit einem erhöhten Bedarf verbunden sind („Stress"). Eine kurzfristige (wenige Tage bis zu etwa 2 Wochen) Steroidtherapie kann abrupt oder stufenweise über ca. 1 Woche beendet werden.

Nach einer Behandlung über maximal etwa 2 Monate kann die Therapie in der Regel schrittweise alle 2–3 Tage reduziert (Reduktionsschritte s.o.) werden.

Nach längerer Therapie mit Dosen oberhalb der Grenzdosis (**s. Tab. II.2.1**) kann die Störung der endogenen Cortisolproduktion so ausgeprägt sein, dass das Absetzen nur sehr langsam und in kleinsten Schritten (unterhalb von 7,5 mg um etwa 1 mg/Monat) erfolgen darf, um eine allmähliche Erholung der körpereigenen Steroidproduktion zu ermöglichen. Die Suppression der endogenen Steroidsekretion kann individuell bei gleicher Glukokortikoiddosis sehr variabel sein. Die Bestimmung des Plasmacortisols (frühmorgendlich vor Applikation der Medikation) kann das Ausmaß der Nebennierenrindensuppression ungefähr abschätzen lassen. Im Zweifelsfall empfiehlt es sich, nach mindestens 22-stündiger Steroidpause einen ACTH-Kurztest durchzuführen. Sofern dieser normal ausfällt, kann die Glukokortikoidtherapie ohne weitere Reduktionsschritte abgesetzt werden. Anderenfalls kann bei zu rascher Verminderung der Dosis ein **Steroidentzugssyndrom** mit ausgeprägter Antriebslosigkeit, depressiver Verstimmung, Myalgien, Muskelschwäche, Kopfschmerzen, Anorexie und Fieber, selten auch mit einem Pseudotumor cerebri auftreten, das ggf. von einer Reaktivierung der Grundkrankheit abzugrenzen ist und einer passageren Erhöhung der Steroiddosis, evtl. unter Verwendung von Hydrocortison, bedarf.

In **Stresssituationen**, wie etwa bei schweren Infekten, nach Traumen oder bei Operationen, kann eine Substitutionsbehandlung erforderlich sein, für die **Tabelle II.2.2** Anhaltspunkte liefert. Allerdings benötigen nicht alle steroidbehandelten Patienten eine solche Substitution. Vor elektiven Operationen lässt sich deren Notwendigkeit mit Hilfe der oben genannten Diagnostik klären. Bei ausreichender endogener Cortisonproduktion muss die Dosis perioperativ nicht verändert werden. In Notfällen sollte dagegen wie in **Tabelle II.2.2** empfohlen verfahren werden. Muss eine **Schwangere** im letzten Trimenon mit hohen Steroiddosen behandelt werden, kann beim Neugeborenen eine Nebenniereninsuffizienz bestehen, die unbedingt substitutionsbedürftig ist. Zur Problematik des Stillens siehe **Kapitel II.2.1** (11).

Tabelle II.2.2 Substitutionsbehandlung bei Patienten mit supprimierter endogener Cortisolproduktion

Die übliche präoperative Glukokortikoiddosis sollte auch am Operationstag und postoperativ (ggf. i.v.) beibehalten werden, zusätzlich sind (bei unkompliziertem Verlauf) zu empfehlen:

bei kleineren operativen Eingriffen (z.B. Synovektomie) oder aufwändigeren Endoskopien (z.B. hohe Koloskopie)
- 25 mg Hydrocortison präoperativ, weitere 25 mg in den nachfolgenden 6–12 h.

bei größeren Operationen (z.B. Cholezystektomie)
- 50–75 mg Hydrocortison per infusionem intraoperativ, weitere 50–75 mg während des restlichen OP-Tages, 20–25 mg Hydrocortison 8stdl. am 1. postoperativen Tag, ab 2. postoperativem Tag präoperative Dosis.

bei großen Operationen (z.B. große Gefäßoperationen, totale Proktokolektomie)
- 50–100 mg Hydrocortison per infusionem intraoperativ sowie 50 mg Hydrocortison 8stdl. postoperativ. Am 1. und 2. postoperativen Tag 50 mg 8stdl. Am 3. postoperativen Tag 25 mg 8stdl., danach evtl. noch weitere Substitution über wenige Tage in absteigender Dosis bei protrahierter postoperativer Erholung.

bei schweren Zweiterkrankungen (z.B. Infektionen)
- Verdopplung der üblichen Glukokortikoiddosis, konsequente Therapie der Zweiterkrankung. Bei septischem Schock 50 mg Hydrocortison 6stdl.

Anmerkung: Bei arterieller Hypertonie und Ödemen kann anstelle von Hydrocortison Prednisolon (Dosis dann jeweils ¼ der Hydrocortisondosis) verwendet werden. Bei komplizierten Verläufen können noch höhere Dosierungen und längere Anwendung erforderlich sein!

Kontraindikationen für eine systemische Glukokortikoidtherapie: Systemische Mykosen, virämische Phasen insbesondere von Herpes- und Varizelleninfektionen (auch in der unmittelbaren Umgebung der Patienten), floride bakterielle Infektionen, schwere Osteoporose sowie steroidinduzierte Psychosen, entgleister Diabetes mellitus, schwer einstellbares Glaukom sowie eine (innerhalb von 2 Wochen) vorangegangene Impfung mit einem Lebendimpfstoff (**s. Kap. II.2.1** [12]). Sind Glukokortikoide trotzdem unbedingt erforderlich, sollten sie stationär verabreicht werden und mit einer konsequenten Begleittherapie verbunden sein.

Interaktionen: Die Steroidwirkung wird verstärkt durch Komedikation mit Östrogenen und Ketoconazol, bei schweren Leberfunktionsstörungen und terminaler Niereninsuffizienz, bei Hypalbuminämie und Hypothyreose sowie im höheren Lebensalter, dagegen abgeschwächt bei Hyperthyreose und Begleitmedikation mit Rifampicin und Phenytoin. Komedikation mit Chinolonen erhöht das Risiko von Sehnenrupturen.

Die Wirkung von Kumarinen wird durch Steroide im Allgemeinen abgeschwächt (Kontrolle der INR nach Reduktion oder Absetzen der Kortikoide!), kann bei Hochdosis-Prednisolon jedoch auch verstärkt werden, der Kaliumverlust durch Thiazide und Schleifendiuretika wird verstärkt. Schleifendiuretika begünstigen durch Hyperkalziurie auch die Osteoporoseentwicklung.

Unerwünschte Arzneimittelwirkungen: Glukokortikoide können zahlreiche UAW hervorrufen, die überwiegend dosisabhängig, individuell jedoch erheblich variierend, insbesondere bei Überschreitung der genannten Grenzdosen (**s. Tab. II.2.1**), zu erwarten sind.

Häufige UAW wie Gewichtsanstieg, cushingoider Habitus, Akne, Diabetes, Hyperlipidämie, Infektanfälligkeit, Thromboseneigung, Blutdruckanstieg, Hypokaliämie und Ödembildung sind i.d.R. vollständig reversibel. Hervorzuheben sind Osteoporose, aseptische Knochennekrosen, Hautatrophie, Katarakt und Glaukom, die nicht oder nur teilweise reversibel sein können. Auch auf psychische Veränderungen (häufig Euphorie, aber auch Depression, eventuell mit Suizidgefährdung) ist besonders zu achten.

Die **seltene** steroidinduzierte Vaskulitis ist ebenso wie die häufigere Myopathie, die bevorzugt die proximalen Muskeln betrifft, unbedingt von einer Exazerbation der Grundkrankheit aus dem rheumatischen Formenkreis zu trennen, damit nicht fälschlicherweise eine weitere Erhöhung der Steroiddosis vorgenommen wird.

Begünstigend auf Entstehung und Komplikationen von Magen- und Duodenalulzera wirken Glukokortikoide insbesondere in Kombination mit nichtsteroidalen Antiphlogistika, sodass die Indikation zu deren gleichzeitigem Einsatz streng zu stellen ist. Eine Begleittherapie mit einem Protonenpumpeninhibitor ist dann ebenso indiziert wie bei Patienten unter Steroidmonotherapie mit Ulkusanamnese. Differenzialdiagnostisch ist bei Oberbauchbeschwerden unter Steroiden an die seltene steroidinduzierte Pankreatitis zu denken.

Im Kindes- und Jugendalter sind Wachstumsstörungen von besonderer Bedeutung.

Die genannten UAW erfordern unbedingt regelmäßige Kontrolluntersuchungen (**Tab. II.2.3**). Ist eine Erkrankung mit Steroiden im Bereich der Grenzdosis allein nicht kontrollierbar, sollte eine kombinierte Immunsuppression erwogen werden, um die Steroiddosis reduzieren zu können.

> **! WICHTIG:**
> Steroide nicht zu früh reduzieren, bevor das zusätzliche Immunsuppressivum wirksam geworden ist.

Bei intravenöser Gabe drohen sehr selten allergische Reaktionen bis zum Schock, sodass während dieser Therapie eine sorgfältige Überwachung erforderlich ist. Eine prophylaktische Therapie wegen möglicher UAW sollte – abgesehen von der erwähnten Ulkusprophylaxe bei bestimmten Patienten – im Sinne der Osteoporoseprophylaxe sowie nach abgelaufener Tuberkulose mit noch nachweisbaren Residuen mit Isoniazid (**s. Kap. II.4.2**) erfolgen. Die prophylaktische Gabe von Antibiotika ist dagegen nicht indiziert. Immobilisierte Patienten einer Thromboseprophylaxe unterziehen (**s. Kap. II.5**).

Die Osteoporoseprophylaxe unter längerfristiger Steroidbehandlung verdient besondere Beachtung und darf nicht erst begonnen werden, wenn bereits irreversible Folgen (z.B. Wirbelkörperfrakturen) eingetreten sind. Der Verlust an Knochenmasse ist in den ersten 6–12 Monaten einer Steroidtherapie am größten. Zu Beginn der Therapie Knochendichte bestimmen.

2 Immunsuppressive Therapie

Tabelle II.2.3 Notwendige Kontrolluntersuchungen bei Patienten unter häufig eingesetzten Immunsuppressiva

Kurzfristig[1]	Mittelfristig[2]	Bei anamnestischen oder anderweitigen Hinweisen
Sämtliche Immunsuppressiva		
Zwischenanamnese und körperliche Untersuchung mit Bezug auf häufige Nebenwirkungen sowie Symptome der Grundkrankheit, Blutdruck, Gewicht	Zwischenanamnese und vollständige körperliche Untersuchung	
Glukokortikoide		
Blutzucker, alle 2 Monate BKS, Blutbild, Urinstatus, Elektrolyte, bei höherer Dosis augenärztliche Untersuchung	augenärztliche Untersuchung, HbA_{1c}, Lipidstatus, EKG, Knochendichte, Serumkalzium, Kalziumausscheidung i. Urin, gynäkologische Untersuchung	psychiatrische Untersuchung, Gastroskopie, Röntgen-Thorax
Azathioprin		
Blutbild einschließlich Differenzialblutbild, Leberfermente, Kreatinin, Lipase	Urinstatus	
Methotrexat		
Blutbild einschließlich Differenzialblutbild, Leberfermente, Kreatinin	Quick-Wert, Elektrophorese, Cholinesterase, GFR (MDRD-Formel), Harnsäure, Röntgen-Thorax, Oberbauchsonographie	Leberbiopsie (bei persistierend erhöhten Leberenzymen)
Leflunomid		
Blutbild einschließlich Differenzialblutbild, Leberfermente, Kreatinin		
Mycophenolsäure		
Blutbild einschließlich Differenzialblutbild, Leberfermente, Kreatinin, Elektrolyte, Urinstatus		
Cyclophosphamid		
Blutbild einschließlich Differenzialblutbild, Leberfermente, Kreatinin, Harnsäure, Urinstatus	Urinzytologie	Zystoskopie, Röntgen-Thorax
Ciclosporin		
genaue Medikamentenanamnese, Kreatinin, GFR (MDRD-Formel), Leberfermente, Blutbild, Kalium, Urinstatus, Magnesium	Augenhintergrund, Lipidstatus	neurologische Untersuchung
Anti-TNF-α-Therapie		
Blutbild einschließlich Differenzialblutbild, Leberfermente, Kreatinin		

[1] Initial bei Glukokortikoiden in niedriger Dosis alle 2 Wochen, bei hoher Dosis und Anwendung aller anderen Substanzen initial wöchentlich, im 2. und 3. Monat alle 2 Wochen, danach mindestens alle 4 Wochen, bei Anti-TNF-α-Therapie initial und wenigstens alle 3 Monate
[2] Je nach Dosis und Begleitumständen alle 6–12 Monate

Neben Allgemeinmaßnahmen wie Verzicht auf Rauchen und größere Mengen von Alkohol, Kaffee sowie phosphatreichen Getränken (Limonade), ausreichender körperlicher Bewegung (schon 20–30 min Gehen täglich sind effektiv) und Sonnenexposition (mindestens 3-mal/Woche 15 Minuten) umfasst die Therapie prinzipiell eine Kalziumsubstitution (1–1,5 g/Tag, z.b. Calcium Sandoz forte®) sowie die Gabe von 800 E Vitamin D/Tag (z.B. Vigorsan®).
Bei niedriger Glukokortikoiddosis (bis zur „Grenzdosis", s.a. **Tab. II.2.1**) und initial normaler Knochendichte (T-Wert mittels DXA > −1,5) kann die Prophylaxe anfänglich auf Kalzium und Vitamin D beschränkt werden. Nach 6–12 Monaten sollte jedoch die Knochendichte kontrolliert werden. Bei Patienten, die höhere Dosierungen benötigen (> 7,5 mg Prednisolon-Äquivalent/Tag über voraussichtlich 6 Monate) oder Risikofaktoren in Form von Untergewicht, Immobilität, positiver Familienanamnese, bereits durchgemachter osteoporotischer Fraktur oder Menopause vor dem 45. Lebensjahr bzw. einen T-Wert < −1,5 aufweisen, sind zusätzlich Bisphosphonate indiziert (Risedronat, Actonel® 35 mg/Woche oder Alendronat, Fosamax® 70 mg/Woche), wobei deren besondere Einnahmemodalitäten streng beachtet werden müssen. Bei jüngeren Patienten ist zu beachten, dass zu Bisphosphonaten keine Erfahrungen zur Fertilität und Teratogenität vorliegen und die Substanzen eine sehr lange HWZ aufweisen. Bisphosphonate sollten daher 6 Monate vor einer geplanten Konzeption abgesetzt werden. Gerade bei jüngeren Patienten sollte daher frühzeitig ein Glukokortikoid-sparendes Immunsuppressivum (z.B. Azathioprin) erwogen werden. Bei Unverträglichkeit kommen als Alternativen parenterale Bisphosphonate (z. B. Ibandronat, Bondronat® 2 mg alle 3 Monate, cave Kieferosteonekrose!), Teriparatid (Forsteo®), bei Frauen Raloxifen (Revista® 60 mg/Tag) oder eventuell eine Hormonersatztherapie, bei Männern Testosteron („off label use") in Frage.
ACTH supprimiert den endogenen Regelkreis stärker, sein Effekt ist quantitativ beschränkt und schlecht vorhersehbar, seine mineralokortikoide Wirksamkeit stärker, sodass es als Immunsuppressivum anstelle von Glukokortikoiden grundsätzlich nicht indiziert ist. Dies gilt auch beim Absetzen einer längerfristigen Steroidtherapie, da es zwar die Nebennierenrinde, nicht jedoch die übergeordneten Steuerungszentren aktiviert.

2.2 Nichtsteroidale Immunsuppressiva

Eine kombinierte immunsuppressive Behandlung, die neben Steroiden weitere Substanzen umfasst, ist indiziert, wenn
(1) mit einer alleinigen Steroidtherapie kein ausreichender Effekt erzielt werden konnte oder von vornherein nicht zu erwarten ist (z.B. Wegener-Granulomatose),
(2) Steroide längerfristig in Dosierungen erforderlich wären, die mit einem erhöhten UAW-Potenzial verbunden sind.
Zusätzlich sind individuelle Faktoren (z.B. keine Methotrexattherapie bei vorgeschädigter Leber oder Niereninsuffizienz) sowie der Zulassungsstatus der einzelnen Medikamente (sonst „off label use") zu berücksichtigen.
Steht die Reduktion der Steroiddosis im Vordergrund, sollte Antimetaboliten der Vorzug gegeben werden. Schließlich kommt zur Erhaltung einer mittels kombinierter Immunsuppression erzielten Remission bei bestimmten Krankheitsbildern nichtsteroidalen Immunsuppressiva eine besondere Bedeutung zu (z.B. Azathioprin bei der Autoimmunhepatitis).
Sofern eine Kombination nichtsteroidaler Immunsuppressiva erforderlich ist, sollten nur Substanzen mit unterschiedlichem Wirkungsmechanismus, nicht dagegen z.B. Azathioprin und Mycophenolsäure (beide Antimetaboliten) verwendet werden
Die Indikation zum Einsatz der einzelnen Substanzen ist den entsprechenden Kapiteln dieses Buches zu entnehmen. Je nach Erkrankung bzw. deren Aktivität und Organbefall ist dabei auch die Intensität der Therapie im Hinblick auf initiale Dosierung und ggf. primär kombinierten Einsatz mehrerer Immunsuppressiva festzulegen.

2.2.1 Antimetaboliten
2.2.1.1 Azathioprin (z.B. Imurek®)

Wirkungsmechanismus: Azathioprin und sein Metabolit 6-Mercaptopurin hemmen den Purinstoffwechsel. Hierdurch wird die DNS-Synthese beeinträchtigt und eine antiproliferative Wirkung entfaltet. Unter den immunkompetenten Zellen sind hiervon insbesondere unreife Lymphozyten, NK- und B-Zellen betroffen.

Pharmakokinetik: Nach oraler Gabe wird Azathioprin rasch und nahezu vollständig resorbiert. Die Wirkung setzt meist erst nach 3–6 Monaten ein. Die Ausscheidung erfolgt vorwiegend renal, bei Niereninsuffizienz sind deshalb besonders sorgfältige Kontrollen und eine Dosisreduktion auf ca. 50 % bei GFR < 10 ml/min empfehlenswert. Auch bei schweren Lebererkrankungen kann die Toxizität erhöht sein.

Dosierung und Applikationsweise: Initial wird eine Dosis von 1–2,5 mg/kg täglich verwendet, bei Patienten > 60 Jahren empfiehlt sich eine Dosisreduktion um 25 %, bei Patienten > 75 Jahren um 50 %. Gegebenenfalls kann die Dosis bei normaler Leukozytenzahl langsam gesteigert werden. Bei Leukozyten < 4 G/l sollte die Dosis reduziert werden; 3 G/l sollten nicht unterschritten werden. Eine i.v. Applikation (in unveränderter Dosis) ist nur indiziert, wenn die orale Zufuhr nicht möglich ist. Für die Inaktivierung von Azathioprin (und 6-Mercaptopurin) spielt die Thiopurin-Methyltransferase (TPMT) eine entscheidende Rolle. Der Nachweis von TPMT-Mutationen durch PCR oder die Bestimmung der Enzymaktivität (bei etwa 10 % der Patienten vermindert) vor Therapieeinleitung kann Patienten identifizieren, die besonders durch Toxizität betroffen sind (bei intermediärer Enzymaktivität oder Heterozygoten 1 bis maximal 1,25 mg/kg tgl., bei fehlender Enzymaktivität oder Homozygoten Azathioprin am besten gar nicht einsetzen). Da jedoch nur etwa ein Viertel der Patienten, die unter Azathioprin UAW entwickeln, eine verminderte TPMT-Aktivität zeigt, sind engmaschige Kontrollen (**s. Tab. II.2.3**) in jedem Fall unverzichtbar.

Kontraindikationen: Bei schweren Knochenmarks- und Leberschäden Azathioprin nicht einsetzen, bei fortgeschrittener Niereninsuffizienz besonders kritische Indikationsstellung. Zur Problematik der Konzeption s. **Kap. II.2.1(10)**. Stillen unter Azathioprin ist kontraindiziert.

Interaktionen: Am Abbau von Azathioprin ist das Enzym Xanthinoxidase beteiligt. Dessen Hemmung durch Allopurinol führt daher zu einer erheblichen Kumulation, sodass diese Kombination tunlichst vermieden werden sollte (oder die Azathioprindosis bei gleichzeitiger Allopurinoltherapie auf 25 % [!] der üblichen Dosis vermindert werden muss). Co-Medikation mit Aminosalicylaten (z.B. 5-ASA) und Infliximab kann die Wirkung und UAW von Azathioprin verstärken. Azathioprin verstärkt die Wirkung von Kumarinen.

Unerwünschte Arzneimittelwirkungen: Leuko- und Thrombopenie, seltener Anämie, die i.d.R. bereits in den ersten Wochen, selten erst nach mehreren Monaten auftreten, Arthralgien, Myalgien, erhöhte Infektanfälligkeit, gastrointestinale UAW, Pankreatitis und Hepatotoxizität, selten Fieber, Alveolitis. Die notwendigen Kontrolluntersuchungen sind in **Tabelle II.2.3** zusammengefasst.

2.2.1.2 6-Mercaptopurin (Puri-Nethol®)

6-Mercaptopurin wird als Immunsuppressivum nur selten eingesetzt. In einzelnen Fällen von (milden!) Unverträglichkeitsreaktionen gegenüber Azathioprin kann ein Behandlungsversuch mit 6-Mercaptopurin (1–1,5 mg/kg tgl.) unternommen werden (nicht nach Azathioprin-induzierter Pankreatitis oder Leukopenie!).

Im Übrigen gelten die für Azathioprin angegebenen Richtlinien. Auch die Mercaptopurindosis muss bei gleichzeitiger Allopurinolgabe auf 25 % reduziert werden.

2.2.1.3 Methotrexat (z.B. Methotrexat „Lederle")

Wirkungsmechanismus: Methotrexat (MTX) hemmt als Folsäure-Analogon die DNS- und RNS-Synthese. Dadurch wird die Proliferation immunkompetenter Zellen gehemmt. Darüber hinaus ist ein antiphlogistischer Effekt durch Hemmung der Neutrophilenadhäsion an Endothelzellen zu vermuten.

Pharmakokinetik: Nach oraler Gabe von Dosen, die zur Immunsuppression verwendet werden, erfolgt die Resorption individuell allerdings recht unterschiedlich, im Mittel zu etwa 70 %. Die Ausscheidung erfolgt überwiegend renal, sodass bei eingeschränkter Nierenfunktion eine Kumulation auftritt.

Dosierung und Applikationsweise: Zur Immunsuppression wird MTX meist p.o. diskontinuierlich eingesetzt, i.d.R. 7,5–25 mg pro Woche entweder ungeteilt (bevorzugt abends) oder in 3 Teildosen mit 12-stündigen Abständen. Die Bioverfügbarkeit ist bei parenteraler Gabe sicherer vorhersehbar, außerdem treten seltener gastrointestinale UAW auf.

Bei Kreatininwerten zwischen 1,5 und 2 mg/dl ist eine Dosisreduktion auf 25 % der üblichen Dosis erforderlich, bei Kreatininwerten > 2 mg/dl MTX nicht einsetzen. Unter der MTX-Therapie Alkohol meiden. Therapie mit nichtsteroidalen Antiphlogistika 2 h vor und nach der MTX-Applikation unterbrechen. Durch begleitende Folsäuregabe (z.B. Folsan®, 50 % der MTX-Dosis jeweils 24 h nach dessen Gabe) lassen sich UAW ohne nennenswerten Wirkungsverlust vermindern.

Kontraindikationen: Vorbestehende Knochenmarkschäden, Niereninsuffizienz (Kreatinin $\geq$ 2 mg/dl), floride gastrointestinale Ulzera, Alkoholabusus, Lebererkrankungen, Schwangerschaft. Eine Konzeption muss auch bei Therapie des männlichen Partners während der Therapie sowie mindestens 6 Monate nach Absetzen sicher vermieden werden. Unter MTX darf nicht gestillt werden.

Interaktionen: Die MTX-Wirkung wird verstärkt durch Ciclosporin, Salizylate, Sulfasalazopyridin, Sulfonamide, nichtsteroidale Antiphlogistika, Phenytoin, Penicilline, Probenecid, Barbiturate, Tetrazykline, Colchicin, Tranquilizer und orale Kontrazeptiva. Besonders schwere UAW (Panzytopenie) können bei gleichzeitiger Gabe von MTX und Trimethoprim/Sulfamethoxazol (z.B. Cotrim®) auftreten, das deshalb bei MTX-behandelten Patienten kontraindiziert ist.

Die Wirksamkeit von MTX wird herabgesetzt durch Kortikosteroide (bei kombinierter Anwendung natürlich additive immunsuppressive Wirkung), Cefalotin, Triamteren, Allopurinol, Neomicin und Griseofulvin.

> **! WICHTIG:**
> Zunahme der Toxizität von MTX nach Absetzen einer begleitenden Steroidmedikation.

Unerwünschte Arzneimittelwirkungen: Besonders wichtig ist die Hepatotoxizität, die zu Leberfibrose und -zirrhose führen kann, bevorzugt bei vorbestehenden Leberschäden, übergewichtigen sowie alkoholkonsumierenden Personen, Diabetikern und bei Psoriasis. Die Bindegewebsentwicklung in der Leber kann dabei ohne wesentliche Transaminasenerhöhung ablaufen. Weitere UAW: Knochenmarkdepression und gastrointestinale Symptome, u.a. Stomatitis und Ulzera, seltener Exantheme, Haarausfall, Hyperurikämie, Nierenfunktionseinschränkung, Pneumonitis und Lungenfibrose (häufiger bei vorgeschädigter Lunge!), kutane Vaskulitis, Fotosensibilität und Depression.

Die notwendigen Kontrolluntersuchungen unter einer MTX-Therapie sind **Tabelle II.2.3** zu entnehmen.

2.2.1.4 Mycophenolsäure (Myfortic® oder CellCept® =Mycophenolatmofetil)
Wirkungsmechanismus und Pharmakokinetik: Mycophenolatmofetil (MMF) hemmt u.a. die Guanosin-Nukleotid-de-novo-Synthese, auf die speziell Lymphozyten angewiesen sind, und wirkt somit als lymphozytenselektives Immunsuppressivum. Nach oraler Gabe wird MMF fast vollständig resorbiert, die Ausscheidung erfolgt überwiegend renal.

Dosierung und Applikationsweise: Die Standarddosierung von Mycophenolatmofetil beträgt 15 mg/kg, maximal 2(–3) g/d.

Kontraindikationen: Floride Infektionskrankheiten, schwere Leber-, Nieren- oder Knochenmarksschäden, Schwangerschaft und Stillzeit.

Interaktionen: Colestyramin und Antazida beeinträchtigen die MMF-Resorption, gleichzeitig mit MMF verabreichtes Aciclovir erzeugt erhöhte Aciclovir- und MMF-Plasmaspiegel. Im Gegensatz zu Azathioprin ist die Kombination mit Allopurinol unproblematisch.

Unerwünschte Arzneimittelwirkungen: Gastrointestinale Unverträglichkeit, die durch Applikation in magensaftresistenten Kapseln (Myfortic®) reduziert werden kann, hämatologische Toxizität, erhöhte Infektgefährdung, arterielle Hypertonie, Ödeme und Kopfschmerzen.

2.2.2 Alkylierende Substanzen
2.2.2.1 Cyclophosphamid (Endoxan®)
Wirkungsweise: Cyclophosphamid (CYC) wirkt im Wesentlichen durch Vernetzung benachbarter DNS-Stränge, durch die sowohl Zellteilung als auch Proteinbiosynthese gehemmt werden. Das Immunsystem wird dadurch in seinem zellulären und humoralen Schenkel gehemmt. Proliferierende Zellen sind besonders empfindlich.

Pharmakokinetik: Nach oraler Gabe werden etwa 70–80 % resorbiert. Wegen vorwiegend renaler Ausscheidung treten bereits bei leichter Niereninsuffizienz Kumulation und verstärkte Toxizität auf.

Dosierung und Applikationsweise: CYC wird überwiegend kontinuierlich oral mit initial 2 mg/kg (maximal 150 mg) täglich eingesetzt. Dosisreduktion um 25 % bei über 60-Jährigen, um 75 % bei über 75-Jährigen, bei rapid progressiver Erkrankung Anfangsdosis bis zu 4 mg/kg täglich. Dosis dann in Abhängigkeit von der Leukozytenzahl individuell anpassen, wobei Leukozyten zwischen 3 und 4 G/l eine maximale immunsuppressive Wirkung erwarten lassen. Die volle Wirksamkeit tritt etwa 10–14 Tage nach Beginn bzw. Intensivierung der Therapie ein, die minimale Leukozytenzahl zeigt sich nach 7–10 Tagen. Dosissteigerungen daher frühestens in 10-tägigen Intervallen!

Die in **Tabelle II.2.3** angegebenen Kontrolluntersuchungen, insbesondere die des Blutbildes, sind in zunächst längstens einwöchigen Abständen unbedingt einzuhalten. Bei Leukozytenzahlen ≤ 3 G/l muss die Therapie unterbrochen werden. Bei Kreatininwerten ≥ 2,5 mg/dl empfiehlt sich die Halbierung der Initialdosis. Auf eine ausreichende Trinkmenge von möglichst 2–3 l tgl. achten.

Alternativ kann eine i.v. Stoßtherapie erfolgen. Begonnen wird häufig mit 0,5–1 (–1,6) g/m² bzw. 10–15 (–40) mg/kg. Bei eingeschränkter Nierenfunktion (Kreatinin > 2,5 mg/dl) 0,5 g/m² nicht überschreiten. Begleitend ist für eine Flüssigkeitszufuhr von 3 l/24 h zu sorgen. Außerdem zur Vermeidung von Komplikationen an den ableitenden Harnwegen Mesna (Uromitexan®) verabreichen (je 400 mg zu den Zeitpunkten 0, 4, 8 und 12 h). Stoßtherapien werden dann häufig 4- bis 6-mal in 4-wöchigen Intervallen und danach über 1–2 Jahre in 3-monatigen Abständen wiederholt. Die Gabe von G-CSF kann die Dauer einer CYC-induzierten Neutropenie verkürzen. In Abhängigkeit von der minimalen Leukozytenzahl erfolgt eine Dosisanpassung für den nachfolgenden Zyklus, wobei auch bei fehlender Leukopenie eine Steigerung um mehr als 20 % der letzten Dosis vermieden werden sollte. Ein Vorteil der Stoßtherapie liegt in der gegenüber der kontinuierlichen oralen Gabe deutlich niedrigeren Gesamtdosis. Allerdings ist bei einzelnen Krankheitsbildern (z.B. Wegener-Granulomatose) die kontinuierliche Therapie wirksamer.

Eine Dauertherapie über einen Zeitraum von 2–3 Jahren hinaus bzw. eine kumulative Dosis von > 100 g sollte möglichst vermieden werden; die Umstellung auf Antimetaboliten bietet dann häufig eine ausreichend wirksame Alternative.

Kontraindikationen: Vorbestehende Knochenmarkschäden, floride Infektionen, Schwangerschaft und Stillzeit. Zur Problematik einer Konzeption siehe **Kapitel II.2.1** (10). Bei fortgeschrittener Niereninsuffizienz sollte CYC möglichst nicht eingesetzt werden.

Interaktionen: Bei gleichzeitiger Gabe von Steroiden oder Grapefruit wird die Wirkung von CYC abgeschwächt (die o.g. Dosisempfehlungen beziehen sich allerdings auf die Kombination mit Glukokortikoiden), nach Absetzen oder deutlicher Dosisreduktion einer begleitenden Steroidtherapie sind kurzfristige Kontrolluntersuchungen und ggf. eine Dosisreduktion vorzunehmen. Allopurinol und Hydrochlorothiazid können die Knochenmarksdepression verstärken. Die Wirkung von Sulfonylharnstoffen und depolarisierenden Muskelrelaxanzien wird durch CYC verstärkt.

Unerwünschte Arzneimittelwirkungen: Störungen der Hämatopoese stellen die wichtigste UAW dar, daneben häufig gastrointestinale Symptome, Haarausfall, Infertilität (bei jungen Frauen durch Gonadotropin-Releasing-Hormon-Gabe zu reduzieren) und Zystitis. Letztere kann durch ausreichende Flüssigkeitszufuhr sowie Uromitexan® (400–600 mg/Tag) gemildert oder verhütet werden. Seltener sind UAW am ZNS, Leber- und Nierenschäden, Lungenfibrose, Dermatitis, Stomatitis sowie Hyperurikämie. Die Inzidenz maligner Tumoren (besonders der ableitenden Harnwege, Auftreten noch mehr als 10 Jahre nach Absetzen der Therapie möglich, Mikrohämaturie verlangt gründliche Abklärung, bei Makrohämaturie Therapie abbrechen und zystoskopieren!) ist besonders oberhalb einer Gesamtdosis von 60 g eindeutig erhöht. Die Indikation zum Einsatz von CYC ist daher insbesondere bei jüngeren Patienten streng zu stellen. Die erforderlichen Kontrolluntersuchungen sind **Tabelle II.2.3** zu entnehmen.

2.2.2.2 Chlorambucil (Leukeran®)

Chlorambucil wird nur selten als Immunsuppressivum eingesetzt, bevorzugt dann, wenn UAW die Fortführung einer Therapie mit Cyclophosphamid (CYC) verbieten. Sein Wirkungsmechanismus entspricht dem des CYC, der immunsuppressive Effekt tritt langsamer ein. Üblicherweise werden initial 0,05–0,2 mg/kg täglich oral appliziert; eine Anpassung der Dosis hat in Abhängigkeit von den Leukozytenzahlen wie bei Cyclophosphamid zu erfolgen. Die Erhaltungsdosis liegt i.d.R. zwischen 0,03 und 0,06 mg/kg KG täglich. Kontraindikationen: Schwangerschaft und Stillzeit, vorbestehende Knochenmarkschädigung. Bezüglich der Kontrazeption siehe **Kapitel II.2.1** (10).

Zahlreiche UAW sind zu beachten (vgl. Fachinformation).

2.2.3 Ciclosporin (z.B. Immunosporin®)

Wirkungsmechanismus: Ciclosporin hemmt nach Komplexbildung mit Cyclophillin und Calcineurin die Transkription der Gene für Interleukin-2 und weitere Zytokine. Dadurch wird die Aktivierung von T-Lymphozyten (bevorzugt T-Helfer- und zytotoxische T-Zellen) gehemmt.

Pharmakokinetik: Nach oraler Gabe in der ursprünglichen Galenik (Sandimmun®) weist die Resorption erhebliche individuelle Schwankungen zwischen 20 und 50 % auf. Eine konstantere Resorption lässt sich durch eine besondere galenische Zubereitung (Sandimmun Optoral® oder Immunosporin®) erzielen, die deshalb prinzipiell bevorzugt werden sollte. Die Ausscheidung erfolgt nach intensiver Metabolisierung ganz überwiegend biliär.

Dosierung und Applikationsweise: Bei Autoimmunerkrankungen werden initial häufig 2,5 mg/kg täglich oral eingesetzt, ggf. (z.b. bei Colitis ulcerosa) auch i.v. 4 mg/kg täglich. Bei unzureichender Wirkung ist eine Steigerung in 4-wöchigen Intervallen um 0,5 mg/kg bis auf maximal 4(–6) mg/kg täglich möglich. Bei Anstieg des Kreatinins um 30 % Ciclosporin um 25 % reduzieren. Kommt es danach nicht zum Rückgang des Kreatinins, kann die Dosis noch einmal um 30 % reduziert werden. Persistiert die Nierenfunktionseinschränkung auch danach, Therapie abbrechen.

Kontraindikationen: Grundsätzlich soll Ciclosporin in der Schwangerschaft nicht angewendet werden, allerdings sind inzwischen zahlreiche gesunde Kinder von Frauen unter einer Ciclosporin-Therapie (nach Transplantation) geboren worden. Unter Ciclosporin darf nicht gestillt werden. Vorbestehende Niereninsuffizienz, nicht kontrollierte Hypertonie, schwere Lebererkrankungen sowie Malignome (auch anamnestisch) stellen Kontraindikationen dar.

Interaktionen: Wegen der zahlreichen Interaktionen mit anderen Substanzen Indikation zu jeder zusätzlichen Medikation besonders streng stellen. Ist die Gabe eines zusätzlichen Medikaments unvermeidlich, Patienten besonders sorgfältig überwachen (ggf. Kontrolle der Ciclosporinspiegel).

(1) Zu Wirkungsverstärkung und erhöhter Toxizität führen u.a. höheres Lebensalter, Grapefruitsaft, Kamillentee, Glukokortikoide in hoher Dosis, Diltiazem, Verapamil, Amlodipin (nicht jedoch Lacidipin und Nitrendipin, die deshalb bei Ciclosporin-induzierter arterieller Hypertonie Mittel der ersten Wahl darstellen), Makrolidantibiotika, Allopurinol, Amiodaron, Metoclopramid, Ketoconazol und verwandte Substanzen, Amphotericin B, Doxycyclin, orale Kontrazeptiva und Propafenon.

(2) Eine Wirkungsabschwächung (z.B. mit der Gefahr, eine Transplantatabstoßung zu induzieren) kann induziert werden durch Phenytoin, Barbiturate, Carbamazepin, Rifampicin, Metamizol, Orlistat und Johanniskraut.

(3) Ciclosporin wegen additiver toxischer Effekte nicht mit anderen nephrotoxischen Substanzen wie nichtsteroidalen Antiphlogistika, Aminoglykosiden, Amphotericin B, Colchicin oder Trimethoprim kombinieren.

(4) Kaliumsparende Diuretika und besonders kaliumreiche Nahrungsmittel sollten wegen möglicher Hyperkaliämie gemieden werden.

(5) Die Wirkung von Digoxin und Diclofenac wird durch Ciclosporin verstärkt.

Erwähnenswert ist noch, dass Ciclosporin in sämtlichen galenischen Formen, also auch den Kapseln, Äthanol enthält. Seine Anwendung bei ehemaligen Alkoholikern und Epileptikern unterliegt daher einer besonders strengen Indikationsstellung. Sofern innerhalb von 12 Tagen kein Effekt deutlich ist, sollte die Behandlung abgebrochen werden.

Unerwünschte Arzneimittelwirkungen: Zu beachten ist insbesondere die Nephrotoxizität, vor allem wegen ihrer teilweisen Irreversibilität, weiterhin arterielle Hypertonie, Neurotoxizität mit Kopfschmerzen, Schlafstörungen, Tremor, Parästhesien und selten Krampfanfällen, Hepatotoxizität, Hirsutismus, Gingivahypertrophie, Hyperkaliämie, Hyperurikämie, Muskelkrämpfe, Infektanfälligkeit, gastrointestinale Unverträglichkeit und Anstieg des LDL-Cholesterins. Die erforderlichen Kontrolluntersuchungen sind **Tabelle II.2.3** zu entnehmen.

2.2.4 Tacrolimus (Prograf®)

Tacrolimus besitzt den gleichen Wirkmechanismus wie Ciclosporin.
UAW: Neurotoxizität mit Tremor und Parästhesien sowie diabetogene Effekte, ferner Thrombopenien, Kardiomyopathien, Hypertrichose, gastrointestinale Unverträglichkeit, Pruritus, Blutdruckanstieg, Hyperkaliämie und Nephrotoxizität. Bei Autoimmunerkrankungen liegen bisher beschränkte Erfahrungen vor (Dosierung 0,01–0,02 mg/kg/Tag i.v. oder 0,1–0,2 mg/kg/Tag oral). Um die Resorption nicht zu behindern Einnahme 1 h vor den Mahlzeiten

und nicht mit Grapefruitsaft empfohlen. Zahlreiche Interaktionen mit anderen Medikamenten. Die Kontraindikationen ähneln denen für Ciclosporin (vgl. Fachinformation).

2.2.5 Leflunomid (Arava®)
Wirkungsmechanismus: Leflunomid hemmt die Neusynthese von Pyrimidin-Nukleotiden und damit bevorzugt die DNS- und RNS-Synthese aktivierter Lymphozyten.

Dosierung und Applikationsweise: Initial i.d.R. 100 mg/Tag, danach 10–20 mg/Tag p.o.

Kontraindikationen: Schwangerschaft, schwerer Immundefekt, vorbestehende Knochenmark-, relevante Leber- oder Nierenschädigung (Kreatinin > 1,8 mg/dl), schwere Infektionen, schwer einstellbare arterielle Hypertonie. Sowohl bei männlichen als auch bei weiblichen Patienten ist unbedingt für eine sichere Kontrazeption zu sorgen. Unter Leflunomid nicht stillen.

Interaktionen: Hämato- und Hepatotoxizität in Kombination mit MTX verstärkt. Mögliche Wirkungsverstärkung durch Phenytoin, Warfarin, Rifampicin und Cimetidin. Alkohol sollte gemieden werden.

Unerwünschte Arzneimittelwirkungen: Gastrointestinale UAW, seltener Haarausfall, Hämato- und Hepatotoxizität, Tuberkulose-Reaktivierung. Bei schweren UAW sowie bei Kinderwunsch (wegen langer HWZ von bis zu 2 Jahren) Auswaschverfahren möglich: 3 × 8 g Colestyramin, ersatzweise 4 × 50 g Aktivkohle/Tag über 11 Tage, bei UAW eventuell kürzer. Notwendige Kontrolluntersuchungen sind **Tabelle II.2.3** zu entnehmen.

2.3 Biologische Agenzien
2.3.1 Anti-TNF-α-Therapie
Wirkungsmechanismus: Tumornekrosefaktor-α spielt im pathogenetischen Ablauf von Autoimmunerkrankungen eine besonders wichtige Rolle. Seine Wirkung lässt sich durch monoklonale Antikörper (partieller bzw. humanisierter Antikörper Infliximab, Remicade®, bzw. Adalimumab, Humira®) oder über seinen Rezeptor (TNF-α-Rezeptor-Fc-Fusionsprotein Etanercept, Enbrel®) antagonisieren.

Dosierung und Applikationsweise: Bei M. Crohn wird Infliximab i.d.R. mit 5 mg/kg i.v. in den Wochen 0, 2 und 6, danach alle 8 Wochen, bei chronisch entzündlichen Gelenkerkrankungen i.d.R. mit 3 mg/kg i.v. in den Wochen 0, 2 und 6, danach alle 8 Wochen in Kombination mit MTX dosiert. Alternativ wird Adalimumab initial mit 80–160 mg, nach 2 Wochen 40–80 mg, dann mit 40 mg alle 2 Wochen s.c verabreicht. Etanercept (25 mg 2-mal oder 50 mg 1-mal pro Woche s.c. in Kombination mit MTX) hat lediglich in der Rheumatologie günstige Effekte gezeigt.
I.d.R. wird eine Erhaltungstherapie mit der jeweiligen, o.g. Dosierung in individuell erforderlichen Intervallen verabreicht. Sofern sich innerhalb von 3 Monaten kein Effekt gezeigt hat, sollte die Behandlung abgebrochen werden. Allerdings kann bei Ineffektivität oder Unverträglichkeit eines TNF-α-blockierenden Medikaments ein anderes mit Aussicht auf Erfolg eingesetzt werden, wenngleich dann eine Umstellung auf Rituximab oder Abatacept (s.u.) größere Erfolgschancen bieten dürfte.
Grundsätzlich ist unter Anti-TNF-α-Therapie eine begleitende Immunsuppression, z.B. mit MTX, zu empfehlen. Eine Anti-TNF-α-Erhaltungstherapie ist einer episodischen Behandlung i.d.R. überlegen.

Kontraindikationen: Schwere floride akute oder chronische Infektionen einschließlich opportunistischer Infektionen, nicht drainierte Abszesse (in den letzten 2 Monaten), systemischer Lupus erythematodes, lymphoproliferative Erkrankungen, demyelinisierende Erkrankungen (z.B. multiple Sklerose), Herzinsuffizienz (NYHA 3 oder 4), Schwangerschaft (nach Therapie

Konzeptionsverhütung über 6 Monate nötig) und Stillzeit sowie Tumoranamnese in den letzten 10 Jahren, vormals infizierte, noch in situ befindliche Gelenkprothesen, Zustand nach septischer Arthritis in den letzten 12 Monaten und liegender Harnblasenkatheter. Bei Patienten > 70 Jahren liegen keine ausreichenden Erfahrungen vor. Perioperativ wird eine 2- bis 4-wöchige Pause empfohlen. Bei chronischer HBV-, HCV- und bei HIV-Infektion ist eine besonders sorgfältige Nutzen-Risiko-Abwägung erforderlich.

Unerwünschte Arzneimittelwirkungen: UAW von Infliximab bestehen insbesondere in Infusionsreaktionen wie Fieber, Kopf- und Bauchschmerzen sowie Panzytopenie, seltener Urtikaria und Dyspnoe (während der Infusion sind daher Glukokortikoide und adrenerge Substanzen vorzuhalten, im Anschluss Patienten mindestens 2 h lang beobachten). Insbesondere bei Re-Therapie nach längeren Intervallen kann ein anaphylaktischer Schock oder eine der Serumkrankheit ähnliche Symptomatik auftreten. Relativ häufig entstehen Anti-DNS-Antikörper, eine Lupus-erythematodes-ähnliche klinische Symptomatik ist jedoch sehr selten (dann aber Grund zum Therapieabbruch). Auf Zeichen einer neu auftretenden (bei der Mehrzahl ohne Risikofaktoren und auch bei Patienten unter 50 Jahren) oder sich verschlechternden Herzinsuffizienz ist besonders zu achten (Indikation zum Therapieabbruch). Die Anfälligkeit für schwere Infektionen, bevorzugt der Haut und der Atemwege, hier auch insbesondere im Sinne der Reaktivierung einer Tuberkulose, wird verstärkt. Vor Therapieeinleitung sind daher ein Röntgen-Thorax (falls postspezifische Veränderungen nachweisbar sind, auch Sputum auf Tuberkulose) und ein Tuberkulin-Test erforderlich. Bei spezifischen Veränderungen im Röntgen, GT10 $\geq$ 5 mm oder GT10 < 5 mm und anschließend GT100 $\geq$ 5 mm (cave: falsch negative Befunde unter bereits laufender Immunsuppression) ist begleitend zu einer Anti-TNF-α-Therapie Isoniazid (z.B. Isozid® 5 mg/kg tgl., maximal 300 mg/Tag, begleitend Pyridoxin [Vitamin B_6] 150 mg zweimal pro Woche) für 9 Monate indiziert (bei o.g. Röntgenveränderungen Anti-TNF-α-Behandlung erst nach 4-wöchiger INH-Therapie beginnen). Da Anti-Infliximab-Antikörper die Wirksamkeit beeinträchtigen können, sollte deren Entwicklung durch begleitende Azathioprin-, MTX- oder Glukokortikoidgabe jeweils vor Infliximab entgegengewirkt werden kann. Hervorzuheben ist, dass Langzeiterfahrungen hinsichtlich der Häufigkeit gravierender Spätfolgen (insbesondere Induktion von malignen Lymphomen und anderen Tumoren) noch nicht in ausreichendem Maß vorliegen. Die Kontraindikationen von Etanercept und Adalimumab entsprechen denen von Infliximab, das UAW-Spektrum ist ähnlich, führend sind hier allerdings lokale Reaktionen an der Injektionsstelle.

2.3.2 IL-1-Rezeptor-Antagonisten

Interleukin-1 spielt eine wichtige Rolle bei der Aktivierung chronischer Entzündungsprozesse, insbesondere bei entzündlichen Gelenkerkrankungen. Dessen Wirkung wird durch den rekombinanten IL-1-Rezeptorantagonisten **Anakinra** (**Kineret**®) antagonisiert.
Die Wirkung der Substanz (100 mg s.c. tgl. in Kombination mit MTX) scheint allerdings geringer als die der TNF-α-Antagonisten zu sein.
Kontraindikationen sind eine schwere Niereninsuffizienz (Kreatinin-Clearance < 30 ml/min) und Schwangerschaft. Anakinra darf nicht zusammen mit einer Anti-TNF-α-Therapie angewendet werden (sonst stark erhöhtes Risiko schwerer Infektionen).
UAW: Häufig lokale Reaktion an der Einstichstelle, selten (auch schwerwiegende) Infektionen.

2.3.3 Rituximab (Mabthera®)

Dieser monoklonale Anti-CD-20-Antikörper, der gegen B-Zellen gerichtet ist, hat sich bereits zur Behandlung maligner Lymphome sehr gut bewährt (**s. Kap. III.9.6.2**). Bei Autoimmunerkrankungen, insbesondere der rheumatoiden Arthritis, stellt er (nach Versagen einer Anti-TNF-α-Therapie) eine gut wirksame Option dar (i.d.R. in Kombination mit MTX). Bei chronischer Hepatitis B ist vor Therapieeinleitung eine antivirale Behandlung mit einem Nukleotid- oder Nukleosidanalogon empfehlenswert.

Dosierung und Applikationsweise: Als Immunsuppressivum werden i.d.R. 2-mal 1000 mg per infusionem im Abstand von 2 Wochen eingesetzt. Wegen der Gefahr schwerer Infusionsreaktionen gelten die gleichen Regeln wie bei Infusion von Infliximab (**s. Kap. II.2.3.1**). Vor Rituximab sollten 100 mg Methylprednison und ein Antihistaminikum i.v. verabreicht werden. Je nach Notwendigkeit kann die Behandlung frühestens nach 16 Wochen (im Mittel jedoch erst nach 6–20 Monaten erforderlich) wiederholt werden.

Kontraindikationen: Allergie gegen Mausprotein, floride schwere Infektionen, schwere Herzinsuffizienz (NYHA IV) und andere schwere Herzerkrankungen, Schwangerschaft (sichere Kontrazeption bis 12 Monate nach Therapieende indiziert!).

Unerwünschte Arzneimittelwirkungen: Zahlreiche UAW (Infusionsreaktionen, Neutropenie, Infektionsneigung u.a.) führen nur selten zu Therapieabbrüchen. Langzeiterfahrungen liegen auch hier noch nicht vor.

2.3.4 Abatacept (Orencia®)

Abatacept hemmt als rekombinant humanes Fusionsprotein durch Bindung an kostimulatorische Rezeptoren antigenpräsentierender Zellen (CD 80/86) die Aktivierung von T-Zellen, die an der Pathogenese von Autoimmunerkrankungen wesentlichen Anteil haben.

Dosierung und Applikationsweise: In einer Dosierung von 10 mg/kg per infusionem alle 4 Wochen hat es sich nach Versagen einer Anti-TNF-α-Therapie als wirksam erwiesen.

Kontraindikationen: Schwere Infektionen, Schwangerschaft, wegen erhöhter Infektionsraten sollte Abatacept nicht mit anderen biologischen Agenzien kombiniert werden.

Unerwünschte Arzneimittelwirkungen: Kopfschmerzen, Pharyngitiden und andere Infektionen, Infusionsreaktionen, Anstieg der Leberwerte, gastrointestinale Unverträglichkeit, arterielle Hypertonie, Abgeschlagenheit und andere. Langzeiterfahrungen zur Toxizität fehlen bislang.

2.3.5 Efalizumab (Raptiva®)

Auch Efalizumab hemmt als humanisierter monoklonaler Antikörper die T-Zellaktivierung und zwar durch Bindung an CD11a (LFA-1). Hierdurch wird insbesondere die Adhäsion von T-Zellen an Endothelzellen gehemmt und infolgedessen deren Extravasation in die Haut.

Dosierung und Applikationsweise: In einer initialen Dosis von 0,7 mg/kg und nachfolgend wöchentlich 1 mg/kg s.c. hat sich Efalizumab bei schwerer Psoriasis bewährt.

Kontraindikationen: Floride Infektionen, Schwangerschaft, Leber- und Niereninsuffizienz.

Unerwünschte Arzneimittelwirkungen: Grippeähnliche Symptome, Übelkeit, Leukozytose, Exazerbation der Psoriasis, Thrombopenie, Leberfermentanstieg, Abgeschlagenheit. Auch hier fehlen Informationen zum Langzeitverlauf.

2.3.6 Intravenöse Immunglobuline

Die Wirkung hoch dosierter intravenöser Immunglobuline (z.B. Sandoglobulin® oder Intratect®) beruht mindestens teilweise auf der Induktion eines beschleunigten endogenen Katabolismus von Autoantikörpern und zirkulierenden Immunkomplexen. Je nach Indikation werden verschiedene Dosierungsschemata verwendet, z.B. 400 mg/kg tgl. über 3–5 Tage. Neben den sehr hohen Kosten steht das Fehlen größerer Studien einer breiteren Anwendung im Wege. Ein IgA-Mangel stellt eine Kontraindikation dar (vor der Anwendung ausschließen, sonst anaphylaktischer Schock möglich!). Neben den typischen UAW einer Immunsuppression sind selten Hämolyse, thromboembolische Komplikationen und aseptische Meningitis beobachtet worden.

2.3.7 Monoklonale Antikörper in der Transplantationsmedizin

Zur Therapie bzw. Prophylaxe von Transplantatabstoßungen haben sich monoklonale Antikörper sehr gut bewährt (Muronomab, Orthoclone OKT3® gegen T-Zell-Rezeptor, Basiliximab [Simulect®] und Daclizumab [Zenapax®] gegen Interleukin-2-Rezeptor). Ihr Einsatz erfolgt im Rahmen von Protokollen, die zwischen verschiedenen Transplantationszentren in Abhängigkeit vom transplantierten Organ sowie der Risikokonstellation variieren. Gleiches gilt für die verschiedenen Therapieschemata mit Glukokortikoiden, Azathioprin, Mycophenolatmofetil, Ciclosporin, Tacrolimus, Everolimus und Rapamycin (**s. z.B. Kap. III.8.5.2.2**).

2.4 Weitere immunsuppressive Behandlungsverfahren

Für jeweils hoch selektionierte Patienten mit Autoimmunerkrankungen sind erfolgreich auch folgende Substanzen bzw. Verfahren eingesetzt worden, die jedoch spezialisierten Zentren vorbehalten bleiben sollten:

(1) Thalidomid: Die Substanz hat eine Anti-TNF-α-Wirkung und verschiebt das Zytokinprofil von Th1 zu Th2. Wegen der bekannten teratogenen Wirkung darf unter Thalidomid auf keinen Fall eine Konzeption stattfinden. UAW bestehen insbesondere in Müdigkeit, peripherer Neuropathie und Venenthrombosen (vgl. Einsatz von Thalidomid beim multiplen Myelom **Kap. III.9.6.5.2, „Therapie"**).

(2) Plasmaseparation, Immunabsorption und Zytapherese: Durch die Entfernung von Autoantikörpern, Immunkomplexen bzw. immunkompetenten Zellen aus der Zirkulation lassen sich bei einzelnen Autoimmunerkrankungen günstige Effekte erzielen (s. **Kap. III.8.5.1.3**). UAW bestehen insbesondere in einer erheblichen Infektionsgefährdung, Gerinnungs- und Bilanzierungsproblemen und seltenen anaphylaktischen Reaktionen.

(3) Autologe und allogene Stammzelltransplantation nach myeloablativer Therapie kann bei schwersten Verläufen von Autoimmunerkrankungen komplette Remissionen (bei allerdings hoher therapiebedingter Morbidität und Mortalität) induzieren.

Abzuwarten bleiben umfangreiche Erfahrungen mit neuen Verfahren bzw. Substanzen, wie weiteren Antikörpern gegen TNF-α (Onercept, Certolizumab-Pegol), Antikörpern oder Antisense-Oligonukleotiden gegen proinflammatorische Zytokine wie IL-2, IL-6 und IL-12 oder Adhäsionsmoleküle (z.B. ICAM-1 [Alicaforsen]), antiinflammatorische Zytokine und Inhibitoren von Signal-Transduktions-Proteinen (MAP-Kinasen) sowie T-Zell-Vakzinierung, Einsatz regulatorischer T-Zellen u.a.

3 Diuretikatherapie

T. Philipp

1	Definition ... 147	4.1	Schleifendiuretika („High Ceiling"-Diuretika) ... 151
2	Indikationen und Pathophysiologie verschiedener Indikationsgebiete ... 147	4.2	Benzothiadiazinderivate (Thiazide) und -analoga („Low Ceiling"-Diuretika) ... 154
2.1	Generalisierte Ödeme und Höhlenergüsse ... 148	4.2.1	Gruppenspezifische UAW und Komplikationsrisiken der Diuretikatherapie ... 154
2.2	Akutes Lungen- und Hirnödem ... 148		
2.3	Arterielle Hypertonie ... 149		
2.4	Akutes Nierenversagen (ANV) ... 149	4.2.2	Kontraindikationen der Diuretikatherapie ... 155
2.5	Vergiftungen ... 149	4.3	Hyperosmolare Diuretika ... 156
2.6	Diabetes insipidus ... 149	4.4	Antikaliuretische Diuretika ... 156
2.7	Kalziumoxalatsteine ... 149	4.4.1	Spironolacton und Eplerenone ... 157
2.8	Hyperkalzämie ... 150	4.4.2	Triamteren und Amilorid ... 157
2.9	Chronische Herzinsuffizienz ... 150	4.4.3	Gruppenspezifische UAW und Kontraindikationen der Antikaliuretika ... 158
2.10	Seltene Indikationen für Diuretika ... 150		
3	Praktisches Vorgehen ... 150	4.5	„Refraktäre" Ödeme ... 158
3.1	Abklärung der Ausgangslage ... 150	4.6	Verlaufskontrolle der Diuretikatherapie ... 159
3.2	Auswahl und Dosierung des Diuretikums ... 151		
4	**Diuretisch wirksame Substanzen und ihre Anwendung** ... 151	4.7	Unterstützende Maßnahmen der Diuretikatherapie ... 159

1 Definition

Diuretika sind Stoffe, die durch direkte Wirkung an der Niere die Ausscheidung von Chlorid, Natrium und Wasser erhöhen. Sie sind hochwirksame Pharmaka, die unerwünschte, z.T. gefährliche UAW hervorrufen können.

2 Indikationen und Pathophysiologie verschiedener Indikationsgebiete

Diuretika werden bei folgenden Indikationen eingesetzt:
(1) generalisierte Ödeme und/oder Körperhöhlenergüsse infolge Herzinsuffizienz, Leberzirrhose, nephrotischer Syndrome, eiweißverlierender Enteropathie oder Eiweißmangel anderer Ursachen (**s. Kap. II.3.2.1**),
(2) unter den isolierten Organödemen das isolierte Lungen- und Hirnödem (**s. Kap. II.3.2.2**),
(3) arterielle Hypertonie jeder Ursache (**s. Kap. II.3.2.3**),
(4) initiale oligurische Phase des ANV (**s. Kap. II.3.2.4**) sowie Endstadien des CNV,
(5) Vergiftungen mit renal eliminierbaren Substanzen (**s. Kap. II.3.2.5**),
(6) Diabetes insipidus (**s. Kap. II.3.2.6**),

(7) Kalziumoxalatsteine (s. **Kap. II.3.2.7**),
(8) Hyperkalzämie (s. **Kap. II.3.2.8**),
(9) seltene Indikationen wie Glaukom, Cor pulmonale u.a. (s. **Kap. II.3.2.9, II.3.2.10**).

2.1 Generalisierte Ödeme und Höhlenergüsse

Sie entstehen durch Zusammenwirken lokaler (Sequestrierung von Flüssigkeit im Interstitialraum und/oder in den Körperhöhlen) und renaler/hämodynamischer (Salz-Wasser-Retention) ödembildender Faktoren.

Die wichtigsten, einzeln oder kombiniert auftretenden lokalen Faktoren sind:
(1) Zunahme des venösen hydrostatischen Drucks (z.b. bei Herzinsuffizienz oder portaler Hypertension),
(2) Abnahme des kolloidosmotischen Plasmadrucks (z.b. bei nephrotischem Syndrom, Eiweißmangelernährung oder fortgeschrittener Leberzirrhose),
(3) Erhöhung der Kapillarpermeabilität,
(4) relative Insuffizienz des den Interstitialraum drainierenden Lymphsystems.

Die als Folge der Ödemtranssudation eintretende Abnahme des „effektiven arteriellen Blutvolumens (EABV)" aktiviert die renalen Konservierungsmechanismen für Wasser und Salz mit dem Ziel, ein normales Volumen wiederherzustellen. Derartige renale Mechanismen der Ödembildung sind eine Abnahme der GFR und, hauptsächlich, eine Zunahme der tubulären Rückresorption filtrierten Natriums (glomerulotubuläre Imbalance). Die Rückresorption erfolgt in erster Linie proximal-tubulär unter dem Einfluss von Angiotensin II und von Katecholaminen.

Angriffspunkte der Ödemtherapie mit diuretisch wirksamen Substanzen sind die renalen Retentions- und Konzentrationsmechanismen. Setzt man das Glomerulusfiltrat = 100 %, so werden 70 % im proximalen Tubulus, 20 % im Bereich der Henle'schen Schleife, 5 % im distalen Tubulus und 2–4 % im Sammelrohr resorbiert. Die Einteilung der Diuretika erfolgt nach ihren entsprechenden Wirkorten (s. **Kap. II.3.4**) am Nephron. Entsprechend sollten Diuretika umso wirksamer sein, je weiter proximal sie angreifen. Allerdings wird ein Teil des proximal gehemmten Natriums distal noch rückresorbiert, weshalb sich Diuretika mit primärem Angriffspunkt am proximalen Tubulus (Acetazolamid) klinisch nicht als effektive Substanzen durchgesetzt haben.

Bei generalisierten Ödemen stellt die Therapie mit Diuretika nie eine kausale Therapie dar. Man muss beachten, dass im Regelfall bei Ödemen (besonders bei nephrotischem Syndrom) eine Verminderung des effektiven intravaskulären Volumens vorliegt, die durch Diuretika noch verstärkt werden kann. Eine diuretische Therapie bis zum vollständigen Verschwinden von Ödemen gilt bei Ödemen infolge Leberzirrhose und besonders infolge nephrotischen Syndroms als inadäquat und riskant (gesteigerte Thromboseneigung, Organminderperfusion).

2.2 Akutes Lungen- und Hirnödem

An ihrer Entstehung sind vorwiegend (Lungenödem, s. **Kap. III.2.1.3**, „Ätiologie und Pathogenese") bzw. ausschließlich (Hirnödem) lokale Faktoren beteiligt. Trotz wenig oder gar nicht veränderter Nierenfunktion wirkt auch hier eine forcierte Diurese günstig. Bei akutem Lungenödem ist die parenterale Gabe schnell und stark wirksamer Schleifendiuretika (s. **Kap. II.3.4.1**) angezeigt. Neben der rasch einsetzenden Diurese ist für die günstige Wirkung der Schleifendiuretika die innerhalb weniger Minuten auftretende Venentonusverminderung (venous pooling) anzuführen. Beide Effekte übernehmen die Funktion eines „unblutigen Aderlasses". Darüber hinaus sind die in **Kapitel III.2** mit genannten medikamentösen Maßnahmen (u.a. Nitrogaben) zu berücksichtigen (s. **Kap. III.2.1.3**, „Sofortmaßnahmen"). Beim Hirnödem entziehen hyperosmolare Diuretika (**s. Kap. II.3.4.3**) dem Extravasalraum direkt und Diuretika (über eine negative Flüssigkeitsbilanz) indirekt Volumen und bewirken so eine Entquellung und eine Hirndrucksenkung.

2.3 Arterielle Hypertonie

Diuretika senken bei den meisten Hochdruckformen unabhängig von deren Auslösungsursache den Blutdruck. Ihr initialer antihypertensiver Effekt beruht auf einer transitorischen Verminderung des Blut- und Herzzeitvolumens, ihre Dauerwirkung auf einer Senkung des peripheren Gefäßwiderstands, deren Entstehungsmechanismus noch unklar ist. Wahrscheinlich spielen hierbei Ionenverschiebungen in den Gefäßmuskelzellen eine Rolle, die mit einer Abschwächung der Wirkung endogener pressorischer Substanzen einhergehen.

Bei der antihypertensiven Kombinationstherapie (**s. Kap III.4.1.1**, „Pharmakotherapie") sind Diuretika besonders bedeutungsvoll, da sie die unter anderen antihypertensiven Pharmaka zu beobachtende Natrium- und Wasserretention, die zur Resistenzentwicklung führen kann, verhindern.

2.4 Akutes Nierenversagen (ANV)

Der Einsatz stark und rasch wirksamer Schleifendiuretika (**s. Kap. II.3.4.1**) ist im Frühstadium des ANV (**s. Kap. III.8.1**) nur angezeigt, sofern gesichert keine Hypovolämie vorliegt (ZVD > 6 cmH$_2$O). Im Stadium der Oligurie bzw. einer nur kurzzeitig bestehenden Anurie ist die Prognose des ANV, dessen Urinvolumen sich durch Diuretika erhöhen lässt, besser, auch wenn eine direkte Erhöhung der GFR durch Diuretika nicht wahrscheinlich ist. Da Schleifendiuretika (im Wesentlichen durch Hypovolämie) den tubulotoxischen Effekt von Aminoglykosiden und Röntgenkontrastmitteln verstärken, sollte ihr Einsatz beim ANV, dessen Genese tubulotoxischen Ursprungs sein kann, eher vermieden werden. Ist nach Maximalgaben (z.B. 1 g Furosemid/Tag) keine Urinstimulation mehr möglich, ist die fortgesetzte Gabe nicht angezeigt.

2.5 Vergiftungen

Hierbei hängt der Einsatz von Diuretika in Form der forcierten Diurese davon ab, ob das angenommene Toxin potenziell renal eliminierbar ist. Ist das Toxin nicht bekannt, so wird im Zweifelsfall eine forcierte Diurese durchgeführt (**s. Kap. I.2.7**, „Sekundäre Detoxikation" und **Tabelle I.2.14**).

2.6 Diabetes insipidus

Bei Vasopressin-resistenten Fällen oder milden Formen eines Diabetes insipidus kann der Einsatz von Thiazidderivaten (z.B. Hydrochlorothiazid 50–100 mg/Tag) paradoxerweise das Urinvolumen verringern (**s. Kap. III.13.1.5**, „Therapie").

2.7 Kalziumoxalatsteine

Thiazidderivate senken die Kalziumausscheidung im Urin über eine Erhöhung der tubulären Kalziumrückresorption. Dieser Effekt kann durch erhöhte Natriumzufuhr jedoch aufgehoben werden, sodass die Einhaltung einer salzarmen Grundkost Voraussetzung ist. Bei absorptiver Hyperkalziurie, aber auch bei Normokalziurie können durch die Gabe von Thiazidderivaten Wachstum und Neogenese kalziumhaltiger Steine gehemmt werden. Da der Serumkalziumspiegel unter Thiazidtherapie ansteigen kann (teilweise um mehr als 1,5 mval/l), gelten „resorptive Hyperkalziurien" und Neigung zur Hyperkalzämie als Kontraindikationen (**s. Kap. III.8.12**, „Kalziumhaltige Steine").

2.8 Hyperkalzämie

Schleifendiuretika steigern bei hoher Natriumzufuhr die Kalziumausscheidung im Urin und werden somit als Basistherapeutikum in der Behandlung der akuten Hyperkalzämie verwendet (**s. Kap. III.1.1.4.3**. „Therapie"). Wegen ihres starken diuretischen Effekts und der bei Hyperkalzämie häufig bestehenden Dehydratation ist bei ihrem Einsatz auf exakte Flüssigkeitsbilanzierung und ausreichende Flüssigkeitssubstitution zu achten.

2.9 Chronische Herzinsuffizienz

Der Einsatz von Diuretika zählt neben der ACE-Hemmung, der Gabe von β-Rezeptorenblockern und der Gabe von Digitalis (**s. Kap. III.2.2.1**, „Therapie") zur Basistherapie der chronischen Herzinsuffizienz. Zur Vermeidung von Kaliumverlusten sind Kombinationen von Thiaziden und kaliumsparenden Diuretika (Antikaliuretika) zu bevorzugen.
Der Einsatz von Spironolacton hat offensichtlich noch zusätzliche Vorteile, wie durch die RALES-Studie [Pitt B et al., NEJM 1999] gezeigt wurde. Hierbei sollte jedoch die Nierenfunktion (Kreatinin > 2,0 mg/dl) beachtet sowie die in der Studie gewählte Dosis von 25 mg/Tag nicht überschritten werden.

2.10 Seltene Indikationen für Diuretika

(1) **Glaukom:** Der Karboanhydrasehemmer Acetazolamid (Diamox®) kann zur Kurzzeit- (selten auch zur Langzeit-)Behandlung des Glaukoms angewendet werden.

(2) **Cor pulmonale:** Bei dekompensierter respiratorischer Alkalose kann der Einsatz des Karboanhydrasehemmers Acetazolamid (Diamox®) zur Beseitigung der Alkalose, zur Senkung des Bikarbonatspiegels und zur Senkung des pCO_2-Wertes beitragen. Die Wirkung scheint jedoch begrenzt zu sein.

(3) **Lokale Flüssigkeitsansammlungen:** Bei lokalen Flüssigkeitsansammlungen, die durch allergische, entzündliche oder maligne Prozesse sowie durch periphere, venöse oder lymphatische Abflussstörungen verursacht werden, ist der ödemmobilisierende Effekt der Diuretika meist gering, das Risiko einer Hypovolämie mit entsprechenden Komplikationen jedoch erhöht.

3 Praktisches Vorgehen

3.1 Abklärung der Ausgangslage

Mit Ausnahme dringender Indikationen (ANV, akutes Lungenödem, Hirnödem) sollten vor dem Einsatz von Diuretika wesentliche Störungen im Elektrolytstoffwechsel oder im Säure-Basen-Haushalt ausgeschlossen werden. Bei schweren Ödemen und/oder Aszites sollte die Einleitung der Therapie stationär erfolgen. Hierbei ist besonders auf das Vorliegen einer Hypokaliämie oder einer Verdünnungshyponatriämie (**s. Kap. III.1.1.2.3**) infolge herabgesetzter Ausscheidungsfähigkeit für freies Wasser zu achten. Zu Störungen des Elektrolyt- und Säure-Basen-Haushalts können gleichfalls führen: vorangegangene Diuretikatherapie, wiederholtes Erbrechen, Diarrhöen oder Laxanzienabusus. Bezüglich Maßnahmen zum Ausgleich nachgewiesener Störungen **siehe Kapitel III.1**. Leichte bis mäßiggradige Ödembildung kann häufig allein durch milde Natriumrestriktion auf 50–70 mval Na^+ ≙ ca. 3–4,5 g NaCl,

(s. Kap. II.3.4.7) ausreichend behandelt werden. Der langfristige Effekt fast jeder Diuretikatherapie kann durch übermäßige Natriumzufuhr von über 12 g/Tag limitiert bis aufgehoben werden, sodass die Einhaltung einer milden Natriumrestriktion bei Einsatz von Diuretika generell empfohlen werden muss. Das Flüssigkeitsangebot sollte auch bei normalem Serumnatrium nicht mehr als 2000 ml/Tag, bei heißem Wetter maximal 3000 ml/Tag betragen. Bei geringgradiger Ödembildung ohne gastrointestinale Komplikationen (Erbrechen, Durchfälle) sowie bei benigner Hypertonie genügt i.d.R. eine ambulante Kontrolle von Natrium und Kalium vor Einleitung einer Diuretikatherapie. Vor Beginn einer Langzeittherapie mit Diuretika sollten zusätzlich Glukosespiegel und Serumharnsäure kontrolliert werden (s.u.).

3.2 Auswahl und Dosierung des Diuretikums

Zu bevorzugen sind Präparate, deren pharmakologischer Wirkungstyp den jeweils günstigsten therapeutischen Effekt bei geringstem Komplikationsrisiko verspricht (**s. Tab. II.3.1** und **Tab. II.3.2**).

Ödemtherapie: In der initialen Ausschwemmungsphase sollten nur die zur Erzielung einer milden Diurese erforderlichen Minimaldosen gegeben werden. Klinische Richtgrößen: Maximale Gewichtsabnahme bei Ödemkrankheiten 2,0 kg/Tag, bei alleinigem Aszites 1,0 kg/Tag. Da der Rückstrom von Ödem- und besonders Aszitesflüssigkeit limitiert ist, kann forcierte Diuresetherapie zur Hypovolämie mit ihren Komplikationen (s.u.) führen. Ein Ersatz befriedigend wirkender und gut vertragener Diuretika durch andere, schneller und stärker wirkende bringt daher i.d.R. keine Vorteile, sondern eher unnötige Gefahren. Diuresemittel sollten, wenn möglich, am frühen Morgen gegeben werden, um die Nachtruhe des Kranken nicht zu stören. Gewichtskonstanz nach Verschwinden von Ödem und/oder Aszites signalisiert das Ende der Ausschwemmungsphase.

Bei **arterieller Hypertonie** sind Diuretika ein fester Bestandteil der antihypertensiven Medikamentenkombination (**s. Kap. III.4.1.1**, „Therapie").

Substanzen mit längerer Wirkungsdauer (**s. Tab. II.3.1**) ist der Vorzug zu geben.

4 Diuretisch wirksame Substanzen und ihre Anwendung

Aufgrund ihres starken natriuretischen Effekts und ihrer ausreichenden therapeutischen Breite werden heute fast nur noch Benzothiadiazinderivate und -analoga bzw. die verschiedenen Schleifendiuretika verwendet. Hier sind sie in absteigender Reihenfolge ihrer Wirkungsstärke zusammengestellt, die sich nach ihrem absteigenden Wirkort am Nephron definiert.

4.1 Schleifendiuretika („High Ceiling"-Diuretika)

Azosemid, Bumetanid, Furosemid, Piretanid und Torasemid sind den Thiaziden ähnliche Sulfonamidverbindungen.

Pharmakologische Eigenschaften: Hemmung des Cl^--Transports im Bereich des aufsteigenden Schenkels der Henle-Schleife. Hinsichtlich Wirkungseintritt, -maximum und -dauer **s. Tab. II.3.1**. Die Ausscheidung von Na^+, NH_4^+, Ca^{2+} und Cl^-, aber auch von K^+ und H^+ wird erhöht, was die Entstehung einer Hypokaliämie bzw. einer metabolischen hypochlorämischen Alkalose begünstigt. Bei kurz dauernder Anwendung senken die Schleifendiuretika die GFR nicht. Sie besitzen ebenso wie die Thiazide einen antihypertensiven Effekt. Azosemid unterscheidet sich von den anderen durch seinen langsameren Wirkungseintritt und seine längere Wirkungsdauer.

3 Diuretikatherapie

Tabelle II.3.1 Wirkungseigenschaften der gebräuchlichen Diuretika

Freiname	Handelsname (Auswahl)	Handelsform		Wirkungs-eintritt nach	Wirkungs-maximum nach	Wirkungs-dauer[1]
„High Ceiling"-Diuretika						
Bumetanid	Burinex®	1, 2, 5 mg	T	1–2 h	4–8 h	12–24 h
Furosemid	Lasix®	40 u. 500 mg	T	2–3 min	1–2 h	4–6 h
		20, 40, 250 mg	A	2–5 min	30–90 min	3–12 h
Piretanid	Arelix®	3 u. 6 mg	T	30 min	1 h	3–6 h
		6, 12 u. 60 mg	A	2–3 min	30–60 min	3–6 h
Torasemid	Unat®	2,5, 5, 10, 200 mg	T	1–2 h	4–8 h	12–24 h
	Torem®	5, 10, 200 mg	T	1–2 h	4–8 h	12–24 h
		10, 20, 200 mg	A	1–2 h	4–8 h	12–24 h
Thiazide und Derivate						
Hydrochlorothiazid	Esidrix®	12,5, 25 mg	T	1–2 h	4–8 h	12–18 h
Xipamid	Aquaphor®	10, 20, 40 mg	T	1–2 h	3–6 h	12–24 h
Chlortalidon	Hygroton®	25, 50 mg	T	ca. 2 h	8–12 h	24–36 h
Antikaliuretika						
Spironolacton[3,4]	Aldactone®	25, 50 mg	D	48–72 h	48–72 h[2]	–96 h[2]
		u. 100 mg	T			
	Osyrol®	50 u. 100 mg	T	48–72 h	48–72 h[2]	–96 h[2]
Kaliumcanrenoat[4]	Aldactone® p.i.	200 mg	A	36–72 h	36–72 h[2]	–96 h[2]
Eplerenone	Inspra®	25, 50 mg	T	12–24 h	12–24 h	36 h
Triamteren und Amilorid nur in Kombination mit Thiaziden				1–2 h	2–8 h	2–24 h[2]

[1] therapeutisch relevante Dauer;
  A = Ampulle; D = Dragée; T = Tablette
[2] dosisabhängig
[3] in Kombination mit 50 mg Thiabutazid (Aldactone, 50-Salcutin)
[4] Einschränkung der Indikation und Anwendungsdauer für die parenterale Darreichungsform „Kaliumcanrenoat"

Klinische Anwendung: Schleifendiuretika bewirken bei Patienten mit Herzinsuffizienz, Leberzirrhose und nephrotischem Syndrom meist auch dann eine kräftige Diurese, wenn andere Diuretika nicht oder unbefriedigend wirken. Schleifendiuretika-refraktäre Ödeme (s. **Kap. II.3.4.5**) sind selten. Bei fortgeschrittener Niereninsuffizienz ist nur eine geringe Natriurese zu erwarten, da die basale Natriumausscheidung per Nephron bereits erheblich erhöht ist. Azidose und Alkalose beeinflussen die diuretische Wirkung der Schleifendiuretika nicht nennenswert. Sie bleiben bei Hyponatriämie und Hypokaliämie stärker wirksam als andere Diuretika, müssen jedoch vorsichtig angewandt werden. Intravenös verabreicht, sind sie aufgrund ihres schnellen Wirkungseintritts für die Behandlung des akuten Lungen- (s. **Kap. III.2.1.3**, „Spezielle Maßnahmen") und Hirnödems (s. **Kap. I.2.6.1**, „Hirnödemtherapie") sowie zur Forcierung der Diurese bei Vergiftungen (z.B. mit Barbituraten o.Ä.) besonders geeignet. Indikation und Anwendung bei ANV und CNV s. **Kap. III.8.1**, „Therapie" und **Kap. III.8.3**, „Therapie".

4 Diuretisch wirksame Substanzen und ihre Anwendung

Tabelle II.3.2 Richtlinien zur Auswahl des Diuretikums

Indikation	Diuretikum
• **Ödemtherapie, Ausschwemmungsphase:**	
– Lungenödem:	schnell und stark wirkende Diuretika (Furosemid, Torasemid i.v.)
– Herzinsuffizienz, nephrotische Syndrome:	mittelschnell wirkende Diuretika, Spironolacton
– dekompensierte Leberzirrhose, Herzinsuffizienz mit Stauungsleber, Ödeme jeder Genese mit Hypokaliämie:	schnell und mittelschnell wirkende Diuretika + Antikaliuretika p.o. oder i.v.
• **Ödemtherapie, Rezidivprophylaxe (Langzeittherapie):**	intermittierend Thiazidderivate oder -analoga + Antikaliuretika p.o.
• **Aszitesprophylaxe bei kompensierter Leberzirrhose:**	Spironolacton
• **Hochdrucktherapie (Langzeittherapie):**	länger wirkende Thiazidderivate oder -analoga + Antikaliuretika p.o.
• **Diuresetherapie bei ANV und CNV:**	schnell und stark wirkende Diuretika (Furosemid, Torasemid)
• **Vergiftungen mit renal eliminierbaren Substanzen:**	schnell und stark wirkende Diuretika (Furosemid, Torasemid i.v.)

Dosierung: Furosemid (z.B. Lasix®), Torasemid (Torem®, Unat®) und Piretanid (Arelix®) sind in Tabletten- und Ampullenform in verschiedenen Dosierungen erhältlich. Bumetanid (Burinex®) ist lediglich als Tabletten zu erhalten (**s. Tab. II.3.1**). Orale Verabreichung: Initialdosis zur Ödemausschwemmung im Allgemeinen 40 mg Furosemid, 2 mg Bumetanid, 3 mg Piretanid bzw. 5 mg Torasemid. Bei Ausbleiben einer befriedigenden Diurese Verdoppelung der Einzeldosis nach jeweils 6 h bis 160 mg Furosemid oder 100 mg Torasemid. In Ausnahmefällen (insbesondere ANV und CNV) können Initialdosen von 250–500 mg Furosemid bzw. 200 mg Torasemid unter sorgfältiger klinischer Überwachung notwendig sein, wobei ab 100 mg aufwärts die Infusionsgeschwindigkeit nicht über 4 mg Furosemid/min (ca. 1 g/4 h) liegen sollte, da sonst die Gefahr einer Innenohrschädigung besteht. Die tägliche Erhaltungsdosis liegt zwischen 40 und 80 mg Furosemid bzw. zwischen 10 und 20 mg Torasemid. Bei Niereninsuffizienz ist aufgrund der verlängerten Kinetik die 1-mal tägliche Verabreichung zu bevorzugen. Zur Vermeidung gastrointestinaler Reizerscheinungen Einnahme nach den Mahlzeiten. I.v. Verabreichung: Bei schwer mobilisierbaren Ödemen lässt sich die Diurese oft erst durch i.v. Gabe von 20(40)–250 mg Furosemid bzw. 10–100 mg Torasemid einleiten.

> **WICHTIG:**
> Forcierte Diurese erhöht, besonders bei dekompensierter Leberzirrhose, das Komplikationsrisiko (Hypovolämie, hypokaliämische und/oder hypochlorämische Alkalose, Hyponatriämie, Leberkoma).

UAW: Gruppenspezifische UAW s. Kap. II.3.4.2.1.
Substanzspezifische UAW: Gastrointestinale Unverträglichkeitserscheinungen (Anorexie, Nausea, Erbrechen, Leibschmerzen, Durchfälle) sind nicht selten. Gelegentlich allergische Reaktionen. Nach Furosemid transitorische (akute) Einschränkung des Gehörs. Diese letztgenannte UAW wurde nur bei höchsten Dosierungen beobachtet.

> **WICHTIG:**
> Vorsicht bei gleichzeitiger Verabreichung von ototoxischen Antibiotika und nephrotoxischen Substanzen, deren organspezifische UAW sich bei höheren Dosen von Furosemid verstärken können.

4.2 Benzothiadiazinderivate (Thiazide) und -analoga („Low Ceiling"-Diuretika)

Die Mehrzahl stellen Weiterentwicklungen der Karboanhydrasehemmer vom Typ des Acetazolamids (Diamox®) dar, das heute mit seiner trotz proximal tubulären Angriffspunkts schwachen Diurese keine wesentliche Bedeutung mehr hat.

Pharmakologische Eigenschaften: Alle Thiazide und die Mehrzahl ihrer Analoga hemmen die Natriumreabsorption vorwiegend im distalen Tubulus. Sie haben auch einen proximal-tubulären Angriffspunkt, der aber nur in Verbindung mit Schleifendiuretika, z.B. bei therapierefraktären Ödemen (s.u.) zum Tragen kommt. Sie bewirken eine Mehrausscheidung von Na^+, K^+, Cl^-, HCO_3^- sowie eine Abnahme der H^+- bzw. NH_4^+-Eliminierung, der Urin wird alkalisch. Die Mittel dieser Gruppe sind sich in ihren maximalen Wirkungsmechanismen ähnlich und in ihren qualitativen Effekten sowie ihrer maximalen Wirkungsstärke gleich. Sie unterscheiden sich jedoch erheblich in der Schnelligkeit des Wirkungseintritts und der Wirkdauer (s. **Tab. II.3.1**). Alle besitzen neben dem natriuretischen auch einen antihypertensiven Effekt.

Klinische Anwendung: Mit Ausnahme von Zuständen, bei denen ein schnelles Einsetzen der Diurese erwünscht ist, gelten für die Thiazide die gleichen Indikationen wie für Furosemid. Die Thiaziddiurese ist jedoch schwächer und verteilt sich auf einen längeren Zeitraum. Deshalb sind die Thiazide und ihre Analoga auch besonders zur Langzeittherapie, z.B. bei Hochdruck, oder zur Ödemprophylaxe geeignet.

Dosierung: Aufgrund der unterschiedlichsten physikochemischen Eigenschaften der Substanzen sind auch unterschiedliche Dosen zur Erzielung gleicher therapeutischer Effekte erforderlich. Tabletten der verschiedenen Präparate enthalten daher bei äquinatriuretischer Wirkung verschiedene Wirkstoffmengen. Der einzige klinisch relevante Unterschied der Diuretika dieser Gruppe ist die Wirkungsdauer, die das Dosisintervall bestimmt. Die Initialdosis beträgt in der Regel 1/2–1 Tablette, die Erhaltungsdosis je nach Wirkungsdauer der Substanz und erwünschter Wirkungsstätte 1/2–1 Tablette der untersten verfügbaren Stärke täglich bzw. alle 2–3 Tage (besonders Chlortalidon und Mefrusid).

UAW: Die **gruppenspezifischen UAW s. Kap. II.3.4.2.1** sind in der geringeren Substanzwirkung entsprechend seltener und schwächer als bei Furosemid.

Substanzspezifische UAW: Gelegentlich gastrointestinale Reizerscheinungen; selten multiforme Dermatosen, cholestatische Hepatosen; sehr selten akute hämorrhagische Pankreatitis oder Pankreasatrophie, vorübergehende Myopie bzw. Verschlechterung bestehender Kurzsichtigkeit bei Schwangeren.

4.2.1 Gruppenspezifische UAW und Komplikationsrisiken der Diuretikatherapie

(1) Hypokaliämie: Hoch dosierte und/oder langfristige Diuretikatherapie bewirkt über die Auslösung bzw. Verstärkung eines sekundären Aldosteronismus sowie über den distal tubulären Kaliumverlust bei verstärktem Natriumangebot eine Zunahme der Kaliurese, wodurch ein klinisch (Frühsymptom kaliopenische EKG-Veränderungen) und biochemisch (hypokaliämische Alkalose) manifester Kaliummangel entstehen kann. Häufigste Komplikation der Diuretikatherapie. Hinsichtlich klinischer Symptomatik und Therapie des Kaliummangels **siehe Kapitel III.1.1.3.2.** Präventivmaßnahmen: Bei Patienten mit Neigung zu Hypokaliämie lässt sich diese oft durch orale Kaliumsubstitution bei intermittierender Diuretikatherapie oder zusätzliche Gaben von antikaliuretischen Substanzen verhüten bzw. ausgleichen. Kombinationspräparate von Diuretika und Antikaliuretika **siehe Tabelle II.3.1.**

(2) Hyponatriämie: Bei Herz-, Leber- und Nierenkranken mit progressiver Ödembildung ist die Ausscheidungsfähigkeit für freies Wasser oft herabgesetzt. Zusätzliche Steigerung der Natriurese durch forcierte Saluretikatherapie kann eine klinisch oft symptomlose, jedoch u.U. gefährliche Verdünnungshyponatriämie erzeugen oder verstärken („hypotone Hyperhydratation"). Stimuliert wird eine Hyponatriämie durch die zunehmend geübte Kombination von Schleifendiuretika und Thiaziden (s. **Kap. II.3.4.6**). Gegenmaßnahmen: Absetzen der Diuretika und Einschränkung der Flüssigkeitszufuhr auf 1000 bis unter 500 ml/Tag. Nach Wiederanstieg des Serumnatriums über 130 mval/l kann die Diuretikatherapie intermittierend unter laufender Kontrolle des Serumnatriums fortgesetzt werden (Einzelheiten s. **Kap. III.1.1.2.3**). Möglicherweise erlaubt die Entwicklung neuer oraler Vasopressin-Rezeptorenblocker vom Typ des Tolvaptan eine effektive Mehrausscheidung von freiem Wasser und Therapie der hyponatriämischen Hyperhydratation.

(3) Verkleinerung des Extrazellulärraumes und ihre Folgen: Schnell einsetzende Diuresen können eine Hypovolämie mit Hämokonzentration und folgende Komplikationen auslösen: Hypotonie mit Kollapsneigung, zerebrale Ischämie (besonders bei alten Patienten und Hypertonikern), Thrombosebildung, Retention harnpflichtiger Substanzen (bei eingeschränkter Nierenfunktion) sowie hepatische Enzephalopathie bei Leberinsuffizienz.

(4) Metabolische Alkalose: Als Begleiterscheinung einer Hypokaliämie (hypokaliämische Alkalose) oder unabhängig davon durch relative Mehrausscheidung von Cl^- (hypochlorämische Alkalose) hervorgerufen. Besonders gefährdet sind Patienten mit dekompensierter Leberzirrhose, da Alkalose die Blut-Hirn-Schranke für Ammoniumionen durchlässiger macht und hierdurch ein hepatisches Koma begünstigt. Während die hypokaliämische Alkalose sich mit Beseitigung des Kaliummangels ausgleicht, bedarf die hypochlorämische Alkalose der Chloridsubstitution (Kaliumchlorid, z.B. als Kalinor® oder Rekawan®).

(5) Hyperglykämie: Thiazide und Thiazidanaloga können bei vorher normaler Kohlenhydrattoleranz erhöhte Blutzuckerwerte bzw. bei manifestem Diabetes mellitus einen erhöhten Bedarf an oralen Antidiabetika oder Insulin verursachen. Der Entstehungsmechanismus der Hyperglykämie – Hemmung der Sekretion (begünstigt durch Hypokaliämie?) und/oder der peripheren Wirkung von Insulin (Insulinresistenz) – ist noch umstritten. Vor Beginn und während einer Langzeittherapie muss – besonders bei älteren Patienten – der Blutzuckerwert kontrolliert werden. Nach Absetzen der Diuretika ist diese Stoffwechselstörung voll reversibel.

(6) Hyperurikämie: Durch Hemmung der tubulären Harnsäuresekretion verursacht, scheint sie nach Thiaziden und Schleifendiuretika mit annähernd gleicher Häufigkeit aufzutreten. Bei Patienten mit Neigung zu Hyperurikämie kann es hierdurch zu Gichtattacken und Harnsäuresteinen kommen. Nach längerer Verabreichung (4–6 Monate) geht die Neigung zur Harnsäureretention i.d.R. zurück. Hyperurikämie und Arthritis urica sind keine Kontraindikationen der Diuretikatherapie, durch gleichzeitige Gabe von Allopurinol und/oder Probenecid lässt sich der Harnsäurespiegel ausreichend senken (**s. Kap. III.14.4, "Therapie"**).

(7) Hypercholesterin- und Hypertriglyzeridämie: Langfristige Verabreichung von Diuretika kann, besonders bei gegebener Disposition, zur Erhöhung der Cholesterin- und/oder Triglyzeridkonzentration im Serum führen.

(8) Hautveränderungen: Makulöse, gelegentlich hämorrhagische Effloreszenzen sowie Dermatosen, die Sonnenbrand oder Lichen ruber planus ähneln, werden gelegentlich nach Thiazidgaben beobachtet. Nach Furosemid anscheinend seltener.

(9) Hämatologische Veränderungen: Thrombozytopenie und/oder Granulozytopenie sind seltene Begleiterscheinungen der Thiazidtherapie, nach Furosemid wurden sie nur vereinzelt beschrieben.

4.2.2 Kontraindikationen der Diuretikatherapie

(1) Absolute Kontraindikationen sind selten: Präkoma und Coma hepaticum, Exsikkose, ausgeprägte Hyponatriämie (Serumnatrium < 120 mval/l).

(2) Relative Kontraindikationen: Cor pulmonale, mäßige Hyponatriämie (< 130 mval/l), Thromboseneigung, ausgeprägte Alkalose. Bei ausgeprägter Hyponatriämie und Überwässerung kann ein Therapieversuch mit Furosemid bei gleichzeitiger langsamer Infusion von hyperosmolarer (3 %iger) Natriumlösung erfolgen, wobei die parenterale Substitution nur bis zu einem Serumnatrium von 120 mval/l empfohlen wird (**s. Kap. III.1.1.2.3**, „Therapie").

4.3 Hyperosmolare Diuretika

Hyperosmolare Diuretika sind Substanzen, die aufgrund ihrer pharmakologischen Wirkungseigenschaften bei akuten Notfällen zur Einleitung einer Diurese und/oder zur örtlichen Gewebsentquellung angewendet werden. Aus einigen ihrer früheren Indikationsbereiche sind sie immer durch schnell und stark wirkende Saluretika (z.B. Furosemid) verdrängt worden.

Mannit (Mannitol)
Hauptvertreter ist das Mannit (Mannitol).

Pharmakologische Eigenschaften: Mannit ist ein sechswertiger Zuckeralkohol, der im Körper nicht metabolisiert und von den Tubuli nicht rückresorbiert wird. In hypertoner Konzentration vermehrt Mannit die Nierendurchblutung und -filtration und steigert die Ausscheidung von Na^+, Cl^- und H_2O durch Verminderung ihrer tubulären Rückresorption (osmotische Diurese). Der diuretische Effekt osmotischer Diuretika ist verhältnismäßig gering. In den Organen wirkt hypertone Mannit-Lösung durch Errichtung eines osmotischen Gradienten zwischen Intra- und Extravasalraum entquellend. Hierdurch senkt es bei Hirnödem den Hirndruck.

Klinische Anwendung: Mannit wird heute noch verschiedentlich als Teilmaßnahme zur Behandlung des Hirnödems (**s.a. Kap. III.16.1.7**, „Therapie") und des akuten Glaukoms sowie zur Forcierung der Diurese nach Vergiftungen mit renal eliminierbaren Substanzen und nach hämolytischen Transfusionsreaktionen empfohlen. Die Mannit-Anwendung bei ANV ist verlassen (**s. Kap. III.8.1**).

Präparate und Dosierung: Osmofundin® 15 % (150 g Mannit/l), Mannit-Lösung 20 % (200 g Mannit/l = 1100 mOsmol/l). Bei Vergiftungen werden zur Erzeugung einer kräftigen osmotischen Diurese 0,5–2 l 15 %ige Mannit-Lösung in 6 h infundiert. Bei Hirnödem 6–8 Einzeldosen von bis zu 200 ml 20 %ige Lösung/Tag. Infusionsdauer jeweils ca. 20 min. Dauer der Hirndrucksenkung jeweils 3–4 h.

UAW und Komplikationen: Bei hoch dosierten Gaben Risiko der Exsikkose und Hypernatriämie, da Mannit verhältnismäßig mehr Wasser als Natrium eliminiert. Bei eingeschränkter Nierenfunktion und/oder Herzleistungsbreite Gefahr der Kreislaufüberlastung und kardialen Dekompensation.

Kontraindikationen: Oligo-, Anurie bei chronischer, organisch bedingter Niereninsuffizienz, kardiale Dekompensation, Hypervolämie, Hypernatriämie.

4.4 Antikaliuretische Diuretika

Hierzu gehören Substanzen, die am distalen Tubulus und beginnenden Sammelrohr die Natriurese fördern und die Kaliurese hemmen (Synonyme: kaliumsparende oder kaliumbewahrende Diuretika).
Man unterscheidet zwei Gruppen antikaliuretisch wirkender Diuretika:
(1) Echte Aldosteronantagonisten (Spironolacton, Eplerenone), die die tubulären Effekte (Natriumretention und Kaliumelimination) von Aldosteron und anderen Mineralokortikoiden hemmen.

(2) Die antikaliuretischen Diuretika Triamteren und Amilorid, die steroidunabhängig den tubulären Natrium-Kalium-Austausch blockieren.
Der saluretische Effekt aller antikaliuretischen Diuretika ist begrenzt und schwächer als der der Thiazidderivate. Sie werden überwiegend mit Thiazidderivaten kombiniert.

4.4.1 Spironolacton und Eplerenone

Die oral wirksamen Substanzen besitzen Steroidstruktur mit einem Lactonring in Spiranverknüpfung. Ihr intravenös anwendbares Derivat ist Kaliumcanrenoat.

Pharmakologische Eigenschaften: Spironolacton wirkt durch Verdrängung der endogenen Mineralokortikoide, besonders des Aldosterons, von den Rezeptoren der Erfolgsorgane nach dem Prinzip der kompetitiven Hemmung. In der Niere steigert es die Ausscheidung von Na^+, Cl^- und H_2O und verringert die Abgabe von K^+, H^+ sowie NH_4^+. Bei oraler Verabreichung tritt die Wirkung im Allgemeinen erst nach 48–72 h, bei intravenöser innerhalb von 24 h ein. Die Wirkungsdauer beträgt mindestens 4 Tage. Bei höheren Dosen kann noch nach 2 Wochen ein Effekt nachgewiesen werden.

Klinische Anwendung: Spironolacton ist am wirksamsten bei ödematösen und hypertensiven Zuständen mit Aldosteronismus und/oder Hypokaliämie. Hauptindikationen: Dekompensierte Leberzirrhose, chronische Herzinsuffizienz, Bluthochdruck durch primären Aldosteronismus (Conn-Syndrom), der nicht operativ beseitigt werden kann, ferner Kaliummangelzustände jeder Ursache und ihre Komplikationen (metabolische Alkalose, Rhythmusstörungen, Digitalisüberempfindlichkeit, Herabsetzung der Darmmotilität, chronische Obstipation) sowie zur Aszitesprophylaxe bei dekompensierter Leberzirrhose (gestörter Aldosteronabbau!). Spironolacton darf bei Kaliummangelzuständen nur dann zusammen mit Kaliumpräparaten gegeben werden, wenn häufige Kontrollen des Serumkaliums möglich sind. Über seine Anwendung bei Herzinsuffizienz siehe **Kap. III.2.2.1**, „Diuretische Therapie" und bei Hypertonie siehe **Kap. III.4.1.1**, „Diuretika".

Eplerenone (Inspra®; initial 50–200 mg/Tag) wirkt schwächer als Spironolacton, hat dafür kaum Nebenwirkungen.

Präparate (Auswahl) und Dosierung: Spironolacton (u.a. Aldactone® in Dragées zu 25, 50 und 100 mg und Osyrol® in Dragées zu 50 und 100 mg), Kaliumcanrenoat (Aldactone®, pro injectione) in Ampullen bzw. Injektionsflaschen zu 200 mg und die Furosemid-Spironolacton-Kombination Osyrol®-Lasix® (u.a. Kapseln zu 50 bzw. 100 mg Spironolacton mit jeweils 20 mg Furosemid). Kaliumcanrenoat unterliegt einer eingeschränkten Indikation und Anwendungsdauer, da sich in Tierversuchen ein gesteigertes Risiko für Karzinogenität zeigte.

UAW und Komplikationsrisiken: Gruppenspezifische UAW der antikaliuretischen Diuretika s. **Kap. II.3.4.4.3**.

Substanzspezifische UAW: Gelegentlich flüchtige makulopapulöse oder erythematöse Exantheme. Unter Langzeittherapie bei Männern Gynäkomastie (häufig), bei Frauen reversible Spontanlaktation (selten). Gelegentlich Benommenheit, Schläfrigkeit.

Kontraindikationen: s. **Kap. II.3.4.4.3**.

4.4.2 Triamteren und Amilorid

Triamteren ist ein Triamino-phenylpteridin-Derivat, Amilorid ein Abkömmling der 3,5-Diaminochlorpyrazincarbonsäure.

Pharmakologische Eigenschaften: Beide Substanzen vermehren die Ausscheidung von Na^+, Cl^-, HCO_3^- und Harnsäure, sie vermindern die Ausscheidung von K^+, NH_4^+ sowie der titrablen Azidität. Ursache dieser Effekte ist eine direkte, steroidunabhängige Hemmung des Kationentransportes im distalen Tubulus. Die natriuretische Potenz der Substanzen ist bei ausgeprägtem Aldosteronismus geringer als die von Spironolacton, im Übrigen aber vergleichbar. Ihre antikaliuretische Wirkung ist im Vergleich zu Spironolacton etwas stärker.

Klinische Anwendung: Ihre Anwendung ist dort sinnvoll, wo Kaliummangelzustände ausgeglichen oder verhütet werden sollen, ihr Indikationsbereich entspricht daher dem des Spironolactons. Mit diesem sollten Triamteren und Amilorid wegen des Risikos einer Hyperkaliämie nicht kombiniert werden. Auch bei alleiniger Langzeitanwendung der beiden Substanzen sind Kontrollen des Serumkaliums erforderlich. Zur Erzielung stärkerer natriuretischer Effekte ist eine Kombination der antikaliuretischen Substanzen mit Thiaziden zweckmäßig. Bei Kombination von Amilorid mit Schleifendiuretika (z.B. Furosemid) können Hyperkaliämien auftreten, da die antikaliuretische Wirkung von Amilorid wesentlich länger anhält.

Präparate und Dosierung: Kombinationspräparate von Triamteren bzw. Amilorid mit Hydrochlorothiazid bzw. anderen Thiaziden sind Dytide H®, Diucomb®, Moduretik® und viele andere.

UAW: Gruppenspezifische UAW der Antikaliuretika s. **Kap. II.3.4.4.3.**

Substanzspezifische UAW: Gelegentlich gastrointestinale Reizerscheinungen (Trockenheit des Mundes, Nausea, Erbrechen, Durchfälle, Wadenkrämpfe, Kopfschmerz und Schwächegefühl). Nach Amilorid selten vorübergehende Sehstörungen, nach Triamteren in Einzelfällen eine megaloblastische Anämie.

4.4.3 Gruppenspezifische UAW und Kontraindikationen der Antikaliuretika

(1) **UAW**
- **Hyperkaliämie:** Sie kann bei eingeschränkter Nierenfunktion und/oder gleichzeitigen Kaliumgaben mit überraschender Schnelligkeit entstehen (Symptomatik und Therapie der Hyperkaliämie s. Kap. III.1.1.3.3). Bei Langzeittherapie mit antikaliuretischen Substanzen sind daher wiederholte, bei gleichzeitiger Kaliumsubstitution häufige Kontrollen des Serumkaliums unerlässlich. Auch bei normaler Nierenfunktion können vorwiegend bei älteren Patienten mit Diabetes mellitus unter Therapie mit Antikaliuretika Hyperkaliämien beobachtet werden. Ursache hierfür scheint bei dieser Patientengruppe ein Hypoaldosteronismus (Schambelan-Syndrom) zu sein.
- **Hyponatriämie:** Die Entwicklung einer Verdünnungshyponatriämie (s. Kap. III.1.1.2.3) wird, besonders bei Patienten mit hochgradiger Ödem- und/oder Aszitesbildung, durch hoch dosierte Kombination mit Diuretika begünstigt.
- **Hepatische Enzephalopathie:** Sie kann, besonders bei Bestehen einer hypokaliämischen Alkalose, durch Antikaliuretika gebessert, in anders gelagerten Fällen aber auch durch inadäquate Diuretikatherapie induziert oder erheblich verschlechtert werden.

(2) **Kontraindikationen:** Einschränkung der Nierenfunktion (relativ: bei Kreatininwerten > 1,5 mg%), Hyperkaliämie, hepatisches Präkoma und Koma.

4.5 „Refraktäre" Ödeme

Refraktäre Ödeme sind extrem selten. Fehlende oder ungenügende Wirkung der Diuretikatherapie kann verschiedene Ursachen haben. Sie beruht meist auf ungenügender Dosierung und/oder unzweckmäßiger Wahl der Mittel. Durch Kombination von Präparaten mit verschiedenen Wirkungsmechanismen und Angriffspunkten lässt sich meist eine befriedigende Diurese erzielen. Besonders schwer zu behandeln sind gelegentlich Ödeme bei Patienten mit Diabetes mellitus und fortgeschrittener Niereninsuffizienz, die auch gegenüber hoch dosierten Schleifendiuretika refraktär sind. Hier ist der zusätzliche Einsatz von am proximalen Tubulus angreifenden Diuretika, Thiaziddiuretika (s.o.) oder auch Konversionsenzymhemmern überraschend effektiv. Weitere Ursachen „refraktärer" Ödeme sind hochgradige Abnahme der GFR bei Nierenerkrankungen oder bei Hypovolämie infolge maximaler Ödemtranssudation und/oder forcierter Diuresetherapie, besonders bei Leberzirrhose und nephrotischem Syndrom. Gelingt es, durch Erhöhung des kolloidosmotischen Plasmadrucks und Beseitigung der Hypovolämie (z.B. mittels Infusion hypertoner Albuminlösung, ersatzweise kolloidale Volumenersatzmittel) die Nierendurchblutung zu verbessern und die Diurese in Gang zu bringen, so sind die Voraussetzungen für eine effektive Diuretikatherapie wiederhergestellt.

4.6 Verlaufskontrolle der Diuretikatherapie

Während der Diuretikatherapie muss auf klinische Symptome geachtet und nach biochemischen Veränderungen gesucht werden, die das Auftreten von Komplikationen ankündigen. Während einer u.U. hoch dosierten Initialtherapie sollen Serumnatrium (Hyponatriämie), Serumkalium (Hypokaliämie, cave Digitalisüberempfindlichkeit), Hämatokrit (Hämokonzentration mit Thrombosegefahr), Serumkreatinin bzw. -harnstoff (Azotämie) wiederholt, u.U. mehrmals wöchentlich, kontrolliert werden. Bei Leberkranken ist auf die Warnzeichen einer hepatischen Enzephalopathie zu achten (Verlangsamung, Schläfrigkeit, Schriftveränderungen, „flapping tremor", Anstieg des Serumammoniaks).

Bei Langzeittherapie mit Diuretika (Rezidivprophylaxe bei Ödemen, antihypertensive Dauertherapie) müssen folgende Laborparameter sporadisch kontrolliert werden:

(1) Serumkalium, auch bei zusätzlicher oder alleiniger Gabe von Antikaliuretika (besonders bei alten Menschen und/oder eingeschränkter Nierenfunktion). Richtlinie: Nach 1, 6–8 Wochen und 6 Monaten, auch ohne Symptome einer Hyper- oder Hypokaliämie.

(2) Serumnatrium (nur bei hoher Dosierung).

(3) Serumharnsäure in den ersten Behandlungswochen (besonders bei Neigung zur Hyperurikämie).

(4) Blutzucker (postprandialer Einzelwert oder Tagesprofil, besonders bei herabgesetzter Glukosetoleranz oder manifestem Diabetes).

(5) Serumcholesterin und -triglyzeride bzw. HDL- und LDL-Cholesterin jährlich.

4.7 Unterstützende Maßnahmen der Diuretikatherapie

(1) Bettruhe: Sie ist bei fortschreitender Hydropsbildung angezeigt, da sie die Ödemtranssudation und die renale Flüssigkeitsretention vermindert und die Diuretikawirkung verstärkt.

(2) Diätetische Kochsalzrestriktion: Reduktion des Körpernatriums ist Voraussetzung für eine erfolgreiche Ödemausschwemmung bzw. therapeutische Blutdrucksenkung. Die hierfür früher empfohlenen, streng natriumarmen Kostformen (250–750 mg = 11–33 mval Na$^+$) sind geschmacklich unzumutbar, außerhalb des Krankenhauses kaum durchführbar und an Dosierbarkeit und Wirksamkeit den Diuretika unterlegen.

In Ergänzung zu diesen genügen heute im Allgemeinen zwei Kostformen mit abgestuftem Natriumgehalt:

- Diät mit ca. 1000 mg Natrium/Tag (= ca. 44 mval Na$^+$ = ca. 2,5 g NaCl). Sie wird nur zeitlich begrenzt während der Abklärung der Ausgangslage (s.o.), in der Initialphase der Diuresetherapie bei schwerster Hydropsbildung sowie bei exzessivem Hochdruck angewendet. Ihre Durchführung erfordert salzfreie Nahrungsmittel (Brot, Milch, Butter, Käse, Fleisch) und ist daher außerhalb des Krankenhauses kaum möglich.
- Diät mit 1200–1600 mg Natrium/Tag (= 50–70 mval Na$^+$ = ca. 3–4,5 g NaCl). Praktische Durchführung: Fortlassen des Kochsalzes in der Küche und bei Tisch, Vermeidung aller kochsalzreichen, konservierten Nahrungsmittel (z.B. Konserven, Dosengerichte, Schinken, Wurstwaren sowie salzreicher Käse, Backwaren, Soßen, Grillgewürze und natriumreiches Mineralwasser). Durch pflanzliche Gewürze lässt sich die Kost den individuellen Wünschen entsprechend schmackhaft gestalten.

4 Antiinfektive Pharmakotherapie

R. STAHLMANN, H. LODE

1	**Antibiotikatherapie** 162		2	**Antituberkulotische**
1.1	Allgemeine Grundlagen 162			**Therapie** 189
1.1.1	Wirksamkeit gegen den Erreger 162		2.1	Prophylaxe 190
1.1.2	Antibiotikaspiegel am Wirkort 163		2.1.1	Prophylaxe und Früherkennung 190
1.1.3	Verträglichkeit der Therapie		2.1.2	Chemoprophylaxe 190
	(therapeutische Breite) 167		2.1.3	Präventive Chemotherapie 190
1.2	Praktisches Vorgehen 167		2.1.4	Medikamente 191
1.2.1	Identifizierung der Erreger 168		2.2	Therapie 191
1.2.2	Beurteilung der Resistenzprüfung		2.2.1	Medikamentöse Therapie 191
	(Antibiogramm) 168		2.2.2	Therapie der Meningitis
1.2.3	Prophylaktische Antibiotikagaben ... 169			tuberculosa 198
1.2.4	Kombinationstherapie 169		2.2.3	Rezidivbehandlung 198
1.2.5	Auswahl des geeigneten Mittels 170		2.2.4	Interaktionen 199
1.2.6	Wahl der Applikationsform 170		2.2.5	Chirurgische Therapie 199
1.2.7	Antibiotikatherapie bei		2.3	Beurteilung des Behandlungs-
	Niereninsuffizienz 170			erfolgs 199
1.2.8	Antibiotikatherapie in der		2.4	Kontrolluntersuchungen nach
	Schwangerschaft 171			Abschluss der Behandlung 200
1.2.9	Dosierung und Dauer der		2.5	Antituberkulotische Medikamente
	Therapie 171			in der Schwangerschaft 200
1.3	Antibiotisch wirksame Substanzen ... 173		2.6	Erkrankungen durch andere
1.3.1	Aminoglykosid-Antibiotika 173			Mykobakterien (MOTT) 201
1.3.2	Carbapeneme 174		3	**Antivirale Therapie** 201
1.3.3	Cephalosporine 175		3.1	Vorbemerkungen 201
1.3.4	Chloramphenicol 177		3.2	Virustatika 202
1.3.5	Clindamycin 177		3.2.1	Aciclovir (Zovirax®),
1.3.6	Fosfomycin 178			Valaciclovir (Valtrex®,
1.3.7	Fusidinsäure 178			Valtrex® S) 202
1.3.8	Glykopeptid-Antibiotika (Vancomycin		3.2.2	Adefovir (Hepsera®) 203
	und Teicoplanin) 178		3.2.3	Amantadin (Aman®) 203
1.3.9	Fluorchinolone 179		3.2.4	Brivudin (Zostex®) 204
1.3.10	Glycylcycline (Tigecyclin) 181		3.2.5	Cidofovir (Vistide®) 204
1.3.11	Lipopeptide (Daptomycin) 181		3.2.6	Entecavir (Baraclude®) 204
1.3.12	Makrolide/Ketolide 182		3.2.7	Famciclovir (Famvir®) 205
1.3.13	Metronidazol 183		3.2.8	Foscarnet (Foscavir®) 205
1.3.14	Monobactame (Aztreonam) 183		3.2.9	Ganciclovir (Cymeven®),
1.3.15	Nitrofurantoin 183			Valganciclovir (Valcyte®) 205
1.3.16	Oxazolidinone (Linezolid) 184		3.2.10	Oseltamivir (Tamiflu®) 206
1.3.17	Quinupristin/Dalfopristin (Q/D) 184		3.2.11	Ribavirin (Virazole®, Rebetol®) 206
1.3.18	Penicilline 185		3.2.12	Telbivudin (Sebivo®) 206
1.3.19	Sulfonamide 187		3.2.13	Zanamivir (Relenza® Pulver zur
1.3.20	Tetrazykline 188			Inhalation) 206
1.3.21	Trimethoprim und Sulfamethoxazol		3.3	Antiretrovirale Substanzen 207
	(Co-trimoxazol) 188		3.4	Immunmodulatoren 207

3.4.1	Interferone (α-Interferon, Intron A®, Roferon®-A 3; β-Interferon, Fiblaferon®, γ-Interferon, Polyferon®)	. . 207	**5**	**Antiparasitäre Therapie** 213
3.5	Hyperimmunglobuline 209		5.1	Antimalariamittel 213
4	**Antimykotische Therapie** 209		5.1.1	Chloroquin (Resochin®, Weimer®quin) 213
4.1	Amphotericin B (Amphotericin B, Ampho-Moronal®) 209		5.1.2	Chinin 213
			5.1.3	Mefloquin (Lariam®) 213
			5.1.4	Proguanil (Paludrine®) 214
4.2	Nystatin (Biofanal®, Candio-Hermal®, Moronal®) 209		5.1.5	Primaquin (in Deutschland nicht mehr zugelassen) 214
4.3	Flucytosin (Ancotil®) 209		5.1.6	Atovaquon (Wellvone®) 215
4.4	Azol-Antimykotika 210		5.1.7	Atovaquon + Proguanil (Malarone®) 215
4.4.1	Miconazol (Daktar®) 210			
4.4.2	Ketoconazol (Nizoral®) 210		5.2	Anthelminthika 215
4.4.3	Fluconazol (Diflucan®) 210		5.2.1	Pyrantel (Helmex®) 215
4.4.4	Itraconazol (Sempera®, Siros®) 211		5.2.2	Mebendazol (Vermox®) 215
4.4.5	Posaconazol (Noxafil®) 211		5.2.3	Niclosamid (Yomesan®) 216
4.4.6	Voriconazol (Vfend®) 211		5.2.4	Praziquantel (Biltricide®, Cesol®, Cystide®) 216
4.5	Echinocandine 212			
4.5.1	Caspofungin (Cancidas®) 212		5.2.5	Albendazol (Eskazole®) 216
			5.2.6	Ivermectin (Stromectol®) 217

1 Antibiotikatherapie

R. Stahlmann, H. Lode

1.1 Allgemeine Grundlagen

Voraussetzung für den Erfolg einer antibakteriellen Therapie sind die folgenden Grundlagen:
(1) die Wirksamkeit des Antibiotikums gegen den vermuteten oder isolierten Erreger,
(2) der zu erwartende Antibiotikaspiegel am Wirkort,
(3) die Verträglichkeit des Antibiotikums.
Die Kriterien zur Lokalisation und Verlaufsbeurteilung von bakteriellen Infektionen sind in **Tabelle II.4.1** zusammengefasst.

1.1.1 Wirksamkeit gegen den Erreger

Wenn der Erreger einer Infektion bekannt ist, kann ein geeignetes Antibiotikum gezielt ausgewählt werden. Zur optimierten Abschätzung der therapeutischen Möglichkeiten einer antimikrobiell wirksamen Substanz sollten neben den einfachen In-vitro-Daten, wie z.B. den minimalen Hemmkonzentrationen, weitere Informationen zur Pharmakodynamik der Substanz vorliegen. Die Aspekte des zeitlichen Verlaufs der antimikrobiellen Wirkung von Antibiotika haben in den vergangenen Jahren ein besonderes wissenschaftliches Interesse gefunden. Typische Beispiele für unterschiedliche Typen einer bakteriziden Wirkung sind die β-Laktamantibiotika („Zeitabhängigkeit") und die Aminoglykoside („Konzentrationsabhängigkeit").

In der Mehrzahl der Fälle wird die Therapie ohne Kenntnis des Erregers begonnen. Aus der in entsprechenden Studien ermittelten Häufigkeit der einzelnen Erreger lässt sich jedoch bei Kenntnis der Infektionslokalisation mit weitgehender Zuverlässigkeit die Art des Erregers abschätzen (**Tab. II.4.2**). So finden sich z.B. in mehr als der Hälfte aller Fälle von chronischer Bronchitis Pneumokokken und H. influenzae und in mehr als 90 % der Fälle von unkomplizierten Harnwegsinfektionen E. coli (**s. Tab. II.4.2**). Ist aber der Erreger mit Wahrscheinlich-

Tabelle II.4.1 Kriterien zur Lokalisation und Verlaufsbeurteilung von bakteriellen Infektionen

Ort der Infektion	Klinische Kriterien	Labor- und Röntgenbefunde
Bei allen Infektionen zu überprüfen (unabhängig vom Ort der Infektion)	Fieber, Pulsfrequenz; bei septischen Prozessen: Blutdruck, Hautdurchblutung, allgemeines klinisches Befinden, Bewusstseinslage	Leukozytenzahl im Blut, Differentialblutbild, BKS, CRP – Verlaufskontrolle (quantitative Bestimmung jeden 2. oder 3. Tag)
Lunge, Bronchien	Auskultations- und Perkussionsbefund, Sputummenge und -beschaffenheit, Grad der Atemnot, Atemfrequenz, Blutgasanalyse, Lungenfunktionswerte (besonders einfach und aussagekräftig: täglich Bestimmung des PEF [peak-expiratory flow])	Röntgenbild, Mikrobiologie von Sputum, Tracheal- und Bronchialsekret
Harnwege	Klopfschmerz der Nierenlager, Schmerzen in der Harnleiter- und Blasengegend, Dysurie, Pollakisurie, Nierengröße (sonographisch)	Quantitativ oder semiquantitativ (Teststreifen!) erfasste Leukozytenausscheidung (Sediment unzureichend und oft irreführend!), Blasenpunktat, Keimzahl im Mittelstrahlurin
Gallenwege	Lebergröße, Druckschmerz der Leber, Ikterus, Sonographie-Befund	Bilirubin, GPT, GOT, alkalische Phosphatase, γ-GT
Abdominelle Eiterungsprozesse	Zu- oder Abnahme der Ileussymptomatik und Abwehrspannung	Abdomenübersicht im Stehen: freie Luft, Spiegel
Sepsis	Frequenz der Schüttelfröste, Muskelschmerzen, Milzgröße (Sonographie!), Auskultationsbefund, UKG, septische Metastasen	Blutkulturen (2 Paar), Punktion der Metastasen
Wunden	Lokalbefund, Lymphknotenvergrößerung	Mikrobiologie der Wundabstriche
Polymerassoziierte (Plastik-)Infektion	Lokalbefund, subfebrile Temperaturen	Blutkulturen (2 Paar), Mikrobiologie des Fremdkörpers
Meningitis	Bewusstseinslage, Nackensteife, Kernig, Brudzinski, neurologische Symptomatik	Liquorzellzahl, Gram-Präparat des Liquors, Liquorkulturen

keit bekannt, kann wiederum mit einiger Zuverlässigkeit seine Empfindlichkeit gegen Antibiotika vorausgesagt werden (**s. Tab. II.4.2**). Dieses Vorgehen wird als „kalkulierte Antibiotikatherapie" bezeichnet.

> **WICHTIG:**
> Selten angewandte Antibiotika, wie z.B. Chloramphenicol, zeigen weniger oft Resistenzen als häufig angewandte, wie z.B. Makrolide.

1.1.2 Antibiotikaspiegel am Wirkort

Entscheidend für eine erfolgreiche antiinfektive Therapie ist die Konzentration am Infektionsort, wobei zahlreiche lokale Faktoren eine Rolle spielen können, durch die die antimikrobielle Aktivität eines Wirkstoffs erhöht oder reduziert wird (Immunabwehr, pH-Wert, Kationen, Proteine etc.). Bedenkt man diese zahlreichen Einflüsse, muss es eher erstaunen, dass die simple Gegenüberstellung von MHK-Werten und Plasmakonzentrationen oftmals die richtigen Hinweise auf therapeutische Wirksamkeit gibt.

Häufig werden die Konzentrationen von Antibiotika im Blut und am möglichen Wirkort bei Probanden ermittelt und beziehen sich damit auf Kollektive junger gesunder Menschen. Im klinischen Alltag werden aber häufig alte, polymorbide Patienten behandelt, bei denen oft mit

4 Antiinfektive Pharmakotherapie

Tabelle II.4.2 Empfehlungen zur kalkulierten Antibiotikatherapie (in Anlehnung an die Empfehlungen der Paul-Ehrlich-Gesellschaft, 2006)[1]

Erkrankungen	Häufigkeit verschiedener Keime	Initialtherapie
Harnwegsinfektionen		
Unkompliziert	1. E. coli 80–90% 2. andere Enterobakterien 10–15% 3. Staphylokokken 5–10%	Co-trimoxazol, Trimethoprim alternativ Fluorchinolone Fosfomycin-Trometamol
Kompliziert	1. E. coli 30–50% 2. Enterokokken 10–20% 3. Pseudomonaden 5–10%	Fluorchinolon oder Aminopenicillin plus BLI alternativ: Cephalosporin[2] 2 oder 3a
Urosepsis	1. E. coli 2. andere Enterobakterien	Cephalosporin 3 plus Aminoglykosid oder Fluorchinolon alternativ Carbapenem oder Piperacillin/Tazobactam
Akute Exazerbation der chronischen Bronchitis		
Schweregrad I und II	H. influenzae, Pneumokokken M. catarrhalis	Makrolid, Doxycyclin oder Aminopenicillin ± BLI
Schweregrad III oder bei Bronchiektasen	wie bei I und II sowie Pseudomonas, K. pneumoniae, weitere Enterobakterien	Cephalosporin 3a/b oder Piperacillin/Tazobactam oder Fluorchinolon oder Carbapenem
Pneumonie		
Ambulant erworben, < 60 Jahre ohne Risikofaktoren	1. Pneumokokken 2. Mykoplasmen 3. Chlamydien 4. H. influenzae	Aminopenicillin, Doxicyclin oder Makrolid Telithromycin
Mit Risikofaktoren	1. Pneumokokken 2. H. influenzae 3. gramnegative Erreger	Aminopenicillin + BLI Fluorchinolon Cefpodoxim, Cefuroxim
Mit Risikofaktoren Schwere Pneumonie	1. Pneumokokken 2. H. influenzae 3. S. aureus 4. Legionellen	Cephalosporin 3a plus Makrolid oder Piperacillin + BLI plus Makrolid oder Fluorchinolon oder Carbapenem plus Makrolid
Nosokomiale Pneumonie		
Ohne Risikofaktoren	Hauptkeime: S. pneumoniae Klebsiella pneumoniae S. aureus E. coli H. influenzae	Cephalosporin 2 oder 3a oder Piperacillin + BLI alternativ Fluorchinolon
Risikosituation: Störung des Schluckaktes	Hauptkeime + Anaerobier	Carbapenem Piperacillin + BLI alternativ: Moxifloxacin
Antibiotische Vorbehandlung, langer Intensivaufenthalt	Hauptkeime + MRSA, Pseudomonas aeruginosa	Carbapenem oder Cephalosporin 3b oder Piperacillin + BLI plus Fluorchinolon oder Aminoglykosid plus Linezolid oder Vancomycin
Hohe Cortisondosis hämatologische Grunderkrankung	Hauptkeime + Legionellen, Pseudomonas aeruginosa	Carbapenem, Cephalosporin 3 oder Piperacillin + BLI plus Fluorchinolon oder Makrolid

Tabelle II.4.2 (Fortsetzung)

Erkrankungen	Häufigkeit verschiedener Keime	Initialtherapie
Neurochirurgische Eingriffe, Nierenversagen, Diabetes mellitus	Hauptkeime + S. aureus, MRSA	Cephalosporin 2/3a oder Piperacillin + BLI oder Fluorchinolon plus Linezolid oder Vancomycin
Schwere Pneumonie, unabhängig von der Verweildauer	Haupterreger: Pseudomonas aeruginosa Acinebacter spp. Stenotrophomonas maltophilia MRSA	Cephalosporin 3b oder Piperacillin/Tazobactam oder Carbapenem plus Fluorchinolon oder Aminoglykosid Linezolid oder Vancomycin
Sinusitis (mit Komplikationen)	S. aureus Pneumokokken H. influenzae Anaerobier (häufig Mischinfektionen)	Aminopenicillin/BLI oder Cephalosporin 3a plus Clindamycin Moxifloxacin
Erysipel	A-Streptokokken	Penicillin G oder V oder Cephalosporin 1 oder 2 alternativ: Clindamycin
Diabetischer Fuß	Staphylokokken Enterokokken Anaerobier Pseudomonaden	Ertapenem oder Fluorchinolon plus Clindamycin oder Cephalosporin 2 oder 3 plus Clindamycin Aminopenicillin + BLI
Meningitis	Neisseria meningitidis Streptococcus pneumoniae Listerien H. influenzae	Ampicillin plus Ceftriaxon evtl. plus Aminoglykosid
Endokarditis Nativklappe, akuter Verlauf	S. aureus	Cephalosporin 2 plus Aminoglykosid oder Isoxazolylpenicillin plus Aminoglykosid alternativ: Glykopeptid plus Aminoglykosid
Nativklappe, subakuter Verlauf	Viridans-Streptokokken Enterokokken	Penicillin G plus Aminoglykosid oder Ceftriaxon plus Aminoglykosid oder Ampicillin plus Aminoglykosid oder alternativ Glykopeptid plus Aminoglykosid
Kunstklappe, early onset	S. epidermidis S. aureus	Glykopeptid plus Cephalosporin 3 alternativ: Glykopeptid plus Imipenem oder Glykopeptid plus Fluorchinolon
Kunstklappe, late onset	Aerobe gramneg. Stäbchen Viridans-Streptokokken Enterokokken	
Cholangitis	Enterobakterien Enterokokken	Mezlocillin oder Aminopenicillin plus BLI oder Cephalosporin 2 oder 3 oder Fluorchinolon
Bissverletzungen	Anaerobier Streptokokken Staphylokokken	Aminopenicillin plus BLI oder Clindamycin
Sepsis Unbekannter Erreger	viele verschiedene Keime	Cephalosporin 3a/b plus Aminoglykosid oder Piperacillin + BLI oder Carbapenem plus Linezolid oder Vancomycin

4 Antiinfektive Pharmakotherapie

Tabelle II.4.2 (Fortsetzung)

Erkrankungen	Häufigkeit verschiedener Keime	Initialtherapie
Sepsis		
Vermutet: Lunge	Streptococcus pneumoniae S. aureus	Cephalosporin 2 oder 3 oder Aminopenicillin/BLI oder Carbapenem plus Vancomycin oder Clindamycin oder Linezolid
Vermutet: Divertikulitis, Peritonitis	Aerobe/anaerobe Mischinfektion	Carbapenem, Cephalosporin 3 plus Metronidazol oder Fluorchinolon plus Metronidazol oder Piperacillin + BLI oder Tigecyclin
Vermutet: Gallenwege	Enterobakterien Enterokokken	Mezlocillin + BLI oder Cephalosporin 3 oder Fluorchinolon oder Carbapenem
Vermutet: Harnwege	Enterobakterien	Fluorchinolon oder Cephalosporin 3 oder Piperacillin + BLI
Vermutet: Haut und Weichteile	S. aureus, MRSA hämolysierende Streptokokken	Cephalosporin 2 oder Aminopenicillin/BLI oder Clindamycin alternativ: Carbapenem
Vermutet: intravenöser Katheter	S. aureus, MRSA koagulaseneg. Staphylokokken	Clindamycin oder Vancomycin
Weichteilinfektion		
Mittelschwere Weichteilinfektion	Staphylokokken Streptokokken	Clindamycin oder Cephalosporin 1 oder 2 oder alternativ: Aminopenicillin plus BLI
Schwere Weichteilinfektion	Mischinfektionen durch Non-A-Staphylokokken Streptokokken Pneumokokken Anaerobier Enterobakterien	Carbapenem oder Cephalosporin 3a plus Metronidazol oder Fluorchinolon oder Piperacillin + BLI oder Tigecyclin
Streptococcal toxic shock syndrome	A-Streptokokken	Penicillin G plus Clindamycin
Osteomyelitis	Staphylokokken Streptokokken Pseudomonas Enterobakterien	Cephalosporin 3a/b plus Clindamycin oder Fluorchinolon plus Clindamycin oder Fluorchinolon plus Rifampicin alternativ: Carbapenem

[1] Wegen unterschiedlicher Literaturangaben und unterschiedlicher Resistenzlage in verschiedenen Kliniken kann die Tabelle nur Anhaltspunkte geben
[2] Cephalosporine der Gruppen 1–4 siehe Tabelle II.4.7

eingeschränkter Nierenfunktion gerechnet werden muss. Dies bedeutet, dass in einem durchschnittlichen internistischen Krankengut oft mit deutlich höheren Spiegeln zu rechnen ist. Die Angaben über Hohlraumkonzentrationen, z.B. Urinspiegel, schwanken naturgemäß in sehr weiten Grenzen. Aussagen über Gewebsspiegel sind aus methodischen Gründen schwierig. Die dadurch bedingten Unsicherheiten sollten bei der Interpretation entsprechender Angaben berücksichtigt werden.

> **WICHTIG:**
> Als Faustregel kann gelten, dass Antibiotika mit einem großen Verteilungsvolumen (z.b. Chinolone, Makrolide) höhere Gewebsspiegel erreichen als Antibiotika mit einem Verteilungsvolumen in der Größenordnung des Extrazellulärraums (Penicilline, Cephalosporine, Aminoglykoside). Insgesamt kann man bei der Planung einer antibakteriellen Therapie häufig nur von größenordnungsmäßigen Angaben über die Spiegelhöhe ausgehen.

1.1.3 Verträglichkeit der Therapie (therapeutische Breite)

Die unerwünschten Wirkungen der Antiinfektiva manifestieren sich häufig am Gastrointestinaltrakt (z.b. Übelkeit, Diarrhö), der Haut (z.b. Exantheme, Urtikaria) und dem Zentralnervenssystem (z.b. Kopfschmerzen, Schwindel, Schlafstörungen). Daneben können die Ausscheidungsorgane (Leber, Niere), aber auch andere Organe betroffen sein. Bei den durch Antiinfektiva verursachten unerwünschten Wirkungen kann zwischen toxischen, allergischen und so genannten „biologischen" Wirkungen unterschieden werden.

Die „therapeutische Breite" der Antibiotika – also der Abstand zwischen den therapeutisch wirksamen Konzentrationen und den potenziell toxischen Konzentrationen – ist sehr unterschiedlich. Die therapeutische Breite ist z.b. bei den β-Laktamantibiotika groß und bei den Aminoglykosiden gering. Bei den β-Laktamantibiotika besteht ein erheblicher Spielraum für die Dosierung, während die Dosierung bei den Aminoglykosiden aufgrund der nephro- und ototoxischen Eigenschaften nur in einem sehr engen Bereich modifiziert werden kann.

Für eine Reihe von Antibiotika wurden Blutgerinnungsstörungen (Penicilline, Cephalosporine), Hämatotoxizität (Chloramphenicol, Linezolid), Hepatotoxizität (β-Laktamasehemmer, Oxacillin, Flucloxacillin) und Nephro- und Ototoxizität (Aminoglykoside) berichtet.

Bei allen Antibiotika kann es zu allergischen Sofortreaktionen und evtl. Todesfällen kommen. Man rechnet bei Penicillin G mit ca. 2 Todesfällen/100 000 Behandlungsfällen.

Grundsätzlich ist zu bedenken, dass jede Gabe einer antimikrobiell wirksamen Substanz einen Eingriff in die Ökologie der körpereigenen Flora darstellt. Als schwerwiegendste Manifestation ist hier die durch C. difficile verursachte „Antibiotika-assoziierte Kolitis" (oder: „pseudomembranöse Kolitis") zu nennen.

Eine antibiotische Therapie erfordert somit eine strenge Indikationsstellung, d.h. den Nachweis (oder zumindest begründeten Verdacht) einer mikrobiellen Infektion (s. Tab. II.4.2).

1.2 Praktisches Vorgehen

Die „kalkulierte Antibiotikatherapie" (Hilfen hierzu s. Tab. II.4.1) sollte gegenüber der „gezielten Therapie" stets nur eine Überbrückung sein. Daher muss am Beginn jeder antimikrobiellen Therapie, vor allem im Krankenhaus, der Versuch stehen, den Erreger nachzuweisen, auch dann, wenn ihre direkte therapeutische Konsequenz fraglich ist und sofort „ungezielt" behandelt werden muss. Die antimikrobielle Therapie lässt sich evtl. später korrigieren, oder aber es ist von epikritischem Interesse, ob es sich um eine nosokomiale Infektion durch mehrfach resistente Erreger handelt. Grundsätzlich sollte bei bekanntem oder nach den Umständen sehr wahrscheinlichem Erreger das Antibiotikum mit dem schmalsten Spektrum genommen werden, da so weniger die Gefahr besteht, die mikrobielle Körperflora zu verändern.

Beispiel: Shuntsepsis beim Dialysepatienten, Erreger mit größter Wahrscheinlichkeit S. aureus oder S. epidermidis. Optimale Antibiotika: Vancomycin oder Teicoplanin, da schmale Spektren, die aber Staphylokokken sicher erfassen. Weniger gut: Fluorchinolone, da breites Spektrum und hohe Resistenzrate bei den Staphylokokken.

1.2.1 Identifizierung der Erreger

Allgemeines: Materialgewinnung vor Beginn einer antibiotischen Therapie. Schneller Transport ins Labor mit gezielter Fragestellung und Verdachtsdiagnose. Ist eine antimikrobielle Therapie bereits eingeleitet, kann in der Regel auf eine direkte Erregerdiagnostik (Kultur) verzichtet werden. Ist ein Erregernachweis erwünscht, können indirekte Nachweismethoden (z.b. Antigen- oder Antikörpernachweis) angewendet werden. In der ambulanten Praxis kann bei akuten Atemwegsinfektionen in der Regel auf eine mikrobielle Untersuchung verzichtet werden.

(1) *Erregernachweis bei Sepsis:* In jedem Verdachtsfall vor Einleitung einer Therapie Beimpfung von zwei Blutkulturen im Abstand von mindestens 10–20 Minuten mit 8–10 ml Blut je nach Blutkultursystem. Bei klinischem Verdacht gelingt es in ca. 60 % der Fälle, den Erreger nachzuweisen. Wichtig ist die korrekte Hautdesinfektion mit einem alkoholischen Desinfektionsmittel, um Kontaminationen zu verhindern. Für eine Verunreinigung, d.h. eine falsch positive Kultur, sprechen:

- fehlendes klinisches Bild der Sepsis (kein Fieber, Schüttelfrost oder CRP-Anstieg),
- Wachstum in nur *einer* von mehreren Blutkulturflaschen,
- sehr spätes Wachstum (> 3 Tage),
- der Nachweis bestimmter Hautkeime, wie z.b. Propionibacterium acnes.

(2) *Erregernachweis bei chronischer Bronchitis und Pneumonie:* Geeignet sind nur makroskopisch als eitrig imponierende Sputen oder bronchoskopisch gewonnenes Sekret. Eine Sputumuntersuchung ist nur sinnvoll, wenn aufwändige Vorkehrungen getroffen werden: Mundspülen mit lauwarmem Leitungswasser. Danach Sputum in steriler Petrischale oder einem Gefäß mit breiter Öffnung auffangen und schnellstmöglich ins Labor transportieren.

(3) *Erregernachweis bei Harnwegsinfektionen (HWI):* In der Regel reicht Mittelstrahlurin aus. (Einzelheiten **s. Kap. III.8.9**). In Ausnahmefällen (chronische Harnwegsinfekte, wiederholter Nachweis von > 1 Erreger) kann der Blasenpunktatsurin die Erregerdiagnose besser absichern. Vorgehen: Bei gefüllter Blase (am besten sonographische Kontrolle) oberhalb der Schamhaargrenze in der Linea alba mit einer dünnen Kanüle unter ständigem Sog sagittal eingehen. Die Methode ist schmerz- und komplikationsarm.

(4) *Erregernachweis bei Meningitis:* Grampräparat des Nativliquors ergibt wichtige Informationen. Einen weiteren Teil des Liquors sofort in geeignete Transportmedien (z.B. Blutkulturflasche) verimpfen. Falls zuvor ein Antibiotikum gegeben wurde oder das Grampräparat keine eindeutige Information ergab, kann evtl. über einen Antigennachweis (Latexagglutination, PCR) ein Hinweis auf Erreger gewonnen werden.

(5) *Erregernachweis bei Wunden/Abszessen:* Mit Abstrichtupfer so viel Material wie möglich gewinnen. Bei Abszessen: So viel Material wie möglich mit der Spritze aspirieren. In jedem Fall Transportmedium verwenden, wenn Verarbeitung nicht innerhalb von 4 Stunden.

1.2.2 Beurteilung der Resistenzprüfung (Antibiogramm)

Die routinemäßig durchgeführte qualitative Resistenzbestimmung mit antibiotikagetränkten Blättchen (Agardiffusionstest) ist für klinische Belange ausreichend. Die in manchen Laboratorien dank Anwendung von kommerziell erhältlichen vorgefertigten Mikrotiterplatten oder Automaten durchgeführte quantitative Resistenzbestimmung (Reihenverdünnungstest) ist teuer und für die tägliche Praxis nicht erforderlich, sie sollte daher nur bei speziellen Erkrankungen (Sepsis, Endokarditis, Meningitis) durchgeführt werden (**s. Tab. II.4.1**).

Es bestehen folgende Möglichkeiten, Differenzen zwischen Antibiogramm und klinischem Erfolg zu erklären:

(1) Kein klinischer Erfolg bei Antibiogrammergebnis „sensibel (= empfindlich)":
- Angezüchteter und für die Infektion verantwortlicher Keim waren nicht identisch. Ursachen:
  – Fehler bei der Entnahme des Untersuchungsmaterials
  – Falsche Beurteilung des Kulturbefunds

- Das Antibiotikum erreichte infolge schlechter Resorptions-, Durchblutungs- und Diffusionsverhältnisse die Erreger nicht oder wurde unzureichend dosiert.
- Es wurden nur zeitweise ausreichende Hemmkonzentrationen erreicht.
- Das Medikament wurde nicht eingenommen.
- Das Antibiotikum wirkt in Körperflüssigkeiten (z.b. Galle, Urin) schlechter als in vitro.

(2) Klinischer Erfolg bei Antibiogrammergebnis „resistent":
- Die Chemotherapie war überflüssig.
- Angezüchteter und für die Infektion verantwortlicher Keim waren nicht identisch. Ursachen:
  - Fehler bei der Entnahme des Untersuchungsmaterials
  - Falsche Beurteilung des Kulturbefunds.
- Die am Wirkort erreichten Konzentrationen waren höher als die in vitro getesteten.
- Das Antibiotikum wirkt in Körperflüssigkeiten besser als in vitro.

1.2.3 Prophylaktische Antibiotikagaben

Die „antibiotische Abdeckung" bei Virusinfektionen, Kortikoidtherapie oder schweren Erkrankungen wie Schlaganfall, Herzinfarkt usw. ist aufgrund der hierzu vorliegenden Erkenntnisse nicht zu rechtfertigen und gefährlich. Bei infektionsgefährdeten Patienten müssen vielmehr routinemäßig und in kurzen Abständen die für eine bakterielle Infektion maßgeblichen Kriterien (s. Tab. II.4.1) überprüft werden. Sind sie positiv, ist mit einer hoch dosierten Antibiotikatherapie nicht zu zögern, insbesondere, wenn Procalcitonin und CRP rasch ansteigen. Indiziert ist eine Antibiotikaprophylaxe bei rheumatischem Fieber und rezidivierendem Erysipel.

Überzeugende Studien liegen zur Wirksamkeit einer „perioperativen Prophylaxe" vor. Sie ist bei **allen** Eingriffen indiziert, die nicht **absolut** steril durchgeführt werden können (z.B. Abdominalchirurgie, Eingriffe an der Lunge, urologische und gynäkologische Chirurgie usw.). Auch bei vollständig aseptischen Operationen, die aber sehr lange dauern, hat sich eine perioperative Prophylaxe durchgesetzt. Bei der Auswahl des Antibiotikums muss das zu erwartende Erregerspektrum berücksichtigt werden (z.B. Dickdarmchirurgie: Anaerobier; HNO-Chirurgie: S. aureus usw.). Es reicht **eine** Injektion vor Operationsbeginn, nur bei langer Operationsdauer und kurzer HWZ des Antibiotikums ist eine 2. Injektion in der Mitte der Operation erforderlich.

Bei abwehrgeschwächten Patienten sollte auch bei zahnärztlichen Eingriffen eine perioperative Prophylaxe vorgenommen werden.

Eine spezielle Endokarditisprophylaxe ist bei Patienten mit Herzfehlern und künstlichen Herzklappen und bei abwehrgeschwächten Patienten mit Herzläsion (z.B. Dialysepatient mit Mitralklappenprolaps) erforderlich (**Tab. II.4.3**).

1.2.4 Kombinationstherapie

Durch Einführung von Substanzen mit breitem Wirkspektrum ist eine Kombinationstherapie nur in Ausnahmefällen erforderlich. Die Kombinationstherapie (unter Berücksichtigung von möglichen Inkompatibilitäten) mit zwei oder mehr Antibiotika ist begründet,

(1) wenn die Antibiotika synergistisch wirken (Beispiel: β-Lactamantibiotika plus β-Lactamase-Inhibitoren, β-Lactamantibiotika plus Aminoglykoside),
(2) wenn das Wirkungsspektrum erweitert werden soll (Beispiel: Cefotaxim + Metronidazol, um Anaerobier zu erfassen),
(3) wenn durch Kombination eine Dosisreduktion und dadurch ein reduziertes Risiko für toxische Wirkungen der einzelnen Substanzen erreicht wird,
(4) zur Verzögerung/Verhinderung von Resistenz,
(5) bei Endokarditis (**Tab. II.4.4**).

Tabelle II.4.3 Endokarditisprophylaxe

Indikation:	Prinzipiell bei allen Eingriffen, die zu Schleimhautverletzungen führen können.
Risikogruppen	Hochrisikogruppe • alle Herzklappenprothesen • früher durchgemachte bakterielle Endokarditis • kongenitale Vitien Mittleres Risiko • erworbene Klappenfehler • hypertrophe Kardiomyopathie • Mitralklappenprolaps mit Insuffizienz • die meisten anderen Vitien
Eingriffe/Medikamente	an Zähnen, Mundhöhle, Ösophagus, Respirationstrakt (beide Risikogruppen): • Penicillin V oder Amoxicillin (bei Penicillinallergie: Clarithromycin) am Gastrointestinaltrakt (ohne Ösophagus) oder Urogenitaltrakt: • bei mittlerem Risiko: Amoxicillin (bei Penicillinallergie: Vancomycin) • bei hohem Risiko: Ampicillin i.v. (bei Penicillinallergie: Clindamycin oder Ceftriaxon)

1.2.5 Auswahl des geeigneten Mittels
Siehe **Tabelle II.4.2**.

1.2.6 Wahl der Applikationsform
Aus Kostengründen wird die orale Applikationsform bevorzugt. Sie ist bei Schwerkranken jedoch nicht immer möglich. Weiter werden wichtige Antibiotika (z.B. Aminoglykoside, Carbapeneme) nicht enteral resorbiert. Auch sind mit manchen Antibiotika, z.B. oralen Cephalosporinen, nur vergleichsweise niedrige, individuell stark schwankende Spiegel zu erzielen. Für bedrohliche Krankheitsfälle ist somit die intravenöse Gabe unumgänglich. Ein sinnvoller Kompromiss und zugleich kostensparend ist es, das Antibiotikum anfangs intravenös und dann bei deutlicher Besserung des Allgemeinzustands oral zu geben (so genannte Sequenztherapie, möglich z.B. mit Chinolonen). Voraussetzung für eine Sequenztherapie ist, dass die Bioverfügbarkeit nach oraler Gabe ausreichend ($\gg 50\%$) ist.

1.2.7 Antibiotikatherapie bei Niereninsuffizienz
Als einfache Regel kann gelten, dass bis zu einem Plasmakreatinin von 1,5 mg/dl (entspricht etwa einem Glomerulusfiltrat von 60 ml/min, d.h. der Hälfte der Norm) alle Substanzen in Normaldosierung gegeben werden können. Bei Aminoglykosiden sollte allerdings eine Kontrolle der Plasmaspiegel erfolgen.

Die Antibiotikatherapie bei Niereninsuffizienz wird durch eine schematische Einteilung der Substanzen in 3 Gruppen erleichtert:

(1) *„Chloramphenicol-Typ"*: Substanzen mit wirksamem Plasmaspiegel, jedoch relativ niedrigem Harnspiegel an unmetabolisierter Substanz. Vorwiegend biliäre Ausscheidung als Metabolit (in alphabetischer Reihenfolge): Azithromycin, Chloramphenicol, Clindamycin, Doxycyclin, Minocyclin, Roxithromycin, Sulfamethoxazol. Diese Substanzen werden bei allen Graden der Niereninsuffizienz in Normdosierung gegeben, um die notwendigen antibakteriell wirksamen Plasmaspiegel aufrechtzuerhalten. Dabei wird die Anhäufung der (normalerweise renal eliminierten) Abbauprodukte in Kauf genommen. Im Hinblick auf die Kumulation Substanzen – insbesondere bei höheren Graden der Niereninsuffizienz (ab Plasmakreatinin 5 mg/dl) – aus Vorsichtsgründen nicht länger als 2 Wochen geben.

(2) *„Mischtyp"*: Substanzen, die renal und extrarenal ausgeschieden werden: Ceftriaxon, Ciprofloxacin, Clarithromycin, Erythromycin, Metronidazol, Moxifloxacin. Substanzen können

Tabelle II.4.4 Vorstellungen über die Wirkungsmechanismen der Antibiotika[1]

Substanz	Bekannte Wirkungsmechanismen der antibakteriellen Substanzen
Bakterizide Wirkung	
Penicilline, Cephalosporine, Monobactame, Carbapeneme	Hemmung der Zellwandsynthese
Clavulansäure, Sulbactam, Tazobactam	Hemmung der Betalactamasen
Aminoglykoside	Hemmung der Proteinsynthese
Chinolone	Hemmung der bakteriellen Topoisomerasen
Vancomycin und Teicoplanin	Hemmung der Zellwandsynthese
Bakteriostatische Wirkung	
Chloramphenicol	Hemmung der Proteinsynthese
Makrolide	Hemmung der Proteinsynthese
Clindamycin	Hemmung der Proteinsynthese
Tetrazykline	Hemmung der Proteinsynthese
Sulfonamide	Hemmung der Folsäuresynthese
Linezolid	Hemmung der Proteinsynthese

[1] Gilt nur bei durchschnittlicher Wirkstoffkonzentration. Wird die Wirkstoffkonzentration erheblich erhöht, können auch bakteriostatische Substanzen bakterizid wirken; werden bestimmte Konzentrationen unterschritten, können bakterizide Substanzen lediglich bakteriostatisch wirken. Auch ist der „postantibiotische Effekt" zu berücksichtigen: Wenn bereits Plasmakonzentrationen eines Antibiotikums nicht mehr nachweisbar sind, können noch an bakteriellen Strukturen Konzentrationen des Antibiotikums vorhanden sein, so daß das Antibiotikum auch nach seinem Verschwinden aus dem Plasma noch wirken kann.

und müssen bei Nierenkranken wie bei Nierengesunden dosiert werden. Bei Patienten in der letzten Phase vor der Dialyse (etwa ab Plasmakreatinin 5 mg/dl) und bei Dialysepatienten Dosis halbieren.

(3) *„Penicillin-Typ"*: Antibiotika, die durch therapeutisch wirksame Plasmaspiegel gekennzeichnet sind und deren antibakteriell wirksame Form überwiegend renal ausgeschieden wird: Aminoglykoside, Cephalosporine (Ausnahme Ceftriaxon), Enoxacin, Fosfomycin, Levofloxacin, Ofloxacin, Penicilline, Teicoplanin, Trimethoprim, Vancomycin. Von diesen Substanzen können die gering toxischen Penicilline (Penicillin G, Penicillin V, Ampicillin) bis zu max. 6 g/Tag bei jedem Grad der Niereninsuffizienz, d.h. auch beim doppelseitig nephrektomierten Patienten, gegeben werden. Sollen Cephalosporine, Aminoglykoside, Isoxazolyl-Penicilline (Oxacilline) oder maximale Dosen anderer Penicilline und Chinolone eingesetzt werden, muss nach der **Tabelle II.4.5** vorgegangen werden.

1.2.8 Antibiotikatherapie in der Schwangerschaft
(**Tab. II.4.6, s.a. Kap. II.7.5**)
Die A-X-Klassifikation der Antibiotika findet sich in **Tabelle II.4.6**. Die Substanzen der Kategorie B gelten als unbedenklich. Die Gruppe C und insbesondere D setzen eine vitale Indikation voraus.

1.2.9 Dosierung und Dauer der Therapie
Bereits 1913 hat Paul Ehrlich die Forderung *„frapper fort et frapper vite"* aufgestellt. Um Therapieversagen und Resistenzentwicklung vorzubeugen, ist es wichtig, eine ausreichend hohe Dosierung zu wählen und die Therapiedauer so kurz wie möglich zu halten, da so auch unerwünschte Wirkungen gering gehalten werden können (**s. Tab. II.4.1**). Bei deutlicher Besse-

Tabelle II.4.5 Antibiotika-Dosierung bei Niereninsuffizienz

Substanz	GFR (ml/min) > 50–120[2]	10–50	< 10
Aminoglykoside[1]			
Amikacin	2 × 4–7 mg/kg	2 × 1–4 mg/kg	1 × 1,5 mg/kg
Gentamicin	1 × 3–5 mg/kg	1 × 1–3 mg/kg	1 mg/kg alle 48 h
Netilmicin	1 × 4–6 mg/kg	1 × 1–4 mg/kg	1 mg/kg alle 48 h
Tobramycin	1 × 3–5 mg/kg	1 × 1–3 mg/kg	1 mg/kg alle 48 h
Streptomycin	2 × 4–7 mg/kg	2 × 1–4 mg/kg	1 × 1,5 mg/kg
Cephalosporine			
Cefaclor	3 × 0,5 g	3 × 0,5 g	3 × 0,5 g
Cefadroxil	2 × 1 g	1–2 × 0,5 g	0,5 g alle 36 h
Cefalexin	3 × 1 g	2–3 × 0,5 – 1 g	1 × 0,5–1 g
Cefazolin	3 × 1–2 g	2–3 × 1 g	1 × 1g
Cefepim	2 × 2 g	1–2 × 2g	1 × 1g
Cefixim	1 × 0,4 g	1 × 0,2–0,4 g	1 × 0,2 g
Cefotaxim	3 × 2 g	2 × 2 g	2 × 0,5–1 g
Cefotiam	3 × 2 g	2 × 1,5–2 g	2 × 1 g
Cefoxitin	3 × 2 g	2 × 2 g	1 × 1 g
Cefpodoxim	2 × 0,2 g	1 × 0,2 g	0,2 g alle 48 h
Ceftazidim	3 × 2 g	1–2 × 1 g	1 × 0,5 g
Ceftibuten	1 × 0,4 g	1 × 0,1–0,2 g	1 × 0,1 g
Ceftriaxon	1–2 × 2 g	1 × 2 g	1 × 2 g
Cefuroxim	3 × 1,5 g	2–3 × 0,75–1,5 g	1 × 0,75–1,5 g
Loracarbef	2 × 0,4 g	1 × 0,4 g	0,4 g alle 48–72 h
Fluorchinolone			
Ciprofloxacin	2–3 × 0,4 g	2 × 0,2–0,4 g	2 × 0,2 g
Enoxacin	2 × 0,4 g	2 × 0,2–0,4 g	2 × 0,2 g
Levofloxacin	1–2 × 0,5 g	1 × 0,25 g	1 × 0,125 g
Moxifloxacin	1 × 0,4 g	1 × 0,4 g	1 × 0,4 g
Ofloxacin	2 × 0,4 g	1 × 0,2–0,4 g	1 × 0,2 g
Makrolide			
Azithromycin	1 × 0,5 g	1 × 0,5 g	1 × 0,5 g
Clarithromycin	2 × 0,5 g	1–2 × 0,5 g	1 × 0,5 g
Erythromycin	3 × 0,5–1 g	3 × 0,5–1 g	2 × 0,5–1 g
Roxithromycin	1 × 0,15–0,3 g	1 × 0,15–0,3 g	1 × 0,15–0,3 g
Penicilline			
Amoxicillin	3 × 1–2 g	2 × 1–2 g	2 × 0,5–1 g
Amoxicillin/Clavulansäure	3 × 1,2 g	2–3 × 0,6 g	1 × 0,6 g
Ampicillin	3 × 2–5 g	2–3 × 2 –3 g	2 × 2 g
Dicloxacillin	4 × 1–2 g	3 × 2 g	3 × 1 g
Flucloxacillin	3 × 2 g	3 × 1 g	3 × 1 g
Mezlocillin	3 × 5 g	3 × 4 g	2 × 2–3 g
Oxacillin	3 × 2 g	3 × 2 g	3 × 2 g
Penicillin G	3 × 5 Mill E	2 × 5 Mill E	2 × 5 Mill E
Piperacillin	3 × 4 g	2–3 × 4 g	2 × 4 g
Piperacillin/Tazobactam	3 × 4,5 g	2–3 × 4,5 g	2 × 4,5 g

Tabelle II.4.5 (Fortsetzung)

Substanz	GFR (ml/min)		
	> 50–120[2]	10–50	< 10
Verschiedene			
Aztreonam	3 × 1 g	2–3 × 1 g	2 × 0,5 g
Chlorampenicol	2 × 1 g	2 × 1 g	2 × 1 g
Clindamycin	3 × 0,6 g	3 × 0,6 g	3 × 0,6 g
Co-trimoxazol	2 × 0,16 g/0,8 g	1 × 0,16 g/0,8 g	??
Doxycyclin	1–2 × 0,1 g	1–2 × 0,1 g	1–2 × 0,1 g
Ertapenem	1 × 1 g	1 × 1 g	??
Fosfomycin	3 × 5 g	2 × 2,5 g	1 × 2,5 g
Imipenem/Cilastatin	3 × 0,5–1 g	3 × 0,5 g	2 × 0,5 g
Linezolid	2 × 0,6 g	2 × 0,6 g	2 × 0,6 g
Meropenem	3 × 1–2 g	2 × 0,5–1 g	1 × 0,5 g
Metronidazol	2–3 × 0,5 g	2–3 × 0,5 g	2 × 0,5 g
Rifampicin	2 × 0,45–0,6 g	2 × 0,45–0,6 g	2 × 0,45–0,6 g
Teicoplanin[1]	1 × 0,4 g	1 × 0,2 g	0,4 g alle 7 Tage
Vancomycin[1]	2 × 1 g	1 × 0,5 –1 g	1–2 g alle 7 Tage

[1] Serumspiegelkontrolle
[2] Alle Dosierungsempfehlungen beziehen sich auf einen 70 kg schweren Patienten

rung des Allgemeinzustands, Entfieberung und Normalisierungstendenz der Inflammationsparameter kann die Antibiotikagabe beendet werden. Eine Dosisreduktion ist unsinnig.

1.3 Antibiotisch wirksame Substanzen
(in alphabetischer Reihenfolge)

1.3.1 Aminoglykosid-Antibiotika
Pharmakologie: Die Aminoglykoside Amikacin, Gentamicin, Netilmicin und Tobramycin haben ein sehr breites Spektrum (**s. Tab. II.4.2**). Einige Erreger, die im Spektrum von Penicillin G

Tabelle II.4.6 Antibiotikatherapie in der Schwangerschaft

Antibiotika	Kategorie (nach Meyer und Rodlov 1995)[1]	Beschreibung
–	A	in kontrollierten Studien als ungefährlich befunden
Penicilline, Cephalosporine, Clindamycin, Erythromycin, Azithromycin, Metronidazol, Nitrofurantoin	B	in Tierversuchen kein Risiko, aber kontrollierte Studien liegen nicht vor; oder Risiko in Tierversuchen erkannt, Studien beim Menschen aber ohne Nachteil
Chinolone, Clarithromycin, Trimethoprim, Co-trimoxazol, Vancomycin, Chloramphenicol	C	nach Tierversuchen Risiko, keine kontrollierten Studien beim Menschen
Tetrazyklin, Aminoglykoside	D	Risiko beim Menschen erwiesen, bei vitaler Indikation noch anwendbar
–	X	Fehlbildungen nachgewiesen

[1] In Übereinstimmung mit dem CDC (Center for Disease Control, Atlanta, USA)

liegen (z.B. S. pneumoniae, S. pyogenes u.a.), weisen jedoch eine relativ hohe Resistenz auf. Auch E. faecalis (Enterokokken) wird schlecht erfasst. Gegen Legionellen, Chlamydien, Mykoplasmen und Anaerobier sind Aminoglykoside wirkungslos.

Vom klinischen Standpunkt können zwischen Gentamicin, Tobramycin und Netilmicin nur geringe Unterschiede ausgemacht werden. Amikacin ist von den 3 genannten Substanzen zu trennen: Es ist pro Gewichtseinheit antibakteriell weniger wirksam, kann aber höher dosiert werden.

UAW: Nephro-, Vestibulo- und Ototoxizität. Der N. vestibularis wird zumeist vor dem N. acusticus betroffen (Ausnahme: Amikacin).

> **! WICHTIG:**
> Wegen ihrer geringen therapeutischen Breite sollen Aminoglykoside nur mit strenger Indikationsstellung, d.h. nur noch als Kombinationspartner der β-Lactame in lebensbedrohlichen Situationen, angewandt werden.

Problembewusstsein, häufige Plasmakreatininkontrollen und sorgfältige, tägliche Suche nach ersten Zeichen einer Schädigung des VIII. Hirnnervs (Ohrgeräusche, Druck auf den Ohren, Gangunsicherheit, Schwindel, Nystagmus nach Lagewechsel und Kopfschütteln) sind erforderlich. Werden die Aminoglykoside beim ersten Auftreten von entsprechenden Symptomen abgesetzt, sind die Schäden gering und teils reversibel. Grundsätzlich sollte eine Aminoglykosid-Therapie so kurz wie möglich (5–7 Tage) gehalten werden. Dies ist im Hinblick auf die heute wichtigste Indikation, nämlich die Kombinationstherapie mit β-Lactamen (s. **Kap. II.4.1.2.4**), zumeist auch möglich.

Die Nephrotoxizität der Aminoglykoside ist bei gleicher Effektivität geringer, wenn die Gabe nicht auf 3 Injektionen tgl. verteilt (Ausnahme: Endokarditis), sondern die Gesamtdosis einmal pro Tag gegeben wird. Dies liegt wohl daran, dass die Bindungsstellen am Tubulusepithel begrenzt sind, d.h. bei plötzlich auftretenden hohen Spiegeln alle besetzt sind und dann beim Abfall dieser Spiegel wieder frei werden. Bei wiederholter Injektion oder dem Extremfall der kontinuierlichen Infusion sind diese Bindungsstellen über den gesamten Therapiezeitraum besetzt, wodurch sich die stärkere Toxizität bei mehrfacher Gabe erklärt.

INN: Handelsnamen	Dosierungen
Amikacin: Biklin®	max. 15 mg/kg/Tag, durchschnittlich 1 g 1-mal tgl. i.m. oder i.v.
Gentamicin: Refobacin® u.a	max. 6 mg/kg/Tag, durchschnittlich 240 mg 1-mal tgl. i.m. oder i.v.
Netilmicin: Certomycin®	max. 6 mg/kg/Tag, durchschnittlich 400 mg 1-mal tgl. i.m. oder i.v.
Tobramycin: Gernebcin® u.a.	max. 5 mg/kg/Tag, durchschnittlich 240 mg 1-mal tgl. i.m. oder i.v.

1.3.2 Carbapeneme

Pharmakologie: Imipenem wird in der Niere durch die Dehydropeptidase 1 metabolisiert und daher in Kombination mit Cilastatin verabreicht, das dieses Enzym hemmt. Meropenem ist eine Substanz, die ohne diesen Zusatz auskommt. Beide Substanzen haben eine Halbwertszeit von etwa 1 h. Ertapenem hat ein fast identisches Wirkspektrum (geringere Wirkung gegen Pseudomonaden und Enterokokken) und kann wegen der langen Halbwertszeit von 4 h einmal am Tag dosiert werden.

Das antibakterielle Spektrum der Carbapeneme ist breiter als das aller bisher bekannten Antibiotika und umfasst grampositive, gramnegative und anaerobe Keime. Nur methicillinresistente Staphylokokken (MRSA), E. faecium und Stenotrophomonas werden nicht erfasst. Die

Substanzen bieten sich also zur ungezielten Initialtherapie aller schweren bakteriellen Infektionen an.

INN	Handelsnamen	Dosierung
Ertapenem	Invanz®	1,0 g alle 24 h
Imipenem + Cilastatin	Zienam®	0,5–1,0 g alle 6–8 h
Meropenem	Meronem®	0,5–1,0 g alle 8 h

Spezielle UAW: Mit einer Neurotoxizität (wie bei den Cephalosporinen) muss bei extremer Dosierung gerechnet werden, wobei nach tierexperimentellen Befunden Meropenem etwas weniger neurotoxisch zu sein scheint als Imipenem. Cilastatin: Keine speziellen UAW bekannt.

1.3.3 Cephalosporine
(s.a. Tab. II.4.7)

Parenterale Cephalosporine
Pharmakologie: Gemeinsam sind allen Cephalosporinen eine breite Wirksamkeit im Bereich grampositiver und gramnegativer Erreger, eine große, teilweise extreme therapeutische Breite und eine bei den verschiedenen Substanzen unterschiedlich ausgeprägte, bei extremen Dosen aber wohl bei allen Substanzen nachweisbare Tubulotoxizität (Nephrotoxizität) und Neurotoxizität.

Cephalosporine werden unterschieden nach ihrer Stabilität gegenüber manchen β-Lactamasen (jedoch nicht den in der letzten Zeit häufig nachgewiesenen β-Lactamasen mit erweitertem Spektrum [extended spectrum β-lactamases, ESBL]), ihrer Wirksamkeit gegenüber grampo-

Tabelle II.4.7 Einteilung der parenteralen Cephalosporine

INN	Handelsname®	Gruppenmerkmal
Gruppe 1		
Cefazolin	Basocef Cefazolin Hexal	• Wirksam gegen grampositive und teilweise gramnegative Bakterien • Stabil gegenüber Penicillinasen aus Staphylokokken • Instabil gegenüber Betalactamasen gramnegativer Bakterien
Gruppe 2		
Cefuroxim Cefotiam	Cefuroxim Hexal Spizef	• Gut, aber schwächer wirksam als Gruppe 1 gegen grampositive Bakterien
Gruppe 3a		
Cefotaxim Ceftriaxon	Claforan Rocephin	• Deutlich besser wirksam als Gruppe 1 und 2 gegen gramnegative Bakterien
Gruppe 3b		
Ceftazidim	Fortum	• Hauptindikation Pseudomonas-aeruginosa-Infektionen • sehr schwache Wirkung gegen grampositive Erreger
Gruppe 4		
Cefepim Cefpirom	Maxipime Cefrom (nur Österreich)	• Wie Gruppe 3b • Zusätzlich gute Wirksamkeit gegen grampositve Erreger • Bessere Stabilität gegen β-Lactamasen als Gruppe 3a/b
Gruppe 5		
Cefoxitin	Mefoxitin	• Wirksam gegen anaerobe Bakterien • Stärker wirksam gegen gramnegative Bakterien als Gruppe 2, schwächer als Gruppe 3a/b • Unzureichende Aktivität gegen Staphylokokken

sitiven Keimen und Anaerobiern und ihrer Pharmakokinetik (Elimination vorwiegend renal, unverändert oder durch teilweise Metabolisierung). Die Paul-Ehrlich-Gesellschaft vertritt die in **Tabelle II.4.7** aufgeführte Einteilung.

Indikationen: Die Cephalosporine der Gruppen 1 und 2 sind gut geeignet zur Initialtherapie hospitalisierter Patienten mit ambulant erworbenen Infektionen. Die β-Lactamase-stabilen, hoch aktiven Cephalosporine der Gruppe 3 sind indiziert bei allen Infektionen des internen und chirurgischen Fachgebietes, bei denen gramnegative Enterobakterien nachgewiesen wurden oder zu vermuten sind. Dies gilt besonders für nosokomiale Infektionen. Grampositive Bakterien (insbesondere S. aureus und koagulasenegative Staphylokokken) stellen keine primäre Indikation für diese Cephalosporine der Gruppe 3b dar. Die Substanzen der Gruppe 4 sind vor allem zur Therapie von Infektionen auf der Intensivstation gut geeignet.

Orale Cephalosporine
Pharmakologie: Die älteren Substanzen dieser Gruppe, wie Cefalexin, Cefaclor und Cefadroxil, sind v.a. im grampositiven Bereich wirksam. Loracarbef hemmt auch H. influenzae und M. catarrhalis. Weitere orale Substanzen sind Cefuroximaxetil, Cefixim, Ceftibuten und Cefpodoximproxetil. Alle diese Substanzen zeigen eine gewisse β-Lactamase-Stabilität, können also mit der Gruppe 2 oder 3 der parenteralen Cephalosporine verglichen werden. Ihre Bioverfügbarkeit liegt allerdings nur bei ca. 50 %. Der verbesserten Wirksamkeit im gramnegativen Bereich steht eine weniger gute gegen S. aureus gegenüber, ein Erreger, der durch Cefixim, Ceftibuten und Cefpodoximproxetil nicht ausreichend erreicht wird. Gegen Pneumokokken sind Cefixim und Ceftibuten deutlich geringer wirksam. Die letztgenannten Substanzen können also z.B. für Wundinfektionen und Infektionen im HNO-Bereich und der Atemwege nicht empfohlen werden, während ihre Stärke bei den gramnegativen Enterobacteriaceae liegt. Ist mit grampositiven Erregern (z.B. Staphylokokken oder hämolysierenden Streptokokken, Haut und Weichgewebsinfektionen, Tonsillopharyngitis) zu rechnen, ist Cefalexin vorzuziehen.

INN	Handelsname	Dosierung
Cefaclor	Panoral®	minimal 0,5 g 8-stdl.
Cefadroxil	Bidocef®	1,0 g 12-stdl.
Cefalexin	Oracef®	1,0 g 8-stdl.
Cefazolin	Basocef®	2 g 12-stdl.
Cefepim	Maxipime®	2 g 12-stdl.
Cefixim	Cephoral®	0,2 g 12-stdl.
Cefpodoxim	Podomoxef®	0,2 g 12-stdl.
Cefotaxim	Claforan®	2 g 12-stdl.
Cefotiam	Spizef®	3-mal 2 g/Tag
Cefoxitin	Mefoxitin®	2 g 8-stdl.
Ceftazidim	Fortum®	2 g 8- bis 12-stdl.
Ceftibuten	Keimax®	0,4 g 24-stdl.
Ceftriaxon	Cefotrix®	2 g/Tag
Cefuroxim	Cefuroxim Hexal®	1,5 g 8- bis 12-stdl.
Cefuroximaxetil	Elobact®, Zinnat®	0,5 g 12-stdl.
Loracarbef	Lorafem®	0,4 g 12-stdl.

Von den oralen Cephalosporinen kann wegen niedrigerer Plasmaspiegel niemals die Wirksamkeit der parenteral verabreichten erwartet werden! Es handelt sich im Vergleich zu anderen oralen Antibiotika um relativ teure Substanzen.

Indikationen: Da sie deutliche Unterschiede in ihrer Wirksamkeit gegenüber gramnegativen und grampositiven Keimen aufweisen, müssen die Differenzialindikationen beachtet werden.

Spezielle UAW: Alle Cephalosporine können bei extrem hohen Plasmaspiegeln (z.B. Normaldosierung bei eingeschränkter Nierenfunktion) zerebrale Erscheinungen, wie Stupor, Psychose und Krämpfe, bewirken. Störungen des Vitamin-K-Metabolismus durch Cefotiam, Cefazolin. Kontrolle der Gerinnungsparameter, bei Erniedrigung Vitamin K (10 mg/Woche). Enterokolitiden.

1.3.4 Chloramphenicol

Pharmakologie: Chloramphenicol ist ein Antibiotikum mit breitem antibakteriellem Spektrum. Es hat eine Bioverfügbarkeit nach oraler Gabe von 80–90 %, wird zu 90 % metabolisiert und zu 10 % unverändert renal ausgeschieden. In Deutschland ist es nur noch in Zubereitungen zur intravenösen Gabe im Handel.

Indikationen: Strenge Indikationsstellung! Septische Salmonellen-Infektionen, Meningitis oder Sepsis, wenn Kontraindikationen für andere Therapieschemata. Da Chloramphenicol in den letzten zwei Jahrzehnten selten eingesetzt wurde, ist die Resistenzlage heute wieder günstiger. Die Risiken der Substanz (s.u.) werden erheblich überschätzt.

Handelsname	Dosierung
Paraxin® i.v.	3 × 1 g i.v.

Spezielle UAW: Dosisabhängige, reversible Knochenmarkschädigung. Selten: In ca. 50 % der Fälle letal verlaufende, dosisunabhängige, irreversible Knochenmarkschädigung (aplastische Anämie). Die Häufigkeit wird mit 1 : 40 000 angegeben. (Zum Vergleich: Man rechnet bei 100 000 Patienten mit einer Penicillin-G-Behandlung mit 2 Fällen eines anaphylaktischen Schocks.
Man sollte
(1) Chloramphenicol nicht über 3 g/Tag dosieren,
(2) die Kombination mit potenziell hämatotoxischen Medikamenten vermeiden,
(3) Gesamtdosen von 25 g nicht überschreiten,
(4) nicht intermittierend verabreichen.

1.3.5 Clindamycin

Pharmakologie: Wirkt nur auf grampositive Keime einschließlich Anaerobier, Plasmodien und Toxoplasma; gramnegative Bakterien, Neisserien, Enterokokken und H. influenzae werden nicht erfasst. Es ist unwirksam gegen erythromycinresistente Staphylokokken. Die Substanz bewirkt Knochenmarkspiegel, die ca. 33 % der Serumkonzentration betragen.

Indikationen: Osteomyelitis. Wegen seiner guten Wirkung gegen Anaerobier auch pulmonale Eiterungsprozesse (z.B. Lungenabszess, Aspirationspneumonie), bei schwerer zerebraler Malaria und Toxoplasmose ist Clindamycin eine Alternative zu anderen Therapeutika.

Spezielle UAW: Durchfälle, pseudomembranöse Kolitis durch C. difficile.

Handelsname	Dosierung
Sobelin®	8-stdl. 0,3–0,6 g p.o., 8-stdl. 0,3–0,6 g i.v.

1.3.6 Fosfomycin

Pharmakologie: Keine Verwandtschaft zu anderen Antibiotika. Aktiv gegenüber grampositiven und gramnegativen Keimen sowie einigen Anaerobiern. Die Substanz muss hoch dosiert werden (daher hohe Natriumbelastung), erreicht hohe Konzentrationen im ZNS und hat eine HWZ von 2 h. Sie wird zu 90 % mit dem Urin ausgeschieden, kumuliert also bei Niereninsuffizienz. Die Toxizität ist gering. Es wird als Reserveantibiotikum angesehen und insbesondere als Kombinationspartner bei Infektionen durch S. aureus verwandt. Fosfomycin-Trometamol ist die orale Form von Fosfomycin (Monuril®), das nur zur Therapie von akuten unkomplizierten Harnwegsinfektionen (= Zystitis) bei Frauen zugelassen ist. Nach oraler Gabe wird die Substanz zu 32–54 % resorbiert; die HWZ beträgt 3–4 h. Dosierung 3 g einmalig.

Handelsname	Dosierung
Fosfocin®	3-mal 5–10 g/Tag i.v.

Spezielle UAW: Da die parenterale Substanz als Natriumsalz vorliegt, Natriumbelastung, ansonsten Magendruck und Brechreiz.

1.3.7 Fusidinsäure

Pharmakologie: Antibakteriell wirksames Steroid ohne Verwandtschaft zu anderen Antibiotika mit einem dem Penicillin G ähnlichen Spektrum. Streptokokken werden jedoch nicht so gut erfasst, sehr gut hingegen Staphylokokken (auch Penicillinasebildner sowie oxacillinresistente Stämme). Ebenso werden multiresistente Enterokokken (E. faecium) gehemmt. Fusidinsäure ist lipophil, wird enteral resorbiert und mit einer HWZ um 4–6 h vorwiegend über die Galle ausgeschieden. Hervorzuheben ist ihre gute Penetration ins Gewebe, auch in den Knochen. Die Substanz sollte wegen des Musters ihrer Resistenzentwicklung nicht allein, vielmehr in Kombination mit Penicillinen und Cephalosporinen gegeben werden. In Deutschland nur zur lokalen Therapie im Handel, andere Zubereitungsformen können aus dem Ausland bezogen werden.

Indikationen: Schwere Staphylokokkeninfektionen, v.a. bei Penicillinallergie, Osteomyelitis.

Handelsname	Dosierung
Fucidine®	3-mal 0,5–1 g/Tag p.o.

Spezielle UAW: Magenschmerzen, Brechreiz.

1.3.8 Glykopeptid-Antibiotika (Vancomycin und Teicoplanin)

Pharmakologie: Diese Substanzen erfassen aerobe und anaerobe grampositive Keime. Über VISA (Vancomycin-intermediär-sensible S.-aureus-Stämme) und VRSA (vancomycinresistente Stämme) wird berichtet. Neuerdings häufen sich Meldungen über resistente E.-faecalis- und E.-faecium-Stämme. Glykopeptide werden fast ausschließlich in unveränderter Form renal eliminiert, Vancomycin mit einer HWZ von etwa 6 h, Teicoplanin mit einer von ca. 70 h (!).

Indikationen: Infektionen durch grampositive Kokken, vor allem oxacillinresistente Staphylokokken (MRSA – methicillinresistenter S. aureus). Auch bei der Therapie des neutropenischen Patienten wird eine Kombination von Antibiotika, die fast ausschließlich gegen gramnegative Keime wirken (z.B. Aztreonam, Ceftazidim, Ciprofloxacin), mit Vancomycin/Teicoplanin empfohlen. Vancomycin p.o. (Vancomycin Lilly Enterocaps) wirkt bei der durch Clostridium difficile hervorgerufenen pseudomembranösen Kolitis, die nach Antibiotikatherapie auftreten kann.

Handelsname	Dosierung
Vancomycin	Vancomycin 2 × 1 g/Tag i.v., langsam infundieren, 1 g/30 min mittels Infusionspumpe! P.o.: 4-mal tgl. 1 Kps. zu 250 mg
Targocid	Teicoplanin: 1. Tag: 15 mg/kg KG, dann 1 × 6 mg/Tag i.v. oder i.m.

Spezielle UAW: Bei stark überhöhter Dosis Oto- und Nephrotoxizität. Das Risiko liegt weit unter dem der Aminoglykoside. Bei rascher i.v. Gabe von Vancomycin kann es zu einem „Red-man-Syndrom" (Hautrötung am ganzen Körper) kommen, daher nur langsame Infusion von 1 g/30 min.

1.3.9 Fluorchinolone

Pharmakologie: Chinolone hemmen die bakterielle Topoisomerase II (DNA-Gyrase) und/oder die Topoisomerase IV und wirken gegen ein breites Spektrum von Erregern bakterizid. Die Aktivität der Topoisomerasen ist für die regelrechte Struktur und Funktion der bakteriellen DNA essenziell. Mutationen in den Topoisomerasegenen gyrA und gyrB sind häufig die Ursache für eine Resistenzentwicklung. Der Wirkungsschwerpunkt der älteren Chinolone (Norfloxacin, Ciprofloxacin) liegt im gramnegativen Bereich, Ciprofloxacin ist das aktivste Derivat gegen P. aeruginosa; Levofloxacin und Moxifloxacin können bei Infektionen durch Pneumokokken angewandt werden. Moxifloxacin besitzt auch eine verbesserte Aktivität gegen Chlamydien, Mykoplasmen und Anaerobier.

Die pharmakokinetischen Daten der Chinolone wurden in **Tabelle II.4.8** zusammengestellt. Sie werden nach oraler Gabe gut resorbiert (Ausnahme: Norfloxacin). Ciprofloxacin, Levofloxacin und Moxifloxacin können auch als Infusion gegeben werden. Charakteristisch für die gesamte Arzneimittelgruppe ist das hohe Verteilungsvolumen (gute Gewebegängigkeit, intrazelluläre Anreicherung!) von etwa 2 L/kg KG. Dies hat Bedeutung bei der Behandlung von Infektionen in „schwer erreichbaren Kompartimenten", wie z.B. Knochen oder Prostata, und Infektionen durch intrazellulär gelagerte Erreger (Legionellen, Chlamydien, Mykoplasmen).

Ciprofloxacin wird zu etwa 15–20% metabolisiert, die Ausscheidung in unveränderter Form erfolgt renal, biliär und zu etwa 15% auch transintestinal (durch direkte Sekretion in den Darm). Wegen der extrarenalen Ausscheidungswege ist bei Nierenfunktionseinschränkung keine Dosisreduktion erforderlich. Ofloxacin stellt ein Racemat aus gleichen Anteilen der antibakteriell aktiven L- und der inaktiven R-Form dar (L-Form = Levofloxacin). Ofloxacin wird nicht mehr empfohlen, da es zur Hälfte aus unwirksamer Substanz besteht. Levofloxacin wird kaum metabolisiert und zu > 90% unverändert renal eliminiert. Bei Nierenfunktionsein-

Tabelle II.4.8 Übersicht über die Pharmakokinetik der Fluorchinolone

Chinolon	Dosis (mg)	F (%)	$t_{1/2}$ (h)	Vd (l)	renale Ausscheidung (%)	Proteinbindung (%)
Ciprofloxacin	500	60–80	3,5–5,4	307	40–60	14–25
Enoxacin	400	80	3,8–5,8	175	65–72	35
Levofloxacin	250–500	90–100	6–8	130	>85	30–40
Moxifloxacin	400	91	12	210	19	40–42
Ofloxacin	400	85–95	4,4–6,8	>140	70–90	25

F = Bioverfügbarkeit, $t_{1/2}$ = Halbwertszeit, Vd = virtuelles Verteilungsvolumen

4 Antiinfektive Pharmakotherapie

Tabelle II.4.9 Einteilung der Chinolone (nach PEG, 1998).

Gruppe	Beispiel	Verabreichung	Bemerkung
I	Norfloxacin	nur oral	Chinolon, das fast nur bei Harnwegsinfektionen angewandt wird, evtl. bei Prostatitis, Gonorrhö oder Enteritis
II	Ciprofloxacin	oral, i.v.	Chinolon zur oralen und parenteralen Anwendung bei zahlreichen, systemischen Infektionen. Schwerpunkt im gramnegativen Bereich des Spektrums, wirksamste Substanz gegen P. aeruginosa
III	Levofloxacin	oral, i.v.	Chinolon mit verbesserter Aktivität gegen grampositive und „atypische" Erreger. Einsetzbar bei Infektionen durch gramnegative Erreger (z.B. Harnwegsinfektionen) und bei Pneumokokken-Infektionen
IV	Moxifloxacin	oral, i.v.	Chinolon mit verbesserter Aktivität gegenüber Pneumokokken und anaeroben Bakterien, wegen geringer renaler Elimination ungeeignet bei Harnwegsinfektionen

Anmerkungen: **Enoxacin** wird ebenfalls der Gruppe II zugerechnet, wegen einer ungünstigeren Nutzen-Risiko-Relation wird es nicht empfohlen. **Ofloxacin** (Gruppe II) ist ein Racemat, das zur Hälfte aus antibakteriell unwirksamer Substanz besteht. Seine Anwendung wird daher nicht mehr empfohlen. **Levofloxacin**, das linksdrehende, wirksame Enantiomer von Ofloxacin, könnte auch der Gruppe II zugerechnet werden. Da Levofloxacin gegenüber Ofloxacin aber über eine doppelt so hohe antibakterielle Aktivität *in vitro* verfügt und auch höher dosiert wird, kann Levofloxacin neben den Indikationen des Ofloxacins auch bei Pneumokokken-verursachten Infektionen angewandt werden.

schränkung ist eine sorgfältige Dosisanpassung geboten. Moxifloxacin wird mit einer Halbwertszeit von etwa 11 h überwiegend hepatisch durch Glucuronidierung eliminiert.

Indikationen: Gruppe I und II: Norfloxacin wird nur bei Harnwegsinfektionen, Prostatitis und Enteritis angewandt, für Ciprofloxacin besteht ein wesentlich breiteres Indikationsspektrum (**Tab. II.4.9**). Dies umfasst neben Harnwegsinfektionen auch Infektionen der Atemwege durch gramnegative Erreger, Haut-, Weichteil- sowie Knocheninfektionen und systemische Infektionen bis hin zur Sepsis.

Gruppe III und IV: Levofloxacin und Moxifloxacin weisen im Vergleich zu Norfloxacin und Ciprofloxacin eine bessere Aktivität gegen grampositive Erreger (Pneumokokken!) auf. Daraus ergeben sich als Hauptindikation Infektionen der oberen und unteren Atemwege. Moxifloxacin ist auch zur Behandlung von Haut- und Weichgewebsinfektionen sowie intraabdominellen Infektionen zugelassen. Levofloxacin kann auch bei Harnwegsinfektionen angewandt werden; da Moxifloxacin kaum unverändert im Urin eliminiert wird, ist die Anwendung dieses Chinolons bei Harnwegsinfektionen nicht sinnvoll.

Spezielle UAW: Intestinale Beschwerden, Tendopathien (z.B. Entzündungen und/oder Ruptur der Achillessehne), Störungen der Knorpelentwicklung im Wachstumsalter, daher bei Kindern

INN	Handelsname	Dosierung
Ciprofloxacin	Ciprobay®	2-mal 250–750 mg/Tag p.o. oder i.v.
Enoxacin	Enoxor®	400–600 mg/Tag p.o.
Levofloxacin	Tavanic®	1 × 250 mg bis 2 × 500 mg/Tag p.o. oder i.v.
Moxifloxacin	Avalox®	1 × 400 mg/Tag p.o. oder i.v.
Norfloxacin	Barazan®	2 × 400 mg/Tag p.o.
Ofloxacin	Tarivid®	2 × 200–400 mg/Tag p.o. oder i.v.

kontraindiziert (Ausnahme: Ciprofloxacin wird bei Kindern mit Muskoviszidose ab 5 Jahren zur Behandlung von Pseudomonas-verursachten Infektionen angewandt.). Am wichtigsten: Störungen des ZNS (Erregtheit, Schlafstörungen, Alpträume, Kopfschmerzen, Psychose-ähnliche Bilder). Herzrhythmusstörungen, insbesondere bei schneller Infusion (Moxifloxacin).

> **! Wichtig:**
> Verwechslung mit Delir oder Durchgangssyndrom möglich.

1.3.10 Glycylcycline (Tigecyclin)

Pharmakologie: Glycylcycline sind Tetrazyklin-Derivate mit verbesserter antibakterieller Wirkung. Tigecyclin ist das erste therapeutisch verfügbare Antibiotikum aus dieser Gruppe; es hemmt die bakterielle Proteinbiosynthese. Tigecyclin wirkt gegen ein breites Spektrum von Erregern, dazu gehören auch methicillinresistente S.-aureus-Stämme (MRSA) und vancomycinresistente E.-faecalis-Stämme (VRE). Eine ähnlich hohe Aktivität besteht auch gegen gramnegative Erreger wie E. coli. Die Wirkung ist unabhängig davon, ob die Erreger β-Lactamasen (sog. ESBL, extended spectrum β-lactamases) bilden oder nicht. Tigecyclin besitzt eine variable Aktivität gegen Acinetobacter spp. und Proteus-Arten, P. aeruginosa ist resistent.

Die maximalen Plasmakonzentrationen liegen bei 0,6 mg/l, die AUC-Werte bei etwa 4 mg/l × h. Die Gewebegängigkeit des Antibiotikums ist gut (Verteilungsvolumen: ca. 600 Liter), 70–90 % sind an Plasmaproteine gebunden. In neutrophilen Granulozyten reichert es sich an; die Konzentrationen sind intrazellulär etwa 20- bis 30fach höher als in der extrazellulären Flüssigkeit. Die Elimination erfolgt mit einer Halbwertszeit von ca. 40 h überwiegend mit den Faeces, im Urin werden etwa 30 % ausgeschieden. Ein geringer Teil wird glukuroniert. Eine Einschränkung der Nierenfunktion hat keinen relevanten Einfluss auf die Pharmakokinetik, bei reduzierter Leberfunktion ist die Elimination verzögert.

Indikationen: Tigecyclin ist bei komplizierten Haut- und Weichgewebsinfektionen und bei komplizierten intraabdominellen Infektionen indiziert.

INN	Handelsname	Dosierung
Tigecyclin	Tygacil® i.v.	2-mal tgl. 50 mg (initial: 1 × 100 mg) i.v.

Spezielle UAW: Gastrointestinale Nebenwirkungen wie Übelkeit und Erbrechen sind relativ häufig, Hautreaktionen sind selten.

1.3.11 Lipopeptide (Daptomycin)

Pharmakologie: Daptomycin ist ein zyklisches Lipopeptid, das aus 13 Aminosäuren und einer lipophilen Seitenkette zusammengesetzt ist. Es bindet an die Zytoplasmamembran und wirkt bakterizid. Das Antibiotikum weist eine hohe In-vitro-Aktivität gegen grampositive Bakterien auf; es wirkt auch gegen multiresistente grampositive Erreger wie MRSA, VRE und linezolidresistente Erreger. In vitro besteht eine hohe Aktivität gegen Pneumokokken; im klinischen Versuch war die Wirksamkeit bei Pneumonie allerdings unzureichend, weil es durch Sufactant in der Lunge inaktiviert wird.

Daptomycin wird intravenös verabreicht, da es nicht ausreichend resorbiert wird. Ab dem dritten Tag liegen „Steady-state"-Konzentrationen vor; die Halbwertszeit beträgt 8–9 h. Das Verteilungsvolumen liegt bei 0,1 l/kg, die Liquorkonzentrationen sind niedrig. Die Elimination erfolgt vorwiegend unverändert renal.

Indikationen: Komplizierte Haut- und Weichgewebsinfektionen.

INN	Handelsname	Dosierung
Daptomycin	Cubicin® i.v.	1-mal tgl. 4 mg/kg i.v.

Spezielle UAW: Myopathie. Während der Therapie kann es zu erhöhten Kreatinphosphokinase-(CPK-)Werten kommen. Eine Kontrolle der CPK-Werte einmal pro Woche wird empfohlen. Andere Arzneimittel, die eine Myopathie auslösen können (z.B. Statine), sollten vorübergehend abgesetzt werden.

1.3.12 Makrolide/Ketolide

Pharmakologie: Zu den Makroliden im engeren Sinne gehören neben Erythromycin Clarithromycin und Roxithromycin. Azithromycin lässt sich davon abgrenzen, da es eine etwas andere Grundstruktur aufweist (ein so genanntes „Azalid"). Sie sind wirksam gegen grampositive Keime, Helicobacter pylori, Mykoplasmen, Chlamydien, Rickettsien und Legionellen; zunehmende Resistenz besteht bei β-hämolysierenden Streptokokken der Gruppe A (10 %), S. aureus (20 %) und insbesondere bei Pneumokokken (bis zu 30 %, Berichte über Therapieversager liegen vor). Die Wirkung gegen H. influenzae ist klinisch oft unzureichend. Die Bioverfügbarkeit der Makrolide liegt bei ca. 50 %.

Azithromycin (Bioverfügbarkeit 40 %), Clarithromycin (50–60 %) und Roxithromycin (75–80 %) haben bei gleichem Wirkungsspektrum wie Erythromycin längere Halbwertszeiten und können daher seltener und niedriger dosiert gegeben werden, was Verträglichkeit und Therapietreue positiv beeinflusst. Telithromycin ist die erste Substanz aus der Reihe der Ketolide, die *in vitro* auch gegen makrolidresistente Erreger (vor allem Pneumokokken) wirksam sind. Die Hauptindikation für Telithromycin ist die Infektion der unteren Atemwege (akute Exazerbation der chronischen Bronchitis oder ambulant erworbene Pneumonie).

Indikationen: Einsatz bei Unverträglichkeit von Penicillinen, Pneumonie durch atypische Erreger (Mykoplasmen, Chlamydien, Legionellen) und zur Eradikationstherapie des Helicobacter pylori (z.B. Clarithromycin in Kombination mit Metronidazol und Omeprazol).

INN	Handelsname	Dosierung
Azithromycin	Zithromax®	500 mg/Tag für 3 Tage
Clarithromycin	Cyllind®, Klacid®	12-stdl. 250 mg p.o.
Erythromycin	Erycinum®, Erythrocin®, Paediathrocin®	8-stdl. 500 mg p.o. oder i.v.
Roxithromycin	Rulid®	12-stdl. 300 mg p.o.
Telithromycin	Ketek®	24-stdl. 800 mg p.o.

Spezielle UAW: Gastrointestinale Reaktionen, die teilweise durch Stimulation der Motilinrezeptoren hervorgerufen werden, gehören zu den häufigsten Nebenwirkungen der Makrolide und Ketolide. Unter Telithromycin kann es zur Exazerbation einer Myasthenia gravis kommen; außerdem sind Sehstörungen beschrieben. In sehr seltenen Fällen sind schwerwiegende hepatotoxische Wirkungen beobachtet worden. Da die Infusionslösungen der Makrolide lokal inflammatorisch wirken können, müssen die von den Herstellerfirmen gegebenen Richtlinien bei der parenteralen Gabe streng beachtet werden.

> **WICHTIG:**
> Makrolide und Ketolide (Telithromycin) sind potente Hemmstoffe des Cytochrom CYP3A4 (Ausnahme: das Azalid Azithromycin). Zahlreiche Interaktionen mit vielen Arzneistoffen sind bekannt. Wichtig ist die Interaktion mit anderen QT-Intervall-verlängernden Substanzen. Wegen der Gefahr schwerer ventrikulärer Arrhythmien (Torsade de Pointes) ist z.B. die Kombination mit Antiarrhythmika, einigen Neuroleptika und Terfenadin kontraindiziert.

1.3.13 Metronidazol

Pharmakologie: Metronidazol wirkt nicht nur gegen Protozoen (Entamoeba histolytica, Trichomonas vaginalis), sondern auch bakterizid gegen Anaerobier. Es wird oral gut resorbiert, kann aber auch i.v. gegeben werden und wird mit einer HWZ von ca. 8 h renal, teils metabolisiert, teils unverändert ausgeschieden. Bei terminaler Niereninsuffizienz muss die Dosis reduziert werden.

Indikationen: Amöbiasis, Trichomoniasis, nachgewiesene oder vermutete Anaerobierinfektionen (intraabdominelle Infektionen, Puerperalsepsis, Aspirationspneumonie u.a., immer in Kombination mit Antibiotika, die gegen aerobe Bakterien wirken). Bei pseudomembranöser Kolitis als Monotherapie p.o. oder i.v.

INN	Handelsname	Dosierung
Metronidazol	Clont®, Flagyl®	(Bei Anaerobierinfektionen) 2- bis 3-mal 400 mg/Tag p.o. oder 3 × 0,5 g/Tag i.v.

Spezielle UAW: Alkoholunverträglichkeit wurde berichtet; gastrointestinale Beschwerden, Neurotoxizität (Schwindel, Ataxie), bei längerer Therapie Neuropathien.

1.3.14 Monobactame (Aztreonam)

Pharmakologie: β-Lactamantibiotika, die ausschließlich gegen gramnegative Enterobakterien wirksam sind; eine geringe Aktivität besteht auch gegen Pseudomonaden. Bis heute ist aus der Gruppe der Monobactame nur Aztreonam verfügbar. Nach i.v. Injektionen wird es mit einer HWZ von 1,5–2 h zu 60–70 % unverändert über die Nieren ausgeschieden. Eine Kreuzallergie zu anderen β-Lactamen besteht im Allgemeinen nicht.

Indikationen: Ausschließlich bei nachgewiesener Erregerempfindlichkeit, dann allerdings bei allen Infektionslokalisationen.

INN	Handelsnamen	Dosierungen
Aztreonam	Azactam®	8-stdl. 1,0–2,0 g

Spezielle UAW: Nicht bekannt, gute Verträglichkeit wie andere β-Lactamantibiotika.

1.3.15 Nitrofurantoin

Pharmakologie: Nitrofurantoin wird rasch und vollständig aus dem Magen-Darm-Trakt resorbiert und rasch renal ausgeschieden. Es werden hohe Urinspiegel, aber keine therapeutischen Plasmaspiegel erreicht.

Indikationen: Geeignet zur gezielten Therapie der Harnwegsinfektionen, vor allem durch methicillinresistente S. aureus (MRSA); von zunehmendem Interesse wegen der ansteigenden Resistenzhäufigkeit von Enterobakterien gegen Ampicillin, Sulfonamid-Trimethoprim-Kombinationen und Chinolone. In niedriger Dosierung von 50 mg **abends** vor dem Schlafengehen als **Prophylaxe** bei hartnäckig rezidivierenden Zystitiden der Frau. Zu Veränderungen der körpereigenen Flora kommt es nicht. Bei Niereninsuffizienz (Plasmakreatinin > 1,5 mg/dl) sollte die Prophylaxe besser mit Trimethoprim durchgeführt werden.

INN	Handelsname	Dosierung
Nitrofurantoin	Uro-Tablinen®	als Prophylaxe: abends 50 mg

Spezielle UAW: Periphere Polyneuropathie, interstitielle Pneumonie.

1.3.16 Oxazolidinone (Linezolid)

Pharmakologie: Linezolid ist das erste therapeutisch verfügbare Arzneimittel dieser Gruppe. Es kann p.o. und i.v. gegeben werden. Es greift in die Proteinsynthese grampositiver Bakterien ein und ist u.a. gegen MRSA (methicillinresistente S. aureus) und VRE (vancomycinresistente E. faecalis und faecium) wirksam. Auch grampositive Anaerobier werden erfasst. Nach oraler Gabe wird die Substanz vollständig resorbiert und mit einer Halbwertszeit von 5–7 h zu etwa 85 % renal eliminiert (ca. 50 % in metabolisierter Form). Bei Niereninsuffizienz (Kreatinin-Clearance < 30 ml/min) ist keine Dosisanpassung notwendig. Ein Drittel wird pro Hämodialyse (3 h) entfernt.

Indikationen: Nachgewiesene Infektionen mit MRSA oder VRE.

INN	Handelsname	Dosierung
Linezolid	Zyvoxid®	12-stdl. 600 mg p.o. oder i.v.

Spezielle UAW: Leukopenie, Thrombopenie. Optikusneuritis, periphere Neuropathie. Gastrointestinale UAW wie Diarrhö und Übelkeit; Candidiasis. Linezolid ist ein Hemmstoff der Monaminoxidase, Interaktionen mit gleichzeitig gegebenen adrenerg oder serotonerg wirksamen Medikamenten können daher auftreten (Serotonin-Syndrom).

> **! WICHTIG:**
> Längere Anwendung als 28 Tage nur bei strenger Indikationsstellung und Patientenaufklärung.

1.3.17 Quinupristin/Dalfopristin (Q/D)

Pharmakologie: Aus der Gruppe der Streptogramine steht heute ein Kombinationspräparat aus Quinupristin und Dalfopristin (Q/D) zur Verfügung. Es wirkt gegen grampositive Bakterien sowie gegen Legionellen, Chlamydien und Mykoplasmen, weiterhin gegen Neisserien-Arten. Es ist relativ unwirksam gegenüber E. faecalis, während E. faecium hochempfindlich ist. Die meisten gramnegativen Bakterien sind resistent. Die Ausscheidung erfolgt mit einer Halbwertszeit von 1–2 h zu etwa 75 % biliär und zu 15–20 % renal.

Indikationen: Nosokomiale Pneumonien, Haut- und Weichteilinfektionen sowie Infektionen durch methicillinresistente Staphylokokken und vancomycinresistente E. faecium.

INN	Handelsname	Dosierung
Quinupristin/ Dalfopristin	Synercid®	3-mal 5–7,5 mg/kg KG pro Tag

Spezielle UAW: Es muss über einen zentralvenösen Katheter verabreicht werden, da es stark venenreizend ist.

1.3.18 Penicilline
(s.a. Tab. II.4.5)

Penicillin G
Pharmakologie: Bei Infektionen mit Erregern des „klassischen" Penicillin-G-Spektrums (S. pyogenes, nicht-penicillinasebildende Staphylokokken, S. pneumoniae und N. meningitidis, Treponema pallidum u.a.) ist Penicillin G auch heute noch allen anderen Antibiotika überlegen. Penicillin G kann i.m. und in Dosen bis 30 Mio. IE/Tag als Dauer- oder wiederholte Kurzinfusion gegeben werden.

Indikationen: Syphilis, Therapie und Prophylaxe des akuten rheumatischen Fiebers, Pneumokokkeninfektion, Streptokokken-Endokarditis, Erysipel und Neisserien-Meningitis.

INN	Handelsname	Dosierung
Penicillin G (= Benzylpenicillin)	Penicillin® „Grünenthal"	3–30 Mio. IE/Tag

Spezielle UAW: Bei höheren Dosen und/oder eingeschränkter Nierenfunktion kann es wie bei allen Penicillinen, Cephalosporinen und Carbapenemen zu neurotoxischen Wirkungen wie Verwirrtheit und fokalen bzw. generalisierten Krampfanfällen kommen. Behandlung: Diazepam i.v.

Penicillin V, Propicillin und Azidocillin
Pharmakologie: Sie sind als oral verabreichte Präparate bei Infektionen im klassischen Penicillin-G-Spektrum (s.o.) indiziert, wenn nicht – wie z.B. bei der Neisserien-Meningitis – hohe Spiegel benötigt werden. Propicillin und Penicillin V werden zu ca. 50 % resorbiert und mit einer HWZ von 0,5–1 h ausgeschieden. Azidocillin (im Gegensatz zu den anderen Oralpenicillinen auch gegen H. influenzae wirksam) hat eine Bioverfügbarkeit von ca. 75 % und eine HWZ von 1 h.

Indikationen: Infektionen im HNO-Bereich, der Haut und Wunden. Sie sollten wie alle Penicilline hoch dosiert werden, wobei die obere Grenze lediglich durch die Magenverträglichkeit bestimmt wird.

INN	Handelsnamen	Dosierungen
Azidocillin	Syncillin®	12-stdl. 750 mg
Penicillin V	Isocillin® u.a.	minimal 8-stdl. 1,2 Mio. IE
Propicillin	Baycillin® u.a.	8-stdl. 700 mg = 1 Tbl.

Isoxazolyl-Penicilline (Staphylokokken-Penicilline)
Pharmakologie: Die zu dieser Gruppe gehörenden Substanzen Oxacillin, Cloxacillin, Flucloxacillin und Dicloxacillin haben im „klassischen Penicillin-G-Spektrum" nur ca. $1/10$, gegenüber penicillinasebildenden Staphylokokken jedoch eine 250-mal größere Wirkung als Penicillin-G. S.-aureus-Stämme, die gegen die Penicilline dieser Gruppe resistent sind, werden im internationalen Schrifttum als „MRSA" (methicillin-resistant Staphylococcus aureus) bezeichnet. Die enterale Resorption der Isoxazolyl-Penicilline, ihre Lipidlöslichkeit und ihre Eiweißbindung nehmen in der oben aufgeführten Reihenfolge zu. Bei parenteraler Gabe ist das gut

gewebeverträgliche Oxacillin oder Flucloxacillin, bei oraler Gabe Flucloxacillin oder Dicloxacillin vorzuziehen.

Indikationen: Ausschließlich bei nachgewiesenen oder vermuteten Staphylokokken-Infektionen.

> **WICHTIG:**
> Nur bei nachgewiesenen Erkrankungen durch Staphylokokken einsetzen.

INN	Handelsnamen	Dosierungen
Oxacillin	InfectoStaph®	1,0–2,0 g 6–8-stdl. i.v.
Flucloxacillin	Staphylex®	1,0–2,0 g 6–8-stdl. p.o. oder i.v.
Dicloxacillin	InfectoStaph®	1,0–2,0 g 6–8-stdl. p.o.

Spezielle UAW: Dosisabhängige Neurotoxizität, Hepatatotoxizität und Knochenmarksdepression. Für Flucloxacillin werden hepatotoxische Wirkungen mit einer Häufigkeit von 1 : 11 000 bzw. 1 : 30 000 angegeben. Diese können mehrere Wochen nach Beendigung der Therapie auftreten.

Aminopenicilline
Pharmakologie: Breitband-Penicilline, im klassischen Penicillin-G-Spektrum etwas schwächer wirksam als Penicillin G, erfassen aber zusätzlich eine große Zahl gramnegativer Keime. Gegen empfindliche **E. faecalis** (Enterokokken) sind die Aminopenicilline **Mittel der Wahl**. Ampicillin wird nach oraler Gabe nur zu ca. 35 % resorbiert und sollte heute p.o. nicht mehr verwendet werden. Aus dem „prodrug" Bacampicillin wird bei der Resorption Ampicillin freigesetzt, die Bioverfügbarkeit ist deutlich verbessert. Amoxicillin unterscheidet sich bezüglich der antibakteriellen Aktivität nicht von Ampicillin, es wird aber etwa doppelt so gut resorbiert. Die Elimination erfolgt bei allen Aminopenicillinen renal mit einer Halbwertszeit von ca. 1 h.

Indikationen: Ampicillin/Amoxicillin wurden früher häufig bei Harnwegsinfektionen verordnet, heute sind sie wegen sehr hoher Resistenzquoten der wichtigsten Erreger (z. B. E. coli, Proteus) bei dieser Indikation nicht mehr geeignet. Wichtige Indikationen sind nach wie vor Infektionen der Atemwege (Sinusitis, Otitis media, purulente Bronchitis, Pneumonie) sowie die Enterokkokken-Endokarditis, eine Listeriose u.a. Der übrige Indikationsbereich ergibt sich aus **Tabelle II.4.2**.

INN	Handelsnamen	Dosierungen
Amoxicillin	Amoxypen®, Clamoxyl® u.a.	minimal 8-stdl. 1 g p.o.
Ampicillin	Binotal® u.a.	minimal 8-stdl. 1 g i.v.
Bacampicillin	Ambacamp® 800	minimal 8-stdl. 1 g p.o.

Spezielle UAW: Bei 5–15 % der Fälle kann ein morbilliformes Exanthem auftreten, dessen Pathogenese bisher ungeklärt, das aber von einer „echten" Penicillinallergie zu unterscheiden ist. Patienten mit Virusinfektionen, insbesondere einer Mononukleose, entwickeln besonders oft ein derartiges Exanthem. Erhalten Patienten, die ein Aminopenicillin-Exanthem hatten, ein anderes Penicillin, kommt es in der Regel nicht zu allergischen Reaktionen. Es ist somit **falsch**, Patienten nach einem solchen Exanthem als „Penicillin-Allergiker" zu bezeichnen und von weiterer, evtl. lebensrettender Penicillintherapie auszuschließen. Es ist wünschenswert, durch

Intrakutantests und Antikörperbestimmungen zu sichern, ob tatsächlich eine Penicillinallergie vorliegt oder das beschriebene weit häufigere (harmlose) Exanthem. Eine Behandlung des Exanthems ist mit Antihistaminika und Kortison möglich, oft aber überflüssig.

Breitband-Penicilline mit Pseudomonas-Wirkung
Pharmakologie: **Mezlocillin** und **Piperacillin** besitzen eine hohe antibakterielle Aktivität gegen ein breites Spektrum grampositiver und gramnegativer Bakterien. Sie werden kaum metabolisiert und mit Halbwertszeiten von 50–80 Minuten renal ausgeschieden. Durch Kombination mit einem β-Lactamase-Inhibitor (z.B. Sulbactam oder Tazobactam, s. weiter unten) kann ihr Spektrum gegen penicillinresistente Staphylokokken erweitert werden, auch manche ampicillinresistente gramnegative Bakterien wie E. coli werden erfasst. Die Kombination mit einem β-Lactamase-Inhibitor ist jedoch bei Infektionen durch Pseudomonaden nicht zwingend erforderlich, da die Resistenz in der Regel nicht durch β-Lactamasen hervorgerufen wird.

INN	Handelsnamen	Dosierungen
Mezlocillin	Baypen®	3 × 2 g/Tag i.v., maximal 4 × 5 g/Tag i.v.
Piperacillin	Piperacillin Hexal®	3 × 2–4 g/Tag i.v.

Spezielle UAW: Bei überhöhten Spiegeln, z.B. Patienten mit Niereninsuffizienz und/oder sehr hohen Dosierungen kann es zu Störungen der Hämostase, zu neurotoxischen Symptomen, zu Blutbildveränderungen und zur Verstärkung der Kaliurese kommen.

Penicilline + β-Lactamase-Inhibitoren
(**s. Kap. II.4.1.2.4**)
Als β-Lactamase-Inhibitoren stehen heute Clavulansäure, Sulbactam und Tazobactam zur Verfügung. Sie können einerseits größere Mengen von β-Lactamasen binden und inaktivieren, andererseits induzieren sie β-Lactamasen. Die in den letzten Jahren vor allem im Krankenhaus vermehrt nachgewiesenen β-Lactamasen mit erweitertem Spektrum (extendes spectrum β-lactamases, ESBL) werden von den Inhibitoren unzureichend erfasst. Es sind fixe Kombinationen im Handel (z.B. Piperacillin plus Tazobactam [Tazobac®]), es können aber auch verschiedene β-Lactamantibiotika mit Sulbactam (als Monosubstanz im Handel [Combactam®]) kombiniert werden (**s. Kap. II.4.1.3.2**).

Handelsnamen	Dosierungen
Augmentan® (Amoxicillin + Clavulansäure)	3 × 1 Tbl. zu 500 mg Amoxicillin + 125 mg Clavulansäure
Augmentan® (Amoxicillin + Clavulansäure)	maximal 3 × 1 Amp./Tag zu 2 g Amoxicillin + 200 mg Clavulansäure
Tazobac® (Piperacillin + Tazobactam)	maximal 3 × 1 Amp. Tazobac® zu 4 g Piperacillin + 400 mg Tazobactam
Unacid® (Ampicillin + Sulbactam)	maximal 4 × 1 Amp./Tag Unacid® zu 2 g
Unacid® PD oral (Sultamicillin)	2 × 375–750 mg Sultamicillin/Tag p.o

1.3.19 Sulfonamide
Die Monotherapie mit Sulfonamiden ist heute obsolet. In Deutschland sind nur noch wenige Sulfonamide im Handel. Sie werden fast ausschließlich in Kombination mit Trimethoprim oder Pyrimethamin angewandt (**s. Kap. II.4.1.3.21**).

1.3.20 Tetrazykline

Pharmakologie: Die einzelnen Tetrazykline zeigen weitgehend gleiche antibakterielle Eigenschaften, sodass die Auswahl unter den Substanzen nach pharmakokinetischen Gesichtspunkten bzw. nach der Verträglichkeit erfolgen kann. Bei Mykoplasmen, Chlamydien, Rickettsien, Brucellen, Borrelien, H. influenzae und M. catarrhalis sind Resistenzen nicht bekannt oder selten. Teilweise hohe Resistenzraten bestehen bei Pneumokokken (15 %), E. coli (30 %) und anderen Erregern wie Staphylokokken. Tetrazykline sind auch gegen Plasmodien wirksam. Den rasch ausgeschiedenen und relativ schlecht resorbierbaren „klassischen" Tetrazyklinen ist Doxycyclin vorzuziehen. Es wird wesentlich besser resorbiert und mit einer langen HWZ von 16–20 h ausgeschieden. Minocyclin (Klinomycin®) ist bakteriologisch und pharmakokinetisch etwa gleichwertig, jedoch lipophil und liquorgängig und verursacht daher mehr zerebrale Nebenwirkungen, z.B. Schwindel.

Indikationen: Mykoplasmen- oder Chlamydienpneumonie, Fleckfieber, Brucellose, Borreliose. Auch bei akuter Exazerbation einer chronischen Bronchitis und unkomplizierten ambulant erworbenen Pneumonien stellen sie (je nach lokaler Resistenzsituation der Pneumokokken!) eine therapeutische Alternative dar.

INN	Handelsnamen	Dosierungen
Doxycyclin	Vibramycin® u.a.	200 mg/Tag
Minocyclin	Klinomycin® u.a.	2 × 100 mg/Tag

Spezielle UAW: Da die Tetrazykline bei Kindern zu Gelbfärbung und Strukturschäden der Zähne führen können, sollten sie in der Gravidität und bis zum 6. Lebensjahr nicht angewendet werden. Bei längerer Anwendung von Minocyclin: Hautverfärbungen an zuvor entzündlich veränderten Stellen (z.B. Akne-Pusteln).

1.3.21 Trimethoprim und Sulfamethoxazol (Co-trimoxazol)

Pharmakologie: Sulfamethoxazol und Trimethoprim hemmen die bakterielle Folsäuresynthese in zwei verschiedenen Stadien. Eine Folge dieser „sequenziellen Doppelblockade" kann ein synergistischer Effekt sein. Die Kombination erfasst ein breites Spektrum grampositiver und gramnegativer Keime einschließlich schwer beeinflussbarer Bakterien wie S. aureus, Proteus, Klebsiella und in hohen Konzentrationen auch Pneumocystis jirovaci (früher P. carinii). Die enterale Resorption beider Stoffe ist sehr gut, die Halbwertszeiten sind mit jeweils ca. 11 h nahezu identisch.

Indikationen: Co-trimoxazol wird zur Behandlung von Harnwegsinfektionen angewandt. Bei HIV-Patienten ist es in hoher Dosierung das Standardtherapeutikum bei der Pneumocystis-jirovaci-Pneumonie, in niedrigerer Dosierung wird es zur Prophylaxe dieser Erkrankung eingesetzt. Co-trimoxazol (2 × 4 Tabl.) kann in Kombination mit Rifampicin (2 × 450–600 mg) bei Infektionen durch methicillinresistente Staphylokokken (MRSA) angewandt werden.

Die **Monotherapie mit Trimethoprim** ist bei Harnwegsinfektionen ebenso erfolgreich wie die Therapie mit Kombinationspräparaten; allerdings muss mit rascherer Resistenzentwicklung gerechnet werden.

Kombinationspräparate:

INN	Handelsname	Dosierung
Co-trimoxazol	Cotrim Diolan® forte u.a.	12-stdl. 2 Tbl. oder 2 Amp. zu 80 mg Trimethoprim und 400 mg Sulfamethoxazol

Trimethoprim-Monopräparate:

INN	Handelsname	Dosierung
Trimethoprim	TMP-ratiopharm®, Trimono® u.a.	2-mal 2 Tbl. zu 100 mg

Spezielle UAW: Gastrointestinale Erscheinungen; allergische Reaktionen (Haut); Störungen der Blutbildung; Erhöhung des Plasmakaliums durch Trimethoprim-Komponente.

> **! Wichtig:**
> Keine Kombination mit kaliumsparenden Diuretika oder ACE-Hemmern!

2 Antituberkulotische Therapie

H. Lode

Epidemiologische Situation der Tuberkulose (Deutschland): Die Tuberkulose ist in der Bundesrepublik weiter rückläufig. 2005 betrug die Tuberkuloseinzidenz in Deutschland 7,3/100 000. Die Tuberkulose der Atmungsorgane wird zunehmend eine Alterskrankheit. Das Infektionsschutzgesetz schreibt eine Meldepflicht für alle Fälle (nicht nur die offenen!) von aktiver bzw. behandlungsbedürftiger Tuberkulose vor.

Ätiologie und Pathogenese: Die Erkrankung wird durch eine Infektion mit M.-tuberculosis-Komplex hervorgerufen. Die Übertragung erfolgt als Tröpfcheninfektion durch Offentuberkulose-Patienten (Sprechen, Husten, Niesen). Etwa 6 Wochen nach der Infektion tritt die Tuberkulinreaktion auf (so genannte „positive" Tuberkulinreaktion). Ca. 5–10 % der Infizierten erkranken später an Tuberkulose. Die Erkrankung kann sich kontinuierlich an den Primärinfekt anschließen, sie kann aber auch erst Jahre bis Jahrzehnte später auftreten. Eine erneute Ansteckung bei bereits vorhandener Tuberkulinreaktion (sog. Superinfektion) ist selten. Sie kommt bei massiver Exposition oder bei beeinträchtigter Immunsituation vor.

Klinik: Leitsymptome und -befunde: Nachlassen der allgemeinen Leistungsfähigkeit, ständige Müdigkeit, Appetitlosigkeit, Gewichtsabnahme. Husten und Auswurf, Nachtschweiß sowie subfebrile Temperaturen sind die Symptome der fortgeschrittenen Tuberkulose, die jedoch auch bei nicht-tuberkulösen Erkrankungen beobachtet werden. Im Initialstadium treten oft nur diskrete Symptome auf, wie Reizhusten und leichter pleuraler Thoraxschmerz, die nicht selten als Zeichen einer Grippe gedeutet werden. Oft besteht selbst bei einer fortgeschrittenen Tuberkulose weitgehende Beschwerdefreiheit.

Diagnostische Hinweise: Wesentlich ist es, auch bei abnehmender Prävalenz, die Tuberkulose in differenzialdiagnostische Überlegungen mit einzubeziehen.

Risikogruppen sind Personen mit inaktiven Lungenherden, Exponierte und familiär Belastete, Bewohner von Altersheimen, Personen in schlechten Wohn- und sozialen Verhältnissen, Alkoholiker, Diabetiker, Patienten mit Niereninsuffizienz, HIV-Infizierte, Insassen von Justizvollzugsanstalten, Patienten unter längerer höher dosierter Kortikoidtherapie, wenn bei ihnen

ältere, gröbere tuberkulöse Herdbildungen vorhanden sind, und Menschen aus Ländern mit hoher Tuberkuloseprävalenz (Asylbewerber, ausländische Arbeitnehmer).
Wichtige diagnostische Hilfsmittel sind die **Tuberkulinprobe** und neuerdings **Interferontests**. Für differenzialdiagnostische Erwägungen ist in jedem Fall eine Intrakutan-Testung nach Mantoux bis zu 10 TE erforderlich. Erst eine fehlende Reaktion auch auf diesen Test schließt im Allgemeinen eine Tuberkulose aus. Bei einem positiven Ergebnis ist durch den Nachweis von Tuberkulosebakterien (mikroskopisch, Kultur, PCR) der sichere Beweis für die tuberkulöse Ätiologie eines Befundes anzustreben. Eine positive Tuberkulinprobe allein besagt lediglich, dass in dem betroffenen Organismus irgendwann eine tuberkulöse Erstinfektion abgelaufen ist. Bei an AIDS Erkrankten kann die Tuberkulinreaktion fehlen, aber auch vorhanden sein, bei HIV-Infizierten kann die Tuberkulose die erste Manifestation einer AIDS-Erkrankung sein. Sputen, Kehlkopfabstriche, Urin und Punktate sind zumindest bei Krankheitsbeginn mehrfach zu untersuchen. Bei negativem mikrobiologischem Befund sollte fiberbronchoskopisch gezielt Bronchialsekret aus den entsprechenden Lappen- oder Segmentbronchien zur mikrobiologischen Untersuchung abgesaugt werden. In gleicher Sitzung können ggf. transbronchiale Zangenbiopsien zur histologischen Untersuchung entnommen werden. Die radiologische Untersuchung kann eine Lungentuberkulose nur wahrscheinlich machen, allein der Erregernachweis sichert die Diagnose! Werden Tuberkulosebakterien nachgewiesen, ist unbedingt zu deren näheren Differenzierung eine Kultur mit Resistenzbestimmung anzulegen.

Differenzialdiagnose: Unspezifische pneumonische Infiltrate, „zerfallende Rundherde" (peripheres Bronchialkarzinom, einschmelzender Lungeninfarkt, Lungenabszess, Morbus Wegener), anorganische Pneumokoniosen und die Sarkoidose.

2.1 Prophylaxe

2.1.1 Prophylaxe und Früherkennung
Ausschaltung der Infektionsquellen durch Umgebungsuntersuchungen, Chemotherapie und Isolierung, individuelle Tuberkulintestungen, ggf. gezielte Röntgenuntersuchungen.

2.1.2 Chemoprophylaxe
Unter Chemoprophylaxe versteht man eine antituberkulöse Chemotherapie bei fehlender Tuberkulinreaktion während oder nach Exposition gegenüber Offentuberkulösen. Eine Indikation zur Chemoprophylaxe besteht in Mitteleuropa in der Regel nicht. Es empfiehlt sich vielmehr, in solchen Fällen Tuberkulinproben bis zu 2 Monate nach Beendigung der Exposition durchzuführen. Bei Tuberkulinkonversion wäre dann eine präventive Chemotherapie anzuschließen (**s. Kap. II.4.2.1.3**). Eine Ausnahme können HIV-positive Patienten sein, bei denen eine Tuberkulinreaktion fraglich ist und die Gefahr einer Primärinfektion mit rasch nachfolgender Generalisation besteht.

2.1.3 Präventive Chemotherapie
Unter präventiver Chemotherapie versteht man eine antituberkulöse Chemotherapie bei Tuberkulinpositiven, bei denen die Tuberkulinkonversion innerhalb der letzten 12 Monate eingetreten ist, oder bei zurückliegender Infektion mit groben Restherden.
Indikation: Positive Tuberkulinreaktion bei nicht BCG-geimpften Säuglingen und Kleinkindern bis zum Ende des 2. Lebensjahres, nachgewiesene Tuberkulinkonversion (negativ → positiv) mit sehr starker Tuberkulinreaktion (Infiltrat > 16 mm, Blasenbildung, Ulzeration) in allen Altersklassen; bei konsumierenden Krankheiten und bei längerer Behandlung mit Kortikosteroiden, Immunsuppressiva und Zytostatika, wenn gleichzeitig gröbere tuberkulöse Herde vorhanden sind; ferner zur Rezidivprophylaxe bei unvorbehandelten oder inadäquat vorbehandelten, früher behandlungsbedürftig gewesenen Tuberkulosen, z.B. bei Gravidität und

großen Operationen. Auch bei BCG-geimpften Kindern und Jugendlichen, die häuslichen Kontakt mit einem im Direktpräparat offenen Patienten haben oder hatten, ist eine Chemoprävention erforderlich, da ein Impfschutz durch BCG unsicher ist.

2.1.4 Medikamente

Chemoprävention und Chemoprophylaxe sind die einzigen Situationen, in denen eine isolierte Gabe von INH vertreten werden kann. Die Dosis beträgt einmal 300 mg/Tag. Muss Isoniazidresistenz angenommen werden (Bakterien der Infektionsquelle!), steht als Ausweichmittel in erster Linie Rifampicin oder evtl. Ethambutol zur Verfügung.
Die Chemoprophylaxe (**s. Kap. II.4.2.1.2**) erfolgt für die Dauer der Exposition und in den daran anschließenden 3 Monaten. Bei Tuberkulinkonversion ist zusätzlich eine weitere präventive Chemotherapie von 3 Monaten Dauer erforderlich. Die Chemoprävention wird 6 Monate lang durchgeführt.

2.2 Therapie

2.2.1 Medikamentöse Therapie

Vorbemerkungen: Das Prinzip der antituberkulotischen Chemotherapie ist für die Lungentuberkulose und für alle anderen Organtuberkulosen gleich. Bei offener Lungentuberkulose ist bei korrekt durchgeführter Therapie spätestens im 2. Behandlungsmonat ein negativer bakteriologischer Befund des Sputums zu erwarten. Nicht oder nicht mehr ansteckungsfähige Patienten können, wenn keine gravierenden Krankheitssymptome bestehen, ihrer gewohnten beruflichen Tätigkeit unter ambulanter Chemotherapie nachgehen. Ruhe- und Klimatherapie haben ihre Bedeutung verloren.

Behandlungsgrundsätze: Das Ziel der Chemotherapie ist die Vernichtung der Tuberkuloseerreger in möglichst kurzer Zeit bei gleichzeitiger Verhinderung einer Resistenzentwicklung. Die zur Verfügung stehenden Mittel besitzen unterschiedliche Wirkungsmechanismen. Man unterscheidet bakteriostatisch wirksame Substanzen, die eine reversible Hemmung der Bakterienvermehrung bewirken, und bakterizid wirkende Substanzen, die die Bakterien irreversibel schädigen. In Abhängigkeit von Konzentration und Einwirkungsdauer gibt es zwischen Bakteriostase und Bakterizidie fließende Übergänge. Schließlich gibt es noch sterilisierend wirkende Substanzen, die auch gegen Keime mit eingeschränktem Stoffwechsel wirksam sind. Da die Bakterienpopulationen bei Tuberkulose aus verschiedenen Fraktionen bestehen, die sich gegen Chemotherapeutika unterschiedlich verhalten, muss immer eine Kombination mit mehreren Antituberkulotika gegeben werden.

Als Standardregime gilt heute eine Initialbehandlung von 2 Monaten Dauer (mittels einer Vierfachkombination) mit anschließender Stabilisierungsbehandlung von 4 Monaten Dauer (mit einer Zweifachkombination), also eine insgesamt 6-monatige antituberkulotische Chemotherapie. Vor Beginn der Therapie ist bei Offentuberkulösen unter den im deutschsprachigen Raum gegebenen technischen Möglichkeiten immer eine Kultur mit Resistenzprüfung anzulegen. Eine initiale Resistenz gegen INH liegt bei der deutschen Bevölkerung z.Zt. um 8 %, gegenüber RMP um 3 %. Bei Patienten aus Ländern mit hoher Tuberkuloseprävalenz (Südosteuropa, Nachfolgestaaten der Sowjetunion, Asien, Afrika) liegen die Resistenzraten z.T. erheblich höher. Ggf. müssen die Medikamente entsprechend dem Ergebnis der Resistenzprüfung angepasst werden. Eine initiale simultane Multiresistenz (MDR) gegen die wichtigsten Antituberkulotika INH und RMP findet sich bei der deutschen Bevölkerung z.Zt. bei 0,9 %. Wenn klinischer Befund und äußere Umstände es erlauben (Ansteckungsfähigkeit, soziales Umfeld), kann die Behandlung ambulant erfolgen.

Behandlungsfehler: Misserfolge sind am häufigsten durch schlechte Mitarbeit der Patienten, Beginn mit einer Zweifach- oder Monotherapie, unkontrollierte Einnahme, falsche Kombination oder zu niedrige Dosierung der Medikamente, zu kurze Behandlungsdauer, mangelhafte persönliche Führung durch den Arzt, Überschätzung der UAW, Alkoholabusus und schwere Begleitkrankheiten verursacht. Irreversible Schäden können durch nicht ausreichende Kontrollen der UAW auftreten.

Antituberkulotika
Vorbemerkungen: Isoniazid und Rifampicin sind in Kombination mit Pyrazinamid die wichtigsten Antituberkulotika. Streptomycin und Ethambutol sowie Protionamid können unter bestimmten Indikationen die Therapie sinnvoll ergänzen (s. Tab. II.4.10). Diese Substanzen werden wegen ihrer hohen antimykobakteriellen Aktivität auch als „Basismedikamente" zusammengefasst. Mit Ausnahme von Ethambutol haben sie bakterizide Potenzen. Aus diesem Grund wurde die früher gebräuchliche Bezeichnung „Tuberkulostatika" zugunsten der Bezeichnung „Antituberkulotika" aufgegeben. Die anderen Antituberkulotika sind in der primären Chemotherapie von untergeordneter Bedeutung. Sie kommen für Problemfälle mit multiresistenten Mykobakterien, bei Wiederholungsbehandlung, Unverträglichkeit einzelner Mittel und gravierender Begleiterkrankungen in Betracht. Hierzu zählen Terizidon, Paraaminosalicylsäure und Amikacin. Chinolone (Ciprofloxacin, Levofloxacin, Moxifloxacin), Linezolid und Makrolide (Clarithromycin, Azithromycin) verfügen über eine gute antituberkulotische Wirkung, sind aber zur Tuberkulosetherapie noch nicht zugelassen. Bei Multiresistenzen ist ihre Anwendung in Erwägung zu ziehen, wobei sich insbesondere Moxifloxacin bewährt hat.

Isoniazid (INH, internationale Kurzbezeichnung H)
Pharmakologie: Wegen seiner bakteriziden Eigenschaften und guten Verträglichkeit ist es das führende Antituberkulotikum. Bei gemeinsamem Einsatz mit RMP und PZA verstärkt es die bakterizid-sterilisierende Wirkung dieser beiden Substanzen. Es besitzt eine gute gastrointestinale Resorption und Gewebediffusion. Durch die genetisch bestimmte Azetylierungskapazität gibt es Langsam- und Schnellinaktivierer, dies ist jedoch klinisch ohne Bedeutung.
Dosierung: Tabelle II.4.12.
UAW sind bei korrekter Dosierung selten (Tab. II.4.11): Lebertoxizität, periphere Neuropathien (vorwiegend bei Überdosierung), Akne, Exantheme, Fieber, Gelenkschmerzen, lupoide Reaktionen, Leukopenien, selten Agranulozytose, vermehrte Blutungsbereitschaft, Mikrohämaturie. Transaminasenerhöhungen treten speziell in Kombination mit Rifampicin und bei regelmäßigem Alkoholgenuss auf.
Kontraindikationen: Hepatitis, Polyneuritis.
Prophylaktische Maßnahmen: Vitamin B, besonders Vitamin B_6.
Toxizitätskontrollen: Blutbild, Harnstatus, Transaminasen bei Behandlungsbeginn wöchentlich, ab der 4.–6. Behandlungswoche monatlich.
Resistenz: Die initiale Resistenz liegt in der Bundesrepublik bei 8 %.

Tabelle II.4.10 Die praktisch wichtigen Antituberkulotika

INN	Abkürzung	Handelsnamen
Isoniazid	(INH)	Isozid®, tebesium®
Rifampicin, Rifampin	(RMP)	Eremfat®, Rifa®, Rifampicin-Hefa®, Rimactan®
Streptomycin	(SM)	Strepto-Fatol®, Streptomycin „Grünenthal"®, Streptomycin-Heyl®, Streptomycin-Hefa®
Ethambutol	(EMB)	Myambutol®, EMB-Fatol®
Pyrazinamid	(PZA)	Pyrafat®, Pyrazinamid Hefa®, Pyrazinamid „Lederle"®
Protionamid	(PTH)	ektebin®, Peteha®

Tabelle II.4.11 Unerwünschte Arzneimittelwirkungen (UAW) der wichtigsten Antituberkulotika

Präparat	häufig	selten	sehr selten
INH	Akne (bei Jugendlichen)	Transaminasenanstieg Hepatitis periphere Neuropathie (spricht auf Pyridoxinbehandlung an) allergische Hautreaktionen	Schwindelgefühl Krämpfe Optikusneuritis psychische Veränderungen hämolytische Anämie aplastische Anämie Agranulozytose lupoide Reaktionen Arthralgien Gynäkomastie
RMP		Transaminasenanstieg Hepatitis allergische Hautreaktionen thrombozytopenische Purpura „Flu-Syndrome" (nur bei intermittierender oder unregelmäßiger Einnahme)	(nur bei intermittierender oder unregelmäßiger Einnahme): akutes Nierenversagen, hämolytische Anämie Schock
PZA	Hyperurikämie Anorexie Brechreiz Flush	Transaminasenanstieg Hepatitis (dosisabhängig) Erbrechen Arthralgie allergische Hautreaktionen	sideroblastische Anämie Photosensibilisierung
SM	allergische Hautreaktionen Schwindelgefühl Tinnitus	Drehschwindel Ataxie Hörverlust	Nephropathie aplastische Anämie Agranulozytose
EMB		Retrobulbärneuritis (dosisabhängig) Arthralgien	allergische Hautreaktionen Transaminasenanstieg periphere Neuropathie
PTH	gastrointestinale Störungen	Transaminasenanstieg Hepatitis	

Rifampicin (RMP, internationale Kurzbezeichnung R)

Pharmakologie: RMP ist die führende sterilisierende Substanz. Es soll möglichst während der ganzen Dauer der antituberkulösen Therapie kombiniert mit INH gegeben werden. Nur RMP besitzt eine sichere Wirkung gegen persistierende ruhende Keime; besonders dann, wenn diese Keime in ihrem Metabolismus kurzfristig aktiv werden, werden sie durch RMP schnell erfasst und vernichtet. Gesamte Tagesdosis vor dem Frühstück verabreichen, da Resorptionsgeschwindigkeit und Blutspiegelhöhe durch vorherige oder gleichzeitige Nahrungsaufnahme reduziert werden. Die Ausscheidung erfolgt in erster Linie über die Leber, durch die Nieren werden nur etwa 10–30 % eliminiert.

Dosierung: Siehe Tabelle II.4.12. Die Resistenzrate in der Bundesrepublik wird auf weniger als 3 % geschätzt. Keine Kreuzresistenz.

UAW: Am häufigsten sind hepatotoxische Reaktionen, die sich meist in den ersten Therapiewochen als vorübergehende Transaminasenerhöhungen manifestieren.

Wechselwirkungen: RMP ist ein starker Enzyminduktor, es kann daher zu Wechselwirkungen mit folgenden, gleichzeitig angewandten Medikamenten kommen: Antikoagulanzien, Verapamil, orale Kontrazeptiva, Kortikosteroide, Ciclosporin A, Digitalis, Barbiturate, Tolbutamid, Methadon, Dapson, Theophyllin, Ketoconazol, Chinidin u.a. Insbesondere ist darauf zu ach-

Tabelle II.4.12 Dosierung von Antituberkulotika

Antituberkulotikum	Kinder und Erwachsene (mg/kg KG)		Erwachsene Tagesdosis
Dosierung für Kinder und Erwachsene bei täglicher Einnahme			
Isoniazid	5		300 mg
Rifampicin	10	< 50 kg	450 mg
		> 50 kg	600 mg
Pyrazinamid	25–35	< 50 kg	1,5 g
		> 50 kg	2,0 g
		> 75 kg	2,5 g
Streptomycin	15–20	< 50 kg	0,75 g
		> 50 kg	1,0 g
Ethambutol[1]	25 zwei Monate später 20		0,8–2,0 g
Protionamid	5–15		0,5–1 g
Dosierung der Antituberkulotika für Kinder und Erwachsene, deren Dosierung bei intermittierender Gabe von der bei täglicher Gabe abweicht			
Isoniazid	15	15	900
Rifampicin	15[2]	10	450–600 (600–900)

[1] Nicht für Kinder unter 10 Jahren
[2] Erwachsene 10 mg/kg KG

ten, dass durch RMP die Wirksamkeit oraler Kontrazeptiva herabgesetzt bis aufgehoben werden kann. Ebenso wird die HWZ von Kortikosteroiden, Antikoagulanzien der Cumaringruppe und oralen Antidiabetika vermindert. Eine überwachte Dosisanpassung ist bei diesen Mitteln erforderlich. Bei gleichzeitiger Kortikoidbehandlung wird unter RMP eine Verdoppelung der Kortikoiddosis empfohlen.
Kontraindikation: Hepatitis, erheblicher Leberschaden.
Toxizitätskontrollen: Regelmäßiger Leberstatus bei Behandlungsbeginn wöchentlich, ab der 4.–6. Behandlungswoche monatlich. Blutbild und Harnstatus alle 4 Wochen.

Streptomycin (SM, internationale Kurzbezeichnung S)
Pharmakologie: Wie INH und RMP gehört es mit zu den wirksamsten Antituberkulotika. Es ist in vitro bakterizid. In vivo wirkt es in neutralem und alkalischem Milieu auf extrazellulär gelegene Erreger mit schneller Teilung. Der Wirkungsbereich erstreckt sich vor allem auf Mykobakterien, aber auch auf gramnegative Bakterien und Kokken. Nach i.m. Gabe werden innerhalb von 1–2 h Spitzenkonzentrationen erreicht. Bei i.v. Gabe ist bei gleichem Effekt die Gefahr toxischer Reaktionen größer. Ausscheidung von etwa 50–60 % der Dosis innerhalb von 12–24 h mit dem Urin, nur etwa 2 % werden durch die Fäzes eliminiert. Die Zugabe von SM zu einer Dreifachkombination aus INH, RMP und PZA in der Initialphase für die Dauer von 2 Monaten ist bei schwerer Lungentuberkulose, bei hämatogenen Streutuberkulosen und ganz besonders bei Verdacht auf INH-Resistenz nützlich.
Dosierung: Siehe Tabelle II.4.12. Die initiale Resistenzrate in der Bundesrepublik wird auf über 7 % geschätzt. Keine Kreuzresistenz. Wegen der Ototoxizität soll die Streptomycingesamtdosis auf 30 g beschränkt werden.

UAW: Neurotoxische Wirkungen auf den VIII. Hirnnerv. Geringer nephrotoxischer Effekt in Abhängigkeit von der Höhe der Einzeldosis. Bei Patienten mit eingeschränkter Nierenfunktion ist die Funktion des VIII. Hirnnervs besonders sorgfältig zu überwachen. Allergische Reaktionen kommen vor.
Kontraindikationen: Niereninsuffizienz, Minderung des Hörvermögens, Schädigung des VIII. Hirnnervs.
Toxizitätskontrollen: Vor der Therapie und jeweils nach etwa 20–30 g SM Audiometrie und Vestibularisuntersuchung. Blutbild, Kreatinin und Harnstatus alle 2 Wochen.

Pyrazinamid (PZA, internationale Kurzbezeichnung Z)
Pharmakologie: Sterilisierende Wirkung auf M. tuberculosis. Es wirkt nicht auf M. bovis. Die Substanz besitzt eine gute Gewebediffusion; sie wirkt sowohl gegen intrazellulär (z.B. in Makrophagen) als auch gegen extrazellulär, in Bereichen akuter Entzündungen gelegene Keime und weist im sauren Milieu eine starke Aktivität auf. PZA ist ferner wirksam auf Keime, die im Bereich von Nekrosen liegen und sich langsam vermehren. Diese Keimpopulation kann nach Konsolidierung der Tuberkulose und Neutralisierung des Gewebs-pH ihre Aktivität wieder erlangen und Ursache einer Reaktivierung der Tuberkulose sein. Der Einsatz von PZA in der Initialphase der Tuberkulosetherapie senkt daher signifikant die Rezidivhäufigkeit. Dies kommt besonders in der Kombination mit INH und RMP zur Geltung. In der Dreifachkombination bewirkt es gemeinsam mit INH und RMP eine schnelle Negativierung des Auswurfs.
Dosierung: Siehe Tabelle II.4.12. Die Resistenzrate liegt in der Bundesrepublik z.Zt. bei 2,2 %. Keine Kreuzresistenz. Die PZA-Therapie sollte insgesamt nur 8 (bis 12) Wochen lang durchgeführt werden, da bei längerer Therapiedauer Resistenzen auftreten.
UAW: Gastrointestinale Störungen, vorübergehende Transaminasenerhöhungen bei 10–14 % der Patienten, besonders in Kombination mit INH und RMP, Hyperurikämie bei 60–90 % der Patienten, Arthralgien (diese sind jedoch in den meisten Fällen nicht durch die Hyperurikämie bedingt!), Photodermatosen.
Kontraindikationen: Lebererkrankung, Gicht (wegen der Hemmung der tubulären Harnsäureresektion).
Toxizitätskontrollen: Transaminasen, Bilirubin i.S., Harnsäure, Blutbild, Harnstatus bei Behandlungsbeginn wöchentlich (vgl. INH und RMP).

Ethambutol (EMB, internationale Kurzbezeichnung E)
Pharmakologie: Synthetisches, bakteriostatisch wirkendes, antituberkulöses Mittel. Gute Verträglichkeit. Bei oraler Gabe werden 80–85 % resorbiert. Weitgehend unveränderte Ausscheidung über die Niere. Ethambutol ist schwächer wirksam als INH, RMP und PZA, kann aber ein wertvoller Kombinationspartner zu INH und RMP in Zwei-, Drei- und Vierfachkombinationen sein. Besondere Bedeutung hat es zur Verhinderung einer Resistenzentwicklung bei Verdacht auf INH-Resistenz oder Unverträglichkeit von anderen Antituberkulotika. Auch in der Wiederholungsbehandlung kann sein Einsatz vor allem bei Patienten mit Resistenzentwicklung gegen andere Substanzen erforderlich werden.
Dosierung: siehe Tabelle II.4.12. Die Resistenzrate in der Bundesrepublik wird auf ca. 2 % geschätzt. Keine Kreuzresistenz.
UAW: Bei etwa 3 % der Patienten tritt eine Schädigung des N. opticus mit Minderung der zentralen Sehschärfe, des Farberkennungsvermögens und einer Einengung der Gesichtsfeldaußengrenzen auf. Nach Absetzen können sich die UAW zunächst verstärken, sie bilden sich jedoch in der Regel im Laufe von ungefähr 6 Monaten zurück. Vereinzelt sind bleibende Schäden beobachtet worden.
Kontraindikationen: Da EMB durch die Nieren ausgeschieden wird, ist eine eingeschränkte Nierenfunktion eine relative Kontraindikation. Bei Kreatininwerten > 1,3 mg/dl muss die Do-

sierung der Kreatinin-Clearance angepasst werden. Bei kleinen Kindern und Patienten, die aus anderen Gründen das Auftreten von Sehstörungen nicht mitteilen können, sollte EMB nicht eingesetzt werden.

Toxizitätskontrollen: Visuskontrolle vor der Behandlung und in regelmäßigen, 4- bis 6-wöchigen Abständen während der Therapie, Überweisung zum Augenarzt im Fall einer Verschlechterung. Regelmäßige Kontrollen durch den behandelnden Arzt mit Tafeln für Nahvisusprüfung und Farberkennung. Kontrolle der Nierenfunktion.

Protionamid (PTH, internationale Kurzbezeichnung nicht etabliert)

Pharmakologie: Protionamid kann in der Kombination dann zum Einsatz kommen, wenn eines der führenden Mittel nicht verabreicht werden kann. Gute Resorption, schnelle Gewebsdiffusion. Ausscheidung der Metaboliten vorwiegend über die Nieren.

Dosierung: siehe Tabelle II.4.12. Kreuzresistenzen mit INH kommen in seltenen Fällen vor.

UAW: Neurotoxische und psychische Störungen; besonders bei alten Menschen und bei Alkoholgenuss ist mit Psychosen und Depressionen zu rechnen. Pellagra-ähnliche Erscheinungen von Seiten der Haut und des Nervensystems, besonders in Kombination mit INH. Leberschäden, gastrointestinale Unverträglichkeit.

Kontraindikationen: Gravidität, psychische Störungen, Epilepsie, Alkoholismus, erhebliche Leberschäden.

Prophylaktische Maßnahmen: Gabe von Nikotinsäureamid.

Toxizitätskontrollen: Transaminasen, Bilirubin i.S. bei Behandlungsbeginn wöchentlich, ab der 4.–6. Behandlungswoche monatlich. Blutbild und Harnstatus alle 2–3 Monate.

Reservemedikamente

Die Reservemedikamente Terizidon (in Deutschland im Handel befindliches Cycloserinderivat), Paraaminosalicylsäure und Amikacin sind nur dann einzusetzen, wenn initial oder sekundär Resistenzentwicklungen gegenüber den Basismedikamenten auftreten. Mitunter sind auch UAW oder Unverträglichkeit der Medikamente erster Wahl Anlass, auf Reservemedikamente überzugehen. Die Chinolone Ciprofloxacin und Moxifloxacin sowie das Makrolid Clarithromycin sind zur Tuberkulosetherapie noch nicht zugelassen. Bisherige Erfahrungen weisen aber auf eine befriedigende Wirkung dieser Mittel bei Resistenz gegen die Basismedikamente hin, die möglicherweise im Hinblick auf Wirksamkeit, unerwünschte Wirkungen und Toxizität günstiger ist als die der anderen Reservemedikamente.

Praktisches Vorgehen

Vorbemerkungen: Vor Therapiebeginn ist in jedem Fall zu versuchen, M. tuberculosis im Auswurf oder Bronchialsekret (bronchoskopische Absaugung!) nachzuweisen. Gelingt der mikroskopische Erregernachweis, ist die Diagnose gesichert und der Patient als ansteckungsfähig anzusehen. Gelingt er nicht, sind Kulturen zum Nachweis erforderlich. Auch bei direktem mikroskopischem Nachweis von säurefesten Stäbchen müssen vor Therapiebeginn Kulturen zur Typenbestimmung und zur Resistenzprüfung angelegt werden. Auf keinen Fall darf aber bei Verdacht auf Tuberkulose mit der Therapie bis zum Eintreffen des Ergebnisses der Kultur gewartet werden. Die Therapie ist sofort einzuleiten, sie muss ggf. nach Eintreffen des Ergebnisses der Resistenzbestimmung entsprechend revidiert werden. Fälle, die nur in der Kultur oder mittels molekularbiologischer Amplifikationsverfahren, nicht jedoch im Direktpräparat offen sind, besitzen keine relevante Ansteckungsfähigkeit. Bei korrekter Therapie ist in 70–80 % der Fälle nach 2–3 Wochen mit einer Sputumkonversion zu rechnen. Bei korrekter Therapie mit RMP sind evtl. danach noch nachweisbare Erreger im Regelfall nicht mehr ansteckungsfähig. Generell gilt, dass eine medikamentöse Therapie von den Patienten umso konsequenter durchgeführt wird, je kürzer sie erforderlich ist. Der wichtigste Kombinationspart ner ist INH. Durch INH und RMP wird die Resistenzentwicklung gegen andere Medikamente am besten verhindert. RMP und PZA vernichten auch wenig stoffwechselaktive Keime, gegen die INH wenig wirksam ist, deren Überleben aber ein Rezidivrisiko darstellt. Kombinationspräparate aus INH + RMP (Iso-Eremfat®, Rifinah®) oder INH + RMP + PZA (Rifater®) sind sinnvoll, da sie die Einnahme der Tabletten und damit eine korrekte Therapieführung erleichtern. Der Therapieplan muss entsprechend dem Zustand des Patienten, der Form der Tuberkulose und individuellen Gegebenheiten erstellt werden. Die Dauer der Chemotherapie muss mindestens 6 Monate betragen. Das 6-Monats-Regime wird heute als Standardregime angesehen. In seltenen Fällen ist es durch ein 9-(bis 12-)Monats-Regime zu ersetzen. Grundsätzlich soll die gesamte Tagesdosis aller Antituberkulotika auf einmal eingenommen werden.

6-Monats-Regime (Kurzzeitchemotherapie)

In der **Initialphase** Gabe von 4 wirksamen Antituberkulotika. Die Kombination INH + RMP + PZA ist obligat. Das vierte Mittel ist SM oder EMB. Bei kavernösen Prozessen, bei hämatogenen Streutuberkulosen und bei Verdacht auf INH-Resistenz ist immer die Vierfachkombination angezeigt. Die Initialphase ist im Regelfall auf 2 Monate begrenzt, bei sehr ausgedehnten Prozessen oder mangelhafter klinischer oder radiologischer Rückbildung oder bei gleichzeitig vorliegender HIV-Infektion kann eine Verlängerung auf 3 Monate angezeigt sein.

In der anschließenden **Stabilisierungsphase** werden für 4 Monate, bis zum Ende des 6. Monats, INH + RMP verabreicht. Bei Patienten mit HIV-Infektion und aktiver Tuberkulose muss diese Stabilisierungstherapie bis Ende des 12. Monats fortgesetzt werden. Eine Verabreichung von PZA über die Initialphase hinaus ist nicht erforderlich und sollte deshalb unterbleiben. Bei regelmäßiger Einnahme der Medikamente und günstigem klinischem Verlauf wird die Chemotherapie nach einer Gesamtdauer von 6 Monaten beendet.

Das 6-Monats-Regime führt bei über 90 % der Patienten innerhalb der Initialphase zur Sputumnegativierung. Die Rückfallrate liegt bei 3- bis 5-jähriger Nachbeobachtungszeit zwischen 0 und 3 % (**s. Tab. II.4.13**). Die intermittierende Gabe von INH + RMP 2- bis 3-mal/Woche während der Stabilisierungsphase ist der täglichen Einnahme gleichwertig. Sie wird vorzugsweise bei Patienten eingesetzt, bei denen dadurch eine bessere Überwachung der Einnahme gewährleistet ist.

9-(12-)Monats-Regime

Falls ein 6-Monats-Regime unter Einbeziehung von PZA in der Initialphase nicht möglich ist, muss ein 9-(12-)Monats-Regime mit INH + RMP bei Zugabe von EMB oder SM angewandt werden. Die Therapie soll in der Initialphase immer aus INH + RMP mit Zugabe von EMB, SM oder evtl. PTH bestehen und in der Stabilisierungsphase noch mit INH und RMP fortgesetzt werden. Auch damit ist eine hohe Effektivität mit geringem Rückfallrisiko gegeben. Die Gesamtbehandlungsdauer ist allerdings verlängert.

Das Risiko der Entwicklung einer Hepatopathie ist bei Kombinationen, die INH, RMP und PZA enthalten, zu beachten. Bei regelmäßiger Kontrolle der Leberfunktionswerte ist es leicht

Tabelle II.4.13 Standard-Kurzzeitchemotherapie (6-Monats-Regime)

Initialphase 2(–3) Monate	Stabilisierungsphase 4 Monate
INH + RMP + PZA + SM	INH + RMP tgl. oder
INH + RMP + PZA + EMB	INH + RMP 2- bis 3-mal/Woche[1]
INH + RMP + PZA	

s. Tab. II.4.12.

erfassbar. Im Allgemeinen kann ein Anstieg der Transaminasen auf das Dreifache der oberen Normgrenze toleriert werden. Bei weiterem Anstieg der Transaminasen ist eine Revision der Therapie erforderlich. Bei aktiver Hepatitis ist der Einsatz von INH, RMP und PZA kontraindiziert. Hier empfiehlt sich eine Behandlung mit SM + EMB und evtl. Terizidon. Nach Abklingen der Hepatitis kann dann ein Standardregime gegeben werden. Bei alkoholtoxischer Hepatitis soll die Tuberkulosetherapie stationär unter Alkoholentzug erfolgen. Nach Rückgang der Transaminasenerhöhung kann die Behandlung mit dem Standardregime eingeleitet werden. Eine unter PZA-Therapie auftretende Hyperurikämie ist bei Fehlen von klinischen Symptomen nicht behandlungsbedürftig, sie normalisiert sich nach Absetzen von PZA. Unter PZA auftretende Arthralgien werden mit nichtsteroidalen Antiphlogistika behandelt. Entwickelt sich eine Gicht, muss PZA abgesetzt werden.

Wegen der potenziellen Hepatotoxizität der wichtigsten Antituberkulotika soll während der Therapie regelmäßiger Alkoholgenuss vermieden werden. Bei EMB ist zu berücksichtigen, dass akut Sehstörungen auftreten können, die ein sofortiges Absetzen des Medikamentes erforderlich machen (**s. Tab. II.4.11**).

Stationäre oder ambulante Chemotherapie?

Die Indikation ist individuell zu stellen.
Als Anhaltspunkte für eine stationäre Behandlung gelten
(1) offene Tuberkulose mit Nachweis von M. tuberculosis im Direktpräparat, um eine Ansteckung der Umgebung zu verhüten,
(2) differenzialdiagnostisch unklare Fälle bis zur eindeutigen Klärung der Diagnose,
(3) ausgeprägtes Krankheitsbild (Fieber, Hämoptoe, Pleuraerguss usw.),
(4) Alkoholismus,
(5) Multiresistenz,
(6) gravierende Zweiterkrankung, z.B. schwerer Diabetes mellitus, Niereninsuffizienz, AIDS
(7) schlechte soziale Verhältnisse,
(8) extrapulmonale Tuberkuloseformen, je nach Art und Schweregrad der Erkrankung.

Bei allen anderen Formen der Tuberkulose ist eine ambulante Chemotherapie vorzuziehen Der Patient kann, sobald er nicht mehr ansteckungsfähig ist, während der ambulanten Chemotherapie seinen Beruf weiter ausüben.

2.2.2 Therapie der Meningitis tuberculosa

Da selbst eine frühzeitig begonnene und konsequent durchgeführte antimykobakterielle Behandlung unbefriedigende Ergebnisse nicht ausschließt, muss bei allen ätiologisch nicht geklärten Meningitiden sofort eine Therapie mit Antituberkulotika begonnen und bis zur Widerlegung der spezifischen Ursache fortgesetzt werden. Die Therapie wird mit den wirksamsten Mitteln in Viererkombination (**s. Tab. II.4.13**) durchgeführt, evtl. mit intrathekaler Gabe von INH für die Dauer von 8–14 Tagen in der Dosierung von 1 mg/kg, jedoch nicht mehr als 50 mg Eine Besserung setzt oft nur langsam ein; zu Beginn der Behandlung verschlechtern sich häufig sogar klinischer und Liquorbefund.

> **WICHTIG:**
> Eingeleitete Therapie nicht abbrechen!

2.2.3 Rezidivbehandlung

Bei den äußerst seltenen Rückfällen, die nach Abschluss einer korrekt durchgeführten 6-monatigen Chemotherapie auftreten, sind die Erreger gegenüber den in der Erstbehandlung eingenommenen Medikamenten in der Regel voll sensibel. Diese Rückfälle können daher mi

demselben Regime wie vorher, aber dann in einer Dauer von 9–12 Monaten erfolgreich wiederbehandelt werden. Vor Einleitung der Behandlung ist eine Resistenzbestimmung erforderlich.
Die Wiederholungsbehandlung von Rückfällen der Patienten mit sekundärer Erreger- oder Multiresistenz muss sich auf eine vor Einleitung der Behandlung durchzuführende Erregerresistenzbestimmung stützen. Eine solche Wiederholungsbehandlung muss voll überwacht werden und soll nach Möglichkeit stationär erfolgen. Besonders betroffen sind hier Alkoholiker und Patienten aus sozialen Randgruppen. Bei Rezidiven von Patienten aus Hochprävalenzländern ist mit hohen INH-Resistenzraten zu rechnen. Wenn in einem solchen Fall eine Resistenzbestimmung nicht möglich ist, darf auf keinen Fall eine nur aus INH und RMP bestehende Kombinationstherapie erfolgen. Da dies möglicherweise einer RMP-Monotherapie entsprechen könnte, müssen hier weitere Kombinationspartner hinzugezogen werden.

2.2.4 Interaktionen
Interaktionen können untereinander die UAW potenzieren, darüber hinaus sind Wechselwirkungen mit anderen Substanzen von Bedeutung. So ist vom RMP bekannt, dass es den Abbau der Antikoagulanzien, Digitoxin und oralen Antidiabetika erhöht und die Wirkung von Ovulationshemmern aufheben kann. Zu beachten ist weiterhin der beschleunigte Abbau von Barbituraten und Benzodiazepinen. INH senkt die Alkoholtoleranz, die Wirkung der Barbiturate wird verstärkt, der Abbau von Diphenylhydantoin verzögert, und bei der Kombination mit Pyrazolonderivaten und Cycloserin wird die Krampfneigung erhöht. SM verstärkt die Wirkung von Antihypertonika und verlängert die Prothrombinzeit, während PTH die Barbiturat- wie auch die Insulinwirkung verstärkt. EMB ist offenbar frei von Interaktionen.

2.2.5 Chirurgische Therapie
Eine Indikation zur Resektion besteht
(1) bei peripheren Lungenrundherden, auch dann, wenn sie Kalk enthalten, solange ein peripheres Bronchialkarzinom nicht mit Sicherheit ausgeschlossen werden kann,
(2) bei kompakten Herdbildungen mit Wachstumstendenz in alten tuberkulösen Narben (Narbenkarzinom!),
(3) bei umschriebenen Herden mit nachgewiesener Polyresistenz und mangelndem therapeutischem Ansprechen (sehr selten!).
Wenn der geringste Verdacht auf ein peripheres Bronchialkarzinom besteht, muss frühzeitig reseziert werden. Auf keinen Fall darf hier erst antituberkulös behandelt und die Differenzialdiagnose „ex juvantibus" gestellt werden.
Bei den extrapulmonalen Tuberkuloseformen ist die ausgedehnte kolliquative Tuberkulose der Halslymphknoten eine Indikation zur frühzeitigen Elektroresektion der Lymphknoten unter voll wirksamer antituberkulöser Chemotherapie.

2.3 Beurteilung des Behandlungserfolgs
Im Allgemeinen erfolgen bakteriologische Kontrollen (Sputum, ggf. Urin, Menstrualblut) im Abstand von 4 Wochen. Bei korrekter Therapie ist meist bereits nach 4 Wochen keine Sputumuntersuchung mehr möglich, da, abgesehen von sehr ausgedehnten kavernösen Prozessen, dann bereits kein Auswurf mehr vorhanden ist. Ggf. Anpassung der Therapie an die veränderte Erregerempfindlichkeit. Neben klinischen Verlaufskontrollen sind röntgenologische Kontrollen zunächst nach 4, später nach weiteren 6–8 Wochen angezeigt. Nach 3 negativen Direktpräparaten kann die Entlassung aus der stationären in die weitere ambulante antituberkulotische Behandlung erfolgen, auch bei röntgenologisch noch nachweisbaren Resthöhlen. Bei konsequenter Therapie und kooperativen Patienten ist unter den hiesigen Bedingungen ein Dauerergebnis mit einer Rezidivrate unter 1 % zu erreichen.

2.4 Kontrolluntersuchungen nach Abschluss der Behandlung

Diese Untersuchungen müssen sich an Schwere und Ausdehnung des Ausgangsbefunds sowie an evtl. verbliebenen Restherden und der Gesamtsituation des Patienten orientieren. Bei unkompliziertem Verlauf ist eine insgesamt zweijährige Überwachung ausreichend. **Tabelle II.4.14** gibt Anhaltspunkte für die Überwachung nach Beendigung der Chemotherapie. Diese Anhaltspunkte müssen aber jeweils individuell angepasst werden. Bei extrapulmonalen Tuberkulosen sind entsprechende spezialärztliche Kontrollen nötig. Besonders wichtig ist es, die Patienten zu belehren, bei Auftreten von Symptomen oder bei Verschlechterung des Allgemeinzustands umgehend einen Arzt aufzusuchen.

2.5 Antituberkulotische Medikamente in der Schwangerschaft

Eine erhöhte Neugeborenenfehlbildungsrate bei mit Antituberkulotika behandelten Frauen wurde bislang nicht beobachtet. Streptomycin ist wegen der Gefahr einer irreversiblen Statoakustikusschädigung des Kindes während der Schwangerschaft kontraindiziert. Bei INH, RMP, PZA und EMB wurde bislang keine keimschädigende Wirkung beobachtet. Insgesamt ist das Risiko einer nicht ausreichenden oder fehlenden Tuberkulosebehandlung um ein Vielfaches größer als das einer möglichen Keimschädigung durch antituberkulotische Medikamente. Eine

Tabelle II.4.14 Punkttabelle für Überwachungsdauer bei Patienten mit Tuberkulose nach Beendigung der Chemotherapie

		Punkte
Ausdehnung des Restbefundes	minimal (bis zu 1 Segment)	0
	mittel (bis zu 3 Segmenten)	1
	weit (> 3 Segmente)	3
Dauer der beobachteten Inaktivität	0–2 Jahre	2
	3–5 Jahre	0
	> 5 Jahre	1
Chemotherapie	keine	2
	korrekte	0
	sonstige	1
Soziale Verhältnisse	0 = sehr gut	0
	1 = gut	1
	2 = mittel	2
	3 = schlecht	3
Bisherige Aufenthaltsdauer von Personen aus Ländern mit hoher Tuberkuloseprävalenz	0–2 Jahre	3
	3–5 Jahre	1
	> 5 Jahre	0
Nebenerkrankungen	Silikose	3
	Diabetes mellitus, Niereninsuffizienz	2
	Magenresektion, Ulcus ventriculi oder duodeni	2
	Immunmangelsyndrom, immunsuppressive Langzeittherapie (Kortikosteroide, Immunsuppressiva, Zytostatika)	15
	sonstige Erkrankungen	1–3

Punkte	Überwachungsdauer
0–6	–2 Jahre
7–10	–5 Jahre
11–15	6–10 Jahre
> 15	unbegrenzt

Indikation zum Schwangerschaftsabbruch wegen einer antituberkulotischen Medikation ist nicht gegeben.

> **! WICHTIG:**
> Kleine Kinder oder Patienten, die eine evtl. auftretende Sehstörung nicht mitteilen können, sollen kein Ethambutol bekommen.

2.6 Erkrankungen durch andere Mykobakterien (MOTT)

Mykobakterien kommen in einer Unzahl von Spezies in der gesamten Natur vor. Nur eine Form davon ist der „Mycobacterium-tuberculosis-Komplex". Zu ihm gehören M. tuberculosis, M. bovis und M. africanum. Alle anderen, mit Ausnahme von M. leprae, werden heute im deutschen Schrifttum auch als „atypische" Mykobakterien zusammengefasst. M. tuberculosis, M. bovis und M. africanum sind die Erreger der Tuberkulose. Die beiden Letzteren werden in Europa sehr selten gefunden. Einige „atypische" Mykobakterien besitzen eine potenzielle opportunistische Pathogenität. In Mitteleuropa sind dies vor allem M. xenopi, M. kansasii und M. avium-intracellulare. Eine Ansteckung durch erkrankte Personen ist nicht bekannt. Erkrankungen mit atypischen Mykobakterien unterliegen nicht der Meldepflicht, da sie keine Tuberkulose sind. Insgesamt haben diese Mykobakteriosen in den letzten 20 Jahren erheblich zugenommen, man findet sie besonders auch bei Patienten mit HIV-Infektion (hier vor allem M. avium-intracellulare) und anderen Immunmangelzuständen. Das Röntgenbild ähnelt dem der Tuberkulose. Die Diagnose kann nur in Spezialaboratorien gestellt werden. Verdächtig ist immer eine „Tuberkulose" mit Nachweis säurefester Stäbchen, die auf die antituberkulöse Therapie nicht anspricht. Speziell für HIV-Infizierte gilt, dass eine Tuberkulose oft schon vor dem Vollbild von AIDS auftritt, während die atypischen Mykobakteriosen eine typische opportunistische AIDS-Folgeerkrankung (CD4 < 100) sind. Bei Kindern werden zunehmend häufig Lymphadenitiden durch M. avium beobachtet, auch wenn kein Immundefekt vorliegt.

Die Therapie ist problematisch. Man muss in jedem Fall eine Sensibilitätstestung anstreben und die Therapie danach einstellen. Man muss sich dabei aber bewusst sein, dass auch diese Therapie häufig unwirksam ist. Andererseits kann aber auch eine in vitro unwirksame Therapie in vivo durchaus einen therapeutischen Effekt zeigen. Dies gilt insbesondere für die Kombinationstherapie. Deshalb wird eine In-vitro-Testung gegen Medikamentenkombinationen empfohlen. Bei M. avium scheint eine Kombinationstherapie mit Rifabutin (Mycobutin®, 300–600 mg tgl.), Clarithromycin (Klazid® 1 g tgl.) und Moxifloxacin (Avalox® 0,4 g tgl. p.o.) am wirksamsten zu sein.

3 Antivirale Therapie

R. Stahlmann, H. Lode

3.1 Vorbemerkungen

Bei den antiviralen Substanzen werden folgende Wirkprinzipien unterschieden:
(1) Verhinderung der Penetration des Virus in die Zelle,
(2) Inhibition der intrazellulären Replikation (= Vermehrung) durch Wirkung auf virale DNS oder RNS,
(3) Verhinderung der Freisetzung aus der Wirtszelle.
Die heute verfügbaren Virustatika und Interferone sind in **Tabelle II.4.15** zusammengestellt.

Tabelle II.4.15 Virustatika, Wirkungsweise, Indikation und Dosierung (antiretrovirale Substanzen s. Tab. II.4.16)

Substanz	Wirkungsweise	Indikation	Regel-Dosierung	Handelsname
Aciclovir, Valaciclovir	Hemmung der DNS-Synthese	Herpes simplex	5 mg/kg alle 8 h für 5 Tage i.v.	Zovirax Valtrex
		Varicella Zoster	10 mg/kg alle 8 h für 10 Tage i.v.	
Amantadin	Verhinderung der Penetration	Influenza A	200 mg/Tag oral	Aman
Brivudin	Hemmung der DNS-Synthese	Herpes-simplex-Virus 1 Varicella-Zoster-Virus	1 × 125 mg oral	Zostex
			1 × 125 mg oral für 7–10 Tage	
Cidofovir	Inhibition der Replikation	Zytomegalievirus	5 mg/kg i.v. am 1. und 7. Tag und danach Erhaltungstherapie alle 14 Tage	Vistide
Famciclovir	Hemmung der DNS-Synthese	Varicella-Zoster-Virus	3 × 250 mg oral für 7 Tage	Famvir Zoster 250 mg
		Herpes genitalis	3 × 250 mg für 7 Tage	Famvir 250 mg/125 mg
Foscarnet	Hemmung der DNS-Synthese	Zytomegalievirus	60 mg/kg alle 8 h oder 200 mg/kg/24 h als Dauerinfusion Erhaltungstherapie 90 mg/kg 1 × tgl.	Foscavir
Ganciclovir, Valganciclovir	Hemmung der DNS-Synthese	Zytomegalievirus	5 mg/kg i.v. alle 12 h für 2–3 Wochen, Erhaltungstherapie 5 mg/kg 1 × tgl.	Cymeven, Valcyte
Oseltamivir	Hemmung der Neuroamidase	Influenza A und B	2 × 75 mg oral	Tamiflu
Ribavirin	Hemmung der RNS- und DNS-Synthese	Hepatitis-C-Virus Hantavirus	2 × 0,5 g oral (bei KG < 75 kg)	Rebetol
Zanamivir	Hemmung der Neuroamidase	Influenza A und B	2 × 10 mg per inhalationem	Relenza

3.2 Virustatika

3.2.1 Aciclovir (Zovirax®), Valaciclovir (Valtrex®, Valtrex® S)

Pharmakologie: Das Nukleosidanalogon Aciclovir wird erst nach Phosphorylierung durch eine virale Kinase und anschließende weitere, zweimalige Phosphorylierung durch zelluläre Kinasen antiviral aktiv. Das Triphosphat liegt in infizierten Zellen in wesentlich höheren Konzentrationen vor als in nicht-infizierten Zellen und hemmt die DNS-Polymerase. Wirkung auf Herpes-simplex-Viren Typ 1 (HSV-1) und Typ 2 (HSV-2) sowie Varicella-Zoster-Virus; Resistenz kommt vor. Es besteht nur eine geringe Aktivität gegenüber anderen Virusarten. (z.B Zytomegalie-, Hepatitis- oder Epstein-Barr-Virus). Die Resorption nach oraler Gabe ist gering und variabel (ca. 20 %), die Ausscheidung erfolgt renal (glomerulär und tubulär), zu etwa 75 % in Form von Metaboliten.

Valaciclovir ist ein Valinester von Aciclovir mit besserer Bioverfügbarkeit (ca. 53 %). Der Ester wird rasch in L-Valin und Aciclovir gespalten. Weniger als 1 % der Dosis wird als Valaciclovir im Urin wiedergefunden.

Indikationen, Dosierung: Aciclovir: 10 mg/kg KG alle 8 h intravenös bei Herpes-Enzephalitis und schweren Verläufen einer Varicella-Zoster-Infektion, z.B. bei Patienten mit Immundefekten. Die orale Behandlung ist indiziert bei Herpes-simplex-, insbesondere Herpes-genitalis-Infektionen der Haut und der Schleimhäute (primärer sowie häufig rezidivierender Herpes genitalis) sowie bei Herpes zoster in frühem Stadium (5-mal tgl. 800 mg).
Valaciclovir: Varicella-Zoster-Infektion in frühem Stadium, rezidivierender sowie primärer Genitalherpes. 3-mal 1,0 g bei Herpes zoster, 2-mal 500 mg bei Genitalherpes.

Unerwünschte Wirkungen: Bei oraler Gabe Übelkeit, Erbrechen, Durchfall, Kopfschmerzen, Schwindel und Hautausschlag. Bei hoher i.v. Dosierung Schläfrigkeit, Tremor, Verwirrtheit, Halluzinationen und Krämpfe. Vorübergehender Kreatininanstieg bei i.v. Gabe durch Kristallurie.

Anmerkung: Im Tierversuch ist Aciclovir in hohen Dosierungen teratogen; beim Menschen wurden bisher keine erhöhten Fehlbildungsraten im Zusammenhang mit einer Aciclovirbehandlung beobachtet („Aciclovir in Pregnancy Registry").

3.2.2 Adefovir (Hepsera®)

Pharmakologie: Das Nukleotidanalogon wirkt durch Hemmung des Enzyms HBV-DNS-Polymerase, wodurch die Vermehrung des Virus gehemmt wird. Adefovir liegt als Ester-Prodrug (Adefovirdipivoxil) vor, aus dem bei oraler Gabe der Wirkstoff freigesetzt wird, die Bioverfügbarkeit liegt bei etwa 60 %. Adefovir wird über die Niere mit einer Halbwertszeit von etwa 7 h durch glomeruläre Filtration und tubuläre Sekretion ausgeschieden.
Adefovir ist auch gegen lamivudinresistente Stämme wirksam. Nach Absetzen der Therapie kann es zu einem Relapse kommen. In Studien wurde Adefovir bei Patienten mit HbeAg-negativer und HbeAg-positiver Hepatitis eingesetzt, eine Beseitigung des Erregers gelingt mit dem Wirkstoff nicht.

Dosierung: 10 mg täglich.

Unerwünschte Wirkungen: Gut verträgliches Arzneimittel. (Anmerkung: Bei der höheren Dosierung, wie sie bei der HIV-Therapie angewendet wurde, wurde Nephrotoxizität beobachtet, daher regelmäßige Kontrolle.)

3.2.3 Amantadin (Aman®)

Pharmakologie: Amantadin verhindert die Penetration des Virus in die Zelle. Bei rechtzeitiger Gabe, d.h. innerhalb von weniger als 24 bis 48 h (postexpositionelle Prophylaxe) wirksam bei Influenza-A-Infektion. Nach oraler Gabe wird die Substanz gut resorbiert und zu etwa 90 % renal ausgeschieden (unverändert, glomerulär und tubulär). Während der Therapie kann der Erreger Resistenz entwickeln.
Die Bedeutung des Arzneimittels ist durch die Einführung der Neuraminidaseinhibitoren Zanamivir und Oseltamivir (s.u.) sehr zurückgegangen.

Dosierung: 200 mg/Tag verhindert Influenza-A-Erkrankung bei 50–90 % der Probanden und reduziert die Dauer des Fiebers und systemische Symptome, wenn das Medikament innerhalb von 48 h nach Krankheitsbeginn bzw. Exposition eingesetzt wird.

Unerwünschte Wirkungen: Unruhe, Ataxie, Konzentrationsschwäche, Mattigkeit, Depression, Mundtrockenheit, Sprach- und Sehstörungen, Herzinsuffizienz, Blutdruckabfall, Harnretention.

Wechselwirkungen: Interaktionen mit Anticholinergika und Sympathomimetika.

Kontraindikationen: Organische Hirnschäden, Anfallsleiden, eingeschränkte Nierenfunktion, Gravidität, Stillperiode, Engwinkelglaukom.

3.2.4 Brivudin (Zostex®)

Pharmakologie: Das Nukleosidanalogon hemmt die virale DNA-Synthese. Es wird fast vollständig aus dem Gastrointestinaltrakt resorbiert. Aufgrund eines „first-pass"-Effekts liegt die Bioverfügbarkeit nur bei ca. 30 %. Die Ausscheidung erfolgt überwiegend renal mit einer Halbwertszeit von ca. 12–15 h. Es ist wirksam gegen Herpes zoster und HSV-1 (Erreger des Herpes labialis). Gegen HSV-2 (bei Genitalherpes) besteht keine Wirksamkeit.

Indikationen, Dosierung: Bei Herpes zoster in einem frühen Stadium 1 × 125 mg/Tag für 7–10 Tage. Bei Herpes-simplex-Virus-Infektion 1 × 125 mg/Tag für 5 Tage.

Unerwünschte Wirkungen: Gelegentlich Übelkeit, Erbrechen, Kopfschmerzen, Serumkreatininerhöhung. Brivudin bewirkt eine verstärkte Toxizität von 5-Fluorouracil, die sich in erheblichen gastrointestinalen Symptomen, Neutropenie und Knochenmarkdepression äußern kann

Kontraindikationen: Schwangerschaft und Stillzeit. Patienten unter Behandlung mit Fluorouracil.

3.2.5 Cidofovir (Vistide®)

Pharmakologie: Das Nukleotidanalogon wirkt durch selektive Hemmung der viralen DNS-Synthese von HSV-1, HSV-2 und CMV durch den aktiven Metaboliten (Cidofovir-Diphosphat) Die intrazelluläre HWZ beträgt 17–65 h, daher kann die Substanz in der Erhaltungsphase alle 2 Wochen gegeben werden.

Indikationen: Cidofovir ist bei Patienten mit CMV-Retinitis bei AIDS indiziert, vor allem, wenn eine Therapie mit Ganciclovir nicht zum Erfolg geführt hat oder Kontraindikationen gegen Ganciclovir vorliegen.

Dosierung: Am 1. und 7. Tag als Infusion 5 mg Cidofovir/kg KG, danach (ab der 3. Dosierung) alle 14 Tage 5 mg Cidofovir/kg KG. Um das Risiko einer möglichen Nephrotoxizität zu vermindern, sollten 3 Stunden vor jeder Gabe von Cidofovir 2 g Probenecid sowie 2 und 8 h nach jeder Gabe 1 g Probenecid p.o. gegeben werden. Zusätzlich muss vor und nach jeder Gabe jeweils 1 l 0,9 %iges NaCl als Infusion verabreicht werden, um die Nierenverträglichkeit zu gewährleisten.

Unerwünschte Wirkungen: Nierenschädigung, selten reversible Neutropenie.

Kontraindikationen: Eingeschränkte Nierenfunktion (Proteinurie!). Gleichzeitige Gabe von anderen potenziell nephrotoxischen Mitteln.

Anmerkung: Auf Vorhydratisierung mit NaCl-Infusion achten. Regelmäßige Kontrolle der Nierenleistung. Dosierung von Zidovudin an den Behandlungstagen auf die Hälfte reduzieren, da Probenecid die Clearance von Zidovudin reduziert.

3.2.6 Entecavir (Baraclude®)

Pharmakologie: Entecavir wird zum Triphosphat phosphoryliert und hemmt dann kompetitiv die virale Polymerase. Entecavir ist in vitro gegen Hepatitis-B-Viren deutlich aktiver als Lamivudin. Es wird rasch resorbiert, die Bioverfügbarkeit liegt bei etwa 70 %. Entecavir wird vorwiegend über die Nieren unverändert eliminiert (ca. 75 %), die terminale Eliminationshalbwertszeit liegt bei ca. 140 h. Die Ausscheidung ist reduziert bei eingeschränkter Nierenfunktion

Indikationen, Dosierung: Entecavir ist indiziert zur Behandlung der chronischen Hepatitis-B-Virus-Infektion (HBV) bei nachgewiesener aktiver Virusreplikation. In Doppelblindstudien war es besser wirksam als Lamivudin. Die Wirksamkeit erstreckte sich gegen Viren, die gegen Lamivudin oder Adefovir resistent waren.

Dosierung: 1-mal tgl. 0,5 mg, Patienten mit einer Virämie unter Lamivudin nehmen die doppelte Dosis.

Unerwünschte Wirkungen: Entecavir ist gut verträglich. Kopfschmerzen, Müdigkeit, Schwindel und Übelkeit wurden als unerwünschte Ereignisse während der klinischen Prüfung beobachtet.

3.2.7 Famciclovir (Famvir®)

Pharmakologie: Famciclovir ist ein Prodrug des virustatisch aktiven Nukleosidanalogons Penciclovir; die Bioverfügbarkeit beträgt 77 %, Serumhalbwertszeit von Penciclovir liegt bei 2 h, die Halbwertszeit des intrazellulär gebildeten Penciclor-Triphosphats ist länger (ca. 9 h). Mit dem Urin werden ca. 70 % ausgeschieden. Es ist wirksam gegen Varicella-Zoster-Virus, HSV-1 und HSV-2 und andere Viren.

Dosierung: Bei Herpes zoster 3-mal 250–500 mg/Tag für 7 Tage. Bei Herpes simplex 3 × 250 mg/Tag für 7 Tage.

Unerwünschte Wirkungen: Gelegentlich Übelkeit oder Kopfschmerzen.

Kontraindikationen: Schwangerschaft und Stillzeit.

3.2.8 Foscarnet (Foscavir®)

Pharmakologie: Foscarnet wirkt durch Hemmung der viralen DNS-Polymerasen und reversen Transkriptasen (CMV und Herpes-Viren). Aciclovirresistente Herpes-simplex-Stämme bleiben gegen Foscarnet empfindlich. Foscarnet ist zur Behandlung von lebens- und augenlichtbedrohlichen ganciclovirrefraktären Erkrankungen durch CMV und aciclovirrefraktären Herpes- und Varicella-Zoster-Virus-Erkrankungen geeignet. Foscarnetresistente Isolate kommen vor.

Dosierung: 200 mg/kg KG/24 h, Infusion alle 8 h über 1–2 h. Rezidivprophylaxe lebenslang, 90 mg/kg KG/Tag, eine Infusion täglich. Nach der Infusion 500 ml Flüssigkeit i.v.

Unerwünschte Wirkungen: Übelkeit, Erbrechen, Anämie, Anstieg oder Abfall des Serumkalziums, Exanthem, Kopfschmerzen, Ermüdungserscheinungen, Krampfanfälle, Geschwüre am Penis (durch hohe Konzentrationen im Urin), Erhöhung der Nephrotoxizität bei gleichzeitiger Gabe von Pentamidin.

3.2.9 Ganciclovir (Cymeven®), Valganciclovir (Valcyte®)

Pharmakologie: Das Nukleosidanalogon wirkt durch Inhibition der DNS-Synthese. Es wirkt auf CMV stärker als Aciclovir, aber deutlich schwächer auf Herpes-simplex- und Varicella-Zoster-Viren. Resistenzentwicklung unter der Therapie bekannt. Ganciclovir wird intravenös verabreicht, die Bioverfügbarkeit nach oraler Gabe ist unzureichend, die Bioverfügbarkeit des Prodrugs Valganciclovir liegt bei ca. 60 %. Es wird mit einer Halbwertszeit von 4 h überwiegend renal eliminiert.

Indikationen: CMV-Infektionen (Retinitis, Pneumonie, gastrointestinale Infektion).

Dosierung: 5 mg/kg als Infusion 12-stündlich für 2–3 Wochen. Bei immunsupprimierten Patienten (AIDS) ist eine lebenslange Erhaltungstherapie mit 900 mg Valganciclovir oral erforderlich, wenn unter einer antiretroviralen Kombinationstherapie die CD4-Zellzahl nicht ansteigt.

Unerwünschte Wirkungen: Neutropenie, Thrombozytopenie, Anämie, Exanthem, Fieber, Übelkeit, Erbrechen, Durchfälle, Krämpfe, Denkstörungen, Kopfschmerzen, Psychosen. Transaminasen-, AP- und Kreatininerhöhung. Im Tierversuch sind Teratogenität und Hemmung der Spermatogenese mit Hodenatrophie beobachtet worden.

3.2.10 Oseltamivir (Tamiflu®)

Pharmakologie: Nach oraler Gabe entsteht aus dem „prodrug" die aktive Substanz, welche die Neuraminidase von Influenza-A- und Influenza-B-Viren hemmt. Oseltamivir wird nach oraler Gabe rasch resorbiert und mit einer Eliminationshalbwertszeit von ca. 1–3 h überwiegend renal eliminiert. Bei Niereninsuffizienz ist eine Dosisreduktion auf 1-mal täglich 75 mg erforderlich.

Dosierung: 2 × 75 mg, innerhalb von 2 Tagen nach Beginn der Symptomatik.

Unerwünschte Wirkungen: Kopfschmerzen, Schwindel, Schlafstörung, Übelkeit, Erbrechen, Durchfall.

3.2.11 Ribavirin (Virazole®, Rebetol®)

Pharmakologie: Das Nukleosidanalogon wirkt virustatisch gegen einige RNS- und DNS-Viren. Nach oraler Einnahme wird es rasch resorbiert (erhöht bei gleichzeitiger fettreicher Mahlzeit), die Bioverfügbarkeit liegt bei 45–65 %, es besteht ein hoher First-Pass-Metabolismus. Die Elimination erfolgt mit einer Halbwertszeit von 79 h, bei Mehrfachgabe kumuliert die Substanz. Die Plasmaspiegel sind bei Niereninsuffizienz erhöht, durch Hämodialyse oder eingeschränkte Leberfunktion werden sie nicht verändert.

Indikationen, Dosierung: Orale Gabe in Kombination mit Interferon-α zur Behandlung der chronischen Hepatitis C 2 × 0,5 g (bei KG < 75 kg) bis 2 × 0,6 g (bei KG > 75 kg). Zur Aerosolbehandlung schwerer Infektionen durch das RS-Virus. Intravenöse Gabe bei Infektionen durch Arenaviren (Lassa, Yunin, Machupo, lymphozytäre Choriomeningitis) und bei Hantavirus-Pneumonie, Dosierung: 4 × 1 g für 4 Tage, anschließend 3 × 0,5 g für 6 Tage (Ribavirin-Zubereitungen zur intravenösen Gabe sind in Deutschland nicht im Handel).

Unerwünschte Wirkungen: Am häufigsten Hämolyse, selten psychiatrische Erkrankungen, Herzrhythmusstörungen. Da fast ausschließlich in Kombination mit α-Interferon verabreicht, können manche der beobachteten unerwünschten Wirkungen auf α-Interferon zurückzuführen sein.

Kontraindikationen: Niereninsuffizienz (Kreatinin-Clearance < 50 ml/min oder Serumkreatinin > 2 mg/ml), Schwangerschaft.

3.2.12 Telbivudin (Sebivo®)

Pharmakologie: Das biologisch aktive Triphosphat des Nukleosidanalogons hemmt die DNA-Polymerase („reverse Transkriptase") der Hepatitis-B-Viren. Telbivudin wird gut resorbiert, die Proteinbindung ist gering (ca. 3 %), Telbivudin wird unverändert renal mit einer Halbwertszeit von ca. 40 h eliminiert. Bei eingeschränkter Nierenfunktion muss die Dosierung reduziert werden.

Indikationen, Dosierung: 1 × 600 mg/Tag zur oralen Therapie der chronischen Hepatitis.

Unerwünschte Wirkungen: In der klinischen Prüfung wurde bei 7,5 % der Patienten ein reversibler Anstieg der Kreatinkinase (CK) festgestellt, gelegentlich kam es zu Myalgien und Myopathien.

3.2.13 Zanamivir (Relenza® Pulver zur Inhalation)

Pharmakologie: Selektiver Inhibitor der Neuraminidase von Influenzavirus A und B. In vitro ist Zanamivir auch gegen amantadinresistente Viren aktiv. Das Arzneimittel ist nur zur inhala-

tiven Verabreichung im Handel, nach oraler Gabe erfolgt praktisch keine Resorption (s.a. Oseltamivir, **Kap. II.4.3.2.10**).
Dosierung: Innerhalb von 30 h nach Erkrankung 10 mg alle 12 h per inhalationem.
Unerwünschte Wirkungen: Gute Verträglichkeit, sehr selten Bronchospasmus, allergische Reaktionen

3.3 Antiretrovirale Substanzen

Es stehen heute zahlreiche Mittel zur Behandlung einer HIV-Infektion zur Verfügung (**Tab. II.4.16**).
Nach ihrer Wirkungsweise lassen sich vier Wirkstoffgruppen unterscheiden:
(1) Nukleosidische Inhibitoren der reversen Transkriptase (NRTI)
(2) Nicht-nukleosidische Inhibitoren der reversen Transkriptase (NNRTI)
(3) Proteaseinhibitoren (PI)
(4) Fusionsinhibitoren (FI)
Die Nukleosid- und Nukleotidanaloga wirken durch Hemmung der reversen Transkriptase, die Proteaseinhibitoren durch Hemmung der HIV-Protease. Zur primären Behandlung einer HIV-Infektion werden mindestens drei Substanzen aus den ersten drei Gruppen in Kombination unter regelmäßiger Kontrolle der Viruslast (viral load) und der CD4-Zellzahl eingesetzt (**s. Kap. III.15.2.3**). Durch die Kombinationsbehandlung erzielt man nicht nur eine größere Effektivität (Senkung der Viruslast unter 20 Kopien/ml gelingt bei ca. 80 % der Patienten innerhalb von ca. 4 Monaten, „rebound effect" bei Therapieunterbrechung), sondern auch eine Verzögerung der Resistenzentwicklung. Der Fusionsinhibitor (Enfuvirtid, Fuzeon®) wird bei Versagen der Standardtherapie in Kombination mit anderen antiretroviralen Substanzen in einer Dosierung von 2 × 90 mg s.c. verabreicht.
Aktuelle Information zur antiretroviralen Therapie stehen im Internet zur Verfügung: www.daignet.de oder www.aidsinfo.nih.gov.

3.4 Immunmodulatoren
3.4.1 Interferone (α-Interferon, Intron A®, Roferon®-A 3; β-Interferon, Fiblaferon®, γ-Interferon, Polyferon®)

Pharmakologie: Interferone sind Glykoproteine, die von verschiedenen Zellen bei Virusinfektionen gebildet werden. Sie besitzen antiproliferative (auf Tumorzellen) und immunmodulatorische Wirkung (Phagozytose). Sie schützen gegen zahlreiche Virusarten. Interferone werden heute gentechnologisch hergestellt. α-Interferon wirkt lytisch auf virusinfizierte Zellen, während β-Interferon durch Stimulation zellulärer Abwehrmechanismen antiviral wirkt. Interferon-γ entwickelt die Wirkung durch Aktivierung von u.a. Makrophagen, NK- und T-Zellen. Während α-Interferon auch s.c. verabreicht werden kann, muss Interferon-β, um wirksam zu sein, i.v. zugeführt werden. γ-Interferon wird subkutan injiziert.

Indikationen: α-Interferon ist zur Behandlung von chronischer Hepatitis B und C (hier in Kombination mit Ribavirin), Haarzellenleukämie, CML, multiplem Myelom sowie Karzinoid indiziert. Als Indikationen für β-Interferon gelten Virusenzephalitis, generalisierter Herpes zoster und Varizellen bei immunsupprimierten Patienten. Bei diesen Erkrankungen sollte es stets in Kombination mit Aciclovir verabreicht werden. γ-Interferon ist zur Behandlung der chronischen Granulomatose zugelassen.

Dosierung: α-Interferon: bei chronischer Hepatitis B 5–10 Mio. IE 3-mal/Woche s.c.; bei Hepatitis C 3 Mio. IE 3-mal/Woche in Kombination mit Ribavirin.
γ-Interferon wird in einer Dosierung von 50 µg/m^2 3-mal/Woche s.c. empfohlen.

Tabelle II.4.16 Antiretrovirale Substanzen

Substanz	Handels-name	Dosierung für >60 kg	$t_{1/2}$ (h)	Bemerkungen
Reverse-Transkriptase-Inhibitoren, Nukleosidanaloga (NRTI)				Hepatische Steatose, Laktatazidose
Abacavir	Ziagen	2 × 300 mg	1,5	Übelkeit, Erbrechen, Kopfschmerzen, schweres allergisches Exanthem in den ersten 4 Wochen möglich, keine Reexposition
Didanosin	Videx	2 × 200 mg oder 1 × 400 mg	8–24[1]	Pankreatitis, periphere Neuropathie, Exanthem, Lipoatrophie
Emtricitabin	Emtriva	1 × 200 mg	39[1]	Kopfschmerzen, Anämie
Lamivudin	Epivir	1 × 300 mg oder 2 × 150 mg	10–15[1]	gut verträglich, Kopfschmerzen
Stavudin	Zerit	2 × 40/30 mg	4[1]	periphere Neuropathie, Pankreatitis, Lipoatrophie
Tenofovir (Nukleotid)	Viread	1 × 300 mg		Übelkeit, Diarrhö, Nierenfunktionsstörungen
Zidovudin	Retrovir	2 × 250 mg	3–4[1]	Neutropenie, Anämie, Lipoatrophie, Myopathie
Reverse-Transkriptase-Inhibitoren, Non-Nukleosidanaloga (NNRTI)				
Delavirdin	Rescriptor	3 × 400 mg	5–8	Exanthem 40 %. Interaktionen!
Efavirenz	Sustiva	1 × 600 mg	40–55	Schwindel, Benommenheit, Schlafstörungen, Exantheme
Nevirapin	Viramune	2 × 200 mg	25–30	In den ersten 14 Tagen nur 200 mg. Exantheme, Hepatotoxizität
Proteaseinhibitoren (PI)				Zahlreiche Interaktionen. Lipodystrophiesyndrom, Glukoseintoleranz
Amprenavir	Agenerase	2 × 1200 mg	7,1–10,6	nicht mehr üblich
Atazanavir[3]	Reyataz	1 × 400 mg	8,6	Hyperbilirubinämie, Diarrhö
Darunavir[3]	Prezista	2 × 600 mg	15	Übelkeit, Diarrhö
Fosamprenavir[3]	Telzir	2 × 1200 mg	7,7	Diarrhö, Exanthem, Kopfschmerzen
Indinavir	Crixivan	3 × 800 mg	1,8	Nephropathie; Nephrolithiasis in 5 %, Hyperbilirubinämie
Lopinavir (+ Ritonavir)	Kaletra[2]	2 × 500 mg	5–6	Diarrhöen (14 %), Übelkeit, Kopfschmerzen
Ritonavir	Norvir	2 × 100–200 mg	3,2	nur noch zur „Boosterung"
Saquinavir[3]	Invirase/Fortovase	2 × 1000 mg	7	Bessere Resorption bei gleichzeitiger Mahlzeit, Diarrhöen, Bauchkrämpfe
Tipranavir[3]	Aptivus	2 × 500 mg	5–6	Diarrhö, Übelkeit, Exanthem
Fusionsinhibitor				UAW nicht sicher beurteilbar, da immer in Kombination
Enfuvirtid	Fuzeon	2 × 100 mg s.c.		Lokale Induration an der Einstichstelle, Lymphadenopathie, Neuropathie

[1] intrazellulär
[2] Fixe Kombination von Lopinavir + Ritonavir (durch Ritonavir wird die Pharmakokinetik von Lopinavir verbessert, sog. Boosterung)
[3] in Kombination mit Ritonavir 2 × 100 mg verabreichen zur sog. Boosterung.
Weitere fixe Kombinationen: Trizivir® = Abacavir + Lamivudin + Zidovudin; Combivir® = Lamivudin + Zidovudin; Kivexa® = Lamivudin + Abacavir

UAW: Schwere Allgemeinsymptome wie Fieber, Schüttelfrost, Muskelschmerzen, Übelkeit, Erbrechen und Durchfälle. Unter der Therapie kommt es auch zu Neutropenie, Thrombozytopenie und Anämie.

3.5 Hyperimmunglobuline

Hyperimmunglobuline sind vor allem zur Prophylaxe bei abwehrgeschwächten Patienten oder bei akzidenteller Exposition (z.B. Varicella-Zoster-Exposition in der letzten Schwangerschaftswoche) geeignet. In diesen Fällen gibt man 0,25 E/kg KG Varicella-Zoster-Hyperimmunglobulin (Varicellon® S) einmalig.

4 Antimykotische Therapie

R. STAHLMANN, H. LODE

4.1 Amphotericin B (Amphotericin B, Ampho-Moronal®)

Pharmakologie: Das Polyen-Antimykotikum Amphotericin B liegt zur intravenösen Gabe in verschiedenen Zubereitungen vor: entweder als Natriumdesoxycholat-Komplex (Amphotericin B®), als Lipidkomplex (Abelcet®) oder liposomal verkapselt (Ambisome®). Amphotericin B ist wirksam gegen zahlreiche Pilzarten, wirkt jedoch nicht gegen Dermatophyten. Die Kombination mit Flucytosin ist in vitro synergistisch gegen viele Candida spp. Resistente Candida-Stämme sind sehr selten. Nach oraler Gabe wird es nicht resorbiert, die Liquorgängigkeit ist gering. Amphotericin B wird sehr langsam renal eliminiert. Die Substanz wird durch Hämodialyse nicht entfernt; keine Dosisanpassung bei Niereninsuffizienz.

Dosierung: Nach einer initialen Testdosis wird die Dosierung von Amphotericin-B-Desoxycholat langsam auf 0,7–1 mg/kg KG (maximal 1,5 mg/kg KG/Tag) gesteigert. Abelcet®M und Ambisone® können höher dosiert werden (bis 5 mg/kg).

Unerwünschte Wirkungen: Amphotericin B ist schlecht verträglich. Bei bis zu 80% der Patienten treten Fieber, Krämpfe, Schüttelfrost, Übelkeit und andere Symptome auf. Eine meist reversible Reduktion der glomerulären Filtrationsrate tritt in bis zu 40% der Fälle auf. Anämie und Thrombophlebitis sind weitere häufige unerwünschte Wirkungen. Eine engmaschige Kontrolle der Laborparameter ist stets erforderlich.

Die Lipidkomplexzubereitung und die liposomale Zubereitung sind besser verträglich als die konventionelle Zubereitung.

4.2 Nystatin (Biofanal®, Candio-Hermal®, Moronal®)

Pharmakologie: Dieses Polyen-Antimykotikum besitzt ein ähnliches Spektrum wie Amphotericin B. Es steht nur zur lokalen Therapie zur Verfügung. Da es aus dem Magen-Darm-Trakt nicht resorbiert wird, handelt es sich bei der oralen Gabe nicht um eine systemische Therapie.

Dosierung: 1,5–3 Mio. E in 3 Einzelgaben täglich. Bei Candida-Vaginose 1–2 Ovula.

Unerwünschte Wirkungen: Bei extrem hoher oraler Dosierung gastrointestinale Beschwerden.

4.3 Flucytosin (Ancotil®)

Pharmakologie: Flucytosin wird in empfindlichen Pilzarten durch das Enzym Cytosindesaminase in den Antimetaboliten Fluoruracil umgewandelt. Es wirkt gegen Candida, Kryptokokken und einige andere Pilzarten. In Kombination mit Amphotericin B wirkt es synergistisch. Angesichts neuer Antimykotika wird diese Kombination heute aber nicht mehr bevorzugt empfohlen. Flucytosin wird nach oraler Gabe fast vollständig resorbiert, steht aber heute nur noch zur parenteralen Therapie zur Verfügung. Es wird mit einer Halbwertszeit von 4–6 h fast vollständig über die Niere in unveränderter Form ausgeschieden. Bei Niereninsuffizienz kumuliert die Substanz, eine Dosisanpassung ist daher erforderlich!

Dosierung: Intravenöse Gabe von 3 × 30–50 mg/kg KG.

Unerwünschte Wirkungen: Neutropenie, Thrombopenie, Anämie, Erbrechen, Diarrhö, Transaminasenanstieg, Urtikaria, Verwirrtheitszustände.

Kontraindikationen: Schwangerschaft. Relative Kontraindikation: Knochenmarkinsuffizienz.

4.4 Azol-Antimykotika

4.4.1 Miconazol (Daktar®)

Pharmakokinetik: Miconazol steht nur zur lokalen Therapie zur Verfügung.

Dosierung: Topische Anwendung als Puder, Creme oder Vaginalzäpfchen. Bei Mundsoor als Gel oder Lutschtablette.

Unerwünschte Wirkungen: Bei lokaler Anwendung Brennen oder Jucken.

Kontraindikationen: Unverträglichkeit gegen Hydroxybenzoesäureester.

4.4.2 Ketoconazol (Nizoral®)

Pharmakologie: Ketoconazol war das erste Azol zur oralen Anwendung, durch die Entwicklung weiterer Azole mit besserer Nutzen-Risiko-Relation ist es heute entbehrlich geworden.

Dosierung: Ketoconazol (Nizoral®) steht in Deutschland nur noch in Zubereitungen zur lokalen Therapie zur Verfügung.

4.4.3 Fluconazol (Diflucan®)

Pharmakologie: Fluconazol ist in vitro aktiv gegen Candida-, Coccidioides-, Histoplasma-Spezies sowie Dermatophyten, es wirkt nicht gegen Schimmelpilze. Resistente Candidastämme kommen vor. Nach oraler Gabe wird es rasch und vollständig resorbiert, die Ausscheidung erfolgt überwiegend unverändert renal (ca. 80 %) mit einer Serumhalbwertszeit von 25–40 h. Im Liquor cerebrospinalis werden hohe Konzentrationen erreicht, eine 3-stündige Hämodialyse reduziert die Plasmakonzentration um durchschnittlich 50 %.

Indikationen: Candidiasis, Rezidivprophylaxe der Kryptokokkose, passagere Candidämie bei nicht-neutropenischen Patienten, Vaginalcandidose.

Dosierung: 100–200 (–1200) mg/Tag p.o. oder i.v.

Unerwünschte Wirkungen: Übelkeit, Bauchschmerzen, Durchfall und Blähungen, Exanthem, Kopfschmerzen, Veränderung der Leberfunktionswerte.

Wechselwirkungen: Fluconazol hemmt CYP3A4 und andere Cytochrome, daher sind zahlreiche Wechselwirkungen mit anderen Medikamenten, die oxidativ verstoffwechselt werden, möglich. So werden z.B. die Plasmaspiegel von Ciclosporin A und Tacrolimus erhöht, das Risiko für nephrotoxische Wirkungen der Immunsuppressiva steigt. Bei gleichzeitiger Gabe von Fluconazol und Warfarin muss eine Verlängerung der Prothrombinzeit beachtet werden. Die Fluconazol-Konzentrationen werden durch gleichzeitige Gabe des Enzyminduktors Rifampicin verringert.

Kontraindikationen: Schwangerschaft, Laktationsperiode.

4.4.4 Itraconazol (Sempera®, Siros®)

Pharmakologie: Itraconazol ist in vitro aktiv gegen Aspergillus-, Candida-, Coccidioides-, Histoplasma-Spezies und Dermatophyten. Die Substanz wird bei Einnahme während und nach einer Mahlzeit besser resorbiert. Zusammen mit einem Cyclodextrinderivat als Lösungsvermittler kann es auch intravenös verabreicht werden. Die Eliminationshalbwertszeit liegt zwischen 20 und 40 h, die Eiweißbindung ist hoch (99 %). Itraconazol wird in der Leber metabolisiert, unverändertes Itraconazol ist im Urin nicht nachweisbar. Hohe Konzentrationen sind in verschiedenen Geweben nachgewiesen, die Penetration in den Liquor und das Augenkammerwasser ist jedoch unzureichend. Weder Hämo- noch Peritonealdialyse beeinflussen die Serumspiegel.

Indikationen: Die orale Gabe ist zum Beispiel angezeigt bei Dermatomykosen oder Pityriasis versicolor, wenn eine äußerliche Behandlung unwirksam ist. Itraconazol kann zur Behandlung systemischer Mykosen, wie Candidiasis oder Aspergillose, angewandt werden. Die intravenöse Zubereitung ist zugelassen zur Behandlung der Histoplasmose und bei Aspergillose oder Candidiasis, wenn die Standardtherapie nicht geeignet oder unwirksam ist.

Dosierung: 0,2 (–0,4) g 1-(bis 2-)mal täglich p.o. oder i.v.

Unerwünschte Wirkungen: Ähnlich wie Fluconazol.

Wechselwirkungen: Itraconazol hemmt CYP3A4 und andere Cytochrome, daher sind zahlreiche Wechselwirkungen mit anderen Medikamenten, die oxidativ verstoffwechselt werden, möglich. Die Spiegel von Ciclosporin A sind z.B. bei gleichzeitiger Gabe erhöht. Bei gleichzeitiger Gabe von Rifampicin oder Phenytoin sind die Serumspiegel von Itraconazol erniedrigt.

Kontraindikationen: Schwangerschaft, Laktationsperiode, schwere Hepatopathie.

4.4.5 Posaconazol (Noxafil®)

Pharmakologie: Posaconazol wird als Suspension oral verabreicht, zusammen mit Nahrung ist die Resorption besser als im nüchternen Zustand. Die Proteinbindung ist hoch (> 98 %). Posaconazol wird glukuronidiert, die Metaboliten werden mit den Faeces ausgeschieden. Die terminale Halbwertszeit liegt bei etwa 15–35 h. Durch Hämodialyse wird Posaconazol nicht aus dem Organismus entfernt. Posaconazol wird *nicht* durch Cytochrom-P450-Isoenzyme (CYP) metabolisiert, wirkt aber trotzdem als Inhibitor des CYP3A4.

Indikationen: Posaconazol ist zur Behandlung der invasiven Aspergillose, der Fusariose, der Chromoblastomykose oder Kokzidioidomykose zugelassen, wenn eine Unverträglichkeit oder mangelnde Wirksamkeit der Standardmittel vorliegt.

Dosierung: 2-mal 400 mg/Tag mit einer Mahlzeit (oder 4-mal 200 mg/Tag nüchtern).

Unerwünschte Wirkungen: Übelkeit, Erbrechen, Kopfschmerzen, Hautausschläge und erhöhte Leberwerte.

4.4.6 Voriconazol (Vfend®)

Pharmakologie: Voriconazol ist wirksam gegen Candida- und Aspergillus-Spezies, Cryptococcus neoformans und einige andere Pilzarten. Nach oraler Gabe wird es nahezu vollständig resorbiert und mit einer Halbwertszeit von 6 h hepatisch (> 95 %) eliminiert. Die Liquorgängigkeit ist gut. Voriconazol wird vorwiegend über CYP2C19 metabolisiert. Die Plasmakonzentrationen von Voriconazol unterliegen einer erheblichen interindividuellen Variabilität, die teilweise durch den genetischen Polymorphismus von CYP2C19 erklärt wird. Auch andere Cytochrom-Isoenzyme wie CYP2C9 und CYP3A4 sind an der Metabolisierung beteiligt.

Indikationen: Invasive Aspergillus-Infektionen, empirische antimykotische Therapie bei neutropenischen Patienten mit Fieber; Candida-Ösophagitis; refraktäre invasive Infektionen durch Candida-Spezies, Aspergillus-Spezies und seltene Erreger wie Fusarium- und Scedosporium-Arten. Zu beachten ist, dass fluconazolresistente Candida-Stämme gegen Voriconazol weniger empfindlich sind. Bei Patienten, die mit Fluconazol vorbehandelt sind, sollte bevorzugt Amphotericin B oder Caspofungin angewandt werden, bis der mikrobiologische Befund vorliegt.

Dosierung: Am 1. Tag 6 mg/kg i.v. oder 400 mg oral (bei KG > 40 kg) alle 12 h; ab 2. Tag 4 mg/kg oder 200 mg oral alle 12 h.

Unerwünschte Wirkungen: Sehstörungen treten häufig auf (ca. 30 %). Weitere unerwünschte Wirkungen sind z.B. ZNS-Symptome (Halluzinationen, Psychosen, Depression), vorübergehende Erhöhung der Leberenzyme und Hautausschläge.

Wechselwirkungen: Voriconazol hemmt die Cytochrom-P450-Isoenzyme CYP2C19, CYP2C9 und CYP3A4; dadurch sind zahlreiche Interaktionen mit anderen Arzneimitteln, die oxidativ verstoffwechselt werden, möglich. Die gleichzeitige Gabe folgender Substanzen ist **kontraindiziert**: Rifampicin, Carbamazepin, Phenobarbital, Terfenadin, Astemizol, Cisaprid, Pimozid, Chinidin, Sirolimus, Ergot-Alkaloide; Vorsicht mit Ciclosporin, Tacrolimus, Warfarin, Phenprocoumon, Acenocoumarol, Sulfonylharnstoffen (Hypoglykämie), Statinen, Benzodiazepinen, Vinca-Alkaloiden, Phenytoin.

4.5 Echinocandine

Caspofungin ist das erste therapeutisch verfügbare Echinocandin-Derivat. Weitere Wirkstoffe aus dieser Arzneimittelgruppe (Anidulafungin, Micafungin) befinden sich derzeit in der klinischen Entwicklung.

4.5.1 Caspofungin (Cancidas®)

Pharmakologie: Caspofungin besitzt Aktivität gegenüber Candida-Spezies, Aspergillus fumigatus, A. flavus und A. terreus. Resistent sind Kryptokokken, Mukor- und Fusarium-Spezies. Die Eliminationshalbwertszeit beträgt ca. 9–11 h, die Eiweißbindung liegt bei 97 %. Der Wirkstoff wird langsam metabolisiert, 35 % erscheinen in den Fäzes und 41 % im Urin. Im Urin findet man lediglich 1,4 % unveränderte Substanz. Keine Dosisanpassung bei Niereninsuffizienz. Nicht dialysierbar. Dosisanpassung bei Leberinsuffizienz (ab Child-Pugh-Score 7–9). Im Tierversuch nur geringe Penetration ins ZNS-Gewebe.

Indikationen: Caspofungin ist zur Behandlung von Aspergillus-Infektionen, die auf eine Therapie mit Amphotericin B oder Itraconazol nicht ansprechen bzw. zur Behandlung von Patienten, die diese Substanzen nicht vertragen, zugelassen. Es ist auch zur Therapie von invasiver Candidiasis und zur empirischen Therapie bei Verdacht auf Pilzinfektionen bei Erwachsenen mit Fieber und Neutropenie zugelassen.

Dosierung: Am 1. Tag 70 mg und an den nachfolgenden Tagen 50 mg als Infusion.

Unerwünschte Wirkungen: Hautausschlag, Schwellung im Gesicht, Juckreiz (durch Histaminfreisetzung?), Fieber, Übelkeit, Erbrechen.

Wechselwirkungen: Caspofungin besitzt keine klinisch relevante Hemmwirkung auf Cytochrome oder P-Glykoprotein und weist daher nur ein geringes Risiko für Arzneimittelwechselwirkungen auf. Es verringert die minimale Plasmakonzentration von Tacrolimus um ca. 26 %. Bei gleichzeitiger Gabe von Induktoren der Cytochrome, z.B. Efavirenz, Nevirapin, Phenytoin, Rifampicin, Dexamethason oder Carbamazepin, können die Plasmakonzentrationen von Caspofungin verringert sein. Die Erhaltungsdosis von Caspofungin kann in solchen Fällen auf 70 mg/Tag erhöht werden.

5 Antiparasitäre Therapie
R. STAHLMANN, H. LODE

5.1 Antimalariamittel

5.1.1 Chloroquin (Resochin®, Weimer®quin)

Pharmakologie: Chloroquin ist das Mittel der Wahl zur Behandlung einer Infektion mit Plasmodium vivax, P. malariae und empfindlichen P. falciparum-Stämmen. Es wirkt auf die in den Erythrozyten befindlichen Formen. Eine Resistenz von P. falciparum ist vor allem in Ost- und Westafrika und Südostasien bekannt. Nach oraler Gabe rasche Resorption (> 90 %). Urin-Recovery ca. 50 %. Eliminationshalbwertszeit ca. 9 Tage.

Dosierung: Zur Prophylaxe 2 Tbl. (= 300 mg Base) alle 3–4 Tage. Zur Therapie: 0,6 g Chloroquin-Base (= 4 Tbl.) und weitere 0,3 g nach 6, 24 und 48 h. Tabletten werden mit einer Mahlzeit besser vertragen.

Unerwünschte Wirkungen: Milde gastrointestinale Symptome, gelegentlich Kopfschmerzen.

Anmerkung: Eine zunehmende Resistenz vor allem bei P. falciparum wird aus vielen Teilen der Welt gemeldet, daher wird Chloroquin zur Prophylaxe häufig in Kombination mit Proguanil gegeben. Aktuelle Informationen sind im Internet unter http://www.who.int/malaria/ oder http://dtg.org/ verfügbar.

5.1.2 Chinin

Pharmakologie: Parenterales Chinin steht nur als Importpräparat (Quinamax® 250 mg/2 ml = 385 mg Chiningluconat = 240 mg Chininbase) zur Verfügung. Es wirkt auf die in den Erythrozyten befindlichen Formen und ist Mittel der Wahl bei chloroquinresistenter Malaria tropica. Nach oraler Gabe wird es rasch resorbiert (> 80 %), die Eliminationshalbwertszeit beträgt ca. 11 h, die Eiweißbindung liegt bei 90 %. Es wird vorwiegend in der Leber metabolisiert, nur 10 % werden unverändert über die Niere ausgeschieden.

Dosierung: Zur Prophylaxe ist Chinin ungeeignet. Bei schwerem Verlauf initial 7 mg/kg KG in 60 ml 0,9 %igem NaCl über 0,5 h als „loading dose", sofort gefolgt von 10 mg/kg KG über 4 h, danach alle 8 h langsame Infusion über 4 h von 10 mg/kg KG oder alternativ zu „loading dose" 20 mg/kg KG über 4 h in 300–500 ml 5 %iger Glukose, danach alle 8 h langsame Infusion über 4 h von 10 mg/kg KG. Tageshöchstdosis 1,8 g.

Unerwünschte Wirkungen: Tinnitus, Kopfschmerzen, Nausea, Sehstörungen, die bei Dosisreduktion aufhören. Bei hoher Dosierung Verstärkung der Sehstörungen; es treten vermehrt gastrointestinale, zentralnervöse und kardiovaskuläre Beschwerden (QT-Zeit-Verlängerung) auf. Wegen Insulininduktion Gefahr einer Hypoglykämie.

Wechselwirkungen: H_2-Blocker verlängern die HWZ von Chinin. Interaktionen mit Halofantrin und Mefloquin.

Anmerkung: Wegen der sehr langen HWZ dieser Substanzen, nach Halofantrin-/Mefloquin-Anwendung sorgfältige Überwachung des Patienten unter Chinin-Therapie. Zur Dosierung bei Niereninsuffizienz/Nierenversagen liegen kaum Daten vor. Offenbar wird Chinin durch Hämodialyse, Peritonealdialyse oder Hämofiltration nicht eliminiert. Dosisanpassung wird in den ersten 3 Tagen für nicht erforderlich gehalten. Vorsichtshalber sollte die Dosierung von Anfang an auf 2-mal 10–15 mg/kg KG reduziert werden. Bei Verlängerung des QT-Intervalls im EKG Chinin absetzen.

5.1.3 Mefloquin (Lariam®)

Pharmakologie: Mefloquinhydrochlorid ist ein Chinolin-Derivat zur Prophylaxe und Therapie der Malaria. Es wirkt auf die in den Erythrozyten befindlichen Formen. Nach oraler Gabe wird es langsam resorbiert, die Eiweißbindung ist mit 98 % recht hoch. Die Eliminationshalbwertszeit liegt bei 21 Tagen. Die Ausscheidung erfolgt hauptsächlich mit den Fäzes, zu etwa 13 % auch über die Niere.

Dosierung: Zur Behandlung bei nicht-immunen Patienten zu Beginn 3 Tbl. (750 mg), gefolgt von 500 mg nach 6–8 h und bei einem Körpergewicht von mehr als 60 kg nach weiteren 6–8 h 250 mg. Zur Prophylaxe 1-mal wöchentlich 250 mg bis 2 Wochen nach Verlassen des Endemiegebietes.

Unerwünschte Wirkungen: Psychische Störungen wie Halluzinationen und paranoide Zustände, die auch bei prophylaktischer Gabe auftreten können. Daneben: Schwindel, Übelkeit, Erbrechen, weiche Stühle oder Diarrhöen, Kopfschmerzen, Herzrhythmusstörungen etc. Unter Mefloquin kann die Fähigkeit zum Führen von Fahrzeugen, zum Bedienen von Maschinen oder zum Ausführen gefährlicher Arbeiten während der Einnahme und bis zu 3 Wochen nach Anwendung vermindert sein.

Wechselwirkungen: Bei gleichzeitiger Gabe von Chinin, Chinidin oder anderen verwandten Substanzen Erhöhung der Bereitschaft zu Krampfanfällen möglich. Wechselwirkung mit Valproinsäure (Beschleunigung der Verstoffwechselung von Valproat), oralen Antidiabetika, oralen Antikoagulanzien und β-Blockern, jedoch keine mit Acetylsalicylsäure oder Paracetamol. Da Mefloquin die Wirkung einer oralen Typhusschutzimpfung beeinträchtigen könnte, wird empfohlen, erst 3 Tage nach Abschluss der Impfung eine Malariaprophylaxe mit Mefloquin zu beginnen.

Kontraindikationen: Schwangerschaft, Laktationsperiode, ZNS-Leiden in der Anamnese, gleichzeitige Gabe von Chinin, Chinidin oder anderen verwandten Substanzen.

Anmerkung: Nicht zur Langzeitprophylaxe (mehr als 4 Wochen) geeignet. Patienten über ZNS-Nebenwirkungen aufklären.

5.1.4 Proguanil (Paludrine®)

Pharmakologie: Proguanil wirkt auch auf Frühformen (in den Hepatozyten) von Malaria-Parasiten. Es wird nach oraler Gabe rasch resorbiert und mit einer Eliminationshalbwertszeit ca. 24 h überwiegend renal ausgeschieden. Die Eiweißbindung beträgt ca. 75 %.

Dosierung: 200 mg täglich zur Prophylaxe in Kombination mit Chloroquin bei Reisen in Regionen mit bekannter Resistenz bis zur 4. Woche nach Verlassen des Endemiegebietes.

Unerwünschte Wirkungen: Bei der üblichen Prophylaxe sehr gute Verträglichkeit. Selten sind orale Ulzera und Haarausfall beobachtet worden.

5.1.5 Primaquin (in Deutschland nicht mehr zugelassen)

Pharmakologie: Primaqin ist gut wirksam gegen extraerythrozytäre Formen von P. vivax und P. ovale. Nach oraler Gabe wird es rasch resorbiert, fast vollständig metabolisiert und mit einer Eliminationshalbwertszeit von 6 h eliminiert.

Dosierung: Zur Radikalsanierung nach einer erfolgreichen Behandlung einer P.-vivax- bzw. P.-ovale-Infektion 15 mg täglich oral für 14 Tage. Beim Auftreten eines Rezidivs erneute Behandlung mit Chloroquin und anschließend Primaquin in einer höheren Dosierung (täglich 15–22,5 mg bis zu einer Gesamtdosierung von 6 mg/kg KG).

Unerwünschte Wirkungen: Milde Bauchkrämpfe und gelegentlich epigastrale Schmerzen. Bei hoher Dosierung (60–240 mg) Methämoglobinbildung und Zyanose. Gefährdet sind Patienten mit angeborenem Glukose-6-Phosphat-Dehydrogenase-Mangel und Nikotinamid-Adenin-Dinukleotid-Methämoglobin-Reduktase-Mangel.

5.1.6 Atovaquon (Wellvone®)

Pharmakologie: Atovaquon ist wirksam gegen Pneumocystis jiroveci (carinii), Toxoplasma sowie gegenüber Plasmodium-Spezies. Einnahme mit einer Mahlzeit oder mit einem Milchprodukt verbessert die Resorption. Die Eliminationshalbwertszeit liegt bei 70 h. Es wird überwiegend mit den den Fäzes (> 90 %) unverändert) eliminiert.

Dosierung: 3-mal 750 mg täglich zur Behandlung einer unkomplizierten Pneumocystis-Pneumonie.

Unerwünschte Wirkungen: Zu den möglichen unerwünschten Wirkungen gehören Übelkeit, Exanthem, Durchfall, Kopfschmerzen, Erhöhung von Transaminasen und Amylase.

Anmerkung: In Kombination mit Proguanil zur Behandlung von Malaria zugelassen.

5.1.7 Atovaquon + Proguanil (Malarone®)

Das Kombinationspräparat ist geeignet zur Behandlung einer akuten unkomplizierten Malaria tropica. Es ist auch wirksam bei P.-falciparum-Infektionen, die durch resistente Stämme verursacht werden. Therapieversager nach Aufenthalt in West-Afrika sind berichtet worden.

Dosierung: 250 mg Atovaquon + 100 mg Proguanil. Einnahme mit einer Mahlzeit oder einem Milchprodukt. Je 4 Tbl. als Einzeldosis an 3 aufeinander folgenden Tagen.

5.2 Anthelminthika

5.2.1 Pyrantel (Helmex®)

Pharmakologie: Früher auch als Pyrantelpamoat aufgeführt. Gute Wirkung gegen Madenwurm (Enterobius vermicularis, Oxyuriasis), Spulwurm (Ascaris lumbricoides), Hakenwurm (Ancylostoma duodenale und Necator americanus), nur geringe Wirkung gegen Trichuris trichiura (Peitschenwurm). Sehr geringe Resorption nach oraler Gabe; weniger als 15 % erscheinen im Urin.

Dosierung: 10 mg/kg KG als Einmalgabe. Bei schwerem Befall mit dem amerikanischen Hakenwurm Wiederholung an 3 aufeinander folgenden Tagen.

Unerwünschte Wirkungen: Sehr selten gastrointestinale Beschwerden wie Appetitlosigkeit, Darmkrämpfe, Übelkeit, Erbrechen, Diarrhö, Kopfschmerzen, Schwindel, Müdigkeit, Schlaflosigkeit oder Exantheme.

Wechselwirkungen: Piperazin antagonisiert die Wirkung von Pyrantelembonat.

Anmerkung: Mittel der Wahl bei Hakenwurmbefall und Oxyuriasis ist Mebendazol.

5.2.2 Mebendazol (Vermox®)

Pharmakologie: Gute Wirkung gegen Peitschenwurm (Trichuris trichiura), Madenwurm (Enterobius vermicularis), Spulwurm (Ascaris lumbricoides), Hakenwurm (Ancylostoma duodenale und Necator americanus), Strongyloides stercoralis sowie Taeniasis. Geringe Wirkung gegen verschiedene Filarien und Echinokokken. Nur geringe Resorption im Gastrointestinaltrakt. Eiweißbindung ca. 95 %.

Dosierung: Je nach Art des Befalls entweder einmalige Dosierung (z.B. bei Oxyuriasis) oder wiederholte und längere Dosierung (z.B. bei Ascariasis, Trichuriasis, Ancylostomiasis: Je 100 mg morgens und abends an 3 aufeinander folgenden Tagen). Zur Behandlung der Echinokokkose wurde früher eine Dosierung von 400–600 mg alle 8 h für 21–30 Tage empfohlen. Diese Anwendung ist heute durch die Einführung von Albendazol (**s. Kap. II.4.5.2.5**) überholt.

Unerwünschte Wirkungen: Vorübergehend Diarrhöen, Bauchschmerzen, vor allem beim Abgang der Parasiten.

5.2.3 Niclosamid (Yomesan®)

Pharmakologie: Gute Wirkung gegen Taenia saginata (Rinderbandwurm), Taenia solium (Schweinebandwurm), Diphyllobothrium latum (Fischbandwurm) und Hymenolepis nana (Zwergbandwurm). Es wirkt nur gegen die im Darm befindlichen Bandwürmer. Keine Wirkung bei Zystizerkose oder Echinokokkose. Nach oraler Gabe praktisch keine Resorption.

Dosierung: Bei Rinder-, Schweine- oder Fischbandwurm einmalig 4 Tbl. im Anschluss an das Frühstück. Die Tabletten müssen gründlich zu einem feinen Brei zerkaut und dann erst mit wenig Wasser hinuntergespült werden. Sie können aber auch in Flüssigkeit zerfallen eingenommen werden. Die Ausscheidung des Bandwurms kann durch die Einnahme eines salinischen Abführmittels 2 h nach Einnahme von Niclosamid gefördert werden. Bei Infektion mit H. nana am 1. Tag 4 Tbl., gefolgt von 2 Tbl. für weitere 6 Tage.

Unerwünschte Wirkungen: Sehr selten Brechreiz, Übelkeit oder Bauchschmerzen.

5.2.4 Praziquantel (Biltricide®, Cesol®, Cystide®)

Pharmakologie: Wirkung gegen alle Arten von Schistosoma (S. haematobium, S. intercalatum, S. japonicum, S. mansoni), Leberegel (z.B. Clonorchis sinensis, Opisthorchis viverini, Fasciola hepatica), Lungenegel (z.B. Paragonimus westermani) und viele andere, in Deutschland seltene Würmer. Nach oraler Gabe rasche Resorption. Rasche Metabolisierung (First-Pass-Effekt). Ausscheidung überwiegend renal (80 % innerhalb von 4 Tagen).

Dosierung: Je nach Parasitenart wird eine Dosierung von 60–40 mg pro kg KG als 1-Tages-Behandlung empfohlen. Bei Lungenegel 3-mal 25 mg pro kg KG täglich in Form einer 2-Tage-Behandlung.

Unerwünschte Wirkungen: Gelegentlich Übelkeit und Erbrechen mit Bauchschmerzen, Kopfschmerzen, leichte Benommenheit sowie Urtikaria. Diese unerwünschten Wirkungen treten offenbar eher und stärker bei Patienten mit hohem Parasitenbefall auf.

Wechselwirkungen: Gleichzeitige Dexamethason-Einnahme kann zur Herabsetzung der Praziquantel-Konzentration im Blut führen.

5.2.5 Albendazol (Eskazole®)

Pharmakologie: Gute Wirkung gegen E. granulosus (zystische Echinokokkose), E. multilocularis (alveoläre Echinokokkose, Fuchsbandwurm), Trichinella spiralis (Trichinose), Strongyloides stercoralis, Nematoden (z.B. Ascaris lumbricoides, Ancylostoma duodenale, Necator americanus, Trichuris trichiura, Enterobius vermicularis, Toxocara canis), Zestoden (Taenia saginata, T. solium und Hymenolepis nana) und Trematoden (z.B. Opisthorchis viverini und O. sinensis). Geringe Resorption nach oraler Gabe. Große intra- und interindividuelle Schwankungen. Deutlicher First-Pass-Effekt. Steigerung der Resorption nach fettreicher Mahlzeit. Eliminationshalbwertszeit ca. 8 h. Elimination überwiegend biliär. Weniger als 1 % erscheint in den ersten 24 h im Urin. Die relativ kurze HWZ erfordert eine regelmäßige Einnahme.

Dosierung: Bei der zystischen oder alveolären Echinokokkose 2-mal 10–15 mg/kg KG für mindestens 2 Jahre nach kurativer Operation, ansonsten lebenslänglich. Bei der Trichinose werden für 6 Tage 400 mg alle 12 h empfohlen. Bei der Neurozystizerkose 2-mal 7,5 mg/kg KG/Tag für 4 Wochen.

Unerwünschte Wirkungen: Gelegentlich Bauchschmerzen, Durchfall, Übelkeit, Erbrechen sowie Schwindel und Kopfschmerzen. In seltenen Fällen Leukopenie, Panzytopenie, Haarausfall, Juckreiz und Exanthem.

5.2.6 Ivermectin (Stromectol®)

Pharmakologie: Substanz aus der Gruppe der Avermectine. Wirkung durch die Stimulierung der Freisetzung von Gamma-Aminobuttersäure (GABA) an den Nerven peripherer Muskeln bei Nematoden, Askariden, Läusen und Milben, wodurch es zur Paralyse der Parasiten kommt. Ivermectin wirkt nur auf Mikrofilarien, nicht auf Makrofilarien und wird in großem Umfang in der Tiermedizin eingesetzt. In der Humanmedizin hat sich die Substanz bei der Behandlung der Onchozerkose, Strongyloidose und Scabies als wirksam erwiesen. Nach oraler Gabe langsame Resorption, t_{max} 4 h. Eliminationshalbwertszeit ca. 12 h für Ivermectin, ca. 3 Tage für seine Metaboliten. Fast vollständige Ausscheidung über Fäzes, weniger als 1 % renal.

Dosierung: Die Dosierung beträgt 150 µg/kg KG als Einmalgabe. Bei Strongyloidose mit starkem Befall 200 µg/kg KG an 2 aufeinander folgenden Tagen. Bei hartnäckiger Scabies (Krätze) 200 µg/kg KG an einem Tag und Wiederholung nach 2 Wochen.

Unerwünschte Wirkungen: Ivermectin überschreitet die Blut-Hirn-Schranke nicht, daher sind keine ZNS-abhängigen UAW zu erwarten. Die Mazzotti-Reaktion (starker Juckreiz mit Exanthem, Fieber, Lymphadenopathie, Arthropathie) wird durch den Zerfall der Mikrofilarien erklärt.

Anmerkung: In Frankreich unter dem Namen „Stromectol" zugelassen; kann rezeptiert und importiert werden. Die Substanz ist wirksam auch gegen Wuchereria bancrofti, besitzt jedoch keine Wirkung gegen Trematoden (Saugwürmer) und Zestoden (Bandwürmer), da ihnen GABA als Neurotransmittersubstanz fehlt.

5 Antithrombotika und Fibrinolysetherapie

H. SCHINZEL

1	Vorbemerkungen 219	5.4.2	Hirudin 229
2	Grundsätze des Einsatzes von Antithrombotika und Fibrinolytika 220	5.4.3	Bivalirudin 230
		5.5	Heparinoide 230
		5.6	Vitamin-K-Antagonisten 231
3	Allgemeine Kontraindikationen zur Anwendung von Antithrombotika und Fibrinolytika 222	5.7	Thrombozytenfunktionshemmer 238
		5.8	Dextran 240
		6	Fibrinolytika und ihre Anwendung 240
4	Allgemeine Risiken bei der Anwendung von Antithrombotika und Fibrinolytika 222	6.1	Streptokinase 241
		6.2	Urokinase 244
5	Antithrombotika und ihre Anwendung 223	6.3	Anisoylierter Plasminogen-Streptokinase-Aktivatorkomplex Anistreplase 245
5.1	Unfraktionierte Heparine (UFH) 223		
5.2	Niedermolekulare Heparine (NMH) .. 225	6.4	Rekombinante Gewebeplasminogenaktivatoren (rt-PA) 245
5.3	Pentasaccharide 227		
5.4	Direkte Thrombininhibitoren 228	6.4.1	Alteplase und Reteplase 245
5.4.1	Argatroban 228	6.4.2	Tenecteplase 246

1 Vorbemerkungen

Antithrombotika sind Substanzen mit unterschiedlichen blutgerinnungshemmenden Wirkungsmechanismen zur Verhütung eines arteriellen oder venösen thrombotischen Gefäßverschlusses und/oder Hemmung seines Progresses. Die Substanzen sind unfraktionierte und niedermolekulare Heparine, direkte Thrombinantagonisten, Heparinoide, Pentasaccharide, Vitamin-K-Antagonisten, Thrombozytenfunktionshemmer.

Fibrinolytika sind Substanzen, die direkt oder indirekt durch enzymatische Aufspaltung des Fibrins (Fibrinolyse) einen fibrinreichen arteriellen oder venösen Gefäßverschluss (Thrombus, Embolus) auflösen (Thrombolyse). Dazu gehören Streptokinase, Urokinase, die rekombinanten Gewebeplasminogenaktivatoren (rt-PA) Alteplase und Reteplase, Tenecteplase und Anistreplase.

Ein arterieller oder venöser Gefäßverschluss hat je nach Lokalisation und Ausdehnung eine unterschiedliche klinische Bedeutung. Daher ist seine Rekanalisation noch keineswegs identisch mit der Wiederherstellung einer ausgefallenen Organfunktion. Aber mit der Restitution der arteriellen Strombahn oder der Normalisierung des venösen Abflusses ist eine bleibende Organschädigung oft vermeidbar, zumindest begrenzbar.

2 Grundsätze des Einsatzes von Antithrombotika und Fibrinolytika

Bei allen akuten thromboembolischen Erkrankungen ist zunächst prinzipiell unter strenger individueller Nutzen-Risiko-Validierung die Möglichkeit einer interventionell-operativen Behandlung (Thrombektomie, Embolektomie, Desobliteration, Bypass-Operation, perkutane transluminale Angioplastie) bzw. ein konservatives Vorgehen zu prüfen. Gegebenenfalls kann die Indikation zur Fibrinolyse unter Berücksichtigung der Kontraindikationen erwogen werden (**Tab. II.5.1, Tab. II.5.2**).

Die **Thrombolyse**, d.h. die Auflösung eines fibrinreichen Thrombus, kann durch Infusion von Substanzen erreicht werden, die körpereigenes Plasminogen zu Plasmin aktivieren (z.B. Streptokinase, Urokinase, rt-PA). Voraussetzung zur Wirksamkeit der Fibrinolytika ist ein hoher Fibringehalt des Thrombus oder Embolus, da nur Fibrin durch die Fibrinolyse abgebaut werden kann. Organisierte Thromben können nicht lysiert werden. Daher ist nur der frühestmögliche Einsatz von Fibrinolytika nach der Thrombusbildung erfolgversprechend, wobei für verschiedene Verschlusskrankheiten unterschiedliche Zeitgrenzen gelten (s. einzelne Organkapitel). In großen Gefäßen (Aorta, V. cava) bleibt in vielen Fällen in Thromben ein hoher Fibrinanteil über längere Zeit erhalten, sodass unter diesen Umständen auch mit längerer zeitlicher Latenz eine Fibrinolysetherapie (Spätlyse) erfolgreich sein kann.

Die **Fibrinolyse** kann als „systemische Lyse" (i.v. Bolusgabe oder Dauerinfusion eines Fibrinolytikums) oder als „lokale Lyse" (Infusion des Fibrinolytikums über einen Katheter vor den Thrombus oder Injektion in den Thrombus) durchgeführt werden. Mit der „lokalen Lyse" erreicht man eine hohe Konzentration des Fibrinolytikums am Wirkort (Thrombus, Embolus), ohne dass es zu einer systemischen Wirkung kommt. Damit wird die Blutungsgefahr reduziert. Die „lokale Lyse" ist auch bei absoluten Kontraindikationen einer „systemischen Lyse" durchführbar (**s. Tab. II.5.2**). Der Nachteil besteht in einem höheren technischen Aufwand (z.B. Katheterpositionierung). Die „lokale Lyse" wird z.B. angewendet bei Shuntthrombosen, arteriellen embolischen oder thrombotischen Verschlüssen, z.T. in Kombination mit einer Thrombektomie oder einer perkutanen transluminalen Angioplastie (PTA). Spezielle Indikationen zur Fibrinolyse s. Kap. II.5.6 (**s. Tab. II.5.16**).

Sind sowohl operative Maßnahmen als auch eine fibrinolytische Therapie nicht möglich oder nach strenger Nutzen-Risiko-Abwägung nicht vertretbar, erfolgt meistens ein Heparineinsatz in therapeutischer Dosierung. Zur Behandlung venöser Gefäßverschlüsse (Phlebothrombose, Subclavia-Axillaris-Thrombose) hat die fibrinolytische Therapie keinen Stellenwert mehr. Als Standardtherapie gilt heute die gewichtsadaptierte subkutane Applikation niedermolekularer Heparine unter frühzeitiger Einleitung einer oralen Antikoagulation (OAK) mit Vitamin-K-Antagonisten.

Tabelle II.5.1 Therapieprinzipien thromboembolischer Erkrankungen

Indikation	Therapie
Akuter Gefäßverschluss	Operative Therapie oder Fibrinolyse oder perkutane transluminale Angioplastie oder Heparinbehandlung mit therapeutischen Dosen (auch Kombination der Methoden möglich)
Anschlussbehandlung zur Rezidivprophylaxe	Heparingabe in therapeutischer Dosis über 2–6 Tage
Thromboseprophylaxe und Nachbehandlung zur Rezidivprophylaxe	Vitamin-K-Antagonisten, Therapie mit Heparin bzw. nm-Heparin oder nach arteriellen Verschlüssen Thrombozytenfunktionshemmer

Tabelle II.5.2 Allgemeine Kontraindikationen zur Anwendung von Antithrombotika und Fibrinolytika. Spezielle Kontraindikationen (**s.a. Kap. II.5.5**)

Kontraindikationen	Bemerkungen
Hämorrhagische Diathesen	Hohes Blutungsrisiko
Erkrankungen mit Gewebsdefekten: Intestinale Ulzera, Tumornekrosen, Floride Lungen-Tbc, Akute Pankreatitis	Lokales Blutungsrisiko. Keine Fibrinolysetherapie, auch Vitamin-K-Antagonisten kontraindiziert. ASS insbesondere bei intestinalen Ulzera kontraindiziert. Therapie der Grundkrankheit. Low-dose-Heparintherapie ggf. erwägen
Unmittelbar nach Operationen und Partus	Gilt nicht für Low-dose-Heparingabe
Unmittelbar nach Organpunktionen, Arterienpunktionen und i.m. Injektionen	Low-dose-Heparingabe möglich. Karenzzeit für Fibrinolyse mindestens 1–3 Wochen, je nach Eingriff
Schwere Hepato- und Nephropathien	Verstärkung des Hämostasedefektes, Kumulationsgefahr
Floride Endokarditis	Blutungs- und Embolierisiko
Intraokulare Blutungen und Blutungen in das ZNS	Absolute Kontraindikation für alle gerinnungshemmenden Substanzen und Fibrinolytika
Arterieller Bluthochdruck (RR > 180/100 mmHg, Fundus hypertonicus > 2. Grades)	Intrakranielles Blutungsrisiko
Unzureichende Laborkontrollen, mangelnde Mitarbeit des Patienten	Gerinnungshemmende Therapie grundsätzlich kontraindiziert. Ggf. Motivation des Patienten
Hoher Antistreptokinasetiter nach Streptokinasetherapie oder Streptokokkeninfekt	Kontraindikation für Streptokinasetherapie, Urokinase-, rt-PA-Behandlung und Antikoagulanzientherapie möglich
Gravidität	Absolute Kontraindikation für Vitamin-K-Antagonisten in der 6.–12. Schwangerschaftswoche. Sonst Gabe nur unter strengster Nutzen-Risiko-Validierung vertretbar. Möglichst auf nm-Heparine s.c. ausweichen. Fibrinolyse nicht im 1. Trimenon, ASS nicht im 3. Trimenon, Heparinbehandlung möglich, Vitamin-K-Antagonisten in der Laktationsphase möglich
Allgemeine schwere Gefäßsklerose	Intrakranielles Blutungsrisiko
Schwere Osteoporose	Bei Langzeitbehandlung mit unfraktioniertem Heparin Verstärkung der Osteoporose möglich. Alternative: Niedermolekulare Heparine wegen ihrer nur geringen Osteoporoseinzidenz
Allergische Reaktionen nach früherer Antikoagulanzientherapie	Ggf. Ausweichen auf anderes Mittel, z.B.: Marcumar®/Falithrom® statt Heparin, Pentasaccharide statt Heparin, Urokinase statt Streptokinase
Medikamentenwechselwirkung	Gerinnungshemmende Therapie bei Beachtung der Wechselwirkungen möglich. Dies gilt v.a. für die Vitamin-K-Antagonisten Marcumar®/Falithrom® und Coumadin®.

Alle rekanalisierten, teilkanalisierten und persistierenden Gefäßverschlüsse sollten einer **Rezidivprophylaxe** unterzogen werden. Im Bereich der arteriellen Strombahn werden hierzu vorzugsweise Thrombozytenfunktionshemmer, im venösen Bereich Vitamin-K-Antagonisten eingesetzt. Bei Kontraindikationen oder Unverträglichkeit gegenüber Vitamin-K-Antagonisten kann man alternativ nm-Heparine subkutan applizieren. Die Dauer der Nachsorge richtet sich nach dem Rezidivrisiko, zumal durch operative Maßnahmen, Fibrinolyse oder konservativem Vorgehen im Idealfall zwar der thrombotische Gefäßverschluss beseitigt, aber seine Ursache (z.B. Thrombophilie, Arteriosklerose) oft nicht behoben ist. Daher dürfen auch andere, zusätzlich mögliche Maßnahmen zur Behandlung der Grundkrankheit eines Gefäßverschlusses (Diabetes mellitus, arterielle Hypertonie, Hypercholesterinämie, Nikotinabusus) nicht vernachlässigt werden (**s. Kap. III.3, III.14.2, III.14.5**).

Zur **Prophylaxe thromboembolischer Ereignisse** werden Antikoagulanzien (Heparin, Pentasaccharide, direkte Thrombin- und Vitamin-K-Antagonisten) oder Thrombozytenfunktionshemmer eingesetzt. Dabei unterscheidet man eine „Kurzzeitbehandlung" (für die Dauer des stationären Aufenthalts) von einer „Langzeittherapie" (über die stationäre Therapie hinaus bis lebenslang).

Eine Antikoagulanzienbehandlung ist auch in Situationen indiziert, in denen eine Gerinnungshemmung von Vorteil (z.B. Thromboseprophylaxe) oder aus technischen Gründen notwendig ist (z.B. extrakorporaler Kreislauf bei Herzoperationen, Nierenersatzverfahren wie Hämodialyse oder Hämofiltration). Die Wahl des geeignetsten Antithrombotikums hängt im Einzelfall von der Art der thromboembolischen Erkrankung, den klinischen Umständen, der Wirkungsweise und den UAW der einzelnen Substanzen, den eigenen Erfahrungen und ggf. den Möglichkeiten des Labormonitorings ab. Spezielle Indikationen für die einzelnen Mittel **s. Kap. II.5.5**.

Eine gleichzeitige Anwendung verschiedener gerinnungshemmender Substanzen ist in der Langzeittherapie wegen des damit verbundenen Blutungsrisikos möglichst zu vermeiden bzw. bleibt speziellen Indikationen vorbehalten. Die Phase des Übergangs von einem zum anderen gerinnungshemmenden Mittel (z.B. die Umstellung von Heparin auf Vitamin-K-Antagonisten) ist kritisch und muss überlappend unter engmaschigem Labormonitoring erfolgen.

3 Allgemeine Kontraindikationen zur Anwendung von Antithrombotika und Fibrinolytika

Sowohl Antithrombotika als auch Fibrinolytika führen abhängig von ihrem Wirkungsmechanismus zu einer „verminderten Blutgerinnung" und erhöhen damit das Blutungsrisiko. Eine Blutung manifestiert sich aber praktisch nur bei Nichteinhaltung des therapeutischen Bereichs, bei präformierten Gewebsdefekten oder bei speziellen Organschäden, die unmittelbaren Einfluss auf die Wirkung der Antithrombotika und Fibrinolytika haben. Insofern sind alle Gesundheitsstörungen, die per se ein Blutungsrisiko aufweisen, als Kontraindikationen anzusehen. **Tabelle II.5.2** informiert über allgemeine Kontraindikationen und mögliche klinische Konsequenzen, bei denen im Einzelfall eine Nutzen-Risiko-Abwägung zur gerinnungshemmenden Therapie zu erfolgen hat.

4 Allgemeine Risiken bei der Anwendung von Antithrombotika und Fibrinolytika

Die Blutung stellt die häufigste Komplikation bei der Anwendung von Antithrombotika und Fibrinolytika dar. Sie ist keine echte UAW, sondern eine gesteigerte Hauptwirkung. Eine Blutung ist in der Regel bei Beachtung der Kontraindikationen und sachgemäßer Anwendung der Substanzen weitestgehend vermeidbar. Daneben gibt es jedoch noch eine Reihe wirklicher UAW (**s. Tab. II.5.4, s.a. Tab. II.5.10**).

Bei Frauen im gebärfähigen Alter kann das Risiko von verstärkten Menstruationsblutungen durch gleichzeitige Gabe von Ovulationshemmern verringert werden. Hierbei ist jedoch die prokoagulatorische Wirkung östrogenhaltiger Präparate kritisch abzuwägen.

5 Antithrombotika und ihre Anwendung

5.1 Unfraktionierte Heparine (UFH)

Pharmakologische Eigenschaften: Heparin ist ein aus tierischem Gewebe gewonnener Katalysator des Antithrombins (AT). Der Heparin-AT-Komplex beeinflusst die Blutgerinnung durch Hemmung verschiedener aktivierter Blutgerinnungsfaktoren mit besonderer Affinität zu Thrombin (Faktor IIa) und Faktor Xa. Ohne eine ausreichende Menge von AT ist Heparin wirkungslos, sodass bei angeborenem oder erworbenem AT-Mangel dieses Protein zur Entfaltung der Heparinwirkung erst substituiert werden muss (**s. Kap. III.10.4**). Heparin wird relativ schnell durch Heparinasen in der Leber abgebaut und im Urin ausgeschieden. Nur ein Teil wird unverändert direkt renal eliminiert. Die daraus resultierende kurze funktionelle HWZ (ca. 60–90 min nach intravenöser Gabe) erfordert entweder eine fortlaufende i.v. Zufuhr des Antikoagulans durch Dauerinfusion oder eine intermittierende subkutane Applikation. Heparin wird in der Klinik gleichwertig wirksam als Natrium- oder Kalziumsalz angewandt.

Indikationen: S. Tab. II.5.3.

Dosierung: Heparin ist nur parenteral gegeben wirksam. Zur therapeutischen Heparinisierung wird eine i.v. Bolusinjektion von 5000 IE mit nachfolgender i.v. Dauerinfusion von ca. 1000 IE/h unter aPTT-Adjustierung gegeben. Die Low-Dose-Therapie kann kontinuierlich intravenös oder fraktioniert s.c. durchgeführt werden. Bei terminaler Niereninsuffizienz oder schwerer

Tabelle II.5.3 Indikationen zur Heparintherapie (UFH, NMH) und Dosierungsvorschläge

Indikationen	Dosierung
Perioperative Thromboseprophylaxe, Thromboseprophylaxe in der konservativen Medizin abhängig vom individuellen Thromboembolierisiko	NMH: NMH-Gabe und andere Alternativen vgl. **Tab. II.5.5** UFH: 2- bis 3-mal 5000–7500 E/Tag s.c.
Thromboseprophylaxe während Gravidität und Laktation	Bevorzugt NMH risikoadaptiert 5000–10000 anti-Xa-IE/Tag s.c. (z.B. Fragmin P-forte® 1–2 Fertigspritzen/Tag s.c.)
Rezidivprophylaxe nach Fibrinolysetherapie oder Gefäßoperationen	UFH: 300–1500 E/h i.v. in Abhängigkeit von aPTT (Zielwert: das 1,5–2,5fache der Norm)
Prophylaxe der Verbrauchskoagulopathie	UFH 300–500 E/h i.v. oder 2- bis 3-mal 5000 E/Tag s.c.
Gerinnungshemmung bei Hämodialyse und Hämofiltration	UFH- oder NMH-Dosis je nach Maschinentyp, klinischer Situation und Biokompatibilität der Kartusche
Gerinnungshemmung bei extrakorporalem Kreislauf (Herz-Lungen-Maschine)	UFH oder NMH: methodenabhängig
Therapie bei tiefen Venenthrombosen und Lungenembolie, nur in speziellen Situationen operative Behandlung oder Fibrinolyse; Überlappende Einleitung der oralen Antikoagulation mit Vitamin-K-Antagonisten (Marcumar®/Falithrom®). Absetzen der Heparine, sobald der INR-Zielbereich erreicht ist (meist 2,0–3,0)	Standardtherapie: NMH: Gewichtsadaptiert, Pentasaccharid, s. **Tab. II.5.6** UFH: 800–2000 E/h i.v. in Abhängigkeit von aPTT (Zielwert: das 1,5–2,5fache der Norm). Therapiedauer: 5–7 Tage
Initialbehandlung thromboembolischer Erkrankungen und Sofortprophylaxe bei Hochrisikopatienten	UFH: 5000–10000 E i.v. als Bolus. Danach Entscheidung über weiteres Vorgehen (Operation, Fibrinolyse, therapeutische Heparingabe) oder NMH gemäß Dosierung in **Tabelle II.5.6**
Als Alternative zur Behandlung mit Vitamin-K-Antagonisten, falls diese nicht möglich ist	UFH: 500–1500 E/h i.v. oder 3mal 5000–7500 E/Tag s.c. bzw. NMH s.c.

Leberschädigung verlängert sich die HWZ mit der Gefahr der Kumulation und damit erhöhtem Blutungsrisiko. Dies kann zu Überdosierungen führen. Die i.m. Anwendung ist kontraindiziert. Dosisrichtlinien: **s. Tab. II.5.3**.

Therapieüberwachung: Bei normalem Gerinnungsstatus vor Therapiebeginn ist eine s.c. Low-Dose-Therapie praktisch nicht kontrollbedürftig. Bei therapeutischer i.v. Anwendung von UFH ist die Überprüfung der aktivierten partiellen Thromboplastinzeit (aPTT) notwendig, die bei therapeutischer Dosierung auf das 1,5- bis 2,5fache der Norm verlängert sein soll (ca. 60–80 sec).

Kontrollintervalle: aPTT tgl. einmal, ggf. mehrmals je nach Behandlungssituation. Das heißt, ca. 4 Stunden nach jeder Dosisänderung sollte die aPTT zur Erfolgskontrolle bzw. Therapieoptimierung bestimmt werden. Wegen des Risikos einer heparininduzierten Thrombozytopenie Typ II (HIT Typ II) müssen vor Beginn der Heparintherapie und dann mindestens 2-mal pro Woche über insgesamt 3 Wochen die Thrombozyten kontrolliert werden. Wenn der Patient

Tabelle II.5.4 UAW der Heparine und sich daraus ergebende klinische Konsequenzen

Art der UAW	Häufigkeit	Klinische Konsequenz/Therapie
Haarausfall	selten	Nach Absetzen der Heparintherapie wieder Restitution des Haarwuchses
Anaphylaktische Reaktionen: Kopfschmerzen, Übelkeit, Pruritus, Urtikaria, auch abdominelle Koliken, Asthma bronchiale, Quincke-Ödem	selten	Reaktionen meist innerhalb der 1. Stunde nach Heparingabe. Verschwinden der Symptome nach Absetzen des Heparins. Eine Therapie ist meist nicht erforderlich; in ausgeprägten, klinisch relevanten Fällen: Absetzen des Heparins, symptomatische Therapie. Evtl. Wechsel des Heparinpräparats; Umsetzen auf Vitamin-K-Antagonisten, Pentasaccharide, Thrombinantagonisten, Heparinoide ist zu erwägen
Schmerzkrisen	Einzelfälle	Gefäßspasmen, insbesondere im Extremitätenbereich, möglicherweise nach vorausgegangener Heparinbehandlung. Oft spontane Rückbildung. – In seltenen Fällen hilft die Gabe von Protaminsulfat
Transaminasenanstieg	häufig	Meist nur geringfügiger Transaminasenanstieg mit Gipfel am 5.–8. Tag, danach trotz Fortsetzung der Heparintherapie wieder Abfall der Fermente. – Abbruch der Heparintherapie im allgemeinen nicht erforderlich
Thrombozytopenie	selten	HIT Typ I: Leichte vorübergehende Thrombozytopenie während der ersten Tage ohne thromboembolische Komplikationen HIT Typ II: Antikörpervermittelte Thrombozytopenie mit Abfall der Thrombozyten unter 50 % des Ausgangswertes zwischen 5. und 15. Tag, die in bis zu 70 % mit arteriellen oder venösen Thromben verbunden ist. Bei Reexposition kann HIT Typ II binnen weniger Stunden auftreten. Therapie: Sofortiges Absetzen des Heparins bereits bei Verdacht auf HIT Typ II. Rasche Einleitung der alternativen Antikoagulation mit Hirudin (Refludan®), Heparinoid (Orgaran®) oder dem Argininderivat Argatroban (Argatra®, s. **Tab. II.5.7**). Überlappende „Marcumarisierung" frühestens ab Thrombozyten > 100 000/mm³. Bei massiven oder kritischen Thrombosen ggf. Thrombektomie oder fibrinolytische Therapie erwägen. Unter nm-Heparinen ist HIT Typ II ein seltenes Ereignis.
Osteoporose	Bei langer höherer Heparindosis	Begrenzung der Heparinlangzeittherapie. Bei Osteoporosepatienten grundsätzlich Vitamin-K-Antagonisten erwägen, aber nicht bei Schwangerschaftsosteoporose. Alternative: nm-Heparine

innerhalb der letzten 90 Tage Heparin erhalten hat, ist eine zusätzliche Thrombozytenkontrolle am 1. Tag nach Therapieinitiierung indiziert. Diese Thrombozytenkontrollen gelten auch bei der Verwendung von nm-Heparinen, ungeachtet der Tatsache, dass bei diesen die HIT-II-Inzidenz nur ca. $^1/_{10}$ der von UFH beträgt (s. Tab. II.5.4).

Antidot: Protaminsulfat oder -chlorid, langsam i.v. im Verhältnis 1 : 1 zur letzten Heparindosis, antagonisiert sofort die Heparinwirkung (Kontrolle der aPTT, ggf. Nachinjektionen). Eine Überdosierung von Protamin ist wegen der dann eintretenden gerinnungsverzögernden Wirkung (Verstärkung der Blutungsneigung durch Protamin selbst) zu vermeiden. Die i.m. Gabe von Protaminpräparaten ist nicht zulässig. Ihre s.c. Injektion kann angewandt werden, dabei verzögert sich aber der Wirkungseintritt. Protaminpräparate, insbesondere Protaminsulfat, können in seltenen Fällen Schockreaktionen auslösen.

UAW: Tabelle II.5.4 zeigt die UAW mit ihren therapeutischen Konsequenzen.

Besonderheiten: Bei hereditärem oder erworbenem AT-Mangel (Risikogrenze: Aktivität < 70 % der Norm) wirkt Heparin unzureichend. In diesen Fällen sind entweder höhere Heparindosen (mit dem Risiko erhöhter Blutungsneigung) oder eine AT-Substitution (z.B. mit Atenativ®, Kybernin®) je nach AT-Wert erforderlich.

5.2 Niedermolekulare Heparine (NMH)

Pharmakologische Eigenschaften: Durch enzymatische oder chemische Spaltung konventioneller Heparine (mittleres Molekulargewicht 15 000 Dalton) gewinnt man niedermolekulare Heparine (nm-Heparine) mit einem mittleren Molekulargewicht von etwa 4000–6000 Dalton. Sie hemmen im Komplex mit AT (daher wie bei unfraktioniertem Heparin normaler AT-Spiegel erforderlich) in erster Linie den Faktor Xa, weniger die Thrombinwirkung. Damit reduziert sich das Blutungsrisiko, und der thrombosehemmende Effekt bleibt erhalten. nm-Heparine haben eine geringere lipolytische und thrombozyteninteragierende Wirkung als unfraktionierte Heparine. Sie sind nicht nach den Kriterien der unfraktionierten Heparine standardisierbar. Ihre Aktivität wird in Anti-Faktor-Xa-(aXa-)Einheiten angegeben. 160 aXa-E nm-Heparin entsprechen etwa der Wirkung von 1 mg Standard-Heparin. Außerdem wird ihre Wirkung nach einem internationalen Standard für nm-Heparine definiert. Aufgrund der unterschiedlichen Herstellungsprozesse und der unterschiedlichen chemischen Struktur der einzelnen NMH sind sie in ihrenr pharmakodynamischen und pharmakokinetischen Eigenschaften different. Damit sind die Präparate nicht beliebig austauschbar. Die Wirkungsdauer der nm-Heparine ist bei s.c. Applikation etwa doppelt so lang wie die der unfraktionierten Standardtherapie. Ein wesentlicher Vorteil besteht in ihrer hohen Bioverfügbarkeit nach subkutaner Applikation (NMH > 90 %, UFH 10–30 %), ihrer nur geringen Osteoporosegefahr bei Langzeitapplikation, ferner in der meist ausreichenden einmaligen Applikation pro Tag und der deutlich geringeren HIT-II-Inzidenz. Ein generelles Labormonitoring (Anti-Faktor-Xa-Aktivität) ist auch in gewichtsadaptierter therapeutischer Dosierung nicht notwendig. Ausnahmen: deutlich eingeschränkte Nierenfunktion, ausgeprägte Hepatopathie, Kinder, Schwangere, Körpergewicht < 50 kg bzw. starkes Übergewicht. Insbesondere bei Niereninsuffizienz gilt es, die Präparateunterschiede zu beachten. Hierbei gilt allgemein: je kleiner das Molekulargewicht, desto stärker die renale Elimination, desto größer die Kumulations- und damit Blutungsgefahr. Eine Dosisanpassung muss vor diesem Hintergrund präparateabhängig erfolgen. Dies gilt v.a. bei therapeutischer Dosierung, aber z.T. auch bereits bei der Hochrisikoprophylaxedosierung

Indikationen: nm-Heparine werden s.c. in risikoadaptierter Dosierung zur Thromboembolieprophylaxe sowohl im konservativen als auch im chirurgisch-operativen Bereich eingesetzt (**s. Tab. II.5.5**). Intravenös finden sie Verwendung zur Antikoagulation bei extrakorporalen

5 Antithrombotika und Fibrinolysetherapie

Tabelle II.5.5 Thromboseprophylaxe

Thromboseprophylaxe mit niedermolekularen Heparinen s.c. (NMH)[1]

Wirkstoff	Handelsname	Thromboserisiko	
		Niedriges bis mittleres Risiko	Hohes Risiko
Certoparin	Mono-Embolex NM	[2]	
Dalteparin	Fragmin P	+	
	Fragmin P forte		+[3]
Exoxaparin	Clexane 20	+	
	Clexane 40		+[3]
Nadroparin	Fraxiparin	+ (körpergewichtsadaptiert)	+
Reviparin	Clivarin 1750	+	
Tinzaparin	innohep 3500	+	

Thromboseprophylaxe mit Pentasaccharid und direkten Thrombininhibitoren

Wirkstoff	Handelsname	Dosis/Applikationsform	Zugelassen
Fondaparinux	Arixtra	1 × 2,5 mg/Tag s.c.	Größere Ops an unteren Extremitäten (Hüft-, Kniegelenksersatz)
Desirudin	Revasc	2 × 15 mg/Tag s.c.	Nach Hüft-/Kniegelenksersatz

[1] Zugelassen v.a. peri- und postoperativ in den unterschiedlichen chirurgischen Bereichen und bei internistischen Erkrankungen. Die definierten Zulassungen der einzelnen Präparate sind zu beachten. Zum Teil stehen Multidose-Lösungen zur Verfügung
[2] Keine definierte Angabe des Risikobereichs. Zugelassen peri-/postoperativ für Allgemeinchirurgie und Hüft-OP.
[3] Zugelassen für internistische Patienten in Hochrisikoprophylaxedosierung

Verfahren wie Hämodialyse/-filtration. In den letzten Jahren haben sie sich in gewichtsadaptierter subkutaner Applikation als Standardtherapie bei der Behandlung tiefer Bein-/Beckenvenenthrombosen und Lungenembolie etabliert (**s. Tab. II.5.6**).

Dosierung: Zur perioperativen und konservativen risikoadaptierten Thromboembolieprophylaxe: Mono-Embolex® NM (18 mg), Fragmin® P (15 mg), Fragmin® P-forte (30 mg), Clexane® 20 (20 mg), Clexane® 40 (40 mg), Fraxiparin® 0,3–0,6 (18–36 mg), Clivarin® (13,8 mg) einmal pro Tag s.c. Eine Zulassung zur venösen Thromboembolieprophylaxe bei akuten, schweren internistischen Erkrankungen (Herzinsuffizienz NYHA III/IV, Infektionen, respiratorischen Erkrankungen) besteht für Clexane® 40, Clexane® multidose und für Fragmin P forte®, Fragmin multidose®. Die Medenox-Studie hat gezeigt, dass zur Thromboembolieprophylaxe dieser internistischen Patienten die niedrig dosierte Prophylaxe mit Clexane® 20 unzureichend ist. Das heißt, analog gilt dies auch für die anderen Präparate, sodass für die internistischen Patienten die Hochrisikoprophylaxe-Dosierung zu nehmen ist. Für die meisten nm-Heparine stehen Multidose-Injektionslösungen zur Verfügung.

Zur Hämodialyse/-filtration: individuelles Dosisregime in Abhängigkeit von Gerätetyp, Filter und klinischer Situation. Weitere Anwendungsempfehlungen des Herstellers beachten!

Dosierung bei Beinvenenthrombosen/Lungenembolie siehe **Tabelle II.5.6**. Die subkutane nm-Heparintherapie erfolgt gewichtsadaptiert. Ausnahme: Certoparin (Mono-Embolex®). Mit der überlappenden oralen Antikoagulation (OAK) (z.B. Marcumar®/Falithrom®-Behandlung oder Coumadin®) wird bereits am 1. Behandlungstag begonnen. Die s.c. Gabe von nm-Heparinen wird bei Erreichen des therapeutischen INR-Bereichs (meist 2,0–3,0) abgesetzt, d.h. in der Regel nach 5–7 Behandlungstagen.

Tabelle II.5.6 Medikamentöse Therapie der tiefen Bein-/Beckenvenenthrombosen/Lungenembolie

Wirkstoff	Handelsname	Dosis/Applikationsform
Thrombosetherapie mit niedermolekularen Heparinen s.c. (NMH)		
Certoparin	Mono-Embolex THERAPIE	2 × 8 000 I.E. fixe Dosierung
Dalteparin	Fragmin	1 × 200 I.E./kg KG[1] 2 × 100 I.E./kg KG[1]
Exoxaparin	Clexane	2 × 1 mg/kg KG[2]
Nadroparin	Fraxiparin	2 × 0,1 ml/10 kg KG
	Fraxodi	1 × 0,1 ml/10 kg KG
Tinzaparin	innohep	1 × 175 I.E./kg KG[2]
Thrombosetherapie mit Pentasaccharid		
Fondaparinux	Arixtra	1 × 7,5 mg bei KG ≥ 50 bis ≤ 100 kg 1 × 5,0 mg bei KG < 50 kg 1 × 10,0 mg bei KG > 100 kg

[1] In Deutschland für diese Indikation nicht zugelassen, jedoch in allen anderen europäischen Staaten.
[2] In obiger Dosierung auch zur Therapie der Lungenembolie zugelassen.

Therapieüberwachung: Generell nicht erforderlich. Ausnahmen: Personen < 50 kg KG, Kinder, Patienten mit Niereninsuffizienz, schwerer Hepatopathie, Komplikationen unter NMH, Gravidität und therapeutischer i.v. Applikation. Hierbei sollte bei hoch dosierter subkutaner Gabe von nm-Heparinen der Anti-Faktor-Xa-Wert (aXa) zur Erfassung der maximalen Plasmakonzentration exakt 3,5–4,0 h nach der Applikation gemessen werden. Thrombinzeit, aPTT und TPZ sind zur Therapiekontrolle ungeeignet. Während der Therapie wegen möglicher, wenn auch selten auftretender heparininduzierter Thrombozytopenie (v.a. Typ II) Thrombozyten bestimmen (vor Applikation, dann mindestens 2-mal pro Woche über insgesamt 3 Wochen. Bei Heparintherapie innerhalb der vorhergehenden 90 Tage zusätzlich am 1. Tag nach Therapiebeginn).

Antidot: Protaminchlorid oder -sulfat antagonisiert vollständig die Wirkung auf aPTT und Thrombinzeit, jedoch nur zu ca. 50 % die Anti-Faktor-Xa-Wirkung von nm-Heparinen.

UAW: Bisher wurden heparinspezifische UAW (**s. Tab. II.5.4**) nur vereinzelt beobachtet. Heparininduzierte Thrombozytopenien sind selten, jedoch möglich. Die Gabe von nm-Heparin kann bei den Laborwerten zu falsch niedrigen Cholesterinwerten und falsch hohen T_3- und T_4- und Blutzuckerwerten führen.

Wechselwirkungen: Antihistaminika, Digitalis, Tetrazykline und Ascorbinsäure schwächen die nm-Heparin-Wirkung ab. Wirkungsverstärkung (vermehrte Blutungsneigung) bei Komedikation mit blutgerinnungshemmenden Pharmaka, wie z.B. Acetylsalicylsäure, Clopidogrel, GP-IIb-/-IIIa-Rezeptorantagonisten, Vitamin-K-Antagonisten und auch nichtsteroidale Antirheumatika.

Kontraindikationen: Wie bei unfraktioniertem Heparin (**s. Tab. II.5.2**).

5.3 Pentasaccharide

Pentasaccharide (Fondaparinux = Arixtra®) sind vollsynthetisch hergestellte spezielle Fünffachzucker. Sie inhibieren antithrombinabhängig selektiv die Faktor-Xa-Aktivität. Im Vergleich zu UFH und NMH besitzen sie eine deutlich längere HWZ (ca. 15 h nach s.c.

Gabe). Zur primären Thromboembolieprophylaxe bei Patienten mit Hüft- und Kniegelenksersatz bzw. Hüftfrakturen sind sie den nm-Heparinen überlegen. Sie werden im Gegensatz zu nm-Heparinen nicht bereits präoperativ, sondern erst frühestens 6 Stunden postoperativ appliziert. Heparininduzierte Thrombozytopenien Typ II wurde bei Fondaparinux in ganz seltenen Einzelfällen beobachtet. Es gibt keine Antagonisierungsmöglichkeit. Kumulationsgefahr besteht bei Niereninsuffizienz. Es besteht die Zulassung zur chirurgischen Thromboembolieprophylaxe und zur Therapie der tiefen Bein-/Beckenvenenthrombosen und Lungenembolie (s. **Tab. II.5.6**).

Dosierung: Fondaparinux (Arixtra®): Zur perioperativen Thromboembolieprophylaxe 2,5 mg/Tag s.c. mit Beginn frühestens 6 Stunden postoperativ. Zur Therapie der tiefen Bein-/Beckenvenenthrombose und Lungenembolie 7,5 mg/Tag s.c. bei einem Körpergewicht $\geq$ 50 kg und $\leq$ 100 kg, bei < 50 kg 5,0 mg s.c., bei > 100 kg 10,0 mg/kg.

UAW: Blutungen, Blutbildveränderungen, Leberwertveränderungen, gastrointestinale Störungen, Benommenheit, Schwindel, Blutdruckabfall. In Einzelfällen HIT Typ II.

Wechselwirkungen: Wirkungsverstärkung (vermehrte Blutungsneigung) bei Komedikation mit gerinnungshemmenden Pharmaka, z.B. Acetylsalicylsäure, Clopidogrel, GP-IIb-/-IIIa-Rezeptor-Antagonisten.

Antidot: Keines.

5.4 Direkte Thrombininhibitoren

Die direkten Thrombininhibitoren schalten antithrombinunabhängig das Thrombin (Faktor IIa) aus und inhibieren so die Endstrecke der endoplasmatischen Blutgerinnung. Die Substanzen sind in **Tabelle II.5.7** mit ihren Indikationen, Applikationsformen, Dosierungen und ihrem aktuellen Zulassungsstand aufgeführt.

5.4.1 Argatroban

Argatroban (Argatra®) ist ein direkter Thrombinantagonist. Die Bindung an Thrombin ist im Gegensatz zu den Hirudinen reversibel. Es wird freies und gebundenes Thrombin antagonisiert. Die Elimination erfolgt vorwiegend hepatisch, sodass bei eingeschränkter Nierenfunktion keine Kumulationsgefahr besteht. Es ist zugelassen für die Therapie der HIT II. Kumulation bei Leberinsuffizienz. Halbwertszeit bei normaler Leberfunktion ca. 50 Minuten.

Dosierung: Anfangsdosierung bei lebergesunden Erwachsenen 1–2 µg/kg KG pro Minute (entsprechend 0,06–0,12 mg/kg KG/h) als kontinuierliche Infusion. Maximaldosis 10 µg/kg KG pro Minute. Bei mäßiger Leberfunktionsstörung Anfangsdosis 0,5 µg/kg KG pro Minute. Behandlungsdauer maximal 14 Tage.

Kontraindikation: Schwere Leberfunktionsstörung.

Therapieüberwachung: Mittels aPTT wie bei den unfraktionierten Heparinen (Verlängerung auf das 1,5- bis maximal 3fache des Ausgangswerts). Die Korrelation von Argatroban mit der aPTT ist besser als die von Hirudin und aPTT. ECT-Monitoring ist daher nicht notwendig. Der INR-Wert wird durch Argatroban verlängert, was bei der Umstellung auf orale Antikoagulanzien vom Cumarintyp zu einem additiven Effekt führt und unbedingt beachtet werden muss.

UAW: Blutungen, Anämie, gastrointestinale Symptome, allergische Reaktionen, Schwindel, Kopfschmerz.

Wechselwirkungen: Wirkungsverstärkung (vermehrte Blutungsneigung) bei Komedikation mit gerinnungshemmenden Pharmaka, z.B. Vitamin-K-Antagonisten. Das dürfte auch für Acetyl-

Tabelle II.5.7 Prinzipiell zur Therapie der heparininduzierten Thrombozytopenie Typ II (HIT II) geeignete Pharmaka

Wirkstoff (Handelsname)	Mechanismus	Applikationsform/ Dosierung[1]	Zulassungsstand in Deutschland 2007
Argatroban (Argatra®)	Direkter Thrombinantagonist	i.v. 1–2 µg/kg KG pro Minute	HIT-II-Therapie[3]
Danaparoid (Orgaran®)	Faktor-Xa-Antagonist	i.v. und s.c	HIT-II-Therapie und -Prophylaxe
Lepirudin (Refludan®)	Direkter Thrombinantagonist	i.v. 0,2 µg/kg KG als Bolus; Erhaltungsdosis: 0,075–0,1 µg/kg KG pro Stunde[2]	HIT-II-Therapie
Desirudin (Revasc®)	Direkter Thrombinantagonist	s.c. 2 × 15 mg/Tag	Hüft- und Kniegelenksersatz
Fondaparinux (Arixtra®)	Faktor-Xa-Antagonist	s.c. 2,5 mg 1-mal täglich[4]	Thromboseprophylaxe im orthopädischen Hochrisikobereich, Therapie von Phlebothrombose und Lungenembolie
Iloprost (Ilomedin®)	Thrombozytenfunktionshemmer	i.v. 0,5–2 ng/kg KG pro Minute	Thrombangiitis obliterans, pulmonale Hypertonie

[1] die übrigen Standarddosierungen und speziellen Dosierungen bei Nieren- bzw. Leberinsuffizienz und niedrigem bzw. hohem Körpergewicht sind Abschnitten II.5.3 bis II.5.5 bzw. detailliert aus den Produktinformationen zu entnehmen.
[2] dies entspricht 50 % der in der Produktinformation angegebenen zu hohen Dosierung.
[3] Bei Leberinsuffizienz Dosisreduktion auf 0,5 µg/kg KG pro Minute,
[4] In dieser Dosis bei Zustand nach HIT Typ II nicht zur Akuttherapie; zur Akuttherapie gemäß **Tabelle II.5.6**.

salicylsäure, Clopidogrel, GP-IIb-/-IIIa-Rezeptor-Antagonisten gelten, obwohl dies bislang nicht belegt ist.

Antidot: Keines.

5.4.2 Hirudin

Hirudin ist ein direkter Thrombininhibitor. Die Substanz wurde aus medizinischen Blutegeln (Hirudo medicinalis) isoliert und steht inzwischen rekombinant hergestellt als Lepirudin (= Refludan®) und Desirudin (= Revasc®) zur Verfügung. Es bildet mit Thrombin einen irreversiblen, äquimolaren Komplex. Dadurch werden die Thrombinwirkungen und damit letztlich die Fibrinbildung inhibiert. Die Wirkung erfolgt im Gegensatz zur Thrombininaktivierung durch Heparine antithrombinunabhängig. Im Gegensatz zu Heparinen wird nicht nur frei zirkulierendes, sondern auch gebundenes Thrombin inhibiert.

Indikation: Refludan® zur Akutbehandlung der heparininduzierten Thrombozytopenie Typ II (HIT II). Revasc® zur Prophylaxe tiefer Beinvenenthrombosen bei Patienten nach Hüft- und Kniegelenksersatz. Außerhalb der obigen Zulassung kann man Revasc® off-label einsetzen zur HIT-II-Prophylaxe, jedoch nicht zur Akuttherapie der HIT II (s. **Tab. II.5.7**).

Dosierung: Unbedingt zu beachten ist, dass die Angaben in der Produktinformation von Refludan® ca. 50 % zu hoch sind. Als Dosierung hat sich bewährt: 0,2 µg/kg KG als Bolus i.v., Erhaltungsdosis 0,075–0,1 µg/kg KG pro Stunde i.v.

Therapieüberwachung: Mittels aPTT wie bei den unfraktionierten Heparinen (Verlängerung auf das 1,5- bis maximal 3fache des Ausgangswerts). Da die aPTT Hirudinkonzentrationen > 0,3 µg/ml nur unzureichend erfasst, ist die Bestimmung der Ecarin-Clotting-Time

(ECT) der bessere Monitoringparameter. Die ECT zeigt eine gute Korrelation sowohl im niedrigen als auch im hohen Hirudinkonzentrationsbereich. Als therapeutisch gelten 0,5–1,5 mg/l, wobei eigene Erfahrungen zeigen, dass ECT-Werte > 1,0 mg/l mit einer vermehrten Blutungsneigung einhergehen.

UAW: Blutungen, allergische anaphylaktische Reaktionen. Nach ca. 5 Tagen entwickeln sich in ca. 50 % der Fälle Antikörper gegen Hirudin, die zu Halbwertszeitverlängerung und erhöhter Blutungsgefahr führen. Abhilfe: rechtzeitige Dosisreduktion.

Wechselwirkungen: Wirkungsverstärkung (vermehrte Blutungsneigung) bei Komedikation mit gerinnungshemmenden Pharmaka, z.b. Acetylsalicylsäure, Clopidogrel, GP-IIb-/-IIIa-Rezeptor-Antagonisten, Vitamin-K-Antagonisten. Für Hirudin besteht wegen seiner renalen Elimination eine ausgeprägte Kumulationsgefahr bei Niereninsuffizienz: HWZ bei Nierengesunden ca. 90 Minuten, bei akutem Nierenversagen ca. 70 Stunden.

Antidot: Keines. Elimination mittels High-Flux-Membranen oder Plasmapherese möglich.

5.4.3 Bivalirudin

Bivalirudin (Angiox®) ist ein direkter Thrombinantagonist. Es ist zugelassen für die perkutane Koronarintervention.

Dosierung: I.v. Bolus 0,75 mg/kg KG, Erhaltungsdosis 1,75 mg/kg KG pro Stunde i.v. in der Regel bis zum Ende des Eingriffs, maximal bis 4 Stunden nach dem Eingriff. Kumulation bei Niereninsuffizienz.

UAW: Blutungen, Blutbildveränderungen, gastrointestinale Symptome, Rhythmusstörungen, allergisch-anaphylaktoide Reaktionen.

Wechselwirkungen: Wirkungsverstärkung (vermehrte Blutungsneigung) bei Komedikation mit gerinnungshemmenden Pharmaka.

Antidot: Keines.

5.5 Heparinoide

Danaparoid (Orgaran®) ist ein selektiver Faktor-Xa-Antagonist und wird wie die Heparine aus Schweinedarmmukosa gewonnen. Es ist ein Gemisch aus niedermolekularen Glycosaminoglykanen mit einem Molekulargewicht von ca. 6000 D. Es besitzt strukturelle Ähnlichkeit mit den nm-Heparinen, zeichnet sich jedoch durch einen deutlich geringeren Sulfatierungsgrad aus. Die Plasmahalbwertszeit ist mit 25 Stunden lang. Bei reduzierter Nierenfunktion besteht Kumulationsgefahr. Im Gegensatz zu den Hirudinen und Argatroban zeigt es eine Kreuzreaktivität mit HIT-II-Antikörpern. In vitro ca. 10 %, in vivo deutlich weniger als 3 %. Es ist zugelassen für die Therapie der akuten heparininduzierten Thrombozytopenie Typ II (HIT II) und als einziges Präparat bislang auch zur HIT-II-Prophylaxe (s. **Tab. II.5.7**).

Dosierung: Dosierung bei akuter HIT Typ II: Bei Patienten mit einem KG von ≥ 55 kg bis ≤ 90 kg 2500 IE als initialer Bolus i.v., gefolgt von 400 IE/h kontinuierlich i.v. über die nächsten 4 Stunden, dann 300 IE/h kontinuierlich i.v. über weitere 4 Stunden. Anschließend Erhaltungsdosis von 150–200 IE/h i.v. Bei KG < 55 kg reduzierter initialer Bolus von 1250 IE, bei KG > 90 kg erhöhter Bolus von 3750 IE i.v.

Dosierung bei der HIT-II-Prophylaxe: Hier wird Orgaran® subkutan gegeben in einer Dosierung von 2- bis 3-mal 750 IE bei Körpergewicht < 90 kg, bei einem KG > 90 kg 2- bis 3-mal 1250 IE.

Therapieüberwachung: Mittels Anti-Faktor-Xa-Bestimmung. Hierbei ist unbedingt darauf zu achten, dass eine separate Eichkurve für Danaparoid erstellt wird. Nach subkutaner Gabe sollten zur Erfassung der maximalen Plasmaspiegel die Proben 5 Stunden nach der Applikation abgenommen werden. Als therapeutisch gelten Anti-Xa-Werte von 0,4–0,8 IE/ml.

UAW: Blutungen, allergische Reaktionen, ganz selten HIT II.
Antidot: Keines. Elimination mittels Plasmapherese möglich.

5.6 Vitamin-K-Antagonisten

Pharmakologische Eigenschaften: Kumarine und **Phenylindandione** hemmen die Vitamin-K-abhängige Karboxylierung der präformierten Gerinnungsfaktoren II, VII, IX und X in der Leber. Sie fallen entsprechend ihrer unterschiedlichen HWZ im peripheren Blut ab und bewirken damit eine Hypokoagulämie als Thromboseschutz. Dieser Prozess wird von der Resorptionsrate aus dem Darm, der Vitamin-K-Aufnahme mit der Nahrung, der Eiweißbindung, der Metabolisierung, der Ausscheidung und der allgemeinen Lebersyntheseleistung nachhaltig beeinflusst. Die peroral zugeführten Vitamin-K-Antagonisten entfalten ihre Wirkung nur langsam. Dementsprechend normalisieren sich die Gerinnungsverhältnisse nach Absetzen der Mittel nur zögernd. Eine individuelle Dosierung, an Laborkontrollen orientiert, ist absolut erforderlich, wobei der reagenzienunabhängige INR-Wert (International Normalized Ratio) und nicht die TPZ (Quick-Wert) verwendet werden sollte.

Indikationen: Einzelheiten und Dauer der Behandlung s. **Tab. II.5.8** und **II.5.9**. Abweichungen von der dort angerateten Behandlungsdauer und den vorgeschlagenen Einstellungsbereichen ergeben sich aus der klinischen Situation.

Dosierung: Vitamin-K-Antagonisten (Marcumar®, Falithrom® und Coumadin®) werden peroral appliziert. Die Behandlung sollte einschleichend niedrig begonnen werden (Kumarinnekroserisiko bei Protein-C-Mangel und hoher Initialdosis größer; s. **Tab. II.5.15**). Bei einer hohen individuellen Empfindlichkeit („Hyperreaktoren") müssen die angegebenen Richtdosen unterschritten und bei einem geringeren Ansprechen („Hyporeaktoren") überschritten werden. Bei sofort notwendiger Gerinnungshemmung ist die Kombinationsbehandlung mit Heparin (UFH oder NMH) zu empfehlen. Bei Erreichen eines INR $\geq 2{,}0$ (Quick-Wert ca. 35 %) wird die Heparinbehandlung meist eingestellt.

Therapieüberwachung: Die OAK-Überwachung und Therapiesteuerung erfolgt mittels INR-Wert (= International Normalized Ratio). Eine Steuerung nach Thromboplastinzeit (= Quick-Wert) ist abzulehnen, da die Verwendung unterschiedlicher Thromboplastine im Labor, bei gleicher Probe, zu unterschiedlichen Quick-Werten führt. Ohne Kenntnis der verwendeten Thromboplastine ist der Quick-Wert nicht verwertbar. Der INR-Wert ist durch Einbeziehung des jeweiligen ISI (International Sensitivity Index) und der damit verbundenen Berücksichtigung der unterschiedlichen Empfindlichkeiten der Thromboplastine testunabhängig.

Bei stark positivem Lupusantikoagulans werden falsch zu hohe INR-Werte im Labor gemessen, was bei Nichtbeachtung zur Unterdosierung der OAK und damit zu einem erhöhten Thromboembolierisiko führt. In dieser speziellen Situation ist die Steuerung nach Einzelfaktorbestimmungen notwendig. Als weniger störanfällig hat sich bei positivem Lupusantikoagulans die INR-Messung mittels Teststreifen erwiesen. Während früher der „therapeutische Bereich" für die Einstellung der Behandlung mit Vitamin-K-Antagonisten ziemlich starr gehandhabt wurde, wird heute nach Erfahrungswerten zur Minimierung von Blutungskomplikationen der therapeutische Bereich in Abhängigkeit von der Behandlungsindikation gewählt (s. **Tab. II.5.8**).

Laborkontrollen sind zu Beginn der Behandlung mindestens vom 1. bis 5. Tag täglich notwendig. Bei guter und konstanter Einstellung können die Kontrollintervalle auf 2–4 Wochen ausgedehnt werden. In Zweifelsfällen, bei interkurrent auftretenden Zweitkrankheiten, bei zusätzlicher Anwendung anderer bzw. neuer Medikamente oder dem Absetzen von mit den OAK interagierenden Pharmaka ist eine häufigere Überprüfung des INR-Wertes notwendig. In kri-

5 Antithrombotika und Fibrinolysetherapie

Tabelle II.5.8 Indikationen zur zeitlich unbegrenzten Behandlung mit Vitamin-K-Antagonisten

Indikationen (zeitlich unbegrenzte Therapie)	INR	%
Technische Herzklappenprothesen:		
1. Generation (Starr-Edwards®, Björg-Shiley®)	3,0–4,5	25–15
2. Generation (SJM®, Medtronic-Hall®, BS-Monostrut®)		
• in Aortenposition	2,5–3,0	30–25
• in Mitralposition	2,5–3,5	30–20
Biologische Herzklappenprothesen mit • rezidivierendem oder chronischem Vorhofflimmern • linksatrialem Thrombus oder spontanem Echokontrast • systemischer Embolie • Vorhofvergrößerung links (> 50 mm) • Herzinsuffizienz/deutlicher Kardiomegalie	2,0–3,0	35–25
Mitralklappenstenose mit Vorhofflimmern	2,0–3,0	35–25
Mitralklappenstenose mit Sinusrhythmus • und linksatrialem Thrombus oder spontanem Echokontrast • nach systemischer Embolie • und Vorhofvergrößerung links (> 50 mm) • und Herzinsuffizienz • und schwerer Mitralklappenstenose	2,0–3,0	35–25
Mitralklappeninsuffizienz mit Sinusrhythmus und • Vorhofvergrößerung links (> 50 mm) • Herzinsuffizienz/deutlicher Kardiomegalie	2,0–3,0	35–25
Mitralklappenprolaps mit Mitralklappeninsuffizienz und Herzinsuffizienz/Kardiomegalie	2,0–3,0	35–25
Aortenvitien mit • Vorhofflimmern • Herzinsuffizienz	2,0–3,0	35–25
Trikuspidalklappenvitien mit • Vorhofflimmern • Herzinsuffizienz	2,0–3,0	35–25
Offenes Foramen ovale • nach Embolie • bei venöser Thrombose oder Lungenembolie	2,0–3,0	35–25
Dilatative Kardiomyopathie mit • Vorhofflimmern • bei stark eingeschränkter Ejektionsfraktion	2,0–3,0	35–25
Herzwandaneurysma mit • schlechter Ejektionsfraktion • Thromboembolien	2,0–3,0	30–25
Thrombosen und Lungenembolien (rezidivierend) gilt auch bei nachgewiesener Thrombophilie	2,0–3,0	35–25
Femoro-kruraler Bypass	2,0–3,0	35–25
Femoro-pedaler Bypass	2,0–3,0	35–25
Idiopathisches Vorhofflimmern	2,0–3,0	35–25

Tabelle II.5.9 Indikationen zur zeitlich begrenzten Behandlung (mittlere Erfahrungswerte) mit Vitamin-K-Antagonisten

Indikationen	(zeitlich begrenzte Therapie)	INR	TPZ (%)
Biologische Herzklappen	3 Monate postoperativ	2,0–3,0	35–25
Vorhofflimmern mit abgelaufener Embolie bzw. Vorhofflimmern persistiert	12 Monate bis unbegrenzt, solange Thrombennachweis im TEE bzw. Vorhofflimmern persistiert	2,0–3,0	35–25
Elektive Kardioversion bei Vorhofflimmern	mindestens 3 Wochen vor und 4 Wochen nach Kardioversion	2,0–3,0	35–25
Erstthrombose tiefer Venen[1]	Nachbehandlung: 3–6 Monate	2,0–3,0	35–25
Lungenembolie[1]	Nachbehandlung: 6 Monate	2,0–3,0	35–25
Polyglobulie	bis zum Verschwinden der Polyglobulie	2,0–3,0	35–25

[1] Bei idiopathischer Genese oder Thrombophilie 6–12 Monate, bei homozygoter oder kombinierter Thrombophilie oder Anti-Phospholipid-Syndrom 12 Monate

tischen Behandlungsphasen und bei positivem Lupusantikoagulans ist die zusätzliche Bestimmung der Einzelfaktoren II, VII hilfreich. Alle Messwerte und Therapieempfehlungen sind für den Patienten in einer Überwachungskarte zu dokumentieren. Bei optimaler Schulung und guter Compliance ist eine Selbstüberwachung der OAK-Langzeit-Antikoagulation durch die Patienten anzustreben. Damit wird meist eine bessere Einstellung erreicht.

Tabelle II.5.10 Medikamente, die mit unterschiedlichem Wirkungsmechanismus die Toleranz gegenüber indirekten Antikoagulanzien ändern können (Beispiele)

Toleranzminderung (Blutungsgefahr)	Toleranzerhöhung (ungenügender Thromboseschutz)
Allopurinol	Acetylcholin
Androgene, Anabolika	Atropin
Breitbandantibiotika	Barbexaclon
Clofibrat, Bezafibrat, Etofibrat	Barbiturate
Dextranpräparate	Colestyramin
Nikotinsäurederivate	Diuretika
Paraffinhaltige Abführmittel	Ganglienblocker
PAS	Griseofulvin
Phenothiazinderivate	Kortikosteroide, ACTH
Phenylbutazon	Neuroleptika
Proquazon	Ovarialhormone
Pyrazolonderivate	Purinderivate
Salizylate	Rifampicin
Sulfinpyrazon	Spironolacton
Sulfonamide	Thiouracile
Thyroxin, Trijodthyronin	Übrige Laxanzien
Valproinsäure	Vitamin-K-Präparate

Tabelle II.5.11 Pathologische Zustände, welche die Toleranz gegenüber Antikoagulanzien ändern können

Toleranzminderung (Blutungsgefahr)	Toleranzerhöhung (ungenügender Thromboseschutz)
Leberschäden	Postoperativer Zustand
Kardiale Dekompensation	Kardiale Rekompensation
Alkoholismus	Diurese
Malabsorption	Diarrhö
Unterernährung	Adipositas
Fieber	Hypothyreose
Hyperthyreose	Schockzustände
Röntgentherapie	

Zahlreiche Medikamente und Erkrankungen beeinflussen die Toleranz gegenüber Vitamin-K-Antagonisten (**Tab. II.5.10** und **II.5.11**). Daraus können sich Einstellungsschwankungen und damit Blutungsrisiken oder Thromboserezidive ergeben. Eine der klinischen Situation angepasste Häufigkeit der Laborkontrollen erlaubt aber die Fortsetzung der Antikoagulation und die indizierte Zusatzmedikation. Wegen der Häufigkeit der Wechselwirkungen sollte dieser Frage bei der zusätzlichen Verordnung eines Medikamentes generell nachgegangen werden. Die Einhaltung einer speziellen Diät ist trotz des unterschiedlichen Gehalts verschiedener Nahrungsmittel an Vitamin K nicht erforderlich. Auf einseitige Vitamin-K-reiche und v.a. wechselnde Diäten (z.B. Spinat, Kohlgemüse) sollte jedoch verzichtet werden. Alkoholische Getränke in kleinen Mengen sind erlaubt. Bei Fernreisen ist die Zeitverschiebung bei der Antikoagulanzieneinnahme zu beachten.

Antidot: Vitamin K_1 (Konakion®) wirkt als Antidot (Dosis: 5–10 mg), indem es die Synthese der Gerinnungsfaktoren II, VII, IX und X normalisiert. Es wird in der Regel peroral gegeben. Die i.v.-Applikation von Vitamin K_1 sollte nach Möglichkeit (Schockgefahr) vermieden werden und ist auch wegen seines langsam einsetzenden Wirkungseffekts praktisch nicht erforderlich. Eine sofortige Normalisierung des Gerinnungssystems (z.B. bei Notfalloperationen) kann mit Vitamin K_1 trotz seiner spezifischen Wirkung nicht erreicht werden. Dies ist jedoch durch den Einsatz von PPSB-Konzentrat nach den Kriterien der Substitutionstherapie möglich. Bei PPSB-Gabe muss jedoch beachtet werden, dass dieses Konzentrat unzureichend Inhibitoren (Protein C, Protein S) enthält. Somit kann bei seiner Anwendung ein Thromboembolierisiko entstehen. Häufig genügt einfach das Absetzen der Vitamin-K-Antagonisten zur Korrektur der Gerinnungsverhältnisse. Auch bei Überdosierung der oralen Antikoagulation sollte man sich bei unkompliziertem Verlauf auf ein zeitlich begrenztes Absetzen beschränken. Der Patient muss hierbei detailliert über die Vermeidung jeglicher Verletzungsmöglichkeit aufgeklärt werden.

Operative/interventionelle Eingriffe unter Vitamin-K-Antagonistenbehandlung: Bei operativen Eingriffen muss die durch Vitamin-K-Antagonisten induzierte Hypokoagulämie wegen des Blutungsrisikos beseitigt werden. Dadurch erhöht sich andererseits wieder die Thrombosegefahr, insbesondere bei schneller und weitgehender Normalisierung des Gerinnungssystems. Somit entscheiden die Art der beabsichtigten Operation und deren Dringlichkeit über die Wahl der Methode zur Verbesserung der Gerinnungsverhältnisse.

Die Normalisierung des Gerinnungssystems kann durch drei Maßnahmen erreicht werden:
(1) Pausieren der Antikoagulanzienmedikation,

Tabelle II.5.12 Empfehlungen zur Vorbereitung auf invasive Interventionen bei Patienten, die mit Vitamin-K-Antagonisten behandelt werden (TPZ-Werte bei Thrombokinase mit ISI = 1,12)

Eingriffe	Vorbereitung	Angestrebt INR	TPZ (%)
Zahnextraktion	keine Therapiepause ggf. lokale Blutstillung mit Tranexamsäure (Cyklokapron®)	2,0–2,5	35–30
Kleine Operationen, Arteriographie	3–6 Tage Therapiepause	< 2,0	> 35
Größere Operationen, translumbale Aortographie	3–8 Tage Therapiepause	< 1,5	> 50
Endoskopie und Biopsie	3–8 Tage Therapiepause	< 1,5	> 50
Sofort notwendige Operation	1000–2000 E PPSB-Konzentrat evtl. 5–10 mg Konakion®	je nach Maßnahme (angestrebte INR < 1,5)	

Bei allen Maßnahmen in Abhängigkeit vom Thromboserisiko s.c. oder i.v. Heparinprophylaxe (s. Tab. II.5.3)

(2) Gabe von 3–10 mg Vitamin K_1,
(3) i.v. Substitutionsbehandlung mit PPSB-Konzentrat.

In **Tabelle II.5.12** sind Richtwerte für INR und TPZ bei verschiedenen invasiven Interventionen angegeben. Bei Wahleingriffen sollte bevorzugt eine 3- bis 7-tägige Antikoagulanzientherapiepause zur Absenkung des INR-Wertes bzw. zur Anhebung der TPZ genutzt werden. In dieser Phase muss zur Vermeidung von Thromboembolien eine Antikoagulation mit unfraktionierten Heparinen aPTT-adjustiert kontinuierlich i.v. erfolgen oder alternativ eine Blutverdünnung mit nm-Heparinen subkutan im Sinne eines Bridgings durchgeführt werden. Praktisch bedeutet dies, dass die Heparintherapie nach Unterbrechung der oralen Antikoagulation (Marcumar®/Falithrom®-Therapie) meist bei einem INR $\leq$ 2,0–2,5 (TPZ > 30–35 %) eingeleitet wird. Die unmittelbar periinterventionelle Heparindosierung hängt von dem mit dem Eingriff verbundenen individuellen Blutungs- bzw. Thromboembolierisiko ab. Hier ist eine enge Abstimmung mit dem interventionell tätigen Kollegen unerlässlich. Nur bei ausbleibender oder ungenügender spontaner INR-Normalisierung kann eine kleine Vitamin-K-Dosis (3–5 mg p.o.) erwogen werden. Eine generelle Vitamin-K_1-Gabe zur schnelleren INR-Normalisierung ist bei Elektiveingriffen wegen des damit verbundenen erhöhten Thromboserisikos abzulehnen. Die subkutane Applikation von nm-Heparinen als alternative Antikoagulation bei der OAK-Pause besitzt, im Gegensatz zur i.v. Gabe von unfraktionierten Heparinen, den Vorteil einer weitgehend ambulanten Behandlungsmöglichkeit und damit der Reduktion der stationären Verweildauer. Ein einheitliches Konzept für die periinterventionelle Antikoagulation (Bridging) mit nm-Heparinen existiert bislang nicht. In einfachen Schemata wird generell zum Bridging eine gewichtsadaptierte s.c.-Gabe von nm-Heparin wie zur Behandlung der akuten venösen Thromboembolie propagiert. Dieses Vorgehen ist zwar einfach, aber nicht unproblematisch und berücksichtigt zu wenig das mit dem Eingriff/der Operation verbundene Blutungsrisiko. D.h. die generelle gewichtsadaptierte Dosierung ist mit einem erhöhten peri- und postoperativen Blutungsrisiko verknüpft. Da beispielsweise bei Patienten mit Vorhofflimmern, die das größte Kollektiv der Patienten mit oraler Antikoagulation und einem INR-Bereich von 2–3 darstellen, nach Nutzen-Risiko-Abwägung das Blutungsrisiko höher zu bewerten ist als das Thromboembolierisiko, ist eine gewichtsadaptierte nm-Gabe zu hoch. Basierend auf den eigenen langjährigen Erfahrungen haben sich die beiden Bridging-Schemata zur periinterventionellen Hemmung der Blutgerinnung bewährt (**Tab. II.5.13** und **Tab. II.5.14**). Es erfolgt ein

5 Antithrombotika und Fibrinolysetherapie

Tabelle II.5.13 Bridging-Schema für die periinterventionelle Hemmung der Blutgerinnung von Patienten mit oraler Antikoagulation: Patienten mit normalem Thromboembolierisiko (INR 2,0–3,0), z.B. bei Vorhofflimmern oder Thromboserezidivprophylaxe[1]

Phase	Tag	Maßnahme	
Prä-OP	−10 bis −8	Planungsphase: Thromboembolie-/Blutungsrisiko, Ziel-INR und Interventionstag festlegen	
	−7	STOP Thrombozytenfunktionshemmer (TFH), falls vertretbar	
	−7 bis −4	**STOP orale Antikoagulation (OAK)[2]** **START NMH** mit fixer Dosierung **2-mal HRP/Tag bei INR ≤ 2,0 bis 2,5**	
	−1	Letzte NMH-Dosis ≥ 12 h vor Eingriff Falls INR noch zu hoch, Eingriff verschieben	
OP-Tag		**Blutungsrisiko niedrig/mäßig**	**Blutungsrisiko hoch**
		HRP abends oder kein NMH[3]	Kein NMH
Post-OP	+1 und folgende	**Fixe Dosierung 2-mal HRP/Tag**	**MRP 2-mal/d mit nachfolgender Steigerung auf 2-mal HRP/d**
		START OAK (max. 2–3 Tabl. Marcumar®/Falithrom®)[4] und ggf. Reinitiierung des TFH	
		STOP NMH bei INR ≥ 2,0	

[1] Dosierungsschema gilt für Patienten von 50–100 kg KG und bei normaler bis mäßig eingeschränkter Nierenfunktion
[2] Je höher die Wochendosis, desto schneller der Abfall der INR nach Absetzen der OAK
[3] Einzelfallabwägung
[4] orientierend an der OAK-Wochendosis ggf. geringere Dosierung bei „Remarcumarisierung"; **HRP** = Hochrisikoprophylaxedosierung (z.B. Fragmin® P forte oder Clexane® 40 s.c.); **MRP** = Mittelrisikoprophylaxedosierung (z.B. Fragmin® P oder Clexane® 20)

Tabelle II.5.14 Bridging-Schema für die periinterventionelle Hemmung der Blutgerinnung von Patienten mit oraler Antikoagulation: Patienten mit hohem Thromboembolierisiko (INR 2,5–3,5), z.B. bei mechanischen Herzklappen[1]

Phase	Tag	Maßnahme	
Prä-OP	−10 bis −8	Planungsphase: Thromboembolie-/Blutungsrisiko, Ziel-INR und Interventionstag festlegen	
	−7	STOP Thrombozytenfunktionshemmer (TFH), falls vertretbar	
	−7 bis −4	**STOP orale Antikoagulation (OAK)[2]** **START NMH 100 I.E./kg KG 2-mal/Tag bei INR ≤ 2,0 bis 2,5**	
	−1	Letzte NMH-Dosis ≥ 12 h vor Eingriff[3] Falls INR noch zu hoch, Eingriff verschieben	
OP-Tag		**Blutungsrisiko niedrig/mäßig**	**Blutungsrisiko hoch**
		MRP oder HRP 4–6 h nach Eingriff[4]	MRP abends oder kein NMH[4]
Post-OP	+1 und folgende	**NMH 100 I.E./kg KG 2-mal/Tag**	**NMH 100 I.E./kg KG 2-mal/Tag**
		START OAK (max. 2–3 Tabletten Marcumar®/Falithrom®)[5] und ggf. Reinitiierung des TFH	
		STOP NMH bei INR ≥ 2,0	

[1] Dosierungsschema gilt für Patienten von 50–100 kg KG und bei normaler bis mäßig eingeschränkter Nierenfunktion
[2] Je höher die Wochendosis, desto schneller der Abfall der INR nach Absetzen der OAK
[3] Bei Eingriff mit hohem Blutungsrisiko **halbe** therapeutische Dosierung 12 h vor Intervention (Einzelfallentscheidung)
[4] Einzelfallabwägung. **Alternative am OP-Tag:** Unfraktioniertes Heparin (UFH) i.v. beginnend mit ca. 300 I.E./h und sukzessiver Dosissteigerung abhängig vom individuellen Blutungs- und Thromboserisiko. Ab dem ersten post-OP-Tag Umstellung von UFH i.v. auf NMH s.c.
[5] orientierend an der OAK-Wochendosis ggf. geringere Dosierung bei „Remarcumarisierung"; **MRP** = Mittelrisikoprophylaxedosierung (z.B. Fragmin® P oder Clexane® 20); **HRP** = Hochrisikoprophylaxedosierung (z.B. Fragmin® P forte oder Clexane® 40 s.c.). Die körpergewichtsadaptierte Dosierung mit 100 I.E./kg KG gilt für Fragmin® und Clexane® (bei anderen Präparaten Produktinformation beachten).

differenziertes Vorgehen abhängig von der Intensität der OAK-Therapie. Ob hierbei die doppelte Hochrisikoprophylaxedosierung gewählt wird oder wie in anderen Bridging-Konzepten die empfohlene halbtherapeutische Dosierung, ist wahrscheinlich unerheblich. Direkte Vergleichsuntersuchungen diesbezüglich liegen jedoch nicht vor. Bei der Reinitiierung der OAK nach dem operativen/interventionellen Eingriff muss man sich unbedingt an der vorherigen Wochendosis des Vitamin-K-Antagonisten orientieren, um Überdosierungen und damit postinterventionelle Blutungskomplikationen zu vermeiden. Nur bei umgehend notwendigen operativen Eingriffen (Notfalleingriffen) ist eine PPSB-Konzentrat-Infusion zur INR-Absenkung in den gewünschten Zielbereich (meist < 1,5) gerechtfertigt (Dosierung: **s. Kap. III.10.1**). Die Gabe von gefrorenem Frischplasma (GFP) zur Anhebung der Gerinnbarkeit ist mit einem hohen Volumen und mit einem Restinfektionsrisiko verknüpft und abzulehnen.

Beendigung der Therapie: Die Therapie mit Vitamin-K-Antagonisten wird durch Absetzen des Präparats beendet. Ein „Ausschleichen" der Therapie ist nicht erforderlich. Man muss sich im Hinblick auf ein Thromboembolierezidiv nach Absetzen der Behandlung jedoch im Klaren sein, dass mit der Beendigung der Therapie das natürliche Thromboembolierisiko ggf. wieder vorhanden ist. Es hat sich bewährt, dass diese Patienten beim Auftreten von passageren thromboembolischen Risikosituationen, wie z.B. Immobilisation, lange Reisen, starken Infektionen, operativen Eingriffen, zeitlich befristet nm-Heparine in Hochrisikoprophylaxedosierung s.c. applizieren, um Re-Thromboembolien zu vermeiden. Bei stattgehabten eigenen Thromboembolien besteht in der Schwangerschaft und im Wochenbett ein deutlich erhöhtes Rezidivrisiko, weshalb auch hier eine konsequente medikamentöse Thromboembolieprophylaxe mit nm-Heparin indiziert ist.

Dies gilt auch bei schwerwiegenden angeborenen und erworbenen prothrombogenen Blutgerinnungsdefekten (z.B. homozygote Faktor-V-Leiden-Mutation oder kombinierte Defekte) ohne stattgehabtes eigenes thromboembolisches Ereignis.

UAW: Die UAW der Vitamin-K-Antagonisten und die daraus zu ziehenden Konsequenzen sind in **Tabelle II.5.15** aufgeführt.

Die schwerwiegendste, aber auch sehr seltene UAW stellt die **Kumarinnekrose** dar. Sie tritt am 2.–6. Tag nach Therapiebeginn mit einem starken und schnellen Anstieg der INR (= Abfall des %-Wertes) ein. Gleichzeitig bildet sich in einem umschriebenen Hautbezirk eine Hautrötung mit darunter liegender Gewebsinfiltration aus. Es folgen in diesem Bereich lokale Blutungen, die konfluieren und in hämorrhagische Blasen übergehen. Unter diesem Areal entwickelt sich eine alle Hautgewebsschichten umfassende Nekrose („Kumarinnekrose"). Verantwortlich dafür ist der wegen seiner im Vergleich zu den Gerinnungsfaktoren rasche Abfall des Vitamin-K-abhängigen Inhibitors Protein C. Bei einer sich abzeichnenden Kumarinnekrose ist es ratsam, den Vitamin-K-Antagonisten abzusetzen, kleine Dosen Heparin (300–500 E/h i.v. im Dauertropf) unter mindestens täglicher Kontrolle von INR und aPTT zu geben. Im Stadium der Blasenbildung ist eine nekroseverhütende Therapie nicht mehr möglich. Trotzdem sollte die angegebene Behandlung ausgeführt werden. In einer Reihe von Berichten wird aber auch festgestellt, dass die Fortsetzung der Therapie mit Vitamin-K-Antagonisten keinen negativen Einfluss auf den Ablauf der Kumarinnekrose oder die Ausbildung eines Rezidivs hat. Zur Vermeidung der Kumarinnekrose sollte die Anfangsdosis des Vitamin-K-Antagonisten niedrig gewählt werden, z.B. initial maximal 2–3 Tabletten Marcumar®/Falithrom®, was 6–9 mg/Tag entspricht.

Im Fall einer ausbleibenden Normalisierung der Faktorensynthese nach Absetzen der Vitamin-K-Antagonisten ist es gerechtfertigt, nach einem Intervall von 2 (maximal 3) Wochen kleine Dosen Konakion® (5–10 mg p.o./Woche) zu verordnen.

5 Antithrombotika und Fibrinolysetherapie

Tabelle II.5.15 UAW der Vitamin-K-Antagonisten

UAW	Häufigkeit	Bemerkungen
Kumarinnekrose der Haut und -anhangsgebilde (Mamma)	Einzelfälle	Während der ersten Tage der Behandlung verbunden mit dramatischem Anstieg der INR bzw. Abfall des Quick-%-Wertes (s. Kap., II.5.5.6 „UAW"). Prophylaxe: Vitamin-K-Antagonist anfangs in niedrigen Dosen „einschleichen", bis therapeutischer Bereich erreicht ist. Zum Thromboseschutz Heparintherapie überlappend mit Vitamin-K-Antagonisten geben
Urtikaria, Dermatitis, Haarausfall	selten	Absetzen der Therapie, Wechsel des Präparates, ggf. Umstellung auf Heparinbehandlung. Haarausfall ist nach Beendigung der Vitamin-K-Antagonisten-Medikation reversibel
Transaminasenanstieg	sehr selten	In der Regel kein Ausdruck einer bleibenden Leberschädigung, meistens spontane Rückbildung; nur in seltenen Fällen Absetzen des Antikoagulans nötig
Fetale Schäden 1. Trimenon: Einbettungsstörungen, Blutungen in den Trophoblasten, teratogene Schäden (Chondrodystrophia punctata) 2. Trimenon: Wachstumsanomalien (Mikrozephalie, Optikusatrophie, Nasenhypoplasie) 3. Trimenon: Blutungen (Purpura cerebri)	Einzelfälle	Die genannten fetalen Schäden wurden insbesondere bei Anwendung von Warfarin® beobachtet (fetal warfarin syndrome). Dennoch sind alle Vitamin-K-Antagonisten während der Gravidität in der 6.–12. Schwangerschaftswoche kontraindiziert. Danach ist ihr Einsatz nur unter strengsten Kautelen gerechtfertigt. Präpartal müssen sie abgesetzt werden. Alternative: Risikoadaptiert niedermolekulare Heparine s.c., z.B. Fragmin P-forte® 1 oder 2 Fertigspritzen/Tag oder abhängig von der Indikation gewichtsadaptiert NMH

5.7 Thrombozytenfunktionshemmer

Pharmakologische Eigenschaften

(1) Der klinisch wichtigste Thrombozytenfunktionshemmer ist die *Acetylsalicylsäure* (ASS). Ihre Wirkung beruht auf der irreversiblen Azetylierung der Cyclooxygenase im Prostaglandinstoffwechsel. Dadurch wird die Prostaglandinsynthese in der Gefäßwand und in den Thrombozyten blockiert. Wichtig für den therapeutischen Einsatz ist die unterbrochene Synthese des aggregationsfördernden Prostaglandins „Thromboxan A_2", das auch eine Vasokonstriktion bewirkt. Allerdings wird der Aufbau auch anderer Prostazykline wegen der zentralen Stellung der Cyclooxygenase unterbrochen. Dies trifft auch für das Prostazyklin zu, das vasodilatatorische und aggregationshemmende Eigenschaften hat. Damit wäre im Prinzip der therapeutisch gewünschte Effekt der ASS aufgehoben. Die Regenerationszeit der durch ASS gehemmten Cyclooxygenase in der Gefäßwand ist jedoch kürzer als in Thrombozyten, sodass letztlich der aggregationshemmende Effekt durch Ausschaltung des Thromboxans A_2 in Thrombozyten überwiegt. Daraus resultiert eine Aggregationshemmung, die die Bildung eines Thrombozytenthrombus im arteriellen System behindert.

(2) *Thienopyridine* (Clopidogrel = Plavix®, Iscover®): Clopidogrel ist ein Prodrug. Es hemmt in Form seines aktiven Metaboliten selektiv und irreversibel die Bindung von Adenosinphosphat (ADP) an seinen Thrombozytenrezeptor. Damit wird konsekutiv die ADP-induzierte Aktivierung des GP-IIb-/-IIIa-Rezeptor-Komplexes und damit die Fibrinbrückenbildung zwischen den Plättchen verhindert. Die volle Wirkung tritt nach 3–7 Tagen ein und normalisiert sich erst 1 Woche nach Absetzen der Substanz (Lebensdauer der Thrombozyten). Der Prostaglandinstoffwechsel bleibt unberührt. Die Dosierung beträgt 75 mg/Tag. Clopidogrel wird v.a. zur Prävention atherosklerotischer Ereignisse (Herzinfarkt, Schlaganfall, periphere arterielle Verschlusskrankheit) eingesetzt. Ferner bietet es eine Alternative bei ASS-Unverträglichkeit. Blutbildkontrollen sind wegen der wenn auch selten auftretenden Neutropenie- und Thrombozytopeniegefahr (ca. 0,04 % bzw. 0,2 % der Fälle) indiziert. ASS und Thienopyridine stellen wegen ihres differenten Wirkmechanismus eine sinnvolle Kombination dar. Anwendung z.b. bei Zustand nach PTCA und Stentimplantation. Hierbei erfolgt bei den Barre-metal-Stents eine 4-wöchige Kombination, danach eine ASS-Monotherapie. Nach Implantation eines Drug-eluted-Stents werden 12 Monate kombiniert ASS und Clopidogrel gegeben, gefolgt wie bei den Barre-metal-Stents von einer ASS- Dauertherapie.

(3) *Glykoprotein-IIb-/-IIIa-Inhibitoren:* Die Aktivierung von Glykoprotein-IIb-/-IIIa-Rezeptoren (GPIIb/IIIa) auf der Oberfläche der Blutplättchen stellt die gemeinsame Endstrecke aller aggregationsinduzierenden Prozesse dar. Monoklonale Antikörper, die als Plättchen-GP-IIb-/IIIa-Rezeptor-Antagonisten wirken, wurden mit dem Ziel entwickelt, die Fibrinogenbindung der Thrombozyten und damit die Plättchenaggregation zu hemmen. Ein derartiges Präparat ist das Fab-Fragment 7Ee Fab (Abciximab = RheoPro®). Erfahrungen mit dieser Substanz liegen bei der perkutanen transluminalen Koronarangioplastie (PTCA) vor. Die Bindung von Abciximab an den Plättchenrezeptor ist irreversibel. In den letzten Jahren gelang es, reversible GP-IIb-/-IIIa-Rezeptor-Antagonisten zu entwickeln. Vertreter sind Eptifibatid (Integrilin®) und Tirofiban (Aggrastat®). Indikation der GP-IIb-/-IIIa-Rezeptor-Antagonisten: instabile Angina pectoris und Nicht-Q-Wellen-Myokardinfarkt.

Indikationen: Prävention thrombotischer Gefäßverschlüsse bei Erkrankungen einer geschädigten Gefäßwand der Arterien (z.B. Atherosklerose) und gesteigerter Thrombozytenaggregation (Hirngefäße [TIA], Koronargefäße, periphere arterielle Durchblutungsstörungen, Thrombozytosen, Zustand nach Stentimplantation). Die klinische Wirksamkeit ist durch verschiedene Studien belegt. Die Auswahl eines Präparats zur Behandlung ist indikationsabhängig.

Kontraindikationen: Bei allen Thrombozytenfunktioshemmern: Vorsicht bei hämorrhagischen Diathesen.
(1) *ASS:* Magenulkuskrankheit, Salizylatallergie, Asthma bronchiale, Vorsicht im ersten und letzten Trimenon der Schwangerschaft.
(2) *Dipyridamol:* bei höheren Dosen Stenokardien, EKG-Veränderungen.
(3) *Clopidogrel:* schwere Hepatopathien, Gravidität/Stillzeit, Kinder.

Dosierung: (1) *ASS:* 100–1000 mg/Tag (Aspirin®, Colfarit®, Godamed®). Niedrige ASS-Dosen (100 mg/Tag) haben sich als ausreichend wirksam erwiesen.
(2) *Clopidogrel* (Iscover® oder Plavix®) 1-mal 75 mg/Tag p.o. In speziellen Situationen (z.B. nach akuter Koronarstentimplantation) nach entsprechender initialer Aufsättigungsdosis mit 4 × 75 mg.

Therapieüberwachung: Im Allgemeinen nicht erforderlich, kann jedoch mit Thrombozytenaggregationstests (z.B. PFA-100-Test) bzw. Resonanzthrombelastogramm erfolgen.

Antidot: Ein spezifisches Antidot gibt es nicht. Bei vital bedrohlicher Blutung Thrombozytenkonzentrate. Die Abklingzeit beträgt für ASS, Clopidogrel und Abciximab mehrere Tage in abnehmender Intensität (hängt von der Lebenszeit der Thrombozyten ab). Desmopressin (**s. Kap. III.10**) kann die Wirkung der Thrombozytenfunktionshemmer abschwächen.

UAW: Bei allen Substanzen: gesteigerte Blutungsneigung, insbesondere bei Gefäßdefekten.
(1) *ASS:* gastrointestinale Störungen bis zur Ulkusbildung, ASS-induziertes Asthma bronchiale, allergische Hautreaktionen, Hämolyse bei Glukose-6-Phosphatdehydrogenase-Mangel.
(2) *Clopidogrel:* gastrointestinale Störungen (Übelkeit, Obstipation, epigastrische Schmerzen, Diarrhö), Urtikaria und makulopapulöse Hautausschläge. In seltenen Fällen treten Blutbild-

veränderungen (Leuko-, Thrombozytopenie, Agranulozytose, Panzytopenie) auf. Selten kommt es zu Ikterus und erhöhten Transaminasen.
(3) *GP-IIb-/-IIIa-Rezeptor-Antagonisten:* Blutungen, auch rasch auftretende Thrombozytopenien.

5.8 Dextran

Pharmakologische Eigenschaften: Dextran verbessert die Fließeigenschaft des Blutes, behindert die Thrombozytenfunktion durch monomolekularen Überzug auf Thrombozyten und Gefäßwand und wirkt zirkulationsfördernd durch Blutvolumenvergrößerung. Diese Eigenschaften können zur Thromboseprophylaxe in der postoperativen Phase genutzt werden. Die thromboseprophylaktische Wirkung des Dextrans entspricht dem Low-Dose-Heparin-Effekt.

Bemerkung: Heute wird Dextran zur Thromboseprophylaxe wegen seines hohen Allergierisikos praktisch nicht mehr angewandt.

6 Fibrinolytika und ihre Anwendung

Für die fibrinolytische Therapie sind folgende pathophysiologische Aspekte zur Thrombolyse bedeutungsvoll:

Der physiologische Vorgang der Fibrinolyse basiert auf der Umwandlung des Plasminogens in das fibrinolytisch aktive Plasmin. Dieser Prozess wird durch eine Reihe von Aktivatoren ausgelöst, die in den verschiedenen Körpergeweben (z.B. Urokinase in der Niere) gebildet werden. Diesen Aktivatoren wirken eine Reihe von Inhibitoren (Antiaktivatoren, Antiplasmin) entgegen, die für die Begrenzung der fibrinolytischen Aktivität sorgen. Dadurch wird verhindert, dass aus einer lokal notwendigen Fibrinolyse zur Beseitigung einer Fibrinablagerung im Rahmen von Heilungsvorgängen eine Hyperfibrinolyse wird, die den Gesamtorganismus trifft und zu Blutungskomplikationen führen würde (**s. Kap. III.10.2**).

Plasmin weist keine hohe Substratspezifität auf. Es zerstört auch Fibrinogen, die Faktoren V und VIII und beeinflusst das Komplementsystem. Dadurch ergibt sich zwangsläufig bei einem erhöhten Plasminspiegel eine Reduktion von Gerinnungsfaktoren im Blut, die zu einer Hämostasestörung führt. Außerdem verursachen durch Fibrinolyse entstandene Fibrin- bzw. Fibrinogenspaltprodukte eine Fibrinogenpolymerisationsstörung (Antithrombin-VI-Effekt), welche die Endstrecke der Blutgerinnung, die Fibrinbildung, blockiert. Dadurch wird die Blutungsneigung bei einer systemischen Fibrinolyse verstärkt.

Plasminogen, die inaktive Vorstufe des lytisch wirkenden Plasmins, reichert sich bei der Entstehung eines Thrombus in demselben an. Dadurch birgt der Thrombus bereits bei seiner Entstehung auch die Voraussetzungen für seinen Abbau in sich. Fehlt bei der Bildung des Thrombus Plasminogen, ist seine Lyse wesentlich erschwert oder gar unmöglich. Dies kann der Fall sein, wenn im Blut durch schnelle und massive Umwandlung des Plasminogens in Plasmin bei systemischer Fibrinolyse ein Plasminogenmangel eintritt.

Da die Fibrinolyse bei allen Fibrinthromben ansetzt, die sich zum Zeitpunkt der fibrinolytischen Therapie im Organismus befinden, kommt es nicht nur zur gewünschten Lyse des pathologischen Thrombus, sondern auch zur Lyse anderer, physiologisch notwendiger Fibrinansammlungen (z.B. im Bereich von Operationswunden, Gefäßpunktionsstellen). Dies verursacht neben der fibrinolyseinduzierten systemischen Hämostasestörung lokale Blutungen bei Gewebsdefekten. Ein ideales Fibrinolytikum sollte daher nur den pathologischen Thrombus lysieren, keine systemischen Auswirkungen auf die Hämostase haben und frei von UAW sein. Da diese Substanz (noch) nicht existiert, weisen alle Fibrinolytika entsprechend ihrem speziellen fibrinolyseaktivierenden Modus Vor- und Nachteile auf. Diese gilt es bei den einzelnen Indikationen abzuwägen. Das führte auch zur Anwendung der verschiedenen Fibrinolytika in unterschiedlicher Dosis bei den publizierten Studien.

6.1 Streptokinase

Pharmakologische Eigenschaften: Die aus β-hämolytischen Streptokokken gewonnene Streptokinase aktiviert Plasminogen zu Plasmin, indem sie zunächst eine äquimolekulare Bindung mit Plasminogen (Plasminogen-Streptokinase-Komplex) eingeht. Der so genannte Aktivatorkomplex führt dann zur Umwandlung des Plasminogens in das fibrinolytisch wirksame Plasmin. Für das Verständnis der thrombolytischen Wirkung der Streptokinase sind noch folgende Besonderheiten von Bedeutung:

(1) Streptokinase führt durch Plasminogenaktivierung zu einer Hyperplasminämie, die einerseits von außen her am Thrombus eine Thrombolyse bewirkt, aber andererseits so lange eine Hämostasestörung hervorruft, wie freies Plasmin im Plasma vorhanden ist (s.o.). Folge der Hämostasestörung können schwere, sogar tödliche Blutungen (1–3 %) sein. Therapeutisch wünschenswert ist daher eine niedrige fibrinolytische Aktivierung im Plasma bei hoher Fibrinolysewirkung am Thrombus. Dies ist erreichbar durch schnelle und möglichst vollständige Plasminogenaktivierung im Blut. Nach einer Periode der Hyperplasminämie folgt dann eine „plasminfreie Phase" mit einer verringerten Hämostasestörung.

(2) Streptokinase dringt in einen Thrombus ein (thrombembatische Potenz), aktiviert das dort vorhandene Plasminogen zu Plasmin. Die Thrombolyse kann daher als „Endolyse" im Thrombus ablaufen, ohne dass aktivierbares Plasminogen im strömenden Blut vorhanden sein muss. Die Fortsetzung der Thrombolyse als „Lyse in der plasminfreien Phase" wird ermöglicht.

(3) Streptokinase induziert eine Antikörperbildung. Daher sollte ihre Anwendung auf 3–6 Tage begrenzt werden. Eine Wiederholung der Streptokinasetherapie ist frühestens nach 3–6 Monaten möglich. Sicherheitshalber sollte man nach vorausgegangenen Streptokokkeninfekten bzw. Streptokinasetherapie den Antistreptolysintiter bestimmen. Ist er positiv, darf keine Streptokinase gegeben werden. Abhilfe: anderes Fibrinolytikum, z.B. Urokinase, rt-PA.

Indikationen: S. Tabelle II.5.16 und bei den einzelnen Organkapiteln.

Kontraindikationen: S. Tabelle II.5.2.

Konservative Dosierung: Handelspräparat ist z.B. Streptase®: Zur Vermeidung allergischer Reaktionen wird von vielen Autoren die Vorgabe von 125 mg Prednisolon angeraten.

(1) **Standarddosierung:** initial 250 000 E Streptokinase (verschiedene Therapeuten geben eine höhere Initialdosis, bis 600 000 E, an) innerhalb von 20–30 min als Infusion oder besser über Perfusor (Infusionsmedium: isotone Glukoselösung oder 0,9 %ige NaCl-Lösung) intravenös. Anschließend 100 000 E h/Streptokinase in gleicher Weise i.v. applizieren. Dauer der Therapie: bis zum Lyseerfolg, längstens jedoch 5–6 Tage. Mit dieser Dosierung ist in 90–95 % der Fälle eine gute lytische Aktivität zu erzielen (**Tab. II.5.17**).

(2) **Ultrahohe Dosis:** 1,5 Mio. E/h Streptokinase als Dauerinfusion über 6 h am 1. Tag. Die gleiche Dosis wird an den folgenden Tagen (maximal 3–6 Tage) bis zum Lyseerfolg wiederholt. Dieses Regime wird beim Einsatz von Streptokinase am häufigsten angewandt.

(3) **Kurzzeitlyse:** Sie wird gewählt, wenn man sich von der Lysetherapie eines umschriebenen Gefäßverschlusses eine schnelle Lyse erhofft und auch durch eine längere Lyse eine Organschädigung nicht mehr verhindert werden kann (z.B. akuter Herzinfarkt). Hierbei gibt man z.B. 1,5 Mio. E Streptokinase in 100 ml 0,9 %iger NaCl-Lösung i.v. innerhalb 1 h.

(4) **Lokale Lyse:** Bei umschriebenen thrombotischen Gefäßverschlüssen (z.B. kurzstreckige periphere arterielle Verschlüsse, Koronararterienverschluss) werden z.B. über einen an den

Tabelle II.5.16 Indikationen und Dosierungshinweise zur Anwendung von Fibrinolytika

Erkrankung	Fibrinolytika	Dosierung/Anmerkungen
Thrombosen tiefer Venen	Streptokinase	Systemische Lyse über Tage
	Urokinase	Standard- oder individuelle Dosis, auch ultrahohe Dosis
Lungenembolie	Urokinase rt-PA	Dosierung **s. Tab. II.5.18** 100 mg über 120 min **s. Tab. II.5.19**
Shuntthrombosen bei Dialysepatienten	Urokinase	Lokale Lysedosis (z.B. 20 000–60 000 E Urokinase in 20 ml NaCl-Lösung lokal über $1/2$–2 h instillieren)
Akuter Koronargefäßverschluss (nicht älter als 6 h)	Streptokinase	1,5 Mio. E als Infusion in 60 min i.v.
	Urokinase	1,0–1,5 Mio. E als Bolus i.v., danach 1,0–1,5 Mio. E über 90 min als Infusion
	Alteplase	Dosierung **s. Tab. II.5.19**
	Reteplase	
	Anistreplase (APSAC)	30 mg i.v. über 5 min
Akuter peripherer arterieller Gefäßverschluss	Streptokinase	Systemische Lyse über Tage
	Urokinase	Standard- oder individuelle Dosis. Auch lokale Lyse: 20 000–60 000 ESK oder UK intraarteriell infundieren oder als Bolus in den Thrombus geben. Maßnahme unter angiographischer Kontrolle bis zur Gefäßeröffnung wiederholen bzw. fortführen (cave: Embolierisiko)

Verschluss herangeführten Katheter 5000–20 000 E Streptokinase/h bis zum Lyseerfolg infundiert. Anschließend kann zusätzlich eine Angioplastie ausgeführt werden.

Jeder Fibrinolysetherapie muss eine Antikoagulanzienbehandlung zur Rezidivprophylaxe folgen. Für die lokale Lyse ist wegen der direkten Dosis-Wirkungs-Beziehung die Urokinase besser geeignet (**s. Tab. II.5.17**).

Therapieüberwachung: Sie ist grundsätzlich wegen des Blutungsrisikos bei allen Dosisvariationen notwendig (Hauthämatome? Blutungen aus Venen-Punktionsstellen? Hämaturie?). Hierzu sind möglichst gut punktionsfähige Venen und eine aufmerksame klinische Kontrolle erforderlich. Vor der Therapie sollen mindestens folgende Laborwerte bestimmt werden: Thrombozytenzahl, Hb, aPTT, INR- bzw. Quick-Wert, Thrombinzeit, Fibrinogenspiegel. Am 1. Tag der Therapie müssen mindestens die Thrombinzeit, die aPTT und der Fibrinogenwert 2 und 4 h nach Therapiebeginn überprüft werden. An den folgenden Tagen sollen die Kontrollintervalle 8–12 h betragen, müssen aber bei Dosisänderung und kritischen Laborergebnissen situationsangepasst häufiger ausgeführt werden, z.B. 4 h nach jeweiliger Dosisänderung.

Die Thrombinzeit sollte mindestens einfach verlängert sein, der Fibrinogenwert nicht über längere Zeit unter 60–80 mg% absinken. Steigt die Thrombinzeit über den 3- bis 5fachen Wert der Norm an und vermindert sich der Fibrinogenwert unter 80 mg%, ist zunächst die Verdopplung der Streptokinasedosis über $1/2$ h angezeigt. Dies führt oft zu einer Plasminverminderung im Blut und damit zur Stabilisierung der Blutgerinnungsverhältnisse. Gelingt dieses Vorgehen nicht und droht klinisch ein Blutungsrisiko, ist die Streptokinaseinfusion zu unterbrechen oder abzubrechen. Ferner ist die Therapie bei Blutungszwischenfällen ernsterer Art und allergischen Reaktionen abzusetzen.

Beim Übergang einer Streptokinasebehandlung zur Heparinprophylaxe ist die Bestimmung der Reptilasezeit hilfreich, weil diese nicht durch Heparin beeinflusst wird. Ist die Reptilasezeit

Tabelle II.5.17 Schema der Fibrinolysetherapie und Anschlussbehandlung mit der i.v. Standarddosierung von Streptokinase oder Urokinase

	Initialdosis	Erhaltungsdosis	Anschlusstherapie	Nachbehandlung
Streptokinase	250 000 E innerhalb 20–30 min	100 000 E/h als i.v. Infusion/Perfusor Keine Zusatzmedikation!	300–1000 E Heparin/h als Infusion in Abhängigkeit von dem Wert der aPTT (Zielwert: 2–3faches der Norm der aPTT, Reptilasezeit normalisiert sich bei abklingender Fibrinolyse)	Marcumar®/Falithrom®: überlappend mit der Heparintherapie. Anfangsdosis: maximal 2–3 Tbl./Tag, Dosis entsprechend des INR-Wertes oder der TPZ anpassen. Beträgt die INR ≥ 2,0 (TPZ 30 %) Heparintherapie absetzen
Urokinase	mindestens 250 000 E bis 600 000 E innerhalb 20 min	80 000–100 000 E/h als i.v. Infusion/Perfusor: Zusätzlich: 600–1000 E Heparin/h als Infusion/Perfusor je nach aPTT (Zielwert: 2–3faches der Norm)		
Dauer der Behandlung	Bis zum Lyseerfolg: Streptokinase: Urokinase:	4–8 Tage 1–6 Tage 1–14 Tage		minimal ½–1 Jahr, je nach klinischer Situation
Labortechnische Minimalkontrolle	Thrombinzeit, aPTT:	Unter Fibrinolyse: 2–3faches der Norm, kurzfristig auch höher. Unter Heparingabe: Zielwert 2–3faches der Norm nicht überschreiten!		INR 2,0–3,0 (TPZ 35–25 %); vgl. Tab. II.5.6
	Fibrinogen:	100-mg %-Grenze auf längere Zeit nicht unterschreiten		
	Reptilasezeit:	Ist während Fibrinolyse erhöht und normalisiert sich bei alleiniger Heparinbehandlung		

normal und die Thrombinzeit verlängert, ist dies nur auf die Heparinwirkung zu beziehen. Somit ergibt sich aus der Bestimmung beider Gerinnungstests eine größere Therapiesicherheit beim Umsetzen der Fibrinolysetherapie auf die Heparinbehandlung. Die therapeutische Heparinisierung mit UFH wird dann jedoch nicht über die TZ, sondern über die aPTT gesteuert (2- bis 3faches der Norm).

Antidot: In Abhängigkeit von der klinischen Ausprägung eines Fibrinolysezwischenfalls kommen folgende Maßnahmen in Frage:
(1) Abbruch der Streptokinaseinfusion,
(2) Einsatz von Fibrinolysehemmern,
(3) Substitution von Fibrinogen, Frischplasma (GFP).

Als Fibrinolysehemmer werden peroral oder langsam i.v. in nachfolgenden wirkungsabhängigen Dosisbereichen beim Erwachsenen eingesetzt: Proteinaseinhibitoren (Trasylol®, Antagosan®): initial 200 000 KIE in einer Kurzinfusion, danach 50 000 KIE/h als Infusion bis zum Eintritt des gewünschten Effektes oder Tranexamsäure (Ugurol®, Anvitoff®) 0,5–2,5 g langsam i.v. oder 0,25–1,0 g 6- bis 8-stündlich p.o.

Die Anwendung der Antifibrinolytika ist kontraindiziert bei Nierenblutungen und Blutungen in die ableitenden Harnwege (Risiko: Ureter-/Blasentamponade).

UAW: Allergische Reaktionen bis zum Schock, insbesondere nach früherer Streptokinasebehandlung und Streptokokkeninfekten (Karenzzeit: 3–6 Monate); Temperaturerhöhungen;

Kreuzschmerzen; Blutdruckabfall bei hoher Dosis in kurzer Zeit; gelegentlich Thrombozytenabfall.
Bei der Lyse großer Thromben mit Streptokinase in ultrahoher Dosis wurden Embolien beobachtet.

6.2 Urokinase

Pharmakologische Eigenschaften: Direkter Plasminogenaktivator, kann somit ebenfalls zur Lyse fibrinreicher Gefäßverschlüsse führen. Wirkungsunterschiede zwischen Urokinasepräparaten verschiedener Hersteller beruhen auf unterschiedlichen Molekülstrukturen. Urokinase ruft keine Antikörperbildung hervor und kann daher wiederholt eingesetzt werden (Handelspräparate: z.B. Urokinase® HS medac, Corase®).

Indikationen: Entsprechen denen der Streptokinase (**s. Tab. II.5.16**). Urokinase eignet sich zur Fibrinolyseinduktion besonders als Alternative zu Streptokinase bei positivem Antistreptolysintiter.

Kontraindikationen: Aufgrund der streptokinaseähnlichen Wirkung ergeben sich die gleichen Kontraindikationen wie bei Streptokinase mit Ausnahme der Antikörperbildung (**s. Tab. II.5.2**).

Dosierung: Urokinase wird von den verschiedenen Arbeitsgruppen in unterschiedlicher Dosierung angewandt. Mit Urokinase ist sowohl eine systemische als auch eine lokale Lyse möglich. Bei systemischer Lyse wird 0,9 %ige NaCl-Lösung als Infusionsmittel benutzt. Eine Kombination mit Heparin ist wegen erhöhter Thromboserezidivgefahr erforderlich. Für bestimmte Indikationen werden die in **Tabelle II.5.18** aufgeführten Dosen empfohlen.

Therapieüberwachung: Wie bei Streptokinase eignen sich Reptilasezeit und Fibrinogenwert. Die Ergebnisse sind ebenso wie bei der Streptokinasetherapie zu deuten. Bei gleichzeitiger Anwendung von Urokinase und Heparin ist die zeitsynchrone Bestimmung der aPTT und Reptilasezeit notwendig. Da die Urokinase in der Regel von Anfang an mit Heparin (UFH) in therapeutischer Dosierung kombiniert wird, bringt die Thrombinzeitbestimmung nichts, da beide Substanzen zu einer Verlängerung führen und man nicht differenzieren kann, welcher Anteil auf das Lytikum und welcher Anteil auf das Heparin zurückzuführen ist. Die Kontrollintervalle hängen von der Gleichmäßigkeit der induzierten Fibrinolyse ab.

Antidot: Wie bei Streptokinase (**s. Kap. II.5.6.1** Antidot).

UAW: Gelegentlich gesteigerte Thrombozytenaggregation.

Tabelle II.5.18 Dosierung von Urokinase

Erkrankung	Initialdosis
Lungenembolie	4000–4400 E/kg KG in etwa 10 min i.v. Erhaltungsdosis: 2000–4400 IE/kg KG/h über 12–24 h als Infusion
Akute periphere arterielle und venöse Gefäßverschlüsse	Lokale Katheterlyse mit 20 000–60 000 IE/h intraarteriell oder als Bolusapplikation
Akuter Myokardinfarkt	2 Mio. E als i.v. Injektion in 2–5 min
Shunt-Thrombosen	20 000–60 000 E in 5–20 ml steriler physiologischer Kochsalzlösung lösen und in 10–20 min lokal in den Thrombus spritzen

6.3 Anisoylierter Plasminogen-Streptokinase-Aktivatorkomplex Anistreplase

Pharmakologische Eigenschaften: Infolge der Anisoylierung des Plasminogen-Streptokinase-Aktivatorkomplexes verlängert sich die durch ihn induzierte fibrinolytische Aktivität im Blut um den Faktor 4–5 gegenüber Plasminogen-Streptokinase-Aktivator. Außerdem wird die Substanz sehr gut an Fibrin angelagert, sodass im fibrinreichen Thrombus eine hohe Plasminaktivität (lytische Wirkung) erzeugt wird. 30 mg Anistreplase entsprechen einem Anteil von 1,1 Mio. E Streptokinase. Dosisabhängig kommt es aber im Blut zu einer systemischen Hyperfibrinolyse wie bei Streptokinase (Blutungsrisiko).

Indikationen: Als Kurzzeitfibrinolytikum beim akuten Myokardinfarkt.

Kontraindikationen: Wie bei allen Fibrinolytika; Gravidität (s. **Tab. II.5.2**).

Dosierung: Handelspräparat: Eminase®: 30 mg (entspricht 30 E) als einmalige i.v. Injektion innerhalb von 5 min. Nach Abklingen der systemischen Fibrinolysewirkung (ca. 4–6 Stunden nach der Eminase®-Applikation) nachfolgend Einleitung einer adäquaten intravenösen Heparintherapie als Dauerinfusion über 2–6 Tage, anschließend Übergang auf Vitamin-K-Antagonisten oder ASS zur Rezidivprophylaxe bzw. Koronarintervention. 100 mg Prednisolon vor Therapiebeginn sind zu empfehlen.

Therapieüberwachung: Kleiner Gerinnungsstatus vor Therapiebeginn. Fibrinogenspiegel, Thrombinzeit, aPTT und ggf. Reptilasezeit zur Ermittlung des Zeitpunkts der Heparingabe (Grenzwerte: Thrombinzeit und aPTT: 2faches der Norm, Fibrinogen: mindestens 100 mg%).

Antidot: Wie bei Streptokinase (s. **Kap. II.5.6.1** Antidot).

UAW: Allergische Reaktionen wie bei Streptokinase. Flush, RR-Abfall, Bradykardie, purpurartiges Exanthem.

Hinweis: Weitere Erfahrungsberichte sollten beachtet werden.

6.4 Rekombinante Gewebeplasminogenaktivatoren (rt-PA)

Pharmakologische Eigenschaften: t-PA ist in den meisten Körpergeweben, insbesondere auch in der Gefäßwand, vorhanden und wird von den Endothelzellen unter dem Reiz von Thrombin und vasoaktiven Stoffen in die Blutbahn abgegeben. Dort wird er schnell durch Inhibitoren neutralisiert und in der Leber abgebaut. Er hat eine hohe Affinität zu Fibrin und bietet damit eine Möglichkeit in der Thrombolyse ohne wesentliche Hyperplasminämie. Er wirkt im Thrombus als direkter Plasminogenaktivator. Analoges gilt für die gentechnologisch hergestellten rekombinanten Gewebeplasminogenaktivatoren (rt-PA).

6.4.1 Alteplase und Reteplase

Die Substanzen werden gentechnologisch in verschiedenen molekularen Variationen (Alteplase = Actilyse®, Reteplase = Rapilysin®) als „recombinant tissue type plasminogen activator" (rt-PA) hergestellt.

Indikationen: Actilyse® ist zur Lyse von Koronararterienthromben, massiven Lungenembolien mit hämodynamischer Instabilität und zur fibrinolytischen Behandlung bei akutem ischämischen Schlaganfall zugelassen, Rapilysin® nur zur Therapie des akuten Myokardinfarkts (**Tab. II.5.19**).

Kontraindikationen: Allgemeine Kontraindikationen wie bei Urokinase und Streptokinase.

Dosierung und Therapieintervalle: Handelspräparat: Actilyse® in Kombination mit Heparin als Perfusor-Infusion, ggf. mit physiologischer Kochsalzlösung bis 1 : 5 verdünnen. Angewendete Dosierungen **siehe Tabelle II.5.19**.

5 Antithrombotika und Fibrinolysetherapie

Tabelle II.5.19 Indikationsabhängige Dosierungen der rt-PA-Präparate

Indikation	Präparat	Therapiebeginn	Dosierung i.v.	Begleit- und Folgetherapie
Akuter Herzinfarkt	Actilyse®	Innerhalb von 6 Stunden nach Symptombeginn	15 mg als Bolus i.v., dann 50 mg über 30 min, dann 35 mg über 60 min[1]	ASS und therapeutische Heparinisierung 5000 IE Bolus, dann 1000 IE/h
	Rapilysin®	Innerhalb von 12 Stunden nach Symptombeginn	10 E als initialen Bolus i.v., 2. Bolus von 10 E nach 30 min	ASS und therapeutische Heparinisierung 5000 IE Bolus, dann 1000 IE/h
Massive Lungenembolie	Actilyse®	Sofort	10 mg als Bolus i.v., dann 90 mg über 2 Stunden kontinuierlich i.v.[1]	Therapeutische Heparinisierung
Ischämischer Schlaganfall	Actilyse®	Innerhalb von 3 Stunden nach Symptombeginn	0,9 mg/kg KG innerhalb von 60 min, davon 10 % als initialer Bolus	Kein ASS, kein Heparin innerhalb der ersten 24 Stunden nach Actilyse-Therapie

[1] Bei Patienten < 65 kg maximale Gesamtdosis ≤ 1,5 mg/kg KG

Therapieüberwachung: Der aPTT-Wert sollte unter Heparin-/rt-PA-Therapie im Bereich des 1,5- bis 2,5fachen der Norm liegen. Zusatzuntersuchungen: Fibrinogen, Thrombinzeit.

Antidot: Wie bei anderen Fibrinolytika, falls die einfache Therapieunterbrechung bei der kurzen HWZ der rt-PA nicht ausreicht.

UAW: Wegen der kurzen HWZ ist eine systemische Wirkung im Blut gering, aber dennoch dosisabhängig vorhanden, sodass Blutungskomplikationen wie bei anderen Fibrinolytika auftreten können.

Hinweis: Weitere Indikationen werden überprüft.

6.4.2 Tenecteplase

Tenecteplase (Metalyse®) ist ein rekombinanter fibrinspezifischer Plasminogenaktivator. Im Vergleich zum körpereigenen t-PA hat es wegen geringerer Bindung an Leberrezeptoren eine ca. 5fach längere Halbwertszeit mit ca. 24 Minuten. Tierexperimentelle Untersuchungen weisen darauf hin, dass es wahrscheinlich nicht zur Kumulation bei Niereninsuffizienz kommt. Tenecteplase ist zugelassen zur Therapie des akuten Myokardinfarkts in Kombination mit ASS und Heparin.

Indikationen: Akuter Myokardinfarkt.

Kontraindikationen: Allgemeine Kontraindikationen wie bei Urokinase und Streptokinase.

Dosierung: Es wird gewichtsadaptiert als rasche Bolusgabe intravenös verabreicht (10 Sekunden). Bei einem KG < 60 kg 30 mg (6000 U), dann pro 10 kg Intervall 5 mg (1000 U) mehr bis zu einer Maximaldosierung von 50 mg (10 000 U) bei ≥ 90 kg KG. Es ist mit Glukoselösungen inkompatibel, daher bei liegendem Zugang vorher mit physiologischer Kochsalzlösung spülen.

UAW: Blutungen, Reperfusionsarrhythmien, allergische bis anaphylaktoide Reaktionen, gastroinstestinale Störungen wie Übelkeit/Erbrechen, ferner Fieber.

Antidot: Keines.

6 Psychopharmakotherapie

P. A. THÜRMANN

1	Überblick über Psychopharmaka 247	1.2.4	Selektive Noradrenalin- und Serotonin-/Noradrenalin-Rückaufnahmeinhibitoren (SSNRI, SNRI) 251
1.1	Tranquilizer (Benzodiazepine) 247	1.3	Neuroleptika 251
1.1.1	Kontraindikationen 247	1.3.1	Typische Neuroleptika 252
1.1.2	Unerwünschte Arzneimittelwirkungen 248	1.3.2	Atypische Neuroleptika 253
1.2	Antidepressiva 248	1.4	Nootropika und Antidementiva 253
1.2.1	Nichtselektive Monoamin-Rückaufnahmeinhibitoren (NSMRI) 249	2	Internistische Indikationen der Psychopharmaka 253
1.2.2	Selektive Serotonin-Wiederaufnahmeinhibitoren 250	2.1	Schlafstörungen 253
		2.2	Anxiolyse und Erregungszustände ... 254
1.2.3	Monoaminoxidasehemmer (MAO) und α_2-Adrenozeptor-Antagonisten .. 250	2.3	Depressionszustände 255
		2.4	Schmerzzustände 255

1 Überblick über Psychopharmaka

Kenntnis der Wirkungen und Nebenwirkungen von Psychopharmaka sind in der Inneren Medizin unentbehrlich: Angststörungen finden sich bei ca. 15–20 % der internistischen Patienten, knapp die Hälfte aller Patienten nach einem Myokardinfarkt weist depressive Symptome auf, zahlreiche ältere Patienten nehmen Antidementiva ein und nicht zuletzt führen Psychopharmaka zu Nebenwirkungen, die sich an den inneren Organen manifestieren (z.B. Herzrhythmusstörungen infolge trizyklischer Antidepressiva-Einnahme).
Die in diesem Kapitel abgehandelten Psychopharmaka erheben keinen Anspruch auf Vollständigkeit. Es werden nur solche Substanzen besprochen, die in der Inneren Medizin von Bedeutung sind.

1.1 Tranquilizer (Benzodiazepine)

Zur Anxiolyse und auch Sedierung werden in vielen klinischen Situationen meist Benzodiazepine eingesetzt. Sie entfalten anxiolytische, vegetativ resonanzdämpfende, spannungslösende, muskelrelaxierende, sedierende, hypnotische und antiepileptische Wirkungen. Die verschiedenen Benzodiazepine unterscheiden sich in der relativen Ausprägung der einzelnen Wirkkomponenten zueinander; vor allen Dingen jedoch in der Geschwindigkeit des Wirkungseintrittes, der Elimination und der Dauer der Wirkung (**s. Tab. II.6.1**).

1.1.1 Kontraindikationen

Bei schwerer Myasthenia gravis sowie Missbrauch/Abhängigkeit von psychotropen Substanzen sollten Benzodiazepine nicht eingesetzt werden; cave bei Schlafapnoesyndrom.

Tabelle II.6.1 Benzodiazepine und andere Benzodiazepinrezeptoragonisten.

Substanz	Handelsnamen	Halbwertszeit (h)	Dosierung
Benzodiazepine mit kurzer Wirkdauer			
Midazolam	Dormicum®[1]	2	2,0–7,5 mg i.v.; > 65 Jahre: max. 3,5 mg i.v.
Brotizolam	Lendormin®	3–8	0,125–0,25 mg/Tag p.o.
Triazolam	Halcion®	2–4	0,125–0,25 mg/Tag p.o.
Benzodiazepine mit mittellanger Wirkdauer			
Oxazepam	Adumbran®[1]	6–25	10–60 mg/Tag p.o.
Temazepam	Planum®, Remestan®[1]	7–15	10–40 mg/Tag p.o.
Lorazepam	Tavor®[1]	12–16	0,5–7,5 mg/Tag p.o.
Bromazepam	Lexotanil®[1]	15–28	3–6 mg/Tag p.o.
Alprazolam	Tafil®[1]	12–15	1–4 mg/Tag p.o.
Benzodiazepine mit langer Wirkdauer			
Diazepam	Valium®[1]	33–53 (50–100)[2]	5–30 mg/Tag p.o.; bis 20 mg/Tag langsam i.v.
Dikalium-Chlorazepat	Tranxilium®	2,5 (25–82)[2]	10–50 mg/Tag p.o.
Flunitrazepam	Rohypnol®[1]	16–35	0,5–2 mg/Tag p.o.
Tetrazepam	Musaril®[1]	13–45	50–200 mg/Tag p.o.
Andere Benzodiazepinrezeptoragonisten			
Zolpidem	Stilnox®[1]	2–4	5–10 mg/Tag p.o.
Zopiclon	Ximovan®[1]	3–6	3,75–7,5 mg/Tag p.o.

[1] Andere Präparate und Generika verfügbar.
[2] Halbwertszeit eines aktiven Metaboliten.

1.1.2 Unerwünschte Arzneimittelwirkungen

Zu den UAW zählen: unerwünscht starke Sedierung; Muskelrelaxation (cave Sturzgefahr bei alten Menschen!); anterograde Amnesie; paradoxe Aktivierung. Bei i.v. Gabe: Atemdepression (langsam injizieren).

Bei Langzeitgabe kann sich eine Abhängigkeit entwickeln, es besteht die Gefahr des Missbrauchs. Daher Verschreibungsdauer < 2 Monate; keine Verordnung bei Süchtigen. Bei abruptem Absetzen nach Langzeiteinnahme können Entzugssymptome (cave: Delir, zerebraler Krampfanfall!) auftreten: in diesen Fällen ausschleichendes Absetzen über mehrere Wochen bis Monate. Es besteht eine Einschränkung der Fahr- und Maschinentauglichkeit, insbesondere im Zusammenhang mit Alkohol.

1.2 Antidepressiva

Antidepressiva modulieren die Wirkung zentraler Transmitter wie Serotonin und Noradrenalin und sind in der Lage, die Symptomatik des depressiven Syndroms (Verstimmung, Antriebshemmung, Schlaf- und Appetitstörung) in wenigen Wochen zur Remission zu bringen. Überdies besitzen einzelne Antidepressiva zusätzliche Wirkungseigenschaften, die ihren Einsatz in der Therapie von Schlafstörungen (s. **Kap. II.6.2.1**), Schmerzsyndromen (s. **Kap. I.1.2** und **Kap. II.6.2.4**) und bei Angststörungen (s. **Kap. II.6.2.2**) ermöglichen. Die chemischen und pharmakologischen Gruppenunterschiede schlagen sich in unterschiedlichen UAW-Profilen nieder, die z.T. erhebliche Konsequenzen beinhalten. Klinisch bedeutsam sind ferner Unterschiede in der initial sedierenden oder eher antriebssteigernden Potenz der Antidepressiva, die insbesondere bei Patienten mit Suizidgefahr unbedingt beachtet werden müssen.

In der Routinebehandlung depressiver Störungen wird eine Auswahl am Einzelfall nach folgenden Gesichtspunkten erfolgen (nach Therapieempfehlungen der AkdÄ):

(1) individuelle Verträglichkeit, Komorbidität und Komedikation einschließlich Interaktionspotenzial,
(2) Überdosierungssicherheit, Handhabbarkeit,
(3) Ansprechen in einer früheren Krankheitsepisode,
(4) Anwendungserfahrung, Patientenpräferenzen, Kosten.

1.2.1 Nichtselektive Monoamin-Rückaufnahmeinhibitoren (NSMRI)

NSMRI wurden aus historischen Gründen aufgrund ihrer chemischen Struktur trizyklische (bzw. tetrazyklische) Antidepressiva genannt. Da es bisher keine Beweise für die Überlegenheit der neueren Substanzklassen (z.B. SSRI) gibt, werden NSMRI unter Berücksichtigung der Auswahlkriterien (s.o.) nach wie vor breit eingesetzt (**Tab. II.6.2**).

Interaktionen: Bei den Interaktionen der NSMRI sind insbesondere die Verstärkung anticholinerger oder sedierender Effekte bei gleichzeitiger Einnahme von Antihistaminika, Parkinsonmedikamenten, Sedativa/Hypnotika und Alkohol zu beachten.

Kontraindikationen: Kontraindikationen sind Engwinkelglaukom; gleichzeitige Gabe von MAO-Hemmern (cave: Serotonin-Syndrom); Prostatahypertrophie mit Restharnbildung; Pylorusstenose. Bei schweren Herzerkrankungen und Krampfneigung ist höchste Vorsicht geboten, ebenso bei Blutbildstörungen und schwerer Leberinsuffizienz.

Unerwünschte Arzneimittelwirkungen: Leichtere UAW umfassen Sedierung, Mundtrockenheit, verschwommenes Sehen, orthostatische Dysregulation, Tachykardie, Übelkeit; sexuelle Funktionsstörungen. Gravierende UAW können sein: Harnverhalt, paralytischer Ileus, Verwirrtheit,

Tabelle II.6.2 Initial- und Standarddosierungen nichtselektiver Monoamin-Rückaufnahmeinhibitoren (NSMRI)

Substanz	Handelsnamen	Initialdosis	Standarddosierung
NSMRI mit initial starker Sedierung			
Amitriptylin	Saroten®[1]	3 × 25 mg/Tag	150–300 mg/Tag
Doxepin	Aponal®[1]	50 mg/Tag	100–150 mg/Tag
Trimipramin	Stangyl®[1]	50 mg/Tag	100–400 mg/Tag
NSMRI mit initial mäßiger Sedierung			
Clomipramin	Anafranil®[1]	25 mg/Tag	100–150 mg/Tag
Imipramin	Tofranil®[1]	50 mg/Tag	150 mg/Tag
Maprotilin	Ludiomil®[1]	25 mg/Tag	100–150 mg/Tag
NSMRI mit initial starker Sedierung			
Desipramin	Petylyl®[1]	25 mg/Tag	150 mg/Tag
Nortriptylin	Nortrilen®[1]	2 × 25 mg/Tag	200 mg/Tag

[1] Andere Präparate und Generika verfügbar

Delir, zerebraler Krampfanfall, bedrohlicher AV-Block, QTc-Verlängerung, Arzneimittelexanthem. Da Leberfunktionsstörungen, Leukozytenabfall und Agranulozytose auftreten können, werden Blutbild- und Leberwertkontrollen empfohlen.

Bei Patienten mit kardiovaskulären Erkrankungen sollten andere Antidepressiva-Klassen bevorzugt bzw. regelmäßig EKG-Kontrollen durchgeführt werden.

1.2.2 Selektive Serotonin-Wiederaufnahmeinhibitoren

Durch ihre Selektivität sind kaum cholinerge Nebenwirkungen zu verzeichnen. Dies begründet ihren häufigen Einsatz bei leichten und mittelschweren Depressionen sowie bei Patienten mit anderen somatischen, insbesondere kardiovaskulären Begleiterkrankungen (**Tab. II.6.3**). Auch die anticholinergen, adrenolytischen und antihistaminergen Nebenwirkungen sind deutlich schwächer ausgeprägt als bei den NSMRI.

Interaktionen: Durch SSRI wird die Blutungsneigung unter ASS, NSAID und oralen Antikoagulanzien verstärkt. SSRI verursachen zahlreiche Interaktionen, wobei das Ausmaß derselben unter Citalopram und Sertralin deutlich schwächer ist als unter Fluoxetin, Fluvoxamin und Paroxetin. Fluoxetin und Paroxetin verstärken die Wirkung von CYP2D6-abhängigen Neuroleptika, Metoprolol, Klasse-I-Antiarrhythmika und Codein. Fluvoxamin hemmt den Abbau von Theophyllin und Clozapin.

Kontraindikationen: Kontraindikationen sind die gleichzeitige Gabe von MAO-Hemmern (cave: Serotonin-Syndrom); schwere Leber- oder Nierenfunktionsstörung; erhöhte Krampfbereitschaft.

Unerwünschte Arzneimittelwirkungen: Leichtere UAW umfassen Übelkeit, Unruhe, Schlafstörungen und Kopfschmerzen. Sexuelle Funktionsstörungen treten häufig und bei beiden Geschlechtern auf. Selten treten immunallergische Reaktionen auf.

1.2.3 Monoaminoxidasehemmer (MAO) und α₂-Adrenozeptor-Antagonisten

MAO-Hemmer blockieren reversibel (Moclobemid) oder irreversibel (Tranylcypromin) die Monoaminoxidasen A und B (**Tab. II.6.4**). Kombinationen mit anderen Antidepressiva (besonders mit Clomipramin) sind bei Tranylcypromin kontraindiziert. Es muss eine konsequente tyraminarme Diät eingehalten werden, sonst treten schwere Blutdruckkrisen auf. Die Kombinations- und Diätprobleme entfallen bei Moclobemid, hier ist lediglich die Kombination von Moclobemid und Clomipramin bzw. SSRI bzw. SNRI kontraindiziert. Moclobemid verstärkt die Wirkungen von Opioiden und hemmt den Abbau am CYP2D6 und CYP2C19, d.h. die Wirkung von Metoprolol, Klasse-I-Antiarrhythmika, und einiger Neuroleptika wird verstärkt. Die Wirkung von Mirtazapin wird durch gleichzeitige Gabe von HIV-Proteasehemmern, Azol-Antimykotika und Makrolide (z.B. Erythromycin) verstärkt.

Tabelle II.6.3 Initial- und Standarddosierungen von selektiven Serotonin-Wiederaufnahmeinhibitoren (SSRI)

Substanz	Handelsnamen	Initialdosis	Standarddosierung
Citalopram	Cipramil®[1]	20 mg/Tag	20–40 mg/Tag
Fluoxetin	Fluctin®[1]	20 mg/Tag	20–40 mg/Tag
Fluvoxamin	Fevarin®[1]	50 mg/Tag	100–250 mg/Tag
Paroxetin	Tagonis®[1]	20 mg/Tag	20–40 mg/Tag
Sertralin	Zoloft®[1]	50 mg/Tag	50–200 mg/Tag

[1] Andere Präparate und Generika verfügbar.

Tabelle II.6.4 Initial- und Standarddosierungen weiterer Antidepressiva

Substanz	Handelsnamen	Initialdosis	Standarddosierung
Monoaminoxidase(MAO)-Inhibitoren			
Moclobemid	Aurorix®[1]	150 mg/Tag	300–600 mg/Tag
Tranylcypromin	Jatrosom®	10 mg/Tag	20–40 mg/Tag
α$_2$-Adrenozeptor-Antagonisten			
Mianserin	Tolvin®[1]	30 mg/Tag	90 mg/Tag
Mirtazapin	Remergil®[1]	15 mg/Tag	15–45 mg/Tag
Selektive Serotonin-/Noradrenalin-Rückaufnahmeinhibitoren (SSNRI)			
Venlafaxin	Trevilor®	37,5 mg/Tag	75–225 mg/Tag
Duloxetin	Cymbalta®	60 mg/Tag	60–120 mg/Tag
Selektiver Noradrenalin-Rückaufnahmeinhibitor			
Reboxetin	Solvex®	4 mg/Tag	8–12 mg/Tag

[1] Andere Präparate und Generika verfügbar.

Kontraindikationen: Für MAO-Inhibitoren gilt, dass die gleichzeitige Gabe von serotonergen Antidepressiva zu vermeiden ist. Sie dürfen nicht bei Phäochromozytom und Thyreotoxikose angewendet werden; Cave bei erhöhter Krampfbereitschaft und Suizidalität.
Mirtazapin darf nicht bei kardialen Erkrankungen sowie schwerer Leber- oder Niereninsuffizienz eingesetzt werden.

Unerwünschte Arzneimittelwirkungen: Übelkeit, Unruhe, Schlafstörungen und Kopfschmerzen sind die häufigsten UAW unter MAO-Inhibitoren.
Unter α$_2$-Adrenozeptor-Antagonisten kann es zu Sedierung und Benommenheit, Mundtrockenheit und Gewichtszunahme, Orthostase und Ödemen kommen. In seltenen Fällen wurde eine Agranulozytose beobachtet.

1.2.4 Selektive Noradrenalin- und Serotonin-/Noradrenalin-Rückaufnahmeinhibitoren (SSNRI, SNRI)

Venlafaxin und Duloxetin hemmen selektiv die Wiederaufnahme von Noradrenalin und Serotonin, während Reboxetin die Noradrenalin-Rückaufnahme selektiv hemmt (**s. Tab. II.6.4**). Vorsicht ist geboten bei gleichzeitiger Einnahme von Duloxetin (s. Tab. II.6.4) und CYP2D6-Substraten (Metoprolol, Klasse-I-Antiarrhythmika), deren Wirkung verstärkt wird. Duloxetin darf wegen Wirkungsverstärkung nicht gleichzeitig mit Ciprofloxacin oder Fluvoxamin angewendet werden, Raucher haben aufgrund der Induktion von CYP1A2 etwa 50 % niedrigere Plasmaspiegel.

Kontraindikationen und unerwünschte Arzneimittelwirkungen: Aus dem Wirkmechanismus ergibt sich, dass SSNRI den SSRI ähnliche Kontraindikationen und UAW aufweisen. SSNRI und SNRI dürfen nicht bei unkontrolliertem Bluthochdruck eingesetzt werden. Unter Reboxetin ist bei Männern auf einen möglichen Harnverhalt zu achten. Hinzu kommen Mundtrockenheit und Miktionsbeschwerden.

1.3 Neuroleptika

Neuroleptika wirken in höherer Dosierung antipsychotisch und unruhedämpfend (**s. Tab. II.6.5**). Die Gruppenbezeichnung begründet sich durch die bei den klassischen Neuroleptika in antipsychotischer Dosierung drohenden extrapyramidal-motorischen Begleitwirkungen. Im

Rahmen der Inneren Medizin kommen hochpotente Neuroleptika meist in der Behandlung von körperlich begründbaren Psychosen und Durchgangssyndromen zum Einsatz, während niedrig potente Neuroleptika eher zur Sedierung und Schlafförderung angewendet werden (**s. Kap. II.6.2.1**).

1.3.1 Typische Neuroleptika

Schwach wirkende typische Neuroleptika: Zu dieser Gruppe gehören u.a. Levomepromazin, Melperon und Chlorprothixen. Sie haben ein stärker sedierendes Wirkungsprofil als die stark wirkenden typischen Neuroleptika und werden oftmals als Alternative zu Benzodiazepinen bei Schlafstörungen eingesetzt. Das UAW-Profil zeigt zumeist geringere extrapyramidal-motorische, aber deutlichere anticholinerge und antiadrenerge Eigenschaften (**s. Tab. II.6.5**).

Stark wirkende typische Neuroleptika: Klassischer Vertreter ist das Haloperidol, diese Gruppe weist eine stärkere antipsychotische Wirkung auf, gepaart mit einem höheren Risiko extrapyramidal-motorischer Begleitwirkungen, während ihre sedierende Potenz und ihre anticholinergen und antiadrenergen Begleitwirkungen geringer sind (**Tab. II.6.5**). Sie sind Mittel der Wahl in der Therapie von psychotischen Unruhezuständen auch bei Herz-Kreislauf-labilen Patienten.

Haloperidol sollte nicht mit NSMRI kombiniert werden, das es zu pharmakokinetischen Wechselwirkungen mit Verstärkung der kardialen UAW kommen kann. Die Wirkung blutdrucksenkender Arzneimittel wird verstärkt.

Kontraindikationen: Levomepromazin und Chlorpromazin sollten bei bestehenden Blutbildungsstörungen nicht eingesetzt werden. Vorsicht ist bei allen typischen Neuropleptika geboten bei kardialer Vorschädigung, schwerer Leber- oder Niereninsuffizienz, prolaktinabhängigen Tumoren (z.B. Mammakarzinom) und M. Parkinson sowie bei Krampfneigung. Bei Haloperidol ist auf QT-Verlängerung zu achten.

Unerwünschte Arzneimittelwirkungen: Zu den UAW gehören Frühdyskinesien (z.B. Blickkrampf, Schlundkrampf) sowie Parkinson-Syndrom, die mit Biperiden (Akineton®), 2–5 mg p.o./i.m./i.v. behandelt werden können. Nach Langzeiteinnahme kann es zu Spätdys-

Tabelle II.6.5 Dosierung von Neuroleptika

Substanz	Handelsnamen	Dosierung
Schwach wirkende typische Neuroleptika		
Levomepromazin	Neurocil®[1]	25–100 mg/Tag p.o. und i.m.
Melperon	Eunerpan®[1]	50–300 mg/Tag p.o.
Chlorprothixen	Truxal®[1]	100–400 mg/Tag p.o.
Prothipendyl	Dominal®	160–320 mg/Tag p.o.
Stark wirkende typische Neuroleptika		
Haloperidol	Haldol®[1]	1–100 mg/Tag p.o. / i.m.
Fluphenazin	Lyogen®, Dapotum®	2,5–10 mg/Tag p.o.
Fluphenazindecanoat	Lyogen Depot®	2,5–100 mg/2–4 Wochen i.m.
Atypische Neuroleptika		
Clozapin	Leponex®	25–450 mg/Tag p.o.
Olanzapin	Zyprexa®	5–20 mg/Tag p.o.
Amisulprid	Solian®[1]	50–800 mg/Tag p.o.

[1] Andere Präparate und Generika verfügbar.

kinesien kommen, die nur teilweise reversibel sind. Hier hilft nur Früherkennung, Dosissenkung bzw. Absetzen; ein Therapieversuch kann mit Tiaprid (Tiapridex®) 100–300 mg/Tag unternommen werden. Durch dopaminerge Effekte kann es zu Galaktorrhö und Gynäkomastie kommen.

Die gefürchteste Komplikation ist das maligne neuroleptische Syndrom, das intensivmedizinischer Überwachung bedarf einschließlich der Gabe von Dantamacrin (Dantrolen®) 50–200 mg/Tag. Unter Haloperidoltherapie sollten β-Blocker und Adrenalin wegen paradoxer Wirkungen vermieden werden.

1.3.2 Atypische Neuroleptika

Zu den atypischen Neuroleptika gehören u.a. Clozapin, Olanzapin und Amisulprid. Sie zeichnen sich durch deutlich geringere und seltenere extrapyramidal-motorische UAW und bessere Wirksamkeit auf schizophrene Negativsymptomatik aus (s. **Tab. II.6.5**). Atypika, insbesondere Clozapin, werden daher bevorzugt zur Therapie von psychotischen Störungen bei Patienten mit M. Parkinson eingesetzt.

Kontraindikationen: Die Gegenanzeigen sind ähnlich wie bei den typischen Neuroleptika, Clozapin sollte bei bettlägerigen Patienten vorsichtig (Thrombosegefahr) eingesetzt werden. Amisulprid darf nicht bei bekanntem Phäochromozytom und Therapie mit Antiarrhythmika der Klassen I und III angewendet werden.

Unerwünschte Arzneimittelwirkungen: Wie bei den typischen Neuroleptika kann es zu extrapyramidalen Störungen kommen, allerdings deutlich seltener.
Unter Clozapin treten bei 1–2 % der Behandelten Agranulozytosen auf, daher ist in den ersten Therapiemonaten eine wöchentliche Blutbildkontrolle erforderlich. Bei den anderen atypischen Neuroleptika ist diese UAW deutlich seltener. Unter Clozapin muss ferner auf Zeichen einer Myokarditis geachtet werden, bei deren Auftreten Clozapin sofort abgesetzt werden muss. Atypische Neuroleptika führen bei den meisten Patienten zu einer Gewichtszunahme (insbesondere Olanzapin), was mit einem erhöhten Risiko für Diabetes assoziiert ist. Bei dementen Patienten ist die Gabe mancher Atypika (insbesondere Olanzapin) wahrscheinlich mit einem erhöhten Risiko für zerebrovaskuläre Ereignisse verbunden. Amisulprid führt häufiger als andere Atypika zur Prolaktinerhöhung und damit verbundenen Symptomen und zu einer dosisabhängigen Verlängerung der QT-Zeit.

1.4 Nootropika und Antidementiva

Nootropika (z.B. Dihydroergotalkaloide, Meclofenoxat, Nicergolin, Pentoxifyllin, Piracetam, Pyritinol, Vincamin, Nimodipin) beeinflussen den Hirnstoffwechsel über verschiedene Mechanismen (u.a. Verbesserung der Hirndurchblutung über Viskositätssenkung, Steigerung der Glukoseutilisation, Normalisierung der intrazellulären Kalziumkonzentration). Es gibt jedoch keinen überzeugenden Wirksamkeitsbeweis im Hinblick auf klinisch relevante Parameter. Antidementiva vom Typ der Cholinesterasehemmer (Donepezil = Aricept®, Rivastigmin = Exelon®, Galantamin = Reminyl®) können bei Alzheimer-Demenz symptomverbessernd wirken.

2 Internistische Indikationen der Psychopharmaka

2.1 Schlafstörungen

Die akute Kurzzeittherapie von Schlafstörungen wird meist mit **Benzodiazepinen** unterschiedlicher Wirkungsdauer durchgeführt (s. **Tab. II.6.1**). Bei akuten Einschlafstörungen eignen sich kurzwirksame Substanzen (z.B. Triazolam), bei Durchschlafstörungen eher mittellang wirksame Vertreter (Oxazepam, Lorazepam). Bei der Behandlung chronischer Schlafstörungen ist das Abhängigkeitspotenzial der Benzodiazepine zu bedenken, das sich auch in einer sog. „low-dose-dependency" äußern kann.

Absetzversuche nach Langzeiteinnahme sollten wegen des Risikos von Entzugserscheinungen in Abhängigkeit von der vorherigen Anwendungsdauer sehr langsam ausschleichend gemacht werden. Zolpidem (Stilnox®, 10 mg) und Zopiclon (Ximovan®, 7,5 mg) sind strukturell mit den Benzodiazepinen nicht verwandt, greifen aber am GABA(γ-Aminobuttersäure)- und ebenfalls am Benzodiazepinrezeptor an, sie verfügen möglicherweise über ein geringeres Abhängigkeitspotenzial (s. Tab. II.6.1).

Medikamentöse Alternativen können in Form von niedrig dosierten sedierenden Antidepressiva wie z.B. Doxepin (Aponal® 10–25 mg) oder Trimipramin (Stangyl® 25 mg) versucht werden (s. Tab. II.6.2). Sedierende Neuroleptika (s. Tab. II.6.5) wie Levomepromazin (Neurocil® 25 mg) und Melperon (Eunerpan® 2–50 mg) können unter Berücksichtigung der Gegenanzeigen ebenfalls als Alternative zu Benzodiazepinen erwogen werden. Hypnotika sollten letztlich in der Langzeittherapie funktioneller Schlafstörungen nur eine vorübergehende Zentralbedeutung spielen; physikalische Therapie, Entspannungstechniken, Gesprächsbearbeitung mitbedingender psychosomatischer Ursachenfaktoren und Veränderungen des Schlafumfeldes besitzen das Primat.

2.2 Anxiolyse und Erregungszustände

Neben Benzodiazepinen werden auch Neuroleptika in niedriger Dosierung (d.h. deutlich unter der antipsychotischen Schwelle) als Tranquilizer eingesetzt (s. Tab. II.6.5). Aus Compliance-Gründen werden besonders gerne Depot-Neuroleptika mit ein- oder zweiwöchigen Injektionsintervallen gewählt. Dieser Einsatz ist jedoch aus klinischer Sicht wegen der noch nicht ausreichenden Einschätzbarkeit des Nutzen-Risiko-Verhältnisses umstritten und sollte zur Vermeidung von Spätdyskinesien nicht länger als 3 Monate erfolgen.

Körperlich begründbare paranoid-halluzinatorische Psychosen können mit **typischen** oder **atypischen Neuroleptika** behandelt werden. Hochpotente typische Neuroleptika können im Bedarfsfall sehr hoch dosiert werden (z.B. Haloperidol bis zu 50 mg bei erregter Psychose nach Herzinfarkt). Nach Einnahme halluzinogener oder psychotisch wirkender Substanzen (LSD, Amphetamine) können Benzodiazepine zwar nicht die Symptome vollständig unterdrücken, durch die Anxiolyse kann aber das Erscheinungsbild bis zum Abklingen der Noxen abgemildert werden. Hier kommen vor allem hochpotente typische Neuroleptika (z.B. Haloperidol) in Betracht. Bei der Therapie von Kokain-Intoxikationen kann es allerdings zu einer verstärkten extrapyramidalen Symptomatik kommen.

Zur Therapie des Alkoholdelirs s. Kap. III.16.8.

Panikattacken, die sehr häufig primär den Internisten unter der Differenzialdiagnose von Angina-pectoris- oder hypoglykämischen Anfällen beschäftigen, sprechen prophylaktisch sehr gut auf **Antidepressiva** (z.B. Imipramin, Clomipramin, SSRI, Venlafaxin) an; Dosierung und Erhaltungstherapie folgen den gleichen Gesichtspunkten wie in der Behandlung von Depressionszuständen (s. Tab. II.6.2, Tab. II.6.3, Tab. II.6.4). Bis jedoch die Wirkung der Antidepressiva nach frühestens 2 Wochen eintritt, werden begleitend Benzodiazepine (überwiegend langwirksame, z.B. Diazepam) eingesetzt (s. Tab. II.6.1).

Sowohl in der Prämedikation vor Narkosen als auch vor diagnostischen Eingriffen (Endoskopie) werden Benzodiazepine eingesetzt. Vor diagnostischen Eingriffen macht man sich auch die antegrade Amnesie zunutze, i.d.R. wird das kurzwirksame Midazolam (z.B. Dormicum®) i.v. appliziert (Tab. II.6.1). Die atemdepressive Wirkung von Midazolam muss insbesondere bei alten Menschen beachtet werden, der Antagonist Flumazenil (Anexate®) muss stets bereitliegen.

2.3 Depressionszustände

Ein durch depressive Verstimmung, Interessenverlust, Appetitlosigkeit, Durchschlafstörungen und Antriebsverlust charakterisiertes depressives Syndrom stellt auch dann eine therapierbare Zielsymptomatik für Antidepressiva dar, wenn es als Begleitsyndrom einer internistischen Grundkrankheit auftritt (s. **Tab. II.6.2, Tab. II.6.3, Tab. II.6.4**). Der Anteil körperlicher Ursachenfaktoren am Zustandekommen des depressiven Begleitsyndroms schränkt eher die Verträglichkeit als die Wirksamkeit der Antidepressiva ein; bei kardiovaskulären Vorerkrankungen sollte mit den besser verträglichen SSRI behandelt werden. Tritt nach 4–6 Wochen einschleichend begonnener, dann aber ausreichend dosierter Antidepressivagabe eine Remission oder zumindest eine relevante Besserung der depressiven Symptomatik ein, ist auch bei depressiven Begleitsymptomen körperlicher Grunderkrankungen eine 3- bis 6-monatige Erhaltungstherapie durchzuführen (s. Therapieempfehlungen der AkdÄ).

2.4 Schmerzzustände

Bei vielen Schmerzzuständen spielen Muskelverspannungen eine Rolle, auch hierbei werden **Benzodiazepine** (z.B. Tetrazepam, beginnend mit 50 mg/d) eingesetzt.
Antidepressiva (z.B. Clomipramin, Doxepin oder SSRI) und niedrig potente typische Neuroleptika (z.B. Levomepromazin) haben sich in niedriger bis mittlerer Dosierung als wirksame Adjuvanzien in der Behandlung chronischer Schmerzsyndrome bewährt. Die schmerzdistanzierende Wirkung dieser Psychopharmaka hilft gerade bei Tumorschmerzen konventionelle Schmerzmittel oder Opiate einsparen.

Weiterführende Literatur:
Arzneimittelkommission der deutschen Ärzteschaft: Empfehlungen zur Therapie der Depression. 2. Auflage 2006. http://www.akdae.de/35/index.html

7 Spezielle klinisch-pharmakologische Aspekte bei der Therapie

P. A. Thürmann

1	Klinisch relevante Arzneimittelinteraktionen 257	5	Pharmakotherapie in Schwangerschaft und Stillzeit 271
2	Pharmakotherapie bei Niereninsuffizienz 263	5.1	Vorbemerkung 271
3	Pharmakotherapie bei Lebererkrankungen 264	5.2	Risikoklassifizierung von Arzneimitteln 271
3.1	Vorbemerkungen 264	5.3	Regeln für die Planung einer Arzneitherapie 272
3.2	Einteilung der Medikamente 264	5.4	Arzneimittel der Wahl in Schwangerschaft und Stillzeit 272
4	Pharmakotherapie im Alter 267		
4.1	Vorbemerkungen 267	5.5	Arzneimittel und Genussmittel mit embryo-/fetotoxischem Potenzial 274
4.2	Empfehlungen für Verschreibung von Arzneimitteln bei älteren Patienten 268		

1 Klinisch relevante Arzneimittelinteraktionen

Unter Arzneimittelinteraktionen versteht man eine Abschwächung oder Verstärkung, Verlangsamung oder Verkürzung des erwarteten Effekts eines einzelnen Pharmakons, wenn zwei oder mehrere Arzneimittel sich bei gleichzeitiger Applikation wechselseitig beeinflussen (= **Arzneimittel-Arzneimittel-Interaktion**) (**Tab. II.7.1**).
Dabei unterscheidet man
(1) *Pharmakokinetische Interaktionen,* die entstehen, wenn ein Pharmakon eines oder mehrere der pharmakokinetischen Ebenen – *Absorption* (z.B. Tetrazykline und Antazida), *Distribution* (Verteilung; Cumarin und Phenylbutazon), *Metabolismus* (z.B. Simvastatin und Ciclosporin) und *Elimination* (z.B. Penicilline und Probenecid) – eines anderen Medikamentes in der Weise verändert, dass eine Wirkung unerwünscht verstärkt oder abgeschwächt wird. Diese Art der Arzneimittelwechselwirkung ist am häufigsten.
(2) *Pharmakodynamische Interaktionen* treten auf, wenn interferierende Pharmaka synergistisch oder antagonistisch wirken mit der Folge einer inadäquaten Wirkungsstärke des/der Arzneimittel. Häufig vorkommende Beispiele sind die Kombinationen von Phenprocoumon und nichtsteroidalen Antirheumatika (kann zur Ulkusblutung führen) oder nichtsteroidale Antirheumatika + ACE-Hemmer + Diuretikum (mit der Folge einer Nierenfunktionsstörung), besonders kritisch bei Multimedikation beim älteren Patienten (**s. Kap. II.7.4**).
Auch Nahrungsmittel können mit Medikamenten interagieren, z.B. Grapefruitsaft und Kalziumkanalblocker, Terfenadin, Benzodiazepine, Simvastatin: Plasmakonzentration ↑.
Arzneimittelwechselwirkungen – meist durch Unkenntnis iatrogen herbeigeführt – stellen den häufigsten „Fehlertypus" bei Medikationsfehlern mit klinischer Relevanz dar. Betroffene, insbesondere ältere Patienten werden z.T. erheblich gefährdet. Aus diesem Grund ist die genaue Kenntnis häufiger Interaktionen bzw. im Zweifelsfalle das Nachschlagen oder die Anwendung einer Datenbank (z.B. auch als Pocket Version) zwingend erforderlich.

7 Spezielle klinisch-pharmakologische Aspekte bei der Therapie

Tabelle II.7.1 Klinisch relevante Arzneimittelinteraktionen. Angegeben sind die Veränderungen der Wirkungen des 1. Pharmakons durch ein 2. Pharmakon

1. Pharmakon	2. Pharmakon	Mechanismus	Effekt	empfohlene Maßnahme
Antibiotika				
Aminoglykoside	Amphotericin B	synergistische toxische Effekte	Nephrotoxizität ↑	Dosisreduktion Nierenfunktion überwachen
	Methoxyfluran Ciclosporin A Cisplatin Vancomycin Cephalotin	synergistische toxische Effekte	Nephrotoxizität ↑ Ototoxizität ↑	Dosisreduktion Nierenfunktion überwachen, Innenohrüberprüfung
	Etacrynsäure, Furosemid	synergistische toxische Effekte	Ototoxizität ↑	Kombination vermeiden
Tetrazykline	Antazida Eisenpräparate	Bildung schwer resorbierbarer Komplexe	verminderte Tetrazyklinwirkung	gleichzeit. Gabe vermeiden, mind. 3 h Abstand
Doxycyclin	Phenytoin Carbamazepin Barbiturate Rifampicin	beschleunigter hepatischer Abbau	verminderte Doxycyclinwirkung	anderes Antibiotikum
Fluorchinolone	Antazida (Mg^{2+}-, Al^{3+}-, Ca^{2+}-haltig)	Absorptionshemmung	Wirkung ↓	gleichzeit. Gabe vermeiden, mind. 3 h Abstand
	Theophyllin	Theophyllinabbauhemmung	Theophyllinwirkung ↑	Theophyllindosis ↓ (nicht bei Levofloxacin)
	Ciclosporin A		S-Kreatinin ↑	Nierenfunktion überwachen
Makrolide	Antihistaminika	synergistische Wirkung am Herzen + Hemmung des Metabolismus	Gefahr für Torsade-de-pointes-Arrhythmien ↑	Kombination vermeiden
Antidiabetika orale (Sulfonylharnstoffe)	Phenylbutazon Sulfonamide	Hemmung des enzymatischen Abbaus der Sulfonylharnstoffe	zunehmende Hypoglykämie	S-Glukose kontrollieren, Dosisanpassung
	β-Rezeptorenblocker	Hemmung der Glykogenolyse, Maskierung d. Warnsymptome	zunehmende Hypoglykämie	S-Glukose kontrollieren, Patienten informieren
	Rifampicin	beschleunigter enzymatischer Abbau von Tolbutamid	blutzuckersenkende Wirkung abgeschwächt	S-Glukose kontrollieren, Patienten informieren
	Antazida H_2-Blocker	gesteigerte Resorption	Hypoglykämie	S-Glukose kontrollieren, Patienten informieren

1 Klinisch relevante Arzneimittelinteraktionen

Tabelle II.7.1 (Fortsetzung)

1. Pharmakon	2. Pharmakon	Mechanismus	Effekt	empfohlene Maßnahme
parenterale (Insuline)	Äthanol	Hemmung der hepatischen Glykogenolyse	Hypoglykämie	größere Alkoholmengen meiden
	β-Rezeptorenblocker	Hemmung der Sympathikusaktivierung	Hypoglykämiewarnsymptome ↓	Patienten informieren
Antikoagulanzien orale	Allopurinol Cimetidin Disulfiram Metronidazol Phenylbutazon	Hemmung des enzymatischen Abbaus der Antikoagulanzien	verstärktes Blutungsrisiko	INR überwachen Kombination vermeiden
	anabole Steroide Clofibrat Levothyroxin	Synthese ↓ oder Umsatz ↑ von Gerinnungsfaktoren	Blutungsrisiko ↑	Kombination vermeiden
	Indometacin, andere NSAID, Salizylate	Hemmung der Thrombozytenfunktion	Blutung, Ulkusblutung	Kombination vermeiden
	Amiodaron	Hemmung von Cytochrom P450 2C9	Blutungsrisiko ↑	Kombination vermeiden
	Co-trimoxazol	potenzierende Wirkung	Blutungsrisiko ↑	INR überwachen
	Barbiturate Carbamazepin Phenytoin Rifampicin	beschleunigter Abbau der Antikoagulanzien	Abschwächung der Antikoagulanzienwirkung	Kombination vermeiden
	Colestyramin	enterale Resorption ↓		Kombination vermeiden; 6-h-Abstand, INR-Kontrollen
Antikonvulsiva/Antiepileptika				
Phenytoin	orale Antikoagulanzien Cimetidin Co-trimoxazol Isoniazid	Hemmung des enzymatischen Abbaus von Phenytoin	Plasmakonzentration von Phenytoin ↑; Toxizität von Phenytoin ↑	Phenytoinplasmaspiegel kontrollieren
	Amiodaron	Hemmung des Phenytoinmetabolismus, Steigerung d. Amiodaronabbaus		Phenytoin- und Amiodaronplasmaspiegel kontrollieren
Carbamazepin	Isoniazid Fluconazol Clarithromycin	Hemmung des enzymatischen Abbaus von Carbamazepin	Toxizität von Carbamazepin ↑	Kontrolle Carbamazepin-Spiegel
	Midazolam	Induktion des Metabolismus	Midazolamwirkung ↓	

7 Spezielle klinisch-pharmakologische Aspekte bei der Therapie

Tabelle II.7.1 (Fortsetzung)

1. Pharmakon	2. Pharmakon	Mechanismus	Effekt	empfohlene Maßnahme
Äthanol (Alkohol)	zentral wirksame Substanzen wie Antihistaminika, Hypnotika, Neuroleptika, Tranquillanzien, Antidepressiva	Synergismus	Verstärkung der zentral dämpfenden Wirkungen	Kombination vermeiden
	Cephalosporine (Cefamandol, Cefmenoxim, Cefoperazon, Latamoxef) Disulfiram Metronidazol Sulfonylharnstoffe	Hemmung der Aldehyddehydrogenase (?)	„Disulfiram-Alkohol-Reaktion": Flush, Kopfschmerzen, Erbrechen, Schwitzen, Blutdruckabfall, Tachykardie	Kombination vermeiden, Patienten informieren größere Mengen von Alkohol vermeiden
	Salizylate	Schädigung der Mukosa additiv	gastrointestinale Blutungen	größere Mengen von Alkohol vermeiden
Benzodiazepine	Cimetidin orale Kontrazeptiva Makrolidantibiotika	Hemmung des enzymatischen Abbaus von Diazepam, Chlordiazepoxid, (nicht Oxazepam, Lorazepam, Temazepam)	Wirkung der Benzodiazepine verlängert und verstärkt	Benzodiazepindosis ↓, klinischen Status überwachen
	Omeprazol	Hemmung des enzymatischen Abbaus von Diazepam		klinischen Status überwachen
β-Rezeptorenblocker	Cimetidin	Hemmung des enzymatischen Abbaus von Propranolol	Verstärkung der Propranololwirkung	Propranololdosis ↓ Herzfunktion überwachen
	Diltiazem Gallopamil Verapamil	synergistische kardiodepressorische Wirkung	Bradykardie, AV-Block, negativ inotrope Wirkungen	Herzfunktion überwachen
	NSAID	unbekannt (Hemmung der Prostaglandinsynthese?)	Abschwächung der antihypertensiven Wirkung von β-Rezeptorenblockern	RR überwachen
Chinidin	Barbiturate Phenytoin Rifampicin	beschleunigter enzymatischer Abbau von Chinidin	Chinidinwirkung ↓	Chinidinplasmaspiegel überwachen
	Cimetidin	Hemmung d. hepat. Abbaus und/oder reduzierter Leberblutfluss	Chinidinwirkung ↑	Chinidinplasmaspiegel überwachen
	Clarithromycin	synergistische Wirkung am Myokard	Risiko für Torsade-de-pointes-Arrhythmie ↑	

Tabelle II.7.1 (Fortsetzung)

1. Pharmakon	2. Pharmakon	Mechanismus	Effekt	empfohlene Maßnahme
Diuretika				
Schleifendiuretika Thiaziddiuretika	Indometacin (u.a. Nichtsteroid-Antiphlogistika)	Hemmung der Cyclooxygenase	saluretische und antihypertensive Wirkung der Diuretika abgeschwächt	Kombination vermeiden, sonst RR und Diurese überwachen
Glukokortikoide	Phenytoin Rifampicin	beschleunigter enzymatischer Abbau der Glukokortikoide	Glukokortikoidwirkung ↓	Wirkung kontrollieren, ggf. Dosis ↑
Heparin	Salizylate NSAID	Hemmung der Thrombozytenfunktion	erhöhtes Blutungsrisiko	Kombination vermeiden
Herzglykoside	Kalzium i.v.	synergistische Wirkung	Glykosidwirkung ↑	Ausgleich des Kaliummangels durch K^+-Substitution
	Thiazid- und Schleifendiuretika Amphotericin B	Glykosidtoxizität durch K^+↓	Hypokaliämie Hypomagnesiämie	K^+- und Mg^{2+}-Kontrollen
	Amiodaron Chinidin Verapamil Ca^{2+}-Kanalblocker	Verringerung der Glykosidelimination	Glykosidwirkung ↑	Glykosidplasmaspiegel kontrollieren
	Colestyramin Colestipol Metoclopramid	enterale Resorption ↓ (verringerte Bioverfügbarkeit)	Glykosidwirkung ↓	Glykosidplasmaspiegel kontrollieren
	Rifampicin Phenytoin	erhöhte Elimination von Digitoxin		Digitoxinplasmaspiegel kontrollieren
Immunsuppressiva				
Azathioprin	Allopurinol	Hemmung des Abbaus von 6-Mercaptopurin	Zytotoxizität ↑	Azathioprindosis ↓
Ciclosporin	Johanniskraut	verringerte Bioverfügbarkeit	Transplantatabstoßung	Johanniskraut vermeiden
Glukokortikoide	s. dort			
Kontrazeptiva (oral; OC)	Barbiturate Griseofulvin Phenytoin Rifampicin Carbamazepin	beschleunigter enzymatischer Abbau von Sexualhormonen	kontrazeptive Wirkung ↓	Kombination vermeiden
	Tetrazykline Ampicillin	enterohepatische Zirkulation von Östrogen ↓ (?)	kontrazeptive Wirkung ↓	während der Therapie andere kontrazeptive Maßnahmen wählen
Levomethadon	Phenytoin Rifampicin	beschleunigter enzymatischer Abbau von Levomethadon	Auslösung von Entzugssymptomen bei Abhängigen	Patienten auf Entzugssymptome untersuchen

Tabelle II.7.1 (Fortsetzung)

1. Pharmakon	2. Pharmakon	Mechanismus	Effekt	empfohlene Maßnahme
Lithiumsalze	Diuretika	renale Lithium-Clearance herabgesetzt	Lithiumtoxizität ↑	Lithiumplasmaspiegel kontrollieren
	Indometacin		↑ Lithiumplasmaspiegel um ca. 40 %	Lithiumplasmaspiegel kontrollieren
NSAID (nichtsteroidale antiinflammatorische Substanzen)	Aldosteronantagonisten	Natriurese ↓	diuretischer Effekt ↓ Hyperkaliämie	Kombination vermeiden
	Antidiabetika (orale)	Plasmaproteinbindung ↓ bzw. -elimination ↓	hypoglykämischer Effekt ↑	präparateabhängig; Einzelfallentscheidung
	Antihypertensiva	Na^+- und H_2O-Retention ↑	antihypertensiver Effekt ↓	RR-Kontrolle
	Antikoagulanzien (orale)	Thromboxansynthese ↓ Plasmaproteinbindung ↓	Thrombozytenaggregation ↓ hypothrombinämischer Effekt ↑	Prothrombinzeitkontrolle, Kontrolle auf okkultes Blut im Stuhl und Urin, Kombination vermeiden
	Kortikosteroide	additiv an der Magenschleimhaut	ulzerogener Effekt ↑	auf Symptome achten, ggf. Endoskopie, fixe Kombination meiden
	Diuretika	renale Clearance ↓ Na^+- und H_2O-Retention ↑ (Hemmung der renalen Prostaglandinsynthese)	diuretischer Effekt ↓	RR-Kontrolle; Serum-Kreatinin kontrollieren cave Herzinsuffizienz
	K^+-sparende Diuretika	K^+-Retention ↑ (s.o.)	Hyperkaliämie	Kombination vermeiden
	Lithium	renale Clearance ↓	Toxizität ↑ Plasmaspiegel ↑	Lithiumplasmaspiegel kontrollieren
	Methotrexat	renale Clearance ↓ bzw. Plasmaproteinbindung ↓	Toxizität ↑ Plasmaspiegel ↑	Kombination vermeiden
	Phenytoin	Plasmaproteinbindung ↓	Plasmaspiegel ↑	Phenytoinplasmaspiegel kontrollieren
	Urikosurika	renale Clearance ↓ Plasmaproteinbindung ↓	analgetischer Effekt ↑ urikosurischer Effekt ↓	klinische Wirkung beobachten
Theophyllin	Cimetidin Erythromycin	Hemmung des enzymatischen Abbaus	Theophyllinwirkung ↑	Theophyllinplasmaspiegel kontrollieren
	Carbamazepin Phenytoin Tabakrauchen	beschleunigter enzymatischer Abbau	Theophyllinwirkung ↓	s.o.
	Chinolone	s. dort		

Tabelle II.7.1 (Fortsetzung)

1. Pharmakon	2. Pharmakon	Mechanismus	Effekt	empfohlene Maßnahme
trizyklische Antidepressiva	Cimetidin Neuroleptika	Hemmung des enzymatischen Abbaus der Antidepressiva	Toxizität der Antidepressiva ↑	Plasmaspiegel kontrollieren
	Barbiturate	Beschleunigung des enzymatischen Abbaus der Antidepressiva	Wirkung der Antidepressiva ↓	Kombination vermeiden
Urikosurika				
Probenecid Sulfinpyrazon	Salizylate	Konkurrenz um renale Sekretions- und Resorptionsmechanismen	urikosurische Wirkung abgeschwächt	Kombination vermeiden

In **Tabelle II.7.1** sind Arzneimittelwechselwirkungen unter folgenden Gesichtspunkten aufgeführt

(1) Praktische Bedeutung des Arzneimittels, bezogen auf die Häufigkeit der Anwendung (Cimetidin und Johanniskraut sind OTC-Präparate),
(2) Risiken, die bei Nichtberücksichtigung von den möglichen Wechselwirkungen ausgehen können (insbesondere bei Pharmaka mit geringer therapeutischer Breite).

Weiterführende Literatur: In dem hier vorgegebenen Rahmen können nur die wichtigsten, klinisch besonders relevanten Arzneimittelwechselwirkungen berücksichtigt werden. Folgende Werke geben noch weitergehendere Informationen:

(1) Arzneimittelneben- und -wechselwirkungen, H. P. T. Ammon (Hrsg.), Wissenschaftliche Verlagsgesellschaft mbH, Stuttgart 1991;
(2) Rote Liste, Anhang und Fachinformationen;
(3) Handbook of Adverse Drug Interactions: M. A. Rizack (ed.), The Medical Letter®, New Rochelle, New York, 1999 (sehr handlich und übersichtlich);
(4) PDR Guide to Drug Interactions, 2000 (enthält zusätzlich ein „Food Interactions Cross-Reference"-Register). www.pdr.net;
(5) Drug Interactions alert. DI Quinn & RO Day. Adis Int. Ltd., 1st edition 1998, Auckland.
(6) Aufgrund der zahlreichen Interaktionen mit Proteaseinhibitoren wurden diese hier nicht dargestellt, können auf der website http://www.hiv-druginteractions.org/excellent geprüft werden.

2 Pharmakotherapie bei Niereninsuffizienz

Medikamente und/oder ihre Metaboliten werden von den Nieren wie harnpflichtige Substanzen behandelt. Besonders solche Medikamente, die normalerweise vorwiegend renal ausgeschieden werden, weisen bei Niereninsuffizienz eine gestörte Elimination auf. Medikamente mit normalerweise vorwiegend extrarenaler Elimination werden durch eine Nierenfunktionseinschränkung weniger beeinflusst, es sei denn, es werden aktive Metaboliten gebildet, die wiederum renal ausgeschieden werden müssen. Auch kann es bei terminaler Niereninsuffizienz (Urämie) für diese Substanzen ebenfalls zu einer Störung der Elimination kommen, weil die urämische Intoxikation eine Vielzahl von Stoffwechselvorgängen und damit auch die extrarenalen Eliminationsmechanismen verändern kann.

Bei jeder medikamentösen Behandlung von Patienten mit eingeschränkter Nierenfunktion muss überprüft werden, ob eine Dosisanpassung erforderlich ist.

Zur Abschätzung der GFR eignet sich im klinischen Alltag die Anwendung der Cockroft-Gault-Formel zur Berechnung der Kreatinin-Clearance, hierfür ist lediglich die Messung der Serum-Konzentration von Kreatinin erforderlich (**s.a. Tab. III.17.3**):

$$\text{Kreatinin-Clearance} = \frac{(140 - \text{Alter}) \times \text{Körpergewicht (kg)}}{72 \times \text{Serumkreatinin (mg/dl)}}$$

Für Frauen muss der berechnete Wert mit 0.85 multipliziert werden.

Ist die Pharmakokinetik einer Substanz bei Niereninsuffizienz nicht bekannt, so gilt Folgendes:

(1) Bis zu einer GFR > 60 ml/min können alle Medikamente näherungsweise normal dosiert werden.

(2) Bis zu einer GFR > 30 ml/min ist die Kumulation von Medikamenten und ihrer Metaboliten nicht immer klinisch relevant gestört, für zahlreiche Medikamente ist hier eine Halbierung der üblichen Dosis empfehlenswert. Ausnahmen sind ganz überwiegend hepatisch eliminierte Substanzen (s.o.).

Wirkung und unerwünschte Arzneimittelwirkung einer medikamentösen Behandlung sollten bei Niereninsuffizienz besonders engmaschig überwacht werden. Substanzgruppen, deren Effekt sich leicht überprüfen lässt, sind bei Niereninsuffizienz vergleichsweise einfacher zu dosieren (z.B. bei Antihypertensiva der Blutdruck). Für einige Pharmaka kann Therapeutisches Drug Monitoring hilfreich sein (z.B. Gentamicin, einige Psychopharmaka). Auf die Besonderheiten der Nierenfunktion im Alter wird in **Kapitel II.7.4** eingegangen.

Allgemein gilt: Bei verlängerter Eliminationshalbwertszeit muss die Erhaltungsdosis reduziert oder das Dosisintervall entsprechend verlängert werden. Die spezielle Pharmakokinetik bzw. Pharmakotherapie wird in den einzelnen Kapiteln besprochen (**s. z.B. Kap. II.4**).

3 Pharmakotherapie bei Lebererkrankungen

3.1 Vorbemerkungen

Der Leber kommt bei der Elimination einer großen Anzahl von Arzneimitteln entscheidende Bedeutung zu. Eine ihrer Hauptaufgaben besteht in der Umwandlung fettlöslicher Pharmaka in wasserlösliche Metaboliten, die über die Niere ausgeschieden werden können. Einige Substanzen (z.B. Isoniazid) werden auch biliär sezerniert. Eine normale Arzneimittel-Clearance ist dabei in erster Linie abhängig von der funktionellen Integrität der Hepatozyten, die bei Leberparenchymerkrankungen jedweder Ätiologie gestört wird, und von der Durchblutung der Leber, die insbesondere bei portaler Hypertension absinkt. Andererseits sind Charakteristika von Medikamenten, insbesondere das Ausmaß ihrer hepatischen „First-Pass"-Extraktion, also des Anteils, der bei einmaliger Leberpassage aus dem Blut entfernt wird, sowie ihre Eiweißbindung von erheblicher Bedeutung. Im Gegensatz zu Nierenerkrankungen, bei denen sich Dosierungsrichtlinien in Abhängigkeit vom Serumkreatinin für nahezu alle gebräuchlichen Medikamente seit langem bewährt haben, kann daher bei Lebererkrankungen ein einfaches und verlässliches Dosierungsschema für Medikamente nicht angegeben werden. Auch so genannte Leberfunktionstests, die die Clearance einer Testsubstanz messen, lassen keinen direkten Schluss auf die Elimination anderer Medikamente zu.

3.2 Einteilung der Medikamente

Entscheidendes Kriterium für die richtige Dosis eines Medikaments bei einem leberkranken Patienten bleibt der klinische Erfolg unter sorgfältiger Beobachtung etwaiger UAW bzw. Toxizitätserscheinungen.

Vereinfachend können Medikamente hinsichtlich ihres Risikos bei Leberkrankheiten in 3 Gruppen eingeteilt werden:

(1) *Medikamente mit hohem Risiko* einer Überdosierung: Medikamente mit einer hohen First-Pass-Extraktion (über 60 % bei einmaliger Passage). Ihre Clearance ist damit überwiegend vom hepatischen Blutfluss und in einem geringen Ausmaß von der metabolischen Kapazität abhängig. Nach oraler Aufnahme erreicht nur ein geringer Teil der enteral resorbierten und über die Portalgefäße zur Leber transportierten Medikamente die systemische Zirkulation und damit den Wirkort. Zum Ausgleich dieses Phänomens übersteigt bei derartigen Medikamenten die für die orale Zufuhr empfohlene Menge die parenterale Dosis deutlich (z.B. Verapamil, Metoprolol). Bei Leberparenchymerkrankungen und portosystemischen Shunts ist daher sowohl mit einer erheblich höheren Konzentration nach einmaliger oraler Applikation als auch mit einer stark verlangsamten Elimination dieser Medikamente zu rechnen. Sofern Pharmaka aus dieser Gruppe bei Patienten mit fortgeschrittenen Lebererkrankungen unverzichtbar sind, sollte die Initialdosis bei oraler oder rektaler Gabe auf etwa $1/2$ bis $1/4$, bei Medikamenten mit geringer therapeutischer Breite ggf. bis auf $1/10$ der üblichen Dosis verringert werden. Bei einmaliger Gabe ist die parenterale der oralen Applikation vorzuziehen. Die in der Regel deutlich erniedrigte Erhaltungsdosis muss bei jeder Art der Applikation individuell unter sorgfältiger klinischer Beobachtung festgelegt werden.

(2) *Medikamente mit mittlerem Risiko* einer Überdosierung: Medikamente mit einer niedrigen hepatischen Extraktion von unter 30 %. Ihre Clearance ist in erster Linie von der metabolischen Kapazität der Leber abhängig. Nach einmaliger Gabe ist nicht mit einer erhöhten Plasmakonzentration dieser Substanzen zu rechnen. Die üblicherweise empfohlenen Dosierungen brauchen daher hier für eine einmalige Gabe bzw. bei der Initialdosis nicht reduziert werden. Allerdings ist die Elimination dieser Medikamente verzögert, sodass bei wiederholter Gabe eine reduzierte Erhaltungsdosis erforderlich ist, um die Kumulation des Medikaments zu vermeiden. Einen ungefähren Anhaltspunkt für das Ausmaß dieser Reduktion können das Serumalbumin und der Quick-Wert liefern.

(3) *Medikamente mit niedrigem Risiko* einer Überdosierung: Neben Medikamenten, die unverändert renal ausgeschieden werden, steigt für einige Substanzen bei einer Abnahme der Plasmaeiweißbindung die Elimination, wodurch die verminderte metabolische Kapazität der Leber ggf. wettgemacht werden kann. Medikamente dieser Gruppe können bei Leberkranken in der üblichen Dosis angewandt werden, wobei allerdings eine sorgfältige Beobachtung des Effekts ebenfalls unerlässlich ist.

Gelegentlich wird in den Fachinformationen (und vor allen Dingen in den zugrundeliegenden Studien) für die Einteilung in Schweregrade einer Leberinsuffizienz der Score nach Child-Pugh verwendet, der sich aus INR, Serumalbumin, Serumbilirubin sowie klinischen Parametern (Aszites, Enzephalopathie) ermittelt. Dieser Score ist allerdings für die Beurteilung der metabolischen Kapazität der Leber nicht sehr aussagekräftig.

Tabelle II.7.2 gibt einen Überblick über die Risiken einer Reihe häufig gebrauchter Medikamente bei Patienten mit Lebererkrankungen. Die Zusammenstellung kann aber nur ungefähre Anhaltspunkte liefern.

Es darf nämlich nicht übersehen werden, dass individuell bei Patienten mit Leberinsuffizienz folgende Aspekte zu beachten sind:

(1) eine Verminderung der Resorption bei portaler Hypertension,
(2) eine mögliche Enzyminduktion, etwa durch chronischen Alkoholkonsum oder Rauchen, bzw. eine Enzymhemmung, z.B. durch akute Alkoholintoxikation,
(3) insbesondere bei Aszites Veränderung der Verteilungsräume für das Medikament,
(4) Steigerung der Empfindlichkeit der Rezeptoren für bestimmte Pharmaka bei fortgeschrittenen Lebererkrankungen, z.B. für Benzodiazepine und Opiate im Gehirn,

7 Spezielle klinisch-pharmakologische Aspekte bei der Therapie

Tabelle II.7.2 Risiko bei der Anwendung von Medikamenten bei Patienten mit Lebererkrankungen (die Handelsnamen sind Beispiele)

Art der Medikamente	Hohes Risiko: Bei parenteraler Gabe Initialdosis unverändert, Reduktion der Erhaltungsdosis; bei oraler (rektaler) Gabe Reduktion von Initial- und Erhaltungsdosis auf $1/2$–$1/4$, ggf. noch weniger der üblichen Dosis	Mittleres Risiko: Bei parenteraler und oraler Gabe unveränderte Initialdosis, Reduktion der Erhaltungsdosis (Anhaltspunkte dafür Serumalbumin und Quick-Wert)	Niedriges Risiko: Bei parenteraler und oraler Gabe übliche Dosierung unter sorgfältiger Kontrolle
Analgetika/ Antirheumatika	Pentazocin (Fortral®) Pethidin (Dolantin®) Fentanyl (Fentanyl®-Janssen)	Paracetamol (ben-u-ron®) Metamizol (Novalgin®)	Naproxen (Proxen®)[2] Kolchizin (Colchicum-Dispert®) Morphin
Sedativa/ Psychopharmaka	Clomethiazol (Distraneurin®) Imipramin (Tofranil®) Nortriptylin (Nortrilen®) Desipramin (Pertofran®)	Phenobarbital (Luminal®) Diazepam (Valium®) Chlordiazepoxid (Librium®) Midazolam (Dormicum®)	Oxazepam (Adumbran®) Lorazepam (Tavor®)
Kardiaka/ Antihypertensiva	Glyzeroltrinitrat (Nitrolingual®) Verapamil (Isoptin®) Propranolol (Dociton®) Alprenolol (Aptin®) Metoprolol (Beloc®) Oxprenolol (Trasicor®) Prazosin (Minipress®)	β-Methyldigoxin (Lanitop®) Digitoxin (Digimerck®) Procainamid (Procainamid Duriles®) Chinidin (Chinidin-Duriles®)	β-Acetyldigoxin (Novodigal®) Digoxin (Lanicor®) Furosemid (Lasix®) Spironolacton (Aldactone®)
Antibiotika		Ciprofloxacin (Ciprobay®) Mezlocillin (Baypen®) Ceftriaxon (Rocephin®) Sulfonamide Rifampicin (Rimactan®) Clindamycin (Sobelin®) Cefoperazon (Cefobis®) Chloramphenicol (Paraxin®)	Penicillin G Ampicillin (Binotal®) Cefoxitin (Mefoxitin®) Gentamicin (Refobacin®) Isoniazid (Isozid®)
Andere	Ritodrin (Pre-par®) Pyridostigmin (Mestinon®) Domperidon (Motilium®) langwirksame Insuline („Basalinsuline") Glibenclamid (Euglucon®)	Theophyllin (Euphyllin®) Phenytoin (Zentropil®) Heparin[1] mittellang wirksame Insuline (z.B. Depot H Insulin Hoechst®) Glipizid (Glibenese®)	Prednison (Decortin®) Prednisolon (Decortin®-H) Valproinsäure (Ergenyl®) Tolbutamid (Rastinon®) Cimetidin (Tagamet®) Omeprazol (Antra®) Zidovudin (Retrovir®) kurzwirksame Insuline („Normalinsuline")

[1] bei schwerer Leberinsuffizienz allerdings hohes Risiko (**s. Kap. III.7.1.6.5**).
[2] Wichtig: Nierenfunktionseinschränkung bei Zirrhose unter sämtlichen NSAID

(5) Abnahme der Eiweißbindung von Medikamenten durch eine Verminderung der Eiweißsynthese der Leber oder eine Verdrängung der Medikamente durch Bilirubin oder Gallensäuren bei Cholestase, sodass trotz einer Plasmakonzentration eines Medikaments, die üblicherweise im therapeutischen Bereich liegt, bei Lebererkrankungen wegen eines erhöhten Anteils ungebundener Substanz bereits eine Überdosierung vorliegt.

Insgesamt bedarf die Anwendung von Arzneimitteln bei Patienten mit Lebererkrankungen daher einer strengen Indikationsstellung. Darüber hinaus ist eine besonders sorgfältige Überwachung dieser Patienten, insbesondere bei der Verabreichung von Medikamenten mit geringer therapeutischer Breite, unbedingt erforderlich.

4 Pharmakotherapie im Alter

4.1 Vorbemerkungen

Niemand stirbt am Alter an sich, sondern an einer oder mehreren Krankheiten. Es gibt keine spezifischen Alterskrankheiten jenseits des 65. Lebensjahres, lediglich eine Zunahme von Störungen, z.B. arterielle Hypertonie, arteriosklerotische Veränderungen (speziell Herz, Gehirn, periphere Strombahn), Demenzen verschiedener Ursachen, Depression, Osteoporose, M. Parkinson, Tumoren etc. Die **Zunahme der mittleren Lebenserwartung** unserer Bevölkerung, die **Multimorbidität** und **Dominanz chronischer** gegenüber akuten **Erkrankungen** im Alter machen eine spezielle Auseinandersetzung mit der Gerontologie und der Pharmakotherapie im Alter notwendig.

> **WICHTIG:**
> Ein wichtiger Faktor für UAW ist die Multimedikation im Alter: Ca. 60 % der Patienten > 65 Jahre nehmen 1–3, 15 % 4 und mehr verschreibungspflichtige Medikamente ein, bei 70- und 80-Jährigen liegt die Zahl noch deutlich höher. Mit der Zahl der gleichzeitig eingenommenen Arzneimittel steigt die Gefahr von klinisch relevanten **Arzneimittelinteraktionen** (**s. Kap. II.7.1**). UAW sind die Ursache für 5 % der stationären Aufnahmen, bei geriatrischen Patienten 10–20 %. Darüber hinaus bewirken eine Reihe von physiologischen und pathologischen Altersveränderungen und dadurch **veränderte Pharmakodynamik** und -kinetik die Empfindlichkeit des Patienten gegenüber Arzneimittelwirkungen (**Tab. II.7.3**).

Dies wird besonders an der veränderten anteilmäßigen Relation von Flüssigkeit und Fett im Alter deutlich (20 J. vs. 65–80 J.): Körperfett (% kg) ↑ 35 %; Plasmavolumen ↓ 8 %; Gesamtkörperwasser ↓ 17 %; Extrazellulärflüssigkeit ↓ 40 %. Darüber hinaus findet sich eine veränderte **Rezeptorsensitivität** (verminderte Anzahl; veränderte Bindungsfähigkeit, Second-Messenger-Funktion und zelluläre Antworten), die zu einer erhöhten, in einigen Fällen aber auch zu einer verminderten Empfindlichkeit alter Menschen gegenüber Pharmaka führen kann. In **Tabelle II.7.4** sind einige praxisrelevante Beispiele für Veränderungen der Pharmakokinetik im Alter und Konsequenzen für die Therapie zusammengefasst.

> **WICHTIG:**
> Bei renal und hepatisch eliminierten Arzneimitteln ist die Reduzierung der Dosis eine effektive Methode, um die häufigen und z.T. gefährlichen UAW beim älteren Patienten zu reduzieren bzw. ganz zu vermeiden. Bei alten Menschen sollte die Kreatinin-Clearance zumindest anhand des Serumkreatinins (**s. Kap. II.7.2**) überprüft werden.

7 Spezielle klinisch-pharmakologische Aspekte bei der Therapie

Tabelle II.7.3 Altersbedingte Faktoren, die Arzneimittelwirkungen beeinflussen (modifiziert nach Montamat et al., 1989, und Kitler, 1990)

Pharmakokinetischer Parameter	altersbedingte physiologische Veränderung	mögliche Konsequenzen für die Therapie
Absorption	Magen-pH ↑ absorbierende Oberfläche ↓ Splanchnikus-Blutfluss ↓ gastrointestinale Motilität ↓	keine
Distribution	Herzminutenvolumen ↓	
	Gesamtkörperwasser ↓	
	Körpermasse o. Fett (LBW) ↓	LBW: vermindertes Verteilungsvolumen für Pharmaka: Anstieg der Plasmakonzentration, Verstärkung der Wirkung
	Körperfett (in % kg) ↑	Körperfett: erhöhte Verteilung lipidlöslicher Pharmaka → Verlängerung der Wirkdauer
	Serumalbumin ↓	Albumin: Bindung kann abnehmen → Anstieg des ungebundenen, aktiven Anteils des Arzneimittels
	α_1-Glykoprotein ↑	α_1-Glykoprotein: verminderter freier Anteil einiger Pharmaka
Metabolismus	Lebergewicht ↓ Leberblutfluss ↓	Verlängerung der HWZ von Pharmaka, die in der Leber inaktiviert werden, verminderter First-pass-Effekt: erhöhte orale Bioverfügbarkeit, verminderte Clearance von Substanzen mit einer hohen Extraktionsrate
Exkretion	renaler Blutfluss ↓ glomeruläre Filtrationsrate ↓ tubuläre Sekretion ↓	renale Exkretion vermindert: erhöhte Plasmaspiegel möglich, HWZ von primär renal eliminierten Pharmaka verlängert
weitere Faktoren	verminderte Reservekapazitäten	

LBW = lean body weight; HWZ = Halbwertszeit

4.2 Empfehlungen für Verschreibung von Arzneimitteln bei älteren Patienten

Bei multimorbiden Patienten kann es auch bei einer leitliniengerechten Therapie zu einem erhöhten Risiko kommen, da zwangsläufig Wechselwirkungen entstehen. So führt z.B. die Kombination β-Blocker plus Digitalis bei Hochbetagten zu einer ausgeprägten Bradykardie, auch wenn sie bei schwerer Herzinsuffizienz leitliniengerecht ist.

Die Therapie im Alter kann durch folgende Maßnahmen und Vorkehrungen verbessert werden

(1) Sorgfältige *Anamnese, Befunderhebung* und *Diagnose*, Erfassung von Faktoren (z.B. individuelle körperliche Verfassung), die die Pharmakotherapie beeinflussen könnten.

(2) *Überprüfung der Notwendigkeit einer Pharmakotherapie*, speziell einer Langzeitmedikation.

(3) *Veränderte Dosierung und UAW* im Hinblick auf spezielle pharmakokinetische und -dynamische Aspekte im Alter berücksichtigen (**s. Tab. II.7.3** und **Tab. II.7.4**); auf mögliche Interaktionen der verordneten Pharmaka achten.

(4) *Dosierung:* „Start low, go slow", d.h. im Allgemeinen mit der niedrigeren Dosis beginnen (= 50 % der Standarddosis für jüngere Patienten besonders bei Medikamenten mit langer HWZ, **s. Tab. II.7.4**), allmähliche Dosissteigerung entsprechend Therapieerfolg.

4 Pharmakotherapie im Alter

Tabelle II.7.4 Praxisrelevante Veränderungen der Arzneimitteltherapie im Alter; Veränderungen in der Pharmakokinetik und der Empfindlichkeit auf Pharmaka (Handelsnamen s. Rote Liste: Verzeichnis chemischer Kurzbezeichnungen)

Arzneimittel	altersabhängige Veränderung (→ Folgezustand)	Maßnahme
ACE-Hemmer	Empfindlichkeit ↑ (Orthostase, Niereninsuffizienz)	Dosis ↓ Nierenfunktion kontrollieren
Analgetika/Antirheumatika		
Acetylsalicylsäure	keine wesentlichen Veränderungen	übliche Dosierung
Diclofenac, Ibuprofen, Ketoprofen, Indometacin, Phenylbutazon	Nierenfunktion ↓ Gastrointestinales Blutungsrisiko ↑ ZNS-Toxizität ↑	Dosis ↓ Anwendung vermeiden
Morphin, Pentazocin, Pethidin	Empfindlichkeit ↑, hepatische Elimination z.T. ↓, (Obstipation, Orthostase, Sedierung ↑)	Dosis ↓
Antibiotika		
Amikacin, Gentamicin, Streptomycin, Tobramycin	renale Elimination ↓	Dosis ↓
Anticholinergika		
Biperiden	Empfindlichkeit ↑	cholinerge UAW↑
Antidepressiva	KHK, Herzinsuffizienz (Rhythmusstörungen, Kontraktilität ↓, Orthostaseneigung)	Dosis ↓ stärker anticholinerge Substanzen wie Amitriptylin vermeiden
Antidiabetika (orale)	Hypoglykämiewarnsymptome ↓ Nierenfunktion ↓ (Hypoglykämie [Sulfonylharnstoffe], Laktatazidose [Biguanide])	Dosis möglichst niedrig wählen; engmaschige Kontrollen
Barbiturate	Empfindlichkeit verändert (paradoxe Wirkung), hepatische Elimination ↓	Anwendung vermeiden
β-Blocker	Empfindlichkeit ↓, hepatische Elimination ↓ (Herzinsuffizienz, AV-Block, Depression)	Dosis ↓
Ca^{2+}-Kanalblocker		
Diltiazem	HWZ↑	Dosis ↓
Nifedipin	First pass↓	Dosis ↓
Cimetidin	Plasmahalbwertszeit ↑ (Verwirrtheit)	Dosis ↓ Anpassung an Nierenfunktion
Diuretika	Diabetes (Glukosetoleranz ↓) Ernährungszustand ↓ (Risiko Dehydratation, Elektrolytstoffwechselstörung) Harndrang (Auftreten von Inkontinenz)	Dosis ↓ engmaschige Kontrollen der Symptome

Tabelle II.7.4 (Fortsetzung)

Arzneimittel	altersabhängige Veränderung (→ Folgezustand)	Maßnahme
Antikoagulanzien		
Heparin	Keine	Blutungsneigung bei älteren Frauen ↑ Strenge Indikationsstellung, Dosis ↓
Phenprocoumon	Empfindlichkeit ↑	Dosis ↓
Herzglykoside, Antiarrhythmika		
Digoxin	Empfindlichkeit ↑, renale Elimination ↓	Dosis ↓
Chinidin	Plasmahalbwertszeit ↑	Dosis ↓
Lidocain	Plasmahalbwertszeit ↑	Dosis ↓
Amiodaron	Empfindlichkeit ↑	Dosis ↓
Levodopa	Empfindlichkeit ↑ (Verwirrtheit, Herzrhythmusstörungen)	Dosis ↓, initial, möglichst stationär
Penicilline	renale Elimination ↓	keine, da große therapeutische Breite
Psychopharmaka		
Chlordiazepoxid	hepatische Elimination ↓ (Beeinträchtigung der kognitiven Funktionen, Verwirrtheit, Stürze)	Dosis ↓
Diazepam		Anwendung bei geriatrischen Patienten möglichst vermeiden; stattdessen kurz wirksame Benzodiazepine verwenden (s.u.)
Nitrazepam		
Flurazepam		
Amitriptylin } Imipramin } Nortriptylin	kardiovaskuläre Empfindlichkeit ↑	andere Antidepressiva, z.B. SSRI

(5) *Berücksichtigung der Compliance,* d.h. weitestgehende Vereinfachung des Dosierungsschemas, z.B. Bevorzugung von Retardpräparaten, die einmal täglich gegeben werden können, und Kombinationspräparaten; Therapieplan so individuell und einfach wie möglich gestalten; sicherstellen, dass der Patient den Verordnungsplan wirklich verstanden hat, Verordnungsplan mit Angabe von Medikament, Dosis und Zeitpunkt der Einnahme aushändigen.

(6) Eingehende *Aufklärung des Patienten* über eventuelle UAW und Selbsterkennungsmöglichkeiten der Symptome durch den Patienten.

(7) *Tabletten/Kapseln* mit *ausreichend Flüssigkeit* (1 Glas Wasser) einnehmen, um arzneimittelbedingte Läsionen der Speiseröhre zu vermeiden (**s. Kap. III.6.2.4**).

(8) *Erfolgskontrolle der Therapie* durch anfangs häufigere Termine, um Wirkung und mögliche UAW engmaschig zu erfassen und eine Dosisanpassung etc. sicherzustellen.

(9) Für enge *Kommunikation mit Kollegen/innen* der Nachbardisziplinen sorgen (Augen, HNO, Chirurgie usw.), die den Patienten ebenfalls betreuen.

(10) *Verschreibungen* sollten angemessen *kurzfristig* erneuert werden, um eine entsprechende Kontrolle von Compliance, Wirkung und UAW zu gewährleisten.

> **! WICHTIG:**
> Stets an die Möglichkeit einer bei alten Patienten häufiger auftretenden arzneimittelbedingten Gesundheitsstörung denken, speziell bei neu auftretenden Symptomen nach Umsetzen der Therapie. Maßnahme: Dosisreduktion bzw. Medikamentenpause unter engmaschiger Kontrolle.

5 Pharmakotherapie in Schwangerschaft und Stillzeit

5.1 Vorbemerkung

Etwa 50 % aller Schwangerschaften in westlichen Industrienationen treten ungeplant ein, daher erfolgt häufig eine Arzneistoffexposition vor Bekanntwerden der Gravidität. Während der Schwangerschaft nehmen 30–80 % aller Frauen ein Medikament ein. Die kritische Phase für Fehlbildungen ist das erste Trimenon. Bei ca. 3 % aller Schwangerschaften (auch in Abhängigkeit zum maternalen Lebensalter) tritt eine Fehlbildung ein. Während der Embryonal- und Organogenese ist die Zeitspanne zwischen den Tagen 15–60 nach Konzeption besonders sensibel. Von den angeborenen Fehlbildungen beträgt die relative Häufigkeit der durch Medikamente, Chemikalien und Radioaktivität induzierten Fehlbildungen 1 %. Im Vergleich dazu werden den anderen Ursachen folgende Häufigkeiten zugeschrieben (nach Brent, 1987, und Spielmann et al., 1998):

(1) *Genetik:* 20–25 % (familiäre Erbkrankheiten 5 %, Spontanmutationen 15–20 %).
(2) *Uterine Faktoren:* 3 % (wie anatomische Anomalien, Zwillingsschwangerschaften, Oligohydramnion).
(3) *Äußere Einflüsse:* 3 %, wie Arzneimittel (s.o.), Genussmittel (insbesondere Alkohol).
(4) *Mütterliche Erkrankungen:* 3 %, wie zerebrale Krampfleiden, Diabetes mellitus (nicht normoglykämisch), endemische Hypothyreose, Phenylketonurie, HIV, Listeriose, Lues, Ringelröteln, Röteln, Toxoplasmose, Varizellen, Zytomegalie.
(5) *Unbekannte Ursachen:* 66 %, wie spontane Entwicklungsstörungen, polygenetische Ursachen, Kombinationen mit exogenen Faktoren.

Da eine Schwangerschaft häufig erst im Stadium der Organogenese nachgewiesen wird, muss bei jeder Frau im gebärfähigen Alter bei der Verordnung potenziell teratogener Medikamente an eine noch nicht erkannte Schwangerschaft gedacht werden.

5.2 Risikoklassifizierung von Arzneimitteln

Die „Rote Liste" enthält für jedes aufgeführte Arzneimittel unter „Schwangerschaft/Stillzeit" einen chiffrierten Querverweis auf das ebenfalls in der „Roten Liste" enthaltene Kapitel „Signaturverzeichnis/Zusammenstellung von Gegenanzeigen und Anwendungsbeschränkungen, Nebenwirkungen, Wechselwirkungen und Intoxikationen". Hier werden Warnhinweise zu Schwangerschaft und Stillzeit gegeben. Darüber hinaus enthält dieses Kapitel am Ende einen Abschnitt „Arzneimittel in Schwangerschaft und Stillzeit, Beratungsstellen", wo die Chiffren Gr (Gravidität) 1–11 und La (Lactation) 1–5 eine Eingruppierung des Präparats in das entwicklungstoxische Potenzial (Gr) bzw. die Gefährlichkeit für den Säugling (La) geben. Die Eingruppierung und Vergabe der Chiffren nimmt der Hersteller vor. Sie können aufgrund der Tatsache, dass oft keine ausreichenden Daten zur pränatalen Verträglichkeit beim Menschen vorliegen und daher ersatzweise tierexperimentelle Ergebnisse eine Zuordnung zu Gr 4–Gr 6 begründen, **nur zur Orientierung** für den Arzt dienen. Meist fehlen entscheidende Hinweise auf Art und Ausmaß einer Gefährdung und den Wahrscheinlichkeitsgrad des Auftretens einer Schädigung. Diese substanzspezifischen weitergehenden Erläuterungen zur Art der möglichen Schädigung sind eher unter dem erstgenannten Abschnitt „Gegenanzeigen und Anwendungsbeschränkungen" zu finden. Im konkreten Fall sollte man sich an die Beratungsstellen in Berlin, Jena und Ravensburg (Adressen siehe „Rote Liste") und an den Hersteller wenden.

5.3 Regeln für die Planung einer Arzneitherapie

(1) Vor jeder Verordnung bei Frauen im gebärfähigen Alter muss mit einer Schwangerschaft gerechnet werden!
(2) Frauen im gebärfähigen Alter und besonders Schwangere auf das Risiko einer Selbstmedikation hinweisen.
(3) Spätestens nach Feststellung einer Schwangerschaft jede Indikation zur Arzneimitteltherapie kritisch überprüfen.
(4) Erprobte Arzneimittel ohne nachgewiesenes Risiko für das Kind bevorzugen (**s. Tab. II.7.5**). Neue Arzneimittel beinhalten ein erhöhtes Risiko.
(5) Gravierende Krankheiten und Schwangerschaft (z.B. Asthma bronchiale, M. Crohn, Colitis ulcerosa, Kollagenosen, Epilepsie, Infektionen etc.) erfordern die sorgfältige Auswahl von Arzneimitteln, die ohne Gefährdung gegeben werden können.

5.4 Arzneimittel der Wahl in Schwangerschaft und Stillzeit
(Tab. II.7.5)

Tabelle II.7.5 Arzneimittel der Wahl in Schwangerschaft und Stillzeit (modifiziert nach Ch. Schaefer und I. Koch, Dtsch. Ärztebl. 95, A-2637, 1998, Spielmann et al., G. Fischer, 5. Auflage, 1998, und Arzneiverordnungen, Dtsch. Ärzte-Verlag, 2003)

Schwangerschaft	Stillzeit
Analgetika/Antirheumatika	
Paracetamol (1. Wahl)	Paracetamol
Ibuprofen (cave ab 30. Woche und nicht im 3. Trimenon)	Acetylsalicylsäure (Einzeldosen)
	Ibuprofen
Antazida	
Magaldrat	Magaldrat
Hydrotalcit	Hydrotalcit
Sucralfat	Sucralfat
Antiasthmatika	
Kurzwirksame β_2-Sympathomimetika (per inhal.) (cave Perinatalphase)	β_2-Sympathomimetika (per inhal.)
Glukokortikoide (per inhal., ggf. auch systemisch)	Glukokortikoide
Cromoglicinsäure	Cromoglicinsäure
Theophyllin	Theophyllin
Antibiotika[1]	
Penicilline	Penicilline ⎫ Cave:
Cephalosporine	Cephalosporine ⎬ Sensibilisierung
Erythromycin	Erythromycin ⎭ des Kindes möglich!
Antidiabetika	
Insulin	Insulin

Tabelle II.7.5 (Fortsetzung)

Schwangerschaft	Stillzeit
Antiemetika/Antiallergika **erprobte Antihistaminika**	
Metoclopramid	Dimetinden
Clemastin	Triprolidin
Meclozin	Meclozin
	Cetirizin
Antihypertonika	
Dihydralazin	Dihydralazin
α-Methyldopa	α-Methyldopa
Metoprolol	Metoprolol
Propranolol	Propranolol
ggf. andere β-Rezeptoren-Blocker	
Antikoagulanzien	
Heparin, niedermolekulares Heparin	Heparin
Antituberkulotika	
Ethambutol	Ethambutol
Antitussiva	
Dextromethorphan	Dextromethorphan
Codein	Codein (in Einzeldosen)
Hormone	
Thyroxin (L-)	Thyroxin (L-)
Insulin (humanes)	Insulin (humanes)
Impfungen	
Poliomyelitis (Auffrischungsimpfung) (nur Lebendimpfungen kontraindiziert)	
Kardiaka	
Digoxin/Digitoxin	Digoxin/Digitoxin
Laxanzien	
Quellmittel (Agar, Leinsamen)	Quellmittel (Agar, Leinsamen)
salinische Abführmittel	salinische Abführmittel
Lactulose	Lactulose
Lokalanästhetika	
Bupivacain, Etidocain	Bupivacain, Etidocain
Malaria-Prophylaxe	
Chloroquin	Chloroquin
Proguanil	Proguanil
Migränemittel	
Paracetamol (+ Codein)	Paracetamol (+ Codein)
Dihydroergotamin	Dihydroergotamin
Metoclopramid	Dimenhydrinat

Tabelle II.7.5 (Fortsetzung)

Schwangerschaft	Stillzeit
Mineralien	
Kalzium	
Mukolytika	
Acetylcystein	Acetylcystein
Sedativa	
erprobte Antihistaminika wie Meclozin	Diphenhydramin
Diazepam (kurzzeitig, cave sub partu)	Lormetazepam (kurzzeitig)

[1] s. Tab. II.4.6

5.5 Arzneimittel und Genussmittel mit embryo-/fetotoxischem Potenzial
(**Tab. II.7.6**)

Weiterführende Literatur

(**1**) Arzneiverordnungen, Hrsg. Arzneimittelkommission der Deutschen Ärzteschaft, 18. Auflage, 1997;

(**2**) Spielmann et al.: Arzneiverordnungen in Schwangerschaft und Stillzeit. 7. Auflage, Elsevier/Urban & Fischer, 2006.

> **! WICHTIG:**
> Eine Exposition mit einer der genannten Substanzen im sensiblen Zeitraum der Schwangerschaft kann das statistische Risiko einer Schädigung erhöhen. Eine hohe individuelle Schadenswahrscheinlichkeit ist daraus aber nicht zwangsläufig abzuleiten!

Tabelle II.7.6 Arznei- und Genussmittel mit embryo-/fetotoxischem Potenzial beim Menschen (modifiziert nach Ch. Schaefer und I. Koch, Dtsch. Ärztebl. 1998)

Noxe	(Leit-)Symptome
ACE-Hemmstoffe	Fehlbildung des Urogenitaltrakts
Alkohol	Embryofetales Alkoholsyndrom
Androgene	Maskulinisierung
Antimetabolite, Leflunomid	Multiple Fehlbildungen
Benzodiazepine (hohe Dosis präpartal bzw. Langzeittherapie)	Floppy-Infant-Syndrom
Carbamazepin[1]	Spina bifida, Dysmorphien der Endphalangen etc.
Cumarinderivate	Warfarin-Syndrom
Ionisierende Strahlen	Multiple Fehlbildungen, Leukämie
Jodüberdosierung	Passagere Hypothyreose (ZNS-Reifungsstörung?)
Kokain	ZNS-, Intestinal-, Nierenschädigung
Lithium	Herz-/Gefäßfehlbildungen[2]
Methylquecksilber	Zerebralparesen, mentale Retardierung
Misoprostol (z.B. zur versuchten Aborteinleitung)	Möbius-Sequenz
Penicillamin	Cutis laxa
Phenobarbital/Primidon[1] (antikonvulsive Dosis)	Multiple Fehlbildungen
Phenytoin[1]	Multiple Fehlbildungen
Retinoide	Ohr-, ZNS-, Herz-Kreislauf-, Skelettfehlbildungen
Tetrazykline (nach 15. SSW)	Verfärbung der Milchzähne
Valproinsäure[1]	Spina bifida, multiple Fehlbildungen
Vitamin A[3] (> 25000 IE/Tag)	Wie Retinoide (?)

[1] Bei antikonvulsiver Behandlung möglichst Monotherapie, Kombinationen erhöhen teratogenes Risiko überproportional.
[2] Nach neueren Publikationen scheint das teratogene Risiko für eine Ebstein-Anomalie sehr gering zu sein.
[3] Substitution > 10000 IE/Tag meiden. Provitamin A = β-Carotin ist unproblematisch.

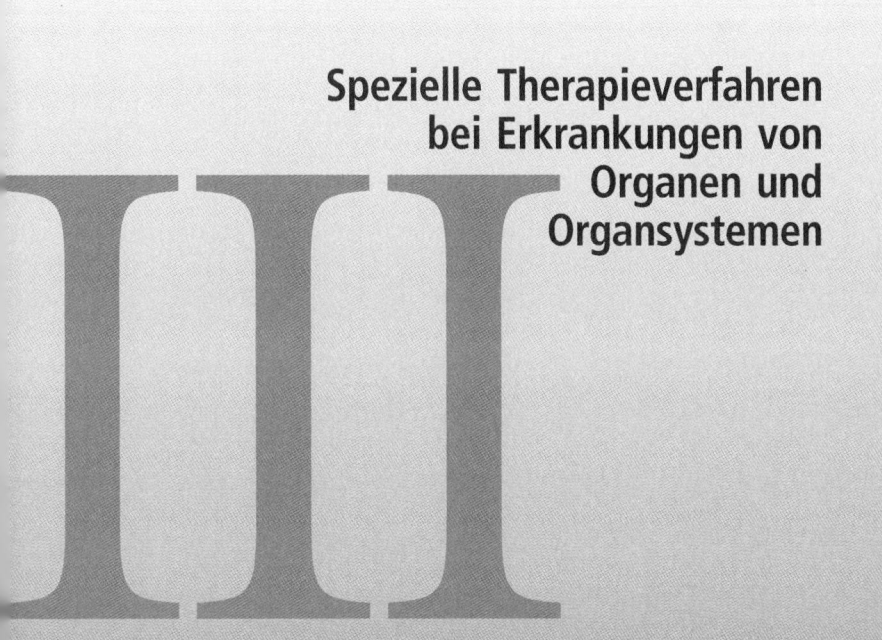

III

Spezielle Therapieverfahren bei Erkrankungen von Organen und Organsystemen

1 Elektrolyt- und Säure-Basen-Haushalt

H. KÖHLER, T. PHILIPP

1	Störungen des Wasser- und Elektrolythaushalts 279	1.4	Störungen des Kalziumhaushalts 290
1.1	Grundlagen 279	1.4.1	Vorbemerkungen 290
1.2	Störungen des Natrium- und Wasserhaushalts 279	1.4.2	Hypokalzämie 291
1.2.1	Vorbemerkungen 279	1.4.3	Hyperkalzämie 293
1.2.2	Ätiologie und Pathogenese von Störungen des Natrium- und Wasserbestands 281	1.5	Störungen des Magnesiumhaushalts . 294
		1.5.1	Vorbemerkungen 294
		1.5.2	Hypomagnesiämie 294
		1.5.3	Hypermagnesiämie 295
1.2.3	Hyponatriämie 282	2	Störungen des Säure-Basen-Haushalts 295
1.2.4	Hypernatriämie 285		
1.3	Störungen des Kaliumhaushalts 286	2.1	Grundlagen 295
1.3.1	Vorbemerkungen 286	2.2	Metabolische Azidose 296
1.3.2	Hypokaliämie 287	2.3	Metabolische Alkalose 300
1.3.3	Hyperkaliämie 289	2.4	Respiratorische Azidose 301
		2.5	Respiratorische Alkalose 303

1 Störungen des Wasser- und Elektrolythaushalts
H. KÖHLER

1.1 Grundlagen

Die Wasser- und Elektrolytausscheidung in Urin, Schweiß, Ausatemluft und Fäzes ist in **Tabelle III.1.1** zusammengefasst. Die Elektrolytkonzentration der verschiedenen Körperflüssigkeiten findet sich in **Tabelle III.1.2**. Prinzipiell gilt, dass akut entstandene Störungen des Wasser- und Elektrolythaushalts rasch zu beheben sind, wohingegen chronische Störungen nur langsam, unter Berücksichtigung der Adaptationsvorgänge korrigiert werden dürfen.

1.2 Störungen des Natrium- und Wasserhaushalts
1.2.1 Vorbemerkungen

Der menschliche Organismus besteht zu 60 % seines Gesamtkörpergewichts (KG) aus Wasser. $^2/_3$ davon (40 % des KG) entfallen auf das intrazelluläre (IZV), $^1/_3$ (20 % des KG) auf das extrazelluläre Volumen (EZV). Das EZV setzt sich aus Intravasalvolumen IVV (ca. $^1/_3$) und interstitiellem Volumen ISV (ca. $^2/_3$) zusammen. Der gesamte Natriumbestand des Organismus beträgt 60 mmol/kg KG. 30 % davon befinden sich im Knochen und beteiligen sich nicht am Natriumaustausch, 70 % dagegen sind rasch austauschbar (41 mmol/kg). 97 % des austauschbaren Natriums verteilen sich auf das EZV (40 mmol/kg) und nur 3 % auf das IZV (1,5 mmol/kg). Wasser verteilt sich aufgrund seiner guten Permeabilität gleichmäßig intra- und extrazellulär, Natrium dagegen infolge aktiver Transportmechanismen (Na^+/K^+-ATPase) fast ausschließlich extrazellulär. Bei intakter Volumen- und Osmoregulation erfolgen Störungen des Natriumbestandes isoton und führen primär zu Veränderungen des EZV, die an klinischen Parametern zu erkennen sind (z.B. gestaute Halsvenen, Oligurie, Ödeme u.a.), ohne dass sich

1 Elektrolyt- und Säure-Basen-Haushalt

Tabelle III.1.1 Mittelwerte und Grenzen der Ausscheidung für Natrium, Kalium und Wasser in Urin, Schweiß, Ausatemluft und Fäzes

	Natrium (mmol/Tag)	Kalium (mmol/Tag)	Wasser
Urin	120 (1–1500)	80 (10–400)	1,5 l/Tag (0,25–20)
Schweiß	25 (–500)[1]	5 (–100)	0,5 l/Tag (–10)
Ausatemluft	– (–)	– (–)	0,1 ml/h (–4)
Fäzes, geformt	5 (1–10)	20 (10–40)	120 ml/Tag (50–200)

[1] nur kurzfristig, da rasche Reduktion durch Akklimatisierung

Tabelle III.1.2 Natrium-, Kalium- und Chloridgehalt wichtiger Körperflüssigkeiten. Größenordnung der zu erwartenden Flüssigkeitsverluste (nach Truniger und Richards)

		Na^+ (mmol/l)	K^+ (mmol/l)	Cl^- (mmol/l)	HCO_3^- (mmol/l)	H^+ (mmol/l)	H_2O (ml/h)
Gastrointestinale Verluste							
Magensaft	pH 3	55	14	107	–	38	80–120
	pH 6[1]	80	17	92	8	–	50
Dünndarmsaft							
• Ileostomie	frisch	120	5–10	45			bis 120
	adaptiert	120	10–20	45			20
Kolon							
• Diarrhö	schwer	100–130	10–20	80–100	30–50	–	bis 500
	mittel	100	10	90	20	–	bis 80
• villöse Adenome		130	20	130	20	–	bis 80
• kongenitale Cl^--verlierende Diarrhö		70	50	130	2	–	4–50
• Zökostomie[1]		80	15	5			
• Stuhl geformt		10	10	15			
Dünndarmsonde[2]		110	5	105			20–120
Galle		149	5	100			
Pankreassaft		141	5	47			
Speichel		33	20	34			
Renale Verluste[3]							
Diabetes insipidus		Elektrolytkonzentrationen abhängig vom Urinfluss; keine Elektrolytverluste durch Diabetes insipidus per se					bis 600
Andere Verluste							
Serum		145	4	100			
Schweiß		45	5	50			
Ödeme, Transsudat		145	5	110			

[1] Werte abhängig von der Verdünnung durch Speichel. Reiner Magensaft: Na^+ 137, K^+ 6, Cl^- 117, HCO^- 25 mmol/l
[2] große Streubreiten
[3] Urinverluste und Urinkonzentrationen bei verschiedenen Nephropathien und unter verschiedenen Bedingungen stark wechselnd. Bei bedeutsamen Urinverlusten Messung unumgänglich

Tabelle III.1.3 Störungen des Natrium- und Wasserbestandes und ihre Therapie

Störung	Veränderung	Symptome	Therapie
Natriumbestand	EZV	Halsvenenfüllung, ZVD, RR (Orthostase), Puls, Gewicht, Diurese, Urinosmolalität, Urin-Na, Hämatokrit, Hb, S-Eiweiß, Lunge, III. Herzton, Hautturgor, Schleimhäute	Natriumrestriktion, Natriumzufuhr, Natriumelimination
freier Wasserbestand	EZV + IZV	Osmolalität, S-Natrium, Durst	Wasserrestriktion, Wasserzufuhr, Wasserelimination

hierbei die Konzentration des Serumnatriums ändert (**Tab. III.1.3**). Im Unterschied hierzu äußern sich **Störungen des H_2O-Bestands** in Änderungen des Serumnatriums oder der **Serumosmolalität**, da sich der H_2O-Bestand – bedingt durch die gute Membrangängigkeit von H_2O – im EZV und IZV gleichzeitig verändert. Die enge pathophysiologische Verbindung zwischen Natrium- und Wasserhaushalt legt eine gemeinsame Besprechung nahe. Zum Verständnis empfiehlt sich eine gedankliche Trennung zwischen Natrium- und Wasserbestand, zumal sich daraus die entsprechende Therapie ableitet. Demgegenüber halten wir die EDH-Nomenklatur für verzichtbar. Sie differenziert zwischen **E**uhydratation, **D**ehydratation und **H**yperhydratation, jeweils unterteilt in isotone, hypotone und hypertone Formen, und erreicht damit einen hohen Systematisierungsgrad ohne großen pathophysiologischen und therapeutischen Nutzen.

Die intakte Volumen- und Osmoregulation soll am Beispiel des EZV-Defizits dargestellt werden. Das verminderte EZV setzt über eine Abnahme des effektiven arteriellen Blutvolumens (EABV) die folgenden Mechanismen in Gang:
(1) Zunahme der Filtrationsfraktion (FF) mit vermehrter proximal-tubulärer Natriumresorption,
(2) Aktivierung des Renin-Angiotensin-Aldosteron-Systems mit vermehrter distal-tubulärer Natriumresorption,
(3) Hemmung der Freisetzung des atrialen natriuretischen Peptids (ANP) mit Rückgang der Natriurese (ANP wird in den Vorhöfen gebildet, bei Vorhofdehnung freigesetzt und steigert über glomeruläre und tubuläre Mechanismen Natriurese und Diurese).

Als Folge der gesteigerten Natriumresorption wird in einem zweiten Schritt die Osmoregulation wirksam, die auf Osmolalitätsänderungen von ± 1 % anspricht. Über eine dienzephale Stimulation wird ADH so lange freigesetzt, bis durch die distal-tubuläre H_2O-Resorption die Osmolalität wieder ausgeglichen ist. Die Osmolalitätserhöhung geht gleichzeitig mit einem erhöhten Durstgefühl einher, das zusätzlich zu ihrer Normalisierung beiträgt. Zu beachten ist, dass ADH und Durstgefühl nicht nur über die Osmolalitätsänderungen, sondern auch durch Volumenmangel (Abnahme des EABV von ca. 10 %) direkt stimuliert werden (so genannte nonosmolare ADH-Stimulation, „Volumendurst").

1.2.2 Ätiologie und Pathogenese von Störungen des Natrium- und Wasserbestands

Insgesamt zeigen Hypo- und Hypernatriämie Störungen des Wasserbestands, Veränderungen des EZV dagegen Störungen des Natriumbestands an (**s. Tab. III.1.3**). Hierbei können Störungen der Bilanz (Zufuhr, Ausfuhr), der Verteilung (intra-/extrazellulär) und der Regulation (ADH, Aldosteron) vorliegen. Aufgrund praktischer Erwägungen wird im Folgenden vom **Serumnatrium** ausgegangen, und in einem zweiten Schritt werden für die weitere Differenzierung **EZV** und **Urinnatrium** herangezogen (**Tab. III.1.4**). Die diagnostische Bedeutung der Urinelektrolyte ist in **Tabelle III.1.5** zusammengefasst.

Tabelle III.1.4 Differenzialdiagnose der Hyponatriämie (nach Hays und Levine)

	EZV erniedrigt (Natriumbestand vermindert)	EZV erhöht (Natriumbestand erhöht)	EZV normal oder gering erhöht (Natriumbestand normal)
Urinnatrium hoch (> 20 mval/l)	renaler Natriumverlust: Diuretika, Mineralokortikoidmangel, interstitielle Nierenerkrankungen	Niereninsuffizienz (akut oder chronisch)	erhöhte H_2O-Zufuhr: Biertrinker, iatrogen inadäquate ADH-Sekretion: ZNS- und Lungenprozesse nonosmolare ADH-Stimulation: Schmerzen, emotioneller oder postoperativer Stress, Psychose, Glukokortikoidmangel, Hypothyreose Medikamente: Thiazide und Furosemid, Chlorpropamid u.a.
Urinnatrium niedrig (< 20 mval/l)	extrarenaler Natriumverlust: Erbrechen, Durchfall, Schweiß, Verlust in 3. Raum (Verbrennung, Entzündung)	Herzinsuffizienz Leberzirrhose nephrotisches Syndrom	o.g. Ursachen bei Natriumrestriktion

Tabelle III.1.5 Bewertung der Urinelektrolyte (nach Harrington und Cohen)

Klinik	Urinelektrolyte	Zugrunde liegende Störung
akute Oligurie	Na^+ < 20 mval/l	prärenale Niereninsuffizienz
	Na^+ > 40 mval/l	akutes Nierenversagen
EZV-Defizit	Na^+ < 20 mval/l	extrarenaler Natriumverlust
	Na^+ > 20 mval/l	renaler Natriumverlust
Hyponatriämie	Na^+ < 20 mval/l	Ödemkrankheiten, schweres EZV-Defizit
	Na^+-Exkretion > tägl. Zufuhr	inadäquate ADH-Sekretion, NNR-Insuffizienz
Hypokaliämie	K^+ < 10 mval/l	extrarenaler Kaliumverlust
	K^+ > 10 mval/l	renaler Kaliumverlust
metabolische Alkalose	Cl^- < 10 mval/l	„chloridsensitive" Alkalose
	Cl^- > 10 mval/l	„chloridresistente" Alkalose

1.2.3 Hyponatriämie

Vorbemerkung: Hyponatriämie = Serumnatrium < 135 mmol/l. Eine Hyponatriämie ohne Hypoosmolalität und ohne Krankheitswert („Pseudohyponatriämie") kann auftreten bei ausgeprägter Hyperlipidämie, Hypergammaglobulinämie, Hyperglykämie und nach Mannitinfusionen. Nach Ausschluss dieser Laborveränderungen ohne spezifischen Krankheitswert sollte bei der klinischen Differenzialdiagnose der Hyponatriämie primär das EZV (erniedrigt, erhöht oder normal) und dann die Urinnatriumkonzentration berücksichtigt werden (**s. Tab. III.1.4**). Bei Hyponatriämie mit normalem EZV (C) ist die Natriumkonzentration im Urin allerdings wenig ergiebig. Ein niedriges Urinnatrium (< 20 mval/l) ist bei **nichtödematösen** Zuständen (Herzinsuffizienz, Leberzirrhose, nephrotisches Syndrom) ein sehr guter Indikator für ein vermindertes EZV, wenn die Ausnahmen mit renalem Natriumverlust berücksichtigt werden (**s. Tab. III.1.4**).

(1) Die **Hyponatriämie mit vermindertem EZV (A)** entsteht durch nonosmolare ADH-Sekretion aufgrund des verminderten EZV und vermutlich über eine reduzierte GFR, bei der eine vermehrte proximal-tubuläre Flüssigkeitsabsorption angenommen wird.
(2) Die **Hyponatriämie mit erhöhtem EZV (B)** wird durch nonosmolare ADH-Stimuli infolge eines verminderten effektiven arteriellen Blutvolumens erklärt. Möglicherweise spielt auch hier die reduzierte GFR eine Rolle. Die verminderte GFR mit eingeschränkter Wasserausscheidungskapazität ist bei fortgeschrittener Niereninsuffizienz die entscheidende Ursache des Wasserüberschusses.
(3) Die **Hyponatriämie mit normalem EZV (C)** hat verschiedene Ursachen: Vermehrte Zufuhr von freiem Wasser, inadäquate ADH-Sekretion, nonosmolare ADH-Stimulation und Medikamente. Der Medikamentenwirkung liegen unterschiedliche Mechanismen zugrunde. Chlorpropamid dürfte über eine Hemmung der Prostaglandinsynthese wirken, der Diuretikaeffekt (bei chronischer Thiazid- und Furosemidbehandlung) wird über eine nonosmolare ADH-Stimulation und über eine Abnahme der GFR mit vermehrter proximaler Flüssigkeitsreabsorption und dann mit vermindertem Flüssigkeitsangebot an das distale Verdünnungssegment erklärt.
Die o.g. Beispiele zeigen, dass eine nonosmolare ADH-Stimulation bei vermindertem, normalem und erhöhtem EZV vorkommen kann. Der adäquate Stimulus scheint hierbei ein vermindertes „effektives intraarterielles Blutvolumen" zu sein.

Klinische Zeichen
Natriumbestand
Störungen des Natriumbestands verändern das EZV und sind vor allem an klinischen Zeichen zu erkennen. Die Parameter (1)–(6) beziehen sich auf das Intravasalvolumen, die Parameter (7)–(9) auf das interstitielle Volumen:
(1) Halsvenenfüllung: Normalerweise füllen sich die Vv. jugulares ext. beim flach liegenden Patienten bis zum Oberrand des M. sternocleidomastoideus, was einem ZVD von ca. 8 cmH$_2$O entspricht. Bei EZV-Defizit fehlt diese Füllung („flache Jugularvenen"). Im Unterschied hierzu wird der erhöhte ZVD (EZV-Überschuss, Herzinsuffizienz) am um 45° aufgerichteten Patienten geprüft.
(2) Zentraler Venendruck: ZVD-Werte < 4 cmH$_2$O sprechen für ein EZV-Defizit. Durch Aufrichten des Patienten um 45° kommt es zum Abfall des ZVD um ca. 10 cmH$_2$O, wenn ein ansonsten maskiertes EZV-Defizit besteht.
(3) Blutdruck und Puls: Der Blutdruck wird meist bis zu einem intravasalen Defizit von ca. 30 % über die Vasokonstriktion aufrechterhalten. Ein früher Hinweis für ein Volumendefizit ist der orthostatische Blutdruckabfall. Auszuschließen sind medikamentöse Einflüsse. Eine Tachykardie ist vieldeutig, stellt jedoch einen weiteren diagnostischen Baustein dar.
(4) Diurese, Urinosmolalität, Urinnatrium: Eingeschränktes Urinvolumen, erhöhte Osmolalität > 400 mOsmol/kg und Urinnatrium < 20 mval/l sprechen für ein EZV-Defizit.
(5) Hämatokrit und Hämoglobinkonzentration: Diese beiden Laborparameter sind zur Beurteilung des Intravasalvolumens nur verwertbar, wenn Erythrozytenvolumen bzw. Hämoglobinkonzentration normal sind oder zumindest durch die Kompensationsmechanismen, d.h. zwischen den Vergleichsmessungen, konstant bleiben. Akute Blutungen führen erst nach ca. 6–12 h zum Abfall von Hb und Hämatokrit. Ein Wasserüberschuss führt charakteristischerweise zu einem Abfall des Hb, aber zu keiner Hämatokrit-Veränderung, da sich H$_2$O gleichermaßen intra- wie extrazellulär verteilt.
(6) Serumeiweiß: Die Verwertbarkeit dieses Parameters setzt auch hier eine Konstanz der intravasalen Eiweißmenge voraus.
(7) Ödeme: Die Pathogenese von Ödemen ist vielschichtig. Meist muss die Flüssigkeitseinlagerung jedoch mehrere Liter betragen, um klinisch manifest zu werden.

(8) Lunge, III. Herzton: Eine Lungenstauung ist radiologisch oft viel früher zu erkennen als auskultatorisch. Andererseits kann das Fehlen von feuchten Rasselgeräuschen die Vermutung eines EZV-Defizits unterstreichen. In die Bewertung von pulmonalen Stauungszeichen und III. Herzton geht die kardiale Leistungsbreite mit ein.

(9) Hautturgor, Schleimhäute: Beim älteren Patienten ist die Abnahme des Hautturgors physiologisch und deshalb diagnostisch wertlos, wenn nicht sogar gefährlich, da nicht selten eine Überinfusion die Folge ist. Auch trockene Schleimhäute sind häufig irreführend, da sie durch eine vermehrte Mundatmung oder durch Medikamente bedingt sein können.

Wasserbestand

Störungen des H_2O-Bestands führen zu Veränderungen von Serumnatrium und -osmolalität. In der Klinik wird als Ausdruck des H_2O-Bestands bzw. der Serumosmolalität das Serumnatrium herangezogen. Für die meisten Fälle kann die folgende Formel Anwendung finden:

S-Osmolalität (mOsmol/kg) = S-Na (mmol/l) × 2 + R.

Der Normwert beträgt 280–290 mOsmol/l. Diese Beziehung wird dadurch so einfach, dass sich Korrekturen für Plasmawasser (93,5 %) und Kationen wie K^+, Mg^{2+}, Ca^{2+} sowie der osmotische Koeffizient weitgehend ausgleichen. Wenn die errechnete Osmolarität (mOsmol/l) mit der über die Gefrierpunkterniedrigung direkt ermittelten Serumosmolalität (mOsmol/kg) verglichen wird, ist der Korrekturfaktor R zu berücksichtigen. R entspricht bei Hyperglykämie: $1/18$ **Serumglukose (mg/dl)**, bei Urämie: $1/3$ **Harnstoff-N (mg/dl)** und bei Alkoholintoxikation: $1/6$ **Äthanol (mg/dl)**. In stark verdünnten Lösungen können Osmolalität (mOsmol/kg H_2O) und Osmolarität (mOsmol/l H_2O) gleichgesetzt werden. Ein Unterschied ergibt sich mit Zunahme des spezifischen Volumens der gelösten Substanz, was für klinische Belange nur bei Hyperlipidämie und Hyperproteinämie von Bedeutung ist.

Die **klinischen Zeichen** bzw. Störungen des H_2O-Bestands sind recht unspezifisch. Im Vordergrund stehen sowohl bei Hypo- als auch bei Hypernatriämie **zentralnervöse Symptome**: Schwäche, Apathie, Übelkeit, Brechreiz, Kopfschmerzen, generalisierte Krämpfe, Hirnblutungen, Koma und Hirntod. Die besondere Anfälligkeit des ZNS beruht vor allem darauf, dass die ödematöse Hirnzelle durch ihre knöcherne Hülle keine Möglichkeit hat, sich auszudehnen. **Akute** Störungen sind weitaus bedrohlicher als **chronische**, die z.T. ohne wesentliche Symptome verlaufen können. Vital bedrohlich ist eine Hyperosmolalität (> 340 mOsmol/kg) bzw. eine Hypoosmolalität (< 250 mOsmol/kg). Wenn eine Hyponatriämie mehr als 24–48 h besteht, hat sich die Hirnzelle bereits durch Verlagern von K^+, Aminosäuren, Na^+, Cl^- und H_2O nach extrazellulär adaptiert. Würde nun therapeutisch eine zu rasche Normonaträmie erreicht, bestünde die Gefahr einer weiteren Hirnschädigung durch zelluläre Dehydratation. Dies unterstreicht, dass eine Hyponatriämie vorsichtig auszugleichen ist.

THERAPIE

(1) Behandlung oder Beseitigung der zugrunde liegenden Störung, z.B. Medikamente, Durchfall, Herzinsuffizienz u.a.

(2) Vorsichtiger Ausgleich einer Hyponatriämie bei Serumnatrium < 120 mmol/l: Als praktische Empfehlung kann gelten, dass die langsam entstandene „chronische" Hyponatriämie (geschätzter Abfall des S-Na < 0,5 mmol/l/h) auch langsam zu korrigieren ist (Anhebung des S-Na < 0,5 mmol/l/h). Diese langsame Korrektur empfiehlt sich auch für alle unklaren Situationen, die keine Abschätzung der Entstehungsgeschwindigkeit der Hyponatriämie erlauben. Demgegenüber sollte eine akut entstandene Hyponatriämie (Abfall des S-Na > 0,5 mmol/l/h) rasch angehoben werden (S-Na = 1 mmol/l/h), vor allem, wenn eine ernsthafte klinische Symptomatik vorliegt.

(3) Hyponatriämie mit erniedrigtem EZV: Die Korrektur erfolgt durch Zufuhr von NaCl in isotoner Lösung. Bei leichten asymptomatischen Formen ist eine perorale Korrektur möglich (z.B. gesalzene Fleischbrühe, NaCl-Tabletten). Bei symptomatischer Hyponatriämie wird isotone NaCl-Lösung (0,9 %) i.v. zugeführt.

(4) **Hyponatriämie mit normalem oder erhöhtem EZV:** Eine konsequente Wasserrestriktion ist die entscheidende Maßnahme. Die Flüssigkeitszufuhr muss naturgemäß geringer sein als der obligatorische Flüssigkeitsverlust (< 500 ml + Urinvolumen). Bei symptomatischer Hyponatriämie kann die zerebrale Gefährdung derart im Vordergrund stehen, dass neben der Wasserrestriktion zusätzliche Maßnahmen erforderlich sind: Die hoch dosierte Diuretikagabe in Kombination mit hypertoner NaCl-Lösung kann die einzige Möglichkeit sein, den Zustand zu bessern, ohne ein extrakorporales Verfahren einsetzen zu müssen. Vorgehen: Furosemid 20–40 mg i.v. kann die Ausscheidung von hypotonem Urin induzieren. Ggf. Wiederholung nach 2–4 h. Gleichzeitig Flüssigkeitsersatz mit 3 %iger NaCl-Lösung i.v. Kontrolle von Na^+- und K^+-Ausscheidung im Urin und quantitativer intravenöser Ersatz. Häufige, ggf. 2-stündliche Messung des Serumnatriums.

(5) **Hyponatriämie bei Niereninsuffizienz:** Bei symptomatischer Hyponatriämie mit Niereninsuffizienz kann eine extrakorporale Flüssigkeitselimination erforderlich werden (Hämofiltration, Hämodialyse, Peritonealdialyse). Bei Leberzirrhose mit diuretikaresistenter Aszitesbildung und Hyponatriämie kann ein peritoneokavaler Shunt (Le-Veen-Shunt) das EABV, die Nierenfunktion und den Flüssigkeitshaushalt normalisieren.

(6) **Asymptomatische Hyponatriämie:** Bei chronischer, asymptomatischer Hyponatriämie ist ein Versuch mit Demeclocyclin-Hydrochlorid 600–1200 mg/Tag möglich, das einen milden nephrogenen Diabetes insipidus induziert. Kontrolle der harnpflichtigen Substanzen, da besonders bei Patienten mit Leberzirrhose eine Niereninsuffizienz auftreten kann. Bei Leberzirrhose empfiehlt sich der Verzicht auf diese Substanz.

(7) Der Stellenwert von ADH-Antagonisten ist zum jetzigen Zeitpunkt noch unzureichend definiert.

1.2.4 Hypernatriämie

Vorbemerkung: Hypernatriämie = Serumnatrium > 150 mmol/l. Hypernatriämie bedeutet in jedem Fall Hyperosmolalität und Defizit an freiem Wasser. Die Hypernatriämie kann mit erniedrigtem, normalem und erhöhtem EZV einhergehen.

(1) Die Ursachen der Hypernatriämie mit *vermindertem EZV* sind:
- **Verminderte H_2O-Zufuhr:** Bewusstseinsstörung, gestörtes Durstempfinden,
- *ADH-Mangel* (zentraler Diabetes insipidus),
- **verminderte Ansprechbarkeit auf ADH** (nephrogener Diabetes insipidus): Familiär chronische Pyelonephritis, tubuläre Schädigung nach ANV und postrenaler Obstruktion, Hypokaliämie, Hyperkalzämie, Medikamente (Lithium, Demeclocyclin, Fluoride, wie z.B. Methoxyfluran, Colchicin, Amphotericin B, Gentamicin),
- **Osmodiurese:** Mannitol, länger anhaltende Hyperglykämie.

(2) Die **Hypernatriämie mit erhöhtem EZV** ist meist iatrogen bedingt (z.B. Natriumbikarbonat-, Natrium-Penicillin-Zufuhr).

(3) Die **Hypernatriämie mit normalem EZV** (sog. „essenzielle zentralnervöse Hypernatriämie") entsteht über eine Sollwertverstellung durch organische Läsionen des Hypothalamus.

Klinik: s. Kap. III.1.1.2.3, „Klinische Zeichen" bezüglich der Störungen des Natrium- und Wasserbestandes.

THERAPIE

(1) Behandlung oder Beseitigung der zugrunde liegenden Störung:
- Bei **zentralem Diabetes insipidus** 10–20 µg Desmopressin (0,1–0,2 ml DDAVP Minirin®) intranasal.

- Bei **nephrogenem Diabetes insipidus** führen Thiazide (z.B. 1–2 mg Hydrochlorothiazid/kg/ Tag; Esidrix®) paradoxerweise zur Abnahme der Diurese um ca. 50 %. Der Mechanismus dürfte auf einer Natriumelimination mit Schrumpfung des EZV und konsekutiv vermehrter proximal-tubulärer Natrium-Wasser-Reabsorption beruhen. Deshalb ist die gleichzeitige Kochsalzrestriktion (auf ca. 4 g/Tag) wichtig, da der Thiazideffekt durch NaCl-Zufuhr aufgehoben wird.

(2) Vorsichtiger Ausgleich der chronischen Hypernatriämie (1–2 mmol/h über 48 h), da eine rasche Korrektur durch Wasserzufuhr ein Hirnödem induzieren kann.

(3) Bei **Hypernatriämie mit vermindertem EZV** genügt meist reichliches Trinken. Bei klinischer Symptomatik oder Serumnatrium > 160 mval/l sollte eine intravenöse Zufuhr von freiem Wasser erfolgen (Glukose 5 %). Infusionsgeschwindigkeit < 500 ml Glukose 5 %/h, da sonst eine Glukosurie mit Verlust von freiem Wasser möglich ist.

(4) Bei **Hypernatriämie mit erhöhtem EZV** erfolgen NaCl-Restriktion und Diuretikagabe. In schweren Fällen sowie bei fortgeschrittener Niereninsuffizienz kann der Einsatz eines extrakorporalen Verfahrens (Hämofiltration, Dialyse) erforderlich werden.

(5) Eine **Hypernatriämie mit normalem EZV** infolge einer Sollwertverstellung findet sich bei einer Reihe von hypothalamischen Prozessen („zentrale Hypernatriämie"). Die Hypernatriämie kann Werte von 160–190 mval/l haben und einen Kaliumverlust begünstigen. Die Therapie ist problematisch, wenn die zerebrale Störung nicht zu beheben ist. Als Richtlinie kann gelten: Zufuhr von freiem Wasser (Glukose 5 %), Natriumrestriktion und Kaliumersatz. Diuretika sind nachteilig, weil sie die Hypokaliämie verstärken.

1.3 Störungen des Kaliumhaushalts
1.3.1 Vorbemerkungen

Kalium ist das quantitativ wichtigste Kation der menschlichen Zelle. Der Kaliumbestand beträgt 54 mmol/kg KG, wovon 45 mmol/kg rasch austauschbar sind. 98 % des Gesamtkörperkaliums finden sich intrazellulär, 2 % extrazellulär und maximal 0,4 % im Plasma. Da der extrazelluläre Pool lediglich 60–80 mval beträgt (Serumkalium 4,1 ± 0,5 mval/l), besteht bei exogener Zufuhr die Gefahr, dass das EZV mit Kalium überladen wird. Die Kaliumausscheidung erfolgt zu 90 % über den Urin (ca. 50–90 mval/Tag), zu 10 % über den Intestinaltrakt und nur in geringem Prozentsatz über den Schweiß. Im Hauptausscheidungsorgan Niere wird Kalium ungehindert glomerulär filtriert und nahezu vollständig proximal-tubulär reabsorbiert. Die tatsächlich ausgeschiedene Kaliummenge wird durch das Ausmaß der Sekretion im distalen Tubulus bestimmt. Voraussetzung ist ein ausreichender tubulärer Fluss, der Kalium abtransportiert und den Diffusionsgradienten zwischen Tubuluszelle und Lumen erhöht. Für die Klinik lässt sich die Regel ableiten, dass eine tägliche Diurese über 1000 ml die Entstehung einer Hyperkaliämie verhindert.

Die maximale Ausscheidungskapazität beträgt bei akuter Belastung 200 mval Kalium täglich, bei chronischer Belastung annähernd das Doppelte, ca. 350 mval Kalium. Der Organismus kann sich von einer erhöhten Kaliumzufuhr prompt und wirksam befreien. Eine verminderte Kaliumzufuhr wird dagegen erst nach mehreren Tagen bis Wochen mit einer verminderten renalen Kaliumexkretion beantwortet, sodass eine Hypokaliämie entsteht. Die Rückkopplung zwischen extrazellulärer Kaliumkonzentration und Mineralokortikoidsekretion – indem eine Hypokaliämie auf die Aldosteronsekretion hemmend und eine Hyperkaliämie fördernd wirken – ist offensichtlich weniger wirksam als die Steuerung der Mineralokortikoidsekretion durch Volumenfaktoren. Insgesamt schützt sich der gesunde Organismus vor einer Hyperkaliämie besser als vor einer Hypokaliämie. Die physiologische Bedeutung von Kalium liegt in seiner Beeinflussung von Eiweiß- und Glykogensynthese sowie der Aktivität zahlreicher Enzyme, der intrazellulären Volumenkontrolle und der Einstellung von Membranpotenzialen.

Durch die Na$^+$/K$^+$-ATPase wird Kalium nach intrazellulär und Natrium nach extrazellulär transportiert. An der unerregten Membran ist die Permeabilität für Kalium ca. 100fach höher als die für Natrium, sodass durch das passiv nach extrazellulär diffundierende Kalium eine Potenzialdifferenz entsteht (Ruhemembranpotenzial). Störungen im Kaliumhaushalt können prinzipiell durch Änderungen der Zufuhr, der Ausscheidung sowie der Verteilung zwischen Intra- und Extrazellulärraum entstehen.

1.3.2 Hypokaliämie

Ätiopathogenese: Hypokaliämie = Serumkalium < 3,5 mmol/l. Bei unzureichender Kaliumzufuhr entsteht ein Kaliummangel durch Fortbestehen einer renalen Basalausscheidung von Kalium (5–20 mmol/Tag).

Ursachen der Hypokaliämie sind

(1) **Verminderte Zufuhr:** Parenterale Ernährung ohne Kalium, Alkoholismus, Anorexia nervosa.

(2) **Extra-/intrazelluläre Umverteilung:** Alkalose, Hyperinsulinismus, Diuretika, idiopathische hypokaliämische Lähmung.

(3) **Vermehrte renale Ausscheidung:**
- **ohne Bluthochdruck:** Diuretika! (häufigste Ursache), Alkalose, sekundärer Hyperaldosteronismus (Leberzirrhose, nephrotisches Syndrom), Bartter-Syndrom, persistierende Alkalose nach Erbrechen bei Natriummangel,
- **mit Bluthochdruck:** primärer Hyperaldosteronismus, Hyperreninismus (Reninom, Nierenarterienstenose), Morbus Cushing, Lakritzenabusus, Carbenoxolontherapie.

(4) **Vermehrte gastrointestinale Ausscheidung:**
- **mit metabolischer Alkalose:** Erbrechen, Verluste durch Magen- oder Duodenalsonde,
- **mit metabolischer Azidose:** Durchfall, Laxanzienabusus, Kolonpapillom, Enterostomie, Darmfistel.

Auch bei weit fortgeschrittener Niereninsuffizienz kann eine Hypokaliämie auftreten. Dies ist besonders der Fall bei vergleichsweise guter Diurese, Diuretikagabe, Laxanzienabusus und Alkalose. Bei Alkalose gibt die Zelle H$^+$ ab und nimmt K$^+$ auf. Die intrazelluläre Kaliumanreicherung findet auch in der Tubuluszelle statt und bewirkt eine vermehrte Sekretion von Kalium im Austausch gegen Natrium. Eine klinisch häufige Ursache der Hypokaliämie stellt das Erbrechen dar. Hierbei entsteht der Kaliummangel weniger durch Verlust des vergleichsweise kaliumarmen Magensafts als durch eine vermehrte renale Kaliumausscheidung, die durch die Alkalose und den volumeninduzierten Aldosteronismus zustande kommt. Dieser Mechanismus ist in der Beurteilung der renalen Kaliumausscheidung zu berücksichtigen. Eine Urinkaliumausscheidung > 20 mval täglich spricht deshalb nur dann für die renale Genese einer Hypokaliämie, wenn nicht ein Verlust von Magen- und Dünndarmflüssigkeit vorliegt.

Klinik: Leitsymptome und -befunde: Die Hypokaliämie geht meist mit einem Kaliumdefizit einher. Ausnahmen liegen in einer extra-/intrazellulären Umverteilung begründet. Im Rahmen der Hypokaliämie entstehen neuromuskuläre, kardiovaskuläre, aber auch metabolische und renale Störungen.

(1) **Neuromuskuläre Symptome:** Lähmung der quergestreiften Muskulatur (durch Zunahme des Ruhemembranpotenzials und der Verlängerung der Aktionspotenzialdauer), die an den unteren Extremitäten beginnt und aufsteigend die Atemmuskulatur befallen kann. Bei schwerer Hypokaliämie Verlust der Querstreifung der Skelettmuskulatur und Rhabdomyolyse.

(2) **Gastrointestinale Symptome:** Magenatonie, Ileus.

(3) **Urogenitale Symptome:** Blasenlähmung mit Harnretention.

(4) **Renale Symptome:** An der Niere werden in den Tubuli Vakuolen sowie interstitielle Veränderungen beobachtet. Außerdem finden sich eine eingeschränkte Konzentrationsfähigkeit, eine Polyurie sowie eine vermehrte Reninsekretion.

(5) Kardiovaskuläre Symptome: Abnahme der T-Welle, Auftreten einer U- bzw. TU-Verschmelzungswelle, außerdem Extrasystolen, vorwiegend bei gleichzeitiger Digitaliseinnahme. Bei schwerer Hypokaliämie kann sich eine myogene Herzinsuffizienz entwickeln.

(6) Metabolische Symptome: verminderte Insulinsekretion, verminderte Glukosetoleranz.

Diagnostische Hinweise: Primär renale Kaliumverluste lassen sich durch Kontrolle der Urinausscheidung in Relation zur Kaliumzufuhr erfassen. Bei intakter Nierenfunktion ist ein extrarenal bedingter Kaliummangel an der unvollständigen Ausscheidung (normalerweise 90 % der Belastung in 24 h) einer oralen Kaliumbelastung (z.B. 6 g KCl) erkennbar. Azidose erhöht die Serumkaliumkonzentration durch K^+-Übertritt aus der IZF in die EZF, Alkalose erniedrigt sie durch Kaliumverschiebung aus der EZF in die IZF. Azidose kann daher einen Kaliummangel verschleiern, Alkalose ein zu hohes Kaliumdefizit vortäuschen. pH-Änderungen von 0,1 haben reziproke Änderungen des Serumkaliums von 0,4–1,2 mmol/l zur Folge.

THERAPIE

(1) Schwere Hypokaliämie: Bei schwerer Hypokaliämie mit klinischer Symptomatik, bei Bewusstseinsstörungen oder gestörter intestinaler Funktion ist die i.v. Kaliumzufuhr erforderlich. Aufgrund des kleinen extrazellulären Kaliumpools (2 %, 60–80 mval) und der damit verbundenen Gefahr der Kaliumüberladung sollte die Richtdosis 0,2 mval/kg KG/h Kalium betragen (maximal 10–20 mval/h, lediglich bei vitaler Bedrohung 40 mval/h). Molares KCl-Konzentrat (**Tab. III.1.6**) am besten einer Vollelektrolytlösung zusetzen, deren Konzentration nicht > 40 mval/l Kalium betragen soll. Die Gefahr einer zu raschen, hoch dosierten Kaliumzufuhr liegt vor allem im Kammerflimmern. Bei gleichzeitiger Glukose- und Insulingabe kann das Serumkalium weiter abfallen, da Kalium vermehrt intrazellulär aufgenommen wird. Bei herzgefährdeten und digitalisierten Patienten Kalium in der Regel nicht in glukosehaltige Lösungen geben, da dann das Serumkalium durch Kaliumfixierung in der Zelle weiter gesenkt und hierdurch eine gefährliche Arrhythmie ausgelöst werden kann. Nur wenn sich bei schwerer kardialer Stauungsinsuffizienz eine Kochsalzinfusion verbietet, darf Kaliumchlorid langsam in isotoner Glukoselösung infundiert werden. Eine u.U. tödliche Hypokaliämie kann durch die kombinierte Gabe von Glukose, Insulin und Natriumbikarbonat (bei diabetischer Ketoazidose, s. Kap. III.14.2.2.1) entstehen, wenn nicht ausreichend Kalium zugeführt wird. Infusionslösung bei ausgeprägter hypokaliämischer **Alkalose**: Prototyp: Darrow-Lösung I: 36 mmol/l K^+ + 103 mmol/l Na^+, beide als Chlorid. Bei hypokaliämischer *Azidose*: Darrow-Lösung II: 36 mmol/l K^+ + 52 mmol/l Laktat oder rektale Instillation von 20 ml molarem Kaliumazetat (**s. Tab. III.1.6**).

Tabelle III.1.6 Molare Elektrolytkonzentrate

1 ml entsprechen jeweils 1 mmol des Kations und 1 mmol des Anions. Nach Zusatz der Elektrolytkonzentrate zu den Basislösungen lassen sich alle individuellen Störungen ausgleichen. Cave: Nie unverdünnt i.v. injizieren. Nur verdünnt zur langsamen Infusion.

1. Natriumchlorid	5,85 %	
2. Natriumlaktat	11,20 %	
3. Natriumbikarbonat	8,40 %	
4. Kaliumchlorid	7,45 %	Amp. à 20 oder 30 ml
5. Kaliumlaktat	12,82 %	
6. Ammoniumchlorid	5,35 %	
7. Kalziumchlorid	5,55 %	

(2) Mäßiggradige Hypokaliämie: Bei mäßiggradiger Hypokaliämie ist die orale Kaliumzufuhr vorzuziehen, deren Vorteil vor allem darin liegt, dass der kleine extrazelluläre Kaliumpool nicht überschwemmt wird. Geeignet ist **Kaliumchlorid**, weil es zusätzlich die Alkalose beseitigt.

> **WICHTIG:**
> Kalinor®-Brause verstärkt die oft diuretikainduzierte hypokaliämische Alkalose!

Um Schleimhautreizungen zu vermeiden, sollte die Einnahme nach den Mahlzeiten mit reichlich Flüssigkeit erfolgen. Dünndarmlösliche Dragées können zu Jejunalulzera führen. Die Tagesdosis (40–80 mval/Tag) orientiert sich am Serumkalium. Einzeldosis: 1 Tbl. Rekawan® oder ein Rekawan®-Granulat-Briefchen enthalten 13,4 mval K^+ (1 g KCl). Alkalisierende Kaliumsalze werden bei der selteneren hypokaliämischen Azidose eingesetzt (Polyurie bei akutem Nierenversagen, renale tubuläre Azidose, Diamox®-Therapie): z.B. 1 Kalinor®-Brausetablette enthält 40 mval = 1,56 g K^+ in Form von Kaliumzitrat und Kaliumhydrogenkarbonat. Magnesiummangel kann den renalen K^+-Verlust verstärken und den K^+-Ausgleich behindern!

(3) Prophylaxe der Hypokaliämie: Die alleinige oder zusätzliche Gabe eines kaliumsparenden Diuretikums kann zur Prophylaxe der Hypokaliämie bei Langzeitdiuretikaapplikation erforderlich sein: Amilorid (Arumil® 5 mg), Triamteren (Jatropur® 50 mg), Spironolacton (Aldactone® 50 mg). Kaliumsparende Diuretika sind bei eingeschränkter Nierenfunktion (Serumkreatinin > 2 mg/dl) wegen einer möglichen Hyperkaliämie gefährlich und außerdem unzureichend wirksam. Für spezielle Indikationen („komplette Tubulusblockade" bei Diuretikaresistenz) und unter engmaschiger Kontrolle können sie allerdings auch hier von großem Nutzen sein.

1.3.3 Hyperkaliämie

Ätiologie und Pathogenese: Hyperkaliämie = Serumkalium > 5,5 mmol/l.
Die wesentlichen Ursachen einer Hyperkaliämie sind

(1) Verminderte Ausscheidung: Akute oder chronische Niereninsuffizienz, kaliumsparende Diuretika (Spironolacton, Amilorid, Triamteren), ACE-Hemmer, nichtsteroidale Antiphlogistika, Hypoaldosteronismus (M. Addison, Hyporeninämie, u.a. bei Diabetes mellitus), isolierte renale Kaliumexkretionsstörung, schwere Obstipation bei chronischer Niereninsuffizienz (Wegfall der kompensatorischen intestinalen K-Ausscheidung bei Niereninsuffizienz).

(2) Intra-/extrazelluläre Umverteilung: Azidose (Hyperkaliämie bei Ketoazidose geht oft mit vermindertem Kaliumbestand einher), Digitalisvergiftung, Succinylcholingabe, Arginininfusion, zelluläre Freisetzung (Trauma, Hämatombildung, Chemotherapie bei Malignomen), idiopathische hyperkaliämische Lähmung.

(3) Vermehrte Zufuhr: Bluttransfusionen, kaliumhaltige Penicilline.

(4) An erster Stelle ist allerdings die sog. „Pseudohyperkaliämie" auszuschließen. Sie entsteht durch Kaliumfreisetzung aus Erythrozyten, Leukozyten und Thrombozyten bei langem Stehenlassen des Blutes und bei ausgeprägter Leukozytose oder Thrombozytose, außerdem durch intensiven Oberarmstau und kräftigen Sog bei der Blutentnahme. Im Serum können die Kaliumwerte 0,2–0,5 mval/l höher liegen als die gleichzeitig bestimmten Plasmakonzentrationen, da Kalium beim Gerinnungsprozess freigesetzt wird.

Klinik: Leitsymptome und -befunde: Die Symptome der Hyperkaliämie sind recht uncharakteristisch, werden schwer erkannt und sind deshalb besonders gefährlich. Gefährlich sind Kaliumwerte > 7,0 mval/l, insbesondere wenn sie sich rasch entwickeln.

(1) Neuromuskuläre Symptome: Die Abnahme des Ruhemembranpotenzials an der Skelettmuskulatur führt zu Muskelschwäche, die bis zur Lähmung fortschreiten kann. Sie beginnt an den unteren Extremitäten, steigt nach oben und kann die Atemmuskulatur einbeziehen.

(2) Kardiovaskuläre Symptome: Neben der Bestimmung des Serumkaliums liefern EKG-Veränderungen den besten Hinweis auf eine Hyperkaliämie. Fortschreitender Kontraktilitätsverlust und eine myogene Dilatation der Arbeitsmuskulatur. Atriale, atrioventrikuläre und später auch ventrikuläre Leitungsstörungen durch Beeinflussung der spezifischen Reizbildungs- und Erregungsleitungsmuskulatur. Frühzeichen im EKG ist eine Verkürzung der QT-Zeit (raschere Repolarisation) mit Entwicklung einer hohen, spitzen und zeltförmigen T-Welle. Anschließend Verlängerung der PQ-Zeit, Verschwinden der T-Welle, schließlich Höhenabnahme und Verbreiterung des QRS-Komplexes. Im fortgeschrittenen Stadium können sich QRS-Komplexe und T-Welle sinusförmig verbinden und das Kammerflimmern einleiten.

> **WICHTIG:**
> Durch gleichzeitige Azidose, Hyponatriämie oder Hypokalzämie können die klinischen Manifestationen der Hyperkaliämie verstärkt werden. Bedrohliche Arrhythmien werden dann schon bei mäßiger Hyperkaliämie möglich.

THERAPIE

(1) **Schwere Hyperkaliämie:** Sofortmaßnahmen einleiten bei Serumkalium > 7,5 mval/l. Bei rascher Entwicklung und kardialer Vorschädigung schon bei niedrigeren Kaliumwerten: Unmittelbare **Hemmung des depolarisierenden Kaliumeffekts** an der Zellmembran: 10–30 ml Kalziumglukonat 10 % über 2 min i.v. unter EKG-Monitorkontrolle. Die Wirkung tritt nach 1–3 min ein. Bei persistierenden EKG-Veränderungen erneute Kalziuminjektion nach ca. 5 min. Cave: Keine Kalziuminjektion bei digitalisierten Patienten.
- 200 ml Glukose 20 % + 20 E Altinsulin in 20 min i.v. transportieren Kalium nach intrazellulär.
- Alternativ oder additiv mit vergleichbarem Effekt können 200 ml Natriumbikarbonat 8,4 % in 20 min infundiert werden. Wirkungseintritt dieser Maßnahmen 15–30 min, Wirkungsdauer ca. 2 h.
- Eine zusätzliche extra-/intrazelluläre Umverteilung ist durch β_2-Mimetika möglich: Zufuhr *inhalativ* durch wiederholte Sprühstöße eines β_2-Mimetikums (Bricanyl®, Salbutamol®, Berotec®), allerdings häufige, minütliche Wiederholung erforderlich, oder i.v. 100–200 ng Terbutalin/kg pro min (z.B. 0,5 mg Bricanyl® in 50 ml NaCl 0,9 %, davon 0,6–1,2 ml/min über Perfusor). Die Wirkung ist auf 30–60 min begrenzt.

(2) **Mäßiggradige Hyperkaliämie:** Hier genügt meist die Gabe von Kationenaustauscherharzen (Sorbisterit® in Kalzium- oder Natriumphase, Resonium® A). Bei peroraler Gabe ist auf die Einnahme während der Mahlzeiten zu achten.

(3) **Prophylaxe der Hyperkaliämie:** Beseitigung der auslösenden Ursachen, diätetische Kaliumrestriktion.

1.4 Störungen des Kalziumhaushalts

1.4.1 Vorbemerkungen

Der menschliche Körper enthält ca. 1000 g Kalzium (25 000 mmol), die zu 99 % im Knochen vorliegen. In gelöster Form entfallen auf IZV und EZV zusammen ca. 140 mmol, auf das EZV allein 33 mmol. Das Serumkalzium beträgt normalerweise 2,2–2,6 mmol/l. Davon sind 50 % frei ionisiert, 40 % proteingebunden und 10 % komplexgebunden (Bikarbonat, Zitrat und Phosphat). Der Anteil des Albumins an der Proteinbindung beträgt 75 %. Normalerweise werden dem Organismus ca. 25 mmol Kalzium (1 g) täglich zugeführt, davon 5 mmol intestinal absorbiert. 20 mmol werden mit dem Stuhl und 5 mmol mit dem Urin ausgeschieden. Der

Austausch mit dem knöchernen Skelett liegt ebenfalls in der Größenordnung von 5 mmol Kalzium täglich. Der Kalziumstoffwechsel wird über Vitamin D, Parathormon und Kalzitonin gesteuert. Parathormon und Azidose steigern, Kalzitonin und Alkalose senken den ionisierten Anteil. Ebenso sind Änderungen der Serumproteine von direkt proportionalen Änderungen des Serumkalziums begleitet: 1 g Albumin bindet 0,2 mmol (0,7 mg) Kalzium. Bei einem Anstieg des Serumalbumins um 1 g/dl muss der Kalziumwert um 0,2 mmol/l (0,8 mg/dl), bei einem Anstieg der Serumproteine um 1 g/dl dagegen nur um 0,04 mmol/l (0,16 mg/dl) korrigiert werden.

> **WICHTIG:**
> Nur Änderungen des ionisierten Anteils des EZ-Kalziums gehen mit klinischen Manifestationen einher. Die Aussagefähigkeit der üblicherweise bestimmten Gesamtkonzentration des Kalziums im Serum ist daher begrenzt. Azidose und Alkalose können das Verhältnis zwischen ionisiertem und gebundenem Kalzium verschieben (s.o.).

1.4.2 Hypokalzämie

Ätiologie: Hypokalzämie = Serumkalzium < 2,2 mmol/l (Gesamtkalzium), < 1,1 mmol/l (ionisiertes Kalzium).

Ursachen der Hypokalzämie sind

(1) Verminderte intestinale Absorption: Vitamin-D-Mangel (ungenügende Zufuhr, Malabsorption, Niereninsuffizienz, Phenylhydantoin, Barbiturate), Parathormonmangel, verminderte Kalziumabsorption bei Malabsorption.

(2) Verminderte Kalziummobilisation aus dem Knochen: Hypoparathyreoidismus (idiopathisch, Resektion, „hungry bones"-Syndrom, Magnesiummangel), Pseudohypoparathyreoidismus.

(3) Vermehrte renale Ausscheidung: Renal-tubuläre Azidose, Schleifendiuretika.

(4) Kalziumablagerungen: akute Pankreatitis, Hyperphosphatämie, Phosphatinfusionen, Rhabdomyolyse.

Klinik: (1) Neuromuskuläre Symptome (gesteigerte Erregbarkeit, Tetanie): Periorale Parästhesien, Karpopedalspasmen, Laryngospasmus mit Dyspnoe, fokale oder generalisierte Krampfanfälle, Verwirrtheit, Müdigkeit, Vergesslichkeit, Psychosen. Positives Chvostek- (N. facialis), Lust- (N. peronaeus) und Trousseau-Phänomen (Armmuskelkrampf der A. brachialis durch Blutdruckmanschette) als Ausdruck der Übererregbarkeit des peripheren Nervensystems. Durch Hyperventilation (respiratorische Alkalose) kann die Krampfbereitschaft verstärkt werden, da die Alkalose den Anteil an ionisiertem Kalzium senkt.

(2) Intestinale Symptome: Diarrhö.

(3) Ektodermale Symptome: Trockene Haut, Ekzeme, Alopezie, brüchige Nägel, Katarakte.

(4) Kardiovaskuläre Symptome: QT-Verlängerung, Herzinsuffizienz, Rhythmusstörungen, Hypotonie.

THERAPIE

Akute symptomatische Hypokalzämie

Kalziumglukonat 10 % 10–40 ml i.v. über 10–15 min (cave: gleichzeitige Digitalismedikation). Anschließend Titration des Serumkalziums durch langsame i.v. Infusion mit 10 %igem Kalziumglukonat bis zum Verschwinden der Symptomatik. Anschließend orale Kalziumzufuhr. Bei unzureichendem Effekt Vitamin-D_3-Gabe, bei Niereninsuffizienz 0,5–2 µg 1,25-$(OH)_2D_3$ (Rocaltrol®) täglich.

Chronische Hypokalzämie

(1) Orale Kalziumgabe (1 g/Tag) und ggf. Vitamin-D-Substitution. Das tägliche Angebot soll 1800–2400 mg Ca^{2+} erreichen. Wegen des geringen Gehalts an elementarem Kalzium (ca. 10 %) sind hoch dosierte Verabreichungsformen erforderlich (z.B. Calcium-Sandoz® forte bzw. fortissimum, 1 Brausetbl. = 500 mg Ca^{2+} bzw. 1000 mg Ca^{2+}). Kalziumphosphatpräparate sind wegen ihrer schlechten Löslichkeit und niedrigen Resorptionsquote unterlegen. Die medikamentöse Kalziumsubstitution kann durch kalziumreiche Nahrungsmittel (Milch, Milchprodukte) ergänzt werden.

(2) Vitamin-D-Präparate: Bei chronischem, durch orale Kalziumzufuhr nicht zu beseitigendem Kalziummangel (Rachitis, Osteomalazie durch Mangelernährung oder intestinale Malabsorption; Gallengangsverschluss; Hypoparathyreoidismus; chronische Niereninsuffizienz) müssen zur Verbesserung der intestinalen Kalziumresorption Vitamin D_3 (Cholecalciferol) bzw. dessen Metaboliten gegeben werden.

- **Handelspräparate und Dosierungsrichtlinien:** Vigantol® (Vitamin D_3; 1 mg = 40 000 IE) als ölige Lösung, 1 ml = 30 Tr. = 0,5 mg = 20 000 IE; Vigantol® 10 000, Tbl. = 10 000 IE = 0,25 mg; Vigantol® forte, Tbl. = 200 000 IE = 5 mg; Tropfkapseln = 400 000 IE = 10 mg; Vigantol® forte pro injectione, Amp. 600 000 IE = 15 mg; Vigantoletten®, Tbl. 1 000 IE = 0,025 mg. Die Tagesdosis (max. 0,03 g Vitamin D_3) hängt von der Höhe der Serumkalziumkonzentration, der Kalziumzufuhr, von der Vitamin-D-Empfindlichkeit der Erkrankung und vom Alter des Patienten ab. Die Anfangsdosis liegt in der Regel bei 1,5–2,0 mg (60 000–80 000 IE).

- **Indikation und Dosierung:**
  - Rachitis, Osteomalazie bei Mangelernährung: 0,05–0,1 mg Vitamin D_3 (2000–4000 IE), entsprechend 2- bis 4-mal 1 Vigantolette® für 6–12 Wochen, dann Reduktion auf 200–400 IE unter Kontrolle der Kalzium- und Phosphatkonzentration im Serum.
  - Osteomalazie infolge Malabsorption, z.B. Steatorrhö: 1,0–2,5 mg (40 000–100 000 IE)/Tag, entsprechend 2- bis 5-mal 1 ml ölige Lösung; u.U. initial 0,5 ml i.m. Dazu Kalzium in hohen Dosen als Calcium-Sandoz® oder Calcium-Sandoz® forte unter Kontrolle der Kalzium- und Phosphatkonzentration im Serum und der renalen Kalziumausscheidung.
  - Schwerste Malabsorptionszustände, so genannte Vitamin-D-resistente Rachitis, renale Osteopathie bei chronischer Niereninsuffizienz unter Dialyse, erfordern entweder weitaus höhere Initialdosen oder den Einsatz von hydroxylierten Metaboliten des Vitamins D_3: 1α-OH-D_3 (EinsAlpha®); 5,6-trans-25-OH-D_3 (Delakmin®); 1α-25-$(OH)_2D_3$ (Rocaltrol®). EinsAlpha®, Kps. braun: 1,0 µg, Kps. weiß: 0,25 µg. Mittlere Dosierung: 2,5–5,0 µg/Tag. Delakmin®, Kps. 2 000 (0,05 mg); 5 000 (0,125 mg). Dosierung: 2- bis 5-mal 1 Kps. 2 000 oder 2 × 1 Kps. 5 000 je nach Kalzium- und Phosphatkonzentration. Rocaltrol®, Kps. 0,25 und 0,5 µg. Dosierung: Initial 0,25 µg jeden 2. Tag, dann je nach Kalzium- und Phosphatkonzentration im Serum 2- bis 3-mal 0,25 µg/Woche.

(3) Bei allen Formen der Vitamin-D_3-Substitution muss die Erhaltungsdosis nach der renalen Ausscheidung von Kalzium (100–150 mg = 2,5–3,75 mmol/24 h) eingestellt werden, sobald sich die Serumkalzium-Konzentration der Norm nähert. Hyperkalzurie bedeutet Überdosierung, Hypokalzurie Unterdosierung.

> **WICHTIG:**
> Die therapeutische Breite aller Vitamin-D-Präparate ist gering, der Wirkungsbeginn langsam (2–4 Tage), die Wirkungsdauer durch Kumulation beträchtlich. Bei Frauen mit Kinderwunsch muss die Dosis bereits 2–3 Monate vor der Empfängnis auf 1 mg/Tag oder weniger erniedrigt sein, damit Fehlbildungen und eine idiopathische Hyperkalzämie des Kindes verhütet werden.

Sonderfall des postoperativen Hypoparathyreoidismus

Die Hypokalzämie des **postoperativen Hypoparathyreoidismus** ist meist transitorisch, das erniedrigte Serumkalzium stellt einen erwünschten Regenerationsreiz für das noch erhaltene Parathyreoideagewebe dar. Bei erheblichem Abfall des Serumkalziums ist eine Behandlung mit Vitamin D$_3$ (Initialdosis 5–10 mg/Tag) indiziert. Wegen der kumulativen Wirkung muss die Dosis nach 3–4 Tagen reduziert werden.

Für die **Dauerbehandlung** des Hypoparathyreoidismus empfiehlt sich folgendes Dosierungsschema: 5 mg Vitamin D$_3$ p.o. 2- bis 3-mal wöchentlich bis zur Normalisierung des Serumkalziums. Anschließend je nach klinischem Befund 5–15 mg/Woche unter Kontrolle der Kalziumausscheidung (s.o.). Bezüglich Einzelheiten zur Behandlung der Hypokalzämie bei chronischer Niereninsuffizienz **s. Kap. III.8.3**, Renale Osteopathie, Störungen des Kalzium-Phosphat-Stoffwechsels. Wichtig ist hier zunächst die Phosphatnormalisierung, um Weichteilverkalkungen zu vermeiden.

1.4.3 Hyperkalzämie

Ätiologie: Hyperkalzämie = Serumkalzium > 2,7 mmol/l (Gesamtkalzium), > 1,2 mmol/l (ionisiertes Kalzium).

Ursachen der Hyperkalzämie sind:

(1) **Vermehrte Zufuhr:** Milch-Alkali-Syndrom, kalziumhaltige Ionenaustauscher.
(2) *Vermehrte intestinale Absorption:* Vitamin-D-Überdosierung, gesteigerte Vitamin-D-Empfindlichkeit (Sarkoidose, idiopathische Hyperkalzämie des Kindes), Hyperparathyreoidismus, Nebennierenrindeninsuffizienz.
(3) **Vermehrte Kalziummobilisierung aus dem Knochen:** Hyperparathyreoidismus, Knochentumoren (primär, sekundär, Plasmozytom), paraneoplastische Parathormonsekretion, Hyperthyreose, Immobilisierung, Morbus Paget.
(4) **Verminderte renale Kalziumausscheidung:** Thiazide.

Klinik: (1) **Neuromuskuläre Symptome:** Verwirrtheit, Psychosen, Bewusstseinsstörungen, Muskelschwäche.
(2) **Renale Symptome:** Polyurie, Polydipsie, Nephrokalzinose, Nephrolithiasis, Niereninsuffizienz.
(3) **Intestinale Symptome:** Ulzera, Obstipation, Ileus.
(4) **Ektodermale Symptome:** Pruritus.
(5) **Kardiovaskuläre Symptome:** QT-Verkürzung, Hypertonie.
(6) **Ubiquitäre Symptome:** Gewebsverkalkungen (Herz, Lunge, Gefäße, periartikulär, Kornea).

Die **hyperkalzämische Krise** beginnt stürmisch mit Polyurie, gefolgt von Dehydratation, Oligurie und Azotämie. Im Vordergrund des klinischen Bildes stehen gastrointestinale Symptome (Erbrechen, Leibschmerzen, Obstipation bis zum paralytischen Ileus), generalisierte Muskelschwäche und Bewusstseinsveränderungen (Benommenheit, Verwirrtheit, Koma). Nicht selten (20–30 %) tritt eine hämorrhagische Pankreatitis als Komplikation hinzu.

THERAPIE

(1) **Rehydrierung** durch Gabe von 0,9 %igem NaCl i.v.
(2) *Schleifendiuretika:* Furosemid 40–120 mg im Abstand von 4 h mit Substitution der Na$^+$-, K$^+$- und H$_2$O-Verluste.
(3) *Kalzitonin* 4 MRC-E/kg KG i.v. im Abstand von 12 h (Wirkung nach 8–12 h). Innerhalb von einigen Tagen entwickelt sich häufig eine Resistenz.
(4) *Clodronat* (Ostac®) hemmt den tumorbedingten osteoklastären Knochenabbau. Bei Tumorosteolysen Senkung des Serumkalziums und Besserung der Knochenschmerzen: 300 mg

Clodronat in 500 ml 0,9 %igem NaCl über 2 h i.v. täglich über einen Zeitraum von 5 Tagen. Anschließend 4-mal 1–2 Kps. Clodronat à 400 mg/Tag p.o. zwischen den Mahlzeiten, da Komplexbildung mit Kalzium und anderen Metallen möglich ist. Keine Verwendung bei Niereninsuffizienz.

(5) *Prednison* 50–100 mg/Tag wirkt bei Sarkoidose, Vitamin-D-Überdosierung und einigen Tumorformen, nicht jedoch bei Hyperparathyreoidismus (Wirkung nach 2–3 Tagen).

(6) *Mithramycin* 25 µg/kg KG über 6 h i.v. wirkt durch eine Hemmung der Osteoklasten innerhalb von 12 h, mit einem Maximum nach 2–3 Tagen. Wiederholung nach 3–4 Tagen möglich, maximale Behandlungsdauer 2–3 Wochen. Bei Leber- und Nierenerkrankungen und Thrombozytopenie Mithramycin nicht einsetzen.

(7) Phosphatinfusionen sind wirksam, aber wegen ihrer UAW (Kalziumphosphatablagerungen in Niere, Lunge, Herz und anderen Geweben) gefährlich.

(8) Extrakorporale Eliminationsverfahren: *Hämodialyse.*

(9) Therapie der *zugrunde liegenden Störung,* soweit möglich (u.a. rasche Operation eines evtl. zugrunde liegenden primären Hyperparathyreoidismus).

1.5 Störungen des Magnesiumhaushalts

1.5.1 Vorbemerkungen

Von den 22 g Magnesium (900 mmol) des menschlichen Körpers sind 50 % im Knochen gebunden. Das gesamte austauschbare Magnesium beträgt 140 mmol, wovon sich 10 mmol im EZV befinden. Das Serummagnesium liegt normalerweise bei 0,7–1,0 mmol/l. Davon sind 60 % frei ionisiert, 25 % proteingebunden und 15 % komplexgebunden. Magnesium und Kalzium haben am Eiweiß die gleichen Bindungsstellen. Normalerweise werden mit der Nahrung ca. 12–15 mmol Magnesium täglich zugeführt, von denen 25–60 % absorbiert werden. Intestinal werden 0,5–1 mmol und renal ca. 4 mmol täglich ausgeschieden. Magnesium wird wie Na^+ und Ca^{2+} in einem hohen Prozentsatz im Bereich der aufsteigenden Henle-Schleife reabsorbiert. Dies erklärt, dass Zustände mit erhöhtem Natrium- und Kalziumverlust auch mit einer erhöhten Magnesiumelimination einhergehen.

1.5.2 Hypomagnesiämie

Ätiologie und Pathogenese: Hypomagnesiämie = Serummagnesium < 0,7 mmol/l.
Ursachen der Hypomagnesiämie sind

(1) Verminderte Zufuhr: Mangelernährung, Alkoholabusus, parenterale Ernährung.

(2) Magnesium-Shift: Akute Pankreatitis, „hungry bones"-Syndrom nach Parathyreoidektomie, Gravidität, Therapie der diabetischen Ketoazidose.

(3) Intestinale Verluste: Diuretika, Osmodiurese, Hyperkalzämie, Hyperparathyreoidismus, kongenitaler tubulärer Defekt, erworbener tubulärer Defekt (Aminoglykoside, Cisplatin), primärer Hyperaldosteronismus, Phosphatmangel, chronischer Alkoholismus.

Klinik: (1) Neuromuskuläre Symptome: Muskelschwäche, Faszikulationen, Psychosen, Bewusstseinsstörungen, Krämpfe.

(2) Kardiovaskuläre Symptome: Stenokardien, Rhythmusstörungen, Herzinsuffizienz, erhöhte Digitalisempfindlichkeit (verminderte Na^+/K^+-ATPase-Aktivität).

(3) Viszerale Symptome: Dysphagie, Ösophagospasmus, Darmkrämpfe.

THERAPIE

(1) Bei akuter, symptomatischer Hypomagnesiämie: 50 % Magnesiumsulfat (16 mval Mg^{2+} in 100 ml Glukose 5 %) über 10–20 min und anschließend ca. 20 mval Mg^{2+}/24 h als Dauerinfusion.

(2) Bei chronischen Zuständen: magnesiumhaltige Nahrung (Obst, Nüsse, Gemüse) bzw. Magnesiumsalze in einer Dosis von ca. 50 mval/Tag.
(3) Bei parenteraler Ernährung prophylaktische Zufuhr von ca. 8 mval Magnesium/Tag.

1.5.3 Hypermagnesiämie

Ätiologie und Pathogenese: Hypermagnesiämie = Serummagnesium > 1,6 mmol/l. Ursachen der Hypermagnesiämie sind
(1) **vermehrte Zufuhr:** Antazida, Magnesiumtherapie, magnesiumhaltige Laxanzien;
(2) **endogene Freisetzung:** Rhabdomyolyse, Zytostatikatherapie;
(3) **verminderte renale Ausscheidung:** Akute und chronische Niereninsuffizienz, Nebennierenrindeninsuffizienz, Hypothyreose, Lithiumtherapie.

Klinik: (1) **Neuromuskuläre Symptome:** Verwirrtheit, Bewusstseinsstörungen, Atemlähmung, Reflexabschwächung.
(2) **Kardiovaskuläre Symptome:** Hypotonie, Bradykardie, verbreiterte QRS-Komplexe, PQ-Verlängerung.
(3) **Viszerale Symptome:** Übelkeit, Brechreiz, Blasen- und Mastdarmlähmung.

THERAPIE

(1) Kalziumglukonat 10 % i.v. ist in der Lage, die neuromuskulären Symptome zu antagonisieren, deren Ursache eine Hemmung der Acetylcholinfreisetzung ist.
(2) Glukose-Insulin-Infusion begünstigt die Magnesiumaufnahme nach intrazellulär.
(3) Bei vitaler Bedrohung sollte die Hämodialyse eingesetzt werden.

2 Störungen des Säure-Basen-Haushalts

T. PHILIPP

2.1 Grundlagen

Eine wichtige Voraussetzung für alle Stoffwechselabläufe ist die Einhaltung eines engen Normbereichs des pH-Werts des Blutes bzw. der Konzentration an freien H^+-Ionen durch verschiedene Puffersysteme (größte Kapazität: Hämoglobin, dann Bikarbonatsystem, Phosphatsystem und Plasmaproteine). Durch die regulatorischen Fähigkeiten von Niere und Lunge können die flüchtigen und nichtflüchtigen Säuren, die kontinuierlich anfallen und abgepuffert werden, ausgeschieden werden. Der weitaus größte Säureanfall entsteht in Form der Kohlensäure (20 000 mmol/Tag). Daneben fallen physiologisch nur geringe Mengen (80 mmol/Tag) an nichtflüchtigen Säuren, wie Milchsäure und Acetessigsäure, an. Die Puffersysteme nehmen H^+-Ionen auf, ohne die aktuelle Reaktion zu ändern. Trotz der relativ geringen Kapazität des Bikarbonatpuffers spielt dieses System für die Elimination der Säuren die entscheidende Rolle.

Bei vermehrtem Anfall von H^+-Ionen wird die Reaktion

$$H^+ + HCO_3^- \rightarrow H_2CO_3 \rightarrow H_2O + CO_2$$

nach rechts verschoben. CO_2 wird hierbei durch die Lunge abgeatmet (ca. 400 l täglich). Die anfallenden Protonen der nichtflüchtigen Säuren werden mit dem Urin durch Phosphat- (10–30 mmol/Tag) und Ammoniakpuffer (30–50 mmol/Tag) ausgeschieden. Daraus ergibt sich die „titrierbare Azidität" des Urins von 50–80 mmol/Tag, die bei azidotischer Stoffwechsellage durch Steigerung der Ammoniakproduktion erheblich zunehmen kann. Für jedes sezernierte H^+-Ion wird in der Tubuluszelle ein HCO_3^--Ion regeneriert, das in die extrazelluläre Flüssigkeit zurückdiffundiert.

Tabelle III.1.7 Normalwerte für die Beurteilung des Säure-Basen-Haushaltes

pH	7,36–7,44
pCO$_2$ (arteriell)	36–44 mmHg
pCO$_2$ (venös)	44–52 mmHg
Standardbikarbonat	22–26 mmol/l
base-excess	0 ± 2 mmol/l

Für die **Beurteilung des Säure-Basen-Haushalts** sind die Normalwerte des pH- und pCO$_2$-Werts, des Standardbikarbonats (Konzentration des Bikarbonats bei normalem pCO$_2$ von 40 mmHg) und des „base-excess" (Mangel an Säure oder Base, die notwendig wäre, den pH-Wert bei Abweichung wieder zu korrigieren) zu kennen (**Tab. III.1.7**).
Abweichungen vom Normbereich werden Azidose bzw. Alkalose genannt. Die Kompensationsmöglichkeiten von Niere und Lunge können entscheidende Veränderungen des pH-Werts lange verhindern. Das bedeutet, dass trotz normalem pH eine (kompensierte) Alkalose oder Azidose vorliegen kann. Unabhängig hiervon wird eine Azidose dann angenommen, wenn der pH-Wert < 7,35 liegt, und eine Alkalose dann, wenn der pH-Wert > 7,44 liegt.
Zur weitergehenden Beurteilung des Säure-Basen-Gleichgewichts ist die Kenntnis des Bikarbonat-Kohlensäure-(bzw. CO$_2$-)Systems wichtig, dessen Beziehung aus der Henderson-Hasselbalch-Gleichung hervorgeht:

$$pH = pK + \log(HCO_3^-/H_2CO_3)$$

Die Interpretationen der „reinen" Störungen des Säure-Basen-Haushalts mit Hilfe dieser Gleichung sind in **Tabelle III.1.8** dargestellt.
Respiratorische Störungen des Säure-Basen-Haushalts sind solche, bei denen durch pulmonale Über- (Alkalose) oder Unterfunktion (Azidose) der pCO$_2$-Wert und somit der Kohlensäurespiegel primär verändert ist. Respiratorische Veränderungen werden langsam durch die renalen Kompensationsmöglichkeiten aufgefangen mit der Folge, dass akute respiratorische Störungen zu deutlichen, chronische hingegen nur zu geringen pH-Verschiebungen führen.
Metabolische Störungen sind solche, bei denen primär der Bikarbonatspiegel verändert ist. Sie werden rasch durch die Lunge kompensiert (Hyperventilation bei Azidose, Hypoventilation bei Alkalose), wobei akute metabolische Störungen rasch nahezu voll kompensiert werden können, während bei chronischen metabolischen Störungen die Kompensation durch Hyper- oder Hypoventilation meist unvollständig ist.
Reine respiratorische oder metabolische Störungen sind im klinischen Alltag selten. Meist liegen kombinierte Störungen vor, sodass es schwer wird, primäre Störungen und sekundäre Kompensationsvorgänge zu unterscheiden. Aus den in **Tabelle III.1.9** aufgeführten Formeln kann abgeschätzt werden, welche primäre Stoffwechselstörung welchen quantitativen Kompensationsmechanismus erwarten lässt. Aus dieser Kalkulation kann man ableiten, ob eine angenommene Stoffwechselstörung weitgehend „rein" ist oder ob andere Störungen mit angenommen werden müssen.

2.2 Metabolische Azidose

Pathophysiologie: Eine metabolische Azidose liegt bei verminderter Bikarbonatkonzentration im Plasma und Abnahme des pH-Werts vor. Metabolische Azidosen können (häufig) durch vermehrte Säureäquivalente und (seltener) Verlust von Basen entstehen. Der Bikarbonatspiegel sinkt durch die Aufnahme von Protonen (Abpufferung von Säuren) oder durch primären renalen bzw. gastrointestinalen Verlust. Die respiratorische Kompensation geht aus **Tabelle**

Tabelle III.1.8 Interpretation der Störungen des Säure-Basen-Status mit Hilfe der Henderson-Hasselbalch-Gleichung

1. Respiratorische Azidosen

pH normal	HCO_3^-	↑	(metabol. komp. respir. Azidose)[1]
	pCO_2	↑	
pH ↓	HCO_3^-	↑	(metabol. partiell komp. respir. Azidose)
	pCO_2	↑↑	
pH ↓↓	HCO_3^-	↑	(metabol. nicht mehr komp. respir. Azidose)
	pCO_2	↑↑↑	

2. Metabolische Azidosen

pH normal	HCO_3^-	↓	(respir. komp. metabol. Azidose)
	pCO_2	↓	
pH ↓	HCO_3^-	↓↓	(respir. partiell komp. metabol. Azidose)
	pCO_2	↓	
pH ↓↓	HCO_3^-	↓↓↓	(respir. nicht mehr komp. metabol. Azidose)
	pCO_2	↓	

3. Respiratorische Alkalosen

pH normal	HCO_3^-	↓	(metabol. komp. respir. Alkalose)
	pCO_2	↓	
pH ↑	HCO_3^-	↓	(metabol. partiell komp. respir. Alkalose)
	pCO_2	↓↓	
pH ↑↑	HCO_3^-	↓	(metabol. nicht mehr komp. respir. Alkalose)
	pCO_2	↓↓↓	

4. Metabolische Alkalosen

pH normal	HCO_3^-	↑	(respir. komp. metabol. Alkalose)
	pCO_2	↑	
pH ↑	HCO_3^-	↑↑	(respir. partiell komp. metabol. Alkalose)
	pCO_2	↑	
pH ↑↑	HCO_3^-	↑↑↑	(respir. nicht mehr komp. metabol. Alkalose)
	pCO_2	↑	

[1] meist nur selten zu erzielen

III.1.9 hervor. Die Kompensationsmöglichkeit der Lunge ist jedoch begrenzt, sodass der pCO_2-Wert selten auf < 15, nie < 10 mmHg absinkt. Die Niere (soweit sie nicht selber in die Pathogenese mit einbezogen ist) kompensiert eine metabolische Azidose durch vermehrte Säureelimination und gesteigerte Bikarbonatrückresorption und -synthese.

Im Rahmen der azidotischen Stoffwechsellage tritt Kalium aus der Zelle aus (teils im Austausch mit H^+-Ionen, teils als Folge der verminderten Natrium-Kalium-Austauschmechanismen), sodass häufig eine Hyperkaliämie resultiert. (Der Kaliumspiegel verändert sich reziprok zum pH: Abnahme des pH um 0,1 entspricht einer Zunahme des Plasmakaliums um 0,5–1,0 mmol/l.)

Tabelle III.1.9 Kalkulation, welche primäre Stoffwechselstörung welchen quantitativen Kompensationsmechanismus erwarten lässt

Primäre Stoffwechselstörung	Kompensationsmechanismus
metabolische Azidose	erwarteter pCO_2 (mmHg) = 1,5 × HCO_3^- (mmol/l) + 8
metabolische Alkalose	erwarteter pCO_2 (mmHg) = 0,95 × HCO_3^- (mmol/l) + 15
akute resp. Azidose	erwarteter HCO_3^- (mmol/l) = pCO_2 (mmHg)/10
akute resp. Alkalose	erwarteter HCO_3^- (mmol/l) = pCO_2 (mmHg)/3
chronische resp. Azidose	erwarteter HCO_3^- (mmol/l) = pCO_2 (mmHg)/5
chronische resp. Alkalose	erwarteter HCO_3^- (mmol/l) = pCO_2 (mmHg)/2

Anionenlücke: Für die Frage, ob eine metabolische Azidose durch das Vorhandensein einer unbekannten nichtflüchtigen Säure hervorgerufen wird, ist die Gegenüberstellung der leicht messbaren und quantitativ bedeutsamen Anionen und Kationen Natrium, Chlorid und Bikarbonat wichtig. Normalerweise liegt eine Anionen-(Deckungs-)Lücke (anion gap) von etwa 12 mmol/l vor.

$$Na^+ - (Cl^- + HCO_3^-) = \text{Anionenlücke}$$
$$(140 - [105 + 23] = 12)$$

Diese Anionenlücke entspricht den nicht gemessenen Anionen (Albumine, Sulfate, Phosphate). Eine vergrößerte Anionenlücke tritt auf, wenn vermehrt Säuren gebildet oder im Rahmen einer Intoxikation Säuren aufgenommen werden. In diesem Fall muss das Vorliegen weiterer Anionen angenommen werden, die als Säureäquivalente zur Entstehung der metabolischen Azidose beigetragen haben.

Zu den häufigsten für eine Anionenlücke verantwortlichen Säuren zählen die Acetessigsäure, die β-Hydroxybuttersäure und die Milchsäure (Laktat). Acetessigsäure und β-Hydroxybuttersäure werden vermehrt im Rahmen einer diabetischen Ketoazidose gebildet. Auch akute Alkoholintoxikation und chronischer Alkoholabusus sowie längerer Hungerzustand und Leberausfall führen zu vermehrtem Anfall beider Säuren und können Ursache einer metabolischen Azidose sein. Eine große Anionenlücke wird auch bei verschiedenen Intoxikationen (Äthylenglykol, Methylalkohol, Äthanol, Salicylsäure, Toluol) beobachtet.

Bei Niereninsuffizienz steigt die Anionenlücke parallel zur Kreatininerhöhung (Retention von Sulfaten und Phosphaten, verminderte Bikarbonatsynthese) entsprechend der folgenden Formel an:

$$\text{Anionenlücke} = 11{,}5 + 0{,}5 \times \text{Kreatinin (mg/dl)}$$

Auch bei fortgeschrittener Niereninsuffizienz sollte die Anionenlücke nicht größer als 20 mmol/l sein. Mit zunehmender Niereninsuffizienz nimmt entsprechend das Standardbikarbonat ab:

$$\text{Bikarbonat (mmol/l)} = 24 - 0{,}6 \times \text{Kreatinin (mg/dl)}$$

Die Anionenlücke ist grundsätzlich auch pH-abhängig. Bei Azidose sinkt sie pro Abnahme des pH um 0,1 um je 2 mmol/l. Umgekehrt nimmt die Anionenlücke bei Alkalose beträchtlich zu, wobei der Anstieg des pH um 0,1 eine Zunahme um je 6,5 mmol/l bewirkt.

Bei normaler Anionenlücke und hyperchlorämischer metabolischer Azidose ist an eine renaltubuläre Azidose, an Acetazolamid-Therapie, an gastrointestinalen Bikarbonatverlust oder an die Zufuhr von Säureaequivalenten (Ammoniumchlorid) zu denken.

Ätiologie: Eine **metabolische Azidose** kann einhergehen

(1) mit einer vergrößerten Anionenlücke: vermehrte Säureproduktion (Ketoazidose, Laktatazidose), Intoxikationen, Nierenversagen und

(2) ohne vergrößerte Anionenlücke: Alkaliverluste (renal-tubuläre Azidose, Diarrhö, Uretersigmoidostomie, Acetazolamid-Therapie, Zufuhr von Säureäquivalenten).
Derartige metabolische Veränderungen gehen fast immer mit Erhöhung des Serumchloridspiegels einher.
Eine **Laktatazidose** tritt unter folgenden Bedingungen auf:
(1) Sekundär bei Schocksituationen (Gewebehypoxie): Kreislaufversagen, pulmonales Versagen,
(2) Spontan bei Leberzellverfall, Leukämie, Kohlenmonoxidvergiftung, Pankreatitis, gramnegativer Sepsis, Vitamin-B$_1$-Mangel,
(3) medikamenteninduziert bei Biguaniden.
Im hypoxischen Gewebe wird die Glykolyse stimuliert, der Kohlenhydratabbau unter Hypoxie ist jedoch unvollständig, die Laktatproduktion aus Pyruvat wird gefördert.
Definitionsgemäß liegt eine Laktatazidose dann vor, wenn der pH-Wert des Blutes auf < 7,2 sinkt und der Laktatspiegel auf > 5,0 mmol/l steigt. Eine Ausnahme stellt der kardiogene Schock dar, bei dem Laktatspiegel auch < 5,0 mmol/l mit einer sehr schlechten Prognose verknüpft sind. Hyperlaktatämien (auch bei begleitender Azidose von der eigentlichen Laktatazidose zu trennen) werden im Rahmen von Tumorerkrankungen, bei schweren Lebererkrankungen und unter Medikamenteneinfluss (Salizylat, Natriumnitroprussid, Äthanol) beobachtet.

Klinik: Leitsymptome und -befunde: Durch Stimulation des Atemzentrums nehmen Atemtiefe und später auch Atemfrequenz um ein Vielfaches zu (pH = 7,2: 4fach, pH = 7,1: 8fach). Die kompensatorische Hyperventilation wird aber nur bei akuten Azidosen wahrgenommen. Bei schwerer Azidose (pH < 7,1) werden starke Müdigkeit, zunehmende Verwirrung, Stupor bis hin zum Koma beobachtet. Bei derartigen pH-Werten verlieren die Katecholamine ihre kardiovaskuläre Wirkung, die Herzkontraktilität nimmt ab, der Blutdruck sinkt, und es tritt eine weitgehende Vasodilatation (warme Haut!) ein. Die zwangsläufige Hyperkaliämie (**s. Kap. III.1.1.3.3**) kann zu Rhythmusstörungen, Kammerflimmern und Herzstillstand führen.

THERAPIE

Hauptziel ist die Beseitigung der Grundstörung (Therapie der diabetischen Ketoazidose s. Kap. III.14.2.2.1, „Therapie").

Akute metabolische Azidose

Bei Absinken des Blut-pH-Wertes auf < 7,2 bzw. der Bikarbonatkonzentration auf < 15 mmol/l ist eine Behandlung durch parenterale Zufuhr von Bikarbonat notwendig, wenn auch letztlich umstritten. Die Menge an Bikarbonat, die notwendig ist, um die Plasmakonzentration wieder anzuheben, lässt sich nach folgender Formel berechnen:
Erwünschte Zunahme der Plasmakonzentration an Bikarbonat in mmol/l × 30 % KG
Zur parenteralen Substitution wird ausschließlich **Natriumbikarbonat**, also NaHCO$_3$ in isotoner (1,4 %ig) bzw. molarer Lösung (8,4 %ig), verwendet (eine molare Lösung enthält pro 1 ml je 1 mmol Na$^+$ und 1 mmol HCO$_3^-$). Die mittlere Infusionsrate beträgt für die isotone Lösung 250 ml/h, für die molare Lösung 50 ml/h. Unter Reanimationsbedingungen kann auch die schnelle Infusion von 100 ml der molaren Lösung innerhalb von 5 min notwendig werden. Bei Verwendung der molaren Lösung muss die hohe Natriumkonzentration beachtet werden, die bei Nieren- und Herzinsuffizienz zur Überwässerung beitragen kann.
Es ist nicht notwendig, den gesamten Bikarbonatbedarf auszugleichen. In der Regel sollten lediglich 50 % des Mangels innerhalb von 2–4 h ausgeglichen und die Stoffwechsellage in regelmäßigen Abständen erneut überprüft werden.

Da die Alkalitherapie durch Kaliumeinstrom in die Zelle eine Hypokaliämie hervorruft, sind eine laufende Kontrolle und Korrektur des Serumkaliums erforderlich.

> **WICHTIG:**
> Eine „normale" Kaliumkonzentration bei Azidose ist immer Ausdruck eines Kaliummangels.

Liegt eine **Hypokalzämie** in einer metabolischen Azidose vor, sollte rechtzeitig Kalzium substituiert werden, da bei Korrektur der Azidose durch Abnahme der ionisierten Kalziumfraktion eine hypokalzämische Tetanie auftreten kann.

Bei Vorliegen einer **Laktatazidose** muss in erster Linie die Grundkrankheit erfolgreich behandelt werden. Die Gabe von Bikarbonat führt in diesem Fall zwar meist zu einem raschen Anheben des Plasmabikarbonats, die Azidosekorrektur ist jedoch i.d.R. schwierig, da die Produktion von Laktat rasch weiterläuft. Bei Laktatazidosen würde eine vollständige Korrektur des Bikarbonatdefizits

(1) die Gefahr einer Kreislaufüberlastung mit sich führen und könnte

(2) nach Normalisierung der Ursachen der Laktatazidose zu einer gefährlichen, schwer zu korrigierenden metabolischen Alkalose führen (s.u.).

Aus diesem Grund sollte die Bikarbonatkorrektur besonders bei Laktatazidosen nur bis zu einem Blut-pH von 7,25 betrieben werden. Gelingt es bei einer schweren Laktatazidose (insbesondere bei Intoxikation durch Medikamente) nicht, den pH-Wert auf $> 7,2$ anzuheben, muss der Einsatz einer Hämodialysebehandlung (Bikarbonatdialyse!) erwogen werden.

In seltenen Fällen konnte eine Verarmung an Vitamin B_1 als Ursache einer Laktatazidose identifiziert werden. Diese Situation kann u.U. schon nach wenigen Tagen parenteraler Mangelernährung auftreten. In diesen Fällen bildet sich die Laktatazidose nach intravenöser Gabe von Thiamin (400 mg) in wenigen Stunden zurück.

Die Therapie einer metabolischen Azidose als Folge von Durchfällen und anderen intestinalen Alkaliverlusten erfolgt in erster Linie durch Auffüllung des Volumenverlustes und durch die Substitution der fehlenden Elektrolyte.

Chronische metabolische Azidose

Die bei Niereninsuffizienz meist vorliegende leichtgradige Azidose (Bikarbonat zwischen 18 und 23 mmol/l) bedarf keiner korrigierenden Therapie. Erst bei Bikarbonatwerten < 18 mmol/l ist es angezeigt, oral dauerhaft **Natriumbikarbonat** oder Kalziumkarbonat zu applizieren. Da häufig ein Kalziummangel und eine Tendenz zur Hyperkaliämie bestehen, ist die Gabe des Hexakalzium-Hexanatrium-Heptazitrat-Hydratkomplex (Acetolyt®) in einer Dosierung von 2- bis 3-mal 1–2 Messlöffel zu 2,5 g (in Wasser gelöst) zu empfehlen. Bei dauerhaftem Absinken des Bikarbonats auf < 18 mmol/l sollte zudem eine genaue Klärung der Ursache angestrebt werden.

Liegt gleichzeitig ein Kaliummangel vor (so bei der renal-tubulären Azidose vom distalen Typ), ist die Gabe des Hexakalium-Hexanatrium-Pentazitrat-Hydratkomplexes (Uralyt-U®) in einer Dosierung von 2- bis 3-mal 1–2 Messlöffel zu 2,5 g zu empfehlen.

2.3 Metabolische Alkalose

Pathophysiologie: Die metabolische Alkalose ist durch einen erhöhten pH-Wert ($> 7,44$) und eine vermehrte Bikarbonatkonzentration im Plasma gekennzeichnet. Zum besseren Verständnis der Pathogenese sollte zwischen Faktoren, die zur Ausbildung dieser Stoffwechselstörung führen, und Faktoren, die diese aufrechterhalten, unterschieden werden.

Ätiologie: Hervorgerufen wird eine metabolische Alkalose durch vermehrten Säureverlust aus dem Magen oder über die Nieren, vermehrte Zufuhr von Alkali und chronischen Volumenmangel. Die häufigste Ursache ist die „Volumen-Kontraktions-Alkalose" durch zu häufige diuretische Therapie sowie durch Missbrauch von Schleifendiuretika und Laxanzien (Pseudo-Bartter-Syndrom). Eine seltene Ursache ist die angeborene Rückresorptionsstörung von Chlorid (Bartter-Syndrom). Aufrechterhalten wird eine metabolische Alkalose meist durch vermehrte tubuläre Bikarbonatrückresorption. Bikarbonat wird proximal und distal rückresorbiert, Hypokaliämie, Hypovolämie und pCO_2-Erhöhung steigern die proximale, Mineralokortikoide die distale Rückresorption.

Die wichtigsten Ursachen einer metabolischen Alkalose sind
(1) **gastrointestinale Ursachen:** Erbrechen, Drainage des Magensaftes,
(2) **renale Ursachen:** Diuretika,
(3) **Überfunktion der Nebennierenrinde:** primärer Hyperaldosteronismus,
(4) **Morbus Cushing:** adrenogenitales Syndrom,
(5) **Burnett-Syndrom:** Milch-Alkali-Syndrom,
(6) **exogene Bikarbonatbelastung:** posthyperkapnische Alkalose.
(7) **Pseudo-Bartter-Syndrom:** Schleifendiuretika und Laxanzienexzess,
(8) **Bartter-Syndrom:** angeborene Chlorid-Rückresorptionsstörung.

Klinik: Leitsymptome und -befunde: Die klinischen Symptome sind meist dezent. Bei schwerer Alkalose sind Parästhesien, gesteigerte Reflexe, Neigung zu Muskelkrämpfen und in schweren Fällen Verwirrtheit bis zum Stupor zu beobachten. Die Symptome sind von denen der meist gleichzeitig bestehenden Hypokaliämie schwer zu unterscheiden; so finden sich elektrokardiographisch T-Wellen-Abflachungen und Rhythmusstörungen.

Für die Differenzialdiagnose ist die Unterscheidung in metabolische Alkalosen mit und ohne Volumenmangel hilfreich. Bei bestehendem Volumenmangel liegt meist eine Hypochlorämie mit erniedrigter Chloridausscheidung (< 10 mmol Cl^-/l) vor. Die Gabe von Flüssigkeit und Kochsalz führt rasch zur Korrektur der „hypovolämischen" Alkalose.

Eine Sonderform der metabolischen Alkalose wird bei den in jüngster Zeit durchgeführten „heparinfreien" Zitratdialysen beobachtet, die schwer zu therapieren sind und die daher bei dieser Dialyseform kritisch beobachtet werden müssen.

Therapie

Leichte Formen einer metabolischen Alkalose (Serum-pH $< 7,6$, Birkabonat < 40 mmol/l) bedürfen keiner spezifischen Therapie. In der Regel liegt ein Volumenmangel, verbunden mit Kalium- und Chlormangel, vor, der entsprechend substituiert werden muss. Bei schwerer metabolischer Alkalose ist die Substitution freier H^+-Ionen in Form von L-Argininchlorid (21 %ig oder 1-molar), bis zu 1000 ml täglich, notwendig.

Der Mangel an Protonen entspricht dem Überschuss an Bikarbonat, berechnet auf 40 % des Körpergewichts (**s. Kap. III.1.2.2** „Akute metabolische Azidose"). Als Richtlinie gilt, dass innerhalb von 2–4 h maximal die Hälfte der fehlenden Protonen substituiert wird.

Bei Patienten mit Hypervolämie und metabolischer Alkalose sowie Serumkreatininwerten $< 2,0$ mg/dl kann ein Therapieversuch mit Acetazolamid, einem Karboanhydrasehemmer, in einer täglichen Dosis von 1- bis 2-mal 500 mg i.v. oder p.o. versucht werden.

2.4 Respiratorische Azidose

Pathophysiologie: Eine respiratorische Azidose ist durch erhöhte pCO_2-Werte (> 45 mmHg) bei Abfall des pH ($< 7,3$) definiert. Bei akuter respiratorischer Insuffizienz (s. Formeln in **Tab. III.1.9**) sinkt nach Ausschöpfung der begrenzten Pufferkapazität des Blutes und des Gewebes der pH rasch ab. Erst wenn der pH-Wert längere Zeit abgesunken ist, steigen die renale Säureausscheidung und die renale Bikarbonatsynthese. Entsprechend sind bei chronischer respiratorischer Azidose der pH-Wert nur geringfügig abgesenkt und der Bikarbonatspiegel deutlich erhöht. Bei rascher Verbesserung einer chronischen respiratorischen Azidose resultieren ein Überhang an Bikarbonat und eine metabolische Alkalose, die erst über längere Zeit durch die Niere wieder abgebaut werden kann.

Ätiologie: Ursachen einer respiratorischen Azidose sind:
(1) Pulmonal: mechanische Obstruktion (Asthma, Trachealstenosierung, Tumor, Fremdkörper), restriktive pulmonale Veränderungen (Lungenresektion, Lungenfibrose, Pickwick-Syndrom [Adipositas permagna], Pleuraverschwartung, schwere Kyphoskoliose der Brustwirbelsäule, schwere und ausgedehnte Infiltrationen, Lungenödem),
(2) myogen-neurogen: Atemmuskelinsuffizienz im Rahmen einer Muskelatrophie, Myasthenia gravis, Poliomyelitis, aufsteigende Paralysen, posttraumatisch und reflektorisch bei Schmerzen,
(3) zentralnervös: Atemzentrumsbeeinträchtigung durch Tumor, Trauma und besondere Pharmaka wie Sedativa, Schlafmittel, Antidepressiva, Narkotika, nach Sauerstoffzufuhr bei chronischer Hyperkapnie.
Die pulmonalen Ursachen werden in **Kapitel III.5** abgehandelt.

Klinik: Leitsymptome und -befunde: Die hämodynamischen Auswirkungen entsprechen denen einer metabolischen Azidose: Vasodilatation, Hypotonie und Abnahme der Myokardkontraktilität. Darüber hinaus Verwirrtheit, Somnolenz, Polyglobulie, konjunktivale Injektion, Papillenödem.

Die Differenzierung zwischen Auswirkungen der Azidose und der fast immer begleitenden Hypoxie ist meist nicht genau möglich. Häufig lässt sich zudem bei der Blutgasanalyse und der Bestimmung der Säure-Basen-Veränderungen eine Kombination von respiratorischer und metabolischer Azidose feststellen, da im Rahmen der Hypoxie gleichzeitig peripher ein Laktatanfall zu metabolisch-azidotischen Veränderungen führt. Die Gründe, die zu einer akuten respiratorischen Azidose führen, sind durch die klinische Situation meist klar zu erkennen. Die akute und auch die chronische Hyperkapnie führen zur zentralen Beeinträchtigung. Bei pCO_2-Werten > 70 mmHg werden Patienten verwirrt und somnolent. Die Hyperkapnie induziert eine periphere Vasodilatation, die im Bereich des Gesichts zur Konjunktivalinjektion und zu rotblauen Gesichtsverfärbungen führt.

THERAPIE

Eine rasche Besserung der Grunderkrankung ist zur Beherrschung der akuten respiratorischen Azidose dringend notwendig. Bei chronischen Prozessen (z.B. chronisch obstruktive Lungenerkrankung, COPD) ist eine entscheidende Besserung der Grunderkrankung häufig jedoch nicht möglich (Bronchospasmus und Infektbehandlung!). Bezüglich der Indikation zur assistierten Beatmung **s. Kap. I.2.4.1** und **III.5.1.1**, „Intubation und Absaugung".

Hauptziel der Behandlung sowohl akuter wie auch chronischer respiratorischer Azidosen ist die **Reduktion des erhöhten pCO_2-Werts**. Im Fall einer akuten respiratorischen Azidose kann eine vollständige Korrektur angesteuert werden. Im Fall chronischer respiratorischer Veränderungen besteht jedoch bei rascher Senkung des pCO_2 (s.o.) die Gefahr der metabolischen Alkalose mit den klinischen Zeichen einer Verwirrtheit bis hin zum Delir, mit zerebralen Krämpfen, Arrhythmien und arterieller Hypotension. In derartigen Fällen ist die rasche Verabreichung von L-Lysin-Hydrochlorid oder L-Argininchlorid (bis zu 100 ml/h, **s. Kap. III.1.2.3**, „Therapie") unter Umständen notwendig.

Ob **Acetazolamid** in der Behandlung des chronisch respiratorisch insuffizienten Patienten eine wichtige Ergänzung darstellt, scheint nicht gesichert zu sein. Diese Substanz vermindert und behindert die renalen Kompensationsvorgänge und hält den pH-Wert tiefer (azidotischer), als

es dem Kompensationsvermögen des Patienten entspricht. Hierdurch wird erhofft, dass der ateminsuffiziente Patient zu vermehrter ventilatorischer Leistung angehalten wird und so intensiver zur Senkung des pCO_2 selbst beiträgt.
Der Einsatz von Puffersubstanzen, die die Kohlensäure abpuffern können (TRIS), hat sich klinisch noch nicht durchgesetzt. Voraussetzung für die Verwendung dieser Substanzen wäre auf jeden Fall eine mechanische Kontrolle der Ventilation.

2.5 Respiratorische Alkalose

Pathophysiologie: Die respiratorische Alkalose wird durch eine akute oder chronische Hyperventilation hervorgerufen. Sie ist durch eine Zunahme des pH-Werts im Blut und eine verminderte pCO_2-Konzentration im Plasma gekennzeichnet. Zur Kompensation des erniedrigten pCO_2 steigert die Niere die HCO_3^--Ausscheidung und die Chloridreabsorption, während die H^+-Elimination eingeschränkt wird. Die Senkung des pCO_2 selbst bewirkt
(1) durch Konstriktion der zerebralen Gefäße eine zerebrale Mangeldurchblutung,
(2) eine Abnahme des ionisierten Kalziums.

Ätiologie: Die häufigste klinische Erscheinungsform der akuten respiratorischen Alkalose ist die psychogene Hyperventilation bei Angst- und Erregungszuständen (Hypoxie, Lungenödem, Asthma bronchiale, Lungenfibrose, Höhenkrankheit). Weitere Ursachen sind gramnegative Sepsis und Schwangerschaft.

Klinik: Leitsymptome und -befunde: Alkalose verstärkt die neuromuskuläre Erregbarkeit. Die Symptome der akuten Störung sind perorale Parästhesien, Krampfneigung und Tetanie; sie werden vermutlich durch eine pH-bedingte Abnahme der Konzentration von ionisiertem Plasmakalzium hervorgerufen. Als Ausdruck der zerebralen Minderdurchblutung werden Unruhe und Bewusstseinsstörung beobachtet.

THERAPIE

Die Behandlung der respiratorischen Alkalose erfolgt durch **Verhinderung der alveolären Hyperventilation**. In den meisten Fällen von psychogen ausgelösten Alkalosen gelingt es, durch vermehrte Rückatmung der ausgeatmeten Atemluft in eine Plastiktüte den pO_2-Wert wieder zu normalisieren. Zur Prophylaxe der akuten Höhenkrankheit (bei Beginn der Symptomatik) sollte **Acetazolamid** (Diamox®) in einer Dosierung von 1- bis 2-mal 500 mg/Tag p.o. verabreicht werden.

2 Herz

E. ERDMANN

1	Notfälle	305
1.1	Herzstillstand	306
1.2	Kardiogener Schock	311
1.3	Lungenödem	316
1.4	Herzbeuteltamponade	319
1.5	Myokardinfarkt und Infarktkomplikationen	321
2	**Herzinsuffizienz und chronisches Cor pulmonale**	332
2.1	Herzinsuffizienz	332
2.2	Pulmonale Hypertonie und chronisches Cor pulmonale	346
3	**Herzrhythmusstörungen**	349
3.1	Vorbemerkungen	349
3.1.1	Reizbildung und Erregungsleitung am Herzen	350
3.1.2	Anmerkungen zur Therapie mit Antiarrhythmika	351
3.2	Tachykarde Rhythmusstörungen	353
3.2.1	Sinustachykardie	353
3.2.2	Paroxysmale, supraventrikuläre Tachykardie	353
3.2.3	Vorhofflattern	357
3.2.4	Vorhofflimmern	359
3.3	Extrasystolie	362
3.3.1	Supraventrikuläre Extrasystolie	362
3.3.2	Ventrikuläre Extrasystolie	362
3.3.3	Kammertachykardie (auch Kammerflimmern)	364
3.4	Bradykarde Rhythmusstörungen	366
3.4.1	Sinusbradykardie	366
3.4.2	Sinusbradyarrhythmie	366
3.4.3	Sinuatrialer Block	367
3.4.4	AV-Block	367
3.4.5	Herzschrittmachertherapie	370
4	**Koronare Herzkrankheit und Angina pectoris**	372
4.1	Koronare Herzkrankheit	372
4.2	Angina pectoris	376
5	**Herzklappenerkrankungen, Endokarditis**	385
5.1	Herzklappenerkrankungen	385
5.1.1	Allgemeine Bemerkungen zu Herzklappenerkrankungen	385
5.1.2	Mitralstenose	388
5.1.3	Mitralinsuffizienz	389
5.1.4	Aortenstenose	389
5.1.5	Idiopathische, hypertrophische, subvalvuläre Aortenstenosen	390
5.1.6	Aortenklappeninsuffizienz	391
5.1.7	Pulmonalstenose	391
5.1.8	Pulmonalklappeninsuffizienz	392
5.1.9	Trikuspidalstenose	392
5.1.10	Trikuspidalinsuffizienz	392
5.1.11	Aortenisthmusstenose	393
5.2	Bakterielle Endokarditis	393
5.3	Rheumatische Karditis	398
6	**Myokarditis, Kardiomyopathie**	400
7	**Perikarditis**	401
8	**Synkope**	403

1 Notfälle

(Siehe dazu auch Guidelines: International Liason Committee on Resuscitation 2005 (1) sowie Positionspapier zur konservativen Intensivmedizin unter besonderer Berücksichtigung der Überwachung und Therapie internistischer und kardiologischer Krankheitsbilder [www.leitlinien.dgk.org].)
Notfälle durch Herzstillstand und akutes Herzversagen kommen bei Herzkrankheiten vor sowie bei einer Vielzahl von krankhaften Zuständen, bei denen das Herz sekundär beteiligt ist. Man spricht von **Herzstillstand**, wenn die wirksame Herztätigkeit vollständig aufhört, sodass innerhalb von Sekunden der Kreislauf zusammenbricht. **Akutes Herzversagen** liegt dann vor,

wenn die Pumpleistung des Herzens derart eingeschränkt ist, dass der Kreislaufzusammenbruch innerhalb von Minuten bis Stunden eintritt. Herzstillstand führt unbehandelt innerhalb von etwa 4–10 min zum irreversiblen Hirntod. Maßnahmen zur Wiederherstellung der Blutzirkulation müssen daher sofort einsetzen. Intensivüberwachung und Bereitschaft zur Reanimation (s. Kap. I.2) sind bei all denjenigen Krankheitszuständen notwendig, bei denen Herzstillstand oder akutes Herzversagen eintreten können. Hierher gehören auch diagnostische oder therapeutische kardiovaskuläre Eingriffe. Die Erkennung gefährdeter Kranker und die Einleitung prophylaktischer therapeutischer Maßnahmen erfordert ein hohes Maß an Sorgfalt und speziellen Kenntnissen. Hierin liegt die wesentliche Aufgabe der Intensivpflege- und Intensivüberwachungsstationen.

1.1 Herzstillstand

Herzstillstand kommt vor als Folge von Kammerflimmern, Asystolie oder als „mechanisches Herzversagen" bei Ausfall der Kontraktionsfähigkeit des regelrecht elektrisch erregten Myokards, etwa bei schwersten diffusen oder auch lokalisierten Myokardschädigungen oder Herzwandruptur. Das „mechanische Herzversagen" endet meistens durch Kammerflimmern („sekundäres Kammerflimmern") oder asystolischen Herzstillstand.

Ätiologie und Pathogenese: Herzstillstand durch primäres, d.h. ohne vorausgegangene Herzinsuffizienz oder Schock eintretendes Kammerflimmern oder -flattern kommt vor bei KHK mit oder ohne Myokardinfarkt, bei Myokarditis, Kardiomyopathie, Elektrounfällen, Elektrolytstörungen (z.B. Hypokaliämie), Medikamenteneinwirkungen (z.B. Antiarrhythmika), auch bei zentralnervösen Erkrankungen (z.B. intrazerebrale Blutung, Hirntumor) sowie bei den seltenen Syndromen idiopathischer QT-Verlängerung mit/ohne angeborene Innenohrschwerhörigkeit, beim Brugada-Syndrom oder anderen ähnlichen Erkrankungen. Kammerflimmern führt oft als Sekundärereignis zum Tod, d.h. im Rahmen von Herzversagen oder schweren Allgemeinerkrankungen, beim Schock gleich welcher Genese, bei schwerer Links- und Rechtsherzinsuffizienz, Hypoxie, bei nahezu allen Formen metabolischer oder endokrin bedingter Komazustände sowie allgemein im Endstadium schwerer Erkrankungen. Herzstillstand durch Kammerflimmern kann auch medikamentös bedingt sein, z.B. bei Digitalisintoxikation, durch die antiarrhythmogene Wirkung mancher Antiarrhythmika, unter Adrenalineinwirkung oder medikamentös induzierter Hypokaliämie (Diuretika, Laxanzien), unter Überdosierung mit Narkotika, Sedativa oder bei Vergiftungen mit Insektiziden und anderen gewerblichen Giften. QT-Verlängerung (Pharmaka, Elektrolyte, Ischämie u.a.) zeigt stets einen Zustand erhöhter Gefährdung an!

Herzstillstand durch Asystolie kommt ebenfalls bei den genannten Erkrankungen vor, ist jedoch seltener. Typisch ist die Asystolie in den Morgagni-Adams-Stokes-Anfällen bei AV-Block 3. Grades, bei Sinusbradyarrhythmie, bei dem seltenen Karotissinussyndrom und bei neurokardialen Synkopen.

Schließlich kann **Herz-Kreislauf-Stillstand** bei Lungenembolie durch Verlegung der Pulmonalarterien, u.U. auch durch hierdurch ausgelöstes Kammerflimmern oder Asystolie sowie bei Herzwandruptur (Myokardinfarkt) eintreten.

Klinik: Bei plötzlicher Unterbrechung der Blutzirkulation kommt es innerhalb von 5–10 sec zu Schwindel, Verdrehen der Augen, Hitzegefühl im Kopf (Rötung der Gesichtshaut), Unruhe. Nach 10 sec schwindet das Bewusstsein, nach 20 sec beginnen generalisierte Krämpfe. Atemstillstand tritt mit mehreren Zügen von Schnappatmung nach ca. 60 sec ein. Nach 3–5 min werden die Pupillen in mittlerer oder maximaler Weite lichtstarr. Es folgt der irreversible Hirntod, der vom Erlöschen des Kornealreflexes begleitet ist. Die zeitliche Grenze der Wiederbelebbarkeit des Herzens liegt später als die des Gehirns. Sie wechselt stark mit der Grundkrankheit und der Art des Stillstands und kann mit etwa 20 min angesetzt werden. Gefährlich für Struktur und Funktion des Herzens ist auch die Phase der Wiederdurchblutung nach dem Stillstand (Reperfusionsarrhythmien).

Notfalldiagnostik: Im Rahmen einer orientierenden Diagnostik müssen zunächst 4 Fragen geklärt werden:

(1) Liegt Herzstillstand vor? Bewusstlosigkeit, blass-graue Zyanose, Atemstillstand, kein Puls (A. carotis oder A. femoralis fühlen!), keine Herztöne. Keine Zeit verlieren mit Blutdruckmessung!

(2) Ist ein Minimalkreislauf noch vorhanden, der für die Planung der Therapie etwas mehr Zeit lässt? Brady- oder Tachyarrhythmie? Kardiogener Schock? Lungenödem? Herzbeuteltamponade?

(3) Sind therapeutische Anstrengungen überhaupt noch sinnvoll? Alter, Grundkrankheit, Gesamtsituation.

(4) Lebensrettende Maßnahmen (Herzmassage, Beatmung) beginnen, während die Diagnostik weiterläuft:

(5) Liegt eine rasch korrigierbare Funktionsstörung vor?

- Herzrhythmusstörung (Bradykardie, Tachykardie, Asystolie, Kammerflimmern). Genaue Klärung nur mit EKG möglich. Jedoch keine Zeit verlieren mit Warten auf EKG-Gerät! Grob orientierender Aufschluss auch klinisch möglich (Karotispuls, Venenpuls, Herztöne).
- Herzbeuteltamponade (gestaute Halsvenen, Tachykardie, Hypotonie mit arteriellem Pulsus paradoxus, verbreiterter Herzdämpfung, leisen Herztönen, elektrischem Alternans im EKG).
- Reflektorischer Herzstillstand bei Vagusreizung (diagnostische oder therapeutische Eingriffe im Thorax oder Abdomen, Karotissinusreizung, Schlag auf den Plexus solaris etc.). Diese Zustände sind stets auch von einer Vasodilatation begleitet (Blutdruck!).
- Mangelndes Blutangebot an das Herz (Schock, s. Kap. I.2.5 und Kap. III.2.1.2).
- Übergroßes Blutangebot an das Herz (Volumenbelastung, Stauungsinsuffizienz, Lungenödem).
- Verlegung der Atemwege, Behinderung des Gaswechsels, besonders berücksichtigen, wenn ein Thoraxtrauma vorgelegen hat oder der Kranke erbricht bzw. erbrochen hat (Aspiration).
- Elektrolyt- bzw. Stoffwechselstörungen: Hypo- oder Hyperkaliämie, Hypo- oder Hyperkalzämie, Azidose (Azidose tritt bei jedem Herzstillstand innerhalb kürzester Zeit ein und muss behandelt werden [s.u.]).

THERAPIE

Bei Herzstillstand sofort, umsichtig und ruhig handeln. Nur einer führt das Kommando! Keine Zeit verlieren mit Beschaffung oder Anschließen von Geräten (Hilfspersonal!) oder Venenpunktionsversuchen.

Herzmassage nie im Bett ohne harte Unterlage! Nie offene Herzmassage (Ausnahme: Operationssaal)!

Vor und während der Reanimation stets Atemwege und Ventilation überprüfen! Kleidung öffnen, u.U. aufreißen, entfernen.

(1) Kräftiger Schlag mit geballter Faust **auf die Brustwand** (Kammerflimmern, -flattern oder Asystolie können hierdurch manchmal beendet werden).

(2) Hilfe rufen: Helfer, Notarztwagen alarmieren. Uhrzeit des Beginns der Reanimation festhalten.

(3) Patienten auf **feste Unterlage** legen (Fußboden, Brett im Bett), Beine hochlagern (10–20°).

(4) Externe Herzmassage durch rhythmisches Eindrücken des Sternums und der linksseitigen Rippenansätze in Herzhöhe mit einem Handballen, unterstützt durch die auf den Handrücken aufgesetzte zweite Hand. Rasch und kräftig, jedoch nicht stoßartig eindrücken. Danach Hand kurz ganz abheben. Frequenz etwa 100/min. Kraft der Sternumkompression in Abhängigkeit von den jeweiligen anatomischen Verhältnissen dosieren (30–50 kg!). Rippenfrakturen sollen durch elastisch-kräftiges Zudrücken verhütet werden, müssen jedoch, wenn unvermeidlich (Emphysemthorax), in Kauf genommen werden. Erfolg der Herzmassage am Femoralispuls und an der Pupillenreaktion prüfen! Brustkompressionen entweder ununterbrochen oder intermittierend im Rhythmus 30:2 (1-Helfer- oder 2-Helfer-Methode) mit Mund-zu-Mund-(Nase-)Beatmung abwechseln (Unterbrechungen für Pulsüberprüfung bzw. Defibrillation möglichst vermeiden oder minimieren).

(5) Nach **Inspektion von Mund und Rachen** (Gebiss entfernen!) Kopf überstrecken und Kinnlade nach vorn anheben: Dann Mund-zu-Mund- bzw. Maskenbeatmung (Guedel-Tubus) für mehrere tiefe Züge. Die Inspirationszeit sollte etwa 1 sec betragen. Der Thorax sollte eine sichtbare Atemexkursion machen (entsprechend 500–600 ml Luftinflation). Keine Zeit verlieren mit Intubationsversuchen, wenn Besteck und erfahrenes Personal nicht unmittelbar zur Stelle sind!

(6) Prüfen, ob spontane Herztätigkeit wieder vorhanden ist: In Abständen von zunächst 1, dann einigen Minuten kurz innehalten.

(7) Wenn Hilfe eingetroffen: **Venösen Zugang** schaffen: V. jugularis, V. subclavia, V. antecubitalis oder femoralis (**s. Kap. I.2.2.2**). Intrakardiale Injektionen sind obsolet. Verletzungsgefahr! Zeitverlust! Punktion einer herznahen Vene ist ausreichend zur Injektion der notwendigen Pharmaka. Alternativ auch intraossäre Injektionen. Die Gabe von Medikamenten über den Beatmungstubus ist mittlerweile obsolet. Verlaufskontrolle: Herztöne? EKG? Prüfen, ob Gehirnfunktion erhalten: Nach 5, spätestens nach 10 min Pupillenweite, Reaktion auf Licht sowie Spontanatmung prüfen.

(8) **Intubation**

> **WICHTIG:**
> Erst intubieren, wenn Intubationsbesteck und geübte Person vorhanden sind. Keine Zeit verlieren mit Intubationsversuchen! Herzmassage nie länger als 30 sec unterbrechen.

Spezielle Maßnahmen bei tachykardem und bradykardem Herzstillstand
Defibrillation bei Kammerflimmern oder -flattern

(1) Zunächst kräftigen Schlag mit der geballten Faust auf die Brustwand über dem Herzen geben. Danach Puls und Herztöne prüfen. Kammerflimmern und auch Asystolie können in ca. 10 % der Fälle durch den Faustschlag beseitigt werden.

(2) Wenn erfolglos, unblutige Herzmassage (s.o.). Wenn Defibrillator vorhanden, transthorakalen Elektroschock mit 200 J applizieren. Bei primärem Kammerflimmern (akuter Myokardinfarkt) sind oft schon geringe Energiemengen ausreichend. Dies gilt insbesondere für die heute üblichen bipolaren Defibrillatoren. Daher mit 200 J beginnen; wenn erfolglos, 360 J. Für Defibrillatoren mit monophasischen Schockformen wird durchgehend eine Stromstärke von 360 J empfohlen. Elektroden reichlich mit Kontaktgel versehen und fest auf die Brustwand aufsetzen. Position entspricht den EKG-Ableitungen V_1 und V_6 bei präkordialen Elektroden, V_2–V_3 und paravertebral links über dem kaudalen Skapularand bei Verwendung einer präkordialen und einer dorsalen Plattenelektrode (vorzugsweise!). Während des Stromstoßes weder Patient noch Bett berühren!

> **WICHTIG:**
> Der Defibrillator kann auch Kammerflimmern erzeugen! Nach jeder Defibrillation sofort EKG und Puls kontrollieren.

(3) Wenn erfolglos, Herzmassage wieder aufnehmen und Defibrillation wiederholen. Wenn abermals erfolglos, kräftige Ventilation mit reinem Sauerstoff und Vorinjektion von 1 mg Adrenalin (Suprarenin®) i.v. oder intraossär, eventuell nach 3–5 min wiederholen. Adrenalin kann auch intratracheal (Tubus) gegeben werden, die Dosis ist dann 2–3 mg in destilliertem Wasser statt in Kochsalzlösung! Alternativ zu Adrenlin können auch 40 U Vasopressin gegeben werden. Nach der Injektion Herzmassage ca. 30–90 sec fortsetzen, bis die Medikamente wirksam werden können. Dann erneute Defibrillation. Wenn abermals erfolglos, 5 mg/kg, d.h. in der Regel 300 mg Amiodaron (Cordarex®) i.v.

(4) Wenn das Kammerflimmern zwar unterbrochen wird, jedoch kurzfristig rezidiviert: Injektion von 50 mg Amiodaron (Cordarex®) i.v. mit anschließender Infusion von 1000 mg/Tag. Lidocain (Xylocain®) i.v. in einer Dosierung von 100 mg sollte nur noch gegeben werden, wenn Amiodaron nicht zur Verfügung steht (**s. Kap. III.2.3.2.2, s. Tab. III.2.9**, Literatur beachten!).

(5) Wenn erfolglos, d.h., wenn weiterhin gehäuft ventrikuläre Extrasystolen vorkommen und Kammertachykardie oder -flimmern wieder auftreten, handelt es sich wahrscheinlich um „torsade de pointes" (charakteristisches EKG-Bild!). In diesem Fall Herzfrequenz erhöhen: Transvenösen Schrittmacher einlegen (s.u.) und Kammerfrequenz auf 90–130/min erhöhen („overdrive-suppression"). Zwischen den Defibrillationsversuchen Herzmassage stets fortsetzen. Beatmung nicht unterbrechen. Die Gabe von Bikarbonat ist indiziert bei dokumentierter Azidose (außer Laktazidose), Überdosierung trizyklischer Antidepressiva und u.U. bei langer Hypoxämie. Die Gabe von Magnesiumsulfat 1–2 g i.v. kann hilfreich sein.

> **WICHTIG:**
> Alkalose strengstens vermeiden! Stets zuerst Kalium zuführen, auch bei normalem Serumkalium, d.h. > 4 mmol/l!

(6) Defibrillationen so lange fortsetzen, bis Kammerflimmern beseitigt oder irreversibler Hirntod eingetreten ist (weite, reaktionslose, entrundete Pupillen, erloschener Kornealreflex).

Behandlung der Asystolie

Bei allen Maßnahmen zur Behebung der Asystolie muss Bereitschaft zur Defibrillation bestehen!

(1) Kräftiger Faustschlag auf das Präkordium. Wenn erfolglos, Herzmassage beginnen. Darunter venösen Zugang legen.

(2) Dann **Injektion** von 1 mg Adrenalin (Suprarenin®) in eine herznahe Vene (V. subclavia, V. jugularis interna, V. cava superior, V. anonyma, V. femoralis) über zentralen Venenkatheter oder 2–3 mg endotracheal. Wenn erfolglos, Atropin 1–3 mg i.v. Alternativ wird die Gabe von Theophyllin angeraten. Eine Überlegenheit gegenüber Atropin ist nicht belegt.

(3) Wenn obige Maßnahmen erfolglos, Herzmassage, Beatmung und Azidosetherapie, wie oben beschrieben. Inzwischen **Schrittmachertherapie** vorbereiten:

- **Epikutaner Schrittmacher:** Plattenelektroden mit ausreichend Kontaktgel versehen und fest auf die Brustwand in Position V_1 und V_5 aufkleben. Reizspannung am Stimulationsgerät erhöhen, bis Kammerdepolarisation erreicht wird.
- **Transvenöser, intrakardialer Schrittmacher:** Nur transvenös eingeführte, im Trabekelwerk der rechten Kammer verankerte Schrittmachersonden ermöglichen eine zuverlässige und dauerhafte Stimulation des Herzens. Das Einführen der Sonde und ihre Verankerung erfordern Zeit, Röntgendurchleuchtung und Erfahrung. Die Reizsonde kann auch eingeschwemmt werden (Ballonkatheter mit Elektroden). Hier ist eine erfolgreiche Stimulation nur in ca. 50 % der Fälle möglich und bleibt auch bei anfangs wirksamer Reizung auf die Dauer unsicher. In der Klinik soll bei gefährdeten Patienten vorsorglich eine Schrittmacher-

sonde in die rechte Herzkammer eingelegt werden. Geeignet hierfür sind auch Einschwemmkatheter für die hämodynamische Überwachung (Typ Swan-Ganz) mit bipolaren Reizelektroden. **Vorgehen:** Punktion der V. subclavia (spezielles Besteck oder einfache weitlumige Nadel verwenden), V. jugularis externa (Venenpunktion mit beliebigem Venenpunktionsbesteck mit weitlumiger Kanüle), V. jugularis interna (Seldinger-Technik, weitlumige Nadel) oder V. antecubitalis (weitlumige Nadel, Venae sectio). V. mediana cubiti vermeiden, da Passage von der V. cephalica in die V. subclavia oft schwierig oder unmöglich. Bei Zugang von der V. subclavia oder einer Armvene her am besten linke Seite benutzen, für die V. jugularis externa oder interna am besten die rechte. Sonde unter Röntgendurchleuchtung am Boden der rechten Kammer verankern. Bei röntgenfreier Einschwemmtechnik das EKG-Brustwandkabel (Wilson-Elektrode) an den Elektrodenkontakt anschließen (Krokodilsklemme!) und das abgeleitete intrakardiale EKG beobachten. Wenn ein Kammerkomplex registriert wird, versuchsweise stimulieren. Die Reizspannung sollte bei guter Elektrodenlage zwischen 3 und 10 Volt liegen, die Reizstromstärke zwischen 0,5 und 3 mA (notfalls bis ca. 15 mA). Zur Stimulation Generator auf das Doppelte des Reizschwellenwerts einstellen, bei hohen Reizspannungen weniger. Stimulationsfrequenz 60–80/min. Nach kurzer Stimulation Gerät versuchsweise abschalten, um die präautomatische Pause zu prüfen. Ist diese sehr lang oder tritt Asystolie ein, möglichst niedrige Reizfrequenz (z.B. 50–60/min) einstellen. Zur Unterdrückung von Extrasystolen kann die Reizfrequenz bis 130/min gesteigert werden. Nimmt die QRS-Breite zu oder bleibt eine wirksame Herzkontraktion trotz erfolgreicher Kammerdepolarisation bei einwandfreier Elektrodenlage aus (Puls, Herztöne), ist die Prognose sehr schlecht (elektromechanische Entkoppelung, s.u.).

(4) Bei erfolgreicher Stimulation Weiterbehandlung je nach Grundleiden. Bei wiederkehrender Spontanaktivität des Herzens Schrittmachersonde vorsichtshalber noch mindestens 1, besser bis zu 4 Tage, je nach Gesamtsituation, belassen. Unter der Schrittmachertherapie wird die medikamentöse Behandlung wie üblich weitergeführt (s. dort). Antiarrhythmika können jedoch unter Schrittmacherschutz und Monitorüberwachunggroßzügiger dosiert werden (**s. Kap. III.2.3.2.2, Tab. III.2.9** und **Tab. III.2.10**).

Behandlung des mechanischen Herzversagens

Fehlt eine wirksame Kammerkontraktion (kein Puls, keine Herztöne) bei erhaltener spontaner oder schrittmacherinduzierter Kammerdepolarisation, kann das bedingt sein durch Herzruptur, sehr ausgedehnte Myokardschädigung (Infarkt, Myokarditis), schwere toxische Myokardschädigung, Überdosierung negativ inotrop wirkender Pharmaka, Herzbeuteltamponade (echokardiographisch diagnostizierbar und korrigierbar!), nicht erkannte große Lungenembolie, Luft- oder Fettembolie.

Solange die Differenzierung nicht sicher möglich ist, wird die Reanimation mit Herzmassage und Beatmung fortgeführt.

Werden die spontanen oder schrittmacherinduzierten QRS-Komplexe breiter oder treten die Zeichen des irreversiblen Hirntodes ein, können die Reanimationsbemühungen beendet werden.

Behandlung nach Reanimation

(1) Patienten nicht allein lassen! Intensivüberwachung, wo immer möglich, auf der Intensivstation oder auch im Notarztwagen. Fortlaufende Überwachung von EKG (Monitor), arteriellem und zentral-venösem Blutdruck (direkt gemessen) sowie Atmung.

(2) Venösen Zugang sichern (festnähen).

(3) Bei Zustand nach Kammerflimmern, insbesondere bei weiterbestehender Extrasystolie antiarrhythmische Therapie durch rasche Sättigung mit Amiodaron (Cordarex®), 5 mg/kg KG in 3 min i.v., max. 10–20 mg/kg KG in 24 h (nur in Ausnahmefällen auch Lidocain [Xy-

locain®] als Dauerinfusion, maximal 2 g Lidocain in 24 h). Auf keinen Fall verschiedene Antiarrhythmika kombinieren oder sehr kurz hintereinander geben (unvorhersehbare Effekte, Gefahr der elektromechanischen Entkoppelung oder nicht terminierbaren Kammerflimmerns) (s. Kap. III.2.3.2.2, s. Tab. III.2.9).
(4) Sauerstoff per Nasensonde (4–6 l/min), bei Bedarf intermittierende assistierte Beatmung (s. Kap. I.2.4).
(5) Wenn vorhanden, sollte nach primär erfolgreicher Reanimation mit Kammerflimmern eine therapeutische Hypothermie eingeleitet werden. Für 12-24 Stunden sollten die Patienten hierbei auf eine Körpertemperatur von 32-34° C gehalten und danach langsam wiedererwärmt werden.
(6) In 2- bis 6-stündlichen Intervallen Blutgase kontrollieren.
(7) Ggf. Aspiration behandeln (s. Kap. III.5.10, „Therapie seltener Pneumonieformen"). Evtl. Rippenfrakturen bedürfen gewöhnlich keiner speziellen Therapie.
(8) Serumelektrolyte, Transaminasen, harnpflichtige Substanzen kontrollieren, Wasser- und Elektrolythaushalt ausgleichen.
(9) Urinausscheidung prüfen, Harnblasen- oder suprapubischen Katheter bei bzw. nach allen schwierigen oder länger dauernden Reanimationen einlegen.
(10) Thorax röntgen.
(11) Angehörige verständigen.

1.2 Kardiogener Schock

Definition: Schwere Krankheitszustände, bei denen aus primär kardialer Ursache (myogen, rhythmogen, mechanisch) Hypotonie und Minderdurchblutung der Organsysteme durch reduzierte Förderleistung zusammen mit Stauungsinsuffizienz vor dem linken und/oder dem rechten Herzen eintreten und sich die Eigengesetzlichkeit des Schocks (**s. Kap. I.2.5**) entwickelt (i.d.R. syst. Blutdruck < 90 mmHg, HMV < 2,5 l/min und PCWP > 16–18 mmHg).

Ätiologie und Pathogenese: Kardiogener Schock kommt vor bei Myokardinfarkt, Myokarditis, Kardiomyopathie sowie als Folge extremer Belastung auch bei nicht vorgeschädigtem Herzen etwa durch tachy- oder bradykarde Rhythmusstörungen mit extremen Frequenzabweichungen. Ferner als Komplikation von Versagenszuständen bei Herzklappenfehlern, nach Herzoperationen, bei Funktionsstörungen künstlicher Herzklappen und auch nach diagnostischen Eingriffen. Schließlich werden Schockzustände bei Herzbeuteltamponade und Lungenembolie hinzugerechnet. Entsprechend der Schwere der Grundkrankheit und der Unersetzlichkeit ausgefallenen Herzmuskelgewebes ist die Mortalität des kardiogenen Schocks mit ca. 80 % besonders hoch.
Die dem kardiogenen Schock ursächlich zugrunde liegende Reduktion der Pumpleistung des Herzens ist für die Hypotonie und kritische Minderdurchblutung der Organe verantwortlich. Diese setzt die für den Schock im weiteren Sinne (**s. Kap. I.2.5**) typische Symptomatik und Eigengesetzlichkeit mit Entwicklung von Störungen der Vasomotorik, Sequestration von zirkulierendem Blutvolumen, Permeabilitätsstörungen im Kapillarbett, Gewebsazidose und sekundären Gerinnungsstörungen in Gang. Die gleichzeitig bestehende Stauungsinsuffizienz überlagert die sonst für den Schock typische Verminderung des venösen Blutangebots an das Herz mit niedrigem ZVD und intensiviert die Entwicklung von Hypoxie.

Klinik: Diagnostische Hinweise: Die Abgrenzung von schwerer Herzinsuffizienz ohne Schock oder von Hypotonie ohne gefährliche periphere Minderdurchblutung kann schwierig oder unmöglich sein.

> **WICHTIG:**
> Hypotonie bedeutet noch nicht Schock! Beim Infarkt, vornehmlich diaphragmaler Lokalisation, kommen Vagusreizzustände mit u.U. schwerer Hypotonie und Bradykardie vor und müssen wegen der grundsätzlich anderen Therapie rasch als solche erkannt und vom eigentlichen kardiogenen Schock differenziert werden (langsame Herzfrequenz, niedriger zentraler Venendruck). Venendruckerhöhung und/oder Lungenstauung sind in stark wechselndem Ausmaß im kardiogenen Schock vorhanden, da sich Blutvolumenänderungen durch Sequestration mit den Auswirkungen der Stauung überlagern.

Leitsymptome und -befunde bei kardiogenem Schock sind:
(1) Feuchte, kühle, zyanotische Haut, insbesondere der Akren,
(2) Trübung des Sensoriums (Somnolenz, Unruhe, auch Agitation),
(3) arterielle Hypotonie (systolischer Druck < 90 mmHg),
(4) erhöhter Venendruck,
(5) Lungenstauung (PCWP > 16–18 mmHg),
(6) Oligo-/Anurie (< 25 ml/h),
(7) Tachykardie (häufig vorhanden, jedoch vielfach durch Herzrhythmusstörungen überlagert oder maskiert).

Bei Infarkt des rechten Ventrikels oder sonstigen Rechtsherzerkrankungen werden besonders schwere und schwer therapierbare Schockzustände beobachtet.

> **WICHTIG:**
> Nach Erkennung des Schockzustands muss die zugrunde liegende Herzerkrankung diagnostiziert werden, um möglicherweise rasch korrigierbare Funktionsstörungen (Arrhythmie, Herzbeuteltamponade, Herzklappenfunktionsstörungen, Koronarthrombose, Intoxikation/Überdosierung von Pharmaka) auszuschließen (s. dort)!

THERAPIE

Ziel der Behandlung ist es, die Pumpleistung des Herzens zu erhöhen, den arteriellen Blutdruck zu steigern, die Gewebsdurchblutung zu verbessern, metabolische und Elektrolytstörungen auszugleichen und Myokardschädigungen hintanzuhalten (Reinfarkt, Infarktausweitung, Myokardprotektion).

> **WICHTIG:**
> Bei akutem Myokardinfarkt mit Schock kann eine sofortige katheterinterventionelle Wiedereröffnung des meist großen verschlossenen Koronargefäßes die Letalität (80–90 %) deutlich verringern (40 %), wenn die Reperfusion innerhalb von 12 h nach Infarktbeginn gelingt. Diagnose! Wenn möglich, sofortige Verlegung in eine Klinik mit entsprechenden Möglichkeiten!

Intensivüberwachung
Siehe auch **Kapitel I.2.3.**
Sie ist von größter Bedeutung, da die therapeutischen Maßnahmen den ständig wechselnden Funktionszuständen von Herz und Kreislauf angepasst werden müssen. Bei akutem Infarkt können selbst kurz dauernde hypotone Zustände zu einer Ausweitung der Myokardnekrose führen. Sie müssen daher rasch erkannt und behoben werden. Die direkte Messung des Pulmonalarteriendrucks, des Verschlussdrucks und möglichst auch des Herzminutenvolumens (Einschwemmkatheter oder PiCCO-Messung) sowie des arteriellen Drucks (A. radialis,

o.a.) erleichtert die Therapieführung (wenn auch ein Überlebensvorteil nicht belegt werden konnte).

Sofortmaßnahmen

(1) **Lagerung:** Bei ausgeprägter Stauung im kleinen Kreislauf (Lungenödem) und nicht zu niedrigem arteriellen Blutdruck (Grenzwert ca. 90 mmHg systolisch) Kopfhochlagerung um 20–30°. Fehlt die Lungenstauung und ist der zentrale Venendruck < 12 cm H_2O, horizontale Lage mit Anheben der Beine um 20–30°.

(2) **Korrektur von Herzrhythmusstörungen:**
- Vorhofflimmern: Kardioversion (**s. Kap. III.2.3.2.4**, „Therapie").
- Kammertachykardie: Kardioversion (**s. Kap. III.2.3.3.3**, „Therapie" und **III.2.1.1**, „Therapie").
- Bradykardie: 0,5–2 mg Atropin i.v., temporärer Schrittmacher.

> **WICHTIG:**
> Nicht zu lange mit elektrotherapeutischen Maßnahmen zögern! Bei Herzbeuteltamponade oder Vorliegen von Perikarderguss Perikardpunktion (Technik **s. Kap. III.2.1.4**, „Technik der Perikardiozentese").

(3) **Venösen Zugang schaffen** (**s. Kap. I.2.2.2**). Der Katheter soll großlumig sein und in einer der intrathorakalen, herznahen Venen oder im rechten Vorhof liegen.

(4) **Steuerung des venösen Blutangebots:** Im kardiogenen Schock ist der Füllungsdruck erhöht. Für eine optimale Auswurfleistung benötigt das Herz hier gewöhnlich einen höheren als den normalen Füllungsdruck. Ungefährer Anhalt: Für das rechte Herz 15 cm H_2O, für das linke 18 mmHg enddiastolisch, entsprechend ca. 15 cm H_2O ZVD, 18 mmHg mittlerem Pulmonalkapillardruck und ca. 25 mmHg mittlerem Pulmonalisdruck. Bei Werten darunter vorsichtig und unter Kontrolle von Blutdruck, pulmonalem Auskultationsbefund, vor allem aber des zentralen Venen- und des Pulmonalisdrucks, Elektrolytlösungen geben (250–500 ml i.v.), Plasmaexpander sind selten sinnvoll. Bei Erfolg (Blutdruckanstieg?) wiederholen. Bei höheren Werten für den Füllungsdruck (> 18 cm H_2O ZVD, > 25 mmHg diastolisch bzw. 30 mmHg mittlerer Pulmonalisdruck) vorsichtig Nitrate geben: 0,5–2 mg Glyzeroltrinitrat (Nitrolingual®) sublingual bzw. bukkal (Wiederholung möglich) oder als maschinelle Infusion (Trinitrosan®, 1–10 mg/h, Dosierung langsam steigern entsprechend dem Blutdruckverhalten oder besser noch HZV-gesteuert) und danach rasch wirkende Diuretika (40 mg Lasix® i.v.) oder 300–500 ml Blut entziehen (sehr selten erforderlich!) unter Kontrolle der o.a. Werte. Sinkt der Blutdruck, zuvor entnommenes Blut reinfundieren oder Beine hochlagern.

(5) **Therapie mit *positiv inotrop wirkenden Substanzen*:**
- *Sympathomimetika* (Noradrenalin = Arterenol®, Adrenalin = Suprarenin®, Dopamin und Dobutamin = Dobutrex®) allein oder in Kombination. Je nach den unterschiedlichen Wirkungen auf die peripheren Gefäße und das Herz wird die geeignete Substanz bzw. Kombination ausgewählt (**Tab. III.2.1**).

> **WICHTIG:**
> Vorsichtig dosieren, da diese Stoffe rasch, stark und oft arrhythmogen wirken. Bei Dauertherapie: Wirkungsverlust bereits nach 24–48 h!

- *Glykoside:* Digitalisierung nur bei Vorliegen von Vorhofflimmern mit absoluter Arrhythmie und rascher Kammerfrequenz, sofern die Arrhythmie nicht sofort beseitigt werden kann oder muss (Vorgehen **s. Kap. III.2.3.2.4**, „Therapie"). In der Regel ist die baldige Defibril-

Tabelle III.2.1 Sympathomimetika bei kardiogenem Schock. Darstellung der unterschiedlichen Wirkmuster für den differentialtherapeutischen Einsatz

Substanz	Dosierung (µg/kg KG/min)	Inotropie	Chronotropie	Vasokonstriktion	Vasodilatation	Sonstige Wirkung
Noradrenalin (Arterenol®)	0,1–1	++	0/–	++++	0	
Adrenalin (Suprarenin®)[1]	0,1–1	++++	++	++/0/–	0/++	arrhythmogen
Dopamin[1]	a) 2–5	++++	++	0/+	0	arrhythmogen
	b) 5–12	++++	++	+++	0	
Dobutamin (Dobutrex®)	a) 2–8	++++	+	0	0/+	
	b) 8–15	++++	++	0	+++	

[1] auch arrhythmogene Wirkung

lation zur Konversion in den Sinusrhythmus erfolgreicher (Vorgehen s. Kap. III.2.1.1, „Defibrillation bei Kammerflimmern und -flattern").

- *Kalziumsensitizer:* Levosimendan (Infusion mit 0,1 µg/kg/min über 24 Stunden), ein akut wirksamer Kalziumsensitizer, scheint im Vergleich zu Dobutamin eine ausgeprägtere hämodynamische Verbesserung zu bewirken. Die Häufigkeit von bedrohlichen Arrhythmien ist nicht geringer. Langzeitergebnisse (90-Tage-Letalität) vergleichbar mit der von Dobutamin, aber besser als mit Phosphodiesterasehemmern.
- *Phosphodiesterasehemmer:* Diese inotrop und vasodilatierend wirkenden, spezifischen Hemmstoffe der Phosphodiesterase III wie Amrinon (Wincoram®), Enoximon (Perfan®) oder Milrinon (Corotrop®) können auch bei fehlendem Ansprechen auf Sympathomimetika noch deutlich inotrope Wirkungen entfalten, da sie β-Rezeptor-unabhängig das intrazelluläre cAMP erhöhen; sie sind jedoch weniger gut steuerbar. UAW: Herzfrequenzanstieg, Extrasystolie, Tachykardie durch arrhythmogene Eigenwirkung. Durch Vasodilatation Blutdruckabfall möglich! In der Regel ist eine Kombination mit Katecholaminen notwendig (z.B. Dobutamin).

Dosierung:
– *Enoximon* (Perfan®): 0,5 mg/kg KG mit maximaler Injektionsgeschwindigkeit von 12,5 mg/min, Wiederholung nach 30 min; ggf. 3. Bolus nach weiteren 30 min. Alternativ: Infusion von 90 µg/kg KG/min über 20–30 min. Erhaltungstherapie 2,5–10 µg/kg KG/min. Für perorale Therapie nicht geeignet.
– *Milrinon* (Corotrop®): Aufsättigungsdosis: 50 µg/kg KG über 10 min i.v.; Erhaltungsinfusion: 0,375–0,75 µg/kg KG/min; Gesamtdosis maximal 1,13 mg/kg KG/Tag.
– Da alle Substanzen renal eliminiert werden, muss die Dosis bei Niereninsuffizienz bzw. Nierenversagen angepasst werden. In der Regel müssen Katecholamine und/oder Volumen (Elektrolytlösung) zusätzlich gegeben werden, um die durch Vasodilatation bedingte Hypotonie zu vermeiden.

(6) *Therapie mit vasoaktiven Substanzen:* Vasopressoren (Noradrenalin, Angiotensin, Vasopressin) werden gegeben, um mittels allgemeiner Vasokonstriktion den peripheren Gesamtgefäßwiderstand und damit den mittleren Aortendruck (Koronardurchblutung!) zu heben, was nur bei von vornherein ungenügender Vasokonstriktion (früheste Phase des Schocks, andere Schockformen etwa bei Sepsis, Überdosierung von Vasodilatanzien) möglich ist. Dosierung s. **Tab. III.2.1**. Steigt der Blutdruck, systolischen Wert nicht höher als auf 100–110 mmHg einstellen. Bei voll ausgebildeter Vasokonstriktion ist ein weiterer Erfolg nicht zu erwarten, sondern (z.B. durch renale Vasokonstriktion) nur Nachteile. Bei bereits eingetretener allgemeiner Vasokonstriktion (feuchte, kalt-schweißige Haut, in allen fortgeschrittenen Stadien des Schocks) kann nur noch die positiv inotrope Wirkung der Katecholamine genutzt werden (s.o.). Gleichzeitig wird versucht, die allgemeine periphere Vasokonstriktion zu lockern, durch Blockade der α- oder Stimulation der $β_2$-Rezeptoren der Gefäßperipherie oder durch rezeptorenunabhängig wirkende Vasodilatanzien (z.B. Nitrate, Nitroprussid-Natrium, Levosimendan oder Phosphodiesterasehemmer, s.u.). Vasodilatierende Pharmaka im kardiogenen Schock nur mit äußerster Vorsicht geben. Liegt der systolische Blutdruck < 90 mmHg bzw. der arterielle Mitteldruck < 60 mmHg, ist diese Therapie meistens nicht möglich. Stets ist eine invasive Überwachung mit direkter Messung des Pulmonalarterien- und des Pulmonalkapillardrucks (Einschwemmkatheter!) erforderlich. Meistens wird man auch das Herzminutenvolumen (Thermodilutionsmethode oder PiCCO-Messung) und – vor allem – den arteriellen Druck direkt messen. Vasodilatierende Maßnahmen immer durch inotrope Stimulation ergänzen: entweder Sympathomimetika mit kombinierter Wirkung verwenden, vorzugsweise Dobutamin in höherer Dosierung (**s. Tab. III.2.1**), oder Dobutamin und Dopamin kombinieren. Als besonders gut steuerbar, weil sehr kurz wirkend, hat das ausgeglichen arteriolär und venös wirkende Nitroprussid-Natrium (Nipruss®, 10–100 µg/min) Anwendung gefunden. Hier sind jedoch eine zentralvenöse Gabe und ein invasives Blutdruckmonitoring erforderlich. Zudem besteht die Gefahr der Zyanidvergiftung, weshalb in der Hand des Unerfahrenen Glyceroltrinitrat als Infusion leichter zu handhaben ist.

> **! WICHTIG:**
> Vorsicht bei höheren Dosierungen und längerfristiger Infusion wegen Zyanidbildung!

(7) Sauerstoffzufuhr: Sauerstoff über Maske oder Nasensonde (4–6 l/min) geben. Wirksamer ist die assistierte oder kontrollierte Beatmung (**s. Kap. I.2.4** und **Kap. III.5.1.2**, „Therapie"). Es hat sich bewährt, Patienten im kardiogenen Schock frühzeitig (bei Tachypnoe und rasch fallenden paO_2-Werten) zu intubieren und unter Relaxation maschinell zu beatmen. Intubation und Beatmung sind immer notwendig, wenn der paO_2 auf < 60 mmHg sinkt.

(8) Behandlung der Azidose: Die im Schock obligate Übersäuerung wirkt negativ inotrop und begünstigt die Entstehung von Herzrhythmusstörungen einschließlich Kammerflimmern. Die Empfindlichkeit gegenüber Digitalis wird erhöht. Daher kann eine frühzeitige Therapie durch Gabe von 1 mval/kg KG Natriumbikarbonat indiziert sein. Dies wird aber kontrovers diskutiert. Eine Bikarbonatgabe ist nur bei pH-Werten < 7,1 sinnvoll. Natriumlaktat ist nicht geeignet, da im Schock ohnehin ein Laktatstau besteht. Unter wiederholter Kontrolle des Säure-Basen-Status sorgfältig bilanzieren (**s. Kap. III.1.2**)!

> **! WICHTIG:**
> Unter hochdosierter Bikarbonattherapie kann Atemdepression eintreten. Überwachung, Bereitschaft zur Beatmung!

(9) Alkalose muss strengstens vermieden werden (Myokardschädigung!), eher leichte Azidose in Kauf nehmen!

> **! WICHTIG:**
> Separater venöser Zugang für Katecholamine und Natriumbikarbonat, da Erstere sonst inaktiviert werden können!

(10) **Zusätzliche Maßnahmen** im kardiogenen Schock: Sedierung, Analgesie, Antikoagulierung mit Heparin bei Verbrauchskoagulopathie oder fibrinolytische Therapie werden nach Bedarf wie bei Schockformen anderer Genese eingesetzt (**s. Kap. I.2.5**). Frühzeitig intubieren und beatmen! Wenn möglich mit PEEP!

(11) **Mechanische Kreislaufunterstützungssysteme:** Mechanische Kreislaufunterstützung wie die arterielle, intraaortale Gegenpulsation hat erfolgversprechende Ergebnisse gebracht. Indikationen für die Gegenpulsation sind Überbrückungsmaßnahme bei chirurgisch korrigierbaren Zuständen, wie Herzklappenab- oder -ausriss, akutem Myokardinfarkt, instabilen koronaren Syndromen, Kammerseptum- oder Papillarmuskelruptur nach Infarkt, aber auch der koronarinterventionell oder mittels Lysetherapie behandelte transmurale Vorderwandinfarkt mit kardialem Pumpversagen. Mechanisch kreislaufunterstützende Maßnahmen werden zusammen mit den o.g. Medikamenten eingesetzt.

1.3 Lungenödem

Definition: Bedrohlicher Zustand, in dem Blutplasma und meistens auch Erythrozyten aus dem Lungenkapillarbett in das interstitielle Gewebe der Lungen und/oder Alveolarlumen gelangen und Gaswechsel und Atmung behindern.

Ätiologie und Pathogenese: Interstitielle Flüssigkeitsvermehrung bzw. Transsudation von Plasma in den Alveolarraum tritt ein,

(1) wenn entweder bei intakter Gefäß- und Alveolarwand der Druck im Kapillarsystem durch erhöhten Lungenvenendruck den kolloidosmotischen Druck des Blutes übersteigt (mittlerer Lungenvenendruck > 23 mmHg), wobei es dann auch meistens zu Gefäßeinrissen mit Übertritt von Erythrozyten kommt, oder

(2) wenn bei normalem Lungenvenen- und Kapillardruck die Gefäß- und/oder die Alveolarwandung pathologisch verändert, d.h. durchlässig ist.

Im ersteren Fall entwickelt sich das Lungenödem als Folge von Linksherzinsuffizienz bei Hypertonie, Myokardinfarkt, Myokarditis, Kardiomyopathie, Aortenklappenfehlern oder Mitralinsuffizienz bzw. bei Mitralstenose und – seltener – Lungenvenenthrombose. Im zweitgenannten Fall entwickelt sich das Lungenödem ohne Pulmonalvenendruckerhöhung auf dem Boden einer toxischen Lungengefäßschädigung (Gasinhalation, Urämie u.a.), auch als „fluid lung" bezeichnet.

Besonders dramatisch verläuft das Lungenödem, wenn das pulmonale Gefäßbett auf die Drucksteigerung nicht vorbereitet ist. Besteht eine Lungenvenendruckerhöhung über längere Zeit, kommt es zu Anpassungen von Gefäßwand und Lymphdrainage der Lunge. Unter diesen Umständen können auch höhere Drücke ohne Ödem toleriert werden (Mitralstenose). Ein Lungenödem bleibt bei Linksherzinsuffizienz auch dann aus, wenn bei gleichzeitigem Rechtsherzversagen der Pulmonalisdruck nicht mehr ansteigen kann (Myokarditis, rechtsventrikuläre Infarzierung bei Hinterwandinfarkt).

Als **Auslösemechanismen des Lungenödems bei vorbestehender Herzerkrankung** kommen all die Ursachen in Frage, die allgemein eine Herzinsuffizienz auslösen können: Diätfehler (unkontrollierte Kochsalzzufuhr), körperliche bzw. seelische Belastungen, Absetzen von Digitalis oder diuretischer Therapie, Herzrhythmusstörungen (Eintreten von Vorhofflimmern bei Mitralstenose!), Lungenembolien, hypertone Krisen, Progredienz einer vorbestehenden Herzerkrankung. **Auslösemechanismen eines Lungenödems ohne vorbestehende Herzerkrankung** sind u.U. hypertone Krisen, Lungenvenenthrombosen bei Mediastinal- oder Bronchialtumoren, Inhalation toxischer Gase sowie Urämie (**s. Kap. III.8.3**).

Symptomatologie und Gefährdung für den Kranken werden bestimmt durch die Grundkrankheit, ferner durch den erschwerten Gaswechsel infolge der intraalveolären Flüssigkeitsansammlung, die ödematös verdickten Alveolarmembranen, die verdickte Bronchialschleimhaut und die begleitende Bronchospastik. Die Hypoxämie wird verstärkt durch intrapulmonale Shunts, Ventilations-Perfusions-Störungen und die insgesamt erschwerte Atemarbeit. Liegt ursächlich eine koronare Herzerkrankung zugrunde, ist die resultierende Hypoxie besonders nachteilig.

Klinik: Leitsymptome und -befunde: Die Konstellation von Angst, Erregung, Ortho- und Tachypnoe, rasselndem Atem, Husten, u.U. mit Expektoration von rötlich tingiertem Schaum, von basal nach apikal aufsteigenden feuchten Rasselgeräuschen, Tachykardie und Galopprhythmus ist als kardial bedingtes Lungenödem unverkennbar. Allein der Nachweis einer Herzinsuffizienz oder einer Mitralklappenerkrankung differenziert das kardiale Lungenödem von der sog. „fluid lung".

Differenzialdiagnose: Eitrige Tracheobronchitis (bei älteren Patienten). Makrohämoptoe kommt bei Lungenödem vor, muss aber den Verdacht auf begleitende oder auslösende Lungenembolie erwecken. Hämoptoe kommt auch vor bei Mitralstenose mit Lungenstauung, bedeutet hier aber noch nicht Lungenödem.

Therapie

Es werden hier nur die therapeutischen Maßnahmen bei kardial bedingtem Lungenödem besprochen.

Intensivüberwachung

Die Überwachungsintensität wird der zugrunde liegenden Erkrankung angepasst.
Folgende Überwachungsmaßnahmen sind Standard:
(1) EKG (Monitor),
(2) ZVD (über großlumigen, intrathorakal liegenden Katheter),
(3) Blutdruck (unblutig),
(4) Atmung,
(5) Blutgase, Säure-Basen-Status,
(6) Thorax-Röntgen,
(7) Urinausscheidung (u.U. Blasenkatheter),
(8) harnpflichtige Substanzen (Kreatinin, Harnstoff),
(9) Serumelektrolyte,
(10) Blutbild.

Sofortmaßnahmen
Allgemeinmaßnahmen

(1) **Lagerung:** Oberkörper hochlagern (30–90°), Füße tief (Herzbett, an der Bettkante sitzen).
(2) **Venösen Zugang schaffen** (s. Kap. I.2.2.2).
(3) **„Unblutiger Aderlass":** 0,6–1,2 mg, u.U. mehr, Nitroglyzerin (Nitrolingual® „rot" Zerbeißkapseln oder Spray) bukkal bzw. sublingual geben. Je nach Antwort nach 10–20 min wiederholen. In der Klinik Infusion von Glyzeroltrinitrat (Trinitrosan®) über zentralen Venenkatheter (s.u.). Unblutiger Aderlass, u.U. auch durch Staubinden, besser Blutdruckmanschetten mit Innendruck von 40–60 mmHg an 3 Extremitäten. Man kann so ca. 600 ml Blut dem Kreislauf vorübergehend entziehen.

> **! Wichtig:**
> Nur 3 Extremitäten gleichzeitig und für höchstens 15 min abbinden, dann Druck kurzfristig ablassen und im rotierenden System erneut 3 Extremitäten stauen. Nicht stauen bei florider Thrombophlebitis! Venösen Zugang (Infusion!) nicht behindern! Immer mit Heparin (s.u.) antikoagulieren!

(4) Sauerstoffzufuhr: Sauerstoffzufuhr über Nasensonde (4–6 l/min) reicht gewöhnlich aus. Einleitend kann per Gesichtsmaske beatmet werden. In Fällen schwersten Lungenödems können auch Intubation und unter Sedierung und Relaxation mit Thalamonal® (Fentanyl + Dehydrobenzperidol), 2 ml (u.U. wiederholt i.v.), manuelle oder besser maschinelle Überdruckbeatmung mit PEEP (**s. Kap. I.2.4**) sehr wirksam sein (Intensivstation!). Wenn der Patient kooperativ ist und es toleriert, empfiehlt sich vorzugsweise auch die nichtinvasive druckunterstützende Beatmung mit einer CPAP-Maske (**non-invasive ventilation, NIV**). Durch beide Beatmungsmethoden wird nicht nur der Gaswechsel verbessert, sondern auch die intrathorakale Blutfülle vermindert und so das Herz entlastet.

> **! WICHTIG:**
> Intubation bei Lungenödem im Sitzen, da es beim Flachlegen wegen der Zunahme der pulmonalen Stauung zum plötzlichen Kreislaufversagen kommen kann! Bei kooperativem Patienten zunächst Therapieversuch mit NIV-Maske.

(5) Bronchospasmolyse und Bronchialerweiterung können mit Aminophyllin (Euphyllin®) 10 ml (= 0,24 g) langsam i.v. erreicht werden. Zusätzlich wirkt die Substanz positiv inotrop, vasodilatierend und diuretisch.

(6) Sedierung: Im Lungenödem ist der Kranke unruhig, oft ausgesprochen agitiert. Sedierung mit Opiaten (Dolantin® 100 mg, Morph. sulf. 10 mg langsam i.v. oder s.c.) ist sehr wirksam, Diazepam (Valium® 5–10 mg i.m.) ist Medikament zweiter Wahl. Intramuskuläre Injektion vermeiden (verzögerte und geringere Wirksamkeit, relative Kontraindikation für Fibrinolyse)! Opiate bevorzugen, selbstverständlich bei Schmerzen (Myokardinfarkt), aber auch wegen der vasodilatierenden Wirkung des Morphins. Bei starken Unruhezuständen Kombination eines Opiats mit Phenothiazinen (Atosil® 25–50 mg i.v.).

Spezielle Maßnahmen

(1) Vasodilatanzien (s.o. unter 3): Rasch wirkende Pharmaka werden bevorzugt: Glyzeroltrinitrat (Nitrolingual®) 0,6–1,2 mg sublingual, u.U. mehrmals oder als Infusion, z.B. Trinitrosan® 0,5–5 mg/h als maschinelle Infusion. Höhere Dosierung im Einzelfall möglich. Alternativ Nitroprussid-Natrium (Nipruss®) 0,3–5 µg/kg/min. Zur Vermeidung von Hypotonien allerdings immer Gabe über einen zentralen Zugang. Cave: Isozyanatvergiftung.

(2) Diurese: Rasch wirkende Diuretika gehören zu den Sofortmaßnahmen beim Lungenödem (z.B. 20–40 mg Furosemid i.v., Lasix®). Sie reduzieren das Blutvolumen innerhalb von ca. 20 min. Die diuretische Wirkung kann verstärkt werden, wenn zuvor Aminophyllin (Euphyllin®) injiziert wurde.

> **! WICHTIG:**
> Für ungehinderten Urinabfluss sorgen! Mögliche Harnverhaltung durch Opiate (Antidot Atropin!) beachten! Nicht zögern, einen transurethralen Blasenkatheter zu legen (wichtig zur Bilanzierung)!

(3) Digitalis: Wenn der Patient zuvor nicht oder nur unvollständig (Medikamenteneinnahme? Resorption?) digitalisiert war, Digitalisglykoside i.v. geben (**s. Kap. III.2.2.1**, „Glykosidtherapie"): z.B. Digoxin (Lanicor®, Lanitop®, Novodigal®) 0,25 mg i.v., dann nach $1/2$, 1 und 2 h je 0,25 mg nachinjizieren, jedoch nur, wenn Vorhofflimmern mit absoluter Arrhythmie und rascher Kammerfrequenz besteht! Deren Verlangsamung ist immer dringlich und kann bei Mitralstenose lebensrettend sein.

(4) Behandlung von Herzrhythmusstörungen: Je nach Art und Gefährdung des Kranken nach den Richtlinien im Kapitel „Herzrhythmusstörungen" (**s. Kap. III.2.3**) behandeln. Vorhofflimmern, insbesondere Vorhofflattern muss u.U. durch Elektrokardioversion sofort beseitigt, zumindest die Kammerfrequenz verlangsamt werden (**s. Kap. III.2.3.3.2.4**, „Therapie"). Kammertachykardie stets sofort durch Kardioversion beenden. Ventrikuläre Extrasystolen nur dann behandeln, wenn Kammertachykardie oder tachykarder Herzstillstand vorgelegen haben oder einzutreten drohen (R-auf-T-Phänomen, Extrasystolie in Salven, starke Häufung der Extrasystolen, polytoper Reizursprung; **s. Kap. III.2.3.3.2**): Amiodaron (Cordarex®) 5 mg/kg, maximal 10–29 mg/kg/Tag (**s. Kap. III.2.3.3.2**, „Therapie").

(5) Sonstige Maßnahmen: Spezielle blutdrucksenkende Therapie ist im Lungenödem nur selten erforderlich. Der reflektorisch bedingte Hochdruck geht mit wirksamer Lungenödembehandlung zurück. Ist das nicht der Fall: Behandlung wie in der hypertonen Krise (**s. Kap. III.4.1.2.1**, „Therapie"). Bei bronchopulmonalen Superinfektionen Ampicillin 3 × 1 g p.o. oder i.v. Auch Tetrazykline oder spezielle Antibiotika, sofern Anhaltspunkte für die Art des Erregers gegeben sind (**s. Kap. II.4**). Beginn der Antibiotikatherapie erst nach Sputumgewinn für die Keimidentifizierung.

(6) Nach **Abklingen des Lungenödems** weitere Intensivüberwachung für mindestens 24 h (**s. Kap. I.2.3**).

1.4 Herzbeuteltamponade

Definition: Eine Herzbeuteltamponade liegt dann vor, wenn die diastolische Herzfüllung durch Flüssigkeitsansammlung im Herzbeutel so behindert wird, dass die Pumpleistung des Herzens kritisch eingeschränkt wird.

> **! WICHTIG:**
> Nicht jede Pericarditis exsudativa oder jedes Hämoperikard führt zur Tamponade! Auch ein großer Perikarderguss ist daher nicht gleichbedeutend mit einer Tamponade, kann aber jederzeit zu einer solchen Symptomatik führen. Überwachung!

Ein hämodynamisch gleicher Effekt mit oder ohne Verkalkung kann durch Narbenschrumpfung bei Concretio pericardii eintreten (Panzerherz).

Ätiologie und Pathogenese: Ursächlich kommt jede Form der Pericarditis exsudativa in Frage, sowohl virale wie bakterielle (auch Pyoperikard), auch rheumatische Perikarditiden, urämischer Perikarderguss, Strahlentherapiefolgen, chylöse Perikarditis. Ferner traumatisches oder spontan eingetretenes Hämoperikard, etwa bei Antikoagulanzientherapie, Blutungskrankheiten, Tumoren, Herzwandruptur, Aortendissektion, Zwischenfällen bei diagnostischen und therapeutischen Eingriffen (z.B. Schrittmacherimplantation, Herzkatheteruntersuchungen), postoperativ nach Herzoperationen. Pericarditis constrictiva calcarea ist meistens tuberkulöser Genese, kann aber auch nach viraler oder rheumatischer Perikarditis eintreten.

Symptomatologie und Gefährdung des Kranken werden bestimmt von der Geschwindigkeit der Flüssigkeitsansammlung im Perikard einerseits und dessen Dehnbarkeit andererseits. Bei intaktem Perikard können bereits Flüssigkeitsmengen von 50–100 ml eine lebensgefährliche Tamponade hervorrufen. Bei Herzwandruptur mit Hämoperikard kommt es innerhalb von Sekunden zum Kreislaufzusammenbruch. Gleiches gilt für das traumatische Hämoperikard. Bei entzündlichen Veränderungen des Herzbeutels wird dieser u.U. größere Flüssigkeitsmengen aufnehmen können, bis eine Tamponade eintritt. Die Zeitspanne kann sich von Stunden bis zu Tagen und Wochen erstrecken. Bei urämischer Perikarditis sind besonders lange Laufzeiten bekannt (Monate). Perikardkonstriktion entwickelt sich stets langsam, d.h. innerhalb von Monaten bis – meistens – mehreren Jahren oder Jahrzehnten.

Klinik: Leitsymptome und -befunde: Zuverlässige Zeichen sind die gestauten Halsvenen mit inspiratorischer Zunahme des Venendrucks, die arterielle Hypotonie mit enger Blutdruckamplitude und Pulsus paradoxus (inspiratorisches Sinken des systolischen Drucks um mehr als 12 mmHg), die perkutorisch vergrößerte Herzdämpfung mit leisen Herztönen und einem protodiastolischen Extraton (Perikardton), Tachykardie, Niedervoltage im EKG, manchmal mit dem für einen Perikarderguss charakteristischen elektrischen Alternans. Es entwickelt sich im Übrigen die typische Symptomatik der Herzinsuffizienz (**s. Kap. III.2.2.1**, „Klinik").

Diagnostische Hinweise: Neben den erwähnten klinischen Zeichen erkennt man im Röntgenbild außer einer Verkalkung manchmal Hinweise für einen Erguss. Die Tamponade ist mit oder ohne ergusstypisch veränderte Herzkonfiguration aus den leeren Lungenfeldern zu vermuten. Mittels Echokardiographie kann der Perikarderguss sofort sicher erfasst, quantitativ abgeschätzt und eine tamponierende Wirkung (Kompression des rechten Vorhofs und Ventrikels, Reflux in V. cava und Lebervenen) frühzeitig erkannt werden.

THERAPIE

Vorbemerkungen

Ist die **Diagnose gestellt** oder mit Wahrscheinlichkeit zu vermuten, muss der Herzbeutel punktiert werden. Mit diesem oft lebensrettenden Schritt darf nicht gezögert werden. Wenn irgend möglich, ist eine echokardiographische Untersuchung anzustreben. Diese erlaubt auch die Abschätzung der Lage und des Ausmaßes des Ergusses.

In den meisten Fällen ist die direkte transkutane Perikardpunktion erfolgreich. Operatives Vorgehen, meist mit Fensterung des Perikards mit Ableitung in Pleura oder Bauchhöhle, kommt nur in der unmittelbar postoperativen Situation in der Kardiochirurgie in Frage sowie bei rezidivierendem oder gekammertem Perikarderguss.

Technik der Perikardiozentese

Folgendes steriles **Instrumentarium** wird benötigt:
(1) 5-ml-Spritze mit 1er Nadel, 7 cm lang, für Lokalanästhesie,
(2) Skalpell,
(3) 50-ml-Spritzen Luer,
(4) 3-Wege-Hähnchen Luer,
(5) 50 cm Plastikschlauch,
(6) 2 Krokodilsklemmen mit Verbindungskabel,
(7) Punktionskanüle (Seldinger), 12 cm lang,
(8) Spiralmandrin 100 cm,
(9) Katheter, passend zu o.g. Mandrin, 50 cm lang, mit 4 Seitenlöchern und Flansch mit Hähnchen,
(10) Xylocain® 1 % zur Lokalanästhesie,
(11) EKG-Gerät,
(12) Defibrillator, Reanimationsgerät.

Vorgehen:
(1) Patient über geplantes Vorgehen informieren, bequem lagern, Oberkörper 10–30° angehoben.
(2) Chirurgische Hautdesinfektion und sterile Abdeckung. Es wird steril gearbeitet!
(3) EKG anschließen.
(4) Venösen Zugang schaffen (**s. Kap. I.2.2.2**).
(5) Lokalanästhesie mit Lokalanästhetika ohne Adrenalinzusatz, Xylocain® 1 %, Novocain® 1–2 %.

(6) Stichinzision im Winkel zwischen Processus xiphoideus und linkem Rippenbogen (vorher durch Herzecho Übersicht gewinnen!).
(7) Punktionskanüle mit Innennadel (Seldinger-Nadel) über das Verbindungskabel und die Krokodilsklemme mit der Wilson-Ableitung (V) des EKG-Gerätes verbinden.
(8) Kanüle in Richtung auf die mediane Oberkante der linken Skapula unter ständiger Beobachtung des EKGs einführen.
(9) Nach Passage des Perikards (spürbarer Ruck) Aspirationsversuch. Wenn erfolgreich, Absaugen nach Entfernung der Innennadel mittels Spritze über 3-Wege-Hahn und Verbindungsschlauch oder mittels Vakuumflasche.

> **! WICHTIG:**
> Vor der Punktion prüfen, ob alle Verbindungsstücke und Schläuche zueinander passen!

(10) Bei Kontakt der Nadel mit dem Epikard beobachtet man im EKG starke ST-Hebungen: Nadel zurückziehen! Während der Passage der Nadel von der Subkutis bis in das Perikard nimmt lediglich die Amplitude von QRS etwas zu. Die starke Deformierung des EKGs bei Epikardkontakt ist nicht zu übersehen. Wird Blut aspiriert, kann aus der EKG-Konfiguration entschieden werden, ob die Nadelspitze noch im Perikard oder bereits intrakardial liegt (sonst im entnommenen Blut Hämatokrit bestimmen oder Druck messen, „Ventrikeldruckkurve"!).
(11) Bei größeren Ergüssen kann mit Hilfe eines Spiralmandrins ein geeigneter Katheter (Pigtailkatheter) mittels Seldinger-Technik in den Herzbeutel eingeführt werden (von verschiedenen Herstellern werden fertige Sets zur Perikardpunktion geliefert). So kann über einen Zeitraum von mehreren Tagen wiederholt Flüssigkeit abgelassen werden. Ist danach noch eine Perikarddrainage erforderlich, muss die operative Perikardfensterung erwogen werden.
(12) Bei bakteriellen Infektionen können Antibiotika oder Tuberkulostatika instilliert werden.
(13) Nach erfolgter Perikardpunktion ist Intensivüberwachung (EKG-Monitor, zentraler Venendruck, Blutdruckkontrollen) für 1–2 Tage erforderlich.

1.5 Myokardinfarkt und Infarktkomplikationen

Definition: (Siehe auch Leitlinien zur Diagnostik und Therapie des Akuten Koronarsyndroms [www.leitlinien.dgk.org].)
Ein Myokardinfarkt ist eine lokal begrenzte, mehr oder weniger ausgedehnte, kompakte oder netzförmige Nekrose des Myokards der linken Herzkammer und/oder des Kammerseptums durch akuten Verschluss einer Koronararterie bei atheromatöser Koronarerkrankung. Rechtsventrikuläre Infarkte können klinisch bedeutsam sein und kommen bei Herzhinterwandinfarkt häufig vor. Sie können schwierige therapeutische Probleme bedingen. Es wird der ST-Hebungsinfarkt (STEMI) vom Nicht-ST-Hebungsinfarkt mit aber positivem Troponin-T-Nachweis (NSTEMI) unterschieden. Zusammen mit der instabilen Angina pectoris werden STEMI und NSTEMI unter dem Begriff des **akuten Koronarsyndroms** zusammengefasst.

Ätiologie und Pathogenese: Der Myokardinfarkt ist eine schwerwiegende Komplikation der koronaren Herzkrankheit (**s. Kap. III.2.4**). Es gelten somit die für diese Krankheit bekannten Risikofaktoren wie Zigarettenrauchen, Fettstoffwechselstörungen, Hypertonie, Diabetes mellitus, familiäre Disposition, Übergewicht. Die Myokardnekrose entsteht aus einer kritischen Diskrepanz zwischen Sauerstoffversorgung und -bedarf. Sie entwickelt sich praktisch immer auf dem Boden einer stenosierenden Koronarsklerose (ca. 80–90 % der Fälle). Der Auslösemechanismus ist meistens ein thrombotischer Gefäßverschluss (60–80 % der Fälle), zumeist ausgelöst durch Aufbruch von Plaques und Blutungen in atheromatöse Herde. Myokardnekrosen können jedoch auch ohne vollständigen Koronarverschluss eintreten. Auch kann ein thrombotischer Verschluss nur kurzfristig bestehen und dennoch einen Infarkt bedingen („frühe Rekanalisation"). Einschränkung der Sauerstoffzufuhr (Anämie, Hypoxie) und auch erhöhte Katecholaminwirkung sind wichtige verschlimmernde Faktoren. Auch koronarspastische Vorgänge sind öfter beteiligt und können entscheidend sein. Seltener sind Koronarembolien als Infarktursache (Thromboembolie bei bakterieller Endokarditis, Vorhofflimmern, Luftembolie).

Klinik: Das Infarktereignis ist meistens von elementarer Wucht und in 40–50 % der Fälle tödlich. Symptomfreie oder -arme Infarkte kommen in etwa 20 % der Fälle, gehäuft bei Diabetes mellitus, vor. Ca. 60 % der Todesfälle ereignen sich in der Phase vor Krankenhausaufnahme. Die Krankenhausletalität beträgt alterabhängig dann noch ca. 20 %, in Koronarüberwachungsstationen heute um oder unter 10 %.

> **! WICHTIG:**
> Die große Häufung der tödlichen Komplikationen in der frühesten Phase des Infarkts erfordert hier die höchste Überwachungs- und Behandlungsintensität. Ärztliche Hilfe muss so rasch wie möglich einsetzen (Notarzt!). In diesem Zusammenhang ist es wichtig zu erwähnen, dass Prodromalsymptome („instabile Angina pectoris", „akutes Koronarsyndrom") in 60–80 % der Fälle vorkommen, sodass ggf. prophylaktische Maßnahmen möglich werden (**s. Kap. III.2.4**, „Therapie"). Kommt der Patient innerhalb von weniger als 6 h in die Klinik, sollte primär durch katheterinterventionelle Verfahren (s.u.) oder sekundär durch Fibrinolyse versucht werden, einen thrombotischen Verschluss wiederzueröffnen und noch nicht nekrotisiertes Herzmuskelgewebe zu retten.

Der Kranke ist gefährdet durch Herzrhythmusstörungen, Herzinsuffizienz und Schock, Herzruptur sowie Sekundärkomplikationen.

(1) Herzrhythmusstörungen kommen vor in 95 % der Fälle (**Tab. III.2.2**). Die zahlreichen Frühtodesfälle sind überwiegend durch Kammerflimmern bedingt. Häufigkeit und Gefährlichkeit der Arrhythmien nehmen bereits innerhalb des ersten Tages rasch ab. Bei unkompliziertem Verlauf sind ernste Rhythmusstörungen nach dem 4. Tag selten.

(2) In den ersten Stunden des Infarkts sind vagale (Bradykardie, Blutdruckabfall) und/oder sympathikotone Reizzustände die Regel. Sie erhöhen die Bereitschaft zum Kammerflimmern und erfordern spezielle therapeutische Maßnahmen (Atropin, β-Blocker, s.u.).

(3) Herzinsuffizienz bzw. **Schock** kommen in 40–60 % bzw. 10–15 % der Fälle vor, bei früh einsetzender Therapie (Notarztwagen, Akut-PTCA, Fibrinolyse) seltener. Beide Komplikationen sind ebenfalls am häufigsten während der ersten Woche, sind jedoch auch für die Mehrzahl der Spättodesfälle verantwortlich. Herzinsuffizienz ist der wichtigste Faktor, der die Mobilisation, die Dauer der stationären Behandlung und die Langzeitprognose bestimmt. Die Größe des Infarkts bestimmt den Verlauf. Sind mehr als 20 % des Kammermyokards betroffen, resultiert eine manifeste Herzinsuffizienz. Bei mehr als 40 % ist mit Schock zu rechnen.

(4) Herzrupturen (6 % der Fälle) kommen zwischen dem 2. und 9. Tag vor. Durch leukozytär bedingte Erweichung des Bindegewebes in der Nekrosezone kann die freie Wand (Herzwandruptur, meistens sofort tödlich), das Kammerseptum (Links-Rechts-Shunt mit schwerer Rechts- und Linksinsuffizienz) oder ein Papillarmuskel (akute, schwerste Mitralinsuffizienz) zerreißen.

(5) Sekundärkomplikationen: Arterielle Hypotonie (Gefahr der Infarktausweitung sowie ischämische zerebrale Insulte), Bildung von endokardialen, intraventrikulären Thromben (Gefahr arterieller Embolien), thromboembolische Ereignisse im Gefolge der Bettruhe (Lungen-

Tabelle III.2.2 Einteilung und Häufigkeit von Herzrhythmusstörungen bei akutem Myokardinfarkt

Arrhythmie in Zusammenhang mit		
elektrischer Instabilität	ventrikuläre Extrasystolie	80 %
	akzelerierte, idioventrikuläre Rhythmen	15 %
	Parasystolie	12 %
	Kammertachykardie	10 %
	Kammerflimmern (primär)	3 %
potenzieller elektrischer Instabilität	Sinusbradykardie	25 %
	AV-Rhythmen	5 %
	AV-Block (bei Hinterwandinfarkt)	
	• 1. Grades	11 %
	• 2. Grades	14 %
	• 3. Grades	12 %
	Asystolie (primär)	2 %
Herzinsuffizienz	Sinustachykardie	40 %
	supraventrikuläre Extrasystolie	55 %
	supraventrikuläre Tachykardie	10 %
	Vorhofflimmern	14 %
	Vorhofflattern	5 %
	AV-Block (bei Vorderwandinfarkt)	2 %
	Asystolie (sekundär)[1], Kammerflimmern (sekundär)[1]	2 %
	Herzrhythmusstörungen insgesamt	95 %

[1] Endstadien bei Herzversagen

embolie) sowie traumatische Schäden durch Reanimationsmaßnahmen, Medikamenten-UAW (z.B. Digitalis, Antikoagulanzien, Antiarrhythmika). Begleitkrankheiten nicht übersehen, z.B. Diabetes mellitus, Emphysembronchitis, Niereninsuffizienz o.Ä.

(6) Eine Infarzierung des rechten Herzventrikels kommt bei diaphragmalem Infarkt in ca. 60 % der Fälle vor. Sie verschlechtert die Prognose erheblich, wird aber andererseits durch frühzeitige katheterinterventionelle Reperfusion (Koronardilatation) oder, wenn das innerhalb von 2 h nicht möglich ist, durch die Fibinolysetherapie besonders günstig beeinflusst. Eine sichere Erkennung des Rechtsventrikelinfarkts gelingt mittels rechts-präkordialer EKG-Ableitungen (VR_3–VR_5).

Leitsymptome und -befunde: Die Diagnose wird gestellt aus den anamnestischen Angaben über Angina pectoris und ihre Varianten im Prodromalstadium. Die Abgrenzung von Status anginosus oder instabiler Angina pectoris ist manchmal schwierig (Troponin!), bleibt jedoch bis zur endgültigen Klärung therapeutisch ohne Belang, da Überwachung und Therapieführung einheitlich sind. Heute werden unter dem Begriff „akutes Koronarsyndrom" die instabile Angina und der Übergang in den Myokardinfarkt zusammengefasst.

> **WICHTIG:**
> Jeder Angina-pectoris-Anfall von mehr als 20–30 min Dauer ist auf einen Infarkt verdächtig! Wenn möglich, sollte zur genauen Therapieplanung frühzeitig, d.h. im akuten Stadium, koronarangiographiert werden (instabile Angina pectoris!), **s. Kap. III.2.4.2**.

Klinisch findet man bei dem meist schweren Krankheitsbild am Herzen **auskultatorisch** einen präsystolischen, später auch einen protodiastolischen Galopp, seltener eine paradoxe Spaltung des 2. Herztons oder spätsystolische Geräusche als Ausdruck einer Papillarmuskelischämie (ca. 15 % der Fälle).

Im **EKG** sieht man beim STEMI ein typisches Infarkt-Q, das in den frühesten Stadien (< 20 min nach Schmerzbeginn) noch fehlen kann, später unter R-Verlust jedoch regelmäßig auftritt. ST-Hebung in der Infarktzone signalisiert den frischen Infarkt, Persistenz mit terminaler T-Negativierung über mehr als 4–10 Wochen deutet die Entwicklung eines Herzwandaneurysmas an.

Unter den **Serumenzymen** erreichen CK und CK-MB bereits am 1. Tag ihren Gipfelwert, die GOT am 3. Tag. Die Bestimmung des Troponin T oder I zeigt durch erhöhte Werte bereits nach 20–60 min den frischen Infarkt an und kann zur Differenzialdiagnose (instabile Angina, NSTEMI, Myokarditis) benutzt werden (jede Erhöhung des Troponins gilt als Infarkt!).

Die reaktive Leukozytose, die ihren Gipfel am 1.–4. Tag erreicht, ist von prognostischer Bedeutung (Grenzwert 14 000/mm^3).

Die Beschleunigung der BKS mit Gipfel am 3.–8. Tag ist für die Prognose gewöhnlich ohne wesentliche Aussagekraft, kann aber im Verlauf bei starker Erhöhung auf ein Postinfarkt- oder Dressler-Syndrom hinweisen (BKS-Beschleunigung > 90/100, Fieber, Rhythmusstörungen, Perikarditis, u.U. Pleuritis, Pneumonie, Eosinophilie).

THERAPIE

Notfalltherapie bei akutem Koronarsyndrom außerhalb des Krankenhauses

Der Patient muss ohne jede Verzögerung in ärztliche Überwachung gelangen (Arztbesuch, Notarztwagen). Die EKG-Überwachung muss sofort beginnen. Der Apparat (tragbarer, batteriebetriebener EKG-Schreiber oder Monitor) bleibt angeschlossen bis zum Eintreffen in der Koronarüberwachungsstation.

(1) Diagnose sichern. Auch wenn nur Verdacht besteht, Überwachung und weitgehend auch Therapie wie bei gesichertem Infarkt.

(2) Herzrhythmus prüfen; wenn vorhanden, EKG anschließen.

(3) Wenn möglich, **Sauerstoff** zuführen.

(4) Notarztwagen rufen lassen und nächste Koronarüberwachungsstation informieren.

(5) Schmerzbekämpfung mit Opiaten: 10 mg Morph. sulf. oder 100 mg Pethidin (Dolantin®) langsam i.v. oder s.c. Keine i.m. Injektionen!

> **WICHTIG:**
> Die suffiziente Schmerztherapie ist wichtig, Angst vor Atemdepression nach Opiaten beim Herzinfarktpatienten ist unbegründet.

(6) Venösen Zugang schaffen, wenn möglich, mit intravenösem Verweilkatheter (**s. Kap. I.2.2.2**). Langsame Tropfinfusion mit 5 %iger Dextrose anschließen.

(7) Sedierung: Die Wirkung der Opiate wird ggf. bei Unruhe durch gleichzeitige Gabe von Phenothiazinderivaten (Atosil® 25 mg, Psyquil® 5 mg) oder auch Diazepam (Valium® 5–10 mg), jeweils langsam i.v., wirkungsvoll ergänzt.

(8) Herzrhythmusstörungen:
- **Bradykardie** mit oder ohne Extrasystolie: Atropin 0,5–2 mg i.v. Achtung: Wenn Tachykardie > 100/min eintritt und/oder vermehrt Extrasystolen nach der Atropininjektion vorkommen, 1–5 mg Metoprolol (Beloc®) oder 5 mg Atenolol (Tenormin®) nachinjizieren.
- **Extrasystolie** bei normo- oder tachykardem Sinusrhythmus: Amiodaron (Cordarex®) 150–300 mg i.v. oder Lidocain (Xylocain®) 50–100 mg i.v. oder 5 mg Bisoprolol (Concor®) p.o. wenn keine Herzinsuffizienz vorliegt!
- **Sinustachykardie:** Wenn Frequenz > 120/min und keine manifeste Herzinsuffizienz vorliegt: 5 mg Atenolol (Tenormin®) oder 2–5 mg Metoprolol (Beloc®) langsam i.v. Wenn durch Herzinsuffizienz bedingt, s. unter Punkt 9.
- **Vorhofflimmern:** Verapamil (Isoptin®) 5–10 mg langsam i.v. oder, wenn nicht vordigitalisiert oder/und wenn Herzinsuffizienz besteht, Digoxin (Lanicor®, Novodigal®) 0,5 mg, 20 min später 1- bis 2-mal 0,25 mg i.v. (**s. Kap. III.2.3.2.4**, „Therapie"). Versuch der Rhythmisierung durch Defibrillation erwägen.

> **WICHTIG:**
> Allgemeine Prophylaxe von ventrikulären Arrhythmien bei nur wenigen oder gar keinen ventrikulären Extrasystolen wird nicht empfohlen!

(9) Herzinsuffizienz: Nitrate sublingual oder intravenös (**s. Kap. III.2.4.2**, „Anfallsprophylaxe"). Achtung: Blutdruck beachten! Keine Nitrate, wenn Blutdruck < 100–110 mmHg systolisch! Rasch wirkende Diuretika wie Furosemid (Lasix®) 40 mg i.v., Oberkörper hochlagern. Vasodilatanzien außer Nitraten bei akutem Infarkt außerhalb der Klinik nicht geben, da hämodynamische Überwachung unentbehrlich.

(10) Lungenödem: Lagerung, Staubinden, Nitrate, Diurese, Digitalisglykoside, Aminophyllin (**s. Kap. III.2.1.3**, „Therapie").

(11) Myokardprotektion: Senkung von Blutdruck und Herzfrequenz. In jedem Fall sofort 5 000–10 000 I.E. Heparin (Liquemin®) i.v., dann Infusion mit 2000 I.E./h oder bei normaler Nierenfunktion niedermolekulares Heparin (z.B. 30 mg Enoxaparin (Clexane®) i.v. dann 1 mg/kg s.c.) bis zum Eintreffen in der Klinik bzw. Intensivstation (s.u.). Ferner Acetylsalicylsäure 500 mg i.v. (Aspisol®). Additiv die frühestmögliche Gabe von Clopidogrel (Plavix®, Iscover®) in einer Aufsättigungsdosis von 4- bis 8-mal 75 mg. Stets Nitrate i.v. (Trinitrosan®) 1–10 mg/h. Wenn keine Herzinsuffizienz vorliegt, β-Blocker, z.B. Metoprolol (Beloc®) 5 mg i.v., Kalziumantagonisten sind kontraindiziert (Ausnahme: Verapamil bei Vorhofflimmern). Entscheidend ist eine möglichst rasche Wiedereröffnung des verschlossenen Infarktgefäßes, primär durch sofortige Herzkatheterisierung mit kathetertechnischer Rekanalisation des Infarktgefäßes oder durch möglichst frühzeitige Fibrinolyse (s.u.). Auch beim NSTEMI sollte die möglichst frühzeitige invasive Diagnostik und Intervention des Infarktgefäßes angestrebt werden, um die Ischämiephase zu verkürzen und die Entwicklung eines STEMI zu verhindern.

(12) Nur wenn die Diagnose eines STEMI sicher (12-Kanal-EKG) und der Arzt erfahren mit der Fibrinolysetherapie ist, kann diese bereits vor Klinikaufnahme eingeleitet werden: z.B. Acylstreptase 30 mg i.v. (Eminase®).

> **WICHTIG:**
> **Größte Ruhe und planmäßiges Vorgehen** sind für den in Todesangst befindlichen Kranken wichtig. Krankenhaustransport erst dann unternehmen, wenn der Herzrhythmus stabilisiert ist, jedoch auch nicht verzögern! Der Arzt begleitet den Kranken obligat. Auch auf dem Transport größtmögliche Ruhe. Intramuskuläre Injektionen streng vermeiden wegen möglicherweise nachfolgender Antikoagulanzien- oder Fibrinolysetherapie und wegen Erschwerung der laborchemischen Diagnosesicherung (CK-Anstieg).

Therapie im Krankenhaus

(1) Sofort nach Eintreffen des Patienten im Aufnahmeraum oder unmittelbar nach Diagnosestellung oder Äußerung des Verdachts auf Myokardinfarkt Überwachung (Monitor) beginnen, Aufnahme in die **Koronarüberwachungsstation** veranlassen und anhand des EKGs (STEMI vs. NSTEMI) prüfen, ob eine sofortige Reperfusionstherapie notwendig ist. Diese sollte beim STEMI primär im Rahmen einer Herzkathetuntersuchung mit Rekanalisation des Infarktgefäßes vorgenommen werden oder bei fehlender Interventionsmöglichkeit alternativ als Fibrinolysetherapie erfolgen. Bei NSTEMI ist die Fibrinolysetherapie nicht indiziert. Bei diesen Patienten ist in Abhängigkeit von klinischer Beschwerdesymptomatik, Dynamik der EKG-Veränderungen und Infarktserologie zu entscheiden, ob primär konservativ mit Intensivierung der Thrombozytenaggregationshemmung, z.B. durch GP-IIb-/-IIIa-Rezeptorenblocker oder direkt interventionell behandelt wird.

(2) Sedierung und Schmerzbekämpfung s. „**Notfalltherapie bei akutem Koronarsyndrom außerhalb des Krankenhauses**" (5) und (7). In der akuten Phase und bei Schmerzen mit Opiaten großzügig verfahren, Atemdepressionen in dieser Phase sind extrem selten. Blutgase kontrollieren! Bei opiatresistenten Schmerzen liegt im weiteren Verlauf manchmal eine Pericarditis epistenocardica vor. Therapie: Noramidopyrinmethansulfonat (Novalgin®) 0,5–1 g i.v.

> **! WICHTIG:**
> In der akuten Infarktphase Nitroglyzerin grundsätzlich i.v. infundieren (Trinitrosan®) 1–10 mg/h, jedoch vorsichtig beginnen, da die arterielle Drucksenkung gefährlich werden kann. Aus dem gleichen Grund auch vorsichtig antihypertensive Medikamente verabreichen, sofern in der akuten Phase noch eine arterielle Hypertonie bestehen sollte. Arterieller Blutdruck nicht unter 100–110 mmHg systolisch!

(3) Sauerstoff: Sauerstoffinsufflation per Nasensonde (2–4 l/min) kann die arterielle Sauerstoffsättigung erhöhen. Da diese auch in unkomplizierten Infarktfällen initial erniedrigt ist, soll Sauerstoff während der ersten 48 h routinemäßig gegeben werden. Herzinsuffizienz und Schock sind absolute Indikationen zur Sauerstoffapplikation (jedoch liegen dazu keine kontrollierten Studien vor!). Im letzteren Fall sind meistens Intubation und kontrollierte oder assistierte Beatmung schon frühzeitig indiziert (**s. Kap. III.2.1.2, „Sofortmaßnahmen"**).

(4) Reperfusionstherapie: Es ist gesichert, dass eine Wiedereröffnung des thrombotisch verschlossenen Koronargefäßes bei STEMI innerhalb der ersten 12 h nach Verschluss die Infarktausdehnung begrenzen, u.U. weitgehend verhüten kann. Der Patient mit akutem Koronarsyndrom sollte deshalb nach Möglichkeit in eine Klinik transportiert werden, in der eine sofortige Herzkatheterisierung mit mechanischer Rekakanalisation durch Ballondilataion und nachfolgende Stentimplantation ausgeführt werden kann. Hiermit werden die besten Wiedereröffnungsraten ($>90\%$) sowie eine deutliche Senkung der Infarktletalität auch bei kardiogenem Schock (ca. 50 %) erreicht. Ein invasives Vorgehen ist deshalb einer Lysetherapie vorzuziehen, wenn der Zeitverlust zwischen möglicher Lysetherapie und Verbringung des Patienten in ein Herzkaheterlabor und die Rekanalisation des verschlossenen Infarktgefäßes nicht mehr als etwa 2 h beträgt. Erneute Angina nach Infarkt ist eine eineutige Indikation zur sofortigen Koronarographie und evtl. Dilatation, um Reinfarkte zu vemeiden. Weiterhin sind als gesicherte Indikationen zur Sofort-PTCA anzusehen: Kontraindikationen zur Lysetherapie, große Infarkte mit dementsprechend schlechter Prognose, hohes Alter, nach Schlaganfall, nach Unfällen sowie bei unkontrolliertem hohem Blutdruck.

Bei fehlender Möglichkeit zu einer sofortigen PTCA (langer Zeitverlust etc.) sollte als Therapie der 2. Wahl eine Fibrinolysetherapie durchgeführt werden. In ca. 60 % der Fälle kann mit **systemischer Fibrinolyse** in der frühesten Phase (jede Minute zählt!) des Infarkts eine wirksame Wiedereröffnung erreicht werden (s.u.). Der Erfolg der Fibrinolysetherapie, d.h. die Wiedereröffnung des Infarktgefäßes oder die „Reperfusion", wird erkannt an einem besonders hohen und frühen Gipfel der CK-Werte, manchmal auch am Auftreten von „Reperfusionsarrhythmien" (ventrikuläre Arrhythmien). Eine sichere Aussage ist aber nur mittels Koronarangiographie möglich. Die Fibrinolyse sollte von einer körpergewichtsadaptierten Antikoagulierung mit Heparin oder niedermolekularem Heparin über mindestens 48 h begleitet sein (**s. Kap.III.2.1.5**, „Fibrinolyse- und Antikoagulanzientherapie"). Große Studien haben gezeigt, dass eine frühzeitige Hemmung der Thrombozytenfunktion die Letalität des akuten Herzinfarkts vermindert. Daher werden 500 mg Acetysaliculäure so früh wie möglich als Aspisol® i.v. verabreicht und die Therapie mit 100 mg/Tag weitergeführt (**s. Kap. III.2.4**). Zusätzlich verbessert Clopidogrel (Iscover®, Plavix®) 75 mg/Tag (nach Aufsättigung mit 4- bis 8-mal 75 mg) die Prognose des akuten Koronarsyndroms (STEMI und NSTEMI).

(5) Allgemeine Maßnahmen und Mobilisation (s.a. Tab. III.2.3):
- **Medikamentöse Maßnahmen:** β-Blocker verbessern die Prognose des Herzinfarkts um etwa 20 %. Sie sollten grundsätzlich gegeben werden bei Sinustachykardie, Arrhythmien und beim hämodynamisch stabilen Patienten (z.B. Atenolol initial 25–50 mg p.o./Tag, dann 50–100 mg/Tag [Tenormin®]). Die AIRE-Studie hat überzeugend gezeigt, dass beim Auftreten von Herzinsuffizienzzeichen im Gefolge eines Infarkts ACE-Hemmer die ab dem 3. Tag nach Infarktbeginn gegeben werden, die Letalität um 27 % senken (initial z.B. Ramipril 2 × 2,5 mg p.o., danach 2 × 5 mg/Tag [Delix®]). ACE-Hemmer nach Infarkt sind indiziert bei großen Infarkten mit niedriger EF und bei Herzinsuffizienzzeichen mit Blutdruckwerten > 100 mmHg. Wenn die EF < 45 % nach Infarkt liegt, sollten ACE-Hemmer lebenslang gegeben werden, wenn keine Kontraindikationen vorliegen (AIRE-Studie). Auch die sehr frühe Gabe von Statinen hat sich beim akuten Myokardinfarkt zur Sekundärprophylaxe bewährt.
- Absolute **Ruhe** ist heute während des ersten Tages allgemein anerkannt (möglichst Vermeiden aller Reize, die belasten oder den Sympathikotonus erhöhen können, wie Schmerz, Schreck, Angst, Ärger).
- Da Bettruhe nicht unbedingt die bestmögliche Entlastung für das Herz bedeutet (vergrößertes Blutangebot an das Herz in horizontaler Lage) und längeres Liegen und völlige Ru-

Tabelle III.2.3 Mobilisation nach Myokardinfarkt

Bei unkompliziertem Verlauf

1. Tag	Strenge Ruhe auf der Intensivstation, Liegen mit angehobenem Kopfende oder Sitzen im Bett
2. Tag	Bettruhe, passive Bewegungsübungen
3. Tag	Sitzen an der Bettkante, Bettstuhl, Aufstehen
4.–6. Tag	Aufstehen, Herumgehen im Zimmer, Toilette
7.–14. Tag	Herumgehen, Treppensteigen, Entlassung
3.–6. Woche	Rekonvaleszenz zu Hause oder Anschlussheilverfahren, Beginn eines Trainingsprogramms, evtl. Koronarangiographie
2.–3. Monat	Rückkehr in das Berufsleben mit modifiziertem Tagesablauf, Trainingsprogramm, evtl. Koronarangiographie

Bei kompliziertem Verlauf

Großer Infarkt, anhaltende oder rezidivierende ischämische Schmerzen, Fieber, ernste Arrhythmien (Vorhofflimmern, AV-Block, Kammerarrhythmien), Herzinsuffizienz verzögern die Mobilisation um mindestens 3 Tage nach Abklingen (s. Text). Bei Myokardischämie: Koronarangiographie

Nach erfolgreicher Fibrinolyse oder PTCA und ohne wiedereintretende Ischämie ist eine rasche Mobilisierung möglich mit Entlassung bereits nach < 10 Tagen.

higstellung auch Sekundärkomplikationen mit sich bringen können, tendiert man heute zu rascher **Mobilisierung** (Tab. III.2.3): Nach unkompliziertem Infarkt ist eine Entlassung nach 4–5 Tagen möglich. Vor Krankenhausentlassung hat es sich bewährt, eine Ergometrie durchzuführen, die eine weiterbestehende Ischämie ausschließen sollte. Der stationäre Aufenthalt wird ausgedehnt und die Mobilisation verzögert bei sehr großen Infarkten (Anhaltspunkte aus der Zahl evtl. vorausgegangener Infarkte und den infarkttypisch veränderten Ableitungen im EKG, Eintreten von Vorhofflimmern, Rückbildungsgeschwindigkeit der ST-Hebung, CK und GOT größer als das 8- bis 10fache des Normalwerts, Leukozytose > 14 000/µl), bei anhaltenden ischämischen Schmerzen, bei rezidivierenden Herzrhythmusstörungen, bei Weiterbestehen der Herzinsuffizienz (protodiastolischer Galopp, anhaltende Sinustachykardie, feuchte, basale Rasselgeräusche, Lungenstauung im Röntgenbild), bei persistierender Perikarditis (Differenzialdiagnose: Postinfarktsyndrom), bei Entwicklung von Papillarmuskeldysfunktion oder Aneurysmen. Die Mobilisation wird so geführt, dass der Kranke zur Zeit der Entlassung in der Lage ist, alle Beanspruchungen ohne Herzinsuffizienz, Angina pectoris oder Arrhythmien zu erledigen, die ihn daheim bzw. im Anschlussheilverfahren erwarten. Erneute Angina pectoris oder sonstige Hinweise auf Myokardischämie nach dem Infarkt (Ergometrie!) oder sonstige Anhaltspunkte für eine koronare Mehrgefäßerkrankung müssen zur frühzeitigen Koronarangiographie veranlassen.

Fibrinolyse- und Antikoagulanzientherapie
(**s. a. Kap. II.5**)

Die Fibrinolyse ist nach der Akut-PTCA nur noch Therapie der 2. Wahl und kommt für Patienten in Betracht, die nicht rechtzeitig einer interventionellen Therapie zugeführt werden können. Eine Fibrinolysetherapie innerhalb der ersten 6 h verbessert die Überlebenschancen und die Langzeitprognose, wenn eine Rekanalisation des Infarktgefäßes erreicht wird. Thromboembolische Komplikationen können durch Antikoagulanzienbehandlung nach dem Infarkt fast vollständig verhütet werden.

> **! WICHTIG:**
> Unter Antikoagulanzientherapie keine i.m. Injektionen! V.-subclavia-Punktion und Arterienpunktionen nur, wenn unbedingt notwendig.

Vorgehen
In der Frühphase zunächst Heparinisierung, dann Fibrinolyse, wenn Infarktbeginn nicht länger als 6 h zurückliegt (Streptokinase 1,5 Mio. E i.v. über 30 min, Eminase® 30 mg langsam i.v. als Bolus, Gewebeplasminogenaktivator rt-PA [Actilyse®] 15 mg als Bolus, dann 50 mg in 30 min, danach 35 mg über 60 min, Reteplase [Rapilysin®] 2 Bolusinjektionen von 10 E im Abstand von 30 min). Zuvor, spätestens unmittelbar anschließend, Beginn der Antikoagulierung sofort und für mindestens 2 Tage mit Heparin (Liquemin®) oder niedermolekularem Heparin (Clexane®).

Dosierung
Initial Heparin 5000–10 000 I.E. i.v., danach 20 000–30 000 I.E./Tag mittels Infusionspumpe (Ziel aPTT 60– 70 sec., Kontolle nach 3, 6, 12, 24 h). Die Heparintherapie ist in dieser Form ausgesprochen komplikationsarm, die Toxizität ist gering. Allergien sind selten, Thrombopenien sehr selten, jedoch Überwachung erforderlich. Bei Blutungen absetzen; nur selten ist das spezifische Antidot, Protaminsulfat 100 mg i.v., erforderlich (**s. Kap. II.5.5.1 und II.5.5.2**). Heparin kann sodann mit subkutaner Applikation in geringerer Dosierung (z.B. 3-mal 7500 bzw. 5000 I.E. s.c. unter die Bauchhaut) noch einige Tage fortgeführt werden. Alternativ

Gabe von niedermolekularem Heparin (Enoxaparin) körpergewichtsadaptiert 2-mal täglich s.c. ohne Therapiekontrolle. (Cave: Keine Therapie mit niedermolekularem Heparin bei Niereninsuffizienz [GFR < 30 ml/min]!.

Frühzeitige Hemmung der Thrombozytenaggregation mit Acetylsalicylsäure (Aspirin®) und Clopidogrel (Iscover®, Plavix®) verbessert die Lebenserwartung und reduziert die Häufigkeit atherothrombotischer Komplikationen. Die duale Thrombozytenaggregationshemmung wird bei Patienten mit akutem Koronarsyndrom für 9–12 Monate weitergeführt. Danach folgt eine lebenslange Therapie mit ASS 100 mg/Tag. Vorsicht bei Gastritis, Ulcus ventriculi et duodeni, „Reizmagen" oder Magenanamnese: Auch bei niedriger Dosierung (50–100 mg/Tag) gastrointestinale Blutungen möglich. Unter Umständen entsprechende Antazidatherapie (**s. Kap. III.6.5.2**) oder Absetzen der Acetylsalicylsäure bzw. Ersetzen durch Clopidogrel (Plavix®) 75 mg/Tag p.o.

Glykoprotein-IIb-/-IIIa-Inhibitoren: Insbesondere beim nichttransmuralen Myokardinfarkt (NSTEMI) empfiehlt sich zur initialen Therapie oder zur Überbrückung bis zu einer Herzkatheteruntersuchung die Behandlung mit Glykoprotein-IIb-/-IIIa-Rezeptorantagonisten, wenn besondere Risikokonstellationen für atherothrombotische Komplikationen wie Diabetes mellitus etc. vorliegen. Zur Verfügung stehen reversible (Tirofiban [Aggrastat®] und Eptifibatid [Integrillin®]) sowie irreversible Glykoprotein-IIb-/-IIIa-Rezeporantagonisten (Abciximab [ReoPro®]). Differentialtherapeutische Überlegungen beziehen sich auf die angestrebte Therapiedauer, potenzielle Operationsnotwendigkeit und den Preis. Die Dosierung aller drei Substanzen erfolgt gewichtsadaptiert mit initialer Bolusgabe zur Absättigung der Rezeptoren.

Mobilisation und Nachbehandlung

Mobilisation des Infarktkranken während der stationären Behandlungsphase **s. Kap. III.2.1.5**, „Therapie im Krankenhaus". In der Rekonvaleszenz und Nachbehandlungsphase wird in Abhängigkeit vom Alter und Allgemeinbefund eine körperliche Ertüchtigung durch Trainingsbehandlung angestrebt. Dosiertes aufbauendes Training soll in ein Programm regelmäßiger körperlicher Tätigkeit mit einem Optimum an täglicher Bewegung und Muskelarbeit einmünden (entsprechend etwa 4 km Gehen pro Tag). Das Körpergewicht soll auf Normalgewicht reduziert und Risikofaktoren sollen ausgeschaltet werden (**s. Kap. III.2.4**, „Therapie"). Die Wiederaufnahme der beruflichen Tätigkeit erfolgt in jedem Einzelfall nach den besonderen Umständen, frühestens jedoch 4–6 Wochen nach dem Ereignis. Komplikationen im Verlauf, wie Angina pectoris (**s. Kap. III.2.4.2**), Herzrhythmusstörungen (**s. Kap. III.2.3**) oder Herzinsuffizienz (**s. Kap. III.2.2.1**), sowie Komplikationen durch die arteriosklerotische Grundkrankheit werden nach den dort geltenden Richtlinien behandelt. Vor Krankenhausentlassung sollte eine Ergometrie durchgeführt werden. Bei Patienten mit weiterbestehender Ischämie mit oder ohne Angina pectoris oder hartnäckigen ventrikulären Rhythmusstörungen, chronischer Herzinsuffizienz oder bei rezidivierenden Infarkten, die primär konservativ behandelt wurden, sollen 2–6 Wochen nach dem Infarkt eine selektive Koronarangiographie und Lävokardiographie durchgeführt werden, um zu prüfen, ob eine Indikation zur katheterinterventionellen Therapie oder zum kardiochirurgischen Eingriff (Koronarchirurgie) besteht (**s. Kap. III.2.4.2**, „Invasive bzw. operative Maßnahmen"). Die erneute selektive Koronarangiographie sollte bei anhaltender oder rezidivierender, besonders bei frühzeitig wiederauftretender Ischämie zügig ausgeführt werden.

Therapie von Infarktkomplikationen
Arrhythmiebehandlung

Einzelheiten **s. Kap. III.2.3**. Hier werden nur einige besonders wichtige und häufige Arrhythmien besprochen.

(1) Ventrikuläre Extrasystolen: Jede einzelne Extrasystole wird mit Aufmerksamkeit beachtet! **Behandlungsindikation:** Häufiger als 20/min, Bigemini, polytoper Reizursprung, Salven, frühzeitiger Einfall („R-auf-T"-Phänomen) sowie stets dann, wenn Kammertachykardie oder Kammerflimmern beobachtet wird oder bereits vorgekommen ist.

Pharmakotherapie:
- Auftreten in Zusammenhang mit Bradykardie: 0,5–1 mg Atropin i.v.; nach 1–2 h, wenn erforderlich, wiederholen. Oral Ipratropiumbromid (Itrop® 2- bis 3-mal ½–1½ Filmtbl. à 10 mg).
- Extrasystolie bei normaler Herzfrequenz oder bei Tachykardie: Amiodaron (Cordarex®) 5 mg/kg i.v. oder im Ausnahmefall Lidocain (Xylocain®) 100 mg i.v. Bei Erfolg Infusion mit 1 g Lidocain in 500 ml 5%iger Glukose (Maximaldosis 2–3 g/Tag). Meistens hat man auch mit einem kardioselektiven β-Blocker (z.B. Bisoprolol [Concor®] 5–10 mg p.o./Tag) Erfolg. β-Blocker in dieser Dosierung sind nach Infarkt zur Sekundärprophylaxe sowieso indiziert.

(2) Vorhofflimmern, -flattern: Bei bereits vorbestehendem Vorhofflimmern Kontrolle der Kammerfrequenz durch Digitalis und/oder β-Blocker, Verapamil (Isoptin®) 5–10 mg langsam i.v. oder Digoxin (Lanicor®, Novodigal®), zuerst 0,5 mg, dann 0,25 mg in ½- bis 1-stündlichen Abständen, bis Kammerfrequenz zu sinken beginnt oder bis Maximaldosis von 1,5 mg erreicht ist (**s. Kap. III.2.2.1**, „Glykosidtherapie"). Bei starker Beeinträchtigung von Herz und Kreislauf u.U. rasch Elektrokardioversion (**s. Kap. III.2.3.2.4**, „Therapie"). Nach Wiederherstellung des Sinusrhythmus Erhaltungstherapie Amiodaron (Cordarex®): Aufsättigen mit 1000 mg p.o./Tag über 10 Tage, danach 200 mg p.o./Tag.

(3) AV-Block bei Hinterwandinfarkt: Die Blockierung 1., 2. oder 3. Grades tritt zwischen dem 1. und 3. Tag nach dem Infarkt (ca. 60% der Fälle) ein und bildet sich nach erfolgreicher Reperfusion in ca. 90% der Fälle innerhalb von längstens 4 Tagen wieder zurück. Behandlung nur dann notwendig (ca. 30%), wenn Frequenzverlangsamung auf < 50/min und/oder Blutdruckabfall oder Extrasystolie eintreten oder wenn gleichzeitig Herzinsuffizienz besteht. Vorgehen: 0,5–1 mg Atropin i.v., alternativ Itrop® (i.v. 1 Amp. à 0,5 mg). Besser ist ein transvenöser, temporärer Schrittmacher (**s. Kap. III.2.1.1**, „Behandlung der Asystolie" und **III.2.3.4.5**). Auch hier genügt Einstellung einer Frequenz um 60/min.

(4) AV-Block bei Vorderwandinfarkt: Hier ist die Blockierung gewöhnlich distal vom His'-schen Bündel gelegen (trifaszikulärer Block). Meistens liegt gleichzeitig eine Herzinsuffizienz vor. Der temporäre, besser der permanente transvenöse Schrittmacher wird hier bereits frühzeitig, d.h., wenn möglich, schon vor Eintreten der vollständigen Blockierung (bi- bzw. trifaszikulärer Block, **s. Kap. III.2.3.4.4**), eingelegt. Gleichzeitig Behandlung der Herzinsuffizienz (**s. Kap. III.2.2.1**, „Therapie"). Prognose auch unter Schrittmachertherapie schlecht.

Herzinsuffizienz und Schock

Herzinsuffizienzbehandlung nach allgemeinen Richtlinien mit Vasodilatanzien, Digitalis und Diuretika (**s. Kap. III.2.2.1**, „Therapie"). Da Empfindlichkeit gegenüber Digitalis bestehen kann, werden die **Glykoside nicht schematisch** verabreicht, sondern nur dann, wenn gleichzeitig Vorhofflimmern besteht und die Kammerfrequenz gesenkt werden soll.

Diuretika, etwa Furosemid (Lasix®) 20–40 mg i.v., werden unter sorgfältiger Beobachtung von Diurese, ZVD und, wenn möglich, Pulmonalarteriendruck gegeben.

> **! WICHTIG:**
> Der Füllungsdruck des linken Herzens, messbar als enddiastolischer Pulmonalisdruck oder mittlerer PC-Druck, soll 18 mmHg nicht unterschreiten. Behandlung des kardiogenen Schocks **s. Kap. III.2.1.2**, „Therapie".

ACE-Hemmer werden für den Einsatz beim akuten Infarkt, speziell bei Herzinsuffizienz, ab dem 3.–10. Tag empfohlen, wenn der Patient hämodynamisch stabil ist. Therapieeinleitung (Vorsicht: Hypotonie!) mit geringer Dosierung, z.B. 6,25 mg Captopril (Lopirin®) oder Ramipril 2 × 2,5 mg (Delix®). Dann Dosiserhöhung je nach Blutdruck bis auf 3 × 25 mg Lopirin® oder Ramipril (Delix®) 2 × 5 mg/Tag. Hierdurch werden Morbidität und Letalität sowohl während der ersten Monate als auch der folgenden Jahre um etwa 25 % gesenkt. Ebenfalls sollten in der Frühphase nach einem Myokardinfarkt Statine gegeben werden, z.B. Simvastatin 40 mg.

Weiterbehandlung nach Krankenhausentlassung
Vorbemerkungen
Nach Entlassung aus stationärer Behandlung nach akutem Myokardinfarkt wird in Deutschland eine sog. „Anschlussheilbehandlung" (AHB) über 3–6 Wochen empfohlen. Die Indikation zu einer ambulanten oder stationären Rehabilitationsmaßnahme ist individuell nach Infarktgröße, Folgestörungen durch Komplikationen oder Reanimationsmaßnahmen und Risikokonstellation zu stellen. Neben der medikamentösen Therapie werden in ambulanten oder stationären Rehabilitationszentren Schulungen für die veränderten Lebens- und Ernährungsgewohnheiten (Nikotinabstinenz, cholesterinarme Ernährung) und ein aufbauendes körperliches Training durchgeführt.

Medikamentöse Langzeitbehandlung
Bei weiterbestehender Ischämie mit oder ohne Angina pectoris (auch stumme Ischämie!) werden Nitrate und β-Blocker verwendet (**s. Kap. III.2.4.2**, „Medikamentöse Therapie"), sofern die ischämischen Zustände durch aortokoronare Venen-Bypass-Operation oder Koronardilatation nicht behoben werden können (Indikationen s. dort). Mit β-Blockern können in der Dauertherapie nach Infarkt die Lebenserwartung verbessert und die Häufigkeit des plötzlichen Herztodes (ca. 40 %) und von Reinfarkten (ca. 25 %) vermindert werden. Liegen keine Kontraindikationen vor, ist eine Dauertherapie mit einem β-Blocker (**s. Kap. III.2.4.2**, „Medikamentöse Therapie") wichtigstes Prinzip der Postinfarkttherapie. Darüber hinaus sollte bei jedem Patienten eine Einstellung der Cholesterinwerte mit CSE-Hemmern, wie Simvastatin (Zocor® 10–40 mg), erfolgen. Auch bei normalem LDL-Cholesterin kann durch eine CSE-Hemmer-Medikation die Prognose verbessert werden.

Antikoagulanzien
Eine routinemäßige orale Antikoagulation nach Herzinfarkt ist nicht indiziert. Bei stattgehabten Thromboembolien, großen Vorderwandaneurysmata oder sehr niedriger EF (< 20 %) sehen viele Kollegen die Indikation zur Dauerantikoagulation mit Marcumar® (INR 2–3). Die Datenlage ist uneinheitlich. Thrombozytenfunktionshemmer (ASS 100 mg p.o.) sind nach Myokardinfarkt wahrscheinlich lebenslang indiziert.

Thrombozytenfunktionshemmer
Für diese konnten eine Verbesserung der Akutletalität, eine Senkung der Apoplexie- und Reinfarkthäufigkeit sowie eine Verminderung von Komplikationen nach Infarkt gezeigt werden. In Frage kommen für die Langzeittherapie Acetylsalicylsäure (Colfarit®, Aspirin®), wahrscheinlich auch Clopidogrel (Iscover®, Plavix® bei Unverträglichkeit von Acetylsalicylsäure). Über die Dosierungen besteht keine Einigkeit: Wahrscheinlich liegt die optimale Dosis bei 50–100 mg Acetylsalicylsäure/Tag. Unter Acetylsalicylsäuretherapie ist in ca. 30 % der Fälle mit gastrointestinalen UAW, u.U. schweren Magen-Darm-Blutungen, zu rechnen. Bei Dosierungen von 50–100 mg ASS/Tag sind solche Komplikationen jedoch selten. Engmaschige Beobachtung erforderlich. Unter Umständen gleichzeitig Antazida geben, z.B. Gelusil®-Lac 3- bis 4-mal

1 Beutel/Tag oder Pantoprazol 20–40 mg p.o.). Bei Gastritis, Ulcera ventriculi et duodeni oder vorausgegangenen Magen-Darm-Blutungen ist die Behandlung kontraindiziert, die Anwendung von Clopidogrel (Iscover®, Plavix®) 75 mg 1-mal 1 Tbl. ist ersatzweise möglich. Clopidogrel (Iscover®, Plavix®) 75 mg 1-mal/Tag hat nur sehr wenige UAW.
Bei unkomplizierten Infarkten ist wegen der einfacheren Dosierung und Überwachung Acetylsalicylsäure vorzuziehen. Bei Patienten mit Vorhofflimmern, nachgewiesenen intraventrikulären Thromben oder nach erfolgter Thromboembolie ist dagegen die Therapie mit oralen Antikoagulanzien (Macumar® nach INR = 2,5–3,5) indiziert.

Behandlung der Herzinsuffizienz

Liegt eine Herzinsuffizienz vor, so wird diese nach den üblichen Richtlinien behandelt (**s. Kap. III.2.2.1**, „Therapie", sowie **II.3.2.9**).

Antiarrhythmika

Herzrhythmusstörungen werden ebenfalls nach den aufgeführten Richtlinien behandelt. β-Blocker sind bei allen Tachyarrhythmien die Antiarrhythmika der 1. Wahl, da sie nach Infarkt sowieso indiziert sind. Nur wenn diese kontraindiziert sind oder nicht vertragen werden, sollen symptomatische Arrhythmien mit Amiodaron (Cordarex®) behandelt werden (initial Aufsättigung mit insgesamt 10–15 g p.o. innerhalb von 14 Tagen bis 3 Wochen, dann 200 mg p.o./Tag). Bei hochgefährdeten Patienten mit drohendem tachykardem Herzstillstand werden mit großem Erfolg in spezialisierten Zentren automatische, implantierbare Defibrillatoren eingesetzt (siehe dazu: Leitlinien zur Implantation von Defibrillatoren www.leitlinien.dgk.org).

2 Herzinsuffizienz und chronisches Cor pulmonale

2.1 Herzinsuffizienz

Definition: (Siehe dazu auch Leitlinie zur Therapie der chronischen Herzinsuffizienz [www.leitlinien.dgk.org].)
Unfähigkeit des Herzens, trotz ausreichenden venösen Blutangebots die Bedürfnisse des Organismus zu befriedigen.
(1) Manifeste Herzinsuffizienz: Symptome der Herzinsuffizienz liegen bereits in Ruhe bzw. bei leichten, alltäglichen Belastungen vor.
(2) Belastungsherzinsuffizienz: Beanspruchungen führen die Symptome der Herzinsuffizienz herbei; unter Ruhebedingungen bilden diese sich wieder zurück.
(3) Systolische oder Kontraktionsinsuffizienz: Herzinsuffizienz durch mangelnde myokardiale Kontraktionsleistung (übliche Form).
(4) Diastolische Herzinsuffizienz: Bedingt durch temporäre oder dauernde Behinderung der diastolischen Erschlaffung und damit ungenügende Füllung des oder der Ventrikel (Füllungsbehinderung durch Compliancestörung).

Ätiologie und Pathogenese: Herzinsuffizienz kann eintreten durch äußere Überlastung bei nicht vorgeschädigtem Herzmuskel durch Druckbelastung, z.B. durch arterielle oder pulmonale Hypertonie, Aorten-, Pulmonalstenose, Volumenbelastung, z.B. durch exzessive Natrium- und Flüssigkeitszufuhr, Mitral-, Aorten-, Trikuspidalinsuffizienz. Herzinsuffizienz kann auch bei normaler oder sogar bei reduzierter Belastung des Herzens durch primär myokardiale Erkrankungen ausgelöst werden, z.B. Myokarditis, Kardiomyopathie, Myokardinfarkt, toxische Myokardschädigung, etwa bei gramnegativem oder septischem Schock u.a. Kombinierte Formen kommen vor. Eine Überlastung des Herzmuskels kann oft lange Zeit durch kompensatorische Mechanismen (Hypertrophie, erhöhter Sympathikotonus, Vermeh-

rung des zirkulierenden Blutvolumens) abgefangen oder „kompensiert" werden. Zusätzliche Belastungen gleich welcher Art können dann den Zustand der Herzinsuffizienz oder der „Dekompensation" herbeiführen.
Zusätzliche Belastungen, die auch aus der natürlichen Progredienz der zugrunde liegenden Erkrankung resultieren können, kommen gleichermaßen als Ursache für „Therapieresistenz" einer Herzinsuffizienz in Betracht und sind daher besonders zu beachten (s.u.). „Diastolische" Herzinsuffizienz entsteht als reversible Form infolge regionaler oder globaler Ischämie. Sie ist dauerhaft gegeben durch Myokardversteifung durch Hypertrophie, Vernarbung des Myokards, Amyloidablagerung oder endo- oder perikardiale Konstriktion.
Insgesamt können folgende Faktoren eine Herzinsuffizienz auslösen oder unterhalten:
(1) Myokardläsion (Myokarditis, Koronarerkrankung, Infarkt, Kardiomyopathie, Amyloidose, schwere konzentrische Hypertrophie),
(2) Herzklappenfehler oder Shunt,
(3) arterielle Hypertonie,
(4) pulmonale Hypertonie,
(5) bronchopulmonale Erkrankungen,
(6) Anämie, Fieber,
(7) Hyperthyreose,
(8) bakterielle Endokarditis mit Herzklappenzerstörung,
(9) Herzrhythmusstörungen,
(10) Lungenembolie,
(11) Therapie nicht wirksam, nicht eingehalten oder Medikamenten-UAW (Digitalisintoxikation, Adriamycin, Antidepressiva, Antiarrhythmika),
(12) Natrium- bzw. Flüssigkeitsretention (Diätfehler, Infusionen, Medikamente nicht eingenommen oder unwirksam).

Klinik: Die Symptomatologie der Herzinsuffizienz ergibt sich aus der Grundkrankheit und der Reaktionsweise von Herz und Kreislauf. Sie lässt sich in 3 Gruppen aufgliedern und ist für systolische und diastolische Herzinsuffizienz wie auch für die Mischformen gleich:
(1) Folgen reduzierter Förderleistung: Müdigkeit, Schwäche, eingeschränkte Leistungsfähigkeit, Dyspnoe, Ödem.
(2) Folgen der Stauung vor der linken bzw. rechten oder beiden Herzkammern: Protodiastolischer Galopprhythmus, Orthopnoe, Lungenstauung, Lungenödem: Venendruckerhöhung, Leberstauung, Ödeme, Aszites. Cheyne-Stokes-Atmung resultiert als Folge von Stauung und reduzierter Förderleistung.
(3) Kompensationsmechanismen: Herzvergrößerung, Tachykardie, präsystolischer Galopp, Natrium- und Wasserretention (erhöhter Sympathikotonus, Aktivierung des Renin-Angiotensin-Aldosteron-Systems, Aktivierung verschiedener Zytokine).
Schließlich wird es für die Therapieplanung bedeutsam sein, ob eine Links- oder/und eine Rechtsherzinsuffizienz vorliegt. Im ersteren Fall steht die Lungenstauung im Vordergrund, im zweiten die Stauung im großen Venensystem (Halsvenen, Leber), im Fall der Rechtsherzinsuffizienz bei Mitralstenose kommt es zusätzlich zur Lungenstauung. Die Folgen der reduzierten Förderleistung (s. unter [1]) und die Kompensationsvorgänge (s. unter [3]) treffen in beiden Fällen zu. Ursachen für Links- (Hypertonie, Koronar-, Myokarderkrankung, Aorten- und/oder Mitralfehler) bzw. für Rechtsherzinsuffizienz (Pulmonalhypertonie, Lungenembolie, Mitral-, Pulmonalstenose, Vorhofseptumdefekt) müssen differenziert und in die Therapieplanung einbezogen werden.

Diagnostik: Symptomatik, Galopprhythmus, Lungenstauung, Venenstauung, u.U. Leberstauung, Herzvergrößerung (Echokardiographie, Thorax-Röntgen), Kammervergrößerung und reduzierte zirkumferentielle Faserverkürzungsgeschwindigkeit (VCF) und reduzierte

(< 55 %) Austreibungsfraktion der linken Herzkammer im Echokardiogramm, fehlende Zunahme der Austreibungsfraktion unter Belastung.

Therapie

Behandlungsziel

Die therapeutischen Maßnahmen konzentrieren sich auf

(1) **Entlastung des Herzens:** Ruhe, Senkung des Füllungsdrucks durch Lagerung, ACE-Hemmer, Diurese, Aderlass; arterielle oder pulmonalarterielle Widerstandssenkung, Regularisierung des Herzrhythmus.

(2) **Reduktion** „überschießender" Kompensationsmechanismen: β-Blocker, ACE-Hemmer, AT_1-Rezeptorantagonisten, Aldosteronantagonisten.

(3) **Elimination auslösender oder die Herzinsuffizienz unterhaltender Faktoren** (s. „Ätiologie und Pathogenese").

(4) **Stärkung der Kontraktionskraft des Herzmuskels:** Digitalis.

(5) Eine Differenzialtherapie bezüglich einer „systolischen" bzw. „diastolischen" Herzinsuffizienz gibt es heute nur insofern, als bei der diastolischen Herzinsuffizienz die Erhaltung des Sinusrhythmus, die Senkung der Füllungsdrücke und eine eher langsame Herzfrequenz angestrebt werden müssen. Positiv inotrope Pharmaka haben keinen nachgewiesenen Nutzen. Bei vorwiegend diastolischer Herzinsuffizienz wird folgendes Vorgehen empfohlen:
- Reduktion des linksventrikulären diastolischen Drucks (Diuretika, Nitrate),
- Abnahme der Herzfrequenz (β-Blocker),
- Erhalten der Vorhofkontraktion (Sinusrhythmus, AV-sequenzieller Schrittmacher),
- Verhindern von linksventrikulärer Hypertrophie (antihypertensive Therapie, OP oder Ablation bei hypertrophisch obstruktiver Kardiomyopathie [HOCM]),
- Vermeidung von Ischämie (β-Blocker, Nitrate),
- Keine positiv inotropen Pharmaka.

(6) Senkung der Herzfrequenz: In den meisten Fällen von Herzinsuffizienz wird Tachykardie nicht vertragen. Senkung der Herzfrequenz kann die Kontraktions- und Auswurfleistung des Herzens verbessern. Alle Maßnahmen oder Medikamente, die so wirken, sind daher günstig (β-Blocker, Digitalis, ACE-Inhibitoren).

Allgemeinmaßnahmen

(1) **Bettruhe:** Physische und psychische Entlastung werden der Schwere der Herzinsuffizienz angepasst (Bettruhe, Umgebungs- bzw. Berufswechsel). Bettruhe bei akuter Linksherzinsuffizienz mit angehobenem Oberkörper (10–30°). Bettruhe allein kann Diurese und Rekompensation bewirken. Aus dem Verschwinden von Ödemen darf man aber noch nicht auf Erfolg schließen! Umverteilung von Ödemflüssigkeit erfolgt rasch! Körpergewicht kontrollieren! Die Dauer der Bettruhe vom Rückgang des Galopprhythmus und der Herzvergrößerung abhängig machen. Tägliches Wiegen ist sinnvoll, da Gewichtszunahmen von mehr als 1000 g für eine zunehmende Natrium- und Wasserretention sprechen. Das Körpergewicht soll nach Ödemausschwemmung stabilisiert sein. Es ist gleichzeitig wichtiger Indikator für die Kontrolle des Verlaufs. Antikoagulanzien (**s. Kap. II.5**) stets bei Bettruhe und bei Ödemausschwemmung zur Prophylaxe thromboembolischer Komplikationen. Bei normaler Nierenfunktion niedermolekulares Heparin, z.B. Enoxaparin (Clexane®) 20–80 mg/Tag s.c., alternativ Heparin p. inf. (Liquemin®) 10 000 I.E. als Bolus i.v., gefolgt von einer Dauerinfusion von 10 000–20 000 I.E. je 12 h.

(2) **Natriumrestriktion:** Einschränkung der Kochsalzzufuhr wirkt der für die Herzinsuffizienz typischen Natriumretention entgegen und ist wichtigstes Prinzip der Herzinsuffizienztherapie. Auch durch die Einführung wirksamer Diuretika hat diese alte Behandlungsmethode

nur wenig an Bedeutung verloren. Natriumrestriktion kann in vielen Fällen chronischer Herzinsuffizienz die diuretische Therapie ersetzen, in anderen wird sie sie ergänzen. So genannte „Therapieresistenz" beruht nicht selten auf ungenügender Natriumrestriktion. „Normale Ernährung" enthält 5–15 g NaCl/Tag. Vermeidet man zusätzliches Salzen, kann die tägliche Salzzufuhr auf 3–5 g gesenkt werden. Praktische Durchführung einer kochsalzarmen Kost **s. Kap. II.3.4.7**.

(3) Restriktion der Flüssigkeitszufuhr: Je nach Schweregrad der Herzinsuffizienz sollte die Trinkmenge 1–1,5 l/Tag nicht überschreiten. Gegenmaßnahmen: Hochdosiert Furosemid + ACE-Hemmer und konsequente Einschränkung der Flüssigkeitszufuhr auf weniger als 1000 ml/Tag.

> **! WICHTIG:**
> Natriumverdünnungssyndrom (hypotone Hyperhydratation) bei zu reichlicher Wasserzufuhr unter Natriumrestriktion und/oder Natriumverlust (Schwitzen, renaler Natriumverlust) kann bei hohen Außentemperaturen und zu reichlicher Wasserzufuhr vorkommen. Gegenmaßnahmen s. **Kap. II.3.4.2.1** und **III.1.1.2.3**, „Therapie". Unter hochdosierter, lang dauernder diuretischer Therapie und Natriumrestriktion kann eine gefährliche Hyponatriämie auftreten, meist handelt es sich allerdings um eine „Wasserintoxikation".

(4) Kaliumzufuhr: Diätetische oder medikamentöse Kaliumzufuhr ist bei Herzinsuffizienz mit sekundärem Hyperaldosteronismus sowie unter diuretischer Therapie zweckmäßig, vielfach unentbehrlich, da Kaliummangel generell die Arrhythmiebereitschaft und die Glykosidempfindlichkeit erhöht. Vorgehen: kaliumreiche Früchte und Fruchtsäfte, Spironolacton 25 mg/Tag p.o. (Aldactone®) mit regelmäßigen Kontrollen des Serumkaliums, besonders bei der meist gleichzeitig erfolgenden ACE-Hemmer-Therapie (**s. a. Kap. II.3.4.4**).

(5) Magnesiummangel spielt wahrscheinlich bei der chronischen Herzinsuffizienz eine Rolle, zumindest in der Arrhythmieentstehung. Genaue Kenntnisse fehlen. Häufig tritt Magnesiummangel bei Alkoholabusus und als Folge von diuretischer Therapie (Thiazide) zusammen mit Kaliummangel auf. Auf jeden Fall, u.U. auch vorsorglich, sollte bei erniedrigtem Serum- und/oder Erythrozytenmagnesium Magnesium diätetisch und/oder medikamentös zugeführt werden (Magnesium Verla®, Biomagnesin®, Tromcardin®). Einzelheiten **s. Kap. II.3.4.2** sowie **III.1.5.2**.

Vasodilatanzien
Pharmakologie

Sowohl die akute als auch die chronische Herzinsuffizienz können mit Vasodilatanzien wirkungsvoll behandelt werden. Durch eine venöse, arterioläre oder eine kombinierte Gefäßerweiterung wird das insuffiziente Herz entlastet.

Die venöse Gefäßerweiterung vermindert den venösen Rückstrom zum Herzen, reduziert damit die Kammerfüllung und verbessert durch verminderte Kammerwandspannung und -radius die Arbeitsbedingungen für das insuffiziente Myokard. Gleichzeitig werden die Lunge entlastet, der pulmonale Gaswechsel erleichtert und die Atemarbeit verringert.

Arterioläre Dilatation senkt den Auswurfwiderstand des Herzens und führt so direkt zu einer Verbesserung der Auswurfleistung (Zunahme des Herzminutenvolumens, Zunahme der Austreibungsfraktion). Hierdurch kommt es ebenfalls zu einer Abnahme der Kammerdimensionen mit verbesserten Arbeitsbedingungen und besserer Herzleistung. Gleichzeitig wird durch die arterioläre Vasodilatation die Durchblutung der Organe verbessert. Dies wird substanzspezifisch für die unterschiedlichen Organbezirke verschieden stark ausgeprägt sein. Dieser Aspekt der Vasodilatanzienwirkung muss differenzialtherapeutisch beachtet und auch hinsichtlich von UAW in Rechnung gestellt werden (s.u.).

Die medikamentös induzierte Verringerung des venösen Blutangebots an das Herz oder des Auswurfwiderstands oder beider in Kombination führt zu Anpassungsvorgängen an Herz und Kreislauf, ohne die es zu einem u.U. gefährlichen Sinken des Aortendrucks kommen kann. Im Zustand der Herzinsuffizienz ist das Füllungspotenzial des Herzens so groß, dass eine Verminderung der Vorlast das Herzminutenvolumen nicht drosselt, sondern eher steigert. Eine Senkung des Gesamtgefäßwiderstands wird bei dem erhöhten Füllungspotenzial des insuffizienten Herzens sofort von einer Erhöhung der Auswurfleistung beantwortet, sodass der Aortendruck nicht wesentlich beeinflusst wird. Dies bedeutet, dass vor Einsatz dieser Substanzen die Diagnose einer Herzinsuffizienz **sicher** sein muss. Ferner muss beachtet werden, dass nicht jedes erkrankte Herz in der Lage ist, auf eine Verringerung der Füllung mit einer Vergrößerung der Auswurfleistung zu reagieren (Myokardfibrose, Perikardkonstriktion, Perikardtamponade, höhergradige Herzklappenstenosen).

> **! WICHTIG:**
> Insbesondere nach der 1. Dosis, aber auch bei Dosiserhöhungen im Verlauf muss der Blutdruck sorgfältig überwacht werden. Stark wirkende Diuretika sollen vor Einleitung der Vasodilatanzientherapie nicht gegeben bzw. mindestens 24 h zuvor abgesetzt werden.

Leitlinienentsprechend werden zuerst ACE-Inhibitoren gegeben. Sie verbessern die Leistungsfähigkeit und senken Morbidität und Letalität (z.B. Captopril, Enalapril, Lisinopril u.a.). Die Verbesserung der Prognose durch ACE-Hemmer ist wahrscheinlich sowohl durch ihren peripher vasodilatierenden Effekt als auch durch Hemmung der negativen Angiotensin-II-Wirkungen auf chronische Umbauvorgänge an Herz und Gefäßen gedingt, die über den AT_1-Rezeptor vermittelt werden. Dementsprechend wird eine symptomatische Besserung erst nach Wochen oder Monaten erkennbar.

Indikationen

(1) Akute Herzinsuffizienz: Lungenödem bei Hypertonie, koronarer Herzkrankheit, akutem Myokardinfarkt, Kardiomyopathie, Herzklappenfehlern. Besonders gut ist die Wirkung arteriolär wirkender Vasodilatanzien bei regurgitierenden Herzklappenfehlern (Mitral-, Aorteninsuffizienz, Herzwandaneurysma), aber auch bei Erkrankungen mit hohem peripheren Gefäßwiderstand (Hypertonie). Bei akuter Rechtsherzinsuffizienz infolge primär vaskulärer Pulmonalhypertonie oder Lungenembolie dürfen Vasodilatanzien nur mit größter Vorsicht und unter invasiver Überwachung des Pulmonalarterien- und des Arteriendrucks eingesetzt werden. Begründung: Es muss sichergestellt sein, dass der Gesamtgefäßwiderstand nicht stärker sinkt als der grundsätzlich weniger ansprechbare pulmonale Gefäßwiderstand, da es in diesem Fall zu gefährlichem Blutdruckabfall kommen kann.

(2) Chronische Herzinsuffizienz: Linksherzinsuffizienz, Globalinsuffizienz bei Hypertonie, koronarer Herzkrankheit, Kardiomyopathie und Herzklappenfehlern, v.a. dann, wenn Aorten- und/oder Mitralinsuffizienz vorliegt. Bei ausgedehnter Myokardfibrose, Amyloidose, Perikardkonstriktion ist die Ansprechbarkeit des Herzens auf die periphere Entlastung grundsätzlich eingeschränkt und daher die Therapie mit diesen Pharmaka nicht erfolgversprechend.

(3) Chronische Rechtsherzinsuffizienz bei Cor pulmonale: Pulmonalhypertonie bei Lungenerkrankungen, bei rezidivierenden Lungenembolien oder bei primär vaskulärer Pulmonalhypertonie kann therapeutisch nur schwer beeinflusst werden. Am vielversprechendsten ist die vorsichtige Diuretikagabe; eine zu starke Senkung der Vorlast muss aber unbedingt vermieden werden. Kalziumantagonisten haben sich bei chronischer Anwendung nicht bewährt. Neuere Untersuchungen haben erfolgreiche Behandlungsergebnisse mit einer Prostazyklin-Dauertherapie beim chronischen Cor pulmonale gezeigt (Epoprostenol). Ein neuer therapeutischer Ansatzpunkt ist die mehrfach tägliche Inhalation von Prostazyklin oder seines stabilen Derivates Iloprost (Ventavis®), die Gabe von Endothelinantagonisten (Bosentan [Tracleer®] z.B. 2-mal 62,5 bzw. 2-mal 125 mg p.o.) sowie die Gabe von Sildenafil (Revatio®, z.B. 3 × 40 mg p.o.). Zumeist müssen diese Pharmaka kombiniert gegeben werden.

Kontraindikationen

(1) *Vasodilatanzien:* Hochgradige Herzklappenstenosen, niedriger arterieller Blutdruck (< 90 mmHg systolisch), es sei denn, es handelt sich um Schock oder Präschock. Hier Vorgehen nach den Richtlinien (**s. Kap. III.2.1.2**, „Therapie") mit invasiver Überwachung von Blutdruck und Herzfrequenz.

(2) *ACE-Hemmer:* Doppelseitige Nierenarterienstenose, Schwangerschaft, primärer Hyperaldosteronismus. Ferner sind substanzeigene UAW zu beachten: z.B. schwerer Nitratkopfschmerz, LE-Zell-Phänomen unter hochdosiertem Hydralazin, Husten oder angioneurotisches Ödem unter ACE-Inhibitoren.

Praktisches Vorgehen bei akuter Herzinsuffizienz

Nitroglyzerin sublingual oder per infusionem (**s. Kap. III.2.1.3**, „Allgemeinmaßnahmen"). Die Nitrattherapie ist bei allen Formen der akuten Linksherzinsuffizienz die bevorzugte Sofortmaßnahme. Wahrscheinlich können jedoch auch ACE-Inhibitoren mit Vorteil eingesetzt werden, z.B. Captopril (Lopirin®) 12,5–25 mg sublingual.

Praktisches Vorgehen bei chronischer Herzinsuffizienz
(**s. Tab. III.2.4**)

ACE-Inhibitoren

Am besten belegt ist die Wirksamkeit von Captopril (Lopirin®, Tensobon®) 3-mal 6,25–25 mg p.o., Enalapril (Pres®, Xanef®) 1- bis 2-mal 5–10–20 mg, Benazepril (Cibacen®) 1- bis 2-mal 5–10 mg, Quinapril (Accupro®) 1- bis 2-mal 5–10 mg oder auch Lisinopril (Coric®, Acerbon®) 2,5–5–10–20 mg 1-mal/Tag; Beginn vorzugsweise abends vor dem Zubettgehen p.o. Bei Therapieeinleitung stets sehr niedrige Dosis (6,25 mg Captopril oder 2,5 mg Enalapril) wählen. Das

Tabelle III.2.4 Medikamentöses Therapieschema bei chronischer Linksinsuffizienz (nach Schweregrad)[1]

	ACE-Hemmer	AT$_1$-RA[2,4]	Diuretika	β-Blocker	Digitalis	Spironolacton
NYHA I	(+)[3] bei niedriger EF	(+) bei ACE-Hemmer-Intoleranz	–	(+) bei Tachykardie post Infarkt	+ bei Vorhofflimmern	–
NYHA II	+	+ bei ACE-Hemmer-Intoleranz	(+) bei Dyspnoe	+	+ bei Vorhofflimmern	(+) bei Hypokaliämie
NYHA III	+	+ bei ACE-Hemmer-Intoleranz	+	+	+	+
NYHA IV	+	+ bei ACE-Hemmer-Intoleranz	+	+	+	+

[1] die Herzinsuffizienztherapie ist immer eine Kombinationstherapie
[2] AT$_1$-Rezeptorantagonisten zusätzlich zu ACE-Hemmern und β-Blockern können die stationären Einweisungen reduzieren
[3] (+) nur bei spezieller Indikation
[4] AT$_1$-RA = AT$_1$-Rezeptorantagonisten

Verhalten des Blutdrucks auf der Höhe der Wirkung, d.h. 1 bzw. 3 h nach Einnahme, überprüfen!

ACE-Inhibitoren sind für eine Dauertherapie sehr gut geeignet und sollten dann wahrscheinlich grundsätzlich mit Diuretika kombiniert werden. Sie verbessern Befindlichkeit, Leistungsfähigkeit und Lebenserwartung bei chronischer Herzinsuffizienz. Sie haben einen gewissen diuretischen Effekt und wirken einer Hyponatriämie entgegen. Die volle Wirkung entfaltet sich nur langsam, d.h. über Wochen.

UAW sind selten: Hypotonie, Geschmacksstörungen, Hüsteln, selten auch Hautveränderungen, sehr selten angioneurotisches Ödem oder bei allergisch disponierten Individuen auch Agranulozytose. In diesem Fall sofort absetzen! Ein leichter Kreatininanstieg ist häufig und belanglos. Bei Niereninsuffizienz mit Kreatininwerten > 2 mg/dl wird die Dosis halbiert; bei Kreatinin > 4 mg/dl sollen ACE-Hemmer nur unter engmaschiger Kontrolle in sehr niedrigen Dosen gegeben werden.

Eine Kontraindikation besteht bei beidseitiger Nierenarterienstenose.

Bei geringem Diuretikabedarf werden Vasodilatanzien mit Thiaziddiuretika, bei schwereren Fällen mit Schleifendiuretika kombiniert. Wenn ACE-Hemmer nicht vertragen werden wegen Hustens, sind stattdesssen AT$_1$-Rezeptorantagonisten, z.B. Candesartan (Atacand®, Blopress®) indiziert.

> **WICHTIG:**
> Bei der Kombination von ACE-Inhibitoren mit Diuretika muss beachtet werden, dass es bei Verwendung von kaliumsparenden Diuretika, insbesondere von Aldosteronantagonisten, z.B. Spironolacton, zu Hyperkaliämie und/oder einer raschen Verschlechterung der Nierenfunktion kommen kann. Diese Kombinationen sollten daher zu regelmäßigen Kontrolluntersuchungen Anlass geben.

AT$_1$-Rezeptor-Antagonisten

Bei Unverträglichkeit oder UAW (Husten!) von ACE-Hemmern können stattdessen AT$_1$-Rezeptor-Antagonisten mit gleich guter Wirkung gegeben werden: Losartan (Lorzaar®) 2 × 50 mg; Valsartan (Diovan®) 2 × 80 mg; Candesartan (Atacand®, Blopress®) 8–16 mg p.o. Die UAW Husten und angioneurotisches Ödem entfallen. Bei beidseitigen Nierenarterienstenosen bzw. bei Schwangerschaft sind auch diese Hemmstoffe der Angiotensin-II-Wirkung kontraindiziert. Die Kombination mit Diuretika (wie bei den ACE-Hemmern) wird empfohlen. Einige Untersuchungen zeigen, dass die Kombinationstherapie ACE-Hemmer + AT$_1$-Rezeptorantagonist besonders günstig wirksam zu sein scheint (Enalapril 2 × 10 mg + Losartan 2 × 50 mg). Zuvor sollte jedoch immer versucht werden, einen β-Blocker zu geben (z.B. Bisoprolol 1,25 mg täglich p.o.). Die Dosis darf nur in 2- bis 3-wöchentlichen Abständen bis zur Zieldosis von 10 mg/Tag gesteigert werden.

Nitrate und Hydralazin

Wenn ACE-Hemmer und AT$_1$-Rezeptor-Antagonisten nicht oder nur ungenügend wirksam sind, kann auch die Kombination eines **lang wirkenden** Nitrats (Isosorbid-Dinitrat, z.B. Isoket® retard 1-mal 120 mg/Tag p.o., oder Isosorbid-5-Mononitrat, **s. Kap. III.2.4.2**, „Medikamentöse Therapie") mit Hydralazin oder Dihydralazin (Nepresol®) 3- bis 4-mal 25–50 mg p.o. gegeben werden. Die Verbesserung der Prognose ist aber geringer als unter ACE-Hemmern. **Hydralazin** oder Dihydralazin wirkt sehr stark widerstandssenkend und ist daher bei regurgitierenden Klappenfehlern manchmal besonders gut wirksam. Die ungünstigen Wirkungen dieser Substanz auf den Koronarkreislauf (Steal-Phänomene!) werden durch die gleichzeitige Gabe des Nitrats aufgehoben. Hydralazin oder Dihydralazin allein ist bei koronarer Herzkrankheit kontraindiziert. Die Kombination aus Nitraten und Hydralazin/Dihydralazin ist auch für eine Dauertherapie geeignet, obwohl die UAW-Häufigkeit groß ist (20–30 %). Es muss außerdem beachtet werden, dass bei hohen Nitratdosen Toleranz eintreten kann. Dies wird durch intermittierende Gabe weitgehend vermieden (ca. 8 h/Tag soll der Nitratplasmaspiegel < 50 ng/ml liegen, entsprechend einer einmal täglichen Dosis eines modernen retardierten Isosorbid-Dinitrat- oder Isosorbid-5-Mononitrat-Präparats). Bei Dauerapplikation von Hydralazin in Dosen über 150 mg/Tag können Fieber und gelegentlich LE-Zell-Phänomene eintreten. In diesem Fall muss die Substanz abgesetzt werden.

Kalziumantagonisten

Kalziumantagonisten haben bei der Behandlung der Herzinsuffizienz keine Indikation: Wegen der ihrer Wirkung inhärenten negativ inotropen Eigenschaft kann es bei allen Kalziumantagonisten zu einer Verschlechterung der Herzinsuffizienz kommen. Ihr Einsatz ist nur gerechtfertigt, wenn nur hiermit zu kontrollierende ischämische Zustände vorliegen (**s. Kap. III.2.4.2**, „Medikamentöse Therapie") oder wenn eine Hypertonie nur hiermit eingestellt werden kann! Dann ist Amlodipin (Norvasc®) 5–10 mg/Tag p.o. vorzuziehen, da darunter keine Verschlechterung der Herzinsuffizienz auftritt. Diltiazem und rasch wirkende Dihydropyridine sind kontraindiziert.

Weitere Medikamente

Eine wirksame Vasodilatation kann auch durch **β₂-stimulierende Sympathomimetika** (Dobutamin in hoher Dosierung), **Kalziumsensitizer** (Levosimendan) wie auch durch **Phosphodiesterasehemmstoffe** wie Milrinon (Corotrop®) erreicht werden. Da diese Stoffe gleichzeitig inotrop wirken, hat man an sie große Hoffnungen geknüpft. Ihr Anwendungsbereich bleibt jedoch heute auf die akute Herzinsuffizienz beschränkt. Für die chronische Herzinsuffizienz ist eine Übersterblichkeit nachgewiesen worden. Versuche zur Beeinflussung einer chronischen Herzinsuffizienz durch intermittierende Infusion von Sympathomimetika oder Phosphodiesterasehemmern haben nur kurzzeitige Erfolge bei schwersten Formen der Herzinsuffizienz gebracht. Literatur beachten! Für Levosimendan wurde in kontrollierten Studien keine Lebensverlängerung trotz positiver hämodynamischer Messwerte nachgewiesen.

Glykosidtherapie

Die Digitalisglykoside haben seit Einführung der ACE-Hemmer-Therapie als Mittel zur Behandlung der Herzinsuffizienz an Bedeutung verloren. Die wesentlichen therapeutischen Eigenschaften sind antiadrenerge Effekte, Reduktion der Barorezeptordysfunktion, Steigerung der myokardialen Kontraktionskraft (Inotropie) und Verlangsamung der Herzfrequenz, insbesondere bei Vorhofflimmern. Bei Sinusrhythmus können Glykoside bei zusätzlicher Gabe zum ACE-Hemmer die Häufigkeit stationärer Einweisungen vermindern, bei mittleren Plasmaspiegeln haben sie keinen Einfluss auf die Prognose, bei hohen Spiegeln führen sie wahrscheinlich zu einer Übersterblichkeit. Die Wirkung ist bei den verschiedenen Glykosiden prinzipiell gleich. Unterschiede bestehen hinsichtlich der Resorbierbarkeit, der Geschwindigkeit des Wirkungseintritts sowie der Eliminationsroute und -geschwindigkeit (Abklingquote).

Indikationen

(1) **Chronische Herzinsuffizienz:** Manifeste symptomatische Linksherzinsuffizienz (NYHA II–IV) mit vergrößertem linken Herzen, niedriger EF und hohen Füllungsdrücken (Hypertonie, Koronarerkrankung, schwere Aorteninsuffizienz, Mitralinsuffizienz).

(2) **Rhythmusstörungen:**
- Tachykardes Vorhofflimmern oder -flattern,
- paroxysmales Vorhofflimmern,
- paroxysmale Vorhof- oder AV-Knotentachykardie.

Bei **Myokarditis** und **kongestiven Kardiomyopathien** sind die günstigen Digitaliswirkungen gering, aber die Empfindlichkeit gegenüber Digitalis hoch. Liegt eine Herzinsuffizienz vor, so ist die Indikation ebenfalls nur dann gegeben, wenn die Auswurffraktion bei großem linken Ventrikel niedrig ist (= 30–35 %). Keine Indikationen oder Kontraindikationen: isoliertes Cor pulmonale, hypertrophische Kardiomyopathie mit oder ohne Obstruktion sowie Herzinsuffizienz anderer Ursache durch überwiegende oder alleinige diastolische Funktionsstörung (Echokardiographie erforderlich!). Bei der **Koronarkrankheit** mit Angina pectoris wie Infarkt wird Digitalis nur bei Herzinsuffizienz oder bei Vorhofflimmern mit absoluter Arrhythmie und schneller Kammerfrequenz gegeben. Beachte die besonderen Erscheinungsformen der Insuffizienz bei chronischer Koronarkrankheit (**s. Kap. III.2.4.2**, „Therapie der Angina-pectoris-Formen")! Die Digitalisempfindlichkeit kann auch bei dieser Erkrankung erhöht sein. Wenn keine Herzinsuffizienz nachweisbar ist, gibt es auch keine Indikation für Digitalis: Prophylaktisch, perioperativ, alte Patienten etc. Ausnahme: Paroxysmales Vorhofflimmern oder rezidivierendes Vorhofflimmern zur Kontrolle der Kammerfrequenz im Fall des Flimmerns oder Flatterns.

Die geringe und nur ungenau abschätzbare therapeutische Breite der Glykoside erfordert es, dass die Indikation streng gestellt wird.

Kontraindikationen

(1) Bradykardie und AV-Block 2. und 3. Grades,
(2) Elektrolytstörungen (Hypo- bzw. Hyperkaliämie),
(3) Sick-Sinus-Syndrom,
(4) WPW-Syndrom,
(5) obstruktive Kardiomyopathie mit Sinusrhythmus,
(6) Karotissinussyndrom,
(7) Kammertachykardie.

Therapeutische Anwendung

Die Glykosidwirkung ist von zahlreichen, schwer oder gar nicht absehbaren Faktoren abhängig, die überdies im Verlauf stark wechseln können (Niereninsuffizienz, Elektrolytstörungen). UAW sind häufig. Am ehesten kann noch die Beeinflussung der Kammerfrequenz bei Vorhofflimmern als Anhaltspunkt benutzt werden, obgleich auch sie zahlreichen Störfaktoren ausgesetzt ist und überdies indirekt, d.h. zentral, vermittelt ist. Frequenzverlangsamung bei Sinusrhythmus ist zur Beurteilung der Digitaliswirkung nicht geeignet. Spezifische ST-/T-Veränderungen im EKG sind ebenfalls zur Beurteilung der Digitaliswirkung ungeeignet. Kontrolle auch über Plasmaspiegel. Bei Sinusrhythmus Zielspiegel 0,5–0,8 ng/ml Digoxin. Nicht toxischer Bereich: Digitoxin 10–20 ng/ml, Digoxin 0,5–1 ng/ml.

Auswahl des Glykosids

Da die myokardialen und zentralnervösen Wirkungen bei den verschiedenen Digitalisglykosiden grundsätzlich gleich sind, erfolgt die Auswahl nur nach Wirkungseintritt, Applikationsweg (i.v. oder oral), Wirkungsdauer (Abklingen bzw. Gleichmaß der Wirkung) sowie Eliminationsweg (renal oder hepatisch-enteral):

Digitoxin ist grundsätzlich vorzuziehen, da ein hohes Gleichmaß der Wirkung (chronische Vorhofflimmern mit absoluter Arrhythmie) wichtig ist. Bei Niereninsuffizienz bietet Digitoxin höhere Sicherheit wegen seiner gastrointestinalen bzw. hepatischen Elimination.

Therapiekontrolle: nach Herzfrequenz (bei Vorhofflimmern). Die Bestimmung von Glykosid plasmaspiegeln kann bei Verdacht auf Überdosierung nützlich sein (s.o.).

Grundsätzlich sollte die Digitoxindosis nach Aufsättigung mit 1 mg (in 2–3 Tagen p.o.) 0,07 mg täglich betragen (Erhaltungsdosis; 1 × 1 Digimerck minor®). Wenn darunter bei Vorhofflim mern die Kammerfrequenz in Ruhe oder unter Belastung zu hoch ist, sollten β-Blocker zusätzlich gegeben werden, z.B. Bisoprolol 5 mg (Concor 5®).

Unerwünschte Arzneimittelwirkungen

(1) Störungen des Kaliumhaushalts: Digitalisbedingte UAW sind bei Digoxinen (Niereninsuffizienz!) häufig (5–10 %) und bei Digitoxin selten (1–3 %). Sie sind eng mit dem Kaliumhaushalt verknüpft: Stets Serumkalium bzw. Kaliumbilanz prüfen! Diuretika! Beachte: Unter Digitalistherapie allein kann es zur Kaliumverarmung kommen. Bei akuter schwerer Digitalisintoxikation kann Hyperkaliämie eintreten. Bei Digoxinbehandlung muss die Nierenfunktion (Kreatinin-Clearance) beachtet werden (Digoxindosis halbieren bei Kreatinin > 1,5 mg/dl, besser auf Digitoxin übergehen!).

> **WICHTIG:**
> Treten im Verlauf einer Glykosidbehandlung Überdosierungserscheinungen auf, muss stets deren Ursache gesucht werden: zu hohe Erhaltungsdosis? Dosis geändert? Verbesserte Resorption bei Rückgang der Herzinsuffizienz? Nierenfunktionsstörungen? Diuretikatherapie mit Kaliumverlust? Medikamenteninterferenzen (z.B. Chinidin)?

(2) Kardiovaskuläre UAW: Arrhythmien. Bei chronischer Digitalisbehandlung muss berücksichtigt werden, dass mit steigendem Lebensalter die therapeutische Breite abnimmt durch Verlangsamung der Eliminationsgeschwindigkeit (altersbedingte Abnahme der Kreatinin-Clearance), während gleichzeitig die Digitalisempfindlichkeit zu- und u.U. der Kaliumbestand abnimmt.

> **WICHTIG:**
> Digitalisbedingte Arrhythmien (Extrasystolie, AV-Block, Vorhoftachykardie mit Block) können jede Erscheinungsform annehmen! Sie sind immer gefährlich! Überdies können sie eine bestehende Herzinsuffizienz verschlechtern. Es gibt keine Vorzeichen, die das Auftreten von Arrhythmien signalisieren, auch nicht gastrointestinale oder zentralnervöse UAW. Dennoch wird man bei deren Auftreten bereits die Dosis reduzieren.

(3) Gastrointestinale UAW sind häufig: Appetitstörungen, Übelkeit, Erbrechen, Durchfall. Auslösung vornehmlich durch zentral vermittelte Vaguswirkung. Lokale Reizwirkung ist von untergeordneter Bedeutung.

(4) Zentralnervöse Störungen: Depressionen, Schwindel, Kopfschmerz, psychotische Störungen.

(5) Sehstörungen: Unscharfes Sehen, Farbensehen (meist gelb), Lichthöfe, Doppeltsehen, Skotome, insbesondere Flimmerskotome.

(6) Gynäkomastie tritt sehr selten und nur nach lang dauernder Digitalistherapie ein.

(7) Allergien und **Hautreaktionen** sind äußerst selten.

> **WICHTIG:**
> Bei akuter Digitalisüberdosierung kann Hyperkaliämie vorkommen!

Behandlung der UAW

Bei ungefährlichen Manifestationsformen Dosisreduktion bzw. mehrtägige Digitalispause unter sorgfältiger Beobachtung.

> **! WICHTIG:**
> Die Digitalispause muss u.U. auf bis zu 2 Wochen ausgedehnt werden, auch wenn nur ein mittellang wirkendes Digoxinderivat verwendet wurde.

(1) Digitalispause, Kaliumzufuhr: Auch bei **digitalisbedingten Herzrhythmusstörungen** genügt gewöhnlich eine Digitalispause. Voraussetzung ist stets der Ausgleich einer evtl. bestehenden Hypokaliämie. Steht die gesteigerte Irritabilität mit Extrasystolie im Vordergrund, kann auch bei normalem Serumkalium weiterhin Kalium zugeführt werden: Gewöhnlich genügt orale Medikation, 40–60 mval Kalium/Tag (Kalinor®-Brausetabletten). In dringenden Fällen und bei erheblichen gastrointestinalen Symptomen auch als Tropfinfusion: 40–80 mval KCl in 500 ml physiologischer Kochsalzlösung über 2 h infundieren. Bei Hypokaliämie können wesentlich größere Dosen notwendig sein: bis zu 300 mval/Tag.

> **! WICHTIG:**
> Langsame Infusionsgeschwindigkeit, u.U. kombiniert i.v. und p.o. Gabe! Venenreizung kann sehr erheblich sein! Serumkalium und EKG kontrollieren.

(2) Vorgehen bei vollständigem AV-Block: Bei vollständigem AV-Block ohne den Schutz eines Herzschrittmachers keine Kaliumzufuhr, da ventrikuläre Reizbilder unterdrückt werden können. Stattdessen sollte mit Digitalis Antidot BM® i.v. therapiert werden (80 mg binden etwa 1 mg Digoxin oder Digitoxin im Körper). Bei AV-Block und Bradykardie kann ein temporärer Schrittmacher notwendig werden (**s. Kap. III.2.1.1**, „Spezielle Maßnahmen bei tachykardem und bradykardem Herzstillstand"). Atropin ist meist zu wenig und vor allem zu kurz wirksam.

(3) Vorgehen bei Vorhoftachykardie: Bei Vorhoftachykardie mit Block ist die Abgrenzung von Vorhofflattern entscheidend wichtig (**s. Kap. III.2.3.2.3**), da die Therapie gegensätzlich ist. Wenn eine Digitalispause nicht genügt oder nicht abgewartet werden kann: Digitalis Antidot BM® i.v., Elektroschocktherapie vermeiden, da therapieresistentes Kammerflimmern induziert werden kann. Aus dem gleichen Grund auch diagnostische Karotissinusmassage vermeiden! In dringlichen Fällen kann aber die Elektrokardioversion versucht werden (**s. Kap. III.2.3.2.4**, „Wiederherstellung des Sinusrhythmus").

(4) Vorgehen bei Digitalisintoxikation:
- Digitalispause,
- Kaliumzufuhr (z.B. 80–120 mval K^+ als Brausetabletten [Kalinor® Brause]),
- bei Bradykardie Atropin 1–2 mg i.v.,
- bei ventrikulären Arrhythmien
  - Lidocain 100 mg i.v. oder etwa 3 mg/h i.v. (Perfusor),
  - Magnesium i.v. (z.B. 20 mval in 20 min),
- bei weitestgehender Bradykardie passagerer Schrittmacher (externer SM, transösophageale oder transvenöse Stimulation),
- Digitalis-Antitoxin (FAB-Fragmente) 80 mg i.v./1 mg zu inaktivierendes Digoxin oder Digitoxin,
- bei Kammerflimmern Defibrillation (R-synchron),
- bei Hyperkaliämie Hämofiltration bzw. Hämolyse.

Eine Digitalisintoxikation ist immer lebensgefährlich! Bei sehr hohen Digoxinmengen können FAB-Antikörper (Digitalis Antidot BM®) lebensrettend sein. Die Elimination von Digitoxin kann wesentlich beschleunigt werden durch Ionenaustauscherharze, die mit der Gallenflüssigkeit in den Dünndarm abgegebenes Digitoxin binden, z.B. Colestyramin (Quantalan®) 3-mal 4–8 g p.o.

2 Herzinsuffizienz und chronisches Cor pulmonale

β-Rezeptorenblocker

Vorbemerkung

Mehrere kontrollierte, prospektive, doppelblind durchgeführte Studien haben übereinstimmend gezeigt, dass β-Blocker (Bisoprolol, Metoprolol und Carvedilol) die Prognose herzinsuffizienter Patienten (NYHA II–IV) deutlich bessern und die Letalität um 35 % senken, wenn sie zusätzlich zu Diuretika, Digitalis und ACE-Hemmern gegeben werden. Auch der akute Herztod (sudden death) wird um ca. 40 % vermindert.

Wesentlich an dieser Therapie ist die extrem langsame Steigerung der initial niedrigen Dosen (Initialdosis der β-Blocker = $^1/_{10}$ der Zieldosis; Bisoprolol [Concor®] Zieldosis = 10 mg/Tag; Metoprolol [Beloc zok®] Zieldosis = 2 × 100 mg; Carvedilol [Dilatrend®, Querto®] Zieldosis = 2 × 25 mg p.o.). Beim älteren Patienten > 70 Jahre kann auch Nebivolol (Nebilet®); Zieldosis = 10 mg/Tag) eingesetzt werden. Blutdruckwerte ca. 90–100 mmHg systolisch werden gut vertragen, wenn die einschleichende Therapie (über 3 Monate!) sorgfältig durchgeführt wird und die Patienten gut aufgeklärt werden. β-Blocker sind bei der chronischen Linksherzinsuffizienz heute unverzichtbar. Der Wirkmechanismus hinsichtlich der Prognoseverbesserung ist noch nicht geklärt (Frequenzreduktion, niedrige Blutdruckwerte, antiadrenerge Wirksamkeit).

Wirkungen

Folgende Wirkungen sind gesichert:
(1) Antianginös (antiischämisch),
(2) antihypertensiv,
(3) antiarrhythmisch,
(4) Reduktion der Infarktletalität (um ca. 20 %),
(5) symptomatisch bei hypertrophischer obstruktiver Kardiomyopathie,
(6) bei chronischer Linksherzinsuffizienz bei dilatativer Kardiomyopathie und nach Myokardinfarkt,
(7) dissezierendes Aortenaneurysma (Druck- und Frequenzreduktion),
(8) symptomatisch bei Mitralklappenprolapssyndrom,
(9) bei Synkopen bei QT-Syndrom,
(10) perioperativ bei koronarer Herzkrankheit,
(11) bei tachykarden Rhythmusstörungen.

Praktisches Vorgehen

(1) Nur bei Patienten, die seit mehr als 2 Wochen stabil sind,
(2) nur zusätzlich zu ACE-Hemmern,
(3) nicht, wenn in letzter Zeit die Diuretikadosis gesteigert wurde,
(4) ambulante Therapie bei NYHA I–III,
(5) stationäre Therapie bei NYHA IV,
(6) Testdosis: $^1/_{10}$ der Zieldosis,
(7) Steigerung der Dosis alle 2 Wochen,
(8) Zieldosis: 10 mg Bisoprolol, 2 × 100 mg Metoprololsuccinat (nicht Metoprololtartrat), 2 × 25 mg Carvedilol,
(9) vor jeder Dosiserhöhung klinische Untersuchung des Patienten,
(10) Verbesserung des Befindens ist erst nach 3–6 Monaten zu erwarten.

Diuretische Therapie

Durch Natrium- und Wasserelimination wird das zirkulierende Blutvolumen und damit das venöse Blutangebot an das Herz reduziert. Bei abnehmender Kammerfüllung werden die Ar-

Tabelle III.2.5 Dosierung gebräuchlicher Diuretika bei normaler Nierenfunktion per os

	Einzeldosis (mg)	Dosisbereich (mg)
Thiazide		
Chlorothiazid	500	500–2000
Hydrochlorothiazid	25	25–100
Schleifendiuretika		
Furosemid	40	40–250 (500)
Etacrynsäure	50	50–150
Piretanid	6	3–12
Bumetanid	1,0	0,5–2,0
Torasemid	10	10–30
Kalium- und magnesiumsparende Diuretika		
Triamteren	50	50–100
Amilorid	5	5–10
Spironolacton	25	25–300
Eplerenon	25	25–50
Kombinationstherapie (sequenzielle Nephronblockade)		
Furosemid, z.B. 3 × 80 mg i.v. plus Hydrochlorothiazid, z.B. 12,5–25 mg p.o.		

beitsbedingungen für das Myokard dank kleinerer Kammerdimensionen (Gesetz von Laplace) günstiger. Ferner wird der Blutdruck gesenkt.

Grundlagen und Praxis der Ödemtherapie werden andernorts besprochen (s. Kap. II.3.2). Hier sollen nur die für die Herzinsuffizienztherapie wichtigen Gesichtspunkte erwähnt werden.

Diuretika werden entsprechend ihren unterschiedlichen Eigenschaften selektiv, u.U. in Kombination und stets in der geringstmöglichen Dosierung eingesetzt (**Tab. III.2.5**). Es ist wichtig, dass man mit einigen wenigen Substanzen vertraut ist und dann nur diese verwendet. Bei der Auswahl müssen berücksichtigt werden: Applikationsweg (i.v., p.o.), Wirkungsmechanismus, Wirkungseintritt (Wirkung wird durch Bettruhe gesteigert!), Wirkungsdauer und -intensität (Komplikationen bei zu rascher Diurese! Wirkungsverlust bei Dauertherapie) sowie allgemeine (Kaliumhaushalt!) und substanzspezifische (Hyperurikämie, Verschlechterung der Nierenfunktion) UAW.

Therapie der Hyponatriämie bei chronischer Herzinsuffizienz erfolgt wie folgt:
(1) Reduktion der Trinkmenge (1–1,5 l/Tag),
(2) Diuretika hochdosiert plus ACE-Hemmer (z.B. 2-mal 50 mg Captopril),
(3) eventuell K^+ i.v. oder Aldosteronantagonisten bei Hypokaliämie.

Bei schwerer Herzinsuffizienz und bei symptomatischer systolischer Dysfunktion im Rahmen eines Myokardinfarkts reduziert die zusätzliche Gabe von niedrigdosierten Aldosteronantagonisten (Spironolacton [Aldactone®] bzw. Eplerenone [Inspra®] 25 mg 1-mal täglich) die Letalität um ca. 30 %, wofür allerdings kaum die diuretische Wirkung verantwortlich ist, sondern eher die Verminderung des Kalium- und Magnesiumverlustes.

Behandlung der akuten Herzinsuffizienz

In der Behandlung der akuten Herzinsuffizienz und auch der schweren chronischen Formen werden die an der Henle'schen Schleife angreifenden, den Chloridtransport (**s. Kap. II.3.4.1**) hemmenden Diuretika wie Furosemid (Lasix®), Piretanid (Arelix®), Torasemid (Torem®) oder Xipamid (Aquaphor®) bevorzugt. Diese erlauben bei raschem Wirkungseintritt eine in weiten Grenzen dosisabhängig steuerbare Intensität der Entwässerung. Dosierung: Lasix® 40–80 mg p.o. pro dosi, 20–500 mg i.v. Wiederholung je nach Situation. Substitution von Kaliumverlusten am besten in der Reboundphase, 4–5 h nach Applikation (Kalinor®-Brausetbl. 40–80 mval). Piretanid (Arelix®) wirkt ähnlich, jedoch wird weniger Kalium ausgeschieden (Vorteil!). Xipamid (Aquaphor®) wirkt weniger abrupt und länger (Vorteil bei Dauertherapie!). Die Entlastung des Herzens durch Diurese wird frühestens nach ca. $1/2$ h spürbar. Torasemid (Torem®) hat eine besonders gute Bioverfügbarkeit (sichere Wirkung auch bei Stauungsinsuffizienz!).

Dauerbehandlung

Zur Dauerbehandlung werden bevorzugt Thiazide in Kombination mit kaliumsparenden Diuretika verwendet, etwa Dytide® H (Triamteren + Hydrochlorothiazid) oder Moduretik® (Amilorid + Hydrochlorothiazid) je 1–2 Tbl./Tag. Triamteren (Jatropur®) oder Amilorid allein können zu Hyperkaliämie führen und werden daher nur unter besonderen Bedingungen (Kaliumverlustsyndrome) gegeben.

Allein oder in Ergänzung können stark wirkende Schleifendiuretika (Lasix®) intermittierend (jeden 2. Tag, 1-mal/Woche o.ä.) gegeben werden.

Der Aldosteronantagonist Spironolacton (Aldactone®, Osyrol®) allein oder in Kombination mit einem Saluretikum (Aldactone-Saltucin®) oder mit Furosemid (Osyrol-Lasix®) ist für die Dauerbehandlung geeignet. Jedoch ist diese Behandlung kostspielig und durch UAW belastet (v.a. Hyperkaliämie, Gynäkomastie, selten auch mit Mammakarzinom). Einleitung der Therapie mit erhöhter Dosis, z.B. 2- bis 3-mal 100 mg über 3 Tage p.o., dann 25–50 mg p.o./Tag. Kaliumspiegel kontrollieren! Bei Niereninsuffizienz Vorsicht! Hier sollen nur Schleifendiuretika verwendet werden. Wenn bei gleichzeitiger ACE-Hemmer-Therapie Aldosteronantagonisten gegeben werden sollen (Hypokaliämie, Herzinsuffizienz), müssen die Serumkaliumspiegel regelmäßig kontrolliert werden! Die gleichzeitge Gabe von nichtsteroidalen Antiphlogistika muss wegen potenzieller Nierenfunktionsstörungen (Hyperkaliämie, Verschlechterung der Herzinsuffizienz) unbedingt vermieden werden! Eplerenone führt nicht zu der UAW Gynäkomastie.

Vorgehen bei Diuretikaresistenz

(1) Schleifendiuretikum (z.B. 3 × 80 mg Furosemid i.v. + Thiazid [z.B. Hydrochlorothiazid 25–50 mg p.o.]). Täglich Kalium- und Gewichtskontrolle.
(2) Bei Hypokaliämie: Schleifendiuretikum + Spironolacton (z.B. 100 mg i.v.). Initial täglich Kaliumkontrolle.
(3) Bei niedrigen Blutdruckwerten: Dobutamin (+ Dopamin) i.v.
(4) Bei Verdünnungshyponatriämie: Schleifendiuretikum (Furosemid) in hoher Dosierung i.v., ACE-Hemmer (z.B. Captopril 2- bis 3-mal 50 mg p.o.). Stationäre Bettruhe, Reduktion der Trinkmenge ($\leq$ 1 l/Tag).
(5) Wenn Ödeme sich nicht mobilisieren lassen oder das Serumkreatinin unter der hochdosierten Diuretikatherapie ansteigt: Hämofiltration über 24–48 h mit Entzug von 3–6 l Ödemen (prognostisch günstiger als Höchstmengen von Diuretika!).

Vorgehen bei ausgedehnten Ödemen
(s.a. **Vorgehen bei Diuretikaresistenz**)
Bei der Ausschwemmung größerer Flüssigkeitsmengen bei ausgedehnten Ödemen muss außer mit Elektrolytverschiebungen mit thromboembolischen Komplikationen gerechnet werden (Hämokonzentration, gestörte Durchblutungs- und Venenverhältnisse in den unteren Extremitäten). In solchen Fällen daher prophylaktisch antikoagulieren (**s. Kap. II.5**). Durch die Hämokonzentration können Angina-pectoris-Symptome zunehmen und hirnischämische Zustände bei gleichzeitig bestehender Zerebralsklerose vorkommen. Abhilfe: Rechtzeitig antikoagulieren, z.B. Enoxaparin (Clexane®) 20–80 mg/Tag bei normaler Nierenfunktion, Heparin (Liquemin® 3-mal 5000–7500 I.E./Tag s.c., 30 000–50 000 I.E. i.v. über 24 h); Dicumarol (z.B. Marcumar®) nach Quick-Wert. Unter Umständen Aderlass, um den Hämatokrit zu senken (oberer Grenzwert ca. 50–55 %, optimal um 40 %).

Aldosteronantagonisten
In einer sehr gut kontrollierten Studie bei Patienten mit schwerer Herzinsuffizienz zeigte die zusätzliche generelle Gabe von 25 mg p.o. Spironolacton (Aldactone®) eine Reduktion der Letalität von etwa 30 %. Die Inzidenz der Hyperkaliämie war tolerabel bei normaler Nierenfunktion und häufigen Elektrolytkontrollen (!), UAW bestanden im Wesentlichen aus Gynäkomastie und Brustschmerzen. Darüber hinaus reduziert eine Therapie mit Eplerenone (Inspra®) die Sterblichkeit nach Myokardinfarkt mit symptomatischer systolischer Pumpfunktionsstörung. Eplerenone führt nicht zur Gynäkomastie. Die Wirkungen sind wahrscheinlich auf eine Erhöhung des Körperbestands an Kalium und Magnesium sowie auf eine Verhinderung der Aldosteron-bedingten Texturstörung am Herzen (Kollagensynthese) zurückzuführen. Der grundsätzliche Einsatz von Aldosteronantagonisten sollte bei allen Patienten mit schwerer Herzinsuffizienz sowie Herzinsuffizienz im Rahmen eines Myokardinfarkts erwogen werden.

Weitere Maßnahmen
Resynchronisationstherapie (CRT): Bei schwerer systolischer Linksherzinsuffizienz mit einer Auswurffraktion < 35 %, breitem QRS-Komplex > 120–150 ms mit Linksschenkelblock und dyssynchronen Kontraktionen des linken Ventrikels (diagnostizierbar durch Echokardiographie!) und Sinusrhythmus reduziert die kardiale Resynchronisationstherapie durch biventrikuläre Schrittmacherstimulation die Symptomatik, Sterblichkeit und plötzliche Herztodesrate. Zur Prophylaxe des akuten Herztodes durch Kammerflimmern sollte bei ischämischer Kardiomyopathie (EF < 35 %) die Implantation eines ICD erwogen werden (siehe dazu: Leitlinien zur Implantation von Defibrillatoren der DGK [www.dgk.org]). Als ultima ratio kann die Indikation zur Herztransplantation bestehen.

2.2 Pulmonale Hypertonie und chronisches Cor pulmonale

Definition und Klassifikation: Eine pulmonale Hypertonie liegt vor, wenn der pulmonalarterielle Mitteldruck bei normalem oder erniedrigtem Herzzeitvolumen > 25 mmHg in Ruhe und/oder > 30 mmHg bei Belastung beträgt. Ursache kann eine Lungenerkrankung oder eine andere pulmonal vaskuläre Widerstandserhöhung sein. Die pulmonalarterielle Hypertonie wird von anderen Formen der pulmonalen Hypertonie abgegrenzt. Das chronische Cor pulmonale ist durch eine rechtsventrikuläre Dilatation und/oder Hypertrophie gekennzeichnet, die als Folge einer pulmonalarteriellen Hypertonie auftritt. Linksherzerkrankungen oder kongenitale Anomalien müssen ausgeschlossen sein.
Nach der Venedig-Klassifikation (2003) werden unter ätiologischen und therapeutischen Gesichtspunkten folgende Formen der pulmonalen Hypertonie unterschieden:

(1) Pulmonalarterielle Hypertonie (PAH); idiopathische Form (IPAH); familiäre Form (FPAH), assoziierte Formen (APAH), z.B. bei Kollagenosen (Sklerodermie), Shunt-Vitien, portaler Hypertension, HIV-Infektion, Einnahme von Drogen/Medikamenten (Appetitzügler), pulmonaler venookklusiver Erkrankung (PVOD), persistierende pulmonale Hypertonie des Neugeborenen (PPHN).
(2) Pulmonale Hypertonie bei Linksherzerkrankungen; Linksherzinsuffizienz (systolisch/diastolisch), Klappenvitien der Aorten- und/oder Mitralklappe.
(3) Pulmonale Hypertonie assoziiert mit Hypoxie; chronisch-obstruktive Bronchopneumopathie (COPD), interstitielle Lungenerkrankungen (Lungenfibrose), Schlafapnoesyndrom, Erkrankungen mit alveolärer Hypoventilation, chronische Höhenexposition.
(4) Pulmonale Hypertonie aufgrund chronischer thrombotischer und/oder embolischer Erkrankungen; chronische thromboembolische pulmonale Hypertonie (CTEPH).
(5) Pulmonale Hypertonie bei sonstigen Erkrankungen; z.B. Sarkoidose, Histiozytosis X, Lymphangioleiomyomatose, Gefäßkompression von außen.

Pathogenese: Im Gegensatz zu anderen Organen kann in der Lunge bei steigendem Blutfluss der Druck in der A. pulmonalis durch aktive Gefäßerweiterung weitgehend konstant gehalten werden. Die pulmonalarterielle Hypertonie ist als proliferativ-entzündliche Erkrankung insbesondere der kleinen Lungengefäße anzusehen, die eine aktive Gefäßerweiterung nicht mehr erlaubt. Im Rahmen einer Hypoxämie kommt es im Gegensatz zur arteriellen Gefäßstrombahn im Pulmonalgefäßbett zur generellen Vasokonstriktion (Euler-Liljestrand-Reflex), die eine Erhöhung des pulmonalvaskulären Widerstands bedingt. Häufigste Ursache des Cor pulmonale ist die chronisch obstruktive Bronchopneumopathie (COPD), die selber keine spezifische Krankheitsentität ist, sondern eine Gruppe von Erkrankungen umfasst mit obstruktiver, restriktiver oder kombiniert obstruktiv-restriktiver Komponente. Das Cor pulmonale ist die primäre kardiovaskuläre Komplikation. Weitere Ursachen siehe Klassifikation.

Klinik: Häufigstes Symptom der pulmonalen Hypertonie ist die Belastungsdyspnoe (oft schleichender Beginn). Die Stadieneinteilung erfolgt klinisch anhand der NYHA-/WHO-Klassifikation (Stadium I–IV). Darüber hinaus können Schwindel, Synkopen, Leistungsminderung und Zeichen der Rechtsherzinsuffizienz (periphere Ödeme) auftreten. Das dekompensierte Cor pulmonale ist durch Dyspnoe, Tachykardie und Zyanose charakterisiert. Man hört einen betonten zweiten Herzton und gelegentlich eine Pulmonalklappeninsuffizienz. Regelhaft ist ein hepatojugulärer Reflux. Die Prognose ist schlecht und hängt im Wesentlichen vom Ausmaß der pulmonalen Hypertonie sowie von der Adaptation des rechten Herzens ab. Je schlechter die rechtsventrikuläre Funktion, desto niedriger die durchschnittliche Überlebenszeit.

Therapie

Allgemeine Maßnahmen

(1) Sauerstofftherapie: Die Langzeit-O_2-Therapie ist die bisher einzige therapeutische Maßnahme, bei der in kontrollierten Studien eine Senkung der Letalität bei Patienten mit chronisch-obstruktiver Bronchopneumopathie und pulmonaler Hypertonie nachgewiesen werden konnte. Vor Einleitung der Therapie ist ein Langzeittest notwendig, in dem gezeigt werden muss, dass es durch eine mindestens 12- bis 16-stündige O_2-Zuatmung nicht zu einem kritischen Anstieg des CO_2 kommt. Die Patienten benötigen zu Hause einen Sauerstoffkonzentrator und eine nächtliche Maskenatmung. Die chronische Sauerstofftherapie wird bei Cor pulmonale und einem $pO_2 < 60$ mmHg empfohlen.

(2) Antikoagulation: Die therapeutische Antikoagulation ist besonders bei Patienten mit chronisch-thromboembolischer pulmonaler Hypertonie (CTEPH; Ziel INR 2,5–3,5) und bei nahezu allen Formen der pulmonalarteriellen Hypertonie (PAH; Ziel-INR 1,5–2,5) indiziert. Bei Eisenmenger-Syndrom und portopulmonaler Hypertonie ist die Antikoagulation optional, bei der pulmonalen Hypertonie als Folge von chronischen Lungenerkrankungen/Hypoxie wird sie i.d.R. nicht empfohlen.

(3) Diuretika: Diuretika sind zur symptomatischen Therapie der Rechtsherzinsuffizienz indiziert. Beim dekompensierten Cor pulmonale werden i.d.R. Diuretika zur Ausschwemmung der Ödeme und zur Senkung des pulmonalarteriellen Widerstands gegeben (z.B. Hydrochlorothiazid 25 mg p.o. kombiniert mit einem Aldosteronantagonisten, z.B. Spironolacton [Aldactone®] 25–50 mg/Tag). Meist ist die Gabe eines Schleifendiuretikums, z.B. Furosemid, Lasix® 3 × 80 mg, nicht zu umgehen.

(4) Weitere Maßnahmen: Herzglykoside sind bei isolierter Rechtsherzinsuffizienz nicht indiziert, wenn Sinusrhythmus besteht. Wenn eine Polyglobulie mit einem Hämatokrit > 60 % vorliegt, ist häufig der Aderlass hilfreich. Der Hämatokritwert sollte jedoch nicht wesentlich auf < 50 % gesenkt werden.

Spezielle Therapie der pulmonalarteriellen Hypertonie

(1) Prostazyklinanaloga: Mit Prostazyklin oder seinem stabilen Derivat Iloprost konnte eine selektive Vasodilatation der pulmonalen Strombahn erreicht werden. Insbesondere durch die inhalative Applikation von Iloprost (Ventavis®) kann eine Besserung der klinischen Symptomatik erreicht werden. Bei dekompensierten Patienten ist die intravenöse Gabe von Prostanoiden (z.B. Ilomedin®) indiziert.

(2) Endothelinrezeptorantagonisten (ERA): Der duale ERA Bosentan (Tracleer®, 2 × 125 mg/Tag) und der ETA-selektive ERA Sitaxsentan (Thelin®, 1 × 100 mg/Tag) verbessern hämodynamische Parameter und das klinische Befinden und sind bei Patienten im Schweregrad NYHA/WHO III (ggf. auch früher) indiziert. Lebertoxizität muss berücksichtigt werden.

(3) Phosphodiesterase-5-Inhibitoren: Sildenafil (Revatio®) 3 × 20 mg sind ebenfalls bei Patienten im Schweregrad NYHA/WHO III (ggf. auch früher) indiziert. Befinden und Belastbarkeit nehmen in den meisten Fällen deutlich zu.

(4) Kombinationstherapie: Die unter 1 bis 3 genannten Substanzen können je nach Schweregrad der PAH und Wirksamkeit der Einzeltherapien auch kombiniert werden. Weitere Studienergebnisse müssen jedoch noch abgewartet werden, und mögliche Wechselwirkungen müssen bedacht werden.

(5) Kalziumantagonisten sind allenfalls bei idiopathischer oder familiärer pulmonalarterieller Hypertonie sowie bei positivem Vasoreagibilitätstest indiziert. Nur ein sehr kleiner Teil der Patienten profitiert dauerhaft.

(6) Vasodilatanzien: Die Therapie mit ACE-Hemmern, Hydralazin, Nitraten, α-Blockern, β$_2$-Sympathomimetika ist nicht wirksam. Bei der Untersuchung der Akutwirkung dieser Substanzen zeigt sich häufig eine Reduktion des pulmonalarteriellen Drucks, die bei Langzeittherapie nicht mehr nachweisbar ist.

> **! WICHTIG:**
> Bei schwerer pulmonaler Hypertonie sind durch Kalziumantagonisten und andere Vasodilatanzien wegen eines gelegentlich auftretenden raschen Blutdruckabfalls Todesfälle beschrieben worden. Sie sind beim dekompensierten Cor pulmonale kontraindiziert, ebenso wie Herzglykoside (Gefahr der Herzrhythmusstörungen), außer wenn Vorhofflimmern vorliegt und die Kammerfrequenz reduziert werden soll.

Therapie von anderen Formen der pulmonalen Hypertonie

An erster Stelle der therapeutischen Überlegungen muss die Behandlung der Grunderkrankung stehen, da es hierdurch häufig möglich ist, die pulmonale Hypertonie zu bessern. Hierzu zählen die antiobstruktive Therapie bei COPD, die Kortikosteroidtherapie bei interstitiellen Lungenerkrankungen, die Therapie einer Linksherzinsuffizienz (ACE-Hemmer, β-Blocker, Diuretika, Digitalis) sowie die Antikoagulation bei rezidivierenden Lungenembolien. Bei portopulmonaler Hypertonie ist die Lebertransplantation die einzig kurative Therapieoption.

Operative Therapie

(1) Die **pulmonale Thrombendarteriektomie (PEA)** stellt einen kausalen Therapieansatz bei CTEPH dar, wenn die Gefäßobstruktion proximal genug gelegen ist, um chirurgisch erreichbar zu sein. Die PEA desobliteriert proximale und distale Gefäße mit erstaunlich guten postoperativen Erfolgen, wenn die Indikation korrekt war.

(2) **Lungentransplantation:** Ein irreversibles Lungenleiden aufgrund einer restriktiven oder obstruktiven Lungenerkrankung mit pulmonaler Hypertonie im Endstadium gilt als Indikation für die Lungentransplantation (einseitig, doppelseitig, Herz-Lungen-Transplantation). Die Ergebnisse sind nicht so gut wie bei der Herztransplantation. Bei jüngeren Patienten sollte man jedoch an diese therapeutische Möglichkeit denken, wenn andere Therapiemethoden versagt haben und der Patient in das dekompensierte Stadium überzugehen droht.

(3) **Ballonatrioseptostomie (BAS):** Herbeiführen eines interatrialen Rechts-Links-Shunts. Kann bei schwerkranken Patienten erwogen werden und dient meist als „Bridging" bis zu einer Lungentransplantation. Hohe Letalität, daher nur bei Patienten im Stadium NYHA/WHO IV mit den Zeichen der Rechtsherzdekompensation indiziert, die therapierefraktär bezüglich aller verfügbaren medikamentösen Behandlungsoptionen sind, und für die andere Optionen nicht verfügbar sind.

> **WICHTIG:**
> Bei Patienten mit pulmonaler Hypertonie muss eine chronische Lungenembolie ausgeschlossen werden, da die pulmonale Thrombendarteriektomie einen potenziellen kausalen Therapieansatz darstellt.

3 Herzrhythmusstörungen

(Siehe dazu auch Guidelines for management of patients with ventricular arrhythmias and the prevention of sudden cardiac death [www.leitlinien.dgk.org].)

3.1 Vorbemerkungen

Seit der CAST-Studie wissen wir, dass die erfolgreiche medikamentöse Beseitigung von Herzrhythmusstörungen nach Herzinfarkt sogar mit erhöhter Letalität einhergehen kann. Antiarrhythmika können arrhythmogen wirken. Nur Ergebnisse von doppelblind randomisierten, prospektiv durchgeführten Langzeitstudien dürfen seither als Basis für Therapieentscheidungen herangezogen werden – wenn derartige Studien vorliegen. Deshalb muss man vorab Indikation, Dringlichkeit der Behandlung und Nachteile der Therapie abwägen. Im Zweifelsfall keine medikamentöse antiarrhythmische Therapie! Die folgenden Fragen sind zu beantworten:

(1) **Um welche Herzrhythmusstörungen handelt es sich?** Präzise Erkennung ist unabdingbare Voraussetzung für die Beantwortung der nachfolgenden Fragen (2)–(4). Für die Diagnose EKG heranziehen, u.U. Monitorüberwachung oder Langzeit-EKG-Registrierung, auch intrakardiale EKG-Ableitungen (intraatrial, intrakardiales „mapping", His-Bündel-Elektrographie). Die klinische Diagnostik von Arrhythmien kann nur orientierende Hinweise geben.

(2) **Was ist die Ursache der Arrhythmie?** Immer Digitalisüberdosierung oder sonstige Me-

dikamenten-UAW (Sympathomimetika, Antiarrhythmika) sowie Elektrolytstörungen ausschließen! Handelt es sich um einen einmalig wirkenden auslösenden Reiz, oder besteht der Auslösemechanismus dauernd weiter?

(3) Ist die Behandlung notwendig? Wenn ja, wie dringlich ist sie, und für welchen Zeitraum muss die Behandlung geplant werden?

(4) Welche Therapie kommt in Frage? Abwarten? Sedierung? Kaliumsubstitution? Spezielle Medikamente? Elektrotherapie?

(5) Welche UAW oder Komplikationen sind durch die Behandlung zu erwarten?

3.1.1 Reizbildung und Erregungsleitung am Herzen

Tabelle III.2.6 informiert über die wichtigsten Kenngrößen. Es besteht eine ausgesprochene „Frequenzhierarchie" der normalen reizbildenden Strukturen. Ausfall übergeordneter Zentren führt jeweils zum Ersatzschlag bzw. Ersatzrhythmus aus dem nächstfolgenden Reizbildungszentrum. Beschleunigung untergeordneter Zentren führt zu akzelerierten bzw. tachykarden Rhythmen, die den übergeordneten Rhythmus überholen (Dissoziation), stören, auch gegenseitig (Interferenz, Fusion), oder ersetzen können. Bei raschen Frequenzen immer an „Reentry" (kreisende Erregung) denken (s.u.). Die Erregungsleitungsverhältnisse sind vor allem wichtig im Bereich des AV-Knotens, des His'schen Bündels und der drei Purkinje-Faserstämme (faszikulärer Block!). Grundsätzlich kann die Erregung das Leitungssystem in allen Abschnitten, auch die Schaltstelle des AV-Knotens, in beiden Richtungen, d.h. ortho- wie re-

Tabelle III.2.6 Reizbildung und Erregungsleitung

Entladungsfrequenz			
Sinusknoten		60–100/min	
	unter	60/min	Sinusbradykardie
	über	100/min	Sinustachykardie
AV-Knoten		40–55/min	
	über	110–180/min	Knotentachykardie
tertiäre, ventrikuläre Reizbildner (His-Purkinje-System, Purkinje-Fasern, Kammermyokard)		10–30/min	
	über	60/min	akzelerierte, idioventrikuläre Rhythmen
	über	100–130/min	Kammertachykardie
Erregungsleitung			
Vorhof – AV-Knoten (AN)		50 msec	
Vorhof – His-Bündel (AH)		88–140 msec	
	über	150 msec	„proximaler" AV-Block (suprabifurkational)
His-Bündel – Kammer (HV)		40–60 msec	
	über	60 msec	„distaler" AV-Block (infrabifurkational)
Vorhof – Kammer (PQ)		120–200 msec	
	unter	120 msec	akzelerierte Überleitung (WPW, LGL)
	über	210 msec	AV-Block
Kammererregung (QRS)		60–100 msec	
	über	120 msec	vollständiger Schenkelblock

WPW = Wolff-Parkinson-White-Syndrom; LGL = Lown-Ganong-Levine-Syndrom

trograd, durchlaufen. Leitungsverzögerungen oder -unterbrechungen werden ebenfalls in beiden Richtungen wirksam (AV-Block, VA-Block). Für alle Blockierungen, gleich wo sie stattfinden, auch in den Purkinje-Faserstämmen unterhalb der Bifurkation des His-Bündels, gelten die gleichen Gesetzmäßigkeiten: Einfache Leitungsverzögerung wird als Block 1. Grades bezeichnet, progressive Leitungsverzögerung als Wenckebach'sche Periodik oder Mobitz-Typ-I-Block, systematisierte, 2:1, 3:1, 4:1 oder noch höhergradig verzögerte Überleitung als Mobitz-Typ-II-Block und vollständige Leitungsunterbrechung als drittgradiger oder vollständiger Block. Alle Blockformen kommen auch als Eingangs- oder Ausgangsblock bei normalen oder pathologischen Reizbildnern vor. Stillstand der Kammern (Fehlen eines Ersatzrhythmus) oder der Vorhöfe von mehr als 6 sec wird als Asystolie bezeichnet.

„Re-entry" bzw. kreisende Erregung: Unterschiedliche Refraktärität und Vorhandensein mehrerer Leitungsbahnen begünstigen das Wiedereintreten der Erregung in die ursprüngliche Bahn mit Ausbildung eines Erregungskreises. Die Länge des Leitungswegs und die Leitungsgeschwindigkeit bestimmen die Wiedererregungsfrequenz (Vorhofflattern, Vorhofflimmern, Kammertachykardie, -flattern, -flimmern). Die Laufbahnen der kreisenden Erregung können intraatrial, intramyokardial, aber auch unter Einschluss von Teilen oder des gesamten Erregungsleitungssystems verlaufen. Bei gewissen Myokardschädigungen führt der Vorgang der „Dispersion der Erregungsrückbildung" zu einem Zustand des Vorhof- und/oder – wichtiger – des Kammermyokards, in dem hierdurch ektopische Reizbildungen vorkommen und gleichzeitig die Bereitschaft zur Ausbildung intraventrikulärer Erregungskreise – mit kleinem Laufweg und also hoher Erregungsfrequenz – entsteht. So führt die gleiche Funktionsstörung am Myokard zur Entstehung von Extrasystolie und Bereitschaft zu Vorhofflimmern bzw. zu Kammerflattern und -flimmern („elektrische Instabilität").

Differenzierung des Reizursprungs und Erkennung des Pathomechanismus: Die Differenzierung tachykarder Rhythmusstörungen kann schwierig oder unmöglich sein, muss aber stets versucht werden. Hinweise gibt **Tabelle III.2.7**.

Auswirkungen: Herzrhythmusstörungen gefährden den Kranken direkt durch Störung der Förderleistung des Herzens durch
(1) Verlust der koordinierten Vorhofaktion (HMV um 10–40 % reduziert),
(2) Tachykardie (Beginn bei 100/min, obere Grenzfrequenz [= Schlagfrequenz, jenseits derer die Förderleistung sinkt] ca. 180/min, altersabhängig!),
(3) Bradykardie (Beginn bei 60/min, untere Grenzfrequenz 20–25/min),
(4) exzentrische Kammererregung bei ventrikulärem Reizursprung oder Aberranz.
Die einzelnen Faktoren können sich gegenseitig verstärken und werden bei geschädigtem Herzen stärker, u.U. kritisch wirksam. Ferner können Rhythmusstörungen als Vorläufer bedrohlicher Arrhythmien potenziell gefährlich sein: Vorhofextrasystolie als Vorläufer von Vorhofflimmern, Kammerextrasystolie als Vorläufer von Kammerflimmern, unvollständiger Block als Vorläufer höhergradiger oder vollständiger Blockierung. Schließlich können Arrhythmien subjektiv sehr unangenehm und daher behandlungsbedürftig sein.

3.1.2 Anmerkungen zur Therapie mit Antiarrhythmika

Das Behandlungsprinzip der „Verhältnismäßigkeit der Mittel" erfordert genaue Kenntnis von Angriffspunkt und Wirkungsmechanismus der Antiarrhythmika, sodass diese gezielt eingesetzt werden können. Über Anwendung, Präparation, Dosierung und entsprechende Eigenschaften der Antiarrhythmika informieren die **Tabellen III.2.8, III.2.9 und III.2.10**. Wo immer möglich, soll die Wirksamkeit der antiarrhythmischen Therapie langzeitelektrokardiographisch kontrolliert werden. Manchmal ist die Bestimmung von Plasmaspiegeln erforderlich. Hinsichtlich der Bestimmung und Beurteilung von Plasmakonzentrationen von Antiarrhythmika Literatur beachten!

Tabelle III.2.7 Differenzierung tachykarder Rhythmusstörungen

	Vorhof-frequenz[1]	Kammer-frequenz[2]	Gleichmaß der Schlagfolge Vorhöfe	Kammern	Formkriterien für P	QRS	AV-Überleitung	Vagomimet. Manöver (Karotissinusdruck o.a.)
Sinustachykardie	100–220	ebenso	respiratorische Arrhythm. (gering oder auch nicht nachweisbar)		normal Abl. II überhöht	normal 0,12–0,18	1:1	vorübergehende, oft nur geringe Verlangsamung
Vorhoftachykardie	150–250	ebenso	regelm.	regelm.	abnorm, klein, oft nicht nachweisbar	normal, selten abnorm	1:1	vorübergehende Verlangsamung demaskiert P-Wellen
Vorhofflattern	250–350	120–190 80–130	regelm.	regelm. oder unregelm.	sägezahnartig deformiert Abl. II, III	normal, selten abnorm	2:1 oder höh. Block	vorübergehende Verlangsamung demaskiert Flatterwellen
Vorhofflimmern	über 350	100–180	unregelm. Flimmern, Flattern	vollständig unregelm., „absolute Arrhythmie"	unregelm. Wellen (V_1, V_2)	normal, intermitt. abnorm	wechselnd blockiert	leichte, vorübergehende Verlangsamung
Vorhoftachykardie mit Block	100–220	80–140	regelm.	regelm. oder unregelmäßig	spitz, schmal, Nulllinie glatt (II, V_1)	normal, seltener abnorm	wechselnd blockiert (Wenckebach)	Vorsicht! Nicht ausüben!
AV-Knoten-Reentry-Tachykardie	ebenso	100–250	regelm.	regelm.	abnorm, meist nicht nachweisbar	normal, selten abnorm	dual, antegrad und retrograd	plötzliche Unterbrechung oder kein Effekt
WPW-Syndrom	ebenso	150–250	regelm.	regelm.	meist nicht nachweisbar	normal, selten abnorm	Re-entry, meist antegrad, selten retrograd	plötzliche Unterbrechung oder kein Effekt
Kammertachykardie	wechselnd	100–250	regelm. oder wechselnd	regelm. intermittierend, Überleitung, Fusion, „ventricular capture"	normal oder abnorm, meist überleitungsunabhängig	abnorm	orthograd nur interm., oft retrograd	ohne Effekt

[1] Einheit: /min. Frequenzangaben nur als Richtlinien, Grenzen oft unscharf
[2] Einheit: /min

Tabelle III.2.8 Therapie bei Extrasystolie und bradykarden Herzrhythmusstörungen

Rhythmusstörung	Therapie
Vorhofextrasystolie	β-Blocker, Sotalol (Sotalex®) 2-mal 80–160 mg
Kammerextrasystolie	β-Blocker, Lidocain i.v. 100 mg, u.U. gefolgt von Tropfinfusion 500 ml 5 % Lävulose + 1 g Lidocain (Xylocain®)
Sinusbradykardie, Sinusbradyarrhythmie, Sinuatrialer Block	Atropinsulfat 0,5–2 mg i.v. Ipratropiumbromid (Itrop®) 2–3-mal 10 mg p.o. Schrittmacher
AV-Knotenrhythmus (langsame Frequenz)	Atropinsulfat 0,5–1 mg i.v.
AV-Knotenrhythmus (rasche Frequenz), AV-Knoten-Re-entry-Tachykardie	**siehe Kap. III.2.2.1**, β-Rezeptorenblocker. Adenosin (Adrecar®) 6–12 mg i.v. als Bolus, eventuell AV-Knotenmodulation (= Ablation der langsamen Bahn), Verapamil i.v.
AV-Block 1. Grades	keine Therapie
2. Grades	keine Therapie (Typ Wenckebach) oder Schrittmacher (bei AV-Block 2. Grades Typ Mobitz)
3. Grades	Schrittmacher
Bi- bzw. trifaszikulärer Block	Schrittmacher abhängig von der Symptomatik

3.2 Tachykarde Rhythmusstörungen

3.2.1 Sinustachykardie

Definition: Beschleunigung der Herzfrequenz über 100/min bei normaler Vorhof- und Kammererregung mit oder ohne Schenkelblock.

Ätiologie und Pathogenese: Sinustachykardie ist stets Sekundärphänomen bei erhöhtem Sympathikotonus. Ursachen können sein: Erregung, Angst, Schreck, körperliche Anstrengung, Fieber, Anämie, Hyperthyreose, Leberzirrhose, Hypotension, Hypoxie, Phäochromozytom, Myokarditis, Herzinsuffizienz, Lungenembolie, Pulmonalhypertonie, Perikarditis (Erguss, Tamponade, Konstriktion), Medikamentenwirkungen. Nur selten tritt Sinustachykardie ohne erkennbare Ursache als eigenständige Erkrankung auf (Sinusknoten-Re-entry).

Klinik: Diagnostische Hinweise: Normale Form und Zuordnung von Vorhof- und Kammerkomplexen im EKG. PQ-Intervall kann bis auf 0,10 sec verkürzt sein. P-Wellen u.U. überhöht (Ableitungen II, V_1).

THERAPIE

Grundleiden behandeln. Spezifische Therapie nur bei anhaltend sehr hohen Frequenzen über 140/min sowie dann, wenn besondere Beeinträchtigungen durch die rasche Frequenz gegeben sind, etwa bei Mitralstenose oder Koronarerkrankungen oder bei stärkerer subjektiver Symptomatik. β-Blocker kommen in erster Linie in Frage (**s. Tab. III.2.8**). Digitalis wirkt nur bei Herzinsuffizienz bzw. bei Vorhofflimmern! Bei Sinusknoten-Re-entry empfiehlt sich bei entsprechenden Beschwerden eine Ablationstherapie durch den speziellen Rhythmologen.

3.2.2 Paroxysmale, supraventrikuläre Tachykardie

Drei Typen müssen unterschieden werden (**s. Tab. III.2.7**)

(1) **AV-Knoten-Re-entry-Tachykardie** bei doppelt angelegter Leitungsbahn im Bereich des AV-Knotens.

Tabelle III.2.9 Antiarrhythmische Therapie bei tachykarden Rhythmusstörungen

Arrhythmie	Im Anfall	Rezidivprophylaxe (p.o. Medikation)
Sinustachykardie	Ursache suchen und behandeln! Verapamil 3-mal 40–120 mg p.o.; β-Blocker ohne ISA (z.B. Bisoprolol [Concor®] 5–10 mg p.o.)	Entfällt
AV-Knoten-Re-entry-Tachykardie	Karotissinusdruck Adenosin (Adrekar®) 6–12 mg i.v. als Bolus Verapamil 5–10 mg i.v. (wenn keine strukturelle Herzerkrankung bekannt)	Metoprolol, Bisoprolol AV-Knoten-Modulation durch Ablation der langsamen Leitungsbahn (Therapie der Wahl nach Versagen der pharmakologischen Behandlung)
Vorhofflattern	Digoxin i.v. 0,5–1,0 mg/24 h Verapamil 5–10 mg i.v. oder Metoprolol 2–5 mg i.v. Kardioversion	Ablation Bisoprolol 5–10 mg oder Amiodaron 1- bis 2-mal 200 mg nach Aufsättigung oder Ablation des Isthmus im rechten Vorhof mit bidirektionalem Block
Vorhofflimmern	Digoxin i.v. 0,5–1,0 mg/24 h Verapamil 5–10 mg i.v. oder Metoprolol 2–5 mg i.v. Kardioversion	Digitalisglykoside nur zur Verlangsamung der Kammerfrequenz! oder Bisoprolol, Metoprolol oder Flecainamid 2 × 100 mg (nur bei Herzgesunden) oder Propafenon 2 × 150 mg (nur bei Herzgesunden) oder Amiodaron 1- bis 2-mal 200 mg nach Aufsättigung
Vorhoftachykardie mit Block	Digitalis absetzen K+-Substitution i.v./p.o.	Digitalisdosis reduzieren K+-Substitution
WPW-Syndrom	Sotalol 40 mg i.v. Ajmalin 50 mg i.v.	Bisoprolol, Metoprolol kathetertechnische Ablation des Kent'schen Bündels (Therapie der Wahl!)
Kammertachykardie	Kardioversion Ajmalin 50 mg i.v. Amiodaron Kurzinfusion 5 mg/kg KG oder 300 mg (2 Amp.) in 250 ml 5 %iger Glukoselösung über 1–2 h über zentral liegenden Katheter infundieren	Bisoprolol, Metoprolol Amiodaron 1- bis 2-mal 200 mg zuvor Aufsättigung: 8 Tage 800 mg u.U. Implantation eines automatischen Kardioverters/Defibrillators (AICD)
Kammertachykardie vom Typ „torsade de pointes"	Herzschrittmacher K+-Substitution Magnesiumsulfat 1–3 g i.v.	Grundleiden behandeln Herzschrittmacher, β-Blocker, ggf. ICD-Implantation

Handelsnamen s. Tab. III.2.10.

Tabelle III.2.10 Einige gebräuchliche Antiarrhythmika

Freiname bzw. Substanz	Handelsname (oder Zubereitung)	Tabletten- bzw. Ampullengröße
1. Kalium	KCl Kalinor®-Brausetbl.	40 mval K⁺/Tbl.
2. β-Blocker:		
Bisoprolol	Concor®	5–10 mg Tbl.
Atenolol	Tenormin®	50–100 mg Tbl. 5 mg/Amp.
Metoprolol	Beloc-Zok®	50–100 mg Tbl. 5 mg/Amp.
3. Verapamil	Isoptin®	5 mg/Amp. 40, 80 bzw. 120 mg; 120 mg ret./Tbl.
4. Lidocain	Xylocain®	100 mg/Amp. (2 %, 5 %) Stechampullen 1 %, 2 %
5. Propafenon	Rytmonorm®	70 mg/Amp. 150–300 mg/Tbl.
6. Flecainid	Tambocor®	100 mg/Tbl. 50 mg/Amp.
7. Ajmalin	Gilurytmal®	50 mg/Amp.
8. Klasse-III-Antiarrhythmika:		
Amiodaron	Cordarex®	200 mg/Tbl. 150 mg/Amp.
Sotalol	Sotalex®	80–160 mg/Tbl. 40 mg/Amp.

Wichtig: Bei strukturellen Herzerkrankungen sollen möglichst nur β-Blocker, Amiodaron oder Verapamil zur Dauertherapie eingesetzt werden wegen des arrhythmogenen Potentials der anderen Antiarrhythmika.

(2) Wolff-Parkinson-White-Syndrom/AV-Knoten-Re-entry-Tachykardie mit Umgehung des AV-Knotens durch das extra- oder paranodal den AV-Klappenring durchbrechende Kent'sche Bündel (im EKG Deltawelle!).

(3) Ektope Vorhoftachykardie bei ektopem Schrittmacherzentrum im Vorhof (evt. multifokale Zentren).

Ätiologie und Pathogenese:
(1) AV-Knoten-Re-entry-Tachykardie: Meist anfallsweise auftretende, überwiegend bei jungen, herzgesunden Personen, aber auch bei Herzkranken vorkommende Form mit zum Teil sehr raschen Kammerfrequenzen. Kammererregung meistens normal, QRS kann aber auch abnorm verbreitert sein (vorbestehender oder funktioneller Schenkelblock). Die AV-Knoten-Re-entry-Tachykardie ist meistens harmlos, manchmal hartnäckig rezidivierend und in der Regel nicht bedrohlich.

(2) Wolff-Parkinson-White-Syndrom/AV-Knoten-Re-entry-Tachykardie: Vorkommen bei Gesunden und Herzkranken. Angeborene Anomalie mit Präexzitation über ektopisches Reizleitungsgewebe (Kent'sches Bündel) mit Anschluss an das Myokard weitab oder auch in unmittelbarer Nachbarschaft vom His-Purkinje-Fasersystem. Prädisponiert zu „Re-entry" mit meist retrograder Passage des Kent'schen Bündels. Der Erregungskreis schließt den AV-Knoten ein. Die Kammerfrequenz wird durch die Leitungseigenschaften des AV-Knotens bestimmt. Die Kammerkomplexe sind meist schmal (orthodrome Tachykardie), selten verbreitert (antidrome Tachykardie) (Differenzialdiagnose Kammertachykardie!). Die Re-entry-Tachykardien sind nicht lebensbedrohlich. Vorhofflimmern kann hingegen bei WPW wegen erhöhter Neigung zu Kammerflimmern lebensgefährdend sein! Mit fortschreitendem Lebensalter können die Leitfähigkeit des Kent'schen Bündels abnehmen und Anfallshäufigkeit und -schwere zurückgehen. Nicht immer ist die Präexzitation (= Deltawelle) im EKG vorhanden (intermittierendes oder verborgenes WPW).

(3) **Ektope Vorhoftachykardie:** Auftreten bei Gesunden oder besonders bei pulmonaler Hypertonie durch einen raschen, ektopischen Reizbildner im Vorhof charakterisiert. Vorhoftachykardie mit Block evtl. bedingt durch Digitalisintoxikation.

(4) **Lown-Ganong-Levine-Syndrom:** Selten! Im Ruhe-EKG charakterisiert durch kurzes PQ-Intervall und normalen QRS-Komplex. Auch im Anfall QRS meist normal. Hierunter verbergen sich verschiedene Rhythmusstörungen. Oft handelt es sich um eine AV-Knoten-Re-entry-Tachykardie. Zudem können angeborene Umgehungen des AV-Knotens (James'sche Fasern) mit direktem Anschluss an das His'sche Bündel/Purkinje-System vorliegen. Wiederum Prädisposition zu „Re-entry" durch Vorhandensein zweier unterschiedlich rasch leitender Faserstrecken (James'sche Fasern und AV-Knoten selbst).

Klinik: Diagnostische Hinweise:

(1) Bei **AV-Knoten-Re-entry-Tachykardie** im Anfall QRS meist normal, charakteristische rR'-Konfiguration in V_1 (retrograde Vorhoferregung). Durch vagomimetische Manöver (Karotissinusdruck, s.u.) meistens zu durchbrechen, zumindest vorübergehend, Anfall oft von Harnflut (ANP-Ausschüttung!) begleitet. Im Intervall EKG normal.

(2) **Wolff-Parkinson-White-Syndrom/AV-Knoten-Re-entry-Tachykardie** im Anfall bei antidromer Tachykardie (selten!) oft schwer von Kammertachykardie abzugrenzen, da QRS meist erheblich verbreitert und deformiert ist. Die Differenzierung kann sehr schwierig sein. Vagomimetische Manöver sind meist wirkungslos. Im Intervall typische PQ-Verkürzung (nicht obligat) durch QRS-Verbreiterung (obligat, Deltawelle). Das EKG kann aber auch, zumindest zeitweise, ganz normal sein, intermittierendes WPW-Syndrom (langsame antegrade Leitung) oder verborgenes WPW-Syndrom (nur retrograde Leitung).

(3) **Ektope Vorhoftachykardie** im Anfall evtl. von Sinustachykardie nicht zu unterscheiden. Oft aber andere P-Morphologie. Vorhoffrequenz zwischen 120 und 220/min. Evtl. AV-Blockierung höheren Grades, meistens Wenckebach-Periodik. QRS normal.

THERAPIE

Die Behandlung zielt zunächst auf die Unterbrechung des Anfalls. Danach gilt es, Rezidive zu verhüten (**s. Tab. III.2.9**).

AV-Knoten-Re-entry-Tachykardie
Unterbrechung des Anfalls im abgestuften Verfahren

(1) **Karotissinusmassage:** Mit Mittel- und Zeigefinger wird die Verzweigungsstelle der A. carotis communis unter dem Kieferwinkel aufgesucht. Bei kreisenden oder in Längsrichtung reibenden Bewegungen wird der Druck langsam verstärkt.

> **WICHTIG:**
> Vorher unbedingt auskultieren, cave Karotisstenose! Dabei Herz auskultieren, besser fortlaufend EKG registrieren. Massage beenden, wenn die Herzfrequenz sinkt (meistens abrupt)! Vorsicht bei älteren Menschen (Arteriosklerose)! Niemals gleichzeitig beide Karotiden massieren! Alternativ: Auslösung eines Würgereflexes mit Finger oder Spatel oder Valsalva-Pressversuch. Der Bulbusdruckversuch (Fingerkompression der Bulbi oculi) ist wegen Gefahr der Netzhautablösung kontraindiziert.

(2) Medikamentöse Therapie: Therapie der Wahl ist Adenosin (Adrekar®) 6–12 mg i.v. als Bolus. Verapamil (Isoptin®) 5–10 mg i.v. (langsam!).

(3) Elektrokardioversion: Elektrokardioversion bei AV-Knoten-Re-entry-Tachykardie nur in Notfällen!

Anfallsprophylaxe und orale Dauertherapie

Neben der in **Tabelle III.2.9** angegebenen medikamentösen Therapie soll der Kranke vagomimetische Manöver selbst erlernen. Häufig wird man die Anfälle nicht vollständig unterdrücken können. Der Patient kann dann einzelne noch auftretende Anfälle selbst zu kupieren versuchen. Nach Versagen eines Medikamentes Ablation der langsamen Leitungsbahn zur AV-Knoten-Modulation (Gefahr des totalen AV-Blocks ca. 1%).

Wolff-Parkinson-White-Syndrom

Karotissinusdruck kann durch Blockade im AV-Knoten erfolgreich sein. Sonst medikamentöse Maßnahmen, die die Leitungsgeschwindigkeit in Anteilen der Erregungslaufbahn beeinflussen sollen (Adenosin, Propafenon, Ajmalin, Amiodaron, Sotalol) und so den Anfall durchbrechen und das Eintreten neuer Anfälle verhüten sollen.

> **WICHTIG:**
> Keine Gabe mehrerer Antiarrhythmika kurz hintereinander wegen der Gefahr eines totalen AV-Blocks oder Kammerflimmerns; nicht Verapamil und Ajmalin kombinieren; Verapamil und Digitalis nicht bei WPW-Syndrom mit Vorhofflimmern geben, da durch Beschleunigung der Leitung im akzessorischen Gewebe gefährlich hohe Kammerfrequenzen ermöglicht werden können!

Anfallsprophylaxe am besten mit β-Blockern oder Propafenon (Rytmonorm®), N-Propyl-Ajmalinbitartrat (Neo-Gilurytmal®) (**s. Tab. III.2.9**). Kathetertechnische Ablation nach elektrophysiologischer Untersuchung mit intrakardialer EKG-Ableitung und selektiver Stimulation sind bei jedem WPW-Patienten mit tachykarden Anfällen als definitive Behandlung mit hohem Erfolg indiziert. Eine Dauertherapie mit Antiarrhythmika ist danach fast immer unnötig.

Ektope Vorhoftachykardie

Anfallsdurchbrechung und -prophylaxe vorzugsweise durch β-Blocker. Bei Digitalisintoxikation Digitalispause, ggf. Kalium- und Magnesiumsubstitution oder auch Digitalis-Antidot.

3.2.3 Vorhofflattern

Definition: Supraventrikuläre Tachyarrhythmie mit AV-Blockierung, initial meist 2:1, unter Therapie in wechselndem Ausmaß. Vorhoffrequenz rasch durch intraatriales Erregungskreisen („Re-entry", s. dort).

Ätiologie und Pathogenese: Als Ursache kommen die gleichen Faktoren in Frage wie bei Vorhofflimmern (**s.u.**). Nahezu immer liegt eine strukturelle Herzerkrankung zugrunde. Meistens ist Vorhofflattern nur eine Zwischenstation auf dem Wege zum Vorhofflimmern. Bei einer Flatterfrequenz der Vorhöfe von 250–350/min bedingt die normale Refraktärität des AV-Knotens 2 : 1-Überleitung und damit eine Kammerfrequenz von 125–175/min. Durch wechselnde Blockierung kann die Kammerfrequenz vollständig arrhythmisch werden. Vagomimetische Manöver vergrößern die AV-Blockierung, unterbrechen die Tachykardie aber nicht. Manchmal kann die Flatterfrequenz spontan langsam sein (zwischen 180 und 250/min). Meistens wird dies unter dem Einfluss medikamentöser Therapie beobachtet. Vorhofflattern ist ein unstabiler Rhythmus, der einerseits erhebliche hämodynamische Beeinträchtigung verursacht und andererseits zu Deblockierung mit 1 : 1-Überleitung und dementsprechend gefährlicher rascher Kammerfrequenz neigt. Dies kann besonders dann eintreten, wenn die Flatterfrequenz zu- und gleichzeitig die Refraktärität des AV-Knotens abnimmt (z.B. unter Chinidin oder Disopyramid möglich!). Vorhofflattern soll stets beseitigt werden.

Klinik: Die Entstehungsbedingungen für Vorhofflattern entsprechen weitgehend denjenigen für Vorhofflimmern (s. dort). Vorhofflattern kann anfallsartig auftreten und verursacht fast immer beträchtliche subjektive Symptome wie Herzrasen, Angina pectoris, Unruhe, Dyspnoe, Orthopnoe.

Diagnostische Hinweise: Ganz regelmäßiger Kammerrhythmus mit normalem QRS-Komplex und Frequenz um 150/min ist stets verdächtig auf Vorhofflattern! Diagnostisch beweisend ist die typische sägezahnförmige Deformierung der EKG-Nulllinie in den Ableitungen II und III. Bei 2 : 1-Überleitung ist diese typische Formkurve oft nicht erkennbar und muss dann durch Karotissinusdruck und vorübergehende AV-Blockierung sichtbar gemacht werden.

> **! WICHTIG:**
> Abgrenzung von Vorhoftachykardie mit Block kann sehr schwierig sein, ist aber von sehr großer Bedeutung!

THERAPIE

(1) Erster Schritt: Reduktion der Kammerfrequenz durch Erhöhung der AV-Blockierung mittels i.v. Injektion von Verapamil (Isoptin® 5–10 mg) oder β-Blocker i.v., z.B. Atenolol (Tenormin®) 2,5–5,0 mg bzw. rascher Digitalisierung (Digoxin, **s. Kap. III.2.2.1**, „Glykosidtherapie"). Dann Ausschluss intrakardialer Thromben durch TEE (wie bei Vorhofflimmern).
(2) Zweiter Schritt: Arrhythmie beseitigen und Sinusrhythmus wiederherstellen. Vorgehen wie bei Vorhofflimmern (**s. Kap. III.2.3.2.4**, „Therapie"). Abweichung: Die Kammerfrequenz ergibt keinen Anhalt für die Digitalisdosierung und/oder -wirkung! Die Beseitigung der Arrhythmie gelingt nur selten, meist atriale Überstimulation (invasiv: rechter Vorhof oder transösophageal) oder Kardioversion (Therapie der Wahl) nötig.
(3) Dritter Schritt: Rezidivprophylaxe und Antikoagulation. Auch hier Vorgehen wie bei Vorhofflimmern (**s.u.**). Bei typischem Vorhofflattern guter Erfolg durch Isthmusablation (Radiofrequenzverödung zwischen Trikuspidalring und Koronarsinus sowie V. cava inferior mit bidirektionalem Block).

> **! WICHTIG:**
> Bei Vorhofflattern sind selbst hohe Digitalisdosen meist erfolglos! Daher primäre Elektrokardioversion erwägen (s.u.).

3.2.4 Vorhofflimmern
(Siehe dazu auch management of atrial fibrillation [www.leitlinien.dgk.org].)

Definition: Rasche (> 350/min), vollständig irreguläre, flimmernde Vorhoftätigkeit mit absolut arrhythmischer Kammerfrequenz. Entsprechend der normalen Refraktärität des AV-Knotens liegt die Kammerfrequenz unbeeinflusst zwischen 150 und 180/min. Bei vorgeschädigtem AV-Knoten kann sie primär langsam sein, u.U. vollständiger AV-Block. Je rascher die Kammerfrequenz, desto weniger ausgeprägt die Variation der RR-Intervalle!

Ätiologie und Pathogenese: Vorhofflimmern (u.U. abwechselnd mit Vorhofflattern) entsteht vorwiegend bei arterieller Hypertonie und Mitralfehlern, aber auch bei Koronarkrankheit, Myokarditis, Pulmonalembolie, Pulmonalhypertonie, nach toxischen Einwirkungen (Alkohol, Holiday-Heart-Syndrom), Hyperthyreose sowie ohne erkennbare Ursache (idiopathisch). Im letzteren Fall ist die Arrhythmie besonders hartnäckig, subjektiv unangenehm, neigt zu sehr instabilen, vielfach hohen Kammerfrequenzen, und die Beseitigung ist schwierig. Vorhofflimmern kann dauernd bestehen, aber auch anfallsartig rezidivieren. Meist handelt es sich um einen stabilen Rhythmus, bei dem die Kammerfrequenz mit einer Kombination von β-Blockern und Digitalis leicht kontrolliert werden kann.

Klinik: Das Eintreten von Vorhofflimmern kann unbemerkt geschehen, geht aber gewöhnlich mit erheblichen subjektiven Symptomen einher und kann sogar zu Lungenödem (Mitralstenose, Herzinsuffizienz) führen. Der mittlere Druck im Vorhof steigt, abgesehen von Fällen mit Mitralstenose und Herzinsuffizienz, nur um wenige mmHg an, sodass Stauungssymptome gewöhnlich nicht auftreten. Subjektiv unangenehm ist aber der heftige, unregelmäßige Herzschlag. Ferner sinkt die Förderleistung des Herzens um 10–40 %. Dies kann durch Reservemechanismen meistens gut ausgeglichen werden, vorausgesetzt, die Kammerfrequenz liegt nicht zu hoch. In einigen Fällen kann die Einbuße an Förderleistung jedoch für den Kreislauf kritisch sein, rhythmogene Herzinsuffizienz (**s.a. Kap. III.2.1.5**).

Diagnostische Hinweise: Der Puls wird absolut arrhythmisch und i.d.R. sehr schnell, es entwickelt sich ein Pulsdefizit (Diskrepanz zwischen Herzfrequenz und der peripher zählbaren Pulsfrequenz), das umso größer ist, je höher die Kammerfrequenz ist. Am Herzen findet man einen betonten, ständig in seiner Lautheit wechselnden 1. Herzton. Im EKG sind die flimmernde Nulllinie (Ableitung II, V_1) und die vollständige Unregelmäßigkeit der RR-Abstände unverkennbar. Bei langsamer Frequenz (< 80/min) ist meistens bereits medikamentös vorbehandelt (Digitalis, β-Blocker). Besteht Vorhofflimmern mit vollständigem AV-Block (regelmäßige Kammerfrequenz mit einer Frequenz von 40–60/min), ist eine Digitalisintoxikation sehr wahrscheinlich (**s. dort**). Auch bei höherer Frequenz mit regelmäßigen RR-Abständen, wobei diese nur intermittierend vorhanden sein können, muss eine Digitalisintoxikation vermutet werden (Vorhofflimmern mit Knotentachykardie, u.U. mit Ausgangsblock).

THERAPIE

Die Behandlung umfasst drei Schritte
(1) Senkung und Kontrolle der Kammerfrequenz,
(2) Wiederherstellung des Sinusrhythmus,
(3) Erhaltung des wiederhergestellten Sinusrhythmus.

Senkung der Kammerfrequenz
Zunächst rasch digitalisieren, bis die Kammerfrequenz um oder unter 100/min liegt. Dabei kommt es selten vor, dass der Sinusrhythmus wieder eintritt (Rhythmisierung ebenso häufig wie unter Placebo). Unter Erhaltungstherapie mit Digitalisglykosiden kann sodann die Kammerfrequenz in dem gewünschten Bereich gehalten werden. Man muss allerdings damit rech-

nen, dass auch unter Digitalistherapie bei Belastungen die Frequenz stärker ansteigt als im Sinusrhythmus. Für eine gleichmäßige Kontrolle der Kammerfrequenz hat sich die Kombination normaler Digitoxindosen (0,07 mg p.o.) mit niedrig dosierten β-Blockern (Bisoprolol 5 mg, je nach Kammerfrequenz auch mehr) bewährt. Bei guter Herzfunktion kann auch primär Verapamil (Isoptin®) 5–10 mg i.v. gegeben werden. In einigen Fällen wird hiermit direkt die Arrhythmie beseitigt. Die frequenzhemmende Wirkung ist nur relativ kurz dauernd und nach peroraler Gabe nicht immer konstant.

Wiederherstellung des Sinusrhythmus
Vorbemerkungen

Da Vorhofflimmern ein stabiler Rhythmus ist, bei dem die Kammerfrequenz mit Digitalis und/oder β-Blockern meist leicht kontrolliert (Ziel-Kammerfrequenz ca. 60/min) und die hämodynamische Funktionsbeeinträchtigung kompensiert werden kann, muss man sich stets fragen, ob es notwendig ist, die Arrhythmie zu beseitigen! Nur in wenigen Notfällen (Herzinsuffizienz!) ist es erforderlich, den Sinusrhythmus sofort wiederherzustellen. Es gelingt zwar meistens (85–90 % der Fälle), Vorhofflimmern wieder in Sinusrhythmus zu überführen, jedoch kann man einen dauerhaften Erfolg nur dann erwarten, wenn auch die auslösende Ursache beseitigt werden kann (operative Behandlung einer Mitralstenose, Thyreoidektomie, Abklingen einer toxischen Einwirkung). Vorhofflimmern bei chronischer Herzinsuffizienz, Koronarkrankheit, nicht-operierter Mitralstenose bei sehr großem linken Vorhof (Durchmesser > 55 mm im Echokardiogramm) oder aus idiopathischer Ursache kann gewöhnlich nicht dauerhaft beseitigt werden. Es muss berücksichtigt werden, dass das Umschlagen des Vorhofflimmerns in den Sinusrhythmus mit einem erhöhten Risiko arterieller Embolien verbunden ist und auch die Erhaltung des Sinusrhythmus an eine regelmäßige und lang dauernde Einnahme von β-Blockern (s.o.) oder Amiodaron (**s. Tab. III.2.9**) gebunden ist (s.u.).

Verfahren

Zwei Verfahren stehen zur Verfügung

(1) Vor medikamentöser oder elektrischer Kardioversion: Wenn das Vorhofflimmern länger als 48 h bestanden hatte, 4 Wochen lang vor der geplanten Rhythmisierung Marcumar®-Therapie zur Vermeidung von Thrombembolien aus dem linken Vorhof. Ersatzweise auch transösophageale Echokardiographie zum Ausschluss von Vorhofthromben.

(2) Medikamentöse Kardioversion: Praktisches Vorgehen: Monitorüberwachung ist notwendig. Nach Digitalisierung oder β-Blockade zur Kontrolle der Kammerfrequenz oder auch ohne diese Vorbereitung 300 mg Flecainid (Tambocor®) in 3 Einzeldosen à 100 mg p.o. in 1-stündigem Abstand und unter EKG-Kontrolle (Achsenverbreiterung!) geben (Propafenon oder Flecainid in einer Dosierung von maximal 2 mg/kg KG i.v. oder Propafenon 600 mg einmalig p.o. stattdessen). Als weitere Antiarrhythmika sind Sotalol und Amiodaron geeignet. Tritt innerhalb von ca. 6 Stunden nach dieser Vorbehandlung kein Sinusrhythmus ein, Elektrokardioversion.

> **! WICHTIG:**
> Keine Klasse-I-Antiarrhythmika bei Patienten mit struktureller Herzerkrankung – Gefahr des Kammerflimmerns; nach erfolgter Kardioversion muss 4 Wochen lang antikoaguliert werden zur Vermeidung von Spätthrombembolien.

(3) Elektrokardioversion: Nach 4- bis 6-stündiger Nahrungskarenz Patient bequem und horizontal lagern und über das geplante Vorgehen informieren. Gebiss entfernen, Instrumentarium überprüfen: Sauerstoff? Intubationsbesteck? Defibrillator? Notfallmedikamente vollständig? Brett im Bett? Dann EKG anschließen und einwandfreie Auslösung des Triggermechanismus des Kardioverters überprüfen. Kurznarkose mit Etomidat (Hypnomidate®), 2 mg/ml, 4–8 ml rasch i.v. oder Sedierung mit 10–15 mg Diazepam (Valium®). In der Einschlafphase mit Sauerstoff per Maske hyperventilieren. Dann Elektroden fest und mit reichlich Kontaktgel versehen aufsetzen: bei präkordialen Elektroden Position V_1 und V_5, bei transthorakalen Elektroden Rückenelektrode paravertebral links am kaudalen Skapularand, präkordiale Elektrode in Position V_2–V_3. EKG registrieren. Dann Impuls auslösen: bei Vorhofflattern beginnend mit 50 W × sec; bei Vorhofflimmern beginnend mit 200, höchstens 360 W × sec; bei großem oder Emphysemthorax jeweils eine Stufe höher beginnen. Nach dem Stromstoß sofort EKG kontrollieren: Geduld! Der Sinusrhythmus erscheint oft erst verzögert, u.U. mit multiplen Arrhythmien und nach gradueller Stabilisierung. Besteht Vorhofflimmern oder -flattern weiter, nächste Impulsstärke applizieren. Die Dauer der Kurznarkose reicht aus, um 2–3 Elektroschocks zu verabreichen. In der Aufwachphase, wenn nötig, per Maske Sauerstoffbeatmung. Im Anschluss an die Kardioversion mindestens 8 h Monitorüberwachung. Mit dem Eintreten des Sinusrhythmus kann die Digitalisempfindlichkeit zunehmen bzw. eine Überdigitalisierung deutlich werden. Ernsthafte Rhythmusstörungen können mit Verzögerung eintreten! Daher mindestens 8-stündige Überwachung nach Kardioversion. Wenn nach der Defibrillation dauerhaft β-Blocker (z.B. 5 mg Bisoprolol p.o.) gegeben werden, bleibt der Sinusrhythmus nach einem Jahr sehr viel häufiger erhalten (ca. 40 % versus 20 %).

Antikoagulanzientherapie

Vorhofflimmern kann mit und ohne Mitralstenose zu arteriellen Embolien führen, am häufigsten in den ersten Tagen und Wochen nach Eintreten oder Rückbildung der Arrhythmie. Die Embolehäufigkeit wird nicht durch die Art der Umstimmung (spontan, elektrisch, medikamentös) beeinflusst. Patienten mit Vorhofflimmern und struktureller Herzerkrankung sollen immer antikoaguliert werden. Antikoagulation erfolgt mit Vitamin-K-Antagonisten (Marcumar®) nach den üblichen Richtlinien und unter INR- bzw. Quick-Wert-Kontrolle (**s. Kap. II.5.5.6**, „Therapieüberwachung").

Das Vorhofflimmern des „herzgesunden" Patienten ohne arterielle Hypertonie mit normaler körperlicher Aktivität und normal großem linken Vorhof muss nicht unbedingt antikoaguliert werden. Antikoagulation ist notwendig bei Z.n. Embolie oder bei Mitralstenose, Hypertonie, dilatierender Herzerkrankung:: Ziel-INR 2,5–3,5.

Nachbehandlung

Nach der Wiederherstellung des Sinusrhythmus muss dieser erhalten werden (Rezidivprophylaxe). Dies geschieht zunächst am besten mit einem β-Blocker. Bei Herzgesunden können Flecainid (Tambocor®) 2 × 100 mg p.o. oder Propafenon (Rytmonorm®) 2 × 150 mg p.o. eingesetzt werden. In hartnäckig rezidivierenden Fällen oder bei struktureller Herzerkrankung wird Amiodaron (Cordarex®; **s. Tab. III.2.9**) bevorzugt.

Wurde der Auslösemechanismus des Vorhofflimmerns wirksam beseitigt (Sprengung einer Mitralstenose, Mitralklappenersatz), kann frühestens nach $1/2$, besser nach 1 Jahr ein Auslassversuch unternommen werden. Bei vergrößertem linken Vorhof ist eine Dauertherapie oft unumgänglich. Tritt Vorhofflimmern nach Therapieunterbrechung wieder ein, erneut Kardioversion versuchen. In diesen Fällen sollte i.d.R. Amiodaron zur Rezidivprophylaxe gegeben werden. Rezidiviert Vorhofflimmern unter konsequenter Therapie, ist ein neuerlicher Versuch nicht mehr indiziert. Ablationsverfahren (Pulmonalvenenfokus) können versucht werden (Spezialzentren vorbehalten!).

3.3 Extrasystolie

Einzeln oder in Paaren, gelegentlich in Salven, manchmal in systematisierter Sequenz einfallende, vorzeitige Herzaktionen mit Ursprungsort in spezifischen Reizbildungs- und -leitungsgeweben wie auch in Vorhof- oder Kammermyokard, die bei jedem Grundrhythmus des Herzens vorkommen können.

3.3.1 Supraventrikuläre Extrasystolie

Definition: Sporadisch, in Salven, als Bigeminusrhythmus oder auch den Herzrhythmus insgesamt bestimmende Extrasystolie („chaotischer Vorhofrhythmus") supraventrikulären Ursprungs. Oft mit AV-Blockierung unterschiedlichen Ausmaßes und/oder ventrikulärer Aberranz bei frühzeitigem Einfall.

Ätiologie und Pathogenese: Entstehung meistens wie bei Vorhofflimmern (**s. Kap. III.2.3.2.4**, „Ätiologie und Pathogenese"), dessen Vorläufer sie manchmal ist. Bei Koronarkrankheit oft in Zusammenhang mit Herzinsuffizienz. Vorkommen auch bei sonst nicht nachweisbarer Herzkrankheit (an Hyperthyreose denken!). Direkte hämodynamische Bedeutung gering. Behandlungsindikation aus drohendem Vorhofflimmern oder -flattern, meistens am Grundleiden orientiert. Manchmal verlangt die subjektive Symptomatik eine Behandlung.

Klinik: Diagnostische Hinweise: Vorzeitige Vorhofaktionen mit deformierter P-Welle. QRS normal oder durch ventrikuläre Aberranz verbreitert und abnorm geformt. Unter Umständen wechselndes PQ-Intervall (bei wechselndem PQ-, wechselndem PP-Intervall und wechselnder P-Konfiguration spricht man auch von „wanderndem Schrittmacher", bei multiplen, multifokalen Vorhofextrasystolen, die den Herzrhythmus bestimmen, auch von „chaotischem Vorhofrhythmus").

THERAPIE

Häufig reichen β-Blocker (z.B. Bisoprolol [Concor®] 5–10 mg p.o.). Sotalol oder Amiodaron (Cordarex®) (selten notwendig) sind die wirksamsten Medikamente (Dosierung: 3 × 80 bis 2 × 160 mg Sotalex® oder 200 mg Cordarex® [nach Aufsättigung mit etwa 10 g in etwa 3 Wochen]).

3.3.2 Ventrikuläre Extrasystolie

Definition: Extrasystolen ventrikulären Reizursprungs; je nach Lokalisation des Ursprungsortes und den intraventrikulären Leitungsverhältnissen ist QRS mehr oder weniger abnorm geformt und verbreitert. Bei Ursprungsort nahe dem His'schen Bündel können nahezu normale QRS-Konfigurationen vorkommen. Auftreten sporadisch, gehäuft, in Paaren oder Salven oder auch in systematisierter Folge als Bigeminie, Trigeminie oder Parasystolie.

Ätiologie und Pathogenese: Ventrikuläre Extrasystolen entspringen meist im proximalen oder peripheren His-Purkinje-Fasersystem. Sie entstehen i.d.R. durch gesteigerte Neigung zur Spontandepolarisation und kommen außerordentlich häufig vor, auch bei Herzgesunden. Vielfach bleibt die Ursache unklar. Besteht gleichzeitig eine Herzerkrankung (Koronarkrankheit, Myokarditis, Herzklappenfehler), wird gewöhnlich die Arrhythmie damit in kausale Verbindung gebracht, was nicht über andere Entstehungsmöglichkeiten (Medikamenten-UAW!) hinwegtäuschen darf. Als auslösende Agenzien kommen in Frage: Digitalis, Orciprenalin und andere Katecholamine, Atropin, Chinidin oder andere Antiarrhythmika sowie Intoxikationen (Alkohol, Barbiturate), Hypokaliämie, azidotische Stoffwechsellage. Entstehen ventrikuläre Extrasystolen auf dem Boden einer intraventrikulären Inhomogenität von De- und Repolarisation (Dispersion der Erregungsleitung), ist das Kopplungsintervall oft kurz. Unter Umständen fallen die ventrikulären Extrasystolen noch während der T-Welle des vorausgegangenen

Normalschlags ein (R-auf-T-Phänomen). In solchen Fällen können bereits einzelne Extrasystolen Kammerflimmern auslösen. Vorkommen: Myokardinfarkt, Myokarditis, QT-Verlängerung. Bei fester Kopplung der Extrasystolen an den jeweils vorangehenden Normalschlag entsteht Bigeminie; folgt ein Paar von ventrikulären Extrasystolen, Trigeminie. Ausgangsblockierung kann die Rhythmik stören (Bigeminie mit versteckem Ausgangsblock). Repetitive Entladung eines Reizbildners mit Schutzblockierung führt zur Parasystolie oder zu akzeleriertem idioventrikulären Rhythmus. Von hier fließender Übergang zu den Kammertachykardien (**s. Tab. III.2.6** und **Tab. III.2.7**).

Klinik: Ventrikuläre Extrasystolen können unangenehme subjektive Symptome verursachen, bleiben jedoch vielfach gänzlich unbemerkt. Ihre hämodynamische Bedeutung ist gering. Ihre Bedeutung liegt darin, dass sie Vorläufer bedrohlicher Kammerarrhythmien oder des Sekundenherztodes sein können. Es kann außerordentlich schwierig sein, ihre prognostische Bedeutung und damit die Indikation zur Therapie abzuschätzen.

Diagnostische Hinweise: Vorzeitige Kammeraktionen mit verbreitertem, oft bizarr geformtem QRS-Komplex. Die Differenzierung von Knotenextrasystolen mit ventrikulärer Aberranz kann schwierig sein. Normale QRS-Breite kommt auch vor bei Reizursprung im proximalen His-Purkinje-System. Auch hier jedoch sozusagen stets geringfügige Breitenzunahme von QRS gegenüber dem Normalschlag und Deformierung im Sinne eines inkompletten Rechtsschenkelblocks mit überdrehtem Links- oder Rechtstyp oder inkomplettem Linksschenkelblock. Retrograde Erregung der Vorhöfe kommt in etwa 60 % der Fälle vor. Interposition zwischen zwei Herzaktionen zeigt „Re-entry" (Kammer-Vorhof-Kammer-Echo) an (ca. 60 % der Fälle) und wird als „interponierte" Extrasystole bezeichnet. Multiforme Konfiguration deutet auf polytopen Reizursprung. Einfache Kopplung der Extrasystolen mit fixiertem Kopplungsintervall wird als Bigeminie bezeichnet. Liegt zwischen den Extrasystolen der Bigeminie jeweils eine ungerade Zahl von normalen Herzaktionen, so ist der Schluss auf einen versteckten Ausgangsblock berechtigt.

Parasystolie: Das interektopische Intervall ist weitgehend konstant und beträgt stets ein ganzzahliges Vielfaches einer Grundeinheit. Kombinationssystolen (Fusion) sind häufig, ebenso Perioden, in denen die Parasystolie nicht auftritt, wobei sie jedoch später im alten Rhythmus wieder erscheinen kann (Schutzblockierung).

> **! Wichtig:**
> Zur Definition und genauen Erkennung von ventrikulären Extrasystolen ist ein Langzeit-EKG unentbehrlich!

THERAPIE

Asymptomatische Herzrhythmusstörungen sind nicht behandlungsbedürftig! Es kann sehr schwer sein, die Behandlungsindikation zu stellen. Im Zweifelsfall eher von einer antiarrhythmischen Therapie Abstand nehmen! Die Kriterien der **Tabelle III.2.11** dienen als Anhaltspunkt. Das Grundleiden bestimmt das Ausmaß der Gefährdung! Bei Intoxikation als Ursache genügt gewöhnlich Monitorüberwachung und Entzug des auslösenden Agens. Äußere Ursachen sind häufig (Hyperthyreose, Kalium- oder Magnesiummangel u.v.a.m.) und müssen erkannt und entsprechend beseitigt werden. Bei Ischämie (koronare Herzerkrankung, **s. Kap. III.2.4**) muss diese zunächst behoben werden. Damit wird die Extrasystolie manchmal beseitigt. Ist ein Herzwandaneurysma die Ursache, muss die Aneurysmektomie erwogen werden. Ist Herzinsuffizienz (Kammerdilatation?) Ursache der Extrasystolie, genügt gelegentlich deren Behandlung. Bestehen die Extrasystolen im Zusammenhang mit Sinusbradykardie oder bei Kno-

Tabelle III.2.11 Einteilung der Extrasystolie nach Lown (nach Langzeit-EKG-Ergebnissen)

Grad	Charakteristika
0.	Keine Extrasystolen
I.	Weniger als 30 Extrasystolen/h
II.	Mehr als 30/h, ohne komplexe Erscheinungsformen
III.	Polytope Extrasystolen, Bigeminie
IV. a)	Extrasystolie mit Paarbildungen
b)	Ventrikuläre Salven, Kammertachykardie
V.	Extrasystolen mit R-auf-T-Phänomen

tenrhythmus, muss die Schrittmachertherapie erwogen werden. Extrasystolen bei primär verlängertem QT-Intervall, sei es im Rahmen einer idiopathischen QT-Verlängerung, bei Hypokaliämie, zentralnervösen Erkrankungen oder bei Antiarrhythmikaüberdosierung oder -überempfindlichkeit, sind besonders gefährlich. Im ersteren Fall β-Blocker (z.B. Bisoprolol 5–10 mg p.o.). Sonst auch Magnesiumpräparate p.o., z.B. Magnerot®, Lösnesium®. Im letzteren Fall – also wenn Antiarrhythmikafolge – sofortige Antiarrhythmikapause, keine spezielle Therapie, jedoch Überwachung.

In der großen Mehrzahl der Fälle mit ventrikulären Extrasystolen wird man versuchen, mit β-Blockern zu therapieren, um nur so selten wie möglich mit Antiarrhythmika im eigentlichen Sinne behandeln zu müssen.

Die Schwierigkeiten dieser Behandlung und die Häufigkeit von UAW der Antiarrhythmika erfordern hier eine ganz besonders klare Definition der Gefährlichkeit der Extrasystolie im Einzelfall und damit der Behandlungsbedürftigkeit und -dringlichkeit (s. Tab. III.2.11).

Für die intravenöse oder Infusionstherapie kommen vorwiegend Lidocain (Xylocain®) und Amiodaron (Cordarex®, auch als Infusionskonzentrat) in Frage. Die orale Therapie ist schwieriger. In Betracht kommen Sotalol und Amiodaron sowie β-Blocker. In der oralen Dauertherapie wird man sich wegen der Medikamenten-UAW meistens mit Teilerfolgen zufrieden geben müssen. In ca. 10 % der Fälle wirken Antiarrhythmika (auch Sotalol!) selbst arrhythmogen und können die Prognose verschlechtern. Lediglich β-Blocker und eventuell Amiodaron können die Lebenserwartung verbessern.

3.3.3 Kammertachykardie (auch Kammerflimmern)
(s. a. Kap. III.2.1.1, „Spezielle Maßnahmen bei tachykardem und bradykardem Herzstillstand")

Definition: Gefährliche Tachykardie mit ventrikulärem Reizursprung, die jederzeit in Kammerflimmern übergehen kann. Meistens mit erheblichen hämodynamischen Störungen und auf dem Boden schwerer Herzerkrankungen entstanden.

Ätiologie und Pathogenese: Ursachen wie bei ventrikulärer Extrasystolie (s.o.), häufig durch solche ausgelöst. Kammertachykardien kommen ganz überwiegend bei schwer geschädigtem Herzen vor, werden jedoch auch bei so genannten „Herzgesunden" beobachtet, wenngleich selten (ausführliche Diagnostik erforderlich!). Rezidivierende Kammertachykardie muss den Verdacht auf ein Herzwandaneurysma erwecken. Als UAW von Antiarrhythmika, bei akutem Infarkt, bei QT-Syndrom und bei ZNS-Erkrankungen kommt die Kammertachykardie vom Typ „torsade de pointes" vor. Sie erfordert besondere therapeutische Maßnahmen.

Kammertachykardie beruht gewöhnlich auf intraventrikulärem „Re-entry", manchmal unter Einschluss von Teilen des His-Purkinje-Systems. Lediglich bei „akzeleriertem, idioventrikulärem Rhythmus" scheint eine repetitive Entladung eines ektopischen Reizbildners wahrscheinlicher zu sein.

Klinik: Der tachykarde Anfall geht mit Hypotension, Unruhe, Schwitzen, kalter zyanotischer Haut und u.U. Schock einher, Kammertachykardie kann in seltenen Fällen aber auch ohne wesentliche Symptome vorkommen.

Diagnostische Hinweise: Die Diagnose erfordert ein EKG: Tachykarder Rhythmus mit abnormem, verbreitertem, oft bizarrem QRS-Komplex. Salven von 3 oder mehr rasch aufeinander folgenden Kammeraktionen werden als „Kammertachykardie" bezeichnet. Vorhofaktionen entweder unabhängig davon und mit normalem P, wenn überhaupt erkennbar, sofern nicht retrograde Leitung (40–60 %) mit oder ohne AV-Block vorliegt (**s. Tab. III.2.7**). Kombinationssystolen (Fusion) oder „ventricular capture" kommen typischerweise vor. Die Differenzierung von supraventrikulären Arrhythmien mit Aberranz (Wolff-Parkinson-White-Syndrom, Knotentachykardie, vorbestehender Schenkelblock) kann sehr schwierig sein und intrakardiale oder ösophageale EKG-Ableitungen erfordern. Bei „torsade de pointes" sieht man im EKG eine rhythmische, „wellenförmige" Form- und Amplitudenänderung. Die Arrhythmie tritt meist in vielen selbstlimitierten Perioden auf und geht leicht in Kammerflimmern über.

THERAPIE

Kammertachykardie ist ein Notfall! Monitorüberwachung und Reanimationsbereitschaft sind erforderlich. Die Kammertachykardie ist immer behandlungsbedürftig. Unterbrechung der Tachykardie möglichst sofort durch Elektrokardioversion (**s. Kap. III.2.3.2.4**, „Verfahren"). Weitere Maßnahmen und Rezidivprophylaxe wie bei ventrikulären Extrasystolen mit dringlicher (**s. Tab. III.2.11**) Behandlungsindikation (**s. Kap. III.2.3.3.2**, „Therapie"). Bei Auslösung im Zusammenhang mit Schreck, Angst oder sonstigen Umständen, die mit erhöhter Sympathikusaktivierung einhergehen, sind β-Blocker immer indiziert. Bei „torsade de pointes" Kalium- oder Magnesium-Substitution, bei gleichzeitiger Bradykardie Erhöhung der Herzfrequenz durch Schrittmacher.

Symptomatische episodische, rezidivierende Kammertachykardien sollen – da lebensgefährdend – immer beseitigt werden.

Die Dauertherapie beginnt mit β-Blockern (z.B. Bisoprolol 5–10 mg p.o.); wenn erfolglos, Amiodaron (**s. Tab. III.2.10**).

Auch bei konsequentem Einsatz von β-Blockern oder Amiodaron verbleiben einige besonders gefährdete, therapieresistente Fälle, z.B. durch rezidivierende Myokardischämie, bei Ventrikelaneurysmen, bei hochgradig eingeschränkter Pumpfunktion nach Myokardinfarkt oder bei LQT-Syndrom (Romano-Ward-, Jervell-Lange-Nielsen-Syndrom, K^+- oder Na^+-Kanalmutation). In diesen Fällen sind antitachykarde Schrittmachersysteme (ICD = implantierbare Cardioverter-Defibrillatoren) indiziert. Das Aggregat wird wie ein Schrittmacher implantiert mit transvenöser Sondenlage.

Indikationen: Rezidivierende, anhaltende Kammertachykardie, Z.n. Kammerflimmern. Die implantierbaren, automatischen Defibrillatoren (ICD) verbessern die Prognose dieser hochgefährdeten Patienten. Alle Geräte wirken im Fall einer Bradykardie zugleich auch als Schrittmacher. Zudem kann die ICD-Implantation zur Primärprävention bei Hochrisikopatienten (Herzinsuffizienz mit hochgradig eingeschränkter Pumpfunktion [EF < 35 %] besonders nach Infarkt) erwogen werden (siehe dazu Guidelines for automated Defibrillation [5]). Eine Kombinationstherapie mit β-Blockern und/oder Amiodaronen ist dann fast immer erforderlich.

> **! WICHTIG:**
> Vorsicht! Die „Defibrillationsschwelle" kann z.B. unter Amiodaron erhöht sein!

3.4 Bradykarde Rhythmusstörungen

3.4.1 Sinusbradykardie

Definition: Langsame Schlagfolge < 60/min bei normaler Vorhof- und Kammeraktion.

Ätiologie und Pathogenese: Vorkommen oft bei Vagotonikern, auch bei trainierten Sportlern; an sich harmlos. Sie kann potenziell gefährlich sein, wenn bei Herzerkrankungen Bradykardie im Zusammenhang mit ventrikulären Extrasystolen auftritt (frequenzabhängige, ventrikuläre Extrasystolie, „Bradykardie-Tachykardie-Syndrom") (Myokardinfarkt **s. Kap. III.2.1.5**). Sinusbradykardie bei Herzinsuffizienz weist meist auf eine organische Erkrankung des Sinusknotens hin (s.u.). β-Blocker und Digitalis können eine Sinusbradykardie verstärken. Eigenständige Bedeutung gewöhnlich erst bei Frequenzen < 30/min oder wenn Synkopen auftreten.

Klinik: Diagnostische Hinweise: Vorhof- und Kammerkomplexe normal, Ausnahme: Vorbestehender Schenkelblock. Die AV-Überleitungszeit kann bis 0,23 sec verlängert sein, ohne dass ein AV-Block vorliegt. Je langsamer die Frequenz, desto häufiger sind Knotenersatzschläge und -rhythmen (AV-Dissoziation).

THERAPIE

Sinusbradykardie ist selten therapiebedürftig (bei frequenzabhängigen Extrasystolen **s. Kap. III.2.3.3.2**). Wenn ein Bradykardie-Tachykardie-Syndrom vorliegt: s.u. Sinusbradykardie kann die Digitalisbehandlung erschweren oder verhindern. In diesen Fällen und bei Synkopen in Zusammenhang mit Sinusbradykardie Indikation zur Schrittmachertherapie (**s. Kap. III.2.3.4.5**).

3.4.2 Sinusbradyarrhythmie

Synonym: Syndrom des kranken Sinusknotens („sick-sinus-syndrome").

Definition: Unregelmäßige, langsame Sinusfrequenz < 60/min, nicht selten wechselndes PP-Intervall bis zu intermittierendem Sinusstillstand oder sinuatrialem Block, seltener Knotenersatzschläge, häufig wechselnde Konfiguration von P sowie nicht selten intermittierende Episoden von Vorhofflimmern oder -flattern oder Extrasystolie.

Ätiologie und Pathogenese: Ursache meistens im Rahmen einer arteriosklerotischen Herzerkrankung, häufig aber ätiologisch unklar. Auch bei Virusinfektionen bzw. -myokarditis, meistens bei älteren Leuten. Oft begleitet von sinuatrialem Block. In vielen Fällen besteht gleichzeitig Unfähigkeit des AV-Knotens zur Bildung eines regelrechten Ersatzrhythmus. Auch die AV-Leitung kann latent oder manifest gestört sein.

Klinik: Diagnostische Hinweise: Langsame, unregelmäßige Sinusfrequenz, nicht selten mit sinuatrialem Block. P-Wellen im EKG abnorm verbreitert, deformiert und von wechselnder Konfiguration, PQ-Intervall oft wechselnd, manchmal verlängert. QRS-Konfiguration normal, abgesehen von vorbestehendem Schenkelblock oder intraventrikulären Leitungsstörungen. Lange asystolische Pausen können vorkommen. Intermittierend ventrikuläre Extrasystolen, paroxysmales Vorhofflimmern oder -flattern. Anamnestisch eruierte Schwindelzustände und Synkopen müssen mittels Monitor und/oder Langzeit-Speicher-EKG geklärt werden (alternative Diagnose? Schrittmacherindikation?).

Schwindel, Leistungsschwäche, intermittierendes Herzrasen sowie Herzinsuffizienzsymptome sind häufig. Adams-Stokes-Anfälle kommen vor.

THERAPIE

Medikamentös nur schwer zu beeinflussen, insbesondere wenn Tachyarrhythmien oder Herzinsuffizienz vorliegen: Digitalis verlangsamt die Grundfrequenz und erhöht die Ektopieneigung; Orciprenalin (Alupent®) erhöht die Frequenz, aber auch die Neigung zur Entstehung von Tachyarrhythmien, Atropin wirkt nicht lange genug und verursacht gastrointestinale UAW. Die Schrittmachertherapie (**s. Kap. III.2.3.4.5**) ist die Therapie der Wahl. Unter dem schrittmachergesteuerten Herzrhythmus können Digitalis, β-Blocker und/oder Antiarrhythmika voll dosiert werden, um tachykarde Phasen zu unterdrücken.

3.4.3 Sinuatrialer Block

Definition: Ausgangsblockierung am Sinusknoten mit entsprechend intermittierend verlangsamter Vorhoffrequenz. Kammerfrequenz oft durch Knotenersatzrhythmus dissoziiert.

Ätiologie und Pathogenese: Vorkommen bei verschiedenen Herzkrankheiten (Myokarditis, Koronarkrankheit, idiopathisch). Auch bei Digitalisintoxikation. Oft Teil komplizierter Arrhythmien.

Klinik: Diagnostische Hinweise: Keine spezifischen klinischen Hinweise. Im EKG intermittierende Sinuspausen, die ein ganzzahliges Vielfaches des einfachen PP-Intervalls betragen oder Wenckebach-Charakteristik zeigen (progressive RR-Verkürzung, dann eine Pause, die kürzer ist als das Doppelte des letzten RR-Intervalls). PQ-Zeit normal oder verlängert. Anamnestisch angegebene Schwindelanfälle oder Synkopen müssen u.U. per Monitorüberwachung oder Langzeit-EKG geklärt werden (Schrittmacherindikation!).

THERAPIE

Bei Digitalisintoxikation genügen praktisch immer Absetzen des Glykosids und Ausgleich allfälliger Hypokaliämie. Sonst wie „Sinusbradyarrhythmie" (**s. Kap. III.2.3.4.2**, „Therapie"). Schrittmacherimplantation kann notwendig werden. Indikationen: Synkopen, Herzinsuffizienz.

3.4.4 AV-Block

Definition und Einteilung: Intermittierende oder permanente Leitungsstörungen zwischen Vorhöfen und Kammern werden als AV-Block bezeichnet. Die Einteilung erfolgt nach dem Schweregrad der Leitungsverzögerung.
(1) **AV-Block 1. Grades** (einfache Leitungsverzögerung mit erhaltener 1:1-Zuordnung von Vorhof- und Kammerkomplexen).
(2) **AV-Block 2. Grades** (unvollständige, jedoch höhergradige Blockierung, wobei intermittierend eine Überleitung noch zustande kommt):
- **Wenckebach-Periodik (Mobitz-Typ I)** mit progressiver Verlängerung der Überleitungszeit bis zum vollständigen Ausfall im 2:3-, 3:4-, 4:5-Rhythmus usw.
- **Partielle Blockierung Mobitz-Typ II:** Regelmäßiger Ausfall jeder 2. oder 3. Kammeraktion durch 2:1-, 3:1-, 4:1-(usw.)Blockierung.

(3) **AV-Block 3. Grades** (vollständige Leitungsunterbrechung, unabhängiges Schlagen von Vorhöfen und Kammern, totaler AV-Block).

Ätiologie und Pathogenese: Funktionelle und organische Ursachen. **Funktionelle Blockierungen** sind überwiegend auf den AV-Knoten, also suprabifurkational, lokalisiert und entstehen bei Vagusreizzuständen verschiedenster Genese (Karotissinusmassage, Karotissinussyndrom u.a.), durch Einwirkung vagomimetischer Medikamente (z.B. β-Blocker, Digitalisglykoside) sowie bei Hinterwandinfarkt. **Organische Blockierungen** können supra- wie infrabifurkational gelegen sein, im letzteren Fall können sie auch auf einen bilateralen Schenkel- oder multifaszikulären Block zurückgehen. Als Ursache kommt für den suprabifurkationalen organischen Block in erster Linie der kongenitale AV-Block in Betracht. Die folgenden Ursachen können beiderlei Lokalisationen aufweisen: Koronarkrankheit, Vorderwandinfarkt mit Septumbeteiligung, degenerative Erkrankungen des Erregungsleitungssystems. Septumkalzifizierungen bei verkalkenden Aorten- und Mitralklappenfehlern, ferner AV-Block nach stumpfem Thorax- und Herztrauma sowie als Komplikation bei oder nach Herzoperationen.

Bei funktionellem Block steht die einfache Verzögerung oder Wenckebach-Periodik im Vordergrund, vollständiger Block kommt jedoch auch vor. Der tertiäre Reizbildner ist hoch gelegen, daher relativ rasch (40–60/min) und kann in vielen Fällen bei Sympathikusaktivierung seine Frequenz noch erhöhen. Bei organischen Defekten ist die Leitungsstörung meistens tiefer, d.h. im His'schen Bündel oder unterhalb dessen Aufzweigung, also infrabifurkational, gelegen. Dementsprechend ist der tertiäre Reizbildner weit peripher gelegen und zeigt eine entsprechend langsame Frequenz (20–40/min, s. Tab. III.2.6). Hier ist die Neigung zu asystolischen Pausen (Morgagni-Adams-Stokes-Anfälle) besonders groß.

Bei AV-Block ist der Patient gefährdet durch Bradykardie, durch Tachyarrhythmien auf dem Boden der Bradykardie oder durch plötzliche Zunahme der Blockierung mit langer präautomatischer Pause bzw. Ausfall des unstabilen, tertiären Reizbildners. Die AV-Blockierung lässt gewöhnlich den Rhythmus des Sinusknotens unbeeinträchtigt. Die Sinusfrequenz kann sogar weiterhin zur Beurteilung einer allfälligen Herzinsuffizienz oder von sonstigen Umständen, die zur Sinustachykardie führen, herangezogen werden. Ein AV-Block braucht nicht permanent vorhanden zu sein; innerhalb kurzer Zeit können Blockierungen verschiedenen Schweregrads miteinander abwechseln. Auch eine normale Überleitung kann vorkommen.

Klinik: Klinische Symptome bei höhergradigem AV-Block sind meistens ausgeprägt bis bedrohlich mit Schwäche, Schwindel, Morgagni-Adams-Stokes-Anfällen, Dyspnoe, Intensivierung einer Herzinsuffizienz, können aber auch sehr diskret sein und z.B. allein in einer geringen Leistungsminderung bestehen. Eine Ausnahme bildet der angeborene totale AV-Block, der i.d.R. symptomlos ist und nur in Ausnahmefällen einer Schrittmachertherapie bedarf.

Diagnostische Hinweise: AV-Block kann klinisch vermutet werden bei langsamer Pulsfrequenz aus dem intermittierenden Auftreten von Pfropfungswellen im Venenpuls, intermittierend hörbaren Vorhoftönen und wechselnd lautem 1. Herzton (Kanonenschlag).

(1) AV-Block 1. Grades: Klinisch 1. Herzton abgeschwächt, Vorhofton hörbar. Im EKG PQ-Intervall länger als 0,2 sec.

(2) AV-Block 2. Grades: Bradykarder Herzrhythmus. Klinisch konstanter 1. Herzton, oft besonders lauter 3. Herzton (Zusammenfallen von 3. Ton und Vorhofton der blockierten 1. Vorhofaktion). Im EKG regelmäßige 2:1-, 3:1-, 4:1-(usw.)Vorhof-Kammer-Rhythmik bei Mobitz-Typ-II-Block. Bei Wenckebach-Periodik progressive PQ-Verlängerung bis zum Ausfall der Überleitung. Dabei progressive RR-Verkürzung, dann eine Pause, die kürzer ist als das Doppelte des letzten RR-Intervalls. Die Pause ist oft durch einen Knotenersatzschlag abgekürzt.

(3) AV-Block 3. Grades: Langsame Pulsfrequenz, wechselnd lauter 1. Herzton, Pfropfungswellen im Venenpuls. Vorhoftöne. Im EKG Vorhof- und Kammerkomplexe vollständig unabhängig voneinander. Vorhöfe rascher als Kammern. Ventrikulophasisches Phänomen (PP-Intervall mit Einschluss eines QRS-Komplexes kürzer als ohne diesen). QRS bei suprabifurkationalem Block und bei Ersatzschlägen meistens normal konfiguriert. Bei infrabifurkationalem Block ist QRS verbreitert und abnorm geformt, u.U. im Sinne eines bifaszikulären Blockes, je nach Sitz des tertiären Reizbildners.

(4) Faszikulärer Block: Diagnose nur elektrokardiographisch möglich. Als Faszikel werden die 3 Purkinje-Faserstämme unterhalb der Bifurkation des His'schen Bündels bezeichnet: rechter Reizleitungsschenkel, linker vorderer Ast (Äste), linker hinterer Ast. Vollständige Blockierung ergibt in der gleichen Reihenfolge Rechtsschenkelblock, linksanteriorer Hemiblock (überdrehter Linkstyp mit Q_I, Q_{aVL}), linksposteriorer Hemiblock (überdrehter Rechtstyp und kein Q_I, kein Q_{aVL}). **Bifaszikuläre Blöcke** kommen in allen Kombinationen vor. Die Blockierung kann in den einzelnen Faszikeln auch unvollständig sein, d.h. den Gesetzen der Blockierung 1. und 2. Grades, wie oben für den AV-Block geschildert, folgen. **Trifaszikulärer Block** ist nur bei unvollständiger Blockierung in einem der drei Faszikel im Oberflächen-EKG zu erkennen. Vollständiger trifaszikulärer Block entspricht vollständigem infrabifurkationalem Block oder bilateralem Schenkelblock der alten Nomenklatur.

> **WICHTIG:**
> Bei Koinzidenz von AV-Block und Synkopen liegt es nahe, ein Adams-Stokes-Syndrom mit allen prognostischen und therapeutischen Konsequenzen zu diagnostizieren. Der kausale Zusammenhang ist jedoch so lange nicht bewiesen, als die Asystolie nicht beobachtet wurde. Hirnorganische Prozesse und Aortenstenosen sowie andere Ursachen für Synkopen müssen differenzialdiagnostisch erwogen und ausgeschlossen werden.

THERAPIE

Klärung der Ursache

Zunächst Ursache klären. Im Notfall s. Kap. III.2.1.1.
(1) Bei Vagusreizzuständen Patient hinlegen, 0,5–1 mg Atropin i.v.
(2) Bei Intoxikationen (Alkylphosphate) u.U. höhere Atropindosen bis zu mehreren mg i.v. Bei Digitalisintoxikation s. **Kap. III.2.2.1**, „Glykosidtherapie".
(3) Bei Hinterwandinfarkt s. **Kap. III.2.1.5**, „Therapie".
(4) Wenn bei funktionellem Block mit Morgagni-Adams-Stokes-Anfällen oder Herzinsuffizienz die auslösende Ursache nicht vollständig beseitigt werden kann: Indikation zur Schrittmacherimplantation.

Bei organischem AV-Block Grad der Gefährdung abschätzen
(1) Wo liegt die Blockierung? Supra-, infrabifurkational?
(2) Wie langsam ist die Kammerfrequenz? Ist sie gleichmäßig, bestehen längere Pausen?
(3) Bestehen ventrikuläre Extrasystolen?
(4) Sind Morgagni-Adams-Stokes-Anfälle oder dafür verdächtige Symptome vorgekommen?
(5) Liegt Herzinsuffizienz vor?
Die Behandlung des AV-Blocks beginnt stets unverzüglich.

Soforttherapie

(1) EKG (Monitor anschließen).
(2) Venösen Zugang schaffen. Dabei Venen vermeiden, die für Schrittmachereinführung in Frage kommen (V. jugularis interna., externa. rechts, V. subclavia und Armvenen rechtsseitig).
(3) Infusion beginnen mit 500 ml 5 %iger Glukose und 2–10 mg Alupent®.
(4) Mittels Regulierung der Tropfgeschwindigkeit Herzfrequenz einstellen. Wenn Extrasystolen gehäuft auftreten, Dosis reduzieren.
(5) Wenn stabile Verhältnisse erreicht sind, Verlegung in eine Klinik mit Möglichkeit zur Schrittmacherimplantation. Ein Arzt begleitet den Kranken!
(6) Bei Herzinsuffizienz Diurese mit Saluretika. Vasodilatanzien, in erster Linie Nitrate (s. **Kap. III.2.2.1**, „Vasodilatanzien"). Wenn erforderlich, besser Sympathomimetika (Dobutamin, Dopamin, Orciprenalin).
(7) Einlegen eines temporären Schrittmachers: Bei Adams-Stokes-Syndrom unverzüglich (s. **Kap. III.2.1.1**, „Behandlung der Asystolie"). Die temporäre Sonde kann nur einige Tage belassen werden (Infektionsgefahr!). Therapie mit permanenten Schrittmachersystemen siehe unten.

3.4.5 Herzschrittmachertherapie
(Siehe dazu auch Leitlinien zur Herzschrittmachertherapie [www.leitlinie.dgk.org].)

Vorbemerkungen: Die Schrittmachertherapie ist für Patienten mit symptomatischer Bradykardie ein Segen. Die hohe Sicherheit der Schrittmachertherapie nimmt weiterhin zu, sodass die Indikationen erheblich ausgeweitet werden konnten. Wann immer möglich, sollen bifokale Systeme (eventuell als DDD-R = Frequenzzunahme bei Belastung) verwendet werden.

Indikationen zur Implantation
(1) Sinusbradyarrhythmie oder sinuatrialer Block mit
- Bradykardie-Tachykardie-Syndrom,
- bradykarder Herzinsuffizienz,
- Synkopen oder äquivalenten Symptomen,

(2) Karotissinussyndrom mit Synkopen und dokumentiertem AV-Block oder Sinusknoten-Stillstand,

(3) AV-Block 3. Grades, 2. Grades Typ Mobitz:
- Morgagni-Adams-Stokes-Anfälle oder äquivalente Symptome,
- bei sonst nicht schrittmacherbedürftigem AV-Block peri- und peroperativ, ggf. nur als temporärer Schrittmacher,

(4) Bradyarrhythmia absoluta mit Symptomen.

Elektroden und Aggregate: In der Regel werden endokardiale, transvenös eingeführte, im Trabekelwerk der rechten Kammer verankerte Elektroden verwendet, epi- oder myokardiale Elektroden in $\leq 5\%$. Transvenös eingeführte, im Vorhof verankerte Elektroden werden bei DDD oder Vorhofschrittmachern angewandt. 2–10 % aller Elektroden müssen im Verlauf wegen Dislokation, Reizschwellenanstieg oder Bruch erneuert werden. Zur Vermeidung externer Störeinflüsse und Prävention extrakardialer Stimulationen (Zwerchfellzucken) sollten sowohl Sensing als auch Stimulation bipolar und nicht mehr unipolar erfolgen. Der Impulsgeber, mit der Batterie vereinigt, wird subkutan oder unter dem M. pectoralis rechts oder links pektoral implantiert. Die Geräte passen sich an die Spontanaktivität des Herzens an durch eine automatische Bedarfsschaltung.

Die folgenden Typen sind in Gebrauch:

(1) **QRS-inhibierte Bedarfsschrittmacher:** Der Schrittmacher steht still bei Eigenaktivität des Herzens (Abschaltautomatik). Verwendung zur Vorhof- (AAI-Modus) und Kammerstimulation (VVI-Modus).

(2) **Bifokale Systeme:** Über zwei Elektroden (Vorhof und rechter Ventrikel) werden Vorhof und Kammer sequenziell erregt. Bei Eigenaktivität werden Vorhof- wie Kammersystem automatisch abgeschaltet (DDD-Schrittmacher).

(3) **VAT-System:** Diese Geräte nehmen über eine Vorhofelektrode die erhaltene Sinusrhythmik auf und erregen die Kammern bedarfsweise nach Art eines AV-Knotens verzögert über eine zweite im Ventrikel verankerte Elektrode.

(4) **Automatischer implantierbarer Kardioverter/Defibrillator (ICD):** Stimulations- und Detektionssonde hat Defibrillationsspulen integriert. Das Aggregat ist heutzutage so klein, dass es wie ein Schrittmacher subpektoral implantiert werden kann. Je nach Arrhythmie wird diese, wenn vom System erkannt, durch selektive Stimulation oder durch Abgabe eines defibrillierenden Schocks, u.U. wiederholt, beendet. Bei Bradykardie arbeitet das Aggregat als Herzschrittmacher.

Auswahl des Gerätes: Tabelle III.2.12 zeigt die bei verschiedenen Rhythmusstörungen geeigneten Geräte. Die heute verfügbaren Geräte arbeiten 6–15 Jahre. Die Geräte sind programmierbar, d.h., über ein externes Steuergerät können die wichtigsten Kenngrößen wie Reizspannung, Impulsdauer, Frequenz, Empfindlichkeit der automatischen Abschaltung

Tabelle III.2.12 Auswahl des Herzschrittmachers

Diagnose	Optimal	Akzeptabel	Ungeeignet
Sinusknotensyndrom			
1. ohne tachykarde Phasen	AAI(R) DDD(R) DDI(R)	VVI < 45/min²	VVI(R) VDD(R)
2. Bradykardie-Tachykardie-Syndrom intermittierendes Vorhofflimmern	DDD(R) + Mode-Switching[1] DDI(R)	AAI(R)	VVI(R) VDD(R) DDD(R) ohne Mode-Switching[1]
AV-Block			
1. permanent	DDD	VDD	VVI(R)
2. intermittierend	DDD	DDD VDD VVI < 45/min²	VVI(R) DDI(R)
Zweiknotenerkrankung			
1. chronotrope Inkompetenz ohne tachykarde Phasen	DDDR	DDD	VVI(R) VDD(R)
2. Vorhofarrhythmien	DDD(R) + Mode-Switching[1]	VDD(R) + Mode-Switching[1]	VVI(R) – DDI(R) DDD(R) und VDD(R) ohne Mode-Switching[1]
Bradyarrhythmie bei chronischem Vorhofflimmern			
	VVI(R)		DDD(R) VDD(R)
Karotissinus-Syndrom und vasovagales Syndrom			
	DDD DDI (+ Hysterese) DDD (+ Hysterese)	VVI + Hysterese[3]	AAI(R) VDD(R)

[1] Automatischer Moduswechsel, z.B. von DDD nach DDI, oder andere frequenzbegrenzende Algorithmen.
[2] Nur akzeptabel bei seltenen asystolischen Pausen.
[3] Nur bei fehlender retrograder Leitung während Kardioinhibition und bei niedrig programmierter Interventionsfrequenz.

u.a. von außen verändert und individuell angepasst werden. Literatur und weitere Entwicklung verfolgen!

Überwachung und Betreuung: Elektrode und Reizgerät sowie die zugrunde liegende Herzerkrankung bedürfen der kontinuierlichen Überwachung. Folgendes Zeitschema hat sich bewährt: 1–4 Tage nach Implantation Kontrolle, u.U. Umprogrammierung. Entlassung am folgenden Tag. Ca. 50 % aller Implantationen können heute sogar ambulant durchgeführt werden. Nach 6 Wochen 1. Kontrolluntersuchung. Dann Kontrolluntersuchung in 6-Monats-Abständen. Bei Verwendung programmierbarer Systeme müssen die Kontrollen mit dem entsprechenden Programmiergerät (herstellerspezifisch) erfolgen.

Bei Nachuntersuchungen müssen die folgenden Gesichtspunkte berücksichtigt werden: Besteht Spontanaktivität des Herzens? Ist die Reizung des Herzens konstant? Reizschwelle? Sitzt die Elektrode richtig? Wie rasch ist die Entladungs- oder Prüffrequenz nach deren Einschalten durch einen auf die Haut über dem Schrittmacher aufgelegten Magneten (wichtigster Indikator des Ladezustandes des Schrittmachers!)? Änderungen um wenige Prozent nach oben oder unten zeigen einen Defekt des Schrittmachers oder Nachlassen der Batterieladung an. Ist die

Schrittmacherautomatik intakt? Wechsel zwischen Spontanaktivität und Schrittmacherrhythmus beachten! Bei anhaltender Spontanaktivität des Herzens Schrittmacher durch Auflegen eines Magneten einschalten. Ist die Schaltautomatik bei Vorhofschrittmachern intakt? Sind Kabelverlauf und Batterielager reizlos? Wie alt ist der Schrittmacher? Welchen Typ trägt der Patient?

Häufigste Fehlermöglichkeiten: Elektrodendislokation, Kabelbruch, Infektion am Kabel oder am Batterielager (Abstoßung), falsche Programmierung, Defekte an der Elektronik, Störungen durch Überlagerung von Spontanaktivität und Schrittmachertätigkeit. Miterregung benachbarter Muskulatur (M. pectoralis, Zwerchfell) (umprogrammieren auf bipolare Stimulation!).

Abhilfe bei Komplikationen am Schrittmachersystem

(1) Ausfall durch Anstieg der Reizschwelle:
- Umprogrammierung auf höhere Reizspannung;
- Neuplatzierung der Elektrode;
- wenn durch Dislozierung der Elektrode bedingt:
  - **Penetration** (Perikard, oft Zwerchfellmiterregung): Zurückziehen, u.U. neue Elektrode platzieren;
  - Dislokation: Neue Elektrode platzieren.

(2) Ausfall durch Leitungsdefekt:
- Wenn extrathorakal (Schrittmachergehäuse, Kabelkupplung): Reparatur des Systems oft möglich. Wenn nicht oder
- wenn intrathorakal: Neue Elektrode einlegen.

(3) Hämatom im Schrittmacherlager: Ruhigstellen, abwarten (Revision nur in Ausnahmefällen nötig).

(4) Dekubitalläsion über dem Schrittmacher oder dem Kabel:
- **Ohne Infektion:** Schrittmacher neu implantieren (ggf. subpektoral);
- **mit Infektion intrathorakal:** Eine Beteiligung der intravasalen Elektrode am Infektionsprozess ist eine schwerwiegende, lebensbedrohende Komplikation! Es muss versucht werden, auch die Elektrode zu entfernen: Elektroden freilegen, langsamer Zug (50–100 g) über Tage unter Monitorkontrolle (Intensivstation!). Wenn Anhaltspunkte für intrakardiale Thrombenbildung (Echokardiogramm!), u.U. Thorako- und Kardiotomie mit der Herz-Lungen-Maschine zur Entfernung des infizierten thrombotischen Materials und der Elektrode. Es müssen alle Anstrengungen zur Identifizierung des Erregers unternommen werden. Antibiotische Therapie wie bei bakterieller Endokarditis (s. Kap. III.2.5.2, „Therapie").

(5) Änderungen der Schrittmacherfrequenz oder Störungen der Demand-Funktion auf Vorhof- oder Kammerebene: Wenn durch Neuprogrammierung nicht zu beheben oder Magnetauflegen wirkungslos: Austausch des Aggregats.

(6) „Wandern" des Schrittmacheraggregats („Absacken"): Wenn störend oder Zug auf das Kabel: Neu implantieren, am besten subfaszial oder submuskulär.

4 Koronare Herzkrankheit und Angina pectoris

4.1 Koronare Herzkrankheit

(Siehe dazu auch guidelines for the management of stable angina pectoris [www.escardio.org/guidelines].)

Die atheromatöse Erkrankung der großen, mittleren und kleinen Koronararterien ist die Ursache der koronaren Herzkrankheit (KHK). Sie bewirkt regionale Durchblutungsstörungen durch Gefäßeinengung bzw. Störung der Vasoregulation. Sekundär, ischämiebedingt, kommt es zu einer Myokardläsion unterschiedlichen Ausmaßes, die für die Symptomatologie und den

Verlauf der Erkrankung entscheidend ist. Eine kausale Verbindung zwischen Gefäßprozess und Myokarderkrankung wird bei Vorliegen beider meistens angenommen. In manchen Fällen bleibt jedoch eine sichere Beweisführung auch bei Einsatz aller diagnostischen Hilfsmittel unmöglich (z.B. freie Koronararterien bei regionaler Myokardschädigung, Zusammentreffen der Koronarerkrankung mit primär myokardialen Erkrankungen oder mit Herzrhythmusstörungen unterschiedlicher Genese).

Ätiologie und Pathogenese: Ursachen und Entstehungsmechanismen sind nur teilweise geklärt. Eine Reihe von Faktoren, die zur Entstehung beitragen, die Entwicklung begünstigen oder den Verlauf beschleunigen, sind als „Risikofaktoren" bekannt: Hypertonie, Fettstoffwechselstörungen, Zigarettenrauchen, Diabetes mellitus, Übergewicht, familiäres Vorkommen, Entzündungsvorgänge. Wahrscheinlich handelt es sich um ein multifaktorielles Geschehen, das auf grundlegende Pathomechanismen zurückzuführen ist: Störung der Endothelfunktion, atheromatöse Lumeneinengung, Kalzinose der Gefäßwand und Gerinnungsstörungen. Hieraus resultieren atheromatöse Plaques und Stenosen der Arterien, an denen Deckplatteneinrisse mit Einblutungen oder Entleerung der Plaques dynamische Veränderungen des Gefäßlumens bis hin zur vollständigen Obstruktion bewirken, Störungen der Vasomotorik mit mangelhafter regulativer Dilatation und/oder Neigung zu spastischer Verengung, thrombotische Gefäßeinengungen und Verschlüsse oder Embolien. Bei Elimination eines oder mehrerer der genannten Risikofaktoren können sich funktionelle Koronargefäßveränderungen, wie z.B. die endotheliale Dysfunktion, zurückbilden.

Klinik: Die Koronarerkrankung ist charakterisiert durch ein wenig bekanntes präsymptomatisches und ein darauffolgendes symptomatisches Stadium. Ersteres ist der Diagnostik und der Therapie im Allgemeinen nicht zugänglich. Die unten besprochenen therapeutischen Allgemeinmaßnahmen haben jedoch einen gewissen präventiven Wert und werden daher bereits bei Trägern von Risikofaktoren eingesetzt. Im Wesentlichen konzentrieren sich die diagnostischen und therapeutischen Bemühungen heute auf das symptomatische Stadium.

Dieses tritt in den folgenden Erscheinungsformen auf
(1) Angina pectoris (evtl. Dyspnoe als Angina-Äquivalent),
(2) Herzinsuffizienz,
(3) Arrhythmie und Sekundenherztod,
(4) Myokardinfarkt.

Wird der Verlauf der Koronarkrankheit nicht durch Sekundenherztod oder akutes Herzversagen nach Infarkt rasch beendet, entwickelt sich ein chronisches Leiden mit ganz unterschiedlichem Verlauf. Hierbei kommen asymptomatische Phasen vor, ebenso wie ein mehr oder weniger rasch progredienter, oft wechselhafter Verlauf. Symptomatologie und Komplikationen sind wiederum durch die Faktoren (1) bis (4) bestimmt.

Der Tod tritt ein durch Kammerarrhythmie mit Sekundenherztod, Herzinsuffizienz, Myokardinfarkt, arteriosklerotische Komplikationen andernorts (Schlaganfall, Bauchaortenaneurysma) oder sonstige Begleit- oder Zweiterkrankungen.

Diagnostische Hinweise: Die Erkennung der Koronarkrankheit und die Definition der jeweiligen Erscheinungsform beruhen meistens und zunächst auf der **Anamnese**. Sie gibt äußerst präzisen Aufschluss über das Ausmaß der Funktionsstörung, insbesondere der Angina pectoris und ihrer verschiedenen Erscheinungsformen. Sie ist auch entscheidend für die Beurteilung des Krankheitsverlaufs während der Betreuung. Jedoch können auch schwere ischämische Zustände symptomlos verlaufen, insbesondere bei Diabetes mellitus. Die Anamnese wird ergänzt durch die klinische Untersuchung. Diese ist unentbehrlich zur Erkennung und Differenzierung der Myokardbeteiligung. Arrhythmien werden anamnestisch vermutet und **elektrokardiographisch** registriert und definiert. Das Standard-EKG genügt oft nicht wegen des sporadischen

Auftretens der Arrhythmien. Besteht Verdacht auf ventrikuläre Arrhythmien, müssen die Belastungs- und die Langzeitelektrokardiographie (24-h-Aufzeichnung) eingesetzt werden (**s. Kap. III.2.3.3.2**).

> **WICHTIG:**
> Manchmal wird eine Koronarkrankheit im EKG bzw. im Belastungs-EKG überhaupt erst entdeckt („stumme Ischämie"). Wichtige Vorsorgeuntersuchung, besonders bei gefährdeten Personen (s. Risikofaktoren!).

Vorkommen und Ausmaß der Durchblutungs- und Funktionsstörung, zusammen mit einer gewissen prognostischen Aussage, werden aus dem Ruhe- und dem Belastungs-EKG möglich: Ventrikuläre Erregungsausbreitungsstörungen, Ausmaß der ischämischen ST-Senkungen, manchmal auch ST-Hebungen werden zur Beurteilung herangezogen. Gleichzeitig ist das Belastungs-EKG wichtigster Suchtest in der präsymptomatischen Phase und entscheidende diagnostische Maßnahme bei nicht eindeutigen anamnestischen Angaben sowie zur Therapiekontrolle. Weiterführende Diagnostik mittels nicht-invasiver Verfahren (wie z.B. Stressechokardiographie und Myokardszintigraphie) und Herzkatheteruntersuchung mit selektiver **Koronaro- und Ventrikulographie** sind immer dann unerlässlich, wenn eine absolute Sicherung der Diagnose notwendig ist oder wenn interventionelle bzw. chirurgische Maßnahmen in Erwägung gezogen werden (s.u.).

THERAPIE

Behandlungsschwerpunkte

Die Behandlung der Koronarkrankheit hat drei Schwerpunkte
(1) **Allgemeine präventive Maßnahmen,** die die Gefäßerkrankung verhüten oder bei eingetretener Erkrankung deren Fortschreiten verlangsamen oder aufhalten sollen (Primär- bzw. Sekundärprophylaxe),
(2) **Behandlung der symptomatischen Manifestationsformen,**
(3) **Behandlung von Begleiterkrankungen,** insbesondere dann, wenn sie auf den Krankheitsablauf entscheidenden Einfluss nehmen können, ohne damit in kausalem Zusammenhang zu stehen (z.B. Hyperthyreose, Anämie, Emphysem, Magen-Darm-Erkrankungen u.a.).
Im Folgenden sollen allgemeine Behandlungsmaßnahmen besprochen werden. Hinsichtlich Myokardinfarkt, Herzinsuffizienz und Herzrhythmusstörungen **s. Kap. III.2.1.5, „Therapie", III.2.2, „Therapie" und III.2.3**.

Allgemeine Maßnahmen
Ärztliche Führung

Betreuung und Führung des chronisch koronarkranken Patienten stellen an Patient und Arzt oft die größten Anforderungen. Psychische Alterationen sind unausweichlich: zum einen wegen der immer wieder auftretenden, meist mit Todesangst verbundenen Symptome, zum anderen, weil Chronizität und Gefährdung durch die Erkrankung allgemein bekannt sind. Ferner erfordern die Allgemeinmaßnahmen oft Änderungen der Lebensgewohnheiten des Kranken. Die damit verbundenen Schwierigkeiten dürfen aber nicht davon abhalten, alle Maßnahmen durchzusetzen, deren günstiger Einfluss auf Morbidität und Mortalität bewiesen ist (Ernährung, Nikotinabstinenz).

Diät

Überernährung ist einer der wichtigsten pathogenetischen Faktoren. Die Ernährung muss kalorisch knapp, jedoch ausreichend sein. Sie soll vor allem arm an tierischen Fetten (gesättigte

Fettsäuren), Cholesterin und Kohlenhydraten (Zucker) sein. Für Einzelheiten **s. Kap. III.14.1.1**. Entsprechende Diäten und praktische Rezeptbüchlein sind im Buchhandel erhältlich. Tierische Fette müssen durch solche mit möglichst hohem Gehalt an mehrfach ungesättigten Fettsäuren (Sonnenblumenöl, Distelöl) ersetzt werden. Höchstens 30 % der Nahrungskalorien sollen in Form von Fett zugeführt werden. Cholesterinhaltige Nahrungsmittel werden streng gemieden. Kohlenhydrate werden soweit wie möglich, d.h. soweit mit Geschmack und Sättigungswirkung der Diät vereinbar, eingeschränkt. Frisches oder gefrorenes Obst, Gemüse und Fleisch in eigener Zubereitung sind die Basis.

> **WICHTIG:**
> Die Ernährung muss kalorisch ausreichend und so schmackhaft sein, dass der Kranke sie auch einhalten kann!

Besteht Hypertonie oder Herzvergrößerung bzw. -insuffizienz, muss gleichzeitig der Kochsalzgehalt der Ernährung reduziert werden (s. Anhang). Hinsichtlich Diabetesdiät **s. Kap. III.14.2**, „Therapie". Zu hohes Körpergewicht muss reduziert werden. Besonders wirksam sind neben kalorisch knapper Diät Fastentage, an denen man ausschließlich kalorienarme (Fruchtsäfte!) oder -freie Getränke zu sich nimmt. Am besten einen oder auch zwei feste Tage pro Woche ansetzen! Dabei kann die sonst übliche Beschäftigung beibehalten werden.

> **WICHTIG:**
> Wein und Bier sind oft für eine unbemerkte Kalorienzufuhr verantwortlich.

Verzicht auf Genussmittel

Die Bedeutung des **Zigarettenrauchens** für die Entwicklung der KHK ist eindeutig als wohl wichtigster Faktor bewiesen. Legt der Kranke diese Gewohnheit ab, werden Morbidität und Mortalität im weiteren Verlauf verringert. Rauchabstinenz ist daher von größter Bedeutung. Übergang auf harmlosere Formen des Nikotingenusses (Pfeiferauchen!) ist meistens wirkungslos, da der frühere Zigarettenraucher weiter inhaliert. Wenn der Patient das Rauchen einstellt, nimmt er regelmäßig an Gewicht zu. Dieser unerwünschte Effekt muss zunächst in Kauf genommen und dann durch diätetische Einschränkungen so rasch wie möglich ausgeglichen werden.

> **WICHTIG:**
> Ein rauchender Arzt ist unglaubwürdig!

Genuss von **Tee** und **Kaffee** scheint in vernünftigen Mengen ohne wesentliche Bedeutung zu sein.

Körperliches Training

Ein ausreichendes Maß an körperlicher Arbeit oder sportlicher Betätigung verschafft jedem allgemeines Wohlbefinden und erleichtert und verbessert den natürlichen Schlaf. Manchmal wird durch körperliche Arbeit auch die Gewichtsabnahme erleichtert. Für den chronisch Koronarkranken bedeutet eine Verbesserung seiner körperlichen Leistungsfähigkeit vornehmlich eine psychologische Hilfe, vielleicht auch eine Entlastung des Herzens durch Verbesserung der Vasoregulation. Es gibt Hinweise dafür, dass Morbidität oder Mortalität der KHK durch körperliches Training günstig beeinflusst werden können. Der Einfluss dieses therapeutischen Prinzips darf jedoch nicht überschätzt werden. Man muss vielmehr hoffen, dass die erwiesenermaßen therapeutisch erfolgreiche Regulierung der Ernährung dadurch nicht vernachlässigt wird.

Stress und psychische Faktoren

Beruflicher Stress und sonstige andauernde, etwa familiär bedingte seelische Belastungen können im Verlauf der chronischen Koronarkrankheit eine wichtige Rolle als Auslöser von Angina pectoris bei vorbestehender koronarer Herzerkrankung spielen und sind auch mit für das Auftreten von Herzrhythmusstörungen verantwortlich. Sie kommen als versteckte Ursache für Therapieresistenz in Frage und müssen daher stets gesucht und, wo möglich, beseitigt werden.

4.2 Angina pectoris

(Siehe dazu auch Guidelines on the management of stable angina pectoris [www.escardio.org] und [5].)

Definition: Als Angina pectoris wird ein Symptomenkomplex bezeichnet, der hinsichtlich Charakter, Lokalisation und Ausbreitung, Dauer sowie nach den Umständen des Auftretens (Belastung, Erregung) immer wiederkehrende Charakteristika aufweist und der als Konsequenz einer Diskrepanz zwischen Sauerstoffbedarf und -versorgung am Herzmuskel bei der koronaren Herzkrankheit auftritt.

„**Stumme Ischämie":** Myokardischämie kann auch ohne das Symptom „Angina pectoris" vorkommen, möglicherweise sogar häufiger als mit Symptomen. Die klinische Bedeutung symptomloser Ischämie entspricht wahrscheinlich derjenigen der eigentlichen Angina pectoris. Selbst Infarkte können in ca. 20 % asymptomatisch oder oligosymptomatisch verlaufen.

Ätiologie und Pathogenese: Entstehungsort und -mechanismus des ischämischen Schmerzes sind nicht geklärt. Jedoch kann als gesichert angesehen werden, dass der Schmerz dann entsteht, wenn der Herzmuskel in den Zustand des Sauerstoffmangels gerät. Ischämie führt nicht immer zu „Schmerzen": Entweder ist sie unterschwellig, der Entstehungsmechanismus des Schmerzes (unbekannt!) gestört oder die Schmerztransmission (Neuropathie) oder -rezeption defekt.

Pathomechanismen: Gesteigerter Sauerstoffverbrauch bei erhöhtem sympathischen Antrieb: Arbeit, Erregung, Angst, Schreck, Schmerz, Freude. Ferner bei erhöhter Stoffwechselintensität (Hyperthyreose), erhöhtem Blutdruck (Hypertonie, Kältereiz), erhöhter Pulsfrequenz (postprandial, Tachyarrhythmien), erhöhter myokardialer Wandspannung (Linksherzdilatation), etwa durch vermehrte diastolische Blutfüllung des Herzens bei Lagewechsel, erhöhtem zirkulierenden Blutvolumen oder Herzinsuffizienz (Angina decubitus). Einschränkung der Sauerstoffversorgung bei Anämie, Hypoxie (chronische Bronchitis, O_2-arme und CO-angereicherte Atemluft, etwa in engen Räumen oder im Großstadtverkehr, sowie Rauchen), Hypotonie, Koronarspasmen. Die Dynamik der Blutströmung im erkrankten Herzkranzgefäßsystem und die regionale Blutversorgung des Myokards umfassen sehr komplexe und nur unvollständig verstandene Vorgänge, die unter dem Begriff „Endothelfunktionsstörungen" subsumiert werden können. Beziehungen zu besonderen Erscheinungsformen der Angina pectoris (Crescendoverlauf, Status anginosus) können nicht klar definiert werden. Sicher spielen auch Störungen der Blutgerinnung (Thrombosen, Thrombozytenaggregate, Entzündungsmediatoren) und der Fluidität des Blutes eine große Rolle.

Klinisch müssen anfallsauslösende Umstände erkannt und, wo möglich, eliminiert werden: Muskelarbeit (Armarbeit wirkt eher auslösend als Beinarbeit), Aufregung, Arrhythmien, Mahlzeiten, kalter Wind oder sonstige Kältereize, Hypoglykämie, latente Herzinsuffizienz, tagesrhythmische Schwankungen von Blutdruck, Bronchialwiderstand (chronische Bronchitis) sowie Variationen der vegetativen Innervation des Herzens kommen in Frage. Die Letzteren bedingen oft eine eigentümliche Regelmäßigkeit im Auftreten der Beschwerden. Es ist wichtig, dass der Zustand der „instabilen" (= jede Zunahme der Dauer, Schwere und Häufigkeit der Beschwerden) Angina pectoris erkannt und als Notfall (wie Myokardinfarkt) behandelt wird, da er besonders gefährlich ist und wirksam behandelt werden kann. „Instabile" Angina pectoris und Infarkt werden unter dem Begriff des akuten Koronarsyndroms zusammengefasst und meistens durch Plaque-Aufbruch mit Einblutung und thrombotischen Auflagerungen verursacht.

THERAPIE

Ziel der Behandlung ist es, die ischämischen Anfälle sofort zu kupieren und schließlich ihr Eintreten überhaupt zu verhüten. Jeder Anfall schädigt den Herzmuskel und ist potenziell gefährlich (Gefahr des Sekundenherztodes durch Kammerflimmern)!

Anfallskupierung

Anfallsauslösenden Reiz beenden, z.B. stehen bleiben, Tätigkeit oder Anspannungssituation beenden. Bei nächtlichen Anfällen aufsitzen oder aufstehen usw. Medikamentös kommen in erster Linie rasch wirkende Nitratpräparate in Betracht.

Anfallsprophylaxe
Vorgehen

Am besten geht man nach einem Stufenplan vor.
(1) Definition des Typs der Angina pectoris (**Tab. III.2.13**).
(2) Elimination der auslösenden Ursache.
(3) Differenzialtherapie je nach Erscheinungsform der Angina pectoris (**s. Tab. III.2.13**): Nitrate sublingual, bukkal oder als Spray sind das einzige Mittel zur sofortigen Kupierung eines akuten Anginaanfalls (Wirkungseintritt in 1–3 min) – sie eignen sich damit für differenzialdiagnostische Zwecke. β-Blocker sind besonders zur Anfallsprophylaxe geeignet. Kalziumantagonisten sind bei instabiler Angina und beim akuten Infarkt kontraindiziert.

Die immer am Anfang stehende Suche nach auslösenden Faktoren berücksichtigt die o.g. Pathomechanismen und ist die Grundlage für die dann folgende Differenzialtherapie, die sich an der Erscheinungsform der Angina pectoris orientiert (**s. Tab. III.2.13**).

Medikamentöse Therapie

(1) *Sedativa:* Sedativa haben zwar einen festen Platz in der Therapie der Angina pectoris. Sie werden jedoch mit großer Zurückhaltung selektiv, nicht schematisch verwendet. Dauertherapie ist nur selten und umso weniger nötig, je besser das Verhältnis zwischen Arzt und Patient ist. Am gebräuchlichsten sind Psychopharmaka wie Diazepam (Valium®) 2- bis 3-mal 2–5–10 mg p.o., Oxazepam (Adumbran®) 2- bis 4-mal 10 mg p.o. sowie Diazepinderivate, z.B. Tranxilium® 2-mal 5–10 mg.

(2) *Nitrate:* Die Nitratverbindungen sind die wichtigsten Substanzen in der Angina-pectoris-Therapie. Über gebräuchliche Präparate informiert **Tabelle III.2.14**. Sie zeichnen sich durch sichere Wirkung und Armut an UAW aus, verlieren bei Dauerapplikation jedoch an Wirkung (Dosierungsschema bzw. „nitratfreies Intervall" beachten!). Pentaerithrityltetranitrat (Pentalong® z.B. 2-mal 80 mg oder 3-mal 50 mg p.o.) scheint bei längerdauernder Wirkung keine Toleranz zu verursachen. Auch der „Nitratkopfschmerz" ist seltener.

- *Wirkungsmechanismus:* Nitrate erweitern Venen und Venolen und in höheren Dosen auch Arteriolen, senken durch Erniedrigung des peripheren Gefäßwiderstands bei gleichbleibendem oder – meistens – sinkendem Herzschlagvolumen den Druck in der Aortenwurzel. Das Herz wird entlastet durch verminderte diastolische Füllung (Vorbelastung) und erleichterte Entleerung (Nachbelastung). Kammerwandspannung und Arbeitsaufwand je Herzschlag

Tabelle III.2.13 Erscheinungsformen der Angina pectoris

Erscheinungsformen der Angina pectoris	Auslösemechanismus	Spezielle Therapie
1. stabile Angina pectoris	Muskelarbeit, Erregung, Kälte, Hypertonie, Anämie, Hyperthyreose u.a.	Nitrate, β-Rezeptorenblocker, Kalziumantagonisten
2. nächtliche Angina pectoris		
• Angina decubitus Typ I: Schmerzanfall innerhalb von 2–20 min nach dem Hinlegen Typ II: Schmerzanfall 2–4 h nach dem Einschlafen	Latente Linksherzinsuffizienz mit erhöhtem Blutangebot in horizontaler Körperlage. Koronarspasmen beteiligt?	Nitrate, Diuretika, β-Rezeptorenblocker oft nicht wirksam
• nächtliche Angina pectoris bei chronischer Emphysembronchitis	zirkadiane Schwankungen des Bronchialwiderstandes; Koronarspasmen beteiligt?	Bronchitistherapie, Nifedipin, Nitrate, keine β-Rezeptorenblocker!
• kälteabhängige Angina pectoris (wie 1)	z.B. niedrige Raumtemperatur bei geöffnetem Schlafzimmerfenster	Nitrate abends, Molsidomin, β-Rezeptorenblocker, bei geschlossenem Fenster schlafen, Zimmer heizen
3. „instabile Angina pectoris", „akutes Koronarsyndrom" (insgesamt als Infarktvorläufer zu bewerten)	progrediente Koronarverengung durch Plaque-Aufbruch, meistens mit Myokardalteration, Koronarspasmen wahrscheinlich, In-situ-Thrombosen	Sedativa, Opiate, Nitrate, β-Rezeptorenblocker. Stationäre Aufnahme, Überwachung, Glykoprotein-IIb-/-IIIa-Rezeptorenblocker (Reopro®). Koronarangiographie: Koronarchirurgie oder Katheterdilatation erwägen!
4. Prinzmetal-Angina-pectoris	unbekannt, Koronarspasmen entscheidend beteiligt	Kalziumantagonisten, Nitrate

Tabelle III.2.14 Nitrate

Präparat	Applikationsart	Einzeldosis (mg)	Wirkungseintritt (min)	Wirkungsdauer (h)
Glyzeroltrinitrat (Nitrolingual® Kps., Dosierspray)	sublingual	0,2–0,8 (Spray) 0,8–2,4 (Kps.)	1–2	0,5
Isosorbid-Dinitrat (Isoket®, Maycor®, Iso Mack® sowie deren Retardformen)	sublingual per os	5–10 5–40 60–120	2–5 20 30	2–3 2–3 4–8
Isosorbid-5-Mononitrat (Elantan®, Corangin®, Mono Mack®, Ismo®)	per os	20–60	10–20	6–8
Molsidomin (Corvaton®, Corvaton® retard)	per os per os	1–4 8	2–5 10–30	2–3 4–6
Pentaerythrityltetranitrat (Pentalong®)	per os	50–80	30	6–8

und damit der myokardiale Sauerstoffverbrauch nehmen ab. Gleichzeitig werden, sogar schon bei sehr kleinen, systemisch noch wenig wirksamen Dosen, die Koronargefäße erweitert. Im Gegensatz zu den so genannten „Koronardilatatoren" nimmt der Blutstrom im minderversorgten, poststenotischen Koronargefäßgebiet zu oder jedenfalls nicht ab. Ischämiebedingte Störungen im Kontraktionsablauf können so gemindert oder ausgeglichen werden.

- *Pharmakologie:* Bei sublingualer, bukkaler oder kutaner Applikation wird Glyzeroltrinitrat rasch resorbiert. Die Wirkung tritt innerhalb von 1–2 min ein, die Wirkungsdauer ist nur kurz (ca. 30 min). Lang wirkende Präparate werden oral gegeben. Sie wirken 2–4 h. Bevorzugt wird Isosorbid-Dinitrat (ISDN) oder sein Hauptmetabolit Isosorbid-5-Mononitrat (5-MN). Sie werden gut resorbiert. Das Erstere wird teilweise schon in der ersten Passage in der Leber abgebaut (First-pass-Effekt!). Jedoch sind auch die Metabolite z.T. wirksam (5-MN). Hierdurch ergibt sich ein günstigeres Wirkungsmuster. Glyzeroltrinitrat wird auch perkutan resorbiert (Nitrat-„Pflaster": Nitroderm® TTS, Deponit®). Hiermit kann eine gute Wirkung erzielt werden. Toleranzentwicklung kommt jedoch vor. Daher nicht länger als 12 h aufkleben, dann 8, besser 12 h Pause. Nitratähnlich wirkt Molsidomin (Corvaton®). Es wirkt rasch, konstant und stark und führt auch bei hoher Dosierung weniger zu Toleranzentwicklung.

> **WICHTIG:**
> Zur Anfallskupierung immer kurz wirkende Nitrate (Glyzeroltrinitrat, ISDN sublingual) verwenden! Womöglich Medikamente schon vor dem Anfall einnehmen (z.B. vor dem Ersteigen einer Treppe)! Bei länger dauernder Einnahme kann bei allen Nitraten Toleranz und somit eine Wirkungsabschwächung eintreten. Eine mehrstündige Therapiepause kann die volle Wirksamkeit wiederherstellen. Eine Dauertherapie ist jedoch mit den meisten Präparationen bei geeigneten Dosisintervallen möglich. Therapieschemata: Isosorbid-5-Mononitrat (Ismo®), 2-mal 20 mg/Tag, Corangin®, 1- bis 2-mal 40–60 mg/Tag, Isoket® retard 1-mal 120 mg/Tag, Corvaton® retard 2- bis 3-mal 8 mg, u.U. in Kombination, z.B. Corangin® + Corvaton®, um bei hoher Dosierung Toleranzentwicklung zu vermeiden. Auch bei Pentaerithrityltetranitrat (Pentalong®) ist eine Toleranzentwicklung sehr selten.

- *UAW:* Häufig Kopfschmerzen (außer bei Pentaerithrityltetranitrat). Sie begrenzen manchmal die Dosierung oder können die Anwendung überhaupt verhindern. Nicht selten geht der Kopfschmerz nach wiederholter Einnahme zurück (Toleranzentwicklung an den zerebralen Gefäßen!), ohne dass die Wirkung am Herzen beeinträchtigt würde. Andernfalls kann auf Pentaerithrityltetranitrat (Pentalong®) gewechselt werden. Die dem Wirkungsmechanismus inhärente Blutdrucksenkung kann in seltenen Fällen zu Synkopen führen („Nitratsynkope"). *Übelkeit, Brechreiz und Hautrötung* kommen vor. Exantheme sind selten. Die letztgenannten UAW können durch Wechsel des Präparats manchmal überwunden werden.
- *Kontraindikationen:* Orthostatische Regulationsstörungen, Hypotonie, Nitratsynkope.

(3) *Kalziumantagonisten:* Die Behandlung der stabilen Angina pectoris mit Kalziumantagonisten wirkt sich symptomatisch besonders dann günstig aus, wenn Koronarspasmen vorliegen. Bei instabiler Angina und Myokardinfarkt erhöhte Letalität möglich (Kontraindikation!). Kalziumantagonisten führen zu einer arteriolären Vasodilatation (auch bei Spasmen!) und damit zur besseren Koronardurchblutung.

- *Nifedipin* (Adalat®) wirkt rasch, kann aber zu einer Sympathikusaktivierung (Frequenzzunahme) führen. Zur Vermeidung einer sympathoadrenergen Gegenregulation sollten kurzwirksame Dihydropyridin-Kalziumantagonisten vermieden werden. Diltiazem und Verapamil bewirken eine Frequenzabnahme und gelegentlich AV-Blockierungen. Amlodipin (Norvasc®) benötigt 5–7 Tage zur vollen Wirkung bei täglicher Einmaldosierung (5–10 mg p.o.).

Die Wirkung hält bei einer HWZ von ca. 35 h lange an. Amlodipin wirkt stark vasodilatierend und wird daher bei Prinzmetal-Angina-pectoris und verwandten Formen sowie bei den mit der Hypertonie verbundenen Krankheitsbildern bevorzugt. Eine Kombination mit β-Blockern ist vorteilhaft und stets zu empfehlen. Kopfschmerzen, Herzfrequenzanstieg und Knöchelödeme sind die häufigsten UAW der Kalziumantagonisten.

- *Verapamil* (Isoptin®) 3-mal 40–120 mg p.o., der am längsten bekannte Kalziumantagonist, wirkt negativ chrono- und inotrop und verzögert die AV-Überleitung. Die vasodilatierende Wirkung tritt etwas zurück. Verapamil sollte nicht bei Herzinsuffizienz, bei SA- oder AV-Block gegeben oder mit β-Blockern kombiniert werden. Günstig ist die antiarrhythmische Wirkung (s. Kap. III.2.3). Wegen eines ausgeprägten „first-pass"-Effekts und entsprechend niedriger und wechselnder Bioverfügbarkeit soll die Substanz hinreichend dosiert und nicht in Retardform gegeben werden. Verapamil ist gut verträglich. Allerdings kommt es öfter zu Obstipation und zu Knöchelödemen.
- *Diltiazem* (Dilzem® und Dilzem® retard) 3- bis 4-mal 60 bzw. 90 mg p.o., nimmt zwischen den beiden vorgenannten Stoffen im Wirkspektrum eine Mittelstellung ein. Es soll jedoch den stärksten myokard- und vasoprotektiven Effekt besitzen. Die Substanz ist sehr arm an UAW und soll bei ebenfalls niedriger Bioverfügbarkeit eher hoch dosiert werden. Eine Kombination mit Nitraten ist günstig. Bei Sinusbradykardie oder AV-Block jedoch wie bei Verapamil Vorsicht, auch in der hier möglichen Kombination mit β-Blockern.

(4) *β-Blocker:* Die wichtigsten gebräuchlichen β-Blocker sind in **Tabelle III.2.15** aufgeführt.

- *Wirkungsmechanismus:* Die Blockierung der sympathischen β-Rezeptoren am Herzen senkt die Herzfrequenz bei Ruhe und unter Belastung und reduziert den myokardialen Sauerstoffverbrauch. Die Belastungstoleranz wird erhöht, die Anfallshäufigkeit herabgesetzt. Manchmal wird hierdurch überhaupt erst das Maß an körperlicher Belastung möglich, das im Rahmen der Allgemeinmaßnahmen erforderlich ist. β-Blocker wirken antiarrhythmisch und erhöhen die Stabilität des Myokards gegen Kammerflimmern auslösende Reize. Dies ist wahrscheinlich der Grund für die eindeutig nachgewiesene Prognoseverbesserung durch diese Stoffe bei akutem Herzinfarkt und in der Sekundärprophylaxe.
- *Indikationen:* Zur Anfallskupierung sind diese Substanzen wegen des langsameren Wirkungseintritts nicht geeignet. Sie ergänzen aber die Therapie mit Nitraten und Kalziumantagonisten in sinnvoller Weise. Sie sind besonders wirksam bei hyperkinetischer Kreislaufregulation, bei gleichzeitig bestehender Hypertonie und bei komplizierenden Arrhythmien. Dauerbehandlung mit β-Blockern verbessert die Prognose der chronischen Koronarkrankheit. Die Häufigkeit des Sekundenherztodes nimmt ab.

Tabelle III.2.15 β-Rezeptorenblocker

Präparat	Dosis (per os) (mg/Tag)
Atenolol* (Tenormin®)	1-mal 50–100
Betaxolol (Kerlone®)	1-mal 10–20
Bisoprolol* (Concor®)	1- bis 2-mal 2,5–5
Carvedilol (Dilatrend®, Querto®)	2-mal 25 mg
Carteolol (Endak®)	1-mal 2,5–10
Metoprolol* (Beloc-Zok®)	2-mal 50–100
Nebivolol* (Nebilet®)	1-mal 5–10 mg
Propranolol (Dociton®)	2- bis 4-mal 10–40

* kardioselektive β-Blocker

- *UAW:* Dem Wirkungsmechanismus entsprechend wirken sie in hohen Konzentrationen negativ inotrop und negativ chronotrop. Eine Bradykardie ist erwünscht, kann aber, wenn zu stark ausgeprägt oder wenn Sinusbradykardie oder AV-Überleitungsstörungen bereits vorliegen, den Einsatz dieser Pharmaka behindern oder unmöglich machen. Häufig sind Potenzstörungen, periphere Durchblutungsstörungen, besonders bei nicht-kardioselektiven Blockern (kalte Hände, kalte Füße, Claudicatio intermittens bei vorbestehender Gefäßerkrankung). Die Letzteren verschwinden meist bei längerer Therapie. Bei spastischer schwerer Bronchitis und Asthma kann eine u.U. gefährliche Bronchokonstriktion eintreten. Bei leicht- bis mittelgradiger obstruktiver Bronchopathie werden kardioselektive β-Blocker hingegen meist gut vertragen. Häufig Zunahme der Symptome bei Psoriasis. Eine leicht sedierende Wirkung ist meist erwünscht, kann aber, ebenso wie die o.g. UAW oder auch Schlafstörungen oder Obstipation, den Wechsel des Präparats oder sogar Aufgabe der Therapie erzwingen.
- *Kontraindikationen:* Asthma bronchiale, Psoriasis.

! **Wichtig:**
Patienten mit Dauertherapie von β-Blockern müssen sorgfältig überwacht werden (Bradykardie, spastische Bronchitis). Die Behandlung darf nicht plötzlich abgebrochen werden, da sonst schwer oder nicht behandelbare Angina pectoris, Infarkte oder plötzlicher Tod auftreten können („β-Blocker-Entzugssyndrom")!

Invasive bzw. operative Maßnahmen
(Siehe dazu auch guidelines for percutaneous coronary interventions [www.escardio.org/guidelines].)

(1) Koronarographie: Immer dann, wenn der Patient mit KHK von einer revaskularisierenden Maßnahme (PTCA oder Bypass-Chirurgie) profitieren könnte und deshalb abgeklärt werden muss, ob eine solche Behandlung aufgrund des anatomischen Befundes indiziert und möglich ist, muss eine Koronarographie auch durchgeführt werden. Das Risiko der Koronarographie ($< 0,1\%$ Letalität) ist recht gering, der potenzielle Nutzen hoch. Die Indikationen zur Koronarographie sind
- Patienten mit Angina pectoris
  – bei instabiler Angina,
  – bei typischer schwerer oder therapieresistenter Angina,
  – bei atypischer oder leichter Angina, wenn Ischämietests hinweisend oder Risikoprofil ungünstig,
- Patienten mit Zustand nach Herzinfarkt
  – bei Patienten mit nicht-transmuralem Infarkt („non Q-wave infarct")
  – bei erneuter oder weiterbestehender Angina,
  – bei positiven Ischämietests,
  – bei unter 40–35 % herabgesetzter Auswurffraktion oder Herzversagen im akuten oder weiteren Verlauf zu empfehlen,
- Patienten nach Bypass-Operation oder PTCA
  – bei erneuter Angina,
  – bei kompliziertem Verlauf, Verschlechterung von Ischämietests etc.,
- sonstige
  – Patienten nach überstandenem Kammerflimmern,
  – bei schwerer Kardiomyopathie zur diagnostischen Sicherung,
  – bei symptomlosen Personen mit stark positivem Ischämietest, wenn Risikoprofil ungünstig.

(2) Indikationen zur PTCA und Bypass-Operation: Die Indikationen zur PTCA- bzw. Bypass-Operation stellen sich aufgrund der Symptomatik (therapieresistente Angina pectoris), aufgrund der Prognose (Hauptstammstenose, Dreigefäßerkrankung) und bei anderen kardiochirurgischen Eingriffen (Vitienchirurgie). Das Alter und Begleiterkrankungen der Patienten sind zu berücksichtigen (Indikationen s. (1)). Die Risiken der PTCA- bzw. Bypass-Operation sind ähnlich (Letalität 1–3 %). In der Regel wird bei der Ein- oder Zweigefäßerkrankung die PTCA vorgezogen. Bei Dreigefäßerkrankung oder Hauptstammstenosen wird der Patient der Bypass-Operation zugeführt. **Indikationen zur Bypass-Operation:**
- Indikation aufgrund der Symptomatik: Medikamentös therapieresistente oder schlecht behandelbare Angina pectoris, aufgrund einer hämodynamisch wirksamen Koronarstenose, die interventionell nicht therapierbar ist,
- prognostische Indikation:
  - Hauptstammstenose,
  - Dreigefäßerkrankung, Zweigefäßerkrankung mit proximaler LAD-Stenose,
- Voraussetzungen: Angina pectoris Grad II–IV und/oder pathologische Ischämiereaktion und/oder eingeschränkte Ventrikelfunktion,
- zusätzlicher kardialer Eingriff:
  - Klappenoperation,
  - Aneurysmektomie,
  - Defektverschluss,
  - Aortendissektionskorrektur.

Die PTCA (Ballondilatation) mit oder ohne Stentimplantation wird zunehmend auch bei multiplen Stenosen eingesetzt. Der hohen Primärerfolgsrate ($>90\%$) steht jedoch die noch immer hohe Restenoserate entgegen (ca. 30 %). Wiederholte Dilatationen können daher notwendig werden. Durch Implantation von Gefäßstützen, sog. „Stents", kann die Restenoserate vermindert werden (konventionelle Stents ca. 20 %, medikamentenbeschichtete Stents ca. 10 %). Bereits 2–3 Tage nach der Dilatation ist der Patient belastbar und arbeitsfähig. Die Komplikationen sind Infarkt/Notfall-Bypass-Operation ($<1\%$), Gefäßkomplikationen an der Punktionsstelle (ca. 10 %). Nachbehandlung: 100–200 mg Acetylsalicylsäure/Tag p.o. (Aspirin®, Colfarit®), nach Stents zusätzlich Clopidogrel (Plavix®, Iscover®) 1-mal 75 mg p.o. für 4 Wochen nach konventionellen Stents, für 12 Monate nach medikamentenbeschichteten Stents (nach Aufsättigung mit 4-mal 75 mg p.o.). Da mit proliferationshemmenden Medikamenten beschichtete Stents für lange Zeit (>12 Monate?) nicht endothelialisiert werden, führt die Nichteinnahme von ASS und/oder Clopidogrel nach dieser Zeit gelegentlich zu sofortigem thrombotischen Stentverschluss mit akutem Herzinfarkt. Dadurch erklärt sich die höhere Spätletalität nach Implantation beschichteter Stents. Sie sollten daher nur bei absoluter Notwendigkeit verwendet werden (vorhersehbare rasche Restenose).

Therapie der Angina-pectoris-Formen

Die im Folgenden gegebenen Vorschläge für eine Pharmakotherapie setzen die o.g. diagnostischen und allgemeintherapeutischen Maßnahmen voraus. Die Basistherapie umfasst die Thrombozytenaggregationshemmung mit Acetylsalicylsäure (ASS 100 mg/Tag) und die lipidsenkende Behandlung mit Statinen (z.B. Simvastatin [Zocor®] 10–40 mg/Tag).

(1) Belastungsabhängige Angina pectoris mit oder ohne länger zurückliegenden Infarkt und/oder Bypass-Operation:
- Zur **Anfallskupierung** oder zur **Prophylaxe** des unmittelbar bevorstehenden Anfalls gibt man sowohl Glyzeroltrinitrat sublingual: Nitrolingual® rot Zerbeißkps. 0,6 mg oder Nitrolingual® Spray 1 Hub, als auch Isoket® 5 mg Tbl. zum Lutschen. Auch möglich: 1 Kps. Adalat® 10 mg zerbeißen und schlucken.
- **Dauertherapie:** Wenn Anfälle häufiger als 2- bis 3-mal/Woche vorkommen, Isosorbid-Di-

nitrat in Retardform, z.B. Isoket® ret. 120 mg 1-mal/Tag oder Isosorbid-5-Mononitrat (Coleb-Duriles®) 1- bis 2-mal/Tag p.o. Abends empfiehlt sich besonders bei nächtlicher Angina die zusätzliche Gabe von Molsidomin ret. 8 mg p.o., Trapidil (Rocornal®) 2-mal 200 mg p.o. oder Pentaerithrityltetranitrat (Pentalong®) 2-mal 80 mg p.o. Wenn diese Therapie nicht ausreicht, sind β-Blocker (z.B. Bisoprolol 5–10 mg p.o.) indiziert. Bei Kontraindikationen oder einer spastischen Komponente (kälteinduziert): Amlodipin (Norvasc®) 5–10 mg p.o.

- Bei **Hypertonie** Beginn der Therapie mit einem β-Blocker (eventuell mit einem Diuretikum kombiniert, z.B. Concor® 5 plus [= Bisoprolol + 12,5 mg Hydrochlorothiazid]). Bei weiterbestehenden Beschwerden trotz normalen Blutdrucks (evtl. Concor® 10 plus oder zusätzlich ACE-Hemmer geben) sollten Nitrate (s.o.) dazu gegeben werden. Wenn β-Blocker nicht vertragen werden oder kontraindiziert sind: Norvasc® 5–10 mg (Amlodipin).
- Bei **Hypotonie** Diltiazem (Dilzem®) 2- bis 4-mal 60 mg oder dessen Retardpräparation 2- bis 3-mal 90 mg p.o. Unter Umständen in Kombination mit einem transkutanen Nitratpflaster, z.B. Nitroderm® TTS oder Deponit® 5–10 mg für 12 h.
- **Angina pectoris, kompliziert durch Bradyarrhythmie:** Nitratpräparate (s.o.). Wenn das nicht ausreicht, sollten ein Schrittmacher implantiert und anschließend β-Blocker gegeben werden.
- **Angina pectoris, kompliziert durch ventikuläre Arrhythmien:** Therapiebeginn mit einem Nitrat in Kombination mit einem β-Blocker. Wenn erforderlich, Ergänzung der antianginösen Therapie durch Antiarrhythmika, z.B. Amiodaron (Cordarex®), ggf. ICD-Implantation. Amiodaron verbessert die Prognose nicht.
- **Angina pectoris bei Herzinsuffizienz:** Hochdosierte Nitrattherapie, z.B. Isosorbid-Dinitrat (Isoket® ret.) 120 mg p.o. + Molsidomin (Corvaton® ret.) 8 mg p.o. Im Übrigen Herzinsuffizienztherapie, wie oben beschrieben (**s. Kap. III.2.2.1, „Therapie"**).

(2) **Wieder auftretende Angina pectoris nach Infarkt:** Stets invasive Diagnostik, d.h. Koronarangiographie, erforderlich. Danach Entscheidung über konservatives Vorgehen, Katheterdilatation oder Koronarchirurgie. Anfallskupierung mit Glyzeroltrinitrat, als Nitrolingual® rot Kapseln 0,6 mg, zerbeißen, oder auch Nitrolingual® Spray 1–2 Hübe. Wenn nicht ausreichend wirksam, zusätzlich β-Blocker (**s. Tab. III.2.15**).

(3) **Neu auftretende Angina pectoris nach Bypass-Operation:** In diesem Fall ist eine neuerliche invasive Diagnostik (Koronarangiographie) zur Darstellung der Blutströmungs- und Anastomosenverhältnisse unumgänglich. Anfallskupierung und -prophylaxe wie vorangehender Abschnitt.

(4) **Wieder auftretende Angina pectoris nach Katheterdilatation/Stentimplantation:** Auch hier ist rasch eine neuerliche Koronarangiographie indiziert. Wahrscheinlich handelt es sich um einen Reverschluss oder eine Restenose. Dieser muss durch Nachdilatation, seltener durch aortokoronare Bypass-Operation behoben werden. Gelingt dies nicht, gelten die Richtlinien wie oben gegeben.

(5) **Postprandiale Angina pectoris:** Mahlzeiten auf mehrere kleine Portionen verteilen. Große Mahlzeiten vermeiden. Vor dem Essen Isosorbid-Dinitrat (Iso Mack®, Isoket®) 10–60 mg p.o. oder β-Blocker (**s. Tab. III.2.15**) zur bisherigen Therapie mit Nitraten und/oder Kalziumantagonisten (s.o.) hinzufügen.

(6) **Kälteinduzierte Angina pectoris:** Nitrate, Kalziumantagonisten, wie oben angegeben. Meist wird eine Dreierkombination aus Nitraten, Kalziumantagonisten und β-Blockern erforderlich werden, sofern der Zustand nicht durch Bypass-Operation behoben werden kann.

(7) **Angina decubitus:** Dieses oft mit Herzinsuffizienz verbundene Syndrom (akutes Koronarsyndrom) ist hochgefährlich und gilt als Infarktvorläufer. Hinsichtlich der weiteren Differenzierung **s. Tab. III.2.13**. Pharmakotherapie mit Glyzeroltrinitrat sublingual (Nitrolingual® rot) 0,6 mg Zerbeißkps. oder Nitrolingual® Spray 1–2 Hübe vor dem Hinlegen bei Angina decubitus Typ I. Bei Typ II lang wirkende Nitrate wie Isosorbid-Dinitrat (Isoket® ret.) 120 mg oder

Isosorbid-5-Mononitrat (Ismo®, Elantan®) 40 mg vor dem Einschlafen. Da oftmals Koronarspasmen beteiligt sind, ist manchmal ein Kalziumantagonist noch besser wirksam. Oftmals wirkt eine diuretische Therapie rasch und nachhaltig (**s. Kap. III.2.2.1**, „Diuretische Therapie").

(8) Instabile Angina pectoris: Unter diesem Begriff werden die erstmals aufgetretene Angina pectoris, schwere Formen und solche zusammengefasst, bei denen sich Charakter und Schwere des Anfalls innerhalb kürzerer Zeit ändern. Das Syndrom beruht meist auf einer oder mehreren kritischen Koronarstenosen und wird dem akuten Koronarsyndrom zugerechnet. Anfallsdurchbrechung mit Nitraten (**Kap. III.2.4.2**, „Anfallskupierung"). Weiterbehandlung mit hochdosierter Nitrat- und Kalziumantagonistentherapie, wie oben beschrieben. Zusätzlich β-Blocker (**s. Tab. III.2.15**). Basistherapie: Acetylsalicylsäure 50–100 mg/Tag. Eine stationäre Aufnahme, am besten auf eine Koronarüberwachungsstation, ist erforderlich. Hier Antikoagulanzientherapie mit Heparin (Liquemin®), 40 000 E über 24 h maschinell infundieren (**s. a. Kap. II.5**) oder niedermolekularem Heparin, wie Enoxaparin (Clexane®) 2-mal 40–60 mg s.c., und zusätzliche Gabe von Glykoprotein-IIb-/-IIIa-Rezeptorenblockern (ReoPro®) 0,25 mg/kg KG als i.v. Bolusinjektion mit direkt anschließender i.v. Infusion von 0,125 µg/kg KG/min über 24 h oder Tirofiban (Aggrastat®) initial 0,4 µg/kg/min für 30 min, dann 0,1 µg/kg/min für 24–48 h; zusätzlich zu Acetylsalicylsäure, Nitraten und β-Blocker (s.o.). Kann das Syndrom unter Einsatz von Antianginosa nicht beendet werden, so rasch wie möglich koronarangiographieren und Katheterdilatation oder Bypass-Operation durchführen.

(9) Status anginosus (akutes Koronarsyndrom): Bei andauerndem ischämischem Schmerz (mehr als 2 h) liegt ein absoluter Notfall vor, der stets sofortiger stationärer Aufnahme bedarf. Die Behandlung erfolgt wie beim akuten Infarkt mit Sauerstoffzufuhr, Sedierung, Opiaten, hochdosierter Nitrattherapie, Antikoagulierung mittels Heparin (**s. Kap. III.2.1.5**, „Therapie") und zusätzlicher Gabe hochwirksamer Thrombozytenfunktionshemmer, z.B. Aggrastat® (Tirofiban).

(10) Angina pectoris mit massiver ST-Senkung im spontanen Anfall oder im Belastungs-EKG: Meistens liegt eine proximale Stenose des Ramus interventricularis anterior oder des Hauptstamms der linken Koronararterie vor. Daher besteht ein Notfall höchster Dringlichkeitsstufe. Sofortige stationäre Aufnahme, Koronarangiographie und, wenn die Diagnose bestätigt wird, operative Revaskularisation noch während desselben stationären Aufenthalts. Begleitende Therapie mit Nitraten und β-Blockern, wie oben angegeben (**s. a. Tab. III.2.14 und III.2.15**).

(11) Prinzmetal-Angina-pectoris: Von Prinzmetal 1959 erstmals beschriebene Sonderform der Angina pectoris, bei der im ischämischen Anfall eine ausgeprägte ST-Hebung im EKG registriert wird. Die Anfälle treten spontan, d.h. ohne erkennbaren Anlass, ein, manchmal mit auffälliger Regelmäßigkeit zu bestimmten Tageszeiten, z.B. frühmorgens. Gefährliche Kammerarrhythmien sind häufig. Dem Syndrom liegen Spasmen einer oder mehrerer der großen epikardialen Koronararterien, meistens bei isolierter, kurzstreckiger Koronarstenose zugrunde. Für die Behandlung besonders geeignet sind Kalziumantagonisten: Nifedipin (Adalat®) 3- bis 4-mal 10–20 mg p.o., Amlodipin (Norvasc®) 5–10 mg p.o. Nitrate können mit Kalziumantagonisten zweckmäßig kombiniert werden (Dosierung s.o.). β-Blocker sollen vermieden werden, da es nach einzelnen Berichten hierunter eher eine Zunahme des Koronararterientonus geben kann.

(12) „Angina pectoris ohne Angina pectoris": Zustände, bei denen eine Ischämie ohne das charakteristische Symptom der Angina pectoris eintritt („stumme Myokardischämie", „silent ischemia"). Der Nachweis der Ischämie gelingt in diesen Fällen durch das EKG (am besten mit hierfür geeigneten Langzeit-EKG-Systemen oder mit dem Belastungs-EKG), im spontanen oder provozierten ischämischen Anfall oder durch die Stress-Echokardiographie bzw. Myokardszintigraphie. Die Behandlung erfolgt nach denselben Richtlinien wie bei symptomatisch manifester Angina pectoris. Die Therapiekontrolle erfordert jedoch wiederholtes Belastungs-

bzw. Langzeit-EKG. Eingesetzt werden Nitrate, Kalziumantagonisten und β-Blocker. Bei ausgeprägter ischämischer Belastungsreaktion im EKG muss koronarangiographiert werden. Finden sich hochgradige Stenosen, wird mittels Katheterdilatation und/oder aortokoronarer Venen-Bypass-Operation eine Revaskularisation versucht.

(13) Angina pectoris und/oder Myokardinfarkt ohne angiographisch nachweisbare Herzkranzgefäßstenose bzw. -erkrankung: Die Ursachen der ischämischen Zustände bzw. des Infarkts bleiben oft unklar. Bei Frauen nach der Menopause und extremer psychischer Erregung wird relativ häufig ein mit sehr hohen Adrenalin-/Noradrenalinspiegeln einhergehendes akutes Koronarsyndrom mit normalen Herzkranzgefäßen, aber großer Vorderwandspitzenakinesie des linken Ventrikels gefunden. Diese mit Tako-Tsubo-Syndrom bezeichnete Post-Stress-Erkrankung ist nach einigen Tagen stationärer symptomatischer Therapie vollständig reversibel, kann aber rezidivieren. Ähnliche myokardiale, reversible Schädigungen wurden auch beim Phäochromozytom mit Katecholaminexzess beobachtet. Koronarspasmen bei angiographisch nicht nachweisbaren Endothelläsionen sind andere Ursachen. Bei Verdacht ist eine probatorische Therapie mit Kalziumantagonisten gerechtfertigt. Die seltenen Fälle von nachweisbarer Embolie im Rahmen von bakteriellen Endokarditiden oder von Luftembolie bei pulmonalen Erkrankungen sollen, weil selten, hier nicht näher behandelt werden.

5 Herzklappenerkrankungen, Endokarditis

(Siehe auch Leitlinie Klappenvitien im Erwachsenenalter [www.leitlinien.dgk.org] bzw. guidelines on the management of valvular heart disease [www.escardio.org].)

5.1 Herzklappenerkrankungen

5.1.1 Allgemeine Bemerkungen zu Herzklappenerkrankungen

Definition: Angeborene und erworbene Herzklappenerkrankungen werden hier gemeinsam abgehandelt. Sub- und supravalvuläre Ausflussbahnstenosen werden eingeschlossen.

Ätiologie und Pathogenese: Störungen der Schlussfähigkeit der Herzklappen mit **Insuffizienz** (angeborene Fehlbildungen, entzündliche Destruktionen, traumatische Ein- oder Ausrisse) führen zu Volumenbelastung der betroffenen Herzkammer mit Pendelblutbildung in Abhängigkeit von der Schwere der Insuffizienz. Kammerdilatation und Hypertrophie können den Fehler u.U. über Jahre kompensieren, sofern Zeit zur Entwicklung der Hypertrophie verbleibt. Akut eintretende Klappeninsuffizienzen führen dementsprechend rascher zu schweren Ausfallserscheinungen. **Klappenstenosen** (angeboren, chronische Entzündung mit Narbenkontraktion, z.B. rheumatisch) führen zur Aufstauung vor der erkrankten Klappe und drosseln die Blutversorgung im nachgeschalteten Abschnitt und im Gesamtkreislauf. Da Stenosen sich langsam entwickeln, sind Kompensationsmechanismen meistens gut ausgebildet (z.B. Hypertrophie der vorgeschalteten Kammer). Supra- und subvalvuläre Stenosen in der Ausflussbahn des rechten und des linken Herzens rufen ähnliche hämodynamische Konsequenzen und klinische Befunde hervor wie die valvulären Stenosen und können auch gleichzeitig mit diesen vorkommen. Subvalvuläre Stenosen sind meistens muskulär, seltener membranös. Die subvalvuläre muskuläre Stenose der linken, manchmal auch der rechten Herzkammer gehört zum Formenkreis der hypertrophen Kardiomyopathie (s. Kap. III.2.5.1.5). Die muskulären Stenosen (infundibuläre Pulmonalstenose sowie subvalvuläre muskuläre Aortenstenose) sind durch eine Dynamik der Stenose charakterisiert, d.h., die Stenosierung nimmt mit der Kammerkontraktion zu. Die Differenzierung ist entscheidend für die Wahl des therapeutischen Vorgehens. Periphere Pulmonalstenosen und Aortenisthmusstenosen sind Gefäßfehlbildungen, die ähnlich einer Klappenstenose die vorgeschaltete Kammer durch Druckbelastung beanspruchen.

> **WICHTIG:**
> Bei Aortenisthmusstenose liegt der Zerebralkreislauf im Hochdruckbereich, sodass zerebrovaskuläre Komplikationen eintreten können.

Funktionsstörungen der Herzklappen werden durch Anpassungsvorgänge oft über lange Zeit ausgeglichen. Das Ausmaß der Klappenfunktionsstörung und die Ausprägung der Anpassungsmechanismen bestimmen den für jeden Klappenfehler typischen Krankheitsverlauf. Dieser kann entscheidend verändert werden durch Sekundärkomplikationen (Herzrhythmusstörungen, Lungenembolie, bakterielle Endokarditis u.a.).

Klinik: Diagnose, Verlaufsbeurteilung und Behandlungsführung sind bei Herzklappenfehlern meistens anhand der klinischen Diagnose, unterstützt durch EKG, Röntgen und Ultraschallkardiographie, mit großer Genauigkeit möglich. Werden **chirurgische Maßnahmen** erwogen, sind **Herzkatheteruntersuchung und Angiokardiographie** obligat. Die folgenden Gesichtspunkte müssen berücksichtigt werden:
(1) Art und Schwere des Klappenfehlers,
(2) Art und Ausprägung der Anpassungsmechanismen,
(3) Funktionszustand des Herzmuskels,
(4) Art und Aktivitätszustand der Grunderkrankung,
(5) Sekundärkomplikationen.
Im Verlauf muss die therapeutische und prognostische Bewertung unter diesen Gesichtspunkten stets wieder neu angestellt werden.

THERAPIE

Vorbemerkungen

Die therapeutischen Maßnahmen kann man in 3 Gruppen zusammenfassen
(1) Palliative Maßnahmen, die die Kompensation der Funktionsstörung erhalten oder wiederherstellen sollen,
(2) Beseitigung der „mechanischen" Behinderung oder Belastung des Herzens durch chirurgische oder katheterinterventionelle Korrektur des Klappenfehlers oder der Gefäß- bzw. Ausflussbahnobstruktion,
(3) Behandlung der Grundkrankheit, die zur Klappenläsion führte (rheumatisches Fieber, bakterielle Endokarditis), bzw. Rezidivprophylaxe sowie Behandlung von Begleiterkrankungen.
Ziel der Therapie ist es, zunächst durch Entlastung des Herzens bzw. durch Vermeiden von Belastungen die Funktionstüchtigkeit des Herzmuskels so lange wie möglich zu erhalten. Gelingt dies nicht, muss die chirurgische Korrektur des Klappenfehlers nach Möglichkeit vor Eintritt irreversibler Herzmuskelschädigung erwogen und bewerkstelligt werden. Bei muskulären Ausflussbahnobstruktionen gelten andere Gesichtspunkte (s. dort).

Allgemeinmaßnahmen

Das an einem Klappenfehler leidende Herz leistet bereits in Ruhe Mehrarbeit. Zusätzliche Belastungen müssen daher vermieden werden.

> **WICHTIG:**
> Patienten mit Herzklappenfehlern, mit angeborenen Herzfehlern oder Kardiomyopathien sind nicht trainierbar.

Herzinsuffizienz (**s. Kap. III.2.2.1**) und Herzrhythmusstörungen (**s. Kap. III.2.3**) werden nach den üblichen Richtlinien behandelt.
Die Therapie der Grundkrankheiten bzw. die Rezidivprophylaxe bei rheumatischer Herzerkrankung (**s. Kap. III.2.5.3**, „Therapie") und bei bakterieller Endokarditis (**s. Kap. III.2.5.2**, „Therapie") ist von großer Bedeutung im Bemühen, das Fortschreiten bzw. den Schweregrad des Klappenfehlers zu verzögern.

> **WICHTIG:**
> Bei allen Herzklappenfehlern und angeborenen Herzvitien besteht eine Prädisposition zu komplizierender sekundärer bakterieller Endokarditis! 25 % aller rheumatischen Klappenfehler werden durch eine bakterielle Superinfektion in ihrem Verlauf u.U. entscheidend beeinflusst! Daher ist eine prophylaktische antibiotische Behandlung bei allen infektionsgefährdenden Umständen erforderlich (Zahnbehandlungen, insbesondere -extraktionen, Operationen, pyogene Infektionen).

Vorbemerkungen zu den angeführten Indikationen zu operativen Eingriffen
Im Folgenden sollen solche Maßnahmen besprochen werden, die die besonderen Verläufe und typischen Komplikationen der einzelnen Klappenfehler erfordern. Bei kombinierten Fehlern gelten die für die Einzelkomponenten angeführten Gesichtspunkte.

(1) Verlauf und Komplikationen nach Klappenersatz:
- **Aortenklappenersatz** ist nur noch mit einer Mortalität um bzw. unter 3 % belastet. Die Aortenklappenprothesen sind dauerhaft und bieten im Verlauf die geringsten Schwierigkeiten. Eine permanente Antikoagulation ist allerdings noch immer obligat. Lediglich in schwierigen Fällen kann ersatzweise mit Salizylaten behandelt werden, und nur in Notfällen oder nach Implantation von biologischen Hetero- oder Homotransplantaten, ausnahmsweise auch bei Kippflügelprothesen vom Typ SJM, darf ganz auf die Antikoagulierung verzichtet werden. Allerdings wird fast immer eine niedrigdosierte Dauertherapie mit Acetylsalicylsäure (100 mg/Tag) möglich sein.
- Beim **Mitralklappenersatz** liegt die perioperative Mortalität zwischen 5 und 10 %, und der Verlauf ist durch eine größere Häufigkeit von Komplikationen belastet (Thromboembolien). Eine Dauerantikoagulation ist obligat, auch bei Verwendung der üblichen Scheiben- oder Kippflügel-, früher auch Kugelprothesen. Sie ist hier auch bei Verwendung von Bioprothesen unentbehrlich. Ferner ist die Abschätzung der Indikation zum Mitralklappenersatz schwieriger wegen der langsameren Progredienz des natürlichen Verlaufs der konservativ behandelten Mitralklappenerkrankungen.
- Der **Trikuspidalklappenersatz** hat die größte Komplikationshäufigkeit (Thrombosebildung an der Prothese). Alle Klappenprothesenträger sind durch bakterielle Superinfektionen gefährdet und müssen dementsprechend im Risikofall antibiotisch behandelt werden (s.u.). Wegen der genannten Probleme sind plastische Operationen an den Herzklappen der Prothesenimplantation stets vorzuziehen, jedoch leider nur in bestimmten Fällen praktikabel. An der Trikuspidalklappe sind bei relativer Klappeninsuffizienz plastische Maßnahmen öfter möglich (Raffung, Carpentier-Ring).

(2) Wahl der Klappenprothese: Die Entscheidung über Art und Größe der zu implantierenden Prothese wird während des Eingriffs vom operierenden Chirurgen getroffen. Bestehen Blutungs- oder Blutgerinnungsprobleme, sollte von vornherein eine wenig thrombogene Kippflügelprothese vom Typ SJM vorgesehen werden. Bioprothesen werden nur noch selten verwendet, denn sie haben eine begrenzte Haltbarkeit (ca. 5–8 Jahre). Bei jüngeren Patienten muss daher mit einer Zweitoperation gerechnet werden. Im fortgeschrittenen Alter sind Bioprothesen länger haltbar und werden deshalb im hohen Alter zur Vermeidung einer Dauerantikoagulation bevorzugt. Zudem werden Bioprothesen bei Patientinnen mit Kinderwunsch implantiert (Marcumar® teratogen).

(3) Ballondilatation: Klappenstenosen können auch mittels Ballonkatheter gesprengt werden. Der Eingriff erfolgt im Rahmen einer Herzkatheteruntersuchung und ist in geübten Händen ausgesprochen komplikationsarm. Kathetertechnische Klappensprengungen sind derzeit nur an einigen spezialisierten Zentren möglich. Die besten Ergebnisse werden bei angeborenen Pulmonalstenosen (Erfolgsquote > 90 %) und bei Mitralstenosen (Primärerfolg > 80 %) erzielt. Bei Aortenstenosen ist die Ballondilatation meist nur kurzdauernd wirksam, kann aber in einzelnen Fällen als Ultima Ratio eingesetzt werden, wenn eine Operation mit Klappenersatz absolut nicht in Frage kommt.

5.1.2 Mitralstenose

Klinik und Verlauf: Die langsame Entwicklung der stets rheumatischen Mitralstenose ist charakterisiert durch einen langen präsymptomatischen Verlauf (15–25 Jahre) und eine raschere, wenngleich noch immer langsame Progredienz in der symptomatischen Phase. Im Symptomenbild dominieren Leistungsschwäche und pulmonale Stauung mit Rechtsherzbelastung. Bronchopulmonale Infektionen sind häufig und verlaufen oft schwer. Entsprechender Schutz sowie frühe und konsequente Behandlung sind notwendig. Ortho- und Hämoptoe werden als Herzinsuffizienzsymptome behandelt. Makrohämoptoe kann beunruhigend sein, ist aber für sich kaum einmal gefährlich. Differenzialdiagnostisch müssen Lungenembolien abgegrenzt werden. Ruhe und Maßnahmen zur Verminderung der pulmonalen Stauung (Hochlagerung, Herzfrequenz senken, Diurese) sind therapeutisch gewöhnlich ausreichend. Sehr viel raschere, u.U. dramatischere Verläufe sieht man in Südosteuropa, Vorderasien und Indien (Knopflochstenosen schon bei Kindern!).

THERAPIE

Vorgehen bei Vorhofflimmern

Das Eintreten von Vorhofflimmern mit absoluter Kammerarrhythmie führt wegen der spontan raschen Kammerfrequenz (160–190 Schläge/min) meist zu akuter Verschlechterung mit bedrohlicher Symptomatik, oft mit Lungenödem. Außerdem ist der Kranke durch embolische Komplikationen gefährdet. Die Behandlung umfasst 3 Schritte:

(1) Senkung der Kammerfrequenz: Die Kammerfrequenz wird mit Digitalis oder β-Blockern regelmäßig und rasch in den erwünschten Bereich unter 100 Schläge/min gesenkt. Je nach den Umständen rasche intravenöse oder perorale Digitalisierung (s. Kap. III.2.2.1, „Glykosidtherapie"). Daran anschließend Erhaltungstherapie mit Digoxin oder Digitoxin. Gelingt es nicht, die Kammerfrequenz hinreichend zu senken, muss die Ursache gesucht und, wenn möglich, beseitigt werden (Lungenembolie? Schlecht resorbierbares Digitalisglykosid?). Unter Umständen zusätzlich β-Blocker in kleinen Dosen (**s. Tab. III.2.15**) oder Verapamil (Isoptin®) 3-mal 40–120 mg p.o.

(2) Wiederherstellung von Sinusrhythmus: Der Versuch zur medikamentösen und/oder elektrischen Kardioversion (**s. Kap. III.2.3.2.4**, „Wiederherstellung des Sinusrhythmus") wird nur unternommen bei eingetretenem Vorhofflimmern, bei leichtgradiger Stenose, außerdem mit 2- bis 3-monatiger Wartezeit nach operativer Beseitigung der Stenose. Wurde die Stenose nicht wirksam beseitigt, ist ein dauerhafter Erfolg der Kardioversion nicht zu erwarten. Es wird von der Rhythmisierung abgesehen, da der Rhythmuswechsel Gefährdungen mit sich bringen kann.

(3) Verhütung embolischer Komplikationen: Eine Antikoagulanzientherapie (**s. Kap. II.5**) soll stets bei neu eingetretenem Vorhofflimmern unternommen werden (**s. Kap. III.2.3.2.4** „Antikoagulanzientherapie"), sofern keine Kontraindikationen bestehen (**s. Kap. II.5.3**).

Operationsindikationen

(1) **Mitralkommissurotomie:** Bei isolierter Stenose (höchstens leichtgradige begleitende Mitralinsuffizienz) bei noch beweglichen Klappensegeln wird die geschlossene oder offene Mitralkommissurotomie vorgenommen, wenn Leistungseinschränkung, Herzinsuffizienz, Lungenödem oder arterielle Embolien vorliegen oder vorgekommen waren. Für diese Fälle kommt heute auch die kathetertechnische **Klappensprengung** (Ballondilatation) in Betracht. Die Ergebnisse sind vergleichbar. Der Eingriff ist wesentlich weniger aufwändig (keine Narkose, keine Thorakotomie!).

(2) **Prothetischer Klappenersatz:** Verkalkte, unbewegliche Klappensegel, begleitende Mitralinsuffizienz erfordern den prothetischen Ersatz der Klappe. Die Indikation wird gestellt, wenn eine schwere Leistungseinschränkung mit Herzinsuffizienz und Symptomen in Ruhe trotz konservativer Therapie vorliegt bzw. wenn die pulmonale Hypertonie zwei Drittel oder mehr der arteriellen Druckwerte erreicht, der mittlere diastolische Mitralgradient unter diesen Bedingungen 12 mmHg übersteigt, der mittlere Druck im linken Vorhof > 22 mmHg in Ruhe liegt und/oder eine progrediente Herzvergrößerung eintritt.

5.1.3 Mitralinsuffizienz

Klinik und Verlauf: Meistens erworbener rheumatischer Klappenfehler, aber auch nach bakterieller Endokarditis oder traumatisch bzw. ätiologisch ungeklärt durch Sehnenfadenabriss. Selten angeboren bei Endokardkissendefekt (Ostium-primum-Vorhofseptumdefekt). Mitralinsuffizienz kommt auch vor durch Funktionsstörung des Klappenhalteapparats (Papillarmuskeldysfunktion, zu lange oder eingerissene Sehnenfäden oder bei Mitralsegelaneurysmen). Bei langsamer Entwicklung des Klappenfehlers entsprechend langes präsymptomatisches Stadium und langsame Progredienz in der symptomatischen Phase. Bei akutem Eintritt dramatischer Verlauf mit schwerster Pulmonalhypertonie und Herzinsuffizienz. Dilatation und Hypertrophie der linken Kammer mit Linksherzinsuffizienz stehen im Vordergrund des Symptomenbildes, sekundäre Pulmonalhypertonie mit Rechtsherzinsuffizienz tritt aber später ein (Ausnahme: „akute" Mitralinsuffizienz).

Therapie

(1) **ACE-Hemmer:** ACE-Hemmer sind bei Mitralinsuffizienz besonders gut wirksam und werden zusammen mit allen übrigen Maßnahmen der Herzinsuffizienztherapie eingesetzt (s. Kap. III.2.2.1, „Therapie").

(2) **Vorgehen bei Vorhofflimmern:** Es gelten die gleichen Gesichtspunkte wie bei Mitralstenose, jedoch ist das Emboliersiko geringer.

(3) **Operationsindikationen:** Rekonstruktive Eingriffe (plastische Rekonstruktion von Sehnenfäden oder Ähnliches) sind, auch von der Erfahrung des Herzchirurgen abhängig, oft möglich. Ansonsten ist ein prothetischer Klappenersatz unumgänglich. Da bei der chronischen Form ein langer Verlauf zu erwarten ist, ist der Operationszeitpunkt oft schwer zu bestimmen. Lediglich die „akute" Mitralinsuffizienz erfordert frühzeitig den Klappenersatz. Als Indikationen gelten: erhebliche Herzinsuffizienz trotz konsequenter Therapie, progrediente Herzvergrößerung, Pulmonalhypertonie. Wenn die Klappenrekonstruktion wahrscheinlich möglich ist, sollte sie frühzeitig durchgeführt werden, bevor Vorhofflimmern aufgetreten ist.

5.1.4 Aortenstenose

Klinik: Valvuläre Aortenstenosen sind rheumatisch oder durch angeborene Fehlbildung der Klappe (bikuspidale Klappe) bedingt. Häufige Ursache im Alter sind Aortenstenosen auf der Basis degenerativer Veränderungen (Verkalkungen, senile Aortenstenose, Abnahme der Aortenklappenöffnungsfläche 0,2 cm^2/Jahr). Auch hier langes symptomfreies Intervall. Wenn Synkopen, Angina pectoris, Herzvergrößerung oder Herzinsuffizienz eintreten, wird der Verlauf beschleunigt und kann rasch (innerhalb von 1–3 Jahren) zu bedrohlichen Komplikationen führen.

THERAPIE

(1) Im **präsymptomatischen Stadium** körperliche Anstrengungen vermeiden (Kontraindikation zum ergometrischen Belastungstest!), Infektionsprophylaxe. Bei Herzvergrößerung vorsichtig Diuretika und natriumarme Ernährung. Bei Vorhofflimmern ist Digitalis indiziert, bei Sinusrhythmus zeigt Digitalis meist keinen Erfolg (**s. Kap. III.2.2.1**, „Glykosidtherapie"). Angina pectoris und Synkopen stellen eine Operationsindikation dar! Nitropräparate sind wegen der Gefahr der Synkopen kontraindiziert. Kalkembolien: Meistens ist die A. ophthalmica betroffen und mit mehr oder weniger ausgeprägtem Gesichtsfeldverlust verbunden. Relative Operationsindikation!

(2) **Herzinsuffizienz** wird nach den üblichen Richtlinien behandelt. Herzvergrößerung und Lungenstauung sind meistens progredient und werden rasch bedrohlich. ACE-Hemmer können jedoch nicht oder nur sehr vorsichtig und niedrigdosiert eingesetzt werden (**s. Kap. III.2.2.1**, „Therapie").

(3) **Operationsindikationen:** Nur beim Aortenaneurysma mit dilatationsbedingter Aorteninsuffizienz sind Klappenrekonstruktionen erfolgversprechend. Bei den üblichen kalzifizierenden Klappenerkrankungen stets prothetischer Ersatz mit Kippscheiben- (St. Jude Medical o.ä.) oder Bioprothesen: Aortenklappen-Homotransplantate werden nur an wenigen Zentren eingesetzt, Heterotransplantate (Schwein) jedoch eher (Bioprothese, Typ Hancock, Carpentier, Jonescu-Shiley). Katheterische Sprengung (Ballondilatation) kommt nur in ganz wenigen Fällen in Betracht, da die Ergebnisse wegen der hohen Rezidivquote enttäuschend sind.

- *Absolute Indikationen:* Herzinsuffizienz, Synkopen, Angina pectoris, zunehmende Herzgröße. Linksschenkelblock, Linksschädigungszeichen im EKG, hoher enddiastolischer Kammerdruck. Auftreten von Linksschenkelblock, systolischer Druckgradient zwischen linker Kammer und Aorta über 100 mmHg, Klappenöffnungsfläche < 0,8 cm^2.
- *Relative Indikationen:* Sporadische Angina pectoris, Kalkembolien, Klappenöffnungsfläche < 1,0 cm^2.

(4) **Supra- und subvalvuläre membranöse Aortenstenosen** werden wie Klappenstenosen behandelt. Die Operationsindikation wird jedoch früher gestellt, denn prothetischer Klappenersatz ist nicht erforderlich.

5.1.5 Idiopathische, hypertrophische, subvalvuläre Aortenstenosen

Klinik: Die Erkrankung gehört zum Formenkreis der **hypertrophen Kardiomyopathien** und ist ätiologisch ungeklärt, meistens familiär, d.h. genetisch bestimmt. Der Verlauf ist wechselhaft, meist lang, und charakterisiert durch Angina pectoris, Herzrhythmusstörungen, Synkopen, Herzinsuffizienz. Die septale Hypertrophie kann in unterschiedlicher Höhe am Kammerseptum lokalisiert sein. Eine Ausflussbahnobstruktion ergibt sich nur bei den hoch, d.h. basisnah gelegenen Formen.

THERAPIE

Die Therapie ist zunächst symptomatisch. Die Prognose (akuter Herztod) wird dadurch aber nicht beeinflusst. Auch hohe Dosen von Kalziumantagonisten oder β-Blockern bessern die Symptome meist kaum. Herzglykoside sind kontraindiziert (Zunahme der Ausflussbahnobstruktion sowie der Beschwerden!). Es stehen zwei wirksame therapeutische Verfahren zur Verfügung, die operative Resektion obstruktiver Septummuskulatur (Myektomie) mit oder ohne prothetischen Mitralklappenersatz und die heute vorzuziehende perkutane transluminale septale Myokardablation. Dabei wird in einem septalen Koronararterienast Alkohol injiziert und dadurch das hypertrophierte obstruktive Septum partiell nekrotisch. Diese katheterinterventionelle Methode hat sich wegen ihrer exzellenten Ergebnisse bei den meisten Patienten als Eingriff der 1. Wahl bewährt. AV-Blockierungen und Rhythmusstörungen direkt nach dem Eingriff können vorkommen, deshalb ist die 2-tägige intensivmedizinische Überwachung nach der Therapie erforderlich. Patienten mit hypertrophischer obstruktiver Kardiomyopathie sollten diesem Eingriff frühzeitig zugeführt werden, bevor Vorhofflimmern und Herzinsuffizienz eingetreten sind.

5.1.6 Aortenklappeninsuffizienz

Ursachen: Rheumatisch, durch bakterielle Endokarditis, traumatisch nach stumpfem Thoraxtrauma, Aortendissektion bei Hypertonie, Marfan-Syndrom, Mesaortitis luica, ferner bei Kammerseptumdefekt und bei angeborenen Fehlbildungen der Aortenklappe.

Klinik und Verlauf: Der natürliche Verlauf, sowohl im präsymptomatischen als auch im symptomatischen Stadium, ist abhängig vom Schweregrad der Insuffizienz und von der Geschwindigkeit, mit der der Klappenfehler eingetreten ist. Akute Aortenklappeninsuffizienz ist höchst bedrohlich und erfordert den sofortigen operativen Eingriff, während bei rheumatischer Aorteninsuffizienz ein jahrzehntelanger symptomfreier Verlauf möglich ist. Tritt jedoch Herzinsuffizienz ein, so ist eine rasche Progredienz zu erwarten (s.a. Aortenstenose, **s. Kap. III.2.5.1.4**, „Klinik"). Dilatation und Hypertrophie der linken Kammer stehen im Vordergrund.

THERAPIE

(1) Bei Herzvergrößerung und Herzinsuffizienz wird mit ACE-Hemmern, Digitalis, Natriumrestriktion und Diuretika behandelt. Bei leichter Aorteninsuffizienz sind ACE-Hemmer indiziert, um das Regurgitationsvolumen zu senken (**s. Kap. III.2.2.1**, „Vasodilatanzien").
(2) *Operationsindikationen:* Plastische Rekonstruktionen sind praktisch nie möglich – außer beim Ascendens-Aneurysma mit dilatationsbedingter, sonst aber intakter Aortenklappe. Prothetischer Ersatz durch Scheiben-, Kippflügel- oder Bioprothesen wie bei Aortenstenose, auch bei denjenigen Formen, die durch Aortenwurzelerkrankung bedingt sind. Hier ist oft gleichzeitig ein Ersatz der Aorta ascendens erforderlich (z.B. Dissektion, Marfan-Syndrom). Man versucht heute, die Aorteninsuffizienz zu operieren, bevor eine irreversible Gefügedilatation mit schlechter Prognose eingetreten ist. Der Klappenersatz ist beim Auftreten von Symptomen indiziert. Beim asymptomatischen Patienten gelten als klare Indikationen die linksventrikuläre systolische Dysfunktion (EF < 50 %) oder ein linksventrikulärer Durchmesser endsystolisch > 55 mm und enddiastolisch > 80 mm (echokardiographisch).

5.1.7 Pulmonalstenose

Klinik und Verlauf: Die valvuläre Stenose ist bei isoliertem Vorkommen der Stenose die häufigste Form. Bei Kombination mit Kammerseptumdefekt (Tetralogie von Fallot) liegen überwiegend infundibuläre Stenosen vor (75 %), nicht selten auch kombiniert mit valvulärer und/oder supravalvulärer Stenose. Eine infundibuläre Pulmonalstenose kommt auch als sekundäre Form bei Ventrikelseptumdefekt mit Pulmonalhypertonie, aber auch isoliert vor. Sie kann bei hypertropher, obstruktiver Kardiomyopathie beobachtet werden (Bernheim-Syndrom), hier oft zusammen mit subvalvulärer Aortenstenose.

THERAPIE

(1) **Konservative Behandlung:** Die konservative Behandlung orientiert sich am Symptomenbild, am Druckgradienten und an der Lokalisation (s.u.). Herzinsuffizienz ist selten. Liegt sie

aber vor, ist das Krankheitsbild schwer und die Prognose schlecht. Bronchopulmonale Infektionen sind nicht selten und werden wie üblich behandelt (**s. Kap. III.5**).

(2) Ballondilatation: Bei valvulärer Pulmonalstenose ist die kathetertechnische Klappensprengung (Ballondilatation) die Methode der Wahl (keine Narkose, Entlassung des Patienten am Folgetag möglich!).

(3) Operative Therapie: Die operative Beseitigung der valvulären Stenose ist risikoarm, da die einfache Klappensprengung bzw. -resektion meistens erfolgreich ist. Die dabei unvermeidliche sekundäre Pulmonalklappeninsuffizienz ist hämodynamisch wenig bedeutsam. Lediglich bei sehr schweren Pulmonalstenosen mit Anstieg des rechtsventrikulären Drucks über den linksventrikulären bzw. aortalen Druck ist das Operationsrisiko hoch. Leichte valvuläre Stenosen sind mit langer Lebenserwartung und voller Leistungsfähigkeit vereinbar. Bei infundibulärer Stenose können β-Blocker (**s. Tab. III.2.15**) versucht werden. Bei schwerer Stenose Resektion, evtl. im Rahmen einer Totalkorrektur (Tetralogie von Fallot). **Operationsindikationen:** Herzinsuffizienz, Synkopen, systolischer Druckgradient über 60 mmHg. Bei infundibulärer Pulmonalstenose gelten die gleichen Indikationen. Liegt gleichzeitig ein Kammerseptumdefekt vor, ist die operative Totalkorrektur stets indiziert (Tetralogie von Fallot).

5.1.8 Pulmonalklappeninsuffizienz

Dieser seltene Klappenfehler kommt entweder angeboren oder als Folge von bakterieller Endokarditis (Drogenabhängigkeit) vor.

THERAPIE

Nur selten therapiebedürftig. Unter Umständen Herzinsuffizienztherapie (**s. Kap. III.2.2.1**, „Therapie"). Operative Korrektur ist nicht oder nur in ganz besonderen Fällen indiziert, so etwa bei gleichzeitiger schwerer Trikuspidalinsuffizienz.

5.1.9 Trikuspidalstenose

Meistens als Komponente einer rheumatischen Mehrklappenerkrankung, kommt aber auch als isolierter Klappenfehler und dann meistens angeboren vor. Bei starker Ausprägung der angeborenen Stenose auch als Trikuspidalatresie.

THERAPIE

Im ersteren Fall Mitbehandlung im Rahmen der Grunderkrankung. Selten ist eine Sprengung nötig, noch seltener der prothetische Ersatz der Klappe. Bei Trikuspidalatresie ausschließlich chirurgische Therapie.

5.1.10 Trikuspidalinsuffizienz

Meistens relative Trikuspidalinsuffizienz bei primärer oder sekundärer Pulmonalhypertonie. Trikuspidalinsuffizienz durch Klappenzerstörung kommt bei rheumatischen Mehrklappenfehlern vor, aber auch bei bakterieller Endokarditis oder durch Sehnenfadenabriss.

THERAPIE

Die Behandlung erfolgt im Rahmen der Grundkrankheit. Bei Herzinsuffizienz Therapie nach den üblichen Richtlinien (**s. Kap. III.2.2.1**, „Therapie"). Bei erfolgreicher Therapie bildet sich eine relative Trikuspidalinsuffizienz nicht selten vollständig zurück. Bei sehr starker Rechtsherzvergrößerung, weiterbestehender Pulmonalhypertonie und/oder Trikuspidalklappenzerstörung kann der prothetische Ersatz notwendig werden, der jedoch durch die ausgeprägte

Neigung zum thrombotischen Verschluss der Prothese belastet ist. Zunächst wird daher immer eine Raffung (Carpentier-Ring) versucht.

5.1.11 Aortenisthmusstenose

Klinik: Angeborene Stenosierung der Aorta thoracica descendens. Meistens membranös, aber auch durch oder mit Hypoplasie der Aorta auf längerer Strecke. Nicht selten liegt eine begleitende Hypoplasie des Arcus aortae vor. Anomaler Ursprung der großen Gefäße vom Aortenbogen, insbesondere der A. subclavia sinistra, kommt nicht selten komplizierend hinzu. Seltener sind präduktale Isthmusstenosen mit Ductus Botalli persistens. Im proximalen Arterienschenkel besteht Hypertonie in Abhängigkeit vom Schweregrad der Stenose und von der Ausprägung der Kollateralen. Dementsprechend Linksherzbelastung. Die Belastung der linken Herzkammer wird besonders verstärkt, wenn gleichzeitig eine Aortenklappendeformität (bikuspidale Klappe mit Stenose und/oder Insuffizienz) vorliegt (25 % der Fälle). Koinzidenz von Aneurysmen der Hirngefäße. Gefährdung durch zerebrovaskuläre Blutungen.

THERAPIE

Hypertonie, Herzinsuffizienz, progrediente Herzvergrößerung. Komplizierte Fehlbildungen kommen vor und können die Operationsindikationen belasten. Postoperativ ist eine konsequente antihypertensive Therapie (**s. Kap. III.4.1**, „Therapie") erforderlich, da trotz erfolgreicher Beseitigung der Stenose die Blutdruckerhöhung meistens jahrelang weiterbesteht (über 40 % der Fälle).

> **! WICHTIG:**
> Nach erfolgreicher Operation muss der Blutdruck in Ruhe und unter Belastung an den Armen und Beinen (z.B. dopplersonographisch) gemessen werden.

Dabei sollen die Druckdifferenzen in Ruhe ca. 10–20 mmHg und unter 100 Watt Belastung 50 mmHg nicht überschreiten. Bei Assoziation mit Aortenklappenfehler zunächst Isthmusstenose, dann Aortenklappe korrigieren. Die **katheterinterventionelle Dilatation** und anschließende Stentimplantation ist in vielen Fällen die Methode der Wahl (komplikationsarm, Patient kann 3–4 Tage nach dem Eingriff entlassen werden).

5.2 Bakterielle Endokarditis

(Siehe dazu auch Leitlinie Diagnostik und Therapie der infektiösen Endokarditis [www.uni-duesseldorf.de/awmf/leitlinien].)

Definition: Ein septisches Krankheitsbild mit Besiedlung einer oder mehrerer Herzklappen mit thrombotischen, bakterienhaltigen Auflagerungen (Endocarditis polyposa ulcerosa) mit progredienter Destruktion der betroffenen Herzklappen. Die Erkrankung ist charakterisiert durch septische Streuungen mit Mikro- und Makroembolien. Das Krankheitsbild ist stets lebensbedrohlich (auch heute noch 20 % Letalität)!

Ätiologie und Pathogenese: Die bakterielle (in seltenen Fällen durch Pilze bzw. andere Mikroorganismen hervorgerufene) Besiedlung mit nachfolgender Klappendestruktion betrifft meistens vorgeschädigte (rheumatische Herzklappenerkrankungen) oder kongenital deformierte Herzklappen. Auch beginnt eine bakterielle Endokarditis oft auf implantierten Herzklappenprothesen oder an sonstigen Naht- oder Implantationsstellen am Herzen, sehr selten an den großen Gefäßen (Aorta, Ductus arteriosus Botalli). Die Nistorte liegen meistens an Stellen hoher mechanischer Belastung (Klappenschließungsrand, deformiertes Narbengewebe,

Kammerseptumdefekt, implantierte Fremdmaterialien und deren Nahtstellen). Bei stark herabgesetzter Resistenz (konsumierende Erkrankungen, Marasmus, Alkoholismus, schwerste äußere Lebensbedingungen) sind auch nicht vorgeschädigte Klappen oder das murale Endokard betroffen. Der Krankheitsprozess wird bestimmt durch die Virulenz des Erregers einerseits und durch die Resistenz des Organismus andererseits. Eine besondere Häufigkeit bakterieller Endokarditiden war in den Jahren schlechter Ernährung und extremer Lebensbedingungen im und nach dem Krieg zu beobachten. Heute ist eine neuerliche Zunahme bei älteren, chronisch kranken Patienten, Drogenabhängigen und bei Herzoperierten (Herzklappenersatz, korrigierte angeborene Herzfehler) zu beobachten.

Erregereintrittspforten: Eintrittspforten für die Erreger sind der Oropharynx- oder der Urogenitaltrakt, sonstige infizierte Hautverletzungen, operative Eingriffe und – in den letzten Jahren zunehmend – endokarditische Infektionen bei Drogenabhängigen durch Selbstinjektionen unter unsterilen Bedingungen (hier vorwiegend Rechtsherzendokarditis). Bei Nachweis von Streptococcus bovis in der Blutkultur müssen Kolontumoren oder -polypen ausgeschlossen werden.

Erregerspektrum: Auch wenn das Erregerspektrum der bakteriellen Endokarditis sich in den vergangenen Jahren in den westlichen Industrieländern etwas geändert hat (Hospitalismus, Zunahme von Pilzinfektionen), kann zurzeit etwa die folgende prozentuale Verteilung auf die wichtigsten Erreger bei Nativklappenendokarditis angegeben werden: Streptokokken 45–65 %, Enterokokken 5–8 %, Staph. aureus 30–40 %, koagulasenegative Staphylokokken 3–5 %, gramnegative Keime 4–8 %, Pilze 1 %. Bei Prothesenendokarditis und bei intravenös Drogenabhängigen ist Staph. aureus der häufigste Erreger (ca. 40 % bzw. 60 %). Zunehmend häufig werden auch Mischinfektionen beobachtet. Nicht selten können Erreger in der Blutkultur nicht gefunden bzw. identifiziert werden (3–10 %). Ursachen in diesen Fällen sind mitigierte Erreger nach vorausgegangener Antibiotikabehandlung, besonders langsam wachsende Bakterien wie Neisserien, Pilze, Mykobakterien, Coxiella burneti, Chlamydien, wie auch die grundsätzlich schwierig zu diagnostizierende Rechtsherzendokarditis.

Bei der **Prothesenendokarditis** ist das Erregerspektrum unterschiedlich, je nachdem, ob es sich um eine früh-postoperative oder um eine später im Verlauf eintretende Prothesenendokarditis handelt. Bei früher Prothesenendokarditis ist in 50 % mit Staphylokokken zu rechnen, in 20 % mit gramnegativen Keimen, in je 10 % mit Streptokokken und Pilzen. Bei der späten Endokarditis sind Streptokokken mit 35 % die häufigsten Erreger, dicht gefolgt von Staphylokokken mit 30 %. Gramnegative Keime werden in 10 % und Pilze in 5 % gefunden.

In diesem Zusammenhang mag die Häufigkeit der Prothesenendokarditis interessieren: Früh- und spät-postoperativ im Verlauf eintretende Infektionen ereignen sich mit etwa 1 %/Jahr. An der Aortenklappenprothese kann man mit 2,2 %/Jahr und bei Mitralprothesen mit 0,4 %/Jahr mit Infektionen rechnen. Die Frühformen entstehen meistens durch intraoperative Kontaminationen, die Spätform durch transitorische Bakteriämien wie bei sonstiger bakterieller Endokarditis.

Blutkulturen müssen grundsätzlich mehrfach (wenigstens 3-mal) vor der antibiotischen Therapie entnommen werden. Arterielle Blutkulturen bieten keine Vorteile vor venösen. Bei der Beurteilung von Blutkulturergebnissen muss berücksichtigt werden, dass Abnahme- und Kulturtechnik sehr sorgfältig beachtet werden müssen. Kontaminationen durch Hautkeime, insbesondere durch koagulasenegative Staphylokokken, können zu falschen Schlüssen führen.

Klinik: Es ist wichtig, 2 Verlaufsformen zu unterscheiden: Die **schleichend verlaufenden**, langsam progredienten und die Herzklappen nur im Verlauf von Wochen bis Monaten zerstörenden Formen (Endocarditis lenta im eigentlichen Sinn) und die **akut verlaufenden**, mit rascher Klappendestruktion und dementsprechend schneller hämodynamischer Verschlechterung einhergehenden Formen.

Jede bakterielle Endokarditis ist charakterisiert durch **septische Embolien** unterschiedlicher Größe: Mikroembolien, erkennbar als Splinter-Hämorrhagien unter den Fingernägeln, auf der Mund- und Rachenschleimhaut, in den Konjunktiven und im Augenhintergrund sowie indirekt erkennbar als Mikrohämaturie infolge Löhlein'scher Herdnephritis. Größere septische Embolien betreffen kleinere und mittlere Arterien jedweder Lokalisation und verursachen sog. „mykotische" Aneurysmen, die zu Infarkten und zu Rupturen führen können (Milzinfarkt, Hirnabszess, Lungenabszess bei Rechtsherzendokarditis). Bei längerem Verlauf kommen immunologische Phänomene hinzu, die spezifische Hautläsionen im Rahmen der Embolisierung bedingen wie die Osler- und die Janeway-Läsionen. In diesem Stadium können auch Perikarditiden mit Kryoglobulinen und eine Myokarddepression eintreten.

Das Krankheitsbild ist gekennzeichnet durch lang anhaltende, sonst nicht erklärbare **Temperatursteigerungen** mit stets sehr hoher Blutsenkungsgeschwindigkeit. Die meistens vorbestehende Herzerkrankung zeigt mit dem Eintreten der Klappendestruktion eine Änderung des Auskultationsbefundes. Hierbei handelt es sich stets um die Entwicklung oder die Verstärkung einer Insuffizienz (Aorten-, Mitral-, Trikuspidal-, Pulmonalklappeninsuffizienz). Aus dem typischen Temperaturverlauf mit septischen Erscheinungen (Schüttelfrost) und dem sich ändernden Auskultationsbefund zusammen mit Mikroembolien wird die Diagnose gestellt. Es ist von größter Bedeutung, den Erreger im Interesse einer gezielten Antibiotikatherapie zu identifizieren. Hierzu werden mindestens 3, bei Schwierigkeiten der Erregeridentifizierung bis zu 8 Blutkulturen in 1- bis 2-stündigen Abständen abgenommen.

Von besonders großer Bedeutung für die **Diagnostik** ist heute die Echokardiographie: Mit konventioneller transthorakaler Technik können 70–80 %, mit der transösophagealen Echokardiographie etwa 95 % der Vegetationen nachgewiesen werden. Diese Untersuchung ist sowohl für die Frühdiagnostik und die Verlaufskontrolle als auch zur Indikationsstellung zur Akutoperation unentbehrlich.

Die klinische Diagnose wird mit Hilfe der Duke-Kriterien gestellt, wenn (a) Mikroorganismen nachgewiesen sind und (b) Hinweise auf eine endokardiale Beteiligung (Herzecho) vorliegen oder zusätzlich zu (a) bzw. (b) 3 der „Nebenkriterien" (Prädisposition, z.B. Herzfehler, Fieber, Embolie, immunologische Phänomene, z.B. Glomerulonephritis, pos. Blutkultur, echokardiographischer Befund) oder 5 Nebenkriterien erfüllt sind. Nach Diagnosestellung und Erregeridentifizierung muss die Eintrittspforte des Erregers gesucht und, wenn möglich, saniert werden (z.B. defektes Gebiss, Alveolarabszess, chronische Harnwegsinfektionen, Darmtumor, Spondylodiszitis).

THERAPIE

Vorbemerkungen

Nach Diagnosestellung muss zunächst entschieden werden, ob es sich um einen akut destruierenden oder um einen chronischen, langsam progredienten Verlauf handelt. Im letzteren Fall wird die Erregeridentifizierung abgewartet (u.U. mehrere Tage!). Im ersteren Fall kann die Erregeridentifizierung u.U. nicht abgewartet werden. Es muss dann eine Antibiotikakombination gewählt werden, die den wahrscheinlich in Betracht kommenden Erreger breitbandig abdeckt.

Ferner muss entschieden werden, ob eine alleinige antibiotische Therapie erfolgt oder ob eine operative Sanierung (Exzision der infizierten Herzklappe und Implantation einer Herzklappenprothese im floriden entzündlichen Stadium unter Antibiotikaschutz) vorgenommen werden muss.

Wir unterscheiden zwischen absoluten und relativen **Indikationen zum operativen Vorgehen:**
(1) *Absolute Indikationen:* Symptomatische progrediente Herzinsuffizienz durch die Endokarditis (Klappendestruktion, instabile Prothese), unkontrollierte Infektion, persistierende

Bakteriämie trotz testgerechter Antibiotikatherapie, Rückfall nach einer testgerechten Antibiotikatherapie, intrakardiale Abszessbildung (oft im EKG AV-Blockierungen!), rezidivierende Thrombembolien.

(2) *Relative Indikationen:* Größe der Vegetationen > 10 mm, flottierende Vegetationen, Endokarditis bei Staph. aureus.

Es ist zu beachten, dass das Embolierisiko in den beiden ersten Wochen am größten ist und dann rasch abnimmt, wenn testgerecht antibiotisch behandelt wird. Ein wesentlicher Fortschritt in der Therapie der bakteriellen Endokarditis ist die heute freizügigere Entscheidung für den operativen Eingriff unter Antibiotikaschutz geworden!

Antibiotische Therapie
Vorbemerkungen

Keine Antibiotika, bevor nicht mehrere Blutkulturen abgenommen wurden, keine zentralvenösen Dauerkatheter, keine Antikoagulation; Bettruhe, Beendigung der i.v. antibiotischen Therapie erst, wenn alle Entzündungsparameter normal sind.

Es gelten die Prinzipien der allgemeinen antibiotischen Therapie (**s. Kap. II.4**). Antibiotikum grundsätzlich i.v. applizieren, besonders hoch dosieren und so lange geben, bis die in den Vegetationen verborgenen Erreger vollständig beseitigt sind. Nur bakterizid wirkende Antibiotika in einer sicher keimabtötenden Dosis schnell und gezielt verabreichen. Hierzu müssen die folgenden Voraussetzungen gegeben sein: Das Antibiotikum muss Fibrin penetrieren können (Penicillin besser als Cephalosporin!). Die Dosierung muss so hoch sein, dass sie die in vitro bestimmte minimale Hemmkonzentration des Keims mehrmals täglich um mindestens das Vierfache übersteigt. Bei den meisten Erregern ist die kombinierte Gabe von 2 sich additiv oder überadditiv verstärkenden Antibiotika zweckmäßig. Die Dauer der Behandlung liegt bei Streptokokkenerkrankungen bei mindestens 4 Wochen, bei komplizierten Erregern bei 4–6 Wochen (die Regel heißt: Entzündungszeichen müssen vollständig normalisiert sein).

Nicht selten kommt es unter der antibiotischen Therapie zu neuerlichem Fieberanstieg. Wenn Mikroembolien und im Antibiotikaauslassversuch wieder Keime angezüchtet werden, wird hiernach ein neuer antibiotischer Therapieversuch unternommen. Oft handelt es sich aber um toxische oder allergische Reaktionen auf das Antibiotikum („drug"-Fieber), die mit Absetzen sofort verschwinden (meistens Penicillintoxizität, einhergehend mit Leukopenie; Patienten auch bei hohem Fieber in gutem Allgemeinzustand). Bei Beendigung der antibiotischen Therapie engmaschige Überwachung des Patienten mit häufigen Messungen von Entzündungsparametern und Temperatur. Neuerliche Abnahme von Blutkulturen bei Wiederauftreten von Temperaturen.

Wahl des Antibiotikums

(1) Bei bekanntem Erreger: Tabelle III.2.16.

(2) Bei unbekanntem Erreger: Ohne Erregernachweis Behandlung prinzipiell wie bei einer mäßig penicillinsensiblen Streptokokkeninfektion durchführen, grundsätzlich antibiotische Kombinationstherapie: Penicillin G 30–40 Mio. I.E. in 4 Kurzinfusionen/24 h und Gentamicin 3-mal 1–1,5 mg/kg KG. Ist nach 3–4 Tagen das Zustandsbild (Fieber!) nicht besser, kann statt Penicillin G Cefalotin (3-mal 4–6 g/Tag) als Kurzinfusion gegeben werden (**s. Tab. III.2.16**). Dies gilt insbesondere dann, wenn Zahnmanipulationen oder Urogenitaleingriffe bei mehrwöchiger oder mehrmonatiger Anamnese vorliegen. Bei akut verlaufenden, rasch destruierenden Formen der Endokarditis muss jedoch an Staphylokokken als Erreger gedacht werden. In diesem Fall zusätzliche Therapie mit Flucloxacillin bzw. Dicloxacillin und zusätzlich Gentamicin. Ist die Möglichkeit einer Infektion mit koagulasenegativen Staphylokokken gegeben (länger liegende intravenöse Katheter, Hautinfektionen, vorausgegangene antibiotische Therapie, implantierte Kunststoffmaterialien), Vancomycin mit Cefotaxim kombinieren.

Tabelle III.2.16 Antibiotische Therapie der bakteriellen Endokarditis (Nativklappe)

Antibiotikum	Dosierung	Therapiedauer	Bemerkungen
bei bekanntem Erreger			
1. Streptococcus viridans und S. bovis (MHK < 0,2 mg/l)			
Penicillin G	1 mg/kg i.v. 8-stdl.	4 Wo.	Nierenfunktion überwachen!
plus			
Gentamicin, Tobramycin			
→ bei Penicillinallergie:			
Vancomycin	1 g i.v. 12-stdl.	4 Wo.	
Ceftriaxon	1 g i.v. 12-stdl.	4 Wo.	
Teicoplanin	400 mg i.v. 24-stdl.	4 Wo.	
2. Enterokokken			
Ampicillin	5 g i.v. 8-stdl.	6 Wo.	Kurzinfusion 60 min
plus			
Gentamicin, Tobramycin	1 mg/kg i.v. 8-stdl.	4–6 Wo.	Kurzinfusion 30–60 min, Nierenfunktion überwachen!
→ bei Penicillinallergie:			
Vancomycin	0,5 g i.v. 6-stdl.	6 Wo.	Kurzinfusion über 60 min, nicht mehr als 10 mg/min
plus			
Gentamicin	1–1,5 mg/kg 8-stdl.	6 Wo.	Nierenfunktion überwachen!
Vancomycin auch allein	0,5 g i.v. 6-stdl.	6 Wo.	bei empfindlichem Erreger!
3. Staphylococcus aureus			
Oxacillin	4 g i.v. 8-stdl.	4–6 Wo.	Kurzinfusion über 30–60 min
Flucloxacillin	4 g i.v. 8-stdl.	4–6 Wo.	bei empfindlichem Erreger!
plus			
Gentamicin	1 mg/kg KG alle 8 h		
→ bei β-Lactamallergie:			
z.B. Cefazolin	2 g alle 8 h	4–6 Wo.	
plus			
Gentamicin			
→ bei Oxacillinresistenz oder Penicillinallergie:			
Vancomycin	0,5 g i.v. 6-stdl.	4–6 Wo.	Kurzinfusion über 60 min, nicht mehr als 10 mg/min
plus			
Gentamicin			
4. Staphylococcus epidermidis (koagulaseneg. Staphylokokken)			
Vancomycin	0,5 g i.v. 6-stdl.	4 Wo.	Kurzinfusion über 60 min
plus			
Rifampicin	10 mg/kg	4 Wo.	Medikamenteninterferenzen beachten!
plus			
Gentamicin, Tobramycin	1–1,5 mg/kg 8-stdl.	2 Wo.	Nierenfunktion überwachen!
5. Corynebakterien			
Penicillin G	5 Mio. I.E. i.v. 6-stdl.	4 Wo.	Nierenfunktion überwachen!
plus			
Gentamicin, Tobramycin	1–1,5 mg/kg 8-stdl.	4 Wo.	Kurzinfusion über 60 min, nicht mehr als 10 mg/min
Vancomycin	0,5 g i.v. 6-stdl.	6 Wo.	

bei unbekanntem Erreger

Behandlung wie bei Enterokokken
→ bei Verdacht auf Staphylokokken: Vancomycin (s.o.)

Klappenersatz bei akuter Endokarditis
Indikation
Die Indikation ist dann gegeben, wenn bei schwerer Herzinsuffizienz nach 48–60 h kein Ansprechen auf die antibiotische Therapie beobachtet wird oder wenn sich unter antibiotischer Therapie eine Herzinsuffizienz ausbildet oder die Herzinsuffizienz sich verschlechtert. Bei Embolien, großen, insbesondere mobilen Klappenvegetationen > 1 cm Durchmesser und Abszessbildung im Klappenringbereich (AV-Blockierungen im EKG! Echokardiographischer Nachweis) sowie bei weiterbestehendem Fieber trotz mehrmaligen Wechsels der Antibiotika. Bei einer Endokarditis nach Implantation von Fremdmaterial (Kunstklappen, Schrittmacher[sonden]) muss i.d.R. dieses Material vollständig entfernt werden, um die Endokarditis in den Griff zu bekommen.

Vordiagnostik
In den meisten Fällen genügt eine qualitativ gute echokardiographische Darstellung des Herzens, der Klappe und der angrenzenden großen Gefäße. Bei Verdacht auf KHK selektive Koronarangiographie durchführen. Wenn der Klappenersatz trotz nicht ausgeheilter Endokarditis vorgenommen werden musste, wird antibiotisch postoperativ so lange intravenös weiterbehandelt, bis alle Entzündungszeichen negativ sind (BSG ≤ 20 mm/h, CRP normal).

Antibiotische Prophylaxe
Ziel der Endokarditisprophylaxe ist es, das Angehen von Erregern und deren Vermehrung am Endokard der erkrankten, infektionsgefährdeten Region zu verhindern. Über das praktische Vorgehen informiert **Tabelle III.2.17**.
Alle gefährdeten Patienten müssen über das Endokarditisrisiko und die Notwendigkeit einer Prophylaxe aufgeklärt sein und sollen ein entsprechendes Merkblatt bei sich tragen.

5.3 Rheumatische Karditis

Ätiologie und Pathogenese: Die rheumatische Herzerkrankung beruht auf einer Streptokokkeninfektion, die einen allergisch-hyperergischen Prozess in Gang setzt. Am Anfang steht die Tonsillitis, seltener auch eine Scharlacherkrankung. Kommt es zur rheumatischen Herzerkrankung, meistens im Rahmen eines akuten rheumatischen Fiebers (75 %), können Peri-, Myo- und Endokard betroffen sein. Als Folge der Endokarditis entwickelt sich im akuten Stadium zunächst eine Mitral- und/oder Aortenklappeninsuffizienz. Die für die rheumatische Herzerkrankung typischen Mitral- bzw. Aortenstenosen entwickeln sich erst im chronischen Verlauf durch Narbenschrumpfung. Dieser Prozess wird wahrscheinlich durch wiederholte Streptokokkeninfektionen beschleunigt. Daher ist der Rezidivprophylaxe eine große Bedeutung beizumessen.

Klinik: (s.u. und unter den einzelnen Klappenfehlern)
(1) Perikarditis: Diagnostisch sehr bedeutsam, therapeutisch aber weniger wichtig, da große Ergüsse selten sind und Übergang in konstriktive Perikarditis praktisch nicht vorkommt.
(2) Myokarditis: Die akute rheumatische Myokarditis kann lebensbedrohlich sein. Wird sie überstanden, klingt sie gewöhnlich folgenlos ab. Über Häufigkeit und klinische Bedeutung einer chronischen, u.U. rezidivierenden Myokarditis besitzen wir nur unvollständige Kenntnisse. Sie kommt im Verlauf chronischer rheumatischer Klappenfehler jedoch sicher vor und beeinflusst deren natürlichen Verlauf ebenso, wie sie bei der Indikationsstellung zum chirurgischen Eingriff berücksichtigt werden muss (s. dort).

Diagnostische Hinweise: Die Diagnose des akuten rheumatischen Fiebers mit Karditis wird aus der typischen klinischen Gesamtsituation mit Streptokokkennachweis auf den Tonsillen und mit Erhöhung des Antistreptolysintiters gestellt.

5 Herzklappenerkrankungen, Endokarditis

Tabelle III.2.17 Antibiotische Prophylaxe der bakteriellen Endokarditis bei operativen Eingriffen

Eingriff	Häufige Erreger	Antibiotikum	Dosierung
Bei angeborenen und erworbenen Herzvitien (nicht bei ASD), bei Mitralklappenprolaps mit Mitralinsuffizienz			
• Eingriffe an Zähnen mit Zahnfleischbluten • chirurgische Eingriffe im HNO-Bereich/oberen Respirationstrakt	Streptokokken (A und viridans)	• Amoxicillin oder • Ampicillin bei Penicillinallergie • Erythromycin oder • Clindamycin	3,0 g p.o. 1 h vor Eingriff 1,5 g p.o. nach 6 h 2,0 g i.v. 1 h vor Eingriff 1,0 g i.v. nach 6 h 1,0 g p.o. 2 h vor Eingriff 0,5 g p.o. nach 6 h 300 mg i.v. 1/2 h vor Eingriff 150 mg i.v. nach 6 h
Chirurgische oder instrumentelle Eingriffe am • Urogenitaltrakt • Gastrointestinaltrakt (nicht Endoskopien!)	Enterokokken Streptokokken	• Ampicillin und zusätzlich • Gentamicin bei Penicillinallergie • Vancomycin und zusätzlich • Gentamicin [1] alternativ zur 2. Dosis • Amoxicillin	2,0 g i.v. 1/2 h vor Eingriff 2,0 g i.v. nach 8 h[1] 1,5 mg/kg i.v. 1/2 h vor Eingriff 1,5 mg/kg i.v. nach 8 h 1,0 g langsam i.v. 1 h vor Eingriff 1,0 g langsam i.v. nach 8 h[1] 1,5 mg/kg i.v. 1/2 h vor Eingriff 1,5 mg/kg i.v. nach 8 h[1] 1,5 g p.o. nach 6 h
Bei künstlichen Herzklappen			
• Eingriffe an Zähnen mit Zahnfleischbluten • chirurgische Eingriffe im HNO-Bereich/oberen Respirationstrakt	Streptokokken Staph. epidermidis	• Ampicillin und zusätzlich • Gentamicin [1]alternativ zur 2. Dosis • Amoxicillin bei Penicillinallergie • Vancomycin	2,0 g i.v. 1/2 h vor Eingriff 2,0 g i.v. nach 8 h[1] 1,5 mg/kg i.v. 1/2 h vor Eingriff 1,5 mg/kg i.v. nach 8 h[1] 1,5 g p.o. nach 6 h 1,0 g langsam i.v. 1 h vor Eingriff, keine zweite Dosis
Chirurgische oder instrumentelle Eingriffe am • Urogenitaltrakt • Gastrointestinaltrakt (nicht Endoskopien!)	Enterokokken Streptokokken	• Ampicillin und zusätzlich • Gentamicin bei Penicillinallergie • Vancomycin und zusätzlich • Gentamicin [1]alternativ zur 2. Dosis • Amoxicillin	2,0 g i.v. 1/2 h vor Eingriff 2,0 g i.v. nach 8 h[1] 1,5 mg/kg i.v. 1/2 h vor Eingriff 1,5 mg/kg i.v. nach 8 h 1,0 g langsam i.v. 1 h vor Eingriff 1,0 g langsam i.v. nach 8 h[1] 1,5 mg/kg i.v. 1/2 h vor Eingriff 1,5 mg/kg i.v. nach 8 h[1] 1,5 g p.o. nach 6 h

[1] mod. nach Daschner F.: Antibiotika am Krankenbett 96/97. Springer Verlag, Berlin, 1996

(1) **Perikarditis:** Typische Reibegeräusche, lageabhängige präkordiale Schmerzen, EKG-Veränderungen.
(2) **Myokarditis:** Galopprhythmus, Herzvergrößerung, EKG-Veränderungen.
(3) **Endokarditis:** Carey-Coombs-Geräusch (niederfrequentes, diastolisches Intervallgeräusch über der Herzspitze). Mitralinsuffizienzgeräusch, hochfrequentes Sofortdiastolikum bei Aorteninsuffizienz. Im chronischen Stadium oder bei Rezidiven spielt der Nachweis erhöhter Antistreptolysintiter die entscheidende Rolle neben der klinischen Beobachtung von Rezidiven der Polyarthritis.

THERAPIE

(1) **Behandlung im akuten Stadium:** Bei rheumatischem Fieber mit Karditis zunächst hochdosiert Penicillin: Penicillin G 3 × 5 Mio. I.E./Tag per Tropfinfusion. Nach 1–2 Wochen Übergang auf 3 × 600 000 I.E./Tag p.o. und/oder Depot-Penicillin. Antiphlogistische Therapie mit Acetylsalicylsäure (Aspirin®, Colfarit®) 3 × 2 g p.o. Bei Myokarditis mit Herzvergrößerung und Herzinsuffizienz können auch Steroide gegeben werden, etwa Prednison (Decortin®, Ultracorten® 50–100 mg p.o.). Es ist nicht bewiesen, dass die Steroidtherapie Vorteile bringt. Sie wird jedoch von der Mehrzahl der Autoren empfohlen. Wichtigste Maßnahmen bei Auftreten einer Karditis sind Bettruhe, Einschränkung des Natriumgehalts in der Diät, ACE-Hemmer, Diuretikabehandlung und Digitalisierung nur bei Auftreten von Vorhofflimmern (**s. Kap. III.2.2.1**, „Glykosidtherapie").
(2) **Dauertherapie:** Nach Abklingen des akuten Stadiums: Unter allen Umständen müssen Streptokokkenreinfektionen verhütet werden. Daher Dauertherapie mit Penicillin 600 000 I.E./Tag p.o., zusätzlich 1-mal monatlich 1,2 Mio. I.E. Benzathin-Penicillin i.m. Ununterbrochene Penicillintherapie wird bei Jugendlichen mindestens bis zum 25. Lebensjahr fortgesetzt. Bei Erwachsenen mindestens 2, besser 5 Jahre nach der 1. Erkrankung bzw. nach jedem Rezidiv. Bei Penicillinunverträglichkeit Erythromycin (**s. Kap. II.4.1.3.12**). Behandlung der entstandenen Herzklappenfehler nach den im Abschnitt **„Herzklappenerkrankungen"** besprochenen Richtlinien.

6 Myokarditis, Kardiomyopathie

Ätiologie und Pathogenese: Myokarditis kommt vor als Folge von Infektionen durch Viren (Coxsackie, Psittakose-Ornithose, Parvovirus B19, Zytomegalieviren u.a.) sowie Bakterien (Borrelien, Streptokokkeninfektion mit rheumatischer Myokarditis, Diphtherie, pyogene, metastatische Staphylokokken-Myokarditis). Primäre Kardiomyopathien werden in dilatative, hypertrophe (mit und ohne Obstruktion der Ausflussbahn des linken Ventrikels), restriktive und die seltene arrhythmogene rechtsventrikuläre Kardiomyopathie unterteilt. Die genaue Abklärung ist meist dem Spezialisten vorbehalten. Spezielle Untersuchungsmethoden (Echokardiographie, Kernspintomographie, Herzmuskelbiopsie und eventuell Genanalysen) sind notwendig. Familiäres Auftreten ist nicht selten. Speicherkrankheiten, Hämochromatose, M. Fabry und eine Sarkoidose kommen vor, sind jedoch oft schwer nachweisbar (Myokardbiopsie!). Autoimmunprozesse können eine Rolle spielen (Dressler-Syndrom, Postkardiotomiesyndrom).

Klinik: Der Krankheitsverlauf ist außerordentlich vielfältig. Das Spektrum erstreckt sich vom akuten, fulminant innerhalb von wenigen Tagen zum Tod führenden Verlauf (Myokarditis!) bis zur chronischen, jahrzehntelang bestehenden Herzinsuffizienz. Es ist unklar, wie oft eine oligo- oder asymptomatisch verlaufende Myokarditis zu einer chronischen dilatativen sive kongestiven Kardiomyopathie führt. Herzrhythmusstörungen sind häufig, jedoch ebenfalls von sehr unterschiedlicher klinischer Bedeutung: Asymptomatische Vorhof- und Kammerextrasystolen, Leitungsblockierungen kommen ebenso vor wie Sekundenherztod durch Kammerflimmern und vollständiger AV-Block mit oder ohne Adams-Stokes-Anfälle. Die Diagnostik kann große Schwierigkeiten bereiten (Myokardbiopsie). Herzinsuffizienz und komplexe ventrikuläre Arrhythmien stellen Risikofaktoren für das Auftreten des plötzlichen Herztodes dar. Die Schwangerschaftskardiomyopathie (peri- oder postpartale Kardiomyopathie) ist charakterisiert durch eine plötzlich einsetzende Herzinsuffizienz innerhalb der letzten Schwangerschaftswochen bis 6 Monate nach Geburt. Eine spezifische Therapie ist nicht bekannt, in vielen Fällen ist sie reversibel bis hin zur Normalisierung der Pumpfunktion. Weitere Schwangerschaften sind mit hohem Rezidivrisiko behaftet.

THERAPIE

Die therapeutischen Maßnahmen orientieren sich am klinischen Verlauf, der Grundkrankheit und an der jeweiligen Manifestationsform. Wenn möglich, wird die Grundkrankheit (Amyloidose, Sarkoidose, Hämochromatose, eosinophile Endomyokarderkrankung) behandelt. Herzinsuffizienz bei dilatativer Kardiomyopathie wird nach den in **Kapitel III.2.2.1** angegebenen Richtlinien behandelt. Am besten wirken ACE-Inhibitoren, z.B. Ramipril 5 mg p.o.) (**s. Kap. III.2.2.1**, „Vasodilatanzien"). Komplexe ventrikuläre Arrhythmien (Lown IVa und IVb) werden konsequent behandelt (**s. Kap. III.2.3.3.2**, „Therapie" und **Tab. III.2.10**). Bei den hypertrophischen Formen der Kardiomyopathie (deren Behandlung **s. Kap. III.2.5.1.5**, „Therapie") sind für die symptomatische Therapie Dilatanzien und Digitalis kontraindiziert (**s. Kap. III.2.5.1.5**, „Therapie"). Wenn eine hypertroph-obstruktive Kardiomyopathie nachgewiesen wurde, ist die perkutane transluminale septale Myokardablation zu erwägen. Körperliche partielle Ruhigstellung ist bei den kongestiven Formen indiziert. Herzrhythmusstörungen werden vorzugsweise durch β-Blocker behandelt (**s. Kap. III.2.3**). Bei akuter Myokarditis wird immer wieder die Behandlung mit Nebennierenrindensteroiden empfohlen. Leider fehlen sichere Beweise für die Wirksamkeit dieser Maßnahme. Stattdessen können die allerdings noch nicht evidenzbasierten Behandlungen durch Immunabsorption oder mit Interferon in damit erfahrenen Herzzentren erwogen werden. Bakterielle Superinfektionen (bronchopulmonale Infektionen o.ä.) können konsequent antibiotisch behandelt werden (**s. Kap. II.4.1**). Der Wert einer Antikoagulanzientherapie ist bei Sinusrhythmus selbst bei großen Herzen mit niedriger EF nicht bewiesen. Bei Vorhofflimmern ist die Marcumar®-Therapie hingegen indiziert. In einigen Fällen konnte durch eine Hemmung der Prolaktinsekretion durch Bromocriptin eine Heilung der Schwangerschaftskardiomyopathie erreicht werden. Die restriktiven Formen der Kardiomyopathien werden wegen ihrer relativen Seltenheit hier nicht behandelt.

7 Perikarditis

Herzbeutelentzündungen kommen vor als Pericarditis sicca, exsudativa oder constrictiva, die prognostisch und therapeutisch ganz verschiedene Bedeutung besitzen.

Ätiologie und Pathogenese: Die Perikarditis kann bedingt sein durch
(1) **Viren:** Coxsackie, Parvovirus P 19, HIV, Psittakose-Ornithose-Viren u.a.,
(2) **Bakterien:** Staphylokokken (pyogen, metastatisch), Pneumokokken, Tuberkulose,
(3) **Systemerkrankungen mit immunologischer Komponente:** Akutes rheumatisches Fieber, primär chronische Polyarthritis, Sklerodermie, Lupus erythematodes disseminatus, Dressler- und Postkardiotomiesyndrom,

(4) *sonstige Ursachen:* Urämische Perikarditis, Pericarditis epistenocardica, Myokardinfarkt, idiopathische Perikarditis, Myxödem, chylöse Perikarditis, M. Hodgkin, Tumorinvasion, Strahlenperikarditis (z.b. 10–20 Jahre nach Tumorbestrahlung im Mediastinalbereich), Hämoperikard (posttraumatisch, postoperativ nach Herzoperationen, Antikoagulanzientherapie, Bluter). Die Pericarditis sicca kann jederzeit in eine exsudative Form mit mehr oder weniger großem Perikarderguss, u.U. mit Tamponade übergehen. Manche Formen neigen zur Entwicklung einer konstriktiven Perikarditis (tuberkulöse Perikarditis, virale Perikarditis). Die Konstriktion kann sich innerhalb von Wochen entwickeln, benötigt dazu aber meist mehrere Jahre oder Jahrzehnte.

Klinik: Die Pericarditis sicca kann symptomlos sein. Meist aber bestehen Schmerzen, die typischerweise im Sitzen nachlassen. Der Schmerz kann sehr intensiv und selbst mit Opiaten kaum zu beherrschen sein. Eine Gefährdung für den Kranken besteht nur indirekt bei Entwicklung eines Perikardergusses. Die exsudative Perikarditis entwickelt sich mit sehr unterschiedlicher Raschheit. Ob nur eine Herzvergrößerung ohne Funktionsbeeinträchtigung des Herzens eintritt oder ob sich eine Herzbeuteltamponade entwickelt, hängt von der Geschwindigkeit und Menge der Flüssigkeitsansammlung und der Dehnungsfähigkeit des Herzbeutels ab (**s. Kap. III.2.1.4**). Ohne Tamponade kann die Pericarditis exsudativa symptomlos sein, je nach Grundkrankheit. Herzvergrößerung, Galopprhythmus, Niedervoltage im EKG und elektrischer Alternans sowie Pulsus paradoxus (inspiratorisches Sinken des systolischen Blutdruckes um mehr als 12 mmHg) sind diagnostisch wichtig. Die schleichende Entwicklung der konstriktiven Perikarditis kann sich über Jahrzehnte erstrecken, wobei sie in den Anfangsstadien gewöhnlich symptomlos ist. Später entwickeln sich die Zeichen der Stauungsinsuffizienz mit hohem Venendruck, kleiner Blutdruckamplitude und Galopprhythmus (Perikardton). Die Stauung kann extreme Ausmaße annehmen und zu einer exsudativen Enteropathie mit sekundären Störungen der Immunabwehr (Lymphozytenverlust) führen. Verkalkungen des Perikards sind bei der konstriktiven Perikarditis häufig, aber nicht obligat. Bei Verdacht auf nicht-verkalkende Pericarditis constrictiva ist die MR-Untersuchung mit Dickenmessung des Perikards indiziert.

THERAPIE

Die therapeutischen Maßnahmen orientieren sich an der Manifestationsform der Perikarditis.
(1) Trockene Perikarditis: Die trockene Perikarditis ist selten therapiebedürftig, muss jedoch stets sorgfältig überwacht werden (stationäre Behandlung). Bei Schmerzen Analgetika wie Codein, Salizylate (Einzelheiten und Dosierung **s. Kap. I.1.2**). Opiate sind bei der Perikarditis gewöhnlich nicht oder nur wenig wirksam. Im Übrigen Behandlung der Grundkrankheit.
(2) Pericarditis exsudativa: Bei Pericarditis exsudativa kann die Perikardpunktion aus diagnostischen Gründen (Tuberkulose!) indiziert sein. Im Übrigen wird die Indikation zur Perikardpunktion dann gestellt, wenn eine Herzbeuteltamponade vorliegt (Erkennung und praktisches Vorgehen s. **Kap. III.2.1.4**, „Klinik" und „Therapie"). Auch sehr große Ergüsse werden, u.U. wiederholt, punktiert. Bei hartnäckig rezidivierenden Perikardergüssen Colchicin-Instillation oder operative Fensterung mit Ableitung in die Pleurahöhle. Im Übrigen Behandlung der Grundkrankheit. Lokale, d.h. intraperikardiale Applikation über Verweilkatheter von Antibiotika oder Tuberkulotika kann notwendig sein. Die gleichen Richtlinien gelten für die Behandlung des Hämoperikards. Bei konstriktiver Perikarditis wird die diastolische Herzinsuffizienz nach den üblichen Richtlinien behandelt (**s. Kap. III.2.2.1**, „Therapie"). Bei chronisch bestehender, schwerer Perikardkonstriktion kann eine eiweißverlierende Enteropathie auftreten, die nur nach operativer Beseitigung der Konstriktion zurückgeht. **Indikationen zur operativen Behandlung:** Beeinträchtigung der Herzfunktion mit Venendruckerhöhung, Tachykardie und Ödemen, die mit medikamentösen Maßnahmen nicht zu beherrschen sind.

8 Synkope

(Siehe auch Leitlinien zur Diagnostik und Therapie von Synkopen [www.leitlinien.dgk.org].)

Definition und Abgrenzung: Eine Synkope ist ein Sekunden bis wenige Minuten andauernder Zustand plötzlich eintretender Bewusstlosigkeit mit und ohne gleichzeitiges Stürzen, von dem sich der Patient spontan erholt. Der Bewusstseinsverlust kommt durch eine kurz andauernde Funktionsstörung der für die Vigilanz wichtigen zentralen Zentren zustande. Eine Unterbrechung der zerebralen Perfusion von 5–15 sec führt zum Bewusstseinsverlust mit Sturz. Vorstufen sind häufig ungerichtete, nicht lageabhängige Schwindelanfälle.

Epidemiologie: 3 % aller Männer und 3,5 % aller Frauen erleiden während eines 25-jährigen Beobachtungszeitraums eine Synkope, mit zunehmender Häufung im höheren Lebensalter. Die 10-Jahres-Prävalenz bei Menschen über 70 Jahre beträgt 23 %. Prognostisch wichtig ist die Differenzierung zwischen kardialen Synkopen (1-Jahres-Letalität 19–33 %, 5-Jahres-Letalität bis 50 %) und nicht-kardialen Synkopen (Letalität unverändert zur Normalbevölkerung).

Ätiologische Klassifikation von Synkopen: Kardiovaskuläre Ursachen:
(1) Kardiale Arrhythmien, die zu einer Verminderung des Herzzeitvolumens führen, wie
- Bradykardien (Bradyarrhythmia absoluta, Sinusknotensyndrom, AV-Block 2./3. Grades, Schrittmacherdysfunktion),
- Tachykardien (Vorhofflimmern/-flattern, supraventrikuläre und ventrikuläre Tachykardien, Kammerflattern, Kammerflimmern, „torsade de pointes").

(2) Kritische Verminderung des Herzzeitvolumens durch Obstruktion des Blutflusses im Herzen oder Pulmonalkreislauf (Lungenembolie, Pendelmyxom im linken Vorhof).

(3) Vasomotorische Instabilität, verbunden mit einem verminderten Gefäßwiderstand oder Blutrückfluss:
- Typische Erkrankung ist die Aortenstenose (häufig 1. Manifestation des Krankheitsbildes), meist unter oder nach Belastung auftretend.
- Hypertroph-obstruktive Kardiomyopathie, häufig in Verbindung mit Belastung oder erstmaligem Auftreten von Vorhofflimmern.
- Primär pulmonale Hypertonie (Cor pulmonale).

(4) Zerebrovaskuläre Erkrankung (Steal-Syndrom).

(5) Bewusstseinsstörung anderer Ursache (metabolisch, Epilepsie, Intoxikation, vertebro-basiläre TIA, psychogen).

Die überwiegende Ursache eines kurzzeitigen Bewusstseinsverlusts ist die kardiodepressorische Synkope (Ohnmacht). 30–40 % aller Synkopen liegt eine Ohnmacht zugrunde, charakterisiert durch Abfall des arteriellen Blutdrucks verbunden mit Bradykardie oder Asystolie. Pathophysiologisch findet sich eine reflektorische vagale Übererregbarkeit auf sympathische Stimuli. Abzugrenzen hiervon ist der orthostatische Kollaps, bei dem es durch venöses Pooling zur Hypotension bis hin zur Synkope kommt (schwere Mahlzeiten, langes Stehen, feuchte Wärme), charakteristischerweise in Verbindung mit Reflextachykardie.

Klinik: Diagnostik: Ziel der Diagnostik ist die eindeutig ätiologische Zuordnung des Synkopenereignisses.

Anamnese: Fremdanamnestische Angaben über Zustandsbefunde wie Blässe, Zyanose, Krampfanfälle, Atemstillstand etc., vorbestehende Pharmakotherapie, Symptomauslösung durch körperliche Aktivität (z.B. Aortenstenose), Aktivität bestimmter Extremitäten (Subclavian-steal-Syndrom), Positionsänderungen des Körpers (Orthostase) oder des Kopfes (Karotissinussyndrom) oder spezielle Tätigkeiten (Husten, Miktion) müssen erfragt werden. Daneben Beachtung zusätzlicher Leitsymptome wie Thoraxschmerz, Dyspnoe, Zyanose und Prodromalerscheinungen.

Die Basisdiagnostik umfasst neben der Anamnese die sorgfältige körperliche Untersuchung (Systolikum bei Aortenstenose und hypertrophisch-obstruktiver Kardiomyopathie).

Technische Untersuchungsmethoden:
(1) **EKG:** Hypertrophiehinweis (Hinweis für HOCM [kleines Q in V_2 und V_3], Hinweis für pulmonale Hypertonie (Rechtslagetyp, Rechtsschenkelblock), Hinweis für Lungenembolie [SI/QIII-Typ]).
(2) **Langzeit-EKG, ggf. Ereignisrekorder:** Intermittierende Bradykardie oder Tachykardie.
(3) **Schellong-Test:** Orthostatische Dysregulation.
(4) **Kipptischversuch (wichtigste Untersuchung!):** Hierbei wird der Patient auf einem Kippbrett in eine 75° aufrechte Position gebracht, Blutdruck und Herzfrequenz werden parallel gemessen. Typischerweise kommt es im positiven Testfall hierbei plötzlich zu Blutdruck- und Frequenzabfall bis hin zur Bewusstlosigkeit. Bei starkem Verdacht, aber negativem Ausfall des Tests muss vorher eine Stimulation mit Isoprenalin oder Nitraten erfolgen.
(5) **Karotissinusdruckversuch:** Nur wertbar bei Nachweis der Asystolie über 4 sec und Herzfrequenzverlangsamung bei physiologischen Bewegungen (Kopfdrehung, Kopfneigung).
(6) **Invasive elektrophysiologische Untersuchung:** Nachweis einer erhöhten Kammervulnerabilität, Nachweis einer verborgenen akzessorischen Leitungsbahn mit Tachykardie, Nachweis eines kranken Sinusknotens.

THERAPIE

Abhängig von der Ätiologie! Bei bradykarden Rhythmusstörungen ggf. Schrittmacher, bei Arrhythmie antiarrhythmische Therapie.
Bei neurokardiogenen Synkopen β-Blocker (z.B. Bisoprolol 5–10 mg p.o. täglich) oder Theophyllin (250–500 mg täglich), eventuell Disopyramid (Rythmodul®) 2- bis 3-mal 200 mg p.o. Sollte durch die obigen Untersuchungsmethoden eine ätiologische Zuordnung nicht möglich sein, ist bei rezidivierenden Synkopen heutzutage die Implantation eines Langzeitüberwachungsgerätes (z.B. REVEAL®) möglich. Häufig finden sich dann doch selten auftretende bradykarde oder asystolische Phasen.

Guidelines

(1) International Liason Committee on Resuscitation: 2005 International Consensus on Cardiopulmonary Resuscitation and Emergency Cardiovascular Care Science with Treatment Recommendation. Circulation 2005; 112 III 1 – III 136.
(2) www.leitlinien.dgk.org
(3) www.uni-duesseldorf.de/awmf/leitlinien (Leitlinien der AWMF)
(4) www.escardio.org (Leitlinien der European Society of Cardiology)
(5) www.americanheart.org/presenter.jhtml?identifier=2158 (Leitlinien der American Heart Association

3 Peripheres Gefäßsystem

V. HACH-WUNDERLE

1	**Arterielle Gefäßkrankheiten** 405		1.5.1	Ergotismus 418	
1.1	Akuter Verschluss einer Extremitätenarterie 405		1.5.2	Akrozyanose 418	
			1.6	Arterielle Aneurysmen 418	
1.2	Chronische periphere arterielle Verschlusskrankheit (pAVK) 408		**2**	**Venöse Gefäßkrankheiten** 420	
			2.1	Phlebothrombose 420	
1.3	Entzündliche Gefäßkrankheiten/ Vaskulitiden 416		2.2	Varikose 428	
			2.3	Thrombophlebitis/Varikophlebitis 430	
1.4	Funktionelle Gefäßkrankheiten/ Raynaud-Syndrom 417		2.4	Chronische venöse Insuffizienz (CVI) 432	
			2.5	Thromboseprophylaxe 434	
1.5	Andere funktionelle Gefäßkrankheiten 418		**3**	**Lymphgefäßkrankheiten** 435	
			3.1	Lymphödem 435	

1 Arterielle Gefäßkrankheiten

1.1 Akuter Verschluss einer Extremitätenarterie

Definition: Es handelt sich um einen plötzlich einsetzenden embolischen oder thrombotischen Verschluss einer Arterie der unteren oder oberen Gliedmaßen.

Ätiologie und Pathogenese: Ursachen sind eine Embolie (70–80 %) oder eine akute Thrombose (20–30 %).

(1) Arterielle **Embolien** stammen meistens aus dem Herzen (z.B. bei Vorhofflimmern, Herzwandaneurysma, Herzklappenvitien, Endokarditis), seltener aus dem vorgeschalteten Gefäßsystem (z.B. bei Aneurysmen, arteriosklerotischen Plaques). Zu denken ist auch an die so genannte paradoxe arterielle Embolie mit Einschwemmung eines venösen Blutgerinnsels via offenem Foramen ovale in das arterielle Gefäßsystem.

(2) Arterielle **Thrombosen** pfropfen sich degenerativen, entzündlichen oder traumatischen Wandveränderungen auf. Seltenere Thromboseursachen sind schwere thrombophile Gerinnungsstörungen wie das Anti-Phospholipid-Antikörper-Syndrom und maligne Tumoren.

Klinik: Leitsymptome und -befunde: Der akute Gefäßverschluss betrifft in ca. 85 % die unteren, in 15 % die oberen Gliedmaßen. Je nach Lokalisation und Kollateralisation reicht die klinische Symptomatik vom stummen Ereignis bis zur akuten Gefährdung der betroffenen Extremität. Je zentraler das Strombahnhindernis gelegen ist, desto schwerer sind seine klinischen Auswirkungen.

Die typischen Symptome eines **kompletten** Ischämiesyndroms wurden von Pratt (1954) als die „6 P" beschrieben: pain (blitzartiger, sehr starker Schmerz), paleness (Hautblässe), pulslessness (Pulsverlust), paresthesia (Sensibilitätsstörung), paralysis (Bewegungsverlust), prostration (Schock).

Bei einem **inkompletten** Ischämiesyndrom ist die Symptomatik aufgrund einer erhaltenen Restperfusion der Extremität weniger deutlich ausgeprägt.

Bei kompletter Ischämie besteht die Notwendigkeit der sofortigen Therapie innerhalb der 6-Stunden-Grenze. Bei längerer Ischämiedauer droht nach der Revaskularisation ein Tourniquet-Syndrom (syn.: Reperfusionssyndrom) mit Myoglobinämie/-urie, Azidose, Hyperkaliämie, Volumenverlust und akutem Nierenversagen.

Sicherung der Diagnose: Bei der Inspektion fallen Blässe oder Marmorierung der Haut sowie bei Anheben der Extremität eine meist zunehmende Ischämie, verbunden mit Schmerzen, auf. Distal des Verschlusses bestehen Pulsverlust oder -abschwächung. Die apparative Abklärung des Lokalbefundes erfolgt je nach klinischer Dringlichkeit: Dopplerdruckmessung über den Knöchelarterien (kritischer Verschlussdruck unter 40–50 mmHg), farbkodierte Duplexsonographie, Angiographie. Auf keinen Fall darf sich die Behandlung des Patienten durch zeitaufwändige Untersuchungen verzögern! Zu einem späteren Zeitpunkt erfolgt die Abklärung der Ursache der arteriellen Embolie.

Differenzialdiagnose: Differenzialdiagnostisch ist ein arterieller Spasmus bei *funktionellen Gefäßkrankheiten* abzugrenzen, z.B. bei Ergotismus oder primärem Raynaud-Syndrom (**s. Kap. III.3.1.4** und **s. Kap. III.3.1.5**). Die *Phlegmasia alba dolens* entspricht einer akuten Phlebothrombose mit Blässe des Beins infolge einer gleichzeitigen arteriellen Minderperfusion bei erhöhtem Gewebedruck; die Pulse sind deshalb abgeschwächt tastbar.

THERAPIE

Voraussetzung für den Therapieerfolg bei akutem arteriellem Gefäßverschluss ist die rasche Wiedereröffnung der verschlossenen Strombahn durch Lumen eröffnende Maßnahmen. In mehr als 95 % der Fälle kann die Extremität erhalten werden, wenn die Rekanalisierung innerhalb von 6 Stunden nach Symptombeginn gelingt. Bei einem Zeitintervall von mehr als 12 Stunden liegt die Amputationsrate > 25 %.

Sofortmaßnahmen außerhalb des Krankenhauses

(1) Schockbekämpfung, soweit erforderlich (**s. Kap. I.2.5**, „Allgemeine Schocktherapie"), i.v.-Zugang mit Infusion von NaCl.
(2) Unfraktioniertes Heparin (z.B. Liquemin®) 10 000 IE im Bolus i.v.; Heparindosis und Injektionszeit auf dem Einweisungsschein vermerken.
(3) Schmerzbekämpfung langsam intravenös, nicht i.m.!, z.B. Tramadol (Tramal®) 100 mg oder Pethidin (Dolantin®) 75–100 mg oder Morphinsulfat 10 mg in 1:10-Verdünnung mit NaCl fraktioniert.
(4) Tieflagerung der Extremität zur Anhebung des Perfusionsdrucks.
(5) Watteschutzverband zur Vermeidung weiterer Auskühlung und zur Dekubitusprophylaxe; keine Heizkissen oder hyperämisierenden Salben!
(6) Sofortige Einweisung in ein geeignetes Krankenhaus bzw. interdisziplinäres Gefäßzentrum.

> **WICHTIG:**
> Bei Verdacht auf akuten arteriellen Gefäßverschluss **sofortige** stationäre Einweisung in ein Gefäßzentrum mit therapeutischer Versorgung innerhalb von 6 Stunden! Keine intramuskulären Injektionen (Blutungsgefahr bei nachfolgender Thrombolyse)!

Therapie im Krankenhaus

Die Entscheidung, ob eine Operation, eine Katheterintervention, eine systemische Thrombolyse, eine Antikoagulation oder eine Kombination der Verfahren erfolgt, richtet sich nach den aktuellen Gegebenheiten. Ausschlaggebend sind dabei die Ätiologie des Gefäßverschlusses (Embolie/Thrombose), der Gefährdungsgrad der Gliedmaße (komplette/inkomplette Ischämie), die Verschlusslokalisation (aorto-iliakale/periphere Arterien), technische Durchführbarkeit und Kontraindikationen gegen einzelne Verfahren sowie der Allgemeinzustand des Patienten.

Chirurgische Therapie

Als Verfahren kommen Embolektomie (Ballonkatheter nach Fogarty, Ringstripper nach Vollmar), Thrombektomie/Thrombendarteriektomie und Bypass-Verfahren in Betracht. Die notfallmäßige Operation ist grundsätzlich indiziert beim kompletten Ischämiesyndrom mit akutem Verschluss von Aorta abdominalis und/oder Beckenarterien bzw. Oberarmarterien. Die Verfahren kommen auch für komplette oder inkomplette Ischämiesyndrome mit Verschlusslokalisation in der femoro-popliteralen Etage in Betracht. Die Ergebnisse sind nach Embolektomie deutlich besser als nach Thrombektomie. Die Amputationsrate ist mit 10 % am geringsten, wenn innerhalb von 6 Stunden nach Symptombeginn operiert wird, und steigt nach einem Zeitraum von 13–48 Stunden auf 25 bis über 50 % an.

Katheterintervention mit/ohne lokale intraarterielle Thrombolyse

Mittels Katheterverfahren können folgende Maßnahmen allein oder in Kombination lokal in der verschlossenen Arterie zur Anwendung kommen: Aspiration (Aspirationsthrombektomie oder -embolektomie), intraarterielle Thrombolyse und/oder Angioplastie (perkutane transluminale Angioplastie). Als Medikamente stehen Urokinase, Streptokinase und rekombinanter Plasminogenaktivator (rt-PA) zur Verfügung (**s. Kap. III.3.1.2**, „Lokale intraarterielle Thrombolyse"). Unter Beachtung der jeweiligen Maximaldosis hat die lokale Thrombolyse gegenüber der systemischen Thrombolyse den Vorteil, dass geringe, aber lokal hochwirksame Konzentrationen an Thrombolytika den Thrombus erreichen. Allgemeine Veränderungen der Blutgerinnung lassen sich auf diese Weise vermindern. Die lokalen Therapieverfahren kommen vor allem bei Gefäßverschlüssen unterhalb der Ellenbeuge sowie unterhalb der Leistenbeuge in Betracht.

Systemische Thrombolyse

Die Behandlung wird als Kurzzeitinfusion über 6 Stunden in ultrahoher Dosis oder als Langzeitinfusion über mehrere Tage in konventioneller Dosierung intravenös durchgeführt. Als Medikamente kommen Streptokinase und Urokinase zur Anwendung (**s. Kap. II.5.6**). Der Wirkungseintritt ist verzögert, und die Behandlungsrisiken sind nicht unerheblich (Risiko zerebraler Blutungen bei älteren Patienten!). Die Indikation zu einer systemischen Thrombolyse wird deshalb heute nur noch in Einzelfällen gestellt, z.B. bei weit peripher gelegenen Verschlüssen.

Antikoagulation

Die Antikoagulation mit unfraktioniertem Heparin (z.B. Liquemin®, Calciparin®) kommt zur Anwendung im Anschluss an eine Operation oder Katheterintervention sowie als alleinige Behandlungsform bei fehlender Indikation für eine invasive Vorgehensweise. Das Medikament wird i.d.R. intravenös verabreicht und die Dosis mittels aktivierter partieller Thromboplastinzeit (APTT) als Labortest gesteuert (**s. Kap. II.5.5.1**).

Allgemeine Maßnahmen

Die Unterbringung des Patienten soll in gut temperierten Räumen (20–24 °C) erfolgen. Herz- und Kreislauffunktion sind ggf. durch die Behandlung von Herzinsuffizienz und Arrhythmien zu verbessern. Die betroffene Extremität sollte in einem schützenden Watteverband tiefer gelagert werden. Durchblutungsfördernde Maßnahmen, wie Hämodilution und die Verabreichung von vasoaktiven Substanzen, können sinnvoll sein, wenn invasive Maßnahmen nicht ausreichend erfolgreich, nicht angezeigt oder nicht durchführbar sind. Das Prostanoid Prostaglandin E_1 (Prostavasin®) ist für die intravenöse und intraarterielle Therapie der schweren arteriellen Durchblutungsstörung im Stadium III und IV zugelassen (**s. Kap. III.3.1.2**, „Konservative Maßnahmen").

Wenn der akute Gefäßverschluss bereits zu ausgedehnten Muskelnekrosen geführt hat, ist eine korrekte Flüssigkeits- und Elektrolytbilanzierung entscheidend für die Verhinderung einer Crush-Niere und eines Multiorganversagens. Nach erfolgreicher Revaskularisierung kann sich infolge eines postischämischen Ödems ein Kompartmentsyndrom entwickeln, das eine Faszienspaltung erforderlich macht.

Nachbehandlung und Rezidivprophylaxe

Nach einer Embolektomie ist die Ausschaltung der Emboliequelle anzustreben. Bei Vorhofflimmern ggf. Versuch der pharmakologischen oder elektrischen Kardioversion (**s. Kap. III.2.3.2.4**, „Wiederherstellung des Sinusrhythmus"). Bei stabilem klinischen Zustand wird parallel zur Heparinisierung (s.o.) die orale Antikoagulation mit Phenprocoumon (Marcumar®, Falithrom®) oder Warfarin (Coumadin®) eingeleitet (**s. Kap. III.3.1.2**, „Konservative Maßnahmen"). Die Therapie erfolgt über mindestens 3–6 Monate, bei persistierender Emboliequelle zeitlich unbefristet. Bei Kontraindikationen gegen Vitamin-K-Antagonisten, wie z.B. bei erhöhtem Blutungsrisiko, wird einThrombozytenfunktionshemmer eingesetzt, meistens Acetylsalicylsäure in einer Dosis von 100–300 mg/Tag oral.

1.2 Chronische periphere arterielle Verschlusskrankheit (pAVK)

Definition: Es handelt sich um stenosierende und okkludierende Veränderungen, die die Aorta und periphere Arterien an den unteren, seltener an den oberen Gliedmaßen einbeziehen können.

Epidemiologie: Die Prävalenz der pAVK durch alleinige klinische Untersuchung wird in der Framingham-Studie (1985) bei Männern mit 3,6 % und bei Frauen mit 1,2 % angegeben; sie steigt bei einem Screening mit Dopplerdruckmessung auf 7,6 % an. Bei den unter 45-Jährigen sind 2 %, bei den über 60-Jährigen bis zu 30 %, asymptomatische Fälle eingeschlossen.

Ätiologie und Pathogenese: Als häufigste Ursache gilt die Arteriosklerose in 90–95 % der Fälle; wesentlich seltener ist eine entzündliche Genese (5–10 %; **s. Kap. III.3.1.3**). Das Vorhandensein mehrerer klassischer kardiovaskulärer Risikofaktoren erhöht das Erkrankungsrisiko um ein Mehrfaches (1 Risikofaktor = 2,5fach, 2 Risikofaktoren = 4fach, 3 Risikofaktoren = 6fach gegenüber gesunden Personen). Die Risikofaktoren unterscheiden sich in den verschiedenen Gefäßprovinzen hinsichtlich ihrer Relevanz für eine Progredienz der Krankheit (Hypercholesterinämie bedeutend für KHK; Hypertonie für zerebrale Sklerose; Rauchen von Zigaretten, gefolgt vom Diabetes mellitus für pAVK). Der Diabetes mellitus disponiert nicht nur zu makroangiopathischen (typischer Befall der A. profunda femoris sowie der Unterschenkelarterien; typische Mediaverkalkung vom Typ Mönckeberg), sondern auch zu mikroangiopathischen Veränderungen (Retinopathie, Nephropathie, Polyneuropathie, Hautgangrän) und nimmt insofern eine Sonderstellung unter den Risikofaktoren ein. Als mögliche weitere Risikofaktoren gelten eine Hyperfibrinogenämie und eine Erhöhung von C-reaktivem Protein. Die Bedeutung einer Hyperhomozysteinämie wird noch kontrovers beurteilt.Die Arteriosklerose tritt systemisch auf. Patienten mit einer pAVK haben in $2/3$ der Fälle gleichzeitig koronare oder zerebrale Durchblutungsstörungen, die die Prognose entscheidend beeinflussen. Die Mortalität an Myokard- und Hirninfarkt ist bei Patienten mit pAVK auf das 2- bis 3fache erhöht.

1 Arterielle Gefäßkrankheiten

> **WICHTIG:**
> Bei chronischer peripherer arterieller Verschlusskrankheit bestehen bei 2/3 der Patienten gleichzeitig **koronare** oder **zerebrale** Durchblutungsstörungen, die die Mortalität in entscheidender Weise beeinflussen.

Klinik: Die pAVK betrifft in 90 % der Fälle die untere und in 10 % die obere Extremität. Die Lokalisation der Beschwerden beim Gehen lässt Rückschlüsse auf die Lokalisation des führenden Durchblutungshindernisses zu; am häufigsten imponiert ein ischämischer Wadenmuskelschmerz bei einem Gefäßprozess in der vorgeschalteten femoralen Strombahn. Die pAVK kann als Ein-Etagen-Verschlusstyp (überwiegend ein Gefäßabschnitt stenosiert oder okkludiert) oder als Mehr-Etagen-Verschlusstyp (mehrere Gefäßabschnitte in ähnlicher Weise betroffen) auftreten. An den unteren Extremitäten sind oft beide Beine betroffen, jedoch in unterschiedlichem Ausmaß.

Die Kompensation der Durchblutungsstörung bildet die Grundlage für die Einteilung in 4 Stadien nach Fontaine:
(1) Stadium I: Keine Beschwerden (bei objektiv nachweisbarer pAVK).
(2) Stadium II: Belastungsabhängige Schmerzen (Claudicatio intermittens).
- IIa: Schmerzfreie Gehstrecke in der Ebene > 200 m.
- IIb: Schmerzfreie Gehstrecke in der Ebene < 200 m.
(3) Stadium III: Ruheschmerzen.
(4) Stadium IV: Ischämische Gewebedefekte (Nekrose, Gangrän).

Durch ein Trauma (Druckstelle, Fußpflege etc.) können auch im Stadium I oder II einer pAVK Nekrosen oder Ulzera auftreten; wegen der besseren Prognose im Vergleich zu Läsionen im Stadium IV wird diese Situation als „kompliziertes Stadium I oder II" bezeichnet. Die Stadien III und IV werden auch als *kritische Extremitätenischämie* bewertet.

Tabelle III.3.1 Klinische Befunde bei chronischer peripherer arterieller Verschlusskrankheit

Verschlusstyp (Häufigkeit)	Verschlusslokalisation	Belastungsabhängige Beschwerden	Differenzialdiagnose
Obere Extremität (10 %)			
Schulter-Typ (30 %)	A. subclavia	Rasche Ermüdbarkeit des Arms bei Arbeiten über Kopf	Zervikalsyndrom
Digitaler Typ (70 %)	Aa. digitales	Schmerz, Kältegefühl der Finger (Fingerkuppenrhagaden)	Karpaltunnel-Syndrom
Untere Extremität (90 %)			
Aorten-Typ (1 %)	Aorta abdominalis	Extreme Ermüdbarkeit der Beine (Impotentia coeundi)	Lumbalsyndrom
Becken-Typ (35 %)	Aa. iliacae	Schmerz in Gesäß und Bein (Impotentia coeundi)	Ischialgie, Coxarthrose, Spinalkanalstenose
Oberschenkel-Typ (50 %)	A. femoralis	Schmerz in Wade (und Unterschenkel)	Wadenkrampf, Gonarthrose
Unterschenkel-Typ (14 %)	Aa. tibiales A. fibularis	Kältegefühl im Fuß	Fehlbelastung bei Senk-Spreiz-Fuß, Polyneuropathie
Akraler Typ (< 1 %)	Aa. metatarsales	Verfärbungen der Zehen (Zehenkuppennekrosen)	–

Sicherung der Diagnose: Anhand Anamnese, Beschwerden, körperlichem Untersuchungsbefund (Pulsstatus!) und einfachen Funktionstests (Lagerungsprobe nach Ratschow, Faustschlussprobe) kann i.d.R. die Diagnose einer pAVK in den Stadien II, III und IV gesichert werden (**Tab. III.3.1**). Beweisend ist eine Erniedrigung des Dopplerdruck-Quotienten (syn. Knöchel-Arm-Index, ankle-brachial-index ABI) aus systolischem Knöchelarteriendruck (in mmHg) zu systolischem Oberarmarteriendruck (in mmHg) < 0,9 in Ruhe. Bei normalen Messwerten kann die zusätzliche Messung der Dopplerdrucke nach Belastung (Lagerungsprobe nach Ratschow, Gehtest auf dem Laufband) eine gut kompensierte pAVK in Ruhe demaskieren. Bei einer Mediasklerose ist die Dopplerdruck-Messung diagnostisch nicht verwertbar; die Drücke sind unverhältnismäßig erhöht. Die Duplexsonographie erlaubt in den meisten Fällen eine exakte Aussage über Lokalisation und Ausdehnung eines Gefäßprozesses sowie über dessen hämodynamische Relevanz. Angiographie (konventionell oder als intraarterielle DSA), ggf. kontrastmittelgestützte CT-Angiographie oder Magnetresonanz-Angiographie, sind vor einer geplanten Gefäßrekonstruktion und bei schwieriger Differenzialdiagnose indiziert. Die Bestimmung des transkutanen Sauerstoffdrucks (tcpO$_2$) kann für die diagnostische Abgrenzung einer kritischen Extremitätenischämie (Stadien III/IV) gegen ein „kompliziertes Stadium I oder II" mit Nekrosen sinnvoll sein.

THERAPIE

Konservative Maßnahmen

Durch konservative Maßnahmen sollen die Progredienz der pAVK verzögert und die Durchblutungssituation bei fortbestehenden arteriellen Strombahnhindernissen verbessert werden.

Nicht-medikamentöse Therapie
Allgemeine Maßnahmen

Die Behandlung der pAVK hat immer die Gesamtsituation des Patienten mit seinen Begleiterkrankungen zu berücksichtigen.

(1) Bettruhe und Tieflagerung der betroffenen Extremität um 20–30 Grad ist bei kritischer Extremitätenischämie im Stadium III/IV notwendig, um die akrale Hautdurchblutung aufrechtzuerhalten. Die minderdurchblutete Gliedmaße ist sorgfältig vor der Einwirkung thermischer, mechanischer und infektiöser Noxen zu schützen. Das gilt insbesondere für Diabetiker mit begleitender Polyneuropathie (**s. Kap. III.14.2.4.3**).

(2) Ergotaminhaltige Medikamente, z.B. bei Migräne, sollten vermieden werden; durch die Vasokontriktion kann sich die Durchblutungssituation verschlechtern.

(3) Schmerzen im Stadium III/IV müssen *analgetisch* behandelt werden. Dazu eignen sich initial Paracetamol (Ben-u-ron®), Acetylsalicylsäure und Metamizol (Novalgin®). Starke Schmerzen rechtfertigen den Einsatz von Opioiden. Gegebenenfalls kommen anästhesiologische Maßnahmen wie Schmerzmittelapplikation über Periduralkatheter in Betracht.

(4) Die **Lokalbehandlung** ischämischer Gewebsdefekte erfolgt nach den Grundprinzipien: Entfernung von nekrotischen/fibrotischen Belägen, Erhaltung eines feuchten Wundmilieus durch spezielle Wundauflagen und konsequente Bekämpfung einer lokalen Infektion. Besonderer Beachtung bedarf das *diabetische Fußsyndrom* (**s. Kap. III.14.2.4.4**). In 45–60 % der Fälle ist dabei die Neuropathie der ätiologisch führende Faktor, in 25–45 % die Kombination aus Neuro- und Angiopathie. Die Amputationsrate ist beim Diabetiker um das 30- bis 40fache höher als beim Nichtdiabetiker.

Beeinflussung der Risikofaktoren

(1) Zigarettenrauchen ist der wichtigste Risikofaktor für die Entstehung und Progression der pAVK und sollte daher vollständig vermieden werden.

(2) Die Optimierung der Blutzuckereinstellung bei **Diabetes mellitus** (Nüchternblutzucker 80–120 mg/dl, postprandial < 180 mg/dl, HbA$_{1c}$ < 7%, möglichst nahe an 6%) senkt die Mortalität und die Rate an Herzinfarkten.

(3) Bei symptomatischen und asymptomatischen Patienten mit pAVK ist eine Senkung des **LDL-Cholesterins** auf < 100 mg/dl, bei gleichzeitiger koronarer und zerebraler Arteriosklerose auf ≤ 70 mg/dl erforderlich. Zur Erreichung des Therapieziels werden diätetische Maßnahmen und Statine eingesetzt.

(4) Die Normalisierung des **Blutdrucks** senkt die Rate an Schlaganfall, Herzinfarkt und vaskulärem Tod. Die Messwerte sollen bei Nicht-Diabetikern < 140/90 mmHg und bei Diabetikern sowie bei niereninsuffizienten Patienten < 130/80 mmHg liegen. Zur medikamentösen Einstellung eignen sich vor allem ACE-Hemmer (*cave*: nicht bei doppelseitiger Nierenarterienstenose), AT$_1$-Rezeptor-Antagonisten und Thiazide, bei unzureichendem Effekt auch Kalziumantagonisten. β-Blocker gelten bei pAVK nicht mehr als kontraindiziert; sie sind bei gleichzeitiger KHK sogar explizit zu berücksichtigen.

(5) Eine Normalisierung erhöhter **Homozysteinspiegel** durch Substitution von Folsäure und B-Vitaminen ging bei zerebralen arteriosklerotischen Krankheiten nicht mit einer Reduktion von vaskulären Ereignissen einher. Für die pAVK liegen bisher keine Interventionsstudien vor; eine Therapie kann deshalb vorerst unterbleiben.

Physikalische Therapie und Ergotherapie

Zur Verbesserung der schmerzfreien und absoluten Gehstrecke im Stadium II der pAVK ist ein kontrolliertes Geh- und Gefäßtraining angezeigt. Dafür sind z.B. Patienten mit einem einseitigen Oberschenkeltyp bei erhaltener Kollateralisation über das Profunda-System geeignet. Der therapeutische Nutzen ist belegt. Muskelarbeit bewirkt u.a. ein erhöhtes intrazelluläres Sauerstoffangebot und eine verbesserte Sauerstoffausschöpfung in der Muskulatur, eine Zunahme von Kapillardichte und Kollateralenbildung sowie eine gesteigerte muskuläre Ausdauerleistung und eine verbesserte Koordination des Bewegungsapparats. Das Training sollte mindestens 2- bis 4-mal pro Woche und bevorzugt in organisierten ambulanten Gefäßsportgruppen erfolgen. Dadurch lassen sich subjektive Leistungsfähigkeit (bis zu 600%ige Verlängerung der schmerzfreien Gehstrecke in 4–5 Jahren) und Lebensqualität deutlich steigern. Ergänzend oder alternativ kommen Fahrradfahren, Kniebeugen oder Zehenstände sowie Fußrollübungen in liegender Position mit 90-Grad-Beugung im Hüftgelenk in Betracht (*Kontraindikationen*: Herzinsuffizienz, Stadien III und IV der pAVK). Etwa ein Drittel der Patienten kann allerdings aufgrund relevanter Begleitkrankheiten, wie kardiorespiratorischer Insuffizienz, Gelenkkrankheiten und neurologischer Defizite, nicht von einem derartigen Training profitieren.

Medikamentöse Therapie
Vasoaktive Substanzen

(1) *Prostaglandin-Derivate* bewirken u.a. eine Vasodilatation und eine Hemmung der Thrombozytenfunktion.

- **Präparate:**
  - *Prostaglandin E_1* (Prostavasin®) ist für die Behandlung der pAVK in den Stadien III und IV zugelassen. Eine Indikation besteht insbesondere bei fehlender Möglichkeit oder bei unzureichendem Erfolg einer gefäßrekonstruktiven Intervention. Die Medikation wirkt sich günstig auf die Abheilung ischämischer Ulzera aus, jedoch nicht auf die Amputationsrate. Folgende Dosierungsschemata können angewandt werden: *Intraarteriell:* Täglich 10 μg Prostavasin® in 50 ml physiologischer NaCl-Lösung in 1–2 Stunden per Perfusor. *Intravenös:* Täglich 40 μg Prostavasin® in 50–250 ml physiologischer NaCl-Lösung über 2 Stunden 2-mal täglich oder 60 μg Prostavasin® über 3 Stunden einmal täglich. Die Behandlungsdauer beträgt mindestens 2 Wochen.

- *Iloprost* (Ilomedin®) ist nur für die Therapie der Thrombendangiitis obliterans zugelassen (**s. Kap. III.3.1.3**). Die Dosis richtet sich nach der individuellen Verträglichkeit; sie liegt zwischen 0,5 und 2,0 ng/kg KG/min und wird als intravenöse Infusion über 6 Stunden täglich verabreicht.
- **Achtung! Warnhinweis:** Stationäre Überwachung empfohlen bei Herzinsuffizienz, koronarer Herzkrankheit, Niereninsuffizienz und peripheren Ödemen! Bei Niereninsuffizienz (Kreatinin > 1,5 mg/dl) Reduktion der Dosis!
- Häufige **UAW** sind Erythem an der infundierten Extremität (bei intraarterieller Anwendung), Rötung der infundierten Vene (bei i.v. Anwendung).

(2) *Cilostazol* (Pletal®) hemmt reversibel die Phosphodiesterase III sowie die Thrombozytenaggregation und wirkt zusätzlich gefäßerweiternd und positiv inotrop. Die Substanz ist seit kurzer Zeit für die Behandlung der pAVK im Stadium II zugelassen. Die beschwerdefreie Gehstrecke auf dem Laufbandergometer ließ sich in klinischen Studien im Vergleich zu Placebo mit 50–70 m signifikant verlängern. Cilostazol wird in einer Dosis von 2-mal 100 mg/Tag oral verabreicht. Die Therapiedauer wird zunächst für 3–6 Monate empfohlen, ein therapeutischer Nutzen ist nach 1–3 Monaten zu erwarten.

- **Achtung! Warnhinweis:** Kontraindikation bei schwerer Leber- und Niereninsuffizienz (Kreatinin-Clearance < 25 ml/min) sowie bei gleichzeitiger Behandlung mit Cytochrom-P-450-Enzyminhibitoren (z.B. Erythromycin, Omeprazol, Diltiazem).
- Über die Blutungsgefahr bei längerfristiger Kombination mit anderen Thrombozytenfunktionshemmern bestehen noch keine ausreichenden Erfahrungen; bei paralleler Anwendung wird für ASS eine Dosisreduktion auf ≤ 80 mg/Tag empfohlen.

(3) *Naftidrofuryl* (u.a. Dusodril®), ein 5-Hydroxytryptamin-Typ2-Antagonist, ist seit mehr als 20 Jahren im Handel. Die Substanz vermag den muskulären Stoffwechsel zu verbessern und die Erythrozyten- sowie die Thrombozytenaggregation zu vermindern. Eine Zulassung besteht für die pAVK im Stadium II und führt hier zu einer nachgewiesenen Verlängerung der beschwerdefreien Gehstrecke um ca. 25 % gegenüber Placebo. Die Dosis liegt bei 600 mg/Tag bei oraler Applikation.

Für andere vasoaktive Substanzen wie *Pentoxifyllin* (u.a.Trental®) und *Buflomedil* (u.a. Bufedil®) reicht die aktuelle Datenlage nicht aus, um eine generelle Therapieempfehlung im Stadium II der pAVK abzugeben [Arzneimittelkommission der deutschen Ärzteschaft 2004, TASC II 2006].

Thrombozytenfunktionshemmer und Antikoagulanzien

(1) Unter den *Thrombozytenfunktionshemmern* kommen bei der pAVK bevorzugt Acetylsalicylsäure (ASS) und Clopidogrel zum Einsatz. Sie senken nicht nur das Risiko von peripheren arteriellen Gefäßverschlüssen bei pAVK, nach PTA, nach Thrombendarteriektomie und nach Bypass-Operationen, sondern reduzieren darüber hinaus in entscheidender Weise auch die allgemeine Morbidität und Mortalität des Patienten an kardiovaskulären Krankheiten.

- *Acetylsalicylsäure* gilt in einer Dosierung von 75–325 mg/Tag, i.d.R. 100 mg/Tag, als Standardtherapie zur Verhütung von thrombotischen Komplikationen bei Patienten mit pAVK in den Stadien II–IV ohne oder nach einer Gefäßintervention. Die Therapie sollte bereits vor dem Eingriff (OP, PTA) begonnen und danach auf unbestimmte Dauer fortgeführt werden. Es ist derzeit noch unklar, ob auch asymptomatische Patienten im Stadium I davon profitieren.
- Der ADP-Antagonist *Clopidogrel* (Plavix®, Iscover®) hat sich in der CAPRIE-Studie in einer Dosis von 75 mg/Tag gegenüber ASS bezüglich der Verhütung von Schlaganfall, Herzinfarkt oder vaskulär bedingten Todesfällen als überlegen erwiesen. Das Medikament kommt insbesondere dann zum Einsatz, wenn unter Therapie mit ASS eine Progredienz von arteriosklerotischen Läsionen beobachtet wird, bei Unverträglichkeit von ASS sowie in Kombina-

tion mit ASS für einen begrenzten Zeitraum nach perkutaner transluminaler Dilatation (PTA) mit Stent-Implantation in den infrainguinalen Arterien. Eine duale Plättchenhemmung bringt ansonsten gegenüber der alleinigen Gabe von ASS keinen klinischen Nutzen, auch nicht bei deutlich erhöhtem kardiovaskulären Risiko bzw. bei gleichzeitiger koronarer oder zerebraler Arteriosklerose.

(2) *Unfraktioniertes Heparin* (u.a. Liquemin®, Calciparin®) kommt während und unmittelbar nach invasiven Therapiemaßnahmen, wie systemischer Thrombolyse, Katheterintervention mit/ohne lokale arterielle Thrombolyse, sowie im Rahmen von operativen Eingriffen am Gefäßsystem intravenös oder lokal intraarteriell für eine begrenzte Zeitdauer zur Anwendung. Die Dosierung wird mit dem Gerinnungstest APTT gesteuert; sie soll je nach Verschlussrisiko und Blutungsgefahr zu einer leichten bis 2- bis 3fachen Verlängerung in Relation zum Ausgangswert führen.

(3) *Vitamin-K-Antagonisten* wie Phenprocoumon (Marcumar®, Falithrom®) oder Warfarin (Coumadin®) werden zur Rezidivprophylaxe nach peripherer Embolie eingesetzt. Für die infrainguinale Bypass-Operation mit Venenmaterial scheint ein Vorteil gegenüber der Behandlung mit ASS bezüglich der Reokklusionsrate zu bestehen.

> **! WICHTIG:**
> Thrombozytenfunktionshemmer senken bei Patienten mit peripherer arterieller Verschlusskrankheit nicht nur das Risiko neuer Gefäßverschlüsse, sondern vor allem auch die Morbidität und Mortalität an kardiovaskulären und zerebralen Krankheiten.

Andere Maßnahmen

(1) Die **isovolämische Hämodilution** ist mangels überzeugender Daten für die pAVK nur noch von historischem Interesse.

(2) Die **hyperbare Sauerstofftherapie** kann bei ausgewählten Patienten mit ischämischen Ulzera erwogen werden, wenn revaskulisierende Maßnahmen nicht erfolgreich oder nicht indiziert sind (TASC II 2006).

(3) Die **epidurale Rückenmarkstimulation** kann zur Behandlung chronischer Schmerzen eingesetzt werden. Dafür wird eine Stimulationssonde perkutan oder via Laminektomie auf den Rückenmarkhintersträngen platziert. Der Patient nimmt die Neurostimulation als Kribbelparästhesien wahr. Zu den Indikationen gehört u.a. der ischämische Schmerz bei schwerer pAVK und fehlender Revaskularisierungsoption (TASC II 2006).

Invasive Maßnahmen

Invasive Therapiemaßnahmen sind grundsätzlich bei einer pAVK im Stadium III und IV unter dem Gesichtspunkt der Vermeidung einer großen Amputation in Erwägung zu ziehen. In ausgewählten Fällen kommen sie unter sorgfältiger Abwägung von Nutzen und Risiko auch im Stadium II zur Anwendung. Generell nimmt die Erfolgsrate invasiver Maßnahmen von den großen proximalen zu den kleinen distal gelegenen Gefäßen deutlich ab. Im Sinne einer schonenden Vorgehensweise werden Operation und Dilatation mit/ohne Thrombolyse bei multiplen Gefäßprozessen oft in Kombination angewandt; diese Therapiestrategie erfordert die enge interdisziplinäre Zusammenarbeit von Angiologen, Radiologen und Gefäßchirurgen.

Operative Behandlung

Als operative Behandlungsmaßnahmen kommen bei der chronischen pAVK die lokale *Thrombendarteriektomie* (Ausschälung eines älteren Thrombus gemeinsam mit Gefäßintima und innerer Mediaschicht), die *Bypassimplantation* aus biologischem (autolog: Vena saphena magna, homolog: Vena umbilicalis) oder aus synthetischem Material (Teflon, Dacron) sowie ein intraoperatives *Hybridverfahren* (Kombination von chirurgischen und interventionellen Maßnahmen bei einem Eingriff) in Betracht. Für einem infrainguinalen Bypass ist Venenmaterial gegenüber Kunststoff aufgrund der besseren Langzeitergebnisse zu bevorzugen; die 5-Jahres-Offenheitsrate beträgt dann für femoro-popliteale Bypasses 74–76 % gegenüber 30–52 % (TASC II 2006).

Vom Prinzip her ist die Indikation zur operativen Gefäßrekonstruktion bei langstreckigen (etwa > 10 cm) und chronischen Gefäßverschlüssen in den Stadien III und IV in Erwägung zu ziehen. Das gilt für die Bein- und Beckengefäße sowie für die Arm- und Schultergefäße. Bei einer Einengung im Bereich der Femoralisgabel stellt die lokale Thrombendarteriektomie, ggf. in Kombination mit einer Patchplastik der A. profunda femoris, einen relativ kleinen Eingriff mit oft großer Wirkung dar. Dieser Eingriff kann deshalb auch bereits im Stadium II indiziert sein. Krurale Gefäßrekonstruktionen sind erst in den Stadien III und IV indiziert. Im femoro-poplitealen Bereich richtet sich die Indikation zur Angioplastie (PTA) oder zur Operation nach den individuellen Gegebenheiten. Als extraanatomischer Bypass wird die Überbrückung einer Verschlussstrecke durch eine Gefäßprothese außerhalb der natürlichen Präformierung bezeichnet (axillo-femoral, femoro-krural); das Verfahren hat ein relativ geringes Operationsrisiko und kommt deshalb auch für Patienten mit schweren Begleitkrankheiten in Betracht.

Perkutane transluminale Angioplastie (PTA) mit/ohne Stent-Implantation

Das Prinzip der PTA besteht darin, ein arterielles Strombahnhindernis zu passieren und anschließend mittels Ballonkatheter zu dilatieren. Häufig muss die PTA mit einer lokalen intraarteriellen Thrombolyse (s.u.) kombiniert werden und zwar unterstützend zur primären Eröffnung des Gefäßes oder zur Auflösung eines während der Behandlung durch die Gefäßwandläsion entstandenen frischen Gerinnsels.

Die Indikation zur PTA ist vom Prinzip her gegeben bei kurzstreckigen (etwa < 10 cm) chronischen Stenosen oder Verschlüssen in Arterien oder Bypasses. Die zusätzliche Implantation eines Stents (selbstexpandierende Gefäßstütze) verbessert die Durchgängigkeit des Gefäßes bei verbliebenen Unregelmäßigkeiten und bei Rezidiv-Stenosen. In der Beckenarterienstrombahn zeigt die sofortige Stent-Implantation nach PTA mit 96 % eine höhere Offenheitsrate nach 3 Jahren als die alleinige PTA mit nur 72 %. Im femoro-poplitealen Abschnitt ergibt sich hingegen kein eindeutiger Vorteil für den Stent; die Implantation erfolgt vor allem bei einem unbefriedigenden Resultat der PTA. Stenosen in Unterschenkelarterien werden unter besonderer Abwägung von Nutzen und Risiko dilatiert, vorzugsweise bei kritischer Extremitätenischämie. Als Problemzonen gelten Gefäßaufzweigungen, z.B. die Femoralisgabel sowie die Trifurkation der A. poplitea; hierbei ist von vornherein die operative Behandlung angezeigt (**s.o.**).

Lokale intraarterielle Thrombolyse (Katheterlyse)

Bei der lokalen intraarteriellen Thrombolyse wird entweder ein so genannter **Endloch-Katheter** im proximalen Thrombusteil (syn.: Infusionsthrombolyse) oder ein so genannter **Sprühlyse-Katheter** im distalen Thrombusteil (syn.: Infiltrationsthrombolyse) platziert. Bei dem zweiten Verfahren kann das Thrombolytikum über eine Strecke von 5–50 cm in den Thrombus eindringen. Das kann folgendermaßen durchgeführt werden:

(1) *Urokinase:* 125 000–250 000 IE innerhalb von 10 Minuten, dann 60 000–125 000 IE pro Stunde perfusorgesteuert intraarteriell (Maximaldosis: ca. 1,25 Mio. IE).

(2) *Rekombinanter Plasminogenaktivator (rt-PA):* 10 mg fraktioniert innerhalb von 60 Minuten, dann weitere 10 mg in den folgenden 4 Stunden perfusorgesteuert intraarteriell (Maximaldosis: ca 20 mg bei Infiltration und 50 mg bei Infusion).

Parallel erfolgt bei beiden Therapieregimes die Gabe von unfraktioniertem Heparin in einer Dosierung von ca. 800–1000 IE/h über die Katheterschleuse oder intravenös; dabei ist eine

Verlängerung der APTT auf das ≥ 2fache des Ausgangswertes anzustreben. Die Behandlung kann je nach Alter des Thrombus wenige Stunden bis zu 3 Tage dauern.
Die Verfahren eignen sich zur Behandlung von akuten (wenige Stunden alten), subakuten (mehrere Wochen alten) und im Einzelfall chronischen (mehrere Monate alten) Embolien und Thrombosen in den Stadien III und IV einer pAVK in differenzialtherapeutischer Abwägung mit operativen Maßnahmen. Eine intraarterielle Thrombolyse kann darüber hinaus nach Kalkulation von Nutzen und Risiko im Stadium II erwogen werden. Das Verfahren ist – im Gegensatz zur alleinigen PTA – gut geeignet für längerstreckige Stenosen und Verschlüsse (> 10 cm). Die primäre Erfolgsrate liegt bei 70–90 % und lässt sich durch die kombinierte Anwendung von Aspiration und Ballondilatation bei verbliebenem Thrombusmaterial in gleicher Sitzung noch steigern. Von der Verschlusslokalisation her eignet sich die femoro-popliteale Etage am besten für die Behandlung.
Die Rezidivprophylaxe wird bei arterieller Embolie in der Regel mit Vitamin-K-Antagonisten (Phenprocoumon, Warfarin) und bei arterieller Thrombose mit Acetylsalicylsäure durchgeführt (s. **Kap. III.3.2.1**, „Vitamin-K-Antagonisten", **Kap. III.3.1.2**, „Thrombozytenfunktionshemmer und Antikoagulanzien").

Systemische intravenöse Thrombolyse

Die systemische intravenöse Thrombolyse ist seit Einführung der lokalen intraarteriellen Thrombolyse in den Hintergrund getreten. Die Behandlung kann mit Streptokinase oder mit Urokinase in **ultrahoher Dosis** als Kurzinfusion über 6 Stunden oder in **konventioneller Dosis** über mehrere Tage erfolgen (s. **Kap. II.5.6**).
Eine Indikation ist allenfalls noch bei einer pAVK im Stadium III und IV mit Verschlusslokalisation im aorto-iliakalen Bereich gegeben, da gerade proximale Thrombosen noch bis zu einem Alter von etwa 6 Monaten einer Thrombolyse zugänglich sind. Nebenwirkungen und Komplikationen der damit verbundenen systemischen Gerinnungsaktivierung sind zu berücksichtigen (s. **Kap. II.5.6**).

Stadienadaptierte Therapiemaßnahmen

(1) Stadium I: Bei einer zufällig entdeckten, asymptomatischen pAVK besteht i.d.R. keine Behandlungsindikation. Kardiovaskuläre Risikofaktoren sollten ausgeschaltet werden. Wegen der hohen Koinzidenz von Krankheiten in anderen Gefäßregionen sind nicht-invasive Untersuchungen der koronaren, zerebralen und renalen Strombahn empfehlenswert. Regelmäßige Kontrollen zur Beurteilung einer etwaigen Progredienz der pAVK erscheinen angezeigt. Die Wirksamkeit einer Behandlung mit Plättchenfunktionshemmern zur Sekundärprophylaxe ist wahrscheinlich, jedoch noch nicht eindeutig bewiesen.
(2) Stadium II: Bei einer Claudicatio intermittens ist die betroffene Extremität nicht in akuter Gefahr. Die konservativen Maßnahmen stehen daher an erster Stelle; hierzu zählen zunächst das Gefäß- und Gehtraining und ggf. die medikamentöse Therapie mit Cilostazol oder Naftidrofuryl. Die Indikation zu einer invasiven Behandlung bedarf der sorgfältigen Abwägung von Risiko und Nutzen unter Einbeziehung des Lebensalters des Patienten. Bei eingeschränkter Lebensqualität können eine Katheterintervention und/oder ein kleiner operativer Eingriff (z.B. Gefäßplastik bei einer Abgangsstenose der A. profunda femoris) angezeigt sein. Zur medikamentösen Sekundärprävention eignet sich ASS 100–300 mg/Tag; nach PTA mit Stent-Implantation zusätzlich Clopidogrel (Plavix®, Iscover®) 75 mg/Tag über 4 Wochen. Bei Beckenarterienstents ist wegen der guten Prognose i.d.R. keine duale Plättchenhemmung erforderlich.
(3) Stadium III/IV: Die kritische Extremitätenischämie ist durch Ruheschmerz und/oder Nekrosen gekennzeichnet. Der Knöchelarteriendruck liegt i.d.R < 50 mmHg. Die Mortalitätsrate innerhalb eines Jahres beträgt zwischen 20 und 40 %. Ohne konsequentes diagnostisches und therapeutisches Handeln droht der Teilverlust der Extremität. Revaskularisierende Maß-

nahmen stehen im Vordergrund. Unterstützend oder alternativ kommen vasoaktive Substanzen wie Prostaglandin E_1 intraarteriell oder intravenös zum Einsatz (s.o.). Etwa 50 % der Patienten im Stadium III und IV können primär revaskularisiert werden, 25 % werden ausschließlich medikamentös behandelt, und 25 % müssen primär amputiert werden. Die therapeutische Vorgehensweise ist individuell festzulegen und stellt hohe Ansprüche an ein gut eingespieltes Team aus Angiologen, Radiologen und Gefäßchirurgen. Über lokale Wundbehandlung, Antibiose und Schmerztherapie ist zu entscheiden. Begleitkrankheiten bedürfen der konsequenten Behandlung. Bei Bettruhe erfolgt zusätzlich die Thromboseprophylaxe mit Heparin; nach einer Intervention kommen Thrombozytenfunktionshemmer oder Vitamin-K-Antagonisten zur Anwendung.

1.3 Entzündliche Gefäßkrankheiten/Vaskulitiden

Definition: Es handelt sich um eine heterogene Gruppe von Krankheiten, bei denen entzündliche Veränderungen einzelner oder mehrerer Gefäßsegmente in bestimmten oder in mehreren anatomischen Regionen betroffen sind. Zu den Vaskulitiden, die bevorzugt größere Arterien befallen, gehören u.a. die Riesenzellarteriitiden (*Takayasu-Arteriitis* und *Arteriitis temporalis*). Die *Thrombangiitis obliterans* (= Morbus Buerger) betrifft vor allem kleine und mittelgroße Arterien.

Ätiologie und Pathogenese: Die Ätiologie ist bei allen drei Krankheitsbildern ungeklärt. Das pathologisch-anatomische Kennzeichen bei der *Takayasu-Arteriitis* sowie bei der *Arteriitis temporalis* ist die entzündliche Umwandlung von Media und Adventitia mit Auftreten von Riesenzellen. Von der *Thrombangiitis obliterans* betroffene Patienten sind fast ausnahmslos Raucher; im Gesamtkollektiv der Patienten mit peripherer arterieller Verschlusskrankheit entfallen in Westeuropa etwa 2 % auf diese Krankheit.

Klinik: Leitsymptome und -befunde: Die klinischen Befunde sind abhängig von der Lokalisation der Gefäßverschlüsse.
(1) Die **Takayasu-Arteriitis** befällt vor allem junge Frauen. In unterschiedlichem Ausmaß sind die Aorta thoracalis und/oder abdominalis mit ihren Hauptästen sowie ggf. auch die Pulmonalarterien und die Koronararterien betroffen. Entsprechend vielfältig ist die klinische Symptomatik. Arterielle Hypertonie, Aortenaneurysma und Aortenklappeninsuffizienz sowie pulmonale Hypertonie sind meist von prognostischer Bedeutung.
(2) Die **Arteriitis temporalis** betrifft vor allem ältere Menschen, bevorzugt Frauen. Es können mittel- bis großkalibrige Arterien im ganzen Körper betroffen sein, schwerpunktmäßig aber die supraaortalen Gefäße. Charakteristisch sind Lokalsymptome wie Kopfschmerzen und eine tastbare Verhärtung der A. temporalis! Es können Allgemeinsymptome, wie Müdigkeit, Fieber und Gewichtsverlust, sowie Doppelbilder und ein Verlust der Sehfähigkeit bis zur Erblindung auftreten, auch Zeichen der Minderdurchblutung an Armen und Beinen. Im akuten Krankheitsstadium ist die BKS stark beschleunigt (> 100 mm in der 1. Stunde)!
(3) Die **Thrombangiitis obliterans** betrifft vorwiegend junge Männer, die stark rauchen. Die Krankheit verursacht multilokuläre, schubweise verlaufende Entzündungen der kleinen und mittelgroßen Arterien und Venen des Unterschenkels und/oder Unterarms mit konsekutiver Thrombosierung des Gefäßlumens. Charakteristisch sind Ruheschmerzen und ein Kältegefühl. Die Thrombophlebitis gilt als typische Begleiterscheinung.

Sicherung der Diagnose: Die histologische Sicherung der Diagnose ist bei der Arteriitis temporalis anzustreben (möglichst vor oder in den ersten Tagen einer Steroidtherapie!), bei der Takayasu-Arteriitis wegen des Befalls großer Arterien schwierig. Die Labordiagnostik weist unspezifische Entzündungsreaktionen nach; spezifische Marker existieren nicht.
Bei der Arteriitis temporalis können Stenosen in der betroffenen Arterie und bei der Takayasu-Arteriitis langstreckige, glattbegrenzte Verdickungen der betroffenen Gefäßsegmente als Leit-

befunde mittels farbkodierter Duplexsonographie objektiviert werden. Bei der Takayasu-Arteriitis und bei der Thrombangiitis obliterans liefert die Angiographie wertvolle Informationen zur Untermauerung der Diagnose.

THERAPIE

Gemäß der im Vordergrund stehenden entzündlichen Gefäßwandveränderungen erfolgt die Behandlung der akuten Krankheitsphase einer **Takayasu-Arteriitis** und einer **Arteriitis temporalis** mit Steroiden, beginnend mit 1 mg/kg KG pro Tag Prednisolonäquivalent oral. Die Reduktion der Dosis richtet sich nach dem Krankheitsverlauf sowie dem Rückgang der Entzündungsparameter im Blut (BSG, CRP). Eine Erhaltungsdosis unterhalb der Cushing-Schwelle ist bei einer Arteriitis temporalis über mindestens 6–12 Monate, bei der Takayasu-Arteriitis immer für einen längeren Zeitraum angezeigt. Bei ungünstigem klinischen Verlauf ist die Indikation zur kombinierten Immunsuppression gegeben, vor allem bei der Takayasu-Arteriitis. Je nach klinischem Verlauf sind Lumen-eröffnende Maßnahmen (s. Kap. III.3.1.2, „Invasive Maßnahmen") angezeigt.

> **! WICHTIG:**
> Die unbehandelte Arteriitis temporalis kann zur Erblindung führen. Die Therapie mit Steroiden ist deshalb bereits im Verdachtsfall (Sturzsenkung!) unverzüglich einzuleiten.

Bei der **Thrombendangiitis obliterans** steht die Behandlung der peripheren Durchblutungsstörung im Vordergrund. Die wichtigste Maßnahme ist die vollständige Nikotinabstinenz. Die medikamentöse Behandlung der Wahl ist die Gabe des Prostazyklinanalogons Iloprost intravenös bzw. von Prostaglandin E_1 intraarteriell oder intravenös (s. Kap. III.3.1.2, „Konservative Maßnahmen"). Rekonstruktive gefäßchirurgische Eingriffe sollten wegen der hohen Rate an Komplikationen (Vasospasmus, akuter Gefäßverschluss) im akuten Krankheitsstadium nur bei drohendem Gliedmaßenverlust in Erwägung gezogen werden.

1.4 Funktionelle Gefäßkrankheiten/Raynaud-Syndrom

Definition: Das Raynaud-Syndrom beruht auf einem arteriellen Vasospasmus; es wurde erstmals von Maurice Raynaud (1862) beschrieben.

Ätiologie und Pathogenese: Bei dem so genannten **primären Raynaud-Syndrom** lässt sich ein Vasospasmus durch bestimmte Reize, vor allem durch Kälte, auslösen. Die Ursache ist nicht bekannt.
Das so genannte **sekundäre Raynaud-Syndrom** beruht auf Verschlüssen der Digitalarterien; als Grundkrankheiten kommen z.B. Kollagenosen und Traumen in Betracht.

Klinik: Leitsymptome und -befunde: Das primäre Raynaud-Syndrom betrifft vor allem junge Frauen. Der Vasospasmus tritt anfallsweise nach einem auslösenden Reiz auf und geht typischerweise mit einer Zyanose, gefolgt von Blässe und nachfolgender postischämischer Rötung einher. Die Symptomatik betrifft vorzugsweise die Hände, seltener die Füße; der Anfall läuft nicht immer in drei Phasen ab.

Sicherung der Diagnose: Die Diagnose des **primären Raynaud-Syndroms** lässt sich durch die Anamnese mit Schilderung des typischen klinischen Befunds stellen. Zur Objektivierung kann ggf. die akrale Oszillographie herangezogen werden; bei Kälteprovokation resultiert infolge der verminderten Durchblutung ein pathologischer Kurvenverlauf, der sich nach Wärmeexposition oder Gabe von Nitroglycerin wieder normalisiert.

Zum Ausschluss einer Grundkrankheit erfolgt eine internistische Untersuchung, einschließlich spezieller Tests auf Autoimmunkrankheiten und Kollagenosen, die in regelmäßigen Abständen wiederholt werden sollte (z.b. einmal pro Jahr).
Bei einem **sekundären Raynaud-Syndrom** infolge einer Kollagenose lassen sich mit der Kapillarmikroskopie oftmals pathologische Befunde, wie Megakapillaren, nachweisen. Der Nachweis von Fingerarterienverschlüssen und -stenosen ist mit der farbkodierten Duplexsonographie oder der Angiographie möglich.

THERAPIE

(1) Beim **primären Raynaud-Syndrom** sind i.d.R. keine speziellen Therapiemaßnahmen erforderlich. Die Basis jeder Anfallsprophylaxe ist der Schutz vor Kälte und Nässe. Ergotaminhaltige Medikamente und β-Blocker müssen vermieden werden. Die Behandlung mit einem gefäßerweiternd wirkenden Kalziumantagonisten, z.B. Nifedipin (Adalat®) ist wegen der häufig gleichzeitig bestehenden Hypotonie problematisch und sollte ggf. in aufsteigender Dosierung erfolgen, beginnend mit 3 × 5 mg pro Tag bis zu 3 × 20 mg pro Tag.

(2) Beim **sekundären Raynaud-Syndrom** mit Digitalarterienverschlüssen, verbunden mit Schmerzen und Fingerkuppennekrosen, ist die intravenöse Behandlung mit Prostaglandin E$_1$ (Prostavasin®) angezeigt (**s. Kap. III.3.1.2**, „Konservative Maßnahmen").

1.5 Andere funktionelle Gefäßkrankheiten

1.5.1 Ergotismus

Der Ergotismus ist Folge einer unerwünschten Wirkung von Mutterkornalkaloiden. Dabei kommt es zu Gefäßspasmen in den peripheren sowie in den viszeralen Arterien mit der Gefahr von Nekrosen bzw. Infarkten. Die Diagnose lässt sich durch Anamnese (Migräne?) und Nachweis einer chronischen Einnahme von Ergotamin vermuten und durch den duplexsonographischen und angiographischen Nachweis einer diffusen Engstellung aller Arterien vom muskulären Typ objektivieren.

Ergotamin ist sofort abzusetzen. Eine periphere Ischämie lässt sich durch Gabe von Prostaglandinen (**s. Kap. III.3.1.2**, „Konservative Maßnahmen") günstig beeinflussen.

1.5.2 Akrozyanose

Eine Akrozynose kann bereits in der Pubertät oder im mittleren Lebensalter auftreten. Kennzeichnend ist eine Dysregulation des Gefäßwandtonus mit einer Vasodilatation im venösen Schenkel der Endstrombahn bei gleichzeitiger Konstriktion im arteriellen Schenkel. Daraus resultiert eine blau-rote Verfärbung an Händen, Füßen, Knien und Nase, insbesondere bei niedrigen Außentemperaturen. Begleitend kann auch eine Hyperhydrosis auftreten. Kapillarmikroskopisch lassen sich erweiterte Kapillarschlingen mit erheblich reduzierter Strömungsgeschwindigkeit nachweisen.

Eine spezielle Therapie ist nicht bekannt.

Differenzialdiagnostisch sollten Herz- und Lungenkrankheiten, eine Kälteagglutininkrankheit, eine Polyglobulie sowie ein Karzinoid ausgeschlossen werden.

1.6 Arterielle Aneurysmen

Definition: Arterielle Aneurysmen sind umschriebene Erweiterungen von Gefäßen um über 50 % eines altersentsprechenden Durchschnitts. Pathologisch-anatomisch werden drei Formen differenziert.

(1) Bei einem **Aneurysma verum** (= echt) sind alle Wandschichten bei erhaltener Gefäßkontinuität ausgedehnt.

(2) Bei einem **Aneurysma spurium** (= falsch) handelt es sich um eine perivasale, endothelialisierte Gewebehöhle, die von der betroffenen Arterie mit Blut durchströmt wird.
(3) Das **Aneurysma dissecans** ist durch einen Einriss der Intima mit Ausbildung eines vom Blutstrom gewühlten Kanals zwischen den Gefäßwandschichten gekennzeichnet, der ggf. distal wieder in das Arterienlumen einmündet.

Ätiologie und Pathogenese: Aneurysmen können angeboren sein (v.a. Hirnbasisarterien, seltener Marfan-Syndrom). Häufig besteht eine arteriosklerotische (v.a. Aorta abdominalis und Beckenarterien), seltener eine entzündliche Genese (z.B. bei Periarteriitis nodosa, Mesaortitis luica). Aneurysmen bilden sich nicht selten nach Punktionen (Herzkatheter) oder bei interventionellen Eingriffen (Ballondilatation) aus.

Klinik: Leitsymptome und -befunde: Aneurysmen sind meist asymptomatisch und werden zufällig bei bildgebenden Untersuchungen entdeckt. Sie können aber auch durch rezidivierende periphere Embolien infolge einer Teilthrombosierung des erweiterten Gefäßlumens klinisch in Erscheinung treten. Ein großes abdominelles Aortenaneurysma kann durch Pulsationen und Kompressionserscheinungen sowie durch Schmerzen mit Ausstrahlung in den Rücken und in das kleine Becken auffallen. Bei Verlegung von Seitenästen der Aorta abdominalis resultiert ein absteigendes Ischämiesyndrom. Eine Ruptur kündigt sich durch heftige Schmerzen und Schocksymptomatik an und geht mit einer sehr hohen Mortalität einher.

Sicherung der Diagnose: Die Palpation eines Bauchaortenaneurysmas ist ein unzuverlässiges diagnostisches Kriterium; sie gelingt nur bei ausgeprägtem Befund und schlankem Patient. Die Sonographie ist die diagnostische Methode der Wahl; sie ermöglicht eine Aussage über Größe, Morphologie, Wandbeschaffenheit und intravasale Thrombosierung. Bei unklarem Ultraschallbefund sowie zur Operationsvorbereitung erfolgt die Computertomographie als Schnittbildverfahren (CT) und in Angiographietechnik (CTA). Bei Kontraindikationen wird die Magnetresonanz-Tomographie (MRT) bzw. Magnetresonanz-Angiographie (MRA) eingesetzt. Die intraarterielle digitale Subtraktionsangiographie (DSA) kommt in Einzelfällen in Betracht, vor allem bei einem nicht eindeutigen Befund im Schnittbildverfahren.

THERAPIE

Allgemeine Maßnahmen

Begleitkrankheiten und Risikofaktoren (Hypertonie!) sind konsequent zu behandeln. Regelmäßige sonographische Verlaufskontrollen des Aneurysmas in 6- bis 12-monatigen Abständen sind zur Verlaufsbeobachtung sowie nach einer operativen Intervention angezeigt; bei raschem Größenwachstum bzw. postoperativen Besonderheiten in kürzeren Abständen. Bei arteriosklerotischer Genese erfolgt die Thromboseprophylaxe mit einem Thrombozytenfunktionshemmer. Bei peripherer Embolisierung sind Antikoagulation und rasche Operation erforderlich.

Operative/interventionelle Maßnahmen

Die Ausschaltung des Aneurysmas ist u.a. abhängig von Größe, Lokalisation und Wachstumstendenz des Aneurysmas sowie vom Allgemeinzustand des Patienten.
Bei einem **abdominellen Aortenaneurysma** ist die Indikation zur chirurgischen Ausschaltung prinzipiell gegeben bei einer Ruptur (Notfalleingriff mit hoher Mortalität), bei Symptomen (Schmerz, Embolien), bei einem Querdurchmesser über 4,5–5 cm sowie bei rascher Zunahme des Querdurchmessers von > 0,5 cm innerhalb von 6 Monaten. Als Therapiemaßnahmen kommen die Implantation eines Protheseninterponats (abdominelle Operation) oder einer endovaskulären Stentprothese (über die Leistenarterien) in Betracht.
Popliteale Aneurysmen werden ab einem Durchmesser von ca 2,0–2,5 cm operativ ausgeschaltet, i.d.R. mittels Bypassüberbrückung..

Das **Aneurysma spurium** nach einer Gefäßpunktion (häufig in der Leiste) lässt sich durch eine gezielte sonographische Kompression oder die ultraschallgesteuerte Injektion von Thrombin ausschalten. Bei ausbleibendem Erfolg oder auch primär kann eine gefäßchirurgische Versorgung vorgenommen werden.

> **WICHTIG:**
> Wegen der hohen Koinzidenz und zur Minimierung des Operationsrisikos müssen bei einem abdominalen Aortenaneurysma eine koronare Herzkrankheit und eine hämodynamisch relevante Karotisstenose ausgeschlossen werden.

2 Venöse Gefäßkrankheiten

2.1 Phlebothrombose

Definition: Bei einer Phlebothrombose oder Venenthrombose handelt sich um einen vollständigen oder partiellen thrombotischen Verschluss von einzelnen oder mehreren intrafaszial gelegenen Leitvenen.

Epidemiologie: Die Häufigkeit einer Beinvenenthrombose wird in Deutschland auf 1 : 1000 Einwohner pro Jahr beziffert. Das Thromboserisiko steigt mit dem Lebensalter deutlich an: Es wird bei Kindern auf 1 : 100 000 und bei alten Menschen auf 1 : 100 geschätzt.

Ätiologie und Pathogenese: Ursächlich sind an der Entstehung einer Venenthrombose die 3 Komponenten der Virchow'schen Trias in unterschiedlicher Weise beteiligt:
(1) **Gefäßwandschaden** (z.B. bei Operationen, Traumen, zentralen Verweilkathetern),
(2) **verlangsamte Blutströmung** (z.B. bei Immobilität durch Bettruhe, im Gipsverband oder bei stundenlanger beengter Sitzhaltung auf Reisen sowie bei Herzinsuffizienz, beim postthrombotischen Syndrom und bei schwerer Stammvarikose),
(3) **erhöhte Gerinnungsneigung des Blutes** (z.B. thrombophile Gerinnungsstörungen wie Antithrombin-, Protein-C- oder Protein-S-Mangel, Faktor-V-Mutation oder Prothrombin-Mutation, Anti-Phospholipid-Antikörper-Syndrom, Paraneoplasie bei Tumoren, hormonelle Dysbalance in der Schwangerschaft oder bei oraler Antikonzeption).
Pathogenetisch werden 2 Verlaufsformen unterschieden:
(1) Bei der häufigeren **aszendierenden Thrombose** wächst der Thrombus von einer Venenklappe aus nach proximal.
(2) Bei der **deszendierenden Thrombose** ist das Thrombuswachstum von proximal nach distal gerichtet; Ausgangspunkt ist hierbei ein intravasales (Venensporn) oder ein extravasales (komprimierender Tumor) Strombahnhindernis.

> **WICHTIG:**
> Phlebothrombose und Thrombophlebitis können die erste Manifestation eines Malignoms sein (Kolon, Prostata, Pankreas, Lunge, Magen, Harnblase)!

Klinik: Leitsymptome und -befunde: Thrombosen betreffen in ca. 98 % die Bein- und Beckenvenen, in ca. 2 % die Arm- und Schultervenen und selten organbezogene Venen (Pfortader-, Mesenterial-, Milz-, Leber-, Nieren- und Sinusvenen). Die klinische Symptomatik ist außerordentlich variabel. Bei **bettlägerigen Patienten** verursacht eine akute Beinvenenthrombose oft kaum Beschwerden. Bei **mobilen Patienten** treten als häufigste Symptome Schmerzen und Schwellungsneigung auf. Die klinische Wahrscheinlichkeit einer Venenthrombose lässt

Tabelle III.3.2 Bestimmung der klinischen Wahrscheinlichkeit einer Venenthrombose (TVT) nach Wells et al. (2003)

Klinische Charakteristik	Score
Aktive Krebserkrankung	1,0
Lähmung oder kürzliche Immobilisation der Beine	1,0
Bettruhe (> 3 Tage), große Chirurgie (< 12 Wochen)	1,0
Schmerz/Verhärtung entlang der tiefen Venen	1,0
Schwellung ganzes Bein	1,0
Schwellung Unterschenkel > 3 cm gegenüber Gegenseite	1,0
Eindrückbares Ödem am symptomatischen Bein	1,0
Kollateralvenen	1,0
Frühere dokumentierte TVT	1,0
Alternative Diagnose mindestens ebenso wahrscheinlich wie tiefe Venenthrombose	–2,0
Wahrscheinlichkeit für TVT	**Score**
Hoch	≥ 2,0
Nicht hoch	< 2,0

sich relativ gut mit einem Score abschätzen, der anamnestische Angaben und klinische Befunde berücksichtigt (**Tab. III.3.2**). Dieser kann gezielt als Baustein in die diagnostische Strategie (s.u.) eingesetzt werden und aufwändige apparative Untersuchungen einsparen.

> **! WICHTIG:**
> Die Symptomatik bei einer Phlebothrombose ist variabel und erlaubt keine sichere klinische Diagnose. Jeder Verdacht muss deshalb durch ein oder mehrere weitere Untersuchungsverfahren definitiv nachgewiesen oder ausgeschlossen werden.

Komplikationen: Die **Lungenembolie** ist die wichtigste Frühkomplikation (**s. Kap. III.5.8.2**). Damit muss bei einem Drittel der Patienten mit Phlebothrombose gerechnet werden. Meist verläuft sie asymptomatisch, bisweilen endet sie aber tödlich. Die Emboli stammen in > 90 % der Fälle aus den Bein- und Beckenvenen. Rezidivierende Lungenembolien können über eine pulmonale Hypertonie zu einem chronischen Cor pulmonale führen (**s. Kap. III.5.7**).

Das **postthrombotische Syndrom** ist die wichtigste lokale Spätkomplikation. Eine chronische venöse Insuffizienz entwickelt sich ca. 5–20 Jahre nach dem akuten Ereignis, in Abhängigkeit von Schweregrad und Lokalisation der Thrombose (**s. Kap. III.3.2.4**).

Die **Phlegmasia coerulea dolens** geht mit einer fulminanten Thrombosierung aller Venen einer Extremität einher. Charakteristisch sind die schmerzhafte (dolens), elephanthiasisartige Schwellung (phlegmasia) und bläuliche Verfärbung (coerulea). Die Mortalität ist mit 20–50 % hoch; meist liegt ein maligner Tumor zugrunde. Es erfolgt eine sofortige Gabe von Heparin (z.B. 10 000 IE unfraktioniertem Heparin intravenös) und die Einweisung in ein interdisziplinäres Gefäßzentrum zur Thrombektomie, ggf. zur Thrombolyse.

Sicherung der Diagnose/diagnostische Strategie:

(1) D-Dimer-Tests erfassen Fibrinspaltprodukte im Blut. Die Treffsicherheit der einzelnen Tests variiert erheblich; sie hängt vom Verfahren selbst und vom gewählten „cut-off"-Wert ab. Bei ambulanten Patienten mit symptomatischer Venenthrombose erreicht der negative Vorhersagewert (= Ausschluss einer Thrombose) bis zu 95 %. Damit lässt sich das Testverfahren in die diagnostische Strategie (s.u.) integrieren. Es eignet sich aufgrund der geringen Spezifität weniger gut für die Diagnostik von Thrombosen bei stationären Patienten mit Begleiterkrankungen sowie in der Schwangerschaft.

(2) Der **B-Bild-Kompressionssonographie** kommt unter allen diagnostischen Verfahren für den Nachweis oder Ausschluss einer symptomatischen Phlebothrombose die größte Bedeutung zu. Das Kriterium einer unvollständigen oder fehlenden Kompressibilität der betroffenen Vene weist im Vergleich zur Phlebographie in der proximalen Strombahn (= Vv. femorales sowie V. poplitea) eine Sensitivität und Spezifität zwischen 95 und 100 % auf. In der distalen Strombahn (= Vv. tibiales anterior und posterior sowie fibularis) können ähnlich gute Ergebnisse erzielt werden, einen erfahrenen Untersucher und ein hochauflösendes Gerät vorausgesetzt. Die diagnostische Treffsicherheit ist im Bereich der V. cava inferior und der Beckenvenen vermindert; sie kann in dieser Region sowie auch am Unterschenkel durch die **farbkodierte Duplexsonographie** erhöht werden.

(3) Die **Phlebographie** behält weiterhin ihren Stellenwert als Alternative und als Ergänzung zur Ultraschalldiagnostik. Sie kommt vor allem in Zweifelsfällen, bei der Rezidivthrombose und vor invasiven Therapiemaßnahmen zur Anwendung.

(4) **Computertomographie** oder **Magnetresonanz-Tomographie** sind bei der Diagnostik von intraabdominellen Thrombosen wertvoll.

Die *diagnostische Strategie* hat zum Ziel, durch den gezielten Einsatz validierter Untersuchungsmethoden weniger als 3 % (95 % Vertrauensintervall) thromboembolische Ereignisse bei den nicht behandelten ambulanten Patienten mit Thromboseverdacht innerhalb von 3 Monaten zu übersehen (Interdisziplinäre S_2-Leitlinie der AWMF, 2005). Es ist empfehlenswert, die diagnostische Abklärung mit der Einstufung in die klinische Wahrscheinlichkeit (kW) sowie mit einem sensitiven D-Dimer-Test zu beginnen. Bei *nicht hoher* kW (s. **Tab. III.3.2**) und negativem D-Dimer-Test gilt die Thrombose als ausgeschlossen. Bei *hoher* kW oder/und bei positivem D-Dimer-Test erfolgt die weitere Abklärung vorzugsweise mit der Kompressionssonographie, bei unklarem Befund mit der Phlebographie (**Tab. III.3.3**)

Eine individuelle Vorgehensweise erfordern die Abklärung eines Thromboseverdachts in Schwangerschaft/Wochenbett sowie die Rezidivthrombose.

Differenzialdiagnose: Akuter arterieller Gefäßverschluss (fehlende Pulse!), Erysipel (lokale Entzündung, Antistreptolysintiter), Muskelfaserriss (Sonographie: Blutung), extravasales Kompressionssyndrom der Venen (Sonographie!), Lymphödem (klinischer Befund!)

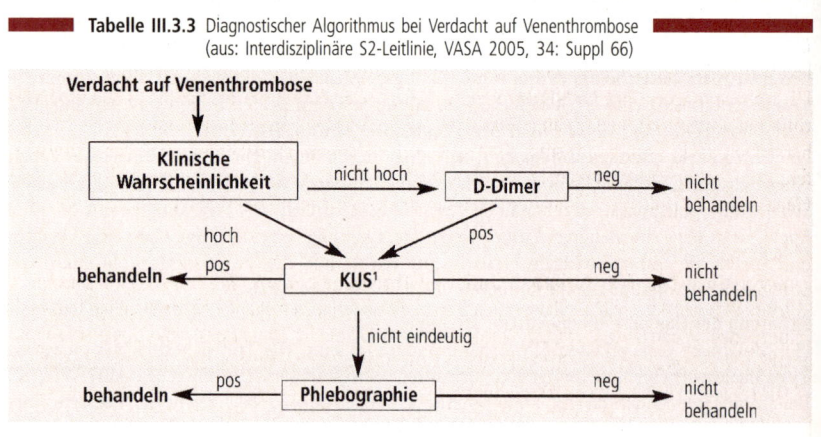

Tabelle III.3.3 Diagnostischer Algorithmus bei Verdacht auf Venenthrombose (aus: Interdisziplinäre S2-Leitlinie, VASA 2005, 34: Suppl 66)

[1] Kompressionsultraschall der Beinvenen

THERAPIE

Therapieziele
Primäre Therapieziele sind die Verhütung einer Lungenembolie und die Verhinderung einer Progredienz der Thrombose. Sekundäres Therapieziel ist die Vermeidung postthrombotischer Komplikationen.

Therapiemaßnahmen
Antikoagulation
Die Behandlung mit Antikoagulanzien senkt effektiv das Risiko tödlicher Lungenembolien. Invasive Maßnahmen (Thrombektomie, Thrombolyse) sind diesbezüglich nicht überlegen. Für eine sofortige Gerinnungshemmung werden Heparine oder das Pentasaccharid Fondaparinux (Arixtra®) eingesetzt, längerfristig dann Vitamin-K-Antagonisten.

Heparine
Heparine gelten als Standardmedikation für die Behandlung der Venenthrombose und werden bereits bei einem ersten Verdacht eingesetzt. Dafür kommen *niedermolekulare Heparine (NM-Heparine)* 1- bis 2-mal pro Tag subkutan (Ausnahme: Certoparin [Mono-Embolex®] in fixer Dosierung) oder *unfraktionierte Heparine (UF-Heparine)* kontinuierlich intravenös bzw. 2- bis 3-mal pro Tag subkutan in Betracht und zwar jeweils in körpergewichtsadaptierter Dosis (**Tab. III.3.4**).

NM-Heparine weisen gegenüber UF-Heparinen eine höhere Bioverfügbarkeit und eine längere Wirkungsdauer nach subkutaner Applikation auf; sie sind bezüglich Wirksamkeit und UAW mindestens gleichwertig. Derzeit sind in Deutschland 5 NM-Heparine für die Therapie der Phlebothrombose zugelassen (Stand 2007); die jeweilige Dosierungsempfehlung des Herstellers ist zu beachten.

Laborkontrollen sind bei Behandlung mit UF-Heparinen unverzichtbar; gemessen wird die APTT. Der Messwert sollte auf das 2- bis 3fache des Ausgangswerts verlängert sein. Eine laborchemische Überwachung der Therapie mit NM-Heparinen ist i.d.R. nicht notwendig. Ausnahmen sind z.B. Personen mit Abweichungen vom Normalgewicht (< 50 kg und > 100 kg Körpergewicht) sowie Schwangere und Patienten mit Niereninsuffizienz. Bei therapeutischer Dosierung ist bei **Einmalgabe** von NM-Heparin ein Anti-Faktor-Xa-Spiegel zwischen 0,6 und 1,3 IE/ml anzustreben, bei **Zweimalgabe** zwischen 0,4 und 0,8 IE/ml, jeweils 3–4 Stunden nach subkutaner Injektion.

UAW: Bei Niereninsuffizienz besteht die Gefahr der Überdosierung; je kleiner das Heparinmolekül, desto größer ist die Kumulationsgefahr. Bei ausgeprägter Niereninsuffizienz sind deshalb UF-Heparine gegenüber NM-Heparinen zu bevorzugen. Laborchemische Kontrollen der Gerinnungsaktivität erscheinen angezeigt (s.o.), vor allem bei längerer Anwendung und bei höherer Dosierung. Außerdem sind die Angaben der Hersteller sorgfältig zu beachten! Eine seltene, aber schwere Komplikation ist die Heparin-induzierte Thrombozytopenie Typ II. Eine Heparintherapie über Wochen und Monate hinweg birgt das Risiko einer Osteoporose.

> **!WICHTIG:**
> Wegen der Gefahr einer **Heparin-induzierten Thrombozytopenie Typ II** (HIT Typ II) sind vor (Ausgangswert!) und während der ersten 3 Wochen einer Heparinbehandlung regelmäßige Thrombozytenkontrollen (etwa 2-mal pro Woche) erforderlich. Das Krankheitsbild ist charakterisiert durch Abfall der Thrombozyten $< 50\%$ des Ausgangswerts infolge immunvermittelter Bildung von Plättchenaggregaten mit Gefahr von arteriellen und venösen Thrombosen. Cave Reexposition! Bei Bedarf weitere Antikoagulation mit Lepirudan (Refludan®), bei fehlender Kreuzallergie alternativ Danaparoid (Orgaran®).

Bei versehentlicher Überdosierung antagonisiert Protaminchlorid die Wirkung von UF-Heparin vollständig, von NM-Heparin nur zu ca. 50 %.

Pentasaccharid

Das Pentasaccharid Fondaparinux (Arixtra®) stellt für die Antikoagulation der akuten Venenthrombose eine gute Alternative zu den Heparinen dar. Das Medikament wird 1-mal pro Tag in einer körpergewichtsadaptierten Dosis subkutan injiziert (s. **Tab. III.3.4**). Das Risiko einer HIT Typ II ist geringer, aber nicht ganz auszuschließen.

UAW: Bei Niereninsuffizienz besteht Akkumulationsgefahr; hier gelten die Empfehlungen wie bei den NM-Heparinen (s.o., **„Heparine"**).

Vitamin-K-Antagonisten

Bei einer Phlebothrombose besteht i.d.R. die Indikation zu einer längerfristigen gerinnungshemmenden Behandlung. Dafür kommen bevorzugt die Vitamin-K-Antagonisten Phenprocoumon (Marcumar®, Falithrom®) und Warfarin (Coumadin®), seltener Acenocoumarol (Sintrom®) in Betracht. Die Therapie kann direkt nach Sicherung der Diagnose eingeleitet werden, sofern keine Kontraindikationen (**s. Kap. II.5.3**, **Tab. II.5.2**) bestehen und keine invasiven Maßnahmen vorgesehen sind. Die Dosierung erfolgt bei Phenprocoumon wegen der langen

Tabelle III.3.4 Initiale Antikoagulation bei akuter Venenthrombose (in Deutschland für diese Indikation zugelassene Medikamente; Stand: August 2007; modifiziert nach der Interdisziplinären S2-Leitlinie [VASA 2005; 34: Suppl 66])

Wirkstoff	Präparat	Hersteller	Dosierung	Zeitintervall
NM-Heparine				
Certoparin	Mono-Embolex® Therapie	Novartis	8000 A-Xa IE s.c.	2-mal tgl.
Enoxaparin	Clexane®	Sanofi-Aventis	1,0 mg/kg KG s.c.	2-mal tgl.
Nadroparin	Fraxiparin®	GlaxoSmithKline	90 A-Xa IE/kg KG s.c.	2-mal tgl.
	Fraxodi®	GlaxoSmithKline	180 A-Xa IE/kg KG s.c.	1-mal tgl.
Reviparin	Clivarin®	Abbott	0,5–0,9 ml s.c. KG-adaptiert	2-mal tgl.
	Clivarodi®	Abbott	0,6 ml s.c. bei KG > 60 kg	1-mal tgl.
Tinzaparin	innohep®	LEO	175 A-Xa IE/kg KG s.c.	1-mal tgl.
Pentasaccharid				
Fondaparinux	Arixtra®	GlaxoSmithKline	7,5 mg s.c. Dosisanpassung bei KG < 50 kg und > 100 kg erforderlich: KG < 50 kg: 5 mg KG > 100 kg: 10 mg	1-mal tgl.
UF-Heparine				
Heparin-Calcium	Calciparin®	Sanofi-Aventis	als Bolus 5000 IE i.v., dann 15–20 IE/kg KG/h i.v. als Dauerinfusion oder mit gleicher Dosis 2-mal/Tag s.c.	
	Heparin-Calcium®	ratiopharm		
Heparin-Natrium	Liquemin®	Roche		
	Heparin-Natrium®	Braun, LEO, ratiopharm		

NM-Heparine = niedermolekulare Heparine, A-Xa IE = Anti-Xa Internationale Einheiten, KG = Körpergewicht.
Vor Therapiebeginn sind die Gebrauchsinformationen der Hersteller zu beachten!

Tabelle III.3.5 Dauer der Sekundärprophylaxe mit Vitamin-K-Antagonisten nach proximaler und/oder distaler venöser Thrombose (TVT) in Abhängigkeit vom Risikoprofil (modifiziert nach ACCP-Guidelines [2004] und Interdisziplinärer S2-Leitlinie [VASA 2005; 34: Suppl 66])

Risikoprofil		Dauer
Erste Thrombose	bei transientem Risikofaktor (z.B. OP, Trauma)	3 Monate
	bei idiopathischer Genese	≥ 6–12 Monate (evtl. unbegrenzt)
	bei leichter Thrombophilie (z.B. heterozygote Faktor-V-Mutation *oder* heterozygote Prothrombin-Mutation)	6–12 Monate
	bei kombinierter Thrombophilie (z.B. heterozygote Faktor-V-Mutation *und* heterozygote Prothrombin-Mutation)	≥ 12 Monate (evtl. unbegrenzt)
	bei schwerer Thrombophilie (z.B. Antiphospholipid-Antikörper-Syndrom)	≥ 12 Monate (evtl. unbegrenzt)
	bei *aktiver Krebserkrankung*	zeitlich unbegrenzt
Rezidivierende Thrombosen	2 oder mehr dokumentierte TVT	zeitlich unbegrenzt

Beachte: Die Bedeutung von anderen thrombophilen Defekten (u.a. Antithrombin-, Protein-C-, Protein-S-Mangel, Homozysteinämie, Faktor-VIII-Erhöhung) in Bezug auf ihren Schweregrad und die therapeutischen Konsequenzen nach einer Thrombose wird kontrovers beurteilt!

Halbwertszeit mit erhöhter Initialdosis, z.B. 6 mg (= 2 Tbl.) pro Tag in den ersten 3 Tagen, bei Warfarin gleich mit der vermuteten Erhaltungsdosis, z.B. 2,5–5 mg (= $1/2$–1 Tbl.) pro Tag. Bis zum Erreichen des stabilen, therapeutisch wirksamen INR-Werts (INR = International Normalized Ratio) von mindestens 2,0 ist die Therapie mit Heparin fortzusetzen. Die Einleitung einer oralen Antikoagulation ohne Heparinschutz ist kontraindiziert. In der Folgezeit wird i.d.R. eine INR zwischen 2,0 und 3,0 angestrebt.

Die **Dauer der Behandlung** richtet sich nach der Schwere des Krankheitsbildes und dem individuellen Risiko für eine Rezidivthrombose einerseits bzw. für eine Blutung andererseits; sie erfolgt mindestens 3 Monate, in der Regel 6–12 Monate, in Einzelfällen zeitlich unbegrenzt (s. **Tab. III.3.5**).

Die Empfehlungen gelten auch für die Rezidivprophylaxe nach erfolgreicher Thrombolyse oder Thrombektomie. Arm- und Schultervenenthrombosen werden meistens für 3–6 Monate antikoaguliert.

Bei **längerfristiger Therapie** muss in regelmäßigen Abständen das individuelle Blutungsrisiko gegenüber dem Risiko einer Rezidivthrombose abgewogen werden. Problematisch sind u.a. ein Lebensalter über 60 Jahre, Zustand nach Apoplex oder gastrointestinaler Blutung, schwere Begleitkrankheiten sowie eine schwierige Steuerung der Therapie.

Bezüglich der **Intensität** der Antikoagulation bei einer Langzeit-Behandlung ist die Low-dose-Therapie mit INR-Werten zwischen 1,5 und 2,0 bezüglich der Verhütung von Rezidivthrombosen effektiver als Placebo, die therapeutische Antikoagulation mit INR-Werten zwischen 2,0 und 3,0 jedoch effektiver als die Low-dose-Therapie. Die Entscheidung für die eine oder für die andere Einstellung richtet sich nach der Einschätzung des individuellen Risikoprofils des Patienten.

Kompressionsbehandlung

Die Kompressionsbehandlung bei akuter Phlebothrombose bewirkt eine rasche Abnahme von Schwellung und Schmerzen durch Erhöhung des Gewebedrucks und Reduktion des Venendurchmessers. Die lokale fibrinolytische Aktivität steigt an; die Mikrozirkulation wird durch Erhöhung des Sauerstoffpartialdrucks verbessert. Als *Kontraindikationen* gelten die fortgeschrittene periphere arterielle Verschlusskrankheit, die septische Phlebitis und die Phlegmasia coerulea dolens.

Bei geschwollener Extremität wird initial ein Wechselverband aus Kurzzug- oder Mittelzugbinden angelegt. Nach Abschwellung sollte tagsüber ein Kompressionsstrumpf der Klasse II (oder III) getragen werden. Bei proximaler Thrombose (= einschließlich und oberhalb der V. poplitea) ist zu Beginn die Länge A-G (Leiste) empfehlenswert, bei distaler Thrombose (= unterhalb der V. poplitea) sowie im Verlauf der proximalen Thrombose ist meist die Länge A-D (Unterschenkel) ausreichend.

Bei konsequenter Behandlung mit einem Unterschenkelkompressionsstrumpf treten nach 2 Jahren seltener postthrombotische Veränderungen auf als ohne Kompressionstherapie. Es ist anzunehmen, dass die Fortsetzung der Therapie bei persistierender Schädigung der Venenklappen von Vorteil ist. Bei der Arm- und Schultervenenthrombose richten sich Durchführung und Dauer der Kompression nach den subjektiven Beschwerden.

Immobilisation/ambulante Therapie

Die **Immobilisation** von Patienten mit akuter Bein- und Beckenvenenthrombose – zusätzlich zu Antikoagulation und Kompression – reduziert weder die Frequenz von Lungenembolien noch die Häufigkeit und Schwere des postthrombotischen Syndroms, und zwar unabhängig von der Lokalisation der Thrombose (gilt daher für die Unterschenkelvenenthrombose gleichermaßen wie für die Beckenvenenthrombose). Sie sollte deshalb auf absolut notwendige Indikationen beschränkt werden. Bei einer ausgedehnten, akuten Thrombose mit entsprechenden Beschwerden kann es aber sinnvoll sein, das betroffene Bein in den ersten Tagen für die überwiegende Zeit des Tages zu schonen und hochzulagern.

In 80–90 % der Fälle wird die akute Venenthrombose heutzutage von vornherein oder nach kurzem stationären Aufenthalt **ambulant therapiert**. Als Bedingung gilt ein vollständiges Verständnis des Patienten für die Erkrankung und deren Komplikationen sowie die Einwilligung in eine ambulante Therapie. Die Thrombose muss eindeutig diagnostiziert und eine Abklärung von Ursachen ambulant möglich sein. Eine fachgerechte Durchführung von Kompression und Antikoagulation nach den obigen Grundsätzen ist unabdingbar. Die lückenlose ärztliche Versorgung mit regelmäßigen Kontrollen muss gewährleistet sein. Bei Begleitkrankheiten, die per se einer stationären Überwachung bedürfen, sowie bei schwieriger Antikoagulation infolge einer Niereninsuffizienz, bei hämorrhagischer Diathese, bei entzündlichen Magen-Darm-Krankheiten und bei einer Lungenembolie kommt i.d.R. eine ambulante Überwachung von Anfang an nicht in Betracht.

Thrombolyse

Eine thrombolytische Therapie kann bei Patienten bis zu einem Lebensalter von ca. 50 Jahren mit einer Mehr-Etagen-Thrombose und einem geschätzten Thrombosealter bis zu 7 Tagen erwogen werden. Es handelt sich um eine elektive Maßnahme, bei der der Patient im Vergleich zur alleinigen Antikoagulation eine erhöhte akute Morbidität und Mortalität zugunsten eines möglicherweise günstigeren Krankheitsverlaufs bezüglich eines postthrombotischen Syndroms in Kauf nimmt. Bei der Arm- und Schultervenenthrombose ist die Indikation zur Thrombolyse aufgrund guter Behandlungsergebnisse bei alleiniger Antikoagulation noch restriktiver zu stellen.

Zur **systemische Thrombolyse** bei tiefer Venenthrombose sind Streptokinase und Urokinase, nicht aber rt-PA zugelassen. Die Behandlung kann in *konventioneller Dosierung* kontinuierlich oder in *ultrahoher Dosierung* in einem 6-stündigen Zyklus jeweils intravenös über mehrere Tage erfolgen (Dosierungsschemata **s. Kap. II.5.6.1** und **II.5.6.2**). Mit bedeutsamen Blutungen

muss bei rund 15 % der behandelten Patienten gerechnet werden. Intrakranielle Blutungen treten in bis zu 1,5 % der Fälle auf, jedoch nur bei 0,2 % der unter 50-jährigen Patienten.
Die kathetergesteuerte **lokale Thrombolyse** erwies sich in neueren Studien gegenüber der alleinigen Antikoagulation als erfolgreich bezüglich des akuten Behandlungserfolgs und der längerfristigen Rekanalisierungsrate nach 6–12 Monaten. Davon profitieren nach den bisherigen Daten am ehesten Patienten mit einer akuten Thrombose der ilio-femoralen Venen. Die Rate an großen Blutungen ist studienabhängig sehr heterogen; sie liegt zwischen 0 und 13 %.

Thrombektomie

Die Thrombektomie bei akuter Phlebothrombose senkt im Vergleich zur alleinigen Antikoagulation nicht die Rate an Lungenembolien. Das Behandlungsziel liegt primär in der Verringerung von Häufigkeit und Schwere des postthrombotischen Syndroms; aussagekräftige Vergleichsdaten zur alleinigen Antikoagulation nach einer längeren Beobachtungszeit liegen nicht vor. Die Indikation zur Thrombektomie ist in besonderen Situationen zu erwägen, z.B. bei der deszendierenden (!) Beckenvenenthrombose, einer in das tiefe Venensystem einwachsenden Phlebitis bei Stammvarikose der V. saphena magna oder parva und bei der seltenen Phlegmasia coerulea dolens.

Kavafilter

Eine Indikation zur Implantation eines Kavafilters bei akuter Phlebothrombose ist nur ausnahmsweise gegeben, und zwar bei absoluter Kontraindikation gegen eine Antikoagulation sowie beim Auftreten symptomatischer Lungenembolien trotz regelrechter Antikoagulation. Im Bedarfsfall ist ein temporäres oder wieder entfernbares Filtersystem zu bevorzugen.

Besondere therapeutische Situationen
Schwangerschaft/Stillzeit

Die oben angeführten therapeutischen Prinzipien gelten im Wesentlichen auch in der Schwangerschaft. Allerdings sollte im ersten Trimenon wegen der Gefahr fetaler Fehlbildungen sowie im letzten Trimenon, wenige Wochen vor der Geburt, wegen der Gefahr fetaler und plazentarer Blutungen auf Vitamin-K-Antagonisten verzichtet werden.
Bei einer akuten Phlebothrombose erfolgt die sofortige Antikoagulation mit einem Heparin in therapeutischer Dosierung. Niedermolekulare Heparine kommen heutzutage bevorzugt zur Anwendung. Sie sind zwar im Verlauf der Schwangerschaft nicht explizit zugelassen, aber auch nicht kontraindiziert. Ob, wann und um wie viel die therapeutische Dosis in der Schwangerschaft reduziert werden kann, ist noch unklar. Postpartal sollte eine Antikoagulation für ca. 6 Wochen erfolgen, die optimale Dosis ist auch hierbei noch nicht etabliert. Während der Stillperiode kann Warfarin (Coumadin®) verabreicht werden; die Substanz wird nicht in aktiver Form in die Muttermilch sezerniert.

Organvenenthrombosen

Bei Thrombosen im Bereich der Pfortader-, Mesenterial-, Milz-, Leber-, Nieren- und Sinusvenen stellt die Antikoagulation die Basisbehandlung dar. Hinsichtlich der Dosierung von Heparin in der Akutphase sowie der Indikation zur Sekundärprophylaxe mit Vitamin-K-Antagonisten sind begleitende Gerinnungsveränderungen und Blutungskomplikationen zu berücksichtigen (z.B. Leberzirrhose mit Ösophagusvarizen bei Pfortaderthrombose). Je nach Grundkrankheit und Gefahr der thrombotischen Organschädigung (z.B. Darminfarkt bei Mesenterialvenenthrombose) kommen bei den abdominellen Gefäßprozessen im Einzelfall operative Maßnahmen oder eine thrombolytische Therapie in Betracht. Die Nierenvenenthrombose hat i.d.R. eine gute Prognose unter alleiniger Antikoagulation.

> **! WICHTIG:**
> Aufgrund des verzögerten Wirkungseintritts von Vitamin-K-Antagonisten muss die gerinnungshemmende Therapie bei akuter Phlebothrombose immer mit niedermolekularem (s.c.) oder unfraktioniertem Heparin (s.c./i.v.) bzw. mit Fondaparinux (s.c.) eingeleitet werden.

2.2 Varikose

Definition: Bei einer Varikose liegt eine Krampfaderbildung der extrafaszialen oberflächlichen Gefäße (= Stammvenen, Seitenastvenen, retikuläre Venen) oder/und von Verbindungsvenen zwischen den oberflächlichen und tiefen Venensystemen (= Perforansvenen) vor.

Epidemiologie: Nach der Tübinger Studie (1981) sind von einer klinisch relevanten Varikose 15 % und von einer chronischen venösen Insuffizienz 12 % der erwachsenen Bevölkerung in Deutschland betroffen. Ein florides oder abgeheiltes Ulcus cruris ist nach der Bonner Venenstudie (2003) bei 0,1–0,6 % vorhanden.

Ätiologie und Pathogenese: Die **primäre Varikose** ist die Folge eines komplexen Zusammenwirkens von anlagebedingten (u.a. konstitutionelle Bindegewebsschwäche, familiäre Disposition) und erworbenen Faktoren (u.a. hormonelle Einflüsse in Pubertät und Schwangerschaft, Druckbelastung der Venen durch langes Stehen).
Die **sekundäre Varikose** ist dagegen immer die Folge einer organischen oder schweren funktionellen Abflussstörung im tiefen Venensystem, beispielsweise beim postthrombotischen Syndrom.

Klinik: Krankheitsbilder: Nach anatomischen Gesichtspunkten werden unterschieden:
(1) Stammvarikose der Venae saphenae magna und parva,
(2) Seitenastvarikose,
(3) Perforansvarikose,
(4) retikuläre Varikose und Besenreiser.
Bei den Krankheitsbildern (1) bis (3) lassen sich spezielle Verlaufsformen differenzieren, die vor allem für die gezielte chirurgische Therapie von Bedeutung sind. Die größte klinische Relevanz haben die Stamm- und die Perforansvarikose. Bei beiden Krankheitsbildern bestehen direkte Verbindungen zum tiefen Venensystem, dessen konsekutive Überlastung in hohem Maße zu Folgeschäden im Sinne einer chronischen venösen Insuffizienz disponiert.

Leitsymptome und -befunde: Bei schlanken Patienten und ausgeprägtem Befund können eine Stammvarikose sowie eine Seitenastvarikose bei der Untersuchung im Stehen diagnostiziert werden.
Die **Perforansvarikose** präsentiert sich klinisch oft als so genanntes Blow out mit einer Vorwölbung in loco typico; am wichtigsten sind Cockett'sche (= oberhalb des Innenknöchels) und Dodd'sche Perforansvenen (= an der Innenseite des Oberschenkels).
Retikuläre Varizen und **Besenreiser** sind als Blickdiagnose zu erkennen.
Eine **schwere Stamm- und Perforansvarikose** verursacht mitunter ein Schweregefühl und Stauungsschmerzen. Eine Schwellungsneigung weist bereits auf eine Überlastung des tiefen Venensystems im Sinne der sekundären Leitveneninsuffizienz hin. Die Beschwerden können prämenstruell, bei überwiegend stehender Tätigkeit sowie im Laufe des Tages zunehmen. Die Symptomatik ist allerdings nicht sehr spezifisch; sie tritt häufig auch bei einer statischen Fehlbelastung des Bewegungsapparats auf.

Komplikationen: Varikophlebitis (s. Kap. III.3.2.3)
Die **Varizenruptur** kann mit einer erheblichen Blutung einhergehen, die durch Ausübung von lokalem Druck und Hochlagerung des Beins sofort sistiert. Das Anlegen eines Kompressions-

verbandes verhindert die Nachblutung und fördert die Abheilung der kleinen Wunde. Die Varize kann nachfolgend durch Sklerosierung oder Operation saniert werden.
Chronische venöse Insuffizienz (s. Kap. III.3.2.4)

Sicherung der Diagnose: Eine Stamm-, eine Seitenast- und eine Perforansvarikose lassen sich in der Regel mit der farbkodierten Duplexsonographie feststellen. Für den Beweis insuffizienter Venenklappen sind dabei Provokationstests wie der Valsalva-Test (= für die Untersuchung der proximalen Venen) oder der Wadenkompressions-/-dekompressionstest (= für die Untersuchung der Unterschenkelvenen) unerlässlich. Für die differenzierte Diagnose der speziellen Verlaufsformen sowie bei der Rezidivvarikose ist oftmals die aszendierende Pressphlebographie nach Hach erforderlich. Beide Methoden erlauben darüber hinaus eine Aussage über die Funktion des tiefen Venensystems.

THERAPIE

Therapieziele

Das primäre Therapieziel besteht in der Verhütung und Beseitigung von schweren Folgeerscheinungen einer Stamm- und Perforansvarikose. Dazu gehören vor allem die sekundäre Leitveneninsuffizienz, chronische Entzündungsvorgänge an Haut, Wadenmuskeln und Sprunggelenken (s. Kap. III.3.2.4) sowie die Varikophlebitis bei einer Stamm- oder Perforansvarikose mit der Gefahr des Einwachsens in das tiefe Venensystem. Darüber hinaus kommt es darauf an, die Beschwerden des Patienten zu lindern; dazu zählt auch die Beseitigung von ästhetisch störenden und mitunter schmerzenden retikulären Varizen und Besenreisern.

Allgemeine Maßnahmen

Die Betätigung der Beinmuskulatur bei regelmäßigem Gehen oder Laufen wirkt sich günstig auf die peripheren Venenpumpen aus. Optimale Sportarten sind Schwimmen und Fahrradfahren; auch Bergsteigen in größerer Höhe entlastet die periphere Strombahn. Ein gutes Abrollen im Sprunggelenk gewährleisten moderne Sportschuhe. Barfuß gehen ist nur am Meeresstrand und auf Waldboden empfehlenswert. Das Hochlagern der Beine für ca. 20 Minuten in der Mittagspause und abends beseitigt Stauungsschmerzen. Beengende Kleidungsstücke wirken sich ungünstig auf den venösen Blutstrom aus. Die Ernährung sollte natürlich und schlackenreich sein; Übergewicht ist zu vermeiden. Regelmäßige Abduschungen der Beine mit kaltem Wasser erhöhen den Venentonus und mindern die Schwellungsneigung. Eine Überhitzung der Beine sollte vermieden werden. Die Einnahme von Hormonpräparaten ist nicht von vornherein kontraindiziert.

Kompressionsbehandlung

Die Kompressionstherapie bildet die Basis jeder Behandlung einer ausgeprägten Varikose mit chronischer venöser Insuffizienz. Sie erfolgt bei entzündlichen Hautveränderungen sowie bei einer Schwellungsneigung zunächst mit einem *Wechselverband* aus Kurz- oder Mittelzugbinden bis zum Knie bei täglichem Wechsel. Alternativ kann auch ein *Dauerverband* mit Zinkleimbinden für die Dauer von 2–3 Tagen angelegt werden. Nach Abheilung und Entstauung sollte tagsüber ein *Kompressionsstrumpf* getragen werden, meist der Klasse II bis unterhalb des Knies. Die Wahl des Kompressionsmaterials ist aus Gründen der Compliance im Einvernehmen mit dem Patienten zu treffen. Eine Sanierung der Varikose ist anzustreben.
Als ergänzende Maßnahme kommt bei ausgeprägter Schwellungsneigung die apparative intermittierende Druckmassage in Betracht, ggf. auch zur Heimbehandlung.

Sklerosierung und Lasertherapie

Die **Sklerosierung** (= Verödung) eignet sich vor allem zur Beseitigung von kleinkalibrigen Varizen vom Seitenast- und retikulären Typ sowie von Besenreisern. Die Verödung einer Stamm- und Perforansvarikose bleibt wegen der Neigung zu Rezidiven und des Risikos thrombotischer Komplikationen Einzelfällen vorbehalten. Zur Anwendung gelangt meist Polidocanol (Aethoxysklerol®) in unterschiedlichen Konzentrationen; das Medikament wird in flüssiger Form oder als Schaum injiziert.

Mit der **Lasertherapie** lassen sich kleinste intradermale Venengeflechte behandeln.

Operative und endovasale Maßnahmen

Die **operative** Behandlung ist bei einer ausgeprägten **primären** Stamm- und Seitenastvarikose der Venae saphenae magna und parva sowie bei einer Perforansvarikose indiziert; sie gilt als Standardverfahren. Dabei werden nur kranke Venensegmente entfernt; die gesunden Anteile der Vena saphena magna bleiben transplantationsfähig für die Herz- und Gefäßchirurgie erhalten.

Im Rahmen einer Verminderung der Invasivität kommen heute zunehmend **endovasale** Behandlungsverfahren durch Applikation von Radiowellen oder durch die Lasertechnik zur Anwendung. Die Maßnahmen sind bei leichteren Krankheitsfällen ohne sekundäre Leitveneninsuffizienz und ohne fortgeschrittene chronische venöse Insuffizienz in Erwägung zu ziehen. Langzeitergebnisse über mehr als 5–10 Jahre stehen noch aus.

Operative Maßnahmen bei einer **sekundären** Varikose bedürfen größter Vorsicht.

Für die schweren Krankheitsverläufe mit chronischer venöser Insuffizienz wurden spezielle Operationsmethoden entwickelt (**s. Kap. III.3.2.4**).

Pharmakotherapie

Medikamentöse Maßnahmen sind bei der unkomplizierten Varikose nicht indiziert. Die Gabe eines Diuretikums (z.B. dehydro sanol tri®, Dytide H®) kann bei einem ausgeprägten Ödem, begleitend zur Kompressionsbehandlung, für wenige Tage angezeigt sein. Phytopharmaka können im Einzelfall subjektive Beschwerden wie Stauungsschmerzen lindern und dann für einen begrenzten Zeitraum zur Anwendung kommen. Wegen der Neigung zu lokalen Allergien sollten Externa möglichst vermieden werden.

2.3 Thrombophlebitis/Varikophlebitis

Definition: Bei der **Thrombophlebitis** (oberflächliche Venenentzündung) handelt es sich um eine lokal begrenzte Entzündungsreaktion in einer extrafaszial gelegenen normalen Vene. Bei der **Varikophlebitis** ist eine Varize (Krampfader) betroffen.

Ätiologie und Pathogenese: Prinzipiell gelten die gleichen pathogenetischen Mechanismen (Virchow'sche Trias) wie bei der Venenthrombose. Die Krankheit kann spontan sowie bei bestimmten Grundleiden auftreten.

Am Arm entsteht die **Thrombophlebitis** meistens iatrogen nach einer Venenwandreizung durch Kanülen oder Verweilkatheter sowie nach Infusion von hochkalorischen Lösungen und Zytostatika; am Bein können Gefäßtraumen oder Infektionen (z.B. Borreliose) auslösend sein. Als Grundleiden kann eine Vaskulitis vorliegen; am häufigsten ist die Thrombendangiitis obliterans (**s. Kap. III.3.1.3**), seltener ein M. Behçet, M. Wegener, Lupus eythematodes, eine Polymyalgia rheumatica oder eine Panarteriitis nodosa. Auslöser können auch thrombophile Gerinnungsstörungen sowie Malignome sein.

Die **Varikophlebitis** ist insgesamt häufiger; sie tritt ausschließlich in Varizen auf, und zwar am Bein, seltener im Genital- (Vulvavarizen) oder Analbereich (Hämorrhoiden).

Klinik: Leitsymptome und -befunde: Bei der **Thrombophlebitis** besteht ein schmerzhafter, druckempfindlicher, derber Venenstrang mit Überwärmung und Rötung der umgebenden Haut. Bei der **Varikophlebitis** liegt ein entsprechender Befund in einer Varize oder ein umschriebener, thrombosierter Varixknoten vor.

Komplikationen: Die **septische Thrombophlebitis** stellt eine schwere Komplikation im Verlauf einer bakteriellen Infektion dar; sie kann eine Sepsis auslösen.
Bei der **Varikophlebitis** einer Stammvene (Vena saphena magna oder parva) kann der intravasale Thrombus über Perforansvenen *indirekt* (= Kragenknopfphlebitis) bzw. in der Leiste oder in der Kniekehle *direkt* in das tiefe Venensystem einwachsen und damit eine Phlebothrombose (s. Kap. III.3.2.1) verursachen.

Sicherung der Diagnose: Die charakteristischen Symptome einer Thrombophlebitis oder Varikophlebitis sind i.d.R. durch Inspektion und Palpation erfassbar. Bei einer Varikophlebitis reicht der thrombotische Prozess oft weiter zentralwärts als klinisch erkennbar. Zum Ausschluss bzw. Nachweis eines transfaszialen Thrombuswachstums (= Phlebothrombose) ist die Kompressionssonographie erforderlich, bei unklarem Befund zusätzlich die Phlebographie.

Differenzialdiagnose: Lymphangiitis (Lymphknotenschwellung, häufig Schüttelfrost und Fieber!), Erysipel (flächenhafte Rötung).

Sonderformen:
(1) **Thrombophlebitis migrans oder saltans:** Vorkommen vorwiegend bei jüngeren Patienten. Münzgroße lokale Rötung entlang oberflächlicher Venensegmente, die einmalig oder rezidivierend auftritt. Die Krankheit breitet sich kontinuierlich innerhalb einer Vene an einer Extremität (= migrans) oder mit sprunghaftem Übergreifen auf Venen mehrerer Extremitäten (= saltans) aus. Bei der *primären Form* ist eine Ursache nicht eruierbar; die Behandlung erfolgt mit nichtsteroidalen Antiphlogistika. *Sekundäre Formen* können im Rahmen einer systemischen Vaskulitis auftreten; die Behandlung erfolgt dabei ggf. mit Kortikosteroiden.
(2) **Mondor-Syndrom:** Es handelt sich um eine strangförmige Thrombophlebitis der V. thoracoepigastrica und ihrer Äste an der vorderen Thoraxseite. Spezielle Auslöser sind nicht bekannt. Die Krankheit heilt spontan aus.

THERAPIE

Basismaßnahmen
Anlegen eines Kompressionsverbandes (s.o.) und Beibehaltung der Mobilisation. Lokale Umschläge mit kaltem Wasser oder antiphlogistisch wirksamen Externa tragen zur Linderung der Beschwerden bei. Die Gabe von nichtsteroidalen Antiphlogistika, z.B. Acetylsalicylsäure (500–1500 mg/Tag) oder Ibuprofen (400–1200 mg/Tag) ist bei starken Schmerzen und ausgeprägter Entzündungsreaktion empfehlenswert. Antibiotika kommen nur bei septischen Allgemeinsymptomen zum Einsatz.

Spezielle Maßnahmen
Bei einem thrombosierten Varixknoten beschleunigt die Stichinzision mit Expression des Gerinnsels (in Lokalanästhesie) den Heilungsverlauf. Bei mündungsnaher Phlebitis ist die Antikoagulation mit Heparin empfehlenswert; Art, Dosis und Dauer der Therapie sind derzeit noch ungeklärt. Bei einer Varikophlebitis mit Einwachsen des Thrombus in das tiefe Venensystem erfolgt die Antikoagulation wie bei einer tiefen Venenthrombose (**s. Kap. III.3.2.1, „Therapie"**). Alternativ kann eine sofortige Operation mit gleichzeitiger Entfernung der Stammvarikose vorgenommen werden; dadurch lässt sich die Dauer der Antikoagulation verkürzen.

2.4 Chronische venöse Insuffizienz (CVI)

Definition: Als chronische venöse Insuffizienz (CVI) wird eine krankhafte Situation bezeichnet, in der das Blut aufgrund einer schweren Venenkrankheit nicht mehr in genügendem Maß aus den Beinvenen abgepumpt werden kann und dadurch entzündliche Veränderungen an der Haut und an tiefer gelegenen Gewebsstrukturen auslöst.

Ätiologie und Pathogenese: Die häufigsten Ursachen der CVI sind die sekundäre Leitveneninsuffizienz bei schwerer **Stamm- und Perforansvarikose** und das **postthrombotische Syndrom**.
Die Schädigung im tiefen Venensystem bedingt einen Rückstau und eine venöse Hypertonie, die sich von den großen Leitvenen über die Venolen bis in die Mikrozirkulation fortpflanzen. Es kommt zur Schädigung der Kapillaren mit Bildung eines eiweißreichen Ödems und der Expression von pathologischen Matrixmolekülen, die das Gewebe schädigen. Oft resultiert das chronische Ulcus cruris venosum. Der entzündliche Prozess kann darüber hinaus auch auf Muskulatur und Sprunggelenke übergreifen.

Klinik: Einteilung in Krankheitsstadien:
(1) Die **Einteilung der CVI nach Widmer** (1981) ist gut praktikabel und findet im deutschsprachigen Raum weite Verbreitung. Sie beruht auf der Beurteilung von sichtbaren Veränderungen der Haut:
- Stadium I: Corona phlebectatica paraplantaris,
- Stadium II: Hyper- oder Depigmentierung,
- Stadium III: florides oder abgeheiltes Ulcus cruris.

(2) Die **CEAP-Klassifikation nach Kistner** (1995) berücksichtigt klinische (C), ätiologische (E), anatomische (A) und pathophysiologische (P) Merkmale der Venenkrankheiten; hinzu kommen Scores hinsichtlich der Schwere der Erkrankung und sozialmedizinischer Aspekte. Das Verfahren hat sich vor allem für Forschungsvorhaben bewährt.

(3) Bei dem **Sklerose-Faszien-Score nach Hach** (1994) kommt es vor allem auf den Nachweis und die Ausdehnung der Haut- und Gewebssklerose an. Es werden auch Funktionseinbußen der Muskulatur und Sprunggelenke einbezogen. Die Klassifikation eignet sich besonders für die chirurgische Therapieplanung.

Leitsymptome und -befunde: Häufig bestehen eine Schwellungsneigung und Stauungsschmerzen im Bereich des Unterschenkels. Je nach Krankheitsstadium sind bestimmte Veränderungen an der Haut sichtbar und Verhärtungen im subkutanen Gewebe tastbar (s.o.), im Anfangsstadium bevorzugt in der Region des Innenknöchels, später mitunter auch zirkulär. Ein Ulcus cruris kann starke Schmerzen verursachen. Bei schwerem Krankheitsverlauf kann die Beweglichkeit in den Sprunggelenken eingeschränkt oder aufgehoben sein (= arthrogenes Stauungssyndrom).

Sicherung der Diagnose: Im Vordergrund steht zunächst die Abklärung der zugrunde liegenden Venenkrankheit. Die verschiedenen Formen der **primären Varikose** und das **postthrombotische Syndrom** lassen sich mit bildgebenden Verfahren (farbkodierte Duplexsonographie und Phlebographie) eindeutig diagnostizieren. Auch die Schwere der krankhaften Veränderungen im tiefen Venensystem lässt sich mit beiden Methoden einschätzen; für die Beurteilung der Venenfunktion eignen sich darüber hinaus die Phlebodynamometrie, die Venenverschluss-Plethysmographie und mit geringerer Aussagekraft die Lichtreflexionsrheographie. Apparative Untersuchungen der Mikrozirkulation und die Druckmessung im betroffenen Muskelkompartment sind speziellen Fragestellungen vorbehalten.

Komplikationen: Die schwere **primäre Stammvarikose** führt infolge des großen rezirkulierenden Blutvolumens im Laufe der Jahre zu einer Überlastung der tiefen Venen (= sekundäre Leitveneninsuffizienz). Umgekehrt kann bei einem persistierenden Schaden im tiefen Venen-

Tabelle III.3.6 Differenzialdiagnose bei chronischer venöser Insuffizienz

Schaden	Stammvarikose	Postthrombotisches Syndrom
Primär	**Extrafaszial:** *Primäre* Stammvarikose der V. saphena magna/parva	**Intrafaszial:** Leitveneninsuffizienz mit Klappenschädigung durch *thrombotische Destruktion*
Sekundär	**Intrafaszial:** Leitveneninsuffizienz mit Klappenschädigung durch *erhöhtes rezirkulierendes Blutvolumen*	**Extrafaszial:** *Sekundäre* Stammvarikose der V. saphena magna/parva

system infolge einer Phlebothrombose nach Jahren eine Überlastung der oberflächlichen Venen resultieren (= **sekundäre Stammvarikose**). Die Zusammenhänge sind in **Tab. III.3.6** dargestellt.

THERAPIE

Allgemeine Maßnahmen

Einen günstigen Einfluss haben balneologische Maßnahmen wie kalte Güsse und Umschläge. Hautpflege ist wichtig (ggf. dermatologische Konsultation); Externa provozieren häufig Allergien. Die Beine sollten möglichst oft hochgelagert werden; als Alternative gilt die intermittierende Druckmassage. Größte Bedeutung haben regelmäßige Gehübungen zur Aktivierung der Muskel-Gelenk-Pumpen sowie Sport für Venenkranke. Die frühzeitige orthopädische Begleittherapie dient der Vorbeugung von Fehlstellungen. Diuretika (z.B. Dytide H®, dehydro sanol tri®) können bei akuter Schwellungsneigung in der initialen Behandlungsphase im Einzelfall hilfreich sein. Gelegentlich wirkt sich die Einnahme von Ödemprotektiva oder venentonisierenden Substanzen für einen begrenzten Zeitraum günstig auf die Beschwerden aus, ersetzt aber keinesfalls eine notwendige Kompressionsbehandlung (s. auch **Kap. III.3.2.2**, „Allgemeine Maßnahmen").

Kompressionsbehandlung

In allen Stadien der CVI steht die Kompressionstherapie ganz im Vordergrund, um die schleichende Progredienz der Krankheit zu vermeiden. In einer akuten Krankheitsphase kommt immer der Kompressionsverband zur Anwendung; nach Abheilung von Ulzera und Wunden sowie nach Abschwellen der Extremität wird auf den medizinischen Kompressionsstrumpf übergegangen. In der Regel reicht ein Kniestrumpf (= A-D) der Kompressionsklasse II aus; manchmal ist das zusätzliche Anlegen einer Kurzzugbinde erforderlich. Die Behandlungsdauer ist oft unbegrenzt.
(s. auch **Kap. III.3.2.2**, „Kompressionsbehandlung")

> **! WICHTIG:**
> Bei *akuter* Venenkrankheit ist ein *Kompressionsverband* indiziert, zur *langfristigen* Stabilisierung des Behandlungserfolgs dann ein medizinischer *Kompressionsstrumpf.*

Chirurgische Therapie

In jedem Stadium der CVI steht die Beseitigung einer Stammvarikose durch die stadiengerechte Resektion an erster Stelle. Vorher ist eine Kollateralfunktion der Stammvene sorgfältig auszuschließen, z.B. bei einem postthrombotischen Syndrom. Eine CVI geht so gut wie immer mit einer Cockett'schen Perforansvarikose (= oberhalb des Innenknöchels) einher und bedarf dann der operativen Ausschaltung des Gefäßes. Bei ausgeprägten Gewebsindurationen mit

Druckanstieg in den Muskelkompartimenten kommen Operationen an der Faszie (paratibiale und krurale Fasziotomie nach Hach) in Betracht. Die Kompressionstherapie ist postoperativ fortzusetzen.

Behandlung des Ulcus cruris

Die Therapie steht auf 2 Säulen. Am wichtigsten ist die fachgerechte Kompressionstherapie (s.o.), ggf. mit Anwendung von Polstermaterial (Watte, Schaumgummi). An zweiter Stelle steht die Wundbehandlung; sie beinhaltet eine Säuberung des Ulkusgrundes (chirurgisch, enzymatisch oder biologisch mit Fliegenmaden) sowie feuchte Umschläge mit Ringerlösung oder hydroaktive Wundauflagen (z.B. Hydrokolloide, Alginate, Hydrogele).

Wenn sich innerhalb von maximal 3–6 Monaten keine Abheilung erzielen lässt, muss an eine chirurgische Maßnahme (Nekrosektomie, Hauttransplantation, Operation an der Faszie) oder an eine Wundbehandlung mit Vakuumversiegelung gedacht werden.

> **! WICHTIG:**
> Bei einem längere Zeit bestehenden, therapieresistenten, häufig auch schmerzlosen Ulkus ist eine Neoplasie auszuschließen!

2.5 Thromboseprophylaxe

Eine **primäre venöse Thromboseprophylaxe** erfolgt bei Patienten mit erhöhtem Thromboserisiko und gesundem Venensystem.

(1) Zur **medikamentösen Behandlung** stehen unfraktionierte Heparine (UF-Heparine), niedermolekulare Heparine (NM-Heparine), Fondaparinux sowie Vitamin-K-Antagonisten zur Verfügung.

- Im *chirurgischen Krankengut* mit mittlerem Thromboserisiko senken UF-Heparine in einer Dosierung von 5000 oder 7500 IE alle 8–12 Stunden subkutan die Thromboseinzidenz von durchschnittlich 25 % auf 10 % und die Anzahl tödlicher Lungenembolien von 0,7 % auf 0,2 %. Bei hohem Thromboserisiko, z.B. bei einer Knie- oder Hüftgelenksoperation, können NM-Heparine mit Zulassung für den Hochrisikobereich subkutan oder UF-Heparine mit APTT-adjustierter Dosierung intravenös zur Anwendung kommen. Außerdem sind hierfür Fondaparinux (Arixtra®) und Desirudin (Revasc®) zugelassen. Bei postoperativen oder posttraumatischen Zuständen kann eine medikamentöse Prophylaxe für mehrere Wochen, evtl. bis zur vollständigen Mobilisierung, angezeigt sein.
- Im *internistischen Krankengut* wird vor allem bei den folgenden akuten Krankheitsbildern ein hohes Thromboserisiko angenommen: Schwere Herz- und Lungenkrankheiten, ischämischer Apoplex mit Parese sowie schwere Infektionen und Sepsis. Prädisponierende Faktoren wie hohes Lebensalter, Polyglobulie, Exsikkose, florides Malignom, schwere Thrombophilie und Hormontherapie können additiv wirken. Einzelne NM-Heparine (siehe Herstellerinformation) und UF-Heparine sowie Fondaparinux sind für die Verhütung von Thrombosen in der nichtoperativen Medizin zugelassen.

(2) Die **physikalische Thromboseprophylaxe** mit so genannten Antithrombosestrümpfen vermag bei begleitender Gabe von Antithrombotika das Thromboserisiko weiter zu senken. Sie kommt insbesondere auch dann zur Anwendung, wenn gerinnungshemmende Medikamente wegen erhöhter Blutungsgefahr kontraindiziert sind. In dieser Situation ist auch die intermittierende pneumatische Kompression der Beine von Vorteil; die Thromboserate konnte dadurch in der Allgemeinchirurgie immerhin auf 17 % gesenkt werden. Elektrische Wadenstimulation, Atemübungen und Frühmobilisation sind wirksam; die Effizienz ist aber nicht durch randomisierte Studien belegt.

Die **sekundäre venöse Thromboseprophylaxe** dient der Verhütung eines Rezidivs nach abgelaufener Thrombose oder Lungenembolie.
(1) Die **medikamentöse** Prophylaxe erfolgt im Anschluss an die Therapie der akuten Krankheit üblicherweise mit Vitamin-K-Antagonisten (**s. Kap. III.3.2.1**, „Antikoagulation"). Dabei wird i.d.R. auf eine INR zwischen 2,0 und 3,0 eingestellt. Die Behandlungsdauer beträgt bei auslösendem Risikofaktor 3 Monate, bei idiopathischer Genese mindestens 6–12 Monate und bei persistierendem hohem Rezidivrisiko, wie aktiver Tumorkrankheit oder Rezidivthrombose, länger als 12 Monate, ggf. zeitlich unbegrenzt (**s. Tab. III.3.5**). Bei Kontraindikationen gegen die orale Antikoagulation kommen vorzugsweise NM-Heparine zur Anwendung und zwar in voll-therapeutischer oder auch in halb-therapeutischer Dosierung. Eine prophylaktische Gabe kann bei Patienten mit hohem Blutungsrisiko in Betracht gezogen werden. Tumorpatienten haben oft ein hohes Thromboserisiko bei gleichzeitig erhöhter Blutungsneigung. Verschiedene NM-Heparine zeigten in dieser Situation eine Überlegenheit gegenüber der konventionellen oralen Antikoagulation. In der größten Studie, der so genannten CLOT-Studie, erwies sich das NM-Heparin Dalteparin mit einer 1-monatigen voll-therapeutischen Dosis, gefolgt von einer 5-monatigen $^{3}/_{4}$-therapeutischen Dosis als signifikant überlegen hinsichtlich des Auftretens von Rezidivthrombosen ohne Anstieg des Blutungsrisikos und der Mortalität. Dies führte zu der Empfehlung, bei Tumorpatienten mit akuter Thrombose eine längere, nämlich 3- bis 6-monatige Heparinisierung in Erwägung zu ziehen (ACCP-Guidelines 2004).
(2) Die **physikalische** Prophylaxe wird üblicherweise mit einem Kompressionsstrumpf der Klasse II (seltener III) durchgeführt. Die Strumpflänge richtet sich initial meistens nach der Lokalisation der Thrombose; langfristig ist i.d.R. ein Unterschenkelkompressionsstrumpf ausreichend. Nach Studienlage kann auch sofort mit einem Unterschenkelkompressionsstrumpf behandelt werden. Die Dauer der Behandlung hängt von der Schwere der postthrombotischen Veränderungen ab (**s. Kap. III.3.2.1**, „Kompressionsbehandlung").

3 Lymphgefäßkrankheiten

3.1 Lymphödem

Definition: Das Lymphödem ist eine chronische Krankheit, die auf einer Abflussstörung der Lymphe beruht.

Ätiologie und Pathogenese: Das **primäre** oder **idiopathische Lymphödem** beruht auf einer anlagebedingten Störung des Lymphsystems. Dabei sind Lymphgefäße (Hypoplasie, Aplasie oder Atresie) und Lymphknoten (Agenesie) in unterschiedlichem Ausmaß betroffen. Das primäre Lymphödem tritt ohne erkennbare äußere Ursache auf. Es kommt häufig vor und betrifft fast ausschließlich Mädchen und Frauen. In den meisten Fällen tritt es erstmals während der Pubertät in Erscheinung. Es kann aber auch angeboren sein und als Lymphoedema praecox im Babyalter oder als Lymphoedema tardum im 3. bis 4. Lebensjahrzehnt manifest werden.
Bei einem **sekundären Lymphödem** ist die auslösende Ursache bekannt. Am häufigsten handelt es sich um ein lokal metastasierendes Malignom, z.B. das Armlymphödem beim Mammakarzinom. Weiterhin kommen in Betracht: Verletzungs- und Operationsfolgen (Lymphnodektomie), Bestrahlungsfolgen, entzündliche Lymphadenopathie, rezidivierendes Erysipel und Filariasis.

Klinik: Leitsymptome und -befunde: Beim **primären** Lymphödem ist die Schwellung bevorzugt in der Peripherie (Zehen, Vorfuß, Knöchelregion) lokalisiert. Typisch sind eine Kastenform der Zehen und das Stemmer'sche Zeichen (= Hautfalte an der Dorsalseite der Zehen nicht abhebbar). Die Krankheit ist beidseitig angelegt, jedoch mit seitendifferenter Ausprägung. Beim **sekundären** Lymphödem nimmt die Schwellungsneigung eine umgekehrte Verlaufsrichtung von der Leiste zur Peripherie hin.

Sicherung der Diagnose: Die Diagnose basiert auf Anamnese und typischem klinischen Untersuchungsbefund.

Differenzialdiagnose: Lipödem (Füße und Zehen sind ödemfrei!), hydrostatisches Ödem (statische Fehlbelastung, charakteristische Schmerzpunkte).

THERAPIE

Therapieziele
Verbesserung des Verhältnisses von lymphpflichtiger Last zu lymphatischer Transportkapazität.

Allgemeine Maßnahmen
Lokale Traumen (Akupunktur, Injektionen, Blutdruckmessung beim Armlymphödem), einengende Kleidungsstücke, Sonnenbestrahlung und Infektionen (kein Barfußgehen in Garten und Badeanstalten) sind strikt zu vermeiden. Ein Erysipel führt zu einer richtungsgebenden Verschlimmerung des Lymphödems; es bedarf der sofortigen, hochdosierten und ausreichend langen Therapie mit Antibiotika (z.B. Penicillin i.v. oder oral). Diuretika sollten nicht zur Anwendung kommen.

Kompressionsbehandlung
Die Kompressionstherapie ist die wichtigste Behandlungsmaßnahme; sie ist bei dem Charakter der Krankheit i.d.R. auf Lebenszeit angelegt. In der Initialphase kommen Kompressionsverbände mit Kurz- oder Mittelzugbinden zur Anwendung, evtl. in Kombination mit unmittelbar vorausgehender manueller Lymphdrainage (= komplexe Entstauungstherapie). Zur Erhaltung des Therapieerfolgs werden dann tagsüber Kompressionsstrümpfe oder -ärmel der Klasse II oder III getragen; die Länge richtet sich nach der Ausdehnung des Ödems. Als absolute **Kontraindikationen** einer manuellen Lymphdrainage gelten u.a. akute Infektionen sowie eine akute Phlebothrombose oder Thrombophlebitis.

4 Arterielle Hyper- und Hypotonie

T. Philipp

1	Hypertonie 437	1.3.1	Hypertonie bei endokrinen Störungen 455
1.1	Essenzielle Hypertonie 437	1.3.2	Hypertonie bei Aortenisthmusstenose 457
1.2	Spezielle therapeutische Probleme ... 452		
1.2.1	Hypertensive Notfälle 452	1.3.3	Hypertonie bei Nierenarterienstenose 457
1.2.2	Maligne Hypertonie 454		
1.2.3	Hochdrucktherapie bei Niereninsuffizienz 454	1.3.4	Hypertonie bei einseitiger Schrumpfniere 457
1.2.4	Hochdrucktherapie und Narkose 454	1.4	Therapie der Hochdruckkomplikationen 457
1.2.5	Hypertonie und Schwangerschaft 455		
1.3	Operativ heilbare Hochdruckformen 455	2	Hypotonie 458

1 Hypertonie

1.1 Essenzielle Hypertonie

Definition und Normalwerte: Systolischer und diastolischer Blutdruck stellen kontinuierliche Risikofaktoren für kardiovaskuläre Komplikationen dar. Die Abgrenzung „hypertoner" von „normotonen" Blutdruckwerten ist demnach willkürlich.

Da der Blutdruck erhebliche spontane Variationen zeigen kann, sollte die Diagnose „Hypertonie" nur gestellt werden, wenn erhöhte Blutdruckwerte bei mehrfachen Messungen an verschiedenen Tagen festgestellt werden.

Eine Kommission der European Society of Hypertension (ESH) und der European Society of Cardiology (ESC) hat 2003 die in **Tab. III.4.1** dargestellte Klassifikation erarbeitet.

Nicht dem engeren Begriff der Hypertonie zuzuordnen sind **transitorische Blutdrucksteigerungen.** Sie sind bedingt z.B. durch Emotionen, bestimmte Erkrankungen des Zentralnervensystems (z.B. Enzephalitis, Hirntumoren, Hirndrucksteigerungen), akute Vergiftungen (z.B. Thallium, Blei, CO), genuine Gestose, akute intermittierende Porphyrie u.a., halten nur einige Minuten bis maximal einige Monate an und bilden sich entweder spontan bzw. nach Ausschaltung der Noxe zurück oder heilen mit der Grundkrankheit aus.

Ätiologie und Pathogenese: Häufigste Ursache der chronischen Blutdrucksteigerung ist die **primäre** (essenzielle) Hypertonie, für deren Zustandekommen u.a. genetische und Umweltfaktoren (z.B. Überernährung, kochsalzreiche Kost) eine Rolle spielen. Differenzialdiagnostisch abzugrenzen sind **sekundäre** Hochdruckformen wie Hochdruck bei renal-parenchymatösen sowie bei Nierengefäßerkrankungen, verschiedene Formen der endokrin bedingten Hypertonie, Hochdruck bei Aortenisthmusstenose.

Klinik: Leitsymptome und -befunde: Patienten mit Hypertonie haben meist keine spezifischen Beschwerden und zeigen keine auf die Hypertonie hinweisenden Symptome. Ausnahmen bilden hypertensive Notfallsituationen (**s. Kap. III.4.1.2.1**) und das Phäochromozytom (**s. Kap. III.4.1.3.1**).

Tabelle III.4.1 Klassifikation der Blutdruckwerte (Guidelines Sub-Committee [2003] WHO/ISH, JNC VII])

Kategorie[1]	Blutdruck systolisch (mmHg)	Blutdruck diastolisch (mmHg)
Optimal	< 120	< 80
Normal	120–129	80–84
Hochnormal	130–139	85–89
Stufe-1-Hypertonie (leicht)	140–159	90–99
Stufe-2-Hypertonie (mittel)	160–179	100–109
Stufe-3-Hypertonie (stark)	≥ 180	≥ 110
Isolierte systolische Hypertonie	≥ 140	< 90

[1] wenn systolische und diastolische Werte in verschiedene Kategorien fallen, gilt die höhere Kategorie

Diagnostische und differenzialdiagnostische Hinweise: Zur Routinediagnostik bei mehrfach festgestellter Blutdruckerhöhung gehören:
(1) sorgfältige Erhebung der Vorgeschichte einschließlich Familien- und Medikamentenanamnese,
(2) körperliche Untersuchung,
(3) Untersuchung des Urins auf Protein und Erythrozyten,
(4) Bestimmung von Kreatinin und Kalium im Serum,
(5) Elektrokardiogramm bzw. Echokardiographie (Hinweise auf linksventrikuläre Hypertrophie?),
(6) Nierensonographie.

Da bei einem Teil der Patienten mit Hypertonie schlafbezogene Atemstörungen (**obstruktives Schlafapnoesyndrom**) vorkommen, die ganz oder teilweise die Ursache der Blutdruckerhöhung darstellen können, sollte bei Vorliegen entsprechender Symptome (unregelmäßiges Schnarchen mit morgendlicher Abgeschlagenheit und Einschlafneigung am Tag) eine entsprechende Diagnostik in einem Schlaflabor durchgeführt werden. Stets sollte auch nach weiteren kardiovaskulären Risikofaktoren wie Zigarettenrauchen, Diabetes mellitus oder Fettstoffwechselstörungen gefahndet werden.

Folgende Hochdruckursachen können aufgrund dieses Basis-Diagnostikprogramms zumindest bereits vermutet werden:
(1) **Cushing-Syndrom** (Vollmondgesicht, „Büffelhöcker", Striae rubrae),
(2) **Aortenisthmusstenose** (Blutdruckdifferenz zwischen Armen und Beinen, typischer Auskultationsbefund über dem Herzen),
(3) **Nierenarterienstenose** (in 50 % der Fälle lässt sich ein Gefäßgeräusch im Epigastrium auskultieren; u.U. einseitig kleine Niere im Sonogramm),
(4) **Zystennieren** (typischer Palpations- und Sonogrammbefund),
(5) **renal parenchymatöse Erkrankungen** wie z.B. chronische Glomerulonephritis (Proteinurie, Erythrozyturie, Erhöhung des Serumkreatinins),
(6) **primärer Aldosteronismus** (Leitsymptom Hypokaliämie).

Bei höheren Blutdruckwerten sollte eine Fundoskopie insbesondere mit der Frage nach dem Vorliegen von Exsudaten bzw. Blutungen und einem Papillenödem (Zeichen der akzelerierten Hypertonie) durchgeführt werden.

Sicherstellung der Diagnose „Hypertonie": Prinzipiell muss durch wiederholte Blutdruckmessungen an verschiedenen Tagen oder durch eine ambulante Langzeit-Blutdruckmessung übe

24 h festgestellt werden, ob nur eine vorübergehende oder eine chronische Blutdrucksteigerung vorliegt.

Abklärung der Ursache und des Schweregrades: Jede nicht offensichtlich situationsbedingte Blutdrucksteigerung bedarf der Abklärung. Ziele eines diagnostischen Basisprogramms sind:
(1) Erkennung sekundärer Hochdruckformen, vor allem solcher, die einer spezifischen Therapie (z.B. Angioplastie bei Nierenarterienstenose, operative Entfernung eines Phäochromozytoms) zugänglich sind,
(2) Festlegung des Schweregrads und Erkennung von Folgeerscheinungen des Hochdrucks sowie Erkennung weiterer kardiovaskulärer Risikofaktoren.
Die heute anerkannte Stadieneinteilung 1–3 (leicht, mittelschwer und stark) beinhaltet zusätzlich Risikoeinschätzungen, in die auch das Vorliegen von Risikofaktoren und bereits existente Schädigungen einfließen. Als gering wird das Risiko eingeschätzt, wenn innerhalb der nächsten 10 Jahre das Risiko, kardiovaskulär zu versterben, < 15 % liegt. Mittleres Risiko: 15–20 %; hohes Risiko 20–30 %; sehr hohes Risiko > 30 % (**Tab. III.4.2**).

Gefahren der Hypertonie: Jede chronische Blutdrucksteigerung begünstigt die Entwicklung der Arteriosklerose mit ihren Folgeerscheinungen besonders im Bereich von Herz, Gehirn und Nieren. Hauptrisiken sind Linksherzinsuffizienz und Apoplex. Eine weitere Folgeerscheinung einer unzureichend behandelten Hypertonie ist das Auftreten einer akzelerierten Verlaufsform mit Übergang in eine maligne Hypertonie mit Entwicklung einer Niereninsuffizienz.

THERAPIE

Die hypertoniebedingte kardiovaskuläre Mortalität und Morbidität werden durch eine konsequent durchgeführte antihypertensive Therapie deutlich gesenkt. Besonders eindrucksvoll ist die Senkung der kardiovaskulären Komplikationsrate bei älteren Hypertonikern (über 60 Jahre), insbesondere auch bei Patienten mit **isolierter systolischer Hypertonie.**

Indikationen und Ziele der antihypertensiven Langzeittherapie

Das Therapieziel liegt im Allgemeinen bei einem Blutdruck < 140/90 mmHg; bei Diabetikern und Patienten mit chronischer Nierenerkrankung < 130/80 mmHg. Bei älteren Patienten (> 65 Jahre) sind Werte im hoch-normalen Bereich anzustreben.
Liegen bei mehreren Gelegenheiten die systolischen Blutdruckwerte zwischen 140 und 180 mmHg oder die diastolischen Werte zwischen 90 und 110 mmHg, sollte bei hohem bzw. sehr hohem Gesamtrisiko (**s. Tab. III.4.2**) sofort mit einer antihypertensiven medikamentösen Behandlung begonnen werden. Bei Patienten, deren Risiko als mittelgroß eingestuft wird, sollte die Entscheidung zu einer medikamentösen Hochdruckbehandlung erst dann ge-

Tabelle III.4.2 Risikostratifizierung der Hypertonie nach WHO-ISH-Richtlinien

Andere Risikofaktoren und Erkrankungen	Hypertonie Grad 1 (leicht) 140–159 mmHg oder 90–99 mmHg	Hypertonie Grad 2 (mittelschwer) 160–179 mmHg oder 100–109 mmHg	Hypertonie Grad 3 (stark) > 180 mmHg oder > 110 mmHg
Keine weiteren Risikofaktoren	Niedriges Risiko	Mittleres Risiko	Hohes Risiko
1–2 weitere Risikofaktoren	Mittleres Risiko	Mittleres Risiko	Sehr hohes Risiko
3 oder mehr Risikofaktoren, Organschäden und/oder Diabetes mellitus	Hohes Risiko	Hohes Risiko	Sehr hohes Risiko
Kardiovaskuläre Komplikationen	Sehr hohes Risiko	Sehr hohes Risiko	Sehr hohes Risiko

troffen werden, wenn nach einer 3- bis 6-monatigen Beobachtungsperiode die systolischen Blutdruckwerte ≥ 140 mmHg oder die diastolischen Werte ≥ 90 mmHg betragen. Wird das Gesamtrisiko als gering eingeschätzt, sollte nach einer 6- bis 12-monatigen Beobachtungsperiode erst dann der Blutdruck medikamentös gesenkt werden, wenn die systolischen Blutdruckwerte ≥ 150 mmHg bzw. die diastolischen Werte ≥ 95 mmHg betragen.

Allgemeine therapeutische Maßnahmen
Lebensweise

Berufliche Überforderung, z.B. durch Schichtarbeit, sollte vermieden werden. Bei fortgeschrittener oder schwer einstellbarer Hypertonie kann ein zeitlich begrenzter oder ständiger Wechsel der Tätigkeit oder des Berufs erforderlich werden. Ausgleichssport (z.B. Waldlauf, Gymnastik, Schwimmen) ist zu empfehlen, von Leistungssport ist abzuraten.

Bei Patienten mit Hypertonie und **obstruktivem Schlafapnoesyndrom** kann die nächtliche Applikation eines nasalen Überdrucks über eine Maske, die über ein Schlauchsystem mit einem so genannten CPAP-Gerät (continuous positive airway pressure) verbunden ist, zu einer Senkung bzw. Normalisierung der Blutdruckwerte und insbesondere zur Senkung der kardiovaskulären Mortalität führen.

Ernährung

Ziel: Einstellung bzw. Erhaltung des Normalgewichts, ggf. Kalorienreduktion (**s. Kap. III.14.1.1**). Die tägliche Kochsalzzufuhr soll 6 g nicht überschreiten (möglichst kein Kochsalz bei der Zubereitung der Speisen verwenden, kein Salz bei Tisch). Die früher empfohlene strenge Kochsalzrestriktion erübrigt sich, da heute Saluretika zur Kochsalzelimination zur Verfügung stehen. Kaffee, Tee und Alkohol sind in kleinen Mengen erlaubt. Nikotinkonsum stellt einen zusätzlichen Risikofaktor dar; das Rauchen sollte daher unterbleiben.

Pharmakotherapie

Unter den zahlreichen bekannten antihypertensiv wirksamen Verbindungen besitzen für die Langzeittherapie des Hochdrucks nur die aufgeführten Substanzgruppen (**Tab. III.4.3**) praktische Bedeutung. Seit 2007 sind zusätzlich Renininhibitoren eingeführt, die – ähnlich den ACE-Hemmern und Angiotensinrezeptor-Antagonisten – das Renin-Angiotensin-System hemmen, aber einen anderen Angriffspunkt aufweisen und entsprechend auch andere Nebenwirkungen. Wesentliche neue Nebenwirkungen wurden bislang nicht beobachtet; Langzeitstudien mit Nachweis einer Mortalitäts- oder Morbiditätsreduktion liegen allerdings auch noch nicht vor.

Die wichtigsten Angriffspunkte der heute in der Hochdruckbehandlung verwendeten Pharmaka sind:

(1) der Kochsalzhaushalt (Beeinflussung durch Saluretika),
(2) das Zentralnervensystem mit den Kreislaufzentren (Beeinflussung durch Reserpin, Clonidin, Moxonidin und α-Methyldopa),
(3) die peripheren Sympathikusstrukturen (Beeinflussung durch Reserpin und α-Methyldopa),
(4) die glatte Gefäßmuskulatur besonders der Arteriolen (Beeinflussung durch Saluretika, Kalziumantagonisten, Dihydralazin und Minoxidil),
(5) die adrenergen Rezeptoren des Herzens (Beeinflussung durch β-Rezeptorenblocker) und der Gefäße (Beeinflussung durch α-Rezeptorenblocker),
(6) das Renin-Angiotensin-System (Hemmung der Angiotensin-II-Bildung durch ACE-Hemmer; Blockade der Angiotensin-II-Typ-1-Rezeptoren, Renininhibitoren).

Die Anwendung dieser Pharmaka kommt bei praktisch allen chronischen Hochdruckformen in Betracht. Über die Therapie weiterer sekundärer Hochdruckformen **s. Kap. III.4.1.3**.

1 Hypertonie

Tabelle III.4.3 Für die Langzeittherapie der Hypertonie geeignete Substanzen

Substanzen und Präparate	Handelsdosis	Tagesdosis (Dauertherapie)	Einzeldosen (pro Tag)
a) Diuretika (s. Tab. III.4.5)			
b) β-Rezeptorenblocker[1]			
nicht kardioselektiv			
Propranolol (Dociton®, Dociton® retard)	Tbl. 40, 80 und 160 mg	80–320 mg	1–3
Carvedilol[2] (Dilatrend®, Querto®)	Tbl. 25 mg	12,5–50 mg	1–2
relativ kardioselektiv			
Atenolol (Tenormin®)	Tbl. 50 und 100 mg	50–100 mg	1
Bisoprolol (Concor®)	Tbl. 5 und 10 mg	2,5–10 mg	1
Metoprolol (Beloc-Zok®, Lopresor®, Beloc-Zok® mite, Lopresor® mite)	Tbl. 100 mg Tbl. 50 mg	50–200 mg	1–2
Nebivolol (Nebilet®)[3]	Tbl. 5 mg	2,5–10 mg	
c) Kalziumantagonisten			
Amlodipin (Norvasc®)	Tbl. 5 mg	5–10 mg	1
Diltiazem (Dilzem® retard)	Tbl. 90, 120 und 180 mg	180–360 mg	1–2
Nitrendipin (Bayotensin®)	Tbl. 20 mg	10–20 mg	1–2
Isradipin (Lomir®, Vascal®)	Tbl. 2,5 und 5 mg	2,5–10 mg	1–2
Verapamil (Isoptin® RR)	Tbl. 240 mg	240–480 mg	1–2
Lercanidipin (Carmen®)	Tbl. 10, 20 mg	10–20 mg	1
Felodipin (Modip®, Munobal®)	Tbl. 2,5, 5, 10 mg	2,5–10 mg	1
d) ACE-Hemmer			
Captopril (Lopirin®, tensobon®)	Tbl. 25 und 50 mg	25–150 mg	2–3
Enalapril (Pres®, Xanef®)	Tbl. 5, 10 und 20 mg	5–40 mg	1–2
Ramipril (Delix®, Vesdil®)	Tbl. 1,25, 2,5, 5 und 10 mg	2,5–10 mg	1–2
Fosinopril (Dynacil®, Fosinopril®)	Tbl. 5, 10 und 20 mg	10–40 mg	1–2
Quinalapril (Accupro®)	Tbl. 5, 10 und 20 mg	5–40 mg	1–2
e) Angiotensinrezeptor-Antagonisten			
Candesartan (Atacand®, Blopress®)	Tbl. 4, 8 und 16 mg	4–16 mg	1
Losartan (Lorzaar®)	Tbl. 50 mg	50–100 mg	1–2
Valsartan (Diovan®)	Kps. 80 und 160 mg	80–160 mg	1
Irbesartan (Aprovel®, Karvea®)	Tbl. 75, 150, 300 mg	75–300 mg	1
Telmisartan (Micardis®, Kinzal®)	Tbl. 20, 40, 80 mg	20–80 mg	1
Eprosartan (Teveten®, Emestar®)	Tbl. 600 mg	600–1200 mg	1
Olmesartan (Votum®, Olmetec®)	Tbl. 10, 20, 40 mg	10–40 mg	1
f) α₁-Rezeptorenblocker[1]			
Doxazosin (Cardular® PP, Diblocin® PP)	Tbl. 4 mg	4–8 mg	1
Prazosin (Minipress®, Minipress® retard)	Tbl. 1, 2 und 5 mg Kps. 1, 2, 4 und 6 mg	1–20 mg	2–3 1
g) Clonidin[1]			
Catapresan®	Tbl. 0,075; 0,15 u. 0,3 mg	0,075–0,6 mg	2–3
Clonidin® retard	Kps. 0,25 mg	0,25–0,5 mg	1–2
Moxonidin			
Cynt®, Physiotens®	Tbl. 0,2, 0,3 u. 0,4 mg	0,2–0,6 mg	1–2
h) Dihydralazin[1]			
Nepresol®, Dihyzin®	Tbl. 25 mg	25–100 mg	2–3
i) Rauwolfia-Alkaloide[1]			
j) α-Methyldopa[1]			
Presinol®	Tbl. 250 und 500 mg	0,5–2,0 g	2–3
k) Minoxidil			
Lonolox®	Tbl. 2,5 und 10 mg	5–30 mg	1–2

[1] mit Diuretika **s. Tab. III.4.4**
[2] besitzt zusätzlich eine α-Rezeptor-blockierende Wirkung
[3] besitzt zusätzlich eine über NO vermittelte vasodilatierende Wirkung

Arterielle Hyper- und Hypotonie

Diuretika

Diuretika gehören zur Standardtherapie der Hypertonie, da sie eine deutliche blutdrucksenkende Wirkung besitzen und die Wirkung anderer Antihypertensiva, insbesondere von ACE-Hemmern und Angiotensinrezeptorblockern, verstärken und somit deren Anwendung in niedriger Dosierung erlauben (**s. Kap. II.3**).

Thiaziddiuretika

Die zur Langzeittherapie der Hypertonie am häufigsten verwendete Substanzgruppe (**s. Kap. II.3.4, Tab. II.3.2**). Besonders geeignet sind Präparate mit mittellanger Wirkungsdauer (z.B. Hydrochlorothiazid), da diese nur 1-mal/Tag verabfolgt werden müssen. Zwischen den einzelnen Präparaten bestehen bei Anwendung äquinatriuretischer Dosen keine sicheren Unterschiede in der blutdrucksenkenden Wirkung oder in der Häufigkeit der UAW (**s. Kap. II.3.4.2**).

Bevorzugter Einsatz: Sie kommen auch für die Monotherapie bei leichterer Hypertonie in Betracht und sind bei unkomplizierter Hypertonie insbesondere im Alter vorzuziehen (lange Wirkdauer, preisgünstig; ALLHAT-Studie, SHEP-Studie). Sie sind in der Kombinationstherapie wesentlicher Bestandteil. Bei Therapieresistenz und Mehrfachkombinationen kommt ihnen ein unverzichtbarer Stellenwert zu.

> **WICHTIG:**
> Diuretika sollten in der Hypertoniebehandlung niedrig dosiert werden, um die metabolischen UAW gering zu halten.

Bei Absinken des Serumkaliumspiegels unter Langzeitgabe von Thiaziddiuretika ist es zweckmäßig, gleichzeitig antikaliuretisch wirkende Substanzen bzw. handelsfertige Kombinationen beider Prinzipien (z.B. Diucomb®, Dytide® H, Moduretik® mite) zu verordnen.

Antikaliuretische Diuretika

Zu dieser Gruppe gehören Triamteren und Amilorid.
Bevorzugter Einsatz: Sie sind in verschiedenen Interventionsstudien bei älteren Patienten mit Thiaziddiuretika geprüft und haben sich besonders bewährt (MRC-Studie, SHEP-Studie).

> **WICHTIG:**
> Bei eingeschränkter Nierenfunktion und/oder hoher Dosierung können antikaliuretische Diuretika schwere Hyperkaliämien hervorrufen.

Bezüglich weiterer UAW sowie Kontraindikationen s. unter Diuretikatherapie (**s. Kap. II.3.4.4**). Handelspräparate **s. Tab. II.3.1**.

β-Rezeptorenblocker

Pharmakologische Eigenschaften: Man unterscheidet:
(1) So genannte kardioselektive β-Rezeptorenblocker, die im Wesentlichen nur die vorwiegend im Herzen lokalisierten $β_1$-Rezeptoren blockieren. Dazu gehören z.B. Metoprolol (Beloc®, Lopresor®), Atenolol (Tenormin®), Bisoprolol (Concor®), Nevibolol (Nebilet®). Sie werden heute bevorzugt eingesetzt.
(2) Nicht-kardioselektive Blocker, die auch die β-Rezeptoren anderer Organe, speziell der Bronchial- und Gefäßmuskulatur ($β_2$-Rezeptoren), blockieren. Dazu gehören z.B. Propranolol (Dociton®) und Carvedilol (Dilatrend®). Kein β-Rezeptorenblocker wirkt absolut kardioselektiv, bei höheren Konzentrationen erfolgt immer auch eine Blockade der $β_2$-Rezeptoren.

(3) Einige Substanzen haben zusätzlich eine sympathomimetische Eigenwirkung (z.B. Oxprenolol [Trasicor®]), die als weniger kardioprotektiv (ISA) gilt; diese führen in Ruhe meist nicht zu einer so starken Senkung der Herzfrequenz wie β-Blocker ohne diese Eigenschaft; sie können im Einzelfall jedoch ebenfalls eine starke Bradykardie bewirken.
(4) Einige β-Rezeptorenblocker weisen eine zusätzliche vasodilatierende Eigenschaft auf, entweder durch α-Blockade (Carvedilol [Dilatrend®]) oder durch NO-Wirkung (Nebivolol [Nebilet®]).
Bei entsprechender Dosierung ist der blutdrucksenkende Effekt der verschiedenen Substanzen etwa gleich stark. Die Plasmahalbwertszeit von β-Rezeptorenblockern variiert von 2 h (z.B. Propranolol) bis > 12 h (Nebivolol); einige können wegen renaler Elimination bei Niereninsuffizienz kumulieren (z.B. Atenolol, Sotalol).
Der Mechanismus der antihypertensiven Wirkung der β-Blocker ist bisher nicht sicher geklärt. Diskutiert wurden u.a. eine allmähliche Abnahme des peripheren Gesamtwiderstands als Anpassung an eine initiale Abnahme des Herzzeitvolumens, ein reninsenkender Effekt und ein zentraler Angriffspunkt. Die volle Wirkung tritt innerhalb weniger Tage ein.

Bevorzugter Einsatz: Sie sind bei jüngeren Patienten besonders wirksam und verträglich; Indikation besonders bei Hypertonie **und** KHK, bei Hypertonie mit Zustand nach Myokardinfarkt sowie bei Hypertonie und Herzinsuffizienz.

Handelspräparate und Dosierung: s. Tab. III.4.3.

UAW und Komplikationen: Gelegentlich Müdigkeit, Potenzstörungen, Schlafstörungen, Alpträume, Halluzinationen oder depressive Zustandsbilder. Potenziell außerdem Kältegefühl in den Extremitäten, Raynaud-Phänomen und, bei Patienten mit arterieller Verschlusskrankheit, Verstärkung der Symptome (häufiger unter den nicht-kardioselektiven als unter den selektiven β-Blockern). Bei Patienten mit Neigung zu Spontanhypoglykämien sowie bei Diabetikern unter Therapie mit Insulin oder oralen Antidiabetika verstärkte Hypoglykämieneigung sowie Verschleierung der Tachykardie als Warnsymptom der Hypoglykämie. Bei zu Hypoglykämie neigenden Patienten dürfen daher β-Rezeptorenblocker nicht verordnet werden. Laborwertveränderungen: Anstieg der Triglyzeride, der „very low density"-Lipoproteine und des VLDL-Cholesterins, Abfall der „high density"-Lipoproteine im Plasma (mehr bei nicht-kardioselektiven β-Blockern).

Kontraindikationen: Obstruktive Atemwegserkrankungen (auch die so genannten kardioselektiven β-Rezeptorenblocker) können bei entsprechender Disposition zur Bronchokonstriktion führen!), „sick sinus"-Syndrom, AV-Block 2. oder 3. Grades und Bradykardie (< 50/min) im höheren Lebensalter. Anwendungsbeschränkung bei Patienten mit Psoriasis in der Eigen- oder Familienanamnese.

Kalziumantagonisten

Pharmakologische Eigenschaften: Hemmung des Kalziumeinstroms über spannungsabhängige Kalziumkanäle vom so genannten L-Typ in das Zytosol. Es tritt eine Vasodilatation mit Abnahme des peripheren Widerstands auf, das Herzzeitvolumen bleibt bei chronischer Gabe im Wesentlichen unverändert. Dihydropyridine (z.B. Nitrendipin, Amlodipin, Felodipin, Isradipin, Lacidipin) können zu einer Herzfrequenzsteigerung führen.
Weitere Eigenschaften der Kalziumantagonisten s. Kapitel 2 „Herz" (**s. Kap. III.2.4.2**, „Medikamentöse Therapie").

Bevorzugter Einsatz: Sie haben sich bei älteren Patienten mit isolierter systolischer Hypertonie (SYSTEUR-Studie) besonders bewährt und sind wichtig in der Kombinationstherapie (HOT-Studie).

Handelspräparate und Dosierung: s. Tab. III.4.3.

UAW und Komplikationen:
(1) *Diltiazem und Verapamil:* Verlängerung der AV-Überleitungszeit (deshalb kontraindiziert bei AV-Block 2. oder 3. Grades), Obstipation, Flush.
(2) *Diltiazem:* Übelkeit, Müdigkeit, Kopfschmerzen, Wassereinlagerung in den Beinen.
(3) *Dihydropyridine:* Flush, Palpitationen, Schwindelzustände, Beinödeme.

> **WICHTIG:**
> Da unter einer Behandlung mit rasch wirksamen Kalziumantagonisten, insbesondere Nifedipin in nicht-retardierter Form, über ein gehäuftes Auftreten von kardiovaskulären Komplikationen wie schwerer Hypotension, Schlaganfall oder Herzinfarkt berichtet wurde, sollten für die Langzeittherapie ausschließlich Kalziumantagonisten mit langsamem Wirkungseintritt verwendet werden.

Hemmstoffe des Angiotensin-„converting enzyme" (ACE-Hemmer)

Pharmakologische Eigenschaften: Captopril, Enalapril, Ramipril und andere ACE-Hemmer stellen kompetitive Antagonisten des Angiotensin-„converting enzyme" (ACE) dar. Dieses Enzym ist identisch mit dem Bradykinin-inaktivierenden Enzym Kininase II. Unter der Einnahme von ACE-Hemmern nehmen die Plasmakonzentrationen von Angiotensin II und Aldosteron ab. Die antihypertensive Wirkung ist überwiegend auf die verminderte Bildung von Angiotensin II zurückzuführen, doch werden auch andere Mechanismen, z.B. eine Erhöhung lokaler Gewebskonzentrationen der gefäßerweiternden Substanzen Bradykinin und NO, diskutiert. Es besteht nur eine lockere Beziehung zwischen Höhe des Plasmareninspiegels und Ausmaß des blutdrucksenkenden Effekts. Bei hohem Plasmareninspiegel ist jedoch mit einem starken Blutdruckabfall zu rechnen. Die ACE-Hemmer führen zu einer Senkung des peripheren Gesamtwiderstands, zu konstantem oder steigendem Herzzeitvolumen.

Bevorzugter Einsatz: Sie haben sich besonders bewährt bei Patienten mit progredienter Niereninsuffizienz (Gisen-, Rein-, Maschio-Studie), bei Patienten mit diabetischer Nephropathie Typ 1 (Lewis-Studie), bei Herzinsuffizienz (CONSENSUS-, SOLVD-, SAVE-, AIRE-, TRACE-Studie u.a.), bei Zustand nach Myokardinfarkt (ISIS-4-, SAVE-, AIRE-, GISSI-3-, SMILE-Studie u.a.) und bei Zustand nach Apoplex (PROGRESS-Studie). Ebenso haben sie sich bei unkomplizierter Hypertonie bewährt (CAPPP-, STOP-2-Studie).

Handelspräparate und Dosierung: Siehe Tab. III.4.3. – Bei eingeschränkter Nierenfunktion ist bei den meisten ACE-Hemmern eine Dosisreduktion notwendig (s. Packungsbeilage).

UAW und Komplikationen: Chronischer Reizhusten (häufigste UAW), Exanthem, angioneurotisches Ödem, Hyperkaliämie, Agranulozytose, Proteinurie, reversibler Verlust des Geschmacksempfindens (Ageusie). Fieberzustände.
Weitere potenzielle UAW: Starker Blutdruckabfall nach Diuretikavorbehandlung, Nierenfunktionsverschlechterung, insbesondere bei doppelseitiger Nierenarterienstenose bzw. bei Arterienstenose einer Einzelniere.

Kontraindikationen: Doppelseitige Nierenarterienstenose bzw. Arterienstenose bei Einzelniere, hämodynamisch relevante Aorten- bzw. Mitralstenose, hypertrophe Kardiomyopathie.

Angiotensinrezeptor-Antagonisten (AT-R-Blocker)

Pharmakologische Eigenschaften: Sartane wie Losartan, Valsartan, Candesartan, Irbesartan, Telmisartan, Olmesartan und Eprosartan sind selektive und spezifische Antagonisten des Angiotensin-II-Typ-1-(AT_1-)Rezeptors, der die vasokonstriktorischen, neuralen und wachstumsfördernden Wirkungen von Angiotensin II vermittelt. Die blutdrucksenkende Wirkung entspricht etwa derjenigen der ACE-Hemmer. Sie führen nicht, wie dies unter ACE-Hemmer Therapie häufiger beobachtet wird, zu Reizhusten.

Bevorzugter Einsatz: Sie haben sich besonders bewährt bei Patienten mit diabetischer Nephropathie Typ 2 (IDNT-, IRMA-, RENAAL-Studie), bei der Behandlung von Patienten mit frischem Apoplex (ACCESS-Studie). Ebenso haben sie sich bei unkomplizierter Hypertonie bewährt und sind den β-Blockern zumindest gleichwertig (LIFE-Studie).
Handelspräparate und Dosierungen: Siehe Tab. III.4.3.
UAW und Komplikationen: Gelegentlich Schwindel, Hyperkaliämie, selten Hautausschlag, Angioödem, Orthostasereaktionen, insbesondere bei Volumenmangel.
Kontraindikationen: Wie ACE-Hemmer.

Reninhinhibitoren
Pharmakologische Eigenschaften: Reninhinhibitoren (aktuell nur Aliskiren) blockieren die (neuentdeckten) Renin-Rezeptoren ebenso wie die Wirkung von Renin in der Freisetzung von Angiotensin I aus Angiotensinogen. Die blutdrucksenkende Wirkung entspricht etwa derjenigen der ACE-Hemmer und Angiotensinrezeptor-Antagonisten. Sie führen nicht, wie dies unter ACE-Hemmer-Therapie häufiger beobachtet wird, zu Reizhusten.

$α_1$-Rezeptorenblocker
Pharmakologische Eigenschaften: Kompetitive Blockade der postsynaptischen $α_1$-Rezeptoren. Der periphere Gesamtwiderstand nimmt ab, Herzzeitvolumen und Herzfrequenz bleiben weitgehend unbeeinflusst. Außerdem kommt es zu einer Venendilatation.
Bevorzugter Einsatz: Wegen ihrer Wirkung gegen Prostatahypertrophie können sie gut in der Kombinationstherapie bei älteren Männern eingesetzt werden.
Handelspräparate und Dosierung: Siehe Tab. III.4.3.
UAW und Komplikationen: Die häufigste UAW ist eine orthostatische Hypotension, die zu Bewusstseinsverlust führen kann. Dies kann weitgehend durch einschleichende Dosierung (Prazosin initial 0,5 mg am Abend, anschließend 3 × 0,5 mg/Tag über 3 Tage, erst danach allmähliche Dosissteigerung) vermieden werden. Weitere UAW: Kopfschmerzen, Übelkeit, Herzklopfen, Benommenheit.
Laborwertveränderungen: (Leichte) Senkung des LDL- und Erhöhung des HDL-Cholesterins. In der ALLHAT-Studie [JAMA 2000; 283: 1967–1975] wurde gezeigt, dass unter einer Behandlung mit dem $α_1$-Rezeptorenblocker Doxazosin mehr kardiovaskuläre Ereignisse, insbesondere eine Herzinsuffizienz, auftraten als unter Chlortalidon. $α_1$-Rezeptorenblocker werden daher heute nicht mehr als Mittel der 1. Wahl für die Monotherapie der Hypertonie empfohlen.

Clonidin und Moxonidin
Pharmakologische Eigenschaften: Die blutdrucksenkende Wirkung beruht wahrscheinlich überwiegend auf einer Stimulation von Imidazolinrezeptoren in der Medulla oblongata, während die unerwünschten Wirkungen, wie Sedierung oder Mundtrockenheit, über $α_2$-Rezeptoren vermittelt werden. Infolge der aus der Imidazolinrezeptor-Stimulation resultierenden Verminderung des Sympathikotonus Abnahme von Herzfrequenz und Schlagvolumen; möglicherweise trägt auch eine Dilatation der venösen Kapazitätsgefäße zu der Verminderung des Schlagvolumens bei. Bei längerer Verabreichung von Clonidin nimmt der periphere Gesamtwiderstand ab; das Herzzeitvolumen kann wieder seinen Ausgangswert erreichen. Bei intravenöser Gabe von Clonidin kann es initial zu einer kurzfristigen Blutdrucksteigerung infolge Stimulation der $α_2$-Rezeptoren der glatten Gefäßmuskulatur kommen. Durch langsame Injektion des mit Kochsalzlösung verdünnten Wirkstoffs kann dies vermieden werden. Bei oraler Gabe wird dieser Blutdruckanstieg nicht beobachtet.
Handelspräparate und Dosierung: Siehe Tab. III.4.3.

UAW und Komplikationen: Vor allem Sedierung sowie Mundtrockenheit, die auf eine verminderte Speichelsekretion zurückzuführen ist. Gelegentlich Parotisschmerzen. Die UAW-Rate von Moxonidin ist infolge seiner im Vergleich zu Clonidin stärkeren selektiven Bindung an Imidazolinrezeptoren geringer als diejenige von Clonidin. Weitere potenzielle UAW sind Gesichtsblässe, Frösteln, Impotentia coeundi.

> **! WICHTIG:**
> Nach raschem Absetzen von höheren (nicht-retardierten) Clonidindosen kann es zu krisenartigen Blutdruckanstiegen kommen. Die Clonidindosis darf daher nur schrittweise im Verlauf von mehreren Tagen reduziert werden.

Kontraindikationen: Sinusknotensyndrom, SA- bzw. AV-Block 2. bis 3. Grades, schwere Herzinsuffizienz.

Dihydralazin

Pharmakologische Eigenschaften: Relaxation der glatten Gefäßmuskulatur, vorwiegend im Bereich der Arteriolen. Hämodynamische Wirkungen: Abnahme des peripheren Gefäßwiderstands, Zunahme von Schlagvolumen und Herzfrequenz.

Handelspräparate und Dosierung: Siehe Tab. III.4.3.

UAW: Tachykardien, Palpitationen oder stenokardische Beschwerden, u.U. verbunden mit Zeichen der koronaren Minderdurchblutung im EKG. Die kardialen UAW gehen meist im Lauf einer längerfristigen Behandlung zurück, durch gleichzeitige Anwendung von β-Rezeptorenblockern lassen sie sich weitgehend vermeiden. Weitere UAW: Kopfschmerzen, Appetitmangel, Nausea, Diarrhö, Parästhesien, nasale Kongestion, psychotische Symptome. In seltenen Fällen Temperatursteigerungen und Urtikaria. Weitere seltene UAW sind eine Anämie, eine Panzytopenie oder ein positives LE-Zell-Phänomen im Blut. Relativ häufig lassen sich unter einer Langzeittherapie mit Hydralazin bzw. Dihydralazin antinukleäre Antikörper im Blut nachweisen. Hohe Dosen von Hydralazin (mehr als 200 mg/Tag) können zum Bild einer rheumatoiden Arthritis führen.

Kontraindikationen: Koronare Herzkrankheit.

Rauwolfia-Alkaloide

Pharmakologische Eigenschaften: Verarmung bzw. Entleerung der Speicherstrukturen im Zentralnervensystem von Noradrenalin, Dopamin und Serotonin. Noradrenalinverarmung auch in den Granula der peripheren Sympathikusfasern. Peripherer Widerstand und Herzfrequenz nehmen ab, das Herzzeitvolumen bleibt unverändert. Die Neigung zu orthostatischer Hypotension ist unter Reserpinbehandlung gering. Reserpin sollte nur noch in Kombination mit Diuretika verordnet werden, um die Dosis und damit die UAW-Rate gering halten zu können.

UAW: Unerwünscht starke Sedierung (herabgesetzte Verkehrssicherheit!). Manchmal depressives Zustandsbild, Parkinsonismus oder Alpträume. Außerdem Schwellung der Nasenschleimhaut, konjunktivale Injektion, Steigerung der Magensäuresekretion, die zur Entwicklung von Ulzera führen kann. Gewichtszunahme, teils als Folge einer Appetitsteigerung, teils als Folge einer Wasserretention. Gelegentlich Nausea, extensive Salivation oder Diarrhöen.

α-Methyldopa

Pharmakologische Eigenschaften: In den sympathischen Nervenfasern Umwandlung in α-Methylnoradrenalindopa, das den natürlichen Neurotransmitter Noradrenalin teilweise ersetzt

Die antihypertensive Wirkung von α-Methyldopa beruht im Wesentlichen auf einem zentralen $α_2$-Rezeptoren-stimulierenden Effekt von α-Methylnoradrenalin mit daraus resultierender Verminderung des peripheren Sympathikotonus. α-Methyldopa bewirkt eine Verminderung des peripheren Gefäßwiderstands. Einige Autoren sehen jedoch eine Verminderung des Herzzeitvolumens als entscheidend für die blutdrucksenkende Wirkung an. Die Wirkung auf den Blutdruck ist im Stehen stärker ausgeprägt als im Liegen.. α-Methyldopa gehört neben Metoprolol zu den wenigen antihypertensiven Substanzen, die bei Schwangeren über einen längeren Zeitraum gut untersucht und als problemlos eingeschätzt wurden.

Handelspräparate und Dosierung: Siehe Tab. III.4.3.

UAW: Sedierung (Verkehrsgefährdung!), die meist nach einigen Tagen bis Wochen nachlässt. Beeinträchtigung von Libido und Potenz, Ejakulationsstörungen. Orthostasereaktionen. Gelegentlich Fieberzustände, gastrointestinale Unverträglichkeitserscheinungen (Obstipation oder Diarrhö) oder intrahepatische Cholestase. Bei etwa 20 % der mit α-Methyldopa behandelten Patienten wird der direkte Coombs-Test positiv (kann noch einige Monate nach Absetzen der Substanz positiv sein). Außerdem können der LE-Faktor und der Rheumafaktor im Blut nachweisbar werden. Sehr selten hämolytische Anämie, Granulozytopenie oder Thrombozytopenie. Die hämatologischen Symptome verschwinden nach Absetzen der Substanz. Bei längerer Verabreichung zunehmender Wirkungsverlust infolge Wasserretention möglich, der durch Gabe von Saluretika beseitigt werden kann.

Minoxidil

Pharmakologische Eigenschaften: Stark vasodilatatorisch wirksame Substanz. Senkung des peripheren Widerstands, reflektorische Steigerung von Schlagvolumen und Herzfrequenz.

Handelspräparate und Dosierung: Siehe Tab. III.4.3.

UAW: (Reflektorische) Tachykardie, die meist die gleichzeitige Gabe von β-Rezeptorenblockern notwendig macht. Natrium- und Flüssigkeitsretention; Minoxidil muss deshalb in Kombination mit Diuretika gegeben werden. Nicht selten sind hohe Dosen von Furosemid oder anderen stark wirksamen Diuretika zur Erzielung einer ausreichenden Natrium- und Flüssigkeitselimination erforderlich. Bei längerfristiger Gabe Hypertrichose im Bereich von Gesicht, Stamm und Extremitäten, was die Anwendbarkeit dieser Substanz bei Frauen erheblich einschränkt. EKG-Veränderungen (mit nach Monaten rückläufiger Tendenz): Abflachung oder Inversion positiver T-Wellen bzw. verstärkte Inversion vorher negativer T-Wellen besonders in I, aVL und V_3–V_6. Vereinzelt seröse Perikarditis.

Praktisches Vorgehen

Gesichtspunkte, die bei der Behandlung zu beachten sind

Außer bei Kranken mit schwerer bzw. maligner Hypertonie (s. Kap. III.4.1.2.2) oder bei hypertensiven Notfallsituationen (s. Kap. III.4.1.2.1) ist die ambulante Blutdruckeinstellung der stationären vorzuziehen, da das Ziel der Behandlung sein muss, den erhöhten Blutdruck **unter Alltagsbedingungen** optimal einzustellen. Hierbei sind besonders folgende Gesichtspunkte zu beachten:

(1) Geschwindigkeit der Blutdrucksenkung: Rasche Blutdrucksenkungen werden subjektiv oft schlecht vertragen und können gefährliche Komplikationen (zerebrale Ischämie, schwere Orthostasereaktionen) hervorrufen. Durch einschleichende Dosierung und langsame Dosissteigerung muss der Blutdruck allmählich, je nach Lage des Falles innerhalb von Wochen oder Monaten, auf normotensive Werte gesenkt werden.

(2) Blutdrucksenkung bei Niereninsuffizienz:
- **Verschlimmerung einer bestehenden Niereninsuffizienz** unter der Blutdrucksenkung möglich. Insbesondere bei einer Therapie mit ACE-Hemmern und Angiotensinrezeptor-

Antagonisten sind bei niereninsuffizienten Patienten initial Kontrollen des Serumkreatininspiegels innerhalb von 1–2 Tagen angezeigt. Meist kommt es nach initialer Verschlechterung unter anhaltender Blutdrucksenkung langfristig wieder zu einer Besserung der Nierenfunktion. Zur Progressionsverzögerung einer Niereninsuffizienz bei renal-parenchymatösen Erkrankungen, vor allem bei diabetischer Nephropathie, haben sich ACE-Hemmer und Angiotensinrezeptor-Antagonisten als besonders wirksam erwiesen.

- **Wirkungsverlust** von Thiaziddiuretika, daher bei stärkergradiger Niereninsuffizienz diuretische Therapie vorzugsweise mit Schleifendiuretika (Furosemid, Torsemid).

> **WICHTIG:**
> Bei eingeschränkter Nierenfunktion (Serumkreatinin > 1,5–1,8 mg/dl) dürfen kaliumsparende Diuretika entweder nicht mehr oder nur unter häufigen Kontrollen des Serumkaliumspiegels verordnet werden, da sonst eine bedrohliche Hyperkaliämie entstehen kann.

- **Kumulation** der meisten ACE-Hemmer und der β-Blocker Atenolol und Sotalol.

(3) **Blutdrucksenkung bei Gefäßkomplikationen:** Bei Kranken mit fortgeschrittener Arteriosklerose kann die Minderung des Perfusionsdrucks Schwindel, Unruhe- und Verwirrtheitszustände sowie neurologische Ausfallerscheinungen hervorrufen. In solchen Fällen muss die Blutdrucksenkung besonders vorsichtig erfolgen.

(4) **Vermeidung von Orthostasereaktionen:** Tritt unter der antihypertensiven Therapie (besonders unter α-Methyldopa und Prazosin) ein stärkergradiger orthostatischer Blutdruckabfall auf, muss, falls ein Wechsel der Medikation nicht in Betracht kommt, der Blutdruck auf **Normotension im Stehen** eingestellt werden.

(5) **Wechsel der Therapie:** Hochdrucktherapie ist Dauertherapie. Abruptes Absetzen der Medikamente (besonders von höheren Clonidindosen) kann gefährliche Blutdruckanstiege auslösen. Ein Wechsel der Medikation sollte nur bei ungenügender Wirkung oder bei Auftreten störender UAW erfolgen. Bei manchen Patienten ist es im Lauf der Behandlung möglich, die Dosis der antihypertensiven Medikamente zu reduzieren; in Einzelfällen kann nach jahrelanger antihypertensiver Therapie die Medikation sogar ganz abgesetzt werden.

Wahl der Medikamente

Im Einzelfall lässt sich nie voraussagen, auf welche Pharmaka der Patient am günstigsten anspricht. Um die Zuverlässigkeit der Medikamenteneinnahme zu erhöhen, sollten vorzugsweise Antihypertensiva mit gesicherter Wirkung über 24 Stunden verordnet werden.

Grundsätzlich gibt es zwei Möglichkeiten der Therapie, eine Monotherapie und eine Kombinationstherapie.

(1) **Monotherapie:** Der Versuch, die Therapie mit nur einer einzigen Substanz durchzuführen, ist nur bei Patienten mit leichter bis mittelschwerer Hypertonie (etwa bis zu diastolischen Blutdruckwerten von 105 mmHg) sinnvoll. Für die Monotherapie besonders geeignet sind Diuretika, β-Rezeptorenblocker, Kalziumantagonisten, ACE-Hemmer oder Angiotensinrezeptor-Antagonisten (**s. Tab. III.4.3**), da für diese Substanzklassen in randomisierten Interventionsstudien eine Senkung der kardiovaskulären Morbidität und Mortalität nachgewiesen wurde. Wird mit dem zunächst verordneten Medikament keine befriedigende Blutdrucksenkung erreicht, sollte auf eine Substanz aus einer anderen Gruppe umgestellt werden.

(2) **Kombinationstherapie:** Eine Kombinationstherapie (**Tab. III.4.4** und **Tab. III.4.5**) ist indiziert, wenn mit einer einzigen Substanz in einem Dosisbereich, der noch nicht zu UAW führt, keine Blutdrucknormalisierung zu erreichen ist. Eine niedrigdosierte Kombinationstherapie kann heute alternativ zur Monotherapie als Initialtherapie empfohlen werden (vorzugsweise: ACE-Hemmer/Diuretika-, β-Blocker/Diuretika-, Angiotensinrezeptor-Antagonisten/Diuretika-Kombinationen). Durch gleichzeitige Verabreichung niedriger Dosen

1 Hypertonie

Tabelle III.4.4 Handelsfertige Kombinationen für die Kombinationstherapie der Hypertonie

Kombination	Präparate	Zusammensetzung
Leichte Hypertonie (anstelle Monotherapie)		
Niedrig dosierter ACE-Hemmer + Diuretikum	Preterax	2 mg Perindopril + 0,625 mg Indapamid
Mittelschwere und schwere Hypertonie		
β-Rezeptorenblocker + Diuretikum	Teneretic® [1]	100 mg Atenolol + 25 mg Chlortalidon
	Beloc ZOK® comp	95 mg Metoprolol + 12,5 mg Hydrochlorothiazid
	Concor 10 plus® [1]	10 mg Bidoprolol + 25 mg Hydrochlorothiazid
β-Rezeptorenblocker + Kalziumantagonist	Nif-Ten 50® [1] bzw. Bresben[1]	50 mg Atenolol + 20 mg Nifedipin (ret.)
	Mobloc®	47,5 mg Metoprolol + 5 mg Felodipin
ACE-Hemmer + Diuretika	Accuzide®	20 mg Quinapril + 25 mg Hydrochlorothiazid
	Acercomp® [1] bzw. CORIC® plus	20 mg Lisinopril + 25 mg Hydrochlorothiazid
	Arelix® ACE	5 mg Ramipril + 6 mg Piretanid
	Capozide® 50 [1] bzw. tensobon® comp [1]	50 mg Captopril + 25 mg Hydrochlorothiazid
	Delix® 5 plus [1] bzw. Vesdil® plus [1]	5 mg Ramipril + 25 mg Hydrochlorothiazid
	dynacil® comp bzw. Fosinorm®	20 mg Fosinopril + 12,5 mg Hydrochlorothiazid
	Pres® plus bzw. RENACOR®	10 mg Enalapril + 25 mg Hydrochlorothiazid
Angiotensin-Antagonisten + Diuretika	Atacand® PLUS [1] bzw. Blopress® Plus [1]	16 mg Candesartan + 12,5 mg Hydrochlorothiazid
	CoAprovel® [1] bzw. Karvezide® [1]	300 mg Irbesartan + 12,5 mg Hydrochlorothiazid
	CoDiovan® [1] bzw. provas comp® [1]	160 mg Valsartan + 12,5 mg Hydrochlorothiazid
	EMESTAR® plus bzw. Teveten® plus	600 mg Eprosartan + 12,5 mg Hydrochlorothiazid
	Kinzal® plus [1] bzw. MicardisPlus® [1]	80 mg Telmisartan + 12,5 mg Hydrochlorothiazid
	LORZAAR® plus	50 mg Losartan + 12,5 mg Hydrochlorothiazid
	Votum® plus bzw. Olmetec® plus	20 mg Olmesartan + 12,5 mg Hydrochlorothiazid
ACE-Hemmer + Kalziumantagonisten	Delmuno® [1] bzw. Univax® [1]	5 mg Ramipril + 5 mg Felodipin
	Tarka® bzw. Udramil®	2 mg Trandolapril + 180 mg Verapamil
	ENEAS®	10 mg Enalapril + 20 mg Nitrendipin
Angiotensin-Antagonisten + Kalziumantagonisten	Exforge®	5–10 mg Amlodipin + 160–320 mg Valsartan

[1] Bei diesen Präparaten sind auch geringere Dosierungen auf dem Markt (i.d.R. 50 %).

mehrerer Pharmaka mit verschiedenartigem Angriffspunkt wird eine Addition der antihypertensiven Wirkung ohne Addition der UAW, die ja bei den verschiedenen Stoffklassen unterschiedlich sind, erreicht. Die meisten Hypertoniker benötigen 2 oder mehr Substanzen, um den Zielblutdruck (s.o.) zu erreichen. Wenn der initiale Blutdruck mehr als 20/10 mmHg über dem anzustrebenden Zielblutdruck liegt, sollte entsprechend mit einer Zweierkombination (davon i.d.R. ein Diuretikum) begonnen werden.

- Für die Kombinationstherapie besonders geeignet sind *Diuretika*, die mit jedem anderen Antihypertensivum kombiniert werden können. Neben dem eigenen blutdrucksenkenden Effekt ist für die Kombinationstherapien bedeutungsvoll, dass sie eine Resistenzentwicklung verhindern können, die nicht selten nach längerer Gabe anderer Pharmaka (z.B. Reserpin oder α-Methyldopa) auftritt und zumindest teilweise auf eine Natrium- und Wasserretention zurückzuführen ist.
- *Kalziumantagonisten* vom Dihydropyridintyp (Substanzen, deren chemischer Kurzname mit -dipin endet) können auch ohne zusätzliche Gabe eines Diuretikums mit einem β-Blocker kombiniert werden. Bei Bradykardie und/oder AV-Überleitungsstörungen und/oder vorgeschädigtem linkem Ventrikel ist die Kombination der Kalziumantagonisten Diltiazem oder Verapamil mit einem β-Blocker nicht empfehlenswert. Grundsätzlich können Kalziumantagonisten auch gut mit ACE-Hemmern und Angiotensinrezeptor-Antagonisten kombiniert werden.
- Wirkt keine der angegebenen Kombinationen (s. **Tab. III.4.5**) ausreichend, kann zusätzlich ein zentrales Antisympathotonikum hinzugefügt oder eine der in **Tabelle III.4.6** genannten *Dreifachkombinationen* angewandt werden.
- Bei schwerer Hypertonie kommt die Kombination des Vasodilatators *Minoxidil* zusammen mit einem stark wirksamen Saluretikum (z.B. Furosemid) und einem β-Blocker in Betracht.

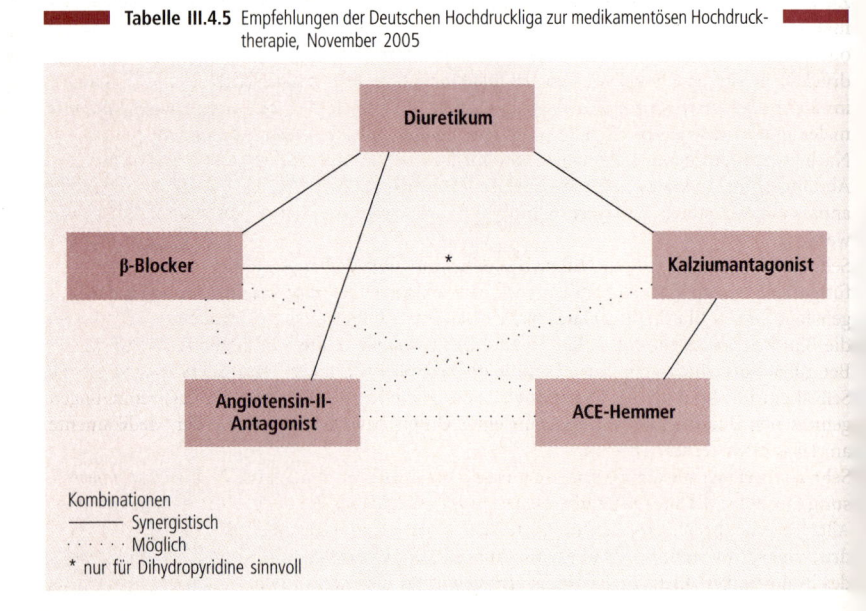

Tabelle III.4.5 Empfehlungen der Deutschen Hochdruckliga zur medikamentösen Hochdrucktherapie, November 2005

Kombinationen
—— Synergistisch
· · · · · · Möglich
* nur für Dihydropyridine sinnvoll

Tabelle III.4.6 Dreifachkombinationen zur Behandlung der Hypertonie

Diuretikum plus β-Blocker plus Vasodilatator[1]
Diuretikum plus ACE-Hemmer oder Angiotensin-Antagonist plus Kalziumantagonist
Diuretikum plus zentral wirkendes Antisympathotonikum plus Vasodilatator[1]

[1] Vasodilatatoren: Kalziumantagonisten, ACE-Hemmer, Angiotensinrezeptor-Antagonisten, α-Blocker, Dihydralazin

(3) Differenzialtherapie: Aufgrund kontrollierter Daten werden bestimmte Antihypertensiva bei folgenden Begleiterkrankungen bzw. -umständen bevorzugt:
- **Koronare Herzkrankheit:** relativ $β_1$-spezifische β-Blocker (ohne ISA) [Evidenzgrad I], lang wirksame Kalziumantagonisten [Evidenzgrad II].
- **Herzinsuffizienz:** Bevorzugt ACE-Hemmer [Evidenzgrad I], evtl. kombiniert mit einem Diuretikum, β-Blocker [Evidenzgrad I].
- **Diabetes mellitus:** ACE-Hemmer und Angiotensinrezeptor-Antagonisten bevorzugen [Evidenzgrad I], Blutdrucksenkung auf Werte im optimalen Bereich (**s. Tab. III.4.1**) anstreben.
- **Gicht:** Zurückhaltung mit Diuretika.
- **Obstruktive Ventilationsstörungen:** β-Blocker kontraindiziert.
- **Schwangerschaft:** α-Methyldopa, $β_1$-Blocker.
- **Niereninsuffizienz:** ACE-Hemmer oder Angiotensinrezeptor-Antagonisten bevorzugen, da für diese eine Verlangsamung der Progression einer Niereninsuffizienz nachgewiesen wurde [Evidenzgrad I]; bei Serumkreatinin > 1,8 mg/dl Gabe von stark wirksamen Schleifendiuretika; kaliumsparende Diuretika kontraindiziert; Dosis von Atenolol, Sotalol sowie der meisten ACE-Hemmer reduzieren.

Therapieüberwachung
Blutdruckmessung

Zu den notwendigen Überwachungsmaßnahmen in der Hochdrucktherapie gehören **regelmäßige Blutdruckmessungen durch den Arzt**. Die Messung des Blutdrucks kann im Sitzen oder Liegen erfolgen. Bei Anwendung von Medikamenten, die zu orthostatischem Blutdruckabfall führen können (z.B. α-Methyldopa, Prazosin), muss der Blutdruck zusätzlich im Stehen gemessen werden. In der Anfangsphase der Therapie sind bis zum Erreichen normaler Blutdruckwerte häufigere Kontrollen im Abstand von etwa 1–2 Wochen notwendig. Nach guter Blutdruckeinstellung genügen häufig Kontrolluntersuchungen in vierteljährlichen Abständen. Bei therapeutisch schwer einstellbarer Hypertonie können jedoch zur Therapieanpassung wesentlich häufigere Kontrollen, u.U. in einwöchigen Abständen, notwendig werden.

Sehr bewährt hat sich die **zusätzliche Blutdruckmessung durch den Patienten** mit Hilfe hierfür geeigneter Apparate. Der Patient wird nach entsprechender Anleitung durch den Arzt angehalten, seinen Blutdruck anfangs täglich mehrmals (z.B. morgens und abends) zu messen, die Blutdruckwerte zu protokollieren und die Protokolle in die Sprechstunde mitzubringen. Bei guter Einstellung genügen u.U. monatliche Selbstmessungen. Besonders wichtig ist die Selbstkontrolle bei schwerer Hypertonie, da durch die Kenntnis der unter Alltagsbedingungen gemessenen Blutdruckwerte die Gefahr einer Unter- bzw. Überdosierung der Medikamente am leichtesten vermieden wird.

Sehr gut geeignet für die Überprüfung des Therapieerfolgs ist auch die **24-h-Blutdruckmessung (ambulante Langzeitblutdruckmessung – ABDM)**, da bei der großen Anzahl der unter Alltagsbedingungen gemessenen Werte die Aussagekraft gegenüber der Gelegenheitsblutdruckmessung wesentlich erhöht wird. Eine 24-h-Blutdruckmessung, die auch eine Kontrolle des Blutdruckverhaltens in der Nacht ermöglicht, ist insbesondere dann indiziert, wenn trotz adäquat erscheinender Medikation eine unzureichende Senkung des Blutdrucks in der Praxis oder bei der Selbstmessung beobachtet wird.

Arzneimittel-UAW

Bei jeder Wiedervorstellung des Patienten muss sorgfältig nach **UAW der Arzneimittel** gefragt werden. Insbesondere bei Medikamenten, die zu einer Sedierung führen können, ist die Möglichkeit einer Beeinträchtigung der Verkehrstüchtigkeit oder einer Gefährdung am Arbeitsplatz gegeben. Unerwünscht starke Sedierungserscheinungen müssen daher Anlass zu einem Wechsel der Therapie geben. Mindestens 50 % der Hochdruckpatienten nehmen ihre Medikamente unregelmäßig oder überhaupt nicht ein. Es ist daher wichtig, die Patienten über die möglichen Komplikationen einer ungenügend behandelten Hypertonie aufzuklären und sie zur dauerhaften Mitarbeit zu motivieren.

Es hat sich gezeigt, dass folgende Maßnahmen geeignet sind, die Kooperationsbereitschaft von Hypertoniepatienten zu erhöhen:
(1) zusätzliche Blutdruckmessung durch den Patienten,
(2) einfaches Therapieschema mit möglichst nur zwei- oder einmaliger Medikamenteneinnahme pro Tag,
(3) feste Vereinbarung eines Wiedervorstellungstermins zur Kontrolluntersuchung.

Laboruntersuchungen

Eine **Behandlung mit Saluretika** vom Thiazidtyp bzw. mit saluretikahaltigen Kombinationspräparaten kann zu einem Absinken des Serumkaliumspiegels sowie zu einem Anstieg des Blutzuckers, der Serumharnsäure und der Serumlipide führen. Bei Stoffwechselgesunden und insbesondere bei jüngeren Hypertonikern genügen jährliche Kontrollen dieser Parameter. Bei gleichzeitiger Digitalisierung sollte der Serumkaliumspiegel 1–2 Wochen nach Therapiebeginn und danach in vierteljährlichen Abständen kontrolliert werden. Bei Auftreten einer stärkergradigen Hypokaliämie können jedoch häufigere Kontrollen bzw. Korrekturmaßnahmen (Kaliumsubstitution; Gabe von kaliumsparenden Diuretika) notwendig werden. Bei **latentem Diabetes mellitus**, Vorliegen von **Lipidstoffwechselstörungen** oder Auftreten von **Gichtattacken** sind Kontrollen von Blutzucker, Cholesterin, Triglyzeriden bzw. Harnsäure im Serum in dreimonatigen Abständen zu empfehlen. Bei **eingeschränkter Nierenfunktion** sind regelmäßige Kontrollen der Nierenfunktion, z.B. durch Bestimmung des Serumkreatinins, besonders zu Beginn der Therapie angezeigt.

Apparative Untersuchungen

In größeren Zeitabständen, die durch Verlauf und Schwere der Erkrankung bestimmt werden, sollten der Augenhintergrund kontrolliert sowie eine Elektro- und Echokardiographie durchgeführt werden.

1.2 Spezielle therapeutische Probleme

1.2.1 Hypertensive Notfälle

Definition: Ein hypertensiver Notfall, der eine rasche Blutdrucksenkung erforderlich macht, liegt nur dann vor, wenn stark erhöhte Blutdruckwerte mit Folgeerscheinungen wie **Hochdruckenzephalopathie** (Symptome: Kopfschmerzen, Sehstörungen, Schwindelerscheinungen, Bewusstseinsstörungen, neurologische Ausfallserscheinungen), **Lungenödem, Angina pectoris** oder **dissezierendes Aortenaneurysma** vorliegen. Auch eine mäßiggradige Blutdruckerhöhung etwa bei Aortenaneurysma oder einem Lungenödem kann bereits eine hypertensive Notfallsituation bedeuten.

Therapie

Therapeutisches Vorgehen bei hypertensiven Notfällen

Bei hypertensiven Notfallsituationen muss der Blutdruck schnell, d.h. innerhalb von $1/4$–$1/2$ h, gesenkt werden. Da eine zu starke Blutdrucksenkung Komplikationen wie Hirn- oder Myokardinfarkt nach sich ziehen kann, sollte der Blutdruck im Allgemeinen zunächst nicht stärker als auf etwa 110 mmHg diastolisch und 160 mmHg systolisch bzw. um mehr als 20 % gesenkt werden. Bei Vorliegen eines Lungenödems oder eines Aortenaneurysmas ist jedoch häufig eine stärkere Blutdrucksenkung notwendig. Der Zielblutdruckwert muss deshalb individuell festgelegt werden. Bei Schlaganfall mit reaktivem Blutdruckanstieg darf keine rasche oder starke Blutdrucksenkung durchgeführt werden.

(1) Behandlung durch den Hausarzt: Wegen der Notwendigkeit einer kontinuierlichen Überwachung des Blutdrucks ist eine Klinikeinweisung erforderlich. Der Hausarzt sollte die Behandlung jedoch schon einleiten. Hierfür kommen folgende Pharmaka in Betracht:

- *Glyceroltrinitrat:* 1,2 mg (z.B. Nitrolingual® forte Zerbeißkps.).
- *Nifedipin* (Adalat®): Kapsel (5 mg) zerbeißen und schlucken. Achtung: Initiale Dosis von 10 mg vermeiden, da diese zu abruptem Blutdruckabfall führen kann.
- *Nitrendipin (Bayotensin® akut Phiole à 5 mg) p.o. – Nifedipin und Nitrendipin kontraindiziert bei instabiler Angina pectoris.*
- *Clonidin* (Catapresan®): 0,075 mg langsam i.v. Wirkungseintritt nach 10 min, Wiederholung möglich. Bei nicht ausreichender Wirkung nach 30 min 0,15–0,3 mg i.v.; UAW: Sedierung (evtl. erwünscht, bei somnolenten Patienten jedoch störend).
- *Urapidil* (Ebrantil®) in einer Initialdosis von 25 mg i.v., im Vergleich zu oral begrenzter Wirkung i.v. sehr zuverlässige Blutdrucksenkung.

(2) Der Wirkungseintritt der o.g. Substanzen erfolgt innerhalb weniger Minuten. Eine Wiederholung der Medikation ist möglich. Sofern keine Kontraindikation vorliegt (z.B. Dehydratation, Hyponatriämie), empfiehlt sich bei der Behandlung hypertensiver Notfälle stets zusätzlich die Gabe von 20 mg Furosemid (Lasix®) i.v.; bei Niereninsuffizienz und Überwässerung sind ggf. höhere Dosierungen notwendig.

(3) Behandlung in der Klinik: Die unter (1) aufgeführten Maßnahmen werden als Erstmaßnahmen in gleicher Weise auch in der Klinik angewendet.

- Bei unzureichender Wirkung oder schnellem Wiederanstieg des Blutdrucks kommen intravenöse Dauerinfusionen mit Nifedipin oder Nitroglyzerin sowie alternativ mit Clonidin, Urapidil oder in therapieresistenten Fällen mit Nitroprussid-Natrium in Frage. Die Infusionsgeschwindigkeit wird nach Wirkung titriert. Alle diese Maßnahmen erfordern eine intensivmedizinische Überwachung.
- *Nitroprussid-Natrium* (Nipruss® [Amp. à 60 mg]) ist die am stärksten wirksame blutdrucksenkende Substanz. Der Wirkungseintritt bei intravenöser Verabreichung ist prompt und dosisabhängig, die Wirkungsdauer auf wenige Minuten beschränkt, sodass es nur per infusionem angewendet werden kann. Die Lösung sollte über einen zentralen Venenkatheter mittels Infusionspumpe infundiert werden. Anfangsdosis 0,2 µg/kg KG/min. Blutdruckmessungen anfänglich minütlich erforderlich, nach 5 Minuten kann die Dosis schrittweise bis zum Erreichen des gewünschten Blutdruckniveaus gesteigert werden; dann Blutdruckkontrollen alle 10 Minuten. UAW: Tachykardie, Tachypnoe, verschiedenartige subjektive Missempfindungen und gelegentlich Erbrechen. Zur Vermeidung einer Zyanidintoxikation ist gleichzeitig eine Natriumthiosulfatlösung zu applizieren (s. Gebrauchsinformation). Bei Anwendung über 48–72 h hinaus müssen die Serumkonzentrationen von Thiozyanat überprüft werden, insbesondere bei Niereninsuffizienz.

(4) Zusätzliche Maßnahmen:
- **Lagerung:** Hochlagerung des Oberkörpers und Tieflagerung der Beine (Herzbett) verstärkt die blutdrucksenkende Wirkung.
- **Sedierung:** Bei Angstzuständen oder Agitiertheit Diazepam (Valium®) 5–10 mg langsam i.v.
- **Diurese:** Bei Hochdruckenzephalopathie oder Herzinsuffizienz forcierte Diurese durch i.v. Gabe schnell wirkender Saluretika (Furosemid [Lasix®] oder Torasemid [Unat®, Torem®]).

> **! WICHTIG:**
> Hypertensive Notfälle können mit Hyponatriämie und Hypovolämie einhergehen. Es besteht dann initial die Notwendigkeit zu Kochsalz- und Volumensubstitution (i.v. oder p.o.), Diuretika sind dann zu vermeiden.

Sobald der Blutdruck ausreichend kontrolliert ist und der Zustand des Patienten es erlaubt, geht man von der parenteralen Behandlung zu einer oralen Dauertherapie über.

Phäochromozytom
(s. Kap. III.4.1.3.1)

Präeklampsie und Eklampsie
Auf die generelle Behandlung der Präeklampsie und Eklampsie kann hier nicht näher eingegangen werden. Für die Behandlung der krisenartigen Blutdruckanstiege bei Präeklampsie und Eklampsie hat sich besonders die i.v. Gabe von Dihydralazin (Nepresol®; Initialdosis 6,25 mg = $^1/_4$ Amp., langsam i.v.) bewährt. Die Weiterbehandlung erfolgt in schrittweise zu steigernden Dosen von 4–8–12 mg/h oder mehr mittels Infusionspumpe bis zum Erreichen eines diastolischen Wertes zwischen 80 und 90 mmHg, kombiniert mit antikonvulsiven Maßnahmen, wie Gabe von Magnesiumsulfat und medikamentöser Sedierung. Bei tachykarden Reaktionen unter der Verabfolgung von Dihydralazin oder bei unzureichender blutdrucksenkender Wirksamkeit ist eine Kombination mit kleinen Dosen eines relativ β_1-selektiven Rezeptorenblockers sinnvoll.

1.2.2 Maligne Hypertonie

THERAPIE

Die medikamentöse Behandlung der malignen Hypertonie erfolgt nach den Prinzipien der Kombinationstherapie (**s. Kap. III.4.1.1**, „Praktisches Vorgehen"). Da die Behandlung mit stark wirksamen Pharmaka in hoher Dosierung erhebliche UAW zur Folge haben kann, sollte die Einstellung in der Klinik erfolgen. In therapieresistenten Fällen, bei denen auch mit einer hoch dosierten Kombinationstherapie keine Blutdrucksenkung zu erzielen ist, kann der vorübergehende Einsatz von Nitroprussid-Natrium notwendig werden (**s. Kap. III.4.1.2.1**, „Therapeutisches Vorgehen bei hypertensiven Notfällen").

1.2.3 Hochdrucktherapie bei Niereninsuffizienz
(**s. Kap. III.4.1.1** „Praktisches Vorgehen")

1.2.4 Hochdrucktherapie und Narkose
Neuere Untersuchungen haben gezeigt, dass es günstiger ist, die antihypertensive Langzeittherapie bis zum Tag des operativen Eingriffs und darüber hinaus fortzusetzen, als die Medikation vor der Operation abzusetzen.

> **! WICHTIG:**
> Unter dem Einfluss von mit dem sympathischen Nervensystem interferierenden Substanzen (Reserpin, β-Rezeptorenblocker, α-Methyldopa, Clonidin, Moxonidin) muss während der Narkose mit einem relativen Überwiegen des Parasympathikotonus und der Gefahr einer **deutlichen Bradykardie** gerechnet werden. In solchen Fällen ist **Atropin**, ggf. in hoher Dosierung, oder **Orciprenalin** (Alupent®) als Antidot zu verabfolgen.

Der kardiodepressive Effekt von β-Blockern kann durch Narkosemittel verstärkt werden. Bei diuretikainduzierter Hypokaliämie, Hyponatriämie bzw. Hypovolämie wird eine entsprechende Elektrolyt- bzw. Flüssigkeitssubstitution notwendig. Muss wegen eines intraoperativen Blutdruckabfalls Noradrenalin verabreicht werden, ist zu beachten, dass insbesondere Reserpin, α-Methyldopa, Clonidin und Moxonidin dessen Wirkung erheblich verstärken, Doxazosin und Prazosin die Wirkung abschwächen können. Als mittlere Dosierung ist 0,01–0,02 mg Noradrenalin/min zu empfehlen. Postoperativ ist in Abhängigkeit von den Blutdruckwerten zu entscheiden, ob und in welcher Dosierung die antihypertensive Medikation fortgesetzt werden soll.

1.2.5 Hypertonie und Schwangerschaft

Erhöhte Blutdruckwerte im 2. und 3. Trimenon der Schwangerschaft bedingen eine erhöhte Inzidenz von Wachstumsstörungen des Fetus sowie eine erhöhte perinatale Mortalität. Bei Vorliegen einer leichten essenziellen Hypertonie ohne Nierenbeteiligung braucht von einer Schwangerschaft nicht abgeraten zu werden, da die Komplikationsrate bei entsprechender antihypertensiver Therapie gering ist. Bei schwerer bzw. maligner Hypertonie sowie bei renal bedingter Hypertonie treten häufig Pfropfgestosen mit Gefährdung der Mutter, Gefahr der Fruchtschädigung und der Totgeburt auf. In solchen Fällen ist daher ein Konzeptionsschutz dringend anzuraten. Ist eine Schwangerschaft bereits eingetreten, ist die Indikation zur Interruptio im 1. Trimenon gegeben. In Fällen, bei denen eine Schwangerschaftsunterbrechung nicht in Betracht kommt oder die Gravidität schon zu weit fortgeschritten ist, müssen Patientinnen während der gesamten Schwangerschaft in mindestens 14-tägigen Abständen kontrolliert werden, um die Entstehung einer Pfropfgestose rechtzeitig zu erfassen. Für die medikamentöse Therapie der Hypertonie in der Schwangerschaft kommen in erster Linie α-Methyldopa und Dihydralazin in Betracht. Günstige Erfahrungen liegen auch mit den β-Rezeptorenblockern Metoprolol und Atenolol (**s. Tab. III.4.3**) vor.

1.3 Operativ heilbare Hochdruckformen

1.3.1 Hypertonie bei endokrinen Störungen

Phäochromozytom

Ätiologie und Pathogenese: Phäochromozytome sind Tumoren, die sich von chromaffinen Zellen des Nebennierenmarks oder des Sympathikusgrenzstrangs ableiten und durch vermehrte Katecholaminausschüttung zur Hypertonie führen. Etwa 90 % der Phäochromozytome sind im Bereich der Nebennieren lokalisiert. Extraadrenale Phäochromozytome finden sich am häufigsten paravertebral entlang dem lumbalen Grenzstrang des Sympathikus. Weniger als 10 % der Tumoren sind maligne.

Klinik: Leitsymptome und -befunde: Charakteristisch sind stark schwankende Blutdruckwerte, es können normotensive Intervalle von längerer Dauer auftreten. Bei etwa 50 % der Patienten liegt jedoch eine Dauerhypertonie vor. Krisenartige Blutdruckanstiege können sowohl aus einem normotensiven Intervall heraus als auch bei Dauerhypertonie auftreten. Charakteristische Beschwerden bzw. Symptome: Schweißneigung, anfallsweise Blässe des Gesichts, Akrozyanose, Herzjagen, Herzklopfen, Kopfschmerzen, Schwindelgefühl, Übelkeit, abdominelle Schmerzzustände.

Diagnostische Hinweise: Sicherung der Diagnose durch Nachweis einer erhöhten Ausscheidung von Noradrenalin bzw. Adrenalin und/oder deren Metaboliten (besonders nach einer Krise) oder durch Nachweis erhöhter Plasmakatecholaminkonzentrationen.

Lokalisationsdiagnostik:
(1) Sonographisch,
(2) Röntgenologisch (Computertomographie, Kernspintomographie),
(3) Szintigraphie mit ^{131}J-Benzylguanidin,
(4) Bestimmung der Katecholamine in etagenweise aus der Vena cava entnommenem Blut.

THERAPIE

Die operative Entfernung des Tumors ist die Behandlung der Wahl. Indikationen für eine medikamentöse Therapie sind: Operationsvorbereitung; Dauertherapie, sofern eine baldige Operation nicht möglich ist (z.B. bei Herzinsuffizienz, schlechtem Allgemeinzustand); malignes Phäochromozytom; kleine, nicht lokalisierbare Tumoren. Zur Behandlung der Hypertonie bei Phäochromozytom werden α-Rezeptorenblocker, zur Behandlung von Tachykardien oder Arrhythmien β-Rezeptorenblocker angewandt (**s. Tab. III.4.3**).

(1) *α-Rezeptoren-blockierende Substanzen:*
- *Urapidil* (Ebrantil®): 25 mg i.v., wenn erforderlich Dosissteigerung bzw. Dauerinfusion.
- *Phenoxybenzamin* (Dibenzyran®): Bei oraler Anwendung beginnt die Wirkung nach 1–2 h und hält etwa 3–4 Tage an. Anfangsdosis 10–20 mg/Tag p.o., auf 3–4 Dosen verteilt, allmähliche Dosissteigerung bis zur Einstellung des gewünschten Blutdruckniveaus, maximale Dosis etwa 200 mg/Tag.

(2) *β-Rezeptoren-blockierende Substanzen:* Die Tachykardie bei Phäochromozytom wird durch die α-Rezeptorenblockade häufig sogar verstärkt; bei Tachykardie daher zusätzliche Therapie mit β-Rezeptorenblockern notwendig (allerdings erst nach Einleitung der α-adrenolytischen Therapie, da sonst bei Phäochromozytom nach β-Blockade mit einem Blutdruckanstieg zu rechnen ist).

Primärer Aldosteronismus (Conn-Syndrom)

Ätiologie und Pathogenese: Dem Krankheitsbild liegt eine abnorm gesteigerte Bildung von Aldosteron zugrunde. Ursache des Aldosteronismus ist in den meisten Fällen ein solitäres Nebennierenrindenadenom, in selteneren Fällen kann die Symptomatik durch eine bilaterale Nebennierenrindenhyperplasie verursacht werden.

Klinik: Leitsymptome und -befunde: Mäßiggradige bis schwere Hypertonie, Hypokaliämie, gesteigerte Aldosteronsekretion, Erniedrigung und geringe bis fehlende Stimulierbarkeit der Plasmareninaktivität.

Lokalisationsdiagnostik durch Kernspin- oder Computertomographie, seitengetrennte Aldosteronbestimmung im Nebennierenvenenblut, Szintigraphie mit 6β-^{131}J-iodomethyl-19-norcholest-5(10)-en-3β-ol.

THERAPIE

(1) **Operation:** Die Therapie der Wahl bei solitärem Adenom ist die Entfernung der befallenen Nebenniere. Bei Vorliegen einer bilateralen Nebennierenrindenhyperplasie mit Aldosteronismus ist der medikamentösen Therapie der Vorzug zu geben; eine subtotale oder totale Adrenalektomie sollte nur bei medikamentös nicht einstellbarer Hypertonie erwogen werden.

(2) Medikamentöse Therapie: Zur Dauertherapie, sofern eine baldige Operation nicht möglich ist (z.B. bei Herzinsuffizienz, schlechtem Allgemeinzustand) oder vom Patienten verweigert wird. Spezielle Indikation der medikamentösen Therapie bei Aldosteronismus infolge bilateraler Nebennierenrindenhyperplasie.

Spironolacton (Aldactone®, Osyrol®) initial 50–200 mg/Tag p.o. Eine befriedigende Blutdrucksenkung ist erst nach 3–4 Wochen zu erwarten. In manchen Fällen Dosissteigerung bis zu 800 mg/Tag erforderlich. Dosis für Dauertherapie individuell stark unterschiedlich, gelegentlich genügen Dosen von 50 mg/Tag. Durch Spironolacton lässt sich in jedem Fall der Kaliummangel beseitigen. Sofern die blutdrucksenkende Wirkung ungenügend ist, kommt die zusätzliche Verordnung anderer Antihypertensiva in Betracht.

Eplerenone (Inspra®) initial 50–200 mg/Tag (wirkt schwächer als Spironolacton, dafür kaum UAW). Eine befriedigende Blutdrucksenkung ist erst nach 3–4 Wochen zu erwarten. In manchen Fällen Dosissteigerung bis zu 800 mg/Tag erforderlich. Dosis für Dauertherapie individuell stark unterschiedlich, gelegentlich genügen Dosen von 50 mg/Tag.

1.3.2 Hypertonie bei Aortenisthmusstenose
Die Aortenisthmusstenose sollte nach Möglichkeit noch im Kindesalter operativ beseitigt werden. Der Blutdruck wird durch die Korrektur der Stenose nicht in allen Fällen vollständig normalisiert, sodass eine zusätzliche medikamentöse Behandlung notwendig werden kann.

1.3.3 Hypertonie bei Nierenarterienstenose
Die Methode der Wahl, insbesondere bei Vorliegen einer fibrösen Dysplasie, stellt die transluminale Dilatation einer Nierenarterienstenose mit Hilfe eines doppellumigen Dilatationskatheters (perkutane transluminale Angioplastie nach Grüntzig) dar, deren Anwendung auch beim älteren Patienten möglich ist. Insbesondere bei ostiumnahen Stenosen kommt zusätzlich die Platzierung eines Stents in Betracht.

Ein revaskularisierender Eingriff wird heute i.d.R. nur noch bei Patienten durchgeführt, bei denen eine Angioplastie aus technischen Gründen nicht durchführbar ist. Mit höherem Lebensalter steigt die Operationsmortalität deutlich an, und die Heilungschancen der Hypertonie durch die Operation nehmen ab. – Die primäre Nephrektomie sollte nur bei Vorliegen einer stark geschrumpften, nicht mehr funktionstüchtigen Niere ins Auge gefasst werden.

Die Indikation zur perkutanen transluminalen Angioplastie bzw. zur Operation darf jeweils nur nach sorgfältiger Spezialdiagnostik, auf die hier nicht näher eingegangen werden kann, gestellt werden. Falls eine Dilatationsbehandlung oder Operation nicht in Betracht kommt, bleibt die Alternative einer medikamentösen Therapie der Hypertonie. Insbesondere bei älteren Patienten ist die medikamentöse Dauertherapie häufig die bessere – gefahrärmere – Alternative.

1.3.4 Hypertonie bei einseitiger Schrumpfniere
Die Indikation zur Entfernung einer einseitigen Schrumpfniere ist, unabhängig von der Genese, gegeben, wenn die Niere keine Ausscheidungsfunktion mehr zeigt und der Hochdruck durch eine medikamentöse Therapie schwer beeinflussbar ist. Die Nephrektomie ist relativ kontraindiziert, wenn noch eine Restfunktion der einseitig kleinen Niere besteht und gleichzeitig eine Einschränkung der Globalfunktion beider Nieren, die auf eine Miterkrankung der anderen Niere hinweist, vorliegt.

1.4 Therapie der Hochdruckkomplikationen
Herzinfarkt (**s. Kap. III.2.1.5,** „Therapie"); Herzinsuffizienz (**s. Kap. III.2.2.1,** „Therapie"); Lungenödem (**s. Kap. III.5.8.3,** „Therapie"); Apoplexie (**s. Kap. III.16.1.5,** „Therapie"); Niereninsuffizienz (**s. Kap. III.8.3,** „Therapie").

2 Hypotonie

Definition: Die Grenzziehung zwischen Normo- und Hypotonie ist willkürlich; im Allgemeinen wird von einer Hypotonie bei systolischen Blutdruckwerten unter 100–105 mmHg gesprochen. Krankheitsbedeutung besitzt die Hypotonie nur, wenn sie mit Beschwerden (s.u.) einhergeht.

Ätiologie und Pathogenese: Unter klinisch-praktischen Gesichtspunkten lassen sich die Hypotonien in akute bzw. vorübergehende sowie in chronische Formen einteilen. Unter den chronischen Hypotonien ist die **primäre** (konstitutionelle) Form, die vorwiegend bei leptosomen jüngeren Frauen auftritt, die bei weitem häufigste. **Sekundären** Hypotonieformen können die aufgeführten Ursachen zugrunde liegen (**Tab. III.4.7**).

Klinik: Leitsymptome und -befunde: Benommenheitsgefühl, Konzentrationsschwäche, Schweißneigung, Müdigkeit und Minderung der körperlichen und geistigen Leistungsfähigkeit. Die Beschwerden treten vorwiegend im Stehen bzw. Sitzen auf. Im Stehen Abfall des systolischen Blutdrucks, Verkleinerung der Blutdruckamplitude und Anstieg der Pulsfrequenz. Sehr selten sind Hypotonien infolge einer gestörten Sympathikusfunktion („asympathikotone Hypotonie"). Bei diesen Formen der Hypotonie sinken im Stehen systolischer und diastolischer Blutdruck ab, ohne dass die Pulsfrequenz ansteigt. Man unterscheidet die so genannte **idiopathische orthostatische Hypotonie** mit niedrigen Plasmanoradrenalinwerten im Liegen, bei der ein Defekt im Bereich des peripheren sympathischen Nervensystems vermutet wird, und die so genannte **multiple Systematrophie**, die im Rahmen verschiedener neurologischer Erkrankungen auftritt und bei der eine zentralnervöse Störung der Blutdruckregulation zu vermuten ist. Beiden Formen der Hypotonie ist gemeinsam, dass es im Stehen nur zu einem subnormalen Anstieg der Plasmanoradrenalinkonzentration kommt. – Das schwerwiegendste Symptom einer Hypotonie stellt die Synkope (definiert als kurzfristiger Bewusstseinsverlust infolge verminderter zerebraler Durchblutung) dar.

Diagnostische Hinweise: Die primäre (konstitutionelle) Hypotonie lässt sich nur per exclusionem, d.h. durch Ausschluss sekundärer Hypotonieformen, diagnostizieren.

Zusätzlich von Bedeutung ist die Durchführung eines Schellong-Tests, bei dem nach mehrminütigem Liegen und Kontrolle des Blutdrucks Blutdruck und Puls nach bis zu 10 min Stehen in

Tabelle III.4.7 Einteilung und Ursachen der Hypotonien

A. Akute oder vorübergehende Hypotonien

a) Synkopen verschiedener Ursachen (z.B. vasovagal, höhergradiger AV-Block)
b) Hypotonie bei Infektionen, Intoxikationen, Zustand nach längerem Krankenlager
Sonstige Ursachen
Herzrhythmusstörungen (**s. Kap. III.2.3**)
Myokardinfarkt (**s. Kap. III.2.1.5**)
Lungenembolie (**s. Kap. III.5.8.2**)

B. Chronische Hypotonieformen

a) primäre (konstitutionelle) Hypotonie
b) sekundäre Hypotonieformen

endokrin:	Nebennierenrindeninsuffizienz, Hypophysenvorderlappeninsuffizienz, Hypothyreose
kardiovaskulär:	Aortenstenose, Mitralstenose, Kardiomyopathien
hypovolämisch:	chronische Dehydratation, Anämie, Kachexie, Bartter-Syndrom
neurogen:	idiopathische orthostatische Hypotonie, multiple Systematrophie
medikamentös:	Antihypertensiva, Sympatholytika, Neuroleptika, Tranquilizer, Sedativa

Minuten-Abständen registriert werden. Pathologisch ist ein Blutdruckabfall von > 20/ 10 mmHg mit Symptomatik, wobei der Puls ansteigen sollte (sonst Abgrenzung einer asympathikotonen Hypotonie).

THERAPIE

Eine Behandlung der Hypotonie ist nur dann erforderlich, wenn diese zu Beschwerden führt. Ziel der Behandlung ist eine normale Adaptation des Kreislaufs an Lagewechsel des Körpers, insbesondere an längeres Stehen.

Therapie bei akuten oder vorübergehenden Hypotonien
(1) **Synkopen** verschiedener Ursachen **s. Kap. III.2.8**, „Therapie".
(2) **Hypotonie bei Infektionen, Intoxikationen, Zustand nach längerem Krankenlager:** Falls erforderlich, kommen zusätzlich zur spezifischen Behandlung des Grundleidens die bei der Therapie der chronischen primären Hypotonie genannten Maßnahmen (**s.u.**) in Betracht. Im Einzelfall können kochsalzreiche Ernährung, das Tragen von Kompressionsstrümpfen und der Verzicht auf (vasodilatierenden) Alkohol von Bedeutung sein.

Therapie der chronischen Hypotonieformen
Behandlung der primären Hypotonie
An erster Stelle stehen Aufklärung und Beratung des Patienten, an zweiter Stelle physikalische Maßnahmen und an letzter Stelle die medikamentöse Behandlung.
(1) **Aufklärung und Beratung:** Aufklärung über die Harmlosigkeit des Beschwerdebildes und die Tatsache einer oft sogar überdurchschnittlichen Lebenserwartung. Ratschläge für den Patienten: Kein plötzlicher Übergang vom Liegen zum Stehen, dazwischen einige Zeit sitzen. Bei längerem Stehen häufig durch Wippen auf den Fußspitzen die Wadenmuskulatur betätigen. Starke Sonnenbestrahlung oder Hitzeeinwirkung meiden. Bei den Prodromen eines orthostatischen Kollapses sofort hinsetzen und Beine hochlagern, notfalls Kopf tieflagern.
(2) **Physikalische Maßnahmen:** Regelmäßige körperliche Bewegung, Gymnastik und Sport (Waldlauf, Schwimmen), Wechselduschen, Bürstenmassagen sowie Kneipp-Anwendungen und klimatische Reize (Hochgebirge, See) werden zum Training des Herz-Kreislauf-Systems empfohlen.
(3) **Pharmakotherapie:**
- *Sympathomimetika:* Kurze Wirkungsdauer, bei oraler Gabe schwankende Resorption. Dosierung: Etilefrin (Effortil®), 3-mal 5–10 mg/Tag p.o., Effortil® Depot Perlongetten®, 1–2/ Tag p.o., 2- bis 3-mal 45 mg/Tag p.o. Ameziniummetilsulfat (Regulton®), 1- bis 3-mal 10–30 mg/Tag p.o.

> **! WICHTIG:**
> Sympathomimetika können zu Tachykardie führen und sollten deshalb nur bei normaler Herzfrequenz verordnet werden.

- *Dihydroergotamin* (Dihydergot®): Tonisierende Wirkung auf die Kapazitätsgefäße; periphere α-sympatholytische Wirkung nur bei sehr hohen Dosen. Es bewirkt im Allgemeinen keine Tachykardie. Dosierung: Dihydergot® retard, 2-mal 2,5–5 mg/Tag p.o.
- *Mineralokortikoide:* Sie bewirken eine Zunahme des Plasmavolumens und eine initiale Erhöhung des Schlag- und Herzzeitvolumens, sekundär steigt der periphere Gesamtwiderstand an. Dosierung: Fludrocortison (Astonin®-H, Fludrocortison „Squibb"), 1- bis 4-mal 0,1 mg/Tag p.o. Verstärkung der Wirkung durch erhöhte Kochsalzzufuhr

(15–20 g/Tag). UAW: Zunahme des Körpergewichts um durchschnittlich 0,5–3 kg. Der Serumkaliumspiegel kann absinken (gelegentlich kontrollieren!). Kontraindiziert sind Mineralokortikoide bei bestehender Ödemneigung (Herzinsuffizienz, Leberzirrhose, nephrotisches Syndrom, Schwangerschaftsödeme).

Behandlung der sekundären Hypotonieformen

Im Vordergrund steht, sofern möglich, die Behandlung des Grundleidens. Zusätzlich kommen die bei der primären Hypotonie beschriebenen therapeutischen Maßnahmen in Betracht. Bei den verschiedenen Formen der **asympathikotonen Hypotonie** ist eine spezifische Therapie meist nicht möglich. Die Behandlung der Hypotonie stellt oft große Probleme dar. Am ehesten erfolgversprechend sind Mineralokortikoide (Astonin®-H, Fludrocortison „Squibb") in einer Dosierung bis 0,5 mg/Tag p.o. in Kombination mit hoher Kochsalzzufuhr und Tragen von Kompressionsstrümpfen.

Bei schwersten Formen einer Hypotonie bei **multipler Systematrophie (Shy-Drager-Syndrom)** kann eine Dauerinfusion von Noradrenalin über ein Port-System mit „Insulinpumpe" von positivem Effekt für die Lebensqualität und -dauer sein.

5 Atemorgane

H. STEPPLING

1	Respiratorische Insuffizienz (RI) 461	5	Schlafapnoesyndrom (SAS) 477
1.1	Pulmonal bedingte Gasaustauschstörungen 461	6	Asthma bronchiale 478
1.2	Akute respiratorische Insuffizienz des Erwachsenen 466	7	Chronisches Cor pulmonale (CPC) 484
2	Allgemeine therapeutische Maßnahmen bei Erkrankungen der Atemwege 467	8	Krankheiten im Lungenkreislauf 487
2.1	Aerosoltherapie 467	8.1	Vaskuläre pulmonale Hypertonie 487
2.2	Medikamentöse Therapie 467	8.2	Lungenembolie – Lungeninfarkt 488
2.2.1	Bronchospasmolyse 467	8.3	Lungenödem 491
2.2.2	Expektoranzien 470	9	Lungenblutung – Bluthusten 492
2.2.3	Antibakterielle Therapie 471	10	Pneumonien 493
2.2.4	Schleimhautabschwellung und Entzündungshemmung durch Glukokortikoide 471	11	SARS (Severe Acute Respiratory Syndrome) 498
2.2.5	Entzündungshemmung durch DNCG und Antileukotriene 472	12	Pleurakrankheiten 500
		12.1	Pleuritis sicca 500
2.3	Physiotherapie und Rehabilitation 472	12.2	Pleuraergüsse 500
3	Akute Tracheobronchitis und Bronchitis 473	13	Pneumothorax (PnTh) 502
		13.1	Spannungspneumothorax 502
4	Chronische Bronchitis und Emphysem 473	13.2	Geschlossener Pneumothorax 503
		14	Mediastinalemphysem 504
4.1	Chronische Bronchitis 473	15	Lungenmykosen 505
4.2	Emphysem 474	16	Lungensarkoidose (Morbus Boeck) 506
4.3	Lungenemphysem bei α_1-Proteinasen-Inhibitor-Mangel 476	17	Fibrosierende Alveolitis (interstitielle Lungenkrankheiten) 508
		18	Bronchialkarzinom 510

1 Respiratorische Insuffizienz (RI)

1.1 Pulmonal bedingte Gasaustauschstörungen

Definition: Funktionseinschränkung des pulmonalen Gasaustausches, charakterisiert entweder durch Hypoxämie (Partialinsuffizienz) oder durch Hypoxämie und Hyperkapnie (Globalinsuffizienz). Eine respiratorische Insuffizienz (RI) kann sich im Rahmen von akuten oder chronischen pulmonalen sowie kardialen Erkrankungen entwickeln. Seltener liegt die Ursache in neuromuskulären oder zentralnervösen Störungen. Streng zu trennen von dieser unmittelbar pulmonal bedingten Gasaustauschstörung ist das Syndrom der akuten respiratorischen Insuffizienz des Erwachsenen (ARDS, „Schocklunge"), das bei vorher herz- und lungengesunden, schwerstkranken Patienten auftreten kann (**s. Kap. III.5.1.2**).

Die Begriffe Dyspnoe und respiratorische Insuffizienz sind nicht identisch. Dyspnoe beschreibt die subjektiv empfundene Atemnot, meist auf dem Boden einer vermehrten Atemarbeit; die

Blutgaspartialdrücke können im Normbereich liegen. Die respiratorische Global- oder Partialinsuffizienz ist nicht zwangsläufig mit einer Dyspnoe verbunden.

Pathophysiologie: Vereinfachend kann man drei wesentliche Störungen der Partialfunktion unterscheiden, die isoliert, nebeneinander oder als Übergangsformen vorkommen können:
(1) Generelle alveoläre Hypoventilation (respiratorische Globalinsuffizienz): Abfall des arteriellen Sauerstoffdrucks (Hypoxämie) mit gleichzeitigem Anstieg des Kohlendioxiddrucks (Hyperkapnie) und nachfolgender kompensatorischer Basenretention. In chronischen Fällen findet sich eine Erregbarkeitsänderung des Atemzentrums: Anstelle des primären Atemantriebs durch die Kohlensäure tritt zunehmend die Steuerung über O_2-Mangel-Rezeptoren. Diese Funktionsstörung ist vor allem charakteristisch für schwere, fortgeschrittene chronisch-obstruktive Lungenkrankheiten, wenn eine Erschöpfung der Atemmuskulatur (Ermüdung der „Atempumpe") eingetreten ist.
(2) Verteilungsstörungen: Ausgeprägte Verteilungsinhomogenitäten von Ventilation und Perfusion der Lunge führen ebenfalls zu einer respiratorischen Globalinsuffizienz. Ist die Verteilungsstörung nur leicht- bis mittelgradig ausgeprägt, findet man nur eine Partialinsuffizienz der Atmung. Der arteriovenöse Shunt (extraalveolär in Form der AV-Fistel oder paraalveolär, z.B. bei ausgedehnter Atelektasenbildung) stellt einen Grenzfall der ventilatorischen, die Totraumventilation bei massiver Lungenembolie einen Grenzfall der zirkulatorischen Verteilungsstörung dar. Zu den Verteilungsstörungen gehört auch der kardiale Rechts-links-Shunt.
(3) Diffusionsstörungen: Ungenügender Sauerstoffübertritt pro Zeiteinheit durch die alveolokapilläre Endstrecke als Folge entweder erhöhter Diffusionswiderstände oder einer Reduzierung der effektiven Kontaktfläche mit Kontaktzeitverkürzung (z.B. Lungenemphysem, pulmonale Hypertonie). Eine analoge Störung für die Kohlensäureabgabe spielt pathophysiologisch keine Rolle. Die Folge reiner Diffusionsstörungen ist somit eine respiratorische Partialinsuffizienz.
Die pulmonale Grunderkrankung beeinträchtigt primär meist die Atemmechanik, wobei sich besonders schwerwiegend, auch für die Hämodynamik des kleinen Kreislaufs, die inhomogene Obstruktion auswirkt.

Ätiologie und Pathogenese: Risikopatienten für die Entwicklung einer respiratorischen Insuffizienz sind Kranke mit chronischer obstruktiver Bronchitis, obstruktivem Emphysem, Asthma bronchiale, chronischem Cor pulmonale und schweren restriktiven Lungenveränderungen (interstitielle Lungenerkrankungen, Lungenfibrosen). Bei den kardialen Erkrankungen ist die linksventrikuläre Funktion entscheidend (Linksherzinsuffizienz).
Auslösende Ursachen einer respiratorischen Insuffizienz oder ihrer Verschlimmerung bei vorbestehender chronischer pulmonaler Erkrankung sind häufig Infektionen der Atemwege und/oder des Lungenparenchyms.
Weitere Ursachen sind Linksherzdekompensation, Lungenembolie, postoperative Zustände und exogene Noxen (z.B. Reizgase etc.).
Neben den chronisch verlaufenden pulmonalen und kardialen Erkrankungen können auch hochakute Erkrankungen dieser Organsysteme eine respiratorische Insuffizienz zur Folge haben: Schwere Pneumonien (Lobärpneumonie), Spontanpneumothorax, insbesondere Spannungspneumothorax, große Pleuraergüsse, ausgedehnte Atelektasen, akute interstitielle Lungenerkrankungen (z.B. exogen allergische Alveolitis), massive Lungenembolie, Myokardinfarkt und andere.

Klinik: Diagnostische Hinweise: Die Diagnosestellung einer respiratorischen Global- oder Partialinsuffizienz erfolgt durch die Blutgasanalyse (kapilläres Blut aus dem hyperämisierten Ohrläppchen oder, besonders bei Herzinsuffizienz und Schock, arterielle Punktion) und Ermittlung des Säure-Basen-Status. Normalwert- und Grenzbereiche siehe **Tabelle III.5.1**.

Tabelle III.5.1 Arterielle Blutgase und Säure-Basen-Parameter. Normalwert- und Grenzbereiche

20–30jährige	95–85 Torr[1]	**Sauerstoffdruck** (altersabhängig)	
30–60jährige	90–75 Torr		
60–70jährige	75–65 Torr	Torr × 0,13 = kPa[2]	
Grenzbereiche			
Hypoxämie	60–55 Torr:	therapeutische Maßnahmen notwendig	
	≤ 50 Torr:	ernste Störung, kurzfristig eingreifen	
	≤ 35 Torr:	akut lebensbedrohlich	
Keine		**Kohlendioxiddruck**	
Altersabhängigkeit	35–45 Torr	Torr × 0,13 = kPa	
Hyperkapnie	≥ 45 Torr:	leichte CO_2-Retention	
	≥ 70 Torr:	schwere CO_2-Retention (CO_2-Enzephalopathie möglich)	
		Eine Hyperkapnie tritt nur bei gleichzeitig vorhandener Hypoxämie auf	
pH-Wert	7,36–7,44	**Säure-Basen-Parameter**	
Basenüberschuss	± 2 mval/l		
akt. Bikarbonat	22–28 mval/l	$pH = 6,1 + \log \dfrac{HCO_3^- \text{(Niere)}}{pCO_{2a} \text{(Lunge)}}$	
	pH ≤ 7,2:	ernste Störung, auf die Dauer mit dem Leben nicht vereinbar	

[1] Torr = mmHg
[2] = Kilopascal, pCO_{2a} = arterieller Kohlendioxiddruck

Weitere diagnostische Maßnahmen: Inspektion des Patienten, Perkussion und Auskultation von Herz und Lungen, wenn möglich Thorax-Röntgenaufnahme.

THERAPIE

Die medikamentöse Therapie wird bei den einzelnen Krankheitsbildern abgehandelt.

Sauerstofftherapie

! **WICHTIG:**
Sauerstoff ist ein hochwirksames Medikament. Seine unkritische Zufuhr kann akut toxisch wirken und langfristig zu irreversiblen Schädigungen der Lunge führen.

Behandlungsprinzipien

Primäre Indikation ist die arterielle Hypoxämie, Behandlungsziel eine ausreichende O_2-Aufsättigung des Hämoglobins.
Die Sauerstoffzufuhr wird durch Art und Schwere der Hypoxämie bestimmt. Zuverlässige Indikatoren sind nur die arteriellen Blutgase, daher sollte die O_2-Applikation immer blutgasanalytisch durch Bestimmung von O_2- und CO_2-Partialdruck überwacht werden. Bei respiratorischer Globalinsuffizienz **immer** mit niedrigen inspiratorischen O_2-Konzentrationen beginnen: 1–2 l/min über Nasensonde, fest sitzende Maske oder (bei Notfällen) via Ruben-Beu-

tel. Keine rasche Normalisierung des arteriellen O_2-Partialdrucks anstreben, besonders dann nicht, wenn vor dem akuten Ereignis (z.B. durch eine schwere chronische Lungenkrankheit) über längere Zeit eine Hypoxämie mit „individuellem Normalwert" bestand. Ausreichend sind zunächst arterielle O_2-Werte zwischen 55 und 60 mmHg, langsame Steigerung; achten auf Zyanose, Atemfrequenz und Atemtiefe! Blutgaskontrollen: **Kriterium ist das Verhalten des arteriellen CO_2-Partialdrucks.** Überschreiten des individuellen Grenzwerts kann (durch Abnahme des hypoxischen Atemreizes!) zu einer Verschlechterung der alveolären Ventilation führen: Hyperkapniesyndrom.

Richtzahlen für die O_2-Zufuhr

Für eine Sauerstoffbeimischung von 1–2 l O_2/min zur Inspirationsluft ergeben sich ca. 25 %, von 3–4 l/min ca. 30–35 %, von 5–6 l/min ca. 40 % O_2-Konzentration in der Inspirationsluft. 2–4 l O_2/min genügen meist zur Anhebung der Untersättigung auf O_2-Grenzdrücke von 55–60 mmHg. Je weniger effektiv die O_2-Zufuhr, umso größer ist im Allgemeinen die intrapulmonale Shunt-Blutmenge.

CO-Intoxikation

Kurzfristige Zufuhr von reinem Sauerstoff, wenn möglich auch hyperbare O_2-Applikation. (Eine hyperbare O_2-Anwendung zur Behandlung chronischer Lungenkrankheiten ist nicht indiziert.)
Bei chronisch-obstruktiven und restriktiven Lungenkrankheiten kann eine O_2-Langzeit-(bzw. Dauer-)Therapie notwendig werden: Über Kontrollen der Blutgaswerte Einstellung einer individuellen Dosierung (1 bis max. 4 l/min für Ruhe und leichte Belastung); Zufuhr über mindestens 16 h täglich genügt zur effektiven Senkung des Pulmonalarteriendrucks und zum Rückgang der reaktiven Polyglobulie (Kontrolle von Hb und Hkt!). Wegen der Gefahr einer CO_2-Anreicherung muss die Einstellung stationär erfolgen.

Vorsichtsmaßnahmen

Rauchverbot, keine offene Flamme oder entflammbare Substanzen in Räumen bzw. in der Nähe von Wandanschlussbuchsen und O_2-Flaschen: Bei raschem Entströmen immer Explosionsgefahr.

Möglichkeiten der Sauerstoffzufuhr

Im Krankenhaus erfolgt die Sauerstofftherapie i.d.R. über eine zentrale Sauerstoffversorgungsanlage oder mittels O_2-Flaschen. Für die häusliche O_2-Langzeittherapie haben sich Sauerstoffkonzentratoren sowie Flüssigsauerstoff als besonders geeignet erwiesen.

> **! WICHTIG:**
> Sauerstoffzufuhr setzt immer lege artis durchgeführte Anfeuchtung voraus!

(1) Nasenkatheter: Dünne Einmalsonden (Charr 8 oder 12) vaselinegefettet einlegen bis zum weichen Gaumen oder Katheter durch kleines Schaumgummikissen im Nasenloch fixieren und 2 cm vorschieben (= zusätzliche Anfeuchtung durch Nasenschleimhaut). – Täglich Katheterwechsel zum anderen Nasenloch.
(2) Masken: Möglichst Einmalmasken aus flexiblem, durchsichtigem Kunststoff. Beachte: Keine konstante inspiratorische O_2-Konzentration möglich. Dies erlauben dagegen nach dem Venturi-Prinzip konstruierte Masken (Masken mit Messdüse zur Durchflussmessung).
(3) Sauerstoff-Brillen: Vor allem für die häusliche O_2-Langzeittherapie die Methode der Wahl, auch nachts während des Schlafs.

Kommt es im Verlauf schwerer obstruktiver oder restriktiver Ventilationsstörungen zu einer therapieresistenten respiratorischen Globalinsuffizienz durch Erschöpfung der Atempumpfunktion (alveoläre Hypoventilation), ist die Möglichkeit einer intermittierenden, nicht-invasiven Selbstbeatmung zu diskutieren.

Instrumentelle Eingriffe

> **WICHTIG:**
> Ihr Einsatz richtet sich nach der jeweiligen aktuellen Situation: Indikationen und Darstellung beschränken sich auf den pulmonalen Bereich.

Allgemeine Zielsetzung:
(1) Freimachen und Freihalten der Atemwege, Stenosenumgehung.
(2) Absaugen und Ausspülen von Sekret und Blut aus dem Oro- und Hypopharynx, evtl. bei Blutungen Teilblockade des Bronchialsystems, Verhütung von Aspiration.
(3) Verbesserung der alveolären Ventilation durch künstliche Beatmung.
(4) Endobronchiale Applikation von Medikamenten.

Intubation und Absaugung
(s.a. Kap. I.2.4.2)
Bei **akut** auftretenden Störungen der äußeren Atmung ist abzuwägen, ob eine nicht-invasive Maskenbeatmung ausreichend oder eine endotracheale Intubation zur Beatmung erforderlich ist. Oro- oder nasotracheales Vorgehen hierbei in Abhängigkeit von der besonderen Situation. Bei unruhigen oder nur bedingt ansprechbaren Patienten anfangs kurzfristig gesteuerte intravenöse Sedierung (z.B. 1 Amp. [10 ml] Hypnomidate® i.v.). – Nach ca. 3 Tagen soll für jeden Einzelfall entschieden werden, ob **prolongierte Intubation** oder **Tracheotomie**, ggf. auch in Dilatationstechnik, erforderlich ist.
Vorteile: Rascher, effektiver und gefahrloser Zugang. Einfache, jederzeit mögliche technische Durchführung. Verhütung einer Aspiration. Möglichkeit der effektiven Absaugung und sofortiger Beginn der Respiratortherapie. Im Vergleich zur Tracheotomie weniger Komplikationen und Spätschäden. Nachfolgend notwendige Tracheotomie ohne Zeitnot und gefahrlos durchführbar. Bei sachgemäßer Handhabung können oro- und nasotracheale Tuben der herkömmlichen Fertigung im Allgemeinen unbedenklich 2–3 Tage belassen werden (Gummitubus nicht länger als 1 Tag); bei Verwendung eines Tubus mit Niederdruck-Cuff lässt sich die Intubationsdauer im Allgemeinen unbedenklich auf 10–14 Tage erhöhen; die Schädigungen der Trachealwand und auch die Folgeerscheinungen sind deutlich geringer.
Nachteile: Den Vorteilen der nasotrachealen Intubation – gute Mundpflege und Ernährungsmöglichkeit – stehen als Nachteile ein begrenztes Tubuslumen, schwieriger Intubations- und Absaugvorgang und mögliche Schädigung der Schleimhaut im Nasenmuschelbereich gegenüber.
Die Indikationsstellung für die prolongierte Intubation und ihre Durchführung bleiben entsprechend eingerichteten Beatmungs- bzw. Intensivpflegestationen vorbehalten.

> **WICHTIG:**
> Ausreichende Anfeuchtung der Atemluft mittels Ultraschall- oder Düsenvernebler und Infusionsbehandlung zur Erzielung einer optimalen Hydratation und bronchialer Sekretproduktion bzw. -verflüssigung! – Wiederholte und sorgfältige Kontrollen der Tubuslage und -durchgängigkeit!

Therapeutische Bronchoskopie

Indikationen

Postoperative Sekretverhaltung mit Atelektasenbildung, Sekretverhaltung bei schwerem Asthmaanfall und versagender konservativer Therapie, Fremdkörperaspiration, schwere Lungenblutung.

Durchführung

Je nach Schwere des klinischen Bildes Fiberbronchoskopie in Lokalanästhesie unter gleichzeitiger O_2-Therapie oder aber zunächst Intubation und dann Bronchoskopie über den liegenden Endotrachealtubus unter gleichzeitiger Respiratortherapie. Bei sehr zähem Bronchialsekret empfiehlt sich die Spülung mit körperwarmer physiologischer Kochsalzlösung in jeweils 20-ml-Portionen. Als Ultima Ratio kann ein Mukolytikum (Fluimucil® Injektionslösung 1 Amp., 1:1 mit NaCl 0,9 % verdünnt) direkt endobronchial verabreicht werden. Durch den damit verbundenen Schleimhautreiz kann eine vorbestehende Spastik allerdings noch verstärkt werden. Bei Fremdkörperaspiration und Lungenblutung Bronchoskopie, möglichst in Narkose durchführen (starres Bronchoskop!). Kleinere Fremdkörper können auch in Lokalanästhesie mittels flexiblen Bronchoskops entfernt werden, indem das mit einer Zange gefasste Objekt gemeinsam mit dem Bronchoskop aus den Atemwegen gezogen wird. Es gelingt mitunter, eine Lungenblutung durch endoskopische Blockade (Ballonkatheter) des entsprechenden Lappen- oder Segmentbronchus zum Stillstand zu bringen. Weitere Möglichkeiten der bronchoskopischen Blutstillung bei Tumorblutung im einsehbaren Bereich sind Laser-Koagulation oder Argon-Beamer-Koagulation des Tumorgewebes. Hilfreich ist in jedem Fall die endoskopische Applikation von Arterenol-Lösung, 1:10 000 verdünnt mit NaCl 0,9 %, auf das blutende Tumorgewebe. Endotracheale, exophytisch wachsende Tumoren, die zu einer hochgradigen Verlegung des Tracheallumens geführt haben, können mittels endotrachealer Laser-Koagulation abgetragen werden. Gleiches gilt für stenosierende Tumoren im Bereich der Hauptbronchien mit drohender Atelektase und Retentionspneumonie.

1.2 Akute respiratorische Insuffizienz des Erwachsenen

Ätiologie: Von den vorgenannten Formen der respiratorischen Insuffizienz ist das Syndrom der akuten respiratorischen Insuffizienz des Erwachsenen streng abzugrenzen, für das sich heute auch im deutschen Schrifttum die englische Bezeichnung ARDS (acute respiratory distress syndrome) eingebürgert hat. Es handelt sich um ein polyätiologisch ausgelöstes pulmonales Syndrom, das pathologisch-anatomisch und pathophysiologisch jedoch sehr uniform abläuft. Von ARDS wird definitionsgemäß nur dann gesprochen, wenn der betroffene Patient vorher herz- und lungengesund war. Es kann Folge zahlreicher schwerer Krankheitsbilder sein: Verschiedene Schockformen (frühere Bezeichnung Schocklunge!), Pneumonien, Sepsis, Zustände nach Polytrauma, Lungenkontusion, Intoxikationen, Aspiration, hämorrhagisch nekrotisierende Pankreatitis, Massentransfusionen, schwere Colitis ulcerosa und andere.

Klinik: Leitsymptom ist eine zunehmende Tachypnoe mit schwerer Dyspnoe. Pathologisch-anatomisch findet sich ein nicht-kardiales Lungenödem, dessen Ursache eine Schädigung der Kapillarendothelzellen der Lungen mit Permeabilitätserhöhung ist. Die Pathogenese dieser Schrankenstörung ist bis heute nicht völlig geklärt. Pathophysiologisches Korrelat ist eine ausgeprägte Zunahme der pulmonalen Kurzschlussdurchblutung als Folge diffuser Mikro- und Makroatelektasenbildung in der betroffenen Lunge. Die resultierende schwere arterielle Hypoxämie (Partialinsuffizienz der Atmung) ist daher durch O_2-Therapie nicht zu beeinflussen. Der arterielle CO_2-Partialdruck ist eukapnisch oder wegen der Hyperventilation hypokapnisch eingestellt.

THERAPIE

Erst durch eine frühzeitig eingeleitete druckkontrollierte Beatmung mit positiv endexspiratorischem Druck (positive endexpiratory pressure, PEEP [10–20 cmH$_2$O]) gelingt es, über eine Abnahme der Shunt-Perfusion eine bessere Oxygenierung des arteriellen Blutes zu erreichen. Die Beatmung sollte im Sinne einer „lungenprotektiven" Beatmung eingestellt werden (Atemzugvolumen 6–8 ml/kg KG, Limitierung des endinspiratorischen Plateaudrucks auf < 30 cmH$_2$O). Die Beatmung in Bauch- und Seitenlage über mehrere Stunden täglich hat sich als besonders hilfreich erwiesen! Neben die kontrollierte Respiratortherapie muss als wichtigste ursächliche Behandlungsmaßnahme die Therapie der auslösenden Grunderkrankung treten. Eine sicher wirksame medikamentöse Therapie gibt es bislang nicht. Der Stellenwert neuerer Therapieansätze wie Surfactant-Therapie, Inhalation von Prostazyklinen oder inhalative NO-Therapie ist noch nicht ausreichend belegt.

Die *Prognose* des ARDS ist schlecht. Die Mortalität aller ARDS-Patienten im internistischen Krankengut liegt bei 40 %!

2 Allgemeine therapeutische Maßnahmen bei Erkrankungen der Atemwege

2.1 Aerosoltherapie

Die Aerosoltherapie dient heute hauptsächlich der Aufbringung pharmakologisch wirksamer Substanzen auf die Bronchialschleimhaut. Die wichtigsten therapeutischen Ziele sind Bronchospasmolyse, Entzündungshemmung, Schleimhautabschwellung und Sekretmobilisation. Die Möglichkeiten der Aerosoltherapie werden in **Tabelle III.5.2** aufgeführt.

(1) Dosier-Aerosole (z.B. β$_2$-Adrenergika, Ipratropiumbromid, Tiotropiumbromid, Steroide u.a.):
- *Vorteil:* Abgabe einer genau dosierten Substanzmenge.
- *UAW:* In seltenen Fällen bronchiale Irritation.
- *Indikationen:* Asthma bronchiale, chronisch-obstruktive Bronchitis. Dosier-Aerosole gehören in die Notfallapotheke.

(2) Handgeräte zur treibgasfreien Zerstäubung von pulverisierten Medikamenten (Turbohaler, Diskhaler, Aerolizer u.a.).

(3) Aerosoltherapie mit Kompressorgeräten und Ultraschallverneblern.

2.2 Medikamentöse Therapie
2.2.1 Bronchospasmolyse

> **! WICHTIG:**
> Die nachfolgend besprochenen Substanzgruppen haben für die antiobstruktive Behandlung umschriebene Indikationen. Einzelheiten über den therapeutischen Einsatz dieser Medikamente siehe einzelne Krankheitsbilder!

(1) *β$_2$-Sympathomimetika (β$_2$-Adrenergika):* β$_2$-Sympathomimetika sind die wirksamsten Bronchodilatatoren. Kurz wirksame β$_2$-Sympathomimetika werden heute überwiegend inhalativ als Bedarfsmedikation eingesetzt. Neben ihrem bronchospasmolytischen Effekt besitzen sie eine stimulierende Wirkung auf den Ziliarapparat und eine partiell protektive, antientzündliche Wirkung. Sie sind inhalativ, oral und parenteral anwendbar. Langwirksame β$_2$-Mimetika kommen bei der Dauertherapie zum Einsatz.

Tabelle III.5.2 Richtlinien für Aerosoltherapie

Bronchospasmolytika bei akuter und chronisch-rezidivierender Obstruktion (Auswahl)	
Berotec® N 100	bei Bedarf 1–2 Hübe
Serevent®	2-mal 2 Hübe
Foradil® P	2-mal 1–2 Inhalationskapseln
Spiriva	1 Kps. tgl.
Mastzellprotektive Substanzen	
Intal® N	4-mal 2 Hübe
Glukokortikoide	
Alvesco®	1-mal 1 Hub
Pulmicort® 200 µg TH	2-mal 2 Hübe
Sanasthmax® FCKW-frei	2-mal 2 Hübe
Flutide® 250 µg DA	2-mal 2 Hübe
Ventolair® 250 µg DA	2-mal 1 Hub
Sole (Ems, Reichenhall u.a.)	3- bis 4-mal tgl. 5 ml
Antibakterielle und fungistatische Inhalate	

- *Parenterale* Applikation nur bei schwerer, akuter bronchialer Obstruktion (z.B. Status asthmaticus) in Verbindung mit i.v. Gabe von Theophyllin und Glukokortikosteroiden.
- *Orale Verabreichung* bei chronisch-rezidivierenden bronchospastischen Zuständen, am besten in Form von Tabletten mit verzögerter Resorption oder Langzeiteffekt (z.B. Spiropent®, Volmac®, Bambec®, Loftan®), besonders bei nächtlichen Dyspnoe-Anfällen – auch in Verbindung mit Dosier-Aerosolen und/oder Retard-Theophyllinpräparaten.
- Die Anwendung über *Inhalationsgeräte* hat gegenüber dem Taschendosier-Aerosol keine Vorteile, ist umständlich, schlecht dosierbar, kann nur zu Hause erfolgen, erfordert tägliche Sterilisation des Gerätes.
- *Häufigste UAW:* Feinschlägiger Tremor, Herzklopfen, Kopfschmerzen, Angst- und Unruhezustände.
- Bei *Unwirksamkeit* Dosiserhöhung zwecklos! Die Wirkung setzt bei Dosier-Aerosolen sofort ein und hält ca. 3–6 h an. Lang wirksame β_2-Sympathomimetika, wie z.B. Salmeterol (Serevent®) oder Formoterol (Foradil®), werden nur zweimal täglich angewendet. Dabei ist aber zu beachten, dass die maximale Wirkung dieser Substanzen erst nach einer Stunde eintritt, sodass diese Substanzen nicht zur Behandlung des akuten Asthmaanfalls, sondern zur Anfallsprophylaxe besonders auch bei vorwiegend nächtlichem Asthma geeignet sind.
- *Kontraindikationen:* Thyreotoxikose, subvalvuläre Aortenstenose, Tachykardie und tachykarde Arrhythmie; Vorsicht bei frischem Herzinfarkt.

> **! WICHTIG:**
> **Grundsätzlich immer individuelle Dosierung!** Ungenügender Erfolg heißt nicht: Höher dosieren (besonders nicht bei Dosier-Aerosolen), sondern Optimierung der Medikation (Kombinationstherapie!). Sorgfältige klinische Überwachung von Patienten mit Hypertonie, Myokardinsuffizienz, Hyperthyreosen und Angina pectoris.

(2) *Theophyllin*: Theophyllin und seine Verbindungen wirken bronchospasmolytisch, zentral erregend, atemanaleptisch, drucksenkend im kleinen Kreislauf, antiallergisch und positiv inotrop auf die Atemmuskulatur (besonders Zwerchfell).

- *UAW*: Gastrointestinale und zentralnervöse Störungen wie Übelkeit, Brechneigung, Unruhe, Schlafstörungen, Hitzegefühl u.a., weiter Tachykardien und andere Herzrhythmusstörungen.
- *Applikationsformen*: Theophylline werden oral oder parenteral angewendet.

> **WICHTIG:**
> Theophylline sind immer langsam i.v. zu injizieren; besondere Vorsicht bei vorangegangener Theophyllindauertherapie oder Überdosierung von β_2-Sympathomimetika (z.B. in Form der Dosier-Aerosole!), ferner bei Asthmapatienten mit kardialer Dekompensation und bei Leberinsuffizienz, da verlängerte Eliminationsraten. Raucher zeigen demgegenüber eine erhöhte Theophyllintoleranz. Das Gleiche gilt für Kinder und Jugendliche.

- *Dosierungsvorschläge* (**Tab. III.5.3**). Infolge der geringen therapeutischen Breite und des raschen Eintretens toxischer UAW ist für die Therapie, insbesondere für die Dauertherapie, eine Dosierung nach Blutspiegelbestimmung anzustreben. Der Blutspiegel soll zwischen 5 und 15 mg/l liegen. Wegen individuell unterschiedlicher Resorption und unterschiedlichen Metabolismus sind andere Dosierungsangaben unsicher. Bei schwerer Bronchospastik (Asthma bronchiale, Exazerbation einer chronisch-obstruktiven Bronchitis) wird die Theophyllintherapie i.v. geführt (**s. Tab. III.5.3**). In weniger schweren Fällen oder nach Besserung des Krankheitsbildes empfiehlt sich die orale Medikation mit einem Retardpräparat.

> **WICHTIG:**
> Individuelle Therapieführung nach Theophyllin-Blutspiegelkontrolle (1. Kontrolle ca. 3 Tage nach Beginn der Erhaltungstherapie).

- Eine Kombination von Theophyllin mit β_2-Sympathomimetika in oraler oder inhalativer Form ist möglich und führt (bei effektivem Wirkspiegel für Theophyllin) zu additiver Verbesserung der broncholytischen Wirkung.

Tabelle III.5.3 Theophyllintherapie, Richtdosen

Periphere intravenöse Applikation

Anfangsdosis („Loading dose") bei vorheriger Null-Therapie

0,4 g Theophyllin (z.B. Euphylong®) als Kurzinfusion über 15 min

(Bei Vorbehandlung mit Theophyllin-Retardpräparat nur 1/4–1/2 der „Loading dose")

Anschließend Dauerinfusion von 0,6 mg/kg/h Theophyllin

Orale Applikation

Langsame Steigerung der Tagesdosis, bis Enddosis pro kg Körpergewicht und Tag erreicht ist:

Enddosis bei Erwachsenen:	12 mg/kg/Tag
Therapievorschläge (Auswahl):	
Euphylong 125®/Euphylong 250®	1- bis 2-mal 1–2 Kps. zu 125 oder 250 mg
Afonium® retard (forte)	2- bis 3-mal 250–375 mg
Bronchoretard 350	2- bis 3-mal 350 mg

(3) *Ipratropiumbromid und Tiotropiumbromid:* Anticholinergisch wirksam ist das als Dosier-Aerosol vorliegende Ipratropiumbromid (Atrovent®); etwas langsamerer Wirkungseintritt als bei β_2-Mimetika. Der große Vorteil von Tiotropiumbromid ist die lange Wirkdauer von 24 Stunden; eine einmalige Inhalation von 18 µg Tiotropiumbromid (Spiriva®) pro Tag ist ausreichend.
- *Indikationen:* Vorwiegend bei chronisch-obstruktiver Bronchitis; bei Asthma bronchiale in Kombination mit inhalativen Steroiden und β_2-Mimetika sowie bei Patienten mit verminderter Ansprechbarkeit auf β_2-Adrenergika und solchen, bei denen die UAW dieser Pharmaka, im Besonderen die kardiale Belastung, nicht erwünscht sind. Vor allem bei älteren Patienten mit chronischen Herzkrankheiten sollten neben den β_2-Sympathomimetika an zweiter Stelle vor den Theophyllinpräparaten Atropinderivate eingesetzt werden.

2.2.2 Expektoranzien

Das beste Expektorans ist der Husten, eine mechanische oder medikamentöse Anregung ist sinnvoll, seine Unterdrückung nur bei quälenden, unproduktiven Anfällen zweckmäßig (z.B. Silomat®, Paracodin®, bei schwerem Reizhusten Dicodid®). Hustenstillung wird oft schon durch ausreichende Anfeuchtung der Atemluft mit Sekretverflüssigung und Bronchospasmolyse (β_2-Mimetika!) erreicht, da der Husten häufig spasmusäquivalent ist.

> **!** **Wichtig:**
> Ausreichende Flüssigkeitszufuhr: 2–3 l/Tag. Vorsicht bei kardialer Dekompensation!

Es lassen sich mehrere pharmakodynamische und medikomechanische Wirkprinzipien – ergänzt durch die Bronchospasmolyse – kombinieren:
(1) *Sole-Lösungen:* Bei starker Verschleimung (z.B. Inhalationen mit Emser Sole®).
(2) *Sekretolytika* setzen an der sezernierenden Drüsenzelle an und führen zur Freisetzung eines Sekrets von geringerer Viskosität. Der Hauptvertreter dieser Gruppe ist Ambroxol (z.B. Mucosolvan®). Die Dosierung beträgt 2- bis 3-mal 30 mg p.o. Klinisch relevante UAW sind nicht beschrieben. Während der ersten 3 Schwangerschaftsmonate Ambroxol nicht verordnen.
(3) *Sekretomotorika* wirken direkt auf das Flimmerepithel der Atemwege ein, indem sie die Zilientätigkeit stimulieren und dadurch die Klärfunktion der Atemwege positiv beeinflussen. Insbesondere trifft dies für die β_2-Sympathomimetika, in geringerem Ausmaß auch für Theophyllin zu.
(4) *Mukolytika* sollen bereits gebildetes zähes Bronchialsekret verflüssigen, indem sie Disulfidbrücken in Schleimmolekülen aufbrechen. Die Viskosität des Schleims nimmt dadurch ab. Der bekannteste Vertreter der Mukolytika ist N-Acetylcystein (z.B. Myxofat®). Darüber hinaus soll N-Acetylcystein antientzündlich wirken. Die Dosierung beträgt 3-mal 200 oder 1-mal 600 mg/Tag p.o. Selten führt Acetylcystein zu Rhinitis und Stomatitis. Wegen einer möglichen Inaktivierung von Tetrazyklinen sowie Depolymerisation von SH-Gruppen enthaltenden Immunglobulinen sollte N-Acetylcystein nicht als Dauermedikation gegeben werden.
(5) *Bronchiallavage:* Bei schwerer Sekretverhaltung bronchoskopisch in Beatmungsnarkose, bei intubierten oder tracheotomierten Patienten oder fiberbronchoskopisch in Lokalanästhesie. Einzelheiten s. **Kap. III.5.1.1** „Therapeutische Bronchoskopie". *Indikationen:* Mukoviszidose und schwere Verlaufsformen asthmatischer Krisen mit Sekretstau. – Strenge Indikationsstellung.
Der therapeutische Wert von Sekretolytika und Mukolytika ist nach wie vor umstritten. Diese Substanzen gelten nicht als Therapeutika der ersten Wahl bei chronisch-obstruktiven Atemwegserkrankungen.

2.2.3 Antibakterielle Therapie

Die häufigste Manifestation bakterieller Infekte der Lunge sind Pneumonien (Broncho-, Lobärpneumonie) und akute Exazerbationen bei chronisch-obstruktiver Bronchitis.

Bei außerhalb des Krankenhauses stattgefundener Infektion handelt es sich bei den Erregern meist um Haemophilus influenzae oder Streptococcus pneumoniae. Darüber hinaus kommen Legionellen, Mykoplasmen und Chlamydien in Betracht. Wegen des kleinen in Frage kommenden Keimspektrums ist bei ambulant erworbener Infektion eine sog. „kalkulierte" antibiotische Therapie ohne vorherige mikrobiologische Keimdifferenzierung erlaubt (**s. Kap. II.4.1.2**). In Frage kommen je nach Schweregrad des Krankheitsbildes Amoxicillin, Makrolide, Chinolone, Tetrazyklin und Cephalosporine.

Bei Therapieversagen (anhaltend hohes Fieber, weiterhin eitriger Auswurf und Verschlechterung des Allgemeinzustands) mikrobiologische Keimdifferenzierung mit Antibiogramm. Weiterhin serologische Diagnostik auf Mycoplasma pneumoniae, Legionellen und pneumotrope Viren. Ggf. Tuberkulosediagnostik!

Untersuchungsmaterial: Sputum oder fiberbronchoskopisch gezielt abgesaugtes Bronchialsekret oder bronchoalveoläre Lavage. Bis zum Erhalt des Untersuchungsergebnisses muss dann breiter antibiotisch abdeckend behandelt werden. Einzelheiten der antibakteriellen Therapie siehe entsprechende Krankheitsbilder.

2.2.4 Schleimhautabschwellung und Entzündungshemmung durch Glukokortikoide

Glukokortikoide wirken antiallergisch (Hemmung der Antigenpräsentation durch Makrophagen, Beeinflussung von T- und B-Lymphozyten, Verminderung der IgE-Produktion), antientzündlich (Blockade des Arachidonsäuremetabolismus, Hemmung der Komplementaktivierung, stabilisierender Effekt auf Lysosomenmembranen der Leukozyten sowie Deaktivierung proinflammatorischer Transkriptionsfaktoren) und dadurch bronchialerweiternd: Synthese und Freisetzung bronchokonstriktorischer Mediatoren, besonders von Leukotrienen, werden gehemmt; wahrscheinlich auch direkte Wirkung an der glatten Bronchialmuskulatur. Glukokortikoide sind somit bei allen Formen von obstruktiven Ventilationsstörungen wirksam. Der hervorragenden Wirksamkeit stehen aber die bekannten dosisabhängigen UAW der Steroide entgegen.

Indikationen: Kortikoide sind erst einzusetzen, wenn alle anderen bronchospasmolytischen Möglichkeiten ausgeschöpft sind. Eine Ausnahme stellt das Asthma bronchiale mit ausgeprägtem hyperreaktivem Bronchialsystem dar: Zur Unterdrückung der chronisch-entzündlichen Reaktionen im Bereich der Bronchialwand sind inhalativ anwendbare Steroide hier an 1. Stelle zusammen mit β_2-Adrenergika angezeigt.

(1) Akute Exazerbation: Bei akuter Exazerbation mit schwerer Bronchospastik *initial hohe* (50–100 mg Prednisolon oder äquivalente Dosen i.v., evtl. Wiederholung nach ca. 4–6 h, falls keine ausreichende Besserung), dann rasch fallende Dosierung in Abhängigkeit vom klinischen Bild. Länger dauernde Applikation (über Wochen!) macht ein langsames „Ausschleichen" erforderlich (im Allgemeinen oral in Abhängigkeit von der klinischen Symptomatik). Später, wenn möglich, auf ein inhalierbares Steroid umwechseln: Beclometasondipropionat (Ventolair®, Sanasthmyl®, Sanasthmax®), Budesonid (Pulmicort®) oder Fluticasonpropionat (Flutide®). In etwa einem Drittel der Fälle ist die systemische Applikation *nicht* durch eine inhalative Applikation ersetzbar. Der Vorteil der lokalen Therapie liegt im weitgehenden Fehlen einer systemischen Wirkung und damit im Fehlen von UAW der Steroide.

(2) Langzeitmedikation: Wenn erforderlich, Versuch einer zirkadianen Behandlung: 5–7,5–10 mg/Tag Prednisolon oder Prednisolonäquivalenzdosen (bei schweren Fällen kann eine Steigerung dieser Dosis nötig werden!). Applikation in den frühen Morgenstunden in einer einmaligen Dosis. In schweren Fällen kann es erforderlich sein, die Gesamtdosis zu teilen.

In diesen Fällen werden am Morgen 2/3 und um 15 Uhr 1/3 der Dosis verabreicht. Diese auf 2 Tagesdosen aufgeteilte Verabreichung ist bei schweren nächtlichen Asthmaattacken die Methode der Wahl. Jede *Langzeitmedikation* erfordert die Austestung der *individuell jeweils niedrigsten Dosierung*; **s. Kap. III.5.6.** UAW und Einzelheiten der Therapie: **s. Kap. II.2.2.1.**

2.2.5 Entzündungshemmung durch DNCG und Antileukotriene

Cromoglicinsäure (DNCG) hat antiinflammatorische Eigenschaften. Die Wirkung ist mit niedrig dosierten topischen Steroiden vergleichbar. Die Substanz ist somit für die Behandlung leichter Asthmaerkrankungen geeignet. Dosierung: 4-mal 1–2 Hübe/Tag.

Antileukotriene hemmen proinflammatorische Mediatoren, die aus Entzündungszellen freigesetzt werden. Ihre Wirksamkeit bei der Behandlung des Asthma bronchiale ist erwiesen. Zur Zeit steht in Deutschland ein Vertreter der Leukotrien-Rezeptorantagonisten (Singulair®) zur Verfügung. Die Dosierung beträgt 1-mal 1 Tabl. à 10 mg abends.

2.3 Physiotherapie und Rehabilitation

Gezielte atemgymnastische und physikalische Maßnahmen sind schon in der Frühphase der Behandlung der meisten bronchopulmonalen Erkrankungen notwendig. Sie begleiten und ergänzen die medikamentöse Therapie. Einzelne Verfahren sind wesentliche Behandlungsmaßnahmen der pulmonalen Erkrankungen.

(1) *Mechanische Sekretdrainage:* Thoraxerschütterungen durch einfaches Beklopfen (= so genannte Perkussionsdrainage), apparative Vibrationsmassage. Dieses Verfahren soll bei Bronchiektasen in Verbindung mit einer lege artis durchgeführten Lagerungsbehandlung angewandt werden.

(2) *Spezielle Atemgymnastik:* Verhaltensschulung in Verbindung mit Übungen zur bewussten Wahrnehmung des Atembewegungsvorgangs und Einübung bestimmter *Selbsthilfetechniken*, die befundangepasst, d.h. auf die gestörte Funktion bezogen, variiert werden. Dazu gehören die *autogene Sekretdrainage* und *atemerleichternde Stellungen* (z.B. Kutschersitz, Fersen-Ellenbogen-Sitz, Seitlage im Bett mit erhöhtem Oberkörper u.a.), die dosierbare *Lippenbremse, gähnende Einatmung* und Lippenbremse sowie *Hustentechniken* und Verhaltensschulung bei Reizhusten bzw. unproduktivem Husten; weiter entspannende Techniken zur Minderung der Angst bei asthmatischer Atemnot (Wahrnehmung des Atemrhythmus, Handkontakte, z.B. sog. Packegriffe u.a.).

> **! WICHTIG:**
> Bei asthmatischen Atemnotzuständen sind Atemselbsthilfetechniken und eine darauf abgestimmte, gezielte, individuell zu variierende antiobstruktive Medikation einander ergänzende Maßnahmen.

(3) *Zusätzliche krankengymnastische Hilfen* zur Herabsetzung erhöhter Gewebewiderstände von Haut und Muskulatur des Oberkörpers, im Besonderen der Atem- und Atemhilfsmuskulatur: Klassische Massage, Bindegewebsmassage, Gymnastik, Wärmeapplikation (feuchtheiße Packungen über dem Sternum, heiße Rolle).

(4) Empfehlenswert zur *verbesserten Schleimelimination* aus den Atemwegen bei Hyper- und Dyskrinie ist das Physiotherapie-Gerät VRP$_1$® der Firma Kendall.

(5) *Dosierte körperliche Übungsbehandlung:* Terrainkur; Gehen und Laufen in Verbindung mit Atemübungen; Ergotherapie.

(6) *Individuelle Klimabehandlung:* Salzhaltige Seeluft bei warmen Temperaturen; Höhenlagen 800–2000 m mit guter Sonneneinstrahlung, trocken-warmes Klima. Der Vorteil dieser Therapie liegt wohl vor allem in der relativ schadstofffreien Luft dieser Klimagebiete.

(7) Motivierte Patienten mit Asthmakrankheit sind einer *qualifizierten Asthmatikerschulung* zuzuführen. Hierbei werden Kenntnisse bezüglich richtiger Inhalationstechniken, Dauer- und Bedarfsmedikation, Peak-Flow-Messung sowie Selbsthilfemaßnahmen vermittelt.

3 Akute Tracheobronchitis und Bronchitis

Ätiologie und Pathogenese: Zumeist (vorwiegend im Winter) Folge einer Virusinfektion („grippaler Infekt": Influenza-, Parainfluenza-, RS-, Coxsackie-, ECHO- und Adenoviren) der oberen Luftwege mit möglicher anschließender bakterieller Superinfektion (Haemophilus influenzae, Streptococcus pneumoniae, selten Staphylokokken u.a., **s. Kap. III.5.4**). Unterkühlung, Durchnässung als Wegbereiter („Erkältung"). Selten Folge einer chemischen Irritation. Gute eigenständige Heilungstendenz bei entsprechendem Verhalten.

THERAPIE

Allgemeine Maßnahmen
(1) Bei Fieber Bettruhe; sonst Aufenthalt in gut belüfteten Räumen;
(2) Freie Nasenatmung durch Nasivin®, Otriven® (als Tropfen).

Medikamentöse Therapie
Im Allgemeinen keine Indikation für antibakterielle Therapie! Bei Influenza A und B ist der Einsatz der Virustatika Zanamivir (Relenza®) und Oseltamivir (Tamiflu®) indiziert, wenn die ersten Krankheitssymptome (schlagartiges Auftreten von Fieber oder/und schwerem Krankheitsgefühl sowie Gliederschmerzen, Kopfschmerzen, Husten und Abgeschlagenheit) nicht länger als 48 Stunden zurückliegen. Die Dosierung von Zanamivir beträgt 2-mal tgl. 10 mg (Pulver zur Inhalation) über 5 Tage. Die Dosierung von Oseltamivir beträgt 2-mal tgl. 75 mg per os ebenfalls über 5 Tage. Die Neuraminidasehemmer Relenza® und Tamiflu® bewirken eine deutliche Reduzierung der Viruslast, sodass die Dauer der Influenza verkürzt und die Schwere der Erkrankung gemildert werden. Die Dauer der akuten Erkrankung kann insgesamt um 1–3 Tage verkürzt werden. Indiziert ist diese antivirale Therapie insbesondere bei chronisch Kranken, alten und polymorbiden Menschen sowie bei immunsupprimierten Patienten. Nicht antiviral behandelt werden sollten immunkompetente Patienten mit Krankheitsbildern, die nicht schwer verlaufen, oder Patienten, bei denen der Beginn der klinischen Symptomatik länger als 2 Tage zurückliegt. Nur bei schwerem Verlauf und Verdacht auf bakterielle Superinfektion Therapie mit oralem Cephalosporin, Erythromycin oder Tetrazyklin; Dämpfung des oft starken Hustenreizes in der Anfangsphase der Erkrankung durch allgemeine Maßnahmen (s.o.), dazu Antitussiva (vorwiegend zur Nacht und morgens): Codeinphosphat bis 5 × 30 mg; Tussoret®-1 Tag-und-Nacht-Kapsel; nur in schweren Fällen: Dicodid® 2- bis 3-mal 1/2–1 Tbl./Tag (Tageshöchstdosis 50 mg!), Suchtgefahr! Ansonsten rein symptomatische Therapie mit Antipyretika und ggf. Analgetika (Arthralgien!).

4 Chronische Bronchitis und Emphysem

4.1 Chronische Bronchitis

Definition: Die WHO definiert als chronische Bronchitis eine Erkrankung, bei der über einen Zeitraum von 2 Jahren, wenigstens innerhalb von 3 Monaten jährlich, an den meisten Tagen der Woche Husten und Auswurf auftreten.

Ätiologie, Pathogenese und Pathophysiologie: Primär imponieren bei chronischer Bronchitis **Hyper-** und **Dyskrinie** (= vermehrte Bildung und krankhaft veränderte Zusammensetzung des Bronchialsekrets), hinzu kommen (zeitlich meist sekundär) **bakterielle Infekte. Bahnung durch exogene Schädigung** der mukoziliären Clearance und der endogenen Infektabwehr (z.B. Luftverschmutzung, arbeitsplatzspezifische Schadstoffe, im Besonderen aber durch chronisches **Inhalationsrauchen**). Weiter spielen Klimaeinflüsse eine Rolle. Rezidivauslösung häufig durch Virusinfekte („Erkältungen"). Langsame Progredienz über Jahre; Dyskrinie, Entzündung der Bronchialschleimhaut, Schleimhautödem und ein durch unterschiedliche Faktoren verursachter Bronchospasmus bedingen die zunächst reversible, später häufig irreversible **bronchiale Obstruktion**. Die dadurch erhöhte Atemarbeit erklärt die Dyspnoe des chronischen Bronchitikers, die zunächst nur unter körperlicher Belastung, in fortgeschrittenen Stadien auch in Ruhe auftritt.

Funktionell bestehen dann erhöhte inhomogene Atemwegswiderstände. Hinzu kommt häufig eine vermehrte (exspiratorische) Kompressibilität der Atemwege (= dynamische, druckabhängige Obstruktion). Nachfolgend Gasaustauschstörungen: Der funktionelle Endzustand ist die **alveoläre Mangelbelüftung** (Globalinsuffizienz).

Klinik: Leitsymptome und -befunde bei chronischer Bronchitis: Husten („Raucherhusten"), Auswurf (weißlich, zäh, bisweilen eitrig) und erst nach längerem Krankheitsverlauf Dyspnoe (Belastungs-, Ruhedyspnoe). Zu unterscheiden, da prognostisch bedeutsam, ist die chronische Bronchitis mit und ohne Obstruktion. Dies ist nur mittels wiederholter Lungenfunktionsprüfungen möglich.

Komplikationen der chronisch-obstruktiven Bronchitis: Die akute Exazerbation einer chronischen Bronchitis wird durch eine bakterielle oder virale Superinfektion ausgelöst. Symptome sind zunehmende Mukopurulenz des Sputums, Zunahme der Dyspnoe, Fieber und deutliche Verschlechterung des Allgemeinzustands. „Eitriges" Sputum kann aber auch durch eine ausgeprägte Sputumeosinophilie hervorgerufen werden. Im Zweifelsfall hilft eine Gram-Färbung des Sputums weiter. Weitere Komplikationen sind deformierende Bronchopathie mit Entwicklung von Bronchiektasen, peribronchiale Fibrosierung des Lungengewebes, zunehmende respiratorische Insuffizienz und Rechtsherzbelastung im Sinne eines chronischen Cor pulmonale.

THERAPIE

(s. Kap. III.5.4.2, Therapie)

4.2 Emphysem

Definition: Das Emphysem ist gekennzeichnet durch eine irreversible Erweiterung und Destruktion der distal der terminalen Bronchiolen gelegenen Lufträume.

Ätiologie, Pathogenese und Pathophysiologie: Ätiologisch kommen sowohl exogene als auch endogene Faktoren in Betracht: Der mit Abstand wichtigste exogene Faktor bei der Emphysementstehung ist das inhalative Zigarettenrauchen. Dies erklärt die häufige Koexistenz von Emphysem und chronischer Bronchitis. Berufliche Inhalationsnoxen und allgemeine Luftverunreinigung sind in ihrer Bedeutung für die Emphysementstehung noch wenig geklärt.
Darüber hinaus können sich Emphyseme auf dem Boden von Lungenerkrankungen mit narbiger Schrumpfung entwickeln.
Der wichtigste endogene Faktor für die Emphysementstehung ist der angeborene homozygote α_1-Proteinasen-Inhibitor(PI-)-Mangel mit einem ZZ-Phänotyp.
Pathologisch-anatomisch findet sich eine Überdehnung der intraazinären Strukturen mit Erweiterung der Gangsysteme und Alveolen. Durch die Zerstörung der Alveolarwände wird auch

das Kapillarnetz reduziert. Nach morphologischen und topographischen Aspekten unterscheidet man das zentrilobuläre Emphysem mit erhaltener Alveolarstruktur in der Peripherie der Lungenläppchen von dem panlobulären Emphysem mit gleichmäßiger Destruktion der Alveolen im gesamten Lungenläppchen.

Die chronische Inhalation von Zigarettenrauch führt in der Lunge zu einer vermehrten Freisetzung von Elastase aus polymorphkernigen neutrophilen Granulozyten. Diese Elastase kann Elastin und andere Strukturproteine der interstitiellen Matrix des Lungengewebes abbauen. Dies führt in der Regel zur Ausbildung eines zentrilobulären Emphysems mit Betonung der Lungenoberfelder.

Beim homozygoten α_1-PI-Mangel ergibt sich eine Proteasen-Antiproteasen-Imbalance. In diesem Fall entwickelt sich, wenngleich in variablem Ausmaß, ein panlobuläres Lungenemphysem, das primär die Lungenbasen betrifft.

Die Destruktion des Lungengewebes bei Lungenemphysem führt in jedem Fall zu einer restriktiven Ventilationsstörung mit Verminderung der Retraktionskraft des Lungengewebes. Darüber hinaus steigen beim Lungenemphysem die Widerstände in den kleinen Atemwegen bei forcierter Exspiration unverhältnismäßig stark an: Durch den Strukturverlust an Lungengewebe tritt mit ansteigendem intrathorakalem Druck während der Exspirationsphase frühzeitig ein Verschluss der kleinen Atemwege auf. Diese Form der Obstruktion, die unabhängig vom Tonus der glatten Bronchialmuskulatur auftritt, wird als Entspannungsobstruktion bezeichnet. Der endobronchiale Strömungswiderstand in den großen Atemwegen kann bei einem reinen Emphysematiker normal sein.

Klinik: Leitsymptom: Das Leitsymptom des Emphysematikers ist eine progrediente Belastungsdyspnoe. Besteht neben dem Emphysem eine chronische Bronchitis, spricht man auch von **COPD** (chronic obstructive pulmonary disease). Die **COPD** lässt sich definieren als chronische Lungenerkrankung mit progredienter, auch nach Gabe von Bronchodilatatoren und/oder Glukokortikoiden nicht vollständig reversibler Atemwegsobstruktion.

Komplikationen: Die Komplikationen bei Lungenemphysem sind je nach Ausmaß des Krankheitsbildes Gasaustauschstörungen bis hin zur respiratorischen Globalinsuffizienz, Ausbildung einer pulmonalarteriellen Hypertonie mit Cor pulmonale chronicum und möglicher Rechtsherzdekompensation sowie pulmonale Kachexie in Endstadien des Krankheitsbildes.

THERAPIE

Wichtig sowohl beim Emphysem wie auch bei der chronischen Bronchitis ist die Beseitigung exogener Noxen, besonders das Einstellen des Rauchens.

Je nach Schwere des Krankheitsbildes und Befund der Lungenfunktionsanalyse (nachgewiesene Obstruktion bei chronischer Bronchitis) sollte eine antiobstruktive Kombinationstherapie durchgeführt werden.

β_2-Sympathomimetika in Form von Dosier-Aerosolen sind stets Mittel der 1. Wahl (s. Kap. III.5.2.1 und III.5.2.2.1). Zusätzlich werden Atropinderivate (Atrovent®, Spiriva®) und/oder Theophyllin eingesetzt. Sinnvolle Kombinationspräparate aus β_2-Sympathomimetika mit Ipratropiumbromid (Berodual®) kommen ebenfalls zum Einsatz. Zur Therapie mit Expektoranzien s. Kap. III.5.2.2.2. Physiotherapie s. Kap. III.5.2.3.

Gelingt es bei chronisch-obstruktiver Bronchitis trotz Einsatz o.a. Substanzgruppen und Therapieformen nicht, den Zustand des Patienten entscheidend zu verbessern, kommen zusätzlich Glukokortikoide zum Einsatz! Für die Steroidtherapie gilt der Leitsatz: So viel wie nötig und so wenig wie möglich! (s. Kap. III.5.2.2.4). Erweist sich eine systemische Steroidtherapie mit 20–40 mg/Tag Prednisolonäquivalent p.o. nach 2 Wochen Dauer sowohl subjektiv als auch objektiv als unwirksam, kann die Steroidmedikation ausschleichend abgesetzt werden. Alter-

Tabelle III.5.4 Antibiotische Therapie bei akuter bakterieller Exazerbation einer chronischen Bronchitis

	Freiname	Handelsname (Beispiele)	Durchschnittliche Tagesdosis
Mittel 1. Wahl	Amoxicillin	Amoxypen®	3-mal 1 g p.o.
		Augmentan®	3-mal 0,5–1,0 g p.o.
	Cefuroxim	Zinnat®	2-mal 250–500 mg p.o.
	Clarithromycin	Klacid®	2-mal 250 mg p.o.
Mittel 2. Wahl	Doxycyclin	Vibramycin®	2-mal 100 mg p.o.

nativ kann ein Therapieversuch mit einem topischen Steroid in mittlerer Dosierung über 4–6 Wochen durchgeführt werden.

Bei bakteriellen Infekten, die ambulant erworben wurden, Durchführung einer kalkulierten, peroralen antibiotischen Therapie (**s. Kap. III.5.2.2.3**) über ca. 5–10 Tage (**Tab. III.5.4**). Bei schwerer akuter Exazerbation einer chronisch-obstruktiven Bronchitis ist eine systemische Therapie mit Steroiden immer angezeigt: Zu Beginn 50–100 mg Prednisolonäquivalent i.v., je nach Krankheitsverlauf dann rasch die Dosis reduzieren.

Der Einsatz von Präparaten, die das Immunsystem stimulieren sollen (z.B. Broncho-Vaxom®), kann bei rezidivierenden Infekten diskutiert werden; eine sichere Effizienz dieser Präparate ist jedoch nicht bewiesen. Sinnvoll sind in jedem Fall eine jährliche Influenza-Schutzimpfung im Herbst sowie eine Pneumokokken-Schutzimpfung alle 6 Jahre!

Kardiale Therapie (**s.a. Kap. III.5.7, „Therapie"**).

Bei Nichtansprechen der Therapie oder Zunahme des Hustens unbedingt radiologische, ggf. endoskopische Kontrollen.

> **! WICHTIG:**
> Bronchialkarzinom häufig Ursache des Reizhustens, Raucher sind Risikopatienten.

Gelingt es trotz optimaler antiobstruktiver Kombinationstherapie nicht, den paO_2 auf Werte ≥ 55 mmHg anzuheben, kann eine O_2-Langzeittherapie diskutiert werden (**s. Kap. III.5.1.1 „Behandlungsprinzipien"**). PaO_2-Werte zwischen 55 und 59 mmHg sind eine Indikation zur O_2-Langzeittherapie, wenn bereits eine pulmonale Hypertonie, Zeichen der Rechtsherzinsuffizienz oder eine reaktive Polyglobulie vorliegen.

Zum Stufenplan für die Prophylaxe und Langzeittherapie der COPD siehe **Tabelle III.5.5**. Einen Überblick über alle Therapieoptionen bei der COPD gibt **Tabelle III.5.6**.

4.3 Lungenemphysem bei $α_1$-Proteinasen-Inhibitor-Mangel

Definition: Genetisch determinierte Defektdysproteinämie mit frühzeitiger Ausbildung eines panlobulären Lungenemphysems.

Ein Plasmaspiegel < 80 mg/100 ml Serum spricht für einen schweren angeborenen Mangelzustand (Diagnosestellung durch Bestimmung der totalen Trypsinhemmaktivität des Plasmas oder radiale Immundiffusion nach *Mancini*). Heterozygote Merkmalsträger bei ca. 2–4 % aller Patienten mit chronisch-obstruktivem Emphysem. Bei Nachweis eines schweren Mangelzustands Phänotypbestimmung und Untersuchung von Angehörigen zweckmäßig.

THERAPIE

Für Patienten, die einen $α_1$-PI-Plasmaspiegel von < 80 mg/100 ml Serum aufweisen, steht ein humanes $α_1$-PI-Konzentrat zur Verfügung (Prolastin®). Zur Substitutionstherapie ist in der

Tabelle III.5.5 Stufenplan für die Prophylaxe und Langzeittherapie der COPD

Schweregrad	I: leicht	II: mittel	III: schwer	IV: sehr schwer
Charakteristika	$FEV_1/VC < 70\%$ $FEV_1 \geq 80\%$ mit/ohne Symptomatik	$FEV_1/VC < 70\%$ $50\% \leq FEV_1 < 80\%$ mit/ohne Symptomatik	$FEV_1/VC < 70\%$ $30\% < FEV_1 < 50\%$ mit/ohne Symptomatik	$FEV_1/VC < 70\%$ $FEV_1 \leq 30\%$ oder $FEV_1 < 50\%$ und chronische respiratorische Insuffizienz, Zeichen der Rechtsherzinsuffizienz
Maßnahmen	Vermeidung von Risikofaktoren, Grippe- und Pneumokokken-Schutzimpfung. Zusätzlich bei Bedarf kurz wirksamer Bronchodilatator			
		Zusätzlich Dauertherapie mit einem oder mehreren lang wirksamen Bronchodilatatoren, Rehabilitation		
			Zusätzlich Glukokortikoide bei wiederkehrenden Exazerbationen	
				Zusätzlich Langzeitsauerstofftherapie bei respiratorischer Insuffizienz. Prüfen, ob chirurgische Behandlung angezeigt ist

Tabelle III.5.6 Therapieoptionen bei COPD

Prävention	Medikamentöse Behandlung	Nicht medikamentöse Behandlung	Apparative/operative Behandlung
Raucherentwöhnung Schutzimpfungen Arbeitsplatzhygiene	Anticholinergika β_2-Sympathomimetika Theophyllin Glukokortikoide Mukopharmaka Antibiotika	körperliches Training Patientenschulung Physiotherapie Ernährungsberatung	Langzeit-Sauerstofftherapie nichtinvasive Beatmung Emphysemchirurgie Lungentransplantation

Regel eine wöchentliche Einzeldosis von 60 mg/kg KG als i.v. Kurzinfusion ausreichend. Denken sollte man an einen α_1-PI-Mangel bei deutlich erniedrigter α_1-Bande in der Serumelektrophorese und frühzeitiger Emphysembildung. In der Perfusionsszintigraphie findet sich bei diesen Patienten in charakteristischer Weise eine unterlappenbetonte Gefäßrarefizierung. Bei schwerem Emphysem jüngerer Patienten evtl. Lungentransplantation erwägen.

> **!** **Wichtig:**
> Konsequente Infektprophylaxe und absolutes Rauchverbot!

5 Schlafapnoesyndrom (SAS)

Ätiologie und Pathogenese: Beim Schlafapnoesyndrom, einer nächtlichen Atmungsstörung, entwickeln sich arterielle Hypoxämien, die lebensbedrohliche Werte mit O_2-Sättigungswerten $< 50\%$ annehmen können. Die häufigste Apnoeform ist die obstruktive Schlafapnoe. Bei dieser sistiert die alveoläre Ventilation, da die extrathorakalen Atemwege durch Verschluss des Oropharynx keinen suffizienten Gasaustausch mehr zulassen. Die sich entwickelnde Hypoxämie induziert eine „Weckreaktion", die dann zur Wiedereröffnung der oberen Atemwege führt. Die zahlreichen „Weckreaktionen" führen zu einer Fragmentierung der Schlafarchitektur, einhergehend mit einem Verlust an Tief- und REM-Schlaf. Für den Schlafapnoe-Patienten resultiert hieraus das Kardinalsymptom der vermehrten Tagesmüdigkeit mit erhöhter Einschlafneigung. Die Ursachen der obstruktiven Schlafapnoe sind komplex: Neben anatomischen Faktoren, wie vergrößerten Tonsillen und Makroglossie, spielen vor allem Tonusregulationsstörungen im Oropharynx eine Rolle. Weitere Formen von Schlafapnoe sind die zentrale Apnoe sowie gemischtförmige Apnoesyndrome (zentral-obstruktiv).

Hauptkomplikationen: Entwicklung einer pulmonalarteriellen Hypertonie und bedrohliche Herzrhythmusstörungen. Morbidität und Mortalität bei den betroffenen Patienten werden durch kardiovaskuläre Folgeerkrankungen wie zerebraler Insult, manifeste Herzinsuffizienz sowie koronare Herzerkrankung bestimmt. Dabei kommt der gehäuften Inzidenz der arteriellen Hypertonie bei Patienten mit obstruktiver Schlafapnoe ein wichtiger pathogenetischer Faktor in der Genese der kardiovaskulären Endorganschäden zu.

Diagnose: Die Diagnose eines Schlafapnoesyndroms sollte in einem pneumologischen Zentrum mit speziellem Schlaflabor gestellt werden.

THERAPIE

Im Allgemeinen ist eine Therapieindikation ab einem Apnoe-/Hypopnoe-Index > 10/h gegeben, wobei aber der individuelle Schweregrad der Erkrankung, der Grad der Tagesschläfrigkeit, die Einschränkung der Leistungsfähigkeit des Patienten sowie die typischen Folgeerscheinungen und assoziierte Erkrankungen berücksichtigt werden müssen. An erster Stelle stehen die folgenden allgemeinen Maßnahmen: Gewichtsreduktion, Alkoholkarenz, Vermeidung oder Absetzen von Sedativa und Hypnotika, Änderung der Schlafposition und Maßnahmen der „Schlafhygiene". Bei anatomischen Hindernissen im Oropharynx können chirurgische Maßnahmen sinnvoll sein (z.B. Tonsillektomie). Schließlich hat sich bei schwerem obstruktivem Schlafapnoesyndrom die nasale kontinuierliche Atemwegsüberdruckbehandlung (nCPAP, BIPAP) bewährt. Neuerdings werden auch selbst adaptierende Drucksysteme angeboten; sie können vor allem bei Patienten mit schlafstadien- und/oder lageabhängigen hohen Spitzendrücken im Vergleich zu Systemen mit konstantem Druck erhebliche Behandlungsvorteile bieten.

6 Asthma bronchiale

Definition: Entzündliche Bronchialerkrankung, die sich zunächst in einer anfallsweise auftretenden Atemnotsymptomatik auf dem Boden einer generalisierten Bronchialobstruktion manifestiert. Es handelt sich nicht um ein Krankheitsbild sui generis, sondern um ein oft polyätiologisch bedingtes pulmonales Syndrom, das durch eine erhöhte Reaktionsbereitschaft des Bronchialsystems zur Bronchokonstriktion gegenüber einer Vielzahl von Reizen gekennzeichnet ist („hyperreagibles Bronchialsystem"). Es findet sich immer eine mehr oder minder stark ausgeprägte entzündliche Infiltration der Bronchialschleimhaut durch Mastzellen, eosinophile und neutrophile Granulozyten, Lymphozyten und Makrophagen. Charakteristisch ist das anfallsweise Auftreten des Beschwerdebildes mit zunächst völliger Beschwerdefreiheit im anfallsfreien Intervall. Mit zunehmender Krankheitsdauer werden die Beschwerden chronisch; die Übergänge zur chronischen Bronchitis sind dann fließend.

6 Asthma bronchiale

Ätiologie und Pathogenese:
(1) exogen-allergisch IgE-vermittelt, durch inhalative Allergene, seltener Nahrungsmittel-, Arzneimittel-, Parasiten- und Insektenallergene sowie Perkutanallergene (hämatogene Auslösung),
(2) unklare Genese (Intrinsic-Asthma),
(3) chemisch-toxisch und physikalisch-irritativ,
(4) belastungsinduziert,
(5) Analgetikaintoleranz,
(6) psychische Mitfaktoren.

> **WICHTIG:**
> Häufig Mischformen!

Klinik: Leitsymptome und -befunde: Erscheinungsbild, Verlauf und Pathogenese sind uneinheitlich. – **Keine** ausschließliche Anfallskrankheit. In klassischer Weise aber anfallsweise Atemnot mit erschwertem Exspirium, Hustenattacken (oft anfallsauslösend), Anfälle häufig nachts und in den frühen Morgenstunden. Anfälle dauern von Minuten bis zu vielen Stunden (Anfallsdauer > 24 h = Status asthmaticus!). Zu Beginn der Erkrankung häufig nur anhaltender trockener Husten. Primäre Manifestation der Sensibilisierung durch inhalative Allergene: Konjunktivitis, Rhinitis. – „Asthmaäquivalente" – (oft über Jahre!).
Differenzialdiagnostisch Krankheitszustände abgrenzen, bei denen „symptomatisches" Asthma auftritt, z.B. das Asthma cardiale, mechanische Stenosierung der Trachea und Bronchien (regionale Bronchialobstruktion!) sowie Dysfunktion der Stimmbänder.

THERAPIE

Auslösungsbezogene Therapie
Exogen-allergisches Asthma

Die Therapie richtet sich gegen das Allergen (Allergenkarenz) und die Antikörperbildung (Hyposensibilisierung, d.h. Immuntherapie). Ziel dieser Therapie ist es, eine pathogene Allergen-Antikörper-Reaktion, die den allergiespezifischen Gewebereiz darstellt, zu verhindern.
Bevor derartige Therapiemaßnahmen zum Einsatz kommen können, ist die subtile Eruierung der auslösenden Allergene von entscheidender Bedeutung. Wichtigste diagnostische Hilfsmittel hierzu sind:
(1) genaue Anamneseerhebung, auch Berufsanamnese (Berufsallergene!),
(2) Hauttestung,
(3) Bestimmung des Gesamt-IgE im Serum,
(4) Nachweis allergospezifischer IgE-Antikörper (RAST, ELISA),
(5) im Zweifelsfall unter strenger Indikationsstellung auch inhalative Provokationsproben.

Allergenkarenz (Expositionsprophylaxe)

Nach Isolierung des oder der für eine Asthmakrankheit verantwortlichen Allergene soweit möglich strenge Expositionsprophylaxe anstreben. Besonders in frühen Krankheitsphasen ist die Expositionsprophylaxe der einfachste und wirksamste therapeutische Weg. Da an eine beschränkte, meist lokal gebundene Allergenverbreitung geknüpft, kommen für die strenge Expositionsprophylaxe nur bestimmte Allergenreservoire in Betracht:
(1) *Haus- und Umweltallergene* (Betten- und Matratzeninhaltsstoffe, Haustiere, hausgebundener Schimmel, Kosmetika, Arzneimittel und anderes) durch „Sanierung des privaten Allergenmilieus" (auch Wohnungs- und Ortswechsel), durch Ausschaltung von Nahrungsmittel-

allergenen, soweit möglich. Gegenüber saisonalen Allergenen, wie z.B. Gräser oder Baumpollen, ist meist keine absolute Allergenprophylaxe möglich.
(2) *Berufsallergene:* Die Sanierung des beruflichen Allergenmilieus bedingt zumeist einen Berufs- oder zumindest Arbeitsplatzwechsel.

Hyposensibilisierung (Immuntherapie)

Behandlungsprinzip: Durch die parenterale Zufuhr eines Allergens in zunächst subklinischen und nach und nach immer größeren Dosen soll eine Toleranz gegenüber dem betreffenden Allergen erzeugt werden. Unter der Hyposensibilisierungstherapie kommt es zur Induktion blockierender IgG-Antikörper, die bei neuerlichem Allergenkontakt mit den Allergenen reagieren, bevor es zur Bindung mit den jeweils pathophysiologisch relevanten IgE-Antikörpern kommt. Dieses Wirkungsprinzip stellt aber wahrscheinlich nur einen Teilaspekt der immunologischen Mechanismen dar, die bei der Hyposensibilisierungstherapie ablaufen. Der Gesamtvorgang, der unter gewissen Voraussetzungen zur Immuntoleranz führt, ist wahrscheinlich weit komplexer und im Einzelnen noch nicht endgültig aufgeklärt.

Indikationen: Ist eine Allergenkarenz bei ubiquitär vorkommenden Allergenen unmöglich oder aus existenziellen Gründen (Berufsallergene!) nicht möglich oder erwünscht, ergeben sich für eine spezifische Hyposensibilisierung folgende Indikationen:
(1) *systemische Insektengiftreaktionen* (Biene und Wespe),
(2) *Umweltallergene:* Baum-, Gräser-, Kräuterpollen, Schimmelpilzsporen, Hausstaubmilbe,
(3) je nach Expositionssituation *Berufsallergene:* Mehl- und Getreidestaub, Tierhaare, Holzstaub und anderes mehr.

> **! Wichtig:**
> Eine **Hyposensibilisierungstherapie** ist generell nur bei engem Allergenspektrum und einer Krankheitsdauer von weniger als 10 Jahren angezeigt. Sie wird generell nur bei einem Asthma Schweregrad 1 und 2 empfohlen (s. **Tab. III.5.8**).

Kontraindikationen: Gravidität, aktive Lungentuberkulose, weit fortgeschrittene schwere Asthmakrankheit, Lungenemphysem, Autoimmunerkrankung, konsumierende Erkrankungen und andere.

Man wird im Einzelfall, besonders auch unter Berücksichtigung der Intensität der Beschwerden und des damit für den Patienten verbundenen Leidensdrucks, abwägen müssen, ob eine medikamentöse symptomatische und antientzündliche Therapie ausreichend ist oder aber die für Arzt wie Patienten gleichermaßen unbequeme Behandlungsmethode der Hyposensibilisierung als Therapieverfahren zusätzlich in Frage kommt. Eine Immuntherapie kann nie Ersatz für eine antiasthmatische medikamentöse Therapie sein! Zudem ist die Behandlung, selbst bei korrekter Durchführung, nicht ohne Gefahrenrisiko. Schließlich dauert die Hyposensibilisierung in der Regel mehrere Jahre.

Impfungen: Gegen virale oder bakterielle Krankheitserreger sollen während einer Hyposensibilisierungsbehandlung keine Impfungen vorgenommen werden. Wird ganzjährig hyposensibilisiert, so empfiehlt es sich, die Behandlung nach einem Impftermin für etwa 2 Wochen zu unterbrechen, um dann erneut, allerdings mit der Hälfte der bisher erreichten tolerierten Allergendosis, fortzufahren. Bei Behandlung mit Semi-Depot-Extrakten soll zwischen der letzten Semi-Depot-Allergeninjektion und dem Impftermin ein Intervall von mindestens 1 Woche liegen. Die Fortsetzung der Hyposensibilisierung erfolgt dann etwa 3 Wochen nach der Impfung mit der Hälfte der zuletzt gegebenen Allergendosis.

Praktische Durchführung: Subkutane Injektion steigender Dosen eines individuell zusammengesetzten therapeutischen Allergenextrakts an der Außenseite des Oberarms, handbreit oberhalb des Olekranons, unter Berücksichtigung der individuellen Toleranz von Dosis zu Dosis. Wichtig: Unterbrechung bei interkurrenten Infekten zwingend!

> **WICHTIG:**
> Bei Pollinosis wird vorzugsweise die präsaisonale Behandlung Anfang Dezember oder früher bis Ende April oder bis zum jeweiligen Beginn der Blühperiode durchgeführt. Bei zeitlich unbegrenztem Allergeneinstrom (z.B. Hausstaubmilbe, Pilzsporen u.a.) ist die ganzjährige, so genannte perenniale Hyposensibilisierung angezeigt. Bei ganzjähriger Behandlung mit Pollenallergenen ist während der Blühsaison eine Dosisreduktion auf bis 1/2 der erreichten Erhaltungsdosis empfehlenswert.

Die pharmazeutische Industrie stellt nach Rezeptur individuell angepasste Allergenlösungen her. Zur Verfügung stehen wässrige Allergenextrakte, an Tyrosin oder Aluminiumhydroxid adsorbierte Allergenextrakte und Allergoide. Eine exakte Behandlungsanweisung, die genau befolgt werden muss, liegt jeder Originalpackung bei.

Kommt es nach der Injektion zu verstärkter Lokalreaktion (Rötung, Schwellung, Quaddelbildung) oder Asthmasymptomatik, soll keine weitere Dosissteigerung vorgenommen, sondern die letzte tolerierte Dosis wiederholt und anschließend erneut die schemagerechte Dosissteigerung fortgesetzt werden.

Da im Extremfall im Rahmen einer Hyposensibilisierungstherapie ein schwerer Asthmaanfall oder auch ein anaphylaktischer Schock ausgelöst werden kann, sollten Indikationsstellung und Durchführung einer Hyposensibilisierungstherapie durch einen erfahrenen Pneumologen und Allergologen erfolgen.

Bei der Immuntherapie handelt es sich nie um eine Monotherapie! Eine begleitende medikamentöse Therapie (**s. Kap. III.5.6** „Intrinsic Asthma") ist immer zusätzlich erforderlich. Diese richtet sich nach dem Schweregrad der Asthmaerkrankung (**s. Tab. III.5.8**) in Form eines therapeutischen Stufenplans (**s. Tab. III.5.9**). Hierbei wird zwischen Bedarfsmedikation und Dauermedikation unterschieden.

Mit rekombinanten, humanisierten monoklonalen Anti-IgE-Antikörpern (Omalizumab, Novartis) besteht erstmalig die Möglichkeit, das Schlüsselmolekül der allergischen Reaktionskaskade zu blockieren. Das Medikament wird in Abhängigkeit vom Serum-IgE-Spiegel alle 2–4 Wochen s.c. appliziert.

Intrinsic-Asthma

Langzeittherapie bei leichten bis mittelschweren Fällen mit inhalativen, bei schweren Formen mit systemisch wirksamen Glukokortikoiden (Sanasthmax®, Flutide®, Alvesco®, Pulmicort®, Decortin®) sowie anderen antientzündlich wirkenden Substanzen (z.B. Intal®, Singulair®). Bei nachgewiesener Obstruktion in jedem Fall β_2-Adrenergika. Bei sehr leichten Formen der Asthmakrankheit alleinige Therapie mit inhalativen β_2-Mimetika nur bei Bedarf. Besonders bei nächtlichem Asthma sind lang wirksame β_2-Mimetika (Serevent®, Foradil® P, Oxis®) sehr hilfreich. Sinnvoll ist bei diesen Patienten auch die Gabe eines Kombinationspräparats aus Salmeterol und Fluticasonpropionat (Viani®) bzw. Formoterol und Budesonid (Symbicort®). Gegebenenfalls Kombination mit Theophyllin und/oder Atropinderivaten, falls die Therapie mit inhalativen Steroiden und β_2-Mimetika nicht ausreichend ist.
Bei bakteriellen Infekten Antibiotika (**s. Kap. III.5.2.2.3**).

Chemisch-physikalisch irritatives Asthma

Umgehende Expositionsprophylaxe! Ansonsten symptomatische, antiobstruktive und antientzündliche Kombinationstherapie wie bei intrinsischem Asthma.

Anstrengungsasthma (exercise-induced asthma)

„Mastzellprotektion" mit Intal® sowie inhalativen Steroiden, β_2-Adrenergika oder Kombinationen (Aarane®, Allergospasmin®). Gute Wirksamkeit zeigt auch der Leukotrien-Rezeptorantagonist Montelukast (Singulair®).

Psychogenes Asthma

Bei psychogener (emotionaler), zumeist sekundärer Auslösung, besonders bei chronischen Formen: ggf. Psychopharmaka in Verbindung mit Atem- und Entspannungstherapie; stützende psychotherapeutische Verfahren besitzen einen fraglichen Wert und sind nur in einem Teil der Fälle erfolgversprechend.

Medikamentöse Therapie
Behandlungsziel

(1) Verminderung der bronchialen Hyperreaktivität durch antientzündlich wirkende Pharmaka (Mittel der 1. Wahl: topisch wirksame Steroide! Weniger wirksam: Cromoglicinsäure, Antileukotriene).
(2) Rasche Beseitigung der bronchialen Obstruktion und damit Symptomfreiheit (Mittel der 1. Wahl: β_2-Sympathomimetika; ggf. zusätzlich Theophyllin, Ipratropiumbromid sowie systemisch Steroide).
Durch diese Therapie sollten Anfallsfreiheit sowie eine Wiederherstellung und Erhaltung einer normalen oder bestmöglichen Lungenfunktion erreicht werden.

Bei Asthma kontraindizierte Pharmaka

Morphium und Derivate (atemdepressorische Wirkung), Parasympathomimetika (z.B. Pilocarpin®), Cholinesterasehemmer (z.B. Mestinon®), β-Blocker (Dociton® etc., auch so genannte kardioselektive Blocker sowie β-Blocker enthaltende Augentropfen bei Patienten mit Glaukom).

Schwerer Asthmaanfall, Status asthmaticus
Sofortmaßnahmen

In Anlehnung an **Tabelle III.5.7** unter Berücksichtigung der jeweiligen Funktionseinschränkung und des klinischen Zustandsbilds.

> **! Wichtig:**
> Der schwere Asthmaanfall ist eine prinzipiell lebensbedrohliche Situation und erfordert eine sofortige Krankenhauseinweisung.

Weiterführende Maßnahmen
(s. Kap. III.5.2)

Chronisches Asthma bronchiale, Intervalltherapie
(Dosierungen s. Kap. III.5.2)
(1) Mittel der 1. Wahl sind Steroide, die vorzugsweise topisch, d.h. inhalativ angewendet werden (Sanasthmax®, Flutide®, Pulmicort®, Alvesco®).
(2) Bedarfsweise Inhalation von kurz wirksamen β_2-Sympathomimetika oder regelmäßige Inhalation lang wirksamer β_2-Mimetika.
(3) Gegebenenfalls zusätzlich Theophyllin (p.o. oder i.v.), Ipratropiumbromid (Dosier-Aerosol) und systemisch Steroide (p.o. oder i.v.).

Tabelle III.5.7 Therapie des schweren Asthmaanfalls

Therapeutisches Ziel	Initialtherapie
Allgemeines	Frische Luft, Raumwechsel; bei Pollenasthma: Fenster zu
Bronchospasmolyse	2–4 Hübe eines kurz wirkenden $β_2$-Mimetikums möglichst mit Inhalationshilfe 0,2–0,4 g Euphylong® langsam i.v. oder als Kurzinfusion (15–30 min) oder 1–2 Amp. Bronchoparat® oder/und 1 Amp. Bronchospasmin® langsam i.v. oder ½–1 Amp. Bricanyl® s.c. (Frequenzkontrolle!). Im Notfall auch 50 Tr. Solosin® oral
Rückbildung der entzündlich-allergischen Gefäß-Schleimhaut-Reaktion	50–100 mg Prednisonäquivalent i.v. (Solu-Decortin®-H, Urbason®), ggf. nach 4–6 h wiederholen
Magnesiumsulfat	2 g in 50 ml NaCl 0,9 % i.v.
Sekretolyse	Reichlich Flüssigkeit; Ultima Ratio bei schwerer Sekretverlegung der Atemwege: bronchoskopische Absaugung mit Lavage
O_2-Zufuhr	Bei Zyanose und nach Blutgasanalyse: 2–4 l/min über Nasensonde beginnende Hyperkapnie ist Alarmsignal
Ergänzende Maßnahmen	Atemerleichternde Körperposition Verbale Atemanleitung Manuelle Exspirationshilfe, Lippenbremse

(4) Nachtversorgung: Der *individuelle* Anfallsrhythmus erfordert häufig eine zusätzliche Nachtmedikation, z.B. vor dem Schlafengehen 2 Hübe Serevent® oder 1–2 Kps. Foradil® P oder retardiertes Theophyllinpräparat. Manchmal vorteilhaft: abendliche (anstelle der einmaligen morgendlichen) Glukokortikoidgabe.
(5) Antileukotriene können bei den Asthma-Schweregraden 2–3 eingesetzt werden.
(6) Bei primär hoch dosierter *Glukokortikoidtherapie* (s.o.: Schwerer Anfall) erst *nach* klinischer Besserung langsame Reduzierung der Dosis: Bei Tagesdosen > 20 mg Prednisolon etwa um 5–10 mg/Woche, < 20 mg um 2,5–5,0 mg/Woche, da Unterdosierung klinisch erst nach etwa 4 Tagen sichtbar; *langsame Dosisminderung* notwendig zur Festlegung der *individuellen Minimaldosis*! Dauer- oder Erhaltungsdosis möglichst unter der so genannten Cushing-Schwellendosis, bei höherer notwendiger Erhaltungsdosis (> 20 mg) an 2 Wochentagen (z.B. Mittwoch und Sonntag) eine Therapiepause einlegen. Wegen der fehlenden systemischen Wirkung – wenn immer möglich – Übergang auf topisch wirksame Steroide. Inhalative Steroide als Dosier-Aerosole sollten stets mit einer Inhalierhilfe (sog. „Spacer") angewendet werden. Zur Vermeidung einer Pilzbesiedelung von Mund und Rachen nach der Inhalation von Steroiden eine Mundspülung durchführen. Bei Anwendung oraler Steroide in Dosen bis zu 20 mg Prednisolon-Äquivalent/Tag nicht auf die gleichzeitige Applikation topischer Steroide verzichten.

Die medikamentöse Asthmatherapie nach den Empfehlungen der Deutschen Atemwegsliga sollte nach einem Stufenplan erfolgen. Die Therapiestufe orientiert sich dabei nach dem augenblicklichen Schweregrad der Erkrankung (**Tab. III.5.8** und **Tab. III.5.9**).

Unterstützende Maßnahmen
Krankengymnastik und Physiotherapie

Krankengymnastik und Physiotherapie sind im Intervall angezeigt (**s. Kap. III.5.2.3**).

Tabelle III.5.8 Klassifizierung der Asthmaschweregrade

Bezeichnung		Symptome Tag	Nacht	FEV$_1$ bzw. PEF % Sollwert
4 persistierend	schwer	ständig	häufig	≤ 60 %
3 persistierend	mittelgradig	täglich	> 1 × pro Woche	> 60 < 80 %
2 persistierend	geringgradig	< 1 × täglich	> 2 × pro Monat	≥ 80 %
1 intermittierend		< 1 × pro Woche	≤ 2 × pro Monat	≥ 80 %

Tabelle III.5.9 Stufenplan für die Asthma-Langzeittherapie bei Erwachsenen nach dem Schweregrad der Erkrankung

Schweregrad	Bedarfsmedikation	Dauermedikation
4	kurz wirksame β$_2$-Sympathomimetika	wie Stufe 3, jedoch inhalative Glukokortikoide: hohe Dosis plus orale Glukokortikoide, Omalizumab bei allergischem Asthma
3	kurzwirkende β$_2$-Sympathomimetika	inhalative Glukokortikoide: mittlere Dosis langwirkende β$_2$-Sympathomimetika Antileukotriene (Montelukast) Theophyllin β$_2$-Sympathomimetika oral (retardiert!)
2	kurz wirksame β$_2$-Sympathomimetika	inhalative Glukokortikoide: niedrige Dosis
1	kurz wirksame β$_2$-Sympathomimetika	keine

Klimabehandlung

Klimabehandlung (Hochgebirge, Nordsee mit „Brandungsinhalation") bedeutet vor allem Distanzierung von Allergenen, Ausschaltung berufsbedingter Noxen.

Psychotherapie

Einzelbehandlung, Gruppen- und Verhaltenstherapie nach psychosomatischer Befunderhebung unter Verwertung psychodiagnostischer Verfahren kann in manchen Fällen therapieunterstützend wirken, ihr Wert sollte aber nicht überschätzt werden.

Chirurgische Behandlung

Die immer noch geübte **chirurgische Behandlung** (Vagotomie und Sympathikotomie, Glomektomie) führt weder zu einer Beeinflussung der allergenspezifischen Obstruktion noch zu der durch andere Pathomechanismen ausgelösten Obstruktion (Placebowirkung!) und wird nicht mehr empfohlen. Der Therapieeffekt der Durchtrennung des Nervus laryngeus superior (so genannte „Bochumer Operation") ist nicht genügend gesichert.

7 Chronisches Cor pulmonale (CPC)

Definition: Hypertrophie der rechten Herzkammer als Folge von Krankheiten, die primär und ursprünglich auf die Funktion oder die Struktur der Lunge oder auf beide einwirken und dabei eine Drucksteigerung im kleinen Kreislauf hervorrufen: Cor pulmonale chronicum (CPC).

Ätiologie und Pathogenese: Die für das CPC ursächliche pulmonale Hypertonie entwickelt sich auf dem Boden einer andauernden alveolären Hypoxie (von-Euler-Liljestrand-Mechanismus) und/oder einer direkten Einschränkung des pulmonalen Gefäßquerschnitts infolge organischer Gefäßveränderungen. Ursächlich sind somit Erkrankungen der Atemwege und Alveolen (Asthma, chronische Bronchitis, Emphysem, Lungenfibrosen u.a.), Erkrankungen, die die Thoraxwandmotilität beeinträchtigen (Thorakoplastik, Pleuraschwarten, neuromuskuläre Erkrankungen, zentrale Atemregulationsstörungen u.a.), und Erkrankungen der arteriellen Lungengefäße (mikroskopische Polyangiitis, rezidivierende Lungenembolien u.a.). Als eigenständige Erkrankung wird die idiopathische pulmonale Hypertonie abgegrenzt. Die Langzeitprognose des CPC richtet sich auch nach der Prognose der primären Lungenerkrankung.
Die Klassifikation der pulmonalen Hypertonie nach der PPH-Weltkonferenz in Evian 1998 zeigt **Tabelle III.5.10**.

Klinik: Leitsymptome und -befunde: Für eine beginnende Pulmonalisdruckerhöhung (in Ruhe > 30 mmHg systolisch, Mitteldruck > 20 mmHg), anfänglich nur unter körperlicher Belastung manifest, gibt es keine verlässlichen indirekten Kriterien. Die nachfolgenden klinischen Zeichen sind meist schon Ausdruck einer stärkergradigen Rechtsherzbelastung oder beginnenden kardialen Dekompensation: Herzklopfen, gelegentlich Schwindelzustände, Kopfschmerzen, thorakale, vorwiegend substernale Oppressionen, bei Auftreten einer Globalinsuffizienz auch neurologische Symptome.

Herztöne: Betonter 2. Herzton mit breitem Pulmonalistonanteil und fixierter Spaltung, Pulmonaldehnungston (ejection click), epigastrische Pulsationen. – Halsvenenkontrolle, unblutige Venendruckbeurteilung durch Bestimmung des Kollapspunktes, Rechtsherzpalpation, positiver hepatojugulärer Reflux, Lebergröße.

Valsalva-Manöver: Qualität des peripheren Pulses und Frequenz ändern sich bei erhöhtem Pulmonalisdruck kaum. Überhöhte Belastungsfrequenz mit verzögerter Frequenzrückkehr.

Dyspnoe und zentrale Zyanose: Dyspnoe und zentrale Zyanose nicht pathognomonisch als Frühzeichen einer Rechtsherzbelastung. Die Zyanose wird zudem durch eine Polyglobulie verstärkt. Bei dekompensiertem CPC klassische Zeichen der Rechtsherzinsuffizienz: Halsvenenstauung, schmerzhafte Hepatomegalie, periphere Ödeme.

Therapie

Behandlungsprinzipien

Behandlung der pulmonalen oder bronchialen Grundkrankheit bzw. der respiratorischen Insuffizienz; ggf. O_2-Langzeittherapie, körperliche Schonung sowie Therapie der pulmonalen Hypertonie.

1) Bei Patienten mit idiopathischer pulmonaler Hypertonie verbessern hoch dosierte *Kalziumantagonisten* die Lebenserwartung solcher Patienten, die stark auf pulmonale Vasodilatanzien (NO) reagieren. Dies sind 20–25 % aller Patienten mit idiopathischer pulmonaler Hypertonie. Die Identifikation dieser Patienten gelingt am einfachsten und sichersten mit Hilfe der Inhalation von NO während einer Rechtsherzkatheteruntersuchung. Eine deutliche Reduktion des pulmonalarteriellen Drucks sowie des pulmonalarteriellen Gefäßwiderstands Reduktion des pulmonalarteriellen Mitteldrucks um mindestens 10 mmHg!) auf NO-Inhalation sagt dabei eine ähnlich gute Reaktion auf die Kalziumantagonisten voraus. Die beiden Kalziumantagonisten, die bislang am häufigsten Verwendung finden, sind Nifedipin (240 mg/Tag) sowie Diltiazem (720 mg/Tag).

2) Der *nicht-selektive Endothelinrezeptorblocker Bosentan* (Tracleer®) führt bei Patienten mit idiopathischer pulmonaler Hypertonie und Sklerodermie-assoziierter pulmonaler Hypertonie zu einer signifikanten Drucksenkung im kleinen Kreislauf. Das Medikament ist in der

Tabelle III.5.10 Klassifikation der pulmonalen Hypertonie

1 Pulmonalarterielle Hypertonie

1.1 Idiopathische pulmonale Hypertonie
   a) sporadisch
   b) familiär

1.2 In Verbindung mit
   a) Bindegewebserkrankungen
   b) Rechts-Links-Shuntvitien
   c) portaler Hypertonie
   d) HIV-Infektion
   e) Medikamenten/Drogen
      1) Appetitzügler
      2) andere
   f) persistierende pulmonale Hypertonie der Neugeborenen

2 Pulmonalvenöse Hypertonie

2.1 Linksatriale oder linksventrikuläre Erkrankungen

2.2 Linksseitige Klappenerkrankungen

2.3 Kompression der zentralen Lungenvenen

2.4 Mediastinalfibrose

2.5 Adenopathie/Tumoren

2.6 Pulmonale venookklusive Krankheit

2.7 Andere

3 Pulmonale Hypertonie assoziiert mit Erkrankungen der Atemwege und/oder Hypoxämie

3.1 Chronisch obstruktive Lungenkrankheit

3.2 Interstitielle Lungenkrankheit

3.3 Schlafapnoe

3.4 Erkrankungen mit alveolärer Hypoventilation

3.5 Höhenbewohner

3.6 Lungenkrankheiten der Neugeborenen

3.7 Bronchopulmonale Dysplasie

3.8 Andere

4 Pulmonale Hypertonie aufgrund chronischer thrombotischer und/oder embolischer Erkrankungen

4.1 Thromboembolie der proximalen Lungenarterien

4.2 Obstruktion der distalen Lungenarterien
   a) Lungenembolie (Thrombus, Tumor, Parasiten, Fremdkörper)
   b) Sichelzellanämie
   c) In-situ-Thrombose

5 Pulmonale Hypertonie aufgrund von Erkrankungen, die unmittelbar die Lungengefäße betreffen

5.1 Inflammatorisch
   a) Schistosomiasis
   b) Sarkoidose
   c) Andere

5.2 Pulmonalkapilläre Hämangiomatose

Europäischen Union zur Behandlung der pulmonalarteriellen Hypertonie im NYHA-Stadium III zugelassen. Die Behandlung beginnt mit 2-mal tgl. 62,5 mg Bosentan über 4 Wochen; anschließende Erhaltungsdosis von 2-mal tgl. 125 mg. Das Problem der Medikation besteht in einer Hepatotoxizität, die eine sorgfältige Überwachung der Leberenzyme erforderlich macht.

(3) Die Wirksamkeit von intravenös verabreichtem *Prostacyclin* oder der inhalativen Applikation des *Prostacyclin-Analogons Iloprost* (Ventavis®) bei Patienten mit pulmonalarterieller Hypertonie mit NYHA-Stadium III–IV ist mittlerweile erwiesen. Die intravenöse Verabreichung von Prostacyclin hat allerdings auch erhebliche Komplikationsrisiken und Nebenwirkungen in Form von Katheterkomplikationen, Kiefer-, Bein- und Kopfschmerzen sowie Durchfällen und Aszites. Iloprost zur inhalativen Anwendung (Ventavis®) ist jetzt in Deutschland zur Behandlung von Patienten mit idiopathischer pulmonaler Hypertonie im funktionellen Schweregrad NYHA III zugelassen. Wegen der hohen Therapiekosten sollte die Indikation zur Therapie aber nur an speziellen Zentren gestellt werden.

(4) Der Phosphodiesterase(PDE)-5-spezifische PDE-Blocker *Sildenafil* (Revatio®) besitzt eine starke pulmonal-vasodilatative Wirkung und ist mittlerweile in Europa zur Behandlung der pulmonalen Hypertonie (NYHA-Klasse III) zugelassen. Die Dosierung beträgt 3-mal 20 mg/Tag.

(5) Kontinuierliche *Sauerstoffzufuhr* über Nasensonde oder Brille entsprechend den Richtlinien (**s. Kap. III.5.1.1** „Sauerstofftherapie") ist ebenfalls in der Lage, den erhöhten Pulmonalarteriendruck dauerhaft zu senken.

(6) Nach Ausschluss der üblichen Kontraindikationen gilt die Antikoagulation mit Marcumar® oder Heparin als gesichertes Therapieprinzip bei der schweren pulmonalen Hypertonie.

(7) *Spironolacton:* Spironolacton (Aldactone®, Osyrol®) bei dekompensiertem Cor pulmonale. Dosierung: z.B. 50–100 mg p.o. Schneller wirksam ist Kaliumcanrenoat (Aldactone® pro inj.; Osyrol® pro inj. bis 800 mg/Tag) unter sorgfältiger Überwachung des Säure-Basen-Status und Serumkaliumwerts (**s. Kap. III.1.2**) – Gegebenenfalls auch Kombination mit Furosemid (Lasix® 40–80 mg/Tag) oder Torasemid (Torem® 10–20 mg/Tag). Einzelheiten **s. Kap. II.3.4.1**.

(8) *Kardiale Therapie:* Bei kompensiertem Cor pulmonale ist keine Digitalisierung angezeigt. Bei akuter Dekompensation rasche Digitalisierung mit Digoxin oder Digitoxin (**s. Kap. III.2.2.1**, „Glykosidtherapie"). Die dabei oft herabgesetzte Glykosidtoleranz (so genannte Digitalistoxizität) ist im Wesentlichen durch die myokardiale Hypoxie und Azidose und die häufig begleitende (intrazelluläre) Hypokaliämie bedingt. Häufig Rhythmusstörungen, insbesondere bei gleichzeitiger Therapie mit Methylxanthinen: Glykosidserumspiegel (wegen individueller Glykosidempfindlichkeit nur bedingt verwertbar), bei gleichzeitiger Anwendung von Methylxanthinen auch Theophyllinserumspiegel in den untersten Wirkbereich einstellen, iatrogene Ursachen wie Kaliumverlust durch Saluretika, unsachgemäße Respiratortherapie, Einwirkungen durch β$_2$-Stimulatoren ausschließen. Keine β-blockierenden Substanzen, auch keine „selektiv wirkenden"!

8 Krankheiten im Lungenkreislauf

Von den hierzu gehörenden Krankheitsbildern sind internistisch diejenigen von Wichtigkeit, die – über unterschiedliche Mechanismen (entzündliche, allergische, medikamentös-toxische und hypoxische Störungen mit Vasokonstriktion; morphologische Läsionen; Gefäßobturationen und Anomalien u.a.) – zur pulmonalen Hypertonie führen (**s. Tab. III.5.10**).

8.1 Vaskuläre pulmonale Hypertonie

Definition: Im engeren Sinne Druckerhöhung im kleinen Kreislauf durch ursächlich meist ungeklärte Alterationen im präkapillaren Gefäßgebiet.

Ätiologie und Pathogenese: In einzelnen Fällen lassen sich bestimmte Pharmaka eruieren (z.B. Aminorexfumarat, Busulfan, Nitrofurantoin, Methotrexat, Diphenylhydantoin); der Pathomechanismus ist unklar.

> **WICHTIG:**
> Immer sorgfältige Medikamentenanamnese!

THERAPIE

(1) Spezifische Medikamente zur Behandlung der pulmonalen Hypertonie: Kalziumantagonisten, Endothelinrezeptorblocker, Prostacyclin, Iloprost und Sildenafil.

(2) Herztherapie mit Glykosiden bei Dekompensation des rechten Ventrikels; bei gegebener Indikation Saluretika und/oder Aldosteronantagonisten (**s. Kap. II.3.4.1, Kap. II.3.4.4** und **Kap. III.2.2.1,** „Glykosidtherapie").

(3) Bei hypoxischen Gasaustauschstörungen Sauerstoffzufuhr (30–40 % O_2-Luftgemisch) als Langzeittherapie; gleichzeitig drucksenkend.

(4) Bei rezidivierenden Lungenembolien Antikoagulanzien-Langzeitbehandlung; Ausschaltung möglicher Streuherde.

(5) Immunsuppressive Therapie (z.B. Steroide und/oder Cyclophosphamid) möglich bei entzündlich bedingten Gefäßerkrankungen (im Besonderen bei pulmonaler Beteiligung so genannter Kollagenosen).

8.2 Lungenembolie – Lungeninfarkt

Die Lungenembolie kann als Notfall imponieren; häufig sind leichte, auch schubweise Formen („Morbus embolicus"), die häufig zunächst asymptomatisch verlaufen.

Ätiologie und Pathogenese: Über 90 % aller Lungenembolien (Thromboembolie) stammen aus dem Gefäßbereich der unteren Hohlvene, davon 60–70 % aus den Vv. femorales und distal davon. Besonders hohes Embolierisiko, v.a. bei unzulänglicher Antikoagulanzienprophylaxe, nach Hüftgelenksoperationen. Iatrogene Verursachung über intravasal liegende Fremdkörper, z.B. Venenkatheter, Schrittmachersonden. Bei offenem Foramen ovale Übertritt des Thrombus in das arterielle Gefäßsystem möglich (so genannte „paradoxe" arterielle Embolie). Weiter autochthone Entstehung im Pulmonalisgefäßgebiet bei chronifizierten Lungenkrankheiten mit sekundären Gefäßwandschädigungen. Fettembolien: überwiegend traumatisch. Luftembolien: traumatisch, iatrogen und bei Gefäßoperationen. Fruchtwasserembolie unter der Geburt.

Als pathogenetische Faktoren gelten Endothelschädigungen im Bereich der tiefen Beinvenen, venöse Strömungsverlangsamungen (z.B. bei ausgeprägten Ödemen, Immobilisierung, besonders alter Patienten, Herzinsuffizienz u.a.) und im Besonderen erhöhte Gerinnungsneigung durch verschiedene Pathomechanismen (postoperative Phasen, Karzinompatienten) (**s. Kap. III.10**). Der klinische Verlauf wird im Wesentlichen durch humorale und mechanische Faktoren bestimmt. Erst bei Strombahnblockierungen von > 50 % kommt es zu einem Druckanstieg im rechten Herzen und entsprechenden hämodynamischen Umstellungen intrakardial und auch reflektorisch im arteriellen Gefäßsystem. Die initiale Sympathikusreizung führt über eine Katecholaminausschüttung zu den bekannten Erscheinungen (Tachykardie und Tachypnoe, arrhythmische Zustände, Unruhe, Schwitzen, Blässe u.a.). Durch Freisetzung vasoaktiver biogener Amine aus aggregierten Thrombozyten Beeinflussung der Lungenzirkulation (Shunt-Bildung, Druckanstieg im kleinen Kreislauf) und des Bronchomotorentonus (Bronchokonstriktion).

Klinik: Leitsymptome und -befunde: Unruhe, Angst, Atemnot, Schweißausbrüche, frequente oder auch bradykarder Puls, arrhythmische Phasen, vertiefte oder frequente Atmung, blasse

Zyanose: häufig atemsynchrone, stechende Schmerzen (Pleurareizung); Auskultationsbefund der Lungen häufig unauffällig (physikalische Zeichen erst nach Ausbildung einer Infarzierung, dann auch Hämoptysen). Bei Ausbildung eines Lungeninfarkts evtl. feuchte feinblasige Rasselgeräusche. Als Ausdruck einer Bronchospastik auch trockene Rasselgeräusche möglich. Venendruckerhöhung (evtl. Leberpulsation), akzentuierter Pulmonalisklappenschlusston, wechselnde Systolika, Zeichen des akuten Cor pulmonale. Häufig auch Angina-pectoris-Symptomatik bei vorbestehender koronarer Herzkrankheit.

Klinische Symptomatik, arterielle Hypoxämie, Erhöhung der D-Dimere, EKG, UKG, Thorax-Röntgenbild (in 2 Ebenen), wenn möglich Lungenszintigramm sind diagnostisch wegweisend. Bei Verdacht auf Lungenembolie ist die Pulmonalis-Angio-CT in Spiraltechnik vorrangig für das weitere therapeutische Vorgehen.

Differenzialdiagnose: Myokardinfarkt, Aortenaneurysma, Spontanpneumothorax, Pneumonie, schwerer Asthmaanfall.

THERAPIE

Behandlung der akuten Phase

Wesentlich abhängig von der Ausdehnung und Lokalisation der Embolisation, den dadurch bedingten hämodynamischen Belastungen und Gasaustauschstörungen, der Kreislaufsituation, vorbestehenden kardiopulmonalen Erkrankungen, dem Alter und Allgemeinzustand. Wichtigste Therapieprinzipien bei schwerer Lungenembolie (Grad III–IV): Lungenstrombahn-Desobliteration mittels Thrombolyse (Streptokinase, Urokinase oder Gewebeplasminogenaktivator [Alteplase]); Unterstützung der Rekanalisation und Verhinderung des weiteren Wachstums eines Embolus durch Antikoagulanzien (Heparin). Ergänzende Maßnahmen: O₂-Applikation, Schmerzbekämpfung, Sedierung, kardiale Therapie, Bronchospasmolyse, Rezidivverhütung.

Symptomatische (ambulante) Sofortmaßnahmen

Sauerstoffapplikation (2–4 l/min über Nasensonde). Schmerzbekämpfung (Dolantin®, Dilaudid®) und, wenn erforderlich, Bronchospasmolyse (**s. Kap. III.5.2.2.1**), ggf. zusätzlich Glukokortikoide.

In jedem Fall 10 000 IE Heparin i.v. zur Rezidivverhütung.

! WICHTIG:
Keinesfalls i.m. Injektion, da sonst eine Lysetherapie problematisch wird.

Antikoagulation und Fibrinolyse

Die Therapie ist abhängig vom Ausmaß der Lungenembolie und von den sich hieraus ergebenden hämodynamischen Belastungen und der Störung des pulmonalen Gastaustausches. Als differenzialtherapeutische Entscheidungshilfe hat es sich bewährt, die Lungenembolie in 4 Schweregrade einzuteilen (**Tab. III.5.11**):

1) *Schweregrad I und II: Antikoagulanzientherapie* mit Heparin in der Regel ausreichend. Heparin wirkt zwar nicht direkt thrombolytisch, verhütet aber ein appositionelles Wachstum der in die Lungenstrombahn verschleppten Thromben sowie die Neuentstehung venöser Thromben und dient damit der Rezidivprophylaxe. Die Heparintherapie beginnt mit einer i.v. Bolusapplikation von 5 000–10 000 I.E., gefolgt von einer Dauerinfusion von 1 000 I.E./h. Unter der Heparintherapie soll die Thrombinzeit oder die PTT etwa auf das Doppelte des Normwerts erhöht sein. *Kontraindikationen:* Manifeste hämorrhagische Diathese, frische gastrointestinale oder zerebrale Blutung, maligne arterielle Hypertonie, frische bakterielle Endokarditis.

Tabelle III.5.11 Schweregradeinteilung der akuten Lungenembolie nach Grosser

	I klein	II submassiv	III massiv	IV fulminant
Klinik	nur kurzfristige, leichte Symptomatik	anhaltende leichtergradige Symptomatik	anhaltende schwerergradige Symptomatik	wie III plus Kreislaufschock
Systemarterieller Druck (mmHg)	normal	normal bis leicht erniedrigt	erniedrigt	stark erniedrigt
Pulmonalarterieller Druck (mmHg)	normal	normal bis leicht erhöht	PA-Mitteldruck > 25–30 mmHg	PA-Mitteldruck > 30 mmHg
paO$_2$ (mmHg)	normal	normal	erniedrigt	stark erniedrigt

(2) *Schweregrad III und IV:* Umgehende Desobliteration der verlegten Lungenstrombahn durch *Thrombolyse*. Die Dosierung der Thrombolysetherapie richtet sich nach dem Schweregrad der Lungenembolie. Bei Schweregrad III und IV (Schocksymptomatik, Reanimation) werden 1,5 Mio. I.E. Streptokinase über 120 min infundiert oder 3,0 Mio. I.E. Urokinase über 120 min i.v. gegeben. Bei unzulänglichem Erfolg kann die Lyse mit Streptokinase mit 1,5 Mio. I.E./h bis zu 6 Stunden fortgeführt werden. Im Anschluss an die Lysetherapie wird in jedem Fall eine Antikoagulation mit Heparin wie oben beschrieben angeschlossen. Kontraindikationen: Praktisch keine (vitale Indikation).

Die thrombolytische Therapie mit *Gewebeplasminogenaktivator* (Alteplase), 100 mg i.v. über 2 h, bei Lungenembolie scheint schneller und effektiver zu wirken und ist möglicherweise mit einem geringeren Blutungsrisiko als die Therapie mit Streptokinase oder Urokinase behaftet. Diese Form der Thrombolyse ist daher als wertvolle Alternative zur Therapie mit Streptokinase oder Urokinase anzusehen. Alternativ können über einen Pulmonaliskatheter oder i.v. 10 mg Alteplase als Bolus und dann nochmals 40 mg Alteplase über 4 h infundiert werden. Erst bei Verschlechterung des Zustandes trotz thrombolytischer Therapie oder bei Kontraindikationen zur Thrombolyse muss eine chirurgische Embolektomie erwogen werden.

Symptomatische Behandlung

Neben der Heparin- und Thrombolysetherapie kommen symptomatische Therapiemaßnahmen zum Einsatz:
(1) Ruhigstellung, Oberkörper leicht hochlagern,
(2) bei Bedarf Analgetika (Opiate),
(3) O$_2$-Therapie, Intubation, Beatmung je nach paO$_2$,
(4) Schocktherapie (Volumenersatz nach ZVD, Katecholamine).

Embolektomie

Bei therapieresistenter, schwerster Lungenembolie (kardiogener Schock, respiratorische Insuffizienz) stellt die schnellstmögliche operative Embolektomie die einzige Therapieform dar, das Leben des Patienten zu retten. Mit einem steuerbaren Saugkatheter (nach Greenfield) bei entsprechender Einrichtung heute auch Extraktion der die Lungenstrombahn obliterierenden Embolie – ohne Thorakotomie und Narkose! – möglich. Beide Verfahren erfordern eine absolute Diagnosesicherung mittels Pulmonalis-Angio-CT oder UKG!

Bei rezidivierenden Lungenembolien mit fehlender Spontanlyse und Ausbildung einer sekundären pulmonalen Hypertonie ist die Möglichkeit einer pulmonalen Thrombendarteriektomie, evtl. auch einer Lungentransplantation zu diskutieren.

Nachsorge und Prophylaxe

(1) Fortführung bzw. Einleitung der Antikoagulation (**s. Kap. II.5**). Hämoptysen sind keine Gegenindikation; Vorsicht jedoch bei schwerer Infarzierung mit rezidivierenden Lungenblutungen über 50 ml/Tag. Zur Langzeitprophylaxe ist eine Antikoagulation mit Kumarinen über 6–12 Monate einzuleiten.

(2) Postoperativ und auch bei immobilisierten, nicht-operierten Patienten ist die Methode der Wahl zur Primärprophylaxe tiefer Venenthrombosen die subkutane Gabe von Heparin (z.B. 3 × 5000 I.E. Heparin s.c. unter die Bauchhaut) oder Enoxaparin-Natrium (20 bis 40 mg s.c.).

(3) Physikalische Maßnahme ist sachgemäßes Wickeln der Beine. Sobald möglich, Frühmobilisierung unter konsequenter und dosierter Kompressionstherapie mit befundgerechter krankengymnastischer Übungsbehandlung und Beibehaltung der Antikoagulation.

8.3 Lungenödem

Definition: Meist akut, aber auch subakut oder chronisch verlaufendes Zustandsbild, charakterisiert durch Austritt von Flüssigkeit aus den Lungenkapillaren in das Interstitium = *interstitielles Ödem* und – bei fortschreitender Schädigung der alveolokapillären Membran oder zunehmender Druckerhöhung in den Lungenkapillaren – in die Alveolen = *alveoläres Lungenödem*.

Ätiologie und Pathogenese: Die häufigste Ursache des akuten Lungenödems ist die **Linksherzinsuffizienz** (Therapie **s. Kap. III.2.2.1**, „Therapie").

Weitere, **nicht-kardiogene** Ursachen und Formen des akuten Lungenödems sind:

(1) „Fluid lung" bei Nierenversagen, Verbrennungen, Dysproteinämie, so genannte Crush-Niere, als Folge einer Wasserintoxikation (Übertransfusion) und/oder Hyposmolalität (Hypoproteinämie) in Verbindung mit toxisch wirkenden, harnpflichtigen Substanzen,

(2) „zentrales" Lungenödem nach Schädeltraumen, Subarachnoidalblutungen, postoperativ, Tumoren, zerebrovaskulären Insulten, Meningitis,

(3) chemisch durch meist gewerbliche inhalative Noxen und toxische, gasförmige Substanzen (z.B. Nitrosegasintoxikation); Drogenintoxikation (z.B. Heroin!),

(4) bei akuter respiratorischer Insuffizienz des Erwachsenen (ARDS),

(5) Ertrinken.

THERAPIE

Die allgemeinen therapeutischen Maßnahmen müssen in Abhängigkeit von der jeweiligen Ätiopathogenese modifiziert und ergänzt werden:

(1) **Sofortmaßnahmen wie beim kardialen Lungenödem,** da sekundär immer Herz-Kreislauf-Beteiligung: Verminderung der venösen Vorbelastung durch halbsitzende Lagerung und unblutigen, evtl. auch blutigen Aderlass (**s. Kap. III.2.1.3**, „Allgemeinmaßnahmen" und **III.5.1.1**, „Therapie").

(2) **Sedierung:** Dolantin® (1 Amp.) bzw. Morphin (5–15 mg) oder Valium® i.v.; Vorsicht bei extrakardialen Ödemen. Kein Morphium bei ungeklärter Genese (zentrales Lungenödem!, chronisch-respiratorische Insuffizienz!).

(3) **Sauerstoffzufuhr und Freihalten der Atemwege,** Absaugen direkt, oro- oder nasotracheal.

(4) **Verminderung des Blutvolumens,** Eliminierung der intralveolären und interstitiellen Flüssigkeit: Lasix® 40–80 mg i.v., wenn notwendig wiederholen, forcierte Diurese.

(5) *Bekämpfung toxischer und entzündlicher Schädigungen,* im Besonderen durch inhalative Noxen („Membranabdichtung"), durch Glukokortikoide: 250–500 mg Prednisolon i.v., evtl. mehrfach, oder/und Steroide inhalativ (**s. Kap. III.5.2.2.4**).

(6) **Bronchospasmolyse.**
(7) **Digitalisierung und Elektrolytbilanzierung.**
(8) Stark erhöhter Filtrationsdruck (so genanntes „sprudelndes Ödem"), schwere Dyspnoe, Nichtansprechen der vorgenannten Maßnahmen und medikamentösen Therapie, Hypotonie mit Kollapssymptomatik = *Indikation zur künstlichen Beatmung:* Intubation, O_2-Überdruckbeatmung über Beatmungsbeutel und Maske, nachfolgend Respiratorbehandlung, kontrolliert oder assistiert in Abhängigkeit vom klinischen Bild.

9 Lungenblutung – Bluthusten

Bluthusten stellt meist keine klinische Notfallsituation dar, ist jedoch immer ein alarmierendes Symptom, welches als „diagnostischer Notfall" eine sofortige Klärung erfordert.

Ätiologie und Pathogenese:
(1) **Primär pulmonale Erkrankungen** mit Läsionen im Alveolarbereich, im Bronchialsystem und in der Trachea: Maligne Tumoren sind heute die bei weitem häufigste Ursache, ferner Bronchiektasen, deformierende Bronchitis, akute Tracheobronchitis („grippaler Infekt"), Pneumonie; Tuberkulose und Silikotuberkulose; Gangrän und Lungenabszess; Aspergillom; Zysten- und Wabenlunge.
(2) **Primär vaskuläre Ursachen:** Lungeninfarkt; a.v. Fistel; M. Osler; Goodpasture-Syndrom, Wegener-Granulomatose, Lungenhämosiderose, mikroskopische Polyangiitis u.a. Immunopathien der Lunge.
(3) **Extrapulmonale Ursachen:** Dekompensierte Linksherzinsuffizienz; Aortenaneurysmaruptur; Endometriose u.a.
(4) **Traumatisch.**
(5) **Iatrogen**, z.B. Antikoagulanzienbehandlung, PA-Katheter.

Klinik: Leitsymptome und -befunde: Vor Bluthusten häufig warmes „Rieseln" oder ein „Brodeln" auf der blutenden Seite – wichtig für Seitenlokalisation! Blut kann hellrot sein, gelegentlich schaumig; blutig tingierter, eitriger Auswurf = Hinweis für pulmonale Ursache.

Differenzialdiagnose: *Bluterbrechen:* Manchmal geronnen, dunkel, „kaffeesatzartig", Mageninhaltsbeimischungen (nicht notwendigerweise bei Ösophagusblutung), saure pH-Reaktion (hilfreich ist das Einlegen einer Magensonde!). *Pseudohämoptoe* (aus Nasen-Rachen-Raum oder Speiseröhre aspiriertes und wieder ausgehustetes Blut) und Blutungen aus dem supraglottischen Bereich: Parodontose, Zahnextraktion, M. Osler, Ulzerationen, Epistaxis u.a.

THERAPIE

Sofortmaßnahmen bei schwerer Blutung

Eine massive Blutung (Hämoptoe) ist, verglichen mit Bluthusten (Hämoptyse), sehr selten. Ursächlich meist Ruptur eines Aneurysmas oder einer arteriovenösen Fistel mit Durchbruch in das Bronchialsystem, Arrosion eines Gefäßes (meist Bronchialkreislauf, z.B. silikotuberkulöser Lymphknoten, Kavernengefäß [Tbc], Karzinom). Auch Bronchiektasen können zu massiven Blutungen führen! Lebensbedrohlich ist hierbei die massive Blutaspiration, die einer suffizienten Gasaustausch unmöglich macht.
Eine effektive Therapie kommt meist zu spät.
(1) Oberkörper hochlagern; wenn bekannt, immer stabile Seitenlage auf die kranke Seite.
(2) Beruhigung und medikamentöse Sedierung (intravenös Atosil®, Valium®) – kein Morphium.
(3) Notfallwagen rufen, Transport mit ärztlicher Begleitung.

Weitere Maßnahmen im Krankenhaus:
(1) Notfallbronchoskopie (falls möglich, starre Bronchoskopie in Narkose): Absaugung, Eruierung der Blutungsquelle, evtl. Tupfertamponade, Ballonkatheter oder Laser-Koagulation bei sichtbarer Tumorblutung.
(2) Doppellumentubus einführen (am besten nach Carlens oder White) und gesunde Seite blockieren.
(3) Gegebenenfalls weitere Sedierung, O_2-Therapie oder Beatmung. Anfertigen eine Thorax-Röntgenbildes. Weiteres Vorgehen mit chirurgischem Konsiliarius absprechen.

Konservative Behandlung und Folgebehandlung

(1) *Beruhigung* und *Ruhigstellung*, Sprechverbot, strenge Bettruhe. Halbsitzende Lagerung.
(2) *Laborkontrollen:* Blutgruppe. Sorgfältige Überprüfung des Gerinnungsstatus (Ausschluss oder Nachweis von Gerinnungsstörungen).
(3) *Thorax-Röntgenaufnahme* in zwei Ebenen, Computertomographie des Thorax.

> **WICHTIG:**
> Blutaspiration kontralateral, Atelektasenentwicklung durch Koagula = Indikation zur therapeutischen Bronchoskopie.

(4) *Medikation:* Neurovegetative Dämpfung (kein Morphium); bei schweren Hustenanfällen Antitussiva, z.B. Dicodid® 1 ml s.c. (15 mg).

> **WICHTIG:**
> Auch bei nicht bedrohlichem Bluthusten müssen alle o.a. Notfallmaßnahmen vorbereitet sein. Auch Bluthusten ist ein fakultativer Notfall. Wenn nicht geklärt, immer Bronchoskopie und Thorax-CT.

10 Pneumonien

Vorbemerkungen: Pneumonien sind entzündliche Erkrankungen des Lungenparenchyms, die durch Bakterien, verschiedene Virusarten, Pilze oder Protozoen hervorgerufen werden. In dieser Weise werden die Pneumonien nach ihrem jeweiligen Erreger bezeichnet. In der Mehrzahl aller Pneumoniefälle wird jedoch kein Erreger isoliert. Insbesondere gelingt keine frühe Erregersicherung. Da andererseits aber eine frühestmögliche Therapie besonders bei klinisch schweren Verlaufsformen prognostisch entscheidend ist, muss in der Regel sowohl bei der ambulant erworbenen Pneumonie als auch bei nosokomialen Pneumonien ohne vorherige Erregerisolation eine so genannte kalkulierte antibiotische Therapie erfolgen, die sich an den zu erwartenden Leitkeimen orientiert.

Das Hauptkriterium der kalkulierten Therapie stellt die Zuordnung zu einem Schweregrad der Pneumonie dar.

(1) **Leichtgradige Pneumonien** sind definiert durch ein Lebensalter < 65 Jahre, fehlende anderweitige Grunderkrankungen sowie fehlende Störungen der Vitalfunktionen.
(2) Als **schwergradig** werden Pneumonien bezeichnet, die radiomorphologisch ausgedehnte bilaterale Infiltrationen aufweisen und/oder zu respiratorischer Insuffizienz oder Kreislaufinsuffizienz geführt haben.

Klinik: Bei bakterieller Pneumonie oft schweres Krankheitsbild, meist hohes Fieber, Husten mit meist eitrigem Auswurf, Erhöhung von BKS, CRP und Leukozyten mit Linksverschiebung. Radiologisch Zeichen der Lobär- oder Bronchopneumonie mit positivem Bronchopneumogramm. Häufig pleuritischer Schmerz durch Begleitpleuritis. Je nach Ausdehnung des Befalls klassischer physikalischer Befund: Klopfschallverkürzung, Bronchialatmen, feinblasig klingende Rasselgeräusche.

Die leichtergradigen Pneumonien verlaufen dagegen meist ohne ausgeprägte Krankheitssymptomatik. Die Beschwerden im Sinne eines „grippalen Infekts" stehen im Vordergrund. Die physikalische Untersuchung der Lungen ergibt meist keine Pathologika, da die entzündlichen Veränderungen mehr das Lungeninterstitium betreffen. Das radiomorphologische Bild dieser Pneumonien ist sehr variabel. Gelegentlich deutliche Diskrepanz zwischen den leichten klinischen Symptomen und ausgeprägten radiologischen Veränderungen.

In Abhängigkeit von Erreger, Vorerkrankungen, Immunstatus und Alter des Patienten können Pneumonien allgemein sehr variabel verlaufen.

Therapie

Allgemeine Maßnahmen

(1) Bei schwerem Krankheitsbild und hohem Fieber *Bettruhe*, auch nach Entfieberung für 2–3 Tage. Rekonvaleszenz oft verlängert. Kollapsneigung!
(2) *Physiotherapie* (Lagewechsel, Beine bewegen, vorsichtige Atemübungen).
(3) Regelmäßige, ausreichende Zimmerlüftung, möglichst 60 % *Luftfeuchtigkeit*.
(4) *Diät:* Leichte, nicht-blähende Kost, reichlich Flüssigkeit (besonders bei Fieber).

> **Wichtig:**
> Besonders bei älteren Menschen mit vermindertem Durstgefühl ist eine Dehydratation unbedingt zu vermeiden; evtl. Infusionstherapie!

(5) *Stuhlregulierung.*
(6) *Thrombose- und Thromboembolieprophylaxe:* Mechanisch (elastische Binden oder Strümpfe, pneumatische Kompressionen), medikamentös mit „low dose"-Heparin bei vorherzusehender Gefährdung (postthrombotisches Syndrom, ältere Patienten). Sorgfältige, tägliche Überprüfung des peripheren Gefäßsystems (**s. Kap. II.5**).
(7) Ggf. *Dekubitusprophylaxe.*
(8) *Sauerstoffzufuhr* durch Nasensonde bei Hypoxämie. Blutgaskontrollen! In Abhängigkeit davon u.U. Respiratorbehandlung (**s. Kap. III.5.1.1**, „Sauerstofftherapie", und **I.2.4**).

Medikamentöse Therapie

Da unter Praxisbedingungen der Erreger meist unbekannt ist, muss sich die Initialtherapie an klinischen Hinweissymptomen und dem wahrscheinlichen Erregerspektrum orientieren (**Tab. III.5.12**). Insbesondere bei leichtergradigen Pneumonien jüngerer Patienten finden

Tabelle III.5.12 Klinischer Beginn der Pneumoniesymptome[1]

Abrupt (innerhalb weniger Stunden)	Innerhalb weniger Tage	Allmählich (über einige Wochen)
Str. pneumoniae	M. pneumoniae	Mycobacterium tuberculosis
H. influenzae	Viren	Cryptococcus neoformans
Staph. aureus	Coxiella burneti	Actinomyces israelii
Pseudomonaden	Chlamydien	Nocardia (extrem selten)
Legionella pneumophila		Pneumocystis carinii (bei Immunopathien)

[1] zu erwartendes Erregerspektrum = sog. „Leitkeime"

Tabelle III.5.13 Häufige Pneumonieerreger in Beziehung zu den äußeren, patientenbezogenen Umständen bei Beginn der Lungenentzündung

Beginn zu Hause	Beginn im Krankenhaus antibiotische Vorbehandlung		Beginn unter Immunsuppression (aktiv oder passiv)
	nein	ja	
Str. pneumoniae	Str. pneumoniae	E. coli	Str. pneumoniae
M. pneumoniae	Staph. aureus	Klebsiella	Staph. aureus
Chlam. pneumoniae	H. influenzae	Ps. aeruginosa	H. influenzae
H. influenzae		Enterobacteriaceae	M. pneumoniae
Legionellen		Proteus	Viren
Influenza-Viren		Staph. aureus	Pilze
			Legionella pneumophila
		Anaerobier	Pneumocystis carinii
			M. tuberculosis
			atypische Mykobakterien

sich folgende Leitkeime: Streptococcus pneumoniae, Mycoplasma pneumoniae, Chlamydia pneumoniae sowie Haemophilus influenzae. Für die Wahl des Antibiotikums, ohne Kenntnis des Erregers, sind die äußeren Umstände bei Beginn der Pneumonie entscheidend wichtig (**Tab. III.5.13**).

(1) *Antibiotika:* s. **Tab. III.5.14** und **Tab. III.5.15** sowie **Kap. II.4.1**.
(2) *Herzglykoside:* s. **Kap. III.2.2.1** „Glykosidtherapie".
(3) *Kreislaufüberwachung und Schockprophylaxe:* s. **Kap. I.2** und **III.2.1.2**.
(4) *Expektoranzien:* s. **Kap. III.5.2.2.2**.
(5) *Antitussiva:* nur bei quälendem, unproduktivem Husten (z.B. Codipront®).

Liegen keine Hinweise auf eine schwergradige Pneumonie vor, kann die Behandlung ambulant erfolgen.

Allgemeine Hinweise zur Therapie von Pneumonien im Krankenhaus
Grundsätze

Bei Therapieversagen vor Umstellen der Therapie *Erregernachweis* einleiten (aus lege artis behandeltem Sputum [Sputum bleibt das Standarduntersuchungsmaterial, mit Ausnahme bei Verdacht auf Anaerobier], bronchoskopisch gewonnenem Material [BAL], Blutkulturen, in seltenen Fällen aus Transtrachealaspiraten, s. **Kap. III.5.2.2.3**). Die Therapieentscheidung vor bzw. ohne Kenntnis des Erregers wird erleichtert durch anamnestische Kriterien, Röntgenbefund sowie makro- und mikroskopische Sputumbegutachtung:

(1) Blutig-eitriges Sputum spricht für bakterielle Erreger.
(2) Muköses, nicht-eitriges Sputum ist ein Hinweis auf Erreger wie Mycoplasma pneumoniae, Viren, Chlamydia pneumoniae etc.
(3) Stinkendes Sputum weist auf Anaerobier (Bacteroides, Peptostreptokokken) hin.
(4) Die *mikroskopische Sofortbegutachtung* nach Gram- und Ziehl-Neelsen-Färbung lässt eine orientierende Differenzierung zwischen grampositiven und gramnegativen sowie säurefesten Erregern schnell treffen.

Die **Initialtherapie schwerer oder therapieresistenter Erkrankungsformen wird dennoch zunächst ohne Erregerkenntnis erfolgen müssen** (mikrobiologische Untersuchung dauert 2–3 Tage!). Anamnese und klinischer Befund geben dann wichtige Hinweise für die einzu-

Tabelle III.5.14 Initialtherapie der Pneumonie ohne Erregerkenntnis

Pneumonie-Form und Schweregrad	Wahrscheinliches Erregerspektrum	Mittel erster Wahl	Alternative
Außerhalb des Krankenhauses erworbene Pneumonie			
1. Leichte Pneumonie jüngerer Patienten	Str. pneumoniae M. pneumoniae C. pneumoniae H. influenzae	Aminopenicillin p.o. oder i.v.	Makrolide p.o., z.B. – Clarithromycin – Roxithromycin – Azithromycin
2. Pneumonie bei Patienten > 65 Jahre und/oder Vorerkrankungen (z.B. COPD, Herzinsuffizienz, Diabetes etc.)	wie 1. und Staph. aureus Enterobakterien Legionellen	Zweit-Generations-Cephalosporin i.v. evtl. + Makrolid bei V.a. Legionellose	Aminopenicillin i.v. evtl. + Makrolid bei V.a. Legionellose
3. Schwere Pneumonie	Str. pneumoniae Legionellen Staph. aureus Enterobakterien Pseudomonas aeruginosa	Dritt-Generations-Cephalosporin i.v. + Erythromycin i.v.	Acylureidopenicillin i.v. + Erythromycin i.v. oder: Fluorchinolone i.v.
Im Krankenhaus erworbene Pneumonie			
4. Allgemeinstation/Pflegeheim?	Str. pneumoniae H. influenzae Enterobakterien Staph. aureus Anaerobier Pseudomonas aeruginosa	Dritt-Generations-Cephalosporin i.v.	Acylureidopenicillin i.v. oder: Fluorchinolone 3. + 4. Generation
5. Maschinelle Beatmung?	Wie 4. und Acinetobacter sp. MRSA	Dritt-Generations-Cephalosporin (mit Pseudomonaswirksamkeit) i.v.	Piperacillin/Tazobactam i.v. oder: Fluorchinolon i.v. + Clindamycin oder: Carbapenem i.v. + Aminoglykosid oder Fluorchinolon

schlagende Behandlung (**Tab. III.5.14**). Die gezielte Therapie der wichtigsten Pneumonieformen bei Kenntnis des Erregers ist in **Tabelle III.5.15** zusammengestellt. Nach initialer antibiotischer i.v. Therapie sollte nach klinischer Besserung des Krankheitsbildes möglichst auf eine orale Medikation umgestellt werden (Sequenztherapie). Weitere Hinweise und Therapieempfehlungen s. Kap. II.4.1.

Therapie seltener Pneumonieformen

(1) *Mykotische Pneumonie bzw. Lungenmykose:* Selten zu erwarten bei konsumierenden Leiden, zytostatischer oder immunsuppressiver Therapie, Langzeit-Antibiotikatherapie und Lungengerüsterkrankungen. Als Erreger sind in unseren Breiten von Bedeutung: Candida albicans, Aspergillus fumigatus sive niger, Mucor, selten Cryptococcus u.a. Nach eindeutigem kulturellem und möglichst auch histologischem Nachweis von Aspergillen ist Voriconazol (VFEND®) das Mittel der 1. Wahl. Liegt eine Candida-Pneumonie vor, kommt Fluconazol zum Einsatz. Erweist sich die vorgenannte antimykotische Therapie als unwirksam, kann sowohl bei invasiver Aspergillose wie auch bei invasiver Candidiasis Caspofungin (Cancidas®) i.v eingesetzt werden (z. Dosierung **s. Tab. III.5.15**). Weitere Alternativen sind Amphotericin B bei Aspergillus- und Candida-Pneumonie sowie Itraconazol (Sempera®) bei Aspergillus- und

Tabelle III.5.15 Gezielte Chemotherapie der wichtigsten Pneumonieerreger

Erreger	Mittel erster Wahl	Alternative
Streptococcus pneumoniae	Penicillin G 1-mal 10^6 E/8 h i.v. Penicillin V	Amoxicillin 3-mal 500–750 mg p.o. oder Ceftriaxon 1-mal 2 g/Tag i.v.
Haemophilus influenzae	Amoxicillin 2 g/8 h i.v.	Cephalosporine (z.B. Cefotaxim) 1–2 g/8 h i.v.
Mycoplasma pneumoniae und Chlamydien	Erythromycin 0,5–0,75 g/6 h i.v. Clarithromycin 0,25–0,5 g/12 h p.o.	Doxycyclin 100–200 mg/24 h i.v. oder p.o.
Staphylococcus aureus	Flucloxacillin 1–2 g/6 h i.v. oder Cefotaxim 2 g/8 h i.v.	Vancomycin 7,5 mg/kg/6 h i.v.
MRSA	Vancomycin (s.o.)	Linezolid 2 × 600 mg i.v. oder p.o.
Klebsiellen	Fluorchinolone (z.B. Ciprofloxacin) 0,4 g/12 h i.v.	Cefotaxim 2 g/8 h i.v. Amikacin 15 mg/kg/24 h i.v.
Pseudomonas aeruginosa	Piperacillin 2 g/8 h i.v. Azlocillin 2 g/8 h i.v. Ceftazidim 2 g/8 h i.v.	Tobramycin 1–2 mg/kg/24 h i.v. oder Ciprofloxacin 0,4–0,8 g/12 h i.v.
E. coli, Proteus mirabilis	Ampicillin 2 g/8 h i.v.	Cephalosporine (z.B. Cefotaxim) 1–2 g/8 h i.v.
Serratia	Cefotaxim 2 g/8 h i.v.	Ciprofloxacin 0,2–0,4 g/12 h i.v.
Anaerobier	Penicillin G 1,5 Mega/6 h i.v. Cefoxitin 2 g/8 h i.v. Clindamycin 600 mg/8 h i.v.	Piperacillin 2 g/8 h i.v. oder Metronidazol 500 mg/8 h i.v.
Legionellen	Erythromycin 1 g/8 h i.v. (+ Rifampicin 10 mg/kg KG/24 h i.v. bei bedrohlichem Bild)	Clarithromycin 0,25–0,5 g/12 h p.o. Moxifloxacin 400 mg p.o. oder i.v.
Pneumocystis carinii	Co-trimoxazol in hoher Dosis (20 mg/kg/Tag Trimethoprim und 100 mg/kg/Tag Sulfamethoxazol p.o. oder i.v.), in leichten Fällen: Pentamidin per inhalationem	Pentamidin 4 mg/kg/Tag i.m.
Aspergillen	Voriconazol: 1. Tag 2-mal 6 mg/kg KG i.v. weiter mit 2-mal 4 mg/kg KG/Tag i.v.	Amphotericin B 0,1–1,0 mg/kg KG/Tag oder liposomales Amphotericin B oder Caspofungin 50–70 mg i.v. oder Itraconazol 2-mal 200 mg/Tag i.v./p.o.
Candida sp.	Fluconazol 200–400 mg/Tag p.o. oder i.v. oder Caspofungin i.v.	Amphotericin B i.v. oder Voriconazol
Herpes simplex, Varicella Zoster	Aciclovir 5–10 mg/kg/8 h i.v.	
Zytomegalievirus	Ganciclovir 5 mg/kg/12 h i.v.	

Voriconazol (VFEND®) bei Candida-Pneumonie. Wenn konventionelles Amphotericin B aufgrund von Nierenschädigung oder Uverträglichkeit kontraindiziert ist, kann liposomales Amphotericin B (AmBisome®) eingesetzt werden. Dosierung: 1–4 mg/kg KG/Tag i.v.

2) *Aspirationspneumonie* (nach Operationen im HNO-Bereich, bei Bewusstlosen, Alkoholikern, Unfallpatienten, bei Schluckstörung): Nach Möglichkeit bronchoskopische Fremdkörperentfernung, sonst Therapieregime **s. Tab. III.5.14**, z.B. mit Cefoxitin 3- bis 4-mal 2 g i.v.

+ Tobramycin 1-mal 1–2 mg/kg. Neben Anaerobiern (Bacteroides, Peptostreptokokken u.a.) sind häufig auch Klebsiella und Pseudomonas zu erwarten (Therapie **s. Tab. III.5.15**).

(3) *Infarktpneumonie:* Stets Pleurabeteiligung, meistens Hämoptysen. Röntgenbefund (typisch: Keilform, atypisch: wie Herdpneumonie) und Anamnese können atypisch sein. Thromboemboliequelle nicht immer erkennbar. Einschmelzungsgefahr. Therapie **s. Tab. III.5.14** unter „Im Krankenhaus erworbene Pneumonie" bzw. gezielt bei Kenntnis des Erregers. Wichtig: Differenzialdiagnose zu Bronchialkarzinom und Lungentuberkulose. Endobronchialer Erregernachweis.

(4) *Käsige Pneumonie:* Die käsige Pneumonie durch Mycobacterium tuberculosis ist heute vor allem bei Patienten aus Entwicklungsländern, aber auch bei verwahrlosten Einheimischen und Alkoholikern nicht so selten. Sie wird häufig nicht erkannt, da nicht daran gedacht wird.

> **WICHTIG:**
> Bei jeder „therapierefraktären" Pneumonie an Tuberkulose denken! Differenzialdiagnostisch helfen eine Sputumfärbung nach Ziehl-Neelsen sowie die Tuberkulinprobe weiter. Bei mikroskopischem Nachweis säurefester Stäbchen sind stets Kulturen zur Typendifferenzierung und Sensibilitätstestung anzulegen, und dann ist sofort eine antituberkulöse Therapie einzuleiten (**s. Kap. II.4.2**).

(5) *Pneumonie bei Patienten mit aktiver oder passiver Immunsuppression* (z.B. Transplantationspatienten, AIDS): Eine beidseitige interstitielle Infiltratbildung lässt in erster Linie an eine Pneumocystis-jiroveci-Infektion denken. Differenzialdiagnostisch ist an eine Zytomegalievirus- oder an eine Zoster-Pneumonie zu denken. Darüber hinaus treten bei diesen Patienten gehäuft Mykobakteriosen und Lungentuberkulosen, aber auch bakterielle Pneumonien auf. Therapie **s. Tab. III.5.15** und **Kap. II.4.2**.

Komplikationen

Lungenabszess und -gangrän sowie Pleuraempyem fordern häufig eine chirurgische Therapie. Immer chirurgischen Konsiliarius hinzuziehen zur Indikationsstellung für Drainagebehandlung oder Resektion. Frühzeitige Erkennung ist entscheidend. Therapie entsprechend Antibiogramm.

> **WICHTIG:**
> Häufig Anaerobier bzw. Mischinfektion. Bei Verdacht auf Sepsis (septische Temperaturen, Schüttelfrost) sind mehrfache Blutkulturen angezeigt; sie sollten am Beginn des Fieberanstiegs angelegt werden.

11 SARS (Severe Acute Respiratory Syndrome)

Das schwere akute respiratorische Syndrom (SARS) ist eine hochinfektiöse Erkrankung von Atemwegen und Lungenparenchym, die durch ein bisher nicht bekanntes Coronavirus hervorgerufen wird. Der Erreger hat sich zu Beginn des Jahres 2003 von Südostasien aus inzwischen auf viele Länder der Welt ausgebreitet. Die Übertragung erfolgt durch Tröpfcheninfektion; auch eine Kontakt- oder Schmierinfektion (Stuhl!) ist möglich. Die Inkubationszeit beträgt im Mittel 4–7 Tage (Spannbreite 2–10 Tage). Die Letalität liegt bei ca. 10 %! Die betroffenen Länder und Regionen im Sinne der Falldefinition können aktuell auf der Homepage des Robert-Koch-Instituts/Berlin eingesehen werden (www.rki.de).

Klinik: Ein **Verdachtsfall** von SARS ist gegeben bei Fieber > 38 °C, Husten und/oder Atemnot, wenn der Patient innerhalb von 10 Tagen vor Beginn der Symptome entweder engen Kontakt zu einem Verdachts- oder wahrscheinlichen Fall von SARS hatte oder sich in einer Region aufgehalten hat, aus der in den letzten Wochen lokale Übertragungen von SARS berichtet wurden.

Ein **wahrscheinlicher Fall** von SARS ist gegeben, wenn die Kriterien für einen SARS-Verdachtsfall erfüllt sind und bei einem Patienten radiomorphologisch eine Bronchopneumonie vorliegt oder sich gar Hinweise auf ein ARDS ergeben.

Ausschlusskriterium für ein SARS ist das Vorliegen einer labordiagnostisch gesicherten anderen Diagnose, die das Krankheitsbild vollständig erklären kann.

Die wahrscheinlichste Differenzialdiagnose in Europa ist eine Influenza-Infektion, weswegen immer ein Influenza-Schnelltest empfohlen wird. Ist dieser positiv, ist ein SARS ausgeschlossen.

SARS kann zusätzlich begleitet sein von Kopfschmerzen, Muskelsteifigkeit, Appetitverlust, Übelkeit, Verwirrtheit, Hautausschlag und Durchfall. Das Röntgenbild der Thoraxorgane ist in der Initialphase meist noch unauffällig. Dann zeigen sich aber früh bronchopneumonische Infiltratbildungen, die sich bei schweren Krankheitsverläufen flächenhaft ausbreiten können bis hin zum Vollbild eines akuten Lungenversagens (ARDS). Laborchemisch findet man häufig eine Lympho- und Thrombozytopenie; erhöhte LDH-Werte signalisieren einen schweren klinischen Verlauf.

Diagnostik: Die folgenden Testverfahren zur Diagnose von SARS stehen in spezialisierten Labors zur Verfügung:
(1) Nachweis spezifischer IgG-Antikörper im Serum der Patienten mittels ELISA oder Immunfluoreszenzassay,
(2) Nachweis von Genmaterial des Virus mittels PCR in Blut, Stuhl, bronchoalveolärer Lavageflüssigkeit (BAL),
(3) Nachweis des lebenden Virus in Zellkulturen (sehr aufwändig).

Verlauf: Der Krankheitsverlauf von SARS ist klinisch sehr variabel. Neben meist blanden, klinisch eher inapparenten Infektionsverläufen gibt es auch schwerwiegende Verläufe. Insbesondere höheres Lebensalter und Begleiterkrankungen scheinen die Prognose ungünstig zu beeinflussen. Bei schweren Verläufen entwickelt sich rasch eine respiratorische Insuffizienz, die intensivmedizinische Maßnahmen einschließlich maschineller Beatmung erfordert.

THERAPIE

Eine spezifische Therapie ist bislang nicht bekannt. Auch ein Impfstoff steht derzeit nicht zur Verfügung. Weil Coronaviren behüllte RNA-Viren sind, sind Therapieversuche mit Ribavirin (Rebetol®) in Kombination mit den Proteaseinhibitoren Lobinavir oder Ritonavir unter Hinzunahme von Glukokortikosteroiden zu Beginn der Erkrankung möglicherweise von Nutzen. Gleichzeitig wurden häufig auch Antibiotika (z.B. Moxifloxacin) eingesetzt. Über die Wirksamkeit dieser Therapieversuche kann aber keine allgemein gültige Aussage gemacht werden, da entsprechende kontrollierte Studien hierzu bisher nicht vorliegen. Flankierende Maßnahmen sind eine adäquate Flüssigkeitssubstitution, Kreislaufunterstützung, O_2-Therapie oder maschinelle Beatmung. Um die weitere Verbreitung der Erkrankung zu vermeiden, sind die Einhaltung umfassender Hygienerichtlinien und das Ergreifen entsprechender Quarantänemaßnahmen unabdingbar (www.rki.de: „Hinweise für Untersuchungen").

An SARS Erkrankte müssen streng isoliert werden. Zum Schutz des medizinischen Personals sind folgende Maßnahmen erforderlich: Tragen von Schutzkitteln, Einmalhandschuhen, eng anliegenden Mund- und Nasenmasken (Schutzstufe FFP3) sowie Schutzbrillen; sorgfältige Händedesinfektion und Desinfektion kontaminierter Flächen.

12 Pleurakrankheiten

12.1 Pleuritis sicca

Definition: Meist nur lokal begrenzter Prozess und keine eigene Krankheit. Als Vorstadium einer entzündlichen Pleuritis exsudativa oder als Begleitprozess zahlreicher, meist pleuranahe gelegener Lungenerkrankungen oder bei Urämie.

Klinik: Leitsymptome und -befunde: Physikalische Zeichen (Pleurareiben, „Lederknarren") bei sorgfältiger Auskultation häufiger als der typische atemabhängige Pleuraschmerz; Schmerz zeigt immer eine Beteiligung der Pleura parietalis an. Epigastrische Schmerzen weisen auf Reizzustand der seitlichen Anteile des Diaphragmas, Schulter-Nacken-Trapezius-Schmerz auf die gleichseitigen, zentralen Zwerchfellanteile hin (N. phrenicus). Patient liegt auf der kranken Seite, um diese ruhigzustellen. Nachlassen des Schmerzes spricht meist für Übergang in die exsudative Form.

Differenzialdiagnose: Interkostalneuralgien, Herpes zoster, Bornholm'sche Erkrankung, Tietze-Syndrom, Tumorinfiltration der Thoraxwand, Frakturen (ohne Unfall: Hustenfraktur!).

THERAPIE

(1) Wenn bekannt, *Grundkrankheit behandeln.*
(2) *Schmerzstillung* durch Analgetika (**s. Kap. I.1.2**) oder – in schweren Fällen – 1 % paravertebrale Novocain®-Infiltration im zugehörigen Segment.
(3) *Antitussiva:* Dicodid® u.a. bei trockenem, schmerzhaftem Husten.

12.2 Pleuraergüsse

Definition: Nur entzündlich bedingte Ergüsse sind als Pleuritis exsudativa zu bezeichnen. Meist Begleitprozess einer entzündlichen oder malignen pulmonalen oder extrapulmonalen Grundkrankheit.

Klinik: Diagnostische Hinweise:
(1) Thoraxnativbild in 2 Ebenen, Sonographie des Thorax.
(2) Diagnostische Ergusspunktion: Aussehen (bernsteinfarben, blutig, chylös), Bestimmung von spezifischem Gewicht, LDH und Eiweißgehalt (Transsudat: spezifisches Gewicht < 1,015, Eiweißgehalt < 3 g/dl, LDH < 200 E/l. Exsudat: spezifisches Gewicht > 1,016, Eiweißgehalt > 3 g/dl, LDH > 200 E/l) sowie zytologische und mikrobiologische Untersuchung.
(3) Gelingt es mit den unter (1) und (2) angegebenen Maßnahmen nicht, den Pleuraerguss ätiologisch abzuklären, Pleurabiopsie (Nadelbiopsie) oder besser Thorakoendoskopie mit Biopsie unter Sicht.

THERAPIE

Behandlungsziel
Beseitigung der Ergussursache und Verhinderung einer **ausgedehnten Verschwartung**, besonders der diaphragmalen Pleuraanteile. Deletäre Folgekrankheit: „Gefesselte Lunge", alveoläre Hypoventilation (respiratorische Globalinsuffizienz), chronisches Cor pulmonale. Bei ausgedehnter Verschwartung frühzeitige Indikationsstellung zur Pleurektomie (Frühdekortikation ist innerhalb der ersten 8 Wochen durchzuführen, später in der Regel ineffektiv).

Allgemeine Maßnahmen
(1) *Ruhigstellung*, bei Fieber Bettruhe. Analgetika, Antitussiva, Antiphlogistika.
(2) *Pleurapunktion* zur Entlastung bei zunehmender Dyspnoe, Tachykardie, Mediastinalverdrängung, Stauungszeichen, im besonderen Einflussstauung, Hypoxämie.

> **! WICHTIG:**
> Bei noch unklarer Diagnose: **Immer umfassende Punktatdiagnostik**; 800 bis max. 1000 ml in einer Sitzung abpunktieren. Wichtig: Elektrolytbilanzierung; Einsatz von Saluretika (**s. Kap. II.3** und **III.1.1**).

(3) *Physikalische Maßnahmen:* Ergussseite immer wieder nach oben lagern, bei beginnender Rückbildung vorsichtige Atemgymnastik = Zwerchfellmobilisierung und *Vorbeugung* gegen frühzeitige Adhäsionen, Atelektasenbildung und Sekretstase durch aktive Ventilation. Nach Ergussresorption wenigstens 14-tägige Weiterführung der Physiotherapie und Atemgymnastik.

Therapie bei speziellen Ergussformen
(1) *Tuberkulöser Erguss* (Pleuritis exsudativa tuberculosa): s. Kap. II.4.2.
(2) *Serofibrinöse Ergüsse:* Meta- und parapneumonisch als infektiöse (bakterielle, virale, parasitäre und mykotische) Begleitpleuritiden.
- *Antibiotische Therapie* nach den bekannten Grundregeln (**s. Kap. II.4.1** und **III.5.10** „Medikamentöse Therapie").
- *Glukokortikoide:* Bei schweren Verlaufsformen in rasch fallender Dosierung s. Kap. **III.5.2.2.4** und **II.2.2.1**.
- *Therapie der Grundkrankheit*
- *Allgemeinmaßnahmen* (s.o.). Bei größeren Ergüssen mehrfache Punktionen. Eiweißverluste bei proteinreichen Ergüssen ausgleichen.

(3) *Eitriger Erguss, Pleuraempyem:*
- Entstehung durch
  - direkte Keimeinstreuung gleichzeitig oder postpneumonisch als Folge einer entzündlichen Lungenkrankheit (= häufigste Ursache),
  - Pleuraruptur bei Lungenabszess, Kaverne, infizierter Emphysemblase,
  - über subdiaphragmale Prozesse (subphrenischer Abszess, Leberabszess, eitrige Peritonitis, Pankreasprozesse u.a.),
  - durch mediastinale Prozesse,
  - traumatisch (Thoraxwandverletzung).
- *Antibakterielle Behandlung:* s. Kap. II.4.1 und III.5.10, „Allgemeine Maßnahmen".
- *Lokale Behandlung:* Mit wechselnden Soghöhen. Nach Absaugen des eitrigen Pleuraergusses Spülungen mit physiologischer NaCl-Lösung, Polyvidon-Jod-Lösung oder Taurolin® und ggf. Antibiotikainstillationen nach Antibiogramm. Gute Ergebnisse werden dabei mit einem doppellumigen Drainageschlauch nach van Sonnenberg erzielt (Dauerspülung!). Handelt es sich um ein gekammertes Empyem, sollten frühzeitig thoraxchirurgische, videoassistierte Maßnahmen in minimal invasiver Technik erfolgen. Alternativ hierzu hat sich die Instillation von Fibrinolytika bewährt: 200 000–250 000 I.E. Streptokinase oder 50 000–100 000 I.E. Urokinase 1- bis 2-mal tgl. intrapleural. Gelingt es unter dieser Therapie nach 1–2 Wochen nicht, das Empyem zu beseitigen, muss dieses operativ saniert werden (Entfernung des Empyemsackes).

(4) *Kardiale Ergüsse, dekompensierte Leberzirrhose, Niereninsuffizienz:* Kleine Ergussmengen (600–800 ml) ablassen; Grunderkrankung behandeln.

(5) *Rheumatische Ergüsse und andere autoimmunologisch bedingte Erkrankungen:* Therapie der Grundkrankheit.

(6) *Erguss bei Lungeninfarkt:* Meist hämorrhagisch. Nach Möglichkeit nicht punktieren (wegen gleichzeitiger Antikoagulation). Bei diagnostischer Punktion und gleichzeitiger Antikoagulanzientherapie nur dünne Nadel (Durchmesser ca. 1 mm) verwenden.

(7) *Rezidivierende, meist kleinere Pleuraergüsse,* einhergehend mit Fieberattacken und heftigen abdominellen und auch thorakalen Schmerzen, sind recht charakteristisch für das familiäre Mittelmeerfieber. Therapie der Wahl: 4-mal 0,5 mg Colchicin/Tag.

(8) *Maligne Ergüsse:* Ursachen sind metastasierende, organfremde Tumoren (am häufigsten), Lungentumoren, Mammakarzinom, autochthone Pleuratumoren (Mesotheliom).

- Eine *chirurgische Behandlung* ist in seltenen Fällen für Lungen- und Pleuratumoren bei frühzeitiger Diagnosestellung möglich. Der Nachweis eines malignen Ergusses schränkt jedoch operative Maßnahmen sehr ein (T4!).
- *Therapiemöglichkeiten:* Versuch einer Pleuraverklebung (Pleurodese) bei rasch nachlaufendem Erguss vorzugsweise mittels Talkum-Instillation (1- bis 3-mal 5 g in 95 ml NaCl 0,9 %) oder durch wiederholte Instillationen von sauren Tetrazyklinen (z.B. Supramycin® 1 g/Tag) nach vorheriger Entleerung der Pleurahöhle; die Instillation von Zytostatika und radioaktiven Substanzen (**s. Kap. III.11.1.5.3**), z.B. kolloidal gelöstes ^{198}Gold oder ^{90}Yttrium, bringt keinen besseren Erfolg. – Vorsicht bei gekammerten Ergüssen.

13 Pneumothorax (PnTh)

Definition: Luftansammlung im Intrapleuralraum. Man unterscheidet den *offenen* Pneumothorax mit Verbindung des Pleuraraums zur atmosphärischen Luft (entweder über die Thoraxwand oder die Pleura visceralis via Atemwege) und den *geschlossenen* Pneumothorax. Die pleurale Läsion verschließt sich hierbei meist spontan. Der statistisch am häufigsten auftretende so genannte idiopathische *Spontanpneumothorax* ist im Allgemeinen geschlossen. Der symptomatische Spontanpneumothorax entwickelt sich vor allem bei Patienten mit Emphysem, Asthma bronchiale, Lungenzysten, intrapulmonalen Einschmelzungshöhlen, Lungenfibrosen und nach Thoraxwandtrauma.

13.1 Spannungspneumothorax

Definition: Zunehmender Druckanstieg im Pleuraraum durch inspiratorisch wirksamen Ventilmechanismus = akut lebensbedrohlicher Notfall, der ein sofortiges Eingreifen erforderlich macht.

Klinik: Leitsymptome und -befunde: *Subjektiv:* Akut auftretender, meist einseitiger, erheblicher thorakaler Schmerz oder Substernalschmerz (bei linksseitigem Pneumothorax nicht von Ischämieschmerz unterscheidbar), zunehmende Dyspnoe, Tachypnoe und Zyanose, Reizhusten, Vernichtungsgefühl.
Objektiv: Abgeschwächtes Atemgeräusch oder „stille Lunge", Tympanie, verstrichene Interkostalräume. Zeichen der zentralen Venendruckerhöhung, Tachykardie.

Röntgenkontrolle: Mediastinalverdrängung zur gesunden Seite, strukturlose periphere Aufhellung der betroffenen Seite.

Differenzialdiagnose: (bei langsam progredienter Symptomatik und subtotalem Pneumothorax): Lungenembolie, Herzinfarkt; Pleuritis sicca, Mediastinal- oder Zwerchfellhernie; subphrenischer Abszess.

THERAPIE

(1) **Sofortiges Einstechen einer großlumigen Injektionskanüle** am Oberrand der Rippe (Interkostalarterien verlaufen am Unterrand!) in 3. oder 4. ICR zwischen MCL und vorderer Axillarlinie (A. mammaria interna!): Hörbares Entweichen der Luft = diagnostischer und therapeutischer Eingriff. Bei Transport mit steriler Gaze abdecken.
(2) **Sedierung** (z.B. Valium®, Atosil® u.a.; kein Morphium) und bei starkem Hustenreiz Antitussiva.
(3) **Puls- und Blutdruckkontrollen**; wenn möglich, EKG schreiben und mitgeben.
(4) **Sauerstoffzufuhr** über Maske oder Nasensonde (2–4 l/min) bei Zyanose oder starker Dyspnoe.
(5) Anlegen einer intrapleuralen **Saugdrainage**: Einlegen eines Drainageschlauchs (mehrfache seitliche Perforationen, möglichst großlumig, 12–18 Charr) im 2.–4. ICR im Bereich der MCL oder besser im 5. bis 7. ICR im Bereich der mittleren Axillarlinie. Schlauchverbindungen über Sogregler zum Wasserschloss. Initiale Sogeinstellung 10 cmH$_2$O.
(6) Bei stabilen Kreislaufverhältnissen und kompensiertem Gaswechsel: Kontrolle der Thorax-Röntgenaufnahmen.

13.2 Geschlossener Pneumothorax

Das therapeutische Vorgehen hängt im Wesentlichen ab: vom Ausmaß des Lungenkollapses (ohne oder mit Serothorax), von einer zugrunde liegenden Lungenkrankheit, der speziellen Symptomatik, dem Alter des Patienten und schon vorangegangenen PnTh-Ereignissen.

THERAPIE

Intrapleurale Dauersaugdrainage
Indikationen

(1) Ausbildung eines Sero- oder Hämatopneumothorax, unabhängig vom Kollapsvolumen
(2) Schon bestehende respiratorische Störung mit Gefahr der Ausbildung einer respiratorischen Insuffizienz,
(3) Lungenkollapsvolumen > 10 % (radiologisch bestimmt im dv-Strahlengang),
(4) Pneumothoraxrezidiv,
(5) Ungenügende Entfaltung eines kleinen Pneumothorax nach 3- bis 4-tägiger Beobachtung.

Vorgehen

(1) Bettruhe, flach lagern, Hustenstillung und Sedierung; wenn erforderlich, O$_2$-Zufuhr über Nasensonde (1–2 l/min) (Blutgasanalyse!).
(2) Anlegen einer Saugdrainage (s.o.)
(3) Initiale Sogeinstellung 10 cmH$_2$O.
(4) Röntgen-Kontrolle: Bei Zunahme der Symptomatik kurzfristig. Ansonsten nach 3–4 Tagen Sogbehandlung Röntgen-Thoraxkontrolle. Lunge nicht entfaltet, weitere Sogbehandlung (Sog auf max. 30 cmH$_2$O erhöhen). Ist die Lunge entfaltet, Abklemmen der Drainage. Röntgen-Kontrolle nach 24 h. Falls Lunge weiter entfaltet, Drainageschlauch entfernen.
(5) Nach Abschluss der Pneumothoraxbehandlung ggf. weitergehende Diagnostik mittels HR-Thorax-CT (z.B. Lungenemphysem bei α$_1$-Proteinasen-Inhibitor-Mangel, Zystenlunge etc.).

Chirurgische Behandlung

Indikationen sind
(1) nicht erfolgter Fistelverschluss (d.h. Versagen der o.a. Maßnahmen über max. 12 Tage),
(2) großes Luft-Shunt-Volumen (persistierende bronchopleurale Fistel),

(3) Bestehen oder Ausbildung eines Pyo- und Hämatopneumothorax,
(4) Kavernen- oder Abszessperforation,
(5) progredientes Mediastinalemphysem,
(6) vorbestehende ausgedehnte chronische Lungenerkrankung,
(7) mehrfacher Spontanpneumothorax (2. Spontanpneumothorax auf der gleichen Seite).

Primär konservative Behandlung

Vertretbar bei Volumenreduktion < 10 %, d.h. unkompliziertem (erstem) Spontanpneumothorax, in Form eines Mantel- oder Teilpneumothorax (besonders bei jugendlichen Patienten). Allgemeine Maßnahmen wie oben; Vermeiden von Pressen (Stuhlregulierung!). Röntgen-Kontrollen in 2- bis 3-tägigen Abständen. Bei fehlender Expansion nach spätestens 4 Tagen Anlegen einer Dauersaugdrainage. Bei primär konservativer Behandlung ist die Rezidivrate höher und die Rückbildungszeit des Pneumothorax bedeutend länger. Deshalb ist grundsätzlich die aktive Saugtherapie zu bevorzugen.

Therapie der Komplikationen

(1) Sterile, exsudative Begleitpleuritis (Winkelerguss): Keine besondere Behandlung.
(2) Lokales Hautemphysem: Keine besonderen Maßnahmen.
(3) Gleichzeitiges Mediastinalemphysem: s. **Kap. III.5.14**, „Therapie".
(4) Infektion über das Drainagesystem oder die pleurale Fistel mit eitriger Ergussbildung; Hämatothorax: Chirurgische Intervention.

14 Mediastinalemphysem

Ätiologie und Pathogenese: Entstehung durch Einriss gefäßnaher Alveolarbezirke; Luft wandert entlang den Gefäßscheiden in das Mediastinum, von dort Ausbreitung in die großen hilären Gefäßgebiete, Ausbildung eines kleinen „Luftmantels" zwischen den mediastinalen Pleurablättern, Aufsteigen zum Hals, in extremen Fällen auch in das Gesicht („verschwollene Augen"). Auftreten bei bzw. nach schweren Hustenattacken, starkem Pressen, abruptem Anheben schwerer Lasten, als Komplikation eines Spontanpneumothorax und traumatisch (Verletzungen im Bereich der Trachea, zentralen Bronchien und des Ösophagus).

Klinik: Leitsymptome und -befunde: Gelegentlich Atemnot, Retrosternalschmerz (meist inspiratorisch), Zunahme des Halsumfangs, Verstreichung der Supraklavikulargruben, „Knisterhaut" bei Palpation, pulssynchrones, kratzendes Knistergeräusch präkordial und über dem Sternum, Schluckbeschwerden. Beweisend ist die **Röntgenaufnahme** in 2 Ebenen mit den typischen Zeichen der mediastinalen Luftansammlung.

Differenzialdiagnose: Wie bei Pneumothorax (**s. Kap. III.5.13**).

THERAPIE

(1) Absolute Bettruhe, wirksame Hustenstillung, Sedativa oder Analgetika. Wenn erforderlich, O_2-Zufuhr (2–4 l/min) über eine Nasensonde.
(2) Puls- und Blutdruckkontrollen; bei ausgeprägtem Befund Messung des zentralen Venendrucks (Katheter einlegen).
(3) Chirurgischer Konsiliarius. Kollare Mediastinotomie nur selten erforderlich. Nach Trauma oder schwieriger notfallmäßiger Intubation Fiberbronchoskopie zum Ausschluss oder Nachweis einer Verletzung im Bereich der zentralen Atemwege.
Sorgfältige Verlaufsbeobachtung = wichtigste Maßnahme, insbesondere bei alten Patienten mit Herzleiden. Im Allgemeinen günstige Prognose, da Luft rasch resorbiert wird.

15 Lungenmykosen

Vorbemerkungen: Zunahme der Pilzerkrankungen, auch so genannter außereuropäischer Formen in Europa (NATO-Manöver, Bundeswehr, Tourismus). **Primäre Mykosen** im Allgemeinen **selten**, sekundäre dagegen **häufiger** („sekundäre Mykosen der Atemorgane sind iatrogene Krankheiten"), z.B. nach Langzeittherapie mit Antibiotika, Glukokortikoiden, Zytostatika und Immunsuppressiva, ferner bei Diabetes mellitus, Hypothyreose, Alkoholabusus, AIDS.

Klinik: Erregernachweis durch direkte mikroskopische Untersuchung von Sekreten, Exkreten, Punktaten oder Gewebeproben und durch Pilzkultur mit Keimzahldiagnostik erforderlich; bronchoskopische Sekretentnahme oder durch transtracheale Aspiration, vorher Mundspülen mit Dequonal®. Der Nachweis von Pilzen im normal expektorierten Auswurf besitzt keinerlei Beweiskraft! Häufig saprophytäres und parasitäres Pilzvorkommen *ohne primären Krankheitswert*. Seroreaktionen und Hauttests als zusätzliche diagnostische Maßnahmen bei den so genannten außereuropäischen Formen (**Tab. III.5.16**). Schwach ausgeprägte Hautreaktion und hoher KBR-Titer sind bei entsprechendem klinischem Bild eine Indikation für sofortige antimykotische Therapie. Bei Lungenmykosen durch Candida und Cryptococcus Hauttests und Seroreaktionen wenig befriedigend. Wichtig ist die Titerdynamik.

Therapie

Allgemeine Hinweise

(1) Indikationsstellung nur unter Berücksichtigung der Erregerempfindlichkeit.
(2) Möglichst Ausschluss aller die Pilzausbreitung begünstigenden Faktoren (s.o.).
(3) Chirurgische Behandlung nur bei lokalisiertem Organbefund unter Therapie mit Antimykotika (s.u.).
(4) Vakzinebehandlung nur bei tropischen Mykosen versuchen (**s. Tab. III.5.15** und **Tab. III.5.16**).

Antimykotische Substanzen

Klinische Anwendung unter Benutzung von **Tabelle III.5.15** und (**s.a. Kap. III.15.4**):
(1) *Amphotericin B:* Standardsubstanz zur systemischen Behandlung von Organmykosen trotz Toxizität mit breitem Spektrum und fungistatischer Wirkung (erst bei höherer Dosierung fungizide Wirkung): Grundsätzlich nur stationär mit wöchentlicher Kontrolle von Blutbild, Leber- und Nierenfunktion.

Tabelle III.5.16 Lungenmykosen (außereuropäische Formen, örtliche Begrenzung durch klimatische und geologische Faktoren)

Erreger	Erkrankung	Therapie
Histoplasma capsulatum[1]	Histoplasmose	1, 2, 3
Coccidioides immitis[1]	Kokzidioidomykose	2, 3
Blastomyces dermatitis[1]	Blastomykose (Nordamerika, Afrika)	1, 2, 3
Blastomyces brasiliensis[1] (Paracoccidioides brasiliensis)	(Südamerika)	1, 2, 3
Sporothrix schenckii	Sporotrichose (USA-Südstaaten)	1

Therapie: 1 = Amphotericin B; 2 = Ketoconazol; 3 = Fluconazol
[1] Therapie nur bei ausgedehnten oder persistierenden Formen, sonst Spontanverlauf abwarten

> **WICHTIG:**
> Auf Hypokaliämie achten!

- *Dosierung:* Individuelle, langsame Steigerung von 0,1 mg/kg auf 1 mg/kg/Tag (oder 2 mg/kg alle 2 oder 3 Tage, um UAW zu vermindern).
  - *Infusion:* Substanzlösung (= 50 mg) in 10 ml Aqua bidest., hiervon z.B. 10 mg/500 ml 5%iger Glukose. 20 mg oft schon unverträglich, höhere Dosierung möglich (max. 75 mg!). Langsame Einlaufgeschwindigkeit (5–8 h). Serumhalbwertszeit etwa 24 h; möglichst Blutspiegelbestimmung zur optimalen Dosisfindung. Behandlungsdauer 3–6 Wochen. Durch die vorherige und anschließende Infusion von Mannit soll die Nephrotoxizität gemindert sein.
  - *Aerosolbehandlung:* 1 Amp. „zur Infusion" (= 50 mg) in 10 ml Aqua bidest., 2-mal 1–2 ml (= 5–10 mg)/Tag inhalieren (Aerosolapplikation **s. Kap. III.5.2.1**).
- *UAW:* Häufig Unverträglichkeitserscheinungen wie Schüttelfrost, Phlebitiden an den Infusionsstellen (Zusatz von Liquemin® zur Infusionsflüssigkeit), Übelkeit, Durchfälle; bei ca. 25% aplastische Anämien und irreversible Nierenschäden.

(2) *5-Fluorocytosin* (Ancotil®): 150–200 mg/kg KG/Tag als i.v. Infusion in 4 Einzeldosen. Gute Verträglichkeit. Resistenzentwicklung beachten, Blutbildkontrollen (Leukopenie, Thrombozytopenie, aplastische Anämie). Leberfunktion überprüfen. Reduktion der Tagesdosis bei eingeschränkter Nierenfunktion. Kombination mit Amphotericin B in besonderen Fällen; synergistische Wirkung mit der Möglichkeit der Dosisminderung von Amphotericin B (z.B. 20 mg Amphotericin-B-Infusion und 150 mg 5-Fluorocytosin/kg KG/Tag).

(3) *Fluconazol* (Diflucan®):
- *Dosierung:* 200–400 mg/Tag p.o. oder i.v.
- *Kontraindikationen:* Schwere Leberfunktionsstörung.
- *UAW:* Gastrointestinale Beschwerden, Hautveränderungen und Veränderungen der hepatischen, renalen und hämatologischen Laborparameter. Regelmäßige Laborkontrollen!

(4) *Ketoconazol* (Nizoral®): Besonders geeignet zur Therapie außereuropäischer Mykosen. 200–400 mg/Tag. Unter Langzeittherapie regelmäßige Kontrolle der Leberenzyme (Hepatitisgefahr!).

(5) *Caspofungin (Cancidas®):* Zur alternativen Therapie bei invasiver Aspergillose oder Candidiasis 50–70 mg i.v./Tag.

(6) *Voriconazol (VFEND®):* Heute Mittel der 1. Wahl bei invasiver Aspergillus-Pneumonie. Dosierung s. **Tab. III.5.15**.

(7) *Itraconazol (Sempera®):* Alternative Therapie bei Aspergillus-Pneumonie; 2-mal 200 mg/Tag i.v./p.o.

Caspofungin, Voriconazol und Itraconazol können multiple Nebenwirkungen haben; siehe dazu die medizinischen Fachinformationen.

16 Lungensarkoidose (Morbus Boeck)

Ätiologie und Pathogenese: Granulomatöse Systemerkrankung unbekannter Ursache. Sie wird zu den fibrosierenden Alveolitiden gezählt. Im Bereich der Lunge findet sich zunächst eine Lymphozytenalveolitis. Im weiteren Verlauf entwickeln sich Granulome in der Bronchialschleimhaut und im Lungenparenchym. Neben Lungen, hilären und mediastinalen Lymphknoten können Leber, Milz, periphere Lymphknoten, Haut, Augen, exkretorische Drüsen ZNS, Herz und Knochen befallen sein.

Klinik: Vom Verlauf her unterscheidet man eine akute Form (Löfgren-Syndrom: bihiläre Lymphadenopathie, Gelenkschwellungen und -schmerzen, Erythema nodosum sowie Fieber) von primär chronischen, symptomarmen Verlaufsformen (häufig radiologischer Zufallsbefund!).

Diagnostische Hinweise:
(1) *Thorax-Röntgenbild:* Bihiläre Lymphadenopathie und/oder retikulonoduläre Infiltratbildungen in beiden Lungen. Eventuell Zeichen einer Lungenfibrose.
(2) *Serum-Angiotensin-Converting-Enzyme* (SACE) häufig, Ca^{2+} im 24-h-Urin gelegentlich erhöht. Bestimmung des Neopterinspiegels im Urin oder Serum.
(3) Zur Sicherung der Diagnose *Bronchoskopie* mit bronchoalveolärer Lavage (BAL) und mehrfacher transbronchialer Lungenbiopsie (Nachweis einer Lymphozytenalveolitis in der BAL mit erhöhtem Verhältnis CD4/CD8-Lymphozyten; Nachweis nicht-verkäsender epitheloidzelliger Granulome in Bronchialschleimhaut und Lungenparenchym). Gegebenenfalls Mediastinoskopie.
(4) Die Sarkoidose zeigt klinisch eine große Ähnlichkeit zur chronischen Berylliose; Berufsanamnese! Gefährdet sind Zahntechniker und Beschäftigte in Computer- und Raumfahrtindustrie.

THERAPIE

Keine kausale Therapiemöglichkeit! **Akute** Verlaufsformen bilden sich meist spontan zurück und erfordern deshalb oft keine medikamentöse Behandlung.
Bei erheblichen subjektiven Beschwerden, schweren Lungenfunktionsstörungen, Komplikationen durch weitere Organmanifestationen (Herzrhythmusstörungen, Iridozyklitis, neurologische Symptome, Nierenbeteiligung, Hyperkalzämie u.a.), bei Progress der Veränderungen (radiologisch oder funktionell) und bei zusätzlich ansteigendem SACE- und/oder Neopterinspiegel **Indikation** für Glukokortikoide: Initial 20–40 mg/Tag Prednisolon in fallender Dosierung (entsprechend der Rückbildung der klinischen Symptomatik); Einstellung der individuell niedrigsten Erhaltungsdosis (5–15 mg/Tag); Langzeitbehandlung über 6–12 Monate und länger.
Bei **Rezidiven** unter Therapie nur geringe Dosiserhöhung um 5–10 mg.
Beurteilung der Therapiewirkung röntgenologisch und durch BAL, wenn vorhanden, anhand der Augenprozesse (Iridozyklitis-Test) sowie funktionell (Diffusionskapazität) möglich.

> **WICHTIG:**
> Glukokortikoid-UAW **s. Kap. II.2.2.1**.

Da die Erkrankung in der Regel symptomarm verläuft und sehr häufig Spontanremissionen zeigt, ist in der Mehrzahl der Fälle keine Therapie erforderlich.
In seltenen Fällen findet sich trotz korrekt durchgeführter Steroidtherapie ein Progress der Erkrankung mit drohendem Übergang in eine Lungenfibrose. In solchen Fällen kann ein Therapieversuch mit Ciclosporin A (Sandimmun®) zur T-Lymphozyten-Suppression in der Lunge durchgeführt werden. Alternativ kann eine immunsuppressive Therapie mit Steroiden und Azathioprin (Imurek®) oder Cyclophosphamid (Endoxan®) versucht werden.
Eine neue Form der immunsuppressiven Therapie bei rezidivierender Sarkoidose stellt die Kombination von Steroiden mit Pentoxifyllin in hoher Dosierung (25 mg/kg KG, verteilt auf 2 Tagesdosen) dar. Gegebenenfalls auch Therapieversuch mit Methotrexat oder Chloroquin.

17 Fibrosierende Alveolitis (interstitielle Lungenkrankheiten)

Ätiologie und Pathogenese: Zahlreiche, größtenteils noch unbekannte Faktoren können zu einer diffusen interstitiellen Lungenerkrankung oder fibrosierenden Alveolitis führen. Ödem und Entzündung in Alveolen (Alveolitis!) und im Interstitium mit entzündlicher zellulärer Infiltration und Desquamation von Alveolardeckzellen führen zu Fibrosierung im Bereich des Lungeninterstitiums bis hin zu narbigen Endzuständen (Lungenfibrose!) mit sekundärer Wabenlunge. Es handelt sich um eine besondere Form der mesenchymalen Reaktion mit initialer Exsudation und nachfolgender Proliferation von Fibroblasten (Kollagenbildung!), die in das gleichförmige Narbenstadium, die Fibrose, übergeht. Entsprechend werden heute zahlreiche, ätiologisch zumeist ungeklärte interstitielle Lungenerkrankungen unterschieden, z.B. im Rahmen von Systemerkrankungen oder von Angiitiden oder als idiopathische Lungenfibrose (IPF). Ferner die Lungenerkrankungen durch physikalische Einflüsse, durch anorganische und organische Stäube (tierischen oder pflanzlichen Ursprungs – Typ Vogelhalterlunge, Farmerlunge), schließlich Schädigungen durch toxische Stoffe und Arzneimittel, z.B. Nitrofurantoin u.v.a. (**Tab. III.5.17**).

Tabelle III.5.17 Interstitielle Lungenkrankheiten und deren Ätiologie

Krankheitsbezeichnung	Ätiologie
Idiopathische Lungenfibrose (IPF)	Unbekannt, möglicherweise überschießende Immunreaktion, getriggert durch virale Infekte
Exogen-allergische Alveolitis	Allergische Reaktionen (Immunkomplexreaktion, Typ-III-Allergie sowie zellvermittelte Typ-IV-Allergie) nach Inhalation von organischen Stäuben: Farmerlunge, Vogelhalterlunge, Befeuchterlunge u.a.m.
Fibrosierende Alveolitis bei Kollagenosen und Autoaggressionskrankheiten (LED, CP, Sklerodermie, Panarteriitis, Dermatomyositis etc.)	Unbekannt
Medikamentös induzierte fibrosierende Alveolitis	Acetylsalicylsäure, Azathioprin, Bleomycin, Busulfan, Cyclophosphamid, Hexamethonium, Melphalan, Methotrexat, Methysergid, Niridazol, Nitrofurantoin, Sulfasalazin, Sulfonamide u.a.
Paraquat-Lunge	Paraquat-Intoxikation
Fibrosierende Alveolitis nach Inhalation toxischer Gase	Reizgase
Strahlenpneumonitis	Thorakale Bestrahlung, ab 60 Gy obligat
Silikose	Inhalation siliziumhaltiger Stäube
Asbestose	Asbestexposition
Siderosilikose	Inhalation von Eisenoxiden und Silikaten
Berylliose	Inhalation von Beryllium
Hartmetall-Lunge (Wolfram, Vanadium, Titan)	Inhalation von Hartmetallstäuben
Sarkoidose	Unbekannt, Immunregulationsstörung der Lunge auf einen unbekannten antigenen Reiz hin
Goodpasture-Syndrom	Antialveoläre Basalmembranantikörper
Idiopathische Lungenhämosiderose	Unbekannt
Wegener-Granulomatose	Unbekannt

Klinik: Leitsymptome und -befunde: *Initial:* Zumeist uncharakteristische Beschwerden:
(1) *Obligat:* Belastungsdyspnoe, trockener Reizhusten, später konstante Ruhedyspnoe.
(2) *Fakultativ:* Gewichtsverlust, Anorexie, Schwäche, subfebrile Temperaturen oder auch (hohes) Fieber, retrosternale Enge, Thoraxschmerzen, Frösteln u.a.
Oft erhebliche Diskrepanz zwischen Röntgenbefund und Grad der Lungenfunktionsstörung. Auskultatorisch: Sklerosiphonie (Knisterrasseln), Quietschen und Knarren als Ausdruck der Fibrosierung des Lungeninterstitiums.
Initial: Vitalkapazität, Atemwiderstand, FEV_1 und pO_2 in Ruhe oft **normal**! Diffusionskapazität für CO erniedrigt; pO_2 fällt unter Belastung ab.
Verlauf: Zumeist chronisch progredient. Spontane Remissionen bis zur Heilung sind selten (Ausnahmen: Sarkoidose, exogen-allergische Alveolitis und Frühformen von medikamentös induzierten Alveolitiden!). Ein initial normales Thorax-Röntgenbild schließt eine fibrosierende Alveolitis im Frühstadium nicht aus.

THERAPIE

Für die erfolgreiche Behandlung ist die frühzeitige Erkennung der Krankheit von entscheidender Bedeutung (**s. Tab. III.5.17**).
Durch genau erhobene Anamnesen ursächliche Faktoren zu erkennen suchen! Beispiel: exogen-allergische Alveolitis. Wenn frühzeitig erkannt, führt strikte Expositionsprophylaxe (z.B. Tauben, Wellensittiche, schimmeliges Heu) zu einer Remission, in Frühphasen zu einer völligen Restitutio ad integrum.
Verbindliche Richtlinien für die Therapie können aufgrund der vielfältigen Ätiologien der interstitiellen Lungenerkrankungen z.Zt. nicht gegeben werden. Wenn immer möglich, konsequente Therapie der auslösenden Grunderkrankung! Ein spezifisches Therapeutikum gibt es nicht.
Für das **medikamentöse** therapeutische Vorgehen sind histologische Befunde (bioptische Diagnosestellung) wichtig, doch ist ein einziger histologischer Befund selten repräsentativ für das Stadium und die entzündliche Aktivität der Krankheit.
Zum Einsatz kommen in üblicher Dosierung Glukokortikoide, Immunsuppressiva und Zytostatika, die verschiedentlich kombiniert werden (antiexsudative und antiproliferative Wirkung, Hemmung der Proliferation von Fibroblasten, Beeinflussung des Kollagenfaserreifung und -vernetzung). Die Angaben in der Literatur sind uneinheitlich; Glukokortikoid-Monotherapie ist oftmals ausreichend. Falls damit kein Regress eingeleitet werden kann, Kombination von Prednisolon und Azathioprin bzw. Prednisolon und Cyclophosphamid. Bei fortgeschrittener Fibrose kann durch die Therapie ein Stillstand des Progresses erreicht werden, jedoch keine Rückbildung. Bei idiopathischer Lungenfibrose empfiehlt sich die Kombinationstherapie mit Prednisolon (0,5 mg/kg KG/Tag), Azathioprin oder Cyclophosphamid (2 mg/kg KG/Tag, maximal 150 mg/Tag) sowie 3-mal 600 mg/Tag N-Acetylcystein.
Im Einzelfall ist eine individuelle Therapieführung erforderlich. Einleitung der Therapie immer unter stationärer Kontrolle. Die UAW einer immunsuppressiven Langzeittherapie sind zu beachten (regelmäßige Blutbildkontrollen!).
Für alle interstitiellen Lungenerkrankungen ist infolge des geminderten Gasaustausches in der Lunge eine entsprechende, zumeist dauernde körperliche Schonung notwendig! Symptomatische Atemtherapie und Thoraxmassage (Interkostal- und Atemhilfsmuskulatur) als entspannende Maßnahme. Im Übrigen Behandlung der respiratorischen Insuffizienz und einer evtl. chronischen Bronchitis **s. Kap. III.5.1, III.5.2, III.5.4** (häufig O_2-Langzeittherapie angezeigt!).
Zeigt das Krankheitsbild trotz Therapie einen raschen Progress mit chronischer respiratorischer Insuffizienz, muss besonders bei jüngeren Patienten die Indikation zu einer Lungentransplantation diskutiert werden.

18 Bronchialkarzinom

(s. Kap. III.11.2.3)

6 Magen-Darm-Trakt

T. R. WEIHRAUCH

1 **Akute obere gastrointestinale Blutung** ... 511
2 **Krankheiten der Speiseröhre** ... 515
2.1 Gastroösophageale Refluxkrankheit (GERD) ... 515
2.2 Achalasie und verwandte Motilitätsstörungen ... 521
2.3 Infektionen des Ösophagus ... 522
2.4 Schädigung der Speiseröhre durch Medikamente, Säuren und Laugen ... 523
2.5 Mallory-Weiss-Syndrom, Boerhaave-Syndrom ... 524
2.6 Ösophaguskarzinom ... 524
3 **Gastritis** ... 524
3.1 Akute Gastritis (hämorrhagische, erosive Gastritis) ... 525
3.2 Chronische Gastritis ... 525
4 **Funktionelle Störungen des Magen-Darm-Trakts** ... 526
5 **Ulcus pepticum („Ulkuskrankheit")** ... 529
5.1 Unkompliziertes peptisches Ulkus ... 529
5.2 Ulzera durch nicht-steroidale Antirheumatika (NSAID) ... 533
5.3 Stressulkus ... 534
5.4 Therapieresistentes Ulcus pepticum ... 535
5.5 Ulkuskomplikationen ... 535
5.5.1 Ulkusblutung ... 535
5.5.2 Penetration und Perforation ... 535
5.5.3 Magenausgangsstenose ... 536
5.6 Therapierefraktäre Ulzera und häufige Rezidive ... 537
5.7 Operationsindikationen bei Ulkuskomplikationen ... 537
5.8 Verdauungsstörungen nach Magenoperationen ... 538
5.8.1 Verdauungsstörungen nach Vagotomie ... 538
5.8.2 Dumping-Syndrom ... 538
5.8.3 Postoperative Mangelsyndrome ... 539
5.8.4 Ulcus pepticum jejuni ... 539
6 **Maligne Magentumoren** ... 539
7 **Malabsorptions- und Maldigestionssyndrome** ... 539
7.1 Morbus Crohn (Enteritis regionalis) ... 541
7.2 Morbus Whipple ... 541
7.3 Maldigestion durch Gallensäurendekonjugation ... 541
7.4 Sprue (Zöliakie) ... 541
8 **Diarrhö** ... 543
9 **Akutes Abdomen und Appendizitis** ... 543
9.1 Akutes Abdomen ... 543
9.2 Appendizitis ... 547
10 **Ileus** ... 548
11 **Morbus Crohn** ... 550
12 **Colitis ulcerosa** ... 556
13 **Divertikel** ... 562
13.1 Divertikulose, Divertikulitis ... 562
13.2 Divertikelblutung ... 563
14 **Akute Darmblutung (Hämatochezie)** ... 564
15 **Chronische Obstipation** ... 565
16 **Hämorrhoidalleiden** ... 565
17 **Tumoren des Dünn- und Dickdarms** ... 568

1 Akute obere gastrointestinale Blutung

Definition: Blutungen aus Ösophagus, Magen oder Duodenum (85 % aller Blutungen aus dem Magen-Darm-Trakt).

Ätiologie und Pathogenese: Häufigste Blutungsquellen: Ulcus duodeni, Ulcus ventriculi, Ösophagusvarizen, erosive Gastritis (evtl. durch Medikamente wie nichtsteroidale Antirheumatika [NSAR], Alkoholexzesse oder stressinduziert), Mallory-Weiss-Läsion (Schleimhautriss im Kardiabereich nach heftigem Erbrechen). **Seltenere** Blutungsursachen: Anastomosenulkus, erosive Ösophagitis, Magenkarzinom. **Begünstigende Faktoren:** Hämorrhagische Diathese, Antikoagulanzientherapie, ulzerogene Medikamente (Salizylate, andere nichtsteroidale Antiphlogistika).

Klinik: Schwallartiges oder fraktioniertes Erbrechen (Blutungsquelle oberhalb des Treitz-Ligaments): Hämatemesis (rotes Blut, Blutkoagula oder „Kaffeesatz", durch Magensäure zu Chlorhämin umgewandeltes Hämoglobin) und/oder rektale Entleerung als Teerstuhl (Meläna, bedeutet Blut länger als 12 h im Magen-Darm-Trakt) bzw. bei massiver Hämorrhagie auch als Abgang von rotem Blut (Hämatochezie: DD untere Blutungsquelle – Divertikel 40%, Angiodysplasie 11%, chronisch-entzündliche Darmerkrankungen 5%, Neoplasien 9%). Bei Unklarheit, ob es sich um Blut handelt: Hb-Nachweis (Haemoccult®). **Folgeerscheinungen des Blutverlustes:** Blässe, Schwäche, Schwindel, Schwitzen, Durst, Kollapsneigung, Schock. **Differenzialdiagnose:** Bluthusten (Hämoptoe) ausschließen.

> **WICHTIG:**
> Bei positivem Haemoccult® und Eisenmangelanämie muss eine Gastroskopie mit Duodenalbiopsie und Koloskopie durchgeführt werden.

THERAPIE

Ziele (in dieser Reihenfolge): Kreislauf stabilisieren, Blutungsquelle identifizieren, Blutung stoppen, Rezidivblutung vorbeugen! Bei akuter gastrointestinaler Blutung müssen die ersten therapeutischen Maßnahmen sofort eingeleitet werden, bevor der Transport des Patienten in das Krankenhaus erfolgt.

Sofortmaßnahmen in der Praxis

Zielsetzung: Verhütung von Kreislaufkomplikationen; rasche Krankenhauseinweisung.

> **WICHTIG:**
> Jeder Kranke mit akuter schwerer GI-Blutung bedarf der Behandlung und Diagnostik (Blutungsquelle!), möglichst unter Intensivpflegebedingungen im Krankenhaus.

(1) *Kreislaufkontrolle:* Messung von Blutdruck und Pulsfrequenz. Bei schwerer Blutung und drohendem hypovolämischem Schock (Blutdruck < 100 mmHg systolisch, Pulsfrequenz > 100/min, blasse, feuchtkalte Haut, schlechte Venenfüllung) i.v. Tropfinfusion von 500 ml einer Elektrolytlösung, bevorzugt eines Plasmaexpanders (z.B. Haemaccel®). Keine salzfreien Lösungen wie Glukose, Lävulose (**s. Kap. I.2.5**).
(2) *Adäquate Lagerung:* Keine Schockgefahr: Oberkörper leicht erhöht wegen Gefahr der Aspiration. Drohender oder manifester Schock: Flach- und Seitenlagerung, evtl. Anheben der Beine.
(3) *Klinikeinweisung:* Telefonische Anmeldung, Krankenhauseinweisung, möglichst auf Intensivstation. Angabe des geschätzten Blutbedarfs, chirurgisches Konsil.

> **WICHTIG:**
> Ärztliche Begleitung auf dem Transport unerlässlich bei drohendem oder manifestem Schock, fortdauerndem Blutverlust oder längerer Anfahrt!

Sofortmaßnahmen im Krankenhaus

Zielsetzung: Schnelle Stabilisierung des Kreislaufs, Lokalisierung der Blutungsquelle, rasche Blutstillung.

Sofortmaßnahmen bei frischen Blutungen

(1) Bei schwerer Blutung und/oder hypovolämischem Schock Überwachung und weitere Therapie auf **Intensivstation** (Zentralvenenkatheter, ZVD, Blutdruck, Puls, Atmung, EKG, klinischer Zustand, Magensonde und Dauerdrainage, Aspirieren alle 2–4 h, Kontrolle von Hb, Hkt, Kreatinin, Elektrolyten, Gerinnungsstatus, Diurese) nach den Richtlinien in Kapitel „Grundlagen der Notfall- und Intensivtherapie" (**s. Kap. I.2.5**).

(2) **Blutgruppenbestimmung** und 2–4 Blutkonserven kreuzen. *Hinweise auf weitere oder erneute Blutung* beachten:

- Klinische Hinweise:
  - Aspiration bluthaltiger Spülflüssigkeit durch die Magensonde,
  - merklicher Abfall des Blutdrucks und/oder Wiederanstieg der Pulsfrequenz beim Aufsetzen des Kranken,
  - Symptome der Hypovolämie: Blässe, feuchte und kalte Extremitäten, Schwitzen, Schwindel, Herzklopfen, Tachykardie, Dyspnoe, Ohnmachtsneigung, Durst,
  - Absinken des systolischen Blutdrucks eines vorher normotonen Patienten auf < 100 mmHg oder eines bekannten Hypertonikers auf 120–130 mmHg, Abfall des ZVD,
  - Abnahme der Diurese auf < 40 ml/h (= hypovolämische Oligurie mit Gefahr der Entstehung eines ANV).
- Laborbefunde:
  - Abfall des Hämatokriten, beginnt in der Regel erst 8–12 h nach Blutungsbeginn mit fortschreitender Hämodilution.
  - Abnahme des Blutvolumens (Messung mit Hilfe des Volumetrons). Besonders aufschlussreich bei Patienten mit eingeschränkter Herzreserve und erhöhtem ZVD.
  - Abfall des Hämoglobins auf unter 10 g/dl.

(3) **Initiale Volumensubstitution:** Anfangs am schnellsten mit Plasmaexpander (z.B. Haemaccel®, HAES-steril® 6 %). Bei starker Blutung mit Hb < 10 g/dl Transfusionen. Der Hämatokrit sollte um 30–35 %, bei Herz- und Lungenkranken um 35–40 % gehalten werden, weil diese Patienten Blutverluste schlechter tolerieren.

> **! WICHTIG:**
> Der Hämatokrit fällt oft erst 8–10 h nach Blutungsbeginn ab. 500 ml Blut erhöhen den Hämatokrit um 3–4 % und Hb um 1,5 g/dl.

(4) **Notfalldiagnostik zur Erkennung der Blutungsquelle:**

- *Anamnestische Hinweise:* Hämatemesis spricht eher für Blutungsquelle im Ösophagus/Magen, Teerstuhl ohne Hämatemesis eher für Ulcus-duodeni-Blutung oder andere Ursachen im folgenden Darmtrakt. Ulkus- oder Leberanamnese, Art der vorangegangenen Beschwerden (Sodbrennen, Nüchternschmerz, starkes Erbrechen), Medikamenteneinnahme (Antikoagulanzien, Kortikosteroide, ASS, Antirheumatika u.a.), Stress (Unfall, Schädel-Hirn-Traumen, schwere, akute Erkrankungen), Alkoholabusus.
- *Klinische Hinweise:* Ikterus, Spider-Nävi, Aszites, Hepatomegalie, Druckschmerz im Epigastrium.

> **! WICHTIG:**
> Auch wenn Ösophagusvarizen vorhanden sind, erfolgt die Blutung in ca. 50 % der Fälle nicht aus den Varizen, sondern aus Ulzera, Erosionen, Mallory-Weiss-Syndrom.

(5) **Notfallendoskopie:** Nach Kreuzen von Blutkonserven und Hb-Bestimmung Durchführung einer Ösophagogastroduodenoskopie zur Diagnostik und Therapie, sobald es die Kreis-

laufsituation ermöglicht, bis zum Treitz'schen Ligament. Endoskopie erkennt die Blutungsquelle in 95 % und kann sie in 90 % stoppen. Die direkte endoskopische Behandlung des blutenden Ulkus vermindert das Risiko einer fortdauernden Blutung, die Notwendigkeit einer Notfalloperation und die Gesamtletalität etwa auf die Hälfte.

- *Durchführung:* Keine Rachenanästhesie zur Vermeidung einer Aspiration, nur geringe Sedierung, wenn nötig, z.B. 3,5–10 mg Midazolam (Dormicum®) oder 5–10 mg Diazepam (Valium MM®, Stesolid®) i.v., Kreislaufüberwachung mit RR, EKG, Pulsoxymeter, Sauerstoff per Nasensonde (4–6 l/min), laufende Infusion. Wenn bei blutgefülltem Magen trotz Umlagerung keine Übersicht zu gewinnen ist, Magenspülung zur Entfernung von Blutkoagel für die Lokalisation der Blutungsquelle: Einführen eines weichen Magenschlauchs (Charrière 14–16) bis knapp unter die Kardia (50 cm von der Zahnreihe), Lagekontrolle: Auskultation über dem Magen nach Luftinsufflation (100-ml-Spritze). Spülen mit Leitungswasser (Eiswasser bringt keinen Vorteil!), bis Rücklauf klar ist (oft mehrere Liter notwendig). Endoskopie mit „Notfallendoskop" mit großem Absaugkanal sofort anschließen. Wenn durch Endoskopie die Blutungsquelle nicht zu lokalisieren ist, evtl. Angiographie (Blutung ≥ 2 ml/min) und Embolisierung der blutenden Arterie. Keine MDP!
- *Therapeutische Konsequenzen:* Nachgewiesene Ösophagusvarizenblutung behandeln (**s. Kap. III.7.1.6.3**). Magenblutungen werden eingeteilt nach Forrest Ia: arterielle Blutung (pulsierend, spritzend); Forrest Ib: Sickerblutung (kapillär oder venös); Forrest IIa: Läsion mit sichtbarem Gefäßstumpf, aber ohne Blutung; Forrest IIb: Läsion mit Koagel oder Hämatin bedeckt, ohne Blutung; Forrest III: Ulkus ohne Blutungszeichen.

> **WICHTIG:**
> Ein Ulkus mit sichtbarem Gefäßstumpf, aber ohne derzeitige Blutung wird zu 50 % erneut bluten und ist prognostisch wie eine arterielle Blutung zu werten!

(6) Endoskopische Blutstillung: Ist akut in über 90 % erfolgreich, auch bei arterieller Blutung. 2–8 ml Suprarenin®-Mischung (1 Amp. Suprarenin® à 1 ml, 1 : 1000 verdünnt auf 10 ml NaCl 0,9 %) um das spritzende Gefäß bzw. Ulkus mit Sickerblutung bzw. Koagel (Forrest I oder II) injizieren. Die Blutstillung wird erreicht durch Kontraktion und Kompression der Arterie! Wenn möglich, zusätzlich den Gefäßstumpf mit einem Clip verschließen. Alternativ kann Gewebekleber (Tissucol®, Beriplast®), 1 ml, an den Gefäßstumpf injiziert werden, auch bei Gefäßstumpf ohne Blutung. Der Therapieerfolg ist möglicherweise besser. Bei Ulkus mit Koagel dieses mit Kochsalzlösung durch das Endoskop wegspülen oder nach Suprarenin®-Umspritzung mit Biopsiezange entfernen. Je nach Beurteilung des Ulkusgrundes (Gefäß?) zusätzlich Gewebekleber. Die Koagulation der Blutungsstelle mit Elektrohydrothermosonde, Elektrokoagulation („Bicap") oder mit Laser ist technisch aufwändiger, sehr viel teurer und bringt keine besseren Ergebnisse als die Injektionstherapie. Magensonde legen zur Kontrolle eines Blutungsrezidivs.

(7) Säurehemmung: Sollte hoch dosiert nach endoskopischer Blutstillung bzw. nach stattgefundener Blutung (Forrest II und III) sofort einsetzen durch Protonenpumpenhemmer (PPI, z.B. Antra®). Dosierung: Protonenpumpenhemmer (Antra®, Pantozol-Rifun®): 80 mg (= 2 Amp.) sofort i.v. nach Notfallendoskopie, dann 2 × 1 Amp. 40 mg/Tag i.v. bei gleichzeitiger Eradikation von Helicobacter pylori (**s. Kap. III.6.5.1** „Pharmakotherapie und Prophylaxe").

(8) Bei Intensivüberwachung mit liegender Magensonde nur intravenöse Flüssigkeits- und Kalorienzufuhr, Verhütung eines ANV (**s. Kap. III.8.1**) und eventuelle Korrektur der Hämostase (**s. Kap. III.10**).

(9) Maßnahmen bei anhaltender Blutung: Wenn blutiges Erbrechen oder Aspiration blutiger Speichelflüssigkeit auf ein Fortbestehen oder erneutes Einsetzen der Blutung hinweisen oder andere blutungsverdächtige Symptome auftreten (s.o.): Transfusionen, Maßnahmen zur Verhütung eines ANV (**s. Kap. III.8.1**), Ausgleich von Störungen der Hämostase (**s. Kap. III.10**), erneute Endoskopie und Blutstillung, chirurgisches Konsil, Klärung der Operationsindikation (**s.u.**).

Therapie nach Blutungsstillstand

Mit Normalisierung des Kreislaufs und Ausschluss einer Operationsindikation (**s.u.**) wird die Magensonde nach 12–24 h entfernt, wenn keine blutige Spülflüssigkeit aspiriert werden kann. Kontrollendoskopie nach 1–2 Tagen und eventuell erneute Sklerosierung bei Gefäßstumpf, auch ohne Blutung! Dann Übergang auf orale Ernährung mit passierter Kost. Fortsetzung der gastralen Säurehemmung durch orale Gabe von Protonenpumpenhemmern (Antra®, Lanzor®, Pantozol®, Pariet®), 40-mg-Kps. morgens (**s. Kap. III.6.5.1**). Es konnte gezeigt werden, dass bei Ulkusblutung die Behandlung mit einem PPI (Omeprazol) die Rate der Blutungsrezidive und die Notwendigkeit einer Operation signifikant reduziert [NEJM 1997; 336: 1054–1058]. Bei oder nach Ösophagusvarizenblutung sofortige Darm-„Sterilisierung" (Paromomycin Humatin® 4 × 1,0 g/Tag oral) und Gabe von Lactulose (3 × 20 ml/Tag) zur Einschränkung der Resorption von Substanzen, die die hepatische Enzephalopathie begünstigen (**s. Kap. III.7.1.6.4**). Bei peptischer Ulkusblutung sollte die Ursache ermittelt und entsprechend behandelt werden, z.B. Eradikation von Helicobacter pylori (**s. Kap. III.6.5.1** „Pharmakotherapie und -prophylaxe"), NSAR-Läsionen verhindern durch Absetzen oder Ersatz mit anderen Medikamenten etc.

Operationsindikationen bei oberer Gastrointestinalblutung

(1) *Sofortige Operation* (Letalität bis zu 20 %: Ulkusübernähung und/oder selektive proximale Vagotomie, Ulkusexzision, Magenresektion, Varizenumstechung): Anhaltender Schock trotz reichlicher Volumensubstitution (ca. 2 l Blut, Plasma oder Dextranlösung), anhaltende, starke Blutung trotz Transfusionen (2–3 l/24 h). Im Alter ist längeres Zuwarten gefährlich, da größere Blutverluste schlecht toleriert werden. Wenn endoskopisch die arterielle, „spritzende" Blutung (Forrest Ia) nicht gestillt werden kann, ist eine sofortige Operation indiziert.
(2) *Frühzeitige Operation* (innerhalb 2–3 Tagen; Letalität 5 %): Rezidivblutung (außer Varizenblutung), blutendes, chronisches Magenulkus bei Patienten über 60 Jahre, bei Notwendigkeit weiterer Transfusionen von 1 l Blut/24 h oder mehr oder bei seltenen Blutgruppen.

2 Krankheiten der Speiseröhre

2.1 Gastroösophageale Refluxkrankheit (GERD)

Das Zurückströmen von Magen- oder Duodenalinhalt in die Speiseröhre ohne Erbrechen wird erst pathologisch, wenn die Menge des Refluats, die Dauer der Refluxepisoden und die chemische Zusammensetzung des Refluxmaterials, z.B. Gallensäuren nach Magenresektion als sekundärer Reflux, quantitativ das normale physiologische Maß überschreiten.
GERD kann sich als NERD/ERD (nicht-erosive/erosive Refluxerkrankung) manifestieren.

Ätiologie und Pathogenese: Die Ursache der **primären „idiopathischen"** Refluxkrankheit ist multifaktoriell: Wichtige Faktoren sind die Störung der Verschlussfunktion des unteren Ösophagussphinkters (UÖS) und der Selbstreinigungsfunktion der Speiseröhre (sog. Ösophagusclearance) durch primäre und sekundäre Peristaltik sowie die unzeitgemäße Erschlaffung des UÖS. Bei einigen Patienten führt bereits ein physiologischer Reflux zu Symptomen (irritabler Ösophagus, hypersensitiver Ösophagus). Ursachen der **sekundären Refluxkrankheit** sind Störungen der Ösophagusmotilität, wie Tonusminderung des UÖS, und gestörte Peristaltik, wie z.B. bei Sklerodermie und anderen Kollagenosen, Ausschaltung des UÖS durch Operationen, totale Gastrektomie sowie mechanische Hindernisse, wie z.B. eine Magenausgangsstenose. Refluxpatienten haben häufiger eine axiale Hiatushernie als Gesunde, dennoch ist sie nicht gleichzusetzen mit gastroösophagealem Reflux, da die Funktion des UÖS auch bei Vorliegen einer Hiatushernie meist normal ist. 80 % der Refluxpatienten sind übergewichtig. Übermäßiger Alkoholgenuss spielt eine wichtige Rolle bei der Pathogenese der Refluxkrankheit, weitere pathogenetische Faktoren sind ebenfalls zu berücksichtigen, z.b. motilitätsschwächende Nahrungs-/Genussmittel und Medikamente, psychische Faktoren.

Die Erkrankung verläuft in etwa 40 % der Fälle schubweise, sonst kontinuierlich. Die Rezidivrate ist hoch, bei erosiv-ulzerösen Ösophagitiden treten Rezidive innerhalb der ersten 6 Monate nach Abheilung in 30–80 % der Fälle auf, weshalb nicht selten eine medikamentöse Langzeittherapie oder eine Operation erforderlich wird.

Klinik: Leitsymptome und -befunde: Retrosternales Brennen (Sodbrennen) und/oder Schmerz, Regurgitation, Heiserkeit, epigastrischer Schmerz, bei fortgeschrittenen Fällen mit Stenosierung auch Dysphagie und Odynophagie (Schmerzen beim Schlucken). 18 % der gesunden Bevölkerung klagen im Laufe eines Jahres über Refluxbeschwerden. Refluxassoziierte Symptome zählen damit zu den häufigen Störungen, die Patienten zum Arzt führen. Die Symptome treten am häufigsten beim Bücken, im Liegen und postprandial auf und können durch psychischen Stress, Süßigkeiten, Rauchen oder Alkoholgenuss verstärkt werden.

Diagnostische Hinweise: Bei sorgfältig erhobener Anamnese kann die Diagnose einer Refluxkrankheit bereits in mehr als 50 % der Fälle aufgrund der Symptomatik gestellt werden (Sodbrennen an 2 oder mehr Tagen pro Woche). Bei anhaltenden, vieldeutigen oder heftigen Beschwerden erfolgt die Abklärung der Ösophagusmorphologie (Stadieneinteilung der Refluxösophagitis, **s. Tab. III.6.1**, und Malignomausschluss) durch Endoskopie (höchste Spezifität) und Biopsie, diejenige der Funktionsstörungen in speziellen Fällen durch Langzeit-pH-Metrie

Tabelle III.6.1 Therapeutischer Stufenplan bei gastroösophagealer Refluxkrankheit („Step-up"-Therapiestrategie, s.a. Text)

Ösophagitisstadium	0	I	II	III	IV
Basistherapie					
Allgemeine Maßnahmen	+	+	+	+	+
plus					
Antazida (symptomatisch)	+	+	+	+	+
plus					
spezielle Therapie					
Protonenpumpenhemmer	–	–/+	+	+[1]	+[1]
oder					
H$_2$-Rezeptorantagonisten	–/+	+	+	+	+
evtl. kombiniert mit					
motilitätswirksamen Substanzen	–/+	–/+	–/+	–/+	–/+
Bei Versagen der konservativen Therapie					
Operation	–	–	–	–/+	bei Versagen +

+ indiziert; – nicht indiziert; –/+ Ermessensfrage
[1] Medikament der ersten Wahl

(hohe Sensitivität und Spezifität), Manometrie, Barium-Breischluck (Nachweis von Strikturen, Hiatushernien) und Szintigraphie.

> **WICHTIG:**
> Manche Patienten mit typischen Beschwerden haben endoskopisch keine Schleimhautdefekte (ENGERD).

Differenzialdiagnostische Probleme: Bei vorwiegend epigastrischen (DD: Ulkus) oder retrosternalen Schmerzen (= nichtkardialer Thoraxschmerz, „angina-like chest pain" bzw. „non-cardiac chest pain"; DD: Angina pectoris). Dysphagie und Regurgitation weisen direkt auf eine Störung der Speiseröhrenfunktion hin. Chronischer Husten, rezidivierende Bronchopneumonie und Laryngitis können Zeichen des nächtlichen Refluxes – in den ersten beiden Fällen mit unbemerkter Aspiration – sein.

THERAPIE

Therapieziele

Primäre Ziele der Refluxtherapie sind:
(1) Beseitigung der Symptomatik, Läsionen zur Abheilung bringen.
(2) Rezidivprophylaxe.
(3) Prävention/Beseitigung signifikanter Komplikationen (*ösophageal:* Blutungen, Barrett-Ösophagus und -Ulkus, Stenosen, maligne Veränderungen; *extraösophageal:* Asthma sowie respiratorische Veränderungen, säurebedingte Laryngitis).

Hauptziele der konservativen Therapie sind: Neutralisation, Reduktion bzw. Adsorption aggressiver Bestandteile des Refluats und Verbesserung der Ösophagusmotilität (Steigerung des UÖS-Tonus, Verbesserung der Ösophagusclearance). Dies kann *medikamentös* erreicht werden (Antazida, H_2-Rezeptorantagonisten, Protonenpumpenhemmer und motilitätswirksame Substanzen), unterstützt durch *allgemeine Therapiemaßnahmen* (s.u.). Die Anwendung der genannten Therapieprinzipien hängt vom Grad der gastroösophagealen Refluxkrankheit ab (**Tab. III.6.1**).

> **WICHTIG:**
> Ausreichend lange Therapie in Abhängigkeit vom Stadium der Ösophagitis, z.B. beim Nachweis von Epitheldefekten mindestens 12 Wochen.

Allgemeinmaßnahmen

Folgende übrige Maßnahmen werden aufgrund klinisch-empirischer Überlegungen empfohlen:
(1) Motilität
- Meiden motilitätsschwächender Nahrung-/Genussmittel: Fettreiche Kost, Alkohol, Rauchen, späte Abendmahlzeiten (Stimulation der Säuresekretion), Mahlzeiten kurz vor dem Hinlegen, voluminöse Mahlzeiten
- Meiden motilitätsschwächender Pharmaka: Anticholinergika, Nitrate? Kalziumantagonisten? β_2-Adrenergika (Broncholytika), Progesteron
(2) Mechanische Refluxminderung
- Bettkopfende 10–15 cm hochstellen (oder Schaumstoffkeil), Gewichtsreduktion bei Übergewicht
- Stuhlregulierung (Bauchpresse?), Meiden enger Kleidung (intraabdominelle Druckerhöhung)
(3) Psychische Faktoren (Bedeutung?): Stress meiden (?)

(4) Stimulation des unteren Ösophagussphinkters: Eiweißreiche Kost, häufige kleine Mahlzeiten (?)
(5) Steigerung der Salivation, z.B. durch Kaugummi bis eine Stunde nach dem Essen, reduziert den gastroösophagealen Reflux sowohl bei Gesunden als auch bei Refluxpatienten.

Medikamentöse Therapie
(s. Tab. III.6.1)

Medikamente zur Säureneutralisation bzw. -suppression

(1) *Protonenpumpenhemmer (PPI):* Omeprazol (Antra®) und neuere Entwicklungen (Lansoprazol [Agopton®], Pantoprazol [Pantozol®, Rifun®], Rabeprazol [Pariet®], Esomeprazol [Nexium®]). Außerordentlich potente Säuresekretionshemmer mit den bisher höchsten Heilungsraten: Für Omeprazol 90–100 % Heilung bei Grad I und II unter 40 mg tgl. Möglicherweise sind bei Grad II–IV 20 mg ebenso wirksam wie 40 mg Omeprazol. Auch in Fällen wirksam, in denen die Therapie mit H_2-Rezeptorantagonisten erfolglos bleibt (**s. Tab. III.6.1**). Sie sind daher bei der Refluxösophagitis Grad III–IV Medikamente der ersten Wahl. *Dosierung:* 1-mal 20–40 mg/Tag Omeprazol (bzw. 1-mal 15–30 mg Lansoprazol, 1-mal 20–40 mg Pantoprazol, 1-mal 20 mg Rabeprazol, 1-mal 20 mg Esomeprazol), morgens oder abends direkt vor den Mahlzeiten für 4–8 Wochen. Die Dosierung ist unabhängig vom Grad der Ösophagitis. Bei persistierenden Beschwerden Dosiserhöhung und ggf. langfristige Fortführung der Therapie. Als Rezidivprophylaxe/Langzeittherapie 10–20 mg/Tag. 80–90 % der Patienten lassen sich so in Remission halten. Patienten mit EN-GERD können mit Esomeprazol (Nexium® 20 mg) bei Bedarf mit 1 Tbl. alle 1–3 Tage gut behandelt werden. Arzneimittelinteraktionen: s. Produktinformation, Rote Liste.

(2) *H_2-Rezeptorantagonisten:* Die Wirksamkeit der H_2-Rezeptorantagonisten Ranitidin, Cimetidin, Famotidin u.a. ist gut belegt. Sie wirken gut auf die Refluxsymptomatik, ihre Wirkung auf Epitheldefekte wie Erosionen, Ulzera und peptische Strikturen ist jedoch nur bei einem Teil der Patienten nachweisbar. Die Dauer der Therapie hängt vom endoskopischen Befund ab. Wichtig ist, dass die objektive Wirkung bei Refluxösophagitis nicht so prompt wie beim peptischen Ulkus erzielt eintritt (daher höhere Dosierung als bei Ulkus, Tachyphylaxie!). *Dosierung: Ranitidin* (Zantic®, Sostril®): 2-mal 150–300 mg/Tag für 6–8, evtl. bis 12 Wochen bei Ösophagitis Grad 0–I. Bei leichteren Formen der Ösophagitis ist die Gabe von 300 mg abends ebenso wirksam. *Cimetidin* (Tagamet®) 2 × 400 mg/Tag, Famotidin (Ganor®, Pepdul®) 20–40 mg/Tag.

(3) *Antazida:* Eine Beschleunigung der Abheilung erosiver Ösophagitiden ist für Antazida mit Ausnahme von Alginsäure (Gaviscon®) nicht belegt. Ihr Einsatz ist daher vor allem als Basistherapie in der Behandlung akuter Refluxbeschwerden zu sehen, vor allem bei Refluxösophagitis Grad 0–I (**s. Tab. III.6.1**). *Dosierung:* Aluminiumhydroxidhaltige Antazida, z.B. Maalox® 70, Gelusil® Liquid, Riopan®, Talcid® Beutel oder Tbl., 4- bis 6-mal täglich, 1 h, evtl. zusätzlich 3 h nach den Mahlzeiten sowie eine Dosis vor dem Zubettgehen. Diese aluminiumhydroxidhaltigen Antazida sind auch bei niedriger oder fehlender Magensäure (alkalische Refluxösophagitis nach Magenresektion) zur Adsorption der Gallensalze indiziert.

> **WICHTIG:**
> An Magnesium-/Aluminiumintoxikation bei Niereninsuffizienz denken.

Motilitätswirksame Substanzen
Diese Medikamente können zur Therapie von Refluxbeschwerden und bei leichterer Refluxkrankheit Grad 0–II sowie zur Kombination mit H_2-Rezeptorantagonisten oder Protonen-

pumpenhemmern eingesetzt werden (**s. Tab. III.6.1**). Die wirksamste Substanz, Cisaprid, wurde wegen lebensbedrohlicher UAW aus dem Handel genommen.
Dosierung: Domperidon (Motilium®) 4-mal 10 mg/Tag p.o., ggf. 3- bis 4-mal 20 mg, Bromoprid (Cascapride®, Viabene®), Metoclopramid (Paspertin®) 4-mal 10 mg/Tag. Arzneimittelinteraktionen (pharmakodynamisch bedingt – beschleunigte Magenentleerung –, aber auch substanzspezifisch) beachten (**s. Kap. I.1.4**). Bei Metoclopramid auf mögliche extrapyramidalmotorische und sedierende UAW achten (Verkehrswarnhinweis!).

Mukosaprotektive Substanzen
Zur Wirksamkeit dieser Medikamente liegen bisher nur Studien mit kleinen Fallzahlen vor. Der therapeutische Stellenwert ist eher gering.

(1) *Filmbildner* Antazidum-Alginat (Gaviscon®) (s.o.). Die Kombination Antazidum-Alginat besitzt die Besonderheit, auf dem Magensaft zu schwimmen. Die Pufferkapazität ist allerdings gering, sodass seine Wirkung wohl eher physikalisch-mechanisch ist: Der visköse Schaum, der auf dem Mageninhalt schwimmt, soll durch eine „Pfropfenfunktion" gastroösophagealen Reflux erschweren oder – wenn es zu Reflux kommt – statt Magensaft refluieren und somit die Ösophagusschleimhaut vor Säure und Pepsin schützen. *Dosierung:* 2 Tbl. $^{1}/_{2}$–1 h nach den Mahlzeiten und vor dem Zubettgehen.

(2) *Sucralfat* (Ulcogant®): Dieses basische Aluminium-Saccharosesulfat geht mit dem Protein einer Läsion eine Verbindung ein, die einen wirksamen Schutz gegenüber aggressiven Substanzen wie Salzsäure und Pepsin darstellt. *Dosierung:* 4-mal 1 g für 6–8 Wochen.

„Step-up"- oder „Step-down"-Therapiestrategie?
Bei der ersten Strategie (**s. Tab. III.6.1**) beginnt man die Behandlung auf der niedrigsten Stufe mit Lifestyleänderungen und Antazida. Bei Misserfolg werden H_2-Rezeptorantagonisten und gegebenenfalls PPI gegeben. Bei der „Step down"-Therapiestrategie wird initial mit einem hoch dosierten PPI begonnen mit nachfolgendem Heruntertitrieren auf die niedrigste, die Symptomatik kontrollierende Dosis. Untersuchungen haben inzwischen gezeigt, dass die „Step-down"-Therapiestrategie schnell effektiv ist bei guter Lebensqualität und Kosten einsparen kann. Somit ist sie heute für die Akuttherapie bei NERD und ERD die Vorgehensweise der ersten Wahl. Inzwischen wird sie auch für die Langzeittherapie empfohlen, mit Ausnahme von Patienten mit schwerer Ösophagitis (Savary-Miller III und IV). Hier ist die PPI-Dauertherapie erforderlich, um ein Strikturrezidiv zu vermeiden.

Operation
Heute wegen der effizienten Pharmakotherapie, speziell mit PPI, nur noch selten indiziert (offene oder laparoskopische Fundoplicatio, Gastropexie, Angelchick-Prothese u.a.), nur bei jungen Patienten, die evtl. lebenslang PPI einnehmen müssten, ferner bei Non-Compliance mit oder Therapieversagen von PPI.
Die axiale Hiatushernie per se stellt bei Refluxösophagitis keine Operationsindikation dar. Eine Antirefluxoperation im Stadium III und IV der Refluxösophagitis ist nach Versagen einer mindestens über 6 Monate konsequent durchgeführten konservativen Therapie mit PPI, bei Epitheldysplasien oder bei schweren Komplikationen indiziert (**s. Tab. III.6.1**). Bei kleinen Hiatushernien (< 2 cm) hat eine neue Methode der endoskopischen Mukosa-Falten-Raffung an der Kardia sehr gute Ergebnisse gezeigt, zumal das Verfahren reversibel ist. Die durch die Mukosafalten geknoteten Fäden können endoskopisch wieder entfernt werden. Langzeitergebnisse über 5 Jahre liegen noch nicht vor (Endocinch®, Basel, Karlsruhe). Bei alkalischer (galliger) Refluxösophagitis Umwandlung von BI in BII mit Braun'scher Enteroanastomose oder Roux-Y-Anastomose.

Bougierung

Bei *peptischer Striktur* (Ösophagitis Grad IV) kann die Dilatation der Stenose (bei einem Durchmesser < 9 mm, da dann mit dysphagischen Beschwerden zu rechnen ist) mit Bougies oder auf endoskopischem Wege durchgeführt werden. Mit Beginn der Behandlung gleichzeitige hoch dosierte Gabe von PPI, z.B. Omeprazol ≥ 40 mg/Tag (**s. Kap. III.6.2.1** „Medikamentöse Therapie"), damit der nach Erweiterung der Stenose wieder stärkere Reflux nicht zu einem Wiederaufflammen der Ösophagitis proximal der Stenose führt.

Rezidivprophylaxe und Barrett-Ösophagus

Bei 30–80 % der Patienten, bei denen die Ösophagitis komplett abgeheilt ist, tritt ohne weitere Therapie innerhalb der nächsten 6 Monate ein Rezidiv auf. Etwa 10 % aller Patienten mit erosiver und 25 % mit ulzeröser Ösophagitis entwickeln eine Zylinderepithelmetaplasie (Endobrachyösophagus, Barrett-Syndrom). Daher jeden Schub einer erosiven oder ulzerösen Refluxösophagitis unter endoskopischer Kontrolle durch effiziente Pharmakotherapie zur Ausheilung bringen, um der Entwicklung einer Zylinderepithelmetaplasie bzw. einer Progression vorzubeugen, Dosierung **s. Kap. III.6.2.1** „Medikamentöse Therapie". Eine Eradikation einer gleichzeitig bestehenden Helicobacter-pylori-Infektion wird zurzeit noch kontrovers diskutiert und allgemein noch nicht durchgeführt. Bei Rezidiv nach Beendigung der Therapie: Dauermedikation als Rezidivprophylaxe (Omeprazol 20 mg/Tag [bis zu 40 mg/Tag bei Fortbestehen der Beschwerden]). Damit konnte die Rezidivrate über 1 Jahr auf 15 % gesenkt werden.

Barrett-Ösophagus: Metaplastisches Zylinderepithel hat das Plattenepithel ersetzt, meist über 3 cm Länge streifenförmig, als Insel oder über die ganze Zirkumferenz des Ösophagus. Präkanzerose, da sich in 10 % daraus ein Adenokarzinom entwickelt. Bei Vorliegen einer langstreckigen (wahrscheinlich auch bei der kurzstreckigen) spezialisierten, intestinalisierten Zylinderepithelmetaplasie (*Barrett-Ösophagus* = Refluxösophagitis Stadium IV) werden bei Patienten in operablem Zustand jährliche endoskopische Kontrollen mit Stufenbiopsien empfohlen. Damit können **High-grade-Dysplasien**, die einen zuverlässigen Marker für die Karzinomentwicklung darstellen, erfasst werden.

Vorgehensweise bei:

(1) *Low-grade-Dysplasien:* Endoskopisch-histologische Überwachung alle 12 Monate und Antirefluxoperation.

(2) *High-grade-Dysplasien:* Junge Patienten: Ösophagusresektion. Alte Patienten oder Patienten in schlechtem Allgemeinzustand: Endoskopische Kontrollen mit Biopsien alle 6 Monate oder häufiger, ggf. Behandlung des Ösophagusfrühkarzinoms mit Laser oder Argon-Plasma-Koagulation (APC) in Spezialzentren, photodynamische Therapie oder endoskopische Mukosaresektion. Systematische Langzeituntersuchungen gegen den Goldstandard Ösophagusresektion stehen jedoch noch aus.

Der Wert der Rezidivprophylaxe zur Verhütung der Zylinderepithelmetaplasie kann noch nicht abschließend beurteilt werden. In keiner Studie konnte bisher definitiv gezeigt werden, dass die Barrett-Zellmetaplasien unter PPI-Dauertherapie oder nach Antirefluxoperation verschwinden und sich das Risiko der Karzinogenese vermindert.

Bei **sekundärem gastroösophagealem Reflux**, z.B. im Rahmen einer schweren Ösophagusfunktionsstörung durch eine Sklerodermie oder eine operative Entfernung des unteren Ösophagussphinkters, kann durch Erhöhen des Bettkopfendes nächtlicher Reflux quantitativ reduziert und damit die Wahrscheinlichkeit einer Refluxösophagitis vermindert werden. Bei hochgradigem Reflux ist eine lebenslange Säuresuppression erforderlich.

2.2 Achalasie und verwandte Motilitätsstörungen

Definition: (1) **Achalasie:** Primäre Motilitätsstörung der Speiseröhre unklarer Ätiologie, die durch die inkomplette bzw. ganz fehlende reflektorische Öffnung des unteren Ösophagussphinkters beim Schlucken und durch das Fehlen einer geordneten Peristaltik gekennzeichnet ist. Hierdurch Behinderung des Speisentransports mit zunehmender Retention der verschluckten Ingesta und Dilatation der Speiseröhre, u.U. Entwicklung eines Megaösophagus.

(2) **Diffuser Ösophagusspasmus (DÖS):** Funktion des unteren Ösophagussphinkters meist normal, Kontraktionsamplituden können peristaltisch, aber häufig repetitiv oder simultan (nicht-peristaltisch) sein. Ihre Amplitude ist erhöht, die Dauer verlängert.

(3) **Hyperkontraktiler Ösophagus** (engl. „nutcracker esophagus"): Funktion des unteren Ösophagussphinkters ebenfalls normal, Kontraktionsamplituden peristaltisch, jedoch von stark erhöhter Amplitude (> 160 mmHg), Dauer verlängert.

(4) **Hypertensiver unterer Ösophagussphinkter:** Erhöhter Tonus (> 40 mmHg), normale Relaxation; Peristaltik normal.

Ätiologie und Pathogenese: Die Ätiologie der **Achalasie** und der anderen primären Motilitätsstörungen ist nicht bekannt. Bei Achalasie findet sich u.a. eine signifikante Verminderung der Ganglienzellenzahl des Auerbach-Plexus. Psychische Probleme können die Symptomatik verstärken, haben jedoch keine kausale Bedeutung. Bei einem **diffusen Ösophagusspasmus (DÖS)** ist pathologisch-anatomisch bei den meisten Patienten eine signifikante Hypertrophie der glatten Ösophagusmuskulatur, besonders in den unteren zwei Dritteln, zu beobachten.

Klinik: Leitsymptome und -befunde:

(1) *Achalasie:* Dysphagie, bei festen Speisen ausgeprägter als bei flüssiger Nahrung, Regurgitation, im Verlauf der Erkrankung Gewichtsverlust, retrosternale krampfartige Schmerzen, speziell bei der hypermotilen Form der Achalasie. Komplikationen: Nächtliche Aspiration mit chronischer Bronchitis bzw. Bronchopneumonien, selten Blutung, Tracheakompression, Singultus oder Arrhythmien.

(2) *DÖS:* Dysphagie gleichermaßen für Flüssigkeiten wie für feste Speisen, retrosternale Schmerzen, die einer Angina pectoris ähneln und differenzialdiagnostische Probleme bereiten können. Im Gegensatz zur Achalasie selten Gewichtsabnahme.

Diagnostische Hinweise: Anamnese, Ösophagus-Breischluck, Endoskopie (Tumorausschluss) und – soweit verfügbar – Ösophagusmanometrie (zuverlässigste Methode zur Klassifikation, wenn die vorgenannten Methoden bereits auf eine primäre Ösophagusfunktionsstörung hinweisen). Differenzialdiagnostischer Ausschluss mediastinaler Prozesse sowie einer koronaren Herzerkrankung.

THERAPIE

Die Behandlung der ösophagealen Funktionsstörungen ist palliativ, da keine Maßnahme die gestörte Motilität auf Dauer normalisieren kann. Das Ziel der Behandlung bei Achalasie besteht in der Reduktion des Sphinkterwiderstands primär durch mechanische Maßnahmen. Bei den übrigen Syndromen zielt die Therapie auf die Beseitigung von Dysphagie und Schmerz durch Herabsetzung der starken Kontraktionen. In diesen Fällen wird dies primär medikamentös, in zweiter Linie mechanisch (Dilatation oder Myotomie) versucht.

Behandlung bei Achalasie

(1) **Dilatationsbehandlung:** Durch die Dilatation des Sphinktersegments mittels pneumatischer Dilatatoren kann in entsprechend eingerichteten und erfahrenen Zentren die Symptomatik der Achalasie in ca. 60–93 % gut bis sehr gut gebessert werden. Häufig sind mehrere Dilatationen notwendig. Die Erfolge sind bei älteren Patienten signifikant besser als bei jün-

geren. Perforationen kommen in etwa 2–4 % vor, die Mortalität liegt bei 0,2 %. Durch die Dilatationsbehandlung wird eine signifikante Druckreduktion im unteren Ösophagussphinkter mit konsekutiver Passageverbesserung erreicht. Die nach Operationen (s.u.) beobachtete gefürchtete Refluxösophagitis mit möglicher Entwicklung einer peptischen Striktur wurde bisher nach pneumatischer Dilatation nicht beobachtet.

(2) **Myotomie** nach Heller (heute meist als MIC laparoskopisch oder thorakoskopisch durchgeführt): Die Indikation zur Operation sollte nur dann gestellt werden, wenn die Dehnungsbehandlung durch Elongation mit Abknickung des Ösophagus technisch unmöglich ist oder wiederholte Dehnungen nicht zu einer anhaltenden Beschwerdefreiheit geführt haben. Der therapeutische Erfolg des Eingriffs ist in 80–85 % der Fälle sehr gut. Die Komplikationsrate liegt bei 3–4 %, die Mortalität wird mit bis zu 1,4 % angegeben. Komplikation ist die z.T. schwere Refluxösophagitis, die sich bei 10–20 % der Patienten entwickelt. Die Frage einer routinemäßigen Antirefluxoperation wird gegenwärtig noch kontrovers beurteilt.

(3) **Medikamentöse Therapie:** Die medikamentöse Senkung des Sphinkterwiderstands ist in Einzelfällen erfolgreich, muss jedoch generell noch als unbefriedigend angesehen werden. Erprobt wurden die Kalziumantagonisten *Nifedipin* (Adalat®), *Verapamil* (Isoptin®), *Diltiazem* (Dilzem®) und lang wirkende *Nitrate* (z.B. Isosorbid-Dinitrat, Isoket®). Die umfangreichsten Erfahrungen liegen mit Nifedipin vor. Nifedipin als Kapsel 3- bis 4-mal 10–20 mg/Tag $1/2$ h vor den Mahlzeiten. Isosorbid-Dinitrat: 3- bis 4-mal 5–10 mg/Tag, ebenfalls vor den Mahlzeiten. Die endoskopisch-intrasphinktäre Injektion von Botulinumtoxin (Botox®; Hemmung der Acetylcholinfreisetzung aus dem myenterischen Plexus) befindet sich noch im Erprobungsstadium; die 1-Jahres-Erfolgsraten liegen unter 70 %.

Behandlung bei diffusem Ösophagusspasmus und anderen Motilitätsstörungen

(1) **Medikamentöse Therapie:** „Kleine Psychotherapie", d.h. Beruhigung der Patienten durch Information über die Gutartigkeit ihres Leidens. Die günstige Wirkung einer niedrig dosierten Antidepressivatherapie konnte erstmals mit Trazodon-HCl (Thombran®) nachgewiesen werden. Dosierung: Einschleichend bis zu 3 × 50 mg/Tag p.o. Behandlung heftiger Schmerzanfälle mit Kalziumantagonisten (Adalat®), 3-mal 10–30 mg/Tag.

(2) **Operative Maßnahmen:** Bei hartnäckigen und gravierenden Beschwerden, die sich durch keine der genannten Maßnahmen bessern lassen, kann in Ausnahmefällen eine lange, extrasphinktäre Myotomie indiziert sein.

2.3 Infektionen des Ösophagus

Definition: Entzündliche Veränderungen der Speiseröhre, ausgelöst durch Pilze (Candida albicans u.ä.), Viren (CMV, HSV, EBV) oder Bakterien (z.B. Streptokokken).

Ätiologie, Pathogenese und Klinik: Die häufigsten prädisponierenden Faktoren dieser Infektionen sind Störungen der Abwehrlage durch Immunsuppressiva, Breitbandantibiotika, Tumorerkrankungen, Diabetes mellitus, AIDS oder Zytostatikatherapie, sie können sich jedoch in seltenen Fällen auch ohne diese Faktoren entwickeln. Häufig werden die Infektionen erst zufällig bei der Autopsie oder während einer aus anderen Gründen durchgeführten Endoskopie entdeckt, wenn nicht Dysphagie oder Odynophagie (Schmerzen beim Schlucken) auf einen Ösophagusbefall hinweisen. Sicherung der Diagnose durch Endoskopie mit Bürstenabstrich, Biopsie und Kultur (häufig Mischinfektion von Candida und Herpes simplex).

THERAPIE

Symptomatische Therapie

Symptomatisch kann zur Linderung der Schmerzen beim Schlucken Xylocain®-Viskös bzw. Tepilta® (Oxetacain + Aluminium-/Magnesiumhydroxid) gegeben werden.

Spezielle Therapie

Die Vorgehensweise richtet sich nach dem klinischen und immunologischen Status des Patienten.

(1) **Soorösophagitis:** Da es bei Soorösophagitis zu einer systemischen Infektion durch Pilzinvasion in die Blutbahn kommen kann, ist eine Einleitung der Therapie auch vor bakteriologischem Erregernachweis berechtigt.

- *Lokale Mykostatika* erreichen nur die oropharyngeale Candidiasis, aber nicht die Candidaösophagitis.
- *Systemische Behandlung* (**s. Kap. III.15.4**): Fluconazol (Diflucan®) 1-mal 100, ggf. 200 mg p.o.; zur Rezidivprophylaxe 50–100 mg p.o. (Kps. oder Saft) täglich. Alternativ Itraconazol (Sempera®) 100–400 mg/Tag p.o. Bei hochgradiger Abwehrschwäche, z.B. bei HIV-Patienten, kann wegen Rezidivneigung eine Dauertherapie mit 50–100 mg Diflucan® erforderlich sein.

(2) **Herpesvirusösophagitis (HSV):** Eine kausale Therapie ist bis jetzt nicht etabliert. Bei Patienten unter immunsuppressiver Therapie führt die Dosisreduktion meist zur Abheilung der Ösophagitis; bei Tumorpatienten nächsten Therapiezyklus verschieben bis zur Abheilung. Der Wert virustatischer Medikamente (z.B. Aciclovir) für die HSV-Ösophagitis ist noch nicht belegt. Ein Therapieversuch erscheint jedoch bei den Patienten gerechtfertigt, bei denen keine Besserung nach Reduktion der immunsuppressiven Therapie eintritt oder die eine solche Reduktion nicht tolerieren. Aciclovir (Zovirax®) 5–7,5 mg/kg alle 8 h i.v. für mindestens 5 Tage (**s. Kap. III.15.2 und II.4.3.2.1**); oral Aciclovir 5 × 400 mg.

(3) **Zytomegalievirusösophagitis:** Ganciclovir (Cymeren®) i.v. 2-mal 5 mg/kg KG; Suppressionsbehandlung: 1-mal 5 mg/kg KG 3- bis 7-mal/Woche.

Prophylaxe

Die prophylaktische Gabe von Amphotericin B (Ampho-Moronal®) p.o. vor Beginn einer Zytostatikabehandlung hat sich in den meisten onkologischen Zentren etabliert.

2.4 Schädigung der Speiseröhre durch Medikamente, Säuren und Laugen

Eine Reihe von Medikamenten (Emeproniumbromid, Doxycyclin und andere Tetrazykline, KCl-retard, Eisensulfat, Bisphosphonate, z.B. Alendronat [Fosamax®] u.a.), kann, wenn mit zu wenig Wasser eingenommen, Schleimhautläsionen bis hin zu akuten Ulzerationen mit der Gefahr von Perforation und Striktur am Ösophagus erzeugen. Beobachtet werden Schleimhautläsionen besonders bei bettlägerigen und alten Patienten, sie kommen jedoch auch bei jüngeren Patienten vor, wenn die genannten Medikamente ohne oder mit sehr wenig Flüssigkeit unmittelbar vor dem Zubettgehen eingenommen werden. Bei Verätzungen durch Säuren oder Laugen, z.B. in Reinigungsmitteln, akzidentell bei Kleinkindern oder suizidal bei Erwachsenen, Asservierung der Noxe.

Klinik: Akute Dysphagie, Odynophagie und Erbrechen. Zeichen der Peritonitis, Mediastinitis oder Schock weisen auf eine Perforation hin.

Diagnostik: Gastroskopie so früh wie möglich. Kein Röntgen-Ösophagus-Breischluck, da zu geringe Sensitivität. Bei akuter Verätzung zusätzlich Röntgenbilder von Thorax und Abdomen („freie Luft").

THERAPIE

Medikamentös induzierte Ösophagusulzera heilen ohne spezielle Therapie rasch innerhalb von 1–3 Wochen ab. Der Wert zusätzlicher Maßnahmen, die meist durchgeführt werden, wie Gabe von Antazida und PPI, z.B. Antra® 40 mg abends, ist in Studien nicht belegt; zur symptomatischen Behandlung der Schluckbeschwerden kann Tepilta® 4-mal 2 Teel./Tag bis zur Schmerzfreiheit gegeben werden.

Zur Verhütung von Ösophagusläsionen Tabletten oder Kapseln, speziell der genannten Substanzklassen, in aufrechter Position (für mindestens 90 sec) mit mindestens 150 ml Wasser (Menge eines normalen Trinkglases) einnehmen lassen. Bei bettlägerigen Patienten sollte darüber hinaus nach Möglichkeit auf flüssige Darreichungsformen ausgewichen werden. Bei Ösophagusstenosen und Motilitätsstörungen der Speiseröhre potenziell schleimhautschädigende Medikamente vermeiden!

Bei akuter Verätzung kann durch Trinken von Wasser eine Verdünnung versucht werden. Kein Erbrechen induzieren und keine Magensonde zur Spülung wegen Perforationsgefahr! Weiterbehandlung auf Intensivstation mit Nahrungskarenz, parenteraler Ernährung und PPI i.v., z.B. Antra® 40 mg (2-mal/Tag). Bei ausgeprägten Verätzungen Grad II und III werden gleichzeitig Antibiotika, z.B. Ciprofloxacin (Ciprobay® 2-mal 400 mg i.v.) und hohe Dosen von Steroiden verabreicht, obwohl die Verhinderung einer späteren Strikturbildung im Ösophagus nicht eindeutig erwiesen ist.

2.5 Mallory-Weiss-Syndrom, Boerhaave-Syndrom

Definition: Als **Mallory-Weiss-Syndrom** wird ein durch Erbrechen hervorgerufener Schleimhautriss am gastroösophagealen Übergang bezeichnet, der häufig von einer gastrointestinalen Blutung begleitet ist. Unter **Boerhaave-Syndrom** wird eine komplette Ruptur des Ösophagus verstanden, die ebenfalls nach Erbrechen, aber auch nach starken intraabdominalen Druckerhöhungen, wie schwerem Heben, auftreten kann. Kommt gehäuft vor bei Alkoholikern.

Diagnostik: Gastroskopie, Röntgen-Thorax und -Abdomen.

THERAPIE

Die meisten Mallory-Weiss-Läsionen heilen unter konservativer Therapie ab (Antazida, Protonenpumpenblocker, s. Ulkustherapie). Die Ösophagusruptur muss sofort operativ versorgt werden. Lässt der Zustand des Patienten einen operativen Eingriff nicht zu, kann konservativ mit Absaugen des Mageninhalts, Breitbandantibiotika-Prophylaxe und ggf. Drainage des Mediastinums therapiert werden.

2.6 Ösophaguskarzinom

(s. Kap. III.11.2.4.1)

3 Gastritis

Definition: Entzündliche Infiltration der Magenschleimhaut (akute Gastritis: Neutrophile Granulozyten; chronische Gastritis: Lymphozyten und Plasmazellen).

Zwischen dem klinischen, endoskopischen und histologischen Begriff Gastritis bestehen große Unterschiede:

(1) Die Symptome des Patienten zeigen keine Beziehung zum Grad der Magenschleimhautentzündung.

(2) Das endoskopische Bild korreliert nicht mit den histologischen Veränderungen der Mukosa.

(3) Die Schleimhaut des Magens ist schmerzfrei.

Wegen dieser Differenzen sollen bei jeder Gastroskopie Biopsien aus makroskopisch veränderter und unveränderter Mukosa in Antrum und Korpus durchgeführt werden. Die Klassifikation der Pathologen in Autoimmungastritis (Typ A, 2–5 %), bakteriell bedingte Gastritis (Typ B, ca. 80 %), chemisch-toxisch bedingte Gastritis (Typ C, ca. 15 %), lymphozytäre Gastritis und Sonderformen wurde durch die Sydney-Klassifikation ergänzt: akute Gastritis, chronische Gastritis und Sonderformen. Doch sollten neben der endoskopisch makroskopischen Beschreibung (Erythem, Erosion, Blutung etc.) in der Diagnose noch Ätiologie, Magenregion, Histologie und Ausmaß der Entzündung angegeben werden, z.b. Helicobacter-pylori-bedingte chronische Antrumgastritis leichten Grades mit hoher Aktivität.

3.1 Akute Gastritis (hämorrhagische, erosive Gastritis)

Definition: Polyätiologische, mit Hyperämie, granulozytärer Zellinfiltration und Erosionen einhergehende passagere Entzündung der Magenschleimhaut.

Ätiologie und Pathogenese: Infektionen (Helicobacter pylori in über 80 %, Streptokokken, Viren, Salmonellen), Alkoholexzesse, Medikamente (Zytostatika), verdorbene Nahrungsmittel, Stress (schwere Traumen, Operationen, Sepsis), Nahrungsmittelallergie. In etwa 10 % verursacht durch Einnahme salizylsäurehaltiger Medikamente und anderer nichtsteroidaler Antiphlogistika (NSAID), die die Prostaglandinsynthese hemmen und die Magenschleimhaut direkt schädigen (**s. Kap. III.6.5.2**).

Klinik: Manchmal Druckgefühl, Schmerzen im mittleren Oberbauch, Nausea, evtl. Erbrechen.

THERAPIE

(1) Diät und Flüssigkeitszufuhr: Bei schweren Formen Nahrungskarenz und ausreichende Flüssigkeitszufuhr (Tee; elektrolythaltige Wasser), Noxen meiden (Kaffee, Alkohol, Nikotin). Bei Rückgang der Beschwerden vom 2. Tag an leicht verdauliche Kohlenhydrate (Haferschleim, Grieß- oder Reisbrei, Toast). Bei guter Verträglichkeit Zulage leicht verdaulicher Nahrungsmittel wie Quark, gekochten Kalbfleisches, Fisch, langsamer Übergang auf normale Kost.
(2) Spezielle Maßnahmen: Bei schwerer Dehydratation infolge Erbrechens parenterale Flüssigkeitszufuhr (**s. Kap. III.1.1**). Behandlungsversuch mit motilitätsbeeinflussenden, antiemetisch wirkenden Medikamenten wie Metoclopramid (Paspertin®), Domperidon (Motilium®) 3-mal 1–2 Tbl./Tag und einem Antazidum (Magaldrat Riopan® 800 3-mal 1 Tbl./Tag). Wenn durch NSAID verursacht, dieses absetzen und Gabe von Protonenpumpenhemmern, z.B. Omeprazol (Antra®) 40 mg, 1 Tbl./Tag über 1–2 Wochen. Ist Dauertherapie mit NSAID erforderlich, z.B. bei chronischer Polyarthritis, sollte gleichzeitig ein Protonenpumpenhemmer, z.B. Omeprazol (Antra® MUPS 20), Lansoprazol (Lanzor®) oder Pantoprazol (Pantozol®) 20–30 mg morgens, oder Prostaglandinanalogon, z.B. Misoprostol 200 μg (Cytotec®), 2-mal 1 Tbl./Tag, verabreicht werden.

! WICHTIG:
Verschwinden die Beschwerden unter dieser Therapie über 3 Wochen nicht, sollte die Diagnose akute Gastritis durch Oberbauchsonogramm und Gastroskopie mit Biopsien überprüft werden.

3.2 Chronische Gastritis

Definition: Häufige, mit dem Lebensalter zunehmende, chronische Magenschleimhautentzündung. Histologisch lässt sich eine Oberflächengastritis (lymphozytäre und plasmazelluläre Infiltration) von einer chronisch-atrophischen Form (Drüsenschwund mit Entdifferenzierung der spezifischen Zellen) abgrenzen. Die seltene atrophische Gastritis Typ A vom Perniziosatyp im Korpus gilt als fakultative Präkanzerose.

Ätiologie und Pathogenese: Bei der seltenen atrophischen Gastritis A bestehen Autoantikörper gegen die Parietalzellen. Die Antrumgastritis Typ B wird durch Helicobacter pylori und die Gastritis Typ C durch Noxen wie Gallereflux und NSAID induziert. Die chronische Gastritis mit Helicobacter pylori führt in 10–15 % zu einem Ulcus pepticum im Magen und Duodenum, selten zu einem MALT-Lymphom und erhöht die Inzidenz eines Magenkarzinoms um das Dreifache.

Klinik:

> **WICHTIG:**
> Gastritis ist eine histologische Diagnose, sie ist klinisch und röntgenologisch nicht zu stellen. Histologisch nachgewiesene Gastritiden mit und ohne Helicobacter-pylori-Nachweis verlaufen ebenso oft beschwerdefrei, wie Beschwerden vom „Gastritistyp" auch ohne Gastritis bestehen können.

THERAPIE

Sub- bzw. Anazidität bedarf keiner Therapie (s. Kap. III.6.5.1). Eine ausreichende Säuresubstitution ist praktisch nicht erreichbar, die Verdauung wird durch das Pankreas ausreichend gewährleistet.

> **WICHTIG:**
> Gehen die Beschwerden auf motilitätsregulierende Medikamente wie Metoclopramid (Paspertin®, Gastrosil®) oder Domperidon (Motilium®) nicht zurück, sollte die Diagnose durch Sonographie des Abdomens und Gastroskopie mit Biopsien überprüft werden.

Da bei über 50 % aller Europäer jenseits des 50. Lebensjahres Helicobacter pylori im Magen nachweisbar ist, der nicht mit der Häufigkeit einer Gastritis bei diesen Menschen korreliert, besteht das Problem, ob bei jedem eine Eradikationstherapie durchgeführt werden muss. Bei der z.Zt. noch kontroversen Diskussion ist zu empfehlen, Patienten mit Symptomen und histologisch nachgewiesener Gastritis mit Helicobacter pylori zu behandeln (s. Kap. III.6.5.1 „Kausale Therapie der Hp-positiven Ulkuskrankheit"), wobei erfahrungsgemäß nicht alle Patienten beschwerdefrei werden (s. Kap. III.6.5.1 „Pharmakotherapie und -prophylaxe"). Die Helicobacter-pylori-Infektion kann mit übermäßiger, aber auch supprimierter Magensäuresekretion einhergehen, die sich nach Eradikation von Helicobacter normalisiert. Wenn auch die Eradikation von Helicobacter (s. Kap. III.6.5.1, „Kausale Therapie der Hp-positiven Ulkuskrankheit") die Entzündungsaktivität und Epithelschäden der Gastritis deutlich verbessert, so bleiben intestinale Metaplasie und Atrophie der Magenschleimhaut unverändert bestehen. Blutungen aus Magenerosionen sistieren rasch unter Nahrungskarenz und Omeprazol (Antra® 40 mg, 2-mal 1 Infusion/Tag für 2 Tage) oder H_2-Blocker (Zantic® 50-mg-Amp., 2-mal 2 Amp. i.v. für 2 Tage).

4 Funktionelle Störungen des Magen-Darm-Trakts

Fast die Hälfte aller Patienten, die einen Gastroenterologen aufsuchen, leidet an funktionellen Magen-Darm-Beschwerden. Die klinische Bedeutung dieses funktionellen Symptomenkomplexes liegt neben seiner Häufigkeit darin, dass dieser Symptomatik auch schwerwiegende organische Ursachen, z.B. ein Karzinom, zugrunde liegen können. Nach dem Rom-II-Konsens werden sechs gastroenterologische funktionelle Störungen unterschieden: ösophageale Störungen, gastroduodenale Störungen, Dickdarmstörungen, funktionelle abdominale Schmerzen, funktionelle Störungen des Galle-Pankreas-Systems, anorektale Störungen. Die funktionellen Störungen können sich überlappen, beim gleichen Patienten abwechselnd auftreten, nach beschwerdefreien Intervallen rezidivieren. Zwei Drittel der Patienten sind Frauen.

Definition: Funktionelle Störungen sind das Ergebnis krankhaft veränderter Funktionen des Magen-Darm-Trakts, ohne dass biochemische und/oder morphologische Veränderungen mit den üblichen diagnostischen Maßnahmen nachweisbar sind.

Ätiologie und Pathogenese: Pathophysiologisch finden sich erniedrigte Wahrnehmungsschwellen für mechanische und chemische Reize, die Ursache dafür ist ungeklärt (frühere Entzündung des Magen-Darm-Trakts, psychischer Stress etc.). Diese viszerale Hypersensitivität führt zu gestörter Motilität in den verschiedenen Abschnitten des GI-Trakts. Etwa die Hälfte der Patienten leidet an psychischen Störungen, wie Depression, Angst, Hypochondrie (Somatisierung von Beschwerden) und pathologischer Stressverarbeitung. Es sei aber angemerkt, dass Patienten mit funktionellen gastrointestinalen Beschwerden, die jedoch wegen dieser Beschwerden keinen Arzt aufsuchen (große Mehrzahl), sich psychisch nicht von der Normalbevölkerung unterscheiden. Ungesichert im Zusammenhang mit funktionellen Magen-Darm-Syndromen ist die Bedeutung von Nahrungsmittelunverträglichkeiten, Infektion mit Helicobacter, gastroösophagealem Reflux bei fehlenden morphologischen Veränderungen und der Aerophagie.

Da im Einzelfall eine Trennung der sechs funktionellen Störungen nicht immer möglich ist, diese sich häufig überlappen und eine Trennung wegen vielfach identischer therapeutischer Maßnahmen auch nicht immer nötig ist, werden die sechs in zwei Symptomenkomplexen zusammengefasst:

(1) Funktionelle Dyspepsie (ösophageale, gastroduodenale und Galle-Pankreas-Störung),
(2) Reizdarmsyndrom (abdominale Schmerzen, Dickdarm- und anorektale Störungen).

Klinik: (1) Funktionelle Dyspepsie (non-ulcer dyspepsia, NUD). Nach den Symptomen unterscheidet man folgende Untergruppen:
- **Reflux-Typ** mit Aufstoßen und Sodbrennen. Abzugrenzen ist eine Refluxösophagitis (eine gastroösophageale Refluxerkrankung kann auch ohne Refluxösophagitis bestehen).
- **Dysmotilitätstyp** mit Stasesymptomen: Druck im Oberbauch, Völlegefühl, Übelkeit, Brechreiz, schnelles Sättigungsgefühl, Blähungen. Die Beschwerden sind postprandial verstärkt.
- **Ulkustyp** mit Schmerzen im Epigastrium, Nüchternschmerz. Besserung postprandial. Werden die Beschwerden im rechten Oberbauch lokalisiert, sprechen manche von einer „Gallenwegsdyskinesie".

(2) Reizdarmsyndrom (Colon irritabile, irritable bowel syndrome, IBS): Bauchschmerzen, oft in Beziehung zur Defäkation (meist Erleichterung), die sich im Vergleich zu vorher verändert hat bzgl. Frequenz (häufiger oder seltener), Konsistenz (breiig, wässrig, hart, Schafkotstuhl) und Entleerungsform (gesteigerter Stuhldrang, mühsame Entleerung, Schleimabgang, Gefühl der inkompletten Entleerung), Blähungen.

Sowohl bei der funktionellen Dyspepsie als auch beim Reizdarmsyndrom werden häufig extraintestinale Beschwerden angegeben wie Mattigkeit, Schlafstörungen, Kopfschmerzen, Rückenschmerzen, Depression, Angstzustände, funktionelle Herzbeschwerden und Menstruationsbeschwerden.

Die Diagnose der funktionellen Magen-Darm-Erkrankung ist eine Ausschlussdiagnose. Die folgenschwerste Differenzialdiagnose betrifft das Karzinom. Hinweise auf die funktionelle Natur der beiden Syndrome sind eine Verlaufsdauer von über 2 Jahren, die Wechselhaftigkeit der Beschwerden und ein Lebensalter > 45 Jahren, fehlender Gewichtsverlust und fehlende nächtliche Beschwerden. Gegen eine funktionelle Magen-Darm-Störung sprechen kurze Anamnese, Gewichtsverlust, Blut im Stuhl, Fieber, keine Besserung in Entlastungssituation, Störung der Nachtruhe durch die Symptome und Progredienz der Beschwerden.

Diagnostik: Bei der Vielzahl der differenzialdiagnostischen Möglichkeiten ist eine umfassende Diagnostik praktisch weder durchführbar noch in der Regel erforderlich. Das Ausmaß der Diagnostik wird bestimmt durch die technischen Möglichkeiten, die Kosten und besonders durch die Erfahrung des Untersuchers.

Die Basisdiagnostik, die besonders den Karzinomausschluss zu berücksichtigen hat, besteht in einer ausführlichen Anamnese, die auch die Familienanamnese, die Dauer und Wechselhaftigkeit der Beschwerden, Fragen nach den Lebensumständen, Stress, Medikamenteneinnahme, Milchintoleranz und Genussgiften einbezieht, sowie in der körperlichen Untersuchung und einer Oberbauchsonographie. Bei älteren Menschen und bei der Erstmanifestation auch in jüngeren Jahren sollen eine Ultraschalluntersuchung des Abdomens, eine Endoskopie des oberen und unteren Magen-Darm-Trakts erfolgen. **Laboruntersuchungen:** BB (Anämie, Entzündung, Eosinophilie), BKS, Elektrolyte (Hypokaliämie, Hyperkalzämie), TSH basal, Serumamylase, Lipase, Haemoccult®-Test, Laktoseintoleranz (Atemanalytik). Stuhluntersuchung auf Wurmeier und Lamblien.

THERAPIE

Allgemeine Maßnahmen

(1) Aufklärung über die Art der Erkrankung: Nach der negativ verlaufenen klinischen Durchuntersuchung muss man dem Patienten eingehend das Fehlen einer organischen Erkrankung erläutern, ihm vor allem die Angst vor Krebs nehmen (Kanzerophobie!), psychosomatische Zusammenhänge aufzeigen und Beziehungen zu seiner Lebensweise herstellen. Die Beschwerden sind für den Patienten real und lästig, sie sollten nicht bagatellisiert, sondern vom Arzt als therapiebedürftig angenommen werden. Gesprächstherapie im Sinne einer kleinen Psychotherapie mit Erläuterung des Stellenwerts funktioneller Beschwerden ist die wichtigste therapeutische Maßnahme.

(2) Ernährungsberatung: Kein hastiges Essen (mit Zeitunglesen), sorgfältiges Kauen, ausreichende Flüssigkeitsaufnahme (2–3 l/Tag), individuelle Nahrungsmittelunverträglichkeit berücksichtigen, evtl. vorübergehend schwer verdauliche, blähende Speisen (Hülsenfrüchte, Kohlgemüse) meiden, Abbau von Genussmittelabusus (Kaffee, Alkohol).

(3) Hilfen bei der Stressverarbeitung: Regelmäßigkeit im Tagesablauf (ausreichender Schlaf), täglich körperliche Bewegung mit ausreichender körperlicher Belastung (Jogging, Gymnastik, Schwimmen etc.) für mindestens 20 min; Wechseldusche mit Bürstenmassagen; autogenes Training; Meditation; Hobbypflege (Musizieren, Sammeln, Malen etc.). Urlaubszeiten einhalten, evtl. Psychotherapie.

Medikamentöse Therapie
Therapie der funktionellen Dyspepsie

Die medikamentöse Therapie ist durch die Untergruppen teilweise vorgegeben:

Stehen **Refluxbeschwerden** und **Sodbrennen** im Vordergrund, werden bevorzugt Protonenpumpenblocker (Nexium® 20, Antra® 20 oder Pantozol® 20, je 1 Tbl./Tag) oder H_2-Blocker (Zantic® 2-mal 150 mg/Tag, Pepdul® 2-mal 1 Tbl./Tag) eingesetzt.

Beim **Dysmotilitätstyp mit Stasesymptomen** werden zusätzlich Prokinetika wie Metoclopramid (Paspertin®) 15–20 Tropfen oder Domperidon (Motilium®) jeweils 3-mal täglich vor den Mahlzeiten eingesetzt.

Beim **„Ulkustyp"** (**NUD**) stehen wiederum die PPI und H_2-Blocker im Vordergrund. Wird eine Gastritis mit Helicobacter pylori nachgewiesen, empfiehlt sich eine Eradikationstherapie (**s. Kap. III.6.5.1** „Pharmakotherapie und -prophylaxe"). Wenn auch nicht alle Patienten dadurch beschwerdefrei werden, so führt die erfolgreiche Helicobacter-Sanierung zur Ausheilung der Gastritis und beugt weiteren Erkrankungen wie Ulcus pepticum, MALT-Lymphom und Magenkarzinom vor.

Therapeutika mit teilweise unklarem Wirkmechanismus und nicht gesicherter Effektivität sind: Iberogast Tinktur 3-mal 20 Tropfen vor den Mahlzeiten, Simeticon (Lefax®-Tropfen) 3-mal 1 Teelöffel nach den Mahlzeiten, Sulpirid (Dogmatil® 50 mg) 3-mal 1 Kps./Tag, Amitriptylin (Saroten® 10 mg) 3-mal 1 Tbl./Tag.

Therapie des Reizdarmsyndroms

Es gibt kein universelles, kausales Mittel gegen das Reizdarmsyndrom.
Entsprechend der Symptomatik wird Folgendes empfohlen:
(1) Stuhlregulierung bei Neigung zur *Obstipation* durch unverdauliche Faserstoffe wie Kleie und Leinsamen, soweit sie gut vertragen werden (evtl. vermehrte Flatulenz). Weniger Blähungen bilden wasserlösliche Gelbildner (Pektine, Mucilaginosa wie Mucofalk, Metamucil 1–2 Beutel/Tag und reichlich Flüssigkeitsaufnahme). Ggf. ergänzen durch Laxativa wie Lactulose (20–40 ml/Tag), selten ist Bisacodyl (Dulcolax® 1 Tbl./Tag) zusätzlich erforderlich.
(2) Bei Neigung zu *Diarrhö* können ebenfalls Gelbildner wie Mucofalk®, Metamucil® 1–2 Beutel/Tag ohne Nachtrinken von Flüssigkeit eingesetzt werden. Dabei größere Mengen von Obst, Zitrusfrüchten, Kaffee und Milch (Lactulose!) vermeiden. Zusätzlich kann Loperamid (Imodium® 2 mg bis zu 6-mal pro Tag) die Diarrhö bremsen.
(3) Bei *krampfartigen Bauchschmerzen* helfen Butylscopolamin (Buscopan® 3 × 1 Tbl./Tag), Trospiumchlorid (Spasmex® 15 mg, 3-mal 1 Tbl./Tag), Drofenin (Spasmo Cibalgin® 3-mal 1 Tbl./Tag) oder Mebeverin (Duspatal® 3-mal 2 Tbl./Tag).
(4) Bei starken *Blähungen* haben Simeticon (Lefax® 3-mal 2 Tbl./Tag), Phytotherapie mit Iberogast® und Bakterienpräparate wie Mutaflor® (2-mal 100 mg/Tag) positive Wirkungen gezeigt.

5 Ulcus pepticum („Ulkuskrankheit")

5.1 Unkompliziertes peptisches Ulkus

Definition: Das peptische Ulkus ist ein kraterförmiger Schleimhautdefekt, der über die Lamina muscularis mucosae hinaus in die Magen-Darm-Wand penetriert.

Ätiologie und Pathogenese: Ätiologisch ungeklärte Resistenzminderung der Schleimhaut gegen Salzsäure und Pepsin. „Ohne Säure kein peptisches Ulkus." Neben diesem Postulat hat sich ein zweites „ohne H. pylori kein Ulkus" etabliert. Drei Faktoren spielen eine Hauptrolle:
(1) Infektion mit Helicobacter pylori,
(2) Einnahme von nichtsteroidalen Antirheumatika (NSAID),
(3) Überproduktion von Säure, z.B. Gastrinom.

Begünstigende Faktoren: Psychische Belastungen, Rauchen, Krankheitsstress (Schock, Sepsis, Verbrennungen), Leberzirrhose, portokavaler Shunt, chronische Lungenkrankheiten, primärer Hyperparathyreoidismus, Polycythaemia vera. Der Ulkusschmerz scheint durch Säureeinwirkung und Störungen der Motilität zu entstehen.

Klinik: Das Ulcus ventriculi ist seltener ($\male : \female = 1:1$) als das Ulcus duodeni ($\male : \female = 2:1$).

Leitsymptome und -befunde: Brennende, bohrende, nagende, gelegentlich krampfartige Schmerzen im Epigastrium, evtl. durch Nahrungsaufnahme gebessert (Säureneutralisation).

> **! WICHTIG:**
> Bis zu 30 % der Ulzera machen keine subjektiven Beschwerden. Oft keine Korrelation der Beschwerden zu Größe und Abheilungsstadium des Ulkus.

Komplikationen: Blutung, Penetration, Perforation, Stenose. Rezidive treten in 50–80 % auf, wenn die Ursachen nicht beseitigt wurden.

Differenzialdiagnose: Funktionelle Magen-Darm-Störungen, Gastritis, Cholezystolithiasis, Pankreatitis, Refluxösophagitis, Angina pectoris, Tumoren von Magen, Pankreas und Kolon. Laborwerte und Ultraschall können die Diagnose Ulcus pepticum nicht sichern. Diese wird gesichert durch eine Gastroduodenoskopie. Eine Röntgenuntersuchung des Magens ist nur bei Verdacht auf funktionelle Stenosierung erforderlich.

Diagnostik: Ein Ulcus duodeni geht zu über 90 % mit einer Helicobacter-pylori-Infektion einher und bedarf keiner bioptischen Absicherung. Beim Ulcus ventriculi sollten neben den Biopsien aus Ulkusrand und Ulkusgrund (8–10) zum Karzinomausschluss auch Biopsien (je 2) aus Antrum und Korpus entnommen werden zum Nachweis von Helicobacter pylori, der bei über 70 % nachweisbar ist (schon bei etwa 50 % der Normalbevölkerung in Europa!).

Helicobacter pylori (Hp): Übertragungsweg von Mensch zu Mensch (fäkal-oral?) nicht gesichert. Außer Urease produziert er zytotoxische Enzyme (VacA, CagA), die zur Entzündungsreaktion in der Mukosa und zur Bildung von Serumantikörpern führen. Er siedelt nur auf Magenschleimhaut, und eine gastrale Metaplasie im Bulbus duodeni ist Voraussetzung für 90 % aller Duodenalulzera. Die entzündliche Reaktion der Magenschleimhaut auf Hp (Gastritis, Ulkus) ist im Einzelfall abhängig von der Pathogenität des Keims (verschiedene Hp-Stämme mit unterschiedlicher Mobilität, Adhärenzfaktoren, Ureaseabgabe und Zytotoxine) und der Resistenz der Patienten. Auch nach Eradikation von Hp kommt es zur Wiederbesiedlung (etwa 2 %/Jahr), wobei die Faktoren noch unklar sind. Nicht-invasiver Nachweis von Hp: Stuhlantigentest (FemtoLab H. pylori Cnx® der Firma Connex), ^{13}C-Atemtest (Phylobactell®, UBIT®), Serumantikörpertest. Nach alleiniger vorangegangener PPI-Therapie war der Atemtest in 18 % negativ. Nach erfolgreicher Eradikationstherapie fallen die Serumtiter nach 6 Monaten um 50 % ab. Invasive Nachweistests mit Biopsien bei der Gastroskopie: Ureaseschnelltest (CLO-, HUT-Test), Mikroskopie der Schleimhautprobe nach Hämatoxylin-Eosin-Färbung oder nach Silberfärbung (Warthin-Starry).

Das seltene **Zollinger-Ellison-Syndrom**, z.B. bei häufig rezidivierenden Ulzera mit Diarrhö, wird durch Bestimmung des Serumgastrinspiegels mit Sekretintest diagnostiziert.

Therapie

Behandlungsziele

Beseitigung der Schmerzen, Ausheilung des Geschwürs, Vermeiden von Komplikationen und Verhinderung eines Rezidivs.

Allgemeine Maßnahmen

(1) **Allgemeines:** Das unkomplizierte peptische Ulkus heilt mit und ohne Therapie in der Regel aus. Aus diesem Grund und aus sozioökonomischen Gründen ist eine stationäre Behandlung nur bei ambulant therapieresistenten Ulzera oder Komplikationen gerechtfertigt. Aufgeben des Zigarettenrauchens ist eine der wenigen Maßnahmen, die eine statistisch gesicherte Verkürzung der Heildauer und eine Senkung der Rezidivhäufigkeit bewirken.

(2) **Diät:** Im Gegensatz zu früheren Ansichten gibt es keine die Beschwerden verhindernde und die Abheilung beschleunigende spezifische „Ulkusdiät". Wegen der Erwartungshaltung der Patienten und des möglichen Plazeboeffekts empfiehlt es sich manchmal, eine Diät anzuraten: Gemischte, vollwertige, leichtverdauliche Kost unter Vermeidung von Säurelockern (Alkohol, Bohnenkaffee, starker Tee). Stark gebratene, sehr saure, heiße oder kalte Speisen oder Getränke werden im Allgemeinen schlecht vertragen. Die früher empfohlenen „häufigen, kleinen Mahlzeiten" bringen keinen Vorteil gegenüber 3–4 Mahlzeiten pro Tag. Vermieden werden soll alles, was „nicht vertragen wird".

5 Ulcus pepticum („Ulkuskrankheit")

Pharmakotherapie und -prophylaxe
Kausale Therapie der Hp-positiven Ulkuskrankheit
Eradikationstherapie von Helicobacter pylori (Hp)

Patienten mit Ulcus duodeni haben zu rund 95 % und solche mit Ulcus ventriculi zu über 70 % Hp. Bei allen Patienten mit Ulcus duodeni und bei jenen mit Ulcus ventriculi, die Hp im Magen beherbergen, sollte eine Eradikationsbehandlung durchgeführt werden, weil damit das Ulkusleiden geheilt werden kann. So sanken nach erfolgreicher Eradikation von Hp die Rezidivrate von 91 % in 2 Jahren auf 3,5 % und die Ulkuskomplikationen von 39,5 % auf 0 %! Die folgenden Therapieschemata haben in großen Studien eine erfolgreiche Eradikation gezeigt:

1) I. PPI, z.B. Omeprazol 2-mal 20 mg, Amoxicillin 2-mal 1 g, Clarithromycin 2-mal 500 mg oral über 7 Tage. Hohe Eradikationsrate (> 90 %), hohe Rate von UAW (30 % Diarrhö, 25 % Geschmacksstörungen), so genannte französische Tripeltherapie.

2) II. PPI, z.B. Omeprazol 2-mal 20 mg, Clarithromycin 2-mal 250 mg, Metronidazol 2-mal 400 mg oral über 7 Tage. Eradikationsrate 85–90 %, UAW Diarrhö 13 %, Geschmacksstörungen 12 %, so genannte italienische Tripeltherapie.

3) Reseveschema bei Therapieversagen: Quadrupel- Therapie: PPI 2-mal/Tag + Wismutsalz z.B. DeNol® 4-mal 120 mg/Tag + Tetrazyklin 4-mal 500 mg/ Tag + Metronidazol 3-mal 400 mg /Tag. In diesen Schemata können PPI möglicherweise durch H_2-Rezeptorantagonisten ersetzt werden, die dann jedoch mindestens in der doppelten Standarddosis verwendet werden sollten (z.B. 2-mal 300 mg Ranitidin/Tag).

Hp zeigt gegen Amoxicillin praktisch keine Resistenz, gegen Clarithromycin 3 %, gegen Metronidazol 27 %. Die so genannte englische Tripeltherapie mit Omeprazol (2-mal 20 mg), Amoxicillin (2-mal 1 g) und Metronidazol (2-mal 400 mg) hat deutlich schlechtere Eradikationsraten (80 %). Wenn auch die PPI austauschbar erscheinen, z.B. Lansoprazol statt Omeprazol, so weisen Metaanalysen auf eine Überlegenheit von Omeprazol (> 10 %) gegenüber Pantoprazol und Lansoprazol hin.

Misserfolge der Eradikationstherapie sind in erster Linie auf mangelnde Compliance des Patienten, sekundär auf Resistenz des Hp, Rauchen, Reinfektion oder Malignom zurückzuführen.

Weitere Therapie und Kontrollen

Nach der 7-tägigen Behandlung eines unkomplizierten Ulcus duodeni kann jede Therapie abgesetzt werden. Beim komplizierten Ulcus duodeni mit Blutung und beim Ulcus ventriculi wird empfohlen, die Therapie mit PPI (Antra® 20, Lanzor® 30, Pantozol® 40 mg, Pariet® 20 mg 1-mal 1) für weitere 3 Wochen fortzusetzen, was aber in Studien nicht als notwendig bewiesen ist. Nach einer Eradikationstherapie kann der Erfolg erst nach 6–8 Wochen kontrolliert werden durch ^{13}C-Harnstoff-Atemtest oder Gastroskopie, nicht durch Hp-IgG-Antikörper im Serum.

Während wir die Abheilung des unkomplizierten Ulcus duodeni nach Eradikationstherapie nicht kontrollieren, gastroskopieren wir alle anderen Patienten mit Kontrollbiopsien aus der ehemaligen Ulkusregion und auf Hp aus Antrum und Korpus nach 6–8 Wochen. Wird ein *Ulkusrezidiv* bzw. *Hp-Rezidiv* festgestellt, empfehlen wir als Ersatzschema: Omeprazol 2-mal 40 mg, Amoxicillin 2-mal 1 g, Rifabutin 2-mal 300 mg oral über 14 Tage. Die Quadrupeltherapie mit Omeprazol 2-mal 40 mg, Tetrazyklin 4-mal 500 mg, Metronidazol 3-mal 400 mg, Wismut (Telen®) 4-mal 100 mg oral über 14 Tage können wir wegen der hohen Rate an UAW (Patientenverweigerung 30 %) nicht empfehlen. Die Therapie mit Wismut hat keine größere Wirksamkeit und viele Nachteile wie metallischen Geschmack, schwarzen Stuhl und geringe intestinale Resorption mit möglicher Neurotoxizität.

Beim *blutenden Ulkus* sollte bei der Notfallgastroskopie möglichst eine Biopsie zum Hp-Nachweis entnommen werden, das Ergebnis jedoch nicht abgewartet, sondern mit folgender Therapie sofort begonnen werden:
Omeprazol 80 mg i.v. sofort, dann 2-mal 40 mg i.v., Amoxicillin (Augmentan® 1,2 g) 3-mal 1 g i.v., Metronidazol 3-mal 500 mg i.v. pro Tag für 7 Tage.
Steht die Blutung sicher (Gastroskopiekontrolle) vorher, kann mit dem Schema I oral weiterbehandelt werden.
Findet sich bei einem *Ulcus pepticum durch NSAID gleichzeitig eine Hp-Infektion*, sollten NSAID möglichst abgesetzt und eine Hp-Eradikationstherapie wie üblich durchgeführt werden. Nach den 7 Behandlungstagen sollte jedoch ein PPI, z.B. Omeprazol, Antra® 20 mg (1-mal 1 morgens präprandial), bis zur völligen Ausheilung weitergegeben werden.

Symptomatische Therapie der Hp-negativen Ulkuskrankheit
Unter dem Konzept, dass Schleimhautläsionen allein in der Gegenwart von Magensäure entstehen, ist das Behandlungsziel die Hemmung der Säuresekretion.

Protonenpumpenhemmer (PPI, H$^+$)-K$^+$-ATPase-Inhibitoren
PPI sind derzeit die wirksamsten Medikamente in der Therapie des peptischen Ulkus und erreichen Heilungsraten über 90% nach 4–6 Wochen Behandlung. Für die Ulkusheilung ist die Anhebung des pH-Werts im Magen über pH 4 für mehr als 15 h entscheidend. Solche Werte erreichen 40 mg Omeprazol oder 60 mg Lanzoprazol täglich nach 1 Woche Therapie. PPI binden das säuresezernierende Enzym, die Protonenpumpe H$^+$-K$^+$-ATPase, irreversibel in der Parietalzelle. Die Pumpenmoleküle werden täglich zu rund 30% erneuert. Die oral applizierten PPI sind säureempfindlich und werden erst im Dünndarm resorbiert und über den Blutweg in die Parietalzelle gebracht. Die Wirkung setzt nach 4–6 h ein. Nach i.v. Gabe von 80 mg Omeprazol ist eine Wirkung schon nach 20 min zu beobachten. Oral sollen alle PPI nüchtern vor dem Frühstück eingenommen werden.
(1) *Omeprazol* (Antra MUPS®) Tbl. zu 20 und 40 mg, Ampullen à 40 mg für i.v. Infusion. Wird nur zu etwa 60% oral resorbiert und erreicht sein Wirkungsmaximum bei oraler Applikation erst nach 6 Tagen. I.v. Gaben bis 240 mg/d werden problemlos vertragen. Als Kurzinfusion können 2-mal 40 mg Antra® i.v./Tag über 2–3 Tage gegeben werden, danach 40-mg-Tbl. oral (1-mal 1) morgens. Zur Langzeittherapie nur 20-mg-Tbl. zugelassen.
(2) *Lansoprazol* (Agopton®, Lanzor®): Kapseln zu 15 und 30 mg, keine i.v. Form. Wird zu 80% resorbiert.
(3) *Pantoprazol* (Pantozol® Rifun®): Tbl. zu 20 und 40 mg. Wird zu 80% resorbiert, erreicht sein Wirkungsmaximum erst nach 6 Tagen. Steigerung auf 80 mg/Tag bringt keine höhere Wirkung. Pantozol-Rifun® 40 mg Amp. i.v.
(4) *Rabeprazol* (Pariet®): Tbl. zu 10 und 20 mg, keine i.v. Form. Wird zu 52% oral rasch resorbiert.
(5) *Esomeprazol* (Nexium MUPS®): Tbl. Zu 20 und 40 mg, keine i.v. Form. Erreicht höhere Plasmaspiegel als Omeprazol und hält bei mehr Patienten und länger den pH-Wert > 4.
Sowohl hoch dosierte H$_2$-Rezeptorenblocker als auch PPI führen zum Anstieg des Serumgastrins und zu einer antralen G-Zell-Hyperplasie, doch wurde dadurch weder ein Gastrinom noch ein Karzinoid beim Menschen ausgelöst.

H$_2$-Rezeptorenblocker
Sie hemmen die histaminstimulierte Magensäuresekretion. Heilungsraten nach 6–8 Wochen 70–80%. In der Rezidivprophylaxe und Langzeittherapie gilt Ranitidin als Mittel der ersten Wahl.
(1) *Ranitidin* (Sostril®, Zantic®): 2 × 150 mg oder 1 × 300 mg abends.

(2) *Famotidin* (Pepdul® mite, Ganor®): 2 × 20 mg oder 1 × 40 mg abends.
(3) *Nizatidin* (Gastrax®, Nizax®): 2 × 150 mg oder 1 × 300 mg abends.
(4) *Roxatidin* (Roxit®): 2 × 75 mg oder 1 × 150 mg abends.
(5) *Cimetidin* (Tagamet®): 2 × 400 mg oder 1 × 800 mg abends.

UAW sind selten, höchste Rate bei Cimetidin (antiandrogener Effekt, UAW am ZNS); mögliche Interaktionen mit anderen Medikamenten durch Hemmung des hepatischen Arzneimittelabbaus (Antikoagulanzien etc.).

Unkomplizierte peptische Ulzera in Ösophagus, Magen, Duodenum und Jejunum (nach Billroth-II-Magenresektion) heilen unter der Einnahme eines PPI über 4–6 Wochen in über 90 % ab, unter H_2-Blocker in 70–80 % nach 6–8 Wochen. Dabei sollte der Patient nicht rauchen und kein NSAID einnehmen. Setzt man PPI bzw. H_2-Blocker nach Abheilung des Ulkus ab, neigen die Ulzera zu einer hohen Rezidivrate, z.B. Ulcus duodeni über 70 % innerhalb 2 Jahren. Diese Rezidive lassen sich durch Eradikation von Helicobacter pylori weitestgehend vermeiden, wobei auch die Zahl der Ulkuskomplikationen sinkt.

Antazida

Sie spielen heute bei der Ulkustherapie keine Rolle mehr und können lediglich bei funktioneller Dyspepsie (Bindung von Gallensäuren durch Magaldrat [Riopan®]) probatorisch eingesetzt werden.

Parasympatholytika und Sedativa

Sie beschleunigen die Ulkusheilung nicht. Sie können bei spastischen Schmerzen als adjuvante Therapie eingesetzt werden, z.B. Buscopan® 4- bis 6-mal 1 Drg. oder 2-mal 1 Supp./Tag.
Kontraindikationen der Parasympatholytika: Pylorusstenose, Prostatahyperplasie, organische Herzerkrankungen, Glaukom, Refluxösophagitis, Achalasie.

Rezidivprophylaxe

Nach Eradikation von Helicobacter pylori sinkt die Rezidivrate auf weniger als 5 %/Jahr. Beim Rezidiv wieder auf Hp und andere Ursachen überprüfen (**s. Kap. III.6.5.1** „Ätiologie und Pathogenese").

5.2 Ulzera durch nichtsteroidale Antirheumatika (NSAID)

NSAID stellen weltweit die am meisten applizierte Medikamentengruppe dar und verursachen 24 % aller peptischen Ulzera [J Clin Gastroenterol 1997; 24: 2–17]. Die Ulzera durch NSAID entstehen am häufigsten im Magen, seltener im Duodenum, aber auch im übrigen Dünndarm, Ösophagus und Kolon, es kommt aber auch zu Strikturen im Dünn- und Dickdarm.

> **! Wichtig:**
> Patienten in der Notaufnahme mit akuter gastrointestinaler Blutung haben zu 50 % NSAID eingenommen.

Ätiologie und Pathogenese: NSAID hemmen die Cyclooxygenase, das Enzym zur Prostaglandinsynthese. Prostaglandine schützen die Magenschleimhaut durch Steigerung der Schleim- und Bikarbonatsekretion, der Schleimhautdurchblutung und Hemmung der Magensäuresekretion. Neben dieser systemischen Wirkung schädigen manche NSAID, wie ASS, lokal direkt die Schleimhaut. Bekannte Risikofaktoren für ein Ulcus pepticum unter NSAID: Ulkusanamnese, Alter > 60 Jahre, hohe Dosen von NSAID, gleichzeitige Einnahme von Cortisonpräparaten und/oder Antikoagulanzien, möglicherweise auch Helicobacter, Rauchen und Alkohol.

Klinik: Oft nur diffuse Oberbauchschmerzen, aber auch Bluterbrechen, Teerstuhl und Subileus. 40 % der Patienten mit Schleimhautläsionen (Erosionen und Ulzera) haben keine Beschwerden.

Diagnostik: Gastroskopisch sind Ulzera durch NSAID typischerweise ohne entzündlichen Randwall, ohne Faltenstern, treten multipel und unregelmäßig verteilt im ganzen Magen auf. NSAID erhöhen die Blutausscheidung in das Darmlumen, sodass der Haemoccult®-Test oft positiv wird.

THERAPIE

(1) Absetzen der NSAID soweit möglich führt meist zur Abheilung. Als Schmerzmittel dann Metamizol (Novalgin®) oder Acetaminophen (Paracetamol®) geben.

(2) Unter PPI – die meiste Erfahrung liegt mit Omeprazol, Antra® 20–40 mg 1-mal tgl. morgens präprandial oral, vor – heilen auch große Ulzera rasch ab.

(3) H_2-Blocker, z.B. Ranitidin, Zantic® 300 (1-mal 1 abends oral), sind deutlich schwächer in der Heilungswirkung.

(4) Misoprostol (Cytotec®) 200 µg, 3-mal 1 Tbl./Tag, ist als Prostaglandinanalogon gleich stark wirksam wie H_2-Blocker, führt aber häufig zu UAW, wie Bauchschmerzen und Diarrhö.

(5) Besteht gleichzeitig eine Helicobacter-Infektion, sollte diese eradiziert werden (**s. Kap. III.6.5.1** „Kausale Therapie der Hp-positiven Ulkuskrankheit").

(6) Muss die Behandlung mit NSAID trotz Ulkus fortgesetzt werden, dann Omeprazol (Antra® MUPS) 40 mg, 2-mal 1 Tbl./Tag, präprandial verabreichen. Evtl. ein neueres NSAID mit COX-2-Wirkung, wie Celecoxib (Celebrex® 2-mal 200 mg), benutzen.

Prophylaxe

Gefährdet sind besonders Menschen über 60 Jahre, Raucher, Patienten mit positiver Ulkusanamnese und solche, die gleichzeitig Cortison > 10 mg/Tag einnehmen. NSAID sollte nur in der geringsten bei dem Patienten noch wirksamen Dosis über die unbedingt nötige Zeit eingenommen werden. Ist eine NSAID-Therapie über Monate erforderlich, sollte eine Hp-Infektion des Magens eradiziert werden. Bei Gefährdung besteht die beste Prophylaxe in der gleichzeitigen Gabe von PPI, z.B. Omeprazol (Antra®) 20–40 mg, 1-mal oral/Tag, H_2-Blocker und Misoprostol haben deutlich geringere Schutzwirkung. Eventuell neue NSAID wie Meloxicam (Mobec®) oder Celecoxib (Celebrex®), die nur COX 2 hemmen, einsetzen, mit deutlich weniger Gefährdung.

5.3 Stressulkus

Definition: Akutes Ulkus bei plötzlich einsetzender schwerer Grundkrankheit wie Schädel-Hirn-Trauma, Verbrennung, Sepsis und Schock. Wichtige Risikofaktoren sind Beatmung über 4 Tage, Koagulopathie (Thrombozyten < 50 000/µl oder partielle Thromboplastinzeit über dem zweifachen Normwert), Hypotonie.

Klinik: Schon innerhalb 24 h nach Stressbeginn können Erosionen und Ulzerationen auftreten.

> **! WICHTIG:**
> Die Blutung aus einem Stressulkus ist eine lebensbedrohliche Komplikation (Letalität 35–77 %), die meist zwischen dem 4. und 8. Tag auftritt.

THERAPIE

Prophylaxe

Stressulkusprophylaxe reduziert die gastrointestinale Blutung um rund 50 %.
(1) *Sucralfat:* Ulcogant®-Granulat oder -Suspension 4- bis 6-mal 1 g oder duracralfat® Granulat oral bzw. über Magensonde. Reduziert nicht die Magensäure; dadurch weniger nosokomiale Pneumonien bei Beatmungspatienten!
(2) H_2-*Rezeptorenblocker:* Wegen parenteraler Applikationsmöglichkeit oft bevorzugt! pH-Wert des Magenaspirats muss > 4 bleiben: Ranitidin (Sostril®, Zantic®) 1 Amp., 50 mg, als Bolus i.v., dann 6–8 Amp./Tag als Dauerinfusion. Famotidin (Pepdul®) 1 Amp., 20 mg, als Bolus i.v., dann 4–6 Amp./Tag als Dauerinfusion. Nach 6 Tagen oft Wirkungsrückgang der H_2-Blocker. Bei Niereninsuffizienz Dosis reduzieren!
(3) *Protonenpumpenhemmer:* Mit ihnen kann die stärkste Anhebung des pH-Werts des Magensaftes (> 4) erzielt werden. Omeprazol (Antra®) 80 mg i.v. als Bolus, dann 200 mg über 24 h als Dauerinfusion oder Pantoprazol (Pantozol-Rifun®) in der gleichen Dosierung.

Manifestes Stressulkus

Bei manifestem Stressulkus und nach Blutstillung Gabe von Omeprazol (Antra®) 80 mg i.v. als Bolus, danach 200 mg/24 h als Dauerinfusion. Die Blutung muss nach den Richtlinien der Notendoskopie behandelt werden (**s. Kap. III.6.1** „Sofortmaßnahmen im Krankenhaus").

5.4 Therapieresistentes Ulcus pepticum

Definition: Ulcus pepticum, das trotz Therapie über 3 Monate nicht abgeheilt ist.
Überprüfen: Compliance (Tabletten in richtiger Dosierung regelmäßig eingenommen?), Rauchen, Einnahme ulzerogener Medikamente (NSAID), Endoskopie mit mindestens 10 Biopsien des Ulkus zum Ausschluss eines Malignoms (Ulkus am gleichen Ort? Größe?), Überprüfung des Hp-Status, Ausschluss eines Gastrinoms u.a. (**s. Kap. III.6.5.1** „Diagnostik").

THERAPIE

Omeprazol (Antra®) 40 mg oral morgens präprandial über 6 Wochen oder Kombination von Ranitidin (Zantic®), 300 mg, 1 Tbl. abends, mit Ulcogant® 4-mal 1 g/Tag. Wenn auch unter dieser Therapie keine Heilung bzw. Verkleinerung über 1/3 des Ulkusdurchmessers erreicht wird, muss operiert werden.

5.5 Ulkuskomplikationen

Etwa 25 % aller Ulkuspatienten erleiden im Laufe ihrer Erkrankung eine Komplikation, am häufigsten eine Blutung.

5.5.1 Ulkusblutung

Hämatemesis (Bluterbrechen) ist immer ein Notfall! Praktisches Vorgehen **s. Kap. III.6.1** „Sofortmaßnahmen bei frischen Blutungen". Verdächtig auf Ulkusblutung sind ferner Teerstuhl, Abgang von rotem Blut peranal, Anämie, Hypotonie mit Tachykardie, positiver Haemoccult-Test.

5.5.2 Penetration und Perforation

(1) *Penetration:* Durchbruch des Ulkus in die angrenzenden Organe ohne Entleerung des Darminhalts in die freie Bauchhöhle. Bei Penetration ins Pankreas oft charakteristischer Wechsel von periodischen Beschwerden zu Dauerschmerz, der in den Rücken ausstrahlt. Häufig

Erhöhung der Serum- und Urinamylase, Ausbildung einer Pankreatitis jedoch selten. Nach Häufigkeit penetrieren Ulzera in Pankreas, Omentum, Leber, Gallenwege, Kolon und Gefäße. Zur Diagnostik Gastroskopie und Röntgen-Abdomen.

(2) *Perforation in die Bauchhöhle:* Fast stets unter dem Bild des akuten Abdomens. Gedeckte Perforation, z.B. Ulcus pepticum jejuni mit oft verschleierter Symptomatologie, offene Perforation stets mit Peritonitis und ihren dramatischen Begleiterscheinungen (**s. Kap. III.6.9.1**).

> **WICHTIG:**
> In der Abdomenübersichtsaufnahme in Linksseitenlage Luftsichel unter der Bauchwand.

Zusätzlich Leberwerte, 2–3 Erythrozytenkonzentrate kreuzen lassen, Oberbauchsonographie. Bei den ersten verdächtigen Hinweisen chirurgisches Konsil. Wenn rasche Operation gewährleistet ist, kann eine Gastroskopie mit möglichst wenig Luftinsufflation unter Kontrolle der Kreislaufsituation durchgeführt werden.

THERAPIE

(1) *Penetration:* Das Ulcus penetrans stellt in der Regel eine Operationsindikation dar.
(2) *Perforation:* Sofortoperation mit Revision, Übernähung der Perforationsstelle, evtl. mit Vagotomie.

5.5.3 Magenausgangsstenose

Definition: Akute, **funktionelle** (reversible) Stenose bei frischer Ulkusbildung im Pylorusbereich mit Tonussteigerung, entzündlicher Schwellung und Ödembildung, begünstigt durch narbige Residuen alter Ulzera.

Chronische **organische** Stenose durch narbige Schrumpfung nach wiederholten juxtapylorischen oder duodenalen Geschwüren. Die Stenose wird funktionell wirksam, wenn der Pylorusdurchmesser < 5 mm bleibt.

Klinik: Leitsymptome und -befunde: Rasche Sättigung nach wenigen Bissen, Übelkeit, Oberbauchschmerzen, Erbrechen von Nahrungsresten des Vortags; bei chronischem Erbrechen Entwicklung einer hypochlorämischen, hypokaliämischen Alkalose und Gewichtsverlust.

> **WICHTIG:**
> Galle im Erbrochenen schließt eine Pylorusstenose praktisch aus.

Differenzialdiagnose: Neigung zu chronischem Erbrechen bei nervösen Störungen (Migräne, Anorexia nervosa), Nahrungsretention nach Vagotomie, Gastroparese bei diabetischer Gastropathie, hypertropher Pylorusstenose, Magenkarzinom, Pankreaskarzinom.

Diagnostik: Nach Absaugen des Mageninhalts Gastroskopie mit Biopsien zum Ausschluss von Malignom und Hp oder MDP.

> **WICHTIG:**
> Bei Pylorusobstruktion mit Anazidität liegt fast stets (95 %) ein Magenkarzinom vor.

THERAPIE

Bei akut entzündlicher Pylorusstenose konservativer Behandlungsversuch. Medikamentöse Therapie: Omeprazol (Antra®) 40 mg, Infusion 3-mal 1 für 2 Tage, dann 2-mal 1 für weitere

5 Tage (s. Kap. III.6.5.1 „Pharmakotherapie und -prophylaxe"), ferner kontinuierliches Absaugen des Mageninhalts über 5–7 Tage unter bilanzierter, parenteraler Substitution. Prokinetikum: Metoclopramid (Paspertin®) 2- bis 3-mal 1 Amp. (10 mg) pro Tag i.v. Bei Ansprechen Übergang auf orale Verabreichung von Antra® 40 mg, 1 Tbl. morgens, und Umstellung auf Flüssigkost (z.B. Sonana®, Biosorb Drink®). Bei guter Verträglichkeit Verabreichung von Brei oder pürierten Speisen nach weiteren 24–36 h. Wenn nach Abklingen der Entzündung die Stenose weiterbesteht, kann eine endoskopische Ballondilatation auf 10–15 mm oder Lasertherapie versucht werden (Erfolgsrate über 70 %). Liegt eine irreversible Stenose vor, ist eine Operation unvermeidlich.

5.6 Therapierefraktäre Ulzera und häufige Rezidive

Die meisten Ulkuskranken werden innerhalb von 1 Woche nach Therapiebeginn beschwerdefrei. Therapierefraktäre Schmerzen sind eine Indikation zur stationären Aufnahme mit Überprüfung der Compliance und der Diagnose: Ausschluss einer Penetration oder Perforation des Ulkus, einer funktionellen Pylorusstenose, eines Magenkarzinoms, eines **Zollinger-Ellison-Syndroms** oder einer G-Zell-Hyperplasie des Antrums (Gastrinom), einer anderen Erkrankung (z.B. Cholelithiasis, Pankreatitis) sowie des Fortwirkens säurelockender oder ulzerogener Noxen (Medikamente, Alkohol, Nikotin, Überprüfung der Compliance). Untersuchung auf **Helicobacter pylori**, wenn positiv: Eradikation (s. Kap. III.6.5.1 „Kausale Therapie der Hp-positiven Ulkuskrankheit").

THERAPIE

Lassen sich die Ulzera und die Beschwerden durch eine intensive konservative Therapie mit PPI und einer Eradikation des *Helicobacter pylori* nicht beseitigen, ist ein chirurgisches Vorgehen zu erwägen.

5.7 Operationsindikationen bei Ulkuskomplikationen

Während die Inzidenz der Operation wegen unkomplizierter Ulzera nach der Einführung der H_2- und H^+-K^+-ATPase-Blocker drastisch gesunken ist, blieb sie für die Ulkuskomplikationen praktisch unverändert. Dabei werden Magenresektionen (Billroth I und II etc.) nur noch selten durchgeführt, da meist hochselektive Vagotomie, Ulkusumstechung bei Blutung und Übernähung mit Omentum genügen. Bei der Nachbehandlung ist auf NSAID und Hp-Eradikation zu achten.

(1) **Ulkusblutung:** S. Kap. III.6.1 „Sofortmaßnahmen in der Praxis".
(2) **Ulkusperforation:** S. Kap. III.6.5.5.2.
(3) **Magenausgangsstenose:** S. Kap. III.6.5.5.3.
(4) **Ulkusrezidiv:** Als Richtlinie für eine Operationsindikation gilt nach Ausschluss einer Helicobacter-pylori-Infektion und Einnahme von NSAID: 2 Ulkusschübe pro Jahr in 2 aufeinander folgenden Jahren.
(5) **Therapierefraktäre Ulzera:**
- *Argumente für* eine Operation: Frühere Blutung, Perforation oder Penetration, wiederholte Ulkusbildung im Pyloruskanal oder postbulbär, Arbeitsunfähigkeit infolge hartnäckiger, starker Beschwerden.
- *Argumente gegen* eine Operation: Hohes Operationsrisiko, erhebliche Untergewichtigkeit, persistierende Beschwerden bei abgeheiltem Ulkus.
(6) **Verdacht auf maligne Entartung** (Ulcus callosum, therapieresistentes Magengeschwür).

5.8 Verdauungsstörungen nach Magenoperationen

5.8.1 Verdauungsstörungen nach Vagotomie

Bei 30–50 % der Patienten bestehen in den ersten postoperativen Wochen Störungen der Motilität mit Druck- und Völlegefühl, Erbrechen und Diarrhö, die sich meistens spontan bessern.

Therapie

Sorgfältiges Kauen, langsames Essen, häufige kleine Mahlzeiten. Medikamente: Domperidon (Motilium®) 10–20 Tr., Metoclopramid (Paspertin®) 5–10 mg oral vor dem Essen.

5.8.2 Dumping-Syndrom

Postalimentäres Frühsyndrom: Polysymptomatischer, durch Verlust der Reservoirfunktion des operierten Magens (meist Billroth II, selten oder nur vorübergehend bei Billroth I) verursachter postprandialer Beschwerdekomplex.

Die Pathogenese des Syndroms ist nicht völlig geklärt, wesentliche Auslösungsursachen sind:
(1) *Mechanisch:* Überdehnung des Jejunums durch Sturzentleerung des Magens – Zerrung der Mesenterialwurzel – reflektorische Kreislaufreaktion.
(2) *Osmotisch:* Hypertone (zuckerreiche) Nahrung im Jejunum – Einstrom von Wasser aus der Blutbahn ins Darmlumen – hypovolämische Kreislaufveränderungen. Die Freisetzung vasoaktiver Polypeptide (Serotonin, Bradykinin) scheint an der Entstehung der Kreislaufveränderungen ursächlich beteiligt zu sein.

Die klinische Symptomatik ist in ihrer Kombination gastrointestinaler und zirkulatorischer Symptome typisch: Innerhalb von 30 min nach Nahrungsaufnahme Auftreten von Nausea, Rumoren im Leib, Druck im Oberbauch, Koliken, Blässe, Schwindel, Herzklopfen, Hypotonie bis zur Kollapsneigung in individuell verschiedenen Kombinationen.

Postalimentäres Spätsyndrom: Bei Magenresezierten kann durch den schnellen Eintritt und die beschleunigte Resorption größerer Mengen von Kohlenhydraten im Dünndarm die Insulinsekretion überschießend stimuliert werden, so dass 2–3 h nach dem Essen eine reaktive Hypoglykämie auftreten kann.

Prophylaxe und Therapie

Herabsetzung der Osmolarität des Intestinalinhalts durch Einschränkung der Kohlenhydratzufuhr (besonders Mono- und Disaccharide), Bevorzugung komplexer Kohlenhydrate. Verkleinerung des Volumens des Intestinalinhalts durch Beschränkung der Flüssigkeitszufuhr. Eventuell Einsatz der in der Diabetestherapie angewandten Prinzipien der verzögerten Kohlenhydratresorption durch Guar (Glucotard®).

Praktische Durchführung:
(1) **Diät:** Häufige, kleine, feste, eiweiß- und fettreiche, kohlenhydratarme und „trockene" Mahlzeiten. Postprandial 40–60 min horizontale Lagerung. Eine schlackenreiche Kost wirkt oft günstig.
(2) **Pharmakotherapie:** Bei starken gastrointestinalen Beschwerden (gesteigerte Peristaltik, Diarrhöneigung) Versuch mit kleinen Dosen Kalziumkarbonat (2–3 g) zu den Mahlzeiten oder 1 Kps. Imodium®. Sehr wirksam sind Octreotidinjektionen s.c. (50–100 µg Sandostatin®) vor den Hauptmahlzeiten. Stehen Kreislaufsymptome im Vordergrund, ist ein Versuch mit β-Blockern (z.B. 10–20 mg Dociton®, Visken®) ca. 30 min vor der Nahrungsaufnahme zu empfehlen.
(3) **Operative Korrektur:** Die Beschwerden beim Dumping-Syndrom verlieren sich in der meisten Fällen einige Monate postoperativ spontan wieder. Bei Beschwerden über 1 Jahr

hinaus muss die chirurgische Korrektur erwogen werden (z.B. Verkleinerung der Anastomosenöffnung, Umwandlung in Billroth-I- oder Roux-Y-Anastomose). Voraussetzungen und Empfehlungen vor Überweisung zur operativen Korrektur:
- Dumping-Syndrom mit ausgeprägter Symptomatik mehr als 6 Monate nach der Operation.
- Stationäre Überprüfung der Symptome unter strenger Diät und Medikamentenkontrolle. Gabe von Sandostatin® (50–100 µg, 3 × tgl. s.c.).
- Psychiatrisches Konsil.

5.8.3 Postoperative Mangelsyndrome
Die Symptomatik und Therapie der durch Resorptionseinschränkung hervorgerufenen Unterernährungs- und Mangelzustände – besonders von Eisen, Kalzium, Vitamin B_{12} und Folsäure (**s. Kap. III.6.7**).

5.8.4 Ulcus pepticum jejuni
Nach resezierenden Magenoperationen mit und ohne Vagotomie tritt in 0,7–4 % innerhalb von 5 Jahren ein Ulcus pepticum jejuni auf.

THERAPIE
Wegen der schlechten Heilungstendenz wurde bisher meist eine operative Therapie (Nachresektion, Vagotomie) durchgeführt. Wegen der guten Behandlungsergebnisse mit PPI kann diese Therapie jetzt empfohlen werden, ebenso wie die Rezidivprophylaxe (**s. Kap. III.6.5.1** „Rezidivprophylaxe").

6 Maligne Magentumoren
(**s. Kap. III.11.2.4.2**)

7 Malabsorptions- und Maldigestionssyndrome

Definition: Selektive bis globale, lokale oder generalisierte Einschränkung der Aufnahme von Nahrungsstoffen durch den Darm infolge Störungen der Resorption (**Malabsorption**) oder Verdauung (**Maldigestion**).

Ätiologie und Pathogenese: Es gibt sehr heterogene Entstehungsursachen intestinaler Resorptionsstörungen:

(1) Malabsorption:
- *Schleimhauterkrankungen:* Laktasemangel (Milchintoleranz), einheimische Sprue und Zöliakie, Amyloidose, Sklerodermie, Strahlenenteritis, intestinale Lymphangiektasie, M. Whipple.
- Infolge *Verringerung der Resorptionsfläche:* Ausgedehnte Dünndarmresektion, Ausschaltungsoperationen, enterale oder enterokolische Fisteln, Mesenterialarterienstenose.
- Infolge *parasitärer Erkrankungen:* Lambliasis, Dibothriocephalus latus, Hakenwürmer.
- *Endokrine Tumoren* mit chronischen Durchfällen: Zollinger-Ellison-Syndrom, Verner-Morrison-Syndrom.
- Angeborene enterale *Enzymdefekte*.

(2) Maldigestion:
- *Pankreasinsuffizienz:* Chronische Pankreatitis, Pankreaskarzinom, Pankreaszysten, Pankreasresektion.

- *Störungen des Gallensäurenstoffwechsels:* Intra- oder extrahepatische Cholestase bzw. Gallensäurendekonjugation aufgrund bakterieller Fehlbesiedelung des Dünndarms („blinde Schlinge", Fistelbildung, Strikturen) mit Fettstühlen und Gallensäurenverlustsyndrom bei Erkrankungen (M. Crohn) oder Resektion des terminalen Ileums mit chologenen Diarrhöen.

Klinik: Leitsymptome und -befunde: Meteorismus, Bauchschmerzen, Durchfälle, manchmal Fieber, Anämie, Gelenk- und Knochenschmerzen, sehr häufig Gewichtsabnahme u.U. bis zur extremen Abmagerung. Bei beiden Formen massige, breiige, pastenartige Fettstühle, Stuhlgewicht meist > 400 g/Tag, Stuhlfettausscheidung > 7 g/Tag bei gesicherter oraler Aufnahme von 100 g Fett/Tag.

Spezifische Mangelerscheinungen: Eisen (Eisenmangelanämie), Kalzium (kalzipenische Osteopathie, Osteomalazie oder Osteoporose **s. Kap. III.1.1.4**), Kalium (**s. Kap. III.1.1.3**), fettlösliche Vitamine (A, D, E, K) sowie Vitamin B_{12} (**s. Kap. III.9.1.2**). In ausgeprägten Fällen **Eiweißmangelödeme**. Diese Mangelerscheinungen können auch dissoziiert auftreten.

Diagnostische Hinweise: Stuhlgewicht, quantitative Stuhlfettbestimmung. **Resorptionstests:** D-Xylose-Belastung. H_2-Atemtest mit Lactulose (bakterielle Überwucherung), Vitamin-B_{12}-Resorptionstest (Schilling-Test), Laktose-Toleranztest, Endomysium- und Antitransglutaminose-Antikörper bei Sprue.

Pankreasdiagnostik: Ultraschall, Computertomogramm oder MRCP, ERCP, Pankreolauryltest, Elastase im Stuhl, Sekretin-Pankreozymin-Test.

Radiologische Befunde: Malabsorptionsmuster mit Dilatation der Dünndarmschlingen, vermehrtem Flüssigkeitsgehalt sowie Segmentation und fleckiger Verteilung („Schneeflockengestöber") des Kontrastmittels. Ferner Faltenödem bei Schleimhauterkrankungen, Nachweis von blinden Schlingen oder Fisteln (M. Crohn), veränderte, anatomische Verhältnisse als Operationsfolgen.

Dünndarmbiopsie: Sicherung der Diagnose „glutensensitive Enteropathie" (einheimische Sprue), M. Whipple, intestinale Lymphangiektasie.

THERAPIE

Bei der Mehrzahl der Malabsorptions- und Maldigestionssyndrome ist eine *kausale Behandlung* nicht möglich oder nicht ausreichend.
Die *symptomatische Therapie* besteht in diätetischen Maßnahmen, Gabe von Verdauungsfermenten und Substitution von Elektrolyten und Vitaminen bei Mangelerscheinungen:
(1) *Diät*
- Allgemeine Richtlinien: Häufige, kleine Mahlzeiten leicht aufschließbarer Nahrungsmittel. Als Zulagen Fertigprodukte angereicherter, hochwertiger Nahrungsbestandteile, z.B. Biosorbin MCT® (Dose zu 400 g = 2 000 kcal) oder Portagen® (Dose zu 450 g = 2 000 kcal). Proten plus (200 ml mit 20 Eiweiß = 200 kcal).
- Fett: Fettarm, ca. 80 g/Tag in Form mittelkettiger Triglyzeride (z.B. Ceres-Margarine oder Öl).
- Eiweiß: Eiweißreich, 100 g/Tag oder mehr, vorwiegend als tierisches Eiweiß.

(2) *Substitution von Verdauungsfermenten:* Fermentsubstitution zu den Mahlzeiten (z.B. fermento duodenal®, Kreon®, Panzytrat® 25 000 oder 40 000). Bei pankreatogener Maldigestion müssen die vom Hersteller angegebenen Dosen um das 2- bis 4fache erhöht werden.
(3) *Substitution von Vitaminen, Elektrolyten und Eisen:*
- Vitamine:
  - Oral Vitamin C (z.B. Cebion® 1- bis 2-mal 50 mg/Tag)
  - Parenteral 1 Injektion alle 2–4 Wochen

- Fettlösliche Vitamine (Adek-Falk® 1 Amp. i.m.), Vitamin-B-Komplex (z.B. BVK „Roche"® oder Polybion® 1 Amp. i.m. oder i.v.) alle 1–2 Wochen
- Vitamin B_{12} (z.B. Aqua-Cytobion® oder Depogamma® 1 000, 1-mal monatlich i.m.)
- Folsäure (z.B. Folsan® oder Cytofol® 15 mg i.m. oder i.v.)
- Elektrolyte
  - Kalzium oral (z.B. Calcium-Sandoz® forte oder fortissimum 1–3 Brausetabletten/Tag)
  - Kalium: Kaliumreiche Nahrungsmittel, Kaliumchlorid (z.B. Kalinor® Brausetabletten, 1-mal 1/Tag)
  - Eisen (z.B. Eryfer® oder Kendural® C 1–3 Kps. bzw. Depot-Tabletten täglich, Lösferron® 1–2 Brausetabletten/Tag).

7.1 Morbus Crohn (Enteritis regionalis)
(s. Kap. III.6.11)

7.2 Morbus Whipple

Infektion mit Tropheryma whippelii, die Lymphknoten, Dünndarm, ZNS, Gelenke, Herz etc. befällt.

Klinik: Lymphadenopathie, Arthralgie, Diarrhö meist mit Steatorrhö, Gewichtsabnahme, Fieber, Bauchschmerzen, seltener Meningitis, Krämpfe, Amaurose.

Diagnose: Oberbauchsonogramm (Lymphome!), Dünndarmbiopsie aus dem tiefen Duodenum (Makrophagen mit sichelförmigen, PAS-positiven Plasmaeinschlüssen), neurologischer Status und PCR im Liquor cerebrospinalis, beides vor und nach Therapie! Im Zweifelsfall kann mittels PCR spezifische DNA (T. whippelii) in den Duodenalbiopsien nachgewiesen werden.

THERAPIE

In schweren Fällen Ceftriaxone (Rocephin®) 2 g i.v. und Streptomycin 1 g i.m./Tag für 2 Wochen, dann Co-trimoxazol (Bactrim® forte 2 × 1 Tbl./Tag für 1 Jahr). Alternativ Penicillin V 2 Mio. E/Tag oder Doxycyclin 0,2 g/Tag.

7.3 Maldigestion durch Gallensäurendekonjugation

Definition: Bakterienüberwucherung beim Syndrom der „blinden Schlinge" im Dünndarm.

THERAPIE

Tetrazykline (z.B. Vibramycin® 100 mg/Tag) über 1–2 Wochen, danach therapiefreies Intervall bis zum Wiedereinsetzen der Symptome. Eventuell operative Korrektur von Gallenabflusshindernissen, Fisteln, blinden Schlingen.

7.4 Sprue (Zöliakie)

Definition: Schädigung der Dünndarmschleimhaut durch Gliadin, die zum Verlust von Dünndarmepithel mit Umbau der Mukosa führt und dadurch ein Malabsorptionssyndrom bei genetisch prädisponierten Menschen auslöst.

Ätiologie und Pathogenese: Gliadin, eine Fraktion des Glutens, kommt in Weizen, Roggen, Gerste und Hafer vor und ist damit in vielen Nahrungsmitteln, wie Brot, Nudeln, Haferflocken, Grieß, Paniermehl, Puddingpräparaten etc., enthalten. Sein Kontakt mit der Schleimhaut führt zu einer immunologischen Reaktion mit vermehrter Zahl von intraepithelialen Leukozyten und Zerstörung der Mukosazellen auf den Dünndarmzotten („Zottenatrophie").

Klinik: Diarrhö, Gewichtsverlust, Gedeihstörung bei Kindern, Adynamie, Ödeme, Flatulenz, Bauchschmerzen, Übelkeit, Tetanie, Parästhesien, Depressionen, hämorrhagische Diathese, Knochenschmerzen, Menstruationsstörungen, Impotenz. Diese Symptome sind Folgen der Malabsorption von Eiweiß, Fett (Steatorrhö), Kohlenhydraten (osmotische Diarrhö), Vitaminen (Vitamin K), Mineralien wie Eisen, Kalzium, Zink und Spurenelementen.

Diagnostik: Entscheidend sind 3 Dünndarmbiopsien (Zottenatrophie und Entzündung der Submukosa) und erhöhte Werte von Endomysiumantikörper (Immunfluoreszenztest) oder Antitransglutaminase-Antikörper (ELISA; Firma Immundiagnostik in 64625 Bensheim) im Serum. IgA-Antikörper gegen Gliadin und Gewebstransglutaminase auch im Darmsaft. Während nach Therapie die Antikörper verschwinden und sich die Zotten normalisieren, bleibt bei 95 % der Patienten das Zelloberflächenmerkmal HLA-DQZ erhalten (nur bei 20–30 % der Normalbevölkerung). Gleichzeitig bestehen oft Anämie, Hypalbuminämie, Hypokalzämie mit Osteoporose, Gerinnungsstörung. Pathologisch auch H_2-Atemtest und D-Xylose-Test, Stuhlfett erhöht.

Differenzialdiagnose: Tropische und kollagene Sprue, Lambliasis, T-Zell-Lymphom, M. Whipple, Milcheiweißintoleranz, eosinophile Gastroenteritis.

THERAPIE

Therapieziel ist die Normalisierung der Dünndarmschleimhaut durch eine glutenfreie Diät.
(1) *Diät:* Wichtigstes Prinzip ist die strikte Einhaltung einer glutenfreien Kost. Entsprechende Kostvorschläge und Bezugsquellen sind über folgende Adressen erhältlich: Deutsche Zöliakie-Gesellschaft e. V., Filderhauptstraße 61, 70599 Stuttgart. Union Deutsche Lebensmittelwerke GmbH, Dammtorwall 15, 20355 Hamburg (Telefon 0 40/3 49 30); Bestellungen in Kleve (Telefon 0 28 21/71 00, Fax: 0 28 21/71 02 49).
(2) *Substitutionstherapie:* Anfangs erforderlich durch Zugabe von Kalzium, Eisen, Zink, Vitaminen, z.B. Adek-Falk® (1 Amp. i.m./Woche). Fett in der Kost (kein Weizenkeimöl!) soll in den ersten 3 Wochen nur 30–50 g/Tag ausmachen, danach 60–80 g/Tag. Bei Fortbestehen einer Reststeatorrhö (> 10 g/Tag) trotz konsequenter Diät sollte ein Teil der Fette als mittelkettige Triglyzeride (z.B. Ceres-Margarine bzw. -Öle) gegeben werden. Anfangs auch laktosefreie Kost wegen Laktasemangel (Mukosaschaden!), der sich später zurückbilden kann und allmähliches Zulegen von Milchprodukten rechtfertigt.
Bei ungenügendem Erfolg der diätetischen Behandlung sollte die Compliance des Patienten bzgl. glutenfreier Diät überprüft werden. Bei schwerer Erkrankung ist der Einsatz von Kortikosteroiden zunächst in hohen Dosen (Prednisolon 100 mg/Tag), später 15–25 mg/Tag gerechtfertigt. Wenn ohne Erfolg, sollte die Diagnose überprüft (Differenzialdiagnosen s.o.) und sollten andere Ursachen in Betracht gezogen werden: Kollagene Sprue, Chemotherapie, Bestrahlung, Medikamente, wie Neomicin, Laxanzien, Folsäuremangel und bakterielle Überwucherung bei Dünndarmdivertikulose und weitere Nahrungsmittelallergien, Milchunverträglichkeit, Sojaproteinintoleranz etc.

Verlauf und Kontrollen

Bei unkomplizierten Fällen werden sich die Dünndarmschleimhaut innerhalb 4–6 Wochen normalisieren und die Nahrungsdefizite ausgleichen. Bei konsequenter strikter Diät sinken die Endomysiumantikörper innerhalb von 2–12 Monaten in den Normalbereich. Dieser Antikörperspiegel stellt einen guten Kontrollparameter für die Einhaltung der Diät dar. Patienten die keine Diät einhalten, zeigen eine leichte Entzündung in der Submukosa und eine partielle Zottenatrophie, auch wenn sie klinisch asymptomatisch sind. Kontrollen werden jährlich lebenslang empfohlen.

> **WICHTIG:**
> Bei solchen Patienten bestehen erhöhte Risiken für die Entwicklung maligner Tumoren, z.B. malignes Lymphom im Dünndarm (etwa 40fach), Ösophaguskarzinom (etwa 11fach) und Malignome im HNO-Bereich (9fach).

8 Diarrhö

(s. Kap. I.1.6)

9 Akutes Abdomen und Appendizitis

9.1 Akutes Abdomen

Definition: Syndrom, gekennzeichnet durch akute, starke Schmerzen im Bauchraum.

Ätiologie und Pathogenese: Ursachen starker Schmerzen sind Spasmen von Hohlorganen (z.B. Niere, Gallenblase, Darm), akute Entzündung mit peritonealer Reizung bzw. Peritonitis, Durchblutungsstörungen (arteriell, venös, Einblutung), Trauma mit Organruptur, metabolische, neurologische und psychische Störungen sowie Schmerzeinstrahlungen in den Bauchraum durch Erkrankungen im Thorax und Genitalbereich.
Wichtige Ursachen abdomineller Schmerzen (gegliedert nach Häufigkeit in Europa):
(1) *Entzündungen:* Appendizitis, Adnexitis, Cholezystitis, Pyelonephritis, Pankreatitis, Divertikulitis, Ulkusperforation.
(2) *Koliken* durch Gallensteine, Nierensteine, Darmverschluss (Leistenbruch), Tubargravidität, Spasmen im Kolon bei schwerer Obstipation, Reizdarmsyndrom.
(3) *Durchblutungsstörungen:* Embolie, Thrombose von Mesenterialgefäßen, Aneurysmaruptur, Einblutung nach Trauma, Marcumar®-Therapie.
(4) *Stoffwechselkrankheiten:* Diabetische Ketoazidose, Urämie, Allergie, Porphyrie.
(5) Schmerzeinstrahlung durch *extraabdominelle Erkrankung*: Pneumonie, Lungenembolie, Herzinfarkt, Wirbelsäulenerkrankung, Radikulitis, Hodentorsion.

Klinik: Die diagnostische Treffsicherheit wird beeinflusst durch die subjektive Schmerzerfahrung und Schilderung des Patienten sowie die Erfahrung und Sorgfältigkeit des Arztes bei Anamnese, körperlicher Befunderhebung und Anordnung von Untersuchungen. Bei Verdacht auf akutes Abdomen notfallmäßige Klinikeinweisung!

Differenzialdiagnose: (Tab. III.6.2)

Anamnese: Die wichtigste Maßnahme zur Klärung eines akuten Abdomens ist eine sehr sorgfältige Anamnese, die über 70 % der Diagnosen klärt!
Dazu gehören: Schmerzen, wo? Seit wann? Wie? Ausstrahlung? Begleiterscheinungen (Fieber, Erbrechen, Durchfall)? Andere bekannte Krankheiten (Diabetes mellitus, Nieren-, Gallensteine, Angina pectoris, Ulkus)? Medikamente? Voroperationen? Reisen und Beruf? Menstruationsstörungen? Allergien? Trauma? Erkrankungen der Brustorgane (Husten mit Auswurf, Angina pectoris, Dysphagie, Dyspnoe, Schmerzen im Thoraxbereich)? Schmerzen bei Miktion und Defäkation? Schmerzen an Wirbelsäule und Gelenken?

6 Magen-Darm-Trakt

Tabelle III.6.2 Differenzialdiagnose des akuten Abdomens

Häufige Erkrankung	Anamnese	Palpation	Sonstige Befunde und diagnostische Maßnahmen	Röntgenaufnahmen von Thorax und Abdomen, Sonographie	Vorgehen
1. Akute intraabdominelle Entzündung mit lokaler oder allgemeiner Peritonitis					
Appendizitis (s. Kap. III.6.9.2)	Übelkeit, Erbrechen, in den rechten Unterbauch wandernder Schmerz	anfänglich lokale Symptomatik (z.B. McBurney), später zunehmend diffuse peritonitische Symptomatik (diffuse Abwehrspannung, Loslassschmerz)	Temperaturdifferenz rektal – axillär > 1°C, rektale Untersuchung! Leukozytose	anfänglich unauffällig, später evtl. Zeichen des Ileus (s.u.), Sonographie fokussiertes Spiral-CT	Operation
Cholezystitis	Übelkeit, Erbrechen, kolikartige, in den Rücken ausstrahlende Schmerzen	Druck-, Klopfschmerz im rechten Oberbauch	Leukozytose, evtl. Ikterus, Cholezystolithiasis	CT-Abdomen	bei drohender Perforation Operation, sonst primär konservativ
Adnexitis, Divertikulitis, Ileitis terminalis	nach Ursache unterschiedlich	Druckschmerz, evtl. tastbare Resistenz im Unterbauch	Leukozytose Sigmoidoskopie	CT-Abdomen	evtl. operative Beseitigung des Infektionsherdes
2. Perforation, Ruptur					
Ulcus duodeni oder ventriculi	plötzlicher, bohrender, heftigster Schmerz, Ulkusleiden, parenterale Ernährung	bretthartter Bauch!	Nofallgastroskopie Leukozytose	subphrenische Luftsichel (in 60 % der Fälle)	Operation
Extrauteringravidität	häufig 6 Wochen nach letzter Regelblutung	diffuse Abwehrspannung	rektale Untersuchung!	anfänglich unauffällig	Operation
Milz-, Leberruptur	stumpfes Bauchtrauma		Hb- und Hämatokritabfall sonographisch gesteuerte Punktion		
3. a) Ileus mechanisch					
Hernien, Briden, Invagination, Tumor, Volvulus, Meckel-Divertikel	kolikartige Bauchschmerzen, Erbrechen, Wind- und Stuhlverhalten (nicht bei hohem Dünndarmileus), blutige Stühle (bei Invagination und Volvulus), Meteorismus	anfänglich keine allgemeinen peritonitischen Erscheinungen	Bruchpforten! anfangs verstärkte (spritzende, klingende) Darmgeräusche, später Zeichen des paralytischen Ileus („Totenstille"), Sigmoidoskopie	Spiegelbildung, gashaltige Darmschlingen, proximal geblähter Darm CT-Abdomen	Operation
3. b) Ileus paralytisch					
Peritonitis (meist)	Stuhlverhalten, evtl. Erbrechen reflektorisch (Gefäßverschluss, Nieren-, Gallenkolik, Pankreatitis)	diffuse Druckschmerzhaftigkeit	keine Darmgeräusche („Totenstille"), ausgeprägter Meteorismus („Trommelbauch")	Meteorismus, Spiegelbildung, gashaltige Darmschlingen	in Abhängigkeit von der Ursache

Tabelle III.6.2 (Fortsetzung)

Häufige Erkrankung	Anamnese	Palpation	Sonstige Befunde und diagnostische Maßnahmen	Röntgenaufnahmen von Thorax und Abdomen, Sonographie	Vorgehen
4. Gefäßerkrankung					
Mesenterialinfarkt (90 % arteriell, 10 % venös)	plötzlicher, diffuser Abdominalschmerz, Blutstuhl, Rhythmusstörungen, Herzinsuffizienz, Gefäßsklerose	anfänglich keine Abwehrspannung	evtl. Angiographie, Laktat, Leukozytose	Gefäßverkalkung	Operation
5. Retroperitoneale Erkrankung					
Pankreatitis	diffuser Oberbauchschmerz (häufig links), Cholelithiasis, Alkoholabusus	Bauch eindrückbar! evtl. diffuse Abwehrspannung	Lipase, Amylase erhöht, Leukozytose, Sonographie, CT, ERCP, MRCP	Gallensteine, Pankreasverkalkungen, paralytischer Ileus, Nekrosestraßen	konservativ, evtl. Operation
Cholelithiasis	kolikartiger Oberbauchschmerz (evtl. in rechte Schulter ausstrahlend)			Gallensteine, Sonographie	zunächst konservativ
Urolithiasis	kolikartiger Flankenschmerz, in die Leiste ausstrahlend	evtl. druckdolentes Nierenlager (je nach Steinlokalisation)	Erythrozyturie; Sonographie, CT Abdomen, später i.v. Urographie	Konkrement, Harnstau	zunächst konservativ
6. Extraabdominelle Erkrankungen					
Herzinfarkt, Pleuritis, Pneumonie, Aortenaneurysma					
7. Allgemeinerkrankungen, Stoffwechselentgleisung, Systemerkrankungen, Vergiftungen, Infektionen					
Diabetes mellitus, Urämie, Nebenniereninsuffizienz, Hyperparathyreoidismus, Porphyrie, Panarteriitis nodosa, Blei-, Thalliumvergiftung, Typhus	Anamnese, Befund und diagnostisches Vorgehen richten sich nach der Grunderkrankung				
8. Neurologische Erkrankungen					
Tabes dorsalis, Meningitis					

Klinische Befunde:

> **! WICHTIG:**
> Patienten, die sich vor Schmerzen stöhnend bewegen, haben keine Perforation eines abdominellen Hohlorgans, eher Gallenkolik, Nierenkolik etc. Bei Peritonitis liegt der Patient bewegungslos und atmet flach, da jedes Husten und Berühren des Bauches seinen Schmerz verstärkt.

In der Reihenfolge Inspektion, Auskultation, Perkussion und Palpation des Abdomens präzisiert man das wahrscheinliche Geschehen im Bauchraum, z.B. Ikterus, Herpes zoster, Hyperperistaltik mit hochgestellten, klingenden Darmgeräuschen oder Totenstille, Gefäßgeräusch, viel Luft oder Aszites, klopfschmerzhafte Bauchdecke, tastbarer Tumor, Untersuchung der Bruchpforten und rektale digitale Austastung (mit Stuhl am Fingerling Haemoccult®-Test!). Carnett-Test: Zur Differenzierung von Schmerzen in der Bauchdecke und/oder Reizung des Peritoneum parietale von viszeralen Schmerzen im Bauchraum lässt man den liegenden Patienten den Kopf anheben und palpiert dann sein Abdomen. Löst dies keine Schmerzen aus, ist die Schmerzquelle intraabdominell ohne Beteiligung des Peritoneum parietale. Temperaturmessung axillär und rektal, Lymphknoten an Hals, Achseln und Leisten, Klopfschmerz über Wirbelsäule und Nierenlager, periphere Gefühlsstörung und Ödeme. Weitere körperliche Untersuchung!

Weiteres Vorgehen in rascher Folge

(1) *Laborwerte:* Blutbild, Amylase, Blutzucker, CK, Kreatinin, Laktat, Elektrolyte, Urinstatus. Später weitere Werte wie Lipase, Elektrophorese, alkalische Phosphatase etc.

(2) *Abdomensonographie* immer indiziert; bei Hinweis auf Flüssigkeit im Bauchraum Punktion: Blut? Amylase? Exsudat?

(3) *EKG:* Herzrhythmusstörungen, Hinweise auf Herzinfarkt, Lungenembolie?

(4) *Röntgen:* Thorax und Abdomen (freie Luft unter dem Zwerchfell, Luft in den Gallenwegen, Verkalkungen im Pankreas, Gallensteine, Nierensteine, Flüssigkeitsspiegel im Darm, Nierengröße). Wenn der Patient nicht stehen kann, dann a.p. Aufnahme des Abdomens in linker Seitenlage. Wenn möglich, auch „Notfall-CT-Abdomen".

(5) Konsile durch Chirurgen und bei Frauen auch Gynäkologen.

(6) Bei Schmerzen im Oberbauch Notfallgastroskopie, im Unterbauch Notfallsigmoidoskopie.

THERAPIE

Die therapeutischen Maßnahmen richten sich nach der ursächlichen Krankheit. Wenn die o.g. Maßnahmen die Ursache des akuten Abdomens nicht rasch klären und der Patient Zeichen einer schweren Erkrankung hat:

(1) Überwachung auf Intensivstation mit zentralem Venenkatheter zum Ausgleich von Wasser, Elektrolyten und Kalorien, evtl. Blutersatz, bei hohem Fieber Blutkulturen, danach Gabe von Antibiotika.

(2) Kontrolle des klinischen Befundes alle 4 h: Vorsicht mit Schmerzmitteln und Fiebersenkung, die das typische Bild verändern: z.B. Metamizol (Novalgin®) 500 mg/ml; 2–5 ml/Amp. oder Pentazocin (Fortral®) 30 mg, 1 Amp., langsam i.v.

(3) Wenn weiterhin Unklarheiten bestehen, Angiographie und/oder Computertomographie des Bauchraums.

> **! WICHTIG:**
> Wenn starke Blutung und Hypotension den Patienten gefährden, darf die rasche Laparotomie zur Klärung der Diagnose und evtl. Therapie nicht hinausgezögert werden!

9.2 Appendizitis

Definition: Akute Entzündung der Appendix, häufig verursacht durch Obstruktion des Lumens und sekundäre bakterielle Infiltration der Wand mit Ausbildung von Mikroabszessen und drohender Perforation.

Ätiologie und Pathogenese: Die Entstehung der Entzündung ohne Obstruktion ist unklar. Ursachen für die Obstruktion des Appendixlumens sind Fäkolithen, Fremdkörper, Parasiten wie Ascaris sowie benigne und maligne Tumoren (Karzinoid). Appendizitis kann gleichzeitig auftreten bei Infektionskrankheiten wie Masern, Mononukleose, HIV-Erkrankung. Häufigste Bakterien sind Bacteroides fragilis, E. coli und Peptostreptokokken.

Klinik: Beginn mit leichten Bauchschmerzen meist periumbilikal, schlecht lokalisierbar, manchmal krampfartig mit Übelkeit. Nach 4–6 h Verschlimmerung mit deutlicherer Lokalisation im rechten Unterbauch und Ausstrahlung je nach Lage der Appendix in Oberbauch (subhepatisch), rechte Flanke (retrozökal) oder suprapubisch (im Becken gelegen). Fieber, Schüttelfrost, Erbrechen, Schmerzverstärkung bei Bewegungen, Husten und Hüpfen.

Untersuchungsbefunde: Leichtes Fieber, selten $> 38\,°C$ (Temperaturdifferenz axillär zu rektal steigt $> 1,0\,°C$ an). Klopfschmerz im rechten Unterbauch im Vergleich zu links, Bauchdeckenspannung rechts mehr als links, Druckschmerz am McBurney, Loslassschmerz rechts bei Eindrücken der Bauchdecke links (Blumberg-Zeichen), bei Reizung des Retroperitoneums über dem M. psoas spürt der Patient Erleichterung durch Beugen des rechten Beines in der Hüfte (Psoasschmerz), seltener positiv das Rovsing-Zeichen (bei Ausstreichen des Kolons vom linken Unterbauch zur Appendix hin wird dort ein Schmerz angegeben). Die Darmperistaltik ist meist verlangsamt. Wichtig ist eine rektale Untersuchung, bei der ein Druckschmerz an der rechten Darmwand ausgelöst werden kann!

Labor: Meist geringe Leukozytose (10 000–20 000/µl) und CRP erhöht.

Ultraschall: Die Sonographie des Abdomens gehört zu den wichtigsten Untersuchungen und kann zu 90 % die Diagnose sichern (u.a. „Target-Zeichen").

Röntgen: Bei unklarer klinischer Situation Computertomographie. Ein CT in so genannter fokussierter Spiraltechnik ohne i.v. Kontrastmittel klärte die Diagnose mit einer Sensitivität von 100 % und einer Spezifität von 95 %. Bei Patienten ohne Appendizitis konnte die Ursache der Beschwerden in 80 % gefunden werden. Beim Kolonkontrasteinlauf kann eine Appendizitis ausgeschlossen werden, wenn sich die Appendix darstellt, aber eine nicht dargestellte Appendix bedeutet nicht immer eine Appendizitis! Die Diagnose ist schwierig bei Schwangeren, AIDS- und hochbetagten Patienten.

Differenzialdiagnose: Mesenteriale Lymphadenitis (Yersiniose), Gastroenteritis, Cholezystolithiasis, Ulcus pepticum, Pankreatitis, Leistenhernie, M. Crohn, Meckel-Divertikulitis, Harnwegsinfekt, Endometriose, gedrehte Ovarialzyste, Adnexitis und Tubargravidität.

Komplikationen: Perityphlitis mit Abszessbildung, Perforation mit Peritonitis, Zökalphlegmone, Pylephlebitis mit Leberabszessen und Sepsis.

THERAPIE

Die **chirurgische Entfernung** der Appendix ist die häufigste Bauchoperation mit minimaler Komplikationsrate ($< 0,5\,\%$), wenn keine Abszedierung oder Perforation der Appendix besteht. Eine Appendektomie ist indiziert, wenn sie aufgrund der klinischen Diagnostik nicht mit hinreichender Sicherheit ausgeschlossen werden kann. Trotz aller diagnostischen Möglichkeiten werden schätzungsweise 5–10 % verkannt, wobei die Komplikationsrate nach 48 h Abwarten erheblich steigt und die Letalität bei 5–10 % liegt. Daher besser eine Appendektomie zu früh als zu spät! Frühzeitig zu operieren ist ungefährlicher, als abzuwarten, da kein auch noch so erfahrener Arzt sagen kann, wie sich der weitere Ablauf der Erkrankung vollziehen wird. Es werden daher auch Patienten appendektomiert, bei denen pathologisch-anatomisch keine Appendizitis gefunden wird.

Neben der klassischen Operation mit einem 4–5 cm langen Schnitt im rechten Unterbauch ist in manchen Kliniken die **laparoskopische Appendektomie** möglich. Dabei ist die Liegedauer um 1 Tag kürzer, die Rehabilitation schneller, die Operationszeit rund 50 % kürzer, die postoperativen Wundinfekte sind seltener und die Kosten höher. Die Vorteile der laparoskopischen Appendektomie sind nach Meinung der Chirurgen noch nicht so überzeugend, dass ein allgemeiner Übergang zu dieser Operationsform zwingend geboten erscheint.

Als **postoperative Komplikationen** sind Infekte der Bauchdecke, Nachblutungen, Zökalfistel und Ileus bekannt.

10 Ileus

Definition: Je nach Ursache und Lokalisation lassen sich ein **mechanischer** von einem **paralytischen** und ein **Dünndarm-** von einem **Dickdarmileus** unterscheiden. Es besteht eine Transportstörung des Darminhalts mit Distension und Funktionsstörung des Darms.

Ätiologie und Pathogenese:

(1) *Mechanischer Ileus:* Obstruktion (Tumor, Verwachsungen, besonders nach Abdominaloperationen, entzündliche Stenose, Gallensteine, Fremdkörper, Hämatom), Kompression (Tumor, Zyste), Strangulation, Brucheinklemmung (> 50 % der Fälle), Invagination, Volvulus. Häufig werden Blutgefäße komprimiert, sodass Darmwandischämien eintreten können.

(2) *Paralytischer Ileus:* Bakteriell, tryptisch oder toxisch bedingte *Peritonitis* (perforiertes Ulkus, Sepsis etc.), reflektorisch nach Trauma oder postoperativ, Gallen- und Nierenkoliken, akute Pankreatitis, toxisches Megakolon, metabolisch (Hypokaliämie, Coma diabeticum), Mesenterialarterien- oder -venenthrombose, Medikamente (Anticholinergika, Opiate), intestinale Pseudoobstruktion (Ogilvie-Syndrom).

Klinik: Leitsymptome:

(1) **Schmerz**
- Mechanischer Ileus: Krampfartig, meist lokalisiert
- Paralytischer Ileus: Keine oder nur leichte, diffuse Schmerzen, solange keine Peritonitis besteht. Bei Peritonitis ausgeprägter regionaler oder diffuser abdomineller Spontanschmerz, Abwehrspannung

(2) **Ileus mit Peritonitis:** Patient meidet jede Bewegung, Abwehrspannung, starker Druckschmerz

(3) **Darmgeräusche**
- Mechanischer Ileus: Hyperperistaltik mit lauten, oft klingenden Spritzgeräuschen, evtl. begleitet von sichtbaren Darmsteifungen (Hinweis auf Verschlusslokalisation)
- Paralytischer Ileus: Keine Peristaltik, „Totenstille"

(4) **Meteorismus:** Meist Frühsymptom bei Dickdarm- und paralytischem Ileus, bei hohem Dünndarmileus meist fehlend

(5) **Stuhl- und Windabgang**
- Bei Dünndarmileus anfänglich vorhanden, bei Dickdarmileus fehlend
- Bei blutigem Stuhl Verdacht auf ulzerative Kolitis, Divertikulitis, ischämische Kolitis, Mesenterialinfarkt, Karzinom.

(6) Erbrechen
- Je nach Dauer bzw. Höhe oder Ausdehnung des Verschlusses in der Reihenfolge: Mageninhalt, Galle, fäkulentes Erbrechen
- Allgemein gilt: Je höher der Verschluss, desto früher und stärker das Erbrechen
- Bei paralytischem Ileus meist erst nach 24 h, bei Dickdarmileus später

(7) Palpationsbefund
- Mechanischer Ileus: Abdomen anfänglich weich, nicht druckschmerzhaft, später zunehmende Abwehrspannung (peritoneale Reizung)
- Paralytischer Ileus: Weiches, geblähtes, nicht-druckempfindliches Abdomen, solange sich keine Peritonitis entwickelt.

Notfalldiagnostik entsprechend den Richtlinien bei akutem Abdomen (**s. Kap. III.6.9**).

> **WICHTIG:**
> Gefahren bei längerem Bestehen des Ileus: Hypovolämie mit Tachykardie, Blutdruckabfall, Kollapsneigung und **gramnegative Sepsis** (Gefahr des Schocks und/oder der Verbrauchskoagulopathie) infolge Durchwanderungsperitonitis mit Darmkeimen.

THERAPIE

Zielsetzung

Entblähung des Darms, Normalisierung des Wasser- und Elektrolythaushalts, Beseitigung einer Darmobstruktion oder -atonie.

> **WICHTIG:**
> Ileusverdacht ist stets eine Indikation zu sofortiger Krankenhauseinweisung.

Allgemeinmaßnahmen

(1) Völlige *Nahrungskarenz*.
(2) Beobachtung und Behandlung *unter Intensivpflegebedingungen*.
(3) *Ausgleich von Störungen des Wasser- und Elektrolythaushalts* unter Berücksichtigung der durch Absaugen entstehenden Elektrolyt- und Wasserverluste bei der Bilanzierung, meist metabolische Azidose (**s. Kap. III.1.2.2**).
(4) *Darmentlastung* durch Duodenalsonde: Zunächst Absaugen von Luft und Flüssigkeit aus dem Magen. Weiterführung der Sonde in den Dünndarm in Rechtsseitenlage. Durch ständige Absaugung Entspannung der geblähten Darmschlingen.
(5) *Antibiotikaschutz*: Präoperativ, aber auch bei konservativem Therapieversuch zur Behandlung bestehender Infekte. Mittel der Wahl: Kombination von Breitbandantibiotika mit Wirkung auf gramnegative Keime, z.B. Azlocillin (Securopen®) 3 × 5 g i.v. oder Cefotaxim (Claforan®) 3 × 2 g i.v. und Gentamicin (Refobacin®) 2 × 80 mg/Tag i.v.

Spezielle Therapie des mechanischen Ileus

(1) *Frühzeitige explorative Laparotomie* zur Beseitigung des Passagehindernisses, wenn kontinuierliches Absaugen das klinische Bild nicht bessert und/oder Temperatur und Leukozytenzahl ansteigen bzw. peritonitische Symptome auftreten. Vor der Operation Störungen des Wasser- und Elektrolythaushalts weitgehend ausgleichen.
(2) *Abwartende Haltung* unter ständigem Kontakt mit den Chirurgen, wenn die Obstruktionszeichen postoperativ aufgetreten sind oder eine inkomplette Obstruktion sich unter konservativer Therapie (s.o. **„Allgemeinmaßnahmen"**) ständig bessert.

> **! WICHTIG:**
> Bei mechanischem Ileus sind Prostigmin, Parasympatholytika und Morphinderivate kontraindiziert. Eine Laparotomie bei Ileus nach vorausgegangener Karzinomchirurgie im Abdomen ist nur sinnvoll, wenn eine nicht maligne Ursache wahrscheinlich ist.

Spezielle Therapie des paralytischen Ileus

Indikation zum *chirurgischen* Eingreifen bei Peritonitis, (noch operablem) Mesenterialarterienverschluss, sonst stets **konservative** Behandlung nach folgenden Richtlinien:

(1) *Allgemeinmaßnahmen:* S. 549.

(2) *Anregung der Darmperistaltik* durch Neostigmin (Prostigmin®) oder Distigminbromid (Ubretid®) 0,5 mg i.m. oder 0,5–1 mg als langsame i.v. Infusion in 250 ml 0,9%igem NaCl über 2 h oder Pyridostigmin (Mestinon® 1–2 mg i.m.). Ceruletid (Takus®) 40 µg in 500 ml NaCl 0,9% i.v. (2,5–4 ml/min).

(3) Bei *schwerem Kaliummangel* bewirkt intensive Substitution (**s. Kap. III.1.1.3.2**) meist schnelle Rückbildung der Ileussymptome.

(4) Ein Versuch der therapeutischen Koloskopie mit wenig Luftinsufflation und Absaugen des Darminhalts ist gerechtfertigt, vor allem bei der Pseudoobstruktion, bei der es sich um eine passagere Motilitätsstörung mit Ileussymptomatik handelt. Anschließend Darmdekompressionssonde möglichst über linke Kolonflexur hochlegen, Serumkalium ergänzen und Darmperistaltik anregen (s. [2]).

(5) *Beim Versagen der konservativen Therapie:* Entlastung durch Ileostomie oder Zökostomie, operatives Einlegen der Sonde.

11 Morbus Crohn

Synonyma: Regionale Enterokolitis, Ileitis terminalis; granulomatöse Kolitis.

Definition: Unspezifische, granulomatöse, segmentär angeordnete, chronisch-remittierende Darmentzündung unbekannter Genese mit Neigung zur Fistelbildung, die sich vom Mund bis zum Anus manifestieren kann.

Ätiologie und Pathogenese: Die Ursache ist unbekannt. Von den zahlreichen diskutierten Faktoren wie Infektionen (z.B. mit Mykobakterien), Diät (raffinierte Kohlenhydrate, gehärtete Fette), Rauchen, genetische Faktoren hat sich keiner als alleiniges pathogenetisches Prinzip sichern lassen. Es spricht jedoch viel für eine verstärkte Aktivierung des lokalen mukosalen Immunsystems als pathogenetische Basis der Schleimhautläsionen mit vermehrter Schleimhautpermeabilität. Die Entzündung erfasst alle Wandschichten des Darmtrakts und kann in allen Bereichen vom Mund bis zum Anus auftreten („skip lesion"). Sie führt zu Ulzerationen, Strikturen, Abszessen und Fistelbildungen.

Klinik: Beginn und häufige Lokalisation (ca. 3/4 der Fälle) im terminalen Ileum („Ileitis terminalis") und Zökum, seltener im Ileum oder Kolon allein (je ca. 1/4 der Fälle). Beginn der Erkrankung meist vor dem 30. Lebensjahr, manchmal akut unter dem Bild einer Appendizitis.

Leitsymptome und -befunde: Durchfälle (3–5 oder mehr breiige Stühle/Tag, meist ohne Blut und Eiter), Druckempfindlichkeit der erkrankten Darmabschnitte, oft kolikartige Schmerzen im rechten und mittleren Unterbauch (klassische Fehldiagnose: „chronische Appendizitis"), Konglomerattumor, Neigung zu analer und enteraler Fistelbildung.

Extraintestinale Krankheitsmanifestationen: Erythema nodosum, Polyarthritis, Spondylarthritis ankylopoetica, Sakroileitis, Pyoderma gangraenosum, Iridozyklitis, Chorioiditis, primär sklerosierende Cholangitis, Hepatitis.

Allgemeinerscheinungen: Schwäche, Anorexie, Gewichtsverlust, subfebrile Temperaturen.
Laborbefunde: Hypochrome Anämie, Erhöhung von BKS und CRP, Leuko- und Thrombozytose, Dysproteinämie vom Entzündungstyp (Albumin ↓, $α_2$- und β-Globuline ↑), erniedrigtes Serumeisen. Alkalische Phosphatase, γ-GT, Elektrolyte, Magnesium, Zink, Folsäure, Vitamin B_{12}.

Diagnostische Hinweise: Unklare, auch oligosymptomatische Erkrankungen mit chronischer Diarrhö oder Analfisteln sind verdächtig auf M. Crohn.
Ileokoloskopie: Aphthenähnliche Schleimhautläsionen bis zu tiefen, longitudinal verlaufenden Ulzera in relativ normaler Umgebung, Pflastersteinrelief. Immer Stufenbiopsien aus Ileum und Kolon.
Radiologische Veränderungen: Zerstörung des Schleimhautreliefs, pflastersteinartige Füllungsdefekte, longitudinale Ulzera, stellenweise bandförmige Stenosen- (besonders terminales Ileum) und/oder Fistelbildung (enteroenteral, enterokolisch, rektovesikal, enterovaginal, enterokutan). Wechsel von erkrankten und nicht-befallenen Darmabschnitten („skip lesions"). Oft Analfissuren, perianale und perirektale Fisteln und/oder Abszesse. Für die Lokalisationsdiagnostik und Therapiewahl sind weiterhin von Bedeutung: Sonographie, Gastroskopie, Hydro-MRT (besonders bei Fisteln!), die das Enteroklysma nach Sellink weitgehend ersetzt, und KKE.

Differenzialdiagnosen: Reizdarmsyndrom, Appendizitis, Infektionen mit Salmonellen, Shigellen, Amöben, AIDS, Tuberkulose, Chlamydien, Yersinia enterocolitica. Letztere kann dem M. Crohn in Lokalisation, röntgenologischem, endoskopischem und histologischem Bild ähneln, wird aber durch erhöhte KBR und Stuhlkultur erkannt. Ferner müssen ischämische Kolitis und Divertikulitis ausgeschlossen werden. Der M. Crohn kann auch isoliert das Kolon befallen und muss von der Colitis ulcerosa unterschieden werden.

THERAPIE

Therapieziele

Rückbildung der entzündlichen Veränderungen, Erhaltung, u.U. chirurgische Wiederherstellung normaler Passageverhältnisse. Eine spezifische Therapie gibt es bislang nicht. Die Erkrankung kann wegen ihrer Chronizität, ihrer Tendenz zu Stenosierung und Fistelbildung sowie ihrer Rezidivneigung nach Operationen schwierige therapeutische Probleme aufwerfen.

Allgemeine Maßnahmen, Diät

Normale Kost, soweit möglich; grobe und blähende Speisen bei partiellen Darmstenosen meiden und individuelle Unverträglichkeiten (Laktoseintoleranz) beachten. Es gibt keine spezielle Crohn-Diät, und kein Nahrungsmittel hat wissenschaftlich gesichert eine kausale Beziehung zum Krankheitsverlauf (raffinierte Kohlenhydrate, „Leben ohne Brot", Fischdiät, gehärtete Fette etc.). Häufig bestehen ein intestinaler Eiweiß- und Blutverlust aus den befallenen Darmsegmenten sowie eine Malabsorption z.B. von Vitaminen A, D, E, K, B_{12} bei Ileumbefall bzw. -resektion. Wichtig ist die Verhütung bzw. der Ausgleich von Mangelzuständen (Unterernährung, Eiweiß-, Vitamin-, Eisenmangel). Die Patienten ernähren sich aus Furcht vor postprandialen Schmerzen und Durchfällen oft nicht ausreichend. Die Diät entspricht den Richtlinien, die für das Malabsorptionssyndrom gegeben sind (s.o.).
Im akuten Stadium bessert eine **schlackenfreie Diät** („Astronautenkost" Biosorb®, Fresubin®, Nutricomb® evtl. mit MCT, 2–4 Flaschen à 500 ml/Tag, langsam steigern!) oder totale parenterale Ernährung über 1–2 Wochen häufig die Symptome und eignet sich daher, die akute Phase mit zu überwinden. Auch Gabe über nasogastrale Sonde von Oligopeptid- oder Polymerdiät kontinuierlich 0,5–1,5 ml/h zeigte bei ca. 60 % der Patienten Erfolg (Formuladiäten 1).

Eine Heilwirkung („Ruhigstellung") bei chronischem Verlauf ist nicht erwiesen. Als Substitution bei Unterernährung und Mangelerscheinungen ist sie jedoch geeignet.
Zu vermeiden: Grobe und blähende Speisen, besonders bei Stenosen; individuelle Unverträglichkeiten (z.B. Milch) beachten.

Pharmakotherapie
Unspezifische Behandlung
Bei mehr als 4 Stühlen/Tag kann die Frequenz vermindert werden durch Loperamid (Imodium® Kapseln 2–3/Tag; Imodium®N-Lösung 2 × 10 ml; Imodium® lingual Tbl. 2 × 1/Tag). Spasmolytika wie Butylscopolamin (Buscopan® Drg.) oder Mebeverin (Duspatal® Drg.), jeweils 1 Dragée vor den Mahlzeiten, reduzieren postprandiale Bauchkrämpfe. Vorsicht bei Darmstenosen, da beide Medikamente dann einen Ileus begünstigen!

Spezifische Behandlung
(Entsprechend den Leitlinien der Deutschen Gesellschaft für Innere Medizin [DGIM], Urban & Fischer/ Elsevier, Stand Dez. 2006 und der Deutschen Gesellschaft für Verdauungs- und Stoffwechselkrankheiten [DGVS]; Diagnostik/Therapie des Morbus Crohn, Z. Gastroenterologie 2003; 41: 19–68.
Zu den Evidenzgraden siehe Kapitel 18, **Tab III.18.8**.

Therapie der einzelnen Stadien
(1) Akuter Schub – geringe bis mittlere Aktivität (Crohn's Disease Aktivity Index nach Best [CDAI] 150–350):
- *Glukokortikoide:*
  - *Prednisolon/Prednison:* wirksamstes Medikament. Initialdosis 60 mg/Tag p.o., Dosisreduktion variabel, je nach Ansprechen (z.B. um 5–10 mg/Woche), Dauer 3–6 Monate (Evidenzgrad Ib).
  - *Budesonid:* Dosis 9 mg/Tag p.o., Dosisreduktion nach Erreichen der Remission (z.B. um 3 mg/Woche). Alternativ zu systemischen Steroiden, v.a. bei ileozökalem Befall (topisch wirksam) (Evidenzgrad IIb).
- *Aminosalicylate: Mesalazin:* Dosis 4 g/Tag p.o., Dosisreduktion nach Erreichen der Remission (z.B. um 1 g/Woche). Alternativ zu Steroiden (Evidenzgrad IIb), weniger wirksam als systemische Steroide und Budesonid.
- Formuladiäten: Additiv oder alternativ (nasoduodenale Sonde) enteral (Evidenzgrad Ia).

(2) Akuter Schub – hohe Aktivität (CDAI > 350):
- *Prednisolon/Prednison:* Initialdosis 100 mg/Tag i.v. oder oral, Dosisreduktion je nach Ansprechen (Evidenzgrad IIb).
- *Infliximab:* Dosis 5 mg/kg KG i.v., bei Versagen der Steroidtherapie (Evidenzgrad IV).
- Parenterale Ernährung: vor allem bei Obstruktion/Stenose (Evidenzgrad IV).

(3) Chronische Erkrankung:
- *Prednisolon/Prednison:* Dosisanpassung individuell je nach Erkrankungsaktivität (Evidenzgrad IV); Dauer 6 Monate. Immer gleichzeitig Immunsuppression.
- *Azathioprin* in einer Dosis von 2–2,5 mg/kg KG/Tag (Evidenzgrad Ia) bzw. *6-Mercaptopurin* in einer Dosis von 1 mg/kg KG/Tag. Dauer mindestens 4 Jahre (Evidenzgrad Ia).

(4) Fisteln:
- Steroidtherapie meiden.
- *Metronidazol:* Dosis 2- bis 3-mal 400 mg/Tag über 2–3 Monate (in Deutschland nicht für die Dauerbehandlung zugelassen) (Evidenzgrad IIb).
- *Infliximab:* Dosis 5 mg/kg KG/Tag i.v. (bei Therapieversagen inklusive Chirurgie) (Evidenzgrad Ib).
- Chirurgische Sanierung in der Remission anstreben.

(5) Rezidivprophylaxe: *Mesalazin:* Dosis 2 mg/Tag. Nach erfolgreicher Therapie eines akuten Schubs und v.a. postoperativ. Dauer 2 Jahre (Evidenzgrad Ia).
Im Folgenden werden die einzelnen Medikamentengruppen im Detail dargestellt.

Glukokortikoide

Wirksamstes Medikament im akuten Schub, wenn in hoher Dosierung in 2 Portionen verabreicht, z.B. Decortin®, Ultralan®, Urbason®, Decortilen® (s. **Tab. III.6.3** und **Tab. II.2.1**). Bei fulminantem Verlauf Glukokortikoide i.v. verabreichen, sonst genügt die orale Gabe. Nur hohe Dosen Cortison, über den Tag verteilt, hemmen die Entzündung so effektiv, dass eine rasche klinische Besserung eintritt. Dosisempfehlung bei fulminantem Schub zeigt **Tabelle III.6.3**. Dosisreduktion nicht nach einem starren Schema durchführen, sondern variabel je nach Krankheitsaktivität. Etwa 20 % der Patienten benötigen Steroide wegen chronisch aktiver Verläufe über Monate und Jahre, ungefähr 10–20 mg Prednison-Äquivalent täglich. Bei mäßig ausgeprägter Erkrankung mit Aktivitätsindex < 300 im Bereich terminales Ileum–Colon ascendens ist Budesonid (Entocort® 3 Kps. à 3 mg morgens nüchtern oder Budenofalk® Kps. à 3 mg, 3 × 1/Tag) indiziert. Dabei wird ab 20 mg Prednison gleichzeitig Budesonid 9 mg/Tag verabreicht und dann wöchentlich Prednison um 5 mg reduziert. Dieses topische Glukokortikoid wird dank spezieller Präparation erst in diesen Darmabschnitten freigesetzt und hat eine höhere Cortisonrezeptoraffinität als die bisherigen Glukokortikoide. Es wird zu rund 90 % beim First Pass durch die Leber abgebaut und hat dadurch sehr geringe Cor-

Tabelle III.6.3 Dosierung von Prednison bei hoher Aktivität chronisch-entzündlicher Darmerkrankungen (UAW und Kontraindikationen der Glukokortikoide s. **Kap. II.2.2.1**)

	Morgens	**Abends**
Aktivitätsindex[1] > 150		
1. Woche	75 mg	25 mg
2. Woche	50 mg	20 mg
3. Woche	40 mg	10 mg
4. Woche	30 mg	5 mg
5. Woche	25 mg	–
6. Woche	20 mg	–
7. Woche	15 mg	–
8. Woche	10 mg	–
Bei ausbleibender Besserung in der jeweiligen Dosisstufe verharren bis zum Ansprechen.		
Aktivitätsindex[1] < 150		
7.–12. Woche	10 mg	
Bei anhaltender Remission		
über Monate bis zu ½ Jahr	5/10 mg, 0/10 mg alternierend	
Bei Kolonbefall Kombination mit einem Mesalazinpräparat 2,5–4,5 g/Tag während der gesamten Behandlungsperiode.		

[1] „Der Aktivitätsindex berücksichtigt subjektive Beschwerden (Zahl der dünnen Stühle, Bauchschmerzen, Allgemeinbefinden) und klinische Befunde (Crohn-assoziierte Symptome, Resistenz im Abdomen, Hkt, Gewicht) und wertet sie durch Multiplikation mit unterschiedlichen Faktoren. Eine Punktzahl > 150 bezeichnet einen aktiven M. Crohn, eine Punktzahl > 350 einen sehr schweren Schub, der in der Regel zur stationären Behandlung zwingt." (Gastroenterology 70 [1976] 439; Formulare zu erhalten bei Pharmacia, Erlangen, oder Falk Foundation, Freiburg)

tison-UAW. Erfahrungen in der Langzeittherapie mit Budesonid liegen nur für 6 mg (2 Kps. tgl.) über 2 Jahre vor. Bei Befall des linksseitigen Kolons kann Budesonid als abendlicher Einlauf verabreicht werden (Entocort rektal®).

> **WICHTIG:**
> Der orale Einsatz von Budesonid bei extraintestinalen Manifestationen und Lokalisationen des M. Crohn außerhalb des Bereiches terminales Ileum und Colon ascendens ist nicht sinnvoll.

Aminosalicylate

Sie werden als Monotherapie oder in Kombination mit systemischen Steroiden eingesetzt in einer Dosierung von 2,5–4,5 g/Tag, z.B. Mesalazin (Salofalk®, Claversal®, Pentasa® je 500 mg/Kps., Pentasa® Sachet 1000 mg) oder Olsalazin (Dipentum® 500) bei distalem Kolonbefall, zur Pharmakotherapie mit Aminosalicylaten (**s. Kap. III.6.12** „Pharmakotherapie"). Im akuten Schub Dosierung 4–4,5 g/Tag; zur Erhaltung der Remission werden 2–3 g pro Tag jeweils ½ h vor den Mahlzeiten über mind. 2 Jahre empfohlen.

Antibiotika

Antibiotika sind bei akutem schwerem Schub (hohes Fieber, druckschmerzhaftes Abdomen, Leukozytose, CRP erhöht) indiziert; Abszess ausschließen durch Sonographie, evtl. CT-Abdomen. Piperacillin (Pipril®) 3 × 4 g i.v./Tag oder Ciprofloxacin (Ciprobay®) 2 × 400 mg i.v. zusammen mit Metronidazol (Clont®) 3 × 500 mg i.v./Tag.

Immunsuppressiva

Bei Therapieresistenz gegen Steroide, häufig rezidivierenden akuten Schüben und zur Vermeidung von Steroid-UAW durch reduzierte Steroiddosis ist Azathioprin (Imurek®, Azafalk®) 2,0–3,0 mg/kg KG/Tag indiziert. Azathioprin wird meist zusammen mit einer niedrigen Steroiddosis (10–20 mg Prednison/Tag) verabreicht. Die Azathioprin-Wirkung setzt erst nach 2–4 Monaten ein, wobei bei ²/₃ der Patienten mit einem Therapieerfolg zu rechnen ist.

> **WICHTIG:**
> Auf UAW achten wie Übelkeit, Diarrhö, Gelenkschmerzen, Transaminasenanstieg, Leukopenie, Thrombopenie. Kein Allopurinol gleichzeitig geben. Methotrexat ist Therapeutikum der 2. Wahl, und die Wirkung von Ciclosporin ist nicht gesichert.

Antikörper gegen Entzündungsfaktoren (Antizytokintherapie)

Von z.Zt. untersuchten Antikörpern gegen Entzündungsfaktoren (IL-10, IL-12, ICAM etc.) hat ein chimärer Antikörper (Mensch–Maus) gegen TNF-α (Tumornekrosefaktor) Erfolge in der Therapie des M. Crohn gebracht. Infliximab (Remicade® 5 mg/kg KG) zur Behandlung steroidrefraktärer bzw. steroidabhängiger Verläufe ergab in rund 60 % eine verbesserte Lebensqualität und rasche Heilung, auch von Fisteln, nach einmaliger bzw. wiederholter Infusion. Die häufigsten UAW sind Kopfschmerzen, abdominelle Beschwerden und Übelkeit. Akute Infusionsreaktionen entwickelten sich in 4,5 %, schwere Infektionen in 3,8 %.

(1) *Indikationen:* Chronischer, aktiver Verlauf des M. Crohn, der auf Mesalazin, Steroide und Azathioprin nicht anspricht; Fisteln, die trotz chirurgischer Maßnahmen, Metronidazol und Azathioprin nicht abheilen.

> **WICHTIG:**
> Wegen häufig allergischer Reaktionen sollte die Infusion klinisch überwacht werden.

(2) *Kontraindikationen:* Infektionen wie Pneumonie etc., da vermehrt Reaktivierung von Tuberkulose beobachtet wurde. Abszesse müssen vorher zumindest drainiert sein. Eine „verzögerte Überempfindlichkeitsreaktion" kann nach einer Therapiepause von 15 und mehr Wochen auftreten.
(3) *Durchführung:* Gabe von Remicade® (5 mg/kg KG) als Infusion über 2 h unter klinischer Beobachtung! Normalerweise genügen 2 Gaben in 4-wöchigen Abständen, bei Fisteln werden 3 Gaben empfohlen (0, 2 und 6 Wochen). Dabei können Glukokortikoide reduziert oder ganz abgesetzt werden. Eine Remissionserhaltung über 1 Jahr wurde in einer Studie mit Remicade® 10 mg/kg KG alle 8 Wochen gesehen [Gastroenterology 1999; 117: 761, ACCENT-Studie Dig. Dis. Week, Abstr. 99, 2001)]

Komplikationen und ihre Behandlung

(1) *Schwere, fulminante Verlaufsform* mit septischen Temperaturen, häufigen Durchfällen und schwerer Beeinträchtigung des Allgemeinbefindens. Therapie wie bei akuter, fulminanter, ulzeröser Kolitis (**s. Kap. III.6.12**).
(2) *Stenosen, Fisteln, Perforationen, Abszesse* stellen früher oder später eine Operationsindikation dar, wenn die konservative Behandlung versagt. Eine kurzstreckige Stenose (< 5 cm) an einer Anastomose nach Darmresektion kann durch Ballondilatation konservativ endoskopisch behandelt werden, wobei keine Fistel in diese Stelle münden darf. Sonst chirurgische Erweiterungsoperation (Strikturplastik). Bei komplexen Fisteln ist eine MRT zur exakten Ausdehnung und OP-Planung empfehlenswert. In sehr schweren Fällen Kolektomie mit Ileostoma. Perianale Fisteln: Wenn nur subkutan und intersphinktär, Spaltung der Fistel, sonst Fadendrainage. Auch bei Resektion im Gesunden beträgt die Rezidivquote des M. Crohn 50 % und mehr innerhalb von 2 Jahren.
(3) *Malabsorptions- und Maldigestionssyndrome:* Besonders bei Patienten mit ausgedehntem Ileumbefall, nach Ileumresektion oder mehrfacher Dünndarmresektion sind Mangelzustände an Vitamin B_{12}, Folsäure, den Vitaminen A, D und K, Zink, Eisen, Kalzium und Eiweiß möglich. Das Kurzdarmsyndrom kann auch mit einem Gallensäurenverlust und chologenen Diarrhöen einhergehen. Letztere können bei Resektionen unter 1 m Ileum schlagartig gebessert werden durch Bindung der Gallensäuren an Colestyramin (Quantalan®) 2–4 g/Tag. Bei nachgewiesenen Mangelzuständen (Anämie, Hypoproteinämie, Osteopenie, Akrodermatitis, Steatorrhö, Serumwerte der Vitamine etc.) Indikation zur Substitutionstherapie, wie Zusatzkost („Astronautenkost" 200–500 ml/Tag), Kalzium (1 g/Tag), Vitamin D (1000 E/Tag), Zink (Zinkamin®-Falk) 2-mal 1/Tag, Folsäure (Folsan®) 2-mal 1, Vitamine A, D und K (Adek-Falk®) und B_{12} (Cytobion® 1000 μg) jeweils 1-mal/Monat als i.m. Injektion.
(4) *Extraintestinale Manifestationen:* Arthralgien, Erythema nodosum, Sakroileitis, Pyoderma gangraenosum und primär sklerosierende Cholangitis gehen in ihrer Aktivität auf intravenöse Steroidmedikation zwar zurück, bedürfen jedoch Zusatztherapien:
- Lokalbehandlung der Uveitis und Iridozyklitis (Augenarzt!);
- Bei Pyoderma gangraenosum lokale cortisonhaltige Salben (z.B. Volonimat®) und zusätzlich Azathioprin (Imurek®).
- Bei primär sklerosierender Cholangitis zusätzlich Ursodeoxycholsäure (Ursofalk®) 2–3 Kps./Tag.
- Bei Arthralgien Einsatz von Sulfasalazin und Methotrexat. **Cave:** NSAR können die Symptome verstärken.

Rezidivprophylaxe

Wenn nach 3- bis 6-monatiger Therapie mit Prednison 20 mg/Tag bei 2 Reduktionsversuchen des Medikaments die Beschwerden beim Patienten erneut auftreten, besteht eine Steroidabhängigkeit. Wenn nach Akutphasetherapie die klinische Symptomatik trotz fortgesetzter Steroidgabe (Prednison > 20 mg/Tag) nicht abnimmt, ist der M. Crohn steroidrefraktär. Aber Ausschluss von Abszessen, Strikturen, Stenosen, enteroenteralen Fisteln und Amyloidose, bevor die Krankheit als steroidabhängig bzw. steroidrefraktär bezeichnet wird. In beiden Situationen empfiehlt sich zusätzlich die Gabe von Azathioprin (Imurek®, Azafalk®) 2,0–3,0 mg/kg KG/Tag über mindestens 2 Jahre bis zu 4 Jahren (UAW, wie Übelkeit, Allergie, Leukopenie und Pankreatitis, bis zu 10 %, aber reversibel). Auch Mesalazin (Salofalk®, Claversal®, Pentasa®) in einer Dosierung von 2,0–3,0 g/Tag bringt für die Prophylaxe nur 5 % therapeutischen Gewinn. In einer offenen Studie konnte die gemeinsame Gabe von Mesalazin 2 × 1 g/Tag und Saccharomyces boulardii 1 g/Tag (Perenterol®, Perocur®) die Rezidivquote über 6 Monate deutlich senken [Dig Dos Sci 2000; 45: 1462]. Bei rechtsseitigem Kolonbefall und Ileitis kann statt Prednison 10 mg/Tag auch Budesonid 6 mg (Entocort®), 2 Kps. morgens nüchtern, über 2 Jahre verabreicht werden (geringere UAW). Ist nur das linksseitige Kolon befallen, sind Mesalazineinläufe, Salofalk® Klysma oder Entocort® Klysma, zu empfehlen (1-mal abends). Patienten mit inaktiver Erkrankung, die sich über 6 Monate in Remission befinden, profitieren von keiner medikamentösen Therapie. Eine Behandlung zur Remissionserhaltung ist bei diesen Patienten nicht indiziert. Nach Darmoperation wegen M. Crohn sollte Metronidazol 20 mg/kg KG/Tag über 3 Monate gegeben werden, was die Rezidivrate reduziert. Mesalazin brachte nach operativer Remission nur einen therapeutischen Vorteil von 14 % (NTT7!), dagegen war Budesonid (6 mg/Tag getestet) als Rezidivprophylaxe nach Operation nicht wirksam.

12 Colitis ulcerosa

Definition: Unspezifische, entzündliche, ulzerative Erkrankung des Kolons unklarer Genese.

Ätiologie und Pathogenese: Die Ursache der Colitis ulcerosa ist unbekannt. Es ließ sich weder eine infektiöse noch eine diätetische Genese sichern. Vielmehr scheint durch eine gestörte Immunreaktion eine Autoimmunität gegen Kolonmukosa zu entstehen, wofür einige Befunde, wie verstärkte Expression von HLA-Klasse-II-Antigenen und Antigenen gegen Kolonmukosa, sprechen. Die Entzündung ist auf die Kolonmukosa begrenzt.

Klinik: Beginn und häufigste Lokalisation (ca. 80 %) im Rektum und Sigmoid, von dort Tendenz zum Aufsteigen nach oben. Seltener ist der gesamte Dickdarm befallen. Je nach Lokalisation lassen sich eine isolierte hämorrhagische Proktitis, eine Rektosigmoiditis, eine linksseitige und eine totale Kolitis unterscheiden und vom Verlauf her akute und chronisch-rezidivierende mit geringer, mittelgradiger und hochgradiger Aktivität (**Tab. III.6.4**). Bei ausgedehntem Kolonbefall und einer Verlaufsdauer über 10 Jahre ist die Karzinomgefahr erhöht.

Leitsymptome und -befunde: Je nach Schwere der Erkrankung:
(1) Bei isolierter, *hämorrhagischer Proktitis* oft normal geformte Stühle mit Schleim- und Blutauflagerung oder nur Abgang von Schleim und Blut, bei wenig beeinträchtigtem Allgemeinbefinden.
(2) Bei *ausgedehnter chronischer Kolitis* blutig-eitrige Durchfälle, Neigung zu Meteorismus und Tenesmen. Reduktion des Allgemeinzustands durch Anorexie, Gewichtsverlust, Fieber.
(3) Bei *fulminant toxischer Verlaufsform* (toxisches Megakolon) schwerstes Krankheitsbild mit septischen Temperaturen, wässrig-blutig-eitrigen Durchfällen, Druckschmerzhaftigkeit und Überblähung des Kolons (meist des Transversums), Dehydratation, Hypotonie.

Labor: CRP, BKS, Blutbild, Elektrolyte, Eiweiß, γ-GT, AP, SGPT, Bilirubin, p-ANCA (positiv bei 66 %, bei M. Crohn nur 10 %). Stuhl auf pathogene Keime wie Shigellen, Amöben, Salmonellen, Campylobacter, Yersinia enterocolitica, Clostridium difficile, EHEC.

Tabelle III.6.4 Aktivität der Colitis ulcerosa nach Symptomen (S) und Endoskopiebefunden (E)

Symptome	Gering		Mittelgradig		Hochgradig	
	S	E	S	E	S	E
Stühle/Tag	3–5	Rötung	6–9	punktförmige Blutungen	≥ 10	Ulzera
Blut im Stuhl	(+)	Granulation	++	Granulation	+++	Spontanblutungen
Schmerzen	0	vermehrte Verletzlichkeit	+	Schleim	++	Granulation
Fieber	0		0	Gefäßmuster verschwunden	++	Gefäßmuster verschwunden
Anämie	0		(+)		++	Haustrierung weg
Leukozytose	0		0		++	
Hypoproteinämie	0		0		+	

Extraintestinale Manifestationen: Kutane (Erythema nodosum, Pyoderma gangraenosum), polyarthritische, hepatische (Autoimmunhepatitis, sklerosierende Cholangitis), ophthalmologische (Iridozyklitis, Uveitis), kardiale (Myokarditis) Beteiligung.

Diagnostische Hinweise: *Die Diagnose und Ausdehnung der Erkrankung wird durch eine Ileokoloskopie mit Stufenbiopsien gestellt:* Rötung, vermehrte Verletzlichkeit der Schleimhaut, Ödem, aufgehobene Gefäßzeichnung, granulierte Oberfläche, Erosionen, Ulzera und Pseudopolypen. Für die Kontrolle des Therapieerfolgs genügen meist Sigmoidoskopie und Laborparameter (Blutbild, CRP). Im abdominellen Ultraschall verdickte Kolonwand, bei toxischem Megakolon erweitertes Darmlumen (≥ 6 cm). Im KKE sägezahnähnliche, angenagte Dickdarmkonturen, „Kragenknopfabszesse", Haustrenverlust bei Befall der Muskularis, starrer, verengter Darm bei chronischem Verlauf („Gartenschlauchphänomen"), Pseudopolypen. Bei Verdacht auf sklerosierende Cholangitis muss eine ERC durchgeführt werden; weniger treffsicher ist die MRC. Sicherung der Diagnose durch Leberbiopsie.

THERAPIE

Allgemeine Therapieziele

Sie richten sich nach der Ausdehnung, Aktivität und Lokalisation des Krankheitsprozesses und der Schwere der durch ihn hervorgerufenen Begleiterscheinungen.

> **! WICHTIG:**
> Ein Patient mit hochgradiger Aktivität der Colitis ulcerosa bzw. toxischem Megakolon muss dringend in eine Klinik eingewiesen werden.

Allgemeine Maßnahmen

(1) *Hospitalisierung:* Nur bei hochgradiger Aktivität dringend oder zum Abfangen eines Schubes bei mittelgradiger Aktivität (**s. Tab. III.6.4**) erforderlich. Über 60 % der Patienten können ambulant behandelt werden.

(2) *Diät:* Es gibt keine spezifische Kost, die eine Colitis ulcerosa heilt. Bei hochgradiger Aktivität und toxischem Megakolon sind Nulldiät und parenterale Ernährung indiziert, während sonst eine weitgehend normale Kost unter Berücksichtigung individueller Unverträglichkeiten

empfohlen wird. Im Übrigen sollte eine normale, gemischte, kalorienreiche (10 000–12 000 Joule) und eiweißreiche (100–125 g/Tag) Kost eingenommen werden.
(3) *Stuhlregulierung:* Bei quälendem Durchfall können Loperamid (Imodium® 3-mal 1–2 Kps./Tag), Tinctura opii oder Spasmolytika vorsichtig eingesetzt werden (tägliche Stuhlliste führen!).

> **! Wichtig:**
> Diese Medikamente begünstigen eventuell die Entwicklung eines toxischen Megakolons!

Eine gelegentliche Obstipation kann mit Quell- und Faserstoffen behandelt werden.
(4) *Ausgleich von Mangelzuständen:* Albumin bei Hypoproteinämie, Transfusion bei ausgeprägter Anämie (Hb < 9 g/dl), Flüssigkeit, Kalium, Eisen und Vitamine je nach Bedarf.

Pharmakotherapie

(Entsprechend den Leitlinien DGIM und der Deutschen Gesellschaft für. Verdauungs- und Stoffwechselkrankheiten; zu den Evidenzgraden (EBM) s. Kapitel III.18, **Tabelle 18.8**).

Spezifische Therapie nach Erkrankungsaktivität

(1) **Akuter Schub** (leichter bis mittlerer Schweregrad nach Rachmilewitz):
- *Glukokortikoide: Prednison/Prednisolon:* wirksamstes Medikament. Initialdosis 60 mg/Tag p.o., Dosisreduktion variabel, je nach Ansprechen (z.B. um 5–10 mg/Woche), Dauer 3–6 Monate (Evidenzgrad Ib).
- *Aminosalicylate: Mesalazin:* Dosis 4 g/Tag p.o., Dosisreduktion nach Erreichen der Remission (z.B. um 1 g /Woche). Alternativ zu Steroiden (Evidenzgrad Ib); bei linksseitiger Kolitis lokale Therapie: Mesalazin, Budesonid oder konventionelle Steroidklysmen.

(2) **Akuter Schub** (schwer, beginnendes Megakolon):
- *Prednisolon/Prednison:* Initialdosis 100 mg/Tag i.v.oder oral, Dosisreduktion je nach Ansprechen.
- *Parenterale Ernährung:* Vor allem bei Subileus und Megakolon (Evidenzgrad IV).
- *Ciclosporin:* Dosis 4 mg/kg KG/Tag als Dauerinfusion i.v. (Dauer 1–2 Wochen), bei mangelhaftem Ansprechen auf systemische Steroide (Evidenzgrad Ib); Remissionserhaltung mit 5 mg/kg KG/Tag oral (Dauer 6 Monate) plus *Azathioprin* (Evidenzgrad IIb).
- *Antibiotika:* Bei Fieber/septischem Verlauf (Evidenzgrad IV).

(3) **Chronisch aktive Erkrankung:**
- *Prednison/Prednisolon:* wirksamstes Medikament. Dosisanpassung individuell, je nach Erkrankungsaktivität (Evidenzgrad IV); Dauer 6 Monate. Immer gleichzeitig Immunsuppression.
- *Azathioprin* in einer Dosis von 2–2,5 mg/kg KG/Tag (Evidenzgrad Ia) bzw. 6-Mercaptopurin in einer Dosis von 1 mg/kg KG/Tag (Evidenzgrad IIb).

(4) **Rezidivprophylaxe:** Mesalazin: Dosis 1,5–3 g/Tag, auf Dauer Olsalazin/Sulfasalazin.
(5) **Postoperativ (Pouchitis):** Metronidazol: Dosis 2- bis 3-mal 400 mg/Tag, Dauer je nach Ansprechen (Evidenzgrad IV).
Im Folgenden sind die einzelnen Therapeutika im Detail aufgeführt.

Aminosalicylate

Das älteste Medikament, Sulfasalazin (Azulfidine®, Colopleon®), wird bei oraler Einnahme frühzeitig im Dünndarm gespalten, sodass weniger als 50 % im Kolon wirksam sind. Da das Spaltprodukt Sulfapyridin für die hohe UAW-Rate um 15 % verantwortlich ist, stehen heute im Vordergrund Mesalazin (Salofalk®, Claversal®, Asacolitin®, Pentasa®) und Olsalazin

(Dipentum®). Da Mesalazin im Dünndarm rasch resorbiert wird, wurde es umhüllt mit Eudragit S (Asacolitin® 400 mg, Auflösung bei pH > 7) oder Eudragit L (Salofalk®, Claversal® 500 mg, Auflösung bei pH > 6) oder Äthylcellulose (Pentasa® 500 mg, Pentasa® Sachet 1000 mg). Während Asacolitin® fast vollständig in das Kolon gelangt und nicht selten bei starker Diarrhö unaufgelöst wieder im Stuhl erscheint, werden etwa 25 % des Mesalazins von Salofalk® bzw. Claversal® und 30–55 % von Pentasa® schon im Dünndarm freigesetzt. Olsalazin (Dispentum®) wird erst im Kolon zu 2 Molekülen Mesalazin gespalten und eignet sich besonders für die linksseitige Kolitis.

Glukokortikoide

Bei mittel- und hochgradiger Aktivität der Krankheit und/oder extraintestinalen Manifestationen (Iridozyklitis, Arthritis, Erythema nodosum, Pyoderma gangraenosum) zählen Glukokortikoide zu den wichtigsten Therapeutika, die auch bei distalem Befall, so genannter linksseitiger Kolitis, eingesetzt werden in Form von Suppositorien, Klysmen (Betnesol®) und Schaum (Colifoam®). Neue topische Glukokortikoide, die beim „First pass" durch die Leber fast vollständig abgebaut werden und fast keine Kortikoid-UAW verursachen, sind hochwirksam, z.B. Budesonid (Entocort® rektal). Dosierung wie bei M. Crohn (**s. Tab. III.6.3**), jedoch nicht bei extraintestinalen Manifestationen.

Immunsuppressiva

Sie sind Mesalazin und Glukokortikoiden unterlegen, können aber bei deren Unverträglichkeit bzw. zum Einsparen von Glukokortikoiden bei UAW eingesetzt werden, z.B. Azathioprin (Imurek®, Azafalk® 50 mg) 1,5–2,5 mg/kg KG/Tag oral. Bei hochgradiger Aktivität der Colitis ulcerosa, die innerhalb von 5–7 Tagen unter hoher Dosis von Glukokortikoiden (> 100 mg Decortin®) nicht deutlich zurückgeht, kann Ciclosporin A (Sandimmun®) zusätzlich verabreicht werden (4 mg/kg KG/Tag als Dauerinfusion) für 7–14 Tage. Darunter kommt es in 80 % zu einer Remission. Die orale Weiterbehandlung mit Ciclosporin A (6–8 mg/kg KG/Tag) über 6 Monate kann die Remission nicht bei allen Patienten erhalten. Azathioprin kann über 3–4 Jahre verabreicht werden, ohne das Karzinomrisiko zu erhöhen. Methotrexat und TNF-Antikörper scheinen bei Colitis ulcerosa unwirksam zu sein.

Antibiotika

Bei geringer und mittelgradiger Aktivität nicht indiziert, jedoch bei hochgradiger Aktivität und toxischem Megakolon (**s. Tab. III.6.4**).

Psychotherapie

Besonders wichtig ist bei dieser chronischen Erkrankung die verständnisvolle, geduldige und anteilnehmende Führung durch den behandelnden Arzt im Rahmen eines engen Vertrauensverhältnisses. Bei ausgeprägter psychischer Störung kann eine Betreuung durch einen Psychotherapeuten empfohlen werden.

Spezielle Therapie

Die Therapeutika sollen entsprechend der Lokalisation, Ausdehnung und Aktivität der Krankheit eingesetzt werden.

Linksseitige Colitis ulcerosa

Bei der hämorrhagischen Proktitis genügen Mesalazin-Suppositorien, z.B. Salofalk®-Supp., Claversal S®-Zäpfchen 2-mal 1 täglich. Bei Proktosigmoiditis sollten in erster Linie Mesalazin-Einläufe, z.B. Salofalk®-Klysmen 2 g (1-mal abends im Bett vor dem Einschlafen, möglichst lange behalten!), verabreicht werden. Bei hoher Aktivität der Colitis ulcerosa mit viel Blutabgang und Ausdehnung bis zur linken Kolonflexur ist die Kombination eines lokalen Glukokortikoids, z.B. Entocort® rektal, Betnesol® Rektal-Instillation (1-mal abends im Bett vor dem Einschlafen) und Olsalazin oral (Dipentum® 500 2-mal 1–2 Tbl./Tag), sehr erfolgreich. Alternativ können Mesalazin als Einlauf (Salofalk® Klysmen 2 g) und Glukokortikoide oral, z.B. Decortin H 50–100 mg in 2 Dosen, verabreicht werden (**s. Tab. III.6.3**).

Ausgedehnte Colitis ulcerosa (über die linke Kolonflexur hinaus)

In erster Linie Mesalazin (Salofalk® 500 mg, Salofalk® Granustix 1000 mg, Pentasa® Sachet 1000 mg) entsprechend der klinischen Aktivität der Erkrankung in einer Dosierung von 3–4 g/Tag einsetzen. Glukokortikoide sind bei mittel- bis hochgradig aktiver Kolitis sowie extraintestinalen Manifestationen indiziert. Initial hohe Dosierung von 75–150 mg Prednison oder Dosisäquivalent (Decortin®, Ultralan®, Urbason®, Volon®) in 2 Einzelgaben über den Tag verteilt, evtl. auch intravenös. Bei Ansprechen auf diese Behandlung wird die Dosis anfangs rasch, dann langsamer über 1–3 Monate reduziert (**s. Tab. III.6.3**). Bei schlechtem Ansprechen innerhalb von 10 Tagen Wechsel zu Ciclosporin (**s. Kap. III.6.12 „Pharmakotherapie"**).

Extraintestinale Manifestationen

Bei Arthralgien sollte statt Mesalazin das Sulfasalazin (Azulfidine® RA, Pleon® RA) eingesetzt werden. Auch Immunsuppressiva (Azathioprin, Glukokortikoide, nicht Budesonid!) wirken gut. Kein NSAID geben! Bei sklerosierender Cholangitis muss Ursodeoxycholsäure (Ursofalk®) 10–15 mg/kg KG/Tag oral verabreicht werden. Bei hochgradigen Gallengangstenosen auch Pigtails und Stents einsetzen. Bei Pyoderma gangraenosum wirken hoch dosierte Glukokortikoide.

Colitis ulcerosa mit hochgradiger Aktivität und toxisches Megakolon

Akutes Abdomen mit Druckschmerzhaftigkeit des gesamten, stark geblähten Kolons, das im Ultraschall und in der Röntgenübersichtsaufnahme auf 6–10 cm erweitert ist, paralytischer Ileus („Totenstille"), hohes Fieber, Tachykardie, meist nach vorangegangenem Schub. Dazu gehören meist Anämie, Leukozytose, Hypokaliämie und Hypoproteinämie mit hoher BKS und CRP.

Die hochaktive Kolitis und das toxische Megakolon müssen wie folgt als Notfälle in der Klinik behandelt werden:

(1) Intensivüberwachung entsprechend **Kap. I.2** mit Bilanzierung der gastrointestinalen Wassser- und Elektrolytverluste
(2) Nahrungskarenz, Absaugen von Luft und Sekret durch nasogastrale Sonde
(3) Infusionstherapie über zentralen Venenkatheter zum Ausgleich von Wasser- und Elektrolytstörungen sowie des Säure-Basen-Haushalts (**s. Kap. III.1**)

> **! WICHTIG:**
> Oft sind erhebliche Mengen an Flüssigkeit (< 5 l/Tag) und Kalium (120 mmol/Tag) erforderlich. Anschließend parenterale Ernährung und Berücksichtigung der gastrointestinalen Verluste (**s. Kap. III.1.1.1**).

(4) Bluttransfusionen bei Hämoglobin unter 9 g/dl
(5) Sofortige parenterale Gabe von Glukokortikoiden (z.B. Solu-Decortin® H, Hostacortin® H solubile, Ultracorten® H „wasserlöslich" 100–150 mg/Tag i.v. in 2 Einzelgaben, z.B. 100 mg morgens, 50 mg abends).
(6) Sofortige parenterale Gabe von Antibiotika, bevorzugt Cefoxitin (Mefoxitin®), 3 × 2 g i.v. plus Azlocillin (Securopen®), 3 × 5 g i.v. bzw. Gentamicin (Refobacin®), initial 6 mg/Tag, dann 3 mg/Tag i.v.

(7) Keine Parasympatholytika (Verstärkung der Darmatonie), Sedativa oder Narkotika; wenn unumgänglich, nur in kleinen Dosen
(8) Endoskopische Dekompression des Kolons mit endoskopischer Platzierung einer Dekompressionssonde
(9) Enge Zusammenarbeit mit dem Chirurgen. Wenn nach 3-tägiger konservativer Therapie keine deutliche klinische Besserung, Operation (Proktokolektomie) erforderlich. Die Letalität des toxischen Kolons steigt mit der Verlaufsdauer.

Besteht kein Ileus, kann zusätzlich Mesalazin (Salofalk® 500 mg, Pentasa® Sachets 1000 mg) oral oder als Klysma (Salofalk® Klysma 2 g) verabreicht werden. Wenn nach 7 Tagen keine Besserung eintritt, sollte zusätzlich Ciclosporin (Sandimmun®) 4 mg/kg KG/Tag als Dauerinfusion verabreicht werden. Nach 1–2 Wochen umstellen auf orales Ciclosporin (6–8 mg/kg KG/Tag) über 6 Monate. Gleichzeitig beginnen mit Azathioprin (Imurek®, Azafalk®) 1,5–2,5 mg/kg KG/Tag oral, dessen Wirkung erst nach 2–4 Monaten einsetzt.

Operation

Indikationen sind freie oder gedeckte Perforation in die Bauchhöhle, vital bedrohliche Blutung trotz maximaler konservativer Therapie, therapierefraktäres toxisches Megakolon, Kolonkarzinom, hochgradige Dysplasien, Wachstumsstörungen bei Kindern und Jugendlichen. Wenn Patienten auf die konservativen Therapiemaßnahmen nicht oder nicht ausreichend ansprechen oder häufig Rezidive erleiden, kann die Colitis ulcerosa durch die Entfernung des gesamten Kolons geheilt werden. Auch wenn die proximalen Kolonabschnitte nicht erkrankt sind, muss wegen der Rezidivgefahr immer eine totale Proktokolektomie mit ileoanalem Pouch und vorübergehender Loop-Ileostomie vorgenommen werden. Weitere Indikationen sind häufig fulminante Schübe der Kolitis mit hochgradiger Aktivität und die Entwicklung eines toxischen Megakolons. Es sollte immer versucht werden, die Notoperation beim toxischen Megakolon wegen hoher Letalität (10–20 %) zu vermeiden durch eine Elektivoperation mit einer Letalität bei 6 %. Die totale Proktokolektomie wird als Operation der Wahl angestrebt. Hierbei ist die Stuhlkontinenz durch den normalen Sphincter ani und den Pouch als neues Stuhlreservoir erhalten.

In 5–30 % kommt es postoperativ zu einer *Pouchitis*, die mit Metronidazol (Clont® 400 mg 3-mal/Tag p.o.), ersatzweise auch Ciprofloxacin (Ciprobay® 2 × 500 mg) und/oder Mesalazin-Einläufen (Salofalk®-Klysmen 2 g 1-mal abends) oder Glukokortikoiden (Betnesol® Klysmen, Colifoam®) behandelt wird.

Rezidivprophylaxe

Nach eingetretener Remission genügt bei linksseitiger Colitis ulcerosa die Gabe von Mesalazin als Klysma (Salofalk®-Klysmen 1-mal abends) oder Olsalazin p.o. (Dipentum® 500 2–3 Kps./Tag), um durch die prophylaktische Gabe ein Rezidiv zu verhindern bzw. die Häufigkeit signifikant zu reduzieren. Bei ausgedehnter Kolitis ist Mesalazin 1,5–3,0 g/Tag (Salofalk® 500, Pentasa® Sachet 1000 mg) p.o. erforderlich. Nach 1–2 Jahren kann ein Auslassversuch gemacht werden, aber manchmal ist eine Dauertherapie erforderlich. Glukokortikoide haben in der Prophylaxe der Colitis ulcerosa keinen Stellenwert.

Kontrolluntersuchungen und Verlauf

Nach 10-jähriger Krankheitsdauer wird jährlich eine Koloskopie mit Stufenbiopsien aus allen Kolonabschnitten (alle 10 cm 4 Biopsien) empfohlen. Bei hochgradigen Dysplasien (DALM = dysplasia associated lesion or mass) ist die totale Kolektomie zu empfehlen (positiver prädiktiver Wert für ein synchrones Karzinom 67 %). Nach 20 Jahren steigt bei ausgedehnter Kolitis die Karzinomrate auf über 10 %. Konsequente Therapie mit Mesalazin reduziert das Risiko der Karzinogenese.

13 Divertikel

13.1 Divertikulose, Divertikulitis

Definition: Divertikel sind umschriebene Ausbuchtungen der gesamten Darmwand (so genannte echte Divertikel) oder Ausstülpungen von Mukosa und Muscularis mucosae durch eine Muskellücke der Darmwand (so genannte Pseudodivertikel).

Ätiologie und Pathogenese: Bei der Diverticulosis coli prolabiert die Schleimhaut durch die Muskelschicht an den Durchtrittsstellen der Gefäße (Pseudodivertikel). Ihre Bildung wird durch Darmwandschwäche und Erhöhung des intraluminalen Drucks (Obstipation) bei ballaststoffarmer Kost begünstigt. Selten vor dem 35. Lebensjahr, im Alter an Häufigkeit zunehmend (im 7. Lebensjahrzehnt ca. 50 %). Meist multipel auftretend, bevorzugte Lokalisation im Sigmoid. Aus unbekannten Gründen kommt es in ca. 10 % der Fälle zur Entzündung (Divertikulitis) und in etwa 15 % zu einer Blutung daraus.

Klinik: (1) Die **Divertikulose** ist meist ein Zufallsbefund und macht in der Regel erst dann Beschwerden, wenn Komplikationen auftreten.
(2) **Akute Divertikulitis:** Symptome einer „linksseitigen Appendizitis", die zu einer (in der Regel) gedeckten Perforation führen kann. Druckschmerz, Bauchdeckenspannung, Subileus, Fieber, Leukozytose, erhöhte CRP. Bei rektaler Untersuchung in 25 % Blut im Stuhl. Entzündung meistens durch Bacteroides fragilis und E. coli. Vor Antibiotikagabe Blutkultur abnehmen!
(3) **Chronische Divertikulitis:** Stuhlunregelmäßigkeiten (Obstipation, Diarrhö), Druck, krampfartige Schmerzen im linken Unterbauch. Dort u.U. tastbarer, druckempfindlicher Tumor. Sekundärkomplikationen: Blutung, Stenose.

Differenzialdiagnose: Leistenhernie, Sigmakarzinom, Parametritis, gedrehte Ovarialzyste, Ureterstein links, Mesenterialinfarkt, Volvulus.

Diagnose: Palpationsbefund, Oberbauchsonogramm (verdickte Darmwand, Abszess, gestaute Niere, Ovarialzyste), Abdomenübersichtsaufnahme, CT beste Methode zur Erkennung von Peridivertikulitis und Abszessen, vorsichtiger Kolonkontrasteinlauf mit Gastrografin® ohne Druck, evtl. Koloskopie, letztere jedoch möglichst nicht bei akuter Divertikulitis (Perforationsgefahr!).

Komplikationen: Am häufigsten Blutung (10–20 %), Abszess, Perforation, Peritonitis, Fistelbildung evtl. in die Blase („Luftschiffer") oder Vagina, Stenose.

> **! WICHTIG:**
> Mit Ausnahme der Divertikelblutung, die zu 90 % innerhalb 3 Tagen spontan steht, stellen alle Komplikationen eine Operationsindikation dar.

THERAPIE

Divertikulose

Die Divertikulose per se erfordert keine spezielle Behandlung. Ziel sind regelmäßige, weiche Stühle: Stuhlregulierung durch ballaststoffreiche Kost, da der Druck auf die Darmwand bei steigender Füllung des Darms herabgesetzt wird. Weizenkleie 3–5 Essl./Tag (20–30 g) in Flüssigkeit oder Joghurt (einschleichend dosieren), Leinsaat 3 Essl. 1- bis 2-mal tgl. oder Präparate mit Quellstoffen aus der Schale der Plantago ovata (Mucofalk® oder Metamucil®) je 2–3 Teel. und viel Flüssigkeit (2 l/Tag) können alternativ eingesetzt werden. Die Divertikel bilden sich nicht zurück, und es ist nicht bewiesen, dass unter diesen Maßnahmen seltener Komplikationen auftreten. Verstärkte körperliche Aktivität soll die Ausbildung weiterer Divertikel bremsen. Bei Spasmen kann vorübergehend Buscopan® oder Duspatal® (1–2 Tbl.) verabreicht werden. Ziel der Behandlung: 1–2 weiche Stühle pro Tag.

Akute Divertikulitis

Behandlungsziele: Verhütung eines akuten Abdomens und Rückbildung der Entzündung. Die Therapie richtet sich nach dem Schweregrad der Erkrankung:

(1) Divertikulitis (unkompliziert bis mäßig schwer): Sie spricht gut auf eine konservative Therapie an.

- Nahrungskarenz bzw. flüssige enterale Kost (d.h. nur Flüssigkeit, Nahrung ohne Ballaststoffe, z.B. Fresubin®, Biosorb®), ggf. parenterale Ernährung.
- Zur Schmerzreduktion lokale Kühlung (Eisblase). Zurückhaltung mit Opiaten!
- Antibiotika, z.B. Amoxicillin/Clavulansäure, Ciprofloxacin und/oder Metronidazol oral, ggf. Mezlocillin und Metronidazol i.v. Intravenöse Therapie mit Mezlocillin (Baypen®), Piperacillin (Pipril®) 3 × 4 g/Tag i.v. oder Cefotiam (Spizef®) 2 × 2 g/Tag i.v., kombiniert mit Metronidazol (Clont®) 3 × 500 mg/Tag i.v. (Anaerobier) über 7–10 Tage.
- Keine Laxanzien, Perforationsgefahr bei Einläufen!

Nach Abklingen der Entzündung weitere Behandlung **siehe Kapitel III.6.13 „Divertikulose"**. Falls nach 2 Tagen keine Besserung eintritt, ist an eine gedeckte Perforation zu denken. Wiederholte Divertikulitiden: Sigmaresektion (s.u.).

(2) Divertikulitis mit Komplikationen:
- Freie Perforation: Sofortoperation.
- Gedeckte Perforation: Elektive Operation.
- Lokale Peritonitis: Operation: Resektion mit primärer Anastomose.
- Kotige Peritonitis: Zweizeitiger chirurgischer Eingriff mit Rektumblindverschluss und Ileostoma.

Chronisch-rezidivierende Divertikulitis

Rezidive treten in etwa 25 % auf und werden behandelt wie die akute Divertikulitis. Nach 2 Rezidiven sollte die Indikation zur Operation gestellt werden. Die sich wiederholenden Schübe und gedeckten Perforationen führen zu Darmwandveränderungen, entzündlichen Infiltrationen, multiplen Abszessen, Vernarbungen und Stenosen, im linken Unterbauch ist ein ein Konglomerattumor tastbar. Die Tendenz geht heute zu einer frühen Operation, bevor sich diese Veränderungen ausgebildet haben. Die konservative Therapie entspricht derjenigen der Divertikulose (**s. Kap. III.6.13.1 „Divertikulose"**) und des irritablen Kolons (**s. Kap. III.6.4**).

13.2 Divertikelblutung

Divertikel und Angiodysplasien sind die häufigsten Blutungsquellen des Kolons. Die Divertikelblutung entsteht durch Gefäßrupturen am Divertikeldach oder Divertikelrand und ist nicht an eine Divertikulitis gebunden.

Differenzialdiagnose: Hämorrhoiden, ischämische Colitis, Colitis ulcerosa, Kolonkarzinom und Shigellose.

Diagnostik: Durch Prokto- und Sigmoidoskopie nach Einlauf zunächst rektal-anale Blutungsursachen (Hämorrhoiden, Verletzungen durch Thermometer etc.) ausschließen. Die Notfallendoskopie beim unvorbereiteten Patienten ist nicht sinnvoll! Daher Freispülen des Kolons über Magensonde mit 4 l Golytely-Lösung in 2 h und nach weiteren 2–3 h koloskopieren.

THERAPIE

In über 90 % steht die Divertikelblutung spontan innerhalb von 2–3 Tagen, sodass abwartende Haltung unter sorgfältigem Kontrollieren von Kreislauf, Blutverlust etc. gerechtfertigt ist. Oral nur Flüssigkeit, Nahrung ohne Ballaststoffe, z.B. Fresubin®, Biosorb® und Abführen mit Golytely oder Movicol®. Wurde nach guter Vorbereitung bei der Notfallkoloskopie die Blutungsquelle entdeckt, kann eine Blutstillung durch Unterspritzung mit Suprarenin® (1 : 1000 verdünnt) erfolgen. Ggf. Argon-Plasma-Koagulation oder Elektro-Hydro-Thermosondenkoagulation. Die Stelle sollte mit einem Clip markiert werden, um ein späteres Wiederfinden zu erleichtern. Weiteres Vorgehen siehe **Kapitel III.6.14** „Therapie".

14 Akute Darmblutung (Hämatochezie)

Definition: Abgang von hellrotem, geronnenem Blut (Hämatochezie), aber auch von Teerstuhl (Meläna) bei längerer Verweildauer des Blutes im Kolon und Zersetzung durch Bakterien je nach Blutungslokalisation, Menge und Passagegeschwindigkeit. Sie ist seltener als die obere gastrointestinale Blutung (Verhältnis 1 : 10).

Ätiologie und Pathogenese: Die wichtigsten Blutungsquellen sind Hämorrhoiden, angeborene oder erworbene Gerinnungsstörungen, Angiodysplasie, Kolondivertikel, Kolontumoren, faktitive Verletzungen (durch Einläufe, Thermometer), Colitis ulcerosa, M. Crohn, Dünndarmtumoren, Hämangiome, Meckel'sche Divertikel. Zustand nach endoskopischer Polypektomie oder Gummibandligatur von Hämorrhoiden. Einnahme von nichtsteroidalen Antirheumatika, Antikoagulanzien. Bestanden Ulzera, Leberleiden, kürzliche Bauchoperationen, Bestrahlungen?

> **WICHTIG:**
> Bei massiver Blutung aus dem oberen Magen-Darm-Trakt kann ebenfalls rotes Blut per anum abgehen. „Roter Stuhl" auch durch Rote Bete und schwarzer Stuhl durch Heidelbeeren und Medikamente (Eisen, Kohle, Wismut).

Diagnostisches Vorgehen:
(1) Digitale Untersuchung (Blut am Fingerling? Mit Stuhl Haemoccult®-Test),
(2) Rektoskopie, Proktoskopie,
(3) Ösophagogastroduodenoskopie,
(4) Koloskopie,
(5) Angiographie (nur aussichtsreich, wenn > 2 ml Blut/min in das Darmlumen gelangen).
(6) Wenn die Blutungsquelle sehr wahrscheinlich im Dünndarm liegt, kann die Kapsel-Endoskopie (nur in Zentren verfügbar) in $^2/_3$ der Fälle die Blutung orten (Given Imaging GmbH, Hamburg).
(7) Radioaktiv markiertes Technetium i.v. und Untersuchung mit Gammakamera. Kein Kolonkontrasteinlauf, da er nur Hinweise (z.B. Divertikel), aber keine Sicherheit gibt, viele Blutungsquellen übersehen (Angiodysplasien) und sowohl Angiographie wie Tc-Scan behindert und eine notwendig werdende Operation des Dickdarms erschwert werden.

THERAPIE

Sofortmaßnahmen in der Praxis bei schwerer Darmblutung
(1) Bei Kollaps- und Schockgefahr venöser Zugang und i.v. Infusionen von Hydroxyäthylstärke (HAES-steril 6 %) oder isotoner Vollelektrolytlösung, z.B. Sterofundin®, Tutofusin® o.Ä. (**s. Kap. III.6.1**).

(2) Telefonische Anmeldung im Einweisungskrankenhaus (Blutbank, chirurgisches Konsil).
(3) Transport ins Krankenhaus. Bei Schockgefahr oder schwerer, rezidivierender Blutung Transport unter Begleitung des Arztes.

Sofortmaßnahmen im Krankenhaus
(1) Venöser Zugang, Labor: Hb, Hkt, Leuko- und Thrombozyten, Elektrolyte, Kreatinin, Gerinnungsstatus, Blutgruppe, Säure-Basen-Status, Laktat.
(2) 3–5 Blutkonserven kreuzen.
(3) Infusions- und/oder Transfusionstherapie entsprechend klinischem Befund **s. Kap. III.6.1.** Bis Blut transfundiert werden kann, evtl. Gabe von Plasmaexpander (HAES-steril 6%) oder Humanalbumin 5%.
(4) Sedierung, falls erforderlich (Diazepam®, Tranxilium® 5 mg i.v.).
(5) Digitale Untersuchung, Rektoskopie. Wenn negativer Befund:
(6) Ösophagogastroduodenoskopie; wenn negativ, dann rasche Vorbereitung zur Koloskopie: Freispülen des Kolons über Magensonde mit 4 l Goletely-Lösung (Klean Prep®) in 2 h und 20 mg Paspertin® i.v.; 2–3 h nach Goletely-Gabe koloskopieren! (Zusammensetzung der Goletely-Lösung: [mval/l] Na^+ 65; K^+ 5; Cl^- 53; HCO_3^- 17; PEG [MG 3350] 105 g/l [Gastroenterology 1990; 98: 11]).
(7) Chirurgisches Konsil. In seltenen Fällen kann die Blutungsquelle nicht sicher geklärt werden, zwingt aber zur Operation. Hierbei kann die intraoperative Endoskopie, z.B. durch Dünndarmöffnung (Koloskop einführen und Vorschieben durch Operateur), behilflich sein.
(8) Die selektive Mesenterialangiographie bringt selten eine Klärung des Blutungsortes, da sie nur bei Blutungsraten über 2 ml/min einen definitiven Befund zeigt.

Kausale Therapie
Je nach Art des Grundleidens konservatives oder chirurgisches Vorgehen.

15 Chronische Obstipation
(s. Kap. I.1.7)

16 Hämorrhoidalleiden

Definition: Hämorrhoiden sind schwammige, blutreiche, von Rektumschleimhaut überzogene, indolente Knoten unmittelbar oberhalb der Linea dentata.

Ätiologie und Pathogenese: Hyperplasien und Ektasien eines Schwellkörpers, des Corpus cavernosum recti, der als Teil des Kontinenzorgans wesentlich an der Verschlussfunktion des Schließapparats beteiligt ist. Prädilektionsstellen der Hämorrhoiden sind die Einmündungen der zuführenden arteriellen Gefäße aus dem inneren Hämorrhoidalplexus bei 2, 5 und 9 Uhr in Knie-Ellenbogen-Lage (3, 8, 11 Uhr in Steinschnittlage). Die Hämorrhoidalknoten sind nicht schmerzempfindlich. Es sind die sekundären Erscheinungen, die das Vorhandensein von Hämorrhoiden zum Hämorrhoidalleiden machen können: Brennen, Jucken, Blutung. Hämorrhoidalbeschwerden werden gefördert durch Obstipation, Laxanzienabusus, Übergewicht, mangelnde körperliche Bewegung und Schwangerschaften.

Klinik: Entsprechend ihrer Größe und ihrem Verhalten beim Pressen unterscheidet man 4 Grade:
(1) *Grad I:* Die Hämorrhoiden sind nur endoskopisch und nicht digital zu erfassen, sie prolabieren in das Proktoskop. Häufigste Form (70% aller Erwachsenen über 30 Jahre); es besteht Blutungsneigung.

(2) *Grad II:* Hämorrhoiden prolabieren beim Pressen bis zum Analrand und darüber hinaus, retrahieren sich aber spontan wieder. Blutungsneigung; oft Nässen.
(3) *Grad III:* Wie II, aber keine spontane Retraktion, jedoch digital reponierbar. Blutungsneigung geringer, da beginnende Fibrosierung.
(4) *Grad IV:* Wie III, jedoch nicht mehr reponibel wegen Fibrosierung.
Synonym für die Grade II–IV: Analprolaps.
Äußere Hämorrhoiden (selten) gehen vom Plexus venosus rectalis inferior aus (häufig falsche Bezeichnung für Prolaps oder andere anale Knoten [s. u.]).

Symptome: Hämorrhoiden per se machen keine Beschwerden. Erst vaskuläre Stauung und entzündliche Veränderungen führen zum Hämorrhoidalleiden mit vermehrtem Feuchten in der Analregion, Nässen mit sekundär mazerierter Haut, Sekundärinfektion und Ekzem, Schmerzen und Blutung, dumpfem Druck, Fremdkörpergefühl oder Gefühl der unvollständigen Darmentleerung. Durch die Eröffnung der oberflächlichen Schleimhautkapillaren ist das Blut hellrot, dem Stuhl aufgelagert, oder es wird am Toilettenpapier bemerkt, oder es tropft Blut nach der Defäkation ab.

Diagnose: Inspektion mit Pressversuch, rektal digitale Untersuchung, Sigmoidoskopie und Proktoskopie.

Differenzialdiagnose: Häufig werden alle Knoten in der Analregion pauschal als „Hämorrhoiden" bezeichnet. Das wichtigste Differenzierungsmerkmal ist die Tatsache, dass Hämorrhoiden von Schleimhaut überzogen sind. Andere Knoten im Analbereich: Marisken (Hautlappen), von Epidermis bedeckt; perianale Thrombose (meist plötzlich entstehender livider, prall elastischer, schmerzhafter Knoten); Vorpostenfalte bei Analfissur (infiltrierter, schmerzhafter Zapfen, in den die Fissur ausläuft); Condylomata accuminata (Feigwarzen, einzelstehende oder rasenförmig angeordnete Papeln); Analkarzinom (sehr selten, indolenter, evtl. exulzerierter Knoten); Analfibrom (nach außen prolabierte hypertrophe Analpapille).

THERAPIE

Hämorrhoiden erfordern keine Behandlung, wenn sie keine Beschwerden machen. Mit den zahlreichen Hämorrhoidensalben und -zäpfchen lassen sich sekundäre Beschwerden lindern oder bessern, die Hämorrhoiden selbst werden nicht beseitigt. Die Hämorrhoidentherapie umfasst die Gummibandligatur als die heute meistverwendete Methode, die Sklerosierung, die Infrarotkoagulation und die chirurgische Entfernung. Hinzu kommen allgemeine Maßnahmen.

> **! WICHTIG:**
> Keine Hämorrhoidenbehandlung wegen Blutung ohne vorherigen Ausschluss eines Rektumkarzinoms.

Allgemeine Maßnahmen

Stuhlregulierung durch Faser- und Ballaststoffe (z.B. 1- bis 2-mal täglich 1–2 Essl. Weizenkleie oder Mucofalk® 1–2 Beutel/Tag) zum Vermeiden von starkem Pressen verbessert Hämorrhoidalleiden nach 4–6 Wochen. Vorsichtige, aber gründliche Reinigung der Analregion nach dem Stuhlgang mit weichem Schwamm oder Lappen und Wasser statt mit Toilettenpapier. Danach nicht mit Papier, sondern mit Tuch sorgfältig abtrocknen. Einlegen eines Salbenlappens (Kompressen 10 × 10 cm) mit abdeckender Salbe bzw. Paste (Zinkpaste, Penatencreme) zum Vermeiden des Feuchtens und Nässens.

Symptomatische Behandlung

Durch die Einlage von Analtampons mit Mullstreifen (Sagittaproct®, Zäpfchen mit Mull, Tampositorien H®) in den Analkanal kann ein Rückgang von Stauung und entzündlicher Schwellung gefördert werden. Bei den vielen auf dem Markt befindlichen Hämorrhoidalsalben ist zu bemerken, dass sie die Hämorrhoiden gar nicht erreichen. Es werden die perianalen Sekundärsymptome behandelt. Cortisonhaltige Salben können, wenn sie über Wochen und Monate angewandt werden, selbst zu sekundären Hautschäden führen. Sie sollten in der Regel nicht länger als 2–3 Wochen verwendet werden.

Gummibandligatur nach Barron

Bei dem Ligaturinstrument wird ein Gummiband über eine Hülse von 1 cm Durchmesser gestreift, die Hämorrhoide in die Hülse hineingesaugt und das Gummiband über den Knoten geschoben. Die Ligatur muss sicher oberhalb der Linea dentata angesetzt werden, da sonst starke Schmerzen auftreten. Die Hämorrhoide wird nekrotisch und fällt nach 2–5 Tagen ab. Nach 3 Wochen ist das Ulkus abgeheilt. Nicht mehr als 3 Ligaturen pro Sitzung. Kann auch in der Schwangerschaft durchgeführt werden. Rezidivrate etwa 25 % nach 3 Jahren. Seltene Komplikationen sind Blutungen und Sepsis. Bei ausreichendem Abstand zur Linea dentata ist die Methode schmerzlos.

Sklerosierungsbehandlung

Durch das Proktoskop wird mit einer speziellen Nadel das Sklerosierungsmittel oberhalb des oder in den Hämorrhoidalknoten injiziert. Dadurch wird die Blutzufuhr abgedrosselt und das Gewebe fibrosiert.

(1) *Methode nach Bensaude:* Injektion von 0,5–1 ml Polidocanol (Aethoxysklerol® 4 %) streng submukös oberhalb der Hämorrhoide in die Basis des Knotens. Insgesamt nicht mehr als 3,5 ml/Sitzung. 2–3 Sitzungen in 2- bis 3-wöchigen Intervallen.

(2) *Methode nach Blond:* Durch ein Proktoskop mit seitlichem Fenster wird die prolabierende Hämorrhoide mit Aethoxysklerol® 4 % oder Varigloban® 4 %, jeweils 0,1–0,3 ml submukös, injiziert, pro Sitzung insgesamt nicht mehr als 1 ml; meist 5–6 Sitzungen in 2-wöchigen Abständen erforderlich.

> **! WICHTIG:**
> Keine Injektionen in die Mukosa über der Prostata, da es zu starken Schmerzen und Prostatitis kommen kann. Die Sklerosierungsmethoden sollten bei Hämorrhoiden in der Schwangerschaft nicht angewendet werden. Die Rezidivrate ist hoch mit rund 50 % nach 3 Jahren.

Infrarotkoagulation nach Neiger

Ein Infrarotstrahl wird durch einen Lichtleiter durch das Proktoskop oberhalb des Hämorrhoidalknotens auf die Schleimhaut gesetzt. Hierdurch wird in einem umschriebenen Bezirk Schleimhaut und darunterliegendes Gewebe koaguliert. 2–5 Sitzungen in Abständen von 3–4 Wochen. Besonders geeignet bei Hämorrhoidenblutung.

Operationen und konservative Methoden

In der Regel werden heute die 3-Zipfel-Methode nach Milligan-Morgan und eine Modifikation nach Parks durchgeführt.

(1) Für die Behandlung von Hämorrhoiden I. Grades eignen sich die Sklerosierung und besonders bei größeren Hämorrhoiden die Gummibandligatur.

(2) Hämorrhoiden II. Grades werden mit der Gummibandligatur und eventuell mit Sklerosierung behandelt.

(3) Bei Hämorrhoiden III. Grades kann eine Gummibandligatur und Sklerosierung versucht werden, sonst Hämorrhoidektomie.
(4) Bei Hämorrhoiden IV. Grades Operation, Versuch einer Sklerosierungsbehandlung zur Verringerung der Beschwerden.
Bei Schwangeren sollte die Hämorrhoidalbehandlung möglichst konservativ, evtl. Gummibandligatur, und operativ erst postpartal durchgeführt werden. Vorsicht auch bei dekompensierter Leberzirrhose, da Hämorrhoiden Teil des Pfortaderumgehungskreislaufs sind! Der Stellenwert der zirkulären Stapler-Hämorrhoidektomie ist wegen seltener, aber schwerer Komplikationen und fehlender Langzeitergebnisse noch nicht abzuschätzen.

17 Tumoren des Dünn- und Dickdarms

(s. Kap. III.11.2.4.3)

7 Leber, Gallenwege und Pankreas

D. HÄUSSINGER

1 Erkrankungen der Leber 569	1.8 Toxische Leberschäden 604
1.1 Akute Virushepatitis 569	1.9 Leberfunktionseinschränkungen bei Stoffwechselerkrankungen 605
1.2 Akutes Leberversagen 576	1.10 Lebertumoren 605
1.3 Chronische Hepatitis 579	1.10.1 Leberzelladenome 605
1.4 Leberzirrhose 585	1.10.2 Hämangiome 606
1.5 Besondere Formen der Leberzirrhose . 589	1.10.3 Fokal-noduläre Hyperplasie 606
1.5.1 Primäre biliäre Zirrhose (PBC) 589	1.10.4 Primäres Leberzellkarzinom 606
1.5.2 Primäre sklerosierende Cholangitis (PSC) 590	1.11 Arzneimitteltherapie bei Lebererkrankungen 607
1.5.3 Hämochromatose 591	**2 Erkrankungen der Gallenblase und Gallenwege** 607
1.5.4 Morbus Wilson 592	2.1 Cholezystolithiasis 607
1.6 Komplikationen bei Leberzirrhose ... 593	2.2 Choledocholithiasis 611
1.6.1 Aszites 593	2.3 Cholezystitis 612
1.6.2 Spontane bakterielle Peritonitis (SBP) . 595	2.4 Cholangitis 613
1.6.3 Portale Hypertension – Ösophagusvarizenblutung 595	2.5 Karzinome der Gallenblase und des Gallenwegssystems 615
1.6.4 Hepatische Enzephalopathie (HE) 599	**3 Erkrankungen des Pankreas** 615
1.6.5 Gerinnungsstörungen 601	3.1 Akute Pankreatitis 615
1.6.6 Nierenfunktionsstörungen, so genanntes hepatorenales Syndrom (HRS) 602	3.2 Chronische Pankreatitis 622
1.7 Alkoholische Leberschäden 603	3.3 Pankreaskarzinom 624

1 Erkrankungen der Leber

1.1 Akute Virushepatitis

Definition: Akute, diffuse Entzündung der Leber, induziert durch Viren.

Ätiologie und Pathogenese: Hepatitisviren im engeren Sinne sind das Hepatitis-A- (HAV), -B- (HBV), -C- (HCV), -D- (HDV) und -E-Virus (HEV); darüber hinaus existieren sicherlich noch weitere (Nicht-A- bis -E)Hepatitisviren. Ob das Hepatitis-G-Virus (HGV) zu klinisch relevanten akuten oder chronischen Hepatitiden führt, muss in Europa als zweifelhaft eingeschätzt werden. Möglicherweise spielt es eine Rolle bei einer kleinen Anzahl fulminanter Hepatitiden. Zu den Hepatitisviren im weiteren Sinne gehören Erreger, bei denen die Hepatitis nicht regelmäßig auftritt oder klinisch nicht im Vordergrund steht (v.a. CMV-, Herpes-, Epstein-Barr-, Mumps-, Röteln-, Coxsackie- und Gelbfieberinfektionen, aber auch SEN-Virus).
(1) HAV: RNS-Virus, Übertragung fäkal-oral, Inkubationszeit 2–7 Wochen, keine Virusdauerträger, keine chronischen Verläufe, fulminante Verläufe um 1‰, Auftreten sporadisch und epidemisch. Virus hinterlässt lebenslange Immunität.
(2) HBV: DNS-Virus, Übertragung durch Blut- und Blutbestandteile (Nadelstichverletzung, Drogenabusus), Sexualkontakte sowie perinatal (vertikale Transmission auch durch e-Antigen-negative, chronisch infizierte Mütter!). Inkubationszeit 4 Wochen bis 6 Monate, chroni-

sche Verläufe bei 5–10 %, fulminante bei 0,5–1 %, hohe Prävalenz in Südafrika und Ostasien, weltweit ca. 350 Millionen Infizierte.

(3) HCV: RNS-Virus, parenterale Übertragung wie bei HBV, häufigster Erreger von Posttransfusionshepatitiden, stark verbreitet unter Drogenabhängigen, Übertragung bei Sexualkontakt und vertikale Transmission seltener als bei HBV, Infektionsmodus bei ca. 40 % der Fälle nicht eruierbar („sporadische Fälle"). Inkubationszeit 2 Wochen bis 6 Monate, chronische Verläufe bei etwa 70–80 %, fulminante bei ca. 0,5 %.

(4) HDV: Defektes RNS-Virus, das die Hülle des HBV (HBsAg) benutzt. Erkrankung daher nur bei gleichzeitiger (simultan) oder vorbestehender HBV-Infektion (Superinfektion) möglich. In Deutschland im Wesentlichen auf Personen aus dem Mittelmeergebiet und Osteuropa, auf Drogenabhängige und Hämophile beschränkt, Übertragung wie bei HBV, chronische Verläufe bis 90 % bei HDV-Superinfektion und ca. 10 % bei Simultaninfektion, fulminante bei 1–25 %.

(5) HEV: RNS-Virus mit bevorzugter geographischer Verbreitung in Ostafrika, Indien und angrenzenden Gebieten sowie Mittelamerika, Übertragung fäkal-oral, besonders durch kontaminiertes Trinkwasser. Gefürchtet ist die hohe Rate fulminanter Hepatitiden bei Schwangeren (ca. 25 %), denen deshalb von Reisen in die genannten Gebiete dringend abzuraten ist, keine chronischen Verläufe.

Entscheidend für den Verlauf einer Virushepatitis sind Immunreaktionen der Betroffenen und darüber hinaus auch besondere Eigenschaften der Erreger (insbesondere Virusmutanten).

Klinik: Leitsymptome und -befunde: Klinisch lassen sich die Virushepatitiden nicht unterscheiden. Prodromalstadium mit unspezifischen Symptomen wie subfebrilen Temperaturen, grippalen Symptomen, Juckreiz, Appetitlosigkeit, Übelkeit, Druckschmerz im rechten Oberbauch, Arthralgien (5–20 %), seltener flüchtige Exantheme. Im Manifestationsstadium: Ikterus, dunkel verfärbter Urin und heller Stuhl, Leber vergrößert und druckempfindlich, Milz kann vergrößert sein, Krankheitsdauer 4–8 Wochen. **Laborbefunde:** Bilirubin (überwiegend direktes) gering bis stark erhöht, aber insbesondere bei Hepatitis C häufig auch anikterische Verläufe, Transaminasen i.d.R. stark erhöht bis 3000 U/l, GPT stärker erhöht als GOT, alkalische Phosphatase und γ-GT nur initial und bei cholestatischen Verläufen erhöht. Gerinnungsfaktoren bei unkomplizierten Verläufen nicht verändert, bei schweren Verläufen Abfall von Faktor VII und V und später des Quick-Wertes.

Besondere Verlaufsformen:
(1) Anikterische Hepatitis: Häufig, vor allem bei HBV und HCV.
(2) Cholestatische Hepatitis: Schwer verlaufende Hepatitis mit ausgeprägter Hyperbilirubinämie und Anstieg der Cholestaseenzyme.
(3) Protrahiert verlaufende akute Hepatitis: Transaminasen über einen Zeitraum von mehr als 3 Monaten erhöht. Fließende Übergänge zur chronischen Hepatitis.
(4) Subakute Hepatitis: Schwere, progrediente Verlaufsform, bei der innerhalb von Wochen Aszites, Leberversagen und letaler Ausgang drohen.
(5) Fulminante Hepatitis: Seltene Verlaufsform mit zunehmender Leberinsuffizienz und Enzephalopathie wenige Tage bis zu 4 Wochen nach Krankheitsbeginn. Mortalität bei konservativer Intensivtherapie etwa 60–80 %.

Extrahepatische Manifestationen: Serumkrankheitsähnliche Bilder im Prodromalstadium mit Arthralgien oder Arthritis sowie Exanthemen. Im Kindesalter membranöse Glomerulonephritis bei Hepatitis-B-Infektionen. Membranoproliferative Glomerulonephritis bei chronischer HCV-Infektion. 30–50 % der Fälle von Panarteriitis nodosa sind HBV-induziert (Immunkomplexkrankheit).

Seltene Organmanifestationen: Myokarditis, Meningitis, Pankreatitis, Thrombopenie und aplastische Anämie. Die überwiegende Mehrzahl der essenziellen gemischten Kryoglobulinämien sowie der Porphyria cutanea tarda ist ursächlich mit einer (chronischen) HCV-Infektion assoziiert.

Serologische Diagnostik: Nachweis von Virusantigenen bzw. korrespondierenden Antikörpern (mittels Enzymassays [ELISA]) und Nachweis der Virusnukleinsäuren (bei Hepatitis B routinemäßig mit Hybridisierungs- oder PCR-Verfahren, bei Hepatitis C mittels PCR).

(1) *Hepatitis A:* Frische Infektion durch Anti-HAV-IgM charakterisiert, Anti-HAV-IgG kann lebenslang persistieren. Ein negativer Nachweis von Anti-HAV-IgM schließt eine akute Hepatitis A aus.

(2) *Hepatitis B:* Akute Krankheitsphase charakterisiert durch HBsAg, HBeAg und Anti-HBc-IgM i.S., Abnahme von HBsAg i.S. und Serokonversion von HBeAg nach Anti-HBe typisch für unkomplizierten Verlauf mit Ausheilung der Erkrankung. Persistenz von HBsAg und HBeAg länger als 13 Wochen gilt als Hinweis auf die Entwicklung chronischer Verläufe. Atypische Befunde bei Virusmutanten (z.B. „e-Minusmutante", bei der eine Mutation im Prä-Core-Bereich die e-Antigenbildung verhindert). Anti-HBc kann bei einem kleinen Teil der Patienten (u.a. auch solchen mit fulminanter Hepatitis B) den einzigen serologischen Marker darstellen.

(3) *Hepatitis C:* Antikörpernachweis mittels ELISA (Suchtest), wobei positive Befunde durch HCV-RNS-Bestimmung (PCR) weiter abgeklärt werden müssen. Bei frischer Infektion treten die Antikörper erst mit 2- bis 6-monatiger Latenz auf; die HCV-RNS ist meist bereits nach 2 Wochen nachweisbar. Bei immundefizienten Patienten kann die Antikörperbildung ausbleiben. Infektionsnachweis dann nur durch PCR möglich, deren Positivität auch bei chronisch Infizierten fortbestehende Virusreplikation und Infektiosität anzeigt. Infektiositätsabschätzung durch Bestimmung des Virustiters (quantitative PCR) möglich, HCV-Genotypisierung und Virustiter zur Planung der Therapiedauer erforderlich (s. Kap. III.7.1.3).

(4) *Hepatitis D:* Neben den Zeichen der HBV-Infektion (HBsAg-Positivität) Anti-D im Serum nachweisbar. Weiterführende serologische Diagnostik in unklaren Fällen durch Anti-D-IgM oder PCR in Speziallaboratorien. Verdächtig auf D-Infektion sind insbesondere rasch progrediente Verläufe.

(5) *Hepatitis E:* Antikörpernachweis (Anti-HEV), in besonderen Fällen RNS-Nachweis (PCR).

Therapie

Allgemeine Maßnahmen

(1) Bettruhe: Solange die Patienten sich subjektiv beeinträchtigt fühlen, ist Bettruhe angebracht, die jedoch keinen nachgewiesenen Einfluss auf den Krankheitsverlauf hat.

(2) Diät: Das Essen soll ansprechend, leicht verdaulich und ausgewogen sein. Spezielle Vorschriften, wie besonders eiweißreiche Diät, sind nicht erforderlich; Ausnahme: fulminante Hepatitis (s. Kap. III.7.1.2, „Allgemeine Maßnahmen").

(3) Isolierung von Patienten mit Hepatitis: Solange die Ursache einer akuten Hepatitis unbekannt ist, Patienten isolieren (Einzelzimmer, separate Toilette, sorgfältige Händedesinfektion, Einmalhandschuhe bei möglichem Kontakt mit Ausscheidungen oder Blut).

- Allerdings besteht die höchste Infektiosität der **Hepatitis A** im Prodromalstadium, die Virusausscheidung im Stuhl verschwindet meist einige Tage nach Krankheitsausbruch. Isolierungsmaßnahmen können daher eine Woche nach Auftreten des Ikterus aufgehoben werden.
- Die Virämie bei Patienten mit akuter **Hepatitis B** ist ebenfalls vor Krankheitsausbruch am stärksten und hält möglicherweise bis zur Serokonversion von HBeAg nach Anti-HBe, spätestens jedoch bis zur Elimination von HBsAg an. Für Familienangehörige (ausgenommen Sexualpartner) oder Mitpatienten im Krankenhaus besteht angesichts des parenteralen Übertragungsmodus kein nennenswert erhöhtes Infektionsrisiko.

- Für die **Hepatitis C** gelten dieselben Verhältnisse. Ärztliches und pflegerisches Personal ist besonders bei Blutentnahmen und Injektionen gefährdet. Ein größeres Infektionsrisiko als bei akuten Hepatitiden geht von chronischen Hepatitis-B- und -C-Trägern aus, die oft asymptomatisch sind. Einzelunterbringung von Patienten mit Hepatitis B oder C ist i.d.R. (Ausnahme z.b. verhaltensgestörte Patienten) nicht erforderlich, prophylaktische Maßnahmen bei möglichem Kontakt mit Blut oder Körpersekreten sind dagegen besonders wichtig (Einmalhandschuhe, Vermeidung von Nadelstichverletzungen, aktive Impfung gegen Hepatitis B etc.).
- Bei einer akuten **Hepatitis in der Schwangerschaft** sollten invasive Maßnahmen (z.B. Amniozentese, die zur Infektion des Kindes führen kann) unterlassen werden. Eine akute Hepatitis stellt keine Indikation zur Sektio dar. Bei akuter und chronischer Hepatitis B der Mutter in der Schwangerschaft sollte das Kind unmittelbar post partum simultan aktiv und passiv geimpft werden.

Pharmakotherapie

Die Therapie der akuten Virushepatitis ist symptomatisch. Medikamente sollten wegen ihrer potenziellen Hepatotoxizität nur sehr zurückhaltend verordnet werden. Häufig zu Leberschäden führen u.a. α-Methyldopa, Ajmalin, Azathioprin, Chlorambucil, Chlorpromazin, Diphenylhydantoin, Erythromycin, Isoniazid, 6-Mercaptopurin, Methotrexat, Monoaminooxidasehemmer, Paracetamol, Phenobarbital, Phenprocoumon, Phenothiazine, Phenylbutazon, Probenecid, Propylthiouracil, Rifampicin, Sulfonamide, Sulfonylharnstoffe, synthetische Androgene, synthetische Gestagene, synthetische Östrogene, Tetrazykline, Thiamazol, Trimethoprim, trizyklische Antidepressiva. Außerdem ist strenge Alkoholkarenz erforderlich. Die Wirksamkeit so genannter „Leberschutzpräparate" (Vitamine der B-Gruppe, essenzielle Phospholipide, Cholin, Silymarin u.a.) ist nicht erwiesen; ihre Applikation kann daher nicht empfohlen werden. Pharmakotherapie bei fulminanter Hepatitis **s. Kap. III.7.1.2**, „Therapie". Kortikosteroide sind bei akuter Virushepatitis nicht indiziert, da sie chronische Verläufe begünstigen. Lediglich bei den seltenen, schweren, protrahiert verlaufenden cholestatischen Formen (Bilirubin > 30 mg/dl) kann eine kurzfristige Steroidtherapie erwogen werden. Für die Therapie der akuten Hepatitis B mit dem Nukleosidanalog Lamivudin (Zeffix®) gibt es keine gesicherte Grundlage; jedoch sollte Lamivudin (100 mg/Tag) bei fulminanter Hepatitis B gegeben werden. Wegen ihrer hohen Neigung zur Chronizität (55–85 %) ist bei akuter Hepatitis C, bei der innerhalb von 8–12 Wochen keine spontane Viruselimination erfolgt, die Gabe von α-Interferon (zunächst 5–6 Mio. E/Tag für 1 Monat, gefolgt von 3-mal 5–6 Mio. E/Woche für weitere 5 Monate oder PegInterferon α-2b 1,5 µg/kg KG pro Woche für 6 Monate) zu empfehlen. Mit diesen Regimes gelang es in Studien, die Chronifizierung bei mehr als 90 % der Fälle zu verhindern. Für alle anderen akuten Hepatitiden ist diese Therapie nicht indiziert.

Wichtig ist die sorgfältige Kontrolle der klinischen und laborchemischen Parameter (rasche Abnahme der Lebergröße oder Abfall der Gerinnungsparameter sind prognostisch dubios, dann ggf. Einleitung therapeutischer Maßnahmen wie bei fulminanter Hepatitis).

Nachbehandlung

Die akuten *Hepatitiden A und E* gehen nicht in chronische Verläufe über; dies gilt auch für die seltenen protrahierten oder rezidivierenden Verläufe bei Hepatitis A. Nachuntersuchungen mit Kontrollen der Leberwerte sind lediglich bis zu deren Normalisierung angezeigt.

Die akute *Hepatitis B* darf als ausgeheilt angesehen werden, wenn innerhalb von 3 Monaten HBeAg und HBsAg aus dem Serum eliminiert sind, die entsprechenden Antikörper auftreten und die Enzymaktivitäten im Normbereich liegen. Ein chronischer Verlauf muss angenommen werden, wenn HBsAg mehr als 13 Wochen im Serum persistiert; nur bei wenigen Patienten kommt es noch danach im Laufe von 12 Monaten zur Viruselimination. HBsAg-Träger sollten unabhängig davon, ob sie HBeAg- oder Anti-HBe-positiv sind, je nach Aktivität des Krankheitsbildes in 4-, 8- bzw. 12-Wochen-Intervallen klinisch und biochemisch überwacht werden. Bei Patienten mit *Hepatitis C und D* gelten ähnliche Richtlinien. Bei chronischem Verlauf sollte möglichst bald eine Interferontherapie begonnen werden, da deren Erfolgsaussichten bei erst kurzer Krankheitsdauer deutlich günstiger sind (**s. Kap. III.7.1.3**).

Patienten, die eine akute Hepatitis komplikationslos überstanden haben, können i.d.R. spätestens nach 3 Monaten ihre berufliche Tätigkeit wieder aufnehmen. In Einzelfällen wird aber eine verzögerte Rekonvaleszenz mit Restbeschwerden wie Völlegefühl, Orthostase, Schwindel, Schweißneigung, schneller Ermüdbarkeit und Antriebsmangel beobachtet. In der Regel ist es ausreichend, den Patienten aufzuklären und zu beruhigen. Alkohol sollte für mindestens 6 Monate gemieden werden.

Infektionsprophylaxe
Allgemeine hygienische Maßnahmen

(1) *Handschuhe tragen:* Bei direktem Kontakt mit Stuhl, Blut und kontaminierten Gegenständen (z.B. Injektion, Blutentnahme).
(2) *Hände desinfizieren:* Vor und nach direktem Kontakt mit Patienten, bei direktem oder indirektem Kontakt mit Blut, Stuhl oder kontaminiertem Material.
(3) *Schutzkleidung tragen:* Wenn Kontakt mit Blut oder Stuhl möglich.
(4) *Nadeln und Spritzen ordnungsgemäß entsorgen:* Kanülen in geeignete Behälter abwerfen, nicht in die Hülsen zurückstecken, Kennzeichnung von infektiösem Müll.
(5) *Urin und Stuhl:* Hygienische Maßnahmen vor allem bei Hepatitis A von Bedeutung, besondere Sorgfalt bei Erkrankungen im Kindesalter.
(6) *Desinfektion von medizinischen Geräten:* Insbesondere Thermometer, Endoskope, Beatmungssysteme u.Ä.
(7) *Gebrauchsgegenstände:* Entsorgung der Bettwäsche als infektiös.
(8) *Laborproben:* Vermeiden von Außenkontaminationen, sicherer Transport, Kennzeichnung als „Hepatitis".
(9) *Information:* Patienten mit akuter und chronischer Hepatitis B stellen ein besonderes Risiko für ihre Intimpartner dar. Sie müssen hierüber informiert werden ebenso wie über Möglichkeiten der Prävention (aktive Impfung der Sexualpartner/-innen, konsequenter Gebrauch von Kondomen).
(10) Konsequentes Meiden potenziell HAV- oder HEV-kontaminierter Nahrungsmittel bei Reisen in Länder mit niedrigen Hygienestandards (z.B. frische Salate, Eiswürfel, Speiseeis, ungekochte Muscheln u.a.).

Immunprophylaxe der Hepatitis A
Aktive Immunprophylaxe

Ein aktiver Impfstoff (Havrix®, Havsorbat SSW®) hat sich als sehr gut verträglich und immunogen erwiesen. Die Grundimmunisierung erfolgt durch 2 Injektionen im Abstand von 4 Wochen, die durch eine Boosterimpfung nach 6–12 Monaten komplettiert wird. 95 % der Geimpften erfahren einen Impfschutz, der bei 3 Injektionen wahrscheinlich 10 Jahre (danach Auffrischimpfung), bei 2 Injektionen mindestens 1 Jahr anhält. Bereits die einmalige Injektion führt nach 2–3 Wochen zu einer Serokonversionsrate von 70–100 %. Ist eine rasche Immunisierung erforderlich, kann der Abstand zwischen den ersten 2 Injektionen auf 14 Tage verkürzt werden.

Empfehlenswert ist die Impfung für
(1) Menschen, die in Gebiete mit hoher HAV-Durchseuchung reisen bzw. dort arbeiten (Südosteuropa, Mittlerer und Ferner Osten, ganz Afrika, Mittel- und Südamerika),
(2) Personal medizinischer Einrichtungen einschließlich entsprechender Laboratorien,

(3) Personal in Kinderheimen und Einrichtungen für geistig Behinderte,
(4) Kanalisations- und Klärwerkarbeiter,
(5) homosexuell aktive Männer,
(6) Hämophile,
(7) Kontaktpersonen von Hepatitis-A-Erkrankten,
(8) Personen mit chronischer Lebererkrankung und fehlenden Anti-HAV-Antikörpern.

Bei Personen über 50 Jahre vorherige Testung auf Anti-HAV empfehlenswert, bei Vorliegen entsprechender Antikörper ist die Impfung unnötig. Es steht übrigens auch ein Impfstoff zur Verfügung, der gegen Hepatitis A und B gerichtet ist (Twinrix®).

Passive Immunprophylaxe

Die intramuskuläre Gabe von Immunserumglobulin mit mindestens 100 IE/ml Antikörper gegen HAV (z.B. Beriglobin®) post- oder präexpositionell kann eine apparente Virus-A-Hepatitis in 80–90 % der Fälle verhindern. Die aktiv-passive Simultanimpfung ist prinzipiell zu bevorzugen. Die passive Impfung ist indiziert postexpositionell (einmalig 0,02 ml/kg) bei Kontaktpersonen von Hepatitis-A-Erkrankten bis zu 10 Tage nach Kontakt. Präexpositionell ist die Impfung nur noch dann zu empfehlen, wenn eine aktive Impfung nicht möglich ist (0,06 ml/kg, d.h. ca. 5 ml). Die Schutzdauer beträgt dann ca. 3 Monate mit einer Schutzrate von 90 %.

Immunprophylaxe der Hepatitis B
Aktive Immunprophylaxe

Zur aktiven Immunisierung steht die Hüllsubstanz des HBV (HBsAg) zur Verfügung (HBVAXPRO®, Engerix® B, letzteres formalinfrei). Gravierende UAW (im Wesentlichen allergische Reaktionen) sind extrem selten: Bei etwa 10 % der Geimpften kurzfristige Schmerzen im Bereich der Injektionsstelle, die im Bereich des M. deltoideus liegen sollte, oder leichte Allgemeinsymptome. Die Impfung umfasst 3 Injektionen zum Zeitpunkt 0, sowie nach 1 Monat und nach 6 Monaten.

Etwa 95 % der gesunden Impflinge zeigen nach der letzten Impfung protektive Anti-HBs-Konzentrationen. Bei Patienten mit terminaler Niereninsuffizienz oder Immunsuppression kann der Anteil der Non-Responder 30–40 % betragen. Bei diesen Patienten kann durch zusätzliche Impfungen 3 und 6 Monate nach der letzten Impfung je nach Impfschema oder durch eine Verdopplung der Dosis die Responderrate um bis zu 20 % gesteigert werden. Der Impferfolg kann durch die Bestimmung von Anti-HBs 4 Wochen nach der letzten Impfung überwacht werden. Konzentrationen von Anti-HBs < 10 U/l wirken gegen Hepatitis B (und D) nicht protektiv. In solchen Fällen sofort wieder impfen. Bei Anti-HBs ≤ 100 U/l nach spätestens 6 Monaten Kontrolle und ggf. erneute Impfung, bei Anti-HBs > 100 U/l Auffrischimpfung nach 10 Jahren.

Die aktive Impfung gegen Hepatitis B ist auch in Deutschland in den Impfkalender für Säuglinge (1. Impfung im 3. Monat) aufgenommen worden. Kinder, die hiervon nicht erfasst wurden, sollten dringend als Jugendliche (13.–15. Lebensjahr) geimpft werden.

Folgenden Personen ist im Erwachsenenalter eine aktive Hepatitis-B-Impfung dringend zu empfehlen:
(1) Medizinisches und zahnmedizinisches Personal (auch Reinigungspersonal, das Kontakt mit potenziell Hepatitis-B-Virus-kontaminiertem Abfall hat) sowie Mitarbeiter von Rettungsdiensten und Polizei,
(2) Patienten mit präterminaler Niereninsuffizienz rechtzeitig vor Aufnahme in die Dialyse sowie Patienten mit häufiger oder massiver Übertragung von Blut oder Blutbestandteilen (z.B. Hämophile oder vor großen chirurgischen Eingriffen),
(3) Patienten und Personal von psychiatrischen Anstalten und vergleichbaren Institutionen,

(4) Familienmitglieder und Sexualpartner von HBsAg-positiven Personen,
(5) Personen mit häufigem Wechsel der Sexualpartner, Drogenabhängige, länger einsitzende Strafgefangene,
(6) Reisende in Hepatitis-B-Endemiegebiete, bei denen ein enger Kontakt zur einheimischen Bevölkerung zu erwarten ist.
(7) HBsAg-negative HIV-Infizierte.
(8) Patienten vor geplanter Transplantation.
(9) Ferner sollten alle Säuglinge ab dem vollendeten 2. Lebensmonat sowie alle noch nicht geimpften Kinder und Jugendliche bis zum vollendeten 17. Lebensjahr, möglichst vor Beginn der Pubertät, geimpft werden.

Darüber hinaus ist die Impfung (wie auch eine aktive Immunisierung gegen Hepatitis A) bei Patienten mit vorbestehenden chronischen Lebererkrankungen, die nicht HBV-induziert sind, ratsam. Neugeborene von Müttern, deren HBsAg-Status unbekannt ist, sollten unmittelbar post partum geimpft werden.

Ein Impfschutz gegen das Hepatitis-B-Virus verhindert auch die Infektion mit dem Hepatitis-D-Virus.

Passive Immunprophylaxe

Eine passive Immunisierung mit Hepatitis-B-Hyperimmungammaglobulin (Hepatitis-B-Immunoglobulin Behring®, Hepatect®), das einen hohen Anti-HBs-Titer aufweist, kommt nur für nicht aktiv gegen HBV geimpfte Personen in Frage, die über Hautverletzungen oder Schleimhäute Kontakt mit HBsAg-positivem Material hatten (z.B. Nadelstichverletzungen mit HBsAg-positivem Blut). Sie sollte unmittelbar, spätestens jedoch innerhalb von 24–48 h nach der Exposition erfolgen. Die empfohlene Dosis für Erwachsene beträgt 0,06 ml/kg Hepatitis-B-Immunoglobulin Behring® i.m.(> 200 IE/ml Anti-HBs) oder 6–10 IE/kg Hepatect® i.v (mindestens 50 IE/ml Anti-HBs). Die passive Immunisierung sollte grundsätzlich mit der aktiven Impfung kombiniert werden. Hepatitis-B-Hyperimmungammaglobulin kann eine Hepatitis-B-Virusinfektion nämlich nicht sicher verhindern. Es werden häufig nur der Verlauf gemildert und die Inkubationszeit verlängert.

Aktiv/passive Immunprophylaxe

Die aktiv/passive Immunisierung verfolgt das Konzept, den Sofortschutz von Hepatitis-B-Hyperimmungammaglobulin mit dem Langzeitschutz der Hepatitis-B-Vakzine zu verbinden. Für folgende Personen ist eine kombinierte aktiv/passive Immunisierung indiziert:
(1) Nicht aktiv gegen HBV geimpfte Personen, die über Hautverletzung (z.B. Nadelstich) oder Schleimhaut (z.B. Sexualkontakt) Kontakt mit HBsAg-positivem Material hatten,
(2) Neugeborene von HBsAg-positiven Müttern (unabhängig vom HBe-Status der Mutter) sind sofort nach der Geburt aktiv und passiv zu impfen.

Prophylaxe der Hepatitis C

Zur Prophylaxe der Hepatitis C stehen derzeit (und wegen der außerordentlich großen genetischen Variabilität des HCV sehr wahrscheinlich auch mittelfristig) leider ausschließlich die Möglichkeiten der Expositionsprophylaxe zur Verfügung (Bekämpfung des i.v. Drogenkonsums, insbesondere mit „Needle-Sharing", strenge Indikationsstellung bei Verabreichung von Blut und Blutprodukten, Vermeidung von Risiken bei unsterilen Tätowierungen oder Akupunkturen etc.)!

1.2 Akutes Leberversagen

Definition: Lebensbedrohliches Krankheitsbild mit Ausfall oder schwerer Störung der metabolischen Leberfunktion und Auftreten einer hepatischen Enzephalopathie ohne zuvor bestehende chronische Lebererkrankung (endogenes oder Leberzerfallskoma). Je nach Intervall zwischen Ikterusbeginn und Auftreten der Enzephalopathie wird das Leberversagen als hyperakut (Latenz < 7 Tage), akut (Latenz 7–28 Tage) oder subakut (Latenz 28–72 Tage) bezeichnet.

Ätiologie und Pathogenese: Zusammenbruch der hepatischen Entgiftungsfunktion und Syntheseleistung ähnlich den Verhältnissen bei fortgeschrittener chronischer Leberinsuffizienz. Ätiologisch finden sich folgende Erkrankungen und Toxine:
(1) Fulminante Virushepatitis in 30–70 % (**s. Kap. III.7.1.1**),
(2) Medikamente (z.B. Paracetamol) in 30–50 %,
(3) direkte Hepatotoxine (Knollenblätterpilzvergiftung, Tetrachlorkohlenstoff u.a.) in 5–10 %,
(4) akute Fettleber (Schwangerschaft, Alkohol, Reye-Syndrom u.a.) in 5 %,
(5) andere Ursachen (z.B. M. Wilson) in etwa 6 % der Fälle.

Klinik: Klinisch stehen die Zeichen der hepatischen Enzephalopathie im Vordergrund (**s. Kap. III.7.1.6.4**, „Klinik"). Komplizierend können hinzutreten komplexe Gerinnungsstörungen, Elektrolytstörungen (Hypokaliämie, Hyponatriämie trotz erhöhten Gesamtkörpernatriums), Nierenfunktionseinschränkung (prärenal durch Hypovolämie oder renal durch akute tubuläre Nekrose oder hepatorenales Syndrom), arterielle Hypotonie, respiratorische Insuffizienz, schwere gastrointestinale Blutungen, Hirnödem sowie Infektionen.

THERAPIE

Allgemeine Maßnahmen

(1) **Basisversorgung:** Besonders sorgfältige internistische Intensivbehandlung.
- Ausreichende Kalorienzufuhr, ggf. über zentralen Venenkatheter (Basisbedarf: 30–35 kcal/kg). Glukose als bevorzugten Energieträger, Zuckeraustauschstoffe (Fruktose, Sorbit, Xylit) nicht einsetzen. Zusätzliche Fettemulsionen (0,7 g/kg, individuelle Steigerung bis auf max. 50 % der Gesamtkalorien möglich) können verwendet werden. Falls von Seiten der Enzephalopathie toleriert, sollte die Eiweißzufuhr etwa 60 g/Tag betragen. Die therapeutische Wirksamkeit von verzweigtkettigen Aminosäuren ist bei akutem Leberversagen nicht ausreichend belegt. Lactulose sollte gegeben werden.
- Unter Kontrolle der Serumspiegel sind meist Kalium- und Phosphat-, häufig auch Magnesiumsubstitutionen erforderlich.
- Die Neigung zu Hypo- oder Hyperglykämien verlangt engmaschige Kontrollen des Blutzuckers und entsprechende Korrekturen durch Glukose (cave: Blutzuckerabfall < 70 mg/dl) oder (Normal-)Insulin.
- Eine Hyponatriämie ist oft Ausdruck einer Überwässerung und einer gesteigerten Sekretion von antidiuretischem Hormon (klinische Kontrolle, ZVD!) und sollte dann durch Flüssigkeitsrestriktion behandelt werden.
- Bei arterieller Hypotonie steht die Volumengabe (am besten Frischplasma oder Albuminlösung) unter Kontrolle des zentralen Venen- bzw. Pulmonalarteriendrucks im Vordergrund. Katecholamine kommen erst in zweiter Linie in Frage.

(2) **Vorgehen bei Hirnödem:** Im Fall eines Hirnödems, das bei etwa 80 % der Patienten im Koma auftritt und neben der Sepsis die häufigste Todesursache darstellt, sind Steroide unwirksam. Patienten mit erhöhtem Oberkörper (45°) lagern, alle unnötigen Reize vermeiden. Eine adäquate Perfusion des Gehirns ist nur gewährleistet, solange der arterielle Mitteldruck den intrakraniellen Druck um > 50 mmHg übersteigt. Eine kontrollierte Hyperventilation (pCO$_2$

< 25 mmHg) kann zwar kurzfristig Hirndruckanstiege beeinflussen, ist längerfristig jedoch nicht effektiv. Auch Hypothermie hat einen günstigen Einfluss. Behandlungsmethode der Wahl: Bolusinfusion von 0,3–0,4 g (bis 1 g)/kg Mannit in 20 %iger Lösung (ggf. alle 4 h wiederholen, solange die Nierenfunktion intakt ist und die Plasmaosmolarität 320 mOsmol/l nicht überschreitet). In Einzelfällen kann die Anlage eines epiduralen Katheters zur intrakraniellen Druckmessung sinnvoll sein.

(3) Vorgehen bei Nierenversagen: Im Fall eines Nierenversagens Nierenersatztherapie, am schonendsten kontinuierliche Verfahren (kontinuierliche venovenöse Hämofiltration) einleiten. Sie sollte bei sonst nicht beeinflussbarer Hypervolämie oder Hyperkaliämie sowie relativ früh (etwa bei Kreatininwerten > 5 mg/dl) erfolgen.

(4) Magen-Darm-Blutungen: Zur Prophylaxe gastrointestinaler Blutungen H_2-Rezeptorenblocker (z.B. Famotidin [Pepdul®], Ranitidin [Sostril®], das auch den Hirndruck in gewissem Umfang zu senken vermag) und Sucralfat (Ulcogant®) oder Protonenpumpenhemmstoffe (z.B. Omeprazol, Esomeprazol [Antra®, Nexium®], Pantoprazol [Pantozol®]) verabreichen.

(5) Beatmung: Bei respiratorischer Insuffizienz **relativ früh beatmen**. Bei bis zu 30 % der Patienten tritt ein akutes Lungenversagen (ARDS) auf.

(6) Gerinnungsstörungen: Bei Gerinnungsstörungen ist frisch gefrorenes Plasma (fresh frozen plasma, FFP) die Therapie der Wahl. Die Indikation zum Ausgleich von Gerinnungsstörungen besteht bei Blutungen bzw. vor invasiven Eingriffen. Die prophylaktische Gabe von FFP hat keinen Einfluss auf die Mortalität. Initial 250 ml FFP verabreichen. FFP kann in gleicher Menge alle 6–8 h erneut eingesetzt werden. Allerdings bewirkt 1 ml FFP/kg KG lediglich einen Aktivitätsanstieg der Gerinnungsfaktoren um 1–2 %. Die FFP-Gabe geht demnach mit einer nicht immer tolerablen Volumenbelastung für den Patienten einher (ggf. Hämofiltration). In solchen Fällen stellt die Gabe von Gerinnungsfaktorenkonzentraten (PPSB, z.B. Beriplex® HS) eine Alternative dar. Dabei sollte ggf. zusätzlich Antithrombin III (Kybernin® HS) substituiert werden in einer der Anhebung der Gerinnungsfaktoren vergleichbaren Aktivität. Dies ist meist dann der Fall, wenn die Antithrombin-III-Spiegel weniger als 40 % des Normalwerts ausmachen (Substitution z.B. mit Kybernin® HS, initial 1500 E, dann 1000 E/24 h, Dosisanpassung je nach erreichter Anhebung der Gerinnungsfaktoren-Aktivitäten). Zur Kontrolle profuser Blutungen eignet sich auch aktivierter rekombinanter Faktor VIIa (NovoSeven®, 40–90 µg/kg KG). Unter 30 000 Thrombozyten/µl können Thrombozytenkonzentrate indiziert sein. Heparin nur bei eindeutigen Hinweisen auf eine Verbrauchskoagulopathie und beim Fehlen einer aktuellen Blutung in sehr geringer Dosis (125 E/h) geben.

(7) Antibiotika: Wegen der ausgeprägten Gefährdung durch *bakterielle und Pilzseptitiden* täglich Kulturen von Blut und den übrigen einschlägigen Materialien anlegen und ggf. resistenzgerechte Antibiose einleiten. Eine prophylaktische systemische Breitspektrum-Antibiotikatherapie, z.B. Cefotaxim (Claforan®) und Flucloxacillin (Staphylex®) oder Tazobactam (Tazobac®), wird spätestens ab einem Enzephalopathiestadium II empfohlen. Das Überwiegen von Infektionen mit grampositiven Erregern erklärt sich wahrscheinlich durch Infektionen mit Hautkeimen über venöse Zugänge. Häufig werden auch eine zusätzliche selektive Darmdekontamination (100 mg Colistin + 80 mg Tobramycin [Gernebcin®] + 500 mg Amphotericin B [Amphomoronal®] oral oder über Magensonde alle 6 h), staphylokokkenwirksame Nasensalbe sowie bei Frauen 5 g Clotrimazol (z.B. Canesten®) als 10 %ige Vaginalcreme eingesetzt, die zwar nicht die Gesamtüberlebensrate signifikant verbessern, aber häufiger die Voraussetzung für eine spätere Lebertransplantation erhalten können. Ist eine gezielte antibiotische Therapie notwendig, nephrotoxische Antibiotika möglichst vermeiden.

(8) Zusätzliche Maßnahmen: Die frühzeitige Kontaktaufnahme zu einem Transplantationszentrum ist erforderlich. Während Aktivkohleperfusionen u.a. Maßnahmen im Sinne der so genannten Leberassistenz enttäuschende Resultate gezeigt haben, sind die bisher allerdings noch beschränkten Erfahrungen mit Bioreaktoren („künstliche Leber") durchaus ermutigend.

In gleicher Weise kann durch Albumindialyse (MARS®-System) oder fraktionierte Plasmaseparation und Adsorption (Prometheus®-System) die Wartezeit zur Transplantation überbrückt werden.

Spezielle Maßnahmen

Über diese, bei allen Formen des akuten Leberversagens anzuwendenden Therapiemaßnahmen hinaus stehen spezielle Behandlungsmöglichkeiten bei der Paracetamol- und der Knollenblätterpilzvergiftung zur Verfügung.

(1) *Paracetamolvergiftung:* Bei Paracetamolvergiftung (Einnahme von mindestens 10 g, bei vorgeschädigter Leber [Alkoholiker!] auch weniger) neben den üblichen Maßnahmen zur Giftelimination möglichst rasch N-Acetylcystein (z.B. Fluimucil®) verabreichen: Dosierung: Beim Erwachsenen zunächst 150 mg/kg i.v. in 250 ml 5 %iger Glukose innerhalb 15 Minuten, dann 50 mg/kg in 500 ml 5 %iger Glukose mit Elektrolytzusatz über 4 Stunden, gefolgt von 100 mg/kg in 1000 ml Glukose mit Elektrolytzusatz über 16 Stunden. Mehr als 15 h nach Ingestion ist die Einleitung dieser Therapie nicht mehr aussichtsreich. Ihr Wirkmechanismus liegt in der Bindung reaktiver Paracetamolmetaboliten.

(2) *Knollenblätterpilzvergiftung:* Die Basistherapie umfasst eine ausgiebige Magenspülung, Gabe von Aktivkohle (40–60 g/Tag) und Lactulose (60–100 ml/Tag), hohe Einläufe, Hämoperfusion oder alternativ forcierte Diurese. Gleichzeitig Antidottherapie mit Silibinin (Legalon®) und Penicillin G für 3 Tage einleiten. Diese Medikamente hemmen die Giftaufnahme in die Leber. Dosierung: Silibinin 20 mg/kg/Tag, verteilt auf 4 Infusionen von jeweils 2-stündiger Dauer gefolgt von 4-stündigem infusionsfreiem Intervall; Penicillin G 1 Mio. E/kg/Tag i.v.

(3) Akutes Leberversagen durch Herpes-simplex-Virus: Aciclovir (z.B. Zovirax® 3-mal 10 mg/kg KG i.v.). Das Krankheitsbild geht mit sehr hoher Letalität einher.

Prognose

Die Prognose des akuten Leberversagens hängt ab von der Grunderkrankung, dem Ausmaß der Lebernekrose und auftretenden Komplikationen. Sie ist unter der genannten konservativen Therapie schlecht, insgesamt überleben nur etwa 20 % der Patienten.

Eine entscheidende Verbesserung der Prognose ist nur von einer Lebertransplantation zu erwarten. Diese sollte deshalb bei allen Patienten mit akutem Leberversagen rechtzeitig erwogen werden. Die Transplantationsindikation ist individuell zu stellen, beim akuten Leberversagen sind ein Lebensalter > 40 Jahre, Bilirubinanstieg > 17 mg/dl, Abfall des (Spontan-)Quick-Wertes bzw. des (früher reagierenden!) Faktors V auf 20 % sowie Auftreten einer hepatischen Enzephalopathie 7 oder mehr Tage nach Eintreten des Ikterus besonders ungünstige prognostische Zeichen, die unbedingt zur Verlegung des Patienten in ein Transplantations- oder Leberzentrum veranlassen sollten, sofern keine Kontraindikation gegen eine Transplantation besteht (Sepsis, AIDS, aktive Psychose, Alkohol- oder Drogenabusus, Alter > 65 Jahre). Die Verlegung sollte rechtzeitig erfolgen, z.B. bei Entwicklung einer hepatischen Enzephalopathie Grad II bzw. bei Annäherung an die o.g. biochemischen Werte, da anderenfalls das Transportrisiko deutlich ansteigt und bei zu später Transplantation irreversible Schäden, insbesondere infolge eines Hirnödems, drohen. Im Fall einer Paracetamolvergiftung ist die Transplantationsindikation abweichend von den o.g. Parametern zu stellen, wenn der arterielle pH < 7,3 sinkt oder der Quick-Wert auf 20 % abfällt, Kreatinin > 3,5 mg/dl ansteigt und ein Enzephalopathiestadium III eintritt. Eine durchaus interessante Option bei akutem Leberversagen stellt die auxiliäre Transplantation dar, bei der die eigene Leber in situ verbleibt und im Fall ihrer Erholung, die insbesondere bei jüngeren Patienten bis etwa 40 Jahre häufig erwartet werden kann, eine Langzeitimmunsuppression vermieden werden kann. Zur exakten Abgrenzung der Indikation zwischen orthotoper bzw. auxiliärer Lebertransplantation sind weitere Erfahrungen allerdings noch abzuwarten.

1.3 Chronische Hepatitis

Definition: Eine chronische Hepatitis (CH) liegt definitionsgemäß vor, wenn eine Entzündung der Leber anhand klinischer, laborchemischer und ggf. histologischer Charakteristika über einen Zeitraum von mehr als 6 Monaten nachgewiesen wird.
Die weitere Klassifikation umfasst die Ursache, entzündliche Aktivität („Grading"), Fibrosegrad und evtl. bereits eingetretene Zirrhose („Staging"). Die entzündliche Aktivität kann anhand biochemischer Parameter (insbesondere Transaminasenhöhe) eingeschätzt, am zuverlässigsten allerdings histologisch beurteilt werden. Besonders bei der Hepatitis C können die histologischen Aktivitätszeichen wesentlich ausgeprägter sein als aufgrund der (phasenhaft durchaus normalen) Transaminasen zu erwarten wäre. Fibrosegrad und Zirrhose sind zuverlässig nur histologisch erkennbar; jedoch ist die Histologie bei der Indikationsstellung zur Therapie meist verzichtbar. Neuerdings kann auch mithilfe des Fibroscan das Ausmaß der „Lebersteifigkeit" gemessen werden. Mit dieser Technik kann nichtinvasiv das Vorliegen einer Leberzirrhose mit hoher Sensitivität nachgewiesen werden, jedoch ist eine Differenzierung niedriger Fibrosestadien nicht möglich. Zu beachten ist, dass bei akuter toxischer oder viraler Hepatitis hohe Werte der Lebersteifigkeit gefunden werden können, ohne dass eine Zirrhose vorliegt.

Ätiologie, Pathogenese und Diagnostik: Die chronische Hepatitis ist ätiologisch heterogen. Es werden unterschieden
(1) chronische Hepatitiden als Folge einer Hepatitis-B-, -C- oder -D-Infektion,
(2) die autoimmune Hepatitis, die überwiegend Frauen befällt,
(3) Erkrankungen, die unter dem Bild einer chronischen Hepatitis verlaufen können: primäre biliäre Zirrhose, M. Wilson, α_1-Antitrypsinmangel, medikamenteninduzierte Hepatitis (z.B. durch Isoniazid, α-Methyldopa),
(4) kryptogene chronische Hepatitis, bei der die Ätiologie nicht erkennbar, ein Teil der Fälle aber sicher virus- oder medikamenteninduziert ist bzw. auf die immer häufiger werdende nicht-alkoholische Steatohepatitis zurückzuführen ist.
Bei der Hepatitis B lässt sich die Infektion durch HBsAg- und Anti-HBc-Bestimmung erkennen, für Therapieentscheidungen ist es wichtig, darüber hinaus auch eine aktuell noch fortbestehende Virusreplikation, die zum weiteren Fortschreiten der Lebererkrankung führt, nachzuweisen (HBV-DNS im Serum) (**Tab. III.7.1**).
Folgende Formen der chronischen Hepatitis B können unterschieden werden:
(1) Niedrigreplikative Form: $< 10^5$ Viruskopien/ml in der PCR; normale Transaminasen, keine Entzündungsaktivität, früher als „gesunder HbsAg-Carrier" bezeichnet. Die niedrigreplikative, immunaktive Hepatitis B mit erhöhten Transaminasen ist sehr selten; Leberbiopsie zur Therapieentscheidung sinnvoll.
(2) Hochreplikative, immunaktive Form: $> 10^5$ Viruskopien/ml, Virusnachweis gelingt im Hybridisierungsassay, erhöhte Transaminasen, hohe Entzündungsaktivität, 8–20 % der Patienten entwickeln eine Zirrhose innerhalb von 5 Jahren.
(3) Hochreplikative, immuntolerante Form: $> 10^5$ Viruskopien/ml, keine Entzündungsaktivität, normale Transaminasen.
Beachtet werden sollte, dass bei Hepatitis-B-Virusinfektionen Virusmutanten auftreten können, sodass selbst bei e-Antigen-negativen Patienten ein hochaktiver Verlauf vorliegen kann.
Bei der autoimmunen Hepatitis brauchen nicht alle dort genannten Autoantikörper gemeinsam aufzutreten, vielmehr sind Untergruppen durch den Nachweis lediglich eines einzelnen Antikörpers charakterisiert (Typ 1 ANA+, SMA+/–, Typ 2 LKM +, Typ 3 SLA+, SMA +/–). Die alleinige Bestimmung der ANA kann daher dazu führen, dass (behandlungsbedürftige!) autoimmune Hepatitiden der Diagnostik entgehen. Autoimmunphänomene sind auch bei chronischer Virushepatitis häufig, im Gegensatz zur Autoimmunhepatitis sind aber meist die Autoantikörpertiter niedrig.

Tabelle III.7.1 Differenzialdiagnose chronischer Hepatitiden

Parameter	Hepatitis-B-Virus-induzierte CH	Hepatitis-C-Virus-induzierte CH	Autoimmune Hepatitis	Medikamenten-induzierte CH	Primäre biliäre Zirrhose (PBC)
HBV-Marker	+	–	–	–	–
Anti-HCV	–	+	–/(+)[1]	–	–
HCV-RNS	–	+	–	–	–
AMA	–	–	–/(+)[2]	(+)	+[3]
ANA	–	–	+	(+)	–
SMA	(+)	(+)	+	(+)	–
LKM	–	–/(+)[1]	+	(+)	–
SLA	–	–	+	–	–
IgG im Serum	(↑)	(↑)	↑↑↑	(↑)	(↑)[4]

Anti-HCV = Antikörper gegen HCV; AMA = antimitochondriale Antikörper; ANA = antinukleäre Antikörper; SMA = Antikörper gegen glatte (smooth, S) Muskulatur; LKM = Antikörper gegen mikrosomale (M) Antigene in Leber (L) und Niere (kidney, K); SLA = Antikörper gegen lösliche (soluble, S) Leberantigene

[1] unspezifisch positive Reaktionen bei starker Hypergammaglobulinämie möglich, ein Teil der LKM-positiven Hepatitiden ist tatsächlich auf eine HCV-Infektion zurückzuführen. Spezifische Resultate durch PCR zum Nachweis von HCV-RNS
[2] bei cholestatischen Verlaufsformen bzw. Mischformen autoimmune Hepatitis/PBC
[3] gegen PBC-spezifische mitochondriale Antigene
[4] IgM erhöht

Klinik: Das klinische Bild ist sehr unterschiedlich. So können Beschwerden fehlen, in uncharakteristischer Form oder als schweres Krankheitsbild parallel zur entzündlichen Aktivität in Erscheinung treten. Häufig bestehen Abgeschlagenheit, verminderte Leistungsfähigkeit, Druck im rechten Oberbauch, Appetitlosigkeit und Arthralgien. Die Leber ist häufig konsistenzvermehrt und vergrößert tastbar. Bei den virusinduzierten CH ist die Milz seltener, bei den autoimmunen Formen i.d.R. palpabel. Hautzeichen wie bei Leberzirrhose treten nicht selten auf. Die Transaminasen sind in Abhängigkeit vom Ausmaß der entzündlichen Aktivität erhöht, bei Hepatitis C jedoch auch bei Fortschreiten der Entzündung häufig normal. In der Elektrophorese sind bei den virusinduzierten CH die γ-Globuline mäßig, bei den autoimmunen Formen i.d.R. stark erhöht.

THERAPIE

Ziel der Behandlung chronischer Virushepatitiden ist es, durch Viruselimination den chronisch-entzündlichen Prozess zum Stillstand zu bringen und damit die Entstehung von Spätkomplikationen (Zirrhose, Leberzellkarzinom) zu verhindern. Bei chronischer Hepatitis B steigt wahrscheinlich das Risiko, eine Zirrhose und ein hepatozelluläres Karzinom zu entwickeln, mit der Höhe der Viruslast an, sodass eine replikationshemmende Therapie bei Zirrhose progressionshemmend wirken dürfte. Die lebensverlängernde Wirkung einer erfolgreichen Interferontherapie bei HBV- und HCV-Infektion ist erwiesen.

Allgemeine Maßnahmen

Lediglich bei ausgeprägter entzündlicher Aktivität ist körperliche Schonung angezeigt. Eine spezielle Diät ist nicht erforderlich. Alkohol soll grundsätzlich gemieden werden. Dies gilt bei allen Formen der CH mit stärkerer entzündlicher Aktivität, bei chronischer Hepatitis C jedoch grundsätzlich, da sich die schädigenden Effekte des HCV und des Alkohols an der Leber offensichtlich wechselseitig verstärken und Alkohol per se die HCV-Replikation steigert.

Medikamentöse Therapie
Chronische Hepatitis B
Zur Behandlung der chronischen Hepatitis B stehen Interferone und Nukleosid-Analoga zur Verfügung.

Interferontherapie
Therapie der Wahl bei HBeAg-positiver Hepatitis B ist *a-Interferon* (z.B. Roferon®-A, Intron A® 4,5–6 Mio. IE täglich oder 9–10 Mio. IE 3-mal/Woche s.c. für 6 Monate).
Dadurch kommt es bei etwa 35–50% der Patienten zur Serokonversion von HBeAg zu Anti-HBe und bei bis zu 10% auch zur Elimination von HBsAg. Nach Therapieende können innerhalb weniger Jahre allerdings noch weitere Responder (30–60%) HBsAg eliminieren. Parallel zur Elimination von e-Antigen kommt es zu einer Beendigung oder Hemmung der Virusreplikation, einer Besserung der klinischen und biochemischen Parameter und einer Rückbildung der histologischen Aktivitätszeichen. Eine vergleichbare Wirksamkeit wie herkömmliches Interferon hat auch pegyliertes Interferon-α_{2a} (Pegasys® 180 µg/Woche) für 6–12 Monate. Bei HbeAg-negativer HBV-Infektion sollte wegen hoher Rückfallquote die Interferonbehandlung höher dosiert (3-mal 5–10 Mio. IE/Woche) für mindestens 12 Monate erfolgen. Auch hier stellt pegyliertes Interferon-α_{2a} (Pegasys® 180 µg/Woche für wenigstens 12 Monate) eine Alternative dar, bei der eine dauerhafte Virussuppression in etwa 20% der Fälle gelingt.

Indikationen: Entzündlich aktive Hepatitis B mit positivem e-Antigen bzw. positiver HBV-DNS im Serum. Die hochreplikativ-immuntolerante Form stellt keine Therapieindikation dar.

Kontraindikationen: Dekompensierte Leberzirrhose im Child-Stadium B und C, Autoimmunerkrankungen, insbesondere autoimmune Hepatitis, Depression (auch anamnestisch!), Schwangerschaft, schwere extrahepatische Erkrankungen, eine anamnestisch bekannte oder aktuell bestehende Psychose, zerebrale Anfallsleiden, Thrombopenie < 70 G/l oder Leukopenie < 2 G/l, fortgeschrittene HIV-Infektion.

Prognostisch günstige Faktoren für ein Ansprechen auf die Interferonbehandlung sind eine kurze Verlaufsdauer der chronischen Hepatitis (< 2 Jahre), weibliches Geschlecht, hohe Transaminasen, niedrige HBV-DNS im Serum ($< 10^5$ Kopien/ml), Erwerb der Infektion im Erwachsenenalter sowie Fehlen einer zusätzlichen Hepatitis-D-Infektion. Neuere Untersuchungen zeigen, dass der in Deutschland vorherrschende HBV-Genotyp A deutlich besser auf Interferon anspricht als der in den Mittelmeerländern häufig anzutreffende Genotyp D. Wahrscheinlich sind die schlechteren Therapieerfolge bei HbeAg-negativer verglichen mit HBeAg-positiver HBV-Infektion lediglich Ausdruck einer unterschiedlichen Genotypverteilung.

UAW: Regelhaft grippeähnliche Symptome mit Fieberanstieg (die durch Paracetamol [z.B. ben-u-ron®] therapiert werden können), Abgeschlagenheit und Gewichtsverlust, die im Verlauf der Anwendung jedoch zunehmend geringer werden. Seltener sind Haarausfall, Übelkeit und Erbrechen, Leuko- und Thrombopenie (Vorsicht bei vorbestehender portaler Hypertension mit Hyperspleniesyndrom), Transaminasenanstieg, Autoantikörperbildung und das Auftreten von Depressionen oder manifesten Autoimmunerkrankungen.

Die *Autoimmunerkrankungen* betreffen am häufigsten die Schilddrüse. Es ist daher empfehlenswert, vor Therapieeinleitung nach Schilddrüsenautoantikörpern (mindestens gegen Schilddrüsenperoxidase = TPO) zu suchen (bei deren Vorliegen hohe Gefährdung) und die Schilddrüsenfunktion im Verlauf der Therapie zu überwachen (mindestens basales TSH kontrollieren). Bei bereits bestehender, jedoch kompensierter Zirrhose ist eine einschleichende Dosierung zu empfehlen (0,5–1 Mio. E 3-mal/Woche herkömmliches Interferon-α mit Steigerung alle 14 Tage auf schließlich 3-mal 3–4,5 Mio. E/Woche über 6 Monate oder PEG-Interferon-α, [Pegasys®, 90–135 µg/Woche]).

Nukleos(t)id-Analoga

Bei Patienten, die auf eine Interferontherapie nicht angesprochen haben oder Kontraindikationen gegen eine Interferontherapie aufweisen, sollte eine Therapie mit Nukleosid-Analoga eingeleitet werden. Zugelassen sind die Nukleosid-Analoga Lamivudin (Zeffix®, Epivir®, 100 mg/Tag), Telbivudin (Sebivo®, 600 mg/Tag) und Entecavir (Baraclude®, 0.5 mg/Tag, bei Lamivudinresistenz 1 mg/Tag) sowie das Nukleotid-Analogon Adefovir-Dipivoxil (Hepsera®, 10 mg/Tag). Mit der Zulassung des Nukleotid-Analogons Tenofovir-Dipivoxil (Viread®, 245 mg/Tag) ist in Kürze zu rechnen. In einer Dosierung von 100 mg/Tag führt Lamivudin zu einer wirksamen Hemmung der Virusreplikation, die allerdings nach 1-jähriger Therapiedauer nur bei 10–20 % der Patienten zu einer Serokonversion von HBeAg zu Anti-HBe führt. Ähnliche Ergebnisse werden mit den anderen Nukleos(t)id-Analoga erzielt, jedoch ist die antivirale Potenz von Telbivudin und Entecavir höher als bei Lamivudin oder Adefovir. Eine HBV-Genotypabhängigkeit des Therapieansprechens ist bislang nicht bekannt. Die Therapiedauer steht noch nicht fest; eine Serokonversion von HbeAg zu Anti-HBe ist anzustreben. Frühzeitiges Absetzen der Therapie führt zum Rückfall. Die Therapiedauer sollte daher wenigstens ein Jahr betragen, da die HBeAg-Serokonversionsrate nach 5 Jahren Therapie bis 50 % ansteigen kann. Sie beträgt nach 2-jähriger Telbivudin- bzw. Entecavirtherapie etwa 33 %. Die Therapie mit Nukleos(t)id-Analoga hat wenig UAW; jedoch ist in jedem Fall eine Dosisadaptation an die Nierenfunktion zu beachten und bei Therapie mit Tenofovir und Adefovir sind regelmäßige Kreatininkontrollen erforderlich, um frühzeitig Nierenfunktionsstörungen zu erkennen. Die Therapie mit Nukleos(t)id-Analoga kann zur Selektion von HBV-Mutanten im Bereich des Polymerasegens und damit zum Wiederanstieg der HBV-DNS (Wiederdurchbruch der Infektion) führen. Verglichen mit anderen Nukleos(t)id-Analoga wird eine Resistenzentwicklung bei Entecavir seltener beobachtet und die Resistenzprofile zwischen Nukleosid- und Nukleotid-Analoga sind unterschiedlich. Bei einer Ausgangsviruslast unter 10^6 Kopien/ml kann jedes zugelassene Medikament bei der Erstbehandlung eingesetzt werden. Bei höheren Viruslasten ist die Wahrscheinlichkeit des Auftretens einer Lamivudinresistenz erhöht, sodass stärker antiviral wirksame Medikamente (z.B. Entecavir, Telbivudin) zu bevorzugen sind. Kombinationstherapien sind bislang wenig untersucht. Sie bieten wahrscheinlich keine Vorteile hinsichtlich der antiviralen Potenz, scheinen aber die Resistenzentwicklung zu vermindern. Von einer primären Resistenz ist auszugehen, wenn nach 3-monatiger Therapie mit einem Nukelos(t)id-Analogon keine mehr als 90 %ige Senkung der Viruslast bzw. nach 6 Monaten keine Reduktion der Viruslast unter 10^3 Kopien/ml erzielt wurde. Eine sekundäre Resistenz liegt vor, wenn bei initial gutem Therapieansprechen ein Wiederanstieg der Viruslast um mindestens 1 log-Stufe über den Nadir erfolgt. In diesen Fällen muss eine Therapieanpassung unter Berücksichtigung von Kreuzresistenzen erfolgen (**s. Tab. III.7.2**).

Alle Patienten mit Leberzirrhose und messbarer Virämie sollten, auch bei Dekompensation, einer antiviralen Behandlung mit Nukleos(t)id-Analoga zugeführt werden. Eine weitere Indi-

Tabelle III.7.2 Vorgehen bei Resistenzentwicklung unter Nukleos(t)id-Therapie bei HBV-Infektion

Resistenzentwicklung unter	Maßnahme
Lamivudin	Zusätzliche Gabe von Adefovir oder Wechsel auf Tenofovir
Adefovir	Lamivudin-naive Patienten: Entecavir oder Telbivudin oder Lamivudin Lamivudin-vorbehandelte Patienten: Zugabe von Entecavir oder Wechsel auf Tenofovir
Entecavir	Wechsel auf Adefovir
Telbivudin	Wechsel auf Adefovir oder Entecavir

kation zur Therapie mit Nukleos(t)id-Analoga ist die Prophylaxe eines HBV-Krankheitsschubs bei geplanter Zytostatikatherapie oder immunsuppressiver Behandlung. Die Kombinationstherapie mit Interferon-α plus Lamivudin bringt wahrscheinlich keinen Vorteil gegenüber der Interferonmonotherapie. Bei Therapie mit Nukleos(t)id-Analoga ist eine Dosisreduktion bei Niereninsuffizienz zu beachten. Weitere Nukleosid-Analoga (z.B. Emtricitabine) werden derzeit untersucht.

Chronische Hepatitis C

Eine *Therapieindikation* bei chronischer Hepatitis C (HCV-RNS obligat positiv) besteht bei
(1) erhöhten Transaminasen und entzündlicher Aktivität in der Histologie (Gefahr, die Schwere der Entzündung durch ausschließliche Labordiagnostik zu unterschätzen, da Transaminasen häufig nur fluktuierend erhöht sind!),
(2) insbesondere bei jüngeren (< 60 Jahre) Patienten, die quoad vitam am meisten von einer erfolgreichen Behandlung profitieren.

Bei älteren Patienten ist die Behandlungsindikation individuell zu stellen und hat Therapiewunsch, biologisches Alter und Begleitumstände zu berücksichtigen. Therapie der Wahl ist die Kombinationstherapie aus Polyethylenglykol-gekoppeltem (PEG-)Interferon-$α_{2a}$ oder -$α_{2b}$ (Pegasys® 180 μg/Woche oder PegIntron® 1–1,5 μg/kg KG/Woche s.c.) und dem Nukleosid-Analogon Ribavirin (Copegus® oder Rebetol®, täglich 800–1200 mg oral, aufgeteilt in eine Morgen- und eine Abenddosis), die der Interferon-Monotherapie oder der Kombination von herkömmlichem Interferon und Ribavirin eindeutig überlegen ist. PEG-Interferone haben im Vergleich zu herkömmlichem Interferon eine verlängerte HWZ und müssen deshalb nur einmal pro Woche injiziert werden; das Profil der UAW ist den herkömmlichen Interferonen ähnlich. Mit dieser Kombinationstherapie kann in Abhängigkeit vom HCV-Genotyp bei 40–80 % (Genotyp 1: ca. 45 %; Genotyp 2 und 3: ca. 80 %) der unvorbehandelten Patienten ein dauerhaftes Ansprechen (definiert als HCV-RNS-Negativität 6 Monate nach Therapieende) erreicht werden. Kommt es nach 12-wöchiger Behandlung nicht zu einem Abfall der Viruslast auf unter 1 % des Ausgangswerts, kann die Therapie als erfolglos abgebrochen werden. Dies ist auch der Fall, wenn nach 24 Wochen keine Negativierung der HCV-RNS nachweisbar ist. Auch bei einem Großteil der Patienten, die nach Beendigung einer zunächst erfolgreichen Interferon-Monotherapie oder einer Kombinationsbehandlung mit herkömmlichem Interferon und Ribavirin einen Rückfall („relapse") erlitten haben, lässt sich durch die PEG-Interferon-Ribavirin-Kombinationstherapie ein dauerhaftes Ansprechen erzielen. Die Erfolgsrate (dauerhaftes Ansprechen) dieser Kombinationstherapie ist bei Patienten, die auf eine vorausgegangene Interferon-Monotherapie nicht angesprochen haben (so genannte primäre Nonresponder) mit 25–30 % geringer. Bei Nonrespondern auf eine Kombinationstherapie mit herkömmlichem Interferon und Ribavirin ist mit PEG-Interferon-Ribavirin nur noch in 10 % der Fälle ein dauerhaftes Ansprechen zu erwarten. Besteht 6 Monate nach Abschluss der Therapie noch HCV-RNA-Negativität, beträgt das Risiko, in den nächsten 5 Jahren einen Rückfall zu erleiden, etwa 5 %.

Prognostisch ungünstig für den Therapieerfolg ist eine Infektion mit dem HCV Genotyp 1, ein hoher Virustiter (> 2 Mio. Kopien/ml oder > 800 000 IU/ml) und das Vorliegen einer Fibrose/Zirrhose. Insbesondere bei Genotyp 1 sollte eine PEG-Interferon-Ribavirin-Therapie für 12 Monate mit einer Ribavirindosis von 1000–1200 mg/Tag durchgeführt werden, während eine 6-monatige Behandlungsdauer mit einer Ribavirindosis von 800 mg/Tag bei Vorliegen der Genotypen 2 oder 3 und fehlender Fibrose ausreichend ist. Hinweise, dass bei Patienten mit Genotyp 2 bzw. 3 ohne Zirrhose und rascher Viruselimination (innerhalb von 4 Wochen) sowie initial niedriger Virämie (< 400 000 IU/ml) eine weitere Verkürzung der Therapiedauer auf 12–16 Wochen möglich ist, haben sich nicht bestätigt. Die Therapiedauer sollte daher unabhängig von den genannten Parametern bei HCV Genotyp 2/2 24 Wochen betragen. Bei Genotyp-1-Patienten mit initial niedriger Viruslast (< 400 000 IU/ml) und rascher Viruselimination (innerhalb 4 Wochen) kann eine Verkürzung der Therapiedauer auf 24 Wochen diskutiert werden, während die Therapiedauer auf 72 Wochen verlängert werden sollte bei den Genotyp-1-Patienten, die erst nach 24 Wochen eine Viruselimination aufweisen. Eine Ribavirinmonotherapie ist nicht angezeigt. HFE-Genmutationen, auch in heterozygoter Form, begünstigen die Progression der HCV-Infektion zu Fibrose/Zirrhose; inwieweit aber der HFE-Genstatus bzw. die Eisenüberladung das Ansprechen auf eine Interferon-Ribavirin-Behandlung günstig beeinflusst, ist Gegenstand klinischer Studien.

Kontraindikationen für eine Behandlung mit Ribavirin sind eine vorbestehende Anämie (Hb < 12 g/dl), eine koronare Herzkrankheit, schwere Begleiterkrankungen sowie Schwangerschaft oder Kinderwunsch. Bei der Kombinationsbehandlung sind sowohl diese wie auch die Kontraindikationen gegen eine Interferonbehandlung (**s. Kap. III.7.1.3**, „Chronische Hepatitis B") zu berücksichtigen.

Wichtigste UAW der Ribavirinbehandlung sind das Auftreten einer (meist hämolytischen) Anämie, während Hyperurikämie, Husten, psychiatrische und allergische Reaktionen selten sind. Eine Anämie tritt bei 40–60 % der behandelten Patienten auf und kann zur Dosisreduktion oder sogar zum Absetzen von Ribavirin zwingen. Sie erreicht ihren Höhepunkt in den ersten 6 Wochen nach Therapiebeginn, sodass wöchentliche Blutbildkontrollen in der Anfangsphase der Behandlung erforderlich sind. Wegen der Teratogenität von Ribavirin ist bei Mann und Frau auf strenge Antikonzeption zu achten.

Bei Kontraindikationen gegen Ribavirin kann eine Monotherapie mit pegyliertem (PEG-)Interferon-α_{2b} (PegIntron®, 1 µg/kg KG/Woche) oder Interferon-α_{2a} (Pegasys® 180 µg/Woche) durchgeführt werden.

Etwa 30 % der Patienten mit chronischer Hepatitis C weisen bei wiederholten Bestimmungen normale Transaminasenaktivitäten im Serum auf. Die oben genannte Genotyp-adaptierte Therapie mit PegInterferon/Ribavirin ist bei diesen Patienten ähnlich erfolgreich wie bei solchen mit erhöhten Transaminasen. Allerdings weisen Patienten mit dauerhaft normalen Transaminasen einen benignen Verlauf mit geringem Progressionsrisiko auf, was bei der Indikationsstellung zu berücksichtigen ist. Die vom Autor geübte Praxis ist, Patienten mit deutlicher entzündlicher Aktivität im Lebergewebe und Therapiewunsch zu behandeln, jedoch von einer Therapie abzusehen, wenn lediglich eine Minimalhepatitis histologisch nachweisbar ist. Derzeit gibt es keine verbindlichen Therapieempfehlungen für Patienten, die auf eine Kombinationstherapie nicht angesprochen haben. Eine rasche Senkung der Virusbeladung lässt sich mit neu entwickelten Polymerase- (z.B. Valopicitabin) und Proteaseinhibitoren (z.B. Telapravir) erreichen, die derzeit in klinischer Prüfung befindlich sind.

Chronische Hepatitis D

Auch bei der chronischen Hepatitis D ist α-Interferon (3-mal 9–10 Mio. E/Woche für 1 Jahr) verwendet worden, eine dauerhafte Viruselimination wird dabei selten erreicht. Etwas erfolgreicher scheint die Behandlung mit PEG-Interferon-α_{2b} (1.5 µg/kg KG/Woche) für 48 Wochen. Die Behandlung führt auch über das Therapieende hinaus zur Reduktion der Virusbeladung und der entzündlichen Aktivität mit Verbesserung der Prognose, sodass die Therapie gerechtfertigt scheint.

Autoimmune Hepatitis

Durch eine immunsuppressive Therapie können die Mortalität dieser Form der chronischen Hepatitis deutlich verringert und bei etwa 90 % der Patienten eine Remission erreicht werden. Die Therapie ist auch bei bereits eingetretener, noch kompensierter Zirrhose indiziert und wirksam. Eine Kombination von Prednisolon und Azathioprin wird dabei i.d.R. bevorzugt wegen deutlich geringerer UAW als unter einer höher dosierten Prednisolonmonotherapie.

Dosierung: Im akuten Schub Prednisolon (z.B. Decortin® H), beginnend mit 40–60 mg/Tag, Reduktion nach deutlichem Rückgang der Transaminasen (i.d.R. nach 2–4 Wochen) um 10 mg/Woche bis zur Dosis von 30 mg/Tag, danach weitere wöchentliche Reduktion um 5 mg/Tag bis zur Erhaltungsdosis. Diese beträgt in der Regel 2,5–10 mg/Tag, richtet sich aber nach der Krankheitsaktivität. Azathioprin (Imurek®): 1–2 mg/kg KG/Tag von Beginn der Therapie an.

Behandlung über mindestens 2–3 Jahre fortführen. Nach Normalisierung der Laborparameter und des histologischen Bildes kann die Therapie langsam im Laufe eines weiteren Jahres reduziert und schließlich abgesetzt werden. Anschließend sind Kontrollen in 4- bis 6-wöchigen Abständen notwendig, da etwa die Hälfte der Patienten ein Rezidiv erleidet, das zu einer Dauertherapie zwingt.

Zur Erhaltung einer Remission hat sich auch eine Azathioprinmonotherapie (2 mg/kg KG tgl. unter Blutbildkontrollen) bewährt. Bei Frauen im gebärfähigen Alter sollte dagegen eine Prednisolonmonotherapie bevorzugt werden (bez. der zu beachtenden begleitenden Maßnahmen einschließlich einer Osteoporoseprophylaxe **s. Kap. II.2**). Ein schrittweises Ausschleichen der immunsuppressiven Therapie ist nach langanhaltender Remission nur bei etwa 20 % der Patienten erfolgreich; die Mehrheit der Patienten bedarf einer lebenslangen Immunsuppression.

Bei Patienten, die auf Azathioprin nicht angesprochen haben oder diese Substanz nicht vertragen, hat (bei jeweils sehr kleinen Patientenzahlen) eine Therapie mit Cyclophosphamid, 6-Mercaptopurin, Ciclosporin A oder FK 506 Erfolge gezeigt. Ermutigende, allerdings ebenfalls noch begrenzte Erfahrungen liegen auch mit Budesonid (Budenofalk®, Entocort® initial 9 mg/Tag, anschließend Reduktion auf Erhaltungsdosis zwischen 3 und 6 mg/Tag anstelle von Prednisolon) vor, das wegen seines hohen First-pass-Metabolismus in der Leber weniger systemische glukokortikoidspezifische UAW hervorruft. Während bei entzündlich hochaktiven Autoimmunhepatitiden an der Indikation zu der beschriebenen immunsuppressiven Therapie keinerlei Zweifel besteht, ist ihr Erfolg bei klinisch asymptomatischen und biochemisch bzw. histologisch nur gering aktiven Verläufen im Sinne einer Nutzen-Risiko-Abwägung unsicher. Derartige Patienten können daher zunächst auch lediglich einer engmaschigen Verlaufskontrolle unter einer niedrigdosierten Prednisolonmonotherapie (z.B. 5 mg/Tag) oder – bei Symptomfreiheit – auch einer sorgfältigen Beobachtung des Spontanverlaufs unterzogen werden.

1.4 Leberzirrhose

Definition: Chronische Lebererkrankung mit Zerstörung der Läppchenstruktur und knotigem Umbau des Leberparenchyms.

Ätiologie und Pathogenese: Der chronisch entzündliche Prozess in der Leber führt zu Leberzelluntergang, Reparatur- und Regenerationsvorgängen, die durch zunehmende Fibrosierung und knotigen Umbau zur Zirrhose führen. Folgen sind eine eingeschränkte metabolische Leberleistung, Behinderung der Leberdurchblutung mit Ausbildung von Shunts, Rückwirkungen auf die Funktion extrahepatischer Organe und ein erhöhtes Risiko für die Entstehung von Leberzellkarzinomen.

Chronischer Alkoholismus und Virushepatitiden sind in Deutschland die Ursache von $^3/_4$ aller Leberzirrhosen. Eine Autoimmungenese kann in ca. 10 % der Fälle angenommen werden (autoimmune Hepatitis, primäre biliäre Zirrhose). Seltene Ursachen sind Hämochromatose, M. Wilson, Gallenwegserkrankungen (sekundäre biliäre Zirrhose), Medikamente und Toxine, Budd-Chiari-Syndrom, konstriktive Perikarditis, Rechtsherzinsuffizienz. Bei 10–15 % bleibt die Ursache unklar (kryptogene Zirrhosen), jedoch liegt nach neueren Erkenntnissen hier meist eine nicht-alkoholische Steatohepatitis zugrunde.

Tabelle III.7.3 Child-Pugh-Klassifikation von Leberzirrhosen

Punkte je Parameter	1	2	3
Bilirubin i.S.	< 2 mg/dl	2–3 mg/dl	> 3 mg/dl
Albumin i.S.	> 3,5 g/dl	3,0–3,5 g/dl	< 3,0 g/dl
Aszites	nicht vorhanden	leicht therapierbar	schwer therapierbar bzw. therapierefraktär
Enzephalopathie	nicht vorhanden	gering	schwer
Quick-Wert	> 70 %	40–70 %	< 40 %
Child-Pugh-Stadium:	A 5–7 Punkte B 8–10 Punkte C ≥ 11 Punkte		

Klinik: Die klinische Manifestation der Leberzirrhose ist unterschiedlich. Der Krankheitsprozess, der zur Zirrhose führt, dauert i.d.R viele Jahre, zum Teil 1–2 Jahrzehnte. Nicht selten wird die Zirrhose als Zufallsbefund entdeckt oder erst durch Komplikationen, wie Ösophagusvarizenblutung, Ikterus, Aszites, Ödeme und Enzephalopathie, klinisch manifest. Das Vollbild der Erkrankung ist durch charakteristische Hautzeichen, z.B. Gefäßsternchen, Palmarerythem, Weißfleckung, Lackzunge und hormonelle Störungen (Gynäkomastie, Abnahme von Libido und Potenz beim Mann, Menstruationsstörungen bei der Frau), gekennzeichnet.

Die Leber ist derb, vergrößert oder volumenreduziert, die Milz ist häufig tastbar vergrößert. Daneben können weitere Zeichen der portalen Hypertension sichtbar sein. Die Transaminasen können in Abhängigkeit von der entzündlichen Aktivität unterschiedlich stark erhöht, bei inaktiver Zirrhose jedoch vollständig normal sein. Die laborchemischen Parameter der Leberfunktion (Quick-Wert, Albumin, Bilirubin) liegen bei kompensierten Zirrhosen ebenfalls oft im Normbereich. Unauffällige Laborparameter sind daher nicht geeignet, das Vorliegen einer Zirrhose auszuschließen! Jedoch ist der Zirrhosenachweis mittels Lebersteifigkeitsbestimmung (Fibroscan) mit hoher Sensitivität (80–90 %) möglich (Ausnahme: unspezifisch hohe Lebersteifigkeit bei akuter Hepatitis möglich). Zur Einschätzung des Schweregrads einer Zirrhose hat sich die Einteilung nach Child (**Tab. III.7.3**) bewährt, die auch prognostische Aussagen anhand leicht erhebbarer Parameter zulässt. Kompensierte Zirrhosen lassen sich von den dekompensierten Zirrhosen mit portaler Hypertension, Aszites und Enzephalopathie unterscheiden.

Für eine kausale Therapie und Prävention ist eine ätiologische Differenzierung notwendig. Bei jeder Leberzirrhose vor dem 40. Lebensjahr müssen eine Hämochromatose und ein M. Wilson ausgeschlossen werden.

THERAPIE

Der bindegewebige Umbau der Leber ist möglicherweise in seltenen Fällen reversibel. Die Behandlung richtet sich aber vorrangig gegen das Fortschreiten der Erkrankung und dient der Vermeidung von Komplikationen. Der **Prävention** kommt entscheidende Bedeutung zu. Sie besteht in Alkoholkarenz, Körpergewichtsnormalisierung, Virushepatitisprophylaxe, einer konsequenten immunsuppressiven Therapie bei autoimmuner Hepatitis, der Vermeidung von hepatotoxischen Medikamenten, einer frühzeitigen und konsequenten Behandlung einer Hämochromatose, eines M. Wilson, der chronischen Virushepatitiden oder einer rechtzeitigen Sanierung von Galleabflussstörungen.

1 Erkrankungen der Leber

Allgemeine Maßnahmen

(1) Ausschaltung von Noxen: Konsequente Ausschaltung von Noxen, z.B. Alkohol, potenziell lebertoxische Medikamente (**s. Kap. III.7.1.1**, „Pharmakotherapie"), Vermeiden körperlicher Überanstrengung. In fortgeschrittenen Fällen zusätzlich Ruheperioden einschalten. Bettruhe und stationäre Behandlung sind nur bei entzündlichen Schüben oder zur Therapie von Komplikationen angezeigt. Bei portaler Hypertension auf ASS verzichten, da es das Blutungsrisiko erhöhen kann.

(2) Ernährung: Die Aufrechterhaltung oder Wiederherstellung eines normalen Ernährungszustands ist bei Patienten mit Leberzirrhose besonders wichtig (eine Malnutrition verschlechtert die Prognose), wobei der Eiweißanteil der Nahrung auch bei Patienten mit Enzephalopathie möglichst hoch gehalten werden sollte (**s. Kap. III.7.1.6.4**, „Spezielle Maßnahmen bei manifester HE"). Grundsätzlich sollte die Kost vielseitig zusammengesetzt und leicht verdaulich sein und individuelle Speiseunverträglichkeiten berücksichtigen. Bei kompensierten Zirrhosen betragen der Energiebedarf je nach körperlicher Aktivität ca. 25–30 kcal/kg des Idealgewichts (!) täglich, der Eiweißbedarf 1,0–1,2 g/kg täglich. Bei bestehender Malnutrition sollten 35–40 kcal/kg und 1,5 g Eiweiß/kg täglich angestrebt werden. Die Energiezufuhr sollte zu etwa 50 % aus Kohlenhydraten bestehen. Bei parenteraler Applikation geschieht dies in Form von Glukose. Fett kann dann 35–50 % der Gesamtkalorien ausmachen, für die Eiweißversorgung sind, abgesehen von reduzierter Proteintoleranz bei hepatischer Enzephalopathie, grundsätzlich Standardaminosäurelösungen ausreichend. Auf eine ausreichende Versorgung mit Vitaminen und Spurenelementen ist ebenso zu achten wie auf die häufig notwendige Substitution von Elektrolyten und Phosphat. Prinzipiell ist eine orale Ernährung gegenüber einer parenteralen bei Leberzirrhose immer zu bevorzugen. Das Ausmaß der Malnutrition wird bei Zirrhosepatienten meist unterschätzt!

Pharmakotherapie

Eine Reihe von Medikamenten ist bei bereits bestehender Leberzirrhose eingesetzt worden, um die Prognose zu verbessern. Trotz einzelner positiver Berichte über Substanzen wie Colchicin, Silymarin, Malotilat, Vitamin E, essenzielle Phospholipide u.a. ist deren Wert für die Therapie bisher nicht ausreichend belegt, ihre generelle Anwendung daher nicht indiziert.

(1) *Substitutionstherapie:* Die Resorption fettlöslicher Vitamine (A, D, E und K) kann gestört sein. Bei oraler Substitution ist dann eine höhere Dosierung erforderlich (z.B. Vitamin A = Arovit®, Vogan® 50 000 E/Tag, Vitamin D = Vigantol® 5–10 mg/Tag, Vitamin E = Evion® 100 mg/Tag, Vitamin K_1 = Konakion® 10–20 mg/Tag). Bei manifesten Mangelzuständen empfiehlt sich die parenterale Gabe. Bei Erniedrigung des Prothrombinspiegels unter 50 % Versuch einer anfänglich parenteralen Verabreichung von Vitamin K, z.B. Konakion® 10 mg/Tag i.v. Nichtansprechen weist auf fortgeschrittene Leberparenchymerkrankung hin. Häufig besteht ein substitutionsbedürftiger Magnesium- oder Zinkmangel.

(2) *Glukokortikoide:* Patienten mit kompensierter Leberzirrhose auf dem Boden einer autoimmunen Hepatitis sollen immunsuppressiv behandelt werden (**s. Kap. III.7.1.3**). Bei allen übrigen Formen einer Leberzirrhose sind Glukokortikoide nicht indiziert.

(3) *Weitere symptomatische Therapiemaßnahmen:* Diese kommen insbesondere bei deutlicher Cholestase in Betracht. Sie werden daher bei der primären biliären Zirrhose als klassischem Beispiel eines solchen Verlaufs erwähnt (**s. Kap. III.7.1.5.1**). Muskelkrämpfe bei Patienten mit Leberzirrhose können (nach Korrektur eventueller Elektrolytstörungen) durch Chinidin (z.B. Chinidin-Duriles®, 2 × 200 mg/Tag) günstig beeinflusst werden.

(4) *Sedativa und Hypnotika:* Bei strenger Indikationsstellung kann Oxazepam (z.B. Adumbran®) oder Lorazepam (Tavor®) in möglichst niedriger Dosierung eingesetzt werden (**s. Kap. II.7.3**).

Lebertransplantation

Die Transplantation hat sich inzwischen zu einem etablierten Therapieverfahren entwickelt. Die 5-Jahres-Überlebensrate erreicht in Abhängigkeit von der Grundkrankheit, z.b. bei primärer biliärer Zirrhose, bis zu 80 %. Prinzipiell muss daher bei allen Patienten, die unter konservativer Therapie (ggf. unter Einschluss von TIPS oder der Shuntchirurgie) nur noch eine geringe Lebenserwartung haben, eine Transplantation in Erwägung gezogen werden. Verschiedene Parameter helfen, den Zeitpunkt für eine Transplantation bei chronischen Lebererkrankungen festzulegen.

Indikationen: Folgende Parameter können eine Indikation zur Lebertransplantation darstellen:
(1) Bilirubin im Serum > 8 mg/dl,
(2) Albumin im Serum < 2,5 g/dl,
(3) Quick-Wert < 40 %,
(4) Cholinesterase < 1 kU/l,
(5) progrediente Katabolie,
(6) therapieresistenter Aszites,
(7) spontane hepatische Enzephalopathie,
(8) spontane bakterielle Peritonitis,
(9) hepatorenales Syndrom,
(10) fortgeschrittene Osteopathie.

Wichtig ist, dass die Patienten für die Transplantation noch einen möglichst guten Allgemein- und Ernährungszustand aufweisen. Die Indikationsstellung bzw. die Kontaktaufnahme mit einem hepatologischen oder Transplantationszentrum sollte daher nicht zu spät erfolgen, insbesondere auch angesichts der Wartezeit, die durch die mangelnde Anzahl an Spenderlebern bedingt wird. Die Lebendspende kann hier eine Alternative sein. Besonders problematisch ist die Indikation bei Patienten mit alkoholtoxischer Leberzirrhose. Sie sollte i.d.R. nur gestellt werden, wenn die Patienten zuvor mindestens 6 Monate abstinent waren und psychische Verfassung sowie soziales Umfeld der Patienten stabil erscheinen.

Auch bei Zirrhosen auf dem Boden einer chronischen Hepatitis B ist die Situation schwierig. Bei Patienten, bei denen eine Replikation des Hepatitis-B-Virus nicht mehr besteht (HBV-DNS im Serum negativ, PCR negativ), sollte eine Transplantation erwogen werden, wobei deren Erfolg durch eine nachfolgende regelmäßige Applikation von Anti-HBs (Hepatitis-B-Hyperimmunglobulin) in einer Dosis, die im Serum kontinuierlich Anti-HBs-Titer von 100 U/l sicherstellt, sowie durch Gabe von Nukleos(t)id-Analoga (z.B. Lamivudin, Adefovir-Dipivoxil), verbessert werden kann. Bei fortbestehender Virusreplikation kommt es dagegen regelhaft zu einer Reinfektion des Transplantats, die bei einem Teil der Patienten rasch zu einer schwerwiegenden Beeinträchtigung der Transplantatfunktion führt. Eine Transplantation bei diesen Patienten ist daher sehr problematisch. Transplantationsfähigkeit kann aber durch präoperative Behandlung mit Nukleos(t)id-Analoga erreicht werden, wenn es gelingt, die Virusreplikation effektiv zu unterdrücken (HBV-DNS-PCR). Post transplantationem ist die Fortführung dieser Therapie erforderlich, ebenso wie die Sicherstellung von Anti-HBs-Spiegeln > 100 U/l durch regelmäßige Gabe von Hepatitis-B-Hyperimmunglobulin.

Bei Hepatitis C kommt es zwar regelhaft zur Reinfektion des Transplantats, die die Überlebensrate der meisten Patienten mindestens während der ersten Jahre nach einer Transplantation jedoch nur wenig beeinträchtigt. Eine klinisch manifeste Transplantathepatitis ist nur bei 25 %, eine relevante Fibrose innerhalb von 10 Jahren bei etwa 10 % zu erwarten. Auch nach Lebertransplantation kann die Hepatitis-C-Therapie mit pegyliertem Interferon und Ribavirin durchgeführt werden, ohne die Abstoßungsrate zu erhöhen.

Kontraindikationen einer Lebertransplantation:
(1) Absolute Kontraindikationen:
- Sepsis,
- extrahepatisches Malignom oder fortgeschrittenes hepatozelluläres Karzinom,
- fortgesetzter Alkohol- oder Drogenabusus,
- aktive Psychose,
- fortgeschrittene kardiopulmonale Erkrankung.

(2) Relative Kontraindikationen:
- Alter > 60 Jahre,
- Kachexie,
- HIV-Infektion,
- aktive gastrointestinale Blutung,
- Z.n. ausgedehnten oder wiederholten Oberbauchoperationen,
- fortgeschrittene chronische Niereninsuffizienz,
- Pfortaderthrombose.

1.5 Besondere Formen der Leberzirrhose

1.5.1 Primäre biliäre Zirrhose (PBC)

Definition: Eigenständige Erkrankung mit charakteristischer Morphologie und Immunserologie. Endstadium einer chronischen nicht-eitrigen, destruierenden Cholangitis. Die Ätiologie ist unklar. Überwiegend werden Frauen jenseits des 40. Lebensjahres betroffen.

Klinik: Allgemeinsymptome, wie uncharakteristische Oberbauch- und dyspeptische Beschwerden, werden im Laufe von Jahren durch Juckreiz, Osteoporose, Zeichen der intrahepatischen Cholestase, Xanthom- und Xanthelasmenbildung ergänzt. Nicht selten treten ein Sicca-Syndrom und Symptome einer chronischen Polyarthritis, Autoimmunthyreoiditis oder Sklerodermie hinzu. Diagnostisch beweisend sind PBC-spezifische antimitochondriale Antikörper.

THERAPIE

Eine **kausale Therapie** ist nicht bekannt. Eine immunsuppressive Behandlung hat bislang keine überzeugenden Effekte gezeigt.

Die **symptomatische Therapie** umfasst folgende Maßnahmen:

(1) *Ursodeoxycholsäure-Dauertherapie:* Therapie der Wahl. Dosierung: z.B. Ursofalk®, 10–15 mg/kg tgl. In mehreren Studien hat sich hierunter eine deutliche Besserung der subjektiven Symptome, der Leberfermentaktivitäten und des Bilirubins sowie im Vergleich zu Placebo auch histologisch ein günstigerer Verlauf objektivieren lassen, wobei dies insbesondere für die frühen Krankheitsstadien gilt, in denen durch diese Therapie auch die Prognose der Patienten im Hinblick auf Überleben bzw. Zeitpunkt einer notwendig werdenden Transplantation gebessert werden kann. Die Therapie mit Ursodeoxycholsäure, die i.d.R. sehr gut vertragen wird, ist daher frühzeitig einzuleiten. Zu beachten sind Mischformen zwischen autoimmuner Hepatitis und PBC, die sich durch den Nachweis von Autoantikörpern gegen Mitochondrien und weitere Antigene wie bei autoimmuner Hepatitis (s. Tab. III.7.1) sowie eine entsprechende Histologie auszeichnen. Diese sollten zusätzlich immunsuppressiv behandelt werden (s. Kap. III.7.1.3). Ob bei der PBC eine Kombination von Ursodeoxycholsäure mit niedrigdosiertem Prednisolon (10 mg/Tag) oder Budesonid (6 mg/Tag) die Prognose verbessern kann, lässt sich derzeit noch nicht absehen.

(2) *Therapie des Juckreizes:*
- Der Juckreiz kann symptomatisch mit dem Ionenaustauscherharz Colestyramin (z.B. Quantalan® 4–12 g/Tag) behandelt werden. Besonders wichtig ist die morgendliche Dosis, weil sich nachts die Gallensäuren in der Gallenblase ansammeln. Die Wirkung tritt erst nach ca.

10 Tagen ein. Einschleichend dosieren, nicht gleichzeitig mit anderen Medikamenten applizieren. Gastrointestinale Störungen sind seltenere UAW, eine Steatorrhö kann verstärkt werden.
- Der Pruritus kann auch durch orale Gabe von Antihistaminika mit sedierendem Effekt (z.B. Clemastin, Tavegil® 2 × 1 Tbl./Tag) günstig beeinflusst werden. UAW können Mundtrockenheit, eingeschränktes Reaktionsvermögen und Schwindelzustände sein. Die lokale Anwendung von Antihistaminika kann versucht werden.
- Bei starkem Juckreiz bringt die Injektion von Procain (Novocain®), 100 mg langsam i.v. verabreicht, vorübergehende Besserung.
- Auch UV-Bestrahlung, Rifampicin (2 × 300 mg/Tag) sowie die Opiatantagonisten Naloxon (2- bis 3-mal 0,4 mg/Tag) oder Naltrexon (50 mg/Tag), in Einzelfällen auch Ondansetron (3-mal 3–8 mg/Tag) können einen Rückgang des Pruritus erreichen. Werden Opiatantagonisten eingesetzt, muss unbedingt einschleichend dosiert und die Leberfunktion überwacht werden.

(3) *Therapie der Steatorrhö:* Die durch den Mangel an Gallensäuren hervorgerufene Steatorrhö, die durch Colestyramin noch verstärkt werden kann, sollte durch Reduktion der üblichen Nahrungsfette auf etwa 40 g/Tag und Gabe von Fetten, die mittelkettige Fettsäuren enthalten (Ceres-Margarine bzw. -Öl), behandelt werden. Fettlösliche Vitamine müssen dann parenteral substituiert werden.

(4) *Prophylaxe und Therapie der hepatischen Osteopathie:*
- Zur *Therapie* der hepatischen Osteopathie haben sich parenterale Gaben von Vitamin D_3 in Kombination mit oraler Kalziumzufuhr (1,5 g/Tag, z.B. Calcium Sandoz forte®) bewährt. Hiermit lässt sich vor allem die Osteomalazie, weniger die hepatische Osteoporose beeinflussen. Körperliche Aktivität ist zu empfehlen.
- *Prophylaktisch* sollte neben Kalzium Vitamin D_3 – je nach Ausmaß der Cholestase – alle 2–3 Wochen 100 000 IE zusammen mit anderen fettlöslichen Vitaminen verabreicht werden. Alternativen sind die 3-monatlichen Gaben von 1 Amp. D_3-Vicotrat® forte i.m. (600 000 IE Colecalciferol) oder orale Gaben von hydroxylierten Vitamin-D_3-Metaboliten (z.B. Rocaltrol® 1–2 Kps. oral). Dosis individuell möglichst so bemessen, dass der 25-OH-Vitamin-D-Spiegel im Normbereich liegt. Unter einer Therapie mit Vitamin D und Kalzium sind regelmäßige Kontrollen des Serumkalziums und der Kalziumausscheidung nötig. Gegen die Osteopenie sind Bisphosphonate besser als Fluoride wirksam (Etidronat, z.B. Diphos® zyklisch 400 mg/Tag über 14 Tage alle 3 Monate). Auch bei PBC können zur Prophylaxe der postmenopausalen Osteoporose östrogenhaltige Membranpflaster (z.B. Estraderm TTS®, Dosierung nach Herstellerangaben) unter Überwachung der Leberfunktion (alkalische Phosphatase, γ-GT, Bilirubin) eingesetzt werden.

(5) *Lebertransplantation:* Patienten mit PBC weisen nach Lebertransplantation eine besonders günstige Prognose auf (5-Jahres-Überlebensrate > 80%). Daher Transplantation unbedingt rechtzeitig vorbereiten. Hierbei hat es sich bewährt, abweichend von den oben angegebenen Werten bereits bei Bilirubinwerten > 6 mg/dl, Cholinesterasewerten < 2 kU/l und einem Quick-Wert < 60% oder einer Verlaufsdauer der Erkrankung > 10 Jahre die Patienten in einem geeigneten Zentrum vorzustellen.

1.5.2 Primäre sklerosierende Cholangitis (PSC)

Die primäre sklerosierende Cholangitis stellt eine chronisch-fibrosierende Entzündung der intra- und extrahepatischen Gallenwege unbekannter Ätiologie dar, die gehäuft im Zusammenhang mit einer Colitis ulcerosa, seltener auch bei M. Crohn auftritt. Überwiegend werden junge männliche Erwachsene betroffen.
Die **Diagnose** wird durch den Nachweis charakteristischer Veränderungen in der ERC oder MRC gestellt.

THERAPIE

Die medikamentöse Therapie mit Ursodeoxycholsäure hat selbst in hoher Dosierung (20–30 mg/kg KG/Tag) trotz Besserung der laborchemischen Parameter wahrscheinlich keinen Einfluss auf die Langzeitprognose gezeigt. Günstig wirkt sich dagegen die ggf. wiederholte endoskopische Ballondilatation hochgradiger Stenosen aus, die allerdings besondere Erfahrung verlangt. Nicht zuletzt wegen der Entwicklung biliärer Karzinome auf dem Boden einer PSC sollte auch hier rechtzeitig an eine Lebertransplantation gedacht werden (wenn Mayo-Score, Alter, Bilirubin im Serum, Splenomegalie und histologisches Stadium berücksichtigt, oberhalb von 4 liegt).

1.5.3 Hämochromatose

Ätiologie und Pathogenese: Die primäre, idiopathische Hämochromatose ist eine häufige autosomal-rezessiv vererbte Erkrankung des Eisenstoffwechsels und beruht in Europa und den USA zu 85–90 % auf einer homozygoten Punktmutation des HFE-Gens mit Cystein-Tyrosinaustausch in Position 282. Etwa 5 % der Fälle sind auf eine Compoundheterozygotie (Cys282Tyr/His 63Asp-Mutation) zurückzuführen. Die routinemäßige Gendiagnostik ist möglich. Die Mutation des HFE-Gens beeinflusst die Aktivität des Transferrinrezeptors und führt zu gesteigerter intestinaler Eisenresorption mit Ablagerung von Eisen in verschiedenen Organen, insbesondere Leber, Pankreas, Herz, Hoden, Nebenniere, Hypophyse und Haut. Die seltenen juvenilen Hämochromatosen sind oft auf Mutationen des Hepcidin- oder Hämojuvelin-Gens zurückzuführen.

Klinik: Arthralgien, Abgeschlagenheit, grau-braunes Hautkolorit, Zeichen des Leberschadens (bis hin zur Zirrhose), Diabetes mellitus und Kardiomyopathie. Die Diagnose lässt sich durch die Gendiagnostik oder den Nachweis der Eisenüberladung im Lebergewebe (Leber-Eisenindex > 1,9) sichern; diagnoseweisend sind eine erhöhte Transferrinsättigung (> 60 %) sowie ein erhöhtes Serumferritin.

THERAPIE

(1) *Aderlasstherapie:* Dies ist die effektivste Therapieform. Mit einem Aderlass von 500 ml Blut werden dem Körper ca. 250 mg Eisen entzogen. Zunächst sind wöchentliche Aderlässe (400–500 ml) über 1–2 Jahre nötig, um die Eisendepots zu entleeren. Nach Erreichen eines Serumferritinwerts von 50–100 µg/l sind als Erhaltungstherapie meist nur noch 3–8 Aderlässe pro Jahr erforderlich. Die Aderlasstherapie darf nie vollständig abgebrochen werden und ist so zu steuern, dass ein Ferritinspiegel von 50–100 µg/l beibehalten wird. Da die genetische Analyse heute eine Frühdiagnose bereits vor Auftreten klinischer Manifestationen erlaubt, können bereits in diesem Stadium durch prophylaktische Aderlasstherapie spätere Organschäden vermieden werden.

(2) *Medikamentöse Therapie:* Der Eisenentzug durch Deferoxamin (Desferal®), einem parenteral zu verabreichenden Chelatbildner, allein hat sich als zu wenig wirksam erwiesen, sodass diese Maßnahme nur noch bei sekundären Hämosiderosen oder bei Hämochromatose-Patienten mit zusätzlichen Problemen, wie Anämie oder schwerer Kardiomyopathie, in Betracht kommt. In diesen Fällen stellt Deferasirox (Exjade®, 20–30 mg/kg KG/Tag) eine oral verabreichbare Alternative dar.

(3) *Diätetische Eisenrestriktionen* sind lediglich unterstützend wirksam.

> **! WICHTIG:**
> Untersuchung der Familienangehörigen, bei denen ggf. eine Aderlasstherapie bereits im asymptomatischen Stadium erfolgen muss!

1.5.4 Morbus Wilson

Definition: Der M. Wilson ist eine autosomal-rezessiv vererbte Kupferspeicherkrankheit.

Ätiologie und Pathogenese: Der Gendefekt beruht auf Mutationen einer kupfertransportierenden ATPase und führt zu einer zunehmenden Kupferablagerung, bevorzugt in Hepatozyten, Gehirn, Augen und Nieren. Multiple Gendefekte sind bekannt; meist liegen Compoundheterozygotien vor, was eine routinemäßige Gendiagnostik erschwert.

Klinik: An der Leber kann selten akutes Leberversagen, häufiger ein der chronischen Hepatitis ähnlicher Krankheitsprozess auftreten, der schließlich in der Zirrhose endet. Begleitend tritt nicht selten eine hämolytische Anämie auf. Bester Hinweis Kayser-Fleischer-Kornealring (1–2 mm breiter, braunschwarzer Ring am äußersten Rand der Kornea, bedeutet auch Ablagerung von Kupfer im ZNS), kann jedoch im Frühstadium und nach Therapie fehlen. Neurologische Zeichen (nur bei Kupferablagerung im ZNS): Tremor, Rigor, Akinesie, dystone Störungen, Ataxie, Dysarthrie, Wesensveränderung bis zur Demenz, Psychosen.

> **! WICHTIG:**
> Bei jeder chronischen Hepatitis vor dem 30. Lebensjahr muss ein M. Wilson ausgeschlossen werden.

Labor: Transaminasen, Bilirubin und γ-Globuline meist erhöht, oft Anämie. Coeruloplasmin < 20 mg/dl sehr verdächtig. Freie Kupferkonzentration im Serum erhöht (> 10 µg/dl). Hohe Kupferkonzentration in der Leber (> 700 µg/g Trockengewicht, Norm < 50 µg/g) ist beweisend. Gendiagnostik ist möglich.

THERAPIE

(1) *D-Penicillamin:* D-Penicillamin (z.B. Metalcaptase®) ist Mittel der Wahl: 3-mal 500 mg/Tag über Jahre führt zum Verschwinden des Kayser-Fleischer-Kornealrings sowie zum Rückgang der hepatischen und zerebralen Symptome. Unterstützend wirkt die Beschränkung der oralen Kupferzufuhr durch Benutzung von Kochgefäßen aus Glas und Verwendung von entmineralisiertem Wasser, wenn das Leitungswasser am Wohnort des Patienten Kupferwerte > 80 µg/l enthält. Nach 1-jährigem stabilem Krankheitsverlauf mit Normalisierung der Leberwerte und Verschwinden des Kayser-Fleischer-Rings Reduktion auf die Erhaltungsdosis von 750–1000 mg/Tag möglich. Die Therapie muss jedoch lebenslänglich fortgeführt werden. Zur Therapieüberwachung eignet sich die Kupferausscheidung im 24-h-Urin, die nach 2-tägiger Medikamentenpause < 100 µg/Tag liegen sollte. Begleitend wird Pyridoxin (z.B. Benadon®, 25 mg/Tag) empfohlen. *UAW von D-Penicillamin*: Nephropathie, Nausea, Leukopenie, Thrombozytopenie, Purpura, Myasthenie, Myositis und Symptome eines Lupus erythematodes disseminatus. Zu Therapiebeginn werden gelegentlich Hypersensibilitätsreaktionen (Exanthem, Fieber) beobachtet, die meist durch eine kurze Therapiepause mit Wiedereinschleichen der Medikation zu beheben sind, gelegentlich auch den vorübergehenden Einsatz von Kortikosteroiden erfordern.

(2) Bei Unverträglichkeit von Penicillamin oder als Alternative sollte der Chelatbildner *Trientin* (1–2 g/Tag in 3–4 Einzeldosen vor dem Essen, erhältlich über internationale Apotheken) verwendet werden.

(3) *Zink:* Bei Unverträglichkeit von Penicillamin kann Zink (Dosierung etwa 100 [75–300] mg Zink täglich in Form von Zinksulfat oder Zinkaspartat in 4 geteilten Einzeldosen jeweils 1 h vor den Mahlzeiten) verabreicht werden. Eine signifikante Besserung nach Zinkgabe kann jedoch erst nach 6–12 Monaten eintreten. Die Wirksamkeit von Zink ist allerdings weniger gut belegt als die von Penicillamin. Daher ist Zink nach Penicillamin und Trientin als Third-line-Therapie anzusehen und am ehesten für die Erhaltungstherapie geeignet.

> **WICHTIG:**
> Untersuchung der Familienangehörigen!

1.6 Komplikationen bei Leberzirrhose
1.6.1 Aszites
Ätiologie und Pathogenese: Die Bildung von Aszites kommt durch das Zusammenwirken mehrerer Faktoren zustande:
(1) Vermehrte Natriumretention infolge peripherer Vasodilatation mit kompensatorischer Aktivierung des sympathischen Nervensystems und des Renin-Aldosteron-Systems,
(2) Aktivierung eines hepatorenalen Reflexes,
(3) Verminderung des onkotischen Drucks des Plasmas infolge Hypalbuminämie,
(4) vermehrte Produktion von Leberlymphe, die teilweise in die freie Bauchhöhle gelangt, infolge des Druckanstiegs in den Lebersinusoiden.
Die Leberzirrhose ist die weitaus häufigste Ursache einer Aszitesbildung. Differenzialdiagnostisch ist an intraabdominelle Malignome, entzündliche Ursachen, insbesondere eine Peritonealtuberkulose, Rechtsherzinsuffizienz, Budd-Chiari-Syndrom und pankreatogenen Aszites zu denken. Bei geringsten Zweifeln an der Ursache ist daher eine diagnostische Aszitespunktion mit Eiweißbestimmung, Leukozytenzählung, zytologischer und mikrobiologischer Untersuchung des Punktats unerlässlich.

Klinik: Klinisch fassbar wird Aszites erst oberhalb einer Menge von etwa 1000 ml. Die Sonographie weist auch kleinere Aszitesmengen zuverlässig nach.

THERAPIE

Allgemeine Maßnahmen
(1) **Bettruhe** begünstigt durch hydrostatische Druckänderung und Zunahme der Nierendurchblutung die Ausschwemmung von Aszites und Ödemen.
(2) **Kochsalzrestriktion:** Durch Meiden salzreicher Nahrungsmittel und Verzicht auf Salzen bei Zubereitung und Verzehr der Speisen lässt sich eine Verminderung der Kochsalzzufuhr auf etwa 3 g/Tag in durchaus zumutbarer Weise erreichen. Darüber hinausgehende Kochsalzrestriktionen erfordern spezielle Diätvorschriften, die i.d.R. allenfalls vorübergehend in der Klinik befolgt werden dürften. Bei stärkerer Kochsalzrestriktion sollte eine Kaliumsubstitution von etwa 100 mmol/Tag vorgenommen werden.
(3) **Flüssigkeitsrestriktion:** Flüssigkeitszufuhr auf 1–2 l/Tag beschränken; dabei hat sich zumindest anfänglich eine schriftliche Aufzeichnung der aufgenommenen Volumina bewährt.

Spezielle Maßnahmen
Sind die allgemeinen Maßnahmen nicht ausreichend wirksam, sind zusätzlich anzuwenden:
(1) *Diuretika:* In erster Linie empfiehlt sich die Gabe von Aldosteronantagonisten (Spironolacton, z.B. Aldactone®, 100–300 mg/Tag, Wirkungseintritt nach 2–3 Tagen; Eplerenone, Inspra®, 25–50 mg/Tag, rascherer Wirkungseintritt). Auf das mögliche Auftreten einer Hyperkaliämie ist zu achten. In der Regel sollte zusätzlich ein Schleifendiuretikum verabreicht werden: Furosemid (z.B. Lasix®, 40–120[–240] mg/Tag) oder Xipamid (Aquaphor®, 10–40 mg/Tag, durch Kombination mit Furosemid im Einzelfall zusätzlicher Effekt erzielbar) oder Torasemid (Unat® RR, 5–40 mg täglich).

> **WICHTIG:**
> Da der Rückstrom von Aszites maximal 700–900 ml/Tag erreicht, soll unter der diuretischen Therapie der tägliche Gewichtsverlust 500–750 g nicht überschreiten, bei zusätzlichen peripheren Ödemen können täglich 1000–1500 g ausgeschwemmt werden. Bei ausgeprägter portaler Hypertension empfiehlt es sich, wegen eingeschränkter enteraler Resorptionsfähigkeit die Therapie intravenös einzuleiten. Eine zu stark forcierte diuretische Behandlung kann zu einer Verschlechterung der Nierenfunktion, einer Hyponatriämie, Hypochlorämie, Alkalose, hepatischen Enzephalopathie und schließlich zum Leberkoma führen. Daher engmaschige klinische und laborchemische (Elektrolyte, Kreatinin) Kontrollen durchführen, bei Kreatininanstieg oder Elektrolytentgleisungen diuretische Therapie unterbrechen bzw. deren Dosierung stark reduzieren. Alle Diuretika zunächst niedrig dosieren, falls nötig, Dosis langsam steigern (**s. Kap. II.3**). Nichtsteroidale Antiphlogistika können bei Aszites die Nierenfunktion verschlechtern und sind daher konsequent zu meiden.

(2) *Albuminsubstitution:* Bei unzureichendem Ansprechen auf Diuretika und nachgewiesener Hypalbuminämie kann ein Therapieversuch mit Humanalbumin (z.B. 50 ml 20 %ig/Tag) unternommen werden, der i.d.R. jedoch allenfalls kurzfristig erfolgreich ist.

(3) *Aszitespunktion:*

- *Indikation:* Therapeutische Aszitespunktionen sind bei Patienten, die auf die vorgenannten Maßnahmen nur unzureichend reagieren („therapierefraktärer Aszites", 10–15 % aller Patienten mit Aszites), indiziert sowie bei infolge des Aszites stark gespanntem Abdomen oder einer fraktionellen Natriumausscheidung im Urin < 0,2 % als primäres Therapieverfahren zu empfehlen. Parazentesen führen im Rahmen einer stationären Behandlung gegenüber der Diuretikabehandlung zu einer kürzeren Verweildauer bei gleicher oder sogar niedrigerer Komplikationsrate.
- *Vorgehen:* Bei ausreichenden Gerinnungsverhältnissen (Quick-Wert mindestens 40 %, Thrombozyten mindestens 40 G/l) nach sorgfältiger Desinfektion und Lokalanästhesie spiegelbildlich zum McBurney'schen Punkt eingehen. Es empfiehlt sich, vor dem Einstich die Haut tangential zu verschieben, damit nach der Punktion kein durch alle Wandschichten gerade verlaufender Punktionskanal zurückbleibt, der zu einem Austritt von Aszitesflüssigkeit durch den Stichkanal führen kann. Bis zu 6 l täglich über 60–120 min ablassen. Anschließend Albuminverlust, der sich aus dem Eiweißgehalt des Aszites und dessen Volumen errechnen lässt, i.v. substituieren (üblicherweise 6–8 g bzw. 20 ml einer 20 %igen Lösung/l abgelassenem Aszites). Anstelle von Albumin kann auch Haemaccel (Haemaccel® 35, 150 ml/l abgelassenem Aszites) oder Dextran 70 (8 g/l Aszites; *Cave: mögliche Hypersensitivitätsreaktion, vorherige Gabe von Promit®*) verwendet werden, die billiger als Albumin sind, bei deutlichen Störungen der Blutgerinnung jedoch nicht verwendet werden sollten. Auch bei Patienten, die auf eine Parazentese mit einer Kreislaufdysregulation reagieren, hat sich Albumin gegenüber den anderen Plasmaexpandern bezüglich des Überlebens als überlegen erwiesen. Anstelle der wiederholten Punktionen kann der gesamte Aszites innerhalb einer Sitzung (bis zu 16 l über 8 h bei gleichzeitiger Substitution wie oben) abgelassen werden. Weitere Erfahrungen mit letztgenanntem Vorgehen erscheinen allerdings erforderlich, bevor es allgemein empfohlen werden kann.
- Eine sorgfältige Überwachung der Patienten (Kreislaufparameter, Elektrolyte, Nierenfunktion) ist unbedingt erforderlich. Im Anschluss sind die o.g. Allgemeinmaßnahmen sowie eine individuell dosierte diuretische Therapie erforderlich (i.d.R. mindestens 200 mg Spironolacton/Tag), um ein erneutes Nachlaufen des Aszites zu vermeiden.

(4) *Peritoneovenöser Shunt und TIPS:* Alternativ zu regelmäßigen Aszitespunktionen kann die Anlage eines peritoneovenösen Shunts (Denver-Shunt) erfolgen. Allerdings muss dabei mit häufigen Komplikationen, insbesondere Verbrauchskoagulopathie, Shuntokklusion, Lungen-

ödem oder Ösophagusvarizenblutung infolge der Erhöhung des intravasalen Volumens gerechnet werden, sodass die Indikation zurückhaltend gestellt werden sollte. Zu bevorzugen ist die Anlage eines transjugulären intrahepatischen Stent-Shunts, TIPS (**s. Kap. III.7.1.6.3**, „Prophylaxe der Rezidivblutung..." [3]), mit dem etwa 80 % der Patienten mit therapierefraktärem Aszites erfolgreich behandelt werden können. Als wesentliche Komplikation ist jedoch mit einer Verstärkung oder Auslösung einer hepatischen Enzephalopathie zu rechnen.
(5) Bei therapierefraktärem Aszites sowie Aszites bei Patienten mit Varizenblutung und/oder spontaner bakterieller Peritonitis in der Anamnese sollte dringend eine *Lebertransplantation* erwogen werden (**s. Kap. III.7.1.4**, „Lebertransplantation").

1.6.2 Spontane bakterielle Peritonitis (SBP)
Bei Patienten mit Aszites auf dem Boden fortgeschrittener Lebererkrankungen stellt die SBP eine gravierende Komplikation dar, die nicht selten übersehen wird. Besonders gefährdet sind Zirrhosepatienten mit bereits früher durchgemachter SBP (Rezidivrate innerhalb eines Jahres ca. 70 %), gastrointestinaler Blutung und niedriger Proteinkonzentration (< 15 g/l) im Aszites. Verursacht wird die SBP in den meisten Fällen durch gramnegative, aerobe Erreger, die Bestandteil der normalen intestinalen Flora sind. Die klinischen Zeichen können sehr diskret sein (subfebrile oder auch normale Temperatur, nur geringe Druckdolenz des Abdomens, jedoch i.d.R. Verschlechterung des Allgemeinzustands, Auftreten einer hepatischen Enzephalopathie und unzureichendes Ansprechen des Aszites auf diuretische Therapie). Diagnostisch beweisend ist eine Zahl von > 250 neutrophilen Granulozyten/µl im Aszites.

THERAPIE

Therapie unverzüglich (noch vor Erhalt mikrobiologischer Befunde) intravenös einleiten. Bewährt haben sich Ceftriaxon (Rocephin®), Cefotaxim (Claforan®), Amoxicillin/Clavulansäure (Augmentan®) oder Ampicillin/Sulbactam (Unacid®). Auch Chinolone können eingesetzt werden, Aminoglykoside sollten dagegen (wegen ihrer Nephrotoxizität) vermieden werden. Die Therapiedauer sollte unter Berücksichtigung von Kontrollen der Leukozytenzahl im Aszites 7–10 Tage betragen. Zur Rezidivprophylaxe nach erfolgreicher SBP-Behandlung ist eine kontinuierliche prophylaktische Therapie empfehlenswert (Norfloxacin [Barazan®] 400 mg täglich oder Ciprofloxacin [Ciprobay®] 750 mg/Woche oder Trimethoprim/Sulfamethoxazol [z.B. Bactrim®]). Dies gilt insbesondere für Patienten, bei denen eine Lebertransplantation vorgesehen ist. Eine Primärprophylaxe der SBP mit den genannten Antibiotika ist zu empfehlen bei dekompensierten Zirrhosepatienten mit Risikofaktoren (niedrige Proteinkonzentration im Aszites [< 1 g/l], gastrointestinale Blutung, Kreatinin > 2 mg/dl, Bilirubin > 2 mg/dl). Bei Zirrhosepatienten mit spontaner bakterieller Peritonitis konnte kürzlich gezeigt werden, dass die intravenöse Gabe von Humanalbumin (einmalig 1,5 g/kg KG bei Diagnosestellung) neben der obligaten Gabe von Cephalosporinen (z.B. Cefotaxim) die Inzidenz von Nierenfunktionsstörungen vermindert und das Überleben günstig beeinflusst.

1.6.3 Portale Hypertension – Ösophagusvarizenblutung
Ätiologie und Pathogenese: Die Leberzirrhose ist in Mitteleuropa weitaus die häufigste Ursache einer portalen Hypertension, weltweit ist die Schistosomiasis am bedeutsamsten. Weitere Ursachen sind das Budd-Chiari-Syndrom und die Pfortaderthrombose.

Klinik: Neben den klinischen Zeichen der Leberzirrhose als solcher macht sich die portale Hypertension häufig erst durch das Auftreten einer Hämatemesis bemerkbar. Typische Veränderungen stellen im übrigen eine Splenomegalie, Venenerweiterungen im Bereich der Bauchwand, Aszites und gelegentlich ein venöses Strömungsgeräusch im Bereich des Nabels (Cruveilhier-Baumgarten-Syndrom) dar. Die Splenomegalie kann eine Anämie, Leuko- oder

Thrombopenie im Sinne eines Hyperspleniesyndroms induzieren. Zum Nachweis von Ösophagusvarizen ist die endoskopische der radiologischen Untersuchung eindeutig überlegen. Hämorrhoiden sind wegen ihrer allgemeinen Häufigkeit diagnostisch unbedeutend, können jedoch gelegentlich bei Leberzirrhose ebenso wie Rektumvarizen zu starken Blutungen führen. Die endoskopische Gummibandligatur stellt dann eine einfache Behandlungsmethode dar. Die Ösophagusvarizenblutung manifestiert sich mit Hämatemesis und (gelegentlich auch nur) Meläna, bei starker Blutung kann auch rektal noch rotes Blut abgehen (Hämatochezie).

THERAPIE

Allgemeine Maßnahmen

Die allgemeinen Sofortmaßnahmen entsprechen grundsätzlich den Empfehlungen in Kapitel Magen-Darm-Trakt für die oberen gastrointestinalen Blutungen (s. Kap. III.6.1, „Sofortmaßnahmen in der Praxis"). Die Blutungsquelle sollte endoskopisch nachgewiesen werden, da auch bei gesicherter Leberzirrhose eine obere gastrointestinale Blutung in bis zu 50 % der Fälle nicht aus Ösophagusvarizen, sondern aus Magen- oder Duodenalulzera bzw. Magenschleimhauterosionen stammt. Zur Schockbekämpfung bei Leberzirrhose, sobald verfügbar, wegen der bestehenden oder drohenden Gerinnungsstörung Erythrozytenkonzentrate und frisch gefrorenes Plasma verwenden; auf Einzelheiten der Korrektur der Gerinnungsstörungen wird weiter unten noch eingegangen. Elektrolyt- und Säure-Basen-Haushalt engmaschig kontrollieren und, wenn nötig, korrigieren. Zur Prophylaxe der hepatischen Enzephalopathie z.B. initial 50 ml Lactulose (z.B. Bifiteral®), dann 3-mal 20–50 ml/Tag, 25 ml 20 % Magnesiumsulfat und hohe Einläufe verabreichen. Zur Infektionsprophylaxe ist bei Patienten mit gastrointestinaler Blutung die Gabe von Antibiotika für mindestens 3 Tage erforderlich (z.B. Amoxicillin/Clavulansäure 3-mal 1000/200 mg/Tag oder 2-mal 200 mg/Tag Ciprofloxacin). Diese Maßnahme reduziert wahrscheinlich auch das Rezidivblutungsrisiko.

Spezielle Maßnahmen bei akuter Blutung

(1) *Endoskopische Therapie:* Therapie der Wahl. Durch Injektion von z.B. 0,5- bis 2 %igem Polidocanol (Aethoxysklerol®, jeweils maximal 2 ml para- bzw. intravasal) kann ein Blutungsstillstand bei etwa 80–95 % der Patienten erreicht werden. Ähnlich erfolgreich und nebenwirkungsärmer ist die endoskopische Varizenligatur, deren Durchführbarkeit bei akuter Blutung jedoch durch schlechtere Sichtverhältnisse behindert ist. *Komplikationen* der Sklerosierungsbehandlung sind vor allem Aspiration von Blut, Ösophagusperforation, Mediastinitis sowie Ulkus- und Strikturbildung im Ösophagus. Sofern die endoskopische Therapie bei sehr starker Blutung und infolgedessen massiv beeinträchtigter Übersicht nicht durchführbar oder nicht erfolgreich ist, zunächst Ballonsonde einlegen und *medikamentöse Therapie* einleiten. Nach einigen Stunden gelingt es dann i.d.R., eine endoskopische Therapie vorzunehmen. Bei Blutungen aus Fundusvarizen kann eine endoskopische Therapie mit Cyanacrylat (Histoacryl®) vorgenommen werden.

(2) *Varizenkompression:*

- *Sengstaken-Blakemore-Sonde:* Dreiläufige Doppelballonsonde, die etwa 55 cm tief eingeführt wird. Nach Lagekontrolle (Aspiration von Mageninhalt) Magenballon mit 150 ml Luft aufblasen, Sonde bis zur Kardia (federnder Widerstand) zurückziehen und mit Heftpflaster fixieren (kein Zug an der Sonde, da er eine Dislokation begünstigt!). Dann Ösophagusballon mit Hilfe eines Blutdruckmanometers bis auf 30–40 mmHg aufblasen und zuführenden Schlauch abklemmen. Anschließend Magenspülung, bis die Spülflüssigkeit klar ist. Die Anwendung der Sengstaken-Blakemore-Sonde ist eine nicht ungefährliche Maßnahme. *Komplikationen:* Aspirationen, Ersticken beim Hochrutschen der Sonde, Drucknekrosen der Ösophaguswand. Es empfiehlt sich daher, neben der unverzichtbaren Daueruberwachung

der Patienten entweder andauernd oder mindestens alle 30 min Mund- und Rachensekret abzusaugen, alle 60 min eine Magenspülung und alle 120 min eine Druckkontrolle des Ösophagusballons vorzunehmen. Alle 6 h muss eine kurze (mindestens 5 min) Druckentlastung des Ösophagusballons zur Vermeidung von Druckulzera erfolgen. Die Sonde darf nicht länger als 24–48 h belassen werden, vor dem Entfernen sollte der Patient etwas Speiseöl trinken.
- *Linton-Nachlas-Sonde:* Bei Blutungen aus Magenfundusvarizen wird die birnenförmige Linton-Nachlas-Sonde verwendet. Diese nach Vorschieben in den Magen mit 400–600 ml Luft auffüllen und nach dem Zurückziehen bis zur Kardia unter einem Zug von etwa 250 p fixieren.

(3) *Senkung des Pfortaderdrucks durch Medikamente:* Zur medikamentösen Therapie einer Varizenblutung können Vasopressinanaloga und Nitroglyzerin oder Somatostatin angewandt werden.
- Eingesetzt wird *Triglyzyl-Lysin-Vasopressin* (Terlipressin, Glycylpressin®, 1–2 mg i.v., ggf. alle 4 h zu wiederholen bis 48 h). UAW: Hypertonie, Kontraktion von Koronarien und Hautgefäßen, abdominelle Krämpfe und Durchfälle. Die Anwendung ist daher bei Patienten mit koronarer Herzerkrankung und schwerer Hypertonie gefährlich. Zur Vermeidung von UAW zusätzlich Nitroglyzerin applizieren, das auch seinerseits den Varizendruck zu senken vermag (z.B. Trinitrosan® 3–5 mg/h über Perfusor oder transdermale Applikation von 10 mg/12 h über 24 h).
- Alternativ kann *Somatostatin* (z.B. Somatostatin Ferring®, initial 250 µg i.v. als Bolus, dann 250 µg/h über 24–48 h bzw. bis zum Blutungsstillstand, bei Bedarf auch zusätzlich Wiederholung von Bolusinjektionen) bzw. das Somatostatinanalogon Octreotid (Sandostatin®, 50 µg als Bolus, danach kontinuierliche Infusion von 25–50 µg/h i.v.) eingesetzt werden. Beide Substanzen besitzen gegenüber Vasopressinanaloga gleiche Wirksamkeit, rufen dagegen kaum relevante UAW hervor, sodass sie gegenüber Vasopressin bevorzugt werden sollten. Die medikamentöse Therapie einer Ösophagusvarizenblutung sollte bevorzugt zum Einsatz kommen, wenn eine endoskopische Therapie nicht rasch verfügbar ist oder nicht erfolgreich war; die Rezidivblutungsneigung ist bei alleiniger medikamentöser Therapie jedoch hoch.

(4) *Intrahepatischer Stent-Shunt oder operative Therapie:* Bei endoskopisch und medikamentös nicht stillbarer Blutung kann ein transjugulärer intrahepatischer portosystemischer Stent-Shunt (TIPS, s.u.), eine Notfall-Shuntoperation bzw. eine Ösophagussperroperation erwogen werden. Angesichts des hohen Risikos der chirurgischen Verfahren während einer akuten Blutung (Letalität bis über 50 %) stellt eine Notfall-TIPS-Implantation (sofern an einem Zentrum mit ausreichender Erfahrung verfügbar) in dieser Situation die Therapie der 1. Wahl dar.

Prophylaxe der Rezidivblutung aus Ösophagusvarizen

Nach erfolgreicher akuter Blutstillung erleiden 50–70 % der Patienten in den folgenden Wochen eine Rezidivblutung. Zur Rezidivblutungsprophylaxe können medikamentöse, endoskopische, chirurgische Maßnahmen und intrahepatische Stents (TIPS) eingesetzt werden.

(1) *β-Blocker und Nitrate:* Nichtselektive β-Blocker können das Risiko einer Rezidivblutung bei vorhandenen Varizen senken. Die größten Erfahrungen liegen mit Propranolol (z.B. Dociton®) vor. Dosis individuell so bemessen, dass die Herzfrequenz um 25 % (jedoch nicht unter 60/min) sinkt, i.d.R. sind Dosen zwischen 20 und 240 mg/Tag erforderlich, die einschleichend angewendet werden sollten. Additiv zur β-Blockade haben sich Nitrate (Isosorbid-Mononitrat, z.B. Ismo® 2- bis 3-mal 20 mg/Tag einschleichend dosiert) als wirksam erwiesen, wobei unter der Kombination auf die Nierenfunktion allerdings besonders zu achten ist. Bei Kontraindikationen für β-Blocker oder deren Unverträglichkeit kann eine Nitratmonotherapie durchgeführt werden. Außer bei Ösophagusvarizen sind günstige Effekte der β-Blockade auch bei portal-hypertensiver Gastropathie nachgewiesen worden.

(2) *Endoskopische Varizenligatur und -sklerosierung:* Die Anwendung beider Verfahren im Intervall nach einer Ösophagusvarizenblutung führt zu einer deutlichen Senkung der Rezidivblutungsrate, ohne dass jedoch ein lebensverlängernder Effekt nachgewiesen ist. Nach Verödung/Ligatur sämtlicher Varizen, i.d.R. nach mehreren Sitzungen in etwa 14-tägigen Abständen, bedürfen die Patienten weiterhin endoskopischer Nachkontrollen (z.B. halbjährlich) und eventueller Nachbehandlung. Die kombinierte Anwendung von Ligatur und Sklerotherapie ist nach heutigem Stand nicht zu empfehlen. Die endoskopische Varizenligatur hat sich aufgrund deutlich niedrigerer Komplikationsraten (insbesondere Ulzera und Strikturen im Ösophagus betreffend) gegenüber der Sklerosierung zur endoskopischen Rezidivprophylaxe durchgesetzt. Die Obliteration der Varizen gelingt durch Ligatur auch in kürzerer Zeit. Allerdings wurden Varizenrezidive häufiger beobachtet als nach Sklerosierung, sodass regelmäßige endoskopische Kontrollen und ggf. nochmalige Ligatur besonders wichtig sind.

(3) *Shuntoperation und transjugulärer intrahepatischer portosystemischer Stent-Shunt (TIPS):* Durch eine Shuntoperation lässt sich eine sichere Drucksenkung im Pfortaderbereich und eine Prophylaxe von Rezidivblutungen erreichen. Bei strenger Auswahl der Patienten (Alter möglichst < 50 Jahren, Serumbilirubin < 2,5 mg/dl, Serumalbumin > 3 g/dl, TPZ > 50 %, fehlender Aszites und fehlende Zeichen einer hepatischen Enzephalopathie, präoperative Sicherung erhöhter portaler Druckwerte) beträgt das Operationsrisiko 6–15 %. Allerdings ist bei 20–40 % der Operierten mit dem Auftreten einer hepatischen Enzephalopathie zu rechnen. Außerdem ist nicht gesichert, dass die mittlere Überlebenszeit nach einer Shuntoperation ansteigt. Eine wichtige Weiterentwicklung stellt der TIPS dar, der unter radiologisch-sonographischer Kontrolle implantiert wird und eine effektive Drucksenkung im Pfortadergebiet bewirkt. Er bietet wie ein chirurgisch angelegter Shunt gegenüber den endoskopischen Verfahren Vorteile insofern, als er Blutungen auch aus Fundusvarizen und portal-hypertensiver Gastropathie verhüten kann, gleichzeitig eine effektive Behandlung eines „therapierefraktären" Aszites ermöglicht und eine evtl. spätere Lebertransplantation nicht beeinträchtigt. Darüber hinaus kann der Durchmesser des TIPS-Shunts nachträglich adjustiert werden. Nachteilig gegenüber der endoskopischen Therapie sind allerdings das Auftreten bzw. die Verschlechterung einer hepatischen Enzephalopathie, die bei etwa 25 % der Patienten nach TIPS-Anlage zu erwarten ist, die Notwendigkeit relativ häufiger Zweiteingriffe zur Therapie von Stenosen oder Verschlüssen der Stents sowie der hohe Preis der notwendigen Materialien. Polytetrafluoroethylen-(PTFE-)überzogene Stents sind bezüglich Stentdysfunktion den herkömmlichen Metallstents überlegen. Die Implantation dieser Stents sollte an einem Zentrum mit ausreichender Erfahrung erfolgen. Bezüglich des Überlebens konnte eine Überlegenheit des TIPS gegenüber der endoskopischen Therapie bisher nicht belegt werden.

(4) *Weitere Maßnahmen:* Bei Patienten mit Leberzirrhose und portaler Hypertension sollte, um das Blutungsrisiko nicht zu erhöhen, ASS nicht eingesetzt werden und auch schwere körperliche Belastung vermieden werden, da sie den Druck in den Varizen erhöht.

Primärblutungsprophylaxe

Ziel ist die Verhütung der Erstblutung. Da jedoch nur bei etwa 30–40 % aller Ösophagusvarizenträger mit Varizenblutungen zu rechnen ist, sind nebenwirkungsarme Verfahren angezeigt. Eine primär-prophylaktische endoskopische Behandlung, TIPS oder Shuntoperationen sind daher nicht generell indiziert. Mittel der Wahl zur Primärprophylaxe ist die Gabe von β-Blockern (Propranolol) in einer Dosierung, die die Herzfrequenz um 25 % senkt (z.B. Dociton® 20–240 mg/Tag). Die prophylaktische Ligaturbehandlung bei Hochrisikopatienten (große Varizen, „red color sign", Child-C-Zirrhose) ist wahrscheinlich effektiver als die medikamentöse Prophylaxe und stellt bei Kontraindikationen oder Unverträglichkeit von β-Blockern eine Alternative dar.

1.6.4 Hepatische Enzephalopathie (HE)

Definition: Prinzipiell reversibles neuropsychiatrisches Krankheitsbild metabolischer Ursache, das im Gefolge akuter oder chronischer Leberkrankheiten auftreten kann.

Ätiologie und Pathogenese: Pathogenetisch relevant sind Neurotoxine, insbesondere Ammoniak, die infolge unzureichender Entgiftungsleistung der erkrankten Leber und portosystemischer Shunts vermehrt zum Gehirn gelangen. Sie verursachen dort ein geringgradiges chronisches Gliaödem mit Auslösung einer oxidativ/nitrosativen Stressantwort mit konsekutiver Störung der Astrozytenfunktion und glioneuronalen Kommunikation, die zu Änderungen der synaptischen Plastizität und Störungen oszillatorischer Netzwerke im Gehirn führen. Dabei führt das Gliaödem bei chronischen Lebererkrankungen i.d.R. zu keinen klinisch apparenten Hirndruckerscheinungen, während es bei HE infolge eines akuten Leberversagens eine häufige Komplikation darstellt.

Häufig wird die HE bei chronischen Lebererkrankungen durch bestimmte Umstände ausgelöst bzw. verschlechtert. Solche auslösenden Faktoren sind gastrointestinale Blutung, spontane und operative Traumen, Infektionen, Sepsis, Diuretika- und Sedativaüberdosierung, Elektrolytentgleisungen, Abnahme der Nierenfunktion, Obstipation, spontane bakterielle Peritonitis oder eine übermäßige orale Proteinzufuhr.

Klinik: Die Symptomatik ist variabel und weist im Verlauf häufig akute Exazerbationen (auslösende Faktoren!) auf. Folgende Schweregrade, die prinzipiell reversibel sind, werden unterschieden:

(1) *Latente (minimale) HE:* Keine offensichtlichen Symptome, jedoch pathologischer Ausfall psychometrischer Tests. Nachweisbar bei 30–70 % aller Zirrhotiker, geht oft mit einer Beeinträchtigung der Lebensqualität einher.

(2) *Manifeste HE:* Augenfällige Symptome sind vorhanden.
- *Stadium I:* Persönlichkeitsveränderungen (z.B. Depressivität), Schlafstörungen, Merkstörungen, verwaschene Sprache.
- *Stadium II:* Zunehmende Schläfrigkeit, Interessenlosigkeit, Apathie, Koordinationsstörungen (Schriftprobe), flapping tremor.
- *Stadium III:* Patient schläft fast dauernd, ist aber erweckbar, zeitliche und örtliche Desorientiertheit.
- *Stadium IV:* Koma mit (Stadium IVa) oder ohne (Stadium IVb) erhaltener Reaktion auf Schmerzreize.

Während die fortgeschrittene HE anhand des klinischen Bildes diagnostizierbar ist, eignet sich bei latenter und geringgradiger manifester HE die Flimmerfrequenzanalyse zur objektiven Diagnostik und Verlaufsbeobachtung. Der diagnostische Wert so genannter Papier-Bleistift-Tests ist kritisch zu hinterfragen.

THERAPIE

Maßnahmen bei manifester HE
Allgemeine Maßnahmen bei manifester HE

Die wichtigste Maßnahme ist die Suche nach auslösenden Faktoren (s.o.) und deren konsequente Behandlung (z.B. Blutstillung und Darmreinigung, Infektionsbekämpfung, Überprüfung der Proteinzufuhr und Medikation und ggf. Absetzen von Diuretika und Sedativa, Ausgleich von Hypokaliämie und metabolischer Azidose etc.). Häufig können gleichzeitig mehrere auslösende Faktoren identifiziert werden, deren Korrektur bereits zu einer deutlichen Verbesserung der HE-Symptomatik führt. Unverzichtbar sind in höheren Stadien der HE die intensive Überwachung von Vitalfunktionen, Elektrolyt- und Säure-Basen-Haushalt, Ein- und Ausfuhr sowie eine ausreichende Kalorienzufuhr. Bei manifester HE Stadium II–IV sollte die Hospitalisation erfolgen.

Spezielle Maßnahmen bei manifester HE

Die Intensität der speziellen Maßnahmen hängt vom Ausmaß der hepatischen Enzephalopathie ab.

(1) *Ausreichende Kalorienversorgung und Eiweißzufuhr:* Eine ausreichende Versorgung mit Nährstoffen (Bedarf 25–35 kcal/kg) ist besonders wichtig. Wenn möglich, sollte sie oral (evtl. per Magensonde) erfolgen. Auf eine ausreichende Substitution von Elektrolyten, Vitaminen und Spurenelementen ist zusätzlich zu achten. Nur bei schwerer Enzephalopathie initial Reduktion der oralen Eiweißzufuhr auf 0,3–0,5 g/kg tgl., nach Besserung der Symptomatik schrittweise Steigerung auf etwa 1–1,2 g/kg tgl. Eine eiweißfreie Ernährung ist lediglich nach gastrointestinalen Blutungen für 2–3 Tage tolerabel. Längerfristige Eiweißrestriktion verschlechtert die Situation durch Induktion des Abbaus körpereigener Proteine! Pflanzliches Eiweiß und Milcheiweiß sollten gegenüber Fleisch, Fisch und Wurst bevorzugt werden. Auch faserreiche Nahrung wirkt günstig.

(2) *Darmentleerung:* Eine Darmentleerung durch hohe Einläufe und Laxanzien wirkt insbesondere bei akut aufgetretener HE oder bei ausgeprägter Obstipation günstig; sie ist nach gastrointestinaler Blutung obligat. Auf eine sachgerechte Durchführung der Einläufe ist zu achten (Flüssigkeitsmenge 1–2 l, zunächst Links-, dann Rechtsseitenlage, dann Hochlagerung). Zu empfehlen sind Lactuloseeinläufe (200 ml Lactulose/l Wasser).

(3) *Reduktion der ammoniakproduzierenden Darmflora:* Hierzu eignen sich:
- *Lactulose* (z.B. Bifiteral®): Die Dosis beträgt im Koma initial 100 ml per Magensonde, anschließend wie auch bei weniger schweren Formen der HE 3-mal 10–50 ml/Tag. Lactulose so dosieren, dass 2–3 weiche Stühle/Tag resultieren. UAW: Übelkeit, Blähungen, Diarrhöen und abdominelle Krämpfe. Lactulose ist besonders gut für die Langzeittherapie geeignet. Gleich wirksam wie Lactulose ist Lactitol (Importal®), das sich gegenüber Lactulose durch seine Geschmacksneutralität auszeichnet. Die Anfangsdosis beträgt 0,5–0,7 g/kg tgl., verteilt auf 3 Einzeldosen.
- *Schwer resorbierbare Antibiotika* wie Paromomycin (Humatin®, initial 3 g, danach 1–3 g/Tag): Komplikationen: Gelegentlich Diarrhöen sowie Oto- und Nephrotoxizität aufgrund der, wenn auch geringen (3 %), Resorption. Sie sind daher zur Dauertherapie nicht geeignet (Therapiedauer 1 Woche, besondere Vorsicht bei Niereninsuffizienz). Besser verträglich sind Metronidazol, Vancomycin und Rifampicin; Neomycin wegen der UAW-Rate nicht mehr verwenden.

(4) *Weitere Maßnahmen:*
- Eine leichte *Alkalisierung* fördert die Harnstoffsynthese und kann dadurch günstig wirken.
- Die Wirksamkeit parenteral zu verabreichender *Aminosäurengemische* mit hohen Konzentrationen an verzweigtkettigen aliphatischen Aminosäuren und geringen oder fehlenden Anteilen an aromatischen Aminosäuren (z.B. Aminosteril N-Hepa®, Tagesdosis etwa 40 g Aminosäuren) konnte bei Patienten mit schwerer Enzephalopathie nicht belegt werden. Dagegen ist die günstige Wirkung oral verabreichter Präparate mit angereicherten verzweigtkettigen Aminosäuren (z.B. Falkamin® Pellets) erwiesen. Diese Präparate sind nur bei proteinintoleranten Patienten indiziert, bei denen es ansonsten mit herkömmlichem Eiweiß nicht gelingt, die Proteinzufuhr auf das notwendige Maß (ca. 1 g/kg Körpergewicht/Tag) zu steigern.
- Die ammoniaksenkende Wirkung von i.v. oder oral verabreichtem *Ornithin-Aspartat* (Hepa-Merz®) ist belegt, ebenso wie eine günstige Beeinflussung der Enzephalopathiesymptome bei i.v. Gabe (20 g/Tag Ornithin-Aspartat, Infusionsgeschwindigkeit 5 g/h). Bei oraler Verabreichung (3-mal 3–6 g/Tag) konnte eine Wirksamkeit bei manifester, jedoch nicht bei latenter HE gezeigt werden.
- *Benzodiazepinrezeptorantagonisten* (Flumazenil [Anexate®]) vermögen die Enzephalopathiesymptome bei einem Teil der Patienten zu verbessern; der Effekt ist jedoch gering und zeit-

lich begrenzt, sodass diese Substanzen für die Routinetherapie nicht geeignet sind. Ihr probatorischer Einsatz ist aber gerechtfertigt bei Verdacht auf das Vorliegen einer sedativainduzierten HE.
- Aufgrund widersprüchlicher Studienergebnisse ist der Wert der *Zinksubstitution* (z.b. Zinkamin® 15–45 mg/Tag) bei der HE-Therapie nicht abschließend beurteilbar.
- Eine *Helicobactereradikation* hat wahrscheinlich keinen günstigen Einfluss auf die HE-Symptomatik.
- Im Stadium III und IV sind Protonenpumpenhemmer (z.b. Omeprazol®, Antra®) oder H_2-Rezeptorantagonisten (z.b. Famotidin [Pepdul®]) zur Prophylaxe von gastrointestinalen Blutungen angezeigt.
- Bei geeigneten Patienten ist die Indikation zur *Lebertransplantation* zu prüfen (**s. Kap. III.7.1.4**, „Lebertransplantation").

Maßnahmen bei latenter HE

Inwieweit diese, durch Flimmerfrequenzanalyse oder psychometrische Tests erfasste Störung Krankheitswert besitzt, hängt entscheidend von den Alltagsanforderungen an den betreffenden Patienten ab. Dies ist individuell zu entscheiden. Allerdings weisen neuere Untersuchungen auf eine Beeinträchtigung der Straßenverkehrstauglichkeit bereits bei manchen Patienten mit minimaler HE hin. Therapeutisch in Frage kommen Lactulose (3-mal 5–30 ml) und/oder oral zu verabreichende Präparate mit verzweigtkettigen Aminosäuren bei proteinintoleranten Patienten. Der Therapieerfolg kann mit Hilfe der o.g. Messverfahren geprüft werden. Nach einer kürzlich erschienenen Studie haben Probiotika (Laktobazilli) und fermentierbare Fasern einen günstigen Einfluss auf die minimale HE; weitere Untersuchungen bleiben aber abzuwarten.

1.6.5 Gerinnungsstörungen

Ätiologie und Pathogenese: Die Pathogenese der hepatischen Gerinnungsstörungen ist außerordentlich komplex. Neben einer verminderten Synthese der in der Leber gebildeten Gerinnungsfaktoren infolge schwerer Leberparenchymschädigungen führt eine Abnahme der Gallensäurensekretion zur verminderten Vitamin-K-Resorption. Weiterhin eliminiert die gesunde Leber rasch aktivierte Gerinnungsfaktoren; diese Funktion ist bei Leberinsuffizienz und portosystemischen Anastomosen beeinträchtigt. Die Leber ist auch Hauptbildungsort von Thrombopoetin. Bei portaler Hypertension kann es zusätzlich zu einer vermehrten Sequestration von Thrombozyten in der Milz mit nachfolgender Thrombopenie kommen. Außerdem ist bei Lebererkrankungen die Produktion des wichtigsten physiologischen Inhibitors einer abnormen intravasalen Gerinnungsaktivierung, des Antithrombin III, vermindert.

Klinisch bedeutsame Gerinnungsstörungen treten bei der unkomplizierten akuten Hepatitis ebenso wie bei der überwiegenden Mehrzahl der chronischen Lebererkrankungen nur sehr selten auf. Sie können dagegen bei Leberzirrhose mit fortgeschrittener portaler Hypertension, nach Auftreten einer Blutung, bei Sepsis oder Schockzuständen sowie beim akuten Leberversagen zu schwer lösbaren Problemen führen.

Klinik: Je nach Schweregrad der Gerinnungsstörung zeigen sich Neigung zu Hämatomen bei Bagatelltraumata, Petechien, Suffusionen, Hämaturie und Konjunktivalblutungen. Differenzialdiagnostische Hinweise sind dem Kapitel Hämostase (**s. Kap. III.10**) zu entnehmen.

THERAPIE

Allgemeine Maßnahmen

Eine genaue Analyse des Gerinnungsstatus ist unerlässlich. Schockzustände und Infektionen müssen konsequent therapiert werden. Blutungen sind durch lokale Maßnahmen bzw.

medikamentöse Therapie (s. **Kap. III.7.1.6.3**, „Therapie") möglichst rasch unter Kontrolle zu bringen.

Spezielle Maßnahmen

Abhängig von der Gerinnungsanalyse sollten folgende Maßnahmen ergriffen werden:
(1) *Bei Vitamin-K-Mangel:* Vitamin K (Konakion®, 10 mg/Tag initial langsam i.v., dann bedarfsabhängig).
(2) *Bei manifester Blutung ohne Anzeichen einer Verbrauchskoagulopathie:* Transfusion von Erythrozytenkonzentraten und FFP. Gerinnungsfaktorenkonzentrate wegen der Gefahr, aktivierte Faktoren zu übertragen, möglichst vermeiden. Thrombozytenkonzentrate können eine vorübergehende Wirkung entfalten.
(3) *Bei Verbrauchskoagulopathie* (Thrombozytenabfall, Erniedrigung von Fibrinogen und Antithrombin III, Nachweis von Fibrinspaltprodukten): Antithrombin III (z.B. Kybernin® HS 1 500). Antithrombin-III-Aktivität auf 70 % des Normalwerts anheben. Bei Fibrinogen < 100 mg/dl bzw. Quick-Wert < 30 % gleichzeitig FFP zuführen, ggf. zusätzlich zu Antithrombin III Heparin in kleinsten Dosen (etwa 125 E/h). Die alleinige Gabe von Heparin hat sich weder beim akuten Leberversagen noch bei der Leberzirrhose bewährt; es ist mit einem hohen Blutungsrisiko zu rechnen.

1.6.6 Nierenfunktionsstörungen, so genanntes hepatorenales Syndrom (HRS)

Definition: Nierenfunktionsstörungen bei Patienten mit Leberinsuffizienz infolge primärer Nierenerkrankung (selten), akuter Tubulusnekrose (selten bei chronischen Lebererkrankungen, häufiger bei akutem Leberversagen) oder im Gefolge von Störungen des Salz-, Wasser- und Hormonhaushalts bzw. der Nierendurchblutung. Definitionsgemäß spricht das hepatorenale Syndrom nicht auf Volumenexpansion an, während dies beim prärenalen Nierenversagen der Fall ist.

Ätiologie und Pathogenese: Häufig kommt es zu einer Einschränkung der Nierenfunktion infolge einer Verminderung bzw. Umverteilung des zirkulierenden Blutvolumens aufgrund der Lebererkrankung. Intrarenal besteht unter hormonellem Einfluss eine Durchblutungsumverteilung zu Ungunsten der Rinde. Häufig sind Hypovolämien bei Blutungen oder infolge einer inadäquaten diuretischen Therapie (oder auch Lactulosebehandlung mit enteralem Flüssigkeitsverlust), nichtsteroidale Antiphlogistika oder nephrotoxische Medikamente (insbesondere Aminoglykoside) auslösende Faktoren. Ursächlich können schwere akute oder chronische Leberfunktionsstörungen jeder Art vorliegen.

Klinik: Unterschieden werden 2 Formen des HRS im engeren Sinn: Typ I ist durch rasche Abnahme der Nierenfunktion innerhalb einer Woche (GFR-Abfall um > 50 %, GFR < 20 ml/min) gekennzeichnet, während der prognostisch günstigere Typ II eine stabil eingeschränkte Nierenfunktion über 4 Wochen aufweist (GFR < 40 ml/min). Gewöhnlich werden die Symptome der Niereninsuffizienz von denen der schweren Lebererkrankung überdeckt, in fortgeschrittenen Stadien der Niereninsuffizienz treten Übelkeit, Erbrechen, Durstgefühl und zentralnervöse Symptome, die denen der hepatischen Enzephalopathie ähneln können, deutlicher hervor.

Prognose: Die Prognose des so genannten hepatorenalen Syndroms, insbesondere des Typs I, ist schlecht und abhängig von den Therapiemöglichkeiten der zugrunde liegenden Lebererkrankung sowie der unverzüglichen Korrektur der ggf. vorliegenden o.g. iatrogenen Einflüsse. So ist die Normalisierung einer stark eingeschränkten Nierenfunktion nach erfolgreicher Lebertransplantation möglich.

THERAPIE

Wichtig ist es, eine Überdosierung von Diuretika zu vermeiden bzw. Diuretika bei HRS abzusetzen, Elektrolytentgleisungen auszugleichen, Infektionen unverzüglich zu behandeln und auf nephrotoxische Medikamente zu verzichten. Ausreichende Kreislauf- und Volumenverhältnisse müssen gewahrt sein. Zur Differenzialdiagnose und damit richtigen Therapie trägt die Natriumausscheidung im Urin wesentlich bei: Eine Natriumausscheidung > 30 mmol/l legt den dringenden Verdacht auf eine akute Tubulusnekrose nahe, die nur durch Dialyse behandelt werden kann. Dialysen sind bei fortgeschrittenen chronischen Lebererkrankungen allerdings nur indiziert, wenn durch voraussichtlich korrigierbare Umstände ein akutes Nierenversagen eingetreten oder (bei chronischer Niereninsuffizienz) eine Lebertransplantation vorgesehen ist. Bei niedriger Natriumausscheidung im Urin (< 5–10 mmol/l) ZVD kontrollieren; sofern er erniedrigt ist (< 5 mmHg), sind ein prärenales Nierenversagen infolge Hypovolämie anzunehmen und unter ZVD-Kontrolle eine Rehydratation vorzunehmen. Nach Ausschluss einer Hypovolämie (ZVD $\geq$ 10 mmHg) liegt ein i.d.R. nur sehr schwer therapierbares hepatorenales Syndrom im engeren Sinne vor. Nephrotoxische Medikamente (nichtsteroidale Antiphlogistika, Aminoglykoside und Diuretika) sollten auch hier unbedingt vermieden werden. Die Wirksamkeit einer Kombinationsbehandlung von Octreotid (Sandostatin®, 3-mal 100–200 µg/Tag s.c.) mit dem α-Adrenergikum Midodrin (z.B. Gutron®, 3 × 7,5 mg oral) bedarf noch der Bestätigung in größeren Studien. Die Verabreichung von Glycylpressin (2–4 mg/Tag) zeigte in kleinen Studien einen günstigen Effekt.

Punktionen bei gespanntem Aszites (Albuminsubstitution!) und die Anlage eines intrahepatischen Stents (TIPS) oder eines peritoneovenösen Shunts können zur Verbesserung der Nierenfunktion führen. Sofern auch diese Maßnahmen nicht erfolgreich sind, ist eine dauerhafte Stabilisierung nur von einer Lebertransplantation zu erwarten. Wenn der Patient hierfür in Frage kommt, sollte die Wartezeit durch kontinuierliche Hämofiltrationen und ggf. TIPS-Anlage überbrückt werden.

1.7 Alkoholische Leberschäden

Definition: Durch Alkohol bedingte Leberschädigung in Form der alkoholtoxischen Fettleber, der Alkoholhepatitis oder der alkoholtoxischen Zirrhose. Mischformen sind möglich (z.B. alkoholhepatitischer Schub bei bereits bestehender Zirrhose).

Ätiologie und Pathogenese: Der Alkoholabbau findet vorwiegend in der Leber statt. Folgen sind neben einer Induktion Zytochrom-P_{450}-abhängiger Enzyme eine Beeinflussung des Leberstoffwechsels (Hemmung von Glukoneogenese, Fettsäureoxidation und Proteolyse) und die Bildung teils immunogener Proteinaddukte. Während eine Leberverfettung obligat bei längerfristigem Alkoholkonsum auftritt, entwickeln nur 30–40 % aller Alkoholiker schwerere Formen der Leberschädigung, wie Alkoholhepatitis und Zirrhose. Hier spielen neben der Alkoholmenge offensichtlich genetische Ursachen eine Rolle. Die Alkoholtoleranz hinsichtlich Leberschädigung ist bei Frauen deutlich geringer als beim Mann (Grenzwerte bei der Frau 20 g/Tag, beim Mann 50 g/Tag).

Klinik und Diagnostik: Die alkoholische Fettleber verursacht häufig keine oder nur unspezifische Symptome wie Druckgefühl im Oberbauch und Inappetenz. Die Alkoholhepatitis in ihrer akuten Verlaufsform ist gekennzeichnet durch Oberbauchschmerzen, Fieber, Übelkeit, Erbrechen, Ikterus, Hepatomegalie, Leukozytose und gelegentlich Enzephalopathie, die subakute Verlaufsform zeigt weniger deutliche bzw. unspezifische Symptome. Schwere Formen stellen ein lebensbedrohliches Krankheitsbild mit hoher Letalität dar. Symptomatik der alkoholischen Leberzirrhose **s. Kap. III.7.1.4, „Klinik".** Bei differenzialdiagnostischen Problemen hat die Bestimmung des Carbohydrate-deficient-transferrin (CDT) wegen ihrer ungenügenden Spezifität nur begrenzten Wert. Besonders wichtig sind Anamnese, Fremdanamnese sowie die Suche nach alkoholinduzierten Schäden an anderen Organen.

THERAPIE

(1) *Alkoholabstinenz:* Wichtigste und unersetzliche Maßnahme bei allen Formen der alkoholischen Leberschädigung. Bei der Fettleber ist keine weitere Therapie erforderlich. Hier sind die Veränderungen reversibel. Bei den anderen Formen der alkoholischen Leberschädigung ist neben strikter und dauerhafter Alkoholkarenz häufig eine symptomatische Therapie erforderlich, wie sie für die Virushepatitiden (**s. Kap. III.7.1.1**, „Therapie") bzw. die Leberzirrhose (**s. Kap. III.7.1.4**, „Therapie") beschrieben wurde. Abstinenz allein führt auch zu einer signifikanten Senkung des Pfortaderdrucks und zu einer Verbesserung der Überlebensrate bei bereits bestehender Zirrhose.
(2) *Medikamente:* Von einer Vielzahl von Medikamenten (z.B. Thyreostatika, Vitamine, Orotsäure, Cholin, Silymarin), die bei alkoholischen Leberschädigungen angewendet worden sind, konnte in größeren kontrollierten Studien kein günstiger Effekt nachgewiesen werden. Lediglich Pentoxifyllin (Trental®, 3-mal 400 mg/Tag p.o.) senkt möglicherweise die Letalität der schweren akuten Alkoholhepatitis durch seine TNF-α-antagonisierende Wirkung. Dagegen ist vom Einsatz von Anti-TNF-Antikörpern abzuraten.
(3) *Ernährung:* Eine ausreichende Ernährung (am besten auf oralem Wege, 25–35 kcal/kg KG tgl., bei unterernährten Patienten 35–40 kcal/kg KG tgl.) ist besonders wichtig. Auf Vitaminmangelzustände ist zu achten.
(4) *Glukokortikoide:* Bei schwer verlaufender Alkoholhepatitis mit Ikterus, Abfall des Quick-Wertes oder hepatischer Enzephalopathie können Glukokortikoide (initial 40 mg Prednisolon/ Tag, z.B. Decortin® H mit anschließend schrittweiser Dosisreduktion [**s. Kap. II.2.2.1**] bei einer Gesamttherapiedauer von 4 Wochen) die Kurzzeitletalität bis zu 1 Jahr senken, darüber hinausreichende Effekte waren dagegen nicht zu beobachten. Wegen des erhöhten Infektionsrisikos und der Ausbildung einer Stoffwechselkatabolie sollte die Steroidbehandlung nur bei solchen Patienten fortgeführt werden, die nach einwöchiger Behandlung mit einem deutlichen Abfall der Bilirubinkonzentration im Serum reagieren. Alle anderen Formen alkoholischer Leberschäden sollten sicher nicht mit Steroiden behandelt werden. Zur Transplantation s. Abschnitt „Lebertransplantation" (**s. Kap. III.7.1.4**, „Lebertransplantation").

1.8 Toxische Leberschäden

Definition: Obligate und fakultative Hepatotoxine werden unterschieden. Bei den obligaten Hepatotoxinen tritt die Leberzellschädigung dosisabhängig und regelhaft bei exponierten Menschen auf, gewöhnlich in kurzem zeitlichen Abstand. Die Leberschädigung durch fakultative Hepatotoxine ist dagegen nicht dosisabhängig.

Ätiologie und Pathogenese: Die zentrale Rolle der Leber im Stoffwechsel macht es verständlich, dass exogene Toxine und Medikamente ebenso wie deren Metaboliten leberschädigende Wirkungen entfalten können (direkte Toxizität). Auch durch Hypersensitivitätsreaktionen kann, insbesondere bei wiederholter Gabe des entsprechenden Stoffes (z.B. Halothan), eine schwere Reaktion ausgelöst werden (indirekte Toxizität). Ätiologisch kommt eine Vielzahl von Gewerbegiften in Frage, z.B. Vinylchlorid, Nitroverbindungen, Amine, aromatische Kohlenwasserstoffe wie Benzol, halogenierte Kohlenwasserstoffe wie Tetrachlorkohlenstoff und Trichloräthylen, Blei, Mangan, Kupfer, Phosphor u.a. Dabei handelt es sich um obligate Hepatotoxine. Daneben ist von mehr als 2 000 Medikamenten sowie von anderen Stoffen, z.B. „Ecstasy", der verschiedensten Substanzgruppen ein hepatotoxischer Effekt nachgewiesen worden.

Klinik: Die klinische Symptomatik kann einer Hepatitis, einer intrahepatischen Cholestase oder einer Mischform zwischen diesen beiden entsprechen, die in eine chronische Hepatitis und eine Leberzirrhose übergehen können. Besonders bei den fakultativen Hepatotoxinen können Eosinophilie, Exantheme, Fieber und Arthralgien auftreten. Besonders häufige und schwerwiegende medikamenteninduzierte Leberschädigungen finden sich nach Einnahme einiger Medikamente (**s. Kap. III.7.1.1**, „Pharmakotherapie").

THERAPIE

Die Therapie besteht im Meiden der entsprechenden Noxe. Bei schweren cholestatischen Reaktionen sowie bei ausgeprägten Reaktionen auf indirekte Hepatotoxine kann eine kurzfristige Steroidtherapie (z.B. Prednisolon [Decortin® H] 30–50 mg/Tag mit schrittweiser Reduktion über etwa 10 Tage) günstig wirken. Im Übrigen entspricht die ggf. notwendige symptomatische Therapie derjenigen bei den entsprechenden Erkrankungen viraler Genese. Im Falle der Paracetamolintoxikation steht N-Acetylcystein als Antidot zur Verfügung (s. **Kap. III.7.1.2**, „Spezielle Maßnahmen").

1.9 Leberfunktionseinschränkungen bei Stoffwechselerkrankungen

Die Leber kann durch eine Reihe primär extrahepatischer Stoffwechselerkrankungen betroffen werden:
Am häufigsten gilt dies für den Diabetes mellitus (**s. Kap. III.14.2**) und die Adipositas, die zu einer Fettleber führen können. Die Therapie richtet sich gegen das Grundleiden. Aus der unkomplizierten, im Großen und Ganzen harmlosen Fettleber kann sich die nicht-alkoholische Steatohepatitis (NASH) entwickeln.
Die nicht-alkoholische Steatohepatitis (NASH) ähnelt klinisch und histologisch der alkoholbedingten Steatohepatitis und kann zu Fibrose und Zirrhose führen. Das Krankheitsbild bevorzugt Frauen und ist oft assoziiert mit Übergewicht, Diabetes mellitus, Insulinresistenz und Hypertriglyzeridämie. Mehrere Genpolymorphismen, die zur nicht-alkoholischen Steatohepatitis prädestinieren, sind inzwischen bekannt. Über Gewichtsreduktion und Stoffwechseleinstellung hinausgehende Therapiemaßnahmen (Ursodeoxycholsäure, Trimethoprim/Sulfamethoxazol [Bactrim®], Reduktion einer hepatischen Eisenüberladung, Vitamin E) sind bislang nicht gesichert, jedoch sprechen vorläufige Untersuchungen für einen günstigen Einfluss von Rosiglitazon und Pioglitazon sowie von Betain (Flacar® 2- bis 4-mal 2,5 g/Tag p.o.) auf die NASH.

1.10 Lebertumoren

Zu unterscheiden von den primären Lebertumoren sind Lebermetastasen bei extrahepatischen Primärtumoren. Deren Therapie entspricht jener des Grundleidens (**s. Kap. III.11**). Bei kolorektalen Karzinomen kann die Resektion solitärer Lebermetastasen indiziert sein. Von den gutartigen primären Lebertumoren sind von besonderer Bedeutung das Leberzelladenom, das Hämangiom und die fokal-noduläre Hyperplasie, unter den malignen vor allem das primäre Leberzellkarzinom.

1.10.1 Leberzelladenome

Diese gutartigen Tumoren werden in den letzten Jahren häufiger beobachtet, es besteht eine eindeutige Beziehung zur Einnahme oraler Kontrazeptiva. Auch bei Glykogenspeicherkrankheiten bilden sich gehäuft Adenome aus.

THERAPIE

Beim Fehlen von Symptomen ist bei kleineren Adenomen das alleinige Absetzen der Kontrazeptiva bei 6- bis 12-monatiger sonographischer Überwachung vertretbar, da sich danach eine Rückbildung der Tumoren einstellen kann. Größere Adenome sollten dagegen operativ entfernt werden, da sie rupturieren und dabei lebensbedrohliche Blutungen hervorrufen können. Darüber hinaus ist bei etwa 10 % eine maligne Entartung zu erwarten. Orale Kontrazeptiva bleiben bei diesen Patientinnen auch postoperativ kontraindiziert.

1.10.2 Hämangiome

THERAPIE

Kleinere Hämangiome sollten i.d.R. belassen werden, da das Risiko der Blutung gering ist. Bei größeren Hämangiomen kann die technisch nicht immer einfache Resektion erwogen werden, ist aber bei Beschwerdefreiheit nicht zwingend erforderlich.

1.10.3 Fokal-noduläre Hyperplasie
Meistens handelt es sich bei diesen kleinen, subkapsulär gelegenen Knoten um einen Zufallsbefund. Eine Beziehung zur Einnahme oraler Kontrazeptiva ist wahrscheinlich, aber nicht gesichert. Ein Entartungsrisiko besteht wahrscheinlich nicht.

THERAPIE

In der Regel ist eine weitere Beobachtung ausreichend. Eine chirurgische Therapie ist nur bei Ruptur (selten), sehr großen Herden oder deutlicher Wachstumstendenz indiziert.

1.10.4 Primäres Leberzellkarzinom
Ätiologie, Pathogenese und Klinik: Das primäre Leberzellkarzinom entsteht ganz überwiegend auf dem Boden einer Zirrhose, es tritt bei 5–10 % der Patienten mit Leberzirrhose auf. Chronische Hepatitis-B- und -C-Infektionen bedingen ein stark erhöhtes Risiko. Allerdings kann sich auch auf dem Boden von Leberzirrhosen anderer Genese (z.B. Alkohol) ein primäres Leberzellkarzinom entwickeln. Das jährliche Risiko des Zirrhosepatienten, ein Leberzellkarzinom zu entwickeln, beträgt unabhängig von der Zirrhoseursache 2–5 %. Nur etwa 60 % der Fälle zeigen eine starke Erhöhung des α-Fetoprotein-Spiegels im Serum.

Klinisch können die unspezifischen Symptome des Tumors von den Symptomen der gleichzeitig bestehenden Zirrhose nur schwer abgegrenzt werden. Dadurch erklärt sich auch, dass die Diagnose vielfach erst in einem fortgeschrittenen Stadium gestellt wird. Jeder Patient mit Leberzirrhose ist daher, unabhängig von der Zirrhoseursache, in 3- bis 6-monatigen Abständen auf die Entwicklung eines hepatozellulären Karzinoms (Sonographie, AFP-Bestimmung) zu untersuchen.

THERAPIE

Die Entscheidung über die anzuwendende Therapiemodalität wird von Tumorausbreitung und Leberfunktion bestimmt. Solitäre Knoten ohne Gefäßinvasion oder extrahepatische Ausbreitung sollten bei guter Leberfunktion (Child A) reseziert werden. Bei schlechter Leberfunktion (Child B, C) oder begrenzter Tumorausdehnung (Tumorgröße 3 bis max. 5 cm, nicht mehr als 4 Herde, keine Blutgefäßinfiltration, keine Lymphknoten- oder Fernmetastasen) kommt eine **Lebertransplantation** in Frage.

Bei Patienten, die aufgrund von Begleiterkrankungen für eine operative Therapie nicht in Frage kommen, sollte bei begrenzter Tumorausdehnung (< 5 cm Durchmesser) eine lokale Behandlung der Tumorherde durchgeführt werden. In Frage kommen die Radiofrequenz-induzierte Thermoablation (RFA) der Herde, die perkutane Ethanolinstillation (PEI) sowie die laserinduzierte Thermoablation (LITT). Bei ausgedehnteren, jedoch auf einen Leberlappen beschränkten Tumoren und noch guter Leberfunktion kann eine (möglichst selektive) transarterielle Chemoembolisation (TACE) vorgenommen werden, deren wichtigste unerwünschte Wirkung eine Beeinträchtigung der verbliebenen Leberfunktion ist und die bei Pfortaderthrombose kontraindiziert ist. Nach Ansicht des Autors sollten die genannten Verfahren im Sinne einer multimodalen Therapie eingesetzt werden, wobei Lokalisation, Ausdehnung und Anzahl der Tumorherde die Verfahrenswahl beim Einzelherd bestimmen.

Kleinmolekulare Hemmstoffe der Signaltransduktion stellen möglicherweise eine neue Behandlungsoption bei anderweitig nicht mehr therapierbarem Leberzellkarzinom dar. So konnte eine lebensverlängernde Wirkung von Sorafenib (Nexavar®, 2 × 400 mg/Tag) oder Erlotinib (Tarceva®, 150 mg/Tag) kürzlich nachgewiesen werden.

Palliative Therapieansätze mit Octreotid (Sandostatin®) oder Tamoxifen haben sich als unwirksam erwiesen. Andere Therapieverfahren (systemische Chemotherapie) haben keine eindeutigen Erfolge gezeigt oder müssen zurzeit als experimentell betrachtet werden.

1.11 Arzneimitteltherapie bei Lebererkrankungen

(s. Kap. II.7.3)

2 Erkrankungen der Gallenblase und Gallenwege

2.1 Cholezystolithiasis

Ätiologie und Pathogenese: Selten vor dem 20. Lebensjahr, danach ansteigende Frequenz mit zunehmendem Alter (im 8. Lebensjahrzehnt 30 %). Frauen erkranken 2-mal häufiger als Männer. Man unterscheidet Cholesteringallensteine (20 %), Pigmentsteine (= Kalziumbilirubinat, 5 %) und Mischformen.

Pigmentsteine entstehen, wenn vermehrt unkonjugiertes Bilirubin in die Galle gelangt, z.B. bakterielle Dekonjugation, hämolytische Anämien, Herzklappenersatz.

Cholesteringallensteine entstehen nur in cholesterinübersättigter Galle. Als Ursachen der Cholesterinübersättigung sind bekannt erhöhte Cholesterin-, verminderte Gallensäuresynthese der Leber und fettreiche Ernährung. Zusätzlich fehlt ein Antinukleationsfaktor in der Galle. Schlamm (Sludge) in der Gallenblase aus eingedicktem Mukoprotein und winzigen Cholesterinkristallen ist die Wiege der meisten Gallensteine und entsteht häufig bei Schwangerschaft, längerer totaler parenteraler Ernährung, Hunger und raschem Gewichtsverlust. Häufig liegen Polymorphismen in sog. Lith-Genen (z.B. *Bsep*, *Mdr3*) zugrunde, welche die Gallensäuren- und Phospholipidausscheidung in die Galle beeinträchtigen und so die Lithogenität der Galle steigern. Ceftriaxon (Rocephin®) kann in der Gallenblase präzipitieren und Steine induzieren. Auch eine gestörte Motilität der Gallenblase spielt eine wichtige Rolle in der Pathogenese.

Klinik: Die Mehrheit der Gallensteinträger ist beschwerdefrei und bedarf keiner Behandlung. Ausnahmen: Patienten mit Porzellangallenblase und schnell wachsenden Gallenblasenpolypen sollten cholezystektomiert werden.

(1) *Spezifische Symptome:*
- *Gallenkoliken:* Durch Einklemmung eines Gallensteins im Ductus cysticus oder choledochus treten krampfartige Schmerzen im rechten Oberbauch auf, die 15 min bis 5 h dauern, entlang dem rechten Rippenbogen in Rücken und Schulterblatt ausstrahlen. Häufig Übelkeit, Erbrechen und leichter Temperaturanstieg bis 38,5 °C rektal. Differenzialdiagnosen: Ulcus duodeni, Herzinfarkt, Nierenkolik, Lungenembolie.
- *Ikterus:* Bei totalem Verschluss des Ductus cysticus steigt das Serumbilirubin vorübergehend auf 1–3 mg/dl an; bei Verschluss des Ductus choledochus dagegen tritt nach 4–6 h ein deutlicher Ikterus auf, meist verbunden mit Juckreiz.

(2) *Unspezifische Beschwerden:* Druck im rechten Oberbauch, Völlegefühl, Meteorismus, Obstipation und Fettunverträglichkeit.

Diagnostische Hinweise: Umschriebener Druckschmerz in der Gallenblasenregion, eventuell leichte Abwehrspannung der Bauchdecken bei Koliken. Häufig Klopfschmerz über der Gallenblase und dem rechten unteren Rippenbogen. Positives Murphy-Zeichen.

Labor: CRP, Blutbild mit Retikulozyten, Gerinnung, Transaminasen, γ-GT, alkalische Phosphatase, Bilirubin (direkt und indirekt), Cholinesterase, Amylase, Lipase. Bei totalem Verschluss des Ductus choledochus durch einen Gallenstein wird erst nach 4–6 h das direkte Bilirubin im Serum über 2 mg/dl betragen. Dabei können die Serumtransaminasen kurzfristig auf das 5- bis 8fache ansteigen. Eventuell erhöhte Serumamylase durch Begleitpankreatitis. Differenzialdiagnosen: Nierenkolik, Gastroenteritis, Ulcus pepticum, Pankreatitis, Appendizitis (subhepatisch), Herzinfarkt, Refluxösophagitis, Mesenterialinfarkt, Obstruktionsileus.

Apparative Untersuchungen:
(1) *Oberbauchsonogramm:* Gallenblasensteine mit ≥ 2 mm Durchmesser können in über 95 % sofort diagnostiziert werden. Gallenblasenwand mit > 4 mm Dicke und druckschmerzhafter Gallenblase (Sono-Murphy-Zeichen) sind hochspezifisch für Cholezystitis. Erweiterung des Gallengangs auf über 6 mm spricht für Choledocholithiasis. Daher auch bei unspezifischen Beschwerden frühzeitig sonographieren.
(2) *Endoskopische retrograde Cholangiographie (ERC)* soll bei fraglichen Befunden wie Stenosen, Tumor und Gallengangsstein (mit Papillotomie zur Therapie) durchgeführt werden.
(3) *Kernspintomographie* erlaubt gute Rekonstruktion der Gallenwege computertechnisch ohne Röntgenstrahlenbelastung und ohne Kontrastmittel (MRCP). Aufgrund der Nichtinvasivität ist bei rein diagnostischen Fragestellungen die MRCP der ERCP vorzuziehen; sie eröffnet jedoch keine therapeutischen Möglichkeiten. CT der Gallenblase nur in den seltenen Fällen, bei denen eine Cholelitholyse in Frage kommt (**s. Kap. III.7.2.1**, „Medikamentöse Gallensteinauflösung").
Abdomenleeraufnahme, orales und intravenöses Cholezystogramm sowie Choleszintigraphie spielen diagnostisch keine Rolle mehr.

Komplikationen: Begleitpankreatitis, Gallenblasenhydrops, akute und chronische Cholezystitis, Gallenblasenempyem und Perforation. Totaler Verschluss des Ductus choledochus über mehr als 4 Wochen kann zu Cholangitis, sekundärer biliärer Zirrhose und Leberversagen führen.

THERAPIE

Allgemeine Maßnahmen

Bei subjektiven Beschwerden sollten prinzipiell die Gallensteine entfernt werden, da sie in 35 % innerhalb von 10 Jahren zu Komplikationen führen. Bei völlig beschwerdefreien Patienten mit zufällig entdeckten Gallensteinen ist Abwarten bis zur Symptomatik gerechtfertigt, da die jährliche Komplikationsrate nur 0,1–0,2 % beträgt.

Therapie der Gallenkolik

(1) *Schmerzbekämpfung:* Bei leichten Koliken Gabe von 1–2 Kps. Glyceroltrinitrat (Nitrolingual®, alternativ Butylscopolamin Supp. [Buscopan®]) plus Metimazol (Novalgin®, 0.5–1 g i.v.). Der Patient sollte dabei liegen wegen Hypotoniegefahr!. Bei schweren Koliken Gabe von Pethidin (Dolantin® 50–100 mg i.m. oder langsam i.v.) oder Pentazocin (Fortral®) 30 mg, 1 Amp. langsam i.v., gefolgt von einem Spasmolytikum, Butylscopolamin (Buscopan®) 20 mg, 1 Amp., oder Diazepam 10 mg (Valium MM®, Diazepam®-Lipuro), 1 Amp. i.v. In 75 % hilft auch Diclofenac (75 mg) i.m. Nach 4–6 h Gabe von Spasmo-Cibalgin® comp. S (Supp.).

> **! WICHTIG:**
> Morphium und seine Derivate dürfen wegen Erhöhung des Sphinktertonus nicht gegeben werden!

(2) Für 24 h sollte der Patient nur Tee und Zwieback zu sich nehmen.
(3) Bei Fortbestehen der Koliken, Auftreten eines Ikterus oder Fieber (> 38,5 °C rektal) Klinikeinweisung wegen dringenden Verdachts auf akute Cholezystitis (**s. Kap. III.7.2.3**).
(4) *Indikationen zur Sofortoperation:* Fortbestehen der Kolik und Auftreten eines Ikterus trotz intensiver spasmolytischer Therapie (Steineinklemmung!), Zunahme der allgemeinen und lokalen Entzündungszeichen (Fieber, Leukozytose, Abwehrspannung) mit Gefahr der Empyembildung, Perforation und lokaler Peritonitis. Bei hohem Operationsrisiko eventuell zuerst Cholezystostomie mit Drainage, später Cholezystektomie und Gallenwegsrevision.

Cholezystektomie

Die chirurgische Entfernung der Gallenblase und -steine sollte bei symptomatischen Patienten möglichst frühzeitig durchgeführt werden. Vorher Gastroskopie zum Ausschluss einer Erkrankung des Magens und Duodenums (z.B. gleichzeitig Ulcus pepticum).
Bei Patienten > 45 Jahren präoperativ immer EKG und Röntgen-Thorax. Je nach Alter des Patienten und Komplikationen beträgt die Operationsletalität 0,5–3 %. Bei etwa 5 % kann ein Gallensteinrezidiv auftreten. Heute wird die Cholezystektomie i.d.R. laparoskopisch durchgeführt (so genannte minimalinvasive Chirurgie, MIC). Diese Methode bringt für den Patienten weniger Schmerzen postoperativ, kürzere Klinikliegezeiten (3–5 Tage postoperativ), Arbeitsfähigkeit nach 2 Wochen und kleinere Narben (meist 4 kleine Schnitte). Diesen Vorteilen stehen gegenüber ein größerer technischer und personeller Aufwand, längere Operationszeit (etwa 50 min) bei mit klassischer Cholezystektomie vergleichbaren postoperativen Komplikationsraten von 3,5–5 %. Über 3/4 aller Cholezystektomien werden heute laparoskopisch durchgeführt, auch wenn in 5–10 % intraoperativ auf die klassische Laparotomie „umgestiegen" werden muss. Die Letalität der MIC ist niedriger als die der klassischen Cholezystektomie (0,2 % versus 1,2 %), die Gallengangsverletzungsrate mit 0.25–0.5 % jedoch höher. Wenn auch 10–20 % der Gallenblasensteine mit Choledocholithiasis einhergehen, so wird die endoskopische retrograde Cholangiographie (ERC) nicht routinemäßig vor jeder Cholezystektomie empfohlen; nur wenn Hinweise wie sonographisch erweiterter Ductus choledochus (> 6 mm) und sonographische Nachweise von Gallengangsteinen, Bilirubin > 3 mg/dl und Cholangitis bestehen, dann ERC mit Papillotomie präoperativ. Ansonsten werden bei der laparoskopischen Cholezystektomie entdeckte Gallengangsteine sofort oder postoperativ durch ERC und Papillotomie entfernt. Ist die Cholezystolithiasis offensichtlich mit Choledocholithiasis und Cholangitis, evtl. sogar Sepsis und biliärer Pankreatitis verbunden, sollte unbedingt präoperativ durch ERC mit Papillotomie und Steinextraktion das Abflusshindernis beseitigt werden. Nach Abheilen der Cholangitis und Pankreatitis unter Antibiotikatherapie (**s. Kap. III.7.2.3**, „Therapie" [5]) kann dann die laparoskopische Cholezystektomie erfolgen.
Kontraindikationen für eine laparoskopische Cholezystektomie sind Mirizzi-Syndrom, Empyem der Gallenblase, frühere große Bauchoperationen, Gerinnungsstörungen, erhöhtes

respiratorisches und kardiales Risiko, Schwangerschaft, Verweigerung der Einwilligung zur Laparotomie und Kontraindikationen für die konventionelle Cholezystektomie.

Postcholezystektomiesyndrom: Etwa 25 % der Patienten klagen auch nach Cholezystektomie über Oberbauchbeschwerden. In rund 50 % der Fälle finden sich Ursachen wie Ulcus pepticum, chronische Pankreatitis, Reizdarmsyndrom etc. In diesen Fällen waren die präoperativen Beschwerden meist nicht auf Gallensteine zurückzuführen! Um auch Narbenneurinome, Rezidivsteine, Papillensklerose etc. auszuschließen, ist eine intensive Diagnostik mit Durchführung von Gastroskopie, ERCP, Koloskopie und evtl. Computertomographie, neurologisch-psychiatrischen, orthopädischen und gynäkologischen Untersuchungen erforderlich.

Medikamentöse Gallensteinauflösung

Die konservative Behandlung der Gallensteine mittels Litholyse, evtl. in Kombination mit der extrakorporalen Stoßwellenlithotripsie (ESWL) ist allenfalls bei wenigen, gut ausgesuchten Patienten mit symptomatischer Cholezystolithiasis sinnvoll, da eine Reihe von Voraussetzungen erfüllt sein müssen.

Voraussetzungen: Röntgenologisch nicht-schattengebende Gallensteine < 5 mm Durchmesser (Cholesterinsteine). Bei größeren Gallensteinen bis 15 mm kann durch Lithotripsie die Zeit der Litholyse verkürzt werden. Kontraktionsfähige Gallenblase.

Kontraindikationen: Kalzifizierte Gallensteine, Steine > 2 cm Durchmesser, keine kontraktionsfähige Gallenblase, chronische Hepatitis, Leberzirrhose, Malabsorption, Choledocholithiasis, Gravidität.

Maßnahmen vor Therapiebeginn

(1) Aufklärung des Patienten über Therapiedauer (12–18 Monate), Erfolgsrate (60 %) und UAW.

(2) Oberbauchsonogramm mit Reizmahlzeit: Kleine Steine (≤ 4 mm Durchmesser) mit unregelmäßiger Oberfläche, die im Stehen sedimentieren, sind meist Pigmentsteine (ungeeignet). Nach Reizmahlzeit soll die Gallenblase ihr Volumen um mehr als 30 % verkleinern (Durchführung: 2 Brötchen à 50 g mit 25 g Butter und 100 g Speisequark Magerstufe; Alternative: 500 ml Fresubin®).

(3) CT der Gallenblase zum Ausschluss von Steinverkalkungen (Dichte der Gallensteine soll < 100 Hounsfield-Einheiten betragen).

(4) Labor: Leukozyten, Retikulozyten (Hämolyse!) SGPT, Elektrophorese, γ-GT und CRP. Bei Lithotripsie auch Thrombozyten und Gerinnungsparameter.

Die sorgfältige Selektion geeigneter Patienten ist entscheidend für den Therapieerfolg!

Durchführung der Cholelitholyse

(1) *Diät:* Fettarme Kost (Fett < 60 g/Tag), wodurch gleichzeitig die tägliche orale Cholesterinaufnahme unter 250 mg gesenkt wird. Übergewichtige Patienten sollen eine Reduktionskost von 1000 kcal/Tag einhalten bis zur Normalisierung ihres Körpergewichts.

(2) *Ursodeoxycholsäure* (UDC: Ursofalk®, Cholit-Ursan®, Ursochol 150®): 8–12 mg/kg KG/Tag. UDC hemmt die intestinale Cholesterinresorption und löst Cholesterin aus den Gallensteinen in Form von Flüssigkristallen. Nebenwirkung: in 5 % Gallensteinverkalkung.

(3) *Kontrollen:* SGPT alle 3 Monate, Sonogramm alle 6 Monate für 3 Jahre. Die Behandlungsdauer beträgt 6–18 Monate je nach Steingröße. Wenn sich nach 12-monatiger Therapie die Steine nicht mehr als 1/3 verkleinert haben, ist die Fortsetzung der Behandlung nicht sinnvoll. Die Therapie sollte nach sonographisch verifizierter Steinfreiheit noch für 3 Monate fortgesetzt werden.

(4) Nach Cholelitholyse weiterhin fettarme, faserreiche Kost und normales Körpergewicht einhalten. Bei hohem Risiko der Gallenblasensteinbildung im Rahmen von Gewichtsredukti-

on, kann das Steinrisiko durch Ursodesoxycholsäure (Ursofalk® W 500–1000 mg/Tag bis zur Gewichtsstabilisierung) vermindert werden. Die Erfolgsrate der medikamentösen Steinauflösung beträgt derzeit 60 %. Bei neuerlichen Symptomen bzw. Steinrezidiv ist die Cholezystektomie indiziert. Aufgrund der schlechteren Langzeitergebnisse hat sich die extrakorporale Stoßwellenlithotripsie der Gallenblasensteine im Vergleich zur laparoskopischen Cholezystektomie nicht bewährt. Die Litholyse mit Methyl-t-Butyläther zur Behandlung der Gallenblasensteine ist obsolet.

2.2 Choledocholithiasis

Bei Cholezystolithiasis besteht in 10–15 % eine Choledocholithiasis. Die Steine können aus der Gallenblase stammen (sekundäre Gallengangsteine), wurden bei der Cholezystektomie übersehen oder danach neu gebildet, selten auch intrahepatisch in den Gallengangserweiterungen des Caroli-Syndroms. Primäre Gallengangsteine sind meist braune Pigmentsteine.

Klinik: Wie häufig intraduktale Steine asymptomatisch bleiben bzw. ins Duodenum passiert werden, ist nicht bekannt. Bei akutem Verschluss der Papilla Vateri Druckschmerz im rechten Oberbauch, Gallenkolik, Ikterus, eventuell Pankreatitis und Cholangitis.

Diagnostische Hinweise und Labor: Erhöhung von Bilirubin, γ-GT, alkalischer Phosphatase; Transaminasen können normal, aber auch bis zum 10fachen der Norm, sehr selten mehr, erhöht sein. Weiterhin wichtig CRP, Blutbild, Kreatinin, Amylase, Lipase, Gerinnung. Sonogramm zeigt meist nur erweiterten Gallengang (> 6 mm, nach Cholezystektomie verdächtig > 8 mm), Steine nur in etwa 50 % nachweisbar. Die ERCP ist Goldstandard der Diagnostik und Therapie! Weitere Möglichkeiten: Endosonographie (95 % Sensitivität und Spezifität) und MRCP. Die perkutane transhepatische Cholangiographie nur einsetzen bei erweiterten Gallenwegen (höhere Erfolgsrate). Intraoperativ erreicht die Sonographie die gleiche Genauigkeit wie die operative Cholangiographie.

THERAPIE

Prinzip: Gallengangsteine mit und ohne Symptomatik sollten entfernt werden!
Bei Patienten in operablem Zustand mit Cholezysto- und Choledocholithiasis ist die Operation die Therapie der Wahl. Dabei wird meist im therapeutischen Splitting zuerst durch endoskopische Papillotomie und Steinextraktion die Choledocholithiasis beseitigt und danach die MIC durchgeführt. Inzwischen kann auch bei der MIC gleichzeitig die laparoskopische Choledochusrevision mit einer Erfolgsrate von 70–80 % durchgeführt werden.
Bei hohem Operationsrisiko (z.B. Sepsis bei Verschlussikterus, hohes Alter) kann zunächst durch endoskopische Papillotomie (bei Blutungsrisiko auch nur Ballondilatation der Papille!) und Steinextraktion, ggf. unter Einsatz der mechanischen Lithotripsie, die klinische Situation verbessert werden. Kann der Stein bei Hochrisikopatienten akut endoskopisch nicht entfernt werden, kann als Primärversorgung vorübergehend eine Endoprothese eingelegt werden. Bei Misslingen der endoskopischen oder perkutan-transhepatischen Steinextraktion können adjuvante Lithotripsieverfahren, wie die extrakorporale Stoßwellenlithotripsie (ESWL), die intrakorporale Laserlithotripsie oder elektrohydraulische Lithotripsie (EHL) eingesetzt werden. Die Cholezystektomie kann später nach Besserung der Cholangitis bzw. respiratorischen und kardialen Situation durchgeführt werden. Bei sehr alten oder Hochrisikopatienten kann die Gallenblase mit Steinen belassen werden, da Komplikationen und Koliken in weniger als 20 % in 10 Jahren auftreten. Die ERC mit Papillotomie sollte nicht routinemäßig präoperativ vor jeder Cholezystektomie durchgeführt werden (**s. Kap. III.7.2.3,** „Therapie"). Die Cholelitholyse hat bei Choledocholithiasis nur geringen Erfolg (15 %) und kann daher nicht empfohlen werden. Bei cholezystektomierten Patienten sowie bei Patienten mit Cholezystolithiasis

in inoperablem Zustand steht die *endoskopische* **Papillotomie** (EPT) mit Steinextraktion therapeutisch an erster Stelle.
Diese Eingriffe werden unter Sedierung, aber ohne Narkose durchgeführt und auch von Patienten > 80 Jahren gut toleriert (Letalität < 2 %).

Komplikationen: Pankreatitis (0,4–2 %), Blutung (1–4 %), Cholangitis (0,1–0,8 %), Perforation ins Retroperitoneum (0,1 %). Bei großen Gallengangssteinen (> 1 cm) ist manchmal eine Steinzertrümmerung durch ein Lithotripter-Drahtkörbchen endoskopisch nicht möglich. Bei Patienten mit hohem Operationsrisiko kann evtl. durch eine **Stoßwellentherapie** eine Zerkleinerung des Steins mit anschließender endoskopischer Entfernung erreicht werden oder durch Laserlithotripsie über Cholangioskopie. Eine Steinverkalkung spielt hierbei meist keine Rolle. Eine ERCP mit Papillotomie ist nach Billroth-II-Magenresektion mit langer zuführender Schlinge oder Roux-Y-Anastomose sowie nach Gastrektomie meist nur im Rahmen einer Doppelballonendoskopie möglich, Alternativ in diesen Fällen perkutane transhepatische Cholangiographie und Entfernung der intraduktalen Steine. Die Komplikationsraten (Hämobilie, Pneumothorax, Galleleck ins Peritoneum) sind höher als bei Papillotomie mit Steinextraktion. Bei Patienten mit liegendem T-Drain direkt nach Cholezystektomie und noch bestehender Choledocholithiasis gibt es folgende Möglichkeiten:
(1) Steinextraktion über T-Drain,
(2) endoskopische Papillotomie oder Papillendilatation und Steinextraktion (ohne oder mit Lithotripsie),
(3) Relaparotomie.
Rezidivsteine im Gallengang sind meist Pigmentsteine und können in 10 % erneut auftreten und wieder entfernt werden. Eine medikamentöse Prophylaxe durch UDC, z.B. Ursofalk® 2 × 1 Kps./Tag kann versucht werden, ist jedoch in Studien nicht gesichert.

2.3 Cholezystitis

Ätiologie und Pathogenese: Akute oder chronische Entzündung der Gallenblase, bei der in über 90 % eine Abflussbehinderung, z.B. Gallensteine, Tumor, Papillenstenose, vorliegt. Manchmal kommt es auch bei schweren Erkrankungen mit Septikämie zur Ausscheidung der Erreger über die Gallenwege (z.B. Salmonellen bei Typhus abdominalis). Häufigste Erreger sind E. coli, Klebsiellen und Enterokokken, aber auch Mischinfektionen mit Anaerobiern (Bacteroides spp. und Clostridien) sind möglich.

Klinik: Schmerzen im rechten Oberbauch, Fieber, Übelkeit, Erbrechen, Appetitlosigkeit, Ikterus.

Komplikationen: Empyem, Perforation mit Peritonitis oder cholezystoenterischer Fistel, dabei evtl. Gallensteinpassage in den Darm mit Gallensteinileus durch Stopp an der Bauhin'schen Klappe, gramnegative Sepsis (s. Kap. III.15.1.1).

Diagnostische Hinweise: Häufig frühere Gallenkoliken, druckempfindliche Gallenblasenregion mit Abwehrspannung, manchmal Gallenblasenhydrops tastbar. Im Sonogramm verdickte (> 4 mm) druckschmerzhafte Gallenblasenwand (positives Sono-Murphy-Zeichen) ist hochspezifisch für akute Cholezystitis.

Labor: Erhöht sind CRP, Leukozyten, Serumbilirubin und γ-GT. Weiterhin sollten bestimmt werden: Serumtransaminasen, Amylase, alkalische Phosphatase, Hb, Hkt, Kreatinin, Elektrolyte, Gerinnungsparameter, Blutkulturen (aerob und anaerob) bei hohem Fieber, Urinstatus.

Apparative Untersuchungen: EKG, Röntgen-Thorax, Abdomenübersicht, Oberbauchsonogramm (Gallensteine, verdickte Gallenblasenwand mit Flüssigkeitssaum, erweiterte Gallenwege).

Differenzialdiagnosen: Akute Virushepatitis, Pankreatitis, Ulcus pepticum, Herzinfarkt, Appendizitis, subdiaphragmatischer Abszess, Pyelonephritis, Pneumonie rechts.

THERAPIE

Prinzip: Die Cholezystektomie ist die Therapie der Wahl. Bis dahin Ruhigstellung des entzündeten Organs, Schmerzlinderung und Antibiotika gegen die Entzündung, häufige Kontrollen zur frühzeitigen Erkennung einer eventuellen Komplikation.
(1) Jede akute Cholezystitis muss in die Klinik eingewiesen werden.
(2) In der Klinik Nulldiät und parenterale Ernährung über zentralen Venenkatheter (z.B. 2 l Clinimix® 3,5 % GE oder Aminomix®, 500 ml Sterofundin®, 500 ml Glukose 5 %, weitere Flüssigkeit nach ZVD); sofort chirurgisches Konsil. Bei kurzer Anamnese (1–2 Tage) ist die Frühoperation innerhalb 72 h am besten durchzuführen und zeigt die niedrigste Letalität. Bei längerer Anamnese und erhöhtem Risiko durch Begleiterkrankungen bringt die Cholezystektomie nach 6–8 Wochen Vorbehandlung die besseren Ergebnisse.
(3) Überwachung von Blutdruck, Puls, zentralem Venendruck und Urinausscheidung über 48 h. Bei hohem Fieber Blutkulturen (aerob und anaerob) abnehmen vor Antibiotikagabe.
(4) Antipyretikum Paracetamol (ben-u-ron® Supp.), Treupel® N Supp., Metamizol (Novalgin®) i.v. und Spasmolytikum (Buscopan® i.v. oder Spasmo-Cibalgin® comp. S Supp.).
(5) Antibiotika: Piperacillin in Kombination mit β-Laktamasehemmern, z.B. Tazobac® 3 × 4,5 g/Tag i.v. Bei Penicillinallergie Cephalosporin applizieren: Ceftriaxon (Rocephin®, 1-mal 2 g i.v.) oder Cefepim (Maxipime®, 2- bis 3-mal 2 g/Tag i.v.). Zur Bekämpfung der Anaerobier empfiehlt sich die gleichzeitige Gabe von Metronidazol (Metronidazol Braun®, Clont® 3 × 500 mg/Tag i.v.). Bei Gallenblasenempyem und Sepsis können auch Tobramycin (Gernebcin®) 3 × 80 mg/Tag i.v. zusätzlich, Imipenem/Cilastatin (Zienam®, 3- bis 4-mal 0.5–1 g/Tag i.v.), Meropenem (Meronem® 3-mal 0.5–1 g/Tag i.v.) oder Ciprofloxacin (Ciprobay® 3 × 0,4 g/Tag) als Kurzinfusionen eingesetzt werden. Keine Tetrazykline!
(6) Bei starken Schmerzen Pentazocin (Fortral®) 30 mg oder Pethidin (Dolantin®) 50–100 mg i.m. oder langsam i.v. Nicht zu viel Schmerzmittel, um eine Perforation nicht zu verschleiern.
(7) Befundkontrolle alle 4–6 h. Wenn nach 48 h unter dieser Therapie keine Besserung eingetreten ist, rasche Operation unter Antibiotikaschutz.
(8) Bei Patienten in sehr schlechtem Allgemeinzustand, hohem Alter, Sepsis etc. ist die Gallenblasenpunktion unter sonographischer Kontrolle mit Entleerung und Drainage der infizierten Galle gerechtfertigt, wodurch meist eine rasche Besserung erreicht wird. Gleichzeitig hochdosierte Antibiotika und später Cholezystektomie, sobald sich der Allgemeinzustand des Patienten stabilisiert hat. Bei gleichzeitigem Aufstau der Gallenwege (Sonogramm!) muss sofort eine ERCP durchgeführt werden, um evtl. Abflusshindernisse zu beseitigen.

2.4 Cholangitis

Definition: Bakterielle, durch Abflusshindernisse begünstigte Entzündung der Gallenwege.

Ätiologie und Pathogenese: Primär meist inkomplete Abflussbehinderung der Gallenwege durch Konkremente, Tumoren, Narbenstrikturen, Papillenstenose oder Askaris im Gallengang. Sekundäre Keimeinwanderung und -ausscheidung, z.B. nach biliodigestiver Anastomosenoperation in die gestauten Gallenwege, Aerobier (meist E. coli, Enterobacter, Klebsiellen, seltener Enterokokken u.a.) oder seltener Anaerobier (Clostridien, Bacteroides). Streptococcus viridans (= Cholangitis lenta) führt zu chronischer Entzündung der Gallenwege mit schubweiser Exazerbation.

Klinik: Episoden mit Fieber, eventuell Schüttelfrost (Sepsis!), Schmerzen im rechten Oberbauch, Ikterus. Häufig im Anschluss an eine Gallenkolik. Eventuell acholischer Stuhl und dunkler Urin.

Diagnostische Hinweise: Bei Palpation vergrößerte, schmerzhafte Leber, selten tastbare Gallenblase. Erhöht sind Leukozyten, γ-GT, alkalische Phosphatase, Serumbilirubin. Selten Aerocholie auf Abdomenübersicht. Im Sonogramm oft erweiterte Gallenwege. Rasche Durchführung einer ERCP (Goldstandard für Diagnose und Therapie!).

Komplikationen: Leberabszesse, gramnegative Sepsis mit Schock und akutem Nierenversagen. Bei längerem Verlauf Ausbildung einer sekundär biliären Zirrhose.

THERAPIE

Die schwere akute Cholangitis mit septischem Bild ist ein Notfall (s. Kap. III.15.1.1).
(1) Sofortige Klinikeinweisung.
(2) Überwachung unter Intensivpflegebedingungen (s. Kap. I.2.3). Chirurgisches Konsil!
(3) Sorgfältige *Kreislaufkontrolle* (Blutdruck, ZVD, Hämatokrit). Bei Bedarf Volumensubstitution (500 ml HAES-steril® 6 % oder Plasmafusin®).
(4) *Antibiotika* nach Blutentnahme für Blutkulturen (aerob und anaerob) und Antibiogramm sofort Gabe von Piperacillin (Pipril® 3-mal 4 g/Tag i.v.) plus β-Laktamasehemmer, z.B. Tazobac®, 3 ×4,5 mg/Tag i.v. zusammen mit Metronidazol (Clont® 3-mal 500 mg/Tag i.v.). Bei Penicillinallergie kann ein Ciprofloxacin (Ciprobay® 3-mal 400 mg/Tag i.v.) zusammen mit Metronidazol gegeben werden, um die Anaerobier zu bekämpfen. Zienam® und Tarivid® erreichen in der Galle keine MHK.

> **! WICHTIG:**
> Tetrazyklinpräparate sind kontraindiziert.

(5) Bei *Auftreten einer Oligurie* trotz Volumensubstitution Maßnahmen zur Verhütung eines drohenden akuten Nierenversagens (s. Kap. III.8.1).
(6) *Ernährung:* Anfangs Nulldiät, parenterale Flüssigkeitszufuhr in Form von äquilibrierten Elektrolyt-Zucker-Lösungen. Nach Besserung leichte Kost.
(7) *Endoskopische retrograde Cholangiographie* (ERC) sobald wie möglich unter Antibiotikaschutz und Kenntnis der Gerinnungsparameter ist die Therapie der Wahl. Operation hat höhere Komplikationsraten und Letalität. In rund 90 % der Fälle wird die Ursache der Abflussstörung geklärt und oft sofort auch beseitigt, z.B. Papillotomie und Steinextraktion. Gelingt die Steinentfernung nicht, muss eine nasobiliäre Sonde oder ein Pigtail gelegt werden. Es stehen jedoch alle Möglichkeiten der Lithotripsie zur Verfügung wie Dormiakörbchen, Stoßwellen- und Laserlithotripsie.

> **! WICHTIG:**
> Antibiotika allein führen nicht zum dauerhaften Erfolg, nur die gleichzeitige Beseitigung der Abflussstörung. Gelingt die ERCP nicht, kann vor einer Operation die perkutane transhepatische Cholangiographie mit Cholangioskopie und Steinentfernung versucht werden (PTC).

(8) Die *Operation* bei erfolgloser ERCP hat eine hohe Letalität (25–50 %).
(9) *Bei weniger schweren Krankheitsbildern* müssen sich nach Abklingen der Infektion die radiologische Diagnostik zur Lokalisation des Abflusshindernisses (s. Kap. III.7.2.2) und chirurgische Revision der Gallenwege anschließen. Verzögerung der Operation bringt die Gefahr erneuter Infektionsschübe und Komplikationen mit sich.

2.5 Karzinome der Gallenblase und des Gallenwegssystems
(s. Kap. III.11.2.4.6)

3 Erkrankungen des Pankreas
UNTER MITARBEIT VON M. SCHMITT

3.1 Akute Pankreatitis

Definition: Akute, lokale oder generalisierte, primär von den Azinuszellen ausgehende, enzymatische Autodigestion des Pankreas mit Ödembildung und Neigung zu nekrotischem Gewebsuntergang. Man unterscheidet eine milde und eine schwere Verlaufsform, was weitgehend der früheren ödematösen und nekrotisierenden Pankreatitis entspricht. Die akute Pankreatitis ist ein einmaliges Ereignis, während bei chronischer Pankreatitis rezidivierende Entzündungsschübe auftreten können, die sich klinisch als akute Pankreatitis manifestieren und auch wie diese behandelt werden.

Ätiologie und Pathogenese: Verschiedene Faktoren, deren Bedeutung und Zusammenspiel noch nicht geklärt sind, können ursächlich beteiligt sein. Die wichtigsten sind Druckerhöhung in den Pankreasgängen mit Aktivierung der Enzyme (z.B. Gallensteine), Alkoholabusus, Infektionen (Mumps, Hepatitis, AIDS, Scharlach, Typhus etc.), stumpfes Bauchtrauma, postoperativ nach Abdominalchirurgie und kardiopulmonalem Bypass, nach ERCP, Medikamente (Azathioprin, 6-Mercaptopurin, Chlorothiazid, Östrogene, Furosemid, Sulfonamide, Tetrazyklin, 5-Aminosalizylsäure, Didanosin, Pentamidin, Interferon-α) sowie Stoffwechselstörungen (Hyperlipidämie, Hyperparathyreoidismus), Autoimmunreaktionen, Hämo- und Peritonealdialyse, nach Nieren- und Herztransplantationen, in etwa 5 % idiopathisch. Als genetische Risikofaktoren spielen u.a. Mutationen im Trypsinogen-Gen und des Trypsininhibitors SPINK-1 eine Rolle. Die **häufigsten Krankheitsursachen** sind chronischer Alkoholismus (ca. 40 %) und Gallenwegserkrankungen (ca. 40–50 %), die **häufigsten Auslöser** Gallenkoliken, Alkoholexzesse und voluminöse, fettreiche Mahlzeiten. Durch die Entzündung werden große Mengen (2–6 l) extrazellulärer Flüssigkeit in die retroperitoneale Pankreasregion, das Mesenterium und den Darm sequestriert. Die Freisetzung vasoaktiver Substanzen wie Endothelin, NO und platelet activating factor, besonders bei der nekrotisierenden Pankreatitis, führt zu einer hyperdynamischen Kreislaufsituation (Puls > 90/min, Gefäßwiderstand sinkt) und löst Mikrozirkulationsstörungen aus, die ihrerseits die Pankreatitis verschlimmern können.

Klinik: Leitsymptome und -befunde: Starker, meist abrupt einsetzender Oberbauchschmerz, stumpf oder bohrend, aber stetig, oft mit gürtelförmiger Ausstrahlung in den Rücken. Häufig Nausea und Erbrechen, Meteorismus (Subileus), Schmerzen bei tiefer Palpation im mittleren Oberbauch, aber anfangs keine Abwehrspannung, kein Loslassschmerz. Verminderte Darmgeräusche, Fieber bis 38,5 °C rektal.

Labor: Anstieg der Serumamylase über das Dreifache der Norm nach einer Latenzzeit von 2–4 h, der Serumelastase und -lipase nach 12–14 h. Die Höhe dieser Serumenzymwerte steht in keiner Beziehung zur Schwere der Pankreatitis und hat prognostisch keine Bedeutung. Gleichzeitig oft Anstieg von Blutzucker, Transaminasen, γ-GT, Bilirubin und/oder AP (Beteiligung des Gallenwegssystems). Zusätzlich zu bestimmen sind Kreatinin, Harnstoff, Elektrolyte, Fibrinogen und Spaltprodukte, Blutbild, Elektrophorese und bei Fieber > 39 °C Blutkulturen. Verschiedene Scoring-Systeme wurden zur Erfassung von Schwere und Prognose einer akuten Pankreatitis vorgeschlagen; sie sind aber der klinischen Einschätzung nicht überlegen. Prognostisch ungünstig sind Hyperglykämie (> 200 mg/dl), Leukozytose (> 16 000/µl),

Tabelle III.7.4 Ranson-Score

Bei Aufnahme		Innerhalb von 48 h	
Alter > 55 Jahre	1 Punkt	Hämatokritabfall > 10 %	1 Punkt
Leukozyten > 16 000/mm³	1 Punkt	Harnstoffanstieg > 1,8 mmol/l (> 5 mg/dl)	1 Punkt
LDH > 350 U/l	1 Punkt	Kalzium < 2 mmol/l	1 Punkt
GOT > 250 U/l	1 Punkt	PaO_2 < 8 kPa (< 60 mmHg)	1 Punkt
Glukose > 10 mmol/l (> 200 mg/dl)	1 Punkt	Basendefizit > 4 mEq/l	1 Punkt
		Flüssigkeitsbilanz > 6 l/48 h	1 Punkt
Letalität der akuten Pankreatitis		**Beurteilung**	
0–2 Punkte	Letalität 1 %	0–2 Punkte	milde Pankreatitis
3–4 Punkte	Letalität 16 %	≥ 3 Punkte	schwere Pankreatitis
5–6 Punkte	Letalität 40 %		
> 6 Punkte	Letalität 100 %		

SGOT > 100 U/l, Hypokalzämie (< 2,0 mmol/l), C-reaktives Protein (> 120 mg/l), erhöhte Granulozytenelastase und Verlaufsindizes (innerhalb 48 h) sowie Absinken von Hämatokrit < 10 %, Basendefizit > 4 mval und arterieller pO_2 < 60 mmHg. Mehr als 3 dieser Befunde, ein Ranson-Score ≥ 3, ein Apache-II-Score > 8 sowie blutiger Aszites und Methämoglobin im Serum (> 5 mg/dl) sprechen für eine nekrotisierende (Letalität > 20 %) im Gegensatz zur ödematösen Pankreatitis (Letalität um 1 %). Eine ungünstige Prognose zeigen klinische Komplikationen an, wie Schock, ARDS, Nierenversagen, Sepsis und Gerinnungsstörungen (s.u., Letalität > 20 %). Leukozytenelastase > 500 µg/ml und IL-6 > 500 pg/ml signalisieren jeweils ein Multiorganversagen. Zur Beurteilung von Schweregrad und Prognose ist auch der Ranson-Score (**s. Tab. III.7.4**) oder der Apache-II-Score geeignet (< 6 unkompliziert; > 12 fatal). Differenzialdiagnostisch ausschließen: Gallenkolik, Mesenterialinfarkt, Ulkusperforation, intestinale Obstruktion, Extrauteringravidität.

Diagnostische Hinweise: Enzyme: Hohe Serumamylase, -lipase (spezifischer!) und -elastase. Nach weitgehender Zerstörung des Pankreas kann der Anstieg dieser Enzyme gering sein oder fehlen. Unspezifische Anstiege der Amylase finden sich u.a. bei eingeklemmten Choledochussteinen, Magen-Darm-Perforationen, Niereninsuffizienz, Makroamylasämie. **Oberbauchsonogramm:** Nur zu 80 % aussagefähig wegen Luftüberlagerung; häufig verdicktes, echoarmes Pankreas mit unscharfer Begrenzung, evtl. Pseudozyste. Achten auf erweiterten Gallengang! Ein steinfreier Gallengang schließt eine biliäre Genese nicht aus, da Steine bereits abgegangen oder nicht sichtbar sein können. Auch Nekrosen können im Sonogramm nicht nachweisbar sein! **Computertomogramm/Spiral-CT** mit Kontrastmittel (i.v.) nach Beginn der Symptomatik ist der Goldstandard zur Unterscheidung zwischen ödematöser und nekrotisierender Pankreatitis. Auch im **MRT** sind Pankreasschwellung, peripankreatisches Exsudat und Nekrosen gut nachweisbar. Nekrosen sind sehr wahrscheinlich infiziert bei Procalcitonin > 1,8 ng/ml und CRP > 300 mg/l (Sensitivität 94 bzw. 83 %). Die Infektion der Pankreasnekrose verschlechtert die Prognose entscheidend. Gaseinschlüsse im CT weisen darauf hin, eine Feinnadelpunktion der Nekrose mit bakteriologischer Untersuchung kann die Infektion beweisen. Nur die **Positronenemissionstomographie** kann gut zwischen Tumor und Entzündung des Pankreas unterscheiden (Genauigkeit 90 %; Nachteile sind fehlende topographische Präzision, die durch PET-CT ausgeglichen werden kann [hohe Kosten]).

THERAPIE

Therapie in der akuten Phase

> **WICHTIG:**
> Bei jeder Pankreatitis, bei der Hinweise für eine biliäre Genese bestehen, ist eine endoskopisch retrograde Cholangiographie (ERC) frühzeitig durchzuführen (> 12 Stunden nach Beschwerdebeginn bei mildem Verlauf und rückläufiger Symptomatik, < 12 Stunden nach Beschwerdebeginn bei schwerem Verlauf mit persistierender Gallengangsobstruktion). Die ERC verschlechtert nicht den Verlauf der Pankreatitis. Die frühzeitige Diagnostik der Choledocholithiasis bzw. von Gallenschlamm (Sludge) ermöglicht die einzig kausale Therapie der biliären Pankreatitis durch Papillotomie und Steinextraktion! Der therapeutische Nutzen einer Papillotomie bei anderen Formen der akuten Pankreatitis ist nicht gesichert. Daher nur Einweisung in eine Klinik, in der CT und ERCP durchgeführt werden können.

(1) *Intensivüberwachung* (s. Kap. I.2.3), wenn mehr als 3 prognostisch ungünstige Befunde (s. Kap. III.7.3.1, „Klinik") vorliegen, ein Ranson-Score > 3 oder ein Apache-II-Score > 8 besteht oder eine Komplikation, wie Schock, ARDS, Nierenversagen und Gerinnungsstörung, vorliegt. Thorax- und Abdomenleeraufnahme, Nulldiät, zentraler Venenkatheter.

(2) *Schmerzbekämpfung:* Bei mäßigen Schmerzen Pentazocin (Fortral®, 20 mg i.v., 30 mg s.c. oder i.m. alle 3–4 Stunden). Bei schweren Schmerzzuständen hat sich Procain® (2 g/24 h i.v.) bewährt als Basis und bei Bedarf zusätzlich Buprenorphin, (Temgesic® 0,3 mg langsam i.v. [1 Amp. à 1 ml], bis zu 4 Amp./Tag oder Temgesic® sublingual 0,2 mg bis zu 6/Tag) oder die Gabe von Pethidin (Dolantin®). Bei Versagen ergänzende Periduralanalgesie. Spontaner Schmerzrückgang (i.A. nach 48 h) weist auf Rückbildung des akuten Entzündungsprozesses hin. Fortbestehen der Schmerzen ist verdächtig auf Entstehung von Komplikationen wie Pseudozysten.

(3) *Volumensubstitution:* Bei leichter Erkrankung ohne prognostisch ungünstige Symptome (s. Kap. III.7.3.1, „Therapie in der Wiederherstellungsphase") sollten mindestens 3 l Flüssigkeit/Tag (1,5 l 0,9 %ige NaCl-Lösung parallel mit 1,5 l 5 %iger Glukoselösung unter Zugabe von insgesamt 60 mval KCl/Tag) i.v. verabreicht werden. Dabei müssen alle 6–8 h Kontrolluntersuchungen stattfinden (klinisches Bild, Blutdruck, ZVD, Urinmenge, Temperatur etc.). Bei schwerer Erkrankung (s. Kap. III.7.3.1, „Klinik") besteht stets eine Hypovolämie als Folge von Flüssigkeitsverlusten in Bauchhöhle und Retroperitonealraum, die größenordnungsmäßig denen bei schweren Verbrennungen entsprechen.

> **WICHTIG:**
> Sofortige und ausreichende Volumensubstitution zur Verhütung eines Kreislaufschocks und/oder akuten Nierenversagens.

Richtlinien: Initial 500–1000 ml Plasmaersatzmittel (500 ml Macrodex® 6 %, verbessert auch Mikrozirkulation, und 500 ml HAES-steril® 6 %) plus 1000 ml isotone Elektrolyt-Zucker-Lösungen. Über den Rest des Tages 3000 ml Zucker-Elektrolyt-Lösungen plus 50 g Humanalbumin als Ersatz des infolge erhöhter Kapillardurchlässigkeit verlorenen Plasmaeiweißes.

(4) Korrektur von Kalium-, Kalzium-, Natrium- oder Chloridverlusten durch entsprechende Zusätze. Errechnung des Korrekturbedarfs aus dem Magensaftverlust (s. Kap. III.1.1), der Urinausscheidung und dem Ionogramm unter Berücksichtigung des ZVD, des Hämatokrits und der Diurese.

(5) Wenn keine Blutung und Gerinnungsstörung vorliegen, empfiehlt sich auch eine Lowdose-Heparinisierung, z.B. 3 × 5000 E Liquemin® oder Fragmin® P forte 1-mal tgl. s.c.
Folgende Maßnahmen werden meist durchgeführt, auch wenn sie nicht alle durch kontrollierte Studien belegt sind:
(1) Eine *Ausschaltung der Pankreasstimulation:* soll auf verschiedenen Wegen erreicht werden:
- *Absolute Nahrungskarenz* bis zur Besserung des klinischen Bildes (etwa 5–10 Tage): Speisebrei im Duodenum ist der stärkste physiologische Stimulus für die Pankreozyminsekretion. Bei leichter und mittelschwerer Pankreatitis wurden mit enteraler Ernährung ab Tag 3 über eine nasojejunale Sonde (jenseits Lig. Treitz) im Vergleich zur rein parenteralen Ernährung ein besserer Verlauf mit weniger infizierten Nekrosen, weniger Multiorganversagen, geringere Mortalität und geringere Kosten gefunden. Erklärung: Bei einem durch Nahrung nicht belasteten Darm kommt es nach wenigen Tagen zu einer Atrophie mit gesteigerter Permeabilität für Bakterien durch die Darmwand und damit – hypothetisch – leichter zur Infektion von Pankreasnekrosen. Sonde über Führungsdraht platzieren, kontraindiziert bei Ileus, Multiorganversagen, großen Pseudozysten, Pankreas-Darm-Fistel, pankreatogenem Aszites und Sepsis. Bei manchen Patienten ist die endoskopische Platzierung der Sonde nicht möglich, andere tolerieren die Sonde nicht, bei manchen tritt Diarrhö auf. Die Sondenkost soll etwa 25 kcal/kg KG enthalten und mit Glutamin angereichert sein. Ihr positiver Effekt wurde noch nicht in kontrollierten Studien gesichert.
- Nasogastrale *Absaugung* nur bei Erbrechen und schwerer Pankreatitis mit paralytischem Ileus (**s. Kap. III.7.3.1**, „Klinik") (Dauersog, günstigster Druck minus 30–60 cm H_2O), bei geringem Absaugvolumen radiologische Kontrolle der Sondenlage. Absaugen beenden nach Verschwinden des Subileus.
- *Hemmung der Magensäuresekretion* (dadurch Hemmung der reaktiven Pankreasbikarbonatsekretion, gleichzeitig Stressulkusprophylaxe) durch Omeprazol (Antra®) 2 × 40 mg i.v. oder H_2-Blocker (Zantic® 6 Amp./Tag oder Pepdul® 3 Amp./Tag als Dauerinfusion) über 5 Tage, dann je nach klinischer Besserung Omeprazol 40-mg-Kps. oral (1-mal 1 morgens). In kontrollierten Studien haben Somatostatin, Atropin, Glukagon, Kalzitonin, Proteaseinhibitoren (Trasylol®) und Enzyminhibitoren (ε-Aminocapronsäure) und Gabelat-Mesilat bis heute keine signifikante Wirkung auf die Heilungsrate der Pankreatitis gezeigt.

(2) *Antibiotika:* Sie sollten prophylaktisch nicht generell verabreicht werden, sind aber sofort indiziert bei Temperaturen > 38,5 °C, Post-ERCP-Pankreatitis, Pankreasnekrosen im CT und schwerer Pankreatitis (3 und mehr prognostisch ungünstige Symptome [**s. Kap. III.7.3.1**, „Klinik"]), da durch sie schwere Komplikationen und die Letalität signifikant reduziert werden. Ciprofloxacin (Ciprobay® 3-mal 200–400 mg/Tag i.v.) oder Ceftazidim (Fortum® 3-mal 1–2 g/Tag). Bei nekrotisierender Pankreatitis besteht in 40 % der Fälle eine bakterielle Kontamination, daher immer Antibiotika. Bei schweren Infektionen Imipenem (Zienam® 4-mal 1 g/Tag i.v.), Meropenem (Meronem® 3-mal 1 g/Tag i.v.) oder Ciprofloxacin (Ciprobay®) 3-mal 400 mg und zusätzlich jeweils Metronidazol (Clont® 3-mal 500 mg/Tag i.v.) geben. Keine Tetrazykline, Aminoglykoside oder Ampicillin!

(3) *Parenterale Erhaltungstherapie und Ernährung*: Nach initialer Volumensubstitution (s.o.) parenterale Erhaltungstherapie bzw. Ersatz von Verlusten. Ermittlung des Korrekturbedarfs an Kalium, Kalzium, Magnesium, Natrium oder Chlorid aus den Magensaftverlusten (**s. Kap. III.1.1**), der renalen Elektrolytausscheidung und dem Ionogramm. Zum Ausgleich der durch Kalkseifenablagerung im Pankreas und in den umgebenden Geweben entstehenden Hypokalzämie zusätzliche Gabe von Kalziumglukonat (10 ml 10 %ig über 10 min i.v.) so oft, wie es zur Beseitigung einer gesteigerten neuromuskulären Erregbarkeit oder Tetanie notwendig ist. Oft sind erhebliche Gesamtmengen erforderlich. Abfall des Serumkalziums < 2,0 mmol/l ist ein prognostisch schlechtes Zeichen. Bei der Infusionstherapie nur Glukose (300–400 g/Tag), Elektrolyte und Aminosäuren (50–100 g/Tag) verabreichen, z.B. Clinimix® 3,5 % GE (2 l/

Tag), Aminomix® 2 (2 l/Tag), 1 Amp. Vitamingemisch, z.B. Cernevit® i.v./Tag, keine Fettinfusionen. Bei Normalgewicht genügen 1500–2000 Kalorien/Tag. Bei leichter akuter ödematöser Pankreatitis kann bereits nach 3–7 Tagen vorsichtig mit dem Kostaufbau mit kohlenhydratreicher, jedoch fett- und proteinarmer Nahrung begonnen werden (siehe **Kap. 7.3.1**, „Therapie in der Wiederherstellungsphase"). Bei schwerer Pankreatitis parenterale Ernährung, wobei anzumerken ist, dass von einigen Autoren ab dem 3. Tag auch die enterale Sondenernährung empfohlen wird.

(4) *Insulin:* Nur bei anhaltender Hyperglykämie über 250 mg/dl indiziert. Patienten mit akuter Pankreatitis sind oft sehr insulinempfindlich; kleine, am Blutzuckerverhalten orientierte Dosen von Normalinsulin (5–15 E in 6-stündigen Intervallen s.c.) sind daher der Gabe von Depotinsulin vorzuziehen.

(5) *Prüfung des Therapieerfolgs:* Je nach Schweregrad (Ranson-Score, Apache-II-Score) der Pankreatitis alle 6–12 h Überprüfung klinischer Befunde (Abdomenschmerz, Peristaltik, Lungenauskultation, Blutdruck, ZVD, Temperatur, Urinmenge), Laborwerte (Amylase, Harnstoff, Gesamteiweiß/Albumin, LDH, Gerinnung CRP, Blutzucker, Kreatinin, Elektrolyte, Leukozyten, Hämoglobin, Hämatokrit, pO_2), täglich Oberbauchsonogramm. Wenn ohne Besserung über 2 Tage, ist ein CT erforderlich. Indikatoren einer Verschlechterung sind zunehmende Schmerzen, Fieber > 38,5 °C, Anstieg der Leukozyten, CRP, Sepsis, Auftreten einer respiratorischen und/oder renalen Insuffizienz. Im KM-CT dokumentierte Gaseinschlüsse in Nekrosen weisen auf eine Infektion hin. Zur Sicherung kann eine Feinnadelpunktion aus der Nekrosezone mit Gramfärbung und kultureller Anzüchtung durchgeführt werden. Bei hämorrhagisch nekrotisierender Pankreatitis (Pankreasnekrose > 30%, Schock, Leukozytose, Hb-Abfall, blutiger Aszites) kann eine frühzeitige Hämofiltration (etwa 20 l/Tag über 1–2 Wochen) oder eine Operation versucht werden (**s. Kap. III.7.3.1**, „Operationsindikationen").

Komplikationen bei schwerem Verlauf und ihre Therapie

(1) *Hyperglykämie:* Durch vermehrte Glukagonsekretion, meist nur vorübergehende Stoffwechselstörung. Bei nekrotisierender Pankreatitis mit Zerstörung der Inselzellen kann ein Diabetes mellitus resultieren. Werte > 200 mg/dl sind Zeichen einer schlechten Prognose! Therapie: Gabe von kleinen Dosen Normalinsulin (5–15 E s.c.) und häufige Blutzuckerkontrollen.

(2) *Hypokalzämie:* Senkung des Serumkalziumspiegels durch Bindung von Kalzium an Fettnekrosen und Entwicklung einer Hypalbuminämie. Kalziumwerte < 2,0 mmol/l im Serum weisen auf ungünstige Prognose hin! Therapie: Gabe von Kalzium 10% langsam i.v. und Humanalbumin (50 ml 20%).

(3) *Kreislaufschock:* Offenbar nicht nur Volumenmangel durch Sequestration von Flüssigkeit, sondern auch durch vasoaktive Substanzen (Bradykinin, Kallikrein). Therapie: Erhöhung der oben angegebenen Infusionsmengen ($1/3$ Plasmaersatzmittel, $2/3$ Elektrolyt-Zucker-Lösung). Nur wenn der Schock durch Volumensubstitution und Dopamin nicht behoben wird, sollte Prednison versucht werden (**s. Kap. I.2.5**).

(4) *Gestörte Nierenfunktion:* Von geringer Einschränkung bis zu akutem Nierenversagen durch Volumenmangel, Sauerstoffsenkung und verminderte tubuläre Resorption niedrigmolekularer Serumproteine (**s. Kap. III.8.1**, „Klinik"). Vasodilatatoren bringen keine Besserung.

(5) *Akute respiratorische Insuffizienz (ARDS):* Tachypnoe durch Schädigung der Kapillarendothelien der Alveolen mit Permeabilitätsstörung. Wenn unter Spontanatmung und geringer O_2-Gabe (Nasensonde) der arterielle pO_2-Wert < 60 mmHg sinkt, ist rasch eine kontrollierte, volumengesteuerte Beatmung mit positiv endexspiratorischem Druck (PEEP) einzuleiten (**s. Kap. III.5.1.2**, „Therapie").

(6) *Aszites und Pleuraerguss:* Pankreasgangruptur ist meist die Ursache der freien Drainage von Pankreassaft in Abdomen und Pleurahöhle, wobei der Aszites hohe Konzentrationen von

Amylase, Lipase und Eiweiß zeigt, ebenso der meist linksseitige Pleuraerguss. Therapeutisch kann die Gabe von Somatostatin (Sandostatin® 250 µg/h; Somatostatin 3 mg Curamed in 50-ml-Perfusorspritze über 12 h) für 10 Tage versucht werden bei gleichzeitiger total parenteraler Ernährung und endoskopisch in den Pankreasgang platziertem Drainagekatheter, der die Rupturstelle abdichtet.

(7) *Pankreaspseudozyste:* Abgekapselte, manchmal gekammerte Ansammlung von Flüssigkeit mit hohem Gehalt an Pankreasenzymen (Amylase > 1000 U/l). Klinisch weisen anhaltende Oberbauchschmerzen und hohe Serumamylasespiegel nach 1 Woche konsequenter Therapie darauf hin. Selten rupturiert (akutes Abdomen), vereitert (Abszess!) oder blutet die Zyste. Während akute Zysten, festgestellt durch Ultraschall oder CT, sich in 50 % der Fälle innerhalb von 4 Monaten spontan zurückbilden, bilden chronische Zysten eine dicke Wand und zeigen keine spontane Remission. Zysten > 5 cm können bei klinischen Beschwerden unter sonographischer Kontrolle und sterilen Kautelen mit der Feinnadel wiederholt abpunktiert werden. Eine wirksame Zystenobliteration durch Injektion einer Substanz über die Feinnadel gibt es derzeit nicht. Die Gabe von Somatostatin (Sandostatin®, Somatostatin 3 mg Curamed; Dosierung 3 mg/12 h i.v. Dauerinfusion über 10 Tage) und Papillotomie mit Pigtail-Katheter im Pankreasgang führte bei mehr als der Hälfte der Patienten zum Verschwinden der Pankreaspseudozysten. Wenn die Zyste dem Magen anliegt, ist ihre Drainage in den Magen durch endoskopische Einlegung eines Pigtail-Katheters meist sinnvoll. Auch perkutane Katheterdrainage möglich (Vorsicht mit Blutung und Infektion). Eine operative Drainage (Y-Anastomose mit Jejunalschlinge, so genannte Marsupialisation) sollte erst nach Konsolidierung der Zystenwand (meist nach 6–8 Wochen) durchgeführt werden.

(8) *Pankreasabszess:* Meist 1–4 Wochen nach akuter Pankreatitis. Bei nekrotisierender Pankreatitis finden sich in 40 % Bakterien des Gastrointestinaltrakts im nekrotischen Gewebe. Seltener Sekundärinfektion einer Pseudozyste. Klinische Hinweise sind hohes Fieber mit Schüttelfrost, zunehmende Bauchschmerzen und Leukozytose > 15 000/µl. Bei Verdacht ist eine Feinnadelpunktion mit Gramfärbung und kultureller Anzüchtung unter sonographischer oder computertomographischer Steuerung (nicht durch Darm!) gerechtfertigt. *Therapie:* Operation, Antibiotika wie Imipenem (Zienam®, 4 × 1 g/Tag i.v.), Meropenem (Meronem®, 3 × 1,0 g/Tag i.v.) oder Ciprofloxacin (Ciprobay®) 3 × 400 mg i.v./Tag, jeweils kombiniert mit Metronidazol (3- bis 4-mal 500 mg/Tag i.v.) geben. Eventuell Spülung der Abszesshöhle mit 100 ml Taurolidin (Taurolin® 2 %).

(9) *Pankreasfistel:* Etwa 3 % nach schwerer Pankreatitis (pankreoenteral, pankreokutan), schließt sich spontan in 50 %. Bei Abflusshindernissen im Pankreasgang wird die Papillotomie mit Steinextraktion, danach evtl. Stent-Implantation für freien Abfluss empfohlen. Versuch des Fistelverschlusses endoskopisch mit Fibrinkleber Tissucol®, dabei gleichzeitig Nulldiät, parenterale Ernährung und Somatostatin (Sandostatin® 250 µg/h oder Somatostatin 3 mg Curamed 6 mg/24 h i.v.) über 10 Tage i.v. Wenn ohne Erfolg, dann Operation.

(10) *Blutung bei schwerer Pankreatitis:* Bluterbrechen, Teerstuhl, Abfall von Hb und Hkt. Mögliche Ursachen: Erosive Gastritis oder Duodenitis, Ulcus ventriculi oder duodeni, Mallory-Weiss-Läsion, Blutung aus dem Pankreasgang, Blutung in eine Pseudozyste oder in die Bauchhöhle.

Diagnostik:
- Ultraschall des Abdomens, evtl. mit Punktion
- Notfallgastroskopie
- Selektive Mesenterialangiographie.

(11) Dabei gleichzeitig Versuch, das Gefäß zu verschließen; wenn unmöglich, dann Operation.

(12) *Verbrauchskoagulopathie* (disseminierte intravaskuläre Gerinnungsstörung): Bildung von pulmonalen intravaskulären Mikrothromben mit Verbrauch von Gerinnungsfaktoren (**s. Kap. III.10.3**).

Operationsindikationen

Die akute Pankreatitis per se ist keine Indikation zur Operation. Die Operation kann erforderlich sein, wenn sich trotz Ausschöpfens aller konservativen Möglichkeiten der Zustand des Patienten innerhalb von 3 Tagen verschlechtert. Für eine Operation sprechen große extra- und intrapankreatische Nekrosen, Verdacht auf Pankreasabszess, pankreatogener Aszites (hoher Amylasegehalt!), akutes Abdomen, Schock, Versagen der Intensivtherapie von Organkomplikationen wie ARDS, ANV über 3 Tage und Sepsis (oft bakterielle Kontamination der Nekrosen). Akute Pankreasresektionen und reine Nekrosektomien sind mit einer hohen Letalität verbunden (30–50 %) und sollten möglichst nicht in den ersten 2 Wochen durchgeführt werden. Eventuell Besserung durch Nekrosektomie mit Bursa-Lavage (Letalität < 10 %). Vor einer Operation ist ein Computertomogramm des Abdomens obligat.

Therapie in der Wiederherstellungsphase

(1) *Parenterale Erhaltungstherapie und Ernährung:* Fortsetzung der bilanzierten Wasser- und Elektrolytsubstitution. Vom 2. Tag an können neben Kohlenhydratlösungen zusätzlich Aminosäurelösungen (Gesamtkaloriengehalt 1800–2000 kcal) gegeben werden, z.B. Clinimix® 3,5 % GE oder Aminomix® 2 (2 l/Tag). Bei totaler parenteraler Ernährung (3 l Flüssigkeit/Tag) sollten Spurenelemente, z.B. Inzolen-KM21®, und Vitamine ergänzt werden, z.B. 1 Amp. Cernevit®/Tag mit der Infusion. Bei Alkoholikern fehlt häufig Vitamin B_1, daher zusätzlich Betabion® 1 Amp./Tag i.m. Je nach Entwicklung des klinischen Bildes kann nach 1 Woche von der parenteralen auf die orale Ernährung übergegangen werden.

(2) *Orale Ernährung:*
- Bei Schmerzfreiheit können am 3.–5. Tag probatorisch Tee und Zwieback verabreicht werden. Treten keine Beschwerden auf, orale Nahrungszufuhr weiter langsam aufbauen unter Reduktion der Infusionen (gut gesalzener Hafer- oder Reisschleim, Zwieback- oder Toastzulage ohne Milch- und Fettzusatz, Tee).
- 8. und 9. Tag: Zusätzlich Kartoffelbrei mit etwas Milch, Nudeln, Magerquark, Joghurt, Infusionen beenden.
- 10.–14. Tag: Weitere leichtverdauliche Eiweißzulage (mageres gekochtes Hühner- oder Kalbfleisch, magerer Schinken), ferner Kartoffel- oder Reisbrei mit Milchzusatz, passiertes Gemüse, schwach gesüßter Tee.
- In den folgenden 4–8 Wochen weiterer Diätaufbau unter Vermeidung von schwerverdaulichen Speisen (Gebratenes, Kohlgemüse, scharfe Gewürze, hoher Fettgehalt). Alkohol ist in jeder Form zu meiden, bei der ödematösen Pankreatitis mindestens für 6 Monate, bei der nekrotisierenden lebenslang.

(3) *Magensekretionshemmung:* Bei Schmerzfreiheit ab dem 5. Tag Protonenpumpenhemmer (Omeprazol, Antra MUPS® 40-mg-Kps. oral 1-mal 1) oder H_2-Blocker oral (Zantic® 300 oder Pepdul®, 1-mal abends) für weitere 2 Wochen.

(4) *Pankreasfermente* mit hohem Proteaseanteil, z.B. Pankreon®-Granulat 3 × 2 Teel./Tag nur bei bestehender exokriner Insuffizienz und oraler Nahrungsaufnahme sinnvoll (**s. Kap. III.7.3.2,** „Therapie").

! WICHTIG:
Wiederaufflackern der akuten Symptomatik macht ein sofortiges Wiedereinsetzen der parenteralen Ernährung erforderlich. Ein Sekretin-Pankreozymin-Test sollte nicht in der akuten Erkrankungsphase, sondern, wenn überhaupt, erst 2 Monate später durchgeführt werden (**s. Kap. III.7.3.2**, „Diagnostische Hinweise").

3.2 Chronische Pankreatitis

Definition: Fibrosierende Entzündung mit fortschreitendem Untergang des Parenchyms und narbigem Ersatz, manchmal mit Pseudozysten und Verkalkungen im Gangsystem. Die chronische Pankreatitis mit nachgewiesenen Organveränderungen kann in akuten Schüben („chronisch-rezidivierend") oder kontinuierlich und progredient verlaufen („primär chronisch").

Ätiologie und Pathogenese: Hauptursachen sind chronischer Alkoholismus (*kalzifizierende* Form, besonders bei jüngeren Männern) in 70 % und Cholelithiasis; selten Hyperparathyreoidismus, Autoimmunreaktionen, Hyperlipidämie, chronisch idiopathische und hereditäre Pankreatitis (z.b. bei Mutationen im Trypsinogen-Gen). Ein Teil der idiopathischen Formen ist wahrscheinlich auf Autoimmunpankreatitiden, die durch erhöhte Serum-IgG4-Spiegel und lymphozytäre Infiltrate im Pankreas charakterisiert sind, hervorgerufen. Die Ablagerungen von Proteinplaques sowie eine Drucksteigerung in den Pankreasgängen scheinen pathogenetisch eine Rolle zu spielen. Maldigestion und Diabetes mellitus treten erst nach Ausfall von mehr als 80 % des Pankreas auf.

Klinik: Leitsymptome und -befunde: Rezidivierende, selten ständige heftige Oberbauchschmerzen von einigen Stunden bis mehreren Tagen Dauer und Ausstrahlung in den Rücken und/oder Hyperästhesie im Bereich von D 7–9 links. Etwa 10 % der Patienten haben keine Schmerzen. Völlegefühl, Nausea, Erbrechen, Meteorismus. Nahrungsaufnahme verschlimmert oft die Beschwerden. Dadurch Gewichtsverlust, ebenso durch Anorexie bei Äthylismus und evtl. Maldigestion. Diese nur in fortgeschrittenen Fällen bis zur schweren Verdauungsinsuffizienz mit voluminösen, faulig riechenden Stühlen, schließlich pankreatogene Kachexie.

Diagnostische Hinweise: Selten palpabler Tumor im Oberbauch (Differenzialdiagnose Pankreaskopfkarzinom) mit Verlegung des Gallen- und Pankreasgangs, Verschlussikterus und Courvoisier-Zeichen. Im Schub erhöhte Serumlipase, Serum- und Urinamylase, oft Leukozytose. Normale Amylase- und/oder Lipasewerte im Blut schließen eine chronische Pankreatitis nicht aus. Ständig erhöhte Serumamylase weist auf Pankreaszyste hin (Differenzialdiagnose Niereninsuffizienz, Makroamylasämie). Sonographisch vergößertes Pankreas oft mit erweitertem Gang, unregelmäßigem Reflexmuster, Fibroseechos, Pankreasverkalkungen, Zysten. Die Röntgenzielaufnahme des Pankreas zeigt in 10–30 % Kalzifikationen in Parenchym und Pankreassteine. Pankreasverkalkungen sichern die Diagnose einer chronischen Pankreatitis, keine weitere Diagnostik erforderlich, nur bei Tumorverdacht. Die MRCP (Magnetresonanz-Cholangio-Pankreatikographie) führt ohne Strahlenbelastung zu sehr ähnlichen Ergebnissen wie die CT und ist wegen fehlender Nebenwirkungen zunächst der ERCP vorzuziehen (hierbei akuter Schub einer Pankreatitis möglich, Strahlenbelastung). Die ERCP ist nur noch gerechtfertigt zur Therapie (Papillotomie und Steinentfernung, Stenteinlage etc.). Die endoskopische Ultraschalluntersuchung (EUS) liefert als morphologisches Verfahren mindestens gleich gute Ergebnisse wie ERCP und CT. Pankreasgangveränderungen als Zeichen der chronischen Pankreatitis stimmen nur in 75–80 % mit pathologischen Funktionstests überein. Herabgesetzte Glukosetoleranz bzw. manifester Diabetes mellitus. Elastase im Stuhl vermindert, Pankreolauryl®-Test (Lipaseaktivität) pathologisch. Der Sekretin-Pankreozymin-Test ist sehr teuer, kompliziert und zeitaufwändig. Er bringt nur in speziellen Fällen wichtige Zusatzinformationen, z.B. dissoziierte Enzymstörung und Partialinsuffizienz. Steatorrhö in fortgeschrittenen Stadien (Stuhlfett > 7 g/Tag, bei oraler Aufnahme von 100 g Fett/Tag, Stuhlgewicht > 200 g/Tag). Bei Tumorverdacht zusätzlich CT oder MRT, Endosonographie, CEA. Positronenemissionstomographie bzw. PET-CT kann bei Differenzierung chronischer Pankreatitis und Pankreaskarzinom hilfreich sein (Nachteile: Strahlenbelastung, hohe Kosten). Evtl. Tissue polypeptide specific antigene > 200 U/l bei Pankreaskarzinom (Spezifität 98 %, Sensitivität 97 %). Bei dringendem Verdacht auf Tumor, der resektabel erscheint, sollte eine Feinnadelpunktion wegen der Gefahr der Tumorzellverschleppung unterbleiben. In unklaren Fällen diagnostische Laparotomie. Keine diagnostische Bedeutung mehr haben MDP, Angiographie, hypotone Duodenographie und Pankreasszintigraphie.

THERAPIE

In der akuten Exazerbation entspricht die Behandlung der einer akuten Pankreatitis (**s. Kap. III.7.3.1**, „Therapie"). Lediglich bei der nachgewiesenen Autoimmunpankreatitis sind Steroide indiziert. Da ansonsten eine spezifische kurative Therapie fehlt, gelten als symptomatische Therapieziele: Beseitigung von Noxen und lokalen Komplikationen, Schmerzlinderung und Substitution der Pankreasinsuffizienz. Für die Behandlung der chronischen Verlaufsform gelten folgende Richtlinien:

(1) *Absolute* und lebenslange *Alkoholkarenz*: Prävention von Schmerzen und eines akuten Schubes.

(2) Vermeidung potenziell pankreastoxischer Medikamente (**s. Kap. III.7.3.1**, „Ätiologie und Pathogenese").

(3) *Diät*: Grundsätzlich hoher Kohlenhydrat- und Eiweißgehalt, Fett soviel wie verträglich ohne Steatorrhö. Keine schwerverdaulichen Speisen. Bei Maldigestion zusätzliche Gabe mittelkettiger Triglyzeride, die ohne Pankreaslipase resorbiert werden: Ceres-Diätspeiseöl und -margarine 50–100 g/Tag. Wander Pharma, Nürnberg, stellt spezielle Kochrezepte zur Verfügung (da MKT nicht hitzestabil, erst nach Erhitzen der Speisen zugeben!).

(4) *Fermentsubstitution*: Indiziert bei Steatorrhö > 15 g/Tag, Gewichtsverlust. Therapieversuch bei Schmerzen, Diarrhö, Meteorismus und dyspeptischen Beschwerden. Hochdosierte Gaben von Pankreasfermentpräparaten kurz vor oder während der Mahlzeiten. Richtlinie: Als Tagesdosis etwa 200 000 FIP-Einheiten Lipase/Tag. Präparate sollten magensaftresistent verkapselt sein, da Lipase säurelabil ist. Keine gallensäurehaltigen Enzympräparate verwenden. Da Tabletten und Kapseln erst in der interdigestiven Phase den Magen verlassen, immer magensaftresistente Granula oder Mikropellets (Durchmesser < 1,4 mm aus den Kapseln genommen) verabreichen, z.B. Pankreon Granulat® 3 × 2 Beutel/Tag, Kreon Granulat® 3-mal 2 Beutel/Tag, Kreon 40 000 Pellets® (3-mal 1–2 Beutel). Bei schwerer Malabsorption kann die Fermentwirkung durch Hemmung der Magensäuresekretion in manchen Fällen deutlich verbessert werden: Protonenpumpenhemmer, z.B. Omeprazol, Antra MUPS® 40 mg/Tag 1-mal 1 Tbl. morgens. Bei Meteorismus zusätzlich Lefax®, Paractol® 3-mal 1–2 Tbl./Tag oder Paractol® liquid 3-mal 1–2 Teel./Tag. Fermentsubstitution beseitigt nicht immer vollständig die Steatorrhö. Klinisches Ziel ist Gewichtskonstanz oder -zunahme.

(5) *Vitamin- und Kalziumsubstitution*: Kann bei Maldigestion erforderlich werden. Richtlinien beachten (**s. Kap. III.6.7**, „Therapie").

(6) *Schmerzbekämpfung*: Schmerzen können durch Entzündung, Nervenschädigung, Pseudozysten und Abflussbehinderung bei Pankreasgangstenose und Steinen verursacht werden.

> **! WICHTIG:**
> Absolute Alkoholabstinenz und Abklärung anderer Ursachen (Ulcus pepticum, Gallensteine, Duodenalstenose etc.).

- Fermentsubstitution kann auch bei Fehlen einer Maldigestion zur Schmerzlinderung führen.
- Bei ausgeprägten Schmerzen sollen die Schmerzmittel nicht nur bei Bedarf, sondern gleichmäßig über den Tag verteilt eingenommen werden, Schmerztagebuch führen lassen über Intensität und Dauer. Bei Auftreten von Schmerzen trotz konsequenter Diätbehandlung Spasmoanalgetika (z.B. Spasmo-Cibalgin® S Drg. oder Supp., Buscopan plus® 3-mal 1–2 Tbl. oder Supp.). Weiterhin mit zunehmender Wirkungsstärke seien genannt Paracet-

amol (ben-u-ron®) 500–1000 mg 3- bis 4-mal/Tag, evtl. kombiniert mit einem Neuroleptikum, z.B. Levomepromazin (Neurocil®) 3-mal 20 mg/Tag, Pentazocin (Fortral®) 4- bis 6-mal 50-mg-Tbl./Tag, Fentanyl Pflaster (Durogesic® 50 µg/3 Tage). Zurückhaltung mit Opiaten, da Patienten oft süchtig werden (Polytoxikomanie).
- Gute Erfolge wurden nach CT-gesteuerter Blockade des Ganglion coeliacum gesehen (Anästhesist, „Schmerzklinik"). Eine Sympathektomie ist unwirksam. Stets ist die Ursache der Schmerzen zu eruieren und die Indikation zu endoskopischem (z.b. Stenting bei Stenosen) und operativen Vorgehen zu prüfen.
- Da bei chronischer Pankreatitis ein erhöhter Basaltonus des Pankreassphinkters nachgewiesen wurde, führt eine endoskopische Sphinkterotomie mit Entfernung von Pankreasgangsteinen und vorübergehendem Einlegen eines Drains in über 50 % zur Schmerzfreiheit und sollte unbedingt vor einer Operation versucht werden (s.u. „Operation"). Pankreasgangsteine können vorher durch extrakorporale Stoßwellenlithotripsie zerkleinert werden.
- Wenn andere Schmerzursachen wie Gallensteine ausgeschlossen sind, kann durch eine thorakoskopische Splanchnikektomie eine anhaltende Schmerzlinderung ohne Einschränkung endo- und exokriner Pankreasfunktionen erreicht werden.
- Über eine Zeit von 4–8 Jahren wird das Pankreas durch die fortschreitende Entzündung weiter zerstört und fibrosiert, wobei die Schmerzen in 85 % der Fälle ebenfalls verschwinden.

(7) *Diabetes mellitus:* Fast immer insulinbedürftig. Schwer zu steuern, da auch Glukagon fehlt. Häufig Hypoglykämien, weil Patienten wegen Schmerzen ungleichmäßig Nahrung aufnehmen. Daher keine Kalorieneinschränkung bei den durch Malabsorption schon unterernährten Patienten! Meist genügen etwa 40 E eines kurzwirkenden Kombinationsinsulins, aufgeteilt in 2 Tagesdosen (**s. Kap. III.14.2**, „Insulin") oder intensivierte Insulintherapie.

(8) *Operation:* Bei Fortbestehen rezidivierender Schmerzzustände ist eine sorgfältige Abklärung ihrer Ursache im Gallen-Pankreas-Bereich erforderlich durch Sonographie, Gastroskopie, ERCP und CT. Stenteinlage bei isolierten papillennahen Stenosen. Pankreasgangprothesenwechsel alle 3 Monate. Indikationen zum chirurgischen Eingreifen sind: Cholelithiasis, Kopfpankreatitis mit biliärer Stauung, Pseudozysten sowie schwer beherrschbare chronische Schmerzzustände (Gefahr des Narkotikamissbrauchs!). Je nach Lage kommen in Frage: Bei Pankreatitis durch Choledocholithiasis und Cholezystolithiasis kann nach ERCP mit Papillotomie und Steinextraktion das Abklingen der meist leichten Pankreatitis abgewartet und nach 10–15 Tagen die laparoskopische Cholezystektomie angeschlossen werden. Sonst Pankreatikojejunostomie, Pankreaslinksresektion, Duodenum-erhaltende Pankreaskopfresektion. Die Whipple-Operation (Duodenopankreatektomie mit Splenektomie und partieller Gastrektomie oder pyloruserhaltend) wird fast nur noch bei Pankreaskarzinom eingesetzt. In ca. 70 % der Fälle führt die Operation zur Schmerzfreiheit (Letalität 3–20 %). In jüngster Zeit wurde über sehr gute Ergebnisse der Schmerzfreiheit durch thorakoskopische Splanchnikus- und Vagus-Nervendurchtrennung berichtet.

3.3 Pankreaskarzinom
(s. Kap. III.11.2.4.4)

8 Nieren und Harnwege

H. KÖHLER

1	Akutes Nierenversagen (ANV) ...625	7	Systemkrankheiten mit Glomerulonephritis 675	
2	Hepatorenales Syndrom (HRS) 634	7.1	Lupus erythematodes disseminatus (LED, SLE) 675	
3	Chronische Niereninsuffizienz (CNI) 635	7.2	Polyarteriitis nodosa 677	
4	Pharmakotherapie bei Niereninsuffizienz 645	7.3	Purpura Schoenlein-Henoch 678	
5	Blutreinigungsverfahren und Nierentransplantation 645	7.4	Wegener-Granulomatose und mikroskopische Polyangiitis 678	
5.1	Blutreinigungsverfahren 645	7.5	Sklerodermie 680	
5.1.1	Vorbemerkungen 645	7.6	Goodpasture-Syndrom 680	
5.1.2	Indikationen von Dialyse und Hämofiltration 646	8	Hämolytisch-urämisches Syndrom (HUS) und thrombotisch-thrombozytopenische Purpura (TTP) 680	
5.1.3	Indikationen der Plasmaseparation ..654	9	Harnwegsinfektion (HI) 681	
5.2	Nierentransplantation 655	10	Interstitielle Nephritis (IN) 687	
5.2.1	Vorbemerkungen 655	10.1	Akute nicht-bakterielle interstitielle Nephritis 687	
5.2.2	Immunsuppression 656	10.2	Chronische nicht-bakterielle interstitielle Nephritis 689	
5.2.3	Akute Transplantatabstoßungsreaktion 657	11	Medikamentöse Nierenschäden .689	
5.2.4	Organspende 657	12	Nephrolithiasis 690	
6	Glomerulonephritis (GN) 658	13	Nieren- und Hochdruckkrankheiten in der Schwangerschaft ..696	
6.1	Akute GN 660	14	Diabetische Nephropathie (DN) .700	
6.1.1	Akute Poststreptokokken-GN 660	15	Hereditäre Nephropathien 702	
6.1.2	Andere postinfektiöse Nierenerkrankungen 662	15.1	Autosomal-dominante polyzystische Nierenerkrankung (ADPKD 1 und 2) .702	
6.2	Rasch progrediente GN (RPGN) 662	15.2	Autosomal-rezessive polyzystische Nierenerkrankung (ARPKD) 702	
6.3	Chronische GN 665	15.3	Alport-Syndrom 702	
6.4	Asymptomatische Proteinurie und/oder Hämaturie 667			
6.5	Nephrotisches Syndrom 668			

1 Akutes Nierenversagen (ANV)

Definition: Akutes Nierenversagen = akute „renale" Insuffizienz ohne vorbestehende Nierenschädigung, die zur Olig-/Anurie (in 10 % primär zur Polyurie) mit Retention der harnpflichtigen Substanzen und in weiteren Stadien zur Polyurie und weitergehenden Normalisierung der Nierenfunktion führt. Als Ursache kommen vor allem **zirkulatorisch-ischämische** Faktoren (80 %) und **Nephrotoxine** (20 %) in Frage.

Nicht zum ANV i.e.S. gerechnet werden die akute prärenale und postrenale Niereninsuffizienz, auch nicht die akute „renale" Niereninsuffizienz auf dem Boden entzündlicher Nierenerkrankungen, wie z.B. Glomerulonephritis, akute interstitielle Nephritis, Vaskulitis u.a. (**Tab. III.8.1**).

Tabelle III.8.1 Differenzialdiagnose der akuten prärenalen, renalen und postrenalen Niereninsuffizienz (das ANV i.e.S. entspricht 2a und b)

Niereninsuffizienz	Charakteristika	Ursachen
1. Akute „prärenale" Niereninsuffizienz (= prärenale Zirkulationsstörung mit renaler Hypoperfusion)	Nach Beseitung der prärenalen Zirkulationsstörung normalisieren sich Nierendurchblutung und -funktion rasch (unmittelbare Reversibilität)	Hypovolämie (Dehydratation, Blut-, Plasmaverluste), kardiale Insuffizienz (z.B. Herzinfarkt mit Schock), terminale Leberinsuffizienz
2. Akute „renale" Niereninsuffizienz (akute renale Schädigung)	Keine Normalisierung durch Beseitigung einer prärenalen Zirkulationsstörung oder einer postrenalen Obstruktion	a) Schockniere (Hypovolämie, Sepsis, kardiogen), Crush-Hämolyse-Hitze-Niere, intravasale Gerinnung b) Nephrotoxine (s. Kap. III.8.11) c) Akute Glomerulonephritis, akute interstitielle Nephritis, Vaskulitis (Panarteriitis nodosa, LED, Sklerodermie, M. Wegener, medikamentös-allergisch), Hyperurikämie, Hyperkalzämie, bilateraler Nierenarterienverschluss, bilaterale Nierenvenenthrombose
3. Akute „postrenale" Niereninsuffizienz (= Obstruktion der Harnwege)	Nach Beseitigung der Obstruktion setzt die Diurese ein	Obstruktion beider Ureteren oder eines Ureters bei kontralateral funktionsloser Niere (Urolithiasis, Papillennekrose, Tumoren, operative Ligatur, retroperitoneale Fibrose), Obstruktion der Urethra

Ätiologie und Pathogenese: Die häufigste Ursache des ANV ist eine zirkulatorisch-ischämische Störung (Schockniere). Die im Rahmen der Zentralisation auftretende Vasokonstriktion führt zum Rückgang der Nierendurchblutung auf 30–50 % und zur überproportionalen GFR-Einschränkung. Trotz der physiologischerweise guten Nierendurchblutung (20 % des HMV) besteht im Nierenmark alles andere als eine „Luxusperfusion", da a.v.-Shunts zu einer niedrigen a.v.-Differenz und grenzwertigen Oxygenierung des Marks führen. Zusätzlicher O_2-Mangel, sei es durch vermindertes Angebot (Schock) oder durch erhöhten Bedarf (gesteigerte Zellaktivität), führt zur hypoxischen tubulären Schädigung, besonders der aufsteigenden Henle'schen Schleife. Besonders betroffen sind die oberflächlichen Nephrone mit langer, in das Nierenmark reichender Henle'scher Schleife. Somit dürfte die kortikale Ischämie ihren Ursprung in der Ischämie des Nierenmarks haben.

Die GFR-Einschränkung wird durch die folgenden Mechanismen aufrechterhalten, deren Bedeutung in den letzten Jahren unterschiedlich bewertet wird:
(1) Tubuläre Obstruktion (durch Zelldetritus oder interstitielles Ödem von außen),
(2) tubuläre Rückdiffusion,
(3) präglomeruläre arterioläre Konstriktion,
(4) mesangiale Kontraktionen mit Einschränkung der GFR-Fläche.

Die beiden letzten Mechanismen werden durch den tubuloglomerulären Feedback begünstigt. Als Mediatoren werden diskutiert: Renin, Adenosin, Thromboxan, Endothelin.

Bei leichter Schädigung bleiben vorwiegend die Nephrone mit kurzer Henle'scher Schleife funktionsfähig, die weniger empfindlich sind und ein geringeres Konzentrationsvermögen aufweisen. Durch ihre erhöhte osmotische Belastung entsteht dann das Bild des primären norm- oder polyurischen ANV.

1 Akutes Nierenversagen (ANV)

Klinik: Leitsymptom: Olig-/Anurie, die anhand des Harnzeitvolumens definiert ist: Oligurie < 500 ml/Tag oder < 20 ml/h; Anurie < 100 ml/Tag, totale Anurie = 0 ml („kein Tropfen").

Stadien: Für das ANV charakteristisch ist der Ablauf in 4 Stadien:

(1) Schädigungsphase: Je nach Schädigungsereignis (Schock, Nephrotoxine) dauert sie Stunden bis Tage.

(2) Olig-/anurisches Stadium (Dauer 2 Tage bis 9 Monate, im Mittel 10 Tage): Die Folgen sind:

- *Natrium- und Wasserretention,* die zur Ausbildung generalisierter Ödeme führen. Die „fluid lung", ein vorwiegend interstitielles Lungenödem, tritt nach 5–8 l Überwässerung auf und lässt sich zuerst röntgenologisch nachweisen. Hirnödem (Unruhe, gesteigerte neuromuskuläre Erregbarkeit, Bewusstseinsstörung), Herz-Kreislauf-Überlastung, Hochdruck.
- *Hyperkaliämie,* besonders bei erhöhtem Kaliumanfall: exogen (Diät, Transfusionen) und endogen (Azidose, Hyperkatabolismus, Trauma, Hämolyse). Gefahr von Herzrhythmusstörungen und Herzstillstand (EKG!). Serumkaliumanstieg: 0,3–0,5 mval/Tag, beim hyperkatabolen ANV bis 3 mval/Tag!
- *Retention harnpflichtiger Substanzen:* Anstieg von Kreatinin (1–3 mg%/Tag), Harnstoff (20–50 mg%/Tag, bei Hyperkatabolismus durch Eiweißmangel, Fieber, Steroide bis 200 mg%/Tag), Harnsäure und „Urämietoxine". *Klinisch* treten nach 1–5 Tagen die Symptome der *Urämie* auf: Übelkeit, Erbrechen, gastrointestinale Blutungen, gesteigerte neuromuskuläre Erregbarkeit und Bewusstseinsstörungen.

(3) *Polyurisches Stadium* (Dauer ca. 3 Wochen): Stufenweise Zunahme der Diurese auf ca. 5 l und mehr. In der „frühpolyurischen Phase" fällt das Serumkalium bereits ab, Serumkreatinin und Serumharnstoff können initial aber noch weiter ansteigen.

(4) *Stadium der Restitution* (Dauer Monate bis ca. 2 Jahre): Nicht immer kommt es zur vollständigen Restitutio ad integrum, Defektheilung ist möglich.

> **WICHTIG:**
> Unter dem oft dramatischen Eindruck des auslösenden Ereignisses (Schock, Trauma, Vergiftung) wird häufig der Beginn eines ANV übersehen. Ebenso aber auch bei einem täuschend undramatischen Verlauf, wobei die periphere Vasokonstriktion einerseits das Vollbild eines Schocks verhindert, andererseits gleichzeitig eine ischämische Nierenschädigung hervorruft.

Diagnose und Differenzialdiagnose: Entscheidend für das therapeutische Vorgehen (**s. Kap. III.8.1**, „Therapie") ist die diagnostische Klärung der Niereninsuffizienz: Prärenale, renale oder postrenale Niereninsuffizienz (**s. Tab. III.8.1**).

Die Übergänge zwischen prärenaler Niereninsuffizienz („Niere im Schock"), die sich durch Beseitigung des Schockzustands rasch beheben lässt, und akuter „renaler" Niereninsuffizienz („Schockniere"), die dann unabhängig vom auslösenden Ereignis abläuft, sind fließend und werden u.a. durch die Dauer eines Schockzustands bestimmt. Für das Vorliegen einer akuten „renalen" Niereninsuffizienz sprechen: Urin-/Plasmaosmolalität < 1,1, Urinnatrium > 40 mval/l, Serumkalium > 7 mval/l, Serumharnsäure < 15 mg%, Abfall von Thrombozyten und Gerinnungsfaktoren (I, V, VIII), Nachweis von Erythrozyten, Erythrozytenzylindern und tubulären Epithelien im Sediment (**Tab. III.8.2**). Von der akuten renalen Niereninsuffizienz ist das Terminalstadium der chronischen Niereninsuffizienz abzugrenzen (Anamnese, Schrumpfnieren, Hochdruck und seine Folgen, Anämie, Hypokalzämie).

Eine postrenale Niereninsuffizienz ist immer auszuschließen (Sonographie!): Sie geht oft mit kompletter Anurie einher (DD: Glomerulonephritis, Vaskulitis, Nierenarterienverschluss, totale Nierenrindennekrose).

Tabelle III.8.2 Differenzialdiagnostik der oligurischen Niereninsuffizienz. Das hepatorenale Syndrom, das sich durch Volumenzufuhr nicht normalisieren lässt, unterscheidet sich von der prärenalen Niereninsuffizienz in diesen Parametern nicht

	Prärenale Niereninsuffizienz, hepatorenales Syndrom	Akutes oligurisches Nierenversagen
U-Na (mval/l)	< 10	> 40
U osm (mOsmol/kg)	> 500	< 350
U/P osm	> 1,3	< 1,1
U/P Harnstoff-N	> 8	< 3
U/P Kreatinin	> 40	< 20
Fraktionelle Na^+-Exkretion (%)	< 1	> 1
Urinsediment	normal (evtl. hyaline und feingranulierte Zylinder)	grobgranulierte und tubuläre Zylinder

> **WICHTIG:**
> Die Nierenrindennekrose tritt oft in der Schwangerschaft und bei Sepsis auf. Die auslösenden Begleitumstände entsprechen denen bei ANV. Lokale, intravasale Gerinnungsvorgänge führen nicht nur zur Nekrose von Tubuli, sondern auch von Glomeruli und Gefäßbindegewebe, sodass keine Wiederherstellung mehr möglich ist (komplette Anurie, später röntgenologisch kortikale Nierenverkalkung). Lediglich bei partieller Nierenrindennekrose ist eine teilweise Restitution möglich.

Diagnostisches Vorgehen:
(1) *Urinproduktion: Blasenkatheter* zum Ausschluss eines subvesikalen Hindernisses und zur Feststellung des Harnzeitvolumens (während der ersten Stunden). Wenn die Oligo-/Anurie (< 20 ml/h) nachgewiesen ist, Blasenkatheter entfernen, da er überflüssig und infektionsbegünstigend ist. Totale Anurie („kein Tropfen") oder Wechsel zwischen Anurie und Polyurie sprechen für eine postrenale Obstruktion.
(2) *Klinische Untersuchung:* Blutdruck, Venendruck, Pulsfrequenz, Atmung, Temperatur, Hautturgor, Ödeme, Reflexe, Krampfneigung, Bewusstseinslage, Augenhintergrund.
(3) *Laboruntersuchungen:*
- Im Blut: Kreatinin, Harnstoff, Harnsäure, Phosphat, Kalium, Natrium, Kalzium, CK, LDH, Blutbild, Säure-Basen-Status, Gesamteiweiß, Osmolalität; ggf. Thrombozyten, Gerinnungsfaktoren.
- Im Urin: Osmolalität, Natriumkonzentration, Sediment.
- Zusatzuntersuchungen: Myoglobin und Hämoglobin in Serum und Urin.

(4) *Sonographie:* Aufstau des Nierenhohlraumsystems bei postrenaler Obstruktion, vergrößerte Nieren beim ANV.
(5) *Röntgen-Thorax:* Überwässerung: „fluid lung".
Fakultative diagnostische Maßnahmen:
(1) *Retrograde Pyelographie:* Infektionsgefahr! Als diagnostische Maßnahme überflüssig, da die Sonographie meist ausreichende Information liefert. Bei postrenaler supravesikaler Obstruktion (z.B. Uratschlammniere) kann die Ureterensondierung allerdings die entscheidende therapeutische Maßnahme darstellen.
(2) *Farbkodierte Duplexsonographie:* Sie kann den nicht-invasiven Nachweis von arteriellen oder venösen Gefäßverschlüssen ermöglichen.
(3) *MRT-Angiographie:* Bei Verdacht auf Verschluss der Nierenarterien.

(4) *Nierenbiopsie:* Bei persistierender Olig-/Anurie und Verdacht auf Glomerulonephritis, akute interstitielle Nephritis, Vaskulitis oder primäre maligne Nephrosklerose kann die Nierenbiopsie prognostisch und therapeutisch weiterhelfen. Sie ist i.d.R. erst einige Tage nach dem akuten Ereignis nach Ausschöpfung der übrigen diagnostischen Maßnahmen sinnvoll.

THERAPIE

Behandlungsziele

(1) Beseitigung der auslösenden Ursache (Schock, Nephrotoxine); besonders wichtig ist aber der Ausschluss einer postrenalen Niereninsuffizienz,
(2) Bilanzierung des Wasser- und Elektrolythaushalts,
(3) Verhinderung der Urämie und ihrer Komplikationen durch adäquate Diät und extrakorporale Eliminationsverfahren (kontinuierliche oder intermittierende Hämodialyse/-filtration),
(4) Behebung von Komplikationen (z.B. Anämie, Hyperkaliämie, Katabolie, Infektionen u.a.).

Prophylaxe des ANV

Die prompte und wirksame Beseitigung potenzieller Schockursachen (Hypovolämie, Sepsis, kardiale Insuffizienz) verhindert die häufigste Form des ANV, die Schockniere. Potenziell nephrotoxische Substanzen sollten nur unter Abwägung von Nutzen und Risiken, in adäquater Dosis und unter Kontrolle der Nierenfunktion eingesetzt werden. Besonders gefährlich ist die gleichzeitige Einwirkung von mehreren nephrotoxischen Substanzen. Außerdem kann eine wirksame Prophylaxe des ANV *durch eine Erhöhung des Urinflusses (> 100 ml/h) und/oder eine Alkalisierung* in folgenden Fällen erreicht werden:

(1) *Methotrexattherapie:* Natriumbikarbonatinfusion, Beginn 12 h vor Methotrexatgabe. Ziel: Urin-pH 7,0–7,5, Urinfluss > 100 ml/h.
(2) *Cisplatintherapie:* Wirksam ist die Erhöhung des Urinflusses > 100 ml/h durch Flüssigkeitszufuhr, evtl. Mannitol- oder Furosemidgabe. Beginn 12 h vor Cisplatinapplikation. Keine pH-Abhängigkeit.
(3) *Myoglobinurie und Hämoglobinurie:* Alkalisierung und Steigerung des Urinflusses.
(4) *Akute Hyperurikosurie:* Alkalisierung (Urin-pH 7,0–7,5), Urinfluss > 100 ml/min, Allopurinol p.o.
(5) *Kontrastmittel(KM)-Belastung* von Risikopatienten (Ausgangskreatinin > 1,5 mg/dl, Diabetes mellitus, Proteinurie, Plasmozytom):
- Hydrierung: Eine Alkalisierung erscheint vorteilhaft. Von daher empfehlen wir: Hydrierung: 850 ml Glucose 5 % + 150 ml Natriumhydrogencarbonat 8,4 % mit 1 ml/kg KG/h i.v. 12 h vor und 12 h im Anschluss an die Kontrastmittelgabe. Bei ambulanten Patienten mit ausreichender Compliance mindestens gleiche Flüssigkeitsmenge (Mineralwasser) oral zuführen. Keine Diuretika ansetzen oder erhöhen, vorbestehende Medikation weiterbelassen. Die Daten zur peroralen Gabe von 2 × 600 mg Acetylcystein an 2 Tagen sind kontrovers, sodass diese Maßnahme zwar unschädlich, aber nicht gesichert ist.
- Verwendung von nicht-ionischen, niederosmolaren KM.
- Vermeidung von Diuretika, die, wenn sie zum falschen Zeitpunkt gegeben werden, nachteilig sind. So kann das mit einem KM gleichzeitig applizierte Diuretikum das Intravasalvolumen und die Nierenperfusion zusätzlich verringern und die Gefahr des ANV erhöhen.
- Bei Hochrisikopatienten mit Ausgangskreatinin > 3,5 mg/dl oder Kreatinin-Clearance < 30 ml/min ist eine High-Flux-Hämodialyse unmittelbar im Anschluss an die KM-Belastung in folgenden Fällen in Erwägung zu ziehen: Diabetische Nephropathie, Plasmozytom mit großer Proteinurie und Hyperkalzämie, große KM-Menge. Außerdem bei Risikopatienten zur Reduktion der Jodbelastung bzw. Vermeidung einer hyperthyreoten Stoffwechsel-

entgleisung. Der Wert einer Dialyse nach KM-Belastung ist nicht durch kontrollierte Studien gesichert.
- *Potenziell nachteilige Medikation:* Diuretika, auch Mannitol, Dopamin, ANP. *Unzureichend belegt:* Kalziumantagonisten, Theophyllin, Prostaglandinanaloga, Endothelinantagonisten.

Allgemeine Maßnahmen

Flüssigkeitsbilanzierung, korrekte Ernährung sowie frühzeitige, intensive Dialyse sind für die Behandlung und Prognose des ANV entscheidend. Voraussetzung ist ein zentraler Gefäßzugang. Demgegenüber ist die spezielle Pharmakotherapie von untergeordneter Bedeutung.

(1) *Flüssigkeitsbilanzierung:* Der Nettowasserverlust beträgt ca. 500 ml/Tag: Flüssigkeitsverlust durch Perspiratio sensibilis und insensibilis (700 ml) und Fäzes (100 ml) abzüglich des endogen produzierten Oxidationswassers (300 ml). *Die Flüssigkeitszufuhr bei Olig-/Anurie ergibt sich demnach aus maximal 500 ml/Tag und dem Ersatz von zusätzlichen Verlusten* (durch Fieber, Schwitzen, Hyperventilation, Erbrechen, Durchfall, Fisteln). Hyperkatabole Stoffwechsellage und Gewebsuntergang erhöhen den endogenen Wasseranfall. Um die Entstehung einer schleichenden Überwässerung zu vermeiden, ist eine Gewichtsabnahme von ca. 300 g/Tag (5 g/kg KG/Tag), je nach Hyperkatabolismus, anzustreben.

> **WICHTIG:**
> Tägliche Gewichtskontrolle!

(2) *Ernährung:*
- Keine zusätzliche *Kaliumzufuhr* (Hyperkaliämie!). *Natriumzufuhr* auf Ersatz extrarenaler Verluste beschränken (Überwässerung, Hypertonie!).
- Ausreichende *Kalorienzufuhr* > 35 kcal/kg/Tag (Katabolie, Infektneigung, Wundheilungsstörung).
- Das *Eiweißangebot* ist liberal und wird bei Dialysebehandlung auf 1–1,2 g/kg erhöht, zumal bei einer konventionellen Hämodialysebehandlung ca. 5–10 g Aminosäuren über die Dialysemembran verloren gehen.
- Zur Vermeidung eines Hyperkatabolismus ist eine hochkalorische *parenterale Ernährung* erforderlich. Auch bei Übelkeit, Brechreiz, Schluckstörung oder Bewusstseinsstörung ist die parenterale Zufuhr unumgänglich: Kohlenhydratlösungen 10–70 %, deren Konzentration sich nach der Wasserbilanz richtet. Gleichzeitige Infusion von *Aminosäuren* 1–1,4 g/kg/Tag. Das gesamte Aminosäurenspektrum umfassende Lösungen sind sinnvoll (u.a. Nephrosteril®).

(3) *Nierenersatzverfahren bei ANV:* Über Indikation und Auswahl des Verfahrens, kontinuierlich oder intermittierend **s. Kap. III.8.5.**

Pharmakotherapie des ANV
Vorbemerkungen

Der Übergang von der prärenalen Niereninsuffizienz in das akute „renale Nierenversagen" (ANV) ist fließend, wenn die ursächliche Störung (z.B. Hypovolämie) persistiert. Setzt nach Flüssigkeitszufuhr und/oder Diuretikagabe die Diurese ein, ist nicht mit letzter Sicherheit zu entscheiden, ob hier nur eine prärenale Niereninsuffizienz oder ein beginnendes ANV beeinflusst wurde. Dementsprechend ist es oft schwierig zu entscheiden, ob eine Prophylaxe oder bereits eine Therapie durchgeführt wird. Die Beurteilung der Wirksamkeit von Prophylaxe und Therapie wird durch folgende Umstände erschwert:

(1) Das ANV ist eine funktionelle Störung mit unterschiedlicher Ätiologie und Schweregrad der Erkrankung sowie unterschiedlichen Grund- und Begleiterkrankungen.

1 Akutes Nierenversagen (ANV)

(2) Die Mortalität wird wesentlich durch die Begleiterkrankungen bestimmt.
(3) Die hohe Mortalität von über 50 % erschwert die Durchführung prospektiver kontrollierter Studien.
Der Wert einer Prophylaxe ist überprüfbar bei vorhersagbarem Risiko eines ANV: Kontrastmittelgabe, Aminoglykosidgabe, Chemotherapie, elektive Operationen, Nierentransplantation, ausgedehntes Muskeltrauma.

Vorgehen

(1) *Diuretika:* Der Wert einer Diuretikaapplikation ist unter klinischen Bedingungen durch keine kontrollierten Untersuchungen gesichert. Eine Ausnahme stellt die Mannitolgabe zur Prophylaxe des ANV bei Nierentransplantation dar. Diuretika haben demnach lediglich folgende *theoretischen Effekte*:
- Eine Diureseinduktion verhindert tubuläre Obstruktion und präglomeruläre Vasokonstriktion, wobei eine iatrogene Diurese nicht mit einer spontanen Diurese gleichzusetzen ist. Die therapeutische Diurese dürfte in erster Linie Verläufe mit primär günstigerer Prognose identifizieren.
- Schleifendiuretika hemmen die Natrium-Kalium-ATPase und sind somit sauerstoffsparend; außerdem wirken sie direkt vasodilatatorisch.
- Furosemid hemmt den tubuloglomerulären Feedback, und Mannitol vermindert die postischämische Schwellung der Mitochondrien.

(2) *Weitere Substanzen:* Bei gesunden normovolämischen Personen und (in unkontrollierten Studien) auch bei Intensivpflichtigen führt Dopamin zur Zunahme von renalem Blutfluss, Diurese und Na^+-Exkretion. In kontrollierten Untersuchungen ist bei Patienten kein Einfluss auf Diurese, S-Kreatinin und C-Kreatinin nachgewiesen. Problematisch sind die UAW (auch bei niedrigdosiertem Dopamin 1–3 µg/kg/min): Tachykardie, Arrhythmie, mesenteriale Vasokonstriktion und bakterielle Translokation. Von daher sollte Dopamin zur Prophylaxe oder Therapie des ANV keine Verwendung mehr finden. Unabhängig hiervon kann Dopamin zur Behandlung eines Schockzustands erforderlich sein.

(3) *Keinen Effekt auf das ANV haben:* ACE-Hemmer, Prostaglandine, α- und β-Blocker, Isoproterenol, Adrenalin, Thyroxin u.a.

Allgemeine Pharmakotherapie bei eingeschränkter Nierenfunktion

Die Dosierung von Medikamenten ist der jeweiligen Nierenfunktion anzupassen. Zu berücksichtigen ist, dass beim ANV die Nierenfunktion rasch wechselt (z.B. bei Einsetzen der Olig-/Anurie oder Polyurie) und dass die einzelnen Substanzen in Abhängigkeit von Molekulargewicht und Proteinbindung eine unterschiedliche Dialysierbarkeit aufweisen. Außerdem können Pharmakokinetik und Pharmakodynamik der einzelnen Substanzen durch die Urämie selbst verändert werden (**s. Kap. II.7.2**).

Therapie der Komplikationen

Die Mehrzahl der aufgeführten Komplikationen lässt sich durch **frühzeitige und häufige Dialyse** vermeiden. Die genannten konservativen Maßnahmen sind in erster Linie als Überbrückung bis zum Dialysebeginn und in einigen Fällen als unterstützende Maßnahmen zu verstehen.

(1) *Überwässerung:* Symptome sind Hyponatriämie, Flüssigkeitslunge, Herzinsuffizienz, Hypertonie, Steigerung der neuromuskulären Erregbarkeit. In einigen Fällen ist eine Diuresesteigerung durch Furosemid möglich. Osmotische Diarrhö mit Sorbit 50–200 g (Karion® F) als Übergangsmaßnahme. Meist liegt eine dringliche Dialyseindikation vor. Bei Herzinsuffizienz wird die Digitalisierung erst dann in Erwägung gezogen, wenn die Symptomatik trotz Flüssigkeitsentzug bestehen bleibt. Die UAW von Digitalis sind durch die veränderte Medikamentenelimination und durch dialysebedingte Elektrolytschwankungen erhöht.

(2) *Hyperkaliämie:* Die schwere Hyperkaliämie erfordert Sofortmaßnahmen (Serumkalium > 7,5 mval/l, bei rascher Entwicklung und kardialer Vorschädigung schon bei niedrigeren Kaliumwerten):
- Unmittelbare Hemmung des depolarisierenden Kaliumeffekts an der Zellmembran: *10–30 ml Kalziumglukonat* 10 % über 2 min i.v. unter EKG-Monitorkontrolle. Die Wirkung tritt nach 1–3 min ein. Bei persistierenden EKG-Veränderungen erneute Kalziuminjektion nach ca. 5 min.

> **WICHTIG:**
> Keine Kalziuminjektion bei digitalisierten Patienten!

- Da sich durch diese Maßnahme die Serumkaliumkonzentration nicht vermindert, wird eine extra-intrazelluläre Umverteilung von Kalium angestrebt:
  - *200 ml Glukose 20 % + 20 E Altinsulin* in 20 min i.v. transportieren Kalium nach intrazellulär.
  - Alternativ oder additiv, bei Vorliegen einer metabolischen Azidose, können *200 ml Natriumbikarbonat* 8,4 % in 20 min infundiert werden. Wirkungseintritt dieser Maßnahmen nach 15–30 min, Wirkungsdauer ca. 2 h.
  - Eine zusätzliche extra-intrazelluläre Umverteilung ist durch β_2-Mimetika möglich (**s. Kap. III.1.1**).
- Anschließend Kaliumelimination einleiten:
  - *Kationenaustauscherharze* binden Kalium und führen zur intestinalen Kaliumausscheidung. 3 × 20 g Sorbisterit® in Kalziumphase p.o. oder 3 × 50 g Sorbisterit® in 200 ml Glukose 5 % als Klysma, das 30–60 min gehalten werden muss. Resonium® A tauscht Kalium gegen Natrium aus und ist bei Hypertonie und Hypervolämie ungünstiger. Zu beachten ist, dass die Wirkung der Kationenaustauscher bei oraler Aufnahme erst nach ca. 8 h einsetzt.
  - Bei intakter Nierenfunktion ist eine vermehrte renale Kaliumelimination durch *Diuretika* möglich (Furosemid i.v.).
  - Lässt sich mit diesen Maßnahmen die Hyperkaliämie nicht beherrschen, werden extrakorporale Verfahren (*Hämodialyse* gegen kaliumarmes oder -freies Dialysat) erforderlich.

Bei *mäßiggradiger Hyperkaliämie* genügt meist die Gabe von Kationenaustauscherharzen (Sorbisterit® in Kalzium- oder Natriumphase, Resonium® A). Bei peroraler Gabe ist auf die Einnahme während der Mahlzeiten zu achten. In der *Prophylaxe der Hyperkaliämie* sind die Beseitigung der Auslöser, u.a. Medikamente, wie kaliumsparende Diuretika, Konversionsenzymhemmer und nichtsteroidale Antiphlogistika, Obstipation sowie die diätetische Kaliumrestriktion von Bedeutung.

(3) *Metabolische Azidose:* Nachdem früher erst bei klinischer Symptomatik und Abfall des Serumbikarbonats auf < 15–12 mmol/l, pH < 7,25 eine Behandlung empfohlen wurde, wird jetzt ein Bikarbonat ≥ 22 mmol/l angestrebt, da eine Vielzahl von experimentellen Daten über die nachteiligen Einflüsse der Azidose auf den Stoffwechsel vorliegt. Kalzium-Natrium-Zitrat (Acetolyt®) 5–15 g/Tag p.o. Natriumbikarbonatgabe ist möglich, aber wegen der Volumenexpansion problematischer.

(4) *Hypokalzämie und Hypermagnesiämie:* Die Hypokalzämie führt selten zu einer therapiebedürftigen Symptomatik, da der Anteil des freien Kalziums durch die Azidose erhöht ist. Bei Ausgleich der Azidose tritt gelegentlich eine Tetanie auf, die durch 10–20 ml Kalziumglukonat 10 % zu beseitigen ist. Magnesiumhaltige Antazida und Abführmittel sind wegen einer evtl. Hypermagnesiämie zu vermeiden.

(5) *Infektionen:* Allgemeine Infektionsprophylaxe! Blasenkatheter entfernen, sobald die Olig-/Anurie gesichert ist. Strenge Asepsis bei Venen- und Blasenkathetern. Antibiotische Therapie bei nachgewiesenen Infekten in einer der Nierenfunktion angepassten Dosierung. Keine prophylaktische Antibiotikagabe!

(6) *Anämie:* Sie entwickelt sich innerhalb weniger Tage, wobei sich der Hämatokrit in der Regel bei 20–25 % stabilisiert. Extrarenale Ursachen (Blutverlust, Hämolyse) müssen ausgeschlossen oder behandelt werden. Transfusionen sind erst bei klinischer Symptomatik (Schwäche, Schwindel, Bewusstseinsstörungen, Stenokardien) indiziert. Bei ANV sollten Bluttransfusionen allerdings eher als bei der chronischen Niereninsuffizienz erfolgen, da dem Organismus keine Zeit zur Anpassung an die Anämie bleibt.

(7) *Blutungen:* Intestinale Blutungen (erosive Gastritis, gastroduodenale Ulzera) sind besonders häufige Komplikationen des ANV. Die Blutung wird begünstigt durch die urämische Hämostasestörung (im Wesentlichen Thrombozytenfunktionsstörung), in bestimmten Fällen zusätzlich durch die medikamentöse Behandlung (Penicilline, Cephalosporine, Heparin). Vorgehen: Endoskopische Lokalisierung der Blutung, Dialyse zur Beseitigung der Urämie als Ursache der Gerinnungsstörung und Gabe eines Protonenpumpenhemmers. Bei massiver umschriebener Blutung notfallmäßige chirurgische Versorgung.

(8) Eine *Perikarditis* tritt in bis zu 10 % der Patienten mit fortgeschrittener Niereninsuffizienz und unter Dialysebehandlung auf. Sie ist ein Zeichen der Urämie, d.h. einer zu spät einsetzenden oder unzureichenden Dialysebehandlung sowie einer Hyperhydratation. Darüber hinaus sind die gängigen Ursachen einer Perikarditis, wie Infektionen (z.B. Staphylokokkensepsis), in Betracht zu ziehen. Eine epikardiale Beteiligung mit ST- und T-Hebung ist bei der „urämischen" Perikarditis selten. Therapeutisch steht eine intensive, zunächst tägliche Dialysebehandlung mit Beseitigung der urämischen Intoxikation und einer eventuellen Hyperhydratation an erster Stelle. Bei unzureichendem Effekt oder bei hämodynamischen Auswirkungen des Ergusses ist die Anlage eines intraperikardialen Verweilkatheters oder ggf. eine Perikardfensterung erforderlich.

Therapie des polyurischen Stadiums
Vorbemerkungen

Ursachen der Polyurie sind eine allmähliche Zunahme der GFR bei noch eingeschränkter tubulärer Konzentrationsleistung sowie eine Osmodiurese durch die während der Olig-/Anurie retinierten osmotischen Substanzen. Bei Beginn der Polyurie findet sich häufig eine tägliche Verdoppelung der Urinvolumina bis auf im Mittel 4–6 l/Tag. Die massive Diurese von plasmaisotonem Urin kann zu erheblichen Verlusten von Natrium, Kalium und Chlorid führen. Die harnpflichtigen Substanzen können zu Beginn des polyurischen Stadiums noch ansteigen, besonders bei Katabolie. Die Dialysebehandlung sollte so lange fortgesetzt werden, wie die Harnstoff-N-Werte 100 mg/dl übersteigen. Im Rahmen der Polyurie kommt es zu einer raschen Änderung der Nierenfunktion. Um eine Unterdosierung von Medikamenten zu vermeiden, ist die Dosierung der verbesserten Nierenleistung anzupassen.

Vorgehen

(1) *Überwachung:* Körpergewicht, Urinvolumen, Serumnatrium und -kalium (täglich). Außerdem harnpflichtige Substanzen, Serumkalzium, Hämatokrit. Eine tägliche Messung der Natrium- und Kaliumausscheidung im Urin ist meist nicht erforderlich.

(2) *Dialysebehandlung:* Fortsetzen der Dialyse, bis Harnstoff-N-Werte spontan aufgrund der Niereneigenleistung < 100 mg/dl bleiben.

(3) *Diät, Flüssigkeits- und Elektrolytzufuhr:*
- *Kalorisch ausreichende Ernährung* (40–50 kcal/kg/Tag).
- Tägliche Verluste von *Wasser* und *Natrium* (u.U. > 300 mval/Tag) quantitativ ersetzen. In der Regel genügen hierzu ein reichliches Flüssigkeitsangebot und eine kräftig gesalzene Nor-

malkost. Eine negative Flüssigkeits- und Natriumbilanz lassen sich aus dem Verhalten des Körpergewichts und des Serumnatriums unschwer ablesen. Konstanz bzw. tägliche Reduktion des Körpergewichts um 200–500 g bei steigender Kreatinin-Clearance bzw. sinkendem Serumkreatinin spricht für eine angemessene Flüssigkeitszufuhr. Nimmt die Harnmenge 5–6 Tage nach Diuresebeginn weiterhin zu, Flüssigkeitszufuhr für 6 h einstellen und während dieser Zeit das Harnzeitvolumen messen. Fällt es signifikant ab, ist zu viel Flüssigkeit gegeben worden.

- Die Hyperkaliämie bildet sich in der polyurischen Phase meist schneller zurück als die Azotämie. Bei Harnvolumina > 1500 ml/Tag ist i.d.R eine diätetische Kaliumrestriktion nicht mehr nötig. Im Unterschied zum olig-/anurischen Stadium besteht bei Polyurie die *Gefahr der Hypokaliämie*. Zum Ausgleich der Verluste genügt oft eine kaliumreiche Vollkost (**s. Tab. III.18.6**), nur bei Serumkalium < 3,5 mval/l wird eine medikamentöse Substitution erforderlich (**s. Kap. III.1.1.3.2, „Therapie"**).
- Mit fortschreitender Normalisierung der Nierenfunktion (Normalisierung des Serumkreatinins und der Kreatinin-Clearance, Anstieg der Konzentrationsleistung bei kurzfristiger probatorischer Flüssigkeitsrestriktion) können Flüssigkeitszufuhr und Elektrolytsubstitution schrittweise bis zur Norm abgebaut werden.

Häufige Fehler bei Diagnostik und Therapie des ANV

(1) Verspätetes Erkennen des ANV infolge Vernachlässigung der Nierenfunktionsdiagnostik (Harnzeitvolumen, harnpflichtige Substanzen i.S.) bei ausschließlicher Konzentration auf das oft dramatische auslösende Ereignis.

(2) Fehlerhafte Durchführung der Diuretikatherapie. Ihre Anwendung bei Hypovolämie bzw. Exsikkose *vor Volumensubstitution* kann den Volumendefekt als auslösende prärenale Ursache verstärken und damit das ANV verschlimmern.

(3) Ungenügende Asepsis bei der Sondierung der Harnwege.

(4) Überwässerung bzw. Herz-Kreislauf-Überlastung („fluid lung", Lungenödem) als Folge wiederholter Versuche, die initiale Oligurie durch forcierte Flüssigkeitszufuhr („Wasserstoß") oder hohe Mannitoldosen zu durchbrechen.

(5) Elektrolytstoffwechselstörungen durch fehlerhafte und/oder ungenügend kontrollierte Intensivbehandlung.

(6) *Zu späte Verlegung des Patienten zur Nierenersatzbehandlung.*

> **! WICHTIG:**
> Rechtzeitiger Übergang von kontinuierlichem auf ein intermittierendes Nierenersatzverfahren, um einer Immobilisation entgegenzuwirken.

2 Hepatorenales Syndrom (HRS)

Unter HRS wird eine funktionelle Niereninsuffizienz bei fortgeschrittener Lebererkrankung verstanden. Die funktionelle Natur zeigt sich u.a. auch darin, dass eine erfolgreiche Lebertransplantation zur Normalisierung der Nierenfunktion führt; umgekehrt kann die Niere eines Patienten mit hepatorenalem Syndrom erfolgreich einem Patienten mit gesunder Leber transplantiert werden. Das HRS entwickelt sich meist erst im Terminalstadium einer Lebererkrankung. Fast immer liegt ein Aszites vor, in 75 % außerdem eine hepatische Enzephalopathie. Mit zunehmender Störung der Leberfunktion kommt es zur Vasodilatation im Splanchnikusgebiet und damit zur Aktivierung der vasopressorischen Systeme (RAS, Sympathikus, Endothelin) mit Vasokonstriktion von Nieren und Extremitäten. Pathogenetisch ist für die mesenteriale Vasodilatation vor allem eine vermehrte NO-Synthese als Folge einer vermehrten Translokation von bakteriellen Toxinen aus dem Darm verantwortlich. Typischerweise bestehen eine Oligurie, eine niedrige Natriumexkretion (< 10 mmol/Tag), eine fraktionelle Natriumexkretion $< 1\%$ sowie eine progrediente Erhöhung der harnpflichtigen Substanzen (**s. Tab. III.8.2**). Es hat sich die Unterscheidung in 2 Schweregrade mit unterschiedlicher Prognose durchgesetzt.

(1) HRS Typ 1: Schweres progredientes Nierenversagen mit Verdoppelung des Serumkreatinins auf $> 2,5$ mg/dl oder 50%iger Reduktion der Kreatinin-Clearance auf < 20 ml/min innerhalb von 2 Wochen.

(2) HRS Typ 2: Moderate Einschränkung der Nierenfunktion (Serumkreatinin $> 1,5$–$2,5$ mg/dl oder Kreatinin-Clearance < 40 ml/min).

Es müssen vor allem folgende Krankheitsbilder ausgeschlossen werden:
(1) akutes Nierenversagen (evtl. durch Aminoglykoside, Röntgenkontrastmittel, Sepsis oder Blutungen),
(2) prärenale Niereninsuffizienz (probatorische Volumenzufuhr).

THERAPIE

(1) Natriumrestriktion (< 50 mmol/Tag). Wasserrestriktion bei Serumnatrium < 130 mmol/l (< 500 ml/d).
(2) Beseitigung zusätzlicher renodepressiver Faktoren (nichtsteroidale Antiphlogistika, ACE-Hemmer, nephrotoxische Substanzen).
(3) Bei V. a. prärenale Niereninsuffizienz probatorische Volumenzufuhr (NaCl 0,9% oder Humanalbumin).
(4) Extrakorporale Verfahren (so genannte Leberdialyse mit dem MARS- oder Prometheus-Verfahren sowie Dialyseverfahren) sind indiziert zur Überbrückung bei akuten Lebererkrankungen, geplanter Lebertransplantation und diagnostisch noch unklaren Fällen mit Überwässerung.
(5) Vasopressin-Analoga Ornipressin und Terlipressin mit überwiegendem V1-Agonismus supprimieren die periphere Vasokonstriktion und verbessern GFR und S-Kreatinin: Ornipressin 1–6 IU/h als Dauerinfusion (1–2 Wochen) oder Terlipressin 0,5–2 mg/4 h als Bolus. Ein Problem können ischämische Komplikationen sein. Es handelt sich um keine kausale Therapie und die Wirkung ist zeitlich begrenzt. Ein prognostischer Einfluss ist fraglich.
(6) Der transjuguläre intrahepatische portosystemische Shunt (TIPS) verbessert die Nierenfunktion und die Natriumexkretion, vermindert die Aszitesbildung und ist bei den leichten Formen eines HRS sinnvoll.
(7) Anzustreben ist die Lebertransplantation, wenn diese indiziert ist.
(8) Prophylaxe: Bei spontaner bakterieller Peritonitis und bei schwerer alkoholischer Hepatitis lässt sich die Häufigkeit eines HRS Typ 1 durch Albumingabe vermindern: 1,5 g Albumin/kg KG i.v. und 1 g/kg KG i.v. nach 48 h, verbunden mit der Gabe von Cefotaxim.

3 Chronische Niereninsuffizienz (CNI)

Definition: Fortschreitender, irreversibler Ausfall funktionstüchtiger Nephrone (auf dem Boden unterschiedlicher Nierenerkrankungen) mit entsprechender Einschränkung der Nierenfunktion, die bis zur terminalen Niereninsuffizienz (= Urämie) gehen kann. Stadieneinteilung 1–5 (**s. Tab. III.8.4**).

Ätiologie und Pathogenese: Die wichtigsten Ursachen der terminalen Niereninsuffizienz, des Endstadiums der chronischen Niereninsuffizienz (CNI), sind in einer Übersicht zusammen-

Tabelle III.8.3 Terminale Niereninsuffizienz (1996): Ursachen, Häufigkeit und Beeinflussbarkeit

Beeinflussbarkeit	Ursachen	Häufigkeit (%)
Vermeidbar	Bluthochdruck	27
	Schmerzmittel-Niere	< 5
Verzögerbar	Diabetes mellitus	34
Beeinflussbar	Glomerulonephritis	10
	Chron. Pyelonephritis, Reflux, Obstruktion	6
	Zystennierenkrankheit	3
	Andere Ursachen: Vaskulitis, tubulointerstitielle Nephritis, Amyloidose, Plasmozytom, hereditäre Nierenerkrankungen	< 20

gestellt (**Tab. III.8.3**). Im Unterschied zu früheren Jahrzehnten stehen jetzt Diabetes mellitus und Bluthochdruck an erster Stelle.

Diese einzelnen Grundkrankheiten können unterschiedlich schnell zur terminalen Niereninsuffizienz (TNI) führen. Mit fortschreitender Niereninsuffizienz treten die Symptome der Grundkrankheit zunehmend in den Hintergrund, und die uniforme, urämische Symptomatik beherrscht das klinische Bild.

Die urämischen Symptome erklären sich durch

(1) den Ausfall der *exkretorischen Nierenfunktion*: Abnahme von GFR (Anstieg der harnpflichtigen Substanzen) und tubulären Leistungen (Retention von Wasser, Natrium, Kalium, sauren Valenzen, Phosphat),

(2) eine Störung der *inkretorischen Nierenfunktion*: Verminderte Bildung von Erythropoietin und aktivem Vitamin D, Aktivierung des Renin-Angiotensin-Systems.

Klinik: Leitsymptome und -befunde: Die CNI wird in 5 Stadien eingeteilt (**Tab. III.8.4**).

(1) Im *Stadium 1–2* besteht im Allgemeinen keine Symptomatik der Niereninsuffizienz. Die Niereninsuffizienz als solche ist deshalb in der Regel nicht behandlungsbedürftig. Allerdings können die Zeichen der Grundkrankheit wie Proteinurie, Hämaturie oder Leukozyturie vorliegen. In Stadium 1 kann ein Nierenschaden mit normaler oder erhöhter GFR voliegen (z.B. diabetische Nephropathie).

(2) Im *Stadium 3* finden sich oft bereits eine Zwangspolyurie (Mehrausscheidung harnpflichtiger Substanzen pro Nephron unter den Bedingungen einer osmotischen Diurese), Durstgefühl und Polydipsie.

(3) Klinisch relevante Zeichen der CNI (z.B. Osteopathie, Azidose, Anämie) treten erst im *Stadium 4* auf.

Tabelle III.8.4 Stadien der chronischen Niereninsuffizienz (NKF [2002]: Clinical practice guidelines for chronic kidney disease, AJKD 39 [suppl 1]:1–266)

Stadium	Charakteristikum	GFR (ml/min/1,73 m^2)
1	Nierenschaden mit normaler oder erhöhter GFR	> 90
2	Nierenschaden mit leichter GFR-Einschränkung	60–90
3	Mäßiggradige GFR-Einschränkung	30–59
4	Schwere GFR-Einschränkung	15–29
5	Terminale Niereninsuffizienz (ESRD)	< 15 oder Dialyse

3 Chronische Niereninsuffizienz (CNI)

(4) Der Übergang in das dialysepflichtige *Stadium der terminalen Niereninsuffizienz 5* ist gekennzeichnet durch rasche Abnahme des Urinvolumens, Überwässerung, Hyperkaliämie und Azidose.

Insgesamt nimmt mit progredienter Nierenfunktionseinschränkung die urämische Symptomatik und damit die Notwendigkeit einer Behandlung zu. Liegt das Vollbild der terminalen Niereninsuffizienz (Urämie) vor, ist im Prinzip die Funktion aller Organe gestört: Zentralnervensystem (Kopfschmerz, Übererregbarkeit des neuromuskulären Systems, Wesensveränderung, Somnolenz, Koma), peripheres Nervensystem (Polyneuropathie), Gastrointestinaltrakt (Übelkeit, Erbrechen, Durchfälle, Blutungen), Blut (Anämie, hämorrhagische Diathese, Leukozytose), Herz-Kreislauf-System (Hypertonie, Herzinsuffizienz, Perikarditis), Lunge („fluid lung"), Haut (blass, trocken, schuppig, Juckreiz), Knochen (Osteomalazie und Ostitis fibrosa).

Diagnostische Hinweise: Einige Nierenerkrankungen verlaufen symptomarm mit jahre- und jahrzehntelanger Latenz, ohne erkannt zu werden. Der Übergang in das Stadium der terminalen Niereninsuffizienz erfolgt meist rasch (so genannter pseudoakuter Beginn eines chronischen Nierenleidens), sodass eine Abgrenzung gegenüber der akuten Niereninsuffizienz erforderlich ist. Für eine CNI (und gegen eine ANI) sprechen u.a. Anamnese (Polyurie), Hypokalzämie, ausgeprägte Anämie sowie sonographisch kleine Nieren. Allerdings können bei CNI auch große Nieren vorkommen: Amyloidniere, Plasmozytomniere, maligne Nephrosklerose, diabetische Glomerulosklerose.

Diagnostische Maßnahmen: Eiweiß- und Zellausscheidung im Urin, bakteriologische Untersuchung. Harnpflichtige Substanzen, Elektrolyte, Blutbild u.a. Augenhintergrund, Sonographie, Duplexsonographie, ggf. Computer- oder Kernspintomogramm oder Angio-NMR. Das Risiko einer kontrastmittelinduzierten Nierenschädigung ist erhöht bei hohem tubulären Kontrastmittelangebot, Nierenfunktionseinschränkung, Dehydratation, Plasmozytom, Diabetes mellitus, Proteinurie. In unklaren Fällen, besonders bei einer möglichen therapeutischen Konsequenz, ist eine Nierenbiopsie erforderlich. Im Terminalstadium und bei Schrumpfnieren ist diese jedoch nicht mehr indiziert.

THERAPIE

Behandlungsziele

(1) Verhinderung des weiteren Untergangs von Nierengewebe:
- Konsequente Behandlung der Nierengrundkrankheit (z.B. metabolische Kontrolle und Blutdrucknormalisierung bei Diabetes mellitus, immunsuppressive Behandlung des SLE).
- Behandlung extrarenaler Erkrankungen wie Herz-/Leberinsuffizienz, einer monoklonalen Gammopathie, einer Hyperkalzämie oder Hyperurikämie.
- Beseitigung nephrotoxischer Faktoren wie Kontrastmittel, Antibiotika, nichtsteroidale Antiphlogistika, einer Hypokaliämie oder eines sekundären Hyperparathyreoidismus.
- Mit dem Rauchen, das zur Progression beiträgt, aufhören.
- Cholesterinsenkung ist sinnvoll, wenn auch in klinischen Studien nicht gesichert. Im Dialysestadium ist kein Effekt mehr nachzuweisen (4 D-Studie).
- Konsequente Blutdrucknormalisierung zur Senkung des systemischen und intraglomerulären Drucks. Für viele Erkrankungen hat sich hier der ACE-Hemmer oder der AT_1-Blocker als besonders geeignet erwiesen. Um eine Progression zu verhindern, gilt besonders für die frühen Stadien der Niereninsuffizienz ein Zielblutdruck von < 130/80 mmHg. Bei Diabetes oder Proteinurie > 1 g/d wird ein Zielblutdruck von < 125/75 mmHg empfohlen.

(2) Besserung der urämischen Symptome.
(3) Rechtzeitiges Abbrechen der konservativen Therapie und Einleiten einer Dialysebehandlung bzw. Transplantation.

Allgemeine Maßnahmen
Lebensweise

Angemessene körperliche Aktivität, um Eiweißkatabolismus einzuschränken und möglichst günstige physische und psychische Voraussetzungen für eine Rehabilitation durch chronische Hämodialyse oder Transplantation zu erhalten.

Überwachung

Blutdruckkontrolle, tägliche Gewichtskontrolle! Bei Übergang von der „Zwangspolyurie" in die „Pseudonormalurie" zusätzlich Bestimmung des Urinvolumens. In Abhängigkeit vom Grad der Niereninsuffizienz regelmäßige (im Abstand von 2 Wochen bis 2 Monaten) Kontrollen von Serumkreatinin, Kreatinin-Clearance, Harnstoff, Harnsäure, Phosphat, Kalium, Natrium, Kalzium und Blutbild. Die GFR lässt sich mit der „verkürzten MDRD-Formel" aus Serumkreatinin, Alter und Geschlecht näherungsweise errechnen und wird durch die meisten Labors automatisch wiedergegeben. Dies gilt auch für die Cockroft-Gault-Formel (s. Kap. III.17, Tab. III.17.3). Diese stellen einen Vorzug gegenüber der Serumkreatinin-Bestimmung dar, die Alter und Muskelmasse unberücksichtigt lässt. Dennoch ist darauf hinzuweisen, dass eine aus verschiedenen Parametern „errechnete" GFR immer ungenauer sein muss als eine „gemessene" GFR, und sei es mit Hilfe der Kreatinin-Clearance.

> **WICHTIG:**
> Schonung der Unterarmvenen, die zu einem späteren Zeitpunkt zur Anlage einer Cimino-Fistel dringend erforderlich sind!

Flüssigkeitszufuhr

Bei der CNI ist die Konzentrationsfähigkeit frühzeitig, die Verdünnungsfähigkeit später gestört. Aufgrund der verringerten Anpassungsfähigkeit an unterschiedliche Volumenbelastungen entwickelt sich bei vermindertem Flüssigkeitsangebot rasch eine Exsikkose, bei erhöhtem Flüssigkeitsangebot eine Überwässerung. Die Retention von osmotischem Gut führt über eine Mehrbelastung der noch intakten Nephrone zur osmotischen Diurese. Das Durstgefühl ist i.d.R. ungestört und sorgt für einen ausreichenden Ersatz der durch die osmotisch bedingte „Zwangspolyurie" verlorenen Flüssigkeit. Eine Flüssigkeitszufuhr von 2–3 l/Tag ist sinnvoll, da über einen höheren Urinfluss mit geringerer tubulärer Kontaktzeit eine Mehrausscheidung von Harnstoff möglich ist. Das Maximum der Harnstoffausscheidung liegt bei einer Diurese von ca. 2,5 l/Tag. Darüber hinausgehende Flüssigkeitszufuhr ist nutzlos und gefährlich. Die tägliche Gewichtskontrolle ist zur Flüssigkeitskontrolle unumgänglich! Prinzipiell gilt die Regel: **Flüssigkeitszufuhr = 500 ml + Urinvolumen vom Vortag.**

Elektrolytzufuhr

(1) *Natriumzufuhr:* Der Natriumbedarf der einzelnen Patienten variiert in Abhängigkeit von der Größe der renalen Natriumverluste zwischen 10 bis ca. 300 mval/Tag. Die Natriumbilanzierung muss deshalb individuell erstellt werden. Eine generelle Kochsalzbeschränkung darf nicht erfolgen! Sie führt häufig zu Natriumverarmung, Schrumpfung der EZF, Einschränkung der GFR und Anstieg der harnpflichtigen Substanzen. Herzinsuffizienz mit Lungenstauung und/oder Ödembildung sowie Hypertonie sind eine Indikation zur NaCl-Restriktion (< 6 g NaCl/Tag), die Urämie per se nicht. Bei Neigung zur Exsikkose, Hypotonie, Hypovolämie sind NaCl-Zulagen erforderlich.

(2) *Kaliumzufuhr:* Die Kaliumausscheidung erfolgt vorwiegend über die Nieren, sodass bei Niereninsuffizienz in erster Linie mit einer Hyperkaliämie zu rechnen ist. Bei Urinvolumina > 1000 ml tritt eine Hyperkaliämie nur selten auf, sodass eine diätetische Kaliumrestriktion

oft erst bei dialysepflichtiger Niereninsuffizienz eingeleitet werden muss. Bei Serumkalium > 6 mval/l sind diätetische (kaliumreiche Nahrungsmittel meiden, Gemüse und Kartoffeln zweimal abkochen) und ggf. medikamentöse Maßnahmen (Sorbisterit® in Kalziumphase zu den Mahlzeiten) erforderlich. In einigen Fällen, vorwiegend bei interstitiellen Nierenerkrankungen, können Zwangspolyurie, kaliumarme Ernährung und Diuretikagabe zur therapiebedürftigen Hypokaliämie führen.

Eiweiß- und Kalorienzufuhr

Eine reduzierte Eiweißzufuhr hat zum Ziel, das urämische Syndrom zu bessern und möglicherweise die weitere Progredienz des Nierenleidens zu verhindern. Zu vermeiden ist eine Mangelernährung.

Folgendes Vorgehen kann empfohlen werden:

(1) Bei chronischer Niereninsuffizienz Stadium 1–3 (GFR > 30 ml/min): Reduzierte Proteinzufuhr von 0,6–0,8 g/kg/Tag bei einer Kalorienzufuhr mit 30–35 kcal/kg/Tag. In einer Metaanalyse zeigte sich hiermit eine Verlangsamung der Progredienz der Niereninsuffizienz. Unklar ist, ob es einen additiven Effekt bei adäquater Blutdrucksenkung und blutdruckunabhängigen renoprotektiven Effekten von ACE- Hemmern/AT$_1$-Rezeptor-Antagonisten gibt. Bei Typ-1-Diabetes ist ein additiver Effekt gezeigt.

(2) Bei fortgeschrittener Niereninsuffizienz Stadium 4 (GFR < 30 ml/min): Reduzierte Proteinzufuhr von 0,6–0,8 g/kg/Tag bei einer Kalorienzufuhr von 30–35 kcal/kg/Tag unter regelmäßiger Kontrolle des Ernährungsstatus, da erhöhtes Risiko einer Mangelernährung. Bei Zeichen der Mangelernährung Steigerung der Eiweißzufuhr.

(3) Dialysepflichtige Niereninsuffizienz: Basaler Energieumsatz, Eiweiß- und Kalorienbedarf sind unter einer Dialysebehandlung gesteigert. Die Eiweißzufuhr sollte > 1,0–1,2 g Eiweiß/kg/Tag betragen. Bei einem 80 kg schweren Patienten sind dies 80–100 g Eiweiß pro Tag. Bei Peritonealdialyse ist der peritoneale Eiweißverlust zusätzlich diätetisch auszugleichen. Die Kalorienzufuhr orientiert sich an der Aktivität. Bei leichter körperlicher Betätigung und bei < 60-Jährigen empfehlen sich 35 kcal/kg/Tag, bei > 60-Jährigen 30 kcal/kg/Tag.

Vitaminzufuhr

Eine routinemäßige Substitution von Vitaminkomplexen ist bei dieser Ernährung nicht erforderlich. Bei der Gabe von Multivitaminpräparaten ist Vorsicht geboten, da Vitamin A bei Niereninsuffizienz kumuliert und Intoxikationserscheinungen verursachen kann, die das Bild einer Urämie, u.a. einer unzureichenden Dialysebehandlung vortäuschen können. Vitaminpräparate sollten keine fettlöslichen Vitamine enthalten. Bei Dialysepatienten empfiehlt sich die Zufuhr von wasserlöslichen Vitaminen: B$_1$ (Thiamin) 8 mg/Tag (oder 3 × 16 mg/Woche), B$_2$ (Riboflavin) 3 × 8 mg/Woche, B$_6$ (Pyridoxin) 3 × 20 mg/Woche, Folsäure 160 µg/Tag und Vitamin C (Ascorbinsäure) 100 mg/Tag. Diese Dosierung entspricht in etwa 1 Tbl. Dreisavit®-N tgl.

Pharmakotherapie bei Niereninsuffizienz

Medikamente und/oder ihre Metaboliten werden von den Nieren wie harnpflichtige Substanzen behandelt. Besonders Medikamente, die normalerweise vorwiegend renal ausgeschieden werden, weisen bei Niereninsuffizienz eine gestörte Elimination auf. Medikamente mit normalerweise vorwiegend extrarenaler Elimination werden durch eine Nierenfunktionseinschränkung weniger beeinflusst. Allerdings kann es bei terminaler Niereninsuffizienz (Urämie) für diese Substanzen ebenfalls zu einer Störung der Elimination kommen, weil die urämische Intoxikation eine Vielzahl von Stoffwechselvorgängen und damit auch die extrarenalen Eliminationsmechanismen verändern kann (**s. Kap. II.7.2**).

Prophylaxe und Therapie von Komplikationen bzw. Spätfolgen der CNI

! WICHTIG:
Bei Einschränkung der GFR (< 30 ml/min) kann eine Reihe z.T. reversibler Störungen die Nierenfunktion weiter verschlechtern. Hierzu gehören besonders Hypovolämie (infolge ungenügender Salz-Wasser-Zufuhr oder infolge von Verlusten durch Erbrechen, Diarrhö oder Blutung), Infektionen, Herzinsuffizienz, maligne Hypertonie und Harnwegsobstruktion. Diese Störungen sollten möglichst rasch beseitigt werden.

Überwässerung

Aufgrund der eingeschränkten Adaptationsfähigkeit entwickelt sich bei überproportionalem Flüssigkeitsangebot rasch eine Überwässerung. Klinische Zeichen sind Hyponatriämie, Flüssigkeitslunge, Herzinsuffizienz und Hypertonie. In Abhängigkeit von der Nierenfunktion empfehlen sich steigende **Furosemiddosen**, 40–1000 mg/Tag (**s. Kap. III.8.6.5**, „Therapie") und eine sequenzielle Nephronenblockade. Bei fortgeschrittener Niereninsuffizienz mit ausgeprägter Überwässerung liegt meist Dialysepflichtigkeit vor. Bei Serumkreatinin > 2 mg/dl sollten kaliumsparende Diuretika (unzureichend wirksam, Hyperkaliämie!) und Thiaziddiuretika (unzureichend wirksam) als Monotherapie nicht mehr eingesetzt werden.

Herzinsuffizienz

Wenn nach Beseitigung der Überwässerung noch Zeichen der Herzinsuffizienz bestehen, ist eine *Digitalisierung* zu erwägen. Als nächster Schritt ist der Einsatz eines ACE-Hemmers in einer der Nierenfunktion angepassten Dosierung zu empfehlen (z.B. Captopril, Benazepril, Enalapril, Lisinopril). Beim Einsatz eines ACE-Hemmers ist vor allem auf eine mögliche Verschlechterung der Nierenfunktion und die Entwicklung einer Hyperkaliämie zu achten. Bei Dialysepatienten besteht zusätzlich die Möglichkeit, dass eine Anämie begünstigt wird.

Digitalisierung: Bei instabiler, wechselnder Nierenfunktion ist Digitoxin aufgrund seiner vorwiegend extrarenalen Elimination vorzuziehen (0,1 mg/Tag an 4–5 Tagen/Woche). Bei stabiler Nierenfunktion (u.a. bei chronischer Dialysebehandlung) kann Digoxin oder Digitoxin gegeben werden. Bei Digoxin ist in Abhängigkeit von der Nierenfunktion eine Dosisreduktion erforderlich, die bei terminaler Niereninsuffizienz ca. $1/4$ der Normdosis beträgt. Bei fortgeschrittener Niereninsuffizienz ist die Empfindlichkeit gegenüber Digitalis durch Hyperkaliämie, Hypermagnesiämie, Hypokalzämie und Azidose herabgesetzt. Durch die Dialysebehandlung kommt es zum raschen Ausgleich dieser Störungen und damit zur Zunahme der Digitalisempfindlichkeit mit gehäuftem Auftreten von Rhythmusstörungen. Bei Dialysepatienten und Patienten mit Schwankungen im Elektrolythaushalt ist die Indikation zur Digitalisierung besonders streng zu stellen.

Hypertonie

Die Hypertonie entsteht bei fortgeschrittener Niereninsuffizienz vorwiegend durch Natrium- und Wasserretention. Therapeutisch ist eine Blutdrucknormalisierung anzustreben, um eine kardiale Entlastung zu erreichen und einen weiteren Nierenparenchymuntergang zu verhindern. Drastische Blutdrucksenkungen sind zu vermeiden. Eine mögliche Nierenfunktionsverschlechterung bildet sich i.d.R. nach Tagen bis Wochen zurück. Bei maligner Hypertonie korreliert die Prognose eng zur Drucksenkung, die hier von besonderer Wichtigkeit ist. **Die antihypertensive Therapie** wird dadurch vereinfacht, dass die erforderliche Dosis unabhängig von der Nierenfunktion durch Blutdruckmessung zu ermitteln ist. Es gelten die üblichen Regeln der Hochdruckbehandlung. Bei Serumkreatinin > 2 mg/dl kaliumsparende Diuretika oder Thiazide zurückhaltend, überwiegend in Kombination mit einem Schleifendiuretikum einsetzen. Dosisreduktion ist nicht erforderlich für: Dihydralazin, Prazosin, Minoxidil, Diazoxid, Reserpin, Alprenolol, Oxprenolol, Propranolol, Pindolol, Nitrendipin, Nifedipin, Diltiazem, Verapamil. Eine Dosisreduktion entsprechend Wirkung und UAW erfolgt bei Clonidin, α-Methyldopa, Atenolol, Nadolol, Sotalol, Enalapril, Lisinopril und Captopril.

Renale Osteopathie, Störungen des Kalzium-Phosphat-Stoffwechsels

Bei einer GFR < 60 ml/min finden sich aufgrund der verminderten renalen Bildung erniedrigte Spiegel des aktiven Vitamins D ($1,25\text{-}[OH]_2$-Vitamin D_3 = Kalzitriol) und aufgrund der verminderten Elimination erhöhte Serumphosphatkonzentrationen.
Kalzitriol-($1,25\text{-}[OH]_2D_3\text{-}$)Mangel induziert auf folgenden Wegen einen sekundären **Hyperparathyreoidismus**:
(1) Der direkte supprimierende Effekt auf die Parathyreoideaproliferation und Parathormonbildung fällt bei Kalzitriolmangel weg.
(2) Aufgrund der verminderten intestinalen Kalziumresorption kommt es zur Hypokalzämie, die einen starken Stimulus für die Parathormonsekretion darstellt.
Darüber hinaus wird die Parathormonsekretion über die **Hyperphosphatämie** stimuliert, die sich aufgrund der reduzierten GFR entwickelt.
(1) Die *Ostitis fibrosa* (vermehrter Skelettumbau mit erhöhter osteoklastärer Resorption) entsteht im Wesentlichen aufgrund der Parathormonwirkung am Skelett.
(2) Die *Osteomalazie* (fehlende Mineralisation des Osteoids) ist in ihrer Genese unzureichend geklärt. Es besteht keine Korrelation zu $1,25\text{-}(OH)_2$-Vitamin-D_3-Spiegeln. Diskutiert wird eine pathogenetische Bedeutung von $24,25\text{-}(OH)_2$-Vitamin D_3. Abzugrenzen ist die Sonderform der *aluminiuminduzierten Osteopathie*, die durch toxische Aluminiumablagerungen in der Mineralisationsfront des Osteoids entsteht.
(3) Die *Osteopenie* (Reduktion der kortikalen und spongiösen Knochenmasse) findet sich selten bei dialysierten Patienten und ist in der Genese ungeklärt.
(4) Die *Osteosklerose* (Vermehrung der periostalen und spongiösen Knochenmasse) entsteht in der prädialytischen Phase der CNI, wohl durch Hyperparathyreoidismus, Hyperphosphatämie und Osteoidakkumulation.
(5) Die *$β_2$-Mikroglobulin-($β_2M$-)Amyloidose* tritt bei über 5-jähriger Dialysedauer gehäuft auf. Die Amyloidablagerungen bestehen aus $β_2$-Mikroglobulin und finden sich in Gelenken, Bandscheiben und Sehnenscheiden. Klinische Manifestationen sind destruierende Arthropathie und Spondarthropathie sowie das Karpaltunnelsyndrom. $β_2M$, das bei terminaler Niereninsuffizienz nicht mehr renal eliminiert wird, durch herkömmliche Dialysatoren nicht effizient aus der Zirkulation entfernt werden kann und möglicherweise über eine dialysemembranbedingte Aktivierung von Monozyten und Granulozyten vermehrt gebildet wird, muss im Serum über einen Zeitraum von mehreren Jahren um ein Mehrfaches der Norm erhöht sein, bevor erste klinische Zeichen der $β_2M$-Amyloidose auftreten.

Prophylaxe und Therapie

Therapeutischer Ansatz ist die Normalisierung von Kalzitriol, Kalzium und Phosphat, um dem Hyperparathyreoidismus sowie Veränderungen des Knochenstoffwechsels und extraossären Verkalkungen entgegenzuwirken. Kalzium, Phosphat und intaktes Parathormon (PTH) im Serum sollten bei einer GFR < 60 ml/min regelmäßig bestimmt werden. **Tabelle III.8.5** zeigt die therapeutischen Zielgrößen.
(1) *Normalisierung des Serumphosphats:*
- *Diätetische Phosphatrestriktion* auf 800–1000 mg/d, wenn das intakte PTH erhöht ist (siehe **Tab. III.8.5**). Durch reduzierte Zufuhr von Fleisch- und Milchprodukten kann die Phosphatzufuhr von 1–2 g/Tag auf 0,5–1 g/Tag gesenkt werden. Die diätetische Phosphatrestrik-

Tabelle III.8.5 Therapeutische Zielgrößen

CNI-Stadium	GFR (ml/min)	Kontrolle in Monaten	S-Phosphat (mg/dl)	S-Kalzium (mmol/l)	Kalzium-Phosphat-Produkt (mg/dl)	Intaktes PTH (pg/ml)
3	30–59	12	2,7–4,6	2,1–2,4	< 55	35–70
4	15–29	3	2,7–4,6	2,1–2,4	< 55	70–110
5	< 15 oder Dialyse	3	3,5–5,5	2,1–2,4	< 55	150–300

tion ist die Voraussetzung für die weiteren medikamentösen Maßnahmen. Bei fehlender diätetischer Kontrolle von Phosphat und PTH Einsatz von Phosphatbindern.
- Hemmung der intestinalen Phosphatresorption durch orale Phosphatbinder:
  - An erster Stelle sollten die kalziumhaltigen Phosphatbinder eingesetzt werden (Kalziumazetat, Kalziumkarbonat), da sie zusätzlich die Hypokalzämie ausgleichen können und kein Aluminium enthalten. Andererseits besteht bei ihnen die Gefahr von Hyperkalzämie und Weichteilverkalkungen. Kalziumkarbonat hemmt über eine Fällungsreaktion im Sauren die Phosphatresorption. Kalziumazetat hemmt die Phosphatresorption auch im neutralen Bereich. Aufgrund des Kalziumgehalts von Kalziumkarbonat und Kalziumphosphat ist eine Senkung des Dialysatkalziums von den früher üblichen 1,75 auf 1,5 mmol/l erforderlich. Kalziumhaltige Phosphatbinder sollten nicht eingesetzt werden bei S-Kalium > 2,6 mmol/l oder bei PTH-Spiegeln < 150 pg/ml.
  - Oft ist zur initialen Behandlung die kombinierte Gabe von Kalziumkarbonat und Aluminiumhydroxid oder Sevalamer (Renagel®) erforderlich. Nach Normalisierung des Serumphosphats kann Aluminiumhydroxid stark reduziert und in den meisten Fällen ganz abgesetzt werden. Minimal erforderliche Aluminiumhydroxiddosis einsetzen, um eine aluminiuminduzierte Enzephalopathie, Osteopathie und Anämie zu vermeiden. Bei peroraler Gabe von aluminiumhaltigen Phosphatbindern wird Aluminium in kleinen Mengen resorbiert, ein Vorgang, der durch Zitronen-, Ascorbin-, Milch- und andere Säuren sowie durch zusätzliche individuelle Faktoren begünstigt wird. Aluminiumhaltige Phosphatbinder sollten nicht gleichzeitig mit Kalziumzitrat gegeben werden.
  - Erhöhung der Dialysedosis bei therapierefraktärer Hyperphosphatämie.

(2) *Normalisierung des Serumkalziums* (nach Senkung des Serumphosphats): Die Gesamtzufuhr an Kalzium (diätetisch und Phosphatbinder) sollte 2000 mg täglich nicht überschreiten.
- Eine zusätzliche Kalziumzufuhr (z.B. 1 g Kalzium entspricht 25 mmol/Tag in 1 Tbl. Calcium Sandoz® fortissimum) zum Ausgleich der Hypokalzämie ist nur selten erforderlich, wenn kalziumhaltige Phosphatbinder gegeben werden.
- *Vitamin D:* Alle wesentlichen Effekte werden durch $1,25\text{-}(OH)_2D_3$ = Kalzitriol (Rocaltrol®) vermittelt. Prophylaktische Dosis: 0,125–0,25 µg/Tag, therapeutische Dosis: 0,5–2 µg/Tag.
  - Die Indikation zur Kalzitriolsubstitution ist bei allen Patienten mit Symptomen einer Osteopathie gegeben, wobei der Grad der Niereninsuffizienz keine Rolle spielt. Es hat sich gezeigt, dass Kalzitriol zu keiner Progredienz der Niereninsuffizienz führt, solange Hyperkalzämie und Hyperkalzurie vermieden werden.
  - Im Unterschied zur Therapie ist die prophylaktische Gabe von Kalzitriol bei Frühformen der Niereninsuffizienz nicht generell indiziert, sondern nur bei Patienten mit erhöhtem HPT-Risiko, d.h. bei langsam progredienter Niereninsuffizienz oder erhöhtem Vitamin-D-Bedarf. Serum- und Urinkalzium sind dann engmaschig zu kontrollieren. Bei Dialysepatienten hat sich eine generelle Prophylaxe weitgehend durchgesetzt, da hier mit der Entwicklung eines sekundären HPT zu rechnen ist. Der Einsatz orientiert sich an der therapeutischen Zielgröße (s. **Tab. III.8.5**).

- Als nicht gesichert sind die folgenden beiden Therapieformen anzusehen: Hochdosierte intravenöse Kalzitriolgabe, die durch Spitzenkonzentrationen überproportional Parathyreoidearezeptoren besetzen soll (dadurch soll die parathyreoideasuppressive Wirkung ausgeprägter sein als die intestinale Kalziumresorption) und die wöchentlich dreimalige orale Kalzitriolpulstherapie.
- Alternativ kann 1a (OH)D_2 mit bewährter Wirkung eingesetzt werden.

(3) Cinacalcet (Mimpara®) wirkt über eine Sensibilisierung der Kalziumrezeptoren der Parathyreoidea, senkt das Serumkalzium und scheint auch in der Lage zu sein, eine Regression einer nicht allzu hyperplastischen Parathyreoidea zu induzieren.

(4) *Parathyreoidektomie:* Die Indikation zur Parathyreoidektomie ist gegeben,
- wenn eine schwere, therapieresistente Hyperkalzämie vorliegt,
- bei schwerer Hyperphosphatämie,
- bei Ostitis fibrosa mit orthopädischen Problemen,
- bei einer großen Parathyreoidea, da diese sich nur verzögert rückbilden kann. Eine Reihe von Vorteilen bietet die totale Parathyreoidektomie mit Autotransplantation von Parathyreoideagewebe in den Unterarm.

(5) *Deferoxamin* (DFO; Desferal®) wird bei aluminiuminduzierter Osteopathie eingesetzt. Eine DFO-Behandlung ist indiziert, wenn Symptome der Aluminiumintoxikation bestehen oder bei asymptomatischen Patienten die Serumaluminiumspiegel wiederholt > 60 µg/l und > 150 µg/l nach 5 mg/kg DFO-Gabe liegen. DFO niedrig dosieren (5 mg/kg 1-mal wöchentlich) und während der letzten 60 min der Dialysesitzung unter gleichzeitiger Verwendung einer High-flux-Membran geben. Bei asymptomatischer Aluminiumintoxikation DFO-Gabe nach 3-monatiger Therapie für 4 Wochen unterbrechen und erneuten DFO-Test durchführen. Bei symptomatischer Aluminiumintoxikation ist eine längere Behandlungsdauer erforderlich. Eine seltene, aber gravierende UAW (90 % Mortalität) der DFO-Behandlung ist die Mukormykose. DFO geht mit Aluminium und auch mit Eisen einen Gelatkomplex ein, wobei der Eisenkomplex das Wachstum von Rhizopus microsporus fördert. Weitere UAW sind Hypotension, Anaphylaxie und eine passagere Verschlechterung der neurologischen Symptome durch Übertritt des DFO-Aluminium-Komplexes in den Liquor.

(6) *$β_2$-Mikroglobulin-Amyloidose:* Es gibt keine gesicherte Therapie der $β_2$-Mikroglobulin-Amyloidose. Ein Wechsel der Dialysemembran zu einem High-flux-Dialysator kann gelegentlich zur Besserung der Schmerzsymptomatik führen. Die Nierentransplantation verhindert zusätzliche Ablagerungen, ein Rückgang der Amyloidose ist nicht gesichert. Allerdings ist die frühzeitige Nierentransplantation die einzige gesicherte prophylaktische Maßnahme bei Patienten mit terminaler Niereninsuffizienz.

Renale Anämie

Sie ist normochrom und normozytär. Ihre wesentlichen Ursachen sind Erythropoietinmangel, Erythroblastenhemmung durch Kumulation von „Urämietoxinen", verkürzte Erythrozytenüberlebenszeit und Eisenmangel (besonders bei Hämodialysepatienten). Die Schwere der Anämie entspricht i.A. dem Grad der Niereninsuffizienz. Eine Therapie verbessert klinische Symptome und Lebensqualität.

(1) *Bluttransfusionen:* Eine Bluttransfusion sollte *nur bei dringlicher klinischer Indikation* gegeben werden (Atemnot, Stenokardien, Tachykardie, Schwindelgefühl), weil dadurch die bereits eingeschränkte Blutbildung zusätzlich gehemmt wird. Außerdem entsteht eine Gefährdung durch mögliche Erregerübertragung, Transfusionsreaktionen und Hämosiderose.

(2) *Ausgleich von Mangelzuständen:* Meist ist die Eisenzufuhr indiziert, da ein erhöhter intestinaler Verlust besteht. Eisentherapie (100 mg/Tag Ferrosanol® duodenal oder Kendural® C) führt bei Eisenmangel (Ferritinbestimmung) zur Besserung der Anämie. Bei

makrozytärer Anämie (selten) sollte Folsäure und/oder Vitamin B_{12} ersetzt werden, die über die Dialyse verloren gehen können.

(3) *Deferoxamin (Desferal®):* Deferoxamin kann bei Patienten mit Aluminiumüberlastung, auch ohne dass Zeichen der Aluminiumtoxizität vorliegen, die Anämie bessern: 1-mal wöchentlich 5 mg/kg Deferoxamin i.v. nach Dialyseende bei gleichzeitigem Einsatz eines High-flux-Dialysators (**s. Kap. III.8.3**, „Renale Osteopathie, Störungen des Kalzium-Phosphat-Stoffwechsels").

(4) *Erythropoietin:* Das gentechnologisch hergestellte Erythropoietin (EPO) führt zu einer Normalisierung der renalen Anämie. Der Einsatz ist gerechtfertigt bei einer Anämie (Hb < 11,0 g%) und/oder bei Auftreten von Symptomen. Medikamente: Epoetin beta (Neo Recormon®), Epoetin alfa (Erypo®) und das Darepoetin (Aranesp®) mit längerer Halbwertszeit. Initiale Dosierung von Epoetin: 3 × 20 E/kg s.c. bzw. 3 × 40 E/kg i.v. EPO/Woche, Aranesp® 15–30 µg s.c. oder i.v./Woche. Der Hämatokritanstieg sollte 0,5–0,75 %/Woche betragen. Bei einem Hämatokritanstieg < 0,5 %/Woche Steigerung um 20 E/kg 4-wöchentlich. Meist ist eine zusätzliche Eisensubstitution erforderlich, die durch i.v. Eisengluconatgabe (60 mg/Woche) erfolgt. Zeichen des Eisenmangels: Ferritin < 100 µg/l oder Transferrinsättigung < 20 %. *UAW:* Hochdruck (erhöhter peripherer Widerstand durch Aufhebung der kompensatorischen Vasodilatation), Thromboseneigung in Fistel und Dialysator, Hyperkaliämie (erhöhter Appetit, verminderte Dialyseeffektivität) und etwas höher liegende harnpflichtige Substanzen.

(5) *Weitere Maßnahmen:* Wichtig ist außerdem die Beseitigung von Faktoren, die zusätzlich eine Anämie begünstigen (z.B. Beseitigung eines Hyperparathyreoidismus).

Renale Azidose

Bei CNI kommt es erst im Spätstadium mit erheblicher Reduktion der GFR zur Azidose. Oft wird diese durch eine akute endogene (vermehrter Katabolismus) oder exogene (z.B. Acetylsalicylsäure, Methionin) Säurebelastung und/oder zusätzlichen Alkaliverlust (Durchfälle) ausgelöst. Alkalisierende Therapiemaßnahmen sollten bei Serumbikarbonatwerten < 20 mmol/l erfolgen, da dann mit erhöhtem Proteinkatabolismus zu rechnen ist. Behandlung mit Kalziumkarbonat, Natriumbikarbonat (3-mal 1–2 g/Tag) oder Kalzium-Natrium-Zitrat (Acetolyt®) 5–15 g/Tag per os. Durch Zitrat wird die intestinale Resorption von Aluminium begünstigt. Liegt eine renale Azidose vor, die mit klinischen Symptomen einhergeht, muss meist mit der Dialyse begonnen werden. Nicht zu empfehlen sind Natriumlaktat (Gefahr der Laktatazidose bei gleichzeitig eingeschränkter Leberfunktion) und Tris-Puffer (Risiko der Hyperkaliämie, Hypoglykämie, Atemdepression).

Hyperurikämie

Sie beginnt i.A. bei einer GFR < 40 ml/min. Gichtattacken sind, außer bei Patienten mit primärer Gicht, selten. Bei chronischer, nicht-dialysepflichtiger Niereninsuffizienz empfehlen wir bei Serumharnsäure > 10 mg/dl Allopurinol, um eine weitere Nierenfunktionsverschlechterung (Uratnephropathie, Nephrolithiasis) zu vermeiden. Bei Dialysepatienten Allopurinol nur mit Zurückhaltung einsetzen, zumal die Nierenfunktion dann eine untergeordnete Rolle spielt. Allopurinolgabe auf die symptomatische Gicht und sehr hohe, diätetisch nicht zu beeinflussende Harnsäurewerte begrenzen.

Urämische Perikarditis und Polyneuropathie

Sie sind Ausdruck einer zu spät einsetzenden und manchmal auch unzureichenden Dialysebehandlung. Therapeutisch ist eine Intensivierung der Dialyse erforderlich. Die Therapie der Perikarditis besteht in häufiger, evtl. täglicher Dialyse mit niedriger Heparindosis und dem Ziel, eine Hyperhydratation zu beseitigen; außerdem in hochkalorischer, eiweißreicher Ernährung. Bei rasch zunehmendem Perikarderguss mit hämodynamischen Auswirkungen (ZVD-Anstieg, Blutdruckabfall) ist ein Perikardverweilkatheter erforderlich.

Dialysebeginn

Die chronische Dialysebehandlung sollte vor Eintreten von urämischen Komplikationen begonnen werden. Zeichen hierfür sind Abnahme der Urinproduktion, Gewichtszunahme, Auftreten von urämischen Symptomen, wie Übelkeit, Brechreiz, Müdigkeit und Juckreiz sowie Anstieg der harnpflichtigen Substanzen (Serumkreatinin > 10 mg/dl, Harnstoff-N > 100 mg/dl). Das frühzeitige Einleiten einer Nierenersatztherapie verbessert die Prognose.

Ein Nierenersatzverfahren sollte bei folgenden Indikationen begonnen werden:
(1) GFR (Kreatinin-Clearance) < 10 ml/min/1,73 m^2, bei Diabetes mellitus meist früher (GRF < 15 ml/min),
(2) Hyperkaliämie > 7,0 mmol/l,
(3) schwere, nicht zu korrigierende metabolische Azidose,
(4) medikamentös nicht zu beherrschende Überwässerung mit Linksherzinsuffizienz und interstitiellem Lungenödem,
(5) Mangelernährung, Katabolismus,
(6) hämorrhagische Diathese,
(7) therapieresistente Hypertonie,
(8) Perikarditis, Perikarderguss
(9) periphere und zentrale Neuropathie, insbesondere beim Vorliegen motorischer Ausfälle,
(10) nicht beherrschbare Verschlechterung des Allgemeinzustands und der urämischen Symptomatik (z.B. gastrointestinale Symptomatik, schwere korrekturbedürftige Anämie).

Die Vorbereitung auf die chronische Dialysebehandlung und/oder Transplantation sollte allerdings schon frühzeitiger beginnen. Die Anlage einer Brescia-Cimino-Fistel oder eines CAPD-Katheters empfiehlt sich in Abhängigkeit von der Progredienz der Nierenerkrankung bei Serumkreatininwerten von 8 ± 2 mg/dl.

4 Pharmakotherapie bei Niereninsuffizienz

(s. Kap. II.7.2)

5 Blutreinigungsverfahren und Nierentransplantation

5.1 Blutreinigungsverfahren

5.1.1 Vorbemerkungen

Im letzten Jahrzehnt wurde eine Reihe extrakorporaler Eliminationsverfahren neu entwickelt, andere, schon bestehende Verfahren wurden weiterentwickelt. Extrakorporale Eliminationsverfahren werden vorwiegend eingesetzt, um kleine Stoffmengen aus einem vergleichsweise großen Flüssigkeitsvolumen zu entfernen. Dies geschieht durch den Einsatz von künstlichen Membranen mit unterschiedlicher Permeabilität (Hämodialyse, Hämofiltration, Plasmaseparation) unter Verwendung der natürlichen Peritonealmembran (Peritonealdialyse) oder aber von Absorbenzien (Hämoperfusion, Plasmaperfusion). In bestimmten Fällen ist aber nicht die Elimination eines gelösten Stoffes, sondern die des Lösungsmittels das wesentliche therapeutische Ziel. Dies ist beispielsweise der Fall, wenn mit Hilfe der Ultrafiltration ein Überwässerungszustand beseitigt werden soll. Im Folgenden werden die einzelnen Verfahren kurz charakterisiert (**Tab. III.8.6**). Auf spezielle technische Fragen sowie auf die Problematik der intermittierenden Dauerdialysebehandlung kann hier nicht eingegangen werden.

8 Nieren und Harnwege

Tabelle III.8.6 Nierenersatzverfahren: Clearance von niedermolekularen (Harnstoff) und mittelmolekularen (Inulin) Urämietoxinen (Golper et al., Contrib. Nephrol. 33 [1991] 146)

Verfahren	Durchführung	Harnstoff-Clearance ml/min	Harnstoff-Clearance l/d	Inulin-Clearance ml/min	Inulin-Clearance l/d
CAVH	Postdilution UFR 14 ml/min	14	20	11	16
	Prädilution UFR 14 ml/min	16	23,5	11	16
CAVHD	Qd 1 l/h UFR 3 ml/min	19,7	28	2,4	3,5
CVVH	UFR 17 ml/min	17	24	13,6	19,6
CVVHD	Qd 1 l/h UFR 12 mi/min Postdilution	29	42	9,6	13,8
CAPD	8 l/d 1 l Ultrafiltrat	6,3	9	2	3
HD	4 h	160	38	6	2

Abkürzungen: CAPD = kontinuierliche ambulante Peritonealdialyse, CAVH = kontinuierliche arteriovenöse Hämofiltration, CAVHD = kontinuierliche arteriovenöse Hämodialyse, CVVH = kontinuierliche venovenöse Hämofiltration, CVVHD = kontinuierliche venovenöse Hämodialyse, HD = Hämodialyse

(1) *Hämodialyse (HD):* Stoff- und Flüssigkeitsaustausch über eine semipermeable Membran, die Blut und Dialysat voneinander trennt. Die gelösten Substanzen werden durch Diffusion, die Flüssigkeit durch Ultrafiltration entfernt.

(2) *Bikarbonatdialyse (BD):* Im Unterschied zur konventionellen Azetatdialyse (AD) wird Bikarbonat als Dialysatpuffer eingesetzt.

(3) *Ultrafiltration (UF):* Flüssigkeitsentzug über einen Druckgradienten oder über einen osmotischen Gradienten.

(4) *Sequenzielle Ultrafiltration und Dialyse:* Ultrafiltration und Dialyse erfolgen nacheinander und nicht wie bei herkömmlicher Hämodialyse simultan.

(5) *Hämofiltration (HF):* Ultrafiltration mit weitgehender Substitution.

(6) *Kontinuierliche Nierenersatzverfahren* CAVHF = kontinuierliche arteriovenöse Hämofiltration, CVVHF = kontinuierliche venovenöse Hämofiltration, CVVHD = kontinuierliche venovenöse Hämodialyse.

(7) *Membranplasmaseparation (MPS):* Filtration von Proteinen und höhermolekularen Substanzen durch Membranen mit sehr hoher Permeabilität.

(8) *Peritonealdialyse (PD):* Das Peritoneum dient als „physiologische Dialysemembran". Der Stoffaustausch erfolgt durch Diffusion und Konvektion, der Flüssigkeitsentzug über einen osmotischen Gradienten.

(9) *Hämoperfusion (HP):* Die Stoffelimination erfolgt durch Adsorption an granulierte Adsorbenzien, die mit Blut perfundiert werden.

(10) *Plasmaperfusion (PP):* Die Stoffelimination erfolgt durch Adsorption an granulierte Adsorbenzien, die mit Plasma perfundiert werden.

5.1.2 Indikationen von Dialyse und Hämofiltration

(1) *Akute Vergiftungen:* Medikamente mit ausreichender Blutkonzentration können durch extrakorporale Verfahren entfernt werden (**Tab. III.8.7**).

Tabelle III.8.7 Giftindex-Liste nach G. Seyffart 1996: Differenzialindikationen zur Entfernung exogener Gifte durch: Hämodialyse (HD), Hämoperfusion über Aktivkohle (HP$_A$), Hämoperfusion über neutrale Austauschharze (HP$_R$)[1]

Medikament oder Gift	HD	HP$_A$	HP$_R$	Kommentar
ACE-Hemmer				
• Captopril	++	(+)	?	Geringe PPB
• Enalapril	++	(+)	?	Mittlere PPB
• Lisinopril	++	(+)	?	Geringe PPB, lange Plasmahalbwertszeit
• Ramipril	++	(+)	?	Mittlere PPB
Acetazolamid	+	(++)	?	Hohe PPB, kleines VV, wenig Erfahrung mit HD
Aceton	(++)	?	?	Wenig Erfahrung, natürlicher Ausscheidungsweg
Acetonitril	?	?	?	
Acetylsalicylsäure	⊕⊕⊕	⊕⊕	⊕⊕	Hohe PPB, aber baldige PPB-Sättigung, mittleres VV
Aciclovir	⊕⊕	(++)	?	Geringe PPB, kleines VV
Aconitin	?	(+)	?	Großes VV, gut adsorbierbar an orale Aktivkohle
Äthylenglykol	⊕⊕⊕	(+)	?	
Äthylenglykoläther	?	?	?	Siehe Äthylenglykol
Alkohole				
• Äthylalkohol	⊕⊕⊕	⊕	○	
• Benzylalkohol	+++	(+)	○	
• Isopropylalkohol	⊕⊕⊕	⊕	○	
• Methylalkohol	⊕⊕⊕	⊕	○	
Aluminium	+	+	?	Hohe PPB, sehr großes VV; Komplexbildner einsetzen!
Amanita phalloides				
• Amanitin	+	++	+++	Elimination ohne klinischen Effekt
• Phalloidin	+	++	+++	Elimination ohne klinischen Effekt
Aminocapronsäure	(+)	?	?	Großes VV, keine Erfahrung
Amphetamine	○	○	○	Hohe PPB, lipophil, großes VV, Elimnat. vernachlässigbar
Anilin	++	?	?	HD nur kurz nach Exposition effektiv; Antidot einsetzen!
Antiarrhythmika				
• Ajmalin	(+)	(++)	(+++)	Mittlere PPB, VV unbekannt, hohe HP-Clearance in vitro
• Amiodaron	○	(+)	(+)	Hohe PPB, großes VV, Elimination vernachlässigbar
• Chinidin	+	+	(+)	HD-, HP-Elimination gering, aber klinische Besserung
• Disopyramid	++	⊕⊕	⊕⊕⊕	
• Encainid	○	?	?	Hohe PPB, lipophil, großes VV
• Flecainid	○	++	?	Lipophil, großes VV, kontroverse Daten
• Lidocain	?	?	⊕⊕	Mittlere PPB, großes VV, wenig Erfahrung mit HP
• Lorcainid	?	?	?	Keine Vergiftung bekannt
• Prajmalin	?	?	⊕⊕	HP effektiv, aber forcierte Diurese auch notwendig
• Procainamid	++	?	+++	Bevorzugt kontinuierliche Methoden
• Propafenon	+	?	++	Hohe PPB, großes VV, HP-Daten nicht überzeugend
• Tocainid	(+)	?	?	
Antibiotika und Chemotherapeutika				
• Adriamycin	?	?	?	
• Amikacin	⊕⊕	?	?	
• Amphotericin B	○	(+)	?	Hohe PPB, großes VV
• Ampicillin	⊕⊕	(++)	?	

[1] modifiziert nach Seyffart, G: Giftindex – Die Therapie der akuten Intoxikationen; 4. Auflage; Pabst Science Publishers/Lengerich, Berlin, Düsseldorf, Leipzig, Riga, Scottsdale (USA), Wien, Zagreb, 1996

PPB = Plasmaproteinbindung; VV = theoretisches Verteilungsvolumen; ○ = Elimination vernachlässigbar (aus verschiedenen Gründen); ⊕, ⊕⊕, ⊕⊕⊕ = gute oder wirksame Elimination, Methode anwenden; +, ++, +++ = Elimination ausreichend, geringe klinische Wirkung, mitgeteilte Ergebnisse nicht einheitlich oder kontrovers; (+), (++), (+++) = keine Erfahrung, aber theoretisch ist signifikante Elimination zu erwarten; ? = keine Erfahrung

Tabelle III.8.7 (Fortsetzung)

Medikament oder Gift	HD	HP$_A$	HP$_R$	Kommentar
• Bacitracin	+	?	?	
• Carbenicillin	++	?	?	
• Cephalosporine	+	?	?	Hohe PPB, kleines VV
• Chloramphenicol	O	++	++	Signifikante Elimination, aber klinischer Effekt unsicher
• Chloroquin	O	++	++	Effektiv kurz nach Ingestion, später extrem großes VV
• Chlortetracyclin	+	?	?	
• Clindamycin	+	?	?	
• Cloxacillin	+	?	?	
• Colistin	+	?	?	
• Cycloserin	⊕⊕	?	?	HD bei Vergiftung indiziert
• Dicloxacillin	(+)	?	?	
• Doxycyclin	++	?	?	
• Erythromycin	+	?	?	
• Ethambutol	⊕⊕	?	?	
• Gentamicin	++	+++	?	Geringe PPB, kleines VV, evtl. kontinuierliche Methoden
• Isoniazid	+++	(+)	?	Hydrophil, großes VV, kontroverse Daten
• Kanamycin	+++	(+)	?	
• Lincomycin	++	?	?	
• Methacyclin	+	?	?	
• Methicillin	+	?	?	
• Nafcillin	+	?	?	
• Neomicin	+	+++	?	
• Nitrofurantoin	++	?	?	
• Oxacillin	+	?	?	
• Oxytetracyclin	++	?	?	
• Penicillin G	++	+	?	
• Polymyxin B	⊕⊕	(++)	(++)	
• Rifampicin B	++	?	?	
• Sisomycin	++	?	?	
• Streptomycin	++	?	?	
• Sulfonamide	+++	?	?	
• Tobramycin	++	?	?	
• Vancomycin	(+)	(+)	(+)	Großes Molekulargewicht, großes VV
Arsen	+	?	?	Hohe PPB, großes VV, kontroverse Daten; Komplexbildner
Arsenwasserstoff	+	?	?	Großes VV, Elimination vernachlässigbar
Ascorbinsäure	++	?	?	
Astemizol	O	O	O	Hohe PPB, großes VV, langsame Rückdiffusion
Atropin	O	?	?	Rezeptorbindung, HD klinisch ineffektiv; Antidot!
Azalee	?	?	?	Keine Erfahrung; siehe Aconitin
Azathioprin	++	?	?	
Baclofen	O	?	?	Lipophil
Barbiturate				
• Allobarbital	(++)	(++)	(++)	
• Amobarbital	⊕⊕	⊕⊕⊕	⊕⊕⊕	
• Aprobarbital	⊕⊕	⊕⊕⊕	⊕⊕⊕	
• Barbital	⊕⊕⊕	⊕⊕⊕	⊕⊕⊕	
• Butobarbital	⊕⊕	⊕⊕⊕	⊕⊕⊕	
• Cyclobarbital	⊕⊕⊕	(+++)	(++)	
• Hexobarbital	(++)	(+)	(+)	

PPB = Plasmaproteinbindung; VV = theoretisches Verteilungsvolumen; O = Elimination vernachlässigbar (aus verschiedenen Gründen); ⊕, ⊕⊕, ⊕⊕⊕ = gute oder wirksame Elimination, Methode anwenden; +, ++, +++ = Elimination ausreichend, geringe klinische Wirkung, mitgeteilte Ergebnisse nicht einheitlich oder kontrovers; (+), (++), (+++) = keine Erfahrung, aber theoretisch ist signifikante Elimination zu erwarten; ? = keine Erfahrung

Tabelle III.8.7 (Fortsetzung)

Medikament oder Gift	HD	HP$_A$	HP$_R$	Kommentar
• Pentobarbital	⊕⊕	⊕⊕⊕	⊕⊕⊕	
• Phenobarbital	⊕⊕	⊕⊕⊕	⊕⊕⊕	
• Secobarbital	⊕⊕	⊕⊕⊕	?	
• Thiopental	(++)	(++)	(++)	Elimination wahrscheinlich, keine Erfahrung
Barium	++	?	?	Wenig Erfahrung, großes VV
Benzodiazepine				
• Alprazolam	?	?	?	Hohe PPB, großes VV
• Bromazepam	?	?	?	Hohe PPB, großes VV
• Brotizolam	?	?	?	Hohe PPB, großes VV
• Chlordiazepoxid	?	?	?	Hohe PPB, geringes VV, geringe Toxizität
• Clobazam	?	?	?	Hohe PPB, mittleres VV
• Clonazepam	?	?	?	Mittleres PPB, großes VV, lipophil
• Clorazepat	?	?	?	
• Clotiazepam	?	?	?	Lipophil, großes VV
• Desipramin	O	(+)	(+)	Hohe PPB, großes VV, Elimination vernachlässigbar
• Diazepam	O	O	O	Sehr großes VV und Gewebebindung, Elimination gering
• Flunitrazepam	?	?	?	Hohe PPB, großes VV, lipophil
• Flurazepam	?	?	?	Hohe PPB, großes VV der Metaboliten
• Halazepam	?	?	?	Hohe PPB
• Lorazepam	?	?	?	Hohe PPB
• Lormetazepam	?	?	?	Hohe PPB, großes VV, lipophil
• Nitrazepam	?	?	?	Hohe PPB, großes VV, lipophil
• Oxazepam	?	?	?	Hohe PPB, mittleres VV
Benzydamin	O	(+)	?	Großes VV, lipophil, Elimination vernachlässigbar
β-Blocker				
• Acebutolol	+	(+)	?	Geringe PPB, lipophil, großes VV, wenig Erfahrung
• Alprenolol	+	?	?	Hohe PPB, großes VV, lipophil
• Atenolol	++	?	?	Hydrophil, geringe PPB, kleines VV, wenig Erfahrung
• Metoprolol	+	?	?	Geringe PPB, lipophil, großes VV
• Nadolol	+	?	?	Lipophil, mittleres PPB, großes VV
• Oxprenolol	+	?	?	Hohe PPB, lipophil und hydrophil, mittleres VV
• Pindolol	?	?	?	Lipophil, mittleres VV
• Propranolol	+	+	+	Hohe PPB, lipophil, großes VV, Elim. vernachlässigbar
• Sotalol	++	?	?	Hydrophil, keine PPB, großes VV
Blei	O	O	O	Elimination vernachlässigbar, intrazellulär; Komplexbildner
Brom	⊕⊕⊕	O	O	Hohe Zellaffinität, HD effektiv nur kurz nach Exposition
Bromate	⊕⊕	?	?	HD indiziert nur kurz nach Ingestion
Bromisoval	⊕⊕⊕	⊕⊕⊕	⊕⊕⊕	
Buflomedil	(+)	?	?	
Buprenorphin	O	?	?	Hohe PPB, großes VV; siehe Morphium
Cadmium	O	O	O	Substanz komplett in Zellen fixiert
Carbamate	++	++	++	Elimination effektiv nur kurz nach Kontamination
Carbamazepin	O	++	?	HP indiziert nur bei schwerer Intoxikation
Carbromal	⊕⊕⊕	⊕⊕⊕	⊕⊕⊕	
Carisoprodol	?	?	?	Keine Erfahrung; bei Vergiftung siehe Meprobamat
Chinin	+	+	?	Hohe PPB, kontroverse Daten, mögliche Besserung
Chloralhydrat	⊕⊕⊕	⊕⊕	(+++)	Signifikante Elimination der Metaboliten
Chlorambucil	?	?	?	Hohe PPB

PPB = Plasmaproteinbindung; VV = theoretisches Verteilungsvolumen; O = Elimination vernachlässigbar (aus verschiedenen Gründen); ⊕, ⊕⊕, ⊕⊕⊕ = gute oder wirksame Elimination, Methode anwenden; +, ++, +++ = Elimination ausreichend, geringe klinische Wirkung, mitgeteilte Ergebnisse nicht einheitlich oder kontrovers; (+), (++), (+++) = keine Erfahrung, aber theoretisch ist signifikante Elimination zu erwarten; ? = keine Erfahrung

Tabelle III.8.7 (Fortsetzung)

Medikament oder Gift	HD	HP$_A$	HP$_R$	Kommentar
Chlorate	⊕⊕⊕	?	?	
Chlorgas und Chloramin	?	?	?	
Chlorhexidin	?	?	?	
Chlormezanon	?	?	?	
Chlorophenoxyderivate	?	(+)	?	Wenig Erfahrung
Chlorpromazin	O	+	?	Hohe PPB, lipophil, großes VV, wenig Erfahrung
Chlorpropamin	+	++	?	Hohe PPB, kleines VV
Chlorprothixen	O	++	?	Hohe PPB, großes VV, kontinuierliche Methoden indiziert
Chrom	O	?	?	Sehr hohe PPB, großes VV
Cimetidin	++	(+)	?	Geringe PPB
Clonidin	(+)	?	?	Großes VV, keine Erfahrung bei Vergiftungen
Cocain	+	+	?	Kurze HWZ, großes VV, Elimination gering
Codein	p	(+)	?	Elimination ineffektiv; siehe Morphium
Coffein	(++)	⊕⊕	⊕⊕	Großes VV, klinischer Effekt durch HP$_R$, siehe Theophyllin
Colchicin	O	O	O	Extrem schnelle Verteilung, großes VV
Cyanwasserstoff	++	?	?	Elimination von Thiocyanat
Cyclobenzaprin	p	(+)	?	Hohe PPB
Cyclophosphamid	+	?	?	
Dapson	O	++	?	Hohe PPB, lipophil, großes VV, wenig Erfahrung mit HP
Dextromoramid	?	?	?	Keine Erfahrung; siehe Morphium
Diacetylmorphin	O	+	?	Geringe PPB, sehr großes VV; siehe Morphium
Diäthylenglykol	?	?	?	Siehe Äthylenglykol
Diazoxid	+	?	?	Hohe PPB, kleines VV; keine Vergiftung bekannt
Dichloräthan	?	?	?	Siehe Tetrachlorkohlenstoff
Dicyclomin	?	?	?	
Dieffenbachia	?	?	?	
Digitalis				
• Digitoxin	O	+	+	Hohe PPB, lipophil, HP-Daten kontrovers; Fab!
• Digoxin	O	O	O	Extrem großes VV, system. Elimination gering; Fab!
Dihydrocodein	?	?	?	Mittleres VV; siehe Codein
Diltiazem	O	O	O	Hohe PPB, lipophil, großes VV
Dimenhydrinat	?	?	?	Siehe Diphenhydramin
Dinitro-o-kresol	+++	?	?	
Dinitrophenol	++	?	?	
Diphenhydramin	O	+++	+++	Elimination aus Blut signifikant, aber großes VV
Diquat	++	+++	+	Effektiv nur kurz nach Ingestion
Doxylamin	?	?	?	Großes VV
Eisen	O	+	?	Nur Elimination von Chelat-Eisen-Komplexen
Ergotamine	?	?	?	Wahrscheinlich alle Maßnahmen ineffektiv
Ethchlorvynol	++	⊕⊕	⊕⊕	
Ethinamat	⊕⊕	?	?	
Eukalyptusöl	⊕⊕⊕	?	?	
Fenfluramin	O	?	?	Lipophil, großes VV
Fentanyl	O	?	?	Lipophil, großes VV
Fluor und Fluoride	++	?	?	Bei schwerer Vergiftung evtl. kontinuierliche Methoden

PPB = Plasmaproteinbindung; VV = theoretisches Verteilungsvolumen; O = Elimination vernachlässigbar (aus verschiedenen Gründen); ⊕, ⊕⊕, ⊕⊕⊕ = gute oder wirksame Elimination, Methode anwenden; +, ++, +++ = Elimination ausreichend, geringe klinische Wirkung, mitgeteilte Ergebnisse nicht einheitlich oder kontrovers; (+), (++), (+++) = keine Erfahrung, aber theoretisch ist signifikante Elimination zu erwarten; ? = keine Erfahrung

Tabelle III.8.7 (Fortsetzung)

Medikament oder Gift	HD	HP$_A$	HP$_R$	Kommentar
Fluorouracil	++	?	?	
Fluoxetin	O	O	O	Hohe PPB, extrem großes VV
Gallamin	++	?	?	Klinische Besserung durch HD
Germanium	?	?	?	
Gliquidon	O	(+++)	?	Hohe PPB, kleines VV
Glutethimid	(+)	⊕⊕⊕	⊕⊕⊕	Lipophil
Haloperidol	O	⊕	⊕	Effektiv nur kurz nach Ingestion
Hexachlorcyclohexan	(+)	?	?	
Hydralazin	?	?	?	Hohe PPB, großes VV
Hydrocodon	?	?	?	Siehe Morphium
Hydromorphon	?	?	?	Siehe Morphium
Isocarboxazid	?	?	?	
Isoprenalin	?	?	?	
Kalium	⊕⊕⊕	O	O	
Kaliumpermanganat	++	O	O	
Kampfer	O	O	O	Sehr lipophil, großes VV
Kohlenmonoxid	O	O	O	
Kohlenwasserstoffe, aromat.	?	?	?	
Kohlenwasserstoffe, chlorier.	?	++	++	Effektiv nur kurz nach Ingestion
Kohlenwasserstoffe, halogen.	?	?	?	Siehe Tetrachlorkohlenstoff
Kresol	+++	?	?	
Kupfer	++	O	O	
Lithium	⊕⊕⊕	O	?	Mehrere HD oder kontinuierliche Verfahren
LSD	?	?	?	
Magnesium	+++	?	?	
Mannit	⊕	?	?	
Maprotilin	O	+	+	Großes VV, lipophil, Elimination vernachlässigbar
Meprobamat	⊕	⊕⊕⊕	⊕⊕⊕	
Methadon	O	O	O	Extrem lipophil, großes VV
Methaqualon	O	+++	+++	Hohe PPB, großes VV, klinische Besserung durch HP
Methotrexat	+	+++	++	Ergebnisse über Effektivität nicht einheitlich
Methotrimeprazin	O	?	?	Extrem großes VV, lipophil
Methsuximid	+	++	?	Ergebnisse nicht einheitlich
Methyldopa	+++	?	?	HD-Clearance während Therapie um 180 ml/min
Methylprednisolon	+	?	?	
Methyprylon	+	+	?	Großes VV, Elimination gering
Mexiletin	?	?	?	Keine Vergiftung bekannt
Mianserin	O	(+)	(+)	Hohe PPB, lipophil, großes VV
Minoxidil	?	?	?	
Morphium	O	+	?	Großes VV, starke Rezeptorbind., Elimination ineffektiv
Natriumazid	?	?	?	
Natriumchlorid	⊕⊕⊕	O	O	
Natriumnitrit	+++	?	?	
Nifedipin	O	+	?	Sehr hohe PPB, mittleres VV

PPB = Plasmaproteinbindung; VV = theoretisches Verteilungsvolumen; O = Elimination vernachlässigbar (aus verschiedenen Gründen); ⊕, ⊕⊕, ⊕⊕⊕ = gute oder wirksame Elimination, Methode anwenden; +, ++, +++ = Elimination ausreichend, geringe klinische Wirkung, mitgeteilte Ergebnisse nicht einheitlich oder kontrovers; (+), (++), (+++) = keine Erfahrung, aber theoretisch ist signifikante Elimination zu erwarten; ? = keine Erfahrung

Tabelle III.8.7 (Fortsetzung)

Medikament oder Gift	HD	HP$_A$	HP$_R$	Kommentar
Nitrite und Nitrate	?	?	?	
Nitroprussid-Natrium	++	?	?	Elimination von Metaboliten, große Rückdiffusion
NSAIDs	O	⊕	⊕	Hohe PPB
Orciprenalin	?	?	?	
Orphenadrin	+++	?	?	Hydrophil, HD effektiv
Oxycodon	?	?	?	Siehe Morphium
Paracetamol	⊕⊕⊕	⊕⊕⊕	⊕⊕⊕	Kein Einfluss auf Hepatotoxizität!
Paraldehyd	+	?	?	Großes VV, HD nur zur Behandlung der Azidose
Paraquat	++	+++	+	Effektiv nur unmittelbar nach Ingestion
Pargylin	?	?	?	
Pentachlorophenol	?	?	?	
Phenazon	++	?	?	
Phencyclidin	O	?	?	Lipophil, großes VV, intensiver Metabolismus
Phenelzin	?	?	?	
Phenol und Derivate	O	(+)	?	Sehr lipophil, hohe PPB, großes VV
Phenothiazine	O	(+)	?	Lipophil, großes VV, wenig Erfahrung
Phenylbutazon	+	⊕	⊕	Hohe PPB, kleines VV
Phenytoin	O	+	+	Hohe PPB, lipophil, mittl. VV, HP-Daten nicht einheitlich
Philodendron	?	?	?	
Phosphor	O	O	O	Extrem großes VV
Phosphorsäureester	+	⊕	⊕	Elimination effektiv nur kurz nach Ingestion
Platinum	?	?	?	
Prazosin	?	?	?	
Primidon	++	⊕⊕⊕	⊕⊕⊕	
Promazin	+	++	?	Siehe Phenothiazine
Promethazin	+	?	?	Relativ hohe PPB
Propoxyphen	O	O	O	Hohe PPB, lipophil, sehr großes VV, Elim. vernachlässigbar
Pyrethrum	?	?	?	
Pyrithyldion	?	?	?	Siehe Glutethimid und Methyprylon
Quecksilber	+	?	?	Hohe PPB, großes VV; Komplexbildner!
Reserpin	O	O	O	Lipophil, sehr großes VV
Röntgenkontrastmittel	⊕	(+)	?	Geringe PPB, hydrophil
Säuren				
• Ameisensäure	⊕⊕⊕	O	O	
• Borsäure	⊕⊕⊕	O	O	
• Essigsäure	⊕⊕⊕	O	O	
• Fluorwasserstoffsäure	⊕⊕⊕	?	?	
• Milchsäure	⊕⊕⊕	O	O	
• Monochloressigsäure	?	?	?	
• Oxalsäure	⊕⊕⊕	O	O	Hydrophil, keine PPB, kleines VV
• Phosphorsäure	⊕⊕⊕	(+)	(+)	
• Salpetersäure	?	O	O	
• Salzsäure	?	?	?	
• Schwefelsäure	?	?	?	
• Trichloressigsäure	⊕⊕⊕	?	?	Siehe Chloralhydrat
Salbutamol	?	?	?	

PPB = Plasmaproteinbindung; VV = theoretisches Verteilungsvolumen; O = Elimination vernachlässigbar (aus verschiedenen Gründen); ⊕, ⊕⊕, ⊕⊕⊕ = gute oder wirksame Elimination, Methode anwenden; +, ++, +++ = Elimination ausreichend, geringe klinische Wirkung, mitgeteilte Ergebnisse nicht einheitlich oder kontrovers; (+), (++), (+++) = keine Erfahrung, aber theoretisch ist signifikante Elimination zu erwarten; ? = keine Erfahrung

Tabelle III.8.7 (Fortsetzung)

Medikament oder Gift	HD	HP$_A$	HP$_R$	Kommentar
Salizylate	⊕⊕⊕	⊕⊕	⊕	Hohe PPB, aber baldige PPB-Sättigung, mittleres VV
Strontium	+++	?	?	
Strophanthin	+	?	?	
Strychnin	O	O	O	Lipophil, schnelle Gewebeverteilung, großes VV
Terbutalin	?	?	?	
Tetrachloräthylen	O	?	?	Lipophil, großes VV
Tetrachlorkohlenstoff	(+)	(++)	?	Sehr lipophil, Ergebnisse von In-vitro-Versuchen
Tetrachlormethan	O	?	?	Sehr lipophil, großes VV
Thallium	⊕⊕⊕	⊕⊕	⊕	Mehrere HD oder HP oder kontinuierliche Methoden
Theophyllin	++	⊕⊕	⊕	HP effektiv nur kurz nach Exposition („lag period")
Thiocyanat	+++	?	?	Siehe Cyanwasserstoff
Thioridazin	O	+	?	Hohe PPB
Tilidin	?	?	?	
Toluol	?	?	?	
Trancypromin	++	?	?	Ergebnisse bei HD kontrovers
Trazodon	?	?	?	Hohe PPB, mittleres VV
Trichloräthylen	O	O	O	Sehr großes VV
Trizyklische Antidepressiva				
• Amitriptylin	O	+	+	Hohe PPB, großes VV, Elimination vernachlässigbar
• Amoxapin	O	(+)	(+)	Hohe PPB, großes VV, Elimination vernachlässigbar
• Clomipramin	O	(+)	(+)	Hohe PPB, großes VV, Elimination vernachlässigbar
• Dibenzepin	O	(+)	(+)	Hohe PPB, großes VV, Elimination vernachlässigbar
• Dothiepin	O	(+)	(+)	Hohe PPB, großes VV, Elimination vernachlässigbar
• Doxepin	O	(+)	(+)	Hohe PPB, großes VV, Elimination vernachlässigbar
• Imipramin	O	+	(+)	Hohe PPB, großes VV, Elimination vernachlässigbar
• Lofepramin	O	(+)	(+)	Hohe PPB, großes VV, Elimination vernachlässigbar
• Nortriptylin	O	(+)	(+)	Hohe PPB, großes VV, Elimination vernachlässigbar
• Protriptylin	O	(+)	(+)	Hohe PPB, großes VV, Elimination vernachlässigbar
Trifluoperazin	?	?	?	Unvollständige pharmakokinetische Daten
Tritium	+++	?	?	
Valproinsäure	+	++	++	Hohe PPB, geringes VV, klinischer Effekt nicht bewiesen
Verapamil	O	O	O	Hohe PPB, lipophil, sehr großes VV, kein klinischer Effekt
Vincristin	?	?	?	
Vinylchlorid	?	?	?	
Wismut	++	?	?	HD indiziert nur kurz nach Ingestion
Zink	++	?	?	

PPB = Plasmaproteinbindung; VV = theoretisches Verteilungsvolumen; O = Elimination vernachlässigbar (aus verschiedenen Gründen); ⊕, ⊕⊕, ⊕⊕⊕ = gute oder wirksame Elimination, Methode anwenden; +, ++, +++ = Elimination ausreichend, geringe klinische Wirkung, mitgeteilte Ergebnisse nicht einheitlich oder kontrovers; (+), (++), (+++) = keine Erfahrung, aber theoretisch ist signifikante Elimination zu erwarten; ? = keine Erfahrung

Schwere Vergiftungen: Differenzialindikationen für und Beurteilung von Hämodialyse (HD), Hämoperfusion über Aktivkohle (HP) und Austauschharze wie Amberlite XAD-4 (HP) (aktueller Stand des Wissens).
Hinweis: Kommentare beziehen sich meistens nur auf pharmakokinetische, selten auf toxikokinetische Daten; Wirkung der verschiedenen Methoden kann unterschiedlich zu den angegebenen sein, gelegentlich besser, wenn toxikokinetische Daten bekannt sind.

(2) *Akutes Nierenversagen (ANV):* S.u.
(3) *Hyperkaliämie,* die mit konservativen Maßnahmen nicht beherrschbar ist (s. **Kap. III.1.1.3.3**). Geeignet ist hier vor allem die Hämodialyse.
(4) *Überwässerung* mit Herz-/Kreislaufüberlastung: Geeignet sind die verschiedenen Formen der Hämofiltration sowie die Dialyse.
(5) *Metabolische Azidose* kann eine Dialyseindikation darstellen, insbesondere wenn ein gleichzeitig bestehender Volumenüberschuss die Verabreichung von Natriumbikarbonat verbietet. Kombinierte Säure-Basen- und/oder Wasser- und Elektrolythaushaltstörungen sind bei Niereninsuffizienz nicht selten. Die Dialyse stellt ein wirksames Mittel zur Beseitigung dieser komplexen Störungen dar.
(6) *Urämische Intoxikation:* (s. **Kap. III.8.3**, „Dialysebeginn").

Nierenersatzverfahren bei ANV: Die Entwicklung von Nierenersatzverfahren hat die Prognose des ANV zunächst dramatisch verbessert. Allerdings ließ sich das frühere Konzept der **„prophylaktischen Dialyse"** (= früh einsetzende und häufige Dialyse mit dem Ziel, Harnstoff-N < 100 mg/dl zu halten) in den letzten Jahren nicht sichern. Es gibt Hinweise, dass die Dialyse bzw. extrakorporale Eliminationsverfahren auch nachteilige Effekte für die Nieren und deren Restitution haben können (wiederholte Hypotensionen mit ischämischer Nierenschädigung, Diureserückgang, Komplementaktivierung durch die Dialysemembran).

Daher sollten Nierenersatzverfahren bei ANV zur Behebung von urämischen Symptomen oder Störungen des Wasser-Elektrolyt- und Säure-Basen-Haushalts eingesetzt werden (Überwässerung, Urämie, Hyperkaliämie, Azidose) und nicht zur kosmetischen Korrektur eines bestimmten Harnstoffwerts. Dennoch empfiehlt sich bei ANV mit progredientem Harnstoff-N-Anstieg > 150 mg/dl der Einsatz eines Nierenersatzverfahrens, da der Harnstoff als Indikatorsubstanz für die urämische Intoxikation gelten kann.

Kontinuierliche Nierenersatzverfahren haben in der Behandlung des ANV zunehmende Bedeutung erlangt. Die klassische CAVHF, die eine arterielle und venöse Punktion erfordert, wird nur noch selten durchgeführt. Demgegenüber haben die pumpenunterstützten venovenösen Verfahren einen breiten Raum eingenommen. Wir favorisieren die CVVHD, die eine hohe Effizienz in der Elimination von nieder- und mittelmolekularen Substanzen hat sowie eine gute Flüssigkeitskontrolle ermöglicht. Vergleich der Effizienz der Nierenersatzverfahren s. **Tab. III.8.6**.

Vorteile der kontinuierlichen Verfahren sind: Optimale Volumenkontrolle durch kontinuierliche Ultrafiltration, dadurch bessere hämodynamische Stabilität, Erleichterung der parenteralen Ernährung und Applikation von Transfusionen. Außerdem gibt es Hinweise, dass die kontinuierlichen Verfahren die Phase der Oligurie verkürzen können.

Zusammenfassend haben die kontinuierlichen Eliminationsverfahren einen zunehmenden Stellenwert in der Behandlung des ANV erlangt. Sie haben eine Reihe von Vorzügen. Allerdings hat sich durch die kontinuierlichen Verfahren bisher keine Verbesserung der Prognose des ANV zeigen lassen. Bei leichten Verläufen eines ANV und mobilen Patienten ist weiterhin die Bikarbonathämodialyse mit biokompatibler Membran das Verfahren der Wahl. Wird der Einsatz eines kontinuierlichen Verfahrens erforderlich, bevorzugen wir die CVVHD. Im weiteren Verlauf ist der rechtzeitige Übergang auf ein intermittierendes HD-Verfahren zu beachten, da die kontinuierlichen Verfahren den Patienten immobilisieren. Der Nephrologe hat dadurch nicht nur die Indikation zu einem bestimmten Nierenersatzverfahren zu stellen, sondern auch auf den rechtzeitigen Übergang von einem kontinuierlichen auf ein intermittierendes Verfahren bzw. dessen Aussetzen zu achten.

5.1.3 Indikationen der Plasmaseparation

Die Plasmaseparation ist ein inzwischen sehr weit verbreitetes, jedoch unspezifisches Verfahren des Plasmaaustausches. Welcher Wirkungsmechanismus von Bedeutung ist, ist vom

Grundleiden abhängig und im Einzelnen weitgehend unbekannt. Möglich ist eine Entfernung von Antikörpern, zirkulierenden Immunkomplexen und Mediatoren des Immun- und Entzündungsgeschehens. In einigen Fällen ist es offensichtlich weniger die Entfernung einer schädigenden Substanz, sondern vielmehr die Zufuhr einer nützlichen, dem Plasma fehlenden Substanz.

Die Indikation zur Plasmaseparation sollte kritisch gestellt werden, da sie ein invasives, mit Komplikationen behaftetes Verfahren darstellt, und die Kosten nicht unerheblich sind. Die folgenden Indikationen der Plasmaseparation können z.Zt. als weitgehend gesichert gelten, wenn auch bei einigen der Krankheitsbilder kontrollierte Studien schwer oder überhaupt nicht durchführbar sind, weil sie sehr selten sind und vital bedrohlich verlaufen. Zu beachten ist, dass bei immunologisch induzierten Erkrankungen die Plasmaseparation nur als zusätzliche, potenziell rasch wirksame Maßnahme und nicht als alleinige Therapie anzusehen ist. Sie kann eine Langzeitbasismedikation nicht ersetzen.

Indikationen:

(1) *Antibasalmembran-Antikörper-positive, rasch progrediente Glomerulonephritis:* **Goodpasture-Syndrom**, besonders bei schwerem Verlauf und bei Lungenblutungen.

(2) *ANCA- positive rasch progrediente Glomerulonephritis (Wegener-Granulomatose und mikroskopische Polyangiitis):* Bei fortgeschrittener Nierenfunktionseinschränkung mit Serumkreatinin > 5,8 mg/dl verbessert die zusätzliche Plasmapherese (7-malig) im Vergleich zur intravenösen Gabe von Methylprednisolon (insgesamt 3000 mg) die renale Prognose, wobei in allen Fällen eine Basisbehandlung mit Prednisolon und Cyclophosphamid peroral erfolgt (Jayne et al.: JASN 18, 2180-1288, 2007).

(3) *Myasthenia gravis,* besonders bei schweren und krisenhaften Verläufen. Die Entfernung des gegen den Acetylcholinrezeptor der Muskelendplatte gerichteten Autoantikörpers hat häufig einen prompten Effekt.

(4) *Guillain-Barré-Syndrom:* Bei rascher Progredienz (< 1 Woche) und Respiratorpflichtigkeit scheint die Plasmaseparation am wirkungsvollsten. Demgegenüber stehen zwei negative Studien.

(5) *Chronisch inflammatorische demyelinisierende Polyneuropathie* in therapierefraktären Fällen.

(6) *Hyperviskositätssyndrom:* Die IgM-Paraproteinämie mit Hyperviskosität lässt sich aufgrund des hohen intravasalen Anteils von IgM besonders gut beeinflussen.

(7) *Kryoglobulinämie* mit hoher Aktivität (hohe Kryoglobulintiter und rasche Verschlechterung der Organfunktion).

(8) *Hämolytisch-urämisches Syndrom* (HUS) und *thrombotisch-thrombozytopenische Purpura* (TTP). Die Plasmaseparation mit gleichzeitiger Substitution von Frischplasma (FFP) ist deutlich wirksamer als die alleinige Plasmainfusion. Darüber hinaus empfiehlt sich die Gabe von 2,0 mg Methylprednisolon/kg/Tag p.o. oder i.v., das in leichteren Fällen mit HUS/TTP als Monotherapie wirksam zu sein scheint. Dies gilt vor allem für HUS/TTP im Kindesalter, das nach blutigen Durchfällen auftritt, da hier eine andere Pathogenese (Shiga-Toxin-bildende E. coli) anzunehmen ist. Andere Maßnahmen, wie Acetylsalicylsäure (Aspirin®), Dipyridamol, Antikoagulanzien, Fibrinolytika und Prostacyclinderivate sind ohne Effekt.

5.2 Nierentransplantation

5.2.1 Vorbemerkungen

Die Nierentransplantation als „natürliches" Nierenersatzverfahren ist bei Patienten mit terminaler Niereninsuffizienz die Behandlung der Wahl, wenn keine Kontraindikationen bestehen. Etwa 30–40 % der Patienten mit terminaler Niereninsuffizienz sind für eine Nierentransplantation geeignet. Diese Schätzgröße wurde in den letzten Jahren aufgrund der verbesserten Transplantationsergebnisse und der erweiterten Indikationsstellung zur Nierentransplantation angehoben. Sie wird andererseits dadurch begrenzt, dass sich auch die Indikation für das Alternativverfahren Dialyse erweitert hat und der Altersdurchschnitt der Dialysepatienten stetig angestiegen ist, sodass ein Teil der Dialysepopulation aufgrund des hohen Alters und der Komorbidität nicht für eine Transplantation in Frage kommt. Allerdings hat sich die Nierentransplantation auch für Patienten in höherem Alter als geeignetes Verfahren herausgestellt.

5.2.2 Immunsuppression

Die mittlere Transplantatfunktionsrate unter einer Ciclosporinkombinationsbehandlung beträgt bei der Leichennierentransplantation 80–90 % nach 1 Jahr und 60 % nach 5 Jahren. Ciclosporin hat zu einer Verbesserung der Transplantatfunktionsrate um 10–15 % geführt, unabhängig davon, ob eine 2-, 3- oder 4fache Kombination an Immunsuppressiva eingesetzt wird. Überwiegend wird eine so genannte Tripeltherapie durchgeführt, die Glukokortikoide, Calcineurin-Inhibitor und Azathioprin bzw. Mycophenolat einschließt. Dadurch ist es möglich, die Dosis der Einzelsubstanzen und deren UAW niedrig zu halten.

Das Risiko einer Transplantatabstoßungsreaktion ist innerhalb der ersten 3 Monate am größten, sodass hier eine höherdosierte Immunsuppression erforderlich ist („Induktionstherapie"). Die anschließende „Erhaltungstherapie" liegt deutlich niedriger und soll sowohl eine Abstoßungsreaktion verhindern als auch die langfristigen UAW der Immunsuppression (Infektionen, Tumoren, medikamentenspezifische UAW) niedrig halten. Die Immunsuppression wird von den einzelnen Transplantationszentren unterschiedlich gehandhabt, sodass hier lediglich Empfehlungen abgegeben werden können. Darüber hinaus muss die Immunsuppression individuelle Gegebenheiten berücksichtigen und unter folgenden Voraussetzungen intensiviert werden: Retransplantation, vorausgegangene Abstoßungsreaktion, geringe HLA-Übereinstimmung, hochimmunisierter Empfänger. Bei älteren Patienten ist die Immunsuppression zu reduzieren.

Wir führen eine Tripelimmunsuppression als Erhaltungstherapie mit *Glukokortikoiden*, *Tacrolimus oder Ciclosporin A* und *Azathioprin* oder *Mycophenolatmofetil (MMF)* durch. In der Induktionsphase kommt als 4. Substanz ein IL-2R-Antagonist hinzu. Antilymphozytenwirksame Substanzen, wie OKT3 oder ATG, setzen wir in erster Linie zur Abstoßungsbehandlung ein, prophylaktisch lediglich bei Hochrisikopatienten, insbesondere bei Hochimmunisierten. OKT3 und ATG sind vergleichbar wirksam, wobei CMV-Infektionen unter ATG häufiger zu sein scheinen. Die Tripeltherapie wird von uns i.d.R. über 1 Jahr weitergeführt, es sei denn, dass eine Substanz UAW verursacht.

(1) *Glukokortikoide:* Glukokortikoide hemmen die B7-1-Expression von akzessorischen Zellen sowie die Transkription des IL-1- und IL-6-Gens. Darüber hinaus können sie den nächsten Schritt, die Freisetzung von IL-1, IL-6 und Tumornekrosefaktor, verhindern.

- Methylprednisolon MP (Urbason®): Intraoperativ nach Narkoseeinleitung 250 mg MP i.v. und 10 min vor Anastomosenfreigabe erneut 250 mg MP i.v., 6 h postoperativ 250 mg i.v. 1. postop. Tag 125 mg MP i.v., 2. postop. Tag 90 mg MP p.o. und 3. postop. Tag 70 mg MP p.o.
- Ab 4. postop. Tag perorale Gabe: 60 mg MP p.o. morgens, dann tägliche Reduktion der Dosis um 10 mg bis auf 40 mg am 6. Tag. Vom 7.–12. Tag Reduktion der MP-Dosis um 4 mg täglich bis auf 20 mg MP am 12. postop. Tag.
- Angestrebte Dosis nach 6 Monaten 4–12 mg MP tgl. oder 5–15 mg Prednison tgl.

(2) *Die Calcineurin-Inhibitoren Ciclosporin oder Tacrolimus:* Ciclosporin (Cs) greift im Verlauf der T-Zell-Aktivierung später ein als Glukokortikoide. Es bindet an ein Protein des Zytosols und hemmt die Peptidyl-Prolyl-Isomerase-(PPI-)Aktivität des Proteins. Dadurch wird die Aktivierung der Gene für IL-2, IL-3, IL-4 und γ-Interferon gehemmt.

- Präoperativ 6 h vor Operation Daclizumab 1 mg/kg i.v.
- Postoperativ 6 mg CsA/kg/Tag (d.h. 3 mg/kg im Abstand von 12 h) bzw. 0,2 mg/kg Tacrolimus. Die CsA-Plasmaspiegel sollten in den ersten 4 Wochen 100–150 ng/ml betragen, später um 100 ng/ml. Ziel-Plasmaspiegel für Tacrolimus: 8–13 ng/ml.
- Die angestrebte Richtgröße der Erhaltungsdosis beträgt 3–5 mg CsA/kg/Tag, verteilt auf 2 Gaben im Abstand von 12 h.
- Da CsA durch Cytochrom P450IIIA4 abgebaut wird, ist eine Reihe von *Arzneimittelinteraktionen* zu beachten:
  - Medikamente, die das Cytochrom-P450-Isoenzym hemmen und die CsA-Spiegel erhöhen: *Kalziumantagonisten:* Verapamil (CsA-Spiegel-Erhöhung um etwa 300 %), Diltiazem (20–30 %), Nicardipin (200 %); Nifedipin und Nitrendipin haben keinen Einfluss. *Antiinfektiöse Substanzen:* Erythromycin (75–215 %), Clarithromycin, Ketoconazol (200–1000 %), Itraconazol und Fluconazol. *Grapefruitsaft.*
  - Medikamente, die die Cytochrom-P450-Aktivität induzieren und damit die CsA-Spiegel erniedrigen: *Antikonvulsiva:* Phenytoin, Phenobarbital, Carbamazepin. Antituberkulotika (Rifampicin).

(3) *Azathioprin:* Azathioprin (Aza) hemmt die T-Zell-Aktivierung im Stadium der Zellproliferation. Es ist für die Prophylaxe, nicht für die Therapie der Abstoßungsreaktion geeignet.
- 6 h postoperativ 1,5 mg Aza/kg i.v.
- Vom 1. postop. Tag an 1,5 mg/kg Aza p.o. Bei Leukozyten < 4000/ml Dosisreduktion oder vorübergehendes Aussetzen.

(4) Mycophenolatmofetil (Cell Cept®) hat einen zusätzlichen Effekt auf die B-Zellen. Durch seine im Vergleich zu Azathioprin stärkere immunsuppressive Wirkung können Steroide und Calcineurin-Inhibitoren niedriger dosiert werden.

5.2.3 Akute Transplantatabstoßungsreaktion

Bei Ersttransplantation ist in 30 %, bei Zweittransplantation in 37 % mit einer Transplantatabstoßungsreaktion zu rechnen. Frühe akute Transplantatabstoßung (innerhalb der ersten beiden Monate) vermindert die Transplantatfunktionsrate nach einem Jahr um 27 %. Zeichen der Transplantatabstoßungsreaktion sind Anstieg des Serumkreatinins, Rückgang der Diurese, Blutdruckanstieg. Unter CsA sind die klassischen Zeichen wie Fieber, Transplantatschmerz und -schwellung wenig ausgeprägt oder fehlen.
Therapie der akuten interstitiellen Transplantatabstoßungsreaktion: Methylprednisolon (MP) 500 mg i.v. über 3–5 Tage. Der Erfolg dieser Maßnahme beträgt 60–70 %. Bei Steroidresistenz (Serumkreatinin und Diurese bleiben unbeeinflusst) und in unklaren Fällen führen wir die perkutane Nierenbiopsie durch und schließen eine Behandlung, zunächst mit Tacrolimus an. OKT3 wird nur noch selten eingesetzt. Risiko der OKT3- oder ATG-Gabe bzw. der hochdosierten Immunsuppression ist die Begünstigung von Infektionen und Malignomen.

5.2.4 Organspende

Die Identität von Hirntod mit Tod des menschlichen Individuums ist weltweit nahezu generell anerkannt. Nur in der Phase des „dissoziierten" irreversiblen Funktionsverlusts des Hirns gegenüber den übrigen Organen können ausreichend funktionstüchtige Transplantate entnommen werden. Der Hirntod ist durch den irreversiblen Verlust der Großhirn- und Hirnstammfunktion und das Auftreten der folgenden Symptome gekennzeichnet:
(1) Bewusstlosigkeit (Koma)
(2) Ausfall der Spontanatmung
(3) Ausfall von Hirnstammreflexen (Lichtstarre beider, wenigstens mittel-, meistens maximal weiten Pupillen, wobei keine Wirkung eines Mydriatikums vorliegen darf, Fehlen des okulo-

zephalen Reflexes, Fehlen des Kornealreflexes, Fehlen von Reaktionen auf Schmerzreize im Trigeminusbereich, Fehlen des Pharyngeal-Tracheal-Reflexes).

Das Vorliegen aller dieser Befunde muss übereinstimmend von zwei Untersuchern festgestellt werden, die unabhängig von der Transplantations- oder Entnahmegruppe sind. Als wichtigste ergänzende Untersuchung dient das Null-Linien-EEG über 30 min oder entsprechende Beobachtungszeiten.

Ursachen des dissoziierten Hirntodes sind:

(1) *Primäre Ursachen:* Schädel-Hirn-Trauma, spontane intrakranielle Blutung, Hirninfarkt, primärer Hirntumor, akuter Verschlusshydrozephalus.

(2) *Sekundäre Ursachen:* Hypoxie, kardial bedingter Kreislaufstillstand, lang dauernder Schock.

Eine Organspende ist dann in Betracht zu ziehen (Spenderkriterien), wenn

(1) die klinischen Zeichen des Hirntods sich andeuten,

(2) ein vorbestehender irreversibler Schaden des zu entnehmenden Organs ausgeschlossen werden kann,

(3) eine Übertragung von Krankheiten (Sepsis, Malignom) unwahrscheinlich ist (eine lokale Infektion stellt keine Kontraindikation dar),

(4) das Lebensalter < 65 Jahren liegt (keine absolute Grenze).

6 Glomerulonephritis (GN)

Ätiologie:

(1) *GN mit bekanntem Antigen (ohne Systemerkrankung):*
- Streptokokken, Staphylokokken, Pneumokokken, Treponema pallidum, Plasmodium falciparum, Toxoplasmose, Hepatitis B,
- Penicillamin, Gold- und Quecksilberpräparate,
- Vakzine,
- maligne Tumoren.

(2) *GN ohne bekannte Ursache (ohne Systemerkrankung):*
- „Minimal change"-GN (so genannte Lipoidnephrose),
- übrige Formen der idiopathischen GN.

(3) *GN bei Systemerkrankungen:* Lupus erythematodes disseminatus, Panarteriitis nodosa, Sklerodermie, Schoenlein-Henoch, Wegener'sche Granulomatose, Goodpasture-Syndrom.

(4) *Glomerulopathie bei Stoffwechselerkrankungen:* Diabetes mellitus, Amyloidose.

(5) *Heredofamiliäre Glomerulopathien* (z.B. Alport-Syndrom).

Pathogenese:

(1) Immunkomplexe (IC): Zirkulierende IC, „In-situ"-Bildung.

(2) Autoantikörper: Basalmembranantikörper, „C3-Nephritisfaktor".

(3) Zelluläre Immunität.

(4) Nicht immunologisch.

Klinik und Diagnostik: Zwischen Ätiologie (s.o.), (Immun-)Pathogenese, Pathomorphologie (**Tab. III.8.8**) und Klinik der Glomerulonephritis besteht keine feste Beziehung: Zum Beispiel kann bei der Poststreptokokken-GN eine exsudativ-proliferative GN, eine mesangial-proliferative GN oder eine intra-/extrakapillär-proliferative GN vorliegen. In **Tabelle III.8.9** sind praktisch wichtige „Vorzugsbeziehungen" zwischen Morphologie und Klinik dargestellt. Trotz einer Vielzahl von bekannten ätiologischen Faktoren bleibt die Ursache oft „idiopathisch", d.h. ungeklärt. Eine brauchbare Einteilung nach der Ätiologie ist deshalb zurzeit nicht möglich. Ebensowenig brauchbar für Klinik und Praxis ist eine Unterteilung nach pathogenetischen Gesichtspunkten. Die Morphologie kann wichtige prognostische Hinweise liefern, besonders wenn sie durch Einbeziehung des Lebensalters ergänzt wird.

Tabelle III.8.8 Pathologisch-anatomische Nomenklatur der Glomerulonephritis

W. Thoenes 1972–1974	WHO 1982
Diffuse GN	
exsudativ-proliferative GN	endocapillary proliferative GN
mesangial-proliferative GN	mesangial proliferative GN
intra-/extrakapillär-proliferative GN	crescentic GN
membranoproliferative GN	mesangio-capillary (membranoproliferative) GN
(peri-)membranöse GN	membranous GN
Minimalveränderungen	minor glomerular abnormalities
Minimalglomerulonephritis	(incl. minimal change GN)
Fokal-segmental akzentuierte GN	
fokal-segmental-proliferative GN	focal GN
fokal-segmental-sklerosierende GP/GN	focal segmental glomerulosclerosis

Tabelle III.8.9 „Vorzugsbeziehung" zwischen klinischem Verlauf der Glomerulonephritis und der Histologie

Klinik	Histologie
akute GN	exsudativ-proliferative GN
rasch progrediente GN	intra-/extrakapillär-proliferative GN
chronische GN	sklerosierende Veränderungen
asymptomatische Proteinurie und/oder Hämaturie	Minimalglomerulonephritis mesangial-proliferative GN
nephrotisches Syndrom	Minimalveränderungen fokal-segmental sklerosierende GN membranöse GN

Primär entscheidend für Diagnostik und Therapie ist jedoch das klinische Bild. Hierbei lassen sich die folgenden Syndrome bzw. Krankheitsbilder abgrenzen:
(1) akute GN,
(2) rasch progrediente GN,
(3) chronische GN,
(4) asymptomatische Proteinurie und/oder Hämaturie,
(5) nephrotisches Syndrom (**s. Tab. III.8.9**).

Eine histologische Klärung mit Hilfe der **Nierenbiopsie** sollte erfolgen, wenn das Ergebnis eine **therapeutische Konsequenz** erwarten lässt. Dies gilt für folgende Fälle: Nephrotisches Syndrom, rasche Verschlechterung der Nierenfunktion unklarer Genese (z.B. rasch progrediente Glomerulonephritis), akute Niereninsuffizienz unklarer Genese, ungeklärte Systemerkrankung (z.B. SLE), Transplantatabstoßungsreaktion. Eine **prognostische Aussage** kann ebenfalls so wichtig sein (z.B. Berufswahl), dass eine Nierenbiopsie sinnvoll ist. Außerdem kann die Nierenbiopsie einen diagnostischen Schlussstrich ziehen und einen Patienten vor einer Vielzahl weiterer belastender Untersuchungen (z.B. wiederholte Zystoskopien) bewahren.

6.1 Akute GN

Definition: Plötzlich einsetzende, glomeruläre Nierenerkrankung mit dem Bild des akuten nephritischen Syndroms, d.h. mit unterschiedlich ausgeprägter Hämaturie, Proteinurie, Nierenfunktionseinschränkung, Salz-Wasser-Retention, Blutdruckerhöhung und auch Oligurie, wobei eine Tendenz zur Spontanheilung besteht.

Die Glomerulonephritis (GN) kann im Anschluss an eine Reihe von Infektionen auftreten, bevorzugt jedoch nach Streptokokkeninfektion. Im Einzelnen kommen die folgenden Erreger in Frage: Bakterien (β-hämolysierende Streptokokken, Pneumokokken, Klebsiellen, Staphylokokken, Meningokokken u.a.), Viren (Varizellen, Mumps, Masern, infektiöse Mononukleose, Hepatitis B, Zytomegalie u.a.), Protozoen (Malaria, Toxoplasmose, Trichinose) und Pilze (Histoplasmose). Histologisch findet sich meist das Bild der exsudativ-proliferativen GN. Die klassische Poststreptokokken-GN zeigt klinisch den eindrucksvollsten Verlauf.

6.1.1 Akute Poststreptokokken-GN

Ätiologie und Pathogenese: Die akute Poststreptokokken-GN wird heute in der Klinik selten gesehen (frühzeitige antibiotische Behandlung von Racheninfektionen, häufig oligosymptomatischer Verlauf). Insbesondere folgende Infektionen mit nephritogenen β-hämolytischen A-Streptokokken (Typ 1, 4, 12 oder 49) gehen der akuten GN voraus: Angina tonsillaris, seltener Sinusitis, Pharyngitis, Otitis media, Scharlach, Erysipel oder andere Hautinfekte. Pathogenetisch handelt es sich um eine Immunkomplexnephritis. Die Streptokokken wirken als Antigen und induzieren eine Antikörperbildung. Die Antigen-Antikörper-Komplexe gelangen dann auf dem Blutweg in den Glomerulus und wirken dort über die klassische Aktivierung der Komplementkaskade (erniedrigter Komplementtiter) entzündungserregend.

Klinik: Leitsymptome und -befunde: 1- bis 4-wöchige Latenz zwischen Infekt und Auftreten der akuten GN. Zu Beginn allgemeines Krankheitsgefühl, evtl. Kopf- und/oder Lendenschmerzen. Folgende Symptome und Befunde können in verschiedenen Kombinationen und mit unterschiedlicher Schwere auftreten: Proteinurie (selten > 3 g/Tag), Mikro-, Makrohämaturie (Akanthozyturie), mäßiggradige Leukozyturie, Zylindrurie; Abfall der GFR (selten < 50 %), initiale Oligurie (wenn länger als 1 Woche, Nierenbiopsie, um rasch progredienten Verlauf zu erfassen), Kochsalz-Wasser-Retention mit Suppression des Renin-Angiotensin-Aldosteron-Systems: Neigung zur Hyperkaliämie und hyperchlorämischen Azidose, auch ohne dass eine wesentliche Oligurie vorliegt. Ödeme (besonders Lidödem), Hypertonie (selten > 150–170/110–115 mmHg), Linksherzinsuffizienz mit Lungenstauung und Belastungsdyspnoe. Erhöhter AST in ca. 50 % (Maximum 3–4 Wochen nach Infekt); erhöhter Anti-Streptokokken-DNAse-B-Titer, besonders nach Hautinfektionen. BKS-Erhöhung, Hypoproteinämie, Retention harnpflichtiger Substanzen mäßig ausgeprägt.

Diagnostische Hinweise: Oligo- bzw. monosymptomatische Formen sind häufig. Differenzialdiagnostisch sind Glomerulonephritiden mit rasch progredientem Verlauf, die akute diffuse interstitielle Nephritis und das akute Nierenversagen abzugrenzen. Hierzu ist in vielen Fällen, besonders bei nephrotischem und oligurischem Verlauf, die Nierenbiopsie erforderlich. Der AST ist nur beim Streptokokkeninfekt und hier nicht immer signifikant erhöht. Stets erniedrigter Komplementtiter (CH50 und C 3), der sich nach 3–6 Wochen normalisiert.

Prognose: Im Erwachsenenalter ist die Prognose der seltenen, epidemisch auftretenden Poststreptokokken-GN wie im Kindesalter gut (Heilung > 80 %). Bei der häufigeren sporadischen Poststreptokokken-GN ist die Prognose dagegen ungünstiger: 50 % heilen aus (innerhalb von 2 Jahren), 10 % verlaufen rasch progredient und können innerhalb von Wochen bis Monaten in eine terminale Niereninsuffizienz übergehen, 40 % zeigen eine unvollständige Remission (histologisch meist mesangial-/endokapillär-proliferative GN) mit Wiederauftreten von Proteinurie, Hypertonie und Nierenfunktionseinschränkung innerhalb von 10 Jahren. Die Ursache der Progression ist nicht klar. Prognostisch ungünstig (chronischer Verlauf) ist das Auftreten eines nephrotischen Syndroms zu Beginn der Poststreptokokken-GN, mit dem in 20 % der Fälle zu rechnen ist.

Therapie

Vorbemerkungen

Die Nierenveränderungen bzw. die Ausheilung lassen sich durch medikamentöse Maßnahmen nicht nachweislich beeinflussen. Auch die Elimination des Streptokokkenantigens hat keinen gesicherten Einfluss auf den weiteren Krankheitsverlauf. Diät und Medikamente werden deshalb zur Behandlung von Komplikationen und zur Prophylaxe eingesetzt.

Allgemeine Maßnahmen

Im akuten Stadium **Bettruhe**, besonders wenn Ödeme, Hochdruck, Oligurie und Azotämie vorhanden sind. Darüber hinaus hat eine strenge, prolongiert durchgeführte Bettruhe keinen Einfluss auf die Langzeitprognose der akuten Poststreptokokken-GN (McCrory et al., 1959). Schulbesuch und körperlich leichte Berufstätigkeit sind möglich. Vermeidung von Durchnässung, Abkühlung und körperlicher Erschöpfung (Leistungssport und Schwerarbeit).

Diät und Flüssigkeitszufuhr

Diätetische Maßnahmen haben die Vermeidung von Komplikationen zum Ziel. Allerdings ist das früher vorgeschlagene Dursten und Hungern wegen der Gefahr der Exsikkose und Zunahme des endogenen Eiweißanfalls gefährlich.

(1) *Kochsalzrestriktion* < 6 g/Tag bei schwerer Hypertonie, ausgeprägten Ödemen und Oligurie. Die Kochsalzrestriktion genügt oft zur Ausschwemmung der Ödeme. Bei Besserung schrittweise Erhöhung der Kochsalzzufuhr unter Kontrolle von Blutdruck, Ödemen und Diurese.

(2) Eine *Eiweißrestriktion* (< 0,5 g/kg/Tag) ist nur bei Oligurie und Azotämie (Serumharnstoff-N > 75 mg/dl) notwendig. Lockerung der Restriktion parallel zur Besserung der Nierenfunktion.

(3) Die *Kaliumzufuhr* (Obst, Fruchtsäfte u.a. kaliumreiche Nahrungsmittel) ist bei Hyperkaliämie einzuschränken.

(4) Bei Azotämie *kalorienreiche Ernährung*, überwiegend durch Kohlenhydrate und Fette, sonst leichtverdauliche Normalkost.

(5) *Flüssigkeitsrestriktion* nur bei Oligurie. Tägliche Flüssigkeitszufuhr = 500 ml + Summe der Ausscheidung vom Vortag (Urin, Sonde, Erbrechen).

Pharmakotherapie

(1) *Penicillinbehandlung* möglichst frühzeitig einleiten, um eine Infektion der Umgebung mit nephritogenen Streptokokken zu verhindern. Nicht gesichert ist, ob sich der Verlauf der GN durch eine frühzeitige antibiotische Behandlung beeinflussen lässt. Die *Penicillintherapie erfolgt während des Infekts, i.d.R. über 10 Tage*. Der Nutzen einer Langzeitbehandlung mit Antibiotika ist nicht erwiesen! Dosierung: Depot-Penicillin G 800 000–1 000 000 E/Tag i.m. oder Phenoxymethylpenicillin (z.B. Beromycin®, Immunocillin®, Isocillin®) 1–1,2 Mio. E/Tag p.o. Bei Penicillinallergie erfolgt die Behandlung mit einem anderen streptokokkenwirksamen Antibiotikum, z.B. mit Cephalosporinen, Erythromycin (**s. Kap. II.4.1.3**).

(2) Neben der Kochsalzrestriktion: *Diuretikagabe* (**s. Kap. II.3**), wenn Ödeme und eine Hypertonie vorliegen. Keine kaliumsparenden Diuretika, die bei eingeschränkter GFR nur schwach wirksam sind und die Entwicklung einer Hyperkaliämie begünstigen! Geeignet sind die stark wirksamen Schleifendiuretika (Furosemid, Etacrynsäure). Dosierung unter Berücksichtigung der Nierenfunktion.

(3) *Antihypertensive Behandlung* (**s. Kap. III.4.1.1**, „Therapie").
(4) Eine *Digitalisierung* ist nur bei Herzinsuffizienz indiziert.
(5) *Steroide und zytotoxische Substanzen* sind bei der Poststreptokokken-GN mit und ohne nephrotisches Syndrom wirkungslos. Bei der rasch progredienten Verlaufsform der akuten Poststreptokokken-GN werden sie gelegentlich eingesetzt (**s. Kap. III.8.6.5**).

Herdsanierung

Die **Tonsillektomie** (oder auch die Beseitigung einer chronischen Sinusitis oder Otitis) wird zur Vermeidung von Infektrezidiven durchgeführt. Allerdings hat diese Maßnahme keinen darüber hinausgehenden Einfluss auf den Verlauf der GN. Die Herdbeseitigung sollte nur bei eindeutiger Indikation (nachgewiesene Eiterherde in Tonsillen oder Nebenhöhlen) 4–6 Wochen nach Abklingen der akuten Symptome und unter Penicillinschutz (1–3 Mio. E/ Tag, ab 1 Tag vor Operation über ca. 8 Tage) durchgeführt werden.

6.1.2 Andere postinfektiöse Nierenerkrankungen

Im Anschluss an eine Reihe von nicht durch Streptokokken hervorgerufene Infektionen kann es zur akuten GN mit meist milder klinischer Symptomatik kommen (**s. Kap. III.8.6.1.1**, „Klinik"). In den meisten Fällen heilt die Nierenerkrankung spontan aus und hat keine Tendenz zur Progression. *Differenzialdiagnostisch* ist eine akute interstitielle Nephritis abzugrenzen, die ebenfalls im Rahmen einer Vielzahl dieser Infektionen auftreten kann (**s. Kap. III.8.10**).

THERAPIE

Die allgemeinen und symptomatischen Maßnahmen entsprechen denen bei akuter Poststreptokokken-GN. Bei viraler Genese der akuten GN wird keine Antibiotikatherapie durchgeführt.

6.2 Rasch progrediente GN (RPGN)

Definition: Rasch fortschreitende, teils schleichend beginnende, oft oligo-/anurische glomeruläre Nierenerkrankung, die meist innerhalb von Wochen bis Monaten zur terminalen Niereninsuffizienz führt (GFR-Abfall > 50 % innerhalb von 3 Monaten). Histologisch findet sich vorwiegend eine intra-/extrakapillär-proliferative GN (**s. Tab. III.8.8** und **Tab. III.8.9**).

Ätiologie und Pathogenese: Die Ätiologie ist vielgestaltig. Als Auslöser kommen in Frage: Bakterien, Medikamente (D-Penicillamin) und monoklonale Gammopathien. Virale Infekte, Kohlenwasserstoffe und Zigarettenrauchen dürften eher permissive Faktoren darstellen. Darüber hinaus ist die Reaktionsbereitschaft des Organismus entscheidend für die Entwicklung einer rasch progredienten Glomerulonephritis. So findet sich ein gehäuftes Auftreten bei HLA-DR2 und HLA-B7.

Immunpathogenetisch lassen sich 3 Formen unterscheiden:
(1) Anti-GBM-RPGN,
(2) Immunkomplex-RPGN,
(3) RPGN ohne Immundepots (**Tab. III.8.10**).

Klinik der Anti-GBM-RPGN (u.a. Goodpasture-Syndrom): Leitsymptome und -befunde: Die Anti-GBM-RPGN geht in 70 % mit Lungenblutungen einher und findet sich vorwiegend bei jungen Männern. Die auf die Niere beschränkte Form tritt überwiegend bei Frauen im 50.–60. Lebensjahr auf. Das *Goodpasture-Syndrom* ist gekennzeichnet durch die Trias Lungenblutungen, RPGN und GBM-Antikörper. Beginn meist mit Bluthusten (blutig tingiertes Sputum bis zur massiven Hämoptoe), Atemnot, Müdigkeit, Abgeschlagenheit. Zur Nierensymptomatik mit Hämaturie, Proteinurie und evtl. Ödemen, Übelkeit, Erbrechen kommt es meist später. Die Erkrankung kann aber auch mit den Zeichen der Niereninsuffizienz beginnen. Außerdem

Tabelle III.8.10 Immunpathogenetische Klassifikation der RPGN

Basalmembranantikörper	20 %
• mit Lungenblutung (Goodpasture-Syndrom)	
• ohne Lungenblutung	
• als Komplikation einer membranösen GN	
Immunkomplexe	40 %
• postinfektiös (Poststreptokokken, nach Weichteilabszess u.a.)	
• Vaskulitis (SLE, Purpura Schoenlein-Henoch, Kryoglobulinämie)	
• primäre GN (IgA-GN, membranoproliferative GN, idiopathisch)	
Ohne Immunablagerungen	40 %
• Vaskulitis (Panarteriitis nodosa, Hypersensitivitätsvaskulitis, Wegenersche Granulomatose)	
• idiopathisch	

besteht meist eine ausgeprägte Anämie, die sich durch Hämoptoe und Niereninsuffizienz nicht ausreichend erklären lässt. Röntgenologisch finden sich feine, milchglasartige Eintrübungen bis zu grobfleckigen, unscharf begrenzten, teilweise konfluierenden Herden. Die Veränderungen können vollkommen verschwinden und dann überraschend schnell wieder auftreten. Die GN ist, von seltenen Ausnahmen abgesehen, rasch progredient und führt dann innerhalb eines Jahres zur terminalen Niereninsuffizienz.

Diagnostische Hinweise: Die Diagnose des Goodpasture-Syndroms wird durch das Vorhandensein der Trias Lungenblutungen, Glomerulonephritis und antiglomeruläre Basalmembranantikörper gestellt. Die antiglomerulären Basalmembranantikörper lassen sich anhand der linearen Immunfluoreszenz im Nierenbiopsiematerial und/oder in der Zirkulation (ELISA) nachweisen. Diagnostisch bedeutsam ist außerdem die Bestimmung von ANCA, ANA, Anti-DNS und Kryoglobulinen.

Differenzialdiagnose: Erkrankungen, die ebenfalls mit Hämoptoe und Nierenbeteiligung einhergehen, wobei aber die antiglomerulären Basalmembranantikörper fehlen (s. Tab. III.8.10): Lupus erythematodes disseminatus, Panarteriitis nodosa, Wegener'sche Granulomatose, Schoenlein-Henoch-Purpura, essenzielle Kryoglobulinämie, Nierenvenenthrombose mit Lungenembolie, Herzinsuffizienz bei Urämie. Lediglich bei der idiopathischen Lungenhämosiderose bestehen ebenfalls Lungenblutungen, antiglomeruläre Basalmembranantikörper und auch glomeruläre Veränderungen, die allerdings nur geringgradig sind und zu keiner wesentlichen renalen Symptomatik bzw. Niereninsuffizienz führen.

Klinik der immunkomplexbedingten RPGN: Leitsymptome und -befunde: Häufige Ursachen sind hier die postinfektiösen Glomerulonephritiden mit vergleichsweiser günstiger Prognose (Spontanheilung 50 %, partielle Heilung 18 %). Die Klinik der einzelnen immunkomplexbedingten RPGN-Formen (z.B. SLE, Purpura Schoenlein-Henoch) ist naturgemäß heterogen (s. Tab. III.8.10), der renale Verlauf kann jedoch sehr gleichartig sein.

Differenzialdiagnose: S.u. „Klinik der RPGN ohne Immundepots".

Klinik der RPGN ohne Immundepots: Leitsymptome und -befunde: Die häufigste Form ist hier die idiopathische RPGN, die eine enge Verwandtschaft zu den vaskulitischen Formen wie Wegener'sche Granulomatose und Panarteriitis nodosa zeigt. Hierfür spricht u.a., dass die ursprünglich für M. Wegener typischen ANCA auch bei der idiopathischen RPGN und der mikroskopischen Form der Panarteriitis nodosa vorkommen können. Die renale Symptomatik entspricht der von anderen Formen der RPGN. Beginn häufig im Anschluss an respiratorische oder grippale Infekte. Allgemeines Krankheitsgefühl, evtl. Lendenschmerzen, Hämaturie, Proteinurie, Hochdruck, Augenhintergrundveränderungen, rascher Anstieg der harnpflichtigen Substanzen, Zeichen von Überwässerung (Gewichtszunahme, Ödeme, Flüssigkeitslunge) und Urämie. Der Beginn ist dem bei akuter GN vergleichbar, in vielen Fällen eher schleichend. Bei RPGN findet sich wesentlich häufiger eine Olig-/Anurie.

Differenzialdiagnose: Folgende Erkrankungen können klinisch unter dem Bild einer RPGN verlaufen: Akute Glomerulonephritis, akute diffuse interstitielle Nephritis, primäre und sekundäre maligne Nephrosklerose, hämolytisch-urämisches Syndrom, Sklerodermieniere, akute Nierenvenenthrombose. In den meisten Fällen ist zur Klärung eine Nierenbiopsie angezeigt. Ein ausgedehnter glomerulärer Befall und eine persistierende Olig-/Anurie weisen auf eine ungünstige Prognose hin.

THERAPIE

Therapie der Anti-GBM-RPGN (u.a. Goodpasture-Syndrom)

Die Prognose ist ohne Behandlung sehr ernst, wenn auch in den letzten Jahren leichte Verläufe beschrieben wurden. Da es sich um eine autoantikörpervermittelte Erkrankung handelt, ist der Versuch naheliegend, diese Autoantikörper mit Hilfe der **Plasmaseparation** zu entfernen. 22 unkontrollierte Studien haben im Mittel eine Besserung der Lungenblutung in 90 % und eine Verbesserung der Nierenfunktion in 40 % gezeigt, wobei die hochdosierte Steroidbehandlung die Nierenfunktion ebenfalls in ca. 30 % verbessert. Insgesamt ist der Wert der Plasmaseparation durch keine kontrollierte Untersuchung gesichert, aufgrund der bestehenden großen Erfahrung jedoch sehr wahrscheinlich. Die bilaterale Nephrektomie ist nicht indiziert, da sie eher zur Zunahme der zirkulierenden Antikörper mit Verschlechterung der Lungensymptomatik führt. Bei Vorliegen einer Oligurie, bei Kreatininwerten > 6,5 mg/dl und bei bereits erforderlicher Dialysebehandlung ist die Plasmaseparation naturgemäß weniger erfolgversprechend, kann jedoch ebenfalls zu einer besseren Nierenfunktion führen. Es empfiehlt sich folgendes therapeutisches Vorgehen:

(1) Methylprednisolonstoßbehandlung: 250–1000 mg i.v. über 3–5 Tage und ab 6. Tag Prednison 1 mg/kg KG p.o. in absteigender Dosis über 3–6 Monate. Zusätzlich:

(2) Cyclophosphamid 2–3 mg/kg/Tag p.o. über mindestens 8 Wochen, in Abhängigkeit von der Krankheitsaktivität über mehrere Monate.

(3) Plasmapherese mit Frischplasma, die über mindestens 2 Wochen intensiv (täglicher Austausch von 4 l) durchgeführt werden sollte. Nach 2 Wochen Entscheidung über die Fortführung der Plasmaseparation anhand des klinischen Verlaufs und der Anti-GBM-Titer.

Zu bedenken ist, dass die Autoantikörper im Mittel nach 11 Monaten auch ohne Behandlung verschwinden. Auch aus diesem Grund ist die Immunsuppression zu limitieren. Da ein Therapieerfolg bei fortgeschrittener Niereninsuffizienz (Serumkreatinin > 6,5 mg/dl und bereits bestehende Dialysebehandlung) begrenzt ist, sollten hier beim Einsatz einer Immunsuppression deren Risiken besondere Berücksichtigung finden.

Therapie der immunkomplexinduzierten RPGN

Bei der postinfektiösen RPGN ist die entscheidende therapeutische Maßnahme die **Elimination des Infektionsherdes** (z.B. Entfernen eines infizierten ventrikulojugulären Shunts, Spaltung eines Abszesses, antibiotische Behandlung einer Endokarditis). Wenn sich ein solcher Herd nicht nachweisen lässt, wird man sich zur Immunsuppression mit Kortikosteroiden und Cyclophosphamid entschließen. Die Therapie der lupusinduzierten RPGN erfolgt gleichermaßen durch Cyclophosphamid und Steroide (s.u. **„Therapie der RPGN ohne Immundepots"**).

Therapie der RPGN ohne Immundepots

Die Behandlung der RPGN ohne Immundepots (pauci-immune RPGN), i.d.R. c-ANCA oder p-ANCA positiv, erfolgt in erster Linie durch eine **Steroidstoßtherapie** und gleichzeitige

Cyclophosphamidgabe. Die ursprünglich schlechte Prognose hat sich hierdurch deutlich verbessern lassen. Es findet sich eine Zunahme der GFR auf über 30 % bei ca. 75 % der Patienten. Der Wert einer zusätzlichen Plasmapherese im Vergleich zur alleinigen Immunsuppression war in zwei prospektiven Untersuchungen nicht nachzuweisen. Allerdings gibt es neuere Hinweise, dass bei schweren Verläufen mit fortgeschrittener Niereninsuffizienz eine Plasmapherese von Vorteil ist.

(1) Methylprednisolonstoßbehandlung: 250–1000 mg i.v. über 3–5 Tage und ab 6. Tag Prednison 1 mg/kg KG p.o. in absteigender Dosis über 3–6 Monate. Zusätzlich:
(2) Cyclophosphamid initial 2–3 mg/kg/Tag p.o. später in reduzierter Dosis in Abhängigkeit von Grundleiden, Krankheitsaktivität und Nebenwirkungen über Monate bis Jahre.
(3) Bei ANCA-positiver rasch progredienter Glomerulonephritis (Wegener-Granulomatose und mikroskopische Polyangiitis) und gleichzeitig fortgeschrittener Nierenfunktionseinschränkung mit Serumkreatinin > 5,8 mg/dl verbessert die zusätzliche Plasmapherese (7-malig) im Vergleich zur intravenösen Gabe von Methylprednisolon (insgesamt 3000 mg) die renale Prognose, wobei in allen Fällen eine Basisbehandlung mit Prednisolon und Cyclophosphamid peroral erfolgt (Jayne et al.: JASN 18, 2180-1288, 2007).

6.3 Chronische GN

Definition: Über Jahre oder Jahrzehnte persistierende oder rezidivierende GN, die bis zur terminalen Niereninsuffizienz (Urämie) fortschreiten oder aber zum Stillstand kommen kann. Es handelt sich also um die mögliche Folge aller primären und sekundären Glomerulonephritiden.

Ätiologie und Pathogenese: Nur bei einigen GN-Formen ist das Antigen bekannt (**s. Kap. III.8.6**, „Ätiologie"). In einigen Fällen kommt es nach Antigenelimination (z.B. Penicillamin, gold- oder quecksilberhaltige Medikamente) zum Sistieren der Erkrankung, in anderen Fällen dagegen nicht (Streptokokken, Plasmodium falciparum). Die Mehrzahl der Fälle scheint idiopathisch. Wenn bereits eine Nierenfunktionseinschränkung vorliegt, spielen zusätzliche, nichtimmunologische Faktoren für die weitere Progredienz der Nierenerkrankung eine Rolle. System- und Stoffwechselerkrankungen können ebenfalls mit einer GN einhergehen.

Klinik: Diagnostisch und therapeutisch bedeutsam ist die Unterscheidung zwischen **GN mit nephrotischem Syndrom** und **GN ohne nephrotisches Syndrom** (oligosymptomatische GN). Die oligosymptomatische GN geht mit einer rezidivierenden oder persistierenden Mikrohämaturie (auch Makrohämaturie) und/oder einfachen Proteinurie (< 2 g/Tag) einher. Aufgrund der geringgradigen Symptome werden diese Glomerulonephritiden oft rein zufällig oder erst bei fortgeschrittener Niereninsuffizienz festgestellt. Oft über viele Jahre oder Jahrzehnte Latenz, unterhalb einer GFR von 10 ml/min dann rasche Progredienz (so genannter „pseudoakuter Beginn" eines chronischen Nierenleidens).

Entgegen der früheren Anschauung handelt es sich bei der **IgA-Nephritis** keineswegs nur um eine „benigne" Hämaturie. Verschiedene Verlaufsformen sind möglich: persistierende Mikrohämaturie, intermittierende Makrohämaturie mit Verschlechterung der Nierenfunktion, rasch progrediente GN, nephrotisches Syndrom (NS), maligne Hypertonie. In ca. 25 % der Fälle ist mit einer terminalen Niereninsuffizienz innerhalb von 5–20 Jahren zu rechnen. Eine sichere therapeutische Beeinflussung ist nicht bekannt.

Die **arterielle Hypertonie** ist bei beiden Verlaufsformen (chronische GN mit oder ohne NS) häufig und nimmt bei fortgeschrittener Niereninsuffizienz zu. Sie kann im Vordergrund der klinischen Symptomatik stehen („vaskulär-hypertone Verlaufsform"). Kommt es im Rahmen der GN zur progredienten Niereninsuffizienz, bestimmt mit zunehmender Nierenfunktionseinschränkung der Grad der Niereninsuffizienz das klinische Bild: Anämie, Hypertonie, Osteopathie, Flüssigkeitsretention u.a., (**s. Kap. III.8.3**).

Diagnostische Hinweise und Differenzialdiagnose: Differenzialdiagnostisch sind benigne und maligne Nephrosklerose, Pyelonephritis, Analgetikaniere und Glomerulonephritis bei Systemerkrankungen abzugrenzen. Bei fortgeschrittener Niereninsuffizienz wird die Diagnose durch hypertensive Gefäßveränderungen und interkurrente Pyelonephritiden erschwert.

THERAPIE

Behandlungsziele

(1) *Beeinflussung des entzündlichen Nierenprozesses:* Elimination des Antigens (Bakterien, Viren, Medikamente, Tumoren), Hemmung der Antikörperbildung und Entzündung (Steroide und Immunsuppressiva).

(2) *Verhinderung einer zusätzlichen Nierenschädigung* durch Hochdruck, interkurrente Infekte, nephrotoxische Substanzen, Herzinsuffizienz, Salzverlust, Hyperparathyreoidismus.

(3) *Prophylaxe und Therapie der Symptome der GN* (z.B. nephrotisches Syndrom, urämische Symptomatik).

(4) *Progressionshemmung bei diabetischer Nephropathie und GN:* ACE-Hemmer dilatieren vorwiegend das Vas efferens, senken den intraglomerulären Druck, vermindern die Entwicklung einer Glomerulosklerose und damit die Progression bei diabetischer Nephropathie Typ I [Lewis et al., New Engl J Med 1993; 329: 1456) und auch bei Glomerulonephritiden. Für alle Glomerulonephritiden gelten in unterschiedlicher Abstufung die unter (2) und (3) aufgeführten therapeutischen Bestrebungen. Die Beeinflussung des entzündlichen Nierenprozesses ist nur bei einigen GN möglich. Deshalb sollen die allgemeinen und symptomatischen Maßnahmen, die für alle GN-Formen gleichermaßen gelten, den „spezifischen" Behandlungsmöglichkeiten vorangestellt werden.

Allgemeine Maßnahmen
Diätetische Maßnahmen

Sie richten sich nach dem Grad der Niereninsuffizienz, dem Auftreten von Hochdruck und Ödemen.

(1) Wichtig sind eine *ausreichende NaCl- und Flüssigkeitszufuhr*, da generelle NaCl-Restriktion und Dursten eine rasche Verschlechterung der Nierenfunktion zur Folge haben können. NaCl-Restriktion nur bei Hochdruck und Ödemen!

(2) *Eiweißrestriktion* (0,5–0,6 g biologisch hochwertiges [$^2/_3$ tierisches] Eiweiß/kg/Tag) bei Serumharnstoff-N > 75 mg/dl und/oder gastrointestinalen Beschwerden. Eine mäßige Eiweißrestriktion (ca. 0,7 g Eiweiß/kg/Tag) ist bei funktioneller Einnierigkeit (Serumkreatinin > 1,5 mg/dl) empfehlenswert.

(3) Eine überhöhte Eiweißzufuhr führt bei vorbestehender Nierenfunktionseinschränkung zur glomerulären Hyperperfusion mit Überladung des Mesangiums durch Proteine. Dies bedeutet einen Proliferationsreiz auf die Mesangiumzellen, wodurch die Entwicklung einer fokalen Sklerose und damit eine weitere Verschlechterung der Nierenfunktion mit Zunahme der Proteinurie begünstigt werden. Allerdings war in einer neueren kontrollierten Untersuchung eine Proteinrestriktion ohne nennenswerten Einfluss auf den Verlauf von überwiegend nichtdiabetischen Nierenerkrankungen, wenn der Effekt einer ACE-Hemmung ausgeschöpft wird.

(4) Ausgleich einer Azidose bei Bikarbonat < 22 mmol/l.

Vermeidung einer zusätzlichen Schädigung des Nierenparenchyms

! WICHTIG:
Konsequente Hochdruckbehandlung.

(1) Hochdruckbehandlung (s. **Kap. III.8.3**, „Hypertonie" und **Kap. III.4.1.1**, „Therapie").
(2) Vermeiden von nephrotoxischen Substanzen wie Phenacetin, Paracetamol oder zu hoch dosierte Aminoglykoside (s. **Kap. III.8.11**).
(3) Behandlung interkurrenter Infekte.
(4) Therapie einer Herzinsuffizienz: Sie entspricht den allgemeinen Richtlinien (s. **Kap. III.2.2.1**, „Therapie") unter Berücksichtigung der Nierenfunktion (s. **Kap. II.7.2**).
(5) Behebung von Elektrolytstörungen, insbesondere eines Natriummangels, der oft rasch zur Hypovolämie und Verschlechterung der Nierenfunktion führt (keine generelle Kochsalzrestriktion!).
(6) Prophylaxe des sekundären Hyperparathyreoidismus (Nephrokalzinose, Nephrolithiasis) mit phosphatbindenden Substanzen (z.B. Kalziumkarbonat, Aluminiumhydroxid), Kalziumsubstitution sowie evtl. Gabe von Vitamin D bzw. Vitamin-D-Analoga (s. **Kap. III.8.3**, „Renale Osteopathie, Störungen des Kalzium-Phosphat-Stoffwechsels").

Progressionshemmung bei diabetischer Nephropathie und GN

Die Hemmung des Renin-Angiotensin-Aldosteron Systems verzögert die Progression des Nierenleidens. Bei Diabetes mellitus Typ 2 und nicht-diabetischen Nierenerkrankungen ist dies für die ACE-Hemmer belegt. Bei Diabetes mellitus Typ 2 ist dies in Studien für die AT_1-Rezeptor-Antagonisten nachgewiesen. Die Kombinationsbehandlung von ACE-Hemmer und AT-Rezeptor-Antagonist hat bei gleicher systemischer Blutdrucksenkung eine zusätzliche Wirkung auf Reduktion der Proteinurie und Hemmung der Progression (Cooperate).

Spezifische Pharmakotherapie

Bei **idiopathischer chronischer GN** lässt sich der Nierenprozess nur in wenigen Fällen beeinflussen: Bei Minimalveränderungen s. **Kap. III.8.6.5**, „Spezielle Pharmakotherapie des NS bei Minimalveränderungen..."; therapeutische Ansätze gibt es außerdem bei membranöser GN und membranoproliferativer GN (s. **Kap. III.8.6.5**, „Spezielle Pharmakotherapie bei den übrigen GN-Formen"). Im Unterschied hierzu können Nierenveränderungen und Prognose von Glomerulonephritiden bei Systemerkrankungen z.T. weitgehend gebessert werden.

6.4 Asymptomatische Proteinurie und/oder Hämaturie

Definition: Milde Proteinurie (< 2 g/Tag) und/oder Hämaturie, wobei Symptome wie Hypertonie oder Ödeme fehlen.

Ätiologie und Pathogenese: Häufige Ursache der asymptomatischen **glomerulären Hämaturie** sind mesangial-proliferative Veränderungen, und hier die so genannte IgA-Nephritis. Außerdem: Hereditäre Nephropathie (Alport-Syndrom), postinfektiöse GN, fokal-segmental sklerosierende GN, Systemkrankheiten wie Purpura Schoenlein-Henoch. Die Belastungshämaturie ist i.d.R. nicht-glomerulärer Genese. Die milde **glomeruläre Proteinurie** kann Zeichen einer beginnenden GN sein, aber auch Ausdruck eines Restzustands nach abgeheilter GN. Häufige Ursachen sind fokale Sklerose, Nephrosklerose, diabetische Glomerulosklerose.

Klinik: Leitsymptome und -befunde: Eine **Hämaturie** kann auf dem Boden zahlreicher Ursachen entstehen, die von unterschiedlicher prognostischer Bedeutung sind (**Tab. III.8.11**). Für eine glomeruläre Genese der Hämaturie spricht das Vorliegen von dysmorphen Erythrozyten (Akanthozyten, d.h. Erythrozyten mit Ausstülpungen $\geq 5\%$), außerdem eine Zylindrurie sowie eine begleitende Proteinurie.

Grenzwerte der pathologischen Zellausscheidung im Urin:
(1) *Urinsediment* (semiquantitativ): ≥ 5 Erys/GF, ≥ 10 Leukos/GF
(2) *Kammerurin:* ≥ 8 Erys/µl, ≥ 10 Leukos/µl
(3) *Addis-Count:* ≥ 3 Mio. Erys/Tag, ≥ 5 Mio. Leukos/Tag.

Tabelle III.8.11 Häufige Ursachen einer Hämaturie

Ursachen	Differenzierung
Renal	glomerulär Glomerulonephritis primär oder sekundär, andere glomeruläre Läsionen (z.B. hereditär, stoffwechselbedingt)
	nicht-glomerulär akute interstitielle Nephritis, chronische interstitielle Nephritis (u.a. Analgetikaniere), zystische Nierenerkrankungen, Tumoren, Gefäßfehlbildungen, Ischämie (arterieller und venöser Verschluss), Trauma, Hyperkalzurie und Hyperurikosurie
Postrenal	mechanisch (Steine und Stenosen der Harnwege), entzündlich (Urethritis, Zystitis, Prostatitis, Epididymitis), Tumoren (Prostata, Uroepithel), Prostatahypertrophie, Fremdkörper, Fehlbildungen, Endometriose, Belastungshämaturie
Weitere	Gerinnungsstörung (oft zusätzlicher Faktor)
	Pigmenturie: Hämoglobinurie, Myoglobinurie, Porphyrie, Nahrungsmittel (Rote Bete, Rhabarber), Medikamente
	vaginal
	artifizielle Blutbeimengung

Differenzialdiagnostisch sind Hyperkalzurie und Hyperurikosurie auszuschließen, die ebenfalls eine Hämaturie verursachen können.

Bei der **Proteinurie** ist zwischen Überlaufproteinurie (z.B. freie L-Ketten, Myoglobinurie), glomerulärer, tubulärer und sekretorischer Proteinurie zu unterscheiden. Zum Screening ist der Stäbchentest geeignet, der eine Reaktivität gegenüber Albumin (aber keine gegenüber freien L-Ketten) hat und Konzentrationen von ca. 20 mg Albumin/dl nachweist. In die ergänzende quantitative Eiweißausscheidung mit der Biuretreaktion gehen auch die freien L-Ketten ein. Die asymptomatische Proteinurie und/oder Hämaturie ist naturgemäß häufig ein Zufallsbefund. Die Diagnostik sollte intensiv, aber möglichst wenig invasiv sein: Urinsediment, Addis-Count, Erythrozytenmorphologie (Akanthozyturie), Proteinurie, Urinzytologie, Kalzium- und Harnsäureexkretion, GFR, Sonographie. Weiterführende Untersuchungen sind: Gynäkologische Untersuchung, i.v. Urographie mit Leeraufnahme, Zytoskopie, Urethroskopie, Computertomographie, Angiographie und ggf. Nierenbiopsie. Entscheidend ist es, prognostisch ungünstige Erkrankungen, insbesondere Tumorleiden, auszuschließen.

THERAPIE

Eine kausale Therapie der glomerulär bedingten asymptomatischen Proteinurie und/oder Hämaturie ist nicht möglich. Verlaufsbeobachtungen sind angezeigt, um bei Zunahme von Erythrozyturie, Proteinurie und bei GFR-Einschränkung bzw. bei Auftreten von Hochdruck und Ödemen die Diagnostik zu intensivieren, um ggf. ein therapierbares Nierenleiden frühzeitig zu erfassen.

6.5 Nephrotisches Syndrom

Definition: Große Proteinurie (meist $> 3,5$ g/Tag/$1,7$ m^2) und Lipidurie aufgrund einer erhöhten glomerulären Permeabilität mit der Neigung zu Hypo-/Dysproteinämie, Ödemen und Hyperlipidämie.

Ätiologie und Pathogenese: Die große Proteinurie ($> 3,5$ g/Tag/$1,7$ m^2) kommt in erster Linie durch Albumine zustande, da deren Molekulargewicht niedrig und die Serumkonzentration hoch sind.

(1) Die sich entwickelnde *Hypoproteinämie* hat eine globale Steigerung der hepatischen Eiweißsynthese zur Folge, wobei sich für die einzelnen Proteine aufgrund ihrer unterschiedlichen glomerulären Permeabilität ein neues Gleichgewicht, d.h. eine *Dysproteinämie* einstellt: Albumin $\downarrow\downarrow$, α_1- $\downarrow$, α_2- und β-Globuline $\uparrow$, γ-Globuline $\downarrow$.
(2) Die *Hyperlipidämie* (Hypertriglyzeridämie und Hypercholesterinämie) entsteht durch den renalen Verlust von Lipoproteinlipase und durch eine gesteigerte Lipoproteinsynthese.
(3) Das *Ödem* ist nach der gängigen Vorstellung Folge des renalen Eiweißverlusts mit Abfall des kolloidosmotischen Drucks und Aktivierung des Renin-Angiotensin-Aldosteron-Systems. Nach weiteren Untersuchungen scheint dagegen eine primär verminderte glomeruläre Permeabilität von niedermolekularen Substanzen, Wasser und Elektrolyten für die Ödempathogenese eine große Rolle zu spielen. Zusätzlich kommt es zu Veränderungen der tubulären Natriumresorption, die aufgrund des erniedrigten peritubulären onkotischen Drucks im proximalen Tubulus vermindert ist, in der Henle'schen Schleife im Wesentlichen unverändert abläuft und dann im distalen Tubulus vermehrt erfolgt.
Im Prinzip kann jede Glomerulonephritis mit einem nephrotischen Syndrom einhergehen, außer wenn die Glomeruli durch den Krankheitsprozess zu schnell zerstört werden.
Die häufigsten **Ursachen** des nephrotischen Syndroms sind im Folgenden dargestellt:
(1) *Idiopathisches nephrotisches Syndrom* (bei idiopathischer GN):
- membranöse GN (25–30 %),
- „minimal change"-GN (23–30 %),
- fokal-sklerosierende GN (15–20 %),
- bei anderen GN seltener.

(2) *Nephrotisches Syndrom bekannter Ätiologie* (sekundäre GN):
- Bakterien (Poststreptokokken-GN, „Shunt"-Nephritis, Endokarditis),
- Viren (Hepatitis B, HIV, EBV),
- Protozoen (Malaria, Toxoplasmose),
- Würmer (Schistosomiasis, Filariasis).

(3) Medikamentös-toxisch: Quecksilber-, Goldverbindungen, Penicillamin, Probenecid, Captopril, nichtsteroidale Antiphlogistika, Heroin.
(4) Allergene: Pollen, Bienenstich.
(5) Neoplasmen
- Solide Tumoren (Karzinome oder Sarkome): Lunge, Kolon, Magen, Mamma,
- Leukämien und Lymphome: M. Hodgkin, Myelom.

(6) Vaskulitiden und Systemerkrankungen: SLE, Panarteriitis nodosa, M. Schoenlein-Henoch, Kryoglobulinämie, Amyloidose.
(7) Verschiedene Erkrankungen: Diabetes mellitus, Alport-Syndrom, familiäres Mittelmeerfieber, Gestose, chronische Transplantatabstoßung, schwere Herzinsuffizienz, Refluxnephropathie, Nephrosklerose.

Klinik: Leitsymptome und -befunde: Die klassischen Symptome des nephrotischen Syndroms (NS) sind Proteinurie, Hypoproteinämie, Dysproteinämie, Ödeme, Hyperlipidämie und Lipidurie (im Urin Fettkugeln in Zylindern und Epithelzellen, Fettkörnchenzellen sowie Cholesterinkristalle als „Malteserkreuze"). Von klinischer Bedeutung sind weiterhin eine gesteigerte **Thromboseneigung** (Verlust von gerinnungshemmenden Proteinen wie Antithrombin III, gesteigerte Thrombozytenaggregation), eine erhöhte **Infektneigung** (Verlust von γ-Globulinen) und eine **veränderte Pharmakokinetik** von Substanzen mit hoher Eiweißbindung. Außerdem findet sich eine Abnahme von Eisen, Kupfer und Gesamtthyroxin im Serum, da das entsprechende Transportprotein verloren geht.
Das NS entwickelt sich meist schleichend. Ausmaß und Persistenz hängen von der Art der zugrunde liegenden Nierenerkrankung ab. Das NS auf dem Boden von Minimalveränderun-

gen ist durch spontane Remissionen und Rezidive gekennzeichnet. Das medikamenteninduzierte NS persistiert i.d.R. und verschwindet nach Aussetzen der Noxe innerhalb eines wechselnden Zeitraums. Da eine Vielzahl von Nierenerkrankungen dem NS zugrunde liegen kann, die in unterschiedlichem Maße einer Therapie zugänglich sind, stellt das **NS die wichtigste Indikation für die perkutane Nierenbiopsie** dar. Das nephrotische Ödem ist **differenzialdiagnostisch** gegenüber den Ödemen anderer Pathogenese abzugrenzen: Renales Ödem anderer Genese (nephritisch, bei fortgeschrittener Niereninsuffizienz), kardiales Ödem, hepatisches Ödem, exsudative Enteropathie (betrifft alle Eiweißfraktionen), medikamenteninduziertes Ödem (Laxanzien, nichtsteroidale Antiphlogistika, Kalziumantagonisten), Lymph-, Myx-, Lipödem.

THERAPIE

Allgemeine Maßnahmen

(1) *Ausschalten der Noxe:* Das medikamenteninduzierte NS ist nach Absetzen der Medikamente reversibel, in seltenen Fällen allerdings erst nach 6–12 Monaten (Penicillamin). Auch die Behandlung des Grundleidens (LED, Tumor oder chronische Entzündung mit sekundärer Amyloidose) kann die Proteinurie beseitigen.
(2) *Kochsalzrestriktion* (< 6 g NaCl/Tag): Die NaCl-Zufuhr muss deutlich unter der Ausscheidung liegen. Bei schwerem Ödem sind die Bestimmung der Natriumexkretion im Urin und eine darauf abgestimmte Zufuhr erforderlich.
(3) *Eiweißzufuhr:* Der Wert einer eiweißreichen Kost (> 1,5 g Eiweiß/kg/Tag) ist nicht gesichert, da exogen zugeführtes Eiweiß einen proteinurischen Effekt hat. Im Gegensatz hierzu scheint eine mäßiggradige Eiweißrestriktion von 0,7 g Eiweiß/kg/Tag zu einem Rückgang der Proteinurie und zu einem Anstieg der Serumproteinkonzentration zu führen [Kaysen et al., Kidney Int 1986; 29: 572]. Eine *intravenöse* Albuminzufuhr sollte nur in Ausnahmefällen und kurzfristig erfolgen, da > 90 % der zugeführten Proteine innerhalb von 1–2 Tagen renal wieder ausgeschieden werden. Bei Niereninsuffizienz Eiweißrestriktion (**s. Kap. III.8.3,** „Eiweiß- und Kalorienzufuhr").

Allgemeine Pharmakotherapie des NS unabhängig vom Grundleiden
Ödeme

Bei NS liegt oft eine **Diuretikaresistenz** vor, die vor allem durch eine Dissoziation zwischen dem Wirkort der stark wirksamen Schleifendiuretika und der bei NS weiter distal erfolgenden Natriumresorption zustande kommt. Hinzu kommt (bei ca. 50 %) eine mäßiggradige Einschränkung der GFR. Es empfiehlt sich die Gabe eines Schleifendiuretikums in steigender Dosis: *Furosemid* 40–80–120–250 mg. Bei unzureichender Wirkung zusätzliche Gabe einer weiter distal am Tubulus angreifenden Substanz: Bei Hyperkaliämie vorzugsweise ein Thiazid, bei Hypokaliämie ein kaliumsparendes Diuretikum. Die *Kombination von Furosemid, Thiazid und kaliumsparendem Diuretikum* ist oft besonders wirkungsvoll: Lasix® und Moduretik® oder Dytide® H. Diuretikagabe nur unter strenger Kontrolle des Volumenstatus! Eine Hypovolämie, die aufgrund der Kompensationsmechanismen sicher seltener vorliegt, als angenommen wird, kann durch Diuretika verstärkt werden mit der Folge einer akuten Niereninsuffizienz.

Bei Hypovolämie, hochgradiger Hypoproteinämie mit Oligurie intravenöse Zufuhr von Kolloiden: 100–250 ml 20 %iges Humanalbumin. Der Einsatz von *Humanalbumin* hat folgende Nachteile: Kurze Wirksamkeit, Rückgang der Natriumexkretion aufgrund einer erhöhten proximal-tubulären Resorption (Zunahme des peritubulären onkotischen Druckes) bei Vorliegen einer Volumenexpansion, hohe Kosten.

Hyperlipoproteinämie
Sie sollte bei diätetisch nicht zu beeinflussenden Formen medikamentös behandelt werden. Das Risiko von kardiovaskulären Komplikationen hängt von der Dauer des Bestehens einer Hyperlipoproteinämie ab.

Erhöhte Thromboseneigung
Fibrinogenerhöhung, Antithrombin-III-Verlust, gesteigerte Thrombozytenaggregation, Hypovolämie, evtl. Steroidmedikation. Die erhöhte Thromboseneigung kann eine antithrombotische Behandlung erfordern (UFH 2- bis 3-mal 5000 E, niedermolekulares Heparin s.c. oder Marcumar®). Der Wert einer prophylaktischen Antikoagulation ist durch keine Studie gesichert. Sie empfiehlt sich aber bei klinischen Zeichen der Hyperkoagulabilität und bei Serumalbumin < 2 g/dl. Es liegen keine gesicherten Daten über die beste Form der Thromboseprophylaxe vor. Die Wirksamkeit von Heparin kann aufgrund eines evtl. renalen Antithrombin-III-Verlusts vermindert, die Kinetik von Marcumar® aufgrund seiner hohen Eiweißbindung mit renalem Verlust verändert sein. Acetylsalicylsäure erscheint in bestimmten Fällen mit gesteigerter Thrombozytenaggregation wirksam zu sein.

> **WICHTIG:**
> Eine bedrohliche Komplikation des nephrotischen Syndroms ist die **Nierenvenenthrombose**: Typisch sind Flankenschmerz, Hämaturie, Niereninsuffizienz! Weitere mögliche Zeichen sind Hämoptoe, Lungenembolie, asymmetrische Beinschwellung, Beinvenenthrombose. **Vorgehen**: Bei älterer Thrombose und fortgeschrittener Niereninsuffizienz symptomatische Maßnahmen (u.a. Dialyse). Keine Antikoagulanzien- und Fibrinolysebehandlung, da hohes Blutungsrisiko; bei frischer Thrombosierung und normaler bzw. gering eingeschränkter Nierenfunktion wird ein Therapieversuch mit Streptokinase/Urokinase und anschließender Heparinisierung empfohlen (hohes Blutungsrisiko!).

Verminderte Infektabwehr
Sie macht eine frühzeitige antibiotische Therapie von Infekten erforderlich.

Spezielle Pharmakotherapie des NS bei Minimalveränderungen („minimal change"-GN) und fokaler Sklerose (FSGS)
Vor Beginn einer differenten Pharmakotherapie sollte eine Nierenhistologie vorliegen. Die Wirkung von Steroiden und Cyclophosphamid auf Proteinurie und Überlebensrate ist in erster Linie für die Minimalveränderungen („minimal change"-GN, „Lipoidnephrose") gesichert, wenn man von den Systemerkrankungen mit GN absieht.

Die **„Minimalveränderungen"** sind charakterisiert durch ein nephrotisches Syndrom, spontane Remissionen und Rezidive, gute Ansprechbarkeit auf Steroide und Zytostatika sowie eine günstige Prognose. Keine Entwicklung zur Niereninsuffizienz. Die Letalität beträgt 5 % innerhalb von 10 Jahren durch Komplikationen des NS (Infektanfälligkeit, Hypovolämie, Thromboembolien) und der Therapie (Steroide, Cyclophosphamid). Insgesamt „gutartiges Ödemleiden", bei dem nicht in allen Fällen die Indikation zur medikamentösen Behandlung gegeben ist. Nach Steroidbehandlung Rückgang des NS meist innerhalb von 4 Wochen, gelegentlich erst nach 8 Wochen. Es besteht eine enge Beziehung zwischen „minimal change"-GN (MCGN) und fokal-segmental-sklerosierender GN bzw. fokaler Sklerose (FS). Es ist weiterhin strittig, ob es sich um den gleichen pathophysiologischen Prozess oder um unterschiedliche Entitäten handelt.

Die **fokale Sklerose** (fokal-segmental-sklerosierende Glomerulonephritis, FSGS) beginnt in der marknahen Rinde und kann somit im Frühstadium der Nierenbiopsie entgehen. Im Unterschied zur MCGN geht die FS mit einer Verschlechterung der Nierenfunktion einher. Es werden histologisch folgende Formen unterschieden: Kollabierend (schlechte Prognose), TIP-Läsion (gute Prognose), zellulär, hilär und nicht näher spezifiziert (am häufigsten). Mit einer terminalen Niereninsuffizienz ist bei Steroidresistenz in 55 % zu rechnen, bei Steroidempfindlichkeit in 8 %. Auch die partielle Remission führt zur Verbesserung der renalen Prognose. Steroide führen zu einer kompletten Remission des nephrotischen Syndroms bei MCGN in 75 %, bei FS in 16 %, zur partiellen Remission bei MCGN in 7 %, bei FS in 20 %. Steroidresistenz besteht bei MCGN in 18 %, bei FS in 64 %. Diese Daten sind relativ zu bewerten, da sie von der Höhe und Dauer der Steroiddosis abhängen. Es gibt Hinweise, dass eine initial höher dosierte und länger anhaltende Steroidgabe die Remissionsrate erhöht und die Rezidivhäufigkeit senkt.

(1) *Kortikosteroide:* Höhe und Dauer der Steroidgabe sind bisher nicht standardisiert. Die folgenden Therapieschemata sind als Empfehlung zu verstehen:
- *Schema I:* 1.–4. Woche: 1,5 mg Prednisolon/kg/Tag. 5.–8. Woche bzw. nach Eintreten der Remission schon früher: 1 mg Prednisolon/kg/Tag jeden 2. Tag. Diese Dosis nach Einsetzen der Remission noch über 4 Wochen beibehalten. Anschließend schrittweise Reduktion und Absetzen innerhalb von 4 Wochen. Bei Rezidiv (Zunahme von Proteinurie, Ödemen) während Dosisreduktion erneuter Beginn des o.g. Steroidzyklus.
- *Schema II:* 1 mg Prednisolon/kg/Tag über 4–8 Wochen. Dann Reduktion auf minimal effektive Dosis. Gesamte Behandlungsdauer 2–3 Monate. Bei häufigen Rezidiven (> 2-jährlich) und bei Steroidabhängigkeit treten oft die UAW der Steroidbehandlung in den Vordergrund. Dann ist zu entscheiden, ob Steroide ganz abzusetzen sind oder eine zusätzliche Zytostatikabehandlung eingeleitet wird. Bei geringgradiger Proteinurie empfehlen sich versuchsweises Aussetzen der Steroide und symptomatische Behandlung (Kochsalzrestriktion, Diuretika), wobei mögliche Komplikationen des NS in Betracht gezogen werden müssen.
- *Schema III:* Bei geringen UAW des Steroids ist eine länger anhaltende Therapie in Erwägung zu ziehen, um die Rezidivrate niedriger zu halten: Prednison 2 mg/kg jeden 2. Tag über 3 Monate, dann schrittweise Reduktion über die folgenden 9 Monate (Meurier).

(2) *Cyclophosphamid:* Bei Steroidresistenz führt die zusätzliche Cyclophosphamidgabe zu einer kompletten Remission bei MCGN in über 80 % (FS 25 %), zur partiellen Remission in 8 % (FS 13 %) und zum fehlenden Ansprechen in ca. 10 % (FS 62 %). Die Remission hält im Mittel über 3 Jahre an. Cyclophosphamid ist in Kombination mit Kortikosteroiden, die wie bei alleiniger Steroidgabe dosiert werden, wirksamer: 2–3 mg/kg/Tag Cyclophosphamid (Endoxan®) über 8 Wochen. Anpassung der Dosis an Leukozytenwerte (> 4000 Leukozyten/μl). Teils irreversible Gonadenschäden nach 1 Monat, meist allerdings erst nach 5 Monaten. Strenge Indikationsstellung bei einem „gutartigen Ödemleiden": Ausgeprägtes NS mit häufigen Rezidiven, Steroidabhängigkeit oder Steroidresistenz.

(3) *Ciclosporin* (CsA) kann bei „minimal change"-Glomerulonephritis und fokaler Sklerose mit Steroidabhängigkeit oder Steroidresistenz eine partielle oder komplette Remission in 60 % erzeugen. Nach Absetzen von CsA tritt meist ein Rezidiv auf: 5 mg CsA/kg tgl. (2,5 mg/kg/12 h) über 6 Monate. Dann Dosisreduktion um 25 % alle 2 Monate.

(4) *Azathioprin:* Unkontrollierte Studien sprechen dafür, dass bei Steroidresistenz eine Dauerbehandlung mit Azathioprin als Monotherapie Remissionen induzieren und erhalten kann. Azathioprindosierung: 50 mg Azathioprin/Tag über 2 Wochen, dann 100 mg/Tag über weitere 2 Wochen und anschließend als Erhaltungsdosis 2–2,5 mg/kg/Tag. Eine generelle Empfehlung kann z.Zt. nicht gegeben werden.

Spezielle Pharmakotherapie bei den übrigen GN-Formen
Idiopathische membranöse GN

Die Ätiologie der membranösen GN ist heterogen. Dementsprechend ist auch die Prognose sehr unterschiedlich. Ca. 1/3 der Patienten mit idiopathischer GN behält eine stabile Nierenfunktion, ca. 1/3 schreitet fort bis zur terminalen Niereninsuffizienz. Bislang gibt es kein sicheres prognostisches Kriterium, um zwischen den Patienten mit guter Prognose und denen mit progredientem Nierenleiden zu differenzieren. Patienten mit nephrotischem Syndrom, besonders bei Proteinurie > 10 g/Tag, sind eher mit einer Nierenfunktionseinschränkung belastet. Da ca. 1/3 der Patienten eine recht gute Prognose hat, ist es gerechtfertigt, den Spontanverlauf der membranösen GN abzuwarten. Allerdings ist zu berücksichtigen, dass eine Therapie weniger Aussicht auf Erfolg bietet, wenn sie erst im Stadium der Niereninsuffizienz (Serumkreatinin > 1,5 mg/dl) beginnt. Die Beobachtungszeit muss deshalb eng sein, damit die Therapie frühzeitig, d.h. spätestens bei Anstieg des Serumkreatinin einsetzen kann.

Risikofaktoren für eine terminale Niereninsuffizienz sind: Alter > 30 Jahre, männliches Geschlecht, initial eingeschränkte Nierenfunktion, Nierenfunktionsverschlechterung im Verlauf, persistierende Proteinurie (> 6 g/Tag) über 6 Monate.

Therapeutische Empfehlung: Einleitung einer immunsuppressiven Therapie bei Verschlechterung der Nierenfunktion und/oder Proteinurie > 8 g/Tag. Die alleinige Steroidtherapie hat sich nicht als wirksam erwiesen.

(1) *Kombinierte Cyclophosphamid-Steroid-Therapie:* Cyclophosphamid 2–3 mg/kg/Tag und Prednisolon 1 mg/kg/Tag. Die Studien sind nicht kontrolliert, jedoch Protokoll der 1. Wahl.
(2) *Prednisolon in Kombination mit Ciclosporin A.* Ciclosporin A in einer niedrigen Dosis von 3–5 mg/kg/Tag über einen Zeitraum von etwa 15 Monaten (Ciclosporin-A-Vollblutspiegel = 80–120 ng/ml). Bei fehlendem Ansprechen Behandlung nach 3–4 Monaten absetzen. Kontrollierte Studien stehen aus. Evtl. die niedrigste noch wirksame Dosis (Schwellendosis) zur Remissionserhaltung ermitteln. Oder
(3) *Ciclosporin-A-Monotherapie* 3–5 mg/kg/Tag mit Vollblutkonzentrationen (Talspiegel) 80–120 ng/ml [Cattran et al. Kidney Inter 1995; 47: 1130–1135].
(4) *Rituximab,* ein monoklonaler Antikörper gegen das B-Zell- Antigen CD20 wird mit bisher begrenzter und noch nicht ausreichend beurteilbarer Erfahrung eingesetzt (4-malige Gabe von 375 mg/m^2 in wöchentlichem Abstand).
(5) *Alternierende Methylprednisolon- und Chlorambucilgabe* [Ponticelli et al.] über einen Zeitraum von 6 Monaten (gut kontrollierte Studie, allerdings ist die Therapie nebenwirkungsreich).

- 1. Monat: Methylprednisolon (Urbason®) an 3 aufeinander folgenden Tagen jeweils 1 g i.v. in 20–30 min. Dann 27 Tage 0,4 mg Methylprednisolon/kg/Tag p.o. (oder 0,5 mg Prednisolon/kg/Tag). Danach Aussetzen der Steroidmedikation.
- 2. Monat: 0,2 mg/kg/Tag Chlorambucil (Leukeran®) über 30 Tage. Danach Aussetzen der Medikation. Dosisreduktion bei Leukozyten < 5000/µl.
- 3. Monat: Alleinige Steroidgabe wie Monat 1.
- 4. Monat: Alleinige Chlorambucilgabe wie Monat 2.
- 5. Monat: Alleinige Steroidgabe wie Monat 1.
- 6. Monat: Alleinige Chlorambucilgabe wie Monat 2.

Membranoproliferative GN

(1) Typ I ist am häufigsten. Auszuschließen sind die sekundären Formen, die eine spezifische Behandlung erforderlich machen: Hepatitis-B-Virusinfektion, Hepatitis-C-Virusinfektion mit gemischter Kryoglobulinämie (Interferon-α), akute bakterielle Endokarditis, Infektion eines ventrikuloatrialen Shunts (antibiotisch), SLE (immunsuppressiv).
(1) Typ II („dense-deposit disease"),
(2) Typ III (subepitheliale Immunkomplexablagerungen).

Die Prognose der *idiopathischen MPGN ist weniger günstig.* Etwa 50 % der unbehandelten Patienten sind nach 10 Jahren terminal niereninsuffizient. Prognostisch ungünstig sind das Vorliegen eines nephrotischen Syndroms, einer Niereninsuffizienz und einer arteriellen

Hypertonie sowie Halbmonde in der Nierenbiopsie. Es liegen keine kontrollierten Studien vor, die den Behandlungserfolg sichern. Aufgrund des progredienten Verlaufs halten wir eine Behandlung, auch beim Erwachsenen, nach folgendem Schema für gerechtfertigt:
Nicht-kontrollierte Untersuchungen sprechen für einen günstigen Einfluss einer früh einsetzenden und auf etwa 2 Jahre begrenzten Kortikosteroidbehandlung bei membranoproliferativer Glomerulonephritis von Kindern und jungen Erwachsenen.
Die Intensität der Behandlung wird an die Krankheitsaktivität angepasst:
(1) *Stadium I* (Kreatinin-Clearance [C-Krea] > 80 ml/min, Proteinurie < 1 g/m^2/Tag) 20 mg Prednison jeden 2. Tag.
(2) *Stadium II* (C-Krea > 80 ml/min, Proteinurie > 1 g/m^2/Tag): 2 mg/kg jeden 2. Tag.
(3) *Stadium III* (C-Krea < 80 ml/min, Proteinurie > 1 g/m^2/Tag): 2 mg/kg/Tag.
(4) *Stadium IV* (C-Krea < 50 ml/min, Proteinurie ±): Methylprednison 30 mg/kg/Tag i.v. über 3 Tage, dann 2 mg/kg/Tag.
Bei Verbesserung der Aktivitätsstadien erfolgt eine entsprechende Dosisanpassung mit dem Ziel einer Dosisreduktion auf 20 mg jeden 2. Tag und einer zeitlichen Begrenzung der Gesamtbehandlungsdauer auf 2 Jahre [Ford, et al.: Childhood membranoproliferative glomerulonephritis type: Limited steroid therapy, Kidney Int. 41; 1992: 1606–1612].
Die Behandlung mit Acetylsalicylsäure (500 mg/Tag) und Dipyridamol (75 mg/Tag) hat zu keiner gesicherten Beeinflussung des Krankheitsverlaufs geführt [Zauner et al.: Nephrol Dial Transplant 9; 1994: 619].

IgA-Nephropathie

Die IgA-Nephropathie ist die häufigste idiopathische Glomerulonephritis. Der Verlauf reicht von keiner Nierenfunktionseinschränkung bis zur rasch progredienten Niereninsuffizienz. Im Unterschied zu früheren Auffassungen ist die IgA-Nephropathie nicht nur eine „benigne Hämaturie", sondern führt ohne Behandlung in 20–50 % der Patienten innerhalb von 20 Jahren zur terminalen Niereninsuffizienz. Einige Patienten zeigen den Verlauf einer progredienten Glomerulonephritis, einige den eines nephrotischen Syndroms, selten findet sich eine maligne Hypertonie. Aufgrund des z.T. langsamen Verlaufs gibt es keine kontrollierten Daten, die den Wert einer Behandlung belegen.
Die Prognose der Erkrankung ist entscheidend vom Vorliegen einer oder mehrerer klinischer und histologischer Risikofaktoren abhängig.
(1) *Klinische Risikofaktoren* sind Proteinurie > 1g/Tag, arterielle Hypertonie, männliches Geschlecht, höheres Alter, Fehlen von rekurrierenden Makrohämaturien.
(2) *Histologische Risikofaktoren* sind Mesangialzellproliferation, glomeruläre Sklerose, GBM-Läsion, extrakapilläre Proliferationen (über 30 % der Glomeruli), tubulo-interstitielle Läsionen, arterioläre Schäden.
Es empfiehlt sich das folgende therapeutische Vorgehen:
(1) Konsequente Blutdrucksenkung, vorzugsweise mit einem ACE-Hemmer. Möglicherweise ist hierdurch eine Verbesserung der Langzeitprognose zu erreichen [Cattran et al., Amer. J. Kidney Dis 1994; 23: 247].
(2) Bei rasch progredienter GN mit Halbmondbildung und IgA-Ablagerung: Methylprednisolon i.v. in hoher Dosis (s. Kap. III.8.6.2, „Therapie") [Galla, Kidney Int 1995; 47: 377].
(3) Bei nephrotischem Syndrom auf dem Boden einer „minimal change"-GN mit IgA-Ablagerungen findet sich oft ein gutes Ansprechen auf Glukokortikoide (ggf. Cyclophosphamid) (s. Kap. III.8.6.5, „Spezielle Pharmakotherapie des NS bei Minimalveränderungen…").
(4) *Bei Vorliegen von Risikofaktoren* (s.o.) immunsuppressive Therapie in Abhängigkeit von der GFR: Bei GFR > 70 ml/min: Methylprednisolon 1 g/Tag i.v. über 3 Tage jeweils am Anfang der Monate 1, 3 und 5. Zusätzlich Prednison 0,5 mg/kg p.o. jeden 2. Tag über einen Zeitraum von 6 Monaten [Pozzi et al., Lancet 353; 1999: 883–887]. Bei GFR 30–70 ml/min: Prednisolon

40 mg/Tag initial und Dosisreduktion auf 10 mg/Tag nach 2 Jahren. Zusätzlich Cyclophosphamid (1,5 mg/kg/Tag) für 3 Monate, anschließend Azathioprin (1,5 mg/kg/Tag) in den Monaten 4–24. Bei Serumkreatinin > 3 mg/dl sind die Erfolgsaussichten gering [Ballardie et al., Nephrol Dial Transplant 2004; 19: 1041].

(5) Der Wert von Fischöl zur Progressionshemmung der IgA-Nephropathie wird kontrovers beurteilt [Donadio et al., New Engl. J Med 1994; 331: 1194] und kann nicht generell empfohlen werden.

7 Systemkrankheiten mit Glomerulonephritis

Vorbemerkungen: Systemische Vaskulitiden mit Befall kleiner Gefäße können zur Nierenbeteiligung in Form einer Glomerulonephritis führen. Umgekehrt kann eine alleinige Glomerulonephritis die oligosymptomatische Erstmanifestation einer systemischen Vaskulitis darstellen. Die *Klassifikation* der Vaskulitiden erfolgt nach der Größe der befallenen Gefäße (**Tab. III.8.12**). Für klinische Belange hat sich darüber hinaus eine Einteilung anhand der nachgewiesenen Antikörper bewährt (**Tab. III.8.13**).

7.1 Lupus erythematodes disseminatus (LED, SLE)

Klinik: Die „Lupusnephritis" stellt eine häufige und prognostisch wichtige Manifestation des LED dar. In 70 % der Patienten mit LED finden sich ein pathologischer Urinbefund und/oder eine Niereninsuffizienz, in 90 % lichtmikroskopische und in ca. 100 % elektronen- und immunfluoreszenzmikroskopische Veränderungen. Häufig stehen extrarenale Manifestationen im Vordergrund (Pleuritis, Perikarditis, hämolytische Anämie, thrombopenische Purpura, Vaskulitis des ZNS) und bestimmen dann auch das therapeutische Vorgehen. An der Niere findet sich eine Vielzahl von histologischen Veränderungen, die mit einer unterschiedlichen Prognose einhergehen und deshalb eine unterschiedlich intensive Therapie erfordern.

THERAPIE

Steroide stellen die wichtigsten Medikamente zur Behandlung der renalen und extrarenalen Manifestationen des LED dar. Liegt eine renale Beteiligung vor, sind die Höhe der Steroiddosis und damit das Risiko von UAW an Art und Prognose der Nierenveränderung bzw. deren Beeinflussbarkeit anzupassen. Nur die diffuse proliferative Lupusnephritis wird durch eine hochdosierte Steroidtherapie in ihrer Prognose günstig beeinflusst. Die Indikation zur *Nierenbiopsie* ist dann gegeben, wenn der Einsatz der hochdosierten Steroidbehandlung in Erwägung gezogen werden muss (Neuauftreten oder Zunahme einer Proteinurie, Zunahme der Hämaturie, Verschlechterung der Nierenfunktion!).

(1) *Diffuse proliferative GN:* Meist NS und progrediente Niereninsuffizienz. Schwerer Hochdruck und initiale Niereninsuffizienz verschlechtern die Prognose, die durch eine aggressive Immunsuppression günstig beeinflusst werden kann. Eine *hochdosierte Prednisontherapie* 1 mg/kg/Tag allein kann die Prognose verbessern. Darüber hinaus zeigte eine kontrollierte Untersuchung, dass sich im Vergleich hierzu die Kombination einer *i.v. Cyclophosphamidstoßtherapie* mit niedriger dosierter Prednisonbehandlung (0,5 mg/kg/Tag) signifikant günstiger auf die renale Prognose bzw. den Erhalt der Nierenfunktion auswirkt. Der Vorzug der i.v. Cyclophosphamidstoßtherapie gegenüber der oralen Dauertherapie liegt in der guten Verträglichkeit, die sich in weniger hämorrhagischen Zystitiden, Malignomen und Infektionen ausdrückt. Zu unterscheiden sind die initiale Phase der Remissionsinduktion und die anschließende Remissionserhaltung. Neuere Daten sprechen dafür, die Induktionsphase auf 3–6 Mo-

Tabelle III.8.12 Klassifikation der Vaskulitiden

	Lokalisation	Besonderheiten
Vaskulitis der großen Gefäße		
• Takayasu-Arteriitis	Primär Aorta u. abgehende Arterien	Entzündung besonders an den Arterienabgängen
• Riesenzellarteriitis	Große u. mittlere Arterien	Meist obere Körperhälfte o. Kopf betreffend (Polymyalgia rheumatica, Arteriitis temporalis)
Vaskulitis der mittelgroßen Gefäße		
• Polyarteriitis nodosa (Kussmaul-Maier)	Mittelgroße u. kleine Arterien	Systemische nekrotisierende Vaskulitis (Assoziation mit HBV in 7,5–30 %)
• Kawasaki-Krankheit	Große u. mittelgroße Arterien	Bevorzugung der Koronarien, des Kindesalters, Assoziation mit mukokutanem LK-Syndrom
Vaskulitis der kleinen Gefäße		
• Wegener-Granulomatose	Mittelgroße u. kleine Arterien, Arteriolen, Kapillaren u. Venolen	Granulome im Respirationstrakt, nekrotisierende immunhistologisch negative RPGN, c-ANCA
• Mikroskopische Polyangiitis	Kapillare, Venolen, Arteriolen	p-ANCA
• Churg-Strauss-Syndrom	Mittelgroße u. kleine Arterien, Kapillaren u. Venolen	Bevorzugt Lunge u. Haut, Asthma u. Hypereosinophilie
• Purpura Schoenlein-Henoch	Kleine Gefäße	Haut, Darm, Glomeruli, Gelenke
• Essenzielle Kryoglobulinämie	Kapillaren, Arteriolen u. Venolen	Immunglobulinkomplexe präzipitieren in Kälte u. lösen sich in Wärme. Häufig mit HCV
• Hypersensitivitätsvaskulitis	Kleine Hautgefäße mit Venolen	„Leukozytoklastische Vaskulitis" in 3 Formen: a) Purpura Schoenlein-Henoch, b) Kryoglobulinämie, c) Hypersensitivitätsvaskulitis i.e.S. Hautvaskulitis mit Purpura u. Petechien
• Systemischer Lupus erythematodes	Arteriolen, Kapillaren, Venolen	Meist GN. Auch bei RA, Polychondritis, M. Behçet u.a.
• Goodpasture-Syndrom	Kapillaren	RPGN, pulmonale Alveolitis mit anti-GBM-AK

nate zu begrenzen und dann mit einer niedrigdosierten Erhaltungstherapie mit MMF oder Azathioprin weiter zu behandeln. Die Nebenwirkungen sind dabei geringer, die Wirkung erscheint vergleichbar.
- Zur **Remissionsinduktion** Cyclophosphamidstoßtherapie 0,5–1 g/m^2 i.v. unter Hydrierung (3 l/Tag) und Mesna (Uromitexan®) 200 mg i.v. oder p.o. nach 0–4–8–12 h in 4-wöchigem Abstand (Dauer 3–6 Monate). Die älteren Protokolle empfehlen bis zu 6 Zyklen in 4-wöchigem Abstand, anschließend in 3-monatigem Abstand über 1–3 Jahre.

7 Systemkrankheiten mit Glomerulonephritis

Tabelle III.8.13 Klassifikation der Vaskulitiden anhand der nachgewiesenen Antikörper

Antikörper	Grundkrankheit
Antinukleäre Antikörper (ANA)	Systemischer Lupus erythematodes Sharp-Syndrom = Mixed connective tissue disease (MCTD), Sklerodermie, u.a. Kollagenosen
Kryoglobuline ANCA	Kryoglobulinämie Wegener-Granulomatose Mikroskopische Polyangiitis Rasch progrediente Glomerulonephritis (RPGN) Churg-Strauss-Syndrom
Anti-GBM-Antikörper	Goodpasture-Syndrom, Anti-GBM-Glomerulonephritis
Antikörper-negativ	Purpura Schoenlein-Henoch und Vaskulitiden der größeren Gefäße ohne glomeruläre Beteiligung wie Riesenzellarteriitis, Takayasu-Arteriitis, u.a.

- Zusätzlich 0,5 mg Prednison/kg/Tag p.o. In Abhängigkeit von der Krankheitsaktivität später Dosisreduktion auf < 20 mg/Tag als Erhaltungstherapie. Bei rasch progredientem Verlauf intravenöse Cyclophosphamidstoßtherapie und initiale Methylprednisolonstoßbehandlung (s. Kap. III.8.6.2, „Therapie der RPGN ohne Immundepots").
- Mycophenolatmofetil (MMF) in einer Dosis von 2-mal 1–1,5 g tgl. scheint nach ersten Erfahrungen in der Induktionsphase mit Cyclophosphamid vergleichbar bezüglich der Wirksamkeit sein.
- Ein Effekt der Plasmaseparation hat sich in Studien weder für die milden noch für die schweren Lupusnephritiden nachweisen lassen. Dennoch halten wir bei sehr schweren und therapieresistenten Verläufen den kurzfristigen Einsatz der Plasmaseparation für gerechtfertigt.
- Die i.v. Immunglobulingabe kann immunsuppressiv wirken, wohl über Interaktion mit den Fc-Rezeptoren der Effektorzellen oder über eine Beeinflussung von Autoantikörpern durch antiidiotypische Antikörper. Diese Behandlung kann nicht empfohlen werden, da sowohl eine Besserung als auch eine Aktivierung des SLE in Einzelbeobachtungen gesehen wurden und keine ausreichende Erfahrung besteht.
- Zur **Remissionserhaltung** werden MMF in niedriger Dosis und Azathioprin eingesetzt.

(2) *Membranöse GN:* Meist NS (in 2/3 Steroidresistenz). Günstige Prognose, langsame Progredienz. Geringes Ansprechen auf Steroide und Immunsuppressiva. Steroiddosis meist durch extrarenale Manifestation bestimmt.

(3) *Fokal-segmental-proliferative GN:* Meist oligosymptomatisch. NS in 20 %. Prognose günstig, Niereninsuffizienz selten. Verlaufskontrollen wichtig, da in 10 % Übergang in diffuse proliferative GN.

(4) *Fortgeschrittene Niereninsuffizienz:* Liegt histologisch eine *glomeruläre Sklerose* vor, sind Steroide und Immunsuppressiva im Hinblick auf die renale Prognose nicht indiziert, da keine Beeinflussung des Nierenleidens mehr zu erwarten ist. Im Stadium der *Präurämie* Immunsuppression überwiegend an die extrarenalen Manifestationen des SLE anpassen, da die renale Prognose nur noch geringfügig beeinflusst werden kann, die UAW zunehmen und die Aktivität des SLE mit zunehmender Niereninsuffizienz abnimmt, z.T. erlischt.

7.2 Polyarteriitis nodosa

Klinik: Bei 75 % der Patienten mit Polyarteriitis nodosa findet sich eine Nierenbeteiligung. Niereninsuffizienz und/oder Hypertonie zu Beginn der Erkrankung liegen in 25 % vor. Es lassen sich zwei Formen unterscheiden:

(1) *Makroform* (klassische Polyarteriitis nodosa der Niere): Entzündung und fibrinoide Nekrosen der mittelgroßen und kleinen Nierenarterien. *Klinisch* Proteinurie, Mikro-/Makrohämaturie, meist Hochdruck. Schubweiser Verlauf mit zunehmender Niereninsuffizienz, evtl. Flankenschmerz, Rindeninfarkte.

(2) *Mikroform* (mikroskopische Polyangiitis): Intra-/extrakapillär-proliferative GN, z.T. herdförmige fibrinoide Nekrosen der Arteriolen. *Klinisch* meist ausgeprägte Hämaturie und Proteinurie („aktives Urinsediment"). Selten Hochdruck. Rasch progredienter Verlauf und evtl. Lungenbeteiligung. Differenzialdiagnose (**s. Kap. III.8.6.2**). Therapie siehe **Kap. III.8.7.4** (ANCA-positive Vaskulitiden).

Diagnostische Hinweise: Biopsie von Niere und Muskulatur. Renovasographie (Gefäßabbrüche, Infarkte, arterielle Mikroaneurysmen).

THERAPIE

5-Jahres-Überlebenszeit ohne Behandlung 13 %, mit Steroiden 48 %. Zusätzliche Zytostatikagabe soll die Letalität weiter senken. Unter kombinierter Behandlung mit Steroiden und Zytostatika 26-Monats-Überlebenszeit von 93 %, komplette Remission in 20 %. Allerdings liegen bisher keine kontrollierten Untersuchungen vor. Für beide Formen (Makro- und Mikroform) kann folgendes Vorgehen empfohlen werden:

(1) Rascher Therapiebeginn mit hochdosierter Steroidgabe (1,5 mg Prednisolon/kg KG) und zusätzlich 2 mg Cyclophosphamid/kg KG (Leukozytenkontrolle!). Langsamer Abbau der Steroiddosis, wenn die systemischen Veränderungen zum Stillstand gekommen sind. Abbau der Cyclophosphamiddosis auf 1 mg/kg Erhaltungsdosis. Bei progredienter Niereninsuffizienz Absetzen von Cyclophosphamid.

(2) Konsequente antihypertensive Medikation (prognostisch wichtig).

7.3 Purpura Schoenlein-Henoch

Klinik: Neben der Haut (95 %), den Gelenken und dem Gastrointestinaltrakt (Durchfall, Koliken, Invaginationsileus) sind die Nieren in > 30 % beteiligt. In seltenen Fällen Lungenbefall mit Hämoptoe (**s. Kap. III.8.6.2**) und rezidivierenden Pleuritiden. Die histologischen Veränderungen an den Nieren variieren von fokal-segmental betonten, proliferativen Glomerulonephritiden über die diffuse membranoproliferative GN bis zur seltenen, rasch progredient verlaufenden intra-/extrakapillär-proliferativen GN. Somit unterscheiden sich Symptome, Verlauf und Prognose: z.T. nur Mikrohämaturie, z.T. nephrotisches Syndrom, Hypertonie und Olig-/Anurie. Insgesamt günstige Prognose (10-Jahres-Überlebenszeit > 90 %). In > 50 % heilt die Nierenerkrankung innerhalb von 2 Jahren aus, in < 8 % findet sich eine fortgeschrittene Niereninsuffizienz.

THERAPIE

Steroide, Zytostatika und Heparin führen zu keiner Besserung der renalen Symptomatik. Allerdings lassen sich extrarenale Symptome (Gelenke, Gastrointestinaltrakt) durch Steroidmedikation günstig beeinflussen.

7.4 Wegener-Granulomatose und mikroskopische Polyangiitis

Vorbemerkungen: Die Wegener-Granulomatose ist eine durch Vaskulitis und Granulome charakterisierte Erkrankung mit besonderer Beteiligung der Atemwege und Nieren. Primär liegt eine Granulomatose vor, mit einem sekundären Übergang zur Vaskulitis. Die Ätiologie ist unbekannt, bei der Pathogenese sind Antikörper gegen die Proteinase 3 (von Leukozyten und Monozyten) von Bedeutung, die auch diagnostisch wichtig sind (c-ANCA). Die mikroskopische Polyangiitis ist ebenfalls ANCA-positiv (i.d.R. p-ANCA) und ist morphologisch ähnlich, allerdings ohne Granulome. Die Therapie ist weitgehend identisch.

Klinik: Nekrotisierende granulomatöse Entzündung der kleineren Arterien und Venen im Bereich des Respirationstrakts (auch Nasennebenhöhlen, Mittelohr, Pseudotumor der Orbita). In 80 % Nierenbeteiligung: fokal-segmental-proliferative GN, aber auch extrakapillär-nekrotisierende Veränderungen. Nur ausnahmsweise sind periglomeruläre Epitheloidzellgranulome in der Nierenhistologie zu finden. Oft beginnt die Wegener-Granulomatose mit einer verstopften Nase. Meist sind die c-ANCA positiv. Folgende Krankheitsbilder sind häufig: Konjunktivitis, Episkleritis, Protrusio bulbi, Otitis, borkige Entzündungen der Nasenschleimhaut, tracheobronchialer Befall, Lungenrundherde und diffuse Infiltrationen, generalisierte Angiitis, Koronariitis, fokale GN, rasch progrediente GN, Purpura, Gelenkbeschwerden, Polyneuropathien, zerebrale Durchblutungsstörungen.

Die **Diagnose** erfolgt durch Klinik, c-ANCA und Histologie. Der Nachweis der Proteinase-3-Antikörper (c-ANCA) hat die Diagnostik wesentlich verbessert. Gelegentlich liegen p-ANCA (Myeloperoxidaseantikörper) vor. Eine Therapieeinleitung darf nicht verzögert werden, auch wenn der Nachweis von Granulomen noch nicht gelungen ist!

Therapie

Ohne Behandlung 1-Jahres-Überlebenszeit < 20 %. Wesentliche Verbesserung der Prognose durch Cyclophosphamid (Remissionsrate 93 % in über 4-jährigem Beobachtungszeitraum [Fauci et al., 1983]).

Vorgehen: (1) *Cyclophosphamid* 1,5–2 mg/kg/Tag bis zur Remission, die in 3–6 Monaten zu erwarten ist. Wegen der UAW erfolgt die Therapie mit Cyclophosphamid nach den neueren Erfahrungen über einen kürzeren Zeitraum. Nach 6 Monaten Erhaltungstherapie und Wechsel auf Azathioprin (1,5 mg/kg/Tag). Bei hohem Infektionsrisiko (Alter > 60 Jahre) und renaler Manifestation der Vaskulitis empfiehlt sich initial die UAW-ärmere intravenöse Cyclophosphamidgabe mit 750 mg/m^2 im Abstand von 4 Wochen über einen Zeitraum von 3–6 Monaten. Bei C-Krea < 30 ml/min Dosisreduktion. Anschließend Azathioprin. Allerdings ist im Langzeitverlauf nicht in allen Fällen ein Verzicht auf Cyclophosphamid möglich.
Leukozytenkontrolle > 3000/μl! (Komplette Remission: Keine Aktivitätszeichen, d.h. normale BKS, stabile Nierenfunktion ohne aktives Urinsediment. Proteinurie kann als Zeichen der vorangegangenen glomerulären Schädigung persistieren. Partielle Remission: Keine Progredienz, Rückgang der Aktivitätszeichen. ANCA-Titer korrelieren – allerdings nicht immer – zur Krankheitsaktivität.)
(2) Zusätzlich *Prednisolon* 1 mg/kg/Tag für 2–4 Wochen. Dann schrittweise Dosisreduktion innerhalb von 1–2 Monaten auf 60 mg jeden 2. Tag. Danach weitere Dosisreduktion innerhalb von 6–12 Monaten auf 20 mg jeden 2. Tag bzw. vollständiges Absetzen. Bei schweren Verläufen initial Prednisolon 500 mg/Tag i.v. über 3 Tage und dann Fortsetzen der o.g. oralen Therapie.
(3) Bei *rasch progredientem Verlauf* empfiehlt sich eine Methylprednisolonstoßbehandlung: 250–1000 mg i.v. über 3–5 Tage und ab 6. Tag Prednison 1 mg/kg KG p.o. in absteigender Dosis über 3–6 Monate. Zusätzlich:
Cyclophosphamid 2–3 mg/kg/Tag p.o. über 3–6 Monate, in Abhängigkeit von der Krankheitsaktivität noch länger.
Bei fortgeschrittener Nierenfunktionseinschränkung mit Serumkreatinin > 5,8 mg/dl verbessert die zusätzliche Plasmapherese (7-malig) im Vergleich zur intravenösen Gabe von Methylprednisolon (insgesamt 3000 mg) die renale Prognose, wobei in allen Fällen eine Basisbehand-

lung mit Prednisolon und Cyclophosphamid peroral erfolgt (Jayne et al. JASN 18, 2180-1288, 2007).

7.5 Sklerodermie

Klinik: Eine Nierenbeteiligung findet sich meist erst im fortgeschrittenen Stadium, z.T. **akut** verlaufend mit maligner Hypertonie und Niereninsuffizienz (histologisch auch der malignen Hypertonie ähnlich), z.T. **chronisch** verlaufend, anfänglich oligosymptomatisch, evtl. mit Hypertonie und allmählicher Progredienz (unspezifische, vielfältige glomeruläre Veränderungen). Bei Nierenbeteiligung schlechte Prognose (mittlere Überlebenszeit < 1 Jahr).

THERAPIE

Die Behandlung beschränkt sich auf symptomatische Maßnahmen (*Hochdrucktherapie!* Niereninsuffizienz). Einen günstigen Einfluss auf die periphere Durchblutung hat die i.v. Prostazyklin-Behandlung. Eine wirksame kausale Therapie ist nicht bekannt. Der Nutzen einer Kombinationsbehandlung mit Antikoagulanzien, Antithrombotika, Steroiden und Cyclophosphamid ist nicht nachgewiesen.

7.6 Goodpasture-Syndrom
(s. Kap. III.8.6.2)

8 Hämolytisch-urämisches Syndrom (HUS) und thrombotisch-thrombozytopenische Purpura (TTP)

Vorbemerkungen: Bei HUS/TTP handelt es sich um eine mikroangiopathische hämolytische Anämie mit Thrombozytopenie und unterschiedlicher Funktionsstörung von Niere, ZNS und anderen Organen. Definitionsgemäß steht bei der TTP der Befall des ZNS, beim HUS der Befall der Niere im Vordergrund. Insgesamt dürfte es sich jedoch um eine Krankheitseinheit mit unterschiedlicher Organmanifestation handeln.

Ätiologie und Pathogenese: Im Mittelpunkt der nicht einheitlichen Pathogenese steht ein Endothelschaden mit verminderter Produktion von vasodilatatorischen Prostaglandinen. Die Folge ist ein Überwiegen des thrombozytären vasokonstriktorischen und aggregationsfördernden Thromboxans. Die Mikrothrombosierungen werden begünstigt durch die Bildung von Multimeren des von-Willebrand-Faktors, der aufgrund einer endothelialen Stimulierung vermehrt freigesetzt wird. Darüberhinaus ist ein angeborener oder erworbener Mangel einer den von-Willebrand-Faktor spaltenden Metalloprotease (ADAMTS13) von Bedeutung, was zu VWf-Multimeren und Thrombozytenaggregaten führt. ADAMTS13 kann außerdem durch Autoantikörper blockiert werden. Ätiologisch führt eine Vielzahl von unterschiedlichen Faktoren zum Endothelschaden und zu HUS/TTP: Ciclosporin A, Mitomycin, Östrogene/Gestagene sowie Infektionen viraler und bakterieller Genese. Häufig wird das Virotoxin von E. coli (vorausgehende Diarrhö) gefunden, das mit hoher Affinität an den Glykolipid/Gb3-Rezeptor an der Oberfläche von Endothelzellen, kortikalen Nierenzellen, Dünndarmzellen und Erythrozyten bindet. Über diesen Rezeptor gelangt das Virotoxin nach intrazellulär und blockiert die Proteinbiosynthese.

Klinik: Das klassische HUS ist durch Niereninsuffizienz, Hämolyse (LDH-Erhöhung, Fragmentozyten) und Thrombozytopenie gekennzeichnet. Histologisch finden sich meist glomeruläre Veränderungen (G-Typ). Daneben kann auch ein arteriolärer Typ (A-Typ) mit überwiegendem Befall des Vas afferens auftreten, klinisch meist mit Hypertonie und geringerer

Hämolysezeichen vergesellschaftet. Diese Form ist der primären malignen Nephrosklerose verwandt.

THERAPIE

(1) Beseitigung der auslösenden Ursache, soweit möglich
(2) Bei *leichteren Verlaufsformen* ohne ZNS-Symptomatik, Serumkreatinin < 1,5 mg/dl, Thrombozytenzahl > 50 000/µl, keine neu aufgetretene maligne Hypertonie, ist die alleinige Glukokortikoidbehandlung gerechtfertigt: 2,0 mg Methylprednisolon/kg/Tag i.v. oder peroral. Dosisreduktion nach Normalisierung der Thrombozytenzahl und der LDH-Aktivität.
(3) Bei allen *schweren Verläufen* sollte neben der Methylprednisolongabe gleichzeitig mit der Plasmaaustauschbehandlung begonnen werden. Die Plasmaseparation bei gleichzeitiger Substitution mit Frischplasma (FFP) ist der alleinigen Plasmainfusion deutlich überlegen. Plasmaaustausch tgl. bis zu einem Thrombozytenanstieg auf > 50 000/µl durchführen, anschließend 3-mal wöchentlich. Fortführung der Behandlung bis zur Normalisierung der Thrombozytenzahl und der LDH-Aktivität.
(4) *Nicht empfehlenswert* ist die Behandlung mit Acetylsalicylsäure, Dipyridamol, Antikoagulanzien, Fibrinolytika, Immunglobulinen, Prostacyclinderivaten, Splenektomie oder eine Thrombozytensubstitution.

9 Harnwegsinfektion (HI)

Vorbemerkungen: Harnwegsinfektion bedeutet das Vorhandensein von Mikroorganismen (überwiegend Bakterien, aber auch Pilze und Viren) oberhalb des Blasensphinkters. Die Pyelonephritis als so genannte „obere" Harnwegsinfektion lässt sich von der Zystitis als einer „unteren" Harnwegsinfektion nicht immer sicher abgrenzen. Die unkomplizierte Zystitis unterscheidet sich wesentlich von einer komplizierten Harnwegsinfektion in prognostischer, diagnostischer und therapeutischer Hinsicht.
Der Begriff Harnwegsinfektion umfasst eine Reihe unterschiedlicher Krankheitsbilder mit sehr verschiedener prognostischer Bedeutung:
(1) *Akute Pyelonephritis:* Bakterielle Entzündung von Niere und Nierenbecken.
(2) *Chronische Pyelonephritis:* Deformierende Entzündung von Niere und Nierenbecken unterschiedlicher Genese, ohne dass Bakterien oder andere Erreger eine Rolle spielen müssen.
(3) *Akute Zystitis:* HI (Dysurie und Pollakisurie) mit Leukozyturie und signifikanter Bakteriurie (> 100 000 Keime/ml), zusätzlich oft Hämaturie.
(4) *Urethralsyndrom:* HI (Dysurie und Pollakisurie) ohne signifikante Bakteriurie (in 40–50 % dennoch Bakterien im Blasenpunktat), aber meist mit Leukozyturie (diagnostische Bedeutung der Leukozyturie bei der akuten Dysurie von Frauen!).
(5) *Asymptomatische Bakteriurie:* Bakteriurie ohne klinische Zeichen einer HI.
Im Unterschied zu früheren Auffassungen scheinen die asymptomatische Bakteriurie und auch symptomatische HI beim Erwachsenen zu keiner Nierenschädigung zu führen, wenn keine prädisponierenden Faktoren vorhanden sind (z.B. Obstruktionen, Harnwegsfehlbildungen). Die pathogenetische Bedeutung einer Bakteriurie muss in Zusammenhang mit dem Lebensalter und dem Vorliegen von prädisponierenden Faktoren gesehen werden.
Insgesamt gibt es *drei Lebensphasen*, die mit *erhöhtem Risiko* einer symptomatischen Harnwegsinfektion bzw. einer *Pyelonephritis* einhergehen:
(1) Säuglings-/Kleinkindesalter (Harnwegsfehlbildungen, Schmierinfektion),
(2) Erwachsenenalter der Frau (Schwangerschaft, sexuelle Aktivität),
(3) Senium (Prostatahypertrophie, Diabetes mellitus, Hochdruckkrankheit).

Ätiologie und Pathogenese: Die Erreger von Harnwegsinfektionen kommen i.d.R. aus der **Darmflora.** Der häufigste Erreger ist E. coli (> 70 %). Bei Knaben findet sich häufig Proteus, bei sexuell aktiven Frauen auch Staphylococcus albus. Der Invasion in die Blase geht eine Besiedlung des **Introitus vaginae** [Stamey und Sexton, 1975] bzw. beim Mann der Prostata voraus. Die Prostatitis kann zur Zystitis, Pyelonephritis, Sepsis und zum akuten Harnverhalt führen. Die Harnwegsinfektion des Mannes ist von daher immer kompliziert. Die Invasion in die Blase wird begünstigt durch instrumentelle Eingriffe bzw. Katheterismus, Fehlbildungen (z.B. vesikoureteraler Reflux!), neurogene Störungen, Abflusshindernisse und Geschlechtsverkehr. Nicht jede Blasenbesiedlung führt zur symptomatischen Harnwegsinfektion. Voraussetzung hierfür ist das Haften der Bakterien am Uroepithel. Das Verhältnis von Haften und Wachstumsgeschwindigkeit der Bakterien einerseits und von Mukosaabwehrmechanismen und Harnfluss andererseits bestimmt, ob aus der Bakterieninvasion eine Infektion wird. Auch die Besiedlung und Infektion von **Nierenbecken** und **Nierenmark** kommen in erster Linie durch **Keimaszension** im Ureterlumen zustande. Demgegenüber ist die lymphogene Aszension eher unwahrscheinlich. Neben der intraureteralen Aszension kann es (seltener) zur hämatogenen Infektion der Nieren kommen. Eine chronische Infektion von Nierenbecken und -mark (chronische Pyelonephritis) entwickelt sich wohl nur bei gleichzeitigem Vorliegen von prädisponierenden Faktoren. Zu narbigen Veränderungen kommt es besonders im Kleinkindesalter (erhöhte Empfindlichkeit der wachsenden Niere).

Das **Urethralsyndrom** hat verschiedene Ursachen: In 40–50 % finden sich im Blasenpunktat und Katheterurin Bakterien trotz insignifikanter Bakteriurie im Mittelstrahlurin (100–100 000 Keime/ml), in 20 % eine Urethritis mit Chlamydia trachomatis. Seltener sind Urethritiden durch Neisseria gonorrhoeae, Trichomonas vaginalis, Candida albicans und Herpes simplex, die einer spezifischen Therapie bedürfen.

Klinik: Oft besteht nur die Symptomatik der **akuten Zystitis** (so genannte untere Harnwegsinfektion) mit Pollakisurie und Brennen beim Wasserlassen. Bei der **akuten Pyelonephritis** (akute PN, so genannte obere Harnwegsinfektion) finden sich im typischen Fall Dysurie, Pollakisurie, Fieber, Flankenschmerz, druck- und klopfempfindliches Nierenlager, Leukozyturie, Bakteriurie, BKS-Beschleunigung, Leukozytose. Die Symptomatik der **chronischen Pyelonephritis** ist eher uncharakteristisch, z.T. schleichend, aber auch akut exazerbierend wie bei akuter Pyelonephritis. Intermittierend oder persistierend Leukozyturie, Bakteriurie und Leukozytenzylinder. Meist nur geringe Proteinurie. Nierenfunktionseinschränkung, beginnend mit Abnahme der Konzentrationsfähigkeit. Evtl. arterielle Hypertonie.

Diagnostische Hinweise: *Das Vorgehen sollte von der möglichen therapeutischen Konsequenz abhängig gemacht werden.*

(1) Bei *Kindern* mit Harnwegsinfektion, d.h. mit gesichertem Keimnachweis, rasche urologische Diagnostik (i.v. Urogramm, Miktionszystourethrogramm und Urethrozystoskopie) durchführen, um anatomische Veränderungen, wie z.B. einen vesikoureteralen Reflux, zu erfassen und ggf. operativ zu beseitigen. Bei *Mädchen* kann vor Einsetzen dieser intensiven Diagnostik eine zweite HI-Episode abgewartet werden, da die Möglichkeit einer Schmierinfektion gegeben ist.

(2) Bei der *erwachsenen Frau* kann die erste Harnwegsinfektion ohne großen diagnostischen Aufwand, d.h. ohne i.v. Urogramm, rein symptomatisch behandelt werden. Bei weiteren Harnwegsinfektionen muss nach prädisponierenden Faktoren gesucht werden. Bei asymptomatischer Bakteriurie und Harnwegsinfektion während der Schwangerschaft sollte nach dem Wochenbett ein i.v. Urogramm angefertigt werden.

(3) In *höherem Lebensalter* müssen in erster Linie Tumoren, Steinleiden, beim Mann eine Prostatahypertrophie und bei der Frau eine Inkontinenz ausgeschlossen werden.

Diagnostische Maßnahmen:
(1) *Keimnachweis:* Reinigung des äußeren Genitales mit Leitungswasser (Desinfektionsmittel können das mikrobiologische Ergebnis verfälschen).
- Das Routineverfahren zum Keimnachweis stellt der *Mittelstrahlurin* mit quantitativer Urinkultur und Antibiogramm dar.
  - Quantitative Urinkultur (z.B. mit Hilfe von Eintauchnährböden wie Uricult®) vom frisch gelassenen Urin, d.h. innerhalb von 20 min, anlegen. Je länger der Urin bei Zimmertemperatur steht, desto höher wird das Risiko einer falsch hohen Keimzahl (E.-coli-Generationszeit: 20 min). Bewertung: < 10 000 Keime/ml = unverdächtig, < 100 000/ml = kontrollbedürftig, > 100 000/ml = signifikante Bakteriurie. Allerdings kann auch bei insignifikanter Bakteriurie eine Harnwegsinfektion vorliegen, insbesondere wenn der Patient antibiotisch behandelt wird oder eine massive Diurese besteht.
  - Ein sehr wichtiger Hinweis auf das Vorliegen einer Harnwegsinfektion ist der Nachweis eines Bakterienorganismus in *Reinkultur* (oder fast in Reinkultur) mit *begleitender Leukozyturie*. Bei nicht-eindeutiger klinischer Symptomatik und wenn nicht die Notwendigkeit zur sofortigen Behandlung besteht, sollte vor Therapiebeginn der Mittelstrahlurin mit Antibiogramm wiederholt werden.
- Bei Mischinfektionen und in unklaren Fällen empfiehlt sich die *Blasenpunktion*, eine einfache, schmerz- und risikoarme Methode. *Technik* der suprapubischen Blasenpunktion: Reichlich Flüssigkeitszufuhr am Vorabend, sodass am nächsten Morgen die Blase prall gefüllt ist (Perkussion). Nach antiseptischer Hautvorbereitung (ohne Applikation eines Lokalanästhetikums) Punktion der Blase 1–2 QF oberhalb der Symphyse in der Linea alba. Der Vorzug der Blasenpunktion liegt in den zuverlässigen Ergebnissen, die ohne Infektionsrisiko zu gewinnen sind. Der Blasenpunktionsurin ist im Normalfall keimfrei.
- Eine *Katheterisierung* ist bis auf Ausnahmefälle zu vermeiden; nach Blasenkatheterisierung findet sich in 1–3 % der Fälle eine bleibende Bakteriurie mit oft resistenten Keimen.

(2) Quantitative Bestimmung der *Zellausscheidung* (Addis-Count): Normalwerte sind < 5 Mio. Leukozyten/24 h und < 3 Mio. Erythrozyten/24 h. Übliche Sammelperiode: 10 h. Charakteristisch für die Harnwegsinfektion ist die Leukozyturie (> 5 Mio./24 h). Verfälschung der Ergebnisse im alkalischen Milieu (Zersetzung der Zellen) und bei Fluor vaginalis. Vergleichbare Ergebnisse liefert auch der so genannte „*Kammerurin*", wobei der spontan gelassene Urin auf seine Zellzahl untersucht wird. Normwerte: < 10 000 Leukozyten/ml und < 8000 Erythrozyten/ml. Bei der mikroskopischen *Sedimentsbeurteilung* (40er-Objektiv) finden sich normalerweise < 10 Leukozyten/Gesichtsfeld. Die mikroskopische Urinanalyse ist das Standardverfahren zum Nachweis einer Leukozyturie und Erythrozyturie. Sie sollte möglichst rasch, zumindest innerhalb von 2 h, nach der Miktion erfolgen. Bei Dysurie ist die sofortige Untersuchung unerlässlich, da Trichomonaden nur im warmen Urin durch ihre Geißelbeweglichkeit zu erkennen sind. Im Urinsediment lassen sich Erythrozyten, Leukozyten, Epithelien, Zylinder, Erreger (Bakterien, Trichomonaden, Pilze) sowie Kristalle erfassen. Demgegenüber dienen Teststreifenmethoden zum Screening und sollten hier Testfelder für Blut, Eiweiß, Glukose und pH beinhalten (Combi-Uristix®).

(3) *i.v. Urogramm:* I.v. Urogramm nicht routinemäßig durchführen, sondern nur bei klarer diagnostischer und therapeutischer Zielsetzung. Röntgenologische Zeichen einer *chronischen PN* sind Verminderung der Nierengröße, Seitendifferenz (> 2 cm), Narbenbildung (bei vesikoureteralem Reflux vorwiegend im oberen und unteren Nierenpol), Deformierung des Nierenhohlraumsystems (Verplumpung und Ausweitung der Kelche), Verschmälerung des Nierenparenchymsaums, verminderte Kontrastmittelanreicherung im Nierenhohlraumsystem.

Differenzialdiagnose: Chronische Glomerulonephritis: Eine große Proteinurie (> 3,5 g/Tag), Erythrozyturie und Erythrozytenzylinder im Sediment sprechen für Glomerulonephritis, Leukozyturie und Leukozytenzylinder für Pyelonephritis. **Analgetikanephropathie** (s. Kap.

III.8.10.2): Charakteristisch sind die Kopfschmerzanamnese mit entsprechendem Analgetikaverbrauch (> 3 kg insgesamt), die abakterielle („sterile") Leukozyturie sowie Papillennekrosen. Intermittierend Bakteriurie (Superinfektion) und Hämaturie (Papillennekrosen). **Diabetische Nephropathie und Sichelzellanämie** gehen ebenfalls häufig mit Papillennekrosen einher. **Nierentuberkulose:** Meist Hämaturie und ausgeprägte Leukozyturie (Kultur, Tierversuch). **Niereninfarkt:** Flankenschmerz, Fieber und Hämaturie (Narbenentwicklung ist röntgenologisch erst später sichtbar).

THERAPIE

Behandlungsziele

Die **Beseitigung prädisponierender Faktoren** (wie z.B. funktioneller oder anatomischer Obstruktionen) stellt die entscheidende kausale Maßnahme dar. Diese prädisponierenden Faktoren begünstigen die Bakterienbesiedlung und die Entwicklung einer progredienten Niereninsuffizienz. Das Ziel der **antibakteriellen Chemotherapie** ist, die klinischen Symptome zu beseitigen und darüber hinaus die Risiken einer Urosepsis und eines weiteren Parenchymverlustes zu vermindern.

Allgemeine Maßnahmen

(1) Lokale Wärmeapplikation und Spasmolytika (Buscopan®, Baralgin®).
(2) Ausreichende Diurese (> 1,5 l/Tag): Sie wirkt einer Keimbesiedlung des Urogenitaltrakts entgegen.
(3) Antihypertensive Behandlung (s. Kap. III.4.1, „Therapie"): Sie ist für den weiteren Krankheitsverlauf bei rezidivierenden Harnwegsinfekten wichtig, da ein Hochdruck einerseits Folge der chronischen Pyelonephritis sein kann, andererseits deren Entwicklung begünstigt.

Antibakterielle Chemotherapie

(Handelsnamen der einzelnen Substanzen s. Kap. II.4.1.3)
Intensität und Dauer der antibakteriellen Chemotherapie orientieren sich an Schwere der Infektion, Empfindlichkeit der Erreger, Möglichkeit, die Bakteriurie zu beseitigen, Vorliegen von Risikofaktoren (anatomische oder funktionelle Obstruktion, Katheterismus, Steinleiden).

Unkomplizierte Harnwegsinfektion

Die Kriterien der **unkomplizierten HI** (oberflächliche Schleimhautinfektion) sind eine Symptomdauer < 48 h, nur wenige vorausgegangene Harnwegsinfektionen, das Fehlen einer anatomischen oder funktionellen Obstruktion, von Katheter oder Steinleiden. Zur Behandlung der unkomplizierten Harnwegsinfektion der Frau bietet die **Kurzzeit-Chemotherapie** mit Überprüfung ihrer Wirksamkeit (Urinkultur nach 1 Woche) eine Reihe von Vorteilen [Kunin, 1981; Bailey, 1983]: Die Kurzzeit-Chemotherapie ist einfach, wirksam (> 80 % bei sensiblen Erregern), arm an UAW, preisgünstig, erzeugt weniger Resistenzen, gewährleistet gute Patienten-Compliance und hat darüber hinaus einen gewissen diagnostischen Wert. Fehlendes Ansprechen kann als Hinweis auf das Vorliegen einer komplizierten Harnwegsinfektion gewertet werden, die intensiverer Diagnostik und Therapie bedarf. Im Einzelnen werden folgende **Verfahren** unter Kurzzeit-Chemotherapie verstanden:
(1) *Einmalbehandlung* („single dose treatment"): Einmalige Verabreichung einer Standardtagesdosis (z.B. 4 Tbl. Co-trimoxazol à 480 mg [Bactrim®] oder 2 Tbl. à 960 mg [Bactrim® forte] oder 3 g Amoxicillin [Amoxypen®, Clamoxyl®]).
(2) *Eintagesbehandlung* („single day treatment"): Standardtagesdosis (z.B. Co-trimoxazol 2-mal 2 Tbl. à 480 mg oder 2 × 1 Tbl. à 960 mg oder 3 × 1 g Amoxicillin).
(3) *Dreitagesbehandlung*: Standardtagesdosis über einen Zeitraum von 3 Tagen.

Voraussetzungen für eine Kurzzeit-Chemotherapie
(1) Vorliegen einer *unkomplizierten Harnwegsinfektion,*
(2) Überprüfung der Wirksamkeit nach 1 Woche anhand einer *Urinkultur*, um ggf. weitere Diagnostik und Therapie einzuleiten.

Harnwegsinfektionen mit Parenchymbeteiligung
Vorbemerkungen

Bei Parenchymbeteiligung, d.h. bei Pyelonephritiden (Rückenschmerzen, Fieber), und bei Harnwegsinfektionen von Männern ist die Kurzzeit-Chemotherapie unzureichend, da sie mit einer hohen Rezidivrate von ca. 50 % einhergeht. Die Dauer der antibiotischen Behandlung sollte deshalb bei Frauen mindestens (2–)3 Wochen und bei Männern (4–)6 Wochen betragen. Bei nur 1-wöchiger Behandlung sind 91 % der Patienten beschwerde- und 28 % keimfrei. Bei 3-wöchiger Behandlung sind dagegen 97 % der Patienten beschwerde- und 69 % keimfrei. Außerdem zeigt sich bei einer 2-wöchigen Behandlung der akuten Pyelonephritis bei 15 % der Frauen und bei 40 % der Männer ein Rezidiv innerhalb von 4 Wochen nach Beendigung der Therapie. Die Entscheidung über Intensität und Dauer der antibakteriellen Chemotherapie, parenterale oder enterale Applikation, ambulante oder stationäre Therapie, orientiert sich am Allgemeinzustand des Patienten, an der Schwere der Infektion, an der Empfindlichkeit der Erreger und am Vorliegen von prädisponierenden Faktoren. Zur Behandlung der Pyelonephritis sollten Chemotherapeutika eingesetzt werden, die ausreichende Blut-, Gewebs- und Urinspiegel erreichen.

Wenn die bakterielle Resistenzlage bekannt ist, kann eine wirksame, möglichst atoxische Monotherapie eingeleitet und fortgesetzt werden. Meist sind jedoch die Erreger unbekannt, sodass vor Therapiebeginn Urin und Blut zur bakteriologischen Analyse gewonnen werden und eine „blinde" i.v. Kombinationsbehandlung eingeleitet wird. Die ungezielte Monotherapie mit einem Ampicillin- oder Cefalosporinpräparat der ersten Generation ist unzureichend, da auch bei nicht-hospitalisierten Patienten in über 25 % der Fälle Resistenzen vorliegen. Folgende Chemotherapeutikakombinationen haben sich bewährt:

Vorgehen

(1) Kombination eines *Aminoglykosids* (Netilmicin, Gentamicin, Tobramycin) mit einem *Breitspektrumpenicillin* (Ampicillin, Amoxicillin, Mezlocillin, Piperacillin). Bei normaler Nierenfunktion beträgt die Dosis für das Aminoglykosid initial 1,5 mg/kg KG und dann 8-stündlich 1 mg/kg KG. Für die Breitspektrumpenicilline liegt die Dosis bei 3-mal 2–5 g, wenn die Nierenfunktion normal ist. Nach Eintreffen des Antibiogramms kann die Behandlung als Monotherapie fortgesetzt werden. In der Regel ist das Antibiogramm bekannt, bevor die Aminoglykosidtoxizität relevant wird. Bei längerer Applikation empfiehlt sich die Bestimmung der Aminoglykosidblutspiegel.

(2) Alternativ kann ein *Breitspektrumcephalosporin* (Cefotaxim, Ceftriaxon), das unzureichend gegenüber Pseudomonas wirkt, mit einem *Acylaminopenicillin* (Mezlocillin, Piperacillin), das unzureichend gegenüber Staphylokokken wirkt, kombiniert werden. Bei normaler Nierenfunktion werden 2-mal täglich 1–2 g Cefotaxim oder Ceftriaxon verabreicht.

(3) Bei Unwirksamkeit oder Unverträglichkeit der ersten beiden Therapieregime können Chinolone wie Ciprofloxacin (Ciprobay®) 2 × 250 mg/Tag eingesetzt werden. Liegt ein septisches Geschehen vor, sollte eine Kombination mit einer pseudomonaswirksamen Substanz, z.B. einem Aminoglykosid oder Acylaminopenicillin, eingesetzt werden.

24–48 h nach Entfieberung kann die Behandlung oral fortgeführt werden. Wenn das Antibiogramm bekannt ist, wird i.d.R. eine gezielte Monotherapie durchgeführt. Bei leichtem Krankheitsverlauf kann die Behandlung bereits initial ambulant mit einer breit wirksamen, oral resorbierbaren Substanz begonnen und fortgesetzt werden, beispielsweise mit Co-trimoxazol oder Chinolon wie Ciprofloxacin oder Ofloxacin.

Rezidivierende Pyelonephritis

Die Definition einer chronischen Pyelonephritis beinhaltet deformierende Veränderungen von Niere und Nierenhohlraumsystem, also eine morphologische Beurteilung. Diskrete Veränderungen lassen sich mit der i.v. Urographie oft nur schwer nachweisen. Da bei rezidivierenden Pyelonephritiden meist prädisponierende Faktoren vorliegen, ist eine radiologische Diagnostik unverzichtbar. Die antibakterielle Chemotherapie sollte über den regulären Zeitraum von 2–3 Wochen bei akuter Pyelonephritis hinausgehen und etwa 6 Wochen betragen.

Bei 50 % der Harnwegsinfektionen kommt es innerhalb eines Jahres zu einer weiteren Infektion (**s. Kap. III.8.9**, „Rezidivierende HI in engen zeitlichen Abständen" und „Wiederholte symptomatische HI in großen zeitlichen Abständen"). Dabei handelt es sich meist (> 80 %) um eine Reinfektion, die nach einem längeren Intervall auftritt, seltener um ein Rezidiv mit demselben Organismus („relapse"), das durch sein frühzeitiges Auftreten charakterisiert ist.

Ein Rezidiv mit demselben Organismus bedeutet ein Versagen der Behandlung und kann folgende Ursachen haben:
(1) falsches Medikament,
(2) zu kurze Behandlungsdauer,
(3) mangelhafte Medikamenteneinnahme,
(4) zu niedrige Konzentration des Medikaments am Wirkort,
(5) Auftreten von resistenten Keimen,
(6) Vorliegen von Nierensteinen.

Rezidivierende Harnwegsinfektionen in engen zeitlichen Abständen („relapses")
Vorbemerkungen

Bei rezidivierenden Harnwegsinfektionen in engen zeitlichen Abständen sollte eine Langzeitbehandlung über ca. 6 Monate eingeleitet werden. Danach versuchsweise Aussetzen der antibakteriellen Chemotherapie. Die Häufigkeit von Rezidiven im Anschluss an die Langzeitbehandlung lässt sich durch dieses Vorgehen nicht sicher beeinflussen. Da die symptomatische Behandlung am möglichen Grundleiden nichts ändert und über längere Zeiträume erfolgt, sollten primär solche Substanzen eingesetzt werden, die wenig UAW haben und in der Kolonflora keine Resistenzentwicklung hervorrufen. Die Medikation sollte abends erfolgen, um die Bakterienvermehrung in den nächtlichen miktionsfreien Intervallen zu hemmen.

Vorgehen

(1) *Co-trimoxazol* 240 mg (1/2 Tbl. Bactrim®) 3-mal pro Woche, jeweils abends. Alternativ können ebenfalls 3-mal pro Woche abends die folgenden Substanzen eingesetzt werden: Ciprofloxacin 250 mg, Ofloxacin 100 mg, Norfloxacin 200 mg oder Cephalexin 250 mg. Bei unzureichendem Effekt erfolgt die tägliche Gabe abends.

(2) Ansäuerung des Urins mit L-Methionin (3-mal 1–2 Tbl. à 0,5 g/Tag) oder Ascorbinsäure. Anzustreben sind Urin-pH-Werte um 5.

(3) In der Postmenopause Vaginalcreme mit 0,5 mg Östrogen pro Anwendung, zunächst 1-mal täglich abends über einen Zeitraum von 2 Wochen, dann 2-mal pro Woche über weitere 8 Monate.

(4) Preiselbeersaft (300 ml/Tag) scheint über eine Hemmung der bakteriellen Adhäsion zumindest die Rezidiv-Bakteriurie zu vermindern.

(5) Darüber hinaus ist ein Therapieversuch mit Uro-Vaxom (1 Kps./Tag) gerechtfertigt. Uro-Vaxom ist ein Bakterienextrakt, der die Immunabwehr stimulieren soll. Therapieversuch über 3 Monate.

Wiederholte symptomatische Harnwegsinfektionen in großen zeitlichen Abständen

Im Gegensatz zum sonstigen Vorgehen ist es gerechtfertigt, dem Patienten einen begrenzten Antibiotikavorrat zu verschreiben und ihn anzuweisen, bei Auftreten der ersten Symptome Mittelstrahlurin zum Keimnachweis zu gewinnen und dann die antibiotische Behandlung selbst einzuleiten. Eine Behandlungsdauer von 1–3 Tagen genügt (**Kurzzeit-Chemotherapie**).

Asymptomatische Bakteriurie

Die Behandlung der Bakteriurie „um jeden Preis" führt zu Resistenzen in der Kolonflora mit der Folge von therapieresistenten Harnwegsinfekten (z.B. keine antibiotische Therapie der asymptomatischen Bakteriurie bei Dauerkatheterismus).
Die asymptomatische Bakteriurie **sollte** behandelt werden:
(1) In der *frühen Kindheit* (Empfindlichkeit der wachsenden Niere).
(2) In der *Schwangerschaft* (Häufigkeit ca. 2 %): Kurzzeit-Chemotherapie. Die unbehandelte Bakteriurie führt hier in 30 % zur akuten Pyelonephritis und gehäuft zur Anämie. Allerdings ist nicht bekannt, ob diese Schwangerschaftspyelonephritis zur Niereninsuffizienz führt. In der Schwangerschaft nur Antibiotika verwenden, die atoxisch sind und bei denen in der Spätschwangerschaft auch ausreichende Fruchtwasserspiegel erzielt werden, z.B. Ampicillin, Cephalosporine (**s. Kap. II.4.1.3.3** und **Kap. II.4.1.3.18, „Aminopenicilline"**).

Urethralsyndrom

Beim akuten Urethralsyndrom (Dysurie mit Leukozyturie ohne signifikante Bakteriurie!) liegt dennoch in 46 % eine Infektion mit Bakterien und in 20 % mit Chlamydia trachomatis vor. Nach Ausschluss einer Vaginitis stellt die **Kurzzeit-Chemotherapie** (wie bei der unkomplizierten Harnwegsinfektion) ein pragmatisches Vorgehen dar. Wenn die Beschwerden persistieren, empfiehlt sich die Blasenpunktion. Bei sterilem Blasenpunktat und fehlendem Hinweis auf Neisseria gonorrhoeae, Trichomonas vaginalis oder Candida albicans dürfte am ehesten eine Infektion mit Chlamydia trachomatis vorliegen. Die Behandlung der Chlamydienurethritis erfolgt mit Doxycyclin (Vibramycin®) 2 × 100 mg/Tag über einen Zeitraum von 10 Tagen.

10 Interstitielle Nephritis (IN)

Der Begriff „interstitielle Nephritis" fasst die bakteriellen und nicht-bakteriellen Formen zusammen. Die bakterielle interstitielle Nephritis (Pyelonephritis) wird im vorigen Abschnitt (**s. Kap. III.8.9**) besprochen.

10.1 Akute nicht-bakterielle interstitielle Nephritis

Ätiologie und Pathogenese: Die *parainfektiöse* akute interstitielle Nephritis (AIN) entsteht im Gefolge von Infektionen mit verschiedenen Erregern, wie Streptokokken, Diphtheriebakterien, Leptospiren, Brucellen, Rickettsien und Viren. Typisch ist die parainfektiöse AIN, die bei Scharlach als Frühreaktion innerhalb der ersten Tage vorkommt. Im Unterschied hierzu tritt die akute Glomerulonephritis als postinfektiöse Zweiterkrankung ca. 2–3 Wochen nach Krankheitsbeginn auf.
Bei der *medikamenteninduzierten* AIN dürfte es sich in den meisten Fällen um eine Überempfindlichkeitsreaktion handeln. Für die allergische Genese sprechen Begleitphänomene wie Exanthem und Eosinophilie. Nach methicillininduzierter AIN fanden sich längs der tubulären

Basalmembran Ablagerungen von IgG und C3 sowie ein Abbauprodukt von Methicillin. Für einen toxischen Mechanismus spricht, dass diese Veränderungen besonders bei hochdosierter, längerer Applikation der betreffenden Medikamente auftreten. Eine Vielzahl von Medikamenten kommt als Auslöser einer AIN in Frage (s. Kap. III.8.11).

Klinik: Leitsymptome und -befunde: Die Symptome der AIN reichen von der mäßiggradigen Erythrozyturie, Proteinurie und evtl. Leukozyturie, die möglicherweise nur zufällig entdeckt werden, bis zum Vollbild des dialysepflichtigen akuten Nierenversagens. In typischen Fällen finden sich allergische Begleitphänomene wie Exanthem, Eosinophilie des peripheren Blutbildes sowie ein Komplementabfall. Weitere Symptome sind Fieber, Krankheitsgefühl, Hämaturie, Proteinurie und, je nach Schweregrad der Nierenschädigung, eine Retention harnpflichtiger Substanzen. Der Blutdruck ist meist normal, kann jedoch bei Olig-/Anurie mit entsprechender Salz-Wasser-Retention erhöht sein. Die Nieren sind meist druck- und klopfschmerzhaft, wohl infolge der Kapselspannung. Röntgenologisch stellen sich die Nieren normal groß bis vergrößert und mit glatter Oberfläche dar. Histologisch findet sich ein interstitielles Ödem mit diffusen peritubulären Rundzellinfiltrationen von Lymphozyten, Plasmazellen und Eosinophilen. Die tubuläre Basalmembran ist verdickt und kann unterbrochen sein, wobei die distalen Tubuli die deutlichsten Veränderungen aufweisen.

Differenzialdiagnose:
(1) *Akute Glomerulonephritis:* Zweiterkrankung, 2–3 Wochen nach einem Streptokokkeninfekt, im typischen Fall Ödeme, Hypertonie und Hämaturie. Im Unterschied hierzu entsteht die AIN parainfektiös, d.h. wenige Tage nach Infektionsbeginn. Die histologische Abgrenzung ist eindeutig.
(2) *Akute Pyelonephritis:* Bakteriurie, Leukozyturie, Fieber und klopfschmerzhaftes Nierenlager. Eine akute renale Insuffizienz entsteht nur bei schweren septischen Verläufen.
(3) *Akutes Nierenversagen:* Bei der AIN fehlt der stadienhafte Ablauf mit Olig-/Anurie und darauffolgender Polyurie. Eine Norm-/Polyurie ist bei AIN besonders häufig. Den klinischen Kriterien kommt in der Beurteilung ein großer Stellenwert zu. In unklaren Fällen sollte eine rasche bioptische Sicherung der Diagnose angestrebt werden. Nicht immer lässt sich unterscheiden, ob die AIN durch eine bestimmte Erkrankung (z.B. Streptokokkenangina) oder durch die entsprechende Pharmakotherapie (z.B. Penicillin) entstanden ist. Im ersten Fall wäre die Penicillinbehandlung konsequent weiterzuführen, im zweiten Fall das sofortige Absetzen des Antibiotikums angezeigt.

THERAPIE

(1) Bei *parainfektiöser* AIN konsequente Fortführung der antimikrobiellen Chemotherapie des infektiösen Grundleidens. Kommt das Antibiotikum als Auslöser der AIN in Betracht, sollte ein Antibiotikum eingesetzt werden, das keine gekreuzte Allergie erwarten lässt.
(2) Bei *medikamenteninduzierter* AIN genügt meist das Weglassen der Noxe. Bei fehlender Besserung und bei schweren Verläufen zusätzlich Steroide (60 mg Prednisolon/Tag p.o. in absteigender Dosis), wenn auch der Wert dieser Maßnahme nicht durch kontrollierte Untersuchungen gesichert ist.
(3) Die symptomatischen Maßnahmen von der Diät bis zur Dialysebehandlung richten sich nach dem Grad der Niereninsuffizienz (**s. Kap. III.8.3**). Die Prognose der AIN ist günstig. Trotz massiver Zellinfiltrationen ist die Parenchymschädigung gering. Meist kommt es zur Normalisierung der Nierenfunktion, nur selten bleibt die Niereninsuffizienz irreversibel. Voraussetzung ist allerdings, dass eine Phase der Olig-/Anurie mit Hilfe der Dialyse überbrückt wird.

10.2 Chronische nicht-bakterielle interstitielle Nephritis

Vorbemerkungen: Ursachen der chronischen nicht-bakteriellen interstitiellen Nephritis sind Analgetikaabusus, vesikoureteraler Reflux und andere Harntransportstörungen, metabolische Störungen (Hypokaliämie, Hyperurikämie, Hyperoxalurie, Hyperkalzämie), Blei, Lithium, Balkannephropathie und andere seltene Ursachen (Zytostatika, immunologische Ursachen). Aufgrund ihrer praktischen Bedeutung wird an dieser Stelle auf die **Analgetikanephropathie** eingegangen.

Ätiologie und Pathogenese der Analgetikanephropathie: Die langjährige Einnahme von Mischanalgetika (> 1 g/Tag über 3 Jahre oder > 3 kg unabhängig vom Zeitraum) kann zur chronischen interstitiellen Nephritis führen. Die Schädigung erfolgt über einen direkten medikamententoxischen Effekt auf Tubuli und Gefäße sowie über eine Hemmung der Prostaglandinsynthese mit Abnahme der Markdurchblutung. Eine Dehydratation erhöht die tubuläre Analgetikakonzentration und die Toxizität. Nephrotoxische Analgetika sind: alle nichtsteroidalen Antiphlogistika (u.a. *Phenacetin*, dessen Hauptmetabolit *p-Phenetidin* sowie *Acetylsalicylsäure* und *Salicylamid*).

Klinik der Analgetikanephropathie: Charakteristisch sind Kopfschmerzanamnese (> 50 % Migräne seit früher Jugend) mit entsprechendem Analgetikaverbrauch (> 3 kg Mischanalgetika). Abakterielle, „sterile" Leukozyturie, sonographisch oder radiologisch Papillennekrosen. Komplikationen sind Superinfektionen (klinisch Pyelonephritis) und Abgang von Papillennekrosen (Hämaturie, Koliken). Neigung zur Polytoxikomanie. Chronisch schleichender Verlauf bis zur terminalen Niereninsuffizienz. Wird der Analgetikakonsum eingestellt, ist die Prognose günstig, sofern keine fortgeschrittene Niereninsuffizienz vorliegt (GFR < 30 ml/min).

THERAPIE DER ANALGETIKANEPHROPATHIE

(1) Striktes Aussetzen der Noxe.
(2) Behandlung interkurrenter Harnwegsinfekte.
(3) (Kopf-)Schmerzbekämpfung (Patientenführung).
(4) Die übrigen Maßnahmen richten sich nach dem Grad der Niereninsuffizienz.

11 Medikamentöse Nierenschäden

Die klinische Bedeutung von medikamentösen Nierenschäden liegt in deren Häufigkeit und in den z.T. fatalen Folgen. Die Symptome reichen von der leichten, passageren und nur zufällig entdeckten Nierenfunktionsverschlechterung über das reversible, akute Nierenversagen bis hin zur chronischen, dialysepflichtigen Niereninsuffizienz. Die einzelnen Medikamente führen zu bevorzugten **morphologischen** Läsionen, die sich in glomeruläre, tubuläre, interstitielle und vaskuläre Schäden unterteilen lassen. Überschneidungen sind möglich (z.B. bei Gold, das ein nephritisches Syndrom, aber auch ein akutes Nierenversagen oder eine Angiitis hervorrufen kann). Unabhängig von der morphologischen Lokalisation der Schädigung ist von der **Pathogenese** her zu unterscheiden zwischen einem rein toxischen Schaden (z.B. aminoglykosidinduziertes ANV) oder einer Überempfindlichkeitsreaktion (penicillininduzierte AIN). Auch hier kann eine Substanz über beide Pathomechanismen ihre Schädigung entfalten (z.B. tubulotoxisches ANV bzw. AIN durch Cephalosporine).

Klinisch brauchbar ist eine Unterscheidung der medikamentösen Nierenschäden aufgrund ihrer *klinischen Symptomatik*:

(1) *Akutes Nierenversagen:* Es kann ausgelöst werden durch Aminoglykoside, Amphotericin B, Cephalosporine, Polymyxin E, Röntgenkontrastmittel, nichtsteroidale Antiphlogistika, Dextrane, EDTA-, Glykolverbindungen, Methoxyfluran, Oxalsäure, Phenylbutazon, Pilzgifte, Te-

trachlorkohlenstoff, Arsen, Blei, Cadmium, Chrom, Eisen, Gold, Kupfer, Platin, Quecksilber, Silber, Thallium, Uran, Uranylnitrat, Wismut, *Klinik:* **s. Kap. III.8.1.**

(2) *Nephritisches Syndrom:*
- Medikamente, die eine *akute interstitielle Nephritis* auslösen können, sind bei den Antibiotika/Chemotherapeutika häufig Penicillin G, Methicillin, Ampicillin, Rifampicin, Sulfonamide und selten Oxacillin, Amoxicillin, Azlocillin, Carbenicillin, Nafcillin, Cefalotin, Cefalexin, Minocyclin, Co-trimoxazol, Piromidsäure. Bei anderen Medikamenten häufig Phenindion, selten Thiazide, Furosemid, Allopurinol, Azathioprin, Phenazon, Phenylbutazon, Phenytoin, Phenobarbital, Fonoprofen, Naproxen, Glafenin, Cimetidin, Clofibrat, Paraaminosalicylsäure, Gold- und Wismutsalze.
- Eine *renale Angiitis* kann ausgelöst werden durch Allopurinol, Amphetamin, Arsen, Gold, Jodverbindungen, Penicillin G, Phenytoin, Propylthiouracil, Sulfonamide, Thiazide und Wismut. *Klinik:* **s. Kap. III.8.10.1.**

(3) *Nephrotisches Syndrom:* Medikamente, die ein nephrotisches Syndrom auslösen können, sind Quecksilberverbindungen, Gold, Wismut, Thallium, Penicillamin, Heroin, Captopril, Paramethadion, Trimethadion, Mephenytoin, Phenindion, Tolbutamid, Perchlorat, Trichloräthylen und Probenecid. *Klinik:* **s. Kap. III.8.6.5.**

(4) *Chronische Niereninsuffizienz:* Auslöser können Analgetika sein. *Klinik:* **s. Kap. III.8.10.2.**

(5) *Störung des Konzentrierungsmechanismus:* Substanzen, die zur *Flüssigkeitsretention* führen können, sind Nikotin, Narkotika (Opiate), Clofibrat, Carbamazepin und Vincristin (durch ADH-Freisetzung), Cyclophosphamid (durch ADH-Imitation), orale Antidiabetika (Chlorpropamid, Tolbutamid), Biguanide, Analgetika (wie Acetylsalicylsäure, Indometacin, Paracetamol; durch zelluläre ADH-Potenzierung), Diuretika (Hydrochlorothiazid, Furosemid; ADH-unabhängig) und Thioridazin (dursterzeugend). Bei chronischer Applikation können auch Diuretika – ADH-unabhängig – zur Hyponatriämie, zur Abnahme der GFR mit vermehrter Reabsorption des Restfiltrats und damit zur Flüssigkeitsretention führen. Außerdem dürfte eine Hypertrophie des juxtaglomerulären Apparats von Bedeutung sein.

(6) Substanzen, die eine *Polyurie* bewirken, sind Alkohol, Phenytoin, Noradrenalin, Levallorphan (durch verminderte ADH-Freisetzung). Lithium, Demeclocyclin, Fluoride (Methoxyfluran), Colchicin, Amphotericin B, Gentamicin (durch ADH-abhängige Störung des Konzentrierungsmechanismus) sowie Lithium, Sulfonylharnstoffe (durch ADH-unabhängige Störung des Konzentrierungsmechanismus).

12 Nephrolithiasis

Vorbemerkungen: 5 % der Erwachsenen haben während ihres Lebens eine oder mehrere Nierensteinepisoden. Rezidivhäufigkeit: 20–50 %. Nach der Zusammensetzung unterscheidet man:
(1) Kalziumhaltige Steine (70–80 %); davon $> 2/3$ Kalziumoxalat, $1/3$ Kalziumphosphat,
(2) Infektsteine = Struvitsteine (7–20 %),
(3) Harnsäuresteine (5–15 %),
(4) Cystin- und Xanthinsteine (< 2 %).

Ätiologie und Pathogenese: Nierensteine entstehen durch Ausfällung von Salzen aus übersättigter Lösung, wenn ein kritisches Löslichkeitsprodukt (so genanntes Formationsprodukt) überschritten wird. Liegt das Ionenprodukt etwas niedriger als das Formationsprodukt, ist die Salzlösung zwar schon übersättigt, aber es fehlt die zur Spontanausfällung erforderliche Aktivierungsenergie (metastabiler Bereich). Präexistente Kristalle wachsen in diesem metastabilen Bereich allerdings weiter, wenn die „inhibitorische Aktivität" unzureichend ist. Steinrezidive bei vorbestehenden „Steinkeimen" können deshalb leichter entstehen als neue Steine. Ein wichtiger Mechanismus der Steingenese ist das Verkleben (**Aggregatbildung**) einzelner

Kristalle, die normalerweise beim Gesunden im Urin ausgeschieden werden. Das Risiko der Steinbildung nimmt zu:

(1) *Mit steigendem „Aktivierungsprodukt"* (= Sättigungsgrad der lithogenen Ionen). Das Aktivitätsprodukt steigt an bei vermindertem Urinfluss (Dursten) und vermehrter Ausscheidung von Kalzium, Oxalat, Phosphat und Urat.

(2) *Mit Abnahme der „inhibitorischen Aktivität"*, wobei alle Vorgänge eingeschlossen sind, die eine Nukleation und Aggregation der Ionen verhindern. Inhibitoren sind Zink, Zitrat, Magnesium, Pyrophosphat, saure Mukopolysaccharide.

(3) Bei Vorhandensein weiterer *prädisponierender Faktoren:*
- *Urinstase* begünstigt bakterielle Infektionen.
- *Fremdkörper* dienen als Steinnukleus, an dem im „metastabilen Bereich" der übersättigten Lösung das Steinwachstum einsetzt.
- *Urin-pH:* Saurer Urin begünstigt die Entstehung von Uratsteinen, alkalischer Urin von Phosphatsteinen.

Klinik: Leitsymptome und -befunde: Die Symptomatik ist vielgestaltig, je nach Größe, Form und Lokalisation des Nierensteins.

Der **Nierenstein** kann beim Durchtritt durch den Kelchhals (erste physiologische Enge) zur Nierenkolik führen, ebenso bei Einklemmung oder Passage des Nierenbeckenausgangs (zweite physiologische Enge). Als **Harnleiterstein** passiert er die Gefäßkreuzung und das Ureterostium (dritte und vierte physiologische Enge). Der **Blasenstein** wird normalerweise bei der Miktion entleert, kann aber durch appositionelles Wachstum Hühnereigröße erreichen. Der große Blasenstein verursacht außer der Pollakisurie wenig Beschwerden. Ebenso symptomarm ist der **Nierenbeckenausguss-** oder **Korallenstein**, der zusammen mit bakteriellen Infekten zum schleichenden Parenchymverlust führt.

Die **Nierenkolik** ist das führende, aber insgesamt doch seltene Symptom: Besonders bei kleinen, beweglichen Steinen. Bei Lokalisation im Ureter meist krampfartige Schmerzen längs des Ureterverlaufs, bei Nierenbeckensteinen eher ein dumpfer Druck im Nierenlager. Die meisten Nierensteine sind jedoch asymptomatisch und werden zufällig entdeckt. Die Nierenkolik kann mit Übelkeit, Erbrechen, Meteorismus, fluktuierender Diurese, Olig-/Anurie und passagerem Ileus einhergehen. Beim aseptischen Stein besteht fast immer mikroskopische **Erythrozyturie**, seltener makroskopische Hämaturie, beim infizierten Stein **Leukozyturie**. Im Sediment evtl. Kristalle des steinbildenden Kristalloids. Bei bakterieller Infektion Symptome des akuten Harnwegsinfektes (Dysurie, Pollakisurie, Fieber).

Diagnostische Hinweise:

(1) *Urinuntersuchung:* pH, Sediment, Kammerurin, Mittelstrahlurin mit Keimzahl- und Resistenzbestimmung.

(2) *Sonographie:* Sie stellt eine wertvolle nicht-invasive Methode dar.

(3) *Röntgenuntersuchung:* Abdomenübersichtsaufnahme mit Tomographie, *i.v. Urogramm.*

> **! WICHTIG:**
> I.v. Urographie erst nach Abklingen der Nierenkolik oder nach deren spasmoanalgetischer Behandlung durchführen! Das rasch anflutende Kontrastmittel führt zum weiteren Anstieg des Binnendrucks (Gefahr der Ruptur des Nierenhohlraumsystems). Die **retrograde Pyelographie** ist wegen der Infektionsgefahr möglichst zu vermeiden. Die **Computertomographie** ist besonders hilfreich zum Nachweis von Harnsäurekonkrementen.

(4) *Chemische Steinanalyse:* Mit Beginn der Kolik Wasserlassen durch Gaze.

(5) Beim *„metabolisch aktiven"*, d.h. behandlungsbedürftigen Nierensteinleiden (= Bildung von Steinen oder Grieß innerhalb der letzten 12 Monate bei bekannter Steinanamnese

Tabelle III.8.14 Obere Normalwerte für die Tagesausscheidung lithogener Substanzen (M/F)

Substanz	Oberer Normalwert	
Kalzium	< 300/250 mg	(7,5/6,25 mmol)
Harnsäure	< 800/750 mg	(4,8/4,5 mmol)
Zitrat	450–600 mg	(2,3/3,1 mmol)
Oxalat	< 45 mg	(0,5 mmol)
Cystin	< 30 mg	(0,13 mmol)

oder bei Wachstum eines vorhandenen Steins) im spezialisierten Labor zusätzlich die u.g. Parameter bestimmen, wenn kein Grundleiden (Gicht, Zystinurie) bekannt ist:
- *Im frisch gelassenen Morgenurin und im nüchternen Zustand:* Kalzium-Kreatinin-Quotient, pH-Wert (mit pH-Meter), qualitativer Cystinnachweis.
- *Im 24-h-Urin* (**Tab. III.8.14**): Kalzium- und Harnsäureausscheidung, Kreatinin-Clearance. Bei Normokalzurie (Kalziumausscheidung nimmt mit Rückgang der GFR ab!): Kalziumausscheidung im 24-h-Urin nach Belastung mit 1 g Kalzium. Renale Phosphatbearbeitung (Phosphat-Clearance, tubuläre Phosphatreabsorption).
- *Im Serum:* Ionisiertes Kalzium, Gesamteiweiß, Phosphat, Harnsäure, Kreatinin, Parathormon.

THERAPIE

Allgemeine Maßnahmen
Vorbemerkungen

Nicht jeder Nierenstein erfordert eine medikamentöse oder operative Therapie bzw. eine Behandlung mit der Schlinge. 80 % der Steine gehen spontan ab. Für die Beurteilung ist das Verhältnis von „Geburtswegen" (ableitende Harnwege) und „Geburtsobjekt" (Stein) wichtig. Eine **operative Behandlung** ist i.A. dann indiziert, wenn nach Größe, Form und Lage des Konkrements ein spontaner Abgang unwahrscheinlich ist, die Schlingenextraktion nicht in Frage kommt oder durch Stauung und Infektion die Gefahr einer Nierenschädigung besteht. Die **berührungsfreie Nierensteinzertrümmerung** durch Stoßwellen (extrakorporale Stoßwellenlithotripsie) ist ein neueres nicht-invasives Verfahren, das in zahlreichen Fällen eine Operation wirkungsvoll ersetzt. Die **Schlingenbehandlung** wird i.d.R. dann eingesetzt, wenn im Prinzip eine operative Indikation besteht (s.o.) und der Stein „schlingengerecht" ist (bis Bohnengröße, Lokalisation unterhalb der Ureter-Iliakalgefäß-Kreuzung).

Vorgehen

(1) Bei abgangsfähigem Konkrement (ca. 80 %): Reichliche Flüssigkeitszufuhr (z.B. Wasserstöße), Urinausscheidung > 1,5 l/Tag.
(2) Körperliche Bewegung, die den Steinabgang begünstigt (Treppensteigen, Radfahren, Seilhüpfen, Schwimmen u.a.).
(3) Bei abgangsfähigen distalen Uretersteinen ist der Einsatz eines Kalziumantagonisten oder α-Rezeptorenblockers gerechtfertigt, wie eine neuere Metaanalyse zeigt (Hollingworth et al., Lancet 368: 1171; 2006).
(4) Bei Fieber: Urinkultur und hochdosierte antibiotische Behandlung (Gefahr der *Urosepsis!*, die foudroyant verläuft und häufig mit Verbrauchskoagulopathie einhergeht).
(5) Bei *Nierenkolik* Analgesie und Spasmolyse mit folgenden Substanzen:
- Metamizol (Novalgin®, Baralgin® M): 1 Amp. i.v. (2,5 g); seltene UAW: Agranulozytose!
- Tramadol (Tramal®): 1 Amp. i.v. (100 mg),

- Pethidin (Dolantin®): 1 Amp. i.v. (100 mg), alternativ: Piritramid (Dipidolor®), Pentazocin (Fortral®),
- N-Butyl-Scopolamin (Buscopan®): 1–2 Amp. i.v. (20 mg),
- Nichtsteroidale antiinflammatorische Substanzen, z.B. Indometacin (Amuno®) 2–3 Supp. (100 mg) tgl., sind über eine Verminderung des intrapelvinen Drucks sehr effektiv.
- alternative Ansätze können versucht werden wie: β-Blocker (z.B. Beloc®), Nitroglyzerin (z.B. Nitrolingual®-Kapseln).

Prophylaxe
Allgemeine Richtlinien

(1) *Erhöhte Flüssigkeitszufuhr* (natrium-, kalzium- und oxalsäurearme Flüssigkeit!): Urinausscheidung > 1,5 l/Tag, spezifisches Gewicht < 1015! Vor dem Schlafengehen ca. 0,5 l trinken, um Ionenkonzentration während der Nacht niedrig zu halten. Bei übermäßigem Schwitzen (z.B. Sauna) möglichst rascher Flüssigkeitsersatz.

(2) *Vermeidung übermäßiger Zufuhr* von Natrium (Expansion des EZV und Hemmung der Thiazidwirkung), Kalzium (Milchprodukte) und Oxalsäure (Schokolade, Spinat, Rhabarber und schwarzer Tee).

(3) *Normalisierung des Körpergewichts*, insbesondere Reduzierung der eiweißreichen Ernährung.

(4) Eine *medikamentöse Prophylaxe* (je nach Steintyp, s. u.) sollte nach vorheriger Diagnostik beim „metabolisch aktiven" Nierensteinleiden, d.h. bei Bildung von Steinen oder Grieß in den letzten 12 Monaten bei bekannter Steinanamnese oder bei Wachstum eines vorhandenen Steins, durchgeführt werden.

Kalziumhaltige Steine
Vorbemerkung

Die Urinkalziumausscheidung ist ein „kontinuierlicher Risikofaktor". **Hyperkalzurie** = Urinkalzium > 300 mg/Tag (> 7,5 mmol/Tag) bei Männern und > 250 mg/Tag (> 6,25 mmol/Tag) bei Frauen. 25 % der gesunden Männer liegen im hyperkalzurischen Bereich. Ursachen der Hyperkalzurie: 90 % „idiopathisch" (renale Hyperkalzurie und intestinale = absorptive Hyperkalzurie), in 8 % primärer Hyperparathyreoidismus (knochenresorptive Hyperkalzurie), selten distale tubuläre Azidose und Hyperoxalurie.

Diagnostische Klassifikation: Hyperkalzämie und Hyper-/Normokalzurie, Normokalzämie und Hyperkalzurie (idiopathische Hyperkalzurie), Normokalzämie und Normokalzurie.

(1) *Kalziumnephrolithiasis mit Hyperkalzämie und Hyper-/Normokalzurie:*
- *Phosphat niedrig oder normal, iPTH erhöht:* Primärer Hyperparathyreoidismus: Operative Therapie.
- *Phosphat hoch oder normal, iPTH niedrig:*
  – Sarkoidose und andere Granulomatosen: Lungenbefund, Lymphadenopathie, erhöhtes ACE (Ursache ist vermehrte Kalzitriolbildung bei granulomatösen Erkrankungen).
  – Milch-Alkali-Syndrom: Antazida, meist Niereninsuffizienz und metabolische Alkalose.
  – Vitamin-D-Intoxikation: Therapie mit Volumenexpansion, Entfernung der Noxe, evtl. Steroide.
  – Immobilisierung.
  – Selten: maligne Tumoren, familiäre hypokalzurische Hyperkalzämie.

(2) *Kalziumnephrolithiasis mit Normokalzämie und Hyperkalzurie:*
- Idiopathische Hyperkalzurie (am häufigsten). Ursachen: Genetisch, idiopathisch, nutritiv, renaler Kalziumverlust. *Therapie:* Bei metabolisch aktiven Nierensteinleiden Hydrochlorothiazid bis 2 × 50 mg täglich bei gleichzeitiger NaCl-Restriktion.

- Selten: Renale tubuläre Azidose Typ I (distale Form): Hyperkalzurie, Hypozitraturie, hyperchlorämische metabolische Azidose (bei der kompletten Form) mit Urin-pH > 5,5. Bei Säurebelastung (inkomplette Form) fehlende Ansäuerung des Urins auf pH < 5,5. Zitratausscheidung < 100 mg/Tag und Urin-pH im Sammelurin > 6,5. Kalziumphosphatsteine. *Therapie:* Kalziumzitrat, Behandlung des Grundleidens bei erworbenen Formen.

(3) *Kalziumnephrolithiasis mit Normokalzämie und Normokalzurie:*
- Mit Hyperurikosurie: Ursache meist nutritiv.
- Mit Hyperoxalurie: Ursache nutritiv, selten genetisch, enterale Hyperoxalurie (z.B. Kurzdarmsyndrom). *Therapie:* Bei enteraler Hyperoxalurie Kalziumkarbonat 1–4 g, Colestyramin 4–16 g/Tag. Kalziumzitrat bei gleichzeitiger Neigung zur Azidose und Hypozitraturie. Bei primärer Hyperoxalurie hohe Trinkmengen, Thiazid, Kaliumzitrat, Pyridoxin bis 200 mg/Tag.
- Mit Hypozitraturie: Erhöhte Aufnahme tierischer Proteine, RTA Typ I.
- Kombinierte Defekte.

Vorgehen

(1) *Allgemeinmaßnahmen bei Nephrolithiasis und Hyperkalzurie:*
- Reichliche Flüssigkeitszufuhr, um ein minimales Urinvolumen von 2 l/Tag zu gewährleisten,
- Natriumrestriktion (etwa 100 mmol/Tag),
- Oxalatrestriktion (Vermeiden von Tee, Nüssen etc.),
- Meiden von fleischreicher Nahrung,
- vermehrte Zitratzufuhr (Zitrusfrüchte),
- mäßiggradige Zufuhr von Kalzium (etwa 1 Glas Milch täglich).

(2) *Thiazide:* Thiazide führen zur vermehrten tubulären Kalziumrückresorption und damit zur Senkung der Urinkalziumausscheidung, ein Effekt, der z.T. über eine Kontraktion der Extrazellulärflüssigkeit zustande kommt und deshalb durch Natriumbelastung wieder aufgehoben wird. Mit der Thiazidbehandlung sollte deshalb eine natriumarme Diät eingeleitet werden (keine natriumhaltigen Mineralwässer!).
- *Dosierung:* Einschleichende Thiazidgabe, da anfänglich evtl. eine Orthostasereaktion auftritt. Initialdosis (Maximaldosis): 25 mg (100–200 mg) Hydrochlorothiazid (Esidrix®) oder 25 mg (200 mg) Chlortalidon (Hygroton®) oder 2,5 mg (10–20 mg) Butizid (Saltucin®) pro Tag p.o. Initialdosis wöchentlich steigern, bis etwa die Hälfte der angegebenen Maximaldosis erreicht ist. Die Dosierung richtet sich nach der Urinkalziumausscheidung, die < 150 mg/Tag liegen und um 50 % zurückgehen sollte. Durch eine höhere Dosierung wird die therapeutische Sicherheit erhöht, da die normalerweise wechselnde Natriumzufuhr den hypokalzurischen Effekt der Thiazide limitieren kann.
- *Kontrolluntersuchungen:* Unter der Thiazidbehandlung kann das Serumkalzium bei Gesunden und Steinträgern um ca. 0,5 mmol/l ansteigen. Nach 1 Monat und später in 3-monatigen Abständen Kontrolle von Kalzium und Harnsäure im Urin, Kalium, Kalzium, Harnsäure und Glukose im Serum.
- *Indikationen:* Absorptive Hyperkalzurie, kalziumhaltige Rezidivsteine bei Normokalzurie, nicht-operierte Reststeine (Wachstumshemmung).
- *Kontraindikationen:* „Resorptive" Hyperkalzurie (z.B. primärer Hyperparathyreoidismus, Metastasen), da sich hier rasch eine bedrohliche Hyperkalzämie entwickeln kann.

(3) *Allopurinol:* Die Allopurinolgabe bei Kalziumoxalatsteinträgern senkt die Steinrezidivrate. Die verminderte Harnsäureausscheidung verbessert die Löslichkeit für Kalziumoxalationen und erhöht die inhibitorische Aktivität der sauren Mukopolysaccharide. Zum jetzigen Zeitpunkt kann die generelle Allopurinolgabe bei Kalziumoxalatsteinen noch nicht empfohlen werden. Zunächst sollten die Möglichkeiten einer *purinarmen* Diät ausgeschöpft werden. Allopurinol sollte zusätzlich dann eingesetzt werden, wenn die Thiazide *unzureichend* wirken oder wenn eine *ausgeprägte Hyperurikosurie* vorliegt.

(4) *Natrium-Zellulose-Phosphat:* Natrium-Zellulose-Phosphat (3–5 g/Tag) ist ein Ionenaustauscher mit hoher Kalzium- und Magnesiumaffinität, der intestinal praktisch nicht resorbiert wird. Magnesiumsubstitution erforderlich, schwierige Einnahme. Einsatz bei Thiazidunverträglichkeit in Betracht ziehen.

(5) *Orthophosphat:* Phosphat vermindert die intestinale Absorption und die renale Ausscheidung von Kalzium und erhöht die renale Phosphat- und Pyrophosphataussscheidung (Zunahme der inhibitorischen Aktivität).

- *Dosierung:* 1–2 g auf 3 Einzelgaben verteilt (3-mal 2–3 Drg. Reducto® zu den Mahlzeiten). Die Erhöhung der renalen Phosphatexkretion erhöht die Gefahr von Phosphatsteinen.
- *Voraussetzung:* Steinfreiheit, ungehinderter Abfluss und absolute Infektfreiheit. Die Orthophosphattherapie stellt eine Alternative zur Thiazidbehandlung dar und ist ebenfalls in der Lage, die Steinrezidivrate zu senken.

Infektsteine
Vorbemerkung
Bakterien als Nukleus produzieren Urease, die Ammoniak aus Harnstoff abspaltet. Kristallbildung durch Erhöhung des Aktivitätsproduktes von Magnesium-Ammonium-Phosphat sowie durch Zunahme des Urin-pHs mit Bildung von schwerlöslichen sekundären und tertiären Phosphaten.

Vorgehen
(1) Chirurgische Beseitigung prädisponierender Faktoren,
(2) antibiotische Behandlung des Harnwegsinfekts (meist Proteus),
(3) Harnansäuerung auf pH < 6,0. Ziel: Hemmung des Bakterienwachstums und Erhöhung des Anteils an besser löslichem primären Phosphat ($H_2PO_4^-$): Methenaminmandelat (Mandelamine®) 3–9 g/Tag, Ammoniumchlorid (Mixtura solvens N Compretten® 3-mal 2–3/Tag), L-Methionin 3-mal 1–2 Tbl. à 0,5 g/Tag.

Harnsäuresteine
Vorbemerkung
Hyperurikosurie = Harnsäureausscheidung > 800 mg (> 4,8 mmol) beim Mann und > 750 mg (> 4,5 mmol) bei der Frau. Bei 30 % aller Harnsteinpatienten liegt eine Hyperurikosurie vor.

Behandlungsziele:
(1) Harnsäureausscheidung < 400 mg/Tag,
(2) Urin-pH 6,2–6,8 (gute Löslichkeit der Harnsäure, deren pK-Wert 5,75 beträgt).
Bei vorhandenen Steinen folgende Maßnahmen (1) bis (3), bei reiner Prophylaxe (1), ggf. (2).

Vorgehen
(1) *Purinarme Kost:* Vermeiden von kernhaltigen Innereien wie Leber, Milz, Hirn sowie von Fisch, Fleisch und Geflügel.
(2) *Allopurinol:* Harnsäureausscheidung im Urin sollte < 400 mg/Tag liegen.
(3) *Alkalisierung des Urins* auf pH 6,2–6,8 (bei pH > 7 Gefahr der Phosphatsteinbildung!): Kalium-Natrium-Zitrat (Uralyt-U®) nach Urin-pH. Steinauflösung möglich.

Cystinsteine
Vorbemerkung
Ursache von Cystinsteinen ist meist die Cystinurie, eine autosomal-rezessive Erbkrankheit mit verminderter proximal-tubulärer Reabsorption und dadurch erhöhter Cystinexkretion im Urin. Normale Cystinausscheidung < 30 mg/Tag. Bei Cystinurie 30–3000 mg/Tag. Semiquan-

titative Bestimmung mit Cystinognost-Test. Im Sediment sechseckige Cystinkristalle. Außerdem Steinanalyse. Bei weitgehendem Verdacht auf Cystinurie ist die quantitative Bestimmung erforderlich.

Vorgehen

(1) Hohe Flüssigkeitszufuhr, um einen ausreichenden Urinfluss zu gewährleisten. Die Löslichkeit von Cystin im Urin beträgt etwa 300 mg/l. Diese Konzentration sollte deutlich unterschritten werden. Nächtliche Flüssigkeitszufuhr ist erforderlich.

(2) Alkalisierung des Urins auf pH-Werte zwischen 7,0 und 7,4 mit Kaliumzitrat oder Kaliumbikarbonat. Natriumsalze meiden, da sie aufgrund ihrer Volumenexpansion die Kalzium-, Cystin- und Harnsäureexkretion und damit deren Steinbildung begünstigen.

(3) Natriumrestriktion auf Werte von etwa 50 mmol/d vermag ebenfalls die Cystinexkretion einzuschränken.

(4) Captopril enthält Sulfhydrylgruppen, die zu einem Captopril-Cystin-Komplex führen, der etwa 200-mal löslicher ist als Cystin allein. Die Medikation ist arm an UAW und empfiehlt sich vor allem bei assoziiertem Hochdruck. Der quantitative Effekt dieser Therapie ist allerdings beschränkt.

(5) Penicillamin (1–2 g/Tag) erhöht die Löslichkeit von Cystin durch die Bildung eines Disulfids. UAW: Exanthem, Geschmacksstörung, Arthritis, Thrombozytopenie, Leukopenie und Proteinurie.

13 Nieren- und Hochdruckkrankheiten in der Schwangerschaft

Vorbemerkungen: In der Schwangerschaft können Nieren- und Hochdruckkrankheiten neu auftreten, fortbestehen oder sich verschlimmern, dadurch eine Eklampsie verursachen und für Mutter und Kind ein Risiko darstellen.

Hypertonie in der Schwangerschaft ist definiert als Blutdruck $\geq$ 140/90 mmHg (oder Zunahme um mindestens 30/15 mmHg). Der diastolische Blutdruck wird dabei, entgegen der früheren WHO-Empfehlung, als Phase V nach Korotkow bestimmt. Lediglich für die etwa 10 % Patienten, bei denen eine große Diskrepanz zwischen plötzlich leiser werdenden Tönen (Phase IV) und ihrem völligen Verschwinden (Phase V) besteht, wird die Phase IV als diastolischer Wert angenommen [National High Blood Pressure Education Working Group: Report on High Blood Pressure in Pregnancy. Amer J Obstet Gynecol 1990; 163: 1689–1712].

Unter **Präklampsie** wird ein Symptomenkomplex von **Hypertonie** ($\geq$ 140/90 mmHg) und **Proteinurie** ($\geq$ 0,3 g/Tag) verstanden. Nach der Blutdruckhöhe wird unterschieden zwischen schwerer Präklampsie mit einem diast. Blutdruck $\geq$ 110 mmHg (Korotkow V), mittelgradiger mit einem diast. Blutdruck $\geq$ 100 mmHg und milder mit einem diast. Blutdruck $\geq$ 90 mmHg.

Die **Ödembildung** ist prognostisch von untergeordneter Bedeutung. Zum Bild der Eklampsie gehören zusätzlich Krampfanfälle. Der Begriff „Gestose" beinhaltet ein durch die Schwangerschaft induziertes Krankheitsbild. Das prognostisch und therapeutisch entscheidende Symptom ist die Hypertonie. Deshalb setzt sich zunehmend die u.g. **Klassifikation** des American College of Obstetricians and Gynecologists durch:

(1) *Idiopathische Gestose:* Schwangerschaftsbedingte Hypertonie mit Proteinurie. Auftreten meist nach 20. Schwangerschaftswoche.

(2) *Pfropfgestose:* Zunahme von Hypertonie und Proteinurie bei vorbestehender Nieren- und Hochdruckkrankheit. Auftreten meist vor der 20. Schwangerschaftswoche.

(3) *Chronische, schwangerschaftsunabhängige Hypertonie essenzieller oder sekundärer Genese.*

(4) *Passagere Schwangerschaftshypertonie:* Schwangerschaftsbedingte Hypertonie ohne Proteinurie. Entsteht im 3. Trimenon oder im Wochenbett und normalisiert sich innerhalb von

13 Nieren- und Hochdruckkrankheiten in der Schwangerschaft

Tabelle III.8.15 Einfluss der Schwangerschaft (SS) auf die Nierenfunktion der Mutter mit vorbestehender Nierenerkrankung

S-Kreatinin initial (mg/dl)	Abnahme der C-Krea während der SS	Davon bleibende oder progrediente Einschränkung der Nierenfunktion nach SS
< 1,4 (bei „milder" Nierenerkrankung)	16 %	
1,4 –1,9	40 %	50 %
≥ 2,0	65 %	ca. 100 % (in 35 % rasch terminal niereninsuffizient)

F. H. Epstein, New Engl. J. Med. 335 (1996) 277

10 Tagen nach der Entbindung. Bei späteren Schwangerschaften in 80 % erneut Hypertonie. Es ist zu unterscheiden zwischen dem Risiko für die Mutter, für das Kind und für den weiteren Verlauf des Nieren- und Hochdruckleidens:

(1) Das Symptom Präeklampsie kann bei idiopathischer Gestose, Pfropfgestose und chronischer, schwangerschaftsunabhängiger Hypertonie auftreten und bedeutet aufgrund der Eklampsiegefahr ein unmittelbares Risiko für die Mutter, vor allem durch die mögliche Hirnblutung.

(2) Das kindliche Risiko ist bei der Pfropfgestose am höchsten (Totgeburt und perinatale Mortalität > 20 %), bei der idiopathischen Gestose und chronischen, schwangerschaftsunabhängigen Hypertonie ebenfalls erhöht (ca. 10 %), bei der passageren Schwangerschaftshypertonie unverändert. Ein Serumkreatinin > 2 mg/dl bedeutet eine deutlich verminderte Chance einer normalen Geburt.

(3) Nierenerkrankung und Hochdruck verschlechtern sich in Abhängigkeit vom Schweregrad ihrer Ausprägung in einem hohen Prozentsatz während der Schwangerschaft, z.T. bleibend und progredient (**Tab. III.8.15**). Bei Lupusnephritis und Amyloidose auf dem Boden eines familiären Mittelmeerfiebers ist in besonderem Maße mit einer Verschlechterung des Nierenleidens durch die Schwangerschaft zu rechnen.

Ätiologie und Pathogenese: In der normalen Schwangerschaft nimmt der diastolische Blutdruck zwischen der 13. und 20. SSW im Mittel um 10 mmHg ab und steigt dann bis zum 3. Trimenon wieder auf die Ausgangswerte vor der Schwangerschaft an. Der systolische Blutdruck bleibt im wesentlichen unverändert. Die schwangerschaftsbedingte Hypertonie entsteht auf dem Boden einer plazentaren Minderdurchblutung, deren Ursache häufig ein uteroplazentares Missverhältnis ist (deshalb gehäuft bei Erstgebärenden mit kleinem Uterus und bei Mehrlingsschwangerschaften). Die Folge ist ein Endothelschaden mit einem Missverhältnis von vasodilatatorischem Prostazyklin und vasokonstriktorischem Thromboxan. Der allgemeine Gefäßspasmus geht mit Abnahme des Plasmavolumens und mit Hämokonzentration einher.

Klinik: (1) Die Hypertonie ist die prognostisch entscheidende Störung. Definition der Schwangerschaftshypertonie: RR ≥ 140/90 mmHg. Charakteristisch ist die Umkehr der zirkadianen Rhythmik mit nächtlichen RR-Spitzen!

(2) Proteinurie > 0,3 g/Tag erhöht das fetale Risiko, wenn sie zusätzlich zur Hypertonie auftritt.

(3) Ödeme sind prognostisch von untergeordneter Bedeutung, da in der Schwangerschaft physiologischerweise unter hormonellem Einfluss die interstitielle Wasserbindungsfähigkeit zunimmt.

Diagnostik: Zur Früherkennung einer Präeklampsie sind folgende Kontrollen erforderlich: Blutdruck, Proteinurie, Gewicht, Harnsäure im Serum! (vermehrte Harnsäureabsorption bei Hypovolämie, Laktat hemmt tubuläre Harnsäuresekretion), Augenhintergrund, Hb, Hämatokrit, gynäkologische Kontrolluntersuchung. Zeichen einer drohenden Eklampsie:

(1) Blutdruck ≥ 160/110 mmHg,
(2) neu aufgetretene Proteinurie ≥ 2 g/Tag,
(3) Kreatininanstieg ≥ 2,0 mg/dl,
(4) Thrombozytenzahl < 100 000/ml oder Fragmentozyten bzw. andere Zeichen einer mikroangiopathischen hämolytischen Anämie,
(5) Oberbauchbeschwerden, besonders epigastrisch und rechter Oberbauch,
(6) Kopfschmerzen, Sehstörungen und andere zerebrale Symptome,
(7) kardiale Dekompensation, meist bei Hochdruck oder kardialen Veränderungen,
(8) Retinablutungen, Exsudate und Papillenödem,
(9) Zeichen der fetalen Wachstumsstörung,
(10) Rückgang der Diurese.

THERAPIE

Therapie der Schwangerschaftshypertonie
Allgemeine Maßnahmen

(1) *Bettruhe* verbessert die Uterusdurchblutung (wichtig!). Einige Stunden pro Tag in linker Seitenlage, um eine Kompression der V. cava durch den Uterus zu vermeiden. Im Einzelfall erscheint die Bettruhe sehr hilfreich, wenn ihr Wert auch durch keine kontrollierte Studie gesichert ist.
(2) *Kochsalzarme Ernährung* ist weiterhin umstritten, dürfte von untergeordneter Bedeutung sein. Die Gefahr liegt in einer Abnahme des EZV mit plazentarer Minderperfusion. Deshalb empfiehlt sich eine normale NaCl-Zufuhr (ca. 10 g/Tag).
(3) *Sedierung:* Diazepam (Valium®) 30–50 mg/Tag.

Pharmakotherapie
Vorbemerkung

Ziel der Behandlung der Schwangerschaftshypertonie ist es, Hochdruckkomplikationen bei der Mutter zu verhindern und die fetale Reifung sicherzustellen. Eine abrupte Blutdrucksenkung beinhaltet die Gefahr der plazentaren Minderdurchblutung.

Aus **mütterlicher Sicht** gilt als absolute Indikation zur Hochdrucktherapie ein Blutdruck ≥ 170/110 mmHg bzw. arterielle Mitteldrücke ≥ 130 mmHg, da oberhalb dieser Werte mit zerebralen Blutungen durch ein Versagen der Autoregulation der Hirndurchblutung zu rechnen ist. Da es sich um junge Frauen mit meist gesundem Gefäßsystem handelt, dürfte es aus mütterlicher Sicht ausreichend sein, die Therapie erst bei Blutdruckwerten ≥ 170/110 mmHg zu beginnen. Im Vergleich hierzu ist die Indikation zur antihypertensiven Therapie bei milder und mittelschwerer Hypertonie umstritten. In neueren Untersuchungen ließ sich nicht sichern, dass ein Therapiebeginn bereits bei milder Hypertonie (≥ 140/90 mmHg) die Hochdruckkomplikationen bei der Mutter verhindert und die Prognose des Feten verbessern kann. Der Nachweis würde jedoch die Untersuchung einer großen Patientenzahl erforderlich machen. Zu bedenken ist hierbei jedoch, dass das Hochdruckrisiko nicht abrupt, sondern kontinuierlich zunimmt und dass der Nachweis der Wirksamkeit einer Therapie bei milden Hypertonieformen naturgemäß schwierig sein muss. Eine absolute Therapieindikation besteht bei Blutdruckwerten ≥ 170/110 mmHg. Ein Therapiebeginn empfiehlt sich bei mittelschwerer Schwangerschaftshypertonie (≥ 100 mmHg diastolisch) und bereits bei milder Schwangerschaftshypertonie (≥ 90 mmHg diastolisch), wenn eine Nierenerkrankung oder Endorganschäden vorliegen.

Medikamente

Die antihypertensive Medikation kann den Fetus indirekt über eine verminderte Durchblutung und direkt über eine Störung der umbilikalen oder fetalen Zirkulation beeinflussen. Zur medikamentösen Behandlung werden vor allem α-Methyldopa, dann β$_1$-selektive Blocker empfohlen (diastolischer Zielblutdruck 90–105 mmHg):

(1) *α-Methyldopa:*
- Mit dieser Substanz (TD = 250–2000 mg) besteht die breiteste (auch Langzeit-)Erfahrung in der Schwangerschaft. Außerdem liegt eine Nachuntersuchung der Kinder über 7,5 Jahre vor. Bei Therapiebeginn zwischen der 16. und 20. SSW wurde ein verminderter Kopfumfang der Neugeborenen beobachtet, der offensichtlich anhand einer 7,5-jährigen Nachuntersuchung bedeutungslos war.
- α-Methyldopa gelangt nur in niedriger Konzentration in die Muttermilch und kann in der Stillperiode weiter eingenommen werden.

(2) *β$_1$-selektive Blocker:*
- Sie können in der Schwangerschaft eingesetzt werden (Atenolol TD bis 100 mg, Metoprolol TD bis 200 mg, Acebutolol TD bis 400 mg). β$_1$-Blocker sind wirkungsvoll und sicher in der fortgeschrittenen Schwangerschaft. Bei Behandlungsbeginn vor der Schwangerschaftsmitte sind Wachstumsverzögerungen beschrieben. Außerdem kann eine fetale Bradykardie auftreten. Es wird z.T. empfohlen, β-Blocker einige Tage vor der Entbindung abzusetzen.
- Atenolol, Metoprolol und Acebutolol werden über die Muttermilch ausgeschieden, sodass bei den Säuglingen von behandelten Müttern auf die Zeichen einer β-Rezeptorenblockade geachtet werden sollte. Insgesamt wird die Einnahme dieser Substanzen als *„mit dem Stillen vereinbar"* beurteilt.

(3) *Diuretika* vermindern zusätzlich das bei Präeklampsie ohnehin verringerte Plasmavolumen. Die klinischen Daten bestätigen diese Risiken allerdings nicht. Dennoch empfiehlt sich Zurückhaltung.
- Indikation:
  - Linksherzinsuffizienz,
  - Fortführung der Diuretika, wenn die Behandlung schon vor der Schwangerschaft oder der 20. SSW eingesetzt wurde,
  - bei salzsensitivem Hochdruck. Diuretika sind bei Präeklampsie und fetaler Wachstumsstörung abzusetzen.
- Diuretika sind während der Stillperiode nicht geeignet. Thiazide unterdrücken die Laktation, für Furosemid, Amilorid und Triamteren gibt es keine entsprechenden Untersuchungen.

(4) *Kalziumantagonisten:* Verapamil kann ebenfalls gegeben werden, insbesondere dann, wenn gleichzeitig eine tokolytische Therapie erfolgt.

(5) *Dihydralazin* verbessert die uteroplazentare Durchblutung. Die Monotherapie führt jedoch zu einer Reflextachykardie und Natriumretention.

Nicht geeignete orale Antihypertensiva sind:

(1) *ACE-Hemmer:* ACE-Hemmer sind in der Schwangerschaft kontraindiziert (Wachstumsstörungen, Oligohydramnion, Fehlbildungen, fetale Niereninsuffizienz) und während der Stillperiode nicht geeignet.

(2) *Kalziumantagonisten vom Dihydropyridintyp sowie Diltiazem:* Sie sollten auch nicht in der Stillperiode eingesetzt werden.

(3) *Reserpin:* Reserpin kann auch über die Muttermilch zu Nasenschleimhautschwellungen und Trinkschwierigkeiten des Säuglings führen.

Prophylaxe der Schwangerschaftshypertonie

ASS in niedriger Dosierung (60–100 mg) verschiebt das Thromboxan-Prostazyklin-Gleichgewicht zugunsten des vasodilatatorischen Prostazyklins. In kleineren klinischen Untersuchungen bei Risikopatientinnen verhinderte ASS eine Schwangerschaftshypertonie, wenn es frühzeitig gegeben wurde. Es wird empfohlen, ASS 5 Tage vor dem erwarteten Geburtstermin abzusetzen, um Blutungskomplikationen zu vermeiden.

Dieser prophylaktische Effekt von ASS auf die Entwicklung einer Schwangerschaftshypertonie ließ sich in 3 großen klinischen Studien aber nicht nachweisen. Dabei handelte es sich um Patientinnen mit mittlerem bis niedrigem Risiko einer Schwangerschaftshypertonie [Lancet 1993; 341: 396, New Engl. J Med 1993; 329: 1213, Lancet 1994; 343: 619]. Darüber hinaus ist ASS ohne Effekt, wenn sich die Schwangerschaftshypertonie bereits entwickelt hat.
Somit kann das prophylaktische Prinzip der niedrigdosierten ASS-Gabe zum jetzigen Zeitpunkt nicht generell empfohlen werden. Sein Einsatz soll vorerst auf Hochrisikopatientinnen beschränkt bleiben, hier dann möglichst frühzeitig (z.B. ab 12. SSW) erfolgen.

Therapie der Eklampsie

Behandlungsziel: Beseitigung der Krampfbereitschaft und rasche Blutdrucksenkung, ohne die plazentare Durchblutung zu gefährden.
(1) Dihydralazin (Nepresol®) i.v.: Beginn mit niedriger Dosis, 5–25 mg.
(2) α-Methyldopa oder $β_1$-Blocker als antiadrenerges Prinzip, wenn auf Dihydralazin eine Reflextachykardie auftritt.
(3) Diazepam (Valium®): 10–30 mg i.v.
(4) Magnesiumsulfat: 3–4 g (30–40 ml 10 %ige Lösung) langsam innerhalb von 5 min i.v. Dann ca. 1 g/h als Dauertropf. Der Serummagnesiumspiegel sollte 3–4 mmol/l betragen. Tagesmaximaldosis 20 g.
(5) Geburtseinleitung: 4–6 h nach letztem eklamptischen Anfall.

14 Diabetische Nephropathie (DN)

Vorbemerkungen: Die diabetische Nephropathie ist eine chronisch-progrediente Nierenerkrankung bei Diabetes mellitus (DM) Typ 1 oder 2 mit persistierender Proteinurie (> 0,5 g/Tag) und arterieller Hypertonie bei gleichzeitig bestehender diabetischer Retinopathie und/oder Neuropathie und ohne sonstige Ursache. Die manifeste DN ist Bestandteil des diabetischen Spätsyndroms. Manifestation beim Typ 1 nach > 10 Jahren, bei DM Typ 2 sehr unterschiedlich, aber bereits nach 3–5 Jahren möglich. **Risikofaktoren:** Genetische Disposition, unzureichende Stoffwechselkontrolle, Hypertonie, Nikotinabusus.

Ätiologie und Pathogenese: Die diabetische Stoffwechselstörung führt zu einer Verdickung der Basalmembranen, zur Expansion der mesangialen und interstitiellen Matrix, schließlich zur diffusen oder nodulären Glomerulosklerose (M. Kimmelstiel-Wilson) mit fortschreitender interstitieller Fibrose. Makroskopisch bis in das Spätstadium große Nieren, histologisch Vergrößerung der Glomeruli und Tubuli.

Klinik: In der Frühphase Nachweis einer konstanten Mikroalbuminurie (30–300 mg Albumin/ Tag). Vor Entwicklung der Niereninsuffizienz wird das klinische Bild wesentlich durch extrarenale Symptome des diabetischen Spätsyndroms (Vaskulopathie, Neuropathie, „der diabetische Fuß", Retinopathie, Gastroenteropathie) bestimmt. Besonders bei DM Typ 2 Verbesserung der diabetischen Stoffwechselsituation mit zunehmender Nierenfunktionsverschlechterung aufgrund einer Verminderung des renalen Insulinkatabolismus. Die Stadieneinteilung gilt strenggenommen für DM Typ 1 (**Tab. III.8.16**), in modifizierter Form (Alter, Arteriosklerose) aber auch für Typ 2.
Nach etwa 15 Jahren entwickelt sich bei Diabetes mellitus Typ 1 oft ein nephrotisches Syndrom. Bei Diabetes mellitus Typ 2 ist die Latenzzeit meist kürzer und weniger charakteristisch, wohl aufgrund von zusätzlichen vaskulären und interstitiellen Schäden.
Eine Indikation zur Nierenbiopsie besteht nur bei Hinweis auf andere Nierenkrankheiten, inadäquat kurzer Verlaufszeit und/oder Fehlen anderer Organmanifestationen des diabetischen Spätsyndroms. Mikrohämaturie findet sich in 30 %, Makrohämaturie ist klärungsbedürftig

Tabelle III.8.16 Stadien der chronischen Niereninsuffizienz (NKF [2002]: Clinical practice guidelines for chronic kidney disease, AJKD 39 [suppl 1]:1–266)

Stadium/Beschreibung	Albuminaus-scheidung (mg/l)	Kreatinin-Clearance (ml/min)	Bemerkungen
1. Nierenschädigung mit normaler Nierenfunktion			Serumkreatinin im Normbereich, Blutdruck im Normbereich, steigend oder Hypertonie, Dyslipidämie, raschere Progression von KHK, AVK, Retinopathie und Neuropathie
a) Mikroalbuminurie	20–200	> 90	
b) Makroalbuminurie	> 200		
2. Nierenschädigung mit Niereninsuffizienz			Serumkreatinin grenzwertig oder erhöht, Hypertonie, Dyslipidämie, Hypoglykämieneigung, rasche Progression von KHK, AVK, Retinopathie und Neuropathie. Anämieentwicklung, Störung des Knochenstoffwechsels
a) leichtgradig	> 200	60–89	
b) mäßiggradig		30–59	
c) hochgradig	abnehmend	15–29	
d) terminal		< 15	

Bei Patienten mit Diabetes mellitus Typ 2 und Niereninsuffizienz in 30 % diabetesunabhängige Ursachen der Nephropathie.

THERAPIE

(1) Normnahe *Stoffwechselkontrolle* bereits in den Frühstadien anstreben (Basis-/Bolusprinzip).
(2) Medikamentöse *Blutdrucksenkung* auf subnormale Werte (< 130/80 mmHg), wenn möglich noch tiefer (< 120/75 mmHg). Bei Diabetes mellitus Typ 1 (mit Mikro- oder Makroalbuminurie) und nicht-diabetischen Nierenerkrankungen ist der Effekt von ACE-Hemmern, bei Diabetes mellitus Typ 2 (mit Mikro- oder Makroalbuminurie) der von AT_1-Rezeptor-Antagonisten in Studien nachgewiesen. Die Kombinationsbehandlung von ACE-Hemmer und AT-Rezeptor-Antagonisten hat bei gleicher systemischer Blutdrucksenkung eine zusätzliche Wirkung auf die Reduktion der Proteinurie und die Hemmung der Progression (Cooperate Studie).
(3) Prophylaktische *Raucherentwöhnung* anstreben, da der Nikotinabusus einen relevanten zusätzlichen vaskulären Risikofaktor darstellt.
(4) Der prophylaktische Effekt einer strengen *Proteinrestriktion* ist nicht gesichert. Empfohlen wird dagegen eine moderate Proteinzufuhr von 0,8 g/kg/Tag.
(5) *Nierenersatztherapie* in der Terminalphase der DN: Frühzeitige Indikation zur Nierenersatztherapie bei DN (C-Krea < 10–15 ml/min) zur besseren Kontrolle von Hypertonie und Hypervolämie, die das Gefäßsystem zusätzlich schädigen.
(6) *Kontrolle und Therapie der Begleiterkrankungen:*
- *Diabetische Retinopathie:* Regelmäßige ophthalmologische Untersuchung, ggf. Laserkoagulation, Vitrektomie.
- *Diabetische Neuropathie* (sensibel-motorische Polyneuropathie, neuropathischer Fuß, Mal perforant): Patientenschulung!
- *Diabetische Makroangiopathie* (periphere arterielle Verschlusskrankheit, koronare Herzkrankheit, zerebrale Arteriosklerose): Klinischer und sonographischer Gefäßstatus. Korrektur einer Hypercholesterinämie durch Diät und ggf. HMG-CoA-Reduktase-Hemmer.
- *Diabetische Kardiomyopathie* (Kombination von stummer KHK, LVH und diastolischer Dysfunktion): Echokardiographie.

15 Hereditäre Nephropathien

15.1 Autosomal-dominante polyzystische Nierenerkrankung (ADPKD 1 und 2)

Vorbemerkungen: Autosomal-dominant erbliche Nephropathie mit progredienter Zystenbildung in Nephronen und Sammelrohren und Mitbeteiligung anderer Organsysteme wie Leber, Gefäße, Herz. Prävalenz bei terminaler Niereninsuffizienz ca. 5 %.
In 85 % wird die Erkrankung durch das PKD1-Gen (Chromosom 16) verursacht, in 15 % durch das PKD2-Gen (Chromosom 4). 3. Locus noch unbekannt.

Klinik: Frühzeitig Hypertonie, Harnwegsinfektionen, Zysteneinblutungen, Makrohämaturie, Nephrolithiasis. Gehäuft Hirnarterienaneurysmen (MRT oder hochauflösendes CT nicht generell, sondern bei prädisponierten Familien). Meist große, palpable Nierentumoren. Gehäuft Kolondivertikulose.

Diagnosekriterien der ADPKD: Positive Familienanamnese und Alter:
(1) < 30 Jahre: mindestens 2 Zysten uni- oder bilateral,
(2) 30–60 Jahre: mindestens jeweils 2 Zysten oder insgesamt 5 Zysten,
(3) > 60 Jahre: insgesamt mindestens 8 Zysten bilateral.

THERAPIE

(1) *Konsequente Blutdrucknormalisierung:* ACE-Hemmer hat hier keine (über die Blutdrucksenkung hinausgehende) zusätzliche progressionshemmende Wirkung.
(2) *Behandlung von Harnwegsinfektionen:* Chinolone (gute Zystenpenetration), Cephalosporine.

15.2 Autosomal-rezessive polyzystische Nierenerkrankung (ARPKD)

Vorbemerkungen: Autosomal-rezessiv erbliche Nephropathie vorwiegend im Kindes- und Jugendalter mit zystischer Erweiterung vor allem der Sammelrohre. Obligate Leberbeteiligung im Sinne der kongenitalen Leberfibrose. Gendefekt auf Chromosom 6.

Klinik: Bilateral vergrößerte Nieren, Hypertonie, rezidivierende Harnwegsinfektionen. Sonographisch vergrößerte Nieren mit erhöhter Echogenität, portale Hypertension, Diagnose durch Leberbiopsie.

15.3 Alport-Syndrom

Vorbemerkungen: Hereditäre Nephropathie mit Mikrohämaturie, Aufsplittrung der glomerulären Basalmembran (elektronenmikroskopisch) und begleitender Innenohrschwerhörigkeit. In 80–85 % X-chromosomale Erbkrankheit, autosomal-rezessive oder -dominante Erbgänge in 10 %.

Ätiologie und Pathogenese: Pathogenetisch liegt die Synthese einer falschen α5-Kette des Kollagen IV zugrunde. Dadurch kommt es zu einer unzureichenden Tripelhelix-Bildung der α3-, α4- und α5-Kette. Dies hat eine Störung der Basalmembranbildung zur Folge sowie das Fehlen des Goodpasture-Antigens (NC1), das normalerweise auf der α3-Kette des Kollagen IV lokalisiert ist.

Klinik: Fortschreitendes Nierenleiden mit begleitender Innenohrschwerhörigkeit. Bei X-chromosomalem Erbgang sind Männer betroffen. Terminale Niereninsuffizienz frühzeitig im 20.–30. Lebensjahr.

Diagnose: Familienanamnese, Nierenhistologie mit Elektronenmikroskopie, Innenohrschwerhörigkeit, Lenticonus anterior (15 %). Nach Nierentransplantation histologische Entwicklung einer Anti-GBM-Transplantatnephritis (< 5 %), da bei Patienten mit Alport-Syndrom das Goodpasture-Antigen (NC1) fehlt. Verlauf meist protrahiert.

9 Blutbildendes und lymphatisches System

R. Mertelsmann

1	**Anämien** 703	**4**	**Myelodysplastisches Syndrom**	
1.1	Hypochrome Anämien 703		**(MDS)** 722	
1.1.1	Eisenmangelanämien 704	**5**	**Akute Leukämie (AL)** 723	
1.1.2	Hypochrome Anämien ohne	**6**	**Maligne Lymphome** 729	
	Eisenmangel 706	6.1	Morbus Hodgkin	
1.1.3	Anämie bei chronischen Krankheiten . 706		(Lymphogranulomatose) 729	
1.2	Hyperchrome Anämien 707	6.2	Maligne Non-Hodgkin-Lymphome ... 731	
1.3	Hämolytische Anämien 709	6.3	Chronisch-lymphatische Leukämie ... 736	
1.3.1	Korpuskuläre Defekte 710	6.4	Haarzell-Leukämie 738	
1.3.2	Extrakorpuskuläre – erworbene –	6.5	Paraproteinämien 738	
	Störungen 711	6.5.1	Einteilung 738	
1.4	Aplastische Anämien 713	6.5.2	Multiples Myelom	
2	**Granulozytopenien** 716		(Plasmozytom; MM) 739	
3	**Thrombozytopenien** 717	6.5.3	Makroglobulinämie	
3.1	Immunthrombozytopenische Purpura . 718		(M. Waldenström) 740	
3.2	Thrombotisch-thrombozytopenische	**7**	**Myeloproliferative Syndrome** ... 741	
	Purpura (TTP, M. Moschcowitz) und	7.1	Chronische myeloische Leukämie 741	
	hämolytisch-urämisches Syndrom	7.2	Polyzythämie 742	
	(HUS) 719	7.3	Chronische idiopathische Myelo-	
3.3	Heparininduzierte Thrombozytopenie		fibrose (CIMF) 744	
	(HIT) 720	7.4	Essenzielle Thrombozythämie 745	

1 Anämien

Vorbemerkungen: Eine Anämie (d.h. die Verminderung eines oder mehrerer der drei Erythrozytenwerte Hämoglobinkonzentration, Hämatokrit, Erythrozytenzahl unter die Norm) ist häufig ein Symptom und keine isolierte hämatologische Erkrankung. Die Messparameter der Erythrozyten stehen in engem Zusammenhang mit der Pathogenese: verminderte Produktion, gesteigerter Abbau oder Blutverlust. Wichtigster Parameter der Erythrozytensynthese ist die absolute Retikulozytenzahl. Um die Aufklärung der Ursache einer Anämie zu erleichtern, werden 2 Einteilungen verwendet. Die kinetische Einteilung basiert auf dem Mechanismus, der für die Anämie verantwortlich ist: verminderte Produktion, gesteigerter Abbau, Blutverlust (**Tab. III.9.1**)
Die morhologische Einteilung erfolgt durch Messung und rechnerische Ermittlung der peripheren Blutdaten (**Tab. III.9.2**). Die Betrachtung des Blutausstrichs und die morphologische Beurteilung der roten Blutkörperchen hinsichtlich Größe, Form, Anfärbbarkeit und eventuell Einschlüssen können die weitere Diagnostik entscheidend beeinflussen.

1.1 Hypochrome Anämien

Hypochrome mikrozytäre Anämien finden sich bei Störungen der Häm-/Hämoglobinmoleküle (Eisenmangel, Störungen der Hämsynthese, Thalassämien, Hämoglobinopathien).

9 Blutbildendes und lymphatisches System

Tabelle III.9.1 Kinetische Einteilung der Anämien

Verminderte Produktion	Gesteigerter Abbau	Erhöhter Verlust
• Vitamin-B_{12}-/Folsäuremangel • Eisenmangel • Stammzellerkrankungen • Infiltration des Knochenmarks (KM) durch Tumorzellen • KM-Suppression durch zytotoxische Medikamente, Bestrahlung • Erythropoietinmangel • Hypothyreose, Androgenmangel • Anämie bei chronischen Erkrankungen/Entzündungen (Interleukin-6-, Hepcidin-mediiert)	• Hereditäre Membran- oder Hämoglobindefekte • Erworbene Hämolysen: autoimmun, thrombotisch-thrombozytopenische Purpura (TTP), Malaria, medikamenteninduziert, mechanisch	• Offene und okkulte Blutungen • Induzierter Blutverlust (z.B. häufige Blutentnahmen, Blutspende) • Große Operationen • Große inapparente Weichteilblutungen (retroperitoneal, Oberschenkel), besonders bei Antikoagulanzientherapie

Tabelle III.9.2 Morphologische Einteilung der Anämien nach dem mittleren Erythrozytenhämoglobin (MCH)

MCH < 28 pg	MCH 28–34 pg	MCH > 34 pg
Hypochrome Anämie	**Normochrome Anämie**	**Hyperchrome Anämie**
Eisenmangel	Hämolyse	Vit.-B_{12}- oder Folsäuremangel
Hämsynthese ↓, z.B. Bleivergiftung		
Globinsynthese ↓, z.B. Thalassämie	Aplastische Anämie	
	Renale Anämie	
	Akute Blutverluste	Therapie mit Antimetaboliten

- variabel beim myelodysplastischen Syndrom
- Tumor, Entzündung, Infekt
- hypochrome Anämien, meist mikrozytär, normochrome monozytär und hyperchrome makrozytär/megaloblastisch

1.1.1 Eisenmangelanämien

Vorbemerkungen: Der Eisenhaushalt des Körpers ist wegen der geringen Speicherkapazität (nur 20 % des Körpereisens von 4–5 g) und des ständigen physiologischen Verlusts in einem labilen Gleichgewicht. Jeder vermehrte Verlust führt innerhalb weniger Monate zu einem Eisenmangel, der durch die Nahrungsaufnahme nur bedingt kompensiert werden kann.

Ätiologie und Pathogenese:

(1) *Blutverluste:* Starke Menstruationsblutungen, chronische gastrointestinale Blutungen (oft als okkulte oder inapparente Blutungen lange Zeit nicht erkannt); Blutspender; Patienten auf Intensivstationen. Blutverluste sind nicht nur die häufigste Ursache, sondern führen auch am schnellsten zu einem Eisenmangel: Mit 2 ml Blut wird 1 mg Eisen verloren! Weltweit stellt die Hakenwurminfektion die häufigste Ursache gastrointestinaler Blutverluste dar (1 Mio. Menschen infiziert).

(2) *Erhöhter Eisenbedarf* in der Schwangerschaft: Eine normal ausgetragene Schwangerschaft erfordert 500 mg Eisen (250 mg Eisen für die Ausstattung des Fetus, 90 mg Eisen in Plazenta und Nabelschnur, 160 mg Eisen infolge Blutungen bei der Geburt); 0,5–1 mg/Tag während der Stillperiode; in der Wachstumsperiode; bei gesteigerter Blutneubildung.

(3) *Ungenügende Eisenzufuhr* durch einseitige Essgewohnheiten wie Abmagerungskuren oder fleischfreie Ernährung.

1 Anämien

(4) Verminderte Eisenresorption: Im Rahmen eines Malabsorptionssyndroms (**s. Kap. III.6.7**); eine isolierte Resorptionsstörung für Eisen ist sehr selten (Atransferrinämie). Lang dauernde Einnahme von Schwarztee (Tannate) oder Antazida (Magnesiumtrisilikat) kann die Eisenresorption vermindern. Ferner: Histaminrefraktäre Achlorhydrie, Z.n. Gastrektomie oder Gastroenterostomie (im alkalischen Milieu wird Fe^{2+} leicht zu Fe^{3+} oxidiert, das nicht absorbiert wird).

Klinik: Für eine Beurteilung des Körpereisens ist die Bestimmung des Serumeisenspiegels, des Serumferritins und zur Differenzialdiagnose der hypochromen Anämien des Transferrinrezeptors erforderlich. Der lösliche Transferrinrezeptor ist beim Eisenmangel erhöht, bei der Anämie bei chronischen Erkrankungen jedoch normal.

Der Eisenmangel bewirkt zunächst eine Depletion des Speichereisens bei noch normaler Erythropoese (Eisenfärbung des Knochenmarks zeigt verminderte Eisenspeicherung; Serumferritin erniedrigt). Dieser Depletion folgt die Phase des verminderten Eisenangebots an die Erythropoese, was sich noch nicht als Anämie dokumentiert, jedoch messbar wird durch eine Erhöhung der totalen Eisenbindungskapazität, eine Verminderung des Serumeisens sowie eine deutliche Verminderung der Transferrinsättigung unter 10 %; es resultieren Mikrozytose und Hypochromie. Erst danach wird eine Anämie manifest.

Die klinische Symptomatik des Eisenmangels zeigt sich mit trophischen Störungen der Haut (raue und rissige Haut, Rhagaden am Mundwinkel), der Hautanhangsgebilde (brüchige Nägel, Hohlnägel, glanzloses, sprödes Haar mit Aufsplitterung der Haarspitzen) und der Schleimhäute (Glossitis, sideropenische Dysphagie = Plummer-Vinson-Syndrom). Weitere, häufig fehlgedeutete Zeichen des Eisenmangels sind Konzentrationsschwäche, Neigung zu Kopfschmerzen und rasche Ermüdbarkeit.

THERAPIE

Behandlungsziele

Ausschalten der Ursache und Substitution des Eisenverlusts bis zur Auffüllung der Eisendepots. Transfusionen sind i.d.R. überflüssig, da eine rasche Besserung durch eine Eisentherapie zu erwarten ist.

Orale Eisentherapie

Für die orale Eisentherapie stehen viele Präparate (z.B. Eryfer®, Lösferron®) zur Verfügung; es müssen dabei folgende Forderungen erfüllt sein:

(1) Tägliche Zufuhr von ca. 100–200 mg Elementareisen (Fe^{2+}).
(2) Rasche Löslichkeit im Magen- oder Duodenalsaft.
(3) Vorliegen des Präparats in zweiwertiger Form (Ferro-Verbindungen); deutlich bessere Resorption als Fe^{3+}.
(4) Keine Mischpräparate (z.B. mit Folsäure).
(5) Einnahme nüchtern mit Wasser oder Fruchtsaft. Fast alle festen Speisen vermindern die Resorption; verminderte Eisenresorption s. **ds. Kap. „Ätiologie und Pathogenese"**.

Die Wirkung der oralen Eisenzufuhr zeigt sich in einem Anstieg der Retikulozytenzahlen einige Tage nach Beginn der Therapie. Der tägliche Hämoglobinanstieg beträgt ungefähr 0,1–0,2 g %. Die orale Eisentherapie soll nach Normalisierung des Serumferritins 2–3 Monate fortgesetzt werden, um auch die Eisendepots aufzufüllen, i.d.R. etwa 6 Monate. Das Serumferritin spiegelt den Gesamteisenhaushalt des Körpers wider, sodass die Eisensubstitutionstherapie bis zur Normalisierung des Ferritins fortgesetzt werden sollte.

Spricht ein anämischer Patient mit gesichertem Eisenmangel auf die Therapie nicht an, können folgende Gründe vorliegen:

(1) Das Eisenpräparat wurde nicht oder falsch eingenommen (häufig gastrointestinale UAW durch Fe-Präparate, evtl. Präparat wechseln),

(2) Es bestehen weiter Blutverluste,
(3) Der Patient kann kein Eisen resorbieren (sehr selten).

Parenterale Eisentherapie

Die Indikation zur parenteralen Eisenzufuhr stellt sich extrem selten (Sprue, ausgedehnte Darmresektionen, fehlende Kooperation des Patienten). Aufgrund der UAW sollte dies stets die Ausnahme sein. Bei der parenteralen Zufuhr (i.v. oder i.m.) wird dreiwertiges Eisen gegeben.

UAW: Wegen des relativ niedrigen Eisenbindungsvermögens des Plasmas können bei der intravenösen Eisentherapie *akute Vergiftungssymptome* (Kopfschmerzen, Hitzegefühl, Übelkeit, Erbrechen, Herzschmerzen sowie eine schwere anaphylaktische Reaktion) auftreten.

1.1.2 Hypochrome Anämien ohne Eisenmangel

Ätiologie und Pathogenese: Während die meisten Fälle der hypochromen mikrozytären Anämie durch Eisenmangel bedingt sind, gibt es seltene Fälle, bei denen das in ausreichender Menge vorhandene Eisen **nicht verwertet werden kann**, die so genannten **sideroachrestischen Anämien**. Hierzu gehören die Anämie bei chronischen Krankheiten (**s. Kap. III.9.1.1.3**), Störungen der Hämsynthese, der Globinproduktion (Thalassämien) und bei Globinmutationen (Hämoglobinopathien). Es besteht eine verminderte Hämoglobinsynthese bei Eisenüberladung des Organismus. Das nicht verwertete Eisen wird im RES und in den parenchymatösen Organen eingelagert.

Klinik: Die heterogene Gruppe der sideroachrestischen Anämien setzt sich zusammen aus hereditären und erworbenen Formen. Zur hereditären Form zählt u.a. die Thalassämie (hypochrome und mikrozytäre Anämie). Zur erworbenen Form zählen das myelodysplastische Syndrom Typ RA (**s. Kap. III.9.4**) sowie nach toxischen Medikamenten (wie z.B. Chloramphenicol, Isoniazid) oder nach längerer Alkoholeinwirkung; ferner bei Einwirkung exogener Gifte, wie z.B. Blei. In sehr seltenen Fällen kann ein Vitamin-B_6-Mangel vorliegen.

Leitsymptome und -befunde: Hypochromie der Erythrozyten, relative Retikulozytopenie, erhöhtes Serumeisen, stark erhöhtes Serumferritin. Mikrozyten finden sich bei der Thalassämie. Gesteigerte, z.T. ineffektive Erythropoese im Knochenmark, Ringsideroblasten, normale oder nur geringfügig verkürzte Erythrozytenüberlebenszeit, Siderophilie mit Eisenablagerung in verschiedenen Organen, vor allem Leber, Pankreas, Herz, Haut und Schleimhäuten.

THERAPIE

Zur Elimination des zu viel gespeicherten Eisens kann Deferoxamin (Desferal®) eingesetzt werden. Bei allen Formen der sideroachrestischen Anämien ist die Eisentherapie kontraindiziert. Die sehr seltene so genannte Pyridoxin-empfindliche sideroblastische Anämie stellt wahrscheinlich eine Sonderform der hereditären sideroblastischen Anämie dar; sie tritt fast nur bei Männern auf, ist mikrozytär und spricht auf Vitamin-B_6-Behandlung an. Therapie des myelodysplastischen Syndroms **s. Kap. III.9.4**, Therapie der Thalassämie **s. Kap. III.9.1.3.1**.

1.1.3 Anämie bei chronischen Krankheiten

Ätiologie und Pathogenese: Die Entstehung der Anämie bei chronischen Infekten und entzündlichen Erkrankungen sowie Neoplasien ist multifaktoriell. Eine Schlüsselrolle kommt dem Hepcidin zu, das als Akute-Phase-Protein bei chronischen Entzündungen durch Interleukin 6 induziert in der Leber gebildet wird. Hepcidin führt zur Verschiebung von Serumeisen in das RES. Beobachtet werden eine leichte Verkürzung der Erythrozytenüberlebenszeit sowie ein gestörter Eisenstoffwechsel mit niedrigem Serumeisen- und hohem Gewebseisenspiegel (Ferritin erhöht!). Die Anämie bei chronischen Krankheiten ist i.d.R. normochrom, gelegentlich hypochrom (s. **Tab. III.9.2**).

Klinik: Die Klinik dieser milden bis mäßiggradigen Anämie (Hb 7–11 g/dl) wird meist bestimmt durch die Symptome der Grundkrankheit. Die Anämie kann normozytisch/normochrom sein, aber auch mikrozytär/hypochrom (Differenzialdiagnose Eisenmangelanämie!). Der erniedrigte Serumeisenwert führt häufig zur Fehldiagnose Eisenmangelanämie und Eisensubstitution. Das immer erhöhte Serumferritin schließt einen Eisenmangel aus. Ferritin gehört zu den Akute-Phase-Proteinen und ist im Rahmen der Grunderkrankung oft erhöht.

THERAPIE

Behandlung der Grunderkrankung, keine Eisensubstitution! Bei symptomatischer Anämie ggf. Bluttransfusionen.

1.2 Hyperchrome Anämien

Ätiologie und Pathogenese: Den hyperchromen makrozytären Anämien liegt in über 90 % der Fälle ein Mangel an Vitamin B_{12} oder Folsäure zugrunde. Beide Substanzen sind als Koenzyme bei der Nukleinsäuresynthese notwendig. Ein Mangel bedingt Störungen der DNS-Synthese und führt im Knochenmark zu pathologischen Kernteilungen mit erhöhter Hämoglobinsynthese zwischen Zellteilungen.

(1) *Vitamin-B_{12}-Mangel:* Vitamin B_{12} kann nur durch Bakterien synthetisiert werden. Pflanzen, Früchte und Gemüse enthalten das Vitamin nicht. Fleisch und Milchprodukte sind reich an Vitamin B_{12}, den höchsten Gehalt haben Leber und Niere. Vitamin B_{12} wird durch Kochen nicht zerstört. Der tägliche Bedarf beträgt 1–3 µg. Die Körperreserven betragen 2–3 mg und reichen für 3–5 Jahre bei Ausbleiben der Zufuhr. Der normale Gehalt des Serums an Vitamin B_{12} beträgt 200–1000 pg/ml; Werte < 150 pg/ml beweisen einen Vitamin-B_{12}-Mangel. Vitamin B_{12} kann nur mit Hilfe des im Fundus und Korpus des Magens gebildeten Intrinsic Faktors (IF) resorbiert werden. Die Resorption findet im unteren Ileum statt. *Hauptursachen der Vitamin-B_{12}-Mangelzustände sind:*

- *Verminderte Zufuhr:* Bei fleischfreier, streng vegetarischer Diät.
- *Verminderte Resorption:* Infolge unzureichender Produktion an IF bei atrophischer Gastritis (Perniziosa = Biermer'sche Erkrankung), Gastrektomie, Zerstörung der Magenschleimhaut; Anti-IF-Antikörper im Magensaft; infolge von Darmerkrankungen: Malabsorptionssyndromen, Ileitis, Sprue, Dünndarmresektion; infolge kompetitiven Verbrauchs durch Parasiten: Fischbandwurm, pathologische Besiedlung des Dünndarms mit Bakterien, z.B. bei Divertikeln oder in Blindsäcken (Blind-Loop-Syndrom).
- *Vermehrter Verbrauch* in der Schwangerschaft.

(2) *Folsäuremangel:* Folsäure kommt in allen grünen Blattpflanzen vor, besonders reichlich in Salatarten. Dieses Vitamin ist hitzelabil; durch Kochen wird es bis zu 90 % zerstört. Der tägliche Bedarf beträgt 1–2 mg, in der Schwangerschaft 1 mg, bei hämolytischen Anämien mit sehr hoher Produktion der Erythrozyten bis zu 25 mg/Tag. Bei folsäurefreier Ernährung reicht die Körperreserve etwa 3 Monate, bis es zu megaloblastären Veränderungen im Knochenmark kommt. Die Folsäurekonzentration im Serum beträgt 3–20 ng/ml. *Hauptursachen der Folsäuremangelzustände sind:*

- *Verminderte Zufuhr* infolge einseitiger Diät, insbesondere bei Frühgeborenen und Kindern, bei chronischem Alkoholismus.
- *Verminderte Resorption* bei Steatorrhö, Sprue, nach ausgedehnter Darmresektion; bei Therapie mit Antiepileptika (Diphenylhydantoin), Triamteren sowie bei vermehrtem intraluminalem Verbrauch durch Bakterien (Blind-Loop-Syndrom) usw.

- *Vermehrter Bedarf* in der Schwangerschaft, bei hyperaktiver Hämatopoese und bei Patienten mit chronischer Dialyse.

(3) *Medikamente:* Eine Megaloblastose kann ferner bedingt sein durch Antimetaboliten, die hemmend eingreifen in die Purinsynthese, insbesondere Zytostatika.

Klinik: Der Mangel an Vitamin B_{12} oder Folsäure führt zu einer Markhyperplasie mit Megalozytose der Erythro- (Megaloblasten) und der Granulozytopoese („Riesenmyelozyten", „Riesenstabkernige") und im peripheren Blut zu einer progredienten, schweren Anämie mit Makro- und Megalozyten und Anstieg von MCV und MCH, einer Granulozytopenie mit Hypersegmentierung der Granulozyten, einer Thrombozytopenie sowie einer LDH-Erhöhung. Charakteristisch sind die prompte Rückbildung dieser Erscheinungen und das Auftreten einer Retikulozytose schon nach Zufuhr kleinster Mengen von Vitamin B_{12} oder Folsäure. Neben dem hämatopoetischen Zellsystem kommt es auch zu Defekten an den oralen, gastrointestinalen und vaginalen Epithelien. Bei Vitamin-B_{12}-Mangel werden auch Störungen am Nervensystem beobachtet (funikuläre Myelose mit verminderter oder aufgehobener Tiefensensibilität, die Monate vor der Anämie auftreten kann).

Diagnostische Hinweise und Differenzialdiagnose:
(1) Blutbild, Differenzialblutbild, Knochenmarkpunktion (muss vor Schilling-Test vorgenommen werden!).
(2) Bestimmung der Vitamin-B_{12}- und Folsäurekonzentration im Serum sowie von Antikörpern gegen Parietalzellen und „Intrinsic Factor".
(3) Untersuchung der Vitamin-B_{12}-Resorption ohne und mit Zugabe von IF (Schilling-Test). Wird der Schilling-Test durch Zugabe von IF normalisiert, handelt es sich entweder um eine atrophische Gastritis (Gastroskopie erforderlich), oder es erfolgte früher eine subtotale oder totale Gastrektomie. Erfolgt keine Normalisierung des Schilling-Tests bei gleichzeitiger Gabe von IF, besteht eine Resorptionsstörung. Der positive Nachweis von Antikörpern gegen Parietalzellen und „Intrinsic Factor" macht den Schilling-Test heute i.d.R. überflüssig.

THERAPIE

Vorgehen bei Vitamin-B_{12}-Mangel (perniziöser Anämie)

Die Behandlung beginnt mit einer täglichen intramuskulären Injektion von 1000 µg Cyanocobalamin oder Hydroxycobalamin über 7 Tage, gefolgt von wöchentlichen Injektionen über einen Zeitraum von 4 Wochen und einer lebenslangen Therapie mit 1000 µg i.m. alle 1–3 Monate, sofern die Ursache der Avitaminose nicht beseitigt werden kann.

Bereits am 5.–7. Tag bessert sich das subjektive Befinden der Patienten, es kommt zur Retikulozytenkrise. Da es im Verlauf der starken Regeneration zu einem erhöhten Folsäure- und Eisenbedarf kommt, ist die gleichzeitige Substitution (per os) für die Dauer von 2–3 Monaten angezeigt.

Bei schwerer Thrombopenie oder falls die i.m. Applikation andere Probleme bereitet, kann eine hoch dosierte orale (!) Therapie eingeleitet werden (1000 µg/Tag, Absorption durch passive Diffusion).

Patienten mit neurologischer Symptomatik (funikuläre Myelose) bedürfen keiner höher dosierten Vitamin-B_{12}-Therapie; die Symptome verschwinden jedoch oft erst nach Monaten und zum Teil nur unvollständig.

Bei bestehender Anazidität im Rahmen einer atrophischen Gastritis sind wegen der leicht erhöhten Inzidenz von Magenkarzinomen regelmäßige Stuhluntersuchungen auf okkultes Blut und in 3-jährigen Abständen eine Gastroskopie zu empfehlen.

Vorgehen bei Folsäuremangel

Die **Initialbehandlung** mit Folsäure erfolgt oral mit 15 mg/Tag oder bei schweren Durchfällen parenteral mit 5 mg/Tag und wird so lange fortgesetzt, bis die Folsäurekonzentration im Serum normalisiert ist.

Als **Erhaltungsdosis** genügen 1–5 mg/Tag. Die relative Häufigkeit eines Folsäuremangels während der Schwangerschaft und der fast immer bestehende latente Eisenmangel rechtfertigen ausnahmsweise die Therapie mit einem *Eisen-Folsäure-Kombinationspräparat*, z.B. Ferro-Folgamma®, während der letzten 3 Monate der Schwangerschaft.

Eine Therapie mit Folsäure kann ebenfalls bei chronischen hämolytischen Anämien sowie bei der Thalassämie und Sichelzellanämie (erhöhter Bedarf) in einer Dosierung von 1–2 mg/Tag indiziert sein.

1.3 Hämolytische Anämien

Ätiologie und Pathogenese: Mit dem Begriff „Hämolyse" bezeichnet man die vermehrte Destruktion von Erythrozyten mit einer Verkürzung ihrer Lebensdauer, die normalerweise etwa 120 Tage beträgt. Von der „peripheren Hämolyse", d.h. dem vermehrten Abbau der zirkulierenden Erythrozyten, wird die so genannte intramedulläre Hämolyse abgegrenzt („ineffektive Erythropoese"); sie ist durch den Untergang von erythrozytären Vorstufen am Ort der Bildung charakterisiert. Sie kommt in einem geringen Umfang auch beim Gesunden vor. Der Anteil von Bilirubin aus dem erythropoetischen Gewebe überschreitet normalerweise nicht 10–15 % des Bilirubinumsatzes. Als Folge des vermehrten Hämoglobinabbaus bei Hämolyse kommt es im Serum zu einem Anstieg des indirekten Bilirubins und zu einem Absinken der Haptoglobinkonzentration. Ist das Haptoglobin im Serum völlig aufgebraucht, wird das „freie" Hämoglobin über die Nieren ausgeschieden; es kommt zu einer Hämoglobinurie, die nur bei schwersten intravasalen Hämolysen beobachtet wird. Zeichen der Aktivierung der Erythropoese ist der Anstieg der Retikulozytenzahl. Das Knochenmark kann die Produktion an Erythrozyten auf das Mehrfache steigern und die Verluste durch die Hämolyse so weit kompensieren, dass eine Anämie nicht manifest wird (kompensierte Hämolyse). Besteht die Hämolyse über längere Zeit, kann der vermehrte Abbau der Erythrozyten zu einer Milzvergrößerung, zur Bildung von Gallenwegskonkrementen und zu Organsiderosen führen. Die Splenomegalie ist dadurch zu erklären, dass die Milz ihre normale Funktion, fehlgebildete oder geschädigte rote Blutkörperchen aus dem Blut zu entfernen, in erhöhtem Umfang erfüllen muss. Bei Hämolysen von kurzer Dauer kann die Splenomegalie fehlen.

Allgemeine Zeichen der Hämolyse:

(1) *Als Folge des vermehrten Erythrozytenabbaus:* Vermehrtes indirektes Bilirubin im Serum, erniedrigtes Haptoglobin. Verkürzte Erythrozytenüberlebenszeit; LDH-Erhöhung.
(2) *Als Folge der erhöhten Erythrozytenneubildung:* Retikulozytenvermehrung, Knochenmarkshyperplasie mit reaktiver Steigerung der Erythropoese.
(3) Evtl. Milzvergrößerung.

Bei ausgeprägter intravasaler Hämolyse finden sich neben einer deutlich erhöhten LDH Hämoglobinämie und Hämoglobinurie sowie Hämosiderinurie (v.a. bei chronisch intravasalen Hämolysen, z.B. PNH, von diagnostischer Bedeutung); der renale Eisenverlust kann zur Eisenmangelanämie führen.

1.3.1 Korpuskuläre Defekte
Hereditäre Sphärozytose

THERAPIE

Therapie der Wahl ist die Splenektomie, die, wenn keine starke Wachstumsretardierung vorliegt, nicht vor dem 7.–10. Lebensjahr vorgenommen werden soll (erhöhte Gefahr einer fulminanten Sepsis bei splenektomierten Kindern, langjährige Antibiotikaprophylaxe sowie Pneumokokken- und H.-influenzae-B-Vakzine vor Splenektomie!). Die Milz als „Mikrozirkulationsfilter" entfernt die Sphärozyten aufgrund deren Membrandeformitäten aus der Zirkulation. Die Splenektomie bewirkt eine klinische Heilung (bei Persistenz der Formanomalie der Erythrozyten) und ermöglicht eine normale Entwicklung und Lebensführung des Betroffenen. Tritt nach der Splenektomie kein Erfolg ein, ist an der Richtigkeit der Diagnose zu zweifeln. Machen sich Jahre nach der Splenektomie wieder Zeichen der Hämolyse bemerkbar, so ist auf Nebenmilzen zu achten.

Hereditäre Enzymdefekte

Zur Hämolyse führen Enzymdefekte im Energiestoffwechsel (Glykolyse). Der infolge seiner Häufigkeit wichtigste Defekt ist der **Mangel an Glukose-6-Phosphatdehydrogenase** der Erythrozyten (weltweit 200 Mio. betroffen; 1:1000 bei Nordeuropäern, bis 1:2 bei kurdischen Juden; X-chromosomal vererbt). Die Hämolyse wird meist erst durch die Einnahme bestimmter Medikamente provoziert. Hämolytische Krisen können auch durch virale oder bakterielle Infektionen sowie durch eine diabetische Azidose ausgelöst werden.

Beim *Pyruvatkinasemangel* handelt es sich um ein Krankheitsbild, das sich als chronische Hämolyse unterschiedlichen Ausmaßes präsentiert.

THERAPIE

(1) *Glukose-6-Phosphatdehydrogenase-Mangel:* Von größter Bedeutung sind die Erkennung und Vermeidung der die Hämolyse induzierenden Substanzen (z.B. Antimalariamittel [Primaquin®], Sulfonamide, Nitrofurane [Furadantin®], Antipyretika/Analgetika [Acetylsalicylsäure, Phenacetin], Chinin, ungekochte Favabohnen [„Favismus"], Erbsen). Der Wert einer Splenektomie bei dieser Erkrankung ist zweifelhaft.

(2) *Pyruvatkinasemangel:* In schweren Fällen kann eine Splenektomie zu erhöhten Erythrozytenzahlen führen und so die Transfusionshäufigkeit reduzieren.

Thalassämie

In Mitteleuropa wird in erster Linie die Thalassaemia minor beobachtet, die i.d.R. keine schwere Anämie bedingt. Die Abgrenzung von der Eisenmangelanämie ist wichtig (Familienanamnese; leichte hypochrome mikrozytäre Anämie mit normalen bis erhöhten Erythrozytenzahlen [4,5–6 Mio.] und niedrigen Hämoglobinwerten um 9–10 g/dl bei normalen bis erhöhten Serumeisen- und Ferritinwerten; häufig bestehen eine Splenomegalie und ein Subikterus; Hämoglobinelektrophorese ergibt die Diagnose).

THERAPIE

Auf keinen Fall darf diesen Patienten, die eine hypochrome mikrozytäre Anämie zeigen, Eisen verabreicht werden. Es ist manchmal notwendig, eine Deferoxamin-(Desferal®)-Therapie (s. Kap. III.7.1.5.3, „Therapie") wegen zunehmender Hämosiderose durchzuführen (vermehrte Eisenablagerungen im Rahmen der intramedullären Hämolyse und gleichzeitig vermehrten intestinalen Eisenresorption).

Paroxysmale nächtliche Hämoglobinurie (PNH)

Die PNH ist eine erworbene, nicht-maligne klonale Erkrankung der pluripotenten hämatopoetischen Stammzelle. Die Erkrankung ist charakterisiert durch eine chronische Hämolyse mit plötzlichen Exazerbationen (z.B. durch Infektionen, starke körperliche Anstrengungen). Die PNH-Zellpopulation zeigt eine hohe Sensitivität gegenüber einer Komplementlyse aufgrund von Abnormalitäten der Oberflächenmembran. Bei allen untersuchten Patienten mit PNH wurde eine Mutation im Pig-A-Gen auf dem kurzen Arm des X-Chromosoms nachgewiesen. Hierdurch wird die Fähigkeit hämatopoetischer Zellen beeinträchtigt, über GPI (Glycosylphosphatidylinositol) gebundene Proteine in der Zellmembran zu verankern. Diese Membrandefekte finden sich in Granulozyten, Thrombozyten und Erythrozyten. An eine PNH ist zu denken, wenn eine erworbene, Coombs-negative hämolytische Anämie ohne Splenomegalie, eine Zytopenie (evtl. Panzytopenie) und trotz evtl. Thrombopenie eine Hyperkoagulopathie mit Thrombusbildungen (insbesondere Thrombosen der V. hepatica: Budd-Chiari-Syndrom) auftreten. Man nimmt an, dass die Thromboseneigung bedingt ist durch die qualitativen Veränderungen an der Thrombozytenmembran.

THERAPIE

Bei schweren hämolytischen Krisen und ausgeprägter Thromboseneigung sollte die Knochenmarktransplantation als kurative Maßnahme unter Abwägung des Risikos erfolgen, insbesondere wenn das klinische Bild einer Panzytopenie vorliegt. Rasche und umfassende Behandlung von Infektionen. Wenn Transfusionen erforderlich sind, nur gewaschene Erythrozytenkonzentrate verabreichen. Infolge der Hämoglobinurie und der damit verbundenen Eisenverluste kann im Verlauf der Erkrankung ein therapiebedürftiger Eisenmangel auftreten. Prophylaktische Antikoagulation mit Marcumar®, kein Heparin wegen möglicher Komplementaktivierung.

1.3.2 Extrakorpuskuläre – erworbene – Störungen
Autoimmunhämolytische Anämien (AIHA) durch Wärmeantikörper

Das gemeinsame Merkmal dieser Gruppe ist der Nachweis von Antikörpern auf Erythrozyten mit dem direkten Coombs-Test (meist IgG; Reaktionsoptimum bei 37 °C). Die Inzidenz einer autoimmunhämolytischen Anämie beträgt etwa 10 Fälle auf 1 Mio. Sie tritt häufiger bei Frauen auf. Der Abbau der antikörperbeladenen Erythrozyten erfolgt vor allem in der Milz.

> **WICHTIG:**
> Die Hämolyse kann lebensbedrohlich sein!

Nicht selten ist die Hämolyse der erste fassbare Hinweis auf eine bis dahin nicht erkannte Grunderkrankung. Coombs-positive hämolytische Anämien werden gehäuft gefunden als Begleiterkrankung bei malignen Lymphomen, beim Lupus erythematodes und anderen Autoimmunerkrankungen. Ferner medikamentöse Auslösung, am häufigsten durch α-Methyldopa bei längerer Einnahme, wobei jedoch nur ca. 10–20 % der Patienten einen positiven Coombs-Test entwickeln und von diesen wiederum nur ca. 10 % eine Hämolyse aufweisen. Bei ca. 40 % der Patienten findet sich keine Grunderkrankung oder erkennbare Ursache.

THERAPIE

Die Therapie der symptomatischen Formen der AIHA richtet sich nach der Art der Grunderkrankung. Bei den idiopathischen Formen werden diese Maßnahmen nach einem Stufenplan eingesetzt: Kortikosteroidtherapie, Splenektomie, Anwendung von Immunsuppressiva.

Kortikosteroide sind das Mittel der ersten Wahl. Bei Fällen mit schwerer Hämolyse und Hb-Werten < 6 g%: Einleitung der Therapie mit intravenös applizierbaren Prednisolonpräparaten 100–250 mg in den ersten 24–48 h; zusätzlich 1–2 mg/kg Prednisolon oral (verteilt auf 3 Einzeldosen). Orale Dosis bis zur Stabilisierung der Hämoglobinwerte beibehalten. Sobald die Hb-Werte ansteigen und die Retikulozytenzahlen sinken, Dosis reduzieren (30–45 mg) und auf Erhaltungsdosis (12–15 mg) übergehen (2–3 Monate). In ca. 70 % der Fälle kann mit diesem Vorgehen ein Erfolg erzielt werden. Auch nach Rückbildung der Hämolysezeichen und Normalisierung des roten Blutbildes kann der Coombs-Test noch für Wochen und Monate positiv bleiben. Bei längerer Kortikosteroidtherapie an Osteoporose-Prophylaxe denken (s. Kap. II.2.2.1, „Unerwünschte Arzneimittelwirkungen").

Erythrozytentransfusionen sind nur bei lebensbedrohlicher Hämolyse indiziert. Probleme können sich ergeben bei der Blutgruppenbestimmung des Empfängers und bei der Kreuzprobe mit dem Spenderblut. Die Wirkung der Transfusion ist infolge der schnellen Zerstörung auch der transfundierten Erythrozyten oft nur kurzfristig. Bei Schwierigkeiten in der Blutgruppenserologie und hohem Transfusionsbedarf trotz hoch dosierter Prednisolontherapie muss rechtzeitig an die Milzexstirpation gedacht werden, die gelegentlich aus vitaler Indikation erforderlich ist.

Die **Entfernung der Milz**, die bei der AIHA im Allgemeinen nicht stark vergrößert ist, erfolgt mit dem Ziel, autoantikörperbildendes Gewebe und ein Sequestrationsorgan auszuschalten. Sie ist auch bei den Fällen indiziert, bei denen Kortikosteroide in einer Dosierung von täglich mehr als 10–15 mg und länger als 6 Monate gegeben werden müssen. In bedrohlichen Fällen, als Vorbereitung zur Operation oder temporär, bis andere Maßnahmen greifen, kann auch eine Plasmapherese durchgeführt werden (Problem: kontinuierliche Antikörperproduktion; große extravasale Verteilung von IgG).

Wird der hämolytische Prozess auch nach der Milzexstirpation nicht unter Kontrolle gebracht oder ist eine Splenektomie aus anderen Gründen nicht möglich, empfiehlt sich die Anwendung von **Immunsuppressiva**, z.B. Azathioprin (Imurek®) 80 mg/m^2/Tag, in Kombination mit Prednisolon (15–30 mg täglich) oder der Einsatz von Cyclophosphamid (100 mg/m^2/Tag) für mindestens 3 Monate oder evtl. auch der Einsatz von Danazol (Winobanin®) bei Prednison-abhängigen Patienten. Erste Erfahrungen über den Einsatz des Anti-CD20-Antikörpers (Rituximab, Mabthera®) bei therapierefraktären hämolytischen Anämien durch Wärme- und Kälteantikörper sind vielversprechend.

Die Prognose bei den AIHA ist abhängig von der Grunderkrankung, den interkurrenten Komplikationen (hohes Thromboserisiko) und der Intensität der ärztlichen Aufsicht. Die AIHA muss stets als ernste und potenziell tödliche Erkrankung betrachtet werden.

Autoimmunhämolytische Anämien durch Kälteantikörper

Im Gegensatz zu den Wärmeantikörpern handelt es sich meist um IgM-Antikörper mit einem Wirkungsoptimum < 30 °C. Das klinische Bild (Akrozyanose) und die Hämolyse resultieren aus der Interaktion zwischen den Antikörpern, Erythrozyten und Komplement in den peripheren Partien des Körpers, insbesondere den Akren, wenn die Temperatur unter 30 °C absinkt. Das Krankheitsbild der chronischen Kälteagglutininkrankheit betrifft ältere Erwachsene und kann symptomatisch bei chronischer Hepatitis-C-Infektion, Kollagenosen und lymphoproliferativen Erkrankungen auftreten, häufig manifestiert sich ein malignes Lymphom erst Jahre später. Die idiopathische Form zeichnet sich durch sehr hohe Kälteagglutinintiter aus. Die akute Verlaufsform, mit meist spontaner Heilungstendenz, beobachtet man bei Infekten mit Viren, vor allem bei der infektiösen Mononukleose, oder bei Mykoplasmainfektionen. Nur bei höherem Kälteagglutinintiter (> 1:1000) kommt es zur Hämolyse.

THERAPIE

Vermeiden von Kälteexposition, insbesondere der Akren. Falls Transfusionsbedarf besteht, gewaschene komplementfreie und auf Körpertemperatur aufgewärmte Erythrozytenkonzentrate verwenden.

Für die idiopathische Form gilt, dass Kortikoide allenfalls bei niedrigem Kälteagglutinintiter effektiv sind. Gleiches gilt auch für den Einsatz der Immunsuppressiva und Zytostatika (Imurek®, Endoxan®). Eine Splenektomie ist i.d.R. ineffektiv. Erste Beobachtungen über den Einsatz des monoklonalen Anti-CD20-Antikörpers Rituximab (Mabthera®) sind vielversprechend.

Bei sehr starker Hämolyse kann durch den Einsatz einer Plasmapherese der Antikörperspiegel kurzfristig gesenkt und ein passagerer therapeutischer Effekt erzielt werden.

Paroxysmale Kältehämoglobinurie

Bei dieser bei Erwachsenen sehr seltenen Form einer autoimmunhämolytischen Anämie (ca. 2 %) findet sich ein IgM-Antikörper (Donath-Landsteiner-Hämolysin) mit der Spezifität Anti-P, der bei Kälte (0–15 °C) bindet und bei 37 °C zur intravasalen Hämolyse führt. Der Coombs-Test ist nur für Komplement positiv. Die Erkrankung tritt entweder idiopathisch oder aber bei einer Lueserkrankung (tertiäre Syphilis) auf. Ferner findet sich eine akute passagere Form, vor allem bei Kindern nach Virusinfekten.

THERAPIE

Eine spezifische Therapie gibt es nicht. Kortikoide sind nicht wirksam.

Medikamenteninduzierte Hämolysen

Medikamente können Antikörper gegen sich selbst induzieren, gegen Erythrozytenmembranproteine oder gegen Komplexe, gebildet aus dem Medikament und Membranbestandteilen (z.B. Penicillin, Cephalosporine, α-Methyldopa).

Mechanische Hämolysen

Mechanische Zerstörung der Erythrozyten in der Makro- und Mikrozirkulation: Bei der Ablagerung von Fibrinsträngen in kleinen Gefäßen (z.B. hämolytisch-urämisches Syndrom, Verbrauchskoagulopathie), bei Endothelschäden (z.B. bei hypertensiver Krise), bei Herzklappenprothesen und bei der so genannten Marschhämolyse (Hämolyse in den Gefäßen der Fußsohlen).

1.4 Aplastische Anämien

Vorbemerkungen: Die Bezeichnung „aplastische Anämie" umfasst eine pathogenetisch uneinheitliche Gruppe von Blutkrankheiten, die durch periphere Zytopenie und Knochenmarkhypoplasie charakterisiert ist. In seltenen Fällen besteht eine isolierte Hypo- oder Aplasie der Erythropoese (pure red cell anemia [PRCA]). Im Allgemeinen wird darunter jedoch das so genannte **aplastische Syndrom** (weiteres Synonym: Panmyelopathie) verstanden, bei dem – früher oder später – alle drei Zellsysteme des Knochenmarks (Erythro-, Granulo- und Thrombozytopoese) betroffen sind. Die einzelnen Zellsysteme können, besonders bei den chronischen Verlaufsformen, unterschiedlich stark betroffen sein.

Die aplastische Anämie ist Ausdruck einer Stammzellerkrankung mit Verminderung der Stammzellen und Vorläuferzellen im Knochenmark. Das häufige Ansprechen auf Immunsuppressiva macht eine autoimmunologische Genese der aplastischen Anämie wahrscheinlich (primär oder sekundär infolge der Stammzellenerkrankung).

Ätiologie und Pathogenese: Ursächlich kommen in Frage:
(1) *Idiopathische Form* (ca. 70 %).
(2) *Medikamente und Chemikalien:* Chloramphenicol kann über 2 Mechanismen zur Hypo- bis Aplasie des Knochenmarks führen: Entweder dosisabhängig zu einer vorübergehenden Knochenmarkdepression oder aber dosisunabhängig zu einer irreversiblen Knochenmarkaplasie (bei wahrscheinlich vorhandener genetischer Disposition; Inzidenz etwa 1:15 000 bis 1:40 000). Neben den Zytostatika mit ihrer dosisabhängigen myelotoxischen Wirkung können auch nichtsteroidale Antiphlogistika, vor allem Phenylbutazon (Butazolidin®), Goldverbindungen, Ticlopidin und viele andere Medikamente sowie Chemikalien wie Benzol oder DDT Knochenmarkaplasien bewirken, gelegentlich nach monatelanger Latenz.
(3) *Ionisierende Strahlen:* Das hämatopoetische und lymphatische Gewebe ist sehr strahlensensibel, und zwar in der Reihenfolge: Granulo-, Thrombo- und Erythrozytopoese. Eine Gesamtdosis von 40 Gy führt häufig zu einer irreversiblen Schädigung des blutbildenden Knochenmarks (Depletion von hämatopoetischen Stammzellen).
(4) *Virale Infektionen:* Virushepatitis C, EBV-Infektion (infektiöse Mononukleose), AIDS, CMV, Parvoviren (B-19-Parvovirus: vorübergehende aplastische Krise; pure red cell aplasia).
(5) *Immunologische Störungen:* Thymome, eosinophile Fasziitis, Graft-versus-Host-Reaktion (durch Transfusionen akzidentelle Übertragung histoinkompatibler Lymphozyten bei Patienten mit schwerer angeborener oder erworbener zellulärer Immundefizienz).

> **WICHTIG:**
> Bei diesen Patienten nur bestrahlte Blutprodukte transfundieren!

(6) *Paroxysmale nächtliche Hämoglobinurie*
(7) *Kongenitale aplastische Anämien:* Fanconi-Anämie. Verminderung einer Zellreihe bei der Diamond-Blackfan-Anämie, bei der kongenitalen dyserythropoetischen Anämie, beim Kostmann-Syndrom (kongenitale Granulozytopenie) und bei der amegakaryozytären Thrombopenie (TAR-Syndrom).
(8) *Myelophthise:* Infiltration des Knochenmarks durch maligne Zellen (z.B. Mammakarzinom, kleinzelliges Bronchialkarzinom, Haarzell-Leukämie) oder Granulome kann zu schwerer Panzytopenie führen.

Klinik: Beim aplastischen Syndrom findet sich keine extramedulläre Hämopoese: Leber, Milz und Lymphknoten sind nicht vergrößert. Die Anämie ist normochrom, die Retikulozytenzahl stark vermindert. Serumeisen und Eisenbindungskapazität sind erhöht. Die Knochenmarkbiopsie zeigt bei der isolierten aplastischen Anämie (PRCA) eine normale Granulozyto- und Thrombopoese, beim aplastischen Syndrom eine Reduzierung aller Zellen mit vermehrten Lymphozyten, Retikulum-, Plasma- und Mastzellen. Das normale hämatopoetische Gewebe ist ersetzt durch Fettzellen, wenngleich Inseln hämatopoetischen Gewebes noch bleiben können!

THERAPIE

> **WICHTIG:**
> Die Verlegung in eine Spezialeinheit ist unbedingt erforderlich, um die Entscheidung zwischen einer Knochenmarktransplantation und einer immunsuppressiven Therapie rasch zu treffen.

Ein *kausales Vorgehen* beim aplastischen Syndrom ist nur bei den sekundären Formen durch Vermeidung der medikamentösen, chemischen oder sonstigen Noxen möglich. In Zweifels-

Tabelle III.9.3 Kriterien der aplastischen Anämie[1]

Typ	Abkürzung	Granulozyten	Thrombozyten
Aplastische Anämie	AA	< 1500/µl	< 50 000/µl
Schwere AA	SAA	< 500/µl	< 20 000/µl
Sehr schwere AA	VSAA	< 200/µl	< 20 000/µl

[1] Mindestens 2 von 3 Kriterien zur Diagnose erforderlich, hypozelluläres Knochenmark Retikulozyten < 1 % (korrigiert).

fällen sollten alle Medikamente abgesetzt oder durch andere Substanzen ersetzt werden. Aufgrund prognostischer Kriterien wird die Untergruppe „schwere aplastische Anämie" abgegrenzt, die besonders schlecht auf eine immunsuppressive Therapie anspricht (**Tab. III.9.3**). Die Behandlung der aplastischen Anämie ist abhängig von der Schwere der Erkrankung, dem Alter des Patienten sowie von dem Vorhandensein eines potenziellen Knochenmark- bzw. Blutstammzellspenders. Bei PRCA kommt es häufig zu einer spontanen Regeneration; deshalb sind invasive Therapieverfahren in der Regel nicht indiziert (aber: Ausschluss Thymom!).

(1) *Allogene hämatopoetische Stammzelltransplantation (allo SZT):* Bei Patienten < 50 Jahren sollte bei Vorliegen einer schweren aplastischen Anämie (SAA) in erster Linie die Möglichkeit einer SZT (HLA-identische Familienspender oder Fremdspender) in Betracht gezogen werden. Besonders gute Ergebnisse mit der SZT werden in einem frühen Stadium der Erkrankung bei nicht vortransfundierten Patienten erzielt.

(2) *Immunsuppression:* Für die immunsuppressive Behandlung stehen Antilymphozytenserum, Methylprednisolon und Ciclosporin A zur Verfügung bzw. Kombinationen dieser Therapeutika. Das Ansprechen auf eine immunsuppressive Therapie erfolgt langsam; eine Normalisierung der peripheren Blutwerte wird i.d.R. nicht erreicht. Ansprechraten liegen zwischen 40 und 70 %, mit Rezidivraten von 40 %. Das Ansprechen ist umso besser, je jünger die Patienten und je günstiger die Ausgangswerte im Blut sind. Bei einem Teil der Patienten (10–20 %), die eine Partialremission zeigen, entwickelt sich im Verlauf erneut eine schwere Aplasie, eine PNH oder eine akute Leukämie.

(3) *Anabolika:* Der Wert einer Therapie mit anabolen Steroiden, entweder allein oder auch in Kombination mit Antilymphozytenglobulin, ist umstritten.

(4) *Wachstumsfaktoren:* Die Wirksamkeit der derzeit in der Klinik eingesetzten hämatopoetischen Wachstumsfaktoren (Erythropoetin, G-CSF, GM-CSF, SCF) bei der aplastischen Anämie ist gering; je ausgeprägter das aplastische Syndrom ist, d.h., je weniger normale Stammzellen persistieren, desto geringer der therapeutische Effekt. Ob eine Kombination verschiedener Wachstumsfaktoren mit einer immunsuppressiven Therapie Vorteile bringt, bleibt abzuwarten.

(5) *Transfusion:* Bis zur Entscheidung, ob eine SZT durchgeführt wird, ist mit Transfusionen äußerste Zurückhaltung geboten (s.o.); sind dennoch Erythrozytentransfusionen notwendig, sind bestrahlte Produkte einzusetzen, ebenso wie Leukozytenfilter. Thrombozytentransfusionen werden i.d.R. erst bei Auftreten von Blutungszeichen, insbesondere Schleimhautblutungen, durchgeführt (Leukozytenfilter zur Vermeidung einer Alloimmunisierung und zur Minimierung des Risikos einer CMV-Infektion).

(6) *Antibiotika:* Bei Auftreten von Infektionen sofort mit einer Breitbandantibiotikatherapie beginnen. Wenn das Fieber über 48–72 h hinaus persistiert, zusätzlich grampositive Keime abdecken (Vancomycin), bei Weiterbestehen des Fiebers schließlich Amphotericin B verabreichen.

Bei Frauen muss medikamentös die Regelblutung unterdrückt werden.

2 Granulozytopenien

Ätiologie und Pathogenese: Folgende klinischen Bedingungen können zu einer peripheren Neutropenie führen:
(1) *Verminderte Granulozytopoese:*
- Im Rahmen einer Panzytopenie:
  - Knochenmarkhypoplasie/-aplasie (**s. Kap. III.9.1.4**), Osteomyelofibrose,
  - leukämische und andere neoplastische Infiltrationen des Knochenmarks,
  - megaloblastäre Anämien,
- medikamentös ausgelöste Idiosynkrasie mit unbekanntem Reaktionsmechanismus (zahlreiche Medikamente),
- chronische idiopathische Neutropenie,
- zyklische Neutropenie,
- kongenitale Neutropenie (Kostmann-Syndrom).

(2) *Verminderte Überlebenszeit der ausgereiften Granulozyten:*
- Virale Infekte (meist postinfektiös) sowie bakterielle Infekte (z.B. Typhus, TBC),
- Sepsis,
- Hypersplenismus,
- Autoimmunneutropenie (z.B. bei AIDS),
- arzneimittelallergische Granulozytopenie vom Typ Pyramidon®-Agranulozytose.

(3) *Benigne familiäre Leukopenie* (ca. 2000 Neutrophile/ml; keine Infektzeichen): Dominant vererbte Erkrankung, bei verschiedenen ethnischen Gruppen.

Meistens beobachtet man Granulozytopenien im Rahmen einer Reduktion aller peripheren Blutzellen, z.B. nach zytostatischer Therapie oder bei Knochenmarkinfiltration. Isolierte Granulozytopenien sind selten.

Prototyp einer isolierten Hemmung der Granulozytopoese ist die arzneimittelallergische Granulozytopenie auf der Grundlage einer Medikamenten-Hapten-Antikörperreaktion vom Typ der Pyramidon®-Agranulozytose. Sie tritt auf, wenn ein Patient Antikörper gegen ein sensibilisierendes Arzneimittel gebildet hat und erneut dieses Medikament einnimmt. Die Zahl der zirkulierenden Granulozyten fällt innerhalb von Stunden auf sehr niedrige Werte, gelegentlich auf null ab, während das Knochenmark das Bild einer ausgesprochenen Reifungshemmung der Granulozytopoese mit Vorherrschen der Promyelozyten zeigt (so genanntes Promyelozytenmark).

Klinik: Das klinische Bild wird von Intensität und Dauer der Granulozytopenie geprägt. Fieber, Nekrosen und Geschwürsbildungen, zunächst im Bereich von Mundhöhle und Rachen („Angina agranulocytotica"), später auch im Bereich des Darmtrakts, am Anus und an der Vulva, sowie Abszessbildungen an der Haut sind Ausdruck von Infekten, die meist von endokommensalen Keimen ausgehen.

THERAPIE

Die wichtigste Maßnahme zur Behandlung einer Granulozytopenie ist das Weglassen des potenziell auslösenden Medikaments, im Zweifelsfall aller Medikamente. Bei fieberhaften Zuständen sofort Antibiotikatherapie einleiten (**Tab. III.9.4, s.a. Kap. III.9.1.4** „Therapie" [6], Eine Therapie mit hämatopoetischen Wachstumsfaktoren bei Neutropenien, die Folge einer verminderten Granulozytopoese im Knochenmark sind, gewinnt zunehmend an Bedeutung. Zyklische Granulozytopenien, chronische idiopathische Neutropenien sowie vor allem auch das Kostmann-Syndrom sind Prototypen hämatopoetischer Störungen, die mit Wachstumsfaktoren erfolgreich behandelt werden können. So wurde die Prognose von Kindern mit kongenitaler Neutropenie durch den Einsatz von G-CSF entscheidend verbessert. Randomisierte

Tabelle III.9.4 Absolute Granulozytenzahl und Infektionsrisiko

Granulozyten (n/µl)	Infektionsrisiko	Antibiose
> 1500	Keines	Nicht erforderlich
1000–1500	Leicht erhöhtes Risiko	Ambulante orale Antibiose möglich
500–1000	Signifikant erhöhtes Risiko	In der Regel stationäre Aufnahme, i.v. Antibiose; abhängig von der Klinik (z.B. erwartete Dauer der Neutropenie) auch ambulante Therapie möglich
200–500	Stark erhöhtes Risiko, häufig fehlende klinische Zeichen des Infekts (Mangel von Effektorzellen/-mediatoren)	Immer stationäre parenterale Antibiose
< 200	Sehr stark erhöhtes Risiko	Immer stationäre Therapie, an resistente Erreger und Pilzinfektionen denken

Studien zeigten zudem, dass hämatopoetische Wachstumsfaktoren (GM-CSF, G-CSF) bei einer durch Chemotherapeutika bzw. durch Fremdzellinfiltration induzierten Knochenmarkhypoplasie zu einem früheren und schnelleren Anstieg der neutrophilen Granulozyten führen; verbunden damit konnte eine Reduktion der Fieberepisoden, der Infekte sowie der Dauer des Krankenhausaufenthalts nachgewiesen werden. Ist allerdings davon auszugehen, dass sich nur noch eine minimale Anzahl hämatopoetischer Vorläuferzellen im Knochenmark findet, kann kein positiver Effekt dieser Wachstumsfaktoren erwartet werden. Bei der schweren Form der aplastischen Anämie (**s. Kap. III.9.1.4**) sind sie nicht effektiv.

3 Thrombozytopenien

Vorbemerkungen: Die normale Zahl der Thrombozyten im peripheren Blut liegt zwischen 150 000 und 400 000/µl und zeigt nur geringe physiologische Schwankungen. Die Lebenszeit der Thrombozyten beträgt 7–11 Tage.

Ätiologie und Pathogenese: Thrombozytopenien sind die häufigste Ursache erworbener hämorrhagischer Diathesen. Liegt keine Thrombopathie und/oder eine zusätzliche Blutgerinnungsstörung vor, treten spontane Blutungen meist erst bei Thrombozytenzahlen < 10 000/µl auf.

Ursachen thrombozytopenischer Störungen sind:
(1) *Thrombozytopenie, bedingt durch verminderte Thrombozytenproduktion:*
- Knochenmarkhypoproliferation aller Zellreihen; aplastische Anämie, Z.n. Chemo-/Radiotherapie, Knochenmarkinfiltration (Leukämien, Tumoren), Myelofibrose, Vitamin-B_{12}-/Folsäuremangel, paroxysmale nächtliche Hämoglobinurie,
- Virusinfekte (z.B. AIDS, Masern),
- Alkohol, Thiaziddiuretika, Östrogene,
- zyklische Thrombopenie.

(2) *Thrombozytopenie, vorwiegend bedingt durch erhöhte Thrombozytendestruktion:*
- Immunologisch mediierte Thrombozytopenie:
  - Immunthrombozytopenische Purpura, akute Form (z.B. postinfektiös bei zahlreichen Viren wie HIV, EBV, Hepatitisviren); chronische Form (M. Werlhof); Posttransfusionspurpura; sekundär (z.B. CLL, Non-Hodgkin-Lymphome, systemischer Lupus erythematodes).
  - Arzneimittelbedingte Thrombozytopenie: heparininduzierte Thrombopenien (s. **Kap. III.9.3.3**), Gold, andere Medikamente, z.B. Chinin, Chinidin, Cimetidin und viele andere.
  - Antiphospholipidantikörper-Syndrom.

- Nicht-immunologisch mediierte Thrombozytopenie: Verbrauchskoagulopathie, Hypersplenismus, Infektionen/Sepsis, thrombotisch-thrombozytopenische Purpura (Moschcowitz-Syndrom), hämolytisch-urämisches Syndrom, Präeklampsie/Eklampsie, maligne Hypertonie, extrakorporale Perfusion, kardiale Prothesen, HELLP-Syndrom (Hämolyse, erhöhte Leberenzyme, niedrige Thrombozyten bei Schwangeren).

Die klinisch häufigste Form ist die **idiopathische thrombozytopenische Purpura**.

Pseudothrombozytopenie: Bei ca. 1/1000 Autoagglutination von Thrombozyten in vitro besonders mit EDTA als Antikoagulans; Kontrolle mit Zitratblut oder im Ausstrich.

3.1 Immunthrombozytopenische Purpura

Klinik: Die ITP ist eine IgG-vermittelte Immunreaktion gegen membranständige Thrombozytenantigene und tritt unter 2 klinischen Formen auf:

(1) Die *akute thrombozytopenische Purpura* (= postinfektiöse Thrombozytopenie) wird charakterisiert durch die Trias:

- Plötzliches Auftreten einer thrombozytopenischen Purpura
- unmittelbar oder kurz nach einer häufig inapparenten Infektion,
- hohe spontane Rückbildungstendenz innerhalb von 4–6 Wochen.

(2) Die *chronische thrombozytopenische Purpura* (M. Werlhof) zeigt nur ausnahmsweise eine spontane Remission.

Klinische Leitsymptome: Meist schleichender Beginn mit petechialen Blutungen, insbesondere an den unteren Extremitäten und der Mundschleimhaut, Hämatome am ganzen Körper nach geringen Traumen. Bei Frauen können verstärkte und verlängerte Periodenblutungen das erste Zeichen einer chronischen ITP sein. Milz und Lymphknoten sind nicht vergrößert; bei Splenomegalie und/oder Lymphadenopathie liegt i.d.R. eine andere Erkrankung (häufig malignes Lymphom oder myelodysplastisches Syndrom) vor. Hämatologische Befunde: Hochgradige Thrombozytopenie bei stark verkürzter Überlebenszeit der Thrombozyten. Im Knochenmark ist die Zahl der Megakaryozyten vermehrt, wobei junge Megakaryozyten auffallen. Die Leukozyten- und Erythrozytenzahlen sind normal. Besteht eine Anämie, entspricht diese dem Grad der Blutung. Der Coombs-Test ist negativ.

Das gleichzeitige Bestehen einer Coombs-positiven autoimmunhämolytischen Anämie und einer thrombozytopenischen Purpura wird als Evans-Syndrom bezeichnet. Es handelt sich dabei um eine seltene Autoimmunerkrankung, oft im Zusammenhang mit anderen Erkrankungen wie z.B. CLL. Die Diagnose einer ITP wird klinisch durch Ausschluss anderer Ursachen der Thrombozytopenie gestellt. Labortests (Antikörpernachweis auf Thrombozyten) können eine ITP weder ausschließen noch beweisen!

THERAPIE

Vorgehen bei akuter ITP

Bei der akuten ITP (am häufigsten bei Kindern und jungen Erwachsenen) wird die Entscheidung über den Einsatz von Kortikosteroiden in erster Linie von der Blutungstendenz, in zweiter Linie von der Thrombozytenzahl abhängig gemacht. Prednisolon (1–2 mg/kg/Tag) kann für die Dauer von 2 Wochen eingesetzt werden. Die hohe spontane Remission bei der akuten ITP ist zu beachten. Tritt innerhalb von 4–6 Monaten keine Normalisierung ein, handelt es sich um eine „chronische" Form, die nur noch eine geringe spontane Remissionstendenz hat.

Vorgehen bei chronischer ITP

Eine Therapieindikation ist gegeben bei Blutungsmanifestationen sowie bei Thrombozytenwerten < 30 000/ml. Die individuelle Blutungsneigung ist sehr variabel und nicht nur von der Thrombozytenzahl abhängig. Die therapeutischen Maßnahmen werden in folgender Reihenfolge eingesetzt:

(1) *Kortikosteroide:* Prednisolon 1–2 mg/kg/Tag. ³/₄ der Patienten zeigen einen initialen Thrombozytenanstieg. Langsame Dosisreduktionen bei Erreichen von 100 000 Thrombozyten/μl. Ist nach etwa 4 Wochen keine entscheidende hämatologische Besserung erreicht bzw. kann eine adäquate Thrombozytenzahl (> 30 000–40 000/μl) nur mit höheren Kortikoiddosen aufrechterhalten werden, ist die Splenektomie angezeigt. Bei Nichtansprechen auf Prednisolon kann eine Stoßtherapie mit Dexamethason (40 mg/Tag mal 4 alle 4 Wochen) erfolgreich sein. Bei längerer Kortikosteroidtherapie an Osteoporose-Prophylaxe denken (s. Kap. II.2.2.1, „Unerwünschte Arzneimittelwirkungen").

(2) *Weitere therapeutische Maßnahmen:* Eine Indikation zur Gabe von *intravenösen* γ-Globulinen (400 mg/kg/Tag, 5 Tage lang) ist aufgrund der wenigen UAW hauptsächlich gegeben bei der Schwangerschafts-ITP und bei immunkompromittierten Patienten (z.B. AIDS). Ferner soll durch i.v. Immunglobuline ein rascherer Anstieg der Thrombozyten induziert werden können als durch Kortikoide (Einsatz bei Blutungen oder präoperativ). Bei Blutungen ist im Sinne einer *Notfalltherapie* die gleichzeitige Gabe von Erythrozytenkonzentraten und Einzelspender-Thrombozyten angezeigt, verbunden mit kombinierter Gabe von Kortikoiden und hoch dosierten i. v. Immunglobulinen. Evtl. Notsplenektomie erwägen. Erste Erfahrungen mit dem monoklonalen Anti-CD20-Antikörper Rituximab (Mabthera®) haben ein Ansprechen von 40–60 % bei therapierefraktärer ITP nach Splenektomie gezeigt, sodass derzeit Rituximab auch vermehrt vor einer eventuellen Splenektomie zum Einsatz kommt.

(3) *Splenektomie:* Mit der Entfernung der Milz werden der Hauptort der Sequestration (rote Pulpa mit residenten Monozyten/Makrophagen) und antikörperbildendes Gewebe (großer B-Zell-Pool) beseitigt. Häufig steigt die Thrombozytenzahl schon wenige Stunden nach der Milzexstirpation an. In etwa 60 % kommt es zu einer partiellen Remission oder Normalisierung der Thrombozytenwerte. Als Ursache für auftretende Rezidive nach Splenektomie kommen Nebenmilzen in Frage. Der Verdacht kann bei Fehlen von Jolly-Körperchen in den Erythrozyten erhärtet werden, der Nachweis erfolgt szintigraphisch; eine zweite Splenektomie kann erfolgreich sein. Vor der Splenektomie an Pneumokokken-Vakzine denken!

Bei einer **refraktären ITP** nach Splenektomie sollte nochmals eine Kortikoidtherapie versucht werden; falls erfolglos, kann evtl. der Einsatz von Rituximab, Ciclosporin A, Cyclophosphamid, Vincristin, Vinblastin, Azathioprin oder Mycophenolatmofetil erwogen werden.

3.2 Thrombotisch-thrombozytopenische Purpura (TTP, M. Moschcowitz) und hämolytisch-urämisches Syndrom (HUS)

Ätiologie und Pathogenese: Die Erkrankung ist charakterisiert durch eine diffuse endotheliale Schädigung mit Plättchenokklusion der Mikrozirkulation (Mikrothromben).

Neben einer idiopathischen Form findet sich die Erkrankung in Assoziation mit Infektionen (E. coli␣0157:H7; HIV), Schwangerschaft, Vaskulitiden (Kollagenosen), nach Organtransplantationen (Leber-, Knochenmarktransplantation) sowie bei Medikamenteneinnahme (Ciclosporin, Mitomycin C). Es liegt eine erworbene, häufig durch Autoantikörper verursachte oder angeborene Verminderung der von-Willebrand-Faktor(vWF)-spaltenden Protease ADAMTS13 vor, sodass sehr große vWF-Multimere ungenügend gespalten werden. Unter physiologischen Bedingungen werden vWF-Multimere von Endothelzellen sezerniert und subendothelial deponiert. Bei einem Endothelschaden binden die vWF-Multimere an aktivierte Thrombozyten, wodurch deren Aggregation ausgelöst wird.

Klinik: Kardinalsymptome der TTP sind:

(1) Mikroangiopathische hämolytische Anämie (Coombs-Test ist negativ; starke Erhöhung

der Retikulozyten; Nachweis von Fragmentozyten und Normoblasten; stark erhöhte LDH als sensibelster Indikator) bei 100 %.

(2) Thrombozytopenische Purpura (Thrombozyten oft unter 10 000/µl) bei 100 %.

(3) Fluktuierende, ischämisch bedingte ZNS-Dysfunktionen (Verhaltensstörungen, sensomotorische Defizite, Krämpfe, Koma) bei 63 %.

90 % der Patienten haben im Verlauf der Erkrankung Fieber. Bei einem Teil der Patienten kommt es zu Nierenfunktionsstörungen. Stehen diese im Vordergrund, wird auch beim Erwachsenen vom hämolytisch-urämischen Syndrom gesprochen.

Die Mikrothromben können außer zu ZNS-Symptomen auch zu Mikroinfarkten im Bereich des Abdomens, der Augen (Retinaischämie) und des Herzens (Überleitungsstörungen, plötzlicher Herztod) führen.

Neben der typischen akuten Verlaufsform unterscheidet man auch eine intermittierende Form der Erkrankung mit gelegentlichen Episoden in unregelmäßigen Abständen sowie eine chronisch rezidivierende TTP.

Trotz optimierter Therapie sterben immer noch 20 % der Patienten. 15–30 % relabieren, i.d.R. innerhalb weniger Wochen nach Ende der Therapie.

Differenzialdiagnose: Verbrauchskoagulopathie (geringe Hämolyse), Evans-Syndrom, PNH (nur geringe Erythrozytenfragmentation), HELLP-Syndrom (Präklampsie-assoziierte hämolytische Anämie mit erhöhten Leberenzymen und niedrigen Thrombozytenzahlen).

THERAPIE

Die TTP ist ein internistisch-hämatologischer Notfall! Folgende Maßnahmen sind zu ergreifen:

(1) Sofortige Gabe von *Fresh Frozen Plasma*, gefolgt von *Plasmaaustausch mit Fresh Frozen Plasma* (FFP): Ca. 3–4 l/Tag. Dauer: Bis zur Remission, jedoch mindestens 5 Tage. Bis zur Einleitung der Plasmapherese sofortiger Beginn der Zufuhr von FFP.

(2) *Kortikoide:* 0,75 mg/kg alle 12 h bis zur Remission.

(3) *Rituximab* (Mabthera®) wöchentlich 375 mg/m² i.v. für 4 Wochen.

(4) Bei Nichtansprechen: *Vincristin* 2 mg i.v. an Tag 1 (wird kontrovers diskutiert). Abhängig vom Verlauf evtl. an den Tagen 4, 7 und 10 je 1 mg Vincristin.

(5) *Acetylsalicylsäure:* Gabe erst bei Auftreten einer Rebound-Thrombozytose nach erfolgreicher Therapie.

(6) Evtl. Erythrozytengabe.

(7) Thrombozytengabe kontraindiziert (nur bei Hirnblutung)!

(8) Keine Heparingabe!

Problemverläufe: Wenn die Initialtherapie nicht innerhalb von 3 Tagen anspricht, ist ein Versuch mit Kryo-Supernatant statt FFP angezeigt. Beim 1. Relaps wird eine nochmalige Therapie wie initial versucht, beim 2. Relaps ist die Splenektomie indiziert. Bei der chronisch-relabierenden TTP, die eine leichte Verlaufsform darstellt, ist evtl. die alleinige Gabe von FFP ausreichend.

3.3 Heparininduzierte Thrombozytopenie (HIT)

Ätiologie und Pathogenese: Bei der heparininduzierten Thrombozytopenie muss zwischen 2 Formen unterschieden werden, die sich sowohl durch Ätiologie, Pathogenese, insbesondere aber die klinische Relevanz, voneinander unterscheiden. Es handelt sich zum einen um die klinisch nicht relevante HIT Typ 1, bei der es durch nicht-immunologische Mechanismen zu einer dosisabhängigen Frühthrombozytopenie (Auftreten 1–2 Tage nach Beginn der Heparintherapie; Thrombozyten i.d.R. nicht unter 100 000/µl) kommt. Klinische Komplikationen treten nicht auf, die Heparintherapie kann fortgeführt werden. Die Häufigkeit beträgt

10–20 %. Bei der zweiten Form, der eigentlichen HIT (HIT Typ 2), kommt es durch immunologische Ereignisse (Bildung von Antikörpern gegen Plättchenfaktor-4-[PF4-]Heparin-Komplex) zu einer Thrombozytenaktivierung mit nachfolgender Thrombozytopenie, aber auch gleichzeitiger Thrombinbildung mit daraus resultierender Thromboseneigung im arteriellen und venösen Gefäßsystem. Bei Fortführung der Heparintherapie kann es zu einer zunehmenden Thrombopenie, insbesondere aber zu Thrombosen kommen, weshalb die Therapie mit Heparin sofort unterbrochen werden und eine alternative Antikoagulation eingeleitet werden sollte (s. „Therapie"). Die Häufigkeit wird, je nach Patientengut, für unfraktioniertes Heparin (UFH) mit 2–5 % sowie für niedermolekulares Heparin (NMH) mit < 1 % beschrieben.

Klinik der HIT Typ 2: Das Leitsymptom, die Thrombopenie tritt 5–14 Tage nach Beginn der Heparintherapie auf, kann aber nach vorausgegangener Exposition (< 100 Tage) schon nach Stunden auftreten. Es kann eine ausgeprägte Thrombopenie (< 100 000/µl, selten < 20 000/µl) oder ein Abfall der Thrombozytenwerte um > 50 % des Ausgangswerts auftreten (dies bedeutet, dass die Thrombozyten sich auch im Normbereich befinden können!). Als Warnzeichen kann ein Exanthem oder eine Nekrose an der Einstichstelle auftreten. Trotz Thrombopenie treten i.d.R. keine Blutungen auf, sondern, mit hoher Inzidenz (bis zu 53 %), venöse und arterielle Thrombosen mit Nierenfunktionsstörung, Lungenembolie und Infarkten (Komplikationen können auch noch Wochen nach Absetzen des Heparins auftreten!), insbesondere bei Fortführung der Heparintherapie.

Diagnostik der HIT Typ 2: Die einfachste Diagnostik besteht in der Messung der Thrombozytenwerte. Zum Nachweis der HIT-Antkörper werden zwei Testverfahren angewandt: funktionelle Tests (z.B. HIPA) und Antigentest (Nachweis der PF4-Heparin-Komplexe). Wenn verfügbar, sollte eine Kombination aus beiden Testverfahren durchgeführt werden. Dabei erfolgt die Diagnose einer HIT klinisch, die Tests dienen zur Bestätigung.

THERAPIE

Bei klinischem Verdacht auf eine HIT muss – auch ohne positiven Testnachweis – die Heparingabe sofort beendet und die Antikoagulation auf Alternativen umgestellt werden.

> **WICHTIG:**
> Cave: Auf „verstecktes" Heparin achten, z.B. in Gerinnungspräparaten (AT, PPSP) oder Blockung von zentralen Kathetern.

Gleichzeitig mit dem sofortigen Absetzen der Heparingabe muss eine sofortige alternative Antikoagulation eingeleitet werden. Die Art der alternativen Antikoagulation hängt von verschiedenen Faktoren ab: Begleiterkrankungen (insbesondere Leber-, Niereninsuffizienz), Erfahrung des Behandlers mit dem jeweiligen Präparat, Möglichkeit des Monitorings, prophylaktische oder therapeutische Antikoagulation. Als alternative Antikoagulation sind folgende Medikamente in Deutschland zugelassen:

(1) *Danaparoid-Natrium* (Orgaran®): Dosierung s. Fachinformation. Entwicklung von Anti-PF4-Antikörpern in 5 % in vitro, klinische Relevanz fraglich, Halbwertszeit 24 h, renale Eliminierung → cave bei Dialysepatienten! Monitoring mittels Faktor-Xa-Spiegel (**s.a. Kap. II.5.5.5**).

(2) *Hirudinderivate*, z.B. Lepirudin (Refludan®): Dosierung s. Fachinfo, Halbwertszeit 1,5 h, renale Eliminierung → cave bei Dialysepatienten! Monitoring mittels aPTT (**s.a. Kap. II.5.5.4.2**).

(3) *Argatroban* (Argatra®): Dosierung s. Fachinfo, Halbwertszeit 45 min, Elimination > 90 % hepatisch, Monitoring über die aPTT (**s.a. Kap. II.5.5.4.1**).

Das Problem aller Alternativpräparate besteht darin, dass kein Antidot verfügbar ist. Keine Gabe von NMH (wegen Kreuzreaktivität) oder Fondaparinux (fehlende Zulassung sowie Fallberichte über die Entwicklung einer HIT). Bei bestehender Thrombose überlappender Beginn mit Kumarinen (z.B. Marcumar®). Therapiebeginn erst bei stabilen Thrombozytenwerten sowie in einschleichender Dosierung wegen der Gefahr der Verstärkung eines prokoagulatorischen Zustands durch Verminderung von Protein C.

4 Myelodysplastisches Syndrom (MDS)

Vorbemerkungen: Bei der Myelodysplasie handelt es sich um eine klonale Erkrankung der pluripotenten hämatopoetischen Stammzelle. Die Dysplasie der Hämatopoese führt zur Reifungsstörung in allen Zellreihen mit ineffektiver Blutbildung bei hyperzellulärem, selten hypozellulärem Knochenmark. Es finden sich typischerweise eine makrozytäre Anämie sowie eine Leuko- und Thrombozytopenie. Das klinische Bild wird bestimmt durch die periphere Zytopenie, wobei der Krankheitsbeginn schleichend und eine Anämie oft erstes Symptom ist. In ca. $^1/_3$ der Fälle erfolgt ein Übergang in eine akute Leukämie.

Die Myelodysplasie ist eine Erkrankung vornehmlich älterer Menschen und kommt etwa so häufig vor wie die akuten Leukämien. Man beobachtet komplexe chromosomale Defekte (häufig: Inversion 3, 5q–, Monosomie 7q–, 11q–).

Einteilung: Von einem primären MDS unterscheidet man so genannte sekundäre Myelodysplasien, die als mutagen induziert angesehen werden (Chemotherapeutika: Alkylanzien, Procarbazin, Etoposid, Nitrosoharnstoffe; Bestrahlung; chemische Karzinogene).

Nach der Definition der WHO werden unterschieden:
(1) Refraktäre Anämie mit < 5 % Blasten im Knochenmark (RA).
(2) RA mit > 15 % Ringsideroblasten (RARS), < 5 % Blasten im Knochenmark.
(3) RA mit „Multilineage Dysplasia" ohne (RCMD) oder mit Ringsideroblasten (RCMD-RS).
(4) RA mit Blastenpopulation: RAEB-1 mit 5–9 % Blasten im Knochenmark und < 5 % Blasten in der Peripherie, RAEB-2 mit 10–19 % Blasten im Mark und 5–19 % Blasten im Blut.
(5) MDS mit 5q–.
(6) Chronisch-myelomonozytäre Leukämie (CMMoL) mit 5–20 % Blasten im Knochenmark und peripherer Monozytose (> 1000/µl).
(7) Unklassifiziertes MDS (MDS-U).

Bei > 20 % Blasten im Knochenmark spricht man von einer Sekundärleukämie, die i.d.R. eine akute myeloische Leukämie darstellt. Von der De-novo-AML unterscheidet sich die Sekundär-AML durch den klinischen Verlauf, mit einem schlechteren Ansprechen auf die Chemotherapie und schlechterer Prognose.

THERAPIE

Bei Patienten bis mindestens 70 Jahren in gutem AZ und EZ sollte sofort Kontakt mit einem Knochenmark-Transplantationszentrum aufgenommen werden.

Hoch dosierte Vitamingaben (B_{12} und B_6) sowie anabole Steroide sind unwirksam, ebenso Kortikoide.

Eine zytostatische Therapie bringt nur dann einen Überlebensvorteil, wenn sie intensiv (entsprechend den Therapieprotokollen bei den akuten Leukämien) erfolgt. Bei Patienten, die nicht einer primären Transplantation zugeführt werden können, sollte deswegen geprüft werden, ob sie – falls eine RAEB vorliegt – einer intensiven Chemotherapie unterzogen werden können unter Abwägung der Risiken, die mit einer solchen Therapie verbunden sind, bzw. des Risikos durch die unbehandelte Grundkrankheit. Bei der hypoplastischen Variante des MDS wurden durch Immunsuppressiva Teilremissionen bei bis zu 30 % berichtet (Therapie mit Immunsuppressiva nur in Studien!).

In Studien wird der Einsatz von epigenetischen Therapien (DNA-Methylasehemmer, Histondeacetylasehemmer) geprüft, durch die eine Ausreifung der dysplastischen Zellen erreicht werden soll. In jedem Fall sollten Patienten einem Zentrum vorgestellt werden, um die Therapieindikation zu prüfen und ggf. den Einschluss in eine Studie zu ermöglichen. Der Einsatz von hämatopoetischen Wachstumsfaktoren ist in einigen Fällen wirksam. Lenalidomid, ein Thalidomid-Analogon, ist hochwirksam bei 5q--MDS. Die Hauptnebenwirkung ist (meist passager) eine Thrombo- und Neutropenie.

5 Akute Leukämie (AL)

Vorbemerkungen: Die Behandlung der akuten Leukämie in hämatologischen Zentren brachte wesentliche Verbesserungen in Häufigkeit, Dauer und Qualität der Remissionen, eine Verlängerung der mittleren Überlebenszeit und steigende Zahlen „geheilter" Patienten (Langzeitremissionen > 20 %). Diese Erfolge sind das Ergebnis einer zunehmend differenzierteren Chemotherapie und der konsequenten Anwendung supportiver Maßnahmen. Wegen der besonders schnellen Progredienz der Erkrankung sind die therapeutischen Maßnahmen – angepasst an den Typ der AL – unverzüglich einzuleiten.

Jede neu diagnostizierte oder vermutete AL ist daher wie ein **Notfall** zu bewerten und ohne Zeitverlust in ein entsprechend ausgestattetes Zentrum einzuweisen.

Die **Diagnose** der AL wird aus den in üblicher Technik gefärbten Blut- oder Knochenmarkausstrichen gestellt. Die **Typisierung** erfolgt nach morphologischen Befunden, zytochemischen

Tabelle III.9.5 Morphologische Klassifikation der akuten Leukämien

Klassischer Typ	FAB = französisch-amerikanisch-britische Klassifikation (Ann. Int. Med. 103 [1985] 626)	
Akute Lymphoblastenleukämie	L1[1]	kleine Lymphoblasten
	L2[1]	mittelgroße Lymphoblasten
	L3[2]	große, vakuolisierte Lymphoblasten
Akute Myeloblastenleukämie	M1	ohne Ausreifung
	M2	mit partieller Ausreifung
Akute Promyelozytenleukämie	M3a	stark granulierte Promyelozyten
	M3v	mikrogranulierte Promyelozyten
Akute Myelomonozytenleukämie	M4	
Akute Monozytenleukämie	M5a	ohne monozytäre Differenzierung
	M5b	mit partieller monozytärer Differenzierung
Akute Erythroleukämie	M6	> 50 % Zellen der Erythropoese, > 30 % Blasten
Akute Megakaryoblastenleukämie[3]	M7	

% der Leukämien sind zytochemisch nicht zu differenzieren (früher: AUL = akute undifferenzierte Leukämie). Durch die Bestimmung der Oberflächenmarker lassen sie sich häufig der ALL zuordnen. Falls nicht der ALL zuzuordnen sind, werden sie auch M0 genannt.

Die Unterscheidung basiert auf der Zellgröße, Kern-Plasma-Relation, Zahl und Größe der Nukleoli und der Basophilie.

Der Typ L3 entspricht meist einer B-Zell-ALL mit Burkitt-ähnlichen Blasten, Hauptmerkmal sind die intrazytoplasmatischen Vakuolen und das basophile Zytoplasma.

Nachweis der Blasten v.a. durch positive Reaktion mit Anti-Glykoprotein-IIIa-Antikörpern (Immunzytochemie).

Reaktionen (Peroxidase, PAS, Esterase sowie Sudanschwarz für FAB-Klassifikation), immunologischen (Oberflächenmarker), zyto- (z.b. Philadelphia-Chromosom) und molekulargenetischen Kriterien (z.B. T-Zell-Rezeptor-Gen- oder Immunoglobulin-Gen-Rearrangement). Eine Übersicht gibt die Einteilung der akuten Leukämien wieder (**Tab. III.9.5**). Die Unterteilung innerhalb der AML dient zurzeit weniger der Therapieplanung als der Prognose. Eine besondere Bedeutung bei der Diagnostik kommt der zytogenetischen und molekulargenetischen Diagnostik zu. Hierdurch werden prognostische Untergruppen identifiziert, die eine unterschiedliche Behandlung erfordern.

THERAPIE

Therapieplanung

Die Therapierichtlinien dienen nur der Information der mitbehandelnden Ärzte. Primäre Therapie im nächsten hämatologischen Zentrum! Ziel der Therapie ist es, die leukämische Blastenpopulation im Knochenmark und in den anderen Organen zu zerstören und eine Repopulation des Knochenmarks durch die normale Hämatopoese zu erreichen. Damit geht eine Normalisierung des Knochenmarks und des peripheren Blutbildes einher (= komplette Remission). Dieses Ziel kann nur durch eine intensive kombinierte zytostatische Therapie erreicht werden, wobei der Patient obligat eine Phase der temporären Knochenmarkaplasie durchläuft, in der es vital gefährdet ist. Bei der Therapie der AL ist somit ein kalkuliertes Risiko einzugehen.

Die Behandlung selbst gliedert sich, je nach Protokoll, in verschiedene Phasen mit festgesetzter therapeutischen Maßnahmen.

(1) *Induktionstherapie:* Rasche, möglichst vollständige Reduktion der leukämischen Blastenpopulation.

(2) *Konsolidierungstherapie:* Weitere Reduktion der mit den üblichen diagnostischen Maßnahmen (Differenzialblutbild, Knochenmarkpunktion) nicht mehr nachweisbaren, jedoch noch vorhandenen leukämischen Blasten.

(3) *Reinduktionstherapie:* Erneute hoch dosierte kombinierte Chemotherapie mit dem Ziel der Eradikation restlicher Leukämiezellen.

(4) *Erhaltungstherapie:* Fortführung einer „milderen" Chemotherapie nach Abschluss der intensiven Therapie.

Die Induktionstherapie wird unabhängig von der peripheren Zellzahl (d.h. auch bei bestehender Leuko- und Thrombozytopenie) durchgeführt. In der kritischen Phase dieser Aplasie ist die supportive Basistherapie (s. unter **„Supportivmaßnahmen bei akuten Leukämien"**) mit Schutz vor lebensbedrohlichen Infekten und Blutungen für den Patienten unentbehrlich.

Die Voraussetzung für ein Überleben oder auch für eine Heilung bei den akuten Leukämien ist in jedem Fall das Erreichen einer kompletten Remission, d.h. die Normalisierung aller Leukämie-bedingten Parameter (z.B. in Knochenmark, Blut, ZNS; Organomegalie, Allgemeinsymptome).

UAW der Zytostatika auf andere Organsysteme müssen beachtet werden, besonders die Neurotoxizität von Vincristin (Polyneuropathie, Darmatonie) und die Kardiotoxizität der Anthrazykline (Adriamycin, Daunorubicin), die auch in niedriger Dosierung auftreten können. Aufgrund der Seltenheit dieser akut lebensbedrohenden Erkrankung und der Toxizität der Therapie auf der einen Seite und der potenziellen Heilbarkeit auf der anderen Seite sollten akute Leukämien nur in spezialisierten Zentren behandelt werden. In der Regel sollten in einem solchen Zentrum mindestens 20 Patienten mit akuter Leukämie im Jahr behandelt werden, um die nötige Erfahrung bei Ärzten und Pflegepersonal zu gewährleisten.

Therapie der akuten lymphatischen Leukämie

Die ALL ist die häufigste akute Leukämie bei Kindern. Die häufigste Form der ALL ist die cALL (50 %), während die B-ALL selten ist (2 %). Die B-ALL (Burkitt-Typ) geht meist mit ZNS- und abdomineller Manifestation einher und wird gehäuft bei HIV-infizierten Patienten beobachtet. Chromosomenanomalien sind bei allen Typen häufig; bei erwachsenen Patienten wird bei ca. 30–40 % das Philadelphia-Chromosom (Ph1) beobachtet, das mit einer deutlich ungünstigeren Prognose einhergeht. Eine hohe Ausgangszellzahl (> 30 000 Leukozyten/µl) sowie Alter > 35 Jahre und verzögertes Ansprechen auf die Therapie bedingen eine schlechtere Prognose.

In Anlehnung an die guten Ergebnisse bei der Therapie der ALL im Kindesalter mit kompletten Remissionen von ca. 95 % und einer hohen Heilungsquote von ca. 60 % wird auch bei der ALL des Erwachsenen ein analoges komplexes Therapieprogramm eingesetzt.

Die Stammzelltransplantation wird bei der ALL noch nicht primär durchgeführt. Bei prognostisch ungünstigen Formen (high risk) sollte in jedem Fall bei kompatiblem Spender die allogene Transplantation in der 1. Remission durchgeführt werden. In der 2. Remission sollte ebenfalls die allogene Stammzelltransplantation bei kompatiblem Spender in jedem Fall erfolgen. Der Stellenwert der autologen Transplantation nach Entnahme und Kryopräservierung von Stammzellen aus dem Blut oder Knochenmark ist noch nicht eindeutig definiert, sie ist jedoch bei fehlendem kompatiblem Spender anzustreben.

Das häufige Auftreten einer Meningeosis leucaemica (s. unter **„Prophylaxe und Behandlung der Meningeosis leucaemica"**) zwingt zu einer prophylaktischen Behandlung des ZNS bei den Patienten, die eine Vollremission erreicht haben. Patienten mit einer T-ALL bzw. einem großen Mediastinaltumor werden einer Mediastinalbestrahlung zugeführt (24 Gy).

Nach Abschluss der Induktions-/Konsolidierungs- und Reinduktionstherapie wird die Behandlung in Form der Erhaltungstherapie über 2 Jahre fortgesetzt. Regelmäßige Blut- und Knochenmarkuntersuchungen zur frühen Erfassung eines eventuellen Rezidivs sind wichtig. Aktuelle Informationen zu den derzeit laufenden Studien sind unter www.kompetenznetz-leukaemie.de zu finden.

Therapie der akuten myeloischen Leukämie (AML)

Die Behandlung aller anderen Typen der akuten Leukämien, d.h. der myeloischen und der monozytären Formen, wird nach einem risikoadaptierten Therapiekonzept durchgeführt. Die Medikamente der ersten Wahl sind Cytarabin und ein Anthrazyklin, z.B. Daunorubicin, die oft mit anderen Zytostatika kombiniert werden, meist mit Thioguanin oder Etoposid (DAV-Protokoll) (Ausnahme: M3-AML, zusätzliche Therapie mit All-trans-Retinolsäure). Die Phase der Knochenmarkaplasie ist länger (2–3 Wochen), mit verzögerter Regenerationstendenz der normalen Hämatopoese, sodass diese Therapie bei älteren Patienten (über 70 Jahre) besonders risikoreich ist.

Generell gilt, dass eine Lebensverlängerung nur durch intensive Therapiemaßnahmen zu erreichen ist. Patienten < 70 Jahren, die nach der Induktionstherapie eine Vollremission erreicht haben, sollen bei geeignetem Spender einer allogenen familiären oder Fremdspender-Stammzelltransplantation zugeführt werden (s. unter **„Allogene Stammzelltransplantation"**). Die Therapie wird in zunehmendem Maße anhand molekularer prognostischer Marker stratifiziert (www.kompetenznetz-leukaemie.de).

Therapie des Rezidivs: Primär wird bei langem therapiefreiem Intervall die Induktionstherapie wiederholt, bei Versagen kann z.B. eine hoch dosierte Cytarabintherapie eingesetzt werden (1–3 g/m^2 alle 12 h, Tag 1–3), meist in Kombination mit einem Anthrazyklin, Mitoxantron oder Vepesid.

Die Gefahr einer *Meningeosis leucaemica* ist bei der AML deutlich geringer als bei der ALL. Eine generelle prophylaktische Therapie ist daher nicht routinemäßig indiziert. Bei den monozytären akuten Leukämien (M4/M5) diagnostische Liquorpunktion (bei Thrombozyten > 50 000/µl) und ggf. Therapie eines ZNS-Befalls.

Supportivmaßnahmen bei akuten Leukämien

Etwa 70 % der erwachsenen Patienten mit akuter Leukämie sterben im Verlauf ihrer Erkrankung an Infekten und thrombozytopenischen Blutungen, die als Folge der Grunderkrankung und der intensiven Therapie auftreten. Durch unterstützende therapeutische Maßnahmen, die jedoch eine effektive medizinisch-technische Infrastruktur voraussetzen, können Häufigkeit und Schwere der Komplikationen gemindert, die Qualität der Remission verbessert und die durchschnittliche Überlebenszeit verlängert werden.

Prophylaxe und Behandlung von Infekten

(1) *Infektionsprophylaxe:* Die prophylaktische Gabe von Antibiotika (Bactrim®) oder Antimykotika (z.B. Diflucan®) ist umstritten.
(2) Einfache *Isolierung* (Mundschutz und Händedesinfektion für Personal und Besucher).
Bei systemischen **Pilzinfektionen** ist eine antimykotische Therapie mit Amphotericin B (0,5–1 mg/kg/Tag) oder in der liposomalen Form (weniger Nebenwirkungen) notwendig (**s. Kap. III.15.4**). Bei anhaltendem Fieber in der Neutropenie (trotz Gabe von Breitbandantibiotika sowie von Vancomycin) nach spätestens 48–72 h Amphotericin-B-Therapie einleiten. Die Bedeutung neuerer Pilztherapeutika wie Fluconazol und Itraconazol bei systemischen Pilzinfektionen ist noch nicht abschließend definiert (Ausnahme: Itraconazol bei der Aspergilluspneumonie).
Bei länger dauernder Kortikoidtherapie (v.a. beim Absetzen ohne gleichzeitige Prophylaxe mit Co-trimoxazol) kann es zum Auftreten einer Pneumocystis-jiroveci-Infektion kommen. Die Diagnose wird durch die bronchoalveoläre Lavage gesichert; die Behandlung erfolgt durch Hochdosis-Co-trimoxazol oder mit Pentamidin.
Der **Einsatz hämatopoetischer Wachstumsfaktoren** mit dem Ziel, die Regeneration der normalen Hämatopoese zu beschleunigen, erscheint zweckmäßig.

Thrombozytopenische Blutungen

Die Behandlung und die Prophylaxe erfolgen durch Substitution mit Thrombozytenkonzentraten. Bei Thrombozytenzahlen < 10 000/µl sollte in jedem Fall substituiert werden. Um bei den Patienten, die i.d.R. eine monatelange intensive Therapie mit längeren Phasen einer Thrombozytopenie vor sich haben, eine Alloimmunisierung gegen Thrombozyten zu verhindern, ist es wichtig, eine Leukozytendepletion bei Thrombo- und Erythrozytenkonzentraten durch Einsatz von Leukozytenfiltern durchzuführen (Einsatz bereits bei der ersten Thrombo- bzw. Erythrozytentransfusion notwendig). Der Vorteil dieser Systeme liegt außerdem in der Depletion CMV-infizierter Leukozyten. Außerdem sollten die Blutprodukte bestrahlt werden, um eine, wenn auch seltene, inadvertente Stammzelltransplantation zu vermeiden, die in dieser Konstellation (fehlende HLA-Kompatibilität) i.d.R. zu einer tödlichen Graft-versus-Host-Reaktion (GvHD) führt.
Plasmatische Gerinnungsstörungen sind insbesondere bei der Promyelozytenleukämie (FAB-M3) nicht selten Ursache einer hämorrhagischen Diathese. Die therapeutische Bedeutung niedrig dosierten Heparins in dieser Situation ist umstritten; ggf. muss Frischplasma gegeben werden.

Prophylaxe und Behandlung der Hyperurikämie („Tumorlyse-Syndrom")

Prophylaxe und Behandlung der **Hyperurikämie** („Tumorlyse-Syndrom") zur Vermeidung einer akuten Harnsäurenephropathie erfolgen schon zu Beginn der zytostatischen Therapie mit Allopurinol (300 mg/Tag) und reichlicher Flüssigkeitszufuhr sowie einer Urinalkalinisierung (z.B. mit Acetolyt® oder NaBik 8,4 % über 24 h i.v.). Rekombinante Rasburicase (Fasturtec®) i.v. senkt erhöhte Harnsäurewerte rasch und sehr effektiv.

Prophylaxe und Behandlung der Meningeosis leucaemica

Der Liquorraum ist für die meisten Zytostatika nicht ausreichend erreichbar, sodass trotz erfolgreicher systemischer Therapie leukämische Blasten im Bereich der Hirnhäute überleben und Ausgangspunkt für ein Rezidiv sein können. Eine Meningeosis leucaemica kann somit auch bei kompletter Remission im Knochenmark bestehen. Sie kommt seltener bei der AML (ca. 10 %), jedoch gehäuft bei der ALL (ohne ZNS-Prophylaxe ca. 75 %) vor. Aus diesem Grund wird bei der ALL im Rahmen der Standardtherapie bereits während der Induktionstherapie eine Prophylaxe der Meningeosis leucaemica durchgeführt. Sie besteht aus der intrathekalen Gabe von Methotrexat und Cytarabin mit oder ohne Radiotherapie der zerebralen Meningen. Bei manifester Meningeosis werden die gesamten Meningen (ZNS und Rückenmark) bestrahlt, bei gleichzeitiger intrathekaler Gabe von Methotrexat, Cytarabin und Dexamethason. Zur besseren Applikation kann hierfür evtl. ein Omaya-Reservoir implantiert werden.

Allogene Stammzelltransplantation (SZT)

Die allogene SZT hat durch Verbesserung der Konditionierung, der supportiven Maßnahmen, der konsequenten Fremdspendertypisierung und -suche und der besseren Beherrschung der Graft-versus-Host-Reaktion (GvHD) eine wesentliche Erweiterung des Indikationsspektrums erfahren. Stammzellen können entweder aus dem Knochenmark oder nach Mobilisation durch Wachstumsfaktoren +/– Chemotherapie aus dem Blut gewonnen werden. In neuerer Zeit werden auch Stammzellen aus Nabelschnurblut zur Transplantation eingesetzt.

Eine neuartige Form der allogenen SZT ist die so genannte Transplantation mit reduzierter Intensität der Konditionierung (RIC). Hierbei erfolgt die SZT nach einer vergleichsweise niedrig dosierten, „milden" Konditionierung, sodass die akuten Komplikationen deutlich geringer sind als bei der herkömmlichen Transplantation. Durch diesen Fortschritt schiebt sich die bisherige Altersgrenze ≤ 50 Jahre nach oben (bis ≥ 70 Jahre bei gutem AZ). Jedoch sind die nach der Akutphase der Therapie einsetzenden Komplikationen und Risiken (insbesondere GvHD) weiter vorhanden. Neueste Untersuchungen haben gezeigt, dass SZ-Transplantate nicht nur hämatopoetische Stammzellen enthalten, sondern außerdem Stammzellen mit der Fähigkeit mesenchymaler Differenzierung (Endothel, Muskel, Knochen) und möglicherweise epithelialer Differenzierung (Mukosa, im Tiermodell: Leber). Die klinische Bedeutung dieser Befunde ist offen.

Indikationen

Die Indikationen zur SZT sind im Fluss, deshalb sollte in jedem Fall bei den folgenden Indikationen Kontakt mit einem Transplantationszentrum aufgenommen werden:
1) Schwere aplastische Anämie,
2) akute nicht-lymphoblastische Leukämie in der 1. Remission,
3) akute lymphoblastische Leukämie
- bei Risikopatienten in der 1. Remission,
- bei den anderen Patienten in der 2. Remission,
4) myelodysplastisches Syndrom,
5) myeloproliferative Erkrankungen
- chronische myeloische Leukämie,
- Osteomyelofibrose,

(6) High-Grade-NHL (nach Rezidiv nach Autotransplantation),
- Risikopatienten (s. **Kap. III.9.6.2**) nach Erreichen einer Remission,
- chemosensitive Patienten im Relaps,

(7) paroxysmale nächtliche Hämoglobinurie (bei schweren Verläufen),
(8) kongenitale Defektimmunopathien,
(9) nicht-maligne Erkrankungen
- Osteopetrosis, Wiskott-Aldrich-Syndrom, M. Hurler, M. Gaucher, Osteogenesis imperfecta
- Fanconi-Anämie, Thalassämie, Diamond-Blackfan-Anämie,

(10) Solide Tumoren (autolog)
- Neuroblastom,
- Mammakarzinom (in Studien),
- Hodentumoren (Hochrisiko),
- andere chemotherapiesensible Tumoren,

(11) Autoimmunerkrankungen (experimentell).

Die Indikationen unterliegen einer ständigen Evolution. Alle Patienten sollten in Zentren und innerhalb von Studienprotokollen behandelt werden. Mit unklarer Konstellation in jedem Fall mit einem Zentrum zur Frage der Indikationsstellung Kontakt aufnehmen.

Voraussetzungen für die Durchführung einer allogenen SZT

(1) Bei gutem AZ Alter bis über 70 Jahre, Remission, guter AZ ohne floride Infektion.
(2) Spender mit möglichst identischem HLA-Muster: Geschwister (Chance der Kompatibilität 25 %), Nichtverwandte (bei HLA-Identität), Fremdspendersuche bei ca. > 90 % der Patienten erfolgreich, bei ca. 10 Mio. weltweit registrierten freiwilligen Spendern.

Durchführung

Zur **Vorbereitung** der Transplantation bei der Leukämie werden eine intensive Konditionierung des Patienten, z.B. mit Cyclophosphamid (60 mg/kg, 2–4 Tage), sowie eine Ganzkörper Strahlentherapie (6 × 2 Gy) durchgeführt. Letztere entfällt meist bei den nicht-malignen Erkrankungen. Die Konditionierung hat folgende Ziele:
(1) Vernichtung aller leukämischen Blasten,
(2) Zerstörung des Empfänger-Immunsystems (zur Vermeidung der Transplantationsabstoßung).

Das Knochenmark des Spenders wird in Vollnarkose durch Vielfachpunktionen aus dem Becken oder durch Apherese nach Wachstumsfaktor-Stimulation (G-CSF, GM-CSF) des Spenders gewonnen und dem Empfänger i.v. verabreicht. Die Stammzellen beginnen in der Knochenmarkmatrix, in Milz und Leber zu proliferieren und bilden dort neue Blutbildungsherde. Das Hauptproblem bei der SZT ist die Beherrschung der möglichen Komplikationen. Um lebensgefährdende Infekte zu vermeiden, wird der Patient meist für mehrere Wochen isoliert. Zur Prophylaxe der GvHD wird bei der allogenen SZT eine immunsuppressive Therapie (z.B. Ciclosporin A) durchgeführt. Derzeit ist bei ausgewählten Kollektiven bei der AML das 5-Jahre-rezidivfreie-Überleben bei > 50 % der Patienten erreichbar, bei der CML bis zu 80 %.

Durch CSF (z.B. G-CSF [Neupogen®]) in das periphere Blut mobilisierte hämatopoetische Progenitorzellen werden fast regelhaft zur autologen und auch allogenen Transplantation verwendet. Diese Zellen werden nach CSF-Vorbehandlung (mit Chemotherapie bei der autologen Transplantation) durch eine Leukapherese gesammelt, eventuell ex vivo prozessiert (Tumorzellentfernung, Stammzellanreicherung, -expansion, -differenzierung) und bis zur Transplantation kryopräserviert. Hierdurch entfällt die in Vollnarkose durchgeführte Knochenmarkserntung. Darüber hinaus kommt es nach Transplantation mit peripheren Progenitorzellen zur beschleunigten Rekonstitution.

6 Maligne Lymphome

Finden sich bei einem Erwachsenen isolierte oder generalisierte Lymphknotenschwellungen, gelten folgende Grundsätze:
(1) Vergrößerte Lymphknoten, die sich nicht innerhalb von 3–4 Wochen zurückbilden oder deren Genese nicht geklärt ist (Blutbild, Knochenmarkaspiration, HIV-Test, Lues-, Toxoplasmose-Serologie, Paul-Bunnell-Test, EBV-Serologie usw.), müssen der Probeexzision zugeführt werden. Supraklavikuläre Lymphknotenschwellungen sind prinzipiell zu biopsieren.
(2) Ist das histologische Ergebnis nicht eindeutig, werden *weitere Biopsien* vorgenommen bis zur Klärung der Diagnose. Ziel des operativen Eingriffs ist die Biopsie, nicht die operative Ausräumung oder Debulking-OP.
(3) Prinzipiell sollten maligne Lymphome – vor allem bei kurativ therapierbaren Patienten – nur nach Vorstellung in einem entsprechenden Zentrum im Rahmen von Studien therapiert werden.
(4) Bei jungen männlichen Patienten ist vor Therapiebeginn bei Kinderwunsch eine Kryokonservierung von Sperma anzustreben, da die Therapie häufig zu Infertilität führt.

6.1 Morbus Hodgkin (Lymphogranulomatose)

Vorbemerkungen: Auf 100 000 Einwohner kommen 2–3 Neuerkrankungen pro Jahr.
Histologisch werden 2 unterschiedliche Entitäten innerhalb des Hodgkin-Lymphoms unterschieden: das „klassische Hodgkin-Lymphom" mit den Untergruppen lymphozytenprädominanter Typ, noduläre Sklerose, Mischtyp, lymphozytenarmer Typ und lymphozytenreiches klassisches Hodgkin-Lymphom sowie das noduläre lymphozytenprädominante Hodgkin-Lymphom.
Ätiologie und Pathogenese der Erkrankung sind unbekannt. Molekulargenetische Untersuchungen haben gezeigt, dass Hodgkin- und Reed-Sternberg-Zellen vom Keimzentrum abstammende klonale B-Zellen sind.
Die **Prognose** von Patienten mit Hodgkin-Lymphom ist generell als exzellent zu bezeichnen. In frühen und mittleren Stadien ist nach 5 Jahren ein rezidivfreies Leben von > 90 % zu erwarten. Selbst in fortgeschrittenen Stadien werden durch Einsatz neuerer aggressiver Chemotherapieprotokolle (z.B. BEACOPP, Stanford V) 5-Jahresüberlebensraten zwischen 80–90 % erreicht. Die Prognose eines Patienten mit M. Hodgkin wird im Wesentlichen durch das Ausbreitungsstadium bestimmt.

Diagnostik und Stadieneinteilung: Die klinische Stadieneinteilung (**Tab. III.9.6**) umfasst Anamnese, Untersuchung, Lymphknoten-, Knochenmarkbiopsie, Laboruntersuchungen, Sonographie des Abdomens und Röntgenuntersuchungen (Thorax, Skelettszintigraphie, CT, PET; entsprechend den jeweiligen Therapieprotokollen der Deutschen Hodgkin-Studiengruppe, DHSG).
Trotz dieser Diagnostik wird ggf. ein Teil der Tumorherde nicht erfasst, d.h., die klinische Stadieneinteilung ist falsch und die auf ihr basierende Therapie vielleicht unzureichend. Daher werden bei der pathologisch-anatomischen Stadieneinteilung ggf. zusätzlich laparoskopisch gewonnene Biopsien berücksichtigt.

Risikofaktoren der deutschen Hodgkin-Studiengruppe: Beim Morbus Hodgkin gelten folgende Befunde als Risikofaktoren (RF, DHSG):
a) Großer Mediastinaltumor ($\geq 1/3$ des maximalen Thoraxdurchmessers),
b) extranodaler Befall,
c) erhöhte BSG (≥ 50 mm/h bei Fehlen von B-Symptomen bzw. ≥ 30 mm/h bei vorliegenden B-Symptomen),
d) ≥ 3 Lymphknotenareale.

Tabelle III.9.6 Stadieneinteilung des Morbus Hodgkin

Stadium I	Befall einer einzigen Lymphknotenregion (I), evtl. mit Übergriff auf benachbartes Gewebe per continuitatem oder einzelner Herd in extralymphatischem Organ (I_E)
Stadium II	Befall von zwei oder mehr Lymphknotenstationen auf der gleichen Seite des Zwerchfells (II) oder lokalisierter Befall eines extralymphatischen Organs plus einer oder mehrerer Lymphknotenstationen auf der gleichen Seite des Zwerchfells (II_E)
Stadium III	Befall von Lymphknotenstationen beiderseits des Zwerchfells (III), evtl. mit lokalisiertem Befall extralymphatischer Organe per continuitatem (III_E). Befall von Milz wird speziell angegeben (III_S)
Stadium IV	Nicht lokalisierter hämatogener Befall eines o. mehrerer extralymphatischer Organe o. Gewebe mit o. ohne Befall lymphatischen Gewebes

Alle Stadien werden in A oder B unterteilt. Stadium B bedeutet Vorhandensein eines oder mehrerer der folgenden 3 Symptome: 1. Gewichtsverlust von mehr als 10 % des KG innerhalb von 6 Monaten, 2. Temperaturen über 38,0 °C, 3. Nachtschweiß.

THERAPIE

Wegen der kurativen Intention der Therapie (in allen Stadien) sollte grundsätzlich eine Vorstellung an einem hämatologischen Zentrum erfolgen! Es ist anzustreben, dass alle Patienten im Rahmen laufender kontrollierter Studien behandelt werden. Es können hier nur allgemeine Richtlinien angegeben werden, die dem derzeitigen internationalen Stand der Therapie des Hodgkin-Lymphoms entsprechen.

Die **Radiotherapie** wird entweder als obere Mantelfeldbestrahlung und/oder als untere „umgekehrte Y"-Bestrahlung angewandt („extended field"-Bestrahlung). Aufgrund der hohen Langzeittoxizität (KHK, Zweitneoplasien) wird die „extended field"-Bestrahlung mehr und

Tabelle III.9.7 Chemotherapie des Morbus Hodgkin

„ABVD"			Wiederholung Tag 29 bzw. im Wechsel mit COPP
Doxorubicin	25 mg/m²/Tag	i.v.	Tag 1+15
Bleomycin	10 mg/m²/Tag	i.v.	Tag 1+15
Vinblastin	6 mg/m²/Tag	i.v.	Tag 1+15
Dacarbazin/DTIC	375 mg/m²/Tag	i.v.	Tag 1+15
„BEACOPP Basis"/BEACOPP14			**Wiederholung Tag 22/Tag 15 (+ G-CSF)**
Bleomycin	10 mg/m²/Tag	i.v.	Tag 8
Etoposid	100 mg/m²/Tag	i.v.	Tag 1–3
Doxorubicin	25 mg/m²/Tag	i.v.	Tag 1
Cyclophosphamid	650 mg/m²/Tag	i.v.	Tag 1
Vincristin	1,4 mg/m²/Tag	i.v.	Tag 8, max. 2 mg/Tag absolut
Procarbazin	100 mg/m²/Tag	p.o.	Tag 1–7
Prednison	40 mg/m²/Tag	p.o.	Tag 1–14
„BEACOPP gesteigert"			**Wiederholung Tag 22**
Bleomycin	10 mg/m²/Tag	i.v.	Tag 8
Etoposid	200 mg/m²/Tag	i.v.	Tag 1–3
Doxorubicin	35 mg/m²/Tag	i.v.	Tag 1
Cyclophosphamid	1250 mg/m²/Tag	i.v.	Tag 1
Vincristin	1,4 mg/m²/Tag	i.v.	Tag 8, max. 2 mg/Tag absolut
Procarbazin	100 mg/m²/Tag	p.o.	Tag 1–7
Prednison	40 mg/m²/Tag	p.o.	Tag 1–14

mehr verlassen und durch die nebenwirkungsärmere „involved field (IF)"-Bestrahlung ersetzt, bei der nur die betroffenen Regionen bestrahlt werden.
Bei der **zytostatischen Therapie** werden derzeit in Deutschland das BEACOPP- und das ABVD-Protokoll angesetzt (**Tab. III.9.7**); die Remissionsraten liegen dabei (alle Stadien zusammengefasst) über 80 %. Eine Erhaltungstherapie wird nicht durchgeführt.
Für die Therapie nach abgeschlossenem Staging gelten in Deutschland folgende Richtlinien:
(1) *Stadium I und II ohne Risikofaktoren:* 2 Zyklen Chemotherapie plus IF-Bestrahlung (Studie HD 13, ABVD vs. AVD als Chemotherapie).
(2) *Stadium I und IIA mit Risikofaktoren, IIB mit RF c, d:* 2-mal BEACOPP gesteigert + 2-mal ABVD oder 4-mal ABVD (Studie HD 14) mit anschließender Bestrahlung.
(3) *Stadium IIB mit RF a, b, III und IV:* 6–8 Zyklen BEACOPP gesteigert oder 8-mal BEACOPP14 +/– Strahlentherapie (Studie HD 15).
Die **Therapie** im Falle eines Rezidives und bei primärem Therapieversagen ist von verschiedenen Faktoren abhängig: Zeitpunkt des Rezidivs, Stadium im Rezidiv, Vortherapien, Alter des Patienten und Karnofski-Index. Es sollten deshalb alle Patienten mit einem Rezidiv an einem hämatologischen Zentrum vorgestellt werden, um ein optimales Therapiekonzept zu erarbeiten. Zunehmend wird, falls dem Patienten dies zugemutet werden kann, die Durchführung einer Hochdosischemotherapie mit Stammzelltransplantation empfohlen. Bei Rezidiv nach einer Stammzelltransplantation kann die allogene Transplantation erwogen werden. In wieweit neuere Medikamente (z.B. CD20-Antikörper) im Rahmen einer Rezidivtherapie oder auch in der Primärtherapie eine Rolle spielen werden, wird z.B. in der neuen Studie HD 18 geprüft werden.

6.2 Maligne Non-Hodgkin-Lymphome

Klassifizierung: Durch immunologische Untersuchungsverfahren ist es in Zusammenhang mit den histologischen Kriterien möglich, eine Klassifizierung zu erlangen, die der physiologischen Entwicklungsreihe der lymphatischen Zellen entspricht (B-Zellen, T-Zellen und deren Vorstufen). Die frühere europäische **Kiel-Klassifikation** und die amerikanische „Working formulation" wurden in der **REAL-Klassifikation** („Revised European American Lymphoma Classification") integriert (**Tab. III.9.8**).

Stadieneinteilung: Die Stadieneinteilung, wie sie für die Hodgkin-Lymphome entwickelt worden ist, gilt analog auch für die NHL, mit Ausnahme der CLL (**s. Kap. III.9.6.3**), der Haarzellleukämie und des multiplen Myeloms (**s. Kap. III.9.6.5.2**).
Im Gegensatz zum M. Hodgkin haben die NHL schon primär eine frühe Tendenz zu disseminiertem Lymphknotenbefall und einem extranodalen Organbefall.
Das klinische Staging bei den NHL sollte eine Computertomographie von Abdomen und Thorax beinhalten sowie eine Knochenmarkbiopsie und -aspiration. Eine Lumbalpunktion ist notwendig bei nachgewiesenem Befall des Knochenmarks, der Nasenhöhlen, der Orbita sowie des Hodens. Eine Gastroskopie und Koloskopie plus röntgenologische Darmpassage ist notwendig bei Befall des Waldeyer'schen Rachenrings, wie umgekehrt eine Laryngoskopie bei Befall des Gastrointestinaltrakts erforderlich ist.

THERAPIE

Vorbemerkungen

Die Therapie richtet sich grundsätzlich nach dem klinischen Stadium der Erkrankung, dem histologischen Typ sowie zunehmend nach Risikofaktoren (hinsichtlich des Erreichens einer kompletten Remission bzw. Langzeitüberlebens). Die Therapie kann weit weniger als beim

Tabelle III.9.8 WHO/REAL-Klassifikation der Non-Hodgkin-Lymphome nach klinischer Aggressivität

1	**Indolente Lymphome**
1.1	B-Zell-Neoplasie
1.1.1	B-Zell-CLL/lymphozytäres Lymphom
1.1.2	B-Zell-Prolymphozytenleukämie
1.1.3	Lymphoplasmozytisches Lymphom/Immunozytom (M. Waldenström)
1.1.4	Haarzell-Leukämie
1.1.5	Plasmozytom/Multiples Myelom
1.1.6	Folliküläres Lymphom (Grad I, II)
1.1.7	Marginalzonen-B-Zell-Lymphom
1.1.8	Mantelzell-Lymphom
1.2	T-Zell-Neoplasie
1.2.1	T-Zell-Leukämie mit großen Granula (large granular lymphocyte, LGL)
1.2.2	Mycosis fungoides
1.2.3	T-Zell-Prolymphozytenleukämie
1.3	NK-Zell-Neoplasie
1.3.1	NK-Zell-LGL
2	**Aggressive Lymphome/B-Zell-Lymphome**
2.1	Folliküläres Lymphom (Grad III)
2.1.1	Diffuses großzelliges B-Zell-Lymphom (DLBCLL)
	• Intravaskuläres großzelliges DLBCLL
	• Primäres mediastinales DLBCLL
	• Lymphomatoides granulomatöses DLBCLL
	• T-Zell-/Histiozyten-reiches DLBCLL
2.2	T-Zell-Lymphome
2.2.1	Anaplastisch großzelliges T-Zell-Lymphom
2.2.2	Peripheres T-Zell-Lymphom
	• Angioimmunoblastisch
	• Angiozentrisch
	• Intestinal
	• Hepatosplenal gamma/delta
	• Mit Panniculitis
3	**Hochaggressive Lymphome**
3.1	B-Zell-Lymphome
3.1.1	Burkitt-Lymphoma
3.1.2	B-Precursor lymphoblastisches Lymphom
3.2	T-Zell-Lymphome
3.2.1	Adulte T-Zell-Leukämie (THLV-1-assoziiert)
3.2.2	T-Precursor lymphoblastisches Lymphom

M. Hodgkin standardisiert werden, sie ist vielfältig und kompliziert und im ständigen Umbruch begriffen. Die primäre Therapieplanung sollte deshalb an einem hämatologischen Zentrum durchgeführt werden. Ein HIV-Test sollte stets durchgeführt werden!
Vor Beginn einer Therapie, selbst nur bei einer Kortisonvorphase, sollte bei hochmalignen NHL unbedingt die LDH bestimmt werden, da sie den wichtigsten unabhängigen Prognosefaktor für diese Lymphome darstellt und nicht zuletzt auch über die folgende Therapie im Rahmen kontrollierter Studien entscheidet.

Tabelle III.9.9 Risikofaktoren bei Patienten mit aggressiven Non-Hodgkin-Lymphomen („International Prognostic Index", IPI)

Risikofaktoren
- Alter > 60 Jahre
- LDH > 240 U/l
- mehr als 2 extranodale Herde
- fortgeschrittenes Stadium (III/IV)
- tumorbedingter schlechter Allgemeinzustand (ECOG-WHO 2–4 [Karnofsky-Index < 70 %])
- langsames Ansprechen des Tumors bei der Initialtherapie

Internationaler Prognoseindex

Risikogruppe	Zahl der Risikofaktoren	5-Jahres-Überleben
niedrig	0–1	73 %
niedrig-intermediär	2	51 %
hoch-intermediär	3	43 %
hoch	4–5	26 %

IPI für Patienten < 60 Jahre (aaIPI): Karnofsky ≤ 70 %, Stadium III–IV, erhöhte LDH

Die weitere Behandlung erfolgt dann in enger Zusammenarbeit mit anderen Krankenhäusern und niedergelassenen Ärzten. Es können hier nur allgemeine Therapierichtlinien dargestellt werden.

Für das praktische Vorgehen ist es zweckmäßig, die NHL nach klinischen Kriterien in indolente (low grade, Lebenserwartung unbehandelt: Jahre), aggressive (high grade, Lebenserwartung unbehandelt: Monate) und hochaggressive Lymphome (Lebenserwartung unbehandelt: Wochen) einzuteilen. Diese Einteilung (**s. Tab. III.9.8**) entspricht dem derzeitigen Stand der klinischen Forschung. Bei den aggressiven und hochaggressiven Lymphomen werden Risikofaktoren berücksichtigt (**Tab. III.9.9**).

Niedrigmaligne (indolente) Lymphome

Bei den indolenten Lymphomen dominiert eine Population klonaler, kleiner Zellen („-cyten"), die eine niedrige Wachstumsfraktion aufweisen und infolge eines verlängerten Überlebens (z.B. dereguliertes bcl-2-Gen) akkumulieren. Sie zeigen eine ausgeprägte Tendenz zu zirkulieren, sodass es sich meist um eine primär disseminierte Erkrankung handelt. Bei den *indolenten Lymphomen* ist prinzipiell davon auszugehen, dass sie zwar nur eine langsame Progredienz aufweisen, jedoch nur selten geheilt werden können. Das Therapieziel ist deshalb die Palliation, d.h., eine Therapie ist nur bei vorhandenen oder zu erwartenden Symptomen indiziert. Trotzdem sind lange (10 und mehr Jahre) Krankheitsverläufe bei guter Lebensqualität auch ohne Therapie nicht ungewöhnlich. Unter einer milden, wiederholten Chemotherapie – dem Befinden des Patienten und der Progredienz der Erkrankung angepasst – kann eine gute Lebensqualität erreicht werden. Der Krankheitsverlauf ist oft sehr langsam. Es ist daher oft möglich, nach der Diagnose – falls nicht ein limitiertes Stadium vorliegt – abzuwarten („watch and wait"). Es können mehrere Jahre vergehen, bis ein Fortschreiten der Erkrankung eine Therapie notwendig werden lässt. Bei Patienten mit indolenten Lymphomen ist zu beachten, dass bei etwa 15–20 % im Verlauf eine Transformation zu hochmalignen Lymphomen stattfindet, sodass bei einer deutlichen Akzeleration der Erkrankung weitere Lymphknoten- bzw. Organbiopsien erfolgen müssen. Die Therapierichtlinien für niedrigmaligne (indolente) Lymphome sind in **Tab. III.9.10** vereinfacht dargestellt. Aktuelle Studien des Kompetenznetzes Lymphome unter www.lymphome.de.

Tabelle III.9.10 Therapierichtlinien für niedrigmaligne Lymphome

Stadium	Therapie
limitiertes Stadium (ca. 10 %) (Stadium I/II, keine B-Symptome, Tumor < 10 cm)	Strahlentherapie (involved field oder extended field; umstritten)
fortgeschrittenes Stadium (ca. 90 %) (Stadium III/IV, B-Symptome, „bulky disease")	a) jüngere Patienten in gutem Allgemeinzustand intensive Chemotherapie +/– Stammzelltransplantation b) ältere Patienten, schlechter Allgemeinzustand „watch and wait" palliative Bestrahlung nicht-aggressive Chemotherapie[1]

[1] zunächst Alkylanzien-Monotherapie (**s. Kap. III.9.6.3**), im Verlauf evtl. Steigerung der Intensität über das CHOP-Protokoll (**s. Kap. III.9.6.3**), i.d.R. in Kombination mit Rituximab (Mabthera®) bei CD20-positiven Zell-Lymphomen.

Hochmaligne (aggressive und hochaggressive) Non-Hodgkin-Lymphome

Bei den **aggressiven NHL** liegt eine schnelle Zellproliferation vor; das Ansprechen auf die zytostatische Therapie ist primär gut, mit einer intensiven Polychemotherapie können Vollremissionen und Heilungen der Patienten erreicht werden. Das Therapieziel bei den NHL vom hohen Malignitätsgrad ist kurativ, sodass intensive Therapien mit entsprechenden Risiken gerechtfertigt sind.

Aggressive Lymphome im **Stadium I und II ohne Risikofaktoren** lassen sich durch eine Radiotherapie allein nur kurieren, wenn durch ein intensives Staging kein „Upgrading" zu höheren Krankheitsstadien erfolgt. Da ein okkulter Befall außerhalb des Primärherdes nicht mit Sicherheit ausgeschlossen werden kann, erfolgt i.d.R. die Chemotherapie mit oder ohne Strahlentherapie.

Patienten im **Stadium I und II mit Risikofaktoren** sowie Patienten im **Stadium III und IV** werden einer intensiven Polychemotherapie zugeführt (**Tab. III.9.11**). Behandlungsstandard ist die Chemotherapie nach dem CHOP-Protokoll mit verschiedenen Modifikationen (CHOP 14, CHOEP, andere) mit Langzeitüberleben von 40–50 % der Patienten. Verkürzte Therapiezyklen sowie der zusätzliche Einsatz des monoklonalen Anti-CD20-Antikörpers (Rituximab) sind derzeit in Abhängigkeit von Alter, Stadien und Prognosefaktoren Standard. Da sich die Lymphomtherapie rasch fortentwickelt, ist es sinnvoll, die aktuellen Studienprotokolle unter www.lymphome.de einzusehen.

Es ist besonders wichtig, dass die Patienten bereits zu Beginn der Therapie die volle, dem Protokoll entsprechende Dosis erhalten. Es konnte für das CHOP-Protokoll gezeigt werden, dass Patienten, die initial nur 50 % der Dosis erhielten, wesentlich schlechtere Langzeitergebnisse erzielten.

Bei Patienten im **Stadium III und IV mit Risikofaktoren** (**s. Tab. III.9.9**) wird untersucht, ob der Polychemotherapie eine so genannte Dosisintensivierung angeschlossen werden sollte. Insbesondere bei jüngeren Patienten ist in diesen Situationen eine Hochdosistherapie mit nachfolgender autologer SZT zu erwägen; mehrere Studien konnten zeigen, dass Patienten in Stadium III und IV mit Risikofaktoren durch diese Maßnahme langzeitprognostisch solchen Patienten entsprechen, die keine Risikofaktoren aufweisen. Bei Patienten, die keine Remission erreichen, gilt es, frühzeitig Alternativen (Salvage-Therapie, s.u.) mit nachfolgender Hochdosistherapie mit autologer oder allogener SZT durchzuführen.

Hochaggressive Lymphome (lymphoblastisches Lymphom sowie Burkitt-Lymphome) werden wie akute T- bzw. B-Zell-Leukämien behandelt (Therapie nur an einem Zentrum).

Therapeutische Besonderheiten ergeben sich auch bei den Lymphomen im Rahmen einer AIDS-Erkrankung (i.d.R. wie bei nicht an AIDS erkrankten Patienten), bei gastrointestinalen

Tabelle III.9.11 Chemotherapie-Protokolle zur Behandlung maligner Lymphome

Therapieprotokolle für maligne Lymphome

„CHOP" Wiederholung d22

Cyclophosphamid	750 mg/m²/d	i.v.	d1
Doxorubicin	50 mg/m²/d	i.v.	d1
Vincristin	1,4 mg/m²/d	i.v.	d1, maximal 2 mg absolut
Prednison	100 mg absolut	p.o.	d1–5

bei erhöhtem Risiko für ZNS-Befall: intrathekale Therapie: Cytosin-Arabinosid 40 mg absolut i.th., Dexamethason 4 mg absolut i.th., Methotrexat 15 mg absolut i.th. d1, Woche 2, 6, 10
(CHOP14, Wiederholung d15 mit G-CSF im Intervall), R-CHOP in Kombination mit Rituximab (s.u.)

Therapieprotokolle für niedrigmaligne Lymphome

„Chlorambucil/Prednison (Knospe)" Wiederholung d22

Chlorambucil	18 mg/m²/d	p.o.	d1
Prednison	75 mg/m²d	p.o.	d1
	50 mg/m²/d	p.o.	d2
	25 mg/m²/d	p.o.	d3

Dosissteigerung von Chlorambucil um 5 mg/m²/d pro Zyklus je nach Verträglichkeit möglich

„Cyclophosphamid/Prednison" Wiederholung d22–29

Cyclophosphamid	400 mg/m²/d	p.o.	d1–5
Prednison	100 mg/m²/d	p.o.	d1–5

„Bendamustin" Wiederholung d22

Bendamustin	60 mg/m²/d	i.v.	d1–5

„Fludarabin mono" Wiederholung d29

Fludarabin	25 mg/m²/d	i.v.	d1–5

„Fludarabin/Cyclophosphamid" Wiederholung d29

Fludarabin	25 mg/m²/d	i.v.	d1–3
Cyclophosphamid	300 mg/m²/d	i.v.	d1–3
(FCR mit Rituximab, s.u.)			

„2-CDA mono" Wiederholung d22

2-CDA	0,14 mg/kg/d	i.v.	d1–5

„Rituximab"

Rituximab	375 mg/m²/d	i.v.	d1, 8, 15, 22, meist in Kombination mit Chemotherapie

Aktuelle Studienprotokolle unter www.lymphome.de.

---

ymphomen oder bei ZNS-Lymphomen. Die Behandlung dieser Patienten sollte immer onkologischen Zentren vorbehalten sein.

Bei einem **Relaps** eines High-Grade-NHL ist die Langzeitprognose ungünstig. Es sollte daher versucht werden, mit einer intensiven Chemotherapie ein erneutes Ansprechen der Erkrankung zu erreichen. Patienten mit einem „chemotherapiesensitiven" Relaps sollten dann einer Hochdosistherapie mit SZT (autolog und/oder allogen) zugeführt werden, da allein mit dieser Maßnahme in dieser Situation lange Überlebenszeiten erzielt werden konnten.

6.3 Chronisch-lymphatische Leukämie

Vorbemerkungen: Die CLL zählt zu den malignen Non-Hodgkin-Lymphomen vom niedrigen Malignitätsgrad (**s. Kap. III.9.6.2**). Es handelt sich um die leukämische Verlaufsform (klonale CD5-positive B-Zellen) eines lymphozytischen Lymphoms mit diffuser Knochenmarkbeteiligung. Wegen der besonderen Manifestationsform, der eigenen klinischen Stadieneinteilung (**s. Tab. III.9.12**), wird die CLL aus der Gruppe der malignen Lymphome herausgenommen und gesondert abgehandelt. Abzugrenzen von der klassischen CLL sind andere leukämische Verlaufsformen maligner Lymphome des niedrigen Malignitätsgrads (Sicherung durch Lymphknotenexzision). Eine Unterteilung in eine B-Zell- und T-Zell-CLL (sehr selten) kann durch die Bestimmung der Oberflächenmarker der peripheren Lymphozyten erfolgen.

Klinik: Das klinisch-hämatologische Erscheinungsbild der CLL ist sehr variabel: Formen mit hoher Zellausschwemmung, voluminösen Lymphknotenpaketen, dominierender Splenomegalie, Hypogammaglobulinämie, autoimmunhämolytischen Anämien (in ca. 10 % der Fälle) und Hypersplenismus komplizieren häufig den Verlauf der Erkrankung und können krankheitsbeherrschend werden. Infolge starker Durchsetzung des Knochenmarks mit lymphatischen Zellen besteht eine latente myeloische Insuffizienz, die neben dem häufigen Antikörpermangel zur erhöhten Infektbereitschaft beiträgt.

Die Stadien III und IV nach Rai sowie Stadium C nach Binet gelten als prognostisch ungünstig (**Tab. III.9.12**). Als weitere ungünstige Prognosefaktoren gelten eine Lymphozytenverdopplungszeit unter 12 Monaten sowie ein diffuses Bild der Lymphozyteninfiltration in der Knochenmarkbiopsie. Neuere molekulargenetische und immunologische Untersuchungen erlauben eine prognostische Einteilung in günstige und ungünstige Verlaufsformen. Die therapeutischen Konsequenzen sind derzeit noch offen.

THERAPIE

Grundsatz für die Therapie ist: Zytostatika so spät und so schonend wie möglich einsetzen. Auch wenn neuere Studien mit intensiveren Protokollen (z.B. FCR, Fludarabin, Cyclophosph

Tabelle III.9.12 Klinisches Stadium und Überlebenszeit von Patienten mit CLL

Klassifikation nach Rai

Stadium 0	Blutlymphozytose (> 15 000/µl) und Knochenmarkslymphozytose (> 30 %), mittlere Überlebenszeit > 150 Monate
Stadium I	Lymphozytose und Lymphadenopathie, mittlere Überlebenszeit 101 Monate
Stadium II	Lymphozytose plus Splenomegalie oder Hepatomegalie oder beides (mit oder ohne Lymphadenopathie), mittlere Überlebenszeit 71 Monate
Stadium III	Lymphozytose plus Anämie (Hb < 11 g/100 ml) (mit oder ohne Adenopathie oder Organomegalie), mittlere Überlebenszeit 19 Monate
Stadium IV	Lymphozytose plus Thrombozytopenie (< 100 000 µl) (mit oder ohne Adenopathie oder Organomegalie; mit oder ohne Anämie), mittlere Überlebenszeit 19 Monate.

Klassifikation nach Binet

Stadium A	keine Anämie, keine Thrombopenie, < 3 betroffene Lymphknotenareale, Überlebenszeit normal
Stadium B	keine Anämie, keine Thrombopenie, > 3 beteiligte Lymphknotenareale, Überlebenszeit 6 Jahre
Stadium C	Anämie < 10 g % oder Thrombopenie < 100 000/µl, mediane Überlebenszeit 2 Jahre

Als betroffene Lymphknotenareale gelten axilläre, zervikale und inguinale Lymphknoten, unabhängig, ob ein- oder beidseitig, Leber und Milz (beide Organe gelten als ein betroffenes Areal).

amid, Rituximab) ein verlängertes rezidivfreies Überleben gezeigt haben, konnte bisher kein verbessertes Gesamtüberleben für diese stark toxischen und immunsuppressiven Protokolle gezeigt werden. In manchen Fällen ist die Progredienz der chronisch-lymphatischen Leukämie so langsam, dass längere Zeit (häufig über viele Jahre) keine Therapie erforderlich ist.
Vor Therapiebeginn sollte in den **Stadien 0–II** der Spontanverlauf beobachtet werden. Unter folgenden Bedingungen wird eine Therapie nötig:
(1) Stadium III/IV nach Rai, Stadium C nach Binet,
(2) progressive Hyperlymphozytose (zwingende Therapieindikation jedoch erst bei > 200 000 Lymphozyten/µl), Lymphozytenverdopplungszeit < 12 Monate,
(3) krankheitsassoziierte Symptome wie Gewichtsverlust, Nachtschweiß und Fieber,
(4) autoimmunhämolytische Anämie,
(5) symptomatische Splenomegalie oder Lymphadenopathie,
(6) vermehrte Anfälligkeit gegenüber Infektionen.

In diesen Fällen sollte zunächst eine schonende Therapie mit Chlorambucil und Prednison begonnen und so lange beibehalten werden, bis keine Symptome mehr vorhanden sind (**Knospe-Protokoll:** Chlorambucil 18 mg/m² p.o. an Tag 1, Prednison 75 mg p.o. an Tag 1, 50 mg an Tag 2 sowie 25 mg an Tag 3; Wiederholung alle 2–3 Wochen. Dosissteigerung von Chlorambucil um 5 mg/m², bis Wirkungseintritt oder bis Toxizität). Bei fehlendem Erfolg kann auch eine Behandlung mit Fludarabin allein oder in Kombination mit Cyclophosphamid und Rituximab (FCR) versucht werden. Eine primäre Behandlung mit FCR führt zu höheren Ansprechraten, sollte wegen der höheren Toxizität, insbesondere der anhaltenden Immunsuppression, nur bei aggressiven Verlaufsformen und möglichst in Studien erfolgen. Wegen der latenten myeloischen Insuffizienz muss diese Therapie behutsam erfolgen und engmaschig kontrolliert werden. Bei großen bzw. störenden Lymphknotenpaketen ist die lokale Strahlentherapie (bis ca. 20 Gy) zu erwägen.

Kortikoide allein in einer Dosis von 50–75 mg/m² sind indiziert bei Zeichen einer autoimmunhämolytischen Anämie oder einer Autoimmunthrombopenie.

Patienten im **Stadium III und IV** werden mit Diagnosestellung therapiert, da mit Erreichen einer partiellen Remission die Überlebenszeiten verlängert werden.

Bei chemotherapierefraktärem Rezidiv ist eine Behandlung mit dem Anti-CD52-Antikörper Alemtuzumab (Mab-Campath®) möglich.

> **WICHTIG:**
> Cave: Bei repetitiven Zyklen langfristige T-Zell-Defekte mit entsprechenden opportunistischen Infektionen unter Cyclophosphamid und Fludarabin.

Einige Zentren überprüfen, ob bei jüngeren Patienten mit CLL durch eine Hochdosistherapie mit autologer oder allogener Stammzell-Transplantation bessere Langzeitergebnisse erzielt werden können.

Als supportive prophylaktische Maßnahme ist bei **rezidivierenden Infekten** und Hypogammaglobulinämie die Gabe von hoch dosierten γ-Globulinen (10 g alle 3–4 Wo.) sinnvoll. Bei ausgeprägter Splenomegalie besteht häufig ein **Hypersplenismus**, der oft infolge der Knochenmarkinfiltration durch die Grunderkrankung nur schwer zu erkennen ist. Zeigt die eingeleitete Chemotherapie keine deutliche Besserung der Hypersplenismusfolgen, so kann durch Milzexstirpation die Anämie und/oder Thrombozytopenie positiv beeinflusst werden.

> **WICHTIG:**
> Vorherige Pneumokokkenvakzination!

Weitere Indikationen zur Splenektomie sind nicht beherrschbare immunhämolytische Anämien und exzessive Milzvergrößerungen mit Infarzierungen oder gastrointestinalen Verdrängungserscheinungen.
Bei einem Teil der Patienten kann die CLL nach unterschiedlich langem Zeitintervall in ein High-Grade-NHL (**Richter-Syndrom**) übergehen (meist immunoblastische Lymphome im Abdomen). Die Prognose ist ungünstig, eine Therapie mit einem Protokoll für hochmaligne NHL sollte erwogen werden. Dadurch kann häufig eine Remission des High-Grade-NHL erzielt werden bei Persistenz der CLL.

6.4 Haarzell-Leukämie

Klinik: Die Haarzell-Leukämie ist eine lymphoproliferative Erkrankung von B-Zellen mit charakteristischer Morphologie; häufig wenige Haarzellen im Blut bei deutlicher Knochenmarkinfiltration. Mittleres Alter 50 Jahre, 80 % Männer, Panzytopenie und Splenomegalie mit entsprechenden Komplikationen stehen meist im Vordergrund. Häufige neutropenische Infektionen, Anämie und Thrombozytopenie. Häufig auch opportunistische Infektionen (z.B. atypische Mykobakterien).

THERAPIE

Früher standen die Splenektomie und die Therapie mit α-Interferon im Vordergrund, die meist zu Remissionen führten. Heute steht die Therapie mit dem Purinanalogon 2-Chlorodeoxyadenosin (2-CDA) an erster Stelle, das nach einmaliger Therapie bei über 75 % zu langfristigen Remissionen führt. Bei schwerer Neutropenie auch Therapie mit Kolonie-stimulierenden Faktoren (z.B. G-CSF, Neupogen®, oder GM-CSF, Leukomax®). Eine frühe Vorstellung in und Therapieplanung zusammen mit einem Zentrum sind zwingend. Bei gutem Management sehr günstige Prognose.

6.5 Paraproteinämien
6.5.1 Einteilung
Man unterscheidet folgende Erkrankungen, die zu einer Paraproteinämie (d.h. Vermehrung eines monoklonalen Immunglobulins oder Teilen des Moleküls) führen:
(1) Multiples Myelom (IgG, IgA und selten IgE und IgD),
(2) Makroglobulinämie „M. Waldenström" (IgM),
(3) Bence-Jones-Plasmozytom (isolierte Produktion und Ausscheidung von Leichtketten im Urin),
(4) AL-Amyloidose mit Ablagerung von monoklonalen leichten oder schweren Ketten des Immunglobulinmoleküls in verschiedenen Organen (**s. Kap. III.12**),
(5) Schwerkettenkrankheit.
Von diesen malignen Erkrankungen abzugrenzen ist die so genannte **benigne Gammopathie** (**monoklonale Gammopathie unbekannter Signifikanz, MGUS**). Sie ist bei etwa 3 % der über 70-Jährigen nachzuweisen und macht insgesamt 70 % der Gammopathien aus. Sie ist charakterisiert durch folgende „gutartige" Befunde:
(1) Konstanter, über längere Zeit (2 Jahre) nicht zunehmender Paraproteingradient im Serum (meistens IgG, Konzentration < 3,5 g/dl, somit Gesamteiweiß nicht wesentlich erhöht),
(2) fehlendes Antikörpermangelsyndrom (alle 3 Immunglobuline nicht unter 50 % des mittleren Normalwertes),
(3) keine signifikante polymorphzellige Plasmazellinfiltration des Knochenmarks (< 10 %),
(4) unauffälliger, durch die Gammopathie nicht beeinflusster klinischer Befund,

(5) keine röntgenologischen Skelettveränderungen, keine Hyperkalzämie, keine Anämie sowie keine anderweitig erklärbare Niereninsuffizienz.

Hiervon abzugrenzen sind die so genannten sekundären monoklonalen Gammopathien. Sie finden sich im Rahmen lymphoproliferativer Erkrankungen (NHL, CLL), bei Kollagenosen, chronischen Infekten (z.B. Osteomyelitis), ferner gelegentlich bei der Myasthenia gravis und nur ganz selten bei soliden Tumoren (wahrscheinlich handelt es sich dabei um ein zufälliges gleichzeitiges Vorhandensein einer benignen idiopathischen Gammopathie). Alle Paraproteinämien zeigen ähnliche Translokationen des Locus 14q32 als Hinweis auf eine verwandte „Pathogenese".

6.5.2 Multiples Myelom (Plasmozytom; MM)

Klinik: Der klinische Verlauf des MM ist schleichend, sodass Patienten oft erst in einem fortgeschrittenen Stadium zur Diagnostik gelangen. Hinweise auf das Vorliegen eines MM sind eine maximal beschleunigte BSG (fehlt bei reinem Bence-Jones-Plasmozytom), ein schmalbasiger *M-Gradient* in der Serumelektrophorese und uncharakteristische Knochenschmerzen. Die Diagnose eines Plasmozytoms kann gestellt werden, wenn 2 der nachfolgenden Hauptkriterien oder 1 Hauptkriterium und 1 Nebenkriterium bzw. 3 Nebenkriterien erfüllt sind.

Hauptkriterien:
(1) Nachweis von mehr als 30 % polymorpher Plasmazellen im Knochenmarkausstrich bzw. histologischer Plasmozytomnachweis in Gewebebiopsie,
(2) Nachweis eines monoklonalen Paraproteins in der Serum- oder Urin-Immunelektrophorese (Serum-Paraprotein IgG > 3,5 g/dl, IgA > 2 mg/dl, Urin > 1 g/24 h Leichtketten-Exkretion).

Nebenkriterien:
(1) Knochenmarkplasmazellen 10–30 %,
(2) monoklonales Paraprotein (geringer als beim Hauptkriterium),
(3) Osteolysen,
(4) Antikörpermangel: normales IgM < 0,05 g/dl, IgA < 0,1 g/dl oder IgG < 0,6 g/dl.

Davon unabhängig kann auch ein *isoliertes* Plasmozytom mit und ohne Paraproteinausscheidung als Weichteil- (extramedulläres Plasmozytom) oder Knochentumor durch histologische Untersuchung nachgewiesen werden (ca. 4 %).

THERAPIE

Die Therapie richtet sich nach dem Krankheitsstadium (**Tab. III.9.13**). Die Erkrankung ist mit den derzeitigen therapeutischen Ansätzen nicht heilbar; Therapieziel ist somit die Palliation. Die **Prognose** ist abhängig vom Initialstadium der Erkrankung (medianes Überleben im Stadium I 60 Monate, im Stadium II 55 Monate, im Stadium IIIA 30 Monate und im Stadium IIIB 15 Monate). Als prognostisch besonders bedeutungsvoll gelten die Serum-β_2-Mikroglobulinspiegel sowie der LDH-Wert.

Im **Stadium I** wird nicht behandelt, sondern der spontane Verlauf abgewartet.

Im **Stadium II und III** wird als Standardtherapie eine intermittierende Melphalan-/Prednisontherapie verabreicht (Melphalan [Alkeran®] 0,25 mg/kg Tag 1–4 und Prednison 2 mg/kg Tag 1–4 p.o.; Wiederholung alle 4–6 Wo., Alexenian-Protokoll). Wegen der unsicheren, interindividuell stark variierenden intestinalen Resorption von Melphalan Dosis der Knochenmarktoxizität anpassen.

Die objektivierbare Ansprechrate (50 %ige Reduktion des Paraproteins) liegt nur bei etwa 50 %.

Das Aussetzen der Behandlung führt bei allen Patienten früher oder später zum **Relaps**. Eine Alternative ist, besonders bei ausgeprägter Panzytopenie, eine Therapie allein mit 20–40 mg

Tabelle III.9.13 Stadieneinteilung des multiplen Myeloms nach Durie und Salmon

Stadium I	alle nachfolgenden Kriterien müssen erfüllt sein: • Hämoglobin > 10,5 g/dl, • Serumkalzium normal, • keine röntgenologischen Veränderungen am Skelettsystem oder nur ein osteolytischer Herd, • Paraprotein: IgG < 5 g/dl, IgA < 3 g/dl und Bence-Jones-Protein im Urin < 4 g/24 h
Stadium II	weder I noch III
Stadium III	eines oder mehrere der nachfolgenden Kriterien: Hämoglobin < 8,5 g/dl, Serumkalzium > 3 mval/l, > 2 Osteolysen bzw. ausgeprägte Osteopenie, hohes Paraprotein: IgG > 7 g/dl, IgA > 5 g/dl, Bence-Jones-Proteinausscheidung > 12 g/24 h
Zusatzkriterien (alle Stadien)	A – normale Nierenfunktion B – gestörte Nierenfunktion (Kreatinin > 2 mg/dl)

Dexamethason (Tag 1–4, 9–12 sowie 17–20). Bei der Dexamethason-Therapie, entweder als Monotherapie oder im Rahmen des VAD-Protokolls, muss begleitend Trimethoprim/Sulfamethoxazol verabfolgt werden zur Prophylaxe einer Pneumocystis-jiroveci-Infektion. Nach der Initialtherapie sollte eine ein- oder zweimalige Hochdosistherapie mit autologer SZT angestrebt werden; ein Überlebensvorteil dieses Verfahrens beim Plasmozytom gilt als gesichert. Eine Hochdosistherapie mit allogener Stammzelltransplantation wird derzeit in Studien geprüft und ist möglicherweise der autologen Transplantation überlegen.

Bei einem **Hyperviskositätssyndrom** im Rahmen der Hyperproteinämie wird durch eine Plasmapherese eine rasche Reduktion der Blutviskosität erreicht. Eine **Hyperkalzämie** wird durch Infusionstherapie mit NaCl, Steroiden, Kalzitonin und Bisphosphonaten (Aredia®, Ostac®) i.d.R. sehr gut beherrscht; Voraussetzung ist eine gute Diurese (s. Kap. III.1.1.4.3). Zur Prophylaxe einer **Nierenfunktionsstörung** bei Bence-Jones-Proteinurie Urin alkalisieren (z.B. mit Acetolyt®). Bei frakturgefährdeten Osteolysen ist eine palliative Strahlentherapie indiziert. Bei diffuser Osteoporose und Osteolysen kann ein Stützkorsett erforderlich sein zur Linderung der Schmerzen und zum Erhalt der Mobilität der Patienten. Eine supportive Begleittherapie mit Bisphosphonaten wird empfohlen. Bei rezidiviertem, refraktärem Plasmozytom wurde ein sehr gutes Ansprechen auf Thalidomid (wahrscheinlich durch Angiogenesehemmung) bzw. dem Analogon Revimid und auf den Proteasen-Inhibitor Bortezomib (Velcade®) überzeugend nachgewiesen (cave: UAW Polyneuropathie, Thrombosen bei Thalidomid). Neuere Studien untersuchen zunehmend den Stellenwert dieser Medikamente, auch in Kombination in der Primärtherapie. Auch beim multiplen Myelom ist die Therapie einer raschen Evolution unterworfen. Interessante Hinweise z.B. bei www.myeloma.org. Bei dem seltenen isolierten Plasmozytom eventuell alleinige Strahlentherapie einsetzen.

6.5.3 Makroglobulinämie (M. Waldenström)

Die Makroglobulinämie ist durch eine Proliferation von lymphoiden Zellen im Knochenmark mit massiver Produktion von monoklonalem IgM (Makroglobulin) charakterisiert. Histologisch entspricht es einem Immunozytom. Klinisch stehen Anämie, Hepatosplenomegalie, Blutungen sowie Phänomene, die mit der erhöhten Blutviskosität zusammenhängen, im Vordergrund. Symptome und Manifestationen der Makroglobulinämie sind Raynaud-Symptomatik insbesondere bei Kälteexposition; Augenhintergrundveränderungen (Fundus paraproteinaemicus) mit Hämorrhagien, Exsudationen und Sehstörungen; zerebrale Durchblutungsstörungen mit mannigfaltigen neurologischen Ausfallserscheinungen bis zum „Coma paraproteinaemicum", hämostaseologische Störungen als unmittelbare Auswirkung der Interaktion zwischen dem IgM und den Thrombozyten/Gerinnungsfaktoren. Die Prognose ist günstiger als beim Plasmozytom.

THERAPIE

(1) Die *Plasmapherese* ist als Notfallmaßnahme bei Hyperviskositätssyndrom indiziert. Es muss ungefähr die Hälfte des Plasmavolumens (ca. 1,5 l) ausgetauscht werden.
(2) Die *Chemotherapie* umfasst eine Kombination von Prednisolon und Zytostatika, z.B. Chlorambucil (Knospe-Protokoll **s. Kap. III.9.6.3**) oder Procarbazin (Natulan®) 100 mg/m^2/Tag über mehrere Wochen. Sehr wirksame Therapeutika sind auch Rituximab und Fludarabin; sie werden zunehmend bereits in der Primärtherapie eingesetzt (s.a unter www.iwmf.com).

7 Myeloproliferative Syndrome

Unter der Bezeichnung **myeloproliferative Syndrome** fasst man die chronische myeloische Leukämie (**s. Kap. III.9.7.1**), die Polycythaemia vera (**s. Kap. III.9.7.2**), die CIMF (**s. Kap. III.9.7.3**), die essenzielle Thrombozythämie (**s. Kap. III.9.7.4**) und das Hypereosinophilie-Syndrom (sekundäre Eosinophilie ausschließen, immer im Zentrum vorstellen, evtl. Therapie mit Imatinib indiziert!) zusammen. Dieses Konzept hat sich für die Klinik als nützlich erwiesen, da
(1) die Störungen meist das gesamte blutbildende Knochenmark betreffen,
(2) in einer frühen Phase der Erkrankung die Abgrenzung von Grenzfällen schwierig sein kann, z.B. der thrombozythämische Beginn einer chronischen myeloischen Leukämie, und
(3) häufig Übergänge von einer Form in die andere beobachtet werden.
Neben der bcr-abl-Kinase-Translokation haben neuere Untersuchungen bei anderen MPS eine Mutation einer weiteren Kinase (JAK2) gezeigt, die bisher publizierten Häufigkeiten dieser Mutation bei den verschiedenen MPS variieren so stark, dass eine abschließende Bewertung der diagnostischen und/oder therapeutischen Bedeutung dieses Befundes noch nicht gegeben werden kann. Die bisherigen Daten bei MPS mit JAK2-Mutationen zeigen fließende Übergänge zwischen den verschiedenen Formen.

7.1 Chronische myeloische Leukämie

Vorbemerkungen: Die CML ist eine myeloproliferative Erkrankung, die durch eine neoplastische Transformation einer pluripotenten hämatopoetischen Stammzelle entsteht. Sie manifestiert sich klinisch in einer Überproduktion v.a. von Zellen der granulo- und thrombopoetischen Reihe mit Auftreten einer **pathologischen Linksverschiebung** (permanentes Auftreten von Vorstufen – Metamyelozyten bis Blasten) im Differenzialblutbild und einem Milztumor.
Differenzialdiagnostisch sind eine Myelofibrose, eine Knochenmarkkarzinose oder eine leukämoide Reaktion (z.B. Miliartuberkulose) abzugrenzen. Die Sicherung der Diagnose erbringt den Nachweis des Ph1(Philadelphia)-Chromosoms bzw. des bcr-abl-Rearrangements.

THERAPIE

Die Therapie der CML hat sich durch die Entdeckung und Entwicklung von Imatinib (Glivec®) grundsätzlich gewandelt [N Engl J Med 2003; 348: 11]. In der Primärtherapie ist Imatinib dem bisher gebräuchlichen Interferon-α überlegen und zur Standardtherapie geworden. Auch die Indikation zur allogenen SZT in der chronischen Phase der CML muss neu definiert werden.

Eine abschließende Beurteilung der Häufigkeit und des zeitlichen Eintritts einer Blastenkrise nach Imatinibtherapie ist aufgrund der noch relativ geringen Nachbeobachtungszeit noch nicht möglich.

Abhängig von Prognosefaktoren (als prognostisch ungünstig hinsichtlich der Dauer der chronischen Phase gelten eine ausgeprägte Splenomegalie, > 1 % Blasten in der Peripherie sowie eine ausgeprägte Thrombozytose und komplexe chromosomale Störungen) kommt es nach Monaten bis Jahren zum Auftreten der so genannten **akzelerierten Phase**.

Die WHO-Kriterien für die akzelerierte Phase und Blastenkrise sind im Folgenden zusammengefasst:

(1) Akzelerierte Phase (AP-CML):
- Blastenanteil 10–19 % der weißen Blutzellen im peripheren Blut oder im Knochenmark,
- Basophile > 20 % im peripheren Blut,
- persistierende Thrombopenie (< 100 000/µl) unabhängig von der Therapie oder persistierende, therapierefraktäre Thrombozytose (> 1 000 000/µl),
- zunehmende Splenomegalie und Leukozytose trotz Therapie,
- zusätzliche genetische Aberrationen, Zeichen der klonalen Evolution,
- z.T. megakaryozytäre Proliferation, flächenhaft oder in Clustern, mit retikulärer oder Kollagenfibrose, und/oder granulozytärer Dysplasie.

(2) Blastenkrise (BC-CML): Diagnosestellung, wenn mindestens 1 Kriterium erfüllt ist:
- ≥ 20 % Blasten im peripheren Blut oder im Knochenmark,
- extramedulläre Blastenproliferation,
- große Foci oder Cluster von Blasten im Knochenmark.

Die Überlebenszeit beträgt in dieser Situation im Median nur 3 Monate. Einleitung einer Therapie mit Imatinib in einer Dosierung von 600–800 mg/Tag. Auch Imatinib (Glivec®) führt i.d.R. nur zu kurzzeitigen Remissionen bei einem Teil der Patienten. Bei Progress bzw. Unverträglichkeit Umstellung der Therapie auf den BCR/ABL- und src-Inhibitor Dasatinib. Allogene Stammzelltransplantation in Remission anstreben. Gegebenenfalls Einschluss in klinische Studien mit neuen Tyrosinkinaseinhibitoren.

Die Wahl einer palliativen Therapie in dieser Phase ist abhängig von dem Ergebnis der zytochemischen/immunzytologischen Charakterisierung der Blasten. Bei einem lymphatischen Blastenschub (30 % der Patienten) ist Vincristin in Kombination mit Prednison die Therapie der Wahl. Bei jüngeren Patienten kann versucht werden, eine längere Remission durch eine intensivere Therapie wie bei der ALL zu erzielen. Bei der myeloischen Blastenkrise kann durch eine Therapie wie bei der AML vorübergehend eine Stabilisierung erzielt werden. Neuere Kinasehemmer wie Dasatinib (Sprycel®) sind bei Glivec®-Resistenz oder -Unverträglichkeit indiziert mit vielversprechenden Ansprechdaten.

Die **Splenektomie** kann in keiner Phase der Erkrankung die Prognose verbessern.

7.2 Polyzythämie

Vorbemerkungen: Unter physiologischen Bedingungen ergibt die Blutvolumenbestimmung (Isotopenverdünnungsmethode) folgende Normwerte:
(1) Erythrozytenmasse: 28–32 ml/kg,
(2) Plasmavolumen: 34–38 ml/kg,
(3) Gesamtblutvolumen: 62–70 ml/kg.

Ätiologie, Pathogenese und Klinik: Eine echte Vermehrung der Erythrozytenmasse wird als (absolute) *Polyzythämie* bezeichnet. Von **scheinbarer (relativer) Polyzythämie** spricht man bei einem erhöhten venösen Hämatokrit, aber normaler Erythrozytenmasse. Sie kann von den echten Polyzythämien durch die Bestimmung der Erythrozytenmasse abgegrenzt werden. Sie ist keine hämatologische Erkrankung.

Tabelle III.9.14 Einteilung und Ursachen der Polyzythämien

I.	Primäre Polyzythämie (Polycythaemia rubra vera)	
II.	Sekundäre Polyzythämie	
	Hypoxämisch bedingte Formen:	Adaptiv bei Höhenaufenthalt Chronische pulmonale Erkrankungen Kardialer Rechts-Links-Shunt Schlafapnoe-Syndrom Chronische CO-Intoxikation Abnorme Hämoglobine mit hoher O_2-Affinität
	Nicht-hypoxämisch bedingte Formen:	Nierenzysten und Hydronephrosen Z. n. Nierentransplantation Tumoren Hypernephrome Myome und Fibrome des Uterus Hepatome Kleinhirnhämangiome Endokrine Störungen (z.B. M. Cushing, Androgentherapie)
III.	Familiäre Erythrozytose	
IV.	Relative Polyzythämie	Dehydratation (Hämokonzentration) Stress-Polyzythämie Polycythaemia hypertonica (Gaisböck-Syndrom) Raucher-Polyzythämie (gleichzeitig oft CO-Hb)

Bei den echten Polyzythämien unterscheidet man (1) die primäre und (2) die sekundäre Polyzythämie (s. **Tab. III.9.14**).

Die **primäre Polyzythämie** (= Polycythaemia vera) ist eine seltene Erkrankung der pluripotenten hämatopoetischen Stammzelle (ca. 5 Neuerkrankungen auf 1 Mio. der Bevölkerung) mit unbekannter Ursache, die zu einer Hyperplasie aller 3 Knochenmarkzellreihen, insbesondere aber der Erythropoese, führt. Die WHO-Kriterien von 2001 zur Diagnose der Polycythaemia vera sind in der **Tabelle III.9.15** dargestellt.

Wenn die o.g. Kriterien nicht erfüllt sind, liegt i.d.R. eine sekundäre Polyzythämie vor, die in die hypoxämischen und nicht-hypoxämischen Formen unterteilt wird (**s. Tab. III.9.14**). Die Prognose (mittlere Überlebenszeit ca. 10 Jahre) wird in den ersten Jahren durch thromboembolische Komplikationen, in späteren Jahren durch das Auftreten von Leukämien und myelodysplastischen Syndromen, insbesondere nach Zytostatika- und Radiotherapie, bestimmt.

THERAPIE der Polycythaemia vera

Die Behandlung hat das Ziel, subjektive Beschwerden, wie Schwindel, Hypertonus oder Juckreiz, zu vermeiden sowie v.a. thrombotische Ereignisse oder auch Blutungskomplikationen zu verhindern. Entscheidender Risikofaktor ist der erhöhte Hämatokrit; die Anzahl der Thrombozyten korreliert nicht signifikant mit der Häufigkeit thrombo-hämorrhagischer Komplikationen.

Angestrebt werden:
1) Rasche Reduzierung der Blutviskosität durch Senkung des Hämatokriten auf normale Werte (< 45 % bei Männern, < 43 % bei Frauen) durch Aderlässe (Vorsicht bei älteren Patienten!)
2) Hemmung der Zellproliferation im Knochenmark.
3) Thromboseprophylaxe mit Acetylsalicylsäure (ASS, 100 mg täglich) führt zu einem Überlebensvorteil und sollte, außer bei Kontraindikationen, immer zum Einsatz kommen. **Cave:** Vermehrte Blutungsneigung bei sehr hohen Thrombozytenzahlen.

Tabelle III.9.15 WHO-Kriterien zur Diagnose der Polycythaemia vera (2001)

Hauptkriterien

A1 Gesteigerte Erythrozytenmasse (> 125 % des durchschnittlichen Referenzwertes) oder Hb-Wert > 18,5 g/dl bei Männern bzw. > 16,5 g/dl bei Frauen[1]

A2 Kein Hinweis auf sekundäre Erythrozytose
- Ausschluss familiärer Erythrozytosen
- Erythropoietinspiegel nicht erhöht

A3 Splenomegalie

A4 Klonale zytogenetische Aberration der Knochenmarkzellen (mit Ausnahme des Philadelphia-Chromosoms bzw. des BCR/Abl-Fusionsgens)

A5 Unabhängiges Wachstum erythroider Zellkolonien in vitro

Nebenkriterien

B1 Thrombozyten > 400 000/µl

B2 Leukozytose (Neutrophile) > 12 000/µl

B3 Knochenmarkbiopsie mit Panmyelose bei prominenter erythropoetischer und megakaryozytärer Proliferation

B4 Niedriger Serum-Erythropoietin-(EPO-)Spiegel

Diagnose einer Polycythaemia vera bei Vorliegen von
- Hauptkriterien A1 + A2 + A3 oder A1 + A3 + A4
- Hauptkriterien A1 + A2 + 2 Nebenkriterien

[1] oder > 99 %-Perzentile der methodenspezifischen Referenzspannweite von Alter, Geschlecht und Aufenthalt über dem Meeresspiegel

Die **Wahl der Therapie** richtet sich nach dem Alter der Patienten:

(1) *Alter < 70 Jahre:* Primär ausschließlich Aderlasstherapie. Lassen sich jedoch Risikofaktoren für thrombo-hämorrhagische Komplikationen finden (in der Vorgeschichte thrombo-hämorrhagische Ereignisse, hoher Phlebotomiebedarf) oder besteht eine massive symptomatische Splenomegalie bzw. ein nicht beherrschbarer Pruritus, Chemotherapie mit Hydroxyurea einleiten (30 mg/kg KG in der 1. Woche, dann Dosishalbierung; erhöhtes Leukämierisiko be Langzeittherapie!).

(2) *Alter > 70 Jahre:* Da sich mit höherem Alter die Komplikationsrate erhöht, besteht eine effektive Therapie aus einer Kombination von Phlebotomie plus Hydroxyurea. Alternativ kann bei fehlender Patienten-Compliance eine ^{32}P-Therapie vorgenommen werden (2,5–3 mCi/m² i.v.; erste Kontrolle nach 6 Wo.). Es bleibt allerdings zu berücksichtigen, dass insbesondere nach dem 5. Jahr der Beobachtung akute myeloische Leukämien, Lymphome und Karzinome vor allem der Haut und des Gastrointestinaltrakts vermehrt auftreten.

Bei starkem **Pruritus** können Interferon, Megaphen®, Natulan® oder Tagamet® sowie Serotonin-Rückaufnahmeinhibitoren versucht werden. Die Hyperurikämie wird mit Allopurinol behandelt. Die Wertigkeit von α-Interferon wurde in Studien gezeigt. Anagrelide (**s. Kap. III.9.7.4**, „Therapie") ist zur Senkung erhöhter Thrombozytenzahlen ebenfalls wirksam.

Da die Differenzialtherapie derzeit nicht eindeutig geklärt ist, sollte die Betreuung dieser Pa tienten immer in Kooperation mit einem Zentrum erfolgen.

7.3 Chronische idiopathische Myelofibrose (CIMF)

Ätiologie, Pathogenese und Klinik: Die CIMF wird auch als Osteomyelofibrose, als idiopathische myeloische Metaplasie oder – im amerikanischen Schrifttum – als „agnogenic myeloid metaplasia" bezeichnet. Es handelt sich um eine Erkrankung aus dem Formenkreis der myelopro liferativen Störungen mit unbekannter Ursache, schleichendem Beginn und chronischem Verlauf. Es liegt eine Stammzellerkrankung vor; es wird ein präfibrotisches vom fibrotischen Stadium unterschieden, die Fibrose ist reaktiv. Die Erkrankung ist durch eine Anämie, ein leukoerythroblastisches Blutbild, unterschiedlich ausgeprägte Fibrose des Knochenmarks und eine extramedulläre Hämatopoese in Milz und Leber charakterisiert. Typisch ist eine deutliche Splenomegalie. Die Knochenmarkaspiration erbringt kein Material (Punctio sicca); daher ist eine Biopsie (Jamshidi-Punktion) notwendig. Mit Hilfe der Knochenmarkszintigraphie sowie der Kernspintomographie kann das Fortschreiten der Fibrosierung im Knochenmark dokumentiert werden. Differenzialdiagnostisch kommt in erster Linie die Abgrenzung gegenüber den anderen myeloproliferativen Erkrankungen in Frage, die alle eine sekundäre Myelofibrose entwickeln können (bei der Polycythaemia vera in 10% der Fälle), ferner die Abgrenzung gegenüber der akuten Myelofibrose (FAB-M7-Leukämie). Andere benigne oder maligne Krankheitsbilder, die mit einer Myelofibrose einhergehen können, bereiten i.d.R. keine differenzialdiagnostischen Schwierigkeiten.

THERAPIE

Die Therapie beschränkt sich auf palliative Maßnahmen. Eine kurative Knochenmarktransplantation ist bei jungen Patienten anzustreben; erfolgreiche Transplantationen gehen mit einer allmählichen Rückbildung der Knochenmarkfibrose einher.
Die Behandlung orientiert sich an den jeweiligen Hauptsymptomen.

7.4 Essenzielle Thrombozythämie

Klinik: Die essenzielle Thrombozythämie ist eine Erkrankung der pluripotenten Stammzelle. Sie ist durch eine Hyperplasie des Knochenmarks, insbesondere des megakaryozytären Systems, eine stark erhöhte Thrombozytenzahl sowie durch thromboembolische und hämorrhagische Episoden charakterisiert. Sowohl die Blutungs- als auch die Thrombosekomplikationen erklären sich durch zahlreiche funktionelle Plättchendefekte. Die häufigeren thrombotischen Komplikationen manifestieren sich meist als tiefe Beinvenenthrombose, jedoch werden auch verschiedene vasookklusive Erkrankungen, vom akuten Myokardinfarkt bis zur zerebralen Thrombose, beobachtet. Manche Patienten präsentieren sich mit Gastrointestinalblutungen, Epistaxis oder schweren Blutungen nach Traumen. Die rezidivierenden Gastrointestinalblutungen (evtl. okkult) erklären, warum bis zu 50% der Patienten hypochrome mikrozytäre Erythrozyten zeigen. Die Milz, anfangs meist vergrößert, kann im Laufe der Erkrankung infolge von intrasplenischen Thrombosen und Infarkten atrophieren (Howell-Jolly-Körperchen nachweisbar).
Differenzialdiagnostisch gilt es, neben den anderen myeloproliferativen Erkrankungen vor allem sekundäre Thrombozytosen auszuschließen. Die WHO-Kriterien zur Diagnose einer essenziellen Thrombozythämie weisen auch auf die differenzialdiagnostischen Aspekte hin, sie sind im Folgenden dargestellt:
(1) Diagnostische Kriterien („positive Kriterien"):
- Dauerhafte Erhöhung der Thrombozytenzahl $> 600\,000/\mu l$,
- Knochenmark mit überwiegender Proliferation der Megakaryopoese und deutlich erhöhter Anzahl großer, reifer Megakaryozyten.

(2) Ausschlusskriterien („negative Kriterien"):
- Kein Nachweis einer Polycythaemia vera:
  – Normale rote Zellmasse, Hb $< 18,5$ g/dl bei Männern und $< 16,5$ g/dl bei Frauen,
  – Eisen im Knochenmark nachweisbar, Serumferritin und MCV normal,
  – bei Eisenmangel: nach Eisensubstitution kein Anstieg der roten Zellmasse bzw. des Hb-Spiegels auf Werte wie bei der Polycythaemia vera.

- Kein Nachweis einer CML: Fehlen des Philadelphia-Chromosoms bzw. des BCL/Abl-Fusionsgens
- Kein Nachweis einer chronischen idiopathischen Myelofibrose: keine kollagene Fibrose, minimale oder fehlende Retikulinfibrose.
- Kein Nachweis eines myelodysplastischen Syndroms (MDS):
  - Keine MDS-typische Zytogenetik, z.B. 5q–, t(3;3)(q21:q26.1),
  - keine granulozytären Dysplasiezeichen,
  - allenfalls vereinzelte Mikromegakaryozyten.
- Kein Anhalt für reaktive Thrombozytose:
  - Keine zugrunde liegende entzündliche oder infektiöse Erkrankung,
  - kein Anhalt für Tumorleiden, keine vorausgegangene Splenektomie.

THERAPIE

Bei **symptomatischen Patienten** (u.a. Kopfschmerzen, Parästhesien, Schwindel) oder bei Patienten mit Komplikationen in der Vorgeschichte ist eine Therapieindikation gegeben.

Patienten, die sich **mit lebensbedrohlichen hämorrhagischen oder thrombotischen Episoden** vorstellen, werden einer Thrombozytenapherese zugeführt; parallel dazu wird eine Therapie mit Hydroxyurea (s.u.) oder Anagrelide eingeleitet. Bei Hochrisikopatienten (Alter > 60 Jahre, Thrombozyten > 1,5 Mio./µl, vorangegangene Thromboembolien) sollte ASS 100 mg täglich eingesetzt werden trotz des erhöhten Blutungsrisikos.

Ob **asymptomatische Patienten** behandelt werden müssen, ist sehr umstritten. Wie auch für alle anderen myeloproliferativen Erkrankungen besteht kein direkter Zusammenhang zwischen dem Ausmaß der Thrombozytose und möglichen Blutungs- oder Thrombosekomplikationen. Ferner gibt es keine überzeugenden Daten darüber, ob eine Senkung der Thrombozytenzahl durch Zytostatika bei asymptomatischen Patienten die Komplikationsrate senkt. Des Weiteren ist zu berücksichtigen, dass meist mehrere funktionelle Thrombozytendefekte nebeneinander existieren und dass abnorme Populationen zirkulierender Thrombozyten entweder durch die Therapie oder im Rahmen des natürlichen Verlaufs sich verändern; dies macht die Abschätzung von Komplikationen besonders schwierig. Schließlich sind die einsetzbaren Chemotherapeutika mit einem erhöhten Risiko einer Sekundärleukämie behaftet (dies gilt, wenngleich in vermindertem Ausmaß, auch für Hydroxyurea wie auch für Anagrelide), und der Einsatz von Thrombozytenfunktionshemmern birgt die Gefahr evtl. letaler Blutungen in sich. Wenngleich die Notwendigkeit einer therapeutischen Intervention bei asymptomatischen Patienten nicht bewiesen ist, bleibt dennoch die Furcht vor dem Auftreten klinisch signifikanter thrombotischer oder hämorrhagischer Komplikationen während des Verlaufs der Erkrankung. Deshalb werden die meisten Patienten mit Hydroxyurea oder Anagrelide und bei vorangegangener Thrombose mit Acetylsalicylsäure (50–100 mg) therapiert, bis normale Plättchenzahlen erreicht werden. Bereits in niedrigen Dosen führt Anagrelide zu einer Verminderung der Thrombozyten durch vorwiegende Hemmung der megakaryozytären Ausreifung. Auch wenn Langzeitbeobachtungen noch fehlen, erscheint das im Vergleich zum Interferon UAW-ärmere Hydroxyurea oder Anagrelide als wesentliche Bereicherung der therapeutischen Optionen.

Eine Alternative ist durch den Einsatz von **α-Interferon** gegeben. Etwa 60–70 % der therapierten Patienten sprechen sehr gut auf diese Behandlung an, und nach Erreichen einer kompletten Remission kann meistens eine sehr niedrig dosierte Erhaltungsdosis gegeben werden. Von besonderem Interesse sind experimentelle Hinweise, dass durch α-Interferon nicht nur die Plättchenzahl gesenkt wird, sondern es auch zur Reduktion des malignen megakaryozytären Klons im Knochenmark kommt.

10 Hämostase

C. M. KIRCHMAIER

1	Hämorrhagische Diathesen 747	5	Lupusantikoagulans 763
2	Hyperfibrinolytische Syndrome ..757	6	Faktor-VIII-Erhöhung 764
3	Verbrauchskoagulopathie 758	7	Hyperhomocysteinämie 764
4	Inhibitorendefizite und thrombophile Gerinnungsstörungen 760		

1 Hämorrhagische Diathesen

Ätiologie: Hämorrhagische Diathesen sind angeborene oder im Verlauf einer Grundkrankheit auftretende Hämostasestörungen, die zu Spontanblutungen führen oder zu Hämorrhagien, die in keinem Verhältnis zu dem sie auslösenden Trauma stehen. Sie werden durch folgende Störungen der Hämostase hervorgerufen:
(1) substanzieller Mangel eines Gerinnungsfaktors,
(2) Fehlbildung (angeborene Mutation oder erworbene Veränderungen) und damit Funktionsstörung eines Gerinnungsfaktors,
(3) Überschuss eines Inhibitors der Blutgerinnung,
(4) pathologische Steigerung der Fibrinolyse,
(5) Verminderung der Thrombozyten,
(6) Funktionsstörung der Thrombozyten,
(7) Blockade von Rezeptoren,
(8) Umsatzstörung (höherer Verbrauch an Gerinnungsfaktoren und Thrombozyten, als nachgebildet werden),
(9) Störung der Gefäßpermeabilität (Endothelschäden).

Pathophysiologie: Die Hämostase (Blutstillung) wird durch das Zusammenwirken der drei Teilkomponenten Blutgefäßsystem, Thrombozyten und plasmatisches Blutgerinnungssystem gewährleistet. Bei einer Verletzung liegen subendotheliale Strukturen frei. An den adhäsiven Proteinen des Subendothels haften über Rezeptoren die Thrombozyten und bilden nach Aktivierung einen Plättchenpfropf als primären Wundverschluss (primäre Hämostase). Dieser Plättchenpfropf wird durch Fibrinfäden, das Endprodukt des plasmatischen Gerinnungssystems, stabilisiert. Das plasmatische Gerinnungssystem gliedert sich in ein „inneres System", dessen Einzelfaktoren im Blut vorhanden sind, und in ein „äußeres System", dessen Komponenten teilweise aus dem Gewebe (hauptsächlich Freisetzungsprodukte von Endothel und glatten Muskelzellen) stammen. Für die Funktionsfähigkeit des „inneren Systems" sind außerdem Phospholipide der Thrombozytenmembran erforderlich. Die Aktivierung des plasmatischen Gerinnungssystems erfolgt durch Kontaktaktivierung der Faktoren XII und XI sowie durch Präkallikrein und hochmolekulares Kininogen an geschädigtem Endothel, freiliegenden subendothelialen Strukturen oder Fremdoberflächen. Dadurch werden enzymatische Reaktionen ausgelöst, die zur Umwandlung des Fibrinogens in Fibrin führen. Die Verknüpfung des Gerinnungssystems mit dem Endothel erfolgt durch gewebsständige Rezeptoren. Inhibitoren (z.B. AT, Protein C, Protein S) beschränken den Gerinnungsprozess auf den lokal notwendigen

Tabelle III.10.1 Tabellarische Auflistung einfacher Laboruntersuchungen und ihrer Ergebnisse bei hämorrhagischen Diathesen. Die aufgeführten Tests müssen ggf. noch durch Sonderuntersuchungen (z.B. Faktoreneinzelbestimmung) ergänzt werden. Verbrauchskoagulopathie und Hyperfibrinolyse kommen oft gleichzeitig vor. Dementsprechend treten unterschiedliche Kombinationen der Laborergebnisse auf.

	Blutungszeit	Gerinnungszeit	Thrombozytenzahl	Thromboplastinzeit	PTT (partielle Thromboplastinzeit)	Thrombinzeit	Retraktion	Clotlyse	Thrombin-Koagulase- oder Reptilasezeit	Fibrinogenspiegel	AT-III-Spiegel
Hypo-/Afibrinogenämie	(↑)	↑	N	↑	↑	↑	N	N	↑	↓	N
Hämophilie A und B	N	↑	N	N	↑	N	N	N	N	N	N
Faktor-II-, -VII-, -X-Mangel (z.B. durch Leberschaden, Vitamin-K-Mangel, Antikoagulanzientherapie)	N	(↑)	N	↑	↑	N	N	N	N	N	N
Heparineffekt	N	(↑)	N	N	↑	↑	N	N	N	N	N
Verbrauchskoagulopathie +	N	↓ (↑)	↓	(↓)	↓ (↑)	N (↑)	(N)	N	N	(N) (↓)	↓
Hyperfibrinolyse +	↑	?	N	↑	↑	↑	(N)	↑	↑	↓	N
Thrombozytopenie	↑	N	↓	N	N	N	↓	N	N	N	N
Thrombozytopathie	↑	N	N	N	N	N	(↓)	N	N	N	N
Vaskuläre hämorrhagische Diathesen	↑	N	N	N	N	N	N	N	N	N	N

N = normal;
↑ = verlängert oder erhöht;
↓ = verkürzt oder erniedrigt;
+ = Werte stadienabhängig variabel

Verschluss eines Endotheldefekts. Der Abbau eines gebildeten Blutgerinnsels im Rahmen der Reparationsprozesse erfolgt durch Freisetzung von fibrinolytischen Substanzen aus der Endothelzelle. Die Fibrinolyse wird durch blut- und gewebsständige Aktivatoren zur Wirkung gebracht, die Plasminogen in das aktive Enzym Plasmin umwandeln. Auch die Fibrinolyse wird durch Inhibitoren auf die lokal notwendige Lyse eines Fibrinthrombus begrenzt. Blutgerinnung und Fibrinolyse bewirken demnach den Wundverschluss und die Wiederherstellung einer intakten Strombahn.

Entsprechend den Einzelkomponenten des Hämostasesystems unterscheidet man **plasmatische, thrombozytäre** und **gefäßbedingte** Hämostasestörungen, die jeweils **angeboren (hereditär)** oder **erworben im Rahmen einer anderen Erkrankung** auftreten können. Besondere pathophysiologische Mechanismen verursachen eine Verbrauchskoagulopathie oder eine Hyperfibrinolyse (**s. Kap. III.10.2 und III.10.3**). Inhibitorendefizite oder Mutationen von Gerinnungsfaktoren, die einen Angriff des Inhibitors verhindern, bewirken eine Thromboseneigung (**s. Kap. III.10.4**).

Klinik: Leitsymptome und -befunde: Die Blutungsbereitschaft bei hämorrhagischen Diathesen zeigt sich in Spontan- und Verletzungsblutungen ungewöhnlicher Stärke. Eine Spontanblutung droht i.d.R. bei Verminderung eines Gerinnungsfaktors oder der Thrombozyten bzw. deren Funktion auf Werte < 10 % der Norm. Ohne traumatische Provokation bleiben hämorrhagische Diathesen klinisch oft symptomlos. Alle Blutungserscheinungen der Haut, Schleimhäute und inneren Organe können durch eine Hämostasestörung hervorgerufen werden, wenn es auch einige charakteristische Symptome bei bestimmten Hämostasestörungen gibt.

Diagnostische Hinweise: Oft gelingt es, bereits mit einfachen Methoden eine Klassifizierung einer Hämostasestörung zu erreichen (**Tab. III.10.1**), wodurch eine gezielte Basistherapie ermöglicht wird. Letztlich ist jedoch für die optimale Therapie eine exakte Diagnose erforderlich, die technisch sehr aufwändig sein kann. Daher sollte die genaue Diagnose möglichst im beschwerdefreien Intervall gestellt werden. Nur so schützt man den Patienten im Notfall vor zeitraubenden diagnostischen Maßnahmen und ermöglicht eine schnelle, optimale Behandlung. Das Eintragen der Diagnose in Notfallausweise und/oder Impfpässe erleichtert in Notfällen das therapeutische Handeln.

In seltenen Fällen treten natürliche oder erworbene Hemmkörper (z.B. Hemmkörperhämophilie, Faktor-VIII-Hemmkörper bei LE) als Ursache einer hämorrhagischen Diathese auf, die sich klinisch nicht von Aktivatordefiziten unterscheidet. Hier versagt die übliche Substitutionstherapie. Diagnostisch helfen in derartigen Fällen spezielle Hemmkörperuntersuchungen weiter, die auch eine quantitative Bewertung ermöglichen.

Klinik der plasmatisch bedingten Hämostasestörungen: Flächenhafte Hautblutungen sind neben lokalen, traumatisch bedingten Blutungen ein relativ typisches Zeichen einer plasmatischen Hämostasestörung. Besonders kennzeichnende Blutungsereignisse sind spontane Gelenkblutungen bei Hämophilie A und B und Wundheilungsstörungen bei Faktor-XIII-Mangel. Der Faktor-XII-Mangel zeichnet sich zwar durch eine stark verlängerte PTT aus, klinisch treten aber eher thromboembolische Ereignisse als Blutungen auf. Operationen können i.d.R. ohne Substitutionsbehandlung ausgeführt werden. Die übrigen plasmatischen Gerinnungsstörungen sind durch keine typische klinische Symptomatik ausgewiesen. **Tabelle III.10.2** gibt eine Übersicht über die Systematik der plasmatischen Hämostasestörungen (Koagulopathien). Die dort aufgeführten Normwerte sind als %-Werte angegeben. In der Praxis werden die Quotientangaben nach dem SI-System (**s. Kap. III.17**) bisher selten benutzt.

Klinik des von-Willebrand-Jürgens-Syndroms: Die häufigste angeborene Hämostasestörung ist das von-Willebrand-Jürgens-Syndrom. Der von-Willebrand-Faktor (vWF) ist für die Haftung der Thrombozyten an das subendotheliale Kollagen notwendig. Der vWF besteht aus vielen Einzelkomponenten (Multimere), die zusammen als großes Molekül den Faktor VIII umhül-

Tabelle III.10.2 Übersicht über die erworbenen und hereditären Koagulopathien

Gerinnungsfaktor	Blutgerinnungsstörung durch qualitativen oder quantitativen Faktorenmangel		Biologische HWZ (h)	Hämostaseologische Mindestaktivität (% der Norm)
	hereditär	erworben		
Faktor I: Fibrinogen	Hypo-/Afibrinogenämie Dysfibrinogenämie	Hypo-/Afibrinogenämie durch a) Bildungsstörung (z.B. Leberschaden) b) Hyperfibrinolysen (z.B. Prostatakarzinom; therapeutische Fibrinolyse) c) Verbrauchserhöhung (Verbrauchskoagulopathie)	96–120	20–30 (= 80–100 mg/dl)
Faktor II: Prothrombin	Hypoprothrombinämie	Hypoprothrombinämie durch Bildungsstörungen bei Leberschäden, Vitamin-K-Mangel, Antikoagulanzien	48–60	30–40
Faktor V: Proaccelerin	Parahämophilie	Faktor-V-Mangel bei schweren Leberschäden, Hyperfibrinolyse	12–15	10–15
Faktor VII: Prokonvertin	Faktor-VII-Mangel	Faktor-VII-Mangel bei Leberschäden, Vitamin-K-Mangel, Antikoagulanzien	2–5	5–10
Faktor VIII: Antihämophiles Globulin A	Hämophilie A, von-Willebrand-Jürgens-Syndrom	Faktor-VIII-Mangel bei Verbrauchskoagulopathie, Hyperfibrinolyse	8–12	25–30
Faktor IX: Plasma thromboplastin component	Hämophilie B	Faktor-IX-Mangel bei Leberschäden, Vitamin-K-Mangel, Antikoagulanzien	18–30	20–25
Faktor X: Stuart-Prower-Faktor	Stuart-Prower-Defekt	Faktor-X-Mangel bei Leberschäden, Vitamin-K-Mangel, Antikoagulanzien	24–48	10–20
Faktor XI: Plasma thromboplastin antecedent	PTA-Mangel	Faktor-XI-Mangel bei Leberschäden	60–80	15–20
Faktor XII: Hageman-Faktor	Hageman-Faktor-Mangel	Leberschaden	48–60	(10–20)
Faktor XIII: Fibrinstabilisierender Faktor (FSF)	FSF-Mangel	Verbrauchskoagulopathie M. Crohn Colitis ulcerosa	100–120	10

len und schützen. Bei Fehlbildungen oder Mangel des vWF kommt es zur nicht ausreichenden Bildung eines Plättchenpfropfs und damit zu einer verlängerten Blutung. Ferner kommt es durch Fehlen der Proteinhülle zu einer Degradation und damit Verminderung des Faktors VIII. Das Syndrom ist labortechnisch in unterschiedlicher Ausprägung durch eine Verminderung der Faktoren VIII (FVIII:C), von-Willebrand-Faktor-Antigen (vWF:Ag) und Ristocetin-Kofaktor (vWF:RCo) sowie durch eine Verlängerung der Blutungszeit bei gestörter Ristocetin-induzierter-Thrombozytenagglutination charakterisiert. Die verschiedenen Formen des von-Willebrand-Jürgens-Syndroms sind durch die unterschiedlichen Defekte des vW-Molekülkomplexes (Multimere) nach elektrophoretischer Auftrennung zu unterscheiden (Typ 1; Typ 2A; Typ 2B; Typ 2M; Typ 2N, Typ 3). Am häufigsten ist der so genannte Typ 1, dieser entspricht einer Verminderung aller Einzelkomponenten (Multimere). Klinisch tritt sehr häufig Nasenbluten auf. Meistens sind die Patienten unter normalen Lebensbedingungen symptomfrei. Nur bei operativen Eingriffen, auch leichterer Art (Zahnextraktion), und Verletzungen kommt es zu starken Blutungen und Nachblutungen.

Ein von-Willebrand-Jürgens-Syndrom kann auch erworben bei lymphoproliferativen Erkrankungen, Wilms-Tumor und Ehlers-Danlos-Syndrom vorkommen. Es verschwindet nach Therapie der Grundkrankheit.

Klinik des Vitamin-K-Mangels und der Vitamin-K-Verwertungsstörungen: Ein Vitamin-K-Mangel kann sich bei gestillten Neugeborenen oder bei Resorptionsstörungen (Malabsorptionssyndrom, Sprue) einstellen. Dabei kommt es zu einer hämorrhagischen Diathese infolge eines Defizits der Gerinnungsfaktoren II, VII, IX und X. Eine reversible Vitamin-K-Verwertungsstörung durch Synthesehemmung tritt bei der Behandlung mit Vitamin-K-Antagonisten (**s. Kap. II.5.5.6**) und mit bestimmten Cephalosporinen (**s. Kap. II.4.1.3.3**) auf. Schließlich führen schwere Leberschäden zur irreversiblen Vitamin-K-Verwertungsstörung durch Ausfall der Syntheseleistung der Leber (**s. Kap. III.7.1.6.5**).

Klinik der thrombozytär bedingten Hämostasestörungen: Ähnlich häufig wie das vWS sind thrombozytär bedingte Störungen der primären Hämostase. Diese können ebenfalls hereditär oder erworben sein. Petechiale Hautblutungen und – vergleichbar wie bei dem vWS – Schleimhautblutungen stellen die klinischen Leitsymptome dar. Neben der Verminderung der Plättchenzahlen (Thrombozytopenien) (**s. Kap. III.9.3**) gibt es funktionelle Störungen (Thrombozytopathien). Eine Thromboseneigung und hämorrhagische Zeichen treten bei Thrombozythämie auf (**s. Kap. III.9.7.4**).

Die Thrombozytenfunktionsstörungen sind zum überwiegenden Anteil erworben und unterscheiden sich in:

(1) Thrombozytenrezeptordefekte (Thrombasthenie Glanzmann, Bernard-Soulier-Syndrom),
(2) Thrombozytenspeicherdefekte (Storage-Pool-Syndrom),
(3) Riesenplättchen-Thrombozytopathien mit unbekanntem Basisdefekt (z.B. Myelodysplasien und myeloproliferative Erkrankungen),
(4) Störungen der Thrombinbildung auf der Plättchenmembran (z.B. Scott-Syndrom).

Diagnostisch stellen sich die Thrombozytopathien durch eine verlängerte Blutungszeit, normale oder moderat verminderte Plättchenzahl (Bernard-Soulier-Syndrom, Riesenplättchen-Thrombozytopathien) und normale Spiegel des vWF dar. Die Klassifizierung der einzelnen Thrombozytenfunktionsstörungen ist sehr komplex und bleibt dem Speziallabor vorbehalten.

Klinik der vaskulären Hämostasestörungen: Vaskuläre Hämostasestörungen können sich erheblich in ihrem klinischen Bild unterscheiden. Klinisch kann man den M. Osler an den typischen Teleangiektasien im Gesicht erkennen, die allerdings erst mit zunehmendem Lebensalter ausgeprägt auftreten. Petechiale Hautblutungen sind bei verschiedenen anderen Hauterscheinungen (z.B. Pigmentierungen, Hautatrophien) kombiniert und stellen dann typische dermatologische Erkrankungen dar.

Die Systematik der vaskulären Hämostasestörungen stellt sich wie folgt dar:
(1) kongenitale vaskuläre Hämostasestörungen:
- hereditäre Teleangiektasie (M. Osler),
- Von-Hippel-Lindau-Krankheit,
- Ehlers-Danlos-Syndrom;
(2) erworbene vaskuläre Hämostasestörungen:
- Purpura Schoenlein-Henoch,
- vaskuläre allergische Purpura,
- thrombotische Mikroangiopathie,
- C-Avitaminose,
- Purpura senilis.

THERAPIE

Zielsetzung

Die Therapie hämorrhagischer Diathesen dient i.d.R. der Beherrschung einer Verletzungsblutung, der Stillung einer spontanen Blutung, einer operativ induzierten, ungewöhnlich starken Blutung oder der Prophylaxe dieser Erscheinungen. Nur in seltenen Fällen ist im blutungsfreien Intervall eine Therapie erforderlich und sinnvoll. Bei manifesten Blutungen richtet sich die Behandlung nach Lokalisation und Stärke der Hämorrhagie. Bei schweren hämorrhagischen Diathesen (z.B. Hämophilie A und B) ist eine prophylaktische Substitutionstherapie sehr wirkungsvoll und verhindert schwere Spontanblutungen. Diese Prophylaxe wird von den Patienten meist in Form der „Selbstbehandlung" ausgeführt. Bei der Auswahl des therapeutischen Vorgehens muss die Nutzen-Gefahren-Relation wegen möglicher unerwünschter Therapiefolgen (Hepatitis-, HIV-Risiko, Hemmkörperinduktion, Hypervolämie, ökonomische Aspekte) beachtet werden. Erworbene hämorrhagische Diathesen (**s. Tab. III.10.2**) erfordern die Behandlung der Grundkrankheit. Bei Verbrauchskoagulopathien gelten besondere Therapieregeln (**s. Kap. III.10.3**, „Therapie").

Therapeutisches Vorgehen

Ein gezieltes therapeutisches Vorgehen muss folgende Maßnahmen umfassen:

Allgemeine Maßnahmen

Behandlung der Hypovolämie (hämorrhagischer Schock!) unter Einschluss der Erhaltung eines großvolumigen venösen Zugangs (**s. Kap. I.2.2.2**); ggf. Frischplasma-Gabe und evtl. Erythrozytenkonzentrate. Intramuskuläre Injektionen sind absolut kontraindiziert.

Lokale Maßnahmen

Druckverbände; Tamponaden (z.B. Bellocq-Tamponade; chirurgische Blutstillung; Anwendung besonderer lokaler Maßnahmen, z.B. Alveolentamponade, „Bluterschienen" bei Zahnextraktionen; Fibrinkleber [Beriplast®, Tissucol®]; Ausnutzung spezieller hämostyptischer Effekte: Uterustonika, Ovulationshemmer).

Spezielle Therapie

Sie erfolgt in Abhängigkeit von der Diagnose.
Bei erworbenen Hämostasestörungen ist die Behandlung der sie auslösenden oder unterhaltenden Grundkrankheit erforderlich. Bei einem Blutgerinnungsfaktorenmangel ist eine konsequente Substitutionsbehandlung notwendig, die zur Anhebung der Faktorenkonzentration deutlich über das hämostaseologische Minimum führt. Bei schwereren Blutungen oder größeren Operationen muss das Faktorendefizit weitgehend normalisiert (50–80 % der Norm) sein.

Bei Mangel an Gerinnungsfaktoren, für die keine Konzentrate zur Verfügung stehen (Faktor-V- und -XI-Mangel) sind Spiegel von etwas über 30 % anzustreben. Dabei gilt der Grundsatz der hohen, hämostatisch effektiven Anfangsdosierung und einer ausreichenden Erhaltungsdosis bis zur Abheilung des Gewebsdefekts. Als Dosierungshilfe bei der Substitutionstherapie kann folgende Faustregel empfohlen werden: Erhöhung der Konzentration eines Gerinnungsfaktors im Blut um 1 % im Mittel wird durch die Infusion von 1 E/kg KG erreicht. Dabei entspricht 1 E eines Gerinnungsfaktors seiner Gerinnungsaktivität in 1 ml Plasma. Die Substitution wird als fraktionierte Bolustherapie oder Bolusgabe mit nachfolgender Dauerinfusion von etwa 2–4 E Faktorenkonzentrat/kg KG pro Stunde durchgeführt. Die Substitutionstherapie muss unbedingt durch geeignete Laboruntersuchungen überprüft werden. Hierzu sollte am besten die Aktivität des substituierten Faktors oder notfalls eine Globalmethode mit entsprechender Sensitivität für den Gerinnungsdefekt bestimmt werden:
(1) Bei Fibrinogenmangel: Fibrinogenbestimmung,
(2) bei Defizit der Faktoren II, V, VII, X: PTZ (Quick-Wert),
(3) bei Defizit der Faktoren VIII, IX, X, XI, XII: PTT.

Faktor-VIII- und vWF-Stimulation

Desmopressin-Diacetat (Minirin®) bewirkt nach i.v. Gabe über eine Stimulation der Endothelzellen einen Anstieg der Faktoren VIII, von-Willebrand-Faktor-Antigen und Ristocetin-Kofaktor und eine leichte Fibrinolyse im Blut. Der Effekt kann bei zweimaliger Applikation im Abstand von 12 h über 3–4 Tage aufrechterhalten werden. Dazu wird Desmopressin in einer Dosis von 0,3 µg/kg KG in 50–100 ml 0,9 %iger Kochsalzlösung über 30–45 min i.v. infundiert. Desmopressin wird auch über die Nasenschleimhaut aufgenommen (Octostim® Nasenspray), sodass eine nasale Therapie (2 Spray-Stöße à 150 µg Octostim®-Nasenspray) möglich ist. Der Erfolg der Stimulation muss durch Bestimmung der Faktoren VIII (FVIII:C), Risocetin-Kofaktor (vWF:RCo) und von-Willebrand-Faktor-Antigen (vWF:Ag) 1–2 h nach Ende der Infusion kontrolliert werden. Außerdem ist die Gabe eines Antifibrinolytikums (z.B. 3-mal 2 Tbl. à 500 mg Tranexamsäure p.o. bzw. 3-mal 1 Ampulle Tranexamsäure à 500 mg i.v.) in den meisten Fällen wünschenswert. Mit dieser Therapie können bei milder Hämophilie und von-Willebrand-Jürgens-Syndrom (cave: Typ 2B passagere Thrombozytopenien möglich, Typ 3 kein Ansprechen) leichtere Blutungen gestillt oder einfache Operationen (Zahnextraktionen) ausgeführt werden. Die Desmopressinbehandlung kann auch bei kongenitalen oder erworbenen Thrombozytopathien wirksam sein. Beim Versagen der Stimulation muss eine Substitutionstherapie mit einem von-Willebrand-haltigem Präparat, z.B. mit Haemate P®, Wilate® (30–50 IE/kg KG) angewandt werden (s.o.). Mögliche UAW: gelegentlich Flush-Erscheinungen, Kopfschmerzen, geringer Anstieg der Pulsfrequenz.

Kontraindikationen zur Minirin®-Therapie: Herzfehler, thromboembolische Ereignisse, arterielle Hypertonie, chronische Nierenkrankheiten, Epilepsie, Migräne. Bei Kleinkindern ist wegen der Gefahr einer Hyponatriämie Desmopressin nur unter strenger Kontrolle anzuwenden.

Therapie mit Vitamin K

Ein Vitamin-K-Mangel oder eine reversible Vitamin-K-Verwertungsstörung wird mit einer einmaligen Dosis von 5–20 mg Konakion® p.o. oder i.v. (Vorsicht, Schockreaktion möglich) behandelt. Die Dosis kann nach Bedarf ein- oder mehrmals wiederholt werden. Ihre volle Wirkung tritt mit 1- bis 2-tägiger Verzögerung ein. Bei irreversiblen Verwertungsstörungen oder sofort notwendiger Normalisierung der Faktor-II-, -VII-, -IX- und -X-Konzentration im Blut ist nur die Substitutionsbehandlung mit FFP oder auch PPSB-Plasma wirksam (**s. Kap. II.5.5.6**, „Antidot"). Beim PPSB-Einsatz muss jedoch beachtet werden, dass dieses Konzentrat kein Antithrombin enthält und bei einigen Präparaten prothrombotische Aktivitäten vorhanden sind. Somit besteht bei seiner Anwendung ein Thromboserisiko. Die Substitutionsbehandlung mit FFP ist dagegen weniger effektiv.

Prophylaxe

Patienten mit einer Hämostasestörung sollten sich keinem vermeidbaren Verletzungsrisiko (z.B. gefährliche Sportarten oder Berufe mit hohem Verletzungsrisiko) aussetzen.

Bei schweren Hämostasestörungen (schwere Hämophilie A und B) ist eine prophylaktische Substitutionsbehandlung zu empfehlen. Diese sollte bei Hämophilie A 2- bis 3-mal/Woche und bei Hämophilie B 1- bis 2-mal/Woche in der Dosierung von 20–30 IE/kg KG erfolgen. Diese prophylaktische Therapie wird meist in Form der Heimselbstbehandlung ausgeführt.

Bei Blutungen ist entsprechend dem Blutungstyp eine Initialdosis des entsprechenden Faktorenpräparats erforderlich und sollte gemäß der Leitlinien der Bundesärztekammer verabreicht werden (**Tab. III.10.3**).

Bei vorgesehenen **operativen Maßnahmen** ist in Abhängigkeit vom Umfang und Blutungsrisiko des operativen Eingriffs eine Substitutionsbehandlung auszuführen. Dabei sind bestimmte Mindestaktivitäten des fehlenden Gerinnungsfaktors erforderlich (**s. Tab. III.10.2**). Nach Applikation einer ausreichend hohen Initialdosis ist in der postoperativen Phase eine konsequente Erhaltungstherapie mit Gerinnungsfaktorenkonzentrat bis zur blutungssicheren Wundheilung erforderlich. Die Effektivität der Substitutionsbehandlung ist zunächst täglich bis zur nachblutungssicheren Wundheilung zu überprüfen.

Therapie der plasmatisch bedingten Hämostasestörungen

Plasmatische Hämostasestörungen, für deren Ausgleich keine spezifischen Faktorenpräparate zur Verfügung stehen, werden mit fresh frozen plasma (FFP) substituiert. Limitierend ist das erforderliche Substitutionsvolumen mit dem Risiko der Hypervolämie. Bei einem Faktor-V- und Faktor-XI-Mangel sind 15–20 ml/kg KG FFP zu verabreichen. Im Einzelnen sollten die verschiedenen plasmatischen Hämostasestörungen, wie in **Tabelle III.10.4** aufgeführt, substituiert werden. Dabei sind Präparate mit hoher spezifischer Aktivität, niedrigem Proteingehalt und effektiver Virusinaktivierung zu bevorzugen. Die Chargendokumentationspflicht gemäß § 14 des Transfusionsgesetzes ist bei FFP und bei allen Faktorenkonzentraten sowie Fibrinkleber zu beachten.

Therapie des von-Willebrand-Jürgens-Syndroms: Das von-Willebrand-Jürgens-Syndrom wird nach dem Typ des von-Willebrand-Syndroms, dem Ansprechen z.B. auf DDAVP und evtl. bestehenden Kontraindikationen gegenüber DDAVP therapiert. Bei stärkeren Blutungen

Tabelle III.10.3 Empfohlene Faktor-VIIIC-Initialdosen bei Hämophilie-A-Blutungen

Blutungstyp	Initialdosis (E/kg KG)
Gelenkblutungen	20–40
Weichteilblutungen (Hirnblutungen, retroperitoneale Blutungen, Zungenbiss, größere Muskelblutungen)	40–60
Kleinere Haut- und Muskelblutungen	15–30
Schleimhautblutungen	
Gastrointestinaltrakt, Mundbereich	30–60
Epistaxis	20–40
Hämaturie	20–40
Operationen	
OP mit großen Wundflächen und/oder hoher Blutungsgefahr einschließlich Tonsillektomie	50–80
OP mit kleinen Wundflächen (z.B. Zahnextraktion, Herniotomie)	25–40

Tabelle III.10.4 Plasmatische Hämostasestörungen und ihre Therapie (Beispiele)

Hypo-/Afibrinogenämie, Dysfibrinogenämie
Substitutionspräparat	Fibrinogen
Handelsname/Hersteller	Haemocomplettan® HS, CLS Behring
Konzentration/Aktivität	1 g Fibrinogen

Faktor-II- und -X-Mangel
Substitutionspräparat	PPSB-Plasma
Handelsname/Hersteller	Multiple Hersteller
Konzentration/Aktivität	Faktoren II, VII, IX und X: 200 bzw. 600 E

Faktor-V-Mangel
Substitutionspräparat	Frischplasma, ggf. zusätzlich Thrombozytenkonzentrate
Handelsname/Hersteller	Blutbanken, Octaplas®, Octapharma
Konzentration/Aktivität	Faktor V und VIII: mindestens 1 E/ml

Faktor-VII-Mangel
Substitutionspräparat	Faktor-VII-Konzentrat, r-Faktor VIIa
Handelsname/Hersteller	Faktor VII S-TIM 4, 200/500® Baxter, Bioscience, NovoSeven®, Novo-Nordisk
Konzentration/Aktivität	Faktor VII: 200/500 E, 60/150 E Heparin

Hämophilie A (FVIIIC-Mangel)
Substitutionspräparat	F-VIII-Konzentrat
Handelsname/Hersteller	Beriate P, Haemate HS, Monoclate P, CLS Behring Haemoctin SDH, Biotest Fanhdi, Grifols F VIII SDH, Intersero Octanate, Wilate, Octapharma Hemofil MAHF, Immunate STIM plus, Advate rAF-PM, Recombinate r AHF, Baxter Helixate FS, CLS Behring Refacto, Wyeth Kogenate FS, Bayer
Konzentration/Aktivität	F VIII 250/500/1000 E

Hemmkörperhämophilie A
Substitutionspräparat	Fraktion FEIBA (Factor Eight Inhibitor Bypassing Activity) r-Faktor VIIa
Handelsname/Hersteller	Feiba S-TIM 4, 250, 500, 1000® Baxter, Bioscience NovoSeven®, 1,2 (60), 2,4 (120), 4,8 (240) mg (kIE), Novo Nordisk
Konzentration/Aktivität	250, 500, 1000 FEIBA-Einheiten, 60, 120, 240 kIE
Anmerkung	Kontraindiziert bei Verdacht oder Nachweis einer Verbrauchskoagulopathie. Entsprechende Laborkontrollen erforderlich. Weitere Hinweise der Hersteller beachten!

von-Willebrand-Jürgens-Syndrom
Substitutionspräparat	v.-Willebrand-Faktor-haltiges F-VIII-Konzentrat
Handelsname/Hersteller	Haemate HS, CLS Behring Immunate STIM plus, Baxter, Bioscience Wilate, Octapharma mildes Typ-1-vWS Minirin i.v./Octostim-Nasenspray, Ferring

Hämophilie B (Faktor-IX-Mangel)
Substitutionspräparat	Faktor-IX-Konzentrat
Handelsname/Hersteller	Berinin, Mononine CLS Behring F IX SDN, Biotest, Immunine STIM plus, Baxter Biosciecne Octanine Octapharma rekombinant, Benefix Wyeth
Konzentration/Aktivität	300/600/1200 E Immunine, übrige Präparate 250–1000 E.

Faktor-X-Mangel
S. unter Faktor-II-Mangel.

Tabelle III.10.4 (Fortsetzung)

Faktor-XII-Mangel	In der Regel keine Therapie erforderlich.
Faktor-XIII-Mangel	
Substitutionspräparat	Faktor-XIII-Konzentrat
Handelsname/Hersteller	Fibrogammin® HS 250, 1250, Aventis Behring Pharma
Konzentration/Aktivität	Faktor XIII: 250 oder 1250 E

und größeren operativen Eingriffen erfolgt eine Substitutionsbehandlung wie bei Hämophilie A (z.B. Haemate P® oder Wilate® 50 E/kg KG bis 4-mal tgl.). Leichtere Blutungen oder kleinere operative Eingriffe können mit der Faktor-VIII-Stimulation (Minirin®-Ampullen, Octostim® Nasenspray) behandelt werden.

UAW: Bei wiederholter und hoch dosierter Anwendung von Faktorenkonzentraten kann es zur Antikörperbildung gegen den jeweils substituierten Faktor kommen (**Hemmkörperkoagulopathie**). Dadurch wird die Substitutionsbehandlung wirkungslos. Bei Faktor-VIII-Inhibitoren < 5 Bethesda-E/ml können hohe Dosen Faktor-VIIIC-Konzentrat blutstillend wirken. Liegt die Inhibitor-Aktivität darüber, Bypass-Präparate (FEIBA) oder rekombinanten Faktor VIIa (NovoSeven®) anwenden. Die mögliche Desensibilisierungsbehandlung sollte Hämophiliezentren vorbehalten bleiben (Immuntoleranz-Therapie).

Selten entwickeln sich unter einer hoch dosierten Therapie mit Faktor-VIII- oder -IX-Konzentraten Isoagglutinine, die zur Hämolyse führen.

Ferner besteht grundsätzlich die Gefahr der Übertragung von Virusinfektionen. Daher sollte bei den einzelnen Substitutionspräparaten auf Hepatitis- und HIV-Sicherheit geachtet werden. Die Aspiration von Blut in die Faktorenkonzentrate muss wegen der Gefahr der Gerinnselbildung vermieden werden. Zusätze von Medikamenten in Faktorenkonzentraten sind nicht zulässig.

Erfolgskontrolle: Jede Substitutionsbehandlung ist durch die Bestimmung der Konzentration des substituierten Faktors im Empfängerblut auf ihre Wirksamkeit zu überprüfen. Falls Einzelfaktorenbestimmungen nicht ausgeführt werden können, müssen mindestens adäquate Globalmethoden angewandt werden.

Therapie der thrombozytären Hämostasestörungen

Die Therapie von Thrombozytenfunktionsstörungen ist abhängig von den jeweiligen Basisdefekten. So erfolgt bei Thrombozytenrezeptordefekten (Thrombasthenie Glanzmann) die Gabe von Leukozyten-gefilterten Thrombozytenkonzentraten (Thrombozytaphereseprӓparate). Bei mehrfacher Anwendung besteht hierbei die Gefahr der Antikörperbildung. Jüngste Beobachtungen haben gezeigt, dass alternativ die Behandlung mit Faktor VIIa (NovoSeven®) erfolgreich war. Bei vorliegenden Autoantikörpern ist dies derzeit die einzige Behandlungsmöglichkeit. Rekombinanter FVII (NovoSeven®) ist deshalb für die Therapie der Thrombasthenie Glanzmann bei Vorliegen von Thrombozytenantikörpern zugelassen. Empfohlene Dosierung 90–120 µg/kg KG als Kurzinfusion; Wiederholung nach 3 h. Milde Thrombozytenfreisetzungsstörungen können mit Desmopressininfusionen (**s. Kap. III.10.1** „Therapeutisches Vorgehen") behandelt werden. Wenn möglich, ist hier eine Testinfusion mit Bestimmung der Blutungszeit im blutungsfreien Intervall wünschenswert. Bei Therapieversagen Thrombozytenkonzentrate in Verbindung mit Haemate® oder alternativ Faktor VIIa geben. Die lokalen Maßnahmen entsprechen denen der Hämophiliebehandlung.

Therapie der vaskulären Hämostasestörungen

Die unterschiedliche Genese der vaskulären Hämostasestörungen ermöglicht keine allgemein gültigen Therapiemaßnahmen. Soweit es sich bei Vasopathien um Folgeerscheinungen anderer Erkrankungen handelt, sind diese primär zu behandeln.

Im Einzelnen können folgende Empfehlungen gegeben werden:
(1) **M. Osler:** lokale Blutstillung (Tamponaden). Erythrozytenkonzentrate bei größerem Blutverlust. Massive Auftransfusion kann aber die Blutung wieder induzieren. Behandlung der oft entstehenden Eisenmangelanämie. Ätzbehandlung der Nasenschleimhaut ist erfolglos.
(2) **Purpura Schoenlein-Henoch:** Da Infekt- und Arzneimittelallergien zu den häufigsten Ursachen zählen, ist eine gezielte antibiotische Therapie (Risiko: Herxheimer-Reaktion), Beseitigung eines Streuherds oder Absetzen von unverträglichen Arzneimitteln zu empfehlen. Symptomatisch kann Prednison und evtl. zusätzlich 50–100 mg/Tag Azathioprin (Imurek®) wirksam sein. Organkomplikationen spezifisch behandeln (z.B. Niereninsuffizienz, s. Kap. III.8.3, „Therapie"). Bei Faktor-XIII-Mangel adäquate Substitution.
(3) **Vaskuläre allergische Purpura:** In dieser Gruppe werden verschiedene Purpuraformen (u.a. auch Purpura pigmentosa progressiva) zusammengefasst. Bei Arzneimittel-, Kontakt- oder Nahrungsmittelallergie ist die Noxe zu meiden. Medikamentös kann 100 mg Prednison/Prednisolon in absteigender Dosis angewandt werden.
(4) **Thrombotische Mikroangiopathie** (M. Moschcowitz): **s. Kap. III.9.3.2.**
(5) **Skorbut:** Vitamin C, 0,2–1,0 g/Tag.
(6) **Purpura senilis:** Versuchsweise Calcium-Rutinion® und/oder Vitamin E (200–400 mg/Tag).

2 Hyperfibrinolytische Syndrome

Ätiologie und Pathogenese: Die Fibrinolyse ist die physiologische Ergänzung des Blutgerinnungsvorgangs. Sie bewirkt den Abbau eines fibrinhaltigen Gerinnsels und trägt damit wesentlich zur Rekanalisation eines thrombotischen Gefäßverschlusses und zum Abraum von Fibrinablagerungen im Gewebe bei. Der Fibrinolysevorgang wird durch das Enzym Plasmin hervorgerufen, das Fibrin in Fibrinopolypeptide zerlegt. Plasmin entsteht aus seiner Vorstufe Plasminogen unter der Einwirkung verschiedener im Blut oder Gewebe auftretender Aktivatoren (z.B. Urokinase, Gewebeplasminogenaktivator). Diese wiederum entwickeln sich aus Proaktivatoren (**s. Kap. II.5.6**). Unter pathologischen Bedingungen kann es zu einer starken Fibrinolyse (Hyperfibrinolyse) kommen, wodurch nicht nur Fibrin, sondern auch Fibrinogen, Faktor V und VIII lysiert werden. Erfolgt die Zerstörung dieser Faktoren in kurzer Zeit, übersteigt der Abbau der Gerinnungsfaktoren ihre Nachbildung. Daraus entwickelt sich ein Gerinnungsfaktorenmangel, der zu einer hämorrhagischen Diathese führt. Plasmin wird durch Antiplasmine neutralisiert, sodass bei angeborenem α_2-Antiplasmin-Mangel (sehr selten) eine hämorrhagische Diathese auftritt.
Hyperfibrinolytische Syndrome sind seltene Erscheinungen. Häufiger sind jedoch „reaktive Hyperfibrinolysen" als Folge einer zu intensiven Fibrinolyse bei Verbrauchskoagulopathie (**s. Kap. III.10.3**).

Klinik: Leitsymptome und -befunde: Hyperfibrinolytische Syndrome sind klinisch durch flächenhafte Haut-, Verletzungs- und typischerweise durch Nachblutungen aus Punktionsstellen (Gefäß-, Sternalpunktion) gekennzeichnet. Diese Symptome können auch bei einer entgleisten Thrombolysetherapie beobachtet werden (**s. Kap. II.5.6**). Erworbene Hyperfibrinolysen kommen vor bei Prostataoperationen, Prostatakarzinom, Pankreaskarzinom, intrauterinem Fruchttod, Fruchtwasserembolie, Abruptio placentae.

Diagnostische Hinweise: Bei einer Hyperfibrinolyse sind Thrombinzeit, Reptilasezeit, Quick-Wert und PTT verlängert, der Fibrinogenspiegel ist erniedrigt, die Thrombozytenzahl normal. Die Plasminaktivität ist erhöht, α_2-Antiplasmin erniedrigt. Der Clotlyse-Test ist positiv, im Plasma lassen sich Fibrinspaltprodukte nachweisen. Differenzialdiagnostisch kann die Hyperfibrinolyse gegenüber der reaktiven Hyperfibrinolyse bei Verbrauchskoagulopathie durch eine normale Thrombozytenzahl abgegrenzt werden. Diese Differenzialdiagnose ist häufig jedoch schwierig wegen der fließenden Übergänge zwischen beiden Hämostasestörungen.

THERAPIE

Primär wichtig ist die Behandlung der Grundkrankheit, die die Hyperfibrinolyse induziert. Außerdem ist bei ausgeprägter Hyperfibrinolyse die Gabe von Antifibrinolytika unter fortlaufender Laborkontrolle zur Dosisanpassung zu erwägen: Tranexamsäure (Ugurol®, Anvitoff®) 0,5–2 g/Tag langsam i.v. oder p.o.; Proteinaseinhibitoren (Antagosan®, Trasylol®) primär 500 000 KIE, danach 50 000 KIE/h als langsame Infusion i.v. Eine biologische Vorprobe mit 10 000 KIE i.v. ist wegen möglicher allergischer Reaktionen zu empfehlen. Schließlich kann die Substitution von Fibrinogen und/oder Gerinnungsfaktorenkonzentraten erforderlich werden.

3 Verbrauchskoagulopathie

Ätiologie: Verbrauchskoagulopathien (disseminierte intravaskuläre Gerinnung) können bei zahlreichen, in ihrer Ätiologie unterschiedlichen Erkrankungen vorkommen (**Tab. III.10.5**). Sie entwickeln sich aus einer gesteigerten Gerinnungsbereitschaft, die zu einer intravasalen Fibrinausfällung in verschiedenen Abschnitten der Endstrombahn führt.

Pathophysiologie: Die Verbrauchskoagulopathie wird durch das Auftreten von gerinnungsaktiven Substanzen, Gewebstrümmer, Aktivierung der Blutgerinnung im Bereich von Stasen in der Endstrombahn und/oder gleichzeitig mangelnder Inaktivierung dieser Substanzen durch Inhibitoren ausgelöst. Außerdem versagt bei der Entstehung einer Verbrauchskoagulopathie das Monozyten-Makrophagen-System (MMS) bei seiner Aufgabe, Eiweißabbauprodukte aus dem Blut abzufangen, zu speichern und abzubauen (Clearance-Funktion des MMS). Die dadurch induzierte disseminierte intravaskuläre Koagulation (DIC) führt zur Mikrothrombenbildung in der Endstrombahn verschiedener Organe (Niere, Lunge, Leber) mit entsprechender Organfunktionsstörung. Verläuft dieser Prozess schnell, ist der Verbrauch an Gerinnungsfaktoren und Thrombozyten größer als ihre Produktion. Es entsteht ein Hämostasedefekt und damit eine Blutungsneigung. Dieser Vorgang wird noch durch die sich einstellende „reaktive Fibrinolyse" kompliziert, die den Abbau des intravasal entstandenen Fibrinniederschlags zum

Tabelle III.10.5 Erkrankungen, die zu einer Verbrauchskoagulopathie führen können

schwere Infekte, Sepsis	durch gramnegative Keime, Meningokokkeninfektion, Malaria, Cholera, Rickettsiosen, Viruserkrankungen
hämatologische Erkrankungen	Promyelozytenleukämie, multiples Myelom, hämolytisch-urämisches Syndrom, Hämangiome (Kasabach-Merritt-Syndrom)
Vergiftungen	chemische Gifte, Schlangengifte
Mikrozirkulationsstörungen	Fettembolien, Hitzschlag, Transfusionszwischenfälle
akute Nekrosen und Malignome	akute Pankreatitis, große Malignomnekrosen, akute Lebernekrose, ausgedehnte Weichteilverletzungen
Schockzustände	hämorrhagischer Schock, Endotoxinschock, anaphylaktischer Schock, Verbrennungsschock, Elektroschock
gynäkologische und geburtshilfliche Erkrankungen	Eklampsie, HELLP-Syndrom, vorzeitige Plazentaablösung, intrauteriner Fruchttod, Fruchtwasserembolie, septischer Abort

Ziel hat. Oft wird aus der im Mikrothrombosebereich sinnvollen Lyse ein generalisierter Prozess, der zu einer weiteren Schädigung der Hämostase führt: Verminderung der Faktoren V, VIII und Fibrinogen, Fibrinogenpolymerisationsstörung (Antithrombin-VI-Effekt). Es ergibt sich daraus ein Circulus vitiosus, der einen völligen Zusammenbruch des Hämostasesystems mit einer schweren hämorrhagischen Diathese zur Folge hat. Das Vollbild der Verbrauchskoagulopathie läuft daher in 3 Stadien ab:

(1) Stadium I: Hyperkoagulabilität: Absinken der Thrombozytenzahl und des AT-Spiegels bei Verkürzung der PTT. TAT, Prothrombin-Fragment 1 + 2 erhöht.

(2) Stadium II: Dekompensation der Hämostase: Weitere Abnahme der Thrombozyten, des AT-Spiegels, der Gerinnungsfaktoren, insbesondere des Fibrinogens, hohe Fibrinmonomerkonzentration im Blut. PTT und Quick-Wert verlängert, TAT erhöht. Erhöhung der D-Dimere.

(3) Stadium III: Zusammenbruch der Gerinnung und Entwicklung einer reaktiven Fibrinolyse: Hochgradige Thrombozytopenie, starker Mangel an Fibrinogen und anderen Faktoren, hohe Fibrinogenspaltproduktkonzentration und Hyperfibrinolysezeichen (Labor: PTT, Quick-Wert, Thrombinzeit, Reptilasezeit, AT-Wert, Clotlyse-Test pathologisch, ausgeprägte Erhöhung der D-Dimere).

Klinik: Leitsymptome und -befunde: Primär entwickeln sich bei einer Verbrauchskoagulopathie die Zeichen einer Mikrothrombosierung in der Endstrombahn mit unterschiedlichen Organfunktionsstörungen (Niere, Lunge, Leber; Stadium I). Diese Phase bildet sich oft ohne spezielle Therapie zurück, sodass man zunächst nicht an die Entwicklung einer Verbrauchskoagulopathie denkt. Dies bedeutet aber nicht, dass auf die mögliche Behandlung (s.u.) verzichtet werden soll. Im Stadium II und III kommt es unter Akzentuierung der Organfunktionsausfälle zu Blutungen an der Haut, den Schleimhäuten oder in inneren Organen. Diese Symptome verstärken sich bei weiterer Entwicklung der Verbrauchskoagulopathie in einem dramatischen Ausmaß, sodass die Erkrankung trotz Therapie oft tödlich endet.

Diagnostische Hinweise: Bei Vorliegen einer zur Verbrauchskoagulopathie disponierenden Erkrankung sollten frühzeitig Laboruntersuchungen vorgenommen werden, die das Krankheitsbild erkennen lassen (Thrombozytenzahl, AT, PTT, Thrombinzeit, Reptilasezeit, Fibrinogenspiegel, D-Dimere, Fibrinmonomere). Die Bedeutung der Laborergebnisse ist unter der Beschreibung der Stadieneinteilung geschildert. Im Einzelfall kann die frühzeitige Diagnose einer Verbrauchskoagulopathie schwierig sein. Deshalb sind häufig Laborkontrollen durchzuführen, um den Ablauf der Erkrankung zu erfassen.

THERAPIE

Behandlungsziele

Prophylaxe und Therapie der Verbrauchskoagulopathie zielen auf die Vermeidung einer intravaskulären Gerinnung und im weiteren Verlauf auf die Substitution der verbrauchten Gerinnungsfaktoren ab.

Allgemeine Maßnahmen

Konsequente Behandlung einer Erkrankung, die potenziell eine Verbrauchskoagulopathie induzieren kann (z.B. Schockbehandlung, antibiotische Therapie, vorzeitige Entbindung). Vermeidung zusätzlicher iatrogener Blutungsrisiken (z.B. i.m. Injektionen, Verletzungen der Schleimhäute bei Sondierungen und Intubation). Bei lokalisierbaren Blutungen mechanische Blutstillung.

Spezielle Maßnahmen

In Abhängigkeit vom Stadium der Verbrauchskoagulopathie ist folgendes therapeutisches Vorgehen zu empfehlen:

(1) **Prophylaxe:** niedermolekulares Heparin.
(2) **Stadium I:** 500–1000 E Heparin/h i.v. als Dauerinfusion. Falls der AT-Spiegel < 70 %, AT-Substitution, um das Defizit auszugleichen.
(3) **Stadium II:** Unter Verzicht auf Heparingabe abgesunkenen AT-Spiegel substituieren. Ferner kann jetzt eine Gerinnungsfaktorensubstitution notwendig werden: FFP, Fibrinogen, wenn Konzentration im Blut < 100 mg %. PPSB-Plasma, falls Quick-Wert < 30 %. Faktor-XIII-Konzentrat (Fibrogammin®), wenn Faktor XIII < 50 %. Erythrozytenkonzentrat bei Anämie. Entwickelt sich die Gerinnungsstörung zum Stadium I zurück, wird die Therapie diesem Stadium entsprechend fortgeführt.
(4) **Stadium III:** Therapie wie im Stadium II, wobei i.d.R. höhere Substitutionsdosen erforderlich sind. Eine antifibrinolytische Therapie ist kontraindiziert.
Die Therapie muss unbedingt durch häufige Laborkontrollen überwacht werden!

4 Inhibitorendefizite und thrombophile Gerinnungsstörungen

Ätiologie: Ein Mangel eines physiologischen Inhibitors der Blutgerinnung verhindert die Kompensation der Gerinnungsaktivierung und führt zur Thromboseneigung (Thrombophilie). Die Defizite der Inhibitoren treten entweder genetisch bedingt angeboren auf oder es handelt sich um erworbene Defekte bei verschiedenen Grundkrankheiten (z.B. Leberschäden, Verbrauchskoagulopathie).

Pathophysiologie: Inhibitoren der Blutgerinnung neutralisieren aktivierte Gerinnungsfaktoren im strömenden Blut und begrenzen dadurch die Hämostase auf den Ort einer Endothelverletzung. Klinisch relevante Gerinnungsinhibitoren sind Antithrombin, Protein C und Protein S.
Antithrombin (AT) wird in der Leber gebildet und hemmt äquimolar die aktiven Gerinnungsfaktoren Thrombin (IIa), VIIa, IXa, Xa, XIa und XIIa. Die Reaktion wird durch Heparin katalysiert. Ohne AT ist Heparin praktisch wirkungslos (s. Kap. II.5.5.1, II.5.5.2).
Protein C wird in der Leber unter Mitwirkung des Vitamins K gebildet, über den Endothelrezeptor Thrombomodulin durch Thrombin zu dem aktivierten Protein-C-Komplex (APC) aktiviert und baut die aktivierten Faktoren V und VIII ab. Protein S wirkt als Kofaktor bei diesem Vorgang.
Die Inhibitoren bzw. deren Komplexe spalten aktivierte Gerinnungsfaktoren. Mutationen an der Schnittstelle der Proteasen führen zu einem Thromboserisiko. So ist als relativ häufiges Thromboserisiko eine Resistenz des Faktors Va gegen den aktivierten Protein-C-Komplex (aPC-Resistenz) bekannt. Dies wird durch eine Punktmutation auf dem Faktor-V-Gen hervorgerufen (Faktor-V-Leiden). Eine Mutation des Prothrombins führt ebenfalls zu einem Thromboserisiko. Diese beiden Gendefekte stellen die häufigsten angeborenen thrombophilen Risiken dar.

Klinik: Angeborene Inhibitorendefizite steigern in Abhängigkeit vom Grad des Defekts die Thrombosebereitschaft. Bei AT-, Protein-C- und Protein-S-Mangel unter 60 % treten bereits in jungen Jahren schwere venöse Thrombosen und Lungenembolien auf. Weitere Thromboserisiken (Immobilisation, operative Eingriffe, Ovulationshemmer) begünstigen die Thromboseentstehung zusätzlich. Ein homozygoter Protein-C-Mangel ruft schon kurz nach der Geburt eine Purpura fulminans hervor. Die Entwicklung einer Kumarinnekrose wird durch Protein-C-Mangel begünstigt (s. Kap. II.5.5.6, „UAW"). Unter der Gabe von Vitamin-K-Antagonisten sinken Protein C und Protein S ab. Dabei wird aber die Gerinnungsbalance i.d.R. nicht gestört, da die Faktoren II, VII, IX und X ebenfalls vermindert werden.

Tabelle III.10.6 Thrombophilie-Screening

V.a. angeborene Störungen	V.a. erworbene Störungen
Faktor V R 606 Q	Lupusantikoagulans
Faktor II G 20210 A	IgG-Kardiolipin-Antikörper
Antithrombin	Homocystein
Protein S	
Protein C	
Fibrinogen	
Homocystein	
Faktor VIII	
Plasminogen-Aktivator-Inhibitor	

Schwere Leberschäden, Überbeanspruchung des Gerinnungssystems (Polytrauma, Verbrauchskoagulopathie) führen zu einem Inhibitorenmangel und begünstigen die Entstehung einer Thrombose.
Die Diagnose erfolgt durch Bestimmung der AT-, Protein-C- und Protein-S-Werte im Blut. Nach Feststellung einer aPC-Resistenz kann die Störung durch eine genanalytische Untersuchung (Faktor-V-Gen) bewiesen werden. Die Prothrombinmutation ist nur durch eine Genanalyse zu diagnostizieren (Prothrombingenmutation G 20210A). Das Thrombophilie-Screening zeigt **Tabelle III.10.6**.

THERAPIE

Das Thromboserisiko bei Inhibitorenmangel wird durch gerinnungshemmende Mittel oder Substitutionsbehandlung kompensiert. Eine generelle Prophylaxe bei asymptomatischen heterozygoten Merkmalsträgern ist nicht erforderlich. Sie sollte aber ausgeführt werden, wenn bereits thromboembolische Ereignisse aufgetreten sind. Bei zusätzlichen Thromboserisiken (Immobilisation, z.B. bei chirurgischen Eingriffen oder Langstreckenflügen, Schwangerschaft) muss unbedingt eine Prophylaxe in halbtherapeutischer Dosierung ausgeführt werden:
(1) **AT-Mangel:** als Thromboseprophylaxe über längere Zeit: Vitamin-K-Antagonisten (**s. Kap. II.5.5.6**). In der Schwangerschaft und bei anderen besonderen Situationen (größere Operationen): AT-Substitution und 2 × 5000 E Heparin/Tag. Der AT-Spiegel sollte > 80% liegen.
(2) **Protein-C-, Protein-S-Mangel:** unter Heparinschutz (niedermolekulares Heparin in therapeutischen Dosen gemäß Herstellerangaben oder 500–800 E Heparin/h als Dauerinfusion) langsam einschleichende Therapie mit Vitamin-K-Antagonisten bis zum therapeutischen Bereich (INR: 2,0–3,0). Danach Fortsetzung der Behandlung bis zum Ende des erhöhten Thromboserisikos oder lebenslang bei homozygoten und Kombinationsdefekten und/oder Rezidivthrombosen. Therapierisiken, Therapiekontrolle und UAW: **s. Kap. II.5.5.6**.
(3) Bei **heterozygoter aPC-Resistenz, Protein-C-Mangel oder Prothrombinmutation** ohne Thrombose ist ohne zusätzliches Risiko keine Prophylaxe erforderlich. Treten zusätzliche Thromboserisiken auf (z.B. Operationen, Immobilisation), werden je nach erforderlicher Prophylaxedauer Heparin oder Vitamin-K-Antagonisten eingesetzt. Vor Langstreckenflügen empfiehlt sich die einmalige Prophylaxe mit niedermolekularem Heparin. Eine Schwangerschaft stellt ebenfalls ein erhöhtes Thromboserisiko dar, dieses ist am höchsten im Wochenbett, deshalb sollte eine Antikoagulation mit niedermolekularem Heparin über 6 Wochen post partum weitergeführt werden (**Tab. III.10.7**). Größere Behandlungszahlen liegen bisher für die niedermolekularen Heparine Dalteparin, Enoxaparin und Nadroparin vor (derzeitige Dosisempfehlungen: **Tab. III.10.8**). Nach der Behandlung einer einmaligen, isolierten Beinvenenthrombose ist eine antikoagulatorische Nachsorge von 6 Monaten (abhängig vom venösen Rückfluss) er-

Tabelle III.10.7 Behandlungsempfehlungen: Thrombophilie und Schwangerschaft

Risiko	Befund	Prophylaxe
Niedrig	Familiäre Thromboseanamnese Thrombophilie ohne eigene/familiäre Thromboseanamnese	NMH postpartal (mindestens 6 Wo. postpartal), in der Schwangerschaft physikalische Methoden
Mittel	Thromboseanamnese ohne Thrombophilie Wiederholte Spontanaborte ohne Präeklampsie/HELLP-Syndrom und Thrombophilie ohne Thromboseanamnese Homozygote Faktor-V-Leiden-Mutation ohne Thromboseanamnese	NMH während der Schwangerschaft und für mindestens 6 Wo. postpartal
Hoch	Herzklappenersatz Thrombose in der aktuellen Schwangerschaft Rezidivierende Thrombosen Homozygote Faktor-V-Leiden-Mutation ohne kombinierte thrombophile Defekte und Thromboseanamnese Antithrombin-Mangel mit/ohne Thrombose	NMH in therapeutischer Dosierung während der Schwangerschaft oder postpartal orale Antikoagulation Peripartal UFH i.v. aPTT-adjustiert

Tabelle III.10.8 Postpartales Management bei Thrombophilie

Risiko	Dosis	
Mittel	40 mg Enoxaparin 3000 Anti-Xa-E[1] Certoparin 3500 Anti-Xa-E Tinzaparin 1750 Anti-Xa-E Reviparin 2500–5000 Anti-Xa-E Dalteparin 0,3 ml Nardroparin 2- bis 3-mal 7500 IU UFH	10–12 h vor der Geburt absetzen 4–6 h postpartal weiterführen
Hoch	40–80 mg Exoxaparin 3000 Anti-Xa-E Certoparin 50–75 Anti-Xa-E/kg KG Tinzaparin 5000–10 000 Anti-Xa-E Dalteparin 40–60 Anti-Xa-E Nardroparin UFH aPTT-adjustiert	24 h vor der Geburt UFH 4–6 h vor der Geburt absetzen 4–6 h postpartal weiterführen

[1] Anti-Xa-E = Anti-Xa-Einheiten

forderlich. Patienten mit Bein-Becken-Venenthrombosen, insbesondere mit begleitender Lungenembolie, sollten bis zu 5 Jahre Antikoagulanzien erhalten. Homozygote Merkmalsträger und Patienten mit mehrmaligen Thrombosen bei heterozygotem Protein-C-Mangel oder aPC-Resistenz sowie Patienten mit Kombinationsdefekten werden auf Dauer antikoaguliert. Die Risikoeinschätzung zur Antikoagulation kann labortechnisch durch die Bestimmung von Thrombin-Antithrombin-Komplex (TAT), D-Dimeren, Prothrombinfragment 1 + 2 unterstützt werden.

Frauen mit aPC-Resistenz, Prothrombinmutation oder Protein-C-Mangel sollten auf Ovulationshemmer verzichten. Da Rauchen bei diesen Defekten das Thromboserisiko um mehr als das 20fache erhöht, ist auf strikte Nikotinkarenz zu achten.

5 Lupusantikoagulans

Ätiologie: Das Lupusantikoagulans zählt zu den Anti-Phospholipid-Antikörpern und ist das Produkt eines Autoimmunphänomens, das bei Autoimmunerkrankungen (z.b. Lupus erythematodes), bei Virusinfektionen, bei lymphoproliferativen Erkrankungen und medikamentös induziert (z.b. durch Chlorpromazin, Chinidin, Streptomycin) auftreten kann. Eine genetische Prädisposition scheint bedeutsam zu sein (HLA-Klassen: -DR4, -DR7, -DRw53). Die Mechanismen, die zum Lupusantikoagulans führen, sind nicht bekannt.

Pathophysiologie: Bisher wurden 4 Anti-Phospholipid-Antikörper charakterisiert: Antikörper bei Patienten mit falsch positiver Syphilis, Lupusantikoagulans, Antikardiolipin-Antikörper und Antikörper gegen β_2-Glykoprotein I. Beim Lupusantikoagulans handelt es sich um Autoantikörper (IgM, IgG), die gegen Phospholipid-Protein-Komplexe gerichtet sind. Dadurch werden phospholipidabhängige Reaktionen, auch Gerinnungsreaktionen (z.b. Gerinnungszeit, PTT, Einzelfaktoren-Tests) gehemmt. Die Gerinnungswerte sind pathologisch verlängert, ohne dass ein Faktorenmangel vorliegt. Das Lupusantikoagulans kann durch spezifische Nachweisverfahren festgestellt werden.

Klinik: In der Regel ist das Lupusantikoagulans mit einer venösen oder arteriellen Thromboseneigung verbunden. Dies wird auf eine gleichzeitig existierende endotheliale Dysfunktion bezogen. Bei schwangeren Frauen kommt es gehäuft durch Mikrozirkulationsstörungen der Plazenta zu Aborten. Diese treten meist ab der 10. Schwangerschaftswoche auf. Ebenso besteht das Risiko von Frühgeburten vor der 34. Schwangerschaftswoche wegen schwerer Präeklampsie, Eklampsie und Plazentainsuffizienz. Das Lupusantikoagulans kann zur Bildung von intrakardialen Thromben und perikardialen Hämatomen führen. Besteht zusätzlich eine Thrombozytopenie, kann es beim Lupusantikoagulans zu hämorrhagischen Erscheinungen kommen. Ferner können durch Ischämien an Ösophagus, Magen und Darm gastrointestinale Symptome auftreten. Ebenso treten durch arterielle und venöse Thrombosen und Embolien entsprechende ZNS-Komplikationen auf (Apoplex, Amaurosis fugax).

THERAPIE

Eine kausale Therapie gibt es bisher nicht. Risikomedikamente absetzen, Grundkrankheit behandeln. Patienten ohne Thrombosen werden nicht antikoaguliert, eine Prophylaxe ist nicht erforderlich. In thrombophilen Risikophasen (OP, Immobilisation, Gravidität) wird eine Prophylaxe mit niedermolekularen Heparinen angeraten.
Standardtherapie bei thrombotischen Ereignissen ist die Gabe von Heparin, gefolgt von Kumarinen. Die Hochdosistherapie mit Kumarinen (INR < 3) reduziert die Inzidenz eines neuen thrombotischen Ereignisses auf 1,3 % pro Patient pro Jahr. Bei Niedrigdosistherapie (INR < 2,5) reduziert sich die Inzidenz lediglich auf 23 %. Obwohl eine INR von 3,0–4,0 mit einer erhöhten Blutungsneigung assoziiert ist, bleibt der absolute Benefit durch die Thromboseprophylaxe positiv erhalten. Die gleichzeitige Gabe von Aspirin und Kumarinen wird unterschiedlich bewertet. Die Antikoagulation sollte so lange weitergeführt werden, bis das Lupusantikoagulans nicht mehr nachweisbar ist. Immunsuppressiva sollten nur bei Versagen der gerinnungshemmenden Therapie eingesetzt werden.

6 Faktor-VIII-Erhöhung

Erhöhte Plasmaspiegel des Faktors VIII führen zu einem erhöhten Thromboserisiko. Da Faktor VIII reaktiv erhöht sein kann und daher schwankt, sind mehrere Bestimmungen erforderlich, bevor therapeutische Konsequenzen gezogen werden. Ein dauerhaft erhöhter Faktor-VIII-Spiegel bedeutet ein erhöhtes Rezidivrisiko nach Erstthrombose und ist deshalb bei geplanter Beendigung der Antikoagulation zu berücksichtigen.

7 Hyperhomocysteinämie

Die Erhöhung des Homocysteins kann zu Thrombosen und atherosklerotischen Komplikationen führen. Homocystein ist eine Aminosäure, die bei der Umwandlung von Methionin in Cystein entsteht. Ursache für die Erhöhung des Cysteins kann die Mutation eines Gens der Methylentetrahydrofolatreduktase (MTHFR) oder ein Mangel der für diesen Vorgang notwendigen Vitamine B_6, B_{12} und Folsäure sein. Eine Senkung des Homocysteins ist durch Substitution mit Vitamin-B-Komplex und Folsäure möglich, wird aber derzeit hinsichtlich des klinischen Benefits kontrovers diskutiert. Die Diagnostik des Gendefekts erfolgt durch eine Analyse des MTHFR-Gens.

11 Onkologie

M. R. WEIHRAUCH

1	**Allgemeine Grundlagen** 765		2.2.1	Prostatakarzinom 807
1.1	Zytostatika 766		2.2.2	Nierenzellkarzinom 809
1.1.1	Indikationen, Toxizität, Interaktionen, Besonderheiten 766		2.3	Bronchialkarzinom (BC) 809
1.1.2	Allgemeine Toxizität von Zytostatika 787		2.3.1	Nicht-kleinzelliges Bronchialkarzinom 810
1.2	Tumorklassifikation 787		2.3.2	Kleinzelliges Bronchialkarzinom 812
1.3	Erfolgsbeurteilung 789		2.4	Gastrointestinale Tumoren 814
1.4	Tumormarker 790		2.4.1	Ösophaguskarzinom 815
1.4.1	Indikationen 790		2.4.2	Magenkarzinom 816
1.4.2	Regeln 791		2.4.3	Kolorektale Karzinome 817
1.4.3	Einteilung 791		2.4.4	Tumoren des Pankreas 825
1.5	Besondere Therapieformen 791		2.4.5	Primäre Lebertumoren 826
1.5.1	Adjuvante Chemotherapie 791		2.4.6	Gallenblasenkarzinom 827
1.5.2	Primäre systemische (neoadjuvante) Therapie 792		2.4.7	Neuroendokrine Tumoren des gastroenteropankreatischen Systems (GEP-NET) 827
1.5.3	Regionale Therapie 792		2.5	Schilddrüsenkarzinome 829
1.5.4	Immuntherapie, Biomodulatoren und Signaltransduktionshemmung 796		2.6	KUP-Syndrom 829
1.5.5	Supportive Therapie 797		**3**	**Therapie wichtiger Komplikationen** 830
2	**Chemotherapie solider Tumoren** 798		3.1	Hyperkalzämie 830
2.1	Mammakarzinom 798		3.2	Obere Einflussstauung 831
2.1.1	Mammakarzinom der Frau 798		3.3	Querschnittssyndrom 831
2.1.2	Mammakarzinom des Mannes 805		3.4	Hirnmetastasen 831
2.2	Urogenitalkarzinome 807		3.5	Zytostatika-Paravasate 832
			3.6	Allgemeine Komplikationen 832

1 Allgemeine Grundlagen

Die Behandlung der soliden Tumoren richtet sich nach Organspezifität, Histologie, Ausdehnung der Erkrankung, genetischen Markern und Allgemeinzustand des Patienten. Die primäre Prävention ist die effektivste Maßnahme gegen Krebserkrankungen. Insbesondere im Hinblick auf die bei Männern führenden Bronchialkarzinome ließen sich durch Zigarettenabstinenz ca. 90 % der Karzinome verhindern. Zusätzlich wird nun erstmalig eine Vakzine gegen humane Papillomaviren bei Mädchen eingesetzt, um Zervixkarzinomen im späteren Leben vorzubeugen. Beim Vorliegen einer Tumorerkrankung ist die Früherkennung der wichtigste Faktor einer kurativen Therapie. Die Krebsvorsorgeuntersuchung sollte daher allen Patienten immer wieder angeraten werden. Von den gesetzlichen Krankenkassen werden folgende Untersuchungen erstattet:

(1) Gynäkologische Tumoren: Abstrichuntersuchung ab dem 20. Lebensjahr, Brustuntersuchung ab dem 30. Lebensjahr, erste Basis-Mammographie ab dem 35. Lebensjahr, ab dem 40. Lebensjahr ca. alle 2–3 Jahre, ab dem 50. Lebensjahr alle 1–2 Jahre, ab 65. Lebensjahr ca. alle 3 Jahre;

(2) **urologische Tumoren (Männer):** urologische/rektale Untersuchung und PSA-Bestimmung ab dem 45. Lebensjahr;
(3) **kolorektale Tumoren:** Test auf okkultes Blut im Stuhl ab dem 50. Lebensjahr, Koloskopie im Alter zwischen 55 und 65 Jahren;
(4) **Hauttumoren:** Hautuntersuchungen werden nur von einzelnen Krankenkassen erstattet.
Wegen der unzureichenden Beteiligung der Bevölkerung (Frauen ca. 40 %, Männer ca. 15 %) sollten routinemäßig beim Arztbesuch immer wieder Fragen nach Stuhlunregelmäßigkeiten, chronischem Husten, tastbaren Knoten, unklarem Gewichtsverlust gestellt werden. Bei Frauen ist auf die monatliche Selbstuntersuchung der Brust hinzuweisen.

Bei lokalisierten Tumoren stehen die chirurgische Intervention und die lokale Strahlentherapie an erster Stelle, während bei Tumoren mit starker Metastasierungsneigung, bei manifesten diffusen Metastasen und bei ausgedehnten Rezidiven eine systemische Therapie indiziert ist. Heilung ist in diesem Zustand selten, ein palliativer Effekt (Reduktion von Beschwerden, Verbesserung des Allgemeinzustands ± Lebensverlängerung) häufig möglich.

Eine adjuvante Therapie (s. **Kap. III.11.1.5.1**) nach erfolgter Operation kann bei den Tumoren, die frühzeitig zu einer okkulten Fernmetastasierung neigen, indiziert sein. Bei einigen Tumoren ist eine primäre systemische Therapie („neoadjuvante Therapie") sinnvoll; durch Größenreduktion des Primärtumors wird eine bessere Operabilität oder Organerhalt möglich (Mamma-, Bronchial- und Rektumkarzinom in bestimmten Stadien).

Derzeit befindet sich die Onkologie im Wandel, da zunehmend nicht-zytostatische Medikamente bei soliden Tumoren zugelassen werden. Diese Medikamente werden auch „targeted drugs" genannt, da sie an Zielstrukturen der Tumorzellen ihre Wirkung entfalten. Hier gewinnen monoklonale Antikörper und „small molecules" (vorwiegend Tyrosinkinaseinhibitoren) rasant an Bedeutung.

Bei der konventionellen Chemotherapie sind in den letzten 5 Jahren nur wenige neue Substanzen auf den Markt gekommen. Insgesamt wurde jedoch bei einigen Tumorentitäten durch eine ausgeklügelte Kombination der Substanzen eine Prognoseverbesserung erzielt. Hochdosischemotherapien mit Stammzellersatz sind nach wie vor nur bei den Hämoblastosen und wenigen spezifischen Tumorentitäten (Hodenkarzinom; evtl. Ovarialkarzinom) sinnvoll.

Die Berechnung der Solldosis im Rahmen der zytostatischen Therapie geschieht – bis auf Ausnahmen – nach der Körperoberfläche in m². Ein Nomogramm zur Errechnung von Körperoberfläche aus Größe und Gewicht ist im Tabellenanhang (s. **Tab. III.18.1**) aufgeführt. Übergewichtige Patienten sollten voll ausdosiert werden.

Eine zytostatische Chemotherapie ist ein belastender Eingriff in Psyche und Organismus des Patienten. Für den Patienten, der unter seiner Diagnose und Therapie leidet, ist bei der Durchführung daher die psychische Führung ebenso wichtig wie die manuelle Zytostatika-Applikation. Dazu gehört besonders das Umfeld der Therapie. Eine stationäre Aufnahme ist bei der Therapie solider Tumoren nur in seltenen Fällen notwendig und gerechtfertigt. Angehörige sind frühzeitig einzubeziehen, auf Lebensumstände, besonders Essgewohnheiten, ist einzugehen. Bei einer Therapie unter palliativer Indikation dürfen UAW nicht den Erfolg der Therapie übersteigen.

1.1 Zytostatika

1.1.1 Indikationen, Toxizität, Interaktionen, Besonderheiten

In **Tabelle III.11.1** sind die Zytostatika nach Stoffgruppen zusammengefasst.
In der nachfolgenden Aufstellung sind die Daten der klinisch relevanten Zytostatika, monoklonalen Antikörper und Signaltransduktionshemmer alphabetisch aufgeführt (Handelsname des Erstanbieters in Klammern). Zu beachten sind die besondere Toxizität und die Interaktion mit anderen Zytostatika und der Begleitmedikation. Nur ihre genauen Kenntnisse und Berücksichtigung in der Therapie können den Patienten vor Schaden bewahren.

Tabelle III.11.1 Aufteilung der antineoplastisch wirksamen Substanzen (WHO)

1. Alkylanzien
- Alkylsulfonate
  - Busulfan
  - Treosulfan
- Ethylenimine
  - Thiotepa
- Nitrosoharnstoffe
  - Carmustin
  - Lomustin
  - Nimustin
- Stickstofflostderivate
  - Bendamustin
  - Chlorambucil
  - Cyclophosphamid
  - Ifosfamid
  - Melphalan
  - Trofosfamid

2. Antimetaboliten
- Folsäure-Analoga
  - Methotrexat
  - Premetrexed (Alimta®)
- Purin-Analoga
  - Cladribin
  - Fludarabin
  - 6-Mercaptopurin
  - Pentostatin
  - Thioguanin
- Pyrimidin-Analoga
  - Azacytidin
  - Cytarabin
  - Fluorouracil
  - Capecitabin
  - Tegafur/Uracil (UFT)
  - Gemcitabin

3. Pflanzenalkaloide
- Podophyllin-Derivate
  - Etoposid
  - Teniposid
- Taxane
  - Docetaxel
  - Paclitaxel
- Vinca-Alkaloide
  - Vinblastin
  - Vincristin
  - Vindesin
  - Vinorelbin

4. Antibiotika
- Anthrazykline
  - Daunorubicin
  - Doxorubicin
  - Doxorubicin liposomal
  - Epirubicin
  - Idarubicin
  - Mitoxantron
- Sonstige zytost. AB
  - Bleomycin
  - Dactinomycin
  - Mitomycin

5. Sonst. Zytostatika
- Platin-Verbindungen
  - Carboplatin
  - Cisplatin
  - Oxaliplatin
- Campthotecin-Derivate
  - Irinotecan
  - Topotecan
- Sonstige
  - Amsacrin
  - L-Asparaginase
  - Dacarbazin
  - Estramustin-P.
  - Hydroxycarbamid
  - Miltefoscin
  - Procarbazin
  - Temozolomid

6. Signal-Transduktions-Inhibitor (STI)
- Bortezomib (Velcade®)
- Imatinib (Glivec)
- Erlotinib (Tarceva®)
- Vandetanib (Zactima®)
- Sorafenib (Nexavar®)
- Sunitinib (Sutent®)
- Thalidomid
- Lenalidomid (Revlimid®)

7. Monoklonale Antikörper
- Alemtuzumab (Campath®)
- Bevacizumab (Avastin®)
- Cetuximab (Erbitux®)
- Gemtuzumab (Mylotarg®)
- Rituximab (Mabthera®)
- Trastuzumab (Herceptin®)
- ^{90}Y-Ibritumomab (Zevalin®)

8. Hormone
- Antiandrogene
  - Bicalutamid
  - Cyproteronacetat
  - Flutamid
- Antiöstrogene
  - Tamoxifen
  - Toremifen
  - Fulvestrant
- Aromatasehemmer
  - Anastrozol
  - Letrozol
  - Exemestan
- Gestagene
  - Medroxyprogesteronacetat
  - Megestrolacetat
- GnRH-Analoga
  - Buserelin
  - Goserelin
  - Leuprorelinacetat
  - Triptorelin

9. Zytokine
- Wachstumsfaktoren
  - Erythropoetin
  - Filgrastim (G-CSF)
  - Lenograstim (G-CSF)
  - Darepoeitin
  - PEG-Filgrastim
  - Oprelvekin[1] (Neumega®)
- Interferone
  - α-Interferon
  - β-Interferon
  - γ-Interferon
- Interleukine
  - Interleukin-2

[1] in Deutschland nicht zugelassen, Import gemäß § 73,3 AMG

Zytostatika

Bendamustin (Ribomustin®)

Applikation:	i.v. (nur in NaCl 0,9 %)
Indikation:	Maligne Lymphome (ML), multiples Myelom, CLL, Mammakarzinom.
Dosierung:	ML: 90–120 mg/m² Tag 1 + 2 alle 3–4 Wochen CLL: 70–100 mg/m² Tag 1 + 2 alle 4 Wochen Multiples Myelom, metastasierendes Mammakarzinom: 120–150 mg/m² Tag 1 + 2 alle 4 Wochen
Dosisred.:	Bei KM-Insuffizienz, keine Dosisanpassung bei Niereninsuffizienz notwendig
Toxizität:	KM, Fatigue, Übelkeit und Erbrechen, Allergien (Fieber)
Interaktion:	Nicht bekannt, aber zu erwarten bei Substanzen, die über den CYP1A2 metabolisieren.

Bleomycin (BLEO®)

Applikation:	i.v., i.a., i.m., s.c., topisch
Indikation:	Hodenkarzinom, maligne Lymphome, Plattenepithelkarzinom: Kopf-Hals, Ösophagus, Cervix uteri, Vulva, Penis, maligne Ergüsse
Dosierung:	ED: 15–30 mg (absolut) (topisch 30–180 mg) MD (kumulativ): 360 mg
Dosisred.:	Bei GFR < 25 ml/min um 50 % und im höheren Lebensalter Nicht anwenden bei manifester Pneumonie, eingeschränkter Lungenfunktion und simultaner Bestrahlung der Lunge
Toxizität:	Anaphylaxie oder anaphylaktoide Reaktionen (selten, wenn, dann eher bei Lymhomen → Vortestung!), Hyperpyrexie Lunge (führt in 10 % der Fälle zur Pneumonitis), Haut (Erytheme, Exantheme, Hyperkeratose), Mukositis, Diarrhö, Recallphänomen bei Radiatio
Interaktion:	T↑ (Pulmo) durch andere Zytostatika, die ebenfalls pulmotoxisch sind (BUS; CTX, Melph., MMC) sowie durch eine Strahlentherapie der Lunge T↑ durch Phenothiazin (Abbau über P450-System) und Cisplatin (Hemmung der Ausscheidung)
Cave:	Hypersensitivität (Testdosis 1–2 mg) Inaktivierung durch Chelatbildung mit 2- und 3-wertigen Kationen (Kupfer) und Substanzen mit einer Sulfhydryl-Gruppe (Glutathion) Bleomycin ist mit vielen anderen Medikamenten nicht kompatibel (Fachinformation!), z. B. nicht geben zu Aminosäurelösungen, Dexamethason, Aminophyllin, Furosemid, Ascorbinsäure etc. Narkose nach Bleomycin-Therapie nur mit niedriger alveolärer O_2-Konzentration, auch Jahre nach Bleomycin-Therapie!

Busulfan (Myleran®)

Applikation:	p.o., rasche, vollständige Resorption, i.v. (HD-Therapie)
Indikation:	CML, Polyzythämie, Konditionierung vor einer Stammzelltransplantation
Dosierung:	ED: Induktionsphase: 0,06 mg/kg/Tag Dauertherapie: 0,5–2 mg HD (KM-Transplantation) 4 mg/kg/Tag × 4 Tage MD nicht über 500 mg

Abkürzungen:			
ANE-Syndrom:	Anorexie. Nausea, Emesis	MD:	Maximaldosis
AUC:	„Area under the curve"	T↑:	Toxizitätserhöhung
GFR:	glomeruläre Filtrationsrate	T↓:	Toxizitätsminderung
ED:	Einzeldosis	W↑:	Wirkungsverstärkung
KM:	Knochenmark	W↓:	Wirkungsverminderung

Dosisred.:	Bei KM-Insuffizienz
Toxizität:	KM (dosislimitierend), Lunge, Hyperpigmentierung; „venoocclusive disease" und ZNS-Toxizität bei HD-Therapie (KMT), bei Langzeiteinnahme Gefahr der sekundären Leukämie
Interaktion:	Strahlentherapie der Lunge oder hohe O_2-Konzentration während einer Narkose können die pulmonale Toxizität erhöhen (auch noch Jahre nach der Therapie!) T↑ Itraconazol (ca. 20 % Reduktion des Metabolismus), W↓ durch Phenytoin
Cave:	Einsetzen des Effektes nach 10–14 Tagen Fortdauer der Wirkung nach Absetzen bis 4 Wochen Blutbildkontrolle mindestens wöchentlich

Capecitabin (Xeloda®)

Applikation:	p.o., rasche, vollständige Resorption
Indikation:	Metastasiertes Kolonkarzinom 1st-line, Mammakarzinom (1st- and furtherline)
Dosierung:	2500 mg/m² KOF verteilt auf 2 Tagesdosen Tag 1–14, q 3 Wo. Bei Toxizität WHO-Grad 3/4 Fortführung der Therapie mit 75 % der Dosis, bei weiterer Toxizität → Reduktion auf 50 %
Toxizität:	Diarrhö, Hämatotoxizität, ANE-Syndrom, Schwindel, Müdigkeit, Mukositis, Hand-Fuß-Syndrom (ca. 20 %) Beim Hand-Fuß-Syndrom Vitamin B_6 2 × 50 mg tgl. Akute Behandlung mit Hydratation der Haut, Lanolin-Salbe (s. 5-Fluorouracil)
Cave:	Auf DPD-Defizienz achten (Test auf Exon 14-Skipping möglich, aber nicht obligatorisch gefordert – ein negativer Test schließt eine DPD-Defizienz nicht aus.)
Interaktion:	W↑ durch Antazida, aluminium-/magnesiumhaltige Medikamente T↑ durch Folinsäure; Verstärkung der Wirkung von Cumarin/Warfarin → engmaschige Überwachung erforderlich, auch Monate nach Therapiebeginn

Carboplatin (Carboplat®)

Applikation:	i.v. als Kurzinfusion (> 15 min), topisch (intraperitoneal)
Indikation:	Kleinzelliges Bronchialkarzinom (SCLC), Ovarial-, Zervixkarzinom, Kopf-Hals-Tumoren
Dosierung:	ED: 300–400 mg/m² besser nach AUC! (Calvert-Formel) Monotherapie (alle 4 Wochen): ED = 5–7 (9) × (GFR + 25) Kombinationstherapie: ED = 4-mal (GFR + 25) MD ist nicht definiert
Dosisred.:	Bei Niereninsuffizienz entsprechend der GFR und Thrombozytenzahl
Toxizität:	KM, besonders Thrombozytopenie – Maximum nach 21–25 Tagen (stärker als Cisplatin); Niere, Gehör, periphere Nerven, Emesis (geringer als Cisplatin), Hyperurikämie. Selten: Alopezie, allergische Reaktionen, Fieber, Schüttelfrost, Elektrolytverschiebungen (Abfall von Mg^{2+}, Na^+, K^+)
Interaktion:	Erhöhung der Nephro- und Ototoxizität durch Komedikation (Aminoglykoside, Schleifendiuretika). Erniedrigter Spiegel von Diphenylhydantoin W↑ durch Hyperthermie (experimentell) Nicht über Aluminium-Nadeln applizieren (Komplexbildung) Nicht mit 5-FU, Natriumbicarbonat oder Mesna in Parallelinfusion

Abkürzungen:	ANE-Syndrom: Anorexie. Nausea, Emesis	MD:	Maximaldosis
	AUC: „Area under the curve"	T↑:	Toxizitätserhöhung
	GFR: glomeruläre Filtrationsrate	T↓:	Toxizitätsminderung
	ED: Einzeldosis	W↑:	Wirkungsverstärkung
	KM: Knochenmark	W↓:	Wirkungsverminderung

Chlorambucil (Leukeran®)

Applikation:	p.o.; schnelle und gute Resorption (Tbl. unter Lichtabschluss)
Indikation:	Maligne Lymphome, Ovarial-, Mammakarzinom.
Dosierung:	ED (CLL): 0,4 mg/kg Tag 1 q Tag 14, Dosissteigerung um 1 mg/kg in Kombination (LMF) 5–7,5 mg/m^2/Tag 1–14 MD ist nicht definiert
Dosisred.:	Bei KM-Insuffizienz und Medikamenten (siehe Interaktionen)
Toxizität:	KM; selten gastrointestinale Toxizität, Mukositis, Lungenfibrose, Pneumonitis, Amenorrhö und Azoospermie (bei einer Gesamtdosis > 400 mg), Fieber, Allergien, Leberfunktionsstörungen, periphere Neuropathie Bei Überdosierung: Erregungszustände, Ataxien, „Grand-mal"-Anfälle; potenziell mutagen, kanzerogen und teratogen
Interaktion:	T + W↑ unter Phenylbutazon-Derivaten, Vitamin A und Phenobarbital (Dosisreduktion)

Cisplatin

Indikation:	Hoden-, Ovarial-, Endometrium-, Zervix-, Blasen-, Prostata-, Bronchial- und Kopf-Hals-Karzinome, Sarkome, Melanome
Dosierung:	ED 50–120 (180) mg/m^2 pro Zyklus MD ca. 500 mg/m^2, Gefahr der Kumulation
Dosisred.:	Kontraindikation bei GFR < 80 ml/min
Toxizität:	ANE-Syndrom, Niere, periphere Nerven, Innenohrschäden (prätherapeutisches Audiogramm), periphere Neurotoxizität (Reflexausfall, Muskelschwäche); Hyperurikämie, KM. Selten: Alopezie, allergische Reaktionen, Fieber, Schüttelfrost, Elektrolytverschiebungen (Abfall von Ca^{2+}, Mg^{2+}, Na$^+$, K$^+$): Substitution mit MgSO$_4$ (10–20 mval)
Interaktion:	Erhöhung der Nephro- und Ototoxizität durch Komedikation (z. B. Aminoglykoside, Amphotericin B, Schleifendiuretika) Verminderung der renalen Clearance von Etoposid, Methotrexat, Ifosfamid und Bleomycin mit erhöhter Akkumulation dieser Zytostatika Mesna und Amifostine inaktivieren Cisplatin (ebenso auch Natriumthiosulfat) Im Tiermodell besteht ein Synergismus mit Etoposid und Vindesin, in vitro wirkt es strahlensensibilisierend auf hypoxische Zellen
Besond.:	Wegen der ausgeprägten Nephrotoxizität ist eine forcierte Zwangsdiurese (> 200 ml Urin/h) mit iso- oder hypertoner NaCl-Infusion (ca. 500–1000 ml pro 50 mg Cisplatin vor und nach der Therapie) notwendig – Schleifendiuretika sind nur bei Wasserretention indiziert. Bei HD-Therapie sollte gleichzeitig oder nach Infusion von Cisplatin 250 ml 3 %iges NaCl infundiert werden.

Cyclophosphamid (Endoxan®)

Applikation:	i.v., p.o. (Bioverfügbarkeit bei ca. 90 %); CTX wird nach oraler Gabe vollständig resorbiert, Serumspiegel nach oraler und intravenöser Gabe bioäquivalent
Indikation:	Maligne Hämoblastosen und solide Tumoren; wird auch zur Immunsuppression eingesetzt bei Autoimmunerkrankungen sowie bei der Organ- und Knochenmarktransplantation
Dosierung:	ED: ND: 500–1000 mg/m^2; HD: bis 16 g/m^2 Dauertherapie p.o.: 50–200 mg/m^2/Tag MD ist nicht definiert

Abkürzungen:			
	ANE-Syndrom: Anorexie. Nausea, Emesis	MD:	Maximaldosis
	AUC: „Area under the curve"	T↑:	Toxizitätserhöhung
	GFR: glomeruläre Filtrationsrate	T↓:	Toxizitätsminderung
	ED: Einzeldosis	W↑:	Wirkungsverstärkung
	KM: Knochenmark	W↓:	Wirkungsverminderung

Dosisred.:	Bei schwerer Leber- und Nierenfunktionsstörung
Toxizität:	KM, ANE-Syndrom, Alopezie, Gonaden mit Hypo-/Azoospermie, Lunge (Pneumonitis), Leber, Haut, in hoher Dosierung kardiotoxisch, verstärkt die Kardiotoxizität der Anthrazykline; Zystitisprophylaxe mit Mesna (ab Dosis > 400 mg/m^2): 20 % der Dosis von CTX i.v. zum Zeitpunkt 0 h, und 20 % i.v. nach 4 und 8 h oder 40 % p.o. nach 2 und 6 h, ausreichende Flüssigkeitszufuhr und häufige Blasenentleerung bei HD-Therapie (60–75 mg/kg) Kardiotoxizität!
Interaktion:	W↑ durch Phenobarbital (P450-Aktivierung) und Cimetidin (Clearance-Reduktion) T↑ bei Allopurinolgabe W↑ der Sulfonylharnstoff-Derivate (Blutzuckersenkung) und der depolarisierenden Muskelrelaxanzien durch Verringerung der Pseudocholinesterase-Konzentration (Apnoe) Dosisverstärkung von Antikoagulanzien (Cumarine) Verminderung des Plasmaspiegels von Digoxin
Cave:	Stark übergewichtige Patienten haben eine verzögerte Clearance

Cytarabin (Alexan®, Udicil®)

Applikation:	i.v., i.m., s.c., i.th.
Indikation:	Akute Leukämien, CML-Blastenschub, NHL hoher Malignität
Dosierung:	ED: LD-Therapie: 10–15 mg s.c./Tag × 21 ND-Therapie: 200 mg/m^2/Tag × 7 (9) HD-Therapie: bis 2 × 3000 mg/m^2/Tag (Cave: besondere Toxizität) intrathekal: 10–30 mg/m^2 3 × wö. MD ist nicht definiert
Dosisred.:	Dosisreduktion bei Alter > 65 Jahre, bei HD-Therapie und Leberfunktionsstörung
Toxizität:	KM, ANE-Syndrom, Mukositis, Diarrhö, pulmonale Toxizität (akutes Lungenödem, besonders bei HD-Therapie) Cytarabin-Syndrom: Fieber, Myalgien, Knochen- und Brustschmerzen, makulopapulöser Ausschlag, Konjunktivitis (zur Prophylaxe bei HD-Ara-C: Dexamethason-Augentropfen und Augenwaschungen mit steriler NaCl-Lösung 0,9 %), Unwohlsein (Gabe von Kortikoiden) Bei HD-Ara-C-Therapie: zerebrale und zerebelläre Funktionsstörungen
Interaktion:	Keine simultane Infusion mit Fluorouracil oder Methotrexat (physikalische Unverträglichkeit) Antagonistische Wirkung zu Gentamycin, Verminderung der Bioverfügbarkeit von Digoxin T+W↑ bei Vorbehandlung mit Methotrexat, Fludarabin oder Hydroxyurea Höheres Risiko einer Pankreatitis bei Gabe von Asparaginase *vor* Cytarabin

Dacarbazin (DTIC®, Detimedac®)

Applikation:	Rasche Infusion (frischer Zugang) in große Vene unter Lichtschutz (lokaler Schmerz)
Indikation:	Malignes Melanom, Weichteilsarkome, M. Hodgkin
Dosierung:	ED: 150–250 mg/m^2 über 4 Tage; 800 mg/m^2 Tag 1 MD ist nicht definiert
Dosisred.:	Bei Niereninsuffizienz
Toxizität:	KM (verzögert nach 2–4 Wochen), ANE-Syndrom, Fieber, Alopezie, Haut; selten Leber (Budd-Chiari-Syndrom), Lungen (Pneumonitis)

Abkürzungen:	ANE-Syndrom:	Anorexie, Nausea, Emesis	MD:	Maximaldosis
	AUC:	„Area under the curve"	T↑:	Toxizitätserhöhung
	GFR:	glomeruläre Filtrationsrate	T↓:	Toxizitätsminderung
	ED:	Einzeldosis	W↑:	Wirkungsverstärkung
	KM:	Knochenmark	W↓:	Wirkungsverminderung

Interaktion:	T↑ Kardiotoxizität der Anthrazykline T↓ nach Gabe von Phenobarbital und Phenytoin W↑ durch Hyperthermie Heparin, Lidocain und Hydrokortison sind inkompatibel
Cave:	Patienten sollten die Sonne meiden (Photosensitivität!) Paravasat unbedingt vermeiden! DTIC hat eine starke emetogene Potenz

Daunorubicin (DNR, Daunomycin) siehe Doxorubicin

Indikation:	ALL, AML

Docetaxel (Taxotere®)

Applikation:	Infusion
Indikation:	Mammakarzinom, nicht-kleinzelliges Lungenkarzinom (NSCLC); hormonrefraktäres Prostatakarzinom (in Kombination mit Prednison)
Dosierung:	ED: 60–100 mg/m² (1-h-Infusion) MD ist nicht definiert
Dosisred.:	KM-Insuffizienz
Toxizität:	KM, Mukositis, ANE-Syndrom, Neurotoxizität, Diarrhö, Alopezie, hypersensitive Reaktionen, Ödembildung durch erhöhte Kapillarpermeabilität – besonders bei kumulativen Dosen > 400 mg/m², Fuß- und Fingernageldystrophie (schmerzhaft)
Interaktion:	Mit Medikamenten, die ebenfalls über das Cytochrom-P450-System metabolisiert werden (z. B. Ketoconazol, Phenobarbital, Phenytoin) W↑ von Capecitabin bei Kombination (tierexperimentell)
Cave:	Prätherapeutische Gabe von Dexamethason Docetaxel darf nicht angewendet werden bei Patienten mit Überempfindlichkeit gegen Polysorbat 80

Doxorubicin (Adriamycin – Adriblastin®)

Applikation:	Streng i.v. (Nekrose bei Paravasat), topisch (Harnblase), (i.a.)
Indikation:	Solide Tumoren, maligne Lymphome, Leukämien
Dosierung:	ED: ND-Therapie: 40–75 mg/m², HD-Therapie: 90–150 mg/m², wöchentlich 30 mg/m² Rezidivprophylaxe beim oberflächlichen Harnblasenkarzinom: 50 mg (25–50 ml) in NaCl 0,9 % MD (kumulativ) 550 mg/m² (400 mg/m² bei Kindern!) Die wöchentliche Gabe oder eine längere Infusionszeit senkt die Kardiotoxizität und erhöht die MD auf bis zu 800 mg/m²
Dosisred.:	Bei Bilirubin > 2 mg/dl auf 50 %; > 3 mg/dl auf 25 %; dito bei schwerer kardialer Vorschädigung
Toxizität:	KM, Herzmuskel (akut + chronisch + Spättoxizität), ANE-Syndrom, Alopezie; Verstärkung der Kardiotoxizität bei Gabe von Herceptin oder Mitomycin sowie unter mediastinaler Strahlentherapie (MD auf 400 mg/m² begrenzen). Die Kardiotoxizität ist „peak-abhängig", protrahierte Gabe (Langzeitinfusion, wiederholte wöchentliche Applikation) scheint einen positiven Einfluss zu haben. Reduktion der Kardiotoxizität durch Dexrazoxane und Aminofostin beschrieben

Abkürzungen:	ANE-Syndrom: Anorexie, Nausea, Emesis	MD:	Maximaldosis
	AUC: „Area under the curve"	T↑:	Toxizitätserhöhung
	GFR: glomeruläre Filtrationsrate	T↓:	Toxizitätsminderung
	ED: Einzeldosis	W↑:	Wirkungsverstärkung
	KM: Knochenmark	W↓:	Wirkungsverminderung

Interaktion:	Keine Mischung mit Heparin, 5-FU und Dexamethason (chemische Inkompatibilität), keine Mischung in alkalischen Lösungen T+W↓ mit Phenobarbital durch beschleunigte Plasma-Clearance T+W↓ Interferon-α, H_2-Antagonisten, Verapamil T↑ mit Cyclosporin (neurologische Störungen bis zum Koma) Bioverfügbarkeit von Digoxin kann verringert sein
Cave:	Überwachung der kardialen Funktion durch Messung der Ejektionsfraktion des linken Ventrikels (Echokardiographie); EKG unzureichend Bei Bestimmung der MD: Kumulation mit anderen Anthrazyklinen/Anthrachinonen (Mitoxantron) beachten Recall-Phänomen bei Vorbestrahlung Bei Paravasat siehe Kapitel III.11.3.5.

Doxorubicin liposomal (Caelix®)

Applikation:	i.v. (30–60 min)
Indikation:	Mammakarzinom, Ovarialkarzinom (2nd-line), Kaposi-Sarkom
Dosierung:	ED: MC + OC: 50 mg/m^2 alle 4 Wochen, KS: 20 mg/m^2 alle 2–3 Wochen
Toxizität:	Palmar-plantare Erythrodysästhesie (PPE), = Hand-Fuß-Syndrom, Stomatitis, ANE-Syndrom, Asthenie, KM, Hautausschlag, Alopezie (sehr selten); akute Reaktionen während der Infusion (Asthma, Hautrötung, Schmerzen im Brustkorb, Fieber, Hypotonie, Tachykardie, Pruritus, Kurzatmigkeit, Gesichtsödeme, Kopfschmerzen, Schüttelfrost)
Interaktion:	Siehe Doxorubicin
Cave:	Klinisch signifikante Kardiotoxizität äußerst selten, trotzdem Überwachung der kardialen Funktionen (s. Doxorubicin)

Doxorubicin liposomal (Myocet®)

Applikation:	Streng i.v. als 1-h-Infusion, Endkonzentration 0,4–1,2 mg/ml Doxorubicin-HCl
Indikation:	Metastasiertes Mammakarzinom (1st-line in Kombination mit CTX)
Dosierung:	60–75 mg/m^2 3-wöchentlich
Toxizität:	Myelosuppression, Übelkeit, Erbrechen, Magengeschwüre, Halsschmerzen, Müdigkeit, Durchfall, Haarausfall
Interaktion:	Siehe Doxorubicin
Cave:	Keine Bolus-Injektion, keine Verwendung von Inline-Filtern, Überwachung der Herzfunktion mittels Messung der linksventrikulären Ejektionsfraktion (LVEF) ab einer kumulativen Anthrazyklindosis von 550 mg/m^2

Epirubicin (Farmorubicin®)

Indikation:	Mamma-, Ovarial-, Magen-, Pankreas-, Rektumkarzinome, kleinzelliges Bronchialkarzinom (SCLC), Non-Hodgkin-Lymphome, Weichteilsarkome, Prostatakarzinom
Dosierung:	ED: ND: 75–90 mg/m^2, wöchentlich (20–)30 mg/m^2 HD: 120 mg/m^2 MD: (kumulativ) 900–1000 mg/m^2 Reduktion der Kardiotoxizität durch wöchentliche Gabe oder Langzeitinfusion nicht geklärt

Abkürzungen:	ANE-Syndrom: Anorexie, Nausea, Emesis	MD:	Maximaldosis
	AUC: „Area under the curve"	T↑:	Toxizitätserhöhung
	GFR: glomeruläre Filtrationsrate	T↓:	Toxizitätsminderung
	ED: Einzeldosis	W↑:	Wirkungsverstärkung
	KM: Knochenmark	W↓:	Wirkungsverminderung

Dosisred.:	Bilirubin > 2 mg/dl auf 50 %; > 3 mg/dl auf 25 % und bei schwerer kardialer Vorschädigung
Interaktion:	Siehe Doxorubicin

Estramustinphosphat (Estracyt®)

Applikation:	i.v., p.o.; (Bioverfügbarkeit p.o.: 37–75 %)
Indikation:	Prostatakarzinom
Dosierung:	ED: Initialtherapie: p.o. 3 × 280 mg/Tag × 28, dann bei Ansprechen Reduktion auf 2 × 280 mg tgl. als Dauertherapie; Einnahme 1 h vor oder 2 h nach dem Essen. alternativ: i.v. 300–450 mg tgl. × 10, dann p.o. weiter (s. o.) MD ist nicht definiert
Dosisred.:	Bei Leberparenchymschaden und hohem Thromboserisiko
Toxizität:	Lokale Thrombophlebitiden, gastrointestinale Störungen, KM, ANE-Syndrom, Leber, Thrombosen; Gynäkomastie (prophylaktische Radiatio der Mamillen vor Therapiebeginn!)
Interaktion:	Wirkungsverlust bei Einnahme stark kalzium-, magnesium- oder aluminiumhaltiger Substanzen oder Nahrung (Antazida, Milch, Milchprodukte, Mineralwasser mit > 200 mg/l Ca^{2+}) T↑ durch trizyklische Antidepressiva T+W↑ bei Kombination mit Docetaxel (?)
Cave:	Als Infusionsträger ausschließlich Glukose 5 % verwenden

Etoposid (VP 16) (Vepesid®)
Etoposidphosphat (Etopophos®)

Applikation:	i.v. (Kurzinfusion), i.a., p.o. Resorption 30–50 % (topisch – Abdomen) Konzentration in der Infusionslösung: 0,2–0,4 mg/ml; Bei Etopophos®: 10 mg/ml
Indikation:	Bronchialkarzinom (NSCLC, SCLC), maligne Lymphome, AML, Hoden-, Ovarial-, Chorionkarzinome
Dosierung:	ED: i.v. 400–1500 mg/m²/Zyklus; 5 ED an 5 Tagen > 1 hohe ED p.o. 50–300 mg/m² tgl. als Dauertherapie MD ist nicht definiert
Dosisred.:	Bei KM-Insuffizienz
Toxizität:	KM, Alopezie, seltener Neuropathie, Mukositis, ANE-Syndrom, Leberfunktionsstörungen, Überempfindlichkeitsreaktionen
Interaktion:	Gabe vor Cisplatin, aber nach Paclitaxel Neurotoxizität verstärkt bei Vorbehandlung mit Vinca-Alkaloiden T↑ durch Kalziumantagonisten, Retrovir und Cyclosporin A Verstärkung der Warfarin-Wirkung
Cave:	Synergismus (Tierexperiment) mit Cisplatin, AraC, CTX, VCR, HU, 5-FU Es besteht eine Kreuzresistenz zwischen Anthrazyklinen und Etoposid

5-Fluorouracil (5-FU)

Applikation:	i.v., i.a., topisch (Aszites)
Indikation:	Kolorektales Karzinom, Mamma-, Magen-, Pankreaskarzinom.

Abkürzungen:	ANE-Syndrom: Anorexie. Nausea, Emesis	MD:	Maximaldosis
	AUC: „Area under the curve"	T↑:	Toxizitätserhöhung
	GFR: glomeruläre Filtrationsrate	T↓:	Toxizitätsminderung
	ED: Einzeldosis	W↑:	Wirkungsverstärkung
	KM: Knochenmark	W↓:	Wirkungsverminderung

Dosierung:	ED (Monotherapie – Dosisreduktion bei Kombinationen) 400–500 mg push i.v Tag 1–5 600–1000 mg/m^2 push i.v. 1-mal wöchentlich 2200–2600 mg/m^2 kont. Inf. 1-mal wöchentlich 250–300 mg/m^2 tgl. als Dauerinfusion MD ist nicht definiert
Dosisred.:	Bei schlechtem Allgemeinzustand, Leber- und Nierenfunktionsstörung
Toxizität:	Akut: psychotische Reaktionen, mnestische Störungen, Somnolenz, Erhöhung der Alkoholtoxizität Chronisch: KM, Alopezie, Mukositis, Diarrhö, Photodermatitis ZNS: bei hohen Dosen: Kleinhirnsymptomatik (Ataxie, Schwindel, verwaschene Sprache) Herz: selten Koronarspasmus mit Angina pectoris Fortsetzung der Therapie nur mit Kalziumantagonisten, trotzdem besteht die Gefahr des Myokardinfarkts! Bei Langzeitinfusion vermehrt „Hand-Fuß-Syndrom" mit schmerzhafter Ablösung der Haut an Hand- und Fußinnenflächen. Therapie: Vitamin B$_6$ 2 × 50 mg tgl. Akute Behandlung mit Hydratation der Haut, Lanolin-Salbe
Interaktion:	W↑ durch Folinsäure, Methotrexat und Interferon-α; Reduktion von Toxizität. T+W↓ durch Allopurinol
Cave:	Letale Toxizität bei DPD-Defizienz (Gentest!) Einsatz zur regionalen Chemotherapie von Lebermetastasen kolorektaler Karzinome, wobei eine hohe Extraktion durch die Leber besteht (ca. 50 %)

Gemcitabin (Gemzar®)

Applikation:	i.v. Kurzinfusion (15 min)
Indikation:	Blasenkarzinom, NSCLC, Pankreas-, Mamma-, Ovarialkarzinom (2nd-line)
Dosierung:	ED: 1000–1250 mg/m^2, Kurzinfusion über 30 min (Tag 1, 8, 15, Wdh. Tag 29) in Kombinationstherapie 800–1000 mg/m^2 MD ist nicht definiert
Dosisred.:	Nicht definiert
Toxizität:	KM-Toxizität, Anstieg der Lebertransaminasen (reversibel), Übelkeit und Erbrechen (selten), Proteinurie und Hämaturie (selten), Hautausschlag, Dyspnoe, influenzaartiges Bild, Ödem, sehr selten Alopezie Akute Reaktion während der Infusion: Flush, Kurzatmigkeit, Gesichtsschwellung, Kopfschmerzen, Rückenschmerzen und Blutdruckabfall treten bei ca. 7 % der Pat. auf → Infusion abbrechen oder Flussrate herabsetzen
Interaktion:	T↑ bei simultaner Strahlentherapie – Dosisreduktion! T+W↑ von Cisplatin W↑ bei gleichzeitiger Gabe von Etoposid Induktion einer Methotrexat-Resistenz (Amplifikation des Thymidinkinase-Gens)

Idarubicin (IDA) (Zavedos®)

Applikation:	i.v. (Nekrose bei Paravasat), p.o.
Indikation:	AML

Ifosfamid (IFO) (Holoxan®, IFO-cell®)

Applikation:	i.v., Lang- und Kurzzeitinfusion (Lösung < 4 % IFO)

Abkürzungen:			
ANE-Syndrom:	Anorexie, Nausea, Emesis	MD:	Maximaldosis
AUC:	„Area under the curve"	T↑:	Toxizitätserhöhung
GFR:	glomeruläre Filtrationsrate	T↓:	Toxizitätsminderung
ED:	Einzeldosis	W↑:	Wirkungsverstärkung
KM:	Knochenmark	W↓:	Wirkungsverminderung

11 Onkologie

Indikation:	Bronchial-, Ovarial-, Hoden-, Mamma-, Pankreas- und Zervixkarzinome, Ewing-, Weichteilsarkome, maligne Lymphome
Dosierung:	ED: 1,5–2,4 g/m^2 pro Tag an 3–5 Tagen 5–8 g/m^2 als kontinuierliche Infusion über 24 h MD ist nicht definiert
Dosisred.:	Bei Nieren- und Leberfunktionsstörungen
Toxizität:	(siehe Cyclophosphamid), Enzephalopathie bei hoher Dosierung Zystitisprophylaxe mit MESNA (i.v. 20 % der IFO-Dosis zum Zeitpunkt 0, 4, 8 h nach IFO oder 40 % p.o. nach 2 und 6 h, bei Dauerinfusion: 20 % vor Infusion, bis 100 % simultan und 50 % über weitere 6–8 h nach der IFO-Infusion mit ausreichender Flüssigkeitszufuhr, grundsätzlich häufige Blasenentleerung)
Interaktion:	Verstärkte Wirkung von Antikoagulanzien (Cumarin) und Sulfonylharnstoffen (Hypoglykämie) Verstärkung der Bestrahlungsreaktion der Haut T↑ Niere, KM und ZNS bei gleichzeitiger Gabe von Cisplatin T↑ durch Cimetidin und Allopurinol Antagonismus bei Gabe von IFO vor Taxanen, Synergismus mit Cisplatin, 5-FU
Cave:	Hydratation (> 2 l tgl.) während der Therapie

Irinotecan (Campto®)

Applikation:	Infusion (60–90 min), Infusionslösung: 0,12–1,2 mg/ml
Indikation:	Kolorektales Karzinom in Kombination mit FS/FU und als Monotherapie
Dosierung:	ED: Monotherapie:100–150 mg/m^2 wöchentlich × 4 (q 6 Wo.) oder 250–350 mg/m^2 alle 3 Wochen MD ist nicht definiert
Dosisred.:	Bei gastrointestinaler und hämatologischer Toxizität
Toxizität:	Akut: Cholinergisches Syndrom (dosisabhänig bei > 300 mg/m^2) → Vorbehandlung mit Atropin Verzögert: Diarrhö WHO-Grad 3/4 bei 25 %, ANE-Syndrom, Alopezie, Transaminasen- und Kreatinin-Anstieg, KM (Eosinophilie)
Cave:	Bei Auftreten von Durchfall Behandlung siehe Kapitel I.1.6.1
Interaktion:	T↓ (W↓?) durch Antikonvulsiva (Beschleunigung der Clearance)

Melphalan (Alkeran®)

Applikation:	i.v., p.o., i.a. (regionale Perfusion) Resorption und Bioverfügbarkeit sehr unterschiedlich (zwischen 20 und 90 %), Bioverfügbarkeit nimmt im Laufe der Behandlung zu (gesteigerte Resorption), wird verringert bei Einnahme während oder nach dem Essen
Indikation:	Multiples Myelom, Ovarial-, Mammakarzinom, Melanom (regionale Perfusion)
Dosierung:	ED: (multiples Myelom) p.o.: 0,15 mg/kg über 4 Tage i.v.: 16 mg/m^2 Tag 1 Ovarial-/Mammakarzinom: 0,2 mg/kg über 5 Tage HD-Therapie (KMT): 140–200 mg/m^2 regionale Perfusion: 70–100 mg MD ist nicht definiert
Dosisred.:	Bei Nierenfunktionseinschränkung (bes. bei i.v. Gabe)

Abkürzungen:			
ANE-Syndrom:	Anorexie, Nausea, Emesis	MD:	Maximaldosis
AUC:	„Area under the curve"	T↑:	Toxizitätserhöhung
GFR:	glomeruläre Filtrationsrate	T↓:	Toxizitätsminderung
ED:	Einzeldosis	W↑:	Wirkungsverstärkung
KM:	Knochenmark	W↓:	Wirkungsverminderung

Toxizität:	KM (verzögert nach 2–4 Wochen), ANE-Syndrom, Alopezie, Amenorrhö, Lungenfibrosen, hämolytische Anämie, sekundäre akute Leukämien Bei HD-Therapie venookklusive Erkrankungen, interstitielle Pneumonie, Lungenfibrose, inadäquates ADH-Sekretions-Syndrom (Hyponatriämie)
Interaktion:	Cimetidin verringert die Bioverfügbarkeit des oral applizierten MPL um 30 % und die Plasma-HWZ um 20 % Einige Aminosäuren (Leucin, Glutamin, Tyrosin und Methionin) verringern die Aufnahme von MPL in Tumorzellen Bei hochdosierter i.v. Gabe (140 mg/m^2) und Nalidixinsäure vereinzelt Enterokolitiden bei Kindern mit Todesfolge T↑ durch Ciclosporin, Misonidazol (Nephrotoxizität)
Einn.:	Nüchtern, 1/2 h vor den Mahlzeiten mit viel Flüssigkeit
Cave:	Häufige Kontrolle von Blutbild und Harnstoffwerten

Methotrexat (MTX)

Applikation:	i.v.; i.m.; i.th.; p.o. (50 % Bioverfügbarkeit)
Indikation:	ALL, maligne Lymphome, Chorionepitheliom, Mamma-, Zervix-, Ovarial-, Kopf-Hals-Karzinome, kleinzelliges Bronchialkarzinom (SCLC), Osteosarkom, Meningeosis leucaemica
Dosierung:	ED: 40–60 mg/m^2; HD-Therapie bis 12 g/m^2 intrathekal: 8–12 mg/m^2 1- bis 2-mal wöchentlich MD: 20 g als ED, keine kumulative MD bekannt
Dosisred.:	Bei Nierenfunktionsstörung, bei HD-MTX: Kontraindikation bei GFR < 60 ml/min
Toxizität:	KM, Mukositis, Diarrhö, Leber, Niere, ZNS, seltener Allergien, Haut (Hand-Fuß-Syndrom) HD-Therapie: Urinausscheidung > 200 ml/h Urin-pH > 7,4; Rescue mit Kalziumfolinat nach 24 h über mindestens 36 h je nach Serumspiegel ZNS-Toxizität bei intrathekaler Anwendung (Meningismus, selten periphere Lähmungen), bei Liquorzirkulationsstörung schwere Hirnveränderungen
Interaktion:	T+W↑ (Nephrotoxizität) durch Cisplatin Konkurrierende Nierenausscheidung mit nichtsteroidalen Antirheumatika: ASS, Naproxen, Ketoprofen T↑ (KM-Toxizität) durch Trimethoprim, Salicylate, Phenytoin und Penicilline Gefahr von Leberzirrhose durch gleichzeitige Alkoholzufuhr T↑ der Cumarine (2 Tage Karenzzeit vor und nach der Therapie) ZNS: Leukenzephalie bei Bestrahlung des ZNS (auch bei späterer Bestrahlung); selten: allergische Pneumonitis
Cave:	Bei Aszites oder Pleuraerguss kann MTX in diesem 3. Kompartiment verlängert verbleiben und verzögert rückresorbiert werden, die HWZ verlängert sich dadurch deutlich, und die Toxizität ist unkontrollierbar! Keine HD-Therapie ohne vorherige Punktion!
L.-Resc.:	MTX-Dosis > 60 mg/m^2: 12–24 h nach Beginn der MTX-Gabe: Leucovorin 15–30 mg p.o. alle 6 h (× 8–12) bis zur Normalisierung des MTX-Spiegels (< 0,1 µmol); bei verzögerter Ausscheidung: Dosissteigerung von Leucovorin auf 100 mg/m^2 i.v.
Überdosis:	Therapie: Carboxypeptidase G$_2$[1] steigert die Methotrexat-Clearance (auch intrathekal)

[1] zu beziehen von Prof. Dr. E. Thiel, Med. Klinik III, Universitätsklinikum Benjamin Franklin der FU-Berlin; Tel: 030 8445-2337; FAX –4468 im Rahmen der GMALL-Studie „Einsatz rekombinanter Carboxypeptidase G2 bei pat. mit Methotrexat-Ausscheidungsstörung oder intrathekaler Methotrexat-Überdosierung.

Abkürzungen:	ANE-Syndrom: Anorexie, Nausea, Emesis	MD:	Maximaldosis
	AUC: „Area under the curve"	T↑:	Toxizitätserhöhung
	GFR: glomeruläre Filtrationsrate	T↓:	Toxizitätsminderung
	ED: Einzeldosis	W↑:	Wirkungsverstärkung
	KM: Knochenmark	W↓:	Wirkungsverminderung

Mitomycin (MMC)

Applikation:	streng i.v., i.a., (Nekrosen bei Paravasat) topisch (Harnblase)
Indikation:	Solide Tumoren, CML, Osteosarkom, Blasenkarzinom: intravesikal
Dosierung:	ED: 10–20 mg/m^2 MD ca. 100 mg (3–5 Zyklen)
Dosisred.:	Bei Nierenfunktionsstörung
Toxizität:	KM (verzögert nach 2–4 Wochen), ANE-Syndrom (auch verzögert über viele Tage anhaltend), Leber, Lunge und Niere, Allergien, Alopezie. Selten: Pneumonitis (ARDS), Mikroangiopathie und hämolytisch-urämisches Syndrom: prophylaktische Gabe von 250 mg Prednison prätherapeutisch
Interaktion:	Inaktivierung durch gleichzeitige Gabe von Vitamin B_2, B_6, B_{12}, C, K_1, Inosin, ATP, Glutathion, Orotsäure, Cystein, Natriumdithionit Erhöhte Gefahr eines Bronchospasmus bei gleichzeitiger oder auch späterer Gabe von Vinca-Alkaloiden Synergismus mit Cisplatin
Besond.:	Bei Paravasat siehe Kapitel III.11.3.5
H-form:	Tr.-Fl. 2 mg (10); 10 mg (1/5); 15 mg (1/5); 20 mg (1/5)

Mitoxantron (Novantron®, Onkotrone®)

Applikation:	i.v., i.a., intraperitoneal, topisch
Indikation:	Mamma-, Prostatakarzinom, NHL, AL, CML-Blastenschub
Dosierung:	ED: 12–14 mg/m^2 als Kurzinfusion in 250 ml NaCl Intratumoral ca. 0,3 mg/cm^2 Tumor Peritonealraum: 25(–35) mg/m^2 in NaCl (ca. 10 mg/500 ml) MD: 200 mg/m^2 (kumulative Dosis)
Dosisred.:	Bei Leberfunktionsstörung (ähnlich wie Doxorubicin)
Toxizität:	KM, Herz (Kumulation mit Anthrazyklinen)
Interaktion:	Keine Mischung mit Heparin (Ausfällung) Mitoxantron inhibiert den mikrosomalen Cytochrom-P450-Metabolismus, daher unerwartete Toxizitäten möglich, besonders in Interaktionen mit Medikamenten, die ebenfalls diesen Abbaumechanismus haben (Barbiturate, Phenytoin) Thrombozytenaggregationshemmung (ähnlich wie ASS)
Besond.:	Intrakavitäre Instillation (Pleura, Peritoneum)

Oxaliplatin (Eloxatine®)

Applikation:	i.v.; als Trägerlösung bei Infusion nur Glukose 5 % verwenden, keine Bolusinjektion, keine aluminiumhaltigen Infusionsbestecke verwenden
Indikation:	Adjuvante und palliative Therapie des kolorektalen Karzinoms in Kombination mit FS/FU
Dosierung:	ED: in Kombination mit 5-FU: 85 mg/m^2 jeweils als 2-h-Infusion MD: Grenzdosis für Neurotoxizität: 1000 mg/m^2 KOF
Toxizität:	Peripheres Nervensystem (Dysästhesien, Parästhesien), Gastrointestinaltrakt (Übelkeit, Erbrechen, Durchfall – 4 % Grad 3 + 4)

Abkürzungen:			
	ANE-Syndrom: Anorexie, Nausea, Emesis	MD:	Maximaldosis
	AUC: „Area under the curve"	T↑:	Toxizitätserhöhung
	GFR: glomeruläre Filtrationsrate	T↓:	Toxizitätsminderung
	ED: Einzeldosis	W↑:	Wirkungsverstärkung
	KM: Knochenmark	W↓:	Wirkungsverminderung

Interaktion:	Wegen Inkompatibilität mit NaCl- und basischen Lösungen nicht mit 5-FU mischen
Cave:	Periphere sensorische Neuropathie, akut einsetzende laryngopharyngeale Dysästhesie, bekannte Pt-Allergie

Paclitaxel (Taxol®)

Applikation:	i.v. (Kurzinfusion)
Indikation:	Ovarial-, Mammakarzinom, nicht-kleinzelliges Bronchialkarzinom (NSCLC)
Dosierung:	ED: 175 mg/m^2 als 1-h-Infusion, 135 mg/m^2 als 24-h-Infusion (mit Mikroporen-Filter und PVC-freiem Infusionsbesteck) alle 3 Wochen (Dosiserhöhung bis 250 mg/m^2 bringt keine Verbesserung, nur höhere Toxizität) 90–100 mg/m^2 über 1 h im wöchentlichen Intervall. Prämedikation: Dexamethason 20 mg (–12 h und –6 h); Cimetidin 300 mg oder Ranitidin 50 mg, Clemastin (2 mg) i.v.: (–30–60 min). Darunter sinkt die Rate der Überempfindlichkeitsreaktionen auf 1–3 %. MD ca. 1000 mg/m^2 wegen Neurotoxizität
Dosisred.:	Bei KM-Insuffizienz und Leberfunktionsstörungen (50 % bei Bilirubin > 3 mg/dl und/ oder GOT/GPT > 3-mal Normwert)
Toxizität:	KM, Alopezie, periphere Neuropathie (höher bei Kurzzeitinfusion), Myalgie, ANE-Syndrom, Obstipation, Kardiotoxizität (Überleitungsstörungen); schwere Überempfindlichkeitsreaktionen (HSR) bis zu Anaphylaxie durch Paclitaxel selbst oder den Lösungsvermittler (innerhalb von Minuten nach Therapiebeginn) – Prämedikation und Überwachung des Patienten
Interaktion:	Inkompatibel z. B. mit Mitoxantron-HCl und PVC Paclitaxel in Kombination immer vor Cis- oder Carboplatin, Ifosfamid, aber nach Doxorubicin/Epirubicin Verstärkung der Kardiotoxizität von Anthrazyklinen in Kombination mit Paclitaxel Im Tierversuch Einfluss auf den Cytochrom-P450-Metabolismus
Cave:	Grundsätzlich nur mit Kortikoiden und H$_1$-/H$_2$-Rezeptorantagonisten applizieren, kontraindiziert bei Überempfindlichkeit, Applikation mit PVC-freiem Infusionsbesteck; Verstärkung der Wirkung der Strahlentherapie

Pemetrexed (Alimta®)

Applikation:	i.v. Kurzinfusion (10 min)
Indikation:	Malignes Pleuramesotheliom MPM (1st-line); NSCLC (2nd-line)
Dosierung:	Obligate Prämedikation 1. Dexamethason 2-mal tgl. 4 mg an Tag –1 und 0 2. Folsäure 350–1000 µg tgl. p.o. von Tag –7 bis Tag 21 nach der letzten Therapie durchgehend 3. Vitamin B$_{12}$ 1000 µg i.m. 1 Woche vor der ersten Pemetrexed-Gabe und nach jedem 3. Zyklus zeitgleich mit Pemetrexed Pemetrexed 500 mg/m^2 über 10 min Kurzinfusion Tag 1, Wiederholung Tag 22. Bei Kombination: Cisplatin über 120 min, Beginn 30 min nach Abschluss der Pemetrexed-Infusion MD ist nicht definiert
Dosisred.:	In Abhängigkeit von der auftretenden Toxizität
Toxizität:	KM-Toxizität, GIT-Toxizität (Übelkeit, Erbrechen, Stomatitis, Durchfall), Fatigue, Anstieg der Lebertransaminasen (transient), Nierenfunktionsstörung, Hautrötung, Haarausfall, febrile Neutropenie, Bauchschmerzen, allergische Reaktionen, Herzrhythmusstörungen

Abkürzungen:	ANE-Syndrom: Anorexie. Nausea, Emesis	MD:	Maximaldosis
	AUC: „Area under the curve"	T↑:	Toxizitätserhöhung
	GFR: glomeruläre Filtrationsrate	T↓:	Toxizitätsminderung
	ED: Einzeldosis	W↑:	Wirkungsverstärkung
	KM: Knochenmark	W↓:	Wirkungsverminderung

Interaktion:	Bei hohen Dosen von NSAID diese Medikation 2 Tage vor und nach der Pemetrexed-Gabe meiden – und engmaschige Überwachung der Myelosuppression und GIT-Toxizität. Nephrotoxische Arzneimittel können zu verzögerter Elimination führen. Bei tubulär sezernierten Substanzen (z. B. Probenecid) verzögerte Ausscheidung möglich

Tegafur-Uracil (UFT®)

Applikation:	p.o.; Bioverfügbarkeit ca. 100 %; Prodrug von 5-Fluorouracil
Indikation:	Metastasierte kolorektale Karzinome
Dosierung:	300 mg/m² tgl. über 4 Wochen, 1 Woche Pause Tagesdosis verteilt auf 3 Dosen alle 8 Stunden jeweils 1 h vor oder nach dem Essen. Zusätzliche Folinsäure 30 mg p.o. ebenfalls alle 8 h mit Tegafur-Uracil
Toxizität:	Mukositis, Diarrhö, ANE-Syndrom
Interaktion:	Siehe Fluorouracil

Temozolomid (Temodal®)

Applikation:	p.o.
Indikation:	Rezidivierende oder progrediente maligne Gliome allein oder in Kombination mit Radiotherapie
Dosierung:	ED: 150–200 mg/m² KOF, Tag 1–5; 75 mg/m² p.o. tgl. über 7 Wochen MD ist nicht definiert
Toxizität:	KM, ANE (supportive Medikation – 5-HT$_3$-Antiemetika), Leber
Cave:	Erhöhte Sonnenexposition vermeiden

Teniposid (VM 26) (VM 26-Bristol®)

Applikation:	i.v. (Kurzinfusion)
Indikation:	Maligne Lymphome, ZNS-Tumoren, Harnblasenkarzinom
Dosierung:	ED: 30 mg/m² über 5 Tage; 40–50 mg/m² 3-mal wöchentlich 100–300 mg 1-mal wöchentlich MD ist nicht definiert
Dosisred.:	Bei manifester KM-Insuffizienz
Toxizität:	KM, gastrointestinale Intoleranz, Stomatitis, intestinale Nekrose und Perforation, Leberfunktionsstörungen und Lebervenenverschluss (nach Absetzen reversibel), periphere Neuropathie. Selten: Hypersensitivitätsreaktion (HSR) bis zum anaphylaktischen Schock mit Herzversagen, Alopezie
Interaktion:	Synergistischer Effekt mit Cytarabin T↑ in Kombination mit Methotrexat

Topotecan (Hycamtin®)

Applikation:	i.v. (Kurzinfusion) (orale Gabe in Vorbereitung)
Indikation:	Ovarialkarzinom
Dosierung:	ED: 1,5 mg/m²/Tag × 5 (Infusionsdauer 30 min), wöchentliche Gabe in der Entwicklung MD ist nicht definiert
Dosisred.:	Bei Niereninsuffizienz; KI bei GFR < 20 ml/min
Toxizität:	KM, Mukositis, mikroskopische Hämaturie, Alopezie

Abkürzungen:	ANE-Syndrom: Anorexie, Nausea, Emesis	MD:	Maximaldosis
	AUC: „Area under the curve"	T↑:	Toxizitätserhöhung
	GFR: glomeruläre Filtrationsrate	T↓:	Toxizitätsminderung
	ED: Einzeldosis	W↑:	Wirkungsverstärkung
	KM: Knochenmark	W↓:	Wirkungsverminderung

Interaktion:	T↑ in Kombination mit Filgrastim Potenzieller Synergismus mit Etoposid, Platinderivaten und Alkylanzien W↓ bei Gabe von Phenytoin (Erhöhung der Clearance)
Cave:	In Kombination: Topotecan *vor* Cisplatin

Treosulfan (Ovastat®)

Applikation:	i.v./p.o., gute Resorption (Einnahme mit Milch oder zum Essen), Bioverfügbarkeit ca. 50 %
Indikation:	Epitheliales Ovarialkarzinom
Dosierung:	ED: p.o.: 1000–1250 mg × 7 Tage; i.v. 5 g/m^2 Tag 1 (in Kombination mit DDP) MD ist nicht definiert
Dosisred.:	Bei gleichzeitiger Radiotherapie
Toxizität:	KM, schwache gastrointestinale Beschwerden und Allergien, Hautpigmentierung
Interaktion:	Nicht bekannt, am Therapietag vermehrte Flüssigkeitszufuhr
Cave:	Inaktiv bei Platin-refraktären Tumoren! (< 3 % Remissionen)

Vinblastin (VBL) (Velbe®, Vinblastin-R.P®, celblastin®, Vinblastin-GRY®)

Applikation:	Streng i.v. (Nekrose bei Paravasat!)
Indikation:	Maligne Lymphome, Hoden-, Chorion-, Mammakarzinome, Kaposi-Sarkom (Nierenkarzinom)
Dosierung:	ED: Anfangsdosis 3,7 mg/m^2, Steigerung pro Woche um 1,8 mg/m^2 bis maximal 18,5 mg/m^2, in der Kombinationstherapie 6 mg/m^2 MD erreicht bei manifester Neurotoxizität
Dosisred.	Um 50 % bei Bilirubin > 3 mg/dl
Toxizität:	KM, Konstipation (bis zum Ileus), Neuropathie, Hypertonie, Bronchospasmus
Interaktion:	In Kombination mit Mitomycin C besteht die Gefahr des Bronchospasmus Mit Asparaginase wird die hepatische Clearance von VBL vermindert (Gabe 12–24 h vorher) Verminderung der Wirkung von Phenytoin
Cave:	Kumulative neurologische Toxizität Ileusgefahr bei gleichzeitiger Gabe von Opiaten Injektion nur in große erreichbare und sichtbare Venen! Bei Verdacht auf Paravasat ist die Injektion sofort abzubrechen!

Vincristin

Applikation:	Streng i.v. (Nekrose bei Paravasat) Als Trägerlösung bei Infusion nur NaCl 0,9 % oder Glukose 5 % verwenden
Indikation:	Akute Leukämien, maligne Lymphome, Mammakarzinom, kleinzelliges Bronchialkarzinom (SCLC), Osteo-, Ewing-, Rhabdomyosarkom, Wilms-Tumor, Neuroblastom
Dosierung:	ED: 1,4 mg/m^2, max. 2 mg Alter > 65 Jahre: ED 1 mg Max. ED 2 mg; max. Gesamtdosis 20 mg
Dosisred.:	Um 50 % bei Bilirubin > 3 mg/dl, Konstipation, Neuropathie
Toxizität:	Siehe Vinblastin

Abkürzungen:	ANE-Syndrom: Anorexie, Nausea, Emesis	MD:	Maximaldosis
	AUC: „Area under the curve"	T↑:	Toxizitätserhöhung
	GFR: glomeruläre Filtrationsrate	T↓:	Toxizitätsminderung
	ED: Einzeldosis	W↑:	Wirkungsverstärkung
	KM: Knochenmark	W↓:	Wirkungsverminderung

Vinorelbin (Navelbine®)

Applikation:	i.v. (Kurzinfusion); p.o.
Indikation:	Anthrazyklinresistentes Mammakarzinom, nicht-kleinzelliges Bronchialkarzinom (NSCLC)
Dosierung:	ED: i.v. 30 mg/m² wöchentlich (Kurzinfusion 6–10 min) p.o. ED mit 60 mg/m² beginnen (3 Wochen), dann bei fehlender Toxizität auf 80 mg/m² erhöhen MD ist nicht definiert
Dosisred.:	KM-Insuffizienz, schwere Leberinsuffizienz
Toxizität:	Siehe Vinblastin

Monoklonale Antikörper

Alemtuzumab (Anti-CD52 mo.-Antikörper; MabCampath®)

Indikation:	Bei Pat. mit CLL nach Behandlung mit Alkylanzien und ausbleibender CR oder PR oder Remission < 6 Monaten durch Fludarabin
Applikation:	i.v. (Infusion), s.c. (in Studien, noch keine Zulassung)
Wirkung:	Spezifische Bindung an CD52 auf der Zelloberfläche von normalen und neoplastischen Lymphozyten, dadurch komplement- und antigenvermittelte Zytotoxizität, Apoptoseinduktion, Zytolyse
Dosierung:	3 mg Tag 1, 10 mg Tag 2, 30 mg Tag 3; danach (Woche 2–12) 30 mg 3-mal pro Woche (Mo, Mi, Fr); i.v. Infusion über 2 h
Prämed.:	30–60 min vorher (bei erster Gabe, bei Dosiseskalation und bei klinischer Indikation) 100–200 mg Hydrokortison (Reduktion nach Dosiseskalation) 50 mg Diphenhydramin, 500 mg Paracetamol
Komed.:	Bei Schüttelfrost und sonstigen schweren UAW 25–50 mg Pethidin i.v.; Infektionsprophylaxe gegen PCP mit Cotrimoxazol (z. B. Eusaprim forte) 2-mal tgl. 1 Tabl. p.o. 3-mal wöchentlich und gegen Herpes mit Famciclovir, Valaciclovir oder Aciclovir p.o. (Dosierung siehe Kurzinformation zur Handhabung und Anwendung) bis mindestens 4 Monate nach Alemtuzumab oder bis CD4 > 200/µl behandeln
Ther.-Dauer:	Mind. 4 Wochen, max. 12 Wochen
Kontraind.:	Überempfindlichkeit gegen Substanz, murine Proteine oder Hilfsstoffe; floride systemische Infekte; HIV-Infektion; Zweittumor; Gravidität und Stillzeit; bei eingeschränkter Leber- oder Nierenfunktion wird der Einsatz nicht empfohlen
Toxizität:	Sehr häufige UAW: Fieber, Rigor, Übelkeit und Erbrechen, Hypotonie, Durchfall, Müdigkeit, dermatologische Symptome, Dyspnoe, Kopfschmerzen (die akuten infusionsbedingten Symptome nehmen nach der 1. Woche ab und können durch Prämedikation gelindert werden), Anorexie und Infektionen; häufige UAW: opportunistische Infektionen, kardiovaskuläre, neuropsychiatrische, gastrointestinale, hämatologische und pneumologische UAW, Störungen von Elektrolyten und Wasserhaushalt, Arthralgie, Myalgie, Konjunktivitis, Reaktionen an der Einstichstelle; Einzelheiten sowie gelegentliche und seltene UAW siehe Fachinformation

Bevacizumab (Avastin®)

Applikation:	Infusion alle 14 Tage bis zu Progress
Indikation:	Zulassung für die 1st-line-Therapie des metastasierenden Kolonkarzinoms in Verbindung mit 5-FU/FS/Irinotecan oder 5-FU/FS; weitere 1st-line-Zulassungen für andere Indikationen werden in den nächsten Jahren erwartet (z. B. Bronchialkarzinom). Frühestens 4–6 Wochen nach einer Operation wegen Wundheilungsstörungen einsetzen

Abkürzungen:	ANE-Syndrom:	Anorexie. Nausea, Emesis	MD:	Maximaldosis
	AUC:	„Area under the curve"	T↑:	Toxizitätserhöhung
	GFR:	glomeruläre Filtrationsrate	T↓:	Toxizitätsminderung
	ED:	Einzeldosis	W↑:	Wirkungsverstärkung
	KM:	Knochenmark	W↓:	Wirkungsverminderung

Wirkung:	Monoklonaler humanisierter Antikörper gegen den Vascular Endothelial Growth Factor (VEGF); hemmt die Neoangiogenese
Toxizität:	Häufigste UAW: Asthenie, Diarrhö, Übelkeit, nicht näher bezeichnete Schmerzen. Schwerwiegende UAW: Magen-Darm-Perforationen, Wundheilungsstörungen, Hypertonie, Proteinurie, Blutungen, arterielle Thromboembolien, Laborauffälligkeiten. Dosisabhängig: Hypertonie, Proteinurie

Cetuximab (Erbitux®)

Applikation:	i.v.
Indikation:	2nd-line-Therapie des metastasierenden Kolorektalkarzinoms in Verbindung mit Irinotecan nach Versagen einer Irinotecan-haltigen Vortherapie. Wirksam auch bei Kopf-Hals-Tumoren (Zulassung beantragt), Bronchial-, Pankreas-, Mammakarzinom
Wirkung:	Chimärer monoklonaler Antikörper gegen den Epithelial Growth Factor Receptor 1 (EGFR 1), nach bisherigen Kenntnissen nicht abhängig von einer Überexpression; hemmt den Wachstums-Signalweg von der Zelloberfläche zum Zellkern
Dosierung:	400 mg/m^2 Tag 1, 250 mg/m^2 ab Tag 8 einmal wöchentlich
Toxizität:	Allergische Reaktionen (z. T. schwer nach Erstinfusion), Akne, Exantheme. Cave: vor Erstmedikation obligat und danach empfohlene Prämedikation mit Antihistaminikum (H$_1$)

Ibritumomab-Tiuxetan (Anti-CD20-Radioimmuntherapeutikum; Zevalin® [Yttrium-90: Ytracis®])

Indikation:	Rezidiv nach Ther. mit Rituximab oder Rituximab-refraktären CD20-positiven, follikulären B-Zell-Lymphomen
Applikation:	Kit für die Zubereitung von mit Yttrium-90-markiertem Ibritumomab-Tiuxetan zur Infusion: Präther. Gabe von Rituximab (250 mg/m^2). 8 Tage und kurz vor der Verabreichung von [90Y]-Zevalin (Inf. 10 min maximal 1200 MBq)
Wirkung:	[90Y]-Zevalin bindet spezifisch an CD20-exprimierende maligne B-Zellen. Das an den Antikörper gekoppelte Isotop Yttrium-90 ist ein reiner β-Strahler mit einer mittleren Reichweite von ca. 5 mm. Dadurch können sowohl die Zielzellen als auch benachbarte Zellen abgetötet werden („Kreuzfeuereffekt").
Dosierung:	Pat. $\geq$ 150 000 Thrombozyten/µl: 15 MBq [90Y]-Zevalin® pro kg KG; Pat. mit 100 000–150 000 Thrombozyten/µl: 11 MBq [90Y]-Zevalin® pro kg KG. Maximaldosierung: 1 200 MBq
Prämed.:	vgl. Rituximab
Komed.:	vgl. Rituximab. Medikamente für die Behandlung von Überempfindlichkeitsreaktionen (Adrenalin, Antihistaminika und Kortikosteroide) müssen für den Fall, dass es während der Verabreichung von Zevalin® zu einer allergischen Reaktion kommen sollte, unmittelbar einsatzbereit zur Verfügung stehen
Ther.-Dauer:	2 Tage (s. o.)
Kontraind.:	Schwangerschaft und Stillzeit. Zevalin® sollte folgenden Pat. nicht verabreicht werden: wenn > 25 % des Knochenmarks mit Lymphomzellen infiltriert sind; Pat., bei denen zuvor mehr als 25 % des aktiven Knochenmarks extern bestrahlt wurden; Pat. mit Thrombozytenzahlen < 100 000/µl bzw. Neutrophilenzahlen < 1500/µl; Pat., die zuvor eine KM- oder Stammzelltransplantation erhalten haben
Toxizität:	Sehr häufig: KM; Schwäche, Schüttelfrost, Fieber, Übelkeit; Einzelheiten siehe Fachinformation

Abkürzungen:	ANE-Syndrom:	Anorexie. Nausea, Emesis	MD:	Maximaldosis
	AUC:	„Area under the curve"	T↑:	Toxizitätserhöhung
	GFR:	glomeruläre Filtrationsrate	T↓:	Toxizitätsminderung
	ED:	Einzeldosis	W↑:	Wirkungsverstärkung
	KM:	Knochenmark	W↓:	Wirkungsverminderung

11 Onkologie

Rituximab (Anti-CD20 mo.-Antikörper, MabThera®)

Indikation:	Follikuläres B-Zell-Lymphom 1st- und 2nd-line-Therapie, CD-20-pos. großzelliges diffuses B-Zell-Lymphom in Komb. mit CHOP (es wird außerhalb der Zulassung mit Erfolg bei allen CD-20-pos. indolenten und aggressiven B-Zell-Lymphomen/Leukämien angewendet)
Applikation:	Infusion
Wirkung:	Bindung an das Transmembran-Antigen CD20, das auf Prä-B- und reifen B-Lymphozyten und den entsprechenden neoplastischen Zellen lokalisiert ist (ca. 95 %). Nach Bindung findet eine Zelllyse statt durch Komplementaktivierung (CDC) oder antikörpervermittelt (ADCC) und eine Apoptoseinduktion; In-vitro-Studien zeigten eine Reversibilität der Resistenz gegen einige Zytostatika
Dosierung:	375 mg/m^2 alle 4 Wochen
Ko-Med.:	Analgetikum und Antihistaminikum (Paracetamol + Diphenhydramin), evtl. zusätzlich Kortikosteroid, wenn nicht bei der Chemotherapie implementiert.
Toxizität:	Blutdruckabfall – Absetzen der antihypertensiven Medikation 12 h vor der Therapie, selten Leuko- oder Thrombopenie bei normalen Ausgangswerten, Erniedrigung des Immunglobulinspiegels, B-Zell-Depletion (Erholung erst nach 9–12 Monaten) mit erhöhtem Infektrisiko
Cave:	Zytokin-release-Syndrom („flu-like") mit schwerer Dyspnoe, Bronchospasmus (Angioödem) → Infusion sofort unterbrechen! Tumorlyse-Syndrom ausschließen. Nächste Gabe nach Abklingen aller Symptome mit 50 % der Anfangsdosis.
Interaktion:	nicht bekannt

Trastuzumab (Anti-HER-2/neu mo.-Antikörper; Herceptin®)

Indikation:	Metastasierendes Mammakarzinom mit validem Nachweis einer HER2-Überexpression (HC 3+ oder Fish pos) a) als Monotherapie nach AC und Therapieversagen sowie bei HR-pos. Pat. nach Versagen einer Hormontherapie b) in Komb. mit Taxanen als 1st-line-Therapie c) als adjuvante Therapie
Applikation:	Infusion, bis zum Progress (Erstinfusion über 90 min, Nachbeobachtung 6 h, nachfolgende Infusionen verkürzbar auf 30 min, Nachbeobachtung 2 h)
Wirkung:	Bindung an das Transmembran-Antigen HER-2/neu (extrazellulärer Anteil hat Ähnlichkeit mit dem EGF [epithelian growth factor], der intrazelluläre Anteil hat Tyrosinase-Aktivität). Nach Bindung findet eine Zelllyse statt, durch Komplementaktivierung (CDC) oder antikörpervermittelt (ADCC). Mehrere Studien zeigten eine synergistische Wirkung mit simultaner Chemotherapie
Dosierung:	4 mg/kg KG als Initialdosis, dann wö. weiter mit 2 mg/kg KG bis zum Progress; auch (in Studien überprüft) 8 mg/kg KG als Initialdosis, dann nachfolgend 6 mg/kg alle 3 Wochen möglich
Toxizität:	Infusionsreaktionen, kardiale UAW, daher regelmäßige Überwachung der Herzfunktion erforderlich; kumulative Toxizität bei simultaner Anthrazyklingabe (kardiale Dysfunktion NYHA 3/4: initial 17 %, post-Tox. 6 %)

Signaltransduktionsinhibitoren

Bortezomib (Velcade®)

Substanzgruppe:	Proteasom-Inhibitor
Applikation:	i.v.
Indikation:	Multiples Myelom – 2nd-line-Therapie
Abkürzungen:	ANE-Syndrom: Anorexie, Nausea, Emesis MD: Maximaldosis AUC: „Area under the curve" T↑: Toxizitätserhöhung GFR: glomeruläre Filtrationsrate T↓: Toxizitätsminderung ED: Einzeldosis W↑: Wirkungsverstärkung KM: Knochenmark W↓: Wirkungsverminderung

Wirkung:	Blockade des 26S-Proteasoms, Aufhebung der Apoptose-Blockade; wirksam auch bei Multi-Drug-Resistance
Dos.:	1,3 mg/m² Tag 1, 4, 8, 11; Wdh. nach 3 Wochen; bis zu 8 Zyklen
Toxizität:	Thrombozytopenie, Neuropathie, Temperaturerhöhung, Diarrhö, Übelkeit
Cave:	i.v. Bolusinjektion 3–5 Sekunden
Interaktion:	keine bekannt

Erlotinib (Tarceya®)

Substanzgruppe:	Signaltransduktionsinhibitor
Applikation:	p.o.
Indikation:	Lokal fortgeschrittenes oder metastasiertes NSCLC in der 2nd-line
Wirkung:	Tyrosinkinase-Inhibitor (= intrazellulärer Teil des EGF-Rezeptors)
Dosierung:	150 mg tgl. 1 h vor oder 2 h nach dem Essen
Toxizität:	Diarrhö, Ausschläge sind die häufigsten UAW (Grad 3 + 4), ANE-Syndrom, Fatigue, Dyspnoe, Husten, Infektionen, Keratitis, Konjunktivitis (keine Kontaktlinsen!), GI-Blutungen, Leberenzymveränderungen
Interaktion:	W ↑ bei Substanzen, die das P450-System hemmen W ↓ bei Substanzen, die das P450-System induzieren
Cave:	Interstitielle Lungenerkrankung bisher nicht nachgewiesen, aber möglich

Imatinib (Glivec®)

Substanzgruppe:	Signaltransduktionsinhibitor (Tyrosinkinase-Inhibitor)
Applikation:	p.o. (Bioverfügbarkeit 98 %)
Indikation:	a) Phi-(bcr-abl-)pos. CML in chron. Phase, 1st-line, nach Versagen von IFN, in der akzelerierten Phase und Blastenkrise, b) c-Kit-(CD 117-)pos. fortgeschr. oder metastasierende GITS-Tumoren bei Erwachsenen
Wirkung:	Hemmung von Bcr-Abl-pos. Zellen mit Inhibierung der Proliferation und Steigerung der Apoptose
Dosierung:	a) 400–800 mg tgl. (chron. Phase); 600–800 mg tgl. in der akzelerierten Phase und Blastenkrise b) 400 mg, bei Progress 800 mg tgl.
Toxizität:	sehr häufig: KM; Kopfschmerzen, ANE-Syndrom, Diarrhö, Myalgie, Muskelkrämpfe und Schmerzen, periorbitale Ödeme
Interaktion:	W ↑ mit Substanzen, die das P450-Cytochrom-Isoenzym hemmen (Ketoconazol, Itraconazol, Erythromycin, Clarithromycin) W ↓ bei Substanzen, die P450-C-Isoenzym aktivieren (Dexamethason, Phenytoin, Carbamazepin, Rifampicin, Phenobarbital oder Johanniskraut) Vorsicht bei Komedikation von Ciclosporin, Pimozid sowie auch von Paracetamol-haltigen Med.

Thalidomid (T. Pharmion®)

(in Europa von der EMEA zugelassen – in Deutschland nicht zugelassen, nur in Studien, Importbeschränkung!)

Substanzgruppe:	zu keiner Gruppe gehörend, fragl. Angiogenese-Blockade (?)

Abkürzungen:			
ANE-Syndrom:	Anorexie. Nausea, Emesis	MD:	Maximaldosis
AUC:	„Area under the curve"	T↑:	Toxizitätserhöhung
GFR:	glomeruläre Filtrationsrate	T↓:	Toxizitätsminderung
ED:	Einzeldosis	W↑:	Wirkungsverstärkung
KM:	Knochenmark	W↓:	Wirkungsverminderung

Applikation:	p.o.
Indikation:	Multiples Myelom (keine offizielle Zulassung); zugelassen nur als Lepramittel
Wirkung:	Es wird eine antiangiogenetische Wirkung vermutet
Dosierung:	100–200 mg tgl. in Kombination mit Dexamethason; keine Dosiseinschränkung bei Leber- oder Nierenfunktionsstörungen
Toxizität:	Thromboserisiko gesteigert → Antikoagulation. Müdigkeit, Benommenheit, verlängerte Reaktionszeit (Cave beim Autofahren); Obstipation, sensorische Polyneuropathie, Schwindel, Kopfschmerzen
Interaktion:	T+W: Bei gleichzeitiger Gabe von Medikamenten, die auf das ZNS wirken (Psychopharmaka, Schlaf- und Beruhigungsmittel, insbesondere bei gleichzeitigem Alkoholgenuss)
Cave:	Thalidomid führt bei Einnahme in der Frühschwangerschaft zu schweren Fehlbildungen (Dysmelie); vor Missbrauch und Weitergabe muss dringend gewarnt werden. Das Schutzprogramm der Fa. Pharmion ist zu beachten!

Sunitinib (Sutent®)

Substanzgruppe:	Signaltransduktionsinhibitor
Applikation:	p.o.
Indikation:	Therapie des fortgeschrittenen/metastasierten Nierenzellkarzinoms und fortgeschrittener/metastasierter gastrointestinaler Stromatumoren (GIST) nach Versagen einer Imatinib-Therapie
Dosierung:	Empfohlene Dosis: 50 mg p.o. 1-mal tgl. für 4 Wochen, gefolgt von einer 2-wöchigen Therapiepause (4/2-Schema). Die Dosierung kann in 12,5-mg-Schritten angepasst werden. Die Mindestdosis beträgt jedoch 37,5 mg (darunter keine Wirksamkeit).
Toxizität:	Müdigkeit, Diarrhö, Oberbauchbeschwerden, Hand-Fuß-Syndrom, Lungenembolien (1 %)
Interaktionen:	Ketoconazol, Ritonavir, Itraconazol, Erythromycin, Clarithromycin, Grapefruitsaft: Erhöhung der Sunitinib-Konzentration. Dexamethason, Phenytoin, Carbamazepin, Rifampicin, Phenobarbital, Johanniskraut: Verringerung der Sunitinib-Konzentration

Sorafenib (Nexavar®)

Substanzgruppe	Signaltransduktionsinhibitor
Applikation:	p.o., mit Wasser
Indikationen:	Fortgeschrittenes Nierenzellkarzinom, wenn eine vorherige Interferon- oder Interleukin-basierte Therapie versagt hat oder nicht durchführbar ist
Dosierung:	2-mal tgl. 400 mg kontinuierlich, unabhängig von einer Mahlzeit oder zusammen mit einer leicht oder mäßig fettreichen Mahlzeit. Bei Einnahme einer fettreichen Mahlzeit Tabletten mindestens 1 h vor oder 2 h nach der Mahlzeit einnehmen.
Toxizität:	Lymphopenie, Hypophosphatämie, Blutungen (inkl. Magen-Darm-, Atemwegs- und Hirnblutungen), Hypertonie, Diarrhö, Übelkeit, Erbrechen, Hautausschlag, Alopezie, Hand-Fuß-Syndrom
Interaktionen:	Dexamethason, Phenytoin, Carbamazepin, Rifampicin, Phenobarbital, Johanniskraut: Verringerung der Sorafenib-Konzentration

Abkürzungen:	ANE-Syndrom: Anorexie. Nausea, Emesis	MD:	Maximaldosis
	AUC: „Area under the curve"	T↑:	Toxizitätserhöhung
	GFR: glomeruläre Filtrationsrate	T↓:	Toxizitätsminderung
	ED: Einzeldosis	W↑:	Wirkungsverstärkung
	KM: Knochenmark	W↓:	Wirkungsverminderung

1.1.2 Allgemeine Toxizität von Zytostatika

Alle Zytostatika haben erhebliche systemische UAW, die bei der Therapie zu beachten sind. Durch Dosisanpassung, prophylaktische oder therapeutische Gabe eines Antidots (z.b. Folinsäure nach Methotrexattherapie) oder durch supportive Maßnahmen (z.b. Antiemetika) kann die Toxizität vermieden oder in Grenzen gehalten werden. Insbesondere sollten die Standards einer modernen antiemetischen Therapie eingehalten werden (**s. Kap. I.1.4**, „Behandlung bei zytostatikabedingtem Erbrechen").

Grundsätzlich sollte die **WHO-Skala der spezifischen UAW**, unterteilt in die Grade 1–5, bei der Beurteilung der Therapie berücksichtigt werden:

Grad 1 (gering) ist tolerabel (trotzdem – wenn möglich – vermeiden oder therapieren!)
Grad 2 (mäßig) ist eine zwingende Indikation zu Gegenmaßnahmen
Grad 3 (stark) und
Grad 4 (lebensbedrohlich) sollten nicht auftreten (Therapie überdenken!).
Grad 5 Tod durch Therapie

Bei fehlenden UAW (Grad 0) sollte aber umgekehrt eine Dosiserhöhung bedacht werden oder überprüft werden, ob die Therapie ordnungsgemäß appliziert worden ist, z.B. 5-FU statt im Bolus i.v. als Infusion über 2 h mit Reduktion von UAW und Verlust von Wirkung, simultane Gabe von 5-FU und Allopurinol mit gleichem Effekt!

Viele Zytostatika rufen bei einem akzidentiellen Paravasat heftige lokale Reaktionen bis zu Nekrosen hervor. Es bedarf einer sofortigen Therapie (**s. Kap. III.11.3.5**).

Mit Ausnahme von Bleomycin, Vincristin und L-Asparaginase sind alle Zytostatika knochenmarktoxisch. Während sich eine Anämie nur langsam ausbildet, stellen Leuko- und Thrombozytopenien oft eine Begrenzung der Therapie dar. Der nächste Zyklus der Therapie kann erst nach Erholung der Werte (normalerweise wenn Leukozyten > 2 500/µl, bzw. Thrombozyten > 100 000/µl) durchgeführt werden, oder es muss eine Dosisreduktion erfolgen.

Bei einem Abfall der Granulozyten in dem Therapieintervall < 1000/µl und gleichzeitigem Infekt ist der Einsatz von G-CSF (Neupogen®, Granozyte® oder das Retardpräparat Neulasta®) im nächsten Zyklus indiziert, wenn keine Dosisreduktion der Zytostatika durchgeführt wird. Durch den Einsatz dieser Zytokine wird die Phase der Zytopenie und Agranulozytose verkürzt und damit die Gefahr einer lebensbedrohlichen Infektion mit hohen Therapiekosten vermindert. Beginn: frühestens 24 h nach Ende der Zytostatikatherapie, spätestens an Tag 5 bis zur Erholung des Knochenmarks, am ehesten zu erkennen am Anstieg der Thrombozyten. Bei zu frühem Absetzen nach dem ersten Anstieg der Granulozyten kann ein erneuter Abfall auf kritische Werte eintreten. Fieber in Aplasie (Leukozyten < 1 000/µl oder Neutrophile < 500/µl) ist generell als Notfall zu erachten und bedarf unbedingt einer Abklärung, meistens einer stationären Aufnahme und zwingend einer antibiotischen Therapie!

In unterschiedlichem Ausmaß sind alle Zytostatika potenziell mutagen, kanzerogen und teratogen. Eine Schwangerschaft sollte prinzipiell in den ersten 2 Jahren nach einer Chemotherapie vermieden werden. Vor einer Chemotherapie, aber auch vor Therapien mit Signaltransduktionsinhibitoren (z.B. Lenalinomid [Revlimid®], Imatinib) muss eine Schwangerschaft ausgeschlossen werden.

1.2 Tumorklassifikation

Für die Erfolgsbeurteilung der Therapie sind eine exakte Dokumentation und standardisierte Stadieneinteilung unbedingte Voraussetzung. Für die Vergleichbarkeit von Therapieergebnissen wurde ein internationales System der Tumorklassifikation geschaffen, das *TNM-System*, das die ungenaue alte Stadieneinteilung weitgehend abgelöst hat. Ausnahme sind die malignen Hämoblastosen und Hirntumoren und das kleinzellige Bronchialkarzinom (limited/extensive disease). Zur Vereinfachung und bei gleicher therapeutischer Konsequenz werden einzelne Entitäten des TNM-Stadium zu größeren **Stadien (UICC)** zusammengefasst.

Das **TNM-System** beruht auf

der Tumorgröße:	T1–3 (4)
dem Befall von Lymphknoten:	N0–2 (3)
und dem Nachweis von Metastasen:	M0/1

Die Unterteilungen sind für jede Tumorentität definiert (s. TNM-Atlas, Springer, Heidelberg 2005, 5. Aufl.). Bei multiplen Tumoren (z.B. Mamma- oder Kolonkarzinom) wird die höchste T-Kategorie genommen, die Multiplizität oder die Anzahl wird in Parenthese gesetzt, z.B. pT2(m) oder pT2(3), bei bilateralen Tumoren wird jeder Tumor einzeln bezeichnet.

T1–3	in der Regel auf das Organ begrenzt
T4	Überschreitung der Organgrenze
N0	kein Lymphknotenbefall
N1/2 (3)	regionaler Lymphknotenbefall je nach Sitz und Anzahl entfernte Lk werden als Metastasen gewertet – M1(LYM)

| M1 | Fernmetastasen |
| Tx/Nx/Mx | Minimalanforderungen für eine Stadienbeurteilung liegen nicht vor |

Die M1-Kategorie wird nach Organen weiter spezifiziert:

Lunge (PUL); Knochen (OSS), Leber (HEP), ZNS (BRA), Lymphknoten (LYM); Knochenmark (MAR), Pleura (PLE), Peritoneum (PER). Nebenniere (ADR), Haut (SKI), andere (OTH).

Mit der Bezeichnung C (certainty factor) wird die Sicherheit der Einteilung bezeichnet.

C1	klinische Untersuchung	klinisches Stadium
C2	spezielle apparative Untersuchung	
C3	chirurgische Exploration	pathologisches Stadium
C4	vollständige pathologische Aufarbeitung	
C5	Autopsie	

Die V- und L-Klassifikation betreffen die Invasion von Tumorzellen in Blut- und Lymphgefäße:

VX oder LX	nicht beurteilbar
V0 oder L0	keine Gefäßinvasion
V1 oder L1	mit Gefäßinvasion (V1 nur mikroskopisch)
V2	makroskopische Gefäßinvasion

Das Präfix vor dem TNM-System bedeutet:

c	klinisches Stadium
p	pathologisches Stadium
m	multiple Primärtumoren
u	aufgrund einer Ultraschalluntersuchung (Endosonographie)
r	Rezidiv-Stadium
y	Zustand nach neoadjuvanter Therapie
a	Klassifikation erst durch Autopsie

Die histologische Klassifikation der Malignität erfolgt nach dem **Grading**. Die Einteilung in G2 (mäßig dfferenziert) ist eine mikroskopische Beurteilung durch den Pathologen, durch Genanalysen (CHIP) lassen sich die G2-Tumoren nahezu alle in G1 oder G3 klassifizieren:

G1	gut differenziert, wenige Mitosen
G2	mäßig differenziert
G3	schlecht differenziert, viele Mitosen
G4	anaplastisch

Die Vollständigkeit der operativen Entfernung eines Tumors wird durch R-Klassifikation bestimmt:

R0	kein Residualtumor
R1	nur histologisch nachweisbarer Residualtumor (Resektionsrand)
R2	makroskopisch nachweisbarer Residualtumor bzw. nicht resektable Metastasen
Rx	keine Angaben

Die Stadieneinteilung (UICC oder AJCC) beruht auf der Zusammenfassung des gesamten TNM-Systems und dient der klinischen Vereinfachung bei therapeutischen Entscheidungen. Sie sind für jede Tumorentität einzeln definiert.

Die Tumorlokalisation wird durch die einheitliche ICD-10-Klassifikation definiert, der histologische Typ durch die M-Klassifikation, maßgeblich ist derzeit die ICD-10-Klassifikation nach SGB V von 2006.

1.3 Erfolgsbeurteilung

(1) *Definitionen:*
- *Komplette Remission (complete remission, CR):* Vollständige Rückbildung sämtlicher Tumorherde. Eine objektive CR ist i.d.R. begleitet von einer vollständigen Rückbildung aller subjektiven Symptome, Dauer mindestens 4 Wochen. Nach der TNM-Klassifikation wird dieser Zustand auch als R0 bezeichnet (sowohl postoperativ als auch nach Radio- oder Chemotherapie).
- *Teilremission (partial remission, PR):* Rückbildung der Tumorherde um mehr als 50 %, kein Auftreten neuer Herde. Eine PR ist meist mit einer erheblichen Verbesserung der subjektiven Symptome verbunden. Dauer mindestens 4 Wochen.
- *Stationäres Verhalten (no change, NC):* Rückbildung um weniger als 50 % bzw. kein Tumorwachstum. Kann mit subjektiver Besserung einhergehen. NC ist als Teilerfolg zu werten, wenn vor Therapiebeginn ein Tumorwachstum dokumentiert wurde.
- *Progression (PD):* Vergrößerung bekannter Tumorherde um mehr als 25 % oder Auftreten neuer Tumorherde.

(2) Die radiologische Beurteilung einer Remission wird im Rahmen von Studien nach den RECIST-Kriterien vorgenommen = Summe der größten Tumordurchmesser (in 2 Dimensionen) aller Manifestationen. In der klinischen Routine wird i.d.R. nur die Summe der 2-dimensionalen Größenausdehnung eines Referenztumors bestimmt.

(3) *Probleme bei der Beurteilung:* Bei den vielen neuen Substanzen (Antikörper, small molecules) ist das Anwenden der RECIST-Kriterien oft wenig hilfreich, da es unter Therapie meistens nur zu einer stabilen Erkrankung kommt. Eine exakte Erfolgsbeurteilung ist oft schwierig bei malignen Ergüssen, subjektiver Beschwerden oder pathologischen Laborparametern. Problematisch ist ferner die Bestimmung des Erfolgs oder Misserfolgs bei osteoplastischen und osteolytischen Knochenmetastasen, da auch bei weitgehender Vernichtung der Tumorzellen der radiologische Befund sich nicht oder nur langsam ändert. Bei Knochenmetastasen kann

jedoch das Verschwinden von Knochenschmerzen bei gleichzeitiger Normalisierung einer zuvor erhöhten alkalischen Phosphatase oder eine Sklerosierung von Osteolysen als Parameter des Erfolgs benutzt werden. Gleiches gilt für den Abfall des Serumspiegels der „Tumormarker" (CEA, AFP, HCG, Carbohydratantigene u.a.).

(4) *Dokumentation:* Die möglichst exakte Dokumentation des Erfolgs bzw. Misserfolgs ist die Basis weiterer therapeutischer Entscheidungen:
Die historische Zahl von 6 Therapiezyklen ist willkürlich gefasst und bedarf der individuellen Anpassung nach folgenden Richtlinien:
(1) *Bei CR:* Abschluss der Therapie, evtl. noch 1 (2) Sicherheitszyklen.
(2) *Bei PR:* Fortführung der Therapie, solange eine weitere Verkleinerung der Metastasen nachweisbar ist, Abschluss der Therapie bei fehlender weiterer Reduktion oder bei Progression der Erkrankung.
(3) *Bei NC:* Bei prätherapeutisch nachgewiesener Progression wird die Therapie fortgeführt.
(4) *Bei PD:* Abbruch der Therapie, ggf. Umsetzen auf andere, nicht-kreuzresistente Zytostatikakombinationen.

Bei hochsensiblen Tumoren, die durch eine zytostatische Therapie vernichtet werden können (Hodenkarzinome, Chorionepitheliom, kleinzellige Bronchialkarzinome in „limited disease"), kann das Ziel der Therapie nur die schnelle und komplette Remission sein. Bei ungenügendem Ansprechen ist die Therapie daher frühzeitig umzustellen. Bei anderen Tumoren (z.B. Mammakarzinom) haben Patienten mit einer CR nach Chemotherapie ein deutlich längeres Überleben als Patienten mit PR oder NC. Ziel der Therapie ist deshalb das Erreichen einer CR auch unter Inkaufnahme einer höheren Toxizität.

1.4 Tumormarker

Zur Primärdiagnostik und besonders in der Nachsorge maligner Erkrankungen ist der Nachweis von Tumormarkern im Serum ein wichtiges Hilfsmittel. Es ist dabei zu unterscheiden zwischen Hormonen und Serumenzymen, die Hinweise auf den Befall eines bestimmten Organs geben, und den „Tumormarkern" im engeren Sinne. Die Indikationen und Regeln zu ihrer Bestimmung sind nachfolgend aufgeführt.

1.4.1 Indikationen

(1) Als Screening zur Vorsorge: PSA beim Prostatakarzinom (Kosten werden derzeit nicht von allen Krankenkassen übernommen). Bei einem Wert > 4,5 ng/ml sollten weitere Untersuchungen (Tastbefund, Biopsie) angeschlossen werden.
(2) Abschätzung der Tumormasse und als prognostisches Kriterium: Sehr vage, weil nur eine statistische Korrelation besteht.
(3) Zum exakten Staging bei den Hodenkarzinomen (TNM-S-Klassifikation). LDH, AFP und HCG tragen zur Differenzialdiagnose und Therapieentscheidung bei.
(4) Als Parameter für die Radikalität der Operation: Ein fehlender Abfall auf den Normalwert spricht für Resttumor/Metastasen, die HWZ im Serum ist bei engmaschiger Kontrolle zu beachten!
(5) Als Erfolgsbeurteilung einer Chemo- oder Radiotherapie: Primärer Anstieg aufgrund von Tumorzellschädigung und dadurch bedingter Freisetzung der Tumormarker, anschließender Abfall in Relation zur Tumorrückbildung.
(6) Im Rahmen der Nachsorge werden Tumormarker zwar häufig bestimmt, der klinische Wert ist jedoch sehr zweifelhaft.

1.4.2 Regeln
(1) Tumormarker haben mit Ausnahme der PSA-Bestimmung in der Früherkennung des Prostatakarzinoms und des AFP beim hepatozellulären Karzinom beim generellen Vorsorge-Sreening keinen Wert.
(2) Die gezielte Indikation und die Auswahl der Marker ersparen hohe Kosten.
(3) Ein positiver Marker reicht als Verlaufsparameter.
(4) Spezifität und Sensitivität der Marker sind zu beachten.

1.4.3 Einteilung
Eine ausführliche Beschreibung aller Tumormarker würde den Rahmen dieses Kapitels sprengen, die diagnostisch wichtigen Marker sind in den Organkapiteln aufgeführt und werden hier nur tabellarisch aufgelistet:
(1) *Enzyme oder Isoenzyme (geringe Spezifität und Sensitivität):* γ-GT, LDH, alkalische Phosphatase, saure Phosphatase, NSE (Neuron-spezifische Enolase, beim kleinzelliges Bronchialkarzinom und bei neuroendokrinen Tumoren).
(2) *Hormone (hohe Spezifität und Sensitivität):* Auch bei paraneoplastischen Syndromen: HCG (Human-Choriongonadotropin), Thyreoglobulin, Kalzitonin, Parathormon.
(3) *Tumorantigene (Tumorstoffwechselprodukte oder tumorassoziiert mit unterschiedlicher Spezifität sowie hoher Sensitivität):*
- *Onkofetale Antigene:* CEA, AFP,
- *Carbohydratantigene:* CA 125 (Ovar), CA 15-3 (Mamma), CA 19-9 (Kolon, Pankreas), CA 50 (GIT), CA 72-4 (Magen) und viele andere. (Cave: Die Organspezifität ist nur begrenzt!),
- *Proliferationsantigen:* TPS,
- *Tumorassoziierte Antigene:* Ferritin, Paraprotein, PSA (Prostata), SCC (Plattenepithelkarzinom), MCA (Muzin-produzierende Tumoren – z.B. Mammakarzinom),
- *Sekretorische Proteine:* Chromogranin A (neuroendokrine Tumoren).

1.5 Besondere Therapieformen
1.5.1 Adjuvante Chemotherapie
Bei den meisten Tumoren vergehen bis zum Zeitpunkt der Diagnose und operativen Resektion viele Jahre, in denen regelmäßig eine hohe Anzahl Tumorzellen über Blut- und Lymphgefäße ausgestreut werden. Diese Tumorzellen sind primär nicht in der Lage, Metastasen zu bilden, da dafür weitere spezifische Mutationen in den Zellen notwendig sind. Durch spezifische Färbungen oder molekulargenetische Untersuchungen lassen sich diese Zellen im Blut und Knochenmark nachweisen, ihre Bestimmung hat nur prognostischen Wert. Je nach Dauer der Erkrankung und der Tumorentität steigt die Wahrscheinlichkeit einer Mikrometastasierung an. Das statistische Risiko lässt sich bei historischen Kontrollen unbehandelter Patienten gut nachvollziehen. Zur Elimination dieser okkulten Mikrometastasierung wird die adjuvante Therapie eingesetzt, die das Risiko eines Rezidivs abhängig vom Stadium und vom Tumor deutlich senken kann. Bei dieser Therapie ist zu beachten, dass statistisch ein Teil der Patienten keine Mikrometastasen hat, bei einem weiteren Teil der Patienten ein Tumor vorliegt, der insgesamt oder teilweise gegen die eingesetzten Zytostatika resistent ist, sodass gesunde Patienten unnötig und kranke vergeblich behandelt werden, um andere Patienten zu heilen. Die adjuvante Therapie darf daher keine Langzeitschäden setzen, die den Erfolg der Therapie infrage stellen.
Bei den folgenden Tumoren besteht eine gesicherte bzw. fragliche Indikationen zur postoperativen adjuvanten Chemotherapie:
(1) Generell bei allen (primär oder sekundär operablen) Stadien:
- kleinzelliges Bronchialkarzinom,
- Osteosarkom, Ewing-Sarkom, Wilms-Tumor, Neuroblastom.

(2) In bestimmten Stadien (siehe Einzelkapitel):
- Mammakarzinome,
- Kolonkarzinome,
- Rektumkarzinome in Kombination mit Radiotherapie,
- Hodenkarzinome,
- Ovarialkarzinome,
- Magenkarzinom
- Weichteilsarkome,
- Harnblasenkarzinome,
- nicht-kleinzellige Bronchialkarzinome (in bestimmten Stadien),
- Prostatakarzinome.

(3) Nur in klinischen Studien:
- malignes Melanom.

(4) Keine Indikation:
- Nierenzellkarzinome,
- Zervix- und Korpuskarzinome,
- und viele andere Tumoren.

1.5.2 Primäre systemische (neoadjuvante) Therapie

Eine primäre systemische (= präoperative) Therapie hat 3 Ansätze:
(1) wie die postoperative adjuvante Therapie die Vernichtung von okkulten Mikrometastasen,
(2) den Primärtumor angreifen, verkleinern und zerstören, sodass nach der Therapie eine bessere operative Voraussetzung gegeben ist, z.B. bei der brusterhaltenden Operation beim Mammakarzinom,
(3) die „In-vivo"-Testung des Therapieregimes.

Gesicherte Indikationen für eine neoadjuvante Therapie sind das Mammakarzinom (bei allen Stadien, bei denen auch eine adjuvante Chemotherapie indiziert ist), das Rektumkarzinom (UICC II/III mit Radiotherapie), das fortgeschrittene Magenkarzinom, das Osteosarkom, das nicht-kleinzellige Bronchialkarzinom im Stadium IIIA. Ausschließlich in Studien durchzuführen ist die primäre systemische Therapie beim Ösophagus-, Pankreas-, Zervixkarzinom (IB/IIB) und bei Kopf-Hals-Tumoren.

1.5.3 Regionale Therapie

Sinn und Ziel der regionalen Chemotherapie ist die Erhöhung der Zytostatikakonzentration im Tumorgebiet. Dies kann erreicht werden durch eine Erhöhung der Dosis bei selektiver Applikation oder durch eine Verlängerung der Expositionszeit im Tumor. Mit der Durchführung der regionalen Therapie sind bestimmte Anforderungen verbunden: Wirksame und dosisabhängige systemische Therapie, deren Dosis durch die UAW limitiert ist, und die Begrenzung der Tumorerkrankung auf ein anatomisch definiertes Gebiet, das technisch zu erreichen ist. Das verwendete Zytostatikum muss in aktiver Form vorliegen. Die regionale Therapie umfasst ein breites Spektrum verschiedener Möglichkeiten (**Tab. III.11.2**), von der häufig angewendeten intrakavitären Therapie bis zur Extremitätenperfusion, die nur an wenigen Zentren durchgeführt wird.

Intrakavitäre Therapie: Die intrakavitäre Therapie des Liquorraums wird routinemäßig bei der Behandlung der ALL (**s. Kap. III.9.5**) durchgeführt, bei einer Leptomeningeosis carcinomatosa (z.B. beim Mammakarzinom) kann sie in Verbindung mit der lokalen Strahlentherapie sinnvoll sein.

Die Therapie des **Pleuraergusses** stellt häufig ein großes Problem dar, da eine Entlastungspunktion als alleinige Maßnahme wegen des raschen Nachlaufens unzureichend ist.

Tabelle III.11.2 Möglichkeiten der regionalen Chemotherapie

Behandlungsform	Applikationsort	Indikationen
intratumorale Therapie		malignes Melanom
intrakavitäre Therapie	Liquorraum	AML, Leptomeningeosis carcinomatosa
	Pleuraraum	Mammakarzinom u.a.
	Perikardhöhle	Mammakarzinom, maligne Lymphome
	Peritonealhöhle	gastrointestinale Tumoren, Ovarialkarzinom
	Harnblase	Harnblasenkarzinom
intraarterielle Infusion	A. hepatica	primäre und sekundäre Lebertumoren
	A. mammaria interna	Mammakarzinom, Lokalrezidive
	A. carotis externa	Kopf-Hals-Tumoren
	Aa. bronchiales	Bronchialkarzinom
	Aa. axillares, Aa. femorales	Sarkome der Extremitäten
intraportale Infusion		sekundäre Lebertumoren
regionale Perfusion	Extremitätenperfusion	malignes Melanom, Sarkome
	Leberperfusion	primäre und sekundäre Lebertumoren
	experimentelle Formen	Stop-flow-Therapie des Beckens und des Abdomens
Chemoembolisation	Leber	primäre Lebertumoren, Karzinoidmetastasen
	Niere	Nierenzellkarzinom

Ergüsse treten am häufigsten auf beim Mamma-, Bronchial-, Ovarialkarzinom und bei Lymphomen. Sie können durch Pleurakarzinose bedingt sein, die sich regelmäßig durch den Nachweis maligner Zellverbände im Punktat sichern lässt (= maligner Pleuraerguss). Ein tumorzellfreier Erguss kann als Reizerguss durch Thoraxwandmetastasen oder durch Resorptionsstörungen bei Lymphabflussstörungen bedingt sein. Eine lokale Therapie (s. [2] + [3]) in die Pleurahöhle ist nur beim malignen Erguss sinnvoll, eine Verklebung des Pleuraspalts (s. [4] + [5]) hilft in beiden Fällen. Wiederholte **Entlastungspunktionen** können erforderlich sein, der Erfolg ist jedoch zeitlich begrenzt, der Eiweißverlust erheblich. Folgende weitere Maßnahmen kommen in Betracht:

(1) *Systemische Chemotherapie* – in der Mehrzahl der Fälle ohnehin indiziert.
(2) *Lokale Chemotherapie*, d.h. Instillation von Zytostatika in die Pleurahöhle. Die instillierten Substanzen wirken nur begrenzt, durch die geringe Diffusion werden nur die äußeren Zellschichten erreicht, sie führen aber auch über eine chemisch induzierte Pleuritis zur Verklebung der Pleurablätter. Die Substanzen werden großenteils resorbiert, sodass eine gleichzeitige systemische Chemotherapie in voller Dosierung unmöglich ist. Wegen der geringen subjektiven Toxizität hat sich Mitoxantron besonders bewährt. Methodik: Vollständige Drainage des Pleuraraums, Dauersog mit 25–30 cmH$_2$O über 24 h. Sonographische Kontrolle der Vollständigkeit der Punktion. Instillation von Mitoxantron (30 mg) in 50 ml 0,9 %iges NaCl. Ablassen nach 48 h mit Dauersog, evtl. Wiederholung der Mitoxantrontherapie bei erneutem Erguss > 250 ml (nach E. Musch, 1988).
(3) Instillation von *radioaktivem ^{90}Yttrium-Kolloid*.
(4) *Pleurodese* mit Tetrazyklin ($\approx$ 30–40 %) oder Talkum ($\approx$ 80–90 % Erfolg).
(5) Pleurodese durch Instillation von *Fibrinklebern*.

Therapie des malignen Aszites: Der *Begleitaszites* bei malignen Erkrankungen ruft regelmäßig eine starke Beeinträchtigung der Lebensqualität hervor, eine Therapie ist meistens erforderlich. Das Auftreten des Aszites kann unterschiedlich schnell geschehen, in Spätphasen ist die tägliche Menge von mehreren Litern nicht ungewöhnlich. Häufig ist der Aszites auch das erste Anzeichen der malignen Erkrankung.

Die häufigsten Tumoren, bei denen ein Aszites durch eine Peritonealkarzinose auftreten kann, sind Ovarial-, Magen-, Endometrium-, Kolon-, Leber- und Pankreaskarzinome. Die Diagnose wird klinisch und sonographisch gestellt, die Bestätigung erfolgt zytologisch, wobei sich die Tumorzellen häufig an Fibringerinnsel anlagern. Der Nachweis durch einen hohen Tumormarker im Aszites (Aszitesspiegel $\gg$ Serumspiegel) ist ebenfalls möglich.

Zur Therapie stehen verschiedene Möglichkeiten zur Auswahl:
(1) Aldosteronantagonisten (nur bei zytologisch negativem hepatischem Aszites),
(2) Zytostatikaapplikation,
(3) interne Radiotherapie (^{90}Yttrium-Kolloid),
(4) peritoneovenöser Shunt.

Diuretika (Aldosteronantagonisten) sind nur bei hepatischer Abflussbehinderung sinnvoll, bei zytologischem Tumorzellnachweis sind diese wie auch alle anderen diuretischen Maßnahmen sinnlos.

Die **intraperitoneale Zytostatikaapplikation** ist am besten untersucht und hat bei einigen Tumoren (Ovarial- und Magenkarzinom) einen guten palliativen Effekt zumindest auf die Aszitesbildung gezeigt. Ungelöst ist das Verteilungsproblem, da häufig trotz fehlender Verwachsungen keine homogene Verteilung erreicht wird.

Die **interne Strahlentherapie** mit radioaktivem Kolloid setzt eine nuklearmedizinische Station mit Möglichkeit der Dekontamination voraus. Probleme können entstehen, wenn die Therapie versagt und rasch nachlaufender Aszites abgelassen werden muss, da dabei die Strahlenschutzbestimmungen schwer einzuhalten sind.

Der **peritoneovenöse Shunt** ist nur als letzte palliative Maßnahme einzusetzen, da das Ventil durch Tumorzellen verstopft und durch den Shunt vitale Tumorzellen in den Kreislauf gelangen. Bei begrenzter Lebenserwartung geht jedoch die Palliation des Aszites vor.

Indikation: Bei der adjuvanten Therapie von Ovarialkarzinomen nach kompletter operativer Tumorentfernung oder effektiver Debulkingtherapie erfolgt die intraperitoneale Chemotherapie in kurativer Intention. Da die Penetrationstiefe der Zytostatika nur wenige Zellschichten umfasst und auch bei mehrfacher Therapie 1 cm nicht überschreitet, können größere Tumorknoten nicht effektiv zerstört werden, die Therapie bleibt immer palliativ! Gleiches gilt für eine feinknotige Peritonealkarzinose anderer Tumorentitäten (Magenkarzinom, kolorektale Karzinome). Eine weitere wichtige Indikation ist die palliative Therapie des Aszites – zum Erhalt der Mobilität und zur Verbesserung des Allgemeinbefindens der Patienten.

Technik: Der Zugang erfolgt bei manifestem Aszites zur Entlastung (Diagnostik) am „linken" McBurney-Punkt, aus Sicherheitsgründen unter sonographischer Kontrolle, um Darmverletzungen zu vermeiden. Der Aszites wird möglichst vollständig abgelassen, obwohl dabei erhebliche Eiweißmengen verloren gehen; in wenigen Fällen gelingt es mit einmaligem Ablassen, eine anhaltende Reduktion der Neubildung des Aszites zu erreichen. In der Situation der adjuvanten Therapie ohne Aszites wird die Peritonealhöhle über ein für diesen Zweck implantiertes Portsystem oder mit einer Verres-Nadel punktiert.

Bei Gabe von Zytostatika mit hoher Eiweißbindung (Mitoxantron, Cisplatin, Taxol) erfolgt eine Spülung des Peritonealraums über den liegenden Zugang mit 2–4 l NaCl 0,9 % (auf 30 °C anwärmen), bei fehlender Eiweißbindung (5-Fluorouracil, Cytarabin) kann diese Spülung entfallen.

Da Verwachsungen eine gleichmäßige Verteilung des Zytostatikums im Abdomen verhindern, wird eine Kontrolle durchgeführt, entweder durch Instillation von 100 ml Kontrastmittel in 1–2 l NaCl 0,9 % und CT-Kontrolle mit großem Schnittabstand (ca. 4–8 Schnitte) oder durch die Sonographie unter Lageänderung (etwas unsicherer).

Das Zytostatikum wird über die liegende Drainage appliziert, i.d.R. in 1–2 l einer 0,9 %igen NaCl-Lösung (30–35 °C), und für einen Zeitraum von 2–24 h im Abdominalraum belassen. Danach Lösung ablassen (i.d.R. weniger als bei der Instillation, da das NaCl zum Teil resorbiert wurde) und Drainage entfernen. Die Zeitdauer der Therapie bis zum Ablassen des Instillates richtet sich nach der peritonealen Clearance und der Penetration in den Tumor; frühzeitiges Ablassen verringert die systemische Resorption und Toxizität.

Die Wahl des Zytostatikums für die intraperitoneale Applikation richtet sich nach dem Primärtumor (**Tab. III.11.3**). Eine Cisplatin- oder Carboplatintherapie beim Ovarialkarzinom ist i.d.R. erfolgreich nach vorausgegangenem Response auf eine i.v. Therapie mit der gleichen Substanz. Bei Versagen der i.v. Therapie ist eher Mitoxantron anzuwenden.

Komplikationen treten auf beim Zugang zur Peritonealhöhle (Blutungen, Darmverletzungen), unter Therapie (chemische oder auch bakterielle Peritonitis) und im Verlauf bei dauerhaft implantiertem Zugang mit Tenckhoff-Katheter und subkutanem Port (Verstopfung durch Fibrin oder Adhäsionen).

Intraarterielle Therapie: Die intraarterielle Therapie wird unverändert kontrovers diskutiert. Gesichert ist die Überlegenheit dieser Therapie mit höherer Ansprechrate und Schnelligkeit des Tumorrückgangs und der Beschwerden. Ein Vorteil hinsichtlich Gesamtüberlebenszeit konnte ebenfalls nachgewiesen werden. In der Hand des Geübten ist diese Therapieform bei ausgewählten Patienten von Vorteil sowohl hinsichtlich Remission und Lebensqualität als auch hinsichtlich Überlebenszeit.

Grundsätzlich kann jedes Stromgebiet therapiert werden, da durch die moderne Kathetertechnik mit Treckern und dünnen Ballonkathetern die Sondierung fast aller Gefäße gelingt. Von der Häufigkeit der Indikation steht jedoch die Leber an erster Stelle, da bei den gastrointestinalen Tumoren eine isolierte Lebermetastasierung über das portale Stromgebiet häufiger vorkommt. Der technisch einfache Weg ist die transkutane Platzierung über die A. femoralis. Nachteile dieser Methode sind die häufig fehlende Selektivität (von der A. hepatica propria können noch kleine Äste zum Duodenum abgehen), die zeitliche Limitierung und die ausschließlich stationäre Behandlung. Die transkutane Platzierung in die A. hepatica sollte daher der primären Diagnostik der Gefäßversorgung (ca. 30 % atypischer Gefäßverlauf) und der primären Therapie vorbehalten bleiben. Wenn die Therapie anspricht, kann anschließend dauerhaft ein Katheter mit Portsystem in die A. hepatica entweder operativ bei einer Laparotomie (großer Eingriff) oder angiographisch über die A. subclavia implantiert werden. Bei der Laparotomie werden die unerwünschten Seitenäste unterbunden, bei der angiographischen Platzierung durch Insertion von Spiralen verschlossen. Schemata zur Therapie sind bei den Organtumoren aufgeführt.

Tabelle III.11.3 Intraperitoneale Zytostatikatherapie

Zytostatikum	Tumor	Dosis (mg/m^2)	Zeit (h)
Mitoxantron	Ovarial-, Mamma-Karzinom	15–25	4–24
Cisplatin[1]	Ovarial-, Magen-Karzinom	100–120	2–12
Carboplatin	Ovarial-, Magen-Karzinom	300–600	6–12
Paclitaxel	Ovarial-Karzinom	135–175	24
Cytarabin	Ovarial-Karzinom, Mesotheliom	500–6000	2–4
5-Fluorouracil[2]	kolorektales Karzinom	1000–2000	2–4
Bleomycin	Plattenepithel-Karzinom	30–90	6–24
Etoposid	Ovarial-Karzinom	350–700	4

[1] mit protrahierter Diurese ($\approx$ 24–48 h)
[2] Die Gabe von 5-FU kann 6-stdl. mehrfach wiederholt werden, um einen langfristig hohen Spiegel in der Peritonealhöhle zu erreichen (6-mal = 36 h)

Tabelle III.11.4 Vor- und Nachteile der regionalen Therapie

Vorteile	Nachteile
hohe Remissionsrate	Metastasen außerhalb des regionalen Bereiches
leichte Verlängerung der Überlebenszeit	Katheterkomplikationen
weniger Toxizität in regionaler Applikation	operative Implantation des Katheters
ambulante Langzeittherapie möglich	

Dem Vorteil der Therapie stehen aber auch Nachteile (**Tab. III.11.4**) und Komplikationen unter anderem durch die Pumpen- und Portsysteme gegenüber. Die Indikation zu einer regionalen Therapie muss im Einzelfall abgewogen werden. Häufig kann eine systemische Therapie begonnen und erst bei Versagen der Therapie oder bei späterem Progress dann die regionale Therapie eingesetzt werden.

Eine weitere Therapiemöglichkeit besteht beim inoperablen Lokalrezidiv des Mammakarzinoms über die A. mammaria interna oder A. subclavia und bei Kopf-Hals-Tumoren über die A. carotis externa und ihre Seitenäste. Dies gilt besonders bei Lokalrezidiven im vorbestrahlten Gebiet, da eine systemische Therapie hier wenig ausrichten kann. Mit Verbesserung der systemischen Therapie verliert diese Methode aber an Bedeutung.

1.5.4 Immuntherapie, Biomodulatoren und Signaltransduktionshemmung

Die Therapie mit monoklonalen Antikörpern allein oder in Verbindung mit einer zytostatischen Therapie ist inzwischen bei bestimmten Tumoren (Mammakarzinom, kolorektale Karzinome) fester Bestandteil der Therapie. Ebenso erreichten Signaltransduktionsinhibitoren (STI), bzw. Tyrosinkinaseinhibitoren mittlerweile Zulassungen bei Bronchialkarzinomen und Nierenzellkarzinomen Hier ist eine stürmische Entwicklung im Gang, die die Zukunft der Tumortherapie verändern wird.

(1) *Interferone:* Zugelassene Indikationen sind derzeit neben einigen Hämoblastosen Tumoren mit gesicherter Virusgenese: Nasopharynxkarzinom und Kaposi-Sarkom. Remissionen können auch beim Melanom, besonders bei intratumoraler Gabe, und (sehr fraglich) beim Nierenzellkarzinom induziert werden. Weitere experimentelle Ansätze sind in der Remissionserhaltung und Zelldifferenzierung gegeben sowie besonders in der Therapie der malignen Hämoblastosen (**s. Kap. III.9.5**).

(2) *Interleukine:* Eine noch experimentelle Therapie ist die Gabe von Interleukin 2. Hier sind besonders beim Nierenzellkarzinom und beim malignen Melanom Remissionsraten bis 30 % berichtet worden. Es handelt sich aber um eine Therapie, die mit starken UAW (Fieber, Blutdruckabfall, Ödeme) verbunden ist und nur in onkologischen Fachabteilungen durchgeführt werden sollte. Es besteht eine sehr strenge Indikationsstellung – nicht zuletzt wegen der hohen Kosten dieser Therapie und den Daten einer Metaanalyse, die Zweifel an der Wirkung aufkommen lassen.

Die Zulassungen von Sunitinib (Sutent®) und Sorafenib (Nexavar®) lassen jedoch Interferon und Interleukin an Bedeutung in der Behandlung des Nierenzellkarzinoms verlieren.

(3) *Colony-stimulating factors:* Ein weiterer Fortschritt in der Therapie wurde durch den Einsatz von Faktoren (G-CSF, Erythropoetin, Thrombopoetin) erreicht, die das Knochenmark nach einer zytostatikabedingten Schädigung stimulieren. G-CSF kann die Phase der Knochenmarkdepression verkürzen oder eine aggressivere Therapie ohne Gefahr der anhaltenden Agranulozytose ermöglichen. Erythropoetin kann eine tumor- oder chemotherapiebedingte Anämie durch maximale Stimulation der Erythropoese verbessern, ohne jedoch Einfluss auf das Gesamtüberleben zu nehmen. Die alleinige palliative Erythropoetin-Therapie führte in einer kürzlich durchgeführten Studie zu einer höheren Sterblichkeit beim nicht-kleinzelligen Bronchialkarzinom! Indikationen sind daher therapiebedingte Anämien (Hb < 11 g/dl bei solide

Tumoren [Mamma-, Ovarial-, kleinzelligem Bronchial- und Hodenkarzinom] und bei Hämoblastosen) (**s. Kap. III.9.5**).

(4) *Monoklonale Antikörper:* Sie sind gerichtet gegen spezifische Wachstumsrezeptoren auf der Zelloberfläche von Tumorzellen oder gegen Endothelrezeptoren, die für eine Tumorangiogenese verantwortlich sind. Sie wirken durch Blockade der Wachstumsrezeptoren und führen zur Apoptose der Tumorzellen. Sie können aber auch mit verschiedenen weiteren Substanzen (Toxinen, radioaktiven Isotopen) gekoppelt werden und diese als Schlepper direkt an die Tumorzelle bringen. In der Therapie der malignen Lymphome sind die Antikörper Rituximab und Alemtuzumab (**s. Kap. III.9.6**), bei soliden Tumoren der Her2/neu-AK Trastuzumab (Herceptin®), der EGF1-Rezeptor-AK Cetuximab (Erbitux®) und der VEGF-Rezeptor-AK Bevacizumab (Avastin®) zugelassen, weitere werden derzeit in Studien geprüft. In Kombination mit einer Zytostatikatherapie kann eine additive Wirkung erreicht werden, da der Antikörper im Gegensatz zu den Zytostatika auch ruhende Zellen angreifen kann.

(5) *Signalmodulatoren:* Der Signalweg innerhalb der Zellen vom Wachstumsrezeptor auf der Zelloberfläche bis zum Zellkern ist in großen Teilen aufgeklärt. Die verantwortlichen Gene (z.B. ras, muc, p53) sind identifiziert. Die Übertragung des Signals erfolgt i.d.R. durch Phosphat-Kinasen, die ein weiteres Molekül aktivieren oder supprimieren. In Kenntnis des Molekülaufbaus wurden spezifische Inhibitoren entwickelt, die diese Signalwege unterbrechen können. Die Zahl der zugelassenen Moleküle steigt kontinuierlich, derzeit: Imatinib – Glivec® zur Behandlung der CML und des gastrointestinalen Stromatumors (GIST), Erlotinib – Tarceva® zur Behandlung des nicht-kleinzelligen Bronchialkarzinoms. Sunitinib – Sutent® und Sorafenib – Nexavar® zur Behandlung des Nierenzellkarzinoms (Sorafenib zeigt zusätzliche Wirkung beim hepatozellulären Karzinom). Weitere Moleküle können die Angiogenese hemmen (Thalidomid, Lenalidomid u.a.).

(6) *Vakzinationstherapie:* Vakzinationstherapien zielen auf die Stimulation tumorspezifischer zytotoxischer T-Zellen ab. Bislang ist ihr Einsatz nur Studien vorbehalten, bisherige Ergebnisse zeigten – außer bei immunsensitiven Tumoren wie Melanomen – wenig Erfolg.

1.5.5 Supportive Therapie

(1) *Allgemeinmaßnahmen:* Schmerzbehandlung (**s. Kap. I.1.2**). Sicherstellung ausreichender Kalorien- und Flüssigkeitszufuhr, sorgfältige Pflege, evtl. auch eine antidepressive Therapie.

(2) *Knochenmetastasen:* Bei Knochenmetastasen kann der lytische Abbau durch Bisphosphonate gehemmt werden. Diese Stoffklasse verändert die Hydroxylapatitkristalle im Knochen, sodass sie für die Hydrolyse durch die Osteoklasten resistenter werden. In mehreren Studien konnte gezeigt werden, dass die Häufigkeit von knochenmetastasenbedingten Komplikationen reduziert und ihr zeitliches Auftreten signifikant hinausgeschoben werden konnte. Die Therapie mit Bisphosphonaten kann prophylaktisch (z.B. Mammakarzinom, multiples Myelom), bei Nachweis von Knochenmetastasen und in der hyperkalzämischen Krise (bei allen Tumorentitäten) begonnen werden. Sie können in Kombination mit einer Chemo-, Hormon- und Strahlentherapie gegeben werden. Den Bisphosphonaten wird auch eine eigenständige spezifische Antitumorwirkung unterstellt.

- Zolendronat (Zometa®) Inf. (> 15 min) 4 mg alle 4 Wochen (normale Kreatinin-Clearance)
- Chondronat (Ostac®, Bonefos®) p.o. 800–1000 mg tgl., i.v. 1000–1500 mg (2 h) alle 4 Wochen
- Pamidronat (Aredia®) Inf. (2–6 h) 90 mg alle 4 Wochen
- Ibandronat (Bondronat®) Inf. (120 min) 6 mg alle 4 Wochen

> **WICHTIG:**
> Bisphosphonate (v.a. Zolendronat und Pamidronat) verursachen nicht selten Kieferosteonekrosen, die recht behandlungsresistent und schmerzhaft sein können. Daher müssen Bisphosphonate vor zahnärztlichen/kieferchirurgischen Eingriffen abgesetzt werden! Auch bei chronischen Entzündungsprozessen von Zähnen und/oder Kiefer ist eine zahnärztliche Sanierung vor Beginn einer Therapie unbedingt angezeigt!

(3) *Pathologische Frakturen:* Behandlung in Zusammenarbeit mit dem orthopädischen Chirurgen; Vermeidung drohender pathologischer Frakturen durch Radiotherapie oder prophylaktische Osteosynthese oft möglich.

(4) *Querschnittslähmung:* Bei neurologischen Störungen durch Kompression des Myelons ist die Therapie der Wahl die frühzeitige operative Ausräumung aller komprimierenden Tumor- und/oder Knochenanteile mit anschließender Radiotherapie. Eine alleinige Radiotherapie ergibt deutlich schlechtere Ergebnisse. Die Laminektomie ist überholt und nicht sinnvoll.

(5) *Anämie* s. Kap. III.9.1.

(6) *Granulozytopenie:* Durch das Zytokin „Granulocyte-Colony Stimulating Factor" (G-CSF) können die Myelopoese stimuliert sowie Stärke und Dauer einer Agranulozytose vermindert und verkürzt werden. Dem prophylaktischen Einsatz stehen die hohen Kosten entgegen. Sinnvoll ist die Therapie nur bei vorangegangener Granulozytopenie (< 1000/μl) mit einem Infekt, der sich ohne Therapie mit Wachstumsfaktoren oder ohne Dosisreduktion bei 80 % der Patienten wiederholen würde. Bei Patienten mit Granulozytopenie ohne Infekt ist im weiteren Verlauf nur bei 5 % mit einem Infekt zu rechnen, eine vorsorgliche Behandlung kann unterbleiben (Kosten!).

(7) *Thrombopenie:* Auch hier sind spezifische Wachstumsfaktoren in der Entwicklung. Generell gilt: Bei Werten < 10 000/μl ist ein Thrombozytenersatz immer indiziert, darüber hinaus sollten Substitutionen bei Blutungszeichen oder rasch fallenden Werten erfolgen (s. Kap. III.9.3).

(8) *Nausea/Emesis:* Die emetische Wirkung vieler Zytostatika bedarf einer intensiven Therapie, da die Patienten häufig bis zur Grenze ihrer Belastbarkeit behandelt werden müssen. Ziel muss grundsätzlich die völlige Beschwerdefreiheit sein, dies ist bei ca. 60–80 % der Patienten zu erreichen. Einzelheiten der Therapie der Emesis s. Kap. I.1.4.

2 Chemotherapie solider Tumoren

Nachfolgend wird eine Übersicht über die Chemotherapie der häufigsten malignen Erkrankungen gegeben. Auf die Fortführung von Tumorentitäten, die einer Behandlung in Spezialzentren nach häufig wechselnden Studienprotokollen unterliegen (z.B. Sarkome), wurde zugunsten der bedeutendsten internistischen Tumorerkrankungen verzichtet.

2.1 Mammakarzinom
2.1.1 Mammakarzinom der Frau

Vorbemerkung: Beim Mamma- wie beim Ovarialkarzinom gilt eine Reihe von Risikofaktoren, die letztendlich alle den Hormonhaushalt der Frauen berühren. Es wurden 2 Brustkrebsgene entdeckt (BRCA1 – 17q21 und BRCA2 – 13q12-13), die aber sicher nicht die einzigen Gene sind, die für ein erbliches Mammakarzinom verantwortlich sind. Die Wahrscheinlichkeit, im Laufe des Lebens einen Brustkrebs zu bekommen, beträgt hier 50–85 % gegenüber 10 % der genetisch unbelasteten Frauen. Die Bestimmung der Mutation dieser Gene ist möglich, aber nur ca. 5 % aller Mammakarzinome sind genetisch bedingt! Patientinnen mit Mamma- oder

Ovarialkarzinom < 50 Jahre und einer weiteren Erkrankung bei Verwandten 1. Grades sollte eine genetische Beratung angeboten werden.

Die Reduzierung des Risikos durch prophylaktische Ovariektomie und/oder bilaterale subkutane Mastektomie ist möglich, aber im Einzelfall abzuwägen.

Die Vorsorgeuntersuchung einschließlich Mammographie und Sonographie ist gesetzlich geregelt: Ab dem 30. Lebensjahr eine Basismammographie (bei Hochrisikopatienten ab dem 25. Lebensjahr); Folgeuntersuchungen ab dem 40. Lebensjahr alle 2 Jahre. Diese Maßnahmen und die Selbstuntersuchung der Frau können die Prognose wirkungsvoll verbessern. Eine weitere Verbesserung wäre ein generelles Mammographie-Screening, da in Ländern, die diese Regelung haben (z.B. Niederlande), die Früherkennung und damit auch die Heilungsrate deutlich höher sind.

Eine **Krebsprävention** mit Tamoxifen (20 mg tgl.) wird diskutiert. Eine Studie wurde vorzeitig abgebrochen (NSABP P-1), da bei den Hochrisiko-Probandinnen die Rate der Brustkrebsentstehung deutlich gesenkt wurde (um 49%). Zu beachten sind aber die gegenteiligen Risiken (Thromboembolien, Endometriumkarziome). Für ein Therapieempfehlung ist die Datenlage noch zu gering.

Prognosefaktoren: Die Behandlung des Mammakarzinoms richtet sich wesentlich nach den Prognosefaktoren. Obwohl wichtige zusätzliche unabhängige Faktoren identifiziert werden konnten, werden nach dem Konsensus 03/2007 für die Routine nur die unten aufgeführten, kursiv gedruckten Faktoren empfohlen und für die Therapieentscheidung berücksichtigt. Die Proteinasen (Urokinase, Urokinase-Inhibitor) sind weitere wichtige Entscheidungshilfen für die Durchführung einer adjuvanten Therapie. Noch experimentell sind Gen-Chips mit 25–70 Genen, mit denen die Prognose besser beurteilt und teilweise auch das Ansprechen auf eine adjuvante Chemotherapie vorhergesagt werden kann.

(1) Anzahl der histologisch *befallenen LK*; Tumorgröße,
(2) histologischer Typ, *Grading*, Lymph- und Blutgefäßinvasion,
(3) *immunhistologischer Proliferationsmarker (MI1B)*,
(4) *Östrogen- und Progesteronrezeptoren*, EGF1-Rezeptor, *EGF2-Rezeptor (HER-2)*,
(5) Proteinasen: Urokinase-Plasminogenaktivator (UPA), Plasminogenaktivator-Inhibitor (PAI).

Weiterhin wird wegen unterschiedlicher Prognose, Behandlungen und Konsequenzen hinsichtlich der Nachsorge unterschieden zwischen In-situ- und invasiven Karzinomen. Erstere sind eine Domäne der Gynäkologie und werden hier nicht besprochen.

Die invasiven Karzinome weisen eine sehr unterschiedliche Histologie auf: **Infiltrierend duktal** (75%), **infiltrierend lobulär** (5–10%) und Übergangsformen. Die Tumortypen zeigen häufig eine axilläre Metastasierung, haben aber einen unterschiedlichen Typus der Fernmetastasierung: Duktale Karzinome metastasieren häufiger in Knochen und parenchymatöse Organe (Lunge, Leber, Hirn), lobuläre Karzinome überwiegend meningeal, auf die Serosa und an andere atypische Stellen. Sonderformen sind das **Paget-Karzinom**, das einem in die Mamille eingewachsenen duktalen Karzinom entspricht, und das **inflammatorische Karzinom**, das durch erysipelartige Veränderungen der Brusthaut mit histologischem Hautbefall und begleitender lymphatischer Infiltration der Haut charakterisiert ist.

THERAPIE

Durch Gründung von zertifizierten Brustzentren mit definierter Mindestzahl von Patienten, Qualifikation der Therapeuten, apparativer und organisatorischer Ausstattung sowie obligatorischer interdisziplinärer Zusammenarbeit soll die Umsetzung des vorhandenen Wissens schnell und effektiv erfolgen. Die Resultate der Therapie werden überprüfbar, Fehler können schneller erkannt und behoben werden. Die Zeit der monodisziplinären Entscheidung über die facettenreiche Therapie der Mammakarzinome soll der Vergangenheit angehören.

Operative Therapie

Grundlage der operativen Therapie ist das Ergebnis von Mammographie, Sonographie und das histologische Ergebnis der gezielten Bopsie. Eine brusterhaltende Therapie (BET) ist grundsätzlich anzustreben (mit postoperativer Strahlentherapie der „Restbrust"), eine Ablatio mammae oder subkutane Mastektomie ist nur bei multizentrischen Karzinomen, großen Carcinoma-in-situ-Anteilen, ungünstigem Größenverhältnis von Tumor und Brust oder Wunsch der Patientin (z.B. zur Vermeidung der sonst notwendigen Strahlentherapie) notwendig. Bei großen Tumoren, die primär nicht brusterhaltend reseziert werden können, besteht durch eine primäre systemische Therapie die Möglichkeit der Tumorverkleinerung mit postprimärer brusterhaltender Resektion!

Vor der **axillären Lymphonodektomie** wird der „Wächter-Lymphknoten" (Sentinel-LK) entfernt, der entsprechend markiert werden kann. Bei negativem Befund kann der Eingriff beendet werden, bei positivem Schnellschnittbefund erfolgt die Entfernung der Lymphknoten im Level 1 und 2 (Level 3 sollte wegen des Risikos eines postoperativen Lymphödems belassen werden).

Bei Patientinnen mit BRCA1- oder BRCA2-Mutation und entsprechend hohem Risiko, an Brustkrebs zu erkranken, kann eine prophylaktische Ablatio (ca. 90 % Reduktion) oder – kosmetisch besser – eine subkutane Mastektomie zum Ausschalten des Risikos führen (cave Ovarialkarzinom!). Auch die beidseitige Ovariektomie führt zu einer deutlichen Senkung des Mammakarzinomrisikos um ca. 50 %. Eine Alternative sind 6-monatliche Mammographie-Untersuchungen und/oder die Gabe von Antiöstrogenen. Die Risikoreduktion ist geringer, dafür entfällt aber das psychische Trauma der Entfernung von Brust oder Ovarien.

Adjuvante Therapie

Auf der Konsensus-Konferenz in St. Gallen (März 2007) wurden die Richtlinien zur adjuvanten Therapie aktualisiert. Es werden wieder drei Gruppen mit niedrigem, mittlerem und hohem Risiko definiert. Die Entscheidung zur Therapie richtet sich nach dem Lymphknotenstatus (N0, N1 oder N2), nach dem Hormonrezeptorstatus der Her2/neu-Expression und dem Menopausenstand (**Tab. III.11.5**). Neuerdings wird die Hormonsensitivität („responsiveness") in 3 Gruppen unterteilt (hoch, intermediär, nicht vorhanden).

Sondergruppen sind:

(1) Das *inflammatorische Mammakarzinom:* Es hat bei primärer operativer Therapie eine schlechte Prognose (mittlere Überlebenszeit < 18 Monate). Durch eine primäre Chemotherapie mit anschließender sekundärer Resektion und/oder Strahlentherapie kann die 5-Jahres-Überlebensrate auf 35–55 % angehoben werden.

(2) Die junge Patientin < 35 Jahre hat eine besonders schlechte Prognose und bedarf einer aggressiveren Therapie.

Therapiemöglichkeiten:

(1) *Adjuvante Hormontherapie:* In Studien konnte eindeutig gezeigt werden, dass die Aromataseinhibitoren (AI) in jeder Phase einer Therapie mit Tamoxifen überlegen sind: Erstens zu Beginn postoperativ, zweitens beim Wechsel nach 2 Jahren und drittens am Ende der 5-Jahres-Therapie (5 zusätzliche Jahre Einnahme eines Aromataseinhibitors).

Bei der Konsensuskonferenz von St. Gallen 2007 rieten die meisten Experten zu 2–3 Jahren Tamoxifen und nachfolgend einem AI bei postmenopausalen Patientinnen. Auch bei Patientinnen mit initialem Lymphknotenbefall, die 5 Jahre Tamoxifen erhalten haben, wurde zur Gabe eines AI geraten.

- Tamoxifen 20 mg tgl. für alle prä- und postmenopausalen Patientinnen ohne vaskuläre Risiken (Tamoxifen erhöht das Thromboserisiko) – Wechsel nach 2–3 Jahren auf einen AI (Dauer der Gesamttherapie 5–10 Jahre).

Tabelle III.11.5 Risikogruppen und Empfehlungen zur adjuvanten Chemo- und Hormontherapie bei Mammakarzinom (Konsensuskonferenz St. Gallen 03/2007)

Risiko	HER2/neu-Überexpression ER/PR-Ansprechen	HER2 NEGATIV			HER2 POSITIV		
		hoch	inkomplett	nicht vorhanden	hoch	inkomplett	nicht vorhanden
Niedrig	N0 und **alle** der folgenden Kriterien: pT ≤ 2 cm, Grad I, V0, HER2(−), ER und/oder PR vorhanden, Alter ≥ 35 J.	E	E				
Intermediär	N0 und **mindestens eines** der folgenden Kriterien: pT > 2 cm, Grad 2–3, V1, HER2(+), ER und PR fehlend, Alter < 35 J.	E C → E	C → E E	C	C → E + Tr	C → E + Tr	C + Tr
	1–3 befallene Lymphknoten **und** ER und/oder PR vorhanden und HER2(−)						
Hoch	1–3 befallene Lymphknoten **und** ER und PR fehlend **oder** HER2(+)			C	C → E + Tr	C → E + Tr	C + Tr
	> 4 befallene Lymphknoten	C → E	C → E	C	C → E + Tr	C → E + Tr	C + Tr

C = Chemotherapie, E = endokrine Therapie, ER = Östrogenrezeptor, PR = Progesteronrezeptor, Tr = Trastuzumab (Herceptin)
Cave: Trastuzumab ist kein Standard bei Frauen mit einem Tumor < 1 cm Größe und ohne axillären Lymphknotenbefall. Trastuzumab sollte mit oder nach einer Chemotherapie verabreicht werden. Eine alleinige Trastuzumab-Therapie könnte für Subgruppen relevant werden. Dies ist jedoch noch nicht evidenzbasiert!

- Alternativ oder bei erhöhtem Thromboserisiko oder Unverträglichkeit gegen Tamoxifen gleich zu Beginn AI (für 5 Jahre), bei prämenopausalen Patientinnen muss gleichzeitig eine Ausschaltung der Ovarfunktion (GnRH-Analoga) erfolgen.
- Nach 5 Jahren Tamoxifen weitere 5 Jahre AI.

Alle Aromataseinhibitoren (Arimidex®, Femara® und Aromasin®) sind in Studien (wechselnder Zeitpunkt des Therapiebeginns) überprüft mit ähnlichen positiven Ergebnissen, alle haben eine ähnliche Toxizität – Osteoporose und dadurch bedingte Frakturen in unterschiedlichem Ausmaß. Hier könnte theoretisch die Gabe eines Bisphosphonats indiziert sein (4 mg Zometa®, 5 mg Bondronat® alle 6 Monate), eine Zulassung zu dieser Indikation besteht aber derzeit nicht. Bei einer Indikation zur Chemotherapie sollte die Hormontherapie erst nach Abschluss der Chemotherapie begonnen werden. Bei prämenopausalen, Hormonrezeptor-positiven Patientinnen konnte in einer Metaanalyse gezeigt werden, dass eine ablative Hormontherapie (GnRH-Analoga über 1–3 Jahre in Kombination mit Tamoxifen über 5 Jahre) gegenüber einer Chemotherapie der ersten und zweiten Generation (CMF, EC, FE(50)C) ein identisches rezidivfreies und Gesamtüberleben erbrachte, zugleich aber eine bessere Lebensqualität nach 3–5 Jahren bedingte, sodass dies im Einzelfall eine therapeutische Alternative darstellt. In den Empfehlungen von St. Gallen wird diese Alternative gleichwertig aufgeführt. Patientinnen ohne Amenorrhö unter Chemotherapie oder mit rascher Rekonstitution nach Chemotherapie haben eine schlechtere Prognose. Eine zusätzliche GnRH-Therapie bei Fortbestehen der Menses unter oder nach adjuvanter Chemotherapie ist indiziert.

Bei Rezeptor-negativen prämenopausalen Patientinnen kann durch eine passagere Stilllegung der Ovarien durch GnRH-Analoga während der adjuvanten Chemotherapie ein Schutz gegen eine spätere therapiebedingte Amenorrhö mit erhöhtem Risiko einer Osteoporose erfolgen.

(2) *Adjuvante Chemotherapie* (Beginn möglichst bis Tag 14 postoperativ, mindestens aber bis Woche 6): Eine Standard-Chemotherapie ist nicht definiert. Eingesetzt werden die angeführten Schemata. Folgende Fakten können als weitgehend gesichert gelten:
- Patientinnen mit Her2/neu-positivem Mammakarzinom erhalten in der adjuvanten Therapie Trastuzumab (Herceptin®).
- 6-mal CMF (CTX oral) ist ist den weiter aufgeführten Schemata unterlegen.
- Anthrazykline sollten in einer Dosis gegeben werden, die einer wöchentlichen Gabe von Adriamycin 20 mg/m^2 oder Epirubicin 30 mg/m^2 entspricht.
- FE(100)C → T oder TAC ist bei Patientinnen mit Lymphknotenbefall dem FE(100)C-Schema überlegen. Es ist unklar, ob alle Patientinnen oder nur Rezeptor-negative Patientinnen profitieren.
- Die dosisdichte Therapie (2-wöchentliche Gabe mit G-CSF) ist dem Standardintervall alle 3 Wochen überlegen. Diese Therapieform ist aber Studien vorbehalten.
- Die Auswahl des Schemas richtet sich nach den Prognosefaktoren (unter Einschluss von Her2/neu und evtl. UPA, PAI), dem Willen der aufgeklärten Patientin und allgemein internistischen Risiken. Zu beachten ist die Alternative der kombinierten ablativen Hormon-/Antiöstrogentherapie bei Rezeptor-positiven, prämenopausalen Patientinnen.
- *Bei $\geq$ 10 positiven Lymphknoten besteht eine sehr schlechte Prognose*, die taxanfreien Schemata haben keinen positiven Effekt! Die Hochdosistherapie mit Stammzellsupport ist wegen fehlenden Erfolgs verlassen worden.

Adjuvante Strahlentherapie

(1) *Nach Ablatio mammae:* Als generelle Routinemaßnahme abzulehnen. Die Strahlentherapie ist in der Lage, die Häufigkeit von Lokalrezidiven wirkungsvoll zu vermindern, in einigen Studien wurde auch die Überlebenszeit verlängert. Die Indikation zur lokalen Strahlentherapie ergibt sich aus dem potenziellen Risiko des Lokalrezidivs (ASCO-Leitlinien):
- bei > 4 befallenen Lymphknoten,
- bei $\geq$ T$_3$ oder Stadium III.

(2) *Nach brusterhaltender Operation:* Die postoperative Strahlentherapie ist Teil der Therapie, da keine Sicherheit der kompletten Resektion (Primärtumor und/oder multifokale Karzinome) gegeben ist. Bei Indikation zu einer adjuvanten Chemotherapie (s. Tab. III.11.5) wird diese nach deren Abschluss, sonst unmittelbar postoperativ begonnen. Untersuchungen mit dem Ziel, die obligate Strahlentherapie bei brusterhaltender Operation zu umgehen, sind z.Zt. widersprüchlich. Da klare Kriterien der Selektion fehlen, ist der Verzicht auf die Strahlentherapie derzeit nicht gerechtfertigt. Wenn eine Patientin die Strahlentherapie ablehnt ist ihr die Ablatio mammae zu empfehlen.

Nachsorge (nach der Primärtherapie)

Die postoperative Nachsorge wird vielfach über Leitzentren und Nachsorgepässe schematisiert durchgeführt. Sie wird derzeit sehr kontrovers beurteilt. Außer Frage steht die Kontrolle der operierten und der kontralateralen Brust. Die technische Nachsorge mit dem Ziel der Früherkennung von klinisch asymptomatischen Fernmetastasen hat nicht zu einer Verbesserung der Prognose geführt und ist daher abzulehnen. Dies gilt aber nicht für beschwerdeorientierte Untersuchungen! Der Haupteinsatz in der Nachsorge liegt in der psychischen Führung und der Rehabilitation der Patientinnen.

Eine weitere patientenunabhängige Notwendigkeit der Nachsorge ist in der Überpüfung der Qualität und Effektivität der primären Therapie begründet (Brustzentren).

Palliative Therapie

Bei Nachweis von Fernmetastasen ist eine kurative Therapie nicht mehr möglich. Generell ist das Ziel jeder Therapie der Erhalt und die Verbesserung der Lebensqualität. Demzufolge wird – wenn möglich – immer zuerst die Möglichkeit der Hormontherapie ausgeschöpft. Lokale Probleme (Lokalrezidiv, isolierte Knochenmetastasen) können strahlentherapeutisch behandelt werden.

Palliative Hormontherapie

Indikationen für eine palliative Hormontherapie sind hormonrezeptorpositive Tumoren, eine erfolgreiche vorangegangene Hormontherapie und – bei unbekanntem Rezeptorstatus – ein langes rezidivfreies Intervall.

Schemata zur adjuvanten Chemotherapie des Mammakarzinoms

A) Guter Allgemeinzustand, nodal-negativ

1. CMF (6 Zyklen)			
Cyclophosphamid	100 mg/m²	p.o.	Tag 1–14
(nur bei oraler Unverträglichkeit)	500 mg/m²	i.v.	Tag 1 + 8
Methotrexat	40 mg/m²	i.v.[3]	Tag 1 + 8
5-Fluorouracil	600 mg/m²	i.v.	Tag 1 + 8; Wdh. Tag 29
2. EC			
Epirubicin[2]	90 mg/m²	i.v.	Tag 1
Cyclophosphamid[2]	600 mg/m²	i.v.	Tag 1; Wdh. Tag 22
3a. FEC (I) (6 Zyklen)			
Cyclophosphamid[2]	75 mg/m²	p.o.	Tag 1–14
(nur bei oraler Unverträglichkeit)	500 mg/m²	i.v.	Tag 1 + 8
Epirubicin[2]	(50–)60 mg/m²	i.v.[3]	Tag 1 + 8
5-Fluorouracil	(500–)600 mg/m²	i.v.	Tag 1 + 8; Wdh. Tag 29
3b. FEC (II) (6 Zyklen)			
Cyclophosphamid[2]	500 mg/m²	i.v.	Tag 1
Epirubicin[2]	100–120 mg/m²	i.v.[3]	Tag 1
5-Fluorouracil	500 mg/m²	i.v.	Tag 1; Wdh. Tag 22

B) Guter Allgemeinzustand, nodal-positiv

4. TAC (6 Zyklen)			
Docetaxel[4]	75 mg/m²	Inf.	Tag 1
Doxorubicin	50 mg/m²	i.v.[3]	Tag 1
Cyclophosphamid	500 mg/m²	i.v.	Tag 1; Wdh. Tag 22
5. AC-T/EC-T (4 + 4 Zyklen)			
Doxorubicin	60 mg/m²	i.v.[3]	Tag 1
(oder Epirubicin)	90 mg/m²	i.v.	Tag 1
Cyclophosphamid	600 mg/m²	i.v.	Tag 1
Nach 4 Zyklen gefolgt von weiteren 4 Zyklen			
Paclitaxel[4]	175 mg/m²	Inf. (3 h)	Tag 1; Wdh. Tag 22[5]

C) Antikörpertherapie[6] (nach oder parallel zur adjuvanten Chemotherapie über 12 Monate)

6. Trastuzumab (Herceptin®)[7]	6 mg/kg KG	Inf.	Tag 1, alle 3 Wo.

---

[1] 15 % geringere Wirkdosis!
[2] Reduzierte Dosis von Epirubicin und Cyclophosphamid bei starken UAW (WHO-Grad 3/4), die durch Supportive nicht zu beherrschen sind
[3] Epirubicin/Doxorubicin in eine schnell laufende Infusion langsam i.v. oder als Kurzinfusion über Port
[4] Prämedikation beachten
[5] mit G-CSF auch Wdh. an Tag 15 (= dosisdichte Therapie)
[6] zum Zeitpunkt des Redaktionsschlusses (11/05) noch nicht zugelassen (s. Text)
[7] Initialdosis bei 3-wöchentlicher Gabe: 8 mg/kg KG

Therapieabfolge beim metastasierten Mammakarzinom			
1.	a) Anastrozol (Arimidex®)	1 mg p.o.	tgl.
	b) Letrozol (Femara®)	2,5 mg p.o.	tgl.
	c) Exemestan (Aromasin®)	30 mg p.o.	tgl.
2.	Antiöstrogen		
	a) Tamoxifen[1]	20–30 mg p.o.	tgl.
	b) Fulvestrant (Faslodex)	250 mg i.m.	alle 4 Wo.
3.	a) Megestrolacetat	160 mg p.o.	tgl.
	b) Medroxyprogesteronacetat[2]	500–1000 mg p.o.	tgl.

[1] UAW: selten: passagere Leuko- und Thrombozytopenien, Völlegefühl, Endometriumproliferation und -karzinome, Depressionen und Hitzewallungen; Hyperkalzämiesyndrom
[2] UAW: Wassereinlagerung, Gewichtszunahme (ungünstig bei Knochenmetastasen!), **cave:** Blutzucker

Die Hormontherapie wird sequenziell durchgeführt. Bei Ansprechen auf die Therapie dauert die erste Remission 9–18 Monate, jede weitere Remission nach Umstellung der Therapie ist deutlich kürzer.

Reihenfolge der Hormontherapie:

(1) Bei *prämenopausalen* Patientinnen (≤ 50 Jahre) wird zunächst die ablative Hormontherapie durch Kastration durchgeführt: Medikamentös durch GnRH-Analoga (Zoladex®, Pro-Fact®-Depot) oder durch Ovariektomie. Wegen der geringeren Belastung wird immer mit den GnRH-Analoga begonnen, bei Ansprechen kann im Verlauf aus Kostengründen die Ovariektomie durchgeführt werden. Nach der Kastration gilt die Patientin als postmenopausal.

(2) *Postmenopausale* Patientinnen:

- Im Rezidiv wird zunächst ein Aromatasehemmer (Arimidex®, Femara®) oder Aromataseblocker (Aromasin®) eingesetzt. Der Vorteil der Aromatasehemmer/-blocker liegt in den deutlich geringeren UAW. Eine Präferenz für eines der drei Präparate ist hinsichtlich ihrer Antitumorwirkung nicht gegeben, sie unterscheiden sich im UAW-Spektrum (Osteoporose, Erhöhung von Gesamt- und LDL-Cholesterin).
- Für Patientinnen ohne oder mit lange zurückliegender adjuvanter Tamoxifentherapie ist Tamoxifen oder Faslodex, ein Östrogen-Rezeptor-Downregulator, der zweite oder dritte Schritt. Beide Präparate haben Vor- und Nachteile (Preis, Applikationsform, UAW).
- An dritter Stelle stehen die Gestagene, die deutlich höhere UAW aufweisen (s.u.). Wegen der hohen Kosten ist die individuelle Dosierung durch Bestimmung des Serumspiegels (mindestens 100 ng/ml) festzulegen. Androgene werden derzeit wegen der ungünstigen UAW nicht mehr eingesetzt.
- Gestagene sind auch indiziert als „letzte" Maßnahme zu oder nach einer zytostatischen Therapie, da ihnen eine knochenmarkprotektive Wirkung nachgesagt und gleichzeitig das Befinden der Patientin durch Appetitsteigerung, Schmerzlinderung und Gewichtszunahme positiv beeinflusst wird.

Palliative Chemotherapie

Das Mammakarzinom gehört zu den durch Zytostatika gut zu beeinflussenden Tumoren; die enttäuschenden Ergebnisse früherer Zeit wurden durch den Übergang von der Monotherapie zur kombinierten Chemotherapie und durch die Einführung neuer Substanzen erheblich verbessert. Die Remissionsquoten liegen bei 50–80 %, eine Vollremission ist keine Seltenheit (4–27 %) und geht mit einer deutlich besseren Prognose einher, die Remissionsdauer beträgt im Mittel 13 Monate. Über die notwendige Dauer der Chemotherapie nach Erreichen einer Remission fehlen derzeit genauere Kenntnisse, es besteht jedoch die überwiegende Meinung dass nach 6–12 Monaten die Therapie unterbrochen werden sollte bis zum Auftreten eines erneuten Rezidivs. Patientinnen mit einer günstigen Prognose können bei gleichem Therapieerfolg mit einer Monotherapie behandelt werden, während Patientinnen mit ungünstiger Prognose von einer aggressiveren Polychemotherapie deutlich besser profitieren.

Eine einheitliche Sequenz in der Therapieabfolge ist nicht etabliert, die angegebenen Schemata sind eine kleine Auswahl der Möglichkeiten und sollten nur als grobe Richtschnur für eine individuelle Therapie gelten. Die Folgebehandlung beim Rezidiv oder besonders bei Versagen der Primärtherapie ist sehr problematisch. Eine Standardtherapie als „second line" ist nicht etabliert. Grundsätzlich ist der Wunsch der Patientin in die Therapieentscheidung einzubeziehen. Schemata mit Taxanen haben die höchsten Ansprechraten (60–80 %), sind aber für viele Patientinnen wegen der kompletten Alopezie mit Verlust auch von Wimpern und Augenbrauen nicht tolerabel. Die Alopezie kann mit anderen Schemata (Mitoxantron/Bendamustin oder Cisplatin/Gemcitabin) fast vollständig vermieden werden, die Ansprechrate ist jedoch geringer. Orales 5-Fluorouracil (Capecitabin [Xeloda®]) macht die Therapie angenehmer.

Untersucht werden derzeit in wechselnden Kombinationen Taxane, Vinorelbin, Gemcitabin und liposomal enkapsuliertes Doxorubicin (Caelix®, Myocet®) mit den bisherigen Standardmedikamenten. Die letztgenannten Anthrazykline haben eine deutlich geringere Kardiotoxizität und werden daher zunehmend eingesetzt insbesondere bei Vorbelastung durch Anthrazykline in der adjuvanten Therapie.

Immuntherapie: Der monoklonale Antikörper Trastuzumab (Herceptin®) ist fester Bestandteil der Therapie, wenn auf der Tumorzelle der Wachstumsrezeptor HER-2 überexprimiert ist (3+). Zu beachten sind ebenso wie bei der Hormon-Rezeptoranalyse eine zuverlässige Labordiagnostik sowie die Änderung des Rezeptormusters in Primärtumor und Metastasen wie auch im Verlauf der Erkrankung. Wenn technisch leicht möglich, sollte bei metachroner Metastasierung eine erneute Bestimmung erfolgen. Der Einsatz von Trastuzumab ist bei fehlender Überexpression bzw. Genamplifizierung nicht gerechtfertigt. Die Antikörpertherapie wird auch bei guter stabiler Remission im Gegensatz zur zytostatischen Therapie bis zur Progression fortgeführt. Zu beachten ist die Kardiotoxizität des Herceptin®, die besonders in Kombination mit Doxorubicin gesehen wurde!

Bei *Cancer en cuirasse* und bei anderen Hautmetastasen kann nach Versagen oder im Rezidiv nach lokaler Strahlentherapie eine lokale Therapie mit Miltefoscin (Miltex®) eine passagere Besserung bringen.

Bisphosphonattherapie: Bei Knochenmetastasen kann die lytische Aktivität der Osteoklasten durch Bisphosphonate gehemmt und dadurch unabhängig von der kausalen Tumortherapie eine progrediente Knochendestruktion hinausgezögert werden (**s. Kap. III.11.1.5.5**).

Leitlinien

Leitlinien zur Behandlung der Mammakarzinome sind in der Website der Deutschen Krebsgesellschaft unter http://www.senologie.org/leitlinien.htm sowie in der Website der Arbeitsgemeinschaft gynäkologische Onkologie zu finden: http://www.ago-online.org/leitlinien/. Sie werden ständig aktualisiert.

2.1.2 Mammakarzinom des Mannes

Die Inzidenz ist gering, Risikofaktoren sind unbekannt, es ist keine gesetzliche Vorsorgeuntersuchung sinnvoll.

THERAPIE

Die Behandlung ist wie beim Mammakarzinom der Frau: Eingeschränkte radikale Mastektomie mit Axilladissektion mit Bestimmung der Hormonrezeptoren, Grading und evtl. weitere

Schemata zur palliativen Chemotherapie des metastasierten Mammakarzinoms

A) Monotherapien

1	Epirubicin wö.	30 mg/m^2	i.v.	Tag 1, 8, 15, … wö.
2	Bendamustin	120–150 mg/m^2	i.v.	Tag 1 + 2
	oder	60 mg/m^2	i.v.	Tag 1, 8, 15, … wö.
3	Mitoxantron	14 mg/m^2	i.v.	Tag 1
4	Gemcitabin	800–1000 mg/m^2	Inf. (30 min)	Tag 1, 8, 15

2–4: Wiederholung Tag 29

B) Kombinierte Therapie mit geringen UAW

5a	Cyclophosphamid	600 mg/m^2	i.v.	Tag 1 (+8)
	Methotrexat	40 mg/m^2	i.v.	Tag 1 (+8)
	5-Fluorouracil	600 mg/m^2	i.v.	Tag 1 (+8)

5b Ersatz von Cyclophosphamid durch Bendamustin (120 mg/m^2), MTX + Fluorouracil = identisch = höhere Wirkung, kein Haarausfall

6	Epirubicin	60–90 mg/m^2	i.v.	Tag 1
	Cyclophosphamid	600 mg/m^2	i.v.	Tag 1
7	Doxorubicin	50 mg/m^2	i.v.	Tag 1
	Vinorelbin	25 mg/m^2	Inf. 8–15 min	Tag 1, 8
8	Mitoxantron	6 mg/m^2	Inf.	Tag 1 + 2
	Bendamustin	100 mg/m^2	Inf.	Tag 1–3
9	Vinorelbin	25 mg/m^2	i.v.	Tag 1 + 8
	Mitoxantron	12 mg/m^2	i.v.	Tag 1
10	Folinsäure	500 mg/m^2	Inf. (30 min)	wö. × 6
	5-Fluorouracil	2600 mg/m^2	Inf. (24 h)	wö. × 6

5a/b Wiederholung Tag 22 (Therapie nur 1 Tag) oder Tag 28 Therapie an Tag 1 + 8
6–9 Wiederholung Tag 22–29, je nach AZ, UAW, KM-Funktion
10 Wiederholung in Woche 8 (Tag 42)

C) Aggressivere Therapien mit stärkeren UAW

11	Doxorubicin	60 mg/m^2	i.v.	Tag 1
	Docetaxel	75 mg/m^2	Inf. (1 h)	Tag 1
12	Doxorubicin	60 mg/m^2	i.v.	Tag 1
	Paclitaxel	175 mg/m^2	Inf. (3 h)	Tag 1
13	Docetaxel	75 mg/m^2	i.v.	Tag 1
	Capecitabin	1250 mg/m^2	p.o. 2-mal tgl.	Tag 1–14
14	5-Fluorouracil	500 mg/m^2	i.v.	Tag 1
	Epirubicin	90–120 mg/m^2	i.v.	Tag 1
	Cyclophosphamid	500 mg/m^2	i.v.	Tag 1

11–14 Wiederholung Tag 22–29, je nach AZ, UAW, KM-Funktion

Kombinierte Immuno-Chemotherapie

15	Trastuzumab	2 (4[1]) mg/kg	Inf. (3 h)	wö.
	Paclitaxel	90 mg/m^2	Inf. (1 h)	wö.
16	Trastuzumab	2 (4[1]) mg/kg	Inf. (3 h)	wö.
	Docetaxel	75 mg/m^2	Inf. (1 h)	Tag 1, Wdh. Tag 22

[1] 4 mg/kg nur in der 1. Woche

prognostische Parameter. Die postoperative Strahlentherapie ist häufiger indiziert, da der Tumor i.d.R. sehr dicht der Thoraxwand aufgesessen hat. Über den Wert einer adjuvanten Chemotherapie liegen wegen der Seltenheit der Tumoren keine gesicherten Daten vor, sie wird aber analog dem Karzinom der Frau gehandhabt. Die Prognose ist insgesamt ungünstiger, da der Tumor zum Zeitpunkt der Diagnose häufiger okkult metastasiert ist.

Die palliative Hormon- und Chemotherapie ist mit der Therapie des Mammakarzinoms der Frau identisch.

2.2 Urogenitalkarzinome
2.2.1 Prostatakarzinom

Vorbemerkungen: Das Prostatakarzinom ist der häufigste urologische Tumor, inzwischen der zweithäufigste Tumor des Mannes überhaupt. In Deutschland sterben ca. 10 000 Männer pro Jahr an den Folgen eines Prostatakarzinoms. Die Inzidenz ist stark altersabhängig, extrem selten unter 40 Jahren, bei 90-Jährigen fast immer zu finden (meist ohne klinische Relevanz!). Die Risikofaktoren sind familiäre Häufung, genetische Prädisposition und fettreiche Ernährung. Das Prostatakarzinom hat keine Frühsymptome, nur durch eine fachbezogene Vorsorgeuntersuchung kann heute aufgrund verbesserter diagnostischer Möglichkeiten die Früherkennung sicherer erfolgen. Als Screening eignet sich die Bestimmung des prostataspezifischen Antigens (PSA) mit alters- und volumenspezifischen Normgrenzen (cave: Blutentnahme vor der Palpation!) und die digitale rektale Austastung. Zusammen mit der transrektalen ultraschallgesteuerten Feinnadelbiopsie können Prostatakarzinome frühzeitig entdeckt werden. Dies ist besonders wichtig für jüngere Patienten (< 60 Jahre), da die Karzinome in diesem Alter klinisch eine schlechtere Prognose haben. Das Prostatakarzinom im Senium hat häufig klinisch keine Bedeutung, die unten aufgeführten Therapieempfehlungen gelten daher auch nicht für diese Gruppe, da die UAW der meisten Therapieoptionen jeden Vorteil an Tumortherapie aufheben!

Stadieneinteilung und Histologie: Die Prostatakarzinome sind fast ausnahmslos Adenokarzinome. Wichtig ist das Grading – der Gleason-Score, der eine direkte Aussage über die Prognose erlaubt und Einfluss auf die Therapie hat. Ein anfangs hoch differenziertes Prostatakarzinom kann im Laufe der Zeit entdifferenzieren.

THERAPIE

Vorgehen entsprechend der Stadieneinteilung

(1) Bei den *lokal begrenzten Prostatakarzinomen* (pT1–2 N0 M0) steht die kurative Therapie im Vordergrund. Hier konkurriert die radikale Prostatektomie zunehmend mit der konformalen Hochdosis-Strahlentherapie (Linearbeschleuniger, Multileaf-Kollimator, 3-D-Planung), der intensitätsmodulierten Strahlentherapie (IMRT) und auch mit der lokalen Brachytherapie mit J-125-Seeds-Implantation (letztere nur bei Gleason-Score < 6!). Rückfallfreie Zeit und Gesamtüberleben sind gleich, unterschiedlich sind Therapiefolgen (Inkontinenz: 5–20 %, Impotenz: 50–80 %). Da randomisierte Studien fehlen, ist im Einzelfall unter Einbeziehung des Patientenwunsches zu entscheiden.

(2) Bei den *lokal fortgeschrittenen Prostatakarzinomen* (ab pT3 N0 M0) sollte neben der lokalen Therapie auch die ablative Hormontherapie durchgeführt werden.

(3) Beim *metastasierten Prostatakarzinom* ist die Erhaltung der Remission und damit der Lebensqualität durch hormonale Androgenablation die Basis für die primäre Therapieoption. Eine zytostatische Therapie ist möglich, sie hat aber nur eine begrenzte Wirksamkeit, die Relation zwischen UAW und Minderung von tumorbedingten Beschwerden muss gewahrt werden. Lokalisierte schmerzhafte Knochenmetastasen sollten bestrahlt werden (Schmerzlinderung in 80 %!).

(4) Beim *älteren Patienten mit eingeschränkter Lebenserwartung* insbesondere bei niedrigem Gleason-Score ist die Option: „Watchful waiting" jeder anderen Therapie vorzuziehen.

Therapieformen

Bei lokal inoperablem Befund (Lymphknotenbefall) oder bei Fernmetastasen ist die primäre Hormontherapie indiziert. 20–30 % aller Patienten sprechen aber auf eine Hormontherapie nicht an und 80 % der initialen Responder zeigen aufgrund von Resistenzentwicklung eine Progredienz ihres Karzinoms innerhalb von 1–2 Jahren. Der optimale Zeitpunkt der Hormontherapie wird daher kontrovers diskutiert. Die primäre totale Androgenblockade verbessert nach Metaanalysen das Überleben nicht und verursacht nur hohe Kosten! Die weiteren Hormontherapien haben meist nur einen kurzen Erfolg, häufig bewirken sie nur eine Schmerzlinderung ohne objektivierbare Remission.

(1) *Testosteron-Entzug* durch subkapsuläre Orchiektomie oder (teurer) medikamentös mit Depot-GnRH-Analoga (Goserelin, Leuprolid, Buserelin): Mittlere Dauer der Remission ca. 12–18 Monate, ca. 20 % der Patienten sind nach 5 Jahren noch in Remission. UAW: Hitzewallungen (50 %) und psychische Störungen.

(2) Die *totale Androgenblockade* durch zusätzliche Gabe von Flutamid oder Bicalutamid (Casodex®) ist verlassen worden, da kein zusätzlicher Benefit zu erreichen ist! Als zweiter Therapieschritt ist ein Versuch sinnvoll (Erfolg bei ca. 10 %). UAW: Leberfunktionsstörungen, Durchfall. Bei Tumorprogression nach kompletter Androgenblockade kann ein Absetzen des Flutamids bei 20 % eine Remission induzieren (kurze Dauer).

(3) *Östrogentherapie:* Weitgehend verlassen wegen hoher UAW-Rate und kurzer Wirkdauer.

(4) *Kortikosteroid- oder Gestagentherapie* mit Prednison oder Medroxyprogesteronacetat (MPA) (1000 mg tgl. p.o.) können Knochenschmerzen günstig beeinflussen. UAW: Gewichtszunahme, Ödeme.

(5) *Chemotherapie:* Docetaxel in Kombination mit Prednison (Schema 4) konnte in mehreren Studien eine hohe Ansprechrate (38 % der Patienten mit CR/PR) mit Verlängerung der Überlebenszeit erreichen. Wegen der Toxizität ist jede Therapie im Einzelfall zu entscheiden und sollte nur von erfahrenen Therapeuten (Onkologen) durchgeführt werden.

(6) *Bisphosphonate:* Knochenschmerzen lassen sich durch Bisphosphonate positiv beeinflussen (s. Kap. III.11.1.5.5). Gelegentlich hilft auch Calcitonin, den Schmerz deutlich zu beeinflussen.

(7) *Samarium-153-Phosphat oder Strontium* als symptomatische Therapie von Knochenschmerzen.

Schemata zur Behandlung des Prostatakarzinoms			
1. Estramustinphosphat	560–840 mg	p.o.	Tag 1–14
Dann weiter:	3 × 140 mg	p.o.	tgl.
2. Epirubicin	30 mg/m²	i. v.	1 × wö.
3. Mitoxantron	12 mg/m²	Inf.	Tag 1
4. Docetaxel	75 mg/m² oder 20 mg/m²	Inf. (60 min) Inf. (60 min)	Tag 2 wöchentlich
Prednison	10 mg (absolut)	p.o.	durchgehend; Wdh. Tag 29
Wdh. (S 3 + 4) alle 4 Wochen			

2.2.2 Nierenzellkarzinom

Das Nierenzellkarzinom ist der häufigste Nierentumor. Die 5-Jahres-Überlebenszeit beträgt (alle Stadien) etwa 45 %. Die Inzidenz ist abhängig vom Tabakkonsum.

THERAPIE

Das Nierenkarzinom ist weitgehend zytostatikaresistent mit Ansprechraten sowohl in der Mono- als auch in der Kombinationstherapie < 10 %. Außerhalb von Studien ist eine Chemotherapie daher nicht indiziert. Immuntherapie mit Lymphokinen (Interferone und Interleukin 2) war bislang noch die erfolgversprechendste Therapieform, jedoch mit starken Nebenwirkungen behaftet.

Die Zukunft der therapeutischen Möglichkeiten gehört daher bei dieser Erkrankung den kürzlich zugelassenen Signaltransduktionsinhibitoren Sunitinib (Sutent®), Sorafenib (Nexavar®) und weiteren in Entwicklung befindlichen Substanzen. Sie ermöglichen – bei überschaubarem Nebenwirkungsprofil – relativ hohe Remissionsraten von bis zu 30 % (im Gegensatz zu 10 % bei IFN-α) sowie ein progressionsfreies Überleben von 11 Monaten (verglichen mit 5 Monaten für IFN-α). Hierbei scheint Sunitinib bessere Resultate zu erreichen als Sorafenib, obwohl es noch keine direkt vergleichende Studie gibt. Sunitinib wird in einer Dosis von 50 mg für 4 Wochen verabreicht, gefolgt von 2 Wochen Pause. Sorafenib wird mit 400 mg dosiert (kontinuierlich). Die Substanzklasse der Signaltransduktionshemmer zeigt neue interessante Möglichkeiten in der Onkologie auf. Wichtig ist, dass bei diesen Medikamenten die üblichen RECIST-Kriterien wenig Wert haben, sondern vielmehr das progressionsfreie Überleben, da die partiellen und kompletten Remissionen eher selten sind, während die Erkrankung oftmals stabilisiert werden kann.

Aufgrund der sehr hohen Therapiekosten (z.B. Sunitinib ca. 4 000 Euro/Monat) kann die Therapie jedoch leider nicht von budgetierten Ärzten oder Krankenhäusern verordnet werden.

2.3 Bronchialkarzinom (BC)

Vorbemerkungen: Das Bronchialkarzinom ist in den westlichen Ländern in den letzten Jahrzehnten zum häufigsten Karzinom des Mannes geworden. Es wurde in den letzten 30 Jahren eine Zunahme der Inzidenz um das 5fache bei Männern und um das Doppelte bei Frauen beobachtet. Hauptursache des Bronchialkarzinoms ist das Rauchen. Demgegenüber treten andere Ursachen, wie Luftverschmutzung, Asbest, radioaktive Substanzen, weit zurück.

! WICHTIG:

> *Gesicherte Fakten:* 90 % aller Patienten mit einem BC waren oder sind Raucher. Das Risiko, an einem BC zu erkranken, ist bei einem Konsum von 20 pack-years ca. 10–15 % (pack-year = Packungen à 20 Zigaretten tgl. × Jahre). Ein Mitraucher hat ein um 30 % höheres Risiko, ein BC zu bekommen als ein Nicht-Mitraucher. Dies trifft besonders für Kinder mit rauchenden Eltern zu! „Leichte" Zigaretten bieten keinen Schutz. Auch 16 Jahre nach Ende des Zigarettenkonsums ist das Risiko bei < 20 Zigaretten pro Tag noch um den Faktor 1,6 erhöht, bei Konsum von > 20 um den Faktor 4.

Von 100 Patienten mit BC haben 50 zum Zeitpunkt der Diagnose bereits Fernmetastasen und kommen für eine kurative Resektion oder Bestrahlung nicht mehr in Betracht. Bei weiteren 25 % finden sich bei der Mediastino- bzw. Bronchoskopie im Mediastinalbereich Metastasen, die eine radikale Operation unmöglich machen. Von 100 Patienten werden somit nur 25 operiert, von den Operierten überleben ein Viertel 5 Jahre, d.h., nur 6 % aller Patienten sind heilbar.

Bei Patienten, die wegen eines ausgedehnten Primärtumors mit regionären Metastasen nicht operabel sind, bei denen jedoch keine Fernmetastasen vorliegen, kann der Versuch einer kurativen Radiotherapie gemacht werden.

Histologische Klassifizierung: Nach der international akzeptierten Einteilung der World Health Organization unterscheidet man 4 Haupttypen des Bronchialkarzinoms, die zusammen 96 % aller malignen Neoplasien des Bronchialsystems ausmachen:
(1) kleinzelliges Karzinom: 20 %,
(2) nicht-kleinzellige Karzinome: 75 %,
- Plattenepithelkarzinom 40 %,
- Adenokarzinom 15 %,
- großzelliges Karzinom 20 %,
(3) Sonstige: 5 %.

Die **Prognose** der einzelnen histologischen Typen ist unterschiedlich. Dies beruht auf ihrer unterschiedlichen Lokalisation und ihrer unterschiedlich ausgeprägten Tendenz zur frühen Metastasierung. So sind das Plattenepithelkarzinom und das kleinzellige Karzinom oft zentral gelegen, was die Resektion erschwert und – vor allem beim kleinzelligen Karzinom mit seiner extremen Metastasierungsneigung – zu raschem Befall mediastinaler Strukturen führt. Das Adenokarzinom und das großzellige Karzinom finden sich häufiger peripher gelegen, was für eine chirurgische Intervention vorteilhaft ist. Dennoch verhindert auch bei dieser Lokalisation meist die rasche Metastasierung einen kurativen Eingriff. Die extrem ungünstigen Ergebnisse der Operation des kleinzelligen Karzinoms haben dazu geführt, dass dieser Typ primär nicht operiert wird. In über 95 % liegt eine klinisch oft zunächst nicht fassbare hämatogene Metastasierung vor. Eine posttherapeutische Exstirpation des tumortragenden Lungenanteils nach Erreichen der CR ist eine Option.

Auch die **Strahlenempfindlichkeit** der histologischen Typen ist unterschiedlich. Am empfindlichsten ist das kleinzellige Bronchialkarzinom. Die Erfolge einer lokalen Bestrahlung werden aber i.d.R. überschattet durch die ausgedehnte hämatogene Metastasierung.

Ebenfalls unterschiedlich ist die Empfindlichkeit der histologischen Typen gegenüber **Zytostatika**. Das aggressivste Karzinom – das kleinzellige – reagiert am empfindlichsten. Alle anderen Typen sind schlechter zu beeinflussen. Bis heute liegen jedoch noch keine zuverlässigen Daten darüber vor, welches Zytostatikum bzw. welche Kombination von Zytostatika bei den einzelnen histologischen Typen optimal ist.

Stadieneinteilung: Die in **Tabelle III.11.6** wiedergegebene Klassifizierung des Bronchialkarzinoms (American Joint Committee on Cancer) bezieht sich auf das nicht-kleinzellige Bronchialkarzinom. Die kleinzelligen Bronchialkarzinome werden anders unterteilt (**s. Tab. III.11.7**), da die Erfahrung gezeigt hat, dass praktisch immer Mikrometastasen vorliegen und ein Vorgehen nach dem TNM-Stadium eine Untertherapie darstellen würde.

2.3.1 Nicht-kleinzelliges Bronchialkarzinom

Symptome sind Husten, Sputum, Hämoptysen, später auch Luftnot, Stridor und Obstruktionspneumonie. Beim Raucher sollten diese Symptome zwingend zu einem Ausschluss eines BC führen. Irreführend in der Diagnostik sind die häufiger vorhandenen paraneoplastischen Syndrome.

THERAPIE

Vorgehen entsprechend der Stadieneinteilung

(1) *Stadium IA/B und IIA/B* (ca. 25 % der Patienten): Grundsätzlich ist die Resektion anzustreben. Durch Verbesserung der operativen Möglichkeiten ist die Indikation auch bei älteren Patienten gegeben. Der Tumor kann häufig ohne größeren Lungengewebsverlust reseziert wer-

2 Chemotherapie solider Tumoren

Tabelle III.11.6 Stadieneinteilung der Bronchialkarzinome (TNM und AJC)

TNM-System

T1	< 3 cm – bronchoskopisch ohne Infiltr. des Hauptbronchus
T2	> 3 cm und/oder Infiltration des Hauptbronchus, der viszeralen Pleura, Atelektase, obstruktive Pneumonie
T3	Infiltration von Thoraxwand und/oder Zwerchfell, mediastinale Pleura, Perikard; näher als 2 cm zur Carina
T4	Infiltration von Mediastinum und/oder Herz, große Gefäße, Trachea, Ösophagus, Wirbelkörper oder Carina; Metastasen im gleichen Lungenlappen oder maligner Pleuraerguss

Stadium (AJCC)

IA	T1 N0 M0		IB	T2 N0 M0
IIA	T1 N1 M0		IIB	T2 N1 M0 oder T3 N0 M0
IIIA	T1-3 N2 M0 oder T3 N1 M0		IIIB	T1-3 N3 M0 oder T4 N0-3 M0
IV	T1-4 N 0-3 M1			

Tabelle III.11.7 Stadieneinteilung des kleinzelligen Bronchialkarzinoms (Marburger Klassifikation)

Stadium	Charakteristika
Very Limited Disease (Stadium I) – VLD	• T1 oder T2 mit ipsilateralen hilären LK-Metastasen
Limited Disease (Stadium I bis III nach TNM) – LD	• Befall eines Hemithorax mit oder ohne ipsilaterale hiläre LK-Metastasen • ipsi- oder kontralaterale mediastinale LK-Metastasen • ipsilaterale infraklavikuläre LK-Metastasen • Pleuraerguss (ohne Tumorzellen)
Extensive Disease I (Stadium III/IV nach TNM) – ED I	• Infiltration von Herz, Ösophagus oder Wirbelsäule • maligner Pleura- und/oder Perikarderguss • Rekurrens- und/oder Phrenikusparese • Vena-cava-superior-Syndrom • Lymphknotenbefall supraklavikulär (ipsi-, kontralateral)
Extensive Disease II (Stadium IV nach TNM) – ED II	• alle Patienten mit hämatogenen Fernmetastasen

den. Der Nutzen einer postoperativen adjuvanten Chemotherapie wurde in mehreren Studien gesichert und gilt für Patienten < 70 Jahre mit gutem AZ. Bei nicht-tumorbedingter Inoperabilität: Lokale Strahlentherapie.

(2) *Stadium IIIA* (ca. 20 % der Patienten): Wenn Alter und Gesamtzustand es erlauben, primäre simultane Radio-/Chemotherapie durchführen mit dem Ziel, Operabilität zu erreichen.

(3) *Stadium IIIB* (ca. 30 % der Patienten): Je nach Allgemeinzustand, Alter und Beschwerden des Patienten ist die Therapie individuell festzulegen von multimodaler Therapie (s. Stadium IIIA) bis hin zu „best supportiv care" beim alten Patienten.

(4) *Stadium IV* (ca. 25 % der Patienten): Palliative Therapie (Chemo- und/oder Radiotherapie), wenn die Beschwerden dies erfordern, Heilung ist nicht möglich, Linderung der Beschwerden jedoch sehr häufig.

Chemotherapie

(1) **Adjuvante Chemotherapie:** Die Indikation ist in mehreren Studien für die Stadien IB und II gesichert, die Studienpopulation (Ausschlusskriterien) entspricht jedoch nicht dem normalen Patientenaufkommen. Die Indikation sollte daher im Einzelfall nach Alter, AZ und Begleiterkrankungen abgewogen werden. Geprüft wurden die Kombinationen Cispla-

Schemata zur adjuvanten Therapie des nicht-kleinzelligen Bronchialkarzinoms Stadium IB, IIA/B (4 Zyklen!)			
1 Cisplatin	100 mg/m²	Inf. (30 min)	Tag 1
Gemcitabin	1000 mg/m²	Inf. (15 min)	Tag 1, 8, 15
2 Cisplatin	50 mg/m²	Inf. (30 min)	Tag 1, 8
Vinorelbin	25 mg/m²	Inf. (10 min)	Tag 1, 8, 15
1 + 2: Wiederholung an Tag 29 für 4 Zyklen			

tin/Vinorelbin und Cisplatin/Etoposid sowie Cisplatin/Gemcitabin. Die Ergebnisse der Studien sind zwischen 4 und 15 % höhere 5-Jahres-Überlebensraten. Alle Patienten sollten über die Möglichkeit aufgeklärt und in die Entscheidung mit einbezogen werden.

(2) **Palliative Chemotherapie:** Die Ergebnisse der Chemotherapie wurden durch die Einführung der Taxane, Gemcitabin und Vinorelbin deutlich verbessert. Eine Zweier-Kombination ist einer Monotherapie überlegen, in randomisierten Studien konnte keine der unten aufgeführten Kombinationen (1–5) als überlegen identifiziert werden, Unterschiede bestanden nur in den UAW. Eine Dreier-Kombination erhöht die Toxizität, hat keine Vorteile bezüglich des rezidivfreien und Gesamtüberlebens und ist daher abzulehnen.

Der Anti-VEGF-Antikörper Bevacizumab (Avastin®) ist in der Kombination mit Paclitaxel/Carboplatin der alleinigen Chemotherapie überlegen (**cave:** Nicht bei Plattenepithelkarzinomen wegen Blutungsgefahr anwenden!).

Bei lokalisierten Tumoren (IIIA, IIIB ohne malignen Pleuraerguss) sind die Ergebnisse der simultanen kombinierten Radio-/Chemotherapie besser. Die ersten 2 Zyklen der Chemotherapie können entweder in voller Dosierung auch während der Radiotherapie gegeben werden (Carboplatin/Paclitaxel) oder in wöchentlicher Dosis als Radiosensitizer (Carboplatin 150 mg/m² KOF), nach Abschluss der Radiotherapie erfolgen weitere Zyklen (bis zu 4) je nach Ansprechen. Eine Fortführung der Therapie mit > 6 Zyklen bis zur Progression ist nicht sinnvoll. Die Therapie ist fast immer ambulant durchführbar (Lebensqualität!). Die Ansprechraten liegen bei ca. 50 %, sodass obligatorisch nach 2 (evtl. 3) Zyklen eine Kontrolle durchgeführt werden muss. Bei Therapieversagern sollte die (teure) Therapie abgebrochen oder umgestellt werden. Bei Patienten im reduzierten Allgemeinzustand und Indikation zu einer Chemotherapie kann auch Vinorelbin (30 mg/m², Tag 1 + 8, q 3 Wo) oder Gemcitabin (1000 mg/m² Tag 1, 8, 15; q 4 Wo) als Monotherapie gegeben werden.

Eine prophylaktische ZNS-Bestrahlung wird im Gegensatz zum kleinzelligen Bronchialkarzinom nicht durchgeführt, da die meisten Patienten vor der Manifestation der ZNS-Metastasen versterben. Bei Langzeitremissionen, besonders beim Adenokarzinom, neurologische Symptomatik gut überwachen.

Bei Versagen der ersten Therapie oder im Rezidiv kann eine Zweitlinientherapie mit nichtkreuzresistenten Zytostatika erfolgen. Die Lebensqualität und die UAW sind zu beachten.

Als Zytostika werden in der 2nd-line-Therapie die Taxane (wenn nicht schon in der 1st-line-Therapie eingesetzt) und das Zytostatikum Pemetrexed (Alimta®) angewendet.

Eine weitere Option entweder als Monotherapie oder in Kombination mit einer Chemotherapie besteht in der Therapie mit dem Signaltransduktionsinhibitor Erlotinib (Tarceva®).

2.3.2 Kleinzelliges Bronchialkarzinom

Das kleinzellige Bronchialkarzinom gilt als systemische Erkrankung, da eine hämatogene Metastasierung sehr früh eintritt (Stadieneinteilung **Tab. III.11.7**). Die Wachstumsgeschwindigkeit ist sehr hoch mit entsprechend hohem Ansprechen auf eine zytostatische Therapie.

Schemata zur palliativen Therapie des nicht-kleinzelligen Bronchialkarzinoms

A) Radio-/Chemotherapie (bisher kein Standard definiert! Möglichst in Studien)

1a Carboplatin	AUC 2	Inf. (30 min)	wö.
Paclitaxel[1]	50 mg/m²	Inf. (60 min)	wö.

Während der Dauer RT – gefolgt von 2 Zyklen systemischer Chemotherapie in voller Dosis, s. Schema 5 (Proc. ASCO 2003 #2564)

1b Cisplatin	80 mg/m²	Inf. (30 min)	Tag 1
Vinorelbin	15 mg/m²	Inf. (15 min)	Tag 1, 8, 15, 22

[Semrau et al.: Strahlenther Onkol 2003; 179: 823–31]

B) Alleinige Chemotherapie (Auswahl)

2 Cisplatin	100 mg/m²	Inf. (30 min)	Tag 1
Vinorelbin	30 mg/m²	Inf. (10 min)	Tag 1, 8, 15, 22
3 Cisplatin	100 mg/m²	Inf. (30 min)	Tag 1
Gemcitabin	1000 mg/m²	Inf. (15 min)	Tag 1, 8, 15
4 Docetaxel	75 mg/m²	i.v.	Tag 1
Cisplatin	75 mg/m²	i.v.	Tag 1
5 Paclitaxel[1]	200–225 mg/m²	i.v. 3 h	Tag 1
Carboplatin	AUC6	i.v. 30 min	Tag 1

Patienten in reduziertem AZ und mit Therapiewunsch (Monotherapie)

6 Vinorelbin-Mono	30 mg/m²	Inf. (10 min)	Tag 1, 8
7 Gemcitabin-Mono	1000 mg/m²	Inf. (15 min)	Tag 1, 8

Second-line-Therapie (Auswahl je nach Primärtherapie)

8 Pemetrexed (Alimta®)	500 mg/m²	Kurzinf. (10 min)	Tag 1
9 Erlotinib (Tarceva®)	150 mg	p.o./Tag	kontinuierlich

Prämedikation mit Dexamethason, Folsäure und Vitamin B_{12} beachten (s. Aufstellung Kap. III.11.1.1.1)!

10 Docetaxel	75 mg/m²	i.v.	Tag 1

Schema 2 + 3: Wiederholung an Tag 29, Schema 4–9 Wiederholung an Tag 22

---

[1] Cave Prämedikation: 20 mg Dexamethason p.o. am Abend vor der Therapie. 20 mg Dexamethason frühmorgens vor der Therapie. 1 Amp. Ranitidin/ 1 Amp. Dimetinden (Fenistil®) vor Infusion.

THERAPIE

Die Therapie der Wahl ist – im Gegensatz zu den nicht-kleinzelligen Bronchialkarzinomen – der sofortige Einsatz der aggressiven Chemotherapie oder Radio-/Chemotherapie. Ausnahme sind kleine periphere Herde oder der definitive histologische Befund nach primärer Resektion – eine postoperative Chemotherapie ist aber auch hier notwendig.

(1) Im Stadium VLD und LD (in geringerem Prozentsatz) sind Heilungen möglich. Daher ist eine simultane Radio-/Chemotherapie evtl. mit Resektion abhängig vom Allgemeinzustand, Alter und Ansprechen auf die Therapie durchzuführen. Die Aufteilung der Cisplatindosis auf 2 Einzelgaben vermindert die Toxizität erheblich, verringert nicht die Wirkung. Bei kompletter Remission (bronchoskopisch) ist eine prophylaktische ZNS-Bestrahlung sinnvoll; die Rate an ZNS-Metastasen wird verringert und das Überleben verbessert. Die Radiotherapie sollte dabei frühzeitig – auch während der laufenden systemischen Therapie – begonnen werden.

Schemata zur Behandlung des kleinzelligen Bronchialkarzinoms (SCLC)

Schemata zur simultanen Radio-/Chemotherapie des lokalisierten SCLC (VLD/LD)

Cisplatin	60 mg/m²	Inf.	Tag 1
Etoposid	120 mg/m²	Inf. (1 h)	Tag 1–3, Wdh. Tag 22

Strahlentherapie: 2 Gy tgl., GHD 50 Gy. Nach der Strahlentherapie weitere Chemotherapie (insgesamt 6 Zyklen).

Schemata zur palliativen Therapie des fortgeschrittenen SCLC (ED)

Initialtherapie (ohne simultane RT)

1	Cisplatin	80 mg/m²	Inf.	Tag 1
	Etoposid	150 mg/m²	Inf. (1 h)	Tag 1–3, Wdh. Tag 22
2	Carboplatin	AUC 6	Kurzinf.	Tag 1
	Etoposid	120 mg/m²	Inf. (1 h)	Tag 1–3, Wdh. Tag 22
3	**CEV-Schema**			
	Carboplatin	AUC 3–4	i.v.	Tag 1
	Etoposid	140 mg/m²	i.v.	Tag 1–3
	Vincristin	2 mg	i.v.	Tag 1, 8, 15, Wdh. Tag 22–29
4	**Irinotecan/Cisplatin**			
	Irinotecan	60 mg/m²	i.v.	Tag 1, 8, 15
	Cisplatin	60 mg/m²	i.v.	Tag 1, Wdh. Tag 28 × 4
5	**VIP-Schema**			
	Etoposid	75 mg/m²	Inf. (1 h)	Tag 1–4
	Ifosfamid	1200 mg/m²	Inf. (1 h)	Tag 1–4
	Cisplatin	20 mg/m²	Inf. (1 h)	Tag 1–4 Wdh. Tag 22
6	**ACO/AIO-Schema**			
	Doxorubicin	45 mg/m²	i.v.	Tag 1
	Cyclophosphamid[1]	1000 mg/m²	i.v.	Tag 1
	oder Ifosfamid[1]	2000 mg/m²	Kurzinf.	Tag 1–4
	Vincristin	2 mg	i.v.	Tag 1, Wdh. Tag 22

Rezidivtherapie

7	Topotecan[2]	1,5 mg/m²	Kurzinf.	Tag 1–5, Wdh. Tag 29
8	Bendamustin	120 mg/m²	Inf. (30–60 min)	Tag 1–2, Wdh. Tag 22

Palliative Therapie (ED, schlechter AZ)

9	Etoposid	100 mg/m²	Kurzinf.	Tag 1–3
	anschließend	50(–100) mg	p.o.	Tgl., wöchentliche BB-Kontrolle!

[1] Mesnaprophylaxe
[2] auch orale Therapie mit Topotecan möglich (in Deutschland noch nicht im Handel)

(2) Im Stadium ED I + II ist eine Heilung nicht zu erreichen. Dennoch kann mit den u.a. Schemata eine hohe Ansprechrate und Verlängerung der Überlebenszeit von ca. 12 Monaten erreicht werden, sodass ein therapeutischer Nihilismus nicht angezeigt ist.

2.4 Gastrointestinale Tumoren

Die Tumoren des oberen Gastrointestinaltrakts haben eine außerordentlich schlechte Prognose, da sie im Allgemeinen erst in weit fortgeschrittenem, häufig inoperablem Zustand diagnostiziert werden. Die 5-Jahres-Überlebensrate beträgt für das Magenkarzinom (alle Stadien) 5 %, für das Karzinom des exokrinen Pankreas nur 3 %. Die Prognose der kolorektalen Kar-

zinome ist deutlich besser. Die 5-Jahres-Überlebensrate beträgt 50 %, bedingt durch die Früherkennung im Rahmen der Vorsorgeuntersuchungen, der besseren Operabilität und durch die Einführung der adjuvanten Chemotherapie. Durch konsequente Vorsorgeuntersuchungen, Standardisierung der Operationsverfahren und durch die Einführung neuer Zytostatika ist eine weitere Verbesserung erreicht worden.
Neu klassifiziert wurden die neuroendokrinen Tumoren, die bisher partiell unter den Entitäten Karzinoide oder APUDome bekannt waren. Die Gruppe der gastroenteropankreatischen neuroendokrinen Tumoren (GEP-NET) ist jedoch wesentlich größer und umfasst hoch differenzierte Tumoren mit benignem Verhalten, hoch differenzierte Karzinome mit langsamem Wachstum sowie niedrig differenzierte (meist kleinzellige) Karzinome mit hoher Malignität. Die klassischen Karzinoide entsprechen in der Regel den hoch differenzierten GEP-NET.

2.4.1 Ösophaguskarzinom

Der Ösophagus wird in 3 Gebiete unterteilt, oberes, mittleres und unteres Drittel. Karzinome kommen charakteristisch häufig an den drei physiologischen Engen vor: Krikopharyngealraum, Trachealbifurkation und sphinkternah. Häufigkeit und Histologie sind in den drei Gebieten sehr unterschiedlich. Im oberen Drittel (10–15 %) und im mittleren Drittel (35–40 %) kommen fast nur Plattenepithelkarzinome vor. Adenokarzinome werden fast nur im unteren Drittel gefunden, hier wurde in den vergangenen 30 Jahren eine starke Zunahme gesehen. Gesicherte Risikofaktoren des Plattenepithelkarzinoms sind Alkohol- und Nikotinabusus. Wegen der gleichzeitigen Schädigung anderer Regionen („Schluck-Rauchstraße") sollte nach Zweittumoren primär und im weiteren Verlauf gefahndet werden.
Risikofaktor des Adenokarzinoms des unteren Drittels ist die Refluxösophagitis mit Entartung zum Barrett-Ösophagus. Die starke Zunahme dieser Entität, verbunden auch mit einer Zunahme der Kardiakarzinome, ist statistisch mit Übergewicht verbunden. Wegen der hohen Rate sind beim Barrett-Ösophagus engmaschige endoskopische Kontrollen entsprechend dem Risikoprofil (Dysplasie) sinnvoll.
Symptome sind Dysphagie, Gewichtsverlust, schmerzhafter Schluckakt, retrosternale Schmerzen, Husten. Zur Diagnostik gehören Breischluck, Endoskopie, CT und Endosonographie (Lymphknotenbefall).

THERAPIE

(1) *Oberes Drittel:* Wegen der schwierigen Operation – häufig wäre auch eine Laryngektomie erforderlich – ist hier die simultane Radio-/Chemotherapie Therapie der Wahl.
(2) *Mittleres Drittel:* Bei Tumoren im Stadium I/IIA (T1–T3 N0) Resektion anstreben. Eine präoperative Chemo-/Radiotherapie ist in Studien sinnvoll, die Ergebnisse sind widersprüchlich. Eine postoperative Radio-/Chemotherapie ist im N+-Stadium notwendig. Bei Tumoren > 5 cm und besonders bei präoperativ nachweisbaren Lymphknotenmetastasen ist eine kombinierte Radio-/Chemotherapie mit gleichen Langzeitergebnissen der Resektion ebenbürtig ohne Verlust des Organs.
(3) *Unteres Drittel:* In diesem Bereich ist – bei Vorliegen eines Adenokarzinoms des gastroösophagealen Übergangs – eine neoadjuvante Chemotherapie indiziert (**s. Kap. III.11.2.4.2, „Therapie"**).
Die palliative Chemotherapie von Lokalrezidiven und Fernmetastasen ist weiterhin enttäuschend, erstes Ziel in dieser Phase ist die ungestörte Nahrungspassage, die durch Bougierung (evtl. mit Lasertherapie) und anschließender endoskopischer Implantation eines Stents erreicht werden kann. Zusätzlich kann in dieser Phase trotz vorangegangener perkutaner Strahlentherapie die Brachytherapie eingesetzt werden, ebenfalls mit dem Ziel des Erhalts der Nahrungspassage.

Schema zur Behandlung des Ösophaguskarzinoms				
DDP/FU	Fluorouracil	1000 mg/m²	kont. Inf. (24 h)	Tag 1–4
	Cisplatin	75 mg/m²	i. v.	Tag 1
			Wiederholung	Tag 29
simultane perkutane Strahlentherapie über 5 Wochen, Chemotherapie 4-mal, alle 4 Wochen				

In Studien werden die Taxane in Zweier- und Dreierkombinationen überprüft, Ein Vorteil ließ sich bisher nicht beweisen (kleine Studien, widersprüchliche Ergebnisse).

2.4.2 Magenkarzinom

Eine generelle Vorsorgeuntersuchung für das Magenkarzinom ist in Deutschland nicht vorgesehen. Insgesamt nimmt die Inzidenz der Magenkarzinome ab, besonders der Karzinome im Korpus- und Antrumbereich, während die Karzinome im ösophagokardialen Übergang stark zunehmen, ebenso wie die Adenokarzinome im unteren Ösophagusbereich, wahrscheinlich durch die Zunahme der Refluxösophagitiden. Eine Infektion mit H. pylori wird in diesem Zusammenhang als Risikofaktor identifiziert (Risiko < 1 %, aber Befall bei 40–50 % der Magenkarzinompatienten nachweisbar.)

Die gastralen neuroendokrinen Tumoren des Magens werden gesondert besprochen (s. Kap. III.11.2.4.7)

Eine weitere Entität ist der gastrointestinale Stromatumor (GIST), der sich histologisch gut abgrenzen lässt. Standardtherapie beim inoperablen oder metastasierten Stromatumor ist der Einsatz des „Signaltransduktionsinhibitors" Imatinib (Glivec®) 400 mg tgl. p.o. Die Remissionsrate ist hoch, die Remissionsdauer aber begrenzt. Eine Salvagetherapie ist nicht bekannt, in Einzelfällen kann eine Dosiserhöhung auf 800 mg noch einmal erfolgreich sein oder neue Signaltransduktionsinhibitoren mit höherer Wirksamkeit.

THERAPIE

(1) *Neoadjuvante Therapie:* Patienten mit Adenokarzinomen des distalen Ösophagus, des gastroösophagealen Übergangs und des Magens sollten heutzutage analog der „Magic-Studie" von Cunningham et al. (2006) präoperativ und postoperativ chemotherapiert werden. Das 5-Jahres-Überleben konnte in dieser Studie von 23 % auf 36 % gesteigert werden. Nach aktuellen Studienergebnissen scheint das in Deutschland gebräuchlichere PLF-Schema eine vergleichbare Effektivität aufzuweisen.

(2) *Adjuvante Therapie:* Eine Studie aus den USA hat einen eindeutigen positiven Einfluss bewiesen. Die Studie hat jedoch methodische Probleme: Schlechter Verlauf des Kontrollarms bei inadäquater Lymphknotendissektion (54 % < D1!), sodass noch keine generelle Empfehlung ausgesprochen werden kann (Therapiesequenz: 1-mal FS/FU → Radiotherapie + 2-mal FS/FU → 2-mal FS/FU).

Neoadjuvante/adjuvante Chemotherapie bei Magenkarzinom			
ECF-Schema			
Epirubicin	50 mg/m²	Kurzinfusion	Tag 1
Cisplatin	60 mg/m²	über 30 min	Tag 1
5-FU	200 mg/m²	kont. Inf.	Tag 1–21
Wdh. an Tag 22 (insgesamt 3 Zyklen präoperativ). Ca. 6 Wochen nach Ende des 3. Zyklus OP, dann 6–12 Wochen nach OP erneut 3 Zyklen ECF. Die kontinuierliche Infusion von 5-FU kann über 7-Tages-Pumpen appliziert werden. Alternativ kann auch das EOX-Schema angewendet werden (in der palliativen Situation ECF überlegen).			

Schema zur adjuvanten kombinierten Radio-/Chemotherapie des Magenkarzinoms

Folinsäure	20 mg/m²	i.v Bolus	Tag 1–5
5-Fluorouracil	425 mg/m²	i.v. Bolus	Tag 1–5, Wdh. Tag 29

(Zyklus 1 vor und Zyklen 4 + 5 nach der Radio-/Chemotherapie)
Strahlentherapie: 45 Gy (tgl. HD 1,8 Gy) mit Beginn des Zyklus 2 (Tag 29) + simultan: Zyklus 2 und Zyklus 3

Folinsäure	20 mg/m²	i.v. Bolus	Tag 1–4 Tag 1–3
5-Fluorouracil	400 mg/m²	i.v. Bolus	Tag 1–4 Tag 1–3

(3) Die *palliative Therapie* erreicht hohe Ansprechraten (bis 50 %) mit Minderung der Beschwerden bei der Mehrzahl der Patienten. Bei gutem Allgemeinzustand ist eine eindeutige Indikation gegeben. Bei lokal inoperablem Befund kann die Radiotherapie einen zusätzlichen positiven Effekt haben.

(4) *Rezidivtherapie:* Neue Zytostatika (Taxane, Irinotecan, Oxaliplatin) haben eine hohe Aktivität.

2.4.3 Kolorektale Karzinome

Das kolorektale Karzinom entsteht i.d.R. aus der so genannten „Adenom-Karzinom-Sequenz". Daher ist die Vorsorge-Koloskopie mit 55 bzw. 65 Jahren die beste Präventionsmethode, bei der Adenome lokal abgetragen werden können. Die Sensitivität ist sehr hoch. Im Gegensatz hierzu ist der jährliche Test auf okkultes Blut im Stuhl mit einer niedrigen Sensitivität behaftet (nur 30 %).

Schemata zur palliativen Chemotherapie des Magenkarzinoms

1 EOX-Schema

Epirubicin	50 mg/m²	Kurzinfusion	Tag 1
Oxaliplatin	130 mg/m²	über 2 h	Tag 1
Capecitabine	625 mg/m²	p.o. 2-mal tgl. alle 12 h	Tag 1–21

Je 1 Amp. Kalzium und Magnesium vor und nach Oxaliplatin in 10 min als Prophylaxe gegen die Neurotoxizität.

Wiederholung an Tag 22

2 PLF-Schema (Wdh. Wo 8)

Cisplatin	50 mg/m²	Inf. (15 min)	Woche 1, 3, 5
Folinsäure	500 mg/m²	Inf. (30 min)	wö. × 6
5-Fluorouracil	2000 mg/m²	kont. Inf. (24 h)	wö. × 6

3 ILF-Schema (Wdh. Wo 8)

Irinotecan	80 mg/m²	Inf. (15 min)	Tag 1
Folinsäure	500 mg/m²	Inf. (30 min)	Tag 1
5-Fluorouracil	2000 mg/m²	kont. Inf. (24 h)	Tag 1–5

4 DCF-Schema (Wdh. Wo 3)

Docetaxel	75 mg/m²	i.v.	Tag 1
Cisplatin	75 mg/m²	Kurzinf.	Tag 1
5-Fluorouracil	750 mg/m²	kont. Inf.	Tag 1–5

5 Irinotecan 2nd line (Wdh. Wo 8)

Irinotecan	100–125 mg/m²	Kurzinf.	Tag 1, 8, 15, 22

6 Docetaxel 2nd line (Wdh. Wo 3–4)

Docetaxel	75–100 mg/m²	Kurzinf.	Tag 1

Risikofaktoren für kolorektale Karzinome sind Rauchen, Übergewicht, Bewegungsmangel, hoher Konsum von „rotem" Fleisch, hoher Alkoholkonsum. Wichtig sind die genetisch bedingten Syndrome (FAP, Gardner-Syndrom, Peutz-Jeghers-Syndrom, Lynch-Syndrom = HNPCC), Colitis ulcerosa und andere, die zu einer engmaschigen Kontrolle bis hin zur prophylaktischen Kolektomie führen sollten.

Beim Kolonkarzinom gelten heutzutage folgende Punkte als gesichert:

(1) Vorsorgeuntersuchungen sind die beste Maßnahme, ein Kolonkarzinom zu verhindern (s.u.).

(2) Bei Diagnosestellung muss geprüft werden, ob ein genetischer Faktor vorliegt (bes. bei jungen Patienten!). Hier müssen Verwandte 1. Grades untersucht werden, um weitere Erkrankungsfälle zu vermeiden.

(3) Sollten Metastasen bei Erstdiagnose vorliegen, ist unbedingt zu prüfen, ob diese resektabel oder lokal behandelbar sind; dies kann die Prognose entscheidend verbessern. Danach schließt sich heutzutage eine additive Chemotherapie an.

(4) Die adjuvante Chemotherapie ist bei allen Kolonkarzinomen ab UICC III (und Sonderfälle UICC II) indiziert. Älteren Patienten sollte nicht aus Nihilismus eine adjuvante Therapie vorenthalten werden! Diese Patientengruppe profitiert genauso gut wie jüngere.

(5) Die neoadjuvante Radio-/Chemotherapie ist der adjuvanten beim Rektumkarzinom ab UICC II hinsichtlich der Lokalkontrolle und der Rate der sphinktererhaltenden Operationen deutlich überlegen.

(6) In der palliativen Situation bieten kombinierte Immun-/Chemotherapien ein medianes Überleben von ca. 22 Monaten (gegenüber ca. 6 Monate durch „best supportive care") und sollten daher den Patienten empfohlen werden.

Hinsichtlich des Koloskopie-Screenings gelten die in **Tabelle III.11.8** genannten Zeitintervalle. Bei Patienten unter 50 Jahren müssen die „Amsterdam Kriterien" geprüft werden, die eine einheitliche Erfassung von Patienten mit hereditärem nicht-polypösem Kolonkarzinom (HNPCC) geben:

In einer Familie müssen mindestens 3 Personen an einem HNPCC-assoziiertem Tumor (Kolon, Endometrium, Magen, Ovar, Harnblase, Niere, Dünndarm, Gehirn) erkrankt sein, wobei alle folgenden Kriterien erfüllt sein müssen:

(1) Einer der 3 Patienten ist ein Verwandter ersten Grades der beiden anderen Patienten.

(2) Mindestens 2 aufeinanderfolgende Generationen sind betroffen.

(3) Mindestens ein kolorektales Karzinom wurde vor dem 50. Lebensjahr diagnostiziert, wobei eine FAP ausgeschlossen wurde.

(4) Die Tumoren wurden histopathologisch verifiziert.

Die Stadieneinteilung des kolorektalen Karzinoms erfolgt sowohl nach der TNM- wie auch nach der UICC-Klassifikation (**Tab. III.11.9**).

THERAPIE

Operative Therapie

Die Ergebnisse der Resektion sind durch standardisierte Operationsverfahren, insbesondere beim Rektumkarzinom mit der „totalen Mesorektum-Entfernung" (TME) deutlich verbessert worden. Hier konnte die Lokalrezidivrate in „guten" chirurgischen Abteilungen auf 4–7 % reduziert werden, wenn im Präparat die Entfernung tiefste Tumorinfiltration – operierte Zirkumferenz > 2 mm betrug (< 1 mm = 38 % Lokalrezidive!). Das Problem ist unverändert die okkulte Fernmetastasierung, die im Stadium IIB (T4) und besonders im Stadium III (N+) deutlich ansteigt. Vor allem Lokalrezdive sind beim Rektumkarzinom ein Problem, was sowohl Lebensqualität als auch -quantität erheblich einschränken kann.

2 Chemotherapie solider Tumoren

Tabelle III.11.8 Koloskopie-Screening bei Patienten mit/ohne Risikofaktoren für ein kolorektales Karzinom

Patientengruppe	1. Koloskopie	Wiederholung
Patient ohne Risiko	ab dem 50. LJ[1] (Kassenleistung ab dem 55. LJ)	60. bzw. 65. LJ
Patient mit Verwandten 1. Grades mit Kolonkarzinom bzw. Kolonadenom	40. LJ oder 10 Jahre vor Erkrankungsalter des Verwandten – je nachdem, was früher eintritt	alle 5 Jahre
Patient mit Kolonkarzinom	6 Monate nach OP (Nachsorge)	nach 3 Jahren erneut
Patient mit HNPCC	Ab 20.–25 LJ	alle 1–2 Jahre (+ Gastroskopie + gynäkologische Untersuchung)
Patient mit FAP	Ab 10.–12. LJ	jährliche Sigmoidoskopie, prophylaktische Proktokolektomie
Patient mit Colitis ulcerosa	8. Jahr nach Erstdiagnose „Pankolitis" bzw. 15. Jahr nach Erstdiagnose „linksseitige Kolitis"	alle 2 Jahre
Patient mit M. Crohn	unklar, am ehesten wie Colitis ulcerosa	

[1] LJ = Lebensjahr(e)

Tabelle III.11.9 Stadieneinteilung des kolorektalen Karzinoms

TNM-Klassifikation			
T1	Tumor infiltriert Submukosa		
T2	Tumor infiltriert Muscularis propria		
T3	Tumor infiltriert Subserosa		
T4	Tumor infiltriert Organe und Strukturen		
N0	keine regionären Lymphknoten		
N1	Metastasen in 1–3 Lymphknoten (von ≥ 12)		
N2	Metastasen in 4 oder mehr Lymphknoten		
M0	keine Fernmetastasen		
M1	Fernmetastasen		
UICC-Klassifikation			
Stadium I	T1, T2	N0	M0
Stadium II	T3 (IIA), T4 (IIB)	N0	M0
Stadium III	T1, T2 (IIIA), T3, T4 (IIIB)	N1	M0
Stadium IIIC	jedes T	N2	M0
Stadium IV	jedes T	jedes N	M0

Adjuvante Therapie

Die postoperative adjuvante Therapie hat in folgenden Risikogruppen einen festen Platz im Therapiekonzept:

(1) *Kolonkarzinom:*
- T3 N0 M0 (UICC I) bei Vorliegen von mindestens einem Risikofaktor:
  – präoperativer CEA-Spiegel > 5 ng/ml,
  – aneuploider DNS-Satz,

- hoher S-Phasen-Anteil,
- Siegelring- oder wenig differenzierter Tumor,
- Chromosomenaberration (17p- oder 18q-Deletion),
- Stadium L1 oder V1/2 (noch nicht gesichert),
- Notoperation (z.B. bei Stenose),
- Perforation,
- T4 N0 M0,
- Jedes T bei N1–3 M0 (UICC III).

Die in der adjuvanten Therapie zugelassenen Standardschemata sind unten aufgeführt. Folgende Faktoren sind weitgehend gesichert:
- FOLFOX-4 gilt derzeit als Standardregime zur adjuvanten Behandlung der Kolonkarzinome im UICC-Stadium III (und II mit Risikofaktoren). FOLFOX-4 ist dem Mayo-Regime hinsichtlich FFTF und Gesamtüberleben überlegen (ca. 78 % vs. 70 % bei UICC II und III).
- Eine Verbesserung der Ergebnisse durch die Hinzunahme von Irinotecan zu 5-FU konnte bisher nicht zweifelsfrei gesichert werden.
- Die orale 5-FU-Therapie mit Capecitabin ist der intravenösen Therapie zumindest gleichwertig.
- Die monoklonalen Antikörper werden in der adjuvanten Therapie in Studien überprüft, der Einsatz außerhalb von Studien ist derzeit nicht gerechtfertigt.
- Der Erfolg einer adjuvanten Therapie im Stadium II ist nur gering (insgesamt < 4 %), der Einsatz bedarf im Einzelfall einer strengen Indikationsstellung (Risikofaktoren).

Daraus ergibt sich, dass die adjuvante Therapie der Kolonkarzinome mit dem FOLFOX-4-Regime unter Beachtung der höheren Neurotoxizität durchgeführt werden sollte. Bei Patienten, die FOLFOX-4 hinsichtlich der Neurotoxizität ablehnen (oder nicht erhalten können), sollte eine adjuvante Therapie mit Capecitabin durchgeführt werden. Ungesichert in der adjuvanten Situation ist die Frage der Gleichwertigkeit des FOLFOX-6-Regimes (leichtere Handhabung) und des XELOX-Regimes (Verzicht auf Portimplantation). In der palliativen Therapie sind diese Regime gleichwertig. Eine individuelle Risikoabschätzung zur Patientenberatung ist im Internet unter http://www.adjuvantonline.com möglich.

(2) *Rektumkarzinom:* Alle Patienten ab Stadium T3 N0 M0 (UICC II) sollten eine neoadjuvante Radio-/Chemotherapie erhalten. Die neoadjuvante Therapie ist der adjuvanten Therapie

Schemata zur adjuvanten Chemotherapie des Kolonkarzinoms

1. FOLFOX-4-Schema

Oxaliplatin	85 mg/m^2	über 2 h in Glukose 5 %	Tag 1
Folinsäure	200 mg/ m^2	über 2 h	Tab 1 + 2
5-FU	400 mg/ m^2	i.v.-Bolus	Tab 1 + 2
5-FU	600 mg/ m^2	über 22 h	Tag 1 + 2

Je 1 Amp. Kalzium und Magnesium vor und nach Oxaliplatin in 10 min, als Prophylaxe gegen Neurotoxizität
Wdh. an Tag 15 (insgesamt 12 Zyklen); bei Oxaliplatintoxizität Oxaliplatindosis reduzieren oder absetzen

2. Capecitabin mono (nur bei Kontraindikation gegen Oxaliplatin)

Capecitabin	1250 mg/m^2	morgens	Tag 1–14
Capecitabin	1250 mg/m^2	abends	Tag 1–14

Bei schlechter Verträglichkeit (Hand-Fuß-Syndrom) Reduktion auf 75 % möglich
Wdh. an Tag 22 (insgesamt 24 Wochen, also 8 Zyklen)

Neoadjuvante Radiochemotherapie beim Rektumkarzinom			
5-FU	1000 mg/m²	kont. Inf.	Tag 1–5, Wo. 1 + 5
oder Capecitabin	825 mg/m²	p.o. 2-mal tgl. alle 12 h	während Radiotherapie (5 Wo.)
Radiotherapie 28 × 1,8 Gy (50,4 Gy)			
Operation			
4–5 Wochen *postoperativ*			
5-FU	500 mg/m²/d	Bolusgabe	Tag 1–5
Wiederholung an Tag 29, insgesamt 4 Zyklen			
oder Capecitabin	1250 mg/m²/d	p.o. 2-mal alle 12 h	Tag 1–14
Wiederholung an Tag 21, insgesamt 4(–8) Zyklen			

hinsichtlich der Lokalrezidivrate überlegen (6 % vs. 13 %). Zusätzlich können bei tiefsitzenden Rektumkarzinomen mehr sphinktererhaltende Operationen durchgeführt werden. Das neoadjuvante Konzept beim Rektumkarzinom enthält jedoch auch einen adjuvanten (Chemotherapie-)Teil.

Bei geringem Risiko nach TME kann die lokale Radiotherapie auch diese Ergebnisse weiter verbessern, sie sollte daher nicht unterlassen werden.

Bezüglich der Chemotherapie des Rektumkarzinoms ist die orale Therapie mit Capecitabin der intravenösen Bolusgabe vorzuziehen. Wahrscheinlich ist auch hier die Hinzunahme von Oxaliplatin sinnvoll, aber nicht zweifelsfrei bewiesen.

(3) *Additive Chemotherapie nach Resektion von Lebermetastasen:* Kürzlich konnte erstmals der Vorteil einer additiven Chemotherapie gegenüber einer alleinigen Nachbeobachtung zeigen. Das in der Studie (Portier et al. 2006) verwendete Mayo-Schema ist wahrscheinlich dem FOLFOX-4 Schema unterlegen. Derzeit wird eine neoadjuvante/adjuvante Therapie vor und nach Lebermetastasenresektion geprüft.

Palliative Therapie

Zunächst muss festgestellt werden, ob im Stadium IV tatsächlich eine palliative Situation vorliegt! Patienten, die resektable Metastasen aufweisen, müssen einem operativen Zentrum zugeführt werden. Eventuell ist es auch möglich, primär irresektable Metastasen durch eine Chemotherapie resektabel zu machen. Die kurative Chance für Patienten nach Lebermetastasenresektion beträgt ca. 30 %!

Die palliative Therapie führt bei der Mehrzahl der Patienten zu einer verbesserten Lebensqualität sowie zu einer Verlängerung der Überlebenszeit. Ein therapeutischer Nihilismus ist bei Patienten in gutem Allgemeinzustand nicht gerechtfertigt, zumal die Therapie gut kontrollierbare UAW hat. Unter Ausschöpfung aller derzeit verfügbarer Substanzen kann das mediane Überleben von 6 Monaten ohne Therapie auf ca. 2 Jahre mit Therapie erhöht werden! Der Therapiebeginn sollte bei nachgewiesenem Tumorprogress möglichst früh angesetzt werden. Das Abwarten bis zur klinischen Symptomatik führt zu deutlich schlechteren Ergebnissen. Nach 2–3 Therapiezyklen kann der Nachweis über die Wirksamkeit der Therapie erbracht und bei Therapieversagen die unsinnige Therapie beendet werden. Zugelassen zur Primärtherapie sind 5-Fluorouracil (i.v. und oral), Irinotecan und Oxaliplatin und der monoklonale Antikörper Bevacizumab (Avastin®). Standardschemata sind die 5-FU-Infusionsregime oder die orale 5-FU-Gabe. Die aufgeführten Schemata FOLFOX/FOLFIRI sowie XELOX und XELIRI (Schema 2–7) sind in verschiedenen Modifikationen untersucht und bis auf marginale Unterschiede gleichwertig, haben jedoch ein unterschiedliches Toxizitätsspektrum:

5-FU i.v.: höhere Hämatotoxizität; 5-FU oral: höhere GI-Toxizität und Hand-Fuß-Syndrom; Oxaliplatin: signifikante Neurotoxizität; Irinotecan: höhere Rate toxischer Diarrhöen. UFT ist nur als orale Monotherapie zugelassen, Vorteil ist die fehlende Hauttoxizität.

Eine weitere Verbesserung sind die monoklonalen Antikörper Cetuximab – gerichtet gegen den EGF-1-Rezeptor (Erbitux®) – und Bevacizumab – gerichtet gegen den VEGF-Rezeptor (Avastin®).

Bevacizumab ist zugelassen in der 1st-line-Therapie in Kombination mit Irinotecan (Schema 5), Cetuximab nach Versagen einer Irinotecan-Therapie (Schema 6) in Kombination mit Irinotecan (Schema 7).

Studien legen nahe, dass Bevacizumab in höherer Konzentration (10 mg/kg KG) auch in der Rezidivtherapie wirkt, dass Cetuximab auch mit Oxaliplatin kombiniert werden kann und dass der frühzeitige Einsatz höhere Remissionsraten ergibt.

Zu beachten ist die besondere Toxizität von Irinotecan (Diarrhö) und Oxaliplatin (Neurotoxizität), die zu schweren Schäden führen können. Die Diarrhö nach Irinotecan sollte primär mit konsequenter Loperamidtherapie (4 mg initial, dann 2 mg alle 2 h) behandelt werden, bei fehlender Besserung nach 24 h ist eine Klinikeinweisung notwendig! Weitere Maßnahmen zur Therapie der Diarrhö sind die Gabe von Budesonid oder Octreotid (2-mal 100 µg tgl. s.c.). Die akute Neurotoxizität des Oxaliplatins ist durch prophylaktische Infusion mit Kalzium/Magnesium (s. Fachinformation) zu verbessern, die Langzeitwirkung (irreversibel) tritt i.d.R. erst nach 1000 mg/m² ein. Das Hand-Fuß-Syndrom nach Capecitabin kann durch Dosisreduktion auf 75 % und Gabe von Vitamin B_6 (100 mg täglich) versuchsweise kupiert werden.

Wegen des rein palliativen Charakters der Therapie sollte die Indikation streng gestellt werden und bedarf der kritischen Überprüfung ihrer Wirksamkeit!

Schemata zur palliativen Therapie der kolorektalen Karzinome

A) Standard-Schemata

1. AIO-Schema

Folinsäure	500 mg/m²	Inf (30 min)	wö × 6
5-FU	2600 mg/m²	Inf. (24 h)	wö × 6; Tag 56

2. FOLFOX-4-Schema +/– Bevacizumab (Avastin®)

Oxaliplatin	85 mg/m²	über 2 h *in Glukose 5 %*	Tag 1
Folinsäure	200 mg/m²	über 2 h	Tag 1 + 2
5-FU	400 mg/m²	i.v. Bolus	Tag 1 + 2
5-FU	600 mg/m²	über 22 h	Tag 1 + 2
Bevacizumab[1]	5 mg/kg	Inf. (90 → 60 → 30 min)	Tag 1

   Je 1 Amp. Kalzium und Magnesium vor und nach Oxaliplatin in 10 min als Prophylaxe gegen Neurotoxizität
   Wdh. an Tag 15 (insgesamt 12 Zyklen), bei Oxaliplatintoxizität Oxaliplatindosis reduzieren oder absetzen.

3. FOLFOX-6-Schema +/– Bevacizumab (Avastin®)

Oxaliplatin	100 mg/m²	über 2 h *in Glukose 5 %*	Tag 1
Folinsäure	400 mg/m²	über 2 h	Tag 1
5-FU	400 mg/m²	i.v. Bolus	Tag 1
5-FU	2400(–3000) mg/m²	über 46 h	Tag 1
Bevacizumab[1]	5 mg/kg	Inf. (90 → 60 → 30 min)	Tag 1

   Je 1 Amp. Kalzium und Magnesium vor und nach Oxaliplatin in 10 min als Prophylaxe gegen Neurotoxizität
   Wdh. an Tag 15 (insgesamt 12 Zyklen), bei Oxaliplatintoxizität Oxaliplatindosis reduzieren oder absetzen.

4. **FOLFIRI-Schema +/− Bevacizumab (Avastin®)**

Irinotecan	180 mg/m²	über 1 h	Tag 1
Folinsäure	200 mg/m²	über 2 h	Tag 1 + 2
5-FU	400 mg/m²	i.v. Bolus	Tag 1 + 2
5-FU	600 mg/m²	über 22 h	Tag 1 + 2
Bevacizumab[1]	5 mg/kg	Inf. (90 → 60 → 30 min)	Tag 1

Wdh. an Tag 15 (insgesamt 12 Zyklen)

5. **„Simplified FOLFIRI"-Schema +/− Bevacizumab (Avastin®)**

Irinotecan	180 mg/m²	über 1 h	Tag 1
Folinsäure	400 mg/m²	über 2 h	Tag 1
5-FU	400 mg/m²	i.v. Bolus	Tag 1
5-FU	2400 mg/m²	über 46 h	Tag 1
Bevacizumab[1]	5 mg/kg	Inf. (90 → 60 → 30 min)	Tag 1

Wdh. an Tag 15 (insgesamt 12 Zyklen)

6. **XELIRI-Schema +/− Bevacizumab (Avastin®)**

Irinotecan	200 mg/m²	über 1–1,5 h	Tag 1
Capecitabin	800 mg/m²	morgens	Tag 1–14
Capecitabin	800 mg/m²	abends	Tag 1–14
Bevacizumab[1]	5 mg/kg	Inf. (90 → 60 → 30 min)	Tag 1

Wdh. an Tag 21

7. **XELOX-Schema +/− Bevacizumab (Avastin®)**

Oxaliplatin	130 mg/m²	über 2 h *in Glukose 5 %*	Tag 1
Capecitabin	800 mg/m²	morgens	Tag 1–14
Capecitabin	800 mg/m²	abends	Tag 1–14
Bevacizumab[1]	5 mg/kg	Inf. (90 → 60 → 30 min)	Tag 1

Je 1 Amp. Kalzium und Magnesium vor und nach Oxaliplatin in 10 min als Prophylaxe gegen Neurotoxizität
Wdh. an Tag 21

8. **Cetuximab (Erbitux®)/Irinotecan nach Versagen einer Irinotecan-haltigen Therapie** (normalerweise Drittlinienbehandlung, auch in Kombination mit 5-FU/Folinsäure möglich)

Cetuximab	150 mg/m² (Loading dose bei erster Infusion 400 mg/m²	über 1 h (evtl. mit Prämedikation H_1-/H_2-Blocker)	Tag 1
Irinotecan	80 mg/m²	über 1 h	Tag 1

Wdh. an Tag 8

B) Monotherapie bei älteren Patienten oder Patienten mit schlechtem AZ

9.	Capecitabin	1250 mg/m²	p.o. 2-mal tgl. alle 12 h	Tag 1–14, Wdh. Tag 22
10.	UFT	100 mg/m²	p.o. 3-mal tgl. alle 8 h	Tag 1–28
	Folinsäure	30 mg/m²	p.o. 3-mal tgl. alle 8 h	Tag 1–28; Wdh. Tag 36

---

[1] Bevacizumab wird vor Irinotecan und Oxaliplatin infundiert. Es sollte frühestens 4–6 Wochen (wegen Perforationsgefahr/Wundheilungsstörungen) nach Operation verabreicht werden.

Indikationen sind:
(1) nachgewiesene Tumorprogression,
(2) tumorbedingte Symptome vorhanden oder zu erwarten,
(3) guter Allgemeinzustand (WHO Grad 2 und 3),
(4) geschätzte Tumormasse < 1 kg.

Eine mögliche Therapieabfolge ist:
Erstlinienbehandlung: Avastin®/FOLFIRI, Zweitlinienbehandlung: FOLFOX (oder XELOX), Drittlinienbehandlung: Erbitux®/Irinotecan, Viertlinienbehandlung: nicht etabliert, z. B. Xeloda mono, Mytomicin C.

Nachsorge

Das kolorektale Karzinom ist einer der wenigen Tumoren, bei denen eine konsequente Nachsorge Vorteile erbracht hat. Alle 3 Monate sollte ein Ultraschall des Abdomens und ein Röntgen-Thorax zum Ausschluss von Metastasen erfolgen. Liegen Metastasen vor, muss geprüft werden, ob diese einer kurativ intentionierten Resektion zugeführt werden können. Inzwischen wurden Leitlinien zur Nachsorge erarbeitet, die generelle Zustimmung gefunden haben. Die Zahl der Kontroll-Koloskopien wurde reduziert: erste Kontrolle nach 1 Jahr, bei Normalbefund weitere Kontrollen in 3-jährigen Abständen.

Regionale Therapie der Leber

Wenn Lebermetastasen im Verlauf nachgewiesen werden, sind folgende Maßnahmen gegeneinander abzuwiegen:

(1) *Resektion:* Sinnvoll bei wenigen auf einzelne Segmente beschränkte Metastasen, die sich komplett entfernen lassen (inkl. additiver Chemotherapie, s.o.).
(2) *Thermische Ablation:* Radiofrequenzablation (RFA), laserinduzierte Thermoablation (LITT) oder – seltener angewendet – Kryotherapie. Voraussetzung: < 6 Metastasen unter 4 cm Durchmesser.
(3) *Regionale Chemotherapie* bei diffuser Metastasierung, die durch die o.a. Verfahren nicht angegangen werden können, hat jedoch an Bedeutung verloren.
(4) *Chemoembolisation:* Durch eine passagere Embolisation wird ein Flow-Verminderung erreicht, die eine längere Kontaktzeit und damit höhere Diffusion des Zytostatikums im Kapillarbereich zur Folge hat. (z.B. Mitomycin und Spherex® oder Embolex®).
(5) *Selektive interne Radiotherapie (SIRT):* lokale Einbringung von strahlenden Partikeln. Diese Therapie wird nur in wenigen Zentren angeboten, der Wert muss noch in größerer Studien überprüft werden.
(6) *Kombinierte Therapie:* Es können auch mehrere Verfahren kombiniert werden: Resektion mehrerer Segmente mit thermischer Ablation der Restmetastasen, präoperative systemische

Regionale Chemotherapie der Lebermetastasen			
1. Folinsäure	200 mg/m^2	i.v.	Tag 1–5
Fluorouracil	600 mg/m^2	Inf. (120 min)	Tag 1–5
Wiederholung			Tag 22–29
2. Folinsäure	300 mg/m^2	Inf. (30 min) i.v.	wö. × 6
5-Fluorouracil	2200 mg/m^2	Inf. (24 h) i.a.	wö. × 6
Wiederholung			Wo. 9

2.4.4 Tumoren des Pankreas

Karzinome des exokrinen Pankreas: Die Karzinome sind selten, werden häufig erst im fortgeschrittenen Stadium erkannt und sind dann inoperabel. Frühe Stadien werden „zufällig" bei einer Sonographie entdeckt; hier sind in kurativer Indikation ausgedehnte Resektionen indiziert und in Zentren mit großer Erfahrung mit Erfolg durchgeführt.

Therapie

Nach einer R0-Resektion ist durch eine adjuvante Gemcitabin-Monotherapie eine Verbesserung der Prognose um ca. 10 % zu erreichen. Die simultane Radiotherapie des ehemaligen Tumorgebiets wird kontrovers diskutiert und sollte routinemäßig nicht durchgeführt werden. In der palliativen Situation kommen die Zytostatika Gemcitabin, Fluorouracil, Cisplatin und experimentell Oxaliplatin zum Einsatz. Die Ansprechraten i.S. einer partiellen Remission sind gering (8–15 %), eine Verbesserung der Lebensqualität ist jedoch bei 30 % zu erreichen, sodass die Entscheidung zur Therapie nicht zuletzt wegen der geringen UAW leichter fällt. Zu beachten ist hauptsächlich die Knochenmarktoxizität. Eine Überlegenheit einer Zweierkombination ist bisher nicht belegt. In Einzelfällen kann auch eine lokale Strahlentherapie kombiniert mit 5-FU sinnvoll sein. In den USA wurde Erlotinib (Tarceva®) in der Kombination mit Gemcitabin zugelassen. Gegenüber der Gemcitabin-Monotherapie lebten die Patienten lediglich 2 Wochen länger, wobei das 1-Jahres-Überleben mit Erlotinib 24 % vs. 17 % ohne betrug. Patienten mit skin rash (Hautausschlag) scheinen jedoch mehr zu profitieren. Die Dosierung für Erlotinib beträgt 100 mg/Tag in Kombination mit Gemcitabin. Ein mögliches Vorgehen ist die Verabreichung der Kombinationstherapie für 6 Wochen. Wenn keine Hauterscheinungen auftreten, sollte Erlotinib nicht fortgeführt werden.

Maligne Tumoren des endokrinen Pankreas: Diese Tumoren gehören zu der Gruppe der gastroenteropankreatischen peripheren neuroendokrinen Tumoren (GEP-NET) und werden im **Kapitel III.11.2.4.7** beschrieben. Die Diagnostik ist bestimmt durch die Klinik der im Übermaß sezernierten Hormone (Serotonin, Insulin; Gastrin, Glucagon u.a.).

Schemata zur adjuvanten und palliativen Therapie des Pankreaskarzinoms			
Adjuvante Gemcitabin-Monotherapie			
Gemcitabin	1000 mg/m²	Inf. (15 min)	wö. × 7, Wdh. Wo 9
Ab 2. Zyklus Tag 1, 8, 15, Wdh. Tag 29			
Adjuvante Radio-/Chemotherapie (noch experimentell)			
5-Fluorouracil	650–1000 mg/m²	Inf. (24 h)	Tag 1–5, 22–26
+ simultane Strahlentherapie 450 Gy (25-mal 1,8 Gy) + Boost 5,4–9 Gy			
Palliative Therapie			
Gemcitabin	1000 mg/m²	Inf. (15 min)	wö. × 7, dann wö. × 3; Wdh. in Wo 0 resp. 4
evtl. + Erlotinib (100 mg/Tag p.o.)			
Gemcitabin	800 mg/m²	Inf. (15 min)	Tag 1, 8, 15
Cisplatin	75 mg/m²	Inf.	Tag 1, Wdh. Tag 29

2.4.5 Primäre Lebertumoren

Primäre maligne Lebertumoren sind in den westlichen Industrieländern selten. Man unterscheidet zwischen hepato- und cholangiozellulärem Karzinom sowie einigen seltenen Sarkomen. Der Zusammenhang zwischen der malignen Entartung und dem Hepatitis-B- oder -C-Virus ist gesichert. In Ländern mit hoher Durchseuchung der Bevölkerung mit dem Hepatitis-B-Virus (z.B. Südostasien) ist dieser Tumor sehr häufig und kann dort sogar an erster Stelle der malignen Erkrankung stehen. Weitere Risikofaktoren sind Alkoholabusus und Aflatoxin-Exposition durch fehlerhafte Lagerung von Lebensmitteln. Fernmetastasen sind selten.

THERAPIE

Die Therapie der primären Leberkarzinome richtet sich nach deren Größe, der intrahepatischen Metastasierung und dem Zustand der Leber. Bei ausreichender Leberfunktion kann eine ausgedehnte Resektion (bis zur erweiterten Links- oder Rechtshemihepatektomie) mit kurativer Intention durchgeführt werden. Bei zugrunde liegender Leberzirrhose (Child B und C) ist bei kleinen hepatozellulären Karzinomen auch eine Lebertransplantation möglich.

Als Alternative bietet sich bei kleinen und solitären Herden (< 3 cm) eine Sonographie oder CT-gesteuerte Radiofrequenz- (RITA), Laser- (LITT) oder Kryotherapie sowie jetzt seltener eine perkutane Ethanolinstillation (PEI) an. Die Langzeitergebnisse sind in einzelnen Studien mit der Resektion vergleichbar, untereinander gibt es keine Vergleiche. Die Ergebnisse sind von der Erfahrung des Therapeuten abhängig. Bei größeren (> 5 cm) oder multiplen Herden versagt diese Therapie.

Bei dieser Tumorgröße kann die regionale Therapie (s. Kap. III.11.1.5.3), insbesondere in Form der Chemoembolisation (TAE), zu anhaltenden Remissionen führen und sollte deshalb immer berücksichtigt werden. In einigen Fällen kann nach einer erfolgreichen Chemoembolisation Operabilität erreicht werden. Voraussetzungen dieser Therapie sind jedoch eine ausreichende Leberfunktion und das Fehlen einer zirrhosebedingten portalen Hypertension mit hepatofugalem Reflux. Bei jüngeren Patienten unbedingt Kontakt mit einem Zentrum aufnehmen. Zur Embolisation werden Lipiodol®, Mikrosphären, Gelfoam-Puder oder Durapartikel benutzt, als Zytostatika überwiegend Adriamycin/Epirubicin. Die Chemoembolisation erfolgt über einen Katheter, der transkutan von der A. femoralis in die A. hepatica propria oder – mit günstigeren Ergebnissen – in die den Tumor versorgenden Segmentarterien vorgeschoben wird. Bei einer Langzeittherapie muss der Katheter operativ oder angiographisch in die A. hepatica propria implantiert werden.

Bei den fortgeschrittenen Stadien konnte bislang nur – recht erfolglos – die systemische Chemotherapie eingesetzt werden (Remissionsrate < 10 %).

Im Jahr 2007 wurde jedoch erstmals eine große randomisierte Studie vorgestellt, die die Überlegenheit von 2 × 400 mg/Tag Sorafenib als kontinuierliche Therapie gegenüber Placebo eindeutig belegen konnte. Obwohl es nur zu einer geringen Ansprechrate von ca. 5 % kam, wurde das progressionsfreie Überleben verlängert (im Median von ca. 8 Monaten auf ca. 11 Monate). Sorafenib (Nexavar®) gilt damit als neuer Standard für die systemische Therapie des hepatozellulären Karzinoms. Die Therapiekosten sind jedoch sehr hoch (ca. € 4 500 pro Monat).

Wie bei den neuroendokrinen Tumoren des GIT kann auch bei Leberzellkarzinomen Octreotidacetat eingesetzt werden (Sandostatin®). Eine Studie zeigte einen positiven Einfluss auf Tumorgröße und Überlebenszeit nach Therapie mit Octreotid. Die Therapie mit Tamoxifen (positive Östrogenrezeptoren auf der Tumorzelloberfläche) ist in einer Metaanalyse nicht wirksam.

Im Rahmen der Nachsorge sind beim hepatozellulären Karzinom die Bestimmung des AFP-Titers, beim cholangiozellulären Karzinom CA 19-9 wichtige Parameter der Verlaufsbeobachtung.

2.4.6 Gallenblasenkarzinom

Karzinome der Gallenblase und der extrahepatischen Gallenwege sind selten (< 4 % aller Malignome). Bei der Mehrzahl der Gallenblasenkarzinome ist ein Zusammenhang mit langjährigem Gallensteinleiden anzunehmen. Nur die Prognose des zufällig entdeckten Karzinoms im Rahmen einer Cholezystektomie aufgrund eines Steinleidens ist günstig. Beim fortgeschrittenen Karzinom sind auch superradikale Operationsverfahren mit hoher Mortalität und Morbidität verbunden, ohne die Langzeitprognose zu verbessern. In der Mehrzahl der Fälle sind nur Palliativoperationen (Wiederherstellung des Gallenflusses) möglich, evtl. eine palliative PTCD zur externen oder internen Gallenwegsdrainage.

Eine Sonderform ist der Klatskin-Tumor, ein Gallenwegskarzinom an der Leberpforte. Er wächst langsam, führt aber früh zu einer Gallenwegsobstruktion und kann mit ausgedehnten rekonstruktiven chirurgischen Verfahren in Zentren reseziert werden.

THERAPIE

Bei jüngeren Patienten kann ein Versuch einer zytostatischen Therapie analog der Therapie der Pankreaskarzinome mit Gemcitabin, evtl. in Kombination mit Oxaliplatin (GemOx), unternommen werden (**s. Kap. III.11.2.4.4**). Supportive Maßnahmen zum Abfluss der Galle (Stent oder PTCD) sind häufig indiziert.

2.4.7 Neuroendokrine Tumoren des gastroenteropankreatischen Systems (GEP-NET)

Durch die neue WHO-Klassifizierung wurden alle neuroendokrinen Tumoren zusammengefasst, da sie pathogenetisch von den gleichen Zellen ausgehen, auch wenn sie sich in der klinischen Symptomatik und dem biologischen Verhalten sehr unterscheiden. Histochemisch kann bei diesen Tumoren Chromogranin A nachgewiesen werden, was sie von allen anderen Tumoren des GIT unterscheidet. Es besteht eine Verbindung zum MEN-Syndrom.

Die Klassifikation nach dem biologischen Verhalten umfasst 3 Untergruppen:

1a Hoch differenzierter NE-Tumor (benignes Verhalten)
1b Hoch differenziertes NE-Karzinom (langsam wachsend, invasiv, metastasierend)
2   Niedrig differenziertes NE-Karzinom (sehr maligne, meist kleinzellig)

Das klassische Karzinoid entspricht dem Typ 1b, zum Typ 2 gehören u.a. auch das kleinzellige Bronchialkarzinom und das Merkel-Zell-Karzinom der Haut.

Es wird weiterhin nach der Tumorlokalisation unterschieden in Magen, Duodenum (und proximalem Jejunum), Ileum (einschließlich distalen Jejunums) Appendix, Kolon-Rektum und Pankreas. Innerhalb der Gruppen wird nach morphologischen Kriterien (Tumorgröße, Angioinvasion, Metastasierung) sowie hormoneller Aktivität unterschieden, sodass insgesamt eine Zahl verschiedener Entitäten entstanden ist, deren Einzelbesprechung den Umfang dieses Kapitels sprengen würde.

Die Zahl der GEP-NET ist in den letzten Jahren angestiegen, wahrscheinlich aber nur im Zuge der verbesserten Diagnostik. Die hoch differenzierten Tumoren mit benignem Verhalten werden meist nur als Zufallsbefund entdeckt und sind operativ/endoskopisch in der Regel (da klein) leicht zu entfernen und bedürfen mit Ausnahme einer spezifischen Nachsorge (Multizentrizität) keiner weiteren Therapie.

Die hoch differenzierten Karzinome entsprechen in der Mehrzahl den früher so genannten Karzinoiden mit Serotoninsekretion; dazu gehören aber ebenso die anderen hormonproduzierenden Tumoren, wie Gastrinom, Insulinom, Glukagonom, VIPom, Somatostatinom und andere. Je nach Lokalisation ist die klinische Ausprägung sehr unterschiedlich, Gastrinome im Magen und Duodenum rufen beide ein Zollinger-Ellison-Syndrom hervor, der Duodenaltumor ist meist kleiner, metastasiert aber sehr früh. Ein duodenales Somatostatinom entwickelt im Gegensatz zum pankreatischen Somatostatinom keine hormonelle Aktivität.

Bei früher klinischer Symptomatik durch die hormonelle Aktivität oder durch Obstruktion kann operativ eine Heilung erreicht werden. Häufig liegen jedoch bereits Lymphknoten- oder Lebermetastasen vor. Die Bestimmung von Chromogranin A (EDTA-Plasma) erlaubt ein einfaches Screening bei entsprechendem Verdacht.

Serotoninproduzierende NET („Karzinoide") kommen am häufigsten im Ileum (23 %), in der Appendix (38 %) und im Rektum (13 %) vor. Das Karzinoidsyndrom (Flush, Diarrhö, Herzattacken und [seltener] Asthmaanfälle) ist typisch für Karzinoide des Ileums und der Appendix, tritt selten auf bei Karzinoiden im Rektum. Aufgrund der geringen Tumormasse des Primärtumors und der hohen Leber-Clearance tritt das Karzinoidsyndrom häufig erst bei fortgeschrittenen Tumoren mit massiver Lebermetastasierung auf. Alkoholkonsum ist bei Flush-Symptomatik zu meiden.

Die Diagnostik ist wegen der weit gestreuten Lokalisation umfangreich und umfasst das Spektrum der Untersuchungen der Lunge und des Gastrointestinaltrakts (Endoskopie, CT, MRT) und die Angiographie der Darmgefäße, da sich der sehr gefäßreiche Tumor insbesondere bei einer Pharmakoangiographie gut darstellt. Zur Metastasensuche eignet sich die szintigraphische Darstellung der Somatostatinrezeptoren mit markiertem Octreotid (positiv in 70–80 %), die auch für die Therapie entscheidend sein kann.

THERAPIE

Wegen der möglichen langen Spontanverläufe bei den **hoch differenzierten Karzinomen** ist die Indikation zur Chemotherapie limitiert und erst bei nachgewiesenem Progress und klinischer Symptomatik gegeben. Unter Berücksichtigung von therapiebedingten UAW ist Octreotid (Sandostatin LAR® 20 mg i.m. alle 4 Wochen) Therapie der Wahl bei allen Somatostatinrezeptor-positiven Tumoren (histochemischer Nachweis oder Rezeptorszintigraphie, s.o.). Cave: Hypoglykämien nach Injektion! Auch Interferon-α (0,5–1 Mio. IE tgl. s.c.) kann beim Serotinom die Flush-Symptomatik bessern. Die zytostatische Therapie ist bei allen niedrig differenzierten NET erst bei Versagen der Hormontherapie einzusetzen.

Als wirksame Substanzen haben sich 5-Fluorouracil, Adriamycin und Streptozotocin (Import: Fa. Pfizer) erwiesen. Im randomisierten Vergleich ist die Kombination Adriamycin/Streptozotocin den anderen Kombinationen überlegen. Die Therapieschemata sind unten zusammengestellt.

Schemata zur Chemotherapie der neuroendokrinen Tumoren			
Hormontherapie (bei sensiblen Tumoren – siehe Text)			
Octreotid	2 × 100–150 µg	s.c.	tgl.
oder Depotform	10–30 mg	i.m.	2-wö.
Interferon-α	3–6 Mio. E	s.c.	tgl.
Systemische Chemotherapie			
5-Fluorouracil	500 mg/m^2	i.v.	Tag 1–5
Streptozotocin[1]	500 mg/m^2	i.v.	Tag 1–5, Wdh. Tag 29
Doxorubicin	50 mg/m^2	i.v.	Tag 1
Streptozotocin[1]	500 mg/m^2	i.v.	Tag 1–5, Wdh. Tag 29
Bei entdifferenzierten, kleinzelligen neuroendokrinen Tumoren			
Etoposid	130 mg/m^2	kont. i.v.	Tag 1–3
Cisplatin	45 mg/m^2	kont. i.v.	Tag 2 + 3

[1] (Zanosar®, Pckg. à 1 g, Pfizer/USA) Import nach AMG §73.3

Eine Besonderheit ist die Therapie isolierter symptomatischer Lebermetastasen. Da diese Metastasen extrem stark arteriell vaskularisiert sind, kann durch eine Chemoembolisation (Mikrosphären, Gelfoam; gemischt mit Adriamycin) eine langfristige Remission erzielt werden.
Niedrig differenzierte NET mit schnellem Tumorwachstum werden wie die kleinzelligen Karzinome der Lunge behandelt, da letztere mit den niedrig differenzierten NET pathogenetisch viele Gemeinsamkeiten aufweisen und auch zur Gruppe der NET gehören.

2.5 Schilddrüsenkarzinome

Schilddrüsenkarzinome sind histologisch in vier Typen zu unterscheiden: Differenzierte papilläre und follikuläre (90 %), medulläre (5–10 %) und anaplastische Tumoren (< 5 %). Risikofaktoren sind eine vorausgegangene Radiotherapie (z.b. wegen eines malignen Lymphoms) und die genetische Prädisposition des medullären Schilddrüsenkarzinoms beim MEN-Syndrom.

THERAPIE

Beim operativ und perkutan radiotherapeutisch nicht mehr beherrschbaren Schilddrüsenkarzinom kommen in Frage:
(1) *Radiojodtherapie:* Die Therapie mit ^{131}Jod kommt bei jodspeichernden, differenzierten Tumoren (papilläre und follikuläre Karzinome) in Betracht. Remissionen werden in etwa 60 % erreicht. Für diese Therapie Substitution mit Schilddrüsenhormonen mindestens 2 Wochen vor Therapie absetzen; es darf im Vorfeld der Therapie (radiologische Diagnostik mit Kontrastmittel) nicht zu einer Jodüberladung des Körpers gekommen sein. Alternativ kann durch die Gabe von gentechnologisch hergestelltem TSH eine Radiojodtherapie ohne vorheriges Absetzen der Schilddrüsenhormone gegeben werden.
(2) *Chemotherapie:* Die anaplastischen oder medullären Schilddrüsenkarzinome sind nicht jodspeichernd. Einzige Zytostatika mit nachgewiesener Wirkung sind Adriamycin und Epirubicin, die Remissionsrate beträgt 30–40 %. Dosierung: 50–75 mg/m^2 i.v. alle 3 Wochen bis zur Tumorresistenz oder zum Erreichen der maximalen Gesamtdosis von 550 bzw. 850 mg/m^2.

2.6 KUP-Syndrom

Bei etwa 5 % aller Tumorpatienten besteht eine diffuse Metastasierung, ohne dass ein Primärtumor gefunden wird (KUP-Syndrom = „Karzinom mit unbekanntem Primärtumor"). Trotz intensiver Diagnostik bleibt im weiteren Krankheitsverlauf bei zwei Drittel der Patienten und bei der Sektion bei einem Drittel der Patienten der Primärtumor unauffindbar, wurde daher offenbar von der körpereigenen Immunabwehr vernichtet.
Obwohl die Tumoren von Seiten der Lokalisation und Histologie sehr unterschiedlich sind, bestehen doch im Verlauf Gemeinsamkeiten: Häufig sind mehrere Organsysteme befallen, die Prognose ist schlecht, und lokale chirurgische oder radiotherapeutische Maßnahmen können Symptome bessern, am Krankheitsverlauf jedoch nichts ändern.
Die zytostatische Behandlung dieser Patienten zeigte in großen Studien oft nur wenig Erfolg; zwischenzeitlich sind jedoch erhebliche Fortschritte gemacht worden, sodass sich Diagnostik und Therapie gewandelt haben.
Ziel der Diagnostik ist die Suche nach Patientensubgruppen, die von einer möglichen Therapie profitieren. Da durch die Möglichkeiten der Immunhistochemie eine Identifizierung des Primärtumors gegeben sein kann, ist die offene Biopsie einer Punktion immer vorzuziehen mit Asservation von Frischmaterial.
Licht- und Immunhistochemie, in besonderen Fällen auch die Chromosomenanalyse, die Bestimmung von Tumormarkern und die Klinik mit der Lokalisation der Metastasen ergeben eine Arbeitshypothese, die Grundlage einer Chemotherapie sein kann.

Schemata zur Behandlung des KUP-Syndroms	
1. Differenziertes Adenokarzinom	CMF- oder EC-Schema s. Kap. **III.11.2.1.1** ELF-Schema s. Kap. **III.11.2.4.2** Folinsäure/FU-Schema s. Kap. **III.11.2.4.3**
2. Anaplastisches oder undifferenziertes Karzinom	Carboplatin/Etoposid s. Kap. **III.11.2.3**
3. Plattenepithelkarzinom	Cisplatin/Etoposid s. Kap. **III.11.2.3**

THERAPIE

Aufgrund einer möglichen (nicht-belastenden) Hormontherapie oder besonders bei kurativem Therapieansatz müssen folgende Tumoren sicher ausgeschlossen sein:
(1) maligne Lymphome (Immunhistochemie – common leucocytic antigen, Vimentin),
(2) Teratokarzinome (extragonadaler Ursprung möglich),
(3) kleinzelliges Bronchialkarzinom (Tumormarker: CEA, NSE),
(4) Schilddrüsenkarzinom (Radioiodtherapie!),
(5) Prostatakarzinom (Tumormarker: PSA),
(6) besondere Lokalisationen bei Lymphknotenmetastasen:
- Halslymphknoten bei Kopf-Hals-Tumoren (Plattenepithelkarzinom),
- Leistenlymphknoten bei Urogenitaltumoren (Plattenepithelkarzinom: Zervix, Vagina),
- axilläre Lymphknoten bei Mammakarzinom (Adenokarzinom, Tumormarker CA 15-3).

Wenn die Arbeitsdiagnose mit einer der oben aufgeführten Punkte übereinstimmt, sollte die Therapie dieser Patienten wie bei gesicherter Diagnose durchgeführt werden, sie ist bei den einzelnen Kapiteln besprochen.

Bei der überwiegenden Zahl der Patienten bleibt nach der Diagnostik jedoch nur „Adenokarzinom" ohne weitere Lokalisation übrig. Beim Vorliegen eines Adenokarzinoms sollte nach Hinweisen des Primärtumors histologisch gesucht werden. So sollten immunhistochemische Färbungen auf PSA (Prostatakarzinom) bzw. auf Hormonrezeptoren (Mammakarzinom) durchgeführt werden. Häufig ist die Bestimmung von TTF-1 sinnvoll, da dieser Marker einen Hinweis auf ein Bronchialkarzinom gibt.

Grundsätzlich besteht bei schlechter Prognose (mittlere Überlebenszeit 4–6 Monate) und schlechter Response (Ansprechraten von 10–30 %) nur eine eingeschränkte Indikation zur Behandlung. Der Therapiewunsch des Patienten ist häufig die Hauptindikation.

Da einige Patienten exzellent ansprechen, der Hauptanteil jedoch nicht, ist eine Evaluation des Therapieerfolgs und der UAW spätestens nach dem zweiten Zyklus erforderlich, um bei fehlender Response dem Patienten weitere UAW der unwirksamen Therapie zu ersparen!

3 Therapie wichtiger Komplikationen

Eine Anzahl von schweren, z.T. lebensbedrohlichen Komplikationen, die bei zahlreichen Tumoren auftreten können, wird im Folgenden besprochen.

3.1 Hyperkalzämie

Sie tritt bei Tumoren mit ausgedehnter Skelettmetastasierung (meist Mamma-, Bronchial- oder Nierenkarzinom), bei Tumoren mit ektoper Parathormonbildung (Bronchial-, hepatozelluläres Karzinom) oder im Zusammenhang mit einer Hormontherapie auf.

Therapie

Bei Hyperkalzämie im Rahmen einer Hormontherapie ist sofortiges Absetzen des Hormons erforderlich. Im Übrigen erfolgt die Behandlung nach den in **Kap. III.1.1.4.3** gegebenen Richtlinien.

3.2 Obere Einflussstauung

Die obere Einflussstauung (Vena-cava-superior-Syndrom) ist eine typische Komplikation des Bronchialkarzinoms, seltener tritt sie bei Lymphomen und anderen Tumoren auf.
Sollte noch keine Diagnose vorliegen, ist es wichtig, eine Histologie zu gewinnen, möglichst vor Gabe von Kortison, das insbesondere bei Non-Hodgkin Lymphomen die Diagnose erheblich erschweren kann. Bei einer alleinigen mediastinalen Raumforderung ist auch eine Mediastinoskopie möglich (Sensitiviät 100 % vs. 70 % bei CT-gesteuerter Punktion), die – entgegen älteren Befürchtungen – mit keiner erhöhten Mortalität vergesellschaftet ist.

Therapie

(1) *Bestrahlung:* Auch bei relativ resistenten Tumoren kann eine Teilrückbildung mit erheblicher klinischer Besserung erreicht werden.
(2) Gleichzeitig Beginn einer *Kortikosteroidtherapie* (4–8 mg Dexamethason [Decadron®, Fortecortin®] alle 6 h i.v. oder p.o.) zur Kontrolle des begleitenden Ödems, das sich zu Beginn der Bestrahlung kurzfristig verstärken kann.
(3) Systemische *Chemotherapie* gleichzeitig oder nach Abschluss der Bestrahlung.

3.3 Querschnittssyndrom

Relativ häufige Komplikationen aller Tumoren mit Tendenz zu ausgedehnter Skelettmetastasierung (Bronchial-, Mammakarzinom, Hypernephrom). Wichtigster Grundsatz: Kein Zeitverlust bei Diagnostik und Therapie! Lähmungen, die länger als 12–24 h bestehen, sind kaum noch beeinflussbar.

Therapie

Nach Sicherung der Diagnose (MRT):
(1) Antiödemtherapie mit Kortikoiden (4–8 mg Dexamethason alle 4–6 h i.v. oder p.o.).
(2) Operative Ausräumung aller Tumor- und Knochenanteile, wenn technisch möglich, zur Dekompression des Myelons. Keine Laminektomie. Im Idealfall nach 8–14 Tagen Beginn der
(3) lokalen Strahlentherapie.
(4) Systemische Chemotherapie nach Abschluss der Strahlentherapie, wenn vom Gesamtzustand und von der Tumorentität indiziert.

3.4 Hirnmetastasen

Häufige Komplikationen vor allem des Bronchial- und Mammakarzinoms. Hirnmetastasen manifestieren sich häufig unter einer sonst erfolgreichen Chemotherapie, da praktisch alle Zytostatika mit Ausnahme der Harnstoffderivate, Topotecan und Temozolamid nicht oder nur ungenügend die Blut-Hirn-Schranke passieren.

THERAPIE

(1) *Kortikoide, Mannitinfusion* (Osmofundin®) zur Behandlung des begleitenden Hirnödems.
(2) Bestrahlung des Zentralnervensystems. Auch bei erfahrungsgemäß wenig sensiblen Tumoren (z.B. malignes Melanom) sollte ein Versuch gemacht werden, da die unerwünschten Wirkungen einer ZNS-Bestrahlung bei Dosen bis 60 Gy unter Berücksichtigung der schlechten Langzeitprognose gering sind.
(3) *Chirurgische Intervention* sollte bei Solitärmetastasen und bei strahlenresistenten Tumoren erwogen werden.

3.5 Zytostatika-Paravasate

THERAPIE

(1) Bei Verdacht auf Paravasat Injektion/Infusion sofort abbrechen.
(2) Absaugen des Paravasats durch die liegende Kanüle.
(3) Bei Blasen oder großem Paravasat diese(s) mit 16er-Kanülen von allen Seiten absaugen.
(4) Hochlagern der Extremität.
(5) Details nach Zytostatikum;
- Adriamycin, Daunorubicin, Epirubicin, Mitomycin:
  - nur als Sofortbehandlung: 1(–3) ml $NaHCO_3$ 8,4 % über die liegende Nadel,
  - lokale Applikation von Dimethylsulfoxid (DMSO 99 %) auf die Haut des gesamten Paravasatgebietes und Umgebung alle 3–4 h für mindestens 3 Tage,
  - lokale Kühlung mit Eis.
- Vincristin, Vinblastin, Vindesin, Vinorelbin:
  - Infiltration des Paravasatgebietes mit Hyaluronidase (Hyalase „Dessau") 150–300 IE,
  - einmalig trockene milde Wärme,
  - keine Kortikoide!
- Etoposid, Teniposid:
  - einmalig trockene milde Wärme,
  - evtl. Hyaluronidase-Infiltration 150 IE in 3 ml NaCl.
- Dactinomycin, Cisplatin:
  - intermittierende Kühlung (3-mal tägl. 1 h für 3 Tage),
  - DMSO-Gabe s.o. oder
  - lokale Inf. mit Natriumthiosulfat 10 % und Aqua ad injectabilia (4:6) 2–4 ml.
- Paclitaxel, Docetaxel: lokale Kühlung mit Kältepackungen, keine Hyaluronidase.
- Irinotecan, Topotecan: lokale Kühlung 15–20 min alle 4–6 h für 3 Tage, Ruhigstellung.

(6) Exakte Dokumentation des gesamten Vorgangs.
(7) Chirurgisches Konsil, ggf. Wundbehandlung bei Nekrosen.

3.6 Allgemeine Komplikationen

Im Verlauf einer Tumorerkrankung treten häufig Allgemeinsymptome auf, die einer unterstützenden (supportiven) Therapie bedürfen. Vielfach sind diese Symptome der zytostatischen Therapie zuzuordnen, sie können jedoch ebenso Zeichen des fortgeschrittenen Tumorleidens sein. Ihre Behandlung ist von gleich großer Bedeutung, haben diese Symptome doch direkten Einfluss auf die Lebensqualität. Für besondere und intensivere Behandlungsformen wurden Palliativstationen und Hospize aufgebaut, die jedoch nicht den Kontakt zu dem Arzt, der einen Tumorkranken über Jahre hinweg begleitet hat, ersetzen können.

THERAPIE

Folgende palliative/supportive Therapie ist daher Bestandteil der primär onkologischen Behandlung:
- **(1)** Ernährungstherapie (enteral und parenteral),
- **(2)** Schmerztherapie (**s. Kap. I.1.2**),
- **(3)** psychologische Führung des Patienten mit Aufklärung (schonend, aber wahrheitsgetreu),
- **(4)** Beratung der Angehörigen zur Hilfe und Selbsthilfe.

12 Rheumatischer Formenkreis

E. MÄRKER-HERMANN, T. PORALLA

1	Vorbemerkungen 835	2.4.5	Mixed Connective Tissue Disease (Sharp-Syndrom, MCTD) 858
2	Krankheiten des rheumatischen Formenkreises im engeren Sinn („entzündliche rheumatische Erkrankungen") 836	2.5	Systemische Vaskulitiden 859
		2.5.1	Klassische Panarteriitis nodosa 859
		2.5.2	Wegener-Granulomatose 860
2.1	Rheumatoide Arthritis (RA) 836	2.5.3	Mikroskopische Polyangiitis 861
2.2	Sonderformen der rheumatoiden Arthritis 847	2.5.4	Churg-Strauss-Syndrom 861
		2.5.5	Riesenzellarteriitis und Polymyalgia rheumatica 862
2.2.1	Polyartikuläre Form der juvenilen idiopathischen Arthritis (JIA) 847	2.6	Behçet-Syndrom 863
2.2.2	Felty-Syndrom 848	2.7	Infektiöse Arthritis 863
2.2.3	Adultes Still-Syndrom 848	2.8	Lyme-Arthritis 864
2.3	Spondyloarthritiden (SpA) 848	2.9	Rheumatisches Fieber 865
2.3.1	Spondylitis ankylosans (Morbus Bechterew-Marie-Strümpell) 849	2.10	Para- und postinfektiöse Arthritiden bei viralen Infektionen 867
2.3.2	Reaktive Arthritiden und Reiter-Syndrom 850	2.11	Sonstige Begleitarthritiden 867
		2.12	Arthritis urica 867
2.3.3	Enteropathische Spondyloarthritiden 851	2.13	Weitere entzündliche System- und Gelenkerkrankungen 867
2.3.4	(Spond-)Arthritis psoriatica 851	3	**Nicht-entzündliche rheumatische Erkrankungen** 868
2.4	Kollagenosen 852		
2.4.1	Systemischer Lupus erythematodes (SLE) 852	3.1	Arthrose 868
		3.2	Fibromyalgie-Syndrom (FMS) 870
2.4.2	Systemische Sklerose 854	3.3	Osteoporose 871
2.4.3	Polymyositis – Dermatomyositis 856	3.4	M. Paget (Osteodystrophia deformans) 874
2.4.4	Primäres Sjögren-Syndrom 858		

1 Vorbemerkungen

Die in diesem Kapitel zusammengefassten rheumatischen Krankheitsbilder stellen im Hinblick auf Ätiologie und Pathogenese eine heterogene Gruppe von Erkrankungen dar. Ein diese Krankheitsbilder verbindendes (aber keineswegs obligates) klinisches Symptom ist der Gelenkschmerz, der in vielen Fällen jedoch lediglich als ein Symptom einer Systemerkrankung angesehen werden muss. Ursache und Auswirkung sind dagegen vielfältig und rechtfertigen keine einheitlich verbindlichen therapeutischen Maßnahmen. Die Therapie dieser Erkrankungen zielt einerseits auf die Beseitigung einer angenommenen oder nachgewiesenen auslösenden Ursache hin, andererseits auf die Unterbrechung der immunologischen oder entzündlichen Reaktionskette (einschließlich der hiermit einhergehenden Schmerzsymptomatik). Schließlich müssen medikamentös nicht mehr beeinflussbare Folgezustände der entzündlichen Destruktion behandelt werden, ggf. auch durch rheumachirurgische Eingriffe. Bei der rheumatologischen Differenzialdiagnostik sind grundsätzlich folgende Symptome voneinander abzugrenzen:

entzündliche ⟶ artikuläre
nicht-entzündliche ⤍ ⤍ ⤍ extraartikuläre
Beispiele:
(1) *entzündlich/artikulär:* Rheumatoide Arthritis,
(2) *entzündlich/extraartikulär:* Polymyositis, Polymyalgia rheumatica,
(3) *nicht-entzündlich/artikulär:* Arthrose,
(4) *nicht-entzündlich/extraartikulär:* Fibromyalgie-Syndrom.

Diagnostisch hilfreich sind Anamnese und klinisches Bild, Labor und bildgebende Diagnostik (insbesondere BSG, CRP, Röntgen).

2 Krankheiten des rheumatischen Formenkreises im engeren Sinn („entzündliche rheumatische Erkrankungen")

Definition: Erkrankungen zumeist unbekannter Ätiologie, deren Gemeinsamkeit im Leitsymptom des entzündlichen Schmerzes am Bewegungsapparat liegt. Es handelt sich um generalisierte Systemerkrankungen, deren Verlauf und klinisches Bild jeweils in Abhängigkeit von den vorwiegend befallenen Organsystemen wechselhaft sind. Der Verlauf ist meist chronisch-progredient, unter Umständen auch remittierend oder schubweise. Immunpathologische Prozesse sind für einzelne Krankheitsbilder belegt.

2.1 Rheumatoide Arthritis (RA)

Synonym: Chronische Polyarthritis (CP).

Ätiologie und Pathogenese: Chronische Systemerkrankung mit bevorzugtem Befall der synovialen Strukturen von Gelenken, Sehnenscheiden und Bursen, die zu den zellulär vermittelten Autoimmunerkrankungen unbekannter Ätiologie mit immungenetischer Disposition (HLA-DR4, namentlich -DRB1*0401 und DRB1*0404) gerechnet wird. Rheumafaktoren (Autoantikörper gegen IgG-Fc) kommen in ca. 80 % der Patienten vor (seropositive RA), ca. 20 % der Fälle bleiben Rheumafaktor-negativ (seronegativ). Der größte Teil der rheumatoiden Arthritiden nimmt einen progredienten Verlauf mit zunehmender Destruktion und zunehmenden Funktionsverlust der befallenen Gelenke. Systemische Komplikationen (Serositis, Befall innerer Organe, sekundäre Vaskulitiden, sekundäre Amyloidose, beschleunigte Arteriosklerose), eine signifikant vermehrte kardiovaskuläre Komorbidität und Therapiefolgen können zu einer eingeschränkten Lebenserwartung führen. Frauen erkranken häufiger als Männer (Frauen : Männer = 3 : 1), ein Manifestationsgipfel liegt in der 4. bis 6. Lebensdekade neben den speziellen Formen der **„Late-onset-RA"** und der **„juvenilen Arthritis"**. Im entzündeten RA-Gelenk besteht ein Zytokin-Ungleichgewicht mit einem Anstieg so genannter „pro-inflammatorischer" Zytokine (TNF-α, IL-1, IL-6 und IL-8) und einem relativen Mangel an inhibitorischen Zytokinen (IL-4, fraglich IL-10) und einer gestörten RANK/RANKL-Balance, die zur Aktivierung von Osteoklasten führt.

Klinik: Leitsymptom ist der Gelenkschmerz, der zumeist symmetrisch in mehreren kleinen und großen Gelenken auftritt und je nach Akuität als chronischer Ruhe-, Belastungs- und/oder Bewegungsschmerz empfunden wird. Man unterscheidet Früh- und Aktivitätssymptome (Morgensteife, Weichteilschwellungen) von funktionellen Spätsyndromen (Schwanenhalsbzw. Knopflochdeformität oder der Ulnardeviation in den einzelnen Etagen der Fingergelenke sowie der Hammerzehenbildung im Vorfuß). Typisch ist eine Morgensteifigkeit, die zu Beginn meist die Fingergrund- (MCP-) und Fingermittel- (PIP-) sowie die Handgelenke betrifft. Die chronische Arthritis manifestiert sich klassischerweise schleichend (in ca. 80) als symmetrische

Polyarthritis der MCP-, PIP-, Handgelenke mit gleichzeitigem Befall der Vorfüße. Sie verursacht je nach Dauer und Intensität neben dem Schmerz klinische Entzündungszeichen am Gelenk (livide Verfärbung, Wärme, Schwellung als Bindegewebsvermehrung oder Ergussbildung). Prinzipiell können **alle** artikulären (Synovialis, Knorpel, Knochen, Bänder, Kapseln), aber auch gelenknahen extraartikulären Komponenten (Sehnen, Sehnenscheiden, Bursen, Muskeln) von den entzündlichen Veränderungen betroffen sein (z.b. Ruptur des periartikulären Bandapparats als Entzündungsfolge führt zu typischen Fehlstellungen im Gelenk trotz intakter Gelenkflächen). Gelenkferne Manifestationen der Krankheit (insbesondere Myalgien, Muskelatrophien, Vaskulitiden) dürfen nicht übersehen werden. Häufig Atrophie der umliegenden Muskelpartien (Inaktivität bei Schonhaltung). Im Spätstadium irreversible Destruktion des Gelenkbettes (Knorpel- und Knochenschäden) und daraus resultierende Fehlstellung und Bewegungseinschränkung (typisch: Ulnardeviation in den Fingergrundgelenken), Subluxation, Hyperextension in den proximalen Interphalangealgelenken, diese häufig als Folge periartikulärer Veränderungen (s.o.). Häufig Rheumaknoten über den exponierten Streckseiten der Gelenke, insbesondere entlang der Ulna im Ellenbogenbereich, auch in viszeraler Verteilung (Lunge, Sklera, Herz).

Differenzialdiagnostisch sind die Rheumaknoten von den Tophi der Gicht und von den derben Knochenappositionen, z.B. an den distalen Interphalangealgelenken (Heberden-Arthrose), zu unterscheiden. Die viszeralen Rheumaknoten (insbesondere Lungen!) werfen erhebliche differenzialdiagnostische Probleme auf gegenüber einem (auch neben gesicherter RA bestehenden) zusätzlichen Tuberkulom oder Malignom (evtl. Probebiopsie erforderlich!).

Allgemeinsymptome: leichte Ermüdbarkeit, Neigung zu erhöhter Temperatur und Gewichtsverlust. Die Dauer der häufig beschriebenen „morgendlichen Steifigkeit" (besser: „Steifheitsgefühl nach längerer Ruhigstellung") wird als Maßstab für die Intensität des Krankheitsprozesses gewertet.

Diagnostische Hinweise: Neben Anamnese und klinischer Symptomatik geben Labor und Röntgenuntersuchungen weitere diagnostische Hinweise.

Labor: Unspezifische Entzündungszeichen, die je nach Stadium, Aktivität und Gelenkbefall unterschiedlich stark ausgeprägt sind: Beschleunigung der BKS, gelegentlich Leukozytose, erhöhtes CRP, Erniedrigung des Eisen- und Erhöhung des Ferritin-Spiegels im Serum, normo- oder hypochrome Anämie. Erhöhung der α_2-, evtl. auch der γ-Globuline. Typisch, aber nicht krankheitsspezifisch ist der Nachweis von „Rheumafaktoren" (= Antikörper gegen das Fc-Fragment des IgG, wobei im konventionellen Test die Antikörper der Klasse IgM nachgewiesen werden). Antikörper gegen zyklische citrullinierte Peptide (Anti-CCP-Ak) sind hoch spezifisch für die RA, sind insbesondere bei früher RA sensitiver als der Rheumafaktor und sind prognostisch hinweisend auf einen aggressiveren und erosiven Verlauf. Anti-CCP-Ak haben einen positiven prädiktiven Wert für die zukünftige Manifestation einer RA, d.h. sie können schon Monate bis Jahre vor Ausbruch der Gelenksymptomatik im Serum nachweisbar sein.

Röntgenologisch können schon vor den eigentlichen irreversiblen Gelenkdestruktionen (Verschmälerung des Gelenkspalts als Zeichen der Knorpelreduktion, gelenknahe Usuren und Zystenbildungen usw.) frühzeitig typische Veränderungen (gelenknahe Osteoporosen) nachgewiesen werden. In Frühfällen hilfreich ist die Arthrosonographie oder das MRT.
Es ist heute bekannt, dass zu Erkrankungsbeginn vorhandene und anhaltende Zeichen höherer klinischer und serologischer Entzündungsaktivität (CRP!), Rheumafaktor-Positivität, Nachweis von Anti-CCP-Ak und HLA-DR4 als ungünstige Prädiktoren für den Krankheitsverlauf angesehen werden müssen. Rauchen verschlechtert die Prognose einer RA!

Therapie

Vorbemerkungen

Obgleich eine kausale Therapie mit Aussicht auf volle Heilung nicht zur Verfügung steht, kann durch sorgfältig überwachte und individuell eingestellte Behandlung der Krankheitsverlauf in vielen Fällen günstig beeinflusst und die Progression gehemmt werden. Erklärtes Ziel ist es heute, durch eine sehr frühe (Symptomdauer weniger als 3 Monate) und sich konsequent anpassende „Basistherapie" mit lang wirkenden Antirheumatika (disease modifying antirheumatic drugs, DMARDs) einen signifikanten Teil der Patienten in Remission zu bringen. Bei der Wahl des therapeutischen Vorgehens ist zu berücksichtigen, dass in den meisten Fällen eine Dauerbehandlung erforderlich sein wird. Eine optimale konservative antirheumatische Therapie besteht darüber hinaus in einer sinnvollen Kombination von medikamentösen und physikalischen Maßnahmen. Eine wichtige Richtlinie für das therapeutische Vorgehen wird durch die individuelle klinische und serologische **Entzündungsaktivität** vorgegeben, die nach validierten Parametern der Krankheitsaktivität wie dem Disease Activity Score DAS-28 und der Krankheitsremission (z.B. ACR-20, -50, -70) gemessen wird. Die Therapie sollte so frühzeitig und konsequent wie möglich, so aggressiv wie notwendig, aber so schonend wie möglich, d.h. dem klinischen Verlauf stets „maßgeschneidert" angepasst sein; Ziel ist das Erreichen eines DAS-28 von < 2.6. Als prognostisch ungünstig und eine frühe aggressivere Therapie rechtfertigend gelten bei Erstvorstellung bereits vorhandene hochentzündliche polyartikuläre Manifestationen (hoher DAS-28), radiologisch sichtbare Erosionen und ein positiver Rheumafaktor.

Therapieziele:
(1) Hemmung der immunpathologischen Vorgänge, Progressionshemmung der destruierenden Synovialitis, Hemmung der knöchernen Gelenkerosionen,
(2) Unterdrückung der entzündlichen Reaktionen (einschließlich Schmerz),
(3) Erhaltung der Gelenkfunktion bzw. Verhinderung von Deformierungen, Verbesserung der Lebensqualität
(4) orthopädisch-chirurgische Korrektur von Gelenkschäden, sofern hierdurch die Verbesserung der Gelenkfunktion oder der Statik erreicht wird,
(5) psychische Stabilisierung der durch chronische Schmerzen und/oder Bewegungseinschränkung alterierten Patienten.

Allgemein unterstützende Maßnahmen

(1) **Ruhigstellung:** im akuten Schub Schonstellung des betroffenen Gelenkes und Entlastung (ggf. Bettruhe). Bei geringer Aktivität des Entzündungsprozesses oder auch bei monoartikulärem Befall ist eine generelle Ruhigstellung jedoch eher kontraindiziert, da hierdurch die krankheitsbedingte Gelenkversteifung und eine Abnahme der Muskelkraft gefördert werden können. Einlegen von Ruhepausen während des Tagesablaufs.
(2) **Physiotherapie:** Trotz selektiver Ruhigstellung von Einzelgelenken während eines akuten Entzündungsstadiums Bewegungsübungen, um einer Versteifung oder Fehlstellung in den befallenen Gelenken und einer muskulären Atrophie entgegenzuwirken. Gezielte aktive oder passive Bewegungsübungen sollten täglich innerhalb der Grenzen durchgeführt werden, die durch Schmerz oder Ermüdbarkeit gesetzt sind. Je nach Akuität kann zusätzliche lokale Anwendung von feucht-kühlen Umschlägen oder Eispackungen auf das befallene Gelenk einerseits oder Wärme mit z.B. Fangopackungen (z.B. auf die gelenkfernen Muskelverspannung) andererseits durch Muskelentspannung und analgetische Wirkung den therapeutischen Effekt der kontrollierten Bewegungsübungen unterstützen. Bei weitgehender Inaktivität des Krankheitsprozesses können krankengymnastische Übungen im warmen Bad durch Gewichtsentlastung der Gelenke in ihrer therapeutischen Wirkung gesteigert werden.

(3) Psychologische Betreuung: Die Tatsache eines chronischen Krankheitsverlaufs mit Schmerz und Aktivitätsverlust stellt eine starke psychische Belastung dar. Eine entsprechend unterstützende Betreuung, die u.U. die unmittelbare Umgebung des Patienten einschließen muss, sollte insbesondere in der Frühphase der Krankheit, unter anderem mit dem Ziel der Vermittlung von „Krankheitsakzeptanz" und „Schmerzbewältigung" häufig in die Behandlung einbezogen werden. Ggf. können Antidepressiva (z.B. Saroten® o.Ä., **s. Kap. II.6.1.2**) zur Anwendung kommen, dies auch unter dem Aspekt der Schmerzdistanzierung.

(4) Weitere Maßnahmen: Auf die Bedeutung von Ergotherapie, Maßnahmen zum Gelenkschutz, Hilfsmittelversorgung, Anpassung von Lagerungs- und Übungsschienen oder auch Schuhversorgung sei im Hinblick auf funktionelle und auch psychologische Aspekte in diesem Zusammenhang nur hingewiesen.

Pharmakotherapie

(**s. Kap. III.12.2.1**, „Therapie/Vorbemerkungen").
Folgende Medikamente stehen zur Auswahl:
(1) nichtsteroidale Antirheumatika (NSAR), einschließlich der COX-2-Inhibitoren,
(2) krankheitsmodifizierende Pharmaka (DMARD, „Basistherapeutika"),
(3) Kortikosteroide,
(4) Immunsuppressiva,
(5) Zytokin-Antagonisten.

Nichtsteroidale Antirheumatika (NSAR)

Pharmakologie: Wegen ihrer raschen analgetischen, antiphlogistischen und antipyretischen Wirkung sind NSAR bei vielen rheumatischen Erkrankungen Mittel der ersten Wahl in der symptomorientierten medikamentösen Behandlung. Wir verfügen im Moment über ungefähr 50 unterschiedliche Substanzen, die sich statistisch zwar nicht wesentlich in ihrer Wirksamkeit oder in ihrem UAW-Profil unterscheiden, interindividuell aber doch große Unterschiede sowohl bezüglich der Effektivität wie auch im Hinblick auf die Verträglichkeit aufweisen. Es handelt sich um Pharmaka mit raschem Wirkungseintritt und relativ schnellem Abbau (Stunden bis maximal Tage). Die herkömmlichen NSAR, schwach lipophile Säuren mit einer oder mehreren aromatischen bzw. heteroaromatischen Ringsystemen, hemmen in unterschiedlichem Ausmaß die Prostaglandinsynthese über die beiden Cyclooxygenase-Isoformen COX-1 und COX-2. Die COX-2-Inhibitoren mit einer selektiven Hemmung der COX-2 weisen ein geringeres Potenzial an schwerwiegenden gastrointestinalen UAW auf, da sie die biologischen protektiven Regelfunktionen des Isoenzyms in der Magenschleimhaut im Vergleich zu herkömmlichen NSAR nicht beeinträchtigen. Bezüglich UAW an Nieren und am kardiovaskulären System bieten sie gegenüber konventionellen klassischen NSAR keine Vorteile. Vielmehr wurden sogar 2 eingeführte COX-2-Inhibitoren wegen eines erhöhten Risikos kardialer UAW in der Langzeiteinnahme wieder vom Markt genommen. Weitere Analysen kamen allerdings zu dem Schluss, dass auch herkömmliche NSAR keinesfalls bzgl. kardialer UAW als unbedenklich eingestuft werden können. In jedem Fall sollte sowohl für herkömmliche NSAR als auch für COX-2-Inhibitoren gelten: Einsatz der niedrigst möglichen Dosis für die kürzest mögliche Behandlungsdauer!
Eine individuelle Präparate-Auswahl sollte zur Vermeidung von Risiken eher nach den jeweiligen pharmakologischen Eigenschaften und nach den individuellen Risiken und Komorbiditäten des Patienten getroffen werden:
(1) bekannte Interaktionen mit anderen Medikamenten,
(2) Ausscheidungsorgan,
(3) Halbwertszeit,

(4) Vorerkrankungen und Risiken des Patienten (Alter, Niereninsuffizienz, vorangegangene Magen-Darm-Ulzera, Herzinsuffizienz, koronare Herzerkrankung, arterielle Hypertonie, Antikoagulanzientherapie).

UAW: Das Spektrum an UAW der NSAR ist ähnlich, auch wenn Unterschiede in der Inzidenz (insbesondere auch der Lokalisation) zu beobachten sind. Sie unterscheiden sich für die Einzelsubstanzen nach unerwünschten Wirkungen (gekoppelt insbesondere an die Hemmwirkung der Prostaglandinsynthese mit bevorzugter Lokalisation an Magen-Darm-Trakt, Niere mit Wasserretention, ZNS, Uterustonus) und eigentlichen UAW (Zielorgane insbesondere blutbildendes System, Haut, allergische Reaktionen, Niere – interstitielle Nephritis). Bei etwa 15–30 % der Patienten finden sich gastroduodenale Erosionen oder Ulzerationen. Das Risiko für gastrointestinale UAW wird im Wesentlichen durch höheres Lebensalter, gastrointestinale Ulzera oder Blutungen in der Anamnese, Komedikationen wie z.B. Steroide oder Antikoagulanzien, schwere Allgemeinerkrankungen oder Helicobacter-pylori-Besiedelung, bestimmt. In der Prophylaxe als sicher haben sich Misoprostol, ein Prostaglandinanalogon, sowie die Protonenpumpenhemmer (z.B. 20 mg Omeprazol tgl.) erwiesen. Misoprostol führt in der empfohlenen Dosierung von 2- bis 4-mal 200 µg/Tag gelegentlich zu Diarrhöen, was den Einsatz limitieren kann. NSAR-Ulzera sind nicht durch H_2-Blocker zu verhindern.

Interaktionen: Wegen hoher Eiweißbindung mögliche Interaktion mit anderen Pharmaka mit ebenfalls hoher Eiweißbindung (z.B. Marcumar®, bestimmte Kardiaka, Antihypertonika, Antidiabetika u.a.). Risiko insbesondere in der Einstellungsphase oder bei inkonstanter Dosierung (Schwankung des Plasmaspiegels). Gefahr der Interaktionen am Tubulointerstitium der Nieren bei gleichzeitiger Gabe von ACE-Hemmern, Diuretika, Cephalosporinen.

> **WICHTIG:**
> In der antirheumatischen Langzeittherapie mit NSAR sind daher neben klinischer Überwachung auch Blutdruckmessung und laborchemische Kontrollen erforderlich (Leber, Niere, Blutbild).

(Weitere Einzelheiten **s. Kap. I.1.2**, bezüglich Interaktionen mit anderen Arzneimitteln **s. Tab. II.7.1.**)

> **WICHTIG:**
> Interaktion mit verschiedenen Arzneimitteln, besonders mit Cumarinderivaten. Prothrombinzeit insbesondere bei Therapiebeginn, Dosisänderung und nach Absetzen häufig kontrollieren und Cumarindosis anpassen (**s. Kap. II.5.5.6**).

(1) *Arylessigsäurederivate* (z.B. Indometacin [z.B. Amuno®], Acemetacin [z.B. Rantudil®], Diclofenac [z.B. Voltaren®]):
Dosierung: 50 bis maximal 200 mg über den Tag verteilt mit den Mahlzeiten.
UAW: S.o. Bei gastrointestinalen Störungen sind Suppositorien gelegentlich subjektiv besser verträglich, obwohl die gastrointestinalen Erosionen durch den systemischen, nicht den lokalen Effekt zustande kommen! Die übrigen o.g. Weiterentwicklungen innerhalb dieser Stoffgruppe unterscheiden sich untereinander hinsichtlich Verträglichkeit und Wirksamkeit; eine gute antiphlogistisch/analgetische Wirkung ist für alle Präparate nachgewiesen. Modernere und verträglichere Formen sind die löslichen Präparate oder die mikroverkapselten Formen der NSAR, wie z.B. Voltaren Dispers®, Voltaren Resinat®.
(2) *Arylpropionsäurederivate* (z.B. Ibuprofen [Brufen®], Ketoprofen [Alrheumun®], Naproxen [Proxen®]): Die klassische Substanz dieser Stoffgruppen ist das Ibuprofen, das wegen relativ guter Verträglichkeit und Wirksamkeit bei rheumatoider Arthritis und auch aktivierten

Arthrosen insbesondere im angelsächsischen Bereich eine breite Anwendung findet. Dosierung bei Einzelsubstanzen unterschiedlich (s. jeweilige Herstellerempfehlung).

(3) *Oxicame* (Piroxicam, z.b. Felden®, Meloxicam, Mobec®): Substanzgruppe mit besonders langer Halbwertszeit (z.T. länger als 40 h), die sich in ihrer Wirkungsweise hinsichtlich ihres Angriffsorts im Entzündungsprozess zu unterscheiden scheint. Aufgrund der Halbwertszeit gewöhnlich nur einmalige Gabe täglich erforderlich. Eine Gefahr der Kumulation von toxischen Serumspiegeln bei Funktionseinschränkung der Ausscheidungsorgane scheint nach neueren Beobachtungen nicht zu bestehen, dennoch schwerere Steuerbarkeit. Neigung zu Salz-Wasser-Retention.

(4) *Salizylate* sind in der Pharmakotherapie der RA von „historischer Bedeutung", sie spielen in den USA noch eine gewisse Rolle, in Deutschland sind sie durch die unter (1) bis (3) erwähnten Substanzen abgelöst worden.

(5) *Pyrazolidine:* Phenylbutazon (z.B. Butazolidin®) ist die klassische Substanz dieser Stoffgruppe. Sie haben analgetische, antiphlogistische und leicht urikosurische Eigenschaften. Phenylbutazon sollte nur noch bei Morbus Bechterew mit hoher klinischer Aktivität und fehlenden analgetisch/antiphlogistischen Alternativen eingesetzt werden (200–600 mg über den Tag verteilt mit den Mahlzeiten, zeitlich begrenzte Behandlungsdauer von etwa 10 Tagen).

UAW: S.o. Hier insbesondere: Regelmäßige Blutbildkontrollen erforderlich. Tendenz zur Salz-Wasser-Retention; urikosurische Wirkung beachten.

(6) *Selektive COX-2-Inhibitoren:* Die selektiven COX-2-Inhibitoren (Coxibe) wurden unter der Annahme entwickelt, dass die mit der COX-1-Inhibition verbundenen unerwünschten Wirkungen der NSAR vermieden oder reduziert werden können (s.o.), was sich auch für eine Reduktion gastrointestinaler Erosionen und Ulzera als zutreffend erwiesen hat. In Langzeitstudien zeigte sich jedoch bei einem Teil der Coxibe eine signifikante Häufung kardiovaskulärer UAW und Todesfälle, was zur Marktrücknahme des Präparats Vioxx® im Jahr 2004 und später auch von Bextra® führte. Es stehen jetzt noch die Substanzen Celecoxib (Celebrex®; Tagesdosis 200–400 mg) und Etoricoxib (Arcoxia®; Tagesdosis 60–90 mg als Einmaldosis) sowie Lumiracoxib (Prexige®; Tagesdosis 100 mg, zugelassen zur Therapie des Arthroseschmerzes) zur Verfügung. Diese können in den Indikationsgebieten verordnet werden, wenn gastrointestinale Risiken den Einsatz herkömmlicher NSAR limitieren. Bei Patienten mit ischämischer Herzkrankheit und Schlaganfall ist die Einnahme von Coxiben kontraindiziert. Besondere Vorsicht und Abwägung ist geboten bei Patienten mit Bluthochdruck, kardiovaskulären Risikofaktoren wie Diabetes mellitus, Hypercholesterinämie, Rauchen oder mit arterieller Verschlusskrankheit.

(7) *Topische Antirheumatika:* Eine Reihe o.a. NSAR steht in topischer Applikationsform zur Verfügung (z.B. Diclofenac, Ibuprofen, Indometacin, Salizylate u.a.), aber auch z.B. Etofenamat. Ihnen wird über direkte Penetration ein lokaler Therapieeffekt zugeschrieben. Häufig beeinflussen die Trägersubstanzen als Vehikel die Penetration durch die Haut oder über Verursachung zusätzlicher Reizfaktoren (alkoholische Lösung, Hyperämie) den postulierten Effekt der NSAR. Eine tiefe Penetration ist unwahrscheinlich, sinnvoll ist der Einsatz ggf. bei kleinen Gelenken und oberflächlich gelegenen Bursitiden, eine wesentliche systemische Verfügbarkeit liegt nicht vor (keine transdermale systemische Medikation).

Krankheitsmodifizierende Pharmaka (disease modifying antirheumatic drugs – DMARD)

Pharmakologie: Substanzen mit langsamem Wirkungseintritt (Wochen bis Monate), von denen ein Eingriff in die immunpathologischen Prozesse bei der RA und eine Progressionshemmung der entzündlich-destruktiven Prozesse erwartet wird. Eine direkte analgetische oder antiphlogistische Sofortwirkung besteht nicht, eine Beeinflussung der Bindegewebsproliferation und eine direkte Beeinflussung der immunologischen Reaktionsabläufe werden diskutiert. Gegenüber den NSAR muss ihnen somit bei der Behandlung des akuten Schmerz- und Entzündungssyndroms eine sekundäre Bedeutung zukommen, während ihnen insbesondere bei der Langzeitbetreuung ein ausschlaggebender therapeutischer Effekt zuzusprechen ist (Erreichung von Krankheitsremissionen möglich!). – Sie sind als „Basistherapeutika" indiziert, sobald die Diagnose einer rheumatoiden Arthritis gesichert ist und sollten – wenn möglich – schon in den ersten 3 Monaten nach Symptombeginn eingesetzt werden. Während in der Vergangenheit eher ein „Stufenschema" der Basistherapie empfohlen wurde (Beginn mit eher schwächer wirksamen, aber meist UAW-ärmeren Präparaten, stufenweise Steigerung bzw. Umsetzen auf stärker wirksame Medikamente und Immunsuppressiva nach Evaluation der jeweiligen Therapie nach mindestens 6 Monaten), sollte man heute schon zum Zeitpunkt der Erstdiagnose die Wahl des Basistherapeutikums von der Prozessaktivität und der zu erwartenden Prognose (z.B. hoch-positive Rheumafaktoren, bereits eingetretene röntgenologische Erosionen, vaskulitische Komplikationen, hohe Entzündungsaktivität als prognostisch ungünstige Parameter) abhängig machen und ggf. sogar frühzeitig Kombinationen verschiedener DMARDs einsetzen (**Tab. III.12.1**).

(1) *Antimalariamittel* (Chloroquin [Resochin®] und Hydroxychloroquin [z.B. Quensyl®]): Sie sind als Monotherapie eher milden Krankheitsverläufen und Überlappungssyndromen mit Kollagenosen vorbehalten und kommen zunehmend auch in einer Kombination mit Methotrexat (ggf. plus Sulfasalazin) zur Anwendung.

Tabelle III.12.1 Basistherapie (Disease modifying antirheumatic drugs „DMARD") der RA

Substanzgruppe	Substanz	Dosierung
Antimalariamittel	Chloroquin	250 mg tgl. (1 Tbl.), Gewicht < 50 kg → 162 mg tgl. (= 2 Tabl. à 81 mg)
	Hydroxychloroquin	2-mal tgl. 200 mg, Gewicht < 50 kg → 1-mal tgl. 200 mg
Sulfasalazopyridin	Sulfasalazin	Einschleichend: 1. Woche 500 mg tgl., 2. Woche 2-mal 500 mg tgl., 3. Woche 3-mal 500 mg tgl., ab 4. Woche 2-mal 1000 mg tgl., Steigerung auf 3 × 1000 mg tgl. möglich
Orales Goldsalz	Auranofin	2-mal 3 mg tgl.
Parenterale Goldpräparate (Injektion tief i.m.)	Aurothiomalat	*Aufsättigung:* 1. Woche 10 mg, 2. Woche 20 mg, 3.–20. Woche 50 mg Erhaltungstherapie ab 21. Woche: 50 mg jede 2.–4. Woche
Immunsuppressiva	Azathioprin	2 mg/kg KG. Dauertherapie meist 1–2 mg/kg KG tgl.
	Methotrexat	1-mal wöchentlich 7,5 mg bis 20 mg (max. 25 mg) oral oder parenteral (i.m., i.v., s.c.)
	Leflunomid	Initial 100 mg tgl. über 3 Tage, Erhaltungsdosis 10–20 mg tgl.
	Cyclophosphamid	2 mg/kg KG tgl. oral. Bei Lupusnephritis oder Vaskulitis auch Bolustherapie i.v. (vgl. Kap. II.2)
	(Ciclosporin A, noch nicht zur Therapie der RA zugelassen)	(Initial 2,5–3,5 mg/kg KG tgl. auf 2 Tagesdosen verteilt)

2 Krankheiten des rheumatischen Formenkreises im engeren Sinn

Dosierung: in Abhängigkeit vom Körpergewicht: Chloroquin 4 mg/kg (i.d.R. ab 65 kg 250 mg tgl.), Hydroxychloroquin 6 mg/kg (Tagesdosis bei 50 kg 1 × 200 mg und 2 × 200 mg im täglichen Wechsel, ab 65 kg 2 × 200 mg). Wirkungseintritt erst nach 4–6 Monaten.
UAW: relativ häufig Magenunverträglichkeit, Kopfschmerz, Sehstörungen (als möglicher Ausdruck einer reversiblen Korneaveränderung). Gelegentlich irreversible Retinaschädigung. Daher: augenärztliche Überwachung vor Therapiebeginn und im Verlauf alle 6 Monate!

(2) *Sulfasalazin* (Azulfidine RA®): Dieser Substanz, die über Jahrzehnte bevorzugt zur Behandlung entzündlicher Darmerkrankungen (s. **Kap. III.6.12**, „Aminosalicylate") eingesetzt wurde, kommt auch in der Rheumatologie eine wichtige Bedeutung in der Hemmung der Entzündung und der Beeinflussung des Krankheitsverlaufs zu. Wirkungseintritt frühestens nach 8–10 Wochen.
Dosierung: Initial 1 × 500 mg tgl., nach jeweils 1 Woche um weitere 500 mg tgl. steigern auf die übliche Erhaltungsdosis von 2- (bis 3-)mal 1000 mg tgl. **UAW:** Gelegentlich (Haut-)Allergie, Cholestase, selten Auswirkungen auf die Blutbildung, interstitielle Nephritis. Regelmäßige Kontrolluntersuchungen von Blutbild und alkalischer Phosphatase erforderlich; Urinstatus.

(3) *Parenterale Goldsalze* (Aurothiomalat [Tauredon®]): Jahrelang „Goldstandard" in der Therapie der RA. Dieser Platz ist seit Jahren zunehmend auf das Methotrexat übergegangen (s.u.). Insbesondere bei Gabe im Frühstadium der Krankheit sind Remissionen zu beobachten. Wegen relativ häufiger und ggf. schwerer UAW sollten Goldsalze nur gegeben werden, wenn andere Möglichkeiten (z.B. Methotrexat oder Azulfidine) zu keiner Besserung des klinischen Bildes führten oder nicht vertragen werden. Strenge klinische und laborchemische Überwachung der Patienten!
Dosierung: Grundsätzlich: langsam einschleichend in 1-wöchigen Abständen steigernd, in der 1. Woche 10 mg, in der 2. Woche 20 mg, von der 3. Woche an 50 mg tief intragluteal einmal wöchentlich. Bei guter Wirksamkeit Verlängerung des Intervalls auf 2- bis 4-wöchentlich. Der Therapieerfolg ist erst nach 6 Monaten abschließend einzuschätzen. Eventuelle Unverträglichkeitsreaktionen treten meist bereits nach den ersten Injektionen auf. Autoimmun geprägte (ANA-positive) Fälle von RA sollten nicht mit Gold behandelt werden.
UAW: toxisch-allergische Effekte insbesondere an Haut (Dermatitis, in milden Fällen lediglich als Juckreiz), Schleimhäuten (Stomatitis) und Nieren (Nephritis mit Albuminurie, Erythrozyturie). Die Erscheinungen verschwinden meist spontan im Verlauf von einigen Wochen nach Absetzen der Therapie. Seltenere Veränderungen des Blutbildes (Thrombo-, Granulo-, Panzytopenie). Kontrollen von Blutbild und Urinstatus zunächst in 1-wöchigen, später in 3- bis 4-wöchigen Abständen durchführen. Im Fall von schweren UAW sind Kortikosteroide oder D-Penicillamin (Metalcaptase®) indiziert.

(4) *Methotrexat* (z.B. Lantarel®, Metex®): Die Behandlung mit dem Antimetaboliten *Methotrexat (MTX)* gilt heute weltweit als der „Goldstandard" der antirheumatischen DMARD-Therapie. Die günstige Relation zwischen Wirksamkeit und UAW-Risiken führte dazu, dass für MTX die besten Daten zur Langzeit-Compliance vorliegen. Sein Einsatz ist bei jeder hochaktiven RA, auch bei gesicherten Frühformen als Monotherapie oder auch in Kombination indiziert, falls keine Kontraindikationen vorliegen. Dosierung zwischen 10 und 25 mg parenteral (i.v., i.m. oder s.c.) oder in Tablettenform einmal pro Woche. Die Wirkung tritt nach etwa 6-wöchiger Behandlung ein. Gelegentlich ist eine Dosisanpassung noch oben (bis 25 mg MTX parenteral einmal wöchentlich für die Dauer von ca. 3 Monaten) gerechtfertigt. Insbesondere bei Dosen von > 15 mg/Woche gilt die Empfehlung zur Folsäuresubstitution mit 5 mg Folsäure einmalig am Tag nach der Methotrexat-Applikation.
UAW: Übelkeit, Leukopenie, Allergie (Dermatitis, Stomatitis), selten auch Alveolitis; Erhöhung der Leberenzyme (bei Erhöhung über das Dreifache der Norm Therapiepause bzw. Dosisreduktion und Gabe von Folsäure). Eine konsequente klinische und laborchemische Überwachung ist erforderlich, selten wird eine (hyperergische?) Pneumonitis beobachtet (trockener

Husten, typisches Röntgenbild). Therapie: sofortiges Absetzen und Gabe von Kortikosteroiden (z.B. 60 mg Prednisolon/Tag) bis zum Verschwinden der Symptomatik. Bei nicht rechtzeitig beachteter Alveolitis kommt es zu irreversibler Lungenfibrose mit potenzieller Rechtsherzbelastung!

(5) *Leflunomid* (Arava®): Ein Pyrimidin-Antagonist, besitzt eine ähnlich starke basistherapeutische Wirkung wie MTX und Sulfasalazin.

Dosierung: nach initialer Aufsättigung über 3 Tage mit 100 mg tgl. Dauertherapie mit 20 mg tgl. (in Einzelfällen 10 mg tgl. möglich). Der Wirkungseintritt ist bereits nach 4–6 Wochen, damit also relativ früh, zu erwarten. Regelmäßige engmaschige Kontrolluntersuchungen betreffen das Blutbild, die Transaminasen und den Blutdruck.

UAW: Diarrhöen, Übelkeit, Blutdrucksteigerungen, Transaminasenanstieg, Haarausfall, Allergien, Blutbildveränderungen, Infektanfälligkeit.

(6) *Azathioprin* (z.B. Imurek®): Dieses Immunsuppressivum (ein Antimetabolit), dessen Einsatz in der Therapie der RA insgesamt an Bedeutung abgenommen hat, sollte immer dann erwogen werden, wenn Organkomplikationen und sekundäre Vaskulitiden aufgetreten sind, die durch Methotrexat und Kortikosteroide nicht ausreichend kontrolliert werden. Auch bei eingeschränkter Nierenfunktion bietet sich Azathiorpin als Alternative zu MTX an.

Dosierung: initial 1,5–2 mg/kg KG, im Allgemeinen zwischen 100 und 150 mg tgl.

UAW: Übelkeit, Transaminasenanstieg, Pankreatitis, Haarausfall, Allergien, Drug Fever, Blutbildveränderungen, Infektanfälligkeit.

(7) *Ciclosporin A* (Immunosporin®): Hat in der Monotherapie der RA in einer Dosierung von 3–5 mg/kg KG tgl. keinen großen Stellenwert. In der Kombinationstherapie mit MTX (strenge Indikationsstellung bei therapierefraktären Verläufen und sorgfältige Überwachung!) sind allerdings gute Ansprechraten bei mit MTX unzureichend kontrollierten Fällen beschrieben worden.

(8) *Cyclophosphamid* (z.B. Endoxan®): Der Einsatz des Alkylans Cyclophosphamid ist Fällen von schwerer Organbeteiligung einer RA und sekundären Vaskulitiden vorbehalten. Die Therapie erfolgt in oraler Form (2 mg/kg KG) zeitlich begrenzt.

(9) *Orales Gold:* Heute praktisch ohne Bedeutung. Monotherapie bei gering aktiver RA (Ridaura®, 2 × 1 Tbl./Tag). UAW (vorwiegend Exanthem und Diarrhö).

(10) *D-Penicillamin* (z.B. Metalcaptase®): Wirkungsmechanismus unbekannt. Wegen relativ häufiger gravierender UAW bei der Behandlung der RA heute nicht mehr eingesetzt.

Zu Einzelheiten und **UAW** der Therapie **mit Methotrexat, Leflunomid, Azathioprin, Ciclosporin A und Cyclophosphamid s. Kap. II.2.**

■ Kombinationstherapie

Während der gleichzeitige Einsatz von NSAR sowohl mit DMARD wie auch mit Kortikosteroiden in angepasster Dosierung zur üblichen pharmakotherapeutischen Behandlung des entzündlichen Rheumapatienten gehört, haben neuere Studien gezeigt, dass – in Analogie zur Chemotherapie onkologischer Erkrankungen – zwei oder drei sich ergänzende DMARD-Präparate in Kombination bei einem Teil der Patienten, die zuvor gegenüber einer Einzelsubstanz therapierefraktär waren, positive Therapieeffekte erzielen können, ohne dass es zu einer signifikanten Steigerung unerwünschter Wirkungen kommt. Die nach Studienlage empfehlenswerten Kombinationen beruhen praktisch immer auf Methotrexat als primärem Kombinationspartner: MTX plus Hydroxychloroquin, MTX plus Hydroxychloroquin plus Sulfasalazin, MTX plus Ciclosporin A, MTX plus Leflunomid.

■ Kortikosteroide

Pharmakologie: Kortikosteroide finden in der Therapie entzündlich-rheumatischer Erkrankungen einen breiten Einsatzbereich. Neben der akut entzündungshemmenden Komponente und Beeinflussungen immunologischer Reaktionen konnte in jüngster Zeit nachgewiesen werden, dass niedrig dosierte Kortikosteroide in der Dauertherapie auch einen progressionshemmenden Einfluss auf den Verlauf einer RA einschließlich der erosiven Knochenveränderungen haben. Dennoch muss vor einer unkritischen Behandlung der RA mit kortisonhaltigen Präparaten gewarnt werden.

Indikationen (strenge Indikationsstellung): Bei RA stellen schwere Organbeteiligungen und/oder die sekundäre Vaskulitis eine absolute Indikation dar. Relative Indikationen betreffen hochakute Schübe der RA, die frühe RA im 1. Jahr nach Symptombeginn (5–7,5 mg/Tag), insbesondere zur Überbrückung bis zum Wirkungseintritt einer DMARD-Therapie, sowie beim Vorliegen von Kontraindikationen für den Einsatz von NSAR und DMARD (z.B. stärker eingeschränkte Nieren- oder Leberfunktion). Einige Fälle von Alters-RA lassen sich mit einer Low-Dose-Steroid-Monotherapie ohne zusätzliche DMARD-Therapie führen. Für die Langzeittherapie sind Dosen nicht höher als 5–7,5 mg/Tag Prednisolon oder äquivalente Dosen anderer Kortikosteroide anzustreben (**s. Kap. II.2.2.1**).

UAW von Kortikosteroiden (beachte insbesondere bei Kombination mit NSAR erhöhtes Risiko „stummer Ulzera", **s.a. Kap II.2.2.1**, „Unerwünschte Arzneimittelwirkungen").

Sofern eine Glukokortikoid-Therapie erforderlich ist, sollte insbesondere oberhalb der so genannten Cushing-Schwellendosis dringend eine Kombinationsbehandlung mit DMARD (s.o.) und/oder NSAR (zu den erforderlichen Vorsichtsmaßnahmen siehe auch **Kapitel II.2**) erwogen werden, um die Steroiddosis reduzieren zu können. Fixe Kombinationspräparate von Glukokortikoiden und NSAR sind prinzipiell abzulehnen!

Die **lokale Kortikosteroidinjektion** (intraartikulär), wasserlöslich oder als Kristallsuspension (z.B. Lederlon®, Volon® A, Lipotalon®), kann bei akutem Befall einzelner Gelenke zu rascher subjektiver Besserung führen, die UAW einer systemischen Kortisonbehandlung können dabei vermindert, jedoch nicht aufgehoben werden. Keine Dauerbehandlung! Indiziert erscheint sie bei der Behandlung von akuten mono- oder oligoartikulären Formen, zusätzlich auch bei extraartikulärem Befall (Bursitis, Tendovaginitis). **Mittlere Dosierung:** Je nach Größe des Gelenkes 10–40 mg Prednisolon oder Äquivalent. Auf strengste Asepsis ist zu achten, eine infektiöse Arthritis muss sicher ausgeschlossen sein! Insbesondere bei gewichttragenden Gelenken, wie den Kniegelenken, kann durch häufige intraartikuläre Kortikosteroidinjektionen das Auftreten einer Sekundärarthrose begünstigt werden.

Biologika

Wesentliche neue Erkenntnisse zur Pathogenese der rheumatoiden Arthritis haben in den vergangenen Jahren zur Entwicklung von Antagonisten bestimmter proinflammatorischer Zytokine geführt. Dies gilt insbesondere für Inhibitoren von TNF-α und IL-1, neuerdings auch von IL-6, als den wesentlichen proinflammatorischen Zytokinen in der Pathophysiologie entzündlich rheumatischer Prozesse. Weitere zielgerichtete Therapien mit monoklonalen Antikörpern bei der RA wurden gegen B-Lymphozyten und akzessorische T-Zell-Moleküle entwickelt.

(1) *TNF-α-Inhibitoren:* Die Zulassung zur Behandlung der RA erhielten ein monoklonaler chimärer Antikörper gegen TNF-α (Infliximab [Remicade®]), der humane monoklonale Antikörper Adalimumab (Humira®) und das lösliche rekombinante TNF-Rezeptor-Fusionsprotein Etanercept (Enbrel®).

Indikationen (strenge Indikationsstellung und Überwachung entsprechend den Empfehlungen der Deutschen Gesellschaft für Rheumatologie!): Voraussetzung für die Verordnung ist die gesicherte Diagnose einer RA und eine trotz entsprechender Behandlung aktive Erkrankung, d.h. Versagen zumindest zweier konventioneller Basistherapeutika, eines davon MTX; die Therapie hiermit sollte allein oder in Kombination in adäquater Dosis über einen ausreichend langen Zeitraum (i.d.R. insgesamt 6 Monate) erfolgt sein. Eine weitere Voraussetzung ist die Mitbetreuung und Dokumentation unter Verwendung validierter Messinstrumente (z.B. Disease Activity Score DAS-28, HAQ oder FFbH, visuelle Analogskalen, serologische Aktivitätsparameter) durch einen internistischen Rheumatologen oder eine internistisch-rheumatologische Abteilung. Zu den Eingangsuntersuchungen gehören auch die Anfertigung eines Röntgenthorax, insbesondere zum Ausschluss einer Tuberkulose, und ein Tuberkulin-Hauttest.

Dosierung: Remicade® wird nur in Kombination mit MTX verabreicht, und zwar in der Dosis von 3 mg/kg KG als Infusion in Woche 0, 2, 6, danach alle 8 Wochen. Humira® wird s.c. in einer Dosis von 40 mg alle 14 Tage injiziert (als Monotherapie oder in Kombination mit MTX). Etanercept (Enbrel®) wird s.c. in einer Dosis von 25 mg 2-mal pro Woche appliziert oder Enbrel® 1 × 50 mg s.c. pro Woche (als Monotherapie zugelassen oder in Kombination mit MTX).

Bzgl. weiterer Einzelheiten und **UAW (s. auch Kap. II.2)**.

Hervorzuheben ist, dass das Risiko schwerwiegender Infektionen unter Therapie mit TNF-Blockern erhöht ist, es wurden in ca. 0,05 % der behandelten Patienten Tuberkulosen beobachtet. Eine aktive Tuberkulose ist eine Kontraindikation gegen TNF-Blocker, bei latenter (inaktiver) Tuberkulose kann unter sorgfältiger Nutzen-Risiko-Abwägung eine TNF-Blocker-Therapie unter begleitender präventiver Tuberkulose-Therapie begonnen werden. Es können antinukleäre Antiköper und anti-dsDNS-Antikörper unter TNF-Blockern induziert werden; beim Auftreten einer „Lupus-like-Disease" muss die Therapie abgebrochen werden. Zudem wurden Verschlechterungen einer vorbestehenden Herzinsuffizienz und sehr seltene Fälle von demyelinisierenden Erkrankungen berichtet. Es gibt keine Hinweise für eine erhöhte Inzidenz von soliden Tumoren unter TNF-Blocker-Therapie. In Studien findet sich eine um das 2- bis 6-fach erhöhte Inzidenz von Lymphomen (insbesondere Non-Hodgkin-Lymphomen) unter TNF-Blockern. Es ist jedoch bislang nicht geklärt, inwieweit dies auf die ohnehin bei lange bestehender und aktiver RA erhöhte Lymphominzidenz zurückzuführen ist.

Ob die Tumorabwehr durch TNF-Blocker geschwächt wird, ist bislang nicht bekannt; besondere Vorsicht ist geboten bei Patienten mit lymphoproliferativen Erkrankungen oder anderen Tumoren in der Anamnese. Eine Behandlung mit Zytokinantagonisten ist wegen unzureichender Wirkung abzubrechen, wenn es nicht innerhalb von 8–12 Wochen zu einer signifikanten Besserung der klinischen und laborchemischen Parameter gekommen ist.

(2) *Interleukin-1-Rezeptorantagonist:* Anakinra (Kineret®) muss ebenfalls mit MTX kombiniert werden und wird täglich in Form von 1 Ampulle (100 mg) s.c. injiziert. Die Wirksamkeit ist nach bisherigen Erfahrungen insgesamt derjenigen von TNF-Inhibitoren unterlegen.

(3) *Gegen B-Lymphoyzten gerichtete monoklonale Antikörper:* Rituximab (MabThera®) ist ein chimärer monoklonaler Anti-CD20-Antikörper, der bereits seit mehreren Jahren in der Hämatoonkologie in der Therapie von B-Zell-NHL eingesetzt wird. Seine Wirksamkeit über eine Depletion von (CD20-positiven) B-Lymphozyten unterstreicht die Rolle von B-Zellen bei der RA. MabThera® ist in Kombination mit Methotrexat zur Therapie bei RA-Patienten zugelassen, die auf konventionelle Basistherapeutika und mindestens einen TNF-α-Blocker nicht angesprochen haben. Die Applikation erfolgt in einer Dosis von je 1000 mg als Infusion langsam i.v. (nach Prämedikation mit 100 mg Prednisolon und ggf. einem Antiallergikum) im Abstand von 2 Wochen. Diese Therapie kann bei positiver Wirkung nach ½ Jahr wiederholt werden. Zu beachten sind mögliche akute Infusionsreaktionen bei der ersten, seltener auch bei der 2. Infusion (Blutdruckabfall, Hautreaktionen, Fieber), die durch die o.g. Prämedikation allerdings i.d.R. verhindert werden können. Eine Reaktivierung latenter Tuberkulosen wurde nicht beobachtet.

(4) *Co-Stimulationsblockade:* Abatacept (Orencia®), ein Fusionsprotein von CTLA-4 mit dem Fc-Teil eines Immunglobulins (IgG1), ist eine neue Substanz aus der Gruppe der selektiven Co-Stimulationsblocker. Abatacept blockiert CD28 auf Antigen-präsentierenden Zellen und verhindert somit die Stimulation der T-Zellen und in weiterer Folge den Entzündungsprozess.

Abatacept wurde im Mai 2007 in Kombination mit Methotrexat zur Therapie bei RA-Patienten zugelassen, die auf konventionelle Basistherapeutika und mindestens einen TNF-α-Blocker nicht angesprochen haben. Orencia® wird als Kurzinfusion (30 min) in den Wochen 0, 2, 4 und dann alle 4 Wochen infundiert, die Dosierung pro Infusion richtet sich nach dem Körpergewicht: 500 mg bei einem Gewicht < 60 kg, 750 mg bei einem Gewicht von 60–100 kg, 1000 mg bei einem Gewicht > 100 kg. Nach bisherigen Studienergebnissen waren Kopfschmerzen und Übelkeit in Zusammenhang mit der Infusion die häufigsten UAW, schwerwiegende Infektionen traten insgesamt sehr selten auf, Reaktivierungen einer latenten Tuberkulose wurden bislang nicht beobachtet.

Chirurgische Maßnahmen
Gelenkpunktion

Gelenkergüsse, die nicht innerhalb von längstens wenigen Wochen spontan bzw. unter systemischer Therapie resorbiert werden, sollten wegen ihres Gehalts an proteolytischen Enzymen und aus diagnostischen Gründen (insbesondere Ausschluss einer septischen Arthritis!) abpunktiert werden. Punktion unter strengster Asepsis (großflächige Hautdesinfektion, ggf. Rasur, Verwendung von Einmalspritzen, sterilem Lochtuch, sterilen Handschuhen usw.). Bei korrekter Technik ist keine Lokalanästhesie erforderlich. Vollständige Abpunktion des Ergusses. Anschließend kann ein Kortikosteroid (Volon®, Lipotalon®, Lederlon®) intraartikulär injiziert werden (s.o.). **Kontraindikation für die Steroidinjektion:** Infektiöse Arthritis, Infektion in Gelenknähe, Blutgerinnungsstörung. Die **Nachbehandlung** richtet sich nach der Intensität des Gelenkbefalls, die Punktion selbst erfordert keine Ruhigstellung. Patienten jedoch vor einer Überlastung des „gebessert" erscheinenden Gelenks warnen.

Chirurgische Verfahren und Synoviorthese

Bei aktiver und therapieresistenter Verlaufsform ist bei bevorzugt oligoartikulär aktivem Gelenkbefall eine chirurgische **Synovektomie** zu erwägen (alternativ chemische Synoviorthese oder Radiosynoviorthese [z.B. Yttrium bei großen, Erbium oder Rhenium bei kleineren Gelenken intraartikulär]). Bei Synovektomien bevorzugt arthroskopische Operation, ggf. nachfolgende Synoviorthese (zweizeitig). Diese kann in der Frühphase indiziert sein, um einer Knorpelschädigung vorzubeugen; sie kann ebenso in der Spätphase durch Entfernung des massiv proliferierten Gewebes zur weitgehenden Wiederherstellung der Gelenkfunktion führen. Gelegentlich wird eine generelle Besserung des Krankheitsverlaufs nach Synovektomie aus einem akut befallenen Gelenk beobachtet.

Bei bereits eingetretenen Gelenkdeformationen können **Arthroplastik, Osteotomie, Arthrodese** oder **endoprothetischer Gelenkersatz** eine Stellungs- und Funktionskorrektur sowie eine wesentliche Minderung der Schmerzen bewirken. Die optimale Versorgung des Rheumapatienten liegt in einer interdisziplinären Versorgung (u.a. von internistischen und orthopädischchirurgischen Rheumatologen, zusätzlich von Krankengymnasten, Ergotherapeuten, Psychologen u.a.).

2.2 Sonderformen der rheumatoiden Arthritis

2.2.1 Polyartikuläre Form der juvenilen idiopathischen Arthritis (JIA)

Die klinischen Symptome der vorwiegend vor der Pubertät beginnenden polyartikulären Form der juvenilen idiopathischen Arthritis (JIA) sind denen der RA beim Erwachsenen ähnlich. Es sind im Vergleich zum Erwachsenen häufiger die großen Gelenke, aber auch die HWS befallen. Als Spätfolge tritt häufig eine Fusion von Wirbelkörpern auf, insbesondere im Bereich der HWS. Neben der polyartikulären Form gibt es eine Rheumafaktor-positive und eine Rheumafaktor-negative Form sowie die überwiegend im Kleinkindesalter beginnende systemische JIA mit hohem Fieber, Polyserositis, Lymphadenopathie und Splenomegalie (Morbus Still).

THERAPIE

Die Behandlung entspricht im Wesentlichen den bei der RA angegebenen Maßnahmen bei altersentsprechender Dosierung der Pharmakotherapie, wobei ähnlich wie in der Erwachsenenrheumatologie MTX als DMARD eine wichtige Rolle spielt. Zu beachten ist allerdings, dass DMARD, namentlich Leflunomid, für die JCA nicht zugelassen sind (**s. Kap. III.12.2.1**, „Pharmakotherapie"). Aus der Gruppe der Zytokinantagonisten ist Etanercept zur Therapie der JIA zugelassen. Für eine Therapie mit Kortikosteroiden stellen lokale Applikationen eine häufige Indikation dar, insbesondere bei oligoartikulärem Manifestationsmuster. Systemische Steroide sollten nur mit größter Zurückhaltung gegeben werden, z.B. zur Überbrückung bis zum Einsetzen einer DMARD-Wirkung oder bei schweren systemischen Formen (Morbus Still). Besonderes Augenmerk ist auf orthopädische Maßnahmen (Lagerung, Schienung) zur Verminderung von Gelenkdeformationen zu richten.

2.2.2 Felty-Syndrom
Klassische RA mit der zusätzlichen Symptomatik einer Splenomegalie und Leukopenie $< 4000/\mu l$ auf der Basis der Splenomegalie. Außerdem (histologisch unspezifisch) Lymphknotenschwellungen und häufig assoziiertes sekundäres Sjögren-Syndrom.

THERAPIE

Zusätzlich zu der Behandlung der RA (s.o.) ist ggf. aus hämatologischer Indikation der Einsatz von Granulozyten-stimulierendem Faktor (G-CSF) oder sogar die Splenektomie zu erwägen, jedoch sind – wie bei der RA – DMARD, insbesondere auch Kortikosteroide und Methotrexat, wirksam.

2.2.3 Adultes Still-Syndrom
Der systemischen Verlaufsform der JIA ähnelndes Krankheitsbild von Erwachsenen > 16 Jahren mit der klinischen Trias: Hohes intermittierendes Fieber über mehrere Wochen, makulopapulöses oder makulöses lachsfarbenes flüchtiges Exanthem an Stamm und Extremitäten und Arthralgien oder Arthritiden. Rheumafaktoren und antinukleäre Antikörper (ANA) sind negativ. Ätiologie und Pathogenese sind unbekannt.

THERAPIE

NSAR in hoher Dosierung sind Mittel der ersten Wahl. Bei ca. 50 % der Patienten reichen NSAR alleine nicht aus. In diesen Fällen müssen *Kortikosteroide* (1–2 mg/kg/Tag) eingesetzt werden. *DMARD* sind indiziert, wenn langfristig Steroide eingespart werden müssen. Hier existieren Einzelberichte über den erfolgreichen Einsatz von Hydroxychloroquin, Gold, Azathioprin, Methotrexat, Cyclophosphamid und – neuerdings – auch Infliximab, Etanercept oder Anakinra (**s. auch Kap. II.2.2.3**).

2.3 Spondyloarthritiden (SpA)
Definition: Entzündliche Systemerkrankungen unklarer Ätiologie, die die Sakroiliakalgelenke, die Wirbelsäule, periphere Gelenke und Enthesen befallen, eine starke genetische Assoziation aufweisen (familiäre Häufung, häufig HLA-B27-assoziiert) und extraskelettale Manifestationen zeigen können. Zu dieser Krankheitsgruppe gehören die Spondylitis ankylosans (M. Bechterew), die reaktive Arthritis/Reiter-Syndrom, die mit chronisch-entzündlichen Darmerkrankungen assoziierten Spondyloarthritiden, die (Spond-)Arthritis psoriatica, die juvenile chronische Arthritis vom SpA-Typ und die undifferenzierten Spondyloarthritiden.

2.3.1 Spondylitis ankylosans (Morbus Bechterew-Marie-Strümpell)

Klinik: Chronisch-progressive Erkrankung mit Entzündungen, enchondralen Knochenneuformationen, Ossifikationen und Ankylose der Sakroiliakalgelenke, kleinen Wirbelgelenken, der intervertebralen Bandscheiben und Sehnenansätze. Folge dieser Prozesse ist die progrediente Versteifung der Wirbelsäule sowie der Kostovertebralgelenke. Häufig oligoarthritische Beteiligung peripherer Gelenke. Erkrankungsgipfel im 3. Lebensjahrzehnt, gehäuftes Auftreten bei Männern (Verhältnis 2 : 1). Krankheitsverlauf bei Männern statistisch insgesamt ungünstiger (radiologische Veränderungen), Frauen aber häufig stärker durch Schmerzen beeinträchtigt. In der Pathogenese spielen genetische Faktoren (HLA-B27, andere Gene) und wahrscheinlich triggernde Infektionen eine wichtige Rolle.

Diagnostische Hinweise: Entzündlicher Typ des chronischen Rückenschmerzes (Lebensalter bei Beginn < 40 Jahre, Dauer > 3 Monate, frühmorgendlicher Kreuzschmerz mit Durchschlafstörungen, Besserung durch Bewegung), mit und ohne periphere Arthritis (häufig Oligoarthritis), sollte immer an eine Spondyloarthritis denken lassen. In etwa 10–20 % der Fälle Auftreten einer Uveitis, sehr selten kardiale Beteiligung (Aortitis, AV-Blockierungen), Amyloidose. **Röntgenologische** Veränderungen im Bereich der Iliosakralgelenke (Erosionen, Sklerosierungen), später der Wirbelsäule. In Frühfällen MRT der Iliosakralgelenke zum Nachweis der Iliosakralarthritis. **Laborchemisch** häufig, jedoch nicht immer unspezifische Entzündungszeichen; Rheumafaktoren negativ. Über 90 % der Patienten sind HLA-B27 positiv. HLA-B27 allein beweist die Erkrankung jedoch nicht (Vorkommen von HLA-B27 in der Normalbevölkerung ca. 8 %).

THERAPIE

Allgemeine Maßnahmen

Die Behandlung zielt auf die Hemmung der entzündlichen Veränderungen und Dämpfung des Schmerzempfindens, das häufig durch reflektorische Muskelspasmen verstärkt wird, auf die Vermeidung einer Wirbelsäulenversteifung bzw. kontrollierte Versteifung in orthopädisch günstiger Position und die Vermeidung einer Versteifung der Kostovertebralgelenke. Konsequente Kombination aus Pharmako- und Physiotherapie. **Physikalische Therapie** insbesondere in Form von aktiven und passiven Bewegungsübungen. Ständig kontrollierte krankengymnastische Behandlung („Bechterew-Gymnastik"), geeignete sportliche Betätigung (z.B. Schwimmen) und Atemgymnastik haben einen wesentlichen Einfluss auf die Verminderung von Spätschäden (Versteifung).

Pharmakotherapie

Zur Hemmung von Schmerz und Entzündung kommen nichtsteroidale Antirheumatika in üblicher Dosierung zum Einsatz (s. Kap. III.12.2.1, „Pharmakotherapie"), insbesondere abends in retardierter Präparation, um den Nachtschmerz und die Morgensteife zu beeinflussen. Phenylbutazon hatte früher einen besonderen Stellenwert für die kurzzeitige Anwendung bei akuten Schüben. Obwohl in Deutschland kein klassisches Basistherapeutikum (DMARD) für die Spondylitis ankylosans zugelassen ist, wird nur bei der Mitbeteiligung peripherer Gelenke *Sulfasalazin* (Azulfidine RA®) mit z.T. gutem therapeutischen Effekt gegeben; bei hoher Entzündungsaktivität profitieren einzelne Patienten von Methotrexat (näheres s. Kap. III.12.2.1, „Krankheitsmodifizierende Pharmaka…"). *Kortikosteroide* sollten bevorzugt intraartikulär (periphere Gelenke oder unter CT-Kontrolle in die Iliosakralgelenke), als Infiltration bei floriden Enthesitiden bzw. systemisch bei gleichzeitigem Auftreten einer Iridozyklitis oder aktiver peripherer Arthritis gegeben werden; auf den Rückenschmerz haben sie in der üblichen Dosierung (low-dose) keine signifikante Wirkung. Lediglich Steroidstoßtherapien (z.B. 500 mg i.v. an 3 Tagen) können in Einzelfällen bei starkem entzündlichem Rückenschmerz versucht werden.

Bei entzündlich hoch aktivem M. Bechterew (BASDAI-Index ≥ 4, erhöhtes CRP plus positive Einschätzung durch einen Experten) haben sich die TNF-α-Antagonisten Infliximab (Remicade®), Adalimumab (Humira®) und Etanercept (Enbrel®) als gut wirksam erwiesen und sind auch für diese Indikation zugelassen. Es sollten jedoch zuvor mindestens 2 verschiedene NSAR in ausreichend hoher Dosierung über insgesamt 3 Monate erfolglos verabreicht worden sein, bevor TNF-α-Antagonisten eingesetzt werden. Patienten mit peripherer Arthritis sollten sowohl intraartikuläre Steroide als auch Sulfasalazin erfolglos erhalten haben.

Dosierung: Remicade® 5 mg/kg KG (Monotherapie ohne MTX) als Infusion in Woche 0, 2, 6 und dann alle 6–8 Wochen. Humira® 40 mg s.c. alle 2 Wochen. Enbrel® 25 mg s.c. 2-mal pro Woche oder Enbrel® 50 mg s.c. 1-mal pro Woche. Voraussetzung ist die Mitbetreuung und Dokumentation unter Verwendung validierter Messinstrumente (z.B. BASDAI, HAQ oder FFbH, visuelle Analogskalen, serologische Aktivitätsparameter) durch einen internistischen Rheumatologen oder eine internistisch-rheumatologische Abteilung.

Bzgl. weiterer Einzelheiten und **UAW (s. auch Kap. II.2.2.3.1).**

Radiopharmakon

Das Radiopharmakon ^{224}Radium-Chlorid ^{224}Spondyl AT® steht zwar für diese Indikation wieder zur Verfügung (Applikation des Radiopharmakons durch den Isotopen-Mediziner), kann aber nach heutigem Stand nach Nutzen- und Risikoanalyse und aufgrund fehlender kontrollierter Langzeitstudien nicht allgemein empfohlen werden. Ggf. im Einzelfall bei aktiver Erkrankung und Kontraindikationen gegen NSAR und TNF-Blocker nach strenger Indikationsprüfung durch einen Rheumatologen einzusetzen.

Chirurgische Maßnahmen

In fortgeschrittenen Fällen und nach Abklingen akut-entzündlicher Aktivität ist bei hochgradiger Kyphose gelegentlich die Osteotomie der Wirbelsäule als Aufrichtungsoperation indiziert.

2.3.2 Reaktive Arthritiden und Reiter-Syndrom

Definition: Entzündliche Gelenk- und Wirbelsäulenerkrankungen mit typischem Verteilungstyp der Spondyloarthritiden (asymmetrische Oligoarthritis mit Betonung der unteren Extremitäten), die als immunologische Folgereaktion auf eine extraartikuläre symptomatische oder asymptomatische Infektion auftreten. Typische Eintrittspforten der Erreger sind der Gastrointestinaltrakt (Yersinien, Salmonellen, Campylobacter, Shigellen) und der Urogenitaltrakt (Chlamydia trachomatis, Ureaplasma). Die Synovitis ist steril, die Erreger also nicht aus der Synovia anzüchtbar. Im Fall der Chlamydien-induzierten Arthritis kann Chlamydien-DNS im Gelenk nachgewiesen werden. Die Patienten sind häufig (30–80 %) HLA-B27-positiv. Von einem Reiter-Syndrom spricht man, wenn neben der Arthritis eine Konjunktivitis und Urethritis vorliegen, bei chronischem Reiter-Syndrom kommen psoriasiforme Hautveränderungen (Keratoderma blenorrhagicum) und chronische Iridozyklitiden hinzu.

Therapie

Pharmakotherapie

(1) *Antibiotika:* Nur bei Chlamydien-induzierter reaktiver Arthritis sollte die primäre Infektion (Urethritis bzw. Zervizitis) bei nachgewiesenem Erreger für 8–12 Tage mit Doxycyclin 200 mg/Tag oder Erythromycin 4 × 500 mg oder auch mit Azithromycin (Zithromax®) einmalig 1 g bzw. 500 mg/Tag an 3 aufeinanderfolgenden Tagen behandelt werden. Einbeziehung des Geschlechtspartners in die antibiotische Therapie. Die postenteritische reaktive Arthritis sollte nicht antibiotisch behandelt werden; bisherige Daten sprechen gegen eine Langzeit-Antibiotikatherapie einer reaktiven Arthritis.

(2) Wie bei anderen entzündlich-rheumatischen Erkrankungen kommen NSAR in ausreichender Dosis zur Anwendung (s. **Kap. III.12.2.1**, „Pharmakotherapie"), gut wirksam sind auch intraartikulär applizierte Kortikosteroide und bei hochaktiven, therapierefraktären Fällen niedrigdosierte systemische Kortikosteroide.

(3) Im Fall einer Chronifizierung der reaktiven Arthritis sollte nach 2–3 Monaten der Einsatz des DMARD Sulfasalazin (*Azulfidine RA®*) 2 × 1 g tgl. erwogen werden (näheres **s. Kap. III.12.2.1**, „Krankheitsmodifizierende Pharmaka...").

2.3.3 Enteropathische Spondyloarthritiden

Bei entzündlichen Darmerkrankungen (Morbus Crohn, Colitis ulcerosa) kann es zu rheumatischen Manifestationen im Bereich der peripheren Gelenke (meist asymmetrische Oligoarthritis) und/oder des Stammskeletts (Iliosakralgelenke, Wirbelsäule) kommen. Die enteropathischen Arthritiden sind häufig mit Schüben der Darmkrankung assoziiert, sie können allerdings ebenso wie die Spondylitis schon mehrere Jahre vor der Darmerkrankung auftreten.

Therapie

Die Therapie richtet sich primär auf die Grunderkrankung, bei deren Besserung häufig auch eine Besserung oder sogar eine Vollremission der Spondyloarthritis zu beobachten sind. Stehen die Gelenksymptome im Vordergrund, sollte die Therapie mit anderen 5-ASA-Präparaten durch Sulfasalazin (*Azulfidine RA®*) ersetzt werden. Besondere Vorsicht gilt beim Einsatz von NSAR, da diese zur Verschlechterung der Darmerkrankung führen oder Schübe auslösen können. Dies gilt prinzipiell auch für die neueren COX-2-Hemmer, wobei Etoricoxib (Arcoxia®) offenbar seltener Schübe eines M. Crohn oder einer Colitis auslöst als klassische NSAR. Als gut wirksam haben sich intraartikulär applizierte Kortikosteroide erwiesen.

2.3.4 (Spond-)Arthritis psoriatica

Ätiologie und Pathogenese: Entzündlicher Gelenk- und Wirbelsäulenbefall, in ca. 10 % aller Patienten mit Psoriasis vulgaris auftretend. Pathogenese wie bei Psoriasis vulgaris T-Zell-vermittelt mit starker genetischer Komponente. Genetische Faktoren sind mit bestimmend, ob neben der Haut ein Gelenkbefall auftritt.

Klinik: Meist asymmetrische Oligo- oder Polyarthritis mit Periostitis, Ostitis und mäßigen bis ausgeprägten, jedoch unspezifischen entzündlichen Laborveränderungen (BKS, CRP, Leukozytose, gesamte Rheumaserologie negativ). Häufig asymmetrischer Befall der kleinen Gelenke, jedoch auch der großen Gelenke, mit frühzeitigen und ausgeprägten Skelettdestruktionen (Mutilationen) und Knochenneubildungen einhergehend. Typisch: Schwellung eines Fingers oder einer Zehe („Befall im Strahl" oder „Daktylitis"), Ankylosen, „Tüpfelung" oder Onycholyse der Finger- und Zehennägel bei sonst unauffälligem Integument. Die Intensität der arthritischen Beschwerden steht nicht in direkter Relation zum Ausmaß der Haut- und Nagelveränderungen. Der Achsenskelettbefall (Iliosakralarthritis, Spondylitis) ist häufig nicht von dem eines M. Bechterew zu unterscheiden. Psoriasisarthritis-typische Gelenkveränderungen können auch ohne psoriatische Hautveränderungen auftreten, sodass im Fall einer entsprechend positiven Familienanamnese (Psoriasis bei einem Verwandten 1. Grades) die Diagnose einer „Arthritis psoriatica sine psoriase" gestellt werden kann.

THERAPIE

(1) *NSAR:* Einsatz wie bei rheumatoider Arthritis. Eine Verschlimmerung der Psoriasis ist möglich, aber insgesamt sehr selten.

(2) *DMARD:* In erster Linie sollten *Sulfasalazin (Azulfidine RA®)* in der üblichen Dosierung von 2-mal 1 g/Tag oder *Methotrexat* (7,5–25 mg an einem Tag pro Woche) eingesetzt werden. Auch Leflunomid (Arava®) ist wirksam und für die Indikation der Arthritis psoriatica zugelassen, die Dosierung liegt wie bei der rheumatoiden Arthritis bei 100 mg/Tag an den ersten 3 Tagen, danach bei 20 mg/Tag. Als Alternative kann bei therapierefraktären Verläufen *Ciclosporin A (Immunosporin®)* in einer Dosis von 2,5–3 mg/kg KG pro Tag angewendet werden, wobei Ciclosporin A zur Behandlung der kutanen Psoriasis zugelassen ist. Eine Kombinationstherapie von MTX und Ciclosporin A ist möglich und wirksam.

(3) *Zytokinantagonisten: Etanercept (Enbrel®)* wurde zur Behandlung der Arthritis psoriatica zugelassen (Dosis: 25 mg 2-mal pro Woche s.c. oder 50 mg s.c. 1-mal pro Woche applizieren), ebenso wie Infliximab (Remicade®, Dosierung 5 mg/kg KG als Infusion Woche 0, 2, 6, danach alle 8 Wochen) und Adalimumab (Humira®, 40 mg s.c. alle 14 Tage).

(**siehe auch Kap. III.12.2.1**, „Pharmakotherapie" und **Kap. II.2**).

2.4 Kollagenosen
2.4.1 Systemischer Lupus erythematodes (SLE)

Synonym: Lupus erythematodes disseminatus (LED).

Ätiologie und Pathogenese: Der SLE gilt als Prototyp einer systemischen Autoimmun- und Immunkomplexerkrankung mit multipler Organbeteiligung. Charakteristisch ist der Nachweis von Autoantikörpern gegen Zellkernbestandteile (antinukleäre Antikörper, ANA). Krankheitsspezifischer sind Antikörper gegen native ds-DNS und anti-Sm-Antikörper. Durch Bindung und Aktivierung von Komplement entstehen entzündliche Reaktionen in Form von vaskulitischen Veränderungen vorwiegend im Kapillargebiet (Niere, Pleura, Perikard, Gelenke, Haut u.a.). Die Ätiologie des SLE ist nicht bekannt, diskutiert werden genetische, hormonelle und exogene (UV-Licht, Infektionen, Medikamente) Faktoren.

Klinik: Leitsymptome und -befunde, Verlauf und Prognose: Der klinische Verdacht auf SLE besteht insbesondere bei Hautxanthemen auf lichtexponierten Partien (klassisch: „Schmetterlingsexanthem" im Gesicht) nach Sonnenexposition, rezidivierenden Fieberschüben ohne nachweisbare Ursache, Proteinurie, Pleuritis oder Perikarditis ungeklärter Genese, chronisch-rezidivierenden Arthralgien oder Arthritiden; insbesondere bei Zusammentreffen von genannten Symptomen. Es bestehen Krankheitsgefühl und allgemeine Leistungsminderung. Für den klinischen Verlauf gelten keine festen Regeln. Einerseits kann ein hoch akutes Geschehen innerhalb von Wochen letal enden, andererseits kann der Prozess chronisch über viele Jahre verlaufen, schließlich können akute Schübe und spontane Remissionen einander abwechseln. Die Prognose wird entscheidend vom Ausmaß der Organmanifestationen (Lupusnephritis, ZNS, Karditis, hämatologische Beteiligung wie Thrombozytopenie, u.a.) bestimmt. Während durch frühzeitige und ausreichende Gabe von Kortikosteroiden in Kombination mit Immunsuppressiva die Lebenserwartung in den vergangenen Jahren deutlich verbessert werden konnte, drohen heute frühzeitige Atherosklerose und interkurrente Infektionen (häufig als Therapiefolge) als häufige Todesursachen im Langzeitverlauf. Unabhängige Prädiktoren für die

Mortalität sind Nierenbeteiligung, Thrombozytopenie, hohe Krankheitsaktivität, pulmonale Beteiligung und ein höheres Alter (> 50 Jahre) zum Zeitpunkt der Erstdiagnose. Im Spätstadium steht häufig die Niereninsuffizienz mit ihren Folgen im Vordergrund (s. Kap. III.8.7.1).

Diagnostische Hinweise: Neben dem Zusammentreffen mehrerer genannter klinischer Symptome kann die Diagnose insbesondere serologisch gesichert werden: Nachweis von antinukleären Antikörpern (ANA) in signifikantem Titer, Immunkomplexe, erniedrigtes Komplement als Ausdruck des Komplementverbrauchs im zugrundeliegenden Immunprozess. Ferner kommt es häufig zu mäßiger Anämie, Leukopenie (insbesondere Lymphopenie!), Thrombozytopenie, Hypergammaglobulinämie, stark beschleunigter BKS. Bei Nierenbefall Proteinurie, Leukozyturie, Erythrozyturie. Mittels Immunfluoreszenz kann die Ablagerung von γ-Globulinen und Komplement subepidermal (Hautbiopsie) oder im Glomerulus (Nierenbiopsie) nachgewiesen werden. Ein Teil der Patienten mit SLE entwickelt ein sog. sekundäres Anti-Phospholipid-Syndrom (APS). Diese Patienten weisen ein positives Lupusantikoagulans mit einer verlängerten partiellen Thromboplastinzeit (PTT) auf, es lassen sich Antikardiolipinantikörper nachweisen. Klinisch ist das APS bedeutsam durch das Auftreten rezidivierender venöser oder arterieller Thrombembolien, gehäufter ZNS-Symptome und rezidivierender Aborte.

Therapie

Allgemeine Maßnahmen

In einer aktiven Krankheitsphase Stress, körperliche Anstrengungen sowie Sonnenbestrahlung (aber auch Schwangerschaft und Einnahme von östrogenhaltigen Hormonpräparaten bei unzureichend beherrschter Lupusaktivität oder Nephritis) vermeiden, da sie den Krankheitsprozess aktivieren können. Verwendung von Sonnenschutz-Cremes mit hohem Lichtschutzfaktor. Übrige Maßnahmen allgemeiner Art richten sich nach den jeweils vorherrschenden Symptomen.

Pharmakotherapie

(1) *NSAR und Antimalariamittel:* Bei geringen klinischen Symptomen (Myalgien, leichte arthritische Beschwerden) reichen NSAR aus (**s. Kap. III.12.2.1**, „Nichtsteroidale Antirheumatika [NSAR]"). Auch Antimalariamittel (**s. Kap. III.12.2.1**, „Krankheitsmodifizierende Pharmaka…") haben bei mildem Verlauf mit Haut- und Gelenkbeteiligung sowie Allgemeinsymptomen (Müdigkeit, Myalgien) einen positiven Einfluss auf das Beschwerdebild.

(2) *Kortikosteroide:* Arthritiden, die auf NSAR und Antimalariamittel nicht ausreichend ansprechen, werden mit niedrig dosierten Kortikosteroiden behandelt. Im akuten Krankheitsverlauf, insbesondere bei gravierender Organbeteiligung (Niere, Perikard, Pleura, ZNS) sowie bei peripherer Vaskulitis, besteht eine vitale Indikation für eine hochdosierte Gabe von Kortikosteroiden. Die Initialdosis liegt je nach Akuität der Krankheit bei 1–2 mg/kg Prednisolon/Tag bis zum Nachlassen der Aktivitätszeichen (z.B. Perikarditis). Methylprednisolon-Bolustherapie (3 Tage 750–1000 mg/Tag als Infusion über jeweils 1 Stunde) bei lebensbedrohlicher Organmanifestation wie ausgeprägter Thrombozytopenie, hämolytischer Anämie, rasch progressiver Nephritis, pulmonaler Hämorrhagie, ZNS-Befall. Steroiddosis dann in Anpassung an das klinische Bild konsequent reduzieren. In vielen Fällen ist eine Dauermedikation mit Kortikosteroiden in niedriger Dosierung (5–7,5 mg/Tag) erforderlich.

(3) *Immunsuppressiva:* Im Hinblick auf die diskutierten immunpathologischen Schädigungsmechanismen ist die Anwendung immunsuppressiv wirksamer Substanzen wie Cyclophosphamid (Endoxan®), Azathioprin (Imurek®), Ciclosporin A (Sandimmun optoral®), Methotrexat (Lantarel®) insbesondere in Kombination mit Kortikosteroiden sinnvoll und häufig unumgänglich. Die Steroiddosis kann dabei meist reduziert werden. Strenge *Indikationsstellung* für den Einsatz der Immunsuppressiva:

- *Azathioprin*: Dosis 1–2,5 mg/kg/Tag. Bei moderater Multiorganmanifestation, besonders Polyserositis, hämolytischer Anämie, Thrombozytopenie, Nephritis (bei milderen Lupusnephritiden wie z.B. der mesangioproliferativen Lupusnephritis). Eine weitere gesicherte Indikation liegt in der immunsuppressiven Erhaltungstherapie der fokalen, der diffus segmentalen oder globalen Lupusnephritis nach erfolgreicher Cyclophosphamid-Induktionstherapie (ab Monat 6).
- *Methotrexat*: Dosis 10–25 mg/Woche. Bei Arthritis, Myositis. Cave: Niereninsuffizienz bei Nephritis!
- *Ciclosporin A* (Immunosporin®): Dosis 3–5 mg/kg/Tag. Bei hämolytischer Anämie, Thrombozytopenie, therapierefraktäre Proteinurie bei Nephritis.
- *Cyclophosphamid:* Bevorzugt als Bolustherapie 500–750 mg/m^2 Körperoberfläche (KOF) pro Tag als Infusion monatlich über 6 Monate. Bei schwerer fokaler, diffus segmentaler oder globaler Lupusnephritis, ZNS-Befall, Pneumonitis, pulmonaler Hämorrhagie. Cyclophosphamid oral (1–2 mg/kg/Tag) bei rein membranöser Nephritis (WHO-Klasse V) im Fall des Versagens von Kortikosteroiden. Ein modifiziertes Cyclophosphamid-Bolusschema mit deutlich niedrigerer Absolutdosis hat nach einer europäischen Lupusnephritis-Studie gleich gute Ergebnisse in der Induktionstherapie ergeben bei signifikant niedrigeren UAW in Bezug auf schwerwiegende Infektionen und Amenorrhö. Dieses Schema sieht die Infusion von 500 mg Cyclophosphamid (Absolutdosis als Bolusinfusion) 6-mal im Abstand von je 14 Tagen vor.

> **WICHTIG:**
> Konsequente Laborkontrolle dringend erforderlich, als Blasenschutztherapie bei Endoxan-Bolustherapie Mesna (Uromitexan®) 200–400 mg i.v. Stunde 0, 4 und 8.

- *Mycophenolatmofetil (CellCept®):* Dosis 2- bis 3-mal 1 g/Tag. Obwohl dieses Immunsuppressivum noch nicht für die Indikation des SLE zugelassen ist, wird es bereits breit eingesetzt als Induktionstherapie bei Lupusnephritis und als Erhaltungstherapie nach erfolgreicher Induktionstherapie. Wirksamkeit auch bei hämatologischen Manifestationen (immunhämolytische Anämie, Thrombopenie) und ZNS-Manifestation (**s. Kap. III.9.2** und **Kap. II.2.2.2.1.4**).

(4) *Hochdosierte Immunglobuline*: Dosis 0,4 g/kg/Tag über 5 Tage. Bei steroidrefraktärer Thrombozytopenie, hoch aktivem SLE bei gleichzeitiger Infektion.

(5) *Rituximab* (MabThera®): Monoklonaler B-Zell-depletierender Anti-CD20-Antikörper bei therapierefraktärem SLE. (Erfahrungen bei Autoimmunthrombozytopenie, Lupusnephritis, Fallberichte auch bei ZNS-Manifestationen). Dosierung bislang nicht einheitlich empfohlen, z.B. als Monotherapie 4-mal im Wochenabstand 375 mg/m^2 KOF oder 2-mal Rituximab in Kombination mit einer Cyclophosphamid-Bolustherapie.

(6) *Nicht-immunsuppressive Begleittherapie der Lupusnephritis*: Bei nephrotischem Syndrom sollten zusätzlich zur Immunsuppression ACE-Hemmer (z.B. Captopril, Enalapril) verabreicht werden. Eine optimale Blutdruckeinstellung ist wichtig (Normotonie anstreben!). Behandlung der Hypercholesterinämie im Rahmen des nephrotischen Syndroms (z.B. durch Pravastatin [Pravasin®]).

2.4.2 Systemische Sklerose
Synonym: Systemische Sklerodermie.

Ätiologie und Pathogenese: Progressive systemische Bindegewebserkrankung unbekannter Ätiologie mit Fehlvernetzung des Kollagens. Es wird davon ausgegangen, dass es auf immunologischem Weg zu einer Endothelschädigung kommt, dass Endothelin-1 und PDGF die Fibroblastenproliferation stimulieren und eine defekte Regulation der Kollagenbiosynthese vorliegt.

Klinik: Beginn häufig mit Raynaud-Syndrom als Ausdruck der Digitalarterieneinengung durch Intimaverdickung. Die Krankheit ist charakterisiert durch fortschreitende Induration und Verdickung der Haut (Sklerodaktylie) meist im Bereich von Gesicht und Extremitäten, Verlust der Mimik („Tabaksbeutelmund") und der Beweglichkeit sowie Fingerkuppenulzera. Myositische Manifestationen möglich. Befall der inneren Organe einschließlich Gastrointestinaltrakt (Ösophagusbefall mit Schluckstörungen und Refluxbeschwerden; Dünn- und Dickdarm mit chronischer Diarrhö oder Obstipation), Lunge (Alveolitis, Lungenfibrose), Herz (insbesondere im Rahmen einer pulmonalen Hypertonie) und Nieren (vaskuläre Nierenbeteiligung, progrediente Niereninsuffizienz, maligne Hypertonie). Im Labor imponieren unspezifische Entzündungszeichen und immunologische Antikörper-Profile (ANA bei systemischer Sklerose in über 95 % positiv, Antikörper gegen Topoisomerase/Scl 70 prognostisch typisch für frühen Organbefall).

Sonderform: *CREST-Syndrom:* Möglicherweise keine eigene Entität, sondern besondere Verlaufsform der systemischen Sklerose (in der angelsächsischen Literatur: „Limitierte kutane Sklerodermie"). Die Diagnose beruht auf den klinischen Symptomen: **C**alcinosis in betroffenen Arealen, **R**aynaud-Symptomatik, Störung der ösophagealen (engl. „**e**sophageal") Motilität, **S**klerodaktylie, **T**eleangiektasien. Der klinische Verlauf entspricht mit Einschluss des Befalls innerer Organe dem der systemischen Sklerose; die Prognose ist im Allgemeinen günstiger, da ein Lungenbefall seltener ist. Laborchemisch ist der Nachweis von Anti-Zentromer-Antikörpern charakteristisch. Die therapeutischen Maßnahmen haben sich dem klinischen Verlauf und den sich ergebenden sekundären Problemen anzupassen.

THERAPIE

Bisher keine überzeugende kausal orientierte Therapie verfügbar. Therapieziele sind die Unterdrückung von Immunprozessen, eine Hemmung der Fibrogenese, Verbesserung der Mikrozirkulation, eine Nephroprotektion und Beeinflussung der pulmonalen Hypertonie.

Pharmakotherapie

(1) *Vasoaktive Therapie:* Zur Beeinflussung des sekundären Raynaud-Phänomens werden Kalziumantagonisten, (z.B. Adalat® 20–40 mg/Tag, Diltiazem [Dilzem®] in hohen Dosierungen bis 360 mg/Tag), Captopril oder Prazosin eingesetzt. Die am besten untersuchte Substanz beim Raynaud-Phänomen und darüber hinaus auch bei stärkeren peripher ischämischen Veränderungen und Nekrosen bzw. Ulzera ist das Prostazyklinanalogon Iloprost (Ilomedin® Infusion von 0,5–2 ng/kg KG pro Minute über 6–8 Stunden, über 5–8 Tage, in Einzelfällen auch länger). Der Effekt von Ilomedin® ist auch noch Tage bis Wochen nach Infusionsende nachweisbar. In schweren Fällen kommt auch Sildenafil (Revatio®) in Dosen von 50–150 mg/Tag zum Einsatz, um akrale Ulzera zur Abheilung zu bringen. Große Studien oder verlässliche Angaben zu möglichen UAW in einer Langzeitanwendung von Sildenafil liegen allerdings bei Sklerodermie-Patienten noch nicht vor.
Der Endothelin-Antagonist Bosentan (Tracleer®) kann in einer Dosierung von 2 × 125 mg/Tag das Auftreten neuer akraler Ulzerationen bei Sklerodermie verhindern.
(2) *NSAR:* Bei Arthralgien und Arthritiden Therapie mit NSAR in üblicher Dosierung (cave: Nierenfunktionsverschlechterung bei Nierenbeteiligung der systemischen Sklerose!) (**s. Kap. III.12.2.1**, „Nichtsteroidale Antirheumatika [NSAR]").
(3) *Glukokortikoide:* Sie kommen vorwiegend bei hoher Entzündungsaktivität und floridem polyarthritischen Befall, Myositis oder aktiver Alveolitis zum Einsatz (initial 0,5–1 mg/kg KG/

Tag). **Cave:** Hohe Kortikosteroiddosen erhöhen das Risiko einer renalen Krise mit schwerer Hypertonie und Niereninsuffizienz!

(4) *Immunsuppressiva*: Die Indikation ist kritisch zu stellen und sollte den rasch progredienten Formen der systemischen Sklerose mit entzündlich aktiver Beteiligung innerer Organe (hier insbesondere Befall der Lunge) vorbehalten bleiben. Cyclophosphamid (Endoxan®) in oraler Form (1–2,5 mg/kg KG pro Tag) oder als Bolustherapie (750 mg/m² KOF alle 4 Wochen über 1 Jahr) ist wirksam bei florider fibrosierender Alveolitis. Wenige Studien existieren zur Wirksamkeit von Azathioprin (Imurek®). Methotrexat (15–20 mg pro Woche) konnte in einer Studie bei Patienten mit frühen Formen einer systemischen Sklerose offensichtlich das Auftreten weiterer Organmanifestationen verhindern. Beim Einsatz von Ciclosporin A besteht ein erhöhtes Risiko des Auftretens von Niereninsuffizienzen und Blutdruckerhöhungen (renale Krise) (**s. Kap. II.2**).

(5) *Kollagenolytisch wirkende Pharmaka* (D-Penicillamin, z.B. Metalcaptase®) wurden früher häufiger eingesetzt, hatten allerdings in neueren kontrollierten Studien keinen signifikant positiven Effekt bei einer hohen Rate an UAW.

(6) Therapie der **Ösophagusmotilitätsstörung:** Versuch mit Metoclopramid, Protonenpumpenhemmern.

(7) Therapie **der Nierenmanifestation** und der **arteriellen Hypertonie:** Ein frühzeitiger Einsatz von ACE-Hemmern (z.B. Captopril, Enalapril) oder AT_1-Rezeptor-Antagonisten (z.B. Lorzaar®) kann die Überlebensprognose deutlich verbessern.

(8) Therapie der **pulmonalen Hypertonie:** Grundsätzlich ist die Therapie der pulmonalarteriellen Hypertonie (PAH) komplex und sollte nur in enger Kooperation mit einem Zentrum für PAH erfolgen. Die Therapie der PAH bei Sklerodermie lehnt sich an die allgemeinen Therapieempfehlungen bei pulmonaler Hypertonie an. An allgemeinen Maßnahmen erfolgt die Therapie mit Antikoagulanzien, Sauerstoff und Diuretika (v.a. Spironolacton). Bei positivem Ausfall des Vasoaktivitätstests Einsatz von oralen Kalziumantagonisten (z.B. Diltiazem, wobei dieses häufig in hohen Dosen bis zu 3 × 120 mg eingesetzt werden muss). Bei unzureichender Wirkung bzw. Herzinsuffizienz NYHA III Einsatz von Bosentan (Tracleer®) oder inhalativem Iloprost. Eine weitere Therapieoption besteht in Sildenafil (Revatio®) oder auch in Kombinationstherapien bei Herzinsuffizienz NYHA IV.

(9) Als neue **experimentelle** Therapieansätze in Erprobung: „extrakorporale Photopherese" und in therapierefraktären Fällen evtl. „autologe Stammzell-Transplantation" in hierfür geeigneten Zentren.

Physikalische Maßnahmen

Ziel ist die Erhaltung betroffener Funktionen, z.B. Atemgymnastik, Bewegungsübungen und Bindegewebsmassage der Extremitäten, insbesondere vorbeugende Maßnahmen gegen Kontrakturen. Sorgfältige lokale Pflege von Haut und Nägeln.

Chirurgische Maßnahmen

Diese werden in Form von Sympathikusblockade und Sympathektomie zur Beeinflussung des Raynaud-Phänomens gelegentlich als erforderlich beschrieben. Ggf. operative Korrektur von Kontrakturen.

2.4.3 Polymyositis – Dermatomyositis

Ätiologie und Pathogenese: Entzündliche, immunologisch vermittelte Muskel- und Bindegewebserkrankungen. Zu den idiopathischen Polymyositiden im Erwachsenenalter zählen die primär idiopathische Polymyositis (PM), die primär idiopathische Dermatomyositis (DM), die PM oder DM in Assoziation mit einem Malignom und die Einschlusskörperchenmyositis. Die Ursache der PM/DM ist unbekannt, virale Auslöser werden als exogene Trigger diskutiert.

Bei der Polymyositis dominieren endomysiale T-zelluläre Infiltrate (vor allem aktivierte zytotoxische CD8+-T-Zellen), bei der Dermatomyositis perivaskuläre Infiltrate von CD4+-T-Zellen und B-Lymphozyten. Insbesondere die adulte Form der Dermatomyositis ist häufig mit malignen Tumoren im Sinne eines paraneoplastischen Syndroms assoziiert! Die seltene Einschlusskörperchenmyositis ist durch lichtmikroskopisch sichtbare Vakuolen gekennzeichnet, die von basophilen Granula umgeben sind.

Klinik: Befallen sind insbesondere die Muskulatur des Hüft- und des Schultergürtels mit dem führenden klinischen Symptom der Muskelschwäche (sehr langsam progredient bis foudroyant fortschreitend). Auch distale Muskeln, Nackenmuskulatur oder Schlundmuskulatur können befallen sein. Konsekutiv sichtbare Muskelatrophien. Das Symptom des Muskelschmerzes tritt nur bei ca. der Hälfte der Patienten auf, ist also nicht obligat. Typische zusätzliche Hautmanifestationen der Dermatomyositis sind auffällige „marmorierte" Hautverfärbungen, flächige Erytheme periorbital („lilac edema") oder über der Streckseite der Extremitäten und dem Dekolleté, Nagelfalzveränderungen, violette Rötungen, sog. Gottron-Papeln, über den Fingerknöcheln und eine Kalzinose der Haut. Organbeteiligungen (Herz, Lunge) können vorkommen, zudem Arthralgien und ein Raynaud-Syndrom.

Diagnostisch weiterführend sind eine Erhöhung der Muskelenzyme im Serum (CK, LDH, Aldolase, Transaminasen), verdächtige elektromyographische Befunde, Muskelödeme in der Weichteilsonographie und im MRT und beweisend schließlich die typischen histologischen Veränderungen (Biopsie!). Autoantikörper (ANA, Jo-1-Ak und andere) sind nur bei einem Teil der Patienten nachweisbar.

Sonderform: Antisynthetase-Syndrom (Jo-1-Syndrom): Polymyositis in Assoziation mit fibrosierender Alveolitis (Lungenfibrose), Polyarthritis und Nachweis von Autoantikörpern gegen die Histidyl-tRNA-Synthetase (Jo-1-Antikörper).

THERAPIE

Allgemeine Maßnahmen

Die physikalische Therapie ist ein wesentlicher Bestandteil der Behandlung. Während der akuten Erkrankung besteht sie vorwiegend in guter Lagerung zur Verhinderung von Kontrakturen, später in kontrollierten aktiven und passiven Bewegungsübungen. Demgegenüber kommt der Massage untergeordnete Bedeutung zu, im entzündlichen Stadium ist sie kontraindiziert. Keine Wärmeanwendungen im aktiven Stadium! Zum Ausschluss eines paraneoplastischen Syndroms sollte zunächst (insbesondere bei älteren Patienten mit DM) nach einem Malignom gefahndet werden. Nach dessen operativer Entfernung häufig spontane Remission der Myositis, bei Tumorrezidiv auch Rezidiv der Myositis.

Pharmakotherapie

(1) *Kortikosteroide:* Die meisten Fälle reagieren gut auf *Kortikosteroide*; diese sind im Schub der Erkrankung dringend indiziert in einer Initialdosis von 1 mg Prednisolon/kg/Tag. Schrittweise Reduktion nach frühestens 2 Wochen beginnend, Erhaltungsdosis je nach klinischem und laborchemischem (CK!) Befund. In schwersten Fällen Glukokortikoid-Bolustherapie von 1000 mg Prednisolon über 3 Tage.

(2) *Immunsuppressiva:* Azathioprin (2 mg/kg KG/Tag) oder Methotrexat (10–25 mg pro Woche) werden als steroidsparende Immunsuppressiva eingesetzt. Cyclophosphamid sollte bei bedrohlichem Organbefall (Lunge, Herz) eingesetzt werden. Immunsuppressiva bei Patienten mit Jo-1-Syndrom eher frühzeitig. Positive Studienergebnisse liegen auch für Mycophenolatmofetil (CellCept®) in einer Dosis von 2 × 1000 mg/Tag und bei refraktärer Dermatomyositis für Rituximab (MabThera®) vor.

(3) In therapeutisch resistenten oder hoch aktiven Verlaufsformen Versuch mit *hochdosierten Immunglobulinen i.v.* (Dosierung 0,4 g/kg KG/Tag i.v. über 5 Tage, Wiederholung mehrfach in monatlichen Abständen). Einzelne positive Therapieerfolge wurden für i.v.-Immunglobuline auch für die Einschlusskörperchenmyositis beschrieben, die ansonsten auf Kortikosteroide oder Immunsuppressiva nicht oder nur geringgradig anspricht.

2.4.4 Primäres Sjögren-Syndrom

Chronische, langsam progrediente Autoimmunerkrankung der exokrinen Drüsen unbekannter Ätiologie mit lymphozytären Infiltrationen (CD4+-T-Zellen) der Speichel- und Tränendrüsen. Klinische Leitsymptome sind eine Keratoconjunctivitis sicca und Xerostomie. Eine chronische Schwellung der Parotitiden sowie Arthralgien und Arthritiden sind häufig. Selten Manifestation einer interstitiellen Nephritis. Einige Patienten entwickeln im Verlauf maligne Non-Hodgkin-Lymphome (meist B-Zell-Lymphome), sodass ein regelmäßiges diesbezügliches Screening obligat ist. Neben dem „primären Sjögren-Syndrom" häufig Begleiterkrankungen bei entzündlichen rheumatischen Grunderkrankungen. Serologisch sind Antikörper gegen Speicheldrüsen, positive Rheumafaktoren und ANA (in 70–90 %) häufig zu finden. Typisch für das Sjögren-Syndrom sind Antikörper gegen die Zellkernantigene Ro/SS-A und La/SS-B.

THERAPIE

Meist nur symptomatische Maßnahmen zur Behandlung der Sicca-Symptomatik (niedrigvisköse Augentropfen auf Polyvinylalkohol- oder Polyvidonbasis sowie höherviskose Zellulose-, Hyaluronsäure- und Carbomer-haltige Substanzen und Augensalben). Als lokalmechanische Maßnahme kommt eine Tränengangsokklusion infrage. Salivaersatz mittels künstlichem Speichel (Glandosane®-Spray). Versuch mit Pilocarpin (Salagen®, 3- bis 4-mal 5 mg/Tag). Zur Verhinderung von Mundschleimhautinfektionen regelmäßige Mundspülungen, ggf. vorübergehend mit Nystatin-Zusatz. Noch nicht in Deutschland auf dem Markt ist Cevimelin (Evoxac®), ein Acetylcholinderivat mit erhöhter Affinität für M1- und M3-Muscarinrezeptoren auf Speichel- und Tränendrüsenepithel, das aber über die Auslandsapotheke verfügbar ist. Evtl. Gabe von NSAR (**s. Kap. III.12.2.1**, „Nichtsteroidale Antirheumatika [NSAR]") bei Arthralgien. Die systemische Anwendung von Kortikosteroiden kann in akuten Schüben (vor allem Gelenkbeteiligung, sekundäre Vaskulitis, akute Form der interstitiellen Nephritis oder myositische Mitbeteiligung) therapeutisch wirksam sein. **Kontraindikationen gegen Kortikoide:** Lokale Applikation bei infizierter Kornea oder Kornealgeschwüren.

DMARD-Therapie: Einige Studien sprechen für einen Einsatz von Antimalariamitteln (Hydroxychloroquin) bei systemischer Erkrankung. Immunsuppressiva wie Cyclophosphamid oder Azathioprin sollten nur bei Schüben schwerwiegender Organbeteiligung (ZNS, Vaskulitis, Lunge) eingesetzt werden.

Bei führender Arthritis Einsatz von Methotrexat (Lantarel®, Metex®) möglich.

Experimentelle Therapie mit Rituximab (MabThera®), einem monoklonalen B-Zell-depletierenden Anti-CD20-Antikörper, bei therapierefraktärem Sjögren-Syndrom und bei sekundärem B-Zell-Non-Hodgkin-Lymphom.

2.4.5 Mixed Connective Tissue Disease (Sharp-Syndrom, MCTD)

Overlapsyndrom mit einer Kombination von Charakteristika unterschiedlicher rheumatischer Erkrankungen (RA, SLE, Sklerodermie, Polymyositis, Sjögren-Syndrom). Meistens geht ein langjähriges Raynaud-Syndrom voraus, besonders häufig finden sich Arthralgien, diffuse Fingerschwellungen und Myalgien. Die Krankheit wird laborchemisch definiert durch einen hohen Titer antinukleärer Antikörper (granuliertes Färbemuster im Immunfluoreszenztest) und spezifischen Antikörpern gegen ein extrahierbares nukleäres Antigen (Anti-

U1nRNP). Die therapeutischen Maßnahmen richten sich nach den klinischen Symptomen und den Organmanifestationen und orientieren sich an der Therapie der genannten einzelnen Kollagenosen (Therapiemöglichkeiten s. dort).

2.5 Systemische Vaskulitiden

Vaskulitiden repräsentieren eine heterogene Gruppe von entzündlichen Systemerkrankungen, die durch eine entzündliche Infiltration und Nekrosen von Blutgefäßen gekennzeichnet sind. Unter praktischen Gesichtspunkten hat sich eine Klassifikation nach der Größe der befallenen Gefäße bewährt.

Krankheitsklassifikation nach der Chapel Hill Consensus Conference 1993:
(1) Vaskulitis großer Gefäße:
- Riesenzell-(Temporal-)Arteriitis,
- Takayasu-Arteriitis,

(2) Vaskulitis mittelgroßer Gefäße:
- Panarteriitis nodosa (klassische Form),
- M. Kawasaki,

(3) Vaskulitis kleiner Gefäße:
- Wegener-Granulomatose,
- Churg-Strauss-Syndrom,
- mikroskopische Polyangiitis,
- Purpura Schoenlein-Henoch,
- essenzielle kryoglobulinämische Vaskulitis,
- kutane leukozytoklastische Angiitis.

Die Wegener-Granulomatose, das Churg-Strauss-Syndrom und die mikroskopische Polyangiitis werden wegen des für diese Vaskulitiden charakteristischen Nachweises von Antikörpern gegen zytoplasmatische Antigene neutrophiler Granulozyten (ANCA) zu den ANCA-assoziierten Vaskulitiden zusammengefasst.

2.5.1 Klassische Panarteriitis nodosa

Ätiologie und Pathogenese: Seltene Vaskulitis unbekannter Ätiologie. Eine Immunpathogenese mit Immunkomplexablagerungen und T-Zell-vermittelten Reaktionen wird diskutiert.
Der Erkrankung gehen nicht selten Virusinfektionen (insbesondere Hepatitis B) oder Arzneimittelbehandlungen (z.B. mit Sulfonamiden) voraus.

Klinik: Die Erkrankung ist charakterisiert durch segmentale, entzündliche, nekrotisierende Veränderungen meist kleiner und mittlerer Arterien mit der Folge von Durchblutungsstörungen in den betroffenen Versorgungsgebieten mit ggf. dramatischer Konsequenz, z.B. bei Befall der Koronarien (Myokardinfarkt), der Mesenterialarterien (Darminfarkt), Hirnarterien (Insult) oder der A. ophthalmica (Erblindung). Sekundär kommt es zur Ausbildung von Mikroaneurysmen, die diagnostisch (Angiographie!) wegweisend sein können.
Bei der relativ häufig zu beobachtenden Beteiligung der Nierengefäße kann es zur renovaskulären Hypertonie mit deren Sekundärfolgen kommen. Eine Glomerulonephritis kommt hingegen praktisch nie vor. Periphere Nerven sind häufig befallen (schmerzhafte Mononeuritis multiplex). In der Kutis (insbesondere der unteren Extremitäten) Auftreten von hämatomartig verfärbten, druckschmerzhaften Indurationen unterschiedlicher Größe. Je nach Befall des Gefäßsystems (segmental oder systemisch) schwanken die subjektiven Beschwerden zwischen geringer Beeinträchtigung und starkem Verfall der körperlichen Kräfte. **Laborchemisch** häufig hohe BKS, Hypergammaglobulinämie. Rheumaserologie und antinukleäre Faktoren meist negativ. Gelegentlich Eosinophilie. HB$_S$-Antigen häufig positiv.

Therapie

Sorgfältige anamnestische Erhebung hinsichtlich Suche nach möglichen Grunderkrankungen (Virushepatitis)! Die Erkrankung ist therapeutisch häufig schwer zu beeinflussen. Primär sollten hohe Dosen von Kortikosteroiden zur Anwendung kommen, initial mit 50–100 mg Prednisolon/Tag, später langsame individuelle Erhaltungsdosis, die meist nach 3–4 Monaten im Bereich von 20 mg/Tag liegt. Weitere Reduktion in kleinen Schritten. Bessert sich die Symptomatik nicht innerhalb weniger Tage, sollte eine kurz dauernde weitere Erhöhung der Steroiddosis (z.B. Methylprednisolon-Bolustherapie mit 1000 mg über 3 Tage) erfolgen und zusätzliche Immunsuppressiva wie Cyclophosphamid oral 2 mg/kg KG/Tag (Endoxan®) eingesetzt werden (**s. Kap. II.2**).

Die Empfehlung für den Einsatz von Cyclophosphamid lautet derzeit noch, dass die Therapie noch für mehrere Monate über den Beginn der Remission gegeben werden oder durch eine Erhaltungstherapie mit Azathioprin ersetzt werden sollte.

Im fortgeschrittenen Stadium wird sich die Behandlung auf Sekundärphänomene richten müssen, die sich als Folge von Durchblutungsstörungen in den betroffenen Organen oder der renovaskulären Hypertonie ausbilden. Bei Hepatitis-B-assoziierter Panarteriitis nodosa wird eine Kombination einer Kortikosteroidtherapie mit einer antiviralen Behandlung eingesetzt (Lamivudin [Zeffix®, Epivir®] 100 mg/Tag).

2.5.2 Wegener-Granulomatose

Ätiologie und Pathogenese: Granulomatöse Entzündung des oberen und unteren Respirationstrakts mit systemischer Vaskulitis kleiner und mittlerer Gefäße (Arterien, Arteriolen, Venolen, Kapillaren) und häufig assoziierter nekrotisierender Glomerulonephritis. Die Ätiologie ist unbekannt, bestimmte bakterielle Infektionen der Nase und der Nasennebenhöhlen (Staphylokokken) scheinen Schübe der Erkrankung auslösen zu können. Im Unterschied zu anderen Vaskulitiden ist das Fehlen von Immunkomplexen charakteristisch („pauci-immune Vaskulitis"). Antineutrophile zytoplasmatische Antikörper (ANCA), gerichtet gegen das Zielantigen Proteinase-3, scheinen nicht nur diagnostisch wichtig zu sein, sondern auch eine zentrale Rolle in der Immunpathogenese zu spielen.

Klinik: Initialstadium häufig auf den HNO-Bereich beschränkt (sog. lokoregionäres Stadium) mit nekrotisierenden Granulomen, blutigem Schnupfen, Ulzerationen. Das Generalisationsstadium zeigt sich klinisch als Fieber, Gewichtsverlust, Arthralgien und Myalgien. Befall der Lunge durch noduläre Infiltrate, teils nekrotisierend und Kavernen-bildend. Nierenbefall typischerweise als rapid-progrediente Glomerulonephritis (histologisch proliferative GN mit Halbmondbildung). Häufig auch periphere Nervenbeteiligung und Episkleritis. Serologisch imponieren hohe unspezifische Entzündungszeichen. Der Nachweis von c-ANCA ist nahezu krankheitsspezifisch.

Therapie

(1) Im rein **lokoregionären Stadium** der Wegener-Granulomatose ist ein Therapieversuch mit Trimethoprim-Sulfamethoxazol (z.B. Cotrim® forte 2 × 1 Tbl/Tag), ggf. in Kombination mit Low-dose-Kortikosteroiden als Langzeittherapie gerechtfertigt; engmaschiges Monitoring notwendig. Bei unzureichendem Ansprechen Absetzen von Trimethoprim-Sulfamethoxazol und Einsatz von Methotrexat 20–25 mg pro Woche (bevorzugt parenteral).

(2) Im **Generalisationsstadium:** Bei systemischen Symptomen ohne Befall lebenswichtiger Organe Therapie mit Prednisolon und Methotrexat. Bei Nieren- oder Lungenbefall Therapie nach dem Fauci-Schema bis zur Teilremission: Cyclophosphamid oral 2–3 mg/kg KG/Tag (Endoxan®) in Kombination mit Kortikosteroiden (1–2 mg/kg KG/Tag Prednisolonäquivalent).

Die optimale periphere Leukozytenzahl sollte zwischen 3 und 4/nl liegen (bez. *UAW und Vorsichtsmaßnahmen* **s. Kap. II.2.2.1**, „Besonderheiten bei der Anwendung" und „Unerwünschte Arzneimittelwirkungen"). Bei bereits eingetretener Niereninsuffizienz zu Therapiebeginn Reduktion der Cyclophosphamiddosis auf 1 mg/kg KG/Tag. Bei fulminanten Verläufen initial Methylprednisolon-Bolustherapie mit 1000 mg pro Tag an 3 aufeinanderfolgenden Tagen oder auch Kombination von Cyclophosphamid mit Plasmapherese.

(3) Experimentelle Therapien: Bei Versagen der Endoxan-Therapie namentlich bei Visusbedrohenden Orbitagranulomen oder pulmonalen Granulomen wurde im Rahmen von Pilotstudien Infliximab (3–5 mg/kg KG) eingesetzt.

(4) Immunsuppressive Erhaltungstherapie: Wegen der hohen Toxizität des Fauci-Schemas im Rahmen einer längerfristigen Therapie (Infektionen, Malignomentstehung, Knochenmarkstoxizität) wurden in jüngster Zeit Therapieschemata in Studien untersucht, die das Ziel hatten, frühzeitig auf eine andere immunsuppressive Erhaltungstherapie der ANCA-assoziierten Vaskulitiden (bei Patienten ohne Niereninsuffizienz) umzusetzen. Hiernach kann empfohlen werden, nach Erreichen einer Teilremission unter dem Fauci-Schema bereits nach 4 Monaten auf eine Erhaltungstherapie mit Azathioprin (z.B. Imurek®) umzusetzen. Als Erhaltungstherapie eignet sich zudem Leflunomid (Arava®) in einer Dosis, die mit 30 mg/Tag höher liegt als die Dosis zur Therapie der rheumatoiden Arthritis. Auch MTX (25–30 mg pro Woche parenteral) wird als Erhaltungstherapie eingesetzt.

2.5.3 Mikroskopische Polyangiitis

Ätiologie und Pathogenese: Zu den ANCA-assoziierten „pauci-immunen" Vaskulitiden gehörend; es wird eine der Wegener-Granulomatose ähnliche Pathogenese vermutet. Histopathologisch Vaskulitis kleiner Gefäße, keine Granulombildung.

Klinik: Fast immer mit einer rapid-progressiven Glomerulonephritis einhergehend, ähnlich wie bei der Wegener-Granulomatose kommen auch pulmo-renale Syndrome mit alveolärer Hämorrhagie und Nierenversagen vor. Ansonsten unspezifische rheumatische Symptome (Arthralgien, Arthritiden, Myalgien), Befall des Nasopharynx möglich. Im Labor hohe unspezifische Entzündungsparameter, diagnostisch spezifisch ist der Nachweis von ANCA mit perinukleärem Fluoreszenzmuster (p-ANCA) mit dem Zielantigen der Myeloperoxidase (MPO).

THERAPIE

Die Therapie entspricht sowohl in der Induktions- als auch in der Erhaltungstherapie derjenigen der Wegener-Granulomatose (**s. „Wegener-Granulomatose,** Therapie").

2.5.4 Churg-Strauss-Syndrom

Synonym: Allergische Granulomatose.

Ätiologie und Pathogenese: Die Ätiopathogenese ist noch nicht geklärt. Wegen des typischen phasenhaften Verlaufs mit allergischen Prodromi (Asthma bronchiale, atopische Rhinitis) gefolgt von einer Eosinophilie und IgE-Vermehrung werden allergische Mechanismen diskutiert. Es findet sich eine Überreaktion von T-Helfer-2-Lymphozyten, diskutiert wird auch eine Ablagerung IgE-haltiger Immunkomplexe.

Klinik: Oft jahrelange Prodromi von Asthma bronchiale und Allergien. In der Generalisationsphase Arthralgien, Myalgien, Lungeninfiltrationen, Sinusitiden, Mono- und Polyneuropathien, kutane Vaskulitiden, im Verlauf ggf. Kardiomyopathie und intestinaler Befall. Nierenbefall nicht selten. Histologisch extravaskuläre Akkumulation von Eosinophilen. Im Labor Eosinophilie (> 10 % im Differenzialblutbild), IgE-Erhöhung, unspezifische Entzündungsparameter erhöht; vereinzelt Nachweis von c-ANCA oder p-ANCA.

THERAPIE

In vielen Fällen gutes Ansprechen auf Kortikosteroide (1 mg/kg KG Prednisolonäquivalent). Bei unzureichendem Ansprechen Kombination mit Azathioprin (2 mg/kg KG), Methotrexat (15–25 mg pro Woche) oder bei lebensbedrohlichen Verläufen mit Cyclophosphamid (2 mg/kg KG). IFN-α wurde bei Patienten mit Churg-Strauss-Syndrom als Alternative zu Cyclophosphamid eingesetzt.

2.5.5 Riesenzellarteriitis und Polymyalgia rheumatica

Ätiologie und Pathogenese: Häufigste primäre Vaskulitis in Europa und Nordamerika. Histopathologisch transmural infiltrierte Gefäßwand großer und mittelgroßer Arterien mit Auftreten typischer Riesenzellen. Ein auslösendes Agens ist nicht bekannt, die Erkrankung ist gehäuft mit HLA-DR4 assoziiert. Pathogenetisch spielen Makrophagen, T-Zellen und Zytokine (IL-6) eine Rolle. Die Arteriitis temporalis ist bei einem großen Teil der Patienten mit einer Polymyalgia rheumatica assoziiert, diese kann jedoch auch ohne nachweisbare Riesenzellarteriitis auftreten.

Klinik: Ausgeprägte Schwäche und Schmerzzustände im Bereich der rumpfnahen Muskulatur (insbesondere Nacken- und Schultergürtelbereich, auch Oberschenkelmuskulatur) mit stark schmerzhafter Einschränkung der aktiven Beweglichkeit in den Schultergelenken (passive Beweglichkeit frei!). Ausgeprägte klinische Allgemeinsymptomatik (Abgeschlagenheit, evtl. Fieber, Inappetenz, Gewichtsabnahme), ausgeprägte unspezifische serologische Entzündungszeichen („Sturzsenkung", Erhöhung von α_2- und β-Fraktion in der Serumelektrophorese, häufig auch der γ-Globuline). Keine spezifische Serologie, insbesondere Rheumaserologie und Autoantikörper negativ. An rheumatischen Symptomen können Arthritiden im Bereich der Hände und Bursitiden/Tenosynovitiden der Schultern auftreten. Die isolierte **Riesenzellarteriitis/ Arteriitis temporalis** (ohne Polymyalgie) kann klinisch einzig durch massive Kopfschmerzen oder durch die Allgemeinsymptome Gewichtsabnahme oder Fieber unklarer Genese auffallen. Andere häufige Symptome sind Kopfhautschmerzen und eine Claudicatio beim Kauen. Diagnosesicherung durch Biopsie der A. temporalis sollte unbedingt angestrebt werden. Neben der klinisch nicht immer tastbar befallenen Temporalarterie sind Manifestationen im Bereich anderer Stromgebiete gefürchtet (insbesondere A. ophthalmica [cave Erblindung], vertebrobasiläres Stromgebiet; zerebrale Arterien, Aorta [cave Aneurysmenbildung]). Die Erkrankung betrifft häufiger Frauen als Männer, bevorzugte Altersgruppe: ab dem 50. Lebensjahr.

THERAPIE

Wegen der möglichen Komplikationen im betroffenen Gefäßbereich (z.B. akute Erblindung, Infarkt) ist bei Arteriitis temporalis eine hochdosierte Kortisonmedikation indiziert (beginnend mit 1–2 mg/kg KG Prednisolonäquivalent je nach klinischer und serologischer Aktivität). Bei bereits bestehenden Sehstörungen Steroid-Bolustherapie mit 1000 mg an 3 aufeinanderfolgenden Tagen. Bei reiner Polymyalgia rheumatica ohne Arteriitis ist eine initiale Prednisolondosis von 30 mg/Tag ausreichend. Bessert sich die klinische Symptomatik nicht innerhalb von 3 Tagen und das CRP nicht innerhalb von 1 Woche (beides bis hin zur Normalisierung), muss die Diagnose in Frage gestellt werden (Paraneoplasie?). Schrittweise Reduktion der Kortisondosis unter Kontrolle der serologischen Entzündungsparameter, insbesondere des CRPs. Sollte deren Normalisierung nur mit Erhaltungsdosen von 20 mg Prednisolon oder mehr zu erreichen sein, zusätzliche Gabe von Immunsuppressiva (insbesondere Methotrexat 15 mg 1-mal/Woche oder Azathioprin 2 mg/kg KG pro Tag, in sehr seltenen Fällen auch Cyclophosphamid 100 mg/Tag). Hierbei regelmäßige Kontrolle des Differenzialblutbildes erforderlich. Der primäre Einsatz von Immunsuppressiva in Kombination mit Kortikosteroiden bietet wahrscheinlich keinen Vorteil. Die Therapie erfolgt üblicherweise für mindestens 1 Jahr mit der niedrigst möglichen Steroiddosis, Rezidive sind nach Absetzen der Therapie häufig!

2.6 Behçet-Syndrom

Ätiologie und Pathogenese: Das Behçet-Syndrom ist gekennzeichnet durch rezidivierende aphthös-ulzerierende Mundschleimhaut- und Genitalveränderungen, eine Uveitis und charakteristische Hautveränderungen. Es wird heute meist unter die Vaskulitiden eingereiht mit einer immunvermittelten Vaskulitis der postkapillären Venolen mit Infarzierung und lymphatischen Infiltrationen. Die Ätiologie ist unbekannt, es besteht eine genetische Prädisposition (HLA-B51).

Klinik: In Europa besonders häufig in der Türkei vorkommend (bis zu 200 auf 100 000 Einwohner), bevorzugt Männer im 3. Lebensjahrzehnt betroffen. Typisch sind aphthöse, schmerzhafte Ulzerationen der Mundschleimheut, genitale Aphthen/Ulzerationen an Penis, Skrotum und Vulva. An okulären Manifestationen Hypopyoniritis, Uveitis anterior oder posterior, retinale Vaskulitis. Gelenkbefall (Oligoarthritis, Enthesitiden) bei ca. 40 %. An der Haut erythematöse Papeln und Pusteln, Pseudofollikulitiden und Erythema nodosum. Ein positiver Pathergie-Test kann diagnostisch verwendet werden. Prognostisch und therapeutisch bedeutsam sind neurologische Manifestationen (aseptische Meningoenzephalitis, selten apoplektische Insulte, Kopfschmerzen).

THERAPIE

Die Therapie ist symptomatisch. Glukokortikosteroide unterdrücken die Krankheitsaktivität, können sie jedoch selten komplett kontrollieren. Bei unzureichender Wirkung Kombination mit Azathioprin oder Methotrexat. Zur Behandlung der oralen und genitalen Aphthen kommt Colchicin (Colchicum dispert®) zum Einsatz (Dosis 0,5 mg 3-mal tgl.). Für die okulären Manifestationen eignet sich Ciclosporin A (z.B. Immunosporin®) in Dosen von 3–5 mg/kg KG pro Tag und (experimentell) IFN-α. Bei schweren ZNS-Manifestationen neben hochdosierten Steroiden Verabreichung von Chlorambucil (Leukeran®) in einer Initialdosis von 0,1 mg/kg KG/Tag oder von Cyclophosphamid 2 mg/kg KG/Tag. In schweren Formen einer okulären Manifestation mit drohendem Visusverlust wurde in jüngster Zeit experimentell mit gutem Erfolg Infliximab 5 mg/kg KG eingesetzt; hier genügte oft eine Infusion zur Wiederherstellung des Sehvermögens (**s.a. Kap. II.2**). Ähnlich gute Daten existieren für Adalimumab 40 mg s.c. alle 2 Wochen.

2.7 Infektiöse Arthritis

Ätiologie und Pathogenese: Ausdruck einer lokalen bakteriellen Infektion, die meist hämatogen oder durch direkte Erregerinokulation (traumatisch, nach Gelenkpunktionen oder per continuitatem) entstehen kann. Befallen sind im Wesentlichen die großen Gelenke. Die häufigsten Erreger im Erwachsenenalter sind Staphylokokken (*S. aureus*, seltener *S. epidermidis*), Streptokokken, Pneumokokken, E. coli. Bei jüngeren Patienten sind Gonokokken sowie bei i.v. Drogenabusus Staphylokokken häufig. Besonders zu berücksichtigen sind prädisponierende Faktoren für hämatogene Infektarthritiden, wie Diabetes mellitus, chronische Niereninsuffizienz, Neoplasien, HIV-Erkrankung, immunsuppressive Therapie oder Leberzirrhose. Sonderformen stellen infektiöse Arthritiden durch Mycobacterium tuberculosis oder durch atypische Mykobakterien und Candida-Arthritiden dar. Der Nachweis erfolgt durch Kultur des Gelenkpunktats. – Bei Patienten mit endoprothetischem Gelenkersatz wird häufig eine periphere Hautläsion (Ulcus cruris, Nagelbettvereiterung) an der gleichen, aber auch an der kontralateralen Extremität als „Eintrittspforte" für eine Protheseninfektion gesehen.

Klinik: Plötzlicher Beginn eines hoch akuten, meist monarthritischen Bildes (Schwellung, Rötung, Ergussbildung, ausgeprägter Spontan-Berührungs-Bewegungsschmerz). Fieber bis zu septischen Temperaturen. **Laborchemisch** je nach Akuität unspezifische Entzündungszeichen (BKS, Elektrophorese, Leukozytose) bei negativer Rheumaserologie. Bei abwehrgeschwächten Patienten kann das klinische Bild atypisch sein (z.B. ohne Fieber)!

THERAPIE

Allgemeine Maßnahmen

Immobilisierung der befallenen Gelenke in funktionell günstiger Position. Purulente Gelenkergüsse wiederholt abpunktieren (Saugdrainage, ggf. Spül-Saugdrainage); dadurch wird eine subjektive Erleichterung geschaffen, insbesondere aber der destruktive Einfluss des enzymhaltigen purulenten Exsudats auf das Knorpelgewebe vermindert. Nach Rückgang der Entzündung intensive Bewegungstherapie zur Prophylaxe von Gelenkversteifung.

Pharmakotherapie

Sofortige, zunächst kalkulierte, dann gezielte und konsequente antibiotische Therapie. Bis zum Erhalt der Erregerdifferenzierung und des Antibiogramms bei fehlendem Hinweis auf atypische Erreger (d.h. bei hoher Wahrscheinlichkeit einer Infektion mit Staphylokokken oder Streptokokken) Flucloxacillin 4 × 2 g/Tag. i.v. oder Cephalosporine der 2. oder 3. Generation i.v. (z.B. Cefuroxim 3-mal 1,5 g/Tag), evtl. in Kombination mit Aminoglykosiden i.v. Im Falle einer Penicillinallergie auch Clindamycin 4-mal 450–600 mg/Tag i.v. Bei möglicher gramnegativer Septikämie (z.B. rezidivierende Harnwegsinfekte, abdominalchirurgische Eingriffe) Cephalosporine der 2. oder 3. Generation i.v. (z.B. Cefuroxim 3-mal 1,5 g/Tag). In Anhängigkeit von der klinischen Diagnose (Gonorrhö, Tuberkulose spezifisches Antibiotikum wählen (Präparate und Dosierung **s. Kap. II.4.1** und **Kap. III.15**). Die jeweiligen Antibiotika in hohen Dosierungen geben, jedoch nicht lokal injizieren. Ihr Wirkspiegel in der Synovialflüssigkeit entspricht dem im Blut.

Chirurgische Therapie

Kann eine eitrige Arthritis nach bis zu einwöchiger Antibiotikatherapie nicht beeinflusst werden, ist eine Gelenkspülung mit antibiotikahaltigen Lösungen, ggf. Anlage einer Drainage indiziert. Notfalls operative Revision.

2.8 Lyme-Arthritis

(s.a. Kap. III.15.1.19)

Ätiologie und Pathogenese: Die Lyme-Borreliose ist eine durch eine Infektion mit der Spirochäte Borrelia burgdorferi (durch Zeckenbiss übertragen) verursachte Infektionskrankheit, die unbehandelt typischerweise in verschiedenen Stadien verläuft.

Klinik: Rheumatische Beschwerden (Arthralgien, Myalgien) können bereits im Stadium I (1–4 Wochen nach Zeckenbiss), dem Stadium des Erythema migrans, auftreten; flüchtige, wandernde, teils heftige Arthralgien und Myalgien treten auch im Stadium II (Wochen bis Monate nach dem Zeckenbiss) auf. Unter der eigentlichen **Lyme-Arthritis** versteht man eine Manifestation des Stadiums III der Lyme-Borreliose, sie tritt im Mittel 6 Monate nach der Infektion auf (maximal bis zu 2 Jahren später). Es handelt sich typischerweise um eine akut rezidivierende Mon- oder Oligoarthritis, befallen ist fast immer ein Kniegelenk. Eine primär chronisch verlaufende Polyarthritis kleiner Gelenke spricht gegen die Diagnose einer Lyme-Arthritis.

Die Diagnose sollte klinisch und durch Erfragen der typischen Symptome (Erythema migrans?) gestellt werden, sie wird durch den Nachweis spezifischer Borrelien-Antikörper gestützt. Im Stadium der Lyme-Arthritis sind Borrelien-Antikörper der IgG-Klasse immer positiv (isoliert positive IgM-Antikörper sprechen gegen die Diagnose). Erregernachweis auch möglich mittels spezifischer PCR aus Synovia oder Synovialisbiopsie.

> **! WICHTIG:**
> Die „Durchseuchung" der Bevölkerung mit asymptomatisch verlaufenden Infektionen ist heute so hoch, dass ein positiver Titer allein die Diagnose einer floriden, behandlungsbedürftigen Borreliose nicht rechtfertigt. Die klinischen und serologischen Entzündungszeichen sind wichtiger zu bewerten als ein positiver Titer bei klinischen und serologischen Normalbefunden. Folglich kann ein positiver Titer für eine angebliche „persistierende" Symptomatik erhebliche diagnostische Probleme ergeben.

THERAPIE

Allgemeine analgetisch-antiphlogistische Therapie mit NSAR.
Orale antibiotische Therapie: Doxycyclin 2 × 100 mg pro Tag über 30 Tage oder Ceftriaxon (Rocephin®) 1 × 2 g pro Tag über 14–21 Tage.
Präparatenamen **s. Kap. II.4.1.3.3** und **Kap. II.4.1.3.20**.
Eine klinische Beurteilung des Therapieerfolgs ist oft erst nach 3 Monaten möglich. Bei persistierender Arthritis nach Antibiotikatherapie ist auch ein Behandlungsversuch mit intraartikulär applizierten Kortikosteroiden möglich. Auch chirurgische Synovektomien können indiziert sein. Eine Bestimmung der Antikörpertiter im Verlauf ist zur Beurteilung des Therapieerfolgs nicht geeignet; die Titer persistieren und schwanken häufig über Monate und Jahre.

2.9 Rheumatisches Fieber

Ätiologie und Pathogenese: Folgekrankheit einer Infektion mit β-hämolysierenden Streptokokken der Gruppe A (z.B. nach Tonsillitis, aber auch ohne klinische Prodrome), die zeitlich dem rheumatischen Fieber etwa 2–3 Wochen vorausgegangen ist. Der Pathomechanismus ist im Einzelnen nicht bekannt, das Vorliegen immunpathologischer Phänomene als Ausdruck einer Sensibilisierung gegen Streptokokken oder deren Produkte (z.B. Kreuzreaktionen mit dem Streptokokken-M-Protein) ist anzunehmen. Es handelt sich um eine generalisierte Erkrankung, vorwiegend mit Schädigungen von Gelenken, Herzmuskel und Herzklappen (**s. Kap. III.2.5.3**), Nieren (**s. Kap. III.8.6.1.1**) und ZNS. Zum Zeitpunkt des akuten rheumatischen Fiebers sind Streptokokken selbst meist nicht mehr nachweisbar.

Klinik: Betroffen sind vorwiegend Kinder, Jugendliche oder junge Erwachsene. Das klinische Bild imponiert durch akut einsetzende, wandernde Polyarthritis, zumeist der großen Gelenke, Fieber bis zu 40 °C. Über den Gelenken ist die Hauttemperatur erhöht, Ergussbildung ist häufig nachweisbar. In schweren Fällen zusätzlich Zeichen einer Karditis, Erythema marginatum, Chorea minor sowie gelegentlich subkutane Knötchen, Proteinurie. Chronische Veränderungen mit Destruktionen an den Gelenkflächen sind selten. Als rheumatologisch relevante Spätfolge kann es zur „Jaccoud-Arthropathie" kommen.

Diagnostische Hinweise: Die Diagnose gilt als gesichert, wenn neben den entsprechenden klinischen Symptomen ein stark erhöhter Antistreptolysin-O-Titer nachgewiesen wird, insbesondere ein Titeranstieg in der Frühphase der Erkrankung. Serologisch weiterhin unspezifische Entzündungszeichen (erhöhte BKS, Leukozytose). Das rheumatische Fieber hat früher wegen seiner Häufigkeit und klinischen Dramatik das Bild der Rheumatologie geprägt, ist heute aber in unseren Breiten zu einem extrem seltenen Krankheitsbild geworden.

Therapie

Da das eigentliche Infektgeschehen bereits abgelaufen ist, richtet sich die Behandlung kausal auf zwei unterschiedliche Ziele: Behandlung des rheumatischen Fiebers einerseits, Prophylaxe einer Reinfektion und damit des erneuten Auftretens eines rheumatischen Fiebers andererseits.

Allgemeine Maßnahmen

Strenge Bettruhe insbesondere bei Fieber und/oder Herzbeteiligung bis zum Abklingen aller entzündlichen Erscheinungen von Seiten der Gelenke und des Herzens sowie bis zur weitgehenden Normalisierung der BKS. Außer während des akut-entzündlichen Stadiums aktive und passive Bewegungsübungen der befallenen Gelenke im Rahmen schmerzfreier Beweglichkeit.

Analgetisch-antiphlogistische Therapie

(1) *Salizylate* (z.B. Aspirin®) zur Reduktion des Fiebers und der entzündlichen Gelenkveränderungen. Salizylate sollten in der höchsten tolerierten Dosis oral verabreicht werden, einschleichend 1 g alle 1–2 h bis zur Toleranzgrenze (Ohrenklingen). Diese kann bei Erwachsenen bei 6–8 g/Tag liegen, die dann in Einzeldosen von 1 g über den Tag verteilt gegeben werden. Ausreichende Blutspiegel werden bei 4- bis 6-stündlicher Gabe erreicht. Unter dieser Maximaltherapie sollte innerhalb von 48–72 h eine deutliche bis völlige Remission der Gelenkmanifestation (nicht einer ggf. gleichzeitig vorliegenden Karditis) auftreten. Bei Ausbleiben eines therapeutischen Effekts ist die Diagnose eines rheumatischen Fiebers in Frage zu stellen. Salizylate in niedriger Dosierung (3 g/Tag) auch nach Fortfall arthritischer Beschwerden bis zur Normalisierung der serologischen Werte weitergeben. **UAW:** Diese sind insbesondere bei Gabe höherer Dosierung vielfältig (**s. Kap. III.12.2.1**, „Nichtsteroidale Antirheumatika [NSAR]" und **Kap. I.1.2**, „Nichtopioidanalgetika"), jedoch nach Reduktion der Dosis meist rasch reversibel. Die Toleranz gegenüber Salizylaten ist individuell unterschiedlich. Vorsicht bei Nieren- und Leberschaden! Bei leichteren Fällen mit schlechter Verträglichkeit von Salizylaten kann *Indometacin* (Amuno®) o.Ä. (**s. Kap. I.1.2**, „Medikamentöse Schmerztherapie") versuchsweise zur Anwendung kommen.

(2) *Kortikosteroide* können bei akuten Fällen, insbesondere bei Patienten mit schwerer Peri- und Myokarditis, lebensrettend sein. Sie sollten bei Vorliegen einer Herzbeteiligung gegeben werden, auch wenn die Ausbildung von Herzklappenfehlern durch Kortikosteroide offensichtlich nicht verhindert wird (**s. Kap. III.2.5.3**). Die Dosierung richtet sich nach dem klinischen Bild, i.d.R. initial 1 mg Prednisolon/kg KG/Tag für 10–14 Tage. Eine möglichst rasche, schrittweise Reduktion der Dosis anstreben; bei klinischer Reaktivierung erneut Erhöhung der Kortikoiddosis oder zusätzlich Versuch mit Salizylaten in hoher Dosierung (**s. Kap. II.2.2.1**, „Dosierung").

Antibakterielle Therapie und Langzeitprophylaxe

Da während der **akuten Phase** die Persistenz einer floriden Streptokokkeninfektion nicht sicher auszuschließen ist, antibiotische Radikaleliminierung: Penicillin G (z.B. Megacillin®) 5 Mio. IE/Tag über 10 Tage (Dosierung bei Endokarditis und Myokarditis **s. Kap. III.2.5.2** und **Kap. III.2.6**). Alternativpräparat bei Penicillinallergie (**s. Kap. II.4.1.3.12**): Erythromycin (z.B. Erycinum®) 4 × 250 mg/Tag für 10 Tage.

Rezidivprophylaxe: Da das rheumatische Fieber als Hypersensitivitätssyndrom gegenüber Streptokokken aufgefasst werden muss, deren Spätfolgen (Karditis, Klappenfehler, Nephritis) gefürchtet werden, ist eine Verhütung einer Neuinfektion das Ziel der prophylaktischen Therapie, insbesondere bei Patienten, die zu Rezidiven neigen, d.h. sorgfältige Herdsanierung (Tonsillektomie, Zahnsanierung, Operation chronisch-entzündlicher Nebenhöhlenprozesse unter Penicillinschutz). Prophylaktische Penicillindauertherapie oral mit einem säurestabilen

Präparat (z.B. Baycillin®) 1 Mio. IE/Tag oder parenteral mit Benzathin-Penicillin (z.B. Tardocillin® 1200) 1 Amp. i.m. alle 4 Wochen. Der langjährigen Rezidivprophylaxe wird eine entscheidende Verbesserung der Prognose zugeschrieben, insbesondere weil Rezidive zu verstärkter Gefährdung der Organbeteiligung (Herz, Niere) zu führen scheinen.

2.10 Para- und postinfektiöse Arthritiden bei viralen Infektionen

Praktisch alle viralen Infektionen können im Rahmen einer immunologischen Reaktion an der Synovialmembran zu dem Bild einer postinfektiösen Arthritis führen. Die Zuordnung ist im Einzelfall schwierig, sie gelingt über positiven Antikörpernachweis. Das arthritische Beschwerdebild verschwindet nach Überwindung der Infektion. Häufige Auslöser sind Rötelnviren, Parvovirus B19, Grippeviren, Hepatitisviren (hier tritt die Arthritis häufig noch vor der Erhöhung der Leberenzyme auf!), Rotaviren und viele andere.

THERAPIE

Symptomatische Medikation mit nichtsteroidalen Antirheumatika (**s. Kap. III.12.2.1**, „Nichtsteroidale Antirheumatika [NSAR]").

2.11 Sonstige Begleitarthritiden

Eine Vielzahl nicht-infektiöser Ursachen kann als begleitendes Symptom polyarthritische Beschwerden verursachen.
Dies gilt für alle Arten allergischer Reaktionen (einschließlich Arzneimittelallergien), für alle Tumoren („paraneoplastisches Syndrom"!), für eine Reihe seltener metabolischer und endokriner Erkrankungen mit Auswirkungen insbesondere auf das Skelettsystem (Chondrokalzinose, Ochronose, Akromegalie, Hyperparathyreoidismus, Hämochromatose, Hypothyreose), aber auch für primäre biliäre Zirrhose, Dialysearthropathie und andere Ursachen.

THERAPIE

Behandlung der Grundkrankheit soweit möglich, ggf. symptomatische Maßnahmen, insbesondere nichtsteroidale Antirheumatika (**s. Kap. III.12.2.1**, „Nichtsteroidale Antirheumatika [NSAR]").

2.12 Arthritis urica
(**s. Kap. III.14.4**)

2.13 Weitere entzündliche System- und Gelenkerkrankungen

Eine Vielzahl weiterer entzündlicher Systemerkrankungen manifestiert sich mit dem Syndrom einer Oligo- oder Polyarthritis, z.B. Sarkoidose, rezidivierende Polychondritis, Hämoglobinopathien (Thalassämie) u.v.a.

3 Nicht-entzündliche rheumatische Erkrankungen

3.1 Arthrose

Ätiologie und Pathogenese: Nicht-entzündliche Veränderungen der Gelenke durch „Degeneration" von Knorpelgewebe und Neubildung von Knochen an den Gelenkflächen und -rändern resultierend in einer mangelnden Integrität des Gelenkknorpels und Verlust seiner biomechanischen Funktionen. Diese Veränderungen können in sämtlichen großen und kleinen Gelenken vorliegen. Die vielfach vorgenommene Unterteilung zwischen den bisher beschriebenen „entzündlichen" und der Arthrose als „nicht-entzündlicher" Gelenkerkrankung erscheint jedoch eher willkürlich, da auch bei dem klinisch relevanten Bild der Arthrose (neben Fehlstellungen) Aktivierungszustände und entzündliche Folgereaktionen einer mechanischen Störung des arthrotisch veränderten Gelenks im Vordergrund stehen. Die degenerativen Gelenkerkrankungen können Folge eines **primären** Umbauprozesses sein, dessen Ursachen im Einzelnen nicht bekannt sind (es werden genetische Faktoren vermutet), die aber u.a. in einer verminderten Durchblutung bestehen und somit der Gelenkerkrankung im Kapselbereich zugeschrieben werden. Zum anderen kann es sich um den Ausdruck **sekundärer** Veränderungen handeln. Hierbei kommen in erster Linie Fehlhaltungen, Überlastung durch Übergewicht oder berufliche Exposition, Traumen, abgelaufene Entzündungen, Stoffwechselerkrankungen u.a. als auslösende Faktoren in Frage.

Im Hinblick auf die Behandlung ist diese Unterteilung von untergeordneter Bedeutung. Eine Wiederherstellung untergegangener Knorpel- und Knochenstruktur ist bisher nicht möglich. Bei sekundären Arthrosen kann ggf. durch Behandlung der Ursache ein Fortschreiten der Veränderungen unterbrochen werden.

Klinik: Die Beschwerden sind je nach befallenem Gelenk mannigfaltig. Bewegungseinschränkung und Schmerz stehen im Vordergrund. Typisch sind „Anlaufschmerzen", Ermüdungsschmerzen und Schmerzverstärkung bei Belastung. Es kann sich um einen lokalen Gelenkschmerz, aber auch um einen Muskel- oder Nervenschmerz periartikulär handeln als Ausdruck eines reflektorischen Spasmus oder einer Reizung am Nervenaustrittspunkt (degenerative Veränderungen der Wirbelsäule). Die Intensität der Beschwerden steht mit dem radiologisch zu dokumentierenden Ausmaß der Gelenkveränderungen nicht immer in direkter Relation.

Diagnostische Hinweise: Einschränkung der Beweglichkeit, diese ist bei Fehlen entzündlicher Begleiterscheinungen nur in den Endgraden schmerzhaft. Palpatorisch ist über den befallenen Gelenken bei passiver Bewegung Reiben nachweisbar. Typische Veränderungen an den Fingern: Derbe Auftreibung ohne entzündliche Weichteilschwellung als Zeichen lokaler Hyperostosen. Röntgenologisch typische Verschmälerung des Gelenkspalts als Zeichen von Knorpelschwund, Hyperostosen an den Gelenkkanten, gelegentlich „Geröllzysten" unterhalb der Gelenkflächen, im Spätstadium Fusion des Gelenks. Sonderform: Polyarthrose, bei der Frau häufig in den Jahren um die Menopause auftretend, vorwiegend mit Befall der kleinen Fingergelenke (distale Interphalangealgelenke = Heberden-Arthrose; proximale Interphalangealgelenke = Bouchard-Arthrose; Daumen-Sattelgelenk = Rhizarthrose), aber auch in den großen Gelenken.

Therapie

Die Therapie zielt zum einen auf die Verminderung des Schmerzes, zum anderen auf Verbesserung oder Wiederherstellung der Gelenkfunktion.

Allgemeine und physikalische Maßnahmen

Wesentlicher Bestandteil der Behandlung degenerativer Gelenkerkrankungen. Hierzu gehören **orthopädische Maßnahmen** zur Beseitigung von Fehlhaltung, Entlastung von tragenden Gelenken durch Benutzung einer Gehhilfe, Reduktion des Körpergewichts bei Übergewichtigkeit. **Lokale Wärmeanwendung** sowie aktive und passive Bewegungsübungen tragen zur Erhaltung oder Wiederherstellung der Beweglichkeit in den Gelenken bei, verbessern die Durchblutung und somit die Ernährung der Gelenkstrukturen, beseitigen oder verhindern Muskelspasmen und unterstützen oder erübrigen die Pharmakotherapie.

Pharmakotherapie

(1) NSAR können in Fällen mit begleitenden Entzündungsvorgängen versucht werden (Dosierung und Einzelheiten **s. Kap. III.12.2.1**, „Nichtsteroidale Antirheumatika [NSAR]"). Häufig sind reine Analgetika, insbesondere Paracetamol (z.B. ben-u-ron®) ausreichend symptomatisch wirksam. Anderenfalls empfiehlt sich aufgrund des relativ günstigen UAW-Profils bei entzündlichen Aktivierungszuständen der Einsatz von Ibuprofen in niedriger Dosis (z.B. 3 × 400 mg/Tag) oder niedrig dosierte Coxibe (z.B. Etoricoxib [Arcoxia® 60] bzw. Lumiracoxib [Prexige® 100] je 1 Tbl. tgl.).

(2) So genannte *Chondroprotektive*: Die kürzlich erfolgte Publikation einer placebokontrollierten Studie diskutiert die Gabe von D-Glucosaminsulfat (Dona 200-S®) erneut als therapeutische Option. Die Bedeutsamkeit dieser Publikation muss von weiteren klinischen Erfahrungen in der Langzeittherapie abhängig gemacht werden.

(3) Eine systemische *Kortikosteroidmedikation* sollte vermieden werden, dagegen kann gelegentlich eine lokale **intraartikuläre Steroidinjektion,** insbesondere beim Vorliegen lokaler Begleitentzündungen, indiziert sein (**s. Kap. III.12.2.1**, „Kortikosteroide"). Diese sollte jedoch nicht häufig wiederholt werden.

(4) Die externe Anwendung von „Antirheumatika" (z.B. Diclofenac [Voltaren-Emulgel®]) oder von lokal hyperämisierenden Präparaten (z.B. Nonivamid [Finalgon®]und Nicoboxil u.v.a.) hat gerade bei den vielfältigen extraartikulären Symptomen bei Arthrose (z.B. Myogelosen, Tendinosen) durchaus ihre Bedeutung.

Chirurgische Maßnahmen

Bei jüngeren Patienten, insbesondere bei angeborener oder erworbener Fehlstellung, **Umstellungsosteotomie,** womit die Beweglichkeit des befallenen Gelenks sowie die physiologische Belastung auch der übrigen Gelenke wiederhergestellt werden. In Fällen schwerster Gelenkveränderungen kann der Einsatz einer **Arthroplastik** (Endoprothese) erfolgen. Ein derartiger Eingriff ist insbesondere bei solchen Gelenken indiziert, deren Funktionsausfall zur Aufhebung der selbstständigen Fortbewegung führt (Knie, Hüfte). Die Indikation für einen Gelenkersatz sollte „konservativ" von einem erfahrenen Operateur gestellt werden. Besteht keine Möglichkeit zum Gelenkersatz, kann die **Arthrodese** (Gelenkversteifung) in orthopädisch günstiger Position (häufig in den kleinen Gelenken) zur Beseitigung des Schmerzes und zur Reaktivierung des Patienten führen.

3.2 Fibromyalgie-Syndrom (FMS)

Synonym: Generalisierte Tendomyopathie (GTM).

Großflächiges, vorzugsweise chronisches muskuläres Schmerzsyndrom („Weichteilrheumatismus"), für das keine andere rheumatische Erkrankung verantwortlich gemacht werden kann. *Typisch:* Gänzlich unauffällige Laborwerte, röntgenologisch keine fassbaren Pathologika am Bewegungsapparat; klinisch gesteigerte Druckschmerzhaftigkeit an den anatomischen Zonen des Übergangs großer Muskeln in den zugehörigen Periostbereich (dadurch auch bewegungsabhängige Steigerung des Schmerzempfindens!) und periartikulär. Nach den Kriterien des American College of Rheumatology (ACR) wurden 18 Hauptschmerzpunkte (und negative Kontrollpunkte!) definiert. Auffällig sind häufig (primär/sekundär?) Auffälligkeiten im psycho-vegetativen Bereich, häufig als depressive Komponente, andere vegetative Symptome wie Colon irritabile, Migräne, Schlafstörungen, Dermographismus. Im Einzelfall schwierige Abgrenzung zu Somatisierungsstörungen.

Diagnose: Nach den Kriterien des American College of Rheumatology (ACR) müssen 11 von 18 anatomisch definierten Körperregionen (s.o.) eine gesteigerte Schmerzhaftigkeit bei Palpation (mit 4 kp/cm^2) ergeben. Definierte Kontrollpunkte müssen negativ ausfallen. Vegetative Dysregulation, wie Schlafstörungen und Depression, gehören nach europäischen Kriterien zur Erstellung der Diagnose, sie werden von der ACR nicht benannt.

> **! WICHTIG:**
> Häufige Fehldiagnosen ergeben sich aus der unkritischen Zählung der vorgegebenen Schmerzpunkte, die z.B. auch bei degenerativen Wirbelsäulenveränderungen und polytopen Arthrosen in ausreichender Zahl positiv ausfallen können!

THERAPIE

Gegenüber den Folgen degenerativer Wirbelsäulenveränderungen, die auf physikalische Therapie relativ rasch und gut ansprechen, ist das therapeutische Ansprechen einer Behandlung der Fibromyalgie auf physikalische Maßnahmen begrenzt. Die Therapie sollte immer multimodal sein.

(1) **Allgemeinmaßnahmen:** Wichtigste Maßnahme ist die Aufklärung des Patienten und die Beseitigung von Stress- und Überlastungssituationen (psychologische Mitbetreuung, Psychotherapie). Monotone berufliche Fehlhaltungen müssen gemieden, Umsetzung des Arbeitsplatzes erwogen werden. Keine unbegründete vorzeitige Berentung!

(2) **Physikalische Therapie** besteht einerseits in Muskelentspannung, andererseits in Ausdauertraining und Sporttherapie.

(3) **Medikamentöse Therapie** ist immer eine unterstützende Therapie, die sich auf Analgetika (z.B. Paracetamol) und muskelentspannende Präparate (z.B. Tolperison, Mydokalm® u.a.) stützt. Morphinpräparate sollten unbedingt vermieden werden. Unterstützend, je nach klinischem Bild Psychopharmaka (insbesondere Amitriptylin [Saroten®]oder Serotonin-Rückaufnahmeinhibitoren wie Citalopran [Cipramil®]). Der Einsatz von Kortison, DMARD der RA-Therapie und Immunsuppressiva ist kontraindiziert! Bei einem Teil der Patienten können Serotoninantagonisten wie Topisetron (Navoban®, 5 mg i.v. über 5 Tage) günstig wirken.

3.3 Osteoporose

Die Osteoporose ist eine systemische Skeletterkrankung, die durch eine unzureichende Knochenfestigkeit charakterisiert ist, die zu einem erhöhten Frakturrisiko prädisponiert. Die Knochenfestigkeit spiegelt dabei primär das Zusammenwirken von Knochendichte und Knochenqualität wider. Zur Osteoporose der Frau ab der Menopause sowie bei Männern ab dem 60. Lebensjahr existiert eine S3-Leitlinien des Dachverbands Deutschsprachiger wissenschaftlicher Gesellschaften für Osteologie (DVO; www.uni-duesseldorf.de/AWMF/ll/034-003k.htm). Für den Spezialfall der Glukokortikoid-induzierten Osteoporose wird auf die DVO-Leitlinie zur Glukokortikoid-induzierten Osteoporose verwiesen (www.lutherhaus.de/dvo-leitlinien).

Definition: Defizit an Knochenmasse im Vergleich zur alters- und geschlechtsentsprechenden Norm mit frühzeitigem Qualitätsverlust (gesteigertes Frakturrisiko!).

Zur Glukokortikoid-induzierten Osteoporose und zur Osteoporose der Frau nach der Menopause und im höheren Lebensalter existieren Konsensus-Leitlinien des Dachverbandes Deutschsprachiger wissenschaftlicher Gesellschaften für Osteologie (DVO) zur Definition, Risikofaktoren, Diagnostik, Prävention und Therapie (www.lutherhaus.de/osteo/leitlinien-dvo/index.php).

Ätiologie und Pathogenese: Einem klinisch gleichartigen Bild liegen sehr unterschiedliche pathophysiologische Ursachen zugrunde:

(1) Generalisierte Osteoporose:
- „primär" (idiopathisch juvenil und adult, postmenopausal – Typ I; senile Osteoporose – Typ II).
- „sekundär" (endokrin bei Hyperthyreose, primärem HPT; iatrogen/medikamentös [Steroideinnahme, Antiepileptika]; myelogen/onkologisch; Inaktivität/Immobilisation; hereditäre Bindegewebserkrankungen; im Rahmen renaler und intestinaler Erkrankungen, Malabsorptionssyndrom, chronische Hepatopathien); als Folge chronisch-entzündlicher Systemerkrankungen (z.B. auch RA u.Ä.).

(2) Lokalisierte Osteoporose: Nur sekundäre Formen bekannt (Immobilisation/Schienung/Parese; neurovaskuläre Störung: M. Sudeck; rheumatische Erkrankungen mit gelenknaher Osteoporose; Malignome mit osteoklastischen Metastasen).

Klinik: Leitsymptome und -befunde: Die Osteoporose imponiert als Krankheitsbild zumeist in der Spätphase durch Schmerzen wechselnder Intensität und Lokalisation mit Bevorzugung der Wirbelsäule, Frakturen von Wirbelkörpern, Rippen oder Extremitätenknochen „spontan" oder nach inadäquatem Trauma.

Diagnostische Hinweise: Starke Risikofaktoren für eine Osteoporose und Frakturen sind: Frakturanamnese ohne größeres Trauma, Abnahme der Körpergröße > 4 cm seit dem 25. Lebensjahr oder > 2 cm seit letzter Messung, niedriges Körpergewicht (BMI < 20 kg/m^2) oder unabsichtliche Gewichtsabnahme > 10 % in jüngster Zeit, > 1 Sturz in den letzten 6 Monaten, der nicht extrinsisch bedingt war.

Die **laborchemische** Diagnostik ist meist unergiebig, nur gelegentlich Abweichungen der mit dem Knochenstoffwechsel zusammenhängenden Parameter in Serum oder Urin (Kalzium, Phosphor, alkalische Phosphatase, Parathormon, Hydroxyprolinausscheidung, Hormonstatus). Allerdings gilt es, differenzialdiagnostisch z.B. einen Hyperparathyreoidismus, eine Osteomalazie, ein Plasmozytom auszuschließen. Das **Basislabor** umfasst daher BSG/CRP, Blutbild, Kalzium, Phosphat, alkalische Phosphatase, γ-GT, Eiweißelektrophorese, Kreatinin und TSH. **Röntgenologisch** vermehrte Strahlentransparenz der Knochen, „Rahmenstruktur" der Wirbelkörper, Ausbildung von Keil- und Plattenwirbeln, Frakturen. Messung der Knochendichte mittels **Osteodensitometrie**.

> **WICHTIG:**
> Es befindet sich eine Reihe von Messverfahren mit mangelhafter Reproduzierbarkeit oder falschen „Standard"-Werten im Einsatz! Verlässlich sind evaluierte DXA-Methoden (Dual X-ray Absorptiometry, als klinisch relevanter Schwellenwert gilt international ein T-Score von −2,5, Messung an LWS und „total hip"); quantifizierte computertomographische Verfahren oder die Ultraschallmessung können derzeit noch nicht allgemein zur Primärdiagnostik oder Therapiekontrolle empfohlen werden. Die Wirksamkeit einer medikamentösen Therapie in Abhängigkeit von T-Werten anderer Messverfahren als der DXA-Messung ist generell nicht belegt, sodass diese Verfahren nicht zur Indikationsstellung einer medikamentösen Therapie empfohlen werden. Eine Histologie wird nur noch selten durchgeführt.

THERAPIE

Allgemeine Maßnahmen

Basismaßnahmen umfassen im Wesentlichen die Verbesserung bzw. den Erhalt von Muskelkraft und Koordination, die Vermeidung von Stürzen, eine ausreichende Versorgung mit Vitamin D und Kalzium, die Vermeidung eines Untergewichts und von Nikotin sowie die kritische Abwägung sturzfördernder und/oder knochenschädlicher Medikamente. Hüftprotektoren senken nach entsprechender Schulung der Patienten in Alten- und Pflegeheimen die Rate an proximalen Femurfrakturen.

Symptomatische Maßnahmen

(1) **Physikalische Therapie:** Die physikalische Therapie der Osteoporose ist ein grundlegender Bestandteil der Gesamtbehandlung. Gezielte Krankengymnastik im Trockenen und im temperierten Wasser, Muskelkräftigung, „Rückenschulung" und Haltungsschulung/Koordinationstraining, Wärme- und Elektrotherapie können zu einer ausreichenden Schmerzbefreiung führen und wirken einer „Inaktivitätsosteoporose" entgegen. Wesentlich ist eine regelmäßige körperliche Aktivität mit der Zielsetzung, Muskelkraft und Koordination zu fördern. Bei Wirbelkörperfrakturen ggf. Stabilisierung durch Orthesen, Rehabilitationsmaßnahmen ambulant oder stationär. Unbedingt Vermeidung von Immobilisation.

(2) **Supplementation von Kalzium** (1000–1500 mg/Tag) und **Vitamin D$_3$** (400–800 E/Tag), ggf. Kombinationspräparat (Ossofortin® u.a.).
Besonders bei älteren Menschen täglich Sonnenlichtexposition von mindestens 30 Minuten.

(3) *Analgetika:* Stehen Schmerzen der Osteoporose oder sekundärer Tendomyopathien im Vordergrund des Beschwerdebilds, ist der Einsatz von Analgetika (z.B. Paracetamol bis 3 g über den Tag verteilt, Novaminsulfon oder Ibuprofen) indiziert. Bei frischen Frakturen ist häufig der Einsatz von zentral wirksamen Analgetika (z.B. Tramadol, Morphin-Präparate) notwendig (WHO-Stufenschema).

(4) **Spezielle Pharmakotherapie zur Verhinderung von Frakturen:**
Die Effizienz einer medikamentösen Therapie oberhalb eines DXA-T-Werts von −2,0 ist nicht belegt. Nach der bisherigen Evidenzlage ist ausschließlich die medikamentöse Behandlung eines aktuell hohen Frakturrisikos belegt, nicht jedoch eine prophylaktische medikamentöse Behandlung zur Vorbeugung eines in späteren Jahren erhöhten Frakturrisikos bei aktuell niedrigem Frakturrisiko.

- Bei der postmenopausalen Frau ist eine Reduktion von Wirbelkörperfrakturen am besten belegt durch folgende Substanzen: Die Bisphosphonate Alendronat (Fosamax®) 10 mg/Tag bzw. 70 mg/Woche, Risedronat (Actonel®) 5 mg/Tag bzw. 35 mg/Woche und Ibandronat (Bonviva® als monatliche Tablette à 150 mg oder als 3-Monatsspritze i.v. [3 mg/3 ml], das Präparat konnte allerdings durch die Leitlinienkommission aus Gründen des Zulassungszeitpunktes noch nicht bewertet werden); Raloxifen (Evista®) 60 mg/Tag und Strontium Ranelat (Protelos®) 2 g/Tag) jeweils zusätzlich zu Kalzium und Vitamin D_3 (s.o.). Das rekombinante Parathormon-Fragment Teriparatid (Forsteo®) wird in einer Dosis von 20 µg täglich s.c. appliziert. Für Alendronat, Risedronat, Östrogene, Strontium Ranelat und Teriparatid ist auch eine Reduktion von peripheren Frakturen nachgewiesen worden. Bei allen Bisphosphonaten sind die genauen Einnahmeempfehlungen zu beachten.

- Bei Männern mit niedriger Knochendichte zur Verminderung von Wirbelkörperfrakturen: Alendronat und seit kurzem auch Risedronat sind zur Behandlung der Osteoporose des Mannes zugelassen. In der Schweiz ist Teriparatid für die Therapie der männlichen Osteoporose zugelassen..
- Reservetherapie bei Unverträglichkeiten oder unzureichendem Effekt: Calcitonin, Fluoride (z.B. Tridin®, Ossin® u.a.; mittlere Tagesdosis bei 80 mg Fluorid/Tag), Hormontherapie. Strontium-Ranelat (Protelos®) in der Dosis von 2 g pro Tag ist seit 2004 zur Behandlung der postmenopausalen Osteoporose zugelassen, um das Risiko von Wirbelkörper- und Schenkelhalsfrakturen zu verringern.

(5) Spezielle Therapie der Glukokortikoid-induzierten Osteoporose: Als allgemeine Prophylaxe wird zeitgleich zur Steroidtherapie Kalzium (1 000–1 500 mg/Tag) und Vitamin D_3 (400–1 200 IU/Tag) empfohlen. Bei einer Glukokortikoidtherapie von mehr als 3 Monaten oder einer osteoporotischen Fraktur wird bei einem DXA-T-Wert $< -1,5$ zusätzlich bei postmenopausalen Frauen Alendronat (Fosamax®), Risedronat (Actonel®) oder Etidronat (Didronel®), letzteres zyklisch 400 mg pro Tag, gefolgt von 76 Tagen Kalzium, empfohlen. Für Männer mit Glukokortikoid-induzierter Osteoporose kann Alendronat gegeben werden.

UAW und Kontraindikationen von Medikamenten zur Therapie der Osteoporose:

(1) *Bisphosphonate* (Alendronat, Risedronat, Etidronat) können leichte Hypokalzämien und Hypophosphatämien zur Folge haben, bei oraler Einnahme ist eine Ösophagitis möglich. Kontraindikationen: Ösophagusstrikturen oder Achalasie und schwere Niereninsuffizienz (GFR < 35 ml/h).

(2) *Östrogene* sind kontraindiziert bei Verdacht auf oder Bestehen eines Mamma- oder Uteruskarzinoms, schwerer Leberfunktionsstörung, Ikterus, Thromboembolien in der Anamnese, kurz zurückliegendem Myokardinfarkt/Angina pectoris. Eine alleinige Östrogensubstitutionstherapie (ohne Gestagenzusatz) ist kontraindiziert bei Frauen mit intaktem Uterus aufgrund des hohen Risikos eines Endometriumkarzinoms.

(3) Unter *Raloxifen* können Hitzewallungen vor allem in den ersten 6 Behandlungsmonaten auftreten, kontraindiziert ist es bei anamnestisch oder bestehenden thromboembolischen Ereignissen, einschließlich tiefer Venenthrombose, Lungenembolie und Retinavenenthrombose, bei eingeschränkter Leberfunktion einschließlich Cholestase, unklaren vaginalen Blutungen und bei schwerer Niereninsuffizienz.

(4) *Teriparatid* ist kontraindiziert bei einer vorbestehenden Hyperkalzämie, einer schweren Niereninsuffizienz, metabolischen Knochenerkrankungen (z.B. Hyperparathyreoidismus und Paget-Krankheit) mit Ausnahme der primären Osteoporose, ungeklärter Erhöhung der alkalischen Phosphatase, vorausgegangener Strahlentherapie des Skeletts. Eine vorsichtige Anwendung ist geboten bei derzeit oder vor kurzem bestehender Urolithiasis und bei mittelschwerer Niereninsuffizienz.

(5) *Strontium Ranelat* sollte nur mit Vorsicht angewendet werden bei Patientinnen mit erhöhtem Risiko für oder venösen Thromboembolien, kontraindiziert ist die Anwendung bei schwerer Niereninsuffizienz (Kreatinin-Clearance < 30 ml/min).

3.4 M. Paget (Osteodystrophia deformans)

Definition: Lokalisierte Störung der Knochenneubildung initial durch eine Steigerung der durch Osteoklasten vermittelten Knochenresorption, gefolgt von gesteigerter Knochenneubildung durch Osteoblasten.

Ätiologie und Pathogenese: In ihrer Ursache bisher unklare, lokalisierte Störung des Knochenstoffwechsels mit leichter familiärer Häufung. Eine virale Infektion der Osteoklasten wird als Ursache diskutiert.

Klinik: Neben vielen klinisch „stummen" Krankheitsformen wird das Bild der „manifesten" Erkrankung dominiert durch Knochenschmerz in den befallenen Regionen, wobei der Schmerz auf Mikrofrakturen ebenso wie auf Folgen der Hyperostose zurückgeführt werden kann. Gelegentliches Auftreten „spontaner" Frakturen in den betroffenen Skelettbereichen. Überwärmung von Hautarealen, die über betroffenem Knochen liegen. Bei Schädelbefall Hypakusis durch ankylosierte Ohrknöchelchen oder eine Kompression des Hörnerven. Herzinsuffizienz durch Volumenbelastung in Folge des hypervaskularisierten Knochens.

Laborchemisch charakteristisch ist eine starke Erhöhung der alkalischen Phosphatase (Knochen-Phosphatase) bei normaler γ-GT. Röntgenologisch und skelettszintigraphische Untersuchungen bestätigen den lokalisierten Mehrumbau des Knochens.

THERAPIE

Die therapeutischen Maßnahmen richten sich auf die Erzielung von Schmerzhemmung (symptomatisch) und auf die Normalisierung des gesteigerten Knochenumbaus:

(1) Zur Behandlung der Schmerzen sind übliche Analgetika einzusetzen (**s. Kap. I.1.2**).

(2) Zur Normalisierung des Knochenstoffwechsels Bisphosphonate, z.B. Etidronat 400 mg/Tag oral (6 Monate) oder Risedronat 30 mg/Tag oral für 2 Monate. Besonders schnell und anhaltend wirksam ist eine einmalige Infusion von Zoledronsäure 5 mg (Aclasta®). Weiterhin zugelassen zur Therapie des M. Paget sind Pamidronat (Aredia®) 30 mg/Woche als Infusion über 4 h (6 Wochen) und Calcitonin 100 E/Tag s.c. gefolgt von bis zu 300 E s.c. für 1 Monat. Der Therapieerfolg ist neben der Schmerzminderung insbesondere aus der Normalisierung ursprünglich erhöhter Werte der alkalischen Phosphatase abzuleiten.

UAW von i.v. Bisphosphonaten: Bisphosphonatinfusionen können in etwa 15 % der Fälle Grippe-ähnliche Symptome (Akutphase-Reaktion) wie Temperaturanstieg, Gelenk- und Gliederschmerzen, geringe Flushsymptomatik und leichte Knochenschmerzen auslösen. Diese Symptomatik hält i.d.R. nur 1–2 Tage an.

# 13 Endokrinium

K. Mann

1	Krankheiten von Hypothalamus und Hypophyse ... 875	2.9	Schilddrüsenkarzinome ... 899	
1.1	Partielle und vollständige Hypophysenvorderlappeninsuffizienz ... 875	3	Krankheiten der Nebenschilddrüse ... 901	
1.2	Akromegalie ... 877	3.1	Hyperparathyreoidismus ... 901	
1.3	Hyperprolaktinämie ... 879	3.1.1	Primärer Hyperparathyreoidismus ... 901	
1.4	Hypophysäres Koma ... 880	3.1.2	Akuter Hyperparathyreoidismus ... 903	
1.5	Diabetes insipidus ... 880	3.1.3	Sekundärer Hyperparathyreoidismus ... 903	
2	Krankheiten der Schilddrüse ... 882	3.1.4	Tertiärer Hyperparathyreoidismus ... 904	
2.1	Iodmangelstruma ... 882	3.2	Epithelkörperchenunterfunktion ... 904	
2.2	Schilddrüsenautonomie ... 885	3.2.1	Hypoparathyreoidismus ... 904	
2.3	Basedow-Hyperthyreose ... 888	3.2.2	Pseudohypoparathyreoidismus ... 905	
2.4	Thyreotoxische Krise ... 892	4	Krankheiten der Nebenniere ... 905	
2.5	Immunogene Orbitopathie/Dermatopathie ... 893	4.1	Nebennierenrindenunterfunktion ... 905	
2.6	Thyreoiditiden ... 894	4.1.1	Primäre Nebennierenrindenunterfunktion ... 905	
2.6.1	Akute Thyreoiditis ... 894	4.1.2	Sekundäre Nebennierenrindeninsuffizienz (sekundär hypothalamische oder hypophysäre Nebennierenrindeninsuffizienz) ... 909	
2.6.2	Subakute Thyreoiditis ... 895			
2.6.3	Immunthyreoiditis ... 895			
2.6.4	Postpartale Thyreoiditis ... 895			
2.6.5	Silent Thyreoiditis ... 896	4.2	Cushing-Syndrom und M. Cushing ... 909	
2.6.6	Strahlenthyreoiditis ... 896	4.3	Adrenogenitales Syndrom mit und ohne Hypertonie und Salzverlustsyndrom ... 912	
2.6.7	Arzneimittelinduzierte Thyreoiditis ... 896			
2.6.8	Thyreoiditis Riedel ... 896			
2.6.9	Spezifische Thyreoiditiden ... 896	4.4	Hirsutismus ... 913	
2.7	Hypothyreose ... 897	4.5	Das „Inzidentalom" der Nebennieren ... 914	
2.8	Hypothyreotes Koma ... 899	5	Erektile Dysfunktion ... 914	

1 Krankheiten von Hypothalamus und Hypophyse

1.1 Partielle und vollständige Hypophysenvorderlappeninsuffizienz

Ätiologie und Pathogenese: Progredienter Ausfall bis zum Totalausfall aller Hypophysenhormone durch verdrängendes Wachstum eines Hypophysentumors, eines hypophysennahen Tumors (z.B. Kraniopharyngeom, Metastase), einer endokrinen Autoimmunerkrankung (Schmidt-Syndrom) oder durch vaskuläre Minderperfusion bedingte Nekrosen des Hypophysenvorderlappens (postpartal „Sheehan-Syndrom", andere vaskuläre, entzündliche oder granulomatöse Prozesse). Zunächst partielle Ausfälle i.d.R. der somato- und gonadotropen Zellen, später häufig – aber nicht gesetzmäßig – Totalausfall. Weiterhin als Folge operativer Eingriffe und einer Strahlentherapie im Bereich der Hypophyse bzw. des Hypophysenstiels. Wegen der individuell unterschiedlichen Basalsekretion der peripheren Drüsen, besonders von Schilddrüse und Nebennierenrinden, klinisch schleichender Beginn, der erst nach Jahren oder unter speziellen Belastungssituationen kritisch wird.

Klinik: Leitsymptome und -befunde: Die Symptomatik ist Folge der Ausfälle der einzelnen hypophysären Hormone und ihrer peripheren Drüsen. Die ersten Ausfälle betreffen i.d.R. den somato- und gonadotropen Funktionskreis. Retardierungen auf diesen Sektoren stehen besonders während der Entwicklungsphase des Jugendlichen im Vordergrund.

Im Einzelnen: Nachlassen von Libido und Potenz, Oligo- und Amenorrhö, Ausfall der sekundären Geschlechtsbehaarung, Infertilität, Übelkeit, Erbrechen, Gewichtszunahme, Hypothermie, Obstipation. Bei Kindern Minderwuchs und verzögerte Pubertät. Blasses Hautkolorit, Adynamie, Hypotonie, Müdigkeit, Hypoglykämien und Hyperlipidämien. Zusätzliche Symptomatik von Seiten des Primärgeschehens. Beim suprasellär wachsenden Hypophysentumor Kopfschmerzen und Chiasmakompressionssyndrom (Bestimmung der Gesichtsfelder zur Feststellung von Ausfällen).

Röntgenologische Befunde: Nachweis einer Raumforderung im Hypophysen- bzw. Hypothalamusbereich (MRT oder Computertomogramm der Schädelbasis mit Kontrastmittelbolus). Bei Kindern und Jugendlichen Verzögerung der Ossifikationszonen bzw. Retardierung der Knochenreifung (linke Hand a.p. zur Bestimmung des Knochenalters).

Diagnostische Hinweise: Nachweis der Schädigung des somatotropen (Insulinhypoglykämie, GH-RH-, Arginin- oder Clonidinbelastung), gonadotropen (LH-RH-Test), thyreotropen (TRH-Test) und adrenokortikotropen (Insulinhypoglykämie, Metopiron-Test oder CRH-Test) Funktionskreises. Dabei Bestimmung der trophen hypophysären und peripheren glandulären Hormone. Die Prolaktinfreisetzung kann entsprechend der Lokalisation der Läsion vermindert oder vermehrt sein.

THERAPIE

(1) Ausgleich der vital erforderlichen glandulären Ausfallserscheinungen des Hypophysenvorderlappens (sekundäre Nebennierenrindeninsuffizienz und sekundäre Hypothyreose), Behandlung weiterer Erkrankungen (Herzinsuffizienz, Diabetes mellitus usw.).

(2) Operative Entfernung des Hypophysentumors (durch transsphenoidalen Zugang bzw. durch Kraniotomie). Versuch einer Sanierung eines evtl. anderen Grundleidens (Kraniopharyngeom, metastasierender Tumor etc.).

(3) Vollsubstitution: Therapeutischer Ausgleich:

- Ausgleich der sekundär-hypophysär bedingten Hypothyreose (**s. Kap. III.13.2.7**, „Therapie") durch 50–150 µg Levothyroxin oder Äquivalente eines T_3-T_4-Mischpräparats (L-Thyroxin Henning®, Thyroxin-T_3 „Henning", Euthyrox®, Novothyral®, Thevier®, Prothyrid®).
- Ausgleich der sekundär-hypophysär bedingten Nebennierenrindeninsuffizienz (12,5–50 mg Cortison CIBA oral, 15–30 mg Hydrocortison Hoechst® oral).
- Bei dem seltenen sich sekundär entwickelndem Hypoaldosteronismus (Hypotonie, Aldosteronexkretionsrate ↓, Natrium ↓, Kalium ↑) zusätzlich Mineralokortikoid (z.B. Fludrocortison 0,05–0,1 mg/Tag, Astonin®-H).
- Substitution mit rekombinantem menschlichem Wachstumshormon: Beim Kind und Jugendlichen entsprechend Alter und Pubertätsentwicklung, beim Erwachsenen tägliche abendliche Injektionen zwischen 0,1–0,5 mg/Tag. Zielgröße ist der IGF-I-Spiegel, der im unteren, dem Lebensalter entsprechenden Normbereich liegen sollte. Dosierung individuell mit Pen-Injektoren (Genotropin®, Norditropin®, Humatrope®).
- Therapie des sekundären Hypogonadismus des Mannes mit Testosteron i.m. (z.B. Testoviron®-Depot 250 mg i.m. alle 2–4 Wochen, Nebido® 1000 mg alle 3 Monate), transdermal mittels Gel (Testogel®, Androtop®, Testim®).
- Therapie des sekundären Hypogonadismus der Frau mit Östrogenen bzw. Östrogen-Gestagen-Kombination oral entsprechend Lebensalter (Sequenzpräparat zur Auslösung von

Periodenblutungen, z.B. Trisequens®, Cyclo-Progynova® u.a.), Östrogenpräparaten bzw. Östrogen-Gestagen-Kombinationspräparaten bei Vermeidung von Abbruchblutungen (Presomen® mite 0,3–0,6 mg/Tag, Kliogest® u.a.). Gynäkologische Kontrollen erforderlich. Bei Kinderwunsch spezielle Therapieschemata.
- Bei gleichzeitigem Diabetes insipidus (**s. Kap. III.13.1.5**). Kontrollintervalle (Überprüfung der Substitutionstherapie, Tumorrezidiv?, Anpassung an Sekundärerkrankungen u.a.) anfangs entsprechend den klinischen Erfordernissen, später halbjährlich bis einmal im Jahr.

1.2 Akromegalie

Die Akromegalie beruht auf einer Mehrsekretion von Wachstumshormon mit den typischen Veränderungen an allen Organen des Körpers.

Ätiologie und Pathogenese: Autonome Wachstumshormonmehrproduktion durch Mikro- oder Makroadenom des Hypophysenvorderlappens (HVL), selten anderer Genese. In 20 % der Fälle gleichzeitige Mehrproduktion von Prolaktin. Zusätzliche hypophysäre Ausfälle entsprechend Größe und Lokalisation des Adenoms.

Klinik: Leitsymptome und -befunde: Vergrößerung der Akren (Nase, Kinn, Hände und Füße – Zunahme der Hutnummer, der Handschuh- und Schuhgröße, Ringe müssen geweitet werden), Kopfschmerz, Menstruationsanomalien bzw. Amenorrhö, Libidoverlust, Hyperhidrose, Hypertrichose, Hautpigmentierungen, Sehstörungen bis zum Chiasmakompressionssyndrom, allgemeine Schwäche, Viszeromegalie: Vergrößerung von Zunge, Herz, Leber, Struma, Uterus myomatosus. Nervale Wurzelreizsymptome, Karpaltunnelsyndrom, Polypen im Kolon und Magen, gehäuft Kolonkarzinome. Gehäuftes Auftreten eines Schlafapnoesyndroms.

Röntgenologische Veränderungen: Nachweis einer Aufweitung der Sella turcica (80 %). Hyperostosis frontalis, Vergrößerung der Sinus frontales, Stumpfwerden des Kieferwinkels und Progenie, Überbiss, Auseinanderweichen der Zähne. Osteoporose und appositionelles Wachstum an den Wirbelkörpern, hypertrophe Arthrose der großen Gelenke. Zunahme der Fersenweichteildicke und Vergrößerung des Sesambeinindexes.

Diagnostische Hinweise: Fehlende Suppression des hGH (< 1 ng/ml) durch orale Glukosegabe (100 g). IGF I (Insulin-like Growth Factor I = IGF-BP3) im Serum erhöht. Leichte Hyperprolaktinämie, gestörte Glukosetoleranz, Diabetes mellitus als Spätsyndrom in ca. 20 %. MRT des Schädels mit Gaddinium, in 2. Linie Computertomographie mit Kontrastmittel, Schädelröntgenaufnahme. Perimetrie, Messung des Fersenweichteilpolsters (mehr als 23 mm verdächtig auf Akromegalie). Nachweis bzw. Ausschluss weiterer hypophysärer Ausfälle. Unbehandelt erhöhte kardiovaskuläre Mortalität, gehäuft Kolonpolypen, behandlungsbedürftiges Schlafapnoesyndrom.

THERAPIE

Therapie der Wahl ist die operative Entfernung des HVL-Adenoms entsprechend Größe und Ausdehnung i.d.R. durch transsphenoidale Kraniotomie.
Zusätzlich medikamentöser Ausgleich der tumorbedingten Ausfallserscheinungen des Hypophysenvorderlappens.

> **! WICHTIG:**
> Sekundäre Hypothyreose und sekundäre Nebennierenrindeninsuffizienz!

Behandlung weiterer Begleiterkrankungen (Herzinsuffizienz, Hypertonie, Diabetes mellitus, Tumorsuche usw.).

Medikamentöse Suppression der pathologisch gesteigerten Wachstumshormon-(GH-)Sekretion

Zum Einsatz kommen Bromocriptin (Pravidel®), Lisurid (Dopergin®), Somatostatinanaloga (Sandostatin®, Sandostatin LAR®), Dopaminagonisten Cabergolin (Dostinex®), Quinagolid (Norprolac®) und der Wachstumshormonantagonist Pegvisomant (Somavert®).

Indikationen:

(1) Lanreotid (Somatuline LP®, Somatuline Autogel®): Kontraindikationen einer operativen Therapie.

(2) Bei verbliebener Tumorrestsekretion nach inkompletter operativer Tumorentfernung, Rezidivwachstum nach Operation, nach neurochirurgischem Zweiteingriff und postoperativ nachweisbarer GH-Mehrsekretion (GH basal und unter maximaler Glukosesuppression größer als 2 ng/ml und erhöhtem IGF I im Serum).

UAW: *Dopaminagonisten:* Magenunverträglichkeit und orthostatische Beschwerden. Temporäre periphere Durchblutungsstörungen, insbesondere bei Nikotingenuss und Kälteexposition, Therapie mit β-Blockern.

Somatostatinanaloga: Injektionen s.c. allein (Regeltherapie 3-mal 100–200 µg/Tag) bzw. monatliche Injektionen von Octreotid (Sandostatin®, Sandostatin®-LAR 10–30 mg einmalige Depotinjektion pro Monat). Lanreotid in Gelform (Somatuline Autogel®) erlaubt eine s.c.-Injektion ohne technische Schwierigkeiten und hat ebenfalls eine Depotwirkung über 4 Wochen. Die Behandlung muss lebenslang erfolgen.

Mit Somatostatinanaloga kann in bis zu 70 % eine biochemische Remission und eine Tumorschrumpfung erreicht werden. Pegvisomant verdrängt kompetitiv GH vom GH-Rezeptor. In bis zu 30 % wird eine Normalisierung von IGF I und eine Besserung eines pathologischen Glukosestoffwechsels erreicht. Dopaminagonisten spielen heute eine untergeordnete Rolle. Nur bei 10–35 % der Patienten kann GH unter 5 µg/ml gesenkt werden. Ein kurzfristiger Therapieversuch mit Cabergolin (1 mg 2-mal wöchentlich bis zu 0,5 mg/Tag) über 3 Monate ist aufgrund der oralen Anwendbarkeit nach einer Testdosis gerechtfertigt.

Therapie der eventuellen Begleithyperprolaktinämie (**s. Kap. III.13.1.3**, „Therapie"). **UAW:** Bei Therapiebeginn Schwindel, Fettstühle, Flatulenz, Durchfälle, Glukosestoffwechselstörungen; Langzeit: asymptomatische Cholelithiasis (30–60 %). Dauerbehandlung bedarf spezieller Erfahrung.

Strahlentherapie

Externe Hochvoltbestrahlung mit exakt eingegrenzten Bestrahlungsfeldern, Protonenbestrahlung. Die perkutane Strahlentherapie wird i.d.R. durchgeführt, wenn eine primäre Operation oder die Operation eines Rezidivtumors nicht durchgeführt werden kann und eine medikamentöse Therapie nicht ausreichend ist. Stereotaktisch geführte Einzeldosisbestrahlung (Radiochirurgie): Gegenüber der konventionellen Strahlentherapie bietet die Methode eine selektive Bestrahlung des Zielorgans mit einer geringen Strahlenexposition des umliegenden Gewebes. Eine Schonung der Resthypophyse gelingt jedoch selten. Entsprechende Langzeitergebnisse liegen noch nicht vor.

Behandlung nach Tumorexstirpation oder Strahlentherapie

(1) Überprüfung der verbliebenen Hypophysenvorderlappenfunktionsreserve. Kontrolle der evtl. persistierenden GH-Restsekretion.

(2) Bei weiterhin bestehender GH-Mehrproduktion medikamentöse Therapie (**s. Kap. III.13.1.2**, „Medikamentöse Suppression der pathologisch gesteigerten Wachstumshormon-[GH-]Sekretion") mit Somatostatinanaloga oder Pegvisomant.

(3) Behandlung hypophysärer Ausfälle (**s. Kap. III.13.1.1**, „Therapie" [3]).

(4) Bei weiterhin therapeutisch nicht beeinflussbarem (hormonaktivem) Tumorrest ggf. Zweitoperation und/oder Strahlentherapie.

1.3 Hyperprolaktinämie

Die Hyperprolaktinämie ist eine relativ häufige, klinisch weniger hervortretende Erkrankung mit Veränderungen, die sich in erster Linie auf die gonadale Funktion auswirken.

Ätiologie und Pathogenese: Autonome Prolaktinmehrproduktion durch Mikro- oder Makroadenom des Hypophysenvorderlappens. In etwa 20 % gleichzeitige STH-Mehrproduktion. Weitere organische Ursachen: Schädigungen im Bereich des Hypophysenstiels, exzessive TRH-Sekretion bei primärer Hypothyreose, Niereninsuffizienz, ferner Reizung von Thoraxnerven und Mammapalpation. Häufig medikamentös verursacht durch Neuroleptika, Antidepressiva, Antiemetika, Antihistaminika, Methyldopa, Reserpin, Östrogene (hohe Dosen), Cimetidin u.a.
Der erhöhte Prolaktinspiegel führt zu einem Anstieg des Dopamins im ZNS und damit zu einer Hemmung der pulsatilen LH-RH-Ausschüttung mit nachfolgendem sekundären Hypogonadismus.

Klinik: Leitsymptome und -befunde: Die Symptomatik ist Folge der direkten Wirkung des Prolaktins auf die Brustdrüse, des sekundär bedingten Hypogonadismus und der Symptome der sonstigen Grunderkrankungen (Hypophysentumor, Hypothyreose etc.).
Im Einzelnen: Nachlassen von Libido und Potenz, anovulatorische Zyklen, Oligo-, später Amenorrhö, Infertilität. Beim Mann selten Ausbildung einer Gynäkomastie. Galaktorrhö sehr selten, bei der Frau temporär in 20–30 %. Bei gleichzeitig bestehendem großen Hypophysentumor Kopfschmerzen, Chiasmakompressionssyndrom, variabler Ausfall hypophysärer Partialfunktionen.

Diagnostische Hinweise: Serumprolaktin morgens bei mehrfacher Messung > 30–50 ng/ml; Ausschluss anderer Ursachen der Hyperprolaktinämie. Nachweis des sekundären Hypogonadismus bzw. anderer hypophysärer Partialdefekte (**s. Kap. III.13.1.1,** „Klinik").

THERAPIE

Anders als bei den anderen Hypophysentumoren steht beim Prolaktinom eine medikamentöse Therapie zur Verfügung, mit der selbst große, nach suprasellär reichende Adenome zur Rückbildung gebracht werden können. Operationen nur bei vitaler Indikation, bedrohlichen neurologischen Ausfällen oder Visusverlust.

Medikamentöse Therapie

Die Therapie mit Dopaminagonisten führt zu einer raschen und effektiven Hemmung der Prolaktinsekretion bei bis zu 90 % der Patienten, z.T. innerhalb von Stunden und Tagen, und zu einer Schrumpfung der Tumoren mit Entlastung des Chiasma opticums. Eine mindestens 25 %ige Größenreduktion wird bei ca. 70 % erreicht. Bevorzugt werden Präparate der 2. Generation wie Cabergolin (Dostinex®, 0,25–1 mg 1- bis 2-mal/Woche) und Quinagolid (Norprolac®, 75–300 µg/Tag). Sie weisen eine bessere Verträglichkeit und hierdurch gesteigerte Compliance als die der 1. Generation auf. Bromocriptin (Pravidel®) ist das am längsten bekannte Präparat. Die Dosierung beträgt initial einschleichend ½ Tbl. (1,25 mg), Dosissteigerung alle 3 Tage um jeweils ½ Tbl. bevorzugt abends und auf die Mahlzeiten verteilt. Die Anfangsdosierung von Lisurid (Dopergin®) beträgt 0,1 mg mit Steigerung bis 3 × 0,2 mg/Tag. Auf Magenbeschwerden, Übelkeit und orthostatische Beschwerden ist insbesondere bei Therapiebeginn zu achten.

Therapieziel: Rascher Abfall der Prolaktinspiegel schon nach 1–2 Wochen und möglichst Normalisierung der Prolaktinspiegel. Rückbildung der Tumorgröße innerhalb 1 Woche bei Kompressionssymptomatik. Bei Kinderwunsch oder erfolgter Schwangerschaft unter Therapie Fortsetzung, falls erforderlich, mit Pravidel wegen nicht beobachtetem Malformationsrisiko. UAW beachten (**s. Kap. III.13.1.2**, „Medikamentöse Suppression der pathologisch gesteigerten Wachstumshormon-[GH-]Sekretion"). Anfangs enge klinische Kontrolle der Tumorgröße. Bei gleichbleibendem niedrigen Prolaktinspiegel kann nach ca. 3 Jahren ein kontrollierter Auslassversuch durchgeführt werden. Weitere Nachuntersuchungen zum Ausschluss eines Tumorrezidivs sind unverzichtbar.

Seltene UAW sind Obstipation, Schwindel und Nasenschleimhautschwellungen, bei hoher Dosierung digitale Vasospasmen, Dyskinesien, psychische Beeinträchtigung und Unverträglichkeit von Alkohol. Bei akut einsetzenden und persistierenden sehr starken Kopfschmerzen mit Sehstörungen und Erbrechen muss an eine hämorrhagische Nekrose gedacht und die Sella chirurgisch entlastet werden. Die meist damit verbundene HVL-Insuffizienz muss mit Glukokortikoiden (Hydrocortison) substituiert werden.

Operative Therapie und Strahlentherapie

Die therapeutischen Erfolge vor allem der hochdosierten Bromocriptintherapie haben auch bei Makroprolaktinomen mit Kompressionssyndromen (Chiasmakompressionssyndrom und suprasellärer Ausbreitung) zugunsten der konservativen Therapie entschieden. Auch große Tumoren werden meist unter dieser Therapie rasch kleiner, sodass die operative Therapie auf die wenigen nicht auf Dopaminagonisten ansprechenden Tumoren beschränkt bleibt.

Behandlung nach Tumorexstirpation oder Strahlentherapie

(**s. Kap. III.13.1.2**, „Medikamentöse Suppression der pathologisch gesteigerten Wachstumshormon-[GH-]Sekretion"), Kontrolle und weitere medikamentöse Therapie (Pravidel®, Lisurid®, Dostinex®, Norprolac®) der evtl. persistierenden Hyperprolaktinämie. Behandlung hypophysärer Ausfälle (**s. Kap. III.13.1.1**, „Therapie").

1.4 Hypophysäres Koma

Kombination von Addison-Krise und Myxödemkoma. Im Vordergrund steht meist die Symptomatik der Addison-Krise.

THERAPIE

Behandlung s. Therapieschemata von Addison-Krise (**s. Kap. III.13.4.1.1**, „Akute Nebennierenrindeninsuffizienz, Therapie"), Myxödemkoma (**s. Kap. III.13.2.8**, „Therapie") sowie Sexualsteroide (**s. Kap. III.13.1.1**, „Therapie").

1.5 Diabetes insipidus

Ätiologie und Pathogenese: Der Diabetes insipidus centralis beruht auf einem Adiuretinmangel und ist Folge ungenügender H_2O-Rückresorption im distalen Teil des Nephrons (Ursachen: Schädigung des Hypothalamus-Hypophysen-Systems, nach Traumata, suprasellärer Tumoren, Metastasen, entzündliche Erkrankungen, z.B. Sarkoidose, sowie nach neurochirurgischen Eingriffen, idiopathisch wahrscheinlich autoimmunologisch, selten hereditär); er spricht therapeutisch auf ADH an. Beim nephrogenen hereditären Diabetes insipidus besteht ein angeborener Defekt im distalen tubulären System der Niere; er ist ADH-resistent. Beim Erwachsenen müssen als Ursachen nephrotoxische Schädigungen am distalen Tubulus und UAW verschiedener Medikamente angenommen werden.

Klinik: Leitsymptome und -befunde: Polyurie (2,5–12 und mehr l/Tag), Hypernatriämie bis zum Koma, spezifisches Gewicht < 1005 (< 200 mosmol/kg Wasser), Harnosmolalität niedriger als die des Serums, Serumosmolalität nach 6- bis 8-stündigem Wasserentzug erhöht, Polydipsie mit Zwangscharakter, Nykturie. Ohne Flüssigkeitszufuhr folgen Exsikkose, Fieber, Delir, Kollaps.

Diagnostische Hinweise: Ausschluss anderer Allgemeinerkrankungen, die eine Polyurie bedingen können (z.B. Diabetes mellitus, Hyperkalzämie, Nierenerkrankungen, Metastasen anderer Primärtumoren). Flüssigkeitsbilanz (Einfuhr/Ausfuhr). Bei klinischem Verdacht Bestimmung von Serumnatrium und -osmolalität, Urinosmolalität, Hämatokrit. Bestätigung durch Durstversuch (über 12–18 h) unter stationären Bedingungen, Abbruch bei einer Ausscheidung von mehr als 300–500 ml/l. Normale Konzentrationsfähigkeit 800–1200 mosmol/kg, bei Diabetes insipidus < 300 mosmol/kg. Minirin®-Gabe beseitigt die Symptomatik. Nichtansprechen weist auf tubuläre Schädigung und Diabetes insipidus renalis hin. Radiologische und neurologische Untersuchung der Schädelbasis.

Differenzialdiagnose: Differenzialdiagnostisch schwierig abgrenzbar ist die psychogen bedingte Polydipsie, die im Durstversuch erst nach etwa 8 h eine normale Konzentrationsfähigkeit aufweist.

Therapie

Bei Adiuretinausfall Therapie des Diabetes insipidus und Behandlung des evtl. vorhandenen Grundleidens. Die Substitution einer vorhandenen Hypophysenvorderlappeninsuffizienz demaskiert einen gleichzeitig vorher asymptomatisch bestehenden Diabetes insipidus.

Therapie des Diabetes insipidus centralis

DDAVP (Desamino-D-8Arg-Vasopressindiacetat, Minirin®), ein Analogon des Vasopressins. Die Desaminierung verstärkt die antidiuretische Wirkung und deren Dauer, der Ersatz von L- durch D-Arginin bringt die pressorische Wirkung des Vasopressins praktisch zum Verschwinden. Wirkdauer 12–20 h. 10–20 µg DDAVP (entsprechend 0,1–0,2 ml Minirin®-Lösung) als Spray intranasal oder Minirin® 0,1 bzw. 0,2 mg als Tabletten. Bei leichten Formen einmalige abendliche Applikation, sonst entsprechend Flüssigkeitsausscheidung, Serumosmolalität und Serumnatrium-Konzentration. Medikation morgens und abends. Nach Nasenoperationen oder Operationen im Bereich von Hypothalamus und Hypophyse zunächst parenterale Zufuhr (1- bis 2-mal ½–1 Amp. à 0,04 mg/Tag).

Während der Dosisfindung Einschränkung der Flüssigkeitszufuhr wegen Gefahr der Wasserintoxikation. Medikamentöse Verstärkung der ADH-Wirkung beachten (Carbamazepin [Tegretal®], Chlorpropamid [Diabetoral®, Diabenese® etc.], Clofibrat [bis 2 g/Tag]). Die Therapie des Diabetes insipidus mit den letztgenannten Medikamenten ist nach der Einführung des DDAVP in den Hintergrund getreten.

Therapie des nephrogenen ADH-resistenten Diabetes insipidus

Diese seltene Krankheit macht sich bald nach der Geburt bemerkbar, die typische Symptomatik kann jedoch beim Säugling unter Dehydratation, Fieber, Krämpfen und Erbrechen verdeckt sein. Diätetisch: Einschränkung von Kochsalz in der Nahrung, gleichzeitiger Ersatz des Kaliumverlusts. Therapeutische Wasserzufuhr. Medikamentös: Hydrochlorothiazid (25–100 mg/Tag, Esidrix®), Chlortalidon (200–400 mg/Tag, Hygroton®), ferner Versuch mit Indometacin oder Acetylsalicylsäure. Eine Senkung der täglichen Urinmenge um 50 % kann beim Diabetes insipidus renalis erzielt werden. Kaliumkontrollen und eventueller Ersatz (z.B. 3 g Kalium/Tag).

2 Krankheiten der Schilddrüse

Eine differenzierte Diagnose mit einer genaueren Beurteilung der **morphologischen** und **funktionellen** Beschaffenheit der Schilddrüse ist Voraussetzung für eine individuelle ätiopathogenetisch begründete Therapie und deren Überwachung.

2.1 Iodmangelstruma

Definition: Durch Iodmangel bedingte Schilddrüsenvergrößerung zur Kompensation einer ausreichenden Schilddrüsenhormonsynthese.

Epidemiologie: Aufgrund der inzwischen hohen Akzeptanz von Iodsalz im lebensmittelherstellenden Handwerk, der Gastronomie und der Lebensmittelindustrie haben seit 1999 73 % der Schüler eine suffiziente Iodurie (> 100 µg/l), 20 % einen milden (50–99 µg/l), 6 % einen moderaten (20–49 µg/l) und 1 % einen schweren (< 20 µg/l) Iodmangel entsprechend den Kriterien von WHO/UNICEF/ICCIDD.
Die Schilddrusengrößen 8- bis 12-Jähriger haben sich normalisiert. Bei jungen Erwachsenen und älteren Personen liegt die Strumaprävalenz bei 20–30 %, Knoten finden sich altersabhängig bei 20–40 %

Ätiologie und Pathogenese: Infolge der Iodarmut in Böden, im Wasser und damit auch in tierischen sowie pflanzlichen Nahrungsmitteln und der immer noch nicht genügend beachteten Prophylaxe mit Iod bewirkt der intrathyreoidale Iodmangel über eine erhöhte Sensitivität gegenüber der trophischen TSH-Wirkung einerseits eine Vergrößerung (Hypertrophie), andererseits, begünstigt durch lokale Wachstumsfaktoren (IGF I, IGF II), eine Vermehrung der Thyreozyten (Hyperplasie). TGF-β und Iodlipide hemmen das Wachstum. Iodmangelstrumen entstehen besonders häufig während Pubertät, Gravidität, Stillzeit und kommen daher bei Frauen öfter vor. Mit zunehmendem Lebensalter entstehen über ein komplexes multifaktorielles Geschehen behandlungsbedürftige Folgekrankheiten in Form nodöser Strumen mit regressiven und autonomen Parenchymveränderungen. Das familiär gehäufte Auftreten lässt eine genetisch bedingte Iodfehlverwertung vermuten.

Klinik: Im Anfangsstadium abgesehen von einer Zunahme des Halsumfangs keine Beschwerden, später Druck-, Enge-, Kloß- und Fremdkörpergefühl im vorderen Halsbereich, Atemnot, inspiratorischer Stridor, Schluckbeschwerden, Einflussstauung, Abneigung gegen hochschließende Kleidung.

Diagnostische Hinweise: Inspektion, Palpation (Knoten?), Auskultation, Sonographie zur Bestimmung der Schilddrüsengröße:
(1) **Obere WHO-Referenz-Werte für Mädchen/Jungen:**
- Bis 6 Jahre: 5,4 g,
- bis 10 Jahre: 9,2/7,8 g,
- bis 14 Jahre: 14,6/13,9 g,
- 15- bis 18-Jährige: 16/16 g.

(2) **Obere Referenzwerte für Erwachsene:**
- Frauen 18 g,
- Männer 25 g.

Das Gewicht in Gramm entspricht dem sonographisch ermittelten Volumen in ml.
Sonographie auch zur Untersuchung der Parenchymstruktur mit Nachweis lokaler Läsionen (z.B. regressiv degenerierte Knoten, Kalkherde, Zysten u.a.), die jenseits des 30. bis 40. Lebensjahrs häufig nachweisbar sind. Beleg der Euthyreose: TSH-Konzentration im Serum (Referenzbereich: 0,3–3 mU/l), ggf. FT_4- und FT_3-Konzentration im Serum. Messung der Iodurie (Sollwert > 150 µg/g Kreatinin) nur für epidemiologische Untersuchungen sinnvoll. Gesamt-T

(erfasst auch das durch Thyroxin-bindendes Globulin [TBF] gebundene T_4) ist für die Diagnostik nicht mehr geeignet. Bei Schilddrüsenknoten > 1 cm und bei über 40-Jährigen Ausschluss einer Autonomie durch Szintigraphie mit globaler und regionaler Quantifizierung der Aufnahme von radioaktivem Pertechnetat ($^{99m}TcO_4$), ggf. vor und nach Suppression mit Schilddrüsenhormonen (**s. Kap. III.13.2.2**). Bei sonographisch diffus verminderter Echogenität und Hypervaskularisation sowie bei familiärer Disposition zum Ausschluss einer Immunthyreopathie (**s. Kap. III.13.2.3**) bzw. Entzündungen (**s. Kap. III.13.2.6**) thyreoidale Peroxidase-(TPO-)Antikörper, bei szintigraphisch funktionslosen, mehr als 1 cm großen Knoten Aspirationszytologie zum Malignitätsausschluss (**s. Kap. III.13.2.9**).

THERAPIE

Prävention und Prophylaxe

Bei Verwendung von mit Iodsalz hergestellten Lebensmitteln kann nach jüngsten epidemiologischen Daten auf eine medikamentöse Prophylaxe mit Iodid inzwischen verzichtet werden. Zielgruppen einer noch erforderlichen medikamentösen Prophylaxe (100–150 µg/Tag) sind Schwangere und Stillende, die bei familiärer Kropfdisposition frühzeitig autonome Zellklone entwickeln. Eine Schilddrüsendiagnostik ist vor Beginn einer Prophylaxe bei unter 18-jährigen Patienten fakultativ, bei Erwachsenen jedoch obligat.
Iodid zur Strumaprophylaxe (**s. Kap. III.13.2.1**, „Pharmakotherapie"):
Tagesdosen: Säuglinge 50 µg/Tag, Kinder < 10 Jahre 100 µg/Tag, > 10 Jahre 100–150 µg/Tag, Jugendliche 100–150 µg/Tag, Erwachsene 100–150 µg/Tag, Schwangere 200 µg/Tag, Stillende 200 µg/Tag (Jodetten® 100, Jodid® 100) oder **Einmaldosis** pro Woche von 1,5 mg Iod (Jodetten Depot® 1,5 mg).

Pharmakotherapie

(1) **Iodid zur Hemmung der Thyreozytenproliferation:**
- **Indikationen:** Bei Kindern und Erwachsenen < 40 Jahre erfolgversprechend.
- **Kontraindikationen:** Latente und manifeste Hyperthyreosen (**s. Kap. III.13.2.2** und **Kap. III.13.2.3**), chronische Thyreoiditis (**s. Kap. III.13.2.6**).
- **Dosierung:**
  – *Tagesdosen:* Kinder < 10 Jahre 100 µg/Tag, > 10 Jahre 100–200 µg/Tag, Jugendliche und Erwachsene 200 µg/Tag, Schwangere und Stillende 200 mg/Tag, alternativ:
  – *Wochendosen:* 1,5 mg. Nach 12 Monaten Reduktion auf eine mittlere Ioddidosis von 100 µg/Tag bei Kindern, Jugendlichen und Erwachsenen.
- **Handelspräparate:**
  – *Tagesdosierung:* Jodetten® 100 Henning (130,8 µg KI = 100 µg Iod), 200 (262 µg KI = 200 µg Iod); Jodid® Merck 100 (130,8 µg KI = 100 µg Iod), 200 (262 µg KI = 200 µg Iod), 500 (654 µg KI = 500 µg Iod); Jodid-ratiopharm 100 und 200 µg; Jodid Verla 100, 200 µg; Kaliumiodid BC® 200 (262 µg KI = 200 µg Iod); Mono-Jod 100, 200, 500 µg; Strumedical® 400 Henning (400 µg Iod); Strumex® (118,1 µg NaI = 100 µg Iod).
  – *Wochendosen:* Jodetten® depot Henning (2 mg KI = 1,5 mg Iod).
- **UAW:** Selten: Iodakne, Dermatitis herpetiformis.

(2) **Kombinationen von Iodid und Levothyroxin (L-T_4):**
- *Indikationen:* Alternativ oder bei erfolgloser Monotherapie mit Iodid zur zusätzlichen Hemmung der Zellhypertrophie, Entlastung der Hormonproduktion bei Vermeidung einer längerfristigen TSH-Suppression, d.h. einer subklinischen Hyperthyreosis factitia.

> **Wichtig:**
> Bei > 40-Jährigen steigt das Risiko einer iodinduzierten oder durch L-T$_4$ demaskierten thyreoidalen Autonomie (s. Kap. III.13.2.2).

- **Tagesdosen:** 100–150 µg Iodid/Tag in Kombination mit 50–125 µg L-T$_4$ abhängig von der TSH-Konzentration im Serum (Zielgröße: > 0,2–0,5 mU/l Serum).
- **Handelspräparate:** Jodthyrox® (100 µg L-T$_4$ + 100 µg Iod); Thyreocomb® N (70 µg L-T$_4$ + 114 µg Iod); Thyronajod® (50, 75, 100, 125 µg L-T$_4$ + jeweils 150 µg Iod); ggf. freie Kombination von Iodid (s.o.) und L-T$_4$.

(3) **Levothyroxin (L-T$_4$):**
- **Indikationen:** s. Kap. III.13.2.7, „Pharmakotherapie"). Hauptanwendung nach (near-)totaler Thyreoidektomie (s. Kap. III.13.2.1, „Chirurgische Therapie") und ablativer Radioiodtherapie (s. Kap. III.13.2.1, „Radioiodtherapie") mit (sub-)klinischer Hypothyreose (s. Kap. III.13.2.7). Die Therapie der benignen Struma ist möglich, bevorzugt werden jedoch Jod und L-T$_4$. Eine relevante Autonomie muss bei Knoten ausgeschlossen werden. Teil- oder Vollsubstitution bei Autoimmunthyreoiditis (s. Kap. III.13.2.6.3) mit subklinischer (kontrovers diskutiert) und manifester Hypothyreose. Versuch bei sporadischer (nicht durch Iodmangel entstandener) Struma. Nachteilig ist eine Iodverarmung der Schilddrüse.
- **Dosierung:** Einschleichende Dosierung bis auf 75–150 µg L-T$_4$ in einmaliger Tagesdosis (biolog. HWZ 8 Tage). Einnahme 30 min vor dem Frühstück, um eine ca. 80%ige Resorption zu erreichen. Vermeidung einer Hyperthyreosis factitia.
- **Handelspräparate:** Levothyroxin-Na (µg L-T$_4$): Berlthyrox® 50, 100, 150; Eferox® 25, 50, 75, 100, 125, 150; Euthyrox® 25, 50, 75, 100, 125, 150, 175, 200, 300; L-Thyroxin Henning® 25, 50, 75, 100, 125, 150, 175, 200, depot (1,0 mg L-T$_4$); Thevier® 50, 100.

(4) **Liothyronin (L-T$_3$):**
- **Indikationen:** Verdacht auf fehlende In-vivo-Konversion von L-T$_4$ zu L-T$_3$ (selten), Überbrückung des Abbruchs einer L-T$_4$-Therapie (s. Kap. III.13.2.9, „Medikamentöse Therapie nach Thyreoidektomie").
- **Tagesdosen:** Wegen der kurzen biolog. HWZ (19 h) 2–3 Tagesdosen von im Mittel je 20–30 µg, rasche Wirkung.
- **Handelspräparate:** Thybon® 20, 100 Henning (20, 100 µg L-T$_3$); Trijodthyronin BC® 50 (50 µg L-T$_3$).

(5) **Kombinationen aus L-T$_4$ und L-T$_3$:**
- **Indikationen:** Eine gestörte In-vivo-Konversion von L-T$_4$ zu L-T$_3$ (z.B. infolge Leberkrankheiten oder Mangelzuständen), zur Optimierung der Versorgung der Körperzellen mit der stoffwechselrelevanten Wirkform L-T$_3$ (s. Kap. III.13.2.7). Sehr seltene Indikation.
- **Dosierung:** Einschleichende Dosierung, insbesondere bei älteren Patienten (> 60 Jahre) niedrige Dosen, Nüchterneinnahme.
- **Handelspräparate:** Novothyral® (100 µg L-T$_4$/20 µg L-T$_3$), Novothyral® 75 (75 µg L-T$_4$/15 µg L-T$_3$), Novothyral® mite (25 µg L-T$_4$/5 µg L-T$_3$); Prothyrid® (100 µg L-T$_4$/10 µg L-T$_3$); Thyreotom® (40 µg L-T$_4$/10 µg L-T$_3$), Thyreotom® forte (120 µg L-T$_4$/30 µg L-T$_3$); Thyroxin-T$_3$ „Henning" (100 µg L-T$_4$/20 µg L-T$_3$).

Unerwünschte Arzneimittelwirkungen: Iodid und synthetische Schilddrüsenhormone sind identisch mit dem in der Natur vorkommenden Iod bzw. den körpereigenen Hormonen L-T$_3$ und L-T$_4$. Sie sind bei richtiger Dosierung selbst bei jahrelanger Einnahme unschädlich. Bei unerkannter thyreoidaler Autonomie kann sich der bereits im oberen Normbereich befindliche endogene Hormon-Pool erhöhen (s. Kap. III.13.2.2). Eine einschleichende und durch Laborkontrollen überwachte Dosierung kann eine Hyperthyreosis factitia mit supprimierter TSH- und erhöhten Konzentrationen von FT_4 und/oder FT_3 im Serum (nach letzter Tabletteneinnahme vor 24 h) meistens vermeiden. Dies ist wünschenswert, einerseits wegen der Gewichtszunahme durch Appetitsteigerung, andererseits wegen des Osteoporoserisikos, besonders bei postmenopausalen Frauen ohne Östrogensubstitution. Die Einnahme von L-T_3 und L-T_4 beeinträchtigt nicht die Wirkung anderer Medikamente.

Verlaufskontrollen: Sonographische Volumetrie, FT_3, FT_4, TSH i. S. in Abständen von 6–12 Monaten.

Erfolge: Durch Iodid Volumenreduktion einer Iodmangelstruma um 30–40 %, bei Kindern bis 50 %. Nach 1-jähriger L-T_4-Therapie Übergang auf eine Prophylaxe mit Iodid (**s. Kap. III.13.2.1**, „Prävention"). Gut informierte Patienten garantieren eine erfolgreiche Dauerbehandlung.

Misserfolge: Bei Unterdosierung, inkonsequenter Tabletteneinnahme, Abbruch der Behandlung, großer Struma nodosa (insbesondere mit hypofunktionellen Knoten), sporadischer Struma (spricht meist nicht auf L-T_4 an) oder Nachweis von das Schilddrüsenwachstum stimulierenden Antikörpern. Insgesamt werden Strumaträger in Deutschland i.d.R. nicht schon im jungen Erwachsenenalter, sondern erst als ältere Patienten mit meist nicht mehr rückbildungsfähigen Knotenkröpfen behandelt.

Chirurgische Therapie

Indikationen: Trotz medikamentöser Therapie an Größe zunehmende Strumen, Impression der Trachea mit Dyspnoe, Stridor, thyreoidaler Autonomie (**s. Kap. III.13.2.2**) bzw. Malignomverdacht infolge schnell wachsender hypofunktioneller Knoten (**s. Kap. III.13.2.9**). Präoperativ: Blutbild, FT_3, FT_4, TSH, Ca^{2+}; Sono- und Szintigraphie, ggf. Röntgen Trachea/Ösophagus, HNO.

Durchführung: Funktionskritische Resektion, bevorzugt Hemithyreoidektomie zur Vermeidung der Notwendigkeit einer Reoperation. Tendenz zu radikaleren Eingriffen, aber nur durch erfahrenen Schilddrüsenchirurgen.

Medikamentöse Nachbehandlung: Nach funktionsgerechter Resektion bei Belassen ausreichenden funktionstüchtigen Schilddrüsenparenchyms Rezidivprophylaxe mit 200 μg Iodid/Tag. Bei kleinen Schilddrüsenresten und TSH > 4 mU/l Serum 50–125 μg L-T_4/Tag bzw. bedarfsgerechte Kombination aus L-T_4 und Iodid (**s. Kap. III.13.2.1**, „Pharmakotherapie" und **III.13.2.7**, „Pharmakotherapie"). Anhand regelmäßiger Verlaufskontrollen Dosisanpassung an den Bedarf. Bei postoperativem Hypoparathyreoidismus Substitution mit Kalzium, ggf. Calcitriol (**s. Kap. III.13.3.2.1**, „Therapie").

Radioiodtherapie

Indikationen: Rezidivstrumen, Operationsangst, Versagen der medikamentösen Therapie, Multimorbidität, v.a. bei Patienten in fortgeschrittenem Lebensalter mit erhöhtem Operationsrisiko.

Durchführung: Durch das Radiopharmakon ^{131}I bewirken Herddosen von 150–200 Gy (**s. Kap. III.13.2.3**, „Radioiodtherapie") eine strahlentherapeutische Reduktion des Schilddrüsenparenchyms um 30–50 % zur Entlastung von Trachea und venösem Rückstrom. Medikamentöse Nachbehandlung (**s. Kap. III.13.2.7**, „Pharmakotherapie").

2.2 Schilddrüsenautonomie

Definition: Zunahme autonomer Thyreozyten in Iodmangelstrumen mit TSH-unabhängiger Hormonproduktion.

Ätiologie und Pathogenese: In nahezu jeder länger bestehenden Iodmangelstruma entwickeln sich fokale und/oder disseminierte Areale mit autonomer Funktion und autonomem Wachstum durch endogen überaktive Thyreozyten, Mutationen in kodierenden Gensequenzen des humanen TSH-Rezeptors und der G-Proteine mit familiär gehäuftem Vorkommen. Über den hypophysären Regelkreis resultiert neben den hyperfunktionellen Knoten eine Suppression des perinodulären Gewebes. Autonome Zellklone verursachen zunächst keine, später eine subklinische bzw. manifeste Hyperthyreose durch von TSH-unabhängige Aufnahme von Iod in die autonomen Thyreozyten, vor allem nach höhergradigen Iodexpositionen, z.B. durch iodhaltige Diagnostika und Therapeutika (z.B. Röntgenkontrastmittel, Amiodaron, externe Antiseptika) (**s. Kap. III.13.2.4**). Bei etwa 40 % der > 35 Jahre alten Strumapatienten finden sich unifokale (30 %), multifokale (50 %) und disseminierte (20 %) Autonomien.

Klinik: Im Gegensatz zur plötzlich auftretenden Basedow-Hyperthyreose (**s. Kap. III.13.2.3**) schleichender Beginn, zunächst subklinische, später – v.a. nach Iodexposition – manifeste Hyperthyreose, meist mit Tachykardie, Gewichtsverlust, Reizbarkeit, motorischer Unruhe, Schlafstörungen, Wärmeintoleranz, Hyperhidrosis, Tremor, Adynamie, Diarrhö, psychischer Labilität, typischerweise in oligosymptomatischer Ausprägung.

> **WICHTIG:**
> Die Autonomie ist die häufigste Ursache der Altershyperthyreose und wird im Frühstadium oft verkannt.

Diagnostische Hinweise: Bei TSH-Konzentration < 0,3 mU/l Serum zur Abschätzung des Schweregrads: Im Frühstadium isolierte Erhöhung von FT_3 möglich, später von FT_4 im Serum, ggf. Ausschluss einer Autoimmunthyreopathie (TPO-AK und TSH-R-AK), (**s. Kap. III.13.2.3 und III.13.2.6.3**), Schilddrüsenszintigraphie mit Ermittlung der regionalen $^{99m}TcO_4$-Aufnahme in einzelnen, sonographisch echoarmen Arealen (auch wenn diese zystisch und/oder regressiv verändert sind). In multinodösen Strumen kommen infolge regressiver Veränderungen auch hypofunktionelle Knoten vor. Bei nicht > 0,3 mU/l (TSH-Konzentration) Wiederholung der Szintigraphie zur Demaskierung der Autonomie nach Suppression des TSH mit 200 µg L-T_4/Tag für 2 Wo. oder 150 µg L-T_4/Tag für 4 Wo. bzw. einmalig 3 mg L-T_4 5 Tage vor der Wiederholungsszintigraphie.

> **WICHTIG:**
> Eine unveränderte regionale bzw. globale $^{99m}TcO_4$-Aufnahme von > 2 % belegt eine therapiebedürftige fokale oder disseminierte Autonomie.

THERAPIE

Prävention

Bei subklinischer Hyperthyreose (TSH < 0,3 mU/l, FT_3 und FT_4 normwertig) sollten zur Vermeidung einer manifesten Hyperthyreose statt Methoden, die die Applikation iodhaltiger Röntgenkontrastmittel erforderlich machen, Sonographie oder ausnahmsweise Magnetresonanztomographie als bildgebende Verfahren Einsatz finden. Eventuell prophylaktische Therapie (**s. Kap. III.13.2.2**, „Chirurgische Therapie"). Gegebenenfalls Blockade der thyreoidalen Iodaufnahme durch Natriumperchlorat, z.B. 500 mg (25 Tr. Irenat® p.o.), (**s. Kap. III.13.2.3**, „Pharmakotherapie") sowohl vor als auch 2–4 h nach der Iodexposition, an 7–10 Folgetagen 3 × 300 mg/Tag (3 × 15 Tr. Irenat®), bei hohem Risiko zusätzlich 20 mg Thiamazol/Tag über 7–10 Tage (**s. Kap. III.13.2.2**, „Chirurgische Therapie").

Allgemeine Maßnahmen

Krankheitsadaptierte Lebensführung, z.b. Vermeiden körperlicher Überlastung; β-Blocker, auch zur Senkung der Pulsfrequenz und der sympathischen Aktivität sowie Einschränkung der peripheren Konversion von T_4 zu T_3, bevorzugt durch 3 × 10 bis 3 × 40 mg Propranolol (z.B. Dociton®, Propranur®); evtl. Sedativa (z.B. Diazepam).

Pharmakotherapie

Thyreostatika (**s. Kap. III.13.2.3**, „Pharmakotherapie"):
(1) Bei **latenter Hyperthyreose** kurzfristig, um festzustellen, ob der Patient von einer definitiven Therapie (**s. Kap. III.13.2.2**, „Radioiodtherapie" und III.13.2.2, „Chirurgische Therapie") profitiert.
(2) Bei **manifester Hyperthyreose**, da Spontanheilung nicht eintritt, nur zur Überbrückung vor ^{131}I-Therapie oder Strumaresektion. Langzeitbehandlung nur bei multimorbiden, älteren Patienten. Bei durch Iod induzierter Hyperthyreose (**s. Kap. III.13.2.3**) 40 mg Thiamazol/Tag (Blockade der Hormonsynthese) in Kombination mit Na-Perchlorat (3 × 300 mg Irenat®/Tag) (Blockade der Iodaufnahme).
Bei hohem intrathyreoidalem Iodgehalt verzögerter Wirkungseintritt.

Radioiodtherapie

Indikation: Bei thyreoidaler Autonomie Therapie der ersten Wahl. Durch ^{131}I (**s. Kap. III.13.2.1**, „Radioiodtherapie" und **III.13.2.3**, „Radioiodtherapie") werden autonome Thyreozyten selektiv strahlentherapeutisch „eliminiert". Bevorzugt bei manifester Hyperthyreose und kleinen Strumen (< 60 ml), aber auch bei subklinischer Hyperthyreose als Krankheitsprophylaxe.
Herddosen: 150–200 Gy bei disseminierter, (300–)400 Gy bei unifokaler und multifokaler Autonomie, bezogen auf die autonomen Anteile. Keine Altersgrenze bei Erwachsenen. Kontraindikationen beachten (**s. Kap. III.13.2.3**, „Radioiodtherapie").
Vorbereitung: Zur Schonung des perinodulären, nicht der Autonomie unterliegenden Schilddrüsengewebes bei kompensierten autonomen Adenomen Suppression analog Vorgehen wie bei Suppressions-Szintigraphie (**s. Kap. III.13.2.2**, „Klinik"). Bei bereits endogen supprimierten oder grenzwertig niedrigen TSH-Konzentrationen im Serum und bei älteren Patienten keine L-T_4-Vorbehandlung.
Durchführung: Nach Absetzen von Thyreostatika ^{131}I-Applikation erst bei erneuter Suppression der TSH-Konzentration im Serum. Da ^{131}I sich auch in Speicheldrüsen anreichert, zur Anregung der Speichelsekretion Trinken von Zitronensaft, um Sialadenitis zu vermeiden. Bei größeren Strumen und Einengung der Trachea evtl. Kortikosteroide (z.B. 30–60 mg Prednisolon/Tag initial, ausschleichende Dosierung) zur Vermeidung einer Strahlenthyreoiditis (**s. Kap. III.13.2.6.6**).
Nachsorge: Zunächst überbrückende, langsam ausschleichende Thyreostase (**s. Kap. III.13.2.3**, „Pharmakotherapie"), bis die ^{131}I-Therapie im Bereich der Autonomie nach 3–6 Monaten zu szintigraphisch inaktiven Arealen führt mit Normalisierung von TSH, FT_3 und FT_4 im Serum. Höchste Erfolgsrate und niedrigste Hypothyreoserate bei multifokaler Autonomie. Eine bewusst strahlentherapeutisch induzierte Hypothyreose bedarf einer Substitution mit L-T_4 (**s. Kap. III.13.2.7**, „Pharmakotherapie"). Zur Prävention einer erneuten Autonomie ausreichende alimentäre und/oder medikamentöse Versorgung mit Iod (mindestens 150 μg Iodid/Tag) (**s. Kap. III.13.2.1**, „Pharmakotherapie").

Chirurgische Therapie

Indikationen: Große Strumen (> 50–60 ml), insbesondere bei zusätzlichen funktionslosen Knoten und Kontraindikationen für eine ^{131}I-Therapie (**s. Kap. III.13.2.3**, „Radioiodtherapie"), z.B. Schwangerschaft, Stillzeit, Kinderwunsch in den nächsten 6 Monaten. Eine Thyreoidektomie kommt als Notfalloperation bei durch Iod induzierter Hyperthyreose in Frage (**s. Kap. III.13.2.4**).

Präoperative Behandlung: Propranolol und/oder Thyreostatika für Operation in Euthyreose (**s. Kap. III.13.2.3**, „Pharmakotherapie"). Funktionsgerechte Resektion nach Sono- und Szintigramm.

Medikamentöse Nachbehandlung: Bei Euthyreose postoperativ Rezidivprophylaxe mit Iodid (100–200 µg) grundsätzlich empfehlenswert (**s. Kap. III.13.2.2**, „Prävention").

Je nach Größe des Schilddrüsenrestes und peripherer Stoffwechsellage (in etwa 50 % postoperative Hypothyreose) L-T_4-Substitution (**s. Kap. III.13.2.7**, „Pharmakotherapie"), möglichst in Kombination mit Iodid (**s. Kap. III.13.2.1**, „Pharmakotherapie").

Alternative Verfahren

Die lokale Instillation von hochprozentigem Ethanol in autonome Adenome ist umstritten und sollte nur bei Kontraindikationen gegen Operation und ^{131}I-Therapie angewandt werden.

2.3 Basedow-Hyperthyreose

Definition: Autoimmunkrankheit mit unkontrollierter Stimulation der Schilddrüse, assoziiert mit extrathyreoidalen Manifestationen (**s. Kap. III.13.2.5**) sowie selten mit anderen Autoimmunkrankheiten (rheumatoide Arthritis, perniziöse Anämie, Adrenalitis, Vitiligo, Diabetes mellitus, polyendokrines Autoimmunsyndrom II u.a.).

Ätiologie und Pathogenese: Bei genetisch prädisponierten Personen entwickelt sich ursächlich ein Toleranzverlust des Immunsystems gegenüber Schilddrüsen-Autoantigenen. Das klinische Bild der Hyperthyreose (Prävalenz 0,1–2 %, Frauen 5- bis 10-mal häufiger als Männer) entsteht durch schilddrüsenstimulierende Antikörper gegen den TSH-Rezeptor, die auch zum Schilddrüsenwachstum beitragen. Als exogene Auslöser gelten Rauchen, Iodexzess, schwere psychische Traumen und möglicherweise Bakterien und Viren. Die Kombination des M. Basedow mit einer Autonomie wird in 1 % beobachtet (Marine-Lenhart-Syndrom). Bei Kindern ist eine familiäre, durch Rezeptormutation bedingte, nicht-immunogene Hyperthyreose abzugrenzen. Die Schwangerschaftshyperthyreose kann subklinisch und manifest besonders im 1. Trimenon auftreten und ist meist durch das Schwangerschaftshormon (hCG) mit seiner partiell thyreotropen Wirkung und viel seltener durch den M. Basedow bedingt.

Klinik: Im Gegensatz zur Autonomie überwiegend vor dem 35. Lebensjahr, vor allem bei Frauen plötzlich auftretende polysymptomatische ausgeprägte Hyperthyreose: Allgemeine Unruhe, feuchtwarme Haut, Hyperhidrosis, Tremor, Dauertachykardie, vermehrte Darmmotilität, Gewichtsverlust, Apathie, Muskelschwäche, Schlafstörungen, Zyklusstörungen, diffus vergrößerte, oft schwirrende Schilddrüse. Sicheres Zeichen für einen M. Basedow ist in 60 % die endokrine Orbitopathie (**s. Kap. III.13.2.5**).

Diagnostische Hinweise: Sonographisch verminderte Echogenität und Hypervaskularisation des fast immer knotenfreien Schilddrüsenparenchyms (DD Hashimoto-Thyreoiditis, **s. Kap. III.13.2.6.3**), in über 95 % erhöhte TSH-R-Antikörper (TRAK) und als Begleitphänomen in 80 % erhöhte thyreoidale Peroxidase(TPO)-AK, in 30 % erhöhte Thyreoglobulin(Tg)-AK, supprimiertes TSH, erhöhtes FT_3 und FT_4 im Serum.

Differenzialdiagnose: In Zweifelsfällen Szintigraphie zur Differenzierung gegenüber Schilddrüsenautonomie (**s. Kap. III.13.2.2**) bzw. Hashimoto-Thyreoiditis (niedriger $^{99m}TcO_4$-Uptake) (**s. Kap. III.13.2.6.3**).

THERAPIE

Allgemeine Maßnahmen

Ruhe, Meiden von Belastungen (Basedow-Kranke sind ohne Therapie arbeitsunfähig), ausreichende Flüssigkeitszufuhr, hochkalorische Ernährung. Bei Übererregbarkeit und Schlafstörungen initial Sedativa, ggf. β-Blocker (**s. Kap. III.13.2.2**, „Allgemeine Maßnahmen"). Patienten mit thyreoidaler Autoimmunität sollten unbedingt das Rauchen beenden, insbesondere Patienten mit endokriner Orbitopathie (**s. Kap. III.13.2.5**, „Therapie der immunogenen Orbitopathie").

Pharmakotherapie
Thyreostatika

Da bei 50 % der Erkrankten abhängig von der Dauer der symptomatischen Behandlung eine Spontanremission eintritt, zunächst mindestens 12–18 Monate medikamentöse Therapie, bei Misserfolg oder Rezidiv Strumaresektion (**s. Kap. III.13.2.3**, „Chirurgische Therapie") oder ^{131}I-Therapie (**s. Kap. III.13.2.3**, „Radioiodtherapie").

Die medikamentöse Therapie erfolgt mit **Thionamiden** (Thyreostatika). Sie hemmen den Iodeinbau und damit die Neusynthese von T_3 und T_4. Wirkungseintritt erst nach Verbrauch der präformierten Hormonvorräte. Behandlungsdauer im Mittel 12 Monate unter Überwachung von Blutbild, γ-GT und GPT.

Äquivalenzdosen: Möglichst Niedrigdosiskonzept, je nach Schweregrad und abhängig von der Wirkdauer (**Tab. III.13.1**).

Niedrige Dosen bei Iodverarmung der Schilddrüse, hohe Dosen bei hochgradiger Iodexposition, indirekt gemessen an der Iodurie bzw. dem $^{99m}TcO_4$-Uptake.

Handelspräparate:

(1) *Thiamazol:* Favistan® (20 mg/Tbl., 40 mg/ml); Thiamazol 5 mg/20 mg, Thiamazol 40 inject „Henning"; Thyrozol® 5, 10, 20 mg; Methizol® SD 5 (5 mg).
(2) *Carbimazol:* Carbimazol 5/10 mg „Henning"; Neo-Thyreostat® (10 mg).
(3) *Propylthiouracil:* Propycil® 50; Thyreostat® II (25 mg, 50 mg).
(4) *Perchlorat:* Irenat®-Tropfen (1 ml [ca. 15 Tr.] = 300 mg Na-Perchlorat).

Eigenschaften und Dosierung: Das primär unwirksame *Carbimazol* geht in vivo nach Leberpassage in *Thiamazol* (Wirkzeit 24 h) über. Carbimazol wird für eine äquipotente Wirkung um den Faktor 1,6 höher dosiert. *Propylthiouracil* bei unter Thiamazol oder Carbimazol auftretenden allergischen bzw. toxischen UAW. *Propylthiouracil* sollte in 2–3 Tagesdosen wegen kürzerer Wirkzeit von 12 h verabreicht werden. *Perchlorat* wirkt durch Blockade des Natriumiodidsymporters. Nach **Iodkontamination** ist der Effekt fraglich. Vor Applikation iodhaltiger Medikamente oder Röntgenkontrastmittel ist zur Vermeidung einer iodinduzierten Hyperthyreose (**s. Kap. III.13.2.2**, „Prävention") eine Prophylaxe mit Perchlorat möglich (durch eine Kompetition von Iod und Perchlorat). Die unter Äquivalenzdosen genannten Tageshöchstmengen sollten bei Abwägung der Nutzen-Risiko-Bilanz nur bei ausgeprägten Hyperthyreosen und höhergradigen Iodexpositionen überschritten werden.

Tabelle III.13.1 Äquivalenzdosen der gebräuchlichsten Thyreostatika

Substanz	Initialdosis (mg/Tag)	Erhaltungsdosis (mg/Tag)
Thiamazol (1-mal tgl.)	20 – 30	2,5 – 10
Carbimazol (1-mal tgl.)	20 – 40	5 – 15
Propylthiouracil (2-mal tgl.)	150 – 300	50 – 200
Perchlorat (4- bis 6-mal tgl.)	1200 – 2000	100 – 400

Unerwünschte Arzneimittelwirkungen: Dosisabhängig in den ersten Wochen: In ca. 10 % (bei hohen Dosen bis 30 %): Pruritus, Exantheme, Urtikaria, Erythem, Arzneimittelfieber, Haarausfall, Gelenk- und Muskelschmerzen, Geschmacksstörungen, Übelkeit, Erbrechen, Kopfschmerzen. Reversibel nach Umsetzen von Carbimazol oder Thiamazol auf Propylthiouracil, ggf. Antihistaminika. Regelmäßige Überwachung von Differenzialblutbild einschließlich Thrombozyten und Leberenzymaktivitäten. Patienten sind über die Möglichkeit einer plötzlichen Thrombozytopenie, Agranulozytose, Panzytopenie (Tonsillitis, hohes Fieber) aufzuklären.

Begleitmedikation mit Levothyroxin (L-T$_4$)

Bei Langzeitthyreostase mit möglicher strumigener Wirkung erleichtert die Gabe von L-T$_4$ in einer Dosierung von 25–100 µg L-T$_4$/Tag (**s. Kap. III.13.2.1**, „Pharmakotherapie") eine stabil ausgeglichene Stoffwechsellage, verhindert ein Strumawachstum und ermöglicht Kontrolluntersuchungen in größeren Abständen.

Therapiedauer und Prognose

Verlaufskontrollen in zunächst 3-, danach 6- bis 12-wöchentlichem Abstand. Kriterien für eine in 50 % der Fälle nach einjähriger Thyreostase eintretende Remission sind die Normalisierung der bei aktivem Autoimmunprozess verminderten Echogenität und Hypervaskularisation im Sonogramm. Auslassversuch nach einem Jahr. Niedrige TSH-Konzentration im Serum sowie anhaltend hohe FT$_3$-, FT$_4$- und TSH-R-AK-Konzentration $>$ 10 mU/l im Serum sprechen für eine Persistenz, sodass ebenso wie bei einem Rezidiv definitive Therapiemaßnahmen in Frage kommen (**s. Kap. III.13.2.3**, „Chirurgische Therapie" und **III.13.2.3**, „Radioiodtherapie").

Schwangerschaft, Stillzeit

In der **Frühschwangerschaft** und **Postpartalzeit** besteht eine geringe Gefahr für ein Rezidiv oder einen erstmals auftretenden M. Basedow (eine Hyperthyreose als Folge einer hohen hCG-Konzentration im Serum oder durch andere, die Schilddrüse stimulierende Faktoren ist auszuschließen). Keine Iodid-Gabe (**s. Kap. III.13.2.1**, „Prävention und Prophylaxe"). Initial 100 mg Propylthiouracil/Tag, möglichst niedrige Erhaltungsdosis, z.B. 2,5–5 mg Thiamazol/Tag. Verzicht auf Thiamazol wegen der hierdurch, allerdings extrem selten, ausgelösten Ablatio cutis des Neugeborenen.

> **! WICHTIG:**
> Thyreostatika gehen diaplazentar auf den Fetus über, T$_3$ und T$_4$ permeieren nur in geringen Mengen.

Für den Fetus besteht die Gefahr einer Strumabildung und Hypothyreose mit konsekutiver Entwicklungsverzögerung, die durch L-T$_4$ nicht ausgeglichen werden kann. Deshalb ist eine niedrige Thyreostatikadosis bei hochnormalen FT$_3$- und FT$_4$-Konzentrationen im Serum anzustreben. Unbehandelte Hyperthyreosen, nicht die Thyreostatika, haben eine teratogene Wirkung. Die FT$_3$- und FT$_4$-Konzentrationen im Serum der Mutter sollten bei **supprimierter** TSH-Konzentration im Serum im oberen Normbereich liegen. Da TSH-R-AK diaplazentar übergehen und dadurch eine fetale oder neonatale Hyper- bzw. Hypothyreose infolge stimulierender bzw. blockierender Antikörper möglich ist, empfiehlt sich die wiederholte TSH-R-AK-Bestimmung zur Überwachung des Feten. Bei großer Struma der Mutter evtl. Strumaresektion im 2. oder 3. Trimenon (**s. Kap. III.13.2.2**, „Chirurgische Therapie").

Während der **Stillphase** kommt es unter im Mittel 5–10 mg Thiamazol/Tag oder 150 mg Propylthiouracil/Tag lediglich zu einer unbedeutenden Thyreostase beim Kind.

Kindesalter
Eine thyreostatische Therapie ist in einer altersgerechten Dosierung über 2–5 Jahre möglich, z.B. 0,5 mg Thiamazol/kg KG oder 5 mg Propylthiouracil/kg KG (s.o.).

Therapiekontrollen
Halsumfang, Herzfrequenz, Körpergewicht, Augenveränderungen (**s. Kap. III.13.2.5**, „Klinik"), FT_3- und FT_4-Konzentration im oberen, TSH-Konzentration im unteren Referenzbereich. Selten UAW. Differentialblutbild und Leberenzymaktivitäten initial in 2- bis 3-wöchentlichen, später in 2- bis 3-monatlichen Abständen. Nach 12 Monaten Auslassversuch. Bei Persistenz der Krankheit erfolgt eine ablative Therapie (**s. Kap. III.13.2.3**, „Chirurgische Therapie" und **III.13.2.3**, „Radioiodtherapie").

Chirurgische Therapie
Indikationen: Bei Jugendlichen und Erwachsenen nach erfolgloser thyreostatischer Therapie, z.B. aufgrund hochgradiger Iodexposition, bei kurzfristig unzureichendem Therapieerfolg, bei Rezidiven nach thyreostatischer Therapie, bei großen Strumen (> 60 ml) und/oder Knoten (Karzinomverdacht), bei lokalen Beschwerden, bei ausgeprägten UAW der Thyreostatika, iodinduzierter, medikamentös nicht beherrschbarer Hyperthyreose, florider, medikamentös schwer beeinflussbarer endokriner Orbitopathie (**s. Kap. III.13.2.5**) sowie bei Kontraindikation zur Radioiodtherapie.

Medikamentöse Vorbehandlung: Thyreostatika (**s. Kap. III.13.2.3**, „Thyreostatika") bei ausgeprägter Hyperthyreose. Während stationärer Vorbereitung evtl. präoperative „Plummerung" zur Blockade der Hormonfreisetzung mit 1–5 ml einer 10 %igen KI-Lösung i.v. oder 2 %igen KI-Lösung oral über 8–10 Tage.

Chirurgisches Vorgehen und Nachsorge: Zur Vermeidung eines Hyperthyreose-Rezidivs ausgedehnte Schilddrüsenresektion bis auf 2–4 g Restgewebe, z.B. durch einseitige Lobektomie und ausgiebige Reduktion des kontralateralen Lappens mit dem Ziel einer sicheren Beseitigung der Hyperthyreose und bewusster Akzeptanz einer substitutionsbedürftigen Hypothyreose (**s. Kap. III.13.2.7**, „Pharmakotherapie"). Bei in maximal 1 % auftretendem permanentem Hypoparathyreoidismus entsprechende Substitution (**s. Kap. III.13.3.2.1**, „Therapie" bzw. **III.1.1.4.2**, „Sonderfall des postoperativen Hypoparathyreoidismus"). Bei Hyperthyreose-Rezidiv ^{131}I-Therapie. Gefahr der Recurrensparese auch bei Thyreoidektomie bei erfahrenem Chirurgen < 1 %.

Radioiodtherapie
Indikationen: In Deutschland wird ^{131}I (**s. Kap. III.13.2.1**, „Radioiodtherapie" und **III.13.2.2**, „Radioiodtherapie") meist erst als Zweitmaßnahme nach Versagen bzw. Unverträglichkeit einer thyreostatischen Behandlung, bei Kontraindikation zur Schilddrüsenoperation oder nach unzureichender Schilddrüsenresektion bei etwa 35 % der Patienten eingesetzt (gegenüber 85 % in USA). Die ^{131}I-Therapie bietet sich als Primärmaßnahme ohne Berücksichtigung des Patientenalters (auch bei Jugendlichen) bei rein diffusen Schilddrüsen (Größe < 40–60 g) an.

Durchführung: Die therapeutisch erforderliche ^{131}I-Menge wird mit Hilfe eines Radioiod-Zweiphasentests individuell ermittelt und in Deutschland während eines 3- bis 7-tägigen stationären Aufenthalts in einer nuklearmedizinischen Therapieeinheit verabreicht (Verweildauer konnte deutlich reduziert werden durch Lockerung der Strahlenschutzbestimmungen). Weltweit wird die Behandlung überwiegend ambulant durchgeführt. Die ^{131}I-Therapie kann unter niedrig dosierten Thyreostatika (außer Na-Perchlorat) (**s. Kap. III.13.2.2**, „Prävention") durchgeführt werden. Bei zunehmendem strahlentherapeutischen Effekt ausschleichende Dosierung. Durch Herddosen von 150–200 Gy wird bei 80–90 % aller Patienten bei einmaliger ^{131}I-Applikation nach 3–6 Monaten eine deutliche Abnahme der Schilddrüsengröße und eine Euthyreose erreicht bzw. eine Hypothyreose bewusst in Kauf genommen. Es besteht eine lebenslange Substitutionspflicht mit Levothyroxin (**s. Kap. III.13.2.7**, „Pharmakotherapie") erreicht.

Unerwünschte Wirkungen und Nachsorge: Bei begleitender endokriner Orbitopathie sollte eine (fast) vollständige Thyreoidektomie (**s. Kap. III.13.2.3**, „Chirurgische Therapie") wegen der durch ^{131}I induzierten Antigenfreisetzung mit der Gefahr einer Zunahme der Augenveränderungen angestrebt werden oder die ^{131}I-Applikation unter gleichzeitiger Gabe von Prednisolon (**s. Kap. III.13.2.5**, „Therapie der immunogenen Orbitopathie") erfolgen. Die ^{131}I-Therapie bedingt kein erhöhtes Karzinomrisiko. Die Strahlenexposition der Keimdrüsen und des Knochenmarks liegt < 0,01–0,03 Gy, das genetische Risiko bei 0,02 %. Es bestehen keine mutagenen Effekte. Gebärfähige Frauen sollten 6–12 Monate nach ^{131}I-Applikation eine Konzeption vermeiden. Regelmäßige Nachsorge, um eine strahlentherapeutisch induzierte, in 80 % der Fälle erst nach mehreren Jahren auftretende Hypothyreose zu erkennen und eine Substitution mit L-T$_4$ (**s. Kap. III.13.2.7**, „Pharmakotherapie") einzuleiten.

Kontraindikationen: Schwangerschaft, Stillzeit, Kinderwunsch innerhalb der nächsten 6 Monate, große Strumen mit Beeinträchtigung der Trachea sowie zusätzlich bestehende hypofunktionelle („kalte") Knoten (**s. Kap. III.13.2.1**).

2.4 Thyreotoxische Krise

Definition: Lebensbedrohliche Exazerbation einer durch thyreoidale Autonomie oder M. Basedow induzierten Hyperthyreose (Letalität bis 30 %, vor allem im Alter).

Ätiologie und Pathogenese: Nicht erkannte bzw. unzureichend behandelte Hyperthyreosen können durch Iodexzess (**s. Kap. III.13.2.2**, „Ätiologie und Pathogenese"), fieberhafte Infekte, Traumen, Stress, Operationen, schwere Krankheiten in eine Krise übergehen.

Klinik: Symptome: Akuter lebensbedrohlicher Zustand: Tachykardie mit Frequenz > 140/min, Herzrhythmusstörungen, Übelkeit, Erbrechen, Hyperthermie, Dehydratation, beeinträchtigtes Bewusstsein, Adynamie, profuse Durchfälle, Unruhe, Agitation, Hyperkinese, Verwirrtheit, örtliche und zeitliche Desorientierung, Somnolenz, Koma.

Diagnostische Hinweise: Laborwerte bestätigen die Diagnose, allerdings ohne enge Korrelation zum Schweregrad.

THERAPIE

Prävention

Vor Anwendung iodhaltiger Röntgenkontrastmittel oder von Medikamenten TSH-Konzentration im Serum messen, bei supprimierten TSH-Werten weitergehende Diagnostik (**s. Kap. III.13.2.2**, „Diagnostische Hinweise" und **III.13.2.3**, „Diagnostische Hinweise"), bei Hyperthyreose medikamentöse Blockade durch Perchlorat (Irenat®), evtl. in Kombination mit Thiamazol (**s. Kap. III.13.2.3**, „Pharmakotherapie"), bei manifester Hyperthyreose Vermeiden iodhaltiger Therapeutika oder Röntgenkontrastmittel, z.B. durch Einsatz alternativer Verfahren wie MRT oder Sonographie.

Pharmakotherapie

Sofortige Intensivüberwachung.

Propranolol 1–5 mg i.v. oder 120–240 mg über Magensonde oder Pindolol 0,1 mg/h i.v. (Zielwert-Herzfrequenz 80–100/min), Thiamazol (z.B. 3-mal 40–80 mg Favistan® i.v. oder Thiamazol inject „Henning" i.v.), Prednisolon (50 mg i.v. alle 6–8 h) wegen Einschränkung der Nebennierenfunktion, Flüssigkeits- und Elektrolytzufuhr (vor allem bei Fieber, Schwitzen, Diarrhö), O_2-Beatmung, Eisbeutelkühlung, Sondenernährung (**cave:** Hungerazidose bei hohem Kalorienverbrauch), Stabilisierung von Herz und Kreislauf, Thromboembolie- und Antibiotika-Prophylaxe, evtl. Plasmapherese zur Elimination von zirkulierenden T_3- und T_4-Konzentrationen im Serum.

Notfall-Thyreoidektomie
Frühzeitige Entscheidung innerhalb von 48 h für ausgiebige Schilddrüsenresektion zur Entfernung der gespeicherten Hormone und Verhinderung einer Schilddrüsenhormonneubildung.

2.5 Immunogene Orbitopathie/Dermatopathie

Definition: Bei 60 % der Patienten mit M. Basedow auftretende extrathyreoidale Manifestation mit lymphozytärer Infiltration des retrobulbären Gewebes der Orbita, bei 4 % in Form einer infiltrativen Dermatopathie an der Vorderseite der Unterschenkel (prätibiales Myxödem).

Ätiologie und Pathogenese: Gemeinsame Antigene (TSH-Rezeptor) des Schilddrüsen-, Orbitabzw. Unterhautfettgewebes der Unterschenkelvorderseite regen Fibroblasten zur verstärkten Synthese von Kollagen und Glykosaminoglykanen an. Vermehrte lokale Adipogenese.

Klinik: (1) **Immunogene Orbitopathie:**
- **Symptomatik:** Meist schleichendes doppelseitiges Auftreten (20 %), häufiger unter (40 %) oder nach Behandlung (40 %) eines M. Basedow: Druckgefühl hinter den Augen, Lidödeme, Karunkelschwellung, Lidretraktion, Kopfschmerzen, Photophobie, Fremdkörpergefühl, Augentränen, Protrusio bulborum, Diplopie, Störung des venösen Abflusses.
- **Diagnostische Hinweise:** Exophthalmometrie, Motilitätsprüfung, Lidspaltenmessung, Nachweis einer Konvergenzschwäche.
- **Ophthalmologische Untersuchung:** Augeninnendruck (Blickrichtungstonometrie), Fundoskopie, Motilität, Perimetrie, visuell evozierte Potenziale. Bildgebung ist selten erforderlich, dann bevorzugt Orbitasonographie, evtl. Kernspintomographie mit Bestimmung der T_2-Relaxationszeiten zur Abschätzung der Floridität des Autoimmunprozesses in den extraokulären Augenmuskeln (DD: Retrobulbäre Tumoren oder Myositis).

(2) **Immunogene Dermatopathie:** Selten. Sie imponiert als leicht erhabene, rötlich livide, hyperpigmentierte und orangenhautähnliche Veränderung an der Vorderseite der Unterschenkel.

THERAPIE

Therapie der immunogenen Orbitopathie

(1) **Allgemeinmaßnahmen:** Beendigung eines Nikotinabusus (**s. Kap. III.13.2.3**, „Allgemeine Maßnahmen"), keine abwartende Haltung, Beseitigung der Hyperthyreose, aber Vermeidung einer (auch subklinischen) Hypothyreose (**s. Kap III.13.2.3**, „Pharmakotherapie"), möglichst keine initiale ^{131}I-Therapie (**s. Kap. III.13.2.2**, „Radioiodtherapie"), da es infolge Antigenfreisetzung zu einer Zunahme der Augenveränderungen kommen kann. Frühzeitiges Hinzuziehen eines Augenarztes. Engmaschige Verlaufskontrollen in 2- bis 3-wöchentlichen Abständen.

(2) **Symptomatische lokale Behandlung:** Getönte Brillen mit Windschutz, vor allem bei Photophobie, tagsüber Tränenersatzmittel (Methylzellulose-Augentropfen), nachts Augensalben (ggf. Okklusivverband), Hochlagerung des Kopfes. Bei Diplopie vorübergehend Prismenfolien, bei Hornhautulzera Uhrglasverband. Orbitale Lymphdrainage.

(3) Pharmakotherapie:
- *Glukokortikoide:* Frühzeitige Gabe während des dynamisch aktiven entzündlichen Stadiums vor dem Übergang in ein chronisch fibrotisches Stadium. Patient zuvor aufklären. Ausreichend dosieren, z.b. Prednisolon, 1,5 mg/kg KG (z.B. initial 100 mg), wöchentliche Abdosierung um 10 mg mit Ausschleichen über 12 Wochen. Bei hoher Aktivität einschließlich Diplopie (hoher Mauritz-Aktivitäts-Score) bevorzugt Methylprednisolon 500 mg i.v. 1-mal/Wo. über 6 Wo., 250 mg i.v. 1-mal/Wo. über 6 Wo. wegen besserer Wirksamkeit. UAW sind überraschenderweise bei i.v.-Applikation seltener und geringer. Bei Rauchern ist die Wirksamkeit prinzipiell erheblich eingeschränkt. Cave: Selten schwere Leberschädigung bei i.v.-Hochdosis-Kortikoiden möglich, 3 Fälle mit letalem Leberversagen wurden beschrieben (kumulative Kortikoiddosis 24 g), engmaschige Kontrollen der Leberwerte dringend erforderlich.
- **Keine gesicherten Therapieverfahren** sind Somatostatinanaloga (z.B. Octreotid), Immunsuppressiva (Methotrexat, Ciclosporin), *Immunglobuline, Plasmapherese* und *Natriumselenit*.

(4) Retrobulbärbestrahlung: Im Frühstadium der Krankheit, unterstützt durch Glukokortikoide (s.o.), über seitlich von den Schläfen applizierte Felder protrahiert in Einzeldosen von 2 × 1 Gy/Wo. über 10 Wo. bis zu einer Gesamtherddosis von 20 Gy je Orbita zur Reduktion der Entzündung und Antigenwirkung in den extraokulären Augenmuskeln. Herddosen von 10–12 Gy sind gleich wirksam und zu bevorzugen.

(5) Thyreoidektomie: Frühzeitig bei schwer beeinflussbarem Verlauf, anschließend evtl. Elimination der restlichen Thyreozyten durch ^{131}I (s. Kap. III.13.2.3, „Chirurgische Therapie" und **III.13.2.3**, „Radioiodtherapie").

(6) Orbita-Dekompression: Bei fehlendem Ansprechen der konservativen Therapie, bei Abnahme des Visus durch Kompression des N. opticus oder bei ausgeprägter Protrusio bulborum mit Hornhautläsion oder bei persistierender Diplopie. Verschiedene Verfahren: Endonasale Entfernung der unteren medialen (oder lateralen) Orbitawand, der Siebbeinzellen, ggf. nach Eröffnung des Orbitabodens, alternativ lediglich transpalpebrale Resektion des retrobulbären Fettkörpers, bei Persistieren von Doppelbildern evtl. korrigierende Schieloperation im nicht mehr floriden Stadium, ggf. Lidkorrektur.

(7) Verlauf und Prognose: Der nicht vorhersehbare Verlauf erschwert eine Aussage über die Wirksamkeit der Behandlungsmaßnahmen. Eine interdisziplinäre Zusammenarbeit von Hausärzten, Endokrinologen, Nuklearmedizinern, Augenärzten, Chirurgen, HNO-Ärzten, Strahlentherapeuten ist Voraussetzung für den Erfolg des meist polypragmatischen Vorgehens.

Therapie der immunogenen Dermatopathie

Kortikosteroidhaltige Salben über Nacht (Okklusivverband), in hartnäckigen Fällen lokale Infiltration von Kortikosteroiden.

2.6 Thyreoiditiden

Definition: Heterogene Krankheitsgruppe, bei der die entzündliche Infiltration eine bakterielle, virale, lymphozytäre bzw. granulomatöse Genese hat.

2.6.1 Akute Thyreoiditis

Seltene hämatogene bakterielle Infektion. Erhebliche Lokalbeschwerden, beschleunigte BKS, Leukozytose. Initial passagere Hyperthyreose infolge Entleerung der Hormonspeicher, später Abszedierung mit Fieber.

THERAPIE

Antiphlogistika, Antibiotika (z.B. Chinolone), meist Ausheilung, selten chirurgische Sanierung.

2.6.2 Subakute Thyreoiditis

Klinik: Vor allem bei Frauen im mittleren Lebensalter. Nach Virusinfektion der oberen Luftwege ausgeprägte Schmerzen mit Ausstrahlung zu den Kieferwinkeln, allgemeines Krankheitsgefühl, Glieder- und Muskelschmerzen, subfebrile Temperaturen. Initial passagere Hyperthyreose (Unruhe, Schwitzen, Herzklopfen), „Sturzsenkung", fehlende Leukozytose, erhöhte FT_3- und FT_4-Konzentrationen im Serum. Sonographisch Herde verminderter Echogenität. Szintigraphisch fehlende $^{99m}TcO_4$-Aufnahme. **Zytologie:** Epitheloidzellen, Riesenzellen.

THERAPIE

Keine kausale Behandlung bekannt. Bei Hyperthyreose nur Propranolol (s. Kap. III.13.2.3, „Pharmakotherapie"), da die vermehrte Hormonfreisetzung durch Thyreostatika nicht beeinflusst wird. Antiphlogistika (1–2 g Acetylsalicylsäure, 50–150 mg Diclofenac bzw. Indometacin). Bei fehlendem Ansprechen Einsatz von 30–60 mg Prednisolon/Tag, nach Beschwerdefreiheit ausschleichende Dosierung. Eine in Spätphasen auftretende Hypothyreose kann vorübergehend mit $L-T_4$ (s. Kap. III.13.2.7, „Pharmakotherapie") bis zur Restitutio ad integrum substituiert werden. Es besteht eine Tendenz zur Spontanheilung mit insgesamt guter Prognose. Bei wiederholten Rezidiven chirurgische Sanierung (s. Kap. III.13.2.1, „Chirurgische Therapie").

2.6.3 Immunthyreoiditis

Klinik: Besonders bei Frauen, evtl. gemeinsam mit anderen Autoimmunkrankheiten, z.B. M. Addison, Diabetes mellitus, perniziöse Anämie, Vitiligo. Einschleichender schmerzloser Beginn, sonographisch verminderte Echogenität und Hypervaskularisation, erhöhte TPO-AK (90 %), selten TSH-R-AK. Selten hyperthyreote Phase („Hashitoxikose"), meist zunächst normale, mit zunehmender Atrophie mäßig erhöhte TSH-Konzentration im Serum. An der Hypothyreose wird die chronische Thyreoiditis oft erst erkannt (s. Kap. III.13.2.7). Niedriger $^{99m}TcO_4$-Uptake. **Zytologie:** Lymphozytäre und plasmazelluläre Infiltrate.
Die klassische Hashimoto-Thyreoiditis mit Struma ist in Deutschland relativ selten. Die atrophische Form mit Hypothyreose überwiegt.

THERAPIE

Bei Euthyreose abwartende Haltung, bei subklinischer und manifester Hypothyreose, insbesondere bei Kindern und Schwangeren bedarfsgerechte Substitution mit $L-T_4$ (s. Kap. III.13.2.7, „Pharmakotherapie"). TSH, FT_3 und FT_4 im Serum sollten im Bereich der Norm liegen. Eine Kortikosteroid-Therapie kann den Autoimmunprozess nicht aufhalten. TPO-AK haben keinen gesicherten Stellenwert bei der Verlaufsuntersuchung. Iod in höherer Dosierung ($> 100\,\mu g$/Tag) kann bei prädisponierten Personen den Immunprozess verstärken. Eine Iodidtherapie sollte vermieden werden, Iodsalz ist unbedenklich.

2.6.4 Postpartale Thyreoiditis

Bei 6–12 % aller Stillenden selbstlimitierende zytotoxische Autoimmunreaktion mit oft erhöhten TPO-AK im Serum und zunächst vermehrter Ausschüttung von Schilddrüsenhormonen bzw. anschließend vorübergehender Hypothyreose, meist symptomlos. Heilt meist innerhalb von 3–12 Monaten folgenlos aus.

THERAPIE

Während der hyperthyreoten Phase bei Bedarf symptomatisch Propranolol. Iodexpositionen sollten vermieden werden. In etwa 5 % Entwicklung einer substitutionsbedürftigen Hypothyreose (**s. Kap. III.13.2.7**).

2.6.5 Silent Thyreoiditis

Subakute lymphozytäre schmerzlose Entzündung mit initial passagerer Hyperthyreose und niedrigem $^{99m}TcO_4$-Uptake im Szintigramm.

THERAPIE

Bei Bedarf symptomatische Therapie der hyperthyreoten Phase (**s. Kap. III.13.2.3**, „Therapie"). Spontanheilung.

2.6.6 Strahlenthyreoiditis

Gelegentlich nach hochdosierter ^{131}I-Applikation oder externer Bestrahlung der vorderen Halsregion.

THERAPIE

Vorübergehend Antiphlogistika (z.B. Diclofenac, selten Prednisolon), meist keine Langzeitschäden.

2.6.7 Arzneimittelinduzierte Thyreoiditis

Schmerzlose lymphozytäre Infiltration mit progredienter Zerstörung der Schilddrüsenfollikel als Folge zytotoxischer Immunreaktionen durch Therapie mit Interferon-α oder iodhaltigem Amiodaron. Dadurch Erhöhung der TPO- und Tg-Antikörper. Die amiodaroninduzierte Thyreoiditis ist charakterisiert durch eine normal große Schilddrüse, fehlenden $^{99m}TcO_4$-Uptake, Echoarmut, verminderte Vaskularisation, Funktion: Transiente Hypothyreose bis länger andauernde Hyperthyreose.

THERAPIE

Meist Spontanheilung nach Absetzen auslösender Arzneimittel. Bei Bedarf vorübergehende Substitution mit L-T_4 (**s. Kap. III.13.2.7**, „Pharmakotherapie"). Bei Hyperthyreose Glukokortikoid-Therapie (z.B. 30 mg Prednisolon/Tag) sowie Thyreostatika.

2.6.8 Thyreoiditis Riedel

Extrem seltene, invasiv sklerosierende Entzündung (DD: Malignom).

THERAPIE

Palliative Entlastungsoperation, anschließend L-T_4-Substitution (**s. Kap. III.13.2.7**, „Pharmakotherapie").

2.6.9 Spezifische Thyreoiditiden

Bei Tuberkulose, Sarkoidose, Mykobakterien, Pneumocystis jiroveci, Zytomegalie, HIV.

THERAPIE

Therapie der Grundkrankheit, ggf. L-T_4-Substitution (**s. Kap. III.13.2.7**, „Pharmakotherapie").

2.7 Hypothyreose

Definition: Schilddrüsenhormondefizit in den Zielorganen.

Ätiologie und Pathogenese:
(1) Primäre kongenitale Hypothyreosen (1/4000 Lebendgeburten) infolge von Iodverwertungsstörungen, TSH-Rezeptormutationen, wachstumsinhibierenden Autoantikörpern, Schilddrüsenhormonresistenz und vor allem durch eine Störung der Schilddrüsenanlage (Zungengrundstruma, Ektopie, Aplasie, Hypoplasie) sowie durch Thyreostatika während der Schwangerschaft (**s. Kap. III.13.2.3,** „Thyreostatika").

(2) Primär erworbene thyreogene Hypothyreosen infolge extremen Iodmangels (nicht mehr in Europa), Zerstörung und/oder Verlust von Schilddrüsengewebe durch entzündliche Prozesse (**s. Kap. III.13.2.6.3**), iatrogen durch Induktion von Zytokinen (nach Interferon-α-Therapie, **s. Kap. III.13.2.6.7**), Knochenmark- und Stammzelltransplantation, Hochdosis-Chemotheapie und Ganzkörperbestrahlung, iodhaltige Medikamente (Amiodaron), Überdosierung von Thyreostatika, strumigene Substanzen (Lithium), nach Strumaresektion, Thyreoidektomie, ^{131}I-Behandlung oder externer Strahlentherapie sowie Schädigung und Funktionsstörung durch Amyloidose, Sarkoidose, fibrös invasive Thyreoiditis Riedel (**s. Kap. III.13.2.6.8**), Infiltration extrathyreoidaler Tumoren und Metastasen (**s. Kap. III.13.2.9**), enterale Hormonverluste.

(3) Sekundäre (hypophysäre) Hypothyreosen durch seltene Funktionseinschränkung des HVL (z.B. durch Tumoren) mit erniedrigter oder aufgehobener TSH-Sekretion, gelegentlich mit sekundärer NNR-Insuffizienz.

(4) Tertiäre Hypothyreosen: Bedingt durch fehlende Bildung oder fehlendem Transport von TRH (sehr selten).

(5) Periphere Resistenz gegenüber Schilddrüsenhormonen infolge einer Mutation im T_3-Rezeptor-β-Gen mit Strumawachstum, kompensatorischer Erhöhung von TSH, FT_3 sowie FT_4 im Serum mit unzureichender Versorgung der Zielorgane.

Klinik: Bei einer Prävalenz von etwa 10% subklinischen und 3% manifesten Hypothyreosen sollte öfter an eine Schilddrüsenunterfunktion gedacht werden. Frauen erkranken häufiger als Männer. Bei manifester Hypothyreose Symptomvielfalt: Müdigkeit, Antriebslosigkeit, Schwäche, Frieren, Gewichtszunahme, Obstipation, Haarausfall, Bradykardie, Myopathie, Hyporeflexie, Hörminderung, raue Stimme, Abnahme der Libido, trockene, schuppende, blasse, oft teigige Haut, brüchige Fingernägel, sprödes Haar.

(1) Passagere Hypothyreosen durch Thyreostatika (**s. Kap. III.13.2.3,** „Thyreostatika") oder Medikamente mit thyreostatischem Nebeneffekt (z.B. Lithium), durch Iodexzess, z.B. iodhaltige Röntgenkontrastmittel, Amiodaron (**s. Kap. III.13.2.2**) und durch Schilddrüsenentzündungen (**s. Kap. III.13.2.6**).

(2) Permanente Hypothyreosen: Aufgrund schleichenden Krankheitsbeginns oft späte Diagnose.

Diagnostische Hinweise: Sonographisch verminderte Echogenität, meist kleine oder atrophische, seltener hypertrophe, kleinknotige Schilddrüse (Hashimoto-Thyreoiditis, DD: M. Basedow). TSH erhöht, FT_4 normal (subklinische Hypothyreose) oder erniedrigt (manifeste Hypothyreose), FT_3 meist normal, selten erniedrigt. In 90% erhöhte thyreoidale Peroxidase-(TPO-)AK, in 70% erhöhte Thyreoglobulin-(Tg-)Antikörper, negative TSH-R-AK (TRAK).

Differenzialdiagnose: Im Zweifelsfall Szintigraphie zur Differenzierung gegenüber M. Basedow (hoher $^{99m}TcO_4$-Uptake).

Therapie

Pharmakotherapie (s. Kap. III.13.2.1 „Pharmakotherapie")

(1) **Subklinische Hypothyreose:** Bei oft über Jahre unverändertem Zustand L-T_4-Substitution, v.a. bei Struma, Thyreoiditis, nach Schilddrüsen-Operation oder Strahlenbehandlung der Schilddrüse sowie bei Zuständen, die eine optimale L-T_4-Versorgung erfordern, z. B. Pubertät, Kinderwunsch, Gravidität (höherer Bedarf in der Gravidität und unter Hormonersatztherapie in der Postmenopause), Stillphase, Hyperprolaktinämie. Probatorisch bei Störungen von Zyklus, Fertilität bzw. bei erhöhtem LDL-Cholesterin.

(2) **Passagere Hypothyreosen:** Bei Therapie mit Thyreostatika, Lithium, Amiodaron, bei Iodexzess, nach Schilddrüsenoperation, niedrig dosierter ^{131}I-Behandlung auftretenden vorübergehenden hypothyreoten Phasen bedarfsgerechte Substitution (s.u.). Nach Auslassversuch Entscheidung, ob Dauertherapie erforderlich ist.

(3) **Manifeste Hypothyreose:** Bevorzugt Substitution mit L-T_4 wegen der gegenüber L-T_3 längeren biologischen HWZ (8 Tage) und der durch Monodeiodierung bedarfsgerechten extrathyreoidalen kontinuierlichen Konversion zu stoffwechselaktivem T_3. Nüchterneinnahme 30 min vor dem Frühstück zur Gewährleistung einer optimalen Resorption von 80 %.

- Bei Neugeborenen 10–15 µg L-T_4/kg KG,
- ab 3 Monaten 8–10 µg L-T_4/kg KG,
- bei Kindern von 2–5 Jahren 6–8 µg L-T_4/kg KG,
- bei Kindern von 6–10 Jahren 4 µg L-T_4/kg KG,
- bei Kindern von 11–16 Jahren 3–4 µg L-T_4/kg KG,
- bei > 16-Jährigen 2–3 µg L-T_4/kg KG,
- bei Erwachsenen zeitlebens im Mittel 2–2,5 µg L-T_4/kg KG,
- bei Stillenden, Schwangeren und bei Östrogensubstitution bis zu 40 % höherer Bedarf.

Einschleichende Dosierung, beginnend mit 12,5–25 µg L-T_4/Tag, nach 4 Wochen (bei > 60 Jahre alten Patienten nach 6 Wochen) Steigerung um je 25 µg auf eine Erhaltungsdosis von im Mittel 100 (selten bis 200) µg L-T_4/Tag, vor allem, um eine Angina pectoris bei koronarkranken Patienten zu vermeiden, bei denen der L-T_4-Bedarf durch verminderte Clearance bis zu 30 % abnimmt.

(4) **Sekundäre Hypothyreose:** Vor L-T_4-Substitution Ausgleich einer sekundären NNR-Insuffizienz bzw. gonadotroper Partialfunktionen des HVL (**s. Kap. III.13.1.1 und III.13.4.1**).

(5) **Periphere Hormonresistenz:** Trotz laborchemisch peripherer Euthyreose hoher L-T_4- und L-T_3-Bedarf zur Suppression des TSH und Verhinderung eines Strumawachstums. Weitere Therapieoptionen: 3,5,3-Triiodothyreoessigsäure (TRIAC) oder Somatostatinanaloga (z.B. Octreotide 50–300 µg täglich s.c.).

Verlaufskontrollen

Initial TSH, FT_4 und FT_3 im Serum in 4- bis 6-wöchentlichen Abständen, Blutentnahme 24 h nach letzter Einnahme von L-T_4 zur individuellen Dosisermittlung, später in 6- bis 12-monatlichen Abständen. Eine subklinische Hypothyreose muss evtl. toleriert werden. Bei sekundärer Hypothyreose zusätzlich Beachtung weiterer HVL-Ausfallserscheinungen (**s. Kap. III.13.1.1 und III.13.4.1**). Die Überwachung der Compliance ist für die erfolgreiche Dauertherapie entscheidend.

UAW: Koronare Komplikationen, erhöhter Insulinbedarf.

2.8 Hypothyreotes Koma

Definition: Seltener lebensbedrohlicher hypothyreoter Zustand (50 % Letalität).

Ätiologie und Pathogenese: Bei Hypothyreose können eine Unterbrechung der L-T$_4$-Substitution, Kälteexpositionen, Begleitkrankheiten (Infektionen), sedierend wirkende Pharmaka oder chirurgische Eingriffe durch zerebrale Insuffizienz infolge zunehmender Depression des Atemzentrums und der arteriellen zerebralen Zirkulation ein Koma verursachen.

Klinik: Hypothermie (< 32–$35\,°C$), Bradykardie (< 50/min), „Myxödemherz" mit Insuffizienz, Perikarderguss, Pleuraergüsse.

THERAPIE

Intensivmedizinische Überwachung, assistierte Beatmung wegen der Hypoxie, wegen des Hypometabolismus initial 500 μg L-T$_4$/Tag i.v., bis zu 10 Tage täglich 100 μg/Tag i.v. (**s. Kap. III.13.2.1**, „Pharmakotherapie"). Bei vorbestehender oder gleichzeitiger NNR-Insuffizienz 100 mg Prednisolon i.v. oder 100 mg Hydrocortison per Infusion, Dosisreduktion im Verlauf. Bei Hyponatriämie i.v.-Applikation einer hypertonen NaCl-Lösung, bei Hypotonie Katecholamine, bei Hypoglykämie Glukose-Substitution, bei Hypovolämie Plasmaexpander, bei Bradykardie temporäre Schrittmachertherapie, bei Herzinsuffizienz Digoxin. Bei Unterkühlung langsames Erwärmen, Infektprophylaxe und parenterale Ernährung. Nach Stabilisierung der Situation Reduktion der L-T$_4$-Substitution (**s. Kap. III.13.2.7**, „Pharmakotherapie").

2.9 Schilddrüsenkarzinome

Definition: Differenzierte Karzinome der Thyreozyten kommen vor als papilläre Tumoren (50–80 %) mit überwiegend lymphogener Ausbreitung, follikuläre (20–30 %) mit überwiegend hämatogener Ausbreitung, selten als onkozytäre Tumoren. Medulläre Karzinome der C-Zellen (5–10 %) metastasieren lymphogen und hämatogen. **Undifferenzierte** (spindel-, polymorph-, kleinzellige und anaplastische) **Tumoren** sowie **Metastasen** extrathyreoidaler Tumoren sind selten (ca. 2 %).

Ätiologie und Pathogenese: Ionisierende Strahlen (außer ^{131}I) im Halsbereich bei Kindern haben mit langer Latenz einen karzinogenen Effekt. Möglicherweise begünstigt alimentärer Iodmangel die Entwicklung **follikulärer Schilddrüsenkarzinome**, da nach einer Prophylaxe mit Iod die weniger bösartigen papillären Karzinome überwiegen. Das **C-Zellkarzinom** entsteht durch Mutationen im RET-Proto-Onkogen (Chromosom 10), das einen in den C-Zellen der Schilddrüse, Nebennierenmarkzellen und PTH-bildenden Zellen exprimierten Rezeptor mit Tyrosinkinase-Aktivität kodiert. In 75 % sporadisch auftretende Mutationen mit multifokalem Befall, in 25 % autosomal-dominant vererbte familiäre Form mit Befall beider Schilddrüsenanteile, so genannte multiple endokrine Neoplasie Typ IIa (medulläres Schilddrüsenkarzinom, Phäochromozytom und primärer Hyperparathyreoidismus) bzw. Typ IIb (medulläres Schilddrüsenkarzinom, Phäochromozytome, Schleimhautneurinome).

Klinik: Pro Jahr erkranken in Deutschland von 100 000 Einwohnern 2–3 vorwiegend an differenzierten Karzinomen. Mortalität: 0,5 Sterbefälle pro 100 000 Einwohner. Frauen sind 2- bis 3-mal häufiger betroffen. Neu auftretende Solitärknoten bei Kindern und Jugendlichen und derbe Knoten bei Erwachsenen mit Wachstumstendenz, vor allem plötzlich auftretende Knoten bei älteren Patienten sowie auffällige zervikale Lymphknoten weisen auf maligne Prozesse hin.

Diagnostische Hinweise: Meist peripher euthyreote Stoffwechsellage, familiäre Disposition, Risikofaktoren (externe Bestrahlung der vorderen Halsregion). Das häufige Vorkommen von hypofunktionellen Knoten in lange unverändert bestehenden (multi-)nodösen Strumen erschwert die Diagnose.

Sonographie: Lokalisiert verminderte Echogenität mit Hypervaskularisation, bei medullärem Schilddrüsenkarzinom oft mit Kalkherden.

Schilddrüsenszintigraphie: Funktionslose Areale.

Zytologie: Malignitätsverdächtige Thyreozyten.

Labor: Nur bei dem relativ seltenen medullären Schilddrüsenkarzinom erhöhte CEA- und Calcitonin-Konzentration im Serum.

THERAPIE

Behandlungskonzept abhängig von Tumorart und -stadium. Interdisziplinäre Zusammenarbeit von Chirurgen, Nuklearmedizinern, Strahlentherapeuten und Internisten/Onkologen.

Differenzierte Karzinome

(1) **Totale Thyreoidektomie** einschließlich systematischer zervikaler Lymphknoten-Dissektion als Primärmaßnahme. Bei papillärem Mikrokarzinom ($< 1–1,5$ cm) ohne invasives Wachstum reicht bei Tumorstadium pT1 N0 M0 mit guter Prognose die Hemithyreoidektomie des befallenen Schilddrüsenlappens.

(2) **Radioiodtherapie:** Außer bei papillärem Mikrokarzinom, onkozytären Varianten sowie medullären Karzinomen und außer bei Schwangeren in allen übrigen Fällen bei differenzierten Schilddrüsenkarzinomen nach möglichst totaler Thyreoidektomie prophylaktisch zur Ablation von noch verbliebenem gesundem, nicht tumorbefallenem Schilddrüsenrestgewebe bzw. zur kurativen (palliativen) Therapie ^{131}I-speichernder Tumorreste, Lymphknoten oder Fernmetastasen: 1,9–3,7 GBq ^{131}I, bei der 2. Therapie 3,7–5,6 GBq ^{131}I, bei metastasierenden Tumoren bis 11,1 GBq ^{131}I zum Erreichen von Herddosen bis zu 500 Gy. Voraussetzung: Erhöhte TSH-Konzentration im Serum, sodass postoperativ eine L-T$_4$-Substitution erst nach ^{131}I-Therapie begonnen werden darf. Bei nachfolgenden Behandlungen mit ^{131}I L-T$_4$ mindestens 5 Wochen vorher absetzen und bis 14 Tage vor ^{131}I-Gabe durch das biologisch kurzlebige L-T$_3$ (z.B. 3-mal 20 µg/Tag) ersetzen (**s. Kap. III.13.2.1**, „Pharmakotherapie"). Iodhaltige Medikamente und Röntgenkontrastmittel sind kontraindiziert. Perkutane Bestrahlungen bzw. eine Chemotherapie sind nur in seltenen besonderen Situationen angezeigt.

(3) **Nachsorge:** In 6- bis 12-monatlichen Abständen Sonographie, Tumormarker, Thyreoglobulin sowie FT$_3$, FT$_4$, TSH i. S. zur Überprüfung der optimalen TSH-suppressiven Substitution der Athyreose (**s. Kap. III.13.2.9**, „Medikamentöse Therapie nach Thyreoidektomie"). Radioiodtest und ggf. erneute Therapie bei speichernden Metastasen unter endogener (durch Hormonentzug) oder exogener (hTSH Thyrogen® 2 Tage 0,9 mg) TSH-Stimulation.

(4) **Prognose:** Günstige 10-Jahres-Überlebensraten bei papillären (85 %), follikulären (70 %) und bei onkozytären Karzinomen (50 %).

Medulläre Karzinome

Bei sporadischen, meist multifokalen C-Zell-Karzinomen Thyreoidektomie und radikale zervikale Lymphknoten-Dissektion. Bei postoperativ erhöhtem Calcitonin im Serum Suche nach lokoregionären bzw. Fernmetastasen, die möglichst chirurgisch entfernt werden sollten. Keine Radioiodtherapie, selten perkutane Bestrahlung bzw. Chemotherapie. Bei sporadischen C-Zell-Karzinomen ist die Prognose mit 10-Jahres-Überlebensraten von 50–60 % relativ günstig. Bei Blutsverwandten von Betroffenen mit sporadischem medullärem Schilddrüsenkarzinom empfiehlt sich eine einmalige Fahndung nach Mutationen im RET-Proto-Onkogen in dafür spezialisierten Zentren. Bei im Familienscreening identifizierten Genträgern ist zur „Heilung" eine prophylaktische kurative Thyreoidektomie bereits vor dem 6. Lebensjahr bei MEN IIa bzw. vor dem 1. Lebensjahr bei MEN IIb nahezulegen.

Undifferenzierte Karzinome
Anaplastische Karzinome sind mit einer Inzidenz von 2 % selten. Mehr als zwei Drittel der Patienten kommen in einem nicht mehr resektablem Zustand zur Operation. Eine Tumorreduktion zur Freihaltung der Atemwege und eine palliative perkutane Bestrahlung sind abhängig vom Zustand des Patienten zu erwägen. Zytostatika (Paclitaxel, Doxorubicin, Adriblastin, Epirubicin) können bei rasch progredienten Verläufen versucht werden. Die durchschnittliche Überlebenszeit nach Diagnose beträgt < 1 Jahr.

Medikamentöse Therapie nach Thyreoidektomie
Nach Thyreoidektomie L-T_4 zur Substitution der Athyreose in einer Dosis von 2,5 µg/kg KG (**s. Kap. III.13.2.1**, „Pharmakotherapie" und **III.13.2.7**, „Pharmakotherapie") mit Suppression der TSH-Konzentration auf < 0,1 mU/l im Serum. Bei medullären Schilddrüsenkarzinomen reicht eine L-T_4-Substitution mit 100–150 µg L-T_4/Tag ohne TSH-Suppression aus (**s. Kap. III.13.2.1**, „Pharmakotherapie" und **III.13.2.7**, „Pharmakotherapie").

Nachsorge
In entsprechenden Zentren zunächst in kurzen, später einjährlichen Abständen: körperliche Untersuchung, Sonographie der vorderen Halsregion, Überprüfung der L-T_4-Substitution durch TSH, FT_4, FT_3 im Serum (zum Beleg einer ausreichenden Substitution bzw. zum Ausschluss einer Hyperthyreosis factitia). Bei differenzierten Schilddrüsenkarzinomen Tumormarker Thyreoglobulin im Serum. Bei Anstieg Röntgen der Thoraxorgane, ^{131}I-Ganzkörper-Szintigraphie, evtl. Skelettszintigraphie, Computer- oder Kernspintomographie sowie spezielle nuklearmedizinische Szintigraphie-Methoden (z.B. PET). Bei medullärem Schilddrüsenkarzinom Tumormarker CEA und Calcitonin, ggf. nach Pentagastrin-Stimulation.

3 Krankheiten der Nebenschilddrüse

3.1 Hyperparathyreoidismus
Kennzeichen dieses Krankheitsbildes ist eine pathologisch gesteigerte Sekretion von Parathormon. In Abhängigkeit von der Ursache können folgende Formen unterschieden werden:
(1) **primärer Hyperparathyreoidismus,** verursacht durch autonome PTH-Mehrsekretion (Adenom, Karzinom, nicht der Regulation unterworfene Hyperplasie),
(2) **sekundärer Hyperparathyreoidismus,** ausgelöst durch Störungen des Kalzium-Phosphat-Stoffwechsels mit erniedrigten Serumkalziumspiegeln und konsekutiv vermehrter PTH-Freisetzung (sekundär renaler bzw. sekundär intestinaler HPT). Hierbei kann die PTH-Überproduktion sekundär autonom werden mit Entwicklung eines
(3) **tertiärer Hyperparathyreoidismus** (**s. Kap. III.13.3.1.4**).

3.1.1 Primärer Hyperparathyreoidismus
Ätiologie und Pathogenese: Zugrunde liegt eine pathologisch gesteigerte PTH-Sekretion.
Ursachen:
(1) einzelne (83 %) oder multiple Adenome (4,3 %) der Epithelkörperchen,
(2) Hyperplasie aller vier Nebenschilddrüsen (10 %),
(3) Epithelkörperchenkarzinome (0,5 %).
Die Adenome können bis zu 10 % dystop bzw. ektop liegen (z.B. parakardial). Bei Diagnosestellung eines Hyperparathyreoidismus sollte eine mögliche multiple endokrine Neoplasie

(MEN) Typ I und II (in 85 % Nebenschilddrüsenhyperplasie oder -adenom) in Erwägung gezogen werden, deren entsprechender Drüsenbefall (z.B. Hypophyse, neuroendokrine Zellen des Gastrointestinaltrakts, Nebenniere, C-Zellen der Schilddrüse) auch noch mit einer Latenz von Jahren auftreten kann.

Klinik: Leitsymptome und -befunde:
(1) **Allgemeine Symptome:** Müdigkeit, allgemeine Schwäche, Polydipsie, gastrointestinale Symptome, wie Anorexie, Übelkeit, Erbrechen, Obstipation.
(2) **Renale Symptome:** Rezidivierende Nephrolithiasis (70 %), Nephrokalzinose, herabgesetzte Konzentrationsfähigkeit bis Hypo-/Isosthenurie, Polyurie, Azotämie.
(3) **Ossäre Symptome** (10–20 %): „Rheumatische Beschwerden" bis zu starken Knochenschmerzen, radiologisch nachweisbare Knochenveränderungen, wie subperiostale Resorptionsherde (insbesondere an den Händen) und Zystenbildung (seltenes Vollbild: Osteodystrophia fibrosa cystica generalisata von Recklinghausen).
(4) **Neuropsychiatrische Symptome:** Antriebsstörung, depressive Verstimmung, mürrische Reizbarkeit (besonders bei älteren Patienten), Hypo- bis Areflexie.

Diagnostische Hinweise: Hyperparathyreoidismus des intakten Hormons im Pool-Serum (20 min Sammelperiode), Nachweis der Hyperkalzämie, Hypophosphatämie, Hyperkalzurie und Hyperphosphaturie unter kalzium- und phosphatbilanzierter Kost, Chlorid-Phosphat-Quotient im Serum > 40. Alkalische Phosphatase, knochenspezifische alkalische Phosphatase, CICP, ICTP bei Knochenbeteiligung erhöht. Harnpflichtige Substanzen im Blut in Abhängigkeit vom Serumkalziumspiegel erhöht. Röntgenuntersuchung des Skelettsystems (Hände, Schädel, Akromioklavikulargelenk), Nierenparenchymverkalkungen und Konkremente, evtl. Weichteilverkalkungen. Essenziell für die Diagnose eines pHPT sind die reproduzierbar nachweisbare Hyperkalzämie in Verbindung mit dem Nachweis der erhöhten Parathormonsekretion und einzelnen Hinweisen der anderen Veränderungen.

Lokalisationsdiagnostik: Sonographie der Halsweichteile, evtl. Kernspintomographie Hals, MIBI-Szintigraphie. Der Lokalisationsnachweis ist keine Vorbedingung für die Operation! Ein selektiver Venenkatheterismus mit PTH-Bestimmung ist nur vor chirurgischem Zweit- oder Dritteingriff indiziert.

Differenzialdiagnose: Hypokalzurische familiäre Hyperkalzämie (Serumkalzium erhöht, Urinkalziumausscheidung herabgesetzt, positive Familienanamnese, Kontraindikation für eine operative Therapie), „normokalzämischer" Hyperparathyreoidismus (Serumkalzium mehrfach im oberen Normbereich bei rezidivierender Nephrolithiasis und Hyperkalzurie), paraneoplastisch induzierte Hyperkalzämie (Produktion von OAF oder PTHrP, prinzipiell können hierbei alle Laborbefunde eines primären Hyperparathyreoidismus imitiert werden), Plasmozytom, maligne (Knochen-)Tumoren, Knochenmetastasen, M. Boeck, Thiazidtherapie, Milch-Alkali-Syndrom, Vitamin-D-Intoxikation, langfristig bestehende Hyperthyreose u.a.

THERAPIE

Nach diagnostischer Sicherung und therapeutischer Senkung stark erhöhter Serumkalziumwerte (> 7 mval/l, 3,5 mmol/l) sowie ggf. Behandlung von Begleiterkrankungen (Exsikkose, Tracheitis, Bronchitis, Niereninsuffizienz, akute Pankreatitis etc.) Operation durch einen auf diesem Gebiet erfahrenen Chirurgen.

Präoperative Behandlung der Hyperkalzämie

Bei Serumkalziumwerten > 7 mval/l, > 3,5 mmol/l (entsprechend > 14 mg %), Dehydratation und gleichzeitiger Retention harnpflichtiger Substanzen Infusionstherapie mit 2000–6000 ml physiologischer NaCl- und 5 %iger Glukoselösung im Wechsel unter Kontrolle der Ausscheidung, evtl. des ZVD, der Serumelektrolyte bei Furosemidgabe (Lasix® i.v.) und Kaliumsubstitution. Ist eine Senkung des Serumkalziumspiegels hiermit nicht möglich, sind Infusionen mit Aredia®(Pamidronat 60 mg) über 2 h in 250 ml 0,9 % NaCl, Bondronat® (Ibandronat 2 mg) oder Zometa® (Zoledronsäure 4–8 mg) wirkungsvoll. Bei paraneoplastisch bedingter Hyperkalzämie 30–100 mg Prednison/Tag, als i.v. Akuttherapie sowie zur oralen Therapie Clodronsäure (Ostac®). Weiterhin kalziumarme Kost (keine Milch und Milchprodukte, 2–3 l kalziumarmes Mineralwasser/Tag). Eine orale Phosphattherapie ist wenig effektiv, eine i.v.-Phosphattherapie risikoreich. Serumkalziumwerte > 8 mval/l (> 16 mg%) sind lebensbedrohlich und erfordern Intensivüberwachung (**s. Kap. III.1.1.4.3**), ggf. ist Hämodialyse indiziert.

> **! Wichtig:**
> Vorsicht bei der Anwendung von Digitalisglykosiden bei Hyperkalzämie aufgrund der positiv inotropen Effekte des Kalziums (Kammerflimmern und Asystolie). Bei Ulcus ventriculi oder duodeni kalziumfreie Antazida wie H_2-Antagonisten (z.B. Cimetidin) oder Protonenpumpenhemmer (z.B. Omeprazol).

Postoperative Behandlung
Engmaschige Serumkalziumkontrollen (alle 6 h für 2–3 Tage) bei Patienten mit ausgeprägter Skelettbeteiligung (hohe alkalische Phosphatase), da durch übersteigerte Rekalzifizierung das Serumkalzium rasch absinkt. Serumkalziumspiegel so einstellen, dass klinisch Beschwerdefreiheit besteht. Bei leichten tetanischen Symptomen orale Kalziumgabe (z.B. Calcium-Sandoz®-fortissimum-Brausetabletten/Tag), bei manifester Tetanie bis maximal 6 g/Tag bzw. akut 20 ml Kalziumglukonat 10 % i.v. Bei schwerer Tetanie langsame Infusion von 10 Amp. à 10 ml 10 %iges Kalziumglukonat auf 500 ml 0,9 %ige NaCl-Lösung, danach orale Therapie, evtl. in Kombination mit Magnesium (z.B. Magnesium Verla®). Bei rezidivierenden schweren Hypokalzämien gleichzeitiger Therapiebeginn mit Calcitriol, Vitamin D_3 oder Dihydrotachysterol (Rocaltrol® 0,25–1,0 µg/Tag, 5 mg Vigantol® forte [Tbl.] oder 3 × 15 Tr./Tag A.T. 10®) unter Kontrolle von Serumkalzium und -phosphat. Therapie reduzieren, sobald die Serumkalziumwerte im unteren Normbereich liegen. Besteht die Hypokalzämie länger als 6 Wochen, muss ein permanenter Hypoparathyreoidismus angenommen werden. In diesem Fall ist eine Dauertherapie z.B. mit Calcitriol (Rocaltrol®) 0,25–1,0 µg/Tag, Vitamin D_3 oder A.T. 10® erforderlich (**s. Kap. III.1.1.4.2**, „Therapie"). Wegen der rascheren Wirkung und der besseren Steuerbarkeit sollte dem Calcitriol (Rocaltrol®) der Vorzug gegeben werden; eine dauerhafte Kombinationsbehandlung mit Kalzium ist zu vermeiden. Serumkalzium, -phosphat, Nierenfunktion und Blutdruck bedürfen weiterer Kontrollen, Serumkalziumspiegel im unteren Normbereich halten.

3.1.2 Akuter Hyperparathyreoidismus
(**s. Kap. III.1.1.4.3**)

3.1.3 Sekundärer Hyperparathyreoidismus
Ätiologie und Pathogenese: Gesteigerte Parathormonsekretion aufgrund erniedrigter Serumkalziumwerte bei
(1) chronischen Nierenerkrankungen mit fortgeschrittener Niereninsuffizienz (**s. Kap. III.8.3**),
(2) Dünndarmerkrankungen mit Kalzium- und Vitamin-D-Resorptionsstörung (Malassimilations- und Malabsorptionssyndrome jeder Art, **s. Kap. III.6.7**).

Klinik: Leitsymptome und -befunde: Im Vordergrund steht die Symptomatik der entsprechenden Grunderkrankung.

(1) Renale Form: Kalzium im Serum erniedrigt bis normal, Phosphat erhöht, harnpflichtige Substanzen erhöht, Kalzium- und Phosphatausscheidung im 24-h-Sammelurin erniedrigt. Vermehrte Kalziumresorption aus den Knochen führt zu der renalen Osteodystrophie (urämische Osteopathie **s. Kap. III.8.3**, „Renale Osteopathie, Störungen des Kalzium-Phosphat-Stoffwechsels").

(2) Intestinale Form: Kalzium und Phosphat im Serum normal bis erniedrigt, Kalziumausscheidung im Urin erniedrigt, Phosphatausscheidung normal bis erhöht.

Bei beiden Formen ist das intakte Parathormon im Serum erhöht bis stark erhöht.

THERAPIE

Beim sekundären Hyperparathyreoidismus steht die Behandlung der Grunderkrankung im Vordergrund. Therapie der intestinalen Malabsorption (**s. Kap. III.6.7**, „Therapie"). Bei chronischer Niereninsuffizienz rechtzeitige Hemmung der intestinalen Phosphatresorption (Kalziumbikarbonatpräparate **s. Kap. III.8.3**, „Renale Osteopathie, Störungen des Kalzium-Phosphat-Stoffwechsels") und orale Kalziumgabe. Falls dies nicht ausreicht, Substitution mit Calcitriol (Rocaltrol®) bzw. Vitamin D_3 unter regelmäßiger Kontrolle des Serumkalziums (anfangs wöchentlich, später monatlich und länger). Als laborchemisches Ziel gelten ein niedrig-normales Serumkalzium und ein im oberen Normbereich liegendes intaktes Parathormon. Die Calcitriol- bzw. Vitamin-D_3-Dosis muss individuell angepasst werden, bei einer Überdosierung besteht die Gefahr einer metastatischen Verkalkung.

Therapie der Hypokalzämie (**s. Kap. III.1.1.4.2**, „Therapie" und **III.8.3**, „Renale Osteopathie, Störungen des Kalzium-Phosphat-Stoffwechsels").

3.1.4 Tertiärer Hyperparathyreoidismus

Ätiologie und Pathogenese: Der tertiäre Hyperparathyreoidismus entsteht aus dem sekundären HPT im Rahmen einer konsekutiven Autonomie der PTH-Sekretion. Bei der renalen Form (**s. Kap. III.13.3.1.3**, „Leitsymptome und Befunde") kann das Serumkalzium erniedrigt sein (infolge Hyperphosphatämie). Bei Senkung des Phosphatspiegels mittels intestinaler Phosphatbindung durch Kalziumkarbonat erfolgt die Manifestation der Hyperkalzämie.

THERAPIE

Totale und subtotale Parathyreoidektomie mit Reimplantation von autologem Epithelkörperchengewebe in die Muskulatur (M. brachioradialis, M. pectoralis, M. sternocleidomastoideus).

3.2 Epithelkörperchenunterfunktion

3.2.1 Hypoparathyreoidismus

Ätiologie und Pathogenese: Fehlende oder verminderte PTH-Sekretion.

Ursachen:

(1) Aplasie oder Hypoplasie der Epithelkörperchen (idiopathischer primärer Hypoparathyreoidismus),

(2) Schädigung der Epithelkörperchen bei Strumektomie (parathyreopriver Hypoparathyreoidismus),

(3) autoimmunologisch bedingter Untergang der Epithelkörperchen (z.B. im Rahmen des pluriglandulären Autoimmunsyndroms [PAS] Typ I und II).

Der PTH-Mangel führt zu Hypokalzämie, Hyperphosphatämie und zum klinischen Bild einer Tetanie. Bei langfristig bestehender Hypokalzämie können Verkalkungen der Stammganglien und der Augenlinsen auftreten.

Klinik: (**s. Kap. III.1.1.4.2**, „Klinik" und **III.8.3**, „Renale Osteopathie, Störungen des Kalzium-Phosphat-Stoffwechsels").

Therapie

Entsprechend der Hypokalzämie (**s. Kap. III.1.1.4.2**, „Therapie" und **III.8.3**, „Renale Osteopathie, Störungen des Kalzium-Phosphat-Stoffwechsels").

3.2.2 Pseudohypoparathyreoidismus

Ätiologie und Pathogenese: Ein Hypoparathyreoidismus im eigentlichen Sinne liegt hierbei nicht vor, stattdessen handelt es sich um ein seltenes hereditäres Leiden mit PTH-Resistenz am Erfolgsorgan. Bei einigen Patienten wird hingegen ein biologisch nicht vollwertiges PTH-Molekül gebildet.

Klinik: Symptomatik: Zeichen des Hypoparathyreoidismus, zusätzlich Kleinwuchs, Brachymetakarpie, Zahnanomalien, Katarakt, Oligophrenie und Weichteilverkalkungen, tetanische Anfälle.

Differenzialdiagnose: Pseudo-Pseudohypoparathyreoidismus (klinische Zeichen des Pseudohypoparathyreoidismus ohne PTH-Resistenz mit Hypokalzämie).

Therapie

Individuelle Dosierung mit Calcitriol (Rocaltrol®), Vitamin D_3 oder A.T. 10®. Der Serumkalziumspiegel sollte im unteren Normbereich liegen (**s. Kap. III.1.1.4.2**, „Therapie" und **III.8.3**, „Renale Osteopathie, Störungen des Kalzium-Phosphat-Stoffwechsels").

4 Krankheiten der Nebenniere

4.1 Nebennierenrindenunterfunktion

Als Nebennierenrindeninsuffizienz (NNRI) wird ein Mangel an Gluko- und Mineralokortikoiden bezeichnet. Wichtig ist die Unterscheidung in primäre und sekundäre NNRI. Die primäre NNRI beruht auf einer Schädigung oder Zerstörung der Nebennierenrinde. Bei der sekundären Insuffizienz liegt eine hypothalamische oder hypophysäre Schädigung vor; die Nebenniere selbst ist nicht zerstört, sie ist atrophisch. Es müssen mehr als $9/10$ der Nebennierenrinde zerstört sein, bis sich bei chronischem Verlauf Ausfallserscheinungen bemerkbar machen.

4.1.1 Primäre Nebennierenrindenunterfunktion

Akut auftretender oder chronisch sich entwickelnder Mangel an Nebennierenrindenhormonen (Glukokortikoide, Mineralokortikoide und Nebennierenandrogene).

Primäre Nebennierenrindeninsuffizienz (Morbus Addison)

Ätiologie und Pathogenese: Häufigste Ursache: So genannte „idiopathische Atrophie" (50–70 %) als Folge einer Immunadrenalitis (Autoantikörpernachweis). Es ist nur die Nebennierenrinde betroffen, das Mark bleibt erhalten. Seltener entzündliche Prozesse (Tuberkulose 25 %), Amyloidose, Tumormetastasen, Sarkoidose, Hämorrhagien, zytotoxische Substanzen (besonders Adrenostatika, verschiedene Antimykotika). Das Nebennierenmark wird hierbei meist mit zerstört, was sich in einem Mangel an Adrenalin äußert. Beim M. Addison sind Gluko- und Mineralokortikoide vermindert. Der erniedrigte Cortisolspiegel führt zur CRH-ACTH-Mehrsekretion, der Hypoaldosteronismus zu Hyponatriämie, Hyperkaliämie und Hyperreninämie. Wegen der engen strukturellen Verwandtschaft zwischen ACTH, β-MSH und seinen Vorläufermolekülen tritt durch den Überschuss eine Stimulation der Melanozyten und damit Braunfärbung der belichteten und mechanisch beanspruchten Hautpartien ein.

Klinik: Das klinische Bild wird durch Dauer und Ausmaß der Unterfunktion geprägt. Verstärkend wirken akut eintretende Stresszustände (Infekte, Operationen, Unfälle etc.).

Leitsymptome und -befunde: Schwäche und Ermüdbarkeit, Gewichtsverlust, zunehmende braun-graue Pigmentierung (lichtexponierte Stellen, Druckstellen, Hautfalten, Mamillen, perigenital und perianal, neuere Narben, Mundschleimhaut etc., gelegentlich in Verbindung mit Vitiligo), Anorexie, Erbrechen, Übelkeit, Abdominalschmerzen, Verstopfung, Salzhunger, Muskelschmerzen, Hypotonie, Ausfall der Schambehaarung bei der Frau. Psychosyndrom: Reizbarkeit, Schwäche, Antriebsarmut.

Diagnostische Hinweise: Hyperkaliämie, Hyponatriämie, niedrige bis hypoglykämische Blutzuckerwerte, Eosinophilie, Retention harnpflichtiger Substanzen, selten Hyperkalzämie. Sicherung der Diagnose durch Nachweis der erniedrigten Plasma- und Urincortisolkonzentration. Das ACTH im Plasma ist erhöht, Aldosteron im Plasma und Urin vermindert, Reninaktivität wegen Hypovolämie erhöht. Geringe oder fehlende Stimulation der Cortisolsekretion im ACTH-Kurztest, DHEA-S herabgesetzt.

Radiologische Diagnostik: Nebennierenverkalkungen? Hinweise auf abgelaufene Lungen-, Nieren- oder Knochentuberkulose.

Therapie

Die lebenslang erforderliche Substitutionstherapie muss den Glukokortikoid- wie den Mineralokortikoidmangel ausgleichen.

Standardtherapie

Cortison- oder Cortisolsubstitution (Cortison CIBA®, Hydrocortison Hoechst®) als Glukokortikoide, Dosis i.d.R. Cortison 25 mg morgens, 12,5 mg abends, Cortisol 10 mg morgens und mittags, 5 mg abends (Imitation der Sekretionsrhythmik) bzw. Cortisol 10–10–0 mg. Die Tagesdosis richtet sich in erster Linie nach dem Wohlbefinden des Patienten, dem Serumkalium und dem Blutdruck, die Serumcortisolspiegel sollten morgens um 20 µg/dl, abends um 10 µg/dl liegen, ohne dass sich eine Cushing-Symptomatik entwickelt (Gesicht!). Die Braunfärbung der Haut muss sich zurückbilden.

Als Mineralokortikoid wird Fludrocortisonacetat (Fludrocortison®, Astonin® H) 0,05–0,2 mg/Tag morgens verabreicht. Hierunter Normalisierung von Natrium und Kalium; bei hartnäckiger, sonst nicht erklärbarer Hypotonie Dosis erhöhen.

Adrenaler Androgenmangel der Frau führt gelegentlich zu Libidoverlust; Ersatz möglich unter Beachtung der UAW durch Androgene, bevorzugt DHEA 25–50 mg (z.B. Prasteron), ausnahmsweise auch Testosteronabkömmlinge (Megagrisevit mono®, Deca Durabolin®, Andriol®).

Bei Verdacht auf floride Tuberkulose zusätzlich Therapie mit Tuberkulostatika.

Cave: Unterdosierung mit Glukokortikoiden (Adynamie, Müdigkeit etc.), Überdosierung mit Glukokortikoiden (Cushing-Syndrom, Osteoporose etc.). Unterdosierung mit Mineralokortikoiden (Hyponatriämie, Hyperkaliämie, Hypotonie), Überdosierung mit Mineralokortikoiden (Hypokaliämie, Hypernatriämie, Ödeme, Hypertonie). Regelmäßige Kontrollen von Gewicht, Blutdruck, Elektrolyten, seltener Blutzucker, harnpflichtigen Substanzen. Ausstellen eines Notfallausweises, iatrogene Gefährdung der Patienten durch Verwechslung der Substitutionstherapie infolge Verkennung der Äquivalenzdosen mit den antiphlogistisch verwendeten Kortikoiden.

Bei Stresszuständen (Operationen, Infekte, Traumen) ist eine Erhöhung der Glukokortikoiddosis erforderlich. Beispiel: Bei schwerer Erkältung oder besonderer körperlicher Belastung, Zahnextraktionen 2- bis 3fache Dosis über 1–2 Tage, bei Schluckunfähigkeit parenterale Applikation. Vor größeren Operationen stationäre Voruntersuchung, Vorsicht bei Narkotikagabe, Vermeidung von Morphinderivaten. Am Operationstag 100 mg Cortisol (Hydrocortison Hoechst® in 0,9 %iger NaCl-Lösung während der ersten 8 h und weitere 100 mg während der folgenden 16 h). Volumensubstitution beachten, Fludrocortison® bzw. Astonin® H oral. Am 2. Tag 100–150 mg und am 3. Tag 100 mg Cortisol der üblichen Infusionslösung zusetzen. Danach schrittweise Übergang auf orale Standardtherapie (s.o.). Erreichen der Erhaltungstherapie nach 5–10 Tagen.

Behandlung während Schwangerschaft und Entbindung

Fortsetzung der Substitutionstherapie, langsame Erhöhung der Dosis ab Mens III auf 50 mg/Tag. Bei Hyperemesis und bei der Geburt (grundsätzlich im Krankenhaus) parenterale Verabreichung (25–50 mg Cortisol i.v. alle 8 h).

Akute Nebennierenrindeninsuffizienz (Addison-Krise)

Ätiologie und Pathogenese: Traumen, Operationen, Infekte bei unbehandelter chronischer NNRI, Unterbrechung der Steroidtherapie bei bekannter NNRI, Blutung mit bilateraler Nebennierenrindennekrose, hämorrhagische Diathese, Antikoagulanzientherapie bei Hypertonie, Nebennierenvenenthrombose, Sepsis, Waterhouse-Friderichsen-Syndrom. Einblutung in ein cortisolproduzierendes Nebennierenadenom.

> **! WICHTIG:**
> Die Nebennierenrinde kann weitgehend regenerieren – daher Notwendigkeit, die Substitutionstherapie in angemessener Zeit zu überprüfen.

Klinik: (1) **Warnsignale:** zunehmende Adynamie, Hypotonie, Nausea, Erbrechen, Oligurie und Exsikkose, Unruhe, Körpertemperatur meist niedrig bis subnormal.
(2) **Vollbild:** Brechattacken, Diarrhöen, Schocksymptomatik, manchmal pseudoperitonitisches Bild mit Abwehrspannung und Druckschmerzhaftigkeit, gelegentlich pseudomeningitische Symptomatik; Somnolenz bis Koma. Terminal nicht selten Hyperpyrexie.

Diagnostische Hinweise: Hyponatriämie (< 130 mval/l) und Hypovolämie, Hämokonzentration (Hämatokrit immer auf 50 % und mehr erhöht), Hyperkaliämie (5,0–5,5 mval/l, normale Werte schließen eine Krise jedoch nicht aus). Hypoglykämie, Retention harnpflichtiger Substanzen, Azidose, milde Hyperkalzämie.

Differenzialdiagnose: Coma uraemicum, hypophysäres Koma (**s. Kap. I.2.6**).

THERAPIE

Zielsetzung

Ausreichende Substitution der ausgefallenen Hormone, Bekämpfung von Schock und Hypotonie, Normalisierung des Elektrolyt- (Natriumbilanz bei der Addison-Krise mit ca. 50–100 mval = ca. 2 g Natrium täglich negativ) und Wasserhaushalts, ausreichende Glukosezufuhr. Hohe Hormondosen sind erforderlich, da die Wirkungsbedingungen, besonders wegen des Natrium-Wasser-Mangels, schlecht sind. Wegen der schockbedingten verzögerten Resorption erfolgt die Medikation zunächst intravenös!

Vorgehen in der Praxis

Bei Entstehung von **Warnsignalen** (s.o.) 100 mg Hydrocortison oder 25–50 mg Prednisolon (z.B. Solu-Decortin®-H, Hostacortin® H-solubile oder Ultracorten®-H „wasserlöslich") i.v., sofortige Klinikeinweisung.

Bei **Vollbild** (s.o.):

(1) Blutentnahme vor Therapiebeginn (zur Bestimmung Natrium, Kalium, Hämatokrit, Cortisol).

(2) 100 mg Hydrocortison (Hydrocortison Hoechst®) i.v. Wenn nicht vorhanden, 25–50 mg Prednisolon i.v. (s.o.).

(3) Sofortige Klinikeinweisung. Auf dem Transport weitere 100 mg Hydrocortison oder 25 mg Prednisolon (Solu-Decortin®-H) in 500 ml 0,9%iger NaCl plus 50 ml 20–40%iger Glukoselösung.

(4) Bei Schockgefahr (RR systolisch < 100 mmHg) Therapie wie unter (2) und (3), Therapie entsprechend den Richtlinien zur Behandlung des hypovolämischen Schocks (**s. Kap. III.2.1.2**, „Therapie" und **I.2.5.2.3**, „Therapie"). **Cave:** Volumenbelastung.

Therapie im Krankenhaus

Initial:

(1) Überwachung (von Blutdruck, Puls, ZVD, Gewicht, EKG, Natrium, Kalium, Kreatinin, Glukose, Harnmenge) unter Intensivbedingungen nach den allgemeinen Richtlinien (**s. Kap. I.2.3**). Bei Hypothermie warme Decken.

(2) Fortsetzung der Hormonsubstitution im Rahmen der Infusionstherapie: 10 mg Hydrocortison (s.o.) oder 4–5 mg Prednisolon/h (s.o.). Bei ausgesprochener Hyponatriämie und Hyperkaliämie Mineralokortikoidzusatz (z.B. Astonin® H, Fludrocortison®).

(3) Volumensubstitution: Gesamtmenge wegen Volumenempfindlichkeit beachten.

(4) Schocktherapie (**s. Kap. I.2.5.2**, „Therapie"). Ausreichende Cortisolsubstitution (ca. 300 mg/24 h) beachten. Bei Verwendung von Decortin, Prednisolon u.a. zusätzlich Mineralokortikoide p.o.

(5) Bei Hyperpyrexie: Kalte Wadenwickel, Acetylsalicylsäure o.Ä.

(6) Antibiotische Therapie (**s. Kap. II.4.1.3.18**).

(7) Bei Fortbestehen (noch 12 h nach Therapiebeginn) der Einschränkung der Bewusstseinslage (Verdacht auf hypoglykämischen Hirnschaden) Erhöhung des Glukoseangebots: 500 ml 20%ige Glukose langsam (100–120 min) i.v. Eventuell neue differenzialdiagnostische Erwägungen anstellen.

Nach Besserung:

Fortsetzung der Hormonsubstitution: Im Rahmen der Infusionstherapie 10 mg Hydrocortison oder 2–5 mg Prednisolon/h i.v. oder bei Schluckfähigkeit p.o. (Hydrocortison 5 × 40 mg, Cortison Ciba® 5 × 50 mg plus Fludrocortison 5 × 0,1 mg).

Anschließend:

Schrittweiser Abbau der Hormonsubstitution bis zur Dosis der Standardtherapie (s.o.). Nach Rekompensation Suche nach Ursache der Krise.

4.1.2 Sekundäre Nebennierenrindeninsuffizienz (sekundär hypothalamische oder hypophysäre Nebennierenrindeninsuffizienz)

Ätiologie und Pathogenese: Hypophysenvorderlappeninsuffizienz mit nachfolgender sekundärer Nebennierenrindeninsuffizienz, Nebennierenrindeninsuffizienz nach Steroidtherapie, Nebennierenrindeninsuffizienz als Folge einer hypothalamo-hypophysären Schädigung.

Klinik: Leitsymptome und -befunde: Adynamie, besonders nachmittags und abends, Hypotonie, gelegentlich leichte Hyperkaliämie und Hyponatriämie. Die klinische Symptomatik tritt unter Stresszuständen hervor. „Alabasterblässe" bei hypothalamisch-hypophysärer Insuffizienz. Bei Hypophysentumoren bzw. Schädigungen des Hypothalamus oder Hypophysenstiels gleichzeitiger Ausfall anderer hypophysärer Partialfunktionen (STH, LH und FSH, Schilddrüsenhormone, ACTH u. Cortisol niedrig) mit entsprechender klinischer Symptomatik.

Diagnostische Hinweise: Subnormaler oder fehlender Anstieg von Cortisol nach ACTH-Injektion, Aldosteronexkretionsrate vermindert. ACTH im Serum bei sekundär hypothalamischer und hypophysärer Nebennierenrindeninsuffizienz niedrig. Sensitivität des ACTH-Tests jedoch nur ca. 70 %. Beweis der sekundären Nebenniereninsuffizienz durch Insulin-Hypoglykämie-Test.

THERAPIE

Entsprechend dem Allgemeinbefinden und der Kontrolle der Serummineralien (Natrium, Kalium) Substitution von Glukokortikoiden (Cortison Ciba®, 12,5–37,5 mg, Hydrocortison Hoechst® 10–30 mg), bei Mineralveränderungen sowie hartnäckiger Hypotonie 0,05–0,1 mg Fludrocortison (Astonin® H) täglich. Patienten, bei denen eine Dauersubstitution nicht erforderlich ist, sollten Cortison für außergewöhnliche Belastungen (Infekte, Zahnextraktionen etc.) mit sich führen. Dosierung 50–150 mg/Tag.

> **! WICHTIG:**
> Alle Patienten mit einer bekannten manifesten oder latenten Nebennierenrindeninsuffizienz sollten mit einem Notfallausweis ausgestattet werden, da die Prognose im Notfall wesentlich von der frühen und richtigen Diagnosestellung abhängt.

4.2 Cushing-Syndrom und M. Cushing

Ätiologie und Pathogenese: Das Cushing-Syndrom entsteht durch Überproduktion von Steroiden mit Glukokortikoidwirkung, die fast ausnahmslos im Nebennierenrindengewebe gebildet werden. Die Mehrproduktion betrifft in erster Linie Cortisol, in wechselndem Ausmaß, aber insgesamt quantitativ geringer, Mineralokortikoide und Androgene. Das klinische Bild wird geprägt durch die gebildeten Hormone und Steroidmetaboliten. Als Ursachen des M. Cushing (Adenom des HVL) bzw. des Cushing-Syndroms (alle anderen Ursachen) kommen in Betracht:

(1) Mehrproduktion von ACTH als Folge eines basophilen Adenoms des Hypophysenvorderlappens (Mikro- oder Makroadenom) oder einer hypothalamischen CRH-Mehrproduktion,
(2) autonom sezernierende noduläre Nebennierenrindenhyperplasie (meist beidseitig; mikronodulär, familiär als Teil des Carney-Komplexes mit multiplen Lentigines, perioralen oder atrialen Myxomen oder makronodulär bei Erwachsenen; sehr selten ektope adrenale Rezeptorexpression),
(3) autonom sezernierender Nebennierenrindentumor (Adenom, seltener Karzinom),
(4) paraneoplastisch durch Produktion ACTH- und CRH-ähnlicher Polypeptide aus nichtendokrinen Tumoren (Bronchial-, Thymus-, Pankreaskarzinoide),

(5) iatrogen durch Verabreichung von steroidhormonhaltigen Pharmaka mit Glukokortikoidwirkung (Tabletten, Salben, Inhalationen, Depotinjektionen).
In (2) und (4) liegt eine Nebennierenhyperplasie vor, in (3) und (5) eine Atrophie der normalen Nebennierenrinde.

Klinik: Leitsymptome und -befunde: Vollmondgesicht, Stammfettsucht, Hypertonie, gerötetes Gesicht, Amenorrhö bei Frauen, Hirsutismus bei Frauen, Muskelschwäche, Striae rubrae, Hautblutungen, Osteoporose, Knöchelödeme, Büffelnacken, Akne, Rückenschmerzen.

Diagnostische Hinweise: Cortisol im Plasma und im Urin erhöht, Cortisoltagesrhythmik aufgehoben, weitere Differenzierung durch Verhalten von Cortisol und ACTH im Dexamethasonhemmtest. MRT der Hypophyse mit Kontrastmittelbolus, transabdominale Sonographie, Endosonographie und Computertomographie der Nebennieren, ggf. Nebennierenkatheter mit seitengetrennter Bestimmung von Cortisol und anderen adrenalen Hormonen sowie Sinuspetrosus-Katheter mit gezielt vergleichender Blutentnahme zur Bestimmung von ACTH unter CRH-Stimulation. Bei Verdacht auf Metastasierung MRT und Szintigraphie der Nebennieren mit ^{131}I-Cholesterol. Bei Verdacht auf eine ektope ACTH- und/oder CRH-Produktion ^{131}I-Octreotide-Szintigraphie bzw. DOTATOC-PET-CT.

Differenzialdiagnose: Differenzialdiagnostisch muss die Adipositas abgegrenzt werden, ferner das Cortisolverhalten bei Patienten mit neurotisch gefärbten Depressionen, chronischem Alkoholismus.
Bei Fehlen radiologischer Tumorzeichen, aber eindeutiger Hormondiagnostik Suche nach paraneoplastischen Hormonproduktionsstellen (z.B. atypisches Bronchialkarzinoid etc.).

THERAPIE

Operative Therapie
Exakte Klärung der Differenzialtherapie

(1) Mikro- oder Makroadenome des HVL: Mikrochirurgische Tumorentfernung auf transsphenoidalem Wege. Die funktionellen Ergebnisse hängen weitgehend von Kenntnisstand und Erfahrung des Operateurs ab. Bei Rezidiven Zweitoperation oder stereotaktische Bestrahlung („Gamma-Knife" oder Linearbeschleuniger) der Hypophyse. Ist eine Normalisierung von ACTH und Cortisol nicht zu erreichen, bilaterale Adrenalektomie; überbrückende und als im Einzelfall mögliche alternative, auch dauerhafte medikamentöse Therapieversuche mit Adrenostatika sind sinnvoll (**s. Kap. III.13.4.2**, „Medikamentöse Therapie bei Nebennierenrindenkarzinom").

(2) Paraneoplastisch bedingtes Cushing-Syndrom: Therapie des Primärtumors (Operation, zytostatische Therapie oder perkutane Bestrahlung). Bei ausgeprägtem Cushing-Syndrom Therapieversuch mit Inhibitoren der Steroidsynthese (**s. Kap. III.13.4.2**, „Medikamentöse Therapie bei Nebennierenrindenkarzinom"). Beim paraneoplastisch bedingten Cushing-Syndrom, bei Karzinoiden und neuroendokrinen Karzinomen mit ACTH-Sekretion Therapie mit lang wirkenden Somatostatinanaloga. Kontrolle der Wirksamkeit durch Cortisolbestimmung; ggf. zusätzliche Substitutionstherapie oder bilaterale Adrenalektomie.

(3) Adenome bzw. Karzinome der NNR: Vollständige operative Entfernung des Tumorgewebes. Bei Vorliegen eines NNR-Karzinoms auch bei makroskopisch vollständiger Entfernung Nachbestrahlung des Tumorbetts und Adrenostatikagabe (s.u.). Die medikamentöse Therapie während der Operation muss wegen der funktionellen Atrophie des gesunden Nebennierenrindengewebes zunächst wie bei der totalen Adrenalektomie erfolgen. Die spätere Substitutionstherapie richtet sich nach Größe und Funktionszustand der verbliebenen Nebenniere bzw. bei Karzinomen nach der Effektivität der medikamentösen Therapie. Auch nach scheinbar völliger Entfernung des Karzinoms scheinen eine Nachbestrahlung des Tumorbetts und eine adrenostatische Therapie über Jahre empfehlenswert. Zur Therapie sind spezielle Erfahrungen erforderlich.

Operationsvorbereitung
Bei bestehendem Diabetes mellitus Insulintherapie, parenteraler Ausgleich einer Hypokaliämie. Die präoperative medikamentöse Blutdrucksenkung muss vorsichtig gehandhabt werden. Senkung auf Werte nicht < 160 mmHg systolisch. Gefahr des intra- und postoperativen Blutdruckabfalls.

Kortikoidsubstitution bei Adrenalektomie wegen bilateraler Hyperplasie und hormonaktiver Nebennierenrindentumoren
Von Beginn der Narkose i.v.-Infusion von 1 l Glukose/physiologische NaCl-Lösung (2:1) mit 200 mg Hydrocortison über 8 h. In den folgenden 16 h wieder 1 l derselben 2:1-Infusionslösung mit 200 mg Hydrocortison.
Bei Hypotonie (RR < 100 mmHg systolisch) 2. Infusion mit 10 mg Arterenol® oder anderen Sympathomimetika in 500 ml physiologischer NaCl-Lösung. Die Infusion soll nie unterbrochen werden.
(1) **1. und 2. postoperativer Tag:** 2 l 2:1-Glukose/physiologische-NaCl-Lösung mit je 100 mg Hydrocortison/l i.v.
(2) **3. postoperativer Tag:** Wenn möglich, auf Cortisonpräparate p.o. übergehen in Dosierung von 4 × 2 Tbl. à 25 mg Cortison bzw. Hydrocortison.
(3) **4. postoperativer Tag:** 3 × 2 Tbl. Cortison Ciba® oder Hydrocortison p.o.
Danach je nach Verlauf schrittweise Reduktion im Verlauf von 6–8 Wochen auf die Erhaltungs-Substitutionsdosis von 25–50 mg Cortison Ciba® oder Hydrocortison p.o. plus 0,1 mg Fludrocortison oder Astonin® H p.o.

Medikamentöse Therapie bei Nebennierenrindenkarzinom
Die bisher besten Behandlungserfolge wurden unter der Therapie mit o,p'-DDD (Mitotane = Lysodren®) bei Patienten mit Nebennierenkarzinom berichtet. Zunächst sollte möglichst viel Tumorgewebe operativ entfernt werden. Danach Bestrahlung des Tumorbetts und anschließende Behandlung mit 1,5–12 g Lysodren® täglich unter gleichzeitiger Substitution der Nebennierenrindenhormone, zur besseren Verträglichkeit auf mehrere Tagesdosen verteilt. o,p'-DDD stört die Bestimmung der Urinsteroide. Lange Halbwertszeit durch Akkumulation im Fettgewebe, deshalb auch lange Wirkzeit. Monitoring durch Bestimmung von Serumspiegeln erforderlich. UAW: Anorexie, Durchfälle, Erbrechen, Depressionen, Leukopenie, Neuropathie. Erfolge bei etwa 2/3 der behandelten Patienten, Regression von Metastasen bei etwa 1/3 der Fälle.
Die Behandlung mit Enzyminhibitoren (Metyrapon = Metopiron®, Aminoglutethimid = Orimeten®, Cytadren® [Schweiz, Ciba Geigy], Trilostan = Modrenal®, Ketoconazol = Nizoral® und Etomidat = Hypnomidate®), die die Kortikoidsynthese blockieren, hat einen therapeutischen Effekt bei inoperablen hormonaktiven Nebennierenrindenkarzinomen und paraneoplastischen Cushing-Syndromen.
Zur raschen Senkung des Plasmacortisols unter o,p'-DDD-Therapie kann gleichzeitig mit Metopiron®, 3-mal 250–1000 mg/Tag, behandelt werden. Kontrolle der Therapie durch Plasmacortisolbestimmung. Darunter übermäßige Produktion von mineralokortikoidwirksamen Steroiden, daher gleichzeitige Verabfolgung von Dexamethason bis 1,5 mg/Tag und ggf. Spironolacton und Furosemid. Besserung nur kurzfristig. Auch Aminoglutethimid (Orimeten®) hemmt in einer Dosierung von 1–2 g/Tag die adrenale Steroidsynthese. Die UAW-Rate ist hoch. Therapie und weitere Führung in entsprechend spezialisierten Zentren.
Eine Chemotherapie kann ebenfalls zur Partialremission führen. Wegen der Seltenheit der Erkrankung existieren nur beschränkte Erfahrungen. Am besten evaluiert sind das so genannte

Berrutti-Schema (Doxorubicin, Cisplatin und Etoposid) oder Carboplatin/Etoposid. Partielle Remissionnen sind beschrieben.

4.3 Adrenogenitales Syndrom mit und ohne Hypertonie und Salzverlustsyndrom

Durch Überproduktion androgen- oder mineralokortikoidwirksamer Steroide hervorgerufene Krankheitsbilder, die i.d.R. mit abnormer Virilisierung einhergehen. Sie werden unterteilt in kongenitale und erworbene Formen.

Ätiologie und Pathogenese: Kongenitale Formen: Hervorgerufen durch Enzymdefekte der Nebennierenrinde (21β-Hydroxylasemangel, seltener 11α-Hydroxylasemangel oder 3β-Hydroxydehydrogenasemangel) mit nachfolgender Minderung der Cortisolsynthese und daraus resultierender ACTH-Mehrproduktion mit nachfolgender adrenaler Stimulation und Mehrproduktion von Steroidhormonvorläufern (androgen- und mineralokortikoidwirksame Steroide).

Erworbene Formen: Tumoren von Nebennierenrinde, Ovarien oder Testes, die Steroidhormone oder Metaboliten mit androgener bzw. mineralokortikoider Wirkung produzieren.

Nicht-klassisches adrenogenitales Syndrom (Synonym: Late-onset-AGS): Klinische Manifestation eines der o.g. Enzymdefekte im Erwachsenenalter, primär normale Geschlechtsentwicklung, dann bei Frauen Zeichen der Virilisierung und/oder Sterilität.

Klinik: Leitsymptome und -befunde: Kongenitale Formen führen bei **Mädchen** zu Vermännlichung der äußeren Genitalien, Längenakzeleration mit vorzeitigem Epiphysenverschluss, männlichem Körperbau, Amenorrhö, Fehlen der weiblichen sekundären Geschlechtsmerkmale (Pseudohermaphroditismus femininus). Bei **Knaben** frühe Virilisierung, Muskelansatz, früher Wachstumsspurt mit vorzeitigem Epiphysenschluss. Unbehandelt geringe Erwachsenenendgröße.

Postpuberales Auftreten (Tumoren): Bei der Frau Rückgang sekundärer Geschlechtsmerkmale, zunehmende Virilisierung mit Hirsutismus und Klitorishyperplasie. Bei Salzverlustsyndrom Hypotonie, Exsikkose, Erbrechen. Bei 11β-Hydroxylasemangel Mineralveränderungen und Hypertonie.

Diagnostische Hinweise: Stark erhöhte Ausscheidung von Pregnantriol und Pregnantriolon. Im Serum erhöhte Werte für 17α-Hydroxyprogesteron, 17α-Hydroxypregnenolon, DHEA-Sulfat, evtl. Testosteron bzw. andere Metaboliten der Steroidsynthese. Cortisol niedrig, ACTH erhöht. Steroidmuster und Supprimierbarkeit im Dexamethasonhemmtest weisen auf kongenitalen Enzymdefekt, fehlende oder unzureichende Hemmbarkeit auf Tumor hin, Mineralverschiebungen (Natrium, Kalium) auf Fehlen bzw. Überschuss mineralokortikoidwirksamer Steroide. Beim „erworbenen AGS" werden Pregnantriol und Pregnantriolon praktisch nie vermehrt ausgeschieden, der Hauptteil der ausgeschiedenen 17-Ketosteroide (bis 90 %) besteht aus Dehydroepiandrosteron.

Differenzialdiagnose: Hirsutismus, polyzystisches Ovarsyndrom, Pubertas praecox.

THERAPIE

(1) Kongenitales AGS: Therapieziele: Ausgleich des endogenen Cortisol- und eventuellen Mineralokortikoidmangels. Suppression der ACTH-Produktion und damit Drosselung der pathologischen Hormonbildung der Nebennierenrinde. Eventuell Korrekturoperationen im Genitalbereich. Bei bekanntem Enzymdefekt der Eltern pränatale Diagnosestellung und intrauterine Therapie anstreben. Dies muss in einem hierfür spezialisierten Zentrum erfolgen.

(2) Unkompliziertes kongenitales AGS (ohne Salzverlustsyndrom mit Hypertonie): Medikamentöse Dauertherapie mit Cortisol (Cortison Ciba®, Hydrocortison Hoechst®). Initial kann die lebensalterentsprechende NNR-suppressive Dosis von Prednison bzw. Dexamethason (0,5–1,0 mg spät abends) eingesetzt werden. Prinzipiell kleinste Dosis ermitteln, die zum Verschwinden der Symptomatik führt und eine normale Genitalentwicklung (Verschwinden der adrenalen Hormonproduktion, Rückgang von DHEA-S, 17α-Hydroxyprogesteron) und normale Wachstumsgeschwindigkeit erlaubt. Cortison bzw. Cortisol später anderen Glukokortikoiden vorziehen. Bei gleichzeitig bestehendem Salzverlustsyndrom zusätzlich täglich Kochsalzzufuhr, 1–5 g/Tag, bei gleichzeitig notwendiger Erhöhung der Trinkmenge und Mineralokortikoidgabe (Fludrocortison, Astonin® H, Dosis individuell 0,025–0,1 mg p.o. täglich).

Therapieziele: Normalisierung von Serummineralien, 17α-Hydroxyprogesteron im Serum, Knochenalter und Wachstumsgeschwindigkeit sowie Pubertätsverlauf. Die Hypertonie bei Patienten mit 11β-Hydroxylase-Defekt sollte unter einer adäquaten Cortisoltherapie verschwinden. Sonst zusätzlich Gabe eines Antihypertensivums.

(3) Nicht-klassisches AGS: Therapieziel: Suppression des ACTH, damit Verringerung der Produktion und Sekretion adrenaler Androgene. Hierzu kann, wie oben angegeben, Prednison, Dexamethason, Hydrocortison oder Cortison eingesetzt werden (2). Ziel sind die Rückbildung der Virilisierungserscheinungen, was mehrere Monate in Anspruch nimmt, sowie die Beseitigung der androgenbedingten Sterilität. Bei fehlendem Kinderwunsch ist beim Late-onset AGS auch Ethinylestradiol (Diane®-35) eine therapeutische Option. Diagnostik und Therapie in fachendokrinologischen Praxen und Kliniken.

(4) Erworbenes adrenogenitales Syndrom: Nach vorausgegangener Diagnostik Operation des Tumors. Diagnostik, prä- und postoperative Therapie (**s. Kap. III.13.4.3**). Weitere medikamentöse Therapie entsprechend dem postoperativen Befund.

4.4 Hirsutismus

Definition: Verstärkte Sexual-, Körper- und Gesichtsbehaarung sowie Akne bei Frauen, gelegentlich mit gleichzeitiger Virilisierung.

Ätiologie und Pathogenese: Ursachen einer geschlechtsspezifisch maskulinen Mehrbehaarung sind neben einer fraglich stärkeren Empfindlichkeit der Testosteronrezeptoren der Haarfollikel (gesteigerte Aktivität der 5α-Reduktase, die die Umwandlung von Testosteron in das lokal wirksame Dihydrotestosteron katalysiert) ein oder mehrere gering ausgeprägte Enzymdefekte der Steroidhormonsynthese mit gering- bis mäßiggradig vermehrter Testosteron- und DHEA-Produktion (Ursprung: Ovarien häufiger als Nebennierenrinde). Dabei spielen Faktoren wie Alter (Pubertät, Menopause), Rasse und familiäre Belastung eine zusätzliche Rolle. Nicht selten ist die Ursache ein schwach ausgeprägtes AGS bzw. Late-onset-AGS.

Klinik: Leitsymptome und -befunde: Stärkerer Haar- bzw. Bartwuchs im Bereich der Wangen, des Kinns, am Hals, im Bereich der Brust (perimamillär und Busen), zeltförmig aufsteigende Schambehaarung, Akne, fettiges Haupthaar, sich ausbildende Stirnglatze und Geheimratsecken.

Diagnostische Hinweise: Ausschluss einer Nebennierenrindenhyperplasie, eines Nebennierenrindentumors, Ovarialtumors, polyzystischer Ovarien und eines Cushing-Syndroms. Bei wiederholt eindeutig erhöhtem Plasmatestosteron DHEA-S oder andere androgen wirksame Metaboliten der Steroidbiosynthese. Versuch der Lokalisationsdiagnostik durch selektive Blutentnahmen aus den Nebennierenvenen und Venae ovaricae zur Hormonanalyse.

THERAPIE

Beginnend mit 10–50 mg Cyproteronacetat (Androcur®) vom 5.–14. Zyklustag. Ethinylestradiol (Progynon® C oder Diane®-35) vom 5.–21. Tag, 3–6 Tage später erfolgt jeweils eine Entzugsblutung. Therapie muss individuell durchgeführt werden. Als UAW gelegentlich Übelkeit, Gewichtszunahme, Mastodynie, Depressionen, Libidominderung. Bei ausschließlich adrenalem Hirsutismus, ggf. alternativ bei Kinderwunsch 0,25–0,75 mg Dexamethason abends. Ein Therapieeffekt tritt nach 2–3 Monaten ein. Ferner kosmetische Entfernung unerwünschter Haare durch Elektrokoagulation der Haarwurzeln, Wachs, Bleichung, Anwendung von Enthaarungscremes.

Bei Therapieversagen Kombination von Spironolacton und Diane®-35 möglich.

> **WICHTIG:**
> Unter Androcur®-Therapie wurden unter experimentellen Bedingungen im Tierexperiment Lebertumoren beschrieben. Bei Einnahme von Androcur® und/oder Spironolacton sichere Kontrazeption wegen Risikos von kindlichen Malformationen.

4.5 Das „Inzidentalom" der Nebennieren

Unter einem Inzidentalom der Nebenniere versteht man eine adrenale Raumforderung, die sich klinisch nicht manifestiert und die zufällig bei einer schnittbildgebenden Untersuchung (CT oder NMR), die aus anderer Indikation durchgeführt wird, entdeckt wird. Es kann sich dabei beispielsweise um Adenome der Nebennierenrinde handeln, um Lymphome, Hämatome, Karzinome, Metastasen oder Angiomyolipome. Ziel der Diagnostik ist es, eine hormonelle Aktivität auszuschließen oder zu beweisen. Ferner muss die Dignität der Raumforderung eingegrenzt werden, ab einer Größe von 5 cm ist mit einem relevanten Risiko für das Vorliegen eines Nebennierenkarzinoms zu rechnen.

THERAPIE

Eine Therapieindikation wird bei Nachweis einer Hormonsekretion sowie einer Tumorgröße von über 5 cm gesehen. Therapie der Wahl ist die Operation, idealerweise extra-/retroperitoneal endoskopisch. Kleinere hormoninaktive Tumoren werden verlaufskontrolliert und bei Wachstumstendenz operiert.

5 Erektile Dysfunktion

Definition: Die erektile Dysfunktion ist als partielle oder vollständige Erektionsschwäche (**Impotentia coeundi**) ein Spezifikum des männlichen Geschlechts, während die **Impotentia generandi**, die Infertilität, beide Geschlechter betrifft. Die penile Erektion wird als Funktionszustand definiert, bei dem es zu einer Volumenzunahme des Penis kommt, wobei in aufrechter Position ein Erektionswinkel von 45° über die Horizontalebene erreicht werden soll. Unter einer erektilen Dysfunktion versteht man eine über 6 Monate andauernde Beeinträchtigung des Erektionsvermögens, die einen befriedigenden Geschlechtsverkehr nahezu ausschließt. Während man unter einer primären erektilen Dysfunktion eine seit der Pubertät bestehende Erektionsstörung versteht, tritt die sekundäre erektile Dysfunktion meist nach dem 40. Lebensjahr auf. Sie beinhaltet altersabhängig einen zum Teil beträchtlichen Leidensdruck und ist eng mit Versagens- und Erwartungsängsten verbunden. Es wird angenommen, dass jeder 8. männliche Bundesbürger unter Potenzstörungen leidet.

Ätiologie und Pathogenese: Potenzstörungen beruhen auf einer Vielzahl sich zum Teil überlappender Ursachen. Eine Erektion wird physiologisch durch eine Relaxation der glatten Muskulatur eingeleitet, was zu einer bis 60fachen Steigerung des arteriellen Einstroms zu Beginn der Tumeszenz führt. Parallel mit der Erhöhung des arteriellen Einstroms und der Relaxation der glatten Muskulatur kommt es zur erheblichen Drosselung des venösen Abstroms. Die Steuerung dieser vaskulären Prozesse unterliegt weitgehend sympathischer und parasympathischer Kontrolle. In etwa 80 % sind organische Ursachen für Störungen verantwortlich. So müssen fokale penile Erkrankungen, neurogene Störungen, Gefäßerkrankungen, zentrale Funktionsstörungen, schwere Allgemeinerkrankungen sowie UAW unterschiedlichster Pharmakongruppen neben psychischen Faktoren (z.b. Depressionen, Stress) in Betracht gezogen werden. Differenzialdiagnostisch müssen insbesondere endokrine Störungen (primärer und sekundärer Hypogonadismus, Hyperprolaktinämie, hyper- und hypothyreote Stoffwechsellagen, östrogenproduzierende Tumoren) in Betracht gezogen werden.

Klinik und Diagnostik: Im Vordergrund der Untersuchung steht die exakte Erhebung der **Anamnese.** Neben der Allgemeinanamnese mit Fragen nach Dauer der Beschwerden, Verlauf, auslösendem Ereignis, Situations- und Partnerabhängigkeit, morgendlichen und nächtlichen Erektionen, traumatischen Ereignissen muss insbesondere nach internistischen Risikofaktoren, wie Nikotinabusus, Diabetes mellitus, arterieller Hypertonie, Hyperlipidämie sowie Medikamenteneinflüssen gefahndet werden. Die Konstanz der Befunde bei komplett fehlender Erektion und fehlender Stimulierbarkeit lässt auf eine organisch bedingte Genese schließen, während eine Partnerabhängigkeit bzw. eine situativ bedingte erektile Dysfunktion auf psychische Gründe bzw. exogene Noxen hinweist.

Im Rahmen der **körperlichen Untersuchung** ist auf Anzeichen eines Androgenmangels, wie schütter werdendem Barthaar, fehlende Spannkraft, Ausfallen der Axillar- und Schambehaarung, kleine weiche Testes und einen gynoiden Fettansatz zu achten. Ein fehlender Hodendruckschmerz leitet den Verdacht auf autonome Innervationsstörungen.

Die **Labordiagnostik** umfasst neben Blutfetten, Blutzucker, Leber- und Nierenwerten die Bestimmung von Testosteron, Östrogenen, Prolaktin sowie TSH und FT_4. Gegebenenfalls kann die Durchführung einer oralen Glukosebelastung sinnvoll erscheinen, ebenso wie der Therapieversuch mit 25–50 mg Sildenafil (Viagra®). Die Registrierung der Tumeszenz und Rigidität während des nächtlichen Schlafes sowie nach audiovisueller Stimulation gilt als Screening-Methode. Dopplersonographische Untersuchungen dienen der Beurteilung der penilen Arterien und Schwellkörpergefäße. Eine weiterführende neurologische bzw. psychologische Diagnostik kann im Einzelfall erforderlich werden.

THERAPIE

Prinzipiell sollte vor Einleitung therapeutischer Maßnahmen eine ausführliche Problem- und Risikoabschätzung erfolgen unter Einschluss der vom Patienten derzeit eingenommenen Medikation.
(1) Medikamente und Noxen (Alkohol, Nikotin) mit potenziell hemmendem Einfluss auf die erektile Funktion sollten, wenn möglich, vermieden werden.
(2) Generalisierte Erkrankungen, die in einem ursächlichen Zusammenhang mit der erektilen Dysfunktion zu sehen sind, bedürfen einer kausalen Behandlung (z.B. Diabetes mellitus, Hyperlipoproteinämie, arterielle Hypertonie, Ausschluss einer klinisch manifesten koronaren Herzkrankheit, Schilddrüsenstörungen, Hyperprolaktinämie). Ein primärer oder sekundärer Hypogonadismus bedarf der Substitution mit Androgenen. Geeignet sind hierzu Testosterongele (Testogel® 50 mg, Androtop® 50 mg täglich oder Testoviron® 250 mg i.v. alle 3–4 Wochen) oder Nebido® 1000 mg alle 3 Monate.
(3) Arterielle Durchblutungsstörungen können ggf. mittels mikrochirurgischer Techniken revaskularisiert werden.

(4) Bei Patienten mit Störungen des kavernös-venösen Abstroms kann mit Hilfe einer Okklusion oder Ligatur der venösen Leakagen eine Verbesserung der erektilen Funktion erreicht werden.

(5) Medikamentöse Therapie der Wahl sind selektive Hemmstoffe der cGMP-spezifischen Phosphodiesterase Typ 5 (PDE5). Sie verstärken die relaxierende Wirkung von Stickstoffmonoxid (NO) auf das Corpus-cavernosus-Gewebe. Wenn unter sexueller Stimulation die Aktivierung des NO/cGMP-Stoffwechselwegs stattfindet, bewirkt die PDE5-Hemmung eine Verstärkung der Erektion. Eingesetzt werden Sildenafil (Viagra® 50 mg 1 h vor dem Geschlechtsverkehr, maximal 100 mg 1-mal täglich, evtl. Reduktion auf 25 mg), Tadalafil (Cialis® 10 mg $1/2$–12 h vor dem Geschlechtsverkehr, maximal 20 mg 1-mal täglich) oder Vardenafil (Levitra® 10 mg $1/2$–1 h vor dem Geschlechtsverkehr, maximal 20 mg 1-mal täglich, evtl. Reduktion auf 5 mg). Dosisreduktionen sind erforderlich bei Leber- und Nierenfunktionsstörungen. Die gleichzeitige Anwendung von PDE5-Inhibitoren und Nitraten oder NO-Donatoren (z.B. Amylnitrit) ist kontraindiziert (siehe ausführliche Patienteninformation). Der kardiovaskuläre Status des Patienten muss berücksichtigt werden. Vasodilatatorische Eigenschaften können zu vorübergehenden Blutdrucksenkungen führen. Häufige UAW sind Flush, Kopfschmerzen, Schwindel, Rhinitis, Übelkeit und Dyspepsie, seltene Sehstörungen, Synkopen und Photosensibilität.

(6) Die Schwellkörperautoinjektionstherapie (SKAT) mit vasoaktiven Substanzen ist damit zunehmend in den Hintergrund getreten in der symptomatischen Therapie erektiler Störungen. Zur Anwendung kommen hierbei Substanzgemische aus Papaverin und Phentolamin sowie in jüngster Zeit zunehmend Prostaglandin E_1 (Alprostadil). Um mögliche Risiken der Therapie zu minimieren, sollte die Einstellung auf eine derartige Therapie von einem mit der Methode vertrauten Urologen erfolgen.

(7) Die nicht-invasive transurethrale Applikation von Prostaglandinen (Alprostadil) erscheint für viele Patienten attraktiver als die intrakavernöse Injektionstherapie. In einer klinischen Studie über 3 Monate konnte hierdurch bei 65 % der behandelten Männer ein Erfolg der Behandlung verzeichnet werden. Ihr Einsatz hat seit der Einführung von Viagra® an Bedeutung verloren.

(8) Vakuumpumpen, mit denen mittels eines Unterdrucks eine Erektion erzeugt und durch Überstreifen eines Gummiringes an der Penisbasis aufrechterhalten wird, scheitern häufig an der Akzeptanz des Patienten.

(9) Eine prothetische Versorgung mit semirigiden oder aufblasbaren Prothesen kommt heute nur noch bei ausgewählten Indikationen (z.B. schwere Traumata) in Betracht.

(10) Findet sich bei einem Patienten keine organische Ursache der Beschwerden und scheint anamnestisch eine psychische Genese der sexuellen Dysfunktion wahrscheinlich, kann der Patient einer weiteren psychologischen Betreuung und einer entsprechenden Partnertherapie zugeführt werden.

14 Ernährung und Stoffwechsel

W. A. Scherbaum, E. Windler, T. Poralla

1	**Über- und Unterernährung** 917	2.3.2	Hyperlipidämien 971
1.1	Adipositas 917	2.3.3	Necrobiosis lipoidica 972
1.2	Chronische Unterernährung 924	2.4	Therapie häufiger Folgeerkrankungen des Diabetes 972
1.3	Anorexia nervosa/Bulimie 927		
2	**Diabetes mellitus** 928	2.4.1	Nierenkomplikationen 972
2.1	Spezielle klinische Situationen 960	2.4.2	Augenkomplikationen 973
2.2	Diabetisches Koma und andere Komazustände des Diabetikers 961	2.4.3	Diabetische Neuropathie 974
		2.4.4	Diabetischer Fuß 976
2.2.1	Diabetische Ketoazidose 961	**3**	**Hypoglykämien** 977
2.2.2	Differenzialdiagnose: Alkoholische Ketoazidose 968	**4**	**Gicht und Hyperurikämien** 980
		5	**Hyper- und Dyslipoproteinämien** 987
2.2.3	Hyperosmolares nicht-ketoazidotisches Koma 969		
		6	**Hepatische Porphyrien** 1008
2.2.4	Laktatazidose 969	6.1	Akute intermittierende Porphyrie (und andere akute hepatische Porphyrien) 1009
2.3	Therapie häufiger Begleiterkrankungen des Diabetes 971		
2.3.1	Arterielle Hypertonie 971	6.2	Porphyria cutanea tarda (PCT) 1010

1 Über- und Unterernährung
W. A. Scherbaum, unter Mitarbeit von T. Rotthoff

1.1 Adipositas

Klassifizierung: Body-Mass-Index: Der BMI relativiert die durch die Körpergröße bedingten Unterschiede des Gewichts und zeigt eine enge Beziehung zum prozentualen und absoluten Fettgehalt des Körpers. Die Klassifikation des BMI stammt aus Beobachtungs- und epidemiologischen Studien und gibt lediglich einen Anhalt zur Einschätzung des relativen Erkrankungsrisikos im Vergleich zur Normalbevölkerung. Stark muskulöse Personen können als übergewichtig oder adipös eingestuft werden, obwohl sie nicht im eigentlichen Sinne adipös sind. Sehr kleine Menschen (< 1,52 m) können ebenfalls einen hohen BMI-Wert haben, der nicht durch Übergewicht verursacht ist. Der Zusammenhang zwischen BMI und Körperfett kann mit Alter, Geschlecht, Wasserhaushalt und ethnischer Abstammung variieren.

Der **Body-Mass-Index** berechnet sich wie folgt:

$$\text{BMI} = \frac{\text{Körpergewicht (in kg)}}{\text{Körpergröße}^2 \text{ (in m}^2\text{)}}$$

Beispiel: Körpergröße 180 cm, Gewicht 80 kg → BMI $80/1{,}8^2 = 24{,}7$ kg/m².
Nach dem BMI unterscheidet man folgende Kategorien:
(1) **Untergewicht:** BMI < 18,5 kg/m².
(2) **Normalgewicht:** BMI 18,5–24,9 kg/m².
(3) **Übergewicht (Präadipositas):** BMI 25,0–29,9 kg/m².
(4) **Adipositas Grad I:** BMI 30,0–34,9 kg/m².

(5) **Adipositas Grad II:** BMI 35,0–39,9 kg/m².
(6) **Adipositas Grad III:** BMI $\geq$ 40 kg/m².

Abdominelle Adipositas: Neben dem BMI kommt der Fettverteilung bei der Abschätzung des metabolischen und kardiovaskulären Risikos eine besondere Bedeutung zu. Das intraabdominelle Fettgewebe besitzt eine hohe metabolische Aktivität, weshalb die Bestimmung einer abdominellen Adipositas von Bedeutung ist.

Man misst den Bauchumfang in der Mitte zwischen dem unteren Rippenbogen und Crista iliaca superior (Taille). Eine abdominelle Adipositas liegt vor, wenn der Bauch-/Taillenumfang
bei Frauen $\geq$ 88 cm und
bei Männern $\geq$ 102 cm liegt.

Ätiologie der Adipositas: Übergewicht und Adipositas sind multifaktoriell bedingt, aber immer Folge einer gestörten Energiebilanz:
(1) familiäre Disposition, genetische Ursachen,
(2) moderner Lebensstil (Bewegungsmangel, Überernährung),
(3) soziokulturelle Einflüsse,
(4) Medikamente (z.B. Glukokortikoide, Neuroleptika, Sulfonylharnstoffe, Insulin, manche Antidepressiva),
(5) Essstörungen (z.B. Binge-Eating Disorder),
(6) Nikotinverzicht,
(7) endokrine Erkrankungen (z.B. Cushing-Syndrom, Hypothyreose), Immobilisierung,
(6) Schwangerschaft.

Komorbiditäten und Komplikationen bei Übergewicht/Adipositas: Das klinische Bild und das Risikoprofil der Adipositas wird durch ihr Ausmaß sowie die mit ihr assoziierten Erkrankungen bedingt. Hierzu zählen:
(1) arterielle Hypertonie,
(2) Störungen des Kohlenhydratstoffwechsels (Diabetes mellitus Typ 2, Insulinresistenz, Gestationsdiabetes, gestörte Glukosetoleranz),
(3) kardiovaskuläre Erkrankungen (koronare Herzkrankheit, Herzinfarkt, Herzinsuffizienz, Schlaganfall),
(4) Hypoventilations- und Schlafapnoesyndrom, Dyspnoe,
(5) gastrointestinale Erkrankungen (Cholezystolithiasis, nicht-alkoholische Steatohepatitis, Refluxkrankheit),
(6) degenerative Erkrankungen des Bewegungsapparats,
(7) psychosoziale Konsequenzen (Angststörungen, erhöhte Depressivität, Selbstwertverminderung, soziale Diskriminierung),
(8) Einschränkungen der Aktivitäten des täglichen Lebens,
(9) hormonelle Störungen (Hyperandrogenämie, polyzystisches Ovarsyndrom),
(10) Karzinome (Kolon, Endometrium, Prostata, Mamma).

THERAPIE

Die **Indikation** zur Gewichtsreduktion wird nach medizinischen Erwägungen gestellt. Als behandlungsbedürftig gelten nach den Leitlinien der Deutschen Adipositas-Gesellschaft Personen
(1) mit einem BMI $\geq$ 30 kg/m²,
(2) mit einem BMI zwischen 25,0 und 29,9 kg/m² und gleichzeitigem Vorliegen
- adipositasassoziierter Begleiterkrankungen (z.B. Hypertonie, Diabetes mellitus Typ 2),
- eines abdominellen Fettverteilungsmusters,
- eines hohen psychischen Leidensdrucks,
- von Erkrankungen, die durch Übergewicht verschlimmert werden.

Auswirkungen einer Gewichtsreduktion

(1) Vorteile:
- Senkung der Gesamtmortalität,
- Senkung der diabetesassoziierten Mortalität,
- Senkung des Blutdrucks
- Verbesserung der diabetischen Stoffwechsellage,
- Verbesserung des Lipidstatus,
- Verbesserung der Lebensqualität,
- Reduktion adipositasassoziierter Beschwerden.

(2) Nachteile:
- Entstehung von Gallensteinen,
- Abnahme der Knochendichte,
- Hinweise für eine erhöhte Inzidenz von Hüftfrakturen bei weißen Frauen > 50 Jahre,
- psychosozialer Druck aufgrund des aktuellen Schlankheitsideals mit konsekutiver Essstörung oder psychosomatischen Krankheiten.

Therapieziele

Wichtig sind realistische Therapieziele, wobei einer kontinuierlichen mäßigen Gewichtsabnahme gegenüber kurzfristigen Reduktionsdiäten der Vorzug gegeben werden soll. Das Basisprogramm besteht aus Ernährungs-, Bewegungs- und Verhaltenstherapie.

Ernährungstherapie
Diäten

(1) Ausgewogene Mischkost: Sie wird von der Deutschen Gesellschaft für Ernährung empfohlen. Die Kost ist fettmoderat, stärkebetont, ballaststoffreich und mit mäßigem kalorischen Defizit. Es sollte ein tägliches Energiedefizit von 500–800 kcal angestrebt werden. Bei konsequenter Anwendung führt diese Kost in Kombination mit Bewegungssteigerung und Verhaltensmodifikation zu einem wöchentlichen Gewichtsverlust von 250–500 g bzw. 2 kg monatlich. Innerhalb von 6 Monaten ist eine Gewichtsabnahme von 5–10 % möglich. Unter einer Mischkostdiät oberhalb von 1200 kcal besteht bei einer ausgewogenen Nahrungszusammensetzung kein Mangel an Vitaminen, Spurenelementen und Mineralien. Eine Flüssigkeitszufuhr von 2,5–3 l sollte beachtet werden.

(2) Verringerung der Fettaufnahme: Mit einer Verringerung der Fettaufnahme auf ca. 60 g/Tag bei nicht begrenztem Verzehr von Kohlenhydraten lässt sich ebenfalls eine moderate Gewichtsreduktion erreichen. Die tägliche und längerfristige Umsetzung dieser Ernährungsform ist für die Patienten oftmals schwierig, da sie dem allgemeinen Essverhalten entgegensteht. Studien zeigen allerdings keinen signifikanten Vorteil hinsichtlich einer längerfristigen Gewichtsreduktion gegenüber kalorienreduzierten Diäten.

Fettreduzierte Fertigprodukte: Viele fettreduzierte Fertigprodukte haben die gleiche Kalorienmenge wie normale Produkte. Gelegentlich ist die Kalorienmenge sogar höher, da den Produkten zur Geschmacksverbesserung mehr Zucker beigefügt wird. Sie sollten nur gelegentlich in einer ausgewogenen kalorienreduzierten Ernährung eingesetzt werden.

(3) Drastische Kalorienreduktion: Mit einer Kalorienreduktion auf 800–1200 kcal ist kurzfristig ein starker Gewichtsverlust möglich. Die Tagesration muss jedoch mindestens 800 kcal betragen. Dabei dürfen mindestens 25 %, höchstens jedoch 50 % des Brennwertes auf Proteine entfallen.

Studien zeigen auch eine Nachhaltigkeit nach Beendigung der diätetischen Maßnahme, allerdings sind die Aussagen wegen der Studienqualität eingeschränkt.

Eine drastische Kalorienreduktion ist oft nur mit einem rigiden und gezügelten Essverhalten zu erreichen, das längerfristig nicht durchzuhalten ist und zu einer erneuten Gewichtszunahme führen kann. Drastisch kalorienreduzierte Diäten sollten in ihrer Anwendung auf 4 bis maximal 12 Wochen beschränkt werden

(4) Nahrungsmittel mit niedrigem glykämischen Index: Die Datenlage ist uneinheitlich, ob eine konsequente Ernährung mit entsprechenden Lebensmitteln zu einer längerfristigen Gewichtsreduktion führt.

(5) Einseitige Diäten können wegen ihrer fehlenden Nährstoffbilanzierung nicht empfohlen werden.

- *Nulldiäten:* Nebenwirkung: Ketonkörperbildung bis zur Azidose, Elektrolytstörungen, Hypovitaminose, Mineralien- und Fettsäuremangel.
- *Atkins-Diät:* Fettreich und wenig Kohlenhydrate. Nebenwirkungen: Ketonkörperbildung, Vitamin- und Kalziummangel.
- *„Low-Carb(ohydrate)"-Diät:* Nebenwirkungen: Ketonkörperbildung bis zur Azidose, Flüssigkeitsverlust, Ödeme nach Beendigung der Diät.
- *„Low-Protein"-Diät:* Nebenwirkungen: Haarausfall, Lethargie, Ödeme, Elektrolytstörungen, Immunsuppression, kardiale und renale Probleme, Zink- und Kalziummangel.
- *„High-Protein"-Diät:* Nebenwirkungen: Ketonkörperbildung bis zur Azidose, Dehydratation mit Exsikkose und Verwirrtheitszuständen, Kalzurie und Nierensteine, Anhäufung von Harnstoff und Stickstoff, Ödeme nach Beendigung der Diät.
- *„High-Fat"*-Diät (Montinac-Methode): Fett- und Kohlenhydratzufuhr erfolgt getrennt voneinander.

Modifiziertes Fasten

Geläufig sind die **Formuladiäten**. Hierbei handelt es sich um industriell hergestellte Nährstoffpulver auf Milch- bzw. Sojaeiweißbasis, die als diätetisches Lebensmittel die Vorgaben der Diätverordnung erfüllen müssen. Die minimale Energieaufnahme liegt dabei zwischen 400 und 700 kcal/Tag. Ein Gewichtsverlust von 1,5–3 kg/Woche ist damit möglich.

Die Zufuhr dieser Eiweißpräparate wirkt dem Abbau von körpereigenen Proteinen entgegen und gleicht Eiweißverluste des Körpers aus. Vorgeschrieben wird dabei ein Mindestgehalt von 50 g hochwertigem Eiweiß, 90 g Kohlenhydraten und 7 g essenziellen Fetten. Daneben sind die Mindestmengen von Eisen, Magnesium und der Vitamine A, B_1, B_6, B_{12}, C, D und E festgelegt, nicht aber die anderer wichtiger Nahrungsstoffe.

Eine ärztliche Betreuung mit Kontrolle von Serumelektrolyten, Harnsäure, Kreatinin und Gesamteiweiß ist erforderlich, wenn das modifizierte Fasten über Wochen hin fortgeführt werden soll. Im Anschluss an eine Formuladiät ist eine Langzeittherapie mit einer kalorienreduzierten Mischkost notwendig.

Die Nachhaltigkeit von Formuladiäten ist allerdings nicht eindeutig belegt.

Indikationen: Extreme Adipositas, medizinische Notwendigkeit einer schnellen Gewichtsreduktion (z.B. Indikation zu operativen Eingriffen oder diagnostische Untersuchungen).

Kontraindikationen: Kinder, Schwangere, stillende Mütter, ältere Menschen, Patienten mit Gicht, akute Porphyrie, Diabetes mellitus Typ 1, Patienten mit schweren Herz-, Leber- und Nierenerkrankungen.

Handelsprodukte: Modifast®, Slimfast®, Cambridge-Diät®, Herbalife®.

Bewegungstherapie

Körperliche Aktivität alleine führt nur zu einer moderaten Gewichtsabnahme und ist damit deutlich weniger effektiv als eine Reduktionsdiät.

Die Kombination aus Bewegungstherapie und Reduktionskost ist aber einer alleinigen Reduktionskost bei der langfristigen Gewichtsreduktion eindeutig überlegen:

(1) Epidemiologische Daten zeigen, dass die Steigerung der körperlichen Aktivität hilft, einer alterungsbedingten Gewichts- und Fettzunahme vorzubeugen. Der Ruheenergieverbrauch sinkt mit zunehmendem Alter und korreliert eng mit dem alterungsbedingten Abbau der Muskelmasse.

(2) Zwar wird bei der Bewegungsform zur Unterstützung einer Gewichtsreduktion der Fokus auf aerobes Ausdauertraining gelegt, jedoch stellt auch Krafttraining eine effektive Alternative dar. Das Ausmaß der Gewichtsreduktion ist mittelfristig, je nach Muskelzuwachs, möglicherweise jedoch etwas geringer. Studien konnten unter regelmäßiger Durchführung von Krafttraining eine Zunahme des Ruheenergieverbrauchs um 28–218 kcal je neuem Kilogramm Muskel und eine Reduktion des viszeralen Fettgewebes durch Krafttraining nachweisen.

(3) Wenn zusätzlich zur Adipositas eine arterielle Hypertonie besteht, sollte sowohl bei aeroben Ausdauertraining als auch bei Krafttraining darauf geachtet werden, dass die systolischen Blutdruckwerte nicht über 160 mmHg und die diastolischen Werte nicht über 100 mmHg liegen. Insbesondere beim Krafttraining sollte während der Belastungsphasen das Anhalten der Luft minimiert werden, um Blutdruckspitzen zu vermeiden.

(4) Für einen messbaren Effekt während einer Gewichtsreduktion ist ein zusätzlicher Kalorienverbrauch von mindestens 2500 kcal/Woche erforderlich. Dieses ist durch mindestens 5 Stunden moderater körperlicher Aktivität pro Woche zu erreichen.

(5) Für einen Gewichtserhalt nach einer Phase der Gewichtsreduktion ist ein zusätzlicher wöchentlicher Energieverbrauch von mindestens 1500 kcal erforderlich, der durch eine zusätzliche körperliche Aktivität von 3–5 h/Woche erreicht werden kann.

(6) Unter einer schnellen Gewichtsreduktion ist ein Muskelaufbautraining zu empfehlen. Unterbleibt das körperliche Training, führt die schnelle Erschlaffung des Gewebes zu einer für die Patienten unbefriedigenden Ästhetik, die dann den Wunsch zu weiteren chirurgischen Maßnahmen (z.B Bauchdeckenstraffung) nach sich ziehen kann.

(7) Die Trainingsintensität sollte sich an einem Herz-Kreislauf-Training orientieren; dabei sollten ca. 75 % der maximalen Herzfrequenz erreicht werden. Unklar ist, wie Dauer und Intensität der Belastung für einen optimalen Gewichtseffekt zu gestalten sind.

Verhaltenstherapie

Eine psychologische Betreuung der Patienten kann zu einer Verbesserung des Selbstwertgefühls und der Körperakzeptanz bei den Patienten führen. Verhaltenstherapeutische Ansätze können die Compliance bei der Einhaltung der Ernährungs- und Bewegungsempfehlungen unterstützen. Verschiedene Techniken im Rahmen der Behandlung umfassen u.a.

(1) Selbstbeobachtung des Ess- und Trinkverhaltens, z.B. mit Ernährungstagebuch,
(2) Einübung eines flexiblen kontrollierten Essverhaltens,
(3) Rückfallprophylaxetraining.

Quellstoffe

Quellstoffe sind Medizinprodukte, bei denen i.d.R. pflanzliche Substanzen (z.B. Zellulose, Kollagen, Konjak-Extrakt) komprimiert verpackt nach oraler Einnahme im Magen aufquellen. Sie sollen zu einer Steigerung des Sättigungsgefühls führen. Die Produkte sind käuflich frei zu erwerben.

Für die aktuell vertriebenen Substanzen liegen jedoch keine Wirksamkeitsnachweise vor.

Pharmakotherapie
Pharmaka mit gewichtssenkendem Nebeneffekt

Substanzen wie Diuretika, Wachstumshormone, Amphetamine und Schilddrüsenhormone sind wegen ungesicherter Wirkung oder gefährlicher Nebenwirkungen für die Behandlung der Adipositas nicht zugelassen. Für Metformin und Acarbose konnte ein schwacher gewichtssenkender Effekt gezeigt werden. Lediglich Metformin wird beim polyzystischen Ovarsyndrom eingesetzt.

Sympathomimetika

Substanzen wie Cathin, Phenylpropanololamin, Amfepramon haben viele unerwünschte Effekte wie Steigerung von Blutdruck und Herzfrequenz, Schlaflosigkeit, pulmonale Hypertonie und ein hohes Suchtpotenzial.

Eine Evidenz- und Sicherheitsgrundlage existiert für längerfristige Therapien nicht, weshalb sie für die Therapie nicht eingesetzt werden sollten.

Zugelassene Wirkstoffe zur Gewichtsreduktion: Sibutramin, Orlistat und Rimonabant

Für eine medikamentöse Therapie der Adipositas ist besonders das Verhältnis zwischen therapeutischem Nutzen und gesundheitlichem Risiko zu beachten. Wegen der moderaten Effekte auf die Gewichtsreduktion sollte die Indikation für die Therapie streng gestellt werden. Für alle drei Substanzen fehlen Endpunktstudien bezüglich der Mortalität und kardiovaskulären Morbidität. Nach Beendigung der Therapie kam es bei allen Präparaten wieder zu einer Gewichtszunahme. In allen klinischen Studien mit Sibutramin und Orlistat wurden gleichzeitig neben der Pharmakotherapie Lifestyle-Veränderungen durchgeführt.

(1) **Sibutramin** (Reductil®).
- *Indikation:* Adipositas mit BMI $\geq$ 30 kg/m^2 oder BMI $\geq$ 27 kg/m^2 mit Risikofaktoren wie Diabetes mellitus oder Dyslipidämie.
- *Pharmakologie:* Serotonin- und Noradrenalin-Re-Uptake-Inhibitor an den Synapsen des Zentralnervensystems. Sibutramin verstärkt das Sättigungsgefühl, reduziert besonders die Aufnahme von Fett und Kohlenhydraten und stimuliert den Energieverbrauch.
- *Dosierung:* Einnahme einmal täglich. Die Wirksamkeit beginnt bei einer Dosis von 5 mg. Die Dosis kann auf 10–15 mg täglich gesteigert werden. Die Therapie sollte nicht länger als 1 Jahr durchgeführt werden. Sie erfolgt in Kombination mit einer Kalorienreduktion.
- *Gewichtsabnahme:* Die zu erreichende Gewichtsabnahme liegt dosisabhängig in randomisierten, kontrollierten Studien zwischen 3 und 6 kg gegenüber Placebo in einem Jahr. Die größte Gewichtsreduktion wurde mit der höchsten Dosis erreicht, die teilweise aber über die zugelassene Höchstdosis hinausging (20 mg statt 15 mg). Bei adipösen Typ-2-Diabetikern wurde eine Gewichtsreduktion zwischen 2,3 und 8,6 kg gegenüber Placebo beschrieben.
- *UAW:* Erhöhung der Blutdruckwerte und der Herzfrequenz, trockener Mund, Schwindel, Schlafstörungen.
- *Kontraindikationen:* Koronare Herzkrankheit (Die Ergebnisse einer Endpunktstudie [Scout-Studie] zum Einsatz von Sibutramin bei Patienten mit erhöhtem Risiko für Herz-Kreislauf-Ereignisse liegen noch nicht vor. Eingeschlossen wurden übergewichtige und adipöse Patienten mit bestehender KHK, pAVK, Schlaganfall oder Diabetes mellitus Typ 2 und einem weiteren Risikofaktor.), primäre pulmonale Hypertonie, schwere Leberfunktionsstörungen, Hypertonie (> 145/90 mmHg), Glaukom, gleichzeitiger Einsatz von MAO-Hemmern, Noradrenalin- und Serotonin-Re-Uptake-Hemmern.

(2) **Orlistat** (Xenical®).
- *Indikation:* Adipositas mit BMI $\geq$ 28 kg/m^2 mit begleitenden Risikofaktoren.
- *Pharmakologie:* Dosisabhängige Hemmung der Fettabsorption durch Hemmung von Magen- und Pankreaslipasen, ohne wesentlichen Einfluss auf Amylase, Trypsin, Chymotrypsin und Phospholipasen. Durch die Lipasehemmung wird die Hydrolyse von Triglyzeriden und damit die Resorption von Monoglyzeriden und freien Fettsäuren im Dünndarm vermindert. Orlistat wirkt fast ausschließlich im Gastrointestinaltrakt.
- *Dosierung:* 3-mal täglich zu den Hauptmahlzeiten. Hierdurch erhöht sich die Fettausscheidung von 4 % auf bis zu 35 %. Die Therapie soll zusammen mit einer leicht hypokalorischen Kost erfolgen.

- *Gewichtsabnahme:* In klinischen Studien ermöglichte Orlistat im Vergleich zu Placebo innerhalb eines Jahres eine zusätzliche Gewichtssenkung von im Mittel 3–4 kg.
- *UAW:* Durchfall, Meteorismus, Flatulenz. Je mehr Fett konsumiert wird, desto häufiger treten UAW auf. Fettlösliche Vitamine werden geringgradig in ihrer Resorption vermindert.
- *Kontraindikationen:* Pankreasinsuffizienz, symptomatische Gallensteine und Psychosen.

(3) **Rimonabant (Acomplia®):**
- *Indikation:* Zusätzlich zu einer Diät und Bewegung zur Behandlung von erwachsenen Patienten mit einer Adipositas $\geq$ 30 kg/m^2 bzw. einer Adipositas mit BMI $\geq$ 27 kg/m^2 mit einem oder mehreren Risikofaktoren wie Diabetes mellitus Typ 2 oder Dyslipidämie.
- *Pharmakologie:* Selektiver Cannabinoid-Rezeptor-1-(CB1-)Antagonist. Das endocannabinoide System trägt zur physiologischen Regulation der Energiebalance und der Nahrungszufuhr sowie zum Lipid- und Glukosemetabolismus über zentrale und periphere metabolische Effekte bei. Die CB1-Rezeptoren sind in mehreren Hirnregionen und verschiedenen peripheren Geweben einschließlich Fettgewebe, Gastrointestinaltrakt, Hypophyse, Nebenniere, sympathische Ganglien, aber auch im Bereich von Herz, Lunge, Leber und Harnblase, nachweisbar. In Tiermodellen ist das endocannabinoide System bei übermäßiger Nahrungszufuhr überaktiviert, sodass durch eine entsprechende Blockierung des Systems die Nahrungszufuhr verringert werden kann.
- *Dosierung:* 1 × 20 mg/Tag vor dem Frühstück. Die längerfristige Therapie soll zusammen mit einer hypokalorischen Kost und körperlicher Aktivität erfolgen.
- *Gewichtsabnahme:* Im Durchschnitt 4,9 kg mehr als mit Placebo über ein Jahr. Allerdings lagen die Abbruchquoten in den Studien bei bis zu 50%.
- *UAW:* In placebokontrollierten Studien beendeten ca. 16% der Patienten unter Rimonabant die Therapie wegen unerwünschter Arzneimittelwirkungen. Folgende UAW traten auf: Sehr häufig Übelkeit, Infektionen der oberen Atemwege, häufig Diarrhö, Erbrechen, depressive Störungen, Stimmungsänderungen mit depressiven Symptomen, Angst, Reizbarkeit, Nervosität, Schlafstörungen, Schlaflosigkeit, Parasomnien, Pruritus, Muskelkrämpfe, grippaler Infekt, Asthenie, Sturz, gelegentlich Paniksymptome, Suizidgedanken, Aggressivität, aggressives Verhalten.
- *Kontraindikationen:* Bestehende schwere depressive Erkrankung und/oder antidepressive Behandlung. Der verschreibende Arzt muss sorgfältig prüfen, ob der Patient in der Vergangenheit eine depressive Störung hatte. Eine Behandlung mit Rimonabant wird bei Patienten mit unbehandelten psychiatrischen Erkrankungen nicht empfohlen.

Magenballon

Beispiel: Bioenterics Intragastrisches Ballonsystem®.
Das System besteht aus einem dehnbaren Ballon, einem Einsatzschlauch und einem Füllsystem, mit denen der Ballon oral eingeführt und wieder entfernt werden kann. Im Magen wird der leere Ballon mit steriler Kochsalzlösung gefüllt. Er bewegt sich frei im Magen. Eine Darmpassage ist wegen der Größe nicht möglich.

(1) *Indikationen:* Strenge Indikationsstellung: z.B Gewichtsreduktion vor einem chirurgischen Eingriff zur Verringerung des Operationsrisikos. Prinzipiell ist eine solche Gewichtsreduktion jedoch auch diätetisch möglich.

(2) *Gewichtsabnahme:* Die Gewichtsabnahme wird in der Literatur innerhalb von 3–4 Monaten mit 10–26 kg angegeben. Bei allen Patienten ist jedoch nach Ballonentfernung eine Gewichtszunahme zu beobachten.

(3) *Nebenwirkungen:* Erbrechen, Übelkeit, abdominelle Schmerzen, Gefahr der Ballonruptur.

Chirurgische Therapie
Indikation
Bei Patienten mit **Adipositas Grad III** (BMI $\geq$ 40 kg/m^2 oder **Adipositas Grad II** (BMI $\geq$ 35 kg/m^2 **mit erheblichen Komorbiditäten** kann nach Scheitern konservativer Therapieversuche im Einzelfall eine chirurgische Intervention in spezialisierten Einrichtungen in Betracht gezogen werden. Die Indikation zu einer adipositaschirurgischen Maßnahme sollte gemeinsam von einem Adipositaschirurgen und einem in der Adipositasbehandlung spezialisierten Arzt gestellt werden. Eine präoperative psychologische Stellungnahme ist sinnvoll, um eine echte Essstörung, Depression oder Psychose abzuklären.

Verfahren
Welches Verfahren für welchen Patienten am besten geeignet ist, ist derzeit noch nicht gesichert. **Zurzeit kann nach der Studienlage hinsichtlich Effektivität und Nebenwirkungen keines der in Tabelle III.14.1 genannten operativen Verfahren als Goldstandard empfohlen werden.** In Europa wird zurzeit noch das *Magenband*, in den USA dagegen der Magenbypass bevorzugt. Eine evidenzbasierte Grundlage existiert hiefür nicht. Das operative Vorgehen sollte immer individuell festgelegt werden. So ist beispielsweise die Implantation eines Magenbands für so genannte „Sweet-Eater" wenig geeignet, da hochkalorische Nahrungsmittel auch in flüssiger Form eingenommen werden können.

Therapieerfolg
Der Effekt einer längerfristig erfolgreichen Gewichtsreduktion nach operativem Eingriff konnte nachgewiesen werden. Die chirurgische Adipositastherapie hat auf die Inzidenz und Stoffwechsellage eines Diabetes mellitus einen positiven Effekt. Eine arterielle Hypertonie wird verbessert. Eine Langzeitstudie gibt Hinweise auf eine Reduktion der Mortalität nach Anlage eines Magenbypass für die Todesursachen Diabetes mellitus, Herzerkrankungen und Krebs. Allerdings war in der Studie im Vergleich zur Kontrolle die Mortalität für nicht-krankheitsbedingte Todesfälle im Vergleich zur Kontrollgruppe erhöht. Alle adipositaschirurgischen Maßnahmen erfordern eine konsequente Nachbehandlung der Patienten über mehrere Jahre, um einen Langzeiterfolg zu gewährleisten und Komplikationen zu vermeiden bzw. rechtzeitig zu erkennen. Durch die sehr rasche Gewichtsreduktion nach operativem Vorgehen ist das Auftreten einer Cholezystolithiasis häufig, sodass die parallele Choleszystektomie bei fast allen bariatrischen Eingriffen zum Standard gehört.

1.2 Chronische Unterernährung

Definition, Ursachen: Ein ernährungsbedingtes Risiko geht einher mit einem verschlechterten Outcome im Rahmen einer Erkrankung oder Operation.
Es liegt vor, wenn mindestens eins der folgenden Kriterien erfüllt ist:
(1) Gewichtsverlust über 10–15 % in den letzten 6 Monaten,
(2) BMI < 18,5 kg/m^2,
(3) Serumalbumin < 30 g/l (bei fehlender hepatischer oder renaler Dysfunktion),
(4) Subjective Global Assessment (SGA) Grad C,
(5) Nutrition-Risk-Screening $\geq$ 3.
Unterernährung wird im Wesentlichen verursacht durch:
(1) Malabsorptions- und Maldigestionssyndrome (s. Kap. III.6.7),
(2) stenosierende Prozesse an Ösophagus, Magen und oberem Verdauungstrakt, die eine Nahrungsaufnahme behindern,
(3) konsumierende Erkrankungen (Für onkologische Patienten gibt es keine international akzeptierten Standards zur Erfassung des Ernährungszustands; eine klinisch relevante Man-

Tabelle III.14.1 Operative Therapieverfahren bei Adipositas

Methode	Operatives Vorgehen	Gewichtsreduktion	Ernährung	Komplikationen
Magenband (gastric banding)	Magenrestriktion, laparoskopisch, reversibel	20–30 kg/24 Mon.	• Langsam essen, geringe Mengen • häufig kauen • Trennung von Essen und Trinken • Süße Getränke und Alkohol meiden • Faserreiche Nahrung meiden • Kalorienbewusst essen	Perioperative Mortalität 0–2,4 % Spätkomplikationen: Port- und Schlauchdefekte, Banderosion und Pouchdilatation mit Magenwand- und Bandrutschen (längerfristige Erfolge eher schlechter als beim Bypass)
Vertikale Gastroplastik	Magenrestriktion, laparoskopisch, irreversibel	Durchschnittl. 41 kg nach 2 Jahren	s.o.	Stomaerosion, Bolus-Outlet-Syndrom, Gastroösophagitis, Erbrechen
Magenbypass	Magenrestriktion und Malabsorption, irreversibel, laparoskopisch, funktionelle Verkürzung des Dünndarms	Stärkere Gewichtsabnahme (54 % in 24 Mon., BMI-Reduktion in 1 Jahr bis 14,7 kg/m^2)	s.o., außerdem • Zucker- und CO_2-haltige Getränke meiden • Substitution von Vitaminen, Eisen und Kalzium	Häufiger Re-Operationen, aber weniger Spätkomplikationen als beim Magenband, Komplikationen z.B. Anastomosenstenose
Duodenaler Switch	Magenrestriktion und Malabsorption, irreversibel, laparoskopisch, kleiner Teilmagen wird mit Dünndarmschlinge verbunden	Langzeitwirkungen bisher nicht abschätzbar	s.o., außerdem • Zucker- und CO_2-haltige Getränke meiden • Substitution von Vitaminen, Eisen und Kalzium	Perioperative Mortalität 0–10 % (kompliziert), Anastomosenulzera, Kalzium- und Eisenresorptionsstörung
Magenschrittmacher	Laparoskopisch, Stimulation des Magens führt zu Völlegefühl	Noch wenige klinische Studien	Ausgewogene Mahlzeiten	Magenwandpenetration (wenige Studien)
Liposuktion (Fettabsaugung)	Lokale Entfernung überschüssiger Fettdepots (Körperformung), lediglich kosmetische Maßnahme. Für Adipositastherapie nicht indiziert. Indikation allerdings beim Lipödem gegeben.			
Dermolipektomie (Fettschürzenplastik)	Kosmetische Maßnahme, keine primäre Anwendung in der Therapie der Adipositas			

gelernährung wird angenommen bei Verlust von mindestens 10 % des Körpergewichts oder Subjective Global Assessment, Grad C. Die im Rahmen der Tumorerkrankung aktivierte systemische inflammatorische Reaktion ist ein wesentlicher Faktor für die Ausbildung von Appetitlosigkeit und Gewichtsverlust.),

(4) fortgeschrittenes Alter (Alte Menschen, besonders wenn sie zu Hause allein leben, ernähren sich oftmals ungenügend, sodass ein chronischer Mangelzustand sowie Untergewicht resultieren.),

(5) Anorexia nervosa (**s. Kap. III.14.1.3**).

THERAPIE

(1) Leichte Unterernährung (20–25 % Untergewicht): Z.B. nach schweren Erkrankungen ist eine hochkalorische, eiweißreiche (1,5–2 g/kg KG/Tag), vitaminreiche Kost zu empfehlen. Gesamtkalorienzufuhr ca. 2800–3000 kcal/Tag.

(2) Deutliche Unterernährung:
- Patienten mit deutlicher Unterernährung sollten eine enterale Nahrungssubstitution von 25–30 kcal/kg KG/Tag erhalten. Solange eine enterale Ernährung möglich ist, sollte auf parenterale Nahrungsergänzung verzichtet werden. Wenn das Ziel über eine enterale Ernährung nicht vollständig erreichbar ist, wird eine ergänzende parenterale Ernährung empfohlen.
- Patienten, bei denen eine vollständige orale Ernährung nicht möglich ist, sollten nach 3 Tagen enteral ernährt werden. Dieses ist sowohl via naturalis als auch über eine nasogastrale Sonde und eine PEG möglich. Es gibt keine Daten, die zeigen, dass sich das Outcome kritisch kranker Patienten verbessert, wenn mit einer frühzeitigen enteralen Ernährung begonnen wird. Konsensusempfehlungen gehen allerdings dahin, bei kritisch kranken, jedoch hämodynamisch stabilen Patienten mit intaktem Intestinaltrakt eine Ernährung innerhalb von 24 Stunden zu beginnen.
- Bei folgenden Patienten sind immunmodulatorische Kostformen (Formula angereichert mit Arginin, Nucleotiden und ω-3-Fettsäuren) einer standardenteralen Ernährung überlegen:
  – Patienten nach elektiver Operation im oberen Gastrointestinaltrakt,
  – Patienten mit milder Sepsis (APACHE II < 15),
  – Patienten nach Trauma,
  – Patienten mit ARDS.
- Bei fulminanter Sepsis und kritisch kranken Patienten, die weniger als 700 ml Sondennahrung am Tag tolerieren, wird eine immunmodulatorische Kost nicht empfohlen.

(3) Unterernährung und Abmagerung infolge von Tumorerkrankungen:
- Bei Tumorpatienten wurde eine Prognoseverbesserung durch Ernährungstherapie bisher nicht nachgewiesen, allerdings kann durch eine Ernährungstherapie ein Gewichtsverlust reduziert oder verhindert und die Lebensqualität verbessert werden.
- Aufgrund inflammatorisch veränderter Stoffwechselprozesse ist eine Anabolie durch Zufuhr von Energie nicht zu erzwingen. Kalorienbedarf: 25–30 kcal/kg täglich.
- Patienten mit anhaltendem Gewichtsverlust sollten Trink- und Sondennahrungen mit einem Gehalt von 2–3 g Eicosapentaensäure (oder 4–6 g ω-3-Fettsäuren) erhalten. Es gibt Hinweise, dass Patienten mit einer fortgeschrittenen Tumorerkrankung bezüglich der Überlebenszeit von der Einnahme von 18 g Fischöl am Tag in Kapselform profitieren.
- Zur Appetitsteigerung und Verbesserung von Übelkeit und subjektiver Lebensqualität können unter Berücksichtigung der UAW kurzfristig Steroide oder längerfristig Gestagene eingesetzt werden.
- Die Indikation zur enteralen Ernährung bei begleitender Chemotherapie unterscheidet sich nicht von der generellen Indikation bei malignen Erkrankungen. Eine allgemeine Zusatzernährung bei Chemotherapie wird nicht empfohlen.

(4) Geriatrische Patienten:
- *Indikation zur enteralen Ernährung:* Bei insuffizienter Nahrungszufuhr oder unbeabsichtigtem Gewichtsverlust > 5 % in 3 Monaten oder > 10 % in 6 Monaten oder BMI < 20 kg/m^2 sollte eine orale bzw. enterale Nahrungsergänzung in Erwägung gezogen werden. Eine Sondenkost mit Ballaststoffanteil kann zu einer geregelten Darmtätigkeit beitragen.
- *Bedarf:* Ältere, kranke Menschen benötigen durchschnittlich 1 g Protein/kg KG/Tag und abhängig von ihrer körperlichen Aktivität 30 kcal/kg KG/Tag. Über die Indikation zu einer enteralen Sondenernährung siehe auch die AWMF-Leitlinie Ernährungsmedizin „Ethical and legal aspects in enteral nutrition" (http://leitlinien.net/).

- Weitere Indikationen zur enteralen Ernährung:
  – hinfällige und gebrechliche Patienten,
  – neurologisch bedingte Dysphagie,
  – nach orthopädischen Operationen (z.b. Hüft-bzw. Oberschenkelhalsfraktur) zur Vermeidung postoperativer Komplikationen,
  – Depression (zur Vermeidung einer Anorexie bei inadäquater Nahrungszufuhr).

  Eine orale Nahrungsergänzung, insbesondere mit einem gesteigerten Proteinanteil kann sowohl das Risiko von Dekubital-/Druckulzera reduzieren als auch den Heilungsprozess beschleunigen.
- *Applikation:* Bei einer längerfristigen enteralen Ernährung (> 4 Wochen) sollte eine PEG einer nastogastralen Sonde vorgezogen werden.
- *Ernährungsformen:* Ballaststoffhaltige Sondenkost. Im Rahmen der normalen Ernährung wird eine Zufuhr von Ballaststoffen in Höhe von 15–30 g/d zum Erhalt einer guten Darmphysiologie und für die Blutzucker- und Fettstoffwechselkontrolle empfohlen. Obwohl hierzu bisher langfristige Studien für eine enterale Ernährung fehlen, wird der Einsatz in folgenden Situationen empfohlen:
  – Gärbare Ballaststoffe können helfen, Diarrhöen bei kritischer Erkrankung und postoperativ zu reduzieren.
  – Bei Patienten mit langfristiger enteraler Ernährung wird eine Mischung aus Soja-Polysacchariden kombiniert mit Hafer zur Steigerung des täglichen Stuhlgewichts und der Stuhlfrequenz empfohlen.

1.3 Anorexia nervosa/Bulimie

Die **Anorexia nervosa** ist eine Essstörung und geht mit einem selbst herbeigeführten Gewichtsverlust von mindestens 15 % unterhalb des normalen Gewichts, Körperschemastörungen und massiver Furcht vor Gewichtszunahme einher. Betroffen sind vorwiegend junge Frauen (12. bis 30. Lebensjahr). Mit beginnender Geschlechtsreife werden schwere Störungen der Geschlechtsidentifikation und eine pathogene Familiendynamik angenommen.
Der Verlauf ist meist subchronisch bis chronisch. Prognose: Mit 5–20 % hohe Mortalität (somatische Komplikationen der Anorexie, Suizid). Bei etwa 60–70 % günstiger Verlauf.
Die **Bulimie** ist eine Essstörung, bei der große Nahrungsmengen in wiederholten Episoden (mindestens 2-mal pro Woche, über mindestens 3 Monate) unkontrolliert verschlungen und anschließend erbrochen werden. Das Erbrechen oder auch der Missbrauch von Laxanzien soll eine Gewichtszunahme verhindern. Die Bulimie kann isoliert oder auch als Anorexia nervosa mit bulimischen Störungen auftreten. Retrosternale Schmerzen, Zahnschäden und Elektrolytentgleisungen durch das Erbrechen sauren Mageninhaltes können wegweisend für eine Bulimie sein. Der Verlauf ist meist subchronisch bis chronisch. Prognose: niedrige Mortalität. Bei etwa 70–80 % günstiger Verlauf.

Klinik: Infolge der Selbstaushungerung, die trotz erheblicher Abmagerung verleugnet wird, stellen sich Zeichen der Unterernährung bis hin zur Kachexie mit zahlreichen Störungen der Körperfunktionen ein:
(1) Amenorrhö,
(2) Libido-, Potenzverlust,
(3) erhöhte Spiegel von Wachstumshormon und Cortisol,
(4) grenzwertige oder erniedrigte Spiegel von FSH (und LH),
(5) Hypokaliämie (oftmals durch Diuretika und Laxanzien),
(6) Störungen der Insulinsekretion,
(7) weitere Symptome der Hungerdystrophie (s. **Kap. III.14.1.2**).

THERAPIE

Die **somatische Therapie** richtet sich nach dem Ausmaß des Untergewichts.

(1) Bei einem **BMI < 15 kg/m²** sowie bei ausgeprägter medizinischer oder psychiatrischer Komorbidität ist eine stationäre Behandlung angezeigt (**s. Kap. I.2**). Aufgrund der Zottenatrophie des Dünndarms kann eine parenterale Ernährung erforderlich sein.

(2) **Untergewicht von 15–40 %:** Ein kombinierter medizinisch-psychotherapeutischer Ansatz mit stationärem Beginn ist sinnvoll. Wenn eine enterale Ernährung toleriert wird, sollte mit Hilfe einer Nasensonde die Ernährung ins Duodenum oder obere Jejunum pumpenkontrolliert erfolgen. Die Nahrung sollte vorgefertigte, leicht resorbierbare Komponenten enthalten. Die tägliche Kalorienzufuhr muss ausgetestet und mit dem Patienten abgestimmt werden. Ein Kalorienüberschuss ist jedoch erforderlich.

(3) **Untergewicht von maximal 10 %:** Ambulante psychotherapeutische Behandlung, die sich auf längerfristige psychosoziale Anpassung konzentrieren sollte. Bei Jugendlichen besteht meist kein Leidensdruck, sodass diese oft von ihren Eltern in die Klinik gebracht werden. Eine die Familie einbeziehende Therapie ist auch in diesem Fall sinnvoll. In solch leichteren Fällen genügt aber oft auch eine Entfernung aus dem häuslichen Milieu, um eine Änderung des Essverhaltens herbeizuführen.

(4) **Pharmakologische Behandlung:** Ggf. bei Bulimia nervosa Behandlung mit antidepressiven Substanzen (Serotonin-spezifische Wiederaufnahmehemmer, trizyklische Antidepressiva).

2 Diabetes mellitus

W. A. SCHERBAUM, unter Mitarbeit von B. M. LOBNIG

Definition: Als **Diabetes mellitus** bezeichnet man eine chronische Hyperglykämie unterschiedlicher Ursache mit dem Risiko der Entwicklung diabetesbezogener Organschäden. Mikroangiopathische Folgeerkrankungen manifestieren sich in Form der diabetischen Retinopathie, Nephropathie oder Neuropathie, makroangiopathische Organschäden in Form von arteriosklerotischen Veränderungen der großen Gefäße mit Komplikationen an Herz, Gehirn und Extremitäten.

Definition des Gestationsdiabetes: Früher subsummierte man unter dem Begriff Gestationsdiabetes jede Form des Diabetes mellitus, die erstmals nach Eintritt einer Schwangerschaft festgestellt wurde. Dabei implizierte der Begriff auch Patientinnen mit Typ-1-Diabetes und Typ-2-Diabetes, deren Erkrankung aufgrund der Schwangerschaft klinisch manifestiert oder erstmals diagnostiziert wurde. Heute verstehen wir unter dem Gestationsdiabetes eine Glukoseintoleranz variablen Ausmaßes, die erstmals während der Schwangerschaft festgestellt wird, unabhängig von der Notwendigkeit, eine Insulintherapie einzuleiten und unabhängig von der Persistenz der Glukosetoleranzstörung nach der Entbindung.

Klassifikation:

(1) **Typ-1-Diabetes:** Diese Diabetesform ist durch einen absoluten Insulinmangel als Ausdruck einer β-Zell-Zerstörung charakterisiert. Diese ist meist immunvermittelt. bei Diagnosestellung finden sich im Serum der Patienten Autoantikörper gegen Inselzellbestandteile. Der so genannte LADA (latent autoimmune diabetes in adults) wird dem Typ-1-Diabetes zugeordnet.

(2) **Typ-2-Diabetes:** Diese Diabetesform ist durch eine überwiegende Insulinresistenz und einen relativen Insulinmangel bedingt. Diese Patienten sind meistens übergewichtig oder adipös und haben häufig eine assoziierte Hypertonie, Dyslipoproteinämie oder Hyperurikämie.

(3) Andere Diabetesformen: Diese umfassen eine große Liste von Erkrankungen einschließlich Erkrankungen des exokrinen Pankreas, Cushing-Syndrom, medikamentös induzierte Diabetesformen, Diabetes bei Infektionskrankheiten, Diabetes bei Stiff-Man-Syndrom, genetische Defekte, die mit Störung der β-Zell-Funktion verbunden sind (MODY-Formen) sowie genetische Defekte der Insulinwirkung und andere genetische Syndrome.

(4) Gestationsdiabetes: Unter dem Gestationsdiabetes versteht man eine Glukosetoleranzstörung variablen Ausmaßes, die erstmals während der Schwangerschaft festgestellt wird. Dies ist unabhängig davon, ob der Diabetes wahrscheinlich schon vor der Schwangerschaft vorhanden war und unabhängig davon, ob der Diabetes nach der Entbindung persistiert. Wenn dies der Fall ist, muss der Diabetes nach der Entbindung neu klassifiziert werden.

Diagnosestellung: Für die Diagnose des Diabetes mellitus dürfen nur qualitätsgesicherte Messmethoden von Vollblutglukose oder Plasmaglukose mit Laborqualität von venösem Blut zum Einsatz kommen. Die In-vitro-Glykolyse kann mit Glykolysehemmstoffen, z.B. Natriumfluorid, gehemmt werden, ansonsten ist bei langer Lagerung mit der Möglichkeit falsch niedriger Messwerte zu rechnen. Serumproben zur Bestimmung klinisch-chemischer Parameter ohne Zusatz von Glykolysehemmstoffen dürfen deshalb zur Glukosebestimmung nicht verwendet werden. Die Bestimmung des HbA_{1c} oder des Fruktosaminspiegels ist zum Nachweis leichter Diabetesformen nicht geeignet.

Die Diagnose Diabetes mellitus kann gestellt werden, wenn klassische Symptome des Diabetes wie Polyurie, Polydipsie und eines der folgenden Laborkriterien erfüllt sind oder wenn eines der nachfolgenden Laborkriterien bei nicht akut erkrankten Patienten an verschiedenen Tagen wiederholt positiv ist:

(1) Gelegenheitsblutglukosewert von ≥ 200 mg/dl (≥ 11,1 mmol/l); im venösen Plasma oder kapillären Vollblut.
(2) Nüchternblutglukose von ≥ 110 mg/dl (≥ 6,1 mmol/l) im kapillären Vollblut bzw. ≥ 126 mg/dl (≥ 7,0 mmol/l) im venösen Plasma,
(3) im oralen Glukosebelastungstest (oGTT) 2-h-Blutglukosewert im venösen Plasma oder kapillären Vollblut ≥ 200 mg/dl (≥ 11,1 mmol/l).

Abnorme Nüchternglukose (impaired fasting glucose, IFG): Diese gilt für den Bereich der Nüchternglukose von ≥ 100 mg/dl (≥ 5,6 mmol/l) und < 126 mg/dl (< 7 mmol/l) im venösen Plasma oder ≥ 90 mg/dl (≥ 5,0 mmol/l) und < 110 mg/dl (< 6,1 mmol/l) im kapillären Vollblut.

Eine **gestörte Glukosetoleranz (impaired glucose tolerance, IGT)** gilt für einen 2-h-Blutglukosewert im oGTT von ≥ 140 mg/dl (≥ 7,8 mmol/l) im venösen Plasma oder im kapillären Vollblut bei Nüchternglukosewerten unterhalb der diagnostischen Kriterien für einen Diabetes mellitus.

Diagnose des Gestationsdiabetes: Hierzu wird der Nüchternglukosespiegel bestimmt. Ist dieser ≥ 95 mg/dl (≥ 5,3 mmol/l) im venösen Plasma oder ≥ 90 mg/dl (≥ 5,0 mmol/l) im kapillären oder venösen Vollblut, liegt ein Gestationsdiabetes vor. Für den sicheren Ausschluss bzw. Nachweis eines Gestationsdiabetes empfiehlt die Deutsche Diabetes Gesellschaft einen oralen Glukosetoleranztest mit 75 g Glukose mit Blutglukosemessungen zu den Zeitpunkten 0 min, 60 min und 120 min. Ein Gestationsdiabetes liegt vor, wenn mindestens 2 Werte die gestationsspezifischen Grenzbereiche überschreiten, die in **Tabelle III.14.2** angegeben sind.

Screening-Test auf Gestationsdiabetes: Das Screening auf Gestationsdiabetes wird zwischen der 24. und 28. Schwangerschaftswoche durchgeführt. Zur Erleichterung des Screenings kann auch zu einer beliebigen Tageszeit eine Belastung mit 50 g Glukose oral durchgeführt werden. Die Bestimmung der Blutglukose erfolgt 60 min danach. Wenn dabei ein Wert von 200 mg/dl (11,1 mmol/l) im venösen oder kapillären Plasma erreicht oder überschritten wird, ist ein Gestationsdiabetes gesichert. Wenn der Wert darunter liegt, aber ≥ 140 mg/dl (≥ 7,8 mmol/l) beträgt, ist ein oGTT indiziert.

Tabelle III.14.2 Gestationsdiabetes

Screening-Test auf Gestationsdiabetes (DDG, ADA)
Oral Glucose Challenge Test oGCT/Plasmaglukose

60 min nach Glukosebelastung	> 140 mg/dl	> 7,8 mmol/l	oGTT indiziert
	> 200 mg/dl	> 11,1 mmol/l	Gestationsdiabetes gesichert

Diagnosekriterien für Gestationsdiabetes der Deutschen Diabetes-Gesellschaft (DDG)
Orale Glukosetoleranztest (oGTT)/kapillares Vollblut

Richtlinien	Jahr 1993		Jahr 2002	
Nüchtern	≥ 90 mg/dl	≥ 5,0 mmol/l	≥ 85 mg/dl	≥ 4,7 mmol/l
60 min nach Glukosebelastung	≥ 190 mg/dl	≥ 10,6 mmol/l	≥ 180 mg/dl	≥ 10,0 mmol/l
120 min nach Glukosebelastung	≥ 160 mg/dl	≥ 8,9 mmol/l	≥ 155 mg/dl	≥ 8,6 mmol/l

Oraler Glukosetoleranztest (oGTT)/Venöses Vollblut (Richtlinien 2002)

Nüchtern	≥ 85 mg/dl	≥ 4,7 mmol/l
60 min	≥ 165 mg/dl	≥ 9,2 mmol/l
120 min	≥ 140 mg/dl	≥ 7,8 mmol/l

Präanalytik beim Diabetes mellitus: Die Nüchternglukosewerte werden nach 8- bis 12-stündiger Nüchternperiode abgenommen. Standard für die Diagnosestellung ist die Glukosemessung im kapillärem Vollblut. Prinzipiell ist die Umrechnung zwischen kapillären und venösen Glukosespiegeln im Nüchternzustand gut möglich. Nach 12-stündigem Fasten beträgt die arteriovenöse Glukosedifferenz 9 %. Kapillarblut ist eine Mischung aus arteriellem und venösem Blut. Wird Glukose im Plasma bestimmt, werden für die Umrechnung auf Vollblut abhängig vom Hämatokrit 10–15 %, i.d.R. 11 % vom Messwert abgezogen. Postprandial kann die arteriovenöse Differenz variabel bis zu 45 % betragen. Zur Analyse von venösen Blutproben zur Glukosebestimmung sind Röhren mit Natriumflorid geeignet, weil sie die Glykolyse in den Blutzellen hemmen. Falls solche Röhrchen nicht verfügbar sind, muss das Blut innerhalb von 30 min zentrifugiert und das Plasma oder Serum bei 4 °C bis zur Analyse aufbewahrt werden.

Unterscheidungsmerkmale zwischen Typ-1- und Typ-2-Diabetes: Die Charakteristika des Typ-1-Diabetes und des Typ-2-Diabetes sind in **Tabelle III.14.3** wiedergegeben. Wenn auch der Typ-1-Diabetes überwiegend im Kindes-, Jugend- und frühen Erwachsenenalter auftritt, gibt es doch auch Fälle von Typ-1-Diabetes im höheren Lebensalter. Das Auftreten des Typ-1-Diabetes im Kindes- und Jugendalter ist meist abrupt mit schweren Symptomen einschließlich Polyurie, Polydipsie, ausgeprägter Gewichtsabnahme und Ketoazedose. Im Erwachsenenalter kann der Typ-1-Diabetes jedoch langsamer auftreten und zunächst phänotypisch mit einem Typ-2-Diabetes verwechselt werden. Der Typ-2-Diabetes hat zwar die höchste Inzidenz zwischen dem 55. und dem 75. Lebensjahr, er kann sich aber insbesondere bei starker Adipositas bisweilen schon im Jugendalter manifestieren.

LADA: Als **LADA** (**L**atent **a**utoimmune **d**iabetes in **a**dults) wird historisch eine Diabetesform bezeichnet, die zwischen dem Typ-1- und dem Typ-2-Diabetes liegt. Wesentliche Diagnosekriterien sind das Auftreten im Alter von über 30 Jahren, Vorhandensein von Antikörpern gegen GAD und/oder zytoplasmatischen Inselzellantikörper sowie fehlende Insulinpflichtigkeit in den ersten 6 Monaten. Unter anderem gibt es folgende synonyme Bezeichnungen für LADA: Typ-1-/-2-Diabetes, Autoantikörper-positiver Typ-2-Diabetes und langsam progredienter insulinpflichtiger Diabetes.

Tabelle III.14.3 Differenzialdiagnostische Kriterien für Typ-1- und Typ-2-Diabetes bei Diagnosestellung

Kriterium	Typ-1-Diabetes	Typ-2-Diabetes
Manifestationsalter	meist Kinder, Jugendliche, junge Erwachsene	mittleres bis hohes Lebensalter, selten Jugend (bei Jugendlichen nur im Zusammenhang mit Übergewicht)
Auftreten/Beginn	akut bis subakut	meist schleichend; klinische Erstmanifestation oft im Rahmen von Infekten
Symptome	Polyurie, Polydipsie, Gewichtsverlust, Müdigkeit	häufig keine Beschwerden, sonst wie Typ 1
Körpergewicht	meist normalgewichtig	meist übergewichtig
Ketoseneigung	ausgeprägt	fehlend oder gering
Insulinsekretion	vermindert bis fehlend	hoch oder subnormal, qualitativ immer gestört
Insulinresistenz	keine (oder gering)	oft ausgeprägt
Familiäre Häufung	gering	typisch
Konkordanz bei eineiigen Zwillingen	30–50%	50–80%
Erbgang	polygen	nicht bekannt, am ehesten hochgradig polygen
HLA-Assoziation	vorhanden	nicht vorhanden
Antikörper[1]	ca. 90–95% bei Manifestation (GAD, ICA, IA-2, IAA)	meist fehlend
Glukosestoffwechsel	labil	stabil
β-zytotrope Antidiabetika	keine Wirksamkeit	meist gute Wirksamkeit
Insulintherapie	primär erforderlich	meist nach langjährigem Verlauf erforderlich

[1] Der LADA (latent insulinpflichtiger Diabetes im Erwachsenenalter) ist mit einem langsamen Verlust der β-Zellfunktion verbunden. Beim LADA ist ein rasches Versagen von oralen Antidiabetika zu erwarten. Bei Verdacht auf LADA ist die Analyse von GAD-Antikörpern zu empfehlen.

THERAPIE

Therapieprinzipien und Therapieziele

Beim Typ-1-Diabetes und beim Typ-2-Diabetes werden unterschiedliche Therapieziele verfolgt.

Beim **Typ-1-Diabetes** steht die Stoffwechseleinstellung mittels Insulintherapie an oberster Stelle. Durch eine möglichst normnahe Blutglukoseeinstellung kann das Risiko für mikrovaskuläre und auch für makrovaskuläre Komplikationen dramatisch reduziert werden. Goldstandard ist eine intensivierte Insulintherapie mit normnahen Blutglukosewerten unter Vermeidung von Hypoglykämien als begrenzenden Faktor.

Beim **Typ-2-Diabetes** liegen häufig Komorbiditäten im Rahmen eines so genannten metabolischen Syndroms vor mit Übergewicht oder Adipositas, Fettstoffwechselstörungen, Hypertonie und eventuell Hyperurikämie. Wegen des schleichenden Beginns des Typ-2-Diabetes wird die Diagnose häufig verzögert gestellt, mit einer mittleren Latenzzeit von 5–8 Jahren nach tatsächlichem Beginn der Glukosetoleranzstörung. Daher ist auch verständlich, dass häufig schon bei Diagnosestellung des Diabetes Organkomplikationen, z.B. eine diabetische Retinopathie oder eine diabetische Nephropathie, festgestellt werden können.

Für die Therapie des Typ-2-Diabetes gilt ein Algorithmus, der in Abstimmung mit verschiedenen Ärztegruppen in der Nationalen Versorgungsleitlinie Typ-2-Diabetes festgelegt wurde (**Tab. III.14.4**). Die Therapieziele werden mit dem Betroffenen besprochen. Die nichtmedikamentöse Intervention in Form von Maßnahmen zur Veränderung des Lebensstils hat hier eine ganz besondere Bedeutung. Wenn keine akute Stoffwechseldokumentation vorliegt, ist zu empfehlen, dass die Patienten nach Diagnosestellung eines Typ-2-Diabetes nicht sofort antihyperglykämische Medikamente bekommen, sondern zunächst über 3 Monate hinweg ausschließlich Lebensstilmaßnahmen durchführen. Durch Blutzuckerselbstmessungen oder Urinzuckermessungen können die Patienten visualisieren, in wieweit sie persönlich durch ihr Ernährungsverhalten den Erfolg der Stoffwechseleinstellung beeinflussen können. In der UKPDS-Studie wurde bei über 3000 Patienten mit neu manifestiertem Typ-2-Diabetes gezeigt, dass mit solchen Maßnahmen der HbA_{1c}-Wert von ursprünglich durchschnittlich 9,2 % innerhalb von 3 Monaten auf 7 % zu senken ist. In den meisten Fällen braucht man aber im weiteren Verlauf des Diabetes Medikamente, um HbA_{1c}-Zielwerte von unter 7 % oder besser unter 6,5 % zu erreichen.

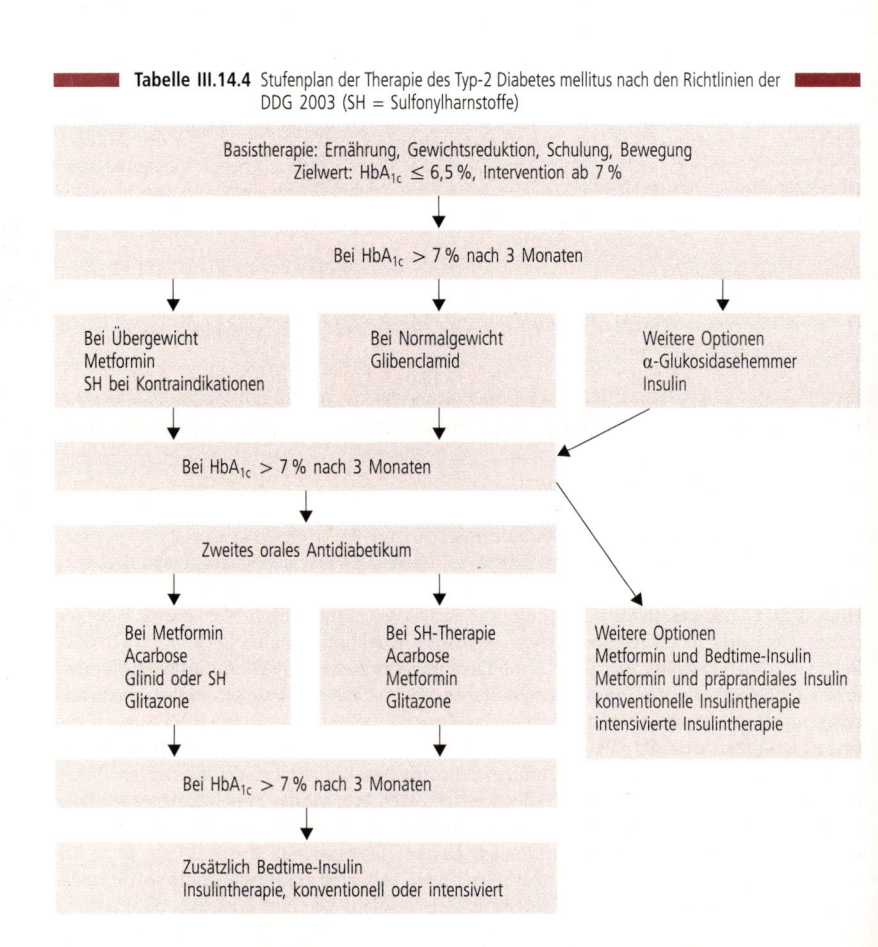

Tabelle III.14.4 Stufenplan der Therapie des Typ-2 Diabetes mellitus nach den Richtlinien der DDG 2003 (SH = Sulfonylharnstoffe)

Basistherapie: Ernährung, Gewichtsreduktion, Schulung, Bewegung
Zielwert: HbA_{1c} ≤ 6,5 %, Intervention ab 7 %

↓

Bei HbA_{1c} > 7 % nach 3 Monaten

↓

- **Bei Übergewicht**
  Metformin
  SH bei Kontraindikationen

- **Bei Normalgewicht**
  Glibenclamid

- **Weitere Optionen**
  α-Glukosidasehemmer
  Insulin

↓

Bei HbA_{1c} > 7 % nach 3 Monaten

↓

Zweites orales Antidiabetikum

↓

- **Bei Metformin**
  Acarbose
  Glinid oder SH
  Glitazone

- **Bei SH-Therapie**
  Acarbose
  Metformin
  Glitazone

- **Weitere Optionen**
  Metformin und Bedtime-Insulin
  Metformin und präprandiales Insulin
  konventionelle Insulintherapie
  intensivierte Insulintherapie

↓

Bei HbA_{1c} > 7 % nach 3 Monaten

↓

Zusätzlich Bedtime-Insulin
Insulintherapie, konventionell oder intensiviert

Multifaktorielle Therapie beim Typ-2-Diabetes

Beim Typ-2-Diabetes muss die Therapie immer an den verschiedenen Facetten des metabolischen Syndroms ausgerichtet werden. Dies wurde in der STENO-II-Studie eindrucksvoll belegt. Durch eine Behandlung mit Lebensstilintervention sowie Einstellung von Blutzucker, Blutdruck und Lipiden sowie Thrombozytenaggregationshemmung lässt sich das Risiko für mikrovaskuläre und makrovaskuläre Komplikationen des Diabetes deutlich senken.

Zur Therapie des Typ-2-Diabetes gehören folgende Punkte:

(1) Lebensstilmaßnahmen:
- Diät,
- körperliche Aktivität,
- Nikotinkarenz,
- Mäßigung des Alkoholkonsums,

(2) Blutglukoseeinstellung, HbA_{1c}-Zielwert < 6,5 %,

(3) Blutdruckeinstellungen auf < 140/< 90 mmHg, bei Nephropathie auf < 135/ < 80 mmHg,

(4) Lipidkontrolle: Zielwerte für Triglyzeride nüchtern < 200 mg/dl, HDL-Cholesterin > 45 mg/dl, LDL-Cholesterin < 115 mg/dl, bei KHK < 100 mg/dl,

(5) Thrombozytenaggregationshemmer: Aspirin oder Clopidogrel nur bei Vorliegen von Hinweisen auf eine Makroangiopathie.

Die antihyperglykämische Therapie beim Typ-2-Diabetes erfolgt stufenweise von einer Monotherapie mit oralen Antidiabetika, möglicherweise über eine Therapie mit 2 oralen Antidiabetika, zur Kombinationstherapie mit Insulin und schließlich zur alleinigen Insulintherapie. Die Notwendigkeit zur Eskalation der Therapie ergibt sich bei einem HbA_{1c} von 7.0 %, wobei der Zielwert des HbA_{1c} am besten bei unter 6,5 % liegen sollte

Therapieziele

Die langfristigen Therapieziele sind wie folgt:

(1) Erhaltung und Wiederherstellung von körperlichem Wohlbefinden, Leistungsfähigkeit und altersgemäßer Lebensqualität,

(2) Verhütung und Therapie akuter Komplikationen (Koma, Hypoglykämie, Infektionen),

(3) Verhütung und Behandlung von Folge- und Begleiterkrankungen des Diabetes.

Prinzipiell sind die Normalwerte der Stoffwechselparameter bei Gesunden anzustreben, diese sind aber meistens nicht erreichbar. Mit den Patienten sollen realistische Ziele für eine eventuell notwendige Reduktion des Körpergewichts und für die Blutglukoseeinstellung vereinbart werden. Wesentlich ist eine Schulung der Patienten, insbesondere die Schulung zur Visualisierung der Blutglukosespiegel. Während der Patient für den Alltag die Blutzuckerselbstkontrolle oder auch die Uringlukosekontrolle zur Beurteilung des Effekts von Bewegung und Ernährung auf den Blutzucker heranzieht, beurteilt der Arzt den Erfolg dieser Maßnahmen anhand des HbA_{1c}-Werts. Die Häufigkeit notwendiger Blutzuckerselbstmessungen beim Typ-2-Diabetes richtet sich nach dem Therapieregime.

Bei **Typ-2-Diabetes** ohne Insulinbehandlung sollten bis zu einer stabilen Einstellung in den ersten Wochen 2- bis 3-mal pro Woche Blutzuckertagesprofile mit Messungen vor dem Frühstück, vor dem Mittagessen und vor dem Abendessen sowie auch gelegentlich Messungen vor und nach körperlicher Aktivität sowie vor und 2 Stunden nach einer großen Mahlzeit durchgeführt werden, um dem Patienten das Gefühl für eine Beeinflussbarkeit des Blutzuckers durch Lebensstilmaßnahmen zu vermitteln. Danach sind i.d.R. Messungen von Nüchternblutglukosewerten 1- bis 3-mal pro Woche ausreichend. Bei Insulintherapie sind jedoch häufigere Messungen erforderlich, die sich an dem Regime der Insulintherapie ausrichten.

Beim **Typ-1-Diabetes** ist zunächst das oberste Therapieziel eine normnahe Blutglukoseeinstellung unter Vermeidung von Hypoglykämien. Ziel ist die Einstellung auf einen HbA_{1c}-Wert

< 7 %, besser < 6,5 %. Die Qualität der Blutzuckereinstellung wird mindestens in Abständen von 3 Monaten überprüft und ggf. durch geeignete Maßnahmen angepasst.
Für Patienten mit Typ-1-Diabetes ist die Schulung zur Selbstanpassung der Insulindosis nach den täglichen Bedürfnissen von entscheidender Bedeutung. Dazu gehört auch die Schulung zur Berechnung von Kohlenhydraten im Rahmen einer kohlenhydratadaptierten Insulindosierung.

Berechnungsgrundlage für kohlenhydratadaptierte Kost

Als Berechnungsgrundlage wird meist der Kohlenhydratgehalt der Mahlzeit verwendet, sei es in Gramm oder Berechnungseinheiten (Berechnungsgrundlage: Broteinheiten [BE]; 1 BE = 12 g Kohlenhydrate; Kohlenhydrat-Einheit [KE]: 1 KE = 10 g Kohlenhydrate). Dieser Kohlenhydratgehalt kann so genannten Austauschtabellen entnommen werden. Bei der Verwendung der verschiedenen Kohlenhydrataustauschtabellen ist allerdings darauf zu achten, ob Ballaststoffe als Kohlenhydrate angerechnet werden oder nicht. In neueren Tabellen werden lösliche Ballaststoffe nicht mit einberechnet, da von ihnen keine Blutzuckererhöhung ausgeht.

Körperliche Aktivität
Langfristiger Nutzen körperlicher Aktivität

Insbesondere beim Typ-2-Diabetes gehen von körperlicher Aktivität langfristig günstige Wirkungen aus. Die große Bedeutung liegt in der blutzuckersenkenden Wirkung infolge einer verbesserten Insulinwirkung an Muskel- und Fettgewebe. Dieser Effekt ist insbesondere bei Typ-2-Diabetikern mit erhaltener Insulinsekretion ausgeprägt. Außerdem kann körperliche Aktivität durch Erhöhung des Kalorienverbrauchs eine Gewichtsabnahme bei übergewichtigen Diabetikern unterstützen.

Auswirkungen von körperlicher Aktivität

Wegen der akut eintretenden Wirkungen von körperlicher Aktivität ist es von Bedeutung, ob blutzuckersenkende Medikamente (z.B. Sulfonylharnstoffe oder Insulin) eingesetzt werden: Bei den Patienten, die ausschließlich mit Diät eingestellt werden können, ist eine Hypoglykämie durch Verstärkung der blutzuckersenkenden Wirkung von körpereigenem Insulin nicht zu befürchten.

Im Gegensatz hierzu wird bei Patienten, die β-zytotrope Substanzen erhalten, körperliche Aktivität sowie die Ernährung in den Therapieplan einbezogen. Die Menge an Kohlenhydraten und die Insulindosis müssen mit der körperlichen Aktivität abgestimmt werden. Treibt der Diabetiker im Insulinmangel Sport, kann insbesondere zu Beginn der anaeroben Phase keine Glukose in den Muskel aufgenommen werden, sodass es zum Blutzuckeranstieg kommen kann. Durch Ausfall des hemmenden Effekts auf die Lipolyse steigen im Blut die freien Fettsäuren und Ketonkörper an. Die freien Fettsäuren wiederum hemmen die Wirkung der zirkulierenden Insulins.

Das Gegenteil beobachtet man, wenn nicht rechtzeitig vor dem Sport die exogen zugeführte Insulin- oder Antidiabetikadosis reduziert wird. Viel Glukose gelangt in den Muskel, die Glukosefreisetzung aus der Leber wird gebremst, der Blutzucker sinkt. Dieser Blutzuckerabfall kann nur noch durch die Zufuhr von Kohlenhydraten ausgeglichen werden.

Um rechtzeitig entsprechende Kohlenhydratmengen bereitzustellen, sollten schnell resorbierbare Kohlenhydrate, z.B. Glukose in flüssiger Form, zugeführt werden, da die Magenentleerung während des Sports verlangsamt ist. Die Abschätzung, wie viel Kohlenhydrate gegeben werden, muss im Einzelfall durch wiederholte Blutzuckermessungen vor und nach körperlicher Aktivität in Erfahrung gebracht werden. Als Richtlinie kann angenommen werden, dass bei einer halbmaximalen Belastung pro Stunde etwa 40 g Kohlenhydrate verbraucht werden. Dies entspricht etwa 1 BE pro Stunde und Schweregrad bei Einteilung des Sports in 4 Schweregrade. Alternativ oder sogar zusätzlich kann die Reduktion der Insulindosis um die Hälfte oder mehr erforderlich werden, z.B. durch Reduktion des Anteils an Normalinsulin vor der geplanten sportlichen Betätigung. Gegebenenfalls ist allerdings zusätzlich eine Reduzierung der Dosis des Verzögerungsinsulins erforderlich, da der blutzuckersenkende Effekt des Sports über 14 h anhalten kann. Treibt man direkt vor einer Hauptmahlzeit, der eine Insulininjektion vorausgeht, Sport, kann man den üblichen Mahlzeitenumfang belassen und lediglich Insulin reduzieren. Eine Zusammenfassung der Richtlinien für die Anpassung der Diabetestherapie an sportliche Aktivität ergibt **Tabelle III.14.5**.

Orale Antidiabetika

Derzeit sind in Deutschland folgende Substanzgruppen von oralen Antidiabetika im Handel:
(1) Insulinsekretionssteigernde Substanzen: Sulfonylharnstoffe und Glinide,
(2) Nicht-insulinsekretionssteigernde Substanzen: Metformin, α-Glukosidasehemmer, Glitazone,
(3) Substanzen mit gemischter Wirkung: Glucagon-like-peptide-1-(GLP-1-)Mimetika und Dipeptidylpeptidase-4-(DPP-4-)Inhibitoren.

Der antihyperglykämisch wirksame Cannabinoidrezeptor-1-(CB1-)Antagonist Rimonabant ist zwar beim Typ-2-Diabetes leicht antihyperglykämisch wirksam, er ist jedoch nur als Medikament zur Behandlung der Adipositas zugelassen. Diese Substanz soll daher in diesem Kapitel nicht besprochen werden.

Die Wirkungsmechanismen von oralen Antidiabetika können in etwa wie folgt untergliedert werden:
(1) Insulinliberatoren,
(2) Insulinsensitizer,
(3) Resorptionsverzögerer,

Metformin (Biguanid)

In Deutschland ist Metformin als einzig zugelassenes Biguanid im Handel.
(1) Wirkungsweise und Wirkmechanismus: Die Wirkungsweise von **Metformin** ist weitgehend bekannt, der Wirkmechanismus nicht. Hauptwirkort ist die Leber. Dort hemmt es die

Tabelle III.14.5 Anpassung der Therapie bei körperlicher Aktivität

Im Sportintervall	
Reaktion mit Energiezufuhr	
Art	Glukose- oder Saccharoselösung
Menge	ca. 40 g KH/h bei halbmaximaler Belastung, also ca. 1 BE/h und Schweregrad (4 Schweregrade)
Zeit	sofort bei Sportbeginn, Wiederholung bei einer Sportdauer ab 3 h
Reaktion mit Insulinreduktion	
Art	Normalinsulin oder schnell wirkende Insulinanaloga
Menge	Reduktion um 50 % bei halbmaximaler Belastung
Zeit	direkt vor Sportbeginn
Im Folgeintervall	
Reaktion mit Insulinreduktion	
Art	Verzögerungsinsulin
Menge	Reduktion bis auf 20 % je nach Sportdauer und -intensität
Zeit	12–24 h nach dem Sport

Glucose-6-Phosphatase und somit die Glykogenolyse. Es wirkt über eine Senkung der hepatischen Glukoseproduktion günstig auf den Nüchternblutzuckerspiegel. Der Wirkmechanismus an anderen Geweben ist nicht genau bekannt. Es erhöht aber die Insulinsensibilität. Metformin führt über weite Dosierungsbereiche nicht zu einer Laktatazidose. An der Leber hemmt es die Laktatexkretion. Am Skelettmuskel ist unter Metformin die insulinstimulierte Glukoseaufnahme verstärkt, jedoch weniger ausgeprägt als bei den Glitazonen. Des Weiteren findet sich eine insulinunabhängige Suppression der Fettsäureoxidation und somit eine Verminderung der Hypertriglyzeridämie.

Die blutzuckersenkende Wirkung von Metformin ist an das Vorhandensein einer endokrinen Insulinsekretion gebunden; sie lässt bei Diabetikern mit zunehmender Diabetesdauer nach, was dann die Kombination mit anderen Antidiabetika oder eine Umstellung auf eine Insulintherapie erforderlich macht. Unter einer Monotherapie mit Metformin treten keine Hypoglykämien auf.

(2) Pharmakologie: Metformin wird überwiegend über die Niere ausgeschieden, hat eine kurze Halbwertszeit (3–5 h) und neigt nicht zur Kumulation. Im Rahmen von Nierenversagen kam es in seltenen Fällen zur Akkumulation von Metformin.

(3) Indikationen: Sofern keine Kontraindikationen gegen Metformin vorliegen, ist Metformin das Mittel der 1. Wahl zur Behandlung eines Typ-2-Diabetes, sowohl bei Adipositas als auch bei fehlender Adipositas. Prinzipiell kann Metformin bei Bedarf mit allen zugelassenen oralen Antidiabetika kombiniert werden. Allerdings ist nur die Kombination mit Sulfonylharnstoffpräparaten in der UKPDS-Studie bezüglich eines positiven Einflusses auf klinische Endpunkte evidenzbasiert.

(4) Kontraindikationen:
- eingeschränkte Nierenfunktion (Serumkreatininspiegel > 1,2 mg/dl),
- schwere Lebererkrankung,
- Pankreatitis,
- chronischer Alkoholismus,
- konsumierende Krankheiten,
- Zustände mit schlechter Sauerstoffversorgung der Gewebe,
- respiratorische Insuffizienz,
- schwere Herzinsuffizienz, Kreislaufschock,
- unmittelbar vor, während und nach einem operativen Eingriff,
- Schwangerschaft,
- Abmagerungskuren (< 1000 kcal/Tag),
- 2 Tage vor Kontrastmittelexposition und Operationen.

(5) Dosierung: Metformin existiert als 500-mg-, 850-mg- und 1000-mg-Tablette. Eine einschleichende Dosierung mit 500 mg 1–0–1 verringert gastrointestinale Nebenwirkungen wie Flatulenz und Stuhlunregelmäßigkeiten. Die mittlere Dosierung beträgt 850 mg 1–0–1, die maximal übliche Dosierung 1000 mg 1–0–1 oder 850 mg 1–1–1. Zugelassen ist die Dosierung bis 3 × 1000 mg/Tag.

(6) UAW: Laktatazidosen, die wegen einer Mortalität von 50 % gefürchtet sind, kommen sehr selten vor, nämlich mit einer geschätzten Prävalenz von 1–5 Fällen auf 100 000 behandelte Patienten [Brown 1998] oder von 9 Fällen auf 100 000 Personenjahre [Mary Rose Stang 1999]. Die erhöhte Mortalität im Zusammenhang mit metforminassoziierten Laktatazidosen korrelierte mit dem Ausmaß der Hypoxie und der Grunderkrankung, nicht mit dem Ausmaß der Laktatkonzentration im Blut [Lalau 1994]. In einer 1999 veröffentlichten retrospektiven Erhebung wurde gezeigt, dass von 49 Patienten mit Laktatazidose 36 Nierenversagen, 15 kardiale Dekompensation, 12 Sepsis, je 7 Hämorrhagie, Leberversagen und Lungenversagen hatten. Ein systematischer Cochrane Review ergab, dass der Gebrauch von Metformin per se nicht mit einer erhöhten Mortalität assoziiert war [Salpeter 2002]. Die Inzidenz von Laktatazidosen hat seit der Markteinführung von Metformin nicht zugenommen, obwohl die Kontraindikationen in zwei unterschiedlichen Erhebungen an 89 und 452 Patienten zu 54 % und zu 25 % nicht beachtet wurden [Eslie 2001].

(7) **Interferenzen mit anderen Pharmaka:**
- *Akkumulationsgefahr* und erhöhtes Laktatazidoserisiko durch Verminderung der renalen Metforminausscheidung bei Gabe nichtsteroidaler Antirheumatika und i.v.-Röntgenkontrastmittel bei deutlicher Verschlechterung der Nierenretention.
- *Abschwächung* der blutzuckersenkenden Wirkung durch Thiazide, Nikotinsäure, Phenytoin, Chlorpromazin, Schilddrüsenhormone, Sympathomimetika, Glukokortikoide, Östrogene.

Sulfonylharnstoffe

(1) **Wirkungsmechanismen und klinisch relevanten Wirkungen:** Sulfonylharnstoffe hemmen auf der Oberfläche der β-Zelle des Pankreas einen hochaffinen Sulfonylharnstoffrezeptor, der allosterisch den ATP-sensitiven Kaliumkanal der β-Zelle hemmt. Durch den blockierten Kaliumefflux depolarisiert die Zelle, was zu einem erhöhten Kalziumeinstrom führt und nachfolgend zu einer vermehrten Sekretion von Insulin.

Sulfonylharnstoffe wirken bei einmaliger Gabe β-zytotrop, sie setzen aus den B-Zellen des Pankreas über die Bindung an spezifische Rezeptoren Insulin frei. Dies kann einerseits in Abwesenheit von Glukose geschehen, andererseits wird aber auch die glukoseinduzierte Freisetzung potenziert. Zusätzlich gibt es extrapankreatische Effekte der Sulfonylharnstoffe, die zwischen unterschiedlichen Substanzen unterschiedlich stark ausgeprägt sind: Glimepirid > Glypizid > Gliclazid > Glibenclamid. Im Durchschnitt senken Sulfonylharnstoffe den HbA_{1c}-Wert um 1–2 % abhängig von der Höhe des Ausgangswerts.

(2) **Präparate:** Die einzelnen Sulfonylharnstoff-Derivate unterscheiden sich durch ihre Wirkungsstärke und ihre pharmakokinetischen Eigenschaften (**Tab. III.14.6**). Präparate der 1. Generation werden in Gramm-Mengen gegeben, sind nur kurz wirksam und führen relativ häufig zu UAW. Präparate der 2. Generation sind potenter und vergleichsweise ärmer an UAW. Gli-

Tabelle III.14.6 Übersicht über die im Handel befindlichen Sulfonylharnstoff-Präparate[1]

Chemische Kurzbezeichnung	Handelsname	Substanzmenge pro Tablette	Dosierung täglich	biologische Halbwertszeit (h)	Elimination
Tolbutamid	Orabet	0,5 g	0,5–3,0 g	3–7	renal
	Artosin				
Glimepirid	Amaryl 1 mg	1 mg	1–4 mg	5–8	renal/hepatisch
	2 mg	2 mg			
	3 mg	3 mg			
Glibenclamid	Euglucon N	3,5 mg	1,75–15 mg	7	renal
	Semi-Euglucon N	1,75 mg			
	Glibenclamid				
Glibornurid	Glutril	25 mg	25–75 mg	8,2	renal
	Gluborid				
Gliquidon	Glurenorm	30 mg	30–120 mg	1,5–24	hepatisch
Gliclazid	Diamicron	80 mg	40–160 mg		renal

[1] ohne Anspruch auf Vollständigkeit

mepirid ist als Sulfonylharnstoff-Derivat mit Langzeitwirkung zur einmal täglichen Gabe entwickelt worden. Glibenclamid hat die höchste Affinität zum Kaliumkanal.

(3) Pharmakologie: Die Sulfonylharnstoffe werden nach oraler Applikation rasch zu ca. 80 % resorbiert und anschließend in der Leber zu verschiedenen Metaboliten abgebaut, die teilweise noch hypoglykämische Wirkungen entfalten. Dann werden sie unterschiedlich renal und biliär eliminiert. Gliquidon bzw. seine Metaboliten werden zu 95 % über die Galle in den Stuhl ausgeschieden. Deshalb ist bei Patienten mit eingeschränkter Nierenfunktion dieses Präparat bevorzugt einzusetzen. Bei Leberinsuffizienz und Cholestase steigt die renale Ausscheidung von Gliquidon auf 40 % an, wobei aber ausschließlich inaktive Metaboliten ausgeschieden werden.

(4) Indikationen: Grundsätzlich ist die Indikation zur Behandlung mit Sulfonylharnstoffen bei erfolgloser Behandlung mit Diät und Gewichtsreduktion bei Vorliegen einer endogenen Insulinsekretion gegeben, falls Metformin nicht ausreicht oder kontraindiziert ist. Außerdem werden mit der Sulfonylharnstofftherapie auch Risiken in Kauf genommen, insbesondere Hypoglykämien. Um diese bei guter Einstellung zu vermeiden, stellt der Einsatz von Sulfonylharnstoffen auch immer erhöhte Anforderungen an die Lebensführung insgesamt.

(5) Kontraindikationen:
- *Absolute* Kontraindikationen: Insulinmangeldiabetes, Schwangerschaft, schwere Niereninsuffizienz (Akkumulationsgefahr).
- *Relative* Kontraindikationen: Schwere interkurrente Belastungen (Operation, Schock etc.), Allergie, Niereninsuffizienz mittleren Grades (GFR < 30 ml/min) und Leberinsuffizienz (Akkumulations- und Hypoglykämiegefahr).

(6) Applikation und Dosierung: Einnahme vor oder zu den Mahlzeiten. Bei Präparaten mit längerer Wirkungsdauer wird im Fall der Maximaldosierung eine Dosis zum Frühstück und eine zweite zum Abendessen verordnet. Glimepirid wird stets einmal täglich gegeben. Wegen der Hypoglykämiegefahr empfiehlt sich eine aufsteigende Dosierung in 3- bis 7-täglichen Intervallen. Ein Überschreiten der angegebenen Maximaldosen (**s. Tab. III.14.6**) hat keine Wirkungssteigerung zur Folge. Liegt unter Sulfonylharnstoffen der Nüchternblutzucker dauerhaft über 110 mg/dl, die postprandialen Werte über 180 mg/dl und ist die nachlassende therapeutische Wirksamkeit der Sulfonylharnstoffe nicht durch Diätfehler, interkurrente Infekte, Operationen, Stress und sonstige zusätzliche Erkrankungen bedingt, liegt ein *Sekundärversagen der Sulfonylharnstofftherapie* vor. Dies tritt durchschnittlich bei jährlich 8–10 % der Behandelten auf. Hier kommen Kombinationsbehandlungen mit anderen oralen Antidiabetika und/oder Insulin in Frage.

(7) UAW: Die häufigste UAW ist das Auftreten einer Hypoglykämie aufgrund einer zu starken Dosierung bzw. Akkumulation insbesondere bei älteren Patienten und bei Niereninsuffizienz. Daneben werden u.a. allergische Hautreaktionen, Photosensibilisierungen und hämatologische UAW beschrieben. Unter einer Therapie mit Sulfonylharnstoffen kann es auch unter Insulintherapie zu einer Gewichtszunahme um 3–5 kg im ersten Jahr kommen.

(8) Kombinationstherapie: Eine Kombination von Sulfonylharnstoffpräparaten mit nichtinsulinsekretionsstimulierenden oralen Antidiabetika oder mit Insulin ist angezeigt, wenn Patienten mit Typ-2-Diabetes auf eine Monotherapie mit Sulfonylharnstoffen nicht mehr adäquat ansprechen, d.h., wenn nicht-medikamentöse Maßnahmen ausgeschöpft sind und der HbA_{1c}-Wert über dem Zielbereich liegt.

(9) Interferenzen mit anderen Pharmaka: Interferenzen bzw. Wirkungssteigerungen durch Kumulation infolge Hemmung des Abbaus in der Leber zu aktiven Metaboliten, durch kompetitive Verdrängung aus der Plasma-Eiweißbindung und durch direkte Eigenwirkung auf den Kohlenhydratstoffwechsel sind bei folgenden Pharmaka gegeben:
- *Steigerung* der Wirkung (Hypoglykämiegefahr) durch Salizylate, Phenbutazon, Chloramphenicol, Clofibrat, Probenecid und Allopurinol, Dicumarole (nicht bei Phenprocoumon), Hydrazinderivate, β-Blocker, Alkohol, Disopyramid.

- *Abschwächung* der blutzuckersenkenden Wirkung durch Thiazide, Nikotinsäure, Phenytoin, Hyperthyreose, Östrogene und Glukokortikosteroide.

Glinide

Im Handel sind Repaglinid und Nateglinid. Es handelt sich dabei um zwei klinisch unterschiedliche Substanzgruppen.
(1) Indikationen Typ-2-Diabetes. Repaglinid kann als Monotherapie oder in Kombination mit Metformin eingesetzt werden.
Nateglinid ist in Kombination mit Metformin zugelassen. Die Kombination von Gliniden mit Sulfonylharnstoffen ist nicht indiziert
(2) Kontraindikationen: Typ-1-Diabetes, diabetische Ketoazidose, Leberinsuffizienz, Schwangerschaft und Stillzeit, Überempfindlichkeit gegen Repaglinid oder Nateglinid. Niereninsuffizienz ist eine Kontraindikation für Nateglinid. Repaglinid kann bis zu einer Kreatinin-Clearance von über 30 ml/min eingesetzt werden
(3) Dosierung: Repaglinid: Beginn mit 0,5 mg vor den Hauptmahlzeiten, bei Bedarf Steigerung auf maximal 3 × 2 mg/Tag.
Nateglinid: Die Therapie wird begonnen mit mit 3 × 60 mg vor den Hauptmahlzeiten und kann auf 3 × 120 mg/Tag gesteigert werden.
(4) UAW: Es können Hypoglykämien auftreten. Außerdem sind gastrointestinale Störungen: (z.B. Übelkeit, Erbrechen, Diarrhö) und allergische Reaktionen beschrieben.

Glitazone (Thiazolidindione)

In Deutschland im Handel sind Pioglitazon und Rosiglitazon. Die Glitazone vermindern die Insulinresistenz in Fettgewebe, Skelettmuskulatur und Leber.
(1) Indikationen: Typ-2 Diabetes in Monotherapie oder in Kombination mit Metformin oder Sulfonylharnstoffpräparat.
(2) Kontraindikationen sind Leberfunktionsstörungen, Herzinsuffizienz (NYHA 1–4), Schwangerschaft, Stillzeit sowie schwere Niereninsuffizienz mit Kreatinin-Clearance < 30 ml/min.
(3) Dosierung: Die Therapie mit Pioglitazon wird mit 1 Tbl. à 15 mg pro Tag begonnen; wird das Therapieziel nicht erreicht, nach 8 Wochen Steigerung auf 30 mg/Tag und nach weiteren 8 Wochen evtl. auf 45 mg/Tag.
Die Therapie mit Rosiglitazon wird begonnen mit 1 Tbl. à 4 mg pro Tag, morgens verabreicht. Werden die Therapieziele nicht erreicht, nach 8 Wochen Steigerung auf 8 mg/Tag.
(4) UAW: Wichtigste UAW sind Gewichtszunahme (4–6 % der Fälle), Hypervolämie mit Hämatokritabfall und Ödemen (in 3–4 % der Fälle). Unter einer Glitazontherapie treten vermehrt Fälle von Herzinsuffizienz auf. Sehr selten gibt es darunter auch Cephalgien. In großen Studien hat sich gezeigt, dass die Transaminasen unter Glitazonen günstig beeinflusst werden. Diesem Effekt liegt ein positiver Einfluss auf die nicht-alkoholische Fettleber bei Diabetes zugrunde

α-Glukosidasehemmer (Acarbose und Miglitol)

Im Handel sind Acarbose und Miglitol, jedoch nicht mehr zu Lasten der GKV erstattungsfähig.
(1) Wirkungsmechanismen und klinisch relevante Wirkungen: Diese Substanzen hemmen die α-Glukosidasen im Dünndarm, sie hemmen und verzögern damit die Spaltung von Disacchariden, sodass die postprandialen Blutzuckeranstiege abgeflacht werden.
(2) Indikationen: Diabetes mellitus Typ 2, insbesondere bei postprandialen Hyperglykämien, wenn die Patienten nicht bereit sind, ihre Kohlenhydrate diätetisch zu begrenzen.
(3) Kontraindikation: Alter unter 18 Jahren, Schwangerschaft, Stillzeit, chronische Darmerkrankungen, schwere Niereninsuffizienz.

(4) **Dosierung:** Beginn der Therapie bei beiden Medikamenten mit 1 × 50 mg/Tag, in Abständen von Tagen Steigerung auf 3 × 50 mg/Tag, maximal 3 × 100 mg/Tag.
(5) **UAW:** Häufig Blähungen, Durchfall und Bauchschmerzen, selten Anstieg der Transaminasen.

GLP-1-Mimetika

Bisher ist Exenatide zugelassen, das eine Wirkung wie glucagon like peptide 1 (GLP-1) entfaltet, aber durch die veränderte Aminosäuresequenz von den endogenen Peptidasen langsamer degradiert wird.
(1) **Dosierung:** Beginn mit 2 × 5 µg/Tag s.c. über 4 Wochen. Werden die metabolischen Therapieziele nicht erreicht, Steigerung auf 2 × 10 µg/Tag.
(2) **Kontraindikationen:** Typ-1-Diabetes und Hinweis auf erschöpfte β-Zellfunktion beim Typ-2-Diabetes, Niereninsuffizienz mit einer endokrinen Kreatinin-Clearance < 30 ml/min., Schwangerschaft.
(3) **UAW:** Sehr häufige UAW sind Übelkeit, Erbrechen, Durchfall, häufig auch andere gastrointestinale Beschwerden wie Dyspepsie, Reflux und Blähungen oder auch Kopfschmerzen und Schwindel sowie vermehrtes Schwitzen.
Obwohl unter einer Monotherapie mit GLP-1-Mimetika keine Hypoglykämien auftreten, werden bei einer Kombinationstherapie von Exenatide mit einem Sulfonylharnstoff oder mit Metformin plus Sulfonylharnstoff sehr häufig Hypoglykämien beobachtet.

Dipeptidylpeptidase-4-(DPP-4-)Inhibitoren

Im Handel ist in Deutschland bisher Sitagliptin, in Kombination mit Metformin oder einem Glitazon. Ab 15. Oktober 2007 wird auch Cildagliptin zugelassen sein.
(1) **Wirkungsmechanismus:** Diese Substanzen hemmen den Abbau des endogenen GLP-1 und erhöhen damit den GLP-1-Spiegel, sodass eine verbesserte Wirkung dieses Hormons eintritt.
(2) **Indikationen:** Diabetes mellitus Typ 2, insbesondere bei HbA_{1c}-Werten um 7 %.
(3) **Kontraindikationen:** Niereninsuffizienz mit einer endogenen Kreatinin-Clearance < 30 ml/min, Schwangerschaft.
(4) **Dosierung:** Sitagliptin wird mit 1 Tbl. à 100 mg pro Tag verabreicht.
(5) **UAW:** Bei einer Therapie mit DPP-4-Hemmern können gelegentlich gastrointestinale Beschwerden auftreten. Bisher sind jedoch bei Anwendung in Monotherapie im Vergleich zu Placebo keine signifikant vermehrten Nebenwirkungen bekannt. Allerdings können in Kombination mit Glitazonen oder Metformin Hypoglykämien auftreten.

Insulin
Indikationen für eine Insulintherapie

(1) Patienten mit Typ-1-Diabetes,
(2) diabetisches Koma und jede erhebliche Stoffwechselentgleisung mit Ketonurie,
(3) Typ-2-Diabetes, wenn unter Diät und oralen Antidiabetika die therapeutischen Ziele nicht erreicht werden,
(4) Diabetiker unter oralen Antidiabetika, wenn schwere Zweiterkrankungen hinzutreten oder größere operative Eingriffe notwendig werden. Nach Rekompensation akuter Stoffwechselentgleisung unter Insulintherapie kann die orale Medikation häufig wieder aufgenommen werden.
(5) Diabetiker mit Unverträglichkeitsreaktionen gegenüber oralen Antidiabetika, sofern eine Diättherapie allein nicht ausreicht,
(6) Gravidität, wenn mit Diät allein keine Normoglykämie bzw. keine Ketonurie-Freiheit zu erzielen ist.

Eigenschaften der Insuline

Natürliches Insulin: Als Vorläufer des Insulins wird in den β-Zellen der Langerhans-Inseln des Pankreas einkettiges Pro-Insulin synthetisiert. Nach enzymatischer Abspaltung einer mittelständigen Aminosäurenkette, genannt C-Peptid, verbleiben die A-Kette des Insulins mit 21 Aminosäuren und die B-Kette mit 30 Aminosäuren, die durch 2 Disulfid-Brücken miteinander verbunden sind. Insulin ist ein Proteohormon, das seine Wirkungen über verschiedene membranständige Insulinrezeptoren vermittelt sowie durch Eingreifen in zelluläre Regulations- und Translationsprozesse. Die Freisetzung des Insulins aus den β-Zellen der Langerhans-Inseln erfolgt durch nervale und hormonelle Stimulation sowie durch den Glukoseanstieg im Blut. Nach Inkretion gelangen hohe Insulinmengen in das Portalsystem der Leber, bis 100 µU/ml oder 600 pM. Während der ersten Leberpassage werden 50 % des Insulins eliminiert. Im peripheren Blut finden sich nach der Leberpassage bei Gesunden nur sehr geringe Insulinkonzentrationen, nüchtern 0–2 µU/ml (0–12 pM).

Daneben wurden sehr kurz wirksame (Insulin Lispro, Insulin Aspart und Insulin Glulisin) sowie lang wirksame Insulinanaloga (Glargin und Detemir) entwickelt, die heute breit eingesetzt werden.

Pharmakologisch gewonnenes Insulin: Historisch wurden die ersten Insuline aus Rinder- und Schweinepankreas extrahiert. Rinderinsulin unterscheidet sich von humanem Insulin in 3 Positionen durch andere Aminosäuren, Schweineinsulin nur durch eine einzige Aminosäure. In den 1980er-Jahren wurde die biotechnologische Produktion von humanidentischem Insulin vorangetrieben und war erfolgreich. Die dänische Firma Novo Nordisk produziert ein gentechnisches Mini-Pro-Insulin in der Bierhefe Saccharomyces cerevisiae; die amerikanische Firma Eli Lili benutzt ein menschliches Genom, um in apathogenen Stämmen von Darmbakterien Escherichia coli Pro-Insulin herzustellen. Nach enzymatischer Abspaltung eines C-Peptids werden der A-Kette und der B-Kette die Assoziation der zwei Disulfidbrücken erlaubt, sodass humanidentisches Insulin entstehen kann.

Die Firma Sanofi-Aventis, vormals Hoechst, verwendet für die biosynthetische Herstellung das Genom der Affenart Macaccca fascicularis, das mit dem humanen Insulin-Genom identisch ist. Sie redupliziert die Messenger-RNA der Affen im apathogenen Escherichia-coli-Klon K12. Semisynthetisches Humaninsulin wird derzeit von der Firma B. Braun ratiopharm angeboten (**Tab. III.14.7**). Bei Insulin aus dem Schweinepankreas, das an der B-Kette in Position 30 über Alanin verfügt, im Gegensatz zu menschlichem Insulin, das in gleicher Position Threonin enthält, wird biochemisch Alanin durch Threonin ersetzt, sodass ein humanidentisches Insulin entsteht. Die Vermutung, gentechnologisch hergestellte Insuline seien reiner oder weniger antigen wirksam, hat sich chemisch und klinisch nicht bestätigt.

Insulinanaloga: Um die pharmakokinetischen Eigenschaften des Insulins zu verändern, sind gentechnisch veränderte Insuline, so genannte Insulinanaloga, auf den Markt gekommen (s. **Tab. III.14.7**). Dabei finden sich Insuline, die eine schnellere Wirkung und kürzere Wirkdauer aufweisen, als auch auch Insuline, die eine verlängerte Wirkung im Sinne eines Verzögerungsinsulins aufweisen, ohne chemischer Hilfsstoffe zu bedürfen.

Pharmakokinetik

Physikalische Eigenschaften von Insulinpräparationen: Die humanidentischen Insuline, sei es aus gentechnologischer oder biotechnologischer Herstellung, liegen bei einem pH-Wert von 2–3 als klare Lösungen vor. Auf dem Markt findet sich am häufigsten eine Insulin-Konzentration von 10^{-3} mol/l, das entspricht 3,75 mg/ml bzw. 0,59 mmol/l. In Deutschland üblich sind auch Formulierungen mit der Konzentration U40, das bedeutet 40 Einheiten Insulin/ml, entsprechend 1,5 mg/ml bzw. 0,24 mmol/l. In einer hochkonzentrierten Insulinlösung von 10^{-3} mol/l liegen die meisten Insulinmoleküle in Form von Monomeren, Dimeren, Tetrameren und höheren Zusammenlagerungsformen bis zum Hexamer vor. Bei 10^{-3} mol, wie im

Tabelle III.14.7 Im Jahr 2005 in Deutschland im Handel befindliche Insulinpräparationen

Insulin	Hersteller	Penampulle, (Durchsteck-)Flasche
Kurz wirksame Insulinpräparationen		
Humanidentische Normalinsuline		
Insulin B. Braun ratiopharm Normal U40, U100	Braun Pharma	3 ml, 10 ml
Insulin Actrapid U100	Novo Nordisk	3 ml, 10 ml
Huminsulin Normal U40, U100	Lilly	3 ml, 10 ml
Insuman Rapid U40, U100	Sanofi Aventis	3 ml
Berlinsulin H Normal U 100	Berlin-Chemie	3 ml
Insulinanaloga		
Humalog U100	Lilly	3 ml, 10 ml
Novo Rapid U100	Novo Nordisk	3 ml, 10 ml
Apidra U100	Sanofi Aventis	3 ml, 10 ml
Verdünner für Normalinsulin und schnelle Analoga zur Herstellung von Verdünnungen, z.B. U10		
Sterile Diluent for Humulin R and Regular Iletin ND798	Lilly	10 ml
Novo Diluting Medium for Solin Insulin	Novo Nordisk	10 ml
Sterile Diluent for Humalog ND 800	Novo Nordisk	10 ml
Insuline mit dezidierter Zulassung für die Insulinpumpentherapie		
Insuman Infusat U100	Lilly	3,15 ml, 10 ml
Apidra U100	Sanofi Aventis	10 ml
Verzögerte Insulinpräparationen		
Humanidentische Verzögerungsinsuline		
Insulin B. Braun ratiopharm Basal U40, U100	Braun Pharma	3 ml, 10 ml
Insulin Protaphan U100	Novo Nordisk	3 ml, 10 ml
Huminsulin Basal, U100	Lilly	3 ml, 10 ml
Insuman Basal U100	Sanofi Aventis	3 ml
Berlinsulin H Basal U100	Berlin-Chemie	3 ml
Zinkverzögertes Schweineinsulin		
Insulin Novo Semilente MC U40	Novo Nordisk	10 ml
Insulinanaloga		
Lantus U100	Lilly	3 ml, 10 ml
Levemir U100	Novo Nordisk	3 ml, 10 ml

U100-Insulin, finden sich 75 % der Insulinmoleküle in Form von Hexameren. Prinzipiell schließen sich 3 Dimere mit 2 Zinkatomen zu einem Insulinkonglomerat zusammen.

Pharmakokinetik nach Injektion in das Gewebe: Bei Verdünnung des Insulins, wie z.B. durch Einstrom von Wasser in die Nähe der Insulin-Injektionsstelle im Gewebe oder durch pharmakologische Verdünnung mit Lösungsmitteln, zerfallen die Insulin-Hexamere in Dimere und später in Monomere. Nur als Monomere können sie durch die Kapillarwände ins Blut übertreten.

Die Insulinanaloga Insulin-Lispro, Insulin-Aspart und Insulin-Glulisin liegen als Monomere oder Dimere in der Insulinlösung vor. Aus diesem Grund ist der Prozess der Verdünnung und des Hexamer-Zerfalls im Gewebe nicht erforderlich. Dadurch kommt es zu einer schnelleren Passage durch die Kapillarwände.

Pharmakokinetik der kurz wirksamen Insuline

Pharmakokinetik nach Injektion in das Gewebe: Die Geschwindigkeit der Insulinresorption und die Insulinwirkdauer sind von verschiedenen Faktoren abhängig:
(1) Ort der Insulininjektion, Gewebeart, Vaskularisation des Injektionsortes,
(2) Temperatur von Insulinpräparat und Injektionsort,
(3) mechanische Einwirkungen am Injektionsort,
(4) Konzentration des Insulins (U10, U40, U100),
(5) Insulinart (Humaninsulin, Insulinanalogon),
(6) pH-Wert der Insulinlösung, pH-Wert des Gewebes,
(7) Insulin-Gesamtdosis, die appliziert wurde,
(8) Insulinantikörper,
(9) Antikörper gegen Bestandteile des Lösungsmittels (selten).

Eine der wichtigen Einschlussfaktoren in Bezug auf Resorption und Wirksamkeit der kurz wirksamen Insuline ist der Injektionsort. Standardisiert wird das Insulin in das abdominelle Unterhautfettgewebe injiziert. Die Injektion in den Muskel, auch die versehentliche Injektion in den Muskel, führt aufgrund der starken Vaskularisation zu einer beschleunigten Insulinabsorption.

Die Spritzstellen Bauch, Hüfte und Oberschenkel sind die in Deutschland gebräuchlichsten, prinzipiell kann in Ausnahmefällen auch das Subkutangewebe der Oberarme benutzt werden. Das am besten vaskularisierte Fettgewebe ist das der Bauchwand. Injektionen am Oberschenkel führen aufgrund der schlechteren Vaskularisationsdichte des Fettgewebes im Vergleich zum abdominellen Fettgewebe zu einer langsameren und verzögerten Insulinresorption, i.d.R. ist jedoch die Gefahr höher, versehentlich in den Muskel zu injizieren. Im Gegensatz zur Insulintherapie bei Kindern empfehlen wir deshalb i.d.R. Erwachsenen den Injektionsort am Abdomen und an den Hüften.

Erhöhte Temperaturen an der Injektionsstelle, wie z.B. nach einem Sonnenbad, können zu einer unvorhergesehenen raschen Insulinabsorption und -wirkung führen, die in einer Unterzuckerung resultiert. Im Rahmen der Patientenschulungen werden solche Situationen beachtet. Mechanisches Reiben der Injektionsstelle fördert ebenfalls die Insulinabsorption, hat aber im praktischen Leben i.d.R. keine Bedeutung. Ein wesentlicher Faktor der Schnelligkeit der Insulinabsorption ist die Konzentration des Insulins. Neutrales Insulin liegt in der Form U100 (100 IE Insulin/ml) in der Konzentration von 10^{-3} mol/l zu 75 % in Hexamer-Form vor. Die Hexamere zerfallen nach Injektion in das Gewebe zu Dimeren und Monomeren, sobald eine Verdünnung der Insulinlösung um den Faktor 50–100 erfolgt ist. Die Benutzung von U40-Insulin (40 Einheiten/ml) führt zu einer beschleunigten Insulinabsorption, das gilt auch für höhere Verdünnungen wie U10-Insulin, wie in der pädiatrischen Medizin gelegentlich verwandt. Durch gentechnische Veränderungen wurden bei den Insulinanaloga Lispro und Aspart durch Vermeidung der Hexamer-Bildung eine schnelle Resorption und ein schnellerer Wirkgipfel realisiert. Ziel aller Bemühungen ist es, die Insulinwirkung möglichst gut mit der postprandialen Hyperglykämie in Deckung zu bringen.

Absorptionsverhalten bei gesunden Normalpersonen, Mischmahlzeit mit 70 g Kohlenhydraten:
(1) nach 30 Minuten maximale Resorptionsrate der Kohlenhydrate,
(2) nach 120 Minuten Ende der resorptiven Phase,
(3) nach 180 Minuten Ende der postprandialen Hyperglykämie nach kleinen Mahlzeiten,
(4) nach 300 Minuten Ende der postprandialen Hyperglykämie nach großen Mahlzeiten.

Für die Wirkungsdauer von Normalinsulin ist die Insulindosierung am bedeutendsten. Der Wirkungseintritt des Insulins beginnt 15 Minuten (U40-Insulin) bis 30 Minuten (U100-Insulin) nach der Injektion, nach 15 Minuten bei schnell wirksamen Insulinanaloga (Insulin-Lispro und Insulin-Aspart). Die maximale Wirkung von humanem Normalinsulin liegt bei

120–150 Minuten, jedoch sind 50–75 % der maximalen Wirkung schon bei 60 Minuten gegeben. Die Wirkdauer ist streng dosisabhängig. Bei einer Dosierung von 0,05 IE/kg KG findet sich das Wirkmaximum in der 2. Stunde nach Injektion, die Wirkung endet zwischen der 4. und 5. Stunde. Nach Injektion von 0,1 IE/kg KG liegt das Wirkungsmaximum zwischen der 2. und 3. Stunde, die Insulinwirkung beträgt hier schon knapp 7 Stunden. Bei Insulin von 0,2 IE/kg KG erreicht die Insulinwirkung das Maximum in der 3. Stunde und endet nach 10 Stunden. Die höchste an stoffwechselgesunden Probanden untersuchte Insulindosierung von 0,4 IE/kg KG zeigte ihr Wirkungsmaximum in der 4. Stunde nach Injektion und verlor die Wirkung in der 12. Stunde nach Injektion.

Die Wirkdauer von Normalinsulin ist dosisabhängig: Bei einem 70 kg schweren Typ-2-Diabetiker beträgt die Wirkdauer bei einem Insulinbolus von 7 IE 4–5 Stunden, bei einem Insulinbous von 13 IE 8–10 Stunden und bei einem Bolus von 21 IE 8–12 Stunden.

Hieraus ist zu schließen, dass nach Einzelinsulindosen von mehr als 12 IE eine deutlich verlängerte Insulinwirkung auftritt, beim Vergleich der Wirkung verschiedener Insulin-Formulierungen ist auf eine vergleichbare Insulindosis, bezogen auf das Körpergewicht, zu achten. Die Patienten müssen wissen, dass Insulindosen > 14 IE zu einem funktionell intermediär wirksamen Insulin führen; sie haben mit Wirkungen außerhalb des gewohnten Zeitfensters zu rechnen.

Pharmakokinetik von verzögert wirksamem Insulin

In der Insulintherapie ist für Typ-1-Diabetiker zur Abdeckung des Basisbedarfs ein länger wirksames Insulin erforderlich. Das gebräuchlichste Verzögerungsinsulin ist das NPH-Insulin, Neutral-Protamin Hagedorn-Insulin, auch Isophan-Insulin genannt. Protamin ist ein hochgereinigtes Eiweiß, das überwiegend aus Fischsperma (Lachs, Forelle) gewonnen wird. Bei den heute gebräuchlichen NPH-Insulinen liegt NPH zu Insulin im Verhältnis 1:6 vor. Zur Komplexbildung sind noch zwei Zinkatome erforderlich, außerdem liegen 20 Moleküle m-Cresol pro Insulin-Hexamer vor. Der neutrale pH-Wert wird durch Verwendung eines Phosphatpuffers erreicht. Somit enthält NPH-Insulin 0,3–0,4 mg Protaminsulfat pro ml Insulinlösung. Auch hier findet sich eine Dosisabhängigkeit der Insulinwirkung. Charakteristisch ist das Wirkmaximum dieses Insulins zwischen der 4. und 7. Stunde nach Injektion. Diese Wirkung kann entweder unerwünscht sein, wegen einer erhöhten Unterzuckerungsgefahr zu diesem Zeitpunkt, kann aber auch gezielt bei intensivierter oder konventioneller Insulintherapie angewandt werden. Nachteil von NPH-Insulin ist gelegentlich die gegen Ende exponenziell abfallende Insulinwirkung, sodass ein gleichmäßiges Insulin-Wirkungsprofil über 12 Stunden nicht gewährleistet ist, insbesondere bei niedrigem Insulindosierungen unter 10 IE. Um eine engmaschige Basalabdeckung zu erreichen, müsste NPH-Insulin 3- bis 4-mal pro Tag gegeben werden. Aus Praktikabilitätsgründen wird es jedoch auch bei der intensivierten Insulintherapie meist nur 2-mal pro Tag verabreicht, und zwar morgens vor dem Frühstück und spät abends vor dem Schlafengehen.

Insulinanaloga mit langer Wirkdauer

Das erste Insulinanalogon mit langer Wirkdauer war das Insulin Glargine (HOE 901), auf dem Markt unter dem Namen Lantus®. Bei diesem Insulinanalogon wurde durch Anhängen von Arginin an das Ende der B-Kette an das B32-Arginin und Austausch der letzten Aminosäure am Ende der A-Kette, nämlich Ersatz von A21-Asparagin durch Glycin, der isoelektrische Punkt von 5,4 (beim Humaninsulin) zum neutralen pH-Wert verschoben. In einer sauren Formulierung ist dieses Insulin löslich und fällt erst im subkutanen Hautmilieu zu schlecht löslichen Insulinkristallen aus. Die Absorptionsdauer dieses Insulin Glargine ist länger als 24 Stunden, wie in Glukose-Clamp-Versuchen belegt. Im Gegensatz zu NPH-Insulin zeigt es jedoch keinen ausgesprochenen Wirkgipfel im Bereich der 5. bis 7. Stunde nach Injektion.

Als nächstes wurde das Insulin Detemir mit Handelsname Levemir® von Novo Nordisk auf den Markt gebracht. Dieses Insulinanalogon bindet nach Resorption an Albumin und erlangt deshalb eine verzögerte Wirkung durch die Freisetzungskinetik. Eine subkutane Injektion von 0,4 IE/kg KG senkt den Blutzuckerspiegel für etwa 20 Stunden. Damit ist die Insulinwirkung von Levemir® kürzer als die von Insulin Glargine. Im Gegensatz zu Insulin Glargine wird Insulin Detemir 2-mal täglich appliziert. Um einen gleichmäßigen Wirkspiegel zu erreichen, wie durch einmalige Injektion von Glargine oder 2-malige Injektion von Levemir®, ist für NPH-Insulin eine 3-malige Injektion erforderlich.

Mischinsuline

Mischinsuline enthalten Normalinsulin oder schnell wirksame Insulinanaloga in Kombination mit NPH-Insulin oder lang wirksamen Insulinanaloga in unterschiedlichen Mischungsverhältnissen. Mischinsuline werden hauptsächlich zur Insulin-Therapie beim Typ-2-Diabetes verwendet.

Sicherheitsaspekte von Insulin

Als **akute unerwünschte Arzneimittelwirkung** von Insulin gilt als einzige die Hypoglykämie. Dazu kommt es prinzipiell bei zu hoch gewählten Insulindosierungen in Bezug auf den Bedarf oder aber durch plötzliche Verbesserung der Insulinsensitivität, wie während sportlicher Aktivität und körperlicher Bewegung. Diesen UAW wird entgegengewirkt durch ausführliche strukturierte Schulungen der Patienten. Außerdem kann eine versehentliche intramuskuläre Injektion von Normalinsulin durch den raschen Wirkungseintritt eine Hypoglykämie auslösen.

Bei den **unerwünschten Langzeitwirkungen** konnte bisher für **Humaninsulin und verzögertes Humaninsulin** keine unerwünschte Wirkung nachgewiesen werden. Nach langjähriger Insulintherapie gibt es häufig Allergien gegen die NPH-Komponente bei NPH-Insulin und lokale Reaktionen an der Injektionsstelle, auch kann bei Insulintherapie die Bildung von Insulin-Antikörpern angeregt werden.

Unerwünschte Langzeitwirkungen von Insulinanaloga beziehen sich auf das Fehlen von Langzeitstudien (über mehr als 10 Jahre) zur Prüfung klinischer Endpunkte. Bei Untersuchungen von Insulinanaloga in Zellkulturversuchen gibt es Hinweise auf eine mögliche Mitogenität und Kanzerogenität, die jedoch bisher nicht weiter untersucht und belegt ist. Dennoch sollten die Patienten bei der Wahl von Insulinanaloga über diese Unsicherheit aufgeklärt werden. Auch aus Kostengründen sind zunächst i.d.R. Normal- und NPH-Insulin indiziert, Insulinanaloga sind besonderen Indikationen vorbehalten

Methoden der Insulinapplikation

Die normale Insulinsekretion erfolgt durch Inkretion von Insulin aus den β-Zellen des Pankreas in das Kapillarsystem, dass die Langerhans-Inseln umhüllt. Über die Sammelvenole der Langerhans-Inseln gelangt das Insulin über weitere Venen zur Vena portae, wo es zum Hauptzielorgan des Insulins, der Leber, transportiert wird. Auf dem Weg des Insulintransports bewirkt Insulin nebenbei eine Sekretionshemmung auf die A-Zellen, die Glukagon herstellen, und aktiviert die D-Zellen der Langerhans-Inseln, die Somatostatin herstellen. Die Somatostatin-Freisetzung dient einer negativen Feedback-Hemmung von Insulin.

Die weitere Insulinsekretion kann auch durch die Feedback-Hemmung mittels neuraler Impulse oder des Insulinspiegels gestoppt werden.

Ganz anders verläuft deshalb die Insulinwirkung bei Patienten mit Diabetes mellitus. Hier erfolgt die Insulinapplikation in den Körper auf unphysiologische Weise. Am häufigsten werden Insulinspritzen oder Injektionsgeräte benutzt, um ein Insulin-Depot in das subkutane Gewebe zu setzen. Die heute handelsüblichen Insulinpräparate liegen in einer hohen Konzentration von 10^{-3} mol/l vor. Das Flüssigkeitsvolumen, das bei der subkutanen Injektion verabreicht wird, lässt sich berechnen. 12 IE ergeben bei U100-Insulin 0,12 ml und bei U40-Insulin 0,3 ml. Das Insulin verteilt sich im subkutanen Gewebe in die intrazellulären Spalträume, kann jedoch nicht frei diffundieren, da die interzelluläre Matrix zum Teil in gelartiger Form vorliegt. Deshalb hat die Wahl der Spritzstelle bei z.B. verhärteten Stellen mit erhöhtem Bindegewebsanteil im Gegensatz zu unverändertem Fettgewebe eine hohe Bedeutung.

Insulininjektionssysteme

In Deutschland sind **Insulinspritzen** mit passenden Kanülen oder mit fertig verlöteten Kanülen auf dem Markt. Bei den Insulinspritzen ist zwischen 0,5-ml- und 1,0-ml-Spritzen zu wählen, außerdem zwischen unterschiedlichen Nadellängen, die zwischen 6 mm für Kinder, 8 mm im Regelfall und 12 mm für stärkere Erwachsene rangieren. Bei der Wahl der Insulinspritze ist es wichtig, die Angabe der gewünschten Insulinkonzentration zu beachten, z.B. gibt es Spritzen für U40-Insulin und U100-Insulin (**Tab. III.14.8**).

Insulin-Pens wurden entwickelt, um eine einfache und diskrete Applikation des Insulins auch unterwegs zu ermöglichen. Sie haben die Form von Kugelschreibern, die mit vorbeladenen Insulinpatronen beladen werden. Die zunächst auf dem Markt befindlichen 1,5-ml-Insulin-Pens sind leider von den meisten Herstellern durch die größeren und plumperen 3-ml-Insulin-Pens ersetzt worden, was von den Typ-1-Diabetikern sehr bedauert wurde. Das größere Fassungsvolumen der 3-ml-Pens kommt den Typ-2 Diabetikern zugute mit ihrem höheren Insulinbedarf. Pens werden jahrelang verwendet und mit Insulin-Patronen für Pens aufgefüllt. Erforderlich ist noch die passende kompatible Kanüle für den Insulin-Pen. Vorsicht, nicht alle Kanülen passen auf jeden Pen! Die Pens sind nur mit den Insulin-Patronen eines oder mehrerer Hersteller kompatibel. Der Gebrauch des Pens ist unterweisungspflichtig. **Tabelle III.14.9** zeigt die häufigsten Pens. Technisch relevant ist, dass sich bei Tragen des Insulin-Pens am Körper das Insulin ausdehnt und wenig Insulin aus der Nadelspitze austreten kann. Bei Erkalten des Insulins entsteht dann eine Luftblase in der Insulinpatrone, die als Fehlerquelle bei der Genauigkeit der Insulinbolusabgabe fungiert. So elegant die heutigen Pens auch sind, physikalisch erreichen sie bei der Applikation der Insulindosis nicht die Präzision der Insulinspritzen. Es gibt besondere Ausführungen der Pens, z.B. für geriatrische Patienten mit eingeschränkten kognitiven Funktionen oder Visuseinschränkung. Verschiedene Insuline werden in Form von Fertig-Pens zum Einmalgebrauch von den Insulinherstellern in der Apotheke angeboten, z.B. NovoLet®, FlexPen® oder OptiSet®.

Nadellose Insulininjektion: Die Insulininjektion per Nadel erscheint manchen Patienten unerträglich. Aus diesen Gründen wurden nadellose Injektionssysteme entwickelt, die mit Hochdruck die definierte Insulindosis in das subkutane Gewebe schleudern. Aufgrund der Technik der Insulinapplikation ist das Einschleudern jedoch i.d.R. schmerzhafter als die Injektion mit einer Nadel und die Tiefe des verabreichten Insulindepots ist nicht so gut steuerbar wie mit der Nadel. Ein solches System (z.B. Medi-Jektor-Choice Injektionsgerät) wurde 2005 vom Markt genommen.

Tabelle III.14.8 Insulin-Spritzen – Auswahl

Insulin-Spritze	Insulinkonzentration	Volumen	Nadellänge
BD-Plastik-Pak-Mikrofine	U40	1,0 ml	12 mm
BD-Plastik-Pak-Mikrofine	U100	0,5 ml, 1,0 ml	8 mm
Omnican 20, 40	U40	0,5 ml, 1,0 ml	8 mm, 12 mm
Omnican 50, 100	U100	0,3 ml, 0,5 ml, 1,0 ml	8 mm, 12 mm

Tabelle III.14.9 Insulin-Pens und Pen-Nadeln

Insulin-Pens mit wechselbaren Insulinampullen (2005 im Handel)

Insulin-Pen	Kompatibilität	Volumen	Passende Pen-Nadeln
Autopen	Lilly, Berlin-Chemie, B. Braun Pharma	3 ml	1, 2, 3, 4
Lilly Huma Pen Ergo	Lilly	3 ml	1, 2, 3, 4
BerliPen 301. 302, aero	Berlin-Chemie, Lilly	3 ml	1, 2, 3, 4
Novo Innovo	Novo Nordisk	3 ml	1, 2, 3, 4
Novo Pen 3	Novo Nordisk	3 ml	1, 2, 3, 4
Novopen junior (0,5 E)	Novo Nordisk	3 ml	1, 2, 3, 4
Novopen 3 Demi (0,5 E)	Novo Nordisk	3 ml	1, 2, 3, 4
OmnicanPen 31, 32	B. Braun Pharma	3 ml	1, 2, 3, 4
Optipen 1, Pro1	Aventis	3 ml	5, 6, 7
Optipen 2, Pro2	Aventis	3 ml	5, 6, 7
Autopen 24 3.1, 3.2	Aventis	3 ml	5, 6, 7

Insulin-Pens (Fertig-Pens), die sich 2005 im Handel befinden

Insulin-Pen	Insulinhersteller	Volumen	Passende Pen-Nadeln
Fertig-Pen	Lilly	3 ml	1, 2, 3, 4
Flex-Pen	Novo Nordisk	3 ml	1, 2, 3, 4
InnoLet	Novo Nordisk	3 ml	1, 2, 3, 4
NovoLet	Novo Nordisk	3 ml	1, 2, 3, 4
OptiSet	Aventis	3 ml	5, 6, 7

Pen-Nadeln

Nr.	Nadel	Nadellänge
1	RD Microfine Pen-Kanülen	5 mm, 8 mm, 12,7 mm
2	NovoFine Kanülen	6 mm, 8 mm, 12 mm
3	Clickfine Kanülen, kurz, mittel, lang	6 mm, 8 mm, 10 mm, 12 mm
4	Omican Mini Kanülen, Fine Kanülen	8 mm, 12 mm
5	Optifine Nadeln kurz, mittel, lang	6 mm, 8 mm, 10 mm, 12 mm
6	Unifine Pentips	6 mm, 8 mm, 12 mm
7	BD Microfine Pen-Kanülen für Optipen	5 mm, 8 mm, 12,7 mm

Insulinpumpensysteme

Auf dem Markt existieren derzeit folgende **Insulinpumpenmodelle:** Von der Firma Medtronic die Insulinpumpenmodelle Minimed 506, 508, die nicht mehr hergestellt, aber gewartet werden, sowie die neuen Modelle Minimed Paradigm 512 und 712. Von der Firma Roche (früher Disetronic) sind dies die Insulinpumpen Accu-Check Spirit und Accu-Check D-Tron Plus. Die Vorläufermodelle sollen nicht mehr produziert werden. Die Vorläufer-Modelle H-Tron V 100, H-Tron V 40 und die alte D-Tron plus werden derzeit noch gewartet. Vom Markt genommen ist das Vorläufer-Modell Dahedi, bei den Patienten beliebt wegen der besonders geringen Größe. Von der Firma Smith Medical, früher Deltec, wird die Deltec-Cozmo-Insulinpumpe, und von der Firma Medtrust die Pumpe Animas IR1200, derzeit das kleinste Modell, angeboten.

Durchführung der Insulintherapie

(1) Bedarfsschätzung: Die tägliche Insulinproduktion bei Normalpersonen liegt zwischen 24 und 36 E/Tag. Dieses Insulin wird allerdings physiologischerweise ins Portalvenenblut abgegeben. Bei Insulinmangeldiabetikern liegt der Bedarf bei ca. 0,5–1 E/kg KG/Tag. Bei

Typ-2-Diabetikern mit Übergewicht ist der Insulinbedarf i.d.R. höher, manchmal bis 2 E/kg KG/Tag.

(2) Spritz-Ess-Abstand: Bei subkutaner Applikation flutet Normalinsulin im Vergleich zur körpereigenen Insulinfreisetzung bei Gesunden zu den Mahlzeiten zu langsam an. Daraus resultiert die Neigung zu einer postprandialen Hyperglykämie. Durch eine Einhaltung eines Spritz-Ess-Abstands von ca. 30 min kann der postprandiale Blutzuckeranstieg reduziert werden. Die protrahierte Insulinwirkung bei s.c.-Injektion von Normalinsulin macht die Zufuhr von Zwischenmahlzeiten erforderlich, um Hypoglykämien zu vermeiden. Mit den kurz wirksamen Insulinanaloga lässt sich das physiologische Insulinprofil weitgehend simulieren, sodass der Spritz-Ess-Abstand i.d.R. entfällt. Zwischenmahlzeiten sind nicht unbedingt erforderlich.

Kombinationstherapie von Insulin mit oralen Antidiabetika

Wenn beim Typ-2-Diabetes die glykämischen Therapieziele durch eine Ausschöpfung nichtmedikamentöser Maßnahmen und oraler Antidiabetika nicht erreicht werden können, ist zunächst eine Kombination mit einem Intermediär-(NPH-) oder Langzeitinsulin (Glargin oder Detemir) angezeigt.

Vorgehen: Bei übergewichtigen Patienten wird Metformin beibehalten (sofern keine Kontraindikationen vorliegen); bei nicht-übergewichtigen Patienten wird das Sulfonylharnstoff-Präparat bzw. das Glinid beibehalten und das jeweils andere Präparat abgesetzt. α-Glukosidasehemmer können (wenn sie schon zuvor gegeben wurden) wieder verabreicht werden. Dazu wird jetzt entweder ein NPH-Insulin vor dem Schlafengehen oder Glargin bzw. Detemir zu einer festen Tageszeit gegeben, anfangs 8 E, bei Adipösen 12 E. Zielwert ist eine Nüchternglukose von 100–130 mg/dl. Liegen die Werte über 3 Tage über 130 mg/dl, wird die Dosis um 2 E gesteigert (Eigenanpassung durch den Patienten). Wenn der Zielwert erreicht ist, wird nur noch bei Bedarf in Schritten von 1 IE nach oben oder unten korrigiert.

Konventionelle Insulintherapie bei Diabetes mellitus Typ 2

Indikation: *Typ-2-Diabetiker* mit Versagen der oralen Therapie.

Einstellung: Der Tagesbedarf von ca. 0,6 E/kg KG wird i.d.R. zu etwa $^2/_3$ auf den Morgen, zu $^1/_3$ auf den Abend aufgeteilt. Hierbei werden jeweils ca. $^1/_3$ der Dosis als Normalinsulin und ca. $^2/_3$ als Intermediärinsulin gegeben. Der Spritz-Ess-Abstand beträgt 10–45 min, je nach aktuell gemessenem Blutglukosewert, bei Vorliegen des Sollwerts von 110 mg/dl ca. 20 min, bei einem höheren Wert länger, z.B. bei 300 mg/dl 1 h.

Dosisanpassung: Eine auf den Tagesverlauf zugeschnittene Dosisanpassung ist nur bei freier Mischung oder einzelner Gabe von Normal- und Verzögerungsinsulin möglich. Bei fixen Mischungen (z.B. 20 % schnell wirksames Insulin/70 % NPH-Insulin oder 30/70) muss auf dem Boden des Tagesprofils ärztlicherseits entschieden werden, ob der Anteil von schnell wirksamem oder Intermediärinsulin zu verändern ist. Tagesaktuelle Dosisänderungen sollten nur bei deutlichen Änderungen der Kohlenhydratzufuhr oder der körperlichen Belastung vorgenommen werden. In der Regel ist die Dosis bei stabiler Lebenssituation über längere Zeit hinweg konstant zu halten. Aktuell erhöhte Blutzuckerspiegel sollten dann am besten durch eine Erniedrigung der geplanten Kohlenhydratzufuhr kompensiert werden.

Basis-Bolus-Konzept (multiple subkutane Injektion, intensivierte Insulintherapie)

Prinzip: Dabei wird der Nüchterninsulinbedarf durch Verzögerungsinsulin abgedeckt, der mahlzeitenbezogene Bedarf durch Normalinsulin oder ein schnell wirksames Insulinanalogon. Durch die Trennung von nüchtern- und mahlzeiteninduzierten Insulinbedürfnissen ergibt sich die Möglichkeit, in gewissen Grenzen die Zeiten der Nahrungsaufnahme und den Umfang der Mahlzeiten zu variieren. Dementsprechend wird Normalinsulin morgens zur Abdeckung des ersten und zweiten Frühstücks, mittags zur Abdeckung des Insulinbedarfs von Mittagessen und Kaffee und abends zur Abdeckung des Abendessens gespritzt. Der Nüchternbedarf wird i.d.R. mit 2 Intermediärinsulin-Injektionen abgedeckt, z.B. morgens und abends oder morgens und zur Nacht oder mittags und zur Nacht. Alternativ kann auch Ultratard oder besser Glargin oder Detemir verwendet werden.

Indikationen: Typ-1-Diabetiker, die bereit sind, 3- bis 4-mal täglich oder öfter Insulin zu injizieren und Blutzucker-Selbstkontrollen durchzuführen. Mit der Bereitschaft hierzu eröffnet sich auch der Weg zu einer flexibleren Lebensführung, sodass insbesondere auch Patienten mit weniger geregeltem Lebensablauf diese Therapie wählen sollten. Voraussetzungen sind eine ausreichende Intelligenz und eine relativ hohe Motivation.

Einstellung:

(1) Für den *Nüchternbedarf* wird im Durchschnitt etwas weniger als die Hälfte des täglichen Insulinbedarfs benötigt. Dies wird zu etwa gleichen Teilen auf die Morgen- und die Abenddosis verteilt. Bei Injektion des Verzögerungsinsulins vor dem Schlafengehen muss wegen der Überlappung im Morgenintervall die Morgendosis auf etwa 70 % der spätabendlichen Dosis gesetzt werden, um Hyperinsulinisierungen am Morgen zu vermeiden; Das Analog Glargin wird jedoch nur einmal (immer zur gleichen Tageszeit) gegeben.

(2) Die Normalinsulindosen zur Abdeckung *mahlzeiteninduzierter Bedürfnisse* werden nach dem Kohlenhydratgehalt der Mahlzeiten dosiert. Hierzu dient erneut das Insulin-Kohlenhydrat-Äquivalent ($\times$ E Insulin pro 1 BE), das die Beziehung zwischen aufgenommenen Kohlenhydraten und der zur Abdeckung benötigten Insulineinheiten beschreibt. Bei einem Insulinbedarf von 40 E werden am 1. Tag der Einstellung im Durchschnitt 1,5 E/BE morgens, 1,0 E/BE mittags und 1,2 E/BE abends benötigt. Der Spritz-Ess-Abstand beträgt je nach Höhe der Blutglukosewerte 0–45 min, beim Zielwert ca. 20 min.

Prospektive Anpassung: Da Insulin 3- bis 4-mal/Tag injiziert wird, kann ebenso häufig auf den aktuell gemessenen Blutzucker mit mehr oder weniger Insulin reagiert werden. Die Dosis dieses Korrekturinsulins errechnet sich wie bei der konventionellen Insulintherapie über das Insulin-Blutglukose-Äquivalent. Bei einem Zielblutzucker von 120 mg/dl werden somit (120 – BG)/30 multipliziert mit TIB/40 E gespritzt, wobei BG der aktuelle Blutglukosewert (mg/dl) ist. Bei einem täglichen Insulinbedarf TIB von 40 E wird somit bei einer Abweichung vom Sollblutzucker um 30 mg/dl 1 E mehr (bei negativen Werten) oder weniger (bei positiven Werten) gespritzt als sonst zu diesem Zeitpunkt.

Insulinanpassung bei Typ-1-Diabetes bei verschiedenen Problemen:

(1) Hypoglykämie 58 mg/dl um 11.00 Uhr vormittags und regelmäßig niedrige Blutzuckerwerte von 70–90 mg/dl in diesem Zeitsegment.

- *Mögliche Ursachen:*
  – Normalinsulindosis zum Frühstück um 7.00 Uhr zu hoch gewählt.
  – Zwischenmahlzeit nach dem Frühstück zu hoch abgedeckt.
  – Kohlenhydratdosis zum Essen niedriger als geschätzt.
  – Basalinsulin um 7.00 Uhr zu hoch gewählt.

- *Prüfung der möglichen Ursachen und ärztlichen Empfehlungen:*
  – Wenn das Insulin-Kohlenhydrat-Verhältnis größer als 2 war, ist dieses zunächst auf 1,5:1 bis 1:1 zu reduzieren. Wenn die Hypoglykämie dann prospektiv behoben ist, war das die Ursache.
  – War die Zwischenmahlzeit bis 9.00 Uhr im gleichen Verhältnis abgedeckt wie das Frühstück? Dann kann eine Reduktion des Insulin-Kohlenhydrat-Verhältnisses auf 1:1 versucht werden.
  – Da man sich gelegentlich bei den Kohlenhydraten verschätzt, sollte man manchmal die KE-Tabelle aus der Schulung zur Hand nehmen, um die Abschätzung retrospektiv noch einmal zu überprüfen. Hier erscheint dies unwahrscheinlich, weil die Blutzuckerwerte immer um 11.00–12.00 Uhr sehr knapp lagen.

- Sollte das Insulin-Kohlenhydrat-Verhältnis morgens 1:1 gewesen sein und gleichzeitig der Blutzucker um 17.00 Uhr niedrig liegen, ist eine zu hoch gewählte Basalinsulindosis wahrscheinlich. In diesem Fall wird die Dosis gesenkt, bei Unsicherheit werden Schritte zu 2 IE gewählt.

(2) **Hypoglykämie 58 mg/dl um 6.00 Uhr** morgens beim Aufstehen, an anderen Tagen Blutzuckerwerte von 70–90 mg/dl, selten 120 mg/dl.
- *Mögliche Ursachen:*
  - Spätabendlicher Korrekturbolus mit Normalinsulin, um den Blutzucker zu senken.
  - Patient hat nachts gegessen, das Insulin-Kohlenhydrat-Verhältnis ist zu hoch.
  - Nachts bis 4.00 Uhr in der Disko getanzt und Alkohol getrunken.
  - Basalinsulindosis zur Nacht zu hoch gewählt.
- *Prüfung der möglichen Ursachen und ärztlichen Empfehlungen:*

Wenn die ersten drei Hypothesen zurückgewiesen werden können, trifft die vierte Hypothese zu. In diesem Fall wird die Dosis gesenkt. Bei Unsicherheit werden Reduktionsschritte von 2 IE gewählt.

(3) **Hypoglykämie 58 mg/dl um 17.00 Uhr** und regelmäßig niedrige Blutzuckerwerte von 70–110 mg/dl in diesem Zeitsegment.
- *Mögliche Ursachen:*
  - Normalinsulindosis zum Mittagessen um 12.00 Uhr zu hoch gewählt.
  - Zwischenmahlzeit nachmittags zu hoch abgedeckt.
  - Kohlenhydratdosis zum Essen zu niedrig eingeschätzt.
  - Basalinsulindosis um 7.00 Uhr zu hoch gewählt.
- *Prüfung der möglichen Ursachen und ärztlichen Empfehlungen:*

Eine 1:1-Abdeckung ist für normalgewichtige Typ-1-Diabetiker für das Mittagessen optimal. In seltenen Fällen kann bei beruflich bedingter starker körperlicher Belastung, z.B. bei Schreinergesellen, eine reguläre Abdeckung von 0,5 IE Insulin/KE notwendig sein. Werden die ersten drei Hypothesen zurückgewiesen, ist am ehesten die Basalinsulindosis um 7.00 Uhr zu hoch gewählt. In diesem Fall wird versuchsweise in Schritten von 2 IE reduziert, bis sich Bewegung bei den Blutzuckerwerten zeigt. Danach wird die gewählte Basalinsulindosis 3–7 Tage beibehalten, bevor der weitere Dosisreduzierungsschritt vorgenommen wird.

(4) **Hyperglykämie 230 mg/dl um 11.00 Uhr vormittags** und regelmäßig hohe Blutzuckerwerte von 160–220 mg/dl in diesem Zeitsegment.
- *Mögliche Ursachen:*
  - Normalinsulindosis zum Frühstück um 7.00 Uhr zu niedrig gewählt.
  - Zwischenmahlzeit nach dem Frühstück zu niedrig oder gar nicht abgedeckt.
  - Kohlenhydratdosis zum Essen höher als geschätzt.
  - Basalinsulin um 7.00 Uhr zu niedrig gewählt.
  - Zwischenmahlzeit nach dem Frühstück lag innerhalb 120 Minuten vor 11.00 Uhr. Somit läge die Blutzuckermessung um 11.00 Uhr in der postprandialen Phase der Zwischenmahlzeit.
  - Der Nüchternblutzucker war zu hoch.
- *Prüfung der möglichen Ursachen und ärztlichen Empfehlungen:*
  - Wenn das Insulin-Kohlenhydrat-Verhältnis bei 1.5:1 oder nur bei 1:1 lag, ist es sinnvoll, zunächst auf 2:1 zu erhöhen. Wenn die Hyperglykämie dann behoben ist, war es die Ursache. Hilfreich ist noch der Blick auf die Blutzckerwerte um 17.00 Uhr. Wenn diese meist gut liegen, fehlt am ehesten morgendliches Normalinsulin.
  - War die Zwischenmahlzeit nach dem Frühstück zu niedrig oder gar nicht abgedeckt, entscheidet man sich entweder zu einer Insulinabdeckung der Zwischenzeit oder gibt das berechnete Insulin gleich zusammen mit dem 7.00-Uhr-Insulin zum Frühstück. Dies bietet sich an, wenn die Zwischenmahlzeit im Sinne einer Folgemahlzeit 2 Stunden nach dem

Frühstück erfolgt. Bei längeren Abständen kann es zu Hypoglykämien kommen. Deshalb wäre dann eine zweizeitige Insulingabe vorzuziehen.
- Ein Verschätzen mit den Kohlenhydraten kommt gelegentlich vor. Im Zweifelsfall kann der Rat einer Diätassistentin oder Diabetesberaterin eingeholt werden.
- Der Verdacht auf eine zu niedrige Basalinsulindosis um 7.00 Uhr liegt nahe, wenn der ganze Tag bis 18.00 Uhr zu hohe Blutzuckerwerte aufweist. In diesem Fall wird die Dosis erhöht, bei Unsicherheit in Schritten zu 2 IE.

(5) **Hypoglykämie einmalig um 5.00 Uhr,** an anderen Tagen gewöhnlich 150–160 mg/dl. Mit 160 mg/dl schlafen gegangen.
- *Mögliche Ursachen:*
  - Spätabends oder nachts nach Spätmahlzeit Normalinsulin gespritzt, um den Blutzucker zu senken.
  - Alkohol am Vorabend.
  - Sport am Vorabend oder Vortag (intensiv und lang).
- *Prüfung der möglichen Ursachen und ärztlichen Empfehlungen:*
  - Wenn eine Spätmahlzeit mit mehr als 1 IE Insulin/KE abgedeckt wird, ist das meistens zu viel, weil nachts eine erhöhte Insulinempfindlichkeit besteht.
  - Alkoholische Getränke erhöhen zunächst den Blutzucker aufgrund des Gehalts an Zucker (Sekt, Likör) oder Maltose (Bier). Anschließend hemmt der Alkohol die Glykolyse und Glukoneogenese in der Leber. Nach Alkoholkonsum ist ein Blutzucker von 160 mg/dl nicht immer ausreichend, um die nächtliche Hypoglykämie zu verhindern; das Stellen des Weckers ist sicherer (Messen, Blutzucker mit Kohlenhydraten anheben).
  - Bei Gesunden sinkt während starker körperlicher Betätigung die Insulinfreisetzung stark ab, denn der Muskel nimmt große Mengen Glukose auf. Der Effekt senkt bei Diabetikern den Blutzucker. Die Wirkung kann je nach Intensität 4–12, bei Hochleistungssport bis 24 Stunden anhalten. Die Zufuhr freier Kohlenhydrate kann diesen Abfall ausgleichen, wenn nicht vorsorglich die Insulindosis an Sporttagen gesenkt werden kann.

(6) **Hyperglykämie 199 mg/dl um 19.00 Uhr** und ansteigende Blutzuckerwerte ab 17.00 Uhr; auch um 23.00 Uhr hohe Blutzuckerwerte bis 230 mg/dl trotz 2:1-Abdeckung zum Abendessen.
- *Mögliche Ursachen:*
  - Normalinsulindosis zum Mittagessen um 13.00 Uhr zu niedrig gewählt.
  - Zwischenmahlzeit nachmittags zu niedrig oder gar nicht abgedeckt.
  - Kohlenhydratdosis zum Essen höher als geschätzt.
  - Basalinsulin um 7.00 Uhr zu niedrig gewählt.
- *Prüfung der möglichen Ursachen und ärztlichen Empfehlungen:*
  - Zu den ersten beiden Hypothesen: Gegen zu geringe Normalinsulindosis zum Mittagessen oder Zwischenmahlzeiten spricht, dass die Wirkung des Nomalinsulins um 19.00 Uhr deutlich nachlassen sollte und außerdem der Blutzucker zum weiteren Anstiegen neigt. Hier ist die Basalinsulindosis um 7.00 Uhr verdächtig, ab 18.00 Uhr nicht mehr zu wirken. Dies stimmt mit der pharmakinetisch zu erwartenden Wirkung von z.B. 12 IE NPH-Insulin überein. Mögliche Lösungsvorschläge: A: NPH-Insulin wird in Schritten von 2 IE erhöht, bis um 19.00 Uhr ein Blutzucker von 100–120 mg/dl vorliegt. B: NPH-Insulin wird durch ein lang wirksames Insulinanalogon oder Zinkinsulin ersetzt. C: NPH-Insulin wird zusätzlich um 16.00 Uhr appliziert, z.B. 6–8 IE.

(7) **Blutzucker spätnachmittags zu hoch (199 mg/dl).** Die Normalisierung der Blutzuckerwerte um 19.00 Uhr kann nur erreicht werden mit einer Insulindosis, die zu einer Hypoglykämie um 11.00 Uhr führt.
- Basalinsulin NPH 12 IE: Blutzucker 7.00 Uhr, 140 mg/dl, 11.00 Uhr 140 mg/dl, 19.00 Uhr 199 mg/dl.

- Basalinsulin NPH 16 IE: Blutzucker 7.00 Uhr, 140 mg/dl, 11.00 Uhr 95 mg/dl, 19.00 Uhr 120 mg/dl.
- Basalinsulin NPH 20 IE: Blutzucker 7.00 Uhr, 140 mg/dl, 11.00 Uhr 78 mg/dl, 19.00 Uhr 199 mg/dl.
- *Lösungsmöglichkeiten:*
  - NPH-Insulin kann aufgeteilt werden, z.B. 7.00 Uhr 14 IE und 15.00 Uhr 6 IE. Dadurch unterbleibt die Hypoglykämie um 11.00 Uhr, aber die Basalinsulinwirkung wird bis über 19.00 Uhr hinaus verlängert.
  - Wechsel auf Insulinanalogon Detemir® oder Insulin Lantus® oder Zinkinsulin wie Insulin Novo Semilente® MC40, unter schrittweiser Dosiserhöhung bis zum Erreichen der Zielwerte. Beim Wechsel von NPH-Insulin auf die genannten Präparate werden von der Tagesgesamtdosis des NPH-Insulins 10 % abgezogen, weil die neuen Präparate oft eine stärkere Wirkung zeigen, möglicherweise wegen besserer Absorptionseigenschaften (keine Antikörper gegen NPH).

(8) **Hyperglykämie 199 mg/dl um 7.00 Uhr,** am Vorabend 140 mg/dl. Bei Normoglykämie 70–80 mg/dl um 3.00 Uhr nachts ausgeprägter Blutzuckeranstieg in den frühen Morgenstunden.

- *Mögliche Ursachen:*
  - Freie Kohlenhydratzufuhr aufgrund der niedrigen Blutzuckerwerte um 3.00 Uhr.
  - Basalinsulin zu früh gespritzt, z.B. um 19.00 Uhr statt um 22.00 Uhr.
  - Somogyi-Effekt: Unbemerkte nächtliche Hypoglykämie mit nachfolgender Gegenregulation.
  - Dawn-Phänomen: Anstieg der morgendlichen Insulinwerte aufgrund ausgeprägter Tagesrhythmik der Insulinresistenz.
- *Prüfung der möglichen Ursachen und ärztlichen Empfehlungen:*
  - Die erste Hypothese kann anamnestisch ausgeschlossen werden.
  - Verzögerungsinsulin wird statt um 19.00 Uhr um 22.00–23.00 Uhr gespritzt. Wenn die morgendlichen Werte dann besser werden, waren die morgendlich hohen Werte dadurch bedingt, dass die Wirkung des Verzögerungsinsulins gegen Morgen nachlässt. Statt mehr zu spritzen, besser später spritzen!
  - Nach Hypoglykämien kommt es zu einer Stimulation gegenregulatorischer Hormone. Die Wirkung der Katecholamine lässt schnell nach, die von Glucagon und Wachstumshormon (HGH) hält 4–6 Stunden an. Meist ist die Wirkung eines Somogyi-Effekts auf den Nüchternblutzucker (40 mg/dl) und den postprandialen Blutzucker gering (20 mg/dl). Um dies auszuschließen, hilft nur, den Wecker an 2 Tagen auf 3.00 Uhr zu stellen und nachzumessen. Bei zu niedrigen 3.00-Uhr-Werten und wenn das Basalinsulin zur Nacht nicht vermindert werden kann, hilft das Essen von langsam resorbierbaren Kohlenhydraten (2 KE) um 22.00 Uhr.
  - Das Dawn-Phänomen ist die klassische Indikation für die Insulinpumpentherapie, die eine nächtliche Absenkung der stündlichen Basalrate erlaubt und früh morgens, 4.00, 5.00 oder 6.00 Uhr, eine Höherprogrammierung.

Die Insulindosisanpassung, wie oben beispielhaft dargestellt, führt zu der Entscheidung, prospektiv die Insulindosierungen anders, höher oder tiefer, oder zu einem anderen Zeitpunkt, zu wählen. Die **retrospektive Dosisanpassung** ist eine Korrektur der aktuellen Glukosewerte und ist gelegentlich nötig, weil trotz vorausschauenden Handelns nach guter Schulung nicht immer die resultierenden Blutzuckerwerte den Vorhersagen entsprechen.

Dabei wird in den Schulungen die zunächst vereinfachte Regel aufgestellt, dass 1 IE Insulin den Blutzucker um 30–40 mg/dl senkt. Dies gilt nur bei normaler Insulinresistenz, bei Abwesenheit von fieberhaften oder entzündlichen Erkrankungen und nicht nach Extremsport, und leider auch nur im mittleren Blutzuckerbereich von 60–250 mg/dl. Darunter kann 1 IE Insulin den

Blutzucker mehr senken, darüber weniger, eine leidvolle Erfahrung vieler Diabetiker. Als Leitlinie ist dieser Merksatz jedoch geeignet. Der Zeitpunkt für eine retrospektive Dosisanpassung ist immer mindestens 4 Stunden nach der letzten Mahlzeit, weil die postprandiale Hyperglykämie beim Diabetiker wie auch beim Gesunden nicht weniger als 4 Stunden anhält. Nach dieser Zeit zeigt sich, ob die Mahlzeit adäquat mit mahlzeitenbezogenem Normalinsulin abgedeckt war oder ob zu wenig Basalinsulin vorhanden ist, um die basalen Blutzuckerwerte zu regulieren. Außerdem ist eine leichte Tageszeitabhängigkeit des so genannten Korrekturfaktors zu erkennen: Morgens hat Insulin die geringste blutzuckersenkende Wirkung, mittags die höchste, und abends wird die Wirkung im Vergleich zum Mittag wieder stärker. Beispielsweise kann 1 IE schnell wirkendes Insulin den Blutzucker morgens um 30 mg/dl, mittags um 50 mg/dl und abends um 40 mg/dl senken. Diese Rhythmik geht mit der normalen Tagesrhythmik des Cortisolspiegels parallel, aber auch mit dem Wirkprofil der meisten Basalinsuline, die gegen Mittag den höchsten Wirkspiegel erreichen.

Beispiel: Blutzucker um 12.00 Uhr: 110 mg/dl. Um 12.00 Uhr gibt es in einem Restaurant ein Mittagessen mit unbekannter KE-Menge. Geschätzte KE-Menge: 4 KE → Insulin-Bolus zum Essen: 6 IE. Blutzucker um 16.00 Uhr: 200 mg/dl. Erwünschter Wert um diese Zeit: 90–120 mg/dl. Für dieses Ziel wäre – ein Korrekturfaktor von 30 mg/dl pro KE angenommen – eine Insulinmenge zur Korrektur von 3–4 IE notwendig.

Es kann gelegentlich ratsam sein, bei der Korrektur einen Blutzuckerwert von 140 mg/dl anzustreben, um eine Hypoglykämie zu vermeiden. Davon unbehelligt bleibt das Ziel, prospektiv einen Blutzuckerwert von 90–120 mg/dl anzustreben.

Hypoglykämie: Obwohl der normale Nüchternblutzucker bei jungen gesunden Erwachsenen 60–100 mg/dl beträgt und bei Jugendlichen und jungen Erwachsenen häufig sogar 55 mg/dl, werden Blutzuckerwerte > 60 mg/dl von Diabetikern häufig als Hypoglykämie empfunden. Die Diskrepanz zwischen Blutzuckerwerten um 80–90 mg/dl und den Symptomen einer Unterzuckerung kommt durch Gewöhnungseffekte an hyperglykämische Zustände zustande, z.T. auch durch Gradienten der Glukosespiegel in verschiedenen Kompartimenten.

Für die Korrektur einer Hypoglykämie gilt folgender Merksatz: 1 KE erhöht den Blutzucker um 30–40 mg/dl. Diese Regel gilt nur für Gleichgewichtsbedingungen, nicht nach Überinsulinierung. Hypoglykämische Blutzuckerwerte, die jederzeit schnell zu einer Bewusstlosigkeit führen können, sollten sofort behoben werden. Die Anhebung des Blutzuckerwertes bis zu einer Grenze von 80–90 mg/dl ist notfallmäßig und sofort erforderlich. Sie darf nur mit schnell resorbierbaren Kohlenhydraten, so genannten Notfallkohlenhydraten, korrigiert werden. Dazu gehören glukosehaltige Getränke, z.B. Limonaden, besser noch dextrosehaltige Getränke, z.B. Dexto-oGTT, oder Dextrose-Plättchen. Getränke sind prinzipiell schneller und zuverlässiger wirksam als Dextrose-Plättchen, aufgrund der raschen Passage durch Ösophagus und Magen ins Duodenum. Eine nennenswerte Resorptionskapazität für Glukose ist nur in den oberen Dünndarmabschnitten gegeben.

Bei einem gemessenen Blutzucker von 60 mg/dl Einnahme von 2 schnellen Notfallkohlenhydrat-Einheiten, z.B. in Form von einem Glas Limonade (200 ml). Limonadengeränke entsprechen etwa einer 10%igen Glukoselösung. Alternativ 4 Plättchen Dextrose entsprechend 2 KE; wenn möglich sollte jedoch Flüssigkeit dazu getrunken werden. Nach 10 Minuten sollte der Hypoglykämiebereich verlassen worden sein. Danach werden zur Aufrechterhaltung eines Blutzuckerspiegels > 100 mg/dl weitere langsam resorbierbare Kohlenhydrate empfohlen, z.B. Banane oder jede Form von Mischkost. Mehr als 2 langsame BE zur prospektiven Aufrechterhaltung des Blutzucker-Spiegels > 100 mg/dl sind i.d.R. nicht erforderlich. Nach Behebung der Hypoglykämie müssen die weiteren Kohlenhydrate durch Insulin abgedeckt werden.

Nach Eintreten einer Bewusstlosigkeit oder bei verwirrten hypoglykämischen Patienten, die aggressiv werden, um sich schlagen oder nicht mehr schlucken können, besteht für Verwandte und Bekannte die Möglichkeit, den Blutzuckerspiegel mittels Glukagon-Injektion anzuheben, bis möglicherweise Hilfe durch einen Rettungsdienst erfolgen kann. Auf dem Markt befindet sich das Präparat Glukagen Hypokit von Novo Nordisk mit 1 mg gentechnisch hergestelltem Glukagon.

Die Aufbewahrung erfolgt im Kühlschrank. Das weiße Pulver wird mit einem im Glukagen-Hypokit befindlichen Lösungsmittel aufgelöst und kann dem Diabetikern von instruierten Angehörigen i.m. oder s.c. gespritzt werden. Innerhalb von wenigen Minuten erhöht sich daraufhin der Blutzuckerspiegel. Das Mittel der Wahl bei notärztlichen Einsätzen ist die Infusion von hochprozentiger Glukoselösung, z. B. 100–200 ml einer 5 %igen Glukoselösung. Die gebräuchlichen 40 %igen Glukoselösungen wirken infolge ihrer Hyperosmolarität als Venenverödungsmittel und sollten, wenn vermeidbar, nicht eingesetzt werden. Anstelle von 50 ml einer 40 %igen Lösung können 100 ml einer 20 %igen, 200 ml einer 10 %igen oder 400 ml einer 5 %igen Glukoselösung verwandt werden. Schon nach wenigen Millilitern einer niedrigprozentigen Glukoselösung erhöht sich der Blutzucker, ganz im Gegensatz zu oral-enteral zugeführter Glukose, die durch First-pass-Effekte durch die Leber eine protrahierte Wirkung haben. Prospektiv sollte die Hypoglykämie durch Verbesserung des Therapiemanagements vermieden werden.

Therapie mit Insulinpumpensystemen

Prinzip: Insulin kann an Stelle von bemessenen Portionen (Boli) kontinuierlich appliziert werden. Diese kontinuierliche subkutane Insulininfusion heißt kurz CSII. Dabei wird eine sehr kurze, dünne Stahlnadel oder Teflonkanüle in das Unterhautfettgewebe gelegt. Mittels Teflonkatheter ist diese Nadel mit einer präzisen Insulinpumpe verbunden. Bei der CSII wird ausschließlich kurz wirksames Insulin benutzt. Der basale Insulinbedarf wird dadurch gedeckt, dass Insulin kontinuierlich in Unterhautfettgewebe infundiert wird, oder zumindest fast kontinuierlich. Manche Insulinpumpen applizieren alle 3 Minuten $1/20$ der stündlichen Basalrate, manche etwas seltener in Abhängigkeit von der Rate. Dadurch kann eine sehr feine Einstellung der basalen Insulinrate erreicht werden. Da die Nadel für 48 Stunden (Median) an der gleichen Stelle liegt, befindet sich um die Nadelspitze herum ein Insulindepot im Gewebe, das im Zustand der Diffusion, Verdünnung mit Gewebeflüssigkeit und Dissoziation ist, was einen schnellen Zugang zum Kapillarsystem bahnt. Deshalb sind Insulindosisänderungen und auch Insulin-Boli bei der CSII schneller und zuverlässiger blutzuckerwirksam als bei der intensivierten Insulintherapie. Das mahlzeitenbezogene Insulin wird auch als Bolus über die liegende Infusionsnadel appliziert, quasi auf Knopfdruck. Ebenso können Korreturboli über die liegende Nadel gegeben werden, vorteilhafterweise auch in Schritten von 0,5 IE Insulin oder noch weniger. Die Kosten für eine Insulinpumpe liegen bei ca. 3700 Euro, die Zusatzkosten durch das Zubehör und Verbrauchsmaterial sind erheblich. Die Insulinpumpentherapie kostet im 1. Jahr inklusive Anschaffung 4880–5760 Euro. Deshalb bedarf die Insulinpumpentherapie einer besonderen Genehmigung durch die Krankenkasse und eines Gutachtens durch die verantwortlichen Diabetesärzte, aus dem die besondere Indikation für die Insulinpumpentherapie hervorgeht sowie der Erfolg der Therapie in der Probezeit. Nach einer Probezeit von 1–3 Monaten, in der die Patienten die Pumpe vom Hersteller leihweise tragen, erfolgt zusammen mit dem Gutachten die Rezeptierung der Pumpe. Eine CSII ist i.d.R. beim Typ-1-Diabetes indiziert, nur in Ausnahmefällen beim insulinpflichtigen Typ-2-Diabetes.

Pumpeninsuline: Die Insulinpumpen können praktisch mit allen Sorten Normalinsulin und schnell wirksamen Insulinanaloga beladen werden. Dazu hat jede Pumpe eine passende Patrone (Cartridge, Reservoir), die nach Wunsch beladen werden kann. Für die Insulinpumpen Disetronic H-Tron V 100 und AccuCheck Spirit von Roche sind vorgefüllte Insulinampullen in der Apotheke erhältlich, namens Insuman Infusat® U100 von Aventis, früher Hoechst. Die Pumpe Accu-Check D-Tron Plus kann nur mit originalen Humalog® 3-ml-Patronen beladen werden. Für die Pumpe haben nur 2 Insuline eine besondere Zulassung: Insuman® Infusat von Aventis und Apidra von Aventis. Nicht zugelassen ist das Novo Nordisc Insulin Actrapid®, ohne Hinweise auf Zulassung sind Insuman Rapid® von Aventis, Huminsulin® Basal von Lilly sowie Insulin® B Braun ratiopharm von Braun Pharma. Insulin kann sich an bestimmte Kunststoffe anlagern. Deshalb mussten früher den Pumpeninsulinen besondere Stabilisatoren zugesetzt werden. Heute werden nur noch Kanülen und Schlauchsysteme aus Teflon für die Insulinpumpentherapie verwandt, zu dem Insulin keine besondere Affinität hat. Deshalb ist es möglich, auch Insuline ohne besondere Zulassung für die Insulinpumpentherapie zu benutzen. Es ist jedoch erforderlich, die Patienten darüber aufzuklären.

Prinzipielle Risiken der Insulinpumpentherapie: So wie das Insulin bei CSII schneller anflutet, so flutet es auch schneller ab. Der „Insulinsee" an der Spitze der liegenden Insulinnadel oder der Teflonkanüle nach Entfernung der Nadel, sei es absichtlich oder unwillkürlich durch Dislokation der Nadel, kann den basalen Insulinbedarf für 2 Stunden vollständig decken, bei Analoga kürzer, nur für 1–2 Stunden. Danach sinkt der Insulinspiegel ab, und spätestens nach 4 Stunden beginnt die Entwicklung einer Ketoazidose. Deshalb ist die Insulinpumpentherapie nur für Patienten mit hoher Zuverlässigkeit geeignet. Eine besonders gute Schulung und Anbindung an die Schulungszentren und Schwerpunktpraxen ist erforderlich. Die zweite typische Komplikation der CSII ist der Nadelabszess, der durch zuverlässige Hygiene und Desinfektion beim Nadellegen und frühzeitigen Nadelwechsel vermieden werden kann.

Praktisches Vorgehen: Die richtige Dosis für die Basalrate und die mahlzeitenbezogenen Boli werden ermittelt aus dem Insulinbedarf unter intensivierter Insulintherapie. Aus lückenlosen Protokollen von mindestens 3 Tagen wird der durchschnittliche Tagesinsulinbedarf ermittelt. Von diesem werden zunächst 10% abgezogen. Die verbleibende Menge wird zu 50% für die Basalrate vorgesehen und zu 50% zur Abdeckung der Kohlenhydrate. Abweichungen von dieser Regel sind erforderlich bei Patienten mit extrem niedrigem oder extrem hohem Kohlenhydratkonsum. Ist beispielsweise der durchschnittliche Tagesbedarf 44 IE Insulin/Tag, verbleiben 40 IE/Tag für die Insulinpumpentherapie (bessere Wirksamkeit des Insulins bei besserer Insulinabsorption). 20 IE davon werden für die Basalrate vorgesehen. Es wird berechnet, dass durch stündliche Applikation von 0,8 IE Insulin der Basalbedarf von 20 IE/Tag gedeckt wird. Das übrige Insulin verteilt sich auf die Mahlzeiten. Bei Einleitung einer Insulinpumpentherapie empfiehlt es sich jedoch, zunächst eine Abdeckung von 1 IE Insulin pro Kohlenhydrat-Einheit einzuhalten und dieses Verhältnis in kleinen Schritten zu steigern, sofern systematische Blutzuckermessungen dieses reproduzierbar erfordern. Zum Frühstück ist erwartungsgemäß eine 1,5:1-Abdeckung zu erwarten, selten benötigen Pumpenpatienten höhere Kohlenhydrat-Insulin-Verhältnisse als 2:1.

Zunächst kann die Therapie mit 0,8 IE/h eingeleitet und nach Entwicklung der Blutzuckerwerte modifiziert werden. Man kann jedoch von vornherein berücksichtigen, dass der stündliche Insulinbedarf in der Nacht niedriger ist als am Tag. Ein erhöhter Insulinbedarf zeigt sich bei den meisten Patienten in den frühen Morgenstunden. Die initiale Insulintherapie könnte aber auch wie folgt begonnen werden: 0.00–5.00 Uhr 0,6 IE/h, 5.00–8.00 Uhr 1,2 IE/h, 8.00–22.00 Uhr 0,8 IE/h, 22.00–24.00 Uhr 0,6 IE/h. Die Summe der stündlichen Basalraten beträgt über 24 Stunden 20 IE.

Bei der Insulindosisanpassung der Basalraten dürfen die Patienten nicht aus den Augen verlieren, dass die Insulin-Boli, die zu den Mahlzeiten oder zur Korrektur gegeben werden, die Basalraten stark überlagern. Zu kleine Änderungen der Basalrate haben dagegen keinen oder wenig Effekt. Hält man sich vor Augen, dass eine Erhöhung der Basalrate um 0,1 IE/h über einen Zeitraum von 5 Stunden nur $1/2$ IE Insulin ergibt, kann man die Wirkung auf dem Blutzuckerspiegel besser abschätzen. Die Pumpe eignet sich hervorragend zum Absenken der Basalrate während sportlicher Aktivität und zur Erhöhung der Basalrate bei Bedarf, z.B. bei fieberhaften Erkrankungen. Auch Korrektur-Boli können in Einheiten von 0,5 appliziert werden.

Eine ausführliche Schulung der Patienten, insbesondere in den Themenbereichen Ketoazidose und Hypoglykämie, ist bei Insulinpumpentherapie erforderlich.

Die Insulintherapie beim Diabetes mellitus Typ 1

Die Patienten mit Typ-1-Diabetes durchlaufen i.d.R. 3 Stadien. Die Manifestation des Typ-1-Diabetes erfolgt heute zunehmend seltener in Form einer Ketoazidose oder einer akuten hyperglykämischen Entgleisung. Die meisten Patienten stellen sich bereits wegen Polyurie und Gewichtsverlust in früheren Stadien vor. Nach Behandlung der ketoazidotischen Entgleisung oder der Hyperglykämie erholt sich die Restzellfunktion wieder, die meisten Typ-1-Diabetiker kommen in ein Stadium der vorübergehenden Remission, genannt „Honeymoon"-Phase. In dieser Phase besteht absoluter Insulinmangel, jedoch findet sich noch eine Restzellfunktion der verbliebenen Zellen des Pankreas, die leichtere Adaptationsaufgaben bewältigen können. In dieser Phase müssen noch nicht 100 % des täglichen Insulinbedarfs exogen gedeckt werden. Die Dauer der Remissionsphase kann wenige Wochen, öfter jedoch 6–48 Monate andauern.

Die Therapie der Ketoazidose ist im entsprechenden Kapitel beschrieben.

In der Remissionsphase des Typ-1-Diabetes kann die Insulintherapie wie unten beschrieben aufgenommen werden

Praktisches Vorgehen: Der mittlere Insulinbedarf von Diabetikern beträgt in etwa 40 IE/Tag oder 1,6 IE/h, normale Kost vorausgesetzt. Die vereinfachte Annahme trifft zunächst auf normalgewichtige, nicht ausgeprägt insulinresistente gesunde, nicht erkrankte Diabetiker zu. Unter Standardbedingungen wird die Hälfte des täglichen Insulinbedarfs zur Metabolisierung der Mahlzeiten verwendet, die andere Hälfte zur Normalisierung des Fastenstoffwechsels, zur Suppression der Glukosefreisetzung der Leber und zur Suppression von Lipolyse und Ketogenese. Der Goldstandard für die Behandlung des Typ-1-Diabetes ist heutzutage die intensivierte Insulintherapie. Dabei wird der basale Insulinbedarf durch 1- bis 3-malige Injektion von Verzögerungsinsulin pro Tag imitiert. Bei Verwendung von Insulin Glargin reicht i.d.R. 1 Injektion pro Tag, bei Detemir sind i.d.R: 2 Injektionen pro Tag erforderlich. Zu den Mahlzeiten, die in zeitlicher und quantitativer Hinsicht vollständig variabel eingenommen werden können, wird schnell wirkendes Normalinsulin oder ein schnell wirkendes Insulinanalogon gespritzt.

In der Frühphase des Typ-1-Diabetes und in der Remissionsphase ist eine rein präprandiale Insulintherapie möglich. Durch dieses Vorgehen gelingt es, abzuschätzen, wie viel Prozent des Basalinsulins zusätzlich ersetzt werden muss. Die Einleitung einer präprandialen Insulintherapie bei frisch manifestierten Typ-1-Diabetikern in der Remissionsphase gründet sich auf folgende vereinfachte Annahmen: Eine Einheit Insulin senkt den Blutzucker um 30–40 mg%. Eine Kohlenhydrat-Einheit (1 KE, 10 g Kohlenhydrate) erhöht den Blutzucker im Zustand des Insulinmangels um 30–40 mg%.

1–2 IE Insulin neutralisieren 1 KE (Waldhäusel 1979). Initial kann also jede Kohlenhydrat-Einheit mit je 1 IE Insulin abgedeckt werden. Für 2 Scheiben Graubrot zum Frühstück, entsprechend 4 KE, erfolgt die Abdeckung mit 4 IE Insulin.

Es kann vorkommen, dass Diabetiker mehr als 1 IE Insulin pro KE benötigen, meist morgens, im Zustand des höchsten physiologischen Cortisolspiegels, der auch bei Gesunden eine leichte physiologische Insulinresistenz und zirkadiane Rhythmik der Insulinsensitivität hervorruft. Bei Diabetikern, bei denen eine unphysiologische Insulinapplikation in das Unterhautfettgewebe erfolgt, kann der Bedarf bis zu 2 IE/KE ansteigen. Aufgrund des physiologischen Tagesrhythmus ergeben sich folgende Richtwerte: Insulin-Kohlenhydrat-Abdeckung morgens 2:1, mittags 1:1, abends 1,5:1. Sollten sich nach dem oben angegebenen Schema nach 1–2 Tagen weiterhin hohe Blutzucker-Werte ergeben, so kann das Insulin-Schema erweitert werden auf eine Abdeckung von 2:1, 1:1 und 1,5:1. Sollte sich danach nach 1–2 Tagen der Blutzuckerspiegel nicht in den Normalbereich bewegen, darf in Ausnahmefällen eine Abdeckung von 3:1, 2:1 und 2:1 ausprobiert werden. Der Grund für dieses Vorgehen ist, dass die Wirkung des Normalinsulins mindestens 5–8 Stunden beträgt, sodass ein Teil des Basalbedarfs am Tag durch das Normalinsulin mitgedeckt wird. Sollte unter einer formal korrekten oder einer mit Absicht zu hoch gewählten präprandialen Insulintherapie der morgendliche Blutzucker oberhalb des Zielbereichs liegen, ergibt sich die Indikation zur Einführung einer Basalinsulindosis zur Nacht.

Dabei kann NPH-Insulin oder nach Aufklärung des Patienten ein verzögertes Insulinanalogon gewählt werden. Die sicherste Einstiegsdosis liegt bei 6 IE des Verzögerungsinsulins appliziert zwischen 22.00 und 23.00 Uhr. Mit dem Wirkeintritt ist nicht vor 24.00 Uhr zu rechnen. Das Wirkmaximum fällt auf etwa 3.00 Uhr morgens. Das Wirkmaximum von NPH-Insulin fällt zufällig auf den Talspiegel der physiologischen Cortisolproduktion. Aus Sicherheitsgründen sollte deshalb in der Einstellungsphase ein 3.00-Uhr-Wert in der Nacht zur Blutzuckermessung genutzt werden. Die niedrigste wirksame NPH-Insulin-Dosis beträgt 4 IE, die niedrigste gut reproduzierbare Basalinsulindosis 6 IE. Sollte nach 2 Tagen der morgendliche Nüchternblutzucker nicht den Zielbereich erreicht haben, wird im Folgenden die Basalinsulindosis zur Nacht in Schritten von 2 Einheiten erhöht, wobei die Erhöhung jede 2. Nacht erfolgen kann. Der morgendliche Blutzuckerwert sollte nicht unter 90 mg/dl liegen, da statistisch um 3.00 Uhr morgens mit einem um 30–40 mg/dl niedrigeren Blutzucker zu rechnen ist. Um die Hypoglykämiegrenze um 3.00 Uhr nicht zu unterschreiten, setzt man sich eine bestimmte Sicherheitsgrenze für den morgendlichen Blutzuckerwert, z.B. soll 120 mg% oder 100 mg% nicht unterschritten werden.

Während dieser Therapie wird die Tages-Insulinbasalrate weiterhin durch Normalinsulin abgedeckt. Sollten im weiteren Verlauf des Tages, insbesondere um 17.00 Uhr und um 23.00 Uhr, die präprandialen Zielwerte nicht erreicht werden, z.B. 100–120 mg/dl oder 90–120 mg/dl, wird zusätzlich eine Basalinsulindosis morgens früh eingeführt.

Sobald die morgendliche Basalinsulintherapie eingeführt ist, sollte das Insulin-Kohlenhydrat-Verhältnis zu den Mahlzeiten wieder reduziert werden, z.B. auf 2:1.

Frisch manifestierte Typ-1-Diabetiker im Stadium der Entgleisung oder solche ohne Hinweis auf Remission bedürfen der sofortigen Einführung einer intensivierten Insulintherapie.

Ist der Typ-1-Diabetiker normalgewichtig und frei von Infektionen, sollte ein täglicher Insulinbedarf von ca. 40 IE angesetzt werden. Davon sind 50% für den Basalbedarf und 50% für die Mahlzeiten vorgesehen. Das basale Insulin wird im Abstand von 12 Stunden morgens beim Aufstehen und vor dem Schlafengehen, z.B. 22.00 Uhr, aufgeteilt. Die Aufteilung kann 10–0–0–10 IE betragen. Die Aufteilung des Normalinsulins zu den Mahlzeiten beträgt z. B. 8–6–6 IE. Abhängig von der normalen körperlichen Aktivität kann tagsüber die Basalinsulindosis etwas reduziert werden, weil durch körperliche Aktivität der Insulinbedarf sinkt. Zur Erreichung einer besseren Abdeckung in der Nacht ist manchmal eine höhere Insulindosierung am Abend wünschenswert, sodass in diesem Fall die Basalinsulindosierung 8–0–0–12 IE betragen könnte.

Besondere Insulintherapie bei Folgemahlzeiten: Folgemahlzeiten sind solche Mahlzeiten, die näher als 2 (bis knapp 3) Stunden zu einer vorhergehenden, durch Insulin abgedeckten Mahlzeit liegen. Diese Folgemahlzeiten sollten nur mit 50% des vorgesehenen Insulinbedarfs abgedeckt werden, z.B. morgens statt 2:1 mit nur 1:1 oder abends statt 1:1 mit nur 0,5:1. Eine weitere Folgemahlzeit wird noch zu 25% abgedeckt, die weitere Mahlzeit nicht. Grund ist, dass aufgrund der langen Insulinwirkung von Normalinsulin und auch von höheren Dosen Insulinanaloga die Überlagerung der Insulinwirkung zu einer deutlichen Wirkungsverstärkung und -verlängerung führen kann. Zur Vermeidung von Hypoglykämien ist dieses Vorgehen anzuraten. Das Vorgehen bei Ketoazidose und Erkrankung wird an anderer Stelle besprochen.

Voraussetzungen für die Einleitung einer präprandialen oder intensivierten Insulintherapie: Die Patienten müssen die Blutzuckermessung beherrschen, d.h. die Technik der Blutgewinnung, die Bedienung der Blutzuckergeräte und die richtige Interpretation der Werte.

Sie müssen in der Lage sein, eine Hypoglykämie anhand der Symptome sowie eine Ketoazidose zu erkennen. Sie müssen Kohlenhydrate abschätzen und das Insulin sachgerecht spritzen können. Erst wenn diese Voraussetzungen gegeben sind, darf ein Patient aus der stationären Behandlung entlassen werden. Eine umfangreiche Schulung der Patienten kann nur im Rahmen eines strukturierten Schulungsprogramms erreicht werden, wie von der Deutschen Diabetes-Gesellschaft in den diabetologischen Schwerpunktpraxen und Zentren der Krankenhäuser vorgehalten wird. Nach Manifestation eines Typ-1-Diabetes ist es zunächst ausreichend, im Rahmen des stationären Aufenthaltes eine Kurzschulung durchzuführen, die alle diese wichtigen Belange bezogen auf die persönlichen Bedürfnisse des Patienten erfüllt.

Insulindosisanpassung: Die eigenständige Dosisanpassung lernen Typ-1-Diabetiker im Rahmen der Schulungen. Erforderlich als Entscheidungsgrundlage ist die Übereinkunft über die von den Typ-1-Diabetikern angestrebten Blutzuckerzielwerte. Die Nüchternblutzuckerwerte von jungen gesunden Erwachsenen liegen zwischen 58 und 100 mg/dl. Bei älteren und übergewichtigen Personen liegt der Blutzucker nüchtern zwischen 70 und 125 mg/dl. Die normalen Blutzuckerwerte von jungen gesunden Erwachsenen sind für junge Typ-1-Diabetiker kein realistisches Therapieziel, da diese Werte mit einem erhöhten Hypoglykämierisiko einhergehen. Dies liegt an folgenden Gegebenheiten:

(1) Die Blutzucker-Selbstmessung mit handelsüblichen Geräten ist mit Abweichungen bis zu 15 % behaftet,

(2) Bei schnellen Blutzuckeränderungen kann ein Gradient zwischen dem Glukoswert im Kapillarblut und dem im Gehirn bestehen, z.B. bis zu 20 mg%.

Aus diesen beiden Gründen sind höhere Nüchtern-Blutzuckerzielwerte wünschenswert. Ein gutes Therapieziel für präprandiale Werte für Typ-1-Diabetiker sind 90–120 mg%. Dabei sind gelegentlich Werte bis 140 mg% insbesondere morgens und bis 80 mg% im Verlauf des Tages durchaus akzeptabel. Der postprandiale Blutzuckerwert sollte im Alltag der Patienten nicht kontrolliert werden, da sich keine therapeutische Konsequenz daraus ergibt. Im Rahmen besonderer Situationen, wie Dosisanpassung im Rahmen von Schwangerschaft oder Insulinpumpentherapie kann der postprandiale Blutzuckerwert passager zur Dosisfindung mit herangezogen werden. Die postprandial erreichten Blutzuckerwerte bei Gesunden erreichen in der 2. bis 4. Stunde postprandial 90–140 mg/dl, dies gilt auch für Schwangere. Übergewichtige und ältere Normalpersonen erreichen postprandiale Blutzuckerwerte von 160–180 mg/dl. Nach heutiger Auffassung werden diese Blutzuckerwerte als pathologische Glukosetoleranzstörungen gewertet und gehen häufig in einen Typ-2-Diabetes über. In der 2. Stunde postprandial wird bei Typ-1-Diabetikern der maximale Blutzuckerwert erreicht. Dieser liegt erfahrungsgemäß kurzfristig über 200 mg/dl. Diese kurzfristigen Blutzuckerspitzen führen jedoch nicht zu einer kovalenten Bindung an Eiweiße, wie am Hämoglobin-Molekül, sondern nur zur unstabilen Aldimin-Form. Nach postprandialem Absinken des Blutzuckers diffundiert die Glukose von den Proteinen wieder ab. Es gibt beim Typ-1-Diabetes keine direkten Hinweise, dass die Aldiminglycierung zu Gesundheitsschäden führt. Beim Typ-2-Diabetes ist im postprandialen Zustand die ausgeprägte Hyperglykämie mit erhöhten Blutfettwerten und möglicher Zytokin- und Gerinnungsaktivierung assoziiert und hat hier möglicherweise einen besonderen Stellenwert. Aus diesem Grunde ist der postprandiale Blutzucker wenig HbA_{1c}-wirksam und bei Typ-1-Diabetikern von fraglicher pathognomonischer Bedeutung. Postprandiale Blutzuckerwerte beeinflussen den HbA_{1c}-Wert signifikant, bei HbA_{1c}-Werten bis 7,3 %. Bei HbA_{1c}-Werten über diesem Wert, insbesondere über 9 %, haben die Nüchternglukosewerte höhere Bedeutung für den HbA_{1c} als die postprandialen Blutzuckerwerte [Monnier 2005].

Es ist jedoch davon auszugehen, dass bei richtig gewählter Insulindosis 4–5 Stunden postprandial der Ausgangsblutzucker vor der Mahlzeit wieder erreicht wird.

Sollten Typ-1-Diabetiker feststellen, dass sie für eine bestimmte Kohlenhydratmenge zu einer bestimmten Tageszeit (Kategorien morgens, mittags, abends) durch ein bestimmtes Kohlenhydrat-Insulin-Verhältnis oder eine bestimmte Insulinmenge ihren präprandialen Blutzucker nicht erreichen, können sie daraus schließen, dass die gewählte Insulinmenge nicht ausreichend war. Prinzipiell kann in der 4. bis 5. Stunde postprandial der aktuelle Blutzuckerwert durch zusätzliche Insulingaben gesenkt werden. Diese Insulingabe heißt Korrekturbolus. Dabei wählt der Typ-1-Diabetiker seinen Zielwert, z. B. die Absenkung des Blutzuckers von 170 auf 110 mg%, dazu appliziert er ca. 2 IE Normalinsulin subkutan.

Viel relevanter ist jedoch die prospektive Insulin-Dosisanpassung. Am folgenden Tag wählt der Typ-1-Diabetiker zu einer Mahlzeit im gleichen Zeitsegment, z.b. vormittags eine höhere Insulindosis für die gleiche Kohlenhydratmenge, in der 4. bis 5. Stunde postprandial prüft er, ob die gewählte Dosis nun optimal ist. Bei intensivierter Insulintherapie sind leider Einschränkungen bei der Vorhersehbarkeit des Blutzuckerverlaufs unumgänglich. Diese werden beeinflusst durch unterschiedliche körperliche Aktivität im Zeitsegment und durch unterschiedlich schnelle Digestionsvorgänge und Verdauung bei unterschiedlichen Fett- oder Proteingehalt der Mischmahlzeit.

Konventionelle Insulintherapie beim Diabetes mellitus Typ 1

Vor ca. 20 Jahren wurde noch häufig beim Typ-1-Diabetes eine konventionelle Insulintherapie durchgeführt. Dabei werden 2 fixe Dosierungen Mischinsulin morgens und abends appliziert. Aufgrund der Insulinkinetik mit einem deutlichen Insulinwirkmaximum um 11.00 Uhr vormittags und am späten Abend waren diese Patientinnen gezwungen, feste Zwischenmahlzeiten einzuhalten, um Unterzuckerungen zu vermeiden. Historisch geht die Wahl der konventionellen Insulintherapie auf die Tatsache zurück, dass früher die Insulin-Glasspritzen und -Kanülen mehrfach benutzt durch Kochen desinfiziert werden mussten und aufgrund des erheblichen Nadeldurchmessers zu schmerzhaften Injektionen führten. Deshalb war damals eine möglichst seltene Insulinapplikation wünschenswert. Heutzutage ist die Insulinapplikation mit Insulin-Nadeln und -Pens (Durchmesser der Nadel 0,25–0,33 G) quasi schmerzlos. Schmerzhaft ist heutzutage ausschließlich die Gewinnung der Blutprobe aus dem Finger zur Blutzuckerbestimmung.

Als Therapie des Typ-1-Diabetes wird heutzutage die konventionelle Insulintherapie nicht mehr als Standard angesehen. Es gibt jedoch noch zahlreiche Patienten mit langjährigem Typ-1-Diabetes, die diese Form der Insulintherapie seit Jahren verfolgen und bei gutem Erfolg beibehalten wollen. Anleitung zur praktischen Durchführung der konventionellen Insulintherapie s. **„Konventionelle Insulintherapie bei Diabetes mellitus Typ 2"**.

Pankreas- und Inselzelltransplantation
Pankreastransplantation

Der Ersatz der β-Zellen des Pankreas durch Transplantation des Pankreasorgans, von Inseln oder Inselzellen ist derzeit die einzige Therapie, die eine vollständige Normoglykämie durch Wiederherstellung der Feedback-kontrollierten, bedarfsgerechten endogenen Insulinsekretion erzielen kann. Aufgrund der damit verbundenen Notwendigkeit für eine lebenslange immunsuppressive Behandlung ist diese Therapieform jedoch überwiegend solchen Diabetikern vorbehalten, die wegen einer Niereninsuffizienz auch eine Nierentransplantation bekommen. Mittels Pankreastransplantation kann ein Diabetes mellitus zumindest für gewisse Zeit rückgängig gemacht werden. Die Funktion des Transplantats bleibt bei gleichzeitiger Nierentransplantation in 84 % über 1 Jahr und in 75 % über 3 Jahre erhalten und ist dann relativ konstant. Bei alleiniger Transplantation eines Pankreas sind die Ergebnisse erheblich schlechter. Die Pankreastransplantation ist mit einem erheblichen Risiko verbunden. Es kann zu Pankreatitiden, Abstoßungskrisen, duodenalen Ulzera, vaskulären Thrombosen und Fisteln kommen. Etwa 5–10 % der Patienten sterben jedoch infolge der Operation. Unter den gegebenen Umständen wird eine **Pankreastransplantation** meist nur bei gleichzeitiger Indikation zur Nieren- oder Lebertransplantation durchgeführt. Allerdings kommt es nach erfolgreicher Pankreastransplantation i.d.R. zu einer eindrucksvollen Verbesserung der diabetischen Komplikationen, insbesondere der Makroangiopathie.

Insel- und Inselzelltransplantation
Die Insel- und Inselzelltransplantation, die nicht mit der hohen Komplikationsrate durch den exokrinen Anteil des Pankreas belastet ist, hatte mit einer Reihe von Problemen zu kämpfen, wie der Gewinnung einer ausreichenden Zahl von Inseln entsprechender Reinheit. Bei Einhaltung entsprechender Kriterien sind nach 1 Jahr noch ein Drittel der Empfänger menschlicher Inseln C-Peptid-positiv, und abhängig vom Zentrum sind nach 1 Jahr noch 10–20 % der inselzelltransplantierten Menschen insulinunabhängig. Die Notwendigkeit einer Immunsuppression besteht auch bei dieser Methode.

Unabhängig von der Insulinbedürftigkeit könnte aber durch die Unterstützung der Basalsekretion von Insulin eine Verbesserung der Prognose erzielt werden. Dies ist aber bei der Inselzelltransplantation bisher noch nicht eindeutig belegt.

2.1 Spezielle klinische Situationen
Auf folgende Situation muss beim Diabetiker besonderes Augenmerk gerichtet werden:
(1) Schwangerschaft,
(2) Niereninsuffizienz,
(3) operative Eingriffe,
(4) intensivmedizinische Behandlung.

THERAPIE

Schwangerschaft
(1) **Behandlungsziele:** Ziele sind eine Normoglykämie sowie die Vermeidung postprandialer Hyperglykämien und präprandialer Hungerketose. Hyperglykämien haben eine fetale Makrosomie und verzögerte Lungenreifung zur Folge, während von Hypoglykämien keine Schädigungen des Kindes auszugehen scheinen. Das Vorliegen einer Ketose gilt als teratogen. Deswegen ist das Erreichen einer Normoglykämie allein nicht ausreichend. Es sollten Nüchternblutglukosewerte < 100 mg/dl und postprandiale Werte < 140 mg/dl angestrebt werden. Um dies für die gesamte Zeit der Schwangerschaft zu gewährleisten, sollten bereits präkonzeptionell entsprechende Voraussetzungen geschaffen werden.

(2) **Vorgehen:** Bei Typ-1-Diabetes ist eine Einstellung auf das Basis-Bolus-Konzept oder eine Pumpenbehandlung indiziert, um diese Ziele so gut wie möglich zu gewährleisten.

(3) **Präkonzeptionelle Maßnahmen:** Da eine Fehlbildung bei schlechter Stoffwechseleinstellung in den ersten 8 Wochen der Schwangerschaft in ca. 25 % vorkommt, wird heute eine präkonzeptionelle Optimierung der Stoffwechselführung mit einem HbA_{1c}-Wert von 6,5 % angestrebt. Bei der Einschätzung der Stoffwechseleinstellung mittels glykosylierten Hämoglobins ist zu berücksichtigen, dass die Werte bei einer normalen Schwangeren ca. 20 % niedriger liegen als die Werte außerhalb der Schwangerschaft. Bei der Einstellung ist ebenfalls zu berücksichtigen, dass der Insulinbedarf ab der 22. SSW zunimmt und im Verlauf der Schwangerschaft steigt.

(4) **Postpartale Situation:** Post partum kommt es zu einem rapiden Abfall des Insulinbedarfs der Mutter auf ca. 60 %. Das Kind neigt in den ersten 48 h zu Hypoglykämien, in Abhängigkeit von der vorbestehenden Stoffwechsellage der Mutter. Diese werden bei gutem Zustand des Kindes mit 10 %iger Glukoselösung in der Flasche bzw. bei schlechtem Zustand durch intravenöse Zufuhr behandelt.

Niereninsuffizienz
Siehe **Kapitel III.14.2.4.1.**

Operative Eingriffe
Operationen bedeuten einerseits Stress und können damit zur Erhöhung des Insulinbedarfs führen; andererseits erfordern sie häufig Nahrungskarenz über eine gewisse Zeit.
Das Vorgehen hängt von der Art der Behandlung und der Schwere des Eingriffs ab.

(1) Bei **diätetisch Behandelten** sind außer einer 4-maligen Blutglukosekontrolle täglich keine speziellen Vorkehrungen zu treffen. Die Anästhesiologie bevorzugt perioperative Blutzuckerwerte von 80–150 mg/dl, Werte zwischen 120 und 200 mg/dl sind jedoch kurzzeitig akzeptabel. Bei höheren Blutzuckerwerten sind zelluläre Abwehr und Wundheilung deutlich eingeschränkt. Falls eine Entgleisung registriert wird, Therapie mit Humaninsulin, wobei ein konventionelles Therapieregime bzw. präprandiale Normalinsulinboli entsprechend der aufgenommenen Nahrung i.d.R. ausreichen (Einstellung, **s. Kap. III.14.2**, „Durchführung der Insulintherapie").

(2) Bei **Behandlung mit Sulfonylharnstoffen** wird bei kleineren und mittleren Eingriffen die Morgendosis am Tag der Operation weggelassen, ansonsten aber das Therapieregime weitergeführt. Bei Bedarf 5%ige Glukoseinfusion bis zur ersten Mahlzeit. Bei schweren Eingriffen ist eine perioperative Umstellung auf Insulin vorübergehend notwendig.

(3) Bei **Insulinbehandlung** frühzeitiger Beginn der Operation am Morgen. 1 h vor Beginn Infusion mit 5–10%iger Glukoselösung mit einer Rate von ca. 5 g Glukose/h. Injektion von etwa der Hälfte der sonst üblichen Dosis von Verzögerungsinsulin am Morgen bei leichteren Eingriffen. Bei schweren Eingriffen kann anstelle der morgendlichen Verzögerungsinsulingabe eine Insulininfusionstherapie mittels Perfusor mit 0,1–1,5 IE Insulin pro Stunde eingeleitet werden. Neben der Variation der Infusionsrate kann der Plasmaglukosespiegel durch Infusion einer 5%igen Glukoselösung im Zielbereich gehalten werden. Die Plasmaglukose ist hier mindestens stündlich zu kontrollieren und ggf. die Insulininfusionsrate entsprechend zu modifizieren. Falls eine parenterale Ernährung im Folgenden erforderlich bleibt, sollten ca. 150–200 g Glukose täglich zugeführt werden.

Sobald wie möglich sollte, wie bei Nichtdiabetikern auch, auf eine enterale Ernährung umgestellt werden.

Normnahe Blutzuckereinstellung bei intensivmedizinisch behandelten Patienten
Bei vielen Patienten auf der Intensivstation und den meisten Beatmungspatienten steigt der Blutzucker in dieser Stresssituation an. Bei intensivmedizinisch behandelten Patienten ist eine normnahe Blutzuckereinstellung (zwischen 80 und 110 mg/dl, entsprechend 4,4–6,1 mmol/l) in der Lage, die Prognose entscheidend zu verbessern: In einer Studie mit über 1500 Patienten ließen sich die folgenden Ergebnisse eindeutig positiv beeinflussen: Tod während des Krankenhausaufenthalts, Zahl der Tage auf der Intensivstation, Notwendigkeit für eine Nierenersatztherapie, Bedarf positiv inotroper Substanzen, eine durch die Behandlung auf der Intensivstation induzierte Polyneuropathie sowie schwere Infektionen [van den Berghe 2001]. Dadurch werden neue Erfordernisse für die Kontrolle des Blutzuckers auf der Intensivstation vorgegeben. Der Insulinbedarf kann im Rahmen von Sepsis und Operationen auf 8–12 IE pro Stunde ansteigen.

2.2 Diabetisches Koma und andere Komazustände des Diabetikers
2.2.1 Diabetische Ketoazidose
Definition und Vorkommen: Die Begriffe diabetische Ketoazidose, Präkoma und Koma werden verwendet, um verschiedene Grade einer akuten Stoffwechseldekompensation bei Diabetes mellitus zu beschreiben.

Tabelle III.14.10 Beziehung zwischen Ketonen in Urin und Blut

	β-Hydroxybutyrat	Aceton	Acetoacetat
Anteil im Blut	78 %	2 %	20 %
Blutspiegel normal	30–650 mmol/l	k.A.	15–220 mmol/l
Ausscheidung im Urin	+	+	+
Nachweis im Urinstix (Ketostix®, Keto-Diastix®)	–	+	+

Definition der diabetischen Ketoazidose:
(1) Blutglukosespiegel > 350 mg/dl,
(2) Ketonurie oder Ketonämie > 5 mmol/l,
(3) pH < 7,36,
(4) Standardbikarbonat < 8–10 mmol/l.

Beziehung von Ketonen in Urin und Blut: Tabelle III.14.10 zeigt die Beziehung zwischen Urin- und Blutketonen.

Ablesen der Urin-Keton-Teststreifen
(1) Urinstix + → entsprechender Blutketonspiegel beträgt 0,8 mmol/l,
(2) Urinstix ++ → entsprechender Blutketonspiegel beträgt 1,3 mmol/l,
(3) Urinstix +++ → entsprechender Blutketonspiegel beträgt 1,8 mmol/l.

Ätiologie und Pathogenese: Zur diabetischen Ketoazidose kommt es durch schweren Insulinmangel und Überschuss an insulinantagonistischen Hormonen. Dieser absolute oder relative Insulinmangel kann entstehen, wenn die endogene Insulinsekretion versagt (z.B. bei der Erstmanifestation des Diabetes mellitus), bei falscher Diabetesbehandlung (unzureichende Insulintherapie, fehlerhafte Diät, falsche Therapiewahl), Insulinresistenz oder wenn sich der Insulinbedarf durch Stress erhöht (z.B. durch Infektionen, Entzündungen, Trauma oder endokrinologische Störungen).

Die vitale Bedrohung geht aus von der **metabolischen Azidose** (durch die Ketogenese), der **Hyperosmolarität** (durch Hyperglykämie und Wasserverlust), der **Dehydratation** (durch osmotische Diurese) und vom **Erbrechen**, das die Azidose i.d.R. begleitet.

Im Rahmen der mangelnden Insulinwirkung kommt es zu Erhöhung der Blutglukose, Ketogenese, Flüssigkeits- und Elektrolytverlust, Kaliumverlust, Phosphatdepletion.

Klinik: Leitsymptome und -befunde: Subjektive Beschwerden sind Polydipsie, Polyurie, Inappetenz, Erbrechen, Muskelschwäche, Müdigkeit, unbestimmte Oberbauchbeschwerden. **Objektive Befunde** sind Exsikkose, Gewichtsverlust, ausgetrocknete Schleimhäute, Rubeosis faciei, Hypotonie, Tachykardie, Schwäche, Apathie, Schläfrigkeit, tiefe Atmung (Kussmaul-Atmung) und charakteristischer Acetongeruch der Atemluft (fehlen bei hyperosmolarem, nichtketoazidotischem Dehydratationssyndrom).

Bei einigen Patienten bestehen akute abdominelle Beschwerden im Sinne der Pseudoperitonitis diabetica.

THERAPIE

Therapieziele

Die **Behandlung des diabetischen Komas** hat folgende Ziele
(1) Stabilisierung der Kreislauffunktionen,
(2) Ausgleich des Wasser- und Elektrolytverlusts,
(3) Behebung der Insulinmangelsituation,

(4) Rückbildung der metabolischen Azidose durch Insulin auf zellulärer Ebene, im Extremfall auch symptomatisch durch Bikarbonatgabe,
(5) Behandlung der das Koma auslösenden Primär- bzw. Begleiterkrankungen.
Hierbei ist zu berücksichtigen, dass das, was sich in Tagen entwickelt hat, nicht in wenigen Stunden normalisiert werden soll. Die Defizite sind zu groß für eine kurzfristige Substitution, und die Gradienten zwischen extra- und intrazellulären Räumen müssen klein gehalten werden. Dies bedeutet, dass auf die Kapazität zellulärer transmembranöser Leistungen Rücksicht genommen werden muss.

Therapie der leichten Ketoazidose

Die beginnende oder leichte Ketoazidose kann durch gut geschulte Typ-1-Diabetiker früh erkannt und schon im häuslichen Bereich behandelt werden, sodass Krankenhausaufenthalte vermeidbar werden. Die Diagnosekriterien sind unter III.14.2.2.1 **„Definition und Vorkommen"** und **„Klinik"** genannt. Bemerken die Patienten unerklärlich hohe Blutzuckerwerte, insbesondere bei Zeichen eines Infektes, sind sie gehalten, den Urin auf Ketone zu untersuchen. Ergibt der Teststreifen den Nachweis von Aceton (dreifach positiv!), geben sich die Patienten eine Dosis von 20 % des Insulintagesbedarfs in Form eines Bolus sofort s.c. Bei einer Insulintagesdosis von 60 IE würde es sich um einen Bolus von 12 IE handeln.
Die Patienten müssen stündlich den Blutzucker messen und alle 2 Stunden die Ketone im Urin. Eine erhöhte Trinkmenge nicht zuckerhaltiger Flüssigkeiten wird ab sofort empfohlen. Wenn der Blutzucker nach 2 Stunden keine Bewegung nach unten zeigt, soll die Injektion der Insulindosis von 20 % des Tagesbedarfs stündlich wiederholt werden, bis der Blutzucker unter 250 mg/dl liegt. Als einfache Regel empfehlen wir den Patienten, 10 IE schnell wirkendes Insulin zu spritzen, wie oben angegeben, und dies alle 2 Stunden zu wiederholen, bis der Blutzucker 200 mg/dl erreicht.
Im Rahmen eines Infektes ist eine Erhöhung des Insulintagesbedarfs zu erwarten, z.B. auf 140 %. Bei schweren Infekten sollten die Patienten ihre Basalinsulindosis auf zunächst 140 % anheben, z.B. von 12-0-0-16 IE auf 17-0-0-22 IE Verzögerungsinsulin. Dies parallel zur akuten Intervention. Außerdem soll zumindest telefonisch der Arzt um Rat gefragt werden. Die Patienten wissen, dass nach längeren Nüchternperioden bei hochnormalen Blutzuckerwerten Nüchternketon im Urin auftauchen kann, das nicht auf Insulinmangel zurückzuführen ist und das nicht verwechselt werden darf.

Sofortmaßnahmen
Erstmaßnahmen

Erstmaßnahmen bei diabetischer Ketoazidose sind
(1) Eigen-, Fremdanamnese (Vorerkrankungen, bisherige Therapie, Prodrome, mögliche Auslöser),
(2) klinisch orientierende Untersuchung,
(3) Blutglukosemessung,
(4) Ketonkörpermessung im Blut (oder Urin) Ketostix®,
(5) falls keine Schnelltests durchführbar und als Ursache der Bewusstlosigkeit auch Hypoglykämie möglich, sofortige intravenöse Gabe von 40–50 ml 40- bis 50 %ige Glukose,
(6) vor dem Transport in die Klinik in jedem Fall Anlegen einer Infusion mit physiologischer Kochsalzlösung (ca. 8–10 ml/min, falls keine Überwässerungs- oder Herzinsuffizienzzeichen),
(7) rascher Transport in die Klinik – möglichst unter ärztlicher Begleitung.

Weiteres Vorgehen

Im Vordergrund der Therapie stehen die Aufrechterhaltung der vitalen Funktionen und die Flüssigkeits-, Elektrolyt- und Volumensubstitution. Am besten geschieht dies durch Infusion einer physiologischen Kochsalzlösung. Eine Gabe von Insulin als Erstmaßnahme erfolgt im Notarztwagen nicht. Im Hinblick auf die hierdurch eingeleiteten Elektrolytverschiebungen sollte hiervon abgesehen werden. Auch vor einer sofortigen Bikarbonatgabe muss gewarnt werden. Eine hierdurch induzierte Hypokaliämie kann noch während des Transports bedrohliche Ausmaße annehmen und über Herzrhythmusstörungen zum Tod führen. Ausnahme ist hierbei das Vorliegen einer Schocksituation mit nicht messbaren Blutdruckwerten. Hier muss im Hinblick auf negativ inotrope Effekte der Azidose eine Anhebung des pH-Werts angestrebt werden, um die beeinträchtigte Herzleistung zu verbessern.

(1) Vorgehen bei Ketoazidose nach Empfehlungen der DDG und ADA:
- isotone Elektrolytlösung 500–1000 ml in der ersten Stunde,
- isotone Elektrolytlösung ca. 500 ml/h, urinbilanziert, hypotone Lösung bei Hyponatriämie,
- Normalinsulin-Bolus 0,15 IE/kg (ADA) sofort oder z.B. 4–12 IE i.v., Normalinsulin-Infusion 0,1 IE/kg/h (ADA) oder z.B. 7 IE/h bis Blutzucker 250 mg/dl erreicht,
- KCl 13–20 mmol/h, sofern Serumkalium > 6 mmol/l, Bikarbonatgabe nur bei Blut-pH < 7,1 (nur bis Therapieziel pH 7,1),
- 5%ige Glukoselösung i.v., 200–400 ml/h, sobald Blutzucker < 250 mg/dl, Insulinperfusor parallel zur Glukosegabe mindestens 48 h länger, als Ketonurie nachweisbar ist.

(2) Vorgehen bei Ketoazidose nach Wagner, Sondern, Risse 2003:
- isotone Elektrolytlösung 500–1000 ml in den ersten 4 Stunden,
- isotone Elektrolytlösung 250 ml/h, urinbilanziert, $^2/_3$-Lösung bei Hyperchlorämie,
- Volumenausgleich bei Kinder 5–8 ml/kg/h oder 4 l/m^2 Körperoberfläche/24 h,
- kein routinemäßiger initialer Insulin-Bolus,
- Initial-Insulin-Bolus frühestens nach Anheben des Kaliumspiegels auf > 3,5 mmol/l,
- Normalinsulin 0,01–0,06 IE/h oder z.B. 1,2 IE/h bis Blutzucker 250 mg/dl erreicht ist,
- KCl 13–20 mmol/h, sofern Serumkalium > 5 mmol/l,
- keine Bikarbonatgabe bei pH < 7,0, nur bei pH < 7,0 und dekompensierter Herzinsuffizienz,
- 5%ige Glukoselösung i.v. 100–200 ml/h, sobald Blutzucker < 250 mg/dl,
- Insulinperfusor parallel zur Glukosegabe mindestens 48 h länger als Ketonurie nachweisbar ist.

Intensivmedizinische Maßnahmen
Erstversorgung

(1) **Venenzugang:** Ein zentraler Venenzugang sollte möglichst vermieden werden. Er ist allerdings nötig bei schweren Verläufen und bei bekannter Herzinsuffizienz, um ZVD-Messungen für eine hämodynamisch kontrollierte Rehydratation zu erlauben.

(2) **Intensivüberwachung:** Wegen bestehender und während der Therapie häufig auftretender Verschiebungen im Elektrolythaushalt, insbesondere Hypo- und Hyperkaliämien, ist eine Überwachung des EKGs erforderlich. Stündliche Kontrollen aller üblichen Intensivüberwachungsmaßnahmen, wie Kontrolle von Puls, Blutdruck, Harnproduktion und Atemfrequenz, von Blutzucker, Kalium und Urinausscheidung. Alle 2 h sollten der Säure-Basen-Haushalt und Natrium kontrolliert werden.

(3) **Sauerstoffzufuhr:** Bereits bei einem Sauerstoffpartialdruck < 80 mmHg Zufuhr von 2–4 l O$_2$/min über eine Nasensonde, um eine Verstärkung der Azidose durch erhöhten Laktatanfall bei peripheren Mikrozirkulationsstörungen und Hypoxämie zu vermeiden.

(4) **Magensonde:** Bei bewusstseinsgetrübten Patienten sollte ein Magenschlauch gelegt werden, um durch Dauerdrainage eine Aspiration zu vermeiden. Häufig liegt bei diesen Patienten eine ausgeprägte Magenatonie mit erheblicher Magensaftansammlung vor.

(5) **Antibiotika:** Im Hinblick auf die hohe Quote von Ketoazidosen im Zusammenhang mit Infektionen (56%) und die Tatsache, dass häufig eine Leukozytose mit oder ohne Vorliegen

von Infektionen besteht, auf der anderen Seite auch Infektionen bei Hypothermie und Normaltemperatur vorkommen können, sind Antibiotika einzusetzen, nachdem Blut-, Harn- und evtl. Sputumkulturen abgenommen wurden.

(6) Thromboseprophylaxe: Besonderer Wert sollte auf die Thromboseprophylaxe gelegt werden.

(7) Behandlung von Begleiterkrankungen: Natürlich müssen zugrundeliegende auslösende oder Begleiterkrankungen therapiert werden. Hierbei stellt die abdominelle Schmerzsymptomatik, die bei manchen Patienten besteht, eine besondere Herausforderung dar, da die Differenzialdiagnose der Pseudoperitonitis schwierig ist. Spätestens, wenn trotz konsequenter Therapie der diabetischen Ketoazidose Schmerzen und Zeichen einer peritonitischen Reizung länger als 3–4 h anhalten, sollte eine weitere chirurgische Abklärung ins Auge gefasst werden.

Spezifische Maßnahmen

Folgende spezifische Maßnahmen müssen getroffen werden: Rehydrierung, Insulingabe, Kaliumsubstitution, Bikarbonatgabe, Phosphatsubstitution. Die entsprechenden Substanzen sollten unabhängig voneinander verabreicht werden (also keine Mischlösungen), damit die Therapie gut steuerbar bleibt!

Rehydrierung

Die wichtigste Maßnahme zur Behandlung des diabetischen Komas ist die Beseitigung des intravasalen Volumenmangels. Das Flüssigkeitsdefizit ist mit ca. 10–15 % des Körpergewichts anzunehmen. Die eine Hälfte betrifft dabei den intrazellulären, die andere den extrazellulären Raum. Mit der Rehydrierung verbessert sich auch die Nierenfunktion und damit die Situation des Säure-Basen-Haushalts. Die schwere Dehydratation bewirkt eine extreme Insulinresistenz. Allein mit der Rehydratation kommt es auf diese Weise zu einem Glukose- und Ketonkörperabfall. Dieser Abfall ist nicht allein verdünnungsbedingt, sondern auch Folge der wiedereinsetzenden Glukoseverluste über die wiederaufgenommene Urinproduktion. Auch fallen die Spiegel der gegenregulatorischen Hormone wie Cortisol, Adrenalin, Glukagon und Wachstumshormon durch Beseitigung der Hypovolämie. Dies unterstreicht, wie wichtig die Rehydrierung als erste Maßnahme ist und dass sie in jedem Fall vor einer Insulinapplikation einsetzen muss. In der ersten Stunde sollte 1 l 0,9 %ige NaCl-Lösung infundiert werden, danach 500 ml/h. Die weitere Flüssigkeitssubstitution kann vom Zentralvenendruck abhängig gemacht werden, sofern eine besondere Indikation zur Anlage eines ZVD gegeben ist. In der Regel ist die Anlage eines zentralvenösen Zugangs zur Behandlung der Ketoazidose nicht notwendig (**Tab. III.14.11**). Insgesamt dürften jedoch im Durchschnitt bei Erwachsenen ca. 5 l in den ersten 12 h notwendig sein.

Insulinsubstitution

Vorgehen:

(1) Kontinuierliche Insulinapplikation (Angaben pro kg KG können auch für Kinder verwendet werden).

Tabelle III.14.11 Rehydrierung mit 0,9 %iger NaCl-Lösung in Abhängigkeit vom Zentralvenendruck (ZVD) oder Pulmonalarteriendruck (PAD)

ZVD (cmH$_2$O)	PAD (mmHg)	Infusionsmenge (l/h)
< 3	< 10	1
2–8	10–18	0,5–1
8–12	18–24	0,5
> 12	> 24	0,25

- Fakultativ sofort Altinsulin-Bolus 5–10 IE (0,1 IE/kg KG) i.v., dann kontinuierliche i.v.-Applikation von 4–10 IE Altinsulin/h (0,1 IE/kg KG/h) in 1 %iger Haemaccel- oder Albuminlösung über Perfusor.
- Ziel ist eine Senkung des Blutzuckers um 50 mg/dl pro Stunde. Sollte der Blutzucker oder der Plasmaglukosespiegel um mehr als 100 mg/dl pro Stunde abfallen, wird gleichzeitig eine Infusion mit 5 %iger Glukoselösung durchgeführt. Die Insulininfusionsrate sollte in den ersten Stunden der Therapie nicht wesentlich niedriger als 1–2 IE/h liegen.

(2) Im weiteren Verlauf:
- Nach Blutzuckerabfall Niveau bei etwa 250 mg/dl Glukosespiegel über etwa 24 h halten (z.B. 2,5, 1,0, 0,5 oder 0,25 IE/h – etwa 0,06–0,02 IE/kg KG/h) über Perfusor.
- Dabei gleichzeitig Glukosezufuhr mit 10 %iger Glukose 500 ml + 40 mmol Kaliumchlorid über 4 h (= 40 Tr./min), bei Bedarf dem aktuellen Blutzucker adaptieren.

Ziele der Insulinverabreichung sind im Wesentlichen die Herabsetzung der hepatischen Glukoneogenese und die Hemmung der Lipolyse. Eine Insulininfusionsrate von 1 IE/h hemmt die Lipolyse zu 100 % und die hepatische Glukoneogenese zu 50 %, eine Rate von 2 IE/h hemmt die Glukoneogenese zu 90 % und steigert den peripheren Glukosestoffwechsel auf 21 g/h. Serumkonzentrationen von 40 mE/l sind ausreichend. Die hepatische Glukoneogenese wird bereits bei niedrigeren Insulinspiegeln gehemmt. Im Gegensatz hierzu wird die maximale Wirkung von Insulin auf die periphere Glukoseaufnahme des Muskels erst bei Spiegeln um 300 mE/l unter ca. 8 IE/h erreicht. Spiegel von 20–100 mE/l können mit einer niedrig dosierten Insulinzufuhr von 2–10 E/h aufgebaut werden. Mit einer niedrig dosierten Insulingabe werden die Nachteile einer höher dosierten Therapie vermieden:

(1) Eine zu schnelle Senkung der Blutglukose birgt die Gefahr eines Hirnödems in sich, da die Osmolaritätsgradienten zu Flüssigkeitsverschiebungen führen können. Aus diesem Grund sollten Blutglukosereduktionen auf weniger als 100 mg/dl/h beschränkt und ein Niveau von 250 mg/dl in den ersten 24 h nicht unterschritten werden, da dies die kritische Grenze für das Auftreten eines Hirnödems zu sein scheint.

(2) Späthypoglykämien werden durch die niedrige Dosierung bei guter Steuerbarkeit und weitgehend linearem Abfall unter niedrig dosierter i.v.-Gabe vermieden.

(3) Ein überschießender Kaliumeinstrom in die Zellen wird vermieden und dadurch das Risiko von Herzrhythmusstörungen, paralytischem Ileus und Atemlähmung verringert.

(4) Der Einstrom von Phosphat in die Zellen und die daraus erwachsende Gefahr der Hypophosphatämie wird dementsprechend auf das notwendige Maß reduziert.

Bei der intravenösen Infusion von Insulin ist zu berücksichtigen, dass Insulin an Oberflächen adsorbiert wird. Bei Vorspülen des Infusionssystems mit der Insulinlösung sind die Verluste durch Adsorption ebenfalls zu vernachlässigen.

Kaliumsubstitution

Während der Entwicklung des diabetischen Komas kommt es zu einem Kaliumverlust von etwa 100–1000 mEq, d.h., das totale Gesamtkörper-Kaliumdefizit beträgt mindestens 5 mval/kg KG. Häufig werden jedoch vergleichsweise hohe Serum-Kaliumwerte bei der Aufnahme gemessen, im Mittel um 4,4 mval/l. Dies ist Folge der Azidose und der entsprechenden Transmineralisation, in geringerem Ausmaß durch den Insulinmangel bedingt.

Mit Einsetzen der Therapie des Komas kann es zu einem massiven Abfall des Serumkaliums in kürzester Zeit durch folgende Mechanismen kommen:

(1) Verdünnung während der Rehydratation,
(2) anhaltende bzw. wiedereinsetzende Kaliumverluste über den Urin,
(3) gesteigerter Kaliumeintritt in die Zellen unter der Insulintherapie,
(4) verstärkter Wiedereintritt von Kalium in die Zelle bei Korrektur der Azidose durch Volumentherapie oder Bikarbonat.

In der Regel sollte man zu Beginn der Volumen- und Insulinbehandlung ca. 25 mval KCl/h infundieren. Im Verlauf muss sich dann die Dosierung nach den gemessenen Kaliumkonzentrationen und dem Ausmaß der Azidose richten. Der Bedarf liegt in den ersten Stunden häufig bei 10 mval/h. Die Kaliumzufuhr ist laufend anhand der aktuellen Laborparameter neu festzulegen. Bei Zeichen von Hyperkaliämie im EKG Kaliumzufuhr sofort beenden. Bei starker Hypokaliämie (< 3,0 mval/l) Beendigung der kontinuierlichen Insulinzufuhr erwägen, bis der Serumkaliumwert wieder angehoben ist. Der Kaliumwert sollte idealerweise zwischen 4 und 5 mval/l gehalten werden.

Bikarbonatgabe

Bei der Behandlung der Azidose durch Bikarbonat müssen sorgfältig die Risiken von Azidose und Bikarbonat abgewogen werden. Ein pH-Wert < 7,1 wirkt negativ inotrop auf das Herz und senkt die Ansprechbarkeit der peripheren Gefäße auf Katecholamine. Neben diesen deletären Effekten auf das kardiovaskuläre System kommt es zusätzlich zu einer Störung des Leberstoffwechsels und zur Verstärkung der Insulinresistenz. Nimmt die Azidose stärkere Ausmaße an, mit pH-Werten < 6,8, kann es nach der initialen Stimulation des Atemzentrums zu einer zentralen Atemdepression kommen.

Die Kompensation der Azidose durch Bikarbonat birgt auch Risiken:

(1) Im Gegensatz zur Situation im Extrazellulärraum kommt es intrazellulär während Bikarbonatgaben zunächst zu einer weiteren Ansäuerung.

(2) In der Azidose ist die Sauerstoff-Hämoglobin-Dissoziationskurve nach rechts verschoben im Sinne einer erleichterten Sauerstoffabgabe an die Gewebe. Bei Ausgleich der Azidose kommt es zu einer Rückbildung dieses Bohr-Effekts; es resultiert eine verminderte periphere Sauerstoffabgabe.

(3) Durch die Alkalisierung kommt es allerdings im Austausch mit den H^+-Ionen zu einem Kaliumeinstrom in die Zelle. Auf diese Weise wird die Gefahr der Hypokaliämie verstärkt.

Aus diesen Gründen sollte Natriumbikarbonat nur zurückhaltend bei pH-Werten < 7,1 eingesetzt werden. Im Gegensatz zur üblichen Azidosebehandlung wird nur $1/3$ der Dosis appliziert nach der bekannten Formel:

mmol Natriumbikarbonat = kg KG × 30,13 negativer Basenüberschuss.

Die so errechnete Natriumbikarbonatdosis wird innerhalb von etwa 1 h appliziert. Die weitere Kompensation der Azidose wird dann durch die Insulingaben erreicht.

Phosphatsubstitution

Mit Einsetzen der Insulintherapie kommt es zu einer Wiederaufnahme von Phosphat in die Zellen im Rahmen der insulinabhängigen Phosphorylierung und Synthese von energiereichen Phosphatverbindungen. Bei fehlender Substitution fällt dementsprechend das Serumphosphat innerhalb weniger Stunden stark ab auf Werte unter 1 mg/dl. Obwohl pathophysiologische Überlegungen für eine Phosphatsubstitution sprechen, ist der Vorteil der Phosphatgabe in Studien nicht nachgewiesen. UAW ist die Entwicklung einer Hypokalzämie. In der Regel beginnt man mit einer Substitution von 5 mmol/h. Dies kann auch in Form von Kaliumphosphat geschehen, das mit dem Kaliumchlorid z.B. 1:4 gemischt werden kann.

Prognose

Die Gesamtletalität des diabetischen Komas liegt bei etwa 30 %, die unmittelbare Komaletalität nach retrospektiv durchgeführten Untersuchungen bei 5–25 %. Bei der niedrig dosierten Insulintherapie kann auch eine „Nullmortalität" erreicht werden [Wagner 1999].

Die drei Haupttodesursachen sind:

(1) Herz-Kreislauf-Versagen ohne pathologisch-anatomische Ursache,
(2) thromboembolische Komplikationen,
(3) Infektionen.

Der Anteil der Infektionen ist in den letzten Jahren zurückgegangen, die thromboembolischen Komplikationen haben als Todesursache zugenommen. Mit der Verbesserung der Infusionstherapie und auch der Einführung niedrig dosierter Insulinregimes hat sich die Prognose in den letzten Jahren deutlich gebessert. Im Wesentlichen geht dies auf den Rückgang der Frühletalität in den ersten 3 Tagen von 29 auf 3 % zurück, während die Spätletalität infolge schwerer Begleiterkrankungen nicht beeinflusst wurde.

2.2.2 Differenzialdiagnose: Alkoholische Ketoazidose

Definition und Vorkommen: Bei Vorliegen einer Ketoazidose und vergleichsweise niedrigen Blutzuckerwerten bis zu 300 mg/dl sollte auch an eine alkoholische Ketoazidose gedacht werden. Möglicherweise ist eine genetische Prädisposition Voraussetzung für die Entwicklung einer alkoholischen Ketoazidose. Hierfür spricht, dass bei ein und demselben Patienten bis zu 5-mal/Jahr Entgleisungen beschrieben wurden.

Ätiologie und Pathogenese: Alkohol inhibiert die Glukoneogenese, wodurch die hepatischen Glykogenvorräte reduziert werden können. Auch die hepatische Oxidation der freien Fettsäuren ist gehemmt. Auf diese Weise kommt es zu einem Aufstau von freien Fettsäuren, die bei Alkoholentzug und Entfallen der alkoholbedingten Inhibierung der Oxidation für eine verstärkte Ketogenese zur Verfügung stehen. Darüber hinaus ist die Reaktion der pankreatischen β-Zelle auf Glukosereiz unter Alkoholeinfluss gehemmt und dementsprechend die Insulinsekretion reduziert. Im Alkoholentzug kommt es ferner zu einer erhöhten Katecholaminsekretion, die die Hemmung der Insulinsekretion und die Lipolyse weiter verstärkt. In eine ähnliche Richtung geht eine vermehrte Ausschüttung von Wachstumshormon und Glukokortikoiden. Kommt zu dem Alkoholentzug zusätzlich noch fehlende Nahrungsaufnahme, werden darüber hinaus die Glukagonspiegel erhöht, die freien Fettsäuren steigen stark, bis auf 2800 mEq/l, und dementsprechend auch die Ketonkörper. Während das Verhältnis zwischen β-Hydroxybutyrat und Acetoacetat bei der diabetischen Azidose bei 3 liegt, wird bei der alkoholischen Ketoazidose der Quotient mit 7,2 angegeben. d.h., es liegen mehr Ketonkörper in reduzierter Form vor. Der Laktatspiegel ist bei der alkoholischen Ketoazidose selten auf mehr als 5 mmol/l erhöht.

Klinik: Bei den Patienten handelt es sich meist um Alkoholkranke mit längeren Trinkphasen in der Anamnese. Wegen Appetitlosigkeit wurde keine Nahrung mehr aufgenommen. In dieser Hungerphase kommt es wie beim Gesunden zu vermehrtem Anfall von Ketonkörpern. Nach einer Phase des weiteren Alkoholkonsums sistiert meist bei anhaltendem Erbrechen auch die Alkoholaufnahme, es kommt zur Entzugssymptomatik. Der Patient ist typischerweise durch Polyurie und Erbrechen dehydriert, bewusstseinsgetrübt und atmet tief.

Diagnostische Hinweise: Da die letzte Alkoholaufnahme i.d.R. 12–36 h zurückliegt, erbringen Blutalkoholbestimmungen häufig niedrigere oder nicht erhöhte Werte. Es besteht eine schwere metabolische Azidose mit deutlicher Hyperketonämie und -urie. Der Laktatspiegel ist selten wesentlich erhöht, die Blutzuckerspiegel meist normal oder nur leicht erhöht, bis 300 mg/dl. Bei den Patienten ist häufig kein insulinabhängiger, zur Ketose neigender Diabetes bekannt. Nach dem Krisenereignis ist meist kein exogenes Insulin mehr notwendig. Es besteht allenfalls noch eine Glukosetoleranzstörung.

THERAPIE

Zur Behandlung werden Volumen-, Elektrolyt- und Glukosegaben und in Abhängigkeit von den Blutzuckerwerten eine Insulintherapie empfohlen. Hierdurch fallen die erhöhten freien Fettsäuren durch Hemmung der Lipolyse ab. Hypoglykämien und Hypokaliämien müssen vermieden werden.

Im Übrigen gelten die gleichen Richtlinien wie bei der diabetischen Ketoazidose.

2.2.3 Hyperosmolares nicht-ketoazidotisches Koma

Definition und Vorkommen: Das hyperglykämische, hyperosmolare, nicht-ketoazidotische Koma wird definiert durch:
(1) Hyperglykämie mit Werten > 600 mg/dl,
(2) Hyperosmolarität von > 310 mosmol/l,
(3) geringe bis fehlende Erhöhung der Ketonkörper und minimale Azidose.

Das hyperosmolare Koma wird bei ca. 10–20 % aller schweren hyperglykämischen Krisen mit und ohne Ketoazidose bei Diabetes mellitus beobachtet. Es betrifft bevorzugt alte Patienten, sehr selten Jugendliche, Kinder oder gar Säuglinge.

Ätiologie und Pathogenese: Warum sich in einem Fall ein hyperosmolares, im anderen Fall ein ketoazidotisches Koma entwickelt, ist letztlich nicht geklärt.
Wie bereits erwähnt, wird die Lipolyse bereits bei niedrigeren Insulinkonzentrationen gehemmt, als sie zur Glukoseaufnahme in die Gewebe benötigt werden. Dementsprechend sind die freien Fettsäuren zwar auch erhöht, jedoch ebenso wie die lipolytischen Hormone Adrenalin, Wachstumshormon und Cortisol deutlich niedriger als bei der diabetischen Ketoazidose. Ein weiterer prädisponierender Faktor ist ein ausgeprägtes Volumendefizit durch inadäquate Zufuhr von Flüssigkeit oder ausgeprägte Flüssigkeitsverluste. Häufig liegt bei älteren Patienten ein gestörtes Durstempfinden vor, sodass eine kompensatorische Flüssigkeitsaufnahme unterbleibt.

Klinik: Leitsymptome und -befunde: Wie bei der Ketoazidose kommt es zur Bewusstseinstrübung. Anders als bei der Ketoazidose kommt es jedoch häufiger zu fokalen oder generalisierten Krämpfen. Oft wird das Auftreten einer Nackensteifigkeit bei normalem Liquorbefund beobachtet. Die zerebrale Symptomatik zeigt keine Korrelation zur Höhe des Glukosespiegels oder des pH-Werts im Blut oder Liquor. Es zeigt sich jedoch eine enge Korrelation zwischen dem Grad der zerebralen Funktionsstörung und der bestehenden Hyperosmolarität.

Laborchemische Befunde: Die Abgrenzung gegenüber anderen Formen des diabetischen Komas erfolgt entsprechend der Definition aufgrund der Osmolarität und des Fehlens einer Ketoazidose. Allerdings kann der aktuelle Blut-pH-Wert nicht als entscheidendes Kriterium zur Differenzierung angesehen werden. Erniedrigte pH-Werte treten beim hyperosmolaren Koma in Folge der Schocksymptomatik und Hypoxie durch Laktaterhöhung auf. Häufiger kommen beim hyperosmolaren Dehydratationssyndrom erhöhte Nierenretentionswerte vor.
Obwohl man bei der hypertonen Dehydratation eine Hypernatriämie erwartet, kann die Serumkonzentration von Natrium hoch, normal oder auch niedrig sein. Eine Hyponatriämie entwickelt sich besonders dann, wenn durch die Hyperglykämie Wasser aus den Zellen in den Extrazellularraum übertritt. Hinzu kommt, dass mit der Urinausscheidung Natrium in erheblichem Maße verloren wird. In der Regel ist das Serumnatrium pro 100 mg/dl Blutzuckererhöhungen um ca. 3 mval/l erniedrigt. Die Natriumspiegel steigen unter der Therapie an, während andere Parameter, wie z.B. das initial erhöhte Hämoglobin oder der Hämatokrit, abfallen. Erhöhung der CPK in extrem hohe Bereiche bis 12 000 E/l müssen die Aufmerksamkeit auf eine Rhabdomyolyse lenken, die beim hyperosmolaren Koma vorkommen kann.

THERAPIE

Die therapeutischen Richtlinien gleichen denen bei der diabetischen Ketoazidose.

2.2.4 Laktatazidose

Definition und Vorkommen: Eine Laktatazidose kann angenommen werden, wenn das Laktat im Serum auf > 8 mmol/l bzw. > 72 mg/dl erhöht ist und zu einer schweren metabolischen Azidose führt (pH < 7,25). Es werden Werte bis 35 mmol/l gefunden.
Zur Häufigkeit von Laktatazidosen liegen keine validen Studien vor.

Ätiologie und Pathogenese: Milchsäure entsteht als Endprodukt bei der anaeroben Glykolyse. Sie steht mit Pyruvat und der Wasserstoffionen-Konzentration im Gleichgewicht. Laktatbildende Organe sind Blutzellen, Gehirn, Skelettmuskel, Darmschleimhaut und Haut. Leber, Niere und Herzmuskel können dagegen Laktat aufnehmen. Unter bestimmten Umständen können jedoch auch laktatutilisierende Organe wie die Leber zu Laktatproduzenten werden. Ein solches Umschalten geschieht in der Leber bei Bestehen einer metabolischen Azidose mit pH-Werten < 7,1.

Bei der Typ-A-Laktatazidose steht die Minderperfusion des Gewebes im Sinne einer Hypoxie im Vordergrund.

Typ-B-Laktatazidosen werden bedingt durch eine Reihe toxischer Substanzen, wie Biguanide, Zyanide, Äthanol, Methanol, Streptozotozin, aber auch durch hochdosierte parenterale Applikation von Fruktose, Sorbit und Xylit, insbesondere bei Erkrankungen mit Leber- und Niereninsuffizienz.

Klinik:
(1) Das **Prodromalstadium** ist gekennzeichnet durch Appetitlosigkeit, Übelkeit und Erbrechen, abdominelle Schmerzen, Muskelschmerzen und -schwäche, Adynamie, zunehmende Verwirrtheit und auffallende Unruhe.
(2) Beim **Vollbild** werden zusätzlich Untertemperatur, Hinfälligkeit und Koma vorgefunden. Zusätzlich besteht eine tiefe Kussmaul-Atmung bei meist fehlendem „Azetongeruch". Der Patient ist sekundär hypoton; es besteht eine Oligo-/Anurie, häufig fehlen Muskeleigenreflexe. Die Pupillen sind manchmal auch bei noch ansprechbaren Patienten lichtstarr und entrundet.

Diagnostische Hinweise: Bei der Laktatazidose liegen pH-Werte < 7,25 und Laktatwerte > 8 mmol/l vor. Der Kohlendioxid-Partialdruck ist durch eine ausgeprägte Kussmaul-Atmung kompensatorisch stark erniedrigt. In der Regel ist diese Erniedrigung stärker ausgeprägt als bei der ketoazidotischen Entgleisung. Fast immer findet sich eine starke Erhöhung des Serumphosphats, z.T. > 10 mg/dl. Hierbei handelt es sich offenbar um einen Indikator für die schwere dekompensierte Azidose bei fehlender Nierenschädigung. Der richtungweisende, rasch verfügbare Parameter ist das Anionendefizit. Hierbei handelt es sich um die Differenz aus den Summen der beiden Kationen Na^+ und K^+ einerseits und der beiden Anionen Cl^- und HCO_3^- andererseits. Dieses Defizit ist meist auf Werte über 30 mmol/l erhöht. Gesichert wird die Diagnose allerdings nur durch eine direkte Laktatbestimmung im Blut.

THERAPIE

Die Laktatazidose kann mit folgenden Maßnahmen bekämpft werden:
(1) Abbruch bzw. Beseitigung der die Laktatazidose begünstigenden Noxen,
(2) Behebung des Schockzustands und Verbesserung der Zirkulation,
(3) Neutralisation der Azidose,
(4) Behebung einer diabetischen Ketoazidose – soweit sie vorhanden sein sollte – mit entsprechenden Mengen Insulin, Flüssigkeit und Elektrolyten,
(5) Sauerstoffzufuhr 2–4 l/min.

Bei Biguanid-induzierter Laktatazidose kann durch **Hämodialyse** eine Elimination von Metformin und Laktat aus dem Blut erreicht werden. Die Mortalität ändert sich durch die Dialysebehandlung nicht. Bei oligo-/anurischen Patienten ist die Dialyse jedoch indiziert. Eine Hypoxie sollte durch Sauerstoffzufuhr bzw. künstliche Beatmung behandelt werden. Der häufig ursächliche, fast immer aber in der Folge der Azidose selbst auftretende Schockzustand muss konsequent mit den üblichen **Allgemeinintensivmaßnahmen** behandelt werden. Hierbei ist insbesondere auf ausreichende Blutdruckhöhe und adäquates Schlagvolumen zu achten.

Zur Anhebung des pH-Wertes dient i.d.R. Natriumbikarbonat. Da die Leber bei einem pH < 7,0 Laktat nicht abbaut, sondern produziert, muss sichergestellt werden, dass dieser pH-Wert so bald wie möglich erreicht wird. Die Indikation zur Hämodialyse besteht bei Nierenversagen und Hyperkaliämie, Hypernatriämie, Volumenüberlastung, Urämie und wenn eine nicht normalisierbare Azidose mit pH < 6,9 zur Kreislaufdepression führt.

2.3 Therapie häufiger Begleiterkrankungen des Diabetes
2.3.1 Arterielle Hypertonie

Eine arterielle Hypertonie ist eine häufige Begleiterkrankung bei Typ-2-Diabetikern. Ferner kann sich eine Hypertonie sowohl bei Typ-1- wie auch bei Typ-2-Diabetikern im Rahmen einer Nephropathie entwickeln. Bei einer Hypertonie im Rahmen des Diabetes kann es sich um eine essenzielle Hypertonie, eine renale Hypertonie bei diabetischer Nephropathie oder seltener um eine sekundäre Hypertonie bei anderen Grunderkrankungen handeln.

Die pathophysiologischen Zusammenhänge zwischen gestörtem Glukosemetabolismus, Insulinresistenz bzw. Hyperinsulinämie, Hypertonie und Hypertriglyzeridämie sind als Einheit (metabolisches Syndrom) erkannt. Die Normalisierung hypertoner Werte ist bei Diabetes mellitus zwingend, da sie nicht nur die Makroangiopathie, sondern insbesondere auch die Entwicklung und Progression der diabetischen Retino- und Nephropathie fördern.

THERAPIE

Therapieziel ist ein Blutdruck von < 130/80 mmHg, sofern dies von den Patienten toleriert wird. Zur Therapie werden natürliche Maßnahmen in Form von geregelter Lebensweise, Stressabbau, Normalisierung des Körpergewichts, vermehrte körperliche Aktivität, Alkoholkarenz, salzarme Kost eingesetzt. Medikamentös sollten folgende Antihypertensiva bevorzugt gegeben werden: ACE-Hemmer, AT_1-Rezeptor-Antagonisten, Diuretika und kardioselektive β-Blocker. Auch lang wirksame Kalziumantagonisten vom Nicht-Nifedipintyp sind erfolgreich bei Diabetespatienten getestet.

2.3.2 Hyperlipidämien

Bei 40–60 % der Patienten mit Typ-2-Diabetes besteht gleichzeitig eine Hyperlipidämie. Am häufigsten sind Hypertriglyzeridämien und kombinierte Formen von erhöhten Cholesterin- und Triglyzeridspiegeln. In der Lipid-Elektrophorese werden am häufigsten Typ IV und V nach Fredrickson angetroffen.

THERAPIE

Eine exakte Diabeteseinstellung, adäquate Ernährung, Vermehrung der körperlichen Betätigung, Alkoholkarenz und Gewichtsreduktion führen meistens zur Normalisierung der Triglyzeride, nicht jedoch des HDL- und/oder LDL-Cholesterins. In einem Teil der Fälle bleibt trotz ausreichender Blutzuckersenkung eine Hyperlipidämie bestehen, wobei hier meist eine Adipositas vorliegt. In diesen Fällen sind weitere Gewichtsreduktion und Reduktion des Fettanteils in der Nahrung zu empfehlen. Haben diese Maßnahmen keinen ausreichenden Erfolg, sollte eine medikamentöse Therapie eingesetzt werden, wobei bei einer überwiegenden Hypertriglyzeridämie Fibrate und bei einer überwiegenden Hypercholesterinämie HMG-CoA-Reduktase-Hemmer (Statine) Mittel erster Wahl sind. Eine Kombination von Statinen und Fibraten (insbesondere Gemfibrocil) ist wegen des 10fach erhöhten Risikos einer Myopathie möglichst zu meiden.

2.3.3 Necrobiosis lipoidica
Die Necrobiosis lipoidica diabeticorum geht mit einer Degeneration von Kollagen, einer granulomatösen Entzündung des subkutanen Gewebes und der Blutgefäße und mit Obliterationen der Gefäßlumina einher. Sie beginnt als rotbraune Papel und breitet sich im prätibialen Bereich flächig weiter aus unter Bildung atrophischer Plaques mit dünner, durchscheinend wirkender Oberfläche.

Eine kausale Therapie existiert nicht. Lokale Kortikoidbehandlung oder Injektion von Kortikoid in die Läsion selbst und in die umgebende Haut sind Mittel der Wahl. Auch Acetylsalicylsäure (600 mg/Tag) mit Dipyridamol (Persantin®) wurde zusätzlich mit Erfolg eingesetzt.

2.4 Therapie häufiger Folgeerkrankungen des Diabetes
2.4.1 Nierenkomplikationen
Diabetische Nephropathie

Nach 10–20 Jahren Diabetesdauer entwickeln ca. 40 % der Typ-1-Diabetiker eine Nephropathie im Rahmen der diabetesspezifischen Mikroangiopathie. Das am frühesten fassbare klinische Zeichen der diabetischen Nephropathie ist die Mikroalbuminurie (s.o.). Dieses Stadium ist bei optimaler Blutzuckereinstellung und Blutdruckkontrolle potenziell reversibel.

Ätiopathogenese: Die diabetesbedingten Veränderungen an der Niere sind beim Typ-1-Diabetes zuerst an der Basalmembran erkennbar, wo die interzelluläre Matrix, von Mesangiumzellen produziert, vermindert verschiedene Sorten von Heparansulfat-Proteoglycan enthält. Dadurch wird die Barrierefunktion der Basalmambran kompromittiert. Als erstes Zeichen kommt es zu einem Verlust von Albumin in den Urin, zur so genannten selektiven Proteinurie, der Albuminurie. Bei Fortschreiten der Schäden kommt es zur unselektiven Proteinurie mit Verlust von größeren Eiweißkörpern und später zum Untergang von Glomerula. Beim Typ-2-Diabetes ist die Nierenschädigung häufig ein gemischter Prozess, bei dem neben der diabetischen Nephropathie auch die hypertoniebedingte Glomerulosklerose zur Funktionseinschränkung der Nieren führt.

Die Klassifikation der diabetischen Nephropathie erfolgt heute wie folgt:
(1) **Stadium 1:** Nierenschädigung mit normaler Nierenfunktion und zwar mit Mikroalbuminurie oder mit Makroalbuminurie
(2) **Stadium 2:** Nierenschädigung mit Niereninsuffizienz und zwar je nach Graduierung leichtgradig, mäßiggradig, hochgradig oder terminal.

THERAPIE

Das Stadium der Mikroalbuminurie tritt (beim Typ-1-Diabetiker) nach einer Diabetesdauer nicht unter 5 Jahren auf. Durch Interventionen wie nahe-normoglykämische Blutzuckereinstellung, Rauchverzicht und Normalisierung des Blutdrucks < 130/80 mmHg (DDG- und ADA-Empfehlung) oder tiefer (< 125/70 mmHg) kann bisweilen eine Regression in eine Normalbuminurie erzielt und die Progression in weitere Stadien in den meisten Fällen aufgehalten werden.

Beim Stadium der Makroalbuminurie mit zunächst normaler Nierenfunktion ist ohne Intervention mit einer sicheren Progression zu rechnen, und zwar bei arterieller Hypertonie mit einer Abnahme der jährlichen GFR von 10–20 ml/min. Durch nahe-normoglykämische Blutzuckereinstellung, Rauchverzicht und Normalisierung des Blutdrucks < 130/80 mmHg (DDG- und ADA-Empfehlung) oder tiefer (< 125/70 mmHg) kann der Verlust der GFR 4 ml/Jahr verlangsamt und damit nahezu normalisiert werden.

Wird das Stadium der terminalen Niereninsuffizienz und der Dialysenotwendigkeit erreicht, beträgt die 5-Jahres-Überlebensrate 25 %. Die Blutdrucknormalisierung hat bei der Therapie der diabetischen Nephropathie größere Bedeutung als eine normnahe Blutzuckereinstellung, sofern HbA_{1c}-Werte von 8,0 % nicht überschritten werden. Als Medikament erster Wahl sind die ACE-Hemmer zu nennen, die wahrscheinlich über die blutdrucksenkende Wirkung hinaus eine progressionshemmende Wirkung haben. Bei Unverträglichkeit können nun alternativ Angiotensin-1-Rezeptor-Antagonisten (AT_1-Blocker) verwendet werden. Als weitere Antihypertensiva sollten für die Basismedikation solche Substanzen gewählt werden, die in klinischen Studien unerwünschte Endpunkte vermindert haben, z.B. Hydrochlorothiazid oder Chlortalidon und selektive β-Blocker wie Metoprolol und Bisoprolol, weniger überzeugend Atenolol. Führt die Kombination der drei genannten Substanzklassen in Form einer „Basismedikation" nicht zum Erreichen des Zielblutdrucks, wird ein lang wirksamer Kalziumantagonist vom Nicht-Nifedipintyp hinzugegeben (z.B. Nitrendipin oder Amlodipin). Erst dann folgen α-Adrenozeptor-Antagonisten wie Prazosin oder α-Adrenozeptor-Agonisten (Imidazol-Rezeptor-Antagonisten) wie Moxonidin oder Dihydralazin.

Kontrastmittel-Nephropathie
Diabetiker mit einem Serumkreatinin > 2,0 mg/dl oder Proteinurie haben ein deutlich erhöhtes Risiko für ein akutes Nierenversagen nach Gabe von iodierten Röntgenkontrastmitteln.

THERAPIE

Wenn eine entsprechende Untersuchung nicht durch andere Verfahren ersetzt werden kann, sollte der Patient vor Kontrastmittelgabe sehr gut hydriert und mit Acetylcystein vorbehandelt werden. Es sollten neuere, weniger osmolare, nicht-ionische Kontrastmittel bevorzugt werden. Nach der Gabe muss das Kreatinin überwacht werden. Bei einem Kreatinin > 3 mg/dl sollte möglichst auf Röntgenkontrastmittel verzichtet werden.

2.4.2 Augenkomplikationen
Diabetische Retinopathie und Makulopathie
Beim Typ-1-Diabetes entwickelt sich eine diabetische Retinopathie nach 10-jähriger Diabetesdauer in 60 % und nach 15- bis 20-jähriger Diabetesdauer in 95 % der Fälle. Die visusbedrohende proliferative Retinopathie tritt nach 20 Jahren Diabetesdauer bei 50 % der Patienten auf, eine diabetische Makulopathie nach 15-jähriger Diabetesdauer bei bis zu 15 % der Patienten. Bei Typ-2-Diabetikern besteht bereits bei Diagnosestellung in über 30 % der Fälle eine Retinopathie; nach 15–20 Jahren Diabetesdauer steigt die Häufigkeit auf etwa 50 % an. Typ-2-Diabetiker entwickeln aber nur in 10–20 % eine proliferative Retinopathie.
Bei Kindern vor der Pubertät ist eine diabetische Retinopathie selten.

Symptome: Die diabetische Retinopathie und diabetische Makulopathie verlaufen lange Zeit symptomlos. Daher müssen auch ohne Verschlechterung des Sehvermögens regelmäßige ophthalmologische Kontrollen durchgeführt werden.
Eine proliferative diabetische Retinopathie mit Blutung gehört in die Hände von netzhauterfahrenen augenärztlichen Spezialisten, dazu eignen sich ausgewiesene Zentren.

THERAPIE

Unsere Aufgabe als Internisten ist es, Patienten an netzhauterfahrene Ophthalmologen und augenärztliche Zentren zu überweisen und auf augenärztliche Befunde entsprechend zu reagieren, insbesondere auf einen drohenden Visusverlust.

Augenärztliche Therapie

Die Therapie der retinalen oder Glaskörperblutung und des Makulaödems unterscheiden sich grundlegend. Die augenärztliche Therapie für die proliferative Retinopathie ist gesichert, die Therapie der Makulopathie ist bisher unbefriedigend und erfolgt zum Teil im Rahmen von klinischen Studien.

Die **Standardtherapie der Retinopathie** ist die panretinale Laserkoagulation, z.b. mittels Argon-Laser. Die regionale Laserkoagulation um eine Blutungsquelle herum ist wissenschaftlich nicht gesichert. Durch die Zerstörung großer Netzhautareale wird in den verbliebenen vitalen Arealen ein Reiz zur Gefäßneubildung gesetzt, dies führt zur Verbesserung der retinalen Ischämie. Die Lasertherapie wird, falls nötig unter Regionalanästhesie, durch die Linse hindurch appliziert, sofern keine Linsentrübung vorliegt. Die Behandlung erfordert einige hundert Herde und wird in mehreren Sitzungen durchgeführt.

Bei der diabetischen Makulopathie zeigt die Laserbehandlung nur einen unbefriedigenden Erfolg, die ischämische Retinopathie kann mit Laserkoagulation nicht behandelt werden. Die systemische Therapie mit Octreotid, Sandostatin® ist noch überwiegend experimentell. In seltenen Fällen werden in spezialisierten Zentren Glukokortikoidinjektionen in das Auge durchgeführt, Studien laufen mit Antagonisten von VEGF. Bei der Makulopathie ist die Injektion von Triamcinolon in das Auge eine mittlerweile gut gesicherte Therapie.

Internistische Therapie

Der erste Handlungsimpuls eines Internisten ist i.d.R. der Versuch, den Blutzuckerwert niedriger einzustellen. Die DCCT-Studie hat gezeigt, dass eine Senkung des HbA_{1c} prospektiv die Inzidenz von Retinopathien vermindert, und zwar sowohl in der Primär- wie auch in der Sekundärprävention. Dennoch hat die DCCT Study Group auch in der Studienpopulation der DCCT das Phänomen einer akuten Verschlechterung der Retinopathie im Rahmen von drastischen HbA_{1c}-Verbesserungen aufgezeigt. Das Phänomen ist seit 1984 als „Normoglycemia re-entry"-Phänomen bekannt und wird heute „early worsening" genannt, und von mehreren Arbeitsgruppen bestätigt (Chantelau 1989). Bei drohender Blutungsgefahr bei proliferativer Retinopathie und bei visusvermindernder Makulopathie ist es die Aufgabe des Internisten, akut die Blutzuckerwerte anzuheben, z.B. auf durchschnittlich 200 mg/dl. Dies kann zur Rückbildung des Makulaödems führen. Der Blutzucker sollte so lange angehoben bleiben, bis sich die Makula stabilisiert hat, ggf. die Triamcinolonbehandlung durchgeführt worden ist. Bei der schweren Retinopathie ist der Blutzucker so lange anzuheben, bis die panretinale Laserkoagulation vollständig durchgeführt worden ist. Nach Abschluss der augenärztlichen Behandlung kann dann der mittlere Blutzucker wieder in den Zielbereich abgesenkt werden. Bei Patienten mit langjährig hohen HbA_{1c}-Werten, die zu einer Verbesserung ihrer Stoffwechsellage bereit sind, ist es empfehlenswert, den HbA_{1c} nicht schneller als 0,5 % pro Monat abzusenken.

Diabetische Katarakt und Glaukom

THERAPIE

Prinzipiell gelten hier die gleichen Behandlungsrichtlinien wie bei Nicht-Diabetikern.

2.4.3 Diabetische Neuropathie

Die diabetische Neuropathie tritt in ihren verschiedenen Varianten nach 15–25 Jahren Diabetesdauer bei 50 % der Erkrankten auf. In 12 % ist sie bereits bei Diagnosestellung des Diabetes vorhanden. Während distal-symmetrische Polyneuropathie und autonome Neuropathie sich i.d.R. langsam entwickeln und mit einer diffusen Faserschädigung einhergehen, treten fokale und multifokale Neuropathien häufig abrupt auf und neigen zu kompletter oder partieller Remission innerhalb kürzester Zeit. Als pathogenetische Mechanismen werden verschiedene Hypothesen diskutiert, von denen bisher allerdings keine sicher belegt ist.

THERAPIE

Kausale Therapie und Schmerztherapie

Eine gute Stoffwechseleinstellung ist die Maßnahme der Wahl zur Vorbeugung der diabetischen Neuropathie. Morphologische Spätschäden an den Nerven können durch Stoffwechselverbesserung nicht mehr rückgängig gemacht werden. Eine HbA_{1c}-Absenkung verbessert bei diesen Patienten die Dysästhesie und den Schmerz nicht mehr.

Bei Patienten, die langjährig schlechte HbA_{1c}-Werte > 11 % hatten und sich zu einer Verbesserung ihrer Stoffwechsellage entschlossen haben, kann sogar eine passagere Zunahme der schmerzhaften peripheren Polyneuropathie (PNP) auftreten.

Als möglicherweise kausale Therapie gilt die Medikation mit α-Liponsäure nicht mehr, obwohl die Wirksamkeit von α-Liponsäure in Studien inzwischen gut belegt ist. Eine symptomatische Therapie mit Analgetika ist dringend erforderlich zum Erhalt der Lebensqualität bei Dysästhesien und Schmerzen. Im Endstadium geht die schmerzhafte PNP in ein schmerzloses Endstadium über, dann wird die Analgetikatherapie verzichtbar.

Mittel der Wahl sind die Analgetika aus der Gruppe der Antikonvulsiva, z.B. Carbamazepin 200–600 mg, alternativ Gabapentin 400–800 mg oder das neue Pregabalin 150–300 mg, alle vorzugsweise abends. Die Dosissteigerung erfolgt bis zum Wirkeintritt, der frühestens innerhalb einer Woche zu erwarten ist, bei Carbamazepin nach Serumspiegel, bei Gabapentin oder Pregabalin bis zum Erreichen der zugelassenen Höchstdosis. In Studien gleichwertig hat sich das Antidepressivum Amitriptylin erwiesen, dessen analgetische Wirkung schneller einsetzt. Die Dosierung von Amitriptylin beträgt 25–50 mg zur Nacht. Häufig ist die Schmerzkontrolle unter den First-line-Analgetika unzureichend. Dann muss die Therapie mit morphinartigen Analgetika kombiniert werden, z.B. Tramadol oder Tilidin/Naloxon jeweils bis zur Höchstdosierung, am besten in retardierter Form (Kapseln), die die Toleranzentwicklung deutlich vermindern. Sollten innerhalb von 2 Wochen nach Ansetzen dieser Medikamente die Beschwerden nicht nachlassen, sollten sie wieder abgesetzt werden.

Weiteres Vorgehen

Zur Abwendung von sekundären Schäden durch die fehlende Sensibilität bzw. Fehlstellungen (Hammerzehen etc.) im Rahmen der motorischen Neuropathie muss auf möglichst gleichmäßige Druckverteilung durch geeignetes weiches, orthopädisch angefertigtes Schuhwerk geachtet werden (**s. Kap. III.14.2.4.4**, „Prophylaxe").

Bei **autonomer Neuropathie** können folgende Maßnahmen ergriffen werden:

(1) **Orthostatische Hypotonie:** Fludrocortison 0,05–1,0 mg tgl. (Astonin®-H), körperliches Training, Kompressionsstrümpfe, Schlafen mit erhöhtem Kopfteil.

(2) **Blasenentleerungsstörungen:** Carbachol i.v. oder oral (Doryl® Tbl. und Amp.) etwa 2- bis 4-mal tgl. 2 mg; evtl. Resektion des inneren Blasensphinkters; manuelle Expression der Blase.

(3) **Erektile Dysfunktion:** Sildenafil (Viagra®) 50–100 mg, Vardenafil (Levitra®) 10–20 mg oder Tadalafil (Cialis®) 20 mg; ferner sind möglich: Alprostadil intraurethral, Injektionen von Papaverin bzw. Phentolamin in das Corpus cavernosum (SCAT-Therapie in Kooperation mit dem Urologen), Penisprothese.

(4) **Gastroparese:** 3 × 20 mg Domperidon (Motilium®) oder 3 × 10 mg Metoclopramid (Paspertin®). Häufig bereitet die Einstellung des Diabetes bei Vorliegen einer Gastroparese Schwierigkeiten, da sich unvorhergesehen und verspätet die Nahrung aus dem Magen entleert und damit die glykämische Wirkung nicht absehbar ist. Hier kann man sich die Tatsache zunutze machen, dass häufig Flüssigkeiten leichter aus dem Magen entleert werden als feste Spei-

sen, indem man wenigstens die Hälfte der Kohlenhydrate in flüssiger Form zusammen mit den festen Speisen gibt.

(5) Intestinale Neuropathie bei Diarrhö: Versuch mit einem Breitspektrum-Antibiotikum zur Behandlung einer evtl. vorliegenden bakteriellen Übersiedlung bei Stase im Dünndarm. Falls dies nicht hilft, kann symptomatisch mit Loperamid (Imodium®) behandelt werden. Vorher allerdings Ausschluss einer Diarrhö durch Aufnahme zu großer Mengen von Zuckeraustauschstoffen mit laxierender Wirkung. Bei Vorliegen einer *Obstipation* können Substanzen wie Weizenkleie mit reichlicher Flüssigkeitszufuhr oder alternativ Lactulose eingesetzt werden, in Kombination mit Bisacodyl oder Natriumpicosulfat.

2.4.4 Diabetischer Fuß

Das diabetische Fußsyndrom ist eine gravierende Komplikation des Diabetes, die zu Amputationen führen kann. Nach den Daten der AOK wurden im Jahr 2001 in Deutschland etwa 44 000 Amputationen der unteren Extremitäten durchgeführt. Etwa 70 % davon stehen im Zusammenhang mit einem Diabetes mellitus.

Im Wesentlichen tragen drei Ursachen zur Entwicklung des diabetischen Fußes bei: Neuropathie, periphere arterielle Verschlusskrankheiten und Infektionen. Fehlende Schmerzempfindung in Zusammenhang mit Fehlstellungen durch distale sensomotorische Neuropathie und trophische Störungen im Rahmen der autonomen Neuropathie führen zum Auftreten von Druckulzera, die im Rahmen der reduzierten Infektabwehr und bei unterbleibender Schonung und Behandlung zu chronischen Infektionen führen.

THERAPIE

Prophylaxe

Entscheidend bei der Prävention des diabetischen Fußsyndroms sind sachgerechte Fußpflege und tägliche Inspektion durch den Patienten sowie regelmäßige Inspektion der Füße durch den Arzt.

Die entsprechenden Maßnahmen sind dem Patienten im Rahmen eines Schulungsprogramms und in Form einer Checkliste mit auf den Weg zu geben:

(1) Tägliche Inspektion der Füße durch den Patienten oder Familienangehörige: Rote Stellen, Schwielen, Blasen, offene Wunden oder tiefe Fissuren, Pilzinfektionen.

(2) Hygiene:
- keine Hitze, kein Einweichen der Füße, Waschen mit lauwarmem Wasser (bei Temperatur-Sensibilitätsverlust Thermometerkontrolle), sorgfältiges Abtrocknen durch Handtuch; Aufdrücken statt Reiben; Zehenzwischenräume beachten,
- Einfetten (Lanolin),
- Feilen der Zehennägel statt Schneiden, um Verletzungen zu vermeiden,
- bei Schwielen Abtragung durch Bimsstein bzw. Feilen,
- bei Pilzbefall Antimykotika.

(3) Passendes Schuhwerk:
- nicht barfuß laufen wegen Verletzungsgefahr, Meiden von engem Schuhwerk,
- Entlastung durch speziell angefertigtes weiches Schuhwerk, das eine gleichmäßige Druckverteilung gewährleistet,
- konvexe Laufsohle zur Entlastung der Metatarsophalangealgelenke,
- keine hohen Absätze,
- schrittweises Einlaufen neuer Schuhe.

(4) Gefäßorientiertes Verhalten:
- nicht rauchen,
- keine Hitze anwenden (keine Heizdecken, Wärmflaschen, heißes Badewasser).

(5) Frühzeitiges Aufsuchen des Arztes bei Wunden an den Füßen.

Therapie

Die **ischämisch-gangränöse Form** wird nach den Regeln der sonst üblichen angiologischen Diagnostik und Therapie behandelt (s. **Kap. III.3.1.2**). Hier ist die Behandlung durch ein spezialisiertes Fußzentrum zu steuern.

Der **neuropathisch infizierte Fuß** ist oft rein konservativ erfolgreich zu behandeln durch:
(1) völlige Ruhigstellung und Entlastung des betroffenen Fußes (Bettruhe, Sitzrollstuhl), keinesfalls Gehtraining,
(2) Abnahme von Kultur und mikrobiologische Sensitivitätsbestimmung,
(3) tägliche Reinigung der Wunde und steriler Verband,
(4) sorgfältiges bis zu tägliches Abtragen der Nekrosen,
(5) Feuchthalten der Wundoberfläche z.B. mit Fettgaze (Grassolind® neutral, Jodoform® Gaze) oder Wundverband (z.B. Varihesiv®), die durch ein Klebevlies fixiert werden (z.B. Fixomull®, Hypafix®), ist i.d.R. nicht erforderlich, wenn die Wunde sekretiert,
(6) Antibiotische Behandlung nach Antibiogramm. Bis zum Eintreffen des Antibiogramms werden Antibiotika gegeben, die sowohl Streptokokken-wirksam als auch Staphylokokken-wirksam sind. Leitlinienentsprechend wäre dies z.B. Cefalexin 2- bis 3-mal 1000 mg p.o. oder Cefazolin 2- bis 3-mal 2000 mg i.v. [DDG, ADI 2005]. Staphylokokken-wirksame knochengängige Antibiotika, wie z.B. Clindamycin (Sobelin® Kps.), werden bei Knochenbeteiligung bevorzugt,
(7) Bei Nachweis von arteriellen Stenosen Revaskularisation (PTA, femoro-pedaler Bypass oder andere),
(8) Identifizierung osteomyelotisch befallener Fußknochen, Therapie mit knochengängigen Antibiotika (s.o.) und evtl. operative Entfernung im Intervall unter Berücksichtigung funktioneller Aspekte (orthopädische Chirurgie).

3 Hypoglykämien

W. A. Scherbaum, unter Mitarbeit von B. M. Lobnig

Definition: Im Allgemeinen wird eine Hypoglykämie definiert durch einen Plasmaglukosewert von < 50 mg/dl und einen Blutglukosespiegel von < 40 mg/dl. Es muss jedoch dabei berücksichtigt werden, dass das Auftreten von Symptomen nicht nur von der Höhe des Blutzuckerspiegels abhängt, sondern auch von der Geschwindigkeit des Abfalls, dem vorausgegangenen Niveau der Glukosespiegel, und dass auch bei Gesunden ohne Krankheitssymptome Werte < 50 mg/dl auftreten können. Bei reaktiven Hypoglykämien muss zusätzlich zum Unterschreiten der o.g. Grenzwerte das gleichzeitige Auftreten von hypoglykämischen Symptomen gefordert werden.

Ätiopathogenese: Zur Unterscheidung der vielfältigen Hypoglykämieursachen ist es hilfreich, zwischen Nüchtern- und postprandialen oder reaktiven Hypoglykämien zu unterscheiden:
(1) **Nüchternhypoglykämien:**
- *endokrine Ursachen:* Insulinom, Nesidioblastose, große extrapankreatische Tumoren, neonatale Hypoglykämie, bei Kindern diabetischer Mütter, bei Erythroblastose, bei Beckwith-Syndrom, infantile Hypoglykämie (Brodberger-Zetterström), Hypophyseninsuffizienz, Nebennierenrindeninsuffizienz (M. Addison), Hypothyreose, Glukagonmangel.
- *Stoffwechseldefekte:* Glykogen-Speicherkrankheiten, Glykogensynthetase-Mangel, Fruktose-1,6-Diphosphatase-Mangel, azetonämisches Erbrechen, kongenitale renale Glukosurie, „maple syrup urine disease",
- *hepatische Ursachen:* Lebernekrosen, Leberinfiltrationen, Leberzirrhose,
- *Substratmangel:* schwere Mangelernährung, schwere körperliche Arbeit, Urämie,

- *exogene Ursachen:* Insulin, orale Antidiabetika, Salizylate, Chinin, Disopyramid, Neuroleptika, Alkohol, Hypoglyzin.

(2) **Postprandiale Hypoglykämien:**
- *idiopathisch,*
- *Spätdumping-Syndrom:* Z.n. Magenresektion, Z.n. Vagotomie, bei Duodenalulzera,
- *Frühstadium des Diabetes,*
- *Stoffwechseldefekte:* hereditäre Fruktoseintoleranz, Galaktosämie, Leucinhypersensitivität,
- *Insulinantikörper* bei Insulintherapie,
- *exogene Ursachen:* Überdosierung von Insulin, orale Antidiabetika, Alkohol, Hypoglyzin.

Die Hypoglykämie ist die häufigste und zugleich gefährlichste UAW der Insulintherapie und der Therapie mit insulinotropen oralen Antidiabetika, wie z. B. mit Sulfonylharnstoffpräparaten. Hypoglykämien sind bei der intensivierten Insulintherapie etwa 3-mal häufiger als bei der konventionellen Insulintherapie. Je niedriger die Zielwerte von Blutzucker und HbA_{1c}, desto höher ist das Hypoglykämierisiko. Außerdem ist das Risiko höher bei instabilen, schwankenden Blutzuckerwerten. Häufigste Ursachen für Hypoglykämien bei Diabetikern sind das Auslassen oder die Verspätung einer Mahlzeit, ungewöhnlich starke und lange körperliche Belastung, eine Hyperglykämie-Wahrnehmungsstörung oder ein Alkoholmissbrauch.

Der **Somogyi-Effekt** ist Ausdruck einer besonderen Form der Hypoglykämie. Bei einer zu hohen abendlichen Dosis von Basalinsulin kommt es zu unerkannten nächtlichen Hypoglykämien mit anschließender Gegenregulation, die zu hohen morgendlichen Blutzuckerwerten führt, die über viele Stunden anhalten können. Die Erkennung der Ursache dieser Form der Nüchternhyperglykämie ist sehr wichtig, da als Konsequenz nicht eine Erhöhung, sondern eine Reduktion der abendlichen Dosis von Basalinsulin angezeigt ist.

Klinik: Die Symptome der Hypoglykämie werden im Wesentlichen durch die sympathikoadrenerge Gegenregulation einerseits und den zerebralen Glukosemangel im Sinne einer Neuroglykopenie andererseits bestimmt. Die sympathikoadrenergen Symptome gehen den neuroglykopenischen Symptomen voraus.

(1) **Zeichen der sympathikoadrenergen Gegenregulation:** Tachykardie, Blutdruckanstieg, Palpitationen, Schweißausbruch, Angstgefühl, Unruhe, Zittrigkeit, weite Pupillen, Hyperreflexie, Hypertonie, rasch wechselnde Gesichtsfarbe, Heißhunger.

(2) **Zeichen des zerebralen Glukosemangels:** Neurale Störungen (Albträume, Kopfschmerzen, Konzentrationsschwäche, Entschlusslosigkeit, Vergesslichkeit, Lethargie, Redezwang, Dysphorie, Gereiztheit, Aggressivität, Affektinkontinenz, Persönlichkeitsveränderungen), fokale Zeichen (Sprachstörungen, Sehstörungen, Diplopie, Paresen, positiver Babinski, Parästhesien, Bewegungsstörungen, Trismus). Im Endstadium können Verwirrtheit, Stupor, Schlaffheit, Krämpfe, Koma, Hyperthermie und Dezerebrierungsstarre auftreten.

Adrenerge Warnsymptome treten eher bei schnellem Glukoseabfall auf und setzen ein intaktes autonomes Neuroendokrinium voraus, neuroglykopenische Symptome können bei langsamem Blutzuckerabfall ohne Warnsymptome einsetzen. Normoglykämische Blutglukoseeinstellungen mit häufigen Hypoglykämien können zum Verlust der Hypoglykämiewahrnehmung führen. Auch eine β-Blocker-Therapie (nicht bei $β_1$-selektiven Rezeptorenblockern) kann die Warnsymptome abschwächen.

Gut eingestellte Diabetiker haben bei Blutzuckerwerten von 60–80 mg/dl Unterzuckerungssymptome, schlecht eingestellte Diabetiker aufgrund der Gewöhnung an hohe Werte schon bei 120–140 mg/dl. Die Hypoglykämiewahrnehmungsschwelle wird im Anamnesegespräch mindestens alle 3 Monate erhoben. Eine Absinken der Wahrnehmungsschwelle auf 50–60 mg/dl ist ein Warnzeichen, meistens ist bei diesen Patienten die Hypoglykämierate schon erhöht. Liegt die Wahrnehmungsschwelle < 30 mg/dl, besteht kein Schutz mehr seitens sympathikotoner Symptome.

THERAPIE

Prophylaxe und Therapie der Hypoglykämie

Die wichtigste prophylaktische Maßnahme bei einem Diabetiker ist eine stabile Stoffwechseleinstellung mit Blutzuckerselbstmessungen. Das Auftreten schwerer Hypoglykämien lässt sich durch Erlernen der Frühzeichen und der adäquaten Selbstbehandlung der Hypoglykämien (bei gleichzeitiger Blutzuckerselbstmessung) durch den Patienten weitgehend vermeiden. Für Patienten mit gehäuften schweren Hypoglykämien wird das spezielle Blutglukosewahrnehmungstraining nach Cox empfohlen. Die Hypoglykämiewahrnehmungsstörung wird erworben durch zerebrale Gewöhnungseffekte auf hypoglykämische Blutzuckerwerte. Die Wahrnehmung kann wiedererlangt werden durch Vermeidung von Hypoglykämien über 3–6 Monate. Dabei ist es oft unumgänglich, den HbA_{1c} für 3–6 Monate auf ein höheres Niveau anzuheben. Sobald die Hypoglykämie bei Blutzuckerwerten um 70–80 mg/dl wieder wahrgenommen wird, darf der HbA_{1c}-Wert wieder in den Zielbereich abgesenkt werden.

Eine fehlende Supprimierbarkeit von Insulin und C-Peptidsekretion und ein Insulin-Glukose-Verhältnis von 0,30 ([mE/l]/[mg/dl]) bei einem Hungerversuch von 72 h sind für einen organischen Hyperinsulinismus beweisend, wenn exogene Sulfonylharnstoffgaben ausgeschlossen sind. Hypoglykämien müssen vom Patienten rasch erkannt und entsprechend behandelt werden. Bei einer leichten Hypoglykämie kann es genügen, die nächste Mahlzeit etwas vorzuziehen. Jeder mit Insulin oder insulinotropen Medikamenten behandelte Diabetiker sollte einen kleinen Vorrat von rasch wirksamen Kohlenhydraten (Traubenzucker, gesüßter Fruchtsaft o.a.) mit sich führen, sodass er die Symptome rasch selbst beheben kann. Dabei gilt die Regel, zuerst die Kohlenhydrate zuzuführen und erst dann den Blutzucker zu messen. Patienten mit Neigung zu schweren Hypoglykämien sollten den GlucaGen® Hypokit mit sich führen. Besteht bei einem bewusstlosen Patienten der Verdacht auf eine Hypoglykämie, muss so rasch wie möglich Blut zur Glukosebestimmung mit Teststreifen und wenn möglich zur späteren exakten Bestimmung der Glukose im Labor abgenommen werden, wobei Natriumfluoridröhrchen zur Hemmung des Glukoseabbaus verwendet werden sollten.

Vorgehen:

(1) Bei erhaltenem Bewusstsein: Traubenzucker (20 g als Würfel oder gelöst), kohlenhydrathaltige Getränke (Cola-Getränke, Fruchtsäfte, Limonaden).

(2) Bei Bewusstlosigkeit:
- Glukoselösung: i.v. mindestens 100 ml einer 10 %igen Glukoselösung, alternativ höhere Mengen Glukose 5 %. Glukagon 1 mg i.m., Präparatename GlucaGen® Hypokit (besonders bei unruhigen Patienten, auch von geschulten Angehörigen zu applizieren), anschließend in jedem Fall Kohlenhydratzufuhr.
- Aufnahme in eine Klinik nur bei Gefahr des Wiederauftretens oder unklarer Genese.

Therapie bei Insulinom
Operative Behandlung

Methode der ersten Wahl ist die Operation (80 % sind solitäre benigne Adenome, 10 % multiple Adenome, 10 % Inselzellkarzinome). Der Eingriff sollte in einem Zentrum mit erfahrenen endokrinologischen Chirurgen erfolgen. Die Indikation zur Operation liegt vor, sobald im standardisierten Hungerversuch laborchemisch ein Insulinom nachgewiesen und eine faktitielle Hypoglykämie durch Medikamente oder Insulin ausgeschlossen wurde. Wenn mittels präoperativer Endosonographie, MRT, CT oder Somatostatinszintigraphie der Lokalisationsnachweis nicht gelingt, wird der Tumor intraoperativ durch einen erfahrenen Operateur palpatorisch, unter Zuhilfenahme der intraoperativen Endosonograhie, lokalisiert. In fast allen Fällen gelingt intraoperativ der Nachweis des meist kleinen Insulinoms, das im Schnellschnitt histologisch gesichert wird.

Medikamentöse Behandlung

Falls ein insulinsezernierender Tumor nicht gefunden werden kann, der Patient die Operation ablehnt oder der Primärtumor und eventuell vorliegende Metastasen nicht radikal entfernt werden können, können Medikamente weiterhelfen.

(1) *Somatostatinanaloga:* Das lang wirksame Somatostatinanalogon Octreotid (Sandostatin®) hemmt die Sekretion von Insulin durch B-Zelltumoren. Allerdings hat diese Substanz auch inhibierende Eigenschaften auf Glukagon und Wachstumshormonsekretion. Der Nettoeffekt besteht dennoch oft in einer Senkung der Blutglukose. Dosierung 1 × 50 µg bis 3 × 200 µg/Tag s.c.

(2) *Diazoxid:* Wirksam in mindestens 50 % der Fälle. Es vermindert die Freisetzung von Insulin aus dem Tumor. Die übliche Anfangsdosis ist 100–200 mg/Tag (Proglicem®), auf 3 Dosen verteilt. Danach wird die Dosis langsam gesteigert bis auf 600 mg täglich. Häufige UAW sind Anorexie, Ödeme, Tachykardien, vermehrte Lanugobehaarung, Thrombozytopenie. Die Natriumretention und Ödeme sollten durch Kombination mit Thiaziden unter gleichzeitiger Nutzung des diabetogenen Effekts dieser Substanzen vermindert werden.

(3) *Streptozotozin und 5-Fluorouracil:* Bei metastasierenden Inselzellkarzinomen Mittel der Wahl. Streptozotozin hat alkylierende Eigenschaften und ist ausgesprochen β-zytotoxisch. Dosierung: 1–1,5 mg/m^2/Woche als Einzeldosis oder 500 mg/m^2/Tag an 5 aufeinanderfolgenden Tagen bei Einhaltung etwa 4-wöchiger Pausen. Die Kombination mit 5-Fluorouracil mit oder ohne Adriamycin scheint effizienter zu sein als die Monotherapie.

(4) *L-Asparaginase,* eine antileukämische Substanz, die die Synthese einer Vielzahl von Proteinen hemmt, und *Mitramycin* können ebenfalls die Hypoglykämien lindern, indem sie die Synthese von Insulin ohne jeden direkten tumoriziden Effekt senken.

Therapie bei postprandialen Hypoglykämien

Bei Spätdumping, postprandialer und idiopathischer Hypoglykämie können folgende diätetische Prinzipien eingesetzt werden:
(1) Verteilung der Mahlzeiten auf mindestens 6/Tag,
(2) Meidung kohlenhydrathaltiger Flüssigkeiten wie Säfte und Softdrinks,
(3) Meiden konzentrierter, leicht aufschließbarer Kohlenhydrate, insbesondere freier Zucker,
(4) Bevorzugen proteinreicher, kohlenhydratärmerer Mischmahlzeiten, da diese die Magenentleerung günstig beeinflussen und den Insulinantagonisten Glukagon erhöhen.

4 Gicht und Hyperurikämien

W. A. Scherbaum, unter Mitarbeit von B. C. Ostendorf

Definition: Die Gicht ist Folge einer Störung des Harnsäurestoffwechsels, die sich monosymptomatisch oder mit kombinierten Symptomen manifestiert durch Hyperurikämie, Arthritisschübe (bzw. typische Gichtanfälle) infolge Uratablagerungen, paraartikuläre Kristallablagerungen (Tophi), interstitielle Nephritis (Uratnephropathie), Urolithiasis (Harnsäuresteine). Der erhöhte Ganzkörperbestand an Harnsäure (Hyperurikämie) entsteht meist durch purinreiche Überernährung bei genetisch bedingter renaler Exkretionsschwäche für Harnsäure. Nach dem Diabetes mellitus ist die Gicht die zweithäufigste Stoffwechselerkrankung, > 2 % der Gesamtbevölkerung sind an manifester Gicht erkrankt.

Ätiologie und Pathogenese: 5 % der Hyperurikämien sind sekundär und Folge einer Vielzahl anderer Erkrankungen, 95 % primär. Der Ganzkörperbestand an Harnsäure steigt > 1200 mg bei positiver Harnsäurebilanz an, im extrazellulären Raum und im Blut erhöht sich der Harnsäurespiegel bis zur Übersättigung und kristallinen Ausfällung in verschiedenen Geweben. Definitionsgemäß liegt eine Hyperurikämie vor, wenn der Harnsäurewert im Serum aus Nüchternblut bei zweimaliger Messung an verschiedenen Tagen > 6,4 mg/dl (= 380 µmol/l) beträgt.

(1) **Primäre Hyperurikämie und primäre Gicht:** In 98 % der Fälle besteht eine angeborene, verminderte renal-tubuläre Ausscheidung der Harnsäure durch verminderte Harnsäuresekretion, bei 2 % sind genetisch bedingte Enzymdefekte der Purinsynthese ursächlich (Verminderung der Hypoxanthin-Phosphoribosyl-Transferase [HPRT, angeboren: Lesch-Nyhan-Syndrom], Steigerung der Phosphoribosylpyrophosphat-Synthetase [PRPP]). Die Manifestation der Gicht hängt vorwiegend von nutritiven Risiken der „Wohlstandsgesellschaft" ab: Bei 50 % aller Betroffenen ist Übergewicht nachweisbar, meist besteht ein erhöhter Konsum von Purinen (insbesondere in Fleisch), Fetten, Eiweiß, Alkohol, gefolgt von drastischen Fastenkuren. Männer erkranken im jüngeren Lebensalter (ab dem 30. Lebensjahr) und 7-mal häufiger als Frauen (nach der Menopause im 6. Lebensjahrzehnt) an Gicht.

(2) **Sekundäre Hyperurikämien:** Patienten mit einem sehr hohen Harnsäurespiegel, Gicht, Tophi oder Uratsteinen sollten hinsichtlich einer sekundären Hyperurikämie abgeklärt werden: 5 % aller Hyperurikämien sind Komplikationen von Erkrankungen, die sich im Lauf des Lebens entwickeln und zu einem vermehrten Umsatz oder zu einer verminderten Elimination von Harnsäure führen:

- **Aufgrund vermehrter Harnsäurebildung aus endogenen Purinen:** Lympho-/myeloproliferative Erkrankungen wie chronische myeloische Leukämie, Polycythaemia vera, Osteomyelosklerose, maligne Lymphome, Plasmozytom oder andere Tumoren mit vermehrtem Anfall von Nukleoproteiden, insbesondere unter Zytostatika- oder Strahlentherapie; nach rascher Infusion von Fruktose, Xylit, Sorbit, bei hämolytischen Krisen, Nulldiät bei Adipositas.
- **Infolge verminderter renaler Elimination:** Chronisch bei Nierenerkrankungen oder schwerer Verminderung der Nierenperfusion (z.B. Herzinsuffizienz), vermehrt anfallende Stoffwechselprodukte (Laktatanstieg, z.B. durch hohe Alkoholspiegel, bei schwerer körperlicher Belastung, Laxanzienabusus mit Alkalose, respiratorische Azidose, Ketoazidose) sowie medikamentös durch Beeinträchtigung der renalen Harnsäureelimination durch Saluretika, Salizylate (> 2 g täglich), Levodopa, Ethambutol, Pyrazinamid, Nikotinsäure, Ciclosporin, Intoxikation mit Blei, Beryllium.
- **Aus unbekannter Ursache:** Bei Penicillintherapie, Psoriasis, Sarkoidose, Down-Syndrom, Hyperparathyreoidismus, Ostitis deformans Paget, Schwangerschaftstoxikose.

Klinik: Leitsymptome und -befunde: An Gicht ist vor allem zu denken bei akuter Monarthritis am Großzehengrundgelenk („Podagra"), mit absteigender Häufigkeit am Kniegelenk, an den Fingergelenken usw., insbesondere bei negativer Rheumaserologie und anamnestischen Risiken für Hyperurikämie (s.o.) sowie unklaren Gelenkbeschwerden. Die akute Gichtarthritis ist insbesondere durch die ausgeprägten entzündlichen Veränderungen des periartikulären Gewebes gekennzeichnet. Eine fragliche Gichtarthritis ist durch Gelenkpunktion mit Nachweis von Uratkristallen und Leukozyten zu sichern. Das Risiko der Gicht besteht in der Gichtarthritis mit drohender ossärer Destruktion bzw. durch paraartikulär abgelagerte Harnsäure in der Subkutis mit Weichteilzerstörung, als Bursitis bzw. durch Ablagerungen im Nierengewebe mit Funktionsverlust oder durch Komplikationen bei Urolithiasis. Diese Kristallablagerungen in Form von Gichttophi mit einer granulomatösen Fremdkörperreaktion finden sich außerhalb von Gelenken auch an Sehnenscheiden (Achillessehne), Weichteilen (Ohrmuschel, Ellenbogen, Knie) oder im Nierenparenchym. Klinische Manifestationen von Gicht, Nephrolithiasis oder Tophi treten in zunehmender Häufigkeit mit Harnsäurespiegeln > 7 mg/dl auf, auch bei niedrigeren Harnsäurespiegeln ist aber eine manifeste Gicht durch regionale Ausfällung von Uratkristallen möglich, wenn zuvor hohe Harnsäurespiegel bestanden hatten.
Je höher aber die Harnsäurespiegel angestiegen sind, umso wahrscheinlicher ist eine Gicht. Gelegentlich wird ein Gichtanfall bei Beginn einer harnsäuresenkenden Therapie ausgelöst.

Die Harnsäureausfällung erfolgt in Abhängigkeit von der Übersättigung (z.B. durch Dehydratation) und bevorzugt bei einem pH < 6,4.

Folgende **Krankheitsstadien** sind zu unterscheiden:
(1) Asymptomatische Hyperurikämie: Erhöhte Harnsäurespiegel bei familiärer Belastung ohne Symptome eines Gelenk- oder Nierenbefalls bzw. von Urolithiasis. Die asymptomatische Hyperurikämie ist im strengen Sinne keine Erkrankung, nur ein Risikoindikator.
(2) Akuter Gichtanfall: Heftiger Schmerz, Rötung, Schwellung, meist nur eines Gelenks mit ausgeprägten Entzündungszeichen des periartikulären Gewebes. Dabei Fieber, Leukozytose, BSG-Erhöhung, leichter bis mäßiger Anstieg von CRP; eine Hyperurikämie ist im Gichtanfall nicht obligat. Im akuten Gichtanfall findet man einen Gelenkerguss mit 2000–60 000 Leukozyten/µl. Die langen, spitzen, nadelartigen Natriumuratkristalle liegen sowohl frei in der Synovialflüssigkeit als auch im Anfall charakteristischerweise phagozytiert in polymorphkernigen Granulozyten vor. Im polarisierten Licht sind sie negativ doppelbrechend. Dieser mikroskopische Befund ist typisch und diagnoseweisend.
(3) Interkritisches Stadium: Klinisch symptomlose Intervalle unterschiedlicher Dauer zwischen akuten Gichtanfällen.
(4) Chronische Gicht: Gehäufte Anfälle und/oder anfallsfrei fortgesetzte Harnsäureablagerungen, zunehmend artikulärer Befall und schließlich Gelenkdeformierungen sowie Ausbildung der pathognomonischen Weichteil- und Knochentophi, durchschnittlich nach 7-jährigem Krankheitsverlauf bei 30–70 % der Gichtkranken. Dank frühzeitiger Therapie eher selten.
(5) Harnsäurenephropathie:
- *Akute Harnsäurenephropathie:* Akutes Nierenversagen infolge Tumor- oder Zellzerfalls mit einer raschen und massiven Anflutung von Harnsäure, Plasmaspiegel für Harnsäure > 13 mg/dl bei Männern bzw. > 10 mg/dl bei Frauen sind Voraussetzung. Harnsäurespiegel bis 20 mg/dl und mehr werden beobachtet. Infolge der dadurch erheblich gesteigerten Harnsäureausscheidung kommt es zu Ausfällungen von Harnsäure in den Sammelrohren der Nieren in kristalliner oder amorpher Form, wodurch sich eine Obstruktion in den Tubuli entwickelt. Vorbestehende Einschränkung der Nierenfunktion durch Dehydratation, Azidose, Fasten und höheres Lebensalter fördern die Entwicklung dieser Form des akuten Nierenversagens. Am häufigsten entsteht es als Folge der chemo- oder strahlentherapeutischen Behandlung von myeloproliferativen Erkrankungen als so genanntes **Tumorlysesyndrom**, seltener spontan bei Tumorerkrankungen. Es wurde auch im Status epilepticus, bei Rhabdomyolyse und nach großen Herzinfarkten beschrieben.
- *Chronische Harnsäurenephropathie:* Durch Harnsäureablagerungen im Nierenmark, Niereninterstitium entstehen Tophi im Nierenparenchym, meist auch in der Haut, an den Gelenken oder am Knochen. Durch eine entzündliche Begleitreaktion entsteht eine chronische interstitielle Nephritis mit interstitieller Vernarbung und progredientem chronischen Nierenversagen. Es kommt zu Leukozyturie und tubulärer Proteinurie. Auch durch rezidivierende Nephrolithiasis (häufig Hämaturie) wird die Nierenfunktion durch eine chronische interstitielle Nephritis eventuell geschädigt. In Abhängigkeit von der Nierenfunktion sollte bei Kreatininwerten zwischen 1,5 und 2,0 mg/dl der Harnsäurespiegel 10 mg/dl nicht überschreiten, bei weiter fortgeschrittener Niereninsuffizienz sollte er nicht > 12 mg/dl liegen (s. Kap. III.14.4, „Therapie").

Differenzialdiagnose: Pseudogicht (Chondrokalzinose, z.B. durch Kalziumpyrophosphat-Dihydrat-Kristalle, im Polarisationsmikroskop schwach positiv doppelbrechend), Hyperlipoproteinämie Typ III, familiäres Mittelmeerfieber, infektiöse Arthritis, u.U. auch Erysipel, Weichteilphlegmone sowie Oligoarthritiden anderer Genese und aktivierte Arthrosen (**s. Kap. III.12**). Vor allem bei älteren Personen kann eine primäre chronische Gicht, oftmals mit schleichendem polyartikulärem Befall, auftreten. Weiterhin ist an das erbliche Syndrom der **familiären juvenilen schweren Hyperurikämie** und/oder Gicht mit Niereninsuffizienz zu denken.

Die Bleinephropathie ist nur durch den Nachweis der Bleiintoxikation (EDTA-Infusionstest) zu diagnostizieren, sie geht ebenfalls mit Gichtanfällen und interstitieller Nephritis mit gleichen klinischen Symptomen einher.

Begleiterkrankungen: Häufig wird die Gicht von arterieller Hypertonie, Adipositas, Fettstoffwechselstörungen, pathologischer Glukosetoleranz oder Diabetes mellitus begleitet (**sog. metabolisches Syndrom**). Dadurch wird die Harnsäure oft zum Risikoindikator, ist aber selbst kein Risikofaktor für die Entwicklung einer progredienten und frühzeitigen Arteriosklerose.

> **WICHTIG:**
> Vorsicht mit größeren Dosen von Furosemid- und Thiaziddiuretika bei Hypertonie wegen des Risikos steigender Harnsäurespiegel, besonders bei Hypovolämie.

THERAPIE

Therapieziele und therapeutische Ansätze

Therapieziele sind:
(1) Beseitigung und Verhütung von akuten Gichtanfällen und Uratlithiasis,
(2) Abbau des Harnsäureganzkörperbestands durch Ausschwemmung von Harnsäuredepots aus Gelenken, Nieren und bei chronischer Gicht aus Tophi,
(3) Behandlung der Begleiterkrankungen (s.u.).
Die Therapie hat in der Regel **lebenslänglich** zu erfolgen. Sie gilt als optimal, wenn der Harnsäurespiegel < 5,5 mg/100 ml gesenkt wird, sodass keine Übersättigung und Auskristallisation der Harnsäure im Extrazellulärraum erreicht werden kann.

Therapeutische Ansätze:
(1) **Diät mit drei Zielen:**
- Verringerung der exogenen Purinzufuhr: Zu meiden sind u.a. Innereien (Leber, Nieren), Fleischextrakte, Hering, Makrelen, Ölsardinen, Sprotten, Fleisch- und Wurstwaren mit hohem Fettanteil. Vermeidung von pflanzlichen Eiweißen aus Erdnüssen, Bohnen, Linsen bzw. pflanzlichen Produkten mit Harnsäuregehalt > 40 mg/100 g in größeren Mengen. Die Zufuhr von tierischem Eiweiß ist im beschränkten Umfang durch Eier, Milch, Milchprodukte und Käse möglich (Puringehalt verschiedener Lebensmittel **s. Tab. III.18.7**).
- Erhalt oder Erreichen eines normalen Körpergewichts durch angepasste Kalorienzufuhr fettarmer Nahrungsmittel und Verzicht auf schnell resorbierbare Kohlenhydrate.
- Verminderung der Alkoholzufuhr, insbesondere des purinreichen Bierkonsums (auch alkoholfreies Bier). Hohe Trinkmenge kalorienfreier Getränke zur Erhaltung einer Diurese von ca. 2 (–3) l.

(2) **Pharmakotherapie** mit Allopurinol oder Urikosurika, Antiphlogistika, Harnalkalisierung.
(3) **Ausschaltung aller Faktoren, die zu sekundärer Hyperurikämie führen** (s. „Ätiologie und Pathogenese") sowie Behandlung der häufigen Begleitkrankheiten, wie Hypertonie, Diabetes usw.

Therapie der asymptomatischen Hyperurikämie

Die Gefährdung durch einen ersten Gichtanfall ist gering, die Therapie unproblematisch. Daher sollten die Patienten mit asymptomatischer Hyperurikämie unter Abwägung des Nutzen-Risiko-Verhältnisses nur dann medikamentös behandelt werden, falls die Serumharnsäurewerte 13 mg/dl bei Männern bzw. 10 mg/dl bei Frauen überschreiten oder falls die Ausscheidung der Harnsäure im 24-h-Urin täglich 1100 mg übersteigt, wodurch ein hohes Risiko für eine

Uratnephropathie bzw. Urolithiasis entsteht. Durch konsequente Behandlung von etwaigen Begleiterkrankungen ist bei hoher Motivation allein durch Diät eine Normalisierung der Hyperurikämie erzielbar. Zusammen mit Allopurinol sollte eine Verminderung der Ausscheidung < 800 mg Harnsäure/Tag erreicht werden. Patienten, die eine onkologische Therapie (Chemotherapie, Strahlentherapie) erhalten, sollten zur Vermeidung eines Tumorlysesyndroms prophylaktisch behandelt werden (**s. Kap. III.14.4**, „Therapie der Harnsäurenephropathie").

Therapie des akuten Gichtanfalls

Grundsätzlich gilt in der Therapie des akuten Gichtanfalls folgendes Prinzip: Rasche Gabe einer wirksamen, d.h. ausreichend hohen Initialdosis, der in kurzen Abständen bzw. nachfolgend in zunehmend längeren Zeitintervallen weitere Dosen folgen.

Die akuten Schmerzen machen die antiphlogistische und analgetische Medikation notwendig. Harnsäuresenkende Maßnahmen werden nicht unterbrochen, wenn sie bereits regelmäßig eingenommen werden, haben aber keinen Nutzen bei der Behandlung des akuten Gichtanfalls. Im Gegenteil: Harnsäuresenkende Maßnahmen können zur Prolongierung bzw. zur erneuten Auslösung einer akuten Gichtattacke beitragen. Selbstverständlich ist nach Beendigung des Gichtanfalls die dauerhafte Behandlung (**s. Kap. III.14.4**, „Dauertherapie bei chronischer Gicht") erforderlich.

(**1**) Nichtsteroidale Antirheumatika wie *Indometacin* (z.B. Amuno®): Sofort 100 mg per os bzw. rektal; Wiederholung nach 6 h, dann 50 mg alle 6 h bis zum Nachlassen der Schmerzen, maximal 300 mg am 1. Tag. Anschließend täglich fallende Dosen von 3 × 75 mg, 3 × 50 mg, 3 × 25 mg, oral. *UAW:* Kopfschmerzen, Schwindel, Benommenheit, Übelkeit, Brechreiz.

> **WICHTIG:**
> **Vorsicht** bei Patienten mit vorausgegangener psychiatrischer Erkrankung und Ulkusanamnese. Bei eingeschränkter Nierenfunktion besteht die Gefahr des akuten Nierenversagens durch nichtsteroidale Antiphlogistika. Engmaschige Serumkreatininkontrolle und Dosisreduktion! Wirkungsweise antiphlogistisch, nicht urikosurisch. Plasmahalbwertszeit 4–6 h.

Auch andere nichtsteroidale Antirheumatika haben sich bewährt, z.B. Acemetacin (Rantudil®) 2- bis 3-mal 60 mg, Diclofenac (z.B. Voltaren®) 3 × 50 mg oral über 3–4 Tage, Ketoprofen (z.B. Orudis®) 2 × 100 mg oral über 3–5 Tage, Piroxicam (z.B. Felden®) 40 mg oral über 4–6 Tage. Alle Substanzen stehen auch als Suppositorien und als Injektionslösungen zur evtl. einmaligen initialen i.m.-Applikation zur Verfügung. **Cave: Anaphylaxie.**

(**2**) *Colchicin* (Colchicum-Dispert®): Bei Unverträglichkeit von Antirheumatika oder als Alternative in den ersten 4 Stunden 1 mg p.o. stündlich, dann 0,5–1,0 mg alle 2 Stunden. Die Therapie erfolgt initial so lange, bis die Symptome nachlassen, UAW (Nausea, Erbrechen oder Durchfall) aufgetreten sind oder die tägliche Maximaldosis erreicht ist (6–8 mg/24 h). Ansprechquote 75–95 %. Nach Besserung des Anfalls rasche Dosisreduktion. Kontraindikation: Schwangerschaft. *UAW:* Leibschmerzen, Nausea, Erbrechen, Durchfall, brennendes Gefühl an Haut und Rachen, bei chronischer Anwendung Haarausfall, aplastische Anämien, Neuropathien und Myopathien.

Wirkungsmechanismus: Nicht sicher geklärt; Colchicin wirkt antiphlogistisch auf Leukozyten im Entzündungsgebiet. Keine hypourikämisierende Wirkung. Nach rascher Resorption aus dem Magen-Darm-Trakt Metabolisierung in der Leber, Ausscheidung über die Galle, nur 16 % über die Nieren.

(**3**) *Glukokortikosteroide* nur bei Nichtansprechen der vorgenannten Antiphlogistika. Dosierung: Prednison 50 mg oral oder parenteral am ersten Tag, fallende Dosierung über 3–6 Tage. Ansprechquote fast 100 %. Auch ACTH 80 IE i.m. an 2 Tagen ist erfolgreich. Falls diagnostisch punktiert wird, können auch 20 mg Triamcinolon (z.B. Volon A®) intraartikulär injiziert werden.

> **WICHTIG:**
> Auch unbehandelt klingen Gichtanfälle nach Tagen bis spätestens 2 Wochen ab!

Dauertherapie bei chronischer Gicht

Nach Abklingen eines akuten Gichtanfalls schließt sich die **Dauerbehandlung** an. Zum Abbau der Harnsäuredepots in Gelenken, Nieren und Tophi und damit auch zur Verhütung von weiteren Anfällen stehen neben der Diät Arzneimittel zur Verfügung, die entweder die renale Harnsäureausscheidung erhöhen (**Urikosurika**) oder die Harnsäurebildung hemmen (**Urikostatika**, Xanthinoxidasehemmer). Diese Substanzen besitzen keine antiphlogistischen Eigenschaften.

(1) *Urikosurika: Allopurinol (Zyloric®):*
- **Wirkmechanismus:** Hypoxanthinisomer. Reduziert durch Hemmung der Xanthinoxidase die Produktion von Harnsäure aus ihren Vorstufen. Anstelle von Harnsäure vermehrte Ausscheidung von wasserlöslichem Xanthin und Hypoxanthin. Die rasche Oxidation zu Oxipurinol (über 10fach längere Plasmahalbwertszeit) ist das eigentliche Wirkprinzip. Rasche Resorption nach oraler Gabe; der Harnsäurespiegel beginnt nach 24 h zu sinken, maximaler Effekt nach 4–5 Tagen. Unter Dauertherapie mit Allopurinol können Harnsäuredepots abgebaut werden. Bei eingeschränkter Nierenfunktion Dosis deutlich reduzieren wegen Kumulation mit der Gefahr toxischer UAW (s.u.).
- **Dosierung:** Beginn mit 100–300 mg Allopurinol täglich oral als Einzeldosis nach dem Frühstück. Erhöhung oder Erniedrigung in 2-wöchigen Intervallen je nach erreichtem Serum-Harnsäurewert. Maximaldosis 600 mg/Tag in 2 Einzeldosen. Retardpräparate haben keine Vorteile.

> **WICHTIG:**
> Dosisreduktion bei Niereninsuffizienz: Kreatinin-Clearance 60–100 ml/min 200 mg/Tag, 40–60 ml/min 150 mg/Tag, 20–40 ml/min 100 mg/Tag, 10–20 ml/min 100 mg jeden 2. Tag, < 10 ml/min 100 mg 3-mal wöchentlich.

- **UAW:** Selten (2–3 %) und meist nicht bedrohlich: Hautxantheme, Durchfall, Kopfschmerzen. Gelegentlich schwere UAW mit Hypersensitivitätsvaskulitis (bis 25 % Letalität) und Multiorganbefall (v.a. bei Patienten mit eingeschränkter Nierenfunktion oder unter Furosemid- bzw. Thiazidmedikation). Knochenmarksuppression, Lymphadenopathie, Hepatotoxizität, interstitielle Nephritis, Alopezie bleiben die Ausnahmen. Cave: Durch Hemmung des Abbaus von Zytostatika wie 6-Mercaptopurin und Azathioprin bei gleichzeitiger Gabe von Allopurinol kumulieren diese und wirken dann toxisch (Blockierung der Xanthinoxidase), daher bei Kombination Dosisreduktion von Azathioprin auf 25 % der ursprünglichen Dosis! Auch die Toxizität von Cyclophosphamid steigt. Führendes Symptom ist die Leukopenie bis zur Agranulozytose mit bedrohlicher Infektanfälligkeit. Kombination dieser Präparate mit Allopurinol möglichst vermeiden oder Leukopenie bei reduzierter Dosis dieser Zytostatika sehr sorgfältig kontrollieren. Unter Allopurinolmedikation treten Ampicillinexantheme 3-mal häufiger auf.

(2) *Urikosurika: Benzbromaron (Benz-Bromaron AL 100®)*
- **Wirkmechanismus:** Vermehrte renale Harnsäureausscheidung durch Hemmung der tubulären Rückresorption. Sie verlieren ihre Wirkung bei einer Kreatinin-Clearance < 30 ml/min.

- Wegen der erhöhten Harnsäureausscheidung für eine ausreichende Diurese (2–3 l täglich) sowie – zur Vermeidung von Harnsäureausfällung im Nierenhohlraumsystem – für eine Anhebung („Alkalisierung") des meist sauren Harn-pH auf > 6,5 (3 × 3 g Uralyt-U/Tag oder 10–15 g Natriumbikarbonat p.o.) sorgen. Dosierung niedrig beginnen und allmählich steigern.
- **Kontraindikationen:** Niereninsuffizienz, Uratlithiasis, verstärkte Harnsäureausscheidung, gesteigerte Harnsäurebildung (Harnsäureausscheidung > 800 mg/24 h bzw. 12 mg/kg KG 24 h).

> **WICHTIG:**
> Gleichzeitige Gabe von Salizylaten und Acetylsalicylsäure mit Urikosurika vermindern deren Wirkung u.U. völlig.

- **Dosierung:** Anfänglich niedrig dosieren (20 mg p.o.), evtl. Steigerung auf 100 mg, maximal 200 mg/Tag je nach Effekt auf die Harnsäurekonzentration. 20 mg Benzbromaron gibt es nur in Kombinationspräparaten z.B. Acifugan®.
- Maximale hypourikämische Wirkung nach etwa 5-tägiger Therapie. Nach Absetzen kehren die Harnsäurewerte im Lauf von Tagen zur ursprünglichen Höhe zurück. Die Harnsäure-Clearance wird 4- bis 8fach gesteigert. Nach Erreichen eines niedrigeren Harnsäurespiegels geht die anfängliche Hyperuraturie zur Norm zurück. In einer Dosis von 100 mg/Tag auch zur Senkung der Hyperurikämie nach Nierentransplantation geeignet.
- **UAW:** Hautausschläge bis zur lebensbedrohlichen Hypersensitivitätsvaskulitis (25 % Mortalität!), selten gastrointestinale Störungen, Kopfschmerzen, Diarrhö, Somnolenz, Alopezie u.a.

(3) *Probenecid* und Sulfinpyrazon spielen praktisch keine Rolle mehr als Urikosurika.

(4) *Kombinationstherapie:* Kombinationen von Allopurinol und Benzbromaron wirken additiv, sodass Dosisverringerungen der Einzelsubstanzen möglich sind. Als fixe Arzneimittelkombinationen sind Präparate im Handel, die 20 mg Benzbromaron und 100 mg Allopurinol (z.B. Acifugan®, Allomaron®) enthalten. Nur in äußerst seltenen Fällen ergibt sich die Notwendigkeit zu dieser kombinierten Therapie, wenn nämlich mit den Einzelsubstanzen als Monotherapie keine ausreichende Wirkung zu erzielen ist. Harnneutralisierung ist nicht erforderlich. Bezüglich der harnsäuresenkenden Wirkung ist ein Kombinationspräparat einer Monotherapie mit 300 mg Allopurinol ebenbürtig, gelegentlich auch etwas überlegen. Hinsichtlich der UAW-Quote bestehen keine Unterschiede zwischen den beiden Therapieformen. Die *Kontraindikationen* sind die gleichen wie bei der Therapie mit Urikosurika.

> **WICHTIG:**
> Zu Beginn der medikamentösen Therapie mit den genannten Pharmaka können infolge rascher Konzentrationsverschiebungen zwischen der Harnsäure im Blut und in den Geweben (sog. **Geröll-dynamik**) Gichtanfälle provoziert werden. Gichtanfälle in dieser Phase der Behandlung dürfen nicht zu dem Fehlschluss führen, die medikamentöse Therapie sei unwirksam. Treten Gichtanfälle anfangs auf, ist eine Prophylaxe mit Colchicin 0,5–1,5 mg/Tag über mehrere Wochen wirksam.

(5) Harnsäuredepots werden abgebaut und der Harnsäureganzkörperbestand vermindert durch 2(–3) l Diurese und Harnalkalisierung (Uralyt-U®), bei großen Tophi auch durch deren operative Entfernung.

(6) Neue Therapieansätze: Febuxostat, ein neuer Xanthinoxidasehemmer, steht nach erfolgreich abgeschlossener Phase-III-Studie kurz vor der Zulassung (U.S.) und scheint bei der Therapie der chronischen Gicht effektiver als das klassische Allopurinol zu sein. Ebenfalls in der

klinischen Testung befindet sich Uricase-PEG 20 (Uratoxidase), das Harnsäure in Allantoin umwandelt.

Therapie der Harnsäurenephropathie

(1) Akute Harnsäurenephropathie: Zur Therapie oder Prophylaxe (z.B. vor einer Chemotherapie) einer schweren Hyperurikämie kann Rasburicase (Fasturtec®) über 5 Tage infundiert werden, dagegen sprechen der hohe Preis und ein eventuelles Restrisiko einer Anaphylaxie. Bei oligo-anurischem akutem Nierenversagen ist die Hämodialysebehandlung erforderlich, mit dem Ziel einer raschen Senkung der harnpflichtigen Substanzen, der Hyperurikämie und zur Alkalisierung des Blutes (bis pH 7,45) und in den Nieren zur besseren Löslichkeit ausgefällter Harnsäurekristalle. Bei ausreichender Diurese über orale/parenterale Gabe von Bikarbonat (Nephrotrans®-Kps.) oder 250–500 mg Acetazolamid (Diamox®) eine Anhebung („Alkalisierung") des Urin-pH um 7 anstreben, begleitend Harnsäurekristalle durch hohe Diurese und Schleifendiuretika ausspülen. Die Prognose ist gut, wenn die Therapiemaßnahmen früh einsetzen. Die besten Maßnahmen zur Prophylaxe des Tumorlysesyndroms sind eine hohe Diurese, 300–600 mg Allopurinol 2 Tage vor der Tumortherapie beginnend und eventuell Harnalkalisierung.

(2) Chronische Harnsäurenephropathie: Therapie der Hyperurikämie mit Diät, Allopurinol, bei Vorliegen einer Nephrolithiasis hohe Diurese von 2(–3) l ohne Urikosurika. Vermeidung der Bleibelastung. Bei Uratsteinen ist die Steinauflösung mit Harnalkalisierung (Uralyt-U®) unter hoher Diurese angeraten.

5 Hyper- und Dyslipoproteinämien
E. Windler

Vorbemerkungen und Definition: Erhöhte Konzentrationen von Cholesterin und Triglyzeriden im Blutplasma sind als Risikofaktoren für die Entwicklung von Arteriosklerose gesichert. Eine besonders enge Beziehung besteht zwischen der Höhe des LDL-Cholesterins und dem Manifestationsalter und Ausmaß einer koronaren Herzkrankheit. Diese Beziehung wird wesentlich durch das HDL-Cholesterin und das Lipoprotein(a) als weitere Lipidparameter sowie andere Risikofaktoren wie Hypertonie, Diabetes mellitus oder Rauchen beeinflusst. Ob die Triglyzeride auch einen eigenständigen kausalen Risikofaktor darstellen, ist unentschieden. Sicher zeigen vermehrte Triglyzeride ein erhöhtes koronares Risiko an. Das aber ist wahrscheinlich indirekt auf das konsekutiv erniedrigte HDL und einen vermehrten Cholesteringehalt der triglyzeridreichen Lipoproteine zurückzuführen. Erhöhte Triglyzeride bergen die Gefahr einer Pankreatitis. Wegen der Komplexität der Beziehungen hat die Bestimmung von Lipoproteinfraktionen Eingang in die klinische Routine gefunden. Die Notwendigkeit der Lipiddiagnostik und Therapie ergibt sich aus den überaus erfolgreichen Ergebnissen der Vorbeugung und Behandlung arteriosklerotischer Gefäßerkrankungen, namentlich der koronaren Herzkrankheit und zerebraler Ischämien.

Ätiologie und Pathogenese: Triglyzeride (TG) als Energieträger und Cholesterin (Chol) als Strukturmolekül der Zellmembranen und als Ausgangsmolekül der Steroidhormon- und Gallensäuresynthese werden wegen ihrer Wasserunlöslichkeit in Form von Lipoproteinen im Blut transportiert. Nach ihrer Zusammensetzung lassen sich 4 Hauptklassen der Lipoproteine unterscheiden, denen verschiedene Aufgaben in den 3 Lipidtransportsystemen zukommen.

(1) Lipide der Nahrung und Galle werden in Chylomikronen über die mesenteriale Lymphe dem Blutkreislauf zugeführt. Hydrolyse eines Großteils der Triglyzeride stellt den Geweben, vornehmlich der Muskulatur und dem Fettgewebe, Fettsäuren zur Verfügung. Die verbleibenden Restpartikel der Chylomikronen (Remnants genannt) nimmt die Leber auf.

(2) Von der Leber synthetisierte Fette werden als Very-low-density-Lipoproteine (VLDL) in den Kreislauf sezerniert. Ähnlich den Chylomikronen wird ein Großteil ihrer Triglyzeride hydrolysiert und die verbleibenden VLDL-Remnants von der Leber aufgenommen. VLDL unterscheiden sich allerdings von Chylomikronen in ihrem Strukturmolekül, dem Apolipoprotein B-100, das wahrscheinlich dafür verantwortlich ist, dass ein Teil, ca. 40 %, in cholesterinreiche, triglyzeridarme Low-density-Lipoproteine (LDL) umgewandelt wird. LDL versorgt extrahepatische Gewebe mit Cholesterin, wird aber großenteils, zu ca. 70 %, über den LDL-Rezeptor ebenfalls von der Leber aufgenommen.

(3) HDL werden vom Darm, jedoch überwiegend von der Leber als scheibenförmige Doppelmembranen sezerniert. Auch das durch die Triglyzeridhydrolyse von Chylomikronen und VLDL überflüssig gewordene Phospholipid und Cholesterin der Oberfläche dieser Lipoproteine tragen zu den HDL bei. Die typischen sphärischen Partikel entwickeln sich erst durch Aufnahme von Cholesterin aus extrahepatischen Geweben und Veresterung des Cholesterins. Durch Austausch von Cholesterinestern gegen Triglyzeride der VLDL und Chylomikronen stehen HDL-Cholesterin und Plasmatriglyzeride in einem reziproken Verhältnis. HDL mediiert den Rücktransport von Cholesterin aus den peripheren Geweben und Arterienwänden zur Leber. Nach Aufnahme von Cholesterin werden intakte HDL-Partikel, aber auch selektiv Cholesterinester von der Leber internalisiert. HDL können Cholesterinester zusätzlich auf LDL transferieren, die ihrerseits von der Leber aufgenommen werden.

Entsprechend ihrer Zusammensetzung und physiologischen Funktion haben die Lipoproteinklassen bei gestörtem Stoffwechsel und veränderter Plasmakonzentration unterschiedliche klinische Bedeutung.

(1) Vermehrte **LDL** spiegeln sich in erhöhtem Cholesterinspiegel wider. Sie stehen in direktem Zusammenhang mit frühzeitiger und beschleunigter Entwicklung von Arteriosklerose.

(2) Bedingt durch ihre Funktion im Cholesterinrücktransport wirken **HDL** den LDL entgegen. Entsprechend allerdings erhöhen verminderte Konzentrationen der HDL das Arterioskleroserisiko.

(3) Hypertriglyzeridämien aufgrund vermehrter **VLDL oder Chylomikronen** bringen die Gefahr einer Pankreatitis mit sich. In einen direkten Zusammenhang mit dem Risiko für Arteriosklerose bringt sie lediglich das reziproke Verhältnis der Höhe des Triglyzeridspiegels zu der des HDL-Spiegels.

Klinik und diagnostische Hinweise: Primäre Hyper- (HLP) und Dyslipoproteinämien werden von sekundären unterschieden. Die **primären** haben eine genetisch definierte Ursache und treten deshalb oft familiär auf. **Sekundäre Fettstoffwechselstörungen** sind die Folge einer Erkrankung oder eines Medikaments. Häufig wird allerdings dadurch lediglich eine primäre Veranlagung manifest oder aggraviert. Das zeigt den fließenden Übergang zwischen primären und sekundären Ursachen, denn selbst streng genetisch determinierte Störungen werden durch äußere Einflüsse, insbesondere Ernährung, aggraviert. Andererseits hängt die Ausprägung einer überwiegend diätetisch bedingten Hypercholesterinämie von der individuellen genetischen Prädisposition ab.

Die primären Fettstoffwechselstörungen und Ursachen sekundärer Störungen geben die **Tabellen III.14.12** und **III.14.13** wieder.

Tabelle III.14.12 Ursachen von Dys- und Hyperlipoproteinämien

Fettstoffwechselstörung	Ursachen
Hypercholesterinämie	• akute intermittierende Porphyrie • Anorexia nervosa
Hypercholesterinämie, Hypertriglyzeridämie	• Lupus erythematodes • M. Cushing • Alkoholismus • Thiazide • Glukokortikoide • Östrogene
Erniedrigtes HDL	• Rauchen • Hepatopathien • Hyperthyreose • Lymphome
Hypercholesterinämie und Hypertriglyzeridämie, erniedrigtes HDL	• Diabetes mellitus • Niereninsuffizienz • nephrotisches Syndrom • Hypothyreose • Gammopathien • β-Rezeptorenblocker

Tabelle III.14.13 Klassifizierung und wesentliche Merkmale der sekundären Hyperlipoproteinämien

Phänotyp	Pathophysiologie, Genetik, Klinik
Hypercholesterinämie	Reine Hypercholesterinämie durch LDL-Erhöhung. (1) Hypercholesterinämie a) Polygene Hypercholesterinämie, häufigste Form, Veranlagung durch Zusammenspiel mehrerer, nicht im Einzelnen identifizierbarer Genvarianten. Manifestation durch Umwelteinflüsse, insbesondere hochkalorische Ernährung, reich an gesättigten Fetten und Cholesterin. b) Sekundäre Hypercholesterinämie (2) a) Familiäre Hypercholesterinämie, autosomal-dominanter Erbgang: • homozygot mit Chol zwischen 500 und 1200 mg/100 ml, Häufigkeit 1 : 1 000 000. Fehlen oder Defizienz der LDL-Rezeptoren. • heterozygot mit Chol zwischen 300 und 500 mg/dl, Häufigkeit 1 : 500; ca. 50 %ige Reduktion bzw. Fehlfunktion der LDL-Rezeptoren. b) Familiärer Apo-B-100-Defekt (FBD): autosomal-dominant vererbter Ligandendefekt im Apo B-100 durch Punktmutation. Häufigkeit 1 : 700. Lipide wie bei a). Vorzeitige Atherosklerose, Xanthome, Xanthelasmen. (3) Im Rahmen der familiären kombinierten HLP (s.u.) **Klinik:** 2a bei Homozygoten bereits im Kindesalter manifest, koronare Herzkrankheit vor dem 10. Lebensjahr. Sehnenxanthome und tuberöse Xanthome früh und typisch, Aortenstenose. Diagnose bereits aus Nabelschnurblut möglich. 2a bei Heterozygoten im frühen Erwachsenenalter manifest, koronare Herzkrankheit um das 30.–40. Lebensjahr. Sehnenxanthome im Laufe des Lebens zunehmend. Bei 1 und 3 Manifestation im mittleren Lebensalter, nicht im Kindesalter, Xanthome selten. Hohes Atheroskleroserisiko. Bei allen Formen Plasma stets klar.
Kombinierte Hyperlipidämie	Dominante Vererbung bei Manifestation im Erwachsenenalter von LDL- und/oder VLDL-Erhöhung. Daher Wechsel bei einem Individuum und zwischen Betroffenen von Hypercholesterinämie und Hypertriglyzeridämie. Bei Hypertriglyzeridämie HDL erniedrigt.

Tabelle III.14.13 (Fortsetzung)

Phänotyp	Pathophysiologie, Genetik, Klinik
	Familiäre kombinierte Hyperlipidämie Die heterozygoten Mitglieder der betroffenen Familien zeigen entweder eine Typ-IIa-, eine Typ-IIb- oder Typ-IV-HLP zu je etwa einem Drittel. Wahrscheinlich dominante monogenetische Vererbung. Manifestation im frühen Erwachsenenalter. Häufigkeit 3–5 pro 1000. Häufig gleichzeitig Adipositas und Glukoseintoleranz. Hohes Atheroskleroserisiko. Familienuntersuchungen zur Diagnostik erforderlich. Überhöhte Apo-B-Produktion. Pathogenese nicht geklärt.
Chylomikronämiesyndrom	Exogene Hypertriglyzeridämie infolge fehlenden Abbaus der Chylomikronen (Typ I); meist genetisch bedingte LPL-Defizienz bei autosomal-rezessiver Vererbung; seltener angeborener Apolipoprotein-CII-Mangel. Exzessive TG-Erhöhung auf 2500 bis über 10 000 mg/dl; Chol weniger erhöht; Quotient TG/Chol > 5. Aufrahmen der Chylomikronen beim Stehenlassen, Unterstand klar. LDL und HDL erniedrigt. Atheroskleroserisiko nicht erhöht. **Klinik:** Manifestation der HLP im Kindesalter; typische Abdominalkrisen, eruptive Xanthome, gelegentlich akute Pankreatitis, Lipaemia retinalis, Hepatosplenomegalie. Häufigkeit etwa 1 : 1 000 000 geschätzt.
Gemischte Hyperlipidämie	Gemischte endogen-exogene Hypertriglyzeridämie durch Erhöhung der VLDL und Chylomikronen (Typ V); TG stark erhöht von etwa 2000–10 000 mg/dl. Plasma stark lipämisch, Aufrahmen beim Stehenlassen, Unterstand bleibt lipämisch. Chol mäßig erhöht, TG/Chol > 5. HDL erniedrigt. LPL-Aktivität normal. Vorkommen: A) Primär familiär-erblich. Erbgang und Defekt unbekannt. Selten. B) Bei primärem Typ IV (s.o.) durch Hinzutreten von Alkohol, erhöhter Fettzufuhr u.Ä. C) Sekundär **Klinik:** Im Wesentlichen wie bei Typ IV. Pankreatitisgefahr! Eruptive Xanthome. Atheroskleroserisiko oft erhöht.
Typ-III-Hyperlipoproteinämie	Dyslipoproteinämie infolge Auftreten von Remnants („β-VLDL") bei Apo-E$_2$-Homozygotie. Mäßige, etwa gleich starke Erhöhung von TG und Chol bis etwa 600 mg/dl. Vorkommen: A) Familiär-erblich (Häufigkeit 1–2 : 10 000). B) Sekundär. Diagnose durch Nachweis der β-VLDL und E$_2$-Homozygotie. Hinzutreten eines zweiten Faktors (Genetik, Ernährung, Menopause) für Manifestation erforderlich. Manifestation im Erwachsenenalter, bei Frauen postmenopausal. Pathognomonische gelbe Xanthome längs der Handlinien, ferner tubero-eruptive Xanthome bei über 50 %. Hohes Atheroskleroserisiko (KHK und pAVK). Plasma trüb, gelegentlich Chylomikronämie, dann TG bis 1500 mg/dl erhöht.
Familiäre Hypoalphalipoproteinämie	Genetisch fixierte niedrige HDL-Chol-Spiegel < 35 mg/dl. Hohes Atheroskleroserisiko. Häufigkeit: ca. 5 %.
Endogene Hypertriglyzeridämie	Endogene Hypertriglyzeridämie durch VLDL-Erhöhung, TG bis etwa 1000, zeitweise bis 2000 mg/dl. Vorkommen: A) Primäre familiäre Erkrankung, heterozygoter Status bei autosomal-dominantem Erbgang. Häufigkeit 2–3 : 1000. Verstärkte VLDL-Synthese; Defekt unbekannt. B) Im Rahmen der kombinierten familiären HLP. Häufigkeit 3–5 : 1000. C) Sporadische, nicht-familiäre Formen. D) Sekundäre Hypertriglyzeridämien. Bei TG > 400 mg/dl Trübung des Plasmas, kein Aufrahmen beim Stehenlassen. Bei Werten > 1500 mg/100 ml meist zusätzlich Chylomikronen vorhanden = Typ V (gemischte Hyperlipidämie). Quotient TG/Chol bis etwa 5. HDL meist vermindert. **Klinik:** Manifestation überwiegend erst im Erwachsenenalter jenseits des 20. Lebensjahres; meist Übergewicht, Glukoseintoleranz, Fettleber, Hyperurikämie, Hepatosplenomegalie. Bei Werten > 1000 mg/dl drohen Oberbauchkoliken, Pankreatitis; Lipaemia retinalis; eruptive Xanthome bei 30–50 %. Atheroskleroserisiko erhöht bei familiärer kombinierter HLP oder durch begleitende bzw. aggravierende Risikofaktoren.

THERAPIE

Allgemeine Richtlinien
Risikoeinstufung und Therapieziele

Anzustrebende Cholesterinwerte sind von Beobachtungs- und Interventionsstudien abzuleiten. Das Behandlungsziel orientiert sich am LDL-Cholesterin als primären beeinflussbaren Risikofaktor und wird durch weitere Risikofaktoren einschließlich HDL-Cholesterin und Lipoprotein(a) sowie dem Nachweis arteriosklerotischer Gefäßveränderungen moduliert. Je höher die Zahl und Intensität der Risikofaktoren und je weiter fortgeschritten die Arteriosklerose, desto stärker steigt das Risiko für kardio- und zerebrovaskuläre Ereignisse. Daher muss bei höherem Risiko das LDL-Cholesterin tiefer gesenkt werden, um ein niedrigeres Risiko zu erreichen. Wegen des exponentiellen Risikoanstiegs ist mit der Reduktion höherer Cholesterinwerte eine stärkere Risikoreduktion verbunden. Da die Studien zur Prävention koronarer Herzkrankheit auch eine Wirkung auf die Apoplexrate und arterielle Verschlusskrankheit gezeigt haben, können diese arteriosklerotischen Komplikationen analog zur KHK behandelt werden. Dies gilt besonders für Patienten mit TIA oder Apoplex sowie arterieller Verschlusskrankheit, weil kardiale Ereignisse die Haupttodesursache darstellen.

Bevölkerungen ohne wesentliche koronare Morbidität haben Cholesterinwerte deutlich unter 200 mg/dl und ein LDL-Cholesterin < 100 mg/dl. Aus Gründen der Praktikabilität werden in den am stärksten von koronarer Herzkrankheit betroffenen westlichen Industrienationen im Allgemeinen Zielwerte für 3 Risikogruppen unterschieden (**Tab. III.14.14**). Sinnvoll ist die Einstufung nach **dem globalen Risiko**, das das Alter und die relevanten Risikofaktoren auf der Basis der PROCAM-Studie berücksichtigt. Der Risiko-Kalkulator unter *www.chd-taskforce.de* gibt die Infarktwahrscheinlichkeit für die nächsten 10 Jahre wieder, wobei für Frauen der Wert durch 4 geteilt werden muss, es sei denn, sie haben Diabetes.

Es ist selbstverständlich, dass versucht werden sollte, begleitende Risikofaktoren, wie z.B. Rauchen, abzubauen. Es sei aber betont, dass die Senkung erhöhter Blutdruckwerte allein die kardiale Mortalität lediglich um 20–30 % senkt. Der überwiegende Teil des Risikos ist durch andere Faktoren, wie Fettstoffwechselstörungen, bedingt, die oft mit Hypertonie einhergehen. Noch weniger wirksam ist die isolierte Einstellung des Blutzuckers bei Diabetes mellitus Typ 2 hinsichtlich koronarer Herzkrankheit, während die Lipidtherapie bei diesen Patienten ausgesprochen erfolgreich ist. Nicht oder nur unzureichend behandelbare Risikofaktoren, wie Li-

Tabelle III.14.14 Zielwerte der Serumlipide (in Anlehnung an die Empfehlungen des National Cholesterol Education Program NCEP 2001)

Risikofaktoren	Primärprävention				Sekundärprävention	
	kein weiterer Risikofaktor		zusätzlicher Risikofaktor		Arteriosklerose, kardiov. Ereignis, Diabetes	
Globales Risiko pro 10 Jahre[1]	< 10 %		< 20 %		≥ 20 %	
	(mg/dl)	mmol/l	(mg/dl)	mmol/l	(mg/dl)	mmol/l
Gesamtcholesterin	< 240	< 6,5	< 200	< 5,0	< 160	< 4,5
LDL-Cholesterin	< 160	< 4,0	< 130	< 3,5	< 100	< 2,5[2]
HDL-Cholesterin	> 40	> 1,0	> 40	> 1,0	> 40	> 1,0
Triglyzeride	< 150	< 1,7	< 150	< 1,7	< 150	< 1,7

[1] nach dem PROCAM-Algorithmus (www.chd-taskforce.de).
[2] bei sehr hohem Risiko oder niedrigem Ausgangswert: LDL < 70 mg/dl (1,8 mmol/l).

poprotein(a) oder erniedrigtes HDL-Cholesterin, führen zur Einordnung des Patienten in eine höhere Risikokategorie (Richtwerte s. **Tab. III.14.14**).

Für die Praxis ist die **Aufschlüsselung der Lipoproteinfraktionen** notwendig, die Bestimmung des LDL-Cholesterins nach der **Friedewald-Formel** aber auch ausreichend:

Gesamtcholesterin = LDL-Cholesterin + HDL-Cholesterin + $^1/_5$ Triglyzeride [mg/dl].

Aus Gesamtcholesterin, HDL-Cholesterin und VLDL-Cholesterin, das $^1/_5$ der Triglyzeride bis 400 mg/dl entspricht, wird das LDL-Cholesterin errechnet. Triglyzeride > 400 mg/dl sollten zunächst gesenkt werden, bevor das LDL-Cholesterin kalkuliert werden kann. Wegen fehlender Richtwerte aus Studien beschränkt sich die Bestimmung von Apolipoproteinen auf Spezialfälle. Auch Gesamtcholesterinwerte um 200 mg/dl können aufgrund eines niedrigen HDL ein atherogenes Potenzial beinhalten, sodass zumindest anfänglich eine Trennung von LDL und HDL unumgänglich ist. Nicht die Messung des Gesamtcholesterins, aber die der Triglyzeride machen eine 12-stündige Nüchternperiode notwendig. Bei weiterhin erhöhten Werten ist eine längere Alkoholkarenz von mindestens 24 h einzuhalten. Vor einer Therapie, die immer eine Langzeitbehandlung bedeutet, muss die Indikation durch mindestens zweifache, besser mehrfache Messung der Lipide gesichert sein. Konzentrationen des Lipoproteins(a) ≥ 25 mg/dl erhöhen das Risiko deutlich. Für die Therapieentscheidung braucht es dank der überwiegend genetischen Grundlage nur einmal bestimmt zu werden.

Die Behandlung einer Hypertriglyzeridämie richtet sich nach dem Risiko für arteriosklerotische Gefäßerkrankungen und für Pankreatitis oder dient der Erhöhung des HDL.

(1) Eine **Pankreatitis** wird i.d.R. erst durch Triglyzeride von mehreren tausend mg/dl ausgelöst. Dennoch gilt ein Nüchternwert um 500 mg/dl als Obergrenze, da bei höheren Werten durch Sättigung der Lipoproteinlipase postprandial die Triglyzeride in die Höhe schnellen können.

(2) Hinsichtlich **arteriosklerotischer Gefäßerkrankungen** sind die Zielwerte für die Triglyzeride ungewisser. Isoliert erhöhte Triglyzeride bis etwa 500 mg/dl bedürfen im Allgemeinen keiner Therapie.

(3) Sicherlich lohnt es, die Triglyzeride unter 150 mg/dl mit dem Ziel zu senken, das HDL-Cholesterin zu erhöhen. Bei **Diabetikern** zeigen erhöhte Triglyzeride eine unzureichende Stoffwechsellage hinsichtlich Blutzucker und Lipiden an.

(4) Bei familiärer kombinierter Hyperlipidämie haben auch Familienangehörige mit alleiniger Hypertriglyzeridämie ein erhöhtes Risiko. Deshalb sollten in diesen Fällen – ob als kausaler Faktor oder Risikomarker – die Triglyzeride gesenkt werden. Mit diesen Einschränkungen unseres derzeitigen Wissens sind die Zielwerte für die Triglyzeride zu verstehen.

Differenzialtherapeutische Überlegungen

Drei Behandlungsstrategien müssen bei jedem Patienten individuell geprüft werden: Die Möglichkeit der sekundären Fettstoffwechselstörung, der Ernährungsumstellung und der körperlichen Aktivität oder der medikamentösen Therapie.

Sind die Lipidveränderungen **sekundärer Natur**, sollte man versuchen, die zugrundeliegende Krankheit zu behandeln oder ein verursachendes Medikament zu ersetzen. Diabetes mellitus und eine nicht erkannte Hypothyreose sind neben Alkoholkonsum die praktisch wichtigsten Auslöser sekundärer Fettstoffwechselstörungen. Bei vielen sekundären Fettstoffwechselstörungen steht allerdings die Grundkrankheit ganz im Vordergrund.

Ist die Fettstoffwechselstörung **diätetisch** begründet, kann die Ernährungsumstellung allein zum Erfolg führen. Das hängt vom genetischen Einfluss ab. Der ist bei der familiären Hypercholesterinämie und dem familiären Apolipoprotein-B-Defekt am stärksten. Bei uns sind allerdings die landläufigen mäßigen Hypercholesterinämien für die ganz überwiegende Zahl arteriosklerotischer Gefäßkrankheiten verantwortlich. Sie sind wesentlich durch unsere fettreiche Ernährung begründet und können dementsprechend diätetisch korrigiert werden. Unser seit den 50er-Jahren um etwa das 4fache gestiegener Fettkonsum ist der Hauptgrund für den enormen Anstieg der Herz-Kreislauf-Erkrankungen, den Länder mit anderer Ernährung bisher nicht erlebt haben.

Trotz dieses bekannten Zusammenhangs ist die Ernährungstherapie im Allgemeinen ineffizient, da sie bei Arzt und Patient unbeliebt ist und daher nicht oder nur halbherzig durchgeführt wird. Daraus wird fälschlicherweise eine Wirkungslosigkeit abgeleitet. Um aber den einzelnen Patienten herauszufinden, der für sich in der Ernährungsumstellung den richtigen Weg sieht, muss allen die korrekte Auskunft gegeben werden, dass mit überwiegender Wahrscheinlichkeit das Fettstoffwechselproblem diätetisch gelöst oder wesentlich beeinflusst werden kann. Auch wenn die meisten Patienten dieses Angebot nur in einem Ausmaß annehmen werden, das das Cholesterin geringfügig senkt, ist die Beratung dennoch aus mehreren Gründen wichtig.

(1) Die Entscheidung für eine **Langzeittherapie mit Lipidsenkern** liegt beim Patienten.
(2) Selbst eine Behandlung mit HMG-CoA-Reduktase-Hemmern kann bei exzessiver Ernährung versagen.
(3) Darüber hinaus scheint auch schon eine mäßige Veränderung des Verhältnisses von gesättigten zu ungesättigten Fettsäuren unabhängig von einer Cholesterinsenkung einen eigenständigen Effekt auf die Gefäßwand zu haben. Klar ist, dass Obst und Gemüse einen unabhängigen, über ihre Wirkung auf die Risikofaktoren hinausgehenden Effekt auf die koronare Herzkrankheit haben.

Diät

Eine Ernährungsumstellung verfolgt zwei Ziele:
(1) Erreichen und Erhalten des Normalgewichts durch entsprechende Kalorienzufuhr,
(2) Beeinflussung der Pathogenese der Hyperlipoproteinämie und der Arteriosklerose durch qualitative Änderungen der Nahrungszusammensetzung.

Erreichen und Erhalten des Normalgewichts

Bei Übergewicht wird zunächst Normalgewicht durch Kalorienrestriktion auf 800–1200 kcal/Tag, entsprechend einem Energiedefizit von etwa 1000 kcal/Tag, hauptsächlich durch Fettreduktion angestrebt (s. Kap. III.14.1.1, „Therapie"). Das wesentliche Prinzip der Ernährungsumstellung ist die Reduktion gesättigter Fette. Das scheint die Cholesterinsynthese effektiv zu hemmen und die Aktivität des LDL-Rezeptors der Leber zu erhöhen. Statt dessen können ungesättigte Fette gewählt werden. Einen geringen zusätzlichen Effekt hat die Reduktion des Nahrungscholesterins. Diese Maßnahmen sind allerdings praktisch kaum voneinander zu trennen, da Nahrungsmittel von Landsäugetieren (Rind, Schwein, Milchprodukte) die wesentliche und gemeinsame Quelle der gesättigten Fette und Cholesterin ist. Die Fettreduktion kann außerdem zu der oft wünschenswerten Gewichtsreduktion führen.

Praktisch kann es vorteilhaft sein, dem Patienten zu einer vorübergehenden Periode von 2–3 Wochen einer streng vegetarischen Ernährung zu raten, damit Arzt und Patient sich von der individuellen Wirksamkeit einer Ernährungsumstellung überzeugen können. Je nach Effektivität können dann die unten diskutierten und in **Tabelle III.14.15** zusammengefassten Ernährungsratschläge umgesetzt werden. Der Ausdruck „Diät" sollte vermieden werden und durch den Ausdruck „Ernährungsumstellung" ersetzt werden, da es sich um eine Umstellung der bei uns üblich gewordenen, aber ungünstigen Ernährungsweise zugunsten einer gesunden Ernährung handelt.

Triglyzeridsenkung und HDL-Steigerung

Zur Prävention arteriosklerotischer Gefäßerkrankungen ist die Triglyzeridsenkung von untergeordneter Bedeutung. Drei Schritte haben dabei den stärksten Effekt: Reduktion von Kalorien, Einschränkung von Alkohol und die Einstellung des Blutzuckers bei Diabetikern.

Tabelle III.14.15 Nahrungsmitteltabelle

	empfehlenswert	in Maßen	ungeeignet
Getreideprodukte	uneingeschränkt Vollkornprodukte, dunkles Mehl, ungeschälter Reis, Vollkornnudeln, Zerealien	weißes Mehl, helles Brot, Nudeln, geschälter Reis, Müsli mit Nüssen, Zucker und Vollmilch	Croissants, Schmalzgebackenes
Gemüse	alle Arten Gemüse und Kartoffeln, frisch, tiefgefroren oder Konserven	Oliven, Bratkartoffeln mit geeignetem Öl zubereitet	Avocado, Pommes frites, Kroketten, Kartoffelpuffer, Kartoffelchips und Ähnliches
Suppen	Gemüsesuppen, Gemüsebrühe	Tütensuppen, Fleischbrühe	Cremesuppen mit Ei, Sahne, Käse, Butter
Gewürze	alle Kräuter, Essig	Zucker, Süßstoff, Salz	
Obst	reichlich alle Arten Obst, frisch oder tiefgefroren, ungezuckerte Konserven	Obst in Sirup, Trockenobst, kandierte Früchte	
Fisch	alle fettarmen Arten, besonders Seefisch (Schellfisch, Kabeljau, Scholle, Seezunge)	fettreicher Seefisch (Thunfisch, Lachs, Hering, Steinbutt, Makrele), Süßwasserfische (Forellen), Räucherfisch, gebratener Fisch in Diätöl	panierter oder frittierter Fisch, fette Süßwasserfische (Aal, Karpfen), fette Fischkonserven, Fischfrikadellen, Schalen- und Krustentiere (Muscheln, Krabben)
Fleisch	grundsätzlich beschränken	Huhn, Puter, Kalb, Wild, Geflügelwurst, fettreduzierte und fettmodifizierte Diätwurst	fettes Fleisch, Geflügel (Ente, Gans, Geflügelhaut), Wurst, Aufschnitt, Innereien, Speck, Fleischsalat
Soßen	Soßen aus Obst und Gemüse, mehlgebunden	fettarme Soßen, fettreduzierte Mayonnaise und Joghurtsoßen	Sahne- und Käsesoßen, Mayonnaise, Remoulade
Milchprodukte	Magermilchprodukte (0,1 %–0,3 % Fett), Harzerkäse, Hüttenkäse, Magerquark, Kochkäse	halbfette Milchprodukte (1,5 % Fett), fettarmer Käse (<30 % Fett), fettreduzierter und fettmodifizierter Diätkäse	Vollmilchprodukte, Sahne, Kondensmilch, Crème fraîche, vollfetter Käse, üblicher Schnitt-/Frischkäse, Camembert, Brie
Fett	grundsätzlich beschränken	Pflanzenöl, ungehärtete fettreduzierte Pflanzenmargarine, 20–25 g Phytosterin-haltige Diätmargarine	Butter, Bratenfett, Schmalz, Palmöl, Kokosöl, gehärtete Fette
Eier	Eiweiß, cholesterinfreie Eizubereitungen		Eigelb, Eierspeisen
Gebäck Desserts Süßigkeiten Nüsse	fettfreie Puddingsorten, Götterspeise, Eischnee, Sorbet	Gebäck mit Diätfett zubereitet, Hefegebäck, Pudding aus fettreduzierter Milch, Marmelade, Honig, Fruchtbonbons, Weingummi, Lakritze, Walnüsse, Erdnüsse, Haselnüsse, Mandeln	Fertiggebäck, Kekse, Crème- und Sahnekuchen, Blätterteig, Vollmilchpudding, Milchspeiseeis, Schokolade, Nougat, Marzipan, Sahnebonbons, Süßigkeitsriegel, Kokosnuss
Getränke	Tee, Filterkaffee, Mineralwasser, Obst- und Gemüsesäfte	zuckerhaltige Getränke, Kakao mit fettarmer Milch, Alkohol (max. 1/4 l Wein)	Vollmilchgetränke, Eierlikör, Kakao mit Sahne

Tabelle III.14.15 (Fortsetzung)

1. **Empfehlenswerte** Nahrungsmittel enthalten wenig Fett und reichlich Ballaststoffe. Sie sollten regelmäßig Bestandteil einer lipidsenkenden Ernährung sein. Sie führen die Tabelle an.
2. **In Maßen** gestattete Nahrungsmittel sind entweder fettreduziert, enthalten aber gesättigte Fette und sind deshalb nur bedingt geeignet. Oder sie enthalten vorzugsweise einfach und mehrfach ungesättigte Fette; ihr Verzehr ist wegen der günstigen Wirkungen der Fettsäuren zwar empfehlenswert, muss aber wegen der Kaloriendichte beschränkt werden. Das gilt auch für sehr zuckerhaltige Nahrungsmittel insbesondere bei Übergewicht oder Hypertriglyzeridämie.
3. **Ungeeignete** Nahrungsmittel enthalten reichlich gesättigtes Fett und sollten wegen Art und Menge der Fette vermieden werden. Sie sind in der Regel auch reich an Cholesterin.

Günstig sind fettarme Garverfahren wie Kochen, Dünsten, Grillen, Foliengaren und Braten in beschichteten Pfannen. Fett des Garguts im kalten Zustand entfernen.
Ungünstig ist Braten und Garen in Fett, insbesondere harte bzw. gehärtete Fette. Fett nicht zu stark erhitzen oder bräunen und nicht wiederverwenden. Gegebenenfalls zum Braten geeignetes Öl verwenden.

Gezielt das HDL-Cholesterin anzuheben ist schwierig, es sei denn durch Behandlung einer Hypertriglyzeridämie. Raucherentwöhnung ist wirksam, aber selten erfolgreich. Körperliche Bewegung lässt das HDL-Cholesterin steigen. Beispielsweise hebt jeder pro Woche gelaufene Kilometer das HDL-Cholesterin um 0,16 mg/dl. Eine messbare HDL-Erhöhung setzt also regelmäßige tägliche Bewegung voraus – Sport oder Alltagsbewegung wie Treppensteigen. Der oft zitierten HDL-Erhöhung durch Alkohol steht der toxische Effekt gegenüber, sodass wegen des vergleichsweise hohen Alkoholkonsums in Deutschland eher auf eine Reduktion hingewirkt werden muss. Ein Übermaß an mehrfach ungesättigten Fetten durch zusätzlichen Konsum – über den Austausch gegen gesättigte Fette hinaus – sollte vermieden werden, da dadurch das HDL-Cholesterin absinken kann. Der Effekt all dieser HDL-Veränderungen auf die Atherogenese und kardiale Ereignisse ist allerdings nicht durch Studien belegt. Anders verhält sich mit der konsekutiven Erhöhung des HDL-Cholesterins nach Senkung der Triglyzeride, deren Wirkung in den Fibratstudien nachgewiesen wurde.

Qualitative Änderung der Nahrungszusammensetzung

Grundlage einer cholesterinsenkenden Ernährung ist eine fettreduzierte und fettmodifizierte, cholesterinarme und ballaststoffreiche Kostform. 10–15 % des Energiebedarfs sollten durch Eiweiß gedeckt werden. Die Kost sollte mindestens 35 g Ballaststoffe/Tag enthalten. 50–70 kcal % werden mit Kohlenhydraten gedeckt; dabei sollten stärkehaltige Nahrungsmittel und Produkte aus Vollkornmehlen bevorzugt, Zucker, Honig, Süßwaren, Kuchen, Gebäck, Süßigkeiten und Weißmehlprodukte dagegen weitgehend gemieden werden. Alkohol ist bei normalgewichtigen Patienten mit Hypercholesterinämie in kleinen Mengen bis etwa 20 g/Tag für Männer und 10 g für Frauen tolerabel.

Der tägliche Fettkonsum ist auf maximal 70–80 g, entsprechend maximal 30 kcal %, besser 15 kcal %, bei 2000–2400 kcal Gesamtenergiebedarf, zu beschränken (derzeitiger Bundesdurchschnitt ca. 100 g/Tag!). Mindestens $2/3$ davon entfallen als verstecktes Fett auf vorwiegend gesättigte Fettsäuren tierischen Ursprungs in Fleisch- und Vollmilchprodukten; $1/3$ wird als Streich- und Kochfett verbraucht. Sichtbares Fett ist von allen Nahrungsmitteln zu entfernen. Magere Fleisch- und Wurstsorten, Magermilchprodukte und Käse mit Fettgehalt i.Tr. unter 30 % sind zu bevorzugen. Linolsäurereiche Pflanzenfette (z.B. Becel®-Produkte, Maiskeimöl, Sonnenblumenkernöl, Rapsöl, Distelöl u.a.) und die einfach ungesättigte Ölsäure (Olivenöl) sollten etwa je zur Hälfte verwendet werden, sodass ca. 10 kcal % auf höher ungesättigte Fette entfallen. Ungeeignet sind wegen ihres hohen Gehalts an gesättigten Fettsäuren Kokos- und Palmkernfett.

Der Cholesterinkonsum sollte höchstens 300 mg/Tag betragen; der derzeitige Bundesdurchschnitt liegt bei 500 mg/Tag. Hauptquellen für Cholesterin und gesättigte Fettsäuren in unserer Ernährung, überwiegend als versteckte Fette, sind Fleisch- und Wurstwaren, Eier, Butter, Milch und Käse.

> **! WICHTIG:**
> Der cholesterinsenkende Effekt geht überwiegend auf die Reduktion gesättigter tierischer Fette und nur zu einem kleinen Teil auf die verminderte Cholesterinaufnahme zurück.

Der tägliche Konsum von Fleisch- und Wurstwaren sollte deshalb höchstens 150 g betragen. Stattdessen sollten mindestens 2-mal/Woche Hochseefische verzehrt werden, da die im Fischöl enthaltenen hochungesättigten langkettigen Fettsäuren (Prototyp Eicosapentaensäure) einen vasoprotektiven und triglyzeridsenkenden Effekt haben und Fisch sehr wenig gesättigte Fette enthält. Statt Vollmilchprodukte sollten fettarme oder nahezu fettlose Produkte (0,1–0,5 % Fettgehalt) gewählt werden. 20–25 g phytosterinhaltige Diätmargarine (Becel proactiv®) enthält ca. 1,6 g Pflanzensterine, die die Cholesterinresorption hemmen und das Plasma-LDL-Cholesterin um ca. 10 % senken.

Praktikabel sind Diätempfehlungen nach diesen Prinzipien in Form von Auflistungen in zu bevorzugende und zu vermeidende Nahrungsmittel (**s. Tab. III.14.15**).

> **! WICHTIG:**
> Der größte Teil der Hyperlipidämien kann prinzipiell durch Ernährung erfolgreich behandelt werden, denn andere Bevölkerungen haben allein aufgrund einer anderen, insbesondere fettarmen Ernährung eine mittlere Cholesterinkonzentration von 160 mg/dl. Bei Hypertriglyzeridämien kann der Diäteffekt sehr drastisch sein. Ernährung hat darüber hinaus einen eigenständigen Effekt auf die Arterien. Schulung, Motivationsarbeit und evtl. Verhaltenstherapie fördern den Erfolg einer konsequenten Ernährungsumstellung.

Pharmakotherapie

Da die Lipidtherapie eine Langzeitbehandlung ist, müssen das Risiko der UAW und das Risiko der Fettstoffwechselstörungen sorgsam gegeneinander abgewogen werden. Eine Pharmakotherapie ist bei erhöhtem koronarem Risiko durch zusätzliche Risikofaktoren oder sehr hohem LDL-Cholesterin und regelhaft bei Nachweis arteriosklerotischer Gefäßveränderungen indiziert (**Tab. III.14.16**). Sie wird eingeleitet, wenn eine mehrwöchige Ernährungsumstellung nicht ausreichend wirksam ist, vom Patienten nicht durchgeführt wird oder das koronare Risiko so hoch ist, dass es unverzüglich sicher gesenkt werden muss. Das ist bei instabiler Angina oder Infarkt der Fall. Bei Versagen der Pharmakotherapie kommt im Fall schwerster Hypercholesterinämien und nachgewiesener Arteriosklerose eine Lipidapherese zur Anwendung (**s. Kap. III.14.5, „Lipidapherese"**).

Im Folgenden werden die wichtigsten Eigenschaften der meistverwendeten Lipidsenker dargestellt. Differenzialtherapie (**s. Kap. III.14.5, „Behandlung definierter Fettstoffwechselstörungen"**).

HMG-CoA-Reduktase-Hemmer

Synonym wird auch der Begriff Statine und **C**holesterin-**S**ynthese-**E**nzym-Hemmer (**CSE-Hemmer**) verwendet.

(1) Wirkung: Diese Stoffklasse hemmt dosisabhängig kompetitiv das Schlüsselenzym der Cholesterinsynthese, die HMG-CoA-Reduktase. Der verminderte zelluläre Cholesteringehalt

5 Hyper- und Dyslipoproteinämien

Tabelle III.14.16 Übersicht über die wichtigsten Medikamente zur Behandlung von Fettstoffwechselstörungen

Medikament	Indikation	Tagesdosis	Hauptwirkung
HMG-CoA-Reduktase-Hemmer (= CSE-Hemmer)			
• Lovastatin	Hypercholesterinämien = LDL-Erhöhung kombinierte Hyperlipidämie Remnant-Erhöhung: Typ-III-Hyperlipoproteinämie	10–80 mg	Hemmung der Cholesterinbiosynthese durch Hemmung der HMG-CoA-Reduktase, verstärkte Bildung von LDL-Rezeptoren; erhebliche Cholesterinsenkung mit gewisser Senkung der Triglyzeride und Erhöhung von HDL
• Pravastatin		5–40 mg	
• Simvastatin		5–40 mg	
• Fluvastatin		20–80 mg	
• Atorvastatin		10–80 mg	
Cholesterin-Resorptionshemmer			
• Ezetimib	Hypercholesterinämie	10 mg	Hemmung der Cholesterinresorption, dadurch Erhöhung der LDL-Rezeptoraktivität der Leber, aber auch der Cholesterinsynthese
• Ezetimib plus Statin	Hypercholesterinämie	10 mg Ezetimib plus 10–80 mg Simvastatin	s. HMG-CoA-Reduktase-Hemmer und Ezetimib
Anionenaustauscherharze			
• Colestyramin	reine Hypercholesterinämie = LDL-Vermehrung	4–32 g	Intestinale Bindung der Gallensäuren, Unterbrechung des enterohepatischen Kreislaufs; LDL-Rezeptorenvermehrung; LDL-Senkung und Erhöhung der HDL; Anstieg der Triglyzeride möglich
• Colestipol		5–30 g	
• Colesevelam		3,75–4,375 g	
Fibrate			
• Bezafibrat	Hypertriglyzeridämien durch VLDL Remnanterhöhung: Typ-III-Hyperlipoproteinämie Mäßige LDL-Erhöhung	200–600 mg	Durch Aktivierung von PPAR$_\alpha$ verminderte hepatische Produktion und verstärkter peripherer Abbau der VLDL; erhöhte biliäre Cholesterinsekretion; überwiegende Triglyzeridsenkung, gewisse Cholesterinsenkung, deutliche HDL-Erhöhung
• Fenofibrat		200–300 mg	
• Gemfibrozil		900–1350 mg	
• (Clofibrat)		0,5–2 g	
Nikotinsäure			
• Nikotinsäure retardiert	Erniedrigung der HDL; Erhöhung von VLDL-TG LDL-Cholesterin und Remnants	0,375–2 g	Hemmung der Lipolyse im Fettgewebe durch Bindung an Rezeptor HM74A. Dadurch deutliche Triglyzeridsenkung und starke Anhebung des HDL-Cholesterins. Gewisse Senkung des LDL- und Gesamtcholesterins und von Lipoprotein(a). Starke Erhöhung des HDL durch Hemmung des HDL-Katabolismus, Hemmung der Lipolyse, dadurch verminderte VLDL-Synthese, dadurch auch Absenkung von LDL, Aktivierung der LPL; deutliche Triglyzeridsenkung, gewisse Cholesterinsenkung
• Acipimox		0,5–0,75 g	
• Inositolnicotinat		0,8–2,4 g	
• Pyridylmethanol		0,3–2 g	
• Xantinolnicotinat		2–3 g	
Omega-3-Fettsäuren			
Omacor	Hypertriglyzeridämie	1–4 g	Senkung der Triglyzeridsynthese, manchmal geringe LDL-Erhöhung

führt zu vermehrter Synthese und Expression von LDL-Rezeptoren an der Zellmembran, sodass LDL und Remnants des Plasmas verstärkt in die Leber aufgenommen und abgebaut werden. Auch die Rate der VLDL-Synthese in der Leber wird gehemmt, sodass weniger LDL durch intraplasmatischen Abbau von VLDL entsteht. Das LDL kann bis ca. 60%, TG bis ca. 40% gesenkt werden, während HDL bis ca. 10% ansteigt.

(2) **Pharmakokinetik:** *Lovastatin* und *Simvastatin* stellen Prodrugs dar, die erst bei der Leberpassage durch Hydrolyse der Laktonform in die wirksame freie Säureform überführt werden. Resorptionsquoten nach oraler Zufuhr 30–40%. Erheblicher First-pass-Metabolismus in der Leber, sodass nur etwa 5% der applizierten Dosis systemisch verfügbar sind. Mehrere inhibitorisch wirksame Metaboliten erscheinen im Plasma. Beide Substanzen hemmen auch in geringem Maße die Cholesterinsynthese in den peripheren Geweben. *Pravastatin* und *Fluvastatin* werden als freie Säuren appliziert. Resorptionsquote von Pravastatin: 35%. Ebenfalls First-pass-Effekt von etwa 66% der verabreichten Dosis. Die systemische Bioverfügbarkeit liegt bei etwa 17%, einschließlich aktiver Metaboliten. Lovastatin und Simvastatin durchdringen die Blut-Hirn-Schranke, Pravastatin und Fluvastatin nicht. Die Plasma-Eiweißbindung bei Atorvastatin, Lovastatin, Fluvastatin, Simvastatin liegt bei 95%, bei Pravastatin bei 45%. Alle Substanzen werden überwiegend biliär-fäkal eliminiert, nur geringe Mengen werden renal ausgeschieden. Die Unterschiede in der Pharmakokinetik lassen bisher keine prinzipiellen Unterschiede bezüglich der klinischen Wirkungen und UAW erkennen.

(3) **Indikationen:** Erhöhung von LDL und Remnants: Nicht-familiäre polygene Hypercholesterinämie, familiäre heterozygote Hypercholesterinämie, familiärer Apolipoprotein-B-100-Defekt, kombinierte Hypercholesterinämie, Typ-III-Hyperlipoproteinämie. Bei homozygoter familiärer Hypercholesterinämie zeigen die Substanzen wegen fehlender LDL-Rezeptoren nur in Höchstdosen einen gewissen Effekt.

(4) **Präparate:** V.a. im Handel sind Mevinacor® (Lovastatin), Zocor® und Denan® (Simvastatin), Pravasin® und Liprevil®, Mevalotin® (Pravastatin), Cranoc® und Locol® 20/40 und 80-mg-Retardtablette (Fluvastatin) sowie Sortis® (Atorvastatin).

(5) **Dosierung und Anwendung:** Lovastatin 10–80 mg, Simvastatin, Pravastatin 10–40 mg, Atorvastatin 10–80 mg und Fluvastatin 20–80 mg täglich oral. Möglichst Applikation zur Nacht. Bei Höchstdosierung auch in 2 Portionen. Allmähliche Dosissteigerung je nach Effekt in 4-wöchentlichen Abständen. Die Kombinationstherapie mit Anionenaustauschern oder Ezetimib ist besonders sinnvoll und kann das LDL um mehr als 50% senken.

> **WICHTIG:**
> **Kombination** mit Nikotinsäure (Niaspan® ist für die Kombination ausdrücklich zugelassen) und Fibraten **problematisch** wegen der Möglichkeit der Auslösung einer Myopathie (s.u.).

(6) **UAW:** Selten und i.d.R. ohne klinische Bedeutung. Abdominelle Schmerzen, Übelkeit, Durchfall, Verstopfung, Flatulenz und Kopfschmerzen bei 2–3%; Schlafstörungen. Erhöhte Transaminasen, meist reversibel und nicht über das 3fache der Norm hinausgehend, bei etwa 3%. Hautausschläge bei 0,4%, < 1% erhöhte Kreatininkinasewerte, selten verbunden mit Myalgien oder einem myositischen Syndrom, meist ohne klinische Begleiterscheinungen. Eine **Rhabdomyolyse** ist selten, wurde aber in bis zu 30% bei gleichzeitiger Therapie mit Immunsuppressiva und Ciclosporin, ferner bei Kombinationstherapie mit Nikotinsäure (2%), Fibraten (5%), Erythromycin und Gemfibrozil beobachtet. Allerdings wurden unter entsprechender Überwachung Kombinationstherapien ohne nennenswerte UAW mitgeteilt. Dennoch Vorsicht und reduzierte Dosis bei Kombination mit den genannten Substanzen, insbesondere Immunsuppressiva. Regelmäßige blutchemische Kontrollen der Leber- und Muskelenzyme sind erforderlich. Störungen der Steroidhormonsynthese (Nebenniere und Gonaden) konnten nicht nachgewiesen werden.

(7) Interaktionen: Erhöhtes Myopathierisiko bei gleichzeitiger Gabe von Itraconazol, Ketoconazol, Erythromycin, Clarithromycin, Nefazodon, Fibraten, Ciclosporin und Nikotinsäure-Derivaten sowie Grapefruitsaft. Lovastatin und Simvastatin werden über Cytochrom-P450 3A4 abgebaut.

(8) Kontraindikationen: Unverträglichkeit, schwere Lebererkrankungen, anhaltende Transaminasenerhöhung, Myalgien, Myositis und Myopathien, Schwangerschaft, Stillzeit, wegen fehlender Erfahrung nicht bei Kindern und Jugendlichen unter 18 Jahren.

Ezetimib

(1) Wirkung: Ezetimib hemmt die Resorption von Cholesterin im Darm aus Nahrung und Galle. Reaktiv erhöht die Leber die Cholesterinsynthese und -aufnahme aus dem Plasma durch Aktivierung des LDL-Rezeptors. Ezetimib senkt das LDL-Cholesterin um etwa 20 % allein und zusätzlich zu anderen Lipidsenkern, namentlich Statinen. Statine wirken der Aktivierung der Cholesterinsynthese entgegen und erhöhen vermutlich dadurch die zusätzliche Wirkung von Ezetimib. Es hat keinen signifikanten Effekt auf das HDL-Cholesterin oder die Triglyzeride. Ezetimib ist das einzige Medikament, das bei Sitosterolämie, einer sehr seltenen angeborenen Stoffwechselstörung, die erhöhten Phytosterol-Plasmaspiegel senkt.

(2) Pharmakokinetik: Ezetimib unterliegt nach oraler Gabe fast vollständig einem First-pass-Effekt. In der Leber wird es überwiegend glukuronidiert, folgt dann wiederholt dem enterohepatischen Kreislauf und hemmt auf diesem Weg in den Enterozyten die Cholesterinaufnahme. Dies begründet die lange Wirkdauer, bis die Substanz zu fast 90 % mit den Fäzes, der Rest renal ausgeschieden wird. Tierversuche lassen eine direkte Wirkung auf ein für die Cholesterinaufnahme spezifisches Protein vermuten.

(3) Indikationen: Ezetimib kann bei Statinunverträglichkeit zur Senkung erhöhter Cholesterinwerte eingesetzt werden, i.d.R. aber wird es in Kombination mit einem Statin angewandt, entweder um die Statindosis niedrig zu halten oder um einen zusätzlichen Effekt zu einer maximalen Statindosis zu erzielen. 10–20 mg eines Statins plus 10 mg Ezetrol ist i.d.R. so wirksam, wie die Höchstdosis des jeweiligen Statins.

(4) Präparate und Dosierungen: Es ist nur eine Substanz (Ezetrol®) zugelassen, die einen optimalen Effekt in einer Dosierung von 10 mg/Tag zeigt. Diese Dosierung wird in fixer Kombination mit 10–80 mg Simvastatin unter dem Handelsnamen Inegy® angeboten.

(5) UAW: Die Verträglichkeit ist subjektiv und objektiv sehr gut. Am häufigsten wird über abdominelle Beschwerden und Durchfall geklagt. Es sind Fälle mit Hepatits, Pankreatitis und Thrombopenie beobachtet worden. Es ist noch nicht klar, inwieweit Meldungen von Myopathie und einzelne Fälle mit Rhabdomyolyse auf Ezetrol® oder auf Komedikation und Komorbidität oder eine vorausgegangene Statintherapie zurückzuführen sind. Für das Kombinationspräparat gelten selbstverständlich alle Besonderheiten der Statintherapie.

(6) Interaktionen: Zur gleichzeitigen Einnahme von gallensäurebindenden Ionenaustauschern muss ein mehrstündiger Abstand gehalten werden. Zusammen mit Fibraten ist eine vermehrte Gallensteinbildung möglich. Unter Marcumar® muss die Gerinnung kontrolliert werden.

(7) Kontraindikationen: Die Unverträglichkeit der Substanz sowie Schwangerschaft und Stillen gelten als Kontraindikation.

Anionenaustauscherharze

(1) Eigenschaften und Wirkung: *Colestyramin* (Quantalan® 50) und *Colestipol* (Colestid®, Cholestabyl®) sind wasserunlösliche nicht resorbierbare Anionenaustauscherharze, Colesevelam (Cholestagel®) ist ein neues synthetisches Molekül mit optimierter Fähigkeit, Gallensäuren zu binden. Sie unterbrechen den enterohepatischen Kreislauf der Gallensäuren durch Bindung von Gallensäuren im Intestinaltrakt. Die gesteigerte Gallensäurenbildung erhöht den Bedarf an

Cholesterin. Dies führt zu einer Stimulation der LDL-Rezeptor-Aktivität der Leberzellen und dadurch zu einer Senkung des LDL-Cholesterins im Blut bis ca. 30 %. HDL wird durch Colestyramin und Colestipol nicht oder nur geringfügig erhöht, während Colesevelam das HDL-Cholesterin signifikant um ca. 6 % erhöht. Unter Colestyramin und Colestipol zu Beginn häufig vorübergehende Anstiege der Triglyzeride durch VLDL-Vermehrung, insbesondere bei bereits erhöhten Triglyzeridausgangswerten. Auch im Kindes- und Jugendalter ab 6. Lebensjahr geeignet (s.u.).

(2) Pharmakokinetik: Keine enterale Resorption, vollständige Ausscheidung mit dem Stuhl.

(3) Dosierung: 4–32 g Colestyramin bzw. 5–30 g Colestipol in 2–4 Portionen jeweils vor oder zum Essen in mindestens 100 ml Flüssigkeit (Fruchtsaft) einnehmen. Colesevelam wird als Tablette à 625 mg ein- bis zweimal pro Tag bei einer Tagesdosis von 6–7 Tbl. eingenommen. Mit kleinen Dosen beginnen und langsam bis zur gewünschten Wirkung steigern.

(4) UAW: Unter Colestyramin und Colestipol häufig Obstipation (deshalb viel Flüssigkeit und Ballaststoffe), ferner Oberbauchbeschwerden, Meteorismus, Übelkeit, Sodbrennen. In Einzelfällen hyperchlorämische Azidose. Fettmalabsorption und Mangel an fettlöslichen Vitaminen spielen praktisch keine Rolle. Diese UAW sind unter Colesevelam deutlich schwächer.

(5) Interaktionen: Bei Colestyramin und Colestipol, nicht aber unter Colesevelam, klinisch relevante Resorptionsbehinderungen für Marcumar®, Schilddrüsenhormone, Thiazide, Kortikoide, Tetrazykline, Digitalisglykoside, Eisenpräparate u.a., daher Einnahme aller begleitenden Medikamente 1 h vor oder 4 h nach Gabe des Anionenaustauschers.

(6) Kontraindikationen: Schwangerschaft und Stillzeit, Niereninsuffizienz mit Azidose.

> **WICHTIG:**
> Eine konsequente lang dauernde Therapie namentlich mit hohen Dosen Colestyramin und Colestipol erfordert ein hohes Maß an Motivation und Einsicht. Viele Behandelte brechen die Therapie wegen subjektiver Unverträglichkeit ab. Colesevelam ist eine besser verträgliche Alternative.

Fibrate

(1) Wirkung: Die Fibrate (Clofibrat, Bezafibrat, Fenofibrat, Gemfibrozil) sind eine im Allgemeinen gut verträgliche, UAW-arme Stoffklasse mit in erster Linie triglyzeridsenkenden Eigenschaften, vornehmlich durch Beschleunigung des VLDL-Katabolismus infolge Aktivitätssteigerung der LPL und Hemmung der VLDL-Sekretion aus der Leber. Konsekutiv steigt das HDL-Cholesterin an. Mittelbar können auch in geringem Maße VLDL-Remnants und LDL gesenkt werden. Mäßige Verminderungen der Thrombozyten-Aggregationsfähigkeit, des Fibrinogenspiegels sowie leichte Verbesserung der Glukoseverwertung gelten als zusätzliche Vorteile. Bei Fenofibrinsäure Senkung des Harnsäurespiegels um 30 %. In Einzelfällen reversible Nierenfunktionseinschränkung bei immunsupprimierten Patienten. Triglyzeride werden je nach Ausgangswert um 50–70 %, LDL-Cholesterin bis ca. 20 % gesenkt, kann aber auch infolge erhöhter VLDL-Konversion steigen. HDL-Cholesterin steigt um 10–20 % an.

(2) Pharmakokinetik: Nahezu vollständige enterale Resorption, rasche Umwandlung in die metabolisch aktiven Fibrinsäuren, die überwiegend renal eliminiert werden. Daher besteht bei allen Präparaten **Kumulationsgefahr bei Niereninsuffizienz;** Plasmahalbwertszeiten sehr unterschiedlich und interindividuell schwankend zwischen 2 und 25 h. 95 %ige Plasma-Eiweißbindung, daher nicht dialysabel.

(3) Indikationen: Hypertriglyzeridämien infolge erhöhter Konzentrationen von VLDL, IDL und Chylomikronen, evtl. in Kombination mit leichter Hypercholesterinämie; Typ-III-Hyperlipoproteinämie. Schwere Hypertriglyzeridämie zusammen mit Diät zum Schutz vor Pankreatitiden.

(4) Präparate und Dosierungen:
- Clofibrat und Derivate aus Clofibrinsäure und Etofyllin (Etofyllinclofibrat, Duolip®; Etofibrat, Lipo-Merz®-retard) kaum noch verwendet: 1,5–2 g in Dosen nach dem Essen, von den Derivaten 0,5 bzw. 0,5–1 g
- Bezafibrat (Cedur®, Cedur® ret.): 3 × 200 mg oder 1 × 400 mg des Retard-Präparats
- Fenofibrat (Lipidil®, Normalip® pro u.a.): 1 × 200 mg Kps.
- Gemfibrozil (Gevilon®): Valeriansäurederivat, aber in der Wirkungsweise den Fibraten sehr ähnlich: 900 mg abends.

(5) UAW: Gelegentlich gastrointestinale Unverträglichkeit und allergische Hautreaktionen (Rötung, Pruritus, Urtikaria). In Einzelfällen photoallergische oder -toxische Reaktion (Erythem, Pruritus, Urtikaria, lichenoide Veränderungen). Selten Myalgien, Myositis, i.d.R. von CPK-Erhöhung begleitet, in Einzelfällen Rhabdomyolyse, unter Umständen mit Nierenversagen. Gelegentlich leichter Anstieg der Transaminasen, sehr selten Hepatitis oder Cholestase mit Ikterus. In Einzelfällen geringe Abnahme von Hämoglobin und Leukozyten, durch Gemfibrozil auch Knochenmarkschäden. Manchmal Potenzstörungen, Alopezie sowie leichter Anstieg von Kreatinin und Harnstoff. Erhöhung des lithogenen Index mit dem Risiko einer Cholelithiasis bei Langzeittherapie.

(6) Interaktionen: Potenzierende Wirkung auf Marcumar®, sodass die Dosis auf $2/3$ oder weniger reduziert werden muss; Wirkungsverstärkung von Phenytoin und oralen Antidiabetika.

> **! WICHTIG:**
> Dosisreduktion bei Niereninsuffizienz entsprechend der Präparatebeschreibungen bis 6 mg/dl Kreatinin. Retardpräparate ab Kreatinin von 1,5 mg/dl kontraindiziert.

(7) Kontraindikationen: Unverträglichkeit, Lebererkrankungen und Niereninsuffizienz, Schwangerschaft, Stillperiode, Kindes- und Jugendalter, Gallenblasenerkrankungen mit und ohne Lithiasis, Muskelerkrankungen. Vorsicht bei gleichzeitiger Verabreichung von Immunsuppressiva. Etofyllin-Derivate: frischer Herzinfarkt, dekompensierte Herzinsuffizienz, Blutung.

Nikotinsäure und Derivate

(1) Wirkung: Nikotinsäure (als Niaspan®, Xantinol- und Inositolderivate, Complamin® spezial Retardtabletten, Hexanicit® forte Drg.) und Acipimox (Olbemox®) als ähnliche Substanz. Senken die Konzentrationen von LDL und VLDL durch Reduktion der Syntheserate der VLDL in der Leber infolge Lipolysehemmung. Die Wirkung auf Cholesterin und Triglyzeride ist bei den einzelnen Fettstoffwechselstörungen unterschiedlich ausgeprägt. Senkungen der Triglyzeride bis zu 60 %, des LDL-Cholesterins bis zu 30 % erreichbar, durch Hemmung des Katabolismus der HDL-Partikel Anhebung von HDL-Cholesterin bis zu 25 % möglich. Lp(a) kann um 20–30 % gesenkt werden.

(2) Pharmakokinetik: Rasche und vollständige enterale Resorption. Überwiegend renale Elimination.

(3) Indikationen: Alle Hypercholesterinämien und -triglyzeridämien im Sinne einer kombinierten Hyperlipidämie und niedriges HDL-Cholesterin insbesondere bei hohen Triglyzeriden. Gute Kombinationsmöglichkeiten mit Colestyramin, dadurch Wirkungssteigerung beider Substanzen. Niaspan® hat die Zulassung für die Kombination mit Statinen.

(4) Dosierung: Langsam aufsteigend innerhalb von Wochen auf maximal 3(–6) g/Tag oral, bei Niaspan® von 0,375–1 g, maximal auf 2 g, bei Olbemox® 2- bis 3-mal 250 mg. Applikation stets nach den Mahlzeiten.

(5) UAW: Häufig Hautjucken und Hautrötung (Flush) $1/2$–2 h nach der Einnahme, die bei längerer Anwendung bei einem Teil der Patienten verschwinden. Seltener bei Retardpräparaten. Bei Niaspan® auf weniger als ein Viertel reduziert. Durch Einmalgabe zur Nachtzeit möglichst mit einer kleinen kohlenhydratreichen, fettarmen Mahlzeit bleibt der Flush oft im Schlaf unbemerkt. Die Flushsymptomatik kann durch vorherige Gabe von ASS gemildert werden. Häufiger gastrointestinale Beschwerden, gelegentlich Ulkusentstehung; trockene Haut und bräunliche Hautpigmentierungen vorwiegend subaxillär und inguinal. Störungen der Glukosetoleranz bis zum manifesten Diabetes mellitus. Mit Niaspan® bei Diabetikern nur geringer Bedarf der strengeren Nachregulation des Blutzuckers. Häufig Hyperurikämie und ggf. Provokation eines Gichtanfalls. Hepatotoxizität, insbesondere bei Retardpräparaten, nicht bei Niaspan® nachgewiesen: Erhöhungen der Transaminasen, der alkalischen Phosphatase, gelegentlich intrahepatische Cholestase. Acipimox ohne Effekt auf Leber- und Nierenfunktion oder Glukosetoleranz.

(6) Kontraindikationen: Herzinsuffizienz, frischer Infarkt, akute Blutung, Frühschwangerschaft, Ulkuskrankheit, schwere Leberschädigungen. Relativ kontraindiziert bei Diabetes mellitus (unter Niaspan® Adaptation der Zuckereinstellung unproblematisch), Hyperurikämie.

> **WICHTIG:**
> Wirkstoff mit dem stärkeren Effekt auf das HDL-Cholesterin. Wegen der zahlreichen subjektiven und objektiven UAW ist die klinische und klinisch-chemische Überwachung erforderlich. Dank neuerer UAW-armer Lipidsenker steht die Anwendung in Kombinationstherapien im Vordergrund.

Omega-3-Fettsäuren

Omega-3-Fettsäuren aus Fischölen vermindern die Synthese der VLDL und senken die Triglyzeride um ca. 20 %. Keine oder eine steigernde Wirkung auf LDL-Cholesterin. Eine Reduktion insbesondere des plötzlichen Herztods durch 1 g Omega-3-Fettsäuren pro Tag (Omacor – einziges erstattungsfähiges Präparat) ist in der Sekundärprävention nachgewiesen, beruht aber vermutlich nicht auf Lipidveränderungen, sondern auf den zahlreichen anderen Wirkungen, u.a. auf den Prostaglandinstoffwechsel, die Thrombozytenfunktion, den Bluthochdruck, die Fließeigenschaften des Blutes, Blutgerinnung, physikalische Membraneigenschaften der Zellen, am wahrscheinlichsten auf einem antiarrhythmischen Effekt. Eskimos nehmen 5–10 g täglich mit der Nahrung zu sich. Ölkapseln sind kalorienreich. Mindestens 2 Fischmahlzeiten/Woche können im Austausch gegen Fleischprodukte empfohlen werden. Sie enthalten Omega-3-Fettsäuren und haben den Vorteil geringen Gehalts gesättigter Fette.

Lipidapherese

Durch verschiedene Verfahren wird LDL extrakorporal selektiv aus Blut oder Plasma entfernt; anschließend wird das behandelte Plasma ebenso wie die Blutzellen dem Patienten wieder zugeführt. Mehrere Verfahren, die in entsprechend ausgerüsteten Zentren durchgeführt werden können, sind bewährt (s.u.). Bei ein- bis zweiwöchentlich durchzuführenden Behandlungen lässt sich die mittlere LDL-Konzentration auf 50–60 % des Ausgangswerts einstellen, ein Gleichgewicht wird nach etwa 4–6 Behandlungen erreicht. Der Lipidanstieg nach Apherese binnen 1 Woche kann durch Lipidsenker (Anionenaustauscher, CSE-Hemmer, Ezetimib) verlangsamt werden, sodass die Behandlungsintervalle i.d.R. auf 2 Wochen oder die Effektivität des Verfahrens auf maximal 80 % Senkung erhöht werden können.

Die LDL-Apherese vermag auch Lipoprotein(a) zu eliminieren, ferner kommt es zu Verbesserungen der Plasmaviskosität und beim HELP-Verfahren zur teilweisen Eliminierung von Fibrinogen.

Die Behandlung wird von den Patienten i.d.R. gut toleriert. Schwerwiegende UAW sind bisher nicht berichtet worden. Ein arteriovenöser Shunt ist i.d.R. nicht erforderlich.

Indikationen: Wegen des hohen Aufwands strenge Indikationsstellung. Homozygote familiäre Hypercholesterinämie, schwere Hypercholesterinämie anderer Genese, insbesondere infolge heterozygoter familiärer Hypercholesterinämie und familiärem Apolipoprotein-B-Defekt, sofern eine konsequente medikamentöse Kombinationstherapie und Diät nicht zum Therapieziel führen und progressive arteriosklerotische Gefäßveränderungen nachgewiesen sind.

Methoden:

(1) Immunadsorption über Sepharosesäulen, die mit Anti-Apolipoprotein-B-100-Antikörpern vom Schaf beladen sind (Therasorb-Säulen, kovalente Bindung, regenerierbar, ca. 50-mal verwendbar). Meist reicht pro Behandlung die Durchleitung von 4–5 l Plasma aus, um eine Absenkung des LDL auf 35 % des Ausgangswerts zu erzielen. HDL, Serumproteine, Immunglobuline und Fibrinogen sind unmittelbar nach der Behandlung um ca. 20 % vermindert, 24 h später wieder im Normbereich. Behandlungsdauer 3–4 h, Behandlungshäufigkeit 1-mal wöchentlich.

(2) Heparininduzierte extrakorporale LDL-Präzipitation (HELP): Nach Plasmaseparation wird LDL im sauren Milieu von pH 5,1 mit Heparin präzipitiert; die Präzipitate werden durch Filtern entfernt, das „gereinigte" Plasma wird nach Neutralisation und Entfernung überschüssigen Heparins dem Körper wieder zugeführt. Bei 2,5–3 l behandelten Plasmas sinken LDL-Cholesterin auf 45 %, Triglyzeride auf 60 % der Ausgangswerte. Gleichzeitig werden Fibrinogen, Plasminogen, C3- und C4-Komplement um 50 %, HDL um 10 % gesenkt. Wegen des Fibrinogenabfalls pro Sitzung nicht mit mehr als 3 l behandeln. Behandlungsdauer 2–3 h, Behandlungshäufigkeit 1-mal wöchentlich.

(3) Adsorption von LDL an Dextransulfat: Das separierte Plasma wird durch Patronen mit Zellulosedextran (MG = 45 000 D) geleitet, wobei LDL- und VLDL-Cholesterin absorbiert werden. Bei Apherese pro Behandlung von 3–4 l Absenkung von LDL auf 35–40 %, der Triglyzeride auf 70 % der Ausgangswerte. Keine Beeinflussung von HDL und Immunglobulinen. Fibrinogen um 30 % reduziert. Bei Apherese von mehr als 4 l Abfall des Quick-Werts. Bisher keine dextraninduzierten allergischen Reaktionen, kein Nachweis von Dextranantikörpern bekannt geworden bis auf mögliche anaphylaktische Reaktionen bei Patienten unter Therapie mit ACE-Hemmern. Behandlungsdauer 2,5–3,5 h, Behandlungshäufigkeit 1-mal pro Woche.

(4) Direkte Adsorption von Lipoproteinen (DALI-System): Die Adsorption von LDL und Lp(a) erfolgt aus dem Vollblut. Der Apolipoprotein-B-100-Anteil des LDL und Lp(a) bindet spezifisch an Polyacrylsäure. Die Polyacrylsäure ist kovalent an die Polyacrylamidmatrix des Adsorbers gebunden. Nach der Behandlung von 6–9 l Vollblut sinkt das LDL auf 25–35 % und das Lp(a) auf 30–40 % der Ausgangswerte. HDL wird kaum gesenkt (unter 10 %). Gute Verträglichkeit, aber mögliche anaphylaktische Reaktionen bei Patienten unter Therapie mit ACE-Hemmern. Behandlungsdauer 1,5–2 h, Behandlungshäufigkeit 1-mal wöchentlich.

Operative Verfahren

(1) Lebertransplantation bedeutet eine kausale Therapie bei homozygoter familiärer Hypercholesterinämie im Kindesalter. LDL-Cholesterinsenkung bis zu 80 % möglich. Bei nicht erreichtem Therapieziel zusätzlich Therapie mit Anionenaustauschern oder im Erwachsenenalter mit CSE-Hemmern und Ezetimib.

(2) Partieller Ileum-Bypass (200–250 cm terminales Ileum werden ausgeschaltet) führt zu einer LDL-Absenkung von 25–38 %.

(3) Nach **portokavalem Shunt** resultiert eine LDL-Senkung um 25 %.

Operationsrisiken und UAW lassen die beiden letztgenannten Verfahren angesichts anderer heute verfügbarer, weniger aggressiver Methoden obsolet erscheinen.

Behandlung definierter Fettstoffwechselstörungen
Reine Hypercholesterinämien
Hypercholesterinämien bis 300 mg/dl

Meist liegt keine familiäre Hypercholesterinämie, sondern eine polygene oder multifaktorielle Form vor, sodass die beschriebenen Diätmaßnahmen oftmals ausreichen, den Cholesterinspiegel auf Werte um etwa 200 mg/dl, LDL-Cholesterin auf < 160 mg/dl zu senken. Reichen die Diätmaßnahmen nicht aus, ist bei Vorliegen einer erheblichen Risikokonstellation eine Pharmakotherapie in erster Linie mit HMG-CoA-Reduktase-Hemmern, evtl. in Kombination mit Anionenaustauschern oder Nikotinsäure indiziert.

> **WICHTIG:**
> Ein erhöhter Gesamtcholesterin-Gehalt bis etwa 280 mg/dl kann durch einen stark erhöhten HDL-Spiegel zustande kommen. In diesen Fällen ist oft keine Therapie erforderlich.

Auch bei Jugendlichen bewährt sind Anionenaustauscher; allerdings eingeschränkte Compliance bei hoher subjektiver UAW-Rate. Bei Nichterreichen des Therapieziels Kombinationen von Anionenaustauschern (neues Präparat ist besser verträglich) mit Nikotinsäure oder HMG-CoA-Reduktase-Hemmern.

Schwere Hypercholesterinämien über 300 mg/dl

Häufig handelt es sich um genetisch determinierte Hypercholesterinämien. In der Regel ist bei diesen höheren Werten eine Pharmakotherapie erforderlich.

Bei Werten > 300 mg/dl besteht der dringende Verdacht auf das Vorliegen einer **heterozygoten Form der familiären Hypercholesterinämie** oder eines familiären Apolipoprotein-B-Defekts. Hier muss wegen des sehr hohen Atheroskleroserisikos eine drastische Senkung in den Zielbereich (s. **Tab. III.14.14**) durch Diät *und* Pharmakotherapie erzwungen werden.

Die Kombination von HMG-CoA-Reduktase-Hemmern und Anionenaustauscherharzen vermag eine Senkung des LDL-Cholesterins um > 50% zu erzielen. Bewährt hat sich sogar im Fall der heterozygoten familiären Hypercholesterinämie eine Kombination aus gallensäurenbindendem Ionenaustauscher oder Colestipol mit Nikotinsäure in hohen Dosen, sie ist jedoch schwer zu tolerieren. Senkung von LDL-Cholesterin bis 50% und effektive Anhebung des HDL-Cholesterins. Auch Dreierkombinationen aus Colestyramin, HMG-CoA-Reduktase-Hemmern und Nikotinsäure sind erprobt und sehr wirksam, LDL-Senkung bei Maximaldosierung bis zu 70% erreichbar. Wird trotz Maximaltherapie das gewünschte Therapieziel nicht erreicht, sollte bei fortschreitender Arteriosklerose eine Apheresetherapie in Erwägung gezogen werden.

Erhöhte Lp(a)-Spiegel können u.U. für mangelnde Regression atherosklerotischer Läsionen nach ansonsten erfolgreicher Senkung erhöhter Cholesterinwerte verantwortlich sein. Sie lassen sich mittels Lipidapherese effektiv senken (s. **Kap. III.14.5**, „Maßnahmen bei erhöhtem Lipoprotein[a]").

Bei Hypercholesterinämien > 500 mg/dl muss eine homozygote Form der familiären Hypercholesterinämie als wahrscheinlich gelten; entsprechende Untersuchungen zum Nachweis des LDL-Rezeptordefekts sind nötig. Diät und Pharmakotherapie sind wegen fehlenden oder defekten LDL-Rezeptors nur ungenügend bzw. gar nicht wirksam. Senkung mit HMG-CoA-Reduktase-Hemmer von > 20% durch Hemmung der VLDL-Synthese möglich. In diesen Fällen kommen die etwa 1-mal wöchentlich durchzuführenden Verfahren der LDL-Apherese zur Anwendung (s. **Kap. III.14.5**, „Lipidapherese"). Evtl. Lebertransplantation!

Kombinierte Hyperlipidämie

Mäßige Erhöhung des Triglyzeridgehalts bis etwa 400 mg/dl bei Hypercholesterinämie leichten bis schweren Grades. Kommt bei etwa 10 % der heterozygoten familiären Hypercholesterinämien vor. Kann Ausdruck der seltenen Hyperlipidämie Typ III sein. Häufiger bei einer familiären kombinierten Hyperlipidämie. Oft Ausdruck eines ungesunden Lebensstils. Diät wie bei Hypercholesterinämien. Wegen des hohen Atheroskleroserisikos sollen die Therapieziele erreicht werden (**s. Tab. III.14.14**). Meist ist zusätzlich eine Pharmakotherapie erforderlich, i.d.R. ein HMG-CoA-Reduktase-Hemmer. Je nach vorherrschender Hyperlipidämie kommen aber auch Fibrate und Nikotinsäure, evtl. auch in Kombination mit einem HMG-CoA-Reduktase-Hemmer unter Beachtung der Kontraindikationen und Vorsichtsmaßnahmen, insbesondere hinsichtlich der Gefahr der Myositis, in Betracht. Wegen der fehlenden oder sogar triglyzeridsteigernden Wirkung ist eine Monotherapie mit Anionenaustauschern nicht indiziert.

Hypertriglyzeridämien

Vorbemerkungen und Therapieziele

Hypertriglyzeridämien entstehen infolge vermehrter Synthese und Sekretion und/oder vermindertem Katabolismus der endogenen VLDL oder infolge gestörten Abbaus der exogenen Nahrungsfette (Chylomikronen). Bei exzessiv erhöhten Triglyzeriden > 2000 mg/dl bis zu etwa 10000 mg/dl besteht nicht ein Risiko einer Arteriosklerose, sondern einer akuten Pankreatitis. Therapieziel ist daher Senkung der Triglyzeride auf Werte < 1000 mg/dl.

Bei Hypertriglyzeridämie besteht zumeist eine inverse Relation zur Höhe des HDL-Cholesterins, was bei der Beurteilung des atherogenen Risikos zu berücksichtigen ist. Größe und Zusammensetzung der VLDL-Partikel sowie möglicherweise auch deren Katabolismus über Remnants zu LDL weisen Unterschiede bei den einzelnen Formen der endogenen Hypertriglyzeridämie auf (**s. Tab. III.14.13**), woraus sich das unterschiedliche atherogene Risiko der einzelnen Formen erklären mag. Klinisch ist dies i.d.R. nicht zu differenzieren. Deshalb wird eine allgemeine Normalisierung auf Werte < 150 mg/dl als Therapieziel empfohlen.

Infolge Störungen im Klärmechanismus der Chylomikronen unter fettreicher Ernährung durch vermehrten Alkoholkonsum, Hinzutreten eines Diabetes mellitus oder Einwirkung verschiedener Pharmaka kann sich ein Chylomikronämiesyndrom entwickeln.

Bei der Beurteilung der Triglyzeride ist in Rechnung zu stellen, dass nahrungsabhängige Schwankungen von mehr als 50 % durchaus vorkommen können. Insbesondere muss auch eine Alkoholkarenz von mehreren Tagen zur korrekten Bestimmung der Triglyzeride eingehalten werden.

Endogene Hypertriglyzeridämie aufgrund vermehrter VLDL

Wichtigste Maßnahmen sind Kalorienrestriktion, Gewichtsnormalisierung, Ausschaltung auslösender Faktoren und Diät. Absolutes Alkoholverbot. In manchen Fällen kann bei fettarmer und somit kohlenhydratreicher Kost eine Verstärkung der Hypertriglyzeridämie induziert werden, sodass die Kohlenhydratzufuhr drastisch auf etwa 30–25 kcal % reduziert werden muss. Mit Diät und Gewichtsreduktion häufig erheblicher Rückgang der VLDL- bzw. Triglyzeridkonzentrationen. Eine Pharmakotherapie kommt erst nach konsequenter Ausschöpfung der diätetischen Möglichkeiten und unzureichender Wirkung in Frage: In erster Linie Fibrate, in zweiter Nikotinsäure und HMG-CoA-Reduktase-Hemmer. Ionenaustauscherharze sind kontraindiziert.

> **WICHTIG:**
> Pharmakotherapie ohne gleichzeitige Diät führt häufig nicht zur Normalisierung. Durch den erhöhten Katabolismus der VLDL unter Fibraten kann vorübergehend eine Erhöhung der LDL-Fraktion eintreten. Sollte diese fortbestehen, ggf. mit einem HMG-CoA-Reduktase-Hemmer unter Beachtung der Vorsichtsmaßnahmen kombinieren.

Hypertriglyzeridämie aufgrund vermehrter VLDL und Chylomikronen (Chylomikronämiesyndrom)

Fettfreie Reduktionskost führt binnen 1–2 Wochen zum Rückgang der extremen Hypertriglyzeridämie. Auslösende Faktoren wie Alkoholkonsum, entgleister Diabetes mellitus, Therapie mit Östrogenen, Thiaziden, Steroiden u.a. ausschalten. Bei anhaltend hohen Triglyzeridwerten > 2000 mg/dl und **Chylomikronämiesyndrom** mit Pankreatitis Wirkungen einer fettarmen Kost nicht abwarten, sondern durch Nulldiät, evtl. auch Plasmapherese rasch eine drastische Senkung der erhöhten Triglyzeride herbeiführen. In der Dauertherapie extrem fettarme Ernährung mit maximal 30 g Fett (Triglyzeride) täglich; ggf. kalorischer Ausgleich mit mittelkettigen Triglyzeriden (Ceres®-Produkte), die ohne Chylomikronenbildung portal resorbiert werden. Bei Übergewicht Reduktionskost bis zum Erreichen des Normalgewichts. **Medikamentös** kommen Fibrate, hohe Dosen Nikotinsäure und Fischölkonzentrate (Omega-3-Fettsäuren) ggf. in Kombination zur Anwendung.

Bei **familiärem Lipoproteinlipase- oder Apolipoprotein-C-II-Defekt** helfen keine Medikamente. Deshalb Restriktion des täglichen Fettkonsums auf maximal 40 g; zum kalorischen Ausgleich Zulage von mittelkettigen Triglyzeriden (Ceres®-Fett). Auf Dauer können Triglyzeridwerte im Blutplasma auf 500–800 mg/dl eingestellt werden. Unter diesen Bedingungen keine abdominellen Krisen und keine Xanthome zu erwarten. Im akuten Stadium kann bei Apolipoprotein-C-II-Defekt dieser Aktivator der Lipoproteinlipase, z.B. durch Gabe von Plasma, ersetzt werden.

Typ-III-Hyperlipoproteinämie ist eine seltene Erkrankung (s.a. **Kap. III.14.5**, „Kombinierte Hyperlipidämie"). Mit Auftreten cholesterinreicher Remnants („β-VLDL") steigen Cholesterin und Triglyzeride in etwa gleichem Maß an. Exogene Manifestationsfaktoren, namentlich diätetische Einflüsse und andere Erkrankungen, wie z.B. Hypothyreose, Östrogenmangel in der Postmenopause, Diabetes mellitus, sind für die Manifestation entscheidend. In erster Linie Behandlung dieser auslösenden Erkrankungen sowie Gewichtsnormalisierung durch Reduktionskost und Einhalten einer fett- und cholesterinarmen Ernährung (**s. Kap. III.14.5**, „Diät"). Striktes Alkoholverbot. Konsequente Diät allein führt häufig zur Normalisierung, konsequente Langzeittherapie wegen des sehr hohen Risikos zwingend.

Pharmakotherapie: Mittel der ersten Wahl Fibrate, zweite Wahl Nikotinsäure und HMG-CoA-Reduktase-Hemmer.

Maßnahmen bei erniedrigtem HDL-Cholesterin

Ein erniedrigter HDL-Cholesterinspiegel < 40 mg/dl bei Männern bzw. < 50 mg/dl bei Frauen ist als selbstständiger, unabhängiger Risikofaktor für die Koronarsklerose in zahlreichen Studien nachgewiesen. Es gibt familiäre, offensichtlich genetisch fixierte Verminderungen des HDL-Cholesterins, bei denen trotz ansonsten günstiger Lipidkonstellation das koronare Risiko erhöht ist. Ca. 5 % der Bevölkerung sind betroffen, sog. familiäre Hypoalphalipoproteinämie. Bei einigen sehr seltenen HDL-Erniedrigungen der Tangier-Krankheit besteht kein erhöhtes Atheroskleroserisiko, trotz vermindertem HDL, teilweise weil LDL auch vermindert ist. Auch nicht jede genetisch determinierte HDL-Erhöhung wirkt schützend. Einschätzung des Arterioskleroserisikos mittels Gefäßdarstellung, z.B. Duplexsonographie.

Es gibt eine Reihe von Faktoren, die sekundär zur Verminderung des HDL führen: Übergewicht, sitzende bewegungsarme Lebensweise, Nikotinabusus, Diabetes mellitus, sehr fettarme Diät, die Anwendung von Probucol, β-Blockern, Progesteron u.a.m. Auf die inverse Verminderung bei Hypertriglyzeridämien wurde bereits hingewiesen.
Studien zeigen, dass eine medikamentöse Anhebung eines verminderten HDL, etwa durch Fibrate oder Nikotinsäure, von Nutzen ist. In erster Linie sollten die Faktoren ausgeschaltet werden, die zu einer Verminderung führen können.

Maßnahmen bei erhöhtem Lipoprotein(a)

Lp(a) kann isoliert oder im Zusammenhang mit anderen Fettstoffwechselstörungen erhöht sein; bei höheren Konzentrationen etwa ab 25–30 mg/dl kommt ihm eine eigenständige atherogene Wirkung zu. Zahlreiche genetisch determinierte Isoformen unterschiedlicher molekularer Größe bestimmen die Höhe des Lp(a).
Symptomatische Erhöhungen sind bei chronischer Niereninsuffizienz im Stadium der Dialyse, bei Typ-1-Diabetes mit Mikroalbuminurie, in der Menopause, hier reversibel durch Hormonsubstitution, in der Schwangerschaft und bei verschiedenen malignen Tumoren beschrieben.
Nikotinsäure (Niaspan®) senkt Lp(a) um 20–30 %. Chronischer Alkoholabusus und Leberzirrhose jedweder Genese haben eine Verminderung des Lp(a) zur Folge. Einzelne Berichte über gewisse Senkungen mit Nikotinsäure in Kombination mit Neomycin (s. Kap. III.14.5, „Pharmakotherapie: Nikotinsäure und Derivate"), mit 400 mg Bezafibrat täglich sowie mit Tocopherolnicotinat liegen vor. HMG-CoA-Reduktase-Hemmer zeigen keine Wirkung.
Am wirksamsten wird Lp(a) durch Lipidapherese, und zwar um 50–60 %, gesenkt. Pharmakologisch kann nur die Östrogensubstitution in der Postmenopause und Nikotinsäure effektiv das Lp(a) senken.

Symptomatische Dyslipoproteinämien

Phänotypisch gleichen die symptomatischen Hyper- und Dyslipoproteinämien den beschriebenen primären Formen. Die häufigsten sekundären Hyper- und Dyslipoproteinämien sind in **Tabelle III.14.12** aufgeführt.
Grundsätzlich wird zunächst die Grundkrankheit behandelt. Ist das nicht möglich oder der Effekt unzureichend, kommen die Therapiemaßnahmen der primären Form zur Anwendung.

Diabetes mellitus und Dyslipoproteinämien

Absoluter Insulinmangel bei **Typ-1-Diabetes** führt infolge herabgesetzter LPL-Aktivität und vermehrter Lipolyse zu Hypertriglyzeridämien durch Erhöhung der VLDL und Chylomikronen, gelegentlich zum klassischen Chylomikronämiesyndrom (s. Kap. III.14.5, „Hypertriglyzeridämien"). HDL ist meist stark vermindert. Optimale Insulinsubstitution beseitigt diese Dyslipidämie vollständig. Intensiviert behandelte Diabetiker haben oft ein überdurchschnittliches HDL-Cholesterin. Die LDL-Fraktion steigt nur bei längerfristigem Insulinmangel an (Glykierung von LDL, Beeinträchtigung der LDL-Rezeptorbindung, qualitative Veränderungen der LDL-Lipidzusammensetzung).
Bei **nicht-insulinpflichtigem Diabetes mellitus Typ 2** kommt es unter dem Einfluss von Hyperglykämie mit Hyperinsulinämie bzw. von relativem Insulinmangel bei peripherer Insulinresistenz, von Adipositas und vermehrter Lipolyse zu einer Reihe von Veränderungen in Konzentration, qualitativer Zusammensetzung und Stoffwechsel der Lipoproteine des Blutplasmas. Es resultiert im Wesentlichen eine unterschiedlich stark ausgeprägte Hypertriglyzeridämie durch vermehrte Synthese und verzögerten Abbau von VLDL mit qualitativ veränderten Merkmalen; HDL-Cholesterin ist meist vermindert, Cholesterin gemäß seines Anteils im VLDL mäßig erhöht, LDL-Cholesterin meist nicht quantitativ verändert. Nach guter Stoffwechseleinstellung kann diese Dyslipidämie ganz verschwinden. Ansonsten sollten zunächst diäteti-

sche Maßnahmen zur Senkung erhöhter Triglyzeride und erhöhter Blutzuckerwerte eingesetzt werden. Erst nach Ausschöpfen dieser Maßnahmen kommt eine Behandlung mit Fibraten, Nikotinsäure und nach mehreren Untersuchungen insbesondere mit HMG-CoA-Reduktase-Hemmern in Frage. Auch bei Typ-2-Diabetes können sich eine massive Hypertriglyzeridämie mit Werten bis zu mehreren 1000 mg/dl sowie das Vollbild eines Chylomikronämiesyndroms entwickeln (s. Kap. III.14.5, „Hypertriglyzeridämien"). Fettfreie Kost und u.U. Insulintherapie kommen zum Einsatz, notfalls Plasmapherese und Insulinpumpe.

Alkohol und Dyslipoproteinämien

Bei regelmäßigem Alkoholkonsum treten bei den meisten Personen mäßige asymptomatische Triglyzeriderhöhungen infolge verstärkter VLDL-Synthese auf. Alkoholkarenz führt zur Rückbildung. Bei einem kleineren Teil kann sich eine exzessive Hypertriglyzeridämie, häufig vom Typ V, entwickeln, u.U. mit Auftreten von Symptomen des Chylomikronämiesyndroms (s. Kap. III.14.5, „Hypertriglyzeridämien"). Verstärkte Fettsäure- und Triglyzeridsynthese in der Leber mit Fettleberbildung und verstärkter Bildung und Sekretion von VLDL sind die pathogenetischen Mechanismen. Bei starker VLDL-Vermehrung kommt es zur Hemmung der LPL, damit zum Typ V. Alkoholkarenz kann sämtliche Symptome binnen 8–10 Tagen zum Verschwinden bringen. Ein Leberschaden erniedrigt regelmäßig das LDL-Cholesterin und insbesondere HDL.

Nierenerkrankungen und Dyslipoproteinämien

Beim **nephrotischen Syndrom** entwickelt sich überwiegend eine gemischte Hyperlipidämie mit erhöhten LDL- und weniger stark erhöhten VLDL-Werten (also ein Typ IIb). HDL ist häufig infolge renaler Verluste vermindert. Lp(a) wird erhöht gefunden. Als Ursache ist ein verminderter Abbau der genannten Lipoproteine anzusehen. Eine verminderte Aktivität der LPL, LCAT sowie der LDL-Rezeptoren wurde nachgewiesen.
Bei **chronischer fortgeschrittener Niereninsuffizienz** findet man bei 60–80 % der Betroffenen eine Hypertriglyzeridämie durch Vermehrung der VLDL und Remnants. Ursache ist ein eingeschränkter VLDL-Katabolismus infolge verminderter LPL- und LCAT-Aktivität. Letztere bedingt auch einen Rückgang von HDL. Im Stadium der chronischen Hämodialyse ist diese Dyslipoproteinämie häufig besonders stark ausgeprägt. Hingegen zeigt sich bei einer kontinuierlichen Peritonealdialyse (CAPD) häufig auch eine kombinierte Hyperlipidämie.
Nach **Nierentransplantation** entwickelt sich in 30–60 % eine Hypercholesterinämie durch LDL-Vermehrung, oft gepaart mit leichter VLDL-Erhöhung. Die HDL-Fraktion bleibt unbeeinflusst. Bei der Entstehung muss auch der Einfluss der regelmäßig verabreichten Medikamente Prednisolon und Ciclosporin auf die Lipoproteine bedacht werden.
Die medikamentöse Therapie erfolgt, sofern die Beseitigung der Grunderkrankung nicht möglich ist, nach den in diesem Kapitel dargelegten Grundsätzen (s. Kap. III.14.5, „Behandlung definierter Fettstoffwechselstörungen").

6 Hepatische Porphyrien

T. PORALLA

Definition: Die hepatischen Porphyrien umfassen eine heterogene Gruppe von Stoffwechseldefekten der Hämsynthese, wobei im Gegensatz zu den erythropoetischen Porphyrien der Synthesedefekt in der Leber vorliegt, die Symptomatik jedoch durch extrahepatische Organveränderungen geprägt wird.

Klassifikation, Ätiologie und Pathogenese: Zu unterscheiden sind die akuten und die chronischen hepatischen Porphyrien:

6 Hepatische Porphyrien

(1) Bei den **akuten Formen** liegt ein per se klinisch inapparenter angeborener Enzymdefekt vor, der zu einer Störung der Regulation der Hämbiosynthese führt, die durch exogene Faktoren (insbesondere Medikamente, Alkohol, Hunger, Infektionen, „Stress") zu komplexen klinischen Symptomen führen kann. Häufigste Form aus dieser Gruppe ist die akute intermittierende Porphyrie (autosomal-dominanter Porphobilinogen-Desaminase-Defekt mit inkompletter Penetranz).

(2) Die **chronischen hepatischen Porphyrien,** im Wesentlichen die **Porphyria cutanea tarda** als häufigste Porphyrieform überhaupt (Uroporphyrinogen-Decarboxylase-Defekt, autosomal-dominant, „sporadisch", toxisch oder paraneoplastisch), führen zu einer Porphyrinspeicherung, die sich vor allem als Photodermatose und Lebererkrankung äußert. Manifestationsfördernd wirken starker Alkoholkonsum, Eisenüberladung (gehäuft HFE-Gendefekte wie bei Hämochromatose), Östrogene (Kontrazeptiva, Hormonersatztherapie, Schwangerschaft), nicht-alkoholische Steatohepatitis (NASH), chronische Hepatitis C und HIV-Infektion.

6.1 Akute intermittierende Porphyrie (und andere akute hepatische Porphyrien)

Klinik: Etwa 90 % der Heterozygoten bleiben klinisch asymptomatisch. Die akuten Attacken betreffen überwiegend Frauen. Führend sind i.d.R. starke abdominelle Schmerzen, die in benachbarte Körperregionen ausstrahlen, mit Erbrechen sowie einem Ileus verbunden sein und den Einsatz von Opiaten erforderlich machen können. Puls und Blutdruck steigen vielfach stark an, häufig sind Dehydratation und Hyponatriämie, die ggf. zu zerebralen Krämpfen führen. Begleitend können eine überwiegend motorische Neuropathie und psychiatrische Symptome (Verhaltensauffälligkeiten bis zu ausgeprägten psychotischen Bildern mit Halluzinationen und schwerer Agitation sowie Krampfanfälle) auftreten. Die Diagnose wird durch Nachweis erhöhter δ-Aminolävulinsäure-(ALS)- und Porphobilinogenausscheidung im Urin gesichert, normale Werte dieser Parameter während der akuten Symptomatik schließen eine akute Porphyrie aus! Die charakteristische Rotverfärbung des Urins ist leider nicht bei allen Patienten zu beobachten.

THERAPIE

Therapie der akuten Attacke

Patienten sind intensivmedizinisch zu überwachen, ggf. auslösende Medikamente (s.u.) sofort abzusetzen. Grundsätzlich indiziert zur Hemmung der Porphyrinsynthese ist eine hochdosierte Kohlenhydratzufuhr (4–6 g/kg täglich entsprechend 400–500 g/d) oral bzw. per Magensonde, wenn enteral nicht möglich als hochprozentige Glukose über zentralen Venenkatheter (Cave: Induktion einer Hyponatriämie durch große Mengen 5 %iger Glukose!).
Bei schweren Attacken (persistierende abdominelle Koliken, Ileus, Tachykardie und Blutdruckanstieg oder neurologische Symptomatik [auch bei früheren Attacken]) und gesicherter Diagnose (stark erhöhte ALS- und Porphobilinogenausscheidung) ist unverzüglich Hämarginat (Normosang® 3 mg/kg maximal 250 mg tgl. innerhalb von 15 min als Kurzinfusion streng i.v. über bis zu 3–5, maximal 7 Tage) indiziert. Dessen Wirkung ist umso besser, je früher die Therapie beginnt. **UAW:** Im Wesentlichen Thrombophlebitis, die durch Infusion in 20 %iger Albuminlösung oder über ZVK weitgehend vermieden werden kann, Koagulopathie und anaphylaktische Reaktionen. **Kontraindikationen:** Schwangerschaft, Stillzeit, Leber- und Niereninsuffizienz, Gerinnungsstörungen – Antikoagulanzien ggf. absetzen.
Zusätzlich sind in der Regel **symptomatische Maßnahmen** erforderlich:
(1) Korrektur des Elektrolyt- und Flüssigkeitshaushalts: Bei Dehydratation Elektrolytlösung, bei Hyponatriämie i.d.R. zunächst Flüssigkeitsrestriktion, evtl. NaCl (3 %ige Lösung),

Ausgleich nur langsam, maximal 8(–12) mmol/l innerhalb von 24 Stunden, bei Ödemen Furosemid (z.B. Lasix®).

(2) Gegen abdominelle Schmerzen Acetylsalicylsäure (z.B. Aspirin®), Paracetamol (z.B. ben-u-ron®), Buprenorphin (Temgesic®) oder Morphin.

(3) Gegen Erbrechen Ondansetron (Zofran®) oder Chlorpromazin (Propaphenin®).

(4) Bei paralytischem Ileus Neostigmin (Neostigmin Curamed®).

(5) Bei Krampfanfällen Gabapentin (Neurontin®), Vigabatrin (Sabril®) oder Clonazepam (Rivotril®).

(6) Bei Psychosen Chlorpromazin oder Clonazepam.

(7) Bei behandlungsbedürftiger Tachykardie oder **arterieller Hypertonie** Propranolol (z.B. Dociton®), initial niedrig dosiert.

(8) Bei aszendierender Lähmung mit Ateminsuffizienz rechtzeitige Beatmung.

(9) Bei motorischer Neuropathie frühzeitige Physiotherapie.

(10) Bei Infektionen Penicilline oder Gentamicin (z.B. Refobacin®).

(11) Bei Obstipation osmotische Laxanzien wie Macrogol (z.B. Laxofalk®).

Prophylaxe

Medikamente, die Attacken auslösen, sind dringend zu vermeiden. Eine Zusammenstellung der als ungefährlich geltenden Medikamente einerseits sowie derer, die eine Porphyrieattacke auslösen können, ist der „Roten Liste" im Anhang zu entnehmen. Die Patienten sollten einen Notfallausweis (erhältlich über Orphan europe) und eine Liste der bei ihnen jeweils „erlaubten" und „verbotenen" Medikamente bei sich tragen (die ggf. aufgrund individueller Erfahrungen von den Angaben der Tabellen abweichen kann!).

Alkohol sowie eine strenge Reduktionsdiät oder längeres Fasten sind zu vermeiden. Schutz vor Infektionen und strenge Indikationsstellung zu operativen Eingriffen sind empfehlenswert (perioperativ Glukose-Infusion). Bei Patientinnen mit prämenstruellen Attacken kann eine erhöhte Kohlenhydratzufuhr in der zweiten Zyklushälfte hilfreich sein, bei einigen auch eine niedrig dosierte hormonale Kontrazeption. Bei hoher Anfallsfrequenz ist eine Intervalltherapie mit Hämarginat (1-mal wöchentlich oder alle 2 Wochen 1 Ampulle) indiziert, evtl. auch nur jeweils einmal prämenstruell. Eine Schwangerschaft scheint für Mutter und Kind kein wesentlich erhöhtes Risiko zu bedeuten, die Eltern sollten allerdings wissen, dass ihr Kind mit 50%iger Wahrscheinlichkeit ebenfalls Träger des Gendefekts sein wird. Nicht versäumt werden sollte auch eine Untersuchung der Angehörigen (differenzierte Diagnostik, bevorzugt genetisch in Speziallaboratorien).

6.2 Porphyria cutanea tarda (PCT)

Die PCT tritt wesentlich häufiger als die akuten Porphyrien auf, bevorzugt ab dem 40. Lebensjahr. Klinisch führend ist eine Photodermatose mit erhöhter Verletzlichkeit der Haut, Vesikel- und Blasenbildung (ggf. mit Einblutungen), Hyper- und Depigmentierungen und bei längerem Bestehen sklerodermieähnliche Läsionen an belichteten Hautarealen. Sie ist generell mit einer allerdings häufig klinisch asymptomatischen Lebererkrankung assoziiert. Die Höhe der Transaminasen, bevorzugt der ALT (GPT), korreliert dabei mit dem Grad der Leberschädigung und der Akkumulation von Porphyrinen. Die Inzidenz hepatozellulärer Karzinome ist erhöht. Die Diagnose wird durch Nachweis erhöhter Uro- und Heptacarboxy-Porpyhrinausscheidung im Urin gesichert.

THERAPIE

Oft lässt sich eine deutliche Besserung bereits durch strikte Alkoholkarenz erreichen. Östrogene sind zu vermeiden, Lichtschutz (Meiden direkter Sonnenbestrahlung, geeignete Kleidung, Sonnenschutzcreme mit sehr hohem Lichtschutzfaktor) ist dringend zu empfehlen. Individuell als Auslöser wirksame Medikamente sind kontraindiziert, generell führen die bei den akuten hepatischen Porphyrien potenziell gefährlichen Medikamente jedoch nicht zur Manifestation einer PCT.

Bei erhöhter Transferrinsättigung sind Aderlässe indiziert (initial wöchentlich), bis das Ferritin niedrig normale Werte erreicht. Bei PCT im Zusammenhang mit einer chronischen Hepatitis C ist der Erfolg einer prinzipiell indizierten antiviralen Therapie bei noch bestehender Eisenüberladung häufig reduziert, sodass zunächst eine Aderlassbehandlung empfehlenswert erscheint und die Therapie der Hepatitis erst bei normalisiertem Eisenbestand (i.d.R. nach einigen Monaten) erfolgen sollte. Ein dauerhaftes Therapieansprechen auf die Hepatitisbehandlung kann die PCT dann in anhaltende Remission bringen. Auch eine bei PCT eventuell bestehende Hepatitis B oder HIV-Infektion sollte diagnostiziert und ggf. therapiert werden.

Medikamentös hat sich niedrig dosiertes Chloroquin (250 mg/Woche, z.B. Resochin junior®, 3 Tbl./Woche) bewährt, das mit Porphyrinen Komplexe bildet und so deren Exkretion erleichtert. Eine Besserung tritt typischerweise allerdings erst nach 6–9 Monaten ein. Unter der Therapie sollte die Uroporphyrinausscheidung im Urin auf maximal 110 µg/24 h gesenkt werden.

15 Infektionskrankheiten

H. LODE, R. STAHLMANN

1	**Bakterielle Infektionskrankheiten** 1013
1.1	Septikämie (Sepsis) 1013
1.2	Meningitis 1016
1.3	Lues (Syphilis) 1019
1.4	Gonorrhö 1021
1.5	Leptospirosen 1022
1.6	Listeriose 1023
1.7	Brucellosen 1024
1.8	Dysenterie (Ruhr) 1024
1.9	Salmonellosen 1025
1.10	Cholera 1027
1.11	Tuberkulose 1028
1.12	Endokarditis 1028
1.13	Atemwegsinfektionen 1028
1.14	Gallenwegsinfektionen 1028
1.15	Harnwegsinfektionen 1028
1.16	Toxinvermittelte Erkrankungen 1028
1.16.1	Nahrungsmittelvergiftungen 1028
1.16.2	Hämolytisch-urämisches Syndrom ... 1028
1.16.3	Botulismus 1029
1.16.4	Tetanus 1030
1.16.5	Diphtherie 1030
1.16.6	Toxic-Shock-Syndrom 1031
1.17	Aktinomykose 1031
1.18	Bazilläre Angiomatose 1032
1.19	Lyme-Borreliose 1032
2	**Virusinfektionen** 1034
2.1	Grippe (Influenza) 1034
2.2	Infektiöse Mononukleose 1035
2.3	AIDS (Acquired Immune Deficiency Syndrome/erworbenes Immundefektsyndrom) 1036
2.4	Enzephalitis 1038
2.5	Herpes simplex labialis und genitalis . 1040
2.6	Virushepatitis 1040
3	**Protozoenerkrankungen** 1040
3.1	Malaria 1040
3.2	Toxoplasmose 1043
3.3	Lambliasis 1044
3.4	Amöbiasis 1044
3.5	Trichomoniasis 1045
4	**Systemmykosen** 1046
5	**Wurminfektionen** 1048

Vorbemerkung: Vor Beginn spezieller therapeutischer Maßnahmen muss eine gezielte Diagnostik stehen (Kulturen anlegen, je nach Erkrankung von Sputum, Urin, Stuhl, Blut, Liquor usw., Ausstrich mit Färbung anfertigen). **Keine routinemäßige Anwendung von Antibiotika (s. Kap. II.4.1)! Antipyretika (s. Kap. I.1.1)** nur nach Diagnosestellung oder bei Gefährdung des Patienten durch kardiale oder zerebrale Komplikationen bei erhöhter Körpertemperatur.

1 Bakterielle Infektionskrankheiten

1.1 Septikämie (Sepsis)

Definition: Massive mikrobielle Infektion, bei der intermittierend oder kontinuierlich von einem Herd Erreger oder ihre Produkte (z.B. Toxine) in die Blutbahn gelangen und die (häufig unter Bildung von Abszessen bzw. durch Endotoxine) zu einem schweren allgemeinen Krankheitsbild führt. Kontrovers wird das so genannte Sepsis- oder Systemic-Inflammatory-Response-Syndrom (SIRS) diskutiert. Symptome, die auf eine Sepsis hinweisen, sind Hinweise auf eine akute Infektion, Hyper- oder Hypothermie, Tachykardie und Tachypnoe mit folgenden nicht obligatorischen Symptomen: Bewusstseinsveränderung, Hypoxämie, erhöhtes Plasmalaktat, Oligurie oder intravasale Gerinnungsstörung.

Ätiologie und Pathogenese: Häufigste Erreger ($\geq 5\,\%$) sind Staphylococcus aureus, Koagulase-negative Staphylokokken, Enterokokken, Escherichia coli, Klebsiella Spezies. [Rosenthal, Dtsch med Wschr 127:2435-2440, 2002]. Mögliche Ausgangspunkte sind diagnostische und therapeutische Eingriffe (Punktionen, Venen-, Blasenkatheter etc.), offene Verletzungen, septischer Abort, Infektionen des Urogenital- (Urosepsis) und Gastrointestinaltrakts (cholangitische Sepsis, Peritonitis), Infektionen des Uterus postpartal (Puerperalsepsis) und eine schwere Mukositis (unter zytostatischer Chemotherapie). Gefährdet sind v. a. immunsupprimierte Patienten. Septische Krankheitsbilder können auch durch Toxine, Pilze und andere Erreger (z.B. Plasmodien) hervorgerufen werden.

Klinik: Leitsymptome und -befunde: Klassische Symptome wie rezidivierender steiler Fieberanstieg, Schüttelfrost und Milzvergrößerung fehlen häufig! Bei gramnegativer Sepsis entwickelt sich in ca. 25 %, bei grampositiver Sepsis in ca. 11 % ein septischer Schock. Frühsymptome sind Hyperventilation mit respiratorischer Alkalose, Zeichen der Kreislaufzentralisation, Übelkeit, Erbrechen, schweres Krankheitsgefühl, später zunehmende Desorientiertheit, septische Hautmetastasen, Oligo- bis Anurie. Gefahr der Entwicklung einer Laktatazidose (**s. Kap. III.1.2.2**) und Verbrauchskoagulopathie (**s. Kap. III.10.3**).

Die **Diagnose** ist häufig durch die Vorgeschichte (instrumentelle Eingriffe, Partus, Harnwegsinfekt, Grunderkrankung wie Diabetes, Leukämie) und die klinischen Symptome leicht zu stellen, kann jedoch bei uncharakteristischem Verlauf Schwierigkeiten bereiten. Zum Nachweis des Erregers zwei **Blutkulturen** vor Einleitung der antimikrobiellen Therapie im Abstand von mindestens 10 min, zusätzlich anderes geeignetes Material.

> **! WICHTIG:**
> Grunderkrankung, mögliche Eintrittspforte, Verdacht auf Endokarditis oder Systemmykosen oder Brucellosen (**s. Kap. III.15.1.7**) oder Mykobakteriosen auf dem Begleitzettel dem mikrobiologischen Labor mitteilen.

THERAPIE

Therapeutische Prinzipien

(1) Sofortige und ausreichend *lange Antibiotikabehandlung in hoher Dosierung*, bevorzugt mit bakteriziden Antibiotika (**s. Kap. II.4.1**). Bei unbekanntem Erreger richtet sich die Wahl der Antibiotika nach dem – je nach Eintrittspforte – wahrscheinlichen Erreger.
(2) *Sanierung des Sepsisherdes* (Entfernung infizierter Katheter, operative Beseitigung von Sepsisherden).
(3) *Behandlung des Schocks* und intensive symptomatische Behandlung (s.u.).
(4) *Behandlung der Grunderkrankung*, soweit möglich (Kontrolle eines Diabetes mellitus, Absetzen immunsuppressiver Medikamente etc.).

Vorgehen bei schwerer Sepsis

Sepsis kann in mehreren Stadien ablaufen. Sie kann zu Beginn als „einfach" imponieren, kann jedoch schnell in „schwere Sepsis" (eine Organdysfunktion zusätzlich zu Zeichen einer Infektion) und in „septischen Schock" übergehen. Daher sind bei jedem Verdacht auf Sepsis eine intensive engmaschige Kreislaufüberwachung (venöser Zugang, ZVD-Kontrolle, Überwachung vitaler Parameter, Freihaltung der Atemwege etc. [**s. Kap. I.2.3.3 und I.2.4.**]), eine *frühe hämodynamische Stabilisierung* (Volumen- und Elektrolytsubstitution, **s. Kap. III.1.1**), eine rechtzeitige *Azidosebekämpfung* (**s. Kap. III.1.2.2**), O_2-Gabe, evtl. assistierte Beatmung (**s. Kap. III.5.1**) erforderlich. Bei manifestem septischem Schock vasoaktive Substanzen, wenn trotz Volumenersatz keine ausreichende Steigerung des Herzindex (HI) und arteriellen

Mitteldrucks (MAP), zunächst Dobutamin und bei ungenügender Steigerung des HI und MAP Noradrenalin (0,05–1,0 µg/kg KG/min), erwägen. Der Einsatz von Immunglobulinen und Antikoagulanzien (AT-III) ist umstritten. Bei schwerer Sepsis bzw. septischem Schock haben sich folgende supportive Maßnahmen als sinnvoll erwiesen (Leitlinien Innere Medizin, K4 Sepsis und Systemic Inflammatory Response Syndrome, Dezember 2004):

(1) *Hydrocortison/Fludrocortison:* Patienten, die auf einen ACTH-Test nicht mit einer adäquaten Erhöhung des freien Kortisolspiegels reagieren, haben eine verbesserte Überlebenschance, wenn sie 50 mg Hydrocortison (Bolusinjektion alle 6 h) und 50 mg Fludrocortison/Tag für 7 Tage erhalten [Crit Care Med 2001; 29: Suppl: S117–S120].

(2) *Adäquate Blutzuckerspiegel:* Diese sollten durch regelmäßige Überwachung und rechtzeitige Gabe einer intensivierten Insulintherapie zwischen 80 und 110 mg/dl gehalten werden [N Engl J Med 2001; 345: 1359–1367].

(3) *Aktiviertes Protein C*: Gabe von Drotrecogin α (Xigris®) bei Patienten mit schwerer Sepsis mit ≥ 1 Organdysfunktion führte zur Senkung der Letalität. In einer klinischen Studie wurde Drotrecogin bei Patienten mit APACHE-II-Score von > 25 innerhalb von 48 h nach Diagnosestellung eines septischen Schocks eingesetzt. Dosierung: 24 mg/kg KG/h für 96 Stunden. Wichtige Kontraindikation ist eine erhöhte Blutungsneigung.

Antibakterielle Chemotherapie
(s. Kap. II.4.1.3)

Vorgehen bei bekanntem Erreger
Siehe spezielle Kapitel. Staphylokokken-, Streptokokken-, Pneumokokken-, Enterokokken-, Meningokokken-, Gonokokken-, E.-coli-, Klebsiella-, Enterobacter-, Proteus-, Pseudomonassepsis: Wahl des Antibiotikums entsprechend dem Antibiogramm und Dosierung in höchster zulässiger Form (cave: eingeschränkte Nierenfunktion **s. Kap. II.4.1**).

Vorgehen bei unbekanntem Erreger
Hier richtet sich die Wahl der Antibiotika nach dem vermuteten Erreger (**s. Kap. II.4.1**)

(1) *Urosepsis*
- Ohne Vorkrankheiten/diagnostische oder operative Eingriffe: Enterobacteriaceae, meist E. coli: Cefotaxim oder Ciprofloxacin bzw. Levofloxacin.
- Nach urologischen Eingriffen: Resistentere gramnegative Stäbchen, wie indolpositive Proteus, Serratia, Enterobacter, Pseudomonas: Initial Cefotaxim + Gentamicin oder Piperacillin/Tazobactam + Gentamicin oder Ciprofloxacin bzw. Levofloxacin.

(2) *Sepsis bei Wunden*
- In erster Linie Staphylokokken, teilweise auch Streptokokken: Intravenöse Therapie mit Cefuroxim (2- bis 3-mal 1,5 g i.v.).
- Bei Verdacht auf Mischinfektionen mit Enterobakteren und Anaerobiern (fäkulenter Geruch), nach Darmchirurgie oder gynäkologischen Eingriffen: Cefotaxim + Metronidazol oder Clindamycin oder Imipenem-Monotherapie (500–1 000 mg alle 8 h).

(3) *Fremdkörpersepsis:*
- Ausgang von infiziertem Fremdkörper, wie Venenkatheter, Spitz-Holter-Ventil, Scribner-Shunt etc.: Meist Staphylokokken (oxicillinresistente Stämme kommen häufiger vor): Entfernung des Fremdkörpers anstreben. Cefuroxim (2- bis 3-mal 1,5 g i.v.) oder Vancomycin (2 g/Tag i.v.) oder Teicoplanin (400–800 mg/Tag i.v.) oder Flucloxacillin (bis 12 g/Tag i.v.) oder Linezolid (1200 mg/Tag).
- Candida-Infektionen (**s. Kap. III.15.4**).

(4) *Sepsis bei myeloischer Insuffizienz:* Infektion durch grampositive und gramnegative Keime: Monotherapie mit Carbapenem (z.B. Imipenem oder Meropenem 1000 mg alle 8 h) oder Piperacillin/Tazobactam (3 × 4,5 g).

(5) *Puerperalsepsis bzw. septischer Abort:* Monotherapie mit Carbapenem (z.B. Imipenem) oder Piperacillin/Tazobactam oder Cefotaxim in Kombination mit Metronidazol oder Clindamycin.

(6) *Cholangiosepsis:*
- Enterobacteriaceae, mikroaerophile und anaerobe Streptokokken: Cefuroxim, Mezlocillin oder Cefotaxim.
- Nach ERCP oft Pseudomonas aeruginosa: Piperacillin oder Imipenem in Kombination mit einem Aminoglykosid (z.B. Gentamicin oder Tobramycin).

(7) *Tonsillogene Sepsis:* Meist Mischinfektion grampositiver und gramnegativer aerober und anaerober Keime: Imipenem oder Meropenem (1000 mg alle 8 h) oder Piperacillin/Tazobactam (4,5 g alle 8 h).

(8) *Sepsis bei Endokarditis:* (**s. Kap. III.2.5.2**).

Erfolgskontrolle

An der Verbesserung der peripheren Durchblutung (warme Haut), der Normalisierung der Puls- und Blutdruckwerte, der Laborwerte (CRP, Blutbild) und der Aufhellung des Sensoriums ist der einsetzende Therapieerfolg zu erkennen.

Gründe für ein Therapieversagen sind Irreversibilität des Schockzustands, schwere Verbrauchskoagulopathie, zu niedrige Dosierung oder falsche Wahl des Antibiotikums bzw. unzureichende Sanierung des Sepsisherdes. Erregerwechsel bzw. Resistenzentwicklung des Erregers spielen eine untergeordnete Rolle.

1.2 Meningitis

Vorbemerkungen: Trotz unterschiedlicher Ätiologie und klinischen Verlaufs sind den Meningitiden klinische und labordiagnostische Charakteristika gemeinsam (**Tab. III.15.1**). Häufigste *bakterielle* Erreger sind Meningokokken (ca. 40–50 %) und Pneumokokken (ca. 20 %). *Virusmeningitiden* werden in Mitteleuropa am häufigsten durch Enteroviren (Coxsackie- und ECHO-Viren) und Paramyxoviren (Mumpsviren) hervorgerufen.

Erreger, Klinik und differenzialdiagnostische Hinweise: Da die Prognose entscheidend von einer schnellen und wirksamen antibakteriellen Chemotherapie abhängt, muss die Diagnose vor Behandlungsbeginn so weit und so schnell wie möglich gesichert werden.

> **WICHTIG:**
> Nicht immer sind klassische Symptome nachweisbar. So kann die Erkrankung bei alten Menschen und chronischen Alkoholikern oligosymptomatisch beginnen.

Liquordiagnostik: Liquordruckmessung, Beurteilung von Farbe und Transparenz des Liquors. Nach Zentrifugieren Ausstrich und Gram-Färbung. Bei niedriger Zellzahl ($< 3000/3/mm^2$) auch Ziehl-Neelsen-Färbung. Weitere Laboruntersuchungen sind vorzunehmen (**s. Tab. III.15.1**). Wichtig für die differenzialdiagnostische Beurteilung des Liquorzuckers ist die gleichzeitige Bestimmung des Blutzuckers (diagnostisch: < 60 % der Serumglukose). Weiterhin Liquorkultur (Liquor nativ und in Ausnahmefällen in Transportmedium, z.B. Blutkulturflasche).

> **WICHTIG:**
> Blutkulturflasche als Transportmedium nicht geeignet bei Verdacht auf Hämophilusmeningitis, die extrem selten vorkommt.

Tabelle III.15.1 Erreger, Klinik und Differenzialdiagnose verschiedener Meningitisformen (Listerienmeningitis/Pilzmeningitis, s. Kap. III.15.1.6 u. Kap. III.15.4)

	Erreger	Symptome	Allg. Diagnostik	Liquor	Zellz.	Leukozyten	Druck	Prot.	Gluk.	Cl⁻	Laktat
Bakterielle Meningitis	Meningokokken Pneumokokken H. influenzae Streptokokken Staphylokokken E. coli P. aeruginosa Proteus Listeria u.a.	akuter Beginn, Fieber, Kopfschmerzen, Erbrechen, Verwirrtheit, Koma, Krämpfe, Nackensteifigkeit, Kernig-, Brudzinski-Zeichen pos, Petechien	Diff-BB, BSG, CRP, Blutkultur, Augenhintergrundspiegelung, Liquorkultur, CCT	trübe	↑↑	Granulozytose	↑	↑	↓	norm.	↑
Tuberkulöse Meningitis	Mycobacterium tuberculosis	allmählicher Beginn. Übrige Symptome wie oben	s.o. zusätzlich Hauttest, Interferontest	"Sonnenstäubchen", "Spinnengewebsgerinnsel"	↑	überwiegend Lymphozytose	↑	↑	↓	↓	↑
Virusmeningitis	ECHO-Viren Coxsackie A u. B Mumpsvirus Poliovirus Herpes-simplex-Virus Choriomeningitisvirus u.a.	meist akuter Beginn. Hinweise durch Grunderkrankung wie Parotitis, Lähmung (Polio) etc.	s.o. zusätzlich Virusnachweis (Zellkultur) in Stuhl, Rachenspülwasser und Liquor, Antikörpertiteranstieg	Klar	↑	wie tuberkulöse Meningitis	↑	norm. bis ↑	norm.	norm.	↓

Kulturen auf Pilze und Mykobakterien empfehlenswert. Bei Verdacht auf Virusmeningitis (seröser Liquor, gering erhöhte Zellzahl < 3000/3/mm^2) virologische Diagnostik (spezielle Liquor- und Stuhlkulturen, Serologie auf Viren, 2 Proben im Abstand von 10 Tagen).

Zusätzliche Diagnostik: Mindestens 2 Blutkulturen, HNO-ärztliches, ophthalmologisches (Stauungspapille?) und neurologisches Konsil.

THERAPIE

Therapeutische Prinzipien

(1) *Antibiotikatherapie: Schneller Beginn* der antibakteriellen Chemotherapie (Cefotaxim 2 g alle 8 h oder Ceftriaxon 2 g alle 12 h), d.h. innerhalb von 1–2 h nach Diagnosestellung (klinischer Verdacht genügt!). Therapie bereits außerhalb des Krankenhauses einleiten, wenn der Transport sich verzögert. Zunehmende Penicillinresistenz bei Pneumokokken und Meningokokken im Ausland bekannt.

(2) *Therapiedauer:* Mindestdauer bei Meningokokken 5 Tage, bei Pneumokokken 10–14 Tage, bei Staphylokokken und gramnegativen Erregern 3 Wochen; klinischen Verlauf und Liquorbefund beachten (s.u.)! Bei nachgewiesenem Erreger Therapiemodifikation.

(3) *Intrathekale Antibiotikagabe:* Nur bei Meningitis durch weniger empfindliche Erreger wie Pseudomonas aeruginosa kann Gentamicin intralumbal instilliert werden (s. „Bakterielle Meningitiden" [4]).

(4) *Intensivpflege und -überwachung*, evtl. notwendige Senkung des intrakraniellen Drucks (**s. Kap. I.2**) und *symptomatische Therapie* (s.u.).

(5) *Therapieüberwachung:* Bei kontinuierlicher klinischer Besserung ist wiederholte Lumbalpunktion nicht erforderlich. Wichtige Parameter sind Normalisierung des Blutbildes und CRP-Rückgang.

(6) Die frühzeitige Gabe von *Dexamethason* (0,15 mg/kg KG alle 6 h für 4 Tage) erbrachte positive Ergebnisse bei Pneumokokkenmeningitis [de Gans J, van de Beek D [2002]: Dexamethasone in Adults With Bacterial Meningitis. New Engl J Med 347 (20):1549–1556].

Spezielle Therapie

Die Namen der Handelspräparate finden sich im Kapitel zur antiinfektiösen Pharmakotherapie (**s. Kap. II.4.1.3**).

Bakterielle Meningitiden

(1) *Meningokokken- und Streptokokkenmeningitis:* Mittel der Wahl ist *Penicillin G* in der Dosierung von 5–10 Mio. IE i.v. alle 6–8 h als Kurzinfusion. Bei Nachweis von penicillinresistenten Pneumokokken und Meningokokken Cefotaxim bzw. Ceftriaxon. In Kombination mit Vancomycin (1 g alle 8–12 h). Geeignet ist auch Chloramphenicol 2–3 g/Tag i.v.

Prophylaxe für Kontaktpersonen:

- *Medikamentös:* Indiziert nur bei epidemischem Auftreten von Meningokokkenmeningitis bei engem persönlichem Kontakt oder Unterbringung in Heimen (z.B. Kasernen). Mittel der Wahl ist Ciprofloxacin (500 mg alle 12 h) oder Levofloxacin (500 mg alle 24 h) für 1–2 Tage. Geeignet ist auch Rifampicin (600 mg alle 12 h) für 2 Tage.
- *Schutzimpfung:* Die „Ständige Impfkommission" (STIKO) am Robert Koch-Institut empfiehlt die Impfung gegen Meningokokken der Serogruppe C mit einem Konjugat-Impfstoff für alle Kinder im 2. Lebensjahr.

(2) *Meningokokkensepsis:* (Waterhouse-Friderichsen-Syndrom): Penicillin G (5 Mio. IE i.v. alle 6–8 h). Nebenniereninsuffizienz ausschließen.

(3) *Haemophilus-influenzae-Meningitis:* Selten primär beim Erwachsenen, daher muss nach einem extrameningealen Fokus gesucht werden. Mittel der Wahl ist *Cefotaxim*, 6–8 g/Tag i.v.

(4) *Weitere Meningitiden durch gramnegative Keime:* (**s. Tab. III.15.1**): Differenzialdiagnostische Abgrenzung von anderen bakteriellen Meningitiden nur durch den kulturellen Nachweis möglich. Bei *Pseudomonas-aeruginosa-Meningitis* (nach diagnostischen oder operativen Eingriffen) Kombination von Piperacillin (5 g alle 6–8 h) oder Meropenem (1 g alle 8 h) und Gentamicin. *Zusätzliche intrathekale Applikation* von 4 mg Gentamicin alle 18 h als Einzeldosis. Besonders geeignet ist hierfür lyophilisiertes Gentamicin, z.B. Refobacin®. Wegen sehr guter Liquorpenetration ist auch Chloramphenicol (Dosierung: 3–4 g/Tag i.v.) gut geeignet.

(5) *Staphylokokkenmeningitis:* Tritt selten primär auf, häufiger als Komplikation von Staphylokokkenprozessen im Kopfbereich (Sinusitis, Otitis, Furunkel, Abszesse mit hämatogener Streuung oder nach neurochirurgischen Eingriffen oder unfallbedingten Schädel-Hirn-Traumen). Mittel der Wahl sind penicillinasefeste *Isoxazolyl-Penicilline*, z.B. Oxacillin oder Flucloxacillin, 8–12 g/Tag i.v. Ergibt die Kultur, dass es sich um penicillinsensible Staphylokokken handelt, sollte sofort auf Penicillin G übergegangen werden. Dosierung wie unter (1).

(6) *Shunt-Meningitis:* Bei oxacillinempfindlichen Staphylokokken wie bei (5). Bei Oxacillinresistenz Vancomycin i.v. + Rifampicin (450–600 mg alle 8 h) und zusätzlich Vancomycin 5 mg lokal. Auch Fosfomycin (10 g alle 8 h) in Kombination mit Rifampicin sowie Linezolid sind geeignet.

(7) *Listerienmeningitis* (**s. Kap. III.15.1.6**).

Virale Meningitis

Da eine spezifische Behandlung nur bei Meningoenzephalitis durch Herpesviren möglich ist, beschränkt sich die Therapie der übrigen Formen auf allgemeine und unterstützende Maßnahmen.

Meningitis tuberculosa
(**s. Kap. II.4.2**)

Pilzmeningitis
(**s. Kap. III.15.4**)

1.3 Lues (Syphilis)

Ätiologie und Pathogenese: Erreger: Treponema pallidum.

Infektionsmodus und Immunitätslage: Der Erreger gelangt durch kleine Haut- und Schleimhautläsionen in den Organismus. Übertragung fast ausschließlich durch den Geschlechtskontakt. Feten werden diaplazentar infiziert. Inkubationszeit: 3–6 Wochen. Eine Immunität besteht nach Ausheilung der Erkrankung nicht.

Klinik: Leitsymptome und -befunde: Der **Primäraffekt** findet sich im genitalen, oralen oder analen Bereich. Im **Sekundärstadium** makulopapulöses Exanthem, Iritis, Alopezie, Meningoenzephalitis. Im **Tertiärstadium** können sich Gummen, Mesaortitis, evtl. zerebrale Paralyse und Tabes dorsalis entwickeln. Sowohl das Primär- als auch das Sekundärstadium sind infektiös.

Diagnostische Hinweise: Neben der klinischen Symptomatik spielt die serologische Diagnostik eine große Rolle. 2–3 Wochen nach der Infektion wird der Treponema-pallidum-Hämagglutinationstest (TPHA-Test), der als **Luessuchreaktion** eingesetzt wird, positiv. Bei Verdacht Wiederholung nach 2–3 Wochen. Bei positivem oder zweifelhaftem Ergebnis des TPHA-Tests FTA-ABS-Test. Wenn beide Tests positiv ausfallen, müssen weitere Tests durchgeführt werden: Bestimmung des gegen Kardiolipin (KBR) gerichteten Antikörpers; das Ergebnis dient bei infizierten Patienten als Ausgangswert für die Verlaufskontrolle und die Beurteilung des Therapieerfolgs. Der Nachweis von Treponema-pallidum-spezifischen IgM-Antikörpern rechtfertigt die Annahme einer aktiven, behandlungsbedürftigen Infektion. Rasche Eliminierung der IgM-Antikörper bei frühzeitiger Behandlung. Der direkte mikroskopische Nachweis der Erreger kann im Dunkelfeld geführt werden. **Die Sensitivität der Serologie sinkt auf 62 % bei symptomatischen HIV-infizierten Patienten.**

Liquoruntersuchungen: Trotz normaler Zellzahl und normalen Eiweißbefunds kann eine ZNS-Beteiligung vorliegen. Wichtig ist die serologische Untersuchung des Liquors, vor allem bei HIV-infizierten Patienten!

THERAPIE

Vorbemerkungen

Der Erkrankte muss vom Arzt über sein Leiden, die Ansteckungsfähigkeit und die Notwendigkeit der sexuellen Karenz bis zum Abschluss der Therapie aufgeklärt werden. Der Arzt ist nach dem Gesetz verpflichtet, ein Stammblatt anzulegen und dem Patienten ein Merk- und später ein Entlassungsblatt mitzugeben. Weiterhin muss er mit den ihm zur Verfügung stehenden Mitteln versuchen, die Ansteckungsquelle und spätere Kontaktpersonen zu ermitteln. Nicht-namentliche Meldung an das Robert-Koch-Institut, Berlin.

Nachkontrollen: Die serologischen Reaktionen müssen bei Behandlungsbeginn, während des 1. Jahres vierteljährlich, während des 2. Jahres halbjährlich, dann bis zu 5 Jahren jährlich kontrolliert werden.

Pharmakotherapie

Die Handelsnamen der wirksamen Antibiotika finden sich im Kapitel zur antiinfektiösen Therapie (**s. Kap. II.4.1.3**).

Mittel der Wahl ist *Penicillin G*. Bereits eine Penicillinkonzentration von 0,0025 IE/ml Blut hat in vitro einen bakteriziden Effekt auf die Treponemen. Wegen der langen Generationszeit von 30–33 h ist eine lang anhaltende Penicillinkonzentration im Blut erforderlich.

Behandlung der Frühsyphilis (Primär- und Sekundärlues)

Depot-Penicillin (Clemizol- oder Procain-Penicillin G) täglich 1,0–2,0 Mio. IE für 15 Tage. Bei Frühsyphilis (Lues I) kann auch *Benzathin-Penicillin G* (Pendysin®), 2 oder 3 Injektionen von je 2,4 Mio. IE in Abständen von 1 Woche, verabreicht werden.

Alternativpräparate bei Penicillinallergie: Doxycyclin 100 mg alle 12 h für 2–4 Wochen oral oder Azithromycin 2,0 g einmalig (Resistenz möglich!). Geeignet ist auch Cefuroxim in der Dosierung von 0,75–1,5 g i.m. alle 12 h für 2 Wochen.

Behandlung der Lues latens

Bei Lues, die länger als 1 Jahr besteht oder deren Dauer nicht bekannt ist, 1 Amp. 2,4 Mio. IE Benzathin-Penicillin G i.m. in der 1., 2. und 3. Woche. Bei Penicillinallergie Doxycyclin oder Erythromycin 500 mg alle 6 h oral für 4 Wochen.

Behandlung der Spätsyphilis (Tertiär- und Neurolues)

Behandlung unter stationären Bedingungen anstreben, täglich 3 × 5 oder 2 × 10 Mio. IE i.v. *Penicillin-G-Natrium* für 10 Tage, anschließend 3 Wochen lang je 1 i.m. Injektion von 2,4 Mio. *IE Benzathin-Penicillin G pro Woche*.

Liquorkontrollen bei behandelter Neurolues im 1. Jahr alle 3, im 2.–5. Jahr alle 6 Monate.

Lues und Schwangerschaft

Bei der Erstinfektion Behandlung, wie für die Frühsyphilis angegeben. Hat eine Schwangere früher eine Lues durchgemacht, nach demselben Schema im 4. Monat eine prophylaktische

Therapie durchführen. Bei negativem TPI- oder FTA-Absorptionstest ist diese Vorsichtsmaßnahme nicht nötig. Neugeborenes klinisch und serologisch untersuchen! Bei Penicillinallergie Cefuroxim (vorher Kreuzallergie ausschließen).

Lues und HIV-Infektion

Bei einer HIV-Infektion spricht die Lues auf die Therapie schlecht an. Daher ist eine höhere Penicillindosierung (2 × 10 Mio. IE/Tag i.v.) für eine längere Periode (3–4 Wochen) notwendig. Auf jeden Fall ist zum Ausschluss einer Neurolues eine Liquoruntersuchung erforderlich.

Jarisch-Herxheimer-Reaktion

Sie tritt bei der Therapie der Frühsyphilis in 60–90 % der Fälle auf. Hauptsymptome sind Fieber, Schüttelfrost und Abgeschlagenheit. Bei der Neurolues wird sie seltener gesehen. Die Reaktion wird auf einen plötzlichen Anfall von Treponemenzerfallsprodukten zurückgeführt. Eine besondere Behandlung ist meistens nicht erforderlich, die Penicillintherapie kann meist fortgesetzt werden. Allerdings ist bei der Spätsyphilis Vorsicht geboten. Zur Prophylaxe können Glukokortikoide bei Therapiebeginn i.m. oder i.v. gegeben werden (z.B. 40–80 mg Prednisolon oder Methylprednisolon u.a. für 1–3 Tage).

1.4 Gonorrhö

Ätiologie und Pathogenese: Erreger: Neisseria gonorrhoeae (Gonococcus).

Infektionsmodus und Immunitätslage: Die Ansteckung erfolgt beim Erwachsenen fast ausschließlich durch den Geschlechtsverkehr. Inkubationszeit 2–10 Tage. Immunität wird nicht erworben.

Klinik: Leitsymptome und -befunde: Beim **Mann** entwickelt sich meist 2–5 Tage nach der Infektion eine Urethritis mit Dysurie und schleimig-eitrigem Ausfluss. Bei Übergreifen auf die hinteren Abschnitte der Urethra und weiterer Aszension kann Fieber mit allgemeinem Krankheitsgefühl auftreten. Schwere und seltene Komplikationen/Lokalisationen sind die Gonokokkenarthritis (**s. Kap. III.12.2.7**), die ulzeröse Pharyngitis und die Gonokokkenendokarditis. Bei der **Frau** sind die Symptome oft weniger ausgeprägt und können als vorübergehende Zystitis oder Kolpitis fehlgedeutet werden. Daher ist die Gefahr der Aszension (Endometritis, Salpingitis) mit schweren Allgemeinsymptomen (hohes Fieber, heftige Oberbauchschmerzen und peritonitische Erscheinungen) und der Ausbildung von Spätkomplikationen (Menstruationsstörungen, Sterilität) besonders groß.

Diagnostische Hinweise: *Abstrich* von Urethra oder Rachen, bei Frauen zusätzlich von der Zervix, mikroskopischer Nachweis von gramnegativen Diplokokken in den Leukozyten. *Beweisend ist der kulturelle Nachweis.* Serologie (KBR) ist obsolet und ergibt oft falsch positive Befunde.

Differenzialdiagnose: *Differenzialdiagnostisch* kommen Urethritiden anderer Genese, Trichomonadeninfektionen und andere Ursachen für Kolpitis und Prostatitis in Frage, oft folgt eine Postgonokokkenurethritis durch Chlamydien.

THERAPIE

Die Verschleierung frühsyphilitischer Symptome bei gleichzeitig erworbener Lues durch unzureichende Antibiotikadosen ist unbedingt zu vermeiden. Die **Luesserologie** muss daher nach 6–12 Wochen kontrolliert werden (TPHA- bzw. FTA-ABS-Test). Entscheidend für den Therapieerfolg ist weiterhin die gleichzeitige **Partnerbehandlung**. Die komplizierte aszendierte Gonorrhö sollte fachärztlich nachbeobachtet werden.

Pharmakotherapie

Die Namen der Handelspräparate finden sich im Kapitel zur antiinfektiösen Pharmakotherapie (**s. Kap. II.4.1.3**).

Wegen der zunehmenden Verbreitung von Penicillin-G-, Makrolid-, Chinolon- und Tetrazyklin-resistenten Gonokokkenstämmen ungezielte Behandlung der unkomplizierten Gonorrhö mit einem betalaktamasestabilen Cephalosporin, z.B. Cefixim (400 mg p.o. einmalig) oder Ceftriaxon (250 mg i.m.).

Alternativpräparate bei Penicillinallergie: Spectinomycin (Stanilo®): 2 g bei Männern, 4 g bei Frauen als einmalige i.m. Injektion. Weitere Alternativen: Chinolone (z.B. Ciprofloxacin 750 mg alle 12 h für einen Tag), Azithromycin (1 g für einen Tag) oder Doxycyclin (100 mg oral alle 12 h für 7 Tage).

Erfolgskontrolle

Erste klinische Kontrolle (Ausstrich und Kultur) nach 2–4 Tagen. Zweite Kontrolle beim Mann nach 10 Tagen, bei der Frau nach der nächsten Menstruation. Kontrollabstrich empfehlenswert. Bei noch positivem Befund Wiederholung der Behandlung, evtl. mit einem anderen Präparat. Differenzialdiagnostisch ist bei immer noch positivem Befund die Reinfektion (Partnerbehandlung!) von den echten „Therapieversagern" zu trennen.

Therapie der komplizierten (aszendierten, disseminierten) Gonorrhö

Bei Penicillinempfindlichkeit 5 Mio. IE/8 h für 10 Tage oder bei Penicillinresistenz Cefotaxim 6 g/Tag oder Ciprofloxacin (2 × 750 mg p.o. oder 2 × 400 mg i.v.) für 10 Tage (**cave:** Resistenz!).

1.5 Leptospirosen

Ätiologie und Pathogenese: Erreger: Verschiedene Leptospirenarten. Am häufigsten Leptospira icterohaemorrhagica, L. canicola und L. pomona.

Infektionsweg: Erregerreservoir sind Tiere (Ratte, Maus, Hund, Schwein, Rind). Meist indirekte Übertragung durch Kontakt mit Gegenständen, die durch Leptospiren verunreinigt sind, oder mit kontaminiertem Wasser (stehende Gewässer), besonders durch tierischen Urin. Inkubationszeit 2–26 Tage, im Mittel 10 Tage. Es besteht eine namentliche Meldepflicht beim Nachweis vom Erreger.

Klinik: Biphasischer Verlauf: „Septikämische" Phase für 3–7 Tage, Entfieberung für 1–3 Tage; 2. „ikterische" Phase für 4–30 Tage.

Leitsymptome und -befunde: Akut auftretendes hohes Fieber, Schüttelfrost, Kopfschmerzen (retroorbital), Übelkeit, Erbrechen, Diarrhö, Glieder- und Muskelschmerzen, besonders in den Waden. In 80–90 % der Fälle Konjunktivitis. In etwa 50 % entwickelt sich ein Ikterus, vor allem bei Infektion mit L. icterohaemorrhagica (M. Weil). Bei schweren Verlaufsformen können Myokarditis, Meningitis, Hepatitis, Nephritis und Hämorrhagien auftreten.

Diagnostische Hinweise: Neben den laborchemischen Zeichen der Leber- und Nierenbeteiligung kann die Diagnose durch den Erregernachweis im Blut (Dunkelfeld) während der ersten 10 Tage in der Kultur, im Tierversuch und später im Urin geführt werden. (Serologischer Nachweis: Objektträger-Agglutinationstest, Antikörpernachweis durch ELISA. Teststreifen, mit dem man schnell Leptospira-spezifische Antikörper im Serum nachweisen kann, ist entwickelt worden [Bajani et al., J Clin Microbiol 2003, Vol. 41, 803–809]). Leukozytose bis 50 000/mm^3 mit überwiegend Segmentkernigen im Differenzialblutbild, CPK-Erhöhung. Bei Nierenbeteiligung Proteinurie, Hämaturie, Azotämie.

THERAPIE

Pharmakotherapie

Die Namen der Handelspräparate finden sich im Kapitel zur antiinfektiösen Pharmakotherapie (**s. Kap. II.4.1.3**).
Der größte Erfolg wird erzielt, wenn die Therapie so schnell wie möglich (innerhalb von < 7 Tagen nach Erkrankung) begonnen wird.
Penicillin G: 1 Mio. IE eines mittellang wirkenden Penicillins i.m. täglich für mindestens 7 Tage. Bei Verdacht auf M. Weil oder bei schwerem Verlauf 5–10 Mio. IE. als Kurzinfusion alle 8 h. Empfohlen werden auch Tetrazykline, z.B. Doxycyclin: 200 mg am 1. Tag i.v., dann 2 × 100 mg/Tag, nach Besserung p.o. Alternativpräparate bei Penicillinallergie sind *Ceftriaxon* und *Erythromycin*.
Bei den ersten Anzeichen einer **Herxheimer-Reaktion** sofort Gabe von Glukokortikoiden (**s. Kap. III.15.1.3**, „Jarisch-Herxheimer-Reaktion").

1.6 Listeriose

Ätiologie und Pathogenese: Erreger: Listeria monocytogenes.

Infektionsmodus: Ansteckung vor allem durch Kontakt mit erkrankten Tieren oder durch Genuss von infiziertem Fleisch (Rind, Schaf) oder kontaminierten Milchprodukten bzw. Gemüse. Feten können diaplazentar infiziert werden, wonach es zum Spontanabort oder bei fortgeschrittener Schwangerschaft zur Totgeburt kommen kann. Abwehrschwäche, Schwangerschaft und Steroidmedikation erhöhen die Infektionsanfälligkeit.

Klinik: Leitsymptome und -befunde: Das Krankheitsbild verläuft meist uncharakteristisch, sodass es häufig als „grippaler Infekt" fehlgedeutet wird. Bei schwerem, u.U. septischem Verlauf können Lymphknotenvergrößerungen, Meningitis, Pneumonie, Empyem und typhusähnliche Symptome auftreten.

Differenzialdiagnose: Influenza, Typhus, infektiöse Mononukleose und bakterielle Meningitiden anderer Genese.

Diagnostische Hinweise: Es gibt keine klinischen Symptome, die für die Listeriose allein pathognomonisch wären. Wichtig daher der kulturelle Erregernachweis im Blut, im Rachenabstrich, im Liquor bei meningitischen Symptomen und im Urin. Serologische Diagnostik ist obsolet.

THERAPIE

Die Namen der Handelspräparate finden sich im Kapitel zur antiinfektiösen Pharmakotherapie (**s. Kap. II.4.1.3**).
Mittel der Wahl ist *Ampicillin*. Zur Beseitigung aller Erreger im granulomatösen Gewebe muss sich die Therapie über mindestens 3–4 Wochen erstrecken. Dosierung: 2 g alle 8 h i.v. für 3–4 Wochen. Bei septischer Verlaufsform und Meningitis 5 g alle 8 h als Kurzinfusion, evtl. in Kombination mit Gentamicin. Bei milder Verlaufsform während der Schwangerschaft 3–6 g/Tag i.v., evtl. auch oral für mindestens 2–3 Wochen. Co-trimoxazol, Erythromycin, Tetrazykline und Chloramphenicol sind nur bei Penicillinallergie indiziert. Cephalosporine sind unwirksam, Chinolone sind in vitro nur mäßig wirksam, klinische Erfahrungen fehlen. Im Tierversuch ist Linezolid wirksam. Ein Fallbericht über erfolgreiche Behandlung mit Linezolid in Kombination mit Rifampicin liegt vor [Clin. Infect. Dis. 2005; 40: 907–908].

1.7 Brucellosen

Ätiologie und Pathogenese: Erreger: Brucella abortus (Erreger des M. Bang), B. suis und B. melitensis (Malta-Fieber).

Infektionsweg und Immunitätslage: Die Ansteckung erfolgt vor allem durch direkten Kontakt mit erkrankten Tieren oder durch den Genuss von nicht-pasteurisierter erregerhaltiger Milch. Besonders gefährdet sind Bauern, Metzger, Veterinärmediziner etc. Laborinfektionen kommen vor. Inkubationszeit 6–30 Tage, manchmal sogar Monate. Die Erkrankung hinterlässt nur eine vorübergehende Immunität.

Klinik: Leitsymptome und -befunde: Häufigstes Symptom ist das wochen- bis evtl. monatelang anhaltende Fieber, das septisch, kontinuierlich oder undulierend (Febris undulans, M. Bang) sein kann, mit Schüttelfrost und Nachtschweiß. Charakteristisch sind weiterhin der meist schleichende Beginn und Verlauf mit leichter Ermüdbarkeit, Gliederschmerzen, gastrointestinalen Symptomen, Gewichtsabnahme und psychischer Labilität bis Depression. In etwa 50 % der Fälle finden sich eine Milzvergrößerung und Lymphknotenschwellungen. Komplikationen sind vor allem destruierende Spondylitis, Meningitis, bakterielle Arthritis und Endokarditis.

Diagnostische Hinweise: Die Leukozytenzahl ist meistens normal oder erniedrigt mit einer Granulozytopenie und einer relativen Lymphozytose bis zu 80 %. Der Erregernachweis kann in einer Blutkultur (Blutabnahme bei Fieberanstieg!), im Knochenmark, in Lymphknoten sowie in Punktaten geführt werden, weiterhin im Liquor und Urin. Antikörpernachweis durch Serumagglutinationstest.

Differenzialdiagnose: M. Hodgkin, Tuberkulose, Typhus, infektiöse Mononukleose, Malaria.

THERAPIE

Allgemeine Maßnahmen

Wegen der psychischen Instabilität und der leichten körperlichen Ermüdbarkeit der Erkrankten ist eine 2- bis 3-wöchige Bettruhe für den Behandlungserfolg wichtig.

Pharmakotherapie

Die Namen der Handelspräparate finden sich im Kapitel zur antiinfektiösen Pharmakotherapie (**s. Kap. II.4.1.3**).

Tetrazykline: Doxycyclin 0,2 g/Tag in Kombination mit Rifampicin 600–900 mg/Tag oder einem Fluorchinolon für mindestens 6 Wochen. Bei Rezidiv Doxycyclin in Kombination mit Streptomycin 500 mg 12-stdl. (für 14 Tage).

Als Alternativpräparate können Co-trimoxazol (2 × 1,44 g/Tag) oder Chloramphenicol verwendet werden.

Unter der Therapie kann die massive Freisetzung von Brucella-Endotoxin besonders am 2. Behandlungstag zu einer Herxheimer-ähnlichen Reaktion führen. Bei den ersten Anzeichen Glukokortikoidgabe (**s. Kap. III.15.1.3**, „Jarisch-Herxheimer-Reaktion"): 15 mg Prednison 6-stdl. für 2–3 Tage p.o.

Rezidive sind sehr häufig, da die im RES befindlichen Erreger durch die antibakterielle Behandlung nicht eliminiert werden.

1.8 Dysenterie (Ruhr)

Ätiologie und Pathogenese: Erreger: Verschiedene Shigella-Arten. Vorkommen typischerweise bei schlechten hygienischen Bedingungen; durch Massentourismus erneute Aktualität der Erkrankung; ein besonders schweres Krankheitsbild wird durch Shigella dysenteriae (Shiga-Kruse) verursacht.

Infektionsweg: Vor allem fäkal-oral durch Kontakt mit Erkrankten bzw. Ausscheidern sowie über kontaminierte Nahrungsmittel. Erregernachweis wird vom mikrobiologischen Labor gemeldet.

Inkubationszeit: 2–7 Tage.

Klinik: Leitsymptome und -befunde: Verschieden schwerer Verlauf; akuter Beginn mit Fieber und heftigen, schmerzhaften Durchfällen (bis zu 30 pro 24 h), die Schleim-, häufig auch Blutbeimengungen und Eiter enthalten. Außerdem Tenesmen, Nausea und Myalgien. Rascher Wasser- und Elektrolytverlust, dadurch arterielle Hypotonie, Adynamie und zunehmende Apathie.

Diagnostische Hinweise: Neben der klinischen Symptomatik Hinweise durch Leukozytose, Exsikkose, kulturellen Nachweis im Stuhl, selten im Blut. Serologie ist unzuverlässig. Bei der Rektosigmoidoskopie entzündliche Veränderungen der Schleimhaut nachweisbar, in ausgeprägten Fällen blutende Geschwüre.

Differenzialdiagnose: Enteritiden anderer Genese. Eine Doppelinfektion mit anderen fäkal-oral übertragenen Erregern (z.B. Amöben) kann vorliegen.

THERAPIE

Praktisches Vorgehen

(1) *Allgemeine Maßnahmen:* Behandlung der Störung des Wasser- und Elektrolythaushalts (**s. Kap. III.1.1**).
(2) *Symptomatische Behandlung der Enteritis:* **s. Kap. I.1.6.1**.
(3) *Spezifische Therapie:* Die Namen der Handelspräparate finden sich im Kapitel zur antiinfektiösen Pharmakotherapie (**s. Kap. II.4.1.3**): Vor Behandlungsbeginn Stuhlkultur und Antibiogramm veranlassen. Mittel der Wahl sind Chinolone (z.B. Ciprofloxacin). Bei nachgewiesener Empfindlichkeit: Co-trimoxazol 2 Tbl. alle 12 h oder Ampicillin 0,5 g alle 8 h oder Tetrazykline 0,25 alle 6 h p.o. Amoxicillin oder Oral-Cephalosporine (Ausnahme Cefixim) – wegen der unzuverlässigen Wirkung auf Shigellen – sollten nicht verwendet werden.

Erfolgskontrolle

Die Isolierung darf erst aufgehoben werden, wenn 3 Stuhl- und/oder Urinkulturen im Abstand von 1 Woche negativ sind.

Prophylaxe

Ein wirksamer Impfstoff ist nicht verfügbar.

1.9 Salmonellosen

Ätiologie und Pathogenese: Erreger: Salmonella typhi (Typhus abdominalis), S. paratyphi A und B, S. typhimurium und viele andere Enteritissalmonellen (Salmonellenenteritiden, bakterielle Lebensmittelvergiftung).

Infektionsweg: Fäkal-oral. Inkubationszeit: Typhus 1–3 Wochen, Paratyphus 1–7 Tage, Salmonellenenteritis 1–2 Tage. Enteritissalmonellen werden meist über kontaminierte Nahrungsmittel (Milch, Eis, Geflügel etc.) aufgenommen. Im Falle von Verdacht/Erkrankung/Tod an Typhus/Paratyphus namentliche Meldung durch den behandelnden Arzt. Nachweis von Salmonellen wird vom mikrobiologischen Labor gemeldet.

Klinik: Leitsymptome und -befunde:

(1) *Typhus abdominalis:* Kopfschmerzen, Pharyngitis, Husten und erhebliches Krankheitsgefühl. Allmählicher Fieberanstieg, Milztumor, relative Bradykardie, Bewusstseinstrübung.

Komplikationen: Darmperforation mit Peritonitis und Blutung, Bronchopneumonie, Meningitis, Myokarditis, septischer Schock, Dauerausscheidung der Erreger.
(2) *Paratyphus A* zeigt eine ähnliche Symptomatologie, verläuft aber milder. *Paratyphus B* beginnt meist akut und hochfieberhaft, aber der Krankheitsverlauf ist im Allgemeinen kürzer, die Entfieberung setzt früher ein.
(3) *Salmonellenenteritis:* Akuter Beginn mit Erbrechen und Diarrhö („Brechdurchfall"), mäßiger Temperaturanstieg, Exsikkose, evtl. Kreislaufkollaps.
Als *Dauerausscheider* werden Personen verstanden, die Monate nach der klinischen Heilung noch Erreger mit dem Stuhl oder Urin ausscheiden.

Diagnostische Hinweise:
(1) *Typhus und Paratyphus:* Neben der klinischen Symptomatik Leukopenie, Proteinurie, positive Blutkultur (ab 1. Woche), evtl. Kultur aus Knochenmarkblut (speziell bei antibiotischer Vorbehandlung höhere Erfolgsrate), positive Stuhl- und Urinkulturen, steigender Titer der Widal-Reaktion.
(2) *Salmonellenenteritis* (**s. Kap. I.1.6.1**).

Differenzialdiagnose: Brucellosen, Leptospirosen, Tuberkulose und andere schwere, protrahiert verlaufende Infektionskrankheiten.

THERAPIE

Behandlung bei Typhus abdominalis, Paratyphus A, B und C

Neben allgemeinen Maßnahmen (**s. Kap. III.15.1.1**) und symptomatischer Behandlung der Enteritis (**s. Kap. I.1.6**) ist die antiinfektiöse Pharmakotherapie für den Erfolg entscheidend.
(1) *Spezielle Maßnahmen:* Die Namen der Handelspräparate finden sich im Kapitel zur antiinfektiösen Pharmakotherapie (**s. Kap. II.4.1.3**): Mittel der Wahl sind Chinolone in hoher Dosis, initial i.v., nach Besserung des Allgemeinzustands und/oder Entfieberung kann die Therapie auf oral umgestellt werden. Bei resistenten Stämmen Cefotaxim (3 × 2,0 g i.v.). Alternativ kann auch gezielt Co-trimoxazol forte, Ampicillin oder Chloramphenicol eingesetzt werden. Herxheimer-Reaktionen (**s. Kap. III.15.1.3**, „Jarisch-Herxheimer-Reaktion") durch anfallende Bakterientoxine können auftreten. Bei Darmperforation zusätzlich gegen Anaerobier wirksame Substanzen, z.B. Metronidazol.
(2) *Rezidivbehandlung:* Wiederholung des Behandlungsschemas, Resistenzentwicklungen unter Therapie sind nicht bekannt.
(3) *Typhusprophylaxe:* Neben allgemeinen hygienischen Vorsichtsmaßnahmen zeitlich begrenzter Schutz (für Jahre) durch den Impfstoff „TYPHIM Vi®" (einmalig 0,5 ml i.m.). Antikörperbildung bereits nach 7–14 Tagen. Schutzrate ca. 82%, daher Vorsichtsmaßnahmen nicht vernachlässigen.

Behandlung der Salmonellenenteritis

(1) *Unkompliziertes Erkrankungsgefälle* (enteritische Verlaufsform): Klingen ohne weitere Therapie spontan innerhalb einiger Tage ab. Symptomatische Therapie (**s. Kap. I.1.6.1**). Ausreichende orale Flüssigkeitszufuhr (**s. Kap. III.15.1.10**)! Antibiotika sind nicht indiziert, da hierdurch der Krankheitsverlauf nicht verkürzt und die Keimausscheidung eher verlängert wird (s.u.).
(2) *Septikämische, invasive Verlaufsform* (positive Blutkultur, Organmanifestationen): Therapie der Wahl sind Chinolone (Ciprofloxacin 3 × 750 mg p.o. bzw. 3 × 400 mg i.v.). Geeignet sind auch Cefotaxim (3 × 2 g/Tag), Chloramphenicol (3 g/Tag) oder Co-trimoxazol forte (2–3 Tbl., 12-stdl. p.o.).

Behandlung von Salmonellendauerausscheidern

(1) *Ausscheidung von Typhus- und Paratyphussalmonellen:* Ciprofloxacin (0,5–0,75 g 12-stdl.) über 2–4 Wochen. Alternativpräparate (nur gezielt, da Resistenzen bekannt): Amoxicillin 3 × 2 g p.o. für 4 Wochen bzw. Ampicillin 4–10 g i.v. auf 8-stündliche Intervalle verteilt über 10–14 Tage. Falls erforderlich, Gabe von 4 × 1 g Ampicillin/Tag bzw. 3 × 1 g Amoxicillin p.o. für weitere 8–10 Wochen. Co-trimoxazol forte 2 × 2 Tbl./Tag für 3 Monate ist ebenfalls wirksam. *Erfolgskontrolle:* Nach Absetzen der Antibiotika müssen 3 aufeinander folgende Stuhlkulturen negativ sein. Die *Cholezystektomie* kann – zusammen mit der Antibiotikatherapie – zur vollständigen Ausheilung indiziert sein, wenn mehrere Behandlungsversuche erfolglos geblieben sind und eine chronische Gallenblasenerkrankung (Cholezystitis, Cholelithiasis) besteht.

(2) *Ausscheidung von Enteritissalmonellen:* Die Dauerausscheidung ist bei der Salmonellenenteritis selten (< 1 %). Die Erreger verschwinden in diesen Fällen spontan innerhalb von 4 Wochen bis 12 Monaten aus dem Darm. Zur Sanierung eignen sich Chinolone (Dosierung s.o.) oder Lactulose (Bifiteral®) 3-mal 1–2 Essl./Tag, bis Stuhlproben negativ werden. Selten kommt die Gallenblase als Ausscheidungsherd in Betracht. In diesen Fällen kann das unter (1) genannte Vorgehen indiziert sein.

1.10 Cholera

Ätiologie und Pathogenese: Erreger: Klassischer Erreger ist Vibrio cholerae, jedoch in neuerer Zeit auch Zunahmen von Vibrio-El-Tor-Pandemien.

Infektionsweg: Fäkal-oral bzw. kontaminierte Nahrungsmittel (z.B. Meeresfrüchte), Inkubationszeit 1–5 Tage. Erregernachweis wird vom mikrobiologischen Labor gemeldet.

Klinik: Leitsymptome und -befunde: Durch Toxine bedingtes schlagartiges Einsetzen häufiger, flüssigkeitsreicher Stuhlentleerungen („Reiswasserstühle"), Erbrechen ohne vorausgehende Übelkeit, rasche Entwicklung von Exsikkose, Azidose, Untertemperatur, Muskelkrämpfen, akutem Nierenversagen und Schock.

Diagnostische Hinweise: Neben der eindrucksvollen klinischen Symptomatik Hinweise durch Anamnese (Aufenthalt in einem Endemiegebiet, Kontakt mit einem Erkrankten), positive Stuhlkulturen.

Differenzialdiagnose: Enteritiden anderer Genese.

THERAPIE

Im Gegensatz zu anderen akuten Enteritiden kommt der antibakteriellen Therapie bei der Cholera nur eine nachgeordnete Bedeutung zu. Entscheidend für den Verlauf sind die ausreichende Substitution der verlorenen Flüssigkeit (evtl. bis zu 20 l/Tag!), der **Elektrolyte** und **Ausgleich der metabolischen Azidose (s. Kap. III.1)**, im akuten Stadium durch parenterale Ernährung, bei **milderen Verlaufsformen** auch oral, am besten mit der von der WHO empfohlenen Lösung, die **auch bei Durchfallserkrankungen anderer Genese** verwendet werden kann: In 1 l Wasser werden gelöst: $^1/_2$ Teel. Kochsalz (3,5 g NaCl), $^1/_4$ Teel. Kaliumchlorid (1,5 g KCl), $^1/_4$ Teel. Natriumbikarbonat (2,5 g Bikarbonat) und 2 Essl. Glukose (20 g). Dosierung: 0,5–2 l/Tag bzw. 10–30 ml/kg KG.

Antibakterielle Therapie: Sie kann den Krankheitsverlauf verkürzen. Aufgrund ihrer hohen Wirksamkeit sind Chinolone (Ciprofloxacin 250–500 mg alle 12 h) Mittel der Wahl oder Tetrazykline (500 mg p.o. alle 8 h) oder Co-trimoxazol 2 × 2 Tbl. p.o. für mindestens 5 Tage.

Prophylaxe

Neben der Beachtung hygienischer Vorsichtsmaßnahmen bei Reisen durch Endemiegebiete aktive Immunisierung durch Impfung, die auch Vibrio El Tor einschließen sollte. Der Wert der routinemäßigen Impfung wird jedoch angezweifelt. Soweit für bestimmte Länder eine Impfbestätigung gefordert ist, genügt eine einmalige Impfung.

1.11 Tuberkulose
(s. Kap. II.4.2)

1.12 Endokarditis
(s. Kap. III.2.5.2)

1.13 Atemwegsinfektionen
(s. Kap. III.5)

1.14 Gallenwegsinfektionen
(s. Kap. III.7.2)

1.15 Harnwegsinfektionen
(s. Kap. III.8.9)

1.16 Toxinvermittelte Erkrankungen

Definition: Es handelt sich um Erkrankungen, die durch Toxine des Erregers verursacht werden. Am häufigsten werden Nahrungsmittelvergiftungen, selten andere toxininduzierte Erkrankungen wie Toxic-shock-Syndrom (Staphylococcus aureus, neuerdings auch hämolysierende Streptokokken), Botulismus, Diphtherie oder Tetanus beobachtet.

1.16.1 Nahrungsmittelvergiftungen

Ätiologie und Pathogenese: Als häufigste Toxinbildner kommen Vibrio cholerae, E. coli (hitzelabiles und -stabiles Toxin) und Staphylococcus aureus in Frage. Seltener sind Clostridium perfringens, Shigella dysenteriae und Bacillus cereus, die durch Aktivierung von cAMP und/oder zytotoxische Wirkung Diarrhöen verursachen.

Klinik: Die Erkrankung manifestiert sich als schweres Erbrechen, meist mit unblutigen, wässrigen Diarrhöen ohne Fieber. Tenesmen können vorhanden sein. Betroffen sind meist mehrere Personen (Massenspeisung). Mikroskopisch findet man im Stuhl keine Leukozyten. Der Erregernachweis in Speiseresten ist möglich.

THERAPIE

Je nach Schwere der Erkrankung sind Elektrolyt- und Flüssigkeitssubstitution erforderlich (**s. Kap. III.1.1**). Antibiotika können gezielt, v.a. bei Cholera, E. coli und Shigella, die Ausscheidungsdauer verkürzen, sind jedoch primär nicht indiziert.

1.16.2 Hämolytisch-urämisches Syndrom

Ätiologie und Pathogenese: Erreger der hämorrhagischen Kolitis (HC) und des hämolytisch-urämischen Syndroms (HUS) sind Shiga-Toxin-(früher Verotoxin-)produzierende Escherichia-coli-(STEC-)Stämme. Die Erreger werden überwiegend mit kontaminierten Nahrungsmitteln, v.a. unzureichend gegartem Rindfleisch oder nicht-pasteurisierter Milch, übertragen. Kontaktpersonen können sekundär infiziert werden. Von 608 Patienten mit STEC im Stuhl hatten 59 % unblutige, 14 % blutige Stühle und 3,5 % HUS; bei 11 % lag ein asymptomatisches Trägertum vor [J Clin Microbiol. 42:1099-1108, 2004].

Klinik: 4–9 Tage nach Infektion treten plötzlich sehr schmerzhafte, kolikartige Darmkrämpfe, Erbrechen und zunächst wässriger Durchfall auf, der nach 12–48 h in eine profuse hämorrhagische Diarrhö übergeht. Selten besteht Fieber > 38 °C. In etwa 3–20 % der Fälle kommt es zu lebensbedrohlichen Komplikationen in Form des HUS und/oder neurologischer Komplikationen mit myoklonischen Krämpfen und Verwirrtheit. Die Letalität kann bei geriatrischen Patienten sehr hoch sein (bis zu 30 %). Hinweisend auf HUS sind eine hämolytische Anämie mit LDH-Erhöhung und das Auftauchen von Fragmentozyten im Blutausstrich, eine Thrombopenie und ein Anstieg der Retentionswerte bzw. Oligo- oder Anurie.

Differenzialdiagnostisch kommt neben anderen Enteritiden vor allem die Exazerbation einer Colitis ulcerosa in Frage. Die einzig verlässliche Diagnostik beruht auf dem Nachweis des Shiga-Toxins im Stuhl.

THERAPIE

Die Behandlung des HUS ist im Wesentlichen supportiv, die Maßnahmen richten sich vor allem nach Grad und Dauer der Nierenfunktionseinschränkung und dem Ausmaß der Hämolyse. Die Rolle von Antibiotika und Antidiarrhoika ist bei STEC-Infektionen einschließlich des akuten, STEC-assoziierten HUS umstritten. Es wird sogar die Möglichkeit einer antibiotikagetriggerten Toxinfreisetzung in vivo und damit eine ungünstige Beeinflussung des Verlaufs von STEC-Infektionen diskutiert [Dtsch. Ärzteblatt 2002; 99 [4]: B157–B162].

1.16.3 Botulismus

Ätiologie und Pathogenese: Die Erkrankung, die durch ein von Clostridium botulinum produziertes Neurotoxin verursacht wird, ist in Mitteleuropa sehr selten. C. botulinum, ein anaerobes grampositives, sporenbildendes Stäbchen, ist weltweit verbreitet. Das von ihm gebildete Toxin ist bereits ab einer Dosis von 0,1 μg tödlich. Während die Sporen von C. botulinum hitzeresistent sind, wird durch Kochen für 10 min das Toxin zerstört. Obwohl die günstigste Temperatur für die Toxinbildung 30 °C beträgt, kann sie auch bei Kühlschranktemperatur erfolgen. Inkriminiert werden ungenügend sterilisierte Konserven (Bohnen!), ungenügend geräuchertes Fleisch bzw. Fisch sowie Wurstwaren. Das Toxin entfaltet seine Wirkung durch die Blockierung der Freisetzung des Neurotransmitters Acetylcholin. 2003 bzw. 2001 wurden in Deutschland 8 Erkrankungen gemeldet; im Herbst 2005 traten mehrere Fälle von Wundbotulismus bei Drogenabhängigen auf.

Klinik: Je nach Menge des aufgenommenen Toxins kommt es innerhalb von wenigen Stunden bis maximal 8 Tagen zu absteigenden symmetrischen Lähmungserscheinungen mit Trockenheitsgefühl in Augen und Mund. Übelkeit und Erbrechen können fehlen. Die Hirnnerven sind zunächst betroffen, Sehstörungen (Doppelbilder, Photophobie) sind sehr häufig. Die Patienten sind örtlich und zeitlich orientiert, Fieber fehlt! Mit dem Fortschreiten der Erkrankung wird die neurologische Symptomatik immer auffälliger, es kommt zu Tachykardie und Ateminsuffizienz.

Zur Diagnosesicherung ist die Untersuchung der inkriminierten Speisereste erforderlich. Das Botulinus-Toxin kann auch im Blut nachgewiesen werden.

Differenzialdiagnostisch müssen andere Intoxikationen (Atropin), Poliomyelitis oder neurologische Erkrankungen wie Guillain-Barré-Syndrom ausgeschlossen werden.

THERAPIE

Neben intensivmedizinischen Maßnahmen sofort bei klinischem Verdacht – nach konjunktivaler oder kutaner Testung zum Ausschluss einer vorbestehenden Allergie – i.v. 500 ml polyvalentes Botulinus-Antitoxin (polyvalentes Immunserum vom Pferd von Behringwerke, Marburg) verabreichen. Gleichzeitig über Magensonde die Speisereste entfernen.

1.16.4 Tetanus

Ätiologie und Pathogenese: Tetanus wird durch ein Neurotoxin des Bakteriums Clostridium tetani ausgelöst. Die vegetativen Formen des C. tetani können durch Hitze und Desinfektionsmittel rasch inaktiviert werden. Sie sind gegenüber Penicillin hoch empfindlich. Die Sporen von C. tetani sind jedoch hitze- und desinfektionsmittelresistent. Der Erreger kommt ubiquitär vor. Bei kleinsten Verletzungen können Sporen eingebracht werden, und das von den Bakterien produzierte Toxin wird über die Blutbahn verteilt.

Klinik: Die Inkubationszeit beträgt Tage bis mehrere Wochen und ist länger bei peripheren Eintrittspforten. Die Erkrankung kann lokalisiert mit persistierenden Muskelkontraktionen auf der Seite der Verletzung oder als schwerere generalisierte Form (> 80 % aller Fälle) ablaufen. Die Eintrittspforte kann zu diesem Zeitpunkt bereits abgeheilt sein. Das charakteristische Zeichen ist der Trismus durch einen Krampf der Kiefermuskulatur. Gelegentlich kann Fieber vorhanden sein. Muskelkrämpfe können durch kleinste Reize wie Licht, Berührung etc. ausgelöst werden. Die Patienten sind örtlich und zeitlich voll orientiert!
Der Erreger kann oft nicht nachgewiesen werden. Die Diagnose stützt sich auf anamnestische Hinweise wie kleinste Verletzungen und fehlender oder ungenügender Impfschutz. Zwischen dem 60. und 70. Lebensjahr kommt es zu einem rapiden Verlust des Impfschutzes.
Differenzialdiagnostisch kommt vor allem bei Tropenrückreisenden Tollwut in Frage.

THERAPIE

Empfohlen wird die Gabe von Tetanushyperimmunglobulin 500–1500 E (Tetagam®) und zusätzlich in den ersten 3 Tagen 2–5 Mio. E Penicillin alle 8 h. Die Patienten sollten in einem abgedunkelten Zimmer gepflegt werden; eine leichte Sedierung ist ebenfalls erforderlich. Bei schwerem Verlauf können evtl. Relaxierung und künstliche Beatmung erforderlich sein. Nach überstandener Erkrankung muss eine aktive Immunisierung durchgeführt werden, da die Infektion keine ausreichende Immunität hinterlässt.

1.16.5 Diphtherie

Ätiologie und Pathogenese: Die Erkrankung wird durch das hitzelabile Exotoxin von Corynebacterium diphtheriae bzw. C. ulcerans verursacht. Es kommt zu ausgedehnten Nekrosen und membranösen Belegen vor allem an den Schleimhäuten des oberen Respirationstrakts. Je nach Größe und Lokalisation der Nekrosen kommt es zur Toxineinschleppung in die Blutbahn, die zu neuro-, kardio- und nephrotoxischen Symptomen führt. Neben dem Befall der Schleimhäute der Tonsillen, des Pharynx und Larynx gibt es auch Wund-, Bindehaut- und Hautdiphtherie. Die Erkrankung ist in Mitteleuropa sehr selten. 2003 wurden in Deutschland keine Erkrankungen gemeldet.

Klinik: Bei Lokalisation der Erkrankung im oberen Respirationstrakt ist der Beginn akut mit Schluckbeschwerden, Kopfschmerzen und allgemeinem Unwohlsein. Es liegen nur mäßige Temperaturerhöhungen vor. Die Tonsillen sind beidseitig stark geschwollen und mit scharf begrenzten, dicken, weißen Belägen bedeckt, die beim Fortschreiten der Erkrankung konfluieren. Beim Versuch der Entfernung des Belags kommt es leicht zu Blutungen. Auffällig sind ein faulig-süßlicher Geruch und eine eigenartig nasale Sprache. Beim Befall des Kehlkopfes liegt ein massiver trockener Husten vor, dem rasch die typischen Zeichen einer Stenose mit inspiratorischer Dyspnoe und Stridor folgen. Im Verlauf der Erkrankung können eine schwere toxische Myokarditis, eine Neuritis mit motorischer und sensibler Beteiligung, eine Gaumensegellähmung, Augenmuskellähmungen und eine Zwerchfellparese auftreten. Differenzialdiagnostisch sind andere Tonsillitiden, Mononukleose bzw. Tonsillitis im Rahmen einer Agranulozytose abzugrenzen.

Die Diagnose lässt sich durch Nachweis des Erregers im Ausstrichpräparat sowie kulturell auf Spezialnährböden sichern. Verdachtsdiagnose dem Labor mitteilen!

THERAPIE

Empfohlen wird die Gabe von 10 000–60 000 E Hyperimmunglobulin und zusätzlich Penicillin G 5 Mio. IE alle 8 h für 3 Tage. Bei Penicillinallergie kann Clarithromycin gegeben werden. Makrolid-resistente Stämme kommen vor.

! WICHTIG:
Da die Immunität im Alter nachlässt, ist eine Diphtherieauffrischimpfung alle 10 Jahre, vor allem bei medizinischem Personal, dringend erforderlich.

1.16.6 Toxic-Shock-Syndrom

Ätiologie und Pathogenese: Die schwer verlaufende Erkrankung wird nach einer Infektion durch toxinproduzierende Staphylococcus aureus (Toxic-Shock-Syndrom-Toxin 1) oder Streptococcus pyogenes (Lancefield-Gruppe A, Toxin A, B oder C, Superantigene) und Toxineinschleppung in die Blutbahn und Zytokinausschüttung ausgelöst. Die Bakterien können von der Schleimhaut (z.B. Pharyngitis) oder von Wundinfektionen ausgehen. TSS durch S. aureus findet sich häufiger bei jüngeren Frauen in der Menstruationsphase, vor allem bei Benutzung von Tampons.

Klinik: Die Erkrankung beginnt akut mit Myalgien, Fieber, Erbrechen, Diarrhö, Kopfschmerzen, Pharyngitis und Konjunktivitis. Sie ist rasch progredient und führt zu schwerer Hypotonie durch Volumenmangel. Bei der körperlichen Untersuchung fällt vor allem ein Exanthem auf. In der Rekonvaleszenzphase kommt es zu Schuppung der Palmar- und Plantarhaut. Die Diagnose kann durch den Nachweis von toxinbildendem S. aureus oder S. pyogenes gesichert werden.

THERAPIE

Da sowohl S. aureus als auch S. pyogenes die Erkrankung auslösen können, muss die Initialtherapie beide Erreger erfassen: Clindamycin (3 × 900 mg i.v.) oder Cefuroxim (2- bis 3-mal 1,5 g). Intravenöses Immunglobulin G (2 g/kg KG einmalig, 2. Gabe bei Ausbleiben einer klinischen Besserung) verbessert die Prognose zumindest bei Streptokokken-induziertem TSS.

1.17 Aktinomykose

Ätiologie und Pathogenese: Subakute bis chronische Infektion durch fakultativ bis obligat anaerobe grampositive unbewegliche Stäbchenbakterien (14 Spezies bekannt), die zum Teil zur physiologischen Schleimhautflora gehören. Inkubationszeit 4 Wochen und länger. Es handelt sich häufig um eine aerob-anaerobe Mischinfektion von A. israelii oder A. gereneseriae mit anderen in der Humanmedizin wichtigen Keimen wie Staphylokokken, Streptokokken etc. [Clin Infect Dis 2003; 37: 490-497].

Klinik: Symptomatik: Häufig im zervikofazialen Bereich: Beginn als wenig schmerzhafter, derber odontogener Abszess oder Mundbodenphlegmone mit zentraler Einschmelzung und Spontanentleerung. Es entstehen harte, derbe Infiltrate, die sich jetzt auch peripher entleeren. Aus den Fisteln mit schlechter Heilungstendenz entleert sich typischer kerniger Eiter (mikroskopisch so genannte Drusen). Durch hämatogene Streuung kann eine thorakale, abdominale und generalisierte Aktinomykose mit Fernmetastasen, z.B. in Gehirn, Muskel, Leber, Niere etc., entstehen. In diesen Fällen ist eine Unterscheidung zwischen Malignomen oder Tuberkulose oft schwierig.

Diagnostik: Kultureller Nachweis im Punktat.

THERAPIE

Neben chirurgischer Drainierung Gabe von Cefotaxim oder Ampicillin + Sulbactam oder Co-Amoxiclav oder Carbapenem zunächst parenteral. Anschließend Sultamicillin oder Co-Amoxiclav oder Doxycyclin (2 × 100 mg) für 2–6 Monate oral. Clindamycin-resistente Stämme kommen offenbar vor, deshalb kein ungezielter Einsatz. Ungenügend wirksam sind Chinolone, Aztreonam, Fosfomycin und Aminoglykoside (mit Ausnahme von Streptomycin).

1.18 Bazilläre Angiomatose

Ätiologie und Pathogenese: Erreger ist **Bartonella henselae** (Erreger der Katzenkratzkrankheit) bzw. B. quintana: Kleine gramnegative Stäbchenbakterien, die ubiquitär in der Erde vorkommen. Die Infektion steht häufig im Zusammenhang mit Kontakt zu Katzen. Die Erreger sind gelegentlich auch aus Blutkulturen angezüchtet worden.

Klinik: Symptomatik: Bekannt sind kutane (einzelne oder multiple kutane oder subkutane rötliche Papeln, die häufig schmerzhaft sind) und systemische Manifestationen, wobei fast alle Organe betroffen sein können (z.B. Herz, Schleimhaut, Leber, Milz, Knochen, Muskel und ZNS), mit Appetitlosigkeit, Erbrechen, Gewichtsverlust und Fieber mit Schüttelfrost. Beim Befall des Skelettsystems können lokale Schmerzen vorliegen (AIDS Clin. Rev. [1993] 43–60 und Dtsch. Ärztebl. 92 (27) [1995] 1403–1407). HIV-Infizierte sind häufiger betroffen.

Diagnostik: Kulturell auf speziellen Nährmedien; Blutkulturen müssen 8 Wochen bebrütet werden. Serologische Methoden sind unbefriedigend (Sensitivität von Enzym-Immunoassay für B.-henselae-Antikörper 71 %). Durch Nukleinsäure-Amplifikationsmethoden (PCR) kann der Nachweis in der Biopsie erfolgen.

THERAPIE

Azithromycin 500 mg am 1. Tag, gefolgt von 250 mg für 6 Tage oder Erythromycin (3 × 500 mg p.o.) oder Doxycyclin (2 × 100 mg) für 3–4 Wochen. Bei Endokarditis Azithromycin (500 mg/Tag) + Levofloxacin (2 × 500 mg/Tag) für 6 Wochen.

1.19 Lyme-Borreliose

Ätiologie und Pathogenese: Erreger: Borrelia burgdorferi, B. garinii (aus Liquor ca. 70 %) und B. afzelii (aus Hautbiopsien 80–90 %). Grundsätzlich können alle drei sowohl von der Haut als auch aus Liquor angezüchtet werden. Die Anzüchtung ist schwierig und gelingt nur in Spezialmedien. Übertragung überwiegend in den Monaten April bis September vor allem durch die Schildzecke Ixodes ricinus (Holzbock). Infizierte Zecken kommen in ganz Deutschland vor. Als Reservoir kommen hauptsächlich Nager, Igel, Wild, Vögel und Haustiere in Betracht.

Da die Wahrscheinlichkeit einer Infektion mit der Dauer des Saugakts zunimmt, sollte die Zecke baldmöglichst mechanisch mit einer Pinzette herausgezogen werden. Die Anwendung von Öl, Cremes, Alkohol oder ähnlichen Substanzen zur Zeckenentfernung wird nicht empfohlen [Lancet 2003; 362: 1639–1647]. Eine Impfung ist nicht möglich.

Klinik: Leitsymptome und -befunde: Zwischen den Früh- und Spätmanifestationen gibt es fließende Übergänge, wobei atypische Verläufe sehr häufig sind:
(1) *Frühmanifestationen (früher Stadium I, lokalisiert):* meist als Erythema migrans (EM). Tage bis wenige Wochen nach dem Zeckenbiss bildet sich um die Stichstelle ein Erythem, das sich langsam zentrifugal ausbreitet und im weiteren Verlauf zentral abblasst. Zusätzlich können Allgemeinsymptome, wie Fieber, Myalgien, Kopfschmerzen und Lymphknotenschwellungen auftreten. Das EM klingt meist nach Wochen bis Monaten spontan ab. Gelegentlich Borrelienlymphozytom. Die häufigste *disseminierte Frühmanifestation (früher Stadium II)* ist die lymphozytäre Meningoradikulitis Bannwarth (Garin-Bujadoux-Bannwarth-Syndrom). Sie tritt Wochen bis Monate nach einem Zeckenbiss auf. 50 % der Patienten können sich an einen Zeckenbiss erinnern, und nur bei 40 % gibt es anamnestische Hinweise auf ein EM. Leitsymptome sind brennende radikuläre Schmerzen mit und ohne Paresen. Im „sterilen" Liquor findet man eine lymphozytäre Pleozytose und Eiweißvermehrung. Zusätzlich können Karditis mit AV-Block I.–III. Grades, Chorioiditis und in seltenen Fällen Lymphadenosis cutis benigna Bäfverstedt (LCB, rötlich-livide Schwellung an Ohrläppchen, Mamillen oder Skrotum) auftreten.
(2) *Spätmanifestation (früher Stadium III):* Monate bis Jahre später können Arthritis und Acrodermatitis chronica atrophicans (ACA) auftreten. Zu der Spätmanifestation gehören die chronische Enzephalomyelitis mit Para- und Tetraparesen, Kardiomyopathie und Keratitis.

Diagnostische Hinweise: Bei typischem Exanthem bzw. klinischen Symptomen nach Zeckenbiss kann die Diagnose durch den Nachweis von spezifischen Antikörpern im Serum und vor allem im Liquor bestätigt werden (bei chronischen ZNS-Symptomen zwingend im Liquor-Serum-Paar und Bildung des Liquor-Serum-Quotienten!). Im sehr frühen Stadium kann die Serologie noch negativ ausfallen und muss wiederholt werden. Andererseits können hohe IgG-Antikörper nach einer inapparenten Infektion über Jahre persistieren. Falsch positive Reaktionen können bei Autoimmunerkrankungen, Syphilis und einigen viralen Infektionen (z.B. EBV-Infektion) auftreten. Das Hauptproblem bei der Interpretation ist das Fehlen der Standardisierung der Labormethoden. Bei LCB und ACA kann die Diagnose auch histologisch abgesichert werden. Der kulturelle Nachweis (in wenigen spezialisierten Labors möglich) gelingt im Liquor (10–20 % positiv) bzw. in Biopsien (> 50 %). PCR befindet sich noch im experimentellen Stadium.

THERAPIE

Makrolide sind weniger wirksam als Doxycyclin oder β-Lactame, die Mittel der Wahl sind:
Manifeste Erkrankung:
(1) *Frühmanifestation:* Doxycyclin (2 × 100 mg), Amoxicillin (2- bis 3-mal 1,0 g). *Stadium II:* Penicillin G (3 × 5 Mio. E), Cefotaxim (3 × 2 g) oder Ceftriaxon (1- bis 2 × 2 g).
(2) *Spätmanifestation:* Cefotaxim (3 × 2 g) oder Ceftriaxon (2 × 2 g), Penicillin G (3 × 5 Mio. E) oder Doxycyclin oder Amoxicillin.
Bei der Frühmanifestation reicht eine kürzere Therapiedauer von 10, während bei der Spätmanifestation eine längere Therapiedauer von bis zu 30 Tagen erforderlich ist. Nicht selten müssen in den späteren Stadien mehrere Therapiezyklen durchgeführt werden. In den ersten Tagen kann bei Therapieeinleitung eine Jarisch-Herxheimer-Reaktion auftreten.

2 Virusinfektionen

2.1 Grippe (Influenza)

Vorbemerkungen: Klinisch muss die **echte Virusgrippe** (**Influenza**, meist bedingt durch das Influenzavirus A und seine Subtypen) von dem **„grippalen Infekt"** unterschieden werden. Dieser wird durch zahlreiche andere Erreger hervorgerufen, die den oberen Respirationstrakt befallen, ohne jedoch wie die Influenza bedrohliche Komplikationen hervorzurufen (s.u.). Daher ist die Schutzimpfung hier wirkungslos. Eine rein symptomatische Therapie ist i.d.R. ausreichend, eine virostatische Behandlung nicht indiziert.

Ätiologie und Pathogenese: Erreger: Myxoviren der Gruppen A, B und C.

Infektionsweg: Ansteckung über den Respirationstrakt durch Tröpfcheninfektion. Die Erkrankung tritt epi- und pandemisch, seltener endemisch auf, bevorzugt während der kalten Jahreszeit, da hier die Verbreitung der UV-Licht-sensiblen und austrocknungsempfindlichen Viren erleichtert ist.

Inkubationszeit: 1–4 Tage.

Klinik: Leitsymptome und -befunde: Die typischen Symptome, plötzlicher Beginn mit Fieber > 38 °C, Abgeschlagenheit, Kopf- und Gliederschmerzen sowie trockener Husten während einer Epidemie (wertvolle Hinweise liefern die Sentineldaten, www.rki.de), erleichtern die Diagnose. Im Übrigen Symptome der Infektion des oberen Respirationstrakts mit Rhinitis, Pharyngobronchitis und Tracheitis, mit quälendem Gefühl des Wundseins retrosternal. Bleibt das Fieber länger als 3–4 Tage bestehen, wird der Husten produktiv und steigt die Leukozytenzahl deutlich an, ist dies als Zeichen einer bakteriellen Superinfektion zu werten. Hierdurch ergibt sich die Indikation zur Behandlung mit einem Breitbandantibiotikum (s.u.). Die Influenza verläuft in der größten Zahl der Fälle gutartig. Gefährdet sind vor allem Kinder und alte Menschen durch Komplikationen wie Otitis media, eitrige Bronchitis und Pneumonien, die überwiegend bakteriell bedingt sind (Pneumo-, Staphylokokken).

Diagnostische Hinweise: Neben den klinischen Symptomen kann die Diagnose durch den Erregernachweis im Rachenabstrich (Kultur) oder serologisch gestützt werden. Nur der Titeranstieg bei zwei- oder mehrmaliger Kontrolle ist beweisend. Es gibt auch Schnelltests (Spezifität 92 %, Sensitivität 88 %), die in der Praxis sofort durchgeführt werden können [J Clin Microbiol 2002; Vol. 40: 2331–2334].

Differenzialdiagnose: Infektionen des oberen Respirationstrakts anderer Genese mit meist geringeren Allgemeinreaktionen und niedrigerem Temperaturverlauf.

THERAPIE

Pharmakotherapie

Im Vordergrund steht die symptomatische Therapie mit Bettruhe, Analgetika, Antipyretika und Antitussiva (**s. Kap. I.1**). Der Einsatz von Antibiotika (z.B. Cefuroxim 2- bis 3-mal 1,5 g i.v.) ist nur gerechtfertigt, wenn der Verdacht auf eine Sekundärinfektion, z.B. durch Röntgenbild, Erhöhung von CRP, Sputumbefund oder erneutem Fieberanstieg, bestätigt wird. Zanamivir (10 mg alle 12 h per inhalationem) und Oseltamivir (75 mg alle 12 h) verkürzen die Erkrankungsdauer, wenn sie innerhalb von 30 h nach Erkrankung eingesetzt werden (**s. Kap. II.4.3.2.13**).

Infektionsprophylaxe

Die rechtzeitige **Impfung** mit einem polyvalenten Grippevirusimpfstoff stellt die bisher beste Möglichkeit dar, um einen zumindest vorübergehenden Schutz vor Erkrankung zu erreichen.

Vor allem sollten gefährdete Patienten (Patienten mit chronischen Herz- und Lungenerkrankungen) und besonders exponierte Personen (Ärzte, Lehrer, Militärangehörige usw.) geimpft werden. Die Immunität hält längere Zeit an, aber wegen der Variabilität der Antigenstruktur (so genannte Antigenshift und -drift) sind für einen wirksamen Impfschutz jährlich Wiederholungsimpfungen mit dem jeweils neuen, angepassten Impfstoff im Herbst durchzuführen.
Kontraindikationen: Fieberhafte Erkrankungen, Überempfindlichkeit gegen Hühnereiweiß.
Zu Beginn einer Epidemie kann bei gefährdeten Personen nach einer Exposition Zanamivir oder Oseltamivir (s.o.) eingesetzt werden. Die früher empfohlene Prophylaxe mit Amantadin ist durch die Neuraminidase-Inhibitoren abgelöst worden.

2.2 Infektiöse Mononukleose

Ätiologie und Pathogenese: Erreger: Epstein-Barr-Virus.

Infektionsweg und Immunitätslage: Die Erkrankung kann sporadisch und epidemisch auftreten, sporadische Fälle meist in der Altersgruppe zwischen dem 10. und 30. Lebensjahr.

Inkubationszeit: 30–50 Tage.

Übertragung: Vor allem durch Speichel. Überstehen der Krankheit hinterlässt meist eine Dauerimmunität.

Klinik: Leitsymptome und -befunde: Nach einem mehrtägigen, uncharakteristischen Prodromalstadium mit Abgeschlagenheit, Fieber, Hals- und Kopfschmerzen treten Lymphknotenschwellungen zervikal und okzipital, im weiteren Verlauf auch inguinal auf. Eine deutliche Milzvergrößerung findet sich in etwa 50 % der Fälle, häufig entwickelt sich eine Hepatitis, die anikterisch verlaufen kann (transitorische Erhöhung der Leberenzyme im Serum in 80–90 % der Fälle). Bei exsudativer Pharyngitis und Tonsillitis können diphtherieähnliche Beläge auftreten. Seltener sind neurologische Symptome, masernähnliche Exantheme, Myokarditis oder pulmonale Affektionen.

Diagnostische Hinweise: Neben der klinischen Symptomatik führen das Blutbild, der meist positive Mononukleose-Schnelltest (Monosticon®, Fa. Organon) auf heterophile Antikörper und der in 70 % positive Paul-Bunnell-Test zur Diagnose. Im Differenzialblutbild vorwiegend lymphozytäre Leukozytose, wobei abnorme Lympho- und Monozyten stark vermehrt sind. In unklaren Fällen spezifische EBV-Serologie.

Differenzialdiagnose: Pharyngotonsillitiden anderer Genese (Plaut-Vincent-Angina, Diphtherie, Angina tonsillaris, Stomatitis aphthosa), Leukämien, infektiöse Lymphozytose, Hepatitis und Ikterus anderer Ätiologie.

Therapie

Allgemeine Maßnahmen

Bettruhe, bis eine bleibende Entfieberung eingetreten ist bzw. die Zeichen der Hepatitis, Myokarditis oder neurologische Komplikationen abgeklungen sind. Sonographische Bestätigung der Splenomegalie statt Palpation (Gefahr der Ruptur).

Pharmakotherapie

Da eine kausale Therapie bisher noch nicht möglich ist, stehen die symptomatische Behandlung und die Behandlung der Sekundärkomplikationen im Vordergrund. *Antibiotika* nur bei begründetem Verdacht auf eine bakterielle Sekundärinfektion einsetzen. Im Mund- und Rachenraum sind die Sekundärinfektionen meist durch Streptokokken bedingt. Liegt noch kein Antibiogramm vor, können Penicillin V (3 × 1 Mio. IE p.o.) oder Makrolide (**s. Kap. II.4.1.3.12**) gegeben werden. Ampicillin und Amoxicillin wegen des bei dieser Erkrankung besonders häufig auftretenden Hautexanthems vermeiden. *Glukokortikoide* (**s. Kap. II.2**) können bei sehr schwerer Verlaufsform (mit Komplikationen wie Pharynxödem mit Atemwegsobstruktion, hämolytischer Anämie, Herz- und ZNS-Beteiligung) eingesetzt werden. Sie bewirken eine deutliche symptomatische Besserung, ohne jedoch die Prognose zu beeinflussen.

2.3 AIDS (Acquired Immune Deficiency Syndrome/erworbenes Immundefektsyndrom)

Ätiologie und Pathogenese: Erreger: Humanes Immundefizienzvirus (zwei Typen sind bekannt, HIV-1 und HIV-2) aus der Gruppe der Retroviren. Der Erreger wurde u.a. nachgewiesen im Blut, im lymphatischen Gewebe, im Speichel, in der Samenflüssigkeit, im Vaginalsekret und im ZNS.

Infektionsweg: Die Übertragung erfolgt bei intensivem körperlichem Kontakt, durch Blut bzw. Blutprodukte, durch Inokulation von erregerhaltigen Körperflüssigkeiten oder von der Mutter auf das Kind während der Gravidität bzw. perinatal. Als Hauptrisikogruppen gelten weiterhin promiskuide homo- oder bisexuelle Männer und Drogenabhängige mit parenteraler Applikationsgewohnheit.

Eine zunehmende heterosexuelle Transmission und Neuinfektionen bei homosexuellen Männern werden beobachtet.

Inkubationszeit: Einige Monate bis zu 4–5 Jahren, möglicherweise auch länger. Der genaue Ablauf der Infektion ist noch unzureichend bekannt. Die Übertragung von HIV ist wahrscheinlich in allen Stadien der Infektion (s.u.) möglich.

Klinik: Nach einer HIV-Infektion kommt es zunächst zu einem grippeähnlichen Erkrankungsbild mit Fieber, Gliederschmerzen und allgemeinem Unwohlsein mit Abgeschlagenheit und Müdigkeit. Eine kurzzeitige Virämie lässt sich etwa 2 Wochen nach der Infektion nachweisen. Antikörper-positiv werden die Patienten erst Wochen bis Monate später. Patienten können jahrelang asymptomatisch sein. Die HIV-Infektion wird in verschiedene Stadien eingeteilt (**Tab. III.15.2**).

Die Manifestation des Endstadiums der Erkrankung, das Vollbild von AIDS, ist durch die klinischen Komplikationen geprägt, wie Infektionen mit opportunistischen Erregern (Pneumocystis jiroveci, Hefen, Schimmelpilze, Kryptokokkose, Mykobakteriose, Zytomegalie- und andere Viren, Toxoplasmen, Kryptosporidiose etc.), die persistieren oder rezidivieren, und/oder Kaposi-Sarkom bzw. Tumoren des retikulären Systems. Durch Einführung der antiretroviralen Kombinationstherapie (HAART) hat sich der „natürliche" Verlauf der Erkrankung stark verändert.

Diagnostische Hinweise: Anamnese und Symptomatik bei Risikogruppen, Ausschluss anderer Ursachen eines erworbenen Immundefektsyndroms (Blutbild, Antikörperbestimmung für Epstein-Barr-, Zytomegalie und Hepatitis-B-Virus, Lymphknotenbiopsie, die bei HIV-Infektion nur eine unspezifische Aktivierung zeigt), Nachweis von HIV-Antikörpern (ELISA als Such-

Tabelle III.15.2 Die Einteilung der HIV-Infektion nach den von den Centers for Disease Control, Atlanta, Georgia, USA, 1993 vorgeschlagenen Kriterien

Anzahl CD4-Zellen/µl	Keine Symptome A	Weder A noch C B	Symptome/AIDS C
> 500	A1	B1	C1
200–500	A2	B2	C2
< 200	A3	B3	C3

In Europa gelten die klinischen Kategorien C1, C2 und C3 als AIDS. Demgegenüber werden in den USA auch alle Patienten mit weniger als 200 CD4-Zellen/µl als AIDS definiert.

test, bei positivem Befund **immer** Bestätigungstest, z.B. Immunoblot), Lymphopenie, CD4-Zellen stark vermindert oder fehlend, Immunglobuline vermehrt (IgG, IgA), im späteren Krankheitsstadium vermindert. Quantitativer Erregernachweis (HI-Viruslast) mittels PCR.

THERAPIE

Antiretrovirale Therapie

Sie ist indiziert bei Vollbild von AIDS, Viruslast > 30 000 Kopien/ml Plasma, CD4-Zellen < 200/μl oder Abnahme um > 25 %.

Die gewählte Kombinationstherapie soll die Virusreplikation maximal unterdrücken und Resistenzentwicklung verhindern. In Frage kommen: Zidovudin + Lamivudin oder Tenofovir + Emtricitabin in Kombination mit einem Proteaseinhibitor (Lopinavir, Fosamprenavir oder Atazanavir) oder Efavirenz, einem nicht-nukleosidischen Hemmstoff der reversen Transkriptase. Kontrolluntersuchungen unter dieser Therapie: CD4-Zellzahl-Bestimmung monatlich. Viruskonzentrationsbestimmung 2-mal vor Beginn der Therapie, danach monatlich bis zum Erreichen der Zielgröße (möglichst unter der Nachweisgrenze), anschließend alle 2–3 Monate. Aktuelle Informationen zu HAART über Internet: www.daignet.de oder www.aidsinfo.nih.gov. Im Vordergrund stehen Beherrschung und Prophylaxe von opportunistischen Infektionen und Neoplasien, die unter HAART deutlich abgenommen haben.

Behandlung opportunistischer Infektionen
(Tab. III.15.3)

Tabelle III.15.3 Chemotherapie opportunistischer Infektionen bei AIDS

Infektion	Medikament	Dosis	Applikationsweg	Dauer
Pneumocystis jiroveci	Co-trimoxazol	5/25 mg/kg[1]	i.v. alle 6 h	21 Tage
	Co-trimetrol (Lidaprim®)	7/25 mg/kg[2]	i.v. alle 8 h[2]	21 Tage
	Pentamidin	4 mg/kg	i.v. 1-mal/Tag	21 Tage
Toxoplasmose-enzephalitis	Pyrimethamin	100 mg initial,	p.o. 1. Tag	
		dann 25 mg	p.o. 1-mal/Tag	21 Tage
	+ Sulfadiazin	4 g/Tag	p.o.	12 Wochen
	+ Folinsäure	10 mg/Tag	p.o. 1-mal/Tag	12 Wochen
Herpes-zoster-, Herpes-simplex-Erkrankungen	Famciclovir	(s. Kap. II.4.3.2.7)		
Candida-Infektionen	je nach Lokalisation	(s. Kap. III.15.4)		
Kryptokokken-meningitis	Amphotericin B	0,8–1,0 mg/kg	i.v. 1-mal/Tag	ca. 4 Wochen
	+ Flucytosin	40–50 mg/kg	i.v. alle 8 h	ca. 4 Wochen
	+ Fluconazol	200 mg	oral alle 12 h	Reduzierung auf 200 mg/Rezidivprophylaxe
Zytomegalie-Pneumonie, Retinitis	Valganciclovir	5 mg/kg	i.v. alle 12 h	2–3 Wochen

[1] 5 mg Trimethoprim/25 mg Sulfamethoxazol
[2] 5 mg Trimethoprim/25 mg Sulfametrol = 250 ml Lidaprim®

Tabelle III.15.4 Rezidivprophylaxe opportunistischer Infektionen bei AIDS

Infektion	Medikament	Dosierung	Applikationsweg	Bemerkungen
Pneumocystis-jiroveci-Pneumonie	Co-trimoxazol	160 mg Trimethoprim/800 mg Sulfamethoxazol oder	p.o. 3-mal/Woche	Allergie
	Pentamidin-Isethionat	200 mg	per Inhalation 2-mal/Woche	Cave: Extrapulmonale Pneumozytose, Toxoplasmose
Toxoplasmoseenzephalitis	Pyrimethamin Clindamycin	50 mg oder 1,8 g	p.o. tgl.	+ Folinsäure
	oder Co-trimoxazol		p.o. tgl.	15 mg tgl.
Candida-Infektion	Fluconazol	50 mg oder	p.o. tgl.	Cave: Aspergillose, Transaminasenerhöhung, Interaktion mit anderen Substanzen
Kryptokokkenmeningitis	Fluconazol	100–200 mg	p.o. tgl.	(s.o.)
Zytomegalievirusretinitis	Valganciclovir	900 mg oder	p.o. tgl.	(**s. Kap. II.4.3.2.9**)
	Foscarnet	90 mg/kg KG	i.v. Infusion tgl.	(**s. Kap. II.4.3.2.8**)

Prophylaxe opportunistischer Infektionen
(Tab. III.15.4)

Prophylaxe der HIV-Infektion
Aufklärung der Bevölkerung:
(1) Nachdrücklicher Hinweis, dass Infizierte ihre Intimpartner gefährden. Kein Partnerwechsel, Verwendung von Kondomen.
(2) Information darüber, dass infizierte Personen kein Blut, Samen oder Gewebe spenden dürfen.
(3) Infizierte Personen sollen ihre behandelnden Ärzte und Zahnärzte über den Befund in Kenntnis setzen.
Für sonstige Kontaktpersonen (Wohngemeinschaft, Pflegepersonal) gelten die gleichen Hygienevorschriften wie bei Hepatitis B. Eine Vakzine zur Aktivimmunisierung steht nicht zur Verfügung.

2.4 Enzephalitis
(Tab. III.15.5 und s. Kap. II.4.3)

Ätiologie und Pathogenese: Akute oder chronische Entzündung von Gehirngewebe im Rahmen einer Infektion durch Bakterien, Viren oder andere Erreger. Klinisch wichtig sind die Enzephalitiden viraler Genese. Sie laufen oft unter meningealer Beteiligung ab.
Die Hirnbeteiligung ist durch Überschreitung der Blut-Hirn-Schranke durch das Virus (direkter Befall) oder indirekt (parainfektiös) bedingt. Indirekte Enzephalitiden treten auf z.B. im Rahmen von Masern oder Mumps. Varicella-Zoster-Viren können das Gehirngewebe direkt befallen und schwere Enzephalitiden auslösen. Die virale Meningitis (auch aseptische Me-

Tabelle III.15.5 Häufige virale Erreger von Erkrankungen des Zentralnervensystems (in Klammern = zeitliche Extremvarianten)

Virus	Inkubationszeit (Tage)			Meningitis	Enzephalitis	spezifische Therapie
FSME	(3)	4–14		selten	häufig	keine bekannt
Herpes simplex	(2)	3–9	(20)	selten	selten	(s. Kap. II.4.3.2.1)
HI		Monate bis Jahre		selten	häufig	(s. Kap. II.4.3.3)
LCM		6–13		selten	gelegentlich	keine bekannt
Masern	(8)	9–12	(18)	selten	häufig	Hyperimmunglobulin
Masern (SSPE)		Jahre		selten	selten	keine bekannt
Mumps	(12)	16–20	(26)	selten	häufig	Hyperimmunglobulin
Coxsackie		2–4		selten	häufig	keine bekannt
Rabies (Tollwut)	(6)	20–100	(> 300)	nein	häufig	Hyperimmunglobulin
Röteln (PRP)		Jahre		nein	selten	Hyperimmunglobulin
Varicella Zoster	(9)	14–21	(28)	selten	häufig	(s. Kap. II.4.3.2.1)
Zytomegalie		30–50		selten	häufig	(s. Kap. II.4.3.2.5)

FSME = Frühjahr-Sommer-Meningoenzephalitis
HI = Human Immunodeficiency
LCM = lymphozytäre Choriomeningitis
SSPE = subakut sklerosierende Panenzephalitis
PML = progressive multifokale Leukenzephalopathie
PRP = progressive Rötelnpanenzephalitis

ningitis genannt) ist weltweit verbreitet. Sie verläuft meist mild, kann aber – wenn auch selten – letal verlaufen. Die Prävalenz der viralen Enzephalitis ist niedriger als die der benignen aseptischen Meningitis. Das Verhältnis aseptische Meningitis zu viraler Enzephalitis in Mitteleuropa soll 10–100 : 1 sein.

Erreger: Häufigste Erreger der viralen Enzephalitis in Mitteleuropa sind Coxsackie-, Varicella-Zoster-, LCM(lymphozytäre Choriomeningitis)-, HIV-1- und FSME-Viren. Als Importinfektionen nach außereuropäischen Reisen können gelegentlich Enteroviren-, West-Nile-Virus-, Japanese-, Western-Equine- oder Eastern-Equine-Enzephalitis oder Rabies auftreten (Whitley RJ, Gnann JW [2002]: Viral encephalitis: familiar infections and emerging pathogens. Lancet 359: 507–514).

Klinik: Fieber, Kopfschmerzen, Bewusstseinsstörung, neurologische Herdsymptome, wie Krämpfe etc. Auffällig sind EEG-Veränderungen.

Differenzialdiagnose: Tuberkulose, Zerebralabszess, Schlaganfall oder Tumor.

THERAPIE

Eine gezielte Chemotherapie ist nur bei Varicella-Zoster- bzw. Herpes-simplex-Enzephalitis durch Aciclovir (**s. Kap. II.4.3.2.1**) und bei Zytomegalievirusenzephalitis (**s. Kap. II.4.3.2.5**) möglich. Die Behandlungserfolge bei der HIV-Enzephalitis durch Zidovudin sind eher enttäuschend (**s. Kap. II.4.3**). Bei Masern- bzw. Mumpsenzephalitis kann man spezifische Hyperimmunglobuline 0,25 bzw. 0,2 ml/kg KG i.m. verabreichen. Bei West-Nile-Virus-Enzephalitis gibt es Fallberichte über erfolgreiche Therapie mit intravenösem IgG (0,5 g/kg/Tag für 5 Tage) oder mit Interferon-α2b (3 Mio. E i.v., gefolgt von 3 Mio. E s.c. täglich für 14 Tage).

Frühjahr-Sommer-(Meningo-)Enzephalitis (FSME): Die wichtigsten Endemiegebiete für FSME sind Österreich, baltische Länder, Russland, Polen, Tschechien, Slowakei, Ungarn, Südschweden, Slowenien und Albanien (aktuelle Information über www.rki.de). In der Bundesrepublik sind Infektionen aus Baden-Württemberg, Hessen und Bayern bekannt. In den Endemiegebieten Süddeutschlands weisen im Mittel 1,2–2 % der Bevölkerung FSME-Virus-Antikörper auf, vereinzelt bis zu 6 %. Diese nur mäßige Durchseuchung ist damit zu erklären, dass auch in Endemiegebieten keineswegs jedes Zeckenbiotop verseucht ist und selbst in aktiven Naturherden nur jede 900. Zecke das Virus beherbergt. Für den Ungeimpften lässt sich das Risiko, durch den Biss einer Zecke in einem FSME-Naturherd infiziert zu werden, auf 1 : 900 schätzen, das Risiko zu erkranken auf 1 : 5400 und das auf bleibende Schäden auf allenfalls 1 : 78 000 [Dtsch. Ärztebl. 2004; 101: 2260–2264].

Die FSME kann durch **aktive Impfung** verhindert werden. Schnellimmunisierung (je eine Injektion am 1., 7. und 21. Tag) oder Langzeitschema (je eine Injektion an Tag 1, zwischen 30. und 180. Tag und nach 9–12 Monaten, eine Booster-Injektion nach 3–5 Jahren), Impfschutz 98–99 %. Hyperimmunglobulin für eine passive Impfung steht in Deutschland nicht mehr zur Verfügung.

> **WICHTIG:**
> Im Allgemeinen besteht die Indikation zur passiven Impfung nur bei > 5 Zeckenbissen in einem Endemiegebiet. In den letzten 2 Wochen vor dem aktuellen Zeckenbiss sollte der Patient sich nicht in einem Endemiegebiet aufgehalten haben.

2.5 Herpes simplex labialis und genitalis
(s. Kap. II.4.3.2.1 und Tab. II.4.15)

2.6 Virushepatitis
(s. Kap. III.7.1.1)

3 Protozoenerkrankungen

3.1 Malaria

Ätiologie und Pathogenese: Erreger: Plasmodium vivax (Malaria tertiana), P. falciparum (Malaria tropica), P. malariae (Malaria quartana). Infektionen mit P. ovale vergleichsweise selten.

Infektionsweg: Nach einer Übertragung (durch Moskitostich oder erregerhaltiges Blut) kommt es beim Menschen zunächst zu einer Vermehrung der Erreger in der Leber (exoerythrozytäre Entwicklungsphase der Erreger). Sie können als Hypnozoiten längere Zeit überleben und sind für Rezidive bei M. tertiana verantwortlich. Anschließend erfolgt eine Invasion in die Erythrozyten mit nachfolgendem Zerfall derselben in charakteristischen Abständen, wobei Schizonten und Gameten frei werden (erythrozytäre Entwicklungsphase).

Inkubationszeiten der verschiedenen Malariaformen: $\geq$ 7–35 Tage.

Klinik: Leitsymptome und -befunde: Paroxysmale Anfälle mit Schüttelfrost, hohem Fieber (40–41 °C) und Schweißausbruch sind charakteristisch, finden sich jedoch nicht immer in ausgeprägter Form. Weitere häufige Befunde sind Splenomegalie, hämolytische Anämie, Leukopenie, Thrombopenie, Hypocholesterinämie und akutes Nierenversagen. Die Infektion mit P. falciparum (M. tropica) kann zu besonders schweren, u.U. tödlichen Komplikationen führen. Sie ist die häufigste der eingeschleppten Malariaformen.

3 Protozoenerkrankungen

> **WICHTIG:**
> Jeder Fall von Malariaverdacht ist als Notfall zu behandeln. Wird der Beginn einer spezifischen Therapie verzögert – bei Malaria tropica können hierbei einige Stunden entscheidend sein –, kann dies einen letalen Ausgang bedingen.

Diagnostische Hinweise: Entscheidend ist der Erregernachweis im luftgetrockeneten dünnen Blutausstrich und/oder im „dicken Tropfen" (auch im fieberfreien Intervall). Färbung wie beim Differenzialblutbild, besser nach Giemsa. Mehrere Ausstriche sind mitunter nötig, bis ein positiver Befund erhoben werden kann. Die Differenzierung der verschiedenen Plasmodientypen erfolgt im dünnen Blutausstrich. Für die Schnelldiagnostik („Bedside") stehen hochsensitive und spezifische Teststreifen zur Verfügung. Die Serologie ist im akuten Fall ungeeignet. Neben der klinischen Symptomatologie stützt auch die Anamnese eines vorausgegangenen Tropenaufenthalts die Diagnose.

Differenzialdiagnose: Vor allem infektiöse Hepatitis, Typhus abdominalis, akute Pyelonephritis, Leptospirosen und Septikämien anderer Genese.

THERAPIE

Zielsetzung

Bei der Behandlung der akuten Erkrankung ist die Vernichtung der Blutschizonten (erythrozytäre Phase) durch Chloroquin oder Chinin entscheidend. Zur Rezidivprophylaxe ist bei Malaria tertiana die Beseitigung der Gewebsschizonten (exoerythrozytäre Phase) durch Primaquin erforderlich. Die Beseitigung der Gameten (z.B. bei Malaria tropica) ist in Mitteleuropa nicht erforderlich.

Pharmakotherapie in der akuten Phase

Chloroquindiphosphat (Resochin®, Nivaquin®, Aralen®) 600 mg der Base (= 1 g Diphosphat = 4 Tbl. Resochin®) initial p.o., nach 6 h 300 mg, dann 12 h nach der letzten Gabe 300 mg, weitere 300 mg nach 24 h. Bei schwerer Verlaufsform oder bei Erbrechen parenterale Gabe durch Infusion (cave: Blutdruckabfall). Die Gesamtdosis der Behandlung über 3 Tage liegt bei 1500–1800 mg Base; innerhalb von 24 h 900 mg nicht überschreiten (Erwachsenendosis).

Chloroquinresistente P. falciparum sind aus Ost-, Süd- und Westafrika, Südamerika, Südostasien und dem indischen Subkontinent gemeldet. Chloroquinresistente P. vivax sind in Papua-Neuguinea, Myanmar, Thailand, Borneo, Indien und Brasilien bekannt. Bei Patienten mit P.-falciparum-Infektion stationäre Behandlung erwägen unter Berücksichtigung der durchgeführten medikamentösen Prophylaxe (evtl. Konsultation mit einem Infektiologen): Bei unkomplizierter Malaria tropica ist das Mittel der Wahl Malarone® (je 4 Tbl. als Einzeldosis an 3 aufeinander folgenden Tagen). Alternativ Mefloquin (initial 3 Tbl. à 0,25 g Base, nach 6 h 2 Tbl., nach 12 h 1 Tbl.). Riamet® (20 mg Artemether + 120 mg Lumefantrin, initial 4 Tbl., dann je 4 Tbl. nach 8, 24, 36, 48 und 60 h). Sowohl bei Malarone® als auch bei Mefloquin sind Resistenzen und klinische Versager beschrieben, daher nur unter Kontrolle anwenden. Parenterales Chinin steht nur als Importpräparat (Quinamax® 250 mg/2 ml = 385 mg Chiningluconat = 240 mg Chininbase) zur Verfügung. Bei komplizierter Malaria Chinin initial 20 mg/kg KG, gefolgt von 10 mg/kg KG alle 8 h als langsame Infusion. Die Behandlung muss über 10 Tage fortgeführt werden (sobald orale Therapie möglich, in 3 Einzeldosen/Tag). Bei Niereninsuffizienz oder ausgeprägter Leberbeteiligung Dosisreduktion auf 2-mal 10–15 mg/kg KG. EKG-Kontrolle (siehe auch **Kap. II.4.5.1.2**)

> **WICHTIG:**
> Entfieberung kann nach > 72 h eintreten. Keine Kortikosteroide. Paracetamol verzögert die Eradikation der Parasiten. Bei ungenügendem Ansprechen und/oder Fortbestehen bzw. Zunahme der Parasitämie zusätzlich zu Chinin Clindamycin (3-mal 300–600 mg oder 3-mal 5–10 mg/kg KG vor allem bei ZNS-Beteiligung).

Allgemeine intensivmedizinische Maßnahmen bei schwerem Verlauf (**s. Kap. I.2**).
Erfolgskontrolle: Der Behandlungserfolg ist aus dem klinischen Verlauf und der Abnahme der Parasitendichte aus dem peripheren Blut (tägliche Blutausstriche zur Kontrolle) zu ersehen. Das völlige Verschwinden kann ≥ 3 Tage benötigen.

Nachbehandlung (Vernichtung persistierender Gewebsformen = Rezidivprophylaxe) bei Malaria tertiana

Primaquin (Importpräparat): Für 2 Wochen 15 mg/Tag p.o. Höhere Dosierung (30 mg/Tag), wenn Malaria in Gebieten mit Resistenzen (s.o.) erworben wurde. Auf Hämolysezeichen achten (s.u.).

Chemoprophylaxe (Suppressivtherapie)

Wegen der zunehmenden Resistenz gegen Chloroquin in vielen Regionen wird zur Prophylaxe Chloroquin (s.o.), Dosierung: 300 mg (2 Tbl. Resochin®) 2-mal wöchentlich p.o. in Kombination mit Proguanil (Paludrine®) 200 mg/Tag empfohlen, Beginn der Prophylaxe 1 Woche vor Ankunft/Absetzen der Medikamente 4 Wochen nach Verlassen des endemischen Gebietes (Empfehlung der WHO). Alternative: Atovaquon + Proguanil (1 Tbl./Tag, 1–2 Tage vor bis 7 Tage nach Aufenthalt im Malariagebiet). Zwischen den beiden Regimen gibt es hinsichtlich ihrer Effektivität keine Unterschiede [Clin Inf Dis 2004; 38: 1716–1723].

Bei Auftreten von Fieber und mangelnden diagnostischen Möglichkeiten kurative Einnahme von Mefloquin als „Notfall"-Therapie. Allerdings schließt auch dieses Vorgehen ein Weiterbestehen der Malaria wegen möglicher Resistenzen nicht aus. Es kann auch von Anfang an eine Prophylaxe mit Mefloquin durchgeführt werden.

Bei kurzen Reisen in Gebiete mit niedriger Malariatransmission (Reisedauer < 2 Wochen, Aufenthalt in klimatisierten Räumen in Großstädten und Einhaltung allgemeiner Vorbeugungsmaßnahmen s.u.) kann bei einem zuverlässigen, aufgeklärten Patienten auf die Chemoprophylaxe verzichtet werden. Der Patient soll beim Auftreten einer mit Malariainfektion kompatiblen Symptomatik eine „Notfall"-Therapie durchführen, wenn vor Ort eine ärztliche Konsultation nicht möglich ist.

> **WICHTIG:**
> Häufigste Ursache der Letalität in Deutschland bei P.-falciparum-Malaria ist nicht die Resistenz der Erreger gegenüber der Chemoprophylaxe, sondern die Verkennung der Erkrankung, die Wochen, u.U. Monate nach Rückkehr mit z.T. uncharakteristischen Symptomen (Fehldiagnosen „Grippe", „Hepatitis" u.a.) auftreten kann!

Während der *Schwangerschaft* kann die Chemoprophylaxe mit Chloroquin und Proguanil unbedenklich durchgeführt werden. Unter Behandlung mit Mefloquin sind mehr Totgeburten als unter Chinin aufgetreten.

Die wichtigsten *UAW* der Antimalariamittel sind gastrointestinale Reizerscheinungen (daher Einnahme nach der Mahlzeit), hämolytische Anämie durch Primaquin bei Patienten mit Glukose-6-phosphat-Dehydrogenase-Mangel, Megaloblastenanämie bei Pyrimethamin, Leukopenie, Sehstörungen, irreversible Retinopathie nach langjähriger Chloroquineinnahme. Bei Mefloquin sind psychische Störungen (Halluzination, paranoide Zustände) und Herzrhythmusstörungen beschrieben. Die meisten dieser Erscheinungen sind nach Absetzen der Medikation voll reversibel.

Allgemeine Vorbeugungsmaßnahmen
(1) Geeignete Kleidung (lange Hosen, lange Ärmel).
(2) Mückenabwehrmittel, Wirkung hält nur ca. 1 h an
(3) Moskitonetze.

3.2 Toxoplasmose

Ätiologie und Pathogenese: Erreger: Toxoplasma gondii.

Infektionsweg: Konnatal läuft die Infektion diaplazentar ab. Im Erwachsenenalter vor allem durch engen Kontakt mit infizierten Katzen oder durch Genuss von infiziertem rohem Fleisch. Die Dauer der Inkubationszeit ist unsicher. Die Durchseuchung der Bevölkerung durch unbemerkte Infektion wird je nach Altersgruppe mit 20–70 % angegeben.

Klinik: Leitsymptome und -befunde: Bei der erworbenen akuten Infektion treten oft nur uncharakteristische, grippeähnliche Symptome mit Fieber, unklaren Abdominalbeschwerden, Kopf- und Halsschmerzen sowie schmerzhaften Lymphknotenschwellungen auf. Bei schwerem Verlauf kann sich eine Enzephalitis, Pneumonie oder Myokarditis entwickeln. Hat sich eine Frau vor der Konzeption infiziert, liegt praktisch keine Gefährdung der Frucht vor. Bei Neuinfektionen im 1. Trimenon können bis zu 14 % der Feten, im 2. und 3. Trimenon 29 bzw. 59 % der Feten infiziert sein. Kinder von Müttern, die sich im 3. Trimenon infizieren, haben meist (89 %) keine klinischen Zeichen einer Infektion.

Diagnostische Hinweise: Der direkte mikroskopische Nachweis gelingt in der Praxis zu selten, z.B. im Liquor bei ZNS-Befall oder Biopsie. Indirekte Verfahren: Nachweis von Antikörpern gegen Toxoplasma gondii im Serum ab der 1. Woche – zunächst IgM-, später IgG-Klasse. Suchmethode rein qualitativ, direkte Agglutination (DA) oder Latexagglutination (LA). Sensitivität, Spezifität sowie positiver und negativer Vorhersagewert der DA liegen bei > 99 % [Immun Infekt 1989; 16: 189–191]. Demgegenüber liegt die Empfindlichkeit von Enzymimmunoassay (EIA) auf IgG-Antikörper bei 97 %. Geeignet sind als quantitative Suchmethoden auch der Sabin-Feldman-Test (SFT, IgG-Antikörper, verdächtig > 1:1000) und der indirekte Immunfluoreszenztest (IFT, verdächtig ≥ 1:256). Wenn vor einer Schwangerschaft die DA positiv ausfällt, sind keine weiteren Untersuchungen erforderlich. Wird eine „DA-negative" Patientin während der Schwangerschaft „DA-positiv", IgM-Antikörper-Bestimmung (EIA oder Immunosorbent Agglutination Assay = ISAGA) bzw. weitere Tests (SFT oder IFT) zur Abklärung der aktiven Infektion. Bei Patienten mit Abwehrschwäche (HIV-Infektion) ist die Serologie unzuverlässig.

Differenzialdiagnose: Meningitis, Lymphadenitis, Myokarditis, Sepsis anderer Genese.

THERAPIE

Vorbemerkungen
Auch bei erhöhtem serologischem Titer ist eine Behandlung nur indiziert, wenn gleichzeitig klinische Symptome bestehen. Ausnahme: Gravidität (wegen der möglichen teratogenen Schäden keine Behandlung in den ersten 3 Schwangerschaftsmonaten mit Pyrimethamin + Sulfonamid; stattdessen kann Spiramycin eingesetzt werden).

Pharmakotherapie

Pyrimethamin (Daraprim®) ist Mittel der Wahl. Optimal ist die Kombination von Pyrimethamin (75 mg/Tag für 3–5 Tage [bei AIDS 50–100 mg], dann 25–50 mg/Tag für 2–4 Wochen) mit *Sulfonamiden* (z.B. Sulfadiazin-Heyl®, 4 g/Tag oral für 2–4 Wochen). Wegen der Gefahr der Leuko- und Thrombozytopenie sind kurzfristig wiederholte BB-Kontrollen unerlässlich. Prophylaktische oder therapeutische Gabe von Folinsäure (Leucovorin®) 2 × 5 mg/Tag. Alternative: Spiramycin (Selectomycin®, Rovamycine®) 3 g oder Clindamycin (Sobelin®) 1,8–2,4 g. Der **Behandlungserfolg** kann anhand von wiederholten Sabin-Feldman-Tests und dem Verlauf der Komplementbindungsreaktion kontrolliert werden. Die Therapie hat jedoch keinen gesetzmäßigen Einfluss auf den Titerverlauf.

Prophylaxe: Meiden von Verzehr von rohem oder unzureichend gebratenem Fleisch sowie von Kontakt mit Katzen. Rezidivprophylaxe: Vor allem bei Hirntoxoplasmose bei AIDS 50 mg Pyrimethamin/Tag oder 0,96 g Co-trimoxazol, 3 Tbl./Woche.

3.3 Lambliasis

Ätiologie und Pathogenese: Erreger: Giardia lamblia. Der Erreger findet sich häufig bei asymptomatischen Trägern im Duodenum oder Jejunum. Er besitzt eine geringe Menschenpathogenität. 57 % der 2003 gemeldeten Erkrankungen wurden in Deutschland erworben.

Klinik: Symptomatik: Bei ausgedehnterem Befall entwickeln sich eine akute oder chronische Diarrhö, Gewichtsverlust, Malabsorption, diffuse Oberbauchbeschwerden, Blähungen, evtl. leichte Cholezystitis.

Diagnostische Hinweise: Makroskopischer Nachweis der Flagellaten im frisch gewonnenen Duodenalsaft, der in der Duodenalbiopsie (häufig auch reversible Schleimhautatrophie) nachweisbar ist, und von Zysten im Stuhl (Konzentrationsverfahren).

Therapie

Metronidazol (Clont®, Flagyl®) 3-mal 250–500 mg oral täglich für 1 Woche oder 1 g alle 12 h für 3 Tage oder Albendazol (1-mal 0,4 g täglich für 5–10 Tage). Bei Rezidiv Wiederholung des Therapieschemas.

3.4 Amöbiasis

Ätiologie und Pathogenese: Erreger: Entamoeba histolytica.

Infektionsweg: Fäkal-oral.

Klinik: Im Hinblick auf die Therapie muss zwischen der kommensal im Kolonlumen lebenden Minuta-Form, aus der Zysten entstehen, und der gewebeinvasiven Magna-Form unterschieden werden. Nach heutiger Auffassung sollte auch die erste Form, die ohne Gewebsschädigung und ohne Krankheitserscheinungen verläuft, therapiert werden, da sie als potenziell pathogen anzusehen ist. Die Häufigkeit der Amöbiasis hat im Zuge des interkontinentalen Reiseverkehrs in den Ländern der westlichen Welt zugenommen [Dtsch Ärztebl 2004; 101: A3036–3040].

Leitsymptome und -befunde: Allmählich zunehmend blutig-schleimige Durchfälle, abdominelle Schmerzen, Tenesmen, bei häufig noch gutem Allgemeinzustand gelegentliches leichtes Fieber. Schwere Verläufe kommen jedoch vor. Häufigste Komplikationen sind Leberabszesse, selten Befall von Pleura, Myokard oder Gehirn.

Diagnostische Hinweise: Antigennachweis im Stuhl und histologisch im Randgebiet von Dickdarmulzerationen, typischer Rektosigmoidoskopiebefund (Ulzera inmitten von intakter Schleimhaut), Antikörpernachweis im Serum.

Differenzialdiagnose: Enteritiden anderer Genese, M. Crohn, Colitis ulcerosa, akute Appendizitis (palpable Resistenz im rechten Unterbauch = Amöbom).

THERAPIE

(1) *Darmlumeninfektion* (asymptomatische Zystenträger): Paromomycin (Humatin®) 25 mg/kg/Tag, auf 3 Tagesdosen verteilt für mindestens 5 Tage, oder Tetrazyklin-Hydrochlorid 250 mg alle 6 h für 8–10 Tage.
(2) *Darmwandamöbiasis* (chronische intestinale Infektion durch Gewebsformen): Metronidazol (Clont®, Flagyl®) 3 × 750 mg/Tag für 7–10 Tage.
(3) *Akute Amöbendysenterie:* Metronidazol (s.o.) 3 × 750 mg/Tag.
(4) *Leberabszess und andere extraintestinale Manifestation:* Metronidazol (wie bei [3]). Sehr gute Heilungserfolge werden bei nachfolgender Gabe von Chloroquin (Resochin®) beschrieben: 1 g/Tag (600-mg-Base) für 2 Tage, dann 500 mg/Tag für 2–3 Wochen p.o. Zur Beseitigung der Darmlumenformen anschließend Paromomycin oder Diloxanidfuroat (3 × 0,5 g/Tag, Furamide®, in Deutschland nicht zugelassen) für 10 Tage.

> **WICHTIG:**
> Leberabszesse heilen meist unter konservativer Therapie ab. Die Rückbildung nimmt auch bei erfolgreicher Therapie oft mehrere Monate in Anspruch. Große Abszesse unter sonographischer Kontrolle unter Chemotherapie evtl. mehrmalig abpunktieren. Chirurgische Intervention nur bei Komplikationen (Perforation etc.) oder fehlendem Behandlungserfolg.

Erfolgskontrolle: Stuhluntersuchung 2 Wochen nach Absetzen der Medikamente.

3.5 Trichomoniasis

Ätiologie und Pathogenese: Erreger: Trichomonas vaginalis (Flagellat). Häufigste Parasitose des Menschen der gemäßigten Zone.

Übertragung: Meist durch Sexualverkehr.

Klinik: Symptomatik: Bei der **Frau** Kolpitis mit Fluor und Pruritus, Zervizitis, Urethritis, Zystitis. Beim **Mann** Urethritis, Prostatitis (häufig asymptomatisch).

Diagnostische Hinweise: Mikroskopischer Nachweis der ovalen Flagellaten im Urethral- oder Vaginalabstrich bzw. im Spontanurin.

THERAPIE

Metronidazol (Clont®, Flagyl®) 6 Tage lang 2-mal 250–500 mg/Tag oral. Bei Frauen zusätzlich abends 1 Vaginaltablette (100 mg) lokal. Wiederholung der Therapie nicht vor 4–6 Wochen. Einzeittherapie (bei wenig zuverlässigen Patienten): 1–2 g Metronidazol p.o. Resistenz gegen Imidazolderivate kommt vor.
UAW: Alkoholintoleranz, gastrointestinale Symptome, Urinverfärbung u.a. Keine orale Therapie während des ersten Trimenons!

> **WICHTIG:**
> Immer Sexualpartner gleichzeitig mit behandeln. Kondomprophylaxe bis zur Sanierung (negativer Erregernachweis).

4 Systemmykosen

Vorbemerkungen: Obligat pathogene Mykosen, wie z.b. die Kokzidioidomykose, Blastomykose u.a., kommen in Europa so gut wie nicht vor. Von zunehmender Bedeutung sind dagegen die sekundär auftretenden opportunistisch-pathogenen Hefen (Candida, Kryptokokken) und Schimmelpilze (Aspergillen, Mukor). Häufigkeit: Candida 70–75 %, Aspergillen 10–15 %, Kryptokokken und Mukor je 5 % der Fälle.

Ätiologie und Pathogenese: Wegbereiter für die Infektion sind herabgesetzte Abwehrlage und/oder Störungen des ökologischen Gleichgewichts durch Zytostatika, Immunsuppressiva, Kortikosteroide, Breitbandantibiotika, Stoffwechselkrankheiten (z.b. Diabetes), konsumierende Erkrankung, Antikörpermangelsyndrome, Strahlentherapie, Alkoholismus und invasive bzw. apparative Eingriffe, z.b. im Rahmen der Intensivtherapie (Dauer-, Venenkatheter, maschinelle Beatmung).

Klinik: Leitsymptome und -befunde: Die klinische Symptomatik der einheimischen Mykosen ist mit Ausnahme der Lungenaspergillose (**s. Kap. III.5.15**) vielgestaltig, sie kann nicht von der anderer Infektionskrankheiten unterschieden werden.

Diagnostische Hinweise: Entscheidend für Diagnose und Differenzialdiagnose ist es, an die Möglichkeit einer Organmykose zu denken. Nachweis des Erregers: Direktpräparat aus Sputum (nach Mundreinigung), besser Bronchialsekret oder direkte Lungenbiopsie, Kultur aus frischen Punktaten (Blut, Liquor, Harnblase). Pilzuntersuchungen aus Sputum ohne besondere Vorkehrungen (s.o.) und Stuhl sind nicht beweisend für das Vorliegen einer Infektion. Verdächtige Veränderungen in bildgebenden Verfahren (z.B. High-Resolution-CT) bei gefährdeten Patienten erhärten die Diagnose. Die Serodiagnostik der Systemmykosen (sowohl Antigen- als auch Antikörpernachweis) kann wegen ihrer Unzuverlässigkeit – geringe Spezifität und Sensitivität – als Routinemethode nicht empfohlen werden. Vor allem bei Patienten mit Abwehrschwäche bzw. unter immunsuppressiver Therapie kann eine Antikörperantwort ausbleiben. Ein positiver Antikörpernachweis im Liquor ist immer pathologisch. Bei Candida-Sepsis nach septischen Metastasen in Retina und Chorioidea forschen.

THERAPIE

Allgemeine Maßnahmen

Behandlung der Grundkrankheit (z.B. Einstellung eines Diabetes mellitus), wenn möglich, Absetzen von Zytostatika, Immunsuppressiva, Kortikosteroiden und Antibiotika, wenn anzunehmen ist, dass die Mykose durch diese Therapie gebahnt wurde. Ausschaltung von Noxen, wie z.B. Alkohol, Entfernung infizierter Venen- oder Blasenkatheter.

Therapie spezieller Systemmykosen
(**Tab. III.15.6** und **Tab. III.15.7**).
Allgemeine intensivmedizinische Therapie: **s. Kap. I.2**.

> **! WICHTIG:**
> Die Indikation zur antimykotischen Therapie bei einer generalisierten Systemmykose ist gegeben, wenn z.B. Candida-Spezies im Gewebe nachgewiesen werden, die Blutkulturen positiv sind bei fiebernden Patienten mit Leukozytenzahlen < 500/mm^3 oder Blutkulturen positiv sind bei fiebernden Patienten ohne Venenkatheter.

Lungenmykosen s. Kap. III.5.15.

Tabelle III.15.6 Pharmakokinetische Parameter von Antimykotika zur systemischen Anwendung

	Amphotericin	Caspofungin	Fluconazol	Flucytosin	Itraconazol	Posaconazol	Voriconazol
Applikation	i.v.	i.v.	i.v./oral	i.v.	i.v./oral	oral	i.v./oral
$t_{1/2}$ in Stunden	24–48	9–11	25–40	4–6	20–40	35	6
Eiweißbindung %	> 90	97	12	Keine	99	99	58
Liquorkonzentration	< Plasma	?	= Plasma	= Plasma	< Plasma	?	$\geq$ Plasma?
Urinausscheidung %	5–40	41[2]	63	90	35[2]	< 0,2	2[2]
Dialysierbar	Nein	Nein	Ja	Sehr gut	Nein[2]	Nein	Nicht ausreichend

$t_{1/2}$ = Eliminationshalbwertszeit (überwiegend in der Betaphase)
[1] stark metabolisiert
[2] Dosisanpassung bei Leberinsuffizienz empfohlen

Tabelle III.15.7 Therapieempfehlungen für Systemmykosen

Infektion	Therapieschema	Bemerkungen/Alternative
A) Candidiasis		
a) disseminiert	AMB	Caspofungin
b) Endokarditis	OP unter AMB	Orale Nachbehandlung mit Flu
c) mukokutan	Flu	Bei Therapieversagen: AMB oder Caspofungin
B) Aspergillose		
a) disseminiert	AMB	Caspofungin/Itraconazol/Voriconazol
b) Endokarditis	OP unter AMB	Caspofungin/Itraconazol/Voriconazol, orale Nachbehandlung mit Itraconazol oder Voriconazol
c) pulmonal	AMB (evtl. operative Sanierung)	Caspofungin/Itraconazol/Voriconazol, orale Nachbehandlung mit Itraconazol oder Voriconazol
C) Kryptokokkose	AMB + Flu	Orale Nachbehandlung mit Flu
D) Histoplasmose	AMB oder Itraconazol	Importinfektion, Therapie für $\geq$ 12 Wochen
E) Kokzidioidomykose	AMB oder Flu	Importinfektion, Therapie für $\geq$ 12 Wochen
F) Parakokzidioidomykose	Ketoconazol	Importinfektion, Therapie für $\geq$ 12 Wochen
G) Sporotrichose	AMB oder Itraconazol	Therapie für $\geq$ 12 Wochen
H) Mukormykose	AMB	Diabetes in der Anamnese, Nachbehandlung mit Itraconazol

AMB = Amphotericin B; Flu = Fluconazol

Prävention

Durch die lokale Anwendung von Antimykotika oder Gabe von Fluconazol (400 mg/Tag) kann die Rate von oberflächlichen und systemischen Mykosen (**s. Kap. II.4.4.3**) bei primär oder sekundär immunsupprimierten Patienten reduziert werden. Bei der prophylaktischen Gabe von Fluconazol können jedoch Selektion und Fungämie durch Candida krusei, die auch gegenüber Amphotericin B und Voriconazol resistent sein kann, auftreten.

5 Wurminfektionen

Vorbemerkungen: Neben den in unseren Breiten häufigsten Wurmerkrankungen, wie Askaridiasis, Oxyuriasis, Taeniasis u.a., haben die zunehmende Reisetätigkeit und Immigration zur Einschleppung von Wurmerkrankungen geführt, die früher differenzialdiagnostisch nicht in Betracht gezogen werden mussten. Aus epidemiologischer Sicht ist es jedoch wesentlich, dass solche bei uns nicht endemischen Wurminfektionen zu keiner größeren Verbreitung führen, da klimatische Voraussetzungen und die für die Vermehrung notwendigen Zwischenwirte fehlen.

> ! **WICHTIG:**
> Bei unklarem Krankheitsbild und dem anamnestischen Hinweis auf einen Tropenaufenthalt muss differenzialdiagnostisch immer an das Vorliegen einer Parasitose gedacht werden!

Klinisch manifest werden diese Infektionen oft mehrere Monate nach Rückkehr aus den Tropen. Neuentwicklung auf dem Gebiet der Labormethoden (z.B. Antigennachweis im Stuhl) erleichtert die Diagnostik der intestinalen Protozoeninfektion.

Klinik: (**Tab. III.15.8**).

THERAPIE

Pharmakotherapie
(**Siehe Tab. III.15.8**).

UAW der Anthelminthikatherapie

Einige hochwirksame Substanzen haben praktisch keine UAW, wie z.B. Niclosamid, oder nur geringe, wie Piperazin. Die meisten Anthelminthika können jedoch in unterschiedlichem Maße zu UAW führen. Am häufigsten treten gastrointestinale Beschwerden auf, wie Nausea, Erbrechen, abdominelle Schmerzen und Diarrhö, Kopfschmerz, Schwindel, Benommenheit, Sehstörungen und Abgeschlagenheit. Auch Arzneimittelexantheme werden beobachtet. Durch Pyrviniumembonat werden Stuhl und Kleidung rot verfärbt, worauf der Patient bei Beginn der Behandlung hingewiesen werden sollte.

Prophylaxe

Eine Herabsetzung des Infektionsrisikos von Bandwurmerkrankungen (T. solium, T. saginata, Diphyllobothrium latum) kann bereits durch eine Umstellung der Essgewohnheiten erreicht werden, d.h. Meiden von rohem oder halbrohem Fleisch (Tatar, Beefsteak) oder rohem Fisch, Muscheln und Krabben. Im Übrigen kann die Beachtung der allgemeinen hygienischen Regeln auch beim Umgang mit Haustieren oder Wild die Infektionsgefahr für eine Reihe von Wurmerkrankungen vermindern (z.B. Echinokokkose, Zystizerkose, Oxyuriasis, Askaridiasis). Baden in möglicherweise verseuchten tropischen Gewässern sollte vermieden werden (Bilharziose). Eine **medikamentöse Prophylaxe** vor Reisen in tropische/subtropische Länder ist zur Verhütung von Filariosen möglich mit Diethylcarbamazin (Hetrazan®, über die Internationale Apotheke erhältlich), 5 mg/kg an 3 Tagen. Die Wirkung hält einen Monat an (**s. Tab. III.15.8**).

Tabelle III.15.8 Diagnostik, Klinik und Therapie wichtiger Wurmerkrankungen

Parasit	Infektionsweg	Klinik	Diagnostik	Therapie Freiname	Handelsname	Dosierung
Nematoden (Rundwürmer)						
Ascaris lumbricoides (Spulwurm)	oral, Ei mit infektiöser Larve, Wanderung über Leber und Lunge zum Dünndarm, Verbreitung weltweit	Oberbauchbeschwerden, Pneumonie, flüchtiges eosinophiles Infiltrat, Hämoptyse, Urtikaria, Pankreas-Gallengang-Invasion, mechanischer Ileus; bei geringem Befall oft keine Symptome	Einachweis im Stuhl, Abgang von adulten Würmern, evtl. Eosinophilie und Larvennachweis im Sputum; evtl. röntgenologisch Lungeninfiltrat	Albendazol alternativ: Mebendazol	Eskazole® Vermox®	400 mg (einmalige Einnahme) p.o. 2-mal 100 mg/Tag für 3 Tage
Enterobius vermicularis (Madenwurm) (Oxyuris)	oral, Ei mit infektiöser Larve, Schmierinfektion, auch aerogene Infektion, vor allem Zökumbefall, Verbreitung weltweit	perianaler Juckreiz, vor allem nachts, Unruhe, uncharakteristische gastrointestinale Beschwerden	Einachweis im Perianalabstrich oder auf Zellophanklebestreifen (nicht im Stuhl), Wurmnachweis im Stuhl, geringe Eosinophilie	Albendazol oder Pyrviniumembonat	Eskazole® Molevac®	400 mg (einmalig) Wiederholung nach 2 Wochen 5–10 mg/kg, max. 250 mg/Tag Wiederholung nach 2 Wochen
				! WICHTIG: Mituntersuchungen der Familienangehörigen, strikte Hygiene, Fingernägel kurz schneiden, Bettwäsche wöchentlich wechseln und kochen, nachts enge Unterbekleidung, um anal-orale Reinfektion zu vermeiden.		
Trichinella spiralis (Trichine)	oral, durch Genuss von trichinenhaltigem Fleisch (hauptsächlich Schweinefleisch), Verbreitung weltweit	Muskelschmerzen, Lidödem, Durchfall, Übelkeit, Erbrechen, Eosinophilie (bis zu 75%)	KBR, positiver Hauttest, Muskelbiopsie (Larvennachweis)	Mebendazol zur Abschwächung schwerer Symptomatik: Prednison	Vermox forte® Decortin®, Ultracorten®	1. Tag 3 × 250 mg 2. Tag 4 × 250 mg 3. Tag 3 × 500 mg 20–60 mg/Tag, nach 3–5 Tagen Dosisreduktion

Tabelle III.15.8 (Fortsetzung)

Parasit	Infektionsweg	Klinik	Diagnostik	Therapie Freiname	Handelsname	Dosierung
Trichuris trichiura (Peitschenwurm)	oral, Ei mit infektiöser Larve (z.B. Salat), Dickdarmparasit, Verbreitung weltweit	meist asymptomatischer Verlauf, bei schwerer Infektion abdominelle Schmerzen, Meteorismus, Diarrhö, Anämie, mäßige Eosinophilie	Einachweis im Stuhl	Mebendazol oder	Vermox®	2-mal 100 mg/Tag für 3 Tage
				Albendazol	Eskazole®	400 mg/Tag für 3 Tage
Ancylostomiasis (Hakenwurmkrankheit) Ancylostoma duodenale, Necator americanus	perkutan durch die am Boden lebende Larve, Wanderung durch den Körper, Dünndarmparasit, Vorkommen: Tropen und Subtropen, sporadisch auch in Bergwerken	Diarrhö, Gewichtsabnahme bis zur Kachexie, Husten, Heiserkeit, Hämatemesis, Dermatitis	Einachweis im Stuhl Eosinophilie im peripheren Blut	Albendazol oder	Eskazole®	200 mg/Tag für 3 Tage
				Mebendazol	Vermox®	2-mal 100 mg/Tag für 3 Tage
Strongyloides stercoralis (Zwergfadenwurm)	perkutan durch die am Boden lebende Larve, Wanderung durch den Körper, Dünndarmparasit, Vorkommen: Tropen, sporadisch auch in Bergwerken	Dermatitis, Übelkeit, Oberbauchschmerzen, Durchfall, Urtikaria, Eosinophilie	Larven im frischen Stuhl und Duodenalsaft	Albendazol alternativ:	Eskazole®	1- bis 2-mal 400 mg/Tag für 3–7 Tage
				Mebendazol	Vermox®	2-mal 200–500 mg/Tag für 3–7 Tage p.o.
				Ivermectin	Stromectol®[1]	200 µg/kg KG an 2 Tagen
Cestoden (Bandwürmer)						
Taenia saginata (Rinderbandwurm)	oral durch Aufnahme der Finne mit infiziertem Fleisch (Tatar, halbrohes Schweine- bzw. Rindfleisch), Dünndarmparasit, Verbreitung weltweit	uncharakteristische gastrointestinale Symptome, Diarrhöen, Gewichtsabnahme, Eosinophilie	Proglottiden im Stuhl, selten Eier	Niclosamid	Yomesan®	2 g als einmalige Dosis nach dem Frühstück, Tbl. gründlich zerkauen
Taenia solium (Schweinebandwurm)				alternativ:		
				Praziquantel	Cesol®, Biltrizide®	10 mg/kg als einmalige Dosis

> **! Wichtig:**
> Vorsicht beim Umgang mit den Proglottiden von T. solium! Durch orale Aufnahme der Eier kann der Mensch zum Zwischenwirt werden mit Entwicklung der medikamentös schwer beeinflussbaren Zystizerkose (evtl. Praziquantel: 50 mg/kg, verteilt auf 2–3 Einzeldosen, für 15 Tage plus Dexamethason 4–16 mg/Tag).

5 Wurminfektionen

Tabelle III.15.8 (Fortsetzung)

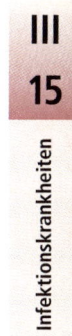

Parasit	Infektionsweg	Klinik	Diagnostik	Therapie Freiname	Handelsname	Dosierung
Hymenolepis nana (Zwergbandwurm)	Oral			Niclosamid		1. Tag: 2 g p.o. 2.–7. Tag: 1 g
				alternativ: Praziquantel	s.o.	15 mg/kg als einmalige Gabe
				nach dieser Therapie Abführmittel; evtl. mehrmalige Wiederholung dieses Behandlungsschemata erforderlich		
Echinokokkose (Hundebandwurm, Fuchsbandwurm)	oral durch Aufnahme der Eier aus Hundekot, Entwicklung solitärer (E. granulosus) oder multilokulärer Zysten (E. multilocularis), die Skolizes enthalten, Verbreitung weltweit	Zysten in Leber und Lunge, seltener in anderen Organen, Urtikaria, Eosinophilie	passive Hämagglutination, Immunfluoreszenz, KBR, positiver Casoni-Intrakutantest, Röntgen, Szintigramm, Sonographie	operative Entfernung (vorher Injektion von Formalin 0,5%, Silbernitrat oder wässriger Jodlösung zur Abtötung der Skolizes) Prognose bei E. multilocularis meist infaust		
				Albendazol	Eskazole®	2-mal 10–15 mg/kg KG/Tag für mindestens 2 Jahre nach kurativer Operation, ansonsten lebenslang
Filariasis Wuchereria bancrofti, Brugia malayi, Loa Loa, Onchocerca volvulus	perkutan durch Stechmücken, Mikrofilarien im Blut, adulte Erreger in den Lymphdrüsen, Verbreitung: Tropen und Subtropen	Hautjucken, Lymphknotenschwellung, Lymphangitis, Fieber, Orchitis, Hydrozele, Elephantiasis der Beine, Arme, des Genitales oder der Brust, Eosinophilie	Mikrofilarien im frischen Blut („dicker Tropfen"), KBR, Hauttest	Ivermectin	Stromectol®¹	150 µg/kg Wiederholung nach 6–12 Monaten

Infektionskrankheiten

Tabelle III.15.8 (Fortsetzung)

Parasit	Infektionsweg	Klinik	Diagnostik	Therapie Freiname	Handelsname	Dosierung
Schistosomiasis (Bilharziose) Schistosoma haematobium	perkutan durch Eindringen der Zerkarie (Larve) beim Baden in verseuchten Gewässern, Vorkommen: Tropen, Subtropen	Hämaturie durch Sitz in den Venen des Urogenitaltrakts, blutige Durchfälle, Hepatosplenomegalie, „Badedermatitis" (Zerkariendermatitis), Eosinophilie	Eier im Urin, Zerkarienhüllenreaktion (CHR), indirekter Hämagglutinationstest, Schlupftest	Praziquantel	Biltricide®	1-mal 40 mg/kg p.o.
S. mansoni			Eier im Stuhl	s.o.	s.o.	Wie S. haemat.
S. japonicum				s.o.	s.o.	2-mal 30 mg/kg p.o. an 1 Tag
Isosporiasis	Kontaminierte Nahrungsmittel	Infektion des Gastrointestinaltrakts mit Durchfall	Mikroskopische Stuhluntersuchung	Co-trimoxazol		2-mal 960 mg/Tag für 7 Tage
Cyclosporiasis	Kontaminierte Nahrungsmittel	Infektion des Gastrointestinaltrakts mit Durchfall	Mikroskopische Stuhluntersuchung	Co-trimoxazol		4-mal 960 mg/Tag für 10 Tage, anschl. 2-mal 960 mg/Tag für 3 Wochen
Mikrosporidiose	Kontaminierte Nahrungsmittel	Infektion des Gastrointestinaltrakts mit Durchfall	Histologischer Nachweis im Biopsat	Albendazol	Eskazole® oder Co-trimoxazol	2-mal 400 mg/Tag 2-mal 2 Tbl. jeweils für 14 Tage
Cryptosporidiose	Kontaminierte Nahrungsmittel	Infektion des Gastrointestinaltrakts mit Durchfall	Mikroskopische Stuhluntersuchung	Keine befriedigende Therapie, evtl. Paromomycin	Humatin®	3-mal 500 mg/Tag für > 7 Tage

[1] Stromectol kann über internationale Apotheken besorgt werden

16 Neurologische Krankheiten

H. C. DIENER

1	**Zerebrale Durchblutungsstörungen** ... 1053	**3**	**Akuter Migräneanfall und Prophylaxe der Migräne** ... 1061
1.1	Primärprävention ... 1053	3.1	Akuter Migräneanfall ... 1061
1.2	Vorhofflimmern und absolute Arrhythmie ... 1053	**4**	**Akuter Schwindel** ... 1065
1.3	Asymptomatische Stenosen und Verschlüsse hirnversorgender Arterien ... 1054	**5**	**Periphere Fazialisparese** ... 1066
		6	**Morbus Parkinson** ... 1067
		6.1	Parkinson-Syndrom ... 1067
		6.2	Akinetische Krise ... 1069
1.4	Transiente ischämische Attacke (TIA) ... 1054	**7**	**Restless-legs-Syndrom** ... 1069
1.5	Akuter ischämischer Insult ... 1055	**8**	**Alkoholdelir** ... 1070
1.6	Subkortikale arteriosklerotische Enzephalopathie (SAE, Morbus Binswanger) ... 1057	**9**	**Polyneuritis und Polyneuropathie** ... 1071
		9.1	Akute Polyneuritis und -radikulitis (Guillain-Barré-Syndrom, GBS) ... 1071
1.7	Zerebrale Blutung ... 1057	9.2	Chronisches Guillain-Barré-Syndrom (GBS, chronisch inflammatorische demyelinisierende Polyradikuloneuropathie = CIDP) ... 1072
1.8	Subarachnoidalblutung ... 1058		
1.9	Sinus- und Hirnvenenthrombosen ... 1059		
2	**Epileptischer Anfall und Status epilepticus** ... 1059	9.3	Meningoradikulitis und Polyneuritis bei Borreliose ... 1072
2.1	Grand-mal-Anfall ... 1059	9.4	Polyneuropathie ... 1073
2.2	Status epilepticus (generalisiert) ... 1059	**10**	**Alzheimer-Demenz** ... 1073

1 Zerebrale Durchblutungsstörungen

1.1 Primärprävention

Die regelmäßige Einnahme von Acetylsalicylsäure bei gefäßgesunden Männern im mittleren Lebensalter führt zu einer Reduktion der Inzidenz von Myokardinfarkten, aber nicht von Schlaganfällen. Bei Frauen kommt es zu einer Reduktion der Schlaganfälle, aber nicht zu einer Reduktion des Risikos, einen Myokardinfarkt zu erleiden. Der wesentlichste prophylaktische Effekt wird durch die konsequente Behandlung einer bestehenden Hypertonie erzielt. Damit lässt sich eine relative Reduktion der Schlaganfallinzidenz von durchschnittlich 42 % erzielen. Bei Patienten mit koronarer Herzkrankheit und Hypercholesterinämie beugen Statine auch dem Schlaganfall vor. Dies gilt auch für Patienten mit Hypertonie oder Diabetes mellitus. Belegt ist dieser Effekt für Simvastatin, Atorvastatin und Pravastatin.

1.2 Vorhofflimmern und absolute Arrhythmie

Das jährliche Schlaganfallrisiko bei absoluter Arrhythmie beträgt 4–5 % und bis zu 20 % bei vergrößertem linken Vorhof und ventrikulärer Dysfunktion. Das Risiko lässt sich individuell durch den CHADS-Score berechnen.

Prophylaxe

Orale Antikoagulation mindert das Schlaganfallrisiko um 60–80 %. Der INR-Wert sollte auf 2,0–3,0 (Quick 30–45 %) eingestellt werden. Jenseits des 75. Lebensjahres muss eine sorgfältige Abwägung zwischen Nutzen und Blutungsrisiko erfolgen. Bei Kontraindikationen für die Antikoagulation: 300 mg/Tag Acetylsalicylsäure (ASS). Eine Prophylaxe ist nicht notwendig bei einer lone atrial fibrillation.

1.3 Asymptomatische Stenosen und Verschlüsse hirnversorgender Arterien

Ätiologie und Pathogenese: Nachweis einer extra- oder intrakraniellen Stenose oder eines Gefäßverschlusses im Bereich der Karotiden oder der Vertebralarterien (z.B. mit Doppler-, Duplexsonographie, CT- oder MR-Angiographie) ohne neurologische Ausfälle. 20 % der Betroffenen haben klinisch stumme ischämische Defekte im CT. Die jährliche Inzidenz späterer zerebraler ischämischer Insulte liegt zwischen 0,5 und 2 %.

Therapie

(1) Konsequente *Behandlung von Risikofaktoren*, wie Hypertonie, Diabetes mellitus, Rauchen, Fettstoffwechselstörungen.
(2) *Aufklärung des Patienten* über die möglichen Symptome einer transienten ischämischen Attacke.
(3) Dopplersonographische *Kontrolluntersuchungen* im Abstand von 12 Monaten.
(4) Die *Operation* einer asymptomatischen Karotisstenose mit einem Stenosegrad von > 60 % nach doppler- oder duplexsonographischen Kriterien reduziert signifikant das Schlaganfallrisiko. Dies gilt aber nur, wenn die kombinierte Mortalität und Morbidität des Eingriffs innerhalb von 30 Tagen unter 3 % liegt. Die Lebenserwartung sollte > 5 Jahre betragen. Es besteht ein sehr ungünstiges Kosten-Nutzen-Verhältnis für die Karotisendarteriektomie.
(5) Zum *Stenting* mit Angioplastie liegen noch nicht genügend Daten aus randomisierten Studien vor.
(6) Der prophylaktische Nutzen einer Behandlung mit *Thrombozytenfunktionshemmern* ist nicht gesichert.
Dessen ungeachtet wird Acetylsalicylsäure in einer Dosis von 100 mg/Tag empfohlen.

1.4 Transiente ischämische Attacke (TIA)

Ätiologie, Pathogenese und Definition: Fokale neurologische Ausfälle, die innerhalb von 24 h vollständig rückgebildet sind. Dauer meist 5–20 min.

Klinik: Klinische Symptome im **Karotisversorgungsgebiet** sind Amaurosis fugax, brachiofazial betonte Hemiparese, Hemihypästhesie, Dysarthrie oder Aphasie; im **vertebrobasilären Kreislauf** Drehschwindel mit Sensibilitätsstörungen im Gesicht, Schluckstörungen, Ataxie, Doppelbilder. Nicht auf eine TIA zurückzuführen sind isolierter Schwindel, isolierte Bewusstseinsstörung, amnestische Lücken. Das jährliche Insultrisiko nach TIA beträgt 5–10 %. 50 % der Schlaganfälle treten in den ersten 48 Stunden nach einer TIA auf. Die jährliche Inzidenz von Todesfällen (meist kardiovaskuläre Ursachen) nach TIA beträgt 10–15 %.
Die Abklärung erfolgt nach internistischer und neurologischer Untersuchung mit Ultraschall (Doppler-, Duplex-, transkranielle Dopplersonographie) und Computertomographie (CT) bzw. Kernspintomographie. Bei 40 % aller Patienten mit einer TIA finden sich in der MRT klinisch stumme Infarktbezirke. Gleichzeitig Ausschluss einer koronaren Herzerkrankung bzw. kardialen Emboliequelle oder einer Gerinnungsstörung.

THERAPIE (Sekundärprävention)

(1) Behandlung mit *Thrombozytenfunktionshemmern*, z.b. Acetylsalicylsäure (ASS) 50–100 mg/Tag (Aspirin®) bei niedrigem Schlaganfallrisiko und ASS 25 mg plus Dipyridamol 200 mg retard (2 × 1; Aggrenox®) bei hohem Schlaganfallrisiko. Bei Kontraindikationen gegen ASS (Ulkus, Asthma bronchiale, chronische Alkoholkrankheit) oder Unverträglichkeit oder TIA plus pAVK: Clopidogrel (1 × 75 mg; Plavix®, Iscover®).

(2) *Karotisendarteriektomie* bei ipsilateraler Carotis-interna-Stenose mit über 70 %iger Lumeneinengung. Voraussetzung: Operatives Zentrum mit Mortalität < 1,5 %, Morbidität < 6 %.

(3) *Stent-Implantation und Ballondilatation:* Etwas höhere Komplikationsraten als die Endarteriektomie und höhere Restenoseraten. Daher bevorzugt bei älteren Patienten, weichen, nicht verkalkten Stenosen, Rezidivstenose nach OP, hochsitzenden Stenosen, Stenosen nach Strahlentherapie, hohem Narkoserisiko.

(4) Orale *Antikoagulanzien* (nach Ausschluss einer Blutung im CT) (INR 2,0– 3,0) bei Nachweis einer kardialen Emboliequelle.

(5) Operation oder Stent-Implantation einer Subklaviastenose bei Subclavian-steal-Syndrom und wiederholter TIA im vertebrobasilären Stromgebiet.

(6) *Hinweis:* Medikamente zur Durchblutungsverbesserung und Nootropika sowie Mutterkornalkaloide sind unwirksam.

1.5 Akuter ischämischer Insult

Ätiologie und Pathogenese: Plötzliches Auftreten neurologischer Ausfälle, die sich nicht oder nur unvollständig zurückbilden. Etwa 70 % der Schlaganfälle sind ischämischer Genese und meist thrombotisch (lokal entstanden, arterioarterielle Embolie, kardiale Embolie) oder selten hämodynamisch bedingt. 15–20 % sind kardioembolischer Genese. Den übrigen „Schlaganfällen" liegt in 13 % eine zerebrale Blutung und in 5 % eine Subarachnoidalblutung (SAB) zugrunde. Andere Ursachen wie eine zerebrale Arteriitis und Sinusvenenthrombosen machen weniger als 2 % der Schlaganfälle aus.

Klinik: Symptomatik:

(1) *Mediaversorgungsgebiet:* Brachiofazial betonte Hemiparese, Hemihypästhesie, homonyme Hemianopsie, Blickparese zur Gegenseite, Aphasie (dominante Hemisphäre), Dyskalkulie, Dysarthrie (nicht-dominante Hemisphäre).

(2) *Anteriorversorgungsgebiet:* Beinbetonte Hemiparese, Parese im Arm proximal betont, Antriebsstörung.

(3) *Vertebrobasiläres System:* Drehschwindel, Übelkeit, Erbrechen, Schluckstörungen, Ataxie, Doppelbilder, Spontannystagmus, Störung der Schmerz- und Temperaturempfindung (dissoziierte Empfindungsstörung). Bei Basilarisverschluss Para- oder Tetraparese mit rascher Bewusstseinstrübung.

(4) *Posteriorversorgungsgebiet:* Homonyme Hemianopsie, Kopfschmerzen, Dyslexie (dominante Hemisphäre).

Diagnostik: CT zum Ausschluss einer Blutung, Erfassung von Frühzeichen eines raumfordernden Infarkts, Dopplersonographie oder CT-/MR-Angiographie zur Erfassung des Gefäßstatus der extra- und intrakraniellen hirnversorgenden Arterien.
MRT Methode der Wahl bei lakunären Infarkten und Infarkten der hinteren Schädelgrube.

Notfalllabor: BB, BZ, Elektrolyte, Nierenwerte, Gerinnungswerte.

Therapie

Notfalltherapie
Patienten mit Schlaganfall sollten bevorzugt in einer Stroke Unit behandelt werden.
(1) Atmung überwachen, ggf. Pulsoxymeter oder Blutgasanalyse; bei bewusstseinsgetrübten oder komatösen Patienten mit Anstieg des pCO_2 > 50 mmHg Intubation und Beatmung.
(2) Initial-EKG bei Aufnahme, Behandlung von Herzrhythmusstörungen **s. Kap. III.2.3.**
(3) Keine generelle Blutdrucksenkung; häufig normalisiert sich der Blutdruck innerhalb weniger Stunden spontan. Therapie nur bei diastolischen Werten > 110 mmHg oder systolischen Werten > 220 mmHg über mehrere Stunden. Blutdruck maximal um 20 % gegenüber Ausgangswert senken. Blutdruck nicht abrupt senken, wenn ein Internaverschluss oder eine hochgradige Stenose besteht.
(4) Arterielle Hypotonie vermeiden.
(5) Bei wiederholt erhöhten Blutzuckerwerten vorübergehend Therapie mit Altinsulin (BZ < 200 mg% bei Diabetikern und < 150 mg% bei Nicht-Diabetikern).

Überwachung und Prophylaxe
(1) Tägliche Kontrolle der Elektrolyte und Blutzuckertagesprofil in den ersten 3 Tagen.
(2) Ausgleich einer Exsikkose, bei bewusstseinsgetrübten Patienten ggf. zentraler Venenkatheter.
(3) Herz-Kreislauf- und Atmungsmonitoring bei schweren Schlaganfällen.
(4) Achten auf Hirndruckzeichen: Sekundäre Eintrübung, Stauungspapille, Pupillendifferenz.
(5) Magensonde bei Schluckstörungen (schon am Tag 1 oral Kalorien anbieten, bei Erbrechen parenterale Ernährung).
(6) Lungenembolieprophylaxe und Prophylaxe tiefer Beinvenenthrombosen mit Low-dose-Heparin oder niedermolekularem Heparin, Durchbewegen der Beine, Thrombosestrümpfe.
(7) Bei erhöhter Temperatur (> 38,5 °C) Paracetamol (ben-u-ron®), Wadenwickel.
(8) Bei Hyperglykämie Blutzuckerausgleich mit Altinsulin.

Pflegerische Maßnahmen
(1) Bei Inkontinenz Blasenkatheter, nach 3 Tagen Miktionsversuch, sonst suprapubischer Katheter.
(2) Lagerung nach Bobath, regelmäßiges Umlagern (60 min) und Dekubitusprophylaxe
(3) Unterstützung des Schultergelenks bei Hemiplegie.
(4) Kontrakturprophylaxe.
(5) Krankengymnastik 2 × 15 min/Tag mit frühzeitiger Mobilisierung (Sitzen, Stehen).
(6) Logopädie bei Sprach- oder Sprechstörungen.

Wirksame Therapie
(1) Fibrinolyse mit rt-PA (Actilyse®) 0,9 mg/kg KG bei frischem Insult innerhalb von 3 h nach Beginn der Symptome in Schlaganfallzentren. Kontraindikation: Raumfordernder Infarkt im CT, ausgeprägte neurologische Ausfälle mit Hemiplegie und Blickwendung, Alter > 80 Jahre (relativ), erhöhte Blutungsneigung.
(2) Lokale Lyse mit rt-PA oder Urokinase beim Basilarisverschluss oder beim Verschluss der A. cerebri media in einem Zeitfenster bis zu 6 h. Die Wirksamkeit der lokalen Lyse beim Carotis-T-Verschluss ist sehr eingeschränkt.
(3) Bei malignem Hirnödem mit rasch progredienter Bewusstseinstrübung Verlegung auf die Intensivstation, Intubation, Lagerung des Oberkörpers in einem Winkel von 30°, leichte Hyperventilation.

(4) Bei manifestem Hirnödem Osmotherapie mit initial 125 ml Mannit 20 %, gefolgt von 0,15–0,5 g/kg KG, je nach Bewusstseinslage. Milde Hypothermie (32–34 °C) unter Sedierung und Relaxation in spezialisierten Zentren.
(5) Bei großen raumfordernden Mediainfarkten und Alter < 60 Jahren können in spezialisierten Zentren eine Hemikraniektomie und Duraplastik durchgeführt werden.
(6) Vollheparinisierung bei Karotis- oder Vertebralisdissektion. Kontinuierlich 1000–1500 IE/h über Perfusor; PTT: 2- bis 2,5fache Erhöhung der Ausgangs-PTT. Umstellung nach 5–10 Tagen auf Phenprocoumon (Marcumar®). Kontraindikationen sind zerebrale und Subarachnoidalblutung, raumfordernde Infarkte und schlecht eingestellte Hypertonie.

Wahrscheinlich nicht wirksame oder kontraindizierte Therapie
(1) Hämodilution mit Dextran oder Hydroxyäthylstärke,
(2) Antikoagulation in der Akutphase des Insultes mit Dicoumarolderivaten,
(3) Hirnödembehandlung mit Cortison oder Dexamethason,
(4) Gabe von Vasodilatatoren und Vasokonstriktoren, systemische Gabe von Uro- oder Streptokinase, Gabe von so genannten hirndurchblutungs- oder hirnstoffwechselfördernden Medikamenten,
(5) Karotisoperation oder -stenting in der Akutphase.

Rezidivprophylaxe
(1) Behandlung der Risikofaktoren (**s. Kap. III.16.1.3**)
(2) Bei Patienten mit fokaler Ischämie sind Thrombozytenfunktionshemmer in der Sekundärprophylaxe wirksam. Dies gilt für ASS (50–150 mg), ASS (2 × 25 mg) plus Dipyridamol (2 × 200 mg) und Clopidogrel (75 mg) **s. Kap. III.16.1.4**.
(3) Bei Patienten nach TIA, ischämischem Insult und geringem Rezidivrisiko (< 4 %/Jahr) wird die tägliche Gabe von 50–150 mg Acetylsalicylsäure empfohlen.
(4) Bei Patienten mit hohem Rezidivrisiko (> 4 %/Jahr) wird die zweimal tägliche Gabe der fixen Kombination aus 25 mg Acetylsalicylsäure plus 200 mg retardiertem Dipyridamol empfohlen.
(5) Bei Patienten mit hohem Rezidivrisiko (> 4 %/Jahr) und zusätzlicher pAVK wird Clopidogrel 75 mg empfohlen.
(6) Antikoagulation bei Nachweis einer kardialen Emboliequelle (INR 2,0–3.0).

1.6 Subkortikale arteriosklerotische Enzephalopathie (SAE, Morbus Binswanger)

Ätiologie, Pathogenese und Klinik: Es handelt sich um eine Hyalinisierung und Arteriosklerose der kleinen penetrierenden Hirnarterien, die zu einer Demyelinisierung des Marklagers (periventrikuläre Dichteminderungen im CT) und zu lakunären Insulten im Marklager führen. Klinische Leitkriterien sind eine progrediente Demenz, eine apraktische Gangstörung (Verwechslung mit M. Parkinson), Blasenstörungen und wiederholt auftretende lakunäre Infarkte mit leichteren fokal-neurologischen Ausfällen mit guter Remissionstendenz („Schlägle").

THERAPIE

Aggressive Behandlung von Hypertonie, Diabetes mellitus und anderen vaskulären Risikofaktoren. Möglicherweise sind Thrombozytenfunktionshemmer wirksam.

1.7 Zerebrale Blutung

Ätiologie und Pathogenese: Hypertone Massenblutung, Ruptur eines Aneurysmas, Blutung aus einer arteriovenösen Fehlbildung, Gerinnungsstörung (z.B. Marcumar®).

Klinik: Initial Kopfschmerzen, Übelkeit und Erbrechen, danach Bewusstseinstrübung bis zum Koma. Fakultative Begleitsymptome sind Paresen, Sensibilitätsstörungen, Schwindel, fokale oder generalisierte Krampfanfälle und vegetative Störungen (Bradykardie, Fieber, Blutdruckanstieg). Zerebrale Blutungen treten fast immer unter körperlicher Tätigkeit oder bei Aufregung, fast nie aus dem Schlaf heraus auf. Blutungen treten in abnehmender Häufigkeit in den Stammganglien, im Thalamus, im Marklager der Hemisphären und in der hinteren Schädelgrube auf. Eine klinische Differenzierung zwischen zerebraler Blutung und Ischämie ist nicht sicher möglich.

THERAPIE

Basisbehandlung

(1) Wie beim ischämischen Insult (s. Kap. III.16.1.5) inklusive Thromboseprophylaxe; Behandlung von epileptischen Anfällen mit Diazepam (Valium®) 10 mg i.v. oder Diphenylhydantoin als Infusion (Phenhydan®) oder Valproinsäure als Infusion (Ergenyl®).

(2) Bei Verschlechterung des klinischen Bildes mit Eintrübung oder Zunahme der neurologischen Ausfälle Behandlung des erhöhten intrakraniellen Drucks und des Hirnödems mit Mannit 20% 125 ml rasch i.v. als Kurzinfusion oder Sorbit (Tutofusin® S 40) 50 ml i.v. als Infusion, danach alle 3–4 h wiederholen. Die Wirksamkeit von Dexamethason ist nicht bewiesen.

Operative Therapie

(1) Hämatomausräumung bei Blutungen im Bereich des Frontal-, Temporal- oder Okzipitallappens bei sekundärer Eintrübung des Patienten oder bei Blutungen im Kleinhirn von > 3 cm im Durchmesser.

(2) Keine Hämatomausräumung bei Blutungen im Thalamus und Putamen oder im Bereich von Brücke oder Hirnstamm.

(3) Ggf. externe Liquordrainage bei Hydrocephalus occlusus infolge intraventrikulärer Einblutung oder Ventrikelkompression.

Therapie bei Marcumar®-Blutung

(1) Prothrombinkonzentrat (PPSB) 200–500 E: Dosis (E) = Faktorenerhöhung (%) × $^2/_3$ KG. Kontrolle nach 30–60 min.

(2) Außerdem Vitamin K_1 (Konakion®) 20 mg (2 ml) langsam intravenös.

1.8 Subarachnoidalblutung

Ätiologie, Pathogenese und Klinik: Ruptur eines Aneurysmas mit Blutung in den Subarachnoidalraum. Leitsymptom ist heftigster Kopfschmerz, gefolgt von Meningismus, z.T. Bewusstseinstrübung bis zum Koma, vegetative Dysregulation und epileptische Anfälle. Im CT gelingt in der Frühphase der Nachweis von Blut im Subarachnoidalraum in 95% der Fälle, ansonsten Liquorpunktion mit Blutnachweis im Liquor.

THERAPIE

(1) Sofortige Einweisung oder Verlegung auf eine neurochirurgische oder neurologische Intensivstation.

(2) Prophylaxe der Rezidivblutung (endovaskuläre Therapie mit ablösbaren Platinspulen [Coils], ggf. in Kombination mit Stenting durch den Neuroradiologen, Operation mit Clipping des Aneurysmas).

(3) Prophylaxe und Therapie des Vasospasmus: Nimodipin (bei Schluckstörungen: initial 15 µg/kg KG/h i.v., dann 30 µg/kg KG/h i.v., entspricht etwa 10 ml Infusionslösung/h), bei Patienten, die schlucken können oder eine Magensonde haben: 60 mg alle 6 h.
(4) Hypervolämisch-hypertensive Hämodilution (triple H) bei Manifestation des Vasospasmus nach Aneurysmaclipping oder -coiling.
(5) Externe Liquordrainage bei Hydrocephalus aresorptivus oder occlusus.

1.9 Sinus- und Hirnvenenthrombosen

Ätiologie und Pathogenese: Blande im Rahmen der Schwangerschaft und im Wochenbett, aber auch spontan; septisch infolge lokaler Entzündungen im Bereich von Gesicht und Ohr.

Klinik: Meist subakut oder schleichend mit Kopfschmerzen, fokale oder diffuse neurologische Störungen, wie epileptische Anfälle, zentrale Paresen, Stauungspapillen, Verwirrtheitszustände oder Psychosen. Diagnosesicherung durch Angio-NMR, Angio-CT oder Angiographie.

THERAPIE

Vollheparinisierung, Heparin i.v. 3000–5000 IE als Bolus, danach 1000–1500 IE/h bis zur Verdopplung der PTT. Nach 2–3 Wochen Umstellung auf Marcumar® (**s. Kap. II.5.5.6**). Antikoagulation über 6–12 Monate fortführen.

2 Epileptischer Anfall und Status epilepticus

2.1 Grand-mal-Anfall

Ätiologie und Pathogenese: Idiopathisches Anfallsleiden, symptomatische Anfälle bei zerebraler Blutung, nach Schädel-Hirn-Trauma, Hirntumor, Meningoenzephalitis, Alkoholentzug, diabetischem Koma, Hypoglykämie, Schlafentzug, Pharmaka (Neuroleptika, Thymoleptika, Penicillin, Immunsuppressiva), Drogen (Heroin, Kokain).

Klinik: Bewusstlosigkeit, passagere Hypoventilation mit Zyanose, Steifwerden (tonische Komponente) des Körpers und der Extremitäten (Dauer etwa 10 Sekunden), gefolgt von rhythmischen Zuckungen, Anfallsdauer 1–3 min. Fakultative Symptome sind Zungenbiss, Einnässen, Speichelfluss; postiktal: Verwirrtheit, Dämmerzustand.

THERAPIE

(1) Verhindern weiterer Verletzungen, z.B. Abpolstern durch Kopfunterlage.
(2) Kein Zungenkeil.
(3) Bei einem nur wenige Minuten dauernden Anfall keine Applikation von Diazepam, da der Anfall spontan aufhört.
(4) Nach Abklingen der klonischen Phase wird der bewusstlose Patient in eine stabile Seitenlage gebracht; Atemwege freihalten, bis das Bewusstsein wiedererlangt ist. Danach weitere ätiologische Abklärung.

2.2 Status epilepticus (generalisiert)

Ätiologie, Pathogenese und Klinik: Sich wiederholende Grand-mal-Anfälle, zwischen denen der Patient das Bewusstsein nicht wiedererlangt, oder klonische Konvulsionen über mehr als 5 Minuten.

Ursache des Status epilepticus ist bei 1/3 der Patienten eine idiopathische Epilepsie, häufig nach abruptem Absetzen der Antiepileptika, bei schlechter Compliance, fieberhaften Infekten oder Kombination von Alkohol- und Schlafentzug. Bei 2/3 der Patienten ist der Status Ausdruck einer symptomatischen Epilepsie: Meningoenzephalitis, Schädel-Hirn-Trauma, zerebrale Tumoren, intrazerebrale Blutung, Schlaganfall, Hirnabszess, Intoxikation (z.B. Heroin, Kokain) und metabolische Störungen (Hypoglykämie, Niereninsuffizienz, hepatische Enzephalopathie, Hyper- oder Hypokalzämie).

Differenzialdiagnose:
(1) Non-konvulsiver Status epilepticus,
(2) psychogene Anfälle (keine Bewusstlosigkeit, Patient kneift die Augen zusammen, bei echten Anfällen sind die Augen geöffnet),
(3) iatrogene Bewusstseinstrübung bei hochdosierter Benzodiazepingabe,
(4) konvulsive Synkopen.

THERAPIE

Notfallmaßnahmen
(1) Sofortige antikonvulsive Intervention (s.u.),
(2) Schutz vor Verletzungen,
(3) Gebiss herausnehmen,
(4) Kleidung lockern,
(5) Freihalten der Atemwege, bei Gefahr einer Aspiration ggf. Intubation,
(6) stabile Seitenlage,
(7) venöser Zugang,
(8) Blutzucker-Stix,
(9) kontinuierliche Überwachung der Vitalfunktionen.

In der Klinik:
(1) detaillierte neurologische Untersuchung,
(2) EEG, möglichst bald nach dem Anfall,
(3) wenn medikamentöse Therapie nicht greift und kein idiopathisches Anfallsleiden vorbekannt, Computertomographie.

Initialtherapie
(1) Venöser Zugang, Lorazepam (Tavor®) 0,1 mg/kg i.v. (2 mg/min), ggf. wiederholen, maximal 10 mg oder (falls fehlende individuelle Erfahrung des Erstbehandelnden mit Lorazepam):
(2) Alternativ Diazepam (Valium®) 0,2 mg/kg KG mit einer Geschwindigkeit von < 5 mg/min, bis der Anfall aufhört; Maximaldosis 30–40 mg für Erwachsene.
(3) Alternativ 1 mg Clonazepam (Rivotril®) i.v. langsam injizieren; Gefahr von Atemdepression.
(4) Wenn eine i.v. Injektion nicht möglich ist: Diazepam als Rektiole (10–20 mg), alternativ Midazolam (Dormicum®) 0,2 mg/kg KG i.m. Diazepam ist zur i.m. Applikation nicht geeignet.
(5) Beobachten (Transport in das Krankenhaus bestellen, wenn Status nach 5 Minuten nicht durchbrochen).
(6) Phenytoin (Phenhydan®) i.v. 750 mg Infusionskonzentrat in 500 ml 0,9 %iger NaCl-Lösung; Infusion über 15 min (15–20 mg/kg KG, maximal 50 mg/min), Kontrolle von Puls und Blutdruck.
(7) Bei Eintreffen des Krankentransports Dosis und Uhrzeit der verabreichten Medikamente angeben.

Weitere Behandlung in der Klinik

(1) Blutdruck, Atmung und EKG fortlaufend kontrollieren, ggf. Sauerstoffgabe (10 l/min), Laboruntersuchungen (Nierenwerte, BZ, Elektrolyte, Magnesium).
(2) Infusion mit physiologischer Kochsalzlösung, Bolusinjektion von 50 ml 50 %iger Glukose (wenn V.a. Hypoglykämie).
(3) Wenn nur Benzodiazepin gegeben wurde, zusätzlich Therapie mit Phenytoin beginnen (max. Dosis 1500 mg i.v.), alternativ Valproinsäure i.v. (10–20 mg/kg KG als Bolus, ggf. wiederholen, dann max. 6 mg/kg KG/h).
(4) Wenn Phenytoin gegeben wurde, Fortsetzung der Benzodiazepintherapie mit 10 mg Clonazepam (entspricht 10 Amp. Rivotril®), gelöst in 250–500 ml 30–50 %iger Glukose, Infusionsgeschwindigkeit < 0,3 mg Clonazepam/min.
(5) Magensonde legen.
(6) Blasenkatheter (Einfuhr-/Ausfuhrbilanz).
(7) EEG.
(8) Bei weiterbestehendem Status Phenobarbital(Luminal®)-Infusion (nicht in Kombination mit Clonazepam oder bei Vorbehandlung mit Phenobarbital oder Primidon) initial 2 × 200 mg (Injektionsgeschwindigkeit max. 50 mg/min). Wenn Status fortbesteht, 200 mg Phenobarbital i.v. bis zu einer maximalen Gesamtdosis von 1000 mg.
(9) Falls die Anfälle nicht aufhören, Intubation, Allgemeinnarkose mit Trapanal®.
(10) Können Barbiturate nicht gegeben werden, alternativ (insbesondere bei chronischen Alkoholikern) Valproat 10–25 mg/kg als Bolus, ggf. wiederholen, dann max. 6 mg/kg/h.

Weiterbehandlung

Nach Unterbrechung des Status perorale Weiterbehandlung mit Phenytoin (Zentropil®, Phenhydan®), Carbamazepin (Tegretal®, Timonil®) oder Valproinsäure (Orfiril®) oder neue Antiepileptika (Lamotrigin, Topiramat, Gabapentin, Levetiracetam). Weiterbehandlung einer vorbestehenden Epilepsie nach Serumspiegeln. Neurologische Diagnostik veranlassen.

3 Akuter Migräneanfall und Prophylaxe der Migräne

3.1 Akuter Migräneanfall

Ätiologie und Pathogenese: Erbliche Disposition; in der Aura Änderung der kortikalen Hirnaktivität („spreading depression"), Modulation des trigeminalen nozizeptiven Systems, Freisetzung von Neurotransmittern.

Klinik:

(1) *Migräne ohne Aura:* Wiederkehrende Kopfschmerzattacken, die zwischen 4 und 72 h anhalten. Der Kopfschmerz ist in 60 % der Fälle halbseitig, pulsierend von mittlerer bis starker Intensität und wird durch körperliche Anstrengung verstärkt. Typische Begleitsymptome sind Übelkeit, Erbrechen, Photo- und Phonophobie.
(2) *Migräne mit Aura (früher: Migraine accompagnée, klassische Migräne):* Neurologische Symptome, die meist dem Kortex (Sensibilitätsstörungen, Skotome, Hemianopsie, Aphasie) oder dem Hirnstamm (Paraparese, Schwindel mit Nystagmus, Ataxie) zuzuordnen sind, sich über einen Zeitraum von 5–20 min langsam entwickeln und spätestens nach 60 min wieder vollständig abgeklungen sind. Unmittelbar danach oder innerhalb 1 h tritt dann der typische Kopfschmerz mit den vegetativen Begleiterscheinungen auf.
Sonderformen: Isolierte Auraphasen ohne nachfolgende Kopfschmerzen (Differenzialdiagnose: Transiente ischämische Attacke), Migräne mit verlängerter Aura (> 60 min), retinale Migräne (monokuläre Skotome, monokuläre flüchtige Amaurose), chronische Migräne (Migräne an über 15 Tagen/Monat).

Diagnose: Die Diagnose erfolgt ausschließlich aus Anamnese und klinischem Befund. Apparative Zusatzuntersuchungen sind nicht hilfreich.

THERAPIE UND PROPHYLAXE

Therapie der Migräneattacke

(1) *Reizabschirmung* in einem dunklen, geräuscharmen Raum, Schlaf, lokale Eisbehandlung.
(2) Die Gabe von *Antiemetika* (**Tab. III.16.1**) wie Metoclopramid oder Domperidon bessert nicht nur die vegetativen Begleitsymptome, sondern führt zu einer besseren Resorption und Wirkung von Analgetika.
(3) *Analgetika, nichtsteroidale Antirheumatika:* Acetylsalicylsäure und Paracetamol sind die Analgetika erster Wahl bei leichten und mittelschweren Migräneattacken. Sie sollten bevorzugt in Form einer Brausetablette eingenommen werden (Aspirin® Migräne, Sinpro®-N). Die Kombination von Acetylsalicylsäure, Paracetamol und Koffein (Thomapyrin®) ist wirksamer als die Gabe von Analgetika in der Monotherapie. Nichtsteroidale Antirheumatika, wie Naproxen (Proxen®), Ibuprofen (Aktren®) oder Diclofenac-Kalium, sind ebenfalls empfehlenswert.
(4) Die Behandlung mit *Ergotamin* (Ergo-Kranit® akut) sollte schweren und den o.g. Analgetika nicht zugänglichen Migräneattacken vorbehalten bleiben. Ergotamin wird bei oraler Applikation schlecht resorbiert, die häufigste UAW ist Erbrechen. Die häufige und regelmäßige Einnahme von Ergotamintartrat kann zu medikamenteninduzierten Dauerkopfschmerzen führen.
(5) Die *Serotonin-(5-HT)Rezeptoragonisten* (**Tab. III.16.2**) Sumatriptan, Zolmitriptan, Naratriptan, Rizatriptan, Eletriptan, Almotriptan und Frovatriptan sind spezifische Migränemittel, die beim Spannungskopfschmerz unwirksam sind. Naratriptan ist auch als OTC erhältlich.

Tabelle III.16.1 Therapie der akuten Migräneattacke bei Erwachsenen

Substanz	Dosis	Indikation	UAW
I. Antiemetika			
Metoclopramid (Paspertin®) (Gastrosil®)	10–20 mg p.o. 20 mg rektal 10 mg i.v.	bessert Übelkeit und Erbrechen, verbessert Resorption von Analgetika	extrapyramidalmotorische Störungen, Blickkrämpfe (dann Akineton® i.v.); nicht geeignet für Kinder (unter 14 Jahren)
Domperidon (Motilium®)	10–20 mg p.o.	wie Metoclopramid	wie Metoclopramid
II. Analgetika			
Acetylsalicylsäure (Aspirin® Migräne)	500 mg–1 g p.o. als Brausetablette 500–1000 mg i.v. (Aspisol®)	bei mittelschweren Kopfschmerzen	Magenschmerzen, Asthmaanfall
Paracetamol (ben-u-ron®)	500 mg–1 g p.o. rektal (Supp.)	bei mittelschweren Kopfschmerzen	Leberschaden
III. Mutterkornalkaloide			
Ergotamintartrat (Ergo-Kranit® akut)	2 mg p.o.	bei starken Schmerzen Maximaldosis 4 mg/Attacke (16 mg/Monat)	Übelkeit, Erbrechen, AVK, Dauerkopfschmerz

3 Akuter Migräneanfall und Prophylaxe der Migräne

Tabelle III.16.2 Therapie der akuten Migräneattacke mit 5-HT-Agonisten

Substanz	Dosis	UAW	Kontraindikationen
Sumatriptan (Imigran®)	50–100 mg p.o. 25 mg Supp. 10–20 mg Nasenspray 6 mg s.c. (Autoinjektor)	Engegefühl im Bereich der Brust und des Halses, Parästhesien der Extremitäten, Kältegefühl, Lokalreaktion an der Injektionsstelle	Hypertonie, koronare Herzerkrankung, Angina pectoris, Myokardinfarkt in der Vorgeschichte, M. Raynaud, arterielle Verschlusskrankheit der Beine, TIA oder Schlaganfall, Schwangerschaft, Stillzeit, Kinder, Alter > 65 Jahre, schwere Leber- oder Niereninsuffizienz, multiple vaskuläre Risikofaktoren
Zolmitriptan (AscoTop®)	2,5 mg p.o. 2,5 mg Schmelztablette 5 mg Nasenspray	wie Sumatriptan	wie Sumatriptan
Naratriptan (Naramig®, Formigran®)	2,5 mg p.o.	geringer als Sumatriptan	wie Sumatriptan
Rizatriptan (Maxalt®)	5 mg oder 10 mg p.o. oder Schmelztablette	wie Sumatriptan plus Benommenheit	wie Sumatriptan
Eletriptan (Relpax®)	40 mg p.o.	wie Sumatriptan plus Schwächegefühl	wie Sumatriptan
Almotriptan (Almogran®)	12,5 mg	weniger als Sumatriptan	wie Sumatriptan
Frovatriptan (Allegro®)	2,5 mg	weniger als Sumatriptan	wie Sumatriptan

- *Wirkung:* Triptane wirken – im Gegensatz zu Ergotamintartrat – zu jedem Zeitpunkt innerhalb der Attacke (d.h. sie müssen nicht notwendigerweise unmittelbar zu Beginn der Attacke genommen werden) und – anders als Mutterkornalkaloide – auch auf die typischen Begleiterscheinungen der Migräne, nämlich Übelkeit, Erbrechen, Lichtscheu und Lärmempfindlichkeit, und reduzieren signifikant die Einnahme von Schmerzmitteln.
- *Problematik „headache recurrence":* Ein Problem aller Migränemittel ist, dass bei lange dauernden Migräneattacken gegen Ende der pharmakologischen Wirkung die Migränekopfschmerzen wiederauftreten können (so genannte „headache recurrence"). Dieses Problem ist bei den Triptanen ausgeprägter als bei Ergotamintartrat oder bei Aspirin, da die HWZ deutlich kürzer ist. So kommt es bei etwa 50 % der Patienten nach subkutaner Gabe und bei 30–40 % nach oraler Gabe von Sumatriptan zu einem Wiederauftreten der Kopfschmerzen, wobei dann die zweite Gabe der Substanz wieder wirksam ist. Ist die erste Gabe eines Triptans unwirksam, ist es sinnlos, in derselben Migräneattacke eine zweite Dosis zu applizieren. Dosierungen der Triptane, UAW und Kontraindikationen (**s. Tab. III.16.2**).
- *Substanzen:*
  - Das älteste „Triptan", *Sumatriptan*, steht in oraler Form (50–100 mg), als Zäpfchen (25 mg), als Nasenspray (10–20 mg) und für die subkutane Gabe (6 mg) zur Verfügung. Es bietet die größte Variationsbreite in der Applikationsart und Dosis.
  - *Naratriptan* ist weniger wirksam, hat aber auch weniger UAW als Sumatriptan.
  - *Zolmitriptan* ist bei einem Teil der Patienten wirksam, die nicht auf Sumatriptan ansprechen. Das Nasenspray eignet sich für Patienten mit Brechreiz oder Übelkeit.

- *Rizatriptan* (10 mg) ist etwas rascher und besser wirksam als Sumatriptan. Patienten, die eine Migräneprophylaxe mit Propranolol erhalten, dürfen nur mit 5 mg Rizatriptan behandelt werden.
- *Eletriptan* ist das potenteste orale Triptan, hat aber auch die meisten UAW.
- *Almotriptan* ist ähnlich wirksam wie Sumatriptan, hat aber weniger UAW.
- *Frovatriptan* hat eine lange HWZ bei langsamem Wirkungseintritt.
- **UAW:** Medikamenteninduzierte Kopfschmerzen (wie Ergotamin). Lebensbedrohliche UAW (Myokardinfarkt, schwere Herzrhythmusstörungen, Schlaganfall) wurden unter der Applikation von Sumatriptan in einer Häufigkeit von 1:1 Mio. beobachtet. Bei fast allen Patienten lagen entweder eindeutige Kontraindikationen vor (z.B. koronare Herzkrankheit) oder die Diagnose Migräne war falsch.

(6) *Behandlung der Migräneattacke durch den Arzt:* Wird der Arzt zu einem Patienten während einer mittelschweren oder schweren Migräneattacke gerufen, hat der Patient i.d.R. bereits ohne Erfolg eine orale Schmerztherapie versucht. Nach parenteraler Gabe von 10 mg Paspertin® können 0,5–1 g Acetylsalicylsäure (Aspisol®) i.v. gegeben werden.

Prophylaxe der Migräne
Indikationen

Patienten mit häufigen Migräneattacken neigen dazu, diese mit zunehmend häufiger Einnahme von Migränemischpräparaten und Analgetika zu behandeln. Vor allem Mischpräparate, die Codein, peripher wirksame Analgetika und Tranquilizer sowie Antihistaminika, Spasmolytika und Anticholinergika enthalten, bergen dabei die Gefahr, dass sich hier ein medikamenteninduzierter Dauerkopfschmerz entwickelt. Auch die „Triptane" können bei häufiger Einnahme (> 10 Dosierungen pro Monat) zu gehäuften Migräneattacken und Dauerkopfschmerzen führen. Die Indikation zu einer medikamentösen Prophylaxe der Migräne ergibt sich bei Migräneattacken, die nur unbefriedigend behandelt werden können. Sie besteht bei

(1) drei oder mehr Migräneattacken pro Monat,
(2) Migräneattacken, die länger als 72 h anhalten,
(3) Attacken, die auf eine Therapie entsprechend den oben gegebenen Empfehlungen (inklusive Triptanen) nicht ansprechen und/oder wenn Nebenwirkungen der Akuttherapie nicht toleriert werden,
(4) Zunahme der Attackenfrequenz und Einnahme von Schmerz- und Migränemitteln an mehr als 10 Tagen pro Monat,
(5) komplizierten Migräneattacken mit lang anhaltenden Auren.
(6) deutlicher Einschränkung der Lebensqualität.

Sinn der medikamentösen Prophylaxe ist eine Reduzierung von Häufigkeit, Dauer und Schwere der Migräneattacken und die Prophylaxe des analgetikainduzierten Dauerkopfschmerzes. Ein vollständiges Sistieren der Migräne durch eine medikamentöse Migräneprophylaxe ist nicht zu erwarten oder zu erreichen. Der Therapieeffekt ist meist erst nach 3-monatiger Behandlung abzusehen.

Medikamente

Die gängigsten **Migräneprophylaktika** sind β-Blocker, Kalziumantagonisten und das Antiepileptikum Topiramat (Tab. III.16.3). Der Erfolg der Migräneprophylaxe sollte über ein Kopfschmerztagebuch kontrolliert werden. Dosierung muss grundsätzlich ganz langsam einschleichen (Migräniker reagieren weitaus empfindlicher auf Medikamente aller Art als andere Menschen). Zu beachten ist weiterhin der ausgeprägte Placeboeffekt zu Beginn der Behandlung, der den Erfolg einer Vielzahl von anderen Verfahren, wie Akupunktur, chiropraktischer Behandlung, Massagen oder autogenem Training erklären kann.

Tabelle III.16.3 Migräneprophylaxe

Substanz	Dosis	Bemerkungen Wirkungsmechanismus	UAW
Sicher wirksame Substanzen in der Reihenfolge des therapeutischen Einsatzes			
I. β-Blocker (1. Wahl)			
Metoprolol (Beloc®)	initial 50 mg später 150–200 mg	β₁-selektiver Blocker	Müdigkeit, Hypotonie, Bradykardie, Schlafstörungen, Hypoglykämie, Bronchospasmus, Exanthem
Propranolol (Dociton®)	initial 40 mg später 160–200 mg	nicht-selektiver β-Blocker	
II. Kalziumantagonisten (1. Wahl)			
Flunarizin (Sibelium®)	Frauen 5 mg Männer 10 mg	lange Halbwertszeit	Müdigkeit, Gewichtszunahme, gastrointestinale Beschwerden, Depression, Parkinson
III. Topiramat (1. Wahl)			
Topiramat (Topamax® Migräne)	50–100 mg	Antiepileptikum	Parästhesien, kognitive Störungen
IV. Andere (2. Wahl)			
Valproinsäure (Ergenyl chrono®)	2-mal 300 mg	Antiepileptikum off-label	Haarausfall, Tremor, Gewichtszunahme
Naproxen (Proxen®)	2- bis 3-mal 250 mg	Prostaglandininhibitor	Magenschmerzen, Blutbildveränderungen
Acetylsalicylsäure (Aspirin®)	300 mg	Prostaglandininhibitor	Magenschmerzen, Asthma, Tinnitus
Pestwurz (Petadolex®)	2-mal 75 mg	unbekannt	selten Leberschäden

4 Akuter Schwindel

Ätiologie, Pathogenese und Klinik: Schwindel ist Ausdruck einer Orientierungsstörung des Menschen im Raum. Es besteht ein Eigen- oder Umweltbewegungsgefühl mit Drehen oder ein Kippgefühl. Meistens ist Schwindel von vegetativen Erscheinungen, wie Übelkeit, Erbrechen, Herzklopfen, Schwitzen und Angst, begleitet. Schwindel, der durch Störungen der Gleichgewichtsorgane und/oder des Hirnstamms hervorgerufen wird, geht mit einer Fallneigung im Stehen und Unsicherheit im Gehen einher.

Ursachen: Ursachen des akuten Schwindels nach ihrer Häufigkeit:

(1) Der *benigne paroxysmale Lagerungsschwindel* tritt aus völliger Gesundheit heraus zumeist frühmorgens beim Aufwachen bei der ersten Lageänderung auf. Der heftige *Drehschwindel* ist begleitet von Übelkeit und Erbrechen. Der Schwindel klingt meist innerhalb einiger Sekunden, spätestens nach 1 min langsam ab. Er wird meist im Laufe des Tages etwas besser.

(2) Bei der *Menière-Krankheit* tritt der Schwindel attackenweise auf und geht mit Übelkeit, Erbrechen, Schwitzen, Herzklopfen und Blässe, einem Druckgefühl auf dem Ohr, einer Hörminderung während der Attacke und einem Tinnitus einher. Die einzelnen Attacken dauern Stunden, selten Tage.

(3) Beim akuten *Labyrinthausfall* besteht ein heftiger, über Tage anhaltender Drehschwindel mit Fallneigung im Sitzen und Stehen zur Seite des betroffenen Ohrs. Es besteht ein horizontaler Nystagmus.

(4) *Durchblutungsstörungen* der hinteren Schädelgrube (z.B. Wallenberg-Syndrom) führen neben Drehschwindel zu einer Ataxie und anderen fokalen neurologischen Ausfällen.
(5) Schwindel kann auch subakut als *UAW zentral wirksamer Medikamente*, wie Antikonvulsiva, Tranquilizer und Schlafmittel, aber auch unter Antihypertensiva auftreten.
(6) *Chronischer Schwindel* tritt bei Störungen der visuellen (Nystagmus), vestibulären (bilateraler Vestibularisausfall) oder der propriozeptiven Afferenzen (schwere Polyneuropathie) auf. Er kann auch Ausdruck einer zentralvestibulären oder zerebellaren Erkrankung sein (Tumor, Multiple Sklerose, Ischämie, Systemdegeneration).
(7) Der *phobische Schwindel* tritt im Stehen und beim Gehen auf, ist situationsgebunden und geht mit Angst und vegetativen Begleitsymptomen einher. Häufig wird er durch externe Stimuli provoziert (Treppen, große leere Räume, Kaufhaus, Restaurant).

THERAPIE

(1) *Benigner paroxysmaler Lagerungsschwindel:* Lagetraining nach Brandt (Sitzen auf der Bettkante, rasche Seitenlagerung für 30–60 sec, 10-mal wiederholen). Keine medikamentöse Behandlung.
(2) *Akute Menière-Attacke:* Parenterale Gabe von Antiemetika wie Metoclopramid (Paspertin®). Zusätzlich Kalziumantagonisten (Flunarizin, Sibelium® 10 mg, Cinnarizin, Stutgeron® 3 × 25 mg) oder Neuroleptika (Sulpirid, Dogmatil® 3 × 50 mg). Zur Vorbeugung weiterer Attacken Betahistin (Aequamen®, Vasomotal® 3 × 8 mg).
(3) *Akuter Labyrinthausfall:* Medikamentöse Behandlung nur über 3–4 Tage analog der Menière-Attacke, danach Absetzen der Medikamente (Rekompensation wird durch Medikamente behindert) und krankengymnastische Übungsbehandlung mit Gleichgewichtstraining. Prednison über 5 Tage.
(4) *Behandlung vertebrobasilärer Durchblutungsstörungen* **s. Kap. III.16.1.4** und **III.16.1.5**.
(5) Bei *Medikamentenintoxikation* Absetzen der Medikamente.
(6) Bei *phobischem Schwindel:* Verhaltenstherapie, Krankengymnastik (Schwindeltraining).

5 Periphere Fazialisparese

Ätiologie und Pathogenese: In den meisten Fällen (90 %) idiopathisch (im Sinne einer parainfektiösen Hirnnervenneuritis). Andere Ätiologien: Zoster oticus (heftige Schmerzen, Bläschen im Gehörgang), Neuroborreliose (bilaterale Fazialisparese), basale Meningitis (Tuberkulose, Lues), Otitis media, Mastoiditis, Felsenbeinfraktur.

Klinik: Lagophthalmus mit Bell'schem Phänomen beim Versuch des Lidschlusses, Funktionsstörung von Stirnrunzeln, Lidschluss, Naserümpfen. Mundwinkel hängt, Flüssigkeit läuft aus dem Mund. Zusätzlich verminderte Tränensekretion, Hyperakusis und Geschmacksstörung ipsilateral. Prognose gut: Vollremission bei der idiopathischen Fazialisparese 90 %.

THERAPIE

Medikamente

(1) Eine Behandlung mit Cortison verkürzt die Zeit bis zur Rückbildung der Symptome und verbessert die Prognose. Dosis: 1 mg/kg KG Prednison (z.B. Decortin®) über 5 Tage.
(2) Beim Zoster oticus Aciclovir (Zovirax®) oral 5 × 800 mg/Tag über 7 Tage plus Prednison 100 mg mit langsamer Dosisreduktion über 10–14 Tage.

Nicht-medikamentöse Maßnahmen
(1) Uhrglasverband (vor allem nachts) und künstliche Tränen, Bepanthen®-Augensalbe,
(2) mimische Bewegungsübungen,
(3) obsolet: Elektrische Stimulation, Dekompression des Nervs im Felsenbein.

6 Morbus Parkinson

6.1 Parkinson-Syndrom

Ätiologie und Pathogenese: Grundlage des idiopathischen Parkinson-Syndroms ist eine Degeneration dopaminerger Neurone im nigrostriatalen System. 80 % der Parkinson-Syndrome sind idiopathisch. Sekundäre Parkinson-Syndrome sind medikamenteninduziert (Neuroleptika) oder treten im Rahmen von Infektionskrankheiten (Enzephalitis) und neurodegenerativen Erkrankungen auf (olivopontozerebellare Atrophie, Überlappung mit Alzheimer-Krankheit).

Klinik: Leitsymptome der Parkinson-Erkrankung sind Störungen der vorwiegend axialen willkürlichen und unwillkürlichen Motorik mit Brady-, Hypo- oder Akinese. Neben dem kleinschrittigen Gang kommt es zu Störungen der Ganginitiierung und zur Propulsionsneigung mit Stürzen. Zusätzlich besteht ein Rigor, der zu Beginn der Erkrankung zu Rückenschmerzen führt (häufige Fehldiagnose: Degenerative Veränderung der Lendenwirbelsäule). Bei dem Tremor handelt es sich um einen typischen, initial asymmetrischen Ruhetremor der Hände, seltener der Beine und noch seltener des Kopfes. Im vegetativen Bereich kommt es zu vermehrtem Speichelfluss, Salbengesicht, vermehrter Schuppenbildung der Kopfhaut und Störungen der Schweißsekretion, außerdem zu Harninkontinenz und orthostatischer Hypotension. Im psychischen Bereich kommt es häufig zu depressiver Verstimmung und beim Fortschreiten der Erkrankung bei einem Teil der Patienten zu einer demenziellen Entwicklung.

Differenzialdiagnose: Differenzialdiagnostisch wichtig ist die Abgrenzung zum essenziellen Tremor, einer familiär gehäuften Erkrankung, die nur mit Tremor, aber nicht mit Rigor und Akinese einhergeht, und zur subkortikalen arteriosklerotischen Enzephalopathie (SAE), die vom Gangbild ähnlich aussieht, aber ohne Tremor und ohne Rigor einhergeht. Die SAE ist leicht mit Hilfe der Kernspintomographie zu diagnostizieren (hyperintense Marklagerveränderungen in den T2-gewichteten Bildern). Zur Differenzialdiagnose idiopathisches Parkinson-Syndrom vs. Multisystematrophie ist die SPECT-Untersuchung geeignet.

THERAPIE

Grundlage der Therapie ist heute die bereits frühzeitige Gabe verschiedener Substanzgruppen (s.u.) in jeweils relativ niedriger Dosierung, um UAW und Späteffekte der Behandlung (Hyperkinesen und Wirkungsschwankungen bei L-Dopa) zu vermeiden. Bei Patienten < 70 Jahre Beginn der Therapie mit einem Dopaminagonisten, bei Alter > 70 Jahre Beginn mit Levodopa (L-Dopa).

Medikamente

(1) *L-Dopa:* L-Dopa liegt mit dem Decarboxylasehemmer Benserazid als Madopar® und mit Carbidopa als Nacom® vor. Die Initialdosis von Madopar® beträgt 62,5 mg; Dosissteigerung um 62,5 mg einmal pro Woche zu einer maximalen Tagesdosis zwischen 600 und 800 mg. Im Lauf der Behandlung nimmt die Wirksamkeit von L-Dopa ab. UAW: Vor allem gastrointestinale Beschwerden, außerdem orthostatische Hypotension. Bei Langzeitbehandlung Wirkungsschwankungen, Dystonien, Dyskinesien und Halluzinationen. Nächtliche Gabe eines re-

tardierten L-Dopa-Präparates (Nacom® retard, Madopar® Depot) erleichtert das Umdrehen im Bett. Seit Ende 2003 ist die feste Kombination von L-Dopa, Carbidopa und Entacapon auf dem deutschen Markt erhältlich (Stalevo®). Die Kombination besteht aus L-Dopa und Carbidopa in einem festen Verhältnis von 1:4 (50 mg L-Dopa + 12,5 mg Carbidopa/ 100 mg L-Dopa + 25 mg Carbidopa/150 mg L-Dopa + 37,5 mg Carbidopa) sowie jeweils 200 mg Entacapon. (Die maximal zulässige Entacapon-Menge beträgt 2000 mg/Tag.) Diese feste Kombination vereinfacht die Medikamentengabe bei Parkinson-Patienten mit Wirkungsfluktuationen gemäß Indikation zur Entacapon-Therapie.

(2) *Dopaminagonisten:* Bromocriptin (Pravidel®), Lisurid (Dopergin®) und Dihydroergocriptin (Almirid®) stimulieren direkt D_2-Rezeptoren, Pergolid (Parkotil®) D_1- und $D_{2/3}$-Rezeptoren. Der therapeutische Effekt ist etwas schwächer ausgeprägt als bei L-Dopa, deshalb können diese Substanzen bei beginnenden Parkinson-Syndromen zur Monotherapie eingesetzt werden. Sie eignen sich hervorragend zur Kombination mit L-Dopa. Die gastrointestinalen UAW können durch die gleichzeitige Gabe von Domperidon (Motilium®, 10–20 mg vor Gabe des Dopaminagonisten) gemildert werden.

- Die initiale Dosis von *Bromocriptin* beträgt 1,25–2,5 mg. Dosissteigerungen im Abstand von einer Woche. Mittlere Dosen liegen bei 15–30 mg/Tag.
- Die Behandlung mit *Lisurid* beginnt mit 0,1–0,2 mg, die mittlere Tagesdosis liegt bei 3-mal 0,2–0,4 mg.
- *Pergolid* hat die längste HWZ. Beginn der Behandlung mit 3 × 0,05 mg/Tag. Dosis langsam auf Tagesdosen von 1,5–5 mg in der Monotherapie und 0,75–5 mg in der Kombinationstherapie steigern.

(3) Der Einsatz der *neuen Dopaminagonisten* α-Dihydroergocryptin (Almirid®), Cabergolin (Cabaseril®), Ropirinol (ReQuip®) und Pramipexol (Sifrol®) sollte dem Neurologen überlassen werden. Raynaud-Phänomene, pleuropulmonale und retroperitoneale Fibrosen sind bekannte, wenn auch seltene Komplikationen einer Langzeittherapie mit Ergot-Derivaten einschließlich Ergot-Dopamin-Agonisten (Bromocriptin, Cabergolin, α-Dihydroergocryptin, Lisurid, Pergolid). Beim Einsatz von Ergolinen wurden auch Herzklappenfibrosen beobachtet. Ein weiteres Problem ist die Tagesmüdigkeit mit imperativem Schlafdrang. NMDA-Antagonist Budipin (Parkinsan®) wegen der Gefahr von Herzrhythmusstörungen nur bei therapierefraktären Patienten unter EKG-Kontrolle einsetzen.

(4) *Monoaminoxidase-B-Hemmer:* Selegilin (Antiparkin®, Movergan®) vermindert den Abbau von Dopamin. Die Substanz selbst verbessert die Parkinson-Symptomatik wenig, bewirkt aber, dass eine Dosissteigerung von L-Dopa und Dopaminagonisten erst später notwendig wird. Die UAW entsprechen denen von L-Dopa.

(5) *Amantadin* (PK Merz®) wirkt wahrscheinlich als Antagonist exzitatorischer Neurotransmitter (Glutamat). Es wird insbesondere in der Frühphase der Parkinson-Erkrankung eingesetzt. Die initiale Dosis liegt bei 100 mg, die Maximaldosis bei 3 × 200 mg.

(6) *Anticholinergika* wirken vorwiegend auf Tremor und Rigor und nur wenig auf die Akinese. Typische UAW sind Obstipation, Harnverhalt, Akkommodationsstörungen und Erhöhung des Augeninnendrucks. Bei Langzeiteinnahme kann es zu einer reversiblen demenziellen Entwicklung kommen. Die Wirksamkeit der einzelnen Anticholinergika Biperiden (Akineton®), Bornaprin (Sormodren®), Metixen (Tremarit®) und Trihexyphenidyl (Artane®) unterscheidet sich nicht.

(7) Die Frage der Kombinationstherapie in Form von L-Dopa mit Dopaminagonisten sollte ebenso wie die Behandlung der Spätkomplikationen der L-Dopa-Therapie (Wirkungsschwankungen, Dyskinesien, On-off-Phänomene, End-of-dose-Akinesien) dem Neurologen überlassen werden.

(8) Patienten mit einem Tremordominanztyp haben eine bessere Langzeitprognose. Steht der Ruhetremor im Vordergrund, wird dieser mit L-Dopa in Kombination mit Anticholinergika

behandelt. Handelt es sich um einen Halte- und Aktionstremor, spricht dieser besser auf β-Blocker wie Propranolol an.

Allgemeine Maßnahmen und Richtlinien

Wesentlichster Bestandteil der Therapie ist die krankengymnastische Übungsbehandlung. Bei Patienten mit ausgeprägten Wirkungsschwankungen der Therapie ist eine eiweißarme Diät häufig hilfreich. Begleitende Depressionen können mit selektiven Serotonin-Rückaufnahmeinhibitoren (z.B. Citalopram) oder trizyklischen Thymoleptika (**s. Kap. II.6**) behandelt werden, dies macht aber das Auftreten von Halluzinationen oder paranoiden Vorstellungen häufiger.

Therapiebeginn und Steigerung der Medikamente dürfen jeweils nur sehr langsam und in kleinen Schritten erfolgen. Die UAW der einzelnen Substanzen sind sich sehr ähnlich, ausgeprägte Therapieprobleme ergeben sich meistens durch gastrointestinale UAW, Obstipation, orthostatische Hypotension, Schlafstörungen, Halluzinationen oder paranoid-halluzinatorische Syndrome. Fortgeschrittene Parkinson-Syndrome sollten ausschließlich vom Neurologen behandelt werden. Bei Auftreten einer Demenz und optischen Halluzinationen Rivastigmin (Exelon®) durch den Neurologen.

6.2 Akinetische Krise

Klinik: Leitsymptome: Eine akinetische Krise ist ein lebensbedrohlicher Zustand. Die Patienten liegen unbeweglich im Bett, können nicht schlucken und entwickeln relativ rasch Störungen der Temperaturregulation (Fieber) sowie Herz-Kreislauf- und Lungenprobleme. Häufige Ursachen sind Resorptionsstörungen und ungewolltes Absetzen der Medikation nach Unfällen und bei akuten Krankenhauseinweisungen (häufige Fehldiagnose: Schlaganfall).

Differenzialdiagnose: Eine wichtige Differenzialdiagnose ist das maligne Neuroleptikasyndrom, das klinisch sehr ähnlich aussieht.

THERAPIE

Die Therapie besteht in stationärer Aufnahme auf einer Intensivstation, sofortiger Infusion von Amantadin (PK-Merz®), bis zu 6 Infusionen à 200 mg, Flüssigkeitsersatz, Gabe von L-Dopa über eine Magensonde und Maßnahmen zur Temperatursenkung.

7 Restless-legs-Syndrom

Ätiologie und Pathogenese: Es handelt sich um eine Sonderform einer Bewegungsstörung ungeklärter Ätiologie. In Einzelfällen Assoziation mit urämischer oder diabetischer Polyneuropathie, Anämie, Schwangerschaft, Varikosis und Einnahme von Neuroleptika. Prävalenz zwischen 2 und 10%; bei bis zu 30% der Fälle dominanter Erbgang.

Klinik: Missempfindungen in den Beinen, besonders im Liegen (nachts), mit Bewegungsunruhe der Beine und einem Drang, aufzustehen und umherzugehen. Durch die Missempfindungen deutlich gestörter Nachtschlaf.

THERAPIE

Medikamente

(1) L-Dopa mit einem Decarboxylasehemmer zur Nacht, z.B. 100–200 mg Restex® zum Einschlafen und 100–200 mg in der Nacht.

(2) Dopaminagonisten, z.B. Ropirinol (Adartrel®), 0,5–4 mg und Pramipexol (Sifrol®), 0,375–0,75 mg (grundsätzlich Dosis langsam steigern) sind zur Behandlung des Restless-legs-Syndrom zugelassen. Ebenfalls wirksam sind Bromocriptin (Pravidel®) 2,5–5 mg, Pergolid (Parkotil®) 0,05–0,25 mg, Cabergolin (Cabaseril®).
(3) Benzodiazepine, z.B. Clonazepam (Rivotril®) 0,5–2 mg.
(4) Opioide, z.B. MST® 10–20 mg (Vorsicht: Übelkeit, Obstipation) oder Codein 30–60 mg.

8 Alkoholdelir

Ätiologie, Pathogenese und Klinik: Leitsymptome: Ein mildes Alkoholentzugssyndrom *(Prädelir)* findet sich beim Alkoholkranken, wenn er den Alkoholkonsum reduziert oder einstellt. Typische *Symptome* sind Tremor (insbesondere der Hände), Schwitzen, Tachykardie, Übelkeit, Erbrechen, Schwächegefühl, Schlafstörungen, Myoklonien und Reflexsteigerung.

Beim **Alkoholentzugsdelir** bestehen zusätzlich optische und akustische Halluzinationen, Agitiertheit und motorische Unruhe, Desorientierung (zu Ort und Zeit, nicht zur Person) und Temperaturerhöhung. Ätiologisch mitverantwortlich ist eine pathologisch erhöhte Empfindlichkeit von Benzodiazepinrezeptoren. Bei 10–20 % der Delirien kommt es initial zu einem Grand-mal-Anfall.

Differenzialdiagnose: Primär zerebrale Erkrankungen: Chronisch-subdurales Hämatom (Röntgen-Schädel, CT), Subarachnoidalblutung (Meningismus, CT), Enzephalitis (EEG, Liquor), delirantes Syndrom im Rahmen eines Medikamentenentzugs (Tranquilizer, Schlafmittel), fieberhafter Infekt bei älteren Menschen (Pneumonie, Röntgen-Thorax), Leber- und Nierenfunktionsstörungen (Labor) und insbesondere die Wernicke-Enzephalopathie mit pathologischen Augenbewegungen, Doppelbildern, Blickrichtungsnystagmus, Pupillenstörungen und ausgeprägter Stand- und Gangataxie.

Komplikationen: Leberzirrhose, hepatische Enzephalopathie, Kardiomyopathie, akute Rhabdomyolyse (CK erhöht, Nierenversagen), Wernicke-Korsakow-Syndrom.

THERAPIE

Therapie des Prädelirs

Das Prädelir wird unter stationären Bedingungen mit Clomethiazol (Distraneurin®) behandelt. Eine ambulante Behandlung ist angesichts der geringen therapeutischen Breite und der hohen Suchtpotenz nicht zu vertreten. Die initiale Dosis beträgt 2 Kps. à 192 mg, weitere Gaben erfolgen alle 3–4 h, je nach Wirkung unter Überwachung der Pulsfrequenz (< 120/min). Nach Abklingen der Symptomatik wird die Dosis über einige Tage reduziert, dann abgesetzt. Alternativ: Chlordiazepoxid, 4- bis 6-mal 25–50 mg pro Tag, Reduktion um 20 % pro Tag oder 3 × 100 mg im Abstand von 2 Stunden als loading dose.

Therapie des Delirium tremens

Ein Delirium tremens sollte grundsätzlich auf einer Intensivstation oder unter intensiver Überwachung behandelt werden. Am vorteilhaftesten ist die Kombination von Clomethiazol (Distraneurin®), das gleichzeitig antikonvulsiv wirkt, mit einem Neuroleptikum, das insbesondere antipsychotisch wirkt.

Allgemeine Maßnahmen

(1) Venöser Zugang (zentraler Venenkatheter),
(2) Überwachung vitaler Funktionen (Atmung, Blutdruck, EKG),
(3) Magensonde,
(4) Ernährung parenteral,

(5) Pneumonieprophylaxe (mit häufigem Absaugen bei Intubation),
(6) Fiebersenkung (Wadenwickel, Paracetamol); cave: maligne Hyperthermie bei Neuroleptika,
(7) Flüssigkeitsbilanz, Flüssigkeitssubstitution (3–6 l/Tag), hochkalorische Ernährung,
(8) engmaschige Kontrolle der Elektrolyte. Na^+-Mangel langsam ausgleichen (Gefahr einer pontinen Myelinolyse).

Spezifische Maßnahmen

(1) *Clomethiazol* (Distraneurin®): Initiale Behandlung mit 6- bis 8-mal (max. 12-mal) 2 Kps. à 192 mg p.o. pro Tag plus Haloperidol (Haldol®) 3- bis 6-mal 5–10 mg p.o. oder i.v. pro Tag. Ständige Überwachung von Atemfunktion (Atemdepression, verstärkte Bronchialsekretion) und Blutdruck (RR-Abfall).
(2) *Diazepam* (Valium®) initial 10 mg/h, bis Halluzinationen aufhören, Erhaltungsdosis 20 mg/6 h.
(3) *Kaliumsubstitution:* 40–80 mval/Tag über Perfusor bei 3- bis 4-mal täglicher Kontrolle der Kaliumwerte.
(4) Initiale *Substitution von Vitamin B_1* 100 mg/Tag (Betabion® 50 mg = 1 ml i.m., 50 mg langsam i.v.) zur Vermeidung einer Wernicke-Enzephalopathie.
(5) Nach Abklingen der deliranten Symptomatik langsames Ausschleichen von Distraneurin®, Umsetzen auf orale Medikation, Absetzen von Haldol®.
(6) Behandlung vegetativer Symptome mit Clonidin (Catapresan®) mittels Perfusor (1800 µg/50 ml) mit Dosistitration nach Blutdruck und Herzfrequenz (Beginn mit 1–2 ml/h).

Weiterführende Maßnahmen

Psychiatrisches Konsil.

9 Polyneuritis und Polyneuropathie

9.1 Akute Polyneuritis und -radikulitis (Guillain-Barré-Syndrom, GBS)

Definition, Ätiologie und Pathogenese: Idiopathisch, postinfektiös und postvakzinal auftretende Entzündung peripherer Nerven und Nervenwurzeln, die mit progredienten, meist distal beginnenden Extremitätenparesen, Areflexie und typischem Liquorbefund mit Eiweißerhöhung bei normaler Zellzahl oder minimaler Pleozytose einhergeht. Ätiopathogenetisch sind zellvermittelte Immunreaktionen die wichtigsten Faktoren.

Klinik: Die schlaffen Paresen nehmen über einen Zeitraum bis 4 Wochen zu und führen in der Hälfte der Fälle zu Gehunfähigkeit und bei 20 % zu Beatmungspflicht. Die Paresen sind meist symmetrisch, die sensiblen Ausfälle gering ausgeprägt. Die Mitbeteiligung von Hirnnerven ist häufig. Ein besonderes Risiko stellt die Mitbeteiligung autonomer Fasern dar, die auch bei geringer klinischer Symptomatik zum plötzlichen Herzstillstand führen kann. Schon früh lässt sich mit elektrophysiologischen Verfahren die Diagnose sichern.

THERAPIE

Allgemeine Maßnahmen

(1) Aufnahme auf einer Intensivstation mit Monitoring von Blutdruck und Herzaktion und Überwachung der Vitalkapazität, bis die Krankheit ihre Plateau-Phase erreicht hat.
(2) Bei bradykarden Rhythmusstörungen und Entwicklung eines AV-Blocks Indikation zur passageren Anlage eines Schrittmachers.
(3) Thromboseprophylaxe mit Low-dose-Heparin.

Spezifische Therapie
(1) Intravenöse Gabe von Immunglobulinpräparaten in einer Dosis von 0,4 g/kg KG/Tag über 3–5 Tage (Vorsicht bei Patienten mit selektivem Mangel an IgA-Antikörpern).
(2) Bei Unwirksamkeit der Immunglobuline, Fortschreiten der Erkrankung oder sekundärer Verschlechterung: Plasmaseparation mit einer Fließrate von 10–40 ml/min. Plasmaaustausch gegen 5 %ige Humanalbumin-Elektrolytlösung. Austauschmenge: 40–50 ml Plasma/kg KG. Fünf Plasmaaustauschbehandlungen innerhalb von 8 Tagen.
(3) Als Alternative Immunadsorption, bevorzugt mit Tryptophansäulen, wobei die einzelnen Adsorptionssäulen mit max. 2 l Plasma beladen werden sollten. Fünf Immunadsorptionen innerhalb von 8 Tagen sind als Richtlinie anzustreben. An den ersten beiden Behandlungstagen werden jeweils 4 l Plasma behandelt.

Unwirksame Therapie
(1) Gabe von Steroiden.
(2) Zytostatische Behandlung mit Azathioprin.

9.2 Chronisches Guillain-Barré-Syndrom (GBS, chronisch inflammatorische demyelinisierende Polyradikuloneuropathie = CIDP)

Definition, Ätiologie und Pathogenese: Das chronische GBS hat einen langsamen subakuten oder chronischen Beginn und einen progredienten oder rezidivierenden Verlauf, meist über Monate. Selten kann ein akutes GBS in eine CIDP übergehen. Sensible Ausfälle sind gegenüber dem akuten GBS deutlicher ausgeprägt, und es besteht auch hier die typische zytoalbuminäre Dissoziation im Liquor. Ätiopathogenetisch sind humoral vermittelte Immunreaktionen die wichtigsten Faktoren.

THERAPIE

(1) Prednison (Decortin®) initial 100 mg/Tag mit langsamer Dosisreduktion über die nächsten 3–6 Monate.
(2) Bei unbefriedigendem Therapieerfolg durch Kortikoide Immunsuppressiva wie Azathioprin (Imurek®) 2–3 mg/kg KG/Tag oder Cyclophosphamid (Endoxan®) 2 mg/kg KG/Tag.
(3) In schweren Fällen bzw. bei Therapieresistenz Plasmaseparation oder Gabe von Immunglobulinen 0,4 g/kg KG/Tag über 5 Tage.

9.3 Meningoradikulitis und Polyneuritis bei Borreliose

Definition, Ätiologie und Pathogenese: Die Borreliose wird durch Zeckenbiss übertragen. Im Rahmen der subakut auftretenden Meningoradikuloneuritis kommt es neben Hirnnervenausfällen (N. facialis, N. abducens) zu außerordentlich schmerzhaften, z.T. radikulären Schmerzen und Missempfindungen am Rumpf oder in den Extremitäten (wird häufig mit Zervikalsyndrom oder „Ischias" verwechselt). Weitere neurologische Manifestationen sind die Mononeuritis multiplex, Plexusaffektionen, Myelitis und Vaskulitis. Diagnostisch führend ist der Nachweis einer geringen Pleozytose im Liquor mit leichter Erhöhung des Gesamteiweißes und Schrankenstörung. Spezifischer Nachweis durch Bestimmung von Antikörpern gegen Borrelia burgdorferi im Serum und Liquor.

THERAPIE

(1) Ceftriaxon (Rocephin®) 1 × 2 g/Tag i.v. über 14 Tage.
(2) Doxycyclin (Vibramycin®) 2 × 100 mg/Tag oral über 21 Tage.
(3) Bei heftigen Schmerzen während der ersten 5–10 Tage Prednison 80 mg/Tag in absteigender Dosis.

9.4 Polyneuropathie

Diagnose: Leitsymptome sind Reflexabschwächung oder Reflexausfall, distal betonte sensible Störungen in Form von Hypästhesie, Hypalgesie, Parästhesien, brennenden Missempfindungen und Verminderung der Vibrationsempfindung; motorische Störungen in Form von distal betonten Paresen und autonome Störungen.

Häufigste Ursachen: Diabetische Polyneuropathie, chronischer Alkoholismus, urämische Polyneuropathie, hepatische Polyneuropathie, medikamenteninduzierte Polyneuropathien (vor allem Vinca-Alkaloide und Cisplatin), hereditäre Polyneuropathien, Dysproteinämien.

THERAPIE

Eine *kausale Therapie* ist nur bei den toxischen Polyneuropathien durch frühzeitige Beendigung der Exposition oder Alkoholkarenz zu erreichen.
Bei allen anderen Polyneuropathien ist nur eine **symptomatische Therapie** möglich:
(1) *Sensible Reizerscheinungen:* Bei kribbelnden und brennenden Missempfindungen, die sich bei Wärme und in Ruhe verstärken, sowie vermehrter Schmerzempfindlichkeit Therapie mit Clomipramin (Anafranil®) 50–100 mg p.o. oder Amitriptylin (Saroten® ret.) 50–100 mg p.o. bzw. Duloxetin (Cymbalta®) 75–100 mg.
(2) Bei *neuralgiformen Schmerzen* mit einschießenden kurzen Schmerzattacken: Therapie mit Carbamazepin (Tegretal®) 200–600 mg pro Tag (einschleichend dosieren, Serumspiegel um 4 µg/ml), Gabapentin (Neurontin®) 1600–2400 mg oder Pregabalin (Lyrica®) 150–300 mg.
(3) *Motorische Reizerscheinungen* in Form von Crampi, Myoklonien oder Faszikulationen: Behandlung mit Chinin (Limptar®) 60–300 mg/Tag oder Dantrolen (Dantamacrin®) 25 mg/Tag.
(4) *Wahrscheinlich unwirksam:*
- Aldose-Reduktase-Inhibitoren
- Myoinositol
- B-Vitamine
- Ganglioside (Gefahr eines akuten GBS)
- Nukleotide (Keltican®).

10 Alzheimer-Demenz

Ätiologie und Pathogenese: Die Alzheimer-Krankheit ist eine neurodegenerative Erkrankung. Neuropathologisch finden sich ein Untergang von Neuronen des Kortex, Amyloidplaques und neurofibrilläre Filamente. Bei einzelnen Familien lässt sich eine genetische Mutation auf den Chromosomen 21, 14 oder 1 nachweisen.

Klinik: Leitsymptome: Im Vordergrund steht die Störung des Gedächtnisses. Zusätzlich bestehen eine Beeinträchtigung des abstrakten Denkens, des Urteilsvermögens, der Raumorientierung, der Fähigkeit, komplexe Handlungen durchzuführen (Apraxie), sowie Persönlichkeitsveränderungen (Affektinkontinenz, depressive Verstimmung, paranoide Verkennung, Eifersuchtswahn). Im weiteren Verlauf treten weitere neuropsychologische Defizite, wie Aphasie und Akalkulie, hinzu. Später kommt es zu Gangstörung, Inkontinenz und letztendlich Pflegebedürftigkeit. Die Prävalenz liegt in der Altersgruppe zwischen 60 und 70 Jahren bei 5 %, ab dem 85. Lebensjahr bei 30 %. In einer Alterspopulation von 75-Jährigen mit Demenz leiden 80–85 % an einer Alzheimer-Demenz.

Differenzialdiagnose: Vaskuläre Demenz (**s. Kap. III.16.1.6**, in 30 % kommt es zu einer Überlappung der beiden Krankheitsbilder), Demenz im Rahmen eines M. Parkinson, ernährungsbedingte Enzephalopathien (Dehydratation, Eiweiß- und Vitaminmangel), metabolische und endokrinologische Erkrankungen (hepatische und urämische Enzephalopathie, Hypothyreose), infektiöse Ursachen (AIDS, Lues), Liquorzirkulationsstörungen (Normaldruck-Hydrozephalus) und zerebrale Raumforderungen. Bei bis zu 10 % aller Patienten mit einer beginnenden Demenz besteht eine chronische Intoxikation mit Schlafmitteln, Neuroleptika oder Anticholinergika.

THERAPIE

Nicht-medikamentöse Therapie
(1) Vorstrukturierte Pläne zum Tagesablauf,
(2) Orientierungshilfen,
(3) Hirnleistungstraining,
(4) nachts Licht brennen lassen,
(5) gewohnte Umgebung nicht verändern.

Medikamentöse Therapie
Substanzen mit belegter Wirksamkeit
(1) *Cholinesterasehemmer* erhöhen die Konzentration des Neurotransmitters Acetylcholin. Sie bewirken eine Besserung der klinischen Symptome bei Patienten mit leichter bis mittelschwerer Symptomatik und verlängern die Zeit bis zur Einweisung in ein Pflegeheim. Donepezil (Aricept®) wird in einer Dosis von 5–10 mg einmal täglich gegeben. Rivastigmin (Exelon®) muss 2-mal täglich gegeben werden. Die Tagesdosis beträgt 6–12 mg. Galantamin (Reminyl®) wird in einer Initialdosis von 2 × 4 mg und einer Enddosis von 2 × 12 mg gegeben. Tacrin sollte wegen seiner Lebertoxizität nicht mehr gegeben werden.
(2) *Memantin* (Axura®) ist in einer Dosis von 2 × 10 mg zur Behandlung der mittelschweren und schweren Alzheimer-Demenz zugelassen.
(3) *Vitamin E* hat als Fänger freier Radikale in einer großen placebokontrollierten Studie in Tagesdosen von 2000 IE seine Überlegenheit gegenüber Placebo gezeigt.
(4) *Selegilin*, ein MAO-B-Hemmer, ist besser wirksam als Placebo, um die Progredienz der Erkrankung zu verlangsamen. Da es aber gegenüber Vitamin E nicht wirksamer ist, sollte das kostengünstigere und gut verträgliche Vitamin E bevorzugt werden.

Substanzen mit möglicher oder fraglicher Wirksamkeit
(1) *Thrombozytenfunktionshemmer* sind möglicherweise bei der Kombination einer Alzheimer-Demenz mit einer vaskulären Demenz wirksam.
(2) Möglicherweise wirksam ist Piracetam.
(3) *Östrogene* verlangsamen bei postmenopausalen Frauen die Progredienz nicht.

Therapie von Begleitsymptomen
(s.a. Kap. II.6)
(1) *Begleitdepression:* Citalopram (z.B. Cipramil®) oder Desipramin (z.B. Pertofran®).
(2) *Depression mit Unruhe:* Trazodon (Thombran®).
(3) *Schlafstörungen:* Clomethiazol (Distraneurin®) oder Melperon (Eunerpan®).
(4) *Paranoid-halluzinatorische Phasen:* Haloperidol (Haldol®).
(5) *Angstzustände:* Lorazepam (Tavor®), zeitlich begrenzt.

17 Interpretation von Laborwerten anhand von Referenzbereichen

C. M. NIEDERAU

Laborwerte stellen im Krankenhaus ca. 70 % aller objektiven Daten innerhalb einer Krankenakte dar. Auch ist eine moderne Diagnostik ohne Laborwerte nicht mehr vorstellbar. Die sachgerechte Bewertung von Labordaten ist daher eine unabdingbare Voraussetzung für eine gute Diagnostik und Therapie.

Für eine sachgerechte Bewertung von Labordaten wird in erster Linie der Referenzbereich eines Parameters herangezogen, um eine Erhöhung oder eine Erniedrigung des Patientenwertes in Bezug auf ein gesundes Referenzkollektiv festzustellen. Die International Federation of Clinical Chemistry (IFCC) hat eine Empfehlung für die Ermittlung und Anwendung von Referenzbereichen erarbeitet. Diese Referenzbereiche, oftmals auch Normalbereiche genannt, leiten sich aus mathematisch-statistischen Überlegungen ab. Definitionsgemäß stellen die Referenzbereiche die zentralen 95% der bei einer Referenzgruppe erhobenen Messwerte dar. Die Vorstellung ist dabei, mit einem Fehler von $\leq 5\%$ einen „normalen" Probanden als „nicht normal" oder umgekehrt klassifizieren zu können. Bei der Berechnung müssen verteilungsunabhängige statistische Methoden verwendet werden, um das 2,5%- und 97,5%-Perzentil festzulegen, da im Allgemeinen biologische Parameter nicht normal verteilt sind. Bei Parametern, die nur erhöht oder nur erniedrigt gefunden werden, verwendet man das jeweilige 95%-Perzentil. Zur Erstellung eines Referenzbereichs sollten ein möglichst großes Kollektiv (mindestens 120) von Referenzindividuen untersucht werden und alle relevanten, unveränderlichen und unbeeinflussbaren (z.B. Geschlecht, Alter, Hautfarbe, zirkadiane Rhythmen) wie auch veränderlichen und beeinflussbaren Einflussfaktoren (z.B. Körpergröße und -gewicht) kontrolliert werden. Grundsätzlich darf ein Referenzbereich nur für die Messmethode bzw. die Standardisierung gelten, mit der er erstellt bzw. mit der die Methode kalibriert wurde. Im Allgemeinen wird sogar empfohlen, dass jedes Labor seine eigenen Referenzbereiche erstellt. Da diese Forderung oftmals nicht zu erfüllen ist, kann hilfsweise auf Werte zurückgegriffen werden, die vom Reagenzhersteller angegeben wurden oder die mit der gleichen Standardisierung erstellt wurden. Insbesondere bei den so genannten Tumormarkern gehen einzelne Labors dazu über, mit der Ergebnisübermittlung auch die Messmethode bzw. die Standardisierung mitzuteilen.

Die vorstehend beschriebene Herleitung der Referenzbereiche bedeutet definitionsgemäß, dass der jeweilige Labortest eine Falsch-positiv-Rate von 5% aufweist. Hieraus und aus der Prävalenz einer Erkrankung von z.B. 1 : 1000 lässt sich eine Wahrscheinlichkeit von nur 2% berechnen, dass bei positivem, d.h. pathologischem Testergebnis die Erkrankung auch tatsächlich vorliegt. Bei seltenen Erkrankungen kann es daher sinnvoll sein, die Falsch-positiv-Rate auf 1% zu senken, wodurch der Referenzbereich auf die zentralen 99% erweitert werden muss. Oftmals ist nicht nur die Tatsache, dass ein Laborparameter außerhalb des Referenzbereiches liegt, von Interesse, sondern auch das Ausmaß der Abweichung soll bewertet werden. Der HbA_{1c}-Wert als Maß für die Kohlenhydratstoffwechselkontrolle ist dabei ein gutes Beispiel. Hier ist eine Einteilung in eine gute, grenzwertige oder schlechte Stoffwechseleinstellung erwünscht. Die St.-Vincent-Deklaration der WHO bietet hier eine pragmatische Lösung an. Ausgehend von den statistischen Kenngrößen Mittelwert und Standardabweichung der am

Referenzkollektiv erhobenen Werte wird eine gute Stoffwechseleinstellung definiert als „Werte", die unterhalb des Mittelwerts plus der 3fachen Standardabweichung liegen. Werte oberhalb dieser Grenze werden mit einem Fehler von unter 1% als „normal" fehlgedeutet. HbA_{1c}-Werte bei einer grenzwertigen Stoffwechsellage liegen zwischen dem Mittelwert plus der 3fachen Standardabweichung und dem Mittelwert plus der 5fachen Standardabweichung. Erst Werte über dem Mittelwert plus der 5fachen Standardabweichung signalisieren eine schlechte Blutglukoseeinstellung. Dieser oder ähnliche Ansätze können helfen, erhöhte oder erniedrigte Laborwerte quantitativ zu bewerten.

Einige Laborparameter werden nicht nur anhand von Referenzbereichen bewertet. Insbesondere für die so genannten Tumormarker werden gemeinhin „Cut-off-Werte" angegeben. Hierbei orientiert sich dieser Grenzwert an der Möglichkeit, mit optimaler Sensitivität und Spezifität zwischen Tumorkranken und Nicht-Tumorkranken zu differenzieren. Die „Nicht-Tumorkranken" müssen dabei nicht gesund sein, sondern können oftmals auch benigne Erkrankungen haben. Cut-off-Werte liegen daher im Allgemeinen höher als die zugehörigen Referenzbereichsgrenzen. Über die Methode zur Festlegung dieses Grenzwertes wird häufig gestritten. Optimale Sensitivität, höchstmögliche Spezifität oder maximale diagnostische Effizienz sind am häufigsten als Kriterien verwandt worden. Um eine Vergleichbarkeit von verschiedenen Tests oder Assays zu gewährleisten, wird heute meistens der Grenzwert angegeben, bei dem eine 95%ige Spezifität (Anteil der „richtig Gesunden") gegeben ist. Es muss aber davor gewarnt werden, aus erhöhten „Tumormarker"-Messwerten ein Karzinom zu diagnostizieren. Auch für den Parameter HbA_{1c} ist ein „Cut-off-Wert" publiziert worden. Aus den Ergebnissen großer internationaler Studien (DCCT, UKPDS) konnte abgeleitet werden, dass ab einem HbA_{1c}-Wert $> 7\%$ die Wahrscheinlichkeit für Spätkomplikationen des Diabetes mellitus erheblich zunimmt. Dieser Grenzwert wird hier als Therapieziel definiert.

In der Normalwerttabelle sind grundsätzlich die Referenzbereiche für Erwachsene angegeben und die jeweilige Standardisierung, soweit vorhanden, ergänzt. Auf einige signifikante Abhängigkeiten von Einflussfaktoren wird verwiesen. Für fast alle Parameter sind neben den konventionellen Maßeinheiten auch die Einheiten nach dem Systems International d'Unites (SI-Einheiten) aufgelistet, da es in Deutschland bisher keine verbindliche Empfehlung für die Verwendung eines Maßeinheitensystems gibt.

Tabelle III.17.1 Referenzbereiche wichtiger Laborparameter für Erwachsene ([B] = Blut, [E] = EDTA-Blut, [P] = Plasma, [S] = Serum, [U] = Urin, [L] = Liquor). Falls keine Angaben zur SI-Einheit gemacht wurden, entspricht die SI-Einheit der konventionellen Benennung

Parameter			SI-Einheit	Konventionelle Benennung
Enzyme/Messtemperatur 37°C				
Aspartataminotransferase (ASAT/GOT)[1]		Männer	< 0,85 µkat/l	< 50 U/l
		Frauen	< 0,60 µkat/l	< 35 U/l
Alaninaminotransferase (ALAT/GPT)[1]		Männer	< 0,85 µkat/l	< 50 U/l
		Frauen	< 0,60 µkat/l	< 35 U/l
Kreatinkinase (CK)[1]		Männer	< 3,20 µkat/l	< 190 U/l
		Frauen	< 2,85 µkat/l	< 170 U/l
γ-Glutamyl-Transferase (γ-GT)[1]		Männer	< 1,00 µkat/l	< 60 U/l
		Frauen	< 0,65 µkat/l	< 40 U/l
alkalische Phosphatase (AP)[1]		Männer	0,65–2,2 µkat/l	40–105 U/l
		Frauen	0,60–1,75 µkat/l	35–105 U/l
Glutamatdehydrogenase (GLDH)		Männer	≤ 0,12 µkat/l	≤ 7 U/l
		Frauen	≤ 0,08 µkat/l	≤ 5 U/l
Lactatdehydrogenase (LDH)[1]			< 4,2 µkat/l	< 250 U/l
Cholinesterase (CHE)		Männer	76,9–190 µkat/l	4620–11500 U/l
		Frauen	65,7–180 µkat/l	3920–10800 U/l
α-Amylase[2]			< 1,85 µkat/l	< 110 U/l
α-Amylase [U][2]			< 7,7 µkat/l	< 460 U/l
CK-MB			< 0,42 µkat/l	< 25 U/l < 6% der Gesamt-CK
2-Hydroxy-Hydroxybutyrat-Dehydrogenase (α-HBDH)			< 3,03 µkat/l	< 182 U/l
Lipase	Turbidimetrie		< 3,17 µkat/l	< 190 U/l
	Kolorimetrie		< 1,0 µkat/l	< 60 U/l
Stoffwechsel				
Blutglukose [B]			3,89–5,55 mmol/l	70–100 mg/dl
Plasmaglukose [P]			3,89–6,38 mmol/l	70–115 mg/dl
Lactat [P]			< 2,4 mmol/l	< 22 mg/dl
Lactat [L]			1,2–2,1 mmol/l	11–19 mg/dl

[1] Referenzmethoden IFCC (ASAT und ALAT mit Pyridoxalphosphat)
[2] Normwerte unterscheiden sich je nach verwendeter Methode
[3] Normwerte sind alters- und/oder geschlechtsabhängig
[4] neue Normbereiche für 14 Serumproteine auf Basis der Referenzpräparation CRM 470
[5] Werte nach Thyroidektomie
[6] DCCT = Diabetes Complications and Control Trial
[7] Monitoring der Therapie mit niedermolekularen Heparinen

Tabelle III.17.1 (Fortsetzung)

Parameter		SI-Einheit	Konventionelle Benennung
Gesamtcholesterin	Wünschenswert	< 5,16 mmol/l	< 200 mg/dl
	Grenzwertig erhöht	5,16–6,16 mmol/l	200–239 mg/dl
	Hoch	≥ 6,16 mmol/l	≥ 240 mg/dl
LDL-Cholesterin	Bei KHK und/oder Diabetes mellitus	< 2,58 mmol/l	< 100 mg/dl
	Bei 2 oder mehr Risikofaktoren	< 3,35 mmol/l	< 130 mg/dl
	0–1 Risikofaktor	< 4,13 mmol/l	< 160 mg/dl
HDL-Cholesterin	Niedrig	< 1,03 mmol/l	< 40 mg/dl
	Normal	≥ 1,03 mmol/l	≥ 40 mg/dl
LDL-/HDL-Quotient	Hohes KHK-Risiko		> 5
	Ansteigendes KHK-Risiko		3–5
	Niedriges KHK-Risiko		< 3
Triglyzeride	Normal	< 1,69 mmol/l	< 150 mg/dl
	Grenzwertig erhöht	1,69–2,25 mmol/l	150–199 mg/dl
	Hoch	≥ 2,26 mmol/l	≥ 200 mg/dl
Apo A1 (IFCC Sp 1-01)	Männer	1,05–1,75 g/l	105–175 mg/dl
	Frauen	1,05–2,05 g/l	105–205 mg/dl
Apo B (IFCC SP 3-07)	Männer	0,6–1,4 g/l	60–140 mg/dl
	Frauen	0,55–1,3 g/l	55–130 mg/dl
Apo B/Apo A-Ratio	Männer		0,4–1,15
	Frauen		0,35–1,05
Lp(a)		< 300 mg/l	< 30 mg/dl
Lipide gesamt		3–11 g/l	300–1100 mg/dl
Ammoniak [E, P]		12–47 µmol/l	20–80 µg/dl
Bilirubin, gesamt		< 18,8 µmol/l	< 1,1 mg/dl
Bilirubin, direkt		< 5,1 µmol/l	< 0,3 mg/dl
Harnsäure	Männer	< 420 µmol/l	< 7,0 mg/dl
	Frauen	< 340 µmol/l	< 5,7 mg/dl
Eisen	Männer	10,6–28,3 µmol/l	59–158 µg/dl
	Frauen	6,6–26 µmol/l	37–145 µg/dl
Eisenbindungskapazität (totale)	Männer	52–77 µmol/l	291–430 µg/dl
	Frauen	49–89 µmol/l	274–497 µg/dl
Transferrinsättigung		0,16–0,45	16–45 %

[1] Referenzmethoden IFCC (ASAT und ALAT mit Pyridoxalphosphat)
[2] Normwerte unterscheiden sich je nach verwendeter Methode
[3] Normwerte sind alters- und/oder geschlechtsabhängig
[4] neue Normbereiche für 14 Serumproteine auf Basis der Referenzpräparation CRM 470
[5] Werte nach Thyroidektomie
[6] DCCT = Diabetes Complications and Control Trial
[7] Monitoring der Therapie mit niedermolekularen Heparinen

Tabelle III.17.1 (Fortsetzung)

Parameter		SI-Einheit	Konventionelle Benennung
Ferritin[3]		30–200 µg/l	30–200 ng/ml
Löslicher Transferrin-Rezeptor		0,81–1,75 mg/l	0,81–1,75 mg/l
Kupfer [S]	Männer	11–22 µmol/l	70–140 µg/dl
	Frauen	13,4–24,4 µmol/l	85–155 µg/dl
Kupfer [U]		0,06–1,26 µmol/24 h	0,4–70 µg/24 h
Zink [S]		8,4–23,1 µmol/l	55–150 µg/dl
Zink [U]		2,14–12,2 µmol/24 h	140–800 µg/24 h

HbA_{1c}

Parameter		SI-Einheit	Konventionelle Benennung
DCCT/NGSP-Standardisierung[6]			4,8–6,0%
IFCC-Standardisierung			2,9–4,2%
Interventionsgrenze[6]			7,0%
Therapieziel[6]	Diabetes Typ 1		< 7,5%
	Diabetes Typ 2		< 6,5%

Niere und Elektrolythaushalt

Parameter	SI-Einheit	Konventionelle Benennung
Calcium, gesamt [S]	2,15–2,55 mmol/l	8,6–10,2 mg/dl
Calcium [U]	2,5–8,0 mmol/24 h	100–320 mg/24 h
Chlorid [S]	98–106 mmol/l	98–106 mval/l
Chlorid [U]	85–170 mmol/24 h	85–170 mval/24 h
Harnstoff	1,8–9,2 mmol/l	11–55 mg/dl
Harnstoff-N	1,7–8,6 mmol/l	4,7–24 mg/dl
Kalium [S]	3,5–5,1 mmol/l	3,5–5,1 mval/l
Kalium [U]	35–80 mmol/24 h	35–80 mval/24 h
Kreatinin (S)	< 97 µmol/l	< 1,1 mg/dl
Kreatinin-Clearance[3]	1,3–2,8 ml/s	80–170 ml/min
Phosphor, anorganisch	0,87–1,45 mmol/l	2,7–4,5 mg/dl

Blutgase und Säure-Basen-Haushalt [B]

Parameter	SI-Einheit	Konventionelle Benennung
pH	7,35–7,45	7,35–7,45
pCO_2	4,67–6,00 kPa	35–45 mmHg

[1] Referenzmethoden IFCC (ASAT und ALAT mit Pyridoxalphosphat)
[2] Normwerte unterscheiden sich je nach verwendeter Methode
[3] Normwerte sind alters- und/oder geschlechtsabhängig
[4] neue Normbereiche für 14 Serumproteine auf Basis der Referenzpräparation CRM 470
[5] Werte nach Thyroidektomie
[6] DCCT = Diabetes Complications and Control Trial
[7] Monitoring der Therapie mit niedermolekularen Heparinen

Tabelle III.17.1 (Fortsetzung)

Parameter		SI-Einheit	Konventionelle Benennung
pO_2		8,66–13,3 kPa	65–100 mmHg
Basenüberschuss (BE)		–3 bis +3 mmol/l	–3 bis +3 mmol/l
Standard-Bicarbonat		22–26 mmol/l	22–26 mmol/l
O_2-Sättigung		0,9–0,96	90–96%
COHb (Nichtraucher)		< 0,022	< 2,2%
COHb (Raucher)		< 0,105	< 10,5%
Hämatologie [E]			
Blutsenkungsgeschwindigkeit (BKS) [Citrat-B] 1. h	Männer < 50 J. > 50 J. Frauen < 50 J. > 50 J.		< 15 mm < 20 mm < 25 mm < 30 mm
Hämoglobin (Hb)	Männer Frauen	8,1–11,2 mmol/l 7,4–9,9 mmol/l	13–18 g/dl 12–16 g/dl
Erythrozytenzahl	Männer Frauen	4,5–5,9 × 10^{12}/l 4,0–5,2 × 10^{12}/l	4,5–5,9 × 10^6/µl 4,0–5,2 × 10^6/µl
Hypochrome Erythrozyten		< 0,05	< 5%
Hämatokrit (Hkt)	Männer Frauen	0,41–0,53 [l/l] 0,36–0,46 [l/l]	41–53 Vol.-% 36–46 Vol.-%
mittlerer Hämoglobingehalt der Erythrozyten (MCH)		0,4–0,53 fmol	26–34 pg
mittlere Hämoglobinkonzentration des Einzelerythrozyten (MCHC)		4,81–5,74 mmol/l Hb/l Erythrozyten	31–37 g Hb/dl Erythrozyten
mittleres Erythrozytenvolumen (MCV)		80–94 fl	80–94 µm^3
Erythrozytenverteilungsbreite (EVB/RDW)			11,6–14,6
Retikulozyten[3]		0,008–0,022	8–22‰
mittlere Hämoglobinkonzentration der Retikulozyten (CHr/RetHE)			25–30 pg
Leukozytenzahl[3]		4,3–10,0 G/l	4,3–10,0 × 10^3/µl
Thrombozytenzahl		150–350 G/l	150–350 × 10^3/µl

[1] Referenzmethoden IFCC (ASAT und ALAT mit Pyridoxalphosphat)
[2] Normwerte unterscheiden sich je nach verwendeter Methode
[3] Normwerte sind alters- und/oder geschlechtsabhängig
[4] neue Normbereiche für 14 Serumproteine auf Basis der Referenzpräparation CRM 470
[5] Werte nach Thyroidektomie
[6] DCCT = Diabetes Complications and Control Trial
[7] Monitoring der Therapie mit niedermolekularen Heparinen

Tabelle III.17.1 (Fortsetzung)

Parameter	SI-Einheit	Konventionelle Benennung
Gerinnung [Citrat-Plasma]		
Thromboplastinzeit (Quick)	0,7–1,2	70–120% 0,9–1,1 INR
partielle Thromboplastinzeit (PTT)		< 40 s[2]
Plasmathrombinzeit (PTZ)		< 20 s[2]
Batroxobinzeit		16–22 s
Fibrinogen	2–4 g/l	200–400 mg/dl
Antithrombin III (AT III)	0,8–1,2	80–120%
Protein C	0,7–1,4	70–140%
Protein S	0,7–1,4	70–140%
D-Dimer	< 0,5 mg/l	< 0,5 µg/ml
Faktor II	0,7–1,2	70–120%
Faktor V	0,7–1,4	70–140%
Faktor VII	0,7–1,2	70–120%
Faktor VIII	0,7–1,5	70–150%
Faktor IX	0,7–1,2	70–120%
Faktor X	0,7–1,2	70–120%
Faktor XI	0,7–1,5	70–150%
Faktor XII	0,7–1,5	70–150%
Faktor XIII	0,7–1,4	70–140%
APC-Resistenz		Normal: > 2,3 Graubereich: 2,0–2,3 heterozygot: 1,4–1,9 homozygot: 1,1–1,3
Anti-Faktor Xa[7]		Thromboseprophylaxe: 0,1–0,4 U/ml Thrombosetherapie: 0,5–1,0 U/ml
Serumproteine		
Albumin[4]	35–52 g/l	3,5–5,2 g/l
α_1-Antitrypsin[4]	0,9–2,0 g/l	90–200 mg/dl

[1] Referenzmethoden IFCC (ASAT und ALAT mit Pyridoxalphosphat)
[2] Normwerte unterscheiden sich je nach verwendeter Methode
[3] Normwerte sind alters- und/oder geschlechtsabhängig
[4] neue Normbereiche für 14 Serumproteine auf Basis der Referenzpräparation CRM 470
[5] Werte nach Thyroidektomie
[6] DCCT = Diabetes Complications and Control Trial
[7] Monitoring der Therapie mit niedermolekularen Heparinen

Tabelle III.17.1 (Fortsetzung)

Parameter	SI-Einheit	Konventionelle Benennung
β_2-Mikroglobulin	< 0,002 g/l	< 2,0 mg/l
C3[4]	0,9–1,8 g/l	90–180 mg/dl
C4[4]	0,1–0,4 g/l	10–40 mg/dl
CDT Carbohydrate deficient Transferrin	< 0,06	< 6%
Coeruloplasmin[5]	0,2–0,6 g/l	20–60 mg/dl
Cystatin C	< 0,96 mg/l	< 96 µg/dl
Haptoglobin[4]	0,3–2,0 g/l	30–200 mg/dl
IgA[4]	0,7–4,0 g/l	70–400 mg/dl
IgG[4]	7–16 g/l	700–1600 mg/dl
IgM[4]	0,4–2,3 g/l	40–230 mg/dl
α_2-Makroglobulin[4]	1,3–3,0 g/l	130–300 mg/dl
Präalbumin[4]	0,2–0,4 g/l	20–40 mg/dl
α_1-saures Glykoprotein[4]	0,5–1,2 g/l	50–120 mg/dl
Transferrin[4]	2,0–3,6 g/l	200–360 mg/dl
löslicher Transferrin-Rezeptor[2]	0,81–1,75 mg/l	0,81–1,75 mg/l
IgE[3]	< 240 µg/l	< 100 U/ml
Eiweiß, gesamt [S]	62–80 g/l	6,2–8,0 g/l
[L]	< 0,45 g/l	< 45 mg/dl
C-reaktives Protein (CRP)[4]	< 5 mg/l	< 0,5 mg/dl
Interleukin-6 (IL-6)[2]	< 3,4 ng/l	< 3,4 pg/ml
Lipopolysaccharid-bindendes Protein (LBP)	< 15,2 mg/l	< 15,2 µg/ml
Procalcitonin (PCT)	< 0,5 µg/l	< 0,5 ng/ml
Elektrophorese (Celluloseacetat/Ponceau S)		
Albumin	0,58–0,70	58–70%
α_1-Globuline	0,013–0,035	1,3–3,5%
α_2-Globuline	0,05–0,1	5–10%
β-Globuline	0,08–0,13	8–13%
γ-Globuline	0,1–0,19	10–19%

[1] Referenzmethoden IFCC (ASAT und ALAT mit Pyridoxalphosphat)
[2] Normwerte unterscheiden sich je nach verwendeter Methode
[3] Normwerte sind alters- und/oder geschlechtsabhängig
[4] neue Normbereiche für 14 Serumproteine auf Basis der Referenzpräparation CRM 470
[5] Werte nach Thyroidektomie
[6] DCCT = Diabetes Complications and Control Trial
[7] Monitoring der Therapie mit niedermolekularen Heparinen

Referenzbereiche

Tabelle III.17.1 (Fortsetzung)

Parameter		SI-Einheit	Konventionelle Benennung
Kardiale Marker/Risikomarker			
Troponin T		< 0,1 µg/l	< 0,1 ng/ml
Troponin I		methodenabhängig	< 0,1–2,0 µg/l
CK-MB Aktivität			< 6% der Gesamt-CK
CK-MB Masse		methodenabhängig	< 5–8 µg/l
Myoglobin[2]		methodenabhängig	< 60–116 µg/l
Homocystein		< 10 µmol/l	< 1,35 mg/l
NT-pro BNP	Männer 18–29 Jahre	< 15,3 pmol/l	< 130 ng/l
	Männer 30–39 Jahre	< 15,6 pmol/l	< 132 ng/l
	Männer 40–49 Jahre	< 27,3 pmol/l	< 231 ng/l
	Männer 50–59 Jahre	< 31,9 pmol/l	< 270 ng/l
	Männer ≥ 60 Jahre	< 30,9 pmol/l	< 262 ng/l
	Männer Klinischer Cut-off	< 11,8 pmol/l	< 100 ng/l
	Frauen 18–29 Jahre	< 7,6 pmol/l	< 64,7 ng/l
	Frauen 30–39 Jahre	< 10,4 pmol/l	< 88,1 ng/l
	Frauen 40–49 Jahre	< 11,2 pmol/l	< 94,6 ng/l
	Frauen 50–59 Jahre	< 21,1 pmol/l	< 179 ng/l
	Frauen ≥ 60 Jahre	< 32,8 pmol/l	< 278 ng/l
	Frauen Klinischer Cut-off	< 17,7 pmol/l	< 150 ng/l
BNP[2]	Klinischer Cut-off	< 28,9 pmol/l	< 100 ng/l
	Männer 45–54 Jahre	< 13,9 pmol/l	< 48 ng/l
	Männer 55–64 Jahre	< 20,8 pmol/l	< 72 ng/l
	Männer 65–74 Jahre	< 44,8 pmol/l	< 155 ng/l
	Männer ≥ 75 Jahre	< 37,6 pmol/l	< 130 ng/l
	Frauen 45–54 Jahre	< 30,9 pmol/l	< 107 ng/l
	Frauen 55–64 Jahre	< 39,9 pmol/l	< 138 ng/l
	Frauen 65–74 Jahre	< 40,5 pmol/l	< 140 ng/l
	Frauen ≥ 75 Jahre	< 76,9 pmol/l	< 266 ng/l
Vitamine			
Vitamin A (Retinol)		1,05–3,84 µmol/l	0,3–1,10 mg/dl
Vitamin B_1 (Thiamin)		5,65–22,3 nmol/l	1,7–6,7 µg/l
Vitamin B_2 (Riboflavin)		15,9–31,9 nmol/l	6–12 µg/l
Vitamin B_6 (Pyridoxalphosphat)		20,2–72,8 nmol/l	5–18 µg/l
Vitamin B_{12} (Cobalamin)		243–730 pmol/l	330–990 ng/l
	B_{12}-Mangel:	< 110 pmol/l	< 150 ng/l

[1] Referenzmethoden IFCC (ASAT und ALAT mit Pyridoxalphosphat)
[2] Normwerte unterscheiden sich je nach verwendeter Methode
[3] Normwerte sind alters- und/oder geschlechtsabhängig
[4] neue Normbereiche für 14 Serumproteine auf Basis der Referenzpräparation CRM 470
[5] Werte nach Thyroidektomie
[6] DCCT = Diabetes Complications and Control Trial
[7] Monitoring der Therapie mit niedermolekularen Heparinen

Tabelle III.17.1 (Fortsetzung)

Parameter		SI-Einheit	Konventionelle Benennung
Vitamin C (Ascorbinsäure)		34,1–141 µmol/l	6,0–25,0 mg/l
Vitamin D_3 (25-Hydroxycholecalciferol)	Sommer: Winter:	22,5–122 nmol 18,7–99,8 nmol/l	9–49 ng/ml 7,5–40 ng/ml
Vitamin D_3 (1,25-Dihydroxycholecalciferol)		75–175 pmol/l	30–70 ng/l
Vitamin E (Tocopherol)		13,9–41,8 µmol/l	6–18 mg/l
Vitamin H (Biotin)		> 818 pmol/l	> 200 ng/l
Folsäure		11,3–47,6 nmol/l	5–21 ng/ml
	Folsäuremangel:	< 4,5 nmol/l	< 2 ng/ml
Tumormarker		**95% Spezifität**	**„Cut-off"-Werte**
AFP (WHO 72/225)		< 7 U/ml (8,5 ng/ml)	< 8,5 U/ml (10,3 ng/ml)
$β_2$-Mikroglobulin (WHO 80/12/3200)			< 2 mg/l
CA 19-9		< 22 U/ml	< 37 U/ml
CA 125		< 35 U/ml	< 35 U/ml
CA 15-3		< 22 U/ml	< 22 U/ml
CA 72-4			< 6,7 U/ml
CEA (WHO 73/601)		< 4,6 ng/ml	< 4,6 ng/ml; Raucher < 10 ng/ml
Cyfra 21-1		< 3,3 µg/l	< 3,3 ng/ml
HCG (WHO 75/537)			< 5 IU/l
hPLAP humane plazentare alkalische Phosphatase			< 100 mU/l
NSE		< 12,5 µg/l	< 12,5 ng/ml
S-100			< 1,5 µg/l
SCC			< 1,5 ng/ml
PSA < 40 Jahre			< 1,3 ng/ml
41–50 Jahre			< 2,0 ng/ml
51–60 Jahre			< 3,0 ng/ml
61–70 Jahre			< 4,0 ng/ml
> 71 Jahre			< 4,5 ng/ml
freies PSA (Stanford-Standard)			< 15% des Gesamt-PSA = Hinweis auf Prostatakarzinom

[1] Referenzmethoden IFCC (ASAT und ALAT mit Pyridoxalphosphat)
[2] Normwerte unterscheiden sich je nach verwendeter Methode
[3] Normwerte sind alters- und/oder geschlechtsabhängig
[4] neue Normbereiche für 14 Serumproteine auf Basis der Referenzpräparation CRM 470
[5] Werte nach Thyroidektomie
[6] DCCT = Diabetes Complications and Control Trial
[7] Monitoring der Therapie mit niedermolekularen Heparinen

Tabelle III.17.1 (Fortsetzung)

Parameter		95% Spezifität	„Cut-off"-Werte
Komplexiertes PSA (cPSA)	40–49 Jahre		< 1,5 ng/ml
	50–59 Jahre		< 1,9 ng/ml
	60–69 Jahre		< 2,5 ng/ml
	70–79 Jahre		< 2,8 ng/ml
PAP (prostatasaure Phosphatase)			< 2 ng/ml
Thyreoglobulin (BCR RM 457)[5]		< 5 µg/l	< 5 ng/ml
TPA			< 80 U/l

Endokrinologie		SI-Einheit	Konventionelle Benennung
Thyreotropin (TSH)	basal:	0,3–4,0 mU/l	0,3–4,0 µU/ml
TRH-Test		30 min nach TRH-Injektion Anstieg um:	
Euthyreot		2,0–25 mU/l	2,0–25 µU/ml
Hyperthyreot		< 0,3 mU/l	< 0,3 µU/ml
Hypothyreot		> 25 mU/l	> 25 µU/ml
Thyroxin (T_4)		66–155 nmol/l	5–12 µg/dl
freies Thyroxin (FT_4)		10–26 pmol/l	0,8–2,0 ng/dl
Trijodthyronin (T_3)		1,1–3,1 nmol/l	70–200 ng/dl
freies Trijodthyronin (FT_3)		3,8–9,2 pmol/l	2,5–6,0 pg/ml
Thyreoglobulin (BCR RM 457)			< 85 ng/ml
TBG (Thyroxinbindendes Globulin)[3]			11,3–28,9 mg/l
Parathormon intakt (PTH 1-84)		1,2–4,5 pmol/l	11,3–42,5 ng/l
Insulin (WHO 1st IRP 66/304)		36,6–183 pmol/l	5–25 mU/ml
C-Peptid (WHO 1st IRR 84/510)		0,3–1,3 nmol/l	0,9–4,0 µg/l
Vanillinmandelsäure (VMS) [U]		16,5–32,5 µmol/24 h	3,3–6,5 mg/24 h
5-Hydroxindolessigsäure (5-HIES) [U]		10,5–47,1 µmol/24 h	2–9 mg/24 h
Gesamt-Porphyrine [U]		< 120 nmol/24 h	< 100 µg/24 h
δ-Aminolävulinsäure (δ-ALA) [U]		< 49 µmol/24 h	< 6,4 mg/24 h
Erythropoeitin (WHO 2nd IRP MRC 67/343)			1,6–29,5 mU/ml

---

[1] Referenzmethoden IFCC (ASAT und ALAT mit Pyridoxalphosphat)
[2] Normwerte unterscheiden sich je nach verwendeter Methode
[3] Normwerte sind alters- und/oder geschlechtsabhängig
[4] neue Normbereiche für 14 Serumproteine auf Basis der Referenzpräparation CRM 470
[5] Werte nach Thyroidektomie
[6] DCCT = Diabetes Complications and Control Trial
[7] Monitoring der Therapie mit niedermolekularen Heparinen

Tabelle III.17.1 (Fortsetzung)

Parameter	SI-Einheit	Konventionelle Benennung
Therapeutische Bereiche ausgewählter Medikamente (s.a. Kap. II.1.4)		
Acetylsalicylsäure	1,1–2,2 mmol/l	150–300 µg/ml
Carbamazepin	17–43 µmol/l	4–10 µg/ml
Chinidin	6–15 µmol/l	2–5 µg/ml
Clobazam	0,3–1,3 µmol/l	100–400 µg/l
Clozapin	0,2–2,1 µmol/l	50–700 µg/l
Ciclosporin A[1] (Erhaltungstherapie)	83–207,5 nmol/l	100–250 µg/l
Digitoxin	17–33 µmol/l	13–25 ng/ml
Digoxin	1,0–2,6 µmol/l	0,8–2,0 ng/ml
Disopyramid	6–15 µmol/l	2–5 µg/ml
Ethosuximid	283–708 µmol/l	40–100 µg/ml
Everolimus	3,1–8,3 nmol/l	3–8 µg/l
Flecainid	0,48–1,44 µmol/l	0,2–0,6 µg/ml
Gabapentin	17,5–23,4 µmol/l	3–4 µg/ml
Gentamicin	11–22 µmol/l	5–10 µg/ml
Lamotrigin	3,9–19,5 µmol/l	1–5 µg/ml
Lidocain	6–21 µmol/l	1,5–5,0 µg/ml
Lithium[2]	0,3–1,3 mval/l	0,3–1,3 mmol/l
Mycophenolatmofetil	3,5–6,9 nmol/l	1,5–3,0 µg/l
Phenobarbital	65–172 µmol/l	15–40 µg/ml
Phenytoin	20–80 µmol/l	5–20 µg/ml
Primidon	23–69 µmol/l	5–15 µg/ml
Rapamycin	4,4–10,9 nmol/l	4–10 µg/l
Risperidon	4,9–24,4 nmol/l	2–10 µg/l
Sultiam	20,7–34,4 µmol/l	6–10 µg/ml
Tacrolimus (FK 506)	12,4–24,9 nmol/l	10–20 ng/ml
Theophyllin	44–111 µmol/l	8–20 µg/ml
Tiagabin	53–213 nmol/l	20–80 µg/l
Tobramycin	9–21 µmol/l	4–10 µg/ml
Valproinsäure	347–693 µmol/l	50–100 µg/ml
Vancomycin	14–28 µmol/l	20–40 µg/ml
Vigabatrin	23,2–193,5 µmol/l	3–24 µg/ml

[1] Werte methodenabhängig, z.T. wurden höhere Werte gefunden, wenn Metaboliten miterfasst wurden
[2] Rezidivprophylaxe affektiver Erkrankungen: 0,6–0,8 mmol/l, Behandlung akuter Manien: 1,0–1,2 mmol/l

Tabelle III.17.2 Wichtige Autoantikörper in der Inneren Medizin

Autoantikörper in der Rheumatologie

Autoantikörper gegen nukleäre Antigene (ANA/ANF)	1 : < 10
Autoantikörper gegen extrahierbare nukleäre Antigene (ENA)	
• Jo1	negativ
• nRNP (U1-RNP)	negativ
• PM-1 (Laux)	negativ
• Scl 70 (Topo-I)	negativ
• SM-Antigen	negativ
• SSA-Antigen (Ro)	negativ
• SSB-Antigen (La)	negativ
Autoantikörper gegen Histone	1 : < 10
Autoantikörper gegen Zentromere	1 : < 10
Autoantikörper gegen zyklisches citrulliniertes Peptid (CCP)	< 5 RU/ml
Autoantikörper gegen Doppelstrang-DNS	< 13 U/ml
Autoantikörper gegen Granulozytenzytoplasma (p- und c-ANCA)	1 : < 10
Autoantikörper gegen Myeloperoxidase (MPO)	1 : < 10
Autoantikörper gegen Proteinase 3 (PR3)	1 : < 10
Rheumafaktor (Autoantikörper gegen das Fc-Fragment von IgG)	< 60 IU/ml

Autoantikörper bei Schilddrüsenerkrankungen

Autoantikörper gegen thyreoidale Peroxidase (TPO)	< 100 kU/l
Autoantikörper gegen Thyreoglobulin (TAK)	< 100 kU/l
Autoantikörper gegen TSH-Rezeptor (TRAK)	< 1 U/l

Autoantikörper bei Diabetes mellitus

Autoantikörper gegen Glutaminsäure-Decarboxylase (GAD II)	< 0,9 kU/l	
Autoantikörper gegen Inselzellantigen 2 (IA2)	negativ	< 0,75 kU/l
	kontrollbedürftig	0,75–1,0 kU/l
	positiv	> 1,0 kU/l
Autoantikörper gegen Inselzellen (ICA)	negativ	

Autoantikörper in der Gastroenterologie

Autoantikörper gegen Gewebstransglutaminase (tTG) IgG	negativ	< 5 U/ml
	grenzwertig positiv	5–8 U/ml
	positiv	> 8 U/ml
Autoantikörper gegen Gewebstransglutaminase (tTG) IgA	negativ	< 5 U/ml
	grenzwertig positiv	5–8 U/ml
	positiv	> 8 U/ml
Autoantikörper gegen Endomysium (IgA)	1 : < 10	

17 Interpretation von Laborwerten

Tabelle III.17.2 (Fortsetzung)

Autoantikörper gegen Endomysium (IgG)	1 : < 10	
Gliadin-IgA-Antikörper *(keine Autoantikörper)*	< 14 U/ml	
Gliadin-IgG-Antikörper *(keine Autoantikörper)*	< 14 U/ml	
Autoantikörper gegen glatte Muskulatur (ASMA)	1 : < 10	
Autoantikörper gegen Leberzellmembran (LMA)	1 : < 10	
Autoantikörper gegen Liver-Kidney-Mikrosomen 1	1 : < 10	
Autoantikörper gegen Mitochondrien (AMA)	1 : < 10	
Autoantikörper gegen lösliches Leberzellantigen (SLA)/Leber-Pankreas (LP)	< 20 U/l	
Autoantikörper gegen Liver Cytosol Typ 1 (LC-1)	negativ	
Autoantikörper in der Nephrologie		
Autoantikörper gegen glomeruläre Basalmembran (GM)	negativ	< 7 kU/l
	grenzwertig positiv	7–10 kU/l
	positiv	> 10 kU/l
Autoantikörper gegen Granulozytenzytoplasma (p- und c-ANCA)	1 : < 10	
Autoantikörper gegen Myeloperoxidase (MPO)	1 : < 10	
Autoantikörper gegen Proteinase 3 (PR3)	1 : < 10	
Autoantikörper in der Hämatologie		
Autoantikörper gegen Intrinsic-Faktor	negativ	< 0,75
	grenzwertig	0,75–1,0
	positiv	> 1,0
Autoantikörper gegen Parietalzellen	1 : < 10	
Sonstige Autoantikörper		
Cardiolipin-IgG-Antikörper	< 12 U/ml	
Cardiolipin-IgM-Antikörper	< 6 U/ml	
Autoantikörper gegen Nebennierenrinde	1 : < 10	
Autoantikörper gegen quergestreifte Muskulatur	1 : < 10	

Tabelle III.17.3 Formeln zur Berechnung der glomerulären Filtrationsrate

Name der Formel	Formel
Formel nach Cockroft-Gault	$\text{GFR [ml/min]} = \frac{(140 - \text{Alter}) \times \text{Gewicht}}{72 \times \text{Serumkreatinin}}$ ($\times$ 0,85 bei Frauen) Alter in Jahren; Gewicht in kg, Serumkreatinin in mg/dl $\text{GFR [ml/min]} = \frac{(140 - \text{Alter}) \times \text{Gewicht}}{0{,}813 \times \text{Serumkreatinin}}$ ($\times$ 0,85 bei Frauen) Alter in Jahren; Gewicht in kg, Serumkreatinin in µmol/l
Berechnung nach Ergebnissen der MDRD-Formel (MDRD = Modification of diet in renal disease)	„Verkürzte" MDRD-Formel: GFR [ml/min/1,73 m²] = 186 × Serumkreatinin$^{-1{,}154}$ [mg/dl] × Alter$^{-0{,}203}$ [Jahre]. Bei Verwendung einer Kreatinin-Methode, die an der Referenzmethode standardisiert ist (ID–MS), gilt eine angepasste Formel: GFR [ml/min/1,73 m²] = 175 × Serumkreatinin$^{-1{,}154}$ [mg/dl] × Alter$^{-0{,}203}$ [Jahre]. Bei Frauen wird das Ergebnis der Berechnung noch mit 0,742 multipliziert. Bei Farbigen wird das Ergebnis der Berechnung noch mit 1,212 multipliziert. Generell sollte die Formel nur bei Erwachsenen angewandt werden. Da die Formel die GFR-Werte für Nierengesunde „unterschätzt", wird empfohlen, errechnete GFR-Werte größer 60 ml/min/1,73 m² als „> 60 ml/min/1,73 m²" zu reporten. „komplette" MDRD-Formel: GFR [ml/min/1,73 m²] = 170 × Serumkreatinin$^{-0{,}999}$ [mg/dl] × Alter$^{-0{,}176}$ [Jahre] × Serum-Harnstoff-N$^{-0{,}170}$ [mg/dl] × Serum-Albumin$^{0{,}318}$ [g/dl]. Bei Frauen wird das Ergebnis der Berechnung noch mit 0,762 multipliziert. Bei Farbigen wird das Ergebnis der Berechnung noch mit 1,180 multipliziert.
Berechnung der GFR aus dem Cystatin-C-Wert	GFR [ml/min/1,73 m²] = 77,24 × Cystatin C$^{-1{,}2623}$ (Kalibration Fa. DadeBehring); Cystatin C in mg/l; GFR [ml/min/1,73 m²] = 99,43 × Cystatin C$^{-1{,}5837}$ (Kalibration Fa. DakoCytomation); Cystatin C in mg/l; Zu beachten ist, dass die Formeln nur für Cystatin-C-Werte bis ca. 3 mg/l evaluiert sind. GFR [ml/min/1,73 m²] = 84,694 × Cystatin C$^{-1{,}680}$ (Kalibration Fa. DakoCytomation) × 1,384 (falls Alter < 14 Jahre) Cystatin C in mg/l
Formel zur Berechnung der Kreatinin-Clearance als Abschätzung der GFR bei Kindern nach Schwartz	$\text{Kreatinin-Clearance [ml/min]} = \frac{0{,}55 \times \text{Größe}}{\text{Serumkreatinin}}$ Größe in cm, Kreatinin-Clearance in mg/dl
Formel zur Berechnung der GFR bei Kindern nach Counahan-Barrat	$\text{GFR [ml/min/1,73 m}^2\text{]} = \frac{0{,}43 \times \text{Größe}}{\text{Serumkreatinin}}$ Größe in cm, Kreatinin-Clearance in mg/dl

Tabelle III.17.4 Molekulargenetische Parameter, die Eingang in die Routinediagnostik gefunden haben

Parameter (Erkrankung)	Beurteilung	Aminosäurentausch/ [Nukleotidaustausch]
Faktor-V-Leiden (Gerinnungsstörung)	Der Nachweis einer homozygoten Mutation R506Q ist mit einem deutlich erhöhten Thromboserisiko verbunden	R506Q [G1691A]
Prothrombin-Faktor II (Gerinnungsstörung)	Der Nachweis einer homozygoten Mutation G20210A ist mit einem erhöhten Thromboserisiko verbunden	[G20210A]
HFE (Hämochromatosegen)	Der Nachweis einer homozygoten Mutation C282Y und/oder H63D sichert die Diagnose einer hereditären Hämochromatose	C282Y [845A] und H63D [187G]
Morbus Wilson	Nachweis einer in Europa häufigen von mindestens 30 bekannten Mutationen im ATP7B-Gen	H1069Q
Hyperhomocysteinämie	Nachweis einer Mutation im Gen der $N^{5,10}$-Methylentetrahydrofolat-Reduktase. Der Aminosäurenaustausch führt zu einem thermolabilen Enzym mit reduzierter Aktivität und nachfolgend zur Hyperhomocysteinämie	[C677T]
α_1-Antitrypsin-Genotypisierung	Differenzierung der Allele PiM (Wildtyp), PiS und PiZ; PiZZ-Genotyp hat eine stark verminderte α_1-Antitrypsin-Konzentration	PiS [A264T] PiZ [G342A] 75 allelische Varianten
Zystische Fibrose/Mukoviszidose	Zahlreiche Mutationen im CTFR-Gen (Cystic Fibrosis Transmembrane Conductance Regulator), Untersuchung der ΔF508-Mutation hat eine Sensitivität von ca. 70%, die zusätzliche Testung weiterer ca. 20–30 häufigerer Mutationen steigert die Sensitivität auf ca. 80%. Die komplette Sequenzierung des Gens ist sehr aufwändig, bei einer Sensitivität von > 90%.	ΔF508, 20–30 weitere Mutationen oder Komplettsequenzierung
Apo E	Die Isoform E2 hat eine Rezeptorbindung von ca. 2%. Es findet sich eine Dysbetalipoproteinämie (HLPIII). E3 ist die häufigste Isoform (Wildtyp). Träger des E4-Allels haben ein erhöhtes Risiko für eine koronare Herzkrankheit. Der homozygote E4-Status ist überzufällig häufig bei Alzheimer-Patienten zu finden.	Pos. 112 158 E2 Cys Cys E3 Cys Arg E4 Arg Arg

18 Kapitelübergreifende Tabellen

T. R. WEIHRAUCH

Tabellen

Tabelle III.18.1 Ermittlung der Körperoberfläche aus Größe und Gewicht 1092
Tabelle III.18.2 Tabellennomogramm zur Bestimmung des Body Mass Index (BMI)
aus Körpergröße in m und Gewicht in kg 1093
Tabelle III.18.3 Infusionsnomogramm zur Bestimmung von Tropfzahl/min und
Infusionsdauer in Stunden 1094
Tabelle III.18.4 Umrechnungsfaktoren von g in mval 1095
Tabelle III.18.5 Natriumgehalt verschiedener Nahrungsmittel 1095
Tabelle III.18.6 Kaliumgehalt verschiedener Nahrungsmittel 1096
Tabelle III.18.7 Puringehalt verschiedener Lebensmittel 1097
Tabelle III.18.8 Hierarchie der wissenschaftlichen Evidenz: Evidenzgrade (Level)
und Evidenztyp 1098

Tabelle III.18.1 Ermittlung der Körperoberfläche aus Größe und Gewicht

						Körpergröße in cm							
		148	152	156	160	164	168	172	176	180	184	188	192	196
	40	1,29	1,31	1,34	1,36	1,39	1,41	1,44	1,46	1,49	1,51	1,53	1,56	1,58
	44	1,34	1,37	1,39	1,42	1,45	1,47	1,50	1,52	1,55	1,57	1,60	1,62	1,65
	48	1,39	1,42	1,45	1,47	1,50	1,53	1,55	1,58	1,61	1,63	1,66	1,68	1,71
	52	1,44	1,47	1,50	1,52	1,55	1,58	1,61	1,63	1,66	1,69	1,71	1,74	1,77
	56	1,49	1,52	1,55	1,57	1,60	1,63	1,66	1,69	1,71	1,74	1,77	1,80	1,82
	60	1,53	1,56	1,59	1,62	1,65	1,68	1,71	1,74	1,76	1,79	1,82	1,85	1,88
	64	1,57	1,60	1,64	1,67	1,70	1,73	1,76	1,78	1,81	1,84	1,87	1,90	1,93
	68	1,62	1,65	1,68	1,71	1,74	1,77	1,80	1,83	1,86	1,89	1,92	1,95	1,98
	72	1,65	1,69	1,72	1,75	1,78	1,81	1,85	1,88	1,91	1,94	1,97	2,00	2,03
	76	1,69	1,73	1,76	1,79	1,82	1,86	1,89	1,92	1,95	1,98	2,01	2,04	2,08
	80	1,73	1,76	1,80	1,83	1,86	1,90	1,93	1,96	1,99	2,03	2,06	2,09	2,12
	84	1,77	1,80	1,84	1,87	1,90	1,94	1,97	2,00	2,04	2,07	2,10	2,13	2,17
	88	1,80	1,84	1,87	1,91	1,94	1,98	2,01	2,04	2,08	2,11	2,14	2,18	2,21
	92	1,84	1,87	1,91	1,94	1,98	2,01	2,05	2,08	2,12	2,15	2,18	2,22	2,25
	96	1,87	1,91	1,94	1,98	2,01	2,05	2,09	2,12	2,16	2,19	2,22	2,26	2,29
Körpergewicht in kg	100	1,90	1,94	1,98	2,01	2,05	2,09	2,12	2,16	2,19	2,23	2,26	2,30	2,33
	104	1,93	1,97	2,01	2,05	2,08	2,12	2,16	2,19	2,23	2,27	2,30	2,34	2,37
	108	1,97	2,00	2,04	2,08	2,12	2,16	2,19	2,23	2,27	2,30	2,34	2,37	2,41
	112	2,00	2,04	2,07	2,11	2,15	2,19	2,23	2,26	2,30	2,34	2,37	2,41	2,45
	116	2,03	2,07	2,11	2,14	2,18	2,22	2,26	2,30	2,34	2,37	2,41	2,45	2,48
	120	2,06	2,10	2,14	2,18	2,21	2,25	2,29	2,33	2,37	2,41	2,45	2,48	2,52
	124	2,08	2,13	2,17	2,21	2,25	2,29	2,32	2,36	2,40	2,44	2,48	2,52	2,56
	128	2,11	2,15	2,20	2,24	2,28	2,32	2,36	2,40	2,44	2,47	2,51	2,55	2,59
	132	2,14	2,18	2,22	2,27	2,31	2,35	2,39	2,43	2,47	2,51	2,55	2,59	2,62
	136	2,17	2,21	2,25	2,29	2,34	2,38	2,42	2,46	2,50	2,54	2,58	2,62	2,66
	140	2,20	2,24	2,28	2,32	2,36	2,41	2,45	2,49	2,53	2,57	2,61	2,65	2,69
	144	2,22	2,27	2,31	2,35	2,39	2,44	2,48	2,52	2,56	2,60	2,64	2,68	2,72
	148	2,25	2,29	2,34	2,38	2,42	2,46	2,51	2,55	2,59	2,63	2,67	2,71	2,76
	152	2,27	2,32	2,36	2,41	2,45	2,49	2,54	2,58	2,62	2,66	2,70	2,75	2,79
	156	2,30	2,34	2,39	2,43	2,48	2,52	2,56	2,61	2,65	2,69	2,73	2,78	2,82
	160	2,32	2,37	2,41	2,46	2,50	2,55	2,59	2,63	2,68	2,72	2,76	2,81	2,85
	164	2,35	2,39	2,44	2,48	2,53	2,57	2,62	2,66	2,71	2,75	2,79	2,84	2,88
	168	2,37	2,42	2,46	2,51	2,56	2,60	2,65	2,69	2,73	2,78	2,82	2,86	2,91
	172	2,40	2,44	2,49	2,54	2,58	2,63	2,67	2,72	2,76	2,81	2,85	2,89	2,94
	176	2,42	2,47	2,51	2,56	2,61	2,65	2,70	2,74	2,79	2,83	2,88	2,92	2,97
	180	2,44	2,49	2,54	2,58	2,63	2,68	2,72	2,77	2,82	2,86	2,91	2,95	2,99

Tabelle III.18.2 Tabellennomogramm zur Bestimmung des Body Mass Index (BMI) aus Körpergröße in m und Gewicht in kg (Berechnung: BMI = $\frac{kg}{m^2}$).
Modifiziert nach M. Rowland, National Center for Health Statistics, JAMA 260 (1988) 183.
Untergewicht: BMI < 18,5 kg/m²; Normalgewicht: BMI 18,5–24,9 kg/m²; Übergewicht: 25,0–29,9 kg/m²; Adipositas Grad I: 30,0–34,9 kg/m²; Adipositas Grad II: 35,0–39,9 kg/m²; extreme Adipositas Grad III: > 40 kg/m². Liegt der BMI-Wert > 30, ist das Übergewicht behandlungsbedürftig. Auch bei einem BMI zwischen 25 und 29,9 kg/m² wird eine Behandlungsempfehlung gegeben, wenn gleichzeitig Begleiterkrankungen auftreten.

kg \ m	1,47	1,50	1,52	1,55	1,57	1,60	1,63	1,65	1,68	1,70	1,73	1,75	1,78	1,80	1,83	1,85	1,88
50	23,0	22,2	21,5	20,8	20,1	19,5	18,9	18,3	17,8	17,2	16,7	16,2	15,8	15,3	14,9	14,5	14,1
52	24,0	23,2	22,5	21,7	21,0	20,4	19,7	19,1	18,6	18,0	17,5	17,0	16,5	16,0	15,6	15,2	14,8
54	25,1	24,2	23,4	22,7	21,9	21,3	20,6	20,0	19,4	18,8	18,2	17,7	17,2	16,7	16,3	15,8	15,4
56	26,1	25,2	24,4	23,6	22,9	22,1	21,5	20,8	20,2	19,6	19,0	18,5	17,9	17,4	17,0	16,5	16,0
59	27,2	26,3	25,4	24,6	23,8	23,0	22,3	21,6	21,0	20,4	19,8	19,2	18,7	18,1	17,6	17,2	16,7
61	28,2	27,3	26,4	25,5	24,7	23,9	23,2	22,5	21,8	21,1	20,5	19,9	19,4	18,8	18,3	17,8	17,3
63	29,3	28,3	27,3	26,5	25,6	24,8	24,0	23,3	22,6	21,9	21,3	20,7	20,1	19,5	19,0	18,5	18,0
65	30,3	29,3	28,3	27,4	26,5	25,7	24,9	24,1	23,4	22,7	22,0	21,4	20,8	20,2	19,7	19,1	18,6
68	31,4	30,3	29,3	28,3	27,4	26,6	25,7	25,0	24,2	23,5	22,8	22,2	21,5	20,9	20,3	19,8	19,3
70	32,4	31,3	30,3	29,3	28,4	27,5	26,6	25,8	25,0	24,3	23,6	22,9	22,2	21,6	21,0	20,4	19,9
72	33,4	32,3	31,2	30,2	29,3	28,3	27,5	26,6	25,8	25,1	24,3	23,6	23,0	22,3	21,7	21,1	20,5
74	34,5	33,3	32,2	31,2	30,2	29,2	28,3	27,5	26,6	25,8	25,1	24,4	23,7	23,0	22,4	21,8	21,2
77	35,5	34,3	33,2	32,1	31,1	30,1	29,2	28,3	27,4	26,6	25,8	25,1	24,4	23,7	23,1	22,4	21,8
79	36,6	35,3	34,2	33,1	32,0	31,0	30,0	29,1	28,2	27,4	26,6	25,8	25,1	24,4	23,7	23,1	22,5
81	37,6	36,4	35,2	34,0	32,9	31,9	30,9	30,0	29,1	28,2	27,4	26,6	25,8	25,1	24,4	23,7	23,1
83	38,7	37,4	36,1	35,0	33,8	32,8	31,8	30,8	29,9	29,0	28,1	27,3	26,5	25,8	25,1	24,4	23,8
86	39,7	38,4	37,1	35,9	34,8	33,7	32,6	31,6	30,7	29,8	28,9	28,1	27,3	26,5	25,8	25,1	24,4
88	40,8	39,4	38,1	36,8	35,7	34,5	33,5	32,4	31,5	30,5	29,6	28,8	28,0	27,2	26,4	25,7	25,0
90	41,8	40,4	39,1	37,8	36,6	35,4	34,3	33,3	32,3	31,3	30,4	29,5	28,7	27,9	27,1	26,4	25,7
92	42,8	41,4	40,0	38,7	37,5	36,3	35,2	34,1	33,1	32,1	31,2	30,3	29,4	28,6	27,8	27,0	26,3
95	43,9	42,4	41,0	39,7	38,4	37,2	36,0	34,9	33,9	32,9	31,9	31,0	30,1	29,3	28,5	27,7	27,0
97	44,9	43,4	42,0	40,6	39,3	38,1	36,9	35,8	34,7	33,7	32,7	31,8	30,8	30,0	29,2	28,4	27,6
99	46,0	44,4	43,0	41,6	40,2	39,0	37,8	36,6	35,5	34,5	33,5	32,5	31,6	30,7	29,8	29,0	28,2
101	47,0	45,4	43,9	42,5	41,2	39,9	38,6	37,4	36,3	35,2	34,2	33,2	32,3	31,4	30,5	29,7	28,9
104	48,1	46,5	44,9	43,5	42,1	40,7	39,5	38,3	37,1	36,0	35,0	34,0	33,0	32,1	31,2	30,3	29,5
106	49,1	47,5	45,9	44,4	43,0	41,6	40,3	39,1	37,9	36,8	35,7	34,7	33,7	32,8	31,9	31,0	30,2
108	50,2	48,5	46,9	45,3	43,9	42,5	41,2	39,9	38,7	37,6	36,5	35,4	34,4	33,5	32,6	31,7	30,8
110	51,2	49,5	47,8	46,3	44,8	43,4	42,1	40,8	39,5	38,4	37,3	36,2	35,2	34,2	33,2	32,3	31,5
113	52,3	50,5	48,8	47,2	45,7	44,3	42,9	41,6	40,4	39,2	38,0	36,9	35,9	34,9	33,9	33,0	32,1

Tabelle III.18.3 Infusionsnomogramm zur Bestimmung von Tropfzahl/min und Infusionsdauer in Stunden

Berechnung der Tropfgeschwindigkeit von Infusionen

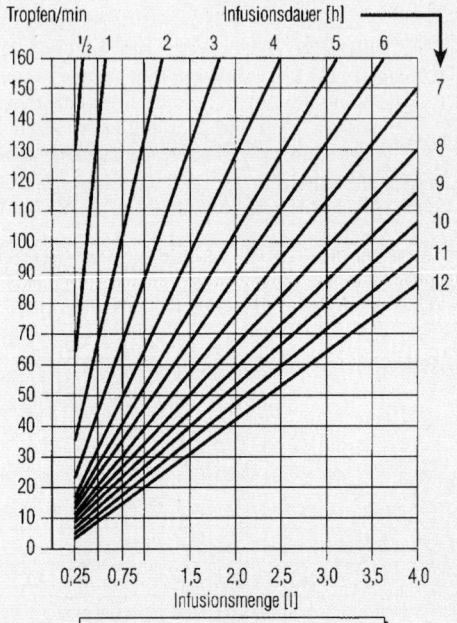

[Nomogramm: Tropfen/min (0–160) vs. Infusionsmenge [l] (0,25–4,0), mit Kurven für Infusionsdauer [h] ½, 1, 2, 3, 4, 5, 6, 7, 8, 9, 10, 11, 12]

Kurve gilt für: 1 ml Flüssigkeit = 16 Tropfen

Berechnung der Infusionsdauer

[ml]	Stunden																		
	0,5	1	2	3	4	5	6	7	8	9	10	11	12	14	16	18	20	24	48
100	66	33	16	11	8	6	5	4	3	–	–	–	–	–	–	–	–	–	–
200	133	66	33	22	16	13	11	10	9	7	–	–	–	–	–	–	–	–	–
250	166	83	42	24	17	16	14	13	11	10	9	–	–	–	–	–	–	–	–
300	200	100	50	33	25	20	17	15	13	12	11	–	–	–	–	–	–	–	–
400	266	133	66	44	33	27	22	19	17	14	13	12	11	–	–	–	–	–	–
500	333	166	83	55	41	33	28	24	21	19	17	15	14	12	10	9	8	7	–
1000	666	333	166	111	83	66	56	48	42	37	33	30	28	24	21	19	16	14	7
2000	–	667	333	222	167	133	111	95	83	74	67	61	56	48	42	37	33	28	14
3000	–	–	500	333	250	200	167	142	125	111	100	91	83	71	63	56	50	42	21
4000	–	–	666	444	333	267	222	190	167	148	133	121	111	95	83	74	67	56	28
5000	–	–	833	555	417	333	278	238	208	185	167	152	139	119	104	93	83	69	35

Tabelle gilt für: 1 ml Flüssigkeit = 20 Tropfen

Formel: $\dfrac{\text{Infusionsmenge in Milliliter}}{\text{Infusionsdauer in Stunden} \times K} = \text{Tropfen pro Minute}$

K bei 16 Tr./ml: 3,75
K bei 20 Tr./ml: 3

Tabelle III.18.4 Umrechnungsfaktoren von g in mval

1,0 g Natrium	= 1000 mg =	= 43,5 mval Natrium
1,0 g Kalium	= 1000 mg =	= 25,6 mval Kalium
1,0 g Kalzium	= 1000 mg =	= 50 mval Kalzium
1,0 g Chlorid	= 1000 mg =	= 28,2 mval Chlorid
1,0 g Magnesium	= 1000 mg =	= 82,3 mval Magnesium
1,0 g NaCl	= 1000 mg =	= je 17 mval Na^+ und Cl^-
1,0 g KCl	= 1000 mg =	= je 13 mval K^+ und Cl^-
1,0 g $NaHCO_3$	= 1000 mg =	= je 11,9 mval Na^+ und HCO_3^-

Tabelle III.18.5 Natriumgehalt verschiedener Nahrungsmittel

	Na^+-Gehalt (mg/100 g)		Na^+-Gehalt (mg/100 g)
Fleisch und Fleischwaren		Barsch (Rot-, Gold-)	94
Schweinefleisch	70	Heilbutt	59
Kalbfleisch	85	Kabeljau	48
Rindfleisch	50	Schellfisch	66
Hammelfleisch	75	Seelachs	81
Leber (Schwein)	72	Hering	74
Leber (Kalb)	80	Heringsfilet	118
Leber (Rind)	110	Bismarckhering	950
Niere (Kalb)	175	Salzhering	2550
Zunge (Rind)	75	Aal (geräuchert)	583
Schinken (roh)	2200	Bückling (geräuchert)	454
Schinken (gekocht)	850	Seelachs (geräuchert)	500
Speck	1630	Lachs (in Dosen)	529
Kasseler Rippchen	795	Ölsardinen	505
Würstchen	780	Thunfisch	361
Mettwurst, Salami, Fleischwurst etc.	1000		
Hahn	61	**Milch, Käse, Eier, Butter**	
Gans	54	Kuhmilch	50
Ente	64	Magermilch	53
Wild (Hase, Reh)	50	Buttermilch	57
		Sahne	38
Fisch und Fischwaren		Joghurt	62
Forelle	20	Quark	35
Hecht	35	Käse	600–850
Karpfen	22	Camembert	1150

Tabelle III.18.5 (Fortsetzung)

	Na$^+$-Gehalt (mg/100 g)
Hühnerei (pro Stück)	72
Butter (ungesalzen)	4
Margarine	104
Vegetabilien	
Weizenmehl	3
Roggenmehl	1
Reis (poliert)	10 (6)
Haferflocken	3
Cornflakes	915
Teigwaren	7
Brot, Brötchen	450
Roggenbrot	220

	Na$^+$-Gehalt (mg/100 g)
Kartoffeln	15
Hülsenfrüchte	2–25
Salate (Kopf-, Feld-)	1–3
Blumenkohl	10
Bohnen (grün)	2
Erbsen (grün)	1
Tomaten, Gurken	6
Pilze	2–6
Sauerkraut	355
Dosengemüse	300
Obst (frisch, alle Arten, auch Obstsäfte)	1–5
Trockenobst	40–140
Backpflaumen	7

Tabelle III.18.6 Kaliumgehalt verschiedener Nahrungsmittel (nach Wagner, 1968)

	K$^+$ (mval/100 g)
Obst	
Apfelsaft	3
Apfelsinen	13
Aprikosen	11
Bananen	11
Datteln	20
Feigen	20
Grapefruit	6
Johannisbeeren	6
Kirschen	6
Trauben	6

	K$^+$ (mval/100 g)
Gemüse	
Blumenkohl	11
Endivien	11
Erbsen (getrocknet)	22
Kartoffeln	11
Linsen (getrocknet)	29
Rosenkohl	11
Rote Bete	7
Tomaten	13

Tabelle III.18.7 Puringehalt verschiedener Lebensmittel

Lebensmittel	mg Harnsäure pro 100 g	Portion	Portionsgröße (g)
Purinarme Lebensmittel			
Milch, Milchprodukte, magere Käsesorten	0	0	
Brot, Mehl (Weißbrot, Knäckebrot, Zwieback, Vollkorn, Mischbrot)	15–60	3–8	10–50
Kartoffeln	5	8	150
Gemüse, Salate (Kohlrabi, Schwarzwurzeln, Kopfsalat, Gurken, Endivien, Radieschen, Rettich, Sellerie)	5–30	3–12	10–150
Obst – purinfrei (Ananas, Bananen, Aprikosen, Heidelbeeren, Himbeeren, Kirschen, Melone)	0	0	
Obst – geringer Puringehalt (Äpfel, Birnen, Erdbeeren, Rhabarber)	2–12	2–12	100
alkoholfreie Getränke (Tee, Kaffee, Kakao, Mineralwasser)	0	0	
Kohlenhydrate (Reis, Sago, Stärke, Marmelade, Honig)	0	0	
Nährmittel (Teigwaren, Grieß)	40–55	15–30	30–80
Gemüse, Salate (Tomaten, Wirsing, Sauerkraut, Rosenkohl, Feldsalat, Rote Bete)	10–45	15–30	50–150
Purinreiche Lebensmittel			
Fleisch, Wild, Geflügel (Rinderfilet, Kotelett, Kochfleisch, Schinken, Hase, Reh)	70–130	35–195	50–150
Fisch (Seezunge, Heilbutt, Austern)	90–127	36–190	40–150
Pilze (Steinpilze, Pfifferlinge)	25–50	38–75	150
Gemüse (Spinat, Spargel, grüne Bohnen, Grünkohl, Karotten, Rotkohl, Blumenkohl)	25–70	38–105	150–250
Bier	16	80	0,5 l
Sehr purinreiche Lebensmittel			
Innereien (Bries, Leber, Herz, Niere)	240–1030	300–1030	100–125
Fleisch (Filet vom Kalb, Schwein, Kaninchen, Hammellende)	145–190	220–280	150
Wild und Geflügel (Gans, Ente, Hahn, Truthahn)	110–240	165–300	150
Fisch (Hering, Bückling, Ölsardinen, geräucherte Sprotten, Lachs, Schellfisch, Karpfen, Hecht, Kabeljau)	140–560	210–525	50–150
Hülsenfrüchte (Erbsen, grüne, gelbe und weiße Bohnen, Linsen)	130–185	51–220	25–150

Aus: H. E. Schröder: Gicht. In: Klinik der Gegenwart 1993

Tabelle III.18.8 Hierarchie der wissenschaftlichen Evidenz: Evidenzgrade (Level) und Evidenztyp (Quelle: T.R. Weihrauch, EBM Symposium Köln 2001 [nach G. Antes 1998])

Level	Evidenztyp
Ia	Evidenz aufgrund von Meta-Analysen randomisierter, kontrollierter Studien
Ib	Evidenz aufgrund mindestens einer randomisierten, kontrollierten Studie
IIa	Evidenz aufgrund mindestens einer gut angelegten Studie ohne Randomisierung
IIb	Evidenz aufgrund mindestens einer gut angelegten, quasi-experimentellen Studie
III	Evidenz aufgrund gut angelegter, nicht experimenteller, deskriptiver Studien (z.B. Vergleichsstudien, Korrelationsstudien, Fall-Kontroll-Studien)
IV	Evidenz aufgrund von Berichten/Meinungen von Expertenkreisen, Konsensuskonferenzen und/oder klinischer Erfahrung anerkannter Autoritäten

IV Verzeichnisse

Medikamentenverzeichnis

Medikamentenverzeichnis

A

Abacavir 208
Abatacept 145, 847
- Applikationsweise 145
- chronische Polyarthritis 847
- Dosierung 145
- Kontraindikationen 145
- rheumatoide Arthritis 847
- UAW 145
- unerwünschte Arzneimittelwirkungen 145
Abciximab 239, 329
- Myokardinfarkt 329
ABVD-Schema 731
- Hodgkin-Lymphom 731
- Lymphogranulomatose 731
Acarbose 939–940
- Diabetes mellitus Typ 2 939
- Indikationen 939
- Kontraindikationen 939
- UAW 940
- unerwünschte Arzneimittelwirkungen 940
ACE-Hemmer/-Inhibitoren 269, 275, 327, 331, 334, 336–338, 343, 345, 383, 389–391, 400–401, 440–441, 444, 448, 450–451, 640, 647, 674, 699, 701, 840, 856, 971, 973, 1003
- akute Herzinsuffizienz 337
- Angina pectoris 383
- Aortenklappeninsuffizienz 391
- Aortenstenose 390
- arterielle Hypertonie 971, 973
- – diabetische Nephropathie 973
- bei Niereninsuffizienz 338
- chronische Linksherzinsuffizienz 337
- chronische Niereninsuffizienz 640
- diabetische Nephropathie 701
- embryo-/fetotoxisches Potenzial 275
- Hämodialyse/-perfusion 647
- Herzinsuffizienz 334, 336, 338, 343
- Hypertonie 440–441, 444, 448, 450–451
- IgA-Nephropathie 674
- im Alter 269
- Kontraindikationen 337–338, 444
- Lipidapherese 1003
- Mitralinsuffizienz 389
- Myokardinfarkt 327, 331
- Myokarditis 401
- Niereninsuffizienz 448
- rheumatische Karditis 400
- systemische Sklerose 856
- UAW 338, 444
- und Aldosteronantagonisten 345
- und Antikaliuretika 338
- und AT_1-Rezeptor-Antagonisten 338
- und kaliumsparende Diuretika 338
- und nichtsteroidale Antirheumatika 840
- und NSAR 840
- und Spironolacton 338
- unerwünschte Arzneimittelwirkungen 338, 444
Acebutolol 649, 699
- Hämodialyse/-perfusion 649
- Schwangerschaftshypertonie 699
Acemetacin 984
- Gichtanfall 984
Acenocoumarol 425
- Phlebothrombose 425
Acetaminophen 534
Acetazolamid 148, 150, 154, 301, 303, 647, 987
- Cor pulmonale 150
- Glaukom 150
- Hämodialyse/-perfusion 647
- Harnalkalisierung 987
- Harnsäurenephropathie 987
- Höhenkrankheit 303
- metabolische Alkalose 301
- respiratorische Azidose 303
- respiratorische Insuffizienz 303

Aceton 647
- Hämodialyse/-perfusion 647
Acetonitril 647
- Hämodialyse/-perfusion 647
Acetylcholin 233
- und Antikoagulanzien 233
Acetylcystein 274
- Schwangerschaft 274
- Stillzeit 274
β-Acetyldigoxin 266
- Lebererkrankungen 266
Acetylsalicylsäure 4–7, 238, 269, 272, 325, 327, 329, 331–332, 384, 400, 408, 412–413, 415, 431, 647, 689, 699, 710, 720, 743, 746, 866, 881, 895, 908, 972, 985–986, 1010, 1053–1055, 1057, 1062, 1064–1065, 1086
- absolute Arrhythmie 1054
- Addison-Krise 908
- akut intermittierende Porphyrie 1010
- akute Nebennierenrindeninsuffizienz 908
- akuter Extremitätenarterienverschluss 408
- Diabetes insipidus renalis 881
- essenzielle Thrombozythämie 746
- Hämodialyse/-perfusion 647
- Hämolyse 710
- im Alter 269
- instabile Angina pectoris 384
- ischämischer Insult 1057
- – Rezidivprophylaxe 1057
- Kontraindikationen 1055
- Migräneanfall 1062, 1064
- Migräneattacke 1062
- Migräneprophylaxe 1065
- Morbus Moschcowitz 720
- Myokardinfarkt 325, 327, 329, 331–332
- – Langzeitbehandlung 331–332
- Necrobiosis lipoidica 972
- Nephrotoxizität 689
- pAVK 412–413, 415

- Polycythaemia vera 743
- rheumatische Karditis 400
- rheumatisches Fieber 866
- Schwangerschaftshypertonie 699
- Stillzeit 272
- subakute Thyreoiditis 895
- therapeutischer Bereich 1086
- Thrombophlebitis 431
- thrombotisch-thrombozytopenische Purpura 720
- TIA 1055
- transiente ischämische Attacke 1055
- UAW 332, 1062, 1065
- und Urikosurika 985–986
- unerwünschte Arzneimittelwirkungen 332, 1062, 1065
- Varikophlebitis 431
- Vorhofflimmern 1054
- zerebrale Durchblutungsstörungen 1053–1054

Aciclovir 140, 202–203, 497, 523, 578, 647, 1039, 1066
- akutes Leberversagen 578
- – Herpes-simplex-Infektionen 578
- Dosierung 202–203
- Hämodialyse/-perfusion 647
- Herpes-simplex-Enzephalitis 1039
- Herpesvirusösophagitis 523
- Indikationen 202–203
- Ösophagitis 523
- – Herpesvirus 523
- Pneumonie 497
- UAW 203
- und Mycophenolatmofetil 140
- unerwünschte Arzneimittelwirkungen 203
- Varicella-Zoster-Enzephalitis 1039
- Zoster oticus 1066

Acipimox 997, 1001
- Dyslipoproteinämie 997, 1001
- Fettstoffwechselstörungen 997, 1001
- Hyperlipoproteinämie 997, 1001

Aconitin 647
- Hämodialyse/-perfusion 647

ACTH 137, 233, 985
- Gichtanfall 985
- und Antikoagulanzien 233

Acylaminopenicillin 685
- Harnwegsinfektion 685

Acylstreptase 325
- STEMI 325

Adalimumab 143, 845, 850, 863
- Behçet-Syndrom 863
- chronische Polyarthritis 845
- Morbus Bechterew-Marie-Strümpell 850
- rheumatoide Arthritis 845
- Spondylitis ankylosans 850

Adefovir 203, 582
- chronische Hepatitis B 582
- Dosierung 203
- Nephrotoxizität 203
- UAW 203
- unerwünschte Arzneimittelwirkungen 203

Adefovir-Dipivoxil 582, 588
- chronische Hepatitis B 582
- Leberzirrhose 588

Adenosin 353–354, 357
- AV-Knoten-Re-entry-Tachykardie 353–354, 357
- AV-Knotenrhythmus 353
- WPW-Syndrom 357

Adnexitis 544

Adrenalin 68–70, 82, 309, 313–314
- anaphylaktischer Schock 82
- Asystolie 309
- Herzstillstand 309
- kardiogener Schock 313–314

β$_2$-Adrenergika 467–469, 475, 481–484
- akute respiratorische Insuffizienz 467
- Anstrengungsasthma 482
- ARDS 467
- Asthma bronchiale 481–482, 484
- Asthmaanfall 483
- Bronchospasmolyse 467
- chronische Bronchitis 475
- Kontraindikationen 468
- schwerer Asthmaanfall 483
- UAW 468
- und Ipratropiumbromid 475
- und Theophyllin 469
- unerwünschte Arzneimittelwirkungen 468

Adrenokortikotropes Hormon 137

Adrenostatika 910–911
- Cushing-Syndrom 910–911
- Morbus Cushing 910–911

α-Adrenozeptor-Agonisten 973
- arterielle Hypertonie 973
- – diabetische Nephropathie 973

α-Adrenozeptor-Antagonisten 973
- arterielle Hypertonie 973
- – diabetische Nephropathie 973

α$_2$-Adrenozeptor-Antagonisten 250–251
- UAW 251
- unerwünschte Arzneimittelwirkungen 251

Adriamycin 647, 724, 802, 826, 829, 832, 980
- Hämodialyse/-perfusion 647
- Insulinom 980
- Kardiotoxizität 724
- Lebertumoren 826
- Mammakarzinom 802
- Paravasate 832
- Schilddrüsenkarzinom 829

Adriblastin 901
- Schilddrüsenkarzinom 901

Adsorbenzien 22–23, 27
- Agar 273
- Schwangerschaft 273
- Stillzeit 273

Ajmalin 354–355, 357, 647
- Hämodialyse/-perfusion 647
- Kammertachykardie 354
- Wolff-Parkinson-White-Syndrom 354, 357
- WPW-Syndrom 354, 357

Aktivkohle 83–84, 107, 578
- Alkoholintoxikation 107
- Knollenblätterpilzvergiftung 578
- Vergiftungen 83–84

Albendazol 216, 1044, 1049–1052
- Ancylostomiasis 1050
- Ascaris lumbricoides 1049
- Dosierung 216
- Echinokokkose 1051
- Enterobius vermicularis 1049
- Hakenwurmkrankheit 1050
- Lambliasis 1044
- Madenwurm 1049
- Mikrosporidiose 1052
- Oxyuris 1049
- Peitschenwurm 1050
- Spulwurm 1049
- Strongyloides stercoralis 1050
- Trichuris trichiura 1050
- UAW 216
- unerwünschte Arzneimittelwirkungen 216
- Wirksamkeit 216
- Zwergfadenwurm 1050

Albumin 68, 594, 635
- Aszites 594
- hepatorenales Syndrom 635
Aldose-Reduktase-Inhibitoren 1073
Aldosteronantagonisten 262, 334, 345–346, 488, 593
- Aszites 593
- Herzinsuffizienz 334, 345–346
- UAW 345–346
- und ACE-Inhibitoren 345
- und NSAID 262
- unerwünschte Arzneimittelwirkungen 345–346
- vaskuläre pulmonale Hypertonie 488
Alemtuzumab 737, 782, 797
- chronisch-lymphatische Leukämie 737
- Immuntherapie 797
Alendronat 137, 523, 873
- Kontraindikationen 873
- Osteoporose 873
- - Glukokortikoid-induzierte 873
- steroidbedingte Osteoporose 137
- UAW 873
- unerwünschte Arzneimittelwirkungen 873
Alexenian-Protokoll 739
- Myelom, multiples 739
- Plasmozytom 739
Alicaforsen 146
Aliskiren 445
- Hypertonie 445
Alizaprid 18
Alkohol 106, 260, 275, 363, 647, 938, 978
- Arzneimittelinteraktionen 260
- Blutspiegel 106
- - Symptomatik 106
- embryo-/fetotoxisches Potenzial 275
- Hämodialyse/-perfusion 647
- Hypoglykämie 978
- und Sulfonylharnstoffe 938
- ventrikuläre Extrasystolen 363
Alkylanzien 722
- Mutagenität 722
Alkylierende Substanzen 140
- Immunsuppression/-suppressiva 140
Alkylphosphate 369
- Intoxikation 369

all-trans-Retinolsäure 725
- M3-AML 725
Allobarbital 648
- Hämodialyse/-perfusion 648
Allopurinol 138–142, 233, 259, 261, 629, 690, 694–695, 727, 744, 938, 983–987
- Gicht 983, 985
- Harnsäurenephropathie 987
- Hyperurikämie 983–984
- Hyperurikosurie 629
- Interaktionen 985
- Nephrolithiasis 694–695
- Nephrotoxizität 690
- Nierensteine 694–695
- Polycythaemia vera 744
- Tumorlyse-Syndrom 727
- UAW 985
- und Antikoagulanzien 233
- und Antikoagulanzien, orale 259
- und Azathioprin 138, 985
- und Benzbromaron 986
- und Ciclosporin 142
- und Cyclophosphamid 141, 985
- und Immunsuppressiva 261
- und 6-Mercaptopurin 985
- und Methotrexat 139
- und Mycophenolatmofetil 140
- und Sulfonylharnstoffe 938
- und Zytostatika 985
- unerwünschte Arzneimittelwirkungen 985
Almotriptan 1064
- Migräneanfall 1064
Aloe 31
Alprazolam 649
- Hämodialyse/-perfusion 649
Alprenolol 266, 641, 649
- chronische Niereninsuffizienz 641
- Hämodialyse/-perfusion 649
- Lebererkrankungen 266
Alprostadil 916, 975
- diabetische Neuropathie 975
- erektile Dysfunktion 916
Alteplase 242, 245–246, 489–490
- Dosierung 242, 246
- Indikationen 242, 245
- Kontraindikationen 245
- Lungenembolie 489–490
- UAW 246
- unerwünschte Arzneimittelwirkungen 246
Altinsulin 935, 1056
- ischämischer Insult 1056

- Reduktion 935
- - körperliche Aktivität 935
Aluminium 647
- Hämodialyse/-perfusion 647
Aluminiumhydroxid 522, 524, 642, 667
- chronische Glomerulonephritis 667
- chronische Niereninsuffizienz 642
- Ösophagitis 522
- Ösophagusläsionen 524
Amanita phalloides 647
- Hämodialyse/-perfusion 647
Amanitin 647
- Hämodialyse/-perfusion 647
Amantadin 202–204, 1035, 1068–1069
- akinetische Krise 1069
- Dosierung 202–203
- Grippe 1035
- Indikationen 202–203
- Influenza 1035
- Kontraindikationen 204
- Parkinson-Syndrom 1068
- UAW 203
- unerwünschte Arzneimittelwirkungen 203
Ambroxol 470
- Atemwegserkrankungen 470
Ameisensäure 652
- Hämodialyse/-perfusion 652
Ameziniummetilsulfat 459
- Hypotonie 459
Amfepramon 922
- Adipositas 922
Amikacin 174, 192, 196, 269, 497, 647
- Hämodialyse/-perfusion 647
- im Alter 269
- Pneumonie 497
Amilorid 152, 157–158, 289, 344–345, 442, 699
- Dosierung 158
- Herzinsuffizienz 344–345
- Hypertonie 442
- Indikationen 158
- Schwangerschaftshypertonie 699
- UAW 158
- unerwünschte Arzneimittelwirkungen 158
Aminocapronsäure 647
- Hämodialyse/-perfusion 647
Aminoglutethimid 911
- Nebennierenrindenkarzinom 911

Aminoglykoside 142, 149, 173, 258, 667, 685, 690, 1016
– Arzneimittelinteraktionen 258
– Cholangiosepsis 1016
– Harnwegsinfektion 685
– Nephrotoxizität 667, 690
– Tubulotoxizität 149
– und Ciclosporin 142
Aminopenicilline 186–187
– Indikationen 186
– UAW 187
– unerwünschte Arzneimittelwirkungen 187
p-Aminophenolderivate 5
Aminophyllin 318, 325
– Lungenödem 318
– Myokardinfarkt 325
Aminorexfumarat 488
Aminosalicylate 138, 552, 554, 558
– Colitis ulcerosa 558
– Crohn-Krankheit 552, 554
– granulomatöse Kolitis 552, 554
– Ileitis terminalis 552, 554
– Morbus Crohn 552, 554
– regionale Enterokolitis 552, 554
– und Azathioprin 138
Aminosäurelösungen 621, 630
– akutes Nierenversagen 630
– ANV 630
– Pankreatitis 621
Aminosäuren 619
– Pankreatitis 619
Aminosäurengemische 600
– hepatische Enzephalopathie 600
Amiodaron 142, 259, 261, 309, 311, 319, 325, 330, 332, 354–355, 357, 360–362, 364–365, 383, 647, 896–898
– Angina pectoris 383
– Hämodialyse/-perfusion 647
– Herzrhythmusstörungen 319
– – Lungenödem 319
– Herzstillstand 309
– Hypothyreose 897–898
– Kammertachykardie 354, 365
– – Rezidivprophylaxe 354
– Myokardinfarkt 325, 330, 332
– supraventrikuläre Extrasystolen 362
– und Antiepileptika 259
– und Antikoagulanzien, orale 259
– und Antikonvulsiva 259
– und Ciclosporin 142
– und Herzglykoside 261
– ventrikuläre Extrasystolen 364
– Vorhofflattern 354
– – Rezidivprophylaxe 354
– Vorhofflimmern 354, 360–361
– – Rezidivprophylaxe 354, 361
– WPW-Syndrom 357
Amisulpirid 253
– Kontraindikationen 253
Amitriptylin 11, 20, 83, 270, 529, 653, 870, 975, 1073
– diabetische Neuropathie 975
– Fibromyalgie-Syndrom 870
– funktionelle Dyspepsie 529
– generalisierte Tendomyopathie 870
– Hämodialyse/-perfusion 653
– im Alter 270
– Polyneuropathie 1073
Amitriptylinoxid 11
Amlodipin 142, 339, 380, 383–384, 441, 443, 973
– Angina pectoris 380, 383
– arterielle Hypertonie 973
– – diabetische Nephropathie 973
– belastungsabhängige Angina pectoris 383
– Bluthochdruck 441
– chronische Herzinsuffizienz 339
– Hypertonie 441, 443
– Prinzmetal-Angina-pectoris 384
– und Ciclosporin 142
Ammoniumchlorid 695
– Nephrolithiasis 695
– Nierensteine 695
Amobarbital 648
– Hämodialyse/-perfusion 648
Amoxapin 653
– Hämodialyse/-perfusion 653
Amoxicillin 186, 399, 471, 476, 497, 531–532, 563, 595, 684–685, 1027, 1033
– Atemwegserkrankungen 471
– blutendes Ulkus 532
– Borreliose 1033
– chronische Bronchitis 476
– – akute Exazerbation 476
– Divertikulitis 563
– Endokarditisprophylaxe 399
– Harnwegsinfektion 684–685
– Helicobacter-pylori-Eradikation 531
– Helicobacter-pylori-Rezidiv 531
– Lyme-Borreliose 1033
– Pneumonie 497
– Salmonellenausscheider 1027
– Ulkusrezidiv 531
– und Clavulansäure 595
– – spontane bakterielle Peritonitis 595
Amoxicillin/Clavulansäure 596
– portale Hypertension 596
Amphetamine 83, 647, 690
– Hämodialyse/-perfusion 647
– Nephrotoxizität 690
Amphotericin B 142, 209, 258, 261, 497, 505–506, 523, 577, 647, 690, 715, 726, 1037, 1047–1048
– akute Leukämie 726
– akutes Leberversagen 577
– aplastische Anämie 715
– aplastisches Syndrom 715
– Aspergillose 1047
– Aspergillus-Pneumonie 497
– Blastomykose 505
– Candidiasis 1047
– Dosierung 209
– Hämodialyse/-perfusion 647
– Histoplasmose 505, 1047
– Kokzidioidomykose 1047
– Kryptokokkenmeningitis 1037
– Kryptokokkose 1047
– Lungenmykosen 505
– Mukormykose 1047
– Mykosen 1048
– Nephrotoxizität 690
– Ösophagitis 523
– Panmyelopathie 715
– Pneumonie 497
– Sporotrichose 505, 1047
– Systemmykosen 1048
– UAW 209, 506
– und Antibiotika 258
– und Ciclosporin 142
– und Herzglykoside 261
– unerwünschte Arzneimittelwirkungen 209, 506
– Wirksamkeit 209
Ampicillin 24, 186, 261, 266, 319, 397, 399, 497, 595, 647, 685, 687, 690, 1023, 1025–1027, 1032
– Aktinomykose 1032
– asymptomatische Bakteriurie 687
– bakterielle Endokarditis 397
– Dysenterie 1025

Medikamentenverzeichnis

- Endokarditisprophylaxe 399
- Endokarditistherapie 397
- Hämodialyse/-perfusion 647
- Harnwegsinfektion 685
- Lebererkrankungen 266
- Listeriose 1023
- Lungenödem 319
- – bronchopulmonale Superinfektion 319
- Nephrotoxizität 690
- Paratyphus 1026
- Pneumonie 497
- Ruhr 1025
- Salmonellenausscheider 1027
- Typhus abdominalis 1026
- und Kontrazeptiva, orale 261
- und Sulbactam 595
- – spontane bakterielle Peritonitis 595

Amprenavir 208
Amrinon 68, 70, 314
- kardiogener Schock 314

Anabolika 233, 714–715
- Anämie, aplastische/aplastisches Syndrom 714
- Panmyelopathie 715
- und Antikoagulanzien 233

Anagrelide 744, 746
- essenzielle Thrombozythämie 746
- Polycythaemia vera 744

Anakinra 144, 846
- chronische Polyarthritis 846
- rheumatoide Arthritis 846

Analgetika 8, 266, 269, 272, 402, 473, 490, 500, 504, 689–690, 710, 870, 872, 874, 975, 1034, 1062
- Bronchitis 473
- chronische interstitielle Nephropathie 689
- diabetische Neuropathie 975
- Fibromyalgie-Syndrom 870
- generalisierte Tendomyopathie 870
- Grippe 1034
- Hämolyse 710
- im Alter 269
- Influenza 1034
- Lebererkrankungen 266
- Lungenembolie 490
- Mediastinalemphysem 504
- Migräneattacke 1062
- Morbus Paget 874
- nephrotoxische 689
- Nephrotoxizität 690
- Opiattyp 8

- Osteoporose 872
- Ostitis fibrosa 874
- Pericarditis sicca 402
- peripher wirksame 8
- Pleuritis sicca 500
- Schwangerschaft 272
- Stillzeit 272
- Tracheobronchitis 473
- UAW 1062
- unerwünschte Arzneimittelwirkungen 1062
- zentral wirksame 8

Anastrozol 804
- Mammakarzinom 804

Androgene 233, 275, 807, 906, 915
- embryo-/fetotoxisches Potenzial 275
- erektile Dysfunktion 915
- Morbus Addison 906
- primäre Nebennierenrindeninsuffizienz 906
- Prostatakarzinom 807
- und Antikoagulanzien 233

Angiotensin 315
- kardiogener Schock 315

Angiotensin-II-Typ-1-Rezeptorenblocker 440
- Hypertonie 440

Angiotensinrezeptor-Antagonisten 441, 444–445, 448, 450–451
- Bluthochdruck 441
- Hypertonie 441, 444, 448, 450–451
- Kontraindikationen 445
- UAW 445
- unerwünschte Arzneimittelwirkungen 445

Anilin 647
- Hämodialyse/-perfusion 647

Anionenaustauscherharze 997, 999–1000, 1004
- Dyslipoproteinämie 997, 999
- Fettstoffwechselstörungen 997, 999
- Hypercholesterinämie 1004
- Hyperlipoproteinämie 997, 999
- Interaktionen 1000
- Kontraindikationen 1000
- UAW 1000
- und Digitalisglykoside 1000
- und Kortikoide 1000
- und Schilddrüsenhormone 1000
- und Tetrazyklin(e) 1000
- und Thiaziddiuretika 1000

- unerwünschte Arzneimittelwirkungen 1000

Anisoylierter Plasminogen-Streptokinase-Aktivatorkomplex 242, 245
- Dosierung 242, 245
- Indikationen 242

Anistreplase 242, 245
- Dosierung 242, 245
- Indikationen 242

5-HT$_3$-Antagonisten 18–19

Antazida 140, 258, 272, 332, 516, 518, 525, 533, 705, 903
- akute Gastritis 525
- erosive Ösophagitis 518
- GERD 516
- kalziumfreie 903
- – Hyperparathyreoidismus 903
- peptisches Ulkus 533
- Refluxkrankheit 516
- Schwangerschaft 272
- Stillzeit 272
- Ulcus pepticum 533
- Ulkuskrankheit 533
- und Antibiotika 258
- und Antidiabetika, orale 258
- und Mycophenolatmofetil 140

Anthelminthika 215, 1048
- UAW 1048
- unerwünschte Arzneimittelwirkungen 1048

Anthrachinone 31

Anthrazykline 724–725, 802, 805
- akute myeloische Leukämie 725
- Kardiotoxizität 724
- Mammakarzinom 802, 805

Anti-TNF-α-Therapie 136
- Kontrolluntersuchungen 136

Antiallergika 273
- Schwangerschaft 273
- Stillzeit 273

Antiarrhythmika 82, 270, 332, 349, 351, 354–355, 363–364, 367, 383, 404
- Angina pectoris 383
- Herzrhythmusstörungen 351
- im Alter 270
- Kammertachykardie 364
- Klasse III 355
- Myokardinfarkt 332
- sick-sinus-syndrome 367
- Sinusbradyarrhythmie 367
- Synkope 404

- tachykarde Herzrhythmusstörungen 354
- tachykarde Rhythmusstörungen 354
- ventrikuläre Extrasystolen 363–364
Antiasthmatika 272
- Schwangerschaft 272
- Stillzeit 272
Antibiotika 23, 25–26, 74, 162, 169–172, 258, 266, 269, 272, 319, 321, 387, 395–397, 402, 495, 499, 549, 554, 558–559, 563, 577, 600, 613–614, 618, 620, 647, 715–717, 757, 851, 895, 965, 1014, 1018, 1023, 1028, 1034, 1036
- akute Thyreoiditis 895
- akutes Leberversagen 577
- aplastische Anämie 715
- aplastisches Syndrom 715
- Arzneimittelinteraktionen 258
- bakterielle Endokarditis 395–397
- – bei bekanntem Erreger 397
- – bei unbekanntem Erreger 397
- bei Niereninsuffizienz 172
- Chloramphenicol-Typ 170
- Cholangitis 614
- Cholezystitis 613
- Colitis ulcerosa 558–559
- Crohn-Krankheit 554
- diabetische Ketoazidose 965
- diabetisches Koma 965
- Divertikulitis 554
- granulomatöse Kolitis 554
- Granulozytopenie 716–717
- Grippe 1034
- Hämodialyse/-perfusion 647
- hepatische Enzephalopathie 600
- Herzklappenerkrankungen 387
- Herzklappenfehler 387
- Ileitis terminalis 554
- Ileus 549
- im Alter 269
- infektiöse Mononukleose 1036
- Influenza 1034
- Kombinationstherapie 169
- Lebererkrankungen 266
- Leptospirose 1023
- Lungenödem 319
- – bronchopulmonale Superinfektion 319
- Meningitis 1018
- Mischtyp 171
- Morbus Crohn 554
- Nahrungsmittelvergiftungen 1028
- Niereninsuffizienz 170
- Pankreasabszess 620
- Pankreatitis 618
- Panmyelopathie 715
- Penicillin-Typ 171
- Pericarditis exsudativa 402
- Perikardiozentese 321
- Pneumonie 495
- Purpura Schoenlein-Henoch 757
- reaktive Arthritis 851
- regionale Enterokolitis 554
- Reiter-Syndrom 851
- SARS (Severe Acute Respiratory Syndrome) 499
- Schwangerschaft 171, 272
- Sepsis 1014
- Septikämie 1014
- septischer Schock 74
- Stillzeit 272
- Wirkungsmechanismus 171
Anti-CD20-Antikörper 712–713, 719, 734
- autoimmunhämolytische Anämie 712–713
- immunthrombozytopenische Purpura 719
- Non-Hodgkin-Lymphome 734
Anti-CD52-Antikörper 737
- chronisch-lymphatische Leukämie 737
Anticholinergika 269, 548, 1068–1069
- im Alter 269
- Parkinson-Syndrom 1068
- UAW 1068
- und L-Dopa 1069
- unerwünschte Arzneimittelwirkungen 1068
Antidementiva 253
Antidepressiva 10–11, 27, 83, 248, 254–255, 260, 263, 269, 302, 653, 879, 928, 975
- Bulimia nervosa 928
- Hyperprolaktinämie 879
- im Alter 269
- irritables Kolon 27
- Reizdarmsyndrom 27
- respiratorische Azidose 302
- trizyklische 10, 263, 653, 975
- – Arzneimittelinteraktionen 263
- – Hämodialyse/-perfusion 653
- und Alkohol 260
- und Äthanol 260
Antidiabetika 258–259, 262, 269, 272, 443, 840, 935, 948, 978, 1001
- orale 258, 262, 269, 935, 948, 978, 1001
- – Arzneimittelinteraktionen 258
- – Hypoglykämie 978
- – im Alter 269
- – Kombination mit Insulin 948
- – und Fibrate 1001
- – und NSAID 262
- parenterale 259
- – Arzneimittelinteraktionen 259
- Schwangerschaft 272
- Stillzeit 272
- und nichtsteroidale Antirheumatika 840
- und NSAR 840
- und β-Rezeptorenblocker 443
Antidiarrhoika 22, 27
Antiemetika 273, 787, 879, 1062
- Hyperprolaktinämie 879
- Migräneattacke 1062
- Schwangerschaft 273
- Stillzeit 273
Antiepileptika 259, 707
- Arzneimittelinteraktionen 259
- Folsäuremangel 707
Antifibrinolytika 758
- hyperfibrinolytische Syndrome 758
Antihistaminika 17, 83, 258, 260, 273–274, 590, 879
- Hyperprolaktinämie 879
- PBC 590
- primär biliäre Zirrhose 590
- Schwangerschaft 273–274
- Stillzeit 273
- UAW 590
- und Alkohol 260
- und Antibiotika 258
- und Äthanol 260
- unerwünschte Arzneimittelwirkungen 590
Antihypertensiva 262, 266, 684, 699, 913, 1066
- adrenogenitales Syndrom 913
- Harnwegsinfektion 684
- Lebererkrankungen 266

Medikamentenverzeichnis | **1109**

- Schwangerschaftshypertonie 699
- Schwindel 1066
- und NSAID 262
- Antihypertonika 273, 840
- Schwangerschaft 273
- Stillzeit 273
- und nichtsteroidale Antirheumatika 840
- und NSAR 840
- Antikaliuretika 150, 152, 156, 158, 262, 289, 338, 344–345, 442, 670
- chronische Herzinsuffizienz 150
- Herzinsuffizienz 344–345
- Hypertonie 442
- Kontraindikationen 158
- nephrotisches Syndrom 670
- UAW 158
- und ACE-Inhibitoren 338
- und NSAID 262
- unerwünschte Arzneimittelwirkungen 158
- Antikoagulanzien 233–234, 259, 262, 270, 273, 331, 334, 348, 361, 384, 387–388, 401, 412, 423, 487–489, 1054–1055, 1057, 1059
- absolute Arrhythmie 1054
- akutes Koronarsyndrom 384
- Cor pulmonale 348, 487
- Herzinsuffizienz 334
- Herzklappenersatz 387
- Hirnvenenthrombose 1059
- im Alter 270
- ischämischer Insult, Rezidivprophylaxe 1057
- Lungenembolie 489
- Mitralstenose 388
- Myokardinfarkt 331
- Myokarditis 401
- orale 259, 262
- – Arzneimittelinteraktionen 259
- – und Antiepileptika 259
- – und Antikonvulsiva 259
- – und NSAID 262
- pAVK 412
- Phlebothrombose 423
- pulmonale Hypertonie 348
- Schwangerschaft 273
- Sinusvenenthrombose 1059
- Status anginosus 384
- Stillzeit 273
- TIA 1055
- Toleranz 233–234
- – medikamentenbedingte 233
- – pathologische 234
- Toleranzerhöhung 233–234
- – krankheitsbedingte 234
- – medikamentenbedingte 233
- Toleranzminderung 233–234
- – krankheitsbedingte 234
- – medikamentenbedingte 233
- transiente ischämische Attacke 1055
- vaskuläre pulmonale Hypertonie 488
- Vorhofflimmern 361, 1054
- Antikonvulsiva 11–12, 20, 259, 975, 1066
- Arzneimittelinteraktionen 259
- diabetische Neuropathie 975
- Schwindel 1066
- Antikörper 782, 797, 820, 822, 846
- monoklonale 782, 797, 820, 822, 846
- – chronische Polyarthritis 846
- – Immuntherapie 797
- – Kolonkarzinom 820
- – kolorektale Karzinome 822
- – rheumatoide Arthritis 846
- Antileukotriene 472, 482–483
- Asthma bronchiale 482–483
- Atemwegserkrankungen 472
- Antilymphozytenserum 715
- aplastische Anämie 715
- aplastisches Syndrom 715
- Panmyelopathie 715
- Antimalariamittel 213, 842–843, 853, 1043
- chronische Polyarthritis 842–843
- Lupus erythematodes disseminatus 853
- rheumatoide Arthritis 842–843
- UAW 843, 1043
- unerwünschte Arzneimittelwirkungen 1043
- Antimetaboliten 137–138, 275
- embryo-/fetotoxisches Potenzial 275
- Antimykotika 209, 505, 1046–1048
- Lungenmykosen 505
- Mykosen 1046, 1048
- Systemmykosen 1046, 1048

antineoplastisch wirkende Substanzen 766
Antiöstrogene 800, 804
- Mammakarzinom 800, 804
Antiphlogistika 139, 142, 262, 431, 652, 689–690, 840, 895–896, 983
- akute Thyreoiditis 895
- Gicht 983
- Hyperurikämie 983
- nichtsteroidale 139, 142, 262, 431, 652, 689–690, 840
- – Arzneimittelinteraktionen 262
- – Hämodialyse/-perfusion 652
- – Interaktionen 840
- – Nephrotoxizität 689–690
- – Thrombophlebitis 431
- – Thrombophlebitis migrans 431
- – Thrombophlebitis saltans 431
- – und ACE-Hemmer 840
- – und Antidiabetika 840
- – und Antihypertonika 840
- – und Cephalosporine 840
- – und Ciclosporin 142
- – und Diuretika 840
- – und Kardiaka 840
- – und Methotrexat 139
- – Varikophlebitis 431
- Strahlenthyreoiditis 896
- subakute Thyreoiditis 895
Antipyretika 4–5, 473, 613, 710, 1034
- Bronchitis 473
- Cholezystitis 613
- Grippe 1034
- Hämolyse 710
- Influenza 1034
- Tracheobronchitis 473
antiretrovirale Substanzen 207–208
Antirheumatika 6, 8, 266, 269, 272, 839–841, 845, 850–853, 855, 867, 869, 937, 984, 1062
- Arthrose 869
- im Alter 269
- Lebererkrankungen 266
- nichtsteroidale 6, 8, 839–840, 845, 850–853, 855, 867, 869, 937, 984, 1062
- – Arthrose 869
- – Begleitarthritis 867
- – chronische Polyarthritis 839

– – enteropathische Spondyloarthritis 851
– – Gichtanfall 984
– – Laborkontrollen 840
– – Lupus erythematoides disseminatus 853
– – Migräneanfall 1062
– – Morbus Bechterew-Marie-Strümpell 850
– – postinfektiöse Arthritis 867
– – reaktive Arthritis 851
– – Reiter-Syndrom 851
– – rheumatoide Arthritis 839
– – (Spond-)Arthritis psoriatica 852
– – Spondylitis ankylosans 850
– – systemische Sklerose 855
– – UAW 840, 984
– – und Biguanide 937
– – und Glukokortikoide 845
– – und Metformin 937
– – unerwünschte Arzneimittelwirkungen 840, 984
– Schwangerschaft 272
– Stillzeit 272
– topische 841
– – chronische Polyarthritis 841
– – rheumatoide Arthritis 841
Antithrombin 760–761
– Antithrombin-III-Mangel 761
– disseminierte intravasale Gerinnung 760
– Verbrauchskoagulopathie 760
Antithrombin III 577, 602
– Gerinnungsstörungen bei Leberversagen 577
– Verbrauchskoagulopathie 602
– – hepatische Gerinnungsstörung 602
Antithrombotika 219–223
– Anwendung 223
– Einsatz 220
– Kontraindikationen 221–222
– Risiken 222
– UAW 222
– unerwünschte Arzneimittelwirkungen 222
α$_1$-Antitrypsin 1081
– Referenzbereich 1081
Antituberkulotika 191–194, 199–200, 273, 657
– Dosierung 194
– Interaktionen 199
– Schwangerschaft 200, 273
– Stillzeit 273
– UAW 193
– und Ciclosporin A 657

– unerwünschte Arzneimittelwirkungen 193
Antitussiva 15, 273, 473, 493, 495, 500, 503, 1034
– Bronchitis 473
– Grippe 1034
– Influenza 1034
– Lungenblutung 493
– Pleuritis sicca 500
– Pneumonie 495
– Schwangerschaft 273
– Spannungspneumothorax 503
– Stillzeit 273
– Tracheobronchitis 473
Aprepirant 18
Aprobarbital 648
– Hämodialyse/-perfusion 648
APSAC 242
– Dosierung 242
– Indikationen 242
Arava® 143
Argatroban 228–229, 721
– heparininduzierte Thrombozytopenie 721
Aromataseinhibitoren 800–801, 804
– Mammakarzinom 800–801, 804
Arsen 648, 690
– Hämodialyse/-perfusion 648
– Nephrotoxizität 690
Arsenwasserstoff 648
– Hämodialyse/-perfusion 648
Artemether 1041
– Malaria tropica 1041
Arylessigsäurederivate 840
– chronische Polyarthritis 840
– rheumatoide Arthritis 840
Arylpropionsäurederivate 841
– chronische Polyarthritis 841
– rheumatoide Arthritis 841
Arzneimittelinteraktionen 257–258
– Antidiabetika 258
– – orale 258
Ascorbinsäure 639, 648, 686
– chronische Niereninsuffizienz 639
– CNI 639
– Hämodialyse/-perfusion 648
– Harnwegsinfektion 686
ASS 6–7, 221, 238–240, 272, 325, 327, 329, 331–332, 384, 400, 431, 647, 689, 699, 710, 720, 743, 746, 866, 881, 895, 908, 972, 986, 1010, 1053–1055, 1057, 1062, 1064–1065, 1086

– absolute Arrhythmie 1054
– Addison-Krise 908
– akute intermittierende Porphyrie 1010
– akute Nebennierenrindeninsuffizienz 908
– Diabetes insipidus renalis 881
– essenzielle Thrombozythämie 746
– Hämodialyse/-perfusion 647
– Hämolyse 710
– instabile Angina pectoris 384
– ischämischer Insult 1057
– – Rezidivprophylaxe 1057
– Kontraindikationen 221, 1055
– Migräneanfall 1062, 1064
– Migräneattacke 1062
– Migräneprophylaxe 1065
– Morbus Moschcowitz 720
– Myokardinfarkt 325, 327, 329, 331–332
– – Langzeitbehandlung 331–332
– Necrobiosis lipoidica 972
– Nephrotoxizität 689
– Polycythaemia vera 743
– rheumatische Karditis 400
– rheumatisches Fieber 866
– Schwangerschaftshypertonie 699
– Stillzeit 272
– subakute Thyreoiditis 895
– therapeutischer Bereich 1086
– Thrombophlebitis 431
– thrombotisch-thrombozytopenische Purpura 720
– TIA 1055
– transiente ischämische Attacke 1055
– UAW 239–240, 332, 1062, 1065
– und Urikosurika 986
– unerwünschte Arzneimittelwirkungen 239–240, 332, 1062, 1065
– Varikophlebitis 431
– Vorhofflimmern 1054
– zerebrale Durchblutungsstörungen 1053–1054
Astemizol 648
– Hämodialyse/-perfusion 648
Astronautenkost 552
– Crohn-Krankheit 552
– granulomatöse Kolitis 552
– Ileitis terminalis 552
– Morbus Crohn 552
– regionale Enterokolitis 552
AT 760–761

- Antithrombin-III-Mangel 761
- disseminierte intravasale Gerinnung 760
- Verbrauchskoagulopathie 760
AT III 761
- AT-III-Mangel 761
AT$_1$-Blocker 973
- arterielle Hypertonie 973
- – diabetische Nephropathie 973
AT-R-Blocker 444
- Hypertonie 444
AT$_1$-Rezeptor-Antagonisten 334, 337–338, 701, 856, 971
- arterielle Hypertonie 971
- chronische Linksherzinsuffizienz 337
- diabetische Nephropathie 701
- Herzinsuffizienz 334, 338
- Kontraindikationen 338
- systemische Sklerose 856
- UAW 338
- unerwünschte Arzneimittelwirkungen 338
Atazanavir 208, 1037
- AIDS 1037
- HIV-Infektion 1037
Atenolol 325, 327, 330, 355, 358, 380, 441–442, 448–449, 455, 641, 649, 699, 973
- Angina pectoris 380
- arterielle Hypertonie 973
- – diabetische Nephropathie 973
- Bluthochdruck 441
- chronische Niereninsuffizienz 641
- Hämodialyse/-perfusion 649
- Hypertonie 441–442, 449
- Myokardinfarkt 325, 327
- Niereninsuffizienz 448
- Schwangerschaft 455
- Schwangerschaftshypertonie 699
- Vorhofflattern 358
Äthanol 84, 259–260, 275, 363, 970
- Arzneimittelinteraktionen 260
- embryo-/fetotoxisches Potenzial 275
- Insulin(e) 259
- Laktatazidose 970
- und Antidiabetika, parenterale 259
- ventrikuläre Extrasystolen 363
- Vergiftungen 84

Äthylalkohol 647
- Hämodialyse/-perfusion 647
Äthylcellulose 559
Äthylendiamintetraacetat 84
- Vergiftungen 84
Äthylenglykol 647
- Hämodialyse/-perfusion 647
Äthylenglykoläther 647
- Hämodialyse/-perfusion 647
Atorvastatin 997–998
- Dyslipoproteinämie 997–998
- Fettstoffwechselstörungen 997–998
- Hyperlipoproteinämie 997–998
Atovaquon 215, 1042
- Dosierung 215
- Malariaprophylaxe 1042
- UAW 215
- unerwünschte Arzneimittelwirkungen 215
Atovaquon/Proguanil 215
- Dosierung 215
Atropin 233, 309, 325, 330, 342, 363, 367, 369, 455, 618, 648
- Asystolie 309
- AV-Block 369
- Digitalisintoxikation 342
- Hämodialyse/-perfusion 648
- Myokardinfarkt 325, 330
- Narkose 455
- Pankreatitis 618
- sick-sinus-syndrome 367
- Sinusbradyarrhythmie 367
- und Antikoagulanzien 233
- ventrikuläre Extrasystolen 363
Atropinderivate 475
- chronische Bronchitis 475
Atropinsulfat 84, 353
- AV-Knoten-Rhythmus 353
- sick-sinus-syndrome 353
- sinuatrialer Block 353
- Sinusbradyarrhythmie 353
- Sinusbradykardie 353
- Syndrom des kranken Sinusknotens 353
- Vergiftungen 84
Azalee 648
- Hämodialyse/-perfusion 648
Azathioprin 124, 131, 136–138, 261, 507, 509, 552, 554–556, 558–561, 584–585, 648, 656–657, 672, 675, 677, 679, 712, 719, 842, 844, 848, 853–854, 860–863, 985, 1072
- adultes Still-Syndrom 848
- Applikationsweise 138
- Arzneimittelinteraktionen 261

- autoimmunhämolytische Anämie 712
- Autoimmunhepatitis 584–585
- Behçet-Syndrom 863
- chronische Polyarthritis 842, 844
- Churg-Strauss-Syndrom 862
- CIDP 1072
- Colitis ulcerosa 558–561
- Crohn-Krankheit 552, 554, 556
- Dosierung 138
- fibrosierende Alveolitis 509
- Glomerulonephritis 672
- – fokal-segmental-sklerosierende 672
- granulomatöse Kolitis 552, 554, 556
- Guillain-Barré-Syndrom 1072
- Hämodialyse/-perfusion 648
- idiopathische Lungenfibrose 509
- IgA-Nephropathie 675
- Ileitis terminalis 552, 554, 556
- immunthrombozytopenische Purpura 719
- Interaktionen 138
- interstitielle Lungenkrankheiten 509
- Kontraindikationen 138
- Kontrolluntersuchungen 136
- Lungensarkoidose 507
- Lupus erythematodes disseminatus 677, 853–854
- mikroskopische Polyangiitis 679
- minimal change-Glomerulonephritis 672
- Morbus Boeck 507
- Morbus Crohn 552, 554, 556
- nephrotisches Syndrom 672
- – Minimalveränderungen 672
- Nierentransplantation 656–657
- Panarteriitis nodosa 860
- Polymyalgia rheumatica 863
- Polyradikuloneuropathie 1072
- Pyoderma gangraenosum 555
- regionale Enterokolitis 552, 554, 556
- rheumatoide Arthritis 842, 844
- Riesenzellarteriitis 863
- Schwangerschaft 138
- Stillen 138
- UAW 138, 556

- und Allopurinol 138, 985
- und Aminosalicylate 138
- und Infliximab 138
- unerwünschte Arzneimittelwirkungen 138, 556
- Wegener-Granulomatose 679, 861

Azidocillin 185
- Indikationen 185

Azithromycin 182, 192, 1022, 1032
- bazilläre Angiomatose 1032
- Gonorrhö 1022

Azlocillin 497, 549
- Ileus 549
- Pneumonie 497

Azol-Antimykotika 210
Azosemid 151
Aztreonam 183
Azulfidine 850
- Morbus Bechterew-Marie-Strümpell 850
- Spondylitis ankylosans 850

B

Bacampicillin 186
Bacitracin 26, 648
- Hämodialyse/-perfusion 648

Baclofen 20, 648
- Hämodialyse/-perfusion 648

Ballaststoffe 30–31
Barbexaclon 233
- und Antikoagulanzien 233

Barbital 648
- Hämodialyse/-perfusion 648

Barbiturate 126, 139, 142, 233, 258–261, 263, 269, 363, 648
- Hämodialyse/-perfusion 648
- im Alter 269
- und Antibiotika 258
- und Antidepressiva, trizyklische 263
- und Antikoagulanzien 233, 259
- und Antikoagulanzien, orale 259
- und Chinidin 260
- und Ciclosporin 142
- und Kontrazeptiva, orale 261
- und Methotrexat 139
- ventrikuläre Extrasystolen 363

Barium 649
- Hämodialyse/-perfusion 649

Basalinsulin 978
- Reduktion, Hypoglykämie 978

Basiliximab 146

Beclometasondipropionat 471
- Atemwegserkrankung, akute Exazerbation 471

Beclomethason 85
- Vergiftungen 85

Benazepril 338, 640
- chronische Niereninsuffizienz 640
- Herzinsuffizienz 338

Bendamustin 16, 735, 768, 805
- Mammakarzinom 805
- niedrigmaligne Lymphome 735

Benserazid 1068
- Parkinson-Syndrom 1068

Benzathin-Penicillin 400, 867
- rheumatische Karditis 400
- rheumatisches Fieber 867

Benzathin-Penicillin G 1020
- Lues 1020
- Lues latens 1020
- Syphilis 1020

Benzbromaron 985–986
- Gicht 985
- UAW 986
- und Allopurinol 986
- unerwünschte Arzneimittelwirkungen 986

Benzodiazepine 126, 247–248, 254–255, 260, 275, 649, 1060–1061, 1070
- Abhängigkeitsentwicklung 248
- Arzneimittelinteraktionen 260
- embryo-/fetotoxisches Potenzial 275
- Hämodialyse/-perfusion 649
- Kontraindikationen 247
- Langzeitgabe 248
- Restless-legs-Syndrom 1070
- Status epilepticus 1061
- trizyklische 255
- UAW 248
- unerwünschte Arzneimittelwirkungen 248

Benzodiazepinrezeptorantagonisten 600–601
- hepatische Enzephalopathie 600–601

Benzothiadiazinderivate 135, 154, 261, 286, 335, 338, 344, 670, 690, 694, 699
- Dosierung 154
- Herzinsuffizienz 338, 344
- Indikationen 154
- Nephrolithiasis 694
- nephrotisches Syndrom 670

- Nephrotoxizität 690
- Nierensteine 694
- Schwangerschaftshypertonie 699
- UAW 154
- und Glukokortikoide 135
- und Herzglykoside 261
- unerwünschte Arzneimittelwirkungen 154

Benzydamin 649
- Hämodialyse/-perfusion 649

Benzylalkohol 647
- Hämodialyse/-perfusion 647

Berlinerblau 86
- Vergiftungen 86

Berrutti-Schema 912
- Nebennierenrindenkarzinom 912

Beryllium 981
- Hyperurikämie 981

Betahistin 1066
- Menière-Attacke 1066

Betain 605
- nicht-alkoholische Steatohepatitis 605

Betaxolol 380
- Angina pectoris 380

Bevacizumab 16, 782, 797, 812, 822
- Immuntherapie 797
- kolorektale Karzinome 822
- nicht-kleinzelliges Bronchialkarzinom 812

Bezafibrat 233, 997, 1000
- Dyslipoproteinämie 997, 1000
- Fettstoffwechselstörungen 997, 1000
- Hyperlipoproteinämie 997, 1000
- und Antikoagulanzien 233

Bicalutamid 808
- Prostatakarzinom 808
- UAW 808
- unerwünschte Arzneimittelwirkungen 808

Biguanide 935–937, 970
- Diabetes mellitus 935
- Dosierung 936
- Indikationen 936
- Interferenzen 937
- Kontraindikationen 936
- Laktatazidose 970
- UAW 936
- und Chlorpromazin 937
- und Glukokortikoide 937
- und nichtsteroidale Antirheumatika 937
- und Nikotinsäure 937

- und NSAR 937
- und Östrogene 937
- und Phenytoin 937
- und Röntgenkontrastmittel 937
- und Schilddrüsenhormone 937
- und Sympathomimetika 937
- und Thiaziddiuretika 937
- unerwünschte Arzneimittelwirkungen 936

Bikarbonat 629–630, 963, 967, 987
- diabetische Ketoazidose 963, 967
- diabetisches Koma 963, 967
- Harnalkalisierung 987
- Harnsäurenephropathie 987

Biologika 845
- chronische Polyarthritis 845
- rheumatoide Arthritis 845

Biperiden 85, 269, 1068
- im Alter 269
- Parkinson-Syndrom 1068
- UAW 1068
- unerwünschte Arzneimittelwirkungen 1068
- Vergiftungen 85

Bisacodyl 31, 529, 976
- Colon irritabile 529
- diabetische Neuropathie 976
- irritable bowel syndrome 529
- Reizdarmsyndrom 529

Bisoprolol 325, 343, 354–355, 360, 362, 364, 380, 383, 404, 441–442, 449, 973
- Angina pectoris 380, 383
- arterielle Hypertonie 973
- – diabetische Nephropathie 973
- AV-Knoten-Re-entry-Tachykardie 354
- – Rezidivprophylaxe 354
- Bluthochdruck 441
- Herzinsuffizienz 343
- Hypertonie 441–442, 449
- Kammertachykardie 354
- – Rezidivprophylaxe 354
- Myokardinfarkt 325
- Sinustachykardie 354
- supraventrikuläre Extrasystolen 362
- Synkope 404
- ventrikuläre Extrasystolen 364
- Vorhofflattern 354
- – Rezidivprophylaxe 354
- Vorhofflimmern 354, 360
- – Rezidivprophylaxe 354

- WPW-Syndrom 354
- – Rezidivprophylaxe 354

Bisphosphonate 137, 523, 590, 740, 797–798, 805, 808, 873–874
- Kieferosteonekrosen 798
- Knochenmetastasen 797
- Kontraindikationen 873
- Mammakarzinom, Knochenmetastasen 805
- Morbus Paget 874
- Myelom, multiples 740
- Osteodystrophie deformans 874
- Plasmozytom 740
- primär biliäre Zirrhose 590
- Prostatakarzinom 808
- steroidbedingte Osteoporose 137
- UAW 873
- unerwünschte Arzneimittelwirkungen 873
- zahnärztliche/kieferchirurgische Eingriffe 798

Bivalirudin 230

Blei 649, 981
- Hämodialyse/-perfusion 649
- Hyperurikämie 981

Bleomycin 16, 730, 768, 787, 795
- Hodgkin-Lymphom 730
- intraperitoneale Therapie 795
- Lymphogranulomatose 730
- Morbus Hodgkin 730

α-Blocker 692
- Nierensteine 692

β-Blocker 88, 258–260, 269, 273, 325, 327, 330–332, 334, 337, 343, 353–355, 357–362, 364–367, 377, 380–381, 383–385, 388, 391–392, 401, 404, 440–443, 448, 450–451, 455–456, 482, 538, 597–598, 649, 693, 699–700, 887, 938, 971, 973, 989, 1007, 1065, 1069
- Angina pectoris 377, 380, 383–385
- arterielle Hypertonie 971, 973
- – diabetische Nephropathie 973
- Arzneimittelinteraktionen 260
- AV-Knoten-Re-entry-Tachykardie 353
- AV-Knotenrhythmus 353
- belastungsabhängige Angina pectoris 383
- chronische Linksherzinsuffizienz 337

- Dumping-Syndrom 538
- ektope Vorhoftachykardie 357
- Hämodialyse/-perfusion 649
- HDL-Cholesterin 1007
- Herzinsuffizienz 334, 343
- Hyperthyreose 887
- Hypertonie 440–442, 450–451
- idiopathische, hypertrophische, subvalvuläre Aortenstenose 391
- im Alter 269
- instabile Angina pectoris 384
- Kammerextrasystolen 353
- Kammerextrasystolie 353
- Kammertachykardie 365
- kardioselektive 442
- – Hypertonie 442
- Kontraindikationen 381, 401, 443
- Migräneprophylaxe 1065
- Mitralstenose 388
- Myokardinfarkt 325, 327, 330–332
- – Langzeitbehandlung 331
- Narkose 455
- nicht-kardioselektive 442
- – Hypertonie 442
- Nierenkolik 693
- Ösophagusvarizenblutung 597–598
- Parkinson-Syndrom 1069
- Phäochromozytom 456
- postprandiale Angina pectoris 383
- Pulmonalstenose 392
- Schilddrüsenautonomie 887
- Schwangerschaft 273
- Schwangerschaftshypertonie 699
- sick-sinus-syndrome 367
- Sinusbradyarrhythmie 367
- Sinusbradykardie 366
- Sinustachykardie 353–354
- supraventrikuläre Extrasystolen 362
- Synkope 404
- torsade de pointes 354
- – Rezidivprophylaxe 354
- UAW 381, 1065
- und Antidiabetika 443
- und Antidiabetika, orale 258
- und Antidiabetika, parenterale 259
- und Diabetes mellitus 443
- und Insulin(e) 259, 443
- und Sulfonylharnstoffe 938

- unerwünschte Arzneimittelwirkungen 381, 443, 1065
- ventrikuläre Extrasystolen 364
- Vergiftungen 88
- Vorhofextrasystolen 353
- Vorhofextrasystolie 353
- Vorhofflattern 358
- Vorhofflimmern 359–361
- – Rezidivprophylaxe 361
- Wirkungen 343
- WPW-Syndrom 357

β_1-Blocker 451
- Schwangerschaft 451
- und Hypertonie 451

Bornaprin 1068
- Parkinson-Syndrom 1068
- UAW 1068
- unerwünschte Arzneimittelwirkungen 1068

Borsäure 652
- Hämodialyse/-perfusion 652

Bortezomib 740, 784
- Myelom, multiples 740
- Plasmozytom 740

Bosentan 337, 348, 487, 855–856
- Cor pulmonale 487
- pulmonale Hypertonie 348
- Rechtsherzinsuffizienz 337
- systemische Sklerose 855–856

Botezomid 16

Botulinumtoxin 522
- Achalasie 522

Botulinus-Antitoxin 1030
- Botulismus 1030

Botulismus-Antitoxin 85
- Vergiftungen 85

Breitband-Penicilline 187
- mit Pseudomonas-Wirkung 187
- – UAW 187
- – unerwünschte Arzneimittelwirkungen 187

Breitbandantibiotika 233, 549, 715, 976
- aplastische Anämie 715
- aplastisches Syndrom 715
- diabetische Neuropathie 976
- Ileus 549
- Panmyelopathie 715
- und Antikoagulanzien 233

Breitspektrumcephalosporin 685
- Harnwegsinfektion 685

Breitspektrumpenicillin 685
- Harnwegsinfektion 685

Brivudin 202, 204
- Dosierung 202, 204
- 5-Fluorouracil 204

- – Toxizitätsverstärkung 204
- Indikationen 202, 204
- Kontraindikationen 204
- UAW 204
- unerwünschte Arzneimittelwirkungen 204

Brom 649
- Hämodialyse/-perfusion 649

Bromate 649
- Hämodialyse/-perfusion 649

Bromazepam 649
- Hämodialyse/-perfusion 649

Bromisoval 649
- Hämodialyse/-perfusion 649

Bromocriptin 878–880, 1068, 1070
- Akromegalie 878
- Hyperprolaktinämie 879–880
- Parkinson-Syndrom 1068
- Restless-legs-Syndrom 1070
- UAW 1068
- unerwünschte Arzneimittelwirkungen 1068

Bromoprid 20, 519
- GERD 519
- Refluxkrankheit 519

Broncholytika 15

Bronchospasmolytika 318, 467–468
- Aerosoltherapie 468
- Lungenödem 318

Brotizolam 649
- Hämodialyse/-perfusion 649

Budesonid 132, 471, 481, 552, 554, 556, 559, 585
- Asthma bronchiale 481
- Atemwegserkrankungen, akute Exazerbation 471
- Autoimmunhepatitis 585
- Colitis ulcerosa 559
- Crohn-Krankheit 552, 554, 556
- granulomatöse Kolitis 552, 554, 556
- Ileitis terminalis 552, 554, 556
- Morbus Crohn 552, 554, 556
- regionale Enterokolitis 552, 554, 556

Budipin 1068
- Parkinson-Syndrom 1068

Buflomedil 412, 649
- Hämodialyse/-perfusion 649
- pAVK 412

Bumetanid 151–153, 344
- Herzinsuffizienz 344

Bupivacain 83

Buprenorphin 8–9, 617, 649, 1010

- akute intermittierende Porphyrie 1010
- Hämodialyse/-perfusion 649
- Pankreatitis 617

Buserelin 808
- Prostatakarzinom 808

Busulfan 16, 488, 768

Butizid 694
- Nephrolithiasis 694
- Nierensteine 694

Butobarbital 648
- Hämodialyse/-perfusion 648

Butylscopolamin 529, 552, 609
- Colon irritabile 529
- Crohn-Krankheit 552
- Gallenkolik 609
- granulomatöse Kolitis 552
- Ileitis terminalis 552
- irritable bowel syndrome 529
- Morbus Crohn 552
- regionale Enterokolitis 552
- Reizdarmsyndrom 529

C

Cabergolin 878–880, 1068, 1070
- Akromegalie 878
- Hyperprolaktinämie 879–880
- Parkinson-Syndrom 1068
- Restless-legs-Syndrom 1070

Cadmium 649
- Hämodialyse/-perfusion 649

Calcineurin-Inhibitor 656
- Nierentransplantation 656

Calcitonin 873
- Osteoporose 873

Calcitriol 885, 903–905
- Hyperparathyreoidismus 903–904
- – postoperative Therapie 903
- postoperativer Hypoparathyreoidismus 885
- Pseudohypoparathyreoidismus 905

Calcium 137, 590, 619, 623, 642
- chronische Niereninsuffizienz 642
- chronische Pankreatitis 623
- Pankreatitis 619
- primär biliäre Zirrhose 590
- Steroidbehandlung 137

Calcium-Natrium-Citrat 644
- renale Azidose 644

Calciumgluconat 85
- Vergiftungen 85

Candesartan 338, 441, 444, 449
- Bluthochdruck 441
- Herzinsuffizienz 338
- Hypertonie 441, 444, 449

Capecitabin 769, 820–822
- Kolonkarzinom 820
- kolorektale Karzinome 822
- Rektumkarzinom 821
Captopril 83, 331, 336–338, 441, 444, 449, 640–641, 647, 690, 696
- akute Herzinsuffizienz 337
- Bluthochdruck 441
- chronische Niereninsuffizienz 640–641
- Hämodialyse/-perfusion 647
- Herzinsuffizienz 336, 338
- Hypertonie 441, 444, 449
- Myokardinfarkt 331
- Nephrolithiasis 696
- Nephrotoxizität 690
- Nierensteine 696
Carbachol 975
- diabetische Neuropathie 975
Carbamate 649
- Hämodialyse/-perfusion 649
Carbamazepin 11–12, 142, 258–259, 261–262, 275, 649, 657, 881, 975, 1061, 1073, 1086
- Arzneimittelinteraktionen 259
- Diabetes insipidus centralis 881
- diabetische Neuropathie 975
- embryo-/fetotoxisches Potenzial 275
- Hämodialyse/-perfusion 649
- Polyneuropathie 1073
- Status epilepticus 1061
- therapeutischer Bereich 1086
- und Antibiotika 258
- und Antikoagulanzien, orale 259
- und Ciclosporin 142
- und Ciclosporin A 657
- und DDAVP 881
- und Kontrazeptiva, orale 261
- und Theophyllin 262
Carbapenem 1015–1016, 1032
- Aktinomykose 1032
- Puerpalsepsis 1016
- Sepsis, myeloische Insuffizienz 1015
- septischer Abort 1016
Carbapeneme 171, 174–175
- Indikationen 175
- UAW 175
- unerwünschte Arzneimittelwirkungen 175
Carbenicillin 187, 648
- Hämodialyse/-perfusion 648

Carbidopa 1068
- Parkinson-Syndrom 1068
Carbimazol 889
- Basedow-Hyperthyreose 889
- Dosierung 889
Carboplatin 16, 769, 795, 812, 912
- intraperitoneale Therapie 795
- Nebennierenrindenkarzinom 912
- nicht-kleinzelliges Bronchialkarzinom 812
Carbromal 649
- Hämodialyse/-perfusion 649
Carisoprodol 649
- Hämodialyse/-perfusion 649
Carmustin 16
Carteolol 380
- Angina pectoris 380
Carvedilol 343, 380, 441–443
- Angina pectoris 380
- Herzinsuffizienz 343
- Hypertonie 441–443
Caspofungin 212, 497, 506, 1047
- Aspergillose 506
- Candidiasis 506, 1047
- Dosierung 212
- Indikationen 212
- Lungenmykose 497
- Lungenmykosen 506
- mykotische Pneumonie 497
- UAW 212
- unerwünschte Arzneimittelwirkungen 212
Cathin 922
- Adipositas 922
2-CDA 735
- niedrigmaligne Lymphome 735
Cefaclor 176
Cefadroxil 176
Cefalexin 176
Cefalotin 139, 396
- bakterielle Endokarditis 396
- und Methotrexat 139
Cefamandol 260
- und Alkohol 260
- und Äthanol 260
Cefazolin 175, 397
- bakterielle Endokarditis 397
- Endokarditistherapie 397
Cefepim 175, 613
- Cholezystitis 613
Cefixim 177, 1022
- Gonorrhö 1022
Cefmenoxim 260
- und Äthanol 260

Cefoperazon 260, 266
- Lebererkrankungen 266
- und Alkohol 260
- und Äthanol 260
Cefotaxim 175, 396, 497, 549, 577, 595, 635, 685, 1015–1016, 1018, 1022, 1026, 1032–1033
- Aktinomykose 1032
- akutes Leberversagen 577
- Borreliose 1033
- Cholangiosepsis 1016
- Gonorrhö 1022
- Haemophilus-influenzae-Meningitis 1018
- Harnwegsinfektion 685
- hepatorenales Syndrom 635
- Ileus 549
- Lyme-Borreliose 1033
- Meningitis 1018
- Meningokokkenmeningitis 1018
- Pneumonie 497
- Puerperalsepsis 1016
- Salmonellenenteritis 1026
- septischer Abort 1016
- spontane bakterielle Peritonitis 595
- Staphylokokkenendokarditis 396
- Streptokokkenmeningitis 1018
- Urosepsis 1015
- Wundsepsis 1015
Cefotiam 175, 563
- Divertikulitis 563
Cefoxitin 175, 266, 497–498
- Aspirationspneumonie 498
- Lebererkrankungen 266
- Pneumonie 497
Cefpodoximproxetil 177
Ceftazidim 175, 497, 618
- Pankreatitis 618
- Pneumonie 497
Ceftibuten 177
Ceftriaxon 24, 175, 266, 397, 541, 595, 607, 613, 685, 865, 1018, 1022–1023, 1033, 1073
- bakterielle Endokarditis 397
- Borreliose 1033
- Cholezystitis 613
- Cholezystolithiasis 607
- Endokarditistherapie 397
- Gonorrhö 1022
- Harnwegsinfektion 685
- Lebererkrankungen 266
- Leptospirose 1023
- Lyme-Arthritis 865
- Lyme-Borreliose 1033

- Meningitis 1018
- Meningokokkenmeningitis 1018
- Morbus Whipple 541
- Polyneuritis 1073
- – Borreliose 1073
- – Lyme-Borreliose 1073
- Polyradikulitis 1073
- – Borreliose 1073
- – Lyme-Borreliose 1073
- spontane bakterielle Peritonitis 595
- Streptokokkenmeningitis 1018
- Whipple-Syndrom 541

Cefuroxim 175, 476, 1015–1016, 1020–1021, 1031, 1034
- Cholangiosepsis 1016
- chronische Bronchitis 476
- – akute Exazerbation 476
- Fremdkörpersepsis 1015
- Grippe 1034
- Influenza 1034
- Lues 1020–1021
- Syphilis 1020–1021
- Toxic-Shock-Syndrom 1031
- Wundsepsis 1015

Cefuroximaxetil 126, 177
Celecoxib 7, 534, 841
- chronische Polyarthritis 841
- rheumatoide Arthritis 841
CellCept® 140
Cephalexin 686
- Harnwegsinfektion 686
Cephalosporine 171, 175–177, 260, 272, 396, 471, 497, 613, 633, 648, 661, 687, 690, 713, 840, 865, 1022
- asymptomatische Bakteriurie 687
- Atemwegserkrankungen 471
- bakterielle Endokarditis 396
- Cholezystitis 613
- Glomerulonephritis 661
- Gonorrhö 1022
- Hämodialyse/-perfusion 648
- Hämolyse 713
- Indikationen 177
- Lyme-Arthritis 865
- Nephrotoxizität 690
- orale 176
- parenterale 175–176
- – Indikationen 176
- Pneumonie 497
- Poststreptokokken-Glomerulonephritis 661
- Schwangerschaft 272
- Stillzeit 272

- UAW 177
- und Alkohol 260
- und Äthanol 260
- und nichtsteroidale Antirheumatika 840
- und NSAR 840
- unerwünschte Arzneimittelwirkungen 177

Cephalotin 258
- und Antibiotika 258
Certolizumab-Pegol 146
Certoparin 226–227
Cetirizin 273
- Stillzeit 273
Cetuximab 16, 783, 797, 822
- Immuntherapie 797
- kolorektale Karzinome 822
Cevimelin 858
- Kontraindikationen 858

Chemotherapeutika 647, 722
- Hämodialyse/-perfusion 647
- Mutagenität 722

Chinidin 82, 260–261, 266, 270, 358, 363, 587, 647, 763, 1086
- Arzneimittelinteraktionen 260
- Hämodialyse/-perfusion 647
- im Alter 270
- Lebererkrankungen 266
- Leberzirrhose 587
- Lupusantikoagulans-Induktion 763
- therapeutischer Bereich 1086
- und Herzglykoside 261
- ventrikuläre Extrasystolen 363

Chinin 83, 213, 649, 710, 978, 1041, 1073
- Dosierung 213
- Hämodialyse/-perfusion 649
- Hämolyse 710
- Hypoglykämie 978
- Malaria 1041
- Polyneuropathie 1073
- UAW 213
- unerwünschte Arzneimittelwirkungen 213

Chinolone 24, 126, 135, 171, 179–181, 192, 196, 262, 471, 497, 595, 685, 895, 1022, 1025–1027
- akute Thyreoiditis 895
- Atemwegserkrankungen 471
- Cholera 1027
- Dysenterie 1025
- Gonorrhö 1022
- Harnwegsinfektion 685
- Indikationen 180
- Paratyphus 1026

- Pharmakokinetik 179
- Pneumonie 497
- Ruhr 1025
- Salmonellenausscheider 1027
- Salmonellenenteritis 1026
- spontane bakterielle Peritonitis 595
- Typhus abdominalis 1026
- UAW 181
- und Glukokortikoide 135
- und Theophyllin 262
- unerwünschte Arzneimittelwirkungen 181

Chloralhydrat 649
- Hämodialyse/-perfusion 649
Chlorambucil 141, 649, 673, 735, 737, 741, 770, 863
- Applikationsweise 141
- Behçet-Syndrom 863
- Chronisch-lymphatische Leukämie 737
- Dosierung 141
- Glomerulonephritis 673
- Hämodialyse/-perfusion 649
- Kontraindikationen 141
- Lymphome, niedrigmaligne 735
- Makroglobulinämie 741
- Morbus Waldenström 741
- niedrigmaligne Lymphome 735

Chloramin 650
- Hämodialyse/-perfusion 650
Chloramphenicol 171, 177, 259, 266, 648, 706, 714, 938, 1018–1019, 1023–1024, 1026
- aplastische Anämie 714
- Brucellose 1024
- Hämodialyse/-perfusion 648
- Indikationen 177
- Lebererkrankungen 266
- Listeriose 1023
- Meningokokkenmeningitis 1018
- Panmyelopathie 714
- Paratyphus 1026
- Pseudomonas-aeruginosa-Meningitis 1018–1019
- Salmonellenenteritis 1026
- Streptokokkenmeningitis 1018
- Typhus abdominalis 1026
- UAW 177
- und Antikonvulsiva 259
- und Sulfonylharnstoffe 938
- unerwünschte Arzneimittelwirkungen 177

Chlorate 650
- Hämodialyse/-perfusion 650
Chlordiazepoxid 266, 270, 649, 1070
- Alkoholdelir 1070
- Hämodialyse/-perfusion 649
- im Alter 270
- Lebererkrankungen 266
- Prädelir 1070
Chlorgas 650
- Hämodialyse/-perfusion 650
Chlorhexidin 650
- Hämodialyse/-perfusion 650
Chlormezanon 650
- Hämodialyse/-perfusion 650
Chlorodeoxyadenosin 16
2-Chlorodeoxyadenosin 738
- Haarzell-Leukämie 738
Chlorophenoxyderivate 650
- Hämodialyse/-perfusion 650
Chloroquin 213, 273, 648, 843, 1011, 1041–1043, 1045
- Amöbiasis 1045
- chronische Polyarthritis 843
- Dosierung 213
- Hämodialyse/-perfusion 648
- Malaria 1041
- Malariaprophylaxe 1042
- Porphyria cutanea tarda 1011
- Resistenz 1041
- rheumatoide Arthritis 843
- Schwangerschaft 273, 1042
- Stillzeit 273
- UAW 213, 1043
- unerwünschte Arzneimittelwirkungen 213, 1043
Chloroquindiphosphat 1041
- Malaria 1041
Chlorothiazid 344
- Herzinsuffizienz 344
Chlorpheniramin 83
Chlorpromazin 252, 650, 763, 937, 1010
- akute intermittierende Porphyrie 1010
- Hämodialyse/-perfusion 650
- Kontraindikationen 252
- Lupusantikoagulans-Induktion 763
- und Biguanide 937
- und Metformin 937
Chlorpropamid 283, 881
- Diabetes insipidus centralis 881
- und DDAVP 881
Chlorpropamin 650
- Hämodialyse/-perfusion 650

Chlorprothixen 252, 650
- Hämodialyse/-perfusion 650
Chlortalidon 152, 154, 449, 694, 881, 973
- arterielle Hypertonie 973
- - diabetische Nephropathie 973
- Diabetes insipidus renalis 881
- Hypertonie 449
- Nephrolithiasis 694
- Nierensteine 694
Chlortetracyclin 648
- Hämodialyse/-perfusion 648
Cholecalciferol 291–293
Cholesterin 1078
- Referenzbereich 1078
Cholesterin-Synthese-Enzym-Hemmer 996–999, 1004–1006, 1008
- Dyslipoproteinämie 996–997, 1008
- endogene Hypertriglyzeridämie 1005
- Fettstoffwechselstörungen 996–997
- Hypercholesterinämie 1004
- Hyperlipoproteinämie 996–997
- Hypertriglyzeridämie 1006
- Indikationen 998
- Interaktionen 999
- kombinierte Hyperlipidämie 1005
- Kontraindikationen 999
- UAW 998
- und Fibrate 998
- und Nikotinsäure 998
- unerwünschte Arzneimittelwirkungen 998
Cholestyramin 590
- UAW 590
- unerwünschte Arzneimittelwirkungen 590
Cholin 604
- alkoholische Leberschädigung 604
Cholinesterasehemmer 482, 1074
- Alzheimer-Demenz 1074
Chondronat 797
- Knochenmetastasen 797
CHOP-Schema 735
- hochmaligne Lymphome 735
Chrom 650
- Hämodialyse/-perfusion 650
Ciclosporin 126, 131, 136, 139, 141–142, 261, 558, 656, 672–673, 719, 844, 894, 981, 999
- Applikationsweise 142

- Arzneimittelinteraktionen 261
- chronische Polyarthritis 844
- Colitis ulcerosa 558
- Dosierung 142
- Glomerulonephritis 672–673
- - fokal-segmental-sklerosierende 672
- Hyperurikämie 981
- immunogene Orbitopathie 894
- Interaktionen 142
- Kontraindikationen 142
- Kontrolluntersuchungen 136
- minimal change-Glomerulonephritis 672
- Morbus Moschcowitz 719
- nephrotisches Syndrom 672
- - Minimalveränderungen 672
- Nierentransplantation 656
- Pharmakokinetik 141
- rheumatoide Arthritis 844
- thrombotisch-thrombozytopenische Purpura 719
- UAW 142
- und Allopurinol 142
- und Aminoglykoside 142
- und Amiodaron 142
- und Amlodipin 142
- und Amphotericin B 142
- und antikaliuretische Diuretika 142
- und Barbiturate 142
- und Carbamazepin 142
- und Cholesterin-Synthese-Enzym-Hemmer 999
- und Colchicin 142
- und CSE-Hemmer 999
- und Diclofenac 142
- und Digoxin 142
- und Diltiazem 142
- und Doxycyclin 142
- und Glukokortikoide 142
- und HMG-CoA-Reduktase-Hemmer 999
- und Johanniskraut(präparate) 142
- und Ketoconazol 142
- und Kontrazeptiva, orale 142
- und Makrolidantibiotika 142
- und Metamizol 142
- und Methotrexat 139
- und Metoclopramid 142
- und Nafcillin 142
- und nichtsteroidale Antiphlogistika 142
- und NSAR 142

- und Orlistat 142
- und Phenytoin 142
- und Propafenon 142
- und Rifampicin 142
- und RMP 142
- und Statine 999
- und Trimethoprim 142
- und Verapamil 142
- unerwünschte Arzneimittelwirkungen 142
- Wirkungsmechanismus 141

Ciclosporin A 258, 507, 559–561, 585, 680, 715, 719, 728, 852–854, 863
- aplastische Anämie 715
- aplastisches Syndrom 715
- Autoimmunhepatitis 585
- Behçet-Syndrom 863
- Colitis ulcerosa 559–561
- immunthrombozytopenische Purpura 719
- Lungensarkoidose 507
- Lupus erythematodes disseminatus 853–854
- Morbus Boeck 507
- Nephrotoxizität 680
- Panmyelopathie 715
- (Spond-)Arthritis psoriatica 852
- Stammzelltransplantation 728
- und Antibiotika 258

Cidofovir 202, 204
- Dosierung 202, 204
- Indikationen 202, 204
- Kontraindikationen 204
- UAW 204
- unerwünschte Arzneimittelwirkungen 204

Cilastatin 174

Cilastin 613
- Cholezystitis 613

Cildagliptin 940
- Diabetes mellitus Typ 2 940

Cilostazol 412, 415
- pAVK 412, 415

Cimetidin 80, 82, 126, 143, 259–260, 262–263, 266, 269, 518, 533, 650, 879, 903
- anaphylaktischer Schock 80
- GERD 518
- Hämodialyse/-perfusion 650
- Hyperparathyreoidismus 903
- Hyperprolaktinämie 879
- im Alter 269
- Kontrastmittelüberempfindlichkeit 82
- Lebererkrankungen 266
- peptisches Ulkus 533

- Refluxkrankheit 518
- Ulcus pepticum 533
- Ulkuskrankheit 533
- und Antidepressiva, trizyklische 263
- und Antiepileptika 259
- und Antikoagulanzien, orale 259
- und Antikonvulsiva 259
- und Benzodiazepine 260
- und β-Blocker 260
- und Chinidin 260
- und Leflunomid 143
- und β-Rezeptorenblocker 260
- und Theophyllin 262

Cinacalcet 643
- chronische Niereninsuffizienz 643

Cinnarizin 1066
- Menière-Attacke 1066

Ciprofloxacin 24–25, 28, 179–180, 192, 196, 201, 266, 497, 554, 561, 563, 595–596, 613–614, 618, 620, 685–686, 1015, 1018, 1022, 1025–1027
- Cholangitis 614
- Cholezystitis 613
- Crohn-Krankheit 554
- Divertikulitis 563
- Dysenterie 1025
- Gonorrhö 1022
- granulomatöse Kolitis 554
- Harnwegsinfektion 685–686
- Ileitis terminalis 554
- Lebererkrankungen 266
- Meningokokkenmeningitis 1018
- Morbus Crohn 554
- Pankreasabszess 620
- Pankreatitis 618
- Pneumonie 497
- portale Hypertension 596
- Pouchitis 561
- regionale Enterokolitis 554
- Ruhr 1025
- Salmonellenausscheider 1027
- Salmonellenenteritis 1026
- spontane bakterielle Peritonitis 595
- Urosepsis 1015

Cisaprid 20

Cisplatin 16, 258, 629, 794–795, 805, 812, 816, 832, 912, 1073
- akutes Nierenversagen 629
- intraperitoneale Therapie 795
- maligner Aszites 794
- Mammakarzinom 805

- Nebennierenrindenkarzinom 912
- nicht-kleinzelliges Bronchialkarzinom 812
- Ösophaguskarzinom 816
- Paravasate 832
- Polyneuropathie 1073
- und Antibiotika 258

Citalopram 11, 1074
- Alzheimer-Demenz 1074

Clarithromycin 24, 182, 192, 196, 201, 259–260, 476, 497, 531, 657, 999, 1031
- chronische Bronchitis 476
- – akute Exazerbation 476
- Diphtherie 1031
- Helicobacter-pylori-Eradikation 531
- Pneumonie 497
- und Antiepileptika 259
- und Antikonvulsiva 259
- und Chinidin 260
- und Cholesterin-Synthese-Enzym-Hemmer 999
- und Ciclosporin A 657
- und CSE-Hemmer 999
- und HMG-CoA-Reduktase-Hemmer 999
- und Statine 999

Clavulansäure 171, 187, 563, 595–596
- Divertikulitis 563
- und Amoxicillin 595–596
- – portale Hypertension 596
- – spontane bakterielle Peritonitis 595

Clemastin 80, 82, 273, 590
- anaphylaktischer Schock 80
- Kontrastmittelüberempfindlichkeit 82
- primär biliäre Zirrhose 590
- Schwangerschaft 273

Clemizol-Penicillin 1020
- Lues 1020
- Syphilis 1020

Clindamycin 171, 177, 266, 399, 497, 648, 1015–1016, 1031, 1038, 1042
- Endokarditisprophylaxe 399
- Hämodialyse/-perfusion 648
- Indikationen 177
- Lebererkrankungen 266
- Malaria 1042
- Pneumonie 497
- Puerperalsepsis 1016
- septischer Abort 1016
- Toxic-Shock-Syndrom 1031

- Toxoplasmoseenzephalitis 1038
- UAW 177
- unerwünschte Arzneimittelwirkungen 177
- Wundsepsis 1015

Clobazam 649, 1086
- Hämodialyse/-perfusion 649
- therapeutischer Bereich 1086

Clodronat 294

Clodronsäure 903
- Hyperparathyreoidismus 903

Clofibrat 233, 259, 881, 938, 997, 1000
- Diabetes insipidus centralis 881
- Dyslipoproteinämie 997, 1000
- Fettstoffwechselstörungen 997, 1000
- Hyperlipoproteinämie 997, 1000
- und Antikoagulanzien 233, 259
- und DDAVP 881
- und Sulfonylharnstoffe 938

Clomethiazol 266, 1070–1071, 1074
- Alkoholdelir 1070–1071
- Alzheimer-Demenz 1074
- Delirium tremens 1070
- Lebererkrankungen 266
- Prädelir 1070

Clomipramin 11, 250, 254–255, 653, 1073
- Hämodialyse/-perfusion 653
- Polyneuropathie 1073

Clonazepam 12, 649, 1010, 1060–1061, 1070
- akute intermittierende Porphyrie 1010
- Hämodialyse/-perfusion 649
- Restless-legs-Syndrom 1070
- Status epilepticus 1060–1061

Clonidin 60–61, 440–441, 445–446, 453, 455, 641, 650, 1071
- Alkoholdelir 1071
- chronische Niereninsuffizienz 641
- Hämodialyse/-perfusion 650
- hypertensiver Notfall 453
- Hypertonie 440–441, 445
- Kontraindikationen 446
- Narkose 455
- UAW 446
- und Noradrenalin 455
- unerwünschte Arzneimittelwirkungen 446

Clopidogrel 239–240, 327, 329, 332, 413, 415–416, 1055, 1057
- ischämischer Insult 1057
- – Rezidivprophylaxe 1057
- Myokardinfarkt 327, 329, 332
- – Langzeitbehandlung 332
- pAVK 413, 415–416
- TIA 1055
- transiente ischämische Attacke 1055
- UAW 239–240
- unerwünschte Arzneimittelwirkungen 239–240

Clorazepat 649
- Hämodialyse/-perfusion 649

Clotiazepam 649
- Hämodialyse/-perfusion 649

Clotrimazol 577
- akutes Leberversagen 577

Cloxacillin 186, 648
- Hämodialyse/-perfusion 648

Clozapin 253, 1086
- Kontraindikationen 253
- therapeutischer Bereich 1086

Co-Amoxiclav 1032
- Aktinomykose 1032

Co-trimetrol 1037
- Pneumocystis-jiroveci-Pneumonie 1037

Co-trimoxazol 24, 188–189, 259, 497, 541, 595, 684–686, 740, 1023–1027, 1037–1038, 1044, 1052
- Brucellose 1024
- Cholera 1027
- Cyclosporiasis 1052
- Dysenterie 1025
- Harnwegsinfektion 684–686
- Indikationen 188
- Isosporiasis 1052
- Listeriose 1023
- Mikrosporidiose 1052
- Morbus Whipple 541
- MRSA 188
- – Indikationen 188
- Myelom, multiples 740
- Paratyphus 1026
- Plasmozytom 740
- Pneumocystis-jiroveci-Pneumonie 1037–1038
- Pneumonie 497
- Ruhr 1025
- Salmonellenausscheider 1027
- Salmonellenenteritis 1026
- spontane bakterielle Peritonitis 595
- Toxoplasmose 1044

- Toxoplasmoseenzephalitis 1038
- Typhus abdominalis 1026
- UAW 189
- und Antiepileptika 259
- und Antikonvulsiva 259
- unerwünschte Arzneimittelwirkungen 189
- Whipple-Syndrom 541

Cocain 650
- Hämodialyse/-perfusion 650

Codein 8, 15, 273, 402, 650, 1070
- Hämodialyse/-perfusion 650
- Pericarditis sicca 402
- Restless-legs-Syndrom 1070
- Schwangerschaft 273
- Stillzeit 273

Codeinphosphat 473
- Bronchitis 473
- Tracheobronchitis 473

Coffein 650
- Hämodialyse/-perfusion 650

Colchicin 139, 142, 502, 650, 863, 984
- Behçet-Syndrom 863
- familiäres Mittelmeerfieber 502
- Gichtanfall 984
- Hämodialyse/-perfusion 650
- UAW 984
- und Ciclosporin 142
- und Methotrexat 139
- unerwünschte Arzneimittelwirkungen 984

Colecalciferol 590
- primär biliäre Zirrhose 590

Colesevelam 1000
- Dyslipoproteinämie 1000
- Fettstoffwechselstörungen 1000
- Hyperlipoproteinämie 1000

Colestipol 261, 997, 1000, 1004
- Dyslipoproteinämie 997, 1000
- Fettstoffwechselstörungen 997, 1000
- Hypercholesterinämie 1004
- Hyperlipoproteinämie 997, 1000
- und Herzglykoside 261

Colestyramin 140, 233, 259, 261, 342, 555, 590, 694, 997, 1000, 1004
- Digitalisintoxikation 342
- Dyslipoproteinämie 997, 1000
- Fettstoffwechselstörungen 997, 1000
- Hypercholesterinämie 1004

- Hyperlipoproteinämie 997, 1000
- Maldigestion(ssyndrome) 555
- – Crohn-Krankheit 555
- – Morbus Crohn 555
- Nephrolithiasis 694
- Nierensteine 694
- primär biliäre Zirrhose 590
- und Antikoagulanzien 233, 259
- und Antikoagulanzien, orale 259
- und Herzglykoside 261
- und Mycophenolatmofetil 140

Colistin 577, 648
- akutes Leberversagen 577
- Hämodialyse/-perfusion 648

Colony-stimulating factors 797
- Immuntherapie 797

COPP-Schema 731
- Hodgkin-Lymphom 731
- Lymphogranulomatose 731

Cortisol 906–907, 913
- adrenogenitales Syndrom 913
- Morbus Addison 906–907
- primäre Nebennierenrindeninsuffizienz 906–907

Cortison 13, 554, 906, 909, 913, 1057
- adrenogenitales Syndrom 913
- Crohn-Krankheit 554
- granulomatöse Kolitis 554
- Ileitis terminalis 554
- Morbus Addison 906
- Morbus Crohn 554
- primäre Nebennierenrindeninsuffizienz 906
- regionale Enterokolitis 554
- sekundäre Nebennierenrindeninsuffizienz 909

Cotrimoxazol 259
- und Antikoagulanzien, orale 259

COX-2-Hemmer/COX-2-Inhibitoren 6–7, 839, 841
- chronische Polyarthritis 839, 841
- rheumatoide Arthritis 839, 841

Coxibe 841
- chronische Polyarthritis 841
- rheumatoide Arthritis 841

Cromoglicinsäure 272, 467, 472, 482, 484
- akute respiratorische Insuffizienz 467
- Anstrengungsasthma 482

- ARDS 467
- Asthma bronchiale 482, 484
- Atemwegserkrankungen 472
- Schwangerschaft 272
- Stillzeit 272

CsA 656, 672–673, 680
- Glomerulonephritis 672–673
- – fokal-segmental-sklerosierende 672
- – minimal change-Glomerulonephritis 672
- nephrotisches Syndrom 672
- – Minimalveränderungen 672
- Nephrotoxizität 680
- Nierentransplantation 656

CSE-Hemmer 331, 996–999, 1004–1006, 1008
- Dyslipoproteinämie 996–997, 1008
- endogene Hypertriglyzeridämie 1005
- Fettstoffwechselstörungen 996–997
- Hypercholesterinämie 1004
- Hyperlipoproteinämie 996–997
- Hypertriglyzeridämie 1006
- Indikationen 998
- Interaktionen 999
- kombinierte Hyperlipidämie 1005
- Kontraindikationen 999
- Myokardinfarkt 331
- – Langzeitbehandlung 331
- UAW 998
- und Fibrate 998
- und Nikotinsäure 998
- unerwünschte Arzneimittelwirkungen 998

Cumarinderivate 275, 840
- embryo-/fetotoxisches Potenzial 275
- und Pyrazolidine 840

Cyanacrylat 596
- Fundusvarizen 596

Cyanocobalamin 708
- perniziöse Anämie 708
- Vitamin-B_{12}-Mangel 708

Cyanwasserstoff 650
- Hämodialyse/-perfusion 650

Cyclobarbital 648
- Hämodialyse/-perfusion 648

Cyclobenzaprin 650
- Hämodialyse/-perfusion 650

Cyclooxygenasehemmer 4

Cyclophosphamid 16, 136, 140–141, 507, 509, 585, 650, 664–665, 672–676, 678–680, 712, 719, 728, 730, 735, 737, 770, 842, 844, 848, 853–854, 860–863, 985, 1072
- adultes Still-Syndrom 848
- Anti-GBM-RPGN 664
- Applikationsweise 140
- autoimmunhämolytische Anämie 712
- Autoimmunhepatitis 585
- Behçet-Syndrom 863
- chronisch-lymphatische Leukämie 737
- chronische Polyarthritis 842, 844
- Churg-Strauss-Syndrom 862
- CIDP 1072
- Dosierung 140
- fibrosierende Alveolitis 509
- Glomerulonephritis 665, 672–673
- – fokal-segmental-sklerosierende 672
- – rasch progrediente 665
- – – ohne Immundepots 665
- GN 665
- – rasch progrediente 665
- – – ohne Immundepots 665
- Goodpasture-Syndrom 664
- Guillain-Barré-Syndrom 1072
- Hämodialyse/-perfusion 650
- hochmaligne Lymphome 735
- Hodgkin-Lymphom 730
- idiopathische Lungenfibrose 509
- IgA-Nephropathie 674–675
- immunthrombozytopenische Purpura 719
- Interaktionen 141
- interstitielle Lungenkrankheiten 509
- Kontraindikationen 141
- Kontrolluntersuchungen 136
- Lungensarkoidose 507
- Lupus erythematodes disseminatus 678, 853–854
- Lymphogranulomatose 730
- mikroskopische Polyangiitis 679–680
- minimal change-Glomerulonephritis 672
- Morbus Boeck 507
- Morbus Hodgkin 730
- nephrotisches Syndrom 672
- – Minimalveränderungen 672
- niedrigmaligne Lymphome 735

- Panarteriitis nodosa 860
- Pharmakokinetik 140
- Polyarteriitis nodosa 678
- Polymyalgia rheumatica 863
- Polyradikuloneuropathie 1072
- rasch progrediente Glomerulonephritis 665
- – ohne Immundepots 665
- rheumatoide Arthritis 842, 844
- Riesenzellarteriitis 863
- RPGN 665
- – ohne Immundepots 665
- Stammzelltransplantation 728
- UAW 141
- und Allopurinol 141, 985
- und Glukokortikoide 141
- und Hydrochlorothiazid 141
- und Muskelrelaxanzien 141
- und Sulfonylharnstoffe 141
- unerwünschte Arzneimittelwirkungen 141
- Wegener-Granulomatose 679–680, 861
- Wirkungsweise 140
Cycloserin 648
- Hämodialyse/-perfusion 648
Cyproteronacetat 914
- Hirsutismus 914
- Lebertumoren 914
Cytarabin 16, 725, 727, 771, 794–795
- akute myeloische Leukämie 725
- intraperitoneale Therapie 795
- maligner Aszites 794
- Meningeosis leucaemica 727
Cytosin-Arabinosid 735
- hochmaligne Lymphome 735

D

D-Glucosaminsulfat 869
- Arthrose 869
D-Penicillamin 85, 592, 844, 856
- chronische Polyarthritis 844
- Morbus Wilson 592
- rheumatoide Arthritis 844
- systemische Sklerose 856
- UAW 592
- unerwünschte Arzneimittelwirkungen 592
- Vergiftungen 85
Dacarbazin 16, 730, 771
- Hodgkin-Lymphom 730
- Lymphogranulomatose 730
- Morbus Hodgkin 730

Daclizumab 146, 657
- Nierentransplantation 657
Dactinomycin 832
- Paravasate 832
Dalteparin 226–227, 435
- Thromboseprophylaxe 435
- – Tumorpatienten 435
Danaparoid 229, 721
- heparininduzierte Thrombozytopenie 721
Danazol 712
- autoimmunhämolytische Anämie 712
Dantrolen 1073
- Polyneuropathie 1073
Dapson 650
- Hämodialyse/-perfusion 650
Darmantiseptika 23
Dasatinib 742
- chronische myeloische Leukämie 742
Daunorubicin 16, 724–725, 772, 832
- akute myeloische Leukämie 725
- Kardiotoxizität 724
- Paravasate 832
DDAVP 881
- Diabetes insipidus centralis 881
Decarboxylasehemmer 1069
- Restless-legs-Syndrom 1069
Decortin 908
- Addison-Krise 908
- akute Nebennierenrindeninsuffizienz 908
Deferasirox 591
- Hämochromatose 591
Deferoxamin 85, 591, 643–644, 706, 710
- chronische Niereninsuffizienz 643
- Hämochromatose 591
- renale Anämie 644
- sideroachrestische Anämie 706
- Thalassämie 710
- UAW 643
- unerwünschte Arzneimittelwirkungen 643
- Vergiftungen 85
Deflazacort 132
- Grenzdosis 132
- Halbwertszeit 132
- – biologische 132
Dehydrobenzperidol 318
- Lungenödem 318
Delavirdin 208

Depot-Penicillin 400, 1020
- Lues 1020
- rheumatische Karditis 400
- Syphilis 1020
Desamino-D-8Arg-Vasopressindiacetat 881
- Diabetes insipidus centralis 881
Desidurin 226
Desipramin 266, 649, 1074
- Alzheimer-Demenz 1074
- Hämodialyse/-perfusion 649
- Lebererkrankungen 266
Desirudin 229–230, 434
- Indikationen 230
- Thromboseprophylaxe 434
Desmopressin 285, 753, 756
- Faktor-VIII-Stimulation 753
- Kontraindikationen 753
- Thrombozytenfreisetzungsstörungen 756
- UAW 753
- unerwünschte Arzneimittelwirkungen 753
- vWF-Stimulation 753
Dexamethason 18, 132, 727, 735, 740, 831, 911, 913–914, 1018, 1057–1058
- adrenogenitales Syndrom 913
- Grenzdosis 132
- Halbwertszeit 132
- – biologische 132
- Hirsutismus 914
- hochmaligne Lymphome 735
- Meningeosis leucaemica 727
- Meningitis 1018
- Myelom, multiples 740
- Nebennierenrindenkarzinom 911
- obere Einflussstauung 831
- Plasmozytom 740
- tumorbedingtes Querschnittssyndrom 831
- Vena-cava-superior-Syndrom 831
- zerebrale Blutungen 1058
Dextrane 240, 594, 690, 1057
- Aszites 594
- Nephrotoxizität 690
Dextran(präparate) 68, 78, 233
- und Antikoagulanzien 233
Dextromethorphan 15, 273
- Schwangerschaft 273
- Stillzeit 273
Dextromoramid 650
- Hämodialyse/-perfusion 650
Diacetylmorphin 650
- Hämodialyse/-perfusion 650

Diäthylenglykol 650
- Hämodialyse/-perfusion 650

Diazepam 85, 266, 270, 274, 318, 324, 377, 454, 491–492, 503, 514, 565, 609, 649, 698, 700, 887, 1058–1060, 1071
- Alkoholdelir 1071
- Angina pectoris 377
- Darmblutung 565
- Eklampsie 700
- Gallenkolik 609
- Hämatochezie 565
- Hämodialyse/-perfusion 649
- hypertensiver Notfall 454
- Hyperthyreose 887
- im Alter 270
- Lebererkrankungen 266
- Lungenblutung 492
- Lungenödem 318, 491
- Myokardinfarkt 324
- Notfallendoskopie 514
- Schilddrüsenautonomie 887
- Schwangerschaft 274
- Schwangerschaftshypertonie 698
- Spannungspneumothorax 503
- Status epilepticus 1060
- Vergiftungen 85
- zerebrale Blutungen 1058

Diazepinderivate 377
- Angina pectoris 377

Diazoxid 641, 650, 980
- chronische Niereninsuffizienz 641
- Hämodialyse/-perfusion 650
- Insulinom 980
- UAW 980
- unerwünschte Arzneimittelwirkungen 980

Dibenzepin 653
- Hämodialyse/-perfusion 653

Dichloräthan 650
- Hämodialyse/-perfusion 650

Diclofenac 6–7, 142, 269, 609, 841, 895–896, 984, 1062
- chronische Polyarthritis 841
- Gallenkolik 609
- Gichtanfall 984
- im Alter 269
- Migräneanfall 1062
- rheumatoide Arthritis 841
- Strahlenthyreoiditis 896
- subakute Thyreoiditis 895
- und Ciclosporin 142

Dicloxacillin 186, 396, 648
- Hämodialyse/-perfusion 648

- Staphylokokkenendokarditis 396

Dicoumarolderivate 1057

Dicumarol 126, 346, 360, 938
- und Sulfonylharnstoffe 938
- Vorhofflimmern 360

Dicyclomin 650
- Hämodialyse/-perfusion 650

Didanosin 208

Dieffenbachia 650
- Hämodialyse/-perfusion 650

Diethylcarbamazin 1048
- Filariosen 1048

Digitalis 26, 315, 359–360, 363
- Empfindlichkeit 315
- ventrikuläre Extrasystolen 363
- Vorhofflimmern 359–360

Digitalis-Antidot 85
- Vergiftungen 85

Digitalis-Antitoxin 85, 342
- Digitalisintoxikation 342
- Herzrhythmusstörungen 342
- - digitalisbedingte 342
- Vergiftungen 85

Digitalisglykoside 318, 325, 330, 334, 337, 339–341, 353–354, 358–360, 366–367, 388, 390–391, 400, 487–488, 495, 650, 903, 1000, 1015
- Anionenaustauscherharze 1000
- Aortenklappeninsuffizienz 391
- Aortenklappenstenose 390
- Auswahl 340
- chronische Linksherzinsuffizienz 337
- Hämodialyse/-perfusion 650
- Herzinsuffizienz 334, 339
- Hyperparathyreoidismus 903
- Indikationen 339
- KHK 340
- Koronare Herzkrankheit 340
- Lungenödem 318
- Mitralstenose 388
- Myokardinfarkt 325, 330
- Myokarditis 340
- Pneumonie 495
- rheumatische Karditis 400
- septischer Schock 1015
- sick-sinus-syndrome 367
- Sinusbradyarrhythmie 367
- Sinusbradykardie 366
- Sinustachykardie 353
- UAW 341
- und Methylxanthine 487
- unerwünschte Arzneimittelwirkungen 341

- vaskuläre pulmonale Hypertonie 488
- Vorhofflattern 358
- Vorhofflimmern 354, 359–360
- - - Rezidivprophylaxe 354

Digitoxin 83, 266, 273, 388, 487, 640, 650, 1086
- chronische Niereninsuffizienz 640
- Cor pulmonale 487
- Hämodialyse/-perfusion 650
- Lebererkrankungen 266
- Mitralstenose 388
- Schwangerschaft 273
- Stillzeit 273
- therapeutischer Bereich 1086

Digoxin 83, 142, 266, 270, 273, 318, 325, 330, 354, 388, 487, 640, 650, 899, 1086
- chronische Niereninsuffizienz 640
- Cor pulmonale 487
- Hämodialyse/-perfusion 650
- hypothyreotes Koma 899
- im Alter 270
- Lebererkrankungen 266
- Lungenödem 318
- Mitralstenose 388
- Myokardinfarkt 325, 330
- Schwangerschaft 273
- Stillzeit 273
- therapeutischer Bereich 1086
- und Ciclosporin 142
- Vorhofflattern 354
- Vorhofflimmern 354

Dihydralazin 273, 339, 440–441, 446, 453–455, 641, 699–700, 973
- arterielle Hypertonie 973
- - diabetische Nephropathie 973
- Bluthochdruck 441
- chronische Niereninsuffizienz 641
- Eklampsie 454, 700
- Herzinsuffizienz 339
- hypertensiver Notfall 453
- Hypertonie 440–441, 446
- Kontraindikationen 446
- Präeklampsie 454
- Schwangerschaft 273, 455
- Schwangerschaftshypertonie 699
- Stillzeit 273
- UAW 446
- unerwünschte Arzneimittelwirkungen 446

Dihydrocodein 8–9, 15, 650
– Hämodialyse/-perfusion 650
Dihydroergocriptin 1068
– Parkinson-Syndrom 1068
α-Dihydroergocryptin 1068
– Parkinson-Syndrom 1068
Dihydroergotamin 273, 459
– Hypotonie 459
– Schwangerschaft 273
– Stillzeit 273
Dihydropyridine 339, 443–444
– chronische Herzinsuffizienz 339
– Hypertonie 443
– UAW 444
– unerwünschte Arzneimittelwirkungen 444
Dihydrotachysterol 903
– Hyperparathyreoidismus 903
– – postoperative Therapie 903
Diloxanidfuroat 1045
– Amöbiasis 1045
Diltiazem 82, 142, 260, 269, 380, 383, 441, 444, 485, 522, 641, 650, 657
– Achalasie 522
– Angina pectoris 380, 383
– Bluthochdruck 441
– chronische Niereninsuffizienz 641
– Cor pulmonale 485
– Hämodialyse/-perfusion 650
– Hypertonie 441
– im Alter 269
– UAW 444
– und β-Blocker 260
– und Ciclosporin 142
– und Ciclosporin A 657
– und β-Rezeptorenblocker 260
– unerwünschte Arzneimittelwirkungen 444
Dimenhydrinat 8, 17–18, 273, 650
– Hämodialyse/-perfusion 650
– Stillzeit 273
Dimercaptopropansulfat 85
– Vergiftungen 85
4-Dimethylaminophenol 85
– Vergiftungen 85
Dimethylsulfoxid 832
Dimeticon 86, 623
– Pankreatitis 623
– Vergiftungen 86
Dimetinden 82, 273
– Kontrastmittelüberempfindlichkeit 82
– Stillzeit 273
Dinitro-o-kresol 650

– Hämodialyse/-perfusion 650
Dinitrophenol 650
– Hämodialyse/-perfusion 650
Dipeptidylpeptidase-4-Inhibitoren 940
– Diabetes mellitus Typ 2 940
– Indikationen 940
– Kontraindikationen 940
– UAW 940
– unerwünschte Arzneimittelwirkungen 940
Diphenhydramin 83, 274, 650
– Hämodialyse/-perfusion 650
– Schwangerschaft 274
– Stillzeit 274
Diphenylhydantoin 488, 707, 1058
– Folsäuremangel 707
– zerebrale Blutungen 1058
Dipyridamol 972, 1055, 1057
– ischämischer Insult 1057
– – Rezidivprophylaxe 1057
– Necrobiosis lipoidica 972
– TIA 1055
– transiente ischämische Attacke 1055
Diquat 650
– Hämodialyse/-perfusion 650
Disopyramid 358, 647, 938, 978, 1086
– Hämodialyse/-perfusion 647
– Hypoglykämie 978
– therapeutischer Bereich 1086
– und Sulfonylharnstoffe 938
Distigminbromid 550
– Ileus 550
Disulfiram 126, 259–260
– und Alkohol 260
– und Antikoagulanzien, orale 259
– und Äthanol 260
Diuretika 142, 147–156, 158–159, 233, 261–262, 269, 289, 313, 318, 325, 330, 334, 337–338, 343–345, 348, 378, 383, 390–391, 400, 430, 433, 441–442, 448, 450–451, 454, 593, 629–632, 661, 670, 699, 794, 840, 971
– akute Herzinsuffizienz 345
– akutes Nierenversagen 631–632
– Angina pectoris 378, 383
– antikaliuretische 142, 152, 156, 158, 262, 289, 338, 344–345, 442, 670
– – Herzinsuffizienz 344–345
– – Hypertonie 442

– – Kontraindikationen 158
– – nephrotisches Syndrom 670
– – UAW 158
– – und ACE-Inhibitoren 338
– – und Ciclosporin 142
– – und NSAID 262
– – unerwünschte Arzneimittelwirkungen 158
– Aortenklappeninsuffizienz 391
– Aortenstenose 390
– arterielle Hypertonie 971
– Arzneimittelinteraktionen 261
– Aszites 593
– Ausgangslage 150
– – Abklärung 150
– Auswahl 151, 153
– – Richtlinien 153
– chronische Herzinsuffizienz 150
– chronische Linksherzinsuffizienz 337
– chronische venöse Insuffizienz 433
– Cor pulmonale 348
– Dosierung 151
– Glomerulonephritis 661
– Herzinsuffizienz 334, 338, 343–345
– – Dauertherapie 345
– hyperosmolare 156
– hypertensiver Notfall 454
– Hypertonie 441–442, 448, 450–451
– im Alter 269
– Indikationen 147, 150
– kaliumsparende 150, 152, 156, 158, 289, 338, 344–345, 442, 670
– – Herzinsuffizienz 344–345
– – Hypertonie 442
– – Kontraindikationen 158
– – nephrotisches Syndrom 670
– – UAW 158
– – und ACE-Inhibitoren 338
– – unerwünschte Arzneimittelwirkungen 158
– kardiogener Schock 313
– Komplikationsrisiken 154
– Kontraindikationen 155
– Lungenödem 318
– magnesiumsparende 344
– – Herzinsuffizienz 344
– maligner Aszites 794
– Maßnahmen 159

- – unterstützende 159
- Myokardinfarkt 325, 330
- Poststreptokokken-Glomerulonephritis 661
- praktisches Vorgehen 150
- pulmonale Hypertonie 348
- Rechtsherzinsuffizienz 337
- rheumatische Karditis 400
- Schwangerschaftshypertonie 699
- Substanzen 151
- UAW 154
- – gruppenspezifische 154
- und Antikoagulanzien 233
- und Lithium 262
- und nichtsteroidale Antirheumatika 840
- und NSAID 262
- und NSAR 840
- unerwünschte Arzneimittelwirkungen 154
- – gruppenspezifische 154
- Varikose 430
- Verlaufskontrolle 159
- Wirkungseigenschaften 152

4-DMAP 85
- Vergiftungen 85

DMARD 841–842, 845, 848, 851–852, 858
- adultes Still-Syndrom 848
- chronische Polyarthritis 841–842
- Felty-Syndrom 848
- reaktive Arthritis 851
- Reiter-Syndrom 851
- rheumatoide Arthritis 841–842
- Sjögren-Syndrom 858
- (Spond-)Arthritis psoriatica 852
- und Glukokortikoide 845

DMSO 832
DNA-Methylasehemmer 723
- myelodysplastisches Syndrom 723

DNCG 467, 472, 482, 484
- akute respiratorische Insuffizienz 467
- Anstrengungsasthma 482
- Asthma bronchiale 482, 484
- Atemwegserkrankungen 472

Dobutamin 68–69, 71–72, 75, 313–315, 339, 369, 1015
- AV-Block 369
- Herzinsuffizienz 339
- kardiogener Schock 72, 313–315
- septischer Schock 75, 1015

Docetaxel 772, 808, 832
- Paravasate 832
- Prostatakarzinom 808

Dolasetron 18–19
Domperidon 18, 20, 266, 519, 525–526, 528, 538, 976, 1062, 1068
- akute Gastritis 525
- chronische Gastritis 526
- diabetische Neuropathie 976
- funktionelle Dyspepsie 528
- GERD 519
- Lebererkrankungen 266
- Migräneanfall/-attacke 1062
- Migräneattacke 1062
- Refluxkrankheit 519
- UAW 1062
- unerwünschte Arzneimittelwirkungen 1062
- Verdauungsstörungen nach Vagotomie 538

Donepezil 253, 1074
- Alzheimer-Demenz 1074

Dopamin 68–69, 313–315, 369, 629–631
- akutes Nierenversagen 631
- ANV 631
- AV-Block 369
- kardiogener Schock 313–315
- UAW 631
- unerwünschte Arzneimittelwirkungen 631

Dopaminagonisten 878, 880, 1068, 1070
- Akromegalie 878
- Parkinson-Syndrom 1068
- Restless-legs-Syndrom 1070
- UAW 880, 1068
- und L-Dopa 1068
- unerwünschte Arzneimittelwirkungen 880, 1068

Dopaminantagonisten 17, 878
- Dosierung 878

Dopexamin 68
Dothiepin 653
- Hämodialyse/-perfusion 653

Doxazosin 441, 445
- Bluthochdruck 441
- Hypertonie 441, 445

Doxepin 11, 254–255, 653
- Hämodialyse/-perfusion 653

Doxorubicin 16, 730, 735, 772, 805, 901, 912
- hochmaligne Lymphome 735
- Hodgkin-Lymphom 730
- Lymphogranulomatose 730
- Mammakarzinom 805
- Morbus Hodgkin 730
- Nebennierenrindenkarzinom 912
- Schilddrüsenkarzinom 901

Doxorubicin liposomal 773
Doxycyclin 24, 142, 188, 258, 476, 497, 523, 541, 648, 687, 865, 1020, 1022–1024, 1032–1033, 1073
- Aktinomykose 1032
- Arzneimittelinteraktionen 258
- bazilläre Angiomatose 1032
- Borreliose 1033
- Brucellose 1024
- Chlamydienurethritis 687
- chronische Bronchitis 476
- – akute Exazerbation 476
- Gonorrhö 1022
- Hämodialyse/-perfusion 648
- Leptospirose 1023
- Lues 1020
- Lyme-Arthritis 865
- Lyme-Borreliose 1033
- Morbus Whipple 541
- Pneumonie 497
- Polyneuritis 1073
- – Borreliose 1073
- – Lyme-Borreliose 1073
- Polyradikulitis 1073
- – Borreliose 1073
- – Lyme-Borreliose 1073
- Syphilis 1020
- und Ciclosporin 142
- Whipple-Syndrom 541

Doxylamin 83, 650
- Hämodialyse/-perfusion 650

DPP-4-Inhibitoren 940
- Diabetes mellitus Typ 2 940
- Indikationen 940
- Kontraindikationen 940
- UAW 940
- unerwünschte Arzneimittelwirkungen 940

Drofenin 529
- Colon irritabile 529
- irritable bowel syndrome 529
- Reizdarmsyndrom 529

Droperidol 62
Drotrecorgin 1015
- septischer Schock 1015

DTIC 730
- Hodgkin-Lymphom 730
- Lymphogranulomatose 730
- Morbus Hodgkin 730

Duloxetin 11, 251, 1073
- Polyneuropathie 1073

E

EDTA-Verbindungen 690
– Nephrotoxizität 690
Efalizumab 145
– Applikationsweise 145
– Dosierung 145
– Kontraindikationen 145
– UAW 145
– unerwünschte Arzneimittelwirkungen 145
Efavirenz 208, 1037
– AIDS 1037
– HIV-Infektion 1037
Einzelspender-Thrombozyten 719
– immunthrombozytopenische Purpura 719
Eisen(III)-hexacyanoferat 86
– Vergiftungen 86
Eisen(präparate) 126, 258, 644, 650
– Hämodialyse/-perfusion 650
– renale Anämie 644
– und Antibiotika 258
Eisensulfat 523
Elektrolyt-Glukose-Lösungen 25
Elektrolyt-Zucker-Lösung 619
– Pankreatitis 619
Elektrolyte 619
– Pankreatitis 619
Elektrolytkonzentrate 288
– molare 288
Elektrolytlösung(en) 313, 512
– Gastrointestinalblutung 512
– kardiogener Schock 313
Eletriptan 1063–1064
– Kontraindikationen 1063
– Migräneanfall 1064
– Migräneattacke 1063
– UAW 1063
– unerwünschte Arzneimittelwirkungen 1063
EMB 193–197, 201, 273, 648
– Dosierung 194
– Hämodialyse/-perfusion 648
– Kontraindikationen 196
– Schwangerschaft 273
– Stillzeit 273
– UAW 193, 195
– unerwünschte Arzneimittelwirkungen 193, 195
Emeproniumbromid 523
Emtricitabin 1037
– AIDS 1037
– HIV-Infektion 1037
Emtricitabin(e) 208, 583
– chronische Hepatitis B 583

Enalapril 83, 336, 338, 441, 444, 449, 640–641, 647
– Bluthochdruck 441
– chronische Niereninsuffizienz 640–641
– Hämodialyse/-perfusion 647
– Herzinsuffizienz 336, 338
– Hypertonie 441, 444, 449
– und Losartan 338
Encainid 647
– Hämodialyse/-perfusion 647
Endothelinantagonisten 629–630
Endothelinrezeptorenblocker 348, 487–488
– Cor pulmonale 487
– pulmonale Hypertonie 348
– vaskuläre pulmonale Hypertonie 488
Endoxan® 140
Enfuvirtide 208
Enoxacin 179–180
Enoxaparin 226–227, 325
– Myokardinfarkt 325
Enoximon 68, 70, 314
– kardiogener Schock 314
Entacapon 1068
– Parkinson-Syndrom 1068
Entecavir 204–205, 582
– chronische Hepatitis B 582
– Dosierung 205
– Indikationen 205
– UAW 205
– unerwünschte Arzneimittelwirkungen 205
Enzyminhibitoren 618, 911
– Nebennierenrindenkarzinom 911
– Pankreatitis 618
Epinephrin 564
– Divertikelblutung 564
Epirubicin 16, 802, 808, 826, 829, 832, 901
– Lebertumoren 826
– Mammakarzinom 802
– Paravasate 832
– Prostatakarzinom 808
– Schilddrüsenkarzinom 829, 901
4-Epirubicin 773
Eplerenon(e) 152, 157, 344–345, 457
– Conn-Syndrom 457
– Herzinsuffizienz 344–345
– primärer Aldosteronismus 457
Epoprostenol 337
– Rechtsherzinsuffizienz 337

Eprosartan 441, 444, 449
– Hypertonie 441, 444, 449
Eptifibatid 239, 329
– Myokardinfarkt 329
Ergotamin(e) 650, 1062
– Hämodialyse/-perfusion 650
– Migräneanfall 1062
– UAW 1062
– unerwünschte Arzneimittelwirkungen 1062
Ergotamintartrat 1062
– Migräneattacke 1062
– UAW 1062
– unerwünschte Arzneimittelwirkungen 1062
Erlotinib 607, 785, 797
– Leberzellkarzinom 607
– und Immuntherapeutika 797
Ertapenem 174
Erythromycin 182, 262, 272, 399–400, 648, 657, 661, 866, 999, 1020, 1023, 1032
– bazilläre Angiomatose 1032
– Endokarditisprophylaxe 399
– Glomerulonephritis 661
– Hämodialyse/-perfusion 648
– Leptospirose 1023
– Listeriose 1023
– Lues latens 1020
– Poststreptokokken-Glomerulonephritis 661
– rheumatische Karditis 400
– rheumatisches Fieber 866
– Schwangerschaft 272
– Stillzeit 272
– und Cholesterin-Synthese-Enzym-Hemmer 999
– und Ciclosporin A 657
– und CSE-Hemmer 999
– und HMG-CoA-Reduktase-Hemmer 999
– und Statine 999
– und Theophyllin 262
Erythromycinäthylsuccinat 126
Erythropoetin 715, 797
– aplastische Anämie 715
– aplastisches Syndrom 715
– Immuntherapie 797
– Panmyelopathie 715
Erythropoietin 644
– renale Anämie 644
– UAW 644
– unerwünschte Arzneimittelwirkungen 644
Erythrozytenkonzentrat 596, 602, 715, 719–720, 726, 752, 757, 760
– akute Leukämie 726

- aplastische Anämie 715
- aplastisches Syndrom 715
- Blutung 602
- – hepatische Gerinnungsstörung 602
- disseminierte intravasale Gerinnung 760
- hämorrhagische Diathese 752
- immunthrombozytopenische Purpura 719
- Leberzirrhose 596
- Morbus Moschcowitz 720
- Morbus Osler 757
- Panmyelopathie 715
- thrombotisch-thrombozytopenische Purpura 720
- Verbrauchskoagulopathie 760

Esmolol 88
- Vergiftungen 88

Esomeprazol 518, 532
- GERD 518
- peptisches Ulkus 532
- Refluxkrankheit 518
- Ulcus pepticum 532
- Ulkuskrankheit 532

Essigsäure 652
- Hämodialyse/-perfusion 652

Estramustinphosphat 774, 808
- Prostatakarzinom 808

Etacrynsäure 258, 344, 661
- Glomerulonephritis 661
- Herzinsuffizienz 344
- Poststreptokokken-Glomerulonephritis 661
- und Antibiotika 258

Etanercept 143, 845, 848, 850, 852
- adultes Still-Syndrom 848
- chronische Polyarthritis 845
- Morbus Bechterew-Marie-Strümpell 850
- rheumatoide Arthritis 845
- (Spond-)Arthritis psoriatica 852
- Spondylitis ankylosans 850

Ethambutol 192–197, 201, 273, 648, 981
- Dosierung 194
- Hämodialyse/-perfusion 648
- Hyperurikämie 981
- Kontraindikationen 196
- Schwangerschaft 273
- Stillzeit 273
- UAW 193, 195
- unerwünschte Arzneimittelwirkungen 193, 195

Ethchlorvynol 650
- Hämodialyse/-perfusion 650

Ethinamat 650
- Hämodialyse/-perfusion 650

Ethinylestradiol 913–914
- adrenogenitales Syndrom 913
- Hirsutismus 914
- UAW 914
- unerwünschte Arzneimittelwirkungen 914

Ethosuximid 1086
- therapeutischer Bereich 1086

Etidronat 590, 873–874
- Kontraindikationen 873
- Morbus Paget 874
- Osteodystrophie deformans 874
- Osteoporose 873
- – Glukokortikoid-induzierte 873
- primär biliäre Zirrhose 590
- UAW 873
- unerwünschte Arzneimittelwirkungen 873

Etilefrin 459
- Hypotonie 459

Etofibrat 233
- und Antikoagulanzien 233

Etomidat 911
- Nebennierenrindenkarzinom 911

Etoposid 16, 722, 725, 730, 774, 795, 812, 832, 912
- akute myeloische Leukämie 725
- Hodgkin-Lymphom 730
- intraperitoneale Therapie 795
- Lymphogranulomatose 730
- Morbus Hodgkin 730
- Mutagenität 722
- Nebennierenrindenkarzinom 912
- nicht-kleinzelliges Bronchialkarzinom 812
- Paravasate 832

Etoposidphosphat 774

Etoricoxib 7, 841, 869
- Arthrose 869
- chronische Polyarthritis 841
- rheumatoide Arthritis 841

Eudragit L 559
Eudragit S 559

Eukalyptusöl 650
- Hämodialyse/-perfusion 650

Everolimus 1086
- therapeutischer Bereich 1086

Exemestan 804
- Mammakarzinom 804

Exenatide 940
- Diabetes mellitus Typ 2 940
- Kontraindikationen 940
- UAW 940
- unerwünschte Arzneimittelwirkungen 940

Expektoranzien 15, 470, 495
- Atemwegserkrankungen 470
- Pneumonie 495

Ezetimib 999
- Dyslipoproteinämie 999
- Fettstoffwechselstörungen 999
- Hyperlipoproteinämie 999
- Indikationen 999
- Interaktionen 999
- Kontraindikationen 999
- UAW 999
- und Fibrate 999
- und gallensäurebindende Ionenaustauscher 999
- und Phenprocoumon 999
- unerwünschte Arzneimittelwirkungen 999

F

Faktor II 755
- plasmatisch bedingte Hämostasestörungen 755

Faktor V 755
- plasmatisch bedingte Hämostasestörungen 755

Faktor VII 755–756
- plasmatisch bedingte Hämostasestörungen 755
- rekombinanter 756
- – Thrombasthenie Glanzmann 756

Faktor VIIa 755–756
- rekombinanter, plasmatisch bedingte Hämostasestörungen 755–756
- Thrombasthenie Glanzmann 756
- Thrombozytenfreisetzungsstörungen 756
- Thrombozytenfunktionsstörungen 756

Faktor-VII-Konzentrat 755
- plasmatisch bedingte Hämostasestörungen 755

Faktor VIII 755
- plasmatisch bedingte Hämostasestörungen 755

Faktor-VIII-Konzentrat 756
- plasmatisch bedingte Hämostasestörungen 756

Faktor-VIIIC-Konzentrat 756
- plasmatisch bedingte Hämostasestörungen 756

Faktor IX 755
- plasmatisch bedingte Hämostasestörungen 755
Faktor-IX-Konzentrat 755–756
- plasmatisch bedingte Hämostasestörungen 755–756
Faktor X 755
- plasmatisch bedingte Hämostasestörungen 755
Faktorenkonzentrate 756
- UAW 756
- unerwünschte Arzneimittelwirkungen 756
Famciclovir 202, 205, 1037
- Dosierung 202, 205
- Herpes-simplex-Infektion 1037
- Herpes-zoster-Infektion 1037
- Indikationen 202, 205
- Kontraindikationen 205
- UAW 205
- unerwünschte Arzneimittelwirkungen 205
Famotidin 518, 533, 535, 577, 600–601
- Gastrointestinalblutung bei Leberversagen 577
- GERD 518
- hepatische Enzephalopathie 600–601
- peptisches Ulkus 533
- Refluxkrankheit 518
- Stressulkus 535
- Ulcus pepticum 533
- Ulkuskrankheit 533
Fanmiclovir 205
Faslodex 804
- Mammakarzinom 804
Faulbaumrinde 31
FEIBA 755–756
- plasmatisch bedingte Hämostasestörungen 755
- von-Willebrand-Jürgens-Syndrom 756
Felodipin 443, 449
- Hypertonie 443, 449
Fenfluramin 650
- Hämodialyse/-perfusion 650
Fenofibrat 997, 1000
- Dyslipoproteinämie 997, 1000
- Fettstoffwechselstörungen 997, 1000
- Hyperlipoproteinämie 997, 1000
Fentanyl 8–9, 61, 266, 318, 624, 650
- Hämodialyse/-perfusion 650
- Lebererkrankungen 266

- Lungenödem 318
- Pankreatitis 624
Fettemulsionen 576
- akutes Leberversagen 576
FFP 577, 596, 602, 720, 726, 752, 754, 760
- akute Leukämie 726
- Blutung 602
- - hepatische Gerinnungsstörung 602
- disseminierte intravasale Gerinnung 760
- Gerinnungsstörungen bei Leberversagen 577
- hämorrhagische Diathese 752
- Leberzirrhose 596
- Morbus Moschcowitz 720
- plasmatisch bedingte Hämostasestörungen 754
- thrombotisch-thrombozytopenische Purpura 720
- Verbrauchskoagulopathie 602, 760
- - hepatische Gerinnungsstörung 602
- Vitamin-K-Verwertungsstörungen 754
Fibrate 971, 997, 999–1001, 1004–1008
- Chylomikronämiesyndrom 1006
- Dyslipoproteinämie 997, 1000, 1008
- endogene Hypertriglyzeridämie 1005
- erniedrigtes HDL-Cholesterin 1007
- Fettstoffwechselstörungen 997, 1000
- Hypercholesterinämie 1004
- Hyperlipoproteinämie 997, 1000
- Hypertriglyzeridämie 971, 1006
- Indikationen 1000
- Interaktionen 1001
- kombinierte Hyperlipidämie 1005
- Kontraindikationen 1001
- Niereninsuffizienz 1001
- UAW 1001
- und Cholesterin-Synthese-Enzym-Hemmer 999
- und CSE-Hemmer 999
- und Ezetimib 999
- und HMG-CoA-Reduktase-Hemmer 999
- und orale Antidiabetika 1001

- und Phenprocoumon 1001
- und Phenytoin 1001
- und Statine 999
- unerwünschte Arzneimittelwirkungen 1001
Fibrinkleber 564, 752, 793
- Divertikelblutung 564
- hämorrhagische Diathese 752
- Pleurodeses 793
Fibrinogen 755, 758
- hyperfibrinolytische Syndrome 758
- plasmatisch bedingte Hämostasestörungen 755
Fibrinolytika 219–222, 240, 242–243, 325, 327–328, 489, 501
- Anwendung 240
- Dosierung 242–243
- Einsatz 220
- Indikationen 242–243
- Kontraindikationen 221–222
- Lungenembolie 489
- Myokardinfarkt 325, 327–328
- Pleuraerguss 501
- Risiken 222
- UAW 222
- unerwünschte Arzneimittelwirkungen 222
Filmbildner 519
- GERD 519
- Refluxkrankheit 519
FK 506 585
- Autoimmunhepatitis 585
Flecainid 82, 355, 360–361, 647, 1086
- Hämodialyse/-perfusion 647
- therapeutischer Bereich 1086
- Vorhofflimmern 360–361
- Rezidivprophylaxe 361
Fleroxacin 180
Flucloxacillin 186, 396–397, 497, 1015, 1018–1019
- bakterielle Endokarditis 397
- Endokarditistherapie 397
- Fremdkörpersepsis 1015
- Pneumonie 497
- Staphylokokkenendokarditis 396
- Staphylokokkenmeningitis 1018–1019
Fluconazol 210, 259, 497, 505–506, 523, 657, 726, 1037–1038, 1047–1048
- akute Leukämie 726
- Blastomykose 505
- Candida-Infektion 1038
- Candida-Pneumonie 497

- Candidiasis 1047
- Dosierung 210
- Histoplasmose 505
- Indikationen 210
- Kokzidioidomykose 505, 1047
- Kontraindikationen 210, 506
- Kryptokokkenmeningitis 1037–1038
- Kryptokokkose 1047
- Lungenmykosen 506
- Mykosen 1048
- Pneumonie 497
- Soorösophagitis 523
- Systemmykosen 1048
- UAW 210, 506
- und Antiepileptika 259
- und Antikonvulsiva 259
- und Ciclosporin A 657
- unerwünschte Arzneimittelwirkungen 210, 506

Flucytosin 209–210, 1037, 1047
- Aspergillose 1047
- Candidiasis 1047
- Dosierung 210
- Kryptokokkenmeningitis 1037
- Kryptokokkose 1047
- UAW 210
- unerwünschte Arzneimittelwirkungen 210
- Wirksamkeit 210

Fludarabin 16, 735, 737, 741
- chronisch-lymphatische Leukämie 737
- Makroglobulinämie 741
- Morbus Waldenström 741
- niedrigmaligne Lymphome 735

Fludrocortison 75, 460, 876, 906, 908–909, 913, 975, 1015
- Addison-Krise 908
- adrenogenitales Syndrom 913
- akute Nebennierenrindeninsuffizienz 908
- diabetische Neuropathie 975
- Hypophysenvorderlappeninsuffizienz 876
- Hypotonie 460
- Morbus Addison 906
- primäre Nebennierenrindeninsuffizienz 906
- sekundäre Nebennierenrindeninsuffizienz 909
- septischer Schock 75, 1015

Flumazenil 86, 600–601
- hepatische Enzephalopathie 600–601
- Vergiftungen 86

Flunarizin 1065–1066
- Menière-Attacke 1066
- Migräneprophylaxe 1065

Flunitrazepam 649
- Hämodialyse/-perfusion 649

Fluocortolon 132
- Grenzdosis 132
- Halbwertszeit 132
- – biologische 132

Fluor 650
- Hämodialyse/-perfusion 650

Fluorchinolone 179–181, 258, 262, 595, 685, 702, 895, 1024
- ADPKD 702
- akute Thyreoiditis 895
- Arzneimittelinteraktionen 258
- Brucellose 1024
- Harnwegsinfektion 685
- Indikationen 180
- Pharmakokinetik 179
- polyzystische Nierenerkrankung 702
- spontane bakterielle Peritonitis 595
- UAW 181
- und Theophyllin 262
- unerwünschte Arzneimittelwirkungen 181

Fluoride 590, 650, 873
- Hämodialyse/-perfusion 650
- Osteoporose 873
- primär biliäre Zirrhose 590

5-Fluorocytosin 506
- Lungenmykosen 506

Fluorouracil/5-Fluorouracil 651, 774, 794–795, 805, 816, 820, 822, 824, 829, 980
- Hämodialyse/-perfusion 651
- Insulinom 980
- intraperitoneale Therapie 795
- Karzinoid 829
- Kolonkarzinom 820
- kolorektale Karzinome 822
- Lebermetastasen 824
- maligner Aszites 794
- Mammakarzinom 805
- Ösophaguskarzinom 816

Fluorwasserstoffsäure 652
- Hämodialyse/-perfusion 652

Fluoxetin 11, 651
- Hämodialyse/-perfusion 651

Fluphenazin 17

Flupirtin 7

Flurazepam 270, 649
- Hämodialyse/-perfusion 649
- im Alter 270

Flutamid 808

- Prostatakarzinom 808
- UAW 808
- unerwünschte Arzneimittelwirkungen 808

Fluticasonpropionat 471, 481
- Asthma bronchiale 481
- Atemwegserkrankungen, akute Exazerbation 471

Fluvastatin 997–998
- Dyslipoproteinämie 997–998
- Fettstoffwechselstörungen 997–998
- Hyperlipoproteinämie 997–998

FOLFIRI-Schema 822
- kolorektale Karzinome 822

FOLFOX-Schema 820, 822
- Kolonkarzinom 820
- kolorektale Karzinome 822

Folinsäure 86, 787, 824, 1037
- Lebermetastasen 824
- Methotrexatantidot 787
- MTX-Antidot 787
- Toxoplasmoseenzephalitis 1037
- Vergiftungen 86

Folsäure 639, 644, 707, 709
- chronische Niereninsuffizienz 639
- CNI 639
- hämolytische Anämie 709
- hyperchrome Anämie 707, 709
- renale Anämie 644
- Thalassämie 709

Folsäure-Analoga 139

Fomepizol 86
- Vergiftungen 86

Fondaparinux 226, 229, 424, 434
- Niereninsuffizienz 424
- Phlebothrombose 424
- Thromboseprophylaxe 434
- UAW 424

Formoterol 481
- Asthma bronchiale 481

Formuladiät 920
- Adipositas 920

Fosamprenavir 208, 1037
- AIDS 1037
- HIV-Infektion 1037

Foscarnet 202, 205, 1037
- Dosierung 202, 205
- Indikationen 202, 205
- UAW 205
- unerwünschte Arzneimittelwirkungen 205
- Zytomegalie-Virusretinitis 1038

Fosfomycin 178, 1018–1019
- Indikationen 178
- Shunt-Meningitis 1018–1019
- UAW 178
- unerwünschte Arzneimittelwirkungen 178

Fosinopril 449
- Hypertonie 449

fresh frozen plasma 577, 596, 602, 681, 720, 726, 752, 754, 760
- akute Leukämie 726
- Blutung 602
- – hepatische Gerinnungsstörung 602
- disseminierte intravasale Gerinnung 760
- Gerinnungsstörungen bei Leberversagen 577
- hämolytisch-urämisches Syndrom 681
- hämorrhagische Diathese 752
- Leberzirrhose 596
- Morbus Moschcowitz 720
- plasmatisch bedingte Hämostasestörungen 754
- thrombotisch-thrombozytopenische Purpura 681, 720
- Verbrauchskoagulopathie 602, 760
- – hepatische Gerinnungsstörung 602
- Vitamin-K-Verwertungsstörungen 754

Frischblut 754
- plasmatisch bedingte Hämostasestörungen 754

Frischplasma 754–755
- plasmatisch bedingte Hämostasestörungen 754–755

Frovatriptan 1064
- Migräneanfall 1064

Fruktose 970
- Laktatazidose 970

Furosemid 149, 151–153, 258, 266, 293, 313, 318, 325, 330, 344–345, 448, 450, 453–454, 487, 491, 593, 631, 640, 661, 670, 699, 903, 911, 1010
- akute Herzinsuffizienz 345
- akute intermittierende Porphyrie 1010
- akutes Nierenversagen 149, 631
- Aszites 593
- chronische Niereninsuffizienz 640
- Cor pulmonale 487
- Glomerulonephritis 661
- Herzinsuffizienz 344–345
- Hyperparathyreoidismus 903
- hypertensiver Notfall 453–454
- Hypertonie 448, 450
- kardiogener Schock 313
- Lebererkrankungen 266
- Lungenödem 318, 491
- Myokardinfarkt 325, 330
- Nebennierenrindenkarzinom 911
- nephrotisches Syndrom 670
- Poststreptokokken-Glomerulonephritis 661
- Schwangerschaftshypertonie 699
- und Antibiotika 258

Furosemid-Spironolacton-Kombination 157

Fusidinsäure 178
- Indikationen 178
- UAW 178
- unerwünschte Arzneimittelwirkungen 178

Fusionsinhibitoren (FI) 207–208

G

G-CSF 141, 715, 717, 728, 738, 787, 797–798, 802, 848
- aplastische Anämie 715
- aplastisches Syndrom 715
- Felty-Syndrom 848
- Granulozytopenie 717
- Haarzell-Leukämie 738
- Immuntherapie 797
- Mammakarzinom 802
- Neutropenie, Cyclophosphamid-induzierte 141
- Panmyelopathie 715
- Stammzelltransplantation 728
- und Zytostatika 787
- zytostatikabedingte Granulozytopenie 798

Gabapentin 11–12, 975, 1010, 1061, 1073, 1086
- akute intermittierende Porphyrie 1010
- diabetische Neuropathie 975
- Polyneuropathie 1073
- Status epilepticus 1061
- therapeutischer Bereich 1086

Gabelat-Mesilat 618
- Pankreatitis 618

Galantamin 253, 1074
- Alzheimer-Demenz 1074

Gallamin 651
- Hämodialyse/-perfusion 651

Gallopamil 260
- und β-Blocker 260
- und β-Rezeptorenblocker 260

Ganciclovir 202, 205–206, 497, 523, 1037
- Dosierung 202
- Indikationen 202, 205
- Ösophagitis 523
- – – Zytomegalievirus 523
- Pneumonie 497
- UAW 206
- unerwünschte Arzneimittelwirkungen 206
- Zytomegalie-Virusösophagitis 523
- Zytomegalie-Virusretinitis 1037
- Zytomegalie-Viruspneumonie 1037

Ganglienblocker 233
- und Antikoagulanzien 233

Ganglioside 1073

Gefäßerweiternde Substanzen 855
- systemische Sklerose 855

Gelatine 68

Gelbildner 529
- Colon irritabile 529
- irritable bowel syndrome 529
- Reizdarmsyndrom 529

Gelfoam 826, 829
- Karzinoid 829
- Lebertumoren 826

Gemcitabin(e) 16, 775, 805, 812, 827
- Gallenblasenkarzinom 827
- Mammakarzinom 805
- nicht-kleinzelliges Bronchialkarzinom 812

Gemfibrozil 997, 1000
- Dyslipoproteinämie 997, 1000
- Fettstoffwechselstörungen 997, 1000
- Hyperlipoproteinämie 997, 1000

Gentamicin 174, 266, 269, 396–397, 399, 549, 648, 685, 1010, 1015–1016, 1018–1019, 1023, 1086
- akut intermittierende Porphyrie 1010
- bakterielle Endokarditis 396–397
- Cholangiosepsis 1016
- Endokarditisprophylaxe 399
- Endokarditistherapie 397
- Hämodialyse/-perfusion 648
- Harnwegsinfektion 685

- Ileus 549
- im Alter 269
- Lebererkrankungen 266
- Listeriose 1023
- Meningitis 1018
- Pseudomonas-aeruginosa-Meningitis 1018–1019
- Staphylokokkenendokarditis 396
- therapeutischer Bereich 1086
- Urosepsis 1015

Gerinnungsfaktorenkonzentrate 577, 758
- Gerinnungsstörungen bei Leberversagen 577
- hyperfibrinolytische Syndrome 758

Germanium 651
- Hämodialyse/-perfusion 651

Gestagene 680, 804, 808
- Mammakarzinom 804
- Nephrotoxizität 680
- Prostatakarzinom 808

Gewebekleber 514
- Gastrointestinalblutung 514

Gewebeplasminogenaktivator 242, 245, 328, 489–490
- Lungenembolie 489–490
- Myokardinfarkt 328
- rekombinanter 242, 245
- – Dosierung 242
- – Indikationen 242

Glaubersalz 86
- Vergiftungen 86

Glibenclamid 266, 937–938
- Diabetes mellitus 937–938
- Lebererkrankungen 266

Glibornurid 937
- Diabetes mellitus 937

Gliclazid 937
- Diabetes mellitus 937

Glimepirid 937–938
- Diabetes mellitus 937–938

Glinide 939
- Diabetes mellitus Typ 2 939
- Indikationen 939
- Kontraindikationen 939
- unerwünschte Arzneimittelwirkungen 939

Glipizid 266
- Lebererkrankungen 266

Gliquidon 651, 937
- Diabetes mellitus 937
- Hämodialyse/-perfusion 651

Glitazone 939
- Diabetes mellitus Typ 2 939
- Indikationen 939
- Kontraindikationen 939

- UAW 939
- unerwünschte Arzneimittelwirkungen 939

γ-Globuline 719, 737
- chronisch-lymphatische Leukämie 737
- immunthrombozytopenische Purpura 719

GLP-1-Mimetika 940
- Diabetes mellitus Typ 2 940
- Kontraindikationen 940
- UAW 940
- unerwünschte Arzneimittelwirkungen 940

Glucose 908, 911
- Addison-Krise 908
- Adrenalektomie 911
- akute Nebennierenrindeninsuffizienz 908

Glukagon 87, 618, 954, 979
- Hypoglykämie 954, 979
- – Korrektur 954
- Pankreatitis 618
- Vergiftungen 87

Glukokortikoide 131–136, 141–142, 261, 272, 400, 467–468, 471, 476, 481–484, 491, 499, 507, 509, 542, 553, 587, 604–605, 656, 672, 674, 718–720, 737, 740, 808, 831–832, 844–845, 848, 850, 853, 856–858, 860–862, 866, 869, 887, 894, 896, 906–907, 909, 911, 937, 939, 972, 974, 985, 989, 1015, 1021, 1023–1024, 1036
- Adrenalektomie 911
- adultes Still-Syndrom 848
- Aerosoltherapie 468
- Alkoholhepatitis 604
- alkoholische Leberschädigung 604
- Anstrengungsasthma 482
- Anwendungsbesonderheiten 133
- Applikationsweise 132
- Äquivalenzdosen 132
- Arthrose 869
- arzneimittelinduzierte Thyreoiditis 896
- Arzneimittelinteraktionen 261
- Asthma bronchiale 481–484
- Atemwegserkrankungen 471
- chronisch-entzündliche Darmerkrankungen 553
- chronisch-lymphatische Leukämie 737
- chronische Bronchitis 476

- chronische Polyarthritis 844
- Churg-Strauss-Syndrom 862
- Cushing-Schwellendosis 132
- Dermatomyositis 857
- Dosierung 133
- einheimische Sprue 542
- Felty-Syndrom 848
- fibrosierende Alveolitis 509
- Gichtanfall 985
- Glomerulonephritis 672
- – fokal-segmental-sklerosierende 672
- Halbwertszeit 132
- – biologische 132
- Hirnmetastasen 832
- IgA-Nephropathie 674
- immunogene Dermatopathie 894
- immunogene Orbitopathie 894
- Immunsuppression/-suppressiva 131
- immunthrombozytopenische Purpura 718–719
- Indikationen 471
- infektiöse Mononukleose 1036
- Interaktionen 135
- interstitielle Lungenkrankheiten 509
- ischämische Retinopathie 974
- Jarisch-Herxheimer-Reaktion 1021, 1023–1024
- juvenile idiopathische Arthritis 848
- Kontraindikationen 858
- Kontrolluntersuchungen 136
- Leberzirrhose 587
- Lungenödem 491
- Lungensarkoidose 507
- Lupus erythematodes disseminatus 853
- membranoproliferative Glomerulonephritis 674
- minimal change-Glomerulonephritis 674
- Morbus Addison 906
- Morbus Bechterew-Marie-Strümpell 850
- Morbus Boeck 507
- Morbus Moschcowitz 720
- Myelom, multiples 740
- Necrobiosis lipoidica 972
- nephrotisches Syndrom 672
- – Minimalveränderungen 672
- Nierentransplantation 656
- obere Einflussstauung 831

Medikamentenverzeichnis

- Panarteriitis nodosa 860
- Pharmakokinetik 131
- Plasmozytom 740
- Polymyositis 857
- Präparatewahl 131
- primäre Nebennierenrindeninsuffizienz 906
- Prostatakarzinom 808
- rheumatische Karditis 400
- rheumatisches Fieber 866
- rheumatoide Arthritis 844
- SARS (Severe Acute Respiratory Syndrome) 499
- Schilddrüsenautonomie 887
- Schwangerschaft 134, 272
- schwerer Asthmaanfall 483
- sekundäre Nebennierenrindeninsuffizienz 909
- septischer Schock 1015
- Sjögren-Syndrom 858
- Spondylitis ankylosans 850
- Stillen 131
- Stillzeit 272
- Stoßtherapie 133
- Substitutionsbehandlung 134
- – Infektionen 134
- – Operationen 134
- – supprimierte endogene Cortisolproduktion 134
- systemische 134
- – Kontraindikationen 134
- systemische Sklerose 856
- thrombotisch-thrombozytopenische Purpura 720
- toxische Leberschäden 605
- tumorbedingtes Querschnittssyndrom 831
- UAW 135
- Überdosierung 907
- und Benzothiadiazinderivate 135
- und Biguanide 937
- und Chinolone 135
- und Ciclosporin 142
- und Cyclophosphamid 141
- und DMARD 845
- und Ketoconazol 135
- und Kumarine 135
- und Metformin 937
- und nichtsteroidale Antirheumatika 845
- und NSAR 845
- und Östrogene 135
- und Phenytoin 135
- und Rifampicin 135
- und Schleifendiuretika 135
- und Sulfonylharnstoffe 939
- und Thiaziddiuretika 135
- und Thiazide 135
- unerwünschte Arzneimittelwirkungen 135
- Unterdosierung 907
- Vena-cava-superior-Syndrom 831
- Ventilationsstörungen 471
- Wegener-Granulomatose 860–861
- Wirkungsmechanismus 131
- Zöliakie 542

Glukokortiko(stero)ide 552–553, 558–561, 989
- Colitis ulcerosa 558–560
- Crohn-Krankheit 552–553
- granulomatöse Kolitis 552–553
- Ileitis terminalis 552–553
- Morbus Crohn 552–553
- Pouchitis 561
- Pyoderma gangraenosum 560
- regionale Enterokolitis 552–553

Glukose 37, 330, 369, 576, 587, 619, 899, 903, 908, 911, 935, 954, 963, 1009–1010, 1027
- Addison-Krise 908
- Adrenalektomie 911
- akute intermittierende Porphyrie 1009–1010
- akute Nebennierenrindeninsuffizienz 908
- akutes Leberversagen 576
- AV-Block 369
- Cholera 1027
- Diabetes mellitus 935
- diabetische Ketoazidose 963
- diabetisches Koma 963
- Hyperparathyreoidismus 903
- Hypoglykämie 954
- – Korrektur 954
- hypothyreotes Koma 899
- Leberzirrhose 587
- Myokardinfarkt 330
- Pankreatitis 619

Glukose/Altinsulin 290
Glukose-Insulin-Infusion 295
Glukose-Lösung 68, 617, 979
- Hypoglykämie 979
- Pankreatitis 617

α-Glukosidasehemmer 939–940
- Diabetes mellitus Typ 2 939
- Indikationen 939
- Kontraindikationen 939
- UAW 940
- unerwünschte Arzneimittelwirkungen 940

Glutamicin 397
- bakterielle Endokarditis 397

Glutethimid 651
- Hämodialyse/-perfusion 651

Glyceroltrinitrat 315, 453, 609
- Gallenkolik 609
- hypertensiver Notfall 453
- kardiogener Schock 315

Glycylcycline 181
- Indikationen 181

Glycylpressin 603
- hepatorenales Syndrom 603

Glykolverbindungen 690
- Nephrotoxizität 690

Glykopeptid-Antibiotika 178–179
- Indikationen 178
- UAW 179
- unerwünschte Arzneimittelwirkungen 179

Glykoprotein-IIb-/-IIIa-Rezeptorenblocker 239–240, 378, 384
- Angina pectoris 378
- instabile Angina pectoris 384

Glykoside 314, 318, 325, 330, 334, 337, 339–341, 348, 353–354, 358–360, 366–367, 388, 390–391, 400, 487–488, 495, 650, 903, 1000, 1015
- Anionenaustauscherharze 1000
- Aortenklappeninsuffizienz 391
- Aortenklappenstenose 390
- Auswahl 340
- chronische Linksherzinsuffizienz 337
- Cor pulmonale 348
- Hämodialyse/-perfusion 650
- Herzinsuffizienz 334, 339
- Hyperparathyreoidismus 903
- Indikationen 339
- kardiogener Schock 314
- KHK 340
- Koronare Herzkrankheit 340
- Lungenödem 318
- Mitralstenose 388
- Myokardinfarkt 325, 330
- Myokarditis 340
- Pneumonie 495
- rheumatische Karditis 400
- septischer Schock 1015
- sick-sinus-syndrome 367
- Sinusbradyarrhythmie 367
- Sinusbradykardie 366
- Sinustachykardie 353
- UAW 341
- und Methylxanthine 487

- unerwünschte Arzneimittelwirkungen 341
- vaskuläre pulmonale Hypertonie 488
- Vorhofflattern 358
- Vorhofflimmern 354, 359–360
- – Rezidivprophylaxe 354
Glyzerin 30
Glyzeroltrinitrat 266, 313, 318, 378–379, 382–384
- Angina decubitus 384
- Angina pectoris 378–379, 383
- belastungsabhängige Angina pectoris 382
- kardiogener Schock 313
- Lebererkrankungen 266
- Lungenödem 318
GM-CSF 715, 717, 728, 738
- aplastische Anämie 715
- aplastisches Syndrom 715
- Granulozytopenie 717
- Haarzell-Leukämie 738
- Panmyelopathie 715
- Stammzelltransplantation 728
GN 665
- rasch progrediente 665
- – ohne Immundepots 665
- – – Steroidstoßtherapie 665
GnRH-Analoga 801, 804, 808
- Mammakarzinom 801, 804
- Prostatakarzinom 808
- UAW 808
- unerwünschte Arzneimittelwirkungen 808
Gold 690, 844, 848
- adultes Still-Syndrom 848
- Nephrotoxizität 690
- orales 844
- – chronische Polyarthritis 844
- – rheumatoide Arthritis 844
Goldsalze 842–843
- chronische Polyarthritis 842–843
- rheumatoide Arthritis 842–843
- UAW 843
- unerwünschte Arzneimittelwirkungen 843
Goldverbindungen 714
- aplastische Anämie 714
- Panmyelopathie 714
Golytely-Lösung 565
- Darmblutung 565
- Hämatochezie 565
Goserelin 808
- Prostatakarzinom 808

GP-IIb-/-IIIa-Inhibitoren 239
GP-IIb-/-IIIa-Rezeptorantagonisten 239–240, 329
- Myokardinfarkt 329
- UAW 239–240
- unerwünschte Arzneimittelwirkungen 239–240
GP-IIb-/-IIIa-Rezeptorenblocker 378, 384
- Angina pectoris 378
- instabile Angina pectoris 384
Granisetron 18–19
Griseofulvin 126, 139, 233, 261
- und Antikoagulanzien 233
- und Kontrazeptiva, orale 261
- und Methotrexat 139
Guar 538
- Dumping-Syndrom 538

H

H^+-K^+-ATPase-Inhibitoren 532
H_2-Rezeptorantagonisten 258, 516, 518, 526, 528, 532–535, 577, 600–601, 618, 621, 903
- chronische Gastritis 526
- funktionelle Dyspepsie 528
- Gastrointestinalblutung 577
- – bei Leberversagen 577
- GERD 516, 518
- hepatische Enzephalopathie 600–601
- Hyperparathyreoidismus 903
- Pankreatitis 618, 621
- peptisches Ulkus 532
- Refluxkrankheit 516, 518
- Stressulkus 535
- UAW 533
- Ulcus pepticum 532, 534
- – NSAID-bedingtes 534
- Ulkuskrankheit 532
- und Antidiabetika, orale 258
- unerwünschte Arzneimittelwirkungen 533
HAART 1037
- AIDS 1037
- HIV-Infektion 1037
Haemaccel 594
- Aszites 594
Halazepam 649
- Hämodialyse/-perfusion 649
Halluzinationen 443
- durch β-Rezeptorenblocker 443
Haloperidol 20, 62, 252, 254, 651, 1071, 1074
- Alkoholdelir 1071
- Alzheimer-Demenz 1074
- Hämodialyse/-perfusion 651

- Interaktionen 252
- Kontraindikationen 252
Halothan 576, 604
- akutes Leberversagen 576
- Hepatotoxizität 604
Hämarginat 1009–1010
- akute intermittierende Porphyrie 1009–1010
- Kontraindikationen 1009
- UAW 1009
- unerwünschte Arzneimittelwirkungen 1009
Heparin(e) 67, 76, 220, 222–227, 261, 266, 270, 273, 325, 327–329, 334, 346, 384, 406, 413, 423, 431, 434–435, 487, 489, 491, 577, 602, 633, 721, 726, 755, 760–763, 1056–1057, 1059
- akuter Extremitätenarterienverschluss 406
- akutes Koronarsyndrom 384
- Antithrombin-Mangel 761
- aPC-Resistenz 762
- Arzneimittelinteraktionen 261
- Basilaristhrombose 1057
- Cor pulmonale 487
- disseminierte intravasale Gerinnung 760
- Dosierung 223
- embolische Insulte 1057
- Herzinsuffizienz 334
- Hirnstamminsulte 1057
- Hirnvenenthrombose 1059
- im Alter 270
- Indikationen 223
- instabile Angina pectoris 384
- ischämischer Insult 1057
- Karotisdissektion 1057
- Kontraindikationen 489, 1057
- Lebererkrankungen 266
- Lungenembolie 489, 491
- Myokardinfarkt 325, 327–329
- niedermolekulare 223, 225–227, 423, 762–763, 1056
- – Antidot 227
- – aPC-Resistenz 762
- – Dosierung 223, 226
- – Indikationen 223, 226
- – ischämischer Insult 1056
- – Kontraindikationen 227
- – Lupusantikoagulans 763
- – Phlebothrombose 423
- – Therapieüberwachung 227
- – UAW 227
- – unerwünschte Arzneimittelwirkungen 227

- Niereninsuffizienz 423
- Phlebothrombose 423
- plasmatisch bedingte Hämostasestörungen 755
- Promyelozytenleukämie 726
- Protein-C-Mangel 761
- Protein-S-Mangel 761
- Schwangerschaft 273
- septischer Schock 76
- Sinusvenenthrombose 1059
- Status anginosus 384
- Stillzeit 273
- Thrombophlebitis 431
- Thromboseprophylaxe 434–435
- – Tumorpatienten 435
- Thrombozytopenie 721
- UAW 224, 423
- unerwünschte Arzneimittelwirkungen 224
- unfraktionierte 223–225, 413, 423
- – Antidot 225
- – Dosierung 223
- – Halbwertszeit 223
- – HWZ 223
- – Indikationen 223
- – pAVK 413
- – Phlebothrombose 423
- – Therapieüberwachung 224
- Varikophlebitis 431
- Verbrauchskoagulopathie 577, 602, 760
- – bei Leberversagen 577
- – hepatische Gerinnungsstörung 602
- Vertebralisdissektion 1057

Heparinoide 230–231
- Antidot 231
- Dosierung 230
- UAW 231
- unerwünschte Arzneimittelwirkungen 231

Hepatitis-A-Vakzine 573
Hepatitis-B-Hyperimmungammaglobulin 575
Hepatitis-B-Hyperimmunglobulin 588
- Leberzirrhose 588
Hepatitis-B-Vakzine 575
Herceptin 805
- Mammakarzinom 805
Heroin 1060
- Anfallsursache 1060
Herzglykoside 261, 270, 314, 318, 325, 330, 334, 337, 339–341, 348, 353–354, 358–360, 366–367, 388, 390–391, 400, 487–488, 495, 650, 903, 1000, 1015
- Anionenaustauscherharze 1000
- Aortenklappeninsuffizienz 391
- Aortenklappenstenose 390
- Arzneimittelinteraktionen 261
- Auswahl 340
- chronische Linksherzinsuffizienz 337
- Cor pulmonale 348
- Hämodialyse/-perfusion 650
- Herzinsuffizienz 334, 339
- Hyperparathyreoidismus 903
- im Alter 270
- Indikationen 339
- kardiogener Schock 314
- KHK 340
- Koronare Herzkrankheit 340
- Lungenödem 318
- Mitralstenose 388
- Myokardinfarkt 325, 330
- Myokarditis 340
- Pneumonie 495
- rheumatische Karditis 400
- septischer Schock 1015
- sick-sinus-syndrome 367
- Sinusbradyarrhythmie 367
- Sinusbradykardie 366
- Sinustachykardie 353
- UAW 341
- und Methylxanthine 487
- unerwünschte Arzneimittelwirkungen 341
- vaskuläre pulmonale Hypertonie 488
- Vorhofflattern 358
- Vorhofflimmern 354, 359–360
- – Rezidivprophylaxe 354

HES 68, 78
Hexachlorcyclohexan 651
- Hämodialyse/-perfusion 651
Hexakalium-Hexanatrium-Pentazitrat-Hydratkomplex 300
- metabolische Azidose 300
Hexakalzium-Hexanatrium-Heptazitrat-Hydratkomplex 300
- metabolische Azidose 300
Hexobarbital 648
- Hämodialyse/-perfusion 648
High Ceiling-Diuretika 151–152
Hirudin 229–230
- Antidot 230
- Dosierung 229
- Indikationen 229
- Therapieüberwachung 230
- UAW 230
- unerwünschte Arzneimittelwirkungen 230

Hirudinderivate 721
- heparininduzierte Thrombozytopenie 721

Histondeacetylasehemmer 723
- myelodysplastisches Syndrom 723

HMG-CoA-Reduktase-Hemmer 701, 971, 996–999, 1004–1006, 1008
- diabetische Makroangiopathie 701
- Dyslipoproteinämie 996–997, 1008
- endogene Hypertriglyzeridämie 1005
- Fettstoffwechselstörungen 996–997
- Hypercholesterinämie 971, 1004
- Hyperlipoproteinämie 996–997
- Hypertriglyzeridämie 1006
- Indikationen 998
- Interaktionen 999
- kombinierte Hyperlipidämie 1005
- Kontraindikationen 999
- UAW 998
- und Fibrate 998
- und Nikotinsäure 998
- unerwünschte Arzneimittelwirkungen 998

Hormone 273
- Schwangerschaft 273
- Stillzeit 273

5-HT-Rezeptoragonisten 1063
- Migräneattacke 1063

5-HT-Rezeptorantagonisten 1062
- Migräneanfall/-attacke 1062

Humanalbumin 67, 565, 594–595, 617, 619, 670, 1072
- Aszites 594
- Darmblutung 565
- Guillain-Barré-Syndrom 1072
- Hämatochezie 565
- nephrotisches Syndrom 670
- Pankreatitis 617, 619
- Polyneuritis 1072
- Polyradikulitis 1072
- spontane bakterielle Peritonitis 595

Humaninsulin 941

– semisynthetisches 941
Hydralazin 126, 339, 446, 651
– chronische Herzinsuffizienz 339
– Hämodialyse/-perfusion 651
– Herzinsuffizienz 339
– Hypertonie 446
– Kontraindikationen 446
– UAW 446
– unerwünschte Arzneimittelwirkungen 446
Hydrazinderivate 938
– und Sulfonylharnstoffe 938
Hydrochloroquin 848
– adultes Still-Syndrom 848
Hydrochlorothiazid 126, 141, 149, 152, 286, 344–345, 383, 449, 693–694, 881, 973
– Angina pectoris 383
– arterielle Hypertonie 973
– – diabetische Nephropathie 973
– Diabetes insipidus 149
– Diabetes insipidus renalis 881
– Herzinsuffizienz 344–345
– Hypertonie 449
– Nephrolithiasis 693–694
– Nierensteine 693–694
– und Cyclophosphamid 141
Hydrocodon 651
– Hämodialyse/-perfusion 651
Hydrocortison 75, 134, 899, 908–909, 911, 913, 1015
– Addison-Krise 908
– Adrenalektomie 911
– adrenogenitales Syndrom 913
– akute Nebennierenrindeninsuffizienz 908
– hypothyreotes Koma 899
– sekundäre Nebennierenrindeninsuffizienz 909
– septischer Schock 75, 1015
Hydromorphon 651
– Hämodialyse/-perfusion 651
Hydrotalcit 272
– Schwangerschaft 272
– Stillzeit 272
Hydroxyäthylstärke 565, 1057
– Darmblutung 565
– Hämatochezie 565
γ-Hydroxybuttersäure 61
Hydroxychloroquin 843
– chronische Polyarthritis 843
– rheumatoide Arthritis 843
Hydroxycobalamin 86, 708
– perniziöse Anämie 708
– Vergiftungen 86
– Vitamin-B_{12}-Mangel 708

Hydroxyurea 744, 746
– essenzielle Thrombozythämie 746
– Polycythaemia vera 744
Hyperämisierende Präparate 869
– Arthrose 869
Hyperhomocysteinämie 764
Hyperimmunglobulin(e) 209, 1031, 1039
– Diphtherie 1031
– Masernenzephalitis 1039
– Mumpsenzephalitis 1039
Hypnotika 254, 260, 587
– Leberzirrhose 587
– und Alkohol 260
– und Äthanol 260
Hypoglyzin 978
– Hypoglykämie 978

I

Ibandronat 137, 797, 873, 903
– Hyperparathyreoidismus 903
– Knochenmetastasen 797
– Osteoporose 873
– steroidbedingte Osteoporose 137
Iberogast 529
– Colon irritabile 529
– funktionelle Dyspepsie 529
– irritable bowel syndrome 529
– Reizdarmsyndrom 529
Ibritumomab-Tiuxetan 783
Ibuprofen 5–7, 269, 272, 431, 841, 869, 872, 1062
– Arthrose 869
– chronische Polyarthritis 841
– im Alter 269
– Migräneanfall 1062
– Osteoporose 872
– rheumatoide Arthritis 841
– Schwangerschaft 272
– Stillzeit 272
– Thrombophlebitis 431
– Varikophlebitis 431
Idarubicin 16, 775
IFN-α 862–863
– Behçet-Syndrom 863
– Churg-Strauss-Syndrom 862
Ifosfamic 16, 775
IgG 1039
– West-Nile-Virus-Enzephalitis 1039
IgG-Infusion 858
– Dermatomyositis 858
– Polymyositis 858
IL-1-Rezeptor-Antagonisten 144

Iloprost 229, 337, 348, 412, 417, 487–488, 855–856
– Cor pulmonale 487
– pulmonale Hypertonie 348
– Rechtsherzinsuffizienz 337
– systemische Sklerose 855–856
– Thrombangiitis obliterans 412
– Thrombangitis obliterans 417
– vaskuläre pulmonale Hypertonie 488
Imatinib 742, 785, 797, 816
– chronische myeloische Leukämie 742
– GIST 816
– Immuntherapie 797
Imipenem 174, 613, 618, 620, 1015–1016
– Cholangiosepsis 1016
– Cholezystitis 613
– Pankreasabszess 620
– Pankreatitis 618
– Puerperalsepsis 1016
– Sepsis, myeloische Insuffizienz 1015
– septischer Abort 1016
– tonsillogene Sepsis 1016
– Wundsepsis 1015
Imipramin 11, 83, 254, 266, 270, 653
– Hämodialyse/-perfusion 653
– im Alter 270
– Lebererkrankungen 266
Immunglobuline 131, 145, 677, 719, 854, 894, 1015, 1072
– CIDP 1072
– Guillain-Barré-Syndrom 1072
– immunogene Orbitopathie 894
– immunthrombozytopenische Purpura 719
– intravenöse 131, 145
– Lupus erythematodes disseminatus 677, 854
– Polyneuritis 1072
– Polyradikulitis 1072
– Polyradikuloneuropathie 1072
– septischer Schock 1015
Immunserumglobulin 574
Immunsuppressiva 136–137, 261–263, 488, 509, 554, 559, 713, 715, 723, 842, 853, 856–858, 860, 894, 1072
– aplastische Anämie 715
– aplastisches Syndrom 715
– Arzneimittelinteraktionen 261–263

- autoimmunhämolytische Anämie 713
- chronische Polyarthritis 842
- CIDP 1072
- Colitis ulcerosa 559
- Crohn-Krankheit 554
- Dermatomyositis 857
- fibrosierende Alveolitis 509
- granulomatöse Kolitis 554
- Guillain-Barré-Syndrom 1072
- Ileitis terminalis 554
- immunogene Orbitopathie 894
- interstitielle Lungenkrankheiten 509
- Kontrolluntersuchungen 136
- Lupus erythematodes disseminatus 853
- Morbus Crohn 554
- myelodysplastisches Syndrom 723
- nichtsteroidale 137
- Panarteriitis nodosa 860
- Panmyelopathie 715
- Polymyositis 857
- Polyradikuloneuropathie 1072
- regionale Enterokolitis 554
- rheumatoide Arthritis 842
- Sjögren-Syndrom 858
- systemische Sklerose 856
- vaskuläre pulmonale Hypertonie 488

Impfstoffe 273
- Schwangerschaft 273

Imurek® 138

Indapamid 449
- Hypertonie 449

Indinavir 208

Indometacin 6–7, 259–262, 269, 693, 840–841, 866, 881, 895, 984
- chronische Polyarthritis 840–841
- Diabetes insipidus renalis 881
- Gichtanfall 984
- im Alter 269
- Nierenkolik 693
- rheumatisches Fieber 866
- rheumatoide Arthritis 840–841
- subakute Thyreoiditis 895
- UAW 840
- und Antikoagulanzien, orale 259
- und Diuretika 261
- und Lithium 262

- und β-Rezeptorenblocker 260
- unerwünschte Arzneimittelwirkungen 840

Infliximab 138, 143–144, 552, 554–555, 845, 848, 850, 852, 861
- adultes Still-Syndrom 848
- chronische Polyarthritis 845
- Crohn-Krankheit 552, 554
- granulomatöse Kolitis 552, 554
- Ileitis terminalis 552, 554
- Indikationen 554
- Kontraindikationen 555
- Morbus Bechterew-Marie-Strümpell 850
- Morbus Crohn 552, 554
- regionale Enterokolitis 552, 554
- rheumatoide Arthritis 845
- (Spond-)Arthritis psoriatica 852
- Spondylitis ankylosans 850
- UAW 144, 554
- und Azathioprin 138
- unerwünschte Arzneimittelwirkungen 144, 554
- Wegener-Granulomatose 861

Infusionslösungen 67
- hyperosmolare/hyperonkotische 67

INH 126, 192–194, 197–198, 201, 648
- Dosierung 194
- Hämodialyse/-perfusion 648
- Kontraindikationen 192
- UAW 192–193
- unerwünschte Arzneimittelwirkungen 192–193

Inhalate 467–468
- antibakterielle 467–468
- fungistatische 468
- schleimhautpflegende 467

Inositolnicotinat 997
- Dyslipoproteinämie 997
- Fettstoffwechselstörungen 997
- Hyperlipoproteinämie 997

Insulinanaloga 941, 944–945
- mit langer Wirkdauer 944
- – Diabetes mellitus 944
- – UAW 945
- – Langzeitwirkungen 945
- – unerwünschte Arzneimittelwirkungen 945
- – Langzeitwirkungen 945

Insulin(e) 259, 266, 272–273, 443, 619, 624, 934–935, 938,

940–941, 943–945, 948–952, 954–955, 959, 965, 978, 1007
- Anpassung 949–952
- – Hyperglykämie 950–951
- – Hypoglykämie 949, 951
- – prospektive 949
- – retrospektive 952
- Applikationsmethoden 945
- Arzneimittelinteraktionen 259
- Basis-Bolus-Konzept 948–949
- – Indikationen 949
- Bedarfsschätzung 948
- CSII 954–955
- – Ketoazidose 955
- – Nadelabszess 955
- Diabetes mellitus 934, 940, 1007
- – körperliche Aktivität 934
- diabetische Ketoazidose 965
- diabetisches Koma 965
- Dosisanpassung 948
- Dyslipoproteinämie 1007
- humane 273
- – Schwangerschaft 273
- – Stillzeit 273
- humanidentische 941
- Hypoglykämie 978
- Indikationen 940
- Injektionsort 943
- Insulinpumpen 954–955
- – Ketoazidose 955
- – Nadelabszess 955
- intensivierte Insulintherapie 948–949
- – Indikationen 949
- Kombination mit oralen Antidiabetika 948
- kontinuierliche subkutane Infusion 954–955
- – Ketoazidose 955
- – Nadelabszess 955
- konventionelle Insulintherapie 948, 959
- – Diabetes mellitus 948, 959
- – – Typ 1 959
- – – Typ 2 948
- – Indikationen 948
- kurzwirksame 266, 943–944
- – Lebererkrankungen 266
- – Pharmakokinetik 943
- – Resorptionsgeschwindigkeit 943
- – Wirkdauer 944
- langsam wirkende 266
- – Lebererkrankungen 266
- mittellang wirksame 266
- – Lebererkrankungen 266

– natürliches 941
– Pankreatitis 619, 624
– Pharmakokinetik 941
– pharmakologisch gewonnenes 941
– Reduktion 935
– – körperliche Aktivität 935
– Schwangerschaft 272
– Spritz-Ess-Abstand 948
– Stillzeit 272
– UAW 945
– – akute 945
– – Langzeitwirkungen 945
– und β-Rezeptorenblocker 443
– und Sulfonylharnstoffe 938
– unerwünschte Arzneimittelwirkungen 945
– – akute 945
– – Langzeitwirkungen 945
– verzögert wirksame 944
– – Diabetes mellitus 944
– – Pharmakokinetik 944
Insulinliberatoren 935
– Diabetes mellitus 935
Insulinsensitizer 935
– Diabetes mellitus 935
α-Interferon 207, 572, 581, 583–584, 738, 744, 746, 896–897
– chronische Hepatitis B 581
– chronische Hepatitis C 583
– chronische Hepatitis D 584
– Dosierung 207
– essenzielle Thrombozythämie 746
– Haarzell-Leukämie 738
– Hepatitis C 572
– Hypothyreose 897
– Kontraindikationen 581
– Polycythaemia vera 744
– UAW 581
– unerwünschte Arzneimittelwirkungen 581
Interferon-α2a 581, 583–584
– chronische Hepatitis B 581
– chronische Hepatitis C 583–584
Interferon-α2b 583–584, 1039
– chronische Hepatitis C 583–584
– West-Nile-Virus-Enzephalitis 1039
β-Interferon 207
– Indikationen 207
γ-Interferon 207
– Dosierung 207
– Indikationen 207
Interferone 207, 209, 796, 809
– Hypernephrom 809

– Immuntherapie 796
– Indikationen 207
– Nierenkarzinom 809
– UAW 209
– unerwünschte Arzneimittelwirkungen 209
Interleukin-1-Rezeptor-Antagonisten 144, 846
– chronische Polyarthritis 846
– rheumatoide Arthritis 846
Interleukin 2 809
– Hypernephrom 809
– Nierenkarzinom 809
Interleukine 796
– Immuntherapie 796
– UAW 796
– unerwünschte Arzneimittelwirkungen 796
Iodid 883, 885, 887–888, 898
– Hypothyreose 898
– Indikationen 883
– Iodmangelstruma 883, 885
– Kontraindikationen 883
– postoperative Hypothyreose 888
– Radioiodtherapie 887
– Schilddrüsenautonomie 888
– Strumaprophylaxe 883
– UAW 883
– und L-T4 883
– und Levothyroxin 883
– – Iodmangelstruma 883
– unerwünschte Arzneimittelwirkungen 883
Ionenaustauscher 999
– gallensäurebindende 999
– – und Ezetimib 999
Ipecacuanha-Sirup 83–84, 86
– Vergiftungen 86
Ipratropiumbromid 330, 353, 467, 470, 475, 482
– akute respiratorische Insuffizienz 467
– ARDS 467
– Asthma bronchiale 482
– Bronchospasmolyse 470
– chronische Bronchitis 475
– Indikationen 470
– Myokardinfarkt 330
– sick-sinus-syndrome 353
– sinuatrialer Block 353
– Sinusbradyarrhythmie 353
– Sinusbradykardie 353
– Syndrom des kranken Sinusknotens 353
– und β$_2$-Adrenergika 475
– und β$_2$-Sympathomimetika 475

Irbesartan 441, 444, 449
– Hypertonie 441, 444, 449
Irinotecan 16, 776, 817, 820, 822, 832
– Kolonkarzinom 820
– kolorektale Karzinome 822
– Magenkarzinom 817
– Paravasate 832
– UAW 822
– unerwünschte Arzneimittelwirkungen 822
ISDN 378–379, 383–384
– Angina decubitus 384
– Angina pectoris 379, 383
– belastungsabhängige Angina pectoris 383
Isocarboxazid 651
– Hämodialyse/-perfusion 651
Isoniazid 192–194, 197–198, 201, 259, 266, 648, 706
– Dosierung 194
– Hämodialyse/-perfusion 648
– Kontraindikationen 192
– Lebererkrankungen 266
– UAW 192–193
– und Antiepileptika 259
– und Antikonvulsiva 259
– unerwünschte Arzneimittelwirkungen 192–193
Isoprenalin 651
– Hämodialyse/-perfusion 651
Isopropylalkohol 647
– Hämodialyse/-perfusion 647
Isosorbid-Dinitrat 339, 378–379, 383–384
– Angina decubitus 384
– Angina pectoris 378–379, 383
– belastungsabhängige Angina pectoris 383
– Herzinsuffizienz 339
– postprandiale Angina pectoris 383
Isosorbid-Mononitrat 597
– Ösophagusvarizenblutung 597
Isosorbid-5-Mononitrat 339, 378–379, 383–384
– Angina decubitus 384
– Angina pectoris 378–379
– belastungsabhängige Angina pectoris 383
– Herzinsuffizienz 339
Isoxazolyl-Penicilline 185–186, 1018–1019
– Indikation 186
– Staphylokokkenmeningitis 1018–1019
– UAW 186

- unerwünschte Arzneimittelwirkungen 186
Isradipin 441, 443
- Bluthochdruck 441
- Hypertonie 441, 443
Itraconazol 211, 497, 506, 523, 657, 726, 999, 1047
- akute Leukämie 726
- Aspergillus-Pneumonie 497, 506
- Aspergilluspneumonie 726
- Dosierung 211
- Histoplasmose 1047
- Lungenmykosen 506
- Soorösophagitis 523
- Sporotrichose 1047
- UAW 211
- und Cholesterin-Synthese-Enzym-Hemmer 999
- und Ciclosporin A 657
- und CSE-Hemmer 999
- und HMG-CoA-Reduktase-Hemmer 999
- und Statine 999
- unerwünschte Arzneimittelwirkungen 211
- Wirksamkeit 211
Ivermectin 217, 1050–1051
- Filariasis 1051
- Strongyloides stercoralis 1050
- UAW 217
- unerwünschte Arzneimittelwirkungen 217
- Wirksamkeit 217
- Zwergfadenwurm 1050

J

Jod 275
- Überdosierung, embryo-/fetotoxisches Potenzial 275
^{31}Jod 829
- Schilddrüsenkarzinom 829
Jodverbindungen 690
- Nephrotoxizität 690
Johanniskraut(präparate) 142
- und Ciclosporin 142

K

Kalium 87, 335, 342, 354–355, 550, 651, 903, 966, 1071
- Alkoholdelir 1071
- diabetische Ketoazidose 966
- diabetisches Koma 966
- Digitalisintoxikation 342
- Hämodialyse/-perfusion 651
- Herzinsuffizienz 335
- Herzrhythmusstörungen 342
- - digitalisbedingte 342
- Hyperparathyreoidismus 903
- Ileus 550
- torsade de pointes 354
- Vergiftungen 87
Kaliumbikarbonat 696
- Nephrolithiasis 696
- Nierensteine 696
Kaliumcanrenoat 152, 157, 487
- Cor pulmonale 487
Kaliumchlorid 29, 155, 967, 1027
- Cholera 1027
- diabetische Ketoazidose 967
- diabetisches Koma 967
Kaliumhydrogenkarbonat 289
Kalium-Natrium-Zitrat 695
- Nephrolithiasis 695
- Nierensteine 695
Kaliumpermanganat 651
- Hämodialyse/-perfusion 651
Kaliumphosphat 967
- diabetische Ketoazidose 967
- diabetisches Koma 967
Kaliumsalze 289
- alkalisierende 289
Kaliumsparende Diuretika 262
- und NSAID 262
Kaliumzitrat 289, 694, 696
- Nephrolithiasis 694, 696
- Nierensteine 694, 696
Kalzitonin 293, 618, 740, 874
- Morbus Paget 874
- Myelom, multiples 740
- Osteodystrophia deformans 874
- Pankreatitis 618
- Plasmozytom 740
Kalzitriol 642
- chronische Niereninsuffizienz 642
Kalzium 87, 137, 261, 274, 300, 590, 619, 623, 642, 757, 872–873, 885, 903–904
- chronische Niereninsuffizienz 642
- chronische Pankreatitis 623
- Hyperparathyreoidismus 903–904
- - postoperative Therapie 903
- Osteoporose 872–873
- - Glukokortikoid-induzierte 873
- Pankreatitis 619
- postoperativer Hypoparathyreoidismus 885
- primär biliäre Zirrhose 590
- Purpura senilis 757
- Schwangerschaft 274
- Steroidbehandlung 137
- und Herzglykoside 261
- Vergiftungen 87
Kalziumantagonisten 82, 261, 269, 325, 339, 348, 377–379, 383–385, 391, 440–441, 443–444, 448, 450–451, 485, 488, 522, 629–630, 657, 692, 699, 971, 973, 1064–1066
- Achalasie 522
- Angina decubitus 384
- Angina pectoris 377–379, 385
- arterielle Hypertonie 971, 973
- - diabetische Nephropathie 973
- chronische Herzinsuffizienz 339
- Cor pulmonale 348, 485
- diffuser Ösophagusspasmus 522
- Hypertonie 440–441, 443, 448, 450–451
- idiopathische, hypertrophische, subvalvuläre Aortenstenose 391
- im Alter 269
- instabile Angina pectoris 384
- kälteinduzierte Angina pectoris 383
- Kontraindikationen 379
- Ménière-Attacke 1066
- Migräneprophylaxe 1064–1065
- Myokardinfarkt 325
- Nierensteine 692
- postprandiale Angina pectoris 383
- Prinzmetal-Angina-pectoris 384
- pulmonalarterielle Hypertonie 348
- pulmonale Hypertonie 348
- Schwangerschaftshypertonie 699
- UAW 444
- und Ciclosporin A 657
- und Herzglykoside 261
- unerwünschte Arzneimittelwirkungen 444
- vaskuläre pulmonale Hypertonie 488
Kalziumazetat 642
- chronische Niereninsuffizienz 642
Kalziumglukonat 290–291, 295, 619, 632, 903
- akutes Nierenversagen 632
- Hyperparathyreoidismus 903

- – postoperative Therapie 903
- Pankreatitis 619
Kalziumkanalblocker 126, 261, 269
- im Alter 269
- und Herzglykoside 261
Kalziumkarbonat 538, 642, 644, 667, 694
- chronische Glomerulonephritis 667
- chronische Niereninsuffizienz 642
- Dumping-Syndrom 538
- Nephrolithiasis 694
- Nierensteine 694
- renale Azidose 644
Kalzium-Natrium-Zitrat 632, 644
- akutes Nierenversagen 632
- renale Azidose 644
Kalziumphosphatpräparate 292
Kalziumsensitizer 314, 339
- Herzinsuffizienz 339
- kardiogener Schock 314
Kalziumzitrat 694
- Nephrolithiasis 694
- Nierensteine 694
Kampfer 651
- Hämodialyse/-perfusion 651
Kanamycin 648
- Hämodialyse/-perfusion 648
Karboanhydrasehemmer 154, 301
- metabolische Alkalose 301
Kardiaka 266, 273, 840
- Lebererkrankungen 266
- Schwangerschaft 273
- Stillzeit 273
- und nichtsteroidale Antirheumatika 840
- und NSAR 840
Kardioversion 354
- Vorhofflattern 354
Katecholaminderivate 69
Katecholamine 68–69, 71, 87, 315, 363, 490, 576, 899
- akutes Leberversagen 576
- hypothyreotes Koma 899
- kardiogener Schock 71, 315
- Lungenembolie 490
- ventrikuläre Extrasystolen 363
- Vergiftungen 87
Kationenaustauscherharze 290, 632
- akutes Nierenversagen 632
Ketoconazol 126, 135, 142, 210, 505–506, 657, 911, 999, 1038, 1047

- Blastomykose 505
- Candida-Infektion 1038
- Candidiasis 1047
- Dosierung 210
- Histoplasmose 505
- Kokzidioidomykose 505, 1047
- Lungenmykosen 506
- Nebennierenrindenkarzinom 911
- Parakokzidioidomykose 1047
- und Cholesterin-Synthese-Enzym-Hemmer 999
- und Ciclosporin 142
- und Ciclosporin A 657
- und CSE-Hemmer 999
- und Glukokortikoide 135
- und HMG-CoA-Reduktase-Hemmer 999
- und Statine 999
Ketofen 841
- chronische Polyarthritis 841
- rheumatoide Arthritis 841
Ketolide 182
Ketoprofen 269, 984
- Gichtanfall 984
- im Alter 269
Kineret® 144
Klasse-I-Antiarrhythmika 360
- Kontraindikationen 360
Klasse-III-Antiarrhythmika 355
Kleie 529
- Colon irritabile 529
- irritable bowel syndrome 529
- Reizdarmsyndrom 529
Knospe-Protokoll 741
- Makroglobulinämie 741
- Morbus Waldenström 741
Knospe-Schema 735, 737
- chronisch-lymphatische Leukämie 737
- niedrigmaligne Lymphome 735
Kochsalz 1027
- Cholera 1027
Kochsalz-Lösung 68, 963, 965, 1061
- diabetische Ketoazidose 963, 965
- diabetisches Koma 963, 965
- Status epilepticus 1061
Koffein 650
- Hämodialyse/-perfusion 650
Kohlenhydratlösungen 621, 630
- akutes Nierenversagen 630
- ANV 630
- Pankreatitis 621
Kohlenmonoxid 651
- Hämodialyse/-perfusion 651

Kohlenwasserstoffe 651
- aromatische, Hämodialyse/-perfusion 651
- chlorierte, Hämodialyse/-perfusion 651
- halogenierte, Hämodialyse/-perfusion 651
Kokain 83, 275, 650, 1060
- Anfallsursache 1060
- embryo-/fetotoxisches Potenzial 275
- Hämodialyse/-perfusion 650
Kolchizin 266
- Lebererkrankungen 266
Kollagenolytisch wirkende Pharmaka 856
- systemische Sklerose 856
Kontrastmittel 82, 973
- iodierte 973
- jodhaltige 82
- nicht-ionische 973
Kontrazeptiva 126, 139, 142, 260–261, 606
- orale 126, 139, 142, 260–261, 606
- – Arzneimittelinteraktionen 261
- – fokal-noduläre Hyperplasie 606
- – Leberadenome 606
- – und Benzodiazepine 260
- – und Ciclosporin 142
- – und Methotrexat 139
Kortikoide 417, 431, 672, 674, 713, 1000
- Arteriitis temporalis 417
- autoimmunhämolytische Anämie 713
- Glomerulonephritis 672
- – fokal-segmental-sklerosierende 672
- – membranoproliferative Glomerulonephritis 674
- – minimal change-Glomerulonephritis 672
- nephrotisches Syndrom 672
- – Minimalveränderungen 672
- Riesenzellarteriitis 417
- Takayasu-Arteriitis 417
- Thrombophlebitis migrans 431
- Thrombophlebitis saltans 431
- und Anionenaustauscherharze 1000
Kortiko(stero)ide 13, 75, 80, 82, 95, 130, 139, 233, 262

Medikamentenverzeichnis

- anaphylaktischer Schock 80, 82
- Anaphylaxieprophylaxe 82
- Hirntumor 95
- septischer Schock 75
- und Antikoagulanzien 233
- und Methotrexat 139
- und NSAID 262

Kortisol 906–907, 913
- adrenogenitales Syndrom 913
- Morbus Addison 906–907
- primäre Nebennierenrindeninsuffizienz 906–907

Kortison 863, 876, 906, 909, 913
- adrenogenitales Syndrom 913
- Hypophysenvorderlappeninsuffizienz 876
- Morbus Addison 906
- Polymyalgia rheumatica 863
- primäre Nebennierenrindeninsuffizienz 906
- Riesenzellarteriitis 863
- sekundäre Nebennierenrindeninsuffizienz 909

Kresol 651
- Hämodialyse/-perfusion 651

Kryo-Supernatant 720
- Morbus Moschcowitz 720
- thrombotisch-thrombozytopenische Purpura 720

Kumarinderivate 275
- embryo-/fetotoxisches Potenzial 275

Kumarine 135, 231, 237, 491, 722, 763
- Dosierung 231
- heparininduzierte Thrombozytopenie 722
- Indikationen 231
- Lungenembolie 491
- Lupusantikoagulans 763
- Therapieüberwachung 231
- UAW 237
- und Glukokortikoide 135
- unerwünschte Arzneimittelwirkungen 237

Kupfer 651
- Hämodialyse/-perfusion 651

L

L-Argininchlorid 301–302
- metabolische Alkalose 301–302

L-Asparaginase 787, 980
- Insulinom 980

L-Dopa 1068–1069
- akinetische Krise 1069
- Parkinson-Syndrom 1068
- Restless-legs-Syndrom 1069
- UAW 1068
- und Anticholinergika 1069
- und Dopaminagonisten 1068
- unerwünschte Arzneimittelwirkungen 1068

L-Lysin-Hydrochlorid 302
- metabolische Alkalose 302

L-Methionin 686, 695
- Harnwegsinfektion 686
- Nephrolithiasis 695
- Nierensteine 695

L-T_3 876, 884
- Hypophysenvorderlappeninsuffizienz 876
- Indikationen 884
- Iodmangelstruma 884
- und L-T_4 884

L-T_4 883–885, 888, 890, 896, 898–899, 901
- arzneimittelinduzierte Thyreoiditis 896
- Hypothyreose 898
- hypothyreotes Koma 899
- Indikationen 884
- Iodmangelstruma 884–885
- postoperative Hypothyreose 888
- Schilddrüsenkarzinom 901
- Thyreoiditis Riedel 896
- und Iodid 883
- und L-T_3 884
- und Thyreostatika 890

Labetalol 699
- Schwangerschaftshypertonie 699

β-Lactam-Antibiotika 183
β-Lactamase-Inhibitoren 187

Lactitol 30, 600
- hepatische Enzephalopathie 600

Lactulose 30–31, 273, 529, 576, 578, 596, 600–601, 976, 1027
- akutes Leberversagen 576
- Colon irritabile 529
- diabetische Neuropathie 976
- hepatische Enzephalopathie 600–601
- irritable bowel syndrome 529
- Knollenblätterpilzvergiftung 578
- portale Hypertension 596
- Reizdarmsyndrom 529
- Salmonellenausscheider 1027
- Schwangerschaft 273
- Stillzeit 273
- UAW 600

- unerwünschte Arzneimittelwirkungen 600

β-Laktam-Penicilline 1033
- Borreliose 1033
- Lyme-Borreliose 1033

β-Laktamasehemmer 613–614
- Cholangitis 614
- Cholezystitis 613

Lamivudin 208, 582, 588, 860, 1037
- AIDS 1037
- chronische Hepatitis B 582
- HIV-Infektion 1037
- Leberzirrhose 588
- Panarteriitis nodosa 860

Lamotrigin 12, 1061, 1086
- Status epilepticus 1061
- therapeutischer Bereich 1086

Lanreotid 878
- Akromegalie 878
- Dosierung 878

Lansoprazol 518, 525, 532
- akute Gastritis 525
- GERD 518
- peptisches Ulkus 532
- Refluxkrankheit 518
- Ulcus pepticum 532
- Ulkuskrankheit 532

Lapirudin 721
- heparininduzierte Thrombozytopenie 721

Latamoxef 260
- und Alkohol 260
- und Äthanol 260

Laxanzien 26, 30–31, 233, 273, 600
- hepatische Enzephalopathie 600
- osmotisch wirksame 30
- paraffinhaltige 233
- – – und Antikoagulanzien 233
- salinische 273
- – – Schwangerschaft 273
- – – Stillzeit 273
- Schwangerschaft 273
- Stillzeit 273
- und Antikoagulanzien 233

Leflunomid 143, 842, 844, 852, 861
- Applikationsweise 143
- chronische Polyarthritis 842, 844
- Dosierung 143
- Interaktionen 143
- Kontraindikationen 143
- rheumatoide Arthritis 842, 844

- (Spond-)Arthritis psoriatica 852
- UAW 143
- und Cimetidin 143
- und Methotrexat 143
- und Phenytoin 143
- und Rifampicin 143
- und Warfarin 143
- unerwünschte Arzneimittelwirkungen 143
- Wegener-Granulomatose 861
- Wirkungsmechanismus 143

Leinsamen 30, 273, 529
- Colon irritabile 529
- irritable bowel syndrome 529
- Reizdarmsyndrom 529
- Schwangerschaft 273
- Stillzeit 273

Lenalidomid 723, 797
- Immuntherapie 797
- myelodysplastisches Syndrom 723

Lepirudin 229
Lercanidipin 441
- Hypertonie 441

Letrozol 804
- Mammakarzinom 804

Leukeran® 141
Leukotrien-Rezeptorantagonisten 472, 482
- Anstrengungsasthma 482
- Atemwegserkrankungen 472

Leuprolid 808
- Prostatakarzinom 808

Levetiracetam 1061
- Status epilepticus 1061

Levodopa 126, 270, 981
- Hyperurikämie 981
- im Alter 270

Levofloxacin 179–180, 192, 1015, 1018
- Meningokokkenmeningitis 1018
- Urosepsis 1015

Levomepromazin 11, 624
- Pankreatitis 624

Levomethadon 261
- Arzneimittelinteraktionen 261

Levopromazin 252, 254–255
- Kontraindikationen 252

Levosimendan 68, 70–72, 314–315
- chronische Herzinsuffizienz 339
- Herzinsuffizienz 339
- kardiogener Schock 71–72, 314–315

Levothyroxin 259, 876, 883–885, 888, 890, 896, 898–899, 901
- arzneimittelinduzierte Thyreoiditis 896
- Hypophysenvorderlappeninsuffizienz 876
- Hypothyreose 898
- hypothyreotes Koma 899
- Indikationen 884
- Iodmangelstruma 884–885
- postoperative Hypothyreose 888
- Schilddrüsenkarzinom 901
- Thyreoiditis Riedel 896
- und Antikoagulanzien, orale 259
- und Iodid 883
- – Iodmangelstruma 883
- und Liothyronin 884
- und Thyreostatika 890

Lidocain 82, 87, 270, 309, 311, 325, 330, 342, 353, 355, 364, 647, 1086
- Digitalisintoxikation 342
- Hämodialyse/-perfusion 647
- Herzstillstand 309
- im Alter 270
- Kammerextrasystolen 353
- Kammerextrasystolie 353
- Myokardinfarkt 325, 330
- therapeutischer Bereich 1086
- ventrikuläre Extrasystolen 364
- Vergiftungen 87

Lincomycin 648
- Hämodialyse/-perfusion 648

Linezolid 184, 1015, 1019, 1023
- Fremdkörpersepsis 1015
- Listeriose 1023
- Serotonin-Syndrom 184
- Shunt-Meningitis 1019

Liothyronin 884
- Indikationen 884
- Iodmangelstruma 884

Liothyroxin 884
- und Levothyroxin 884

α-Liponsäure 975
- diabetische Neuropathie 975

Lisinopril 336, 338, 449, 640–641, 647
- chronische Niereninsuffizienz 640–641
- Hämodialyse/-perfusion 647
- Herzinsuffizienz 336, 338
- Hypertonie 449

Lisurid 878–880, 1068
- Akromegalie 878
- Hyperprolaktinämie 879–880
- Parkinson-Syndrom 1068
- UAW 1068
- unerwünschte Arzneimittelwirkungen 1068

Lithium 83, 262, 275, 651, 897–898, 1086
- Arzneimittelinteraktionen 262
- embryo-/fetotoxisches Potenzial 275
- Hämodialyse/-perfusion 651
- Hypothyreose 898
- therapeutischer Bereich 1086
- thyreostatischer Effekt 897
- und NSAID 262

Lobinavir 499
- SARS (Severe Acute Respiratory Syndrome) 499

Lofepramin 653
- Hämodialyse/-perfusion 653

Lokalanästhetika 273, 320
- Perikardiozentese 320
- Schwangerschaft 273
- Stillzeit 273

Loperamid 25, 28, 529, 538, 552, 558, 976
- Colitis ulcerosa 558
- Colon irritabile 529
- Crohn-Krankheit 552
- diabetische Neuropathie 976
- Dumping-Syndrom 538
- granulomatöse Kolitis 552
- Ileitis terminalis 552
- irritable bowel syndrome 529
- Morbus Crohn 552
- regionale Enterokolitis 552
- Reizdarmsyndrom 529

Lopinavir 208, 1037
- AIDS 1037
- HIV-Infektion 1037

Lorazepam 18, 266, 587, 649, 1060, 1074
- Alzheimer-Demenz 1074
- Hämodialyse/-perfusion 649
- Lebererkrankungen 266
- Leberzirrhose 587
- Status epilepticus 1060

Lorcainid 647
- Hämodialyse/-perfusion 647

Lormetazepam 274, 649
- Hämodialyse/-perfusion 649
- Stillzeit 274

Losartan 338, 441, 444, 449
- Bluthochdruck 441
- Herzinsuffizienz 338
- Hypertonie 441, 444, 449

Lösungen 67, 78
- kolloidale 67
- kristalloide 67, 78

Lovastatin 997–998
- Dyslipoproteinämie 997–998
- Fettstoffwechselstörungen 997–998
- Hyperlipoproteinämie 997–998

Low Ceiling-Diuretika 154
Low-dose-Heparin 618, 760, 1056, 1071
- disseminierte intravasale Gerinnung 760
- Guillain-Barré-Syndrom 1071
- ischämischer Insult 1056
- Pankreatitis 618
- Polyneuritis 1071
- Polyradikulitis 1071
- Verbrauchskoagulopathie 760

LSD 651
- Hämodialyse/-perfusion 651

Lumefantrin 1041
- Malaria tropica 1041

Lumiracoxib 869
- Arthrose 869

Lymphokine 809
- Hypernephrom 809
- Nierenkarzinom 809

M

Macrogol 1010
- akute intermittierende Porphyrie 1010

Magaldrat 272
- Schwangerschaft 272
- Stillzeit 272

Magnesium 87, 295, 335, 342, 364, 651, 903
- Digitalisintoxikation 342
- Hämodialyse/-perfusion 651
- Herzinsuffizienz 335
-- Herzinsuffizienz 335
- Hyperparathyreoidismus 903
-- postoperative Therapie 903
- ventrikuläre Extrasystolen 364
- Vergiftungen 87

Magnesiumhydroxid 522, 524
- Ösophagitis 522
- Ösophagusläsionen 524

Magnesiumsulfat 294, 309, 354, 454, 483, 596, 700
- Eklampsie 454, 700
- Herzstillstand 309
- portale Hypertension 596
- Präeklampsie 454
- schwerer Asthmaanfall 483
- torsade de pointes 354

Magnesiumtrisilikat 705

Makrolidantibiotika 142, 260
- und Benzodiazepine 260

- und Ciclosporin 142

Makrolide 182, 192, 196, 258, 471, 1036
- Arzneimittelinteraktionen 258
- Atemwegserkrankungen 471
- Indikationen 182
- infektiöse Mononukleose 1036
- UAW 182
- unerwünschte Arzneimittelwirkungen 182

Malariamittel 273
- Schwangerschaft 273
- Stillzeit 273

Malarone® 1041
- Malaria tropica 1041

Mannit 96, 156, 577, 651, 832, 1057–1058
- Hämodialyse/-perfusion 651
- Hirnmetastasen 832
- Hirnödem 96
- Hirnödem bei Leberversagen 577
- Indikationen 156
- ischämischer Insult 1057
- Komplikationen 156
- Kontraindikationen 156
- UAW 156
- unerwünschte Arzneimittelwirkungen 156
- zerebrale Blutungen 1058

Mannitol 156, 629–631
- akutes Nierenversagen 631

MAO-Hemmer 11, 126, 250–251
- Kontraindikationen 251
- selektive 11
- UAW 251
- unerwünschte Arzneimittelwirkungen 251

Maprotilin 651
- Hämodialyse/-perfusion 651

Mastzellprotektive Substanzen 468
- Aerosoltherapie 468

Mebendazol 215, 1049–1050
- Ancylostomiasis 1050
- Ascaris lumbricoides 1049
- Dosierung 215
- Hakenwurmkrankheit 1050
- Peitschenwurm 1050
- Spulwurm 1049
- Strongyloides stercoralis 1050
- Trichine 1049
- Trichinella spiralis 1049
- Trichuris trichiura 1050
- UAW 215

- unerwünschte Arzneimittelwirkungen 215
- Wirksamkeit 215
- Zwergfadenwurm 1050

Mebeverin 529, 552
- Colon irritabile 529
- Crohn-Krankheit 552
- granulomatöse Kolitis 552
- Ileitis terminalis 552
- irritable bowel syndrome 529
- Morbus Crohn 552
- regionale Enterokolitis 552
- Reizdarmsyndrom 529

Meclozin 17, 273
- Schwangerschaft 273
- Stillzeit 273

Medroxyprogesteronacetat 804, 808
- Mammakarzinom 804
- Prostatakarzinom 808

Mefloquin 213–214, 1041–1043
- Dosierung 214
- Kontraindikationen 214
- Malaria tropica 1041
- Malariaprophylaxe 1042
- Schwangerschaft 1042
- UAW 214, 1043
- unerwünschte Arzneimittelwirkungen 214, 1043

Mefrusid 154

Megestrolacetat 804
- Mammakarzinom 804

Meloxicam 7, 534, 841
- chronische Polyarthritis 841
- rheumatoide Arthritis 841

Melperon 252, 254, 1074
- Alzheimer-Demenz 1074

Melphalan 16, 739, 776
- Myelom, multiples 739
- Plasmozytom 739

Memantin 1074
- Alzheimer-Demenz 1074

Mephenytoin 690
- Nephrotoxizität 690

Meprobamat 651
- Hämodialyse/-perfusion 651

6-Mercaptopurin 138, 552, 558, 585, 985
- Autoimmunhepatitis 585
- Colitis ulcerosa 558
- Crohn-Krankheit 552
- granulomatöse Kolitis 552
- Ileitis terminalis 552
- Morbus Crohn 552
- regionale Enterokolitis 552
- und Allopurinol 985

Meropenem 174, 613, 618, 620, 1015–1016, 1018–1019

- Cholezystitis 613
- Pankreasabszess 620
- Pankreatitis 618
- Pseudomonas-aeruginosa-Meningitis 1018–1019
- Puerperalsepsis 1016
- Sepsis, myeloische Insuffizienz 1015
- septischer Abort 1016
- tonsillogene Sepsis 1016

Mesalazin 552–554, 556, 558–561
- Colitis ulcerosa 558–561
- Crohn-Krankheit 552–553, 556
- granulomatöse Kolitis 552–554, 556
- Ileitis terminalis 552–554, 556
- Morbus Crohn 552–553, 556
- regionale Enterokolitis 552–554, 556

Mesna 676, 854
- Lupus erythematodes disseminatus 676
- uroprotektive Begleittherapie 854

Metamizol 6–7, 142, 266, 534, 546, 609, 613, 692
- Abdomen, akutes 546
- Cholezystitis 613
- Gallenkolik 609
- Lebererkrankungen 266
- Nierenkolik 692
- und Ciclosporin 142

Metamucil 529
- Colon irritabile 529
- irritable bowel syndrome 529
- Reizdarmsyndrom 529

Metformin 935–937
- Diabetes mellitus 935
- Dosierung 936
- Indikationen 936
- Interferenzen 937
- Kontraindikationen 936
- UAW 936
- und Chlorpromazin 937
- und Glukokortikoide 937
- und nichtsteroidale Antirheumatika 937
- und Nikotinsäure 937
- und NSAR 937
- und Östrogene 937
- und Phenytoin 937
- und Röntgenkontrastmittel 937
- und Schilddrüsenhormone 937
- und Sympathomimetika 937
- und Thiaziddiuretika 937
- unerwünschte Arzneimittelwirkungen 936

Methacyclin 648
- Hämodialyse/-perfusion 648

Methadon 651
- Hämodialyse/-perfusion 651

Methanol 970
- Laktatazidose 970

Methaqualon 651
- Hämodialyse/-perfusion 651

Methenaminmandelat 695
- Nephrolithiasis 695
- Nierensteine 695

Methicillin 648, 690
- Hämodialyse/-perfusion 648
- Nephrotoxizität 690

Methotrexat 16, 136, 139, 143, 262, 488, 555, 629, 651, 727, 735, 777, 842, 844, 848, 850, 852, 854, 857, 860–863, 894
- adultes Still-Syndrom 848
- akutes Nierenversagen 629
- Applikationsweise 139
- Behçet-Syndrom 863
- chronische Polyarthritis 842, 844
- Churg-Strauss-Syndrom 862
- Dermatomyositis 857
- Dosierung 139
- Hämodialyse/-perfusion 651
- hochmaligne Lymphome 735
- immunogene Orbitopathie 894
- Interaktionen 139
- intrathekal 727
- – Meningeosis leucaemica 727
- Kontraindikationen 139
- Kontrolluntersuchungen 136
- Lupus erythematodes disseminatus 854
- Morbus Bechterew-Marie-Strümpell 850
- Pharmakokinetik 139
- Polymyalgia rheumatica 863
- Polymyositis 857
- rheumatoide Arthritis 842, 844
- Riesenzellarteriitis 863
- Schwangerschaft 139
- (Spond-)Arthritis psoriatica 852
- Spondylitis ankylosans 850
- Stillen 139
- UAW 139
- und Allopurinol 139
- und Antiphlogistika 139
- – nichtsteroidale 139
- und Barbiturate 139
- und Cefalotin 139
- und Ciclosporin 139
- und Colchicin 139
- und Griseofulvin 139
- und Kontrazeptiva, orale 139
- und Kortiko(stero)ide 139
- und Leflunomid 143
- und Neomicin 139
- und NSAID 262
- und Phenytoin 139
- und Probenecid 139
- und Salizylate 139
- und Sulfasalazopyridin 139
- und Sulfonamide 139
- und Tetrazyklin(e) 139
- und Tranquilizer 139
- und Triamteren 139
- unerwünschte Arzneimittelwirkungen 139
- Wegener-Granulomatose 860–861

Methotrimeprazin 651
- Hämodialyse/-perfusion 651

Methoxyfluran 259, 690
- Nephrotoxizität 690
- und Antibiotika 258

Methsuximid 651
- Hämodialyse/-perfusion 651

Methylalkohol 647
- Hämodialyse/-perfusion 647

β-Methyldigoxin 266
- Lebererkrankungen 266

Methyldopa 651, 879
- Hämodialyse/-perfusion 651
- Hyperprolaktinämie 879

α-Methyldopa 83, 273, 440–441, 446–447, 451, 455, 641, 699–700, 711, 713
- Autoimmunhämolyse 711
- chronische Niereninsuffizienz 641
- Eklampsie 700
- Hämolyse 713
- Hypertonie 440–441, 446
- Narkose 455
- Schwangerschaft 273, 451, 455
- Schwangerschaftshypertonie 699
- Stillzeit 273
- UAW 447
- und Noradrenalin 455
- unerwünschte Arzneimittelwirkungen 447

Methylenblau 86
- Vergiftungen 86

Methylprednisolon 82, 132–133, 651, 656–657, 664–665, 673–675, 681, 715, 861, 894
- Anti-GBM-RPGN 664
- aplastische Anämie 715
- aplastisches Syndrom 715
- Glomerulonephritis 673
- Goodpasture-Syndrom 664
- Grenzdosis 132
- Halbwertszeit 132
- – biologische 132
- Hämodialyse/-perfusion 651
- hämolytisch-urämisches Syndrom 681
- IgA-Nephropathie 674–675
- immunogene Orbitopathie 894
- Kontrastmittelüberempfindlichkeit 82
- Nierentransplantation 656
- Panmyelopathie 715
- rasch progrediente Glomerulonephritis 665
- – ohne Immundepots 665
- RPGN 665
- – ohne Immundepots 665
- thrombotisch-thrombozytopenische Purpura 681
- Transplantatabstoßung 657
- Wegener-Granulomatose 861

Methylquecksilber 275
- embryo-/fetotoxisches Potenzial 275

Methylxanthine 487
- und Herzglykoside 487

Methylzellulose 893
- immunogene Orbitopathie 893

Methyprylon 651
- Hämodialyse/-perfusion 651

Metixen 1068
- Parkinson-Syndrom 1068

Metoclopramid 18, 20, 142, 261, 273, 519, 525–526, 528, 537–538, 976, 1062, 1064, 1066
- akute Gastritis 525
- chronische Gastritis 526
- diabetische Neuropathie 976
- funktionelle Dyspepsie 528
- GERD 519
- Magenausgangsstenose 537
- Menière-Attacke 1066
- Migräneanfall 1064
- Migräneanfall/-attacke 1062
- Migräneattacke 1062
- Pylorusstenose 537
- Refluxkrankheit 519
- Schwangerschaft 273

- UAW 519, 1062
- und Ciclosporin 142
- und Herzglykoside 261
- unerwünschte Arzneimittelwirkungen 519, 1062
- Verdauungsstörungen nach Vagotomie 538

Metoprolol 82, 126, 266, 273, 325, 343, 354–355, 380, 441–442, 449, 455, 649, 699, 973, 1065
- Angina pectoris 380
- arterielle Hypertonie 973
- – diabetische Nephropathie 973
- AV-Knoten-Re-entry-Tachykardie 354
- – Rezidivprophylaxe 354
- Bluthochdruck 441
- Hämodialyse/-perfusion 649
- Herzinsuffizienz 343
- Hypertonie 441–442, 449
- Kammertachykardie 354
- – Rezidivprophylaxe 354
- Lebererkrankungen 266
- Migräneprophylaxe 1065
- Myokardinfarkt 325
- Schwangerschaft 273, 455
- Schwangerschaftshypertonie 699
- Stillzeit 273
- UAW 1065
- unerwünschte Arzneimittelwirkungen 1065
- Vorhofflattern 354
- – Rezidivprophylaxe 354
- Vorhofflimmern 354
- – Rezidivprophylaxe 354
- WPW-Syndrom 354
- – Rezidivprophylaxe 354

Metronidazol 24, 26, 126, 183, 259–260, 497, 531–532, 552, 554, 556, 558, 561, 563, 600, 613–614, 618, 620, 1015–1016, 1026, 1044–1045
- Amöbiasis 1045
- blutendes Ulkus 532
- Cholangitis 614
- Cholezystitis 613
- Colitis ulcerosa 558
- Crohn-Krankheit 552, 554, 556
- Divertikulitis 563
- granulomatöse Kolitis 552, 554, 556
- Helicobacter-pylori-Eradikation 531

- hepatische Enzephalopathie 600
- Ileitis terminalis 552, 554, 556
- Indikationen 183
- Lambliasis 1044
- Morbus Crohn 552, 554, 556
- Pankreasabszess 620
- Pankreatitis 618
- Paratyphus 1026
- Pneumonie 497
- Pouchitis 561
- Puerperalsepsis 1016
- regionale Enterokolitis 552, 554, 556
- septischer Abort 1016
- Trichomoniasis 1045
- Typhus abdominalis 1026
- UAW 183, 1045
- und Alkohol 260
- und Antikoagulanzien, orale 259
- und Äthanol 260
- unerwünschte Arzneimittelwirkungen 183, 1045
- Wundsepsis 1015

Metyrapon 911
- Nebennierenrindenkarzinom 911

Mexiletin 651
- Hämodialyse/-perfusion 651

Mexiten 1068
- UAW 1068
- unerwünschte Arzneimittelwirkungen 1068

Mezlocillin 187, 266, 563, 685, 1016
- Cholangiosepsis 1016
- Divertikulitis 563
- Harnwegsinfektion 685
- Lebererkrankungen 266

Mianserin 651
- Hämodialyse/-perfusion 651

Miconazol 210, 1047
- Candidiasis 1047
- Dosierung 210
- UAW 210
- unerwünschte Arzneimittelwirkungen 210

Midazolam 61, 254, 259, 266, 514, 1060
- Lebererkrankungen 266
- Notfallendoskopie 514
- Status epilepticus 1060
- und Antiepileptika 259
- und Antkonvulsiva 259

Midodrin 603
- hepatorenales Syndrom 603

Miglitol 939–940

- Diabetes mellitus Typ 2 939
- Indikationen 939
- Kontraindikationen 939
- UAW 940
- unerwünschte Arzneimittelwirkungen 940
Migränemittel 273
- Schwangerschaft 273
- Stillzeit 273
Milchsäure 652
- Hämodialyse/-perfusion 652
Milrinon 68, 70, 314, 339
- Herzinsuffizienz 339
- kardiogener Schock 314
Miltefoscin 805
- Mammakarzinom 805
β_2-Mimetika 290
Mineralien 274
- Schwangerschaft 274
Mineralokortikoide 460, 876, 906–908, 913
- Addison-Krise 908
- adrenogenitales Syndrom 913
- akute Nebennierenrindeninsuffizienz 908
- Hypophysenvorderlappeninsuffizienz 876
- Hypotonie 460
- Kontraindikationen 460
- Morbus Addison 906
- primäre Nebennierenrindeninsuffizienz 906
- Überdosierung 907
- Unterdosierung 907
Minocyclin 188
Minoxidil 440–441, 447, 450, 641, 651
- Bluthochdruck 441
- chronische Niereninsuffizienz 641
- Hämodialyse/-perfusion 651
- Hypertonie 440–441, 447, 450
- Hypertonie/Bluthochdruck 447
- UAW 447
- unerwünschte Arzneimittelwirkungen 447
Mirtazapin 11, 250–251
- Interaktionen 250
- Kontraindikationen 251
Mischinsuline 945
- Diabetes mellitus 945
Misoprostol 275, 525, 534
- akute Gastritis 525
- embryo-/fetotoxisches Potenzial 275
- UAW 534

- Ulcus pepticum, NSAID-bedingtes 534
- unerwünschte Arzneimittelwirkungen 534
Mithramycin 294
Mitomycin 16, 680, 832
- Nephrotoxizität 680
- Paravasate 832
Mitomycin C 719
- Morbus Moschcowitz 719
- thrombotisch-thrombozytopenische Purpura 719
Mitotane 911
- Nebennierenrindenkarzinom 911
- UAW 911
- unerwünschte Arzneimittelwirkungen 911
Mitoxantron 16, 725, 778, 793–795, 805, 808
- akute myeloische Leukämie 725
- intraperitoneale Therapie 795
- maligner Aszites 794
- maligner Pleuraerguss 793
- Mammakarzinom 805
- Prostatakarzinom 808
Mitramycin 980
- Insulinom 980
MMF 140
- Applikationsweise 140
- Dosierung 140
- Interaktionen 140
- Kontraindikationen 140
- Wirkungsmechanismus 140
Moclobemid 11, 250
Molsidomin 378–379, 383
- Angina pectoris 378–379, 383
- belastungsabhängige Angina pectoris 383
Monoaminoxidasehemmer 250–251
- Kontraindikationen 251
- UAW 251
- unerwünschte Arzneimittelwirkungen 251
Monoaminoxidase-B-Hemmer 1068
- Parkinson-Syndrom 1068
Monobactame 171, 183
- Indikationen 183
- UAW 183
- unerwünschte Arzneimittelwirkungen 183
Monochloressigsäure 652
- Hämodialyse/-perfusion 652
Monoklonale Antikörper 146, 796–797

- Immuntherapie 797
Morphin 9, 266, 269, 406, 491, 1010
- akute intermittierende Porphyrie 1010
- akuter Extremitätenarterienverschluss 406
- im Alter 269
- Lebererkrankungen 266
- Lungenödem 491
Morphinderivate 907
- Kontraindikationen 907
Morphium 8, 324, 482, 651
- Hämodialyse/-perfusion 651
- Myokardinfarkt 324
Motilitätswirksame Substanzen 20, 516, 518
- GERD 516, 518
- Refluxkrankheit 516, 518
Moxifloxacin 179–180, 192, 196
Moxonidin 440–441, 445–446, 455, 973
- arterielle Hypertonie 973
- - diabetische Nephropathie 973
- Bluthochdruck 441
- Hypertonie 440–441, 445
- Kontraindikationen 446
- Narkose 455
- UAW 446
- und Noradrenalin 455
- unerwünschte Arzneimittelwirkungen 446
MTX 136, 139, 143, 262, 555, 629, 651, 727, 735, 842, 848, 850, 852, 854, 857, 861–863, 894
- adultes Still-Syndrom 848
- akutes Nierenversagen 629
- Applikationsweise 139
- Behçet-Syndrom 863
- chronische Polyarthritis 842
- Churg-Strauss-Syndrom 862
- Dermatomyositis 857
- Dosierung 139
- Hämodialyse/-perfusion 651
- hochmaligne Lymphome 735
- immunogene Orbitopathie 894
- Interaktionen 139
- intrathekal 727
- - Meningeosis leucaemica 727
- Kontraindikationen 139
- Kontrolluntersuchungen 136
- Lupus erythematodes disseminatus 854

- Morbus Bechterew-Marie-Strümpell 850
- Pharmakokinetik 139
- Polymyalgia rheumatica 863
- Polymyositis 857
- rheumatoide Arthritis 842
- Riesenzellarteriitis 863
- Schwangerschaft 139
- (Spond-)Arthritis psoriatica 852
- Spondylitis ankylosans 850
- Stillen 139
- UAW 139
- und Allopurinol 139
- und Antiphlogistika 139
- – nichtsteroidale 139
- und Barbiturate 139
- und Cefalotin 139
- und Ciclosporin 139
- und Colchicin 139
- und Griseofulvin 139
- und Kontrazeptiva, orale 139
- und Kortiko(stero)ide 139
- und Leflunomid 143
- und Neomicin 139
- und NSAID 262
- und Phenytoin 139
- und Probenecid 139
- und Salizylate 139
- und Sulfasalazopyridin 139
- und Sulfonamide 139
- und Tetrazyklin(e) 139
- und Tranquilizer 139
- und Triamteren 139
- unerwünschte Arzneimittelwirkungen 139
- Wegener-Granulomatose 861

Mucilaginosa 529
- Colon irritabile 529
- irritable bowel syndrome 529
- Reizdarmsyndrom 529

Mukolytika 274, 466, 470
- Atemwegserkrankungen 470
- respiratorische Insuffizienz 466
- Schwangerschaft 274
- Stillzeit 274

Mukosaprotektive Substanzen 519
- GERD 519
- Refluxkrankheit 519

Muromonab 146

Muskelrelaxanzien 62, 141, 870
- Fibromyalgie-Syndrom 870
- generalisierte Tendomyopathie 870
- und Cyclophosphamid 141

Mutterkornalkaloide 1055, 1062

- Migräneattacke 1062
- UAW 1062
- unerwünschte Arzneimittelwirkungen 1062

Mycophenolatmofetil 140, 657, 677, 719, 854, 857, 1086
- Applikationsweise 140
- Dermatomyositis 857
- Dosierung 140
- immunthrombozytopenische Purpura 719
- Interaktionen 140
- Kontraindikationen 140
- Lupus erythematodes disseminatus 677, 854
- Nierentransplantation 657
- Polymyositis 857
- therapeutischer Bereich 1086
- UAW 140
- und Aciclovir 140
- und Allopurinol 140
- und Antazida 140
- und Colestyramin 140
- unerwünschte Arzneimittelwirkungen 140
- Wirkungsmechanismus 140

Mykostatika, lokale 523
- Soorösophagitis 523

Myoinositol 1073

N

N-Acetylcystein 86, 470, 578, 605
- Atemwegserkrankungen 470
- Paracetamolvergiftung 578, 605
- Vergiftungen 86

NaCl 899
- hypothyreotes Koma 899

NaCl-Lösung 903, 908, 963, 965, 1061
- Addison-Krise 908
- akute Nebennierenrindeninsuffizienz 908
- diabetische Ketoazidose 963, 965
- diabetisches Koma 963, 965
- Hyperparathyreoidismus 903
- Status epilepticus 1061

Nadolol 641, 649
- chronische Niereninsuffizienz 641
- Hämodialyse/-perfusion 649

Nadroparin 226–227

Nafcillin 142, 648
- Hämodialyse/-perfusion 648
- und Ciclosporin 142

Naftidrofuryl 412, 415

- pAVK 412, 415

Naloxon 9, 86, 590, 975
- diabetische Neuropathie 975
- primär biliäre Zirrhose 590
- Vergiftungen 86

Naltrexon 590
- primär biliäre Zirrhose 590

Naproxen 6, 266, 841, 1062, 1065
- chronische Polyarthritis 841
- Lebererkrankungen 266
- Migräneanfall 1062
- Migräneprophylaxe 1065
- rheumatoide Arthritis 841
- UAW 1065
- unerwünschte Arzneimittelwirkungen 1065

Naratriptan 1063
- Kontraindikationen 1063
- Migräneanfall 1063
- Migräneattacke 1063
- UAW 1063
- unerwünschte Arzneimittelwirkungen 1063

Narkotika 302, 907
- Morbus Addison 907
- primäre Nebennierenrindeninsuffizienz 907
- respiratorische Azidose 302

Nateglinid 939
- Diabetes mellitus Typ 2 939
- Indikationen 939
- Kontraindikationen 939
- UAW 939
- unerwünschte Arzneimittelwirkungen 939

Natrium 88
- Vergiftungen 88

Natrium-Zellulose-Phosphat 695
- Nephrolithiasis 695
- Nierensteine 695

Natriumazid 651
- Hämodialyse/-perfusion 651

Natriumbikarbonat 67, 290, 299–300, 309, 632, 644, 967, 986, 1027
- akutes Nierenversagen 632
- Cholera 1027
- diabetische Ketoazidose 967
- diabetisches Koma 967
- Harnalkalisierung 986
- Herzstillstand 309
- metabolische Azidose 300
- renale Azidose 644

Natriumchlorid 651, 899, 1027
- Cholera 1027

- Hämodialyse/-perfusion 651
- hypothyreotes Koma 899
Natriumchlorid-Lösung 37, 903, 908, 963, 965, 1061
- Addison-Krise 908
- akute Nebennierenrindeninsuffizienz 908
- diabetische Ketoazidose 963, 965
- diabetisches Koma 963, 965
- Hyperparathyreoidismus 903
- Status epilepticus 1061
Natriumhydrogenkarbonat 832
Natriumnitrit 651
- Hämodialyse/-perfusion 651
Natriumperchlorat 886–887
- Hyperthyreose 886–887
- Schilddrüsenautonomie 886
Natriumpicosulfat 31, 976
- diabetische Neuropathie 976
Natriumthiosulfat 87
- Vergiftungen 87
Natriumzitrat 300
- metabolische Azidose 300
N-Butyl-Scopolamin 693
- Nierenkolik 693
Nebennierenrindensteroide 401
- Myokarditis 401
Nebivolol 380, 441–443
- Angina pectoris 380
- Hypertonie 441–443
Nedocromil 467, 484
- akute respiratorische Insuffizienz 467
- ARDS 467
- Asthma bronchiale 484
Nefazodon 999
- und Cholesterin-Synthese-Enzym-Hemmer 999
- und CSE-Hemmer 999
- und HMG-CoA-Reduktase-Hemmer 999
- und Statine 999
Neomicin 139, 648
- Hämodialyse/-perfusion 648
- und Methotrexat 139
Neostigmin 550, 1010
- akute intermittierende Porphyrie 1010
- Ileus 550
Netilmicin 174, 685
- Harnwegsinfektion 685
Neuraminidase-Hemmer 473
- Bronchitis 473
- Tracheobronchitis 473
Neurokinin-1-Rezeptorantagonisten 18

Neuroleptika 11, 83, 233, 251–255, 260, 263, 624, 879, 978, 1070
- Alkoholdelir 1070
- atypische 253
- - Kontraindikationen 253
- - UAW 253
- - unerwünschte Arzneimittelwirkungen 253
- Delirium tremens 1070
- Hyperprolaktinämie 879
- Hypoglykämie 978
- Pankreatitis 624
- typische 252–253, 255
- - Kontraindikationen 252
- - schwach wirkende 252
- - stark wirkende 252
- - UAW 253
- - unerwünschte Arzneimittelwirkungen 253
- und Alkohol 260
- und Antidepressiva, trizyklische 263
- und Antikoagulanzien 233
- und Äthanol 260
Nevirapin 208
Nicardipin 657
- und Ciclosporin A 657
Nichtselektive Monoamin-Rückaufnahmeinhibitoren 249–250
- Interaktionen 249
- Kontraindikationen 249
- UAW 250
- unerwünschte Arzneimittelwirkungen 250
Niclosamid 216, 1048, 1050–1051
- Bandwürmer 1050–1051
- Cestoden 1050–1051
- Dosierung 216
- UAW 216, 1048
- unerwünschte Arzneimittelwirkungen 216, 1048
- Wirksamkeit 216
Nifedipin 82, 269, 378, 380, 384, 418, 449, 453, 485, 522, 641, 651, 657
- Achalasie 522
- Angina pectoris 378, 380
- chronische Niereninsuffizienz 641
- Cor pulmonale 485
- Hämodialyse/-perfusion 651
- hypertensiver Notfall 453
- Hypertonie 449
- im Alter 269

- Prinzmetal-Angina-pectoris 384
- Raynaud-Syndrom 418
- und Ciclosporin A 657
Nikotinsäure 937, 939, 981, 997, 1001–1002, 1004–1008
- Chylomikronämiesyndrom 1006
- Dyslipoproteinämie 997, 1001, 1008
- endogene Hypertriglyzeridämie 1005
- erniedrigtes HDL-Cholesterin 1007
- Fettstoffwechselstörungen 997, 1001
- Hypercholesterinämie 1004
- Hyperlipoproteinämie 997, 1001
- Hypertriglyzeridämie 1006
- Hyperurikämie 981
- Indikationen 1001
- kombinierte Hyperlipidämie 1005
- Kontraindikationen 1002
- UAW 1002
- und Biguanide 937
- und Metformin 937
- und Sulfonylharnstoffe 939
- unerwünschte Arzneimittelwirkungen 1002
Nikotinsäurederivate 233, 997, 999, 1001–1002, 1004–1008
- Chylomikronämiesyndrom 1006
- Dyslipoproteinämie 997, 1001, 1008
- endogene Hypertriglyzeridämie 1005
- erniedrigtes HDL-Cholesterin 1007
- Fettstoffwechselstörungen 997, 1001
- Hypercholesterinämie 1004
- Hyperlipoproteinämie 997, 1001
- Hypertriglyzeridämie 1006
- Indikationen 1001
- kombinierte Hyperlipidämie 1005
- Kontraindikationen 1002
- UAW 1002
- und Antikoagulanzien 233
- und Cholesterin-Synthese-Enzym-Hemmer 999
- und CSE-Hemmer 999
- und HMG-CoA-Reduktase-Hemmer 999

- und Statine 999
- unerwünschte Arzneimittelwirkungen 1002
Nimodipin 1059
- Subarachnoidalblutung 1059
Nitrate 83, 313, 315, 325, 331, 334, 337, 339, 369, 377–379, 383–385, 522, 597, 652
- Achalasie 522
- akute Herzinsuffizienz 337
- akutes Koronarsyndrom 384
- Angina pectoris 377–378, 383–385
- AV-Block 369
- chronische Herzinsuffizienz 339
- Hämodialyse/-perfusion 652
- Herzinsuffizienz 334
- instabile Angina pectoris 384
- kälteinduzierte Angina pectoris 383
- kardiogener Schock 313, 315
- Kontraindikationen 379
- Myokardinfarkt 325, 331
- - Langzeitbehandlung 331
- Ösophagusvarizenblutung 597
- postprandiale Angina pectoris 383
- Status anginosus 384
- Toleranzentwicklung 379
- UAW 379
- unerwünschte Arzneimittelwirkungen 379
- Wirkungsmechanismus 379
Nitrazepam 270, 649
- Hämodialyse/-perfusion 649
- im Alter 270
Nitrendipin 441, 443, 449, 453, 641, 657, 973
- arterielle Hypertonie 973
- - diabetische Nephropathie 973
- Bluthochdruck 441
- chronische Niereninsuffizienz 641
- hypertensiver Notfall 453
- Hypertonie 441, 443, 449
- und Ciclosporin A 657
Nitrite 652
- Hämodialyse/-perfusion 652
Nitrofurane 710
- Hämolyse 710
Nitrofurantoin 183–184, 488, 648
- Hämodialyse/-perfusion 648

- Indikationen 184
- UAW 184
- unerwünschte Arzneimittelwirkungen 184
Nitroglyzerin 71, 326, 337, 597, 693
- akute Herzinsuffizienz 337
- kardiogener Schock 71
- Myokardinfarkt 326
- Nierenkolik 693
- Ösophagusvarizenblutung 597
Nitroprussid-Natrium 71–72, 315, 318, 453–454, 652
- Hämodialyse/-perfusion 652
- hypertensiver Notfall 453
- kardiogener Schock 71–72, 315
- Lungenödem 318
- maligne Hypertonie 454
Nitrosoharnstoffe 722
- Mutagenität 722
Nizatidin 533
- peptisches Ulkus 533
- Ulcus pepticum 533
- Ulkuskrankheit 533
nm-Heparine 223, 225–227, 762–763, 1056
- Antidot 227
- aPC-Resistenz 762
- Dosierung 223, 226
- Indikationen 223, 226
- ischämischer Insult 1056
- Kontraindikationen 227
- Lupusantikoagulans 763
- Therapieüberwachung 227
- UAW 227
- unerwünschte Arzneimittelwirkungen 227
NMH 223, 225–227, 762–763, 1056
- Antidot 227
- aPC-Resistenz 762
- Dosierung 223, 226
- Indikationen 223, 226
- ischämischer Insult 1056
- Kontraindikationen 227
- Lupusantikoagulans 763
- Therapieüberwachung 227
- UAW 227
- unerwünschte Arzneimittelwirkungen 227
Nomorazol 1045
- UAW 1045
Non-Nukleosidanaloga 207
Nootropika 253, 1055
Noradrenalin 68–69, 71, 313–315, 460, 1015

- kardiogener Schock 313–315
- septischer Schock 1015
- Shy-Drager-Syndrom 460
Noramidopyrinmethansulfonat 326
- Myokardinfarkt 326
Norfenefrin-HCl 459
- Hypotonie 459
Norfloxacin 595, 686
- Harnwegsinfektion 686
- spontane bakterielle Peritonitis 595
Normalinsulin(e) 266, 619, 944, 949
- Basis-Bolus-Konzept 949
- Diabetes mellitus 949
- intensivierte Insulintherapie 949
- Lebererkrankungen 266
- Pankreatitis 619
- Wirkdauer 944
Nortriptylin 266, 270, 653
- Hämodialyse/-perfusion 653
- im Alter 270
- Lebererkrankungen 266
Novaminsulfon 872
- Osteoporose 872
Novocain 320
- Perikardiozentese 320
NPH-Insulin 944
- Diabetes mellitus 944
- Pharmakokinetik 944
N-Propyl-Ajmalin-bitartrat 357
- WPW-Syndrom 357
NSAID 259–262, 431, 534, 652, 689–690
- Arzneimittelinteraktionen 262
- Cox-2-Wirkung 534
- Hämodialyse/-perfusion 652
- Nephrotoxizität 689–690
- Thrombophlebitis 431
- und Antikoagulanzien, orale 259
- und β-Blocker 260
- und Heparin 261
- Varikophlebitis 431
NSAR 6, 142, 839–840, 845, 850–853, 855, 867, 869, 937, 984, 1062
- Arthrosis deformans 869
- Begleitarthritis 867
- chronische Polyarthritis 839
- enteropathische Spondyloarthritis 851
- Gichtanfall 984
- Interaktionen 840
- Laborkontrollen 840

- Lupus erythematodes disseminatus 853
- Migräneanfall 1062
- Morbus Bechterew-Marie-Strümpell 850
- postinfektiöse Arthritis 867
- reaktive Arthritis 851
- Reiter-Syndrom 851
- rheumatoide Arthritis 839
- (Spond-)Arthritis psoriatica 852
- Spondylitis ankylosans 850
- systemische Sklerose 855
- UAW 840, 984
- und ACE-Hemmer 840
- und Antidiabetika 840
- und Antihypertonika 840
- und Biguanide 937
- und Cephalosporine 840
- und Ciclosporin 142
- und Diuretika 840
- und Glukokortikoide 845
- und Kardiaka 840
- und Metformin 937
- unerwünschte Arzneimittelwirkungen 840, 984
NSMRI 249–250
- Interaktionen 249
- Kontraindikationen 249
- nichtselektive 249
- UAW 250
- unerwünschte Arzneimittelwirkungen 250
Nukleosid-Analoga 207, 582–583, 588
- chronische Hepatitis B 582
- chronische Hepatitis C 583
- Leberzirrhose 583, 588
- Niereninsuffizienz 583
- Resistenzentwicklung 582
- UAW 582
- unerwünschte Arzneimittelwirkungen 582
Nukleotid-Analoga 582–583
- chronische Hepatitis B 582
- Leberzirrhose 583
- Niereninsuffizienz 583
- Resistenzentwicklung 582
- UAW 582
- unerwünschte Arzneimittelwirkungen 582
Nukleotide 1073
Nystatin 209
- Dosierung 209
- UAW 209
- unerwünschte Arzneimittelwirkungen 209

O

Obidoxim 87
- Vergiftungen 87
Octreotid 538, 597, 603, 607, 826, 878, 894, 898, 974, 980
- Dosierung 878
- Dumping-Syndrom 538
- hepatorenales Syndrom 603
- Hypothyreose 898
- immunogene Orbitopathie 894
- Insulinom 980
- ischämische Retinopathie 974
- Lebertumoren 826
- Leberzellkarzinom 607
- Ösophagusvarizenblutung 597
Ofloxacin 179–180, 685–686
- Harnwegsinfektion 685–686
1-OH-D$_3$ 292
1-25-(OH)2D$_3$ 292
OKT3® 146, 657
- Transplantatabstoßung 657
Olanzapin 253
Olmesartan 441, 444
- Hypertonie 441, 444
Olsalazin 554, 558–561
- Colitis ulcerosa 558–561
- granulomatöse Kolitis 554
- Ileitis terminalis 554
- regionale Enterokolitis 554
Omega-3-Fettsäuren 997, 1002, 1006
- Chylomikronämiesyndrom 1006
- Dyslipoproteinämie 997, 1002
- Fettstoffwechselstörungen 997, 1002
- Hyperlipoproteinämie 997, 1002
- Hypertriglyzeridämie 1006
Omeprazol 20, 260, 266, 515, 518, 525–526, 528, 531–532, 534–535, 537, 577, 600–601, 618, 621, 623, 903
- akute Gastritis 525
- blutendes Ulkus 532
- chronische Gastritis 526
- funktionelle Dyspepsie 528
- Gastrointestinalblutung bei Leberversagen 577
- GERD 518
- Helicobacter-pylori-Eradikation 531
- Helicobacter-pylori-Rezidiv 531
- hepatische Enzephalopathie 600–601
- Hyperparathyreoidismus 903
- Lebererkrankungen 266
- Magenausgangsstenose 537
- Pankreatitis 618, 621, 623
- peptisches Ulkus 532
- Pylorusstenose 537
- Refluxkrankheit 518
- Stressulkus 535
- Ulcus pepticum 532, 534–535
- – NSAID-bedingtes 534
- – – therapieresistentes 535
- Ulkusblutung 515
- Ulkuskrankheit 532
- Ulkusrezidiv 531
- und Benzodiazepine 260
Ondansetron 18–19, 590, 870, 1010
- akute intermittierende Porphyrie 1010
- Fibromyalgie-Syndrom 870
- generalisierte Tendomyopathie 870
- primär biliäre Zirrhose 590
Onercept 146
o,p'-DDD 911
- Nebennierenrindenkarzinom 911
- UAW 911
- unerwünschte Arzneimittelwirkungen 911
Opiatantagonisten 590
- primär biliäre Zirrhose 590
Opiate 318, 324, 326, 378, 384, 402, 490, 548
- akutes Koronarsyndrom 384
- Angina pectoris 378
- Lungenembolie 490
- Lungenödem 318
- Myokardinfarkt 324, 326
- Pericarditis sicca 402
- Status anginosus 384
Opioidanalgetika 8
Opioide 8, 11, 22, 1070
- Restless-legs-Syndrom 1070
- schwach und mittelstark wirksame 8
- stark wirksame 8
Orciprenalin 363, 367, 369, 455, 652
- AV-Block 369
- Hämodialyse/-perfusion 652
- Narkose 455
- sick-sinus-syndrome 367
- Sinusbradyarrhythmie 367
- ventrikuläre Extrasystolen 363
Orlistat 142, 922–923
- Kontraindikationen 923
- UAW 922–923

- und Ciclosporin 142
- unerwünschte Arzneimittelwirkungen 923

Ornithin-Aspartat 600
- hepatische Enzephalopathie 600

Orotsäure 604
- alkoholische Leberschädigung 604

Orphenadrin 652
- Hämodialyse/-perfusion 652

Orthophosphat 695
- Nephrolithiasis 695
- Nierensteine 695

Oseltamivir 202, 206, 1034–1035
- Dosierung 202, 206
- Grippe 1034–1035
- Influenza 1034–1035
- UAW 206
- unerwünschte Wirkungen 206

Osmotherapeutika 96
- Hirnödem 96

Östrogen-Gestagen-Kombination 877
- Hypophysenvorderlappeninsuffizienz 877

Östrogene 135, 680, 686, 808, 873, 877, 879, 937, 939, 989, 1007, 1009, 1011, 1074
- Alzheimer-Demenz 1074
- erhöhtes Lipoprotein(a) 1007
- Harnwegsinfektion 686
- Hyperprolaktinämie 879
- Hypophysenvorderlappeninsuffizienz 877
- Kontraindikationen 873
- Nephrotoxizität 680
- östrogenhaltige 135
- – und Glukokortikoide 135
- Porphyria cutanea tarda 1009
- Prostatakarzinom 808
- und Biguanide 937
- und Metformin 937
- und Sulfonylharnstoffe 939
- Verbot bei Porphyrie 1011

Ovarialhormone 233
- und Antikoagulanzien 233

Ovulationshemmer 752, 760, 762
- hämostyptische Effekte 752
- Kontraindikationen 762
- Thromboserisiko 760

Oxacillin 186, 397, 648, 1018–1019
- bakterielle Endokarditis 397
- Endokarditistherapie 397
- Hämodialyse/-perfusion 648
- Staphylokokkenmeningitis 1018–1019

Oxaliplatin 16, 778, 821–822
- kolorektale Karzinome 822
- Neurotoxizität 822
- Rektumkarzinom 821

Oxalsäure 652, 690
- Hämodialyse/-perfusion 652
- Nephrotoxizität 690

Oxazepam 266, 377, 587, 649
- Angina pectoris 377
- Hämodialyse/-perfusion 649
- Lebererkrankungen 266
- Leberzirrhose 587

Oxazolidinone 184
- Indikationen 184
- UAW 184
- unerwünschte Arzneimittelwirkungen 184

Oxcarbazepin 12

Oxetacain 522, 524
- Ösophagitis 522
- Ösophagusläsionen 524

Oxicame 841
- chronische Polyarthritis 841
- rheumatoide Arthritis 841

Oxiplatin 817
- Magenkarzinom 817

Oxprenolol 266, 443, 641, 649
- chronische Niereninsuffizienz 641
- Hämodialyse/-perfusion 649
- Hypertonie 443
- Lebererkrankungen 266

Oxycodon 8–9, 652
- Hämodialyse/-perfusion 652

Oxytetracyclin 648
- Hämodialyse/-perfusion 648

P

Paclitaxel 779, 795, 812, 832, 901
- intraperitoneale Therapie 795
- nicht-kleinzelliges Bronchialkarzinom 812
- Paravasate 832
- Schilddrüsenkarzinom 901

Palonosetron 18–19

Pamidronat 797, 874, 903
- Hyperparathyreoidismus 903
- Knochenmetastasen 797
- Morbus Paget 874
- Osteodystrophie deformans 874

Pankreasfermente 621, 623
- Pankreatitis 621, 623

Pantoprazol 518, 525, 528, 532, 535, 577
- akute Gastritis 525
- funktionelle Dyspepsie 528
- Gastrointestinalblutung 577
- – bei Leberversagen 577
- GERD 518
- peptisches Ulkus 532
- Refluxkrankheit 518
- Stressulkus 535
- Ulcus pepticum 532
- Ulkuskrankheit 532

Paraaminosalicylsäure 192, 196

Paracetamol 5–7, 266, 269, 272–273, 576, 581, 613, 624, 652, 667, 869–870, 872, 1010, 1042, 1056, 1062, 1071
- akute intermittierende Porphyrie 1010
- akutes Leberversagen 576
- Alkoholdelir 1071
- Arthrose 869
- Cholezystitis 613
- Fibromyalgie-Syndrom 870
- generalisierte Tendomyopathie 870
- Hämodialyse/-perfusion 652
- im Alter 269
- ischämischer Insult 1056
- Lebererkrankungen 266
- Migräneanfall 1062
- Migräneattacke 1062
- Nephrotoxizität 667
- Osteoporose 872
- Pankreatitis 624
- Schwangerschaft 272–273
- Stillzeit 272–273
- UAW 1062
- unerwünschte Arzneimittelwirkungen 1062

Paraffinöl 31

Paraldehyd 652
- Hämodialyse/-perfusion 652

Paramethadion 690
- Nephrotoxizität 690

Paraquat 652
- Hämodialyse/-perfusion 652

Parasympatholytika 27, 29, 533
- Kontraindikationen 533
- peptisches Ulkus 533
- Ulcus pepticum 533
- Ulkuskrankheit 533

Parasympathomimetika 482

Pargylin 652
- Hämodialyse/-perfusion 652

Paromomycin 515, 600, 1045, 1052
- Amöbiasis 1045
- Cryptosporidiose 1052
- Darm-Sterilisierung 515

- hepatische Enzephalopathie 600
- UAW 600
- unerwünschte Arzneimittelwirkungen 600

Paroxetin 11

PBC 589
- Ursodeoxycholsäure 589

PDE-Hemmer 71, 88
- kardiogener Schock 71
- Vergiftungen 88

PDE-Hemmstoffe 70

PEG-Interferone 581, 583–584
- chronische Hepatitis B 581
- chronische Hepatitis C 583–584
- chronische Hepatitis D 584

Pegvisomant 878
- Akromegalie 878

Pemetrexed 779

Penicillamin 275, 690, 696
- embryo-/fetotoxisches Potenzial 275
- Nephrolithiasis 696
- Nephrotoxizität 690
- Nierensteine 696
- UAW 696
- unerwünschte Arzneimittelwirkungen 696

Penicillin(e) 25, 126, 171, 185, 187, 270, 272, 396, 400, 541, 633, 713, 1010, 1030
- akute intermittierende Porphyrie 1010
- bakterielle Endokarditis 396
- Hämolyse 713
- im Alter 270
- Morbus Whipple 541
- rheumatische Karditis 400
- Schwangerschaft 272
- Stillzeit 272
- Tetanus 1030
- Whipple-Syndrom 541

Penicillin G 87, 185, 266, 396–397, 400, 497, 578, 648, 661, 690, 866, 1018–1019, 1023, 1031, 1033
- bakterielle Endokarditis 396–397
- Borreliose 1033
- Diphtherie 1031
- Endokarditistherapie 397
- Glomerulonephritis 661
- Hämodialyse/-perfusion 648
- Indikationen 185
- Knollenblätterpilzvergiftung 578
- Leberkrankungen 266

- Leptospirose 1023
- Lyme-Borreliose 1033
- Meningokokkenmeningitis 1018
- Meningokokkensepsis 1018
- Nephrotoxizität 690
- Pneumonie 497
- Poststreptokokken-Glomerulonephritis 661
- rheumatische Karditis 400
- rheumatisches Fieber 866
- Staphylokokkenmeningitis 1018–1019
- Streptokokkenmeningitis 1018
- UAW 185
- unerwünschte Arzneimittelwirkungen 185
- Vergiftungen 87

Penicillin-G-Natrium 1020
- Lues 1020
- Syphilis 1020

Penicillin V 185, 497, 1036
- Indikationen 185
- infektiöse Mononukleose 1036
- Pneumonie 497

Pentachlorophenol 652
- Hämodialyse/-perfusion 652

Pentaerythrityltetranitrat 378–379, 383
- Angina pectoris 378–379
- belastungsabhängige Angina pectoris 383

Pentamidin 497, 1037
- Pneumocystis-jiroveci-Pneumonie 1037
- Pneumonie 497

Pentasaccharide 227–228, 424
- Dosierung 228
- Halbwertszeit 228
- HWZ 228
- Indikationen 228
- orale 424
- – Phlebothrombose 424
- UAW 228
- unerwünschte Arzneimittelwirkungen 228

Pentazocin 8–9, 266, 269, 546, 609, 613, 617, 624, 693
- Abdomen, akutes 546
- Cholezystitis 613
- Gallenkolik 609
- im Alter 269
- Leberkrankungen 266
- Nierenkolik 693
- Pankreatitis 617, 624

Pentobarbital 649

- Hämodialyse/-perfusion 649

Pentoxifyllin 412, 507, 604
- alkoholische Leberschädigung 604
- Lungensarkoidose 507
- Morbus Boeck 507
- pAVK 412

Perchlorat 690, 889, 892
- Basedow-Hyperthyreose 889
- Dosierung 889
- Nephrotoxizität 690
- thyreotoxische Krise 892

Pergolid 1068, 1070
- Parkinson-Syndrom 1068
- Restless-legs-Syndrom 1070
- UAW 1068
- unerwünschte Arzneimittelwirkungen 1068

Perindopril 449
- Hypertonie 449

Perphenazin 17

Pestwurz 1065

Pethidin 8–9, 266, 269, 324, 406, 491, 609, 613, 617, 692–693
- akuter Extremitätenarterienverschluss 406
- Cholezystitis 613
- Gallenkolik 609
- im Alter 269
- Leberkrankungen 266
- Lungenödem 491
- Myokardinfarkt 324
- Nierenkolik 692–693
- Pankreatitis 617

Phalloidin 647
- Hämodialyse/-perfusion 647

Phenacetin 667, 689, 710
- Hämolyse 710
- Nephrotoxizität 667, 689

Phenazon 652
- Hämodialyse/-perfusion 652

Phenbutazon 938
- und Sulfonylharnstoffe 938

Phencyclidin 652
- Hämodialyse/-perfusion 652

Phenelzin 652
- Hämodialyse/-perfusion 652

Phenindion 690
- Nephrotoxizität 690

Phenobarbital 266, 275, 649, 657, 1061, 1086
- embryo-/fetotoxisches Potenzial 275
- Hämodialyse/-perfusion 649
- Leberkrankungen 266
- Status epilepticus 1061
- therapeutischer Bereich 1086
- und Ciclosporin A 657

Phenol 652
- Hämodialyse/-perfusion 652
Phenolderivate 652
- Hämodialyse/-perfusion 652
Phenolphthalein 31
Phenothiazinderivate 233
- und Antikoagulanzien 233
Phenothiazine 17, 318, 324, 652
- Hämodialyse/-perfusion 652
- Lungenödem 318
- Myokardinfarkt 324
Phenoxybenzamin 456
- Phäochromozytom 456
Phenoxymethylpenicillin 661
- Glomerulonephritis 661
- Poststreptokokken-Glomerulonephritis 661
Phenprocoumon 408, 413, 425, 999, 1001
- akuter Extremitätenarterienverschluss 408
- pAVK 413
- Phlebothrombose 425
- und Ezetimib 999
- und Fibrate 1001
Phenylbutazon 233, 258–259, 269, 652, 690, 714
- aplastische Anämie 714
- Hämodialyse/-perfusion 652
- im Alter 269
- Nephrotoxizität 690
- Panmyelopathie 714
- und Antidiabetika, orale 258
- und Antikoagulanzien 233
- und Antikoagulanzien, orale 259
Phenylindandione 231, 237
- Dosierung 231
- Indikationen 231
- Therapieüberwachung 231
- UAW 237
- unerwünschte Arzneimittelwirkungen 237
Phenylpropanolamin 922
- Adipositas 922
Phenytoin 12, 126, 139, 142–143, 258–262, 266, 275, 652, 657, 690, 937, 939, 1001, 1060–1061, 1086
- Arzneimittelinteraktionen 259
- embryo-/fetotoxisches Potenzial 275
- Hämodialyse/-perfusion 652
- Lebererkrankungen 266
- Nephrotoxizität 690
- Status epilepticus 1060–1061
- therapeutischer Bereich 1086

- und Antibiotika 258
- und Antikoagulanzien, orale 259
- und Biguanide 937
- und Chinidin 260
- und Ciclosporin 142
- und Ciclosporin A 657
- und Fibrate 1001
- und Glukokortikoide 261
- und Glukokortikosteroide 261
- und Herzglykoside 261
- und Kontrazeptiva, orale 261
- und Leflunomid 143
- und Levomethadon 261
- und Metformin 937
- und Methotrexat 139
- und NSAID 262
- und Sulfonylharnstoffe 939
- und Theophyllin 262
Philodendron 652
- Hämodialyse/-perfusion 652
Phosphodiesterase-5-Hemmer 348
- Cor pulmonale 348
- pulmonale Hypertonie 348
Phosphat 903, 967
- diabetische Ketoazidose 967
- diabetisches Koma 967
- Hyperparathyreoidismus 903
Phosphatbinder 642
- chronische Niereninsuffizienz 642
- orale 642
- - chronische Niereninsuffizienz 642
Phosphodiesterase-III-Hemmer 71, 88
- kardiogener Schock 71
- Vergiftungen 88
Phosphodiesterase-III-Hemmstoffe 68, 70
Phosphodiesterasehemmer 67, 314, 339
- Herzinsuffizienz 339
- kardiogener Schock 314
Phosphor 652
- Hämodialyse/-perfusion 652
Phosphorsäure 652
- Hämodialyse/-perfusion 652
Phosphorsäureester 652
- Hämodialyse/-perfusion 652
Phospodiesterasehemmer 487
- Cor pulmonale 487
Physiostigmin 87
- Vergiftungen 87
Phytopharmaka 430
- Varikose 430

Pindolol 641, 649, 893
- chronische Niereninsuffizienz 641
- Hämodialyse/-perfusion 649
- thyreotoxische Krise 893
Pioglitazon 605, 939
- Diabetes mellitus Typ 2 939
- Indikationen 939
- Kontraindikationen 939
- nicht-alkoholische Steatohepatitis 605
- UAW 939
- unerwünschte Arzneimittelwirkungen 939
Piperacillin 187, 497, 554, 563, 613–614, 685, 1015–1016, 1018–1019
- Cholangiosepsis 1016
- Cholangitis 614
- Cholezystitis 613
- Divertikulitis 563
- granulomatöse Kolitis 554
- Harnwegsinfektion 685
- Ileitis terminalis 554
- Pneumonie 497
- Pseudomonas-aeruginosa-Meningitis 1018–1019
- Puerperalsepsis 1016
- regionale Enterokolitis 554
- septischer Abort 1016
- Urosepsis 1015
Piperacillin/Tazobactam 1015–1016
- Sepsis, myeloische Insuffizienz 1015
- tonsillogene Sepsis 1016
Piperazin 1048
- UAW 1048
- unerwünschte Arzneimittelwirkungen 1048
Piracetam 1074
- Alzheimer-Demenz 1074
Piretanid 151–153, 344–345, 449
- akute Herzinsuffizienz 345
- Herzinsuffizienz 344
- Hypertonie 449
Piritramid 9, 693
- Nierenkolik 693
Piroxicam 841, 984
- chronische Polyarthritis 841
- Gichtanfall 984
- rheumatoide Arthritis 841
Plantago ovata 30
Plasmaersatzmittel 617, 619
- Pankreatitis 617, 619
Plasmaexpander 512–513, 565, 594

- Aszites 594
- Darmblutung 565
- Gastrointestinalblutung 512–513
- Hämatochezie 565

Plasmaseparation 1072
- CIDP 1072
- Guillain-Barré-Syndrom 1072
- Polyradikuloneuropathie 1072

Platinum 652
- Hämodialyse/-perfusion 652

Pneumokokkenvakzine 737
- Splenektomie 737

Polidocanol 430, 596
- Ösophagusvarizenblutung 596
- Varikosensklerosierung 430

Poliomyelitis-Impfung 273
- Schwangerschaft 273

Polyethylenglykol 30
Polyethylenglykol 400 87
- Vergiftungen 87

Polymeraseinhibitoren 584
- chronische Hepatitis C 584

Polymyxin B 648
- Hämodialyse/-perfusion 648

Polymyxin E 690
- Nephrotoxizität 690

Polyvidon-Jod-Lösung 501
- Pleuraerguss 501

Posaconazol 211
- Dosierung 211
- Indikationen 211
- UAW 211
- unerwünschte Arzneimittelwirkungen 211

Positiv inotrope Substanzen 68, 71
- Schock 68, 71

PPI 514–516, 518, 525, 528, 531–532, 534–535, 600–601, 621, 623, 903
- akute Gastritis 525
- funktionelle Dyspepsie 528
- Gastrointestinalblutung 514–515
- GERD 516, 518
- Helicobacter-pylori-Eradikation 531
- hepatische Enzephalopathie 600–601
- Hyperparathyreoidismus 903
- Pankreatitis 621, 623
- peptisches Ulkus 532
- Refluxkrankheit 516, 518
- Stressulkus 535
- Ulcus duodeni 531
- Ulcus pepticum 532, 534
- – unter NSAID 534
- Ulcus ventriculi 531
- Ulkuskrankheit 532

PPSB 1058
- Marcumar®-Blutung 1058

PPSB-Konzentrat 234
PPSB-Plasma 755
- plasmatisch bedingte Hämostasestörungen 755

Prajmalin 82, 647
- Hämodialyse/-perfusion 647

Pramipexol 1068, 1070
- Parkinson-Syndrom 1068
- Restless-legs-Syndrom 1070

Pravastatin 997–998
- Dyslipoproteinämie 997–998
- Fettstoffwechselstörungen 997–998
- Hyperlipoproteinämie 997–998

Praziquantel 216, 1050–1052
- Bandwürmer 1050–1051
- Bilharziose 1052
- Cestoden 1050–1051
- Dosierung 216
- Schistosomiasis 1052
- UAW 216
- unerwünschte Arzneimittelwirkungen 216
- Wirksamkeit 216

Prazosin 266, 441, 445, 641, 652, 973
- arterielle Hypertonie 973
- – diabetische Nephropathie 973
- Bluthochdruck 441
- chronische Niereninsuffizienz 641
- Hämodialyse/-perfusion 652
- Hypertonie 441, 445
- Lebererkrankungen 266

Prednisolon 131–133, 266, 471–472, 483, 491, 507, 509, 542, 552, 558, 584–585, 604–605, 672–673, 678–680, 688, 712, 718, 741, 757, 845, 853, 860–861, 863, 866, 887, 892–896, 899, 908
- Addison-Krise 908
- akute Nebennierenrindeninsuffizienz 908
- Alkoholhepatitis 604
- arzneimittelinduzierte Thyreoiditis 896
- Asthma bronchiale 483
- Atemwegserkrankungen 471–472
- – akute Exazerbation 471
- – Langzeittherapie 472
- autoimmunhämolytische Anämie 712
- Autoimmunhepatitis 584–585
- Behçet-Syndrom 863
- chronische Polyarthritis 845
- Colitis ulcerosa 558
- Crohn-Krankheit 552
- einheimische Sprue 542
- fibrosierende Alveolitis 509
- Glomerulonephritis 673
- granulomatöse Kolitis 552
- Grenzdosis 132
- Halbwertszeit 132
- – biologische 132
- hypothyreotes Koma 899
- idiopathische Lungenfibrose 509
- Ileitis terminalis 552
- immunogene Orbitopathie 894
- immunthrombozytopenische Purpura 718
- interstitielle Lungenkrankheiten 509
- interstitielle Nephritis 688
- Lebererkrankungen 266
- Lungenödem 491
- Lungensarkoidose 507
- Lupus erythematodes disseminatus 853
- Makroglobulinämie 741
- mikroskopische Polyangiitis 679–680
- Morbus Boeck 507
- Morbus Crohn 552
- Morbus Waldenström 741
- nephrotisches Syndrom 672
- Panarteriitis nodosa 860
- Polyarteriitis nodosa 678
- Polymyalgia rheumatica 863
- Radioiodtherapie 896
- regionale Enterokolitis 552
- rheumatisches Fieber 866
- rheumatoide Arthritis 845
- Riesenzellarteriitis 863
- Schilddrüsenautonomie 887
- Strahlenthyreoiditis 896
- subakute Thyreoiditis 895
- thyreotoxische Krise 893
- toxische Leberschäden 605
- vaskuläre allergische Purpura 757
- Wegener-Granulomatose 679–680, 861
- Zöliakie 542

Prednisolonstoßtherapie 680

Medikamentenverzeichnis | **1153**

- mikroskopische Polyangiitis 680
- Wegener-Granulomatose 680

Prednison 132, 266, 294, 400, 483, 552–554, 556, 558, 560, 665, 672, 674–675, 677, 730, 735, 737, 739, 742, 757, 808, 903, 913, 985, 1024, 1049, 1066, 1072–1073
- adrenogenitales Syndrom 913
- chronisch-entzündliche Darmerkrankungen 553
- chronisch-lymphatische Leukämie 737
- chronische myeloische Leukämie 742
- CIDP 1072
- Colitis ulcerosa 558, 560
- Crohn-Krankheit 552, 554, 556
- Fazialisparese 1066
- Gichtanfall 985
- Glomerulonephritis 672
- – fokal-segmental-sklerosierende 672
- granulomatöse Kolitis 552, 554, 556
- Grenzdosis 132
- Guillain-Barré-Syndrom 1072
- Halbwertszeit 132
- – biologische 132
- hochmaligne Lymphome 735
- Hodgkin-Lymphom 730
- Hyperparathyreoidismus 903
- IgA-Nephropathie 675
- Ileitis terminalis 552, 554, 556
- Jarisch-Herxheimer-Reaktion 1024
- Lebererkrankungen 266
- Lupus erythematodes disseminatus 677
- Lymphogranulomatose 730
- Lymphome, hochmaligne 735
- membranoproliferative Glomerulonephritis 674
- minimal change-Glomerulonephritis 672
- Morbus Crohn 552, 554, 556
- Morbus Hodgkin 730
- Myelom, multiples 739
- nephrotisches Syndrom 672
- – Minimalveränderungen 672
- niedrigmaligne Lymphome 735
- Plasmozytom 739
- Polyneuritis 1073
- – Borreliose 1073

– – Lyme-Borreliose 1073
- Polyradikulitis 1073
- – Borreliose 1073
- – Lyme-Borreliose 1073
- Polyradikuloneuropathie 1072
- Prostatakarzinom 808
- Purpura Schoenlein-Henoch 757
- rasch progrediente Glomerulonephritis 665
- – ohne Immundepots 665
- regionale Enterokolitis 552, 554, 556
- rheumatische Karditis 400
- RPGN 665
- – ohne Immundepots 665
- schwerer Asthmaanfall 483
- Trichine 1049
- Trichinella spiralis 1049
- vaskuläre allergische Purpura 757
- Zoster oticus 1066

Pregabalin 11–12, 975, 1073
- diabetische Neuropathie 975
- Polyneuropathie 1073

Premetrexat 16

Primaquin 214, 1041–1043
- Dosierung 214
- Malaria tertiana 1041–1042
- UAW 214, 1043
- unerwünschte Arzneimittelwirkungen 214, 1043

Primidon 275, 652, 1086
- embryo-/fetotoxisches Potenzial 275
- Hämodialyse/-perfusion 652
- therapeutischer Bereich 1086

Probenecid 139, 263, 690, 938, 986
- Arzneimittelinteraktionen 263
- Nephrotoxizität 690
- und Methotrexat 139
- und Sulfonylharnstoffe 938

Probiotika 26, 601
- hepatische Enzephalopathie 601

Probucol 1007
- HDL-Cholesterin 1007

Procain 590, 617
- Pankreatitis 617
- primär biliäre Zirrhose 590

Procainamid 266, 647
- Hämodialyse/-perfusion 647
- Lebererkrankungen 266

Procain-Penicillin G 1020
- Lues 1020

- Syphilis 1020

Procarbazin 722, 730, 741
- Hodgkin-Lymphom 730
- Lymphogranulomatose 730
- Makroglobulinämie 741
- Morbus Hodgkin 730
- Morbus Waldenström 741
- Mutagenität 722

Progesteron 1007
- HDL-Cholesterin 1007

Prograf® 142

Proguanil 214–215, 273, 1042
- Dosierung 214
- Malariaprophylaxe 1042
- Schwangerschaft 273, 1042
- Stillzeit 273
- UAW 214
- unerwünschte Arzneimittelwirkungen 214

Prokinetika 20

Prolastin HS 477

Promazin 652
- Hämodialyse/-perfusion 652

Promethazin 492, 503, 652
- Hämodialyse/-perfusion 652
- Lungenblutung 492
- Spannungspneumothorax 503

Propafenon 82, 142, 355, 357, 360–361, 647
- Hämodialyse/-perfusion 647
- und Ciclosporin 142
- Vorhofflimmern 360–361
- – Rezidivprophylaxe 361
- WPW-Syndrom 357

Propicillin 185
- Indikationen 185

Propofol 16

Propoxyphen 652
- Hämodialyse/-perfusion 652

Propranolol 82, 88, 126, 260, 266, 273, 380, 441–442, 598, 641, 649, 887–888, 893, 895–896, 1010, 1065, 1069
- akute intermittierende Porphyrie 1010
- Angina pectoris 380
- Arzneimittelinteraktionen 260
- Bluthochdruck 441
- chronische Niereninsuffizienz 641
- Hämodialyse/-perfusion 649
- Hyperthyreose 887
- Hypertonie 441–442
- Lebererkrankungen 266
- Migräneprophylaxe 1065

- Ösophagusvarizenblutung 598
- Parkinson-Syndrom 1069
- postpartale Thyreoiditis 896
- Schilddrüsenautonomie 887–888
- Schwangerschaft 273
- Stillzeit 273
- subakute Thyreoiditis 895
- thyreotoxische Krise 893
- UAW 1065
- unerwünschte Arzneimittelwirkungen 1065
- Vergiftungen 88

Propylthiouracil 690, 889–891
- Basedow-Hyperthyreose 889–890
- Dosierung 889
- Kindesalter 891
- Nephrotoxizität 690
- Schwangerschaft 890

Proquazon 233
- und Antikoagulanzien 233

Prostacyclin 487–488
- Cor pulmonale 487
- vaskuläre pulmonale Hypertonie 488

Prostaglandin E$_1$ 408, 411–412, 416–418, 916
- akuter Extremitätenverschluss 408
- erektile Dysfunktion 916
- pAVK 411, 416
- Raynaud-Syndrom 418
- Thrombangitis obliterans 417
- UAW 412

Prostaglandinanaloga 525, 629–630
- akute Gastritis 525

Prostaglandine 916
- erektile Dysfunktion 916

Prostazyklin(e) 59, 337, 467
- akute respiratorische Insuffizienz 467
- ARDS 59, 467
- chronisches Cor pulmonale 337

Prostazyklinanaloga 348
- pulmonale Hypertonie 348

Protamin 225
Protaminchlorid 225, 227
Protaminsulfat 225, 227, 329
Proteaseinhibitoren 207–208, 584, 618, 1037
- AIDS 1037
- chronische Hepatitis C 584
- HIV-Infektion 1037
- Pankreatitis 618

α$_1$-Proteinaseinhibitor 477
Proteinaseinhibitoren 243, 758
- hyperfibrinolytische Syndrome 758

Prothrombinkonzentrat 1058
- Marcumar®-Blutung 1058

Protionamid 192–194, 196–197
- Dosierung 194
- Kontraindikationen 196
- UAW 193, 196
- unerwünschte Arzneimittelwirkungen 193, 196

Protonenpumpenhemmer 20, 514–516, 518, 525, 528, 531–532, 534–535, 577, 600–601, 621, 623, 903
- akute Gastritis 525
- funktionelle Dyspepsie 528
- Gastrointestinalblutung 514–515, 577
- – bei Leberversagen 577
- GERD 516, 518
- Helicobacter-pylori-Eradikation 531
- hepatische Enzephalopathie 600–601
- Hyperparathyreoidismus 903
- Pankreatitis 621, 623
- peptisches Ulkus 532
- Refluxkrankheit 516, 518
- Stressulkus 535
- Ulcus duodeni 531
- Ulcus pepticum 532, 534
- – – unter NSAID 534
- Ulcus ventriculi 531
- Ulkuskrankheit 532

Protriptylin 653
- Hämodialyse/-perfusion 653

Psychopharmaka 20, 126, 247, 253, 266, 270
- im Alter 270
- Indikationen, internistische 253
- Lebererkrankungen 266
- und Alkohol 126

PTA 196
- Kontraindikationen 196
- UAW 196
- unerwünschte Arzneimittelwirkungen 196

PTH 193–194, 196–197
- Dosierung 194
- UAW 193
- unerwünschte Arzneimittelwirkungen 193

Puri-Nethol® 138
Purinderivate 233
- und Antikoagulanzien 233

Pyrantel 215
- Dosierung 215
- UAW 215
- unerwünschte Arzneimittelwirkungen 215
- Wirksamkeit 215

Pyrazinamid 192–195, 197, 201, 981
- Dosierung 194
- Hyperurikämie 981
- Kontraindikationen 195
- UAW 193, 195
- unerwünschte Arzneimittelwirkungen 193, 195

Pyrazolidine 840–841
- chronische Polyarthritis 841
- Interaktionen 840
- Morbus Bechterew-Marie-Strümpell 841
- rheumatoide Arthritis 841
- Spondylarthritis ankylopoetica 841
- UAW 841
- und Cumarinderivate 840
- unerwünschte Arzneimittelwirkungen 841

Pyrazolonderivate 233
- und Antikoagulanzien 233

Pyrethrum 652
- Hämodialyse/-perfusion 652

Pyridostigmin 266, 550
- Ileus 550
- Lebererkrankungen 266

Pyridoxin 87, 592, 639, 694
- chronische Niereninsuffizienz 639
- CNI 639
- Morbus Wilson 592
- Nephrolithiasis 694
- Nierensteine 694
- Vergiftungen 87

Pyridylmethanol 997
- Dyslipoproteinämie 997
- Fettstoffwechselstörungen 997
- Hyperlipoproteinämie 997

Pyrimethamin 1037–1038, 1043–1044
- Toxoplasmose 1043–1044
- Toxoplasmoseenzephalitis 1037–1038
- UAW 1043
- unerwünschte Arzneimittelwirkungen 1043

Pyrithyldion 652
- Hämodialyse/-perfusion 652

Pyrviniumembonat 1048–1049
- Enterobius vermicularis 1049

- Madenwurm 1049
- Oxyuris 1049
- UAW 1048
- unerwünschte Arzneimittelwirkungen 1048
PZA 193–195, 197, 201
- Dosierung 194
- Kontraindikationen 195
- UAW 193, 195
- unerwünschte Arzneimittelwirkungen 193, 195

Q

Quecksilber 652
- Hämodialyse/-perfusion 652
Quecksilberverbindungen 690
- Nephrotoxizität 690
Quellmittel 273
- Schwangerschaft 273
- Stillzeit 273
Quellstoffe 30, 563
- Divertikulose 563
Quinagolid 878–880
- Akromegalie 878
- Hyperprolaktinämie 879–880
Quinapril 338, 449
- Herzinsuffizienz 338
- Hypertonie 449
Quinupristin/Dalfopristin (Q/D) 184

R

Rabeprazol 518, 532
- GERD 518
- peptisches Ulkus 532
- Refluxkrankheit 518
- Ulcus pepticum 532
- Ulkuskrankheit 532
Radioaktive Substanzen 502
- Pleuraerguss 502
Radiopharmakon 850
- Morbus Bechterew-Marie-Strümpell 850
- Spondylitis ankylosans 850
224-Radium-Chlorid 850
- Morbus Bechterew-Marie-Strümpell 850
- Spondylitis ankylosans 850
Raloxifen 137, 873–874
- Kontraindikationen 873
- Osteoporose 873
- steroidbedingte Osteoporose 137
- UAW 873–874
- unerwünschte Arzneimittelwirkungen 873–874
Ramipril 331, 401, 441, 449, 647
- Bluthochdruck 441

- Hämodialyse/-perfusion 647
- Hypertonie 441, 449
- Myokardinfarkt 331
- Myokarditis 401
Ranitidin 518, 526, 528, 532, 534–535, 577
- chronische Gastritis 526
- funktionelle Dyspepsie 528
- Gastrointestinalblutung bei Leberversagen 577
- GERD 518
- peptisches Ulkus 532
- Refluxkrankheit 518
- Stressulkus 535
- Ulcus pepticum 532, 534–535
- – NSAID-bedingtes 534
- – therapieresistentes 535
- Ulkuskrankheit 532
Rapamycin 1086
- therapeutischer Bereich 1086
Rarecoxib 7
Rasburicase 727
- Tumorlyse-Syndrom 727
Rauwolfia-Alkaloide 441, 446
- Hypertonie 441, 446
Reboxetin 251
Rekombinanter Gewebeplasminogenaktivator 242, 245–246, 407
- akuter Extremitätenarterienverschluss 407
- Dosierung 242, 246
- Indikationen 242
Rekombinantes humanes aktiviertes Protein C 75
- septischer Schock 75
Remifentanil 61
Reninhibitoren 440, 445
- Hypertonie 440, 445
Repaglinid 939
- Diabetes mellitus Typ 2 939
- Indikationen 939
- Kontraindikationen 939
- UAW 939
- unerwünschte Arzneimittelwirkungen 939
Reserpin 440, 446, 455, 641, 699, 879
- chronische Niereninsuffizienz 641
- Hyperprolaktinämie 879
- Hypertonie 440
- Narkose 455
- UAW 446
- und Noradrenalin 455
- unerwünschte Arzneimittelwirkungen 446
Resorptionsverzögerer 935

- Diabetes mellitus 935
Reteplase 242, 245–246, 328
- Dosierung 242, 246
- Indikationen 242, 245
- Kontraindikationen 245
- Myokardinfarkt 328
- UAW 246
Retinoide 275
- embryo-/fetotoxisches Potenzial 275
Reverse-Transkriptase-Inhibitoren Non-Nukleosid-Analoga (NNRTI) 208
Reverse-Transkriptase-Inhibitoren Nukleosid-Analoga (NRTI) 208
Revimid 740
- Myelom, multiples 740
- Plasmozytom 740
Reviparin 226
H_1-Rezeptorantagonisten 80, 82
- anaphylaktischer Schock 80
- Anaphylaxieprophylaxe 82
H_2-Rezeptorantagonisten 80, 82, 531–532
- anaphylaktischer Schock 80
- Anaphylaxieprophylaxe 82
- Helicobacter-pylori-Eradikation 531
- Serumgastrin 532
α-Rezeptorenblocker 440, 456, 692
- Hypertonie 440
- Nierensteine 692
- Phäochromozytom 456
$α_1$-Rezeptorenblocker 441, 445
- Hypertonie 441, 445
- UAW 445
- unerwünschte Arzneimittelwirkungen 445
β-Rezeptorenblocker 88, 258–260, 269, 273, 325, 327, 330–332, 334, 337, 343, 353–355, 357–362, 364–367, 377, 380–381, 383–385, 388, 391–392, 401, 404, 440–443, 448, 450–451, 455–456, 482, 538, 597–598, 649, 693, 699–700, 887, 938, 971, 973, 989, 1007, 1064–1065, 1069
- Angina pectoris 377, 380, 383–385
- arterielle Hypertonie 971, 973
- – diabetische Nephropathie 973
- Arzneimittelinteraktionen 260

- AV-Knoten-Re-entry-Tachykardie 353
- AV-Knotenrhythmus 353
- belastungsabhängige Angina pectoris 383
- chronische Linksherzinsuffizienz 337
- Dumping-Syndrom 538
- ektope Vorhoftachykardie 357
- Hämodialyse/-perfusion 649
- HDL-Cholesterin 1007
- Herzinsuffizienz 334, 343
- Hyperthyreose 887
- Hypertonie 440–442, 448, 450–451
- idiopathische, hypertrophische, subvalvuläre Aortenstenose 391
- im Alter 269
- instabile Angina pectoris 384
- kälteinduzierte Angina pectoris 383
- Kammerextrasystolen 353
- Kammerextrasystolie 353
- Kammertachykardie 365
- kardioselektive 442
- – Hypertonie 442
- Komplikationen 443
- Kontraindikationen 381, 443
- Migräneprophylaxe 1064–1065
- Mitralstenose 388
- Myokardinfarkt 325, 327, 330–332
- – Langzeitbehandlung 331
- Myokarditis 401
- Narkose 455
- nicht-kardioselektive 442
- – Hypertonie 442
- Nierenkolik 693
- Ösophagusvarizenblutung 597–598
- Parkinson-Syndrom 1069
- Phäochromozytom 456
- postprandiale Angina pectoris 383
- Pulmonalstenose 392
- Schilddrüsenautonomie 887
- Schwangerschaft 273
- Schwangerschaftshypertonie 699
- sick-sinus-syndrome 367
- Sinusbradyarrhythmie 367
- Sinusbradykardie 366
- Sinustachykardie 353–354
- supraventrikuläre Extrasystolen 362

- Synkope 404
- torsade de pointes 354
- – – Rezidivprophylaxe 354
- UAW 381, 443, 1065
- und Antidiabetika 258–259, 443
- – – orale 258
- – – parenterale 259
- und Diabetes mellitus 443
- und Insulin(e) 259, 443
- und Sulfonylharnstoffe 938
- unerwünschte Arzneimittelwirkungen 381, 443, 1065
- ventrikuläre Extrasystolen 364
- Vergiftungen 88
- Vorhofextrasystolen 353
- Vorhofextrasystolie 353
- Vorhofflattern 358
- Vorhofflimmern 359–361
- – – Rezidivprophylaxe 361
- Wirkungen 343
- WPW-Syndrom 357
- β_1-Rezeptorenblocker 451
- Schwangerschaft 451
Rhabarberwurzel 31
rhAPC 75
- septischer Schock 75
Ribavirin 202, 206, 499, 583–584
- chronische Hepatitis C 583
- Dosierung 202, 206
- Indikationen 202, 206
- Kontraindikationen 206, 584
- SARS (Severe Acute Respiratory Syndrome) 499
- UAW 206, 584
- unerwünschte Arzneimittelwirkungen 206, 584
Riboflavin 639
- chronische Niereninsuffizienz 639
- CNI 639
Rifabutin 201, 531
- Helicobacter-pylori-Rezidiv 531
- Ulkusrezidiv 531
Rifampicin 126, 142–143, 192–194, 197, 201, 233, 258–261, 266, 397, 590, 600, 648, 657, 690, 1018–1019, 1023–1024
- bakterielle Endokarditis 397
- Brucellose 1024
- Dosierung 194
- Endokarditistherapie 397
- Hämodialyse/-perfusion 648
- hepatische Enzephalopathie 600
- Kontraindikationen 194
- Lebererkrankungen 266

- Listeriose 1023
- Meningokokkenmeningitis 1018
- Nephrotoxizität 690
- primär biliäre Zirrhose 590
- Shunt-Meningitis 1018–1019
- UAW 193
- und Antibiotika 258
- und Antidiabetika, orale 258
- und Antikoagulanzien 233, 259
- und Chinidin 260
- und Ciclosporin 142
- und Ciclosporin A 657
- und Glukokortikoide 261
- und Glukokortikosteroide 261
- und Herzglykoside 261
- und Kontrazeptiva, orale 261
- und Leflunomid 143
- und Levomethadon 261
- unerwünschte Arzneimittelwirkungen 193
- Wechselwirkungen 194
Rimonabant 923, 935
- Adipositas 923
- Diabetes mellitus 935
- Kontraindikationen 923
- UAW 923
- unerwünschte Arzneimittelwirkungen 923
Rinderinsulin 941
Ringer-Laktat-Lösung 26, 68
Risedronat 137, 873–874
- Kontraindikationen 873
- Morbus Paget 874
- Osteodystrophie deformans 874
- Osteoporose 137, 873
- – – Glukokortikoid-induzierte 873
- – – steroidbedingte 137
- UAW 873
- unerwünschte Arzneimittelwirkungen 873
Risperidon 1086
- therapeutischer Bereich 1086
Ritodrin 266
- Lebererkrankungen 266
Ritonavir 208, 499
- SARS (Severe Acute Respiratory Syndrome) 499
Rituximab 144–145, 673, 712–713, 719–720, 734–735, 737, 741, 784, 797, 846, 854, 857–858
- Applikationsweise 145

- autoimmunhämolytische Anämie 712–713
- chronisch-lymphatische Leukämie 737
- chronische Polyarthritis 846
- Dermatomyositis 857
- Dosierung 145
- Glomerulonephritis 673
- Immuntherapie 797
- immunthrombozytopenische Purpura 719
- Kontraindikationen 145
- Lupus erythematodes disseminatus 854
- Makroglobulinämie 741
- Morbus Moschcowitz 720
- Morbus Waldenström 741
- niedrigmaligne Lymphome 735
- Non-Hodgkin-Lymphome 734
- rheumatoide Arthritis 846
- Sjögren-Syndrom 858
- thrombotisch-thrombozytopenische Purpura 720
- UAW 145
- unerwünschte Arzneimittelwirkungen 145

Rivastigmin 253, 1074
- Alzheimer-Demenz 1074

Rizatriptan 1063–1064
- Kontraindikationen 1063
- Migräneanfall 1064
- Migräneattacke 1063
- UAW 1063
- unerwünschte Arzneimittelwirkungen 1063

Rizinusöl 31

RMP 142–143, 193–194, 197, 201, 233, 258–261, 266, 397, 600, 648, 657, 690
- bakterielle Endokarditis 397
- Dosierung 194
- Hämodialyse/-perfusion 648
- hepatische Enzephalopathie 600
- Kontraindikationen 194
- Lebererkrankungen 266
- Nephrotoxizität 690
- UAW 193
- und Antibiotika 258
- und Antikoagulanzien 233, 259
- und Chinidin 260
- und Ciclosporin 142
- und Ciclosporin A 657
- und Glukokortikoide 261
- und Herzglykoside 261
- und Kontrazeptiva, orale 261
- und Leflunomid 143
- und Levomethadon 261
- unerwünschte Arzneimittelwirkungen 193
- Wechselwirkungen 194

Röntgenkontrastmittel 149, 690, 886, 892, 897, 900, 937, 973
- iodhaltige 886, 897, 900
- – Hypothyreose 897
- – Kontraindikationen 900
- iodierte 973
- Nephrotoxizität 690
- nicht-ionische 973
- Tubulotoxizität 149
- und Biguanide 937
- und Metformin 937

Ropirinol 1068, 1070
- Parkinson-Syndrom 1068
- Restless-legs-Syndrom 1070

Rosiglitazon 605, 939
- Diabetes mellitus Typ 2 939
- Indikationen 939
- Kontraindikationen 939
- nicht-alkoholische Steatohepatitis 605
- UAW 939
- unerwünschte Arzneimittelwirkungen 939

Roxatidin 533
- peptisches Ulkus 533
- Ulcus pepticum 533
- Ulkuskrankheit 533

Roxithromycin 182

rt-PA 242, 246, 328, 407, 1056
- akuter Extremitätenarterienverschluss 407
- Dosierung 242, 246
- Indikationen 242
- ischämischer Insult 1056
- Kontraindikationen 1056
- Myokardinfarkt 328

S

S-Ketamin 61

Saccharomyces boulardii 26, 556
- Crohn-Krankheit 556
- granulomatöse Kolitis 556
- Ileitis terminalis 556
- Morbus Crohn 556
- regionale Enterokolitis 556

Saccharose 935
- Diabetes mellitus 935

Salbutamol 652
- Hämodialyse/-perfusion 652

Salicylamid 689
- Nephrotoxizität 689

Salizylate 139, 233, 259–261, 263, 402, 653, 841, 866, 938, 978, 981, 986
- chronische Polyarthritis 841
- Hämodialyse/-perfusion 653
- Hyperurikämie 981
- Hypoglykämie 978
- Pericarditis sicca 402
- rheumatisches Fieber 866
- rheumatoide Arthritis 841
- und Alkohol 260
- und Antikoagulanzien 233
- und Antikoagulanzien, orale 259
- und Äthanol 260
- und Heparin 261
- und Methotrexat 139
- und Sulfonylharnstoffe 938
- und Urikosurika 263, 986

Salmeterol 481
- Asthma bronchiale 481

Salpetersäure 652
- Hämodialyse/-perfusion 652

Saluretika 345, 369, 440, 488, 981
- AV-Block 369
- Herzinsuffizienz 345
- Hypertonie 440
- Hyperurikämie 981
- vaskuläre pulmonale Hypertonie 488

Salzsäure 652
- Hämodialyse/-perfusion 652

Samarium-153-Phosphat 808
- Prostatakarzinom 808

Sandimmun® 141

Sandoglobin® 145

Saquinavir 208

Sartane 444
- Hypertonie 444

SCF 715
- aplastische Anämie 715
- aplastisches Syndrom 715
- Panmyelopathie 715

Schilddrüsenhormone 126, 937, 1000
- und Anionenaustauscherharze 1000
- und Biguanide 937
- und Metformin 937

Schlafmittel 302, 1066
- respiratorische Azidose 302
- Schwindel 1066

Schleifendiuretika 135, 149–153, 155, 261, 293, 338, 344–345, 448, 450, 593, 661, 987
- akutes Nierenversagen 149

- Arzneimittelinteraktionen 261
- Aszites 593
- Dosierung 153
- Glomerulonephritis 661
- Harnsäurenephropathie 987
- Herzinsuffizienz 338, 344–345
- Hyperkalzämie 150
- Hypertonie 448, 450
- Hyperurikämie 155
- Indikationen 152
- Poststreptokokken-Glomerulonephritis 661
- UAW 153
- und Glukokortikoide 135
- und Herzglykoside 261
- unerwünschte Arzneimittelwirkungen 153

Schwefelsäure 652
- Hämodialyse/-perfusion 652

Schweineinsulin 941
Scopolamin 17
Secobarbital 649
- Hämodialyse/-perfusion 649

Sedativa 266, 274, 302, 377–378, 504, 533, 587, 887
- Angina pectoris 377–378
- Hyperthyreose 887
- Lebererkrankungen 266
- Leberzirrhose 587
- Mediastinalemphysem 504
- peptisches Ulkus 533
- respiratorische Azidose 302
- Schilddrüsenautonomie 887
- Schwangerschaft 274
- Stillzeit 274
- Ulcus pepticum 533
- Ulkuskrankheit 533

Sekretolytika 15, 470
- Atemwegserkrankungen 470

Sekretomotorika 470
- Atemwegserkrankungen 470

Selegilin 1068, 1074
- Alzheimer-Demenz 1074
- Parkinson-Syndrom 1068
- UAW 1068
- unerwünschte Arzneimittelwirkungen 1068

Selektive Noradrenalin-Wiederaufnahmeinhibitoren 251
- Kontraindikationen 251
- UAW 251
- unerwünschte Arzneimittelwirkungen 251

Selektive Serotonin-/-Noradrenalin-Wiederaufnahmeinhibitoren 11, 251

- Kontraindikationen 251
- UAW 251
- unerwünschte Arzneimittelwirkungen 251

Selektive Serotonin-Rückaufnahmeinhibitoren 11, 250, 254–255
- Interaktionen 250
- unerwünschte Arzneimittelwirkungen 250

Selen 76
- septischer Schock 76

Senna 31
Serotonin(5-HT)-Antagonisten 18
Serotonin-Rezeptoragonisten 1063
- Migräneattacke 1063

Scrotonin Rückaufnahmeinhibitoren 744, 870
- Fibromyalgie-Syndrom 870
- generalisierte Tendomyopathie 870
- Polycythaemia vera 744

Serotonin-Rezeptorantagonisten 1062
- Migräneanfall/-attacke 1062

Serotoninantagonisten 870
- Fibromyalgie-Syndrom 870
- generalisierte Tendomyopathie 870

Setrone 18
Sevalamer 642
- chronische Niereninsuffizienz 642

Sibutramin 922
- Adipositas 922
- Kontraindikationen 922
- UAW 922
- unerwünschte Arzneimittelwirkungen 922

Signalmodulatoren 797
- Immuntherapie 797

Signaltransduktionshemmstoffe 607
- Leberzellkarzinom 607

Signaltransduktionsinhibitoren 784, 796, 809, 816
- Bronchialkarzinom 796
- GIST 816
- Hypernephrom 809
- Nierenkarzinom 809
- Nierenzellkarzinom 796

Silbinin 87
- Vergiftungen 87

Sildenafil 337, 487–488, 855–856, 916, 975
- Cor pulmonale 487

- diabetische Neuropathie 975
- erektile Dysfunktion 916
- Rechtsherzinsuffizienz 337
- systemische Sklerose 855–856
- vaskuläre pulmonale Hypertonie 488

Silibinin 578
- Knollenblätterpilzvergiftung 578

Silymarin 604
- alkoholische Leberschädigung 604

Simeticon 529
- Colon irritabile 529
- funktionelle Dyspepsie 529
- irritable bowel syndrome 529
- Reizdarmsyndrom 529

Simvastatin 126, 331, 997–998
- Dyslipoproteinämie 997–998
- Fettstoffwechselstörungen 997–998
- Hyperlipoproteinämie 997–998
- Myokardinfarkt 331

Sisomycin 648
- Hämodialyse/-perfusion 648

Sitagliptin 940
- Diabetes mellitus Typ 2 940
- Indikationen 940
- Kontraindikationen 940

Sitaxsentan 348
- pulmonale Hypertonie 348

SLA 580
- chronische Hepatitis 580

SM 193–195, 197, 269
- Dosierung 194
- im Alter 269
- Kontraindikationen 195
- UAW 193, 195
- unerwünschte Arzneimittelwirkungen 193, 195

SNRI 251
- Kontraindikationen 251
- UAW 251
- unerwünschte Arzneimittelwirkungen 251

Sole 467–468
Sole-Lösungen 470
- Atemwegserkrankungen 470

Somatostatin 597, 618, 620
- Ösophagusvarizenblutung 597
- Pankreasfistel 620
- Pankreaspseudozyste 620
- Pankreatitis 618, 620

Somatostatinanaloga 878, 894, 898, 910, 980
- Akromegalie 878

- Cushing-Syndrom 910
- Dosierung 878
- Hypothyreose 898
- immunogene Orbitopathie 894
- Insulinom 980
- UAW 878
- unerwünschte Arzneimittelwirkungen 878

Sorafenib 607, 796–797, 809, 826
- hepatozalluläres Karzinom 826
- Hypernephrom 809
- Immuntherapie 796–797
- Leberzellkarzinom 607
- Nierenkarzinom 809

Sorbit 970, 1058
- Laktatazidose 970
- zerebrale Blutungen 1058

Sorbitol 30

Sotalol 82, 353–355, 357, 360, 362, 364, 448, 641, 649
- chronische Niereninsuffizienz 641
- Hämodialyse/-perfusion 649
- Niereninsuffizienz 448
- supraventrikuläre Extrasystolen 362
- ventrikuläre Extrasystolen 364
- Vorhofextrasystolen 353
- Vorhofextrasystolie 353
- Vorhofflimmern 360
- Wolff-Parkinson-White-Syndrom 354
- WPW-Syndrom 354, 357

Spasmoanalgetika 624
- Pankreatitis 624

Spasmolytika 22–23, 29, 558, 609, 613, 684
- Cholezystitis 613
- Colitis ulcerosa 558
- Gallenkolik 609
- Harnwegsinfektion 684

Spectinomycin 1022
- Gonorrhö 1022

Spherex 829
- Karzinoid 829

Spiramycin 1043–1044
- Toxoplasmose 1043–1044

Spironolacton 126, 150, 152, 157, 233, 266, 289, 335, 337–338, 344–345, 457, 487, 593, 911, 914
- Aszites 593
- chronische Herzinsuffizienz 150
- chronische Linksherzinsuffizienz 337
- Conn-Syndrom 457
- Cor pulmonale 487
- Dosierung 157
- Herzinsuffizienz 335, 344–345
- Hirsutismus 914
- Indikationen 157
- Komplikationsrisiken 157
- Lebererkrankungen 266
- Nebennierenrindenkarzinom 911
- primärer Aldosteronismus 457
- UAW 157
- und ACE-Inhibitoren 338
- und Antikoagulanzien 233
- unerwünschte Arzneimittelwirkungen 157

Spurenelemente 621
- Pankreatitis 621

SSNRI 251
- Kontraindikationen 251
- UAW 251
- unerwünschte Arzneimittelwirkungen 251

SSRI 250, 254–255
- Interaktionen 250
- Kontraindikationen 250
- UAW 250
- unerwünschte Arzneimittelwirkungen 250

Standardaminosäurelösungen 587
- Leberzirrhose 587

Staphylokokken-Penicilline 185

Statine 126, 327, 331, 971, 996–999, 1004–1006, 1008, 1053
- Dyslipoproteinämie 996–997, 1008
- endogene Hypertriglyzeridämie 1005
- Fettstoffwechselstörungen 996–997
- Hypercholesterinämie 971, 1004
- Hyperlipoproteinämie 996–997
- Hypertriglyzeridämie 1006
- Indikationen 998
- Interaktionen 999
- kombinierte Hyperlipidämie 1005
- Kontraindikationen 999
- Myokardinfarkt 327, 331
- UAW 998
- und Fibrate 998

- und Nikotinsäure 998
- unerwünschte Arzneimittelwirkungen 998
- zerebrale Durchblutungsstörungen 1053

Stavudin 208

Steptokinase 501
- Pleuraerguss 501

Steroide 259, 400, 417, 1072
- anabole 259
- – und Antikoagulanzien, orale 259
- Arteriitis temporalis 417
- rheumatische Karditis 400
- Riesenzellarteriitis 417
- Takayasu-Arteriitis 417

Stickoxid 59
- ARDS 59

Streptogramine 184

Streptokinase 241–243, 328, 407, 415, 427, 489–490, 1056
- akuter Extremitätenarterienverschluss 407
- Antidot 243
- Basilarisverschluss 1056
- Dosierung 241–243
- – ultrahohe 241
- Indikationen 241–243
- ischämischer Insult 1056
- Kontraindikationen 241
- Kurzzeitlyse 241
- lokale Lyse 242
- Lungenembolie 489–490
- Myokardinfarkt 328
- Phlebothrombose 427
- Standarddosierung 241, 243
- systemische intravenöse Thrombolyse 415
- Therapieüberwachung 242
- UAW 243
- unerwünschte Arzneimittelwirkungen 243

Streptomycin 192–195, 197, 269, 541, 648, 763, 1024
- Brucellose 1024
- Dosierung 194
- Hämodialyse/-perfusion 648
- im Alter 269
- Kontraindikationen 195
- Lupusantikoagulans-Induktion 763
- Morbus Whipple 541
- UAW 193, 195
- unerwünschte Arzneimittelwirkungen 193, 195
- Whipple-Syndrom 541

Streptozotozin 16, 970, 980
- Insulinom 980

- Laktatazidose 970
Strontium 653, 808
- Hämodialyse/-perfusion 653
- Prostatakarzinom 808
Strontium Ranelat 873
- Kontraindikationen 873
- Osteoporose 873
Strophanthin 653
- Hämodialyse/-perfusion 653
Strychnin 653
- Hämodialyse/-perfusion 653
Sucralfat 272, 519, 535
- GERD 519
- Refluxkrankheit 519
- Schwangerschaft 272
- Stillzeit 272
- Stressulkus 535
Sufentanil 61
Sulbactam 171, 187, 595, 1032
- Aktinomykose 1032
- und Ampicillin 595
- - spontane bakterielle Peritonitis 595
Sulfadiazin 1037, 1044
- Toxoplasmose 1044
- Toxoplasmoseenzephalitis 1037
Sulfamethoxazol 131, 188–189, 595, 740, 1038
- Myelom, multiples 740
- Plasmozytom 740
- Pneumocystis-jiroveci-Pneumonie 1038
- UAW 189
- und Trimethoprim, spontane bakterielle Peritonitis 595
- unerwünschte Arzneimittelwirkungen 189
Sulfasalazin 555, 558–560, 843, 851–852
- chronische Polyarthritis 843
- Colitis ulcerosa 558–560
- enteropathische Spondyloarthritis 851
- reaktive Arthritis 851
- Reiter-Syndrom 851
- rheumatoide Arthritis 843
- (Spond-)Arthritis psoriatica 852
- UAW 843
- unerwünschte Arzneimittelwirkungen 843
Sulfasalazopyridin 139, 842
- chronische Polyarthritis 842
- rheumatoide Arthritis 842
- und Methotrexat 139
Sulfinpyrazon 233, 263, 986

- Arzneimittelinteraktionen 263
- und Antikoagulanzien 233
Sulfonamide 139, 171, 187, 233, 258, 266, 648, 690, 710, 1043–1044
- Hämodialyse/-perfusion 648
- Hämolyse 710
- Lebererkrankungen 266
- Nephrotoxizität 690
- Toxoplasmose 1043–1044
- und Antidiabetika, orale 258
- und Antikoagulanzien 233
- und Methotrexat 139
Sulfonylharnstoffe 141, 260, 934, 937–939, 961
- bei operativen Eingriffen 961
- Diabetes mellitus 934, 937
- - körperliche Aktivität 934
- Diabetes mellitus Typ 2 937
- Dosierung 938
- Indikationen 938
- Interferenzen 938
- Kombinationstherapie 938
- Kontraindikationen 938
- Präparate 938
- UAW 938
- und Alkohol 260, 938
- und Allopurinol 938
- und Äthanol 260
- und β-Blocker 938
- und Chloramphenicol 938
- und Clofibrat 938
- und Cyclophosphamid 141
- und Dicumarol 938
- und Disopyramid 938
- und Glukokortikoide 939
- und Hydrazinderivate 938
- und Insulin 938
- und Nikotinsäure 939
- und Östrogene 939
- und Phenbutazon 938
- und Phenytoin 939
- und Probenecid 938
- und β-Rezeptorenblocker 938
- und Salizylate 938
- und Thiaziddiuretika 939
- unerwünschte Arzneimittelwirkungen 938
Sulpirid 529, 1066
- funktionelle Dyspepsie 529
- Menière-Attacke 1066
Sultiam 1086
- therapeutischer Bereich 1086
Sumatriptan 1063–1064
- headache recurrence 1063
- Kontraindikationen 1063

- Migräneanfall 1063
- UAW 1063–1064
- unerwünschte Arzneimittelwirkungen 1063–1064
Sunitinib 796–797, 809
- Hypernephrom 809
- Immuntherapie 796–797
- Nierenkarzinom 809
Suprarenin® 514, 564
- Divertikelblutung 564
- Gastrointestinalblutung 514
Suxamethonium 124
Sympathomimetika 126, 313–315, 369, 459, 911, 937
- Adrenalektomie 911
- AV-Block 369
- Hypotonie 459
- kardiogener Schock 313–315
- und Biguanide 937
- und Kaffee 126
- und Metformin 937
β_2-Sympathomimetika 272, 290, 339, 467–469, 475, 481–484
- akute respiratorische Insuffizienz 467
- Anstrengungsasthma 482
- ARDS 467
- Asthma bronchiale 481–482, 484
- Asthmaanfall 483
- Bronchospasmolyse 467
- chronische Bronchitis 475
- Herzinsuffizienz 339
- Kontraindikationen 468
- Schwangerschaft 272
- schwerer Asthmaanfall 483
- Stillzeit 272
- UAW 468
- und Ipratropiumbromid 475
- und Theophyllin 469
- unerwünschte Arzneimittelwirkungen 468

T
t-PA 245
Tacrin 1074
Tacrolimus 142–143, 656, 1086
- Nierentransplantation 656
- therapeutischer Bereich 1086
- UAW 143
- unerwünschte Arzneimittelwirkungen 143
- Wirkungsmechanismus 142
Tadalafil 975
- diabetische Neuropathie 975
Talkum 793
- Pleurodese 793
Tamoxifen 607, 799, 801, 804

- Leberzellkarzinom 607
- Mammakarzinom 801, 804
- Mammakarzinom-Prophylaxe 799
- UAW 804
- unerwünschte Arzneimittelwirkungen 804

Taurolidin 620
- Pankreasabszess 620

Taxane 16, 805, 812, 817
- Magenkarzinom 817
- Mammakarzinom 805
- nicht-kleinzelliges Bronchialkarzinom 812
- UAW 805
- unerwünschte Arzneimittelwirkungen 805

Taxol 794
- maligner Aszites 794

Tazobactam 171, 187, 577, 1015–1016
- akutes Leberversagen 577
- Puerperalsepsis 1016
- septischer Abort 1016
- Urosepsis 1015

Tegafur-Uracil 780

Teicoplanin 24, 26, 171, 178–179, 397, 1015
- Endokarditistherapie 397
- Fremdkörpersepsis 1015
- Indikationen 178
- UAW 179
- unerwünschte Arzneimittelwirkungen 179

Telapravir 584
- chronische Hepatitis C 584

Telbivudin 206, 582
- chronische Hepatitis B 582
- Dosierung 206
- Indikationen 206
- UAW 206
- unerwünschte Arzneimittelwirkungen 206

Telithromycin 182

Telmisartan 441, 444, 449
- Hypertonie 441, 444, 449

Temozolomid 780

Tenecteplase 246

Teniposid 780, 832
- Paravasate 832

Tenofovir 208, 582, 1037
- AIDS 1037
- chronische Hepatitis B 582
- HIV-Infektion 1037

Tenofovir-Dipivoxil 582
- chronische Hepatitis B 582

Terbutalin 653
- Hämodialyse/-perfusion 653

Terfenadin 83, 126

Teriparatid 137, 873
- Kontraindikationen 873
- Osteoporose 873
- steroidbedingte Osteoporose 137

Terizidon 192, 196

Terlipressin 597
- Ösophagusvarizenblutung 597

Testosteron 876
- Hypophysenvorderlappeninsuffizienz 876

Tetanushyperimmunglobulin 1030
- Tetanus 1030

Tetrachloräthylen 653
- Hämodialyse/-perfusion 653

Tetrachlorkohlenstoff 576, 653, 690
- akutes Leberversagen 576
- Hämodialyse/-perfusion 653
- Nephrotoxizität 690

Tetrachlormethan 653
- Hämodialyse/-perfusion 653

Tetrazepam 255

Tetrazyklin-Hydrochlorid 1045
- Amöbiasis 1045

Tetrazyklin(e) 24, 26, 126, 139, 171, 188, 258, 261, 275, 319, 471, 502, 523, 541, 793, 1000, 1023–1025
- Arzneimittelinteraktionen 258
- Atemwegserkrankungen 471
- Brucellose 1024
- Dysenterie 1025
- embryo-/fetotoxisches Potenzial 275
- Indikationen 188
- Leptospirose 1023
- Listeriose 1023
- Lungenödem 319
- – bronchopulmonale Superinfektion 319
- Maldigestion(ssyndrome) 541
- – Gallensäurendekonjugation 541
- Pleuraerguss 502
- Pleurodeses 793
- Ruhr 1025
- UAW 188
- und Anionenaustauscherharze 1000
- und Kontrazeptiva, orale 261
- und Methotrexat 139
- unerwünschte Arzneimittelwirkungen 188

Thalidomid 146, 740, 785, 797
- Immuntherapie 797
- Myelom, multiples 740
- Plasmozytom 740

Thallium 653, 690
- Hämodialyse/-perfusion 653
- Nephrotoxizität 690

Theophyllin 126, 258, 262, 266, 272, 309, 404, 469, 475, 482–484, 629–630, 653, 1086
- Arzneimittelinteraktionen 262
- Asthma bronchiale 482–484
- Asystolie 309
- Bronchospasmolyse 469
- chronische Bronchitis 475
- Dosierung 469
- – orale Applikation 469
- – periphere venöse Applikation 469
- Hämodialyse/-perfusion 653
- Lebererkrankungen 266
- Schwangerschaft 272
- Stillzeit 272
- Synkope 404
- therapeutischer Bereich 1086
- UAW 469
- und β_2-Adrenergika 469
- und Antibiotika 258
- und β_2-Sympathomimetika 469
- unerwünschte Arzneimittelwirkungen 469

Thiabutazid 157

Thiamazol 886–887, 889, 891, 893
- Basedow-Hyperthyreose 889
- Dosierung 889
- Hyperthyreose 886–887
- Kindesalter 891
- Schilddrüsenautonomie 886
- thyreotoxische Krise 893

Thiamin 300, 639
- chronische Niereninsuffizienz 639
- CNI 639
- Laktatazidose 300

Thiazid-Spironolacton-Kombination 157

Thiazidderivate 152

Thiaziddiuretika 135, 149–150, 152, 154–155, 261, 286, 335, 338, 344, 442, 448, 670, 690, 694, 699, 937, 939, 989, 1000
- Arzneimittelinteraktionen 261
- chronische Herzinsuffizienz 150

Medikamentenverzeichnis

- Diabetes insipidus 149
- Dosierung 154
- Herzinsuffizienz 338, 344
- Hypertonie 442, 448
- Hyperurikämie 155
- Indikationen 154
- Kalziumoxalatsteine 150
- Nephrolithiasis 694
- nephrotisches Syndrom 670
- Nephrotoxizität 690
- Nierensteine 694
- Schwangerschaftshypertonie 699
- UAW 154
- und Anionenaustauscherharze 1000
- und Biguanide 937
- und Glukokortikoide 135
- und Herzglykoside 261
- und Metformin 937
- und Sulfonylharnstoffe 939
- unerwünschte Arzneimittelwirkungen 154

Thiazide 135, 154, 344–345
- Dosierung 154
- Herzinsuffizienz 344–345
- Indikationen 154
- UAW 154
- und Glukokortikoide 135
- unerwünschte Arzneimittelwirkungen 154

Thiazolidindione 939
- Diabetes mellitus Typ 2 939
- Indikationen 939
- Kontraindikationen 939
- UAW 939
- unerwünschte Arzneimittelwirkungen 939

Thienopyridine 239
Thiocyanat 653
- Hämodialyse/-perfusion 653
Thioguanin 725
- akute myeloische Leukämie 725
Thiopental 649
- Hämodialyse/-perfusion 649
Thioridazin 83, 653
- Hämodialyse/-perfusion 653
Thiouracile 233
- und Antikoagulanzien 233
Thrombininhibitoren 228
- direkte 228
Thrombopoetin 797
- Immuntherapie 797
Thrombozytenfunktionshemmer 220, 222, 238–239, 327, 329, 331–332, 384, 408, 412, 419, 746, 1054–1055, 1057, 1074
- akuter Extremitätenarterienverschluss 408
- akutes Koronarsyndrom 384
- Alzheimer-Demenz 1074
- Aneurysma 419
- Antidot 239
- Binswanger-Syndrom 1057
- essenzielle Thrombozythämie 746
- Indikationen 239
- Kontraindikationen 239
- Morbus Binswanger 1057
- Myokardinfarkt 327, 329, 331
- – Langzeitbehandlung 331
- pAVK 412
- Status anginosus 384
- subkortikale arteriosklerotische Enzephalopathie 1057
- TIA 1055
- transiente ischämische Attacke 1055
- UAW 332
- unerwünschte Arzneimittelwirkungen 332
- zerebrale Durchblutungsstörungen 1054

Thrombozytenkonzentrate 602, 726, 756
- akute Leukämie 726
- Blutung 602
- – hepatische Gerinnungsstörung 602
- Leukozyten-filtriertes 756
- – Thrombasthenie Glanzmann 756
- Thrombozytenfreisetzungsstörungen 756

Thymoleptika 10–11
- antriebssteigernde 11
- sedierende 11

Thyreostatika 604, 887–892, 896–898
- alkoholische Leberschädigung 604
- Äquivalenzdosen 889
- arzneimittelinduzierte Thyreoiditis 896
- Basedow-Hyperthyreose 889, 891–892
- Hyperthyreose 887
- Hypothyreose 897–898
- Kindesalter 891
- Schilddrüsenautonomie 888
- Schwangerschaft 897
- – Hypothyreose 897
- UAW 890

- und Levothyroxin 890
- unerwünschte Arzneimittelwirkungen 890

Thyroxin 233, 273
- Schwangerschaft 273
- Stillzeit 273
- und Antikoagulanzien 233

Tiagabin 1086
- therapeutischer Bereich 1086

Ticlopidin 239–240, 714
- aplastische Anämie 714
- Panmyelopathie 714
- UAW 239–240
- unerwünschte Arzneimittelwirkungen 239–240

Tigecyclin 181
- Indikationen 181

Tilidin 8–9, 653, 975
- diabetische Neuropathie 975
- Hämodialyse/-perfusion 653

Tinctura opii 558
- Colitis ulcerosa 558

Tinidazol 24
Tinzaparin 226
Tiotropiumbromid 470
- Bronchospasmolyse 470
- Indikationen 470

Tirofiban 239, 329, 384
- akutes Koronarsyndrom 384
- instabile Angina pectoris 384
- Myokardinfarkt 329
- Status anginosus 384

Tissucol® 564
- Divertikelblutung 564

TNF-α 143–144
- Kontraindikationen 144
- UAW 144
- unerwünschte Arzneimittelwirkungen 144

TNF-Blocker/-Inhibitoren 845–846
- chronische Polyarthritis 845
- rheumatoide Arthritis 845
- UAW 846
- unerwünschte Arzneimittelwirkungen 846

Tobramycin 174, 269, 397, 497–498, 577, 613, 648, 685, 1016, 1086
- akutes Leberversagen 577
- Aspirationspneumonie 498
- bakterielle Endokarditis 397
- Cholangiosepsis 1016
- Cholezystitis 613
- Endokarditistherapie 397
- Hämodialyse/-perfusion 648
- Harnwegsinfektion 685
- im Alter 269

- Pneumonie 497
- therapeutischer Bereich 1086
Tocainid 647
- Hämodialyse/-perfusion 647
Tolbutamid 266, 690, 937
- Diabetes mellitus 937
- Lebererkrankungen 266
- Nephrotoxizität 690
Toluidinblau 87
- Vergiftungen 87
Toluol 653
- Hämodialyse/-perfusion 653
Tolvaptan 155
Topiramat 1061, 1064–1065
- Migräneprophylaxe 1064–1065
- Status epilepticus 1061
- UAW 1065
- unerwünschte Arzneimittelwirkungen 1065
Topisetron 19
Topotecan 16, 780, 832
- Paravasate 832
Torasemid 151–153, 344–345, 448, 454, 487, 593
- akute Herzinsuffizienz 345
- Aszites 593
- Cor pulmonale 487
- Herzinsuffizienz 344
- hypertensiver Notfall 454
- Hypertonie 448
Toratamid 344
Tramadol 8–9, 406, 692, 975
- akuter Extremitätenarterienverschluss 406
- diabetische Neuropathie 975
- Nierenkolik 692
Trancypromin 653
- Hämodialyse/-perfusion 653
Trandolapril 449
- Hypertonie 449
Tranexamsäure 243, 758
- hyperfibrinolytische Syndrome 758
Tranquilizer 8, 139, 247, 260, 1066
- Schwindel 1066
- und Alkohol 260
- und Äthanol 260
- und Methotrexat 139
5,6-trans-25-OH-D_3 292
Tranylcypromin 250
Trapidil 383
- belastungsabhängige Angina pectoris 383
Trastuzumab 16, 784, 797, 802, 805
- Immuntherapie 797

- Mammakarzinom 802, 805
Traubenzucker 979
- Hypoglykämie 979
Trazodon 653, 1074
- Alzheimer-Demenz 1074
- Hämodialyse/-perfusion 653
Trazodon-HCl 522
- diffuser Ösophagusspasmus 522
Treosulfan 781
TRIAC 898
- Hypothyreose 898
Triamcinolon 132, 974, 985
- diabetische Makulopathie 974
- Gichtanfall 985
- Grenzdosis 132
- Halbwertszeit 132
-- biologische 132
Triamteren 139, 152, 157–158, 289, 344–345, 442, 699, 707
- Dosierung 158
- Folsäuremangel 707
- Herzinsuffizienz 344–345
- Hypertonie 442
- Indikationen 158
- Schwangerschaftshypertonie 699
- UAW 158
- und Methotrexat 139
- unerwünschte Arzneimittelwirkungen 158
Trichloräthylen 653, 690
- Hämodialyse/-perfusion 653
- Nephrotoxizität 690
Trichloressigsäure 652
- Hämodialyse/-perfusion 652
Trientin 592
- Morbus Wilson 592
Trifluoperazin 653
- Hämodialyse/-perfusion 653
Triflupromazin 8, 20
Triglyzyl-Lysin-Vasopressin 597
- UAW 597
- unerwünschte Arzneimittelwirkungen 597
Trihexyphenidyl 1068
- Parkinson-Syndrom 1068
- UAW 1068
- unerwünschte Arzneimittelwirkungen 1068
Triiodothyreoessigsäure 898
- Hypothyreose 898
Trijodthyronin 233
- und Antikoagulanzien 233
Trilostan 911
- Nebennierenrindenkarzinom 911
Trimethadion 690

- Nephrotoxizität 690
Trimethoprim 131, 142, 188–189, 595, 740, 1038
- Monotherapie 189
-- Indikationen 189
- Myelom, multiples 740
- Plasmozytom 740
- Pneumocystis-jiroveci-Pneumonie 1038
- UAW 189
- und Ciclosporin 142
- und Sulfamethoxazol, spontane bakterielle Peritonitis 595
- unerwünschte Arzneimittelwirkungen 189
Trimethoprim-Sulfamethoxazol 24, 605, 860
- nicht-alkoholische Steatohepatitis 605
- Wegener-Granulomatose 860
Trimipramin 254
Triprolidin 273
- Stillzeit 273
Triptane 1063–1064
- headache recurrence 1063
- Migräneanfall 1063
- UAW 1064
- unerwünschte Arzneimittelwirkungen 1064
TRIS 303
- respiratorische Azidose 303
Tritium 653
- Hämodialyse/-perfusion 653
Trizyklische Antidepressiva 10
Tropisetron 18
Trospiumchlorid 529
- Colon irritabile 529
- irritable bowel syndrome 529
- Reizdarmsyndrom 529
Tuberkulostatika 321, 402, 906
- Pericarditis exsudativa 402
- Perikardiozentese 321
- Tuberkulose 906
Tumornekrosefaktor 554
Typhim Vi® 1026
- Typhusprophylaxe 1026
Tyrosinkinaseinhibitoren 796
- Bronchialkarzinom 796
- Nierenzellkarzinom 796

U

UDC 610–611
- Cholezystolithiasis 610–611
UFH 223–225
- Antidot 225
- Dosierung 223

- Halbwertszeit 223
- HWZ 223
- Indikationen 223
- Therapieüberwachung 224

UFT 822
- kolorektale Karzinome 822

Uralyt-U 986–987
- Harnalkalisierung 986–987
- Harnsäurenephropathie 987

Urapidil 453, 456
- hypertensiver Notfall 453
- Phäochromozytom 456

Urikosurika 262–263, 983, 985–986
- Arzneimittelinteraktionen 263
- Gicht 983
- Harnalkalisierung 985
- Hyperurikämie 983
- Interaktionen 986
- Kontraindikationen 986
- und Acetylsalicylsäure 986
- und NSAID 262
- und Salizylate 986

Urokinase 242–244, 407, 415, 427, 489–490, 501, 1056
- akuter Extremitätenarterienverschluss 407
- Antidot 244
- Basilarisverschluss 1056
- Dosierung 242–244
- Indikationen 242–244
- ischämischer Insult 1056
- Lungenembolie 489–490
- Phlebothrombose 427
- Pleuraerguss 501
- Standarddosierung 243
- systemische intravenöse Thrombolyse 415
- Therapieüberwachung 244
- UAW 244
- unerwünschte Arzneimittelwirkungen 244

Uromitexan 854
- uroprotektive Begleittherapie 854

Uro-Vaxom 686
- Harnwegsinfektion 686

Ursodeoxycholsäure 555, 560, 589, 591, 605, 610–611
- Cholangitis 560
- – primär sklerosierende Cholangitis 560
- Cholezystolithiasis 610–611
- nicht-alkoholische Steatohepatitis 605
- primär biliäre Leberzirrhose 589
- primär sklerosierende Cholangitis 555, 591

Uterustonika 752
- hämostyptische Effekte 752

V

Valaciclovir 202–203
- Dosierung 202–203
- Indikationen 202–203
- UAW 203
- unerwünschte Arzneimittelwirkungen 203

Valganciclovir 205–206, 1037–1038
- Dosierung 205
- Indikationen 205
- UAW 206
- unerwünschte Arzneimittelwirkungen 206
- Zytomegalie-Virusretinitis 1037–1038
- Zytomegalie-Viruspneumonie 1037

Valopicitabin 584
- chronische Hepatitis C 584

Valproat 20

Valproinsäure 12, 233, 266, 275, 653, 1058, 1061, 1065, 1086
- embryo-/fetotoxisches Potenzial 275
- Hämodialyse/-perfusion 653
- Lebererkrankungen 266
- Migräneprophylaxe 1065
- Status epilepticus 1061
- therapeutischer Bereich 1086
- UAW 1065
- und Antikoagulanzien 233
- unerwünschte Arzneimittelwirkungen 1065
- zerebrale Blutungen 1058

Valsartan 338, 441, 444, 449
- Bluthochdruck 441
- Herzinsuffizienz 338
- Hypertonie 441, 444, 449

Vancomycin 24, 26, 171, 178–179, 258, 396–397, 399, 497, 600, 648, 1015, 1018–1019, 1086
- bakterielle Endokarditis 397
- Endokarditisprophylaxe 399
- Endokarditistherapie 397
- Fremdkörpersepsis 1015
- Hämodialyse/-perfusion 648
- hepatische Enzephalopathie 600
- Indikationen 178
- Meningokokkenmeningitis 1018
- Pneumonie 497
- Shunt-Meningitis 1018–1019
- Staphylokokkenendokarditis 396
- Streptokokkenmeningitis 1018
- therapeutischer Bereich 1086
- UAW 179
- und Antibiotika 258
- unerwünschte Arzneimittelwirkungen 179

Vardenafil 975
- diabetische Neuropathie 975

Vasoaktive Substanzen 66, 411, 1015
- mit positiv inotroper Wirkung 66
- – Schock 66
- pAVK 411
- septischer Schock 1015

Vasodilatanzien 67, 315, 318, 335, 337, 348, 369, 401, 1057
- AV-Block 369
- Cor pulmonale 348
- Herzinsuffizienz 335
- kardiogener Schock 315
- Kontraindikationen 337, 401
- Lungenödem 318
- pulmonale Hypertonie 348

Vasokonstriktoren 1057

Vasopressin 315
- kardiogener Schock 315

Vasopressinanaloga 597
- Ösophagusvarizenblutung 597

Vasopressoren 68, 71, 75, 315
- kardiogener Schock 315
- Schock 68, 71
- septischer Schock 75

Venlafaxin 11, 251, 254

Vepesid 725
- akute myeloische Leukämie 725

Verapamil 82, 142, 260–261, 266, 325, 330, 334, 353–355, 357–358, 360, 380, 388, 441, 444, 449, 522, 641, 653, 657, 699
- Achalasie 522
- Angina pectoris 380
- AV-Knoten-Re-entry-Tachykardie 353–354, 357
- chronische Niereninsuffizienz 641
- Hämodialyse/-perfusion 653
- Herzinsuffizienz 334
- Hypertonie 441, 449
- Lebererkrankungen 266

- Mitralstenose 388
- Myokardinfarkt 325, 330
- Schwangerschaftshypertonie 699
- Sinustachykardie 354
- UAW 444
- und β-Blocker 260
- und Ciclosporin 142
- und Ciclosporin A 657
- und Herzglykoside 261
- und β-Rezeptorenblocker 260
- unerwünschte Arzneimittelwirkungen 444
- Vorhofflattern 354, 358
- Vorhofflimmern 354, 360

Verzögerungsinsulin(e) 935, 941, 944, 949
- Basis-Bolus-Konzept 949
- Diabetes mellitus 935, 944, 949
- intensivierte Insulintherapie 949
- Pharmakokinetik 944
- Reduktion 935
- – körperliche Aktivität 935

Vigabatrin 1010, 1086
- akute intermittierende Porphyrie 1010
- therapeutischer Bereich 1086

Vildagliptin 940
- Indikationen 940
- Kontraindikationen 940

Vinblastin 16, 719, 730, 781, 832
- Hodgkin-Lymphom 730
- immunthrombozytopenische Purpura 719
- Lymphogranulomatose 730
- Morbus Hodgkin 730
- Paravasate 832

Vincaalkaloide 1073
- Polyneuropathie 1073

Vincristin 653, 719–720, 724, 730, 735, 742, 781, 787, 832
- chronische myeloische Leukämie 742
- Hämodialyse/-perfusion 653
- hochmaligne Lymphome 735
- Hodgkin-Lymphom 730
- immunthrombozytopenische Purpura 719
- Lymphogranulomatose 730
- Lymphome, hochmaligne 735
- Morbus Hodgkin 730
- Morbus Moschcowitz 720
- Neurotoxizität 724
- Paravasate 832
- thrombotisch-thrombozytopenische Purpura 720

Vindesin 832
- Paravasate 832

Vinorelbin 16, 782, 805, 812, 832
- Mammakarzinom 805
- nicht-kleinzelliges Bronchialkarzinom 812
- Paravasate 832

Vinylchlorid 653
- Hämodialyse/-perfusion 653

Virustatika 201–202
- Dosierung 202
- Indikationen 202
- Wirkungsweise 201–202

Vitamin A 275, 587, 920
- embryo-/fetotoxisches Potenzial 275
- Leberzirrhose 587

Vitamin B 639, 1073
- Niereninsuffizienz, chronische (CNI) 639

Vitamin B$_1$ 300, 639, 920, 1071
- chronische Niereninsuffizienz 639
- CNI 639
- Laktatazidose 300

Vitamin B$_2$ 639
- chronische Niereninsuffizienz 639
- CNI 639

Vitamin B$_6$ 87, 639, 706, 920
- CNI 639
- sideroachrestische Anämie 706
- Vergiftungen 87

Vitamin B$_{12}$ 644, 707–708, 920
- hyperchrome Anämie 707
- perniziöse Anämie 708
- renale Anämie 644

Vitamin C 639, 757, 920
- Niereninsuffizienz, chronische (CNI) 639
- Skorbut 757

Vitamin D 137, 587, 667, 920
- chronische Glomerulonephritis 667
- Leberzirrhose 587
- Steroidbehandlung 137

Vitamin D$_3$ 291–293, 590, 872–873, 903–905
- Hyperparathyreoidismus 903–904
- – postoperative Therapie 903
- Osteoporose 872–873
- – Glukokortikoid-induzierte 873
- primär biliäre Zirrhose 590

- Pseudohypoparathyreoidismus 905

Vitamin-D-Antagonisten 401
- Myokarditis 401

Vitamin E 587, 605, 757, 920, 1074
- Alzheimer-Demenz 1074
- Leberzirrhose 587
- nicht-alkoholische Steatohepatitis 605
- Purpura senilis 757

Vitamin K 87, 602, 754
- hepatische Gerinnungsstörung 602
- Vergiftungen 87
- Vitamin-K-Mangel 754
- Vitamin-K-Verwertungsstörungen 754

Vitamin K$_1$ 234, 237, 587
- Leberzirrhose 587

Vitamin-K-Antagonisten 220–222, 231–235, 237–238, 361, 413, 424, 435, 760–762
- Antidot 234
- Antithrombin-Mangel 761
- aPC-Resistenz 762
- Dosierung 231
- Eingriffe, operative 234–235
- Hyperreaktoren 231
- Hyporeaktoren 231
- Indikationen 231–233
- interventionelle Eingriffe 237
- Kontraindikationen 221
- operative Eingriffe 234–235, 237
- pAVK 413
- Phlebothrombose 424
- Protein-C-Mangel 761
- Protein-S-Mangel 761
- Therapiebeendigung 237
- Therapieüberwachung 231
- Thromboseprophylaxe 435
- UAW 237–238
- unerwünschte Arzneimittelwirkungen 237–238
- Vorhofflimmern 361

Vitamin-K-Präparate 233
- und Antikoagulanzien 233

Vitamine 587, 590, 604, 619, 621, 623, 639
- alkoholische Leberschädigung 604
- chronische Niereninsuffizienz 639
- chronische Pankreatitis 623
- fettlösliche 587, 590
- – Leberzirrhose 587
- – primär biliäre Zirrhose 590

- Pankreatitis 619, 621
Vollelektrolytlösungen 37, 565
- Darmblutung 565
- Hämatochezie 565
Volumenersatzlösungen 67–68, 78
Voriconazol 211–212, 497, 506, 1048
- Aspergillus-Pneumonie 506
- Candida-Pneumonie 497
- Dosierung 212
- Indikationen 212
- Lungenmykosen 497, 506
- Mykosen 1048
- mykotische Pneumonie 497
- Systemmykosen 1048
- UAW 212
- unerwünschte Arzneimittelwirkungen 212
- Wirksamkeit 211

W

Wachstumsfaktoren, hämatopoetische 715, 717, 723, 726
- akute Leukämie 726
- aplastische Anämie 715
- aplastisches Syndrom 715
- Granulozytopenie 717
- myelodysplastisches Syndrom 723
- Panmyelopathie 715
Wachstumshormon 876
- Hypophysenvorderlappeninsuffizienz 876
Wachstumshormonantagonist 878
- Akromegalie 878
Warfarin 143, 408, 413, 425
- akuter Extremitätenarterienverschluss 408
- pAVK 413
- Phlebothrombose 425
- und Leflunomid 143
Weizenkleie 30, 563, 566, 976
- diabetische Neuropathie 976
- Divertikulose 563
- Hämorrhoiden 566
Wismut 653, 690
- Hämodialyse/-perfusion 653
- Nephrotoxizität 690
Wismutsalz 531
- Helicobacter-pylori-Eradikation 531

X

Xantinolnicotinat 997
- Dyslipoproteinämie 997
- Fettstoffwechselstörungen 997
- Hyperlipoproteinämie 997
XELOX-Schema 820
- Kolonkarzinom 820
Xipamid 152, 345, 593
- akute Herzinsuffizienz 345
- Aszites 593
Xylit 970
- Laktatazidose 970
Xylocain 311, 320, 522
- Ösophagitis 522
- Perikardiozentese 320

Y

Yttrium 847
- chronische Polyarthritis 847
- rheumatoide Arthritis 847
[90]Yttrium-Kolloid 793
- maligner Pleuraerguss 793

Z

Zanamivir 202, 207, 473, 1034–1035
- Bronchitis 473
- Dosierung 202, 207
- Grippe 1034–1035
- Indikationen 202
- Influenza 1034–1035
- Tracheobronchitis 473
- UAW 207
- unerwünschte Arzneimittelwirkungen 207
Zidovudin 208, 266, 1037, 1039
- AIDS 1037
- HIV-Enzephalitis 1039
- HIV-Infektion 1037
- Lebererkrankungen 266
Zink 592, 600–601, 653
- Hämodialyse/-perfusion 653
- hepatische Enzephalopathie 600–601
- Morbus Wilson 592
Zinkaspartat 592
- Morbus Wilson 592
Zinksulfat 592
- Morbus Wilson 592
Zoledronsäure 874, 903
- Hyperparathyreoidismus 903
- Morbus Paget 874
- Osteodystrophie deformans 874
Zolendronat 797
- Knochenmetastasen 797

Zolmitriptan 1063
- Kontraindikationen 1063
- Migräneanfall 1063
- Migräneattacke 1063
- UAW 1063
- unerwünschte Arzneimittelwirkungen 1063
Zolpidem 254
Zopiclon 254
Zucker-Elektrolyt-Lösung 617
- Pankreatitis 617
Zyanide 970
- Laktatazidose 970
Zytokinantagonisten 852
- (Spond-)Arthritis psoriatica 852
Zytostatika 16, 26, 502, 509, 708, 713–714, 723, 741, 766, 787, 793–795, 798, 832, 863, 901, 985
- Anämie 787
- aplastische Anämie 714
- autoimmunhämolytische Anämie 713
- Behçet-Syndrom 863
- Emesis 798
- emetische Wirkung 798
- fibrosierende Alveolitis 509
- Folsäuremangel 708
- Indikationen 766, 787
- Interaktionen 766, 787
- interstitielle Lungenkrankheiten 509
- intraperitoneale Therapie 795
- Knochenmarktoxizität 787
- Leukozytopenie 787
- Makroglobulinämie 741
- maligner Aszites 794
- maligner Pleuraerguss 793
- Morbus Waldenström 741
- myelodysplastisches Syndrom 723
- Nausea 798
- Panmyelopathie 714
- Paravasate 832
- Pleuraerguss 502
- Polymyalgia rheumatica 863
- Riesenzellarteriitis 863
- Schilddrüsenkarzinom 901
- Thrombozytopenie 787
- Toxizität 766, 787
- UAW 787
- – WHO-Skala 787
- und Allopurinol 985
- unerwünschte Arzneimittelwirkungen 787
- – WHO-Skala 787

Sachverzeichnis

Sachverzeichnis

A

Abdomen, akutes 543–544, 546
– Differenzialdiagnose 543–544
– Intensivstation 546
– Klinik 543
– Laborwerte 546
– Sonographie 546
– Therapie 546
– Ursachen 543
Abdominalbeschwerden 1043
– Toxoplasmose 1043
Abdominalkrisen 990
– Chylomikronämiesyndrom 990
Abdominalschmerzen 906, 923, 940, 1009
– akute hepatische Porphyrie 1009
– akute intermittierende Porphyrie 1009
– durch α-Glukosidasehemmer 940
– durch Magenballon 923
– Morbus Addison 906
– primäre Nebennierenrindeninsuffizienz 906
Abgeschlagenheit 145, 591
– durch Efalizumab 145
– Hämochromatose 591
Abhängigkeitsentwicklung 248
– durch Benzodiazepine 248
Ablatio cutis 890
– des Neugeborenen 890
– – durch Thiamazol 890
Ablation 354
– Kentsches Bündel 354
– – Wolff-Parkinson-White-Syndrom 354
– – WPW-Syndrom 354
– Vorhofflattern 354
– – Rezidivprophylaxe 354
Abort 1016
– septischer 1016
Absaugung 59, 465, 618
– bronchoskopische 59
– – fiberoptische 59
– endotracheale 59
– nasogastrale 618

– – Pankreatitis 618
– Sauerstofftherapie 465
Abstoßungsreaktion 657
– akute 657
– – Nierentransplantation 657
Abszess 168, 1032
– Erregernachweis 168
– odontogener 1032
– – Aktinomykose 1032
Abszessbildung 547
– Appendizitis 547
ABVD-Schema 730
– Hodgkin-Lymphom 730
– Lymphogranulomatose 730
– Morbus Hodgkin 730
Acetessigsäure 298
– Anionenlücke 298
Acetongeruch 962
– der Atemluft, diabetische Ketoazidose 962
Achalasie 19, 521–522
– diagnostische Hinweise 521
– Dilatation 522
– Klinik 521
– Komplikationen 521
– Leitsymptome 521
– medikamentöse Therapie 522
– Myotomie nach Heller 522
– Pharmakotherapie 522
– Singultus 19
– Therapie 521
– Ursachen 521
Achlorhydrie 705
– histaminrefraktäre, Eisenmangelanämie 705
Acquired Immune Deficiency Syndrome (AIDS) 1036
Acrodermatitis 1033
– chronica atrophicans 1033
– – Borreliose 1033
– – Lyme-Borreliose 1033
ACTH 909
– Serum 909
– – sekundäre Nebennierenrindeninsuffizienz 909
Actinomyces gereneseriae 1031
Actinomyces israelii 1031
Adams-Stokes-Anfälle 366, 401

– Myokarditis 401
– sick-sinus-syndrome 366
– Sinusbradyarrhythmie 366
Addis-Count 683
Addison-Koma 94
– Hypoglykämie 94
Addison-Krise 880, 907–908
– Differenzialdiagnose 907
– Hyperpyrexie 908
– hypophysäres Koma 880
– Klinik 907
– Therapie 907–908
– – im Krankenhaus 908
– – in der Praxis 908
– Ursachen 907
Addison-Syndrom 26, 28, 905–907, 977
– Diarrhö 26
– Glukokortikoide 906
– Hypoglykämie 977
– Mineralokortikoide 906
– Notfallausweis 907
– Obstipation 28
– Schwangerschaft 907
– Therapie 906
– Ursachen 906
Adenokarzinom 830
– differenziertes, Chemotherapie 830
Adenom 21
– sezernierendes villöses, Diarrhö 21
Adenom-Karzinom-Sequenz 818
– Kolorektale Karzinome 818
Aderlass 149, 317, 591, 1011
– Hämochromatose 591
– Porphyria cutanea tarda 1011
– unblutiger 149, 317
– – Lungenödem 317
– Verbot bei Porphyrie 1011
Aderlasstherapie 744
– Polycythaemia vera 744
ADH-Mangel 285
– Hypernatriämie 285
ADH-Sekretion 283
– Hyponatriämie 283

– nonosmolare 283
ADH-Stimulation 281
– nonosmolare 281
Adipositas 234, 605, 917–921, 923–925, 983, 990
– abdominelle 918
– Antikoagulanzientoleranz 234
– Atkins-Diät 920
– ausgewogene Mischkost 919
– Bewegungstherapie 920
– chirurgische Therapie 924
– Diäten 919–920
– – einseitige 920
– drastische Kalorienreduktion 920
– duodenaler Switch 925
– Ernährungstherapie 919
– Formuladiäten 920
– gastric banding 925
– Gastroplastik 925
– – vertikale 925
– Gewichtsreduktion 919
– Gicht 983
– High-Fat-Diät 920
– High-Protein-Diät 920
– Hyperurikämie 983
– kombinierte Hyperlipidämie 990
– Komorbiditäten 918
– Komplikationen 918
– Leberfunktionseinschränkungen 605
– Low-Carbohydrate-Diät 920
– Low-Protein-Diät 920
– Magenballon 923
– Magenband 925
– Magenbypass 925
– Magenschrittmacher 925
– medikamentöse Therapie 921
– modifizierte Fasten 920
– Nahrungsmittel mit niedrigem glykämischem Index 920
– Nulldiät 920
– operative Verfahren 925
– Pharmakotherapie 921
– Quellstoffe 921
– Therapie 918
– Therapieziele 919
– Ursachen 918
– Verhaltenstherapie 921
– Verringerung der Fettaufnahme 919
Adnexitis 544
– akutes Abdomen 544
ADPKD (autosomal-dominante polyzystische Nierenerkrankung) 702

Adrenalektomie 911
– bilaterele Hyperplasie 911
– Cushing-Syndrom 911
– hormonaktiver Nebennierenrindentumor 911
– Kortikoidsubstitution 911
– Nebennierenadenome 911
– Nebennierenkarzinome 911
Adrenogenitales Syndrom 912–913
– Differenzialdiagnose 912
– erworbenes 912–913
– – Therapie 913
– Klinik 912
– kongenitales 912
– – Therapie 912
– nicht-klassisches 912–913
– – Therapie 913
– ohne Hypertonie und Salzverlust 913
– – Therapie 913
– postpubertales Auftreten 912
– pränatale Diagnostik 912
– unkompliziertes kongenitales 913
– – Therapie 913
– Ursachen 912
adult respiratory distress syndrome (ARDS) 461
Aerocholie 614
– Cholangitis 614
Aerosoltherapie 467–468
– Handgeräte 467
– Kompressorgeräte 467
– Richtlinien 468
– Ultraschallvernebler 467
Affektinkontinenz 1074
– Alzheimer-Demenz 1074
Afibrinogenämie 748, 750, 755
– Laboruntersuchungen 748
– Therapie 755
AFP 791, 826, 1084
– Cut-off-Wert 1084
– hepatozelluläres Karzinom 826
– Tumormarker 791
Agenzien 143
– biologische 143
– – Immunsuppression/-suppressiva 143
Agitiertheit 1070
– Alkoholentzugsdelir 1070
agnogenic myeloid metaplasia 745
Agranulozytose 192–193, 250–251, 253, 338, 444, 890
– durch ACE-Inhibitoren 338, 444

– durch α_2-Adrenozeptor-Antagonisten 251
– durch atypische Neuroleptika 253
– durch Clozapin 253
– durch INH 192–193
– durch Isoniazid 192–193
– durch nichtselektive Monoamin-Rückaufnahmeinhibitoren 250
– durch SM 193
– durch Streptomycin 193
– durch Thyreostatika 890
AGS 912–913
– Differenzialdiagnose 912
– erworbenes 912–913
– – Therapie 913
– Klinik 912
– kongenitales 912
– – Therapie 912
– nicht-klassisches 912–913
– – Therapie 913
– ohne Hypertonie und Salzverlust 913
– – Therapie 913
– postpubertales Auftreten 912
– unkompliziertes kongenitales 913
– – Therapie 913
– Ursachen 912
AHB 331
– Myokardinfarkt 331
AIDS 27, 201, 498, 505, 1036–1038
– antiretrovirale Therapie 1037
– Diagnose 1036
– Diarrhö 27
– Klinik 1036
– Lungenmykosen 505
– Mykobakterien, atypische 201
– opportunistische Infektionskrankheiten 1037–1038
– – Rezidivprophylaxe 1038
– Pneumonie 498
– Risikogruppen 1036
– Therapie 1037
– Ursachen 1036
– Vollbild 1036
AIDS-Diarrhea-Wasting-Syndrom 27
AIHA 711–713
– Kälteantikörper 712–713
– – Therapie 713
– Wärmeantikörper 711
– – Therapie 711
AIN 687–689
– Differenzialdiagnose 688
– Klinik 688

Sachverzeichnis

- Leitsymptome 688
- medikamenteninduzierte 688
- methicillininduzierte 688
- Niereninsuffizienz 688
- parainfektiöse 687–688
- penicillininduzierte 689
- Prognose 688
- Therapie 688

AIRE-Studie 327
AJC-Klassifikation 811
- Bronchialkarzinom 811
AJCC-Klassifikation 811
- Bronchialkarzinom 811
Akalkulie 1074
- Alzheimer-Demenz 1074
Akanthozyten 667
- asymptomatische Hämaturie 667
- glomeruläre Hämaturie 667
Akanthozyturie 660, 668
- Glomerulonephritis 660
- Poststreptokokken-Glomerulonephritis 660
Akinese 1067
- Parkinson-Syndrom 1067
Akinesie 592
- Morbus Wilson 592
Akinetische Krise 1069
- Differenzialdiagnose 1069
- Klinik 1069
- Leitsymptome 1069
- Therapie 1069
- Ursachen 1069
Akkommodationsstörungen 1068
- durch Anticholinergika 1068
Akne 135, 192–193, 910
- Cushing-Syndrom 910
- durch Glukokortikoide 135
- durch INH 192–193
- durch Isoniazid 192–193
- Morbus Cushing 910
Akromegalie 867, 877–878
- Arthritis 867
- Computertomographie 877
- GH-Sekretion 878
- Klinik 877
- Leitsymptome 877
- Magnet-Resonanz-Tomographie 877
- medikamentöse Suppression 878
- Strahlentherapie 878
- Therapie 877
- Tumorexstirpation 877
- Ursachen 877
- Wachstumshormonsekretion 878

Akrozyanose 418, 456, 712
- Hyperhidrose 418
- Kälteantikörper 712
- Phäochromozytom 456
Aktinomykose 1031–1032
- abdominale 1032
- Diagnose 1032
- generalisierte 1032
- Klinik 1032
- Symptome 1032
- Therapie 1032
- thorakale 1032
- Ursachen 1031
Akupunktur 13, 1064
- Migräneprophylaxe 1064
- Schmerztherapie 13
Akute-Phase-Zytokine 4
δ-ALA 1085
- Referenzbereich 1085
Alabasterblässe 909
- hypothalamisch-hypophysäre Insuffizienz 909
Alaninaminotransferase 1077
- Referenzbereich 1077
ALAT 1077
- Referenzbereich 1077
Albumin 1081–1082
- Referenzbereich 1081–1082
Albuminurie 843, 972
- diabetische Nephropathie 972
- durch Goldsalze 843
Aldosteron 906
- Plasma 906
- – Morbus Addison 906
- – primäre Nebennierenrindeninsuffizienz 906
- Urin 906
- – Morbus Addison 906
- – primäre Nebennierenrindeninsuffizienz 906
Aldosteronbestimmung 456
- seitengetrennte 456
- – Conn-Syndrom 456
- – primärer Aldosteronismus 456
Aldosteronexkretion 909
- sekundäre Nebennierenrindeninsuffizienz 909
Aldosteronismus 438, 456–457
- primärer 438, 456–457
- – Computertomographie 456
- – Eplerenon(e) 457
- – Hypertonie 438
- – Leitsymptome 456
- – Lokalisationsdiagnostik 456
- – medikamentöse Therapie 457
- – Operation 456

- – Pharmakotherapie 457
- – seitengetrennte Aldosteronbestimmung 456
- – Spironolacton 457
- – Szintigraphie 456
- – Therapie 456
- – Ursachen 456
Aldosteronsekretion 456
- gesteigerte 456
- – Conn-Syndrom 456
- – primärer Aldosteronismus 456
Alkalose 154–155, 282, 287–289, 296–298, 300–301, 303, 594, 1014
- durch Diuretika 594
- hypochlorämische 155
- – nach Diuretika 155
- hypokaliämische 154–155, 288–289
- – diuretikainduzierte 289
- – nach Diuretika 154–155
- Hypoventilation 296
- hypovolämische 301
- metabolische 155, 282, 287, 296–298, 300–301
- – Hypervolämie 301
- – Hypokaliämie 287
- – Klinik 301
- – Kompensationsmechanismen 298
- – nach Diuretika 155
- – Symptome 301
- – Therapie 301
- – Urinelektrolyte 282
- – Ursachen 301
- respiratorische 296–298, 303, 1014
- – Klinik 303
- – Kompensationsmechanismen 298
- – Sepsis 1014
- – Septikämie 1014
- – Symptome 303
- – Therapie 303
- – Ursachen 303
Alkohol 106, 995
- Blutspiegel 106
- – Symptomatik 106
- HDL-Cholesterin 995
Alkoholabstinenz 604
- alkoholische Leberschädigung 604
Alkoholabusus 505, 1008
- Chylomikronämiesyndrom 1008
- Dyslipoproteinämie 1008
- Hypertriglyzeridämie 1008

Sachverzeichnis

- Lungenmykosen 505
Alkoholdelir 1070
- Allgemeinmaßnahmen 1070
- Differenzialdiagnose 1070
- Klinik 1070
- Komplikationen 1070
- Leitsymptome 1070
- Therapie 1070
Alkoholentzug 968
- Insulinsekretion 968
- Katecholaminsekretion 968
Alkoholentzugsdelir 1070
Alkoholentzugssyndrom 1070
- mildes 1070
Alkoholhepatitis 603–604
- Diagnostik 604
- Glukokortikoide 604
- Klinik 604
Alkoholintoleranz 1045
- durch Metronidazol 1045
Alkoholintoxikation 19, 94, 105–107, 284
- Aktivkohle 107
- Differenzialdiagnose 106
- Hämodialyse 107
- Hypoglykämie 94
- Magenspülung 107
- Notfalldiagnose 106
- Singultus 19
- venöser Zugang 107
- Vitalfunktionen 107
- Wasserhaushalt 284
- – Störungen 284
Alkoholintoxikierter 107
- unruhiger 107
Alkoholismus 234, 707, 1073
- Antikoagulanzientoleranz 234
- chronischer 707
- – hyperchrome Anämie 707
- Polyneuropathie 1073
Alkoholkarenz 623
- chronische Pankreatitis 623
Alkoholkonsum 1009
- Porphyria cutanea tarda 1009
Alkoholvergiftung 284
- Wasserhaushalt 284
- – Störungen 284
ALL 725
- Stammzelltransplantation 725
- Therapie 725
Allergenkarenz 479
- Asthma bronchiale 479
Allergie 82, 341, 843–844, 939, 945
- durch Digitalisglykoside 341
- durch Glinide 939
- durch Glykoside 341
- durch Herzglykoside 341

- durch Leflunomid 844
- durch Methotrexat 844
- durch NPH-Insulin 945
- durch Sulfasalazin 843
- Kontrastmittel 82
- – jodhaltige 82
Allergische Reaktionen 79, 135, 207, 584
- durch Ribavirin 584
- durch Zanamivir 207
- IgE-vermittelte 79
- nach Glukokortikoiden 135
ALLHAT-Studie 445
allo SZT 715
- aplastische Anämie 715
- aplastisches Syndrom 715
- Panmyelopathie 715
Allodynie 5
Alopezie 985–986, 1019
- durch Allopurinol 985
- durch Benzbromaron 986
- Lues 1019
- Syphilis 1019
Alpha-1-Antitrypsin-Genotypisierung 1090
Alport-Syndrom 702
- Diagnostik 702
- Klinik 702
Alpträume 181, 443, 446, 978
- durch Fluorchinolone 181
- durch Reserpin 446
- durch β-Rezeptorenblocker 443
- Hypoglykämie 978
Alter 267
- Arzneimitteltherapie 267
- Pharmakotherapie 267
Altersarthritis 836
Altershyperthyreose 886
- Schilddrüsenautonomie 886
Altershypertonie 442
Aluminiumintoxikation 518, 643
- Antazida 518
- Deferoxamin 643
Alveolentamponade 752
- hämorrhagische Diathese 752
Alveolitis 138, 508–509, 844
- durch Methotrexat 844
- exogen-allergische 508–509
- fibrosierende 508–509
- – Atemtherapie 509
- – Glukokortikoide 509
- – Immunsuppressiva 509
- – Klinik 509
- – Leitsymptome 509
- – medikamentös induzierte 508

- – Therapie 509
- – Thoraxmassage 509
- – Zytostatika 509
- medikamentös induzierte 508–509
- nach Azathioprin 138
Alzheimer-Demenz 1073–1074, 1090
- Angstzustände 1074
- Begleitsymptome, Therapie 1074
- Depression 1074
- Differenzialdiagnose 1074
- Klinik 1073
- Leitsymptome 1073
- medikamentöse Therapie 1074
- molekulargenetische Parameter 1090
- nicht-medikamentöse Therapie 1074
- Pharmakotherapie 1074
- Schlafstörungen 1074
- Therapie 1074
AMA 580, 1088
- chronische Hepatitis 580
- Referenzbereich 1088
Amaurose 1061
- monokuläre 1061
Amaurosis fugax 763, 1054
- Lupusantikoagulans 763
- TIA 1054
- transiente ischämische Attacke 1054
Amenorrhö 876–877, 879, 910, 912, 927
- adrenogenitales Syndrom 912
- Akromegalie 877
- Anorexia nervosa 927
- Cushing-Syndrom 910
- Hyperprolaktinämie 879
- Hypophysenvorderlappeninsuffizienz 876
- Morbus Cushing 910
Ames®-Test 51
δ-Aminolävulinsäure 1085
- Referenzbereich 1085
AML 725
- DAV-Protokoll 725
- Stammzelltransplantation 725
- Therapie 725
Ammoniak 1078
- Referenzbereich 1078
Amnesie 248
- anterograde 248
- – durch Benzodiazepine 248
Amöbendysenterie 1045
- akute 1045

Amöbiasis 1044–1045
- Darmlumeninfektion 1045
- Diagnose 1044
- Differenzialdiagnose 1045
- Klinik 1044
- Leberabszess 1045
- Leitsymptome 1044
- Therapie 1045
- – Erfolgskontrolle 1045
- Ursachen 1044
Amöbom 1045
Ampicillinexantheme 985
- unter Allopurinol 985
Amsterdam-Kriterien 818
- hereditäres nicht-polypöses Kolonkarzinom 818
Amylase 616, 623
- erhöhte 616
- – Differenzialdiagnose 616
- Serum 616, 623
- – chronische Pankreatitis 623
- – Pankreatitis 616
- Urin 623
- – chronische Pankreatitis 623
α-Amylase 1077
- Referenzbereich 1077
Amyloidniere 637
- chronische Niereninsuffizienz 637
Amyloidose 21, 28, 697, 849
- Diarrhö 21
- Morbus Bechterew-Marie-Strümpell 849
- Obstipation 28
- Schwangerschaft 697
- Spondylitis ankylosans 849
ANA 580, 1087
- chronische Hepatitis 580
- Referenzbereich 1087
Analfibrom 566
Analfissur 28, 566
- Obstipation 28
Analgesie 5
Analgetikaabusus 689
- interstitielle Nephritis 689
Analgetikanephropathie 684, 689
- Klinik 689
- Komplikationen 689
- Prognose 689
- Therapie 689
Analkarzinom 566
Analpapille 566
- prolabierte, hypertrophe 566
Analregion 566
- Knoten 566
Anämie 138, 193, 205–206, 209–210, 551, 558, 571, 584, 592,

596, 633, 636–637, 643–644, 663, 675, 703–704, 706–715, 717–718, 720, 722, 736, 738, 741, 745, 798, 837, 853, 984, 1040, 1043
- akutes Nierenversagen 633
- aplastische 193, 571, 713–715, 717, 984
- – allo SZT 715
- – Anabolika 715
- – Antibiotika 715
- – durch Colchicin 984
- – durch INH 193
- – durch Isoniazid 193
- – durch SM 193
- – durch Streptomycin 193
- – Erythrozytentransfusion 715
- – hämatopoetische Wachstumsfaktoren 715
- – Hepatitis 571
- – idiopathische 714
- – immunologisch bedingte 714
- – Immunsuppression 715
- – ionisierende Strahlen 714
- – Klinik 714
- – kongenitale 714
- – medikamentös bedingte 714
- – paroxysmale nächtliche Hämoglobinurie 714
- – Schweregrade 715
- – Stammzelltransplantation 715
- – Therapie 714
- – Ursachen 714
- – Virusinfektionen 714
- autoimmunhämolytische 711–713, 718, 736
- – chronisch-lymphatische Leukämie 736
- – Coombs-positive 718
- – Kälteantikörper 712–713
- – – Therapie 713
- – Wärmeantikörper 711
- chronische hämolytische 709
- – Folsäure 709
- chronische idiopathische Myelofibrose 745
- chronische Krankheiten 706–707
- – Differenzialdiagnose 707
- – Klinik 707
- chronische Niereninsuffizienz 636–637
- chronische Polyarthritis 837
- Colitis ulcerosa 558

- durch Amphotericin B 209
- durch Flucytosin 210
- durch Foscarnet 205
- durch Ganciclovir 206
- durch Interferone 209
- durch Ribavirin 584
- durch Valganciclovir 206
- Einteilung 704
- – kinetische 704
- – morphologische 704
- entzündliche Erkrankungen 707
- Goodpasture-Syndrom 663
- Haarzell-Leukämie 738
- hämolytische 193, 592, 675, 709–711, 720, 1040, 1043
- – Coombs-Test 711
- – durch INH 193
- – durch Isoniazid 193
- – durch Primaquin 1043
- – durch Rifampicin 193
- – durch RMP 193
- – extrakorporale erworbene Störungen 711
- – Glukose-6-Phosphatdehydrogenase-Mangel 710
- – hereditäre Enzymdefekte 710
- – korpuskuläre Defekte 710
- – Lupus erythematodes disseminatus 675
- – Malaria 1040
- – mikroangiopathische 720
- – Morbus Wilson 592
- – Pyruvatkinasemangel 710
- – Thalassämie 710
- hyperchrome 707–708
- – Differenzialdiagnose 708
- – Klinik 708
- – makrozytäre 707
- – – Ursachen 707
- – Schilling-Test 708
- hypochrome 551, 703, 706
- – Crohn-Krankheit 551
- – granulomatöse Kolitis 551
- – Ileitis terminalis 551
- – Klinik 706
- – Leitsymptome 706
- – Morbus Crohn 551
- – ohne Eisenmangel 706
- – regionale Enterokolitis 551
- – Therapie 706
- – Ursachen 706
- hypochrome mikrozytäre 703
- immunhämolytische 711
- – Wärmeantikörper 711
- – – Therapie 711

- Lupus erythematodes disseminatus 853
- Makroglobulinämie 741
- makrozytäre 644
- Morbus Waldenström 741
- nach Azathioprin 138
- Neoplasie 707
- perniziöse 708
- – neurologische Symptomatik 708
- – Therapie 708
- portale Hypertension 596
- refraktäre 722
- – mit Blastenpopulation 722
- – mit Multilineage Dysplasia 722
- – Ringsideroblasten 722
- renale 643–644
- – Bluttransfusion 643
- – Deferoxamin 644
- – Erythropoietin 644
- – Ursachen 643
- rheumatoide Arthritis 837
- sideroachrestische 706
- – Klinik 706
- – Leitsymptome 706
- – Therapie 706
- – Ursachen 706
- sideroblastische 193, 706
- – durch Pyrazinamid 193
- – durch PZA 193
- – Pyridoxin-empfindliche 706
- Tumorerkrankungen 798

Anaphylaktische Reaktionen/Anaphylaxie 79, 82, 224, 643, 984, 1009
- durch Deferoxamin 643
- durch Hämarginat 1009
- durch Heparine 224
- nichtsteroidale Antiphlogistika 984
- Prophylaxe 82

Anaphylaktoide Reaktionen 82
- Prophylaxe 82

ANCA 861, 1087
- allergische Granulomatose 861
- Churg-Strauss-Syndrom 861
- Referenzbereich 1087

Ancylostoma duodenale 215–216, 1050
- Albendazol 216
- Diagnostik 1050
- Klinik 1050
- Mebendazol 215
- Pyrantel 215
- Therapie 1050

Ancylostomiasis 1050
- Diagnostik 1050
- Klinik 1050
- Therapie 1050

Androgenblockade, totale 808
- Prostatakarzinom 808

Androgenmangel 915
- erektile Dysfunktion 915

Aneurysma 418–420
- arterielles 418–419
- – Allgemeinmaßnahmen 419
- – Diagnostik 419
- – interventionelle Maßnahmen 419
- – Klinik 419
- – operative Maßnahmen 419
- – Therapie 419
- dissecans 419
- popliteales 419
- – Operationsindikation 419
- spurium 419–420
- – Therapie 420
- verum 418

Aneurysmen 395
- mykotische 395

ANF 1087
- Referenzbereich 1087

Anfall, epileptischer 1058–1059
- Hirnvenenthrombose 1059
- Sinusvenenthrombose 1059
- Subarachnoidalblutung 1058

Angiitis 508, 679
- Alveolitis 508
- Wegener-Granulomatose 679

Angina agranulocytotica 716
Angina decubitus 378, 384
- Auslösemechanismen 378
- Therapie 378
angina-like chest pain 517
Angina pectoris 322–323, 358, 373, 376–380, 382–385, 390, 452
- Anfallskupierung 377
- Anfallsprophylaxe 377
- Aortenstenose 390
- belastungsabhängige 382
- β-Blocker 380
- Bradyarrhythmie 383
- Erscheinungsformen 378
- Formen 382
- Herzinsuffizienz 383
- Hyperkoagulabilität 385
- hypertensiver Notfall 452
- Hypertonie 383
- Hypotonie 383
- instabile 322–323, 377–378, 384
- – Auslösemechanismen 378
- – Herzinfarkt 323
- – Myokardinfarkt 322–323
- – Therapie 378
- kälteabhängige 378
- kälteinduzierte 383
- KHK 373
- medikamentöse Therapie 377
- nach Bypass-Operationen 383
- nach Infarkt 383
- nach Katheterdilatation 383
- nach Stentimplantation 383
- nächtliche 378
- – Auslösemechanismen 378
- – Therapie 378
- Nitrate 377–378
- Nitratpflaster 379
- ohne Angina pectoris 385
- Pathomechanismen 376
- Pharmakotherapie 377
- postprandiale 383
- β-Rezeptorenblocker 380
- Sedativa 377
- ST-Senkung 384
- – massive 384
- – stabile 378–379
- – Auslösemechanismen 378
- – Kalziumantagonisten 379
- – Therapie 378
- stumme Myokardischämie 376
- Therapie 377
- ventrikuläre Arrhythmien 383
- Vorhofflattern 358

Angina-pectoris-Symptomatik 489
- Lungenembolie 489

Angio-NMR 637
- chronische Niereninsuffizienz 637

Angiographie 406, 828
- akuter Extremitätenarterienverschluss 406
- Karzinoid 828

Angiomatose, bazilläre 1032
- Diagnose 1032
- Klinik 1032
- Symptome 1032
- Therapie 1032

Angioödem 445
- durch Angiotensinrezeptor-Antagonisten 445

Angioplastie 414
- perkutane transluminale 414
- – pAVK 414

Angstzustände 468, 527, 1074
- Alzheimer-Demenz 1074
- Colon irritabile 527
- durch $β_2$-Adrenergika 468

Sachverzeichnis

- durch β$_2$-Sympathomimetika 468
- funktionelle Dyspepsie 527
- irritable bowel syndrome 527
- Reizdarmsyndrom 527
anion gap 298
Anionenlücke 298–299
- metabolische Azidose 299
- Niereninsuffizienz 298
ankle-brachial-index (ABI) 410
- pAVK 410
Anorexia nervosa 927–928
- Psychotherapie 928
- Therapie 928
Anorexie 134, 153, 193, 509, 551, 622, 902, 906, 911, 927–928, 980
- Crohn-Krankheit 551
- durch Diazoxid 980
- durch Mitotane 911
- durch o,p'-DDD 911
- durch Pyrazinamid 193
- durch PZA 193
- durch Schleifendiuretika 153
- fibrosierende Alveolitis 509
- granulomatöse Kolitis 551
- Hyperparathyreoidismus 902
- Ileitis terminalis 551
- interstitielle Lungenkrankheiten 509
- Klinik 927
- Morbus Addison 906
- Pankreatitis 622
- primäre Nebennierenrindeninsuffizienz 906
- regionale Enterokolitis 551
- Steroidentzugssyndrom 134
- Therapie 928
Anschlussheilbehandlung 331
- Myokardinfarkt 331
Anstrengungsasthma 482
Anteriorverschluss 1055
Anthelminthika 215
Anthelminthikatherapie 1048
- UAW 1048
- unerwünschte Arzneimittelwirkungen 1048
Antiarrhythmikavergiftung 82
Antibiogramm 168
Antibiotika-Kombinationstherapie 169
Antibiotika(therapie) 162–163, 166–173, 476, 558, 563
- Applikationsform 170
- bakteriostatische 171
- bakterizide 171
- bei Niereninsuffizienz 172
- chronische Bronchitis 476

- Colitis ulcerosa 558
- Dauer 171
- Divertikulitis 563
- Dosierung 171
- Erregernachweis 168
- Gewebespiegel 166
- Hohlraumkonzentrationen 166
- kalkulierte 167
- – praktisches Vorgehen 167
- Kombinationstherapie 169
- MHK-Wert 163
- Niereninsuffizienz 170
- Plasmakonzentration 163
- praktisches Vorgehen 167
- prophylaktische 169
- – perioperative 169
- Resistenzprüfung 168
- Schwangerschaft 171
- Substanzen 173
- therapeutische Breite 167
- Verträglichkeit 167
- Wirkortspiegel 163
- Wirksamkeit 162
- Wirkungsmechanismus 171
Anti-CCP-Antikörper 837
- chronische Polyarthritis 837
- rheumatoide Arthritis 837
Antidepressivavergiftung 83
Anti-DNS-Antikörper-ELISA 853
- Lupus erythematodes disseminatus 853
Antidot(s) 83, 102, 225, 239
- Thrombozytenaggregationshemmer 239
- UFH 225
- unfraktionierte Heparine 225
- Vergiftungen 83, 102
Anti-Faktor Xa 1081
- Referenzbereich 1081
Anti-GBM-RPGN 662–664
- Differenzialdiagnose 663
- Plasmapherese 664
- Plasmaseparation 664
- Therapie 664
Anti-GBM-Transplantatnephritis 702
- Alport-Syndrom 702
Antigene 791
- onkofetale 791
- – Tumormarker 791
- tumorassoziierte 791
- – Tumormarker 791
Antihämophiles Globulin 750
Antihämophiles Globulin A 750
Anti-HCV 580
- chronische Hepatitis 580

Antihistaminikavergiftung 83
Antihypertensivavergiftung 83
Anti-IF-Antikörper 707
- hyperchrome Anämie 707
Antikoagulanzientherapie 328
- Myokardinfarkt 328
Antikoagulation 220, 407, 412, 423, 489
- akuter Extremitätenarterienverschluss 407
- Lungenembolie 489
- orale (OAK) 220
- pAVK 412
- Phlebothrombose 423
Antikörper 146, 580, 1022
- antimitochondriale 580
- – chronische Hepatitis 580
- antinukleäre 580
- – chronische Hepatitis 580
- gegen glatte Muskulatur 580
- – chronische Hepatitis 580
- gegen lösliche Leberantigene 580
- – chronische Hepatitis 580
- Leptospira-spezifische 1022
- monoklonale 146
- – Immunsuppression/-suppressiva 146
- – Transplantationsmedizin 146
Antimalariamittel 213, 710
- Hämolyse 710
Antimykotische Therapie 209–210
- Azol-Antibiotika 210
Antiobstruktivavergiftung 83
Antiparasitäre Therapie 213
Antiphospholipidantikörper-Syndrom 717
Anti-Phospholipid-Syndrom 853
- Lupus erythematodes disseminatus 853
Antirefluxoperation 519
- GERD 519
- Refluxkrankheit 519
Antiretrovirale Therapie 1037
- AIDS 1037
- HIV-Infektion 1037
- Indikationen 1037
Antistreptolysin-O-Titer 865
- rheumatisches Fieber 865
Anti-Streptolysin-Titer 660
- Glomerulonephritis 660
- Poststreptokokken-Glomerulonephritis 660
Antisynthetase-Syndrom 857
- Immunsuppressiva 857

Antithrombin 760
Antithrombin III 1081
- Referenzbereich 1081
Antithrombin-Mangel 760–761
- Klinik 760
- Therapie 761
Antituberkulotika 191
Antituberkulotische Therapie 189
Antivirale Therapie 201
Antriebshemmung 249
- Antidepressiva 249
Antriebsstörung 1055
- ischämischer Insult 1055
Antriebsverlust 255
- Antidepressiva 255
Antrumgastritis 526
Anurie 312, 627, 678, 691, 970, 1014
- akutes Nierenversagen 627
- kardiogener Schock 312
- Laktatazidose 970
- Nierenkolik 691
- Purpura Schoenlein-Henoch 678
- Sepsis 1014
- Septikämie 1014
ANV 625–634, 689–690
- Allgemeinmaßnahmen 630
- aminoglykosidinduziertes 689
- Anämie 633
- Anurie 627
- Blasenkatheter 628
- Diagnostik 627
- Diagnostikfehler 634
- Differenzialdiagnose 627
- Diuretika 631–632
- Duplexsonographie 628
- Ernährung 630
- Flüssigkeitsbilanzierung 630
- Gastrointestinalblutungen 633
- Hämodialyse 632
- Hyperkaliämie 630, 632
- Hypermagnesiämie 632
- Hypokaliämie 634
- Hypokalzämie 632
- Infektionen 633
- Kaliumzufuhr 630
- Kationenaustauscherharze 632
- Klinik 627
- Komplikationen 631
- Kontrastmittelbelastung 629
- Laboruntersuchungen 628
- medikamenteninduziertes 690
- medikamentöse Therapie 630

- metabolische Azidose 632
- MRT-Angiographie 628
- Natriumzufuhr 630
- Nierenbiopsie 629
- Oligurie 627
- parenterale Ernährung 630
- Perikarditis 633
- Pharmakotherapie 630
- Polyurie 627, 633
- Prophylaxe 629
- Restitution 627
- retrograde Pyelographie 628
- Sonographie 628
- Therapiefehler 634
- Überwässerung 631
- Ursachen 625–626
Anxiolyse 247, 254
- Benzodiazepine 247, 254
Aortenaneurysma 19, 49, 416, 419, 452, 545
- abdominelles 419
- - Operationsindikation 419
- akutes Abdomen 545
- dissezierendes 452
- - hypertensiver Notfall 452
- Takayasu-Arteriitis 416
- thorakales 19, 49
- - Echokardiographie 49
- - Singultus 19
Aortenisthmusstenose 386, 393, 438, 457
- Ballondilatation 393
- Hypertonie 438, 457
- Klinik 393
- Therapie 393
Aortenklappenersatz 387
Aortenklappeninsuffizienz 391, 395, 398, 416
- bakterielle Endokarditis 395
- Klinik 391
- Operationsindikation 391
- rheumatische Karditis 398
- Takayasu-Arteriitis 416
- Therapie 391
- Ursachen 391
Aortenklappenprothese 390
- Bioprothesen 390
- Carpentier-Prothese 390
- Hancock-Prothese 390
- Jonescu-Shiley-Prothese 390
- Kippscheibenprothese 390
- St.-Jude-Medical-Prothese 390
Aortenplaques, ulzerierte 49
- Echokardiographie 49
Aortenstenose 385, 389–391, 398, 403
- Ballondilatation 390

- Herzinsuffizienz 390
- idiopathische, hypertrophische, subvalvuläre 390–391
- - Klinik 390
- - Myektomie 391
- - Therapie 390
- Operationsindikation 390
- - absolute 390
- - relative 390
- rheumatische Karditis 398
- subvalvuläre 385, 390
- - membranöse 390
- supravalvuläre 390
- - membranöse 390
- Synkope 403
- Therapie 390
- Ursachen 390
- valvuläre 390
- Vorhofflimmern 390
Aortitis 849
- Morbus Bechterew-Marie-Strümpell 849
- Spondylitis ankylosans 849
AP 1077
- Referenzbereich 1077
Apache-II-Score 616
- Pankreatitis 616
Apathie 599, 1025
- Dysenterie 1025
- hepatische Enzephalopathie 599
- Ruhr 1025
aPC-Resistenz 760–762, 1081
- Referenzbereich 1081
Aphasie 1054–1055, 1061, 1074
- Alzheimer-Demenz 1074
- ischämischer Insult 1055
- Migräneanfall 1061
- TIA 1054
- transiente ischämische Attacke 1054
Aphthen 863
- genitale 863
- - Behçet-Syndrom 863
- orale 863
- - Behçet-Syndrom 863
Aplasie 787
- und Fieber 787
Aplastisches Syndrom 713–715
- allo SZT 715
- Anabolika 715
- Antibiotika 715
- Erythrozytentransfusion 715
- hämatopoetische Wachstumsfaktoren 715
- idiopathisches 714
- immunologisch bedingtes 714
- Immunsuppression 715

- ionisierende Strahlen 714
- Klinik 714
- kongenitales 714
- medikamentös bedingtes 714
- paroxysmale nächtliche Hämoglobinurie 714
- Stammzelltransplantation 715
- Therapie 714
- Ursachen 714
- Virusinfektionen 714

Apnoe-/Hypopnoe-Index 478
- Schlafapnoesyndrom 478

Apo A1 1078
- Referenzbereich 1078

Apo B 1078
- Referenzbereich 1078

Apo-B-100-Defekt 989
- familiärer 989

Apo B/Apo A-Ratio 1078
- Referenzbereich 1078

Apo E 1090

Apolipoprotein B-100 988

Apolipoprotein-C-II-Defekt 1006
- familiärer 1006

Apolipoproteine 987

Apoplex 763, 991
- Cholesterin 991
- Lupusantikoagulans 763

Apoplexie 439
- Hypertonie 439

Appendektomie 548
- laparoskopische 548

Appendizitis 544, 547–548
- akutes Abdomen 544
- Differenzialdiagnose 547
- Klinik 547
- Komplikationen 547
- postoperative Komplikationen 548
- Therapie 547
- Ursachen 547

Appetitlosigkeit 189, 255, 580, 612, 1032
- Antidepressiva 255
- bazilläre Angiomatose 1032
- Cholezystitis 612
- chronische Hepatitis 580
- Tuberkulose 189

Appetitstörung 249
- Antidepressiva 249

Apraxie 1057, 1074
- Alzheimer-Demenz 1074
- Binswanger-Syndrom 1057
- Morbus Binswanger 1057
- subkortikale arteriosklerotische Enzephalopathie 1057

ARDS 59, 461, 466–467, 499, 577, 619
- akutes Leberversagen 577
- Beatmung 59
- Klinik 466
- Pankreatitis 619
- PEEP 467
- Prognose 467
- SARS (Severe Acute Respiratory Syndrome) 499
- Therapie 467
- Ursachen 466

Areflexie 902, 1071
- Guillain-Barré-Syndrom 1071
- Hyperparathyreoidismus 902
- Polyneuritis 1071
- Polyradikulitis 1071

Arenavirus-Infektionen 206
- Ribavirin 206

Arginin-Belastungstest 876
- Hypophysenvorderlappeninsuffizienz 876

ARPKD (autosomal-rezessive polyzystische Nierenerkrankung) 702

Arrhythmie 323, 341, 373, 383, 401, 403, 1053
- absolute 1053
- – – Schlaganfallrisiko 1053
- digitalisbedingte 341
- KHK 373
- Myokardinfarkt 323
- Myokarditis 401
- Synkope 403
- ventrikuläre 383
- – – Angina pectoris 383

Arterielle Verschlusskrankheit 991
- Cholesterin 991

Arterien, hirnversorgende 1054
- asymptomatische Stenose 1054
- asymptomatischer Verschluss 1054

Arterienerkrankungen 405

Arterienpunktionen 40

Arteriitis temporalis 416–417, 862
- Aortenaneurysma 862
- Ätiologie 416
- Duplexsonographie 417
- Erblindung 862
- Klinik 416
- Steroide 417
- Therapie 417

Arteriosklerose 439, 983, 988, 991
- Cholesterin 991

- Gicht 983
- HDL 988
- Hypertonie 439
- Hyperurikämie 983
- LDL 988

Arthralgien 138, 193, 541, 555, 560, 570, 580, 591, 605, 853, 858, 860–861
- allergische Granulomatose 861
- chronische Hepatitis 580
- Churg-Strauss-Syndrom 861
- Colitis ulcerosa 560
- Crohn-Krankheit 555
- durch EMB 193
- durch Ethambutol 193
- durch INH 193
- durch Isoniazid 193
- durch Pyrazinamid 193
- durch PZA 193
- granulomatöse Kolitis 555
- Hämochromatose 591
- Hepatitis 570
- Ileitis terminalis 555
- Lupus erythematodes disseminatus 853
- Mikroskopische Polyangiitis 861
- Morbus Crohn 555
- Morbus Whipple 541
- nach Azathioprin 138
- regionale Enterokolitis 555
- Sjögren-Syndrom 858
- toxische Leberschäden 605
- Wegener-Granulomatose 860
- Whipple-Syndrom 541

Arthritis 143–144, 446, 559, 836–839, 841–845, 847–852, 863–864, 867, 980, 1024, 1033
- Behçet-Syndrom 863
- Borreliose 1033
- Brucellose 1024
- chronische 143
- – – TNF-α 143
- Colitis ulcerosa 559
- Hämoglobinopathie 867
- Hyperurikämie 980
- infektiöse 863–864
- – – Allgemeinmaßnahmen 864
- – – chirurgische Therapie 864
- – – Differenzialdiagnose 863
- – – Klinik 864
- – – medikamentöse Therapie 864
- – – Pharmakotherapie 864
- – – Therapie 864
- – – Ursachen 863
- juvenile 836

– juvenile chronische 848
– – Therapie 848
– juvenile idiopathische 847
– Lyme-Borreliose 1033
– Morbus Bechterew-Marie-Strümpell 849
– parainfektiöse 867
– – Virusinfektionen 867
– Polychondritis 867
– postinfektiöse 867
– – Virusinfektionen 867
– Psoriasis vulgaris 851–852
– – Klinik 851
– – Therapie 852
– reaktive 850–851
– – Antibiotika 851
– – DMARD 851
– – Gastrointestinalinfektionen 850
– – nichtsteroidale Antirheumatika 851
– – NSAR 851
– – Sulfasalazin 851
– – Therapie 851
– – Urogenitalinfektionen 850
– rheumatoide 144, 446, 836–839, 841–845, 847
– – Allgemeinmaßnahmen 838
– – Anakinra 144
– – Antimalariamittel 843
– – Arthrodese 847
– – Arthroplastik 847
– – Basistherapie 842
– – Biologika 845
– – DMARD 841–842
– – durch Hydralazin 446
– – Entzündungsaktivität 838
– – Gelenkpunktion 847
– – Glukokortikoide 844
– – Goldsalze 843
– – Klinik 836
– – Kombinationstherapie 844
– – Krankheitsstadien 838
– – lokale Kortikoidinjektion 845
– – medikamentöse Therapie 839
– – nichtsteroidale Antirheumatika 839
– – NSAR 839
– – Osteotomie 847
– – Pharmakotherapie 839
– – Physiotherapie 838
– – Prädiktoren 837
– – psychologische Betreuung 839
– – Röntgenbefunde 837
– – Ruhigstellung 838
– – Sonderformen 847
– – Synovektomie 847
– – Synoviorthese 847
– – Therapie 838
– – Therapieziele 838
– Sarkoidose 867
– Spondylitis ankylosans 849
– Thalassämie 867
Arthritis psoriatica 851–852
– Klinik 851
– Therapie 852
Arthrodese 847, 869
– Arthrose 869
– chronische Polyarthritis 847
– rheumatoide Arthritis 847
Arthroplastik 847, 869
– Arthrose 869
– chronische Polyarthritis 847
– rheumatoide Arthritis 847
Arthrose 868–869, 877
– Akromegalie 877
– Allgemeinmaßnahmen 869
– Arthrodese 869
– Arthroplastik 869
– Endoprothese 869
– intraartikuläre Steroidinjektion 869
– Klinik 868
– medikamentöse Therapie 869
– Pharmakotherapie 869
– physikalische Therapie 869
– Röntgenbefund 868
– Therapie 869
– Umstellungsosteotomie 869
– Ursachen 868
Arzneimittelexantheme 250, 1048
– durch Anthelminthika 1048
– durch nichtselektive Monoamin-Rückaufnahmeinhibitoren 250
Arzneimittelinteraktionen 124, 257–258
– pharmakodynamische 257
– pharmakokinetische 257
Arzneimittelkonzentration 122
– im Blut, Messung 122
Arzneimittelleistungen 268
– Beeinflussung Alter 268
Arzneimitteltherapie 121–127, 263, 265, 267–269, 271–272, 274
– Alter 267–269
– – praxisrelevante Veränderungen 269
– – Verschreibungsempfehlungen 268
– Arzneimittelwirkungen und Nahrungsaufnahme 125
– Fachinformation 126–127
– Gebrauchsinformation 126–127
– Generika 123
– – Bioäquivalenz 123
– im Alter 122
– Informationen 126
– Kombinationspräparate 124
– Lebererkrankungen, Überdosierung 265
– Magenentleerung, verzögerte 126
– Nieren- und Leberfunktion, eingeschränkte 122
– Niereninsuffizienz 263
– Packungsbeilage 127
– Schwangerschaft 271–272, 274
– – embryotoxisches Potenzial 274
– – fetotoxisches Potenzial 274
– – Planung 272
– – Risikoklassifizierung 271
– Stillzeit 271–272
– – Planung 272
– – Risikoklassifizierung 271
– therapeutische Wirksamkeit 122
– Therapieversagen 123
– Wechselwirkungen, mit Nahrungsbestandteilen 126
– Wirkungen, toxische 123
Arzneimittelwechselwirkungen 257
Arzneimittelwirkungen 123–124, 268
– Beeinflussung Alter 268
– genetische Faktoren 123
– unerwünschte (UAW) 124
ASAT 1077
– Referenzbereich 1077
ASB (assistance spontaneous breathing) 54
Asbestose 508
– fibrosierende Alveolitis 508
Ascaris lumbricoides 215–216, 1049
– Albendazol 216
– Diagnostik 1049
– Klinik 1049
– Mebendazol 215
– Pyrantel 215
– Therapie 1049
Ascorbinsäure 1084
– Referenzbereich 1084
Askariden 217

Sachverzeichnis

- Ivermectin 217
- Askaridiasis 1048
- ASMA 1088
- Aspartataminotransferase 1077
  - Referenzbereich 1077
- Aspergillen 1046
- Aspergillose 211–212, 1047
  - Caspofungin 212
  - Itraconazol 211
  - Posaconazol 211
  - Therapieempfehlungen 1047
  - Voriconazol 212
- Aspergilluspneumonie 726
- Asphyxie 106
  - Alkoholintoxikation 106
- Aspiration 512, 521
  - Gastrointestinalblutung 512
  - nächtliche 521
  - – Achalasie 521
- Aspirationspneumonie 498
- AST 660
  - Glomerulonephritis 660
  - Poststreptokokken-Glomerulonephritis 660
- Asthenie 923
  - durch Rimonabant 923
- Asthma bronchiale 224, 478–484, 486
  - β_2-Adrenergika 482
  - chemisch-physikalisch irritatives 481
  - chirurgische Therapie 484
  - chronisches 482
  - Differenzialdiagnose 479
  - durch Heparine 224
  - exogen-allergisches 479
  - – Diagnose 479
  - Glukokortikoide 482
  - Hyposensibilisierung 480
  - Immuntherapie 480
  - Intervalltherapie 482
  - intrinsisches 481
  - Klimatherapie 484
  - Klinik 479
  - kontraindizierte Pharmaka 482
  - Krankengymnastik 483
  - Langzeittherapie 484
  - Langzeittherapie, Stufenplan 484, 486
  - Leitsymptome 479
  - Medikamente, kontraindizierte 482
  - medikamentöse Therapie 482
  - Nachtversorgung 483
  - Pharmaka, kontraindizierte 482
  - Pharmakotherapie 482
  - Physiotherapie 483
  - psychogenes 482
  - Psychotherapie 484
  - Schweregrade 484
  - β_2-Sympathomimetika 482
  - Theophyllin 482
  - Therapie 479
  - – auslösungsbezogene 479
  - Ursachen 479
- Asthmaanfall 15, 482–483, 828
  - akuter 15
  - – durch Codein 15
  - Karzinoidsyndrom 828
  - schwerer 482–483
  - – β_2-Adrenergika 483
  - – Bronchospasmolyse 483
  - – Sauerstofftherapie 483
  - – Sekretolyse 483
  - – Sofortmaßnahmen 482
  - – β_2-Sympathomimetika 483
  - – Therapie 483
- Asthmatikerschulung 473
- Astronautenkost 552
  - Crohn-Krankheit 552
  - granulomatöse Kolitis 552
  - Ileitis terminalis 552
  - Morbus Crohn 552
  - regionale Enterokolitis 552
- Asystolie 306, 309
  - Defibrillation 309
  - Herzschrittmachertherapie 309
  - Herzstillstand 306
- Aszites 333, 586, 593–596, 598, 616, 620, 793–794
  - Albumin 594
  - Allgemeinmaßnahmen 593
  - Bettruhe 593
  - blutiger 616
  - – nekrotisierende Pankreatitis 616
  - Differenzialdiagnose 593
  - Diuretika 593
  - Flüssigkeitsrestriktion 593
  - Herzinsuffizienz 333
  - Klinik 593
  - Kochsalzrestriktion 593
  - Leberzirrhose 586, 593
  - maligner 793–794
  - – interne Strahlentherapie 794
  - – intraperitoneale Zytostatikaapplikation 794
  - – peritoneovenöser Shunt 794
  - – Therapie 793
  - – Therapieindikationen 794
  - Ödeme 593
  - Pankreatitis 620
  - pankreatogener 593
  - Peritonealkarzinose 794
  - peritoneovenöser Shunt 595
  - Plasmaexpander 594
  - portale Hypertension 596
  - Sonographie 593
  - Therapie 593
  - therapierefraktärer 595, 598
  - – Lebertransplantation 595
  - Ursachen 593
- Aszitespunktion 594, 603
  - hepatorenales Syndrom 603
- AT 760
- AT-Mangel 761
  - Therapie 761
- Ataxie 193, 203, 592, 1054–1055, 1061, 1066
  - durch Amantadin 203
  - durch SM 193
  - durch Streptomycin 193
  - Durchblutungsstörungen 1066
  - ischämischer Insult 1055
  - Migräneanfall 1061
  - Morbus Wilson 592
  - TIA 1054
  - transiente ischämische Attacke 1054
- Atelektasen 462
  - Verteilungsstörungen 462
- Atemdepression 248
  - durch Benzodiazepine 248
- Atemfrequenz 49
- Atemgase 59
  - Befeuchtung 59
- Atemgymnastik 59, 472
- Ateminsuffizienz 15, 1029
  - Botulismus 1029
  - durch Codein 15
- Atemlähmung 106
  - Alkoholintoxikation 106
- Atemmaske 55
- Atemnot 499, 882
  - Iodmangelstruma 882
  - SARS (Severe Acute Respiratory Syndrome) 499
- Atemtherapie 509
  - fibrosierende Alveolitis 509
  - interstitielle Lungenkrankheiten 509
- Atemtiefe 49
- Atemtyp 49
- Atemwegserkrankungen 467, 470–472
  - Allgemeinmaßnahmen 467
  - Entzündungshemmung 471–472

– – Antileukotriene 472
– – Cromoglicinsäure 472
– – DNCG 472
– – Glukokortikoide 471
– Expektoranzien 470
– medikamentöse Therapie 467
– Pharmakotherapie 467
– Physiotherapie 472
– Rehabilitation 472
– Schleimhautabschwellung 471
– – Glukokortikoide 471
Äthanolintoxikation 284
– Wasserhaushalt 284
– – Störungen 284
Äthanolvergiftung 105, 284
– Wasserhaushalt 284
– – Störungen 284
Atkins-Diät 920
– Adipositas 920
Atmung 49, 92
– Koma 92
– Monitoring 49
Atransferrinämie 705
– Eisenmangelanämie 705
Atriales natriuretisches Peptid (ANP) 281
Atrophie 1067
– olivopontozerebellare 1067
Aufstoßen 527
– funktionelle Dyspepsie 527
Augeninnendruck 1068
– Erhöhung 1068
– – durch Anticholinergika 1068
Augenlinsenverkalkung 905
– Hypoparathyreoidismus 905
Augenmuskellähmung 1031
– Diphtherie 1031
Augenveränderungen 92
– Koma 92
Austauschtabellen 934
– Kohlenhydratgehalt 934
Auswurf 189
– Tuberkulose 189
Autoaggressionskrankheiten 508
– fibrosierende Alveolitis 508
Autoantikörper 1087–1088
– – Diabetes mellitus 1087
– – Referenzbereich 1087
– gegen Doppelstrang-DNS 1087
– – Referenzbereich 1087
– gegen Endomysium 1087–1088
– – Referenzbereich 1087–1088

– gegen extrahierbare nukleäre Antigene 1087
– – Referenzbereich 1087
– gegen GAD-II 1087
– – Referenzbereich 1087
– gegen Gewebstransglutaminase 1087–1088
– – Referenzbereich 1087–1088
– gegen glatte Muskulatur 1088
– – Referenzbereich 1088
– gegen glomeruläre Basalmembran 1088
– – Referenzbereich 1088
– gegen Glutaminsäure-Decarboxylase 1087
– – Referenzbereich 1087
– gegen Granulozytenzytoplasma 1087
– – Referenzbereich 1087
– gegen Histone 1087
– – Referenzbereich 1087
– gegen IA2 1087
– – Referenzbereich 1087
– gegen Inselzellantigen 1087
– – Referenzbereich 1087
– gegen Inselzellen 1087
– – Referenzbereich 1087
– gegen Intrinsic-Factor 1088
– – Referenzbereich 1088
– gegen Jo-1 1087
– – Referenzbereich 1087
– gegen Leberzellmembran 1088
– – Referenzbereich 1088
– gegen Liver Cytosol Typ 1 1088
– – Referenzbereich 1088
– gegen Liver-Kidney-Mikrosomen 1088
– – Referenzbereich 1088
– gegen lösliches Leberzellantigen/Leber-Pankreas 1088
– – Referenzbereich 1088
– gegen Mitochondrien 1088
– – Referenzbereich 1088
– gegen Myeloperoxidase 1087
– – Referenzbereich 1087
– gegen Nebennierenrinde 1088
– – Referenzbereich 1088
– gegen nRNP 1087
– – Referenzbereich 1087
– gegen nukleäre Antigene 1087
– – Referenzbereich 1087
– gegen Parietalzellen 1088
– – Referenzbereich 1088
– gegen PM-1 (Laux) 1087
– – Referenzbereich 1087
– gegen Proteinase 3 1087

– – Referenzbereich 1087
– gegen quergestreifte Muskulatur 1088
– – Referenzbereich 1088
– gegen Scl 70 (Topo-I) 1087
– – Referenzbereich 1087
– gegen SM-Antigen 1087
– – Referenzbereich 1087
– gegen SSA-Antigen (Ro) 1087
– – Referenzbereich 1087
– gegen SSB-Antigen (La) 1087
– – Referenzbereich 1087
– gegen thyreoidale Peroxidase 1087
– – Referenzbereich 1087
– gegen TSH-Rezeptor 1087
– – Referenzbereich 1087
– gegen Zentromere 1087
– – Referenzbereich 1087
– gegen zyklisches citrulliniertes Peptid 1087
– – Referenzbereich 1087
– gegen Thyreoglobulin 1087
– – Referenzbereich 1087
– Rheumatologie 1087
– – Referenzbereich 1087
Autoimmunerkrankungen 129–131, 133, 142–143, 145–146, 581
– Behandlung, symptomatische 130
– Ciclosporin 142
– Glukokortikoide 133
– Immunabsorption 146
– Immunglobuline 145
– – intravenöse 145
– Immunsuppression/-suppressiva 129
– Kortiko(stero)ide 130
– Plasmaseparation 146
– Schwangerschaft 131
– Stammzelltransplantation 146
– Thalidomid 146
– TNF-α 143
– und Interferon 581
– Zweiterkrankungen 130
– Zytapherese 146
Autoimmungastritis 525
Autoimmunhepatitis 132
– Budesonid 132
Autoimmunhepatitis 557, 579–580, 584, 587
– Antikörper 579
– Colitis ulcerosa 557
– Glukokortikoide 587
– Therapie 584
Autoimmunphänomene 579
– chronische Hepatitis 579

Autoimmunsyndrom 904
- pluriglanduläres 904
AV-Block 250, 330, 350–351, 353, 359, 367–369, 371, 401
- diagnostische Hinweise 368
- Digitalisintoxikation 369
- durch Intoxikationen 369
- durch nichtselektive Monoamin-Rückaufnahmeinhibitoren 250
- durch Vagusreizzustände 369
- 1. Grades 367–368
- – Auskultation 368
- – EKG 368
- 2. Grades 367–368
- – Auskultation 368
- – EKG 368
- 3. Grades 367–368
- – EKG 368
- Herzinsuffizienz 369
- Herzschrittmacher 369
- – temporärer 369
- Herzschrittmachertherapie 371
- Hinterwandinfarkt 330
- Mobitz Typ II 367
- Morgagni-Adams-Stokes-Anfälle 369
- Myokarditis 401
- Soforttherapie 369
- Symptome 368
- Synkopen 369
- Therapie 353, 369
- Ursachen 368
- venöser Zugang 369
- Vorderwandinfarkt 330
- Vorhofflimmern 359
- Wenckebach-Periodik 367
AV-Fistel 462
- Verteilungsstörungen 462
AV-Knoten 350–351
AV-Knoten-Re-entry-Tachykardie 352–357
- Anfallsprophylaxe 357
- Antiarrhythmika 354
- Dauertherapie 357
- diagnostische Hinweise 356
- Elektrokardioversion 357
- Karotissinusmassage 356
- Klinik 356
- Therapie 353, 356
- Valsalva-Pressversuch 357
AV-Knotenrhythmus 353
- Therapie 353
AV-Überleitungszeit 444
- Verlängerung 444
- – durch Kalziumantagonisten 444

AVK 408–415
- akraler Typ 409
- Allgemeinmaßnahmen 410
- Angiographie 410
- ankle-brachial-index (ABI) 410
- Antikoagulanzien 412
- Aorten-Typ 409
- Becken-Typ 409
- Bypass-Operation 414
- digitaler Typ 409
- Dopplerdruck-Quotient 410
- Duplexsonographie 410
- Ergotherapie 411
- Fontaine-Einteilung 409
- Funktionstests 410
- Gefäßtraining 411
- Gehtraining 411
- invasive Maßnahmen 413
- Katheterlyse 414
- Klinik 409
- klinische Befunde 409
- Knöchel-Arm-Index 410
- konservative Maßnahmen 410
- lokale intraarterielle Thrombolyse 414
- medikamentöse Therapie 411
- nicht-medikamentöse Therapie 410
- Oberschenkel-Typ 409
- operative Behandlung 413
- perkutane transluminale Angioplastie (PTA) 414
- physikalische Therapie 411
- Risikofaktoren 408, 410
- – Beeinflussung 410
- Schulter-Typ 409
- stadienadaptierte Therapiemaßnahmen 415
- systemische intravenöse Thrombolyse 415
- Therapie 410
- Thrombendarteriektomie 414
- Thrombozytenfunktionshemmer 412
- transkutaner Sauerstoffdruck 410
- Unterschenkel-Typ 409
- Ursachen 408
- vasoaktive Substanzen 411
Azetongeruch 970
- Laktatazidose 970
Azidose 287–289, 296–302, 315, 632, 636–637, 644, 654, 660, 907, 962, 967, 969, 1027
- Addison-Krise 907

- akute Nebennierenrindeninsuffizienz 907
- Cholera 1027
- chronische Niereninsuffizienz 636–637
- hyperchlorämische 660
- – Glomerulonephritis 660
- – Poststreptokokken-Glomerulonephritis 660
- hyperosmolares Koma 969
- Hyperventilation 296
- hypokaliämische 288–289
- metabolische 287, 296–300, 632, 654, 962, 1027
- – akute 299
- – akutes Nierenversagen 632
- – Anionenlücke 298
- – Cholera 1027
- – chronische 300
- – Diabetes mellitus 962
- – Dialyse 654
- – Hämodialyse 654
- – Hämofiltration 654
- – Hypokaliämie 287
- – Hypokalzämie 300
- – Klinik 299
- – Kompensationsmechanismen 298
- – Natriumbikarbonat 299
- – Symptome 299
- – Therapie 299
- – Ursachen 297
- Nierenersatzverfahren 654
- renale 644
- respiratorische 296–298, 301–302
- – Hyperkapnie 302
- – Hypoxie 302
- – Klinik 302
- – Kompensationsmechanismen 298
- – Symptome 302
- – Therapie 302
- – Ursachen 302
- Sauerstoff-Hämoglobin-Dissoziationskurve 967
- Schock, kardiogener 315
Azotämie 634, 661, 902
- Glomerulonephritis 661
- Hyperparathyreoidismus 902
- Poststreptokokken-Glomerulonephritis 661

B

B-Bild-Kompressionssonographie 422
- Phlebothrombose 422
Bäfverstedt-Syndrom 1033

- Borreliose 1033
- Lyme-Borreliose 1033
Bakterieninfektionen 400–401
- Myokarditis 400
- Perikarditis 401
Bakteriurie 681–682, 686–687
- asymptomatische 681, 687
- – Kindheit 687
- – Schwangerschaft 687
- – Therapie 687
- Harnwegsinfektion 682
- Preiselbeersaft 686
Balkannephropathie 689
- interstitielle Nephritis 689
Ballonatrioseptostomie 349
- Cor pulmonale 349
- pulmonale Hypertonie 349
Ballondilatation 388–390, 392–393, 537
- Aortenisthmusstenose 393
- Aortenstenose 390
- endoskopische 537
- – Magenausgangsstenose 537
- – Pylorusstenose 537
- Herzklappenstenosen 388
- Mitralstenose 389
- Pulmonalstenose 392
Ballongegenpulsation 40, 72
- intraaortale 40, 72
- – kardiogener Schock 40, 72
Bandwürmer 216, 1050
- Diagnostik 1050
- Klinik 1050
- Niclosamid 216
- Therapie 1050
Bang-Krankheit 1024
- Febris undulans 1024
Barrett-Ösophagus 520, 815
- High-grade-Dysplasien 520
- Low-grade-Dysplasien 520
- Refluxösophagitis 520
Barrett-Syndrom 520
Bartonella henselae 1032
Bartonella quintana 1032
Base excess 296, 1080
- Normalwert 296
- Referenzbereich 1080
Basedow-Hyperthyreose 888–892
- Allgemeinmaßnahmen 889
- Auslöser 888
- chirurgische Therapie 891
- Differenzialdiagnose 888
- endokrine Orbitopathie 888
- Kindesalter 891
- Klinik 888
- medikamentöse Therapie 889
- Pharmakotherapie 889

- Prognose 890
- Radioiodtherapie 891
- Schilddrüsenresektion 891
- Schwangerschaft 890
- Sonographie 888
- Stillzeit 890
- Szintigraphie 888
- Therapie 889
- Therapiekontrollen 891
- Thyreostatika 889
- thyreotoxische Krise 892
Basedow-Syndrom 893
- immunogene Orbitopathie 893
Basenüberschuss 1080
- Referenzbereich 1080
Basilarisverschluss 1055
Basis-Bolus-Konzept 949
- Indikationen 949
Basismammographie 799
Batroxobinzeit 1081
- Referenzbereich 1081
Bauchaortenaneurysma 116
- rupturiertes 116
Bauchdeckenanspannung 562
- akute Divertikulitis 562
Bauchschmerzen 144, 210, 215–216, 527, 540, 547, 970
- Appendizitis 547
- durch Albendazol 216
- durch Fluconazol 216
- durch Mebendazol 215
- durch Niclosamid 216
- durch Praziquantel 216
- durch TNF-α 144
- Laktatazidose 970
- Malabsorption(ssyndrome) 540
- Maldigestion(ssyndrome) 540
- Reizdarmsyndrom 527
BCG-Impfung 191
BE 934
- Kohlenhydratgehalt, Berechnungsgrundlage 934
BEACOPP-II-Schema 730
- Hodgkin-Lymphom 730
- Lymphogranulomatose 730
- Morbus Hodgkin 730
Beatmung 42, 49, 52, 54–60, 62, 76, 577
- akutes Leberversagen 577
- ARDS 59
- assistierte 54
- assistierte protektive 56
- Atemzeitverhältnis 54
- augmentierte 54
- Druckablauf 54
- – in- und exspiratorischer 54

- Entwöhnung 62
- Grundmuster 58
- Indikationen 52
- Kontrolle 54
- kontrollierte 54, 57
- kontrollierte protektive 56
- lungenschonende 57
- maschinelle 54
- – Durchführung 54
- Monitoring 49
- Muster der Steuerung 54
- Musterwahl 56
- nicht-invasive 56
- Respirator 55
- – Verbindung 55
- Sedierung 60
- – Volumenmanagementstrategie 60
- septischer Schock 76
- Spontanatemzüge, erhaltene 56
- Stufenplan 55
- Therapiemaßnahmen 59
- – begleitende 59
- Verschlechterung des Patienten 58
- zentraler Venendruck 42
- Zielgrößen 58
Beatmungsbedürftigkeit 52
Beatmungsdruck 45
Bechterew-Gymnastik 849
Bechterew-Marie-Strümpell-Syndrom 841
- Pyrazolidine 841
Beckwith-Syndrom 977
- Hypoglykämie 977
Begleitarthritis 867
Begleitaszites 794
- Tumorerkrankungen 794
Begleitpankreatitis 608
- Cholezystolithiasis 608
Begleitpleuritis 504
- Pneumothorax 504
Behçet-Syndrom 863
- Therapie 863
Bein-/Beckenvenenthrombose 227
- Therapie 227
- – medikamentöse 227
- – – Lungenembolie 227
Beinödeme 444
- durch Kalziumantagonisten 444
Beinvenenthrombose 745
- essenzielle Thrombozythämie 745
Belastungs-EKG 374
- KHK 374

Belastungsdyspnoe 474–475, 509
- chronische Bronchitis 474
- fibrosierende Alveolitis 509
- interstitielle Lungenkrankheiten 509
- Lungenemphysem 475
Belastungsherzinsuffizienz 332
Belastungsschmerz 837
- chronische Polyarthritis 837
- rheumatoide Arthritis 837
Bell-Phänomen 1066
- Fazialisparese 1066
Bellocq-Tamponade 752
- hämorrhagische Diathese 752
Bence-Jones-Plasmozytom 738
Benommenheit 251, 445, 984, 1048
- durch α_2-Adrenozeptor-Antagonisten 251
- durch Anthelminthika 1048
- durch NSAR 984
- durch α_1-Rezeptorenblocker 445
Benommenheitsgefühl 458
- Hypotonie 458
Bensaude-Methode 567
- Hämorrhoiden 567
Bernard-Soulier-Syndrom 751
Bernheim-Syndrom 391
- Pulmonalstenose 391
Berrutti-Schema 912
- Nebennierenrindenkarzinom 912
Berufsallergene 480
- Asthma bronchiale 480
- Hyposensibilisierung 480
Berylliose 508
- fibrosierende Alveolitis 508
Besenreiser 428
Bettruhe 866
- rheumatisches Fieber 866
Bewegungseinschränkung 868
- Arthrose 868
Bewegungskrankheit 16
- Erbrechen 16
Bewegungsschmerz 837
- chronische Polyarthritis 837
- rheumatoide Arthritis 837
Bewegungsstörungen 978
- Hypoglykämie 978
Bewegungstherapie 920
- Adipositas 920
Bewegungsunruhe 1069
- Restless-legs-Syndrom 1069
Bewegungsverlust 405
- komplettes Ischämiesyndrom 405

Bewusstlosigkeit 979, 1059
- Grand-mal-Anfall 1059
- Hypoglykämie 979
Bewusstseinsstörung(en) 403, 452, 1039
- Enzephalitis 1039
- Hochdruckenzephalopathie 452
- Synkope 403
Bewusstseinstrübung 93, 968–969, 1026, 1055, 1058
- alkoholische Ketoazidose 968
- hyperosmolares Koma 969
- ischämischer Insult 1055
- Stadieneinteilung 93
- Subarachnoidalblutung 1058
- Typhus abdominalis 1026
- zerebrale Blutungen 1058
Biermersche Erkrankung 707
- hyperchrome Anämie 707
Bifaszikulärer Block 353, 369
Bigeminie 362–363
- ventrikuläre Extrasystolen 362–363
Bigeminusrhythmus 362
- Extrasystolen 362
Bikarbonatdialyse 646
Bilharziose 1052
- Diagnostik 1052
- Klinik 1052
- Therapie 1052
Bilirubin 570, 1078
- direkt, Referenzbereich 1078
- gesamt, Referenzbereich 1078
- Hepatitis 570
Bindehautdiphtherie 1030
Binet-Klassifikation 736
- chronisch-lymphatische Leukämie 736
- - Überlebenszeit 736
- CLL 736
Binswanger-Syndrom 1057
- Leitsymptome 1057
Biofeedbacktraining 13
- Schmerztherapie 13
Biomodulatoren 796
- Tumorerkrankungen 796
Bioprothesen 390
- Aortenstenose 390
Biotin 1084
- Referenzbereich 1084
BIPAP (biphasic airway pressure) 55, 478
- Schlafapnoesyndrom 478
BKS 1080
- Referenzbereich 1080
Blähungen 527, 940
- durch GLP-1-Mimetika 940

- funktionelle Dyspepsie 527
Blasenentleerungsstörungen 975
- diabetische Neuropathie 975
Blasenkatheter 44, 103, 628
- akutes Nierenversagen 628
- Vergiftungen 103
Blasenstörungen 1057
- Binswanger-Syndrom 1057
- Morbus Binswanger 1057
- subkortikale arteriosklerotische Enzephalopathie 1057
Blässe 1065
- Menière-Krankheit 1065
Blastenkrise 742
- chronische myeloische Leukämie 742
Blastomyces brasiliensis 505
Blastomyces dermatitis 505
Blastomykose 505, 1046
Bleivergiftung 545
- akutes Abdomen 545
Blickparese 1055
- ischämischer Insult 1055
Blind-loop-Syndrom 707
- hyperchrome Anämie 707
Blinde Schlinge 539–540
- Maldigestion(ssyndrome) 539–540
β-Blocker-Entzugssyndrom 381
Blond-Methode 567
- Hämorrhoiden 567
Bluckdruckoptimierung 411
- pAVK 411
Blumberg-Zeichen 547
- Appendizitis 547
Blutalkoholspiegel 106
- Symptomatik 106
Blutdruck 66
- mittlerer arterieller, Schock 66
Blutdruckamplitude 320
- enge 320
- - Herzbeuteltamponade 320
Blutdruckanstieg 844, 978
- durch Leflunomid 844
- Hypoglykämie 978
Blutdruckerhöhung 922
- durch Sibutramin 922
Blutdruckmessung 46, 48, 451
- arterielle, Notfallmedizin 46
- Hypertonie 451
- intraarterielle 48
- - fortlaufende 48
Blutdrucksenkung 447–448, 453
- bei Gefäßkomplikationen 448
- bei Niereninsuffizienz 447
- Geschwindigkeit 447
- starke 453

Sachverzeichnis

– – Komplikationen 453
Blutdrucksteigerung 437
– chronische 437
– – Ursachen 437
– transitorische 437
– – Ursachen 437
Blutdruckwerte 438
– Klassifikation 438
Bluterbrechen 492, 535, 620
– Pankreatitis 620
– Ulkusblutung 535
Bluterschienen 752
– hämorrhagische Diathese 752
Blutgasanalyse 462
– respiratorische Insuffizienz 462
Blutgase 463
– arterielle 463
– – Grenzwerte 463
– – Normalwerte 463
Blutgerinnung 763
– Lupusantikoagulans 763
Blutglukose 966, 1077
– Referenzbereich 1077
– Senkung, Hirnödem 966
Blutglukosereduktion 966
– Hirnödem 966
Blutglukosespiegel 977
– Hypoglykämie 977
Blutglukosewahrnehmungstraining 979
– nach Cox 979
Bluthochdruck 416, 437, 441, 449, 451, 637, 640, 660, 664, 677–678, 680–681, 696, 702, 743, 859, 910, 918, 971–972, 978, 983, 992, 1002, 1009
– Adipositas 918
– akute hepatische Porphyrie 1009
– akute intermittierende Porphyrie 1009
– autosomal-rezessive polyzystische Nierenerkrankung 702
– chronische Niereninsuffizienz 637, 640
– Cushing-Syndrom 910
– Diabetes mellitus 971
– diabetische Nephropathie 972
– Fettstoffwechselstörungen 992
– Gicht 983
– Glomerulonephritis 660, 664
– – rasch progrediente 664
– Harnwegsinfektion 681
– Hyperurikämie 983
– Hypoglykämie 978

– Kombinationstherapie 449, 451
– Langzeittherapie 441
– Morbus Cushing 910
– Omega-3-Fettsäuren 1002
– Panarteriitis nodosa 859
– Polyarteriitis nodosa 677–678
– Polycythaemia vera 743
– Poststreptokokken-Glomerulonephritis 660
– Purpura Schoenlein-Henoch 678
– RPGN 664
– Schwangerschaft 696
– Sklerodermie 680
– Takayasu-Arteriitis 416
Bluthusten 492–493, 663
– Differenzialdiagnose 492
– Goodpasture-Syndrom 663
– Ursachen 492
Blutkulturen 1014, 1018
– Meningitis 1018
– Sepsis 1014
– Septikämie 1014
Blutprodukte 75
– septischer Schock 75
Blutreinigungsverfahren 645
Blutsenkungsgeschwindigkeit 416, 1080
– erhöhte 416
– – Arteriitis temporalis 416
– Referenzbereich 1080
Blutstillung 749
– primäre 749
Bluttransfusion 643
– Indikationen 643
Blutungen 238, 393, 704, 718, 726, 741, 745, 751, 759, 1057–1058
– Eisenmangelanämie 704
– essenzielle Thrombozythämie 745
– innere Organe 759
– – disseminierte intravasale Gerinnung 759
– – Verbrauchskoagulopathie 759
– Makroglobulinämie 741
– Morbus Waldenström 741
– petechiale 718
– – immunthrombozytopenische Purpura 718
– subarachnoidale 1058
– – Computertomographie 1058
– – Klinik 1058
– – Liquor 1058
– – Therapie 1058

– – Ursachen 1058
– thrombozytopenische 726
– – akute Leukämie 726
– Trophoblast, durch Vitamin-K-Antagonisten 238
– verlängerte 751
– – von-Willebrand-Jürgens-Syndrom 751
– zerebrale 1057–1058
– – Basistherapie 1058
– – Klinik 1058
– – operative Therapie 1058
– – Therapie 1058
– – Ursachen 1058
– zerebrovaskuläre, Aortenisthmusstenose 393
Blutungsbereitschaft 192
– durch INH 192
– durch Isoniazid 192
Blutverlust 704
– Eisenmangelanämie 704
Blutvolumen 281
– effektives arterielles (EABV) 281
Blutzuckeranhebung 974
– diabetische Retinopathie 974
– diabetisches Makulaödem 974
Blutzuckerkontrolle 76
– septischer Schock 76
Blutzuckerteststreifen 51
BMI 917
BNP 51, 1083
– Referenzbereich 1083
Bobath-Lagerung 1056
– ischämischer Insult 1056
Bochumer Operation 484
– Asthma bronchiale 484
Body Mass Index 917
Boeck-Syndrom 506–507
– Bronchoskopie 507
– Iridozyklitis-Test 507
– Klinik 507
– Komplikationen 507
– Neopterinspiegel 507
– Serum-Angiotensin-Converting-Enzyme-Spiegel 507
– Therapie 507
Boerhaave-Syndrom 524
– Diagnostik 524
– Therapie 524
Borrelia afzelii 1033
Borrelia burgdorferi 864, 1033, 1072
Borrelia garinii 1033
Borreliose 1032–1033, 1072
– Diagnose 1033
– Klinik 1033
– klinische Manifestation 1033

Sachverzeichnis

- Leitsymptome 1033
- Liquorbefund 1033
- Polyneuritis 1072
- Therapie 1033
- Ursachen 1032
- Botulismus 1029–1030
- Diagnose 1029
- Differenzialdiagnose 1029
- Klinik 1029
- Therapie 1030
- Ursachen 1029
- Bouchard-Arthrose 868
- Bougierung 520
- GERD 520
- Refluxkrankheit 520
- Brachymetakarpie 905
- Pseudohypoparathyreoidismus 905
- Bradyarrhythmie 371, 383
- Angina pectoris 383
- Herzschrittmachertherapie 371
- Bradykardie 83, 325, 351, 381, 403, 897, 899, 1026, 1058
- durch β-Rezeptorenblocker 381
- Hypothyreose 897
- hypothyreotes Koma 899
- Myokardinfarkt 325
- Synkope 403
- Typhus abdominalis 1026
- Vergiftungen 83
- zerebrale Blutungen 1058
- Bradykardie-Tachykardie-Syndrom 366, 371
- Herzschrittmachertherapie 371
- Bradykinese 1067
- Parkinson-Syndrom 1067
- Brain-Natriuretic-Peptide (BNP) 51
- Brechattacken 907
- Addison-Krise 907
- akute Nebennierenrindeninsuffizienz 907
- Brechdurchfall 1026
- Salmonellenenteritis 1026
- Brechreiz 193, 216, 379, 984
- durch Niclosamid 216
- durch Nitrate 379
- durch NSAR 984
- durch Pyrazinamid 193
- durch PZA 193
- Brennschmerz, postzosterischer 10
- trizyklische Antidepressiva 10
- Brideniieus 544
- akutes Abdomen 544

- Brodberger-Zetterström-Syndrom 977
- Hypoglykämie 977
- Bronchiale Obstruktion 474
- chronische Bronchitis 474
- Bronchialkarzinom 809–814, 830–831
- AJC-Klassifikation 811
- AJCC-Klassifikation 811
- extensive disease 811
- Hirnmetastasen 831
- Hyperkalzämie 830
- Klassifizierung 810
- kleinzelliges 811–814
- - Chemotherapie 813
- - Marburger Klassifikation 811
- - Radio-/Chemotherapie 813
- - Stadieneinteilung 811
- - Therapie 813–814
- - ZNS-Bestrahlung 813
- limited disease 811
- Marburger Klassifikation 811
- nicht-kleinzelliges 810–813
- - adjuvante Chemotherapie 812
- - adjuvante Therapie 812
- - Chemotherapie 811
- - operative Therapie 811
- - palliative Chemotherapie 811
- - palliative Therapie 813
- - Strahlentherapie 811
- - Therapie 810
- obere Einflussstauung 831
- Prognose 810
- Querschnittsyndrom 831
- Stadieneinteilung 810–811
- Strahlenempfindlichkeit 810
- TNM-Klassifikation 811
- Ursachen 809
- Vena-cava-superior-Syndrom 831
- very limited disease 811
- Zytostatikaempfindlichkeit 810
- Bronchiallavage 470
- Indikationen 470
- Bronchiektasen 493
- blutende 493
- Bronchitis 168, 473–476, 521
- akute 473
- - medikamentöse Therapie 473
- - Pharmakotherapie 473
- Allgemeinmaßnahmen 473
- Antitussiva 473
- chronisch-obstruktive 474

- - Komplikationen 474
- chronische 168, 473–476, 521
- - Achalasie 521
- - β$_2$-Adrenergika 475
- - akute Exazerbation 474, 476
- - - Therapie 476
- - Antibiotika 476
- - Atropinderivate 475
- - Erregernachweis 168
- - Glukokortikoide 476
- - Klinik 474
- - Leitsymptome 474
- - β$_2$-Sympathomimetika 475
- - Theophyllin 475
- - Therapie 475
- Therapie 473
- Zanamivir 473
- Bronchoalveoläre Lavage 59
- Bronchokonstriktion 381
- durch β-Rezeptorenblocker 381
- Bronchopneumonie 494, 521, 1026
- Achalasie 521
- Typhus abdominalis 1026
- Bronchopulmonale Infektionen 388
- Mitralstenose 388
- Bronchoskopie 59, 466, 493, 507
- Indikationen 466
- Lungenblutung 493
- Lungensarkoidose 507
- Morbus Boeck 507
- respiratorische Insuffizienz 466
- Bronchospasmolyse 318, 467, 469–470, 483, 489, 492
- β$_2$-Adrenergika 467
- Asthmaanfall 483
- Ipratropiumbromid 470
- Lungenembolie 492
- Lungenödem 318, 492
- β$_2$-Sympathomimetika 467
- Theophyllin 469
- Tiotropiumbromid 470
- Bronchospasmus 207, 474
- chronische Bronchitis 474
- durch Zanamivir 207
- Broteinheiten 934
- Kohlenhydratgehalt, Berechnungsgrundlage 934
- Brucella abortus 1024
- Brucella melitensis 1024
- Brucella suis 1024
- Brucellose 1024
- Allgemeinmaßnahmen 1024
- Diagnose 1024

- Differenzialdiagnose 1024
- Klinik 1024
- Leitsymptome 1024
- medikamentöse Therapie 1024
- Pharmakotherapie 1024
- Therapie 1024
Brudzinski-Zeichen 1017
- Meningitis 1017
Brugia malayi 1051
- Diagnostik 1051
- Klinik 1051
- Therapie 1051
Brustkrebsgene 799
Brustschmerzen 346
- durch Aldosteronantagonisten 346
Budd-Chiari-Syndrom 711
- paroxysmale nächtliche Hämoglobinämie 711
Buerger-Syndrom 416–417
- Angiographie 417
- Ätiologie 416
- Iloprost 417
- Klinik 416
- Nikotinabstinenz 417
- Prostaglandin E_1 417
- Therapie 417
- Thrombophlebitis 416
Büffelnacken 910
- Cushing-Syndrom 910
- Morbus Cushing 910
Bulimie 927–928
- Klinik 927
- Therapie 928
Burkitt-Lymphom 734
Bursitis 845, 981
- Gicht 981
- Hyperurikämie 981
- lokale Kortikoidinjektion 845
Bypass-Operation 414
- pAVK 414
B-Zell-Leukämien 734

C

C3 1082
- Referenzbereich 1082
C4 1082
- Referenzbereich 1082
Ca 15-3 791, 1084
- Cut-off-Wert 1084
- Tumormarker 791
Ca 19-9 791, 826, 1084
- cholangiozelluläres Karzinom 826
- Cut-off-Wert 1084
- Tumormarker 791
Ca 50 791

- Tumormarker 791
Ca 72-4 1084
- Cut-off-Wert 1084
Ca 125 791, 1084
- Cut-off-Wert 1084
- Tumormarker 791
Calcinosis 857
- Haut 857
- - Dermatomyositis 857
- - Polymyositis 857
Calcitonin 900
- Serum 900
- - medulläres Schilddrüsenkarzinom 900
Calcium 692, 1079
- Serum 1079
- - Referenzbereich 1079
- Tagesausscheidung 692
- Tagesausscheidung, obere Normalwerte 692
- Urin 1079
- - Referenzbereich 1079
Calciumnephrolithiasis 693–695
- Allgemeinmaßnahmen 694
- Allopurinol 694
- Benzothiadiazinderivate 694
- Hyperkalzämie 693
- Hyperkalzurie 693
- Klassifikation 693
- Natrium-Zellulose-Phosphat 695
- Normokalzämie 693
- Normokalzurie 693
- Orthophosphat 695
- Thiaziddiuretika 694
Calciumsteine 693–694
- Allgemeinmaßnahmen 694
CAM-ICU 98
c-ANCA 860
- Wegener-Granulomatose 860
Cancer en cuirasse 805
Candida 210–212, 1046
- Fluconazol 210
- Flucytosin 210
- Itraconazol 211
- Voriconazol 212
Candida-Infektion 1037–1038
- AIDS 1037–1038
- - Rezidivprophylaxe 1038
- - Therapie 1037
Candida-Vaginose 209
- Nystatin 209
Candidiasis 210, 1047
- mukokutane 210
- - Fluconazol 210
- Therapieempfehlungen 1047
CAPD 1008
- Dyslipoproteinämie 1008

Carbohydratantigene 791
- Tumormarker 791
Carbohydrate deficient Transferrin 1082
- Referenzbereich 1082
Cardiolpin-IgG-Antikörper 1088
- Referenzbereich 1088
Cardiolpin-IgM-Antikörper 1088
- Referenzbereich 1088
Cardioverter-Defibrillator 354, 365
- implantierbarer (ICD) 354, 365
- - Indikationen 365
- - Kammertachykardie 354, 365
- - torsade de pointes 354
Carey-Coombs-Geräusch 400
- rheumatische Endokarditis 400
Carney-Komplex 909
- Nebennierenrindenhyperplasie 909
Carotis-interna-Stenose 1055
- Karotisendarteriektomie 1055
Carpentier-Prothese 390
- Aortenstenose 390
Carpentier-Ring 393
- Trikuspidalinsuffizienz 393
CAST-Studie 349
^{13}C-Atemtest 530
- Helicobacter-pylori-Infektion 530
CAVHF (kontinuierliche arteriovenöse Hämofiltration) 646
C-Avitaminose 752
CCP-Autoantikörper 1087
- Referenzbereich 1087
CDT 1082
- Referenzbereich 1082
CEA 791, 900, 1084
- Cut-off-Wert 1084
- medulläres Schilddrüsenkarzinom 900
- Tumormarker 791
CEAP-Klassifikation nach Kister 432
- chronische venöse Insuffizienz 432
Cestoden 1050
- Diagnostik 1050
- Klinik 1050
- Therapie 1050
CHE 1077
- Referenzbereich 1077

Sachverzeichnis

Chemoembolisation 607, 826, 829
- Lebermetastasen, Karzinoid 829
- Lebertumoren 826
- transarterielle, Leberzellkarzinom 607

Chemoprophylaxe 1042
- Malaria 1042

Chemotherapie 730–731, 734, 741, 791–793, 795–798, 800, 802, 804, 808, 811–813, 815, 817, 821, 824, 829–831, 912
- adjuvante 791, 800, 802, 812
- – Mammakarzinom 800, 802
- – nicht-kleinzelliges Bronchialkarzinom 812
- aggressive Non-Hodgkin-Lymphome 734
- anaplastisches Karzinom 830
- differenziertes Adenokarzinom 830
- Hodgkin-Lymphom 730–731
- intraarterielle 795
- intrakavitäre 792
- Karzinom mit unbekanntem Primärtumor 830
- kleinzelliges Bronchialkarzinom 813
- KUP-Syndrom 830
- lokale 793
- – maligner Pleuraerguss 793
- Lymphogranulomatose 730–731
- Makroglobulinämie 741
- Morbus Hodgkin 730
- Morbus Waldenström 741
- Nebennierenrindenkarzinom 912
- neoadjuvante 792
- nicht-kleinzelliges Bronchialkarzinom 811
- obere Einflussstauung 831
- Ösophaguskarzinom 815
- palliative 804, 808, 811, 817, 821
- – kolorektale Karzinome 821
- – Magenkarzinom 817
- – Mammakarzinom 804
- – nicht-kleinzelliges Bronchialkarzinom 811
- – Prostatakarzinom 808
- Plattenepithelkarzinom 830
- primäre systemische 792
- Prostatakarzinom 808
- Querschnittssyndrom 831
- regionale 792–793, 796, 824
- – Lebermetastasen 824

- – Möglichkeiten 793
- – Nachteile 796
- – Vorteile 796
- Schilddrüsenkarzinom 829
- supportive 797
- systemische 793
- – maligner Pleuraerguss 793
- Tumorerkrankungen 798
- undifferenziertes Karzinom 830
- Vena-cava-superior-Syndrom 831

Cheyne-Stokes-Atmung 92, 333
- Herzinsuffizienz 333

Chiasmakompressionssyndrom 876–877, 879
- Akromegalie 877
- Hyperprolaktinämie 879
- Hypophysentumor 876

Child-Pugh-Klassifikation 586
- Leberzirrhose 586

Chlorid 280, 1079
- Körperflüssigkeiten 280
- Serum 1079
- – Referenzbereich 1079
- Urin 1079
- – Referenzbereich 1079

Chloriddiarrhö 21
Chloroquinresistenz 1041–1042
- Malaria 1041–1042

Cholangiographie 612, 614
- perkutane transhepatische 612, 614
- – Cholangitis 614

Cholangiosepsis 1016
Cholangiozelluläres Karzinom 826
- Ca 19-9 826

Cholangitis 550, 555, 557, 560, 589–591, 609, 611, 613–614
- Antibiotika(therapie) 614
- Choledocholithiasis 611
- Cholezystolithiasis 609
- ERC 614
- ERCP 614
- Klinik 614
- Komplikationen 614
- Laborwerte 614
- nicht-eitrige destruierende 589
- – primär biliäre Leberzirrhose 589
- Operation 614
- perkutane transhepatische Cholangiographie 614
- primär sklerosierende 550, 555, 557, 560, 590–591
- – Colitis ulcerosa 557, 560

- – Crohn-Krankheit 550, 555
- – Diagnose 590
- – granulomatöse Kolitis 550, 555
- – Ileitis terminalis 550, 555
- – Morbus Crohn 550, 555
- – regionale Enterokolitis 550, 555
- – Therapie 591
- Sonographie 614
- Therapie 614
- Ursachen 613

Choledocholithiasis 609, 611–612, 617
- Cholelithotripsie 612
- Cholezystektomie 612
- Cholezystolithiasis 609, 611
- endoskopische Papillotomie 612
- ERCP 611
- Klinik 611
- Laborwerte 611
- Laserlithotripsie 612
- Pankreatitis 617
- Stoßwellentherapie 612
- Therapie 611

Cholelithiasis 545, 1027
- akutes Abdomen 545
- Salmonellose 1027

Cholelitholyse 610
- Cholezystolithiasis 610

Cholelithotripsie 612
- Choledocholithiasis 612

Cholezystolithiasis 607
Cholera 1027–1028
- Allgemeinmaßnahmen 1027
- antibakterielle Therapie 1027
- Diagnose 1027
- Differenzialdiagnose 1027
- Impfung 1028
- Klinik 1027
- Leitsymptome 1027
- Prophylaxe 1028
- Therapie 1027
- Ursachen 1027

Cholestase 447, 605, 843
- durch Sulfasalazin 843
- intrahepatische 447, 605
- – durch α-Methyldopa 447
- – toxische Leberschäden 605

Cholesterin 987, 991, 996
- Arteriosklerose 991
- Hauptquellen 996
- Konsum 996
- Triglyzeride 987
- Zielwerte 991

Cholesteringallensteine 607

Cholezystektomie 609–610, 612–613, 1027
- Choledocholithiasis 612
- Cholezystitis 613
- Cholezystolithiasis 609
- ERC 609
- laparoskopische 609–610
- – Kontraindikationen 610
- Salmonellose 1027
Cholezystitis 109, 544, 612–613, 1027, 1044
- akalkulöse 109
- – Intensivpatienten 109
- akutes Abdomen 544
- Antibiotika 613
- Cholezystektomie 613
- Differenzialdiagnose 613
- Klinik 612
- Komplikationen 612
- Laborwerte 612
- Lambliasis 1044
- parenterale Ernährung 613
- Salmonellose 1027
- Schmerztherapie 613
- Sonographie 612
- Therapie 613
Cholezystoenterische Fistel 612
- Cholezystitis 612
Cholezystolithiasis 607–611, 918
- Adipositas 918
- Allgemeinmaßnahmen 608
- biliäre Pankreatitis 609
- Cholangitis 609
- Choledocholithiasis 609, 611
- Cholelitholyse 610
- Cholezystektomie 609
- Diät 610
- Differenzialdiagnose 608
- ERC 608
- Klinik 607
- Komplikationen 608
- Laborwerte 608
- Magnet-Resonanz-Cholangio-Pankreatikographie 608
- MRCP 608
- Oberbauchsonographie 608
- Schmerztherapie 609
- Sepsis 609
- Sofortoperation 609
- Therapie 608
Cholinesterase 1077
- Referenzbereich 1077
Chondrodystrophia punctata 238
- durch Vitamin-K-Antagonisten 238
Chondrokalzinose 867
- Arthritis 867

CHOP-Schema 735
- hochmaligne Lymphome 735
Chorioiditis 550, 1033
- Crohn-Krankheit 550
- granulomatöse Kolitis 550
- Ileitis terminalis 550
- Lyme-Borreliose 1033
- Morbus Crohn 550
- regionale Enterokolitis 550
Chromobastomykose 211
- Posaconazol 211
Chromogranin A 791
- Tumormarker 791
Chronisch-lymphatische Leukämie 736
- Binet-Klassifikation 736
- Rai-Klassifikation 736
Chronisch-myeloische Leukämie 207
- γ-Interferon 207
Chronische Polyarthritis 508
- fibrosierende Alveolitis 508
Chronische venöse Insuffizienz 429, 432–433
- Allgemeinmaßnahmen 433
- CEAP-Klassifikation nach Kister 432
- chirurgische Therapie 433
- Duplexsonographie 432
- Klinik 432
- Komplikationen 432
- Kompressionsbehandlung 433
- Phlebodynamometrie 432
- Phlebographie 432
- Sklerose-Faszien-Score nach Hach 432
- Therapie 433
- Ursachen 432
- Venenverschluss-Plethysmographie 432
- Widmer-Klassifikation 432
Churg-Strauss-Syndrom 676, 861–862
- ANCA 861
- Eosinophilie 861
- Therapie 862
- Vaskulitis 676
Chylomikronämiesyndrom 990, 1006, 1008
- Alkoholabusus 1008
- Diabetes mellitus Typ 2 1008
Chylomikronen 987–988, 1006
- Hypertriglyzeridämie 1006
- Pankreatitis 988
Ciclosporin A 1086
- therapeutischer Bereich 1086
CIDP 1072

CIMF 744–745
- Knochenmarkszintigraphie 745
- Therapie 745
Citrat 692
- Tagesausscheidung 692
CK 1077
- Referenzbereich 1077
CK-MB 1077, 1083
- Aktivität, Referenzbereich 1083
- Masse, Referenzbereich 1083
- Referenzbereich 1077
CLL 736–737
- Binet-Klassifikation 736
- Hypersplenismus 737
- klinisches Stadium 736
- Knospe-Schema 737
- Rai-Klassifikation 736
- rez. Infektionen 737
- Splenektomie 737
- Stadien 736
- Therapie 736
- Überlebenszeit 736
CLO-Test 530
- Helicobacter-pylori-Infektion 530
Clonidin 83
Clonidin-Belastungstest 876
- Hypophysenvorderlappeninsuffizienz 876
Clostridium botulinum 1029
Clostridium difficile 25
Clostridium tetani 1030
CML 207, 741–742
- Akzeleration 742
- allogene Stammzelltransplantation 742
- Blastenkrise 742
- γ-Interferon 207
- Splenektomie 742
- Stammzelltransplantation 742
- Therapie 741
CMV-Infektion 205, 1036
- AIDS 1036
- Foscarnet 205
CMV-Pneumonie 205
- Ganciclovir 205
- Valganciclovir 205
CMV-Retinitis 204–205
- AIDS 204
- Cidofovir 204
- Ganciclovir 205
- Valganciclovir 205
CNI 635–645
- Allgemeinmaßnahmen 638
- Anämie 643
- Angio-NMR 637

- Bluthochdruck 640
- Computertomographie 637
- Deferoxamin 643
- Diagnostik 637
- Dialyse 645
- diätetische Phosphatrestriktion 642
- Duplexsonographie 637
- Eiweißzufuhr 639
- Flüssigkeitszufuhr 638
- Herzinsuffizienz 640
- Hyperkaliämie 639
- Hypertonie 640
- Hyperurikämie 644
- Hypokalzämie 637, 642
- Kaliumzufuhr 639
- Kalorienzufuhr 639
- Kalzium-Phosphat-Stoffwechselstörungen 641
- Kernspintomographie 637
- Klinik 636
- Komplikationen 640
- Lebensweise 638
- medikamentöse Therapie 639
- Natriumzufuhr 638
- Parathyreoidektomie 643
- Pharmakotherapie 639
- Phosphatbinder 642
- Phosphatrestriktion 642
- Polyurie 637
- renale Azidose 644
- renale Osteopathie 641
- Serumphosphat 641
- – Normalisierung 641
- Sonographie 637
- Spätfolgen 640
- Stadien 636
- therapeutische Zielwerte 642
- Therapie 637
- Überwachung 638
- Überwässerung 640
- Vitamin A 639
- Vitamin D 642
- Vitaminzufuhr 639

CO-Intoxikation 464
- Sauerstofftherapie 464

Cobalamin 1083
- Referenzbereich 1083

Coccidioides 210–211
- Fluconazol 210
- Itraconazol 211

Coccidoides immitis 505

Cockroft-Gault-Formel 264, 1089
- GFR-Berechnung 1089
- Kreatinin-Clearance 264

Coeruloplasmin 1082
- Referenzbereich 1082

COHb 1080
- Nichtraucher 1080
- Raucher 1080

cold packs 5

Colitis ulcerosa 21, 26, 556–561, 851
- Aktivität 557
- – nach Endoskopiebefunden 557
- – nach Symptomen 557
- akuter Schub 558
- – Therapie 558
- Allgemeinmaßnahmen 557
- Aminosalicylate 558
- Antibiotika 559
- ausgedehnte 560
- chronisch aktive 558
- – Therapie 558
- Diagnostik 557
- Diarrhö 21, 26
- Diät 558
- fulminant-toxische 556
- Glukokortikoide 559
- Hospitalisierung 557
- Immunsuppressiva 559
- Kolonkontrasteinlauf 557
- Kontrolluntersuchungen 561
- linksseitige 559
- mit hochgradiger Aktivität 560
- Operationsindikation 561
- Psychotherapie 559
- Rezidivprophylaxe 558, 561
- Sigmoidoskopie 557
- Sonographie 557
- Spondyloarthritis 851
- Stuhlregulierung 558
- Therapie 557–558
- – postoperative 558
- toxisches Megakolon 560
- Ursachen 556
- Verlauf 561

Colon irritabile 26, 527–529
- Allgemeinmaßnahmen 528
- Diagnostik 528
- Diarrhö 26, 527, 529
- Differenzialdiagnose 527
- Ernährungsberatung 528
- Laboruntersuchungen 528
- Obstipation 527, 529
- Schafkotstuhl 527
- Stressverarbeitung 528
- Therapie 528–529

Coma diabeticum 965
- Rehydrierung 965

Compliance 452
- Hypertonie 452

Computertomogramm 876
- Hypophysenvorderlappeninsuffizienz 876

Computertomographie 419, 422, 456, 547, 616, 637, 691, 729, 731, 877, 1055, 1058
- Akromegalie 877
- Aneurysma 419
- Appendizitis 547
- chronische Niereninsuffizienz 637
- Conn-Syndrom 456
- Hodgkin-Lymphom 729
- ischämischer Insult 1055
- Lymphogranulomatose 729
- Nephrolithiasis 691
- Nierensteine 691
- Non-Hodgkin-Lymphome 731
- Pankreatitis 616
- Phäochromozytom 456
- Phlebothrombose 422
- primärer Aldosteronismus 456
- Subarachnoidalblutung 1058

Concretio pericardii 319

Condylomata accuminata 566

Confusion Assessment Method for the Intensive Care Unit 98

Conjunctivitis sicca 858
- Sjögren-Syndrom 858

Conn-Syndrom 456–457
- Computertomographie 456
- Eplerenon(e) 457
- Kernspintomographie 456
- Leitsymptome 456
- Lokalisationsdiagnostik 456
- medikamentöse Therapie 457
- Operation 456
- Pharmakotherapie 457
- seitengetrennte Aldosteronbestimmung 456
- Spironolacton 457
- Szintigraphie 456
- Therapie 456
- Ursachen 456

COPD
- Lungenemphysem 475

Cor pulmonale 150, 346–347, 349, 475, 484–485, 487
- Allgemeinmaßnahmen 347
- Antikoagulanzien 487
- Auskultation 485
- Ballonatrioseptostomie 349
- chronisches 484
- dekompensiertes 347
- – Klinik 347
- Diuretika(therapie) 150

- Endothelinrezeptorenblocker 487
- Furosemid 487
- Kalziumantagonisten 485
- Klinik 347, 485
- kompensiertes 487
- – kardiale Therapie 487
- Leitsymptome 485
- Lungenemphysem 475
- Lungentransplantation 349
- Phosphodiesterasehemmer 487
- Prognose 485
- Prostacyclin 487
- Sauerstofftherapie 347, 487
- Spironolacton 487
- Therapie 347, 485
- Torasemid 487
- Ursachen 347, 485
- Valsalva-Manöver 485

Corona phlebectatica paraplantaris 432
- chronische venöse Insuffizienz 432

Cortisol 910
- Plasma 910
- – Cushing-Syndrom 910
- – Morbus Cushing 910
- Urin 910
- – Cushing-Syndrom 910
- – Morbus Cushing 910

Cortisolspiegel 927
- erhöhte 927
- – Anorexia nervosa 927

Corynebacterium diphtheriae 1030

Corynebakterien 397
- Endokarditis 397
- – Antibiotikatherapie 397

Counahan-Barrat-Formel 1089
- GFR-Berechnung 1089

Courvoisier-Zeichen 623
- chronische Pankreatitis 623

CP 508, 836–839, 841–845, 847
- Allgemeinmaßnahmen 838
- Antimalariamittel 843
- Arthrodese 847
- Arthroplastik 847
- Basistherapie 842
- Biologika 845
- DMARD 841–842
- Entzündungsaktivität 838
- fibrosierende Alveolitis 508
- Gelenkpunktion 847
- Glukokortikoide 844
- Goldsalze 843
- Klinik 836
- Kombinationstherapie 844

- Krankheitsstadien 838
- lokale Kortikoidinjektion 845
- medikamentöse Therapie 839
- nichtsteroidale Antirheumatika 839
- NSAR 839
- Osteotomie 847
- Pharmakotherapie 839
- Physiotherapie 838
- Prädiktoren 837
- psychologische Betreuung 839
- Röntgenbefunde 837
- Ruhigstellung 838
- Sonderformen 847
- Synovektomie 847
- Synoviorthese 847
- Therapie 838
- Therapieziele 838

CPAP (continuous positive airway pressure) 55
CPAP-Gerät 440
- obstruktives Schlafapnoesyndrom 440

CPC 484–485, 487
- Antikoagulanzien 487
- Auskultation 485
- Endothelinrezeptorenblocker 487
- Furosemid 487
- Kalziumantagonisten 485
- Klinik 485
- Leitsymptome 485
- Phosphodiesterasehemmer 487
- Prognose 485
- Prostacyclin 487
- Sauerstofftherapie 487
- Spironolacton 487
- Therapie 485
- Torasemid 487
- Ursachen 485
- Valsalva-Manöver 485

C-Peptid 1085
- Referenzbereich 1085

CPPV (continuous positive pressure ventilation) 55

cPSA 1085
- Cut-off-Wert 1085

C-reaktives Protein 408, 616, 1082
- erhöhtes 408
- – pAVK 408
- nekrotisierende Pankreatitis 616
- Pankreatitis 616
- Referenzbereich 1082

Creatin-Kinase 1077
- Referenzbereich 1077

CREST-Syndrom 855
CRH-Test 876
- Hypophysenvorderlappeninsuffizienz 876

Crohn-Krankheit 21, 26, 132, 143, 544, 550–555, 851
- akuter Schub 552
- – Therapie 552
- akutes Abdomen 544
- Allgemeinmaßnahmen 551
- Aminosalicylate 554
- Antibiotika 554
- Antikörper gegen Entzündungsfaktoren 554
- Antizytokintherapie 554
- Budesonid 132
- Diarrhö 21, 26
- Diät 551
- Differenzialdiagnose 551
- fulminante 555
- Glukokortikoide 553
- Ileoskopie 551
- Immunsuppressiva 554
- Infliximab 554
- Klinik 550
- Komplikationen 555
- Leitsymptome 550
- Malabsorption(ssyndrome) 555
- Maldigestion(ssyndrome) 555
- medikamentöse Therapie 552
- Perianalfisteln 555
- Pharmakotherapie 552
- Rezidivprophylaxe 555
- Spondyloarthritis 851
- Therapie 551
- TNF-α 143

CRP 408, 616, 1082
- erhöhtes 408
- – pAVK 408
- nekrotisierende Pankreatitis 616
- Pankreatitis 616
- Referenzbereich 1082

Cruveilhier-Baumgarten-Syndrom 596
- portale Hypertension 596

Cryptosporidiose 1052
- Diagnostik 1052
- Klinik 1052
- Therapie 1052

CT 456, 547, 616, 637, 691, 729, 731, 876–877, 1055, 1058
- Akromegalie 877
- Appendizitis 547
- chronische Niereninsuffizienz 637
- Conn-Syndrom 456

Sachverzeichnis

- Harnsäuresteine 691
- Hodgkin-Lymphom 729
- Hypophysenvorderlappeninsuffizienz 876
- ischämischer Insult 1055
- Lymphogranulomatose 729
- Nephrolithiasis 691
- Nierensteine 691
- Non-Hodgkin-Lymphome 731
- Pankreatitis 616
- Phäochromozytom 456
- primärer Aldosteronismus 456
- Subarachnoidalblutung 1058
CT-Angiographie 1055
- ischämischer Insult 1055
Cushing-Schwellendosis 132
- Glukokortikoide 132
Cushing-Syndrom 438, 909–911
- Dexamethasonhemmtest 910
- Differenzialdiagnose 910
- Hypertonie 438
- Hypophysenvorderlappenadenome 910
- iatrogenes 910
- Klinik 910
- Kortisol 909
- Magnet-Resonanz-Tomographie 910
- Operationsvorbereitung 911
- operative Therapie 910
- paraneoplastisch bedingtes 909–910
- Sonographie 910
- Therapie 910
- Ursachen 909
Cushingoider Habitus 135
- durch Glukokortikoide 135
CVI 432–433
- Allgemeinmaßnahmen 433
- CEAP-Klassifikation nach Kister 432
- chirurgische Therapie 433
- Duplexsonographie 432
- Klinik 432
- Komplikationen 432
- Kompressionsbehandlung 433
- Phlebodynamometrie 432
- Phlebographie 432
- Sklerose-Faszien-Score nach Hach 432
- Therapie 433
- Ursachen 432
- Venenverschluss-Pletysmographie 432
- Widmer-Klassifikation 432

CVVHD (kontinuierliche venovenöse Hämodialyse) 646, 654
- akutes Nierenversagen 654
CVVHF (kontinuierliche venovenöse Hämofiltration) 646
Cyclooxygenase 238, 533
- Hemmung durch NSAID 533
Cyclosporiasis 1052
- Diagnostik 1052
- Klinik 1052
- Therapie 1052
Cyfra 21-1 1084
- Cut-off-Werte 1084
Cystatin C 1082, 1089
- GFR-Berechnung 1089
- Referenzbereich 1082
Cystin 692
- Tagesausscheidung 692
- Tagesausscheidung, obere Normalwerte 692
Cystinognost-Test 696
Cystinsteine 690, 695
Cystinurie 696
Cytochrom-P450-Isoenzym 657
Cytochrom-P450-System 124
C-Zellkarzinom 899, 901
- Ursachen 899

D

DALI-System 1003
Darmblutung 564–565
- akute 564–565
- - Blutungsquellen 564
- - Diagnostik 564
- - Koloskopie 564
- - Ösophagogastroduodenoskopie 564
- - Rektoskopie 564
- - Sedierung 565
- - Sofortmaßnahmen 564–565
- - - im Krankenhaus 565
- - - in der Praxis 564
- - Therapie 564
- schwere 564
Darmentleerung 566, 600
- hepatische Enzephalopathie 600
- unvollständige, Hämorrhoiden 566
Darmerkrankungen 24, 553
- bakterielle 24
- - antibiotische Therapie 24
- chronisch-entzündliche 553
- - Glukokortiko(ster)oide 553
Darminfarkt 859
- Panarteriitis nodosa 859

Darmkrämpfe 215, 1029
- durch Pyrantel 215
- Shiga-Toxin-assoziiertes hämolytisch-urämisches Syndrom 1029
Darmperforation 1026
- Typhus abdominalis 1026
Darmresektion 707
- hyperchrome Anämie 707
Darmwandamöbiasis 1045
Darrow–Lösung 288
Dauerkopfschmerzen 1062
- medikamenteninduzierte 1062
- - durch Ergotamin 1062
Dauersaugdrainage 503
- intrapleurale 503
- - Indikationen 503
- - Vorgehen 503
DAV-Protokoll 725
- akute myeloische Leukämie 725
Dawn-Phänomen 952
D-Dimer 1081
- Referenzbereich 1081
D-Dimer-Test 422
- Phlebothrombose 422
Deafferentierungsschmerz 10
- trizyklische Antidepressiva 10
Defibrillation 308–309
- Asystolie 309
- Kammerflattern 308
- Kammerflimmern 308
Defibrillator 370
- implantierbarer 370
Dehydratation 5, 22, 150, 743, 892, 962, 968–969, 1009
- akute hepatische Porphyrie 1009
- akute intermittierende Porphyrie 1009
- alkoholische Ketoazidose 968
- diabetische Ketoazidose 962
- Diarrhö 22
- Hyperkalzämie 150
- hyperosmolares Koma 969
- relative Polyzythämie 743
- thyreotoxische Krise 892
Dehydratationsschock 77
Dekompensation, kardiale 234
- Antikoagulanzientoleranz 234
Dekubitusprophylaxe 116
Delir 96–98, 250
- Diagnose 97–98
- - Kurztest 98
- durch nichtselektive Monoamin-Rückaufnahmeinhibitoren 250

– Ursachen 96
Delirium tremens 1070
– Therapie 1070
Delta-Aminolävulinsäure-Ausscheidung 1009
– akute hepatische Porphyrie 1009
– akute intermittierende Porphyrie 1009
Demeclocyclin-Hydrochlorid 285
Demenz 592, 1057, 1067, 1074
– Binswanger-Syndrom 1057
– Morbus Binswanger 1057
– Morbus Wilson 592
– Parkinson-Syndrom 1067
– subkortikale arteriosklerotische Enzephalopathie 1057
– vaskuläre 1074
Denver-Shunt 595
– Aszites 595
Depigmentierung 1010
– Porphyria cutanea tarda 1010
Depressionen 139, 196, 203, 249, 255, 341, 443, 446, 527, 542, 870, 902, 911, 914, 923, 1069, 1074
– Alzheimer-Demenz 1074
– Antidepressiva 249, 255
– Colon irritabile 527
– durch Amantadin 203
– durch Digitalisglykoside 341
– durch Ethinylestradiol 914
– durch Methotrexat 139
– durch Mitotane 911
– durch o,p'-DDD 911
– durch Protionamid 196
– durch PTA 196
– durch Reserpin 446
– durch β-Rezeptorenblocker 443
– durch Rimonabant 923
– einheimische Sprue 542
– Fibromyalgie-Syndrom 870
– funktionelle Dyspepsie 527
– generalisierte Tendomyopathie 870
– Hyperparathyreoidismus 902
– irritable bowel syndrome 527
– Parkinson-Syndrom 1069
– Reizdarmsyndrom 527
– Zöliakie 542
Dermatitis 238, 843–844
– durch Goldsalze 843
– durch Methotrexat 844
– durch Vitamin-K-Antagonisten 238
Dermatitis herpetiformis 883

– durch Iodid 883
Dermatomyositis 508, 856–857
– Allgemeinmaßnahmen 857
– fibrosierende Alveolitis 508
– Glukokortikoide 857
– Immunsuppressiva 857
– Klinik 857
– medikamentöse Therapie 857
– Pharmakotherapie 857
– physikalische Therapie 857
– Therapie 857
– Tumor-Screening 857
Dermatopathie 893–894
– immunogene 893–894
– – Klinik 893
– – Therapie 894
Dermatosen 154–155
– durch Thiazide 154
– nach Diuretika 155
Dermolipektomie 925
Designerdrogen 107
Desmopressin-Diacetat 753
– Faktor-VIII-Stimulation 753
– vWF-Stimulation 753
Desorientiertheit 599, 1014
– hepatische Enzephalopathie 599
– Sepsis 1014
– Septikämie 1014
Desorientierung 1070
– Alkoholentzugsdelir 1070
Detoxikation 102–104
– primäre 103
– – gastrointestinale Giftaufnahme 103
– – nicht-gastrointestinale Giftaufnahme 103
– sekundäre 104
– Vergiftungen 102–103
Detoxikationsverfahren 84
– primäre 84
– sekundäre 84
Dexamethasonhemmtest 910
– Cushing-Syndrom 910
– Morbus Cushing 910
Dezerebrierungsstarre 978
– Hypoglykämie 978
Diabetes insipidus 149, 285–286, 880–881
– centralis 880–881
– – Therapie 881
– Differenzialdiagnose 881
– Durstversuch 881
– Klinik 881
– Leitsymptome 881
– nephrogener 285–286
– – Benzothiadiazinderivate 286

– – Hydrochlorothiazid 286
– – Hypernatriämie 285
– – Hyponatriämie 285
– – Thiazide 286
– nephrogener ADH-resistenter 881
– – Therapie 881
– nephrogener hereditärer 880
– renalis 881
– – Therapie 881
– Therapie 881
– Thiazidderivate 149
– Ursachen 880
– Vasopressin-resistenter 149
– zentraler 285
– – Desmopressin 285
– – Hypernatriämie 285
Diabetes mellitus 26, 28, 135, 143, 158, 408, 411, 443, 451, 505, 545, 591, 605, 622–624, 681, 877, 915, 918, 928–935, 937, 939–940, 946–948, 952–954, 956–967, 971–976, 983, 1002, 1007–1008, 1046, 1087
– Adipositas 918
– Akromegalie 877
– akutes Abdomen 545
– Antidiabetika 935
– arterielle Hypertonie 971
– Augenkomplikationen 973
– Autoantikörper 1087
– – Referenzbereich 1087
– autonome Neuropathie 975
– Begleiterkrankungen 971
– Biguanide 935
– chronische Pankreatitis 623–624
– Dawn-Phänomen 952
– diabetisches Koma 966
– – Kalium 966
– Diagnose 929
– Diarrhö 26
– Differenzialtherapie 960
– durch Glukokortikoide 135
– durch Nikotinsäure(derivate) 1002
– durch Tacrolimus 143
– Dyslipoproteinämie 1007
– erektile Dysfunktion 915
– Ernährung 935
– Folgeerkrankungen 928, 972
– – mikroangiopathische 928
– Fußpflege 976
– Gicht 983
– Glaukom 974
– Hämochromatose 591
– Harnwegsinfektion 681
– Hyperglykämie 928

Sachverzeichnis

- Hyperlipidämie 971
- Hyperosmolarität 962
- Hypertriglyzeridämie 971
- Hyperurikämie 983
- Hypoglykämie 953–954
- – Glukagon 954
- – Glukose 954
- – Korrektur 953
- Inselzelltransplantation 960
- Insulin 940
- Insulininjektion 946
- – nadellose 946
- Insulinliberatoren 935
- Insulinpumpensystem 947
- – Modelle 947
- Insulinpumpentherapie 954
- Insulinsensitizer 935
- Insulintherapie 947, 954, 957–959
- – CSII 954
- – Durchführung 947
- – intensivierte 957
- – – Voraussetzungen 957
- – Korrekturbolus 959
- – multiple subkutane Injektionen 954
- – präprandiale 957
- – – Voraussetzungen 957
- – Schulungsprogramme 958
- Katarakt 974
- Ketoazidose 961–965, 967
- – Antibiotika 965
- – Begleiterkrankungen 965
- – Bikarbonat 967
- – Erstmaßnahmen 963
- – Insulinsubstitution 965
- – Intensivmedizin 964
- – Klinik 962
- – Leitsymptome 962
- – Magensonde 964
- – Phosphat 967
- – Rehydrierung 965
- – Sauerstofftherapie 964
- – Therapie 962
- – Thromboseprophylaxe 965
- – Ursache 962
- – kohlenhydratadaptierte Kost 934
- Kombination von Insulin mit oralen Antidiabetika 948
- Kontrastmittel-Nephropathie 973
- konventionelle Insulintherapie 948
- – Indikationen 948
- – körperliche Aktivität 934–935
- – Therapieanpassung 935
- langsam progredienter insulinpflichtiger 930
- Leberfunktionseinschränkungen 605
- Lungenmykosen 505
- Makulopathie 973
- metabolische Azidose 962
- Metformin 935
- Mykosen 1046
- nach Antikaliuretika 158
- Necrobiosis lipoidica 972
- Nephropathie 972
- – Therapie 972
- Neuropathie 974–975
- – Schmerztherapie 975
- – Therapie 975
- nicht-insulinpflichtiger 1008
- – Dyslipoproteinämie 1008
- – Lipolyse 1008
- Obstipation 28
- orale Antidiabetika 935
- Organschäden 928
- – makroangiopathische 928
- Pankreastransplantation 959
- Pankreatitis 622
- pAVK 408, 411
- Präanalytik 930
- Resorptionsverzögerer 935
- Retinopathie 973
- Schwangerschaft 960
- Somogyi-Effekt 952
- Sport 934
- Sulfonylharnstoffe 937
- Systemmykosen 1046
- Therapie 931–932
- – Stufenplan 932
- Therapieziele 933
- Typ 1 928, 930–931, 956, 959, 1007
- – Dyslipoproteinämie 1007
- – Honeymoon-Phase 956
- – Insulintherapie 956
- – konventionelle Insulintherapie 959
- – Therapie 931
- Typ 2 928, 930–931, 933, 939–940, 948, 1008
- – Acarbose 939
- – Chylomikronämiesyndrom 1008
- – Dipeptidylpeptidase-4-Inhibitoren 940
- – DPP-4-Inhibitoren 940
- – Dyslipoproteinämie 1008
- – Exenatide 940
- – Glinide 939
- – Glitazone 939
- – GLP-1-Mimetika 940
- – α-Glukosidasehemmer 939
- – konventionelle Insulintherapie 948
- – metabolisches Syndrom 931
- – Miglitol 939
- – Nateglinid 939
- – Pioglitazon 939
- – Repaglinid 939
- – Rosiglitazon 939
- – Sitagliptin 940
- – Therapie 933
- – Thiazolidindione 939
- und Hypertonie 451
- und β-Rezeptorenblocker 443
- Diabetestherapie 960
- – Schwangerschaft 960
- Diabetischer Fuß 700, 976–977
- – Diabetes mellitus 700
- – Prophylaxe 976
- – Therapie 977
- Dialyse 603, 645–646, 654, 708
- – chronische Niereninsuffizienz 645
- – hepatorenales Syndrom 603
- – hyperchrome Anämie 708
- – Indikationen 646
- – prophylaktische 654
- Dialysearthropathie 867
- Diamond-Blackfan-Anämie 714
- Diarrhö 21–23, 25–28, 153, 206, 209–210, 214–216, 234, 341, 446–447, 527, 529, 540–542, 550, 555, 562, 637, 822, 828, 844, 886, 892, 907, 911, 923, 939–940, 976, 984–986, 998–999, 1022, 1025–1026, 1028–1029, 1031, 1044, 1048
- Addison-Krise 907
- Adsorbenzien 22
- AIDS 27
- akute 21–23
- – Antidiarrhoika 23
- – diagnostisches Vorgehen 23
- – Diät 23
- – infektiöse 21
- – praktisches Vorgehen 23
- – schwer verlaufende 23
- – Serodiagnostik 23
- – unkomplizierte 22
- – Ursachen 22
- akute Nebennierenrindeninsuffizienz 907
- Amöbiasis 1044
- Antibiotika-assoziierte 25
- Antidiarrhoika 22, 27
- Antikoagulanzientoleranz 234
- Bakteriensubstitution 23

Sachverzeichnis

- – orale 23
- breiige 22
- chologene, nach Ileumresektion 555
- chronische 26
- chronische Divertikulitis 562
- chronische Niereninsuffizienz 637
- Colon irritabile 527, 529
- Crohn-Krankheit 550
- Darmantiseptika 23
- diabetische Neuropathie 976
- Diät 22
- durch Albendazol 216
- durch Allopurinol 985
- durch Anthelminthika 1048
- durch Atovaquon 215
- durch Benzbromaron 986
- durch Colchicin 984
- durch CSE-Hemmer 998
- durch Digitalisglykoside 341
- durch Dihydralazin 446
- durch Ezetimib 999
- durch Fluconazol 210
- durch Flucytosin 210
- durch Ganciclovir 206
- durch Glinide 939
- durch GLP-1-Mimetika 940
- durch α-Glukosidasehemmer 940
- durch Goldsalze 844
- durch HMG-CoA-Reduktase-Hemmer 998
- durch Hydralazin 446
- durch Interferone 209
- durch Irinotecan 822
- durch Mebendazol 215
- durch Mefloquin 214
- durch α-Methyldopa 447
- durch Mitotane 911
- durch o,p'-DDD 911
- durch Orlistat 923
- druch Oseltamivir 206
- durch Pyrantel 215
- durch Reserpin 446
- durch Rimonabant 923
- durch Schleifendiuretika 153
- durch Statine 998
- durch Valganciclovir 206
- Dysenterie 1025
- einheimische Sprue 542
- granulomatöse Kolitis 550
- hämorrhagische 1029
- – Shiga-Toxin-assoziiertes hämorrhagische, verotoxinassoziiertes hämolytischurämisches Syndrom 1029
- Ileitis terminalis 550

- intestinale Motilität, gesteigerte 21
- irritable bowel syndrome 527, 529
- Karzinoidsyndrom 828
- Lambliasis 1044
- Leptospirose 1022
- Malabsorption(ssyndrome) 540
- Maldigestion(ssyndrome) 540
- Morbus Crohn 550
- Morbus Whipple 541
- Nahrungsmittelvergiftungen 1028
- osmotische 21, 542
- – einheimische Sprue 542
- – Zöliakie 542
- paradoxe 27–28
- – Obstipation 28
- Parasympatholytika 27
- Penicillin-assoziierte 25
- regionale Enterokolitis 550
- Rehydratation, orale 22
- Reizdarmsyndrom 527, 529
- Salmonellenenteritis 1026
- Schilddrüsenautonomie 886
- sekretorische 21
- Spasmolytika 22
- thyreotoxische Krise 892
- Toxic-Shock-Syndrom 1031
- wässrige 22
- Whipple-Syndrom 541
- Zöliakie 542

Diät(en) 374, 530, 538, 542, 551–552, 558, 571, 591, 610, 623, 661, 666, 694, 903, 919–920, 983, 993, 1069
- Adipositas 919
- Cholezystolithiasis 610
- chronische Glomerulonephritis 666
- chronische Pankreatitis 623
- Colitis ulcerosa 558
- Crohn-Krankheit 551
- Dumping-Syndrom 538
- einheimische Sprue 542
- einseitige 920
- – Adipositas 920
- Fettstoffwechselstörungen 993
- Gicht 983
- Glomerulonephritis 661
- granulomatöse Kolitis 551
- Hämochromatose 591
- Hepatitis 571
- Hyperparathyreoidismus 903
- Hyperurikämie 983
- Ileitis terminalis 551

- KHK 374
- Morbus Crohn 551
- Parkinson-Syndrom 1069
- peptisches Ulkus 530
- Poststreptokokken-Glomerulonephritis 661
- purinarme 694
- – Hyperurikosurie 694
- regionale Enterokolitis 551
- schlackenfreie 552
- – Crohn-Krankheit 552
- – granulomatöse Kolitis 552
- – Ileitis terminalis 552
- – Morbus Crohn 552
- – regionale Enterokolitis 552
- Ulcus pepticum 530
- Ulkuskrankheit 530
- Zöliakie 542

DIC (disseminierte intravasale Gerinnung) 52, 67, 748, 758–760
- Allgemeinmaßnahmen 759
- Klinik 759
- Laboruntersuchungen 748, 759
- Leitsymptome 759
- Prophylaxe 760
- Schock 67
- Stadien 759
- stadienabhängige Therapie 759
- Therapie 759
- Ursachen 758
- Verbrauchskoagulopathie 67

Dickdarmileus 548
Diffusionsstörungen 462
Digitalisintoxikation 341–342, 359, 367, 369
- AV-Block 369
- Hyperkaliämie 341
- sinuatrialer Block 367
- Therapie 342
- Vorhofflimmern 359

Digitalispause 341–342
Digitalisüberdosierung 341
- Hyperkaliämie 341

Digitalisüberempfindlichkeit 159
- nach Diuretika 159

1,25-Dihydroxycholecalciferol 1084
- Referenzbereich 1084

Diphtherie 1030–1031
- Diagnose 1031
- Differenzialdiagnose 1031
- Klinik 1030
- Therapie 1031
- Ursachen 1030

Sachverzeichnis

Diphyllobothrium latum 216
- Niclosamid 216

Diplopie 893
- immunogene Orbitopathie 893
- Prismenfolien 893

Diurese 84, 104, 156, 234, 283, 318, 691, 962
- Antikoagulanzientoleranz 234
- fluktuierende 691
- – Nierenkolik 691
- forcierte 84, 104
- – Vergiftungen 84, 104
- Hyponaträmie 283
- Lungenödem 318
- osmotische 156, 962
- – diabetische Ketoazidose 962
- – Mannit 156

Diuretikamissbrauch 927
- Anorexia nervosa 927

Diuretikaresistenz 289
- Tubulusblockade, komplette 289

Diuretikatherapie 150–151, 155–156
- antikaliuretische 156
- Ausgangslage 150
- – Abklärung 150
- Auswahl 151
- Dosierung 151
- Kontraindikationen 155
- praktisches Vorgehen 150

Diverticulosis coli 562

Divertikel 562
- echte 562

Divertikelblutung 563–564
- Diagnostik 563
- Differenzialdiagnose 563
- Therapie 564

Divertikulitis 26, 544, 562–563
- akute 562–563
- – Therapie 563
- akutes Abdomen 544
- chronische 562–563
- – Operationsindikation 563
- – Therapie 563
- Diarrhö 26
- Differenzialdiagnose 562
- Klinik 562
- Komplikationen 562
- unkomplizierte 563
- – Therapie 563

Divertikulose 28, 562
- Klinik 562
- Obstipation 28
- Therapie 562

Donath-Landsteiner-Hämolysin 713

Doppelbilder 1029, 1054–1055
- Botulismus 1029
- ischämischer Insult 1055
- TIA 1054
- transiente ischämische Attacke 1054

Dopplerdruck-Quotient 410
- pAVK 410

Dopplerdruckmessung 406
- akuter Extremitätenarterienverschluss 406

Dopplersonographie 915, 1055
- erektile Dysfunktion 915
- ischämischer Insult 1055

DÖS 521–522
- diagnostische Hinweise 521
- Klinik 521
- Leitsymptome 521
- medikamentöse Therapie 522
- Myotomie 522
- Pharmakotherapie 522
- Therapie 522
- Ursachen 521

Dosier-Aerosole 467

Drehschwindel 193, 1054–1055, 1066
- durch SM 193
- durch Streptomycin 193
- Durchblutungsstörungen 1066
- ischämischer Insult 1055
- TIA 1054
- transiente ischämische Attacke 1054

Dressler-Syndrom 324, 400–401
- Myokarditis 400
- nach Myokardinfarkt 324
- Perikarditis 401

DREZ (dorsal root entry zone coagulation) 14
- Schmerztherapie 14

Drogen 107
- biogene 107

Druckgefühl 580, 604
- Oberbauch 604
- alkoholische Fettleber 604
- rechter Oberbauch 580
- – chronische Hepatitis 580

Druckmassage 429
- apparative intermittierende 429
- – Varikose 429

Druckschmerz 570
- rechter Oberbauch 570
- – Hepatitis 570

Drucksteigerung 93
- intrakranielle 93
- – Koma 93

drug fever 4, 396

Drusen 1032
- Aktinomykose 1032

Ductus Botalli persistens 393
- Aortenisthmusstenose 393

Ductus-choledochus-Verschluss 608
- Leberversagen 608
- sekundärer biliärer Zirrhose 608

Duke-Kriterien 395
- bakterielle Endokarditis 395

Dumping-Syndrom 538–539
- Diät 538
- mechanisches 538
- medikamentöse Therapie 538
- operative Korrektur 539
- osmotisches 538
- Pharmakotherapie 538
- postalimentäres Frühsyndrom 538
- postalimentäres Spätsyndrom 538
- Prophylaxe 538
- Therapie 538
- Ursachen 538

Dünndarmbiopsie 540–542
- einheimische Sprue 542
- Malabsorption(ssyndrome) 540
- Maldigestion(ssyndrome) 540
- Morbus Whipple 541
- Whipple-Syndrom 541
- Zöliakie 542

Dünndarmileus 548

Dünndarmlymphom 21
- Diarrhö 21

Dünndarmresektion 707
- hyperchrome Anämie 707

Dünndarmzotten 542
- einheimische Sprue 542
- Zöliakie 542

Duodenaler Switch 925
- Adipositas 925

Duodenalulzera 135
- durch Glukokortikoide 135

Duplexsonographie 406, 422, 429, 432, 628, 637
- akuter Extremitätenarterienverschluss 406
- akutes Nierenversagen 628
- chronische Niereninsuffizienz 637
- farbkodierte 422, 432
- – chronische venöse Insuffizienz 432

Sachverzeichnis

- – – Phlebothrombose 422
- – Perforansvarikose 429
- – Seitenastvarikose 429
- – Stammvarikose 429
- Durchblutungsstörungen 381, 543, 679, 859, 1053, 1066
- – akutes Abdomen 543
- – Ataxie 1066
- – Drehschwindel 1066
- – Panarteriitis nodosa 859
- – periphere 381
- – – durch β-Rezeptorenblocker 381
- – vertebro-basiläre 1066
- – – Therapie 1066
- – zerebrale 679, 1053
- – – Wegener-Granulomatose 679
- Durchfall 203
- – durch Aciclovir 203
- – durch Valaciclovir 203
- Durchgangssyndrome 252
- – Neuroleptika 252
- Durchschlafstörungen 255, 849
- – Antidepressiva 255
- – Morbus Bechterew-Marie-Strümpell 849
- – Spondylitis ankylosans 849
- Durie-Salmon-Klassifikation 740
- – Myelom, multiples 740
- – Plasmozytom 740
- Durstgefühl 602, 636
- – chronische Niereninsuffizienz 636
- – hepatorenales Syndrom 602
- Durstversuch 881
- – Diabetes insipidus 881
- Dysarthrie 592, 1054–1055
- – ischämischer Insult 1055
- – Morbus Wilson 592
- – TIA 1054
- – transiente ischämische Attacke 1054
- Dysästhesie 5
- Dyschezie 30
- Dysenterie 1024–1025, 1045
- – Allgemeinmaßnahmen 1025
- – Amöbendysenterie 1045
- – Diagnose 1025
- – Differenzialdiagnose 1025
- – Klinik 1025
- – Leitsymptome 1025
- – Therapie 1025
- – – Erfolgskontrolle 1025
- – Ursachen 1024
- Dysfibrinogenämie 750
- Dysfunktion 49, 1053
- – diastolische 49
- – – Echokardiographie 49
- – systolische 49
- – – Echokardiographie 49
- – ventrikuläre 1053
- – – Schlaganfallrisiko 1053
- Dyskalkulie 1055
- – ischämischer Insult 1055
- Dyskinesien 1068
- – durch L-Dopa 1068
- Dyskinetisches Syndrom 17
- – durch Dopaminantagonisten 17
- Dyskrinie 472, 474
- – chronische Bronchitis 474
- – Physiotherapie-Gerät VRP1R 472
- Dyslexie 1055
- – ischämischer Insult 1055
- Dyslipoproteinämie 987–989, 991, 994–997, 999–1003, 1007–1008
- – Alkoholabusus 1008
- – Anionenaustauscherharze 997, 999
- – CAPD 1008
- – Cholesterin-Synthese-Enzym-Hemmer 996–997
- – CSE-Hemmer 996–997
- – Diabetes mellitus 1007–1008
- – – Typ 1 1007
- – – Typ 2 1008
- – empfehlenswerte Nahrungsmittel 995
- – Ezetimib 999
- – Fibrate 997, 1000
- – Hämodialyse 1008
- – HMG-CoA-Reduktase-Hemmer 996–997
- – Klinik 988
- – Lebertransplantation 1003
- – medikamentöse 996
- – medikamentöse Therapie 997
- – Nahrungsmitteltabelle 994
- – nephrotisches Syndrom 1008
- – nicht-insulinpflichtiger Diabetes mellitus 1008
- – Nierenerkrankungen 1008
- – Niereninsuffizienz 1008
- – Nierentransplantation 1008
- – Nikotinsäure 1001
- – Nikotinsäurederivate 997, 1001
- – Omega-3-Fettsäuren 1002
- – operative Therapie 1003
- – partieller Ileum-Bypass 1003
- – Peritonealdialyse 1008
- – Pharmakotherapie 996–997
- – portokavaler Shunt 1003
- – Statine 996–997
- – symptomatische 1007
- – – Klinik 1007
- – – Therapie 1007
- – Therapie 991
- – ungeeignete Nahrungsmittel 995
- – Ursachen 989
- Dyspepsie 527–528, 589, 940
- – durch GLP-1-Mimetika 940
- – funktionelle 527–528
- – – Allgemeinmaßnahmen 528
- – – Diagnostik 528
- – – Differenzialdiagnose 528
- – – Dysmotilitätstyp 527
- – – Dysmotilitätstyp mit Stasesymptomen 528
- – – Ernährungsberatung 528
- – – Klinik 527
- – – Laboruntersuchungen 528
- – – Reflux-Typ 527
- – – Refluxbeschwerden 528
- – – Sodbrennen 528
- – – Stressverarbeitung 528
- – – Therapie 528
- – – Ulkustyp 527–528
- – primär biliäre Leberzirrhose 589
- Dysphagie 516, 521–522, 705, 815
- – Achalasie 521
- – diffuser Ösophagusspasmus 521
- – GERD 516
- – Ösophagitis 522
- – Ösophaguskarzinom 815
- – Refluxkrankheit 516
- – sideropenische 705
- – – Eisenmangel 705
- Dyspnoe 144, 333, 347, 358, 368, 373, 403, 462, 466, 474, 479, 485, 489, 502, 504, 810, 918, 1031
- – Adipositas 918
- – akute respiratorische Insuffizienz 466
- – ARDS 466
- – Asthma bronchiale 479
- – AV-Block 368
- – chronische Bronchitis 474
- – Cor pulmonale 347, 485
- – Diphtherie 1031
- – durch TNF-α 144
- – Herzinsuffizienz 333
- – KHK 373
- – Lungenembolie 489
- – Mediastinalemphysem 504

Sachverzeichnis | **1197**

- nicht-kleinzelliges Bronchialkarzinom 810
- Spannungspneumothorax 502
- Synkope 403
- Vorhofflattern 358
Dysproteinämie 668–669
- nephrotisches Syndrom 668–669
Dystonie 1068
- durch L-Dopa 1068
Dysurie 681–682, 687, 1021
- Gonorrhö 1021
- Harnwegsinfektion 682
- Urethralsyndrom 687

E
Echinococcus granulosus 216
- Albendazol 216
Echinococcus multilocularis 216
- Albendazol 216
Echinokokken 215
- Mebendazol 215
Echinokokkose 216, 1051
- Diagnostik 1051
- Klinik 1051
- Therapie 1051
- zystische 216
Echokardiographie 48–49, 360, 395
- Indikationen 49
- transösophageale (TEE) 48, 360, 395
- – bakterielle Endokarditis 395
- – Vorhofflimmern 360
- transthorakale (TTE) 48
Ecstasy 604
- Hepatotoxizität 604
EEG-Veränderungen 1039
- Enzephalitis 1039
Effektives arterielles Blutvolumen (EABV) 281
Ehlers-Danlos-Syndrom 752
Eicosapentaen-Säure 996
Einbettungsstörungen 238
- durch Vitamin-K-Antagonisten 238
Einflussstauung 831, 882
- Iodmangelstruma 882
- obere 831
- – Chemotherapie 831
- – Glukokortikoide 831
- – Strahlentherapie 831
Einschlusskörperchenmyositis 857
Eisen 705, 1078
- Eisenmangelanämie 705

- Referenzbereich 1078
Eisenbedarf 704
- erhöhter 704
Eisenbindungskapazität 1078
- Referenzbereich 1078
Eisenmangel 644, 705
- Ferritin 644
Eisenmangelanämie 540, 704–705
- Klinik 705
- Malabsorption(ssyndrome) 540
- Maldigestion(ssyndrome) 540
- Therapie 705
- Ursachen 704
Eisenresorption 705
- verminderte 705
- – Eisenmangel 705
Eisenspeicherkrankheit 591
- Hämochromatose 591
Eisentherapie 705–706
- intravenöse 706
- – UAW 706
- – unerwünschte Arzneimittelwirkungen 706
- orale 705
- parenterale 706
- – Indikationen 706
- – UAW 706
- – unerwünschte Arzneimittelwirkungen 706
Eisenüberladung 1009
- Porphyria cutanea tarda 1009
Eiweiß 1082
- Liquor, Referenzbereich 1082
- Serum, Referenzbereich 1082
Ejakulationsstörungen 447
- durch α-Methyldopa 447
ejection click 485
- Cor pulmonale 485
EKG 290, 353, 358–359, 362–363, 365, 368, 402, 404
- AV-Block 1. Grades 368
- AV-Block 2. Grades 368
- AV-Block 3. Grades 368
- Extrasystolen 362
- Hyperkaliämie 290
- Kammertachykardie 365
- Pericarditis exsudativa 402
- Sinustachykardie 353
- Synkope 404
- torsade de pointes 365
- ventrikuläre Extrasystolen 363
- Vorhofflattern 358
- Vorhofflimmern 359
EKG-Veränderungen 320, 353, 358, 362–363, 365–367, 447
- durch Minoxidil 447

- Extrasystolen 362
- Herzbeuteltamponade 320
- Kammertachykardie 365
- sick-sinus-syndrome 366
- sinuatrialer Block 367
- Sinusbradyarrhythmie 366
- Sinustachykardie 353
- Syndrom des kranken Sinusknotens 366
- torsade de pointes 365
- ventrikuläre Extrasystolen 363
- Vorhofflattern 358
Eklampsie 454, 700, 763
- Lupusantikoagulans 763
- Therapie 700
Ekzem 566
- Hämorrhoiden 566
Elastase 616
- Serum 616
- – Pankreatitis 616
Elektrokardioversion 357, 361, 365
- AV-Knoten-Re-entry-Tachykardie 357
- Kammertachykardie 365
- Vorhofflimmern 361
Elektrolyte 282
- Urin 282
Elektrolythaushalt 279–295
- Störungen 279–295
Elektrolytkonzentrate 288
- molare 288
Elektrolytstörungen 151, 576
- akutes Leberversagen 576
- Diuretika 151
Elektrophorese 1082
- Referenzbereiche 1082
Embolektomie 407, 490
- akuter Extremitätenarterienverschluss 407
- Lungenembolie 490
Embolie 323, 395, 405, 488
- arterielle 323, 405, 488
- – Myokardinfarkt 323
- – paradoxe 488
- – septische 395
- – bakterielle Endokarditis 395
Embryo-/fetotoxisches Potenzial 275
Emesis 84, 798
- provozierte 84
- Zytostatika 798
Emphysem 474–476
- Klinik 475
- Komplikationen 475
- Leitsymptom 475
- panlobuläres 475

- α$_1$-Proteinasen-Inhibitor-Mangel 474, 476
- Therapie 475
- Ursachen 474
- zentrilobuläres 475
Empyem 1023
- Listeriose 1023
ENA 1087
- Referenzbereich 1087
End-of-dose-Akinesien 1068
Endloch-Katheter 415
Endobrachyösophagus 520
Endocarditis lenta 394
Endocarditis polyposa ulcerosa 393
Endokarditis 49, 387, 389, 393–400, 673, 1016, 1024
- bakterielle 387, 389, 393–399
- – Antibiotika bei bekanntem Erreger 396–397
- – Antibiotika bei unbekanntem Erreger 396–397
- – Antibiotikatherapie 396–397
- – Antibiotikawahl 396
- – antibiotische Prophylaxe 398
- – antibiotische Prophylaxe bei operativen Eingriffen 399
- – Diagnostik 395
- – Duke-Kriterien 395
- – Echokardiographie 395
- – Eintrittspforten 394
- – Erregerspektrum 394
- – Herzklappenerkrankungen 387
- – Herzklappenfehler 387
- – Herzklappenprothese 394
- – Klappenersatz 398
- – Klinik 394
- – kongenitale Herzklappenerkrankungen 394
- – kongenitale Herzklappenfehler 394
- – Mitralinsuffizienz 389
- – Operationsindikationen 395
- – Prophylaxe 399
- – Therapie 395
- – transösophageale Echokardiographie 395
- Brucellose 1024
- Echokardiographie 49
- membranoproliferative Glomerulonephritis 673
- rheumatische 400
- Sepsis 1016

Endokarditisprophylaxe 170
Endokardkissendefekt 389
- Mitralinsuffizienz 389
Endokrine Störungen 455
- Hypertonie 455
Endokrinologie 1085
- Referenzbereiche 1085
Endokrinopathien 35
- Intensivstation 35
Endometritis 1021–1022
- Gonorrhö 1021–1022
Endometriumkarzinom 794, 918
- Adipositas 918
- maligner Aszites 794
Endomysium-Autoantikörper 1087–1088
- Referenzbereich 1087–1088
Endoprothese 869
- Arthrose 869
Endoskopie 517, 522
- GERD 517
- Ösophagitis 522
- Refluxkrankheit 517
Endotrachealtubus 55
- Niederdruckmanschette 55
- – großlumige 55
Enolase, Neuron-spezifische 791
- Tumormarker 791
Entamoeba histolytica 1044
Enteritissalmonellen 1027
- Ausscheidung 1027
Enterobius vermicularis 215–216, 1049
- Albendazol 216
- Diagnostik 1049
- Klinik 1049
- Mebendazol 215
- Pyrantel 215
- Therapie 1049
Enterococcus faecilis 184
- vancomycinresistenter, VRE 184
Enterococcus faecium 184
- vancomycinresistenter, VRE 184
Enterokokken 397
- Endokarditis 397
- – Antibiotikatherapie 397
Enterokolitis, regionale 544, 550–555
- akuter Schub 552
- – Therapie 552
- Allgemeinmaßnahmen 551
- Aminosalicylate 554
- Antibiotika 554
- Antikörper gegen Entzündungsfaktoren 554

- Antizytokintherapie 554
- Diät 551
- Differenzialdiagnose 551
- fulminante 555
- Glukokortikoide 553
- Ileoskopie 551
- Immunsuppressiva 554
- Infliximab 554
- Klinik 550
- Leitsymptome 550
- Malabsorption(ssyndrome) 555
- Maldigestion(ssyndrome) 555
- medikamentöse Therapie 552
- Perianalfisteln 555
- Pharmakotherapie 552
- Rezidivprophylaxe 555
- Therapie 551
Enteropathie, exsudative 402
- Pericarditis constrictiva 402
Enterotoxine 21
- Diarrhö 21
Entzündungen 543–544
- akutes Abdomen 543
- intraabdominale 544
- – akute 544
Enzephalitis 19, 1038–1039, 1043, 1067
- Parkinson-Syndrom 1067
- Singultus 19
- Toxoplasmose 1043
- virale 1039
- – Differenzialdiagnose 1039
- – Erreger 1039
- – Therapie 1039
- – Ursachen 1039
Enzephalomyelitis 1033
- Borreliose 1033
- Lyme-Borreliose 1033
Enzephalopathie 93, 95, 111, 158–159, 576–578, 586, 594–596, 598–601, 604, 1057, 1070
- akutes Leberversagen 577
- Alkoholhepatitis 604
- hepatische 158–159, 576, 578, 594–596, 598–601, 604, 1070
- – akutes Leberversagen 576, 578
- – Alkoholkrankheit 1070
- – Allgemeinmaßnahmen 599
- – Aminosäuregemische 600
- – Antibiotika 600
- – Auslöser 599
- – Darmentleerung 600
- – durch Diuretika 594
- – Eiweißreduktion 600
- – Glukokortikoide 604
- – Kalorienversorgung 599

- – Klinik 599
- – latente 599, 601
- – manifeste 599
- – nach Antikaliuretika 158
- – nach Diuretika 159
- – Prophylaxe 596
- – Reduktion ammoniakproduzierender Darmflora 600
- – spontane bakterielle Peritonitis 595
- – Stadien 599
- – Therapie 599
- – TIPS 598
- hypertensive 93, 95
- – Hirnödemtherapie 95
- – Koma 93
- Leberzirrhose 586
- septische 111
- – Intensivpatienten 111
- subkortikale arteriosklerotische 1057
- – Klinik 1057

Enzymdefekte, enterale 539
- Malabsorption(ssyndrome) 539

Enzyme 791, 1077
- Referenzbereiche 1077
- Tumormarker 791

Eosinophilie 605, 688, 906
- interstitielle Nephritis 688
- Morbus Addison 906
- primäre Nebennierenrindeninsuffizienz 906
- toxische Leberschäden 605

Epidurale Fibrose 10
- trizyklische Antidepressiva 10

Epilepsie 403, 1060
- symptomatische 1060
- Synkope 403

Epiphysenschluss 912
- vorzeitiger 912
- – Adrenogenitales Syndrom 912

Episkleritis 679
- Wegener-Granulomatose 679

Epistaxis 745
- essenzielle Thrombozythämie 745

Epithelkörperchenaplasie 904
Epithelkörperchenhypoplasie 904
Epithelkörperchenunterfunktion 904
Epitheloidzellgranulome 679
- Wegener-Granulomatose 679

Epstein-Barr-Virus 1035
EPT 612
- Choledocholithiasis 612

- Komplikationen 612

Eradikationstherapie 530
- Helicobacter-pylori-Infektion 530

Erbrechen 15–19, 103–104, 153, 193, 203–206, 209–212, 214–216, 341, 512, 536, 547, 581, 602, 604, 612, 615, 622, 637, 663, 691, 876, 890, 892, 902, 906–907, 911–912, 923, 927, 939–940, 962, 968, 970, 977, 984, 1009, 1014, 1017, 1022, 1026–1029, 1031–1032, 1048, 1055, 1058, 1061–1062, 1065, 1070
- Addison-Krise 907
- adrenogenitales Syndrom 912
- akute hepatische Porphyrie 1009
- akute intermittierende Porphyrie 1009
- akute Nebennierenrindeninsuffizienz 907
- akutes, zytostatikainduziertes 16
- Alkoholentzugsdelir 1070
- Alkoholhepatitis 604
- alkoholische Ketoazidose 968
- Antihistaminika 17
- antizipatorisches 16
- Appendizitis 547
- azetonämisches 977
- – Hypoglykämie 977
- bazilläre Angiomatose 1032
- Cholera 1027
- Cholezystitis 612
- chronische Niereninsuffizienz 637
- chronisches 16, 536
- – Differenzialdiagnose 536
- – Magenausgangsstenose 536
- – Pylorusstenose 536
- – zytostatikainduziertes 16
- diabetische Ketoazidose 962
- Dopaminantagonisten 17
- durch Aciclovir 203
- durch Albendazol 216
- durch Anthelminthika 1048
- durch Brivudin 204
- durch Caspofungin 212
- durch Colchicin 984
- durch Digitalglykoside 341
- durch Ergotamin 1062
- durch Flucytosin 210
- durch Foscarnet 205
- durch Ganciclovir 206
- durch Glinide 939
- durch GLP-1-Mimetika 940

- durch Interferone 209
- durch Magenballon 923
- durch Mefloquin 214
- durch Mitotane 911
- durch o,p'-DDD 911
- durch Posaconazol 211
- durch Praziquantel 216
- durch Pyrantel 215
- durch Pyrazinamid 193
- durch PZA 193
- durch Rimonabant 923
- durch Schleifendiuretika 153
- durch Thyreostatika 890
- durch Valaciclovir 203
- durch Valganciclovir 206
- Ernährung 17
- Goodpasture-Syndrom 663
- hepatorenales Syndrom 602
- Hyperparathyreoidismus 902
- Hypophysenvorderlappeninsuffizienz 876
- α-Interferon 581
- ischämischer Insult 1055
- kaffeesatzartig 512
- Laktatazidose 970
- Leptospirose 1022
- Menière-Krankheit 1065
- Meningitis 1017
- Migräneanfall 1061
- Morbus Addison 906
- Nahrungsmittelvergiftungen 1028
- Nierenkolik 691
- Pankreatitis 615, 622
- Phenothiazine 17
- Prädelir 1070
- primäre Nebennierenrindeninsuffizienz 906
- provoziertes 103–104
- – Kontraindikationen 104
- – Vergiftungen 103–104
- psychogenes 16
- Salmonellenenteritis 1026
- Schwindel 1065
- selbstinduziertes, Anorexia nervosa 927
- Sepsis 1014
- Septikämie 1014
- Serotonin(5-HT)-Antagonisten 18
- Shiga-Toxin-assoziiertes hämolytisch-urämisches Syndrom 1029
- thyreotoxische Krise 892
- Toxic-Shock-Syndrom 1031
- zentrales 16
- zerebrale Blutungen 1058
- zytostatikabedingtes 16

- zytostatikainduziertes 18–19
  - – Serotonin(5-HT₃)-Antagonisten 19
  - – – Setrone 18
- Erbsbreistuhl 23, 1026
- Typhus abdominalis 1026
- ERC 608–609, 614, 617
  - Cholangitis 614
  - Cholezystektomie 609
  - Cholezystolithiasis 608
  - Pankreatitis 617
- ERCP 611–612, 614, 623–624
  - Cholangitis 614
  - Choledocholithiasis 611
  - chronische Pankreatitis 623–624
  - Kontraindikationen 612
- Erektile Dysfunktion 914–916
  - Androgenmangel 915
  - Diagnostik 915
  - Differenzialdiagnose 915
  - Dopplersonographie 915
  - Klinik 915
  - Laboruntersuchungen 915
  - primäre 914
  - Schwellkörperautoinjektionstherapie 916
  - sekundäre 914
  - SKAT 916
  - Therapie 915
- Ergotherapie 472
  - Atemwegserkrankungen 472
- Ergotismus 418
- Ergusspunktion 500
  - Pleuraerguss 500
- Ernährung 17, 440, 587, 604, 613, 618–619, 621, 630, 661, 698, 935, 996
  - akutes Nierenversagen 630
  - alkoholische Leberschädigung 604
  - Diabetes mellitus 935
  - enterale 618
  - – Pankreatitis 618
  - Erbrechen 17
  - Fettstoffwechselstörungen 996
  - Glomerulonephritis 661
  - Hyperlipidämie 996
  - Hypertonie 440
  - kochsalzarme 698
  - – Schwangerschaftshypertonie 698
  - Leberzirrhose 587
  - orale 621
  - – Pankreatitis 621
  - parenterale 613, 619, 621, 630
  - – akutes Nierenversagen 630

- – ANV 630
- – Cholezystitis 613
- – Pankreatitis 619, 621
- Poststreptokokken-Glomerulonephritis 661
- Ernährungstherapie 919
  - Adipositas 919
- Erregungszustände 254
  - Benzodiazepine 254
- Erythem 857, 890, 1001
  - Dermatomyositis 857
  - durch Fibrate 1001
  - durch Thyreostatika 890
  - Polymyositis 857
- Erythema chronicum migrans 864
  - Lyme-Borreliose 864
- Erythema marginatum 865
  - rheumatisches Fieber 865
- Erythema migrans 1033
  - Borreliose 1033
  - Lyme-Borreliose 1033
- Erythema nodosum 550, 555, 557, 559
  - Colitis ulcerosa 557, 559
  - Crohn-Krankheit 550, 555
  - granulomatöse Kolitis 550, 555
  - Ileitis terminalis 550, 555
  - Morbus Crohn 550, 555
  - regionale Enterokolitis 550, 555
- Erythroblastose 977
  - Hypoglykämie 977
- Erythroleukämie 723
  - akute 723
- Erythropoetin 1085
  - Referenzbereich 1085
- Erythrozyten 1080
  - hypochrome 1080
  - – Referenzbereich 1080
- Erythrozytenhämoglobin 704
  - Anämie, Einteilung 704
- Erythrozytenkonzentrat(e) 67, 75
  - Schock 67, 75
  - – septischer 75
- Erythrozytentransfusion 715
  - aplastische Anämie 715
  - aplastisches Syndrom 715
  - Panmyelopathie 715
- Erythrozytenverteilungsbreite 1080
  - Referenzbereich 1080
- Erythrozytenvolumen, mittleres 1080
  - Referenzbereich 1080
- Erythrozytenzahl 1080

- Referenzbereich 1080
- Erythrozytose 743
- familiäre 743
- Erythrozyturie 688, 691, 843, 853
  - durch Goldsalze 843
  - interstitielle Nephritis 688
  - Lupus erythematodes disseminatus 853
  - Nephrolithiasis 691
  - Nierensteine 691
- Escherichia coli 1029
  - Shiga-Toxin-produzierende 1029
- Ethanolinstillation, perkutane 607, 826
  - Lebertumoren 826
  - Leberzellkarzinom 607
- Euler-Liljestrand-Reflex 347
- Euthyreose 883
- Evans-Syndrom 718
- Evidenzgrade 1098
- Exanthem 139, 157, 192, 205–206, 210, 215–216, 444–445, 570, 605, 688, 844, 853, 890, 1019, 1031, 1035
  - durch ACE-Inhibitoren 444
  - durch Albendazol 216
  - durch Angiotensinrezeptor-Antagonisten 445
  - durch Atovaquon 215
  - durch Fluconazol 210
  - durch Foscarnet 205
  - durch Ganciclovir 206
  - durch Goldsalze 844
  - durch INH 192
  - durch Isoniazid 192
  - durch Methotrexat 139
  - durch Pyrantel 215
  - durch Spironolacton 157
  - durch Thyreostatika 890
  - durch Valganciclovir 206
  - Hepatitis 570
  - infektiöse Mononukleose 1035
  - interstitielle Nephritis 688
  - Lues 1019
  - Syphilis 1019
  - systemischer Lupus erythematodes 853
  - Toxic-Shock-Syndrom 1031
  - toxische Leberschäden 605
- exercise-induced asthma 482
- Exophthalmometrie 893
  - immunogene Orbitopathie 893
- Expositionsprophylaxe 479, 575
  - Asthma bronchiale 479

- Hepatitis C 575
Exsikkose 156, 881, 907, 912, 962, 1026–1027, 1056
- Addison-Krise 907
- adrenogenitales Syndrom 912
- akute Nebennierenrindeninsuffizienz 907
- Cholera 1027
- Diabetes insipidus 881
- diabetische Ketoazidose 962
- ischämischer Insult 1056
- nach Mannit 156
- Salmonellenenteritis 1026
- Salzverlustsyndrom 912
Exspiration, forcierte 475
- Lungenemphysem 475
Exspirium, erschwertes 479
- Asthma bronchiale 479
Exsudat 500
- Pleuraerguss 500
Extrasystolen 330, 353, 362–364
- Einteilung nach Lown 364
- Lown-Klassifikation 364
- QT-Intervall 364
- - verlängertes 364
- supraventrikuläre 362
- - Bigeminusrhythmus 362
- - β-Blocker 362
- - diagnostische Hinweise 362
- - EKG 362
- - EKG-Veränderungen 362
- - Klinik 362
- - β-Rezeptorenblocker 362
- - Therapie 362
- Therapie 353
- ventrikuläre 330, 362–364
- - Antiarrhythmika 364
- - diagnostische Hinweise 363
- - EKG 362–363
- - EKG-Veränderungen 362–363
- - Herzinsuffizienz 364
- - Herzwandaneurysma 364
- - Klinik 363
- - Myokardinfarkt 330
- - Re-entry 363
- - Therapie 363
- - Ursachen 363
Extrasystolie 325
- Myokardinfarkt 325
Extrauteringravidität 544
- akutes Abdomen 544
- Perforation 544
Extrazellulärraum (EZR) 155, 281
- Verkleinerung 155
- - nach Diuretika 155

Extremitätenarterienverschluss 405–408
- akuter 405–408
- - Allgemeinmaßnahmen 407
- - chirurgische Therapie 407
- - Diagnostik 406
- - Differenzialdiagnose 406
- - Embolektomie 407
- - Katheterintervention 407
- - lokale intraarterielle Thrombolyse 407
- - Nachbehandlung 408
- - Pathogenese 405
- - Rezidivprophylaxe 408
- - Sofortmaßnahmen des Krankenhauses 406
- - systemische Thrombolyse 407
- - Therapie 406
- - Therapie im Krankenhaus 406
- - Thrombektomie 407
- - Thrombendarteriektomie 407
- - Ursachen 405
Extubation 62
EZV-Defizit 282
- Urinelektrolyte 282

F

Fabry-Syndrom 400
- Kardiomyopathie 400
Fäkolith 28
Faktor-I-Mangel 750
Faktor II 1081
- Referenzbereich 1081
Faktor-II-Mangel 748, 750, 755
- Laboruntersuchungen 748
- Therapie 755
Faktor V 1081
- Referenzbereich 1081
Faktor-V-Leiden 760, 1090
Faktor-V-Mangel 750, 755
- Therapie 755
Faktor VII 1081
- Referenzbereich 1081
Faktor-VII-Mangel 748, 750, 755
- Laboruntersuchungen 748
- Therapie 755
Faktor VIII 1081
- Referenzbereich 1081
Faktor-VIII-Erhöhung 764
Faktor-VIII-Mangel 750
Faktor-VIII-Stimulation 753, 756
- hämorrhagische Diathese 753

- von-Willebrand-Jürgens-Syndrom 756
Faktor IX 1081
- Referenzbereich 1081
Faktor-IX-Mangel 750, 755
- Therapie 755
Faktor X 1081
- Referenzbereich 1081
Faktor-X-Mangel 748, 750, 755
- Laboruntersuchungen 748
- Therapie 755
Faktor XI 1081
- Referenzbereich 1081
Faktor-XI-Mangel 750
Faktor XII 1081
- Referenzbereich 1081
Faktor-XII-Mangel 749–750, 756
- Therapie 756
Faktor XIII 1081
- Referenzbereich 1081
Faktor-XIII-Mangel 749–750, 756
- Therapie 756
Fallot-Tetralogie 391
- Pulmonalstenose 391
Fanconi-Anämie 714
Farmerlunge 508
Faszikulärer Block 369
Fasziotomie 434
- krurale 434
- - nach Hach 434
- paratibiale 434
- - nach Hach 434
Favismus 710
- hämolytische Krise 710
Fazialisparese 1066–1067
- bilaterale 1066
- idiopathische 1066
- Klinik 1066
- medikamentöse Therapie 1066
- nicht-medikamentöse Maßnahmen 1067
- periphere 1066
- Pharmakotherapie 1066
- Therapie 1066
- Ursachen 1066
Febris undulans 1024
- Bang-Krankheit 1024
- Morbus Bang 1024
Felty-Syndrom 848
- Therapie 848
Ferritin 707, 791, 1079
- Referenzbereich 1079
- Serum 707
- Tumormarker 791
Fetale Schäden 238

- durch Vitamin-K-Antagonisten 238
α-Fetoprotein 606
- Leberzellkarzinom 606
Fettaufnahme 919
- Verringerung 919
- - Adipositas 919
Fettembolie 488
Fettleber 603–604, 990
- alkoholische 604
- - Diagnostik 604
- - Klinik 604
- alkoholtoxische 603
- endogene Hypertriglyzeridämie 990
Fettschürzenplastik 925
Fettstoffwechselstörungen 983, 988, 992–997, 999–1004
- Anionenaustauscherharze 997, 999
- arterielle Hypertonie 992
- Behandlung 1004
- Bluthochdruck 992
- Cholesterin-Synthese-Enzym-Hemmer 996–997
- CSE-Hemmer 996–997
- Diät 993
- Differenzialdiagnose 992
- empfehlenswerte Nahrungsmittel 995
- Ernährung 996
- Ezetimib 999
- Fettkonsum 995
- Fibrate 997, 1000
- Gicht 983
- HMG-CoA-Reduktase-Hemmer 996–997
- Hyperurikämie 983
- Lebertransplantation 1003
- medikamentöse Therapie 996–997
- Nahrungsmitteltabelle 994
- Nikotinsäure 1001
- Nikotinsäurederivate 997, 1001
- Omega-3-Fettsäuren 1002
- operative Therapie 1003
- partieller Ileum-Bypass 1003
- Pharmakotherapie 996–997
- portokavaler Shunt 1003
- sekundäre 988
- Statine 996–997
- ungeeignete Nahrungsmittel 995
Fettunverträglichkeit 608
- Cholezystolithiasis 608
Fiberbronchoskopie 466
Fibrinogen 240, 750, 1081

- Referenzbereich 1081
Fibrinolyse 219–222, 241, 243, 327–328, 489, 749, 1056
- Indikation 220
- ischämischer Insult 1056
- Kontraindikationen 221, 1056
- lokale 220
- - Indikationen 220
- Lungenembolie 489
- Myokardinfarkt 327–328
- Risiken 222
- Standarddosierung 243
- Streptokinase 241
- systemische 220
Fibrinolytika 219
- Antithrombotika 219
Fibrinstabilisierender Faktor 750
Fibromyalgie-Syndrom 870
- Therapie 870
Fieber 3–5, 134, 138, 144, 192, 209, 212, 234, 499, 547, 562, 604–605, 612, 614, 682, 688, 716, 720, 787, 864–865, 894, 1014, 1017, 1021–1022, 1024–1025, 1031–1036, 1039–1040, 1043, 1058, 1069
- akinetische Krise 1069
- akute Thyreoiditis 894
- Alkoholhepatitis 604
- Antikoagulanzientoleranz 234
- Antipyretika 5
- Appendizitis 547
- bazilläre Angiomatose 1032
- Borreliose 1033
- Brucellose 1024
- Cholangitis 614
- Cholezystitis 612
- Differenzialdiagnose 4
- Divertikulitis 562
- durch Amphotericin B 209
- durch Caspofungin 212
- durch INH 192
- durch Isoniazid 192
- durch TNF-α 144
- Dysenterie 1025
- Enzephalitis 1039
- Gonorrhö 1021
- Granulozytopenie 716
- Grippe 1034
- habituelles 4
- Harnwegsinfektion 682
- HIV-Infektion 1036
- infektiöse Arthritis 864
- infektiöse Mononukleose 1035
- Influenza 1034
- interstitielle Nephritis 688

- Jarisch-Herxheimer-Reaktion 1021
- Leptospirose 1022
- Lyme-Borreliose 1033
- Malaria 1040
- Meningitis 1017
- Morbus Moschcowitz 720
- nach Azathioprin 138
- rheumatisches Fieber 865
- Ruhr 1025
- SARS (Severe Acute Respiratory Syndrome) 499
- selbstinduziertes 4
- Sepsis 1014
- Steroidentzugssyndrom 134
- Temperaturdifferenz, Appendizitis 547
- Therapie 5
- Therapieindikationen 4
- thrombotisch-thrombozytopenische Purpura 720
- Toxic-Shock-Syndrom 1031
- toxische Leberschäden 605
- Toxoplasmose 1043
- und Aplasie 787
- unklarer Genese 4
- zerebrale Blutungen 1058
Filariasis 1051
- Diagnostik 1051
- Klinik 1051
- Therapie 1051
Filarien 215
- Mebendazol 215
Filtrationsfraktion (FF) 281
Filtrationsrate 1089
- glomeruläre 1089
- - Berechnung 1089
Fischbandwurm 216
- Niclosamid 216
Flankenschmerz 682
- Harnwegsinfektion 682
flapping tremor 159, 599
- hepatische Enzephalopathie 599
- nach Diuretika 159
Flatulenz 542, 923
- durch Orlistat 923
- einheimische Sprue 542
- Zöliakie 542
Flimmerskotom 341
- durch Digitalisglykoside 341
Flu-Syndrome 193
- durch Rifampicin 193
- durch RMP 193
fluid lung 316–317, 491, 627, 634, 637
- akutes Nierenversagen 627, 634

- chronische Niereninsuffizienz 637
- Flush 193, 444, 828, 874, 1002
- durch Bisphosphonate 874
- durch Kalziumantagonisten 444
- durch Nikotinsäure(derivate) 1002
- durch Pyrazinamid 193
- durch PZA 193
- Karzinoidsyndrom 828
- Flüssigkeitsansammlungen, lokale 150
- Diuretika 150
- Flüssigkeitslunge 631
- akutes Nierenversagen 631
- Flüssigkeitsretention 447, 690
- durch Minoxidil 447
- medikamenteninduzierte 690
- Flüssigkeitszufuhr 638
- chronische Niereninsuffizienz 638
- FMS 870
- Therapie 870
- FOLFIRI-Schema 822
- kolorektale Karzinome 822
- FOLFOX-Schema 820, 822
- Kolonkarzinom 820
- kolorektale Karzinome 822
- Folgemahlzeiten 957
- Insulintherapie 957
- – Diabetes mellitus Typ 1 957
- Folgemammographie 799
- Folsäure 1084
- Referenzbereich 1084
- Folsäuremangel 707, 709
- hyperchrome Anämie 707
- Therapie 709
- Ursachen 707
- Fontaine-Einteilung 409
- pAVK 409
- Formuladiät 920
- Indikationen 920
- Kontraindikationen 920
- Forrest-Klassifikation 514
- Magenblutung 514
- Fotosensibilität 139
- durch Methotrexat 139
- Fragmentozyten 681
- hämolytisch-urämisches Syndrom 681
- Frakturen, pathologische 798
- Tumorerkrankungen 798
- Fremdkörpergefühl 566, 882
- Hämorrhoiden 566
- Iodmangelstruma 882
- Fremdkörpersepsis 1015
- Friedewald-Formel 992

- Lipoproteinfraktionen 992
- – – Bestimmung 992
- Fruchtwasserembolie 488
- Frühdyskinesien 253
- durch Neuroleptika 253
- Frühgeborene 707
- hyperchrome Anämie 707
- Frühjahr-Sommer-Meningo-Enzephalitis 1040
- Impfung 1040
- Frühsyphilis 1020–1021
- Jarisch-Herxheimer-Reaktion 1021
- Therapie 1020
- Fruktose-1,6-Diphosphatase-Mangel 977
- Hypoglykämie 977
- Fruktoseintoleranz 978
- Hypoglykämie 978
- FSF-Mangel 750
- FSME 1040
- Impfung 1040
- FT_3 883, 886, 1085
- Hyperthyreose 886
- Iodmangelstruma 883
- Referenzbereich 1085
- FT_4 883, 886, 1085
- Hyperthyreose 886
- Iodmangelstruma 883
- Referenzbereich 1085
- FTA-ABS-Test 1020
- Lues 1020
- Syphilis 1020
- Fuchsbandwurm 216, 1051
- Albendazol 216
- Diagnostik 1051
- Klinik 1051
- Therapie 1051
- Fundoskopie 438
- Hypertonie 438
- Fundus paraproteinaemicus 741
- Fundusvarizenblutung 598
- FUO (fever of unknown origin) 4
- Furosemid 285
- Fusariose 211
- Posaconazol 211
- Fußpflege 976
- Diabetes mellitus 976

G
- G-Zell-Hyperplasie 537
- peptisches Ulkus 537
- Ulcus pepticum 537
- Ulkuskrankheit 537
- Gaisböck-Syndrom 743
- Galaktorrhö 253, 879
- durch Neuroleptika 253

- Hyperprolaktinämie 879
- Galaktosämie 978
- Hypoglykämie 978
- Gallenblasenempyem 612–613
- Cholezystitis 612–613
- Gallenblasenerkrankungen 607
- Gallenblasenkarzinom 827
- Therapie 827
- Gallenkolik 608–609, 611, 614
- Cholangitis 614
- Choledocholithiasis 611
- Schmerztherapie 609
- Therapie 609
- Gallensäurenstoffwechsel 539–540
- Störungen, Maldigestion(s-syndrome) 539–540
- Gallensäurenverlust 555
- nach Ileumresektion 555
- Gallenschlamm 617
- Pankreatitis 617
- Gallensteinauflösung 610
- medikamentöse 610
- – – Kontraindikationen 610
- Gallensteinileus 612
- Cholezystitis 612
- Gallenwegserkrankungen 607
- Gallereflux 526
- Gastritis 526
- Galopprhythmus 317, 333–334, 400, 402
- Herzinsuffizienz 333–334
- Lungenödem 317
- Pericarditis constrictiva 402
- Pericarditis exsudativa 402
- rheumatische Myokarditis 400
- Gammopathie 738
- benigne 738
- monoklonale 738
- – – unbekannte Signifikanz 738
- Gangstörung 1074
- Alzheimer-Demenz 1074
- Ganzkörperschmerz 870
- Fibromyalgie-Syndrom 870
- generalisierte Tendomyopathie 870
- Garin-Bujadoux-Bannwarth-Syndrom 1033
- Gartenschlauchphänomen 557
- Colitis ulcerosa 557
- Gärungsdyspepsie 27
- Gastrektomie 705, 707
- Eisenmangelanämie 705
- hyperchrome Anämie 707
- gastric banding 925
- Adipositas 925
- Gastrinom(e) 537, 827

- peptisches Ulkus 537
- Ulcus pepticum 537
- Ulkuskrankheit 537
Gastritis 524–526, 633, 707
- akute 525
- – Diät 525
- – Klinik 525
- – Therapie 525
- – Ursachen 525
- atrophische 526, 707
- – hyperchrome Anämie 707
- – Typ A 526
- – Typ B 526
- – Typ C 526
- bakterielle 525
- chemisch-toxisch bedingt 525
- chronisch-atrophische 525
- chronische 525–526
- – Helicobacter-pylori-Infektion 526
- – Therapie 526
- – Ursachen 526
- erosive 525, 633
- – akutes Nierenversagen 633
- – ANV 633
- erosive, hämorrhagische 525
- – Diät 525
- – Klinik 525
- – Therapie 525
- – Ursachen 525
- lymphozytäre 525
- Sydney-Klassifikation 525
Gastroenteritis 22
- Diarrhö 22
Gastroenteropathie 700
- Diabetes mellitus 700
Gastroenterostomie 705
- Eisenmangelanämie 705
Gastrointestinalblutung 511–515, 576–577, 595, 620, 633, 704, 745
- akutes Leberversagen 576–577
- akutes Nierenversagen 633
- ANV 633
- Aspiration 512
- Differenzialdiagnose 512
- Eisenmangelanämie 704
- essenzielle Thrombozythämie 745
- frische 513
- – Sofortmaßnahmen 513
- Lagerung 512
- NSAR-Läsionen 515
- obere 511–515
- – akute 511
- – anhaltende 515
- – Blutgruppenbestimmung 513
- – endoskopische Blutstillung 514
- – Intensivüberwachung 514
- – Klinik 512
- – Notfalldiagnostik 513
- – Notfallendoskopie 514
- – Operationsindikationen 515
- – Säurehemmung 514
- – Sofortmaßnahmen 512–513
- – – bei frischer Blutung 513
- – – im Krankenhaus 512
- – – in der Praxis 512
- – Therapie 512, 515
- – – nach Blutungsstillstand 515
- – Ursachen 512
- – Volumensubstitution 513
- Pankreatitis 620
- spontane bakterielle Peritonitis 595
Gastrointestinale Erkrankungen 35
- Intensivstation 35
Gastrointestinaler Stromatumor 816
Gastrointestinalerkrankungen 28
- Obstipation 28
Gastrointestinalinfektionen 850
- reaktive Arthritis 850
Gastrointestinaltumoren 814, 824
- Lebermetastasen 824
Gastroparese 19, 976
- Diabetes mellitus 976
- Singultus 19
Gastropathie 597–598
- portal-hypertensive 597–598
Gastroplastik 925
- vertikale 925
- – Adipositas 925
Gastroskopie 536
- Magenausgangsstenose 536
- Pylorusstenose 536
Gaumensegellähmung 1031
- Diphtherie 1031
GBM-Autoantikörper 1088
- Referenzbereich 1088
GBS 1071–1072
- akutes 1071
- – Allgemeinmaßnahmen 1071
- – Klinik 1071
- – Liquorbefund 1071
- – Therapie 1071
- – Ursachen 1071
- chronisches 1072
Gedächtnisstörungen 1074
- Alzheimer-Demenz 1074
Gedeihstörung 542
- einheimische Sprue 542
- Zöliakie 542
Gefäßerkrankung 545
- akutes Abdomen 545
Gefäßkrankheiten 416–417, 420
- entzündliche 416
- funktionelle 417
- venöse 420
Gefäßsternchen 586
- Leberzirrhose 586
Gefäßtraining 411
- pAVK 411
Gefäßverschluss 222
- persistierender, Rezidivprophylaxe 222
- rekanalisierter, Rezidivprophylaxe 222
- teilkanalisierter, Rezidivprophylaxe 222
Gehtraining 411
- pAVK 411
Gelenkbeschwerden 981
- Gicht 981
- Hyperurikämie 981
Gelenkblutungen 749
- Hämophilie A 749
- Hämophilie B 749
Gelenkerguss 864–865
- infektiöse Arthritis 864
- rheumatisches Fieber 865
Gelenkerkrankungen 867, 918
- degenerative 918
- – Adipositas 918
- entzündliche 867
Gelenkpunktat 863
- infektiöse Arthritis 863
Gelenkpunktion 847
- chronische Polyarthritis 847
- Kontraindikationen 847
- rheumatoide Arthritis 847
Gelenkschmerzen 192, 837, 874
- chronische Polyarthritis 837
- durch Bisphosphonate 874
- durch INH 192
- durch Isoniazid 192
- rheumatoide Arthritis 837
Gelenkschwellung 864
- infektiöse Arthritis 864
Generika 123
- Bioäquivalenz, Arzneimitteltherapie 123

- therapeutische Äquivalenz 123
Genussmittel 275
- embryo-/fetotoxisches Potenzial 275
GEP-NET 827
GERD 515–520
- Allgemeinmaßnahmen 517
- Antirefluxoperation 519
- Bougierung 520
- Diagnostik 516
- Differenzialdiagnose 517
- Endoskopie 517
- H_2-Rezeptorenblocker 518
- Klinik 516
- Komplikationen 517
- Langzeit-pH-Metrie 517
- Leitsymptome 516
- medikamentöse Therapie 518
- motilitätswirksame Substanzen 518
- mukosaprotektive Substanzen 519
- Operation 519
- Pharmakotherapie 518
- Protonenpumpenhemmer 518
- Rezidivprophylaxe 520
- Säureneutralisation 518
- Säuresuppression 518
- sekundäre 520
- therapeutischer Stufenplan 516
- Therapie 517
- Therapiestrategie 519
Gerinnung, disseminierte intravasale 52, 67, 748, 758–760
- Allgemeinmaßnahmen 759
- Klinik 759
- Laboruntersuchungen 748, 759
- Leitsymptome 759
- Prophylaxe 760
- Schock 67
- Stadien 759
- stadienabhängige Therapie 759
- Therapie 759
- Ursachen 758
- Verbrauchskoagulopathie 67
Gerinnungsfaktorenmangel 752–753
- Substitutionstherapie 752–753
- - Kontrolluntersuchungen 753
Gerinnungsstörungen 576–577, 601, 726, 760–762, 1009

- akutes Leberversagen 576–577
- durch Hämarginat 1009
- hepatische 601
- - Allgemeinmaßnahmen 601
- - Klinik 601
- - Therapie 601
- Inhibitorendefizite 760
- plasmatische 726
- - akute Leukämie 726
- thrombophile 760–762
- - peripartales Management 762
- - Therapie 761
- - und Schwangerschaft 762
Gerinnungssystem 749
- plasmatisches 749
Geröllzysten 868
- Arthrose 868
Gesamt-IgE 479
- Asthma bronchiale 479
Gesamt-Porphyrine 1085
- Urin, Referenzbereich 1085
Gesamtcholesterin 991, 1078
- Referenzbereich 1078
- Zielwert 991
Gesamteiweiß 1082
- Liquor, Referenzbereich 1082
- Serum, Referenzbereich 1082
Geschmacksstörungen 890, 1066
- durch Thyreostatika 890
- Fazialisparese 1066
Gestationsdiabetes 928–930
- Diagnose 929–930
- Screening-Test 929
- Typ 2 929
Gestose 696
- idiopathische 696
Gewichtsabnahme 189
- Tuberkulose 189
Gewichtsreduktion 919
- Nachteile 919
- Vorteile 919
Gewichtsverlust 815, 886
- Ösophaguskarzinom 815
- Schilddrüsenautonomie 886
Gewichtszunahme 251, 253, 876, 938–939
- durch α2-Adrenozeptor-Antagonisten 251
- durch atypische Neuroleptika 253
- durch Glitazone 939
- durch Thiazolidindione 939
- Hypophysenvorderlappeninsuffizienz 876
- unter Sulfonylharnstoffen 938

GFR 1089
- Berechnung 1089
GFR-Abfall 660
- Glomerulonephritis 660
- Poststreptokokken-Glomerulonephritis 660
GH-RH-Belastungstest 876
- Hypophysenvorderlappeninsuffizienz 876
GH-Sekretion 878
- Akromegalie 878
Giardia lamblia 1044
Gicht 155, 451, 980–983, 985–986
- Begleiterkrankungen 983
- chronische 982, 985–986
- - Allopurinol 985
- - Benzbromaron 985
- - Kombinationstherapie 986
- - Therapie 985
- - Urikosurika 985
- Diät 983
- Differenzialdiagnose 982
- interkritisches Stadium 982
- Klinik 981
- Krankheitsstadien 982
- Leitsymptome 981
- nach Diuretika 155
- primäre 981
- Therapie 983
- Therapieziele 983
- und Hypertonie 451
- Uratlithiasis 983
- Ursachen 980
Gichtanfall 982, 984–985, 1002
- akuter 982, 984
- - Therapie 984
- Colchicin 984
- durch Nikotinsäure(derivate) 1002
- Glukokortikoide 985
- nichtsteroidale Antirheumatika 984
Gichtarthritis 981
Gichttophi 981
Giftaufnahme 103
- gastrointestinale 103
- - primäre Detoxikation 103
- inhalative 103
- konjunktivale 103
- perkutane 103
Giftelimination 83, 647
- Nierenersatzverfahren 647
- Vergiftungen 83
Giftinformationszentralen 99–100
Gingivahypertrophie 142
- durch Ciclosporin 142

GIST 816
Glaukom 135, 150, 974
- diabetisches 974
- Diuretika 150
- durch Glukokortikoide 135
GLDH 1077
- Referenzbereich 1077
Gleason-Score 807
- Prostatakarzinom 807
Gliadin-IgA-Antikörper 1088
- gegen Inselzellantigen 1088
- - Referenzbereich 1088
Gliadin-IgG-Antikörper 1088
- gegen Inselzellantigen 1088
- - Referenzbereich 1088
Gliaödem 599
- hepatische Enzephalopathie 599
Gliederschmerzen 874, 895, 1022, 1024, 1034, 1036
- Brucellose 1024
- durch Bisphosphonate 874
- Grippe 1034
- HIV-Infektion 1036
- Influenza 1034
- Leptospirose 1022
- subakute Thyreoiditis 895
GLOA (ganglionäre lokale Opioidanalgesie) 14
- Schmerztherapie 14
Globalinsuffizienz 461–462, 475
- Lungenemphysem 475
- respiratorische 462
α$_1$-Globuline 1082
- Referenzbereich 1082
α$_2$-Globuline 1082
- Referenzbereich 1082
β-Globuline 1082
- Referenzbereich 1082
γ-Globuline 1082
- Referenzbereich 1082
Glomektomie 484
- Asthma bronchiale 484
Glomeruläre Filtrationsrate 1089
- Berechnung 1089
Glomerulonephritis 438, 570, 655, 658–667, 669, 671–679, 684, 688, 860–861
- akute 660, 688
- - Streptokokkeninfektionen 660
- Allgemeinmaßnahmen 661
- Bettruhe 661
- chronische 438, 665–667, 684
- - Allgemeinmaßnahmen 666
- - arterielle Hypertonie 665
- - Diät 666

- - Differenzialdiagnose 666
- - Eiweißrestriktion 666
- - Flüssigkeitszufuhr 666
- - Hypertonie 438
- - Klinik 665
- - medikamentöse Therapie 667
- - NaCl-Zufuhr 666
- - Pharmakotherapie 667
- - Therapie 666
- - Ursachen 665
- diabetische 667
- - Progressionshemmung 667
- Diät 661
- Differenzialdiagnose 660
- diffus-membranoproliferative 678
- - Purpura Schoenlein-Henoch 678
- diffus-proliferative 676
- - Lupus erythematodes disseminatus 676
- Eiweißrestriktion 661
- Ernährung 661
- Flüssigkeitsrestriktion 661
- Flüssigkeitszufuhr 661
- fokal-segmental-sklerosierende 671–672
- - Kortikoide 672
- - Kortikosteroide 672
- - 672
- Herdsanierung 662
- Histologie 659
- - und klinischer Verlauf 659
- Hyperkaliämie 661
- idiopathische membranöse 672–673
- - Steroid-Chlorambucil-Schema 673
- - Therapie 673
- Kaliumzufuhr 661
- Klinik 660
- klinischer Verlauf 659
- - und Histologie 659
- klinischer Verlauf und Histologie 659
- Kochsalzrestriktion 661
- Leitsymptome 660
- medikamentöse Therapie 661
- membranoproliferative 570, 673–674
- - Hepatitis C 570
- - idiopathische 674
- - sekundäre Formen 673
- membranöse 570, 677
- - Hepatitis B 570
- - Lupus erythematodes disseminatus 677

- Mikroskopische Polyangiitis 861
- nach Infektionen 660
- nephrotisches Syndrom 669
- Nierenbiopsie 659
- Nomenklatur 659
- - pathologisch-anatomische 659
- oligosymptomatische 665
- Pathogenese 658
- Pharmakotherapie 661
- Prophylaxe 661
- rasch progrediente 655, 662–665
- - ANCA-positive 655
- - - Plasmaseparation 655
- - Antibasalmembran-Antikörper-positive 655
- - - Plasmaseparation 655
- - Auslöser 662
- - Differenzialdiagnose 664
- - immunkomplexbedingte 663–664
- - - Therapie 664
- - Immunpathogenese 663
- - Klassifikation 663
- - - immunpathogenetische 663
- - ohne Immundepots 663–665
- - - Steroidstoßtherapie 665
- - - Therapie 664
- - Systemerkrankungen 675
- - systemische Vaskulitis 675
- Therapie 661
- Ursachen 658
- Wegener-Granulomatose 679, 860
Glomerulosklerose 637, 972
- diabetische 637
- - chronische Niereninsuffizienz 637
- hypertoniebedingte 972
- - diabetische Nephropathie 972
Glossitis 705
- Eisenmangel 705
Glukagenom 827
- Karzinoidsyndrom 827
Glukagonmangel 977
- Hypoglykämie 977
Glukose-6-Phosphatdehydrogenase-Mangel 710
- hämolytische Anämie 710
- Therapie 710
Glukoseintoleranz 990
- endogene Hypertriglyzeridämie 990

- kombinierte Hyperlipidämie 990
Glukosemangel 978
- zerebraler 978
- - Hypoglykämie 978
Glukosetoleranz 877, 929, 983, 1002
- gestörte 877, 929
- - Akromegalie 877
- pathologische 983
- - Gicht 983
- - Hyperurikämie 983
- Störungen 1002
- - durch Nikotinsäure(derivate) 1002
Glukosurie 977
- kongenitale renale 977
- - Hypoglykämie 977
Glutamatdehydrogenase 1077
- Referenzbereich 1077
Glutaminsäure-Decarboxylase-Antikörper 1087
- Referenzbereich 1087
γ-Glutamyl-Transferase 1077
- Referenzbereich 1077
Glykämischer Index 920
- niedriger 920
- - Adipositas 920
Glykogen-Speicherkrankheiten 977
- Hypoglykämie 977
Glykogensynthetase-Mangel 977
- Hypoglykämie 977
Glykolyse 970
- anaerobe 970
Glykoprotein, α$_1$-saures 1082
- Referenzbereich 1082
GN 658–667, 671–679
- akute 660
- - Streptokokkeninfektionen 660
- Allgemeinmaßnahmen 661
- Bettruhe 661
- chronische 665–667
- - Allgemeinmaßnahmen 666
- - arterielle Hypertonie 665
- - Diät 666
- - Differenzialdiagnose 666
- - Eiweißrestriktion 666
- - Flüssigkeitszufuhr 666
- - Klinik 665
- - medikamentöse Therapie 667
- - NaCl-Zufuhr 666
- - Pharmakotherapie 667
- - Therapie 666
- - Ursachen 665
- diabetische 667
- - Progressionshemmung 667
- Diät 661
- Differenzialdiagnose 660
- diffus-membranoproliferative 678
- - Purpura Schoenlein-Henoch 678
- diffus-proliferative 676
- - Lupus erythematodes disseminatus 676
- Eiweißrestriktion 661
- Ernährung 661
- Flüssigkeitsrestriktion 661
- Flüssigkeitszufuhr 661
- fokal-segmental-proliferative 679
- - Wegener-Granulomatose 679
- fokal-segmental-sklerosierende 671–672, 677
- - Kortikoide 672
- - Kortikosteroide 672
- - Lupus erythematodes disseminatus 677
- - 672
- Histologie 659
- - und klinischer Verlauf 659
- Hyperkaliämie 661
- idiopathische membranöse 672–673
- - Steroid-Chlorambucil-Schema 673
- - Therapie 673
- Kaliumzufuhr 661
- Klinik 660
- klinischer Verlauf 659
- - und Histologie 659
- klinischer Verlauf und Histologie 659
- Kochsalzrestriktion 661
- Leitsymptome 660
- medikamentöse Therapie 661
- membranoproliferative 673–674
- - idiopathische 674
- - sekundäre Formen 673
- - membranöse 672
- - Lupus erythematodes disseminatus 677
- nach Infektionen 660
- Nierenbiopsie 659
- Nomenklatur 659
- - pathologisch-anatomische 659
- oligosymptomatische 665
- Pathogenese 658
- Pharmakotherapie 661
- Prophylaxe 661
- rasch progrediente 662–664
- - Auslöser 662
- - Differenzialdiagnose 664
- - immunkomplexbedingte 663–664
- - - Therapie 664
- - Immunpathogenese 663
- - Klassifikation 663
- - - immunpathogenetische 663
- - ohne Immundepots 663–664
- - - Therapie 664
- Systemerkrankungen 675
- systemische Vaskulitis 675
- Therapie 661
- Ursachen 658
- Wegener-Granulomatose 679
Gonokokkenarthritis 1021
Gonokokkenendokarditis 1021
Gonokokkeninfektion 863
- infektiöse Arthritis 863
Gonokokkenstämme 1022
- Chinolon-resistente 1022
- Makrolid-resistente 1022
- Penicillin-G-resistente 1022
- Tetrazyklin-resistente 1022
Gonorrhö 1021–1022
- Abstrich 1021
- aszendierte 1022
- Differenzialdiagnose 1021
- disseminierte 1022
- Klinik 1021
- - Frau 1021
- - Mann 1021
- komplizierte 1022
- medikamentöse Therapie 1022
- Pharmakotherapie 1022
- Serologie 1021
- Therapie 1021–1022
- - Erfolgskontrolle 1022
Goodpasture-Syndrom 508, 655, 663–664, 676
- Differenzialdiagnose 663
- fibrosierende Alveolitis 508
- Plasmapherese 664
- Plasmaseparation 655, 664
- Therapie 664
- Vaskulitis 676
GOT 1077
- Referenzbereich 1077
GPT 1077
- Referenzbereich 1077
Graft-versus-Host-Krankheit 89
- transfusionsassoziierte 89
Grand-mal-Anfall 1059, 1070
- Alkoholentzugsdelir 1070

- Klinik 1059
- Therapie 1059
- Ursachen 1059
Grand-mal-Epilepsien 4
- temperatursenkende Maßnahmen 4
Granulomatose 861–862
- allergische 861–862
- – ANCA 861
- – Eosinophilie 861
- – Therapie 862
Granulomatose, chronische 207
- γ-Interferon 207
Granulozytenelastase 616
- Pankreatitis 616
Granulozytopenie 155, 708, 714, 716–717, 798, 843
- arzneimittelallergische 716
- durch Goldsalze 843
- Folsäuremangel 708
- hämatopoetische Wachstumsfaktoren 717
- Infektionsrisiko 717
- Klinik 716
- kongenitale 714
- nach Diuretika 155
- Therapie 716
- Tumorerkrankungen 798
- Ursachen 716
- Vitamin-B_{12}-Mangel 708
- zyklische 717
Grippaler Infekt 1023, 1034
- Listeriose 1023
Grippe 1034, 1042
- Diagnose 1034
- Differenzialdiagnose 1034
- Fehldiagnose 1042
- Infektionsprophylaxe 1034
- Klinik 1034
- Komplikationen 1034
- Leitsymptome 1034
- medikamentöse Therapie 1034
- Pharmakotherapie 1034
- Therapie 1034
- Ursachen 1034
Grippeimpfung 1035
- Kontraindikationen 1035
γ-GT 791, 1077
- Referenzbereich 1077
- Tumormarker 791
GTM 870
- Therapie 870
Guedel-Tubus 50
Guillain-Barré-Syndrom 655, 1071–1072
- akutes 1071

- – Allgemeinmaßnahmen 1071
- – Klinik 1071
- – Liquorbefund 1071
- – Therapie 1071
- – Ursachen 1071
- chronisches 1072
- Plasmaseparation 655
Gummen 1019
- Lues 1019
- Syphilis 1019
Gummibandligatur nach Barron 567
- Hämorrhoiden 567
Gynäkomastie 157, 193, 253, 341, 346, 586, 879
- durch Digitalisglykoside 341
- durch INH 193
- durch Isoniazid 193
- durch Neuroleptika 253
- durch Spironolacton 346
- Hyperprolaktinämie 879
- Leberzirrhose 586
- nach Spironolacton 157

H

Haarausfall 143, 214, 216, 224, 238, 581, 897, 984
- durch Albendazol 216
- durch Colchicin 984
- durch Heparine 224
- durch Leflunomid 143
- durch Proguanil 214
- durch Vitamin-K-Antagonisten 238
- Hypothyreose 897
- α-Interferon 581
Haarzell-Leukämie 207, 738
- α-Interferon 738
- γ-Interferon 207
- Klinik 738
- Splenektomie 738
- Therapie 738
Haemoccult® 512
- Gastrointestinalblutung 512
Haemoccult-Test® 29
Haemophilus-influenzae-Meningitis 1018
Hageman-Faktor-Mangel 750
Hakenwurm 215
- Mebendazol 215
- Pyrantel 215
Hakenwurminfektion 704
- Eisenmangelanämie 704
Hakenwurmkrankheit 1050
- Diagnostik 1050
- Klinik 1050
- Therapie 1050

Halluzination(en) 203, 214, 1043, 1068–1070
- Alkoholentzugsdelir 1070
- durch Aciclovir 203
- durch L-Dopa 1068
- durch Mefloquin 214, 1043
- durch Valaciclovir 203
- Parkinson-Syndrom 1069
Halsschmerzen 1035, 1043
- infektiöse Mononukleose 1035
- Toxoplasmose 1043
Halsvenenstauung 283, 320, 333, 485
- Cor pulmonale 485
- Herzbeuteltamponade 320
- Herzinsuffizienz 333
- Hyponatriämie 283
Hämangiome 606
- Leber 606
Hämatemesis 512, 535, 596, 620
- Gastrointestinalblutung 512
- Ösophagusvarizenblutung 596
- Pankreatitis 620
- portale Hypertension 596
- Ulkusblutung 535
Hämatochezie 512, 564–565, 596
- Blutungsquellen 564
- Diagnostik 564
- Gastrointestinalblutung 512
- Koloskopie 564
- Ösophagogastroduodenoskopie 564
- Ösophagusvarizenblutung 596
- Rektoskopie 564
- schwere 564
- Sedierung 565
- Sofortmaßnahmen 564–565
- – im Krankenhaus 565
- – in der Praxis 564
- Therapie 564
Hämatokrit 283, 1080
- Hyponatriämie 283
- Referenzbereich 1080
Hämatokritabfall 939
- durch Glitazone 939
- durch Thiazolidindione 939
Hämatologische Toxizität 140
- Mycophenolatmofetil 140
Hämatom 763
- perikardiales 763
- – Lupusantikoagulans 763
Hämatomneigung 601
- hepatische Gerinnungsstörungen 601

Sachverzeichnis

Hämatopneumothorax 503
Hämatopoese 726
- akute Leukämie 726
Hämatopoesestörungen 141
- durch Cyclophosphamid 141
Hämatothorax 504
Hämatotoxizität 143
- Leflunomid 143
Hämaturie 601, 659–660, 663–664, 667–668, 678, 688, 982
- akute Glomerulonephritis 660
- asymptomatische 667–668
- - Diagnostik 668
- - Differenzialdiagnose 668
- - Klinik 667
- - Leitsymptome 667
- - Sonographie 668
- - Therapie 668
- - Ursachen 667
- glomeruläre 667–668
- - Differenzialdiagnose 668
- Glomerulonephritis 664
- - rasch progrediente 664
- Goodpasture-Syndrom 663
- Harnsäurenephropathie 982
- hepatische Gerinnungsstörungen 601
- interstitielle Nephritis 688
- Polyarteriitis nodosa 678
- RPGN 664
- Ursachen 668
Hämochromatose 400, 591, 867
- Aderlass 591
- Arthritis 867
- Deferasirox 591
- Deferoxamin 591
- Diät 591
- Kardiomyopathie 400
- medikamentöse Therapie 591
- Pharmakotherapie 591
- Therapie 591
Hämochromatosegen 1090
Hämodialyse 84, 105, 107, 632, 639, 645–646, 971, 1008
- akutes Nierenversagen 632
- Alkoholintoxikation 107
- chronische Niereninsuffizienz 645
- Dyslipoproteinämie 1008
- Eiweißzufuhr 639
- Indikationen 646
- Laktatazidose 971
- sequenzielle 646
- Vergiftungen 84, 105
Hämodilution 413
- isovolämische 413
- - pAVK 413
Hämofiltration 105, 646

- Indikationen 646
- Vergiftungen 105
Hämoglobin 283, 1080
- Hyponatriämie 283
- Referenzbereich 1080
Hämoglobingehalt 1080
- des Erythrozyten 1080
- - Referenzbereich 1080
Hämoglobinkonzentration 1080
- des Erythrozyten 1080
- - Referenzbereich 1080
Hämoglobinkonzentration der Retikulozyten, mittlere 1080
- Referenzbereich 1080
Hämoglobinopathie 706, 867
- Arthritis 867
- hypochrome Anämie 706
Hämoglobinurie 629, 711, 714
- akutes Nierenversagen 629
- paroxysmale, nächtliche 711, 714
- - aplastische Anämie 714
- - aplastisches Syndrom 714
- - Knochenmarktransplantation 711
- - Panmyelopathie 714
Hämokonzentration 907
- Addison-Krise 907
- akute Nebennierenrindeninsuffizienz 907
Hämolyse 145, 206, 681, 709–713
- durch intravenöse Immunglobuline 145
- durch Ribavirin 206
- hämolytisch-urämisches Syndrom 681
- intramedulläre 709–710
- - Thalassämie 710
- intravasale 709
- Kälteagglutinintiter 712
- Kälteantikörper 712
- kompensierte 709
- Laborwerte 709
- mechanische 713
- medikamenteninduzierte 713
- periphere 709
- Wärmeantikörper 711
- Zeichen 709
Hämolytisch-urämisches Syndrom 655, 680–681, 713, 719, 1028–1029
- Hämolyse 713
- Klinik 1029
- Plasmaseparation 655
- Shiga-Toxin-assoziiertes 1029
- - Differenzialdiagnose 1029

- - Therapie 1029
- Therapie 681
- Ursachen 1028
Hämoperfusion 84, 105, 646
- Vergiftungen 84, 105
Hämoperikard 319, 402
- Herzbeuteltamponade 319
- Perikarditis 402
Hämophilie A 748–750, 754, 756
- Faktor-VIIIC-Initialdosen 754
- Laboruntersuchungen 748
- Therapie 754, 756
Hämophilie B 748–750, 755
- Laboruntersuchungen 748
- Therapie 755
Hämoptoe 388, 492, 663, 678
- Differenzialdiagnose 492
- Goodpasture-Syndrom 663
- Mitralstenose 388
- Purpura Schoenlein-Henoch 678
- Ursachen 492
Hämoptysen 810
- nicht-kleinzelliges Bronchialkarzinom 810
Hämorrhagien 745
- essenzielle Thrombozythämie 745
Hämorrhagische Diathese 542, 637, 747–749, 752–754
- chronische Niereninsuffizienz 637
- einheimische Sprue 542
- Faktor-VIII-Stimulation 753
- Klinik 749
- Laboruntersuchungen 748–749
- Leitsymptome 749
- Operationen 754
- Therapie 752
- Ursachen 747
- vaskuläre 748
- - Laboruntersuchungen 748
- vWF-Stimulation 753
- Zöliakie 542
Hämorrhoidektomie 568
Hämorrhoiden 565–567
- Allgemeinmaßnahmen 566
- Analtampon 567
- äußere 566
- Bensaude-Methode 567
- Blond-Methode 567
- Differenzialdiagnose 566
- Gummibandligatur nach Barron 567

– Infrarotkoagulation nach Neiger 567
– Klinik 565
– Milligan-Morgan-Operation 567
– Sklerosierung 567
– Stuhlregulierung 566
– Therapie 566
Hämosiderose 710
– Thalassämie 710
Hämostase 747, 749
– primäre 749
Hämostasestörungen 241, 749, 751, 754–756
– fibrinolyseinduzierte 241
– Klassifizierung 749
– plasmatisch bedingte 749, 754–755
– – Therapie 754–755
– Prophylaxe 754
– thrombozytär bedingte 751
– – Leitsymptome 751
– thrombozytäre 756
– – Therapie 756
– vaskuläre 751, 756
– – Therapie 756
Hämsynthesestörungen 706
– hypochrome Anämie 706
Hancock-Prothese 390
– Aortenstenose 390
Hand-Fuß-Syndrom 822
– Capecitabin 822
– – Toxizität 822
Hantavirus-Pneumonie 206
– Ribavirin 206
Häojuvelin-Gen 591
– Hämochromatose 591
Haptoglobin 1082
– Referenzbereich 1082
Harnalkalisierung 983, 987
– Gicht 983
– Hyperurikämie 983, 987
Harnblasenkatheter 44
– Harnwegsinfektion 44
Harnblasenpunktion 683
– Harnwegsinfektion 683
Harninkontinenz 1067
– Parkinson-Syndrom 1067
Harnsäure 692, 981, 1078
– Hyperurikämie 981
– Referenzbereich 1078
– Tagesausscheidung 692
– Tagesausscheidung, obere Normalwerte 692
Harnsäureausscheidung 981
– verminderte 981
– – Hyperurikämie 981
Harnsäurebildung 981

– vermehrte 981
– – Hyperurikämie 981
Harnsäurenephropathie 727, 982, 987
– akute 982, 987
– – Hyperurikämie 987
– – Therapie 987
– akute Leukämie 727
– chronische 982, 987
– – Therapie 987
– Prophylaxe 987
– Therapie 987
– Tumorlysesyndrom 982
Harnsäuresteine 155, 690, 695
– nach Diuretika 155
Harnstoff 1079
– Referenzbereich 1079
Harnstoff-N 1079
– Serum 1079
– – Referenzbereich 1079
Harnverhalt 250–251, 1068
– durch Anticholinergika 1068
– durch nichtselektive Monoamin-Rückaufnahmeinhibitoren 250
– durch Reboxetin 251
Harnwegsinfektionen 44, 168, 681–687, 702
– Allgemeinmaßnahmen 684
– Alter 682
– autosomal-rezessive polyzystische Nierenerkrankung 702
– Behandlungsziele 684
– Diagnostik 682
– Differenzialdiagnose 683
– Erreger 682
– Erregernachweis 168
– Erwachsenenalter 682
– Harnblasenkatheter 44
– Harnblasenpunktion 683
– i.v. Urogramm 683
– Katheterisierung 683
– Keimnachweis 683
– Kinder 682
– Klinik 682
– Leukozyturie 683
– Miktionszystourethrogramm 682
– Mittelstrahlurin 683
– obere 682
– Parenchymbeteiligung 685
– rezidivierende 686–687
– Spasmolytika 684
– Therapie 684
– unkomplizierte 684
– untere 682
– Urethrozystoskopie 682
– Zellausscheidung 683

Hartmetall-Lunge 508
– fibrosierende Alveolitis 508
Hashimoto-Thyreoiditis 895
Hashitoxikose 895
Hausallergene 480
– Asthma bronchiale 480
Hautatrophie 135
– durch Glukokortikoide 135
Hautausschlag 203, 211–212
– durch Aciclovir 203
– durch Caspofungin 212
– durch Posaconazol 211
– durch Valaciclovir 203
Hautblässe 405
– komplettes Ischämiesyndrom 405
Hautblutungen 749, 757, 759
– disseminierte intravasale Gerinnung 759
– flächenhafte 749, 757
– – hyperfibrinolytische Syndrome 757
– – Koagulopathien 749
– – plasmatisch bedingte Hämostasestörungen 749
– Verbrauchskoagulopathie 759
Hautdiphtherie 1030
Hautemphysem 504
– Pneumothorax 504
Hautexantheme 985
– durch Allopurinol 985
Hautmetastasen 1014
– septische 1014
Hautpigmentierungen 906, 1002
– durch Nikotinsäure(derivate) 1002
– Morbus Addison 906
– primäre Nebennierenrindeninsuffizienz 906
Hautreaktionen 193
– allergische 193
– – durch EMB 193
– – durch Ethambutol 193
– – durch INH 193
– – durch Isoniazid 193
– – durch Pyrazinamid 193
– – durch PZA 193
– – durch Rifampicin 193
– – durch RMP 193
– – durch SM 193
– – durch Streptomycin 193
Hautrötung 379
– durch Nitrate 379
Hautturgor 284
– Hyponatriämie 284
HAV 569
Hb 1080
– Referenzbereich 1080

Sachverzeichnis

HbA$_{1c}$ 974, 1079
– diabetische Retinopathie 974
– Referenzbereich 1079
α-HBDH 1077
– Referenzbereich 1077
HBsAg-Träger 573
– Anti-HBeAg-positive 573
– HBeAg-positive 573
HBV 570
HBV-Infektion 91
– Transfusion 91
HBV-Marker 580
– chronische Hepatitis 580
HBV-Mutanten 582
– chronische Hepatitis B 582
HCG 791, 1084
– Cut-off-Wert 1084
– Tumormarker 791
HCV 570
HCV-RNS 580
– chronische Hepatitis 580
HD 646
– sequenzielle 646
HDL-Cholesterin 987–989, 991, 995, 1006–1007, 1078
– Alkohol 995
– Arteriosklerose 988
– erniedrigtes 989, 1006–1007
– – Therapie 1006
– – Ursachen 989, 1007
– koronare Herzkrankheit 995
– körperliche Bewegung 995
– Referenzbereich 1078
– Zielwert 991
– Zielwerte 991
HDL/LDL-Ratio 1078
– Referenzbereich 1078
HDV 570
headache recurrence 1063
Heberden-Arthrose 868
Heißhunger 978
– Hypoglykämie 978
Helicobacter-pylori-Eradikation 531
– peptisches Ulkus 531
– Ulcus pepticum 531
– Ulkuskrankheit 531
Helicobacter-pylori-Infektion(en) 525–526, 529–531
– akute Gastritis 525
– chronische Gastritis 526
– Eradikationstherapie 530
– erosive hämorrhagische Gastritis 525
– peptisches Ulkus 529
– Rezidiv 531
– Ulcus pepticum 529
– Ulkuskrankheit 529

Heller-Myotomie 522
– Achalasie 522
HELP 1003
Hemianopsie 1055, 1061
– ischämischer Insult 1055
– Migräneanfall 1061
Hemihypästhesie 1054–1055
– ischämischer Insult 1055
– TIA 1054
– transiente ischämische Attacke 1054
Hemiparese 1054–1055
– brachiofaziale 1054
– – TIA 1054
– – transiente ischämische Attacke 1054
– ischämischer Insult 1055
Hemmkörperhämophilie A 755
– Therapie 755
Hemmkörperkoagulopathie 756
Henderson-Hasselbalch-Gleichung 296–297
Heparin-AT-Komplex 223
Heparin-induzierte Thrombozytopenie Typ II 423
Hepareineffekt 748
– Laboruntersuchungen 748
Heparineinsatz 220
Hepatitis 193, 206, 550, 569–573, 579–580, 584, 587, 592, 605, 859, 999, 1035, 1042
– akute 570, 572
– – protrahiert verlaufende 570
– – Schwangerschaft 572
– Allgemeinmaßnahmen 571
– anikterische 570
– autoimmune 579–580, 584, 587
– – Antikörper 579
– – Glukokortikoide 587
– – Therapie 584
– Bettruhe 571
– cholestatische 570
– chronische 206, 579–580, 592, 605
– – Allgemeinmaßnahmen 580
– – Autoimmunphänomene 579
– – Differenzialdiagnose 580
– – Hepatitis-B-Virus-induzierte 580
– – Hepatitis-C-Virus-induzierte 580
– – Klinik 580
– – kryptogene 579
– – medikamenteninduzierte 580
– – Morbus Wilson 592

– – Telbivudin 206
– – Therapie 580
– – toxische Leberschäden 605
– – Ursachen 579
– Crohn-Krankheit 550
– Diagnostik 571
– Diät 571
– durch Ezetimib 999
– durch INH 193
– durch Isoniazid 193
– durch Protionamid 193
– durch PTH 193
– durch Pyrazinamid 193
– durch PZA 193
– durch Rifampicin 193
– durch RMP 193
– extrahepatische Manifestationen 570
– Fehldiagnose 1042
– fulminante 570
– granulomatöse Kolitis 550
– Ileitis terminalis 550
– Infektionsprophylaxe 573
– infektiöse Mononukleose 1035
– Klinik 570
– Laborbefunde 570
– Leitsymptome 570
– Manifestationsstadium 570
– medikamentöse Therapie 572
– Morbus Crohn 550
– Nachbehandlung 572
– Organmanifestationen 571
– Panarteriitis nodosa 859
– Patientenisolierung 571
– Pharmakotherapie 572
– Prodromalstadium 570
– regionale Enterokolitis 550
– Serologie 571
– subakute 570
– Therapie 572
– toxische Leberschäden 605
– Ursachen 569
Hepatitis A 571–574
– aktive Immunprophylaxe 573
– Infektiosität 571
– Nachbehandlung 572
– passive Immunprophylaxe 574
– Serologie 571
Hepatitis-A-Virus 569
Hepatitis B 205, 207, 571–575, 579, 581–582, 606, 673, 826
– aktive Immunprophylaxe 574
– chronische 207, 579, 581–582
– – hochreplikative, immunaktive 579

- – hochreplikative, immuntolerante 579
- – α-Interferon 581
- – γ-Interferon 207
- – medikamentöse Therapie 581
- – niedrigreplikative 579
- – Nukleosid-Analoga 582
- – Nukleotid-Analoga 582
- – Pharmakotherapie 581
- – Serokonversion 581
- Entecavir 205
- Infektionsrisiko 572
- Lebertumoren 826
- Leberzellkarzinom 606
- membranoproliferative Glomerulonephritis 673
- Nachbehandlung 573
- passive Immunprophylaxe 575
- PCR 571
- Polymerasekettenreaktion 571
- Serokonversion 571, 582
- Serologie 571
- Virämie 571
- Virusmutanten 579
Hepatitis-B-Virus 570
Hepatitis C 206–207, 571–573, 575, 579, 583, 606, 673, 1009
- chronische 206–207, 579, 583
- – α-Interferon 583
- – γ-Interferon 207
- – medikamentöse Therapie 583
- – Nukleosid-Analoga 583
- – PEG-Interferone 583
- – Pharmakotherapie 583
- – Ribavirin 206
- Expositionsprohylaxe 575
- Infektionsrisiko 572
- α-Interferon 572
- Leberzellkarzinom 606
- membranoproliferative Glomerulonephritis 673
- Nachbehandlung 573
- PCR 571
- Polymerasekettenreaktion 571
- Porphyria cutanea tarda 1009
- Prophylaxe 575
- Serologie 571
Hepatitis-C-Virus 570
Hepatitis D 571, 573, 579, 584
- chronische 579, 584
- – α-Interferon 584
- – medikamentöse Therapie 584

- – Pharmakotherapie 584
- Nachbehandlung 573
- Serologie 571
Hepatitis-D-Virus 570
Hepatitis E 571–572
- Nachbehandlung 572
- Serologie 571
Hepatitis-E-Virus 570
Hepatomegalie 485, 604
- Alkoholhepatitis 604
- Cor pulmonale 485
Hepatorenales Syndrom 602–603, 634–635
- Aszitespunktion 603
- Auslöser 602
- Dialyse 603
- Hypovolämie 603
- Klinik 602
- Lebertransplantation 602, 634
- Natriumausscheidung 603
- prärenales Nierenversagen 603
- Prognose 602
- Therapie 603, 635
- TIPS 603
- Ursachen 602
Hepatosen 154
- cholestatische 154
- – durch Thiazide 154
Hepatosplenomegalie 741, 990
- Chylomikronämiesyndrom 990
- endogene Hypertriglyzeridämie 990
- Makroglobulinämie 741
- Morbus Waldenström 741
Hepatotoxine 576, 604
- toxische Leberschäden 604
Hepatotoxizität 139, 142–143, 193, 572, 985, 1002
- Allopurinol 985
- Ciclosporin 142
- durch Nikotinsäure(derivate) 1002
- Leflunomid 143
- Methotrexat 139
- Rifampicin 193
- RMP 193
Hepatozelluläres Karzinom 826, 830, 1010
- AFP 826
- Hyperkalzämie 830
- Nachsorge 826
- Porphyria cutanea tarda 1010
Hepcidin 707
Hepcidin-Gen 591
- Hämochromatose 591
Hernie 28

- Obstipation 28
Herpes-Enzephalitis 203
- Aciclovir 203
Herpes-genitalis-Infektion 203
- Aciclovir 203
- Valaciclovir 203
Herpes-simplex-Infektionen 204–205, 578, 1037
- AIDS 1037
- – Therapie 1037
- akutes Leberversagen 578
- Brivudin 204
- Famciclovir 205
Herpesvirus-Infektion 205
- Foscarnet 205
Herpesvirusösophagitis 523
Herpes-zoster-Infektion 204–205, 207, 1037
- AIDS 1037
- – Therapie 1037
- Brivudin 204
- Famciclovir 205
- generalisierte 207
Herxheimer-Reaktion 757
Herz 350
- Erregungsleitung 350
- Reizbildung 350
Herzattacke 828
- Karzinoidsyndrom 828
Herzbeschwerden 527
- funktionelle 527
- – Colon irritabile 527
- – funktionelle Dyspepsie 527
- – irritable bowel syndrome 527
- – Reizdarmsyndrom 527
Herzbeutelentzündung 401–402
- chylöse 402
- idiopathische 402
- Klinik 402
- konstriktive 402
- urämische 402
- Ursachen 401
Herzbeuteltamponade 319–320, 402
- diagnostische Hinweise 320
- EKG-Veränderungen 320
- Klinik 320
- Perikardiozentese 320
- Perikarditis 402
- Perikardpunktion 320
- Röntgenbefund 320
- Symptome 320
- Therapie 320
- Ursachen 319
- Verlauf 319
Herzdämpfung 320
- vergrößerte 320

Sachverzeichnis

– – Herzbeuteltamponade 320
Herzfrequenz 48
Herzfrequenzanstieg 380
– durch Kalziumantagonisten 380
Herzfrequenzerhöhung 922
– durch Sibutramin 922
Herzfrequenzsteigerung 922
– durch Sympathomimetika 922
Herzindex 66, 77
– hämorrhagischer Schock 77
– Schock 66
Herzinfarkt 308, 321–332, 543, 545, 745, 859, 918, 982
– Adipositas 918
– AHB 331
– akutes Abdomen 543, 545
– Allgemeinmaßnahmen 327
– Anschlussheilbehandlung 331
– Antiarrhythmika 332
– Antikoagulanzien 331
– Antikoagulanzientherapie 328
– Arrhythmie 323
– – mit elektrischer Instabilität 323
– – mit Herzinsuffizienz 323
– – mit potenzieller elektrischer Instabilität 323
– Arrhythmiebehandlung 329
– arterielle Embolie 323
– AV-Block 330
– Bradykardie 325
– Differenzialdiagnose 324
– EKG-Veränderungen 324
– essenzielle Thrombozythämie 745
– Extrasystolie 325
– Fibrinolyse 327–328
– Fibrinolysetherapie 326
– Harnsäurenephropathie 982
– Herzinsuffizienz 322, 325, 327, 330
– Herzrhythmusstörungen 322–323, 325
– Herzruptur 322
– Kammerflimmern 308
– – Defibrillation 308
– Klinik 322
– Komplikationen 321–322, 329
– Langzeitbehandlung 331
– – medikamentöse 331
– Leitbefunde 323
– Leitsymptome 323
– Lungenembolie 323
– Lungenödem 325
– Mobilisation 327–329
– Myokardprotektion 325
– Nachbehandlung 329
– Notfalltherapie 324
– – außerhalb des Krankenhauses 324
– NSTEMI 321
– Panarteriitis nodosa 859
– Prodromalsymptome 322
– reaktive Leukozytose 324
– rechter Ventrikel 323
– Reperfusionstherapie 326
– Risikofaktoren 322
– Sauerstofftherapie 326
– Schmerztherapie 324, 326
– Schock 322, 330
– Sedierung 324, 326
– Sekundärkomplikationen 323
– STEMI 321
– Therapie 324, 326
– – im Krankenhaus 326
– Thrombozytenfunktionshemmer 331
– Überwachung 328
– venöser Zugang 324
– ventrikuläre Extrasystolen 330
– Vorhofflattern 330
– Vorhofflimmern 325, 330
– Weiterbehandlung nach Krankenhausentlassung 331
– zerebraler Insult 323
Herzinsuffizienz 4, 14, 150, 322, 325, 327, 330, 332–339, 343–346, 364, 366, 368–369, 373, 383, 388–391, 401, 451, 631, 637, 640, 899, 939
– ACE-Hemmer/-Inhibitoren 337
– – Kontraindikationen 337
– akute 336–337, 345
– – ACE-Hemmer/-Inhibitoren 337
– – Diuretika 345
– – Nitrate 337
– – Nitroglyzerin 337
– – praktisches Vorgehen 337
– – Vasodilatanzien 336
– akutes Nierenversagen 631
– Allgemeinmaßnahmen 334
– Angina pectoris 383
– Antikaliuretika 345
– Aortenklappeninsuffizienz 391
– Aortenstenose 390
– AT_1-Rezeptor-Antagonisten 338
– – Kontraindikationen 338
– Auslösemechanismen 333
– AV-Block 369
– Bettruhe 334
– chronische 150, 336–339, 343–344
– – ACE-Hemmer/-Inhibitoren 338
– – β-Blocker 343
– – Diuretika(therapie) 150, 343–344
– – Kalziumantagonisten 339
– – Nitrate 339
– – Phosphodiesterasehemmer 339
– – praktisches Vorgehen 337
– – β-Rezeptorenblocker 343
– – β2-Sympathomimetika 339
– – Vasodilatanzien 336
– chronische Niereninsuffizienz 637, 640
– Dauerbehandlung 345
– – Diuretika 345
– Dekompensation 333
– Diagnostik 334
– diastolische 332–333
– Digitalisglykoside 339
– durch Glitazone 939
– durch Thiazolidindione 939
– Flüssigkeitsrestriktion 335
– Husten 14
– hypothyreotes Koma 899
– Intensivierung 368
– – AV-Block 368
– kaliumsparende Diuretika 345
– Kaliumzufuhr 335
– KHK 373
– Klinik 333
– Kompensationsmechanismen 333
– kompensierte 333
– Magnesiummangel 335
– manifeste 333
– Mitralinsuffizienz 389
– Mitralstenose 388
– Myokardinfarkt 322, 325, 327, 330
– Myokarditis 401
– Natriumrestriktion 335
– Ödeme 346
– Ödemtherapie 346
– sick-sinus-syndrome 366
– Sinusbradyarrhythmie 366
– Spironolacton 346
– Symptome 333
– systolische 332
– temperatursenkende Maßnahmen 4
– Therapie 334
– und Hypertonie 451

- Ursachen 333
- Vasodilatanzien 335, 337
- – Kontraindikationen 337
- ventrikuläre Extrasystolen 364
Herzjagen 456
- Phäochromozytom 456
Herzklappenerkrankungen 385–387, 394
- Allgemeinmaßnahmen 386
- Herzklappenersatz 387
- – Komplikationen 387
- – Verlauf 387
- Klinik 386
- kongenitale 394
- – bakterielle Endokarditis 394
- Operationsindikation 387
- Therapie 386
Herzklappenersatz 387, 398
- bakterielle Endokarditis 398
- Komplikationen 387
- Verlauf 387
Herzklappenfehler 385–387, 394, 867
- Allgemeinmaßnahmen 386
- Herzklappenersatz 387
- – Komplikationen 387
- – Verlauf 387
- Klinik 386
- kongenitale 394
- – bakterielle Endokarditis 394
- Operationsindikation 387
- rheumatisches Fieber 867
- Therapie 386
Herzklappeninsuffizienzen 385
Herzklappenprothese 388, 394, 713
- bakterielle Endokarditis 394
- Bioprothese 388
- Hämolyse 713
- Kippflügelprothese 388
- Wahl 388
Herzklappenstenosen 385, 388
- Ballondilatation 388
- muskuläre 385
- subvalvuläre 385
- supravalvuläre 385
Herzklopfen 456, 468, 485, 1065
- Cor pulmonale 485
- durch β_2-Adrenergika 468
- durch β_2-Sympathomimetika 468
- Menière-Krankheit 1065
- Phäochromozytom 456
- Schwindel 1065
Herz-Kreislauf-Erkrankungen 34

- Intensivstation 34
Herz-Kreislauf-Stillstand 306
- Lungenembolie 306
Herz-Kreislauf-System 48
- Monitoring 48
Herz-Kreislauf-Therapie 66
- Schock 66
Herzleitungsstörung 849
- Morbus Bechterew-Marie-Strümpell 849
- Spondylitis ankylosans 849
Herzmassage 308
- externe 308
Herzrasen 358, 366
- intermittierendes 366
- – sick-sinus-syndrome 366
- – Sinusbradyarrhythmie 366
- Vorhofflattern 358
Herzrhythmus 48
Herzrhythmusstörungen 181, 206, 214, 319, 323, 325, 342, 349, 351–354, 469, 478, 489, 507, 892, 1043, 1064
- Antiarrhythmika 351
- Auswirkungen 351
- bradykarde 353
- – Therapie 353
- digitalisbedingte 342
- – Therapie 342
- durch Fluorchinolone 181
- durch Mefloquin 214, 1043
- durch Ribavirin 206
- durch Sumatriptan 1064
- durch Theophyllin 469
- Herzinfarkt 323
- Lungenembolie 489
- Lungenödem 319
- Lungensarkoidose 507
- Morbus Boeck 507
- Myokardinfarkt 323, 325
- Schlafapnoesyndrom 478
- tachykarde 352–354
- – Antiarrhythmika 354
- – Therapie 354
- thyreotoxische Krise 892
Herzruptur 322
- Myokardinfarkt 322
Herzschrittmacher 309–310, 367, 369–370
- automatischer implantierbarer Defibrillator (ICD) 370
- automatischer implantierbarer Kardioverter 370
- bifokale Systeme 370
- epikutaner 309
- ICD (automatischer implantierbarer Defibrillator) 370

- QRS-inhibierter Bedarfsschrittmacher 370
- sinuatrialer Block 367
- temporärer 369
- – AV-Block 369
- transvenöser 309
- transvenöser intrakardialer 310
- VAT-System 370
Herzschrittmachertherapie 309, 370–372
- Aggregate 370
- Asystolie 309
- Betreuung 371
- Elektroden 370
- Fehlermöglichkeiten 372
- Geräteauswahl 370–371
- Indikationen 370
- Komplikationen 372
- – Abhilfe 372
- Nachuntersuchungen 371
- Therapiekontrollen 371
- Überwachung 371
Herzstillstand 306–308, 1071
- bradykarder 308
- durch Asystolie 306
- – Ursachen 306
- durch primäres Kammerflattern 306
- – Ursachen 306
- durch primäres Kammerflimmern 306
- – Ursachen 306
- Guillain-Barré-Syndrom 1071
- Intubation 308
- Klinik 306
- Notfalldiagnostik 307
- Polyneuritis 1071
- Polyradikulitis 1071
- tachykarder 308
- Therapie 307
- venöser Zugang 308
Herztod, plötzlicher 401, 720
- Morbus Moschcowitz 720
- Myokarditis 401
- thrombotisch-thrombozytopenische Purpura 720
Herztöne 284
- Hyponatriämie 284
Herztumoren 49
- Echokardiographie 49
Herzvergrößerung 333, 402
- Herzinsuffizienz 333
- Pericarditis exsudativa 402
Herzverletzungen 49
- Echokardiographie 49
Herzversagen 310
- mechanisches 310

Sachverzeichnis 1215

– – Ursachen 310
Herzvitien 49
– Echokardiographie 49
Herzwandaneurysma 364
– ventrikuläre Extrasystolen 364
HEV 570
HFE 1090
HFE-Gen 591
– Hämochromatose 591
Hiatushernie 516, 519
– axiale 516, 519
– – gastroösophageale Refluxkrankheit 519
– – Refluxkrankheit 516
5-HIES 1085
– Urin 1085
– – Referenzbereich 1085
High-density-Lipoproteine 988
High-Fat-Diät 920
– Adipositas 920
High-Flux-Hämodialyse 629–630
– nach Kontrastmittelbelastung 629–630
High-grade-Dysplasien 520
– Barrett-Ösophagus 520
High-grade-NHL 738
High-Protein-Diät 920
– Adipositas 920
H.-influenzae-B-Vakzine 710
– Splenektomie 710
Hinterwandinfarkt 72, 330
– AV-Block 330
– Schock 72
Hirnabszess 395
– Rechtsherzendokarditis 395
Hirnblutung 93, 95
– Hirnödemtherapie 95
– Koma 93
Hirndruckzeichen 1056
– ischämischer Insult 1056
Hirninfarkt 95, 859
– Hirnödemtherapie 95
– Panarteriitis nodosa 859
Hirnmetastasen 831–832
– Glukokortikoide 832
– Strahlentherapie 832
Hirnnervenausfälle 1072
– Meningoradikulitis 1072
– – Borreliose 1072
– – Lyme-Borreliose 1072
– Polyneuritis 1072
– – Borreliose 1072
– – Lyme-Borreliose 1072
Hirnödem 95–96, 148, 576–577, 966, 1056–1057
– akutes 148
– – Diuretika 148

– akutes Leberversagen 576–577
– Blutglukose 966
– – Senkung 966
– Blutglukosereduktion 966
– Hyperventilation 95
– Lagerung 95
– malignes 1056
– Osmotherapeutika 96
– Osmotherapie 1057
Hirnödemtherapie 95
– Koma 95
Hirnstamminsult 1057
– Vollheparinisierung 1057
Hirnstammtumoren 19
– Singultus 19
Hirntod 657–658
– dissoziierter 658
– – Ursachen 658
– Symptome 657
Hirntumor 95
– Kortikosteroide 95
Hirnvenenthrombose 1059
– Diagnose 1059
– Klinik 1059
– Therapie 1059
– Ursachen 1059
Hirnversorgende Arterien 1054
– Stenose 1054
– – asymptomatische 1054
– Verschluss 1054
– – asymptomatischer 1054
Hirschsprung-Krankheit 28
– Obstipation 28
Hirsutismus 142, 910, 912–913
– adrenogenitales Syndrom 912
– Cushing-Syndrom 910
– durch Ciclosporin 142
– Klinik 913
– Leitsymptome 913
– Morbus Cushing 910
– Therapie 913
– Ursachen 913
His-Bündel 351
His-Bündel-Elektrographie 349
His-Purkinje-System 350
Histoplasma capsulatum 505
Histoplasmose 210–211, 505, 1047
– Fluconazol 210
– Itraconazol 211
– Therapieempfehlungen 1047
HIT 224–225, 229, 720–721
– Klinik 721
– Therapie 229, 721
Hitzegefühl 469
– durch Theophyllin 469
Hitzschlag 4

– temperatursenkende Maßnahmen 4
HIV-Infektion 91, 197, 201, 896, 1009, 1021, 1032, 1036–1038
– antiretrovirale Therapie 1037
– bazilläre Angiomatose 1032
– Diagnose 1036
– Einteilung 1036
– Lues 1021
– Mykobakteriosen 201
– nach Transfusion 91
– Porphyria cutanea tarda 1009
– Prophylaxe 1038
– Syphilis 1021
– Therapie 1037
– Thyreoiditis 896
– Tuberkulose 197
Hkt 1080
– Referenzbereich 1080
HLA-B27 849
– Morbus Bechterew-Marie-Strümpell 849
– Spondylitis ankylosans 849
HNPCC 818
– Amsterdam-Kriterien 818
Hochdruckenzephalopathie 452
– hypertensiver Notfall 452
– Symptome 452
Hodentorsion 543
– akutes Abdomen 543
Hodgkin-Lymphom 729–731
– ABVD-Schema 730–731
– BEACOPP-II-Schema 730
– Chemotherapie 730–731
– Computertomographie 729
– COPP-Schema 731
– Diagnostik 729–730
– Risikofaktoren 729
– Sonographie 729
– Stadieneinteilung 729–730
– Strahlentherapie 731
– Subtypen 729
– Therapie 730
Hodgkin-Zellen 729
Höhenkrankheit 303
– akute 303
– – Prophylaxe 303
Höhlenergüsse 148
– Diuretika 148
Holzbock 1033
Homocystein 1083
– Referenzbereich 1083
Homöopathie 13
– Schmerztherapie 13
Honeymoon-Phase 956
– Diabetes mellitus Typ 1 956
Hörminderung 1065
– Menière-Krankheit 1065

Hormone 791
- Tumormarker 791
Hormontherapie 800, 803, 807–808, 873
- adjuvante 800
- - Mammakarzinom 800
- Osteoporose 873
- palliative 803
- - Mammakarzinom 803
- Prostatakarzinom 807–808
Hornhautulzera 893
- Uhrglasverband 893
Horror autotoxicus 28
Hörverlust 193
- durch SM 193
- durch Streptomycin 193
Hörvermögen 153
- Einschränkung 153
- - durch Schleifendiuretika 153
Hospitalisierung 557
- Colitis ulcerosa 557
Howell-Jolly-Körperchen 745
- essenzielle Thrombozythämie 745
hPLAP 1084
- Cut-off-Wert 1084
HRS 602–603, 634–635
- Aszitespunktion 603
- Auslöser 602
- Dialyse 603
- Hypovolämie 603
- Klinik 602
- Lebertransplantation 602, 634
- Natriumausscheidung 603
- prärenales Nierenversagen 603
- Prognose 602
- Therapie 603, 635
- Ursachen 602
Hundebandwurm 1051
- Diagnostik 1051
- Klinik 1051
- Therapie 1051
Hungerketose 960
- präprandiale 960
- - Schwangerschaft bei Diabetes mellitus 960
HUS 655, 680, 713, 719, 1028–1029
- Hämolyse 713
- Klinik 1029
- Plasmaseparation 655
- Shiga-Toxin-assoziiertes 1029
- - Differenzialdiagnose 1029
- - Therapie 1029
- - Ursachen 1028

Husten 14–15, 189, 472, 474, 479, 499, 584, 810, 815, 1026, 1031, 1034
- Antitussiva 15
- Asthma bronchiale 479
- chronische Bronchitis 474
- Diphtherie 1031
- durch Ribavirin 584
- erkältungsbedingter 14
- Expektoranzien 15
- Grippe 1034
- Influenza 1034
- Inhalation 15
- nicht-kleinzelliges Bronchialkarzinom 810
- Ösophaguskarzinom 815
- physikalische Therapie 15
- SARS (Severe Acute Respiratory Syndrome) 499
- Sekretolytika 15
- Tuberkulose 189
- Typhus abdominalis 1026
- unproduktiver 472
- - Verhaltensschulung 472
- Vibration des Thorax 15
Hustentechniken 472
HUT-Test 530
- Helicobacter-pylori-Infektion 530
Hydrocephalus 1059
- aresorptivus 1059
- occlusus 1059
2-Hydroxy-Hydroxybutyrat-Dehydrogenase 1077
- Referenzbereich 1077
β-Hydroxybuttersäure 298
- Anionenlücke 298
25-Hydroxycholecalciferol 1084
- Referenzbereich 1084
5-Hydroxyindolessigsäure 1085
- Urin 1085
- - Referenzbereich 1085
17-α-Hydroxypregnenolon 912
- Serum 912
- - adrenogenitales Syndrom 912
17-α-Hydroxyprogesteron 912
- Serum 912
- - adrenogenitales Syndrom 912
Hymenolepis nana 216, 1051
- Albendazol 216
- Diagnostik 1051
- Klinik 1051
- Niclosamid 216
- Therapie 1051
Hypalgesie 1073
- Polyneuropathie 1073

Hypästhesie 1073
- Polyneuropathie 1073
Hyperakusis 1066
- Fazialisparese 1066
Hyperaldosteronismus 335
- Herzinsuffizienz 335
Hyperandrogenämie 918
- Adipositas 918
Hyperästhesie 5
Hypercholesterinämie 155, 669, 989, 995, 1004
- Alkohol 995
- familiäre 989, 1004
- - heterozygote 1004
- - homozygote 1004
- nach Diuretika 155
- nephrotisches Syndrom 669
- polygene 989
- reine 989, 1004
- - Therapie 1004
- schwere 1004
- - Therapie 1004
- sekundäre 989
- Ursachen 989
Hyperfibrinogenämie 408
- pAVK 408
Hyperfibrinolyse(n) 240, 748, 750, 757
- erworbene 757
- - Ursachen 757
- Laboruntersuchungen 748
- reaktive 757
Hyperfibrinolytische Syndrome 757–758
- Antifibrinolytika 758
- Klinik 757
- Laboruntersuchungen 758
- Leitsymptome 757
- Therapie 758
Hypergammaglobulinämie 282, 853
- Hyponatriämie 282
- Lupus erythematodes disseminatus 853
Hyperglykämie 155, 284, 576, 616, 619, 928, 950–951, 960, 969
- akutes Leberversagen 576
- Diabetes mellitus 928
- hyperosmolares Koma 969
- Insulinanpassung 950–951
- nach Diuretika 155
- Pankreatitis 616, 619
- postprandiale 960
- - Schwangerschaft bei Diabetes mellitus 960
- Wasserhaushalt 284
- - Störungen 284

Hyperhidrose 418, 877, 886, 888
– Akromegalie 877
– Akrozyanose 418
– Basedow-Hyperthyreose 888
– Schilddrüsenautonomie 886
Hyperhomocysteinämie 408, 1090
– molekulargenetische Parameter 1090
– pAVK 408
Hyperhydratation 155
– hypotone 155
– – nach Diuretika 155
Hyperimmunglobuline 209
Hyperkaliämie 142–143, 158, 289–290, 297, 341, 444–445, 577, 627, 630, 632, 637, 639, 654, 660–661, 906–907
– Addison-Krise 907
– akute Nebennierenrindeninsuffizienz 907
– akutes Leberversagen 577
– akutes Nierenversagen 627, 630, 632
– ANV 627
– chronische Niereninsuffizienz 637, 639
– Dialyse 654
– Digitalisintoxikation 341
– Digitalisüberdosierung 341
– durch ACE-Inhibitoren 444
– durch Angiotensinrezeptor-Antagonisten 445
– durch Ciclosporin 142
– durch Tacrolimus 143
– EKG 290
– Glomerulonephritis 660–661
– Hämodialyse 654
– Hämofiltration 654
– Klinik 289
– mäßiggradige 290
– Morbus Addison 906
– nach Antikaliuretika 158
– Nebennierenrindeninsuffizienz 906
– Nierenersatzverfahren 654
– Poststreptokokken-Glomerulonephritis 660–661
– primäre Nebennierenrindeninsuffizienz 906
– Prophylaxe 290
– schwere 290
– Symptome 289
– Therapie 290
– Ursachen 289
Hyperkalzämie 28, 150, 293, 689, 693, 740, 830, 902
– Calciumnephrolithiasis 693

– Calciumsteine 693
– Diuretika 150
– hyperkalzämische Krise 293
– Hyperparathyreoidismus 902
– interstitielle Nephritis 689
– Kalziumnephrolithiasis 693
– Kalziumsteine 693
– Klinik 293
– Myelom, multiples 740
– Obstipation 28
– Plasmozytom 740
– Therapie 293
– tumorinduzierte 830
– Ursachen 293
Hyperkalzämische Krise 293
– Komplikationen 293
Hyperkalzurie 150, 693, 902
– absorptive 150, 693
– – Thiaziddderivate 150
– Calciumnephrolithiasis 693
– Calciumsteine 693
– Hyperparathyreoidismus 902
– idiopathische 693
– Kalziumnephrolithiasis 693
– Kalziumsteine 693
– knochenresorptive 693
– renale 693
– Ursachen 693
Hyperkapnie 302, 461–462
– Globalinsuffizienz 462
– respiratorische Azidose 302
Hyperkapniesyndrom 464
Hyperkinese 892
– thyreotoxische Krise 892
Hyperkoagulopathie 711
– paroxysmale nächtliche Hämoglobinämie 711
Hyperkrinie 472, 474
– chronische Bronchitis 474
– Physiotherapie-Gerät VRP1R 472
Hyperlaktatämie 299
Hyperlipidämie 135, 282, 668–669, 876, 915, 971, 989–990, 992, 996, 1005
– Diabetes mellitus 971
– durch Glukokortikoide 135
– erektile Dysfunktion 915
– Ernährung 996
– gemischte 990
– Hyponatriämie 282
– Hypophysenvorderlappeninsuffizienz 876
– kombinierte 989, 992, 1005
– nephrotisches Syndrom 668–669

Hyperlipoproteinämie 671, 915, 987–989, 991, 994–997, 999–1003
– Anionenaustauscherharze 997, 999
– Cholesterin-Synthese-Enzym-Hemmer 996–997
– CSE-Hemmer 996–997
– empfehlenswerte Nahrungsmittel 995
– erektile Dysfunktion 915
– Ezetimib 999
– Fibrate 997, 1000
– HMG-CoA-Reduktase-Hemmer 996–997
– Klassifizierung 989
– Klinik 988
– Lebertransplantation 1003
– medikamentöse Therapie 996–997
– Merkmale 989
– Nahrungsmitteltabelle 994
– nephrotisches Syndrom 671
– Nikotinsäure 1001
– Nikotinsäurederivate 997, 1001
– Omega-3-Fettsäuren 1002
– operative Therapie 1003
– partieller Ileum-Bypass 1003
– Pharmakotherapie 996–997
– portokavaler Shunt 1003
– Statine 996–997
– Therapie 991
– ungeeignete Nahrungsmittel 995
– Ursachen 989
Hypermagnesiämie 295, 632
– akutes Nierenversagen 632
– Klinik 295
– Symptome 295
– Therapie 295
– Ursachen 295
Hypernatriämie 156, 285–286, 881, 969
– Ausgleich 286
– Diabetes insipidus 881
– erhöhter EZV 285–286
– – Ursachen 285
– essenzielle zentralnervöse 285
– EZV 285–286
– hyperosmolares Koma 969
– nach Mannit 156
– normaler EZV 285–286
– – Ursachen 285
– Therapie 285
– verminderter EZV 285–286
– – Ursachen 285
– zentrale 286

Hypernephrom 809, 831
- Querschnittssyndrom 831
- Therapie 809
Hyperosmolalität 284–285
- Hypernatriämie 285
- vital bedrohliche 284
Hyperosmolarität 962, 969
- Diabetes mellitus 962
- diabetische Ketoazidose 962
- hyperosmolares Koma 969
Hyperostose 868, 874
- Arthrose 868
- Morbus Paget 874
- Ostitis fibrosa 874
Hyperostosis frontalis 877
- Akromegalie 877
Hyperoxalurie 689, 693
- interstitielle Nephritis 689
Hyperparathyreoidismus 28, 545, 641, 667, 867, 901–905
- akutes Abdomen 545
- Arthritis 867
- Diät 903
- Differenzialdiagnose 902
- Hyperkalzämie 902
- Lokalisationsdiagnostik 902
- Obstipation 28
- Parathyreoidektomie 904
- postoperative Therapie 903
- präoperative Therapie 902
- primärer 901–902
- – Klinik 902
- – Leitsymptome 902
- – Ursachen 901
- sekundärer 667, 903–904
- – intestinale Form 904
- – Klinik 904
- – Prophylaxe 667
- – renale Form 904
- – Ursachen 903
- Sonographie 902
- tertiärer 904
- – Therapie 904
- – Ursachen 904
- Therapie 902, 905
Hyperpathie 6
Hyperphosphatämie 641, 905
- chronische Niereninsuffizienz 641
- Hypoparathyreoidismus 905
Hyperphosphaturie 902
- Hyperparathyreoidismus 902
Hyperpigmentierung 1010
- Porphyria cutanea tarda 1010
Hyperplasie 606
- fokal-noduläre 606
- – Leber 606
Hyperplasminämie 241

- Streptokinase 241
Hyperprolaktinämie 877, 879–880, 915
- Akromegalie 877
- erektile Dysfunktion 915
- Klinik 879
- Leitsymptome 879
- medikamentös induzierte 879
- medikamentöse Therapie 879
- operative Therapie 880
- Pharmakotherapie 879
- Strahlentherapie 880
- Therapie 879
- Tumorexstirpation 880
- Ursachen 879
Hyperpyrexie 907
- Addison-Krise 907
- akute Nebennierenrindeninsuffizienz 907
Hyperreflexie 978
- Hypoglykämie 978
Hyperreninämie 906
- Nebennierenrindeninsuffizienz 906
Hypersensitivitätssyndrom 867
- rheumatisches Fieber 867
Hypersensitivitätsvaskulitis 676, 985–986
- durch Allopurinol 985
- durch Benzbromaron 986
Hyperspleniesyndrom 596
- portale Hypertension 596
Hypersplenismus 737, 848
- chronisch-lymphatische Leukämie 737
- Felty-Syndrom 848
Hypertensive Krise 713
- Hämolyse 713
Hypertensiver Notfall 452–454
- Behandlung 453
- – durch den Hausarzt 453
- – in der Klinik 453
- Diuretika 454
- Hyponatriämie 454
- Hypovolämie 454
- Lagerung 454
- Nitroprussid-Natrium 453
- Sedierung 454
- Therapie 453
Hyperthermie 4, 112, 892, 978, 1013, 1071
- Hypoglykämie 978
- maligne 4, 112, 1071
- – durch Neuroleptika 1071
- – temperatursenkende Maßnahmen 4
- – Ursachen 112
- Sepsis 1013

- thyreotoxische Krise 892
Hyperthermiesyndrom 112
- Ursachen 112
Hyperthyreose 26, 135, 234, 364, 886–888, 892, 894–896
- Allgemeinmaßnahmen 887
- Antikoagulanzientoleranz 234
- chirurgische Therapie 887
- Diarrhö 26
- Herzrhythmusstörungen 364
- iodinduzierte 887–888
- – Therapie 887
- latente 887
- – Therapie 887
- manifeste 887
- – Therapie 887
- medikamentöse Therapie 887
- nicht-immunogene 888
- passagere 894
- – akute Thyreoiditis 894
- Pharmakotherapie 887
- Prävention 886
- Schilddrüsenautonomie 886
- Schilddrüsenszintigraphie 886
- Schwangerschaft 888
- Silent Thyreoiditis 896
- Steroidtherapie 135
- subakute Thyreoiditis 895
- Therapie 886
- thyreotoxische Krise 892
Hypertonie 93, 140, 142–143, 145, 149, 383, 408, 416, 437–452, 454–457, 631, 637, 640, 660, 664–665, 677–678, 680–681, 696, 700, 702, 743, 859, 910, 915, 918, 922, 971–972, 978, 983, 992, 1002, 1009
- ACE-Hemmer/-Inhibitoren 444
- Adipositas 918
- akute hepatische Porphyrie 1009
- akute intermittierende Porphyrie 1009
- akutes Nierenversagen 631
- akzelerierte 438
- Altershypertonie 442
- Angina pectoris 383
- Angiotensinrezeptor-Antagonisten 444
- Antikaliuretika 442
- Aortenisthmusstenose 457
- arterielle 93, 140, 142, 145, 149, 665
- – chronische Glomerulonephritis 665
- – Diuretika 149
- – durch Abatacept 145

- – durch Ciclosporin 142
- – durch Mycophenolatmofetil 140
- – Koma 93
- autosomal-rezessive polyzystische Nierenerkrankung 702
- β-Blocker 442
- Blutdruckmessung 451
- Blutdrucksenkung 447–448
- – bei Gefäßkomplikationen 448
- – bei Niereninsuffizienz 447
- – Geschwindigkeit 447
- chronische Niereninsuffizienz 637, 640
- Clonidin 445
- Compliance 452
- Conn-Syndrom 456
- Cushing-Syndrom 910
- Diabetes mellitus 971
- diabetische Nephropathie 700, 972
- Diagnose 438
- Differenzialtherapie 451
- Dihydralazin 446
- Diuretika 442
- durch Sympathomimetika 922
- durch Tacrolimus 143
- endokrine Störungen 455
- erektile Dysfunktion 915
- Ernährung 440
- essenzielle 437
- – Differenzialdiagnose 437
- Fettstoffwechselstörungen 992
- Fundoskopie 438
- Gefahren 439
- Gicht 983
- Glomerulonephritis 660, 664
- – rasch progrediente 664
- hämolytisch-urämisches Syndrom 681
- Harnwegsinfektion 681
- Hydralazin 446
- Hyperurikämie 983
- Hypoglykämie 978
- kaliumsparende Diuretika 442
- Kalziumantagonisten 443
- Klinik 437
- Kochsalzzufuhr 440
- Kombinationstherapie 449–451
- – Dreifachkombinationen 451
- – handelsfertige Kombinationen 449

- Komplikationen 457
- – Therapie 457
- Laboruntersuchungen 452
- Langzeittherapie 439, 441
- – Indikationen 439
- – Ziele 439
- Lebensweise 440
- Leitsymptome 437
- maligne 454
- – Therapie 454
- Medikamentenwahl 448
- medikamentös bedingte 437
- medikamentöse Therapie 440
- α-Methyldopa 446
- Minoxidil 447
- Monotherapie 448
- Morbus Cushing 910
- Moxonidin 445
- Narkose 454–455
- – Bradykardie 455
- Nierenarterienstenose 457
- obstruktives Schlafapnoesyndrom 438, 440
- Omega-3-Fettsäuren 1002
- operativ heilbare 455
- Orthostasereaktionen 448
- – Vermeidung 448
- Panarteriitis nodosa 859
- pAVK 408
- Pharmakotherapie 440
- Polyarteriitis nodosa 677–678
- Polycythaemia vera 743
- Poststreptokokken-Glomerulonephritis 660
- primäre 437
- – Differenzialdiagnose 437
- primärer Aldosteronismus 456
- Purpura Schoenlein-Henoch 678
- Rauwolfia-Alkaloide 446
- Reniniinhibitoren 445
- $α_1$-Rezeptorenblocker 445
- Risikofaktoren 438
- Risikostratifizierung 439
- RPGN 664
- Schrumpfniere 457
- – einseitige 457
- Schwangerschaft 455, 696
- schwangerschaftsunabhängige 696
- – chronische 696
- Schweregrade 439
- sekundäre 437
- Sklerodermie 680
- systolische 437
- – isolierte 438–439
- Takayasu-Arteriitis 416

- Therapie 440, 447–448, 450
- – Allgemeinmaßnahmen 440
- – Empfehlungen der Deutschen Hochdruckliga 450
- – praktisches Vorgehen 447
- – Wechsel 448
- Therapieüberwachung 451
- Thiazide 442
- UAW 452
- und Diabetes mellitus 451
- und Gicht 451
- und Herzinsuffizienz 451
- und koronare Herzkrankheit 451
- und obstruktive Ventilationsstörungen 451
- und Schwangerschaft 451
- unerwünschte Arzneimittelwirkungen 452
- Ursachen 437–438
- zentral ausgelöste 437

Hypertonie, pulmonalarterielle 347, 475, 478, 486
- Lungenemphysem 475
- Schlafapnoesyndrom 478

Hypertonie, pulmonale 346–347, 349, 389, 392, 403, 462, 486–488, 922
- Allgemeinmaßnahmen 347
- Ballonatrioseptostomie 347
- Diffusionsstörungen 462
- durch Sympathomimetika 922
- Klassifikation 486
- Klinik 347
- Lungentransplantation 349
- Mitralinsuffizienz 389
- pulmonale Thrombendarteriektomie 349
- Sauerstofftherapie 347
- Synkope 403
- Therapie 347
- Trikuspidalinsuffizienz 392
- vaskuläre 487–488
- – Therapie 488
- – Ursachen 488

Hypertonie, pulmonalvenöse 486

Hypertrichose 143, 447, 877
- Akromegalie 877
- durch Minoxidil 447
- durch Tacrolimus 143

Hypertriglyzeridämie 155, 669, 971, 987, 989–990, 1005–1006, 1008
- Alkoholabusus 1008
- Chylomikronen 1006
- Diabetes mellitus 971

- endogene 990, 1005
- – VLDL-Cholesterin 1005
- nach Diuretika 155
- nephrotisches Syndrom 669
- Pankreatitis 987
- Therapieziele 1005
- Ursachen 989

Hyperurikämie 139, 142, 155, 193, 195, 584, 644, 689, 727, 744, 980–983, 987, 990, 1002
- akute Harnsäurenephropathie 987
- akute Leukämie 727
- asymptomatische 982–983
- – Therapie 983
- Begleiterkrankungen 983
- chronische Niereninsuffizienz 644
- Diät 983
- Differenzialdiagnose 982
- durch Ciclosporin 142
- durch Methotrexat 139
- durch Nikotinsäure(derivate) 1002
- durch Pyrazinamid 193
- durch PZA 193
- durch Ribavirin 584
- endogene Hypertriglyzeridämie 990
- Harnsäure 981
- interkritisches Stadium 982
- interstitielle Nephritis 689
- Klinik 981
- Krankheitsstadien 982
- Leitsymptome 981
- nach Diuretika 155
- Polycythaemia vera 744
- primäre 981
- Pyrazinamid 195
- PZA 195
- sekundäre 981
- Therapie 983
- Therapieziele 983
- Uratlithiasis 983
- Ursachen 980
- vermehrte Harnsäurebildung 981
- verminderte Harnsäureausscheidung 981

Hyperurikosurie 629, 694
- akutes Nierenversagen 629
- purinarme Diät 694

Hyperventilation 95, 296, 303, 1014
- Azidose 296
- Hirnödem 95
- respiratorische Alkalose 303
- Sepsis 1014

- Septikämie 1014

Hyperviskositätssyndrom 655, 740
- Myelom, multiples 740
- Plasmaseparation 655
- Plasmozytom 740

Hypervolämie 577
- akutes Leberversagen 577

Hypoaldosteronismus 906
- Nebennierenrindeninsuffizienz 906

Hypoalphalipoproteinämie 990, 1006
- familiäre 990

Hypochlorämie 594
- durch Diuretika 594

Hypochromie 705
- Eisenmangel 705

Hypofibrinogenämie 748, 750, 755
- Laboruntersuchungen 748
- Therapie 755

Hypogammaglobulinämie 736
- chronisch-lymphatische Leukämie 736

Hypoglykämie 94, 106, 576, 624, 876, 899, 906–907, 938–939, 945, 949, 951, 953–954, 977–980
- Addison-Krise 907
- akute Nebennierenrindeninsuffizienz 907
- akutes Leberversagen 576
- Alkoholintoxikation 106
- Bewusstlosigkeit 979
- chronische Pankreatitis 624
- Diabetes mellitus 953–954
- – Glukagon 954
- – Glukose 954
- – Korrektur 953
- durch Glinide 939
- durch Insulin(e) 945
- durch Sulfonylharnstoffe 938
- GlucaGen® Hypokit 979
- Hypophysenvorderlappeninsuffizienz 876
- hypothyreotes Koma 899
- infantile 977
- Insulinanpassung 949, 951
- Klinik 978
- Koma 94
- Morbus Addison 906
- neonatale 977
- postprandiale 978, 980
- primäre Nebennierenrindeninsuffizienz 906
- reaktive 978
- Therapie 979

- zerebraler Glukosemangel 978

Hypoglykämieneigung 443
- Verstärkung 443
- – durch β-Rezeptorenblocker 443

Hypogonadismus 879, 915
- erektile Dysfunktion 915
- Hyperprolaktinämie 879

Hypokaliämie 28, 135, 152, 154, 159, 282, 287–289, 455–456, 576, 634, 689, 927
- akutes Leberversagen 576
- akutes Nierenversagen 634
- Alkalose 287
- – metabolische 287
- Anorexia nervosa 927
- Azidose 287
- – metabolische 287
- Conn Syndrom 456
- diuretikainduzierte 455
- durch Glukokortikoide 135
- interstitielle Nephritis 689
- Klinik 287
- mäßiggradige 289
- nach Diuretika 154, 159
- Obstipation 28
- primärer Aldosteronismus 456
- Prophylaxe 289
- Schleifendiuretika 152
- schwere 288
- Symptome 287
- Therapie 288
- tödliche 288
- Urinelektrolyte 282
- Ursachen 287

Hypokalzämie 291–293, 300, 616, 619, 632, 637, 642, 873, 905
- akutes Nierenversagen 632
- chronische 292
- chronische Niereninsuffizienz 637, 642
- durch Bisphosphonate 873
- Hypoparathyreoidismus 293, 905
- – postoperativer 293
- Klinik 291
- metabolische Azidose 300
- Pankreatitis 616, 619
- Symptome 291
- Therapie 291
- Ursachen 291

Hypokinese 1067
- Parkinson-Syndrom 1067

Hypomagnesiämie 294–295
- akute symptomatische 294
- chronische 295

– Klinik 294
– Symptome 294
– Therapie 294
– Ursachen 294
Hyponatriämie 152, 155, 158–159, 282–285, 454–455, 576, 594, 631, 899, 906–907, 969, 1009
– Addison-Krise 907
– akute hepatische Porphyrie 1009
– akute intermittierende Porphyrie 1009
– akute Nebennierenrindeninsuffizienz 907
– akutes Leberversagen 576
– akutes Nierenversagen 631
– asymptomatische 285
– Ausgleich 284
– Differenzialdiagnose 282
– diuretikainduzierte 455
– durch Diuretika 594
– erhöhter EZV 283, 285
– erniedrigter EZV 285
– EZV 283, 285
– – erhöhter 283, 285
– – erniedrigter 285
– – normaler 283, 285
– – verminderter 283
– Halsvenenstauung 283
– hyperosmolares Koma 969
– hypertensiver Notfall 454
– hypothyreotes Koma 899
– Klinik 283
– Morbus Addison 906
– nach Antikaliuretika 158
– nach Diuretika 155, 159
– Nebennierenrindeninsuffizienz 906
– Niereninsuffizienz 285
– normaler EZV 283, 285
– primäre Nebennierenrindeninsuffizienz 906
– Schleifendiuretika 152
– symptomatische 285
– Therapie 284
– Urinelektrolyte 282
– Ursachen 283
– verminderter EZV 283
– zentraler Venendruck 283
Hypoosmolalität 284
– vital bedrohliche 284
Hypoparathyreoidismus 292–293, 904–905
– Hypokalzämie 292
– idiopathischer primärer 904
– parathyreopriver 904
– postoperativer 293

– – Hypokalzämie 293
– – Serumkalzium 293
– Therapie 905
– Ursachen 904
Hypophosphatämie 873, 902
– durch Bisphosphonate 873
– Hyperparathyreoidismus 902
Hypophysenerkrankungen 875
Hypophyseninsuffizienz 977
– Hypoglykämie 977
Hypophysentumor 879, 909
– Hyperprolaktinämie 879
Hypophysenvorderlappenadenome 910
– Cushing-Syndrom 910
– Morbus Cushing 910
Hypophysenvorderlappeninsuffizienz 875–876, 909
– Computertomographie 876
– Hormonsubstitution 876
– Klinik 876
– Leitsymptome 876
– Magnet-Resonanz-Tomographie 876
– partielle 875
– Therapie 876
– Ursachen 875
– vollständige 875
Hypoproteinämie 558, 660, 668–669
– Colitis ulcerosa 558
– Glomerulonephritis 660
– nephrotisches Syndrom 668–669
– Poststreptokokken-Glomerulonephritis 660
Hypoprothrombinämie 750
Hyporeflexie 897, 902
– Hyperparathyreoidismus 902
– Hypothyreose 897
Hyposensibilisierung 480–481
– Asthma bronchiale 480
– Berufsallergene 480
– Impfungen 480
– Indikationen 480
– Kontraindikationen 480
– Pollinosis 481
– praktische Durchführung 481
– Umweltallergene 480
Hyposthenurie 902
– Hyperparathyreoidismus 902
Hypotension 445, 643
– durch Deferoxamin 643
– orthostatische 445
– – durch $α_1$-Rezeptorenblocker 445
Hypothalamuserkrankungen 875

Hypothermie 83, 876, 899, 970, 1013, 1027
– Cholera 1027
– Hypophysenvorderlappeninsuffizienz 876
– hypothyreotes Koma 899
– Laktatazidose 970
– Sepsis 1013
– Vergiftungen 83
Hypothyreose 28, 135, 234, 505, 867, 879, 888, 891–892, 895, 897–898, 977
– Antikoagulanzientoleranz 234
– Arthritis 867
– durch Radioiodtherapie 892
– Hyperprolaktinämie 879
– Hypoglykämie 977
– hypophysäre 897
– Immunthyreoiditis 895
– Klinik 879
– Lungenmykosen 505
– manifeste 898
– medikamentöse Therapie 898
– Obstipation 28
– passagere 897–898
– periphere Hormonresistenz 898
– periphere Resistenz 897
– permanente 897
– Pharmakotherapie 898
– postoperative 888, 891
– postpartale Thyreoiditis 895
– primär kongenitale 897
– sekundäre 897–898
– Steroidtherapie 135
– subklinische 898
– tertiäre 897
– Therapie 898
– thyreogene, primär erworbene 897
– Verlaufskontrollen 898
Hypotonie 312, 320, 365, 383, 445, 447, 458–460, 576, 876, 906–907, 909, 912, 962, 975, 1025, 1067–1068
– Addison-Krise 907
– adrenogenitales Syndrom 912
– akute 458–459
– – Therapie 459
– akute Nebennierenrindeninsuffizienz 907
– Angina pectoris 383
– arterielle 312, 320, 576
– – Herzbeuteltamponade 320
– – kardiogener Schock 312
– – Leberversagen 576
– asympathikotone 458, 460
– chronische 458–459

- – Therapie 459
- diabetische Ketoazidose 962
- Dihydroergotamin 459
- Dysenterie 1025
- Einteilung 458
- Hypophysenvorderlappeninsuffizienz 876
- Infektionen 459
- Intoxikationen 459
- Kammertachykardie 365
- Klinik 458
- konstiutionelle 458
- Leitsymptome 458
- medikamentöse Therapie 459
- Mineralokortikoide 460
- Morbus Addison 906
- orthostatische 445, 447, 458, 975, 1067–1068
- – diabetische Neuropathie 975
- – durch Angiotensinrezeptor-Antagonisten 445
- – durch L-Dopa 1068
- – durch α-Methyldopa 447
- – idiopathische 458
- – Parkinson-Syndrom 1067
- Pharmakotherapie 459
- physikalische Therapie 459
- primäre 458–459
- – Therapie 459
- primäre Nebennierenrindeninsuffizienz 906
- Ruhr 1025
- Schellong-Test 459
- sekundäre 458, 460
- – Therapie 460
- sekundäre Nebennierenrindeninsuffizienz 909
- Shy-Drager-Syndrom 460
- Sympathomimetika 459
- Therapie 459
- Ursachen 458
- Vergiftungen 459
- vorübergehende 458–459
- – Therapie 459

Hypoventilation 296, 462, 918, 1059
- Adipositas 918
- Alkalose 296
- alveoläre 462
- – generelle 462
- Grand-mal-Anfall 1059

Hypoventilationssyndrom 918
- Adipositas 918

Hypovolämie 49, 454–455, 576, 603, 899, 907
- Addison-Krise 907
- akute Nebennierenrindeninsuffizienz 907
- akutes Leberversagen 576
- diuretikainduzierte 455
- Echokardiographie 49
- hepatorenales Syndrom 603
- hypertensiver Notfall 454
- hypothyreotes Koma 899

Hypoxämie 461–464
- Globalinsuffizienz 462
- Sauerstofftherapie 463–464

Hypoxanthin-Phosphoribosyl-Transferase (HPRT) 981

Hypoxie 302, 899, 969
- hyperosmolares Koma 969
- hypothyreotes Koma 899
- respiratorische Azidose 302

I

IA (inspiratorische Assistenz) 54
ICA 1087
- Referenzbereich 1087
ICD (implantierbarer Cardioverter-Defibrillator) 354, 365
- Indikationen 365
- Kammertachykardie 354, 365
- torsade de pointes 354
ICD-10 Klassifikation 789
- Tumorlokalisation 789
Idiopathische thrombozytopenische Purpura 145
- Immunglobuline 145
- – intravenöse 145
Idioventrikulärer Rhythmus 363
- ventrikuläre Extrasystolen 363
IgA 1082
- Referenzbereich 1082
IgA-Nephritis 665
IgA-Nephropathie 674
IgE 1082
- Referenzbereich 1082
IgE-Antikörper 479
- Asthma bronchiale 479
IGF-BP3 877
- Akromegalie 877
IGF I 877
- Akromegalie 877
IgG 580, 1082
- Referenzbereich 1082
- Serum 580
- – chronische Hepatitis 580
IgM 1082
- Referenzbereich 1082
IgM-Antikörper 1020
- Lues 1020
- Syphilis 1020
IgM-Antikörper-Bestimmung 1043

- Toxoplasmose 1043

Ikterus 570, 586, 604, 608, 611–612, 614, 1022
- Alkoholhepatitis 604
- Cholangitis 614
- Choledocholithiasis 611
- Cholelithiasis 608
- Cholezystitis 612
- Hepatitis 570
- Leberzirrhose 586
- Leptospirose 1022

IL-6 1082
- Referenzbereich 1082

Ileitis 544, 550–555, 707
- hyperchrome Anämie 707
- terminalis 544, 550–555
- – akuter Schub 552
- – – Therapie 552
- – akutes Abdomen 544
- – Allgemeinmaßnahmen 551
- – Aminosalicylate 554
- – Antibiotika 554
- – Antikörper gegen Entzündungsfaktoren 554
- – Antizytokintherapie 554
- – Diät 551
- – Differenzialdiagnose 551
- – fulminante 555
- – Glukokortikoide 553
- – Ileoskopie 551
- – Immunsuppressiva 554
- – Infliximab 554
- – Klinik 550
- – Komplikationen 555
- – Leitsymptome 550
- – Malabsorption(ssyndrome) 555
- – Maldigestion(ssyndrome) 555
- – medikamentöse Therapie 552
- – Perianalfisteln 555
- – Pharmakotherapie 552
- – Rezidivprophylaxe 555
- – Therapie 551

Ileokoloskopie 551
- Crohn-Krankheit 551
- granulomatöse Kolitis 551
- Ileitis terminalis 551
- Morbus Crohn 551
- regionale Enterokolitis 551

Ileum-Bypass 1003
- partieller 1003
- – Dyslipoproteinämie 1003
- – Fettstoffwechselstörungen 1003
- – Hyperlipoproteinämie 1003

Sachverzeichnis

Ileus 544, 548–550, 691, 1009
- akute hepatische Porphyrie 1009
- akute intermittierende Porphyrie 1009
- Allgemeinmaßnahmen 549
- Antibiotika 549
- Darmentlastung 549
- Kaliummangel 550
- Klinik 548
- mechanischer 544, 548–549
- – akutes Abdomen 544
- – Laparotomie 549
- – Therapie 549
- – Ursachen 548
- Nierenkolik 691
- paralytischer 544, 548, 550
- – akutes Abdomen 544
- – Darmperistaltikanregung 550
- – Therapie 550
- – Ursachen 548
- Therapie 549
Immunabsorption 146, 401
- Myokarditis 401
Immunadsorption 1003, 1072
- Guillain-Barré-Syndrom 1072
- Polyneuritis 1072
- Polyradikulitis 1072
- über Sepharosesäulen 1003
Immundefektsyndrom 1036
- erworbenes 1036
Immunfluoreszenztest 853
- Lupus erythematodes disseminatus 853
Immunglobuline 115, 145
- Intensivpatienten 115
- intravenöse 145
- – Immunsuppression/-suppressiva 145
Immunmodulatoren 207
Immunologische Störungen 714
- aplastische Anämie 714
- aplastisches Syndrom 714
- Panmyelopathie 714
Immunosorbent Agglutination Assay 1043
- Toxoplasmose 1043
Immunprophylaxe 573–575
- aktive 573–574
- – Hepatitis A 573
- – Hepatitis B 574
- aktive/passive 575
- – Hepatitis B 575
- passive 574–575
- – Hepatitis A 574
- – Hepatitis B 575

Immunsuppression/-suppressiva 129–131, 138, 140–143, 145–146, 656, 715
- alkylierende Substanzen 140
- Antikörper 146
- – monoklonale 146
- Antimetabolite 138
- aplastische Anämie 715
- aplastisches Syndrom 715
- Autoimmunerkrankungen 129
- Chlorambucil 141
- Ciclosporin 141
- Immunglobuline 145
- – intravenöse 145
- Impfungen 131
- Indikation 129
- Kontrolluntersuchungen 130
- – ärztliche 130
- nichtsteroidale 131
- – Stillen 131
- Nierentransplantation 656
- Notfallausweis 130
- Panmyelopathie 715
- Rauchen 131
- Tacrolimus 142
Immuntherapie 480, 796, 1015
- Asthma bronchiale 480
- septischer Schock 1015
- Tumorerkrankungen 796
Immunthyreoiditis 895
- Klinik 895
- Therapie 895
Impaktion 27
- fäkale 27
Impfungen 131, 273, 480, 1040
- Frühjahr-Sommer-Meningo-Enzephalitis 1040
- FSME 1040
- Hyposensibilisierung 480
- Immunsuppression/-suppressiva 131
- Schwangerschaft 273
Impotentia coeundi 446, 914
- durch Clonidin 446
- durch Moxonidin 446
Impotentia generandi 914
Impotenz 542, 975
- diabetische Neuropathie 975
- einheimische Sprue 542
- Zöliakie 542
Inaktivitätsosteoporose 872
Inappetenz 604
- alkoholische Fettleber 604
Infarktkomplikationen 321, 329
Infarktpneumonie 498
- Differenzialdiagnose 498

Infektanfälligkeit 135, 138, 142, 144
- durch Ciclosporin 142
- durch Glukokortikoide 135
- erhöhte 138
- – nach Azathioprin 138
- verstärkte 144
- – durch TNF-α 144
Infektgefährdung 140
- durch Mycophenolatmofetil 140
Infektionen 134, 163, 388, 400–401, 459, 633, 737
- akutes Nierenversagen 633
- bakterielle 163, 400–401
- – Lokalisation 163
- – Myokarditis 400
- – Perikarditis 401
- – Verlaufsbeurteilung 163
- bronchopulmonale 388
- – Mitralstenose 388
- Glukokortikoide 134
- – Substitutionsbehandlung 134
- Hypotonie 459
- rezidivierende 737
- – chronisch-lymphatische Leukämie 737
- virale 400–401
- – Myokarditis 400
- – Perikarditis 401
Infektionskontrolle 113
- Hygienemaßnahmen 113
Infektionskrankheiten 1013, 1034, 1037–1038, 1040
- bakterielle 1013
- opportunistische 1037–1038
- – AIDS 1037–1038
- Protozoen 1040
- virale 1034
Infektionsprophylaxe 113, 115, 726, 1034
- akute Leukämie 726
- Grippe 1034
- Influenza 1034
- Intensivpatienten 113, 115
Infektneigung 669
- nephrotisches Syndrom 669
Infektsteine 690, 695
- Harnsäuerung 695
Infertilität 141, 876, 879
- durch Cyclophosphamid 141
- Hyperprolaktinämie 879
- Hypophysenvorderlappeninsuffizienz 876
Infiltrationsthrombolyse 414
- pAVK 414
Influenza 1034

- Diagnose 1034
- Differenzialdiagnose 1034
- Infektionsprophylaxis 1034
- Klinik 1034
- Komplikationen 1034
- Leitsymptome 1034
- medikamentöse Therapie 1034
- Pharmakotherapie 1034
- Therapie 1034
- Ursachen 1034
Influenzavirus A 1034
Infrarot-Absorptionsspektrometrie 45
- Kohlendioxid-Konzentration 45
- – exspiratorische 45
Infrarot-Tympanon-Thermometrie 46
- Körpertemperatur 46
- – Messung 46
Infrarotkoagulation nach Neiger 567
- Hämorrhoiden 567
Infusionsthrombolyse 414
- pAVK 414
Inhibitorendefizite 760–761
- Gerinnungsstörungen 760
- Klinik 760
- Therapie 761
Inkontinenz 1074
- Alzheimer-Demenz 1074
Innenohrschwerhörigkeit 702
- Alport-Syndrom 702
Inselzellantigen-Autoantikörper 1087
- Referenzbereich 1087
Inselzellautoantikörper 1087
- Referenzbereich 1087
Inselzelltransplantation 960
- Diabetes mellitus 960
Insulin(e) 288, 943, 1085
- kurzwirksame, Diabetes mellitus 943
- Referenzbereich 1085
Insulin-Spritzen 946
Insulinantikörper 945, 978
- durch Insulin(e) 945
- Hypoglykämie 978
Insulinhypoglykämie 876
- Hypophysenvorderlappeninsuffizienz 876
Insulin-Hypoglykämie-Test 909
- sekundäre Nebennierenrindeninsuffizienz 909
Insulin-like Growth Factor I 877
- Akromegalie 877
Insulinom 977, 979–980

- Hypoglykämie 977
- medikamentöse Therapie 980
- operative Therapie 979
- Pharmakotherapie 980
- Therapie 979
Insulinome 827
Insulin-Pens 946–947
Insulinpumpensystem 947
- Modelle 947
Insulinsekretion 927, 968
- Alkoholentzug 968
- Störungen 927
- – Anorexia nervosa 927
Insulin-Spritzen 946
Insulin(therapie) 940–941, 945, 947–949, 954, 956–959, 978
- Applikationsmethoden 945
- Basis-Bolus-Konzept 948–949
- – Indikationen 949
- Bedarfsschätzung 948
- CSII 954
- Diabetes mellitus 940
- Diabetes mellitus Typ 1 956
- Durchführung 947
- Folgemahlzeiten 957
- Indikationen 940
- Insulinpumpen 954
- intensivierte 957
- – Voraussetzungen 957
- konventionelle 948, 959
- – Diabetes mellitus 948, 959
- – – Typ 1 959
- – – Typ 2 948
- – Indikationen 948
- Korrekturbolus 959
- multiple subkutane Injektionen 954
- Pharmakokinetik 941
- präprandiale 957
- – Voraussetzungen 957
- Schulungsprogramme 958
- Spritz-Ess-Abstand 948
- UAW 978
- unerwünschte Arzneimittelwirkungen 978
Intensivmedizin 36, 113
- Prophylaxemaßnahmen 113
- Techniken 36
Intensivpatient 45, 47, 108–111, 113, 115
- Cholezystitis 109
- – akalkulöse 109
- Enzephalopathie 111
- – septische 111
- Immunglobuline 115
- Infektionsprophylaxis 113, 115
- Katheterinfektionen 113

- Krankheitsbilder 108
- – spezielle 108
- Monitoring 45, 47
- Myopathien 110
- Neuropathien 110
- Pneumonie 108
- – – ventilatorassoziierte 108
- selektive Dekontamination 115
- – – Verdauungstrakt 115
- Sinusitis 109
- SIRS 110
- Stressulkus(blutung) 110
- Stressulkusprophylaxe 115
- Verdauungstrakt 115
- – selektive Dekontamination 115
Intensivstation 35, 47
- Aufnahme 35
- – Krankheitsbefunde 35
- Monitoring 47
- – Basismonitoring 47
- – hämodynamisches 47
- Online-Analysen 47
- Trendanalysen 47
Intensivtherapie 34
- Indikationen 34
Interleukin 6 1082
- Referenzbereich 1082
Interphalangealgelenke 837
- proximale 837
- – Hyperextension 837
- – Subluxation 837
Intoxikationen 35, 82, 101–102, 459
- Hypotonie 459
- Intensivstation 35
- Leitsymptome 101
- Schock 82
- Therapie 102
Intoxikationsschock 65
Intrakardiales mapping 349
Intravasalvolumen (IVV) 281
Intrazellulärraum (IZR) 281
Intrinsic-Asthma 479, 481
Intrinsic-Faktor 708, 1088
- Autoantikörper 1088
- – Referenzbereich 1088
Intubation 52–53, 308, 465
- Herzstillstand 308
- Indikationen 52
- orotracheale 53
- – Vorgehen 53
- prolongierte 465
- – Sauerstofftherapie 465
- Sauerstofftherapie 465
Invagination 544, 548
- akutes Abdomen 544

- Ileus 548
Invaginationsileus 678
- Purpura Schoenlein-Henoch 678
Inzidentalom 914
- Nebenniere 914
- - Therapie 914
Iodakne 883
Iodexzess 888
- Basedow-Hyperthyreose 888
Iodmangelstruma 882–885
- chirurgische Therapie 885
- Iodid 883
- Iodid und Levothyroxin 883
- Klinik 882
- Levothyroxin 884
- Levothyroxin und Iodid 883
- Liothyroxin 884
- medikamentöse Therapie 883
- Pharmakotherapie 883
- Radioiodtherapie 885
- Schilddrüsenhormonbestimmung 883
- Sonographie 883
- Ursachen 882
- Verlaufskontrollen 885
Iodurie 883
Ipecacuanha-Sirup 104
- Vergiftungen 104
IPF 508
IPPV (intermittent positive pressure ventilation) 54
Iridozyklitis 507, 550, 557, 559
- Colitis ulcerosa 557, 559
- Crohn-Krankheit 550
- granulomatöse Kolitis 550
- Ileitis terminalis 550
- Lungensarkoidose 507
- Morbus Boeck 507
- Morbus Crohn 550
- regionale Enterokolitis 550
Iridozyklitis-Test 507
- Lungensarkoidose 507
- Morbus Boeck 507
Iritis 1019
- Lues 1019
- Syphilis 1019
irritable bowel syndrome 527–529
- Allgemeinmaßnahmen 528
- Diagnostik 528
- Diarrhö 527, 529
- Differenzialdiagnose 527
- Ernährungsberatung 528
- Laboruntersuchungen 528
- Obstipation 527, 529
- Schafkotstuhl 527
- Stressverarbeitung 528

- Therapie 528–529
IRV (inversed ratio ventilation) 55
ISAGA 1043
- Toxoplasmose 1043
Ischämie 374
- stumme 374
Ischämiesyndrom 405
- inkomplettes 405
- - Symptome 405
- komplettes 405
- - Symptome 405
Ischämischer Insult 1055–1057
- akuter 1055
- Bobath-Lagerung 1056
- Computertomographie 1055
- CT-Angiographie 1055
- Diagnostik 1055
- Dopplersonographie 1055
- Fibrinolyse 1056
- Klinik 1055
- Lungenembolieprophylaxe 1056
- Magnetresonanztomographie 1055
- MR-Angiographie 1055
- Notfalllabor 1055
- Notfalltherapie 1056
- Osmotherapie 1057
- Prophylaxe 1056
- Rezidivprophylaxe 1057
- Symptome 1055
- Therapie 1056
- Überwachung 1056
- Ursachen 1055
Isoenzyme 791
- Tumormarker 791
Isolierung 726
- akute Leukämie 726
Isosporiasis 1052
- Diagnostik 1052
- Klinik 1052
- Therapie 1052
Isosthenurie 902
- Hyperparathyreoidismus 902
ITP 718–720
- akute 718
- - Therapie 718
- chronische 718
- - Therapie 718
- γ-Globuline 719
- Glukokortikoide 718
- Klinik 718
- Laboruntersuchungen 718
- Leitsymptome 718
- refraktäre 719
- Splenektomie 719
- Therapie 718, 720

i.v. Urogramm 683, 691
- Harnwegsinfektion 683
- Nephrolithiasis 691
- Nierensteine 691
Ixodes ricinus 1033

J

Jaccoud-Arthropathie 865
- rheumatisches Fieber 865
Janeway-Läsionen 395
- bakterielle Endokarditis 395
Jarisch-Herxheimer-Reaktion 1021
- Frühsyphilis 1021
^{131}J-Benzylguanidinszintigraphie 456
- Phäochromozytom 456
Jejunalulzera 289
- durch Kaliumchlorid 289
Jervell-Lange-Nielsen-Syndrom 365
- Kammertachykardie 365
Jo-1-Syndrom 857
- Immunsuppressiva 857
Jodakne 883
Jodmangelstruma 882–885
- chirurgische Therapie 885
- Iodid 883
- Klinik 882
- Liothyroxin 884
- medikamentöse Therapie 883
- Pharmakotherapie 883
- Radioiodtherapie 885
- Schilddrüsenhormonbestimmung 883
- Sonographie 883
- Ursachen 882
- Verlaufskontrollen 885
Jodurie 883
Jonescu-Shiley-Prothese 390
- Aortenstenose 390
Juckreiz 570, 589
- Hepatitis 570
- primär biliäre Leberzirrhose 589

K

Kachexie 622
- pankreatogene 622
Kalium 280, 286, 288, 1079
- Ausscheidung 280
- - Ausatemluft 280
- - Fäzes 280
- - Schweiß 280
- - Urin 280
- hochdosiertes 288
- - Risiken 288
- Körperflüssigkeiten 280

- Serum 1079
- – Referenzbereich 1079
- Urin 1079
- – Referenzbereich 1079
Kaliumausscheidung 287
- vermehrte 287
- – mit Hochdruck 287
- – ohne Hochdruck 287
Kaliumchlorid 289
Kaliumgehalt 1096
- Nahrungsmittel 1096
Kaliumhaushalt 286, 341
- Störungen 286, 341
- – durch Digitalisglykoside 341
Kaliummangel 364
- Herzrhythmusstörungen 364
Kaliumverluste 288
- renale 288
- – Diagnostik 288
Kalkseifenablagerung 619
- Pankreatitis 619
Kalorienreduktion 920
- drastische 920
- – Adipositas 920
Kälteagglutininkrankheit 712
- akute 712
- chronische 712
Kälteantikörper 712
- autoimmunhämolytische Anämie 712
Kältehämoglobinurie 713
- paroxysmale 713
Kalzitonin 791
- Tumormarker 791
Kalzium 290, 692, 1079
- Serum 1079
- – Referenzbereich 1079
- Tagesausscheidung 692
- Tagesausscheidung, obere Normalwerte 692
- Urin 1079
- – Referenzbereich 1079
Kalzium-Phosphat-Stoffwechselstörungen 641
- chronische Niereninsuffizienz 641
Kalziumhaushalt 290
- Störungen 290
Kalziumnephrolithiasis 693–695
- Allgemeinmaßnahmen 694
- Allopurinol 694
- Benzothiadiazinderivate 694
- Hyperkalzämie 693
- Hyperkalzurie 693
- Klassifikation 693
- Natrium-Zellulose-Phosphat 695

- Normokalzämie 693
- Normokalzurie 693
- Orthophosphat 695
- Thiazide 694
Kalziumoxalatsteine 149, 690
Kalziumphosphatsteine 690
Kalziumsteine 693–694
- Allgemeinmaßnahmen 694
Kalziumsubstitution 623
- chronische Pankreatitis 623
Kammerarrhythmie 388
- Mitralstenose 388
Kammererregung 351
- exzentrische 351
Kammerextrasystolen 353, 401
- Myokarditis 401
- Therapie 353
Kammerflattern 306, 351
primäres 306
- – Herzstillstand 306
- – Ursachen 306
- Re-entry 351
Kammerflimmern 290, 306, 308, 351, 364, 401
- Hyperkaliämie 290
- Kammerflattern 308
- – Defibrillation 308
- Myokardinfarkt 308
- Myokarditis 401
- primäres 306
- – Herzstillstand 306
- – Ursachen 306
- Re-entry 351
- sekundäres 306
- – mechanisches Herzversagen 306
Kammerfrequenz 388
- Senkung 388
- – Mitralstenose 388
Kammertachykardie 351–352, 354, 364–365
- Antiarrhythmika 354
- β-Blocker 365
- diagnostische Hinweise 365
- EKG 365
- EKG-Veränderungen 365
- Elektrokardioversion 365
- Klinik 365
- Re-entry 351
- β-Rezeptorenblocker 365
- rezidivierende 364
- – Herzwandaneurysma 364
- Therapie 365
- Ursachen 364
Kanzerogenität 945
- Insulinanaloga 945
Kapnometrie 45–46
Kaposi-Sarkom 1036

- AIDS 1036
Kardiakavergiftung 83
Kardiolipin 1020
- Lues 1020
- Syphilis 1020
Kardiomyopathie 143, 340, 400–401, 403, 591, 1070
- Alkoholkrankheit 1070
- arrhythmogene rechtsventrikuläre 400
- dilatative 400
- durch Tacrolimus 143
- Hämochromatose 591
- hypertroph-obstruktive 403
- – Synkope 403
- hypertrophe 400
- Klinik 400
- kongestive 340
- – Digitalisglykoside 340
- primäre 400
- restriktive 400
- Therapie 401
Kardioversion 354, 388
- Mitralstenose 388
- Vorhofflimmern 354
Kardioverter 370
- implantierbarer 370
Karditis 398, 400, 853, 865, 867, 1033
- Lupus erythematodes disseminatus 853
- Lyme-Borreliose 1033
- rheumatische 398, 400
- – Therapie 400
- rheumatisches Fieber 865, 867
Karotisdissektion 1057
- Vollheparinisierung 1057
Karotisendarteriektomie 1055
- Carotis-interna-Stenose 1055
Karotissinusdruck 354, 357
- AV-Knoten-Re-entry-Tachykardie 354
- WPW-Syndrom 357
Karotissinusdruckversuch 404
- Synkope 404
Karotissinusmassage 356
- AV-Knoten-Re-entry-Tachykardie 356
Karotissinus-Syndrom 371, 403
- Herzschrittmachertherapie 371
- Synkope 403
Karpaltunnelsyndrom 877
- Akromegalie 877
Karzinoid 21, 207, 828–829
- Angiographie 828
- Diagnostik 828
- Diarrhö 21

- γ-Interferon 207
- Lebermetastasen 829
- – Chemoembolisation 829
- – Pharmakoangiographie 828
- Szintigraphie 828
Karzinoidsyndrom 26, 828
- Diarrhö 26
Karzinom 830
- anaplastisches 830
- – Chemotherapie 830
- undifferenziertes 830
- – Chemotherapie 830
Karzinom mit unbekanntem Primärtumor 829–830
- Chemotherapie 830
- Differenzialdiagnose 830
- Therapie 830
Katarakt 135, 905, 974
- diabetischer 974
- durch Glukokortikoide 135
- Pseudohypoparathyreoidismus 905
Katecholaminbestimmung 456
- Phäochromozytom 456
Katecholaminsekretion 968
- Alkoholentzug 968
Katheter 114
- Antibiotika-beschichteter 114
- Antiseptika-beschichteter 114
Katheterablation 357
- WPW-Syndrom 357
Katheterinfektion 37, 113
- Intensivpatienten 113
- Prophylaxe 113
Katheterintervention 407
- akuter Extremitätenarterienverschluss 407
Katheterlyse 414
- pAVK 414
Katheterwechsel 115
Katzenkratzkrankheit 1032
Kausalgie 6
Kava-Filter 427
- Phlebothrombose 427
Kawasaki-Krankheit 676
- Vaskulitis 676
Kayser-Fleischer-Kornealring 592
- Morbus Wilson 592
KBR 1020
- Lues 1020
- Syphilis 1020
KE 934
- Kohlenhydratgehalt, Berechnungsgrundlage 934
Kent'sches Bündel 356
Keratoconjunctivitis sicca 858
- Sjögren-Syndrom 858

Kernig-Zeichen 1017
- Meningitis 1017
Kernspinomographie 456, 637
- chronische Niereninsuffizienz 637
- Conn-Syndrom 456
- Phäochromozytom 456
- primärer Aldosteronismus 456
Ketoazidose 955, 961–965, 967–968
- alkoholische 968
- – Klinik 968
- – Laktat 968
- – Therapie 968
- – Ursachen 968
- diabetische 961–965, 967
- – Antibiotika 965
- – Begleiterkrankungen 965
- – Bikarbonat 967
- – Erstmaßnahmen 963
- – Insulinsubstitution 965
- – Intensivmedizin 964
- – Klinik 962
- – leichte 963
- – – Therapie 963
- – Leitsymptome 962
- – Magensonde 964
- – Phosphat 967
- – Rehydrierung 965
- – Sauerstofftherapie 964
- – Therapie 963
- – Thromboseprophylaxe 965
- – Ursache 962
- Insulinpumpentherapie 955
Ketone 962
- im Blut 962
- im Urin 962
KHK 322, 340, 364, 367, 372–376, 439, 915, 987, 989, 991, 995
- Allgemeinmaßnahmen 374
- Behandlungsschwerpunkte 374
- Belastungs-EKG 374
- Cholesterin 991
- diagnostische Hinweise 373
- Diät 374
- Digitalisglykoside 340
- erektile Dysfunktion 915
- familiäre Hypercholesterinämie 989
- Genussmittelverzicht 375
- globales Risiko 991
- HDL-Cholesterin 995
- Hypertonie 439
- Klinik 373
- Koronarographie 374

- körperliches Training 375
- Langzeit-EKG 374
- LDL-Cholesterin 987
- Myokardinfarkt 322
- psychische Faktoren 376
- Risikofaktoren 373
- sinuatrialer Block 367
- Stress 376
- Therapie 374
- ventrikuläre Extrasystolen 364
- Ventrikulographie 374
Kieferosteonekrosen 798
- durch Bisphosphonate 798
Kiel-Klassifikation 731–732
- Non-Hodgkin-Lymphome 731–732
Kindesalter 891
- Basedow-Hyperthyreose 891
Kippscheibenprothese 390
- Aortenstenose 390
Kipptischversuch 404
- Synkope 404
Klassifikation 723
- akute Leukämie 723
Klatskin-Tumor 827
Kleinwuchs 905
- Pseudohypoparathyreoidismus 905
Klimabehandlung 472, 484
- Asthma bronchiale 484
- Atemwegserkrankungen 472
Klimatherapie 472, 484
- Asthma bronchiale 484
- Atemwegserkrankungen 472
Klitorishyperplasie 912
- adrenogenitales Syndrom 912
Kniegelenksarthritis 864
- Lyme-Borreliose 864
Knisterhaut 504
- Mediastinalemphysem 504
Knisterrasseln 509
- fibrosierende Alveolitis 509
- interstitielle Lungenkrankheiten 509
Knöchel-Arm-Index 410
- pAVK 410
Knöchelödeme 910
- Cushing-Syndrom 910
- Morbus Cushing 910
Knochenmarkaspiration 731
- Non-Hodgkin-Lymphome 731
Knochenmarkbiopsie 714, 731
- aplastische Anämie 714
- aplastisches Syndrom 714
- Non-Hodgkin-Lymphome 731
- Panmyelopathie 714

Sachverzeichnis

Knochenmarkfibrose 745
– chronische idiopathische Myelofibrose 745
Knochenmarkhyperplasie 708
– Folsäuremangel 708
– hyperchrome Anämie 708
– Vitamin-B_{12}-Mangel 708
Knochenmarkschäden 1001
– durch Gemfibrozil 1001
Knochenmarkschädigung 177
– durch Chloramphenicol 177
Knochenmarksdepression 139
– durch Methotrexat 139
Knochenmarkshyperplasie 709
– Hämolyse 709
Knochenmarksuppression 985
– durch Allopurinol 985
Knochenmarkszintigraphie 745
– chronische idiopathische Myelofibrose 745
Knochenmarktransplantation 711
– paroxysmale nächtliche Hämoglobinämie 711
Knochenmetastasen 797, 807
– Prostatakarzinom 807
Knochennekrosen 135
– aseptische 135
– – durch Glukokortikoide 135
Knochenschmerzen 542, 874, 902
– durch Bisphosphonate 874
– einheimische Sprue 542
– Hyperparathyreoidismus 902
– Zöliakie 542
Knollenblätterpilzvergiftung 578
Knopflochdeformität 837
– chronische Polyarthritis 837
– rheumatoide Arthritis 837
Knospe-Protokoll 741
– Makroglobulinämie 741
– Morbus Waldenström 741
Knospe-Schema 735
– niedrigmaligne Lymphome 735
Knoten 566
– Analregion 566
Knotenextrasystolen 363
– Differenzierung 363
Koagulopathie(n) 749–750, 1009
– durch Hämarginat 1009
– erworbene 750
– hereditäre 750
Kochsalzrestriktion 159
– diätetische 159
Kochsalzzufuhr 440

– Hypertonie 440
Kohlendioxid-Konzentration 45
– exspiratorische 45
– – Infrarot-Absorptionsspektrometrie 45
Kohlendioxiddruck 463
– Grenzwerte 463
– Normalwerte 463
Kohlendioxidpartialdruck 464
– arterieller 464
– – Sauerstofftherapie 464
Kohlenhydrat-Einheit 934, 956
– Kohlenhydratgehalt, Berechnungsgrundlage 934
Kohlenhydratgehalt 934
– Austauschtabellen 934
Kohlenhydratmalabsorption 27
Kohlenmonoxid-Intoxikation 464
– Sauerstofftherapie 464
Kokzidioidomykose 505, 1046–1047
– Therapieempfehlungen 1047
Kokzidiomykose 211
– Posaconazol 211
Koliken 224, 543
– akutes Abdomen 543
– durch Heparine 224
Kolitis 21, 25, 132, 544, 550–556
– chronische 556
– – ausgedehnte 556
– granulomatöse 544, 550–555
– – akuter Schub 552
– – – Therapie 552
– – Allgemeinmaßnahmen 551
– – Aminosalicylate 554
– – Antibiotika 554
– – Antikörper gegen Entzündungsfaktoren 554
– – Antizytokintherapie 554
– – Diät 551
– – Differenzialdiagnose 551
– – fulminante 555
– – Glukokortikoide 553
– – Ileoskopie 551
– – Immunsuppressiva 554
– – Infliximab 554
– – Klinik 550
– – Komplikationen 555
– – Leitsymptome 550
– – Malabsorption(ssyndrome) 555
– – Maldigestion(ssyndrome) 555
– – medikamentöse Therapie 552
– – Perianalfisteln 555

– – Pharmakotherapie 552
– – Rezidivprophylaxe 555
– – Therapie 551
– kollagene 21
– – Diarrhö 21
– mikroskopische 132
– – Budesonid 132
– pseudomembranöse 25
– – durch Antibiotika 25
Kollagenosen 21, 508, 852
– Diarrhö 21
– fibrosierende Alveolitis 508
Kollapsneigung 512
– Gastrointestinalblutung 512
Kolonkarzinom 794, 818, 820, 877
– Akromegalie 877
– FOLFOX-Schema 820
– hereditäres nicht-polypöses 818
– – Amsterdam-Kriterien 818
– maligner Aszites 794
Kolonkontrasteinlauf 557
– Colitis ulcerosa 557
Kolonpolypen 877
– Akromegalie 877
Kolontumor 28
– Obstipation 28
Kolorektale Karzinome 817–818, 821–822, 824, 918
– Adenom-Karzinom-Sequenz 818
– Adipositas 918
– FOLFIRI-Schema 822
– FOLFOX-Schema 822
– monoklonale Antikörper 822
– Nachsorge 824
– operative Therapie 818
– palliative Chemotherapie 821
– Risikofaktoren 818
– Therapie 818
– totale Mesorektum-Entfernung 818
– XELIRI-Schema 822
– XELOX-Schema 822
Koloskopie 564
– Darmblutung 564
– Hämatochezie 564
Kolpitis 1021, 1045
– Gonorrhö 1021
– Trichomoniasis 1045
Koma 83, 91–95, 599, 637, 880–881, 892, 899, 907, 961, 965–967, 969–970, 978, 1017, 1058
– Addison-Krise 907
– akute Nebennierenrindeninsuffizienz 907
– Atmung 92

- Augenveränderungen 92
- chronische Niereninsuffizienz 637
- Diabetes insipidus 881
- diabetisches 961, 965–967
- – Bikarbonat 967
- – Kalium 966
- – Phosphat 967
- – Prognose 967
- – Rehydrierung 965
- – Todesursachen 967
- Differenzialdiagnose 92
- hepatische Enzephalopathie 599
- Hirnödemtherapie 95
- hyperosmolares nicht-ketoazidotisches 969
- – Laborbefunde 969
- – Leitsymptome 969
- – Therapie 969
- – Ursachen 969
- Hypoglykämie 94, 978
- hypophysäres 94, 880
- – Hypoglykämie 94
- hypothyreotes 94, 899
- – Hypoglykämie 94
- – Klinik 899
- – Therapie 899
- – Ursachen 899
- Körpergeruch 92
- Lagerung 94
- Laktatazidose 970
- Liquoruntersuchung 95
- Lumbalpunktion 95
- Meningitis 1017
- Mundgeruch 92
- neurologische Veränderungen 93
- Sofortmaßnahmen 94
- Subarachnoidalblutung 1058
- Therapie 94
- thyreotoxische Krise 892
- Vergiftungen 83
- Vitalfunktionen 94
- zerebrale Blutungen 1058

Kompressionsbehandlung 426
- Kontraindikationen 426

Kompressionssonographie 431
- Phlebothrombose 431

Konjunktivalblutungen 601
- hepatische Gerinnungsstörungen 601

Konjunktivitis 679, 1022, 1031
- Leptospirose 1022
- Toxic-Shock-Syndrom 1031
- Wegener-Granulomatose 679

Kontraktionsinsuffizienz 332

Kontrastmittel 82
- jodhaltige 82
- – Allergie 82

Kontrastmittel-Nephropathie 973
- Diabetes mellitus 973

Kontrastmittelbelastung 629
- akutes Nierenversagen 629

Konzentrationsschwäche 203, 458
- durch Amantadin 203
- Hypotonie 458

Koordinationsstörungen 599
- hepatische Enzephalopathie 599

Kopfschmerzen 134, 140, 142, 144–145, 181, 203–206, 210–211, 213–216, 224, 250–251, 379–380, 416, 444–446, 452, 456, 468, 485, 527, 705, 843, 877, 879, 890, 893, 939–940, 978, 985–986, 998, 1017, 1022, 1026, 1031, 1033–1035, 1039, 1043, 1048, 1055, 1058–1059, 1061, 1064
- Akromegalie 877
- Arteriitis temporalis 416
- Borreliose 1033
- Colon irritabile 527
- Cor pulmonale 485
- Diphtherie 1031
- durch Abatacept 145
- durch Aciclovir 203
- durch β_2-Adrenergika 468
- durch Albendazol 216
- durch Allopurinol 985
- durch Anthelminthika 1048
- durch Antimalariamittel 843
- durch Atovaquon 215
- durch Benzbromaron 986
- durch Brivudin 204
- durch Chinin 213
- durch Ciclosporin 142
- durch CSE-Hemmer 998
- durch Dihydralazin 446
- durch Entecavir 205
- durch Famciclovir 205
- durch Fluconazol 210
- durch Fluorchinolone 181
- durch Foscarnet 205
- durch Ganciclovir 206
- durch Glitazone 939
- durch GLP-1-Mimetika 940
- durch Heparine 224
- durch HMG-CoA-Reduktase-Hemmer 998
- durch Hydralazin 446
- durch Kalziumantagonisten 380, 444
- durch MAO-Hemmer 251
- durch Mefloquin 214
- durch Mycophenolatmofetil 140
- durch Nitrate 379
- durch Oseltamivir 206
- durch Posaconazol 211
- durch Praziquantel 216
- durch Pyrantel 215
- durch α_1-Rezeptorenblocker 445
- durch selektive Serotonin-Wiederaufnahmeinhibitoren 250
- durch Statine 998
- durch β_2-Sympathomimetika 468
- durch Thiazolidindione 939
- durch Thyreostatika 890
- durch TNF-α 144
- durch Valaciclovir 203
- durch Valganciclovir 206
- Eisenmangel 705
- Enzephalitis 1039
- funktionelle Dyspepsie 527
- Grippe 1034
- Hirnvenenthrombose 1059
- Hochdruckenzephalopathie 452
- Hyperprolaktinämie 879
- Hypoglykämie 978
- immunogene Orbitopathie 893
- infektiöse Mononukleose 1035
- Influenza 1034
- irritable bowel syndrome 527
- ischämischer Insult 1055
- Leptospirose 1022
- Lyme-Borreliose 1033
- Meningitis 1017
- Migräneanfall 1061
- Phäochromozytom 456
- Reizdarmsyndrom 527
- Sinusvenenthrombose 1059
- Steroidentzugssyndrom 134
- Subarachnoidalblutung 1058
- Toxic-Shock-Syndrom 1031
- Toxoplasmose 1043
- Typhus abdominalis 1026
- unter Sumatriptan 1064
- unter Triptanen 1064
- zerebrale Blutungen 1058

Koronarangiographie 378
- Angina pectoris 378

Koronarangioplastie (PTCA) 72
- Schock 72
- – kardiogener 72

Koronare Herzkrankheit 4, 322, 364, 367, 372–376, 439, 451, 915, 918, 987, 989, 991, 995
- Adipositas 918
- Allgemeinmaßnahmen 374
- Behandlungsschwerpunkte 374
- Belastungs-EKG 374
- Cholesterin 991
- diagnostische Hinweise 373
- Diät 374
- erektile Dysfunktion 915
- familiäre Hypercholesterinämie 989
- Genussmittelverzicht 375
- globales Risiko 991
- HDL-Cholesterin 995
- Hypertonie 439
- Klinik 373
- Koronarographie 374
- körperliches Training 375
- Langzeit-EKG 374
- LDL-Cholesterin 987
- Myokardinfarkt 322
- psychische Faktoren 376
- Risikofaktoren 373
- sinuatrialer Block 367
- Stress 376
- temperatursenkende Maßnahmen 4
- Therapie 374
- und Hypertonie 451
- ventrikuläre Extrasystolen 364
- Ventrikulographie 374
Koronariitis 679
- Wegener-Granulomatose 679
Koronarkrankheit 340
- Digitalisglykoside 340
Koronarographie 374, 381
- Indikationen 381
- KHK 374
Koronarsyndrom 52, 321–323, 377–378, 384
- akutes 52, 321–323, 377–378, 384
- – Auslösemechanismen 378
- – Myokardinfarkt 322
- – Therapie 378
Körperflüssigkeiten 280
- Chlorid 280
- Kalium 280
- Natrium 280
Körpergeruch 92
- Koma 92
Körperliche Aktivität 934–935
- Diabetes mellitus 934–935
- – Therapieanpassung 935
- Insulinreduktion 935

Körperliche Bewegung 995
- HDL-Cholesterin 995
Körpertemperatur 3, 46, 50
- Messung 46
- – Infrarot-Tympanon-Thermometrie 46
- Monitoring 50
Kortisol 906, 910
- Plasma 906, 910
- – Cushing-Syndrom 910
- – Morbus Addison 906
- – Morbus Cushing 910
- – primäre Nebennierenrindeninsuffizienz 906
- Urin 906, 910
- – Cushing-Syndrom 910
- – Morbus Addison 906
- – Morbus Cushing 910
- – primäre Nebennierenrindeninsuffizienz 906
Kost 934
- kohlenhydratadaptierte 934
- – Diabetes mellitus 934
Kostmann-Syndrom 714, 717
Kotstein 27
Kragenknopfabszesse 557
- Colitis ulcerosa 557
Kragenknopfphlebitis 431
Krampfanfälle 142, 205, 250, 403, 969, 1009, 1058
- durch Ciclosporin 142
- durch Foscarnet 205
- durch nichtselektive Monoamin-Rückaufnahmeinhibitoren 250
- hyperosmolares Koma 969
- Synkope 403
- zerebrale 1009
- – akute hepatische Porphyrie 1009
- – akute intermittierende Porphyrie 1009
- zerebrale Blutungen 1058
Krämpfe 193, 203, 206, 209, 978
- durch Aciclovir 203
- durch Amphotericin B 209
- durch Ganciclovir 206
- durch INH 193
- durch Isoniazid 193
- durch Valaciclovir 203
- durch Valganciclovir 206
- Hypoglykämie 978
Kraniopharyngeom 875
Krankengymnastik 13, 483
- Asthma bronchiale 483
- Schmerztherapie 13
Kreatinin 1079
- Serum 1079

- – Referenzbereich 1079
Creatinin-Clearance 264, 1079
- Cockroft-Gault-Formel 264
- Referenzbereich 1079
Kreatininanstieg 338
- durch ACE-Inhibitoren 338
Kreatininerhöhung 206
- Serum 206
- – durch Ganciclovir 206
- – durch Valganciclovir 206
Kreatinkinase 206, 1077
- Anstieg 206
- – durch Telbivudin 206
- Referenzbereich 1077
Kreislaufschock 619
- Pankreatitis 619
Kreuzschmerzen 849
- Morbus Bechterew-Marie-Strümpell 849
- Spondylitis ankylosans 849
Kryoglobulinämie 655, 673, 676
- essenzielle 676
- – Vaskulitis 676
- membranoproliferative Glomerulonephritis 673
- Plasmaseparation 655
Kryotherapie 826
- Lebertumoren 826
Kryptokokken 210, 1046
- Flucytosin 210
Kryptokokkenmeningitis 1037–1038
- AIDS 1037–1038
- – Rezidivprophylaxe 1038
- – Therapie 1037
Kryptokokkose 210, 1036, 1047
- AIDS 1036
- Rezidivprophylaxe 210
- Therapieempfehlungen 1047
Kryptosporidiose 1036
- AIDS 1036
Kumarinnekrose 231, 237–238, 760
- bei Protein-C-Mangel 231
- Protein-C-Mangel 760
- Therapie 237
KUP-Syndrom 829–830
- Chemotherapie 830
- Differenzialdiagnose 830
- Therapie 830
Kupfer 1079
- Serum 1079
- – Referenzbereich 1079
- Urin 1079
- – Referenzbereich 1079
Kupferspeicherkrankheit 592
- Morbus Wilson 592
Kurzdarmsyndrom 21, 26, 555

Sachverzeichnis

- Diarrhö 21, 26
- nach Ileumresektion 555

Kussmaul-Atmung 92, 962, 970
- diabetische Ketoazidose 962

Kussmaul-Maier-Syndrom 676
- Laktatazidose 970
- Vaskulitis 676

L

Laborbasisprogramm 50
- Intensivpatient 50
- Notaufnahmepatient 50

Labordiagnostik 46
- Notfallmedizin 46

Labor-Monitoring 50

Laborparameter 1077
- Referenzbereiche 1077

Laboruntersuchungen 52, 66
- Notfallprogramm 52
- Schock 66

Labyrinthausfall 1065–1066
- akuter 1065–1066
- – Therapie 1066

Lackzunge 586
- Leberzirrhose 586

Lactat 1077
- Liquor 1077
- – Referenzbereich 1077
- Plasma 1077
- – Referenzbereich 1077

Lactatdehydrogenase 1077
- Referenzbereich 1077

LADA 928, 930

Lagerung 36, 64, 94–95, 102, 104, 313, 317, 454, 512
- Gastrointestinalblutung 512
- Hirnödem 95
- hypertensiver Notfall 454
- kardiogener Schock 313
- Koma 94
- Lungenödem 317
- Magenspülung 104
- Schock 64
- Vergiftungen 102

Lagerungsschwindel 1065–1066
- benigner paroxysmaler 1065–1066
- – Therapie 1066

Lagophthalmus 1066
- Fazialisparese 1066

Lähmung 1029
- Botulismus 1029

Laktat 298, 968–969
- alkoholische Ketoazidose 968
- Anionenlücke 298
- hyperosmolares Koma 969

Laktatazidose 299–300, 936, 969–971
- Allgemeinintensivmaßnahmen 971
- Biguanid-induzierte 971
- – Hämodialyse 971
- Bikarbonatkorrektur 300
- durch Biguanide 936
- durch Metformin 936
- Klinik 970
- medikamenteninduzierte 299
- pH-Wert 299
- – Blut 299
- Schock 299
- spontane 299
- Therapie 970

Laktoseintoleranz 26
- Diarrhö 26

Lambliasis 1044
- Diagnose 1044
- Klinik 1044
- Symptome 1044
- Therapie 1044
- Ursachen 1044

Langzeit-EKG 374
- KHK 374

Langzeit-pH-Metrie 517
- GERD 517
- Refluxkrankheit 517

Lanugobehaarung 980
- vermehrte 980
- – durch Diazoxid 980

Laparotomie 549
- mechanischer Ileus 549

Laserkoagulation 974
- diabetische Retinopathie 974

Laserlithotripsie 612
- Choledocholithiasis 612

Lasertherapie 537, 826
- Lebertumoren 826
- Magenausgangsstenose 537
- Pylorusstenose 537

late onset AGS 913
- Therapie 913

latent autoimmune diabetes in adults 930

latent diabetes in adults 928
- Ty 1 928

Läuse 217

Laxanzien 21, 31
- Diarrhö 21
- stimulierende 31

Laxanzienabusus 30, 927
- Anorexia nervosa 927
- chronischer 30

LBP 1082
- Referenzbereich 1082

LDH 791, 1077
- Referenzbereich 1077
- Tumormarker 791

LDL 988

LDL-Adsorption 1003
- an Dextransulfat 1003

LDL-Apherese 1002
- Lipoprotein(a) 1002

LDL-Cholesterin 142, 411, 987–988, 991, 1078
- Arteriosklerose 988
- Erhöhung durch Ciclosporin 142
- pAVK 411
- Referenzbereich 1078
- Zielwerte 991

LDL-Präzipitation 1003
- heparininduzierte extrakorporale 1003

LE-Faktor 447
- durch α-Methyldopa 447

Lebensmittel 1097
- purinarme 1097
- purinreiche 1097

Lebensmittelvergiftung 1025
- bakterielle 1025

Leber 606
- Hämangiome 606

Leber-Eisenindex 591
- Hämochromatose 591

Leberabszess 547, 614, 1044–1045
- Amöbiasis 1044–1045
- Appendizitis 547
- Cholangitis 614

Leberegel 216

Lebererkrankungen 264–265, 569, 599, 602, 1009–1010
- Arzneimitteltherapie 264–265
- – Überdosierung 265
- chronische 599
- – Gliaödem 599
- hepatorenales Syndrom 602
- Pharmakotherapie 264–265
- – Überdosierung 265
- Porphyria cutanea tarda 1009–1010

Leberfibrose 139, 702
- durch Methotrexat 139
- kongenitale 702
- – autosomal-rezessive polyzystische Nierenerkrankung 702

Leberfunktionseinschränkungen 605
- Stoffwechselerkrankungen 605

Leberfunktionsstörungen 135, 250

Sachverzeichnis

- durch nichtselektive Monoamin-Rückaufnahmeinhibitoren 250
- Steroidtherapie 135
Leberinfiltrationen 977
- Hypoglykämie 977
Leberinsuffizienz 602
- Nierenfunktionsstörungen 602
Leberkarzinom 794
- maligner Aszites 794
Leberkoma 594
- durch Diuretika 594
Lebermetastasen 605, 795, 824, 829
- Gastrointestinaltumoren 824
- intraarterielle Chemotherapie 795
- – – Nachteile 795
- Karzinoid 829
- regionale Chemotherapie 824
Lebernekrose 977
- Hypoglykämie 977
Leberpulsation 489
- Lungenembolie 489
Leberruptur 544
- akutes Abdomen 544
Leberschäden 196, 234, 603–605
- alkoholische 603–604
- – – Alkoholabstinenz 604
- – – Ernährung 604
- – – Glukokortikoide 604
- – – Therapie 604
- Alkoholtoleranz 603
- Antikoagulanzientoleranz 234
- durch Protionamid 196
- durch PTA 196
- toxische 604–605
- – – Klinik 605
- – – Therapie 605
Leberstauung 333
- Herzinsuffizienz 333
Lebersteifigkeit 579, 586
- Leberzirrhose 586
Lebertoxizität 192
- INH 192
- Isoniazid 192
Lebertransplantation 143, 588, 590, 595, 602, 606, 634, 1003
- Dyslipoproteinämie 1003
- Fettstoffwechselstörungen 1003
- hepatorenales Syndrom 602, 634
- Hyperlipoproteinämie 1003
- Leberzellkarzinom 606
- Leberzirrhose 588

- primär biliäre Leberzirrhose 590
- Tacrolimus 143
- therapierefraktärer Aszites 595
Lebertumoren 605, 826, 914
- Chemoembolisation 826
- durch Cyproteronacetat 914
- Kryotherapie 826
- Lasertherapie 826
- Leberzirrhose 826
- LITT 826
- PEI 826
- perkutane Ethanolinstillation 826
- primäre 826
- – – Therapie 826
- Radiofrequenztherapie 826
- RITA 826
- TAE 826
Lebervenenstauung 333
- Herzinsuffizienz 333
Lebervenenthrombose 427
Leberverfettung 603
- Alkoholkonsum 603
Leberversagen 576–578, 592, 602
- akutes 576–578, 592, 602
- – – akutes Lungenversagen 577
- – – Allgemeinmaßnahmen 576
- – – Antibiotika 577
- – – ARDS 577
- – – bakterielle Sepsis 577
- – – Beatmung 577
- – – Bioreaktoren 578
- – – Enzephalopathie 577
- – – Gastrointestinalblutungen 577
- – – Gerinnungsstörungen 577
- – – hepatische Enzephalopathie 578
- – – hepatorenales Syndrom 602
- – – Herpes-simplex-Infektionen 578
- – – Hirnödem 577
- – – Klinik 576
- – – Magen-Darm-Blutungen 577
- – – Morbus Wilson 592
- – – Nierenversagen 577
- – – Pilzsepsis 577
- – – Prognose 578
- – – respiratorische Insuffizienz 577
- – – Therapie 576
- – – Ursachen 576
Leberzelladenome 605
Leberzellkarzinom 606–607

- α-Fetoprotein 606
- laserinduzierte Thermoablation 607
- Lebertransplantation 606
- perkutane Ethanolinstillation 607
- primäres 606
- – – Ursachen 606
- Radiofrequenz-induzierte Thermoablation 607
- Therapie 606
- transarterielle Chemoembolisation 607
Leberzirrhose 139, 148, 285, 501, 568, 583, 585–593, 596, 598, 603, 605–606, 614, 826, 867, 977–978, 1070
- Alkoholkrankheit 1070
- alkoholtoxische 603
- Allgemeinmaßnahmen 587
- Aszites 593
- Child-Pugh-Klassifikation 586
- dekompensierte 501, 568
- – – Hämorrhoiden 568
- – – Pleuraerguss 501
- durch Methotrexat 139
- Ernährung 587
- Erythrozytenkonzentrat 596
- FFP 596
- fresh frozen plasma 596
- Hämochromatose 591
- Hämorrhoiden 596
- Hepatitis-B-Hyperimmunglobulin 588
- Hypnotika 587
- Hypoglykämie 977–978
- Hyponatriämie 285
- Klinik 586
- kompensierte 587
- – – Glukokortikoide 587
- Komplikationen 593
- Lebertransplantation 588–589
- – – Indikation 588
- – – Kontraindikationen 589
- Lebertumoren 826
- Leberzellkarzinom 606
- medikamentöse Therapie 587
- Morbus Wilson 592
- Muskelkrämpfe 587
- Noxen 587
- – – Ausschaltung 587
- Nukleosid-Analoga 583, 588
- Nukleotid-Analoga 583
- Ödeme 148
- Pharmakotherapie 587
- portale Hypertension 598
- Prävention 586

Sachverzeichnis

- primär biliäre 589–590, 867
- – Arthritis 867
- – hepatische Osteopathie 590
- – Juckreiz 589
- – Klinik 589
- – Lebertransplantation 590
- – Steatorrhö 590
- – Therapie 589
- – Ursodeoxycholsäure 589
- Sedativa 587
- sekundär biliäre 614
- – Cholangitis 614
- Substitutionstherapie 587
- Therapie 586
- toxische Leberschäden 605
- Ursachen 585
LED 508, 675–677, 852–853
- Allgemeinmaßnahmen 853
- Antimalariamittel 853
- diffuse proliferative Glomerulonephritis 676
- fibrosierende Alveolitis 508
- fokal-segmental-sklerosierende Glomerulonephritis 677
- Glukokortikoide 853
- Immunsuppressiva 853
- Klinik 675, 852
- medikamentöse Therapie 853
- membranöse Glomerulonephritis 677
- nichtsteroidale Antirheumatika 853
- NSAR 853
- Pharmakotherapie 853
- Therapie 675, 853
- Vaskulitis 676
Lederknarren 500
- Pleuritis sicca 500
Leibschmerzen 984
- durch Colchicin 984
Leitungsblockierungen 401
- Myokarditis 401
Leitveneninsuffizienz 433
- sekundäre 433
Leptospira canicola 1022
Leptospira icterohaemorrhagica 1022
Leptospira pomona 1022
Leptospirose 1022–1023
- Diagnose 1022
- Erregerreservoir 1022
- Klinik 1022
- Leitsymptome 1022
- medikamentöse Therapie 1023
- Pharmakotherapie 1023
- Therapie 1023
- Ursachen 1022

Lesch-Nyhan-Syndrom 981
Lethargie 978
- Hypoglykämie 978
Leucinhypersensitivität 978
- Hypoglykämie 978
Leukämie 722–727, 736–737, 741–742
- akute 723–724, 726–727
- – allogene Stammzelltransplantation 727
- – Diagnostik 724
- – Hämatopoese 726
- – Hyperurikämie 727
- – Infektionsprophylaxe 726
- – Isolierung 726
- – Klassifikation 723
- – Philadelphia-Chromosom 724
- – Pilzinfektion 726
- – plasmatische Gerinnungsstörungen 726
- – Supportivmaßnahmen 726
- – Therapie 724
- – Therapieplanung 724
- – thrombozytopenische Blutungen 726
- – Tumorlyse-Syndrom 727
- akute lymphatische 725
- – Stammzelltransplantation 725
- – Therapie 725
- akute myeloische 725
- – DAV-Protokoll 725
- – Stammzelltransplantation 725
- – Therapie 725
- chronisch-lymphatische 736–737
- – Binet-Klassifikation 736
- – Hypersplenismus 737
- – Klinik 736
- – klinisches Stadium 736
- – Knospe-Schema 737
- – Rai-Klassifikation 736
- – rezidivierende Infektionen 737
- – Splenektomie 737
- – Stadien 736
- – Therapie 736
- – Überlebenszeit 736
- chronisch-myelomonozytäre 722
- chronische myeloische 741–742
- – Akzeleration 742
- – akzelerierte Phase 742
- – allogene Stammzelltransplantation 742

- – Blastenkrise 742
- – Splenektomie 742
- – Stammzelltransplantation 742
- – Therapie 741
Leukopenie 138, 192, 216, 250, 581, 596, 844, 853, 911, 1026, 1040, 1043
- durch Albendazol 216
- durch Chloroquin 1043
- durch INH 192
- durch Isoniazid 192
- durch Leflunomid 844
- durch Methotrexat 844
- durch Mitotane 911
- durch nichtselektive Monoamin-Rückaufnahmeinhibitoren 250
- durch o,p'-DDD 911
- α-Interferon 581
- Lupus erythematodes disseminatus 853
- Malaria 1040
- nach Azathioprin 138
- Paratyphus 1026
- portale Hypertension 596
- Typhus abdominalis 1026
Leukozytenzahl 1080
- Referenzbereich 1080
Leukozytose 145, 324, 547, 551, 562, 604, 616, 623, 637, 1022, 1035
- Alkoholhepatitis 604
- Appendizitis 547
- chronische Niereninsuffizienz 637
- chronische Pankreatitis 623
- Crohn-Krankheit 551
- Divertikulitis 562
- durch Efalizumab 145
- granulomatöse Kolitis 551
- Ileitis terminalis 551
- infektiöse Mononukleose 1035
- Leptospirose 1022
- Morbus Crohn 551
- Pankreatitis 616
- reaktive 324
- – Myokardinfarkt 324
- regionale Enterokolitis 551
Leukozyturie 660, 682–683, 687–689, 691, 853, 982
- Glomerulonephritis 660
- Harnsäurenephropathie 982
- Harnwegsinfektion 682–683
- interstitielle Nephritis 688
- Lupus erythematodes disseminatus 853

- Nephrolithiasis 691
- Nierensteine 691
- Poststreptokokken-Glomerulonephritis 660
- sterile 689
- – Analgetikanephropathie 689
- Urethralsyndrom 687
LH-RH-Test 876
- Hypophysenvorderlappeninsuffizienz 876
Libidominderung 914
- durch Ethinylestradiol 914
Libidoverlust 877, 927
- Akromegalie 877
- Anorexia nervosa 927
Lidödem 893
- immunogene Orbitopathie 893
Linksherzbelastung 393
- Aortenisthmusstenose 393
Linksherzhypertrophie 918
- Adipositas 918
Linksherzinsuffizienz 333, 337, 343, 439, 660
- chronische 337, 343
- – β-Blocker 343
- – medikamentöses Therapieschema 337
- – β-Rezeptorenblocker 343
- – Therapieschema 337
- Glomerulonephritis 660
- Hypertonie 439
- Poststreptokokken-Glomerulonephritis 660
- Ursachen 333
Linksverschiebung 741
- pathologische 741
- – chronische myeloische Leukämie 741
- – Differentialdiagnose 741
Linton-Nachlas-Sonde 597
- Magenfundusvarizen 597
Lipaemia retinalis 990
- Chylomikronämiesyndrom 990
- endogene Hypertriglyzeridämie 990
Lipase 616, 623, 1077
- Colorimetrie 1077
- – Referenzbereich 1077
- Referenzbereich 1077
- Serum 616, 623
- – chronische Pankreatitis 623
- – Pankreatitis 616
- Turbimetrie 1077
- – Referenzbereich 1077
Lipaseaktivität 623

- chronische Pankreatitis 623
Lipidapherese 996, 1002–1003
- ACE-Hemmer/-Inhibitoren 1003
- Dyslipoproteinämie 1002
- Fettstoffwechselstörungen 1002
- Hyperlipoproteinämie 1002
- Indikationen 1003
- Methoden 1003
Lipide 1078
- Referenzbereich 1078
Lipid-Elektrophorese 971
- Diabetes mellitus 971
Lipidurie 669
- nephrotisches Syndrom 669
Lipoidnephrose 671
Lipolyse 969, 1008
- hyperosmolares Koma 969
- nicht-insulinpflichtiger Diabetes mellitus 1008
Lipopolysaccharid-bindendes Protein 1082
- Referenzbereich 1082
Lipoprotein(a) 987, 1002, 1007, 1078
- erhöhtes 1007
- – Therapie 1007
- LDL-Apherese 1002
- Referenzbereich 1078
Lipoproteinadsorption 1003
- direkte 1003
Lipoproteine 987
- Klassen 987
Lipoproteinfraktionen 992
- Bestimmung 992
- – Friedewald-Formel 992
Lipoproteinlipase-Defekt 1006
- familiärer 1006
Liposuktion 925
Lippenbremse 472
Liquoruntersuchung 95
- Koma 95
Listeria monocytogenes 1023
Listerienmeningitis 1018–1019
Listeriose 1023
- Diagnose 1023
- Differenzialdiagnose 1023
- Klinik 1023
- Leitsymptome 1023
- Therapie 1023
- Ursachen 1023
Lithogene Substanzen 692
- Tagesausscheidung 692
- Tagesausscheidung, obere Normalwerte 692
LITT 607, 826
- Lebertumoren 826

- Leberzellkarzinom 607
LKM 580
- chronische Hepatitis 580
LKM, Hepatitis, chronische 579
LMA 1088
- Referenzbereich 1088
Loa loa 1051
- Diagnostik 1051
- Klinik 1051
- Therapie 1051
Lobärpneumonie 494
Löfgren-Syndrom 507
- Lungensarkoidose 507
- Morbus Boeck 507
Löhleinsche Herdnephritis 395
- bakterielle Endokarditis 395
Lokalanästhetikavergiftung 83
Loperamid 22
Lorazepam 266
- Lebererkrankungen 266
Low-Carbohydrate-Diät 920
- Adipositas 920
Low-density-Lipoproteine 988
Low-grade-Dysplasien 520
- Barrett-Ösophagus 520
Low-Protein-Diät 920
- Adipositas 920
Lown-Ganong-Levine-Syndrom 356
Lown-Klassifikation 364
- Extrasystolen 364
Lp(a) 1078
- Referenzbereich 1078
LQT-Syndrom 365
- Kammertachykardie 365
Lues 1019–1021
- HIV-Infektion 1021
- Klinik 1019
- latens 1020
- Leitsymptome 1019
- Liquoruntersuchungen 1020
- medikamentöse Therapie 1020
- Meldepflicht 1020
- Pharmakotherapie 1020
- Primäraffekt 1019
- Schwangerschaft 1020
- Sekundärstadium 1019
- Tertiärstadium 1019
- Therapie 1020
Luftembolie 488
Lumbalpunktion 95
- Koma 95
Lunge 500, 502
- gefesselte 500
- – Pleuraerguss 500
- stille 502

- – Spannungspneumothorax 502
- Lungenabszess 395, 498
- – Pneumonie 498
- – Rechtsherzendokarditis 395
- Lungenbefall 860–861
- – allergische Granulomatose 861
- – Churg-Strauss-Syndrom 861
- – Mikroskopische Polyangiitis 861
- – Wegener-Granulomatose 860
- Lungenblutung 492–493, 663
- – Anti-GBM-RPGM 663
- – Bronchoskopie 493
- – Differenzialdiagnose 492
- – Folgebehandlung 493
- – Klinik 492
- – konservative Therapie 493
- – Leitsymptome 492
- – schwere 492
- – – Sofortmaßnahmen 492
- – – Ursachen 492
- – Therapie 492
- – Ursachen 492
- Lungenegel 216
- – Praziquantel 216
- Lungenembolie 49, 306, 323, 403, 421, 488–491, 543, 760
- – akutes Abdomen 543
- – Alteplase 490
- – Antikoagulation 489
- – Antithrombin-Mangel 760
- – AT-Mangel 760
- – Bronchospasmolyse 489
- – Diagnose 489
- – Differenzialdiagnose 489
- – Echokardiographie 49
- – Embolektomie 490
- – Fibrinolyse 489
- – Gewebeplasminogenaktivator 490
- – Heparin 489
- – Herz-Kreislauf-Stillstand 306
- – Inhibitorendefizite 760
- – Klinik 488
- – Kumarine 491
- – Leitsymptome 488
- – Low-dose-Heparin 491
- – Myokardinfarkt 323
- – Nachsorge 491
- – Phlebothrombose 421
- – Prophylaxe 491
- – Protein-C-Mangel 760
- – Protein-S-Mangel 760
- – Pulmonalis-Angio-CT 489
- – Pulmonalisangiographie 489

- – Pulmonalisdruckmessung 489
- – Sauerstofftherapie 489
- – Schmerzbekämpfung 489
- – Schweregrade 489–490
- – – nach Grosser 490
- – Sofortmaßnahmen 489
- – – symptomatische (ambulante) 489
- – Streptokinase 490
- – Synkope 403
- – Therapie 489
- – Thrombolyse 490
- – Urokinase 490
- – Ursachen 488
- Lungenembolieprophylaxe 1056
- – ischämischer Insult 1056
- Lungenemphysem 462, 474–476
- – Diffusionsstörungen 462
- – Klinik 475
- – Komplikationen 475
- – Leitsymptom 475
- – panlobuläres 475
- – α_1-Proteinasen-Inhibitor-Mangel 474, 476
- – Therapie 475
- – Ursachen 474
- – zentrilobuläres 475
- Lungenerkrankungen 34
- – Intensivstation 34
- Lungenfibrose 139, 141, 508–509, 844
- – Alveolitis 508
- – durch Cyclophosphamid 141
- – durch Methotrexat 139, 844
- – idiopathische 508
- – interstitielle 509
- – – Zytostatika 509
- Lungengangrän 498
- – Pneumonie 498
- Lungenhämosiderose 508
- – idiopathische 508
- – – fibrosierende Alveolitis 508
- Lungeninfarkt 488, 502
- – Klinik 488
- – Leitsymptome 488
- – Pleuraerguss 502
- Lungeninfektionen 471
- – antibakterielle Therapie 471
- – Erreger 471
- – Untersuchungsmaterial 471
- Lungeninsuffizienz 89
- – akute 89
- – – transfusionsassoziierte 89
- Lungenkrankheiten 462, 464, 508–509
- – chronisch-obstruktive 462, 464

- – – Globalinsuffizienz 462
- – – Sauerstofftherapie 464
- – interstitielle 508–509
- – – Atemtherapie 509
- – – Ätiologie 508
- – – Glukokortikoide 509
- – – Immunsuppressiva 509
- – – Klinik 509
- – – Leitsymptome 509
- – – Therapie 509
- – – Thoraxmassage 509
- – restriktive 464
- – – Sauerstofftherapie 464
- Lungenkreislaufkrankheiten 487
- Lungenmykosen 497, 505
- – Antimykotika 505
- – außereuropäische 505
- – Erreger 505
- – Klinik 505
- – primäre 505
- – sekundäre 505
- – Therapie 505
- Lungenödem 148, 316–319, 325, 333, 359, 452, 466, 491–492, 634
- – akute respiratorische Insuffizienz 466
- – akutes 148
- – – Diuretika 148
- – akutes Nierenversagen 634
- – Allgemeinmaßnahmen 317
- – alveoläres 491
- – ARDS 466
- – bei vorbestehender Herzkrankung 316
- – – Auslösemechanismen 316
- – Bronchospasmolyse 318, 492
- – Differenzialdiagnose 317
- – Digitalisierung 492
- – Diurese 318
- – Elektrolytbilanzierung 492
- – Herzglykoside 318
- – Herzinsuffizienz 333
- – Herzrhythmusstörungen 319
- – hypertensiver Notfall 452
- – interstitielles 491
- – kardiales 491
- – Klinik 317
- – künstliche Beatmung 492
- – Lagerung 317
- – Myokardinfarkt 325
- – ohne vorbestehende Herzkrankung 316
- – – Auslösemechanismen 316
- – Sauerstofftherapie 491
- – Sauerstoffzufuhr 318
- – Sedierung 318, 491
- – Sofortmaßnahmen 317

- Symptome 317
- Therapie 317, 491
- Überwachung 317
- unblutiger Aderlass 317
- Ursachen 316, 491
- Vasodilatanzien 318
- venöser Zugang 317
- Vorhofflimmern 359
- zentrales 491
Lungenreifung 960
- verzögerte 960
- - Schwangerschaft bei Diabetes mellitus 960
Lungenrundherde 679
- Wegener-Granulomatose 679
Lungensarkoidose 506–507
- Bronchoskopie 507
- Iridozyklitis-Test 507
- Klinik 507
- Komplikationen 507
- Neopterinspiegel 507
- Serum-Angiotensin-Converting-Enzyme-Spiegel 507
- Therapie 507
Lungenstauung 312, 333–334, 660
- Glomerulonephritis 660
- Herzinsuffizienz 333–334
- kardiogener Schock 312
- Poststreptokokken-Glomerulonephritis 660
Lungentransplantation 349
- Cor pulmonale 349
- pulmonale Hypertonie 349
Lungentuberkulose(n) 191, 498
Lungenversagen 577
- akutes 577
- - akutes Leberversagen 577
Lupoide Reaktionen 192–193
- durch INH 192–193
- durch Isoniazid 192–193
Lupus erythematodes 508, 673, 675–677, 852–853
- disseminatus 508, 673, 675–677, 852–853
- - Allgemeinmaßnahmen 853
- - Antimalariamittel 853
- - diffuse proliferative Glomerulonephritis 676
- - fibrosierende Alveolitis 508
- - fokal-segmental-sklerosierende Glomerulonephritis 677
- - Glukokortikoide 853
- - Immunsuppressiva 853
- - Klinik 675, 852
- - medikamentöse Therapie 853

- - membranoproliferative Glomerulonephritis 673
- - membranöse Glomerulonephritis 677
- - nichtsteroidale Antirheumatika 853
- - NSAR 853
- - Pharmakotherapie 853
- - Therapie 675, 853
- - Vaskulitis 676
- systemischer 676
Lupusantikoagulans 231, 763
- Blutgerinnung 763
- positives 231
- - OAK 231
- - orale Antikoagulation 231
- - Vitamin-K-Antagonisten 231
- Vorkommen 763
Lupusnephritis 675, 677, 697, 853
- Plasmaseparation 677
- Schwangerschaft 697
Lyme-Arthritis 864–865
- Klinik 864
- Therapie 865
Lyme-Borreliose 864, 1032–1033, 1072
- Diagnose 1033
- Klinik 864, 1033
- klinische Manifestation 1033
- Leitsymptome 1033
- Liquorbefund 1033
- Polyneuritis 1072
- Therapie 1033
- Ursachen 1032
Lymphadenopathie 541, 847, 985
- durch Allopurinol 985
- juvenile idiopathische Arthritis 847
- Morbus Still 847
- Morbus Whipple 541
- Whipple-Syndrom 541
Lymphadenosis cutis benigna Bäfverstedt 1033
- Borreliose 1033
- Lyme-Borreliose 1033
Lymphdrainage 436
- manuelle 436
- - Kontraindikationen 436
- - Lymphödem 436
Lymphgefäßkrankheiten 435
Lymphknotenschwellungen 1024, 1033, 1035, 1043
- Borreliose 1033
- Brucellose 1024

- infektiöse Mononukleose 1035
- Lyme-Borreliose 1033
- Toxoplasmose 1043
Lymphoblastenleukämie 723
- akute 723
Lymphödem 435–436
- Allgemeinmaßnahmen 436
- Differenzialdiagnose 436
- idiopathisches 435
- Klinik 436
- Kompressionsbehandlung 436
- manuelle Lymphdrainage 436
- primäres 435
- sekundäres 435
- Therapie 436
- Therapieziele 436
Lymphogranulomatose 729–731
- ABVD-Schema 730–731
- BEACOPP-II-Schema 730
- Chemotherapie 730–731
- Computertomographie 729
- COPP-Schema 731
- Diagnose 729
- Sonographie 729
- Stadieneinteilung 729–730
- Strahlentherapie 731
- Subtypen 729
- Therapie 730
Lymphome 729, 733–735
- hochmaligne 735
- - CHOP-Schema 735
- - Therapieprotokolle 735
- indolente 733–734
- - Therapierichtlinien 734
- lymphoblastische 734
- maligne 729
- niedrig-maligne 733–735
- - Knospe-Schema 735
- - Therapieprotokolle 735
- - Therapierichtlinien 734
Lymphozytom 1033
- Borreliose 1033
- Lyme-Borreliose 1033
Lysetherapie 490
- Kontraindikationen 490

M

Madenwurm 215, 1049
- Diagnostik 1049
- Klinik 1049
- Mebendazol 215
- Pyrantel 215
- Therapie 1049
Magen-Darm-Blutungen 577
- akutes Leberversagen 577
Magen-Darm-Spülung 104

Sachverzeichnis

- Vergiftungen 104
Magen-Darm-Störungen 526–528, 840
- durch nichtsteroidale Antirheumatika 840
- durch NSAR 840
- funktionelle 526–528
- - Allgemeinmaßnahmen 528
- - Diagnostik 528
- - Differenzialdiagnose 527
- - Ernährungsberatung 528
- - Laboruntersuchungen 528
- - medikamentöse Therapie 528
- - Pharmakotherapie 528
- - Stressverarbeitung 528
- - Therapie 528
- - Ursachen 527
Magen-Darm-Ulzera 840
- durch nichtsteroidale Antirheumatika 840
- durch NSAR 840
Magenausgangsstenose 19, 536–537
- Diagnostik 536
- endoskopische Ballondilatation 537
- Gastroskopie 536
- Klinik 536
- Lasertherapie 537
- Leitsymptome 536
- Singultus 19
- Therapie 536
Magenballon 923
- Adipositas 923
- Nebenwirkungen 923
Magenband 925
- Adipositas 925
Magenblutungen 514
- Forrest-Klassifikation 514
Magenbypass 925
- Adipositas 925
Magendistension 19
- Singultus 19
Magenentleerung 126
- verzögerte 126
- - Arzneimitteltherapie 126
Magenfundusvarizen 597
- Linton-Nachlas-Sonde 597
Magengeschwür 446
- durch Reserpin 446
Magenkarzinom 526, 794, 816–817
- adjuvante kombinierte Radio-/Chemotherapie 817
- adjuvante Therapie 816
- chronische Gastritis 526
- maligner Aszites 794
- neoadjuvante Therapie 816
- palliative Chemotherapie 817
- palliative Therapie 817
- Therapie 816
Magenoperationen 538
- Verdauungsstörungen 538
Magenschrittmacher 925
- Adipositas 925
Magensekretionshemmung 621
- Pankreatitis 621
Magensonde 44–45, 964
- diabetische Ketoazidose 964
- Elektrolytverlust 45
Magenspülung 84, 103–104, 107
- Alkoholintoxikation 107
- Kontraindikationen 103
- Lagerung 104
- Vergiftungen 84, 103
Magenulkus 135, 446
- durch Glukokortikoide 135
- durch Reserpin 446
Magnesium 294
Magnesiumhaushalt 294
- Störungen 294
Magnesiumintoxikation 518
- Antazida 518
Magnesiummangel 289, 335, 364
- Herzinsuffizienz 335
- Herzrhythmusstörungen 364
- Hypokaliämie 289
Magnet-Resonanz-Cholangio-Pankreatikographie 608, 623
- Cholezystolithiasis 608
- chronische Pankreatitis 623
Magnet-Resonanz-Tomographie 419, 422, 876–877, 910, 1055
- Akromegalie 877
- Aneurysma 419
- Cushing-Syndrom 910
- Hypophysenvorderlappeninsuffizienz 876
- ischämischer Insult 1055
- Morbus Cushing 910
- Phlebothrombose 422
α_2-Makroglobulin 1082
- Referenzbereich 1082
Makroglobulinämie 738, 740–741
- Chemotherapie 741
- Knospe-Protokoll 741
- Plasmapherese 741
- Therapie 741
Makrohämaturie 660, 678
- Glomerulonephritis 660
- Polyarteriitis nodosa 678
- Poststreptokokken-Glomerulonephritis 660
Makrohämoptoe 388
- Mitralstenose 388
Makroprolaktinom 880
Makrosomie 960
- fetale 960
- - Schwangerschaft bei Diabetes mellitus 960
Makulaödem 974
- diabetische 974
- - Blutzuckeranhebung 974
Makulopathie 973
- diabetische 973
Malabsorption(ssyndrome) 26, 234, 292, 539–541, 555, 705, 707, 924, 1044
- Antikoagulanzientoleranz 234
- Crohn-Krankheit 555
- Diagnostik 540
- Diarrhö 26
- Diät 540
- Dünndarmbiopsie 540
- Eisenmangelanämie 705
- Eisensubstitution 541
- Elektrolytsubstitution 541
- enterale Enzymdefekte 539
- granulomatöse Kolitis 555
- hyperchrome Anämie 707
- Ileitis terminalis 555
- Klinik 540
- Lambliasis 1044
- Leitsymptome 540
- Morbus Crohn 555
- Osteomalazie 292
- Pankreasdiagnostik 540
- parasitäre Erkrankungen 539
- regionale Enterokolitis 555
- Resorptionstests 540
- Schleimhauterkrankungen 539
- symptomatische Therapie 540
- Unterernährung 924
- Ursachen 539
- Verdauungsfermente 540
- Verner-Morrison-Syndrom 539
- Verringerung der Resorptionsfläche 539
- Vitaminsubstitution 540
- Zollinger-Ellison-Syndrom 539
Malaria 1040–1042
- Chemoprophylaxe 1042
- Chloroquinresistenz 1041–1042
- Diagnose 1041
- Differenzialdiagnose 1041

- Erregernachweis 1041
- – – dicker Tropfen 1041
- Klinik 1040
- Leitsymptome 1040
- medikamentöse Therapie 1041
- Pharmakotherapie 1041
- quartana 1040
- Schwangerschaft 1042
- Suppressivtherapie 1042
- tertiana 1040, 1042
- – – Rezidivprophylaxe 1042
- Therapie 1041–1042
- – – Erfolgskontrolle 1042
- tropica 1040
- Ursachen 1040

Malaroneresistenz 1041
- Malaria tropica 1041

Maldigestion(ssyndrome) 26, 539–541, 555, 622, 924
- blinde Schlinge 539–540
- Crohn-Krankheit 555
- Diagnostik 540
- Diarrhö 26
- Diät 540
- Dünndarmbiopsie 540
- Eisensubstitution 541
- Elektrolytsubstitution 541
- Gallensäuredekonjugation 541
- Gallensäurenstoffwechselstörungen 539–540
- granulomatöse Kolitis 555
- Ileitis terminalis 555
- Klinik 540
- Leitsymptome 540
- Morbus Crohn 555
- Pankreasdiagnostik 540
- Pankreasinsuffizienz 539
- Pankreatitis 622
- regionale Enterokolitis 555
- Resorptionstests 540
- symptomatische Therapie 540
- Unterernährung 924
- Ursachen 539
- Verdauungsfermente 540
- Vitaminsubstitution 540

Malignome 141
- durch Cyclophosphamid 141

Mallory-Weiss-Syndrom 513, 524
- Diagnostik 524
- Ösophagusvarizen 513
- Therapie 524

MALT-Lymphom 526
- chronische Gastritis 526

Malta-Fieber 1024
Malteserkreuze 669

- nephrotisches Syndrom 669

Mammakarzinom 796, 798–800, 802–806, 830–831, 918
- Adipositas 918
- adjuvante Chemotherapie 800, 803
- adjuvante Hormontherapie 800
- adjuvante Strahlentherapie 802
- Antikörpertherapie 803
- Antiöstrogene 800, 804
- axilläre Lymphknotenentfernung 800
- axilläre Lymphonodektomie 800
- brusterhaltende Operation 802
- Chemotherapie 804
- – – palliative 804
- der Frau 798
- des Mannes 805
- Hirnmetastasen 831
- Hormontherapie 803
- – – palliative 803
- Hyperkalzämie 830
- immunhistologischer Proliferationsmarker 799
- infiltrierend duktales 799
- infiltrierend lobuläres 799
- inflammatorisches 799–800
- inoperables 796
- – – intraarterielle Chemotherapie 796
- – – – Nachteile 796
- inoperables Lokalrezidiv 805
- invasives 799
- Knochenmetastasen 805
- Krebsprävention 799
- Mastektomie 800
- – – prophylaktische 800
- metastasiertes 806
- – – palliative Chemotherapie 806
- Nachsorge 802
- Östrogenrezeptoren 799
- Ovariektomie 800
- – – beidseitige 800
- Progesteronrezeptoren 799
- Prognosebewertung 805
- Prognosefaktoren 799
- Querschnittssyndrom 831
- Therapie 799–800, 803
- – – brusterhaltende 800
- – – operative 800
- – – palliative 803
- Urokinase 799
- Urokinase-Inhibitor 799

- Vorsorgeuntersuchungen 799

Mammographie-Screening 799
Mangelernährung 977
- Hypoglykämie 977

Mangelsyndrome 539
- postoperative 539

Mannit 156
- Dosierung 156

maple syrup urine disease 977
- Hypoglykämie 977

Marburger Klassifikation 811
- Bronchialkarzinom 811
- kleinzelliges Bronchialkarzinom 811

Marcumar®-Blutung 1058
Marine-Lenhart-Syndrom 888
- Basedow-Hyperthyreose 888

Marisken 566
Marschhämolyse 713
Marsupialisation 620
- Pankreaspseudozysten 620

Masken 464
- Sauerstofftherapie 464

Mastodynie 914
- durch Ethinylestradiol 914

Mazzotti-Reaktion 217
- durch Ivermectin 217

MCA 791
- Tumormarker 791

McBurney-Punkt 547
- Appendizitis 547

MCH 1080
- Referenzbereich 1080

MCHC 1080
- Referenzbereich 1080

MCTD 858
MCV 1080
- Referenzbereich 1080

MDRD-Formel 1089
- GFR-Berechnung 1089

MDS 722
- mit 5q– 722
- primäres 722
- sekundäres 722
- Therapie 722
- unklassifiziertes 722

MDS-U 722
Meckel-Divertikel 544
- akutes Abdomen 544

Mediastinalemphysem 504
- Differenzialdiagnose 504
- Klinik 504
- Leitsymptome 504
- Pneumothorax 504
- Therapie 504

Mediastinalverdrängung 502
- Spannungspneumothorax 502

Mediaverschluss 1055
Medikamentenintoxikation 1066
– Schwindel 1066
– – Therapie 1066
Mefloquinresistenz 1041
– Malaria tropica 1041
Megakaryoblastenleukämie 723
– akute 723
Megaloblasten 708
Megaloblastenanämie 1043
– durch Pyrimethamin 1043
Megalozytose 708
Meläna 512, 596
– Gastrointestinalblutung 512
– Ösophagusvarizenblutung 596
Meldepflicht 1020, 1025
– Lues 1020
– Salmonellose 1025
– Syphilis 1020
Membranplasmaseparation 646
MEN 899, 902
Menière-Attacke 1066
– Therapie 1066
Menière-Krankheit 1065
Menière-Symptomenkomplex 16
– Erbrechen 16
Meningeosis leucaemica 725, 727
– Prophylaxe 727
– Therapie 727
Meningismus 1058
– Subarachnoidalblutung 1058
Meningitis 19, 93, 145, 168, 198, 545, 571, 1016–1019, 1023–1024, 1026, 1039
– akutes Abdomen 545
– Antibiotika(therapie) 1018
– aseptische 145, 1039
– – durch intravenöse Immunglobuline 145
– bakterielle 1016–1018
– Blutkulturen 1018
– Brucellose 1024
– Diagnostik 1017
– Differenzialdiagnose 1017
– Erreger 1017
– Erregernachweis 168
– Hepatitis 571
– Klinik 1017
– Koma 93
– Liquorbefund 1017
– Liquordiagnostik 1016
– Listeriose 1023
– Singultus 19

– Therapie 1018
– Therapieüberwachung 1018
– tuberculosa 198, 1019
– Tuberkulose 198, 1017
– Typhus abdominalis 1026
– virale 1016–1017, 1019, 1039
– – Erreger 1039
Meningoenzephalitis 1019
– Lues 1019
– Syphilis 1019
Meningokokkenimpfung 1018
Meningokokkenmeningitis 1016, 1018
– Prophylaxe 1018
– Therapie 1018
Meningokokkensepsis 1018
– Therapie 1018
Meningoradikulitis 1033, 1072–1073
– Borreliose 1072–1073
– – Therapie 1073
– Lyme-Borreliose 1072–1073
– – Therapie 1073
– lymphozytäre 1033
– – Bannwarth 1033
– – Borreliose 1033
– – Lyme-Borreliose 1033
Meningoradikuloneuritis 1072
– Borreliose 1072
– Lyme-Borreliose 1072
Menstruationsbeschwerden 527
– Colon irritabile 527
– funktionelle Dyspepsie 527
– irritable bowel syndrome 527
– Reizdarmsyndrom 527
Menstruationsstörungen 542, 586
– einheimische Sprue 542
– Leberzirrhose 586
– Zöliakie 542
Mesaortitis 1019
– Lues 1019
– Syphilis 1019
Mesenterialinfarkt 545
– akutes Abdomen 545
Mesenterialvenenthrombose 427
Mesorektum-Entfernung 818
– totale 818
– – kolorektale Karzinome 818
Metabolisches Syndrom 983
Meteorismus 540, 608, 615, 622, 691, 923, 940, 1000
– Cholezystolithiasis 608
– durch Anionenaustauscherharze 1000

– durch α-Glukosidasehemmer 940
– durch Orlistat 923
– Malabsorption(ssyndrome) 540
– Maldigestion(ssyndrome) 540
– Nierenkolik 691
– Pankreatitis 615, 622
Methämoglobin 616
– nekrotisierender Pankreatitis 616
Metopiron-Test 876
– Hypophysenvorderlappeninsuffizienz 876
MGUS 738
MHC 704
– Anämie 704
– – Einteilung 704
Migraine accompagnée 1061
– Differenzialdiagnose 1061
Migräne 1061, 1064
– chronische 1061
– klassische 1061
– – Differenzialdiagnose 1061
– mit Aura 1061
– – Differenzialdiagnose 1061
– ohne Aura 1061
– Prophylaxe 1064
– retinale 1061
Migräneanfall/-attacke 1062–1063, 1064
– akute(r) 1061–1062
– – Therapie 1062
– Analgetika 1062
– Diagnose 1062
– Ergotamin(e) 1062
– 5-HT-Rezeptorantagonisten 1062–1063
– Klinik 1061
– nichtsteroidale Antirheumatika 1062
– NSAR 1062
– Serotonin-Rezeptorantagonisten 1062–1063
– Therapie 1062–1064
– – durch den Arzt 1064
– Ursachen 1061
Migräneprophylaxe 1064–1065
Mikroalbuminurie 700, 972
– Diabetes mellitus 700
– diabetische Nephropathie 972
Mikroangiopathie 752, 757
– thrombotische 752, 757
– – Therapie 757
Mikrofrakturen 874
– Morbus Paget 874
– Ostitis fibrosa 874

Sachverzeichnis

β$_2$-Mikroglobulin 1082, 1084
- Cut-off-Wert 1084
- Referenzbereich 1082
β$_2$-Mikroglobulin-Amyloidose 641, 643
- High-flux-Dialysator 643
Mikrohämaturie 192, 395, 660, 678, 702
- Alport-Syndrom 702
- bakterielle Endokarditis 395
- durch INH 192
- durch Isoniazid 192
- Glomerulonephritis 660
- Polyarteriitis nodosa 678
- Poststreptokokken-Glomerulonephritis 660
- Purpura Schoenlein-Henoch 678
Mikrosporidiose 1052
- Diagnostik 1052
- Klinik 1052
- Therapie 1052
Mikrothrombosierung 759
- disseminierte intravasale Gerinnung 759
- Verbrauchskoagulopathie 759
Mikrozephalie 238
- durch Vitamin-K-Antagonisten 238
Mikrozirkulationsstörungen 763
- Plazenta 763
- - Lupusantikoagulans 763
Mikrozyten 706
- Thalassämie 706
Mikrozytose 705
- Eisenmangel 705
Miktionszystourethrogramm 682
- Harnwegsinfektion 682
Milben 217
- Ivermectin 217
Milchsäure 298
- Anionenlücke 298
Milligan-Morgan-Operation 567
- Hämorrhoiden 567
Milzinfarkt 395
- Rechtsherzendokarditis 395
Milzruptur 544
- akutes Abdomen 544
Milzvenenthrombose 427
Milzvergrößerung 1024, 1035
- Brucellose 1024
- infektiöse Mononukleose 1035
Minderwuchs 876
- Hypophysenvorderlappeninsuffizienz 876

minimal change-Glomerulonephritis 671
minimal change-GN 671
Minimalveränderungen 671
- nephrotisches Syndrom 671
Mischkost 919
- ausgewogene 919
- - Adipositas 919
Mitogenität 945
- Insulinanaloga 945
Mitralinsuffizienz 389, 395, 398
- bakterielle Endokarditis 395
- Klinik 389
- Operationsindikation 389
- rheumatische Karditis 398
- Therapie 389
- Ursachen 389
- Vorhofflimmern 389
Mitralklappenersatz 387
Mitralkommissurotomie 389
Mitralsegelaneurysmen 389
- Mitralinsuffizienz 389
Mitralstenose 388–389, 398
- Ballondilatation 389
- Differenzialdiagnose 388
- Digitalisglykoside 388
- Herzklappenersatz 389
- - prothetischer 389
- Kammerarrhythmie 388
- Kammerfrequenz 388
- - Senkung 388
- Kardioversion 388
- Klinik 388
- Operationsindikation 389
- β-Rezeptorenblocker 388
- rheumatische Karditis 398
- Sinusrhythmus 388
- - Wiederherstellung 388
- Therapie 388
- Vorhofflimmern 388
Mittelmeerfieber 697
- familiäres 697
- - Schwangerschaft 697
Mittelstrahlurin 683
- Harnwegsinfektion 683
Mixed connective tissue disease 858
Modifiziertes Fasten 920
- Indikationen 920
- Kontraindikationen 920
MODS 64
Monarthritis 981
- Gicht 981
Mondor-Syndrom 431
Monitoring 48–50
- Atmung 49
- Beatmung 49

- Herz-Kreislauf-System 48
- Körpertemperatur 50
- Laborwerte 50
- Nierenfunktion 50
Mononeuropathie 6
Mononukleose 712, 1035
- infektiöse 1035
- - Allgemeinmaßnahmen 1035
- - Diagnose 1035
- - Differenzialdiagnose 1035
- - Klinik 1035
- - Leitsymptome 1035
- - medikamentöse Therapie 1035
- - Pharmakotherapie 1035
- - Therapie 1035
- - Ursachen 1035
- Kälteagglutininkrankheit 712
Mononukleose-Schnelltest 1035
Monozytenleukämie 723
- akute 723
Morbus Addison 26, 28, 905–907, 977
- Diarrhö 26
- Glukokortikoide 906
- Hypoglykämie 977
- Klinik 906
- Mineralokortikoide 906
- Notfallausweis 907
- Obstipation 28
- Schwangerschaft 907
- Therapie 906
- Ursachen 906
Morbus Bang 1024
- Febris undulans 1024
Morbus Bechterew-Marie-Strümpell 841, 849–850
- Allgemeinmaßnahmen 849
- Klinik 849
- medikamentöse Therapie 849
- Osteotomie 850
- Pharmakotherapie 849
- Pyrazolidine 841
- Radiopharmakon 850
- Therapie 849
Morbus Binswanger 1057
- Klinik 1057
Morbus Boeck 506–507
- Bronchoskopie 507
- Iridozyklitis-Test 507
- Klinik 507
- Komplikationen 507
- Neopterinspiegel 507
- Serum-Angiotensin-Converting-Enzyme-Spiegel 507
- Therapie 507

Sachverzeichnis

Morbus Buerger 416–417
- Angiographie 417
- Ätiologie 416
- Iloprost 417
- Klinik 416
- Nikotinabstinenz 417
- Prostaglandin E_1 417
- Therapie 417
- Thrombophlebitis 416

Morbus Crohn 21, 26, 132, 143, 544, 550–555, 851
- akuter Schub 552
- – Therapie 552
- akutes Abdomen 544
- Allgemeinmaßnahmen 551
- Aminosalicylate 554
- Antibiotika 554
- Antikörper gegen Entzündungsfaktoren 554
- Antizytokintherapie 554
- Budesonid 132
- Diarrhö 21, 26
- Diät 551
- Differenzialdiagnose 551
- fulminante 555
- Glukokortikoide 553
- Ileoskopie 551
- Immunsuppressiva 554
- Infliximab 554
- Klinik 550
- Komplikationen 555
- Leitsymptome 550
- Malabsorption(ssyndrome) 555
- Maldigestion(ssyndrome) 555
- medikamentöse Therapie 552
- Perianalfisteln 555
- Pharmakotherapie 552
- Rezidivprophylaxe 555
- Spondyloarthritis 851
- Therapie 551
- TNF-α 143

Morbus Cushing 909–911
- Dexamethasonhemmtest 910
- Differenzialdiagnose 910
- Hypophysenvorderlappenadenome 910
- iatrogener 910
- Klinik 910
- Kortisol 909
- Magnet-Resonanz-Tomographie 910
- Operationsvorbereitung 911
- operative Therapie 910
- paraneoplastisch bedingter 909
- Sonographie 910
- Therapie 910

- Ursachen 909

Morbus embolicus 488

Morbus Hirschsprung 28
- Obstipation 28

Morbus Hodgkin 729–731
- ABVD-Schema 730–731
- BEACOPP-II-Schema 730
- Chemotherapie 730–731
- Computertomographie 729
- COPP-Schema 731
- Diagnose 729
- Risikofaktoren 729
- Sonographie 729
- Stadieneinteilung 729–730
- Strahlentherapie 731
- Subtypen 729
- Therapie 730

Morbus Moschcowitz 719–720
- Differenzialdiagnose 720
- Klinik 719
- Therapie 720

Morbus Osler 752, 757
- Therapie 757

Morbus Paget 874
- Klinik 874
- Therapie 874

Morbus Parkinson 28, 1067
- Obstipation 28

Morbus Sudeck 871
- Osteoporose 871

Morbus Waldenström 738, 740–741
- Chemotherapie 741
- Knospe-Protokoll 741
- Plasmapherese 741
- Therapie 741

Morbus Weil 1022
- Leptospirose 1022

Morbus Werlhof 718

Morbus Whipple 26, 541
- Diagnose 541
- Diarrhö 26
- Dünndarmbiopsie 541
- Klinik 541
- Therapie 541

Morbus Wilson 592, 1090
- D-Penicillamin 592
- molekulargenetische Parameter 1090
- Therapie 592
- Zink 592

Morgagni-Adams-Stokes-Anfälle 306, 368–369
- Asystolie 306
- AV-Block 368–369

Morgensen-Klassifikation 972
- diabetische Nephropathie 972

Morgensteife 837

- chronische Polyarthritis 837
- rheumatoide Arthritis 837

Moschcowitz-Syndrom 719–720
- Differenzialdiagnose 720
- Klinik 719
- Therapie 720

MOTT 201

MPGN 673–674, 678
- idiopathische 674
- Purpura Schoenlein-Henoch 678
- sekundäre Formen 673

MPO-Autoantikörper 1087
- Referenzbereich 1087

MR-Angiographie 1055
- ischämischer Insult 1055

MRCP 608, 623
- Cholezystolithiasis 608
- chronische Pankreatitis 623

MRT 876–877, 910, 1055
- Akromegalie 877
- Cushing-Syndrom 910
- Hypophysenvorderlappeninsuffizienz 876
- ischämischer Insult 1055
- Morbus Cushing 910

MRT-Angiographie 628
- akutes Nierenversagen 628

Müdigkeit 189, 205, 443
- durch Entecavir 205
- durch β-Rezeptorenblocker 443
- Tuberkulose 189

Mukor 1046

Mukormykose 643, 1047
- durch Deferoxamin 643
- Therapieempfehlungen 1047

Mukosa-Falten-Raffung 519

Mukositis 1014

Mukoviszidose 1090
- molekulargenetische Parameter 1090

Mukoziliäre Clearance 474
- chronische Bronchitis 474

Multiorgan-Dysfunktions-Syndrom 64

Multiorganversagen 616
- Pankreatitis 616

Multiple endokrine Neoplasie 899, 902

Multiple Sklerose 28
- Obstipation 28

Multiples Myelom 207
- γ-Interferon 207

Mundbodenphlegmone 1032
- Aktinomykose 1032

Mundgeruch 92

– Koma 92
Mundtrockenheit 250–251, 446, 922
– durch α_2-Adrenozeptor-Antagonisten 251
– durch Clonidin 446
– durch Moxonidin 446
– durch nichtselektive Monoamin-Rückaufnahmeinhibitoren 250
– durch Sibutramin 922
Mundwinkelrhagaden 705
– Eisenmangel 705
Murphy-Zeichen 608
– Cholezystolithiasis 608
Muskelatrophie 837
– chronische Polyarthritis 837
– rheumatoide Arthritis 837
Muskelenzyme 857
– Erhöhung 857
– – Dermatomyositis 857
– – Polymyositis 857
Muskelkontraktionen 1030
– persistierende 1030
– – Tetanus 1030
Muskelkrämpfe 142, 587, 923, 1027
– Cholera 1027
– durch Ciclosporin 142
– durch Rimonabant 923
– Leberzirrhose 587
Muskelrelaxation 248
– durch Benzodiazepine 248
Muskelrelaxation, progressive nach Jacobsen 13
– Schmerztherapie 13
Muskelschmerzen 209, 890, 895, 906, 970, 1022
– durch Interferone 209
– durch Thyreostatika 890
– Laktatazidose 970
– Leptospirose 1022
– Morbus Addison 906
– primäre Nebennierenrindeninsuffizienz 906
– subakute Thyreoiditis 895
Muskelschwäche 134, 857, 910, 962
– Cushing-Syndrom 910
– Dermatomyositis 857
– diabetische Ketoazidose 962
– Morbus Cushing 910
– Polymyositis 857
– Steroidentzugssyndrom 134
Muskulatur 1088
– glatte 1088
– – Autoantikörper 1088
– quergestreifte 1088

– – – Referenzbereich 1088
Myalgien 134, 138, 206, 837, 1025, 1031, 1033
– Borreliose 1033
– chronische Polyarthritis 837
– durch Telbivudin 206
– Dysenterie 1025
– Lyme-Borreliose 1033
– nach Azathioprin 138
– rheumatoide Arthritis 837
– Ruhr 1025
– Steroidentzugssyndrom 134
– Toxic-Shock-Syndrom 1031
Myasthenia gravis 655
– Plasmaseparation 655
Mycobacterium-tuberculosis-Komplex 201
Myektomie 391
– Aortenstenose 391
– – idiopathische, hypertrophische, subvalvuläre 391
Myeloblastenleukämie 723
– akute 723
Myelodysplastisches Syndrom 722
– primäres 722
– sekundäres 722
– Therapie 722
– unklassifiziertes 722
Myelofibrose 744–745
– chronische idiopathische 744–745
– – Kernspintomographie 745
– – Knochenmarkszintigraphie 745
– – Therapie 745
Myeloische Insuffizienz 1015
– Sepsis 1015
Myelom, malignes 739
– Diagnose 739
– – Hauptkriterien 739
– – Nebenkriterien 739
Myelom, multiples 738–740
– Alexenian-Protokoll 739
– allogene Stammzelltransplantation 740
– Diagnostik 739
– Durie-Salmon-Klassifikation 740
– Klinik 739
– Serumelektrophorese 739
– Stadieneinteilung nach Durie und Salmon 740
– Therapie 739
Myelomonozytenleukämie 723
– akute 723
Myelophthise 714

Myeloproliferative Syndrome 741
Myelose 708
– funikuläre 708
– – Vitamin-B_{12}-Mangel 708
– – Vitamin-B_{12}-Therapie 708
Mykobakterien 201
– atypische 201
– – AIDS 201
Mykobakteriose(n) 201, 498, 1036
– AIDS 1036
– atypische 201
Mykoplasmainfektionen 712
– Kälteagglutininkrankheit 712
Mykosen 505, 1046–1048
– Allgemeinmaßnahmen 1046
– Antimykotika 1046, 1048
– Diagnose 1046
– Klinik 1046
– Leitsymptome 1046
– Prävention 1048
– primäre 505
– – Lunge 505
– sekundäre 505
– – Lunge 505
– Therapie 1046
– Therapieempfehlungen 1047
– Ursachen 1046
Myogelosen 869
– Arthrose 869
Myoglobin 1083
– Referenzbereich 1083
Myoglobin 5 1083
– Referenzbereich 1083
Myoglobinurie 629, 668
– akutes Nierenversagen 629
Myokarddepression 83
– Vergiftungen 83
Myokardinfarkt 49, 72–73, 308, 321–332, 373, 402, 543, 545, 745, 859, 918, 982, 1064
– Adipositas 918
– AHB 331
– akuter 72–73
– – kardiogener Schock 72–73
– akutes Abdomen 345
– Allgemeinmaßnahmen 327
– Anschlussheilbehandlung 331
– Antiarrhythmika 332
– Antikoagulanzien 331
– Antikoagulanzientherapie 328
– Arrhythmie 323
– – mit elektrischer Instabilität 323
– – mit Herzinsuffizienz 323
– – mit potenzieller elektrischer Instabilität 323

- Arrhythmiebehandlung 329
- arterielle Embolie 323
- AV-Block 330
- Bradykardie 325
- Differenzialdiagnose 324
- durch Sumatriptan 1064
- EKG-Veränderungen 324
- essenzielle Thrombozythämie 745
- Extrasystolie 325
- Fibrinolyse 327–328
- Fibrinolysetherapie 326
- – im Krankenhaus 326
- Harnsäurenephropathie 982
- Herzinsuffizienz 322, 325, 327, 330
- Herzrhythmusstörungen 322–323, 325
- Herzruptur 322
- Kammerflimmern 308
- – Defibrillation 308
- KHK 373
- Klinik 322
- Komplikationen 321–322, 329
- Langzeitbehandlung 331
- – medikamentöse 331
- Leitbefunde 323
- Leitsymptome 323
- linksventrikulärer 49
- – Echokardiographie 49
- Lungenembolie 323
- Lungenödem 325
- Mobilisation 327–329
- Myokardprotektion 325
- Nachbehandlung 329
- Notfalltherapie 324
- – außerhalb des Krankenhauses 324
- NSTEMI 321
- Panarteriitis nodosa 859
- Perikarditis 402
- Prodromalsymptome 322
- PTCA 72
- reaktive Leukozytose 324
- rechter Ventrikel 323
- rechtsventrikulärer 49
- – Echokardiographie 49
- Reperfusiosntherapie 326
- – im Krankenhaus 326
- Risikofaktoren 322
- Sauerstofftherapie 326
- Schmerztherapie 324, 326
- Schock 72, 322, 330
- – kardiogener 72
- Sedierung 324, 326
- Sekundärkomplikationen 323
- STEMI 321

- Therapie 324, 326
- – im Krankenhaus 326
- Thrombozytenfunktionshemmer 331
- Überwachung 328
- venöser Zugang 324
- ventrikuläre Extrasystolen 330
- Vorhofflattern 330
- Vorhofflimmern 325, 330
- Weiterbehandlung nach Krankenhausentlassung 331
- zerebraler Insult 323
Myokardischämie 49, 365, 385
- Echokardiographie 49
- Kammertachykardie 365
- stumme 385
- – Angina pectoris 385
Myokarditis 253, 340, 367, 398, 400–401, 557, 571, 1026, 1031, 1035, 1043
- Colitis ulcerosa 557
- Digitalisglykoside 340
- Diphtherie 1031
- durch Clozapin 253
- Hepatitis 571
- infektiöse Mononukleose 1035
- Klinik 400
- rheumatische 398, 400
- – diagnostische Hinweise 400
- – Galopprhythmus 400
- sinuatrialer Block 367
- Therapie 401
- Toxoplasmose 1043
- Typhus abdominalis 1026
- Ursachen 400
Myokardprotektion 325
- Myokardinfarkt 325
Myokardszintigraphie 385
- Angina pectoris 385
Myoklonien 1070
- Alkoholentzugsdelir 1070
- Prädelir 1070
Myopathie 110, 135, 206, 897, 984, 999
- durch Colchicin 984
- durch Ezetimib 999
- durch Telbivudin 206
- Hypothyreose 897
- Intensivpatienten 110
- steroidinduzierte 135
Myopie 154
- durch Thiazide 154
Myxödem 402, 880
- hypophysäres Koma 880
- Perikarditis 402
Myxödemherz 899
- hypothyreotes Koma 899

N

Nachtschweiß 189
- Tuberkulose 189
Nackenschmerzen 862
- Polymyalgia rheumatica 862
Nackensteifigkeit 1017
- Meningitis 1017
NaCl-Lösung 285
NaCl-Tabletten 285
Nadelabszess 955
- Insulinpumpentherapie 955
Nagelbettvereiterung 863
- infektiöse Arthritis 863
Nahrungs-Arzneimittel-Interaktionen 126
Nahrungsmittel 1096–1097
- Kaliumgehalt 1096
- Puringehalt 1097
Nahrungsmittelallergie 26
- Diarrhö 26
Nahrungsmittelvergiftungen 22, 1028
- Diarrhö 22
- Klinik 1028
- Therapie 1028
- Ursachen 1028
Narkose 254, 454–455
- Hypertonie 454–455
- – Bradykardie 455
- Prämedikation 254
- – Benzodiazepine 254
Nasenbluten 751
- von-Willebrand-Jürgens-Syndrom 751
Nasenhypoplasie 238
- durch Vitamin-K-Antagonisten 238
Nasenkatheter 464
- Sauerstofftherapie 464
NASH 918
- Adipositas 918
Nasojejunalsonde 618
- Pankreatitis 618
Nativklappenendokarditis 394
- Erregerspektrum 394
Natrium 279–280
- Ausscheidung 280
- Ausatemluft 280
- – Fäzes 280
- – Schweiß 280
- – Urin 280
- Körperflüssigkeiten 280
Natriumausscheidung 603
- hepatorenales Syndrom 603
Natriumbikarbonat 288
Natriumchlorid-Lösung 285
Natriumchlorid-Tabletten 285
Natriumdiarrhö 21

Natriumgehalt 1095
- Nahrungsmittel 1095
Natriumhaushalt 279, 281, 283
- Störungen 279, 281, 283
- - Klinik 283
Natriumresorption 281
Natriumrestriktion 980
- durch Diazoxid 980
Natriumretention 333, 447, 627
- akutes Nierenversagen 627
- durch Minoxidil 447
- Herzinsuffizienz 333
Natriurese 281
Nausea 798
- Zytostatika 798
nCPAP 478
- Schlafapnoesyndrom 478
Nebenniere 914
- Inzidentalom 914
- - Therapie 914
Nebennierenerkrankungen 905
Nebenniereninsuffizienz 545
- akutes Abdomen 545
Nebennierenrinde 1088
- Autoantikörper 1088
- - Referenzbereich 1088
Nebennierenrindenadenome 911
- Cushing-Syndrom 911
Nebennierenrindenhyperplasie 909
- autonom sezernierende noduläre 909
Nebennierenrindeninsuffizienz 905–909, 977
- akute 907–908
- - Differenzialdiagnose 907
- - Hyperpyrexie 908
- - Klinik 907
- - Therapie 907–908
- - - im Krankenhaus 908
- - - in der Praxis 908
- - Ursachen 907
- Hypoglykämie 977
- Notfallausweis 909
- primäre 905–907
- - Glukokortikoide 906
- - Klinik 906
- - Mineralokortikoide 906
- - Notfallausweis 907
- - Schwangerschaft 907
- - Therapie 906
- - Ursachen 906
- sekundär hypophysäre 909
- sekundär hypothalamische 909
- sekundäre 909
- - Klinik 909

- - Leitsymptome 909
- - Therapie 909
Nebennierenrindenkarzinom 911–912
- Chemotherapie 912
- Cushing-Syndrom 911
- medikamentöse Therapie 911
- operative Therapie 911
- Pharmakotherapie 911
- Strahlentherapie 911
Nebennierenrindentumor 909, 911
- autonom sezernierender 909
- hormonaktiver 911
- - Adrenalektomie 911
Nebennierenrindenunterfunktion 905
- primäre 905
Nebenschilddrusenerkrankungen 901
Necator americanus 215–216, 1050
- Albendazol 216
- Diagnostik 1050
- Klinik 1050
- Mebendazol 215
- Pyrantel 215
- Therapie 1050
Necrobiosis lipoidica 972
- Diabetes mellitus 972
Neisseria gonorrhoeae 1021
Nematoden 216–217, 1049
- Albendazol 216
- Diagnostik 1049
- Ivermectin 217
- Klinik 1049
- Therapie 1049
Nephritis 687–689, 843, 867, 980, 982, 985
- durch Allopurinol 985
- durch Goldsalze 843
- interstitielle 687–689, 980, 982
- - akute nicht-bakterielle 687
- - chronische nicht-bakterielle 689
- - Differenzialdiagnose 688
- - Harnsäurenephropathie 982
- - Hyperurikämie 980
- - Klinik 688
- - Leitsymptome 688
- - medikamenteninduzierte 688
- - methicillininduzierte 688
- - Niereninsuffizienz 688
- - parainfektiöse 687–688
- - penicillininduzierte 689

- - Prognose 688
- - Therapie 688
- rheumatisches Fieber 867
Nephritisches Syndrom 689–690
- medikamenteninduziertes 690
Nephrokalzinose 667, 902
- Hyperparathyreoidismus 902
- Prophylaxe 667
Nephrolithiasis 667, 690–695, 902, 981–982
- Allgemeinmaßnahmen 692
- chemische Steinanalyse 691
- Computertomographie 691
- Cystinsteine 695
- Erythrozyturie 691
- extrakorporale Stoßwellenlithotripsie 692
- Flüssigkeitszufuhr 693
- Gicht 981
- Harnsäurenephropathie 982
- Harnsäuresteine 695
- Hyperparathyreoidismus 902
- Hyperurikämie 981
- Infektsteine 695
- - Harnansäuerung 695
- i.v. Urogramm 691
- Kalziumsteine 694–695
- - Allgemeinmaßnahmen 694
- - Allopurinol 694
- - Benzothiadiazinderivate 694
- - Natrium-Zellulose-Phosphat 695
- - Orthophosphat 695
- - Thiazide 694
- Klinik 691
- Körpergewichtsnormalisierung 693
- Leitsymptome 691
- Leukozyturie 691
- Operationsindikation 692
- prädisponierende Faktoren 691
- Prophylaxe 667, 693
- - medikamentöse 693
- Schlingenbehandlung 692
- Sonographie 691
- Therapie 692
- 24-h-Urin 692
Nephropathie 193, 666–667, 684, 700–702, 853, 972
- Alport-Syndrom 702
- diabetische 667, 684, 700–701, 972
- - Begleiterkrankungen 701
- - Klassifikation 972

- – Klinik 700
- – Nierenbiopsie 701
- – Nierenersatztherapie 701
- – Progressionshemmung 667
- – Risikofaktoren 700
- – Therapie 701, 972
- durch SM 193
- durch Streptomycin 193
- hereditäre 702
- Lupus erythematodes disseminatus 853
- Progressionshemmung 666
Nephrosklerose 637, 681
- chronische Niereninsuffizienz 637
- hämolytisch-urämisches Syndrom 681
Nephrotisches Syndrom 148, 659, 665, 668–672, 678, 690, 700, 1008
- Allergene 669
- Allgemeinmaßnahmen 670
- Azathioprin 672
- bekannte Ätiologie 669
- chronische Glomerulonephritis 665
- Ciclosporin 672
- Cyclophosphamid 672
- Diabetes mellitus 700
- Differenzialdiagnose 670
- Dyslipoproteinämie 1008
- Dysproteinämie 669
- Eiweißzufuhr 670
- Glomerulonephritis 669
- Humanalbumin 670
- Hypercholesterinämie 669
- Hyperlipidämie 669
- Hyperlipoproteinämie 671
- Hypertriglyzeridämie 669
- Hypoproteinämie 669
- idiopathisches 669
- Klinik 669
- Kochsalzrestriktion 670
- Kortikoide 672
- Kortikosteroide 672
- Leitsymptome 669
- medikamenteninduziertes 690
- medikamentös-toxisches 669–670
- medikamentöse Therapie 670
- Minimalveränderungen 671
- Neoplasmen 669
- Nierenbiopsie 659, 670
- Noxe 670
- – Ausschaltung 670
- Ödeme 148, 670
- Pharmakotherapie 670

- Purpura Schoenlein-Henoch 678
- Steroidresistenz 672
- Systemerkrankungen 669
- Therapie 670
- Ursachen 669
- Vaskulitiden 669
Nephrotoxizität 142–143, 174, 179, 195
- Aminoglykoside 174
- Ciclosporin 142
- Glykopeptid-Antibiotika 179
- SM 195
- Streptomycin 195
- Tacrolimus 143
- Teicoplanin 179
- Vancomycin 179
Nervenblockaden 14
- diagnostische 14
- therapeutische 14
- – Schmerztherapie 14
Nesidioblastose 977
- Hypoglykämie 977
Neuralgie 6, 12
- Antikonvulsiva 12
- postzosterische 12
- – Antikonvulsiva 12
Neuritis 1031
- Diphtherie 1031
Neurochirurgie 14
- Schmerztherapie 14
Neuroendokrine Tumoren 827–828
- Chemotherapie 828
- gastroenterohepatisches System 827
Neuroleptika 1066
- Menière-Attacke 1066
Neuroleptikavergiftung 83
Neuroleptisches Syndrom 253
- malignes 253
- – durch Neuroleptika 253
Neurologische Erkrankungen 35
- Intensivstation 35
Neurologische Veränderungen 93
- Koma 93
Neurolues 1020
- Therapie 1020
Neuropathie 6, 110, 192–193, 700, 911, 974–976, 984, 1009
- akute hepatische Porphyrie 1009
- akute intermittierende Porphyrie 1009
- autonome 975
- Diabetes mellitus 700
- diabetische 700, 974–976

- – Blasenentleerungsstörungen 975
- – Diarrhö 976
- – Impotenz 975
- – Schmerztherapie 975
- – Therapie 975
- durch Colchicin 984
- durch Mitotane 911
- durch o,p'-DDD 911
- Intensivpatienten 110
- periphere 192–193
- – durch EMB 193
- – durch Ethambutol 193
- – durch INH 192–193
- – durch Isoniazid 192–193
Neurotoxizität 142–143, 195–196, 822
- Ciclosporin 142
- Oxaliplatin 822
- Protionamid 196
- PTA 196
- SM 195
- Streptomycin 195
- Tacrolimus 143
Neurozystizerkose 216
- Albendazol 216
Neutropenie 141, 145, 206, 209–210, 716–717
- chronische idiopathische 717
- Cyclophosphamid-induzierte 141
- durch Flucytosin 210
- durch Ganciclovir 206
- durch Interferone 209
- durch Rituximab 145
- durch Valganciclovir 206
- periphere 716
NHL 731–734
- aggressive 733–734
- – Internationaler Prognoseindex (IPI) 733
- – Risikofaktoren 733
- Chemotherapie 734
- Computertomographie 731
- hochaggressive 734
- hochmaligne 734
- Kiel-Klassifikation 731–732
- Knochenmarkaspiration 731
- Knochenmarkbiopsie 731
- REAL-Klassifikation 731–732
- Risikofaktoren 733–734
- Stadieneinteilung 731
- Strahlentherapie 734
- Therapie 731
Niedervoltage 320, 402
- Herzbeuteltamponade 320
- Pericarditis exsudativa 402
Nierenarterienstenose 438, 457

- Hypertonie 438, 457
Nierenbeckensteine 691
Nierenbiopsie 629, 659–660, 670, 701
- akutes Nierenversagen 629
- Glomerulonephritis 659–660
- Indikationen 670, 701
- nephrotisches Syndrom 659, 670
- Poststreptokokken-Glomerulonephritis 660
Nierenerkrankung 662, 702, 1008
- Dyslipoproteinämie 1008
- polyzystische 702
- – autosomal-dominante 702
- – autosomal-rezessive 702
- postinfektiöse 662
- – Differenzialdiagnosen 662
Nierenersatztherapie 701
- diabetische Nephropathie 701
Nierenersatzverfahren 76, 645–647, 654
- Giftelimination 647
- Indikationen 645
- kontinuierliche 646, 654
- – akutes Nierenversagen 654
- septischer Schock 76
- Urämietoxine 646
- – Clearance 646
Nierenfunktion 50, 636
- exkretorische 636
- inkretorische 636
- Monitoring 50
Nierenfunktionseinschränkung 576, 660
- akute Glomerulonephritis 660
- akutes Leberversagen 576
Nierenfunktionsstörungen 602, 619, 631, 720, 740
- hämolytisch-urämisches Syndrom 720
- Leberinsuffizienz 602
- medikamentöse Therapie 631
- Morbus Moschcowitz 720
- Myelom, multiples 740
- Pankreatitis 619
- Pharmakotherapie 631
- Plasmozytom 740
- thrombotisch-thrombozytopenische Purpura 720
Niereninfarkt 684
Niereninsuffizienz 135, 138, 170, 172, 263, 285, 292, 298, 423–424, 451, 501, 625–628, 635–645, 663, 665, 673–674, 677, 680–681, 687–688, 690, 700–701, 973, 1008

- Anionenlücke 298
- Antibiotika(therapie) 170, 172
- Arzneimitteltherapie 263
- asymptomatische Bakteriurie 687
- chronische 292, 635–645, 701
- – Allgemeinmaßnahmen 638
- – Anämie 643
- – Angio-NMR 637
- – Bluthochdruck 640
- – Computertomographie 637
- – Deferoxamin 643
- – Diagnostik 637
- – Dialyse 645
- – diätetische Phosphatrestriktion 642
- – Duplexsonographie 637
- – Eiweißzufuhr 639
- – Flüssigkeitszufuhr 638
- – Herzinsuffizienz 640
- – Hyperkaliämie 639
- – Hypertonie 640
- – Hyperurikämie 644
- – Hypokalzämie 292, 637, 642
- – Kaliumzufuhr 639
- – Kalorienzufuhr 639
- – Kalzium-Phosphat-Stoffwechselstörungen 641
- – Kernspintomographie 637
- – Klinik 636
- – Komplikationen 640
- – Lebensweise 638
- – medikamentöse Therapie 639
- – Natriumzufuhr 638
- – Parathyreoidektomie 643
- – Pharmakotherapie 639
- – Phosphatbinder 642
- – Phosphatrestriktion 642
- – Polyurie 637
- – renale Azidose 644
- – renale Osteopathie 641
- – Serumkalzium-Normalisierung 642
- – Serumphosphat 641
- – – Normalisierung 641
- – Sonographie 637
- – Spätfolgen 640
- – Stadien 636, 701
- – therapeutische Zielwerte 642
- – Therapie 637
- – Überwachung 638
- – Überwässerung 640
- – Vitamin A 639
- – Vitamin D 642

- – Vitaminzufuhr 639
- chronische Glomerulonephritis 665
- Diabetes mellitus 700
- diabetische Nephropathie 973
- Dyslipoproteinämie 1008
- Fondaparinux 424
- hämolytisch-urämisches Syndrom 681
- Heparin 423
- Hyponatriämie 285
- interstitielle Nephritis 688
- Lupus erythematodes disseminatus 677
- medikamenteninduzierte 690
- medikamentöse Therapie 645
- oligurische 628
- – Differenzialdiagnose 628
- Pharmakothcrapic 263, 645
- Pleuraerguss 501
- Polyarteriitis nodosa 677
- postrenale 625–626
- – Ursachen 626
- prärenale 625–626
- – Ursachen 626
- renale 625–626
- – Ursachen 626
- Sklerodermie 680
- Sonographie 627
- terminale 135, 636–637, 663, 665, 673–674
- – chronische Glomerulonephritis 665
- – Goodpasture-Syndrom 663
- – membranoproliferative Glomerulonephritis 674
- – Risikofaktoren 673
- – Steroidtherapie 135
- – Urämie 637
- – Ursachen 636
- – und Azathioprin 138
- – und Hypertonie 451
Nierenkarzinom 809, 830–831
- Hyperkalzämie 830
- Querschnittssyndrom 831
- Therapie 809
Nierenkolik 691–692
- Analgesie 692
- Nephrolithiasis 691
- Nierensteine 691
- Spasmolyse 692
Nierenkrankheiten 696
- Schwangerschaft 696
Nierenlager 682
- druckempfindliches 682
- – Harnwegsinfektion 682
- klopfempfindliches 682
- – Harnwegsinfektion 682

Sachverzeichnis

Nierenrindennekrose 628
Nierenschäden 689
– medikamentöse 689
Nierenschädigung 204
– durch Cidofovir 204
Nierensteine 690–695, 902
– Aggregatbildung 691
– Aktivierungsprodukt 691
– Allgemeinmaßnahmen 692
– chemische Steinanalyse 691
– Computertomographie 691
– cystinhaltige 695
– Erythrozyturie 691
– extrakorporale Stoßwellenlithotripsie 692
– Flüssigkeitszufuhr 693
– harnsäurehaltige 695
– Hyperparathyreoidismus 902
– Infektsteine 695
– – Harnansäuerung 695
– inhibitorische Aktivität 691
– i.v. Urogramm 691
– kalziumhaltige 693–695
– – Allgemeinmaßnahmen 694
– – Allopurinol 694
– – Benzothiadiazinderivate 694
– – Natrium-Zellulose-Phosphat 695
– – Orthophosphat 695
– – Thiazide 694
– Klinik 691
– Körpergewichtsnormalisierung 693
– Leitsymptome 691
– Leukozyturie 691
– Operationsindikation 692
– prädisponierende Faktoren 691
– Prophylaxe 693
– – medikamentöse 693
– Schlingenbehandlung 692
– Sonographie 691
– Therapie 692
– übermäßige Natriumzufuhr 693
– – Vermeidung 693
– 24-h-Urin 692
– Urin-pH 691
Nierentransplantation 655–657, 702, 1008
– Abstoßungsreaktion 657
– Alport-Syndrom 702
– Azathioprin 657
– Ciclosporin 656
– Daclizumab 657
– Dyslipoproteinämie 1008
– Glukokortikoide 656

– Immunsuppression 656
– Mycophenolatmofetil 657
– Organspende 657
– Tacrolimus 656
– Transplantatabstoßungsreaktion 657
– Tripeltherapie 656
Nierentuberkulose 684
Nierenvenenthrombose 427
Nierenversagen 51, 149, 193, 577, 603, 614, 625–634, 688–690, 982, 1027, 1040
– akutes 51, 149, 614, 625–634, 654, 688–690, 982, 1027, 1040
– – Allgemeinmaßnahmen 630
– – aminoglykosidinduziertes 689
– – Anämie 633
– – Anurie 627
– – Blasenkatheter 628
– – Cholangitis 614
– – Cholera 1027
– – Diagnostik 627
– – Diagnostikfehler 634
– – Dialyse 654
– – Differenzialdiagnose 51, 627
– – Diuretika 631–632
– – Duplexsonographie 628
– – Ernährung 630
– – Flüssigkeitsbilanzierung 630
– – Gastrointestinalblutungen 633
– – Hämodialyse 632, 654
– – Hämofiltration 654
– – Harnsäurenephropathie 982
– – Hyperkaliämie 630, 632
– – Hypermagnesiämie 632
– – Hypokaliämie 634
– – Hypokalzämie 632
– – Infektionen 633
– – Kaliumzufuhr 630
– – Kationenaustauscherharze 632
– – Klinik 627
– – Komplikationen 631
– – Kontrastmittelbelastung 629
– – Laboruntersuchungen 628
– – Malaria 1040
– – medikamenteninduziertes 690
– – medikamentöse Therapie 630
– – metabolische Azidose 632
– – MRT-Angiographie 628

– – Natriumzufuhr 630
– – Nierenbiopsie 629
– – Oligurie 627
– – parenterale Ernährung 630
– – Perikarditis 633
– – Pharmakotherapie 630
– – Polyurie 627, 633
– – Prophylaxe 629
– – Restitution 627
– – retrograde Pyelographie 628
– – Schleifendiuretika 149
– – Sonographie 628
– – Therapiefehler 634
– – Überwässerung 631
– – Ursachen 625–626
– akutes Leberversagen 577
– durch Rifampicin 193
– durch RMP 193
– Harnsäurenephropathie 982
– interstitielle Nephritis 688
– prärenales 603
– – hepatorenales Syndrom 603
Nikotinabstinenz 417
– Morbus Buerger 417
Nikotinabusus 915
– erektile Dysfunktion 915
Nitratsynkope 379
non-cardiac chest pain 517
Non-Hodgkin-Lymphome 731–734
– aggressive 733–734
– – Chemotherapie 734
– – Internationaler Prognoseindex (IPI) 733
– – Risikofaktoren 733
– – Strahlentherapie 734
– Computertomographie 731
– hochaggressive 734
– hochmaligne 734
– Kiel-Klassifikation 731–732
– Knochenmarkaspiration 731
– Knochenmarkbiopsie 731
– maligne 731
– REAL-Klassifikation 731–732
– Risikofaktoren 733–734
– Stadieneinteilung 731
– Therapie 731
non-ulcer dsypepsia 527
Normalgewicht 917
Normokalzämie 693
– Kalziumnephrolithiasis 693
– Kalziumsteine 693
Normokalzurie 150, 693
– Kalziumnephrolithiasis 693
– Kalziumsteine 693
– Thiazidderivate 150
Notfall-Thyreoidektomie 893

– thyreotoxische Krise 893
Notfall- und Intensivpatient 46
– Monitoring 46
Notfall- und Intensivstation 46
– Rettungsdienst 46
Notfallausweis 907, 909, 1010
– akute hepatische Porphyrie 1010
– akute intermittierende Porphyrie 1010
– Morbus Addison 907
– Nebennierenrindeninsuffizienz 909
– primäre Nebennierenrindeninsuffizienz 907
Notfälle 305
– Herzkrankheiten 305
Notfallintubation 53
Notfallmedizin 36, 45–46
– Labordiagnostik 46
– präklinische 45
– Techniken 36
Notfallpatient 45
– Monitoring 45
Notfallprogramm 52
– Laboruntersuchungen 52
NSAR-Läsionen 515
– Gastrointestinalblutung 515
NSE 791, 1084
– Cut-off-Wert 1084
– Tumormarker 791
NSTEMI 321
NT-pro BNP 1083
– Referenzbereich 1083
Nüchternglukose 929
– abnorme 929
Nüchternhypoglykämie 977
– Ursachen 977
Nüchternschmerz 527
– funktionelle Dyspepsie 527
Nulldiät 920
– Adipositas 920
nutcracker esophagus 521
Nykturie 881
– Diabetes insipidus 881
Nystagmus 1061, 1066
– Migräneanfall 1061
– Schwindel 1066

O

O_2-Sättigung 1080
– Referenzbereich 1080
OAK 220
Oberbauchbeschwerden 589, 962, 1000, 1044
– diabetische Ketoazidose 962
– durch Anionenaustauscherharze 1000
– Lambliasis 1044
– primär biliäre Leberzirrhose 589
Oberbauchkoliken 990
– endogene Hypertriglyzeridämie 990
Oberbauchschmerzen 536, 604, 615, 622
– Alkoholhepatitis 604
– Magenausgangsstenose 536
– Pankreatitis 615, 622
– Pylorusstenose 536
Oberbauchsonographie 608
– Cholezystolithiasis 608
Oberflächengastritis 525
Oberkörperhochlagerung 36
Obstipation 8, 28–31, 447, 527, 529, 562, 608, 876, 897, 902, 906, 1026, 1068
– Basistherapie 29
– Cholezystolithiasis 608
– chronische 28–29
– – unkomplizierte 29
– chronische Divertikulitis 562
– Colon irritabile 527, 529
– durch Anticholinergika 1068
– durch α-Methyldopa 447
– funktionelle 28
– Hyperparathyreoidismus 902
– Hypophysenvorderlappeninsuffizienz 876
– Hypothyreose 897
– irritable bowel syndrome 527, 529
– Laxanzien-Stufentherapie 31
– Laxanzientherapie 30
– medikamentös bedingte 28
– Morbus Addison 906
– Opioide 8
– primäre Nebennierenrindeninsuffizienz 906
– Reizdarmsyndrom 527, 529
– rektale 30
– spastische 29
– Typhus abdominalis 1026
Obstruktionspneumonie 810
– nicht-kleinzelliges Bronchialkarzinom 810
Ochronose 867
– Arthritis 867
Ödeme 135, 140, 148, 151, 158, 251, 283, 333, 338, 346, 380, 444, 485, 542, 586, 593, 660, 663, 668–670, 696, 857, 939, 980
– angioneurotische 338, 444
– – durch ACE-Inhibitoren 338, 444
– Aszites 593
– Cor pulmonale 485
– durch $α_2$-Adrenozeptor-Antagonisten 251
– durch Diazoxid 980
– durch Glitazone 939
– durch Glukokortikoide 135
– durch Mycophenolatmofetil 140
– durch Thiazolidindione 939
– einheimische Sprue 542
– generalisierte 148
– – Diuretika 148
– Gewichtsabnahme 151
– – maximale 151
– Glomerulonephritis 660
– Goodpasture-Syndrom 663
– Herzinsuffizienz 333, 346
– Hyponatriämie 283
– Knöchel 380
– – durch Kalziumantagonisten 380
– Leberzirrhose 586
– nephrotisches Syndrom 668–670
– periorbitale 857
– – Dermatomyositis 857
– – Polymyositis 857
– Poststreptokokken-Glomerulonephritis 660
– refraktäre 158
– Schwangerschaft 696
– Zöliakie 542
Ödemtherapie 148, 151
Odynophagie 516, 522
– GERD 516
– Ösophagitis 522
– Refluxkrankheit 516
Ogilvie-Syndrom 548
Okklusivverband 893
– immunogene Orbitopathie 893
Oligoarthritis 849
– Morbus Bechterew-Marie-Strümpell 849
– Spondylitis ankylosans 849
Oligomenorrhö 876, 879
– Hyperprolaktinämie 879
– Hypophysenvorderlappeninsuffizienz 876
Oligophrenie 905
– Pseudohypoparathyreoidismus 905
Oligurie 282, 312, 627, 660, 678, 691, 907, 970, 1014
– Addison-Krise 907
– akute Glomerulonephritis 660

Sachverzeichnis

- akute Nebennierenrindeninsuffizienz 907
- akutes Nierenversagen 627
- Glomerulonephritis 660
- kardiogener Schock 312
- Laktatazidose 970
- Nierenkolik 691
- Poststreptokokken-Glomerulonephritis 660
- Purpura Schoenlein-Henoch 678
- Sepsis 1014
- Septikämie 1014
- Urinelektrolyte 282

Onchocerca volvulus 1051
- Diagnostik 1051
- Klinik 1051
- Therapie 1051

Onchozerkose 217
- Ivermectin 217

Onycholyse 852
- (Spond-)Arthritis psoriatica 852

Open Lung Concept 55

operative Eingriffe 134, 234–235, 754
- bei hämorrhagischer Diathese 754
- Glukokortikoide 134
- – Substitutionsbehandlung 134
- Vitamin-K-Antagonisten 234–235

Opiatrezeptoren 8

Opioidanalgesie, ganglionäre, lokale, GLOA 14
- Schmerztherapie 14

Opisthorchis sinensis 216
- Albendazol 216

Opisthorchis viverini 216
- Albendazol 216

Optikusatrophie 238
- durch Vitamin-K-Antagonisten 238

Optikusneuritis 193
- durch INH 193
- durch Isoniazid 193

Optikusschädigung 195
- durch EMB 195
- durch Ethambutol 195

Orbita-Dekompression 894
- immunogene Orbitopathie 894

Orbitopathie 888, 892–894
- endokrine 888, 892
- – Basedow-Hyperthyreose 888
- – Thyreoidektomie 892
- immunogene 893–894
- – Allgemeinmaßnahmen 893
- – Exophthalmometrie 893
- – Klinik 893
- – Lokalbehandlung 893
- – medikamentöse Therapie 894
- – ophthalmologische Untersuchung 893
- – Orbita-Dekompression 894
- – Pharmakotherapie 894
- – Prognose 894
- – Retrobulbärbestrahlung 894
- – Therapie 893
- – Thyreoidektomie 894

Orchiektomie 808
- Testosteron-Entzug 808
- – Prostatakarzinom 808

Organ im Schock 64

Organdysfunktionen 64
- im Schock 64

Organfunktionsausfälle 759
- disseminierte intravasale Gerinnung 759
- Verbrauchskoagulopathie 759

Organmykose 1046

Organspende 658
- Spenderkriterien 658

Organtuberkulose 191

Organvenenthrombose 427

Orthopnoe 317, 333, 358, 388
- Herzinsuffizienz 333
- Lungenödem 317
- Mitralstenose 388
- Vorhofflattern 358

Orthostase 403
- Synkope 403

Orthostasereaktion 250–251, 445, 448
- durch α_2-Adrenozeptor-Antagonisten 251
- durch Angiotensinrezeptor-Antagonisten 445
- durch nichtselektive Monoamin-Rückaufnahmeinhibitoren 250
- durch α_1-Rezeptorenblocker 445
- Vermeidung 448

Osler-Läsionen 395
- bakterielle Endokarditis 395

Osler-Syndrom 752, 757
- Therapie 757

Osmodiurese 285
- Hypernatriämie 285

Osmoregulation 281

Osmotherapie 1057

- Hirnödem 1057
- ischämischer Insult 1057

Ösophagitis 520, 522–523, 873
- CMV-Infektion 523
- durch Bisphosphonate 873
- Endoskopie 522
- Herpesvirus 523
- HSV-Infektion 523
- Klinik 522
- peptische Striktur 520
- prädisponierende Faktoren 522
- Prophylaxe 523
- Soor 523
- – Lokalbehandlung 523
- Therapie 522
- ulzeröse 520
- – Zylinderepithelmetaplasie 520
- Ursachen 522
- Zytomegalievirus 523

Ösophagogastroduodenoskopie 564
- Darmblutung 564
- Hämatochezie 564

Ösophagus 521
- hyperkontraktiler 521

Ösophagusclearance 516

Ösophaguserkrankungen 515

Ösophaguskarzinom 815–816
- Chemotherapie 815
- Risikofaktoren 815
- Strahlentherapie 815
- Therapie 815–816
- Therapieschemata 816

Ösophagusläsionen 523
- durch Laugen 523
- – Diagnostik 523
- – Klinik 523
- – Therapie 523
- durch Säuren 523
- – Diagnostik 523
- – Klinik 523
- – Therapie 523
- medikamentös induzierte 523
- – Diagnostik 523
- – Klinik 523
- – Therapie 523
- Verätzungen 523
- – durch Laugen 523
- – durch Säuren 523

Ösophagusruptur 524
- Diagnostik 524
- Therapie 524

Ösophagusspasmus 521–522
- diffuser 521–522
- – diagnostische Hinweise 521
- – Klinik 521

– – Leitsymptome 521
– – medikamentöse Therapie 522
– – Myotomie 522
– – Pharmakotherapie 522
– – Therapie 522
– – Ursachen 521
Ösophagussphinkter 521
– unterer 521
– – hypertensiver 521
Ösophagusulzera 523
– medikamentös induzierte 523
Ösophagusvarizen 513, 597
– β-Blocker 597
– Mallory-Weiss-Syndrom 513
– Nitrate 597
– β-Rezeptorenblocker 597
Ösophagusvarizenblutung 514–515, 586, 595–598
– Allgemeinmaßnahmen 596
– Darm-Sterilisierung 515
– endoskopische Therapie 596
– endoskopische Varizenligatur 598
– endoskopische Varizensklerosierung 598
– intrahepatischer Stent-Shunt 597
– Leberzirrhose 586
– Nachweis 514
– Pfortaderdruck 597
– – Senkung 597
– Primärblutungsprophylaxe 598
– rezidivierende 597
– – Prophylaxe 597
– Sengstaken-Blakemore-Sonde 597
– Sklerosierungstherapie 596
– Therapie 596
– TIPS 597
– Varizenkompression 596
Osteodensitometrie 871
Osteodystrophia deformans 874
Osteodystrophia fibrosa cystica generalisata von Recklinghausen 902
– Hyperparathyreoidismus 902
Osteolyse 740
– Myelom, multiples 740
– Plasmozytom 740
Osteomalazie 292, 540, 637, 641
– chronische Niereninsuffizienz 637
– Hypokalzämie 292
– Malabsorption(ssyndrome) 292, 540
– Maldigestion(ssyndrome) 540

Osteomyelofibrose 745
Osteopathie 292, 540, 590, 636, 641
– aluminiuminduzierte 641
– chronische Niereninsuffizienz 636
– hepatische 590
– – primär biliäre Leberzirrhose 590
– kalzipenische 540
– – Malabsorption(ssyndrome) 540
– – Maldigestion(ssyndrome) 540
– renale 292, 641
– – chronische Niereninsuffizienz 641
Osteopenie 641
Osteoporose 135, 137, 224, 423, 540, 837, 871–873, 910
– Allgemeinmaßnahmen 872
– chronische Polyarthritis 837
– Cushing-Syndrom 910
– durch Glukokortikoide 135
– durch Heparin 224, 423
– generalisierte 871
– Glukokortikoid-induzierte 873
– – Therapie 873
– Klinik 871
– Leitsymptome 871
– lokalisierte 871
– Malabsorption(ssyndrome) 540
– Maldigestion(ssyndrome) 540
– medikamentöse Therapie 872
– – zur Verhinderung von Frakturen 872
– Morbus Cushing 910
– Pharmakotherapie 872
– – zur Verhinderung von Frakturen 872
– physikalische Therapie 872
– postmenopausale 871
– primäre 871
– rheumatoide Arthritis 837
– sekundäre 871
– senile 871
– steroidinduzierte 137
– – Bisphosphonate 137
– Therapie 872
Osteoporoseprophylaxe 135, 585
– bei Prednisolonmonotherapie 585
– Steroidtherapie 135
Osteosklerose 641
Osteotomie 847, 850

– chronische Polyarthritis 847
– Morbus Bechterew-Marie-Strümpell 850
– rheumatoide Arthritis 847
– Spondylitis ankylosans 850
Ostitis fibrosa 637, 641, 874
– chronische Niereninsuffizienz 637
– Klinik 874
– Therapie 874
Ostium-primum-Vorhofseptumdefekt 389
Östrogenrezeptoren 799
– Mammakarzinom 799
Oszillographie 406, 417
– akrale 406, 417
– – akuter Extremitätenarterienverschluss 406
– – Raynaud-Syndrom 417
Otitis 679
– Wegener-Granulomatose 679
Ototoxizität 174, 179, 195
– Aminoglykoside 174
– Glykopeptid-Antibiotika 179
– SM 195
– Streptomycin 195
– Teicoplanin 179
– Vancomycin 179
Ovarialkarzinom 794
– maligner Aszites 794
Ovarsyndrom 918
– polyzystisches 918
– – Adipositas 918
overdrive-suppression 309
Oxalat 692
– Tagesausscheidung 692
– – obere Normalwerte 692
Oxyuriasis 215, 1048
– Pyrantel 215
Oxyuris 1049
– Diagnostik 1049
– Klinik 1049
– Therapie 1049

P

Paget-Karzinom 799
Paget-Syndrom 874
– Klinik 874
– Therapie 874
PAK 42–43, 48
– Einsatzmöglichkeiten 42
– Indikation 42
– Komplikationen 43
– Seldinger-Technik 43
– Technik 43
Palmarerythem 586
– Leberzirrhose 586
Palpitationen 444, 446, 978

Sachverzeichnis

- durch Dihydralazin 446
- durch Hydralazin 446
- durch Kalziumantagonisten 444
- Hypoglykämie 978
Panarteriitis 508
- fibrosierende Alveolitis 508
Panarteriitis nodosa 545, 570, 859–860
- akutes Abdomen 545
- Hepatitis B 570
- Klinik 859
- Therapie 860
p-ANCA 861
- Mikroskopische Polyangiitis 861
Panikattacken 254
- Antidepressiva 254
- Benzodiazepine 254
Pankreasabszess 620
- Therapie 620
Pankreasatrophie 154
- durch Thiazide 154
Pankreasdiagnostik 540
- Malabsorption(ssyndrome) 540
- Maldigestion(ssyndrome) 540
Pankreasfistel 620
Pankreasgangruptur 620
Pankreasinsuffizienz 539
- Maldigestion(ssyndrome) 539
Pankreaskarzinom 624, 794, 825
- exokrines 825
- - Therapie 825
- maligner Aszites 794
- Therapie 825
- Whipple-Operation 624
Pankreaspseudozysten 620
- Marsupialisation 620
- Pigtail-Katheter 620
Pankreassteine 624
- extrakorporale Stoßwellenlithotripsie 624
Pankreastransplantation 959
- Diabetes mellitus 959
Pankreastumoren 825
- endokrine 825
Pankreaszyste 623
- Differenzialdiagnose 623
Pankreatitis 116, 135, 138, 154, 545, 571, 609, 611, 615–624, 987–988, 990, 992, 999
- akute 615–617
- - Klinik 615
- - Laboruntersuchungen 616
- - Leitsymptome 615
- - Therapie 617
- - Ursachen 615

- akute respiratorische Insuffizienz 619
- akutes Abdomen 545
- Antibiotika 618
- Apache-II-Score 616
- ARDS 619
- Aszites 620
- biliäre 609, 617
- - Cholezystolithiasis 609
- Choledocholithiasis 611, 617
- chronisch-rezidivierende 622
- chronische 622–624
- - Akoholkarenz 623
- - Diabetes mellitus 624
- - Diät 623
- - endoskopische Ultraschalluntersuchung 623
- - ERCP 623–624
- - Kalzium 623
- - Kalziumsubstitution 623
- - Klinik 622
- - Leitsymptome 622
- - Magnet-Resonanz-Cholangio-Pankreatikographie 623
- - MRCP 623
- - Operationsindikationen 624
- - Pankreasfermente 623
- - Positronenemissionstomographie 623
- - Röntgenzielaufnahme 623
- - Sekretin-Pankreozymin-Test 623
- - Sonographie 623
- - Sphinkterotomie 624
- - Therapie 623
- - thorakoskopische Splanchnikektomie 624
- - Ursachen 622
- - Vitamine 623
- - Vitaminsubstitution 623
- Chylomikronämiesyndrom 990
- Chylomikronen 988
- Computertomographie 616
- Differenzialdiagnose 616, 623
- durch Ezetimib 999
- endogene Hypertriglyzeridämie 990
- enterale Ernährung 618
- ERC 617
- Gallenschlamm 617
- Gastrointestinalblutung 620
- gemischte Hyperlipidämie 990
- hämorrhagische 154
- - durch Thiazide 154

- Hepatitis 571
- Hyperglykämie 619
- Hypertriglyzeridämie 987
- Hypokalzämie 619
- Insulin 619
- Intensivüberwachung 617
- Kalkseifenablagerung 619
- kalzifizierende 622
- Komplikationen 616, 619
- Kreislaufschock 619
- Magensekretionshemmung 621
- nach Azathioprin 138
- Nahrungskarenz 618
- nasogastrale Absaugung 618
- nekrotisierende 616, 620
- - Pankreasabszess 620
- Nierenfunktionsstörung 619
- ödematöse 616
- Operationsindikationen 621
- orale Ernährung 621
- Pankreasfermente 621
- parenterale Ernährung 619, 621
- Peritoneallavage 116
- Pleuraerguss 620
- Positronenemissionstomographie 616
- primär chronische 622
- Schmerzbekämpfung 617
- Sonographie 616
- Spiral-CT 616
- steroidinduzierte 135
- Therapie 621
- - Wiederherstellungsphase 621
- Triglyzeride 992
- Verbrauchskoagulopathie 620
- VLDL 988
- Volumensubstitution 617
Panmyelopathie 713–715
- allo SZT 715
- Anabolika 715
- Antibiotika 715
- Erythrozytentransfusion 715
- hämatopoetische Wachstumsfaktoren 715
- idiopathische 714
- immunologisch bedingtes 714
- Immunsuppression 715
- ionisierende Strahlen 714
- Klinik 714
- kongenitale 714
- medikamentös bedingte 714
- paroxysmale nächtliche Hämoglobinurie 714
- Stammzelltransplantation 715
- Therapie 714

- Ursachen 714
- Virusinfektionen 714
Panzerherz 319
Panzytopenie 216, 711, 738, 740, 843, 890
- durch Albendazol 216
- durch Goldsalze 843
- durch Thyreostatika 890
- Haarzell-Leukämie 738
- Myelom, multiples 740
- paroxysmale nächtliche Hämoglobinämie 711
- Plasmozytom 740
PAP 1085
- Cut-off-Wert 1085
Papeln 1032
- bazilläre Angiomatose 1032
Papilla-Vateri-Verschluss 611
- Choledocholithiasis 611
Papillarmuskeldysfunktion 389
- Mitralinsuffizienz 389
Papillennekrosen 689
- Analgetikanephropathie 689
Papillenödem 438
- Hypertonie 438
Papillotomie 612
- endoskopische 612
- - Choledocholithiasis 612
- - Komplikationen 612
Paracetamolvergiftung 578
- Transplantationsindikation 578
Paracoccidioides brasiliensis 505
Parahämophilie 750
Parakokzidioidomykose 1047
- Therapieempfehlungen 1047
Paralyse 1019
- Lues 1019
- Syphilis 1019
Paraneoplastisches Syndrom 867
- Arthritis 867
Paranoide Zustände 214
- durch Mefloquin 214
Paraparese 1055, 1061
- ischämischer Insult 1055
- Migräneanfall 1061
Paraprotein 791
- Tumormarker 791
Paraproteinämie 738
- Einteilung 738
Paraquat-Lunge 508
Parasitäre Erkrankungen 539
- Malabsorption(ssyndrome) 539
Parasitosen 89
- transfusionsassoziierte 89

Parästhesien 142–143, 446, 542, 978, 1073
- durch Ciclosporin 142
- durch Dihydralazin 446
- durch Hydralazin 446
- durch Tacrolimus 143
- einheimische Sprue 542
- Hypoglykämie 978
- Polyneuropathie 1073
- Zöliakie 542
Parasystolie 362–363
- ventrikuläre Extrasystolen 362–363
Parathormon 791
- Tumormarker 791
Parathormonresistenz 905
Parathyreoidektomie 643, 904
- Hyperparathyreoidismus 904
- Indikationen 643
Paratyphus 1026
- Allgemeinmaßnahmen 1026
- Diagnose 1026
- Differenzialdiagnose 1026
- Rezidivbehandlung 1026
- Therapie 1026
Paratyphussalmonellen 1027
- Ausscheidung 1027
Paresen 978, 1058–1059, 1071, 1073
- Guillain-Barré-Syndrom 1071
- Hirnvenenthrombose 1059
- Hypoglykämie 978
- Polyneuritis 1071
- Polyneuropathie 1073
- Polyradikulitis 1071
- Sinusvenenthrombose 1059
- zerebrale Blutungen 1058
Parietalzellen 1088
- Autoantikörper 1088
- - Referenzbereich 1088
Parkinson-Krankheit 28
- Obstipation 28
Parkinson-Syndrom 253, 1067–1069
- Allgemeinmaßnahmen 1069
- Amantadin 1068
- Anticholinergika 1068
- Depressionen 1069
- Diät(en) 1069
- Differenzialdiagnose 1067
- Dopaminagonisten 1068
- durch Neuroleptika 253
- Halluzinationen 1069
- idiopathisches 1067
- Klinik 1067
- L-Dopa 1068
- Leitsymptome 1067

- medikamenteninduziertes 1067
- medikamentöse Therapie 1067
- Monoaminoxidase-B-Hemmer 1068
- Pharmakotherapie 1067
- sekundäres 1067
- Serotonin-Rückaufnahmeinhibitoren 1069
- Therapie 1067
- Thymoleptika 1069
- Ursachen 1067
Parkinsonismus 446
- durch Reserpin 446
Parotisschmerzen 446
- durch Clonidin 446
- durch Moxonidin 446
Partialinsuffizienz 461–462, 466
- akute respiratorische Insuffizienz 466
- ARDS 466
- Diffusionsstörungen 462
PAS 904
Pauci-immune Vaskulitis 860
Paul-Bunnell-Test 1035
- infektiöse Mononukleose 1035
pAVK 408–415, 991
- akraler Typ 409
- Allgemeinmaßnahmen 410
- Angiographie 410
- ankle-brachial-index (ABI) 410
- Antikoagulanzien 412
- Aorten-Typ 409
- Becken-Typ 409
- Bypass-Operation 414
- Cholesterin 991
- digitaler Typ 409
- Dopplerdruck-Quotient 410
- Duplexsonographie 410
- Ergotherapie 411
- Fontaine-Einteilung 409
- Funktionstests 410
- Gefäßtraining 411
- Gehtraining 411
- invasive Maßnahmen 413
- Katheterlyse 414
- Klinik 409
- klinische Befunde 409
- Knöchel-Arm-Index 410
- konservative Maßnahmen 410
- lokale intraarterielle Thrombolyse 414
- medikamentöse Therapie 411

- nicht-medikamentöse Therapie 410
- Oberschenkel-Typ 409
- operative Behandlung 413
- perkutane transluminale Angioplastie (PTA) 414
- physikalische Therapie 411
- Risikofaktoren 408, 410
- – Beeinflussung 410
- Schulter-Typ 409
- stadienadaptierte Therapiemaßnahmen 415
- systemische intravenöse Thrombolyse 415
- Therapie 410
- Thrombendarteriektomie 414
- Thrombozytenfunktionshemmer 412
- transkutaner Sauerstoffdruck 410
- Unterschenkel-Typ 409
- Ursachen 408
- vasoaktive Substanzen 411

PBC 589–590
- Juckreiz 589
- Klinik 589
- Lebertransplantation 590
- Steatorrhö 590
- Therapie 589

pCO_2 296, 1079
- arteriell 296
- – Normalwert 296
- Referenzbereich 1079
- venös 296
- – Normalwert 296

PCR 571
- Hepatitis B 571
- Hepatitis C 571

PCT 1082
- Referenzbereich 1082

PEEP (positive end expiratory pressure) 54, 467
- akute respiratorische Insuffizienz 467
- ARDS 467

PEI-Schema 826
- Lebertumoren 826

Peitschenwurm 215, 1050
- Diagnostik 1050
- Klinik 1050
- Mebendazol 215
- Pyrantel 215
- Therapie 1050

Pendelmyxom 403
- Synkope 403

Penisgeschwüre 205
- durch Foscarnet 205

Penisulzera 205
- durch Foscarnet 205

Pentamidin-Isethionat 1038
- Pneumocystis-jiroveci-Pneumonie 1038

Peptische Striktur 520
- Ösophagitis 520

Perforansvarikose 428–430, 432
- Blow out 428
- chirurgische Maßnahmen 430
- chronische venöse Insuffizienz 432
- Duplexsonographie 429

Perforansvenen 428
- Cockett'sche 428
- Dodd'sche 428

Perforation 544
- akutes Abdomen 544

Perianalfisteln 555
- Crohn-Krankheit 555
- granulomatöse Kolitis 555
- Ileitis terminalis 555
- Morbus Crohn 555
- regionale Enterokolitis 555

Pericarditis 319, 401–402
- constrictiva 319, 401–402
- – calcarea 319
- – Klinik 402
- epistenocardica 402
- exsudativa 319, 401–402
- – EKG 402
- – Herzbeuteltamponade 319
- – Klinik 402
- – Therapie 402
- sicca 401–402
- – Klinik 402
- – Therapie 402

Perikarderguss 899
- hypothyreotes Koma 899

Perikardiozentese 320
- Herzbeuteltamponade 320

Perikarditis 319, 398, 400–402, 447, 633, 637, 644, 675, 847, 853
- akutes Nierenversagen 633
- ANV 633
- chronische Niereninsuffizienz 637
- chylöse 402
- exsudative 402
- – EKG 402
- – Klinik 402
- Herzbeuteltamponade 319
- idiopathische 402
- juvenile idiopathische Arthritis 847
- Klinik 402
- konstriktive 402
- – Klinik 402

- Lupus erythematodes disseminatus 675, 853
- Morbus Still 847
- Operationsindikation 402
- rheumatische 398, 400
- – diagnostische Hinweise 400
- – Reibegeräusche 400
- seröse 447
- – durch Minoxidil 447
- Therapie 402
- trockene 402
- urämische 402, 644
- Ursachen 401

Perikardpunktion 320, 402
- Herzbeuteltamponade 320
- Pericarditis exsudativa 402
- transkutane 320

Perikardtamponade 49
- Echokardiographie 49

Perikardton 320, 402
- Herzbeuteltamponade 320
- Pericarditis constrictiva 402

Periphere arterielle Verschlusskrankheit 408–415
- chronische 408–415
- – akraler Typ 409
- – Allgemeinmaßnahmen 410
- – Angiographie 410
- – ankle-brachial-index (ABI) 410
- – Antikoagulanzien 412
- – Aorten-Typ 409
- – Becken-Typ 409
- – Bypass-Operation 414
- – digitaler Typ 409
- – Dopplerdruck-Quotient 410
- – Duplexsonographie 410
- – Ergotherapie 411
- – Fontaine-Einteilung 409
- – Funktionstests 410
- – Gefäßtraining 411
- – Gehtraining 411
- – invasive Maßnahmen 413
- – Katheterlyse 414
- – Klinik 409
- – klinische Befunde 409
- – Knöchel-Arm-Index 410
- – konservative Maßnahmen 410
- – lokale intraarterielle Thrombolyse 414
- – medikamentöse Therapie 411
- – nicht-medikamentöse Therapie 410
- – Oberschenkel-Typ 409
- – operative Behandlung 413

– – perkutane transluminale Angioplastie (PTA) 414
– – physikalische Therapie 411
– – Risikofaktoren 408, 410
– – – Beeinflussung 410
– – Schulter-Typ 409
– – stadienadaptierte Therapiemaßnahmen 415
– – systemische intravenöse Thrombolyse 415
– – Therapie 410
– – Thrombendarteriektomie 414
– – Thrombozytenfunktionshemmer 412
– – transkutaner Sauerstoffdruck 410
– – Unterschenkel-Typ 409
– – Ursachen 408
– – vasoaktive Substanzen 411
Peritonealdialyse 646, 1008
– Dyslipoproteinämie 1008
Peritonealkarzinose 794
– Aszites 794
Peritoneallavage 116
– Pankreatitis 116
Peritoneovenöser Shunt 595
– Aszites 595
Peritonitis 544, 547–548, 595, 612, 1014, 1026
– akutes Abdomen 544
– Appendizitis 547
– Cholezystitis 612
– Ileus 548
– spontane bakterielle 595
– – Therapie 595
– – Ursachen 595
– Typhus abdominalis 1026
Perityphlitis 547
– Appendizitis 547
Perkussionsdrainage 472
Perniziosa 707–708
– hyperchrome Anämie 707
– neurologische Symptomatik 708
– Therapie 708
Peroxidase-Antikörper 888
– thyreoidale 888
– – Basedow-Hyperthyreose 888
Persönlichkeitsveränderungen 599, 978
– hepatische Enzephalopathie 599
– Hypoglykämie 978
Petechien 601, 751, 1017
– hepatische Gerinnungsstörungen 601

– Meningitis 1017
– thrombozytär bedingte Hämostasestörungen 751
Pflanzensterine 996
– Cholesterinresorption 996
Pfortaderthrombose 427
Pfropfgestose 455, 696–697
– kindliches Risiko 697
pH-Wert 296, 299, 1079
– Blut 299
– – Laktatazidose 299
– Normalwert 296
– Referenzbereich 1079
Phäochromozytom 455–456
– Computertomographie 456
– Diagnose 456
– ^{131}J-Benzylguanidinszintigraphie 456
– Katecholaminbestimmung 456
– Kernspintomographie 456
– Klinik 456
– Leitsymptome 456
– Lokalisationsdiagnostik 456
– α-Rezeptorenblocker 456
– β-Rezeptorenblocker 456
– Sonographie 456
– Therapie 456
Pharmakoangiographie 828
– Karzinoid 828
Pharmakogenetik 123
Pharmakokinetik 122, 125, 131
– Glukokortikoide 131
– und Nahrungsaufnahme 125
Pharmakotherapie 263, 265, 267–269, 271–272, 274
– Alter 267–269
– – praxisrelevante Veränderungen 269
– – Verschreibungsempfehlungen 268
– Lebererkrankungen 265
– – Überdosierung 265
– Niereninsuffizienz 263
– Schwangerschaft 271–272, 274
– – embryotoxisches Potenzial 274
– – fetotoxisches Potenzial 274
– – Planung 272
– – Risikoklassifizierung 271
– – Stillzeit 271–272
– – Planung 272
– – Risikoklassifizierung 271
Pharyngitis 145, 1021–1022, 1026, 1031, 1035
– durch Abatacept 145
– Gonorrhö 1021–1022

– infektiöse Mononukleose 1035
– Toxic-Shock-Syndrom 1031
– Typhus abdominalis 1026
Pharyngobronchitis 1034
– Grippe 1034
– Influenza 1034
Phenytoin 135
– und Glukokortikoide 135
Philadelphia-Chromosom 724–725, 741
– akute Leukämie 724
Phlebodynamometrie 432
– chronische venöse Insuffizienz 432
Phlebographie 422, 432
– chronische venöse Insuffizienz 432
– Phlebothrombose 422
Phlebothrombose 420–423, 425–427
– ambulante Therapie 426
– Antikoagulation 423
– B-Bild-Kompressionssonographie 422
– Computertomographie 422
– D-Dimer-Test 422
– diagnostische Strategie 421
– Differenzialdiagnose 422
– Duplexsonographie 422
– Immobilisation 426
– Kava-Filter 427
– Klinik 421
– klinischer Score 421
– Komplikationen 421
– Kompressionsbehandlung 425
– Lungenembolie 421
– Magnet-Resonanz-Tomographie 422
– Phlebographie 422
– Phlegmasia coerulea dolens 421
– postthrombotisches Syndrom 421
– Schwangerschaft 427
– Stillzeit 427
– Therapie 423
– Therapieziele 423
– Thrombektomie 427
– Thrombolyse 426
– Ursachen 420
Phlegmasia alba dolens 406
Phlegmasia coerulea dolens 421
– Phlebothrombose 421
Phonophobie 1061
– Migräneanfall 1061

Phosphatase 791, 1077, 1084–1085
- alkalische 791, 1077
- - Referenzbereich 1077
- - Tumormarker 791
- humane plazentare alkalische 1084
- - Cut-off-Wert 1084
- prostatasaure 1085
- - Cut-off-Wert 1085
- saure 791
- - Tumormarker 791
Phosphor 1079
- anorganisch 1079
- - Referenzbereich 1079
Phosphoribosylpyrophosphat-Synthetase (PRPP) 981
Photoallergische Reaktion 1001
- durch Fibrate 1001
Photodermatose(n) 195, 1009–1010
- Porphyria cutanea tarda 1009–1010
- Pyrazinamid 195
- PZA 195
Photophobie 893, 1029, 1061
- Botulismus 1029
- immunogene Orbitopathie 893
- Migräneanfall 1061
Photosensibilisierung 193, 938
- durch Pyrazinamid 193
- durch PZA 193
- durch Sulfonylharnstoffe 938
Physikalische Therapie 856–857, 869, 872
- Arthrose 869
- Dermatomyositis 857
- Osteoporose 872
- Polymyositis 857
- systemische Sklerose 856
Physiotherapie 483, 494, 838
- Asthma bronchiale 483
- chronische Polyarthritis 838
- Pneumonie 494
- rheumatoide Arthritis 838
Pig-A-Gen 711
- paroxysmale nächtliche Hämoglobinämie 711
Pigmentsteine 607, 611
- Choledocholithiasis 611
Pigtail-Katheter 620
- Pankreaspseudozysten 620
Pilzinfektion 726
- akute Leukämie 726
Pilzmeningitis 1019
Pilzsepsis 577
- akutes Leberversagen 577

Plasma thromboplastin antecedent 750
Plasma thromboplastin component 750
Plasmaglukose 1077
- Referenzbereich 1077
Plasmaperfusion 646
Plasmapherese 664–665, 680, 741, 861
- Anti-GBM-RPGN 664
- Goodpasture-Syndrom 664
- Makroglobulinämie 741
- mikroskopische Polyangiitis 680
- Morbus Waldenström 741
- rasch progrediente Glomerulonephritis 665
- - ohne Immundepots 665
- RPGN 665
- - ohne Immundepots 665
- Wegener-Granulomatose 680, 861
Plasmaseparation 84, 105, 146, 654, 664, 677, 1072
- Anti-GBM-RPGN 664
- Goodpasture-Syndrom 664
- Guillain-Barré-Syndrom 1072
- Indikationen 654
- Lupusnephritis 677
- Polyneuritis 1072
- Polyradikulitis 1072
- Vergiftungen 84, 105
Plasmatestosteron 913
- Hirsutismus 913
Plasmathrombinzeit 1081
- Referenzbereich 1081
Plasmin 240
Plasminogen 240
Plasminogen-Streptokinase-Komplex 241
Plasmodium falciparum 1040
Plasmodium malariae 1040
Plasmodium ovale 1040
Plasmodium vivax 1040
Plasmozytom 738–740
- Alexenian-Protokoll 739
- allogene Stammzelltransplantation 740
- Diagnose 739
- - Hauptkriterien 739
- - Nebenkriterien 739
- Diagnostik 739
- Durie-Salmon-Klassifikation 740
- Klinik 739
- Serumelektrophorese 739
- Stadieneinteilung nach Durie und Salmon 740

- Therapie 739
Plasmozytomniere 637
- chronische Niereninsuffizienz 637
Plattenepithelkarzinom 830
- Chemotherapie 830
Plazentainsuffizienz 763
- Lupusantikoagulans 763
Pleurabiopsie 500
- Pleuraerguss 500
Pleuraempyem 498
- Pneumonie 498
Pleuraerguss 500–502, 620, 792–793, 899
- Allgemeinmaßnahmen 501
- Atemgymnastik 501
- diagnostische Hinweise 500
- Entlastungspunktion 793
- Ergusspunktion 500
- Exsudat 500
- Folgen 500
- hypothyreotes Koma 899
- kardialer 501
- Klinik 500
- Leberzirrhose 501
- Lungeninfarkt 502
- maligner 502, 793
- - lokale Chemotherapie 793
- - Pleurodese 793
- - systemische Chemotherapie 793
- Niereninsuffizienz 501
- Pankreatitis 620
- physikalische Maßnahmen 501
- Pleurabiopsie 500
- Pleurapunktion 501
- Pleurodese 502
- rezidivierender 502
- rheumatischer 502
- Therapie 500, 792
- Thorakoendoskopie 500
- Transsudat 500
Pleurakarzinose 793
Pleurakrankheiten 500
Pleurapunktion 501
- Pleuraerguss 501
Pleurareiben 500
- Pleuritis sicca 500
Pleuraschmerz 500
- atemabhängiger 500
- - Pleuritis sicca 500
Pleuritis 545, 675, 678, 847, 853
- akutes Abdomen 545
- juvenile idiopathische Arthritis 847
- Lupus erythematodes disseminatus 675, 853

- Morbus Still 847
- Purpura Schoenlein-Henoch 678

Pleuritis exsudativa 500
Pleuritis sicca 500
- Differenzialdiagnose 500
- Klinik 500
- Leitsymptome 500
- Therapie 500

Pleurodese 502, 793
- maligner Pleuraerguss 793
- Pleuraerguss 502

Plummer-Vinson-Syndrom 705
- Eisenmangel 705

PMC 25

Pneumocystis-jirovecii-Infektion 498, 896, 1036
- AIDS 1036
- Thyreoiditis 896

Pneumocystis-jirovecii-Pneumonie 1037–1038
- AIDS 1037–1038
- – Rezidivprophylaxe 1038
- – Therapie 1037

Pneumokokken-Vakzine 710
- Splenektomie 710

Pneumokokkenmeningitis 1016

Pneumonie 4, 108–109, 168, 493–498, 543, 545, 1023, 1043
- AIDS 498
- akutes Abdomen 543, 545
- Allgemeinmaßnahmen 494
- bakterielle 494
- Bettruhe 494
- Chemotherapie 497
- – gezielte 497
- Diät 494
- Erreger 494–495
- – typischer Symptombeginn 494
- Erregernachweis 168, 495
- Initialtherapie ohne Erregerkenntnis 496
- käsige 498
- Klinik 493
- Komplikationen 498
- leichtgradige 493
- Listeriose 1023
- medikamentöse Therapie 494
- mykotische 497
- Pharmakotherapie 494
- Physiotherapie 494
- Sauerstofftherapie 494
- schwergradige 493
- Sputum 495
- Therapie 494–495
- – im Krankenhaus 495
- therapierefraktäre 498

- Thromboembolieprophylaxe 494
- Thromboseprophylaxe 494
- Toxoplasmose 1043
- Transplantationspatienten 498
- Tuberkulose 498
- und Antipyretika 4
- ventilatorassoziierte 108–109
- – – Prophylaxe 109
- – – Therapie 109

Pneumonitis 139, 844
- durch Methotrexat 139, 844

Pneumothorax 502–504
- Behandlung 503–504
- – chirurgische 503
- – – Indikationen 503
- – – konservative 504
- geschlossener 502–503
- Komplikationen 504
- offener 502
- Saugdrainage 503

PNH 711, 714
- aplastische Anämie 714
- aplastisches Syndrom 714
- Knochenmarktransplantation 711
- Panmyelopathie 714

pO_2 1080
- Referenzbereich 1080

Podagra 981
- Gicht 981

Pollakisurie 681–682
- Harnwegsinfektion 682

Pollinosis 481
- Hyposensibilisierung 481

Polyangiitis 655, 676, 678–679, 861
- mikroskopische 655, 676, 678–679, 861
- – Klinik 679
- – – p-ANCA 861
- – Plasmaseparation 655
- – Polyarteriitis nodosa 678
- – Therapie 679, 861
- – Vaskulitis 676

Polyarteriitis nodosa 676–678
- Klinik 677
- Makroform 678
- Mikroform 678
- Renovasographie 678
- Therapie 678
- Vaskulitis 676

Polyarthritis 550, 589, 836–839, 841–845, 847, 852, 865
- chronische 589, 836–839, 841–845, 847
- – Allgemeinmaßnahmen 838

- – Antimalariamittel 843
- – Arthrodese 847
- – Arthroplastik 847
- – Basistherapie 842
- – Biologika 845
- – DMARD 841–842
- – Entzündungsaktivität 838
- – Gelenkpunktion 847
- – Glukokortikoide 844
- – Goldsalze 843
- – Klinik 836
- – Kombinationstherapie 844
- – Krankheitsstadien 838
- – lokale Kortikoidinjektion 845
- – medikamentöse Therapie 839
- – nichtsteroidale Antirheumatika 839
- – NSAR 839
- – Osteotomie 847
- – Pharmakotherapie 839
- – Physiotherapie 838
- – Prädiktoren 837
- – primär biliäre Leberzirrhose 589
- – psychologische Betreuung 839
- – Röntgenbefunde 837
- – Ruhigstellung 838
- – Sonderformen 847
- – Synovektomie 847
- – Synoviorthese 847
- – Therapie 838
- – Therapieziele 838
- Crohn-Krankheit 550
- granulomatöse Kolitis 550
- Ileitis terminalis 550
- Morbus Crohn 550
- regionale Enterokolitis 550
- rheumatisches Fieber 865
- (Spond-)Arthritis psoriatica 852

Polyarthrose 868

Polychondritis 867
- Arthritis 867

Polycythaemia hypertonica 743
Polycythaemia rubra vera 743
Polycythaemia vera 743–744
- Aderlasstherapie 744
- Hyperurikämie 744
- Pruritus 744
- Therapie 743
- Thromboseprophylaxe 743

Polydipsie 636, 881, 902, 962
- chronische Niereninsuffizienz 636
- Diabetes insipidus 881

Sachverzeichnis

- diabetische Ketoazidose 962
- Hyperparathyreoidismus 902
- Polymerasekettenreaktion 571
- Hepatitis C 571
- Polymorphismus 123
- genetischer 123
- Polymyalgia rheumatica 133, 862
- Glukokortikoide 133
- Klinik 862
- Therapie 862
- Polymyositis 856–857
- Allgemeinmaßnahmen 857
- Glukokortikoide 857
- Immunsuppressiva 857
- Klinik 857
- medikamentöse Therapie 857
- Pharmakotherapie 857
- physikalische Therapie 857
- Therapie 857
- Tumor-Screening 857
- Polyneuritis 1071–1073
- akute 1071
- – Allgemeinmaßnahmen 1071
- – Klinik 1071
- – Liquorbefund 1071
- – Therapie 1071
- – Ursachen 1071
- Borreliose 1072–1073
- – Therapie 1073
- Lyme-Borreliose 1072–1073
- – Therapie 1073
- Polyneuropathia multiplex 6
- Polyneuropathie 6, 10, 28, 637, 644, 679, 1066, 1071, 1073
- chronische Niereninsuffizienz 637
- diabetische 1073
- Diagnose 1073
- hepatische 1073
- hereditäre 1073
- Leitsymptome 1073
- medikamenteninduzierte 1073
- Obstipation 28
- Schwindel 1066
- Therapie 1073
- trizyklische Antidepressiva 10
- urämische 644, 1073
- Ursachen 1073
- Wegener-Granulomatose 679
- Polyradikulitis 1071
- akute 1071
- – Allgemeinmaßnahmen 1071
- – Klinik 1071
- – Liquorbefund 1071
- – Therapie 1071
- – Ursachen 1071
- Polyradikuloneuropathie 1072
- chronisch inflammatorische demyelinisierende 1072
- Polytoxikomanie 689
- Polyurie 627, 633, 636–637, 690, 881, 902, 962, 968
- akutes Nierenversagen 627, 633
- alkoholische Ketoazidose 968
- ANV 627
- chronische Niereninsuffizienz 636–637
- Diabetes insipidus 881
- diabetische Ketoazidose 962
- Hyperparathyreoidismus 902
- medikamenteninduzierte 690
- Ursachen 633
- Polyzystische Nierenerkrankung 702
- autosomal-dominante 702
- autosomal-rezessive 702
- Polyzythämie 742–743
- absolute 742
- Einteilung 743
- hypoxämisch bedingte 743
- nicht hypoxämisch bedingte 743
- primäre 743
- relative 742–743
- scheinbare 742
- sekundäre 743
- – hypoxämisch bedingte 743
- – nicht hypoxämisch bedingte 743
- Ursachen 743
- Porphobilinogen-Desaminase-Defekt 1009
- autosomal-dominanter 1009
- Porphobilinogenausscheidung 1009
- akute hepatische Porphyrie 1009
- akute intermittierende Porphyrie 1009
- Porphyria cutanea tarda 571, 1009–1011
- Hepatitis C 571, 1009
- Klinik 1010
- Therapie 1011
- Porphyrie 545, 1008–1010
- akute hepatische 1009–1010
- – Notfallausweis 1010
- – Prophylaxe 1010
- – Therapie 1009
- akute intermittierende 1009–1010
- – Klinik 1009
- – Notfallausweis 1010
- – Prophylaxe 1010
- – Therapie 1009
- akutes Abdomen 545
- hepatische 1008
- – Klassifikation 1008
- Porphyrin 1010
- Urin 1010
- – Porphyria cutanea tarda 1010
- Portale Hypertension 264, 586, 595–597
- Allgemeinmaßnahmen 596
- Klinik 595
- Leberdurchblutung 264
- Leberzirrhose 586
- Pfortaderdruck 597
- – Senkung 597
- Therapie 596
- Ursachen 595
- Portokavaler Shunt 1003
- Dyslipoproteinämie 1003
- Fettstoffwechselstörungen 1003
- Hyperlipoproteinämie 1003
- Positronenemissionstomographie 616, 623
- chronische Pankreatitis 623
- Pankreatitis 616
- Postcholezystektomiesyndrom 610
- Posteriorverschluss 1055
- Postgastrektomiesyndrom 26
- Diarrhö 26
- Postinfarktsyndrom 324
- Postkardiotomiesyndrom 400–401
- Myokarditis 400
- Perikarditis 401
- Poststreptokokken-Glomerulonephritis 660–662
- Allgemeinmaßnahmen 661
- Bettruhe 661
- Diät 661
- Differenzialdiagnose 660
- Eiweißrestriktion 661
- Ernährung 661
- Flüssigkeitsrestriktion 661
- Flüssigkeitszufuhr 661
- Herdsanierung 662
- Hyperkaliämie 661
- Kaliumzufuhr 661
- Klinik 660
- Kochsalzrestriktion 661
- Leitsymptome 660
- medikamentöse Therapie 661
- Pharmakotherapie 661

- Prognose 660
- Prophylaxe 661
- Therapie 661
- Tonsillektomie 662

Postthrombotisches Syndrom 421, 432
- chronische venöse Insuffizienz 432
- Phlebothrombose 421

Potenzstörungen 381, 443, 876, 879, 914–915
- Differenzialdiagnose 915
- durch β-Rezeptorenblocker 381, 443
- Hyperprolaktinämie 879
- Hypophysenvorderlappeninsuffizienz 876

Potenzverlust 927
- Anorexia nervosa 927

Pouchitis 561

PPI 532
- Serumgastrin 532

PR3-Autoantikörper 1087
- Referenzbereich 1087

Präadipositas 917

Präalbumin 1082
- Referenzbereich 1082

Prädelir 1070
- Therapie 1070

Präeklampsie 454, 696–697, 763
- Lupusantikoagulans 763
- Schwangerschaft 696–697

Pregnantriol 912
- Ausscheidung 912
- – adrenogenitales Syndrom 912

Pregnantriolon 912
- Ausscheidung 912
- – adrenogenitales Syndrom 912

Pressphlebographie 429
- nach Hach 429
- – Varikose 429

Primär biliäre Zirrhose 580

Primäraffekt 1019
- Lues 1019
- Syphilis 1019

Primärlues 1020
- Therapie 1020

Prinzmetal-Angina-pectoris 378, 380, 384
- Auslösemechanismen 378
- Therapie 378

Proaccelerin 750

Procalcitonin 616, 1082
- nekrotisierende Pankreatitis 616
- Referenzbereich 1082

PROCAM-Studie 991

Progesteronrezeptoren 799
- Mammakarzinom 799

Prokonvertin 750

Proktitis 556, 560, 1022
- Gonorrhö 1022
- hämorrhagische 556, 560
- – isolierte 556

Proktosigmoiditis 560

Prolaktinom 879

Proliferationsantigen 791
- Tumormarker 791

Proliferationsmarker 799
- immunhistologischer 799
- – Mammakarzinom 799

Promyelozytenleukämie 723, 726
- akute 723

Promyelozytenmark 716

Prophylaxe 169
- perioperative 169

Prostaglandinstoffwechsel 1002
- Omega-3-Fettsäuren 1002

Prostatahypertrophie 681
- Harnwegsinfektion 681

Prostatakarzinom 807–808, 918
- Adipositas 918
- Bisphosphonate 808
- Chemotherapie 808
- fortgeschrittenes 807
- Gestagene 808
- Gleason-Score 807
- Glukokortikoide 808
- Grading 807
- Hormontherapie 807–808
- Knochenmetastasen 807
- lokal begrenztes 807
- metastasiertes 807
- Orchiektomie 808
- – Testosteron-Entzug 808
- Östrogentherapie 808
- Strahlentherapie 807
- Therapie 807–808
- – palliative 808
- Therapieschemata 808
- totale Androgenblockade 808

Prostataphosphatase 1077
- saure 1077
- – Referenzbereich 1077

Prostataspezifisches Antigen 807

Prostatektomie 807
- radikale 807

Prostatitis 1022, 1045
- Gonorrhö 1022
- Trichomoniasis 1045

Protein C 760, 1081
- Referenzbereich 1081

Protein-C-Mangel 760–761

- Klinik 760
- Kumarinnekrose 760
- Therapie 761

Protein S 760, 1081
- Referenzbereich 1081

Protein-S-Mangel 760–761
- Klinik 760
- Therapie 761

α$_1$-Proteinasen-Inhibitor-Mangel 474, 476
- Lungenemphysem 474, 476

Proteine 791
- sekretorische 791
- – Tumormarker 791

Proteinurie 204, 444, 659–660, 663–664, 667–669, 678, 688, 696, 700, 853, 865, 972, 982, 1026
- akute Glomerulonephritis 660
- asymptomatische 659, 667–668
- – Diagnostik 668
- – Klinik 667
- – Leitsymptome 667
- – Sonographie 668
- – Therapie 668
- – Ursachen 667
- asymptomatische Hämaturie 667
- Cidofovir 204
- diabetische Nephropathie 700
- durch ACE-Inhibitoren 444
- glomeruläre 667–668
- glomeruläre Hämaturie 667
- Glomerulonephritis 660, 664
- – rasch progrediente 664
- Goodpasture-Syndrom 663
- Harnsäurenephropathie 982
- interstitielle Nephritis 688
- Lupus erythematodes disseminatus 853
- nephrotisches Syndrom 668–669
- Paratyphus 1026
- Polyarteriitis nodosa 678
- Poststreptokokken-Glomerulonephritis 660
- rheumatisches Fieber 865
- RPGN 664
- Schwangerschaft 696
- sekretorische 668
- selektive 972
- – diabetische Nephropathie 972
- tubuläre 668
- Typhus abdominalis 1026
- unselektive 972

Sachverzeichnis

– – diabetische Nephropathie 972
Prothesenendokarditis 394
– Erregerspektrum 394
Prothrombin 750
Prothrombin Faktor II 1090
Protonenpumpenhemmer 532
– Serumgastrin 532
Protozoenerkrankungen 1040
Protrusio bulbi 679
– Wegener-Granulomatose 679
Protrusio bulborum 893
– immunogene Orbitopathie 893
Pruritus 143, 224, 744, 890, 923, 1001
– durch Fibrate 1001
– durch Heparine 224
– durch Rimonabant 923
– durch Tacrolimus 143
– durch Thyreostatika 890
– Polycythaemia vera 744
PRVC (pressure regulated volume control) 55
PSA 791, 807, 1084–1085
– Cut-off-Werte 1084
– freies 1084
– – Cut-off-Wert 1084
– komplexiertes 1085
– – Cut-off-Wert 1085
– Tumormarker 791
PSC 590–591
– Diagnose 590
– Therapie 591
Pseudodivertikel 562
Pseudofieber 4
Pseudohämoptoe 492
Pseudohermaphroditismus femininus 912
– adrenogenitales Syndrom 912
Pseudohyperkaliämie 289
Pseudohyponatriämie 282
Pseudohypoparathyreoidismus 905
– Differenzialdiagnose 905
– Klinik 905
– Symptome 905
– Therapie 905
Pseudomonas-aeruginosa-Meningitis 1018–1019
Pseudonormalurie 638
Pseudoobstruktion 28
– Obstipation 28
Pseudoperitonitis 962
– diabetica 962
Pseudothrombozytopenie 718
Pseudotumor cerebri 134
Psoasschmerz 547

– Appendizitis 547
Psoriasis 145
– Exazerbation 145
– – durch Efalizumab 145
Psoriasis vulgaris 851–852
– Arthritis 851
– Spondyloarthritis 851–852
– – Klinik 851
– – Therapie 852
Psychische Störungen 196, 214
– durch Mefloquin 214
– durch Protionamid 196
– durch PTA 196
Psychische Veränderungen 135, 193
– durch Glukokortikoide 135
– durch INH 193
– durch Isoniazid 193
Psychopharmaka(therapie) 247, 253
– Indikationen 253
– – internistische 253
Psychose-ähnliche Bilder 181
– durch Fluorchinolone 181
Psychosen 196, 206, 252, 341, 592, 1059
– durch Digitalisglykoside 341
– durch Ganciclovir 206
– durch Protionamid 196
– durch PTA 196
– durch Valganciclovir 206
– Hirnvenenthrombose 1059
– körperlich begründbare 252
– Morbus Wilson 592
– Sinusvenenthrombose 1059
Psychosyndrom 906
– Morbus Addison 906
– primäre Nebennierenrindeninsuffizienz 906
Psychotherapie 484, 559, 928
– Anorexia nervosa 928
– Asthma bronchiale 484
– Colitis ulcerosa 559
Psychotische Symptome 446
– durch Dihydralazin 446
– durch Hydralazin 446
PTA 414
– pAVK 414
PTA-Mangel 750
PTC 614
– Cholangitis 614
PTCA 326
– Herzinfarkt 326
PTH-Produktion 901
– Steigerung 901
– – Ursachen 901
PTH-Resistenz 905
PTT 1081

– Referenzbereich 1081
PTZ 1081
– Referenzbereich 1081
Puerperalsepsis 1014, 1016
Pulmonalarterien-Einschwemmkatheter 48
Pulmonalarterienkatheter 42–43, 48
– Einsatzmöglichkeiten 42
– Indikation 48
– Komplikationen 43
– Seldinger-Technik 43
– Technik 43
Pulmonaldehnungston 485
– Cor pulmonale 485
Pulmonale Stauung 388
– Mitralstenose 388
Pulmonalhypertonie 346–347, 349, 389, 392, 403, 462, 486–488, 922
– Allgemeinmaßnahmen 347
– Ballonatrioseptostomie 349
– Diffusionsstörungen 462
– durch Sympathomimetika 922
– Klassifikation 486
– Klinik 347
– Lungentransplantation 349
– pulmonale Thrombendarteriektomie 349
– Sauerstofftherapie 347
– sekundäre 389
– – Mitralinsuffizienz 389
– Synkope 403
– Therapie 347
– Trikuspidalinsuffizienz 392
– vaskuläre 487–488
– – Therapie 488
– – Ursachen 488
Pulmonalis-Angio-CT 489
– Lungenembolie 489
Pulmonalisangiographie 489
– Lungenembolie 489
Pulmonalisdruck 43, 313
– kardiogener Schock 313
Pulmonalisdruckerhöhung 485
– Cor pulmonale 485
Pulmonalis-Druckkurve 43
Pulmonalisdruckmessung 489
– Lungenembolie 489
Pulmonalkapillardruck 66
– Schock 66
Pulmonalklappeninsuffizienz 392, 395
– bakterielle Endokarditis 395
– Therapie 392
– Ursachen 392
Pulmonalstenose 385, 391–392

- Ballondilatation 392
- infundibuläre 385, 391
- Klinik 391
- Operationsindikation 392
- Therapie 391
- valvuläre 391
Pulsationen 485
- epigastrische 485
- - Cor pulmonale 485
Pulsdefizit 359
- Vorhofflimmern 359
Pulsfrequenz 48
- periphere 48
Pulsoxymetrie 50
Pulsus paradoxus 402
- Pericarditis exsudativa 402
Pulsverlust 405
- komplettes Ischämiesyndrom 405
Punctio sicca 745
- chronische idiopathische Myelofibrose 745
Pupillendifferenz 1056
- ischämischer Insult 1056
Pupillenerweiterung 978
- Hypoglykämie 978
pure red cell aplasia 714
- B-19-Parvovirus 714
Purine 981
- endogene 981
- - Hyperurikämie 981
Puringehalt 1097
- Nahrungsmittel 1097
Purkinje-Fasern 350–351
Purpura 89, 145, 193, 238, 655, 675–676, 678, 680, 718–720, 752, 757, 760
- cerebri 238
- - durch Vitamin-K-Antagonisten 238
- fulminans 760
- - Protein-C-Mangel 760
- idiopathische thrombozytopenische 145, 718
- - intravenöse Immunglobuline 145
- - Thrombozytopenie 718
- immunthrombozytopenische 718–719
- - akute 718
- - - Therapie 718
- - chronische 718
- - - Therapie 718
- - γ-Globuline 719
- - Glukokortikoide 718
- - Klinik 718
- - Laboruntersuchungen 718
- - Leitsymptome 718
- - refraktäre 719
- - Splenektomie 719
- - Therapie 718
- posttransfusionelle 89
- Schoenlein-Henoch 676, 678, 752, 757
- - Klinik 678
- - Therapie 678, 757
- - Vaskulitis 676
- senilis 752, 757
- - Therapie 757
- thrombotisch-thrombozytopenische 680, 719–720
- - Differenzialdiagnose 720
- - Klinik 719
- - Therapie 720
- thrombozytisch-thrombozytopenische 655
- - Plasmaseparation 655
- thrombozytopenische 193, 675, 718
- - akute 718
- - chronische 718
- - durch Rifampicin 193
- - durch RMP 193
- - Lupus erythematodes disseminatus 675
- vaskuläre allergische 752, 757
- - Therapie 757
Pyelographie 628
- retrograde 628
- - akutes Nierenversagen 628
Pyelonephritis 4, 681–682, 684, 686, 688
- akute 681–682, 688
- chronische 681–682, 684
- - Antihypertensiva 684
- - Harnwegsinfektion 682
- rezidivierende 686
- - Ursachen 686
- und Antipyretika 4
Pylephlebitis 547
- Appendizitis 547
Pylorusstenose 536–537
- Diagnostik 536
- endoskopische Ballondilatation 537
- Gastroskopie 536
- Klinik 536
- Lasertherapie 537
- Leitsymptome 536
- Therapie 536
Pyoderma gangraenosum 550, 555, 557, 559–560
- Colitis ulcerosa 557, 559–560
- Crohn-Krankheit 550, 555
- granulomatöse Kolitis 550, 555
- Ileitis terminalis 550, 555
- Morbus Crohn 550, 555
- regionale Enterokolitis 550, 555
Pyramidon-Agranulozytose 716
Pyridoxalphosphat 1083
- Referenzbereich 1083
Pyrogene 4
- exogene 4
Pyruvatkinasemangel 710

Q

Quadrupeltherapie 531
- Helicobacter-pylori-Eradikation 531
Quellstoffe/-mittel 921
- Adipositas 921
- - Quellstoffe 921
Querschnittslähmung 28
- Obstipation 28
Querschnittssyndrom 831
- Strahlentherapie 831
- tumorbedingtes 831
- - Glukokortikoide 831
Quick 1081
- Referenzbereich 1081
Quincke-Ödem 224
- durch Heparine 224

R

RA 144, 722, 836–839, 841–845, 847
- Allgemeinmaßnahmen 838
- Anakinra 144
- Antimalariamittel 843
- Arthrodese 847
- Arthroplastik 847
- Basistherapie 842
- Biologika 845
- DMARD 841–842
- Entzündungsaktivität 838
- Gelenkpunktion 847
- Glukokortikoide 844
- Goldsalze 843
- Klinik 836
- Kombinationstherapie 844
- Krankheitsstadien 838
- lokale Kortikoidinjektion 845
- medikamentöse Therapie 839
- mit Blastenpopulation 722
- mit Multilineage Dysplasia 722
- nichtsteroidale Antirheumatika 839
- NSAR 839
- Osteotomie 847
- Pharmakotherapie 839
- Physiotherapie 838

- Prädiktoren 837
- psychologische Betreuung 839
- Ringsideroblasten 722
- Röntgenbefunde 837
- Ruhigstellung 838
- Sonderformen 847
- Synovektomie 847
- Synoviorthese 847
- Therapie 838
- Therapieziele 838

Rabdomyolyse 111
Rachitis 292
- Hypokalzämie 292
- Vitamin-D-resistente 292
Radikulitis 543
- akutes Abdomen 543
Radikulopathie 10, 12
- Antikonvulsiva 12
- trizyklische Antidepressiva 10
Radiofrequenztherapie 826
- CT-gesteuerte 826
- – Lebertumoren 826
- Sonographie-gesteuerte 826
- – Lebertumoren 826
Radioiodtherapie 829, 885, 887, 891–892, 900
- Basedow-Hyperthyreose 891
- Indikationen 887, 891
- Iodmangelstruma 885
- Kontraindikationen 892
- Nachsorge 892
- Schilddrüsenkarzinom 829, 900
- unerwünschte Wirkungen 892
RAEB 722
Rai-Klassifikation 736
- chronisch-lymphatische Leukämie 736
- – Überlebenszeit 736
- CLL 736
Ramipril 444
- Hypertonie 444
Ranson-Score 616
- Pankreatitis 616
Rasselgeräusche 317, 489
- feuchte feinblasige 489
- – Lungeninfarkt 489
- Lungenödem 317
Raucher-Polyzythämie 743
Raucherhusten 474
- chronische Bronchitis 474
R-auf-T-Phänomen 363
- ventrikuläre Extrasystolen 363
Raynaud-Phänomen 443, 855
- durch β-Rezeptorenblocker 443
- systemische Sklerose 855

Raynaud-Syndrom 417–418
- primäres 417
- – akrale Oszillographie 417
- sekundäres 417
- Therapie 418
Re-entry 351, 363–364
- Kammertachykardie 364
- ventrikuläre Extrasystolen 363
REAL-Klassifikation 731–732
- Non-Hodgkin-Lymphome 731–732
Reanimation 307, 310
- Behandlung 310
- – fortführende 310
- Herzstillstand 307
Rechtsherzbelastung 388, 485
- Cor pulmonale 485
- Mitralstenose 388
Rechtsherzendokarditis 394–395
- Drogenabhängige 394
- Hirnabszess 395
- Lungenabszess 395
- Milzinfarkt 395
Rechtsherzinfarkt 72
- Schock 72
Rechtsherzinsuffizienz 333, 336–337, 389, 485
- akute 336
- chronische 337
- Cor pulmonale 485
- Mitralinsuffizienz 389
- Ursachen 333
Rechtsventrikelinfarkt 323
RECIST-Kriterien 789
- Tumorerkrankungen 789
Recurrensparese 891
- Thyreoidektomie 891
Red-man-Syndrom 179
Reed-Sternberg-Zellen 729
Referenzbereich 1080
Reflexabschwächung 1073
- Polyneuropathie 1073
Reflexausfall 1073
- Polyneuropathie 1073
Reflexsteigerung 1070
- Alkoholentzugsdelir 1070
- Prädelir 1070
Reflux 347, 485, 940
- durch GLP-1-Mimetika 940
- hepatojugulärer 347, 485
- – Cor pulmonale 347, 485
Refluxkrankheit 14, 515–520, 918
- Adipositas 918
- Allgemeinmaßnahmen 517
- Antirefluxoperation 519
- erosive 515

- gastroösophageale 14, 515–520
- – axiale Hiatushernie 519
- – Bougierung 520
- – Diagnostik 516
- – Differenzialdiagnose 517
- – Endoskopie 517
- – H$_2$-Rezeptorenblocker 518
- – Husten 14
- – Klinik 516
- – Komplikationen 517
- – Langzeit-pH-Metrie 517
- – Leitsymptome 516
- – medikamentöse Therapie 518
- – motilitätswirksame Substanzen 518
- – mukosaprotektive Substanzen 519
- – Operation 519
- – Pharmakotherapie 518
- – Protonenpumpenhemmer 518
- – Rezidivprophylaxe 520
- – Säureneutralisation 518
- – Säuresuppression 518
- – sekundäre 520
- – therapeutischer Stufenplan 516
- – Therapiestrategie 519
- – nicht-erosive 515
- – primäre 516
- – – idiopathische 516
- – sekundäre 516
- – Therapie 517
Refluxösophagitis 519–520
- alkalische 519
- Barrett-Ösophagus 520
- gallige 519
Regurgitation 516, 521
- Achalasie 521
- GERD 516
- Refluxkrankheit 516
Rehydrierung 965
- Zentralvenendruck 965
- ZVD 965
Reibegeräusche 400
- rheumatische Perikarditis 400
Reisediarrhö 22, 25
Reiswasserstühle 23, 1027
- Cholera 1027
Reiter-Syndrom 850–851
- Antibiotika 851
- DMARD 851
- nichtsteroidale Antirheumatika 851
- NSAR 851
- Sulfasalazin 851

– Therapie 851
Reizdarmsyndrom 26–28, 527–529
– Allgemeinmaßnahmen 528
– Diagnostik 528
– Diarrhö 26, 527, 529
– Differenzialdiagnose 527
– Ernährungsberatung 528
– Laboruntersuchungen 528
– Obstipation 28, 527, 529
– Schafkotstuhl 527
– Stressverarbeitung 528
– Therapie 528–529
Reizhusten 14, 189, 444, 472, 502
– durch ACE-Inhibitoren 444
– Spannungspneumothorax 502
– trockener 14
– Tuberkulose 189
– Verhaltensschulung 472
Rekompensation 234
– kardiale 234
– – Antikoagulanzientoleranz 234
Rektoskopie 564
– Darmblutung 564
– Hämatochezie 564
Rektozele 28–29
– Defäkographie 29
– Obstipation 28
Rektumkarzinom 821
– neoadjuvante Radiochemotherapie 821
– Radiotherapie 821
Rektumprolaps 28
– Obstipation 28
Relaxationstraining 13
– Schmerztherapie 13
Remnant-Hyperlipidämie 971
– Diabetes mellitus 971
Renale Insuffizienz 625
– akute 625
Renin 906
– Morbus Addison 906
– primäre Nebennierenrindeninsuffizienz 906
Renin-Angiotensin-Aldosteron-System 281, 660
– Glomerulonephritis 660
– Poststreptokokken-Glomerulonephritis 660
Renovasographie 678
– Polyarteriitis nodosa 678
Resorptionsfläche 539
– Verringerung 539
– – Malabsorption(ssyndrome) 539

Respirator 55
– Beatmung 55
– – Verbindung 55
Respiratorische Insuffizienz 106, 461–463, 466–467, 499, 576–577, 619
– akute 466–467, 499, 619
– – des Erwachsenen 466
– – Klinik 466
– – Pankreatitis 619
– – PEEP 467
– – Prognose 467
– – SARS (Severe Acute Respiratory Syndrome) 499
– – Therapie 467
– – Ursachen 466
– akutes Leberversagen 576–577
– Alkoholintoxikation 106
– Bronchoskopie 466
– Klinik 462
– Risikopatienten 462
– Sauerstofftherapie 463
– Therapie 463
– Ursachen 462
Respiratortherapie 52, 465
– Sauerstofftherapie 465
Restless-legs-Syndrom 1069
– Klinik 1069
– medikamentöse Therapie 1069
– Pharmakotherapie 1069
– Therapie 1069
Reststeatorrhö 542
Retikulozyten 1080
– Referenzbereich 1080
Retikulozytenvermehrung 709
– Hämolyse 709
Retikulozytopenie 706
– relative 706
Retinaischämie 720
– Morbus Moschcowitz 720
– thrombotisch-thrombozytopenische Purpura 720
Retinaschädigung 843
– durch Antimalariamittel 843
Retinol 1083
– Referenzbereich 1083
Retinopathie 700, 973–974, 1043
– Diabetes mellitus 700
– diabetische 700, 973–974
– – Blutzuckeranhebung 974
– – HbA$_{1c}$ 974
– – Laserkoagulation 974
– durch Chloroquin 1043
– proliferative 973
Retrobulbärbestrahlung 894

– immunogene Orbitopathie 894
Retrobulbärneuritis 193
– durch EMB 193
– durch Ethambutol 193
Retrosternalschmerz 504
– Mediastinalemphysem 504
Rettungsdienst 45–46
– Intensivstation 46
– Monitoring 45–46
Rhabdomyolyse 982, 998–999, 1001, 1070
– Alkoholkrankheit 1070
– CSE-Hemmer 998
– durch Ezetimib 999
– durch Fibrate 1001
– Harnsäurenephropathie 982
– HMG-CoA-Reduktase-Hemmer 998
– Statine 998
Rheumafaktor 847, 1087
– juvenile idiopathische Arthritis 847
– Morbus Still 847
– Referenzbereich 1087
Rheumafaktoren 837
– chronische Polyarthritis 837
– rheumatoide Arthritis 837
Rheumaknoten 837
– chronische Polyarthritis 837
– Differenzialdiagnose 837
– rheumatoide Arthritis 837
– viszerale 837
– – Differenzialdiagnose 837
Rheumatische Erkrankungen 868
– nicht-entzündliche 868
Rheumatisches Fieber 400–401, 865–867
– Allgemeinmaßnahmen 866
– Antistreptolysin-O-Titer 865
– Bettruhe 866
– Karditis 400
– Klinik 865
– Langzeitprophylaxe 866
– medikamentöse Therapie 866
– Perikarditis 401
– Pharmakotherapie 866
– Rezidivprophylaxe 867
– Therapie 866
– Ursachen 865
Rheumatologie 1087
– Antikörper 1087
– – Referenzbereich 1087
Rhinitis 1034
– Grippe 1034
– Influenza 1034
Rhizarthrose 868

Rhythmusstörungen 366
- bradykarde 366
Riboflavin 1083
- Referenzbereich 1083
Richmond Agitation Sedation Scale 60
Richter-Syndrom 738
Riesenmyelozyten 708
Riesenplättchen-Thrombozytopathien 751
Riesenstabkernige 708
Riesenzellarteriitis 416–417, 676, 862
- Aortenaneurysma 862
- Ätiologie 416
- Duplexsonographie 417
- Erblindung 862
- Klinik 416, 862
- Steroide 417
- Therapie 417, 862
- Vaskulitis 676
Rifampicin 135
- und Glukokortikoide 135
Rigor 592, 1067
- Morbus Wilson 592
- Parkinson-Syndrom 1067
Rinderbandwurm 216, 1050
- Diagnostik 1050
- Klinik 1050
- Niclosamid 216
- Therapie 1050
Ringer-Laktat-Lösung 37
Ringsideroblasten 706
Risikomarker 1083
- kardiale 1083
- - Referenzbereich 1083
RITA 607, 826
- Lebertumoren 826
- Leberzellkarzinom 607
R-Klassifikation 789
- Tumorresektion 789
RMP 135
- und Glukokortikoide 135
Romano-Ward-Syndrom 365
- Kammertachykardie 365
Röntgentherapie 234
- Antikoagulanzientoleranz 234
Röntgenzielaufnahme 623
- chronische Pankreatitis 623
Rovsing-Zeichen 547
- Appendizitis 547
RPGN 662–665
- Auslöser 662
- Differenzialdiagnose 664
- immunkomplexbedingte 663–664
- - Therapie 664
- Immunpathogenese 663

- Klassifikation 663
- - immunpathogenetische 663
- ohne Immundepots 663–665
- - Steroidstoßtherapie 665
- - Therapie 664
Ruben-Beutel 464
Rubeosis faciei 962
- diabetische Ketoazidose 962
Rückenlagerung 36
Rückenmarkstimulation 413
- epidurale 413
- - pAVK 413
Rückenschmerzen 527, 849, 910, 1067
- Colon irritabile 527
- Cushing-Syndrom 910
- funktionelle Dyspepsie 527
- irritable bowel syndrome 527
- Morbus Bechterew-Marie-Strümpell 849
- Morbus Cushing 910
- Parkinson-Syndrom 1067
- Reizdarmsyndrom 527
- Spondylitis ankylosans 849
Ruhedyspnoe 474, 509
- chronische Bronchitis 474
- fibrosierende Alveolitis 509
- interstitielle Lungenkrankheiten 509
Ruheschmerz 837
- chronische Polyarthritis 837
- rheumatoide Arthritis 837
Ruhetremor 1067
- Parkinson-Syndrom 1067
Ruhr 1024–1025
- Allgemeinmaßnahmen 1025
- Diagnose 1025
- Differenzialdiagnose 1025
- Dysenterie 1025
- Klinik 1025
- Leitsymptome 1025
- Therapie 1025
- - Erfolgskontrolle 1025
- Ursachen 1024
Rundwürmer 1049
- Diagnostik 1049
- Klinik 1049
- Therapie 1049

S

S-100 1084
- Cut-off-Wert 1084
Sabin-Feldman-Test 1043
- Toxoplasmose 1043
SAE 1057
- Klinik 1057
Sakroileitis 550, 555

- Crohn-Krankheit 550, 555
- granulomatöse Kolitis 550, 555
- Ileitis terminalis 550, 555
- Morbus Crohn 550, 555
- regionale Enterokolitis 550, 555
Salbengesicht 1067
- Parkinson-Syndrom 1067
Salmonella Paratyphi 1025
Salmonella Typhi 1025
Salmonella typhimurium 1025
Salmonellen 1026–1027
- Dauerausscheider 1026–1027
- - Therapie 1027
Salmonellenenteritis 1025–1026
- Differenzialdiagnose 1026
- septikämische invasive 1026
- Therapie 1026
- unkomplizierte 1026
Salmonellose 1025–1026
- Differenzialdiagnose 1026
- Klinik 1025
- Leitsymptome 1025
- Meldepflicht 1025
- Ursachen 1025
Salpingitis 1021–1022
- Gonorrhö 1021–1022
Salz-Wasser-Retention 841
- durch Pyrazolidine 841
Salzhunger 906
- Morbus Addison 906
- primäre Nebennierenrindeninsuffizienz 906
Salzverlustsyndrom 912
- adrenogenitales Syndrom 912
Sarkoidose 400, 506–509, 867, 896
- Arthritis 867
- fibrosierende Alveolitis 508–509
- interstitielle Lungenkrankheiten 509
- Kardiomyopathie 400
- Lunge 506–507
- - Iridozyklitis-Test 507
- - Klinik 507
- - Komplikationen 507
- - Therapie 507
- Thyreoiditis 896
SARS (Severe Acute Respiratory Syndrome) 498–499
- akute respiratorische Insuffizienz 499
- Diagnostik 499
- Differenzialdiagnose 499
- Hygienemaßnahmen 499
- Klinik 499

- Laborparameter 499
- Röntgendiagnostik 499
- Therapie 499
- Verdachtsfall 499
- Verlauf 499
- wahrscheinlicher Fall 499
SAS 477–478
- Allgemeinmaßnahmen 478
- Apnoe-/Hypopnoe-Index 478
- BIPAP 478
- Diagnose 478
- Komplikationen 478
- nCPAP 478
- Therapie 478
Sauerstoff-Brille 464
- Sauerstofftherapie 464
Sauerstoffdruck 463
- Grenzwerte 463
- Normalwerte 463
Sauerstoff-Hämoglobin-Dissoziationskurve 967
- Azidose 967
Sauerstofftherapie 326, 347, 413, 463–465, 483, 489, 491, 494, 503, 964
- Absaugung 465
- arterieller Kohlendioxidpartialdruck 464
- Asthmaanfall 483
- chronisch-obstruktive Lungenerkrankungen 464
- CO-Intoxikation 464
- Cor pulmonale 347
- diabetische Ketoazidose 964
- hyperbare 413
- – – pAVK 413
- Hypoxämie 463–464
- Indikationen 463
- Indikatoren 464
- Intubation 465
- Kohlenmonoxid-Intoxikation 464
- Lungenembolie 489
- Lungenödem 491
- Möglichkeiten 464
- Myokardinfarkt 326
- Pneumonie 494
- prolongierte Intubation 465
- pulmonale Hypertonie 347
- respiratorische Insuffizienz 463
- restriktive Lungenkrankheiten 464
- Richtzahlen 464
- Spannungspneumothorax 503
- Tracheotomie 465
- Vorsichtsmaßnahmen 464

Sauerstoff-Versorgung 66
- Optimierung 66
- – – Schock 66
Sauerstoffzufuhr 65
- Schock 65
Saugdrainage 503
- Pneumothorax 503
- Spannungspneumothorax 503
Säure-Basen-Gleichgewicht 296
- Beurteilung 296
Säure-Basen-Haushalt 151, 295–298
- Normalwerte 296
- Störungen 151, 295–298
- – Diuretika 151
- – – Interpretation 297
- – – Kompensationsmechanismen 298
- – metabolische 296
- – – respiratorische 296
Säure-Basen-Parameter 463
- Grenzwerte 463
- Normalwerte 463
Säure-Laugen-Verätzung 104
- Vergiftungen 104
SBP 595
Scabies 217
- Ivermectin 217
SCC 791, 1084
- Cut-off-Werte 1084
- Tumormarker 791
Schädel-Hirn-Trauma 19, 95
- Hirnödemtherapie 95
- Singultus 19
Schafkotstuhl 527
- Colon irritabile 527
- irritable bowel syndrome 527
- Reizdarmsyndrom 527
Schambelan-Syndrom 158
- nach Antikaliuretika 158
Scharlach 398
- rheumatische Karditis 398
Schellong-Test 404, 459
- Hypotonie 459
- Synkope 404
Schilddrüsenautoantikörper 581
- und Interferon 581
Schilddrüsenautonomie 885–887, 892
- Allgemeinmaßnahmen 887
- chirurgische Therapie 887
- Hyperthyreose 886
- Klinik 886
- medikamentöse Therapie 887
- Pharmakotherapie 887
- Radioiodtherapie 887
- thyreotoxische Krise 892

Schilddrüsenerkrankungen 882
Schilddrüsengröße 882
- WHO-Referenzwerte 882
Schilddrüsenhormonbestimmung 883
- Iodmangelstruma 883
Schilddrüsenkarzinom 829, 899–901
- Chemotherapie 829
- differenziertes 899–900
- – – Nachsorge 900
- – – Prognose 900
- – – Therapie 900
- follikuläres 899
- – Ursachen 899
- – Klinik 899
- medulläres 900
- Nachsorge 901
- Radioiodtherapie 829, 900
- Sonographie 900
- Szintigraphie 900
- Therapie 829
- Thyreoidektomie 900
- undifferenziertes 901
- Ursachen 899
Schilddrüsenresektion 891
- Basedow-Hyperthyreose 891
Schilddrüsenstörungen 915
- erektile Dysfunktion 915
Schilddrüsenszintigraphie 886
- Hyperthyreose 886
Schilddrüsentumoren 899
- undifferenzierte 899
Schilling-Test 708
- hyperchrome Anämie 708
- Vitamin-B_{12}-Resorption 708
Schistosoma 216
- Praziquantel 216
Schistosoma haematobium 1052
- Diagnostik 1052
- Klinik 1052
- Therapie 1052
Schistosoma japonicum 1052
- Diagnostik 1052
- Klinik 1052
- Therapie 1052
Schistosoma mansoni 1052
- Diagnostik 1052
- Klinik 1052
- Therapie 1052
Schistosomiasis 1052
- Diagnostik 1052
- Klinik 1052
- Therapie 1052
Schlafapnoe 478
- obstruktive 478
- – Ursachen 478
- zentrale 478

Schlafapnoesyndrom 15, 438, 440, 477–478, 877, 918
- Adipositas 918
- Akromegalie 877
- Allgemeinmaßnahmen 478
- Apnoe-/Hypopnoe-Index 478
- BIPAP 478
- Diagnose 478
- durch Codein 15
- Komplikationen 478
- nCPAP 478
- obstruktives 438, 440
- – CPAP-Gerät 440
- – Hypertonie 438, 440
- Therapie 478
Schlaffheit 978
- Hypoglykämie 978
Schlaflosigkeit 922
- durch Appetitzügler 922
Schlafmittelvergiftung 105
Schlafstörungen 142, 181, 206, 249–251, 254, 443, 469, 527, 599, 870, 886, 888, 922–923, 1070, 1074
- Alkoholentzugsdelir 1070
- Alzheimer-Demenz 1074
- Antidepressiva 249, 254
- Basedow-Hyperthyreose 888
- Benzodiazepine 254
- Colon irritabile 527
- durch Ciclosporin 142
- durch Fluorchinolone 181
- durch MAO-Hemmer 251
- druch Oseltamivir 206
- durch β-Rezeptorenblocker 443
- durch Rimonabant 923
- durch selektive Serotonin-Wiederaufnahmeinhibitoren 250
- durch Sibutramin 922
- durch Theophyllin 469
- Fibromyalgie-Syndrom 870
- funktionelle Dyspepsie 527
- generalisierte Tendomyopathie 870
- hepatische Enzephalopathie 599
- Hypnotika 254
- irritable bowel syndrome 527
- Neuroleptika 254
- Prädelir 1070
- Reizdarmsyndrom 527
- Schilddrüsenautonomie 886
Schlaganfall 918, 1053, 1055, 1064, 1069
- Adipositas 918
- durch Sumatriptan 1064

- Fehldiagnose 1069
- Prophylaxe 1053
- Ursachen 1055
Schleimhautblutungen 751, 759
- disseminierte intravasale Gerinnung 759
- thrombozytär bedingte Hämostasestörungen 751
- Verbrauchskoagulopathie 759
Schleimhauterkrankungen 539
- Malabsorption(ssyndrome) 539
Schluckauf 19–20
- idiopathischer 19
- Magensonde 20
- N.-phrenicus-Durchtrennung 20
- neurogener 20
- passagerer 20
- persistierender 20
- Vagusreizung 20
Schluckbeschwerden 882, 1031
- Diphtherie 1031
- Iodmangelstruma 882
Schluckstörungen 1054–1055
- ischämischer Insult 1055
- TIA 1054
- transiente ischämische Attacke 1054
Schmerzen 5–6, 10, 405, 489, 500, 502, 516, 521, 525, 527, 543, 815, 868, 1072
- abdominelle 543
- – Ursachen 543
- akute 6
- Arthrose 868
- atemsynchrone 489
- – Lungenembolie 489
- chronische 6
- epigastrische 500, 525, 527
- – akute Gastritis 525
- – funktionelle Dyspepsie 527
- – Pleuritis sicca 500
- komplettes Ischämiesyndrom 405
- neuropathische 6, 10
- – trizyklische Antidepressiva 10
- radikuläre 1072
- – Meningoradikulitis 1072
- – Polyneuritis 1072
- retrosternale 516, 521, 815
- – Achalasie 521
- – diffuser Ösophagusspasmus 521
- – GERD 516
- – Ösophaguskarzinom 815
- – Refluxkrankheit 516

- thorakale 502
- – Spannungspneumothorax 502
Schmerztherapie 5–13, 324, 326, 609, 613, 623, 975
- additive 10, 12
- – Antidepressiva 10
- – Antikonvulsiva 12
- Analgetika 9
- – zentral wirksame 9
- Antidepressiva 11
- Antikonvulsiva 11
- Antirheumatika 6
- – nichtsteroidale 6
- Cholezystitis 613
- Cholezystolithiasis 609
- chronische Pankreatitis 623
- diabetische Neuropathie 975
- Gallenkolik 609
- invasive 13
- konservative 6
- Kortikoide 13
- Kortikosteroide 13
- medikamentöse 6
- Myokardinfarkt 324, 326
- Neuroleptika 11
- nicht-medikamentöse 13
- Nichtopioidanalgetika 6–7
- Opioidanalgetika 8
- Opioide 8–9
- – schwach und mittelstark wirksame 8
- – stark wirksame 8
- postoperative 9
- WHO-Stufenschema 6–7
- zentral wirksame Analgetika 7
Schmerzzustände 255
- Antidepressiva 255
- Benzodiazepine 255
- Neuroleptika 255
Schmetterlingsexanthem 853
- Lupus erythematodes disseminatus 853
Schmidt-Syndrom 875
Schock 35, 40, 63–68, 71–80, 82, 88, 93, 135, 193, 234, 311–316, 322, 330, 365, 512, 612, 614, 907, 969, 1014–1015, 1026–1027
- Addison-Krise 907
- akute Nebennierenrindeninsuffizienz 907
- anaphylaktischer 65, 79–80
- – Sofortmaßnahmen 80
- – Therapie 80
- Antikoagulanzientoleranz 234
- Behandlungsmaßnahmen 64
- – allgemeine 64

- Behandlungsziele 64
- Cholera 1027
- diagnostische Hinweise 64
- DIC 67
- Differenzialdiagnose 65
- durch Rifampicin 193
- durch RMP 193
- Erythrozytenkonzentrat 67
- extrakardial-obstruktiver 65
- Gastrointestinalblutung 512
- gramnegativer 612, 614
- – Cholangitis 614
- – Cholezystitis 612
- hämorrhagischer 65, 77
- – Herzindex 77
- Herz-Kreislauf-Therapie 66
- Hinterwandinfarkt 72
- hyperosmolares Koma 969
- hypovolämischer 65, 71, 77–78, 512
- – Gastrointestinalblutung 512
- – positiv inotrope Substanzen 71, 78
- – Schockindex 78
- – vasoaktive Substanzen 78
- – Vasopressoren 71
- Intoxikationen 65, 82
- Kammertachykardie 365
- kardiogener 40, 65, 71–73, 311–316
- – akuter Myokardinfarkt 72–73
- – Azidose 315
- – diagnostische Hinweise 311
- – Differenzialdiagnose 73
- – hämodynamische Steuerung 71
- – Herzglykoside 314
- – Intensivüberwachung 312
- – intraaortale Ballongegenpulsation 40, 72
- – Kalziumsensitizer 314
- – Klinik 311
- – Lagerung 313
- – Leitbefunde 312
- – Leitsymptome 312
- – mechanische Kreislaufunterstützung 316
- – Myokardinfarkt 72
- – Nachlastsenkung 71
- – Phosphodiesterasehemmer 314
- – positiv inotrope Substanzen 71
- – PTCA 72
- – Pulmonalisdruck 313
- – Pulmonalkapillardruck 315
- – Sauerstoffzufuhr 315
- – Sofortmaßnahmen 313
- – Sympathomimetika 313–314
- – Symptome 312
- – Therapie 312
- – Ursachen 311
- – Vasodilatanzien 315
- – Vasopressoren 71, 315
- – venöser Zugang 313
- – Vorlastsenkung 71
- – zentraler Venendruck 313
- – ZVD 313
- Klinik 64
- Koma 93
- Laboruntersuchungen 66
- Lagerung 64
- Leitbefunde 64
- Leitsymptome 64
- Myokardinfarkt 322, 330
- nach Glukokortikoiden 135
- Nachlastsenkung 67
- – kardiogene 67
- neurogener 65, 88
- – Volumentherapie 88
- Organdysfunktionen 64
- positiv inotrope Substanzen 68
- Rechtsherzinfarkt 72
- Sauerstoffzufuhr 65
- septischer 35, 65, 71, 74–76, 1014–1015, 1026
- – Allgemeinmaßnahmen 1015
- – Antibiotikatherapie 74
- – Antikoagulanzien 1015
- – Blutprodukte 75
- – Blutzuckerkontrolle 76
- – Digitalisglykoside 1015
- – Erstversorgung 74
- – Flüssigkeitstherapie 74
- – Glukokortikoide 1015
- – Glykoside 1015
- – Herzglykoside 1015
- – Immuntherapie 1015
- – inotrope Therapie 75
- – Intensivstation 35
- – maschinelle Beatmung 76
- – Nierenersatzverfahren 76
- – positiv inotrope Substanzen 71
- – Resuscitation 74
- – Selensubstitution 76
- – Thromboseprophylaxe 76
- – Typhus abdominalis 1026
- – vasoaktive Substanzen 1015
- – Vasopressoren 71
- Therapie 64
- – allgemeine 64
- Thromboembolie 67
- traumatischer 65, 77
- Überwachung der Vitalfunktionen 65
- vasoaktive Substanzen 66
- – mit positiv inotroper Wirkung 66
- Vasopressoren 68, 71
- venöser Zugang 65
- Verbrauchskoagulopathie 67
- Vergiftungen 82
- Volumentherapie 67
- Volumenzufuhr 66
- – venendruckgesteuerte 66
Schockindex 78
- Schock 78
- – hypovolämischer 78
Schocklunge 461, 466
Schockniere 626
Schockorgan 64
Schrittmacheraggregat 372
- Wandern 372
Schrumpfniere 457
- einseitige 457
- – Hypertonie 457
Schulter-Nacken-Trapezius-Schmerz 500
- Pleuritis sicca 500
Schulterschmerzen 862
- Polymyalgia rheumatica 862
Schüttelfrost 209, 395, 1021, 1040
- bakterielle Endokarditis 395
- durch Amphotericin B 209
- durch Interferone 209
- Jarisch-Herxheimer-Reaktion 1021
- Malaria 1040
Schwächegefühl 1070
- Alkoholentzugsdelir 1070
- Prädelir 1070
Schwanenhalsdeformität 837
- chronische Polyarthritis 837
- rheumatoide Arthritis 837
Schwangerschaft 28, 131, 134, 138–139, 171, 200, 271–272, 274, 427, 451, 455, 572, 681, 696–697, 704, 708, 762, 890, 907, 960, 1020, 1042–1043
- akute Hepatitis 572
- Amyloidose 697
- Antibiotika(therapie) 171
- Antituberkulotika 200
- Arzneimitteltherapie 271–272, 274
- – embryotoxisches Potenzial 274

Sachverzeichnis

- – fetotoxisches Potenzial 274
- – Planung 272
- – Risikoklassifizierung 271
- Autoimmunerkrankungen 131
- Azathioprin 138
- Basedow-Hyperthyreose 890
- Bluthochdruck 696
- Diabetes mellitus 960
- Diabetestherapie 960
- Eisenmangelanämie 704
- familiäres Mittelmeerfieber 697
- Glukokortikoide 134
- Harnwegsinfektion 681
- hyperchrome Anämie 708
- Hypertonie 455, 696
- Lues 1020
- Lupusnephritis 697
- Malaria 1042
- Methotrexat 139
- α-Methyldopa 451
- Morbus Addison 907
- Nierenkrankheiten 696
- Obstipation 28
- Ödeme 696
- Pharmakotherapie 271–272, 274
- – embryotoxisches Potenzial 274
- – fetotoxisches Potenzial 274
- – Planung 272
- – Risikoklassifizierung 271
- Phlebothrombose 427
- Präeklampsie 696–697
- primäre Nebennierenrindeninsuffizienz 907
- Proteinurie 696
- Syphilis 1020
- Toxoplasmose 1043
- und Hypertonie 451
- und thrombophile Gerinnungsstörungen 762
Schwangerschaftserbrechen 16
Schwangerschaftshyperthyreose 888
Schwangerschaftshypertonie 696–699
- Allgemeinmaßnahmen 698
- Antihypertensiva 699
- Bettruhe 698
- Diagnostik 697
- Klinik 697
- kochsalzarme Ernährung 698
- medikamentöse Therapie 698
- passagere 697
- Pharmakotherapie 698
- Prophylaxe 699
- Sedierung 698
- Therapie 698
Schwangerschaftskardiomyopathie 401
- Myokarditis 401
Schwangerschaftspyelonephritis 687
Schwartz-Formel 1089
- Kreatinin-Clearance-Berechnung 1089
- – GFR-Abschätzung 1089
Schweinebandwurm 216, 1050
- Diagnostik 1050
- Klinik 1050
- Niclosamid 216
- Therapie 1050
Schweißausbrüche 489
- Lungenembolie 489
Schweißneigung 456, 458
- Hypotonie 458
- Phäochromozytom 456
Schwellkörperautoinjektionstherapie 916
- erektile Dysfunktion 916
Schwellungsneigung 432
- chronische venöse Insuffizienz 432
Schwerkettenkrankheit 738
Schwindel 203, 205–206, 214–216, 366, 444–445, 452, 456, 485, 743, 922, 960, 984, 1048, 1058, 1061, 1065–1066
- akuter 1065
- chronischer 1066
- Cor pulmonale 485
- durch Aciclovir 203
- durch Albendazol 216
- durch Angiotensinrezeptor-Antagonisten 445
- durch Anthelminthika 1048
- durch Antihypertensiva 1066
- durch Antikonvulsiva 1066
- durch Entecavir 205
- durch GLP-1-Mimetika 940
- durch Kalziumantagonisten 444
- durch Mefloquin 214
- durch NSAR 984
- druch Oseltamivir 206
- durch Pyrantel 215
- durch Schlafmittel 1066
- durch Sibutramin 922
- durch Tranquilizer 1066
- durch Valaciclovir 203
- Hochdruckenzephalopathie 452
- Migräneanfall 1061
- Phäochromozytom 456
- phobischer 1066
- – Therapie 1066
- Polycythaemia vera 743
- sick-sinus-syndrome 366
- Sinusbradyarrhythmie 366
- Ursachen 1065
- zerebrale Blutungen 1058
Schwindelgefühl 193
- durch INH 193
- durch Isoniazid 193
- durch SM 193
- durch Streptomycin 193
Schwitzen 1065, 1070
- Alkoholentzugsdelir 1070
- Menière-Krankheit 1065
- Prädelir 1070
- Schwindel 1065
Scott-Syndrom 751
SDD (selektive Dekontamination des Verdauungstrakts) 115
- Intensivpatienten 115
Sedierung 60, 247, 324, 326, 446–447, 454, 503, 565
- Beatmung 60
- Benzodiazepine 247
- Darmblutung 565
- durch Clonidin 446
- durch α-Methyldopa 447
- durch Moxonidin 446
- durch Reserpin 446
- Hämatochezie 565
- hypertensiver Notfall 454
- Myokardinfarkt 324, 326
- Spannungspneumothorax 503
Sehnenruptur 181
- durch Fluorchinolone 181
Sehnenentzündung 181
- durch Fluorchinolone 181
Sehnenxanthome 989
- familiäre Hypercholesterinämie 989
Sehstörungen 213, 341, 452, 843, 877, 978, 1029, 1043, 1048
- Akromegalie 877
- Botulismus 1029
- durch Anthelminthika 1048
- durch Antimalariamittel 843
- durch Chloroquin 1043
- durch Digitalisglykoside 341
- Hochdruckenzephalopathie 452
- Hypoglykämie 978
Seitenastvarikose 428–430
- chirurgische Maßnahmen 430
- Duplexsonographie 429
Seitenlagerung 36

Sekretdrainage 472
- mechanische 472
Sekretin-Pankreozymin-Test 623
- chronische Pankreatitis 623
Sekretolyse 483
- Asthmaanfall 483
Sekundärlues 1020
- Therapie 1020
Sekundenherztod 373, 401
- KHK 373
- Myokarditis 401
Seldinger-Technik 37–38, 43
- Pulmonalarterienkatheter 43
- Venenpunktion 38
- - zentrale 38
- zentral-venöser Katheter 37
- Zentralvenenkatheter 37
Sengstaken-Blakemore-Sonde 597
- Ösophagusvarizenblutung 597
Sensibilitätsstörung(en) 405, 1054, 1058, 1061
- komplettes Ischämiesyndrom 405
- Migräneanfall 1061
- TIA 1054
- transiente ischämische Attacke 1054
- zerebrale Blutungen 1058
Sepsis 37, 168, 547, 577, 609, 612–614, 1013–1016
- Appendizitis 547
- bakterielle 577
- - akutes Leberversagen 577
- Blutkulturen 1014
- Chemotherapie 1015
- - bei bekanntem Erreger 1015
- - bei unbekanntem Erreger 1015
- Cholangitis 614
- cholangitische 1014
- Cholezystitis 612–613
- Cholezystolithiasis 609
- chronische 168
- - Erregernachweis 168
- Diagnose 1014
- Endokarditis 1016
- gramnegative 1014
- grampositive 1014
- Herdsanierung 1014
- Klinik 1014
- Leitsymptome 1014
- myeloische Insuffizienz 1015
- Therapie 1014, 1016
- - Erfolgskontrolle 1016

- tonsillogene 1016
- Ursachen 1014
- venenkatheterassoziierte 37
- Wunden 1015
Septikämie 1013–1015
- Blutkulturen 1014
- Chemotherapie 1015
- - bei bekanntem Erreger 1015
- - bei unbekanntem Erreger 1015
- Diagnose 1014
- Herdsanierung 1014
- Klinik 1014
- Leitsymptome 1014
- Therapie 1014
- Ursachen 1014
Serokonversion 582
- Hepatitis B 582
Seropneumothorax 503
Serum-Angiotensin-Converting-Enzyme 507
- Lungenfibrose 507
- Morbus Boeck 507
Serum-Calcitonin 900
- medulläres Schilddrüsenkarzinom 900
Serum-IgG 580
- chronische Hepatitis 580
Serum-Prokalzitonin 52
Serumamylase 616, 623
- chronische Pankreatitis 623
- Pankreatitis 616
Serumantikörpertest 530
- Helicobacter-pylori-Infektion 530
Serumeisen 705
Serumelastase 616
- Pankreatitis 616
Serumelektrophorese 739
- Myelom, multiples 739
- Plasmozytom 739
Serumenzyme 324
- Myokardinfarkt 324
Serumferritin 705, 707
Serumgastrin 532
- H$_2$-Rezeptorantagonisten 532
- Protonenpumpenhemmer 532
Serumkalium 287, 289
- Hyperkaliämie 289
- Hypokaliämie 287
Serumkalzium 291, 293
- Hyperkalzämie 293
- Hypokalzämie 291
- Hypoparathyreoidismus 293
- - postoperativer 293
Serumkreatininanstieg 203

- durch Aciclovir 203
- durch Valaciclovir 203
Serumkreatininerhöhung 204, 206
- durch Brivudin 204
- durch Ganciclovir 206
- durch Valganciclovir 206
Serumlipase 616, 623
- chronische Pankreatitis 623
- Pankreatitis 616
Serumlipide 991
- Zielwerte 991
Serummagnesium 294–295
- Hypermagnesiämie 295
- Hypomagnesiämie 294
Serumnatrium 281–282, 285
- Hypernatriämie 285
- Hyponatriämie 282
Serumosmolalität 281
Serumproteine 1081
- Referenzbereiche 1081
Serumtransaminasen-Anstieg 210
- durch Flucytosin 210
Serumtransaminasen-Erhöhung 206, 215
- durch Atovaquon 215
- durch Ganciclovir 206
- durch Valganciclovir 206
Sharp-Syndrom 858
Sheehan-Syndrom 875
Shigella dysenteriae 1024
Shunt-Meningitis 1018–1019
Shuntoperation 598
- Ösophagusvarizenblutung 598
Shunts 49, 794
- intrakardiale Echokardiographie 49
- peritoneovenöse 794
- - maligner Aszites 794
Shy-Drager-Syndrom 460
- Hypotonie 460
Sialadenitis 887
- durch Radioiodtherapie 887
Sicca-Syndrom 589
- primär biliäre Leberzirrhose 589
Sichelzellanämie 684, 709
- Folsäure 709
sick-sinus-syndrome 353, 366
- diagnostische Hinweise 366
- EKG-Veränderungen 366
- Klinik 366
- Therapie 353, 366
- Ursache 366
Siderophilie 706
Siderosilikose 508

- fibrosierende Alveolitis 508
Sigmoidoskopie 557
- Colitis ulcerosa 557
Silberfärbung nach Warthin-Starry 530
- Helicobacter-pylori-Infektion 530
silent ischemia 385
- Angina pectoris 385
Silent Thyreoiditis 896
- Therapie 896
Silikose 508
- fibrosierende Alveolitis 508
SIMV (synchronized intermittent mandatory ventilation) 54
Singultus 19–20
- Magensonde 20
- motilitätswirksame Medikamente 20
- N.-phrenicus-Durchtrennung 20
- neurogener 20
- passagerer 20
- persistierender 20
- Psychopharmaka 20
- Vagusreizung 20
Sinuatrialer Block 353, 367
- diagnostische Hinweise 367
- EKG-Veränderungen 367
- Herzschrittmacher 367
- Klinik 367
- Therapie 353, 367
Sinusbradyarrhythmie 353, 366
- diagnostische Hinweise 366
- EKG-Veränderungen 366
- Klinik 366
- Therapie 353, 366
- Ursache 366
Sinusbradykardie 353, 366
- diagnostische Hinweise 366
- Klinik 366
- Therapie 353, 366
Sinusitis 109
- Intensivpatienten 109
Sinusknoten 350
Sinusknoten-Re-entry 353
Sinusknotensyndrom 371
- Herzschrittmachertherapie 371
Sinusrhythmus 388
- Wiederherstellung 388
- - Mitralstenose 388
Sinustachykardie 325, 352–354
- Antiarrhythmika 354
- EKG 353
- EKG-Veränderungen 353
- Klinik 353

- Myokardinfarkt 325
- Therapie 353
- Ursachen 353
Sinusvenenthrombose 427, 1059
- Diagnose 1059
- Klinik 1059
- Therapie 1059
- Ursachen 1059
SIRS (systemisches Inflammations-Reaktions-Syndrom) 110, 1013
- Intensivpatienten 110
Sjögren-Syndrom 858
- primäres 858
- - Keratoconjunctivitis sicca 858
- - Non-Hodgkin-Lymphome 858
- - Therapie 858
- - Xerostomie 858
SKAT 916
- erektile Dysfunktion 916
skip lesion 550
- Crohn-Krankheit 550
- Morbus Crohn 550
Sklerodermie 28, 508, 589, 680, 854
- fibrosierende Alveolitis 508
- Klinik 680
- Obstipation 28
- primär biliäre Leberzirrhose 589
- systemische 854
- Therapie 680
Sklerose 671–672, 854–856
- fokale 671–672
- - Nierenbiopsie 672
- systemische 854–856
- - Klinik 855
- - physikalische Therapie 856
- - Therapie 855
Sklerose-Faszien-Score 432
- nach Hach 432
- - chronische venöse Insuffizienz 432
Sklerosierung 567
- Hämorrhoiden 567
Sklerosierungstherapie 596
- Ösophagusvarizenblutung 596
Sklerosiphonie 509
- fibrosierende Alveolitis 509
- interstitielle Lungenkrankheiten 509
Skorbut 757
- Therapie 757
Skotome 341, 1061
- durch Digitalisglykoside 341

- Migräneanfall 1061
- monokuläre 1061
SLA, Hepatitis, chronische 579
SLE 673, 675–677, 852–853
- Allgemeinmaßnahmen 853
- Antimalariamittel 853
- diffuse proliferative Glomerulonephritis 676
- fokal-segmental-proliferative Glomerulonephritis 677
- Glukokortikoide 853
- Immunsuppressiva 853
- Klinik 675, 852
- medikamentöse Therapie 853
- membranoproliferative Glomerulonephritis 673
- membranöse Glomerulonephritis 677
- nichtsteroidale Antirheumatika 853
- NSAR 853
- Pharmakotherapie 853
- Therapie 675, 853
- Vaskulitis 676
SMA 580
- chronische Hepatitis 580
Sodbrennen 527, 1000
- durch Anionenaustauscherharze 1000
- funktionelle Dyspepsie 527
Somatostinome 827
Somnolenz 637, 892, 907, 986
- Addison-Krise 907
- akute Nebennierenrindeninsuffizienz 907
- chronische Niereninsuffizienz 637
- durch Benzbromaron 986
- thyreotoxische Krise 892
Somogyi-Effekt 952, 978
Sondennährung 893
- thyreotoxische Krise 893
Sonnenstäubchen 1017
- tuberkulöse Meningitis 1017
Sono-Murphy-Zeichen 608
Sonographie 546, 557, 593, 612, 614, 616, 623, 627–628, 637, 668, 691, 729, 883, 888, 900, 902, 910
- akutes Abdomen 546
- akutes Nierenversagen 628
- asymptomatische Hämaturie 668
- asymptomatische Proteinurie 668
- Aszites 593
- Basedow-Hyperthyreose 888
- Cholangitis 614

- Cholezystitis 612
- chronische Niereninsuffizienz 637
- chronische Pankreatitis 623
- Colitis ulcerosa 557
- Cushing-Syndrom 910
- Hodgkin-Lymphom 729
- Hyperparathyreoidismus 902
- Iodmangelstruma 883
- Lymphogranulomatose 729
- Morbus Cushing 910
- Nephrolithiasis 691
- Niereninsuffizienz 627
- Nierensteine 691
- Pankreatitis 616
- Phäochromozytom 456
- Schilddrüsenkarzinom 900

Soorösophagitis 523
- Lokalbehandlung 523

Spannungspneumothorax 502–503
- Differenzialdiagnose 502
- Klinik 502
- Leitsymptome 502
- Sauerstofftherapie 503
- Saugdrainage 503
- Sedierung 503
- Therapie 503

Spätdumping-Syndrom 978
- Hypoglykämie 978

Spätdyskinesien 253
- durch Neuroleptika 253

Späthypoglykämien 966

Spätsyphilis 1020
- Therapie 1020

Speichelfluss 1067
- vermehrter 1067
- – Parkinson-Syndrom 1067

Speicherkrankheiten 400
- Kardiomyopathie 400

Spenderkriterien 658
- Organspende 658

Sphärozytose 710
- hereditäre 710
- – Splenektomie 710
- – Therapie 710

Sphinkterotomie 624
- chronische Pankreatitis 624

Spider naevi 586
- Leberzirrhose 586

Spinnengewebsgerinnsel 1017
- tuberkulöse Meningitis 1017

Spiral-CT 419, 616
- Aneurysma 419
- Pankreatitis 616

Splanchnikektomie 624
- thorakoskopische 624
- – chronische Pankreatitis 624

Splenektomie 710, 719, 737–738, 742, 848
- chronisch-lymphatische Leukämie 737
- chronisch-myeloische Leukämie 742
- Felty-Syndrom 848
- Haarzell-Leukämie 738
- hereditäre Sphärozytose 710
- immunthrombozytopenische Purpura 719
- Indikationen 738
- ITP 719

Splenomegalie 596, 736, 738, 742, 745, 847, 1024, 1035, 1040
- Brucellose 1024
- chronisch-lymphatische Leukämie 736
- chronische idiopathische Myelofibrose 745
- chronische myeloische Leukämie 742
- Haarzell-Leukämie 738
- infektiöse Mononukleose 1035
- juvenile idiopathische Arthritis 847
- Malaria 1040
- Morbus Still 847
- portale Hypertension 596

Splinter-Hämorrhagien 395
- bakterielle Endokarditis 395

Spondarthritis psoriatica 851–852
- Klinik 851
- Therapie 852

Spondylarthritis ankylopoetica 550, 841
- Crohn-Krankheit 550
- granulomatöse Kolitis 550
- Ileitis terminalis 550
- Morbus Crohn 550
- Pyrazolidine 841
- regionale Enterokolitis 550

Spondylitis 1024
- Brucellose 1024

Spondylitis ankylosans 849–850
- Allgemeinmaßnahmen 849
- Klinik 849
- medikamentöse Therapie 849
- Osteotomie 850
- Pharmakotherapie 849
- Radiopharmakon 850
- Therapie 849

Spondyloarthritis 848, 851–852
- enteropathische 851
- – nichtsteroidale Antirheumatika 851
- – NSAR 851
- – Sulfasalazin 851
- Psoriasis vulgaris 851–852
- – Klinik 851
- – Therapie 852

Spontan-Berührungs-Bewegungsschmerz 864
- infektiöse Arthritis 864

Spontanblutungen 749
- hämorrhagische Diathese 749

Spontanlaktation 157
- nach Spironolacton 157

Spontannystagmus 1055
- ischämischer Insult 1055

Spontanpneumothorax 502, 504
- idiopathischer 502
- Mediastinalemphysem 504

Sporothrix schenckii 505

Sporotrichose 505, 1047
- Therapieempfehlungen 1047

Sport 934
- Diabetes mellitus 934

Sporttherapie 13
- Schmerztherapie 13

Sprachstörungen 978
- Hypoglykämie 978

Sprue 26, 541–542, 707
- Diarrhö 26
- einheimische 541–542
- – Diagnostik 542
- – Diät 542
- – Dünndarmbiopsie 542
- – Klinik 542
- – Kontrollen 542
- – Pathogenese 542
- – Substitutionstherapie 542
- – Therapie 542
- – Verlauf 542
- hyperchrome Anämie 707

Sprühlyse-Katheter 415

Spulwurm 215, 1049
- Diagnostik 1049
- Klinik 1049
- Mebendazol 215
- Pyrantel 215
- Therapie 1049

Sputum 495
- Pneumonie 495

St.-Jude-Medical-Prothese 390
- Aortenstenose 390

Stammfettsucht 910
- Cushing-Syndrom 910
- Morbus Cushing 910

Stammganglienverkalkung 905
- Hypoparathyreoidismus 905

Stammvarikose 428–430, 432–433
– chirurgische Maßnahmen 430
– chronische venöse Insuffizienz 432
– Duplexsonographie 429
– sekundäre 433
Stammzelltransplantation 146, 715, 725, 727–728, 737, 740, 742
– akute lymphatische Leukämie 725
– akute myeloische Leukämie 725
– allogene 727–728, 737, 740, 742
– – akute Leukämie 727
– – chronisch-lymphatische Leukämie 737
– – chronische myeloische Leukämie 742
– – Durchführung 728
– – Indikationen 727
– – Myelom, multiples 740
– – Plasmozytom 740
– allogene hämatopoetische 715
– – aplastische Anämie 715
– – aplastisches Syndrom 715
– – Panmyelopathie 715
– Autoimmunerkrankungen 146
– autologe 737
– – chronisch-lymphatische Leukämie 737
– chronische myeloische Leukämie 742
– Myelom, multiples 740
– Plasmozytom 740
Standardbikarbonat 296, 1080
– Normalwert 296
– Referenzbereich 1080
Staphylococcus aureus 397
– Endokarditis 397
– – Antibiotikatherapie 397
Staphylococcus epidermidis 397
– Endokarditis 397
– – Antibiotikatherapie 397
Staphylokokken 175, 184, 186, 188, 863
– infektiöse Arthritis 863
– methicillinresistente (MRSA) 175, 184, 186, 188
Staphylokokkenmeningitis 1018–1019
Staphylokokken-Myokarditis 400
Staphylokokken-Penicilline 185

Statoakustikusschädigung durch Antituberkulotika 201
Status anginosus 323, 384
– Herzinfarkt 323
– Myokardinfarkt 323
Status asthmaticus 479, 482
– Asthma bronchiale 479
– Sofortmaßnahmen 482
Status epilepticus 95, 982, 1059–1061
– Differenzialdiagnose 1060
– Harnsäurenephropathie 982
– Hirnödemtherapie 95
– Notfallmaßnahmen 1060
– Therapie 1060–1061
– – in der Klinik 1061
– – initiale 1060
– Ursachen 1060
– Weiterbehandlung 1061
Stauungsinsuffizienz 402
– Pericarditis constrictiva 402
Stauungspapille 1056, 1059
– Hirnvenenthrombose 1059
– ischämischer Insult 1056
– Sinusvenenthrombose 1059
Stauungsschmerzen 432
– chronische venöse Insuffizienz 432
Stauungssyndrom 432
– arthrogenes 432
– – chronische venöse Insuffizienz 432
Steal-Syndrom 403
– Synkope 403
Steatohepatitis 605, 918
– nicht-alkoholische 605, 918
– – Adipositas 918
Steatorrhö 541, 590, 623, 707
– chronische Pankreatitis 623
– hyperchrome Anämie 707
– Morbus Whipple 541
– primär biliäre Leberzirrhose 590
– Whipple-Syndrom 541
STEMI 321, 324, 326
– EKG-Veränderungen 324
– Fibrinolysetherapie 326
– Reperfusionstherapie 326
Stemmer-Zeichen 436
– Lymphödem 436
Stenokardie 446
– durch Dihydralazin 446
– durch Hydralazin 446
Stent-Shunt 597
– intrahepatischer 597
– – Ösophagusvarizenblutung 597
Sterilität 1021

– Gonorrhö 1021
Steroidbehandlung 135
– Osteoporoseprophylaxe 135
Steroidentzugssyndrom 134
Steroidinjektion 869
– intraartikuläre 869
– – Arthrose 869
Stillen 131, 138–139
– Azathioprin 138
– Glukokortikoide 131
– Immunsuppression/-suppressiva 131
– Methotrexat 139
Still-Syndrom 848
– adultes 848
– – Therapie 848
Stillzeit 271–272, 427, 890
– Arzneimitteltherapie 271–272
– – Planung 272
– – Risikoklassifizierung 271
– Basedow-Hyperthyreose 890
– Pharmakotherapie 271–272
– – Planung 272
– – Risikoklassifizierung 271
– Phlebothrombose 427
Stimulationsverfahren 14
– Schmerztherapie 14
Stoffwechselerkrankungen 543, 605
– akutes Abdomen 543
– Leberfunktionseinschränkungen 605
Stomatitis 139, 843–844
– durch Goldsalze 843
– durch Methotrexat 139, 844
Storage-Pool-Syndrom 751
Störungen 193
– gastrointestinale 193
– – durch Protionamid 193
– – durch PTH 193
Stoßwellenlithotripsie 624, 692
– extrakorporale 624, 692
– – Nephrolithiasis 692
– – Nierensteine 692
– – Pankreassteine 624
Stoßwellentherapie 612
– Choledocholithiasis 612
Strahlen 275, 714
– ionisierende 275, 714
– – aplastische Anämie 714
– – aplastisches Syndrom 714
– – embryo-/fetotoxisches Potenzial 275
– – Panmyelopathie 714
Strahlenenteritis 21
Strahlenperikarditis 402
Strahlenpneumonitis 508
– fibrosierende Alveolitis 508

Strahlentherapie 731, 734, 794, 802, 807, 811, 815, 831–832, 878, 880, 911
- adjuvante 802
- – Mammakarzinom 802
- aggressive Non-Hodgkin-Lymphome 734
- Akromegalie 878
- Hirnmetastasen 832
- Hodgkin-Lymphom 731
- Hyperprolaktinämie 880
- interne 794
- – maligner Aszites 794
- Lymphogranulomatose 731
- Nebennierenrindenkarzinom 911
- nicht-kleinzelliges Bronchialkarzinom 811
- obere Einflussstauung 831
- Ösophaguskarzinom 815
- Prostatakarzinom 807
- Querschnittssyndrom 831
- Vena-cava-superior-Syndrom 831

Strahlenthyreoiditis 896
- Therapie 896

streptococcal toxic-shock-like syndrome 1031

Streptococcus bovis 397
- Endokarditis 397
- – Antibiotikatherapie 397

Streptococcus pyogenes 1031

Streptococcus viridans 397
- Endokarditis 397
- – Antibiotikatherapie 397

Streptokokkenmeningitis 1018
- Prophylaxe 1018
- Therapie 1018

Stressbewältigungstraining 13
- Schmerztherapie 13

Stress-Echokardiographie 385
- Angina pectoris 385

Stress-Polyzythämie 743

Stresssituationen 134
- Glukokortikoide 134

Stressulkus 534–535
- Klinik 534
- manifestes 535
- Prophylaxe 535
- Risikofaktoren 534
- Ursachen 534

Stressulkus(blutung) 110
- Intensivpatienten 110

Stressulkusprophylaxe 115, 618
- Intensivpatienten 115
- Pankreatitis 618

Striae rubrae 910
- Cushing-Syndrom 910

- Morbus Cushing 910

Stridor 810, 882, 1031
- Diphtherie 1031
- inspiratorischer 882
- – Iodmangelstruma 882
- nicht-kleinzelliges Bronchialkarzinom 810

Strongyloides stercoralis 216, 1050
- Albendazol 216
- Diagnostik 1050
- Klinik 1050
- Therapie 1050

Strongyloidose 217
- Ivermectin 217

Struma nodosa 885

Strumaprophylaxe 883

Struvitsteine 690

STSLS 1031

Stuart-Prower-Defekt 750

Stuhl 23, 564, 614
- acholischer 614
- blutig-eitriger 23
- roter 564
- schaumiger 23
- schwarzer 564

Stuhlantigentest 530
- Helicobacter-pylori-Infektion 530

Stuhldiagnostik 23
- bakteriologische 23

Stupor 978
- Hypoglykämie 978

Sturzsenkung 895
- subakute Thyreoiditis 895

Subarachnoidalblutung 93, 1058
- Computertomographie 1058
- Klinik 1058
- Koma 93
- Liquor 1058
- Therapie 1058
- Ursachen 1058

Subclavian-steal-Syndrom 403
- Synkope 403

Subileus 562, 615
- akute Divertikulitis 562
- Pankreatitis 615

Substanzen 78
- positiv inotrope 78
- – hypovolämischer Schock 78
- vasoaktive 78
- – hypovolämischer Schock 78

Substernalschmerz 502
- Spannungspneumothorax 502

Subtraktionsangiographie, intraarterielle digitale 419
- Aneurysma 419

Suchtpotenzial 922
- Sympathomimetika 922

Sudeck-Syndrom 871
- Osteoporose 871

Suffusionen 601
- hepatische Gerinnungsstörungen 601

Suizidalität 35, 99
- Intensivstation 35
- Vergiftungen 99

Sulfamethoxazol 188

Supraklavikulargruben 504
- Verstreichung 504
- – – Mediastinalemphysem 504

Surfactant-Therapie 467
- akute respiratorische Insuffizienz 467
- ARDS 467

Swan-Ganz® Bipolar Pacing Katheter 43

Swan-Ganz®-Thermodilutionskatheter 42

Swinging heart 49

Sydney-Klassifikation 525
- Gastritis 525

Sympathikotomie 484
- Asthma bronchiale 484

Syndrom des kranken Sinusknotens 353, 366
- diagnostische Hinweise 366
- EKG-Veränderungen 366
- Klinik 366
- Therapie 353, 366
- Ursachen 366

Synkopen 369, 390, 403–404, 458
- Aortenstenose 390
- AV-Block 369
- EKG 404
- Ereignisrekorder 404
- Hypotonie 458
- kardiodepressorische 403
- – Differenzialdiagnose 403
- kardiovaskulär bedingte 403
- Karotissinusdruckversuch 404
- Kipptischversuch 404
- Klassifikation 403
- Klinik 403
- Langzeit-EKG 404
- Schellong-Test 404
- Therapie 404
- Ursachen 403
- vasomotorische Instabilität 403

- Verringerung des Herzzeitvolumens 403
Synovektomie 847
- chronische Polyarthritis 847
- rheumatoide Arthritis 847
Synovialitis 837
- chronische Polyarthritis 837
- rheumatoide Arthritis 837
Synoviorthese 847
- chronische Polyarthritis 847
- rheumatoide Arthritis 847
Syphilis 1019–1021
- HIV-Infektion 1021
- Klinik 1019
- Leitsymptome 1019
- Liquoruntersuchungen 1020
- medikamentöse Therapie 1020
- Meldepflicht 1020
- Pharmakotherapie 1020
- Primäraffekt 1019
- Schwangerschaft 1020
- Sekundärstadium 1019
- Tertiärstadium 1019
- Therapie 1020
Systematrophie 458
- multiple 458
- - Hypotonie 458
Systemerkrankungen 401, 675, 867
- entzündliche 867
- Glomerulonephritis 675
- Perikarditis 401
Systemic-Inflammatory-Response-Syndrom 1013
Systemische Sklerose 855
- medikamentöse Therapie 855
- Pharmakotherapie 855
Systemmykosen 1046–1048
- Allgemeinmaßnahmen 1046
- Antimykotika 1046, 1048
- Diagnose 1046
- Klinik 1046
- Leitsymptome 1046
- Prävention 1048
- Therapie 1046
- Therapieempfehlungen 1047
- Ursachen 1046
Szintigraphie 456, 828, 888, 900
- Basedow-Hyperthyreose 888
- Conn-Syndrom 456
- Karzinoid 828
- primärer Aldosteronismus 456
- Schilddrüsenkarzinom 900
SZT 146, 740, 742
- Autoimmunerkrankungen 146

- chronische myeloische Leukämie 742
- Myelom, multiples 740
- Plasmozytom 740
SZT, allogene 727–728, 737, 740, 742
- akute Leukämie 727
- chronisch-lymphatische Leukämie 737
- chronische myeloische Leukämie 742
- Durchführung 728
- Indikationen 727
- Myelom, multiples 740
- Plasmozytom 740
SZT, autologe 737
- chronisch-lymphatische Leukämie 737

T

T_3 1085
- Referenzbereich 1085
T_4 1085
- Referenzbereich 1085
Tabakrauchen 262
- und Theophyllin 262
Tabes dorsalis 545, 1019
- akutes Abdomen 545
- Lues 1019
- Syphilis 1019
TACE 607
- Leberzellkarzinom 607
Tachykardie 83, 250, 312, 317, 320, 333, 347, 351, 353, 356, 403, 446, 453, 469, 502, 886, 888, 892, 962, 978, 980, 1009, 1013, 1029, 1070
- akute hepatische Porphyrie 1009
- akute intermittierende Porphyrie 1009
- Alkoholentzugsdelir 1070
- antidrome 356
- Basedow-Hyperthyreose 888
- Botulismus 1029
- Cor pulmonale 347
- diabetische Ketoazidose 962
- durch Diazoxid 980
- durch Dihydralazin 446
- durch Hydralazin 446
- durch nichtselektive Monoamin-Rückaufnahmeinhibitoren 250
- durch Nitroprussid-Natrium 453
- durch Theophyllin 469
- Herzbeuteltamponade 320
- Herzinsuffizienz 333

- Hypoglykämie 978
- kardiogener Schock 312
- Lungenödem 317
- orthodrome 356
- Prädelir 1070
- Schilddrüsenautonomie 886
- Sepsis 1013
- Spannungspneumothorax 502
- supraventrikuläre 353
- - paroxysmale 353
- Synkope 403
- thyreotoxische Krise 892
- Vergiftungen 83
Tachyphylaxie 922
- durch Sympathomimetika 922
Tachypnoe 3, 317, 453, 466, 502, 1013
- akute respiratorische Insuffizienz 466
- ARDS 466
- durch Nitroprussid-Natrium 453
- Fiebermessung 3
- - orale 3
- Lungenödem 317
- Sepsis 1013
- Spannungspneumothorax 502
TAE 826
- Lebertumoren 826
Taenia saginata 216, 1050
- Albendazol 216
- Diagnostik 1050
- Klinik 1050
- Niclosamid 216
- Therapie 1050
Taenia solium 216, 1050
- Albendazol 216
- Diagnostik 1050
- Klinik 1050
- Niclosamid 216
- Therapie 1050
Taeniasis 1048
Tagesmüdigkeit 478
- Schlafapnoesyndrom 478
TAK 1087
- Referenzbereich 1087
Takayasu-Arteriitis 416–417, 676
- Angiographie 417
- Ätiologie 416
- Duplexsonographie 417
- Erblindung 417
- Klinik 416
- Steroide 417
- Therapie 417

– Vaskulitis 676
Tako-Tsubo-Syndrom 385
Tangier-Krankheit 1006
TAR-Syndrom 714
TBG 1085
– Referenzbereich 1085
TDM (Therapeutic Drug Monitoring) 122
TEE (transösophageale Echokardiographie) 48, 360, 395
– bakterielle Endokarditis 395
– Vorhofflimmern 360
Teerstuhl 512, 620
– Gastrointestinalblutung 512
– Pankreatitis 620
Teleangiektasien 752
– Morbus Osler 752
Temperaturen 189
– subfebrile 189
– – Tuberkulose 189
Temperaturerhöhung 1070
– Alkoholentzugsdelir 1070
Tendinosen 869
– Arthrose 869
Tendomyopathie 870
– generalisierte 870
– – Therapie 870
Tendovaginitis 845
– lokale Kortikoidinjektion 845
Tenesmen 1025
– Dysenterie 1025
– Ruhr 1025
TENS (Transkutane elektrische Nervenstimulation) 13
– Schmerztherapie 13
Teratogene Schäden 238
– durch Vitamin-K-Antagonisten 238
Teratogenität 584
– Ribavirin 584
Terbutalin 83
Temperaturanstieg 874
– durch Bisphosphonate 874
Terrainkur 472
– Atemwegserkrankungen 472
Tertiärlues 1020
– Therapie 1020
Testosteron 913
– Plasma 913
– – Hirsutismus 913
Tetanie 542, 903, 905
– einheimische Sprue 542
– Hypoparathyreoidismus 905
– postoperative 903
– – Hyperparathyreoidismus 903
– Zöliakie 542
Tetanische Anfälle 905

– Pseudohypoparathyreoidismus 905
Tetanus 1030
– Diagnose 1030
– Differenzialdiagnose 1030
– Impfung 1030
– Klinik 1030
– Therapie 1030
– Ursachen 1030
Tetraparese 1055
– ischämischer Insult 1055
Thalassaemia minor 710
Thalassämie 706, 709–710, 867
– Arthritis 867
– Folsäure 709
– hypochrome Anämie 706
Thalliumvergiftung 545
– akutes Abdomen 545
Thcopyhllin 83
Therapeutische Nervenblockaden 14
– Schmerztherapie 14
Therapie 766
– adjuvante 766
Thermoablation 607
– laserinduzierte 607
– – Leberzellkarzinom 607
– Radiofrequenz-induzierte 607
– – Leberzellkarzinom 607
Thermoregulationszentrum 4
Thiamin 1083
– Referenzbereich 1083
Thiaziddiurese 154
Thiozyanatintoxikation 453
– durch Nitroprussid-Natrium 453
Thorakoendoskopie 500
– Pleuraerguss 500
Thoraxmassage 509
– fibrosierende Alveolitis 509
– interstitielle Lungenkrankheiten 509
Thoraxschmerz 189, 403, 509
– fibrosierende Alveolitis 509
– interstitielle Lungenkrankheiten 509
– pleuraler 189
– – Tuberkulose 189
– Synkope 403
Thrombangitis obliterans 416–417
– Angiographie 417
– Ätiologie 416
– Iloprost 417
– Klinik 416
– Nikotinabstinenz 417
– Prostaglandin E$_1$ 417
– Therapie 417

– Thrombophlebitis 416
Thrombasthenie Glanzmann 751, 756
– Thrombozytenkonzentrat 756
Thrombektomie 407, 427
– akuter Extremitätenarterienverschluss 407
– Phlebothrombose 427
Thromben 49, 763
– Echokardiographie 49
– intrakardiale 763
– – Lupusantikoagulans 763
Thrombendarteriektomie 349, 407, 414
– akuter Extremitätenarterienverschluss 407
– pAVK 414
– pulmonale 349
– pulmonale Hypertonie 349
Thromboembolie 67, 145, 220, 222, 749
– Behandlung, operative 220
– durch intravenöse Immunglobuline 145
– Faktor-XII-Mangel 749
– Prophylaxe 222
– Schock 67
– Therapieprinzipien 220
Thromboembolieprophylaxe 494
– Pneumonie 494
Thrombolyse 219–220, 407, 414–415, 426–427, 490
– intraarterielle transluminale 414
– – pAVK 414
– Kontraindikationen 490
– lokale 427
– – Phlebothrombose 427
– lokale intraarterielle 407, 414
– – akuter Extremitätenarterienverschluss 407
– – pAVK 414
– Lungenembolie 490
– Phlebothrombose 426
– systemische 407
– – akuter Extremitätenarterienverschluss 407
– systemische intravenöse 415
– – pAVK 415
Thrombopenie 138, 143, 145, 210, 581, 596, 714, 717, 798, 999
– amegakaroyzytäre 714
– durch Efalizumab 145
– durch Ezetimib 999
– durch Flucytosin 210
– durch Tacrolimus 143

Sachverzeichnis

- Hepatitis 571
- α-Interferon 581
- nach Azathioprin 138
- portale Hypertension 596
- Tumorerkrankungen 798
- zyklische 717
Thrombophilie 760, 762
- peripartales Management 762
- und Schwangerschaft 762
Thrombophilie-Screening 761
Thrombophlebitis 209, 416, 430–431, 1009
- Basismaßnahmen 431
- Differenzialdiagnose 431
- durch Amphotericin B 209
- durch Hämarginat 1009
- Klinik 431
- Komplikationen 431
- migrans 431
- saltans 431
- septische 431
- spezielle Maßnahmen 431
- Therapie 431
- Thrombangitis obliterans 416
- Ursachen 430
Thromboplastinzeit 1081
- partielle 1081
- – Referenzbereich 1081
- Referenzbereich 1081
Thrombose 159, 405, 420–423, 425–427, 566, 669, 711, 745, 760, 763
- ambulante Therapie 426
- Antikoagulation 423
- Antithrombin-Mangel 760
- arterielle 405
- aszendierende 420
- AT-Mangel 760
- B-Bild-Kompressionssonographie 422
- Computertomographie 422
- D-Dimer-Test 422
- deszendierende 420
- diagnostische Strategie 421
- Differenzialdiagnose 422
- Duplexsonographie 422
- essenzielle Thrombozythämie 745
- Immobilisation 426
- Inhibitorendefizite 760
- Kava-Filter 427
- Klinik 421
- klinischer Score 421
- Komplikationen 421
- Kompressionsbehandlung 425
- Lungenembolie 421
- Lupusantikoagulans 763

- Magnet-Resonanz-Tomographie 422
- nach Diuretika 159
- nephrotisches Syndrom 669
- paroxysmale nächtliche Hämoglobinämie 711
- perianale 566
- Phlebographie 422
- Phlegmasia coerulea dolens 421
- postthrombotisches Syndrom 421
- Protein-C-Mangel 760
- Protein-S-Mangel 760
- Schwangerschaft 427
- Stillzeit 427
- Therapie 423
- Therapieziele 423
- Thrombektomie 427
- Thrombolyse 426
- Ursachen 420
Thromboseneigung 135
- durch Glukokortikoide 135
Thromboseprophylaxe 135, 222, 226, 434–435, 494, 743
- medikamentöse 226
- Pneumonie 494
- Polycythaemia vera 743
- primäre venöse 434
- – medikamentöse 434
- – physikalische 434
- sekundäre venöse 435
- – medikamentöse 435
- – physikalische 435
- Steroidtherapie 135
- Tumorpatienten 435
Thrombozytenaggregation 239
- ADP-induzierte 239
Thrombozytenapherese 746
- essenzielle Thrombozythämie 746
Thrombozytenfunktion 1002
- Omega-3-Fettsäuren 1002
Thrombozytenfunktionsstörungen 751
Thrombozytenkonzentrate 76
- septischer Schock 76
Thrombozytenzahl 1080
- Referenzbereich 1080
Thrombozythämie 745–746
- essenzielle 745–746
- – Klinik 745
- – Therapie 746
- – Thrombozytenapherese 746
Thrombozytopathie(n) 748, 751
- Laboruntersuchungen 748

Thrombozytopenie 155, 206, 209, 224–225, 229, 681, 708, 717–718, 720–721, 738, 748, 751, 843, 853, 890, 980
- arzneimittelbedingte 717
- durch Diazoxid 980
- durch Ganciclovir 206
- durch Goldsalze 843
- durch Heparine 224
- durch Interferone 209
- durch Thyreostatika 890
- durch Valganciclovir 206
- erhöhte Thrombozytendestruktion 717
- Folsäuremangel 708
- Haarzell-Leukämie 738
- hämolytisch-urämisches Syndrom 681
- heparininduzierte 224–225, 229, 720–721
- – Klinik 721
- – Therapie 229, 721
- immunologisch mediierte 717
- immunthrombozytopenische Purpura 718
- Laboruntersuchungen 748
- Lupus erythematodes disseminatus 853
- nach Diuretika 155
- nicht-immunologisch mediierte 718
- postinfektiöse 718
- Ursachen 717
- verminderte Thrombozytenproduktion 717
- Virusinfekte 717
- Vitamin-B$_{12}$-Mangel 708
Thrombozytopenische Purpura 193
- durch Rifampicin 193
- durch RMP 193
Thrombozytose 551, 742
- chronische myeloische Leukämie 742
- Crohn-Krankheit 551
- granulomatöse Kolitis 551
- Ileitis terminalis 551
- Morbus Crohn 551
- regionale Enterokolitis 551
Thyreoglobulin 791, 1085
- Cut-off-Werte 1085
- Referenzbereich 1085
- Tumormarker 791
Thyreoidektomie 888, 891–892, 894, 900–901
- endokrine Orbitopathie 892
- immunogene Orbitopathie 894

- medulläres Schilddrüsenkarzinom 901
- postoperative Therapie 901
- Recurrensparese 891
- Schilddrüsenkarzinom 900
Thyreoiditis 894–896
- akute 894–895
- – Therapie 895
- amiodaroninduzierte 896
- arzneimittelinduzierte 896
- – Therapie 896
- durch Amiodaron 896
- durch α-Interferon 896
- Immunthyreoiditis 895
- postpartale 895
- Riedel 896
- – Differenzialdiagnose 896
- – Therapie 896
- Strahlenthyreoiditis 896
- subakute 895
- – Klinik 895
- – Therapie 895
- Therapie 896
Thyreotoxische Krise 892–893
- Klinik 892
- medikamentöse Therapie 892
- Notfall-Thyreoidektomie 893
- Pharmakotherapie 892
- Prävention 892
- Sondenernährung 893
- Symptome 892
- Therapie 892
- Ursachen 892
Thyreotropin 1085
- Referenzbereich 1085
Thyreozytenproliferation 883
- Hemmung 883
- – Iodid 883
Thyroxin 1085
- freies 1085
- – Referenzbereich 1085
- Referenzbereich 1085
Thyroxinbindendes Globulin 1085
- Referenzbereich 1085
TIA 403, 1054–1055
- Diagnostik 1054
- Klinik 1054
- Schlaganfallrisiko 1054
- Thrombozytenfunktionshemmer 1055
- vertebro-basiläre 403
- – Synkope 403
Tinnitus 193, 213, 1065
- durch Chinin 213
- durch SM 193
- durch Streptomycin 193
- Menière-Krankheit 1065

TIPS 595, 597–598, 603
- Aszites 595
- hepatorenales Syndrom 603
- Ösophagusvarizenblutung 597–598
TME 818
- kolorektale Karzinome 818
TNM-Klassifikation 788, 811
- Bronchialkarzinom 811
Tocopherol 1084
- Referenzbereich 1084
Tonsillektomie 662
- Poststreptokokken-Glomerulonephritis 662
Tonsillitis 398, 890, 1035
- durch Thyreostatika 890
- infektiöse Mononukleose 1035
- rheumatische Karditis 398
Tophi 980–981
- Gicht 981
- Hyperurikämie 980–981
Torsade de pointes 183, 309, 354, 364–365
- Antiarrhythmika 354
- EKG 365
- EKG-Veränderungen 365
- Kammertachykardie 364
- medikamenteninduzierte 183
Totraumventilation 462
- Lungenembolie 462
Tourniquet-Syndrom 405–406
Toxic-Shock-Syndrom 1031
- Diagnose 1031
- Klinik 1031
- Therapie 1031
- Ursachen 1031
Toxic-Shock-Syndrom-Toxin 1 1031
Toxinvermittelte Erkrankungen 1028
Toxisches Megakolon 556, 560
- Colitis ulcerosa 556, 560
Toxocara canis 216
- Albendazol 216
Toxoplasma gondii 1043
Toxoplasmose 1043–1044
- Diagnose 1043
- Differenzialdiagnose 1043
- Klinik 1043
- Leitsymptome 1043
- medikamentöse Therapie 1044
- Pharmakotherapie 1044
- Prophylaxe 1044
- Schwangerschaft 1043
- Therapie 1043
- Ursachen 1043

Toxoplasmoseenzephalitis 1037–1038
- AIDS 1037–1038
- – Rezidivprophylaxe 1038
- – Therapie 1037
TPA 1085
- Cut-off-Wert 1085
TPHA-Test 1020
- Luessuchreaktion 1020
TPO-AK 886, 888, 895, 1087
- Basedow-Hyperthyreose 888
- Hyperthyreose 886
- Immunthyreoiditis 895
- postpartale Thyreoiditis 895
- Referenzbereich 1087
TPS 791
- Tumormarker 791
Tracheakompression 521
- Achalasie 521
Tracheitis 1034
- Grippe 1034
- Influenza 1034
Tracheobronchitis 473
- akute 473
- – medikamentöse Therapie 473
- – Pharmakotherapie 473
- Allgemeinmaßnahmen 473
- Antitussiva 473
- Therapie 473
- Zanamivir 473
Tracheotomie 55, 465
- Sauerstofftherapie 465
TRAK 888, 1087
- Basedow-Hyperthyreose 888
- Referenzbereich 1087
Tränensekretion 1066
- verminderte 1066
- – Fazialisparese 1066
Transaminasen 580
- chronische Hepatitis 580
Transaminasenanstieg 193, 210, 224, 238, 844, 940, 1001
- durch EMB 193
- durch Ethambutol 193
- durch Fibrate 1001
- durch α-Glukosidasehemmer 940
- durch Heparine 224
- durch INH 193
- durch Isoniazid 193
- durch Leflunomid 844
- durch Protionamid 193
- durch PTH 193
- durch Pyrazinamid 193
- durch PZA 193
- durch Rifampicin 193
- durch RMP 193

- durch Vitamin-K-Antagonisten 238
- Serum 210
- - durch Flucytosin 210
Transaminasenerhöhung 145, 192, 195, 206, 211, 215, 998, 1002
- durch Abatacept 145
- durch CSE-Hemmer 998
- durch Efalizumab 145
- durch HMG-CoA-Reduktase-Hemmer 998
- durch INH 192
- durch Isoniazid 192
- durch Nikotinsäure(derivate) 1002
- durch Posaconazol 211
- durch Statine 998
- Pyrazinamid 195
- PZA 195
- Serum 206, 215
- - durch Atovaquon 215
- - durch Ganciclovir 206
- - durch Valganciclovir 206
Transferrin 1082
- Referenzbereich 1082
Transferrin-Rezeptor 1079, 1082
- löslicher 1079, 1082
- - Referenzbereich 1079, 1082
Transferrinsättigung 1078
- Referenzbereich 1078
Transfusion 91
- HBV-Infektion 91
- HIV-Infektion 91
Transfusionsreaktionen 88–90
- allergische 89
- bakterielle Kontamination 89
- febrile 89
- hämolytische 89
- - Soforttyp 89
- - verzögerter Typ 89
- nach Blutkomponenten 90
- nach Erythrozytenkonzentraten 88
- nach FFP 89
- nach Plasmaderivaten 89–90
- nach Thrombozytenkonzentraten 89
- nicht-hämolytische 89
Transfusionszwischenfall 89
- hämolytischer 89
- - akuter 89
Transiente ischämische Attacke 1054–1055
- Diagnostik 1054
- Klinik 1054
- Schlaganfallrisiko 1054

- Sekundärprävention 1055
- Therapie 1055
- Thrombozytenfunktionshemmer 1055
Transitorisch ischämische Attacke 403
- vertebro-basiläre 403
- - Synkope 403
Transjugulärer intrahepatischer portosystemischer Stent-Shunt (TIPS) 595, 597–598, 603
- Aszites 595
- hepatorenales Syndrom 603
- Ösophagusvarizenblutung 597–598
Transkutane elektrische Nervenstimulation (TENS) 13
- Schmerztherapie 13
Transplantatabstoßungsreaktion 657
- akute 657
- - Nierentransplantation 657
Transplantathepatitis 588
Transplantation 727
- mit reduzierter Intensität der Konditionierung 727
- - akute Leukämie 727
Transplantationspatienten 498
- Pneumonie 498
Transportbeatmungsgeräte 45
Transsudat 500
- Pleuraerguss 500
Trematoden 216
- Albendazol 216
Tremor 142–143, 203, 468, 592, 886, 888, 1070
- Alkoholentzugsdelir 1070
- Basedow-Hyperthyreose 888
- durch Aciclovir 203
- durch β_2-Adrenergika 468
- durch Ciclosporin 142
- durch β_2-Sympathomimetika 468
- durch Tacrolimus 143
- durch Valaciclovir 203
- Morbus Wilson 592
- Prädelir 1070
- Schilddrüsenautonomie 886
Treponema pallidum 1019
Treponema-pallidum-Hämagglutinationstest 1020
- Luessuchreaktion 1020
TRH-Test 876, 1085
- Hypophysenvorderlappeninsuffizienz 876
- Referenzbereiche 1085
Trichinella spiralis 216

- Albendazol 216
Trichinose 216
- Albendazol 216
Trichomonas vaginalis 1045
Trichomoniasis 1045
- Diagnose 1045
- Klinik 1045
- Symptome 1045
- Therapie 1045
- Ursachen 1045
Trichuris trichiura 215–216, 1050
- Albendazol 216
- Diagnostik 1050
- Klinik 1050
- Mebendazol 215
- Pyrantel 215
- Therapie 1050
Trifaszikulärer Block 353, 369
Trigeminie 362–363
- ventrikuläre Extrasystolen 362–363
Trigeminusneuralgie 12
- Antikonvulsiva 12
Triglyzeride 987, 991–992, 1078
- Cholesterin 987
- Pankreatitis 992
- Referenzbereich 1078
- Zielwerte 991
Trijodthyronin 1085
- freies, Referenzbereich 1085
- Referenzbereich 1085
Trikuspidalatresie 392
Trikuspidalinsuffizienz 392–393, 395
- bakterielle Endokarditis 395
- Therapie 393
- Ursachen 392
Trikuspidalklappenersatz 387
Trikuspidalstenose 392
Tripeltherapie 531, 656
- englische 531
- französische 531
- italienische 531
- Nierentransplantation 656
Trismus 978, 1030
- Hypoglykämie 978
- Tetanus 1030
Tropheryma whippelii 541
Troponin I 52, 324, 1083
- Myokardinfarkt 324
- Referenzbereich 1083
Troponin T 52, 324, 1083
- Myokardinfarkt 324
- Referenzbereich 1083
TSH 1085
- Referenzbereich 1085

TSH-Rezeptor-Antikörper 886, 888, 890, 895
- Basedow-Hyperthyreose 888
- Hyperthyreose 886
- Immunthyreoiditis 895
- Plazentapassage 890

TSS 1031
- Diagnose 1031
- Klinik 1031
- Therapie 1031
- Ursachen 1031

TTE (transthorakale Echokardiographie) 48
TTP 655, 680, 719–720
- Differenzialdiagnose 720
- Klinik 719
- Plasmaseparation 655

Tuberkulose 144, 189–200, 498, 863, 896
- Amikacin 196
- Antituberkulotika 192, 199–200
- – Interaktionen 199
- – Schwangerschaft 200
- Behandlungserfolg 199
- – Beurteilung 199
- Behandlungsfehler 191
- Behandlungsgrundsätze 191
- Chemoprophylaxe 190
- Chemotherapie 190, 198
- – ambulante 198
- – präventive 190
- – stationäre 198
- Chinolone 196
- Ciprofloxacin 196
- Clarithromycin 196
- diagnostische Hinweise 189
- Differenzialdiagnose 190
- EMB 195
- Ethambutol 195
- Früherkennung 190
- HIV-Infektion 197
- infektiöse Arthritis 863
- INH 192
- Isoniazid 192
- Klinik 189
- Kontrolluntersuchungen 200
- Kurzzeitchemotherapie 197
- Makrolide 196
- Medikamente 191
- Meningitis 198
- 6-Monats-Regime 197
- 9-(12-)Monats-Regime 197
- Moxifloxacin 196
- offene 191
- Paraaminosalicylsäure 196
- Pneumonie 498
- praktisches Vorgehen 196
- Prophylaxe 190
- Protionamid 196
- PTA 196
- Pyrazinamid 195
- PZA 195
- Reaktivierung durch TNF-α 144
- Reservemedikamente 196
- Rezidivbehandlung 198
- Rifampicin 193
- RMP 193
- Schwangerschaft 200
- – Antituberkulotika 200
- SM 194
- Standardregime 191
- Streptomycin 194
- Terizidon 196
- Therapie 191, 199
- – chirurgische 199
- – medikamentöse 191
- Thyreoiditis 896
- Überwachungsdauer 200

Tubuläre Nekrose 576
- akutes Leberversagen 576

Tubus 50
- nasopharyngealer 50
- oropharyngealer 50

Tumoranämie 798
Tumorantigene 791
- Tumormarker 791

Tumoren 141
- maligne 141
- – nach Cyclophosphamid 141

Tumorerkrankungen 789–791, 794, 796–798, 830, 832, 982
- Allgemeinmaßnahmen 797
- Begleitaszites 794
- Beurteilung 789–790
- – Probleme 790
- – radiologische 789
- Biomodulatoren 796
- Chemotherapie 798
- complete remission 789
- CR 789
- Dokumentation 790
- Erfolgsbeurteilung 789
- Harnsäurenephropathie 982
- Immuntherapie 796
- komplette Remission 789
- Komplikationen 830, 832
- – allgemeine 832
- – Therapie 830
- NC 789
- no change 789
- partial remission 789
- PR 789
- Progression 789
- RECIST-Kriterien 789
- stationäres Verhalten 789
- Teilremission 789
- Therapieformen 791

Tumorklassifikation 787, 789
- Grading 789

Tumorlysesyndrom 727, 982
- akute Leukämie 727
- Harnsäurenephropathie 982

Tumormarker 790–791, 1084
- Cut-off-Werte 1084
- Einteilung 791
- Indikationen 790

Tumorschmerz(en) 10, 13
- Kortikoide 13
- Kortikosteroide 13
- trizyklische Antidepressiva 10

Tympanie 502
- Spannungspneumothorax 502

Typ-A-Laktatazidose 970
Typ-B-Laktatazidose 970
Typ-1-Diabetes 928, 930–931, 1007
- Dyslipoproteinämie 1007
- Therapie 931

Typ-2-Diabetes 918, 928, 930–931, 933, 971, 1008
- Adipositas 918
- Autoantikörper-positiver 930
- Chylomikronämiesyndrom 1008
- Dyslipoproteinämie 1008
- Hyperlipidämie 971
- metabolisches Syndrom 931
- Therapie 933

Typ-III-Hyperlipoproteinämie 990, 1006

Typhus abdominalis 545, 1025–1026
- akutes Abdomen 545
- Allgemeinmaßnahmen 1026
- Diagnose 1026
- Differenzialdiagnose 1026
- Komplikationen 1026
- Rezidivbehandlung 1026
- Therapie 1026

Typhusprophylaxe 1026
Typhussalmonellen 1027
- Ausscheidung 1027

T-Zell-Leukämien 734

U

UAW 124, 267
- Definition 124
- Typ-A-Reaktionen 124
- Typ-B-Reaktionen 124

Übelkeit 145, 153, 203–206, 209–216, 224, 250–251, 445–446, 456, 469, 525, 527, 536, 542, 570, 581, 602, 604, 612, 615, 622, 637, 663, 691, 844, 876, 890, 892, 902, 906–907, 914, 923, 939–940, 970, 984, 998, 1000, 1014, 1022, 1025, 1048, 1055, 1058, 1061, 1065, 1070
- Addison-Krise 907
- akute Gastritis 525
- akute Nebennierenrindeninsuffizienz 907
- Alkoholentzugsdelir 1070
- Alkoholhepatitis 604
- Cholezystitis 612
- chronische Niereninsuffizienz 637
- durch Aciclovir 203
- durch Albendazol 216
- durch Amphotericin B 209
- durch Anionenaustauscherharze 1000
- durch Anthelminthika 1048
- durch Atovaquon 215
- durch Brivudin 204
- durch Caspofungin 212
- durch Chinin 213
- durch Colchicin 984
- durch CSE-Hemmer 998
- durch Dihydralazin 446
- durch Efalizumab 145
- durch Entecavir 205
- durch Ethinylestradiol 914
- durch Famciclovir 205
- durch Fluconazol 210
- durch Foscarnet 205
- durch Ganciclovir 206
- durch Glinide 939
- durch GLP-1-Mimetika 940
- durch Heparine 224
- durch HMG-CoA-Reduktase-Hemmer 998
- durch Hydralazin 446
- durch Interferone 209
- durch Magenballon 923
- durch MAO-Hemmer 251
- durch Mefloquin 214
- durch Methotrexat 844
- durch nichtselektive Monoamin-Rückaufnahmeinhibitoren 250
- durch Niclosamid 216
- durch NSAR 984
- druch Oseltamivir 206
- durch Posaconazol 211
- durch Praziquantel 216
- durch Pyrantel 215
- durch Reserpin 446
- durch α_1-Rezeptorenblocker 445
- durch Schleifendiuretika 153
- durch selektive Serotonin-Wiederaufnahmeinhibitoren 250
- durch Statine 998
- durch Theophyllin 469
- durch Thyreostatika 890
- durch Valaciclovir 203
- durch Valganciclovir 206
- Dysenterie 1025
- einheimische Sprue 542
- funktionelle Dyspepsie 527
- Goodpasture-Syndrom 663
- Hepatitis 570
- hepatorenales Syndrom 602
- Hyperparathyreoidismus 902
- Hypophysenvorderlappeninsuffizienz 876
- α-Interferon 581
- ischämischer Insult 1055
- Laktatazidose 970
- Leptospirose 1022
- Magenausgangsstenose 536
- Menière-Krankheit 1065
- Migräneanfall 1061
- Morbus Addison 906
- Nierenkolik 691
- Pankreatitis 615, 622
- Phäochromozytom 456
- Prädelir 1070
- primäre Nebennierenrindeninsuffizienz 906
- Pylorusstenose 536
- Ruhr 1025
- Schwindel 1065
- Sepsis 1014
- Septikämie 1014
- thyreotoxische Krise 892
- zerebrale Blutungen 1058
- Zöliakie 542

Überempfindlichkeitsreaktionen 79–81
- Schweregrade 79–81
- Therapie 80

Überernährung 917

Übergewicht 917, 990
- endogene Hypertriglyzeridämie 990

Überlaufproteinurie 668

Überleitungsstörungen 720
- Morbus Moschcowitz 720
- thrombotisch-thrombozytopenische Purpura 720

Überwässerung 627, 631, 634, 637, 640, 654
- akutes Nierenversagen 627, 631, 634
- chronische Niereninsuffizienz 637, 640
- Dialyse 654
- Hämodialyse 654
- Hämofiltration 654
- Nierenersatzverfahren 654

Ulcus 432, 434, 446, 529–533, 535, 537, 539, 544, 863
- cruris 432, 434, 863
- – chirurgische Maßnahmen 434
- – chronische venöse Insuffizienz 432
- – infektiöse Arthritis 863
- – Kompressionstherapie 434
- – Therapie 434
- – Umschläge 434
- – Wundbehandlung 434
- duodeni 529–530, 544
- – akutes Abdomen 544
- – Diagnostik 530
- – Klinik 529
- – Perforation 544
- pepticum 529–533, 535, 537, 539
- – Allgemeinmaßnahmen 530
- – Antazida 533
- – blutendes 532
- – Diät 530
- – Differenzialdiagnose 530
- – durch NSAID 533
- – H_2-Rezeptorenblocker 532
- – Helicobacter-pylori-Eradikation 531
- – jejunum 539
- – Klinik 529
- – Komplikationen 530, 535
- – Leitsymptome 529
- – medikamentöse Therapie 531
- – Parasympatholytika 533
- – Penetration 535
- – Perforation 535
- – Pharmakotherapie 531
- – Protonenpumpenhemmer 532
- – Rezidive 531, 537
- – Rezidivprophylaxe 533
- – Sedativa 533
- – Therapie 530
- – therapierefraktäres 537
- – therapieresistentes 535
- – – Therapie 535
- – unkompliziertes 529

– ventriculi 446, 529–530, 544
– – akutes Abdomen 544
– – Diagnostik 530
– – durch Reserpin 446
– – Klinik 529
– – Perforation 544
Ulkus 529–533, 535, 537
– peptisches 529–533, 535, 537
– – Allgemeinmaßnahmen 530
– – Antazida 533
– – blutendes 532
– – Diät 530
– – Differenzialdiagnose 530
– – durch NSAID 533
– – H_2-Rezeptorenblocker 532
– – Helicobacter-pylori-Eradikation 531
– – Klinik 529
– – Komplikationen 530, 535
– – Leitsymptome 529
– – medikamentöse Therapie 531
– – Parasympatholytika 533
– – Penetration 535
– – Perforation 535
– – Pharmakotherapie 531
– – Protonenpumpenhemmer 532
– – Rezidive 531, 537
– – Rezidivprophylaxe 533
– – Sedativa 533
– – Therapie 530
– – therapierefraktäres 537
– – therapieresistentes 535
– – – Therapie 535
– – unkompliziertes 529
– – Ursachen 529
Ulkusblutung 535
– Bluterbrechen 535
– Hämatemesis 535
Ulkuskomplikationen 535, 537
– Operationsindikationen 537
Ulkuskrankheit 529–533, 535, 537
– Allgemeinmaßnahmen 530
– Antazida 533
– blutende 532
– Diät 530
– Differenzialdiagnose 530
– durch NSAID 533
– H_2-Rezeptorenblocker 532
– Helicobacter-pylori-Eradikation 531
– Hp-negative 532
– – Therapie 532
– Hp-positive 531
– – Therapie 531
– Klinik 529
– Komplikationen 530, 535, 537
– – Operationsindikationen 537
– Leitsymptome 529
– medikamentöse Therapie 531
– Parasympatholytika 533
– Penetration 535
– Perforation 535
– Pharmakotherapie 531
– Protonenpumpenhemmer 532
– Rezidive 531, 537
– Rezidivprophylaxe 533
– Sedativa 533
– Therapie 530
– therapierefraktäre 537
– therapieresistente 535
– – Therapie 535
– Ursachen 529
Ulkusrezidiv 531
Ulnardeviation 837
– chronische Polyarthritis 837
– rheumatoide Arthritis 837
Ultrafiltration 646
– sequenzielle 646
Ultraschalluntersuchung 623
– endoskopische 623
– – chronische Pankreatitis 623
Ulzera 139, 214, 633, 716
– gastrointestinale 139, 633
– – akutes Nierenversagen 633
– – ANV 633
– – durch Methotrexat 139
– Granulozytopenie 716
– orale 214
– – durch Proguanil 214
Umstellungsosteotomie 869
– Arthrose 869
Umweltallergene 480
– Asthma bronchiale 480
– Hyposensibilisierung 480
Unerwünschte Arzneimittelwirkungen 267
Unruhe 203, 250–251, 489, 888, 970, 978, 1070
– Basedow-Hyperthyreose 888
– durch Amantadin 203
– durch MAO-Hemmer 251
– durch selektive Serotonin-Wiederaufnahmeinhibitoren 250
– Hypoglykämie 978
– Laktatazidose 970
– Lungenembolie 489
– motorische 1070
– – Alkoholentzugsdelir 1070
Unterernährung 234, 924, 926
– Antikoagulanzientoleranz 234

– chronische 924
– deutlich 926
– – Therapie 926
– durch Tumorerkrankungen 926
– – Therapie 926
– leichte 926
– – Therapie 926
– Therapie 926
– Ursachen 924
Untergewicht 917
Untertemperatur 970, 1027
– Cholera 1027
– Laktatazidose 970
Urämie 28, 263, 284, 545, 627, 637, 644, 654, 665, 977
– akutes Abdomen 545
– akutes Nierenversagen 627
– ANV 627
– Arzneimitteltherapie 263
– chronische Glomerulonephritis 665
– Dialyse 654
– Hämodialyse 654
– Hämofiltration 654
– Hypoglykämie 977
– Nierenersatzverfahren 654
– Obstipation 28
– Perikarditis 644
– Pharmakotherapie 263
– Polyneuropathie 644
– terminale Niereninsuffizienz 637
– Wasserhaushalt 284
– – Störungen 284
Urämietoxine 646
– Clearance 646
– – Nierenersatzverfahren 646
Uratlithiasis 983
– Gicht 983
– Hyperurikämie 983
Uratschlammniere 628
Ureaseschnelltest 530
– Helicobacter-pylori-Infektion 530
Uretersteine 691
Urethralsyndrom 681–682, 687
Urethritis 1021, 1045
– Gonorrhö 1021
– Trichomoniasis 1045
Urethrozystoskopie 682
– Harnwegsinfektion 682
Urin-pH 987
– Alkalisierung 987
– – Hyperurikämie 987
Urinamylase 623
– chronische Pankreatitis 623

Urinelektrolyte 282
- Bewertung 282
Urinkalzium 693–694
Urinnatrium 281–283
- erhöhtes 282
- erniedrigtes 282
- Hyponatriämie 282–283
- niedriges 282
Urinosmolalität 283
- Hyponatriämie 283
Urogenitalinfektionen 850
- reaktive Arthritis 850
Urokinase 799
- Mammakarzinom 799
Urokinase-Inhibitor 799
- Mammakarzinom 799
Urolithiasis 545, 980
- akutes Abdomen 545
- Hyperurikämie 980
Urosepsis 692, 1014–1015
Urtikaria 144, 210, 216, 224, 238, 446, 890, 1001
- durch Dihydralazin 446
- durch Fibrate 1001
- durch Flucytosin 210
- durch Heparine 224
- durch Hydralazin 446
- durch Praziquantel 216
- durch Thyreostatika 890
- durch TNF-α 144
- durch Vitamin-K-Antagonisten 238
Uterus myomatosus 877
- Akromegalie 877
Uveitis 557, 849, 863
- Behçet-Syndrom 863
- Colitis ulcerosa 557
- Morbus Bechterew-Marie-Strümpell 849
- Spondylitis ankylosans 849

V

VA-Block 351
Vaginalcandidose 210
- Fluconazol 210
Vagotomie 484, 538
- Asthma bronchiale 484
- Verdauungsstörungen 538
Valsalva-Manöver 485
- Cor pulmonale 485
Valsalva-Pressversuch 357
- AV-Knoten-Re-entry-Tachykardie 357
Valsalva-Test 429
- Varikose 429
Vanillinmandelsäure 1085
- Urin 1085
- - Referenzbereich 1085

Varicella-Zoster-Infektionen 203
- Aciclovir 203
- Valaciclovir 203
Varikophlebitis 428, 430–431
- Basismaßnahmen 431
- Differenzialdiagnose 431
- einer Stammvene 431
- Klinik 431
- Komplikationen 431
- spezielle Maßnahmen 431
- Therapie 431
- Ursachen 430
Varikose 428–430
- Allgemeinmaßnahmen 429
- endovasale Maßnahmen 430
- Klinik 428
- Komplikationen 428
- Kompressionsbehandlung 429
- Lasertherapie 430
- operative Maßnahmen 430
- Pharmakotherapie 430
- primäre 428
- retikuläre 428
- sekundäre 428
- Sklerosierung 430
- Therapie 429
- Therapieziele 429
Varizenkompression 596
- Ösophagusvarizenblutung 596
Varizenligatur 598
- Ösophagusvarizenblutung 598
Varizenruptur 429
Varizensklerosierung 598
- Ösophagusvarizenblutung 598
Vaskulitis 135, 139, 416, 675–677, 859
- Antikörper 677
- durch Methotrexat 139
- große Gefäße 676
- Klassifikation 676–677
- - Antikörper 677
- kleine Gefäße 676
- Lupus erythematodes disseminatus 675
- mittelgroße Gefäße 676
- steroidinduzierte 135
- systemische 675
- - Glomerulonephritis 675
Vaskulopathie 700
- Diabetes mellitus 700
Vasodilatation 83
- Vergiftungen 83
Vasovagales Syndrom 371

- Herzschrittmachertherapie 371
V.-cubitalis-Katheter 38
Vegetative Dysregulation 870, 1058
- Fibromyalgie-Syndrom 870
- generalisierte Tendomyopathie 870
- Subarachnoidalblutung 1058
Vena-cava-superior-Syndrom 831
- Chemotherapie 831
- Glukokortikoide 831
- Strahlentherapie 831
Vena-femoralis-Punktion 40
Vena-jugularis-externa-Punktion 38
Vena-jugularis-interna-Punktion 39
Vena-subclavia-Punktion 39
Venendruck 41–42, 48, 283
- zentraler 41–42, 48, 283
- - Beatmungspatient 42
- - Erniedrigung 41
- - Hyponatriämie 283
- - Interpretation 42
- - Messung 41
- - Steigerung 41
Venendruckerhöhung 333
- Herzinsuffizienz 333
Venendruckmessung 41
- zentrale 41
Venenpunktion 38–40
- periphere 38
- - Punktionsort 38
- - Risiken und Komplikationen 38
- V. femoralis 40
- V. jugularis externa 38
- V. jugularis interna 39
- V. subclavia 39
- zentrale 38–39
- - Gefäßwahl 38–39
- - Seldinger-Technik 38
- - thoraxnahe 38
Venenstauung 334
- Herzinsuffizienz 334
Venenthrombose 420–423, 425–427
- ambulante Therapie 426
- Antikoagulation 423
- B-Bild-Kompressionssonographie 422
- Computertomographie 422
- D-Dimer-Test 422
- diagnostische Strategie 421
- Differenzialdiagnose 422
- Duplexsonographie 422

- Immobilisation 426
- Kava-Filter 427
- Klinik 421
- klinischer Score 421
- Komplikationen 421
- Kompressionsbehandlung 425
- Lungenembolie 421
- Magnet-Resonanz-Tomographie 422
- Phlebografie 422
- Phlegmasia coerulea dolens 421
- postthrombotisches Syndrom 421
- Schwangerschaft 427
- Stillzeit 427
- Therapie 423
- Therapieziele 423
- Thrombektomie 427
- Thrombolyse 426
- Ursachen 420

Venenverschluss-Pletysmografie 432
- chronische venöse Insuffizienz 432

Venöser Zugang 36, 65, 107, 308, 313, 317, 324, 369
- Alkoholintoxikation 107
- AV-Block 369
- Herzstillstand 308
- Indikationen 36
- kardiogener Schock 313
- Lungenödem 317
- Myokardinfarkt 324
- Schock 65

venous pooling 149
Ventilationsstörungen 451, 471
- Glukokortikoide 471
- obstruktive 451
- – und Hypertonie 451
Ventrikuloatrialer Shunt 673
- Infektion 673
- – membranoproliferative Glomerulonephritis 673

Ventrikulographie 374
- KHK 374
Verbrauchskoagulopathie 602, 620, 713, 748, 758–760
- Allgemeinmaßnahmen 759
- Hämolyse 713
- hepatische Gerinnungsstörung 602
- Klinik 759
- Laboruntersuchungen 748, 759
- Leitsymptome 759
- Pankreatitis 620

- Prophylaxe 760
- Stadien 759
- stadienabhängige Therapie 759
- Therapie 759
- Ursachen 758

Verdauungsstörungen 538
- Magenoperationen 538
- Vagotomie 538

Verdünnungshyponatriämie 155
- nach Diuretika 155

Vergiftungen 35, 82–83, 99, 101–105, 149, 459, 545, 646, 706
- akut exogene 99
- akute 646
- – Dialyse 646
- – – Hämodialyse 646
- – – Hämofiltration 646
- akzidentielle 99
- Alkohol 105
- Antidots 83, 102
- Blei 545
- – akutes Abdomen 545
- Detoxikation 102–103
- Differenzialdiagnose 101
- Diurese 104
- – forcierte 104
- Diuretika 149
- Erbrechen 104
- – provoziertes 104
- gewerbliche 99
- Giftelimination 83
- Hämodialyse 105
- Hämofiltration 105
- Hämoperfusion 105
- Hinweise 101
- – diagnostische 101
- Hypotonie 459
- Intensivstation 35
- intravenöse Eisentherapie 706
- Lagerung 102
- Leitsymptome 101
- Magen-Darm-Spülung 104
- Plasmaseparation 105
- Säure-Laugen-Verätzung 104
- Schlafmittel 105
- Schock 82
- Suizidalität 99
- Thallium 545
- – akutes Abdomen 545
- – Therapie 102
- Vitalfunktionen 102

Verhaltenstherapie 13, 921
- Adipositas 921
- kognitive 13
- – Schmerztherapie 13

Verhärtung der A. temporalis 416
- Arteriitis temporalis 416
Verletzungsblutungen 749, 757
- hämorrhagische Diathese 749
- hyperfibrinolytische Syndrome 757
Verner-Morrison-Syndrom 539
- Malabsorption(ssyndrome) 539
Vernichtungsgefühl 502
- Spannungspneumothorax 502
Verschlussdruck 43
- pulmonal-kapillärer 43
Verschlussikterus 623
- chronische Pankreatitis 623
Verstimmung 249
- Antidepressiva 249
Vertebralisdissektion 1057
- Vollheparinisierung 1057
Vertebro-basiläres System 1055
- Verschluss 1055
Verteilungsstörungen 462
Verwirrtheit 203, 250, 892, 970, 978, 1017, 1059
- durch Aciclovir 203
- durch nichtselektive Monoamin-Rückaufnahmeinhibitoren 250
- durch Valaciclovir 203
- Hypoglykämie 978
- Laktatazidose 970
- Meningitis 1017
- postiktale 1059
- thyreotoxische Krise 892
Verwirrtheitszustände 210
- durch Flucytosin 210
very low density-Lipoproteine 443, 988
- und β-Rezeptorenblocker 443
Vestibularisausfall 1066
- Schwindel 1066
Vestibularisreizung 16
- Erbrechen 16
Vestibulotoxizität 174
- Aminoglykoside 174
Vibrio cholerae 1027
Vibrio El Tor 1027
Vipom(e) 21, 827
- Diarrhö 21
Virilisierung 912
- adrenogenitales Syndrom 912
Virusenzephalitis 207
- β-Interferon 207
Virusgrippe 1034
- echte 1034
Virushepatitis 569–572

Sachverzeichnis

- akute 569, 572
- – Therapie 572
- Allgemeinmaßnahmen 571
- Diagnostik 571
- extrahepatische Manifestationen 570
- Klinik 570
- Laborbefunde 570
- Leitsymptome 570
- Manifestationsstadium 570
- medikamentöse Therapie 572
- Nachbehandlung 572
- Organmanifestationen 571
- Pharmakotherapie 572
- Prodromalstadium 570
- Serologie 571
- Therapie 571
- Ursachen 569

Virusinfektionen 400–401, 867, 1034
- Myokarditis 400
- parainfektiöse Arthritis 867
- Perikarditis 401
- postinfektiöse Arthritis 867

Virusmeningitis 1016–1017, 1019

Viszeromegalie 877
- Akromegalie 877

Vitalfunktionen 65, 94, 102, 107
- Alkoholintoxikation 107
- Koma 94
- Schock 65
- Vergiftungen 102

Vitamin A 1083
- Referenzbereich 1083

Vitamin B_1 1083
- Referenzbereich 1083

Vitamin B_2 1083
- Referenzbereich 1083

Vitamin B_6 1083
- Referenzbereich 1083

Vitamin B_{12} 1083
- Referenzbereich 1083

Vitamin B_{12}-Mangel 707–708
- hyperchrome Anämie 707
- neurologische Symptomatik 708
- Therapie 708
- Ursachen 707

Vitamin-B_{12}-Resorption 708
- Schilling-Test 708

Vitamin C 1084
- Referenzbereich 1084

Vitamin D_3 1084
- Referenzbereich 1084

Vitamin-D-Präparate 292

Vitamin E 1084
- Referenzbereich 1084

Vitamin H 1084
- Referenzbereich 1084

Vitamin K_1 1058
- Marcumar®-Blutung 1058

Vitamin-K-Mangel 602, 750–751, 754
- Ursachen 751

Vitamin-K-Verwertungsstörungen 751, 754
- Ursachen 751

Vitamine 1083
- Referenzbereiche 1083

Vitaminsubstitution 623
- chronische Pankreatitis 623

VLDL 988

VLDL-Cholesterin 443, 988, 1005
- endogene Hypertriglyzeridämie 1005
- Pankreatitis 988
- und β-Rezeptorenblocker 443

VLDL-Remnants 988

VMS 1085
- Urin 1085
- – Referenzbereich 1085

Vogelhalterlunge 508

Völlegefühl 527
- funktionelle Dyspepsie 527

Vollmondgesicht 910
- Cushing-Syndrom 910
- Morbus Cushing 910

Volumen-Kontraktions-Alkalose 301

Volumendurst 281

Volumengabe 42
- forcierte 42

Volumenmanagementstrategie 59
- bei Beatmung 59

Volumenmangel 83
- Vergiftungen 83

Volumenregulation 281

Volumentherapie 78, 88
- Schock 78, 88
- – hypovolämischer 78
- – neurogener 88

Volumenzufuhr 66
- venendruckgesteuerte 66
- – Schock 66

Volvulus 544, 548
- akutes Abdomen 544
- Ileus 548

von-Euler-Liljestrand-Mechanismus 485

von-Hippel-Lindau-Krankheit 752

von-Willebrand-Jürgens-Syndrom 749–751, 756

- erworbenes 751
- Faktor-VIII-Stimulation 756
- Laboruntersuchungen 751
- Substitutionstherapie 756
- – Erfolgskontrolle 756
- Therapie 756

Vorderwandinfarkt 330
- AV-Block 330

Vorhofarrhythmie 371
- Herzschrittmachertherapie 371

Vorhofextrasystolen 353, 401
- Myokarditis 401
- Therapie 353

Vorhofflattern 330, 351–352, 354, 357–358
- Antiarrhythmika 354
- diagnostische Hinweise 358
- EKG 358
- EKG-Veränderungen 358
- Klinik 358
- Myokardinfarkt 330
- Re-entry 351
- Sinusrhythmus 358
- – Wiederherstellung 358
- Therapie 358
- Ursachen 358

Vorhofflimmern 325, 330, 351–352, 354, 359–361, 371, 388–390, 1053
- Antiarrhythmika 354
- Antikoagulanzien 360
- Antikoagulation 360–361
- Aortenstenose 390
- Arrhythmie 359
- diagnostische Hinweise 359
- Digitalisintoxikation 359
- Echokardiographie 360
- – transösophageale (TEE) 360
- EKG 359
- Elektrokardioversion 361
- intermittierendes 371
- – Herzschrittmachertherapie 371
- Kammerfrequenzsenkung 359
- Klinik 359
- mit AV-Block 359
- Mitralinsuffizienz 389
- Mitralstenose 388
- Myokardinfarkt 325, 330
- Nachbehandlung 361
- Re-entry 351
- Rezidivprophylaxe 361
- Sinusrhythmus 360
- – Wiederherstellung 360
- TEE 360

- Therapie 359
- Ursachen 359
- Vitamin-K-Antagonisten 361
Vorhofrhythmus 362
- chaotischer 362
Vorhoftachykardie 352, 354–357
- ektope 355–357
- - diagnostische Hinweise 356
- - Klinik 356
- - Therapie 357
- mit Block 352, 354
- - Antiarrhythmika 354
vWF-Stimulation 753
- hämorrhagische Diathese 753

W

Wachstumsanomalien 238
- fetale 238
- - durch Vitamin-K-Antagonisten 238
Wachstumshormonsekretion 878
- Akromegalie 878
Wachstumshormonspiegel 927
- erhöhte 927
- - Anorexia nervosa 927
Wachstumsstörungen 135
- nach Glukokortikoiden 135
Wadenkompressions-/-dekompressionstest 429
- Varikose 429
Wadenmuskelschmerz 409
- pAVK 409
Waldenström-Syndrom 738, 740–741
- Chemotherapie 741
- Knospe-Protokoll 741
- Plasmapherese 741
- Therapie 741
Wallenberg-Syndrom 1066
Wärmeantikörper 711
- autoimmunhämolytische Anämie 711
Wärmeintoleranz 886
- Schilddrüsenautonomie 886
Wasser 279–280
- Ausscheidung 280
- - Ausatemluft 280
- - Fäzes 280
- - Schweiß 280
- - Urin 280
Wasserhaushalt 279, 281, 284
- Störungen 279, 281, 284
- - Klinik 284
- - Symptome 284
Wasserretention 333, 627, 840
- akutes Nierenversagen 627

- durch nichtsteroidale Antirheumatika 840
- durch NSAR 840
- Herzinsuffizienz 333
Waterhouse-Friderichsen-Syndrom 1018
- Therapie 1018
Weaning 62
Weaning off 62
Wedge-Druck 43
Wedge-Position 43
Wegener-Granulomatose 141, 508, 655, 676, 678–679, 860
- c-ANCA 860
- Cyclophosphamid 141
- Diagnostik 679
- fibrosierende Alveolitis 508
- Klinik 679, 860
- Plasmaseparation 655
- Therapie 679, 860
- Vaskulitis 676
Weichteilrheumatismus 870
Weichteilschwellungen 837
- chronische Polyarthritis 837
- rheumatoide Arthritis 837
Weichteilverkalkungen 905
- Pseudohypoparathyreoidismus 905
Weil-Krankheit 1022
- Leptospirose 1022
Weißfleckung 586
- Leberzirrhose 586
Wendl-Tubus 50
Werlhof-Syndrom 718
Wernicke-Enzephalopathie 1070
Wernicke-Korsakow-Syndrom 1070
- Alkoholkrankheit 1070
Whipple-Operation 624
- Pankreaskarzinom 624
Whipple-Syndrom 26, 541
- Diagnose 541
- Diarrhö 26
- Dünndarmbiopsie 541
- Klinik 541
- Therapie 541
WHO-Skala 787
- Zytostatika 787
- - UAW 787
- - unerwünschte Arzneimittelwirkungen 787
WHO-Stufenschema 6–7
- Schmerztherapie 6–7
Widmer-Klassifikation 432
- chronische venöse Insuffizienz 432
Wilson-Syndrom 592, 1090

- D-Penicillamin 592
- molekulargenetische Parameter 1090
- Therapie 592
- Zink 592
Winkelerguss 504
- Pneumothorax 504
Wolff-Parkinson-White-Syndrom 352, 354–357
- Anfallsprophylaxe 357
- Antiarrhythmika 354
- diagnostische Hinweise 356
- Katheterablation 357
- Klinik 356
- Therapie 357
WPW-Syndrom 352, 354, 356–357
- Anfallsprophylaxe 357
- Antiarrhythmika 354
- diagnostische Hinweise 356
- Katheterablation 357
- Klinik 356
- Therapie 357
Wuchereria bancrofti 217, 1051
- Diagnostik 1051
- Ivermectin 217
- Klinik 1051
- Therapie 1051
Wunddiphtherie 1030
Wunden 168
- Erregernachweis 168
Wundheilungsstörungen 749
- Faktor-XIII-Mangel 749
Wundsepsis 1015
Wurmerkrankungen 1048–1049
- Diagnostik 1049
- Klinik 1048–1049
- medikamentöse Therapie 1048
- Pharmakotherapie 1048
- Therapie 1048–1049
Wurminfektionen 1048
- Prophylaxe 1048
Wurzelreizsymptome 877
- Akromegalie 877

X

Xanthelasmen 589
- primär biliäre Leberzirrhose 589
Xanthinoxidase 138
Xanthinsteine 690
Xanthome 589, 989–990
- Chylomikronämiesyndrom 990
- eruptive 990
- - endogene Hypertriglyzeridämie 990

– – gemischte Hyperlipidämie 990
– primär biliäre Leberzirrhose 589
– tuberöse 989
– – familiäre Hypercholesterinämie 989
– Typ-III-Hyperlipoproteinämie 990
XELIRI-Schema 822
– kolorektale Karzinome 822
XELOX-Schema 820, 822
– Kolonkarzinom 820
– kolorektale Karzinome 822
Xerostomie 858
– Sjögren-Syndrom 858

Z

Zahnanomalien 905
– Pseudohypoparathyreoidismus 905
Zentraler Venendruck 313
– kardiogener Schock 313
Zentralvenendruck 965
– Rehydrierung 965
Zentralvenenkatheter 36–37
– Dokumentation und Überwachung 37
– Indikationen 36
– Infektion 37
– peripher eingeführter 37
– Seldinger-Technik 37
– Sepsis 37
Zentralvenöser Katheter 36–37
– Dokumentation und Überwachung 37
– Indikationen 36
– Infektion 37
– peripher eingeführter 37
– Seldinger-Technik 37
– Sepsis 37
Zerebraler Insult 323
– Myokardinfarkt 323
Zerebrovaskuläre Blutungen 393
– Aortenisthmusstenose 393
Zerebrovaskulärer Insult 19
– Singultus 19
Zervizitis 1045
– Trichomoniasis 1045
Zestoden 216
– Albendazol 216
Zigarettenrauchen 408, 410
– pAVK 408, 410
Zink 1079
– Serum 1079
– – Referenzbereich 1079
– Urin 1079

– – Referenzbereich 1079
Zirrhose 580, 614
– primär biliäre 580
– sekundär-biliäre 614
– – Cholangitis 614
Zitrat 692
– Tagesausscheidung 692
– Tagesausscheidung, obere Normalwerte 692
Zittrigkeit 978
– Hypoglykämie 978
ZNS-Bestrahlung 813
– kleinzelliges Bronchialkarzinom 813
ZNS-Dysfunktionen 720
– Morbus Moschcowitz 720
– thrombotisch-thrombozytopenische Purpura 720
ZNS-Erkrankungen 4
– temperatursenkende Maßnahmen 4
Zökalphlegmone 547
– Appendizitis 547
Zöliakie 541–542
– Diagnostik 542
– Diät 542
– Dünndarmbiopsie 542
– Klinik 542
– Kontrollen 542
– Pathogenese 542
– Substitutionstherapie 542
– Therapie 542
– Verlauf 542
Zollinger-Ellison-Syndrom 21, 530, 537, 539
– Diarrhö 21
– Malabsorption(ssyndrome) 539
– peptisches Ulkus 537
– Serumgastrin 530
– Ulcus pepticum 537
– Ulkuskrankheit 537
Zoster-Pneumonie 498
Zottenatrophie 542
– einheimische Sprue 542
– Zöliakie 542
Zungenbiss 1059
– Grand-mal-Anfall 1059
ZVD 41–42, 313, 965
– Beatmungspatient 42
– Erniedrigung 41
– Interpretation 42
– kardiogener Schock 313
– Messung 41
– Rehydrierung 965
– Steigerung 41
Zwangspolyurie 638
Zweiknotenerkrankung 371

– Herzschrittmachertherapie 371
Zwerchfellparese 1031
– Diphtherie 1031
Zwergbandwurm 216, 1051
– Diagnostik 1051
– Klinik 1051
– Niclosamid 216
– Therapie 1051
Zwergfadenwurm 1050
– Diagnostik 1050
– Klinik 1050
– Therapie 1050
Zyanidintoxikation 453
– durch Nitroprussid-Natrium 453
Zyanose 49, 312, 347, 365, 403, 417, 485, 489, 502, 1059
– Cor pulmonale 347
– Grand-mal-Anfall 1059
– Kammertachykardie 365
– kardiogener Schock 312
– Lungenembolie 489
– Raynaud-Syndrom 417
– Spannungspneumothorax 502
– Synkope 403
– zentrale 485
– – Cor pulmonale 485
Zylindrurie 660, 667
– asymptomatische Hämaturie 667
– glomeruläre Hämaturie 667
– Glomerulonephritis 660
– Poststreptokokken-Glomerulonephritis 660
Zystennieren 438
– Hypertonie 438
Zystische Fibrose 1090
– molekulargenetische Parameter 1090
Zystitis 141, 681–682, 1021, 1045
– akute 681–682
– durch Cyclophosphamid 141
– Gonorrhö 1021
– Trichomoniasis 1045
– unkomplizierte 681
Zytapherese 146
Zytomegalie 896
– Thyreoiditis 896
Zytomegalie-Virusretinitis 1037–1038
– AIDS 1037–1038
– – Rezidivprophylaxe 1038
– – Therapie 1037
Zytomegalievirus-Infektion 1036

– AIDS 1036
Zytomegalievirusösophagitis 523
Zytomegalie-Viruspneumonie 498, 1037
– AIDS 1037
– – Therapie 1037
Zytostatika 16
– emetogene Potenz 16
Zytostatikaapplikation 794
– intraperitoneale 794
– – maligner Aszites 794
Zytostatika-Paravasate 832
Zytostatikatherapie 795
– intraperitoneale 795

Abkürzungsverzeichnis

A	Arteria	ARDS	adult respiratory distress syndrome (akute respiratorische Insuffizienz des Erwachsenen)
a.p.	anterior-posterior		
Aa.	Arteriae		
AAK	antibiotikaassoziierte Kolitis	ASB	assistance spontaneous breathing
ABI	ancle-brachial-index, Knöchel-Arm-Index	ASL	Antistreptolysin O
		ASR	Achillessehnenreflex
ACE	Angiotensin-converting enzyme	ASS	Acetylsalicylsäure
AC-T	Schema zur zytostatischen Therapie mit Doxorubicin, Cyclophosphamid und nachfolgend Paclitaxel	AST	Antistreptolysintiter
		AT	Antithrombin
		AT 10	Dihydrotachysterol
		AZ	Allgemeinzustand
ACTH	adrenokortikotropes Hormon	AZV	Atemzugvolumen
ADH	antidiuretisches Hormon = Vasopressin		
		BAL	bronchoalveoläre Lavage
AFP	Alpha-Fetoprotein	BAS	Ballonatrioseptostomie
AGS	adrenogenitales Syndrom	BB	Blutbild
AIDS	Acquired Immune Deficiency Syndrome, erworbenes Immundefektsyndrom	BC	Bronchialkarzinom
		BE	Broteinheit
		BEACOPP	Schema zur zytostatischen Therapie mit Bleomycin, Etoposid, Doxorubicin, Cyclophosphamid, Vincristin, Procarbazin, Prednison
AIHA	autoimmunhämolytische Anämie		
AIN	akute interstitielle Nephritis		
Ak	Antikörper		
AL	akute Leukämie	BET	brusterhaltende Therapie
ALL	akute lymphatische Leukämie	Big	Biguanide
AML	akute myeloblastische Leukämie	BKS	Blutkörperchensenkungsreaktion
ANA	antinukleäre Antikörper		
ANCA	antineutrophile zytoplasmatische Antikörper	BMI	Body-Mass-Index
		BNP	brain-natriuretic peptide
ANE	Anorexie, Nausea, Emesis	BSG	Blutkörperchensenkungsgeschwindigkeit
ANI	akute Niereninsuffizienz		
ANLL	akute Nicht-Lymphoblastenleukämie	BWK	Brustwirbelkörper
		BZ	Blutzucker
ANP	atriales natriuretisches Peptid		
ANV	akutes Nierenversagen	C_{max}	Maximalkonzentration
Anw.	Anwendung	CARS	compensatory anti-inflammatory response syndrome
APAH	assoziierte pulmonale arterielle Hypertonie		
		CDT	carbohydrate-deficient-transferrin
APC	Argon-Plasma-Koagulation	CEA	carcino-embryonales Antigen
Apo	Apolipoprotein(e)	CH	chronische Hepatitis
APS	Anti-Phospholipid-Syndrom	Chol	Cholesterin
APSAC	Anisoyl-Plasminogen-Streptokinase-Aktivator-Komplex = Antistreplase	chron.	chronisch
		CAVHF	kontinuierliche arteriovenöse Hämofiltration

CIMF	chronische idiopathische Myelofibrose	DMARD	disease modifying antirheumatic drug
C-Krea	Kreatinin-Clearance	DÖS	diffuser Ösophagusspasmus
CHOP	Schema zur zytostatischen Therapie mit Cyclophosphamid, Doxorubicin, Vincristin, Prednison	Dos.	Dosis/Dosierung
		DPP	Dipeptidylpeptidase
		DSA	digitale Subtraktionsangiographie
CLL	chronische lymphatische Leukämie	DXA	Dual X-ray Absorptiometry
CMF	Schema zur zytostatischen Therapie mit Cyclophosphamid (C), Methotrexat (M) und Fluorouracil (F)	E	Einheit(en)
		EABV	effektives arterielles Blutvolumen
		EAP	Schema zur zytostatischen Therapie mit Etoposid (E), Adriamycin (A) und Cisplatin
CML	chronische myeloische Leukämie		
CNI	chronische Niereninsuffizienz	EBM	Evidence Based Medicine
CNV	chronisches Nierenversagen	EBT	Elektronenstrahltomogramm
CO	Kohlenmonoxid	EC	Schema zur zytostatischen Therapie mit Epirubicin (E) und Cyclophosphamid (C)
CO_2	Kohlendioxid		
CP	chronische Polyarthritis		
CPAP	continuous positive airway pressure	EC-T	Schema zur zytostatischen Therapie mit Epirubicin, Cyclophosphamid und nachfolgend Paclitaxel
CPC	chronisches Cor pulmonale		
CPi	Cardiac-Power-Index		
CPO	cardiac power	EG	Evidenzgrad
CR	komplette Remission	EGF	epithelian growth factor
CRF	corticotropin-releasing factor	EHL	elektrohydraulische Lithotripsie
CRH	Corticotropin-releasing Hormon	EIA	Enzym-Immunoassay
CSF	colony stimulating factor	EKG	Elektrokardiogramm
CSII	kontinuierliche konventionelle Insulininfusion	ELF	Schema zur zytostatischen Therapie mit Etoposid, Folinsäure und 5-Fluorouracil
CT	Computertomographie		
CTEPH	chronische thromboembolische pulmonale Hypertonie	ELISA	enzyme-linked immunosorbent assay
CTX	Cyclophosphamid	EMB	Ethambutol
CVI	chronische venöse Insuffizienz	EMD	Einzelmaximaldosis
CVVHF	kontinuierliche veno-venöse Hämofiltration	EPO	Erythropoietin
		EPT	endoskopische Papillotomie
CVVHD	kontinuierliche veno-venöse Hämodialyse	ERC	endoskopische retrograde Cholangiographie
CYC	Cyclophosphamid	ERCP	endoskopische retrograde Cholangiopankreatikographie
D.m.	Diabetes mellitus	Epi.-we	Schema zur zytostatischen Therapie mit Epirubicin
DD	Differenzialdiagnose(n)		
DDAVP	Desamino-D-8Arg-Vasopressindiacetat	ERA	Endothelinrezeptorantagonisten
		ERD	erosive Refluxerkrankung
DDP/FU	Schema zur zytostatischen Therapie mit Cisplatin und 5-Fluorouracil	Err.	Erreger
		ES	Extrasystole(n)
		ESBL	extended spectrum β-lactamases, β-Lactamasen mit erweitertem Spektrum
DFO	Deferoxamin		
DHEA	Dihydroandrosteronacetat		
DIC	disseminierte intravasale Koagulopathie	ESWL	extrakorporale Stoßwellenlithotripsie

Essl.	Esslöffel	GE	Gesamteiweiß
EUS	endoskopische Ultraschalluntersuchung	GEP-NET	gastroenteropankreatische neuroendokrine Tumoren
EZ	Einzelzustand	GERD	gastroösophageale Refluxkrankheit
EZF	Extrazellularflüssigkeit		
EZR	extrazellulärer Raum	GFR	glomeruläre Filtrationsrate
EZV	Extrazellularvolumen	GI	Gastrointestinaltrakt
		GIST	gastrointestinaler Stromatumor
F	Faktor(en)	GK	Glukokortikoide
FAMtx	Schema zur zytostatischen Therapie Methotrexat, 5-Fluorouracil, Folinsäure und Adriamycin	GLP	glucagon like peptide
		GM-CSF	granulocyte/monocyte colony stimulating factor
		GN	Glomerulonephritis
FAP	familiäre adenomatöse Polyposis	GTM	generalisierte Tendomyopathie
FCR	Schema zur zytostatischen Therapie mit Fludarabin, Cyclophosphamid und Rituximab	GvHR	Graft-versus-Host-Reaktion
		Gy	Gray
		h	Stunde
		HAART	hochaktive antiretrovirale Therapie
FEC	Schema zur zytostatischen Therapie mit 5-Fluorouracil, Epirubicin und Cyclophosphamid	HAES	Hydroxyläthylstärke
		Hb	Hämoglobin
FEV	forciertes exspiratorisches Volumen	HCG	human chorionic gonadotropin
		HD	Hämodialyse
FF	Filtrationsfraktion	HD-EC	Schema zur zytostatischen Therapie mit Epirubicin und Cyclophosphamid
FFP	fresh frozen plasma		
FFTF	freedom from treatment failure		
FIGO	International Federation of Gynecology and Obstetrics	HDL	Lipoproteine mit hoher Dichte (high density lipoproteins)
FiO$_2$	fraction of inspired oxygen	HE	hepatische Enzephalopathie
FMS	Fibromyalgiesyndrom	HES	Hydroxylethylstärke
FOLFOX	Schema zur zytostatischen Therapie aus Folinsäure, 5-Fluorouracil und Oxaliplatin	HI	Harnwegsinfekt
		HIT	heparininduzierte Thrombozytopenie
FOLFIRI	Schema zur zytostatischen Therapie aus Folinsäure, 5-Fluorouracil und Irinotecan		
		HIV	humanes Immundefizienzvirus
		Hkt	Hämatokrit
FS	Folinsäure	HLP	Hyperlipoproteinämie
FPAH	familiäre pulmonale arterielle Hypertonie	HMV	Herzminutenvolumen
		HNPCC	hereditäres non-polypöses kolorektales Karzinom
FSGS	fokal segmental sklerosierende Glomerulonephritis		
		HOCM	hypertrophisch obstruktive Kardiomyopathie
FSME	Frühjahr-Sommer-Meningoenzephalitis		
		HPT	Hyperparathyreoidismus
5-FU	5-Fluorouracil	HRS	hepatorenales Syndrom
		HUS	hämolytisch-urämisches Syndrom
G-6-PFH	Glukose-6-Phosphatdehydrogenase		
		HVL	Hypophysenvorderlappen
G-CSF	granulocyte colony stimulating factor	HWS	Halswirbelsäule
		HWZ	Halbwertszeit
GBq	Giga-Becquerel	HZV	Herzzeitvolumen
GBS	Guillain-Barré-Syndrom		

i.a.	intraarteriell	KG	Körpergewicht
i.m.	intramuskulär	KE	Kohlenhydrat-Einheit
i.S.	im Serum	KH	Kohlenhydrate
i.U.	im Urin	KHK	koronare Herzkrankheit
i.v.	intravenös	KI	Kontraindikation(en)
IA	inspiratorische Assistenz	KKE	Kolon-Kontrasteinlauf
ICD	implantierbarer Kardioverter/ Defibrillator	Kl.	Klinik
		KM	Knochenmark
ICR	Interkostalraum	KMT	Knochenmarktransplantation
ICT	intensivierte konventionelle Insulintherapie	KO/KOF	Körperoberfläche
		kPa	Kilopascal
IDL	Intermediär-Lipoprotein	KUP	Karzinom mit unbekanntem Primärtumor
IE	Internationale Einheit(en)		
IF	intrinsic factor		
IFAT	indirekter Immunfluoreszenz-Antigen-Test	Lab.	Labor
		LAD	left anterior descending artery, Ramus interventricularis anterior
IFT	Immunfluoreszenztest		
Ig	Immunglobulin(e)	LADA	latent autoimmune diabetes in adults
IGF	insulin-like growth factors		
IHA	indirekter Hämagglutinationstest	LCM	lymphozytäre Choriomeningitis
IL	Interleukin	LCR	ligase chain reaction
Imm.	Immunologie	LDH	Laktatdehydrogenase
IMV	intermittierende maschinelle Ventilation (intermittant mandatory ventilation)	LDL	Lipoproteine mit niedriger Dichte (low density lipoproteins)
		LED	Lupus erythematodes disseminatus
INH	Isoniazid		
INR	International Normalized Ratio	LHRH	gonadotropin releasing hormon
IPAH	idiopathische pulmonale arterielle Hypertonie	LITT	laserinduzierte Thermoablation
		LK	Lymphknoten
IPF	idiopathische Lungenfibrosen	Lok.	Lokalisation
IPPB	assistierte intermittierende Überdruckbeatmung (intermittant positive pressure breathing)	LP	Lipoprotein
		Lp(a)	Lipoprotein(a)
		LPL	Lipoprotein-Lipase
IPPV	intermittant positive pressure ventilation	LV	linker Ventrikel
		LWK	Lendenwirbelkörper
ISAGA	immunosorbent agglutination assay	LWS	Lendenwirbelsäule
		LZ	Leberzirrhose
ISV	interstitielles Volumen		
ITP	idiopathische thrombozyto-penische Purpura	M.	Morbus
		M-VEC	Schema zur zytostatischen Therapie mit Methotrexat, Vinblastin, Epirubicin und Cisplatin
IU	international unit(s)		
IVR	inversed ventilation ratio		
IVV	Intravasalvolumen		
IZF	Intrazellularflüssigkeit		
IZR	Intrazellularraum	MAP	mittlerer arterieller Blutdruck
IZV	Intrazellularvolumen	MAS	Malassimilationssyndrom
		max.	maximal
		MCGN	minimal change-Glomerulo-nephritis
J	Joule		
		MCH	mean cell hemoglobin, mittlerer Hämoglobingehalt/Erythrozyt
KBR	Komplementbindungsreaktion		
kg	Kilogramm	MCL	Medioklavikularlinie

µl	Mikroliter	NNR	Nebennierenrinde
µm	Mikrometer	NNRI	Nebennierenrindeninsuffizienz
MCT	mittelkettige Triglyzeride	NoSte	Schema zur zytostatischen Therapie mit Mitoxantron und Prednimustin
MCV	mean cell volume, mittleres Zellvolumen		
MDP	Magen-Darm-Passage	NS	nephrotisches Syndrom
MDS	myelodysplastisches Syndrom	NSAR	nichtsteroidale Antirheumatika
mg	Milligramm	NSCLC	nicht-kleinzelliges Bronchialkarzinom
MG	Molekulargewicht		
MGUS	monoklonale Gammopathie unbekannter Signifikanz	NSTEMI	Myokardinfarkt ohne ST-Streckenhebung (non-ST-elevation myocardial infarction)
MHA	mikroangiopathische hämolytische Anämie		
MHK	mittlere Hemmkonzentration	oGTT	oraler Glukosetoleranztest
MIC	minimalinvasive Chirurgie	OMF	Osteomyelofibrose
Min., min	Minute(n)	OTC	over the counter, nicht verschreibungspflichtiges Medikament
MK	Mineralokortikoide		
ml	Milliliter		
MM	multiples Myelom	P	Progression
MMC	Mitomycin	p.a.	posterior-anterior
MMF	Mycophenolatmofetil	PAI	Plasminogenaktivator-Inhibitor
MMS	Monozyten-Makrophagen-System	$paCO_2$	arterieller Kohlendioxidpartialdruck
MODS	Multiorgan-Dysfunktions-Syndrom		
		paO_2	arterieller Sauerstoffpartialdruck
MODY	maturity-onset diabetes of the young	p.m.	punctum maximum
		p.o.	per os
MÖT	Mitralöffnungston	PAH	pulmonale arterielle Hypertonie
MRA	Magnetresonanzangiographie	PAK	Pulmonalarterien-Einschwemmkatheter
MRCP	Magnetresonanz-Cholangio-Pankreatikographie		
		pAVK	periphere arterielle Verschlusskrankheit
MRSA	methicillinresistente S. aureus		
MRT	Magnetresonanztomographie, Kernspintomograpie	PBC	primäre biliäre Zirrhose
		PCI	perkutane Koronarintervention
MTHFR	Methylentetrahydrofolatreduktase	PCOP	pulmonalkapillärer Okklusionsdruck
MTX	Methotrexat		
		PCR	polymerase chain reaction, Polymerasekettenreaktion
n	normal		
n.W.	nach Westergren	PCWP	pulmonary capillary wedged pressur, pulmonaler kapillärer Staudruck
NaCl	Natriumchlorid, Kochsalz		
NASH	nicht-alkoholische Steatohepatitis		
NBZ	Nüchternblutzucker	PD	Peritonealdialyse
NC	no change, stationäres Verhalten	PDE	Phosphodiesterase
NERD	nicht-erosive Refluxkrankheit	PE	Probeexzision
NHL	Non-Hodgkin-Lymphome	PEA	pulmonale Thrombendarterektomie
NI	Niereninsuffizienz		
nm-Heparin	niedermolekulares Heparin	PEB	Schema zur zytostatischen Therapie Cisplatin (P), Etoposid (E) und Bleomycin (B)
NMR	Kernspintomographie (nuclear magnetic resonance), Magnetresonanztomographie		
		PEEP	positive endexpiratory pressure
NNM	Nebennierenmark	PEG	perkutane endoskopische Gastrostomie

PEI	perkutane Ethanolinstillation	rt-PA	recombinant tissue type plasminogen activator
PEI	Schema zur zytostatischen Therapie Cisplatin (P), Etoposid (E) und Ifosfamid (I)	RV	rechter Ventrikel
PET	Positronenemissionstomographie	s.c.	subkutan
PI	Proteinase	SAA	schwere aplastische Anämie
PN	Pyelonephritis	SAB	Subarachnoidalblutung
PNH	paroxysmale nächtliche Hämoglobinurie	SAE	subkortikale arteriosklerotische Enzephalopathie
PNTH	Pneumothorax	SaO_2	arterielle Sauerstoffsättigung
PPBZ	postprandialer Blutzucker	SARS	severe acute respiratory syndrome
PPE	palmar-plantare Erythrodysästhesie	SAS	Schlafapnoesyndrom
		SBP	spontane bakterielle Peritonitis
PPI	Protonenpumpeninhibitor(en)	SCLC	kleinzelliges Bronchialkarzinom
PPHN	persistierende pulmonale Hypertonie des Neugeborenen	$ScvO_2$	zentralvenöse Sauerstoffsättigung
		sec	Sekunde(n)
PPSB	Komplex aus den Faktoren II, VII, IX und X	SH	Sulfonylharnstoffe
		SIMV	synchronisierte intermittierende maschinelle Ventilation, synchronized intermittent mandatory ventilation
PR	Teilremission		
PRCA	poor red cell anemia		
PSA	Prostata-spezifisches Antigen		
PSC	primäre sklerosierende Cholangitis	SIRS	systemisches Inflammations-Reaktions-Syndrom
PTA	perkutane transluminale Angioplastie	SIRT	selektive interne Radiotherapie
		SK	Streptokinase
PTC	perkutane transhepatische Cholangiographie	Skr	Serumkreatinin
		SLE	systemischer Lupus erythematodes
PTCA	perkutane transluminale Koronarangioplastie	SM	Schrittmacher, Streptomycin
		SPECT	Single-Photon-Emissions-CT
PTH	Parathormon	SSW	Schwangerschaftswoche
PTT	partielle Thromboplastinzeit	St.	Stadium
PVOD	pulmonale venookklusive Erkrankung	STEC	Shiga-Toxin-produzierende Escherichia coli
		STEMI	Myokardinfarkt mit ST-Streckenhebung (ST-elevation myocardial infarction)
RA	rheumatoide Arthritis		
rad	radiation absorbed dose		
RES	retikuloendotheliales System		
RF	Rheumafaktor	STH	Wachstumshormon
RFA	Radiofrequenz-induzierte Thermoablation	STSLS	streptococcal toxic-shock-like syndrome
RG	Rasselgeräusch(e)	SVR	systemischer Gefäßwiderstand
RHS	retikulohistiozytäres System		
RI	respiratorische Insuffizienz	$^{99m}TcO_4$	^{99m}Tc-Pertechnetat
RIA	Radioimmunoassay	T_3	Trijodthyronin
RITA	Radiofrequenz-induzierte Thermoablation	T_4	Thyroxin
		t_{50}	Halbwertszeit
RLS	Reizleitungsstörung(en)	t_{max}	Zeit bis zum Erreichen der maximalen Serumkonzentration
Rö.	Röntgen		
RPGN	rasch progrediente Glomerulonephritis	TAC	Schema zur zytostatischen Therapie mit Docetaxel, Doxorubicin und Cyclophosphamid
RS	Rhythmusstörung(en)		

TACE	transarterielle Chemoembolisation	U	unit(s)
TAT	Thrombin-Antithrombin-Komplex	UFH	unfraktionierte Heparine
		UAW	unerwünschte Arzneimittelwirkungen
Tbl.	Tablette(n)	UDC	Ursodeoxycholsäure
TD	Tagesdosis	UK	Urokinase
TDM	therapeutic drug monitoring	UÖS	unterer Ösophagussphinkter
TEE	transösophageale Echokardiographie	UPA	Urokinase-Plasminogenaktivator
Teel.	Teelöffel	V.	Vena
TG	Triglyzeride	VAP	ventilatorassoziierte Pneumonie
TIA	transitorische ischämische Attacke	VC	Vitalkapazität
TIPS	transjugulärer intrahepatischer portosystemischer Stent-Shunt	VES	ventrikuläre Extrasystole(n)
		VISA	Vancomycin-intermediär-sensible S. aureus
TMD	Tagesmaximaldosis	VLCD	very low caloric diet
TME	totale Mesorektum-Entfernung	VLDL	Lipoproteine mit sehr geringer Dichte (very low density lipoproteins)
TMN	Tumorklassifikationssystem, das auf der Tumorgröße (T1–3[4]), dem Befall von Lymphknoten (N0–3) und dem Nachweis von Metastasen (M0/1) beruht	VMP	Schema zur zytostatischen Therapie mit Vindesin, Mitomycin C und Prednison
tPA	Gewebsplasminogenaktivator		
TPMT	Thiopurin-Methyltransferase	VRE	vancomycinresistente E. faecalis
TPZ	Thromboplastinzeit	VRSA	vancomycinresistente S. aureus
TRH	Thyreotropin-releasing-Hormon	Vv.	Venae
TSH	Thyreoidea-stimulierendes Hormon	WHO	Weltgesundheitsorganisation, World Health Organization
TSI	Thyreoidea-stimulierende Immunglobuline		
TSS	Toxic-Shock-Syndrom	ZNS	Zentralnervensystem
TTE	transthorakale Echokardiographie	ZVD	zentraler Venendruck
TTP	thrombotisch-thrombozytopenische Purpura		